Harrisons Hämatologie und Onkologie

Auszug aus Harrisons Innere Medizin

HERAUSGEBER DER ORIGINALAUSGABE

Dan L. Longo, MD
Professor of Medicine, Harvard Medical School;
Senior Physician, Brigham and Women's Hospital;
Deputy Editor, New England Journal of Medicine,
Boston, Massachusetts

Dennis L. Kasper, MD
William Ellery Channing Professor of Medicine,
Professor of Microbiology and Immunobiology,
Department of Microbiology and Immunobiology,
Harvard Medical School; Division of Infectious Diseases,
Brigham and Women's Hospital, Boston, Massachusetts

J. Larry Jameson, MD, PhD
Robert G. Dunlop Professor of Medicine;
Dean, Perelman School of Medicine at the
University of Pennsylvania; Executive Vice President,
University of Pennsylvania for the Health System,
Philadelphia, Pennsylvania

Anthony S. Fauci, MD
Chief, Laboratory of Immunoregulation;
Director, National Institute of Allergy and Infectious
Diseases, National Institutes of Health, Bethesda, Maryland

Stephen L. Hauser, MD
Robert A. Fishman Distinguished Professor and Chairman,
Department of Neurology, University of California,
San Francisco, San Francisco, California

Joseph Loscalzo, MD, PhD
Hersey Professor of the Theory and Practice of Medicine,
Harvard Medical School;
Chairman, Department of Medicine, and Physician-in-Chief,
Brigham and Women's Hospital, Boston, Massachusetts

HERAUSGEBER DER DEUTSCHEN AUSGABE

Prof. Dr. med. Norbert Suttorp
Charité – Universitätsmedizin Berlin
Medizinische Klinik mit Schwerpunkt Infektiologie und Pneumologie

Prof. Dr. med. Martin Möckel
Charité – Universitätsmedizin Berlin
Medizinische Klinik mit Schwerpunkt Kardiologie

Prof. Dr. med. Britta Siegmund
Charité – Universitätsmedizin Berlin
Medizinische Klinik für Gastroenterologie, Infektiologie und Rheumatologie

Prof. Dr. med. Dr. h. c. Manfred Dietel
Charité – Universitätsmedizin Berlin
Institut für Pathologie

CHARITÉ

Harrisons
Hämatologie und Onkologie

Herausgeber der Originalausgabe

Dan L. Longo, MD
Professor of Medicine, Harvard Medical School;
Senior Physician, Brigham and Women's Hospital;
Deputy Editor, New England Journal of Medicine, Boston, Massachusetts

Herausgeber der deutschen Ausgabe

Prof. Dr. med. Dr. h. c. Manfred Dietel
Charité – Universitätsmedizin Berlin

Unter Mitwirkung von

Prof. Dr. med. Ulrich Keilholz
Charité – Universitätsmedizin Berlin

Prof. Dr. med. Antonio Pezzutto
Charité – Universitätsmedizin Berlin

Prof. Dr. med. Hanno Riess
Charité – Universitätsmedizin Berlin

Prof. Dr. med. Jalid Sehouli
Charité – Universitätsmedizin Berlin

Deutsche Ausgabe in Zusammenarbeit mit der Charité

McGraw-Hill

ABW · Wissenschaftsverlag

Titel der Originalausgabe:
Harrison's Hematology and Oncology
Second Edition

ABW Wissenschaftsverlag GmbH
Altensteinstraße 42
14195 Berlin
Deutschland
www.abw-verlag.de

Prof. Dr. med. Dr. h. c. Manfred Dietel
Charité – Universitätsmedizin Berlin
Institut für Pathologie
Charitéplatz 1
10117 Berlin

Prof. Dr. med. Ulrich Keilholz
Charité – Universitätsmedizin Berlin
Charité Comprehensive Cancer Center
Charitéplatz 1
10117 Berlin

Prof. Dr. med. Antonio Pezzutto
Charité – Universitätsmedizin Berlin
Medizinische Klinik mit Schwerpunkt
Hämatologie, Onkologie und Tumorimmunologie
Hindenburgdamm 30
12200 Berlin

Prof. Dr. med. Hanno Riess
Charité – Universitätsmedizin Berlin
Medizinische Klinik mit Schwerpunkt
Hämatologie, Onkologie und Tumorimmunologie
Augustenburger Platz 1
13353 Berlin

Prof. Dr. med. Jalid Sehouli
Charité – Universitätsmedizin Berlin
Klinik für Gynäkologie
Augustenburger Platz 1
13353 Berlin

Bibliografische Information der Deutschen Bibliothek
Die Deutsche Bibliothek verzeichnet diese Publikation in der Deutschen Nationalbibliografie; detaillierte bibliografische Daten sind im Internet über http://d-nb.de abrufbar.

Bitte beachten: Die Medizin mit ihrer Forschung und klinischen Erfahrung erweitert sich stetig, Behandlung und medikamentöse Therapie sind dauernden Änderungen unterworfen. Die in diesem Werk angegebenen Dosierungen oder andere Applikationsformen dienen dem Leser zur Orientierung. Autoren, Herausgeber und Verlag haben die größte Sorgfalt walten lassen, damit diese Angaben dem Wissensstand zur Zeit der Fertigstellung des Werkes entsprechen.

Für Applikationsformen und Dosierungen kann vom Verlag jedoch keine Gewähr übernommen werden, jeder Leser ist gehalten, durch sorgfältigste Prüfung der Beipackzettel der verwendeten Präparate und nach Konsultation eines Spezialisten selbst festzustellen, ob die dort gegebenen Empfehlungen oder die Beachtung von Kontraindikationen von den Angaben im Buch abweichen. Dies gilt insbesondere bei der Prüfung von neueingeführten Präparaten. Jede Dosierung oder Applikation erfolgt auf eigene Gefahr des Benutzers. Verlag und Autoren bitten jeden Leser und Benutzer darum, etwa auffallende Ungenauigkeiten sofort dem Verlag mitzuteilen.

Einbandgestaltung: brandnewdesign, Hamburg
Übersetzung/Lektorat: Dr. med. Sibylle Tönjes, Kiel; Dr. med. Alexander Buzáth, Mistelbach (Österreich)
Satz und Layout: L42 AG, Berlin
Druck und Bindung: Media-Print Informationstechnologie GmbH, Paderborn
Titelabbildung: © royaltystockphoto (über istock)

Mit freundlicher Unterstützung der Buchproduktion durch MSD Sharp & Dohme GmbH.

Die grau hinterlegten Felder sind Anpassungen und Hinzufügungen für den deutschen Sprachraum.

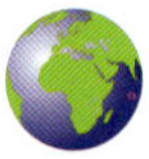
Der Globus markiert Abschnitte, in denen im internationalen Vergleich die wichtigsten epidemiologischen und klinischen Unterschiede erläutert werden.

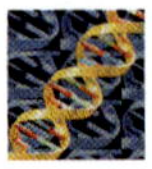
Das Genetiksymbol markiert Abschnitte, in denen der genetische Bezug von Krankheitsbildern erörtert wird.

ISBN 978-3-940615-51-0
Printed in Germany

P150010

INHALTSVERZEICHNIS

ABSCHNITT 8
BIOLOGISCHE GRUNDLAGEN DER KREBSERKRANKUNG

ABSCHNITT 9
GRUNDLAGEN DER KREBSPRÄVENTION UND DER KREBSBEHANDLUNG

ABSCHNITT 10
NEOPLASTISCHE ERKRANKUNGEN

ABSCHNITT 11
ENDOKRINE NEOPLASIEN

ABSCHNITT 12
FERNWIRKUNGEN DER KREBSERKRANKUNG

ABSCHNITT 13
ONKOLOGISCHE NOTFÄLLE UND SPÄTFOLGEN DER KREBSERKRANKUNGEN

KAPITELHERAUSGEBER DER DEUTSCHEN AUSGABE

Die Zahlen in eckigen Klammern beziehen sich auf die Kapitel, die von den jeweiligen Kapitelherausgebern bearbeitet wurden.

DR. MED. HANJO BELZ
Zeisigwaldkliniken Bethanien Chemnitz; Klinik für Urologie [44, 45]

DR. MED. ARMIN BENDER
Universitätsklinikum Gießen und Marburg; Marburger Hauttumorzentrum, Klinik für Dermatologie und Allergologie [35]

PROF. DR. MED. FRANZ BLAES
Kreiskrankenhaus Gummersbach; Klinik für Neurologie [56]

PROF. DR. MED. JENS-UWE BLOHMER
Charité – Universitätsmedizin Berlin; Klinik für Gynäkologie und Brustzentrum [39]

DR. MED. THOMAS BÖHM
Medizinische Universität Wien; Universitätsklinik für Klinische Pharmakologie [27]

PROF. DR. MED. GEORG BRABANT
Universitätsklinikum Schleswig-Holstein; Medizinische Klinik I – Experimentelle und Klinische Endokrinologie [51]

DR. MED. JOHANNES BRUNS
Deutsche Krebsgesellschaft e. V. [Einleitung]

PROF. DR. MED. DR. H. C. MANFRED DIETEL
Charité – Universitätsmedizin Berlin; Institut für Pathologie [1, 29, 55]

DR. MED. LISA-MARIE DILZ
Charité – Universitätsmedizin Berlin, Campus Virchow; Medizinische Klinik mit Schwerpunkt Hepatologie und Gastroenterologie [52]

PROF. DR. MED. DIRK FAHLENKAMP
Zeisigwaldkliniken Bethanien Chemnitz; Klinik für Urologie [44, 45, 46]

DR. MED. ANNE FLÖRCKEN
Charité – Universitätsmedizin Berlin; Medizinische Klinik mit Schwerpunkt Hämatologie, Onkologie und Tumorimmunologie [7]

DR. MED. NIKOLAJ FROST
Charité – Universitätsmedizin Berlin; Medizinische Klinik mit Schwerpunkt Infektiologie und Pneumologie [37]

PROF. DR. MED. MICHAEL GEISSLER
Klinikum Esslingen; Klinik für Allgemeine Innere Medizin, Onkologie/Hämatologie, Gastroenterologie und Infektiologie [42, 43]

DR. MED. JAN-PIET HABBEL
Charité – Universitätsmedizin Berlin; Medizinische Klinik mit Schwerpunkt Onkologie und Hämatologie [3]

DR. MED. LEO ALEXANDER HANSMANN
Charité – Universitätsmedizin Berlin; Medizinische Klinik mit Schwerpunkt Hämatologie, Onkologie und Tumorimmunologie [7]

DR. MED. OLIVER HENKE
Bundeswehrkrankenhaus Berlin; Abteilung I – Innere Medizin [34]

DR. MED. BERT HILDEBRANDT
(vormals Charité – Universitätsmedizin Berlin); Klinikum Barnim; Medizinische Klinik 1 – Gastroenterologie, Hämatologie und Onkologie/Tumortherapiezentrum [34, 36]

PROF. DR. MED. PETER HOHENBERGER
Universitätsklinikum Mannheim; Sektion Spezielle Chirurgische Onkologie und Thoraxchirurgie [48]

PD DR. MED. MARTIN JANZ
Charité – Universitätsmedizin Berlin und Max-Delbrück-Centrum für Molekulare Medizin; Hämatologie, Onkologie und Tumorimmunologie [5]

DR. MED. JULIA JESSE
Charité – Universitätsmedizin Berlin; Medizinische Klinik mit Schwerpunkt Hämatologie, Onkologie und Tumorimmunologie [11]

DR. MED. ANJA JÜHLING
Charité – Universitätsmedizin Berlin; Medizinische Klinik mit Schwerpunkt Hämatologie, Onkologie und Tumorimmunologie [30]

PROF. DR. MED. MANFRED KAPS
Neurologische Klinik der Justus-Liebig-Universität Gießen [56]

PROF. DR. MED. ULRICH KEILHOLZ
Charité – Universitätsmedizin Berlin; Charité Comprehensive Cancer Center [36, 50]

DR. MED. THEO DANIEL KIM
Charité – Universitätsmedizin Berlin, Campus Mitte; Medizinische Klinik mit Schwerpunkt Onkologie und Hämatologie [34]

DR. RER. MEDIC. CHRISTOPH KOWALSKI
Deutsche Krebsgesellschaft e. V. [Einleitung]

PROF. DR. MED. KNUT KRÖGER
HELIOS Klinikum Krefeld; Klinik für Gefäßmedizin [22, 23, 24, 25]

DR. MED. ANNEGRET KUNITZ
Charité – Universitätsmedizin Berlin, Campus Virchow; Medizinische Klinik mit Schwerpunkt Hämatologie, Onkologie und Tumorimmunologie [38]

DR. MED. SABINE LADNER-MERZ
Akademie für Kognitives Training nach Dr. med. Franziska Stengel, Stuttgart [20]

DR. MED. KRISTINA LERCH
Charité – Universitätsmedizin Berlin; Medizinische Klinik mit Schwerpunkt Hämatologie, Onkologie und Tumorimmunologie [33]

DR. MED. ANDREAS LOEW
Charité – Universitätsmedizin Berlin; Medizinische Klinik mit Schwerpunkt Hämatologie und Onkologie [11]

PROF. DR. MED. DIANA LÜFTNER
Charité – Universitätsmedizin Berlin; Medizinische Klinik mit Schwerpunkt Hämatologie, Onkologie und Tumorimmunologie [39]

PD DR. MED. KNUT MAI
Charité – Universitätsmedizin Berlin; Medizinische Klinik für Endokrinologie, Diabetes und Ernährungsmedizin [54]

PROF. DR. MED. GEORG MASCHMEYER
Klinikum Ernst von Bergmann, Potsdam; Klinik für Hämatologie, Onkologie und Palliativmedizin [19, 57, 58]

DR. MED. BEATE MAYER
Charité – Universitätsmedizin Berlin; Institut für Transfusionsmedizin [13]

PROF. DR. MED. ULF MÜLLER-LADNER
Justus-Liebig-Universität Gießen; Lehrstuhl für Innere Medizin mit Schwerpunkt Rheumatologie; Kerckhoff-Klinik, Bad Nauheim [20]

DR. MED. STEFAN NEUBURGER
(vormals Charité – Universitätsmedizin Berlin); Kliniken Sindelfingen, Klinikverbund Südwest; Medizinische Klinik I – Hämatologie und Internistische Onkologie [10]

DR. MED. HENDRIK NOGAI
(vormals Charité – Universitätsmedizin Berlin); Bayer Pharma Aktiengesellschaft Global Drug Discovery – Clinical Sciences [5]

PROF. DR. MED. HELMUT OETTLE
Schwerpunktpraxis für Hämatologie und Onkologie, Friedrichshafen [42, 43]

PROF. DR. MED. MARIANNE PAVEL
Charité – Universitätsmedizin Berlin, Campus Virchow; Medizinische Klinik mit Schwerpunkt Hepatologie und Gastroenterologie [52]

PD DR. MED. UWE PELZER
Charité – Universitätsmedizin Berlin; Medizinisches Versorgungszentrum und Medizinische Klinik mit Schwerpunkt Hämatologie, Onkologie und Tumorimmunologie [30]

PROF. DR. MED. ANTONIO PEZZUTTO
Charité – Universitätsmedizin Berlin, Campus Benjamin Franklin; Medizinische Klinik mit Schwerpunkt Hämatologie, Onkologie und Tumorimmunologie [17, 18]

PD DR. MED. ANNE C. REGIERER
Charité – Universitätsmedizin Berlin; Medizinische Klinik mit Schwerpunkt Onkologie und Hämatologie [31, 39]

PROF. DR. MED. HANNO RIESS
Charité – Universitätsmedizin Berlin; Medizinische Klinik mit Schwerpunkt Hämatologie, Onkologie und Tumorimmunologie [4, 14, 28, 33]

PROF. DR. MED. ABDULGABAR SALAMA
Charité – Universitätsmedizin Berlin; Institut für Transfusionsmedizin [13]

PD DR. MED. SUSANNE SAUSSELE
Universitätsmedizin Mannheim, III. Medizinische Klinik [16]

PROF. DR. MED. LUDWIG SCHAAF
Max-Planck-Institut für Psychiatrie; Arbeitsgruppe Innere Medizin, Endokrinologie und Klinische Chemie/Städtisches Klinikum München; Klinik für Endokrinologie, Diabetologie und Suchtmedizin [53]

PROF. DR. RER. NAT. REINHOLD SCHÄFER
Charité – Universitätsmedizin Berlin; Charité Comprehensive Cancer Center [26]

PROF. DR. MED. HANS SCHERÜBL
Vivantes – Klinikum Am Urban, Berlin; Klinik für Innere Medizin – Gastroenterologie, Gastrointestinale Onkologie und Infektiologie [40, 41]

PROF. DR. MED. HARTMUT H.-J. SCHMIDT
Universitätsklinikum Münster; Klinik für Transplantationsmedizin [2]

DR. MED. ULRIKE SCHNEIDER
Onkologische Schwerpunktpraxis Kurfürstendamm, Berlin [9]

DR. MED. CARSTEN-OLIVER SCHULZ
Charité – Universitätsmedizin Berlin, Campus Mitte; Medizinische Klinik mit Schwerpunkt Hämatologie, Onkologie und Tumorimmunologie [12, 15]

DR. MED. MICHAELA SCHWARZ
Charité – Universitätsmedizin Berlin, Campus Virchow; Medizinische Klinik mit Schwerpunkt Hämatologie, Onkologie und Tumorimmunologie [14]

PROF. DR. MED. JALID SEHOULI
Charité – Universitätsmedizin Berlin, Campus Virchow; Klinik für Gynäkologie [47]

DR. MED. KAREN SIMON
Zeisigwaldkliniken Bethanien Chemnitz; Klinik für Urologie [46]

DR. MED. ANJU SINGH
Charité – Universitätsmedizin Berlin; Medizinische Klinik mit Schwerpunkt Hämatologie, Onkologie und Tumorimmunologie [7]

PD DR. MED. MARIANNE SINN
Charité – Universitätsmedizin Berlin; Medizinische Klinik mit Schwerpunkt Hämatologie, Onkologie und Tumorimmunologie [4]

BENJAMIN STOREK, MD
Vivantes Klinikum Spandau, Berlin; Innere Medizin II, Hämatologie, Onkologie und Palliativmedizin/Charité – Universitätsmedizin Berlin; Medizinische Klinik mit Schwerpunkt Hämatologie, Onkologie und Tumorimmunologie [28, 34]

PROF. DR. MED. NORBERT SUTTORP
Charité – Universitätsmedizin Berlin; Medizinische Klinik mit Schwerpunkt Infektiologie und Pneumologie [37]

PD DR. MED. PETER THUSS-PATIENCE
Charité – Universitätsmedizin Berlin; Medizinische Klinik mit Schwerpunkt Hämatologie, Onkologie und Tumorimmunologie [34]

PROF. DR. MED. RALF ULRICH TRAPPE
DIAKO Ev. Diakonie-Krankenhaus Bremen; Medizinische Klinik II für Hämatologie und Onkologie [21]

PROF. DR. MED. LUTZ UHAREK
Charité Stem Cell Facility [32]

PROF. DR. MED. PETER VAJKOCZY
Charité – Universitätsmedizin Berlin; Klinik und Poliklinik für Neurochirurgie [49]

DR. MED. SIMONE WESSELMANN
Deutsche Krebsgesellschaft e. V. [Einleitung]

PROF. DR. MED. JÖRG WESTERMANN
Charité – Universitätsmedizin Berlin; Medizinische Klinik mit Schwerpunkt Hämatologie, Onkologie und Tumorimmunologie [6, 8]

PROF. DR. MED. WOLFGANG WICK
Universitätsklinik Heidelberg; Neurologische Klinik und Nationales Tumorzentrum [49]

DR. RER. NAT. ANDREE ZIBERT
Universitätsklinikum Münster; Klinik für Transplantationsmedizin [2]

DR. MED. HEINER ZIMMERMANN
DIAKO Ev. Diakonie-Krankenhaus Bremen; Medizinische Klinik II für Hämatologie und Onkologie [21]

AUTOREN DER ORIGINALAUSGABE

Die Zahlen in eckigen Klammern beziehen sich auf die Kapitel, die von den jeweiligen Kapitelherausgebern bearbeitet wurden.

JAMES L. ABBRUZZESE, MD
Chief, Division of Medical Oncology, Department of Medicine; Associate Director, Clinical Research, Duke Cancer Institute, Durham, North Carolina [50]

JOHN W. ADAMSON, MD
Clinical Professor, Division of Hematology/Oncology, Department of Medicine, University of California at San Diego, San Diego, California [3, 8]

KENNETH C. ANDERSON, MD
Kraft Family Professor of Medicine, Harvard Medical School; Chief, Jerome Lipper Multiple Myeloma Center, Dana-Farber Cancer Institute, Boston, Massachusetts [13, 19]

FREDERICK R. APPELBAUM, MD
Director, Division of Clinical Research, Fred Hutchinson Cancer Research Center, Seattle, Washington [32]

WIEBKE ARLT, MD, DSC, FRCP, FMEDSCI
Professor of Medicine, Centre for Endocrinology, Diabetes and Metabolism, School of Clinical and Experimental Medicine, University of Birmingham; Consultant Endocrinologist, University Hospital Birmingham, Birmingham, United Kingdom [54]

VALDER R. ARRUDA, MD, PHD
Associate Professor, Division of Hematology, Department of Pediatrics, Perelman School of Medicine, University of Pennsylvania, Philadelphia, Pennsylvania [22]

ROBERT S. BENJAMIN, MD
P. H. and Faye E. Robinson Distinguished Professor of Medicine, Department of Sarcoma Medical Oncology, The University of Texas M.D. Anderson Cancer Center, Houston, Texas [48]

EDWARD J. BENZ, JR., MD
Richard and Susan Smith Professor of Medicine; Professor of Genetics, Harvard Medical School; President and CEO, Dana-Farber Cancer Institute; Director and Principal Investigator, Dana-Farber/Harvard Cancer Center; Boston, Massachusetts [9]

JOHN L. BERK, MD
Associate Professor of Medicine, Boston University School of Medicine; Clinical Director, Amyloidosis Center, Boston Medical Center, Boston, Massachusetts [20]

CLARA D. BLOOMFIELD, MD
Distinguished University Professor; William G. Pace, III Professor of Cancer Research; Cancer Scholar and Senior Advisor, The Ohio State University Comprehensive Cancer Center; Arthur G. James Cancer Hospital and Richard J. Solove Research Institute, Columbus, Ohio [15]

GEORGE J. BOSL, MD
Professor of Medicine, Weill Cornell Medical College; Chair, Department of Medicine; Patrick M. Byrne Chair in Clinical Oncology, Memorial Sloan Kettering Cancer Center, New York, New York [46]

OTIS W. BRAWLEY, MD, FACP
Professor of Hematology, Medical Oncology, Medicine and Epidemiology, Emory University; Chief Medical and Scientific Officer, American Cancer Society, Atlanta, Georgia [29]

BRIAN I. CARR, MD, PHD, FRCP
IRCCS de Bellis National Center for GI Diseases, Castellana Grotte, BA, Italy [42]

JEFFREY W. CLARK, MD
Associate Professor of Medicine, Harvard Medical School; Medical Director, Clinical Trials Core, Dana-Farber Harvard Cancer Center; Massachusetts General Hospital, Boston, Massachusetts [27]

FRANCIS S. COLLINS, MD, PHD
Director, National Institutes of Health, Bethesda, Maryland [26]

JORGE CORTES, MD
D. B. Lane Cancer Research Distinguished Professor for Leukemia Research; Deputy Chairman; Section Chief of AML and CML, The University of Texas M.D. Anderson Cancer Center, Houston, Texas [16]

JENNIFER M. CROSWELL, MD, MPH
Medical Officer, Center for Oncology Prevention Trials Research Group, Division of Cancer Prevention, National Cancer Institute, Bethesda, Maryland [29]

DAVID CUNNINGHAM, MD, MB, CHB, FRCP
Professor, Head of Gastrointestinal/Lymphoma Unit; Director of Clinical Research, Royal Marsden NHS Trust, London, United Kingdom [43]

BRENDAN D. CURTI, MD
Director, Biotherapy Program, Robert W. Franz Cancer Research Center, Providence Portland Medical Center, Portland, Oregon [35]

JOSEP DALMAU, MD, PHD
ICREA Professor, Institut d'Investigació Biomèdica August Pi i Sunyer, University of Barcelona, Barcelona, Spain; Adjunct Professor, University of Pennsylvania, Philadelphia, Pennsylvania [56]

LISA M. DEANGELIS, MD
Professor of Neurology, Weill Cornell Medical College; Chair, Department of Neurology, Memorial Sloan Kettering Cancer Center, New York, New York [49]

JANICE P. DUTCHER, MD
Associate Director, Cancer Research Foundation of New York, Chappaqua, New York; Former Professor, New York Medical College, Valhalla, New York [57]

JEFFREY S. DZIECZKOWSKI, MD
Physician, St. Alphonsus Regional Medical Center; Medical Director, Coagulation Clinic, Saint Alphonsus Medical Group, International Medicine and Travel Medicine, Boise, Idaho [13]

JAMES A. EASTHAM, MD
Chief, Urology Service, Florence and Theodore Baumritter/Enid Ancell Chair of Urologic Oncology, Department of Surgery, Sidney Kimmel Center for Prostate and Urologic Cancers, Memorial Sloan Kettering Cancer Center, New York, New York [45]

EZEKIEL J. EMANUEL, MD, PHD
Chair, Department of Medical Ethics and Health Policy, Levy University Professor, Perelman School of Medicine and Wharton School, University of Pennsylvania, Philadelphia, Pennsylvania [34]

DARREN R. FELDMAN, MD
Associate Professor in Medicine, Weill Cornell Medical Center; Assistant Attending, Genitourinary Oncology Service, Memorial Sloan Kettering Cancer Center, New York, New York [46]

ROBERT W. FINBERG, MD
Chair, Department of Medicine, University of Massachusetts Medical School, Worcester, Massachusetts [31]

JANE E. FREEDMAN, MD
Professor of Medicine, University of Massachusetts Medical School, Worcester, Massachusetts [23]

CARL E. FRETER, MD, PHD, FACP
Professor of Medicine; Director, Division of Hematology and Oncology; Associate Director, Cancer Center, Saint Louis University, St. Louis, Missouri [58]

JOHN I. GALLIN, MD
Director, Clinical Center, National Institutes of Health, Bethesda, Maryland [6]

SAMUEL Z. GOLDHABER, MD
Professor of Medicine, Harvard Medical School; Director, Thrombosis Research Group, Brigham and Women's Hospital, Boston, Massachusetts [24]

MICHAEL F. GREENE, MD
Professor of Obstetrics, Gynecology and Reproductive Biology, Harvard Medical School; Vincent Department of Obstetrics and Gynecology, Massachusetts General Hospital, Boston, Massachusetts [33]

RASIM GUCALP, MD
Professor of Clinical Medicine, Albert Einstein College of Medicine; Associate Chairman for Educational Programs, Department of Oncology; Director, Hematology/Oncology Fellowship, Montefiore Medical Center, Bronx, New York [57]

PATRICK H. HENRY, MD
Clinical Adjunct Professor of Medicine, University of Iowa, Iowa City, Iowa [5]

KATHERINE A. HIGH, MD
William H. Bennett Professor of Pediatrics, Perelman School of Medicine, University of Pennsylvania; Investigator, Howard Hughes Medical Institute, The Children's Hospital of Philadelphia, Philadelphia, Pennsylvania [22]

A. VICTOR HOFFBRAND, DM
Emeritus Professor of Haematology, University College, London; Honorary Consultant Haematologist, Royal Free Hospital, London, United Kingdom [10]

STEVEN M. HOLLAND, MD
Chief, Laboratory of Clinical Infectious Diseases, National Institute of Allergy and Infectious Diseases, National Institutes of Health, Bethesda, Maryland [6]

LEORA HORN, MD, MSC
Assistant Professor, Division of Hematology and Medical Oncology, Vanderbilt University School of Medicine, Nashville, Tennessee [37]

J. LARRY JAMESON, MD, PHD
Robert G. Dunlop Professor of Medicine; Dean, Perelman School of Medicine at the University of Pennsylvania; Executive Vice President, University of Pennsylvania for the Health System, Philadelphia, Pennsylvania [51, 55]

ROBERT T. JENSEN, MD
Chief, Cell Biology Section, National Institutes of Diabetes, Digestive and Kidney Diseases, National Institutes of Health, Bethesda, Maryland [52]

DAVID H. JOHNSON, MD
Donald W. Seldin Distinguished Chair in Internal Medicine; Professor and Chairman, Department of Internal Medicine, University of Texas Southwestern School of Medicine, Dallas, Texas [37]

HAGOP KANTARJIAN, MD
Chairman, Leukemia Department; Professor of Leukemia, The University of Texas M.D. Anderson Cancer Center, Houston, Texas [16]

BARBARA A. KONKLE, MD
Professor of Medicine, Hematology, University of Washington; Director, Translational Research, Puget Sound Blood Center, Seattle, Washington [4, 21]

BARNETT S. KRAMER, MD, MPH, FACP
Director, Division of Cancer Prevention, National Cancer Institute, Bethesda, Maryland [29]

MARC E. LIPPMAN, MD, MACP, FRCP
Kathleen and Stanley Glaser Professor, Department of Medicine, Deputy Director, Sylvester Comprehensive Cancer Center, University of Miami Miller School of Medicine, Miami, Florida [39]

DAN L. LONGO, MD
Professor of Medicine, Harvard Medical School; Senior Physician, Brigham and Women's Hospital; Deputy Editor, New England Journal of Medicine, Boston, Massachusetts [2, 3, 5, 7, 17, 18, 19, 27, 28, 30, 33, 38, 54, 55, 58]

JOSEPH LOSCALZO, MD, PHD
Hersey Professor of the Theory and Practice of Medicine, Harvard Medical School; Chairman, Department of Medicine; Physician-in-Chief, Brigham and Women's Hospital, Boston, Massachusetts [23]

CHRISTINE M. LOVLY, MD, PHD
Academic, Vanderbilt Ingram Cancer Center, Vanderbilt University School of Medicine, Nashville, Tennessee [37]

LUCIO LUZZATTO, MD, FRCP, FRCPATH
Professor of Hematology, University of Genova, Genova; Scientific Director, Istituto Toscano Tumori, Florence, Italy [11]

SUSAN J. MANDEL, MD, MPH
Professor of Medicine; Associate Chief, Division of Endocrinology, Diabetes and Metabolism, Perelman School of Medicine, University of Pennsylvania, Philadelphia, Pennsylvania [51]

GUIDO MARCUCCI, MD
Professor of Medicine; John B. and Jane T. McCoy Chair in Cancer Research; Associate Director of Translational Research, Comprehensive Cancer Center, The Ohio State University College of Medicine, Columbus, Ohio [15]

ROBERT J. MAYER, MD
Faculty Vice President for Academic Affairs, Dana-Farber Cancer Institute; Stephen B. Kay Family Professor of Medicine, Harvard Medical School, Boston, Massachusetts [40, 41]

PAT J. MORIN, PHD
Senior Director, Scientific Review and Grants Administration, American Association for Cancer Research, Philadelphia, Pennsylvania [26]

ROBERT J. MOTZER, MD
Professor of Medicine, Joan and Sanford Weill College of Medicine of Cornell University D. Attending Physician, Genitourinary Oncology Service, Memorial Sloan Kettering Cancer Center, New York, New York [44, 46]

NIKHIL C. MUNSHI, MD
Professor of Medicine, Harvard Medical School;
Boston VA Healthcare System;
Director of Basic and Correlative Sciences;
Associate Director, Jerome Lipper Myeloma Center,
Dana-Farber Cancer Institute, Boston, Massachusetts [19]

HARTMUT P. H. NEUMANN, MD
Universität Freiburg, Medizinische Universitätsklinik, Freiburg im Breisgau, Germany [54]

SHREYASKUMAR R. PATEL, MD
Robert R. Herring Distinguished Professor of Medicine;
Center Medical Director, Sarcoma Center, The University of Texas M.D. Anderson Cancer Center, Houston, Texas [48]

JONATHAN E. ROSENBERG, MD
Associate Attending; Section Chief, Non-Prostate Program, Division of Solid Tumor Oncology, Department of Medicine, Memorial Sloan Kettering Cancer Center, New York, New York [44]

MYRNA R. ROSENFELD, MD, PHD
Department of Neurology, Hospital Clínic/IDIBAPS, Barcelona, Spain [56]

EDWARD A. SAUSVILLE, MD, PHD
Professor of Medicine, University of Maryland School of Medicine;
Associate Director for Clinical Research, Marlene and Stewart Greenbaum Cancer Center, Baltimore, Maryland [30]

DAVID T. SCADDEN, MD
Gerald and Darlene Professor of Medicine;
Co-Chair, Harvard Stem Cell Institute;
Co-Chair, Department of Stem Cell and Regenerative Biology, Harvard Medical School;
Director, Center for Regenerative Medicine;
Chief, Hematologic Malignancies, Cancer Center, Massachusetts General Hospital, Boston, Massachusetts [2]

HOWARD I. SCHER, MD
Professor of Medicine, Joan and Sanford Weill College of Medicine of Cornell University; D. Wayne Calloway Chair in Urologic Oncology; Attending Physician and Chief, Genitourinary Oncology Service, Department of Medicine, Memorial Sloan Kettering Cancer Center, New York, New York [44, 45]

Michael V. Seiden, MD, PhD
Chief Medical Officer, McKesson Specialty Health, The Woodlands, Texas [47]

David C. Seldin, MD, PhD
Professor, Departments of Medicine and Microbiology;
Chief, Section of Hematology-Oncology;
Director, Amyloidosis Center, Boston University School of Medicine;
Boston Medical Center, Boston, Massachusetts [20]

Elizabeth Smyth, MB BAO, MSc
Department of Gastrointestinal Oncology, Royal Marsden NHS Foundation Trust, London and Sutton, United Kingdom [43]

Jerry L. Spivak, MD
Professor of Medicine and Oncology, Hematology Division, Johns Hopkins University School of Medicine, Baltimore, Maryland [14]

Ayalew Tefferi, MD
Professor of Medicine and Hematology, Mayo Clinic, Rochester, Minnesota [18]

Rajesh V. Thakker, MD, FMedSci, FR
May Professor of Medicine, Academic Endocrine Unit, University of Oxford; O.C.D.E.M., Churchill Hospital, Headington, Oxford, United Kingdom [53]

Jeffrey M. Trent, PhD, FACMG
President and Research Director, Translational Genomics Research Institute, Phoenix, Arizona; Van Andel Research Institute, Grand Rapids, Michigan [26]

Walter J. Urba, MD, PhD
Director of Research, Earle A. Chiles Research Institute, Providence Cancer Center, Portland, Oregon [35]

Gauri R. Varadhachary, MD
Professor, Department of Gastrointestinal Medical Oncology, The University of Texas M.D. Anderson Cancer Center, Houston, Texas [50]

Bert Vogelstein, MD
Investigator, Howard Hughes Medical Institute;
Director, Ludwig Center at the Sidney Kimmel Comprehensive Cancer Center; Clayton Professor of Oncology and Pathology;
Johns Hopkins Medical Institutions, Baltimore, Maryland [26]

Everett E. Vokes, MD
John E. Ultmann Professor; Chairman, Department of Medicine;
Physician-in-Chief, University of Chicago Medical Center, Chicago, Illinois [36]

Anthony P. Weetman, MD, DSc
University of Sheffield, School of Medicine Sheffield, United Kingdom [51]

Jeffrey I. Weitz, MD, FRCP(C), FACP
Professor of Medicine and Biochemistry, McMaster University;
Executive Director, Thrombosis and Atherosclerosis Research Institute, Hamilton, Ontario, Canada [25]

Patrick Y. Wen, MD
Professor of Neurology, Harvard Medical School; Director, Center for Neuro-Oncology, Dana-Farber Cancer Institute; Director, Division of Neuro-Oncology, Department of Neurology, Brigham and Women's Hospital; Dana-Farber Cancer Institute, Boston, Massachusetts [49]

Neal S. Young, MD
Chief, Hematology Branch, National Heart, Lung and Blood Institute;
Director, NIH Center for Human Immunology, Autoimmunity and Inflammation, National Institutes of Health, Bethesda, Maryland [12]

GELEITWORTE

„Harrisons Hämatologie und Onkologie“ ist eine Spezialausgabe des international anerkannten und erfolgreichen Werkes Harrisons Innere Medizin. Die Ausgabe für den deutschsprachigen Raum wurde durch die Kollegen Manfred Dietel, Ulrich Keilholz, Hanno Riess, Antonio Pezzutto und Jalid Sehouli herausgegeben.
Das Werk betrachtet auf fast 1000 Seiten ausführlich die Krankheitsbilder der Hämatologie und Onkologie und geht dabei auf die neuesten Erkenntnisse und therapeutischen Entwicklungen in den USA und Deutschland ein. Alle Kapitel vermitteln dem Leser/der Leserin ein tieferes Verständnis für die Charakteristika der einzelnen Erkrankungen. Hervorragende Abbildungen und Tabellen veranschaulichen und unterstützen das Verständnis für Diagnostik, Pathogenese und Therapie. Studierende wie Fachexperten erhalten mit dieser Ausgabe umfassende und aktuelle Informationen – ein Nachschlagewerk zur Unterstützung für den klinischen Alltag. Ich freue mich und bedanke mich dafür, für diese Spezialausgabe der renommierten Fachliteraturreihe einige Worte schreiben zu dürfen. Ich wünsche der Reihe und dieser Auflage zahlreiche interessierte Leserinnen und Leser und den gebührenden Erfolg.

Prof. Dr. Karl Max Einhäupl Berlin, April 2016
Vorstandsvorsitzender der Charité – Universitätsmedizin Berlin

Die Onkologie befindet sich derzeit in einer spannenden Entwicklungsphase. Durch wesentliche Fortschritte in der onkologischen Forschung konnten die Mechanismen der Tumorentstehung immer besser entschlüsselt werden. Dies hat dazu geführt, dass zum einen die Diagnostik eine molekulare Stratifizierung der Erkrankungen erlaubt und zum anderen eine ständig wachsende Zahl von zielgerichtet wirksamen Substanzen entwickelt werden. Neben einer kontinuierlichen Verbesserung der Prognose werden damit in der Onkologie auch zunehmend auf den einzelnen Patienten zugeschnittene Therapien ermöglicht. Ein faszinierendes neuestes Beispiel sind die Immuntherapien mit so genannten Checkpoint-Blockern. Diese Entwicklung erstreckt sich mittlerweile auf das gesamte Gebiet der Krebserkrankungen. Damit wird der Bedarf für ein umfassendes Standardwerk, das alle wesentlichen Aspekte der modernen Onkologie prägnant vermittelt, immer größer. Mit der Veröffentlichung der deutschen Fassung von „Harrisons Hämatologie und Onkologie“ ist es dem Herausgeber Manfred Dietel gemeinsam mit einem hochkarätigen Stab von Autoren gelungen, ein derartiges Standardwerk vorzulegen.
Ich wünsche dem Buch eine weite Verbreitung und empfehle es der großen Familie der onkologisch Tätigen nachdrücklich zur Lektüre, ganz im Sinne unserer zahlreichen Patientinnen und Patienten.

Prof. Dr. Otmar D. Wiestler Bonn, April 2016
Präsident der Helmholtz-Gemeinschaft

VORWORT DES HERAUSGEBERS

Nachdem über viele Jahre die Behandlung maligner Tumoren nur in sehr kleinen Schritten vorangegangen ist, hat sich die Situation in den letzten 10 bis 15 Jahren dramatisch geändert. Dies gilt insbesondere für die internistische Onkologie, die auf ein sich stetig erweiterndes Armamentarium zur Bekämpfung bösartiger Tumoren zugreifen kann. Hier seien pars pro toto die zielgerichteten Therapeutika und so genannten Checkpoint-Inhibitoren genannt. Um eine möglichst aktuelle und weitgehend vollständige Darstellung der neuen Behandlungsmöglichkeiten in komprimierter, klar strukturierter Form vorlegen zu können, wurde im Vorgriff auf die Ende 2016 erscheinende deutschsprachige Ausgabe der 19. Auflage des „großen" Harrison's Principles of Internal Medicine eine nur die Hämatologie und Onkologie betreffende Version destilliert und vorab ins Deutsche übertragen.

Bei dieser Neuauflage wurde, wie schon in der Vergangenheit, nicht nur die amerikanische Fassung übersetzt, sondern es wurde eine grundsätzliche Überarbeitung mit Einarbeitung der deutschen Rahmenbedingungen vorgenommen. Zusätzlich wurden einige Kapitel neu hinzugefügt, z. B. prädiktive Molekularpathologie und interdisziplinäre Tumorkonferenz.

Den Herausgebern lag besonders am Herzen, die Entwicklungen in der modernen zielgerichteten Therapie sowie der Immunonkologie darzustellen. Dabei ist anzumerken, dass die Onkologie heute stets als fachübergreifende Disziplin verstanden werden muss. So genannte interdisziplinäre Tumorkonferenzen, an denen neben internistischen Onkologen auch Chirurgen, Radiologen, (Molekular-)Pathologen, Gynäkologen, Endoskopiker und viele mehr beteiligt sein sollten, führen zweifelsfrei zu einer deutlichen Verbesserung der Versorgungssituation unserer Patientinnen und Patienten. Dieses auch von der Deutschen Krebsgesellschaft und Deutschen Krebshilfe unterstützte Konzept zu betonen, ist ebenfalls ein Anliegen des vorgelegten Buches.

Die Bearbeitung erfolgte überwiegend durch ärztliche Mitarbeiter der Charité-Universitätsmedizin Berlin, unterstützt durch zahlreiche externe Experten. Allen Autoren, die sich mit großem Einsatz der Aufgabe gewidmet haben, sei herzlicher Dank ausgesprochen. Dies gilt auch allen Mitarbeitern des Verlages, insbesondere Herrn Dr. med. Axel Bedürftig.

Mit dem vorliegenden aktualisierten Teilband „Harrisons Hämatologie und Onkologie" möchten wir allen Kolleginnen und Kollegen, die sich mit onkologischen Fragestellungen in der täglichen Krankenversorgung, aber auch im wissenschaftlichen Umfeld, beschäftigen, einen raschen Zugang zu aktuellen Informationen über dieses sich rasant entwickelnde Fachgebiet geben. Wir hoffen, dass wir dem Anspruch zumindest der meisten Leser gerecht werden konnten und würden uns über Anregungen und kritische Kommentare freuen.

Prof. Dr. Dr. Manfred Dietel — Berlin, April 2016

EINLEITUNG

ZERTIFIZIERTE KREBSZENTREN IN DEUTSCHLAND

Für die deutsche Ausgabe Christoph Kowalski, Johannes Bruns, Simone Wesselmann (Deutsche Krebsgesellschaft)

INTEGRATION UND WISSENS-DIFFUSION IN DER ONKOLOGIE

Onkologische Erkrankungen sind zumeist von erheblicher Komplexität und erfordern die Diagnose, Therapie und Nachsorge durch eine Vielzahl von Spezialisten auf der Grundlage des aktuellen medizinischen Wissens. Diese Spezialisten umfassen nicht nur die verschiedenen fachärztlichen Disziplinen, sondern auch weitere Berufsgruppen, etwa speziell ausgebildete Pflegekräfte, Sozialarbeiter und Psychoonkologen sowie – unterstützend – Selbsthilfegruppen für Patienten und Angehörige, gewissermaßen als Spezialisten in eigener Sache. Für dieses Zusammenwirken der verschiedenen Akteure hat sich international der Begriff Multidisziplinarität etabliert. Die Versorgung in multidisziplinären Teams (multidisciplinary teams) in der Onkologie wird auf breiter Basis befürwortet, vielfältig beschrieben und ist in unterschiedlicher Ausprägung international in der Praxis etabliert. Der Multidisziplinarität steht allerdings häufig die vielfältige Segmentierung der Versorgung im Weg, die inhärentes Merkmal der meisten Gesundheitssysteme ist. In Deutschland wird dies am Beispiel der Trennung zwischen dem ambulanten und stationären Sektor deutlich, die unter anderem durch die unterschiedlichen Vergütungssysteme bedingt ist. Hinzu kommt aber auch die klare Trennung der Disziplinen innerhalb der Sektoren, die sich beispielsweise in hochspezialisierten Praxen und den disziplinspezifischen Kliniken äußert. Für Patienten kann dies bei fehlenden Schnittstellen zum Problem werden, etwa wenn das erforderliche Wissen zwischen den Disziplinen nicht übermittelt wird oder die weiterführende Behandlung nicht klar geregelt ist. Im englischen Sprachgebrauch hat sich hierfür der Begriff continuity of care durchgesetzt. Die Integration der verschiedenen Sektoren und Disziplinen ist seit langem auf der gesundheitspolitischen Agenda – nicht nur aufgrund der möglichen negativen Auswirkungen auf das Patientenwohl, sondern auch aus Kostenerwägungen – und äußert sich u. a. in Maßnahmen des Gesetzgebers, wie der Förderung von IV-Verträgen nach § 140a und 140d SGB V.

Die Komplexität onkologischer Erkrankungen erfordert zudem umfangreiches Wissen über den aktuellen Stand der medizinischen Forschung. Dieses Wissen qualitätsgesichert in die klinische Praxis zu bringen, ist neben der Zusammenarbeit der verschiedenen Spezialisten also eine zweite große Herausforderung. Leitlinien bereiten dieses aktuelle medizinische Wissen auf. In Deutschland geschieht dies unter Beteiligung der betreffenden Fachgesellschaften, Patienten und weiterer Beteiligter unter dem Schirm der Arbeitsgemeinschaft der Wissenschaftlichen Medizinischen Fachgesellschaften (AWMF). Für die Entwicklung evidenzbasierter onkologischer Leitlinien ist das Onkologische Leitlinienprogramm (OL) unter Beteiligung der AWMF, der Deutschen Krebshilfe (DKH) und der Deutschen Krebsgesellschaft (DKG) zuständig. Leitlinien sind Orientierungshilfen, für die Beteiligten nicht bindend und in der Tat kann es gewichtige Gründe geben, von Leitlinien abzuweichen, beispielsweise bei Vorliegen schwerer Nebenerkrankungen oder aufgrund eines Patientenwunsches. Zugleich zeigen Studien aber, dass es auf Versorgerseite häufig an Kenntnissen von Leitlinieninhalten und damit dem aktuellen medizinischen Wissen fehlt.

Um die Versorgung von Krebspatienten durch Multidisziplinarität und eine qualitätsgesicherte Implementierung des Leitlinienwissens nachhaltig zu verbessern, haben sich in der Onkologie seit 2003 Zentren etabliert, die als „Netz von qualifizierten und gemeinsam zertifizierten, multi- und interdisziplinären, transsektoralen und ggf. standortübergreifenden Einrichtungen (Krankenhäuser, vertragsärztliche Versorgung, Rehabilitationseinrichtungen), [...] sofern fachlich geboten, möglichst die gesamte Versorgungskette für Betroffene abbilden“ (Bundesministerium für Gesundheit 2012). Diese Definition

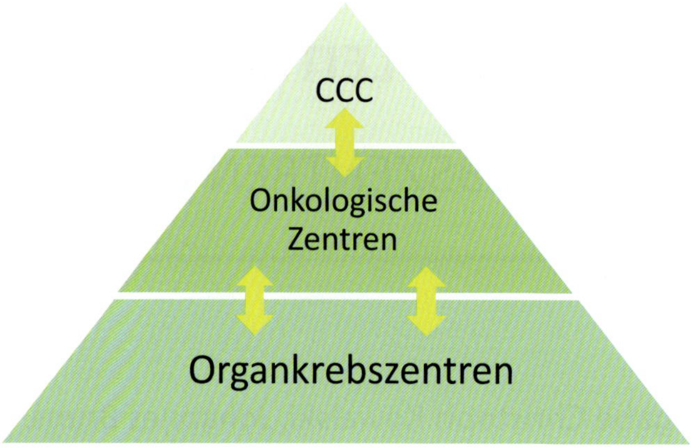

Abbildung 1 **3-Stufen-Modell der onkologischen Versorgung.**

von zertifizierten Zentren ist Bestandteil des Nationalen Krebsplans (NKP), der im Juni 2008 gemeinsam von DKG, DKH, der Arbeitsgemeinschaft Deutscher Tumorzentren (ADT) und dem Bundesministerium für Gesundheit (BMG) initiiert worden ist und Bemühungen zur gemeinsamen Bekämpfung von Krebserkrankungen bündelt. Dieses Kapitel beschreibt die von den Fachgesellschaften, Berufsverbänden, Patientenvertretern und onkologischen Arbeitsgemeinschaften getragene Entwicklung von zertifizierten Zentren, die eine der bedeutendsten Versorgungsstrukturentwicklungen für Krebspatienten darstellt.

DAS 3-STUFEN-MODELL DER ONKOLOGISCHEN VERSORGUNGSSTRUKTUREN

Zertifizierte Zentren lassen sich auf drei Stufen darstellen (Beckmann et al. 2007). Diese drei Stufen sind keine Hierarchie der Versorgungsqualität, sondern eine Darstellung des Spezialisierungsgrads. Auf der ersten Stufe befinden sich die von der DKG zertifizierten Organkrebszentren. Organkrebszentren sind auf die Behandlung einer Krebsentität spezialisiert. Derzeit gibt es sechs solcher Organkrebszentrumstypen (zur Behandlung von Brustkrebs, Darmkrebs, Prostatakrebs, Lungenkrebs, gynäkologischen Tumoren und Hautkrebs). Zusätzlich gibt es organspezifische Zertifizierungsverfahren für Kopf-Hals-Tumoren, neuroonkologische Tumoren und Bauchspeicheldrüsenkrebs. Diese Tumorentitäten können als Teil („Modul“) eines Onkologischen Zentrums ebenfalls von der DKG zertifiziert werden. Onkologische Organkrebszentren bündeln die Expertise für mehrere Tumorentitäten und bilden die zweite Stufe des Zertifizierungssystems. Die dritte Stufe bilden die von der Deutsche Krebshilfe (DKH) geförderten Onkologischen Spitzenzentren („Comprehensive Cancer Center“ – CCC) mit ihrem Fokus auf der Entwicklung innovativer Therapien und Standards. Die inhaltlichen Anforderungen für die Zertifizierung der Zentren sind unter anderem in dem Kriterienkatalog des Nationalen Zertifizierungsprogramms Krebs der DKG und DKH (Deutsche Krebsgesellschaft und Deutsche Krebshilfe 2015) zusammengefasst. Dabei gilt, dass die Anforderungen an die Zertifizierung für eine spezielle Tumorerkrankung, z. B. Brustkrebs, auf allen Ebenen der Pyramide in gleicher Art und Weise erfüllt werden müssen. Damit wird gewährleistet, dass die Versorgung der Patientinnen und Patienten unter den gleichen Voraussetzungen erfolgt.

ENTWICKLUNG DER FACHLICHEN ANFORDERUNGEN, ÜBERPRÜFUNG DER UMSETZUNG, ZERTIFIKAT-VERGABE

Zertifizierte Zentren auf allen drei Stufen müssen erhebliche Anstrengungen für die Sicherung ihrer Qualität unternehmen. Prozesse, Strukturen und Ergebnisse müssen dokumentiert werden und die Umsetzung der Zertifizierungsanforderungen wird extern durch onkologisch tätige und eigens geschulte Ärzte („Fachexperten“) begutachtet. Das verliehene Zertifikat ist damit Qualitätsnachweis und Orientierung für Patienten und Kooperationspartner. Um die größtmögliche Unabhängigkeit zwischen denjenigen, die die Anforderungen entwickeln, und denen, die begutachten, zu gewährleisten, herrscht im DKG-Zertifizierungssystem Gewaltenteilung. Die fachlichen Anforderungen zur Zertifizierung werden von den jeweiligen organspezifischen Zertifizierungskommissionen in sog. Erhebungsbogen entwickelt und regelmäßig aktualisiert.

Die Zertifizierungskommissionen setzen sich aus bis zu 40 Mandatsträgern der betreffenden Fachgesellschaften, Arbeitsgemeinschaften und Berufsverbänden zusammen. Sie bilden die „Legislative". Grundlage der Arbeit der Zertifizierungskommission sind die Empfehlungen der jeweils aktuellen (S3-)Leitlinien des OL. Weitere Anforderungen regeln strukturelle und prozessuale Merkmale der Netzwerke, etwa zur personellen und apparativen Ausstattung, zur Qualifikation der Operateure oder zu den Teilnehmern der für jeden Patienten durchzuführenden multidisziplinären Tumorkonferenz. Vor der erstmaligen Zertifizierung und dann jährlich berichten die Zentren die Umsetzung der Anforderungen aus dem Erhebungsbogen mittels einheitlicher Dokumentation an das Zertifizierungsinstitut, das die Prüfung auf Vollständigkeit und Plausibilität vornimmt und die speziell geschulten Fachexperten mit den Audits vor Ort beauftragt („Exekutive") (Kowalski et al. 2015). Die Fachexperten entscheiden nicht über die Erteilung des Zertifikats, sondern sprechen in ihrem Auditbericht lediglich eine Empfehlung für den Ausschuss Zertifikaterteilung („Judikative") aus, der dann auf der Grundlage des Auditberichts und der Unterlagen der Zentren über die Erteilung des Zertifikats der Deutschen Krebsgesellschaft entscheidet. Die Umsetzung der Anforderungen durch die Zentren wird in jährlichen Kennzahlenreports („Jahresberichte") veröffentlicht, die auf den Webseiten der DKG *(www.krebsgesellschaft.de)* abrufbar sind, ebenso wie die Erhebungsbogen und die Liste der Mandatsträger der Zertifizierungskommissionen. Um Patienten, ihren Angehörigen und Leistungserbringern die Orientierung zu erleichtern, sind unter *www.oncomap.de* alle zertifizierten Zentren mit Darstellung ihres gesamten Netzwerkes und der Kooperationspartner inklusive einer Umkreissuche für Angehörige, Patienten und Ärzte aufgeführt.

Die Zertifizierung zum Zentrum ist freiwillig und die Zertifizierungssysteme sind unterschiedliche lang etabliert. Dementsprechend unterscheidet sich der Anteil der in DKG-zertifizierten Organkrebszentren behandelten Patienten an allen Betroffenen erheblich. Während etwa 76 % aller erstmals an Brustkrebs erkrankten Patientinnen in Deutschland sich in DKG-zertifizierten Brustkrebszentren (Zertifizierung möglich seit 2003) behandeln lassen, beträgt dieser Anteil bei Darmkrebspatienten etwa 40 % (Zertifizierung möglich seit 2007).

NATIONALER KREBSPLAN UND QUALITÄTSZIRKEL IN DER ONKOLOGIE

Zertifizierte Zentren sind ebenso wie die onkologischen Leitlinien Elemente des Qualitätszirkels in der Onkologie, der ebenfalls im NKP dargelegt ist. Dieser Qualitätszirkel sieht die oben beschriebene Implementierung des Leitlinienwissens in den klinischen Alltag vor. Dies geschieht konkret über die Aufnahme starker Leitlinienempfehlungen zum Beispiel in Form von Qualitätsindikatoren (Leitlinienprogramm Onkologie 2013) in die Zertifizierungsanforderungen. Die Umsetzung der Empfehlungen wird dokumentiert und im Rahmen der Zertifizierung überprüft. Die Dokumentation soll, wann immer möglich, über die regionalen Krebsregister durchgeführt werden. Die Ergebnisse zur Behandlungsqualität werden ausgewertet, berichtet und dienen der Prüfung und Anpassung der Leitlinien und ihrer Qualitätsindikatoren. Die Auswertung der Angaben zur Behandlungsqualität gibt den Zentren zudem die Möglichkeit, die eigenen Ergebnisse mit denen der anderen zu vergleichen, Schwachstellen zu identifizieren und darauf zu reagieren.

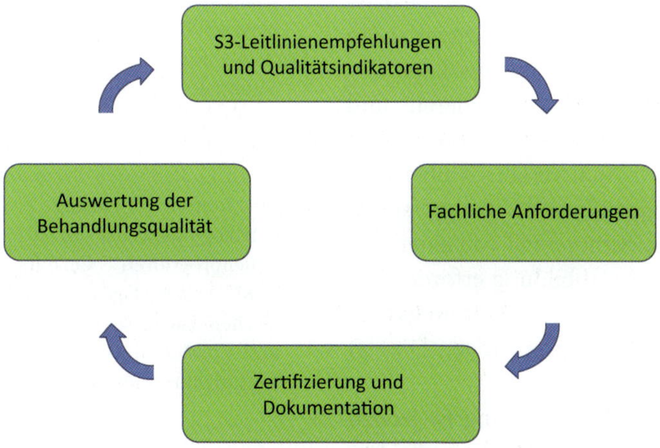

Abbildung 2 **Qualitätszirkel in der Onkologie.**

ZUKÜNFTIGE ROLLE ZERTIFIZIERTER ZENTREN

Zu Beginn des Jahres 2016 waren insgesamt 1018 Organkrebszentrumsstandorte und 95 Onkologische Zentren an 442 Krankenhäusern zertifiziert. Hinzu kommen die von der DKH geförderten Onkologischen Spitzenzentren. 12 der 13 Onkologischen Spitzenzentren waren zugleich zertifizierte Onkologische Zentren. 2015 wurden insgesamt über 150.000 erstmalig an Krebs erkrankte Patientinnen und Patienten an einem DKG-zertifizierten Zentrum behandelt und damit ein erheblicher Teil der inzidenten Fälle in Deutschland. DKG-zertifizierte Zentren befinden sich außer in Deutschland in drei weiteren europäischen Ländern: in der deutsch- und französischsprachigen Schweiz, in Österreich und Italien (Südtirol). Dort sind insgesamt 48 Organkrebszentrumsstandorte und vier Onkologische Zentren zertifiziert. Aktuell erweitert sich auch das Spektrum der Tumorentitäten, die über das Zertifizierungssystem erfasst werden. Auf Grundlage der S3-Leitlinien erfolgt derzeit die Entwicklung von Modulen für das Ösophaguskarzinom und die urologischen Tumoren (Blasenkarzinom, Nierenkarzinom). In einem ersten Schritt wird jedoch die Zertifizierung des Moduls „Pädiatrische Onkologie“ im Rahmen der Onkologischen Zentren möglich sein.

Die Aufgabe des Zertifizierungssystems besteht vor allem darin, unabhängige Strukturen und Leistungserbringer zu verbindlich zusammenarbeitenden Netzwerken, also Zentren der onkologischen Versorgung zusammenzufassen, die Behandlungsqualität dieser Netzwerke sichtbar zu machen und mithilfe der Instrumente der Zertifizierung zu verbessern. Aus diesem Grund ist der Fokus der im Zertifizierungssystem berichteten Ergebnisse auf die Ergebnisse des vorangegangenen Kalenderjahrs und damit auf aktuelle Strukturen, Prozesse (Umsetzung der Leitlinieninhalte) und kurzfristige Ergebnisindikatoren (z. B. 30-Tage-Mortalität, Anastomoseninsuffizienzen, R1-Resektionsrate) gerichtet. Die Diskussion dieser Ergebnisse im Rahmen der Auditverfahren und in den Steuerungsgremien des Zentrums kann Bereiche mit Verbesserungspotenzial identifizieren und konkrete Maßnahmen können abgeleitet werden, deren Wirksamkeit in den folgenden Auditverfahren überprüft wird. Das langfristige Überleben (Gesamt-, progressionsfreies Überleben) ist hingegen naturgemäß von einer Reihe von Faktoren abhängig, seine Abbildung erfordert die sorgfältige Einbeziehung der gesamten Versorgungskette unter Berücksichtigung aller Leistungserbringer. Dies ist Aufgabe der klinischen Krebsregister.

Die Qualität der onkologischen Versorgung ist jedoch nur zu einem Teil mit den Versorgungsdaten zu erfassen, die durch Leistungserbringer berichtet werden. Das Bild wird erst dann umfassend, wenn auch Ergebnisse einbezogen werden, die Patienten berichten und wenn diese mit Therapiedaten verbunden werden. Die flächendeckende Erfassung patientenberichteter Ergebnisse ist aus vielen Gründen eine Herausforderung, zu nennen sind in diesem Zusammenhang die Anforderungen des Datenschutzes, die technische Realisierbarkeit und nicht zuletzt auch die Fragen der Finanzierbarkeit. Die zertifizierten Zentren haben jedoch in den letzten Jahren wichtige Vorarbeiten geleistet, sodass der Messung der patientenberichteten Ergebnisqualität (sog. „patient-reported outcomes“) zukünftig eine besondere Rolle innerhalb des Zertifizierungssystems zukommt. Beispielhaft wird dies derzeit in den Prostatakrebszentren im Rahmen der multinationalen „Prostate Cancer Outcomes“-Studie umgesetzt. Routinemäßig werden dort alle in den teilnehmenden Zentren wegen eines lokal begrenzten Prostatakarzinoms behandelten Patienten mit einem einheitlichen Fragebogen zu den Auswirkungen von Erkrankung und Therapie befragt. Die Verknüpfung mit den klinischen Indikatoren und den Merkmalen der Zentren ermöglicht den fairen Vergleich der Behandlungsqualität und die Identifikation von Faktoren, die zu guter Ergebnisqualität beitragen. Aufbauend auf der in den Zentren bereits existierenden Dokumentationsinfrastruktur bietet das Zentrumskonzept damit die Möglichkeit, Ergebnisqualität patientenseitig zu messen. In Verbindung mit den durch die Leistungserbringer berichteten und während der Audits diskutierten Ergebnissen ist über die zertifizierten Zentren ein umfassendes Konzept für die Qualitätssicherung in der Onkologie etabliert.

WEITERFÜHRENDE LITERATUR

Bundesministerium für Gesundheit: Nationaler Krebsplan. Handlungsfelder, Ziele und Umsetzungsempfehlungen. Berlin, 2012

Beckmann MW et al: Dreistufenmodell optimiert Behandlung unter Kostendeckung. Wie die künftigen Strukturen der onkologischen Versorgung in Deutschland aussehen sollten. Dtsch Ärztebl 04:A3004-3009, 2007

Deutsche Krebsgesellschaft, Deutsche Krebshilfe, Zentren ZO: Nationales Zertifizierungsprogramm Krebs. Erhebungsbogen für Onkologische Spitzenzentren und Onkologische Zentren. Berlin, Bonn, 2015

Kowalski C: Reporting Program for Cancer Care Quality Indicators. Journal of Oncology Practice/American Society of Clinical Oncology 11(2):158–60, 2015

Leitlinienprogramm Onkologie (Deutsche Krebsgesellschaft [DKG]), Arbeitsgemeinschaft der Wissenschaftlichen Medizinischen Fachgesellschaften [AWMF]): Entwicklung von Leitlinien basierten Qualitätsindikatoren. Methodenpapier für das Leitlinienprogramm Onkologie. Version 1.0. 2013. Berlin, 2013

KAPITEL 1

PRÄDIKTIVE MOLEKULARPATHOLOGIE UND PRÄZISIONSMEDIZIN

Für die deutsche Ausgabe Manfred Dietel

Durch die Einführung der personalisierten/individualisierten onkologischen Therapie, auch Präzisionsmedizin oder precision medicine genannt, hat sich für die klinische Pathologie eine wichtige neue Aufgabe bei der Auswahl der zielgerichteten antineoplastisch wirkenden Substanzen, sog. targeted drugs, ergeben. Dies gilt sowohl für den Einsatz therapeutischer Antikörper zur Behandlung solider Tumoren (z. B. Mamma- und Dickdarmkarzinom) und verschiedener hämatologischer Neoplasien als auch bei der Auswahl spezifischer Tyrosinkinase-Inhibitoren (TKI, sog. small molecules), z. B. bei der Therapie von Bronchialkarzinomen, malignen Melanomen oder gastrointestinalen Stromatumoren. In naher Zukunft werden die Checkpoint-Inhibitoren, die bei bestimmten Tumorarten die Immunneutralität von Tumorzellen aufheben und die tumorassoziierten Neoantigene für das Immunsystem sichtbar und damit angreifbar machen, eine zunehmend wichtigere Rolle spielen.

Die Einführung und translationale Adaptation zahlreicher Methoden der Immunologie und Molekularbiologie an die Besonderheiten gewebebasierter Diagnostik führte dazu, dass in pathologischen Routineuntersuchungen das Tumorgewebe vermehrt einer systematischen Immunphänotypisierung und molekularen Genotypisierung unterzogen wird. Dieser multimodale Ansatz ist heute als Standard für zahlreiche Tumorentitäten anzusehen und wird in den nächsten Jahren auf weitere Fragestellungen und Tumortypen ausgeweitet werden. Hieraus resultiert die faszinierende Möglichkeit, zusätzlich zum vorhandenen Diagnosespektrum der „klassischen" klinischen Pathologie verstärkt prädiktive Biomarker mittels sog. Begleitdiagnostik, auch companion diagnostics genannt, im Gewebe prädiktiv zu bestimmen, um dem klinischen Onkologen therapeutisch relevante Daten, wie z. B. das Ansprechen auf gezielt antiproliferative Substanzen, die Wahrscheinlichkeit der Resistenzentwicklung oder der Metastasierung etc., zur Verfügung stellen zu können.

BEGLEITENDE DIAGNOSTIK (COMPANION DIAGNOSTICS)

Die Basis der Tumordiagnostik besteht nach wie vor aus der histologischen Untersuchung von Biopsien bzw. operativ gewonnenen Gewebes. Dabei werden zusätzlich zu den konventionellen Färbungen (H&E, PAS, Giemsa, Elastika-von-Gieson etc.) fast regelhaft Immunhistologie (IHC) und In-situ-Hybridisierung eingesetzt. Dieses Methodenspektrum wird seit ca. einem Jahrzehnt durch molekulare gewebebasierte Analyse von therapierelevanten Biomarkern ergänzt, da vor der therapeutischen Anwendung einer zielgerichteten Krebstherapie der molekularpathologische Nachweis erbracht werden muss, dass die Tumorzellen die spezifischen Angriffspunkte (targets) auch tatsächlich in der geeigneten Form tragen. Dadurch beeinflussen die Ergebnisse der gewebebasierten prädiktiven Diagnostik der Pathologie direkt den therapeutischen Fortgang und bereiten letztlich die Basis für den Erfolg eines onkologischen Behandlungskonzeptes. Die wichtigsten Beispiele prädiktiver Diagnostik sind in Tabelle 1-1 zusammengefasst.

Für die Tumorpathologie ist diese Situation Chance und Herausforderung zugleich. So konnten im letzten Jahrzehnt durch den Einsatz molekularer und quantitativer immunologischer Methoden, die an die besonderen Bedingungen gewebebasierter Analytik angepasst wurden, bemerkenswerte Fortschritte bei der Beantwortung wissenschaftlicher und diagnostischer Fragen erreicht werden. In der kombinierten morphologisch-molekularen immunhistologischen Tumoranalyse werden funktionell bedeutsame Genalterationen oder Proteinveränderungen in Geweben spezifisch nachgewiesen. Auch eine Vielzahl von Bakterien, (onkogene) Viren oder anderen Erreger können spezifisch und mit hoher Empfindlichkeit direkt im Gewebe detektiert werden. Beide Entwicklungen haben die Pathologie verstärkt in die funktionelle Diagnostik und den Prozess der Therapieentscheidung eingebunden (siehe unter Interdisziplinäre Tumorkonferenz).

METHODISCHE VORAUSSETZUNGEN

Bevor die Gewebeproben vom Operationssaal zur weiteren Aufarbeitung ins pathohistologische und anschließend molekularpathologische Labor verbracht werden, bedarf es standardisierter Prozeduren, die die Schritte und die Zeiten der Ischämie und der Fixierung festlegen und dokumentieren. Die für die Phase der sog. Präanalytik entwickelten standard operating procedures (SOPs) sind zurzeit Gegenstand intensiver Diskussionen. Es versteht sich von selbst, dass dabei die lokalen räumlichen Bedingungen entscheidenden Einfluss auf den Prozess, d. h. den Transport zwischen OP-Saal und dem Institut für Pathologie etc., haben. Davon unabhängig ist zumindest die zeitliche Dokumentation wichtig.

Von entscheidender Bedeutung für die Verlässlichkeit der Testverfahren ist, dass vor der molekularen Analytik jeder Gewebeblock histologisch untersucht wird, um sicherzustellen, dass aus dem Block das richtige tumortragende Gewebefragment mittels *manueller Mikrodissektion* herauspräpariert wird (Abb. 1-1). So werden falsch negative Ergebnisse vermieden. Daher soll der Kliniker nach Durchführung der Assays stets einen kombinierten morphologisch-molekularen Bericht vom Pathologen erhalten.

Die zur Durchführung der prädiktiven Assays notwendigen molekularen Methoden sind den Bedingungen von Formalin-fixiertem Paraffin-eingebetteten (FFPE) Gewebe angepasst worden, sodass das routinemäßig gewonnene Tumormaterial durchaus auch retrospektiv untersucht werden kann. Selbst RNA-basierte Testverfahren sind heute an FFPE-Gewebe zuverlässig möglich. Eine zukünftig weiter an Bedeutung gewinnende Methode ist die Hochdurchsatz-Sequenzierung, die die parallele Untersuchung von Hunderten Genen in kurzer Zeit ermöglicht.

NEXT GENERATION SEQUENCING (NGS) UND LIQUID BIOPSY (LB)

In den letzten Jahren wurde die NGS-Technologie den Anforderungen der gewebebasierten Diagnostik, insbesondere dem Formalin-fixierten Paraffin eingebetteten (FFPE) Gewebe, angepasst. Dabei hat sich für die molekulare Routinepathologie die sog. amplicon-based (targeted) NGS durchgesetzt. Das whole exome sequencing (WGS) oder whole genome NGS (WES) ist zurzeit in der klinisch-orientierten Analyse (noch) nicht einsetzbar und auch nicht notwendig, sondern bleibt der Beantwortung von Forschungsfragen vorbehalten.

Für die Amplikon-NGS zur Untersuchung von routinemäßig gewonnenem FFPE-Gewebe wurden zahlreiche Protokolle entwickelt, die an die relativ kurzen Amplikonlängen, die speziellen DNS-Extraktionsmethoden und die Besonderheiten kleiner Gewebemengen, z. B. bei Biopsien, angepasst wurden. Dies wird durch eine extrem hohe Wiederholungsrate des Sequenzierungsvorgangs (high coverage) erreicht, die wiederum sehr präzise Ergebnisse zeitigt, auch wenn das Ausgangsmaterial nur relativ wenig Tumorzell-DNS enthält. Nicht zu unterschätzen sind allerdings die Anforderungen, die an die Bioinformatik bei der Auswertung der Ergebnisse gestellt werden müssen. Die zeitlichen Abläufe sind an die klinischen Notwendigkeiten adaptierbar, d. h., in 2–5 Tagen können die meisten

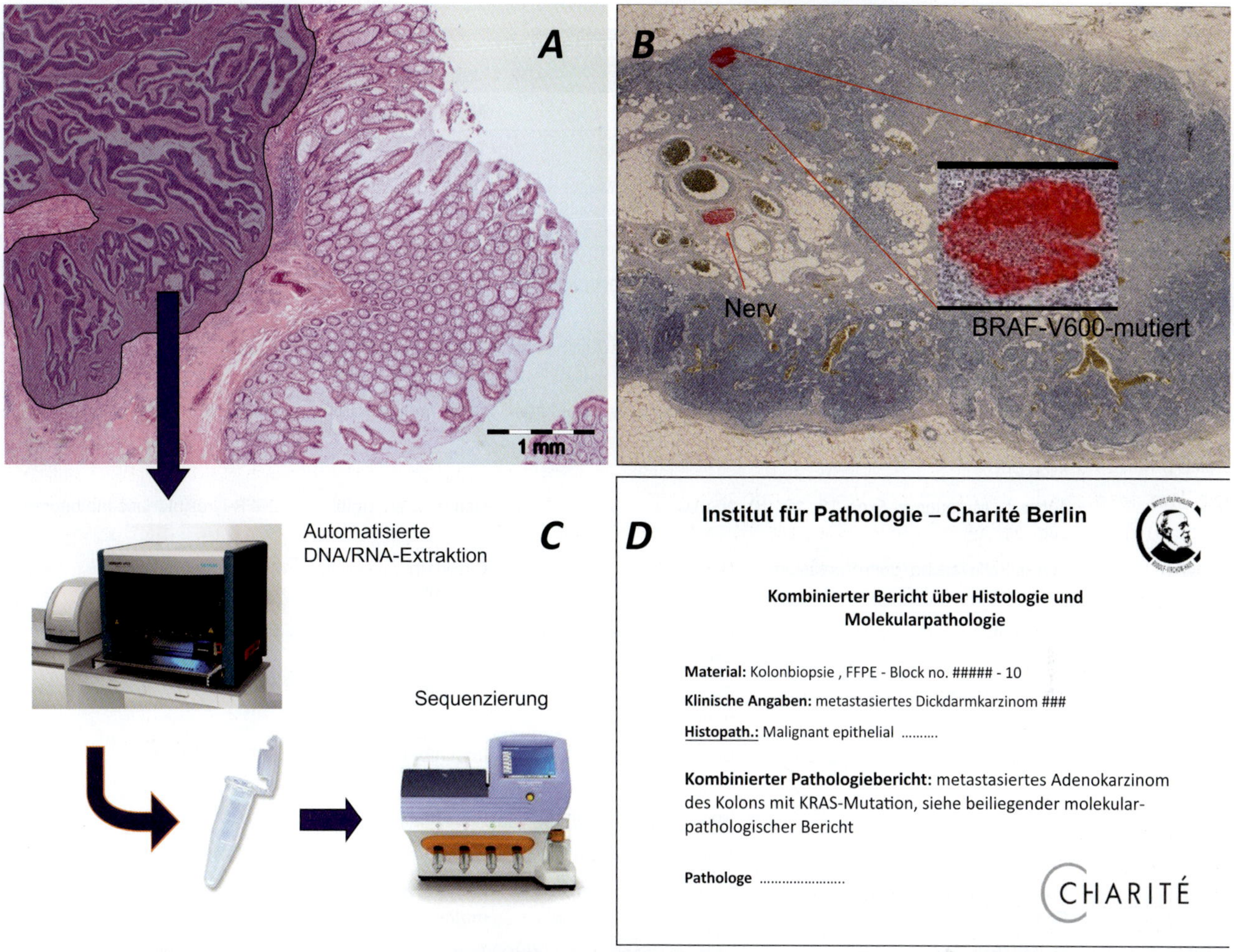

Abbildung 1-1 Bedeutung der morphologischen Kontrolle des Gewebes, dass in den Analyseprozess der Molekularpathologie eingespeist wird. ***(A)*** Als essenzieller Vorbereitungsschnitt ist es notwendig, das dunkel markierte Tumorareal mittels manueller Mikrodissektion zu präparieren, damit ein möglichst hoher Tumorzellgehalt im Analysat gesichert ist, sog. tumor cell enrichment. Da das nicht markierte Gewebe normale Schleimhaut ist, kann sich anderenfalls ein falsch negatives Resultat ergeben. ***(B)*** Gleiches gilt bei der Lymphknotenmetastase eines malignen Melanoms. Nur das kleine rot markierte Areal (gefärbt mittels Immunhistologie) enthält maligne Zellen des Melanoms. Diese müssen unter dem Mikroskop präpariert werden, um daran die Mutationsanalyse ***(C)*** durchzuführen. Am Ende des Vorgangs steht dann der kombinierte histologisch-molekulare Befund des Pathologen ***(D)***.

Untersuchungen abgeschlossen werden. Konventionelle Sanger- oder Pyro-Sequenzierung tritt mehr und mehr in den Hintergrund.

Die Genpanels fokussieren sich auf die klinisch relevanten, sog. clinically actionable or druggable, Mutationen, also die genetischen Veränderungen, die für die Therapieentscheidung als companion diagnostic relevant sind (siehe Tabelle 1-1).

Die hohe Sensitivität der Amplikon-basierten NGS ermöglicht auch die Untersuchung von Blut- oder Plasmaproben, um zellfreie Tumor-DNS (cftDNA) zu detektieren, sog. liquid biopsy. Dies ist insbesondere dann wichtig, wenn im Verlauf einer Erkrankung keine Re-Biopsien gewonnen werden können und z. B. ein Monitoring zur Erfassung von Resistenzen für eine optimale Therapie notwendig ist.

TELEPATHOLOGIE, VIRTUELLE (DIGITALE) MIKROSKOPIE UND AUTOMATISIERTE BILDANALYSE

Die in allen Bereichen des täglichen Lebens zunehmende Digitalisierung hat im letzten Jahrzehnt auch die Pathologie massiv verändert, indem mittels elektronischer Techniken die histologischen Schnitte erfasst (gescannt) werden und in verschiedenster Form der weiteren Prozessierung zugeführt werden können. Die Digitalisierung der Morphologie wird zur verstärkten Nutzung quantitativer Analysen, zum verbesserten interkollegialen Austausch (Zweitmeinung), zur Qualitätsverbesserung und zur Professionalisierung der interdisziplinären Tumorkonferenzen beitragen. Die virtuelle Mikroskopie mit

Tabelle 1-1

BEISPIELE PRÄDIKTIVER MOLEKULARPATHOLOGIE ALS NOTWENDIGE VORAUSSETZUNG FÜR DIE GABE VON ZIELGERICHTETEN MEDIKAMENTEN (TARGETED DRUGS)

Gen/Protein	Nachweise[1]	Tumor	Medikament	Bemerkung
ER/PR	(Über-)Expression	Mammakarzinom	Tamoxifen	Anti-Östrogen
HER2	Gen-Amplifikation/Überexpression	Mamma- und Magenkarzinom	Trastuzumab	Anti-HER2-moAB
Erb1 und Erb2	Überexpression	Mammakarzinom	Lapatinib	Dualer TKI
BRCA1/2	Funktionell aktive Mutation	Rezidiviertes Ovarialkarzinom	Olaparib	PARP-Inhibitor
KRAS	Ausschluss einer Mutation im Codon 12/13, Exon 2-4	Metastasiertes Kolonkarzinom	Cetuximab , Panitumumab	Anti-EGFR-moAB
NRAS	Ausschluss einer Mutation im Codon 12/13 Exon 2-4	Metastasiertes Kolonkarzinom	Cetuximab, Panitumumab	Anti-EGFR-moAB
EGFR[2]	Aktvierte Mutation in Exon 18, 19, 20 oder 21	NSCLC	Gefitinib, Erlotinib	EGFR-Tyrosinkinase-Inhibitoren
EML4-ALK	Mutation/Inversion/Überexpression	NSCLC	Crizotinib, Alectinib, Ceritinib	ALK-Inhibitoren
bcr/abl	Mutation	Chronisch myeloische Leukämie	Imatinib	BCR/ABL-TKI
c-kit/CD117	Exon 11 Mutation/Überexpression	Gastrointestinaler Stromatumor	Imatinib, low dose	
c-kit/CD117	Exon 9 Mutation/Überexpression	Gastrointestinaler Stromatumor	Imatinib, high dose	BCR/ABL-TKI
CD20	Überexpression	Non-Hodgkin Lymphom	Rituximab	Anti-CD20-moAB
BRAF	Mutation im Codon V600E	Malignes Melanom	Vemurafenib	Serin/Threonin(BRAF)-Inhibitor
1p/19q	Kombinierter 1p/19q-Verlust (co-deletion)	Gliale Hirntumoren	Radio- plus PCV-Chemotherapie	Verbesserte Wirksamkeit der Therapie
MGMT Gene Silencing	MGMT-Promotermethylierung	Primäre Glioblastome (WHO grade IV)	Temozolomid	Verbesserte Wirksamkeit der Therapie
8 Gene	Muster genetischer Alterationen, z. B. EPclin des EndoPredict-Assay	ER +/HER2-Mammakarzinom	TAM +/– Chemotherapie	Prognostisch/prädiktiver Multigentest der 2. Generation
92 Gene	Charakteristische Muster genetischer Alterationen	Malignome unbekannter Genese (CUP-Syndrom)	Standardtherapie entsprechend der identifizierten Tumorentität	Multi-Gentest zur Bestimmung der Histogenese von Tumoren unbekannter Genese

[1] Alle Assays sind an Formalin-fixiertem Paraffin-eingebetteten Gewebe möglich.

Abkürzungen: ALK = anaplastische Lymphomkinase; CUP = cancer of unknown primary; EGFR = epidermal growth factor receptor; NSCLC = nicht kleinzelliges Bronchialkarzinom; PARP = Poly(ADP-Ribose)-Polymerase; PCV = Procarbazin, CCNU (Lomustin), Vincristin; TAM = Tamoxifen;TKI = Tyrosinkinase-Inhibitoren; WHO = World Health Organization.

den proteinbezogenen und molekularen Ergebnissen zu einer Gesamtanalyse von Tumoren zu verbinden, stellt die Herausforderung der Zukunft in der gewebebasierten Diagnostik dar.

Die wesentlichen Aufgabenfelder der Telepathologie/virtuellen Mikroskopie (TP/VM) lassen sich in drei Bereiche unterteilen:

1. Quantifizierung geweblicher Strukturen und Färbemuster,
2. Zweitmeinungskultur und
3. Einbindung in interdisziplinäre Tumorkonferenzen.

AD 1. OBJEKTIVE QUANTIFIZIERUNG GEWEBLICHER STRUKTUREN UND FÄRBEMUSTER IN DER PRÄDIKTIVEN ONKOPATHOLOGIE

Die traditionelle Pathologie basierte auf H&E-Schnitten sowie der Immunhistologie (IHC). Letztere dient vor allem dazu, den Ursprungsort und die Histogenese eines Tumors über ein Set von Tumormarkern näher einzugrenzen. Die Interpretation war vor allem abhängig von der Erfahrung des Pathologen in der Kombination von klassischer Morphologie und den Ergebnissen des immunhistologischen Markerprofils. In der heutigen Onkologie ist dagegen der Fokus mehr auf die Prädiktion der Wirksamkeit neuer individueller Therapieansätze gerichtet. Somit hat sich die Rolle von immunhistochemischen Markern deutlich im Sinne der prätherapeutischen Charakterisierung verändert. Da prädiktive Marker die Therapie steuern, ergibt sich die Notwendigkeit einer verbesserten Reproduzierbarkeit, Quantifizierung und exakter Markerbestimmung.

Neben der klassischen Beurteilung beispielweise der Mammaneoplasien ist die umfassende immunhistologische Charakterisierung der Tumoren heute diagnostischer Standard. Dazu gehören der Nachweis der Östrogen- und Progesteronrezeptor (ER, PR) sowie des HER2-Rezeptorproteins und des proliferationsassoziierten Ki67-Proteins. Die Immunhistologie bietet die Grundlage für therapeutische Entscheidungen. Ergänzend wird die In-situ-Hybridisierung angewendet, um bei einer grenzwertigen HER2-Überexpression (sog. Score2+) eine zusätzliche Information über die Amplifikation des HER2-Gens zu gewinnen.

Obwohl die Bestimmung des Rezeptorstatus per IHC derzeit weltweit Standard ist, ergibt sich immer wieder die Notwendigkeit der Optimierung. Die 2010 erschienen ASCO/CAP-Richtlinien für die Hormonrezeptor(HR)-Expressionsbestimmung geben eine Übersicht über die vorhandenen Standards, die für richtiges und reproduzierbares Testen von HR notwendig sind. Die Auswertung der immunhistologischen Reaktionen erfolgt nicht durch eine Ja-nein-Antwort, sondern durch eine abschätzende Quantifizierung. Diese wird zurzeit durch den Pathologen erbracht und ist aufgrund semiquantitativer Kriterien subjektiv geprägt. Aufgrund erheblicher therapeutischer Konsequenzen für die Patientin besteht Bedarf an objektiv quantifizierenden Methoden. Zur Quantifizierung eignen sich computergestützte Bildanalyseverfahren, die auf dem Boden virtueller digitaler Schnittpräparate die Intensität der Reaktionen reproduzierbar bestimmen. Durch moderne Slidescanner ist es zunehmend möglich, komplexe automatisierte Bildanalysesysteme zur objektiven Quantifizierung gewebebasierter Reaktionen einzuführen. Nach dem Scanningprozess und einem auf dem Schnitt als Standard eingeführten Kalibrierungs-TMA (tissue micro array), sog. Icon-TMAs, werden intelligente bioanalytische Verfahren angewendet, die zur automatisierten Quantifizierung, z. B. der HER2-Reaktion, führen. Auch die quantitative Detektion der mittels der sog. silver enhanced In-situ-Hybridisierung (SISH) dargestellten Amplifikationen des HER2-Gens kann zukünftig mittels automatisierter Digitaltechnik möglich werden, um eine objektivierend quantifizierende Methode als Basis der Therapie einzusetzen.

Zukünftig wird dieser Ansatz bei der immunhistologischen Bestimmung des veränderten ALK-Proteins im NSCLC (siehe unten) und der PD1/PD-L1-Expression in verschiedenen Tumorentitäten (NSCLC, Magen, Melanom, Blasenkarzinom u. w. m.) zunehmend bedeutsam.

AD 2. DIE ZWEITMEINUNG IN DER HISTOLOGIE

In der täglichen Routinediagnostik ergeben sich fast täglich Probleme bei der präzisen Einteilung seltener Läsionen. Dabei stellen sich sowohl Fragen bezüglich des TNM-Systems als auch zur Klassifizierung und genauen Dignitätsbestimmung einer Tumorerkrankung.

Der Einsatz der TP/VM zur Einholung einer Zweitmeinung ist ein besonders augenfälliges Beispiel für eine Vereinfachung und Beschleunigung des diagnostischen Workflows. Möchte sich der Pathologe heute bei einem komplizierten Fall mit einem Experten in einem Spezialgebiet beraten oder ist auf Veranlassung des Patienten eine Zweitbegutachtung erwünscht, so erfolgt die Übersendung der Objektträger i. d. R. postalisch, ein zeitaufwändiger und ggf. unsicherer Weg. Ist der Konsiliarius abwesend oder nicht in der Lage, eine Zweitmeinung abzugeben, so müssen die Präparate abermals versandt werden und es geht wertvolle Zeit verloren.

Werden die Präparate indes eingescannt, so können sie unmittelbar nach dem Vorliegen der virtuellen Schnitte dem Kollegen zur Verfügung gestellt werden. Dies erfolgt durch eine Anfrage per E-Mail, die einen Weblink auf die virtuellen Schnitte eines Falles enthält. Einige Programme bieten bereits die Möglichkeit einer integrierten Videokonferenz zur direkten Kommunikation der Kollegen. Hier besteht dann auch die Möglichkeit, sich gegenseitig bestimmte Befunde zu zeigen und diese gemeinsam zu diskutieren. Eine Zweitmeinung kann so innerhalb von Minuten eingeholt werden.

AD 3. EINBINDUNG IN TUMORKONFERENZEN

(Siehe auch nachfolgendes Kapitel) Die Vorbereitung und Durchführung von interdisziplinären Tumorkonferenzen ist für Pathologen zeitaufwändig. Die digitale Pathologie kann diesen Prozess erheblich rationalisieren und die Effizienz der Vorbereitung und Durchführung erhöhen. Ein digitales Pathologiesystem mit seinen gescannten und deshalb unmittelbar auffind- und verwendbaren Bildern und Daten senkt die Vorbereitungszeit drastisch und ist im hohen Maße flexibel.

Digitalisierte Objektträger verbesserten die Präsentation selbst, indem sie eine qualitativ hochwertige Visualisierung bieten. Verwendet man die in manchen Systemen integrierten Konferenzfunktionen, können auch externe Ärzte teilnehmen bzw. interdisziplinäre Konferenzen effektiv vom jeweiligen Arbeitsplatz der Teilnehmer aus durchgeführt werden, wobei alle Teilnehmer in der Lage sind, das gesamte Bildmaterial zu sehen.

INTERDISZIPLINÄRE TUMORKONFERENZEN

Durch die zahlreichen neuen Therapieoptionen hat sich die Onkologie zu einem komplexen interdisziplinären Fach entwickelt, das neben der internistischen Onkologie u. a. die konventionelle und molekulare Pathologie, Radiologie, Nuklearmedizin, Onkochirurgie, Spezialfächer wie Onkogynäkologie, onkologische HNO und viele mehr als gleichberechtigte Partner in die Therapiediskussion einbezieht. Die wesentlichen Entscheidungen werden heute in den Tumorkonferenzen oder Tumorboards nach fächerübergreifender Diskussion unter Berücksichtigung des aktuellen Wissensstands der beteiligten Disziplinen gefällt. Weder eine einzelne Person noch eine einzelne Disziplin kann heute das komplexe Feld der konventionellen und gezielt wirksamen Therapieoptionen übersehen und die zum Teil schwierig zu interpretierenden molekularen Ergebnisse in eine optimale Therapieempfehlung umsetzen. Dies ist stets die gemeinsame Aufgabe der Tumorkonferenz (Abb. 1-2) – übrigens ein Konzept, das von der Deutschen Krebsgesellschaft zu Recht nicht nur unterstützt, sondern gefordert wird und heute die Basis jedes zertifizierten Tumorzentrums darstellt.

QUALITÄTSSICHERUNGS-INITIATIVE PATHOLOGIE (QUIP®)

Im Rahmen der Qualitätssicherungs-Initiative QuIP® haben sich die Deutsche Gesellschaft für Pathologie (DGP) und der Bundesverband Deutscher Pathologen (BVP) zusammengetan, um gemeinsam die Voraussetzungen für eine externe Qualitätssicherung in der diagnostischen Immunhistochemie und Molekularpathologie zu schaffen. Ziel dieser Initiative ist es, durch Anbietung von Ringversuchen (RV) in der Pathologie dauerhaft die Qualität und Reproduzierbarkeit von Labor- und Auswerteleistungen anhand externer Standards sicherzustellen und zu zertifizieren (Einzelheiten siehe *http://pathologie.de/quip*).

Da es sich bei proteomischen und molekularen Analysen um neue und komplizierte Methoden handelt, sollten diese nur in Laboratorien angewendet werden, die ihre entsprechende Expertise in qualitätskontrollierenden Ringversuchen bewiesen haben. Nach erfolgreicher Durchführung zentral organisierter Ringversuche werden die Institute zertifiziert (siehe *http://www.dgp-berlin.de/*). Regionale Qualitätszirkel mit intensivem persönlichem Informationsaustausch ergänzen das Qualitätsmanagement.

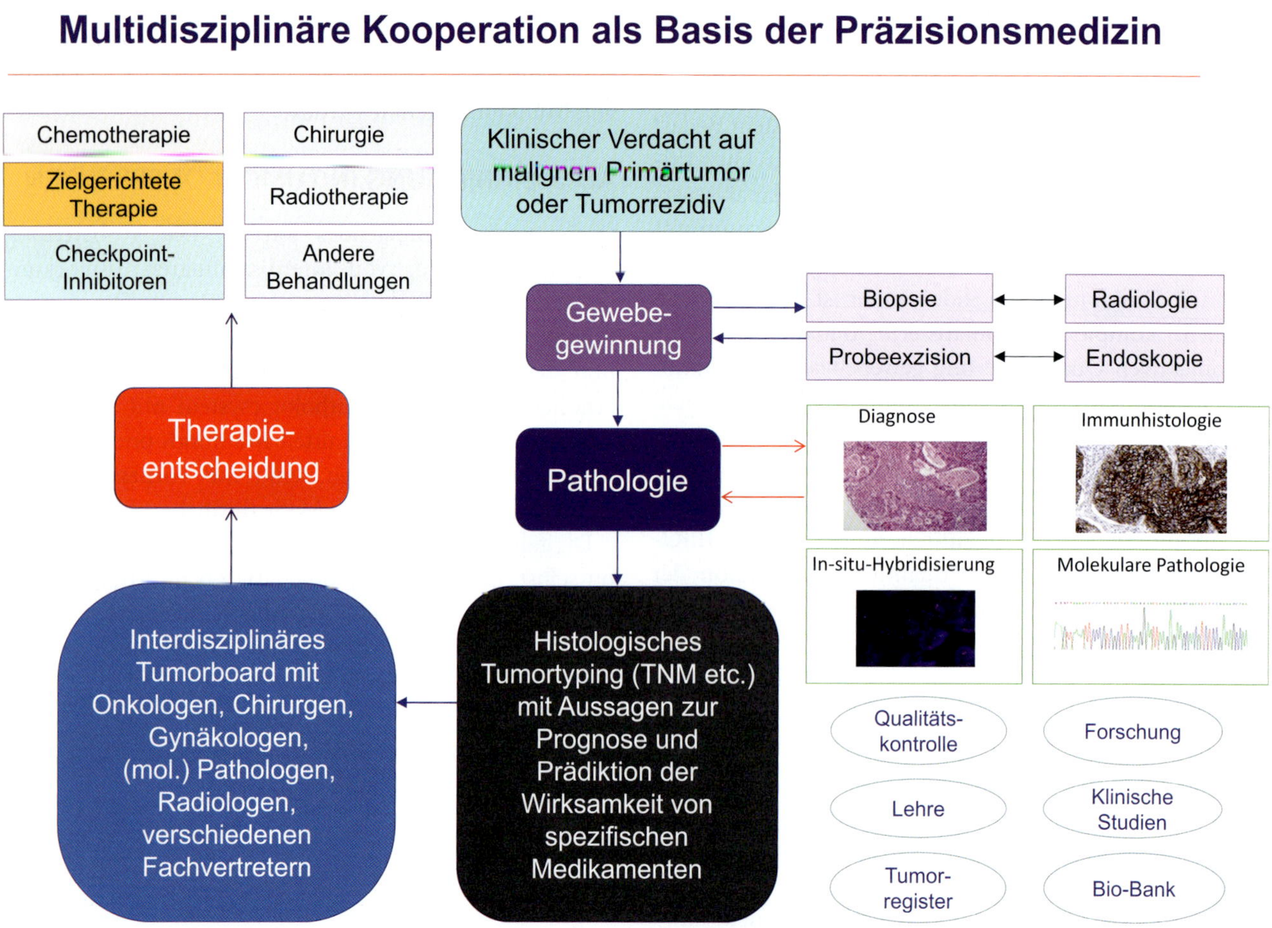

Abbildung 1-2 **Beispielhafte Darstellung der Abläufe bei interdisziplinären Tumorkonferenzen.**

TUMORTHERAPIEN MIT PRÄDIKTIVEN TESTVERFAHREN (EINE AUSWAHL)

Bei ca. 35–40 % aller neu diagnostizierten Malignome erfolgt in entsprechenden Zentren heute eine multimethodische Tumoranalyse als Voraussetzung einer optimalen Therapie. Im Folgenden die wichtigsten Beispiele (ohne Anspruch auf Vollständigkeit).

MAMMAKARZINOME

Das Mammakarzinom ist der „Klassiker" der prätherapeutischen Bestimmung von Biomarkern. Der immunhistologische bzw. hybridisierungstechnische Nachweis der Östrogen- und Progesteronrezeptoren (ER, PR), des HER2-Proteins bzw. der HER2-Amplifikation stellt u. a. die Basis für die Entscheidung zur Therapie mit Tamoxifen oder Herceptin dar. Dies gilt auch für die adjuvante Situation.

Eine wichtige neue Entwicklung zur prognostisch-prädiktiven Bestimmung des biologischen Verhaltens von Mammakarzinomen hat sich durch die Entwicklung von Multi-Gentests ergeben. Damit ist es möglich, nicht nur einzelne Genalterationen, sondern veränderte Genmuster zu analysieren und so das biologische Verhalten der Tumoren mit hoher Wahrscheinlichkeit prädiktiv zu bestimmen. Mittlerweile sind bei ER-positiven/HER2-negativen Mammakarzinomen diese Testverfahren ein fester Bestandteil der täglichen Therapieentscheidung, ob eine Patientin nur mit Tamoxifen behandelt werden kann oder ob sie zusätzlich eine Chemotherapie benötigt. Zeigt der Assay des Tumors der Patientin ein niedriges Risiko an, d. h., sie wird unter alleiniger Hormontherapie in den nächsten 10 Jahren mit 96%iger Wahrscheinlichkeit keine Metastasen entwickeln, so ist eine Tamoxifen-Therapie in der Regel ausreichend, zeigt der Test ein hohes Risiko an, dann ist eine zusätzliche Chemotherapie zu erwägen.

Als erste Generation wurden die Testsysteme Oncotype DX® und MammaPrint® angeboten, die allerdings nur in zentralen Labors in den USA bzw. Niederlanden durchgeführt werden können und einige systematische Probleme zeigen. Eine wichtige Weiterentwicklung ist mit dem EndoPredict® – ein Test der 2. Generation – gelungen, da er die klassischen Prognosefaktoren Tumorgröße und Nodalstatus mit den molekularen Mustern in einem komplexen Algorithmus, dem EPclin, verbindet und dadurch eine verbesserte Vorhersagepräzision erreicht. Wie 2015 in San Antonio von Dowsett et al. gezeigt, gilt dies insbesondere für die Langzeitprognose, d. h. für das Verhalten des Tumors nicht nur in den nächsten fünf, sondern sogar in den kommenden zehn Jahren. Dies ist ein wesentlicher Vorteil, da die ER+/HER2-Tumoren zumeist eine relativ gute Prognose zeigen und somit die 10-Jahres-Langzeitprognose der entscheidende Faktor in der Therapieentscheidung darstellt. Ferner kann der EndoPredict® dezentral in den Instituten für Pathologie, die auch die Histodiagnostik erbringen, durchgeführt werden. Damit sind die zeitnahe flächendeckende Verfügbarkeit und die direkte Diskussion der Ergebnisse in interdisziplinären Tumorkonferenzen möglich.

OVARIALKARZINOME

Genomische Sequenzanalysen der Mamma- und Ovarialkarzinom-Suszeptibilitäts-Gene BRCA1 und BRCA2 sind die ersten routinemäßig durchgeführten molekularen Tests für Ovarialkarzinome (OvCa). Entsprechend den Daten des Cancer Genome Atlas (TCGA) tragen high-grade seröse OvCa, die die häufigsten histologischen Subtypen des Ovarialkarzinoms (70 %) darstellen, Keimzellmutationen in den BRCA1- oder BRCA2-Genen in ca. 20 % der Primärtumoren, weitere 6 % zeigen somatische Mutationen.

BRCA-Mutationen führen zu einer homologen Rekombinationsdefizienz (HRD), die durch eine reduzierte Fähigkeit der Reparatur von DNS-Doppelstrangbrüchen charakterisiert ist. Die Insuffizienz der adäquaten DNS-Reparatur ist die Ursache eines erhöhten Krebsrisikos, aber ebenso der Grund für die hohe Sensitivität der BRCA-mutierten Tumoren gegenüber Substanzen, die DNS-Einzelstrangbrüche induzieren und so die sog. *synthetic lethality* erzeugen.

Insbesondere sind BRCA-mutierte OvCa hoch sensitiv für platinbasierte Chemotherapien; dies scheint der Grund für die vergleichsweise gute Prognose dieses molekularen Subtyps zu sein. Poly(ADP-Ribose)-Polymeraseinhibitoren (PARPi) sind erst kürzlich zugelassene zielgerichtete Therapeutika für OvCa. Im Januar 2015 hat die European Medicines Agency (EMA) den PARPi Olaparib (Astra Zeneca) für die Erhaltungstherapie beim rezidivierten platinsensitiven Rezidiv des high-grade serösen OvCa, Tubenkarzinom und Peritonealkarzinom mit hereditärer oder somatischer BRCA-Mutation zugelassen. Die Zulassung basierte auf einer randomisierten klinischen Phase-II-Studie, die eine signifikante Verlängerung des progressionsfreien Überlebens (PFS) im Olaparib- vs. Placebo-Arm (median PFS 8,4 Monate vs. 4,8 Monate, $P < 0{,}001$) zeigte. Der Überlebensvorteil war am ausgeprägtesten in BRCA-mutierten Karzinomen (median PFS 11,2 Monate vs. 4,3 Monate, $P < 0{,}0001$), allerdings wurde eine positive Wirkung auch bei Patienten mit BRCA-Wildtyp-Status (median PFS 7,4 Monate vs. 5,5 Monate, $P = 0{,}0075$) beobachtet. Dies deutet auf die Möglichkeit hin, dass unabhängig vom BRCA-Status andere molekulare Aberrationen – wahrscheinlich die, die HRD verursachen (auch als „BRCAness" bezeichnet) – an der Wirkung der PARPi beteiligt sind. Davon unabhängig ist zurzeit die BRCA-Sequenzierungsanalyse die von der EMA vorgeschriebene Begleitdiagnostik (companion diagnostics) für Olaparib.

Wegen des Vorkommens somatischer Mutationen wird die gewebebasierte Analyse für Patienten empfohlen, die bisher noch nicht positiv für hereditäre BRCA-Mutationen getestet wurden. Die Rate der somatischen Mutationen schwankt in Abhängigkeit von der Fallzahl und den Auswahlkriterien der untersuchten Kohorten zwischen 10 % und 30 %.

Beide Gene haben eine beachtlicher Länge (BRCA1: 24 Exone, 5592 Basen; BRCA2: 27 Exone, 10.257 Basen) und obwohl es einige Mutations-Hotspots gibt, sind die meisten weit gestreut. Dies stellt bei der Sequenzierung eine Herausforderung dar (siehe auch *http://cancer.sanger.ac.uk/cosmic/gene/overview?ln=BRCA1*; *http://cancer.sanger.ac.uk/cosmic/gene/overview?ln=BRCA2*). Next-Generation-Sequenzierungstechniken (NGS) sind heute die Methoden der Wahl in der Routinediagnostik. Neben einer ausgefeilten Analysentechnik erfordert die Interpretation der Ergebnisse hohe bioinformatorische Kompetenz, da multiple Polymorphismen in jedem individuellen Fall existieren.

Mehrere öffentlich zugängige Databanken stehen für die klinische Annotation zur Verfügung, z. B. die Breast Cancer Information Core (BIC) des NIH. Aufgrund der erst kürzlich erfolgten Zulassung der PARPi für die OvCa-Behandlung sind die vorhandenen Daten noch nicht wirklich robust bezüglich der prädiktiven Power bestimmter Sequenzvarianten, dies wird sich aber beim verstärkten klinischen Einsatz von PARPi in naher Zukunft ändern.

MAGENKARZINOME

Seit wenigen Jahren ist der gewebebasierte immunhistologische bzw. hybridisierungstechnische Nachweis der HER2-Überexpression bzw. Amplifikation auch beim Magenkarzinom relevant, da bei positivem Ergebnis eine Wirksamkeit von Herceptin® bei dieser Tumorentität in mehreren klinischen Studien nachgewiesen wurde. Die anzuwendenden Auswertealgorithmen sind mehrfach detailliert beschrieben worden. Wichtig ist, dass sie nicht identisch mit denen beim Mammakarzinom sind.

DICKDARMKARZINOME

Der Zelloberflächen-Rezeptor für den epidermalen Wachstumsfaktor (EGFR) spielt eine Schlüsselrolle in der Wachstumsregulation normaler und tumoröser Zellen. Die Bindung von EGF an seinen Rezeptor regt mehrere intrazelluläre Signalwege an, von denen einer durch die Aktivierung von GTPasen aus der Familie der Ras-Proteine (Kras, Nras, Hras) u. a. Wachstum und Differenzierung steuert. Da dieser zelluläre Grundmechanismus auch in einem relativ hohen Prozentsatz in Tumoren beobachtet wird, liegt es nahe, durch Inhibierung des EGFR das Tumorwachstum gezielt zu hemmen. Die Blockade des EGFR kann durch Deaktivierung der extrazellulären Domaine des Rezeptors mittels eines sog. therapeutischen Antikörpers (tAK) erfolgen. Beim Kolonkarzinom wird die Hemmung der extrazellulären Domaine des EGFR durch den tAK Cetuximab (Erbitux®) oder den voll humanisierten Antikörper Panitumumab (Vectibix®) erreicht.

Voraussetzung für den effektiven Einsatz eines Anti-EGFR-Antikörpers ist nach aktuellen Studien der Nachweis, dass die RAS-Onkogene KRAS und NRAS (jeweils Exon 2–4) im Tumor nicht mutiert sind, also in der Wild-Typ-Form vorliegen, da eine Mutation von RAS intrazellulär zur Autoaktivierung und somit zum Zellwachstum führt, das von den tAK nicht gehemmt wird. Patienten mit Kolontumoren, die dieses molekularbiologische Kriterium erfüllen, erreichen durch Cetuximab oder Panitumumab eine signifikante Verlängerung des Überlebens, während bei Tumoren mit mutiertem RAS keine Wirkung gegeben ist. Da die Mutationsanalyse ausschließlich an pathohistologisch charakterisiertem Tumorgewebe in dafür zertifizierten Pathologielaboratorien durchgeführt werden soll, kommt dem Pathologen eine Schlüsselrolle bei der Mutationsanalyse von RAS an Formalin-fixiertem Paraffin-eingebetteten Gewebe in der Prädiktion des Therapieansprechens zu.

Die RAS-Mutationsanalyse ermöglicht es somit, diejenigen Patienten mit metastasiertem kolorektalem Karzinom zu identifizieren, die von einer Therapie profitieren, und die zu erkennen, die aufgrund der genetischen Konstellation nicht profitieren, sondern im Gegenteil sogar u. a. aufgrund der erheblichen Nebenwirkungen eher Schaden nehmen werden. Dies ist für den Patienten und bezüglich unnötiger Behandlungskosten für das Gesundheitssystem von zentraler Bedeutung.

LUNGENKARZINOME, SPEZIELL NICHT KLEINZELLIGES BRONCHIALKARZINOM (NSCLC)

Die Bestimmung des EGFR-Mutationsstatus beim NSCLC markiert einen Meilenstein im Fortschritt der modernen Onkologie, da sie für Lungenkrebspatienten die Chance der personalisierten Krebstherapie eröffnet. Eine aktivierende EGFR-Mutation führt zur Produktion eines modifizierten EGF-Rezeptors. Die Tumorzellen bevorzugen dann den EGFR-Signalweg und reagieren besonders empfindlich auf spezifische Tyrosinkinase-Inhibitoren (TKI), z. B. Gefinitib (Iressa®) oder Erlotinib

(Tarceva®), die diesen Signalweg gezielt hemmen. Patienten mit aktivierenden EGFR-Mutationen bietet die TKIs eine wirksamere und insgesamt besser verträgliche Alternative zur üblichen Doublet-Chemotherapie.

Entscheidend für die Voraussage eines Therapieerfolgs ist der Nachweis einer Mutation in den Tyrosinkinase-Domäne-Exonen 18, 19, b20 oder 21 des EGFR-Gens. Bei den Mutationen handelt es sich um Missense-Mutationen, Deletionen und In-Frame-Insertionen. Sie finden sich in Europa bei 10–15 % aller NSCLC-Patienten. Besonders häufig sind sie bei Adenokarzinomen (speziell bei bronchioalveolären Karzinomen), Frauen und Nichtrauchern zu erwarten.

Anfang 2012 wurde ein weiterer Inhibitor (Crizotinib®) zugelassen, der sich gezielt gegen NSCLC mit EML4-ALK-Mutationen richtet, indem er sich intrazellulär spezifisch an das durch eine Inversion autoaktivierte EML4-ALK-Fusionsprotein bindet. Damit wird die Autoaktivierung gehemmt und der Zelle das Wachstumssignal entzogen. „ALK-Positivität" betrifft ca. 5–7 % der NSCLC-Patienten. Bei einsetzender Resistenz gegenüber Crizotinib stehen weitere ALK-Inhibitoren der 3. Generation (Ceritinib®, Alectininb®) in Europa kurz vor der Zulassung. Sie binden sich an andere Sites des veränderten ALK-Moleküls und können somit eine weitere Therapie-Response bewirken.

Die Bestimmung des EGFR- und ALK-Mutationsstatus anhand einer Tumorprobe in einem dafür zertifizierten (siehe oben) Institut für Pathologie wird bei allen nicht kleinzelligen fortgeschrittenen Lungenkarzinomen dringlich empfohlen, um bei Patienten mit aktivierender EGFR-Mutation oder ALK-Alteration entsprechend der Zulassung durch die EMA einen der Inhibitoren als zielgerichtetes Therapeutikum einsetzen zu können. Sie bildet damit die Grundlage für die personalisierte (Erstlinien-)Therapie des NSCLC.

MALIGNE MELANOME

Eine weitere interessante Tumorentität, bei der die prädiktive Molekularpathologie schon heute als Routine angesehen werden kann, ist das metastasierte maligne Melanom. Phase-I- und -II-Studien konnten zeigen, dass beim Vorliegen einer BRAF-Mutation (V600E und V600K) der BRAF-Inhibitor PLX4032/Vermurafenib® (small molecule) eine starke wachstumshemmende Wirkung hat. Ungefähr die Hälfte der Patienten mit malignem Melanom weist eine BRAF-V600-Mutation auf. Nur bei diesem Genotyp wirkt Vemurafenib, indem es selektiv das Onkogen B-Raf, eine Serin/Threonin-Kinase, hemmt. Wenngleich Vemurafenib keine kurative Therapie darstellt, können doch beeindruckende Remissionen bei BRAF-V600-mutierten Tumoren erzielt werden. Vereinzelt war es sogar möglich, eine ausgedehnte Metastasierung weitgehend zu reduzieren. Voraussetzung für den Einsatz der Substanz ist der molekularpathologische Nachweis der entsprechenden BRAF-Mutation, sodass auch hier die gewebebasierte Untersuchung eine Schlüsselrolle in der Therapieentscheidung spielt.

Bei auftretender Resistenz gegenüber Vemurafenib kann die Substanz mit MEK-Inhibitoren – der nächste Schritt in der Signalkaskade – kombiniert oder auch durch sie ersetzt werden. In vielen Fällen kann damit die Wachstumshemmung weiter prolongiert werden. Der Ansatz der Kombination von zielgerichteten Therapeutika wird zurzeit bei vielen Tumorentitäten untersucht.

KIT-Mutationen in malignen Melanomen sind selten. Lediglich in 15 % konnten KIT-Mutationen in Exon 11 und Exon 13 nachgewiesen werden. KIT-Inhibitoren wie Sunitinib®, Dasatinib® und Imatinib®, obwohl zunächst nicht für die Behandlung von malignen Melanomen entwickelt, erwiesen sich als interessante neue Therapieoptionen für Patienten mit KIT-positiven Tumoren.

In den letzten 3 Jahren wurden verblüffend gute Ergebnisse mit neuen immuntherapeutisch wirksamen Substanzen, z. B. mit dem Anti-CTLA4-Antikörper Ipilimumab® oder den Anti-PD-1- und Anti-PD-L1-Antikörpern Nivolumab®, Pembrolizumab® oder Lambrolizumab® berichtet. Diese immunonkologischen Therapien ergaben dann eine erheblich verlängerte Überlebenszeit für die Patienten, wenn immunhistologisch z. B. eine PD-L1-Expression auf den Tumorzellen oder Lymphozyten nachgewiesen werden konnte (siehe Abschnitt „Immunonkologie).

MALIGNE LYMPHOME

Entscheidend für die Therapie und die Prognoseabschätzung maligner Lymphome ist deren genaue Klassifikation. Die aktuelle Lymphomeinteilung berücksichtigt die Erkenntnisse der Differenzierung der Zellen des Immunsystems und basiert auf Verfahren, die die konventionelle Histologie wesentlich ergänzen, speziell der Immunphänotypisierung, dem Klonalitätsnachweis und der Zytogenetik. Der immunhistologische Nachweis von Zelloberflächenantigenen, die besondere Lymphomkrankheiten charakterisieren (z. B. CD20 bei Lymphomen aus reifen B-Zellen oder CD30 beim klassischen Hodgkin-Lymphom) hat die Entwicklung zielgerichteter Therapien mittels monoklonaler Antikörper beeinflusst, z. B. Anti-CD20 bzw. Rituximab® oder Anti-CD30 bzw. Brentuximab Vedotin®. Auch die Ergebnisse von Genexpressionsprofilen sowie von weiteren genomweiten Untersuchungsmethoden (whole genome sequencing) haben zu neuen Erkenntnissen in der Pathogenese zahlreicher Lymphomkrankheiten geführt, die die aktuelle Entwicklung neuer Therapiekonzepte beeinflussen. Im Folgenden werden die drei in diesem Zusammenhang wichtigsten Entitäten kurz dargestellt (siehe auch Dietel et al. 2015).

Diffuse großzellige B-Zell-Lymphome (DLBCL)

Diese Tumoren stellen den häufigsten Subtypen der Non-Hodgkin-Lymphome (NHL) mit einer weltweiten jährlichen Inzidenz von 30–40 % aller NHL dar. Diese aggressiven B-NHL verlaufen ohne Therapie tödlich. Die Therapie der Wahl ist momentan eine Kombination aus Rituximab (eine spezifische Antikörper-Therapie gegen CD20) und vier Chemotherapeutika: Cyclophoshamid, Doxorubicin, Vincristin und Prednisolon (R-CHOP). Molekulare Studien haben gezeigt, dass die DLBCL biologisch heterogen sind. Dabei ist Bestimmung der Ursprungszelle hinsichtlich einer prädiktiven Aussage von Bedeutung. DLBCL, ausgehend von aktivierten B-Zellen (ABC-Typ), zeigen nach einer R-CHOP-Therapie ein schlechteres Überleben als die DLBCL vom Keimzentrumszelltyp. Für die Bestimmung der Ursprungszelle ist die Gen-Expressionsanalyse der Goldstandard. Dies ist jedoch in der Routinediagnostik selten umsetzbar, da die Untersuchung nicht nur teuer ist, sondern auch unfixiertes Material voraussetzt. Die verschiedenen Algorithmen, die auf Ergebnissen der immunhistologischen Befunde beruhen, können am Paraffin-eingebetteten Material durchgeführt werden, erreichen jedoch nicht die gleiche Aussagekraft wie die molekularen Untersuchungen.

Als weitere prädiktive Faktoren, die Einfluss auf die Therapie der DLBCL nehmen, sind Umlagerungen im MYC- oder BCL2-Gen zu nennen. Umlagerungen im MYC-Onkogen sind zu ca. 10 % der DLBCL detektierbar. Die daraus resultierende vermehrte Produktion des MYC-Proteins führt zu einer erhöhten Proliferation und geht mit einem schlechteren Überleben nach einer R-CHOP-Therapie einher. In ca. 5 % der DLBCL ist ein so genannter „double hit“ nachweisbar, der Umlagerungen sowohl im MYC als auch im BCL2-Gen betrifft. Patienten mit dieser Konstellation reagieren nicht auf eine R-CHOP-Therapie und zeigen ein mittleres Überleben von ca. 8 Monaten. Die Überexpression des MYC-Proteins, die auf anderen Ursachen als die Gentranslokation beruht, ist immunhistologisch bei bis zu 30 % der DLBCL nachweisbar. Die Überexpression des MYC-Proteins in Kombination mit einer Überexpression von BCL2, die bei bis zu 25 % der DLBCL nachweisbar sind, geht mit einem schlechteren Überleben einher.

Haarzell-Leukämie (HCL)

Die HCL ist eine seltene Neoplasie der reifen B-Zelle mit einer charakteristischen Morphologie und einem spezifischen immunhistologischen Phänotyp, die häufiger bei Männern als bei Frauen auftritt. Die HCL befällt die rote Pulpa der Milz, ist in den Sinusoiden der Leber, im Knochenmark, dem peripheren Blut und extrem selten in den Lymphknoten nachweisbar. Die Tumorzellen der klassischen HCL (cHCL) exprimieren CD20, CD22, CD25, Annexin A1, DBA.44, die Tartrat-resistente saure Phosphatase (TRAP), CD103, CD123 und T-bet. Zusätzlich zur klassischen HCL gibt es zwei Subtypen: Die eine Variante der Haarzell-Leukämie (HCLv) zeigt einen anderen Immunphänotyp mit fehlender Expression von CD25, Annexin A1 und/oder TRAP, während der zweite Subtyp eine VH4-34-Umlagerung der Immunglobulingene zeigt. Die Unterscheidung dieser Subtypen ist insofern wichtig, als die cHCL eine exzellente Prognose unter Therapie mit Cladribin® oder Pentostatin® mit oder ohne einen Anti-CD20-Antikörper haben. Die beiden anderen Subtypen zeigen ein geringeres Ansprechen auf diese Therapie und sind mit einem geringen Überleben vergesellschaftet. Die BRAF-V600E-Mutation in den Tumorzellen der cHCL kann als diagnostisches Kriterium herangezogen werden, da diese Mutation in den beiden anderen Subtypen der HCL nicht nachweisbar ist. Obwohl die cHCL ein exzellentes Ansprechen auf die oben erwähnte Therapie zeigt, haben 40 % dieser Patienten ein Rezidiv. Diese sprechen häufiger auf die Chemotherapie nicht gut an und sind mit progressiver Panzytopenie oder opportunistischen Infektionen vergesellschaftet. Eine mögliche Therapieoption bietet in den Fällen mit nachgewiesener BRAF-Mutation nach ersten Erkenntnissen Vemurafenib.

Waldenström-Makroglobulinämie (WM)

Die WM ist eine nicht heilbare B-Zell-Neoplasie, die zu den lymphoplasmozytischen Lymphomen (LPL) gehört. Nach der Definition der WHO befällt sie das Knochenmark (KM) und weist eine IgM-Gammopathie jeglicher Konzentration auf. Nach Durchführung von „Whole-genome-sequencing“-Analysen wurden zwei aktivierende somatische Mutationen entdeckt: eine, die den Toll-like-Rezeptor betrifft, und die andere, die den CXR4-Rezeptor betrifft. Dabei zeigen die malignen Zellen bei einem Drittel der Patienten eine Mutation im C-terminalen Ende des CXCR4-Gens. Es wurden zwei verschiedene Typen von Mutationen beschrieben: eine Non-sense(ns)- und eine Framework(fs)-Mutation. Zudem weisen die meisten Patienten mit einer WM die Mutation L265P im MYD88-Gen auf. Diese Mutation löst über die Interleukin-1-Rezeptor-assoziierte Kinase (IRAK) und die Bruton-Tyrosinkinase (BTK) das Zellwachstum der malignen Zellen aus.

Die Mutationen beider Gene zeigen nach jüngeren Studien unterschiedliche prognostische Wertigkeiten: Patienten mit MYD88-L265P- und CXCR4(ns)-Mutationen weisen ein aggressives Verhalten auf mit ausgedehnterer KM-Infiltration, höheren IgM-Werten und Hyperviskositätssyndrom. Demgegenüber haben Patienten mit einem Wildtyp beider Gene die niedrigste KM-Infiltration. Interessanterweise haben Patienten mit einer MYD88-L265P-Mutation eine geringere Mortalität als Patienten mit einem Wildtyp.

KREBS UNBEKANNTER GENESE (CANCER OF UNKNOWN PRIMARY, CUP)

2–5 % aller Malignome manifestieren sich primär als Metastasen eines nicht identifizierbaren Primärtumors. Wenn die klinische Diagnostik keinen Primarius darstellen kann, liegt ein CUP-Syndrom vor. Diese Situation stellt eine Herausforderung gleichermaßen für Onkologen und Pathologen dar, da dem CUP-Syndrom eine sehr heterogene Tumorgruppe zugrunde liegt. Um die Organogenese zu definieren und um dann eine angemessene Therapie einleiten zu können, wendet die Pathologie neben immunhistologischen Techniken zunehmend auch molekulare Analyseverfahren an. Dabei wird das Mutationsmuster mittels Multi-Gentests (siehe oben) analysiert und mit Datenbanken, die für die Organogenese eines Tumors typischen genetischen Alterationsmustern enthalten, verglichen. Die Vorhersagepräzision dieser Assays schwankt zwar noch zwischen 75 und 96 %, verbessert sich aber zunehmend, sodass zukünftig verlässliche Aussagen erwartet werden können. Zur Identifizierung von CUP-Tumoren wird z. B. im Institut für Pathologie der Charité (Berlin) deutschlandweit einmalig der sog. Cancer TYPE ID Assay® (real time RT-PCR) durchgeführt, bei dem anhand der Analyse von 92 Genen der Primärtumor ermittelt wird (Einzelheiten siehe *http://pathologie-ccm.charite.de/diagnostik/#c23294*).

In mehreren retrospektiven klinischen Studien konnte gezeigt werden, dass bei Kenntnis des Primarius und einer entsprechend adaptierten Therapie das Gesamtüberleben der Pateinten besser ist als ohne diese Information. (Es soll nicht verschwiegen werden, dass die Systematik dieser Studien aufgrund der fehlenden prospektiven Daten, die allerdings in dieser Konstellation kaum oder gar nicht zu erheben sind, immer wieder kritisiert worden ist.)

WEICHTEILTUMOREN/SARKOME

In der heterogenen Gruppe der humanen Weichgewebstumoren stellt der gastrointestinale Stromatumor den häufigsten Tumortyp im Gastrointestinaltrakt dar. Die Entdeckung der Kit-Rezeptor-Tyrosinkinaseexpression und der Kit-Mutationen eröffnete neue therapeutische Optionen. Etwa 85 % der GIST zeigen eine KIT-Mutation oder eine seltene PDGF(platelet-derived growth factor)-Rezeptor-alpha-Mutation. Onkogene KIT-Mutationen erscheinen in verschiedenen Domänen und Lokalisationen. Sie sind relevant für die Sensitivität bezüglich zielgerichteter Inhibitoren und in einigen Fällen für die Prognose. Die PDGFR-alpha-Mutationen sind häufig D842V-Substitutionen innerhalb der PDGFR-alpha-Tyrosinkinase-2-Domäne. Diese wird von der Domäne 2 auf Exon 18 kodiert. Weniger als 1 % der GIST-Fälle haben eine BRAF-V600E-Mutation und etwa 10 % der adulten GIST und fast alle GIST der Kinder zeigen keine der oben genannten Mutationen. Tumoren mit einer KIT-Mutation in Exon 11 sind sehr sensibel für den Kinasehemmer Imatinib®, während GIST mit einer PDGFRA-Mutation in Exon 18 offenbar resistent gegen dieses Medikament sind. GIST mit einer Kit-Mutation in Exon 9 benötigen eine höhere Dosis von Imatinib(> 400 mg/ag), um davon zu profitieren.

Wenn sich eine Resistenz gegen Imatinib entwickelt, besteht mit Sunitinib®, einem Multi-target-Tyrosinkinaseinhibitor, eine weitere Option, die Tyrosinkinase zu hemmen und das Tumorwachstum zurückzudrängen. Sunitinib ist als Zweitlinientherapie bei Progression unter Imatinib zugelassen.

Da die Sensitivität der Tumoren gegenüber Kinasehemmern abhängig vom genetischen Mutationsprofil ist, ist es zwingend notwendig, vor der Therapie die entsprechenden molekularpathologischen Untersuchungen durchzuführen.

Zahlreiche weitere Weichteiltumoren, wie Ewing-Sarkome, Rhabdomyosarkome und Osteosarkome wurden ausführlich genetisch untersucht. Es ergaben sich verschiedenste, z. T. relativ typische Alterationsmuster, die in Zukunft möglicherweise Ziel von zielgerichteten Medikamenten werden können. In der heutigen Situation ist aber noch kein Medikament wirklich erfolgreich gewesen.

ZENTRALES NERVENSYSTEM

Aufbauend auf definierten zytologischen und histologischen Charakteristika hat die World Health Organization (WHO) vier Malignitätsgrade für CNS-Tumoren (WHO grade I–IV) festgelegt. Diese sind im Wesentlichen auf histopathologischen Kriterien aufgebaut und charakterisieren die Aggressivität der Tumoren und den erwarteten klinischen Verlauf.

Der schnelle Fortschritt im Verständnis der molekularen Mechanismen der Pathogenese von Hirntumoren, insbesondere der glialen Tumoren, führte zu neuen molekularen Signaturen, die heute als verlässliche diagnostische, prognostische und prädiktive molekulare Marker eingesetzt werden. Mehrere klinische Studien zeigten den Nutzen von drei molekulare Markern in der klinischen

Routine, das sind *1p/19q* co-deletion, *MGMT*-Promotermethylierung und Mutationen in den *IDH1/2*-Genen – nur um die wichtigsten zu nennen. Diese haben zur Verbesserung des Patientenmanagements geführt. Dazu drei Beispiele:

Kombinierte Verluste von 1p/19q in glialen Tumoren

Es konnte gezeigt werden, dass ca. 80 % der Oligodendrogliome (grade II), 60 % der anaplastischen Oligodendrogliome (grade III) und 50 % der gemischten Gliome durch eine kombinierte allelische Deletion auf Chromosom 1p und 19q charakterisiert sind. Zwei klinische Studien zeigten, dass Patienten mit anaplastischen Gliomen insbesondere dann von einer kombinierten Radio- plus PCV-Chemotherapie profitieren, wenn der Tumor einen kombinierten 1p/19q-Verlust aufweist.

MGMT-Promotermethylierung

Die O^6-Methylguanine-DNS-Methyltransferase (MGMT) ist ein DNS-Reparaturenzym, das die Alkylation von der O^6-Position von Guanin entfernt, welche die DNS-Alkylation und somit die Apoptose schützt. Die Methylierung des MGMT-Promoters resultiert in Gene-Silencing als Folge der reduzierten Kapazität, die durch alkylierende Chemotherapeutika (wie Temozolomid) entstandenen DNS-Schäden zu reparieren. MGMT-Promotermethylierung wird in etwa 40 % der primären Glioblastome (WHO grade IV) beobachtet und ist mit verlängertem Überleben nach Radiotherapie und Chemotherapie mit Temozolomid assoziiert. Kürzlich zeigten zwei unabhängige multizentrische Studien die prädiktive Relevanz des MGMT-Status bei älteren Glioblastompatienten (> 65 Jahre), die von einer Temozolomid-Therapie profitieren, falls MGMT methyliert ist.

Mutationen der IDH1 und IDH2

IDH (Isocitrate-Dehydrogenase) 1 und die mitochondriale Isoform IDH2 kodieren für Proteine, die Isozitrat zu α-Ketoglutarat katalysieren und eine wichtige Rolle in der zellulären Kontrolle oxidativer Prozeduren spielen. IDH1/2-Mutationen induzieren somit globale Veränderungen im Tumorepigenom.

Der Nachweis einer somatischen IDH1/2-Punktmutation ist in der Mehrzahl der Low-grade-Gliome und sekundären Glioblastome hilfreich bei der Differenzierung von primären Glioblastomen, pilozytischen Astrozytomen und anderen primären Hirntumoren, die nicht durch diese Mutationen charakterisiert sind. Der Nachweis von IDH1/2-Mutationen in anaplastischen Gliomen und Glioblastomen hat zusätzlich eine prognostische Relevanz, da Patienten mit IDH-mutierten Tumoren ein längeres Gesamtüberleben (overall survival) als jene mit IDH-wild-type-Neoplasmen zeigen.

Die kontinuierliche Identifikation von neuen molekularen Signaturen hat in der State-of-the-art-Neuropathologie dazu geführt, dass das diagnostische molekulare Spektrum durch Implementierung solcher Marker in das Standardrepertoire diagnostischer Prozeduren zur Charakterisierung von Hirntumoren erweitert wurde. Dies zeigt sich auch bei der Revision der vierten Edition der WHO-Klassifikation.

IMMUNONKOLOGIE

Es war über Jahrzehnte unklar, wie es den Tumorzellen, die an ihren Oberflächen Neoantigene exprimieren, ergo antigen sind oder besser sein müssten, möglich ist, dem Immunsystem zu entkommen oder sich „unsichtbar" zu machen. Die systematische Erforschung des Immunsystems und der Interaktionen zwischen Immunzellen, speziell der T-Lymphozyten, und den Tumorzellen hat zum besseren Verständnis der zellulären Prozesse und somit auch zu neuen therapeutischen Antitumorstrategien geführt. In dem sog. immun-onkologischen Zyklus erfüllen u. a. die Moleküle CTLA4 und PD1/PD-L1 wichtige Funktionen beim Immun-Escape oder der Immuntarnung der Tumorzellen. Durch die medikamentöse Blockade dieser Funktionen wird der Tumor für das Immunsystem wieder als „fremd sichtbar" und es besteht die Chance, dass sich die T-Lymphozyten aktiv gegen Tumorzellen richten und diese vernichten. Dieses therapeutische Prinzip unterliegt zurzeit intensiver Erforschung und hat bei verschiedenen soliden und hämatologischen Tumoren zum Teil verblüffende Erfolge gezeitigt, z. B. beim malignen Melanom, nicht kleinzelligen Bronchialkarzinom, Blasenkarzinom, Magenkarzinom, verschiedenen Sarkomen, Morbus Hodgkin u. w. m. (Übersicht siehe Melero et al. 2015).

Nachweis von PD1/PD-L1

Auch wenn sich zurzeit noch kein immunhistologisches Detektionssystem als optimal erwiesen hat und weltweit an SOPs für die verlässliche Analyse von PD1/PD-L1 gearbeitet wird, besteht allgemeiner Konsens darüber, dass der – zumindest semiquantitative – Nachweis dieser Moleküle in Tumorzellen eine Voraussetzung für die Gabe eines Checkpoint-Inhibitors ist. In Deutschland hat sich ein Konsortium aus acht Pathologieinstituten zur Entwicklung einer reproduzierbaren, flächendeckend einsetzbaren PD-L1-Immunhistologie gebildet, um diese companion diagnostics qualitätsgesichert den Onkologen und Patienten als Voraussetzung für eine Therapie mit Checkpoint-Inhibitoren anbieten zu können.

AUSBLICK

In dem sich stürmisch entwickelnden Gebiet der personalisierten Medizin spielt die klassische und die molekulare Pathologie eine zentrale Rolle, die neue Herausforderungen stellt. Im Bewusstsein dieser Situation befindet sich das Fachgebiet Pathologie in einem dynamischen Anpassungsprozess, um die Präzisierung der prädiktiven Aussagen zum Therapieansprechen, die Bestimmung des Metastasierungspotenzials oder eines minimalen Resttumors in Zukunft noch besser bestimmen zu können. Damit werden eine weitere Verbesserung der Therapie und deren Wirksamkeit möglich. Auch die Bestimmung genetischer Alterationsmuster mittels Multi-Gen-Assays für die bessere Zuordnung von Metastasen zum Primärtumor oder des Metastasierungspotenzials wird zukünftig zum diagnostischen Spektrum gehören.

Vor dem Hintergrund begrenzter Mittel muss allerdings eine kritische und sorgfältige Auswahl der einzusetzenden Zusatzuntersuchung erfolgen. Gewarnt wird auch vor einer euphorischen Überbewertung, da das technisch anspruchsvolle Methodenspektrum mit zum Teil extrem hoher Sensibilität erhebliche Risiken und Kosten in sich birgt. Daher sollten nur durch die Deutsche Gesellschaft für Pathologie (DGP) und den Berufsverband Deutscher Pathologen im Rahmen der Qualitätssicherungs-Initiative Pathologie (QuiP) zertifizierte Arbeitsgruppen in der diagnostischen Molekularpathologie tätig werden dürfen.

WEITERFÜHRENDE LITERATUR

Bollag G et al: Clinical efficacy of a RAF inhibitor needs broad target blockade in BRAF-mutant melanoma. Nature 467 (7315):596–9, 2010

De Roock W, Piessevaux H, De Schutter J et al: KRAS wild-type state predicts survival and is associated to early radiological response in metastatic colorectal cancer treated with cetuximab. Ann Oncol 19:508–15, 2008

Dietel M et al: A 2015 update on predictive molecular pathology and its role in targeted cancer therapy: a review focusing on clinical relevance. Cancer Gene Ther 22:417–30, 2015

Filipits M et al: A new molecular predictor of distant recurrence in ER-positive, HER2-negative breast cancer adds independent information to conventional clinical risk factors. Clin Cancer Res 17:6012–20, 2011

Hainsworth JD et al: Molecular Gene Expression Profiling to Predict the Tissue of Origin and Direct Site-Specific Therapy in Patients with Carcinoma of Unknown Primary Site: A Prospective Trial of the Sarah Cannon Research Institute. JCO 31:217–23, 2013

Laffert v. M et al: Anaplastic lymphoma kinase (ALK) gene rearrangement in non-small cell lung cancer (NSCLC): results of a multi-centre ALK-testing. Lung Cancer 81:200–6, 2013

Melero I et al: Evolving synergistic combinations of targeted immunotherapies to combat cancer. Nat Rev Cancer 15:457–72, 2015

Shaw AT et al: Crizotinib versus chemotherapy in advanced ALK-positive lung cancer. N Engl J Med 368:2385–94, 2013

KAPITEL 2

HÄMATOPOETISCHE STAMMZELLEN

David T. Scadden ■ Dan L. Longo

Für die deutsche Ausgabe Andree Zibert und Hartmut H.-J. Schmidt

Sämtliche Zelltypen des peripheren Blutes sowie einige Zellen, die auch in anderen Geweben vorkommen, sind von hämatopoetischen (griechisch: haimatos – Blut, poiesis – Herstellung) Stammzellen abgeleitet. Wenn hämatopoetische Stammzellen geschädigt werden und ihre Funktion verlieren (z. B. durch einen nuklearen Unfall), kann ein Mensch ohne weitere Therapiemaßnahmen nur noch zwei bis vier Wochen überleben. Durch die klinische Nutzung von hämatopoetischen Stammzellen können mehrere zehntausend Leben pro Jahr gerettet werden (Kap. 32). Eine kleine Gruppe von Stammzellen, die nur wenige 100–1000 Zellen umfasst, bildet pro Tag mehrere Milliarden Blutzellen. Wie diese Stammzellen diese Leistung vollbringen können, wie sie trotz der ständigen Produktion anderer Zellen über Jahrzehnte im Körper persistieren können und wie sie optimal im Gesundheitswesen genutzt werden können, stellen bedeutsame Fragen in der medizinischen Forschung dar.

Das Studium der Blutzellreifung wird auch als Modell für die Organisation und Regulation anderer Gewebe angesehen. In der Grundlagenforschung konnte das modellhafte Konzept über die schrittweise molekulare Änderung von reifenden Zellen, die von funktionellen Änderungen begleitet werden, ihre Aggregation in funktionelle Subgruppen und die Regulation dieser Reifungsschritte, die durch eine definierte Mikroumgebung verursacht wird, erarbeitet werden. Dieses Modell steht nun auch für andere normale Gewebe zur Verfügung; es ist aber auch auf die Tumorentstehung übertragbar. Stammzellen sind seltene Zellen innerhalb einer sehr heterogenen Population von Zelltypen. Ihre Eigenschaften werden häufig in experimentellen Tiermodellen bestimmt, die auf eine Rekonstitution des hämatopoetischen Systems (nach einer gezielten Schädigung der Stammzellen) zielen. Unsere bisherigen Kenntnisse über hämatopoetische Stammzellen sind wegen der verwendeten experimentellen Tiermodelle, die auch genetisch manipulierte Tiere einschließen, möglicherweise ungenau.

GRUNDSÄTZLICHE FUNKTIONEN HÄMATOPOETISCHER STAMMZELLEN

Alle Stammzelltypen zeichnen sich durch zwei grundsätzliche Eigenschaften aus: die Fähigkeit zur Selbsterneuerung und die Differenzierung (Abb. 2-1). Die Funktion von Stammzellen ist die Generierung, Erhaltung und Reparatur von Gewebe. Sie sind dann voll funktionsfähig, wenn sie über lange Zeiträume eine große Anzahl verschiedener reifer Zellen, die selbst nur eine begrenzte Lebensdauer besitzen, hervorbringen. Ohne die Fähigkeit der Selbsterneuerung würde die Population an Stammzellen mit der Zeit rasch abnehmen; eine Erhaltung des Gewebes ohne diese Fähigkeit wäre nicht möglich. Der Differenzierungsprozess, der zu reifen Zellen führt, ermöglicht andererseits die Ableitung von Effektorzellen innerhalb des Gewebes. Ohne eine ordnungsgemäß ablaufende Differenzierung wäre die Erhaltung der Funktion und Integrität des Gewebes nicht möglich; die Folge wäre ein Organversagen.

Die reifen Zellen des Blutes haben sehr unterschiedliche Lebensspannen, die sieben Stunden für neutrophile Granulozyten, wenige Monate für Erythrozyten oder mehrere Jahre für „Gedächtnis"-Lymphozyten umfassen können. Demgegenüber bildet die Population von Stammzellen eine zentrale, dauerhafte Quelle für alle Blut- und Immunzellen. Jede Stammzelle kann bei ihrer Teilung drei sehr unterschiedliche Richtungen einschlagen: Sie kann wieder zwei neue Stammzellen bilden, sie kann zwei reifende, sich weiter differenzierende Zellen bilden oder sie kann zu einer neuen Stammzelle und zu einer reifenden Zelle werden. Die ersten beiden Zellteilungsmöglichkeiten sind das Ergebnis einer symmetrischen Zellteilung, während im letzten Fall eine asymmetrische Zellteilung vorliegt, die zu unterschiedlichen Zelltypen in den beiden Tochterzellen führt. Der relative Anteil und das Verhältnis zwischen den drei Zellteilungstypen ändern sich während der Entwicklung und werden auch durch Anforderungen, die sich aus den jeweiligen Umwelteinflüssen ergeben, bestimmt.

ENTWICKLUNGSBIOLOGIE DER HÄMATOPOETISCHEN STAMMZELLEN

Während der Ontogenese werden Blutzellen an unterschiedlichen Orten innerhalb des Organismus gebildet. Initial werden die sauerstofftragenden roten Blutzellen im Dottersack produziert. Danach sind die Plazenta und unterschiedliche Orte im Embryo an der Blutzellbildung beteiligt, die in einer definierten Reihenfolge durchschritten werden. Die Bildungsorte wandern von der Keimleiste an der Stelle, wo Aorta, das gonadale Gewebe und die Urniere entspringen, zur fötalen Leber und schließlich im 2. Trimenon zum Knochenmark und zur Milz. Mit dem Ort der Stammzellproduktion ändern sich auch die produzierten Zellen. Der Dottersack liefert Erythrozyten mit embryonalen Hämoglobinen, während bei der intraembryonalen Hämatopoese Erythrozyten, Thrombozyten und die Zellen der angeborenen Immunabwehr entstehen. Die Produktion der Zellen der erworbenen Immunabwehr beginnt, wenn das Knochenmark mit den Thymusformen dieser Abwehrzellen besiedelt wird. Die Proliferationsrate der Stammzellen bleibt während der gesamten Entwicklung hoch, auch wenn die Stammzellen das Knochenmark im Embryo erreicht haben. Unmittelbar nach der Geburt fällt die Proliferation jedoch signifikant ab. Die Zellen des Knochenmarks werden wahrscheinlich über einen Transfer durch das Blut aus der fötalen Leber zu einem Zeitpunkt transportiert, wenn der Prozess der Verkalkung in den langen Knochen beginnt. Die Anwesenheit von hämatopoetischen Stammzellen im Blutkreislauf ist nicht auf einen bestimmten Zeitraum während der Entwicklung begrenzt, sondern kann in sämtlichen Lebensphasen beobachtet werden. Der Zeitraum, den die Stammzellen frei zirkulierend im Blut verbringen, ist jedoch eher kurz und wurde in der Maus auf einige Minuten bestimmt. Die Stammzellen sind jedoch während dieser frei zirkulierenden Phase funktionell und können für eine Transplantation eingesetzt werden. Die Anzahl der frei zirkulierenden Stammzellen im Blut kann durch zahlreiche Maßnahmen erhöht werden, die eine verbesserte Isolation und einen Transfer der Zellen in den gleichen oder in einen anderen Patienten ermöglichen.

MOBILITÄT DER HÄMATOPOETISCHEN STAMMZELLEN

Spezifische molekulare Interaktionen sind an den Prozessen beteiligt, die den Ein- bzw. Ausgang von Zellen in das Knochenmark regulieren. Zirkulierende Stammzellen interagieren mit dem an ihrer Oberfläche exprimierten Molekülen CD162 und CD44 mit den Lectinen (kohlenhydratbindende Proteine) P- und E-Selectin der Endothelzellen. Dies führt zu einer Verlangsamung der Zellbewegung und zu einem als „rolling" bezeichneten Verhalten der Zellen. Integrine der Stammzellen werden daraufhin aktiviert und ermöglichen eine stabile Adhäsion an das Endothel. Eine besondere Bedeutung kommt bei diesem Vorgang dem VCAM-1 der Stammzellen zu, das mit dem VLA-4 des Endothels interagiert. Auch das Chemokin CXCL12 (SDF1), das an den Rezeptor CXCR4 auf der Stammzelle bindet, sowie Kalziumionen, die mit dem Calcium Sensing Receptor interagieren, besitzen eine herausragende Rolle bei der Einnistung der zirkulierenden Stammzellen in das Knochenmark. Dies wurde insbesondere für den Übergang der Stammzellen aus der fötalen Leber in das Knochenmark gezeigt.

Im adulten Organismus scheint die CXCR4 eher für das Verbleiben der Stammzellen im Knochenmark verantwortlich zu sein. Die Blockierung der Interaktion von CXCR4 und CXCL12 durch spezifische molekulare Inhibitoren, Spaltung von CXCL12 oder die Herunterregulierung des CXCR4-Rezeptors kann zu einer Freisetzung von Stammzellen in das Blut führen. Diese Möglichkeit der Intervention erlaubt eine zunehmend wichtige therapeutische Nutzung bei der Isolation von Stammzellen. Stammzellen können dadurch mittels Leukapherese isoliert werden, eine mit größerem operativem Aufwand verbundene Knochenmarkpunktion ist hier nicht erforderlich. Klinisch werden der Granulocyte Colony-stim-

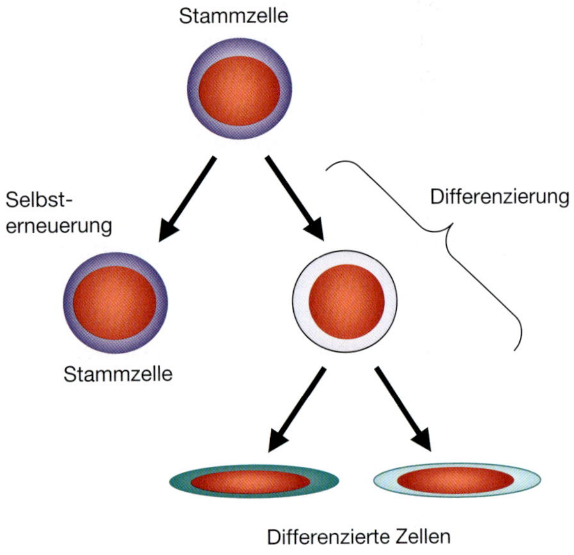

Abbildung 2-1 Grundlegende Eigenschaften von Stammzellen. Stammzellen zeichnen sich durch zwei grundlegende Eigenschaften aus: ihre Differenzierungskapazität, die eine Differenzierung in eine Vielzahl reifer Zelltypen erlaubt, und ihre Fähigkeit zur Selbsterneuerung. Die Fähigkeit zur Selbsterneuerung ist mit der Expression intrinsischer Faktoren, wie Bmi-1, Gfi-1, PTEN, STATS, Tel/Atv6, p21, p18, MCL-1, Mel-18, RAE28 und HoxB4, und extrinsischer Faktoren, wie Notch, Wnt, SHH und Tie/Ang-1, verbunden. Marker, die auf der Grundlage muriner hämatopoetischer Stammzellen identifiziert werden konnten, stellen folgende Zelloberflächenproteinmoleküle dar: CD34, Thy-1 (CD90), c-Kit-Rezeptor (CD117), CD133, CD164 und c-Mpl (CD110, auch als Thrombopoetin-Rezeptor bekannt).

ulating Factor (G-CSF) und Plerixafor, eine makrozyklische Substanz zur Blockade von CXCR4, zur Mobilisierung von hämatopoetischen Stammzellen aus dem Knochenmark zur Transplantation eingesetzt. Unser fortschreitendes Wissen über die molekularen Mechanismen bei der Einnistung und dem Austritt von Stammzellen in bzw. aus dem Knochenmark wird unsere Möglichkeiten bei der Isolation von Stammzellen erweitern. Andererseits kann dieses Wissen auch zu einem gezielten und effizienten Transfer der Zellen in die so genannte Stammzellnische führen, die den spezifischen Ort für die Produktion der Blutzellen darstellt.

MIKROUMGEBUNG DER HÄMATOPOETISCHEN STAMMZELLE

Die Existenz einer speziellen Mikroumgebung oder Stammzellnische wurde zunächst postuliert, um zu erklären, warum man Stammzellen aus dem Knochenmark des Spenders nach Transplantation wieder im Knochenmark des Empfängers finden konnte. Die Stammzellnische ist jedoch mehr als nur ein Anheftungsort für Stammzellen. Es handelt sich um einen anatomischen Ort, der alle notwendigen regulatorischen Signale zur Verfügung stellt, die ein optimales Wachstum, eine Vermehrung nach Bedarf und eine situationsgerechte Teilung in unterschiedliche Tochterzellen ermöglicht. Andererseits wird hier auch eine unkontrollierte Vermehrung der Stammzellen verhindert. Dies ist aufgrund des undifferenzierten Phänotyps und der Fähigkeit zur Selbsterneuerung von Stammzellen als ein entscheidender kritischer Faktor anzusehen. Die Stammzellnische besitzt somit eine doppelte Funktion: Einerseits dient sie als eine Art Nest der Ernährung und dem Wachstum, andererseits limitiert sie die Stammzellen.

Die Lokalisation der Stammzellnische ändert sich im Laufe der Entwicklung mit dem Ort der Blutproduktion. Im überwiegenden Teil des menschlichen Lebens ist sie aber im Knochenmark beheimatet. Innerhalb des Knochenmarks dient insbesondere der perivaskuläre Raum in der Spongiosa als Nische. Die mesenchymalen und endothelialen Zellen der Mikrogefäße des Knochenmarks produzieren den kit-Liganden und CXCL12, die beide für die hämatopoetischen Stammzellen von Bedeutung sind. Andere Zellarten, wie sympathische Neurone, nicht myelinisierende Schwann-Zellen, Makrophagen, Osteoklasten und Osteoblasten regulieren die Stammzellen, wobei unklar ist, ob dieser Effekt direkt oder indirekt zustande kommt. Auch extrazelluläre Matrixproteine, wie Osteopontin, beeinflussen die Stammzellfunktion. Für transplantierte Zellen ist der endostäre Bereich besonders wichtig, weil er vermutlich bestimmte, noch zu definierende Eigenschaften besitzt, die für das Einwachsen der Stammzellen wichtige Mediatoren sind. Die Unterstützung der Stammzellen durch diese Nische ist ganz offensichtlich wichtig für die Aufrechterhaltung der Hämatopoese und für die Transplantation. Derzeit wird untersucht, ob die Nische bei Krankheiten verändert ist und ob ihre Funktion medikamentös so beeinflusst werden kann, dass das Transplantat besser anwächst oder die normale Stammzellfunktion bei hämatologischen Krankheiten verbessert wird.

KAPAZITÄT DER HÄMATOPOETISCHEN STAMMZELLEN

In Abwesenheit einer Erkrankung liegt immer eine ausreichende Zahl von hämatopoetischen Stammzellen vor. Serielle Transplantationen in Mäusen haben gezeigt, dass eine so hohe Anzahl von Stammzellen vorhanden sein muss, um wiederholt das hämatopoetische System mehrerer Mäuse rekonstituieren zu können. Jede rekonstituierte Maus wies dabei eine normale Produktion von Blutzellen auf. Die Tatsache, dass Empfänger von allogenen Stammzelltransplantaten lebenslang über genügend Blutzellen verfügen, zeigt auch, dass die begrenzte Anzahl von Stammzellen in diesen Transplantaten für den lebenslangen Effekt ausreicht. Wie Stammzellen auf äußere Einflüsse reagieren, um situationsgemäß die Zahl von reifen Zellen zu erhöhen oder zu vermindern, ist bislang wenig verstanden. Negative Feedback-Mechanismen beeinflussen offensichtlich die Höhe der Produktion der meisten Blutzellen und führen zu einer gut regulierten, normalen Zellzahl des Blutes. Die Mechanismen, die für die Regulation reiferer Progenitorzellen sorgen, sind jedoch nicht oder nicht vollständig bei der Regulation von Stammzellen anzutreffen. Auch haben viele Moleküle, die die Proliferation von Stammzellen regulieren, kaum einen Effekt auf reifere Zellen des Blutsystems. Zum Beispiel hat der Wachstumsfaktor Erythropoetin, der die Produktion der roten Blutkörperchen aus reiferen Precursorzellen stimuliert, kaum einen Effekt auf Stammzellen. Ebenso führt der Granulocyte Colony-stimulating Factor (G-CSF) zu einer hohen Proliferationsrate der Granulozyten-Precursorzelle, hat aber auf den Zellzyklus von Stammzellen keinen Einfluss. In Stammzellen führt G-CSF dagegen zu einer veränderten Lokalisation und verändert z. B. die Expression von Molekülen wie CXCL12, die wichtig für die Anheftung an die Stammzellnische sind. Moleküle, die wichtig für die Proliferation, die Selbsterneuerung und das Überleben von Stammzellen sind, wie zyklinabhängige Kinaseinhibitoren, Transkriptionsfaktoren, wie Bmi-1, oder microRNS-verarbeitende Enzyme, wie Dicer, haben wenig oder keinen Effekt auf Progenitorzellen. Hämatopoetische Stammzellen unterliegen somit anderen Regulationsmechanismen als die Zellen, die von ihnen abstammen.

DIFFERENZIERUNG HÄMATOPOETISCHER STAMMZELLEN

Hämatopoetische Stammzellen befinden sich an der Basis einer verzweigten Hierarchie von Zellen, die in den unterschiedlichen reifen Zelltypen des Blutes und des Immunsystems münden (Abb. 2-2). Diese Reifungsschritte beruhen sowohl auf intrinsischen Veränderungen der Genexpression als auch auf den Veränderungen der Nische und der durch Zytokine vermittelten Einflüsse. Unsere Kenntnisse dieser Vorgänge sind derzeit unzureichend. Während die Stammzelle von einer Progenitor-, Precursor- zur Effektorzelle reift, erfährt sie eine Reihe von funktionellen Veränderungen. Zum Beispiel werden charakteristische Funktionen einzelner reifer Zelltypen, wie Phagozytose und der Einbau des Hämoglobins, übernommen. Andere Veränderungen betreffen den fortschreitenden Verlust an Plastizität, das heißt die Fähigkeit, zu anderen Zelltypen differenzieren zu können. Zum Beispiel kann die myeloide Progenitorzelle zu allen Zelltypen der myeloiden Zellreihe differenzieren, nicht aber zu einem Zelltyp der lymphatischen Zellreihe. Wenn die myeloide Progenitorzelle reift, wird sie entweder zur Vorläuferzelle von Monozyten und Granulozyten oder Erythrozyten und Megakaryozyten, nicht jedoch zur Vorläuferzelle beider Reihen. Eine gewisse Reversibilität der Differenzierung ist in der Differenzierungskaskade in frühen Stadien vorhanden, geht aber ab einem bestimmten Differenzierungsstadium verloren. Im Rahmen genetischer Interventionen können Blutzellen jedoch ebenso wie andere somatische Zellen umprogrammiert werden, sodass aus ihnen verschiedene andere Zellarten werden.

Im Laufe der Differenzierung kann auch die Proliferationskapazität verloren gehen (Abb. 2-3). Reife Granulozyten können nicht mehr proliferieren, sondern sich nur durch eine erhöhte Produktion der Vorläuferzellen vermehren. Ausgenommen davon sind einige residente Makrophagen sowie reife lymphatische Zellen, die weiterhin proliferieren können. Allerdings ist ihre Proliferationskapazität an die Aktivierung Antigen-erkennender Rezeptoren durch spezifische Proteine und Peptide gebunden. Wie in vielen anderen Geweben, deren reife Zellen eine kurze Lebensdauer haben, wie der Haut und dem Darm, gehört der proliferierende Anteil der Zellen zu der Population von unreifen Progenitorzellen. Generell kann für die meisten Gewebe festgestellt werden, dass Zellen innerhalb des hoch proliferativen Zellkompartiments eher geringe Lebenszeiten besitzen. Diese Zellen durchlaufen dann einen Differenzierungsprozess, der sich durch definierte molekulare Programme auszeichnet, die durch sequenziell aktivierte Gruppen von Genen induziert werden. Für jeden einzelnen Zelltyp kann das Tempo der einzelnen Differenzierungsschritte kaum beschleunigt werden. Im menschlichen hämatopoetischen System dauert die Differenzierung ausgehend von einer Progenitorzelle bis zu einer reifen Zelle ungefähr 10 bis 14 Tage. Dieser Zeitraum wurde anhand der Normalisierung der Blutzellzahl ermittelt, die sich nach einer zytotoxischen Chemotherapie in Patienten einstellt.

Allgemein wird zwar davon ausgegangen, dass hämatopoetische Stammzellen grundsätzlich alle Blutzellen bilden können, inzwischen wird aber immer deutlicher, dass die einzelnen Stammzellen wohl ein unterschiedliches Differenzierungspotenzial besitzen. Somit sind manche Stammzellen dazu vorbestimmt, dass aus ihnen bestimmte reife Zellen werden. Außerdem ist das Konzept, wonach die Zellen nur die Wahl zwischen einer lymphatischen oder myeloischen Differenzierung haben, nicht ganz korrekt. Inzwischen wurden die möglichen Entwicklungsschritte der Stammzellen um eine Zellpopulation mit eingeschränktem myeloischem (monozytärem und granulozytärem) und lymphatischem Potenzial ergänzt.

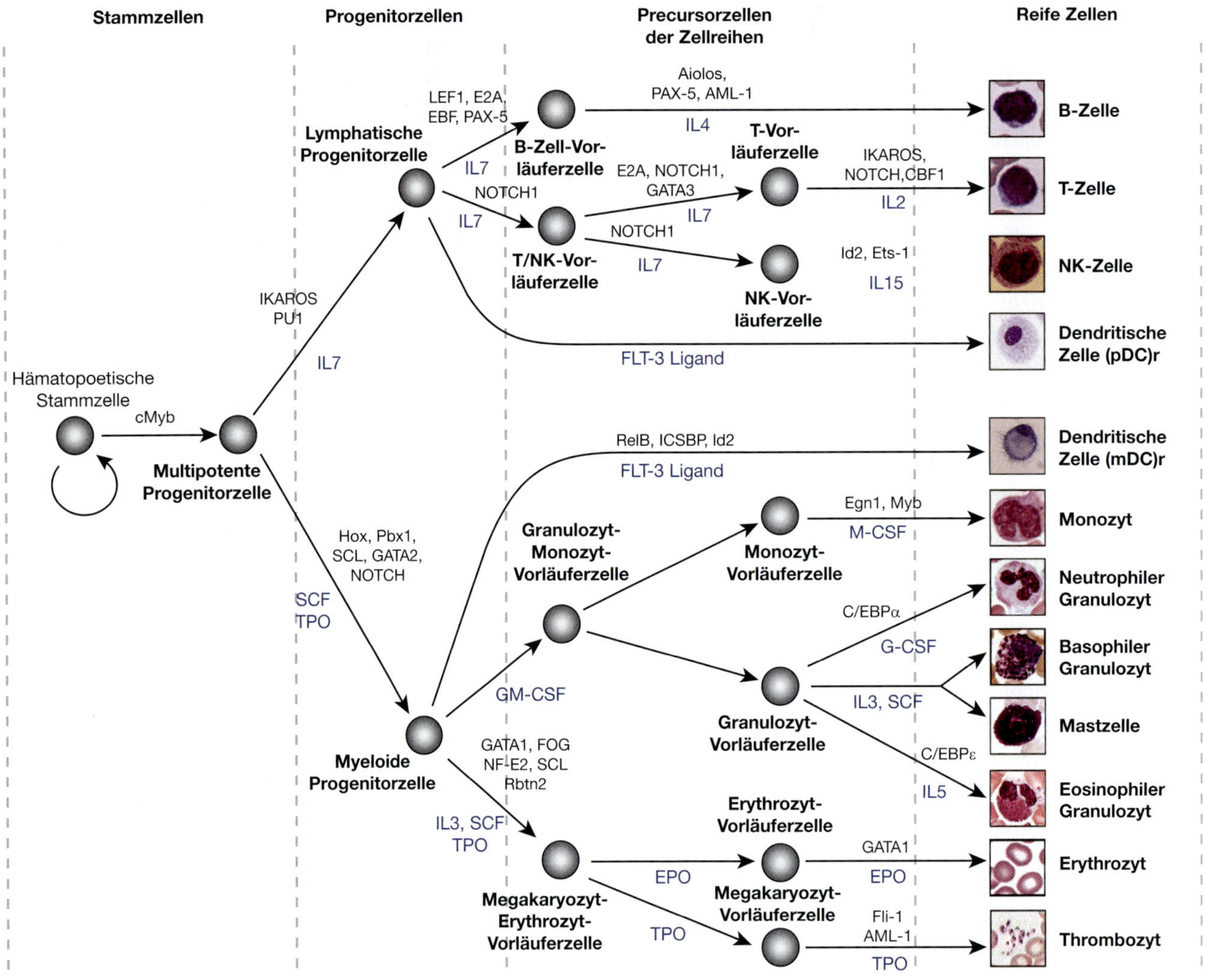

Abbildung 2-2 Hierarchie der hämatopoetischen Differenzierung. Stammzellen sind multipotente Zellen, aus denen alle nachkommenden Zellen gebildet werden, die entweder langlebig (einige Jahre) oder kurzlebig (einige Monate) sein können. Progenitorzellen besitzen eine vergleichsweise begrenzte Differenzierungskapazität und sind Vorläufer für eher kurzlebige Zellen mit hohem Proliferationspotenzial. Precursorzellen sind Vorläufer für eine Blutzelllinie, die aber über eine kontinuierliche Proliferationskapazität verfügen; sie besitzen jedoch nicht alle Merkmale einer voll differenzierten reifen Zelle. Reife Zellen stellen das Endprodukt der Differenzierung dar und führen als Effektorzellen verschiedene, hochspezielle Funktionen im Blut oder Immunsystem aus. Der Ablauf der Differenzierung wird durch die Änderung des jeweiligen Genexpressionsmusters hervorgerufen. Die Regulation der Differenzierung basiert auf löslichen Faktoren und Zell-Zell-Interaktionen innerhalb der noch nicht eindeutig charakterisierten Stammzellnische im Knochenmark. Einige der für einzelne Differenzierungsschritte verantwortlichen Transkriptionsfaktoren (schwarz; oberhalb der Pfeile) und löslichen Faktoren (blau; unterhalb der Pfeile) sind dargestellt. EPO = Erythropoetin; SCF = Stammzellfaktor; TPO = Thrombopoetin.

SELBSTERNEUERUNG

Die hämatopoetische Stammzelle muss ein Gleichgewicht zwischen ihren drei möglichen Schicksalen herstellen: Apoptose, Selbsterneuerung und Differenzierung. Die Teilung von Zellen ist im Allgemeinen nicht mit der Fähigkeit verbunden, eine Selbsterneuerung vorzunehmen. Ausnahmen bilden hiervon Gedächtnis-T- und -B-Zellen sowie Stammzellen. Die Fähigkeit, sich selbst zu erneuern, ermöglicht der Stammzelle auch eine spätere Differenzierung, die nach Verlassen der Stammzellnische die einzige Möglichkeit nach der Zellteilung darstellt. Das Proliferationsverhalten von Stammzellen ist auch in anderer Hinsicht besonders: In vielen adulten Geweben sind Stammzellen heterogen, indem manche ruhen und als stille Reserve dienen, während andere stärker proliferieren und die kurzlebigere Progenitorpopulation aufstocken. Hämatopoetische Stammzellen sind auch insensitiv gegenüber Zytokinen, wohingegen Progenitorzellen des Knochenmarks durch Zytokine zu hohen Proliferationsraten, die im Stundenbereich liegen können, angeregt werden. Im Gegensatz dazu besitzen die am stärksten ruhenden Stammzellen eine geschätzte Proliferationsrate im Bereich von Monaten oder gar Jahren. Diese sehr geringe Teilungsaktivität von Stammzellen erschwert den Umgang mit diesen Zellen erheblich und begrenzt die Möglichkeiten, humane hämatopoetische Stammzellen

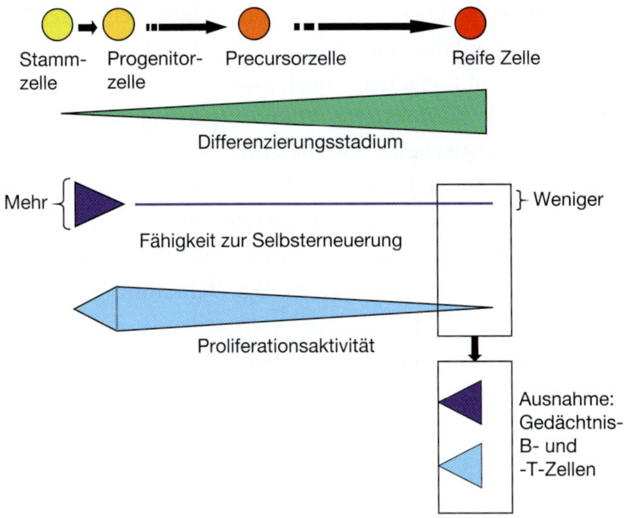

Abbildung 2-3 Funktionelle Charakteristika innerhalb der hämatopoetischen Hierarchie. Die Boxen zeigen die jeweiligen funktionellen Charakteristika der myeloiden *(obere Box)* sowie der lymphatischen Zellreihen *(untere Box)*.

in vitro zu expandieren. Die geringe Teilungsaktivität beruht vermutlich auf dem sehr hohen Expressionsniveau von zyklinabhängigen Kinaseinhibitoren, wie p57 oder CDKN1c, die den Übergang von der G1- zur S-Phase blockieren und damit den Eintritt der Stammzelle in den Zellzyklus verhindern. Auch exogene Signale, die durch die Stammzellnische induziert werden, führen zu der geringen Teilungsaktivität der Stammzelle. Ein Beispiel ist die Aktivierung des Tyrosinkinaserezeptors Tie2 auf den Stammzellen durch Angiopoetin 1, das von Osteoblasten in der Stammzellnische exprimiert werden kann.

Die Regulation der Stammzellproliferation scheint auch abhängig vom Alter des Individuums zu sein. Die Menge des zyklinabhängigen Kinaseinhibitors p18INK4c nimmt in älteren Mäusen zu. Diese Zunahme ist begleitet von mehreren funktionellen Änderungen der Stammzelle, wodurch auch das Proliferationsverhalten betroffen ist. Wird die Menge an p18INK4c in älteren Mäusen herunterreguliert, erhöht sich die Proliferationsaktivität der Stammzellen. Gleichzeitig wird auch die Fähigkeit erhöht, das hämatopoetische System zu rekonstituieren, was sich nach adoptivem Transfer von Zellen in Empfängermäusen demonstrieren lässt. Die Zahl der reifen Zellen ändert sich durch die Herunterregulation von p18INK4c jedoch nicht. Insgesamt verhält sich die Stammzelle nach diesem Eingriff wie die aus jüngeren Mäusen. Das Beispiel zeigt, dass die zunehmende Kenntnis solcher molekularen Vorgänge Möglichkeiten bietet, um neue Ansätze zur Veränderung der Stammzellfunktion für eine Therapie zu nutzen. Eine wichtige Stammzellfunktion, die noch kaum aufgeklärt werden konnte, stellt die molekulare Regulation der Selbsterneuerung dar.

Für die Medizin ist möglicherweise das Verständnis der Selbsterneuerung von entscheidender Bedeutung, da der Vorgang der Selbsterneuerung entscheidend für die Regulation der absoluten Zahl von Stammzellen ist. Sowohl für die autologe als auch für die allogene Stammzelltransplantation ist die zur Verfügung stehende Zellzahl ein entscheidender kritischer Punkt. Falls es gelänge, Transplantationen mit weniger Stammzellen durchzuführen oder die Stammzellen ex vivo zu expandieren, könnten Morbidität und Aufwand bei der Stammzellisolierung reduziert werden. Auch wären andere Quellen als das Knochenmark zur Isolierung von Stammzellen nutzbar. Zum Beispiel enthält das Nabelschnurblut relativ viele Stammzellen, jedoch können wegen des geringen Blutvolumens nur geringe Mengen an Stammzellen isoliert werden, die in der Regel nur ausreichen, um Patienten von weniger als 40 kg Körpergewicht zu versorgen. Die Nutzung von Stammzellen aus der vielversprechenden Quelle Nabelschnurblut ist deshalb nur eingeschränkt möglich. Zwei weitere Eigenschaften der Stammzellen aus dem Nabelschnurblut machen diese aber für die klinische Anwendung weiterhin interessant. Erstens können die Stammzellen aus einer großen Gruppe von Individuen mit vielfältigen genetischen Hintergründen isoliert werden, womit sich viele derzeitige Hindernisse adulter Stammzellen bei immunologischen Unverträglichkeiten minimieren ließen. Zweitens weisen Stammzellpräparationen aus dem Nabelschnurblut im Vergleich zu Stammzellen aus anderen Quellen eine geringere Inzidenz der Graft-versus-Host-Reaktionen auf, obwohl sie (paradoxerweise) mit einer größeren Anzahl von T-Zellen verunreinigt sind und eine gleich hohe immunologische Nichtübereinstimmung (mismatch) vorlag. Eine Alternative zur In-vitro-Expansion von Stammzellen, die durch eine gezielte Nutzung der Fähigkeit zur Selbsterneuerung gelingen könnte, ist in einer Verbesserung der Einnistungseffizienz von Stammzellen zu sehen. Dieser experimentelle Ansatz wird derzeit dadurch verfolgt, dass dem Transplantat förderliche Zellkomponenten beigegeben werden, die zu einer höheren Einnistungseffizienz der Stammzellen führen sollen. Ein anderer experimenteller Ansatz zur Verbesserung der erzielbaren Therapieergebnisse nach Transplantation stellt die Depletion der Population von NK-Zellen (natürliche Killerzellen) im Empfänger dar, wodurch weniger Stammzellen für die Rekonstitution des hämatopoetischen Systems transplantiert werden müssten.

Augenblicklich gibt es einige Untersuchungen, die unser Verständnis über die Mechanismen der Selbsterneuerung verbessern konnten. Nicht überraschend wurden in diesen Studien Genprodukte identifiziert, die den Zustand der Chromatinstruktur modifizieren können und den Organisationsgrad des Chromatins und die Transkription beeinflussen. In diesen Studien wurden unter anderem Vertreter der Polycomb-Familie identifiziert, eine Gruppe von Regulatoren der Transkription, die eine Zinkfinger-Domäne enthalten, die mit dem Chromatin interagieren können und die Zugänglichkeit für Transkriptionsfaktoren beeinflussen. Einer dieser Vertreter, Bmi-1, modifiziert Regulatoren des Zellzyklus, wie die zyklinabhängigen Kinaseinhibitoren. Fehlt Bmi-1 oder der Transkriptionsregulator GFi-1, nimmt die Anzahl der hämatopoetischen Stammzellen ab und ihre Funktionalität wird beeinträchtigt. Andererseits ist die Überexpression des Faktors Bmi-1 mit dem Auftreten einer Leukämie assoziiert. Auch andere Familien von Regulatorproteinen wurden mit der Fähigkeit zur Selbsterneuerung von Stammzellen assoziiert, insbesondere Homebox- oder „Hox"-Gene. Diese Transkriptionsfaktoren zeichnen sich dadurch aus, dass sie eine große Anzahl von Genen, einschließlich derjenigen, die die Körpersegmente in Invertebraten bestimmen, regulieren. Hox4B induziert durch sein DNS-bindendes Motiv eine hohe Selbsterneuerungsrate in Stammzellen. Andere Vertreter der Hox-Familie können ebenfalls Stammzellen beeinflussen, wurden aber auch mit dem Auftreten einer Leukämie assoziiert. Externe Signale, die über spezifische Wnt-Liganden übermittelt werden, können das Verhältnis von Selbsterneuerung und Differenzierung der Stammzelle beeinflussen. Auch intrazelluläre Signalwege sind an der Regulation der Selbsterneuerung beteiligt. Dazu gehören das PTEN, ein Inhibitor des AKT-Signalwegs, sowie das STAT5. Beide Faktoren liegen zumindest in der Maus unterhalb der Übertragungskette, die durch aktivierte Rezeptoren nach Bindung von Wachstumsfaktoren wirken und sind für die Aufrechterhaltung normaler Stammzellfunktionen, einschließlich der Fähigkeit zur Selbsterneuerung, verantwortlich. Die Beziehungen zwischen diesen Molekülen und Übertragungswegen, die für eine physiologische Regulation der Selbsterneuerung oder anderer Stammzellfunktionen sorgen, ist aber noch nicht im Detail aufgeklärt worden.

TUMOREN HABEN AUCH DIE KAPAZITÄT ZUR SELBSTERNEUERUNG

Die Beziehung von Stammzellen und Tumoren stellt eine wichtige, sich gerade entwickelnde Dimension der Stammzellbiologie dar. Tumoren scheinen den gleichen Prinzipien unterworfen zu sein wie normales Gewebe. Krebszellen sind selbst bei demselben Patienten heterogen und besitzen oft eine hierarchische Organisation mit stammzellähnlichen Zellen an der Basis, die über die Fähigkeit zur Selbsterneuerung und Differenzierung verfügen. Die stammzellähnlichen Zellen des Tumorgewebes könnten der Grund für die Persistenz verschiedener Tumorarten sein. Diese stammzellähnlichen Zellen repräsentieren ebenfalls eine kleine, sich selten teilende Zellpopulation mit eigenen Mechanismen der Regulation, die auf eine spezialisierte Mikroumgebung angewiesen und zur Selbsterneuerung befähigt ist. Unser weiteres Verständnis des stammzellähnlichen Aufbaus von Tumoren könnte zukünftig zu verbesserten Strategien führen, um einige häufige, zurzeit schwierig zu behandelnde Tumorarten zu therapieren. Derzeitige Behandlungsmethoden richten sich meist gegen sich teilende Zellen. Die kaum proliferierenden stammzellähnlichen Zellen innerhalb des Tumors bleiben diesen Maßnahmen gegenüber aber refraktär.

Kann uns das Konzept der Tumorstammzelle einen Einblick in die zelluläre Entstehung von Tumoren geben? Der Nachweis von stammzellähnlichen Zellen innerhalb eines Tumors muss nicht unbedingt bedeuten, dass der Tumor auch tatsächlich aus dieser Zelle entstanden sein muss. Vielmehr könnte auch eine reifere Zelle innerhalb des Tumors die Fähigkeit zur Selbsterneuerung sekundär erworben haben. Eine einzige genetische Veränderung der gesunden Zelle führt in der Regel nicht zu einer Transformation. Die Tumorentstehung kann als ein multifaktorieller Prozess angesehen werden, bei dem sich einzelne Veränderungen innerhalb einer Zelle akkumulieren. Dazu muss die Zelle jedoch über längere Zeit persistieren und eine größere Anzahl von Tochterzellen produzieren. Die normale Stammzelle besitzt diese Eigenschaften und ist möglicherweise deshalb in besonderem Maße für einen malignen Transformationsprozess geeignet. Diese Hypothese wurde im hämatopoetischen System untersucht. Aufgrund charakteristischer Proteine an der Zelloberfläche konnten hämatopoetische Zellen unterschiedlicher Reife, wie Stammzellen, Progenitor-, Precursor- und reife Zellen, isoliert werden. Durch eine Einschleusung von Genen mit hoher Transformationskapazität in diese Zellen zeigte sich, dass die Zellen mit dem höchsten Malignitätspotenzial abhängig vom transformierenden Gen waren. In manchen Fällen war dies die Stammzelle, in anderen löste die Progenitorzelle jedoch das Malignom aus und unterhielt es. Dies zeigt, dass Zellen von Malignomen stammzellartige Eigenschaften erwerben können.

WELCHE WEITEREN AUFGABEN HABEN HÄMATOPOETISCHE STAMMZELLEN?

Einige experimentelle Untersuchungen lassen den Schluss zu, dass Stamm- oder andere Zellen, die durch die gleichen Faktoren wie die hämatopoetischen Stammzellen mobilisiert werden können, zur Reparatur von Gewebeschädigungen bei Schlaganfall oder Herzinfarkt befähigt sind. Augenblicklich werden diese Befunde kontrovers diskutiert, und die Übertragung einer solchen stammzellbasierten Therapie auf die Regeneration von Gewebeschäden außerhalb des blutbildenden Systems befindet sich noch weitgehend im experimentellen Stadium. Allerdings ist es durch die Technik der Reprogrammierung möglich, die leicht zu gewinnenden hämatopoetischen Stammzellen als Quelle für Zellen mit anderen Fähigkeiten einzusetzen.

Die Stammzelle ist nach unseren heutigen Kenntnissen als ein zweischneidiges Schwert anzusehen. Einerseits verfügt sie über eine enorme Heilungs- und Regenerationskapazität und ist somit essenziell für das Leben. Andererseits stellt sie in den Fällen, in denen sie sich unkontrolliert entwickelt, eine lebensbedrohende Gefahr dar. Ein weiteres Verständnis der Funktion von Stammzellen, der beteiligten Signale und der Regulation der Stammzellaktivitäten durch Zellnischen nach Verletzung oder Erkrankung ist entscheidend für die Entwicklung einer effizienten stammzellbasierten Medizin. Dieser neue Aspekt der Medizin wird die Verwendung von Stammzellen und die Nutzung von Medikamenten berücksichtigen, die zusammen zu einer gezielten Verbesserung der Regeneration von Gewebeschäden durch Stammzellen führen können. Gleichzeitig müssen diese neuen medizinischen Strategien auch eine sorgfältig zu erarbeitende Ausgewogenheit der Eingriffe berücksichtigen, um das Auftreten von unerwünschten, nicht funktionellen oder malignen Stammzellen zu verhindern.

WEITERFÜHRENDE LITERATUR

Boulais PE, Frenette PS: Making sense of hematopoietic stem cell niches. Blood 125(17):2621–9, 2015. doi: 10.1182/blood-2014-09-570192.

Saraceni F, Shem-Tov N, Olivieri A, Nagler A: Mobilized peripheral blood grafts include more than hematopoietic stem cells: the immunological perspective. Bone Marrow Transplant 50 (7):886–91, 2015. doi: 10.1038/bmt.2014.330.

Wabik A, Jones PH: Switching roles: the functional plasticity of adult tissue stem cells. EMBO J 34(9):1164–79, 2015. doi: 10.15252/embj.201490386.

KAPITEL 3

ANÄMIE UND POLYZYTHÄMIE

John W. Adamson ■ Dan L. Longo

Für die deutsche Ausgabe Jan-Piet Habbel

HÄMATOPOESE UND PHYSIOLOGISCHE GRUNDLAGEN DER ERYTHROZYTENBILDUNG

Als *Hämatopoese* bezeichnet man die Blutbildung im Knochenmark. Diese streng kontrollierten Entwicklungsvorgänge verlaufen über mehrere Stufen und beginnen mit den hämatopoetischen Stammzellen. Aus diesen können sich Erythrozyten, alle Klassen der Granulozyten, Monozyten, Thrombozyten und die Zellen des Abwehrsystems bilden. Die genauen molekularen Mechanismen, intrinsisch innerhalb der Stammzelle oder durch die Einwirkung extrinsischer Faktoren, durch die die Stammzelle in eine bestimmte Linienzugehörigkeit ausdifferenziert wird, sind nicht vollständig geklärt. Allerdings legen Experimente an Mäusen nahe, dass erythrozytäre Zellen einen gemeinsamen erythrozytären/megakaryozytären Vorläufer haben, der sich ohne Expression von GATA-1- und FOG-1(friend of GATA-1)-Transkriptionsfaktoren nicht entwickeln kann (Kap. 2). Nach der Etablierung der Linienzugehörigkeit stehen die hämatopoetischen Vorläuferzellen zunehmend unter den regulatorischen Einfluss von Wachstumsfaktoren und Hormonen. Für die Erythropoese ist Erythropoetin (EPO) das primäre regulatorische Hormon. Erythropoetin ist für den Erhalt der determinierten erythropoetischen Progenitorzellen notwendig, die bei Fehlen von Erythropoetin in einen programmierten Zelltod *(Apoptose)* gehen. Der Prozess der Entstehung der Erythrozyten wird als *Erythropoese* bezeichnet, deren Schlüsselschritte in Abbildung 3-1 wiedergegeben werden.

Im Knochenmark ist die erste morphologisch erkennbare Zelle der Erythropoese der Proerythroblast (Pronormoblast). Aus dieser Zelle können durch 4–5 Zellteilungen 16–32 reife Erythrozyten hervorgehen. Erythropoetin, ob aus endogener Produktion oder durch externe Applikation, erhöht die Zahl der frühen erythropoetischen Progenitorzellen und damit auch die Zahl der reifen Erythrozyten. Die Erythropoetinsynthese erfolgt in Abhängigkeit von der Gewebeoxygenierung.

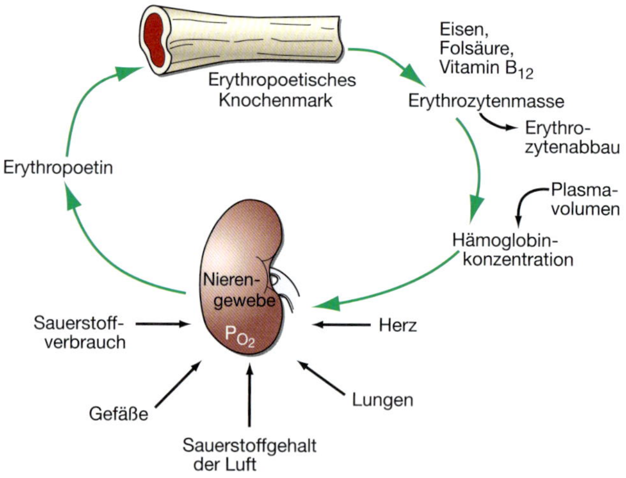

Abbildung 3-1 Physiologische Regulation der Erythropoese durch den Sauerstoffgehalt der Gewebe.

Bei Säugetieren wird der Sauerstoff in den Erythrozyten an Hämoglobin gebunden zu den Geweben transportiert. Der reife Erythrozyt hat einen Durchmesser von 8 µm, ist kernlos und scheibenförmig sowie durch seine extreme Verformbarkeit besonders an die Erfordernisse der Mikrozirkulation angepasst. Die Integrität seiner Membran wird durch die intrazelluläre Synthese von ATP aufrechterhalten. Die normale Erythropoese ersetzt täglich etwa 0,8–1 % aller Erythrozyten, die 100–120 Tage leben. Das für die Bildung der Erythrozyten verantwortliche Organ wird als *Erythron* bezeichnet. Das Erythron ist ein dynamisches Organ, bestehend aus dem schnell proliferierenden Pool der erythropoetischen Vorläuferzellen des Knochenmarks und der Vielzahl im Blut zirkulierender reifer Erythrozyten. Die Gesamtzahl der Erythrozyten und der Vorläuferzellen spiegelt das Gleichgewicht zwischen Herstellung und Abbau wider. Die Kenntnis der Physiologie von Bildung und Abbau der Erythrozyten ermöglicht ein Verständnis der Mechanismen, die zur Anämie führen.

Der physiologische Regulator der Erythropoese ist das Erythropoetin. Dieses Glykoprotein wird zum überwiegenden Teil von *peritubulären Fibroblasten* in den Nieren gebildet und freigesetzt. Dabei handelt es sich um hochspezialisierte epithelähnliche Zellen. Kleine Mengen Erythropoetin werden auch von Hepatozyten gebildet.

Der wichtigste Stimulus für die Erythropoetinsynthese ist die Verfügbarkeit von Sauerstoff für den Gewebsstoffwechsel. Der entscheidende Faktor in der Steuerung des für Erythropoetin kodierenden Gens ist der hypoxia-inducible factor (HIF) 1α. In Gegenwart von Sauerstoff ist HIF-1α am Prolin an Position 564 hydroxyliert, sodass HIF-1α ubiquitiniert und proteasomal abgebaut wird. Bei eingeschränktem Sauerstoffangebot findet diese Hydroxylierung nicht statt, sodass HIF-1α an andere Proteine bindet, in den Nukleus transloziert und unter anderem die Expression des Erythropoetingens heraufreguliert.

Ein verminderter Sauerstofftransport zu den Nieren kann durch eine verminderte Hämoglobinkonzentration oder reduzierten Hämatokrit *(Anämie)*, eine verminderte Sauerstoffbeladung des Hämoglobins, eine hoch-O_2-affine Hämoglobinmutation (seltene Hämoglobinopathien) *(Hypoxämie)* oder – selten – durch einen gestörten Blutfluss zu den Nieren (Nierenarterienstenose) entstehen. Erythropoetin regelt die täglich erforderliche Erythrozytenproduktion und kann in seiner Plasmakonzentration durch einen sensitiven Immunoassay gemessen werden. Sie liegt normalerweise bei 9–26 mU/ml. Sofern die Hämoglobinkonzentration im Blut < 100–120 g/l (10–12 g/dl) fällt, steigt der Plasmaspiegel von Erythropoetin in Relation zur Ausprägung der Anämie an (Abb. 3-2). Erythropoetin hat im Blut eine Halbwertszeit von 6–9 Stunden.

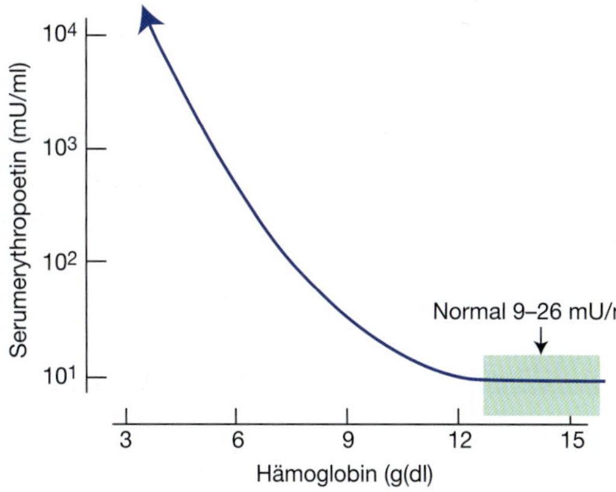

Abbildung 3-2 Erythropoetinspiegel in der Relation zum Ausmaß der Anämie. Wenn die Hämoglobinkonzentration unter 120 g/l (12 g/dl) fällt, steigt der Plasmaerythropoetinspiegel logarithmisch an. Plasmaerythropoetinspiegel sind typischerweise im Falle einer Niereninsuffizienz oder einer chronischen Entzündung im Verhältnis zur Anämie zu niedrig. Mit zunehmendem Alter scheint der Erythropoetinspiegel, der zum Erhalt eines normalen Hämoglobinspiegels notwendig ist, zuzunehmen. *(Aus Hillman et al: Hematology in Clinical Practice, 5th ed. New York, McGraw-Hill, 2010.)*

Die Substanz bindet an einen spezifischen Rezeptor auf der Oberfläche der erythropoetischen Vorläuferzellen und steigert deren Proliferation und Differenzierung. Durch eine vermehrte Erythropoetinstimulation kann die Erythropoese innerhalb von 1–2 Wochen auf das Vier- bis Fünffache gesteigert werden, vorausgesetzt, es sind ausreichend Substrate, vor allem Eisen, vorhanden. In diesem Kontext sind für die normale Produktion von Erythrozyten eine intakte Erythropoetinsynthese in der Niere, eine normale Erythropoese im Knochenmark und die ausreichende Verfügbarkeit von Substraten für die Hämoglobinsynthese erforderlich. Ein Defekt in jedem dieser Teilbereiche kann zur Anämie, einer Erniedrigung der Hämoglobinkonzentration oder des Hämatokrits unter den Normalbereich, führen. Wahrscheinlichkeit und Schwere einer Anämie werden anhand der Abweichung von Hämoglobin- und Hämatokritwerten des Patienten von den alters- und geschlechtsspezifischen Normwerten abgeschätzt. Die Hämoglobinkonzentration bei Erwachsenen folgt einer Gauß-Verteilung. Der mittlere Hämatokritwert liegt bei erwachsenen Männern bei 47 % (± SD 7 %) und bei erwachsenen Frauen bei 42 % (± SD 5 %). Ein Hämatokrit < 39 % bei erwachsenen Männern oder < 35 % bei erwachsenen Frauen ist nur mit einer Wahrscheinlichkeit von 25 % normal. Hämatokritwerte sind zur Beurteilung der Anämie jedoch weniger gut geeignet als die Hämoglobinkonzentration, da diese nicht direkt gemessen, sondern berechnet werden. Ein niedriger Hämatokrit oder eine niedrige Hämoglobinkonzentration sind leichter zu interpretieren, wenn frühere Werte vorliegen. Die WHO (World Health Organisation) definiert Anämie mit einem

Hämoglobinwert < 130 g/l (13 g/dl) bei Männern und < 120 g/l (12 g/dl) bei Frauen.

Die essenziellen Elemente der Erythropoese – Erythropoetinsynthese, Eisen, Proliferation und Differenzierung der Erythroblasten im Knochenmark – sind die Grundlage der Einteilung von Anämien (siehe unten „Definition und Klassifikation").

ANÄMIE

KLINISCHES BILD

Symptome und Befunde

Anämien werden meist im Rahmen von Screening-Laboruntersuchungen erkannt. Seltener werden Patienten mit fortgeschrittener Anämie und den damit verbundenen Symptomen vorstellig. Akute Anämien sind fast immer auf eine Hämolyse oder akute Blutverluste zurückzuführen. Bei leichtem Blutverlust wird eine erhöhte Sauerstoffabgabe in das Gewebe mittels einer Verschiebung der Sauerstoffdissoziationskurve durch einen erniedrigten pH oder ein erhöhtes CO_2 erreicht *(Bohr-Effekt)*. Im Rahmen einer schweren akuten Blutung dominiert die Hypovolämie das klinische Bild, wobei Hämatokrit und Hämoglobinkonzentration in dieser Situation oftmals nicht das Ausmaß des Blutverlustes adäquat reflektieren. Zeichen einer Kreislaufinstabilität mit Hypotonie und Symptomen einer verminderten Organdurchblutung treten meist bei Blutverlusten von 10–15 % des Gesamtvolumens auf. Verluste von > 30 % des Blutvolumens können Patienten meist nicht mehr durch Mechanismen wie Vasokonstriktion und Anpassung regionaler Blutflüsse kompensieren. In einer solchen Situation befindet sich der Patient vorzugsweise in Rückenlage liegend, während Aufrichten in einer orthostatischen Hypotonie und Tachykardie resultiert. Bei einem Blutverlust von > 40 % (bei einem Erwachsenen mittlerer Größe entspricht dies etwa 2 l Blut) treten die Symptome eines Volumenmangelschocks mit Verwirrtheit, Dyspnoe, Diaphorese, Hypotonie und Tachykardie auf (Kap. 11). Bei diesen Patienten liegt eine Mangelperfusion vitaler Organe vor, die einen unmittelbaren Volumenersatz notwendig macht. Letztendlich verfügt jedoch jeder Patient, abhängig von Alter und Allgemeinzustand, im Kontext der Anämie über eine individuelle Kompensationskapazität, von der das jeweilige klinische Bild abhängig ist.

Im Falle einer akuten Hämolyse hängen die Symptome des Patienten von der der Hämolyse zugrunde liegenden Erkrankung ab. Eine intravasale Hämolyse mit Freisetzung von freiem Hämoglobin kann zu Rückenschmerzen, Rotfärbung des Urins und Nierenversagen führen. Entwickelt sich eine Anämie langsamer, hängen die Symptome auch vom Alter des Patienten und der Perfusion kritischer Organe ab. Bei mäßiger Anämie treten typischerweise Müdigkeit, Schwäche, Dyspnoe und Tachykardien (insbesondere bei körperlicher Belastung) auf. Jedoch können bei sich langsam entwickelnder Anämie gerade jüngere Patienten bis zu einer Hämoglobinkonzentration > 70–80 g/l (7–8 g/dl) durch Kompensationsmechanismen, die zu einer Verschiebung der Sauerstoffdissoziationskurve führen, symptomarm sein. Entwickelt sich die Anämie über einen Zeitraum von Tagen bis Wochen, zeigt sich das Blutvolumen normal oder leicht erhöht und die Anpassungen der Herzleistung sowie des lokalen Blutflusses kompensieren die verminderte Sauerstofftransportkapazität des Blutes. Im Rahmen der Kompensation ist ebenfalls die Verschiebung der Sauerstoffdissoziationskurve von Bedeutung. Durch den Anstieg von intrazellulärem 2,3-Diphosphoglyzerat wird diese nach rechts verschoben und so die Sauerstoffabgabe erleichtert. Mittels dieses Mechanismus kann jedoch lediglich ein Hämoglobinabfall bis 20–30 g/l (2–3 g/dl) kompensiert und eine normale Sauerstoffversorgung der Gewebe sichergestellt werden. Daneben findet eine Umverteilung der Durchblutung von Niere, Darm und Haut hin zu vitalen Organen statt.

Bestimmte Erkrankungen sind häufig mit Anämien assoziiert. Bei chronisch-entzündlichen Erkrankungssituationen (z. B. Infektionen, rheumatoider Arthritis, vielen malignen Erkrankungen) finden sich häufig Anämien leichten bis mäßigen Grades, während bei chronischer lymphatischer Leukämie und einigen anderen B-Zell-Lymphomen eine Autoimmunhämolyse auftreten kann.

Zugang zum Patienten
ANÄMIE

Die Erhebung einer gründlichen Anamnese sowie die körperliche Untersuchung sind bei Anämiepatienten essenziell. Neben der Erfassung von Alkoholkonsum und der Einnahme anderer Drogen oder Medikamente sollte zusätzliches Augenmerk auf die Familienanamnese gelegt werden. Bei Patienten, die aus bestimmten Regionen stammen oder bestimmten Ethnien zugehörig sind, treten vermehrt hereditäre Defekte der Hämoglobinsynthese (Hämoglobinopathien) oder des erythrozytären Stoffwechsels auf. Hierbei treten der Glukose-6-Phosphat-Dehydrogenase(G6PD)-Mangel und einige Hämoglobinopathien gehäuft bei Patienten, die aus dem Mittleren Osten, Afrika oder aus den Mittelmeerländern stammen, auf. Außerdem sollte im Rahmen der Anamnese neben der Erhebung der Medikamenteneinnahme und dem Kontakt mit bestimmten toxischen Substanzen nach Blutungen, Müdigkeit, Unwohlsein, Fieber, Gewichtsverlust, Nachtschweiß und anderen Symptomen, die Rückschlüsse auf eine eventuell zugrunde liegende Erkrankung erlauben, gefragt werden. Bei der körperlichen Untersuchung sind Anzeichen für Infektionen, Hämochezie und Melaena, vergrößerte Lymphknoten, Splenomegalie und Petechien zu beachten. Hierbei lassen Splenomegalie und vergrößerte Lymphknoten an eine lymphoproliferative Erkrankung und Petechien an eine Thrombozytenfunktionsstörung denken. Sofern unklar ist, ob eine leicht erniedrigte Hämoglobinkonzentration wirklich einer Anämie entspricht, sowie für die Beurteilung der Kinetik der Anämieentwicklung ist die Kenntnis früherer Hämoglobinwerte hilfreich.

Bei der körperlichen Untersuchung eines anämischen Patienten können sich ein kräftiger und beschleunigter Herzschlag, gut tastbare periphere Pulse und ein systolisches Herzgeräusch (verursacht durch Strömungsturbulenzen im Zusammenhang mit verminderter Viskosität und erhöhtem Herzzeitvolumen) zeigen. Haut und Schleimhäute sind bei einem Hämoglobin < 80–100 g/l (8–10 g/dl) blass. Hierbei sollte sich der Untersucher auf Bereiche konzentrieren, in denen die Blutgefäße unmittelbar unterhalb der Hautoberfläche verlaufen, wie Schleimhäute, Nagelbetten und Palmarlinien. Sofern die Palmarlinien bei überstreckter Hand heller als die umgebende Haut erscheinen, ist die Hämoglobinkonzentration meist < 80 g/l (8 g/dl). Wobei anhand des Hautkolorit kein absolut sicherer Rückschluss auf das Vorliegen oder die Schwere einer Anämie möglich ist.

LABORUNTERSUCHUNGEN In Tabelle 3-1 sind die Labortests, die zur initialen Untersuchung einer Anämie sinnvoll sind, aufgeführt. Im durchzuführenden großen Blutbild finden sich u. a. Hämoglobinkonzentration, Erythrozytenzahl, Hämatokrit und die Erythrozytenindizes: MCV (mittleres korpuskuläres Volumen in Femtoliter), MCH (mittleres korpuskuläres Hämoglobin in Pikogramm) und MCHC (mittlere korpuskuläre Hämoglobinkonzentration in g/dl). Die Berechnung der Erythrozytenindizes erfolgt anhand der in Tabelle 3-2 aufgeführten Formeln, während die Normwerte für Hämoglobinkonzentration und Hämatokrit in Tabelle 3-3 dargestellt sind. Das Blutbild wird von zahlreichen physiologischen Faktoren wie Alter, Geschlecht, Schwangerschaft, Rauchen und Aufenthalt in großer Höhe beeinflusst. Hoch normale Hämoglobinwerte findet man bei starken Rauchern oder Menschen, die im Hochgebirge leben. Die erhöhten Hämoglobinwerte bei Rauchern sind Ausdruck der Kompensation der verminderten Sauerstofftransportkapazität durch die Verdrängung des Sauerstoffs durch Kohlenmonoxid am Hämoglobin. Weitere wichtige Laborbefunde sind *Retikulozytenzahl, Serumeisen, totale Eisenbindungskapazität*

Tabelle 3-1

LABORUNTERSUCHUNGEN BEI DER ANÄMIEDIAGNOSTIK

I. Großes Blutbild
  - A) Erythrozyten
    1. Hämoglobinkonzentration
    2. Hämatokrit
    3. Erythrozytenzahl
    4. Retikulozytenzahl
  - B) Erythrozytenindizes
    1. Mittleres korpuskuläres Volumen (MCV)
    2. Mittleres korpuskuläres Hämoglobin (MCH)
    3. Mittlere korpuskuläre Hämoglobinkonzentration (MCHC)
    4. Erythrozytenverteilungsbreite (RDW)
  - C) Leukozyten
    1. Leukozytenzahl und -differenzierung
    2. Zellkernmorphologie der neutrophilen Granulozyten
  - D) Thrombozyten
    1. Thrombozytenzahl
    2. Thrombozytenmorphologie
  - E) Erythrozytenmorphologie
    1. Zellgröße
    2. Hämoglobingehalt
    3. Anisozytose
    4. Poikilozytose
    5. Polychromasie

II. Eisenstatus
  - A) Serumeisen
  - B) (Totale Eisenbindungskapazität)/Serum-Transferrin und Transferrinsättigung
  - C) Serumferritin

III. Knochenmarkuntersuchung
  - A) Aspirat
    1. G/E-Verhältnis[a]
    2. Zellmorphologie
    3. Eisenfärbung
  - B) Biopsie
    1. Zellularität
    2. Morphologie

IV. Hämolyseparameter
  - A) Indirektes Bilirubin
  - B) Haptoglobin im Plasma
  - C) Laktatdehydrogenase (LDH)

V. Spezielle Untersuchungen
  - A) Serumkreatinin
  - B) Thyreoidea stimulierendes Hormon (TSH)
  - C) Direkter Coombs-Test
  - D) Hämoglobinelektrophorese
  - E) Serumelektrophorese
  - F) Erythrozytenenzyme
  - G) Diagnostik der paroxysmalen nächtlichen Hämoglobinurie

[a] G/E-Verhältnis = Verhältnis der granulozytären und der erythrozytären Vorläuferzellen.

Tabelle 3-2

ERYTHROZYTENINDIZES

Index	Normalbereich
Mittleres korpuskuläres Volumen (MCV) = Hämatokrit in % × 10/Erythrozytenzahl in Mio./µl	90 ± 8 fl
Mittleres korpuskuläres Hämoglobin (MCH) = Hämoglobin in g/l × 10/Erythrozytenzahl in Mio./µl	30 ± 3 pg
Mittlere korpuskuläre Hämoglobinkonzentration (MCHC) = Hämoglobin in g/dl × 100/Hämatokrit in %	33 ± 2 %

Tabelle 3-3

VERÄNDERUNGEN VON HÄMOGLOBIN UND HÄMATOKRIT MIT ALTER UND GESCHLECHT

Alter/Geschlecht	Hämoglobin (g/dl)	Hämatokrit (%)
Bei der Geburt	17	52
Kindheit	12	36
Adoleszenz	13	40
Erwachsener Mann	16 (± 2)	47 (± 6)
Erwachsene Frau (menstruierend)	13 (± 2)	40 (± 6)
Erwachsene Frau (postmenopausal)	14 (± 2)	42 (± 6)
Während Schwangerschaft	12 (± 2)	37 (± 6)

Quelle: Aus RS Hillman et al: Hematology in Clinical Practice, 5th ed. New York, McGraw-Hill, 2010.

(ein indirektes Maß der Transferrinkonzentration – dieser Parameter wird zunehmend von der direkten Bestimmung von Transferrin und Transferrinsättigung ersetzt) und *Serumferritin*. Deutliche Veränderungen der Erythrozytenindizes weisen auf Reifungsstörungen oder einen Eisenmangel hin. Die mikroskopische Untersuchung des Blutausstrichs (manuelles Differenzialblutbild) und die Thrombozytenzahl sind ebenfalls von Bedeutung. Bei Patienten mit schwerer Anämie und Veränderungen der Erythrozytenmorphologie und/oder erniedrigter Retikulozytenzahl kann eine Knochenmarkuntersuchung sinnvoll sein. Weitere diagnostische Untersuchungen im Kontext bestimmter Anämieformen werden in den jeweiligen Kapiteln besprochen.

Bereits die im großen Blutbild abgebildeten Erythrozytenindizes liefern wertvolle Informationen und können zu einer Einteilung der Anämie herangezogen werden. Hierbei liegt eine *Mikrozytose* im Falle eines erniedrigten MCV (< 80 fl) und eine *Makrozytose* bei erhöhtem MCV (> 100 fl) vor. Veränderungen von MCH und MCHC weisen auf Defekte der Hämoglobinsynthese *(Hypochromie)* hin. Automatisierte Blutbildmaschinen erfassen die Volumenverteilung der Erythrozyten (Red cell volume distribution width, RDW). Da das MCV einen Mittelwert der Volumina darstellt, wird dieses durch kleine Populationen von Makrozyten oder Mikrozyten nicht relevant verändert. Ein/e erfahrene/r medizinisch technische/r Assistent/Assistentin wird daher kleine Populationen zu groß- oder kleinvolumiger Zellen ebenso wie hypochrome Zellen erkennen, bevor Veränderungen der Erythrozytenindizes in der automatisierten Analyse auftreten.

Blutausstrich Der periphere Blutausstrich liefert wertvolle Informationen über Defekte der Erythropoese (Kap. 7). Ergänzend zu den Erythrozytenindizes lassen sich übernormal starke Variationen in Größe *(Anisozytose)* und Form der Erythrozyten *(Poikilozytose)* nachweisen. Das Ausmaß der Anisozytose korreliert meist mit dem RDW. Eine Poikilozytose weist auf eine Reifungsstörung der Erythropoese im Knochenmark oder eine Fragmentierung der Erythrozyten im Blut hin. Weiterhin kann im peripheren Blutausstrich eine Polychromasie diagnostiziert werden, bei der Erythrozyten geringfügig vergrößert sind und in der Wright-Giemsa-Färbung graublau imponieren. Diese Zellen sind Retikulozyten, die vorzeitig aus dem Knochenmark freigesetzt wurden; ihre Farbe resultiert aus der Anfärbung von Resten ribosomaler RNS. Derartige Zellen treten bei verstärkter Erythropoetinstimulation des Knochenmarks oder bei bestimmten Knochenmarkschädigungen (z. B. einer Knochenmarkfibrose oder einer Knochenmarkkarzinose) im peripheren Blut auf. Zusätzlich weisen Erythroblasten, Howell-Jolly-Körper, Targetzellen und Sichelzellen auf bestimmte Erkrankungen hin (Abb. 3-3 bis 3-11).

Retikulozytenzahl Eine sorgfältig durchgeführte Retikulozytenzählung gehört zur den initialen Untersuchungen einer Anämie. Retikulozyten sind junge Erythrozyten, die erst kurz zuvor aus dem Knochenmark freigesetzt wurden. Sie werden mittels einer Supravitalfärbung, die ribosomale RNS anfärbt (Abb. 3-12), manuell identifiziert und quantifiziert oder mithilfe von RNS-bindenden Floureszenzfarbstoffen angefärbt und maschinell bestimmt. Die verbliebene RNS wird im Laufe der ersten 24–36 Stunden, die der Retikulozyt im peripheren Blut verbringt, abgebaut. Der Normalbereich der Retikulozyten liegt bei 1–2 % und entspricht dem täglichen Ersatz von 0,8–1 % aller Erythrozyten. Die Retikulozytenzahl (nach Berücksichtigung bestimmter Faktoren – siehe unten) ist ein Maß der effektiven Erythropoese.

Bei der initialen Klassifizierung einer Anämie wird die gemessene Retikulozytenzahl mit dem zu erwartenden Wert, der von der Schwere der Anämie abhängig ist, verglichen. Physiologischerweise wird bei einer mäßigen Anämie (Hämoglobin < 100 g/l bzw. 10 g/dl)

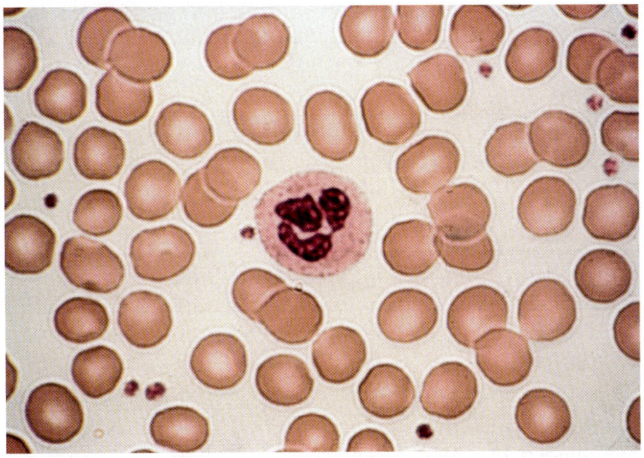

Abbildung 3-3 Normaler Blutausstrich (Wright-Färbung). Diese Vergrößerung zeigt normale Erythrozyten, einen neutrophilen Granulozyten und einige Thrombozyten. *(Aus RS Hillman et al: Hematology in Clinical Practice, 5th ed. New York, McGraw-Hill, 2010.)*

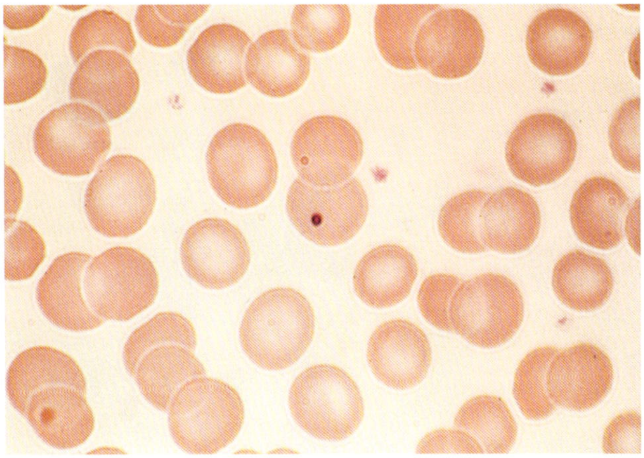

Abbildung 3-6 Howell-Jolly-Körperchen bei funktionsuntüchtiger oder entfernter Milz. Die Kernreste werden nicht aus den Erythrozyten entfernt, sondern verbleiben als kleine, in der Wright-Färbung homogen angefärbte blaue Einschlusskörperchen. *(Aus RS Hillman et al: Hematology in Clinical Practice, 5th ed. New York, McGraw-Hill, 2010.)*

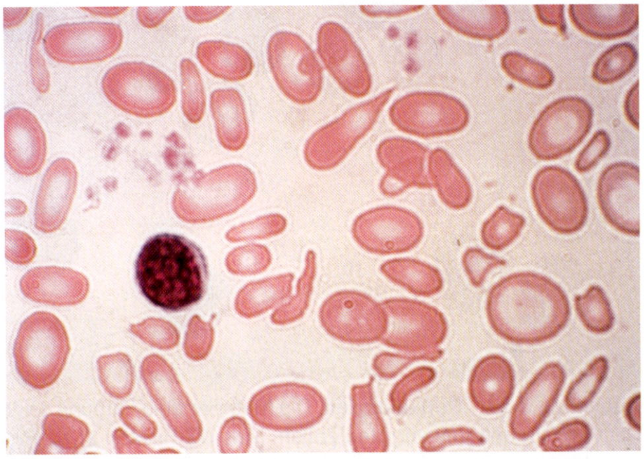

Abbildung 3-4 Schwere Eisenmangelanämie. Mikrozytäre, hypochrome Erythrozyten, die kleiner sind als der Kern eines Lymphozyten mit ausgeprägter Variation von Größe (Anisozytose) und Form (Poikilozytose). *(Aus RS Hillman et al: Hematology in Clinical Practice, 5th ed. New York, McGraw-Hill, 2010.)*

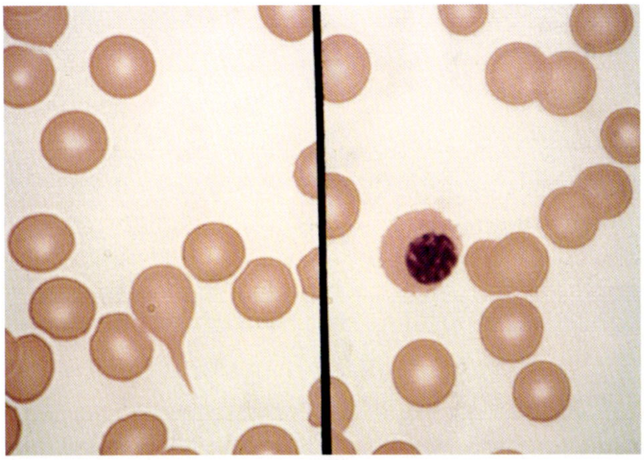

Abbildung 3-7 Erythrozytenveränderungen bei Myelofibrose. Das linke Bild zeigt einen tropfenförmigen Erythrozyten („teardrop"), das rechte Bild einen kernhaltigen Erythrozyten, beides kann u. a. Ausdruck einer Myelofibrose mit extramedullärer Blutbildung sein.

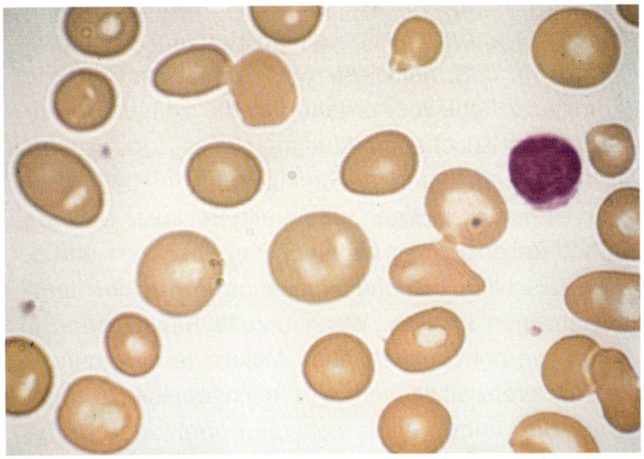

Abbildung 3-5 Makrozytose. Die Erythrozyten sind größer als der kleine Lymphozyt und enthalten viel Hämoglobin. Oft sind Makrozyten oval, sodass sie auch als Makroovalozyten bezeichnet werden.

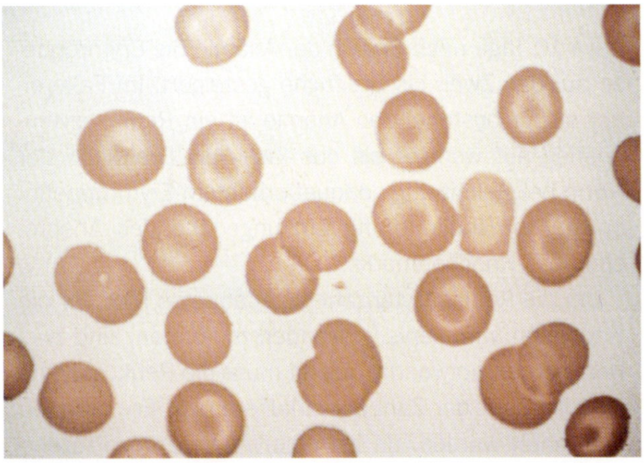

Abbildung 3-8 Targetzellen sehen zielscheibenartig aus und treten u. a. bei Thalassämie und Lebererkrankungen auf. *(Aus RS Hillman et al: Hematology in Clinical Practice, 5th ed. New York, McGraw-Hill, 2010.)*

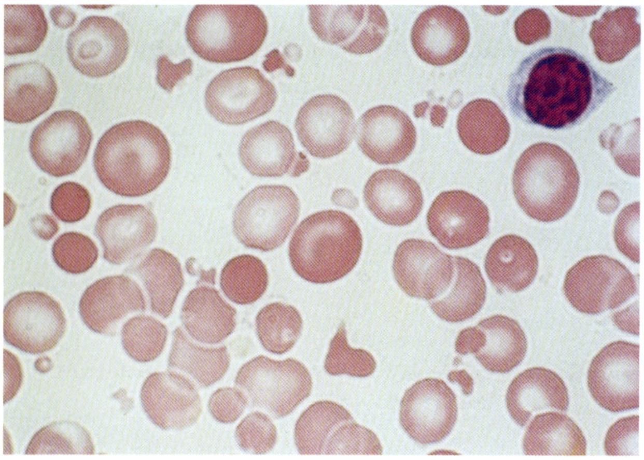

Abbildung 3-9 Fragmentierte Erythrozyten (Fragmentozyten). Ursachen können sein: Fremdkörper im Blut, wie mechanische Herzklappen, oder thermale Traumata, auch eine Mikroangiopathie (infektiöser Genese [EHEC], medikamentöser Genese [z. B. Ciclosporin A] oder häufiger ohne bekannten Auslöser) kann Ursache für Fragmentozyten sein (z. B. beim TTP/HUS-Syndrom). *(Aus RS Hillman et al: Hematology in Clinical Practice, 5th ed. New York, McGraw-Hill, 2010.)*

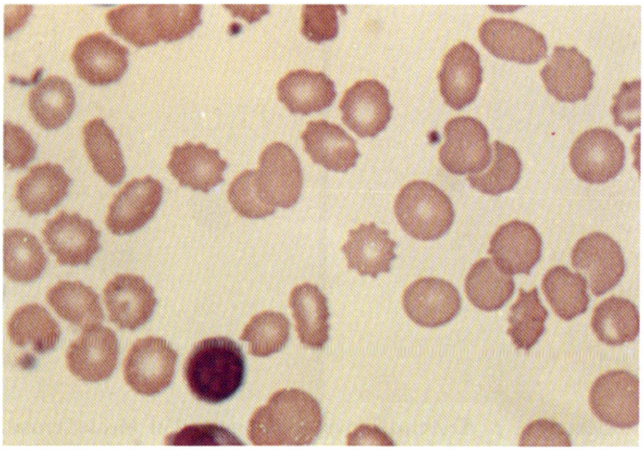

Abbildung 3-10 Urämie. Bei einer Urämie können die Erythrozyten zahlreiche kleine, regelmäßig verteilte Ausziehungen aufweisen (Echinozyten). Diese werden morphologisch von den Akanthozyten (Abb. 3-11) unterschieden.

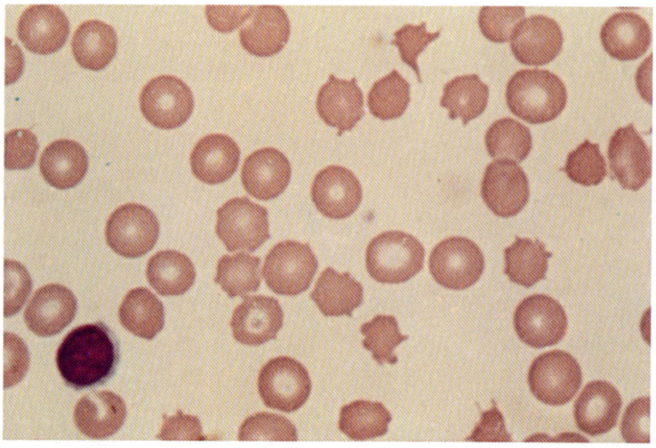

Abbildung 3-11 Akanthozyten sind veränderte Erythrozyten mit zahlreichen, unregelmäßig verteilten, dornförmigen Fortsätzen („Stechapfelform"). *(Aus RS Hillman et al: Hematology in Clinical Practice, 5th ed. New York, McGraw-Hill, 2010.)*

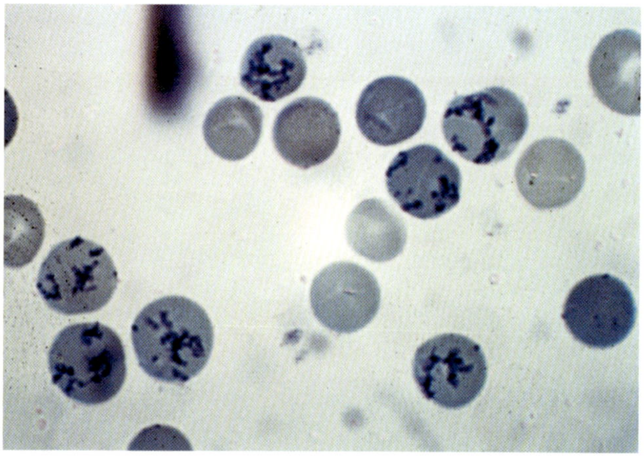

Abbildung 3-12 Retikulozyten. Die Methylenblau-Färbung zeigt Rest-RNS in den jungen roten Zellen. *(Aus RS Hillman et al: Hematology in Clinical Practice, 5th ed. New York, McGraw-Hill, 2010.)*

etwa 10 Tage nach Beginn der Anämie die Erythropoese auf das Zwei- bis Dreifache gesteigert. Im Falle einer sicher bestehenden Anämie ist ein Retikulozytenanstieg auf weniger als das Zwei- bis Dreifache der Norm bei gleichzeitig adäquat erhöhtem Erythropoetinspiegel ein Indikator für ein ungenügendes Ansprechen des Knochenmarks.

Um die Retikulozytenzahl als adäquates Maß für die Knochenmarkreserve verwenden zu können, sind zwei Korrekturen notwendig. Zuerst muss die Retikulozytenzahl im Licht der Zahl der zirkulierenden Erythrozyten betrachtet werden, da bei einer Anämie der Prozentsatz der Retikulozyten formal normal oder erhöht sein kann, obwohl die absolute Retikulozytenzahl unverändert, also nicht adäquat gesteigert, ist. Um dies zu berücksichtigen, wird der Prozentsatz der Retikulozyten mit der Ratio aus aktuellem Hämoglobin oder Hämatokrit und dem für das Geschlecht und Alter des Patienten erwarteten Hämoglobin/Hämatokrit multipliziert (Tab. 3-4). Auf diese Weise erhält man die sog. korrigierte Retikulozytenzahl. Für die adäquate Beurteilung der Knochenmarkfunktion ist es jedoch zusätzlich notwendig, unreife Retikulozyten im peripheren Blut zu berücksichtigen, da unreife Retikulozyten (sog. „Shift"-Zellen) länger als einen Tag überleben und so eine fälschlich zu hohe Produktion im Knochenmark vortäuschen können. Wenn unreife Retikulozyten in Form von polychromatischen Makrozyten im manuellen Differenzialbild vermehrt nachgewiesen werden, sollte dies mittels eines weiteren Korrekturfaktors berücksichtigt werden, der, wie in **Abbildung 3-13** dargestellt, bestimmt wird. Um die verlängerte Überlebenszeit der unreifen Retikulozyten zu berücksichti-

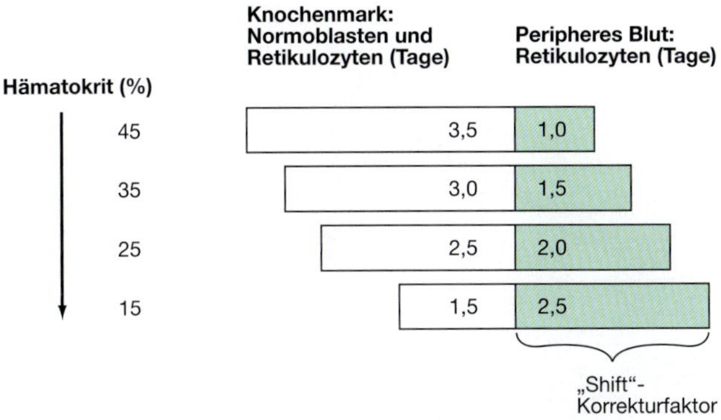

Abbildung 3-13 Korrektur der Retikulozytenzahl. Um die Retikulozytenzahl als einen Indikator für die effektive Produktion roter Blutzellen verwenden zu können, muss die Retikulozytenzahl korrigiert werden (in Relation zum Grad der Anämie und zur Lebensspanne der zirkulierenden Retikulozyten). Erythrozytäre Zellen brauchen etwa 4,5 Tage zur Reifung. Liegt ein normaler Hämatokrit vor, werden die roten Zellen aus dem Knochenmark in das periphere Blut entlassen, in dem sie noch etwa einen Tag lang als Retikulozyten zirkulieren. Liegt allerdings eine Anämie vor, werden, je nach Schweregrad der Anämie, die Retikulozyten unreif in die Zirkulation ausgeschwemmt. Die meisten Patienten mit Anämie werden mit einem Hämatokrit um 25 % klinisch auffällig, hier ist ein Korrekturfaktor von 2 sinnvoll, da die unreifen Retikulozyten etwa 2 Tage im peripheren Blut zirkulieren werden, bevor sie ihre RNA verlieren.

gen, wird die korrigierte Retikulozytenzahl durch den Korrekturfaktor, der in Abhängigkeit von der Schwere der Anämie zwischen 1 und 3 liegt, wobei meist der Faktor 2 zur Korrektur genutzt wird, dividiert. Dies wird auch als „Shift"-Korrektur bezeichnet. Ein Beispiel für eine derartige Korrektur ist in **Tabelle 3-4** dargestellt. Wenn keine Polychromaten im Blutausstrich nachgewiesen werden, wird der zweite Korrekturfaktor nicht berücksichtigt. Der derartig korrigierte Retikulozytenwert wird als *Retikulozyten-Produktionsindex* (RPI) bezeichnet und stellt ein Maß für die Proliferationskapaziät des Knochenmarks im Vergleich zu einem Gesunden dar. In vielen Kliniklabors wird die Anzahl der Retikulozyten nicht nur prozentual, sondern auch als absolute Zahl angegeben, sodass hier keine Korrektur im Kontext der Zahl der zirkulierenden Erythrozyten erfolgen muss. In **Tabelle 3-5** sind die adäquaten Knochenmarkreaktionen auf unterschiedlich schwere Anämien zusammengefasst.

Die Ausschwemmung unreifer Retikulozyten ist normalerweise auf eine erhöhte Erythropoetinstimulation zurückzuführen. Bei Erkankungen wie z. B. einer Knochenmarkkarzinose oder Knochenmarkfibrose (wie bei der Osteomyelofibrose) ist die Freisetzung von Zellen aus dem Knochenmark nachhaltig gestört, sodass bei diesen Erkrankungen im Falle eines Nachweises von unreifen Makrozyten oder anderen kernhaltigen roten Vorstufen im peripheren Blutausstrich ebenfalls

Tabelle 3-4

BERECHNUNG DES RETIKULOZYTEN-PRODUKTIONSINDEX (RPI)

Korrektur Nr. 1 für Anämie:

Diese Korrektur ergibt die korrigierte Retikulozytenzahl.

Beispiel: Retikulozyten 9 %, Hämoglobin 7,5 g/dl, Hämatokrit 23 %, absolute Retikulozytenzahl = 9 × (7,5/15) [oder × (23/45)] = 4,5 %

Merke: Diese Korrektur entfällt, wenn die absolute Retikulozytenzahl (z. B. 50.000/µl Blut) angegeben wird.

Korrektur Nr. 2 für die längerlebigen unreifen polychromatischen Retikulozyten im peripheren Blut:

Diese Korrektur errechnet den Retikulozyten-Produktionsindex (RPI).

Beispiel: Retikulozyten 9 %, Hämoglobin 7,5 g/dl, Hämatokrit 23 %. Retikulozyten-Produktionsindex

$$= 9 \times \frac{(7{,}5/15)(\text{Hämoglobinkorrektur})}{2(\text{Reifungszeitkorrektur})} = 2{,}25$$

Tabelle 3-5

NORMALE KNOCHENMARKREAKTION AUF EINE ANÄMIE

Hämoglobin	Produktionsindex	Retikulozytenzahl
15 g/dl	1	50.000/µl
11 g/dl	2,0–2,5	100–150.000/µl
8 g/dl	3,0–4,0	300–400.000/µl

die „Shift"-Korrektur angewendet wird. Ebenfalls sollte die „Shift"-Korrektur bei Patienten mit Anämie und sehr hohen Retikulozytenzahlen angewandt werden, um ein valides Maß für die effektive Erythropoese zu erhalten. Patienten mit schwerer chronisch-hämolytischer Anämie können die Erythropoese um das Sechs- bis Siebenfache steigern. Dieser Wert zeigt an, dass bei dem Patienten die Erythropoetinsynthese adäquat gesteigert wird, ein funktionsfähiges Knochenmark vorliegt und ausreichend Eisen und die weiteren Substrate zur Verfügung stehen. Wenn der Retikulozyten-Produktionsindex (RPI) angesichts einer gesicherten Anämie < 2 ist, muss ein Defekt in der Proliferation oder Reifung der roten Vorstufen im Knochenmark vorliegen.

Untersuchung von Eisenversorgung und -speicherung Zu den Laborwerten, welche die Eisenbereitstellung zur Hämoglobinsynthese widerspiegeln, gehören das Serumeisen, das Serumferritin, die totale Eisenbindungskapazität (TEBK) und die Transferrinsättigung. Die Transferrinsättigung ergibt sich als Quotient aus Serumeisen (× 100) und TEBK. Das normale Serumeisen liegt zwischen 9 und 27 µmol/l (50–150 µg/dl) und die TEBK zwischen 54 und 64 µmol/l (300–360 µg/dl). Die Transferrinsättigung liegt normalerweise bei 25–50 %. Tagesschwankungen des Serumeisens führen zu einer veränderten prozentualen Transferrinsättigung. In diesem Zusammenhang ist die Bestimmung der TEBK weitgehend durch die direkte Transferrinbestimmung und die Berechnung der Transferrinsättigung nach der Formel Transferrinsättigung [%] = Serumeisen [µmol/l]/Transferrin im Serum [mg/dl] × 398 ersetzt worden.

Das Serumferritin wird herangezogen, um das Gesamtspeichereisen des Körpers zu erfassen. Erwachsene Männer haben ein Serumferritin von ungefähr 100 µg/l, was einem Speichereisen von etwa 1 g entspricht. Erwachsene Frauen haben Ferritinwerte von etwa 30 µg/l entsprechend ihrem geringeren Eisenspeicher (etwa 300 mg). Serumferritinwerte < 10–15 µg/l zeigen einen Eisenmangel mit Entleerung der Eisenspeicher an. Allerdings ist Ferritin auch ein Akut-Phase-Protein, das bei akuten oder chronischen Entzündungen stark ansteigen kann. Bei einem Serumferritin > 200 µg/l kann man davon ausgehen, dass die Eisenspeicher wenigstens etwas Eisen enthalten.

Knochenmarkuntersuchung Bei manchen Anämiepatienten sind ein Knochenmarkaspirat mit -ausstrich und/oder eine Nadelbiopsie sinnvoll. Bei hypoproliferativer Anämie und normalem Eisenwert ist eine Knochenmarkuntersuchung indiziert. Die Knochenmarkuntersuchung ermöglicht die Diagnose primärer Knochenmarkerkrankungen, wie z. B. einer Myelofibrose, eines Defekts der Erythropoese oder einer infiltrativen Knochenmarkerkrankung (Abb. 3-14 bis 3-16). Der G/E-Index ergibt sich aus dem Verhältnis von Granulopoese und Erythropoese im Knochenmarkausstrich. Bei einem Patienten mit einer hypoproliferativen Anämie (siehe unten) und einem Retikulozyten-Produktionsindex < 2 ist ein G/E-Index von 2 : 1 oder 3 : 1 zu erwarten. Im Gegensatz dazu wird man bei einem Patienten mit Hämolyse und einem Retikulozyten-Produktionsindex > 3 einen G/E-Index von wenigstens 1 : 1 finden. An Knochenmarkausstrichen kann eine Eisenfärbung mit der Berliner-Blau-Reaktion durchgeführt werden, um Eisen in den Eisenspeichern und den erythrozytären Vorläuferzellen darzustellen. Eisen wird in Form von *Hämosiderin* und *Ferritin* gespeichert. Der Eisengehalt der Eisenspeicher wird im Retikulum des Knochenmarks beurteilt. Bei entleerten Eisenspeichern findet man keine diffuse Blaufärbung im Retikulum. Bei sorgfältig angefertigten Ausstrichen können normalerweise in 20–40 % der erythrozytären Vorläuferzellen zarte Ferritingranula gesehen werden. Derartige Zellen werden als Sideroblasten bezeichnet. Pathologisch sind Ringsideroblasten mit einem halben oder ganzen Ring von blauen Granula um den Kern von Erythroblasten.

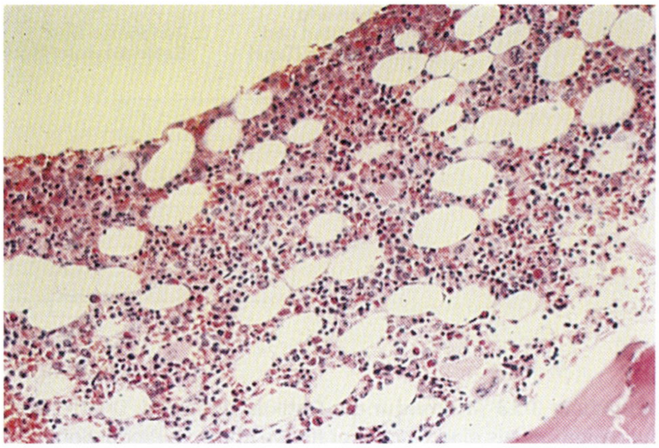

Abbildung 3-14 Normales Knochenmark. Diese Vergrößerung zeigt ein normales, mit Hämatoxylin und Eosin angefärbtes Knochenmark. Die kernhaltigen Zellen machen 40–50 % des Bereiches aus, Fett (helle Bereiche) 50–60 %. *(Aus RS Hillman et al: Hematology in Clinical Practice, 5th ed. New York, McGraw-Hill, 2010.)*

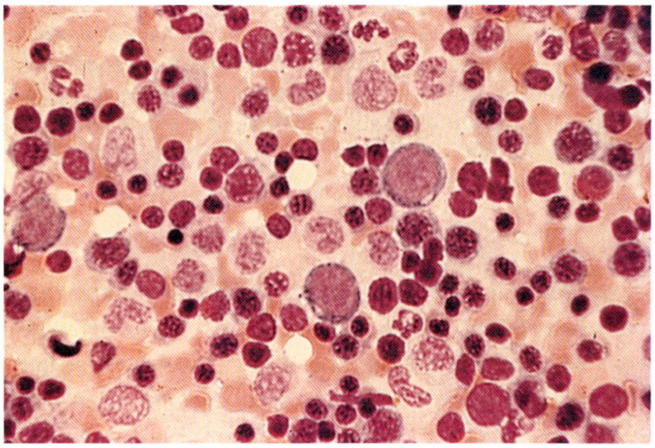

Abbildung 3-15 Erythrozytäre Hyperplasie. Dieser Knochenmarkausschnitt zeigt eine Zunahme der Zellen der roten Reihe, wie dies bei einem gesunden Knochenmark in Reaktion auf einen akuten Blutverlust oder Hämolyse auftreten kann. Die G/E-Ratio liegt ungefähr bei 1 : 1. *(Aus RS Hillman et al: Hematology in Clinical Practice, 5th ed. New York, McGraw-Hill, 2010.)*

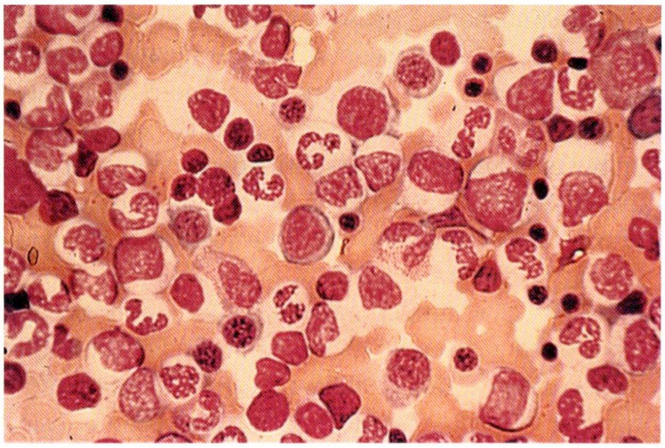

Abbildung 3-16 Granulozytäre Hyperplasie. In diesem Knochenmarkausstrich sind die Zellen der myeloischen oder Granulozytenlinie vermehrt, wie dies bei einem gesunden Knochenmark im Falle einer Infektion auftreten kann. Die G/E-Ratio liegt bei > 3 : 1. *(Aus RS Hillman et al: Hematology in Clinical Practice, 5th ed. New York, McGraw-Hill, 2010.)*

Andere Laboruntersuchungen Zur Sicherung von speziellen Diagnosen sind zusätzliche Laboruntersuchungen notwendig. **Zur Darstellung dieser Tests und ihrer Durchführung siehe Kapitel 8 bis 12.**

DEFINITION UND KLASSIFIKATION DER ANÄMIE

Initiale Anämieklassifikation

Nach funktionellen Gesichtspunkten werden die Anämien in drei Hauptgruppen eingeteilt: (1) Produktionsstörungen im Knochenmark *(hypoproliferative Anämie)*, (2) Reifungsstörungen der Eythrozyten *(ineffektive Erythropoese)* und (3) verkürzte Überlebenszeit der Erythrozyten *(Blutverluste/Hämolyse)*. Diese Klassifikation ist in Abbildung 3-17 dargestellt. Bei der hypoproliferativen Anämie findet man einen niedrigen Retikulozyten-Produktionsindex und eine normozytäre normochrome Anämie (Kap. 8). Bei Reifungsstörungen ist der Retikulozyten-Produktionsindex (RPI) normalerweise leicht bis mittelstark erhöht und die Erythrozytenindizes sind typischerweise makrozytär (Kap. 10) oder mikrozytär (Kap. 8, 9) verändert. Die Zerstörung von Erythrozyten aufgrund einer Hämolyse resultiert bei gesundem Knochenmark in einem Anstieg des Retikulozyten-Produktionsindex auf das mindestens Dreifache (Kap. 11), solange ausreichend Eisen und die anderen Substrate vorhanden sind. Bei akuten Blutungsanämien ist in der Regel der RPI nicht höher als 2–2,5, da die Proliferationssteigerung die roten Vorstufen aufgrund der begrenzten Eisenverfügbarkeit eingeschränkt ist.

Der erste Entscheidungspunkt in der dargestellten Klassifikation der Anämie ist daher der RPI: Ein RPI > 2,5 weist auf eine Hämolyse hin, ein RPI < 2 auf eine hypoproliferative Anämie oder einen Reifungsdefekt (z. B. bei Mangel an Substraten, wie Eisen, Vitamin B_{12}, Folsäure). Die beiden Letzteren können meist durch die Beurteilung der Erythrozytenindizes und des peripheren Blutausstriches differenzialdiagnostisch unterschieden werden. Bei normalen Erythrozytenindizes ist die Anämie meistens hypoproliferativ. Ein Reifungsdefekt (z. B. aufgrund von Substratmangel) ist gekennzeichnet durch eine ineffektive Erythrozytenproduktion und einen niedrigen RPI. Oft finden sich im peripheren Blutausstrich morphologisch stark veränderte Erythrozyten, hypochrome Mikrozyten oder Makrozyten. Die Indikation zur Knochenmarkuntersuchung ist erst nach der Beurteilung dieser Befunde bei weiterhin unklarem Krankheitsbild zu stellen.

Hypoproliferative Anämien

Mindestens 75 % aller Anämien sind hypoproliferativ. Eine hypoproliferative Anämie ist Zeichen eines absoluten oder relativen Knochenmarkversagens, bei dem das erythropoetische Knochenmark, gemessen am Grad der Anämie, nicht ausreichend proliferiert. Die meisten hypoproliferativen Anämien sind Folge eines milden oder moderaten Eisenmangels oder eines entzündlichen Erkrankungsbilds. Daneben kann eine hypoproliferative Anämie Folge eines Knochenmarkschadens oder einer inadäquaten Erythropoetinstimulation sein. Letzteres kann durch eine eingeschränkte Nierenfunktion bedingt oder Folge der Suppression der Erythropoetinbildung durch inflammatorische Zytokine wie Interleukin-1 sein oder den reduzierten Bedarf des Gewebes für Sauerstoff anzeigen, wie er bei metabolischen Erkrankungen (z. B. Hypothyreose) vorkommt. Nur manchmal ist das gesunde Knochenmark unfähig, die Erythrozytenproduktion auf dem erforderlichen Niveau zu halten, meistens beim akuten Nierenversagen. Bei Diabetes mellitus oder einem Myelom kann der Erythropoetinmangel stärker ausgeprägt sein als das vom Grad der renalen Funktionseinschränkung zu erwarten wäre. Generell sind hypoproliferative Anämien durch normochrome, normozytäre rote Zellen charakterisiert, obwohl bei einem nur leichten Eisenmangel oder einer lange bestehenden chronischen Entzündung auch hypochrome, mikrozytäre Erythrozyten beobachtet werden können. Die entscheidenden Labortests, um zwischen den einzelnen Formen der hypoproliferativen Anämie unterscheiden zu können, sind Se-

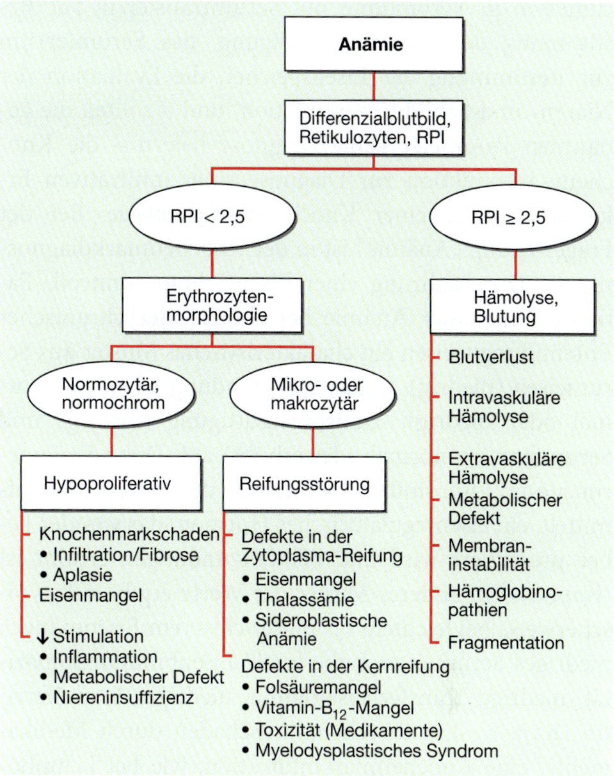

Abbildung 3-17 Physiologische Klassifikation der Anämien. RPI = Retikulozyten-Produktionsindex.

rumeisen in Verbindung mit Serumtransferrin zur Bestimmung der Transferrinsättigung, das Serumferritin zur Bestimmung der Eisenspeicher, die Evaluation der Nieren- und Schilddrüsenfunktion, und – sollten die genannten Parameter keine Diagnose liefern – die Knochenmarkpunktion zur Diagnose einer infiltrativen Erkrankung oder einer Knochenmarkdysplasie. Bei der Fragestellung „Anämie" ist in der Knochenmarkdiagnostik die Durchführung einer Eisenfärbung sinnvoll. Patienten mit einer Anämie bei akuter oder chronischer Entzündung weisen ein charakteristisches Muster aus Serumeisen (niedrig), totaler Eisenbindungskapazität (normal oder niedrig), Transferrinsättigung (niedrig) und Serumferritin (normal oder erhöht) auf. Diese Veränderungen im Eisenstoffwechsel werden durch Hepcidin vermittelt, ein eisenregulatorisches Hormon, das von der Leber produziert wird und bei Entzündungen erhöht ist (Kap. 8). Ein anderes Muster der Werte ergibt sich typischerweise bei leichtem bis mittelschwerem Eisenmangel: niedriges Serumeisen, hohe totale Eisenbindungskapazität, niedrige Transferrinsättigung, niedriges Serumferritin (Kap. 8). Ein Knochenmarkschaden durch Medikamente, eine Knochenmarkinfiltration, wie bei Lymphomen oder Leukämien, sowie eine Knochenmarkaplasie können gewöhnlich aus der Zusammenschau von peripherem Blut und der Knochenmarkzytologie diagnostiziert werden, bei anderen infiltrativen Erkrankungen (z. B. Knochenmarkkarzinose oder zytologisch fraglicher Lymphominfiltration) oder zur Diagnose einer Knochenmarkfibrose ist meist die histologische Untersuchung einer Knochenmarkbiopsie notwendig.

Reifungsstörungen

Eine Anämie mit situativ inadäquat niedrigem Retikulozyten-Produktionsindex (RPI), einer Makro- oder einer Mikrozytose im Blutausstrich und veränderten Erythrozytenindizes weist auf eine Reifungsstörung hin. Diese werden in zwei Hauptkategorien unterteilt: nukleäre Reifungsstörungen mit Makrozytose und zytoplasmatische Reifungsstörungen mit Mikrozytose und Hypochromie, meist bedingt durch Defekte in der Hämoglobinproduktion. Der in der Situation zu niedrige RPI ist durch die ineffektive Erythropoese infolge der Zerstörung der sich entwickelnden Erythrozyten im Knochenmark bedingt. In der Knochenmarkuntersuchung zeigt sich eine erythrozytäre Hyperplasie.

Nukleäre Reifungsstörungen sind Folge eines Vitamin-B_{12}- oder Folsäuremangels, einer arzneimittelbedingten Schädigung oder einer Myelodysplasie. Arzneimittel, wie Methotrexat oder Alkylanzien, die mit der zellulären DNS-Synthese interferieren, können eine nukleäre Reifungsstörung hervorrufen. Auch Alkoholkonsum allein kann zu einer Makrozytose mit unterschiedlich starker Anämie führen, wobei meistens gleichzeitig ein Folsäuremangel vorliegt. Die Bestimmung von Vitamin B_{12} und Folsäure dient nicht nur der Diagnose der spezifischen Vitaminmangelzustände, sondern auch zum Nachweis der zugrunde liegenden pathologischen Mechanismen (Kap. 10).

Zytoplasmatische Reifungsstörungen sind die Folge eines schweren Eisenmangels oder von Veränderungen der Globin- oder Hämsynthese. Der Eisenmangel nimmt eine ungewöhnliche Stellung unter den Anämieformen ein. Bei leichten bis mittelschweren Eisenmangelanämien ist die erythrozytäre Knochenmarkproliferation herabgesetzt und die Anämie wird als hypoproliferativ eingestuft. Bei schwerer und länger bestehender Eisenmangelanämie wird die Erythropoese jedoch trotz der unzureichenden Eisenversorgung hyperplastisch und die Anämie wird als ineffektive Erythropoese mit einer zytoplasmatischen Reifungsstörung klassifiziert. In beiden Fällen ist die Diagnose durch den zu niedrigen Retikulozyten-Produktionsindex, die Mikrozytose und die klassischen Veränderungen der Parameter des Eisenstoffwechsels klar und ermöglicht die Abgrenzung des Eisenmangels von anderen zytoplasmatischen Reifungsstörungen wie den Thalassämien. Im Vergleich zu Defekten der Globinsynthese sind solche der Hämsynthese seltener und können erworben oder hereditär sein. Erworbene Veränderungen sind normalerweise mit einer Myelodysplasie assoziiert und können zu einer makro- oder mikrozytären Anämie führen und zeigen oft mitochondriale Eisenablagerungen. In diesen Fällen wird das Eisen von den Mitochondrien des sich entwickelnden Erythrozyten aufgenommen, aber nicht in das Häm eingebaut. Die eisenüberladenen Mitochondrien umringen den Kern des Erythrozyten. Anhand des charakteristischen Befundes derartiger Ringsideroblasten im eisengefärbten Knochenmarkausstrich kann bei den Patienten eine sideroblastische Anämie diagnostiziert werden, die fast immer Ausdruck einer Myelodysplasie ist. Auch hier sind die Parameter des Eisenstoffwechsels für die Differenzialdiagnostik und Behandlung wichtig.

Akute Blutverluste und hämolytische Anämie

Im Gegensatz zu den Anämien mit zu niedrigem Retikulozyten-Produktionsindex (RPI) sind hämolytische Anämien mit einem > 2,5-fach erhöhten Retikulozyten-Produktionsindex assoziiert. Die stimulierte Erythropoese wird im peripheren Blutausstrich durch die hohe Zahl der polychromatophilen Makrozyten (unreife Retikulozyten) abgebildet. Wenn der RPI adäquat erhöht ist, ist eine Knochenmarkuntersuchung in der Regel nicht indiziert. Die Erythrozytenindizes sind typischerweise normozytär oder leicht makrozytär, was den erhöhten Gehalt von Retikulozyten widerspiegelt. Eine akute Blutung ist aufgrund der zeitlichen Latenz bis zur Steigerung der Erythropoetinproduktion und nachfolgend gesteigerten Knochenmarkproliferation nicht mit einem Anstieg des RPI verbunden. Ein subakuter Blutverlust kann mit einer leichten Retikulozytose vergesellschaftet sein. Anämien bei chronischem Blutverlust präsentieren sich eher als Eisenmangelanämie denn als mit dem Bild einer gesteigerten Erythrozytenproduktion.

Die Evaluation einer akuten Blutungsanämie ist meistens durch die Anamnese nicht schwierig. Probleme können entstehen, wenn sich der Patient nach einem unbemerkten Blutverlust mit einem gesteigerten RPI vorstellt. Der Grund für die Anämie und die gesteigerte Erythropoese ist dann nicht offensichtlich. Die Bestätigung der Diagnose „Erholungsphase nach Blutverlust" kann dann erst durch eine Nachbeobachtung von 2–3 Wochen gestellt werden, in dieser Zeit steigt das Hämoglobin an und der RPI fällt (Kap. 11).

Akute Hämolysen sind klinisch oft dramatisch, gehören jedoch zu den selteneren Formen der Anämie. Die Fähigkeit, einen hohen RPI aufrechtzuerhalten, spiegelt die Knochenmarkreserve sowie im Fall der extravaskulären Hämolyse die Fähigkeit, das Eisen aus den zerstörten Erythrozyten effektiv wieder der Erythropoese zuzuführen, wider. Bei der intravaskulären Hämolyse, wie der paroxysmalen nächtlichen Hämoglobinurie, kann der Eisenverlust den limitierenden Faktor der Knochenmarkreserve darstellen. Das Niveau der Knochenmarkantwort ist vom Schweregrad der Anämie und von der Natur der zugrunde liegenden Erkrankung abhängig.

Hämoglobinopathien wie die Sichelzellerkrankung und die Thalassämien zeigen ein gemischtes Bild. Der RPI kann hoch sein, ist jedoch für das Ausmaß der Knochenmarkhyperplasie inadäquat niedrig (Kap. 9).

Hämolytische Anämien können sich unterschiedlich manifestieren. Einige treten plötzlich als akute, selbstlimitierende Episoden mit intravasaler oder extravasaler Hämolyse auf, wie es oft bei Patienten mit autoimmuner Hämolyse oder hereditären Störungen von Glykolyse oder Glutathionstoffwechsel zu beobachten ist. Patienten mit hereditären Erkrankungen des Hämoglobinmoleküls oder der Erythrozytenmembran weisen meist eine lebenslange, für die Erkrankung typische Anamnese auf. Patienten mit chronisch-hämolytischen Krankheiten, wie der hereditären Sphärozytose, werden oft nicht aufgrund einer Anämie, sondern mit aus der anhaltend vermehrten Erythrozytenzerstörung resultierenden Komplikationen wie Bilirubingallensteinen oder Splenomegalie vorstellig. Daneben sind Patienten mit chronischer Hämolyse anfällig für aplastische Krisen im Rahmen von Infektionen (z. B. durch Virusinfekte).

Zur Differenzialdiagnose akuter und chronischer hämolytischer Ereignisse muss eine sorgfältige Familienanamnese erhoben, das klinische Bild beurteilt und unabhängig davon, ob die Erkrankung angeboren oder erworben ist, der Blutausstrich sorgfältig beurteilt werden. Zur genauen Diagnosestellung sind mitunter spezielle Labortests, wie zum Beispiel die Hämoglobinelektrophorese oder eine Untersuchung der Erythrozytenenzyme erforderlich. Erworbene Defekte mit einer Verkürzung des Erythrozytenüberlebens sind meistens immunologischer Genese und erfordern einen direkten oder indirekten Antiglobintest (Coombs-Test) oder die Bestimmung von Kälteagglutininen zum Nachweis hämolytischer Antikörper oder komplementvermittelter Zellzerstörung (Kap. 11).

Behandlung ANÄMIE

Grundsätzlich gilt, dass leichte bis mittelschwere Anämien nur behandelt werden, wenn eine klare Diagnose gestellt wurde. Nur in seltenen, akuten Fällen ist eine Anämie so ausgeprägt, dass Transfusionen erforderlich sind, bevor eine exakte Diagnose gestellt werden kann. Unabhängig davon, ob die Anämie akut oder subakut auftritt, richtet sich der Therapieansatz nach den nachgewiesenen Ursachen der Anämie, die häufig multifaktoriell bedingt ist. So kann ein Patient mit schwerer rheumatoider Arthritis, der Antiphlogistika einnimmt, an einer durch die chronische Entzündung bedingten hypoproliferativen Anämie und gleichzeitig an einer, durch rezidivierende gastrointestinale Blutungen verursachten, Blutungsanämie leiden. In jedem Fall muss der Eisenstatus vor Einleitung einer Therapie ermittelt und dieser auch im Therapieverlauf kontrolliert werden. **Transfusionen werden in Kapitel 13, Eisenmangel in Kapitel 8, die Behandlung der megaloblastären Anämie in Kapitel 10, die Behandlung anderer Krankheitsentitäten in den jeweiligen Kapiteln besprochen (Sichelzellenanämie Kap. 9, hämolytische Anämien Kap. 11, aplastische Anämie und Myelodysplasie Kap. 12).**

In den vergangenen 30 Jahren haben sich die therapeutischen Optionen zur Behandlung von Anämien dramatisch verbessert. Inzwischen sind Blutprodukte verfügbar und sicher. Rekombinantes Erythropoetin hat das Leben vieler Dialysepatienten zur Anämiebehandlung positiv verändert und den Transfusionsbedarf bei anämischen Patienten unter Chemotherapie reduziert. In diesem Kontext ist jedoch Erythropoetin zur Behandlung von Anämien bei Patienten mit malignen Erkrankungen aufgrund von möglicherweise vermehrten thrombembolischen Ereignissen und ungünstigerem Behandlungsergebnis teilweise umstritten und bedarf, unter Berücksichtigung der spezifischen Erkrankung, des Therapieziels und des Patientenwunsches, einer individuellen Entscheidung. Patienten mit hereditären Erkrankungen der Globinsynthese oder mit Mutationen der Globingene (z. B. Sichelzellerkrankung) werden vermutlich von der Einführung gezielter Gentherapien in der Zukunft profitieren.

POLYZYTHÄMIE

Bei diesen Erkrankungen sind Hämatokrit (Hkt), Hämoglobinkonzentration und Erythrozytenzahl im Blut erhöht. Diese Erhöhung kann real oder nur aufgrund eines reduzierten Plasmavolumens vorgetäuscht (Pseudopolyglobulie/relative Erythrozytose) sein. Oft werden die Begriffe Erythrozytose synonym zur Polyzythämie verwandt, während einige zwischen der Erythrozytose als eine nachgewiesene Zunahme der roten Zellmasse und der Polyzythämie als Zunahme der Erythrozytenzahl unterscheiden. Im deutschsprachigen Raum werden häufig die Erythrozytosen (ältere Bezeichnung Polyglobulien) gekennzeichnet als erhöhte Erythrozytenzahl, Hämoglobinkonzentration und Hämatokrit, entweder im Rahmen oder als Reaktion auf Erkrankungen oder äußere Umstände (sekundäre [reaktive] Erythrozytose – siehe unten) oder sehr selten angeboren (primäre Erythrozytosen) von der Polycythaemia vera (zugehörig zu den myeloproliferativen Neoplasien [MPN]) abgegrenzt. Oft werden Patienten mit einer Polyzythämie oder Erythrozytose zufällig durch den Nachweis erhöhter Hämoglobin- oder Hämatokritwerte entdeckt. Hierbei besteht der Verdacht auf erhöhte Hämoglobinwerte ab Hämoglobinwerten von 170 g/l (17 g/dl) bei Männern und von 150 g/l (15 g/dl) bei Frauen. Ebenso ist ein Hämatokrit > 50 % bei Männern oder > 45 % bei Frauen erhöht. Werte > 60 % bei Männern und > 55 % bei Frauen sind fast immer mit einer erhöhten roten Zellmasse assoziiert. Da Blutbildmaschinen die Hämoglobinkonzentration tatsächlich messen und der Hämatokrit lediglich errechnet wird, scheint in diesem Kontext die Hämoglobinkonzentration der geeignetere Parameter zu sein.

Im Zusammenhang mit differenzialdiagnostischen Überlegungen sollte in der Anamnese gezielt nach Zigarettenrauchen, kürzlichem Aufenthalt im Hochgebirge, einem bekannten kongenitalen Herzleiden, einer Schlafapnoe und chronischen Lungenerkrankungen gefragt werden.

Patienten mit einer Polyzythämie oder Erythrozytose können asymptomatisch sein oder Symptome haben, die entweder direkt durch die erhöhte Erythrozytenmasse oder durch die für die Polyzythämie verantwortliche Grunderkrankung verursacht werden. Die typischen Symptome einer erhöhten Erythrozytenmasse sind thrombotische Ereignisse (sowohl venös als auch arteriell) und Hyperviskositätssymptome, da die Blutviskosität logarithmisch zunimmt, sobald der Hämatokrit Werte über 55 % erreicht hat. Die Manifestationen reichen von Ischämien der Finger bis zum Budd-Chiari-Syndrom mit hepatischer Venenthrombose. Besonders häufig kommt es zu abdominellen Thrombosen. Neurologische Symptome, wie Schwindel, Tinnitus, Kopfschmerzen und Sehstörungen, können im Rahmen der Hyperviskosität auftreten. Oft liegt eine Hypertonie vor. Patienten mit einer *Polycythaemia vera* können einen durch Wasser auslösbaren Juckreiz und durch die Hepatosplenomegalie verursachte Symptome aufweisen. Daneben treten vermehrt Blutergüsse, Nasenbluten oder gastrointestinale Blutungen, oftmals auf dem Boden einer gastroduodenalen Ulkuskrankheit, auf. Bei Patienten mit einer Hypoxämie können schon bei minimaler Anstrengung eine Zyanose oder Kopfschmerzen, eine reduzierte mentale Leistungsfähigkeit sowie Müdigkeit auftreten.

In der körperlichen Untersuchung zeigt sich meistens ein rötlicher Teint. Falls eine Splenomegalie nachgewiesen wird, liegt am ehesten eine Polycythaemia vera vor (Kap. 14). Eine Zyanose oder Hinweise auf einen Rechts-links-Shunt lenken den Verdacht auf eine kongenitale Herzerkrankung, insbesondere eine Fallot-Tetralogie oder ein Eisenmenger-Syndrom. Durch die erhöhte Blutviskosität steigt der pulmonal-arterielle Druck, und die Hypoxämie kann zu einem erhöhten Lungengefäßwiderstand führen. Zusammen kann dies ein Cor pulmonale zur Folge haben.

Sekundäre Erythrozytosen können sowohl als Pseudopolyglobulie/relative Erythrozytose im Rahmen eines reduzierten Plasmavolumens, z. B. im Kontext einer Stresserythrozytose (u. a. Gaisböck-Syndrom) oder schweren Exikose, als auch durch eine real vermehrte rote Zellmasse durch eine aus unterschiedlichen Gründen gesteigerte Erythropoetinsynthese (z. B. durch Aufenthalte in großer Höhe, Lungenerkrankung, CO-Vergiftung, Hämoglobinstörungen, Nierenerkrankungen, Tumoren mit ektoper Erythropoetinproduktion etc.) auftreten.

Eine seltene familiäre Form der Polyzythämie geht mit normalen Erythropoetinspiegeln einher, wobei aber Mutationen vorliegen, die zu hyperreaktiven Erythropoetinrezeptoren führen.

Zugang zum Patienten POLYZYTHÄMIE

Im Kontext der Abklärung einer Erhöhung von Hämatokrit (Hkt), Hämoglobinkonzentration und Erythrozytenzahl ist die differenzialdiagnostische Unterscheidung zwischen einer primären Polyzythämie (Polycythaemia vera, klonale Erkrankung, **Kap. 14**) und einer sekundären Erythrozytose entscheidend. In **Abbildung 3-18** wird ein möglicher diagnostischer Algorithmus dargestellt. Eine erhöhte Erythrozytenmasse kann in der Nuklearmedizin mittels Isotopenverdünnung durch Gabe von ^{51}Cr-markierten autologen Erythrozyten an den Patienten und anschließenden Blutentnahmen über 2 Stunden zur Erfassung der Blutradioaktivität dokumentiert werden, wird aber in der Praxis kaum noch durchgeführt. Bei einer normalen Erythrozytenmasse (< 36 ml/kg bei Männern, < 32 ml/kg bei Frauen) liegt eine Pseudopolyglobulie/relative Erythrozytose vor. Ist die Erythrozytenmasse erhöht (> 36 ml/kg bei Männern und > 32 ml/kg bei Frauen), die Sauerstoffsättigung normal und bildgebende Verfahren unauffällig (z. B. keine Splenomegalie, kein Nierentumor), sollten die Erythropoetinspiegel im Serum ermittelt werden. Bei niedrigen oder nicht messbaren Werten leidet der Patient vermutlich unter einer Polycythaemia vera. Bei 90–95 % der Patienten mit einer Polycythaemia vera findet sich eine Mutation im JAK-2-Gen (Val617Phe im Exon 14), einem Mitglied des intrazellulären Zytokinsignalweges. Bei vielen der Patienten, die diese JAK-2-Mutation nicht aufweisen, bestehen Mutationen im Exon 12. Aus praktischen Gründen bestimmen nur wenige Zentren bei erhöhtem Hämatokrit die Erythrozythenmasse. Stattdessen wird der Erythropoetinspiegel bestimmt, nach einer JAK-2-Mutation gesucht und ein abdominaler Ultraschall zur Ermittlung der Milzgröße durchgeführt. Daneben finden sich bei Patienten mit Polycythaemia vera häufig eine erhöhte Leukozytenzahl, eine Basophilie und eine Thrombozytose. Ein Hämoglobinwert > 18,5 g/dl und ein Hämatokrit > 60 % bei Männern sowie ein Hämoglobinwert > 17 g/dl und ein Hämatokrit > 55 % bei Frauen sind meist auf eine erhöhte Erythrozytenmasse zurückzuführen.

Im Falle erhöhter Erythropoetin-Serumspiegel muss differenziert werden, ob es sich hierbei um eine physiologische Reaktion auf eine Hypoxämie handelt oder die Erhöhung Folge einer autonomen Produktion ist. Patienten mit niedriger arterieller Sauerstoffsättigung (< 92 %) sollten weiter auf eine Herz- oder Lungenerkrankung untersucht werden, sofern sie nicht im Hochgebirge leben. Rauchende Patienten mit normaler Sauerstoffsättigung können aufgrund der Verdrängung von Sauerstoff durch Kohlenmonoxid am Hämoglobin erhöhte Erythropoetinspiegel aufweisen. Im Falle sehr hoher Carboxyhämoglobinwerte (COHb) kann bei diesen Patienten die Diagnose einer Raucher-Polyzythämie gestellt werden. Solche Patienten sollten aufgefordert werden, mit dem Rauchen aufzuhören. Sofern keine Beendigung des Tabakkonsums erreicht werden kann, sind Aderlässe zur Beherrschung der

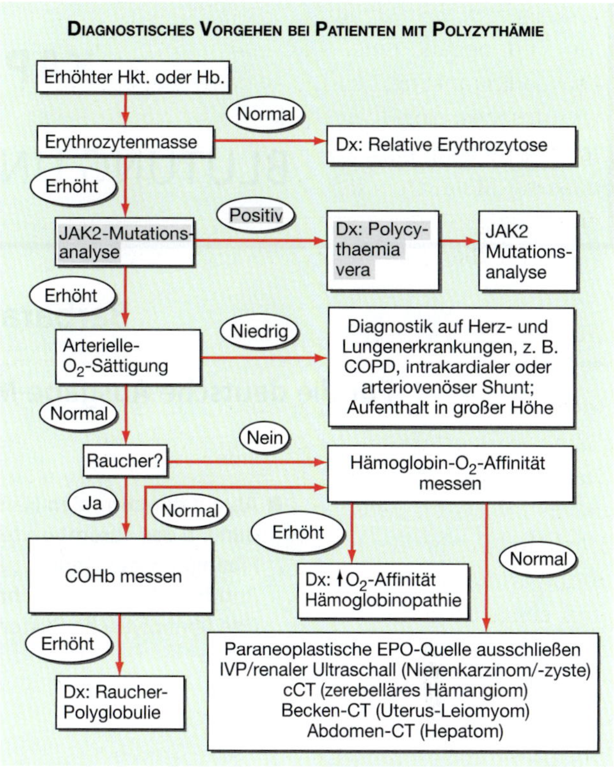

Abbildung 3-18 Vorgehen bei der Differenzialdiagnostik von Patienten mit erhöhtem Hämoglobin (Verdacht auf Polyzythämie). COPD = chronisch obstruktive Lungenerkrankung; cCT = zerebrale Computertomografie; COHb = Carboxyhämoglobin; Dx = Diagnose; EPO = Erythropoetin; Hb = Hämoglobin; Hkt = Hämatokrit; IVP = intravenöse Pyelografie.

Erythrozytose erforderlich. Patienten mit normaler Sauerstoffsättigung, die nicht rauchen, besitzen entweder ein verändertes Hämoglobin, das den Sauerstoff in den Geweben nicht adäquat abgibt (Nachweis durch erhöhte Sauerstoffaffinität von Hämoglobin), oder weisen eine Erythropoetinquelle auf, welche unabhängig von der normalen Feed-back-Regulation Erythropoetin freisetzt. Bei diesen Patienten richtet sich das weitere Vorgehen der differenzialdiagnostischen Abklärung Erythropoetin-produzierender Neoplasmen. Hepatome, uterine Myome und Nierenerkrankungen oder -zysten sind mittels einer Abdomen-Computertomografie nachweisbar. Zerebelläre Hämangiome können zwar ebenfalls Erythropoetin produzieren, manifestieren sich meistens aber eher mit neurologischen Symptomen als mit Beschwerden im Zusammenhang mit der Polyzythämie.

WEITERFÜHRENDE LITERATUR

Hillman RS et al: Hematology in Clinical Practice, 5th ed. New York, McGraw-Hill, 2010

McMullin MF: The classification and diagnosis of erythrocytosis. Int J Lab Hematol 30:447, 2008

KAPITEL 4

BLUTUNG UND THROMBOSE

Barbara A. Konkle

Für die deutsche Ausgabe Marianne Sinn und Hanno Riess

Das menschliche Hämostasesystem befindet sich in einem natürlichen Gleichgewicht zwischen prothrombotischen und antithrombotischen Effekten. Prothrombotisch wirken insbesondere die Plättchenadhäsion und -aggregation sowie die Fibringerinnselbildung. Zu den antithrombotischen Elementen gehören insbesondere die natürlichen Gerinnungsinhibitoren (wie Antithrombin, Protein C und S) und die Fibrinolyse. Unter normalen Umständen ist die Hämostase so reguliert, dass der Blutfluss aufrechterhalten wird, andererseits sind jedoch die Voraussetzungen gegeben, dass durch eine schnelle Gerinnselbildung der Blutfluss gestoppt und ein Verbluten verhindert werden kann. Nachdem eine Blutung durch erfolgreiche Thrombosebildung gestoppt wurde, versucht das Hämostasesystem, die Kontinuität des verletzten Gefäßes und den normalen Blutfluss wiederherzustellen. Die wesentlichen Komponenten des Hämostasesystems, die miteinander interagieren, sind (1) die Blutplättchen (Thrombozyten) und andere zelluläre Bestandteile des Blutes, wie Monozyten und Erythrozyten, (2) Plasmaproteine (die Faktoren der Gerinnung und Fibrinolyse sowie die dazugehörigen Inhibitoren) und (3) die Gefäßwand.

ABLAUF DER NORMALEN HÄMOSTASE

BILDUNG DES THROMBOZYTENPFROPFS

Ausgelöst durch eine Gefäßverletzung kommt es zur Plättchenadhäsion, in der Regel an durch Endothelablösung der inneren Gefäßwand. Die Plättchenadhäsion wird durch den von-Willebrand-Faktor (vWF) vermittelt, ein großes multimeres Protein, das sowohl im Plasma als auch in der extrazellulären Matrix des Subendothelialraumes vorhanden ist. Der vWF dient als primärer „molekularer Kleber", der genügend Halt vermittelt, damit die Plättchen den hohen Scherkräften widerstehen können und damit nicht mit dem Blutfluss fortbewegt werden. Die Plättchenadhäsion wird darüber hinaus durch eine direkte Bindung am subendothelialen Kollagen mittels spezifischer Plättchenmembranrezeptoren vermittelt.

Die Plättchenadhäsion führt zur nachfolgenden Plättchenaktivierung und Aggregation. Dieser Prozess wird gefördert und verstärkt durch humorale Mediatoren des Plasmas (z. B. Epinephrin, Thrombin), durch Mediatoren, die aus aktivierten Thrombozyten freigesetzt werden (z. B. Adenosindiphosphat, Serotonin), und durch Bestandteile der extrazellulären Matrix der Gefäßwand, die mit den adhärenten Plättchen in Kontakt kommen (z. B. Kollagen, vWF). Die Plättchenaktivierung erfolgt durch die aktive Freisetzung von Thrombozyten-Inhaltsstoffen, die die Aggregation weiter verstärken und die natürlichen antithrombotischen Wirkungen der Endothelzellen hemmen. Während der Thrombozytenaggregation (Plättchen-Plättchen-Interaktion) werden zusätzliche Thrombozyten aus der Zirkulation an den Ort der Gefäßverletzung rekrutiert, die zur Bildung eines defektverschließenden Plättchenpfropfes führen. Dieser wird durch das parallel entstehende Fibrinnetz stabilisiert und zusätzlich an der verletzten Gefäßwand verankert.

Der Plättchen-Glykoprotein(Gp)-IIb/IIIa-Komplex ist der quantitativ bedeutsamste Rezeptor auf der Plättchenoberfläche und wird während der Plättchenaktivierung aktiviert, sodass er Fibrinogen und vWF binden kann. Da die Oberfläche jedes einzelnen Plättchens etwa 50.000 GpIIb/IIIa-Bindungsstellen besitzt, kann sich aus zahllosen aktivierten Plättchen, die sich am Ort der Gefäßverletzung ansammeln, unter Vermittlung eines dichten Netzwerkes von Fibrinogenbrücken zwischen den einzelnen Plättchen rasch ein gefäßverschließendes Aggregat bilden. Da dieser Rezeptor als zentraler Mediator der Plättchenaggregation erkannt wurde, gilt er als eine Zielstruktur für eine effektive thrombozytenfunktionshemmende Therapie.

FIBRINGERINNSELBILDUNG

Plasmatische Gerinnungsfaktoren zirkulieren im Plasma normalerweise als inaktive Proteine. Die Abfolge der Gerinnungsfaktoraktivierung zur Fibrinbildung wurde initial als ein Wasserfall oder eine Kaskade beschrieben. Dabei wurden in der Vergangenheit zwei Wege der Blutgerinnung beschrieben: der so genannte extrinsische – oder besser – Tissue-Factor-Weg und der so genannte intrinsische oder Kontaktaktivierungsweg. Heutzutage ist davon auszugehen, dass die plasmatische Gerinnung durch Verfügbarwerden von Tissue Factor (TF) und die konsekutive Aktivierung der klassischen extrinsischen Gerinnung ausgelöst wird, dass dieser Weg aber durch Faktoren der intrinsischen Gerinnung klinisch bedeutsam verstärkt wird, wie dies in Abbildung 4-1 dargestellt ist. Diese Reaktionen laufen an geeigneten Phospholipidoberflächen ab, vor allem an den Oberflächen aktivierter Thrombozyten. Zu beachten ist, dass die plasmatischen Gerinnungstests im Labor möglicherweise aufgrund der künstlichen Natur der verwendeten In-vitro-Systeme andere Abhängigkeiten und Reaktionsabläufe widerspiegeln (siehe unten).

Der wesentliche Auslöser für die Gerinnungsaktivierung ist der Gefäßschaden, der das zirkulierende Blut in Kontakt mit dem konstitutionell auf den Oberflächen der subendothelialen Zellen (z. B. glatte Muskelzellen oder Fibroblasten) exprimierten Tissue Factor bringt. Tissue Factor findet sich auch auf zirkulierenden Mikropartikeln, die von verschiedenen Zellen, insbesondere Monozyten und Thrombozyten, abgeschnürt werden. Tissue Factor bindet die Serinprotease Faktor VIIa, der entstehende Komplex aktiviert Faktor X zu Faktor Xa. Alternativ kann der TF/FVIIa-Komplex über die Aktivierung von Faktor IX zu Faktor IXa indirekt Faktor X aktivieren. Die Beteiligung des Faktors XI am Prozess der plasmatischen Gerinnung ist weniger abhängig von seiner Aktivierung durch Faktor XIIa, sondern vor allem von der

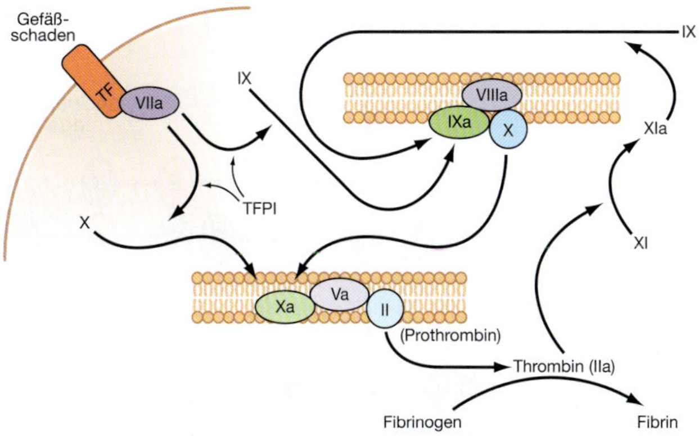

Abbildung 4-1 Die plasmatische Gerinnung wird durch Verfügbarwerden des Tissue Factor (TF früher: Gewebethromboplastin) ausgelöst, der zusammen mit dem Faktor (F) VIIa den FIX und FX aktiviert, die ihrerseits mit den Kofaktoren (FVIII und FV) zur Thrombinbildung und konsekutiv zur Umwandlung von Fibrinogen in Fibrin führen. Thrombin aktiviert seinerseits FXI, FVIII und FV, wodurch es zur weiteren sich selbstverstärkenden Thrombinbildung kommt. Der initial gebildete TF/FVIIa/FXa-Komplex wird durch den Tissue Factor Pathway Inhibitor (TFPI) gehemmt, sodass die fortwährende Thrombinbildung von der verstärkenden Rückkopplung durch FIX und FVIII abhängig ist. Zur Fibrinbildung im Rahmen der Gerinnung werden Kalziumionen (nicht dargestellt) und geeignete Phospholipidoberflächen – üblicherweise die aktivierte Thrombozytenmembran – benötigt.

positiven Rückkopplungsaktivierung durch Thrombin. Die Bedeutung des Faktors XIa liegt daher mehr in der Beförderung und Verstärkung und weniger in der Initiierung der plasmatischen Gerinnung.

Faktor Xa, der also entweder durch TF/FVIIa-Komplex oder Faktor IXa (zusammen mit Faktor VIIIa als Kofaktor) entstehen kann, überführt Prothrombin in Thrombin, die zentrale Protease der plasmatischen Gerinnung. Wesentlicher Kofaktor für diese Reaktion ist Faktor Va, der analog zu dem homologen Kofaktor VIIIa durch thrombinvermittelte limitierte Proteolyse des Faktors V entsteht.

Zur Fibrinpolymerisation ist eine geordnete Anordnung der Fibrinmoleküle notwendig (Abb. 4-2). In diesem Zusammenhang aktiviert Thrombin auch Faktor XIII (fibrinstabilisierender Faktor) und der entstehende Faktor XIIIa führt zur kovalenten Vernetzung und damit Stabilisierung des Fibringerinnsels. Thrombin ist somit ein multifunktionales Enzym, das lösliches Plasmafibrinogen in eine unlösliche Fibrinmatrix überführt.

Die Ansammlung von Gerinnungsfaktoren auf der Oberfläche aktivierter Zellmembranen beschleunigt wesentlich die Reaktionsgeschwindigkeiten und dient auch dazu, den Gerinnungsprozess an den Ort des Gefäßschadens zu binden. Auf Membranenoberflächen ruhender Zellen werden saure Phospholipide, die die wesentlichen Bestandteile dieser aktivierten Zellmembran darstellen, normalerweise nicht exprimiert. Werden jedoch Thrombozyten, Monozyten oder Endothelzellen durch Gefäß-

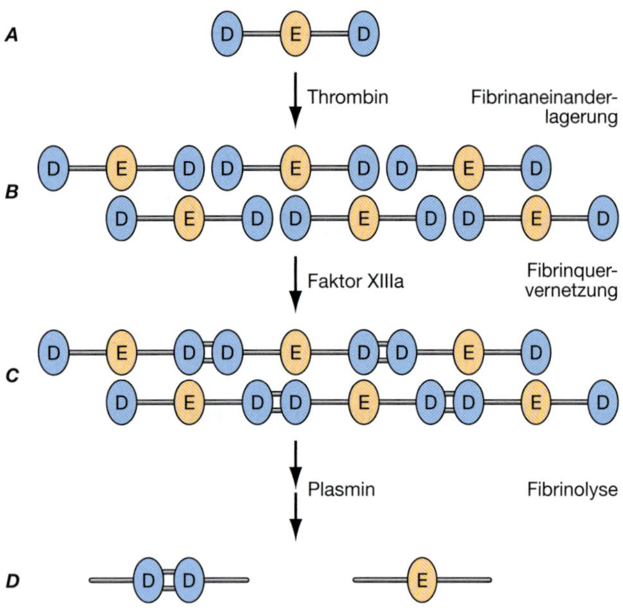

Abbildung 4-2 Fibrinbildung und Fibrinolyse. ***(A)*** Das Fibrinogenmolekül besteht aus 2 lateralen D-Domänen und einer zentralen E-Domäne. Die Aktivierung durch Thrombin führt zu einer geordneten seitlichen Aneinanderlagerung von Protofibrillen ***(B)*** durch nicht kovalente Assoziationen, bevorzugt von D- mit E-Domänen. Der aktivierte Faktor XIIIa führt zur kovalenten Vernetzung der D-Domänen benachbarter Moleküle ***(C)***. Die Lyse von Fibrin und Fibrinogen (nicht dargestellt) durch Plasmin erfolgt an anderen Stellen und führt zur Bildung intermediärer Fibrin(ogen)-spaltprodukte (FSP, Fibrin [Fibrinogen] Degradation Products – FDP; nicht dargestellt]. D-Dimere stellen unter Beibehaltung der kovalenten Bindung der D-Domänen das Endprodukt der kompletten Lyse von Fibrin dar.

verletzungen oder inflammatorische Reize aktiviert, werden diese prokoagulatorischen anionischen Phospholipidanteile an die Membranoberfläche dieser Zellen gebracht oder als Teile von Mikropartikeln freigesetzt, sodass sie damit für den Ablauf und die Beschleunigung der geschilderten plasmatischen Gerinnungsreaktionen zur Verfügung stehen.

ANTITHROMBOTISCHE MECHANISMEN

Mehrere physiologische antithrombotische Mechanismen wirken zusammen, um unter normalen Umständen eine Gerinnselbildung zu verhindern. Diese Mechanismen dienen dazu, die Fließfähigkeit des Blutes aufrechtzuerhalten und die Blutgerinnung auf spezifische Lokalisationen mit fokalen Gefäßschäden zu beschränken. Intakte Endothelzellen haben viele antithrombotische Wirkungen. Sie produzieren Prostacyclin, Stickoxid und ectoADPase (CD39), die die Anbindung, Aktivierung, Sekretion und Aggregation von Plättchen hemmen. Endothelzellen synthetisieren antikoagulatorische Faktoren, wie Heparan-Proteoglykane, Antithrombin, Tissue Factor Pathway Inhibitor (TFPI) und Thrombomodulin. Sie modulieren die Fibrinolyse durch die Produktion von Tissue Plasminogen Activator (tPA), Urokinase, Plaminogenaktivator-Inhibitor und Annexin-2. Die Wirkungsweise der wesentlichen physiologischen antithrombotischen Mechanismen ist in Abbildung 4-3 dargestellt.

Antithrombin (früher Antithrombin III) ist der wesentliche plasmatische Inhibitor von Thrombin und den anderen Serinproteasen der Gerinnung. Dabei neutralisiert Antithrombin diese Proteasen, indem es einen Komplex zwischen dem aktiven Zentrum des Enzyms und dem reaktiven Zentrum von Antithrombin bildet. In der Anwesenheit von Heparin wird die Bildung dieser inaktivierenden Komplexe mehr als 1000-fach verstärkt. Die Inaktivierung von Thrombin und anderen aktivierten Gerinnungsfaktoren durch Antithrombin erfolgt in physiologischer Weise an der Gefäßoberfläche, an der Glykosaminglykane, unter anderem auch Heparansulfat, verfügbar sind, um diese Reaktionen zu katalysieren. Erbliche quantitative oder qualitative Mangelzustände

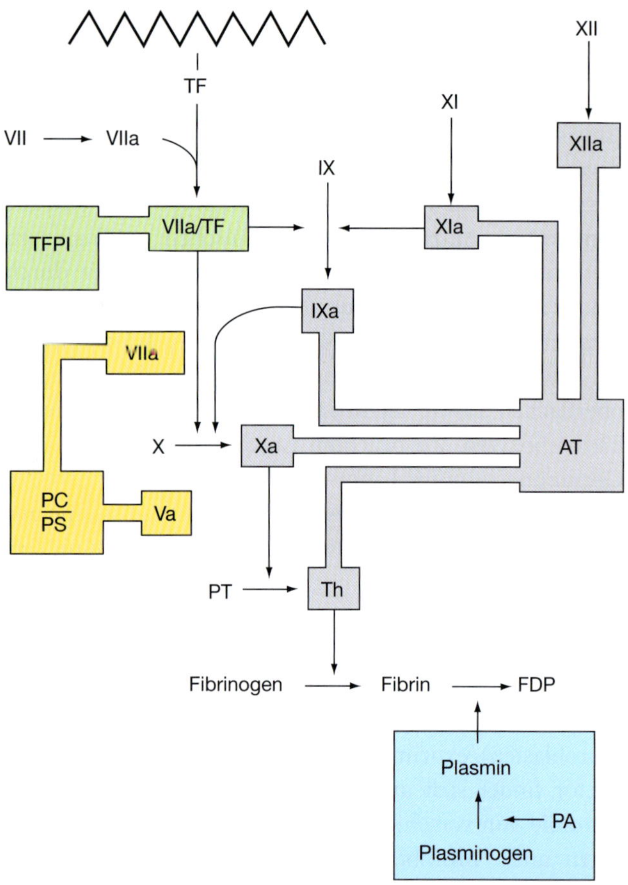

Abbildung 4-3 Wirkungsorte der vier wesentlichen physiologischen, antithrombotischen Mechanismen: Antithrombin (AT), Protein C/S (PC/PS); Tissue Factor Pathway Inhibitor (TFPI) und das fibrinolytische System, bestehend aus Plasminogen, Plasminogen-Aktivator (PA) und Plasmin. PT = Prothrombin; Th = Thrombin; FDP = Fibrin(ogen) Degradation Products (Fibrin-/Fibrinogenspaltprodukte). *(Nach BA Konkle, AI Schafer, in DP Zipes et al [eds]: Braunwald´s Heart Disease, 7th ed. Philadelphia, Saunders, 2005.)*

von Antithrombin führen zu einer lebenslangen Prädisposition für venöse Thromboembolien.

Protein C ist ein Plasmaglykoprotein, das erst nach Aktivierung durch Thrombin antikoagulatorische Eigenschaften bekommt. Diese Aktivierung von Protein C erfolgt in physiologischer Weise nach Bindung von Thrombin an Thrombomodulin, einer transmembranen Proteoglykan-Bindungsstelle für Thrombin auf Endothelzelloberflächen. Die Bindung von Protein C an den endothelialen Protein-C-Rezeptor (EPCR) lokalisiert Protein C in die unmittelbare Nähe des Thrombin-Thrombomodulin-Komplexes und verstärkt daher die Effizienz der Protein-C-Aktivierung. Aktiviertes Protein C (APC) entfaltet seine gerinnungshemmende Wirkung durch Proteolyse und Inaktivierung der aktivierten Faktoren V und VIII. Diese Reaktion wird beschleunigt durch den Kofaktor Protein S. Protein C und Protein S sind Glykoproteine, welche einer posttranslationalen Vitamin-K-abhängigen Modifikation bedürfen. Quantitative und qualitative Störungen von Protein C oder Protein S, aber auch die Resistenz von Faktor Va gegenüber der Inaktivierung durch aktiviertes Protein C (APC-Resistenz) aufgrund einer spezifischen Mutation an der Spaltungsstelle von Faktor Va (Faktor-V-Leiden) können zu einer prothrombogenen Situation (Thrombophilie) führen.

Der Tissue Factor Pathway Inhibitor (TFPI) ist ein Plasmaproteasen-Inhibitor, der die TF-vermittelte extrinsische Gerinnung reguliert. TFPI inhibiert den Tissue Factor/Faktor-VIIa/Faktor-Xa-Komplex, wodurch die TF/FVIIa-vermittelte Gerinnungsaktivierung gehemmt und damit die weitere Thrombinbildung von der Feedbackverstärkung über Faktor XI und Faktor VIII durch Thrombin abhängig wird. TFPI ist im Plasma an ein Lipoprotein gebunden. TFPI kann durch Heparin aus seiner Bindung an Glykosaminglykanen der Endothelzelloberfläche und aus Plättchen freigesetzt werden. Die heparinvermittelte Freisetzung von TFPI könnte eine Rolle bei der antikoagulatorischen Wirkung von unfraktionierten und niedermolekularen Heparinen spielen.

DAS FIBRINOLYTISCHE SYSTEM

Jedes Thrombinmolekül, das der Inaktivierung durch die physiologischen antikoagulatorischen Systeme „entkommt", kann Fibrinogen zu Fibrin überführen. Als Antwort darauf wird das endogene Fibrinolysesystem aktiviert, um intravaskuläres Fibrin abzubauen und dadurch die Durchgängigkeit der Gefäße aufrechtzuerhalten oder wiederherzustellen. Genauso wie Thrombin die zentrale Protease des Gerinnungssystems darstellt, ist Plasmin die zentrale Protease des fibrinolytischen Systems, die Fibrin zu Fibrinspaltprodukten abbaut. Die Fibrinolyse und ihre Kontrollmechanismen sind schematisch in Abbildung 4-4 dargestellt.

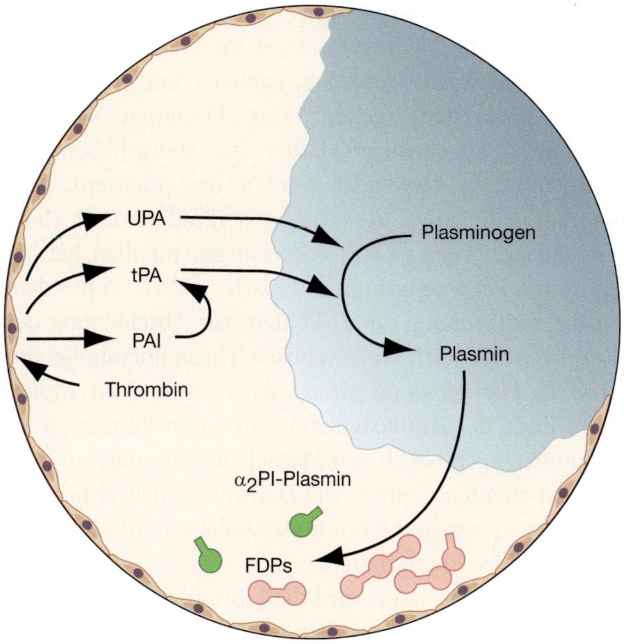

Abbildung 4-4 Schematische Darstellung des fibrinolytischen Systems. Tissue-Plasminogen Aktivator (tPA) wird aus den Endothelzellen freigesetzt, er bindet an das Fibringerinnsel und aktiviert Plasminogen zu Plasmin. Überschüssiges Fibrin wird durch Plasmin zu spezifischen Spaltprodukten (FDP, FSP) abgebaut. Jegliches freie plasmatische Plasmin wird durch Komplexbildung mit α_2-Antiplasmin (Plasmininhibitor, PI) inaktiviert.

Die Plasminogenaktivatoren, Tissue-Typ-Plasminogenaktivator (tPA) und Urokinase-Typ-Plasminogenaktivator (uPA) spalten die Arg560Val561-Bindung von Plasminogen, wodurch das aktive Enzym Plasmin entsteht. Die Lysinbindungsstellen von Plasmin (und Plasminogen) erlauben die Bindung an Fibrin, wodurch die physiologische Fibrinolyse „fibrinspezifisch" wird. Sowohl Plasminogen (vermittelt durch die Lysinbindungsstellen) als auch tPA besitzen eine hohe Affinität für Fibrin und binden dadurch bevorzugt an Gerinnsel. Der lokal entstehende Komplex aus Fibrin, Plasminogen und tPA fördert die Interaktion zwischen Plasminogen und tPA und verstärkt die Rate der Plasminogenumwandlung zu Plasmin erheblich. Darüber hinaus werden durch den partiellen Abbau von Fibrin durch Plasmin weitere Lysinreste am Carboxylende der Fibrinfragmente zugängig, wodurch neue Plasminogen- und tPA-Bindungsstellen verfügbar und die Fibrinolysereaktionen weiter verstärkt werden. Dies stellt einen hochwirksamen Mechanismus der Plasminentstehung am Gerinnselfibrin dar, welches im Weiteren Substrat des plasminvermittelten Abbaus zu Fibrinspaltprodukten wird.

Plasmin spaltet Fibrin an definierten Stellen des Moleküls, wodurch charakteristische Fibrinfragmente während der Fibrinolyse entstehen (Abb. 4-2). Diese Spaltungsstellen sind identisch mit denen von Fibrinogen. Im Gegensatz zur Spaltung von Fibrinogen entstehen D-Dimere nur, wenn Plasmin quer vernetztes Fibrin abbaut; somit können D-Dimere-Spiegel im Plasma als relativ spezifischer Nachweis des Fibrinabbaus (und weniger des Fibrinogen-Abbau) gelten. Der D-Dimere-Nachweis kann somit als sensitiver Marker einer stattgehabten Gerinnselbildung verwendet werden und mehrere Tests wurden zum Ausschluss (negative Prädiktivität) tiefer Venenthrombosen (TVT) oder Lungenembolien bei bestimmten Patientengruppen klinisch validiert. Außerdem ist die Bestimmung der D-Dimere zur Abschätzung des Rezidivrisikos nach einer venösen Thromboembolie von Nutzen. Die Messung erfolgt dazu etwa einen Monat nach Ende der Antikoagulation. In vielen klinischen Situationen, auch bei älteren Menschen, Schwangeren oder Tumorpatienten, können die D-Dimere auch ohne Vorliegen einer venösen Thromboembolie erhöht sein (fehlende positive Prädiktivität).

Physiologischerweise wird die Fibrinolyse 3-fach reguliert: (1) Plasminogenaktivator-Inhibitoren (PAIs), insbesondere PAI-1 und PAI-2, hemmen die physiologischen Plasminogenaktivatoren, (2) der Thrombin-aktivierbare Fibrinolyseinhibitor (TAFI) begrenzt die Fibrinolyse und (3) Antiplasmin (Plasmininhibitor, PI – früher α_2-Antiplasmin) hemmt Plasmin. PAI-1 hemmt bevorzugt tPA und uPA im Plasma, TAFI spaltet die N-terminalen Lysinreste von Fibrin und hemmt so die Plasminaktivität. Antiplasmin ist der wichtigste Inhibitor von Plasmin im Plasma und inaktiviert freies, d. h. nicht gerinnselassoziiertes Plasmin.

Zugang zum Patienten
BLUTUNG UND THROMBOSE

KLINISCHES BILD Störungen der Hämostase sind entweder angeboren oder erworben. Eine detaillierte Anamneseerhebung ist wesentlich, um den Zeitverlauf von Symptomen und die Wahrscheinlichkeit einer hereditären Genese beurteilen zu können. Zudem gibt sie Hinweise auf Grund- und Begleiterkrankungen, die zur Blutungs- oder Thrombose-Manifestation möglicherweise beigetragen haben. Anamnestische Angaben können darüber hinaus hilfreich sein, um (1) den Blutungstyp (Schleimhaut- und/oder Gelenkblutungen) oder die Thromboselokalisation (arteriell und/oder venös) festzulegen und (2) Hinweise zu liefern, ob eine Hämostasestörung durch eine zusätzliche Erkrankung, durch Medikamenteneinnahme oder durch Nahrungsergänzungsmittel beeinflusst wurde.

Blutungsanamnese Zur Einschätzung eines erhöhten Blutungsrisikos besitzt eine positive Blutungsanamnese den höchsten prädiktiven Wert. Bei der Patientenevaluierung sollte die Vorgeschichte auch in Bezug auf Risikosituationen für Blutungen (wie zum Beispiel stattgehabte operative Eingriffe) erhoben werden: Gibt der Patient spontane oder trauma- bzw. operationsassoziierte Blutungen an? Hierbei sind spontan auftretende Colonkblutungen typische Symptome von mäßigen oder schweren Faktor-VIII- oder Faktor-IX-Mangelzuständen, selten kommen sie auch beim Mangel anderer Gerinnungsfaktoren vor. Schleimhautblutungen weisen eher auf zugrunde liegende Plättchenfunktionsstörungen oder das von-Willebrand-Syndrom (vWS) und damit *Störungen der primären Hämostase* oder der Plättchenpfropfbildung hin. Störungen, die die primäre Hämostase betreffen, sind in **Tabelle 4-1** aufgeführt.

Es wurde ein Blutungs-Score als Werkzeug validiert, um Patienten mit von-Willebrand-Syndrom Typ 1 mit höherer Wahrscheinlichkeit zu identifizieren (International Society on Thrombosis and Haemostasis Bleeding Assessment Tool [*www.isth.org/resource/resmgr/ssc/isth-ssc_bleeding_assessment.pdf*]). Dieses Instrument dient vor allem dem Ausschluss von Blutungsstörungen und trägt somit dazu bei, unnötige Untersuchungen zu vermeiden. In einer Studie lag der negative Vorhersagewert eines niedrigen Blutungs-Scores (≤ 3) und einer normalen aktivierten partiellen Thromboplastinzeit für die Diagnose eines von-Willebrand-Syndroms bei 99,6 %. Für Blutungsstörungen

Tabelle 4-1

STÖRUNGEN DER PRIMÄREN HÄMOSTASE (DES PLÄTTCHENPFROPFS)
Störungen der Plättchenadhäsion
Von-Willebrand-Syndrom
Bernard-Soulier-Syndrom (Fehl- oder Funktionsstörungen des GpIb-IX)
Störungen der Plättchenaggregation
Thrombasthenia Glanzmann (Fehl- oder Funktionsstörungen von GpIIb/IIIa)
Afibrinogenämie
Störungen der Plättchensekretion
Verminderte Cyclooxygenaseaktivität
Medikamenteninduziert (Acetylsalicylsäure, nicht steroidale Antiphlogistika)
Angeboren
ADP-Rezeptor-Blockade
Thienopyridine
Störungen der Granula-Inhaltsstoffe (Storage-Pool-Erkrankungen)
Angeboren
Erworben
Unspezifische hereditäre Sekretionsstörungen
Unspezifische Medikamentenwirkungen
Urämie
Thrombozyten-Coating (z. B. durch Paraproteine, Penicillin)
Störungen der plättchenassoziierten Gerinnungsaktivität
Scott-Syndrom

typisch sind verlängerte Blutungen bei Operationen, zahnärztlichen Eingriffen, Zahnextraktionen und bei Traumata sowie Menorrhagien und postpartale Blutungen sowie große Hämatome (oft mit deutlichen Schwellungen einhergehend).

Eine vermehrte Hämatomneigung und Menorrhagien sind nicht nur bei Blutgerinnungsstörungen, sondern auch bei anderen Erkrankungen häufig, wie einer Störung der Blutgefäße oder des Bindegewebes. Bei Patienten mit Ehlers-Danlos-Syndrom treten vermehrt posttraumatische Blutungen sowie eine Überstreckbarkeit der Gelenke auf. Beim Cushing-Syndrom, chronischer Steroideinnahme oder im Rahmen des Alterungsprozesses treten Änderungen der Haut und des subkutanen Gewebes auf, die zu vermehrten subkutanen Blutungen bei inadäquatem Trauma führen. Bei älteren Personen nennt man dies *Purpura senilis*.

Epistaxis ist ein häufiges Symptom, vor allem bei Kindern und bei trockener Luft, und muss nicht Ausdruck einer zugrunde liegende Blutungsneigung sein. Allerdings ist es das häufigste Symptom bei Patienten mit hämorrhagischer Teleangiektasie sowie bei Jungen mit vWS (bei jungen Frauen stattdessen die Menorrhagie). Hinweise auf eine zugrunde liegende Blutungsneigung als Ursache der Epistaxis sind das Fehlen von jahreszeitlichen Schwankungen sowie die Notwendigkeit der medizinischen Diagnostik und Behandlung, wie Verödungstherapien. Blutungen beim Verlust der Milchzähne treten bei Kindern mit schwerer Blutungsdiathese, beispielsweise bei mittelschwerer bis schwerer Hämophilie auf, während es bei leichteren Blutgerinnungsstörungen unüblich ist. Patienten mit Störungen der primären Hämostase (Plättchenadhäsion) haben vermehrte Blutungen nach dem Zähneputzen und anderen Manipulationen am Zahnfleisch.

Eine *Menorrhagie* ist quantitativ definiert als der Verlust von mehr als 80 cm^3 Blut pro Zyklus, einer Menge, die notwendig ist, um eine Eisenmangelanämie nach sich zu ziehen. Beschwerden durch starke Menses sind subjektiv und korrelieren schlecht mit der Stärke des Blutverlustes. Hinweise auf eine Menorrhagie sind eine sich entwickelnde Eisenmangelanämie, die Notwendigkeit für Bluttransfusionen, der exzessive Gebrauch von Binden oder Tampons, eine länger als 8 Tage dauernde Menses, der Abgang von Gerinnseln mit einer Größe von mehr als 1,5 cm und der Verbrauch von mehr als einem Tampon/Vorlagen pro Stunde. Menorrhagien sind bei Frauen mit Blutungsneigung häufig und werden von den meisten Frauen mit vWS oder Faktor-XI-Mangel sowie bei symptomatischen Überträgerinnen der Hämophilie A berichtet. Frauen mit Blutungsneigung haben oft zusätzliche Blutungssymptome, wie Nachblutungen nach Zahnextraktionen, postoperative oder postpartale Blutungen. Zudem beginnt bei ihnen die Menorrhagie im Gegensatz zu Menorrhagien anderer Ursachen häufig mit der Menarche.

Postpartale Blutungen kommen bei Frauen mit Blutungsdiathese häufig vor. Bei Frauen mit von-Willebrand-Syndrom Typ 1 und symptomatischen Überträgerinnen der Hämophilie A, bei denen sich die Spiegel von VWF und FVIII während der Schwangerschaft normalisieren, können verzögert postpartale Blutungen auftreten. Frauen mit der Vorgeschichte einer postpartalen Blutung haben bei nachfolgenden Schwangerschaften ein hohes Risiko für erneute Blutungen. Intraabdominelle Hämorrhagien nach Platzen der Eierstockzysten wurden ebenfalls bei Frauen mit Blutungsneigung berichtet.

Postpartale Blutungen kommen bei Frauen mit Blutungsdiathese ebenfalls häufig vor. Bei Frauen mit von-Willebrand-Syndrom Typ 1 und symptomatischen Überträgerinnen der Hämophilie A, bei denen sich die Spiegel von VWF und FVIII während der Schwangerschaft normalisieren, können postpartale Blutungen erst verzögert auftreten. Frauen mit der Vorgeschichte einer postpartalen Blutung haben bei nachfolgenden Schwangerschaften ein hohes Risiko für erneute Blutungen. Intraabdominelle Hämorrhagien nach Ruptur von Eierstockzysten wurden ebenfalls bei Frauen mit Blutungsneigung berichtet.

Die *Tonsillektomie* ist ein Eingriff mit einem hohen Blutungsrisiko, eine intakte Hämostase ist erforderlich, um starke Blutungen aus dem Tonsillenbett zu verhindern. Dabei können Blutungen sowohl frühzeitig nach der Operation als auch etwa 7 Tage postoperativ beim Verlust des Wundschorfes entstehen. Ähnliche verzögerte Blutungen werden nach der Abtragung von Kolonpolypen mit elektrischer Schlinge beobachtet. Gastrointestinale Blutungen und Hämaturien gehen in der Regel auf pathologische Organveränderungen zurück, daher sollte auch bei Patienten mit bekannter hämorrhagischer Diathese versucht werden, die Blutungsquelle zu identifizieren und lokal zu behandeln. Bei Patienten mit einem vWS, insbesondere Subtyp 2 und 3, wurde vermehrt über Angiodysplasien des Dickdarms und gastrointestinale Blutungen berichtet.

Hämarthros und spontane Muskelhämatome sind charakteristische Zeichen einer mittelschweren oder schweren Hämophilie (Faktor-VIII- oder -IX-Mangel). Darüber hinaus werden sie bei mäßigen oder schweren Mangelzuständen von Fibrinogen, Prothrombin sowie der Faktoren V, VII oder X berichtet. Spontane Gelenkeinblutungen kommen sonst nur selten bei anderen Blutungsdiathesen vor, eine Ausnahme ist das schwere vWS mit Faktor-VIII-Spiegeln < 5 %. *Subkutane, Muskel- und Weichteileinblutungen* sind bei Patienten mit erworbenem Faktor-VIII-Mangel häufig. Einblutungen in ein Gelenk führen zu starken Schmerzen und Gelenkschwellung mit Funktionseinschränkung des betroffenen Gelenkes, Verfärbungen im Sinne begleitender subkutane Hämatome um das Gelenk herum sind selten. Blutungen im Oropharynx mit einer potenziellen Verlegung der Luftwege, Blutungen in das zentrale Nervensystem (ZNS) sowie retroperitonal stellen lebensbedrohliche Blutungskomplikationen dar. ZNS-Blutungen sind die häufigste Ursache tödlicher Blutungen bei Patienten mit schweren, hereditären oder erworbenen Gerinnungsstörungen.

Prohämorrhagische Wirkungen von Medikamenten und Nahrungsergänzungsstoffen Acetylsalicylsäure (ASS) und andere nicht steroidale Antiphlogistika (NSAID), welche die Cyclooxygenase 1 hemmen, stören die primäre Hämostase und können eine vorbestehende Blutungsneigung verstärken oder eine bis dahin okkulte milde Blutungsdiathese, wie ein vWS, demaskieren. Alle NSAID können darüber hinaus gastrointestinale Blutungen auslösen, die bei Patienten mit einer Blutungsdiathese dann schwerer verlaufen. Die ASS-Wirkung auf die Thrombozytenfunktion kann mittels Aggregometrie für bis zu 7 Tage nachgewiesen werden, obwohl sie meist bereits 3 Tage nach der letzten Einnahme normalisiert ist. Die Wirkung von anderen NSAID ist kürzer, da der Hemmeffekt nach Absetzen des Medikamentes reversibel ist. Thienopyridine (z. B. Clopidogrel und Prasugrel) hemmen die ADP-vermittelte Plättchenaggregation und können ebenso wie NSAID Blutungen fördern oder verstärken.

Viele pflanzliche Stoffe können die Hämostase beeinflussen (Tab. 4-2). Hierbei ist der Zusammenhang mit einer Erhöhung des Blutungsrisikos unterschiedlich gut belegt. Fischöl oder konzentrierte Omega-3-Fettsäuren, hemmen die Plättchenfunktion. Sie verändern die Arachidonsäure-Biochemie, sodass mehr PGI3, ein stärkerer Plättcheninhibitor als Prostacyclin (PGI2), und mehr Thromboxan A3, ein weniger wirksamer Plättchenaktivator als Thromboxan A2 gebildet werden. Tatsächlich verlängert eine Ernährung, die reich an natürlichen Omega-3-Fettsäuren ist, die Blutungszeit und vermindert die Plättchenaggregation, doch bleibt das damit tatsächlich verbundene Blutungsrisiko unklar. Vitamin E scheint die Proteinkinase-C-vermittelte Plättchenaggregation und die Stickoxidproduktion zu hemmen. Bei Patienten mit einer unklaren Blutungsdiathese ist es ratsam, die Einnahme von neuen Medikamenten oder Nahrungsergänzungsmitteln zu überprüfen und bei Substanzen, die potenziell mit einer Blutungsneigung vergesellschaftet sein können, die Einnahme zu beenden.

Tabelle 4-2

PFLANZLICHE STOFFE MIT ERHÖHUNG DES BLUTUNGSRISIKOS

Pflanzen mit potenzieller thrombozytenfunktionshemmender Aktivität
Ginkgo (Ginkgo biloba L.)
Knoblauch (Allium sativum)
Blaubeere (Vaccinium myrtillus)
Ingwer (Gingiber officinale)
Engelswurz (Angelica sinsensis)
Mutterkraut (Tanacetum parthenium)
Asiatischer Ginseng (Panax ginseng)
Amerikanischer Ginseng (Panax quinquefolius)
Sibirischer Ginseng/eleuthero (Eleutherococcus senticosus)
Extrakt aus der Gelbwurz (Circuma longa)
Mädesüß (Filipendula ulmaria)
Weide (Salix spp.)
Cumarin enthaltende Pflanzen
Löwenschwanz (Leonurus cardiaca)
Kamille (Matricaria recutita, Chamaemelum mobile)
Rosskastanie (Aesculus hippocastanum)
Rotklee (Trifolium pratense)
Bockshornklee (Trigonella foenum-graecum)

Begleiterkrankungen, die eine Blutungsneigung auslösen oder verstärken Eine erworbene Blutungsneigung tritt bei bestimmten Systemerkrankungen häufig sekundär auf. Die klinische Untersuchung eines Patienten mit Blutungsneigung sollte daher eine sorgfältige Abklärung von Begleiterkrankungen beinhalten. Vermehrte blaue Flecken oder Schleimhautblutungen können das führende Symptom bei Lebererkrankungen, schweren Nierenerkrankungen, Hypothyreose, Paraproteinämie und Amyloidose sowie von Erkrankungen sein, die zu einer reduzierten Funktion des Knochenmarks führen. Alle Gerinnungsfaktoren mit Ausnahme des Faktors VIII werden in der Leber synthetisiert, sodass ein Leberversagen zu einem Mangel an Gerinnungsfaktoren führt. Aufgrund der portalen Hypertension mit und ohne Splenomegalie kommt es oft zusätzlich zu einer Thrombozytopenie. Die Gerinnungsfaktoren II, VII, IX, X und die Proteine C, S und Z benötigen Vitamin K zur posttranslationalen Konjugation. Obwohl Vitamin K sowohl für pro- als auch für antikoagulatorische Stoffwechselwege notwendig ist, steht bei einem Vitamin-K-Mangels oder einer Therapie mit Vitamin-K-Antagonisten die Blutungsneigung klinisch meist im Vordergrund.

Die normale Blutplättchenzahl beträgt 150.000–450.000/µl. EineThrombozytopenie kann das Ergebnis einer verminderten Produktion, eines gesteigerten Abbaus und/oder von Sequestration sein. Obwohl das

Blutungsrisiko abhängig von der Ursache der Thrombozytopenie leicht schwankt, treten Blutungszeichen nur sehr selten bei Thrombozytenzahlen von mehr als 50.000/µl und meist auch so lange nicht auf, solange die Thrombozytenzahlen nicht unter 10.000–20.000/µl absinken. Gleichzeitig bestehende Gerinnungsstörungen, wie sie bei Leberversagen oder bei disseminierter intravasaler Gerinnung auftreten, Infektionen, plättchenfunktionshemmende Medikamente und verschiedene Grundkrankheiten können das Blutungsrisiko des thrombozytopenen Patienten verstärken. Die meisten Eingriffe können bei Thrombozytenzahlen von mindestens 50.000/µl durchgeführt werden. Die für große chirurgische Eingriffe notwendige Thrombozytenzahl hängt von der Art des operativen Eingriffes, den Begleiterkrankungen des Patienten sowie von der Erfahrung des Chirurgen und des Anästhesisten ab. In der Regel ist eine Thrombozytenzahl von etwa 80.000/µl ausreichend.

Thromboembolische Ereignisse in der Vorgeschichte
Das Thromboserisiko hängt ebenso wie das Risiko für Blutungskomplikationen von hereditären und erworbenen Faktoren ab. Hauptrisikofaktoren für arterielle Thrombosen sind eine Atherosklerose sowie für venöse Thrombosen eine verminderte Mobilität (Immobilisierung), operative Eingriffe, zugrunde liegende Erkrankungen (z. B. Malignome), bestimmte Medikamente (z. B. Hormontherapien), Adipositas und genetische Dispositionen. Faktoren, die das Risiko sowohl venöser als auch arterieller Thrombosen erhöhen können, sind in Tabelle 4-3 zusammengefasst.

Am wichtigsten bei der Anamneseerhebung zur Einordnung einer venösen Thrombose ist, ob das thrombotische Ereignis idiopathisch (d. h. ohne Einwirkung eines klar risikoerhöhenden Faktors) oder sekundär infolge eines Risikofaktors aufgetreten ist. Bei Patienten ohne ein zugrunde liegendes Malignom ist die Einordnung als idiopathisches Ereignis der wichtigste Hinweis auf ein hohes Rezidivrisiko der venösen Thromboembolie. Bei Patienten, die anamnestisch eine Thrombose beschreiben, ist eine Therapie mit Vitamin-K-Antagonisten ein Hinweis auf eine tatsächlich stattgehabte Thrombose. Das Alter ist ein wichtiger Risikofaktor für venöse Thrombosen; das Risiko der tiefen Venenthrombose steigt von Jahr zu Jahr mit einer ungefähren Inzidenz von 1 : 100.000/Jahr im Kindesalter auf 1 : 200/Jahr bei 80-Jährigen. Die Familienanamnese ist hilfreich zur Klärung, ob eine genetische Prädisposition vorliegt und inwieweit diese klinisch relevant ist. Die heterozygote Prothrombinmutation G20210A oder Faktor-V-Leiden-Mutation, sind genetische Formen der Thrombophilie, die mit einer relativ geringgradigen Risikoerhöhung verbunden sind, sodass ihr Vorliegen bei älteren Patienten, die sich einer Operation mit einem hohem Thromboembolierisiko unterziehen müssen, relativ unbedeutend ist. Wie in der Abbildung 4-5 gezeigt, ist ein thrombotisches Ereignis in der Regel das Ergebnis von mehreren Risikofaktoren. Prädisponierende Faktoren müssen sorgfältig erhoben werden, um das Risiko einer Rezidivthrombose abzuschätzen und in Abwägung mit dem patientenspezifischen Blutungsrisiko die Dauer einer Antikoagulation zu bestimmen. Ähnliche Überlegungen sind erforderlich, um die Sinnhaftigkeit einer genetischen Thrombophiliediagnostik bei Patient und Familienmitgliedern abzuschätzen.

Tabelle 4-3
THROMBOPHILE RISIKOFAKTOREN

Venös
Angeboren
Faktor-V-Leiden
Prothrombinmutation G20210A
Antithrombinmangel
Protein-C-Mangel
Protein-S-Mangel
Erhöhter Faktor VIII
Erworben
Alter
Vorangegangene/frühere Thrombose
Immobilisation (reduzierte Mobilität)
Größerer chirurgischer Eingriff
Schwangerschaft und Wochenbett
Krankenhausaufenthalt
Adipositas
Infektion
Nicht genetisch definierte APC-Resistenz
Rauchen
Unbekannt[a]
Erhöhter Faktor II, IX, XI
Erhöhte TAFI-Spiegel
Erniedrigte TFPI-Spiegel
Venös und arteriell
Angeboren
Homocysteinurie
Dysfibrinogenämie
Gemischt (erblich und/oder erworben)
Hyperhomocysteinämie
Erworben
Malignom
Antiphospholipidsyndrom
Hormontherapie
Polycythaemia vera
Essenzielle Thrombozythämie
Paroxysmale nächtliche Hämoglobinurie
Thrombotisch thrombozytopenische Purpura
Heparininduzierte Thrombozytopenie
Disseminierte intravasale Gerinnung

[a] Unklar, ob der Risikofaktor erblich oder erworben ist.
Abkürzungen: APC = aktiviertes Protein C; TAFI = Thrombin-aktivierbarer Fibrinolyseinhibitor; TFPI = Tissue Factor Pathway Inhibitor.

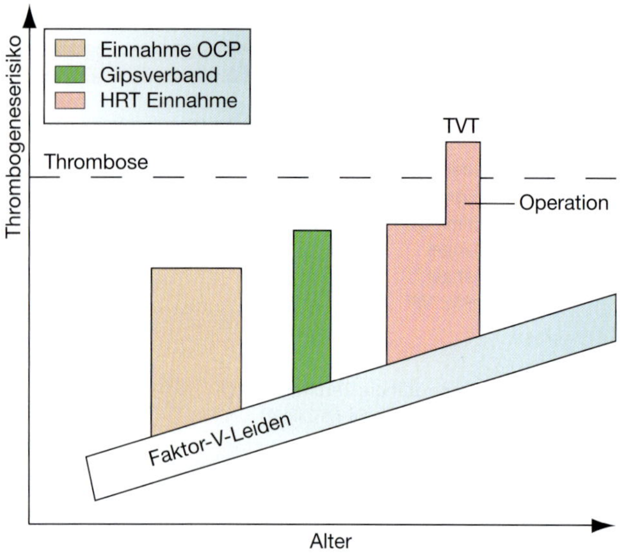

Abbildung 4-5 Thrombotisches Risiko im Laufe des Lebens. Schematische Darstellung eines individuellen Thromboserisikos im zeitlichen Verlauf. Eine zugrunde liegende Faktor-V-Leiden-Mutation führt zu einem „theoretisch" konstant erhöhten Risiko. Das thrombogene Risiko steigt mit dem Alter und intermittierend mit der Einnahme oraler Kontrazeptiva (OCP) oder einer Hormonersatztherapie (Hormone Replacement Therapy; HRT); zusätzliche Ereignisse können das Risiko weiter erhöhen. An einem bestimmten Punkt überschreitet das kumulative Risiko die Schwelle zur Entstehung einer manifesten Thrombose und führt zu einer tiefen Venenthrombose (TVT). Es sei darauf hingewiesen, dass die Höhe und die Dauer des in der Abbildung dargestellten Risikos nur exemplarisch zu verstehen sind und möglicherweise nicht das relative Risiko exakt widerspiegeln, wie es in klinischen Studien erhoben wird. *(Aus BA Konkle, A Schafer, in DP Zipes et al [eds]: Braunwald´s Heart Disease, 7th ed. Philadelphia, Saunders, 2005; modifiziert mit frdl. Genehmigung von FR Rosendaal: Venous thrombosis: A multicausal disease. Lancet 353:1167, 1999.)*

LABORDIAGNOSTIK Eine sorgfältige Anamneseerhebung und klinische Untersuchung sind wichtige Komponenten zur Beurteilung des Blutungs- und Thromboserisikos. Laboruntersuchungen der Gerinnungsparameter können die klinische Beurteilung ergänzen, sie aber nicht ersetzen. Kein Test ermöglicht eine globale Beurteilung der Hämostase. So kann die Blutungszeit das Blutungsrisiko bei Operationen nicht ausreichend verlässlich vorhersagen und wird für diese Indikation nicht empfohlen. Der PFA-100®, ein Testgerät, das die plättchenabhängige Gerinnselbildung unter Flussbedingungen misst, ist sensitiver und spezifischer für das von-Willebrand-Syndrom als die Blutungszeit. Jedoch ist er nicht sensitiv genug, um leichtere Blutungsneigungen auszuschließen. Außerdem sind die PFA-100-Verschlusszeiten nicht bei allen Patienten mit hereditären Plättchenfunktionsstörungen verlängert und ein positiver prädiktiver Wert für das Blutungsrisiko noch nicht belegt.

Eine präoperative und präinterventionelle Routinediagnostik kann bei einer veränderten Prothrombinzeit (PT, Quick-Wert) Lebererkrankungen oder Vitamin-K-Mangelzustände erfassen, die vorher nicht bekannt waren. Für die aktivierte partielle Thromboplastinzeit (aPTT) konnten Studien bisher keinen Nutzen dieser Untersuchung bei der präoperativen Evaluation von Patienten mit negativer Blutungsanamnese zeigen. Die vorrangige Aufgabe einer gezielten Gerinnungsdiagnostik sollte es sein, das Vorliegen und die Art einer anamnestisch und klinisch vermuteten Blutungsneigung zu belegen.

Aufgrund der Empfindlichkeit der verschiedenen Gerinnungstests sind eine sachgerechte Probengewinnung und Verarbeitung wichtig, um korrekte Ergebnisse zu erhalten. Bei Patienten mit pathologischen Ergebnissen der Gerinnungstests, bei denen aber keine Blutungsneigung bekannt ist, führen Wiederholungen der Untersuchungen unter Berücksichtigung der genannten Faktoren oft zu Normalwerten. Die meisten Gerinnungstests werden im Plasma durchgeführt, das mit Natriumcitrat antikoaguliert ist und zur Messung rekalzifiziert wird. Das Antikoagulans wird als flüssige Lösung dem Blut im Verhältnis zum Plasmavolumen beigefügt, sodass Füllungsfehler oder unzureichende Vermischung des Blutes im Blutsammelgefäß zu fehlerhaften Ergebnissen führen. Bei Vacutainern sollten mehr als 90 % des empfohlenen Volumens befüllt werden, was üblicherweise durch eine Linie auf dem Röhrchen angezeigt wird. Ein erhöhter Hämatokrit (> 55 %) kann aufgrund eines verminderten Plasma-Antikoagulans-Verhältnisses zu fehlerhaften Werten führen.

Screeninguntersuchungen Die am meisten eingesetzten Screeninguntersuchungen sind die PT (Prothrombinzeit; Quick-Wert), aPTT und Plättchenzahlbestimmung. Die PT erfasst die Faktoren I (Fibrinogen), II (Prothrombin), V, VII und X **(Abb. 4-6)**. Die PT misst die Gerinnselbildungszeit des Citratplasmas nach Rekalzifikation und Zufügen von Thromboplastin, einem Gemisch von TF und Phospholipiden. Die Sensitivität des Testsystems hängt von der Art des verwendeten Thromboplastins ab. Den Zusammenhang zwischen Störungen der sekundären Gerinnung (Fibrinbildung) und Veränderungen von Gerinnungstests zeigt **Tabelle 4-4**. Um diese Variabilität zu korrigieren, wird die Sensitivität der verschiedenen Thromboplastine gegenüber der Verminderung der Vitamin-K-abhängigen Gerinnungsfaktoren II, VII, IX, X bei oral antikoagulierten Patienten als International Sensitivity Index (ISI) ausgedrückt. Es besteht eine indirekte Proportionalität zwischen der ISI und der Thromboplastinsensi-

Tabelle 4-4

HÄMOSTASESTÖRUNGEN UND GERINNUNGSTEST-VERÄNDERUNGEN
Verlängerte aktivierte partielle Thromboplastinzeit (aPTT)
Ohne klinische Blutung – Mangel an Faktor XII, hochmolekulares Kininogen (HMWK) oder Präkallikrein; Lupusantikoagulans
Unterschiedlich ausgeprägte, üblicherweise leichte Blutungsdiathese – Faktor-XI-Mangel, geringer Faktor-VIII- oder Faktor-IX-Mangel
Häufige, schwere Blutungen – schwerer Mangel von Faktor VIII oder Faktor IX
Heparin und direkte Thrombininhibitoren
Verlängerte Prothrombinzeit (PT), erniedrigter Quick-Wert
Faktor-VII-Mangel
Vitamin-K-Mangel (früh, leicht)
Antikoagulation mit Vitamin K-Antagonisten (VKA: Warfarin, Phenprocumon)
Direkte Faktor-Xa-Inhibitoren (Apixaban, Edoxaban, Rivaroxaban), direkte Thrombininhibitoren (Dabigatran, Hirudin)
Verlängerte aPTT und PT
Faktor-II-, -V-, -X- oder Fibrinogenmangel
Vitamin-K-Mangel (schwer, spät)
Direkte Thrombininhibitoren
Verlängerte Thrombinzeit
Heparin oder heparinähnliche Inhibitoren
Direkte Thrombininhibitoren (z. B. Dabigatran, Argatroban, Bivalirudin)
Leichte, oder fehlende Blutungsneigung – Dysfibrinogenämie
Häufige oder schwere Blutungen – Afibrinogenämie
Verlängerte PT- und/oder aPTT, die durch Zugabe von Normalplasma nicht zu korrigieren sind
Mit Blutungen – faktorspezifische Inhibitoren
Keine Symptome oder Thromboembolien und/oder Aborte – Lupusantikoagulans
Disseminierte intravasale Gerinnung
Heparin oder direkte Thrombininhibitoren
Gestörte Gerinnsellöslichkeit
Faktor-XIII-Mangel
Hemmstoffe oder gestörte Fibrinquervernetzung
Beschleunigte Fibrinolyse
Mangel an α_2-Antiplasmin/Plasmininhibitor, oder Plasminogenaktivator-Inhibitor
Behandlung mit Fibrinolytika

tivität. Die International Normalized Ratio (INR) wird mit folgender Formel bestimmt:

$$INR = (PT\ Patient/PT\ mittlerer\ Normalwert)^{ISI}$$

Obwohl die INR entwickelt wurde, um das Ausmaß einer Gerinnungshemmung bei einer Verminderung der Vitamin-K-abhängigen Faktoren zu erfassen, wird sie zunehmend auch zur Evaluation von Patienten mit Lebererkrankungen eingesetzt. Die INR wurde für einen laborübergreifenden Vergleich der Therapie mit

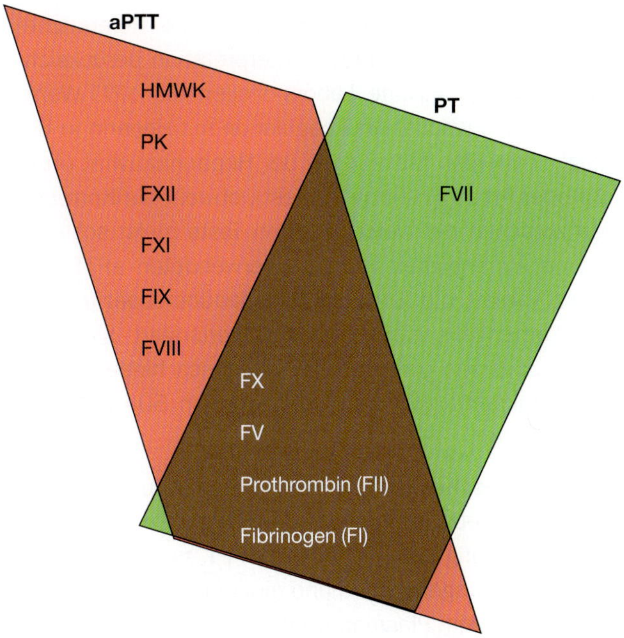

Abbildung 4-6 Erfassung der Gerinnungsfaktor-Aktivität durch die aktivierte, partielle Thromboplastinzeit (aPTT; rot) und Prothrombinzeit (PT; grün) oder beiden. HMWK = hochmolekulares Kininogen; PK = Präkallikrein; F = Faktor.

VKA entwickelt, bei Lebererkrankungen besteht allerdings eine andere Reagenzempfindlichkeit als bei der Gabe von Antikoagulanzien. Da ein zunehmendes Leberversagen außerdem mit unterschiedlichen Veränderungen der Gerinnungsfaktorenaktivität verbunden sein kann, spiegelt das Ausmaß der PT- oder INR-Verlängerung das Blutungsrisiko nur grob wider. Die Thrombinbildung ist tatsächlich bei vielen Patienten mit leicht bis mäßig eingeschränkter Leberfunktion normal. Da die PT nur einen Aspekt der Hämostasestörung bei Leberdysfunktion erfasst, wird das Blutungsrisiko aufgrund einer gering erhöhten INR in diesem Zusammenhang wahrscheinlich überschätzt.

Die aPTT erfasst die intrinsische Gerinnung und die gemeinsame Endstrecke mit den Faktoren XI, IX, VIII, X, V, II, Fibrinogen, aber auch Präkallikrein, hochmolekulares Kininogen und Faktor XII (Abb. 4-6). Das aPTT-Reagenz enthält Phospholipide tierischer, oder pflanzlicher Herkunft, die als Ersatz für die Plättchenphospholipide im Rahmen der Gerinnung dienen und beinhaltet auch einen Oberflächenaktivator, z. B. Ellaginsäure, aktivierende Kaolinpartikel, Celite oder pulverisierte Kieselerde (Silizium).

Die Phospholipidzusammensetzung verschiedener aPTT-Reagenzien ist unterschiedlich, sodass die Sensitivität der aPTT-Reagenzien gegenüber Gerinnungsfaktormangelzuständen und Inhibitoren, wie Heparin oder Lupusantikoagulans, variiert. Dementsprechend unterscheiden sich aPTT-Ergebnisse verschiedener Labors untereinander und der laborspezifische Referenzbereich sollte bei der Ergebnisinterpretation berücksichtigt werden. Einzelne Labors stellen die aPTT-Werte bei therapeutischer Antikoagulation mit Heparin in Bezug zu direkten Messungen der Heparinaktivität (Anti-Xa-oder Protamin-Titrations-Test), obwohl die Korrelation zwischen den verschiedenen Tests meist schlecht ist. In Abhängigkeit von dem verwendeten aPTT-Reagenz variiert die Sensitivität gegenüber spezifischen Faktormangelzuständen, meist verlängert sich die aPTT über den oberen Referenzbereich hinaus, wenn Einzelfaktormangelzustände Werte von 50–30 % unterschreiten.

Plasmatauschversuch Der Plasmatauschversuch wird eingesetzt, um bei einer verlängerten aPTT, oder weniger häufig einer verlängerten PT, zwischen einem Faktoren-Mangelzustand und einem Inhibitor zu unterscheiden. Beim Plasmatauschversuch werden Normalplasma und Patientenplasma in mehreren unterschiedlichen Verhältnissen in seiner Minimalform in einem Verhältnis von 1 : 1 gemischt und die aPTT bzw. PT wird in der Mischung sofort und nach unterschiedlich langer Inkubation bei 37 °C, üblicherweise nach 60 Minuten, zum Teil aber auch nach 30 bzw. 120 Minuten gemessen. Bei isolierten Faktormangelzuständen wird die aPTT durch Zugabe von 30–50 % Normalplasma normalisiert und bleibt auch nach Inkubation im Referenzbereich. Liegt der aPTT-Verlängerung ein Lupusantikoagulans zugrunde, wird die Zugabe von 50 % Normalplasma ebenso wenig wie die Inkubation zur Normalisierung der aPTT führen. Bei erworbenen faktorenspezifischen Inhibitoren (Antikörper), wie bei erworbener Hämophilie, wird die aPTT-50 : 50-Mischung unter Umständen bei unmittelbarer Messung normalisiert, aber nach Inkubation verlängert bleiben, oder aber von Anfang an verlängert bleiben. Verlängerte Gerinnungszeiten im 50:50-Ansatz können auch aufgrund der Anwesenheit anderer Inhibitoren oder interferierender Stoffe, wie Heparin, Fibrinspaltprodukte oder Paraproteine, vorkommen.

Faktorspezifische Tests Die Entscheidung, die Gerinnungsdiagnostik durch die Bestimmung von Einzelfaktoren zu erweitern, wird durch die klinische Situation und die Ergebnisse der Screeningtests bestimmt. Für die genaue Diagnose und die wirksame Behandlung von einem angeborenen und erworbenen Faktorenmangel wird eine Quantifizierung der jeweiligen Gerinnungsfaktoren benötigt. Bei einer starken Blutungsneigung sind faktorspezifische Tests dringend erforderlich, um eine spezifische Therapie zu steuern. Faktorenspezifische Gerinnungstests stellen üblicherweise Modifikationen des Plasmatauschversuchs dar, wobei das Patientenplasma mit Mangelplasma (Normalplasma, bei dem der zu untersuchende Faktor fehlt) gemischt wird. Die Verzögerung der Gerinnselbildung ist damit abhängig von dem Gehalt des zu untersuchenden Gerinnungsfaktors des Patienten, da dieser Faktor im Mangelplasma fehlt.

Antiphospholipid-Antikörpernachweis Antikörper gegen Phospholipide (z. B. Cardiolipin) oder phospholipidbindende Proteine (z. B. β_2-Mikroglobulin) werden mittels ELISA nachgewiesen. Stören diese Antikörper die phospholipidabhängige Gerinnungsreaktion, werden sie als Lupusantikoagulans bezeichnet. Die aPTT zeigt eine unterschiedliche Sensitivität gegenüber dem Lupusantikoagulans, sie ist unter anderem abhängig vom eingesetzten aPTT-Reagens. Ein Testsystem unter Verwendung eines sensitiven Reagens wird LA-PTT genannt. Der „Dilute Russel Viper Venom Test" (dRVVT) und die Tissue Thromboplastin Time (TTT) sind Modifikationen von Standardtests durch einen verminderten Einsatz von Phospholipid-Reagenzien, wodurch die Sensitivität gegenüber Antikörpern, die mit der Phospholipidkomponente interagieren, erhöht wird. Diese Testsysteme sind jedoch nicht spezifisch für Lupusantikoagulanzien, da Faktormangelzustände und andere Inhibitoren ebenfalls zu ihrer Verlängerung führen können. Der Nachweis eines Lupusantikoagulans erfordert deswegen nicht nur die Verlängerung eines phospholipidabhängigen Gerinnungstests, sondern darüber hinaus eine unzureichende Normalisierung der aPTT im Plasmatauschversuch sowie ihre Korrektur durch das Zufügen von aktivierter Thrombozytenmembran oder alternativen Phospholipiden, z. B. mit hexagonaler Konfiguration. Vor einer definitiven Diagnosefestlegung wird eine Bestätigungsdiagnostik in ausreichendem zeitlichem Abstand (> 6 Wochen) gefordert.

Andere Gerinnungstests Die Thrombinzeit und die Reptilasezeit erfassen die Umwandlung von Fibrinogen zu Fibrin. Sie sind verlängert bei erniedrigten Fibrinspiegeln (meist < 80–100 mg/dl), qualitativ abnormalem Fibrinogen, wie es bei der hereditären oder erworbenen Dysfibrinogenämie vorliegt, oder bei hohen Spiegeln interferierender Fibrin-/Fibrinogenspaltprodukte. Die Thrombinzeit wird im Gegensatz zur Reptilasezeit durch Heparin (UFH) verlängert. Die Thrombinzeit ist auch in Anwesenheit des direkten Thrombininhibitors Dabigatran deutlich verlängert; mit einer verdünnten Thrombinzeit lässt sich die Dabigatrankonzentration im Plasma bestimmen. Die Bestimmung der Anti-Faktor-Xa-Aktivität im Plasma wird häufig zur Bestimmung der Aktivität niedermolekularer Heparine (NMH) oder Fondaparinux, aber auch zum

Nachweis von unfraktioniertem Heparin sowie zur Beurteilung der Aktivität der neuen direkten oralen Faktor-Xa-Hemmer Apixaban, Edoxaban oder Rivaroxaban verwendet. Der Gehalt eines Faktor-Xa-Inhibitors in einer Patientenprobe hemmt die enzymatische Umwandlung eines Faktor-Xa-spezifischen homogenen Substrats und damit die Probenfärbung durch Faktor Xa. Die Anti-Xa-Aktivität des Patientenplasmas kann anhand von Standardkurven, die mit verschiedenen Verdünnungen des zu untersuchenden Antikoagulans kalibriert wurden, bestimmt und in die jeweilige Antikoagulanzienkonzentration umgerechnet werden.

Thrombophiliediagnostik Zur Abklärung einer Thrombophilie, können verschiedene Labormethoden-eingesetzt werden. Diese beinhalten molekulare, immunologische und funktionelle Testsysteme, die in ihrer Sensitivität und Spezifität bezüglich der zu untersuchenden Störung variieren. Darüber hinaus können akute Thrombosen, andere akute Erkrankungen, entzündliche Veränderungen, Schwangerschaft und verschiedene Medikamente die Spiegel vieler Gerinnungsfaktoren und ihrer Inhibitoren beeinflussen. So sinkt Antithrombin unter Heparintherapie und im Rahmen einer akuten Thrombose ab. Protein-C- und Protein-S-Spiegel können im Rahmen akuter Thrombosen erhöht sein, bei Vitamin-K-Mangel bzw. der Einnahme von Vitamin-K-Antagonisten sinken die Werte ab. Antiphospholipid-Antikörper sind bei akut erkrankten Patienten häufig vorübergehend positiv. Untersuchungen auf hereditäre Thrombophilien sollten im Allgemeinen nur erfolgen, wenn eine positive Familienanamnese für Thrombosen besteht und die Ergebnisse therapeutisch (oder diagnostisch) relevant sind.

Die Thrombophiliediagnostik sollte möglichst unter Steady-State-Bedingungen in einem ausreichenden zeitlichen Abstand zu dem Akutereignis durchgeführt werden. Meist kann die Antikoagulation 3(–6) Monate nach einer venösen Thromboembolie beendet und die Testung nach Gerinnungsnormalisierung frühestens 3 Wochen nach Ender eines VKA durchgeführt werden. Eine quantitative Erhöhung der D-Dimere ist ein sensitiver Marker für eine Gerinnungsaktivierung und kann bei Patienten nach einer Thrombose 4 Wochen nach dem Absetzen der Antikoagulation Hinweise für das Rezidivrisiko einer Thrombose geben.

Untersuchungen der Plättchenfunktion Die Bestimmung der Blutungszeit hat sich zur Vorhersage des Blutungsrisikos im operativen Bereich nicht bewährt und wird daher für diese Anwendung nicht empfohlen. Der PFA 100® und ähnliche Tests, welche die plättchenabhängige Gerinnung unter Flussbedingungen messen können, sind sensitiver und spezifischer für Plättchenfunktionsstörungen und das vWS als die Blutungszeit. Allerdings reicht die Datenlage gegenwärtig nicht aus, um ihren Einsatz routinemäßig zur Vorhersage des Blutungsrisikos oder zum Therapiemonitoring zu empfehlen, außerdem fallen sie bei manchen Patienten mit Plättchenfunktionsstörungen oder leichtem von-Willebrand-Syndrom unauffällig aus. Wenn bei einem Patienten pathologische Ergebnisse bei diesen Untersuchungen oder bei der Blutungszeit gefunden werden, sind weiterführende spezifische Untersuchungen, wie die des von-Willebrand-Faktors oder Plättchenaggregationsuntersuchungen, notwendig. Auch wenn all diese Untersuchungen unauffällig sind, können sie eine milde Blutungsdiathese nicht definitiv ausschließen.

Bei der klassischen Plättchenaggregometrie werden dem plättchenreichen Plasma des Patienten verschiedene Agonisten in unterschiedlichen Konzentrationen zugegeben und die Plättchenagglutination und Plättchenaggregation erfasst. Auch die Plättchensekretion kann bei Stimulation mit Agonisten gemessen werden. Diese Untersuchungen werden durch viele Faktoren beeinflusst, unter anderem durch eine Vielzahl von Medikamenten. Auch bleibt der Zusammenhang zwischen leichteren Störungen der Plättchenfunktion in der Aggregometrie oder bei Sekretionsmessungen und dem Blutungsrisiko offen.

DANKSAGUNG

Robert I. Handin, MD, hat dieses Kapitel in der 16. Auflage verfasst und einige dieser Inhalte sind in dem vorliegenden Kapitel enthalten.

KAPITEL 5

VERGRÖßERUNG VON LYMPHKNOTEN UND MILZ

Patrick H. Henry ■ Dan L. Longo

Für die deutsche Ausgabe Hendrik Nogai und Martin Janz

Dieses Kapitel soll als Leitfaden bei der Abklärung von Vergrößerungen der Lymphknoten *(Lymphadenopathie)* oder Milz *(Splenomegalie)* dienen. Eine Lymphadenopathie ist ein relativ häufiger, eine tastbare Splenomegalie ein eher seltener klinischer Befund in der täglichen Praxis.

LYMPHADENOPATHIE

Eine Lymphadenopathie kann als Zufallsbefund bei Patienten festgestellt werden, die aus verschiedensten Gründen untersucht werden, sie kann aber auch erstes Zeichen oder Symptom einer manifesten Erkrankung sein. Letztlich muss der Arzt entscheiden, ob es sich bei der Lymphadenopathie um einen Befund ohne Krankheitswert handelt oder ob weitere Untersuchungen bis hin zu einer Biopsie oder Lymphknotenexstirpation erforderlich sind. Weiche, flache, submandibuläre Knoten (< 1 cm) sind bei gesunden Kindern und jungen Erwachsenen häufig tastbar und gesunde Erwachsene können auch tastbare inguinale Knoten ≤ 2 cm Größe aufweisen, die ohne zusätzliche Hinweise auf ein Krankheitsgeschehen als Normalbefund eingestuft werden. Bei diesen Lymphknoten sind keine weiteren Untersuchungen erforderlich. Wenn der Arzt jedoch annimmt, dass die Lymphknoten pathologisch sind, ist eine genauere Diagnostik notwendig.

Zugang zum Patienten LYMPHADENOPATHIE

Wie in Tabelle 5-1 zusammengefasst, kann die Lymphadenopathie primäre oder sekundäre Manifestation zahlreicher Krankheiten sein. Viele dieser Krankheiten sind jedoch seltene Ursachen einer Lymphadenopathie. Die Analyse von Lymphadenopathien in der Primärversorgung hat gezeigt, dass bei mehr als zwei Dritteln der Patienten unspezifische Ursachen oder Erkrankungen des oberen Respirationstraktes (viral oder bakteriell) vorliegen und sich bei weniger als 1 % eine maligne Erkrankung herausstellt. In einer Studie wurde berichtet, dass bei 84 % der Patienten, die zur Untersuchung einer Lymphadenopathie überwiesen worden waren, eine benigne Diagnose gestellt wurde. Die verbleibenden 16 % hatten eine maligne Erkrankung (Lymphom oder metastasiertes Adenokarzinom). Bei 63 % der Patienten mit benigner Lymphadenopathie war die Ätiologie unspezifisch oder reaktiv, ein kausales Agens wurde nicht gefunden. Bei den Verbleibenden wurde eine spezifische Ursache, am häufigsten infektiöse Mononukleose, Toxoplasmose oder Tuberkulose, nachgewiesen. Damit liegt bei der großen Mehrzahl der Patienten mit Lymphadenopathie eine unspezifische Ätiologie zugrunde, die nur wenige diagnostische Untersuchungen erforderlich macht.

Tabelle 5-1

ERKRANKUNGEN MIT LYMPHADENOPATHIE

1. Infektionskrankheiten
   a) Viren: infektiöse Mononukleose (Epstein-Barr-Virus), Zytomegalievirus, Virushepatitis, Herpes-simplex-Virus, Herpesvirus 6, Varicella-zoster-Virus, Rötelnvirus, Masernvirus, Adenovirus, HIV, epidemische Keratokonjunktivitis, Pocken, Herpesvirus 8
   b) Bakterien: Streptokokken, Staphylokokken, Salmonellen, Katzenkratzkrankheit, Brucellose, Tularämie, Pest, Ulcus molle, Melioidose, Maliasmus, Tuberkulose, Infektion mit atypischen Mykobakterien, primäre oder sekundäre Lues, Diphtherie, Lepra, Bartonella
   c) Pilze: Histoplasmose, Coccidioides-Mykose, Paracoccidioides-Mykose
   d) Chlamydien: Lymphgranuloma venereum, Trachom
   e) Parasiten: Toxoplasmose, Leishmaniose, Trypanosomiasis, Filariasis
   f) Rickettsien: Tsutsugamushi-Fieber, Rickettsienpocken, Q-Fieber
2. Immunologische Erkrankungen
   a) Rheumatoide Arthritis
   b) Juvenile rheumatoide Arthritis
   c) Gemischte Bindegewebserkrankung
   d) Systemischer Lupus erythematodes
   e) Dermatomyositis
   f) Sjögren-Syndrom
   g) Serumkrankheit
   h) Medikamentenhypersensitivität: Diphenylhydantoin, Hydralazin, Allopurinol, Primidon, Gold, Carbamazepin etc.
   i) Angioimmunoblastische Lymphadenopathie
   j) Primäre biliäre Zirrhose
   k) Graft-versus-host-Erkrankung
   l) Silikon-assoziiert
   m) Autoimmunologisches lymphoproliferatives Syndrom
   n) IgG4-assoziierte Erkrankungen
   o) Immunrekonstitutionssyndrom (IRIS)
3. Maligne Erkrankungen
   a) Hämatologische Neoplasien: Hodgkin-Lymphom, Non-Hodgkin-Lymphome, akute oder chronische lymphatische Leukämie, Haarzell-Leukämie, maligne Histiozytose, Amyloidose
   b) Metastasen solider Tumoren: von zahlreichen Primärlokalisationen ausgehend
4. Lipidspeicherkrankheiten: Gaucher-Krankheit, Niemann-Pick-Krankheit, Fabry-Krankheit, Tangier-Krankheit
5. Endokrine Erkrankungen: Hyperthyreose
6. Andere Erkrankungen
   a) Castleman-Erkrankung
   b) Sarkoidose
   c) Dermatopathische Lymphadenitis
   d) Lymphomatoide Granulomatose
   e) Histiozytäre nekrotisierende Lymphadenitis (Kikuchi-Erkrankung)
   f) Sinushistiozytose mit massiver Lymphadenopathie (Rosai-Dorfman-Erkrankung)
   g) Mukokutanes Lymphknotensyndrom (Kawasaki-Erkrankung)
   h) Histiozytose X
   i) Familiäres Mittelmeerfieber
   j) Schwere Hypertriglyzeridämie
   k) Vaskuläre Sinustransformation
   l) Inflammatorischer Pseudotumor der Lymphknoten
   m) Herzinsuffizienz

KLINISCHE ABKLÄRUNG Bei Lymphadenopathien können verschiedene Maßnahmen den Arzt bei der Ursachenforschung unterstützen: eine sorgfältige medizinische Anamnese und körperliche Untersuchung, ausgewählte Laboruntersuchungen und eventuell eine Stanz- oder Exzisionsbiopsie des Lymphknotens.

Die *medizinische Anamnese* sollte klären, in welchem Zusammenhang die Lymphadenopathie aufgetreten ist. Dabei sollte gezielt nach Symptomen wie Schluckbeschwerden, Husten, Fieber, Nachtschweiß, Müdigkeit, Gewichtsverlust oder schmerzhaften Lymphknoten gefragt werden. Weitere wichtige Angaben zur Anamnese sind Alter, Geschlecht, berufliche Betätigung, Kontakt mit Tieren, Sexualverhalten und die Einnahme von Medikamenten wie Diphenylhydantoin. So liegt bei Kindern und jungen Erwachsenen als Ursache der Lymphadenopathie gewöhnlich eine gutartige (d. h. nicht maligne) Erkrankung vor, wie bakterielle oder virale Infektionen der oberen Atemwege, infektiöse Mononukleose, Toxoplasmose und in einigen Ländern Tuberkulose. Im Gegensatz dazu steigt im Alter über 50 Jahre die Inzidenz maligner Erkrankungen, während die Häufigkeit gutartiger Ursachen abnimmt.

Die *körperliche Untersuchung* kann nützliche Hinweise geben: Ausmaß der Lymphadenopathie (lokalisiert oder generalisiert), Größe und Konsistenz der Lymphknoten, Druckempfindlichkeit, Entzündungszeichen im Bereich der Lymphknoten, Hautläsionen oder Splenomegalie. Bei erwachsenen Patienten mit zervikaler Lymphadenopathie und einer Raucheranamnese ist eine gründliche HNO-Untersuchung indiziert. Der Begriff der lokalisierten oder regionalen Adenopathie impliziert die Beteiligung einer einzelnen anatomischen Region. Von einer generalisierten Adenopathie spricht man, wenn drei oder mehr nicht ineinander übergehende Lymphknotenregionen beteiligt sind. Viele der möglichen Ursachen **(Tab. 5-1)** können sowohl zu lokalisierten als auch zu generalisierten Lymphadenopathien führen. Die differenzialdiagnostische Bedeutung dieser Unterscheidung ist daher begrenzt. Gleichwohl sind generalisierte Lymphadenopathien häufig mit nicht malignen Krankheiten, wie infektiöser Mononukleose (Epstein-Barr-Virus, EBV), Zytomegalievirusinfektion (CMV), Toxoplasmose, HIV-Infektion, anderen Virusinfektionen, systemischem Lupus erythematodes (SLE) oder gemischten Bindegewebserkrankungen, assoziiert. Akute und chronische lymphatische Leukämien sowie maligne Lymphome können bei Erwachsenen allerdings ebenfalls zu einer generalisierten Adenopathie führen.

Die Lokalisation regionaler oder lokalisierter Adenopathien kann nützliche Hinweise auf die Ursache liefern. Die okzipitale Adenopathie weist häufig auf eine

Infektion der Kopfhaut hin, während die präaurikuläre Adenopathie im Zusammenhang mit konjunktivalen Infektionen oder der Katzenkratzkrankheit auftreten kann. Die häufigste Lokalisation regionaler Adenopathien ist der Hals, wobei meist gutartige Ursachen wie Infektionen der oberen Atemwege, orale oder dentale Läsionen, infektiöse Mononukleose oder andere Viruserkrankungen vorliegen. Zu den wichtigsten malignen Ursachen gehören metastasierte Krebserkrankungen, die von Primärtumoren des Kopf- und Halsbereiches, der Brust, der Lunge oder der Schilddrüse ausgehen. Vergrößerungen der supraklavikulären Lymphknoten und derjenigen im Skalenusbereich sind immer pathologisch. Da diese Lymphknoten Drainage-Stationen von Lunge und Retroperitonealraum sind, können sie auf Lymphome, andere Krebserkrankungen oder infektiöse Prozesse in diesen Regionen hinweisen. Der Virchow-Knoten ist ein vergrößerter Lymphknoten im Bereich der linken Supraklavikularregion, der im Rahmen von metastasierten Krebserkrankungen mit Ursprung im Gastrointestinaltrakt infiltriert ist. Auch bei Lungen-, Brust-, Hoden- oder Ovarialkrebs kann es zu einer Metastasierung in die supraklavikulären Lymphknoten kommen. Tuberkulose, Sarkoidose und Toxoplasmose sind mögliche nicht neoplastische Ursachen einer supraklavikulären Adenopathie. Eine axilläre Adenopathie ist gewöhnlich auf Verletzungen oder lokalisierte Infektionen der gleichseitigen oberen Extremität zurückzuführen. Zu den malignen Ursachen gehören Melanome oder Lymphome und bei Frauen das Mammakarzinom. Inguinale Lymphadenopathien treten gewöhnlich sekundär nach Infektionen oder Traumata der unteren Extremitäten auf und können sexuell übertragbare Erkrankungen, wie Lymphogranuloma inguinale, primäre Lues, Herpes genitalis oder Ulcus molle, begleiten. Diese Lymphknoten können auch bei Lymphomen oder metastasierten Krebserkrankungen mit Ursprung im Bereich von Rektum, Genitalien oder unteren Extremitäten (Melanom) beteiligt sein.

Größe und Konsistenz der Lymphknoten sowie Schmerzhaftigkeit sind bei der Untersuchung von Patienten mit Lymphadenopathie nützliche Parameter. Knoten mit einer Größe von unter 1 cm^2 (1,0 × 1,0 cm oder weniger) treten fast immer sekundär aufgrund von benignen und unspezifisch reaktiven Ursachen auf. In einer retrospektiven Analyse jüngerer Patienten (9–25 Jahre), bei denen eine Lymphknotenbiopsie durchgeführt worden war, diente ein maximaler Durchmesser von über 2 cm als Unterscheidungsparameter, der eine Vorhersage erlaubt, ob die Biopsie maligne oder granulomatöse Erkrankungen aufdecken wird. Eine andere Studie zeigte, dass eine Lymphknotengröße von 2,25 cm^2 (1,5 cm × 1,5 cm) der am besten diskriminierende Grenzwert für die Unterscheidung einer malignen oder granulomatösen Lymphadenopathie von anderen Ursachen der Lymphadenopathie war. Patienten mit Knoten unter einem Quadratzentimeter sollten nach Ausschluss einer infektiösen Mononukleose und/oder Toxoplasmose zunächst beobachtet werden, außer es sind Symptome und Zeichen einer zugrunde liegenden systemischen Erkrankung vorhanden.

Die Konsistenz der Lymphknoten kann als weich, derb, gummiartig, hart, abgrenzbar, verbacken, druckempfindlich, auf der Unterlage beweglich oder fixiert beschrieben werden. Eine Druckschmerzhaftigkeit findet man, wenn die Kapsel im Zuge einer raschen Vergrößerung gedehnt wurde, gewöhnlich als Folge eines entzündlichen Prozesses. Einige maligne Erkrankungen wie die akuten Leukämien, können eine rasche Vergrößerung und Schmerzen im Bereich der Lymphknoten verursachen. Von einem Lymphom befallene Lymphknoten sind eher groß, abgrenzbar, symmetrisch, gummiartig, fest, beweglich und nicht druckschmerzhaft. Lymphknoten mit Befall durch metastasierte Krebserkrankungen sind häufig hart, nicht druckschmerzhaft und nicht beweglich, da sie mit dem umgebenden Gewebe verbacken sind. Wenn bei Patienten mit Lymphadenopathie gleichzeitig eine Splenomegalie vorliegt, spricht dies für eine systemische Erkrankung, wie infektiöse Mononukleose, Lymphom, akute oder chronische Leukämie, SLE, Sarkoidose, Toxoplasmose, Katzenkratzkrankheit und andere seltenere hämatologische Erkrankungen. Die Anamnese des Patienten sollte hilfreiche Hinweise auf die zugrunde liegende systemische Erkrankung liefern.

Adenopathien, die sich nicht oberflächlich präsentieren, sondern im Thorax oder Abdomen lokalisiert sind, werden gewöhnlich im Rahmen eines an bestimmten Symptomen orientierten Diagnoseverfahrens entdeckt. Thorakale Adenopathien können bei einer routinemäßig durchgeführten Thorax-Röntgenuntersuchung festgestellt werden, oder wenn bei tastbarer Adenopathie weiterführende Untersuchungen durchgeführt werden. Man kann auch darauf stoßen, wenn Patienten über verschiedene Beschwerden klagen, zum Beispiel Husten, pfeifende Atemgeräusche durch Kompression der Atemwege, Heiserkeit durch Beteiligung der Laryngealnerven, Dysphagie durch Kompression des Ösophagus, Schwellungen von Hals, Gesicht oder Armen als Folge der Kompression der Vena cava superior oder Vena subclavia. Zu den Differenzialdiagnosen bei mediastinaler oder hilärer Adenopathie gehören primäre

Lungenerkrankungen und systemische Erkrankungen, die im charakteristischen Fall mediastinale oder hiläre Knoten befallen. Bei jungen Menschen ist eine mediastinale Adenopathie häufig mit infektiöser Mononukleose oder Sarkoidose assoziiert. In Endemiegebieten kann Histoplasmose zu einer unilateralen Beteiligung paratrachealer Lymphknoten führen, die an ein Lymphom erinnert. Auch Tuberkulose kann unilaterale Lymphknotenvergrößerungen verursachen. Bei älteren Patienten gehören das primäre Bronchialkarzinom (insbesondere bei Rauchern), Lymphome, metastasierte Karzinome (gewöhnlich Lunge), Tuberkulose, Pilzinfektionen und Sarkoidose zu den Differenzialdiagnosen.

Vergrößerte intraabdominelle oder retroperitoneale Lymphknoten haben gewöhnlich eine maligne Genese. Obwohl eine Tuberkulose als mesenteriale Lymphadenitis auftreten kann, sind vergrößerte Lymphknoten meistens durch Lymphome oder bei jungen Männern durch Keimzelltumoren bedingt.

LABORDIAGNOSTIK Laboruntersuchungen bei Patienten mit Lymphadenopathie müssen darauf ausgerichtet sein, die aufgrund der Anamnese und der Untersuchungsbefunde vermutete Ätiologie weiter aufzuklären. Im Rahmen einer in einer Allgemeinpraxis durchgeführten Studie wurden die Daten von 249 jüngeren Patienten mit „nicht infektiös vergrößerten Lymphknoten“ oder „Lymphadenitis“ ausgewertet. Die Autoren stellten fest, dass bei 51 % der Patienten keine Laboruntersuchungen durchgeführt worden waren. Wenn doch Laboruntersuchungen erfolgten, so handelte es sich am häufigsten um Differenzialblutbild (33 %), Rachenabstrich (16 %), eine Thorax-Röntgenaufnahme (12 %) oder einen Mononukleose-Test (10 %). Bei nur acht Patienten (3 %) wurde eine Lymphknotenbiopsie durchgeführt und die Hälfte der Befunde war normal oder ergab eine reaktive Ursache. Das Differenzialblutbild kann hilfreiche Informationen liefern für die Diagnose von akuten oder chronischen Leukämien, EBV oder CMV, Lymphomen mit leukämischer Komponente, pyogenen Infektionen oder Immunzytopenien bei Erkrankungen wie systemischem Lupus erythematodes. Durch serologische Untersuchungen können spezifische Antikörper gegen Komponenten von EBV, CMV, HIV oder anderen Viren, gegen Toxoplasma gondii, Brucella oder andere Erreger nachgewiesen werden. Bei Verdacht auf einen systemischen Lupus erythematodes ist die Untersuchung auf antinukleäre und Anti-DNS-Antikörper sinnvoll.

Die Thorax-Röntgenuntersuchung ist gewöhnlich unauffällig. Der Nachweis einer pulmonalen Infiltration oder einer mediastinalen Lymphadenopathie würde jedoch an eine Tuberkulose, Histoplasmose, Sarkoidose, ein Lymphom, primäres Bronchialkarzinom oder metastasierte Karzinome denken lassen und weitere Untersuchungen erforderlich machen.

Verschiedene bildgebende Verfahren, wie Computertomografie (CT), Magnetresonanztomografie (MRT), Ultraschall und Farb-Doppler-Sonografie, wurden eingesetzt, um benigne von malignen Lymphknoten unterscheiden zu können, insbesondere bei Patienten mit Kopf-Hals-Tumoren. CT und MRT sind vergleichbar präzise (65–90 %) in der Diagnostik einer Metastasierung in zervikale Lymphknoten. Die Sonografie ist eingesetzt worden, um den langen (L) Durchmesser, den kurzen (K) Durchmesser und das Verhältnis von langem zu kurzem Durchmesser bei zervikalen Lymphknoten zu bestimmen. Ein L/K-Verhältnis von weniger als 2,0 hat eine Sensitivität und Spezifität von 95 % für die Unterscheidung gutartiger und bösartiger Lymphknoten bei Patienten mit Kopf-Hals-Tumoren. Dieses Verhältnis hat eine größere Spezifität und Sensitivität als die Palpation oder das Messen jeweils des langen oder kurzen Durchmessers allein.

Die Indikation für eine Lymphknotenbiopsie kann nicht präzise festgelegt werden, dennoch handelt es sich um eine wichtige diagnostische Maßnahme. Die Entscheidung darüber, ob eine Biopsie durchgeführt werden soll, kann frühzeitig während der Erstuntersuchung des Patienten fallen oder zu einem späteren Zeitpunkt, wenn eine ausreichende Beobachtungszeit (ungefähr 2 Wochen) vergangen ist. Die Biopsie sollte sofort durchgeführt werden, wenn die Anamnese des Patienten oder die körperlichen Befunde auf eine maligne Erkrankung hindeuten. Beispiele dafür sind: einzelne derbe, nicht druckempfindliche zervikale Lymphknoten bei einem älteren Patienten mit Raucheranamnese, supraklavikuläre Adenopathien sowie lokalisierte oder generalisierte Adenopathien mit festen, beweglichen Lymphknoten, die an ein Lymphom denken lassen. Wenn bei einem einzelnen, harten zervikalen Lymphknoten der Verdacht auf einen primären Kopf-Hals-Tumor besteht, sollte eine sorgfältige HNO-Untersuchung erfolgen. Jede Schleimhautläsion, die im Hinblick auf einen primären neoplastischen Prozess verdächtig erscheint, sollte zunächst biopsiert werden. Wenn keine Schleimhautläsion festgestellt wird, sollte eine Exzisionsbiopsie des größten Lymphknotens durchgeführt werden. Feinnadelpunktionen sollten nicht als erste diagnostische Maßnahme erfolgen, da für die meisten potenziellen Diagnosen mehr Material erforderlich ist, als eine Aspiration liefern kann und so häufig die definitive Diagnosestellung verzögert wird. Die Feinnadelbiopsie sollte Knoten im Bereich der Schilddrüse und dem Rezidivnachweis bei

Patienten mit bekannter Primärdiagnose vorbehalten bleiben. Wenn der primär behandelnde Arzt unsicher im Hinblick auf die Notwendigkeit einer Biopsie ist, kann die Hinzuziehung eines Hämatologen oder internistischen Onkologen hilfreich sein. In der Praxis des Hausarztes ist bei weniger als 5 % der Patienten mit Lymphadenopathie eine Biopsie erforderlich. Dieser Prozentanteil ist in Spezialpraxen, zum Beispiel bei Hämatologen, Onkologen oder HNO-Ärzten deutlich höher.

Zwei Arbeitsgruppen haben ein schematisiertes Vorgehen beschrieben, das dazu dienen soll, die Gruppe derjenigen Patienten mit Lymphadenopathie, bei denen eine Biopsie durchgeführt werden sollte, genauer einzugrenzen. Beide Berichte basieren auf retrospektiven Analysen in Spezialpraxen. Untersucht wurden in der ersten Studie Patienten im Alter zwischen 9 und 25 Jahren, bei denen eine Lymphknotenbiopsie durchgeführt worden war. Drei Variablen wurden gefunden, welche diejenigen jungen Patienten mit peripherer Lymphadenopathie identifizieren, bei denen eine Biopsie durchgeführt werden sollte: Lymphknoten mit einem Durchmesser > 2 cm sowie Veränderungen im Thorax-Röntgenbild waren von prognostischer Bedeutung, während kürzlich aufgetretene HNO-Symptome ein Argument gegen eine Biopsie darstellen. In der zweiten Studie wurden in einer hämatologisch-onkologischen Klinik 220 Patienten mit Lymphadenopathie untersucht und fünf Variablen in ein mathematisches Modell eingesetzt, um die Patienten zu identifizieren, bei denen eine Biopsie erforderlich ist. Diese Variablen sind die Lymphknotengröße, die Lokalisation (supraklavikulär bzw. nicht supraklavikulär), das Alter des Patienten (> 40 Jahre bzw. < 40 Jahre), die Lymphknotenkonsistenz (weich oder hart) und die Druckempfindlichkeit. Die Parameter Alter über 40 Jahre, supraklavikluläre Lokalisation, Knotengröße über 2,25 cm^2, harte Konsistenz, keine Schmerzhaftigkeit oder Druckempfindlichkeit hatten einen positiven prognostischen Wert. Die Parameter Alter unter 40 Jahre, Knotengröße unter 1,0 cm^2, nicht harte Konsistenz und druckempfindliche oder schmerzhafte Knoten hatten einen negativen Vorhersagewert. 91 % der Patienten, bei denen eine Biopsie erforderlich war, wurden nach diesem Modell korrekt eingestuft. Da es sich bei beiden Studien um retrospektive Analysen handelt und eine der beiden auf jüngere Patienten beschränkt war, bleibt unklar, welchen Stellenwert diese Modelle haben, wenn sie in der Primärversorgungspraxis prospektiv eingesetzt werden.

Bei den meisten Patienten mit Lymphadenopathie ist keine Biopsie und bei wenigstens der Hälfte keine Laboruntersuchung erforderlich. Wenn Anamnese und körperlicher Untersuchungsbefund auf eine benigne Ursache der Lymphadenopathie hindeuten, kann zunächst eine sorgfältige Beobachtung über einen Zeitraum von 2–4 Wochen erfolgen. Der Patient sollte angewiesen werden, bei einer Vergrößerung des/der Lymphknoten den Arzt erneut zu konsultieren. Wenn keine deutlichen Hinweise auf eine bakterielle Infektion vorliegen, ist bei einer Lymphadenopathie die Gabe von Antibiotika nicht indiziert. Glukokortikoide sollten zur Therapie einer Lymphadenopathie nicht eingesetzt werden, da ihr lympholytischer Effekt einige Diagnosen verschleiert (Lymphome, Leukämie, Castleman-Erkrankung) und sie zur Heilungsverzögerung oder Aktivierung von zugrunde liegenden Infektionen beitragen können. Eine Ausnahme stellen lebensbedrohliche Obstruktionen des Pharynx durch Vergrößerung des lymphatischen Gewebes des Waldeyer-Rings dar, die gelegentlich bei infektiöser Mononukleose beobachtet wurden.

SPLENOMEGALIE

STRUKTUR UND FUNKTION DER MILZ

Die Milz ist ein retikuloendotheliales Organ, das etwa in der fünften Gestationswoche im dorsalen Mesogastrium aus einer Reihe von Gewebssprossen entsteht, die zu der im Erwachsenenalter normalen Lokalisation im linken oberen Quadranten wandern; mit dem Magen ist sie durch das gastrolienale und mit der Niere durch das lienorenale Band verbunden. Wenn sich die Gewebssprossen nicht zu einem gemeinsamen Gewebekomplex vereinigen, können sich bei etwa 20 % der Individuen akzessorische Milzen entwickeln. Die Funktion der Milz war lange unklar. Galen glaubte, dass sie die Quelle „schwarzer Galle" beziehungsweise der Melancholie sei. Der Begriff „Hypochonder" (im wörtlichen Sinn „unter den Rippen") und der im Englischen bestehende Doppelsinn (Spleen = Milz oder schlechte Laune, Verdruss; die Redewendung „to vent one's spleen" bedeutet: seiner schlechten Laune Luft machen) bezeugen den Glauben, dass die Milz einen bedeutsamen Einfluss auf die Psyche und das Gefühlsleben hat. Beim Menschen scheint die Milz folgende physiologischen Funktionen zu haben:

1. Ständige Qualitätskontrolle der Erythrozyten in der roten Pulpa und Beseitigung gealterter oder beschädigter Erythrozyten. Die Milz erfüllt diese Aufgabe mithilfe der besonderen Struktur ihres Parenchyms und Gefäßsystems (Abb. 5-1).
2. Synthese von Antikörpern in der weißen Pulpa.
3. Beseitigung von Bakterien und Blutzellen, an deren Oberfläche sich Antikörper gebunden haben, aus der Zirkulation.

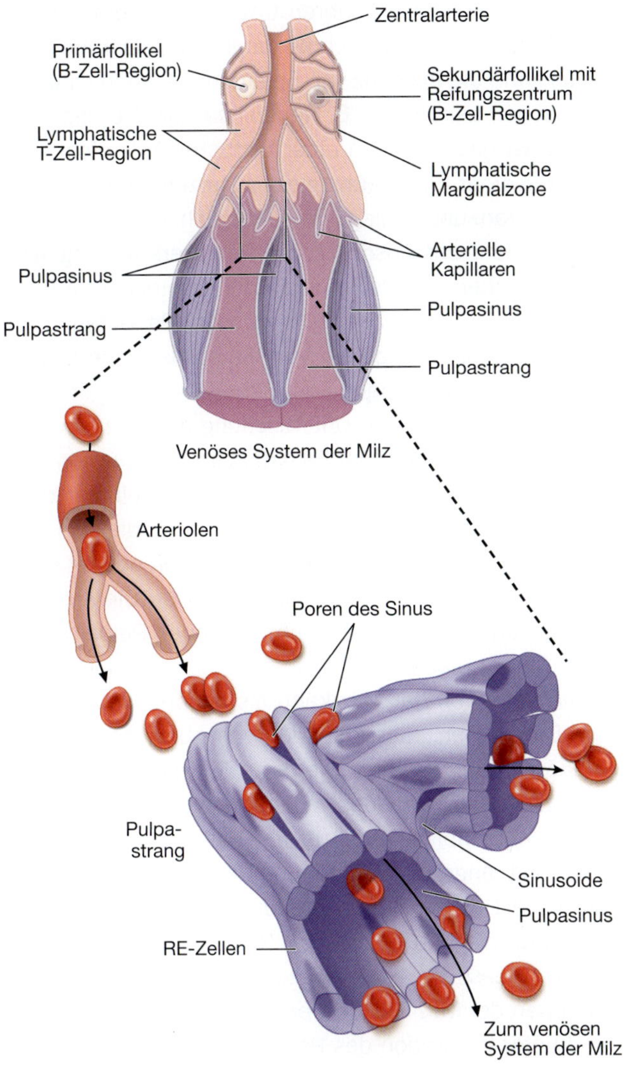

Abbildung 5-1 Schematische Darstellung des Milzaufbaus. Die Milz besteht aus vielen Einheiten roter und weißer Pulpa. Sie sind um kleine Seitenäste der Milzarterie herum angeordnet, die als Zentralarterien bezeichnet werden. Die weiße Pulpa besteht aus lymphatischem Gewebe und enthält B-Zell-Follikel, eine um die Follikel herum angeordnete Marginalzone und T-Zell-reiche Regionen, die die Arteriolen umkleiden (periarterielle Lymphscheide, PALS). Zu den Bereichen der roten Pulpa gehören die Pulpasinus und die Pulpastränge. Die Stränge sind „Sackgassen". Um wieder Zugang zum Blutstrom zu erlangen, müssen die Erythrozyten schmale Öffnungen in der Wand der Sinus passieren. Nicht verformbare, beschädigte oder gealterte Erythrozyten können nicht wieder in die Sinus eintreten. *(Unterer Teil der Abbildung aus RS Hillman, KA Ault: Hematology in Clinical Practice. 4th ed. New York, McGraw Hill, 2005.)*

Eine Steigerung dieser normalen Funktion kann zu einer Splenomegalie führen.

Die Milz setzt sich aus roter und weißer Pulpa zusammen. Es handelt sich dabei um die Terminologie von Malpighi für die mit roten Blutzellen gefüllten Sinus, die aus retikuloendothelialen Zellen bestehenden Pulpastränge und weiße Lymphfollikel, die innerhalb der Matrix der roten Pulpa verstreut angeordnet sind. Die Milz ist an den Pfortaderkreislauf angeschlossen. Der Grund dafür ist unklar, könnte aber damit in Zusammenhang stehen, dass ein niedrigerer Blutdruck einen langsameren Blutfluss ermöglicht und Schädigungen normaler Erythrozyten auf ein Minimum reduziert. Das Blut strömt mit einer Durchflussrate von etwa 150 ml/min über die Milzarterie in die Milz, die sich schließlich in die zentralen Arteriolen verzweigt. Ein Teil des Blutes fließt von den Arteriolen in die Kapillaren und dann über Milzvenen aus der Milz heraus. Der größte Teil des Blutes aus den zentralen Arteriolen fließt jedoch in die von Makrophagen gesäumten Sinus und Maschenstränge (Pulpastränge). Das in die Sinus eintretende Blut gelangt durch die Milzvenolen wieder in den Blutkreislauf, während das in die Pulpastränge eintretende Blut einer Art Begutachtung unterzogen wird. Um wieder in die Zirkulation zu gelangen, müssen sich die Blutzellen durch kleine Spalten in der Begrenzung der Pulpastränge drängen und gelangen dann in die Sinus, die in die Venolen münden. Gealterte und beschädigte Erythrozyten sind weniger verformbar und werden in den Strängen zurückgehalten, wo sie abgebaut und ihre Bestandteile einer neuerlichen Verwendung zugeführt werden. Dieser Vorgang wird als „Culling" (Auslese) bezeichnet. Einschlusskörperchen der Erythrozyten, wie Parasiten, Kern-Residuen (Howell-Jolly-Körperchen, siehe Abb. 3-6) oder denaturiertes Hämoglobin (Heinz-Körperchen) werden während der Passage durch Spalten der Pulpastränge beseitigt, ein Vorgang, der als „Pitting" (Aushöhlen) bezeichnet wird. Das „Culling" beschädigter Zellen und das „Pitting" von Zellen mit Einschlüssen scheinen ohne signifikante Verzögerung zu erfolgen, da die Passage des Blutes durch die Milz nur geringfügig länger dauert als durch andere Organe.

Die Milz unterstützt den Körper auch bei der Anpassung an eine feindliche Umgebung. Die Milz hat dabei mindestens drei Funktionen: (1) Beseitigung von Bakterien oder anderen Partikeln aus dem Blut, (2) Generierung einer Immunantwort gegen bestimmte, in den Körper eingedrungene Krankheitserreger und (3) Bildung zellulärer Blutkomponenten in Situationen, in denen das Knochenmark den Bedarf nicht erfüllen kann (extramedulläre Hämatopoese). Bei der letztgenannten Adaptationsform handelt es sich um die Wiederherstellung der Blutbildungsfunktion der Milz, die sie während der Gestation wahrnimmt. Bei einigen Tieren spielt die Milz auch bei der vaskulären Stressanpassung eine Rolle, da sie unter physiologischen Bedingungen Erythrozyten speichert (häufig hämokonzentriert mit einem über dem Normalwert liegenden Hämatokrit). Unter dem Einfluss einer β-adrenergen Stimulation kontrahiert sich die Milz und versorgt so das Tier mit einer Autotransfusion und einer verbesserten Sauerstofftransportkapazität. Die normale menschliche Milz sequestriert oder speichert jedoch keine Erythrozyten, und in Reaktion auf sympathische Stimuli findet keine Vasokontraktion statt. Die normale menschliche Milz enthält etwa ein Drittel der körpereigenen Thrombozyten und eine signifikante Anzahl abgesonderter Neutrophiler. Wenn eine Reaktion auf eine Blutung oder Infektion erforderlich ist, sind diese sequestrierten Zellen verfügbar.

Zugang zum Patienten SPLENOMEGALIE

KLINISCHE ABKLÄRUNG Die häufigsten Symptome, die durch Erkrankungen mit Milzbeteiligung verursacht werden, sind Schmerzen und ein Druckgefühl im linken oberen Quadranten. Eine ausgeprägte Splenomegalie kann bei einer Mahlzeit zu einem raschen Völle- und Sättigungsgefühl führen. Schmerzen können aus einer akuten Schwellung der Milz mit Kapseldehnung, Infarkt oder Kapselentzündung resultieren. Lange Zeit glaubte man, dass ein Milzinfarkt klinisch stumm verläuft, was manchmal auch zutrifft. In seinem klassischen Bericht aus dem Jahr 1942 über die Eigenbeobachtung eines Medizinstudenten in Harvard über den klinischen Verlauf einer subakuten bakteriellen Endokarditis dokumentierte Soma Weiss jedoch, dass thromboembolische Verschlüsse von Milzgefäßen von starken Schmerzen im linken oberen Quadranten und pleuritischen Thoraxschmerzen begleitet werden können. Gefäßverschlüsse mit Milzinfarkt und Schmerzen werden häufig bei Kindern mit Krisen einer Sichelzellanämie beobachtet. Traumatische oder durch infiltrierende Erkrankungen mit Durchbruch der Kapsel verursachte Milzrisse können zu intraperitonealen Blutungen, Schock und zum Tod führen. Der Riss selbst kann dabei schmerzlos bleiben.

Eine tastbare Milz ist das wichtigste körperliche Zeichen für Erkrankungen mit Beteiligung der Milz und deutet auf eine Vergrößerung des Organs hin. Die normale Milz wiegt weniger als 250 g und ihre Größe nimmt mit dem Alter ab. Sie liegt normalerweise vollständig unter dem Rippenbogen und hat sonografisch einen maximalen zephalokaudalen Durchmesser von 13 cm. In der Radionuklidszintigrafie liegt die maximale Länge beziehungsweise Breite bei 12 cm beziehungsweise 7 cm. Normalerweise ist die Milz nicht tastbar. Untersuchungen bei 2200 asymptomatischen männlichen College-Studenten erbrachten jedoch, dass bei 3 % eine tastbare Milz vorlag. Nachuntersuchungen nach 3 Jahren zeigten, dass bei 30 % dieser Studenten die Milz weiterhin tastbar war, ohne dass irgendeine Zunahme der Erkrankungsprävalenz vorlag. Auch nach 10 Jahren traten keine vermehrten lymphatischen Systemerkrankungen auf. Darüber hinaus kann die Inzidenz von Splenomegalien in einigen tropischen Ländern (z. B. Neuguinea) 60 % erreichen. Damit ist das Vorliegen einer tastbaren Milz nicht immer mit einer Erkrankung gleichzusetzen. Selbst wenn eine Erkrankung vorliegt, ist es möglich, dass die Splenomegalie nicht Ausdruck der Primärerkrankung ist, sondern eher eine Reaktion darauf darstellt. Zum Beispiel zeigen nur zwei Drittel der Patienten mit Hodgkin-Lymphom, deren Milz tastbar ist, eine Beteiligung durch die maligne Erkrankung.

Bei der körperlichen Untersuchung der Milz werden primär die Techniken der Palpation und Perkussion genutzt. Bei der Inspektion kann eine Vorwölbung des linken oberen Quadranten erkennbar sein, die sich bei Inspiration nach unten verschiebt, ein Befund, der sich bei einer massiv vergrößerten Milz ergibt. Die Auskultation kann ein venöses Summen oder Reibegeräusche hörbar machen.

Die *Palpation* der Milz kann als bimanuelle Palpation, Ballottieren oder Palpation von oben (Middleton-Manöver) durchgeführt werden. Für die bimanuelle Palpation, die zumindest ebenso zuverlässig wie die anderen Techniken ist, liegt der Patient auf dem Rücken mit angezogenen Knien. Der Untersucher legt die linke Hand auf den unteren Brustkorb und zieht die Haut in Richtung auf den Rippenbogen: So ist es möglich, dass die Fingerspitzen der rechten Hand ein Antippen der Milz fühlen, wenn sie sich bei langsamer und tiefer Inspiration des Patienten langsam nach unten bewegt. Die Palpation wird mit der rechten Hand im linken unteren Quadranten mit einer schrittweisen Bewegung in Richtung auf den linken Rippenbogen begonnen, womit der untere Rand einer massiv vergrößerten Milz festgestellt werden kann. Wenn das Antippen der Milz fühlbar ist, wird dieser Befund registriert als Abstand, gemessen in Zentimetern, vom unteren Rippenbogen, an einem bestimmten festgelegten Punkt, also beispielsweise 10–15 cm, gemessen vom Nabel oder der xyphosternalen Verbindung. Dies erlaubt anderen Untersuchern, Befunde zu vergleichen oder dem Erstuntersucher, mit der Zeit auftretende Größenveränderungen festzuhalten. Die bimanuelle Palpation in Rechtsseitenlage bringt gegenüber der Untersuchung in Rückenlage keinen Vorteil.

Die *Perkussion* der durch die Milz erzeugten Dämpfung wird mit einer der drei von Nixon, Castell oder Barkun beschriebenen Techniken durchgeführt:

1. *Nixon-Methode:* Der Patient wird in Rechtsseitenlage gebracht, sodass die Milz oberhalb von Kolon und Magen zu liegen kommt. Die Perkussion be-

ginnt am unteren Ende des pulmonalen Resonanzraums in der posterioren Axillarlinie und wird diagonal entlang einer senkrechten Linie in Richtung auf die Mitte des Rippenbogens fortgesetzt. Die obere Grenze der Dämpfung liegt normalerweise 6–8 cm über dem Rippenbogen. Wenn die Dämpfungszone bei einem Erwachsenen über 8 cm liegt, wertet man dies als Hinweis auf eine Milzvergrößerung.
2. *Castell-Methode:* Bei dem Patienten in Rückenlage erzeugt die Perkussion im untersten (8. oder 9.) Interkostalraum in der anterioren Axillarlinie bei normaler Milzgröße einen sonoren Klopfschall. Dies trifft während der Exspiration oder bei voller Inspiration zu. Eine Dämpfung bei voller Inspiration deutet auf eine vergrößerte Milz hin.
3. *Perkussion des Traube-Semilunarraums:* Der Traube-Raum ist von oben durch die sechste Rippe, seitlich durch die linke mittlere Axillarlinie und von unten durch den linken unteren Rippenbogen begrenzt. Der Patient befindet sich in Rückenlage, wobei der linke Arm leicht abduziert wird. Bei normaler Atmung wird dieser Raum von der medialen zur lateralen Grenze hin perkutiert, wobei ein normaler sonorer Klopfschall erzeugt wird. Eine Dämpfung deutet auf eine Splenomegalie hin.

Studien, in denen ein Vergleich von Perkussion und Palpation mit durch Ultraschalluntersuchung oder Szintigrafie gesetzten Standards durchgeführt wurde, zeigten, dass die Sensitivität der Palpation bei 56–71 % und die der Perkussion bei 59–82 % lag. Die Reproduzierbarkeit unter verschiedenen Untersuchern ist bei der Palpation besser als bei der Perkussion. Beide Techniken sind bei Übergewichtigen sowie bei Patienten, die kurz zuvor gegessen haben, weniger zuverlässig. Damit sind die körperlichen Untersuchungstechniken der Palpation und Perkussion im besten Fall unpräzise. Es wurde daher vorgeschlagen, dass der Untersucher zunächst eine Perkussion und, wenn diese einen positiven Befund ergibt, zusätzlich eine Palpation durchführt. Wenn die Milz tastbar ist, liegt mit recht großer Wahrscheinlichkeit eine Splenomegalie vor. Nicht bei allen tastbaren Strukturen im linken oberen Quadranten handelt es sich jedoch um eine vergrößerte Milz. Auch Tumoren von Magen oder Kolon, Zysten und Tumoren von Pankreas oder Nieren können eine Splenomegalie vortäuschen.

Der Nachweis einer Milzvergrößerung kann, wenn nötig, präziser durch Radionuklidszintigrafie von Leber und Milz, Computertomografie (CT), Magnetresonanztomografie (MRT) oder Ultraschalluntersuchung erbracht werden. Die letztgenannte Untersuchung ist derzeit die Methode der Wahl für die Routineuntersuchung der Milzgröße (normal = maximaler Längsdurchmesser von 13 cm), da sie sehr sensitiv und spezifisch ist und ein sicheres, nicht invasives, schnell und mobil durchführbares und kostengünstiges Verfahren darstellt. Nuklearmedizinische Untersuchungen sind genau, sensitiv und verlässlich. Sie sind aber strahlenbelastend, teuer und zeitaufwendiger, und es müssen fest installierte Geräte verwendet werden. Sie haben jedoch den Vorteil, akzessorisches Milzgewebe nachweisen zu können. CT und MRT ermöglichen eine genaue Bestimmung der Milzgröße, die Geräte sind jedoch unbeweglich und die Verfahren teuer. Die MRT scheint gegenüber der CT keine Vorteile zu bieten. Veränderungen der Milzstruktur wie Gewebedefekte, Infarkte, inhomogene Infiltrate und Zysten werden leichter durch CT, MRT oder Ultraschalluntersuchung bestimmt. Beim Nachweis einer ungleichmäßigen Infiltration (z. B. beim Hodgkin-Lymphom) ist keine dieser Techniken sehr verlässlich.

DIFFERENZIALDIAGNOSTIK Viele mit einer Splenomegalie assoziierte Erkrankungen sind in **Tabelle 5-2** aufgelistet. Die Gruppierung erfolgte nach dem zugrunde liegenden Pathomechanismus, den man für die Organvergrößerung verantwortlich macht:
1. Hyperplasie oder Hypertrophie im Zusammenhang mit einer bestimmten Funktion der Milz, zum Beispiel (a) retikuloendotheliale Hyperplasie (Arbeitshypertrophie) bei Erkrankungen wie der hereditären Sphärozytose oder den Thalassämien, bei denen eine große Zahl defekter Erythrozyten aus dem Blut entfernt werden müssen, (b) Immunhyperplasie als Reaktion auf eine systemische Infektion (infektiöse Mononukleose, subakute bakterielle Endokarditis) oder immunologische Erkrankungen (Immunthrombozytopenie – i. d. R. ohne Splenomegalie, SLE, Felty-Syndrom).
2. Passive Größenzunahme durch verminderten Blutabfluss aus der Milz bei Zuständen, die zu portaler Hypertonie führen (Zirrhose, Budd-Chiari-Syndrom, Herzinsuffizienz).
3. Infiltrierende Erkrankungen der Milz (Lymphome, metastasierte Krebserkrankungen, Amyloidose, Gaucher-Krankheit, myeloproliferative Neoplasien mit extramedullärer Hämatopoese).

Bei einer massiven Vergrößerung der Milz ist die Zahl der differenzialdiagnostischen Möglichkeiten deutlich geringer. Dies trifft zu, wenn die Milz mehr als 8 cm unter dem linken Rippenbogen tastbar ist oder ihr geschätztes Trockengewicht über 1000 g liegt **(Tab. 5-3)**.

Tabelle 5-2

NACH PATHOGENETISCHEN MECHANISMEN GRUPPIERTE ERKRANKUNGEN, DIE MIT EINER SPLENOMEGALIE ASSOZIIERT SIND

Vergrößerung aufgrund verstärkter funktioneller Aktivitat der Milz	
Hyperplasie des retikuloendothelialen Systems (zur Beseitigung von defekten Erythrozyten)	Leishmaniose
Sphärozytose	Trypanosomeninfektion
Frühstadium der Sichelzellanämie	Ehrlichiose
Ovalo-/Elliptozytose	Gestörte Immunreaktion
Thalassaemia major	Rheumatoide Arthritis (Felty-Syndrom)
Hämoglobinopathien	Systemischer Lupus erythematodes
Paroxysmale nächtliche Hämoglobinurie	Kollagenosen
Perniziöse Anämie	Serumkrankheit
Immunhyperplasie	Immunhämolytische Anämien
Reaktion auf Infektionen (Viren, Bakterien, Pilze, Parasiten)	Immunthrombozytopenie
Infektiöse Mononukleose	Immunneutropenie
HIV/AIDS	Arzneimittelreaktion
Virushepatitis	Angioimmunoblastische Lymphadenopathie
Zytomegalievirusinfektion	Sarkoidose
Subakute bakterielle Endokarditis	Hyperthyreose/thyreotoxische Krise (benigne lymphoide Hyperplasie)
Bakterielle Septikämie	Therapie mit Interleukin 2
Kongenitale Lues	Extramedulläre Hämatopoese
Milzabszess	Myelofibrose
Tuberkulose	Knochenmarkschädigung durch Toxine, Bestrahlung, Strontium
Histoplasmose	Knochenmarkinfiltration durch Tumoren, Leukämien, Gaucher-Krankheit
Malaria	
Vergrößerung bei vermindertem Blutabfluss in Milz und Pfortadersystem	
Zirrhose	Aneurysma der A. lienalis
Obstruktion der Vena hepatica	Schistosomiasis der Leber
Obstruktion der Pfortader, intra- oder extrahepatisch	Herzinsuffizienz
Kavernöse Transformation der Pfortader	Echinokokkose der Leber
Obstruktion der V. lienalis	Portale Hypertonie (jede mögliche Ursache einschließlich der oben erwähnten): Banti-Syndrom
Infiltration der Milz	
Intrazelluläre oder extrazelluläre Ablagerungen	Hodgkin-Lymphom
Amyloidose	Myeloproliferative Neoplasien (z. B. Polycythaemia vera, essenzielle Thrombozythämie)
Gaucher-Krankheit	Angiosarkome
Niemann-Pick-Krankheit	Metastasierte Tumoren (am häufigsten Melanom)
Tangier-Krankheit	Eosinophiles Granulom
Hurler-Syndrom und andere Mukopolysaccharidosen	Histiozytose X
Hyperlipidämien	Hamartome
Benigne und maligne zelluläre Infiltrationen	Hämangiome, Fibrome, Lymphangiome
Leukämien (akut, chronisch, lymphatisch, myeloisch, monozytär)	Milzzysten
Lymphome	
Unbekannte Ätiologie	
Idiopathische Splenomegalie	Eisenmangelanämie
Berylliose	

Die große Mehrzahl der betroffenen Patienten wird von einem Non-Hodgkin-Lymphom, einer chronischen lymphatischen Leukämie, Haarzell-Leukämie, chronischen myeloischen Leukämie, Myelofibrose mit myeloider Metaplasie oder Polycythaemia vera betroffen sein.

LABORDIAGNOSTIK Die wichtigsten Laborveränderungen, die im Zusammenhang mit einer Splenomegalie auftreten, werden durch die zugrunde liegende systemische Erkrankung bestimmt. Die Erythrozytenzahl kann normal, vermindert (Thalassaemia-major-Syndrome, SLE, Zirrhose mit portaler Hypertonie) oder erhöht (Polycythaemia vera) sein. Die Granulozytenzahl kann normal, vermindert (Felty-Syndrom, kongestive Splenomegalie, Leukämien) oder erhöht (Infektionen oder entzündliche Erkrankungen, myeloproliferative Neoplasien) sein. In ähnlicher Weise kann die Thrombozytenzahl normal, erniedrigt bei verstärkter Sequestrierung oder Zerstörung von Thrombozyten in einer vergrößerten Milz (kongestive Splenomegalie, Gaucher-Krankheit, Immunthrombozytopenie) oder erhöht bei den myeloproliferativen Neoplasien wie der Polycythaemia vera sein.

Tabelle 5-3

MIT MASSIVER SPLENOMEGALIE[a] EINHERGEHENDE ERKRANKUNGEN
Chronische myeloische Leukämie
Lymphome
Haarzell-Leukämie
Myelofibrose mit myeloider Metaplasie
Polycythaemia vera
Gaucher-Krankheit
Chronische lymphatische Leukämie
Sarkoidose
Autoimmunhämolytische Anämie
Diffuse Hämangiomatose der Milz

[a] Milz mehr als 8 cm unter dem linken Rippenbogen tastbar und/oder schwerer als 1000 g.

Die Blutbilduntersuchung kann die Zytopenie einer oder mehrerer Blutzellreihen aufdecken, was auf einen *Hypersplenismus* hindeutet. Dieses Krankheitsbild ist durch Splenomegalie, Zytopenie(n) sowie normales oder hyperplastisches Knochenmark und dadurch charakterisiert, dass es auf eine Splenektomie anspricht. Das letztgenannte Charakteristikum gilt nicht immer, da die Normalisierung einer Zytopenie, insbesondere einer Granulozytopenie nach einer Splenektomie manchmal nicht von Dauer ist. Die Zytopenien resultieren aus einer vermehrten Zerstörung der zellulären Elemente als Folge eines verlangsamten Blutflusses durch vergrößerte und blutgefüllte Milzstränge (kongestive Splenomegalie) oder durch immunvermittelte Mechanismen. Bei Hypersplenismus weisen die verschiedenen Zelltypen im peripheren Blutbild gewöhnlich eine normale Morphologie auf, die Erythrozyten können jedoch aufgrund ihrer verlängerten Passage durch die vergrößerte Milz und dadurch verursachte Membranalterationen als Sphärozyten imponieren. Die erhöhte Erythrozytenbildung im Knochenmark sollte sich in einem erhöhten Retikulozytenproduktionsindex widerspiegeln, obwohl dieser Wert niedriger als erwartet ausfallen kann, wenn es zu einer erhöhten Sequestrierung von Retikulozyten in der Milz kommt. Wie bereits zuvor erwähnt, kann die Größe der Milz, wenn nötig, durch Ultraschall, Szintigrafie, CT oder MRT bestätigt werden.

Die Notwendigkeit zusätzlicher Laboruntersuchungen wird von der Differenzialdiagnose der zugrunde liegenden Erkrankung bestimmt, deren Manifestation die Splenomegalie ist.

SPLENEKTOMIE

Splenektomien werden selten aus diagnostischen Gründen durchgeführt, insbesondere wenn keine klinisch manifeste Erkrankung vorliegt oder andere Diagnoseverfahren auf eine bestimmte Grunderkrankung hindeuten. Häufiger werden Splenektomien aus anderen Gründen durchgeführt: Symptomkontrolle bei massiver Splenomegalie, Krankheitskontrolle bei Patienten mit traumatischer Milzruptur oder zur Behebung von Zytopenien bei Patienten mit Hypersplenismus oder immunvermittelter Zerstörung einer oder mehrerer zellulärer Blutkomponenten. Die früher im Rahmen des Stagings beim Hodgkin-Lymphom durchgeführte Splenektomie zur Klärung einer Milzbeteiligung ist heute durch die Weiterentwicklung der bildgebenden und nuklearmedizinischen Verfahren sowie den Einsatz einer systemisch wirkenden Chemotherapie obsolet geworden. Obwohl klar gezeigt wurde, dass die Splenektomie bei chronisch myeloischer Leukämie den natürlichen Krankheitsverlauf nicht beeinflusst, wurde die Entfernung einer massiv vergrößerten Milz in der Vergangenheit diskutiert, um das Befinden der Patienten zu verbessern und den Transfusionsbedarf zu senken. Auch hier hat die Splenektomie angesichts der effektiven und raschen Zytoreduktion durch die Einführung der Tyrosinkinase-Inhibitoren jedoch nur noch eine geringe Bedeutung. Die Splenektomie kann bei einzelnen chronischen B-Zell-Erkrankungen, wie der Haarzell-Leukämie und dem splenischen Marginalzonenlymphom, als Therapie eingesetzt werden. Bei der Haarzell-Leukämie war die Splenektomie die erste wirksame Therapieform, die allerdings heute durch die Einführung der Purin-Analoga an Bedeutung verloren hat. Beim splenischen Marginalzonenlymphom wird die Splenektomie weiterhin als Erstlinientherapie eingesetzt, wobei der Einsatz des Anti-CD20-Antikörpers und/oder von systemischer Immunochemotherapie als Alternativen zunehmend wichtig geworden sind. Die Splenektomie kann bei diesen Erkrankungen mit einer signifikanten Tumorregression im Knochenmark und an anderen Krankheitslokalisationen einhergehen. Eine vergleichbare Rückbildung der systemischen Krankheitsausbreitung wurde bei einigen lymphoproliferativen Erkrankungen nach Milzbestrahlung festgestellt, insbesondere bei der chronisch lymphatischen und der Prolymphozyten-Leukämie. Solche systemischen Tumorreaktionen auf Therapieansätze, die lokal auf die Milz ausgerichtet sind, deuten darauf hin, dass es Hormone oder Wachstumsfaktoren geben könnte, die von der Milz produziert werden und die Tumorzellproliferation beeinflussen. Diese Vermutung ist jedoch noch nicht bestätigt worden. Die häufigste Indikation für eine Splenektomie ist die traumatische oder iatrogene Milzruptur. Bei einem Teil der Patienten mit Milzruptur kann die peritoneale Aussaat von Milzfragmenten zu einer

Splenose führen, dem Vorkommen von multiplen Resten von Milzgewebe, das nicht an den Pfortaderkreislauf angeschlossen ist. Dieses ektope Milzgewebe kann wie bei der Endometriose zu Schmerzen oder gastrointestinaler Obstruktion führen. Eine Vielzahl von hämatologischen, immunologischen und kongestiven Ursachen der Splenomegalie kann das Pooling oder die Zerstörung einer oder mehrerer Reihen zellulärer Blutbestandteile zur Folge haben. In der Mehrzahl dieser Fälle kann die Splenektomie die Zytopenien, insbesondere die Anämie oder Thrombozytopenie, beheben. In einer großen Serie von Patienten aus zwei Krankenhäusern der Maximalversorgung zeigte sich, dass die Splenektomie bei 10 % diagnostisch, bei 44 % therapeutisch, bei 20 % im Rahmen des Stagings bei Hodgkin-Lymphomen und bei 26 % als Folge anderer Eingriffe durchgeführt wurde. Die wahrscheinlich einzige Kontraindikation zur Splenektomie ist eine ungenügende Knochenmarkfunktion, bei der die vergrößerte Milz die einzige Quelle für die Hämatopoese ist.

Die Entfernung der Milz hat minimale Langzeiteffekte auf das hämatologische Profil. Im Zeitraum unmittelbar nach der Splenektomie kann es zu einer gewissen Leukozytose (≤ 25.000/µl) und Thrombozytose (bis 1×10^6/µl) kommen. Innerhalb von 2–3 Wochen normalisieren sich jedoch gewöhnlich die Blutwerte und die Überlebenszeit der einzelnen Zelllinien. Zu den chronischen Auswirkungen einer Splenektomie gehört eine deutliche Variabilität von Größe und Form der Erythrozyten (Anisozytose, Poikilozytose) und die Anwesenheit von Howell-Jolly-Körperchen (Kernfragmente), Heinz-Körperchen (denaturiertes Hämoglobin), basophile Tüpfelung und das gelegentliche Auftreten kernhaltiger Erythrozyten im peripheren Blut. Wenn solche Erythrozytenveränderungen bei Patienten auftreten, deren Milz nicht entfernt wurde, sollte man an eine Tumorinfiltration der Milz denken, die mit ihren normalen Funktionen des „Culling" und „Pitting" interferiert.

Die schwerwiegendste Konsequenz der Splenektomie ist eine erhöhte Anfälligkeit gegenüber bakteriellen Infektionen, insbesondere durch kapseltragende Organismen wie Streptococcus pneumoniae, Haemophilus influenzae und einige gramnegative Darmbakterien. Patienten unter 20 Jahren sind besonders anfällig für eine fulminante Sepsis mit S. pneumoniae. Bei splenektomierten Patienten liegt das Risiko einer Sepsis innerhalb von 10 Jahren bei 7 %. Die Mortalität bei splenektomierten Patienten mit Pneumokokkensepsis liegt bei 50–80 %. Ungefähr 25 % der splenektomierten Patienten entwickeln zu irgendeinem Zeitpunkt ihres Lebens eine schwerwiegende Infektion. Die Häufigkeit ist innerhalb der ersten 3 Jahre nach der Splenektomie am höchsten. Ungefähr 15 % der Infektionen sind polymikrobiell verursacht und Lunge, Haut und Blut sind die häufigsten Lokalisationen. Bei splenektomierten Patienten scheint kein erhöhtes Risiko für Virusinfektionen zu bestehen. Die Anfälligkeit für bakterielle Infektionen hängt damit zusammen, dass opsonierte Bakterien nicht aus dem Blut entfernt werden können und die Bildung von Antikörpern gegen T-Zell-unabhängige Antigene, wie die Polysaccharidkomponenten von Bakterienkapseln, gestört ist. Alle Patienten sollten 2 Wochen vor einer elektiven Splenektomie eine Pneumokokkenvakzination erhalten. Außerdem wird in den USA empfohlen, dass die Pneumokokkenimpfung bei splenektomierten Patienten nach 5 Jahren wiederholt werden sollte. Die Effektivität wurde allerdings für diese Gruppe nicht bewiesen und die Empfehlung lässt die Möglichkeit unberücksichtigt, dass die Verabreichung der Vakzine den Titer spezifischer Pneumokokken-Antikörper sogar senken könnte. Patienten, bei denen eine Splenektomie geplant ist, sollten auch eine Impfung gegen Neisseria meningitidis erhalten. Obwohl Wirksamkeitsnachweise für die Impfung gegen Haemophilus influenzae Typ B bei älteren Kindern oder Erwachsenen fehlen, kann diese Impfung bei Patienten mit Splenektomie durchgeführt werden. Richtlinien des Robert Koch-Instituts empfehlen eine Impfung gegen Pneumokokken, Haemophilus infuenzae Typ B und Meningokokken. Die Impfung sollte im Fall einer geplanten Splenektomie möglichst bis spätestens 14 Tage vor dem Eingriff erfolgen (oder falls dies nicht möglich ist, bis zu 3 Tage vor der Operation). Nach Splenektomie kann geimpft werden, sobald der Patient in einem stabilen Allgemeinzustand ist (wenn möglich vor Einleitung einer eventuellen immunsupressiven Therapie, wenn dies vertretbar ist). Eine jährliche Influenzavakzinierung sollte aufgrund des hohen Risikos für Sekundärinfektionen, insbesondere durch Pneumokokken, ebenfalls angeboten werden.

Splenektomierte Patienten sollten darüber aufgeklärt werden, dass jedes unklare Fieber als Notfallsituation zu betrachten ist. Eine rasche ärztliche Betreuung mit Diagnostik und Behandlung einer suspekten Bakteriämie kann lebensrettend sein. Eine Routineprophylaxe mit oralem Penicillin kann antibiotikaresistente Stämme zur Folge haben und wird nicht empfohlen. In Deutschland wird die Ausstellung eines Notfallpasses empfohlen.

Neben der erhöhten Anfälligkeit für bakterielle Infektionen sind splenektomierte Patienten auch anfälliger für die Parasitenerkrankung Babesiose. Daher sollten sie Gegenden mit endemischem Vorkommen dieses meist von Zecken übertragenen Parasiten meiden. Bei Reisen in Malaria-Endemiegebiete sollte auf die Notwendigkeit einer Expositionsprophylaxe und einer eventuellen Chemoprophylaxe hingewiesen werden.

Die chirurgische Entfernung der Milz ist eine offensichtliche Ursache des *Hyposplenismus*. Patienten mit Sichelzellkrankheit machen infolge der Zerstörung der Milz durch zahlreiche Infarkte, die mit Sichelzellkrisen in der Kindheit in Zusammenhang stehen, häufig eine Autosplenektomie durch. Wenn bei einem Patienten mit Sichelzellkrankheit im Alter über 5 Jahren noch eine tastbare Milz vorhanden ist, so deutet dies auf eine koexistierende Hämoglobinopathie wie Thalassämie oder Hämoglobin C hin. Außerdem sind Patienten, die wegen einer neoplastischen Erkrankung oder einer Autoimmunerkrankung eine Milzbestrahlung erhalten haben, funktionell hyposplen. Der Begriff *Hyposplenismus* wird gegenüber *Asplenismus* bevorzugt, wenn man auf die physiologischen Konsequenzen der Splenektomie Bezug nehmen will, da die Asplenie eine seltene, spezifische und fatale kongenitale Anomalie ist. Dabei scheitert die normale Entwicklung der linken Seite des Zöloms (die die Milzanlagen enthält). Kinder mit Asplenie haben keine Milz, wobei dies jedoch ihr geringstes Problem ist. Die rechte Seite des sich entwickelnden Embryos wird auf der linken Seite dupliziert, sodass dort, wo die Milz liegen sollte, eine Leber vorhanden ist, es zwei rechte Lungenhälften gibt und das Herz zwei rechte Vorhöfe und zwei rechte Ventrikel hat.

KAPITEL 6

ERKRANKUNGEN DER GRANULOZYTEN UND MONOZYTEN

Steven M. Holland ■ John I. Gallin

Für die deutsche Ausgabe Jörg Westermann

Die Leukozyten haben eine zentrale Bedeutung bei Entzündungs- und Immunreaktionen, zu ihnen gehören die Neutrophilen, die T- und B-Lymphozyten, die natürlichen Killerzellen (NK-Zellen), die Monozyten, die Eosinophilen und die Basophilen. Diese Zellen haben jeweils spezifische Funktionen, so erfolgt die Antikörperproduktion durch B-Lymphozyten und die Abwehr von Bakterien durch Neutrophile. Allerdings ist die exakte Rolle der einzelnen Leukozyten-Subpopulationen bei Infektionskrankheiten nicht im Detail aufgeklärt. So spielen Neutrophile, die klassischen Abwehrzellen gegen bakterielle Infekte, auch bei viralen Infektionen eine wichtige Rolle.

Mit dem Blut gelangen die Leukozyten aus dem Knochenmark, wo sie gebildet werden, in die verschiedenen Gewebe. Der Normalwert für die Leukozytenzahl im Blut liegt bei 4300–10.800/µl. Davon sind 45–74 % neutrophile segmentkernige Granulozyten, 0–4 % Stabkernige, 16–45 % Lymphozyten, 4–10 % Monozyten, 0–7 % Eosinophile und 0–2 % Basophile. Die Variationen zwischen Individuen und zwischen verschiedenen ethnischen Gruppen können erheblich sein und niedrigere Leukozytenwerte werden z. B. bei Afroamerikanern beobachtet. Dabei entstehen die verschiedenen Leukozytenarten letztlich aus einer gemeinsamen Stammzelle im Knochenmark. Drei Viertel der kernhaltigen Zellen im Knochenmark sind für die Produktion von Leukozyten zuständig. Die Reifung im Knochenmark wird durch verschiedene Faktoren reguliert, die als Kolonie-stimulierende Faktoren (CSF) und Interleukine (IL) bekannt sind. Da eine Veränderung in Anzahl und Art der Leukozyten oftmals mit Krankheitsprozessen assoziiert ist, sind die Leukozytenzahl (Zellen pro µl) sowie das Differenzialblutbild von hohem informativem Wert. In diesem Kapitel werden Neutrophile, Monozyten und Eosinophile besprochen.

NEUTROPHILE GRANULOZYTEN

REIFUNG

Die wichtigsten Stadien in der Entwicklung der Neutrophilen sind in Abbildung 6-1 dargestellt. Normalerweise entwickeln sich die Neutrophilen nur im Knochenmark. Dabei beträgt die geschätzte Mindestanzahl von Stammzellen, die für die Erhaltung der Hämatopoese notwendig sind, etwa 400–500. Blutmonozyten, Gewebemakrophagen und Stromazellen bilden die Kolonie-stimulierenden Faktoren, welche für die Entwicklung von Monozyten und Neutrophilen notwendig sind. Es werden jedoch nicht nur ausreichend Neutrophile gebildet (~1,3 × 10^{11} Zellen täglich bei einer 80 kg schweren Person), um physiologische Funktionen aufrechtzuerhalten, sondern auch Reserven im Knochenmark bereitgehalten, die bei Ent-

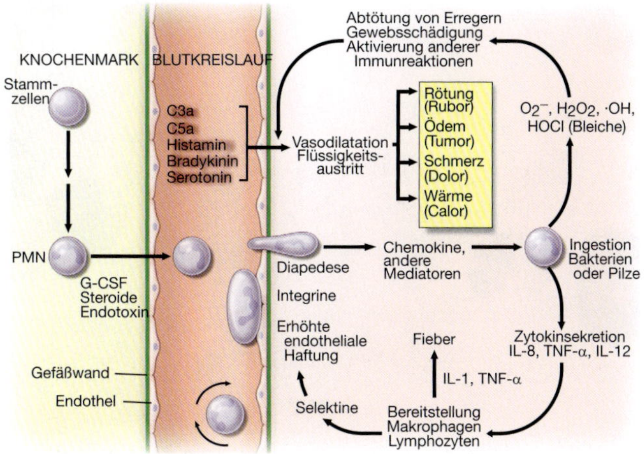

Abbildung 6-1 Schematische Darstellung der Entwicklung neutrophiler Granulozyten, ihrer Rekrutierung und der Entzündungsreaktion. Die vier Hauptsymptome der Entzündung (Rubor, Tumor, Calor und Dolor) sind ebenso dargestellt wie die Interaktionen von Neutrophilen mit anderen Zellen und Zytokinen. PMN = segmentkernige Granulozyten; G-CSF = Granulocyte Colony Stimulating Factor; IL = Interleukin; TNF-α = Tumor-Nekrose-Faktor α.

zündungen oder Infektionen mobilisiert werden können. Als *Neutrophilie* bezeichnet man eine Vermehrung und als *Neutropenie* eine Verminderung der Neutrophilen im Blut. Unter einer *Linksverschiebung* versteht man das Auftreten von unreifen Neutrophilen im Blut.

Neutrophile und Monozyten entwickeln sich aus den hämatopoetischen (pluripotenten) Stammzellen unter dem Einfluss von Zytokinen und CSF (Abb. 6-2). Die Proliferationsphase bis zu den Metamyelozyten dauert etwa eine Woche und die weitere Reifung bis zu den Segmentkernigen ebenfalls eine Woche. Der Myeloblast ist die erste Zelle der Granulopoese. Ihm folgt der *Promyelozyt,* welcher die *primären* oder *azurophilen Granula* enthält. Dabei handelt es sich um lysosomale Granula, die Hydrolasen, Elastase, Myeloperoxidase, Cathepsin G, kationische Proteine und bakterizide/permeabilitätssteigernde Proteine enthalten, welche gegen gramnegative Bakterien wirksam sind. Diese Granula enthalten außerdem cysteinreiche *Defensine,* die gegen Bakterien, Pilze und einige Viren wirksam sind. Aus dem Promyelozyten entwickelt sich der *Myelozyt.* Myelozyten synthetisieren *spezifische bzw. sekundäre Granula mit einzigartigen (spezifischen) Bestandteilen wie* Laktoferrin, Vitamin-B_{12}-bindende Proteine und Membrankomponenten der Nikotinamidadenindinukleotidphosphat(NADPH)-Oxidase, welche für die Bildung von Wasserstoffperoxid wichtig sind. In ihnen findet man außerdem Histaminase, Rezeptoren für bestimmte Chemotaxine und adhäsionsfördernde Faktoren (CR3) sowie Rezeptoren für die Basalmembran-Komponente Laminin. Die Sekundärgranula enthalten keine sauren Hydrolasen und sind deshalb keine klassischen Lysosomen. Die Verpackung der sekundären Granula während der Myelopoese wird von dem CCAAT/Enhancer-Bindungsprotein-ε vermittelt.

Zelle	Stadium	Oberflächenmarker[a]	Merkmal
	Myeloblast	CD33, CD13, CD15	Prominente Nucleoli
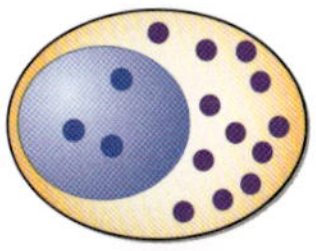	Promyelozyt	CD33, CD13, CD15	Große Zelle mit Primärgranula
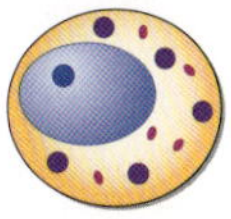	Myelozyt	CD33, CD13, CD15, CD14, CD11b	Sekundärgranula werden sichtbar
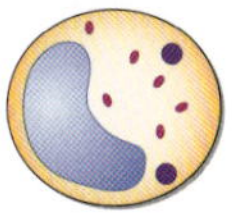	Metamyelozyt	CD33, CD13, CD15, CD14, CD11b	Nieren-/bohnenförmiger Kern
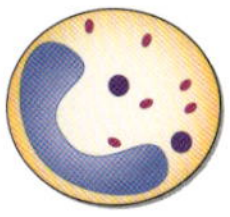	Stabkerniger	CD33, CD13, CD15, CD14, CD11b CD10, CD16	Stabförmiger Kern
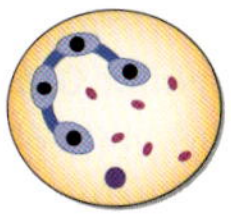	Segmentkerniger Neutrophiler	CD33, CD13, CD15, CD14, CD11b CD10, CD16	Segmentierter Kern

[a] CD = Cluster-Determinante; ● Nucleolus; ● Primärgranula; ● Sekundärgranula

Abbildung 6-2 Schematische Darstellung der Entwicklung von Neutrophilen im Knochenmark. G-CSF (Granulozyten-Kolonie-stimulierender Faktor) und GM-CSF (Granulozyten-Makrophagen-Kolonie-stimulierender Faktor) sind für diesen Prozess unabdingbar. Für jedes Reifungsstadium sind typische zelluläre Charakteristika und spezifische Zelloberflächenmarker angegeben.

Der Inhalt der Sekundärgranula wird schnell in den Extrazellulärraum abgegeben, was bei der Vermittlung von Entzündungsreaktionen wichtig ist. Während der letzten Phase der Reifung zum Metamyelozyten und danach

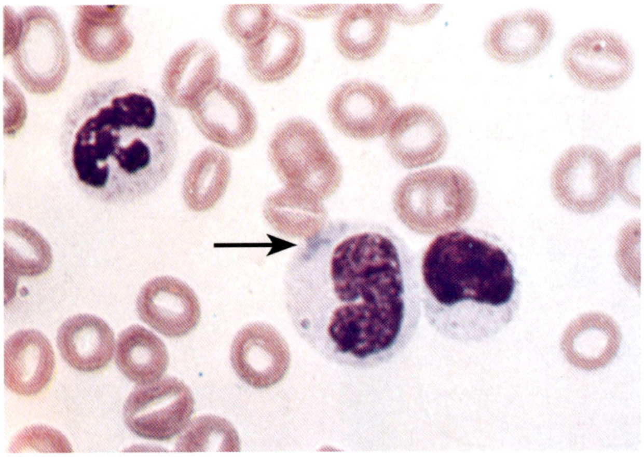

Abbildung 6-3 Neutrophiler Stabkerniger mit einem Döhle-Körperchen. Der Neutrophile mit dem wurstförmigen Kern in Bildmitte ist ein Stabkerniger. Döhle-Körperchen sind zarte bläuliche nicht granulierte Schlieren in der Zytoplasmaperipherie bei Infektionen und Intoxikationen. Es handelt sich um Aggregate des rauen endoplasmatischen Retikulums.

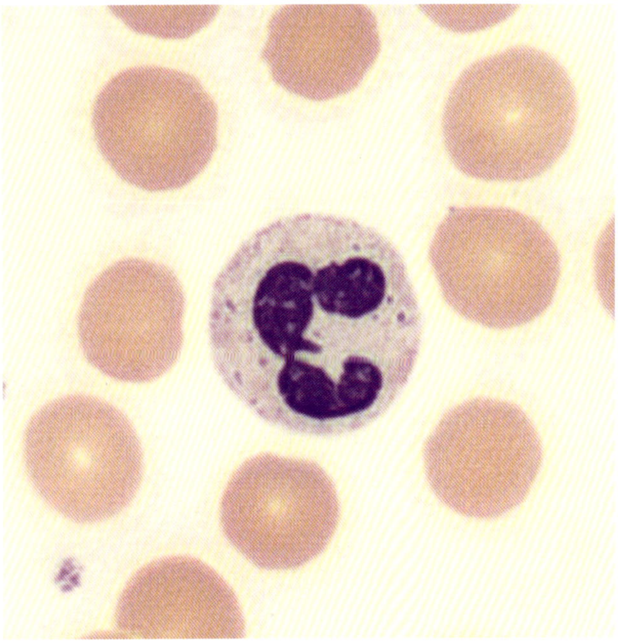

Abbildung 6-4 Normaler segmentkerniger neutrophiler Granulozyt mit segmentiertem Kern, scholligem Chromatin und zarter neutrophiler Granulation im Zytoplasma.

zum stabkernigen Neutrophilen mit einem wurstförmigen Kern finden keine Zellteilungen mehr statt. Aus dem stabkernigen (Abb. 6-3) entsteht der segmentkernige Neutrophile mit bis zu vier Segmenten (Abb. 6-4). Eine Übersegmentierung (> 5 Segmente) kann auf einen Vitamin-B_{12}- oder Folsäuremangel oder auf das kongenitale Neutropenie-Syndrom mit Warzen, Hypogammaglobulinämie, Infektionen und Myelokathexis (WHIM) hinweisen, das nachfolgend beschrieben wird. Die Pelger-Hüet-Kernanomalie (Abb. 6-5) ist eine seltene, autosomal dominant vererbte Störung, bei der die Neutrophilen einen bilobären Kern haben. Diese Zellen müssen von den stabkernigen Neutrophilen unterschieden werden. Eine erworbene Bilobierung der Kerne, die sog. Pseudo-Pelger-Hüet-Anomalie wird bei akuten Infektionen und bei myelodysplastischen Syndromen beobachtet. Die physiologische Bedeutung der Kernsegmentierung der Neutrophilen ist nicht bekannt. Möglicherweise ermöglicht sie eine bessere Verformbarkeit beim Übertritt ins Gewebe an Entzündungsorten. Bei schweren akuten bakteriellen Infektionen sieht man prominente *toxische Granula* (Abb. 6-3) in den Neutrophilen. Es handelt sich um unreife oder abnorme azurophile Granula. Auch zytoplasmatische Einschlüsse *(Döhle-Körperchen)* werden bei schweren Infektionen beobachtet und sind wahrscheinlich Fragmente des ribosomenreichen endoplasmatischen Retikulums. Große neutrophile Vakuolen sind häufig bei bakteriellen Infekten vorhanden und entsprechen wahrscheinlich pinozytierten (intrazellulär aufgenommenen) Zellwandbestandteilen.

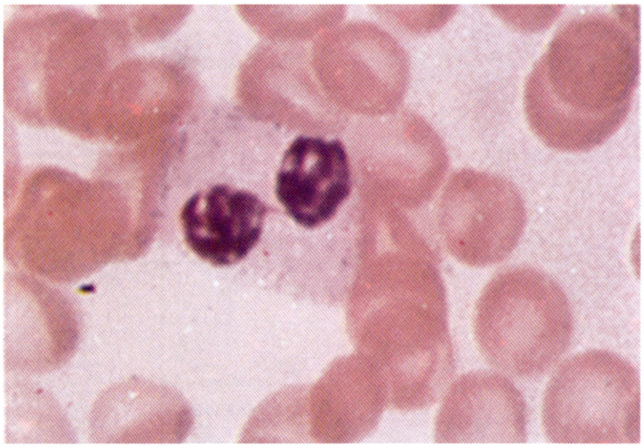

Abbildung 6-5 Pelger-Hüet-Kernanomalie mit überwiegend bilobärem Kern der segmentkernigen Neutrophilen. Der Kern hat häufig eine Brillenform.

Die Neutrophilen weisen heterogene Funktionen auf. Dies ergibt sich aus Untersuchungen mit monoklonalen Antikörpern, die jeweils nur eine Untergruppe reifer Neutrophiler erkennen. Die Bedeutung dieser neutrophilen Heterogenität ist jedoch unklar. Abbildung 6-6 zeigt die Morphologie der Eosinophilen und Basophilen.

KNOCHENMARKFREISETZUNG UND ZIRKULIERENDE KOMPARTIMENTE

Spezifische Signale einschließlich IL-1, Tumor-Nekrose-Faktor α (TNF-α), die Kolonie-stimulierenden Faktoren (CSF), Komplementfragmente und Chemokine führen zur Freisetzung von Leukozyten aus dem Knochenmark und zur Ausschwemmung ins periphere Blut in einem unstimulierten Zustand. Normalerweise befinden sich etwa 90 % der Neutrophilen im Knochenmark, 2–3 % zir-

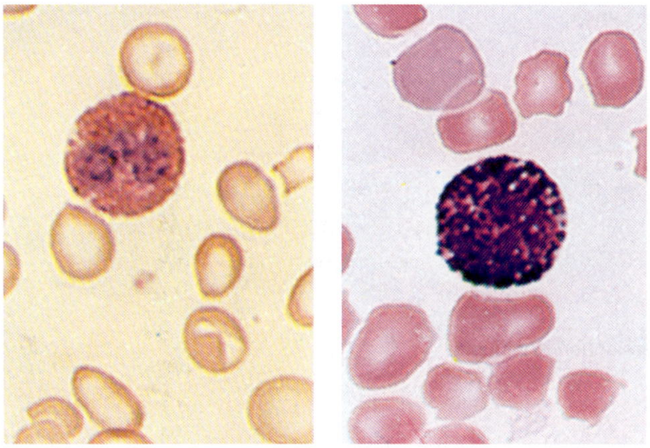

Abbildung 6-6 Normaler eosinophiler *(links)* und basophiler *(rechts)* Granulozyt. Die Eosinophilen enthalten im Zytoplasma dicke hellorangefarbene Granula und der Kern ist meist bilobär. Die Basophilen enthalten dicke purpur-schwarze Granula im Zytoplasma, die den Kern verdecken.

kulieren im Blut und der Rest verbleibt im Gewebe (Abb. 6-7).

Im zirkulierenden Pool findet man zwei dynamische Kompartimente: frei zirkulierende und randständige Neutrophile. Die frei zirkulierenden Zellen machen etwa die Hälfte der Blutneutrophilen aus. Sie haben keinen Kontakt mit dem Endothel. Die randständigen Neutrophilen haben engen Kontakt mit dem Endothel (Abb. 6-8). Im Lungenkreislauf mit seinem großen Kapillarbett (etwa 1000 Kapillaren pro Alveole) kommt es häufig zu einer Berührung der Neutrophilen mit dem Endothel, da der Durchmesser der Kapillaren etwa dem eines reifen Neutrophilen entspricht. Die Neutrophilen müssen daher verformbar sein, damit sie die Lungenkapillaren passieren können. Bei gestörter Verformbarkeit der Zellen kommen sie in engeren Kontakt mit dem Endothel (Margination). In den postkapillären Venolen des großen Kreislaufs wird demgegenüber die Margination durch bestimmte Moleküle auf der Zelloberfläche, die sog. Selektine, vermittelt. Selektine sind Glykoproteine, die auf Neutrophilen und Endothelien exprimiert werden. Diese Interaktion mit nur geringer Affinität führt zu einem „Rollen“ (= „rolling") der Neutrophilen auf dem Endothel. Dabei exprimieren die Neutrophilen L-Selektin (CD62L) und die Endothelzellen das glykosylierungsabhängige Zell-Adhäsionsmolekül GlyCAM 1 und CD34. Andere Glykoproteine wie Sialyl-Lewis^x (CD15s) auf den Neutrophilen binden an *Selektine* auf Endothelzellen (E-Selektin CD62E und P-Selektin CD62P) und anderen Leukozyten. Als Antwort auf chemotaktische Stimuli aus geschädigten Zellen (z. B. Komplement C5a, Leukotrien B4, Interleukin 8) oder auf von Bakterien gebildete Stoffe (z. B. N-Formyl-Methionylleucylphenylalanin) erhöht sich die Adhäsion der Neutrophilen, sodass diese schließlich über Integrine fest am Endothel haften.

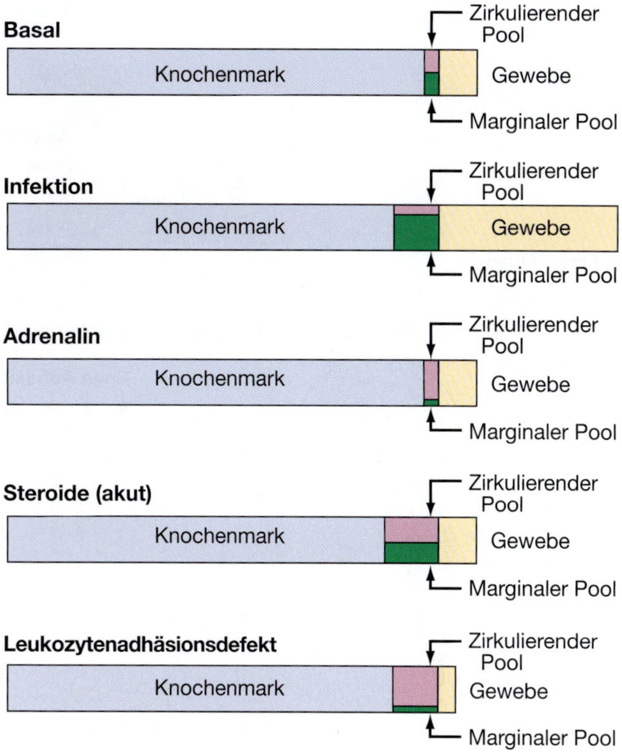

Abbildung 6-7 Schematische Darstellung der Verteilung und der Kinetik der Neutrophilen zwischen den verschiedenen anatomischen und funktionellen Kompartimenten.

Dieser Prozess wird dadurch ausgelöst, dass intrazelluläre Adhäsionsmoleküle, welche normalerweise in spezifischen Granula gespeichert sind, an die Zelloberfläche mobilisiert werden. Die Integrine sind Glykoproteine auf den Leukozyten, die aus CD18 und CD11a (LFA-1) bzw. CD18 und CD11b (Mac-1, CR3 oder C3bi-Receptor) bzw. CD18 und CD11c (p150, 95) bestehen. Diese Komplexe binden an spezifische endotheliale Rezeptoren, die interzellulären Adhäsionsmoleküle ICAM-1 und -2.

Als Folge einer Stimulation der Zelle wird L-Selektin von Neutrophilen abgesondert und die Menge an E-Selektin im Blut steigt ebenfalls an, Letzteres wahrscheinlich durch „shedding" von Endothelzellen. Rezeptoren für Chemotaxine und Opsonine werden mobilisiert und die Phagozyten bewegen sich in Richtung auf die Quelle der Chemotaxine im extrazellulären Raum zu, steigern ihre Motilität (Chemokinese) und wandern gezielt ins Gewebe ein (Chemotaxis). Diese Wanderung ins Gewebe wird als *Diapedese* bezeichnet. Dabei schieben sich die Neutrophilen zwischen postkapilläre Endothelzellen, Verbindungen zwischen benachbarten Endothelzellen werden geöffnet und die Leukozytenpassage wird dadurch ermöglicht. An dieser Diapedese ist das Adhäsionsmolekül PECAM 1 (CD31) beteiligt, welches auf auswandernden Neutrophilen und auf Endothelzellen exprimiert wird. Die Reaktion des Endothels (gesteigerter Blutfluss infolge verstärkter Vasodilatation und erhöhter

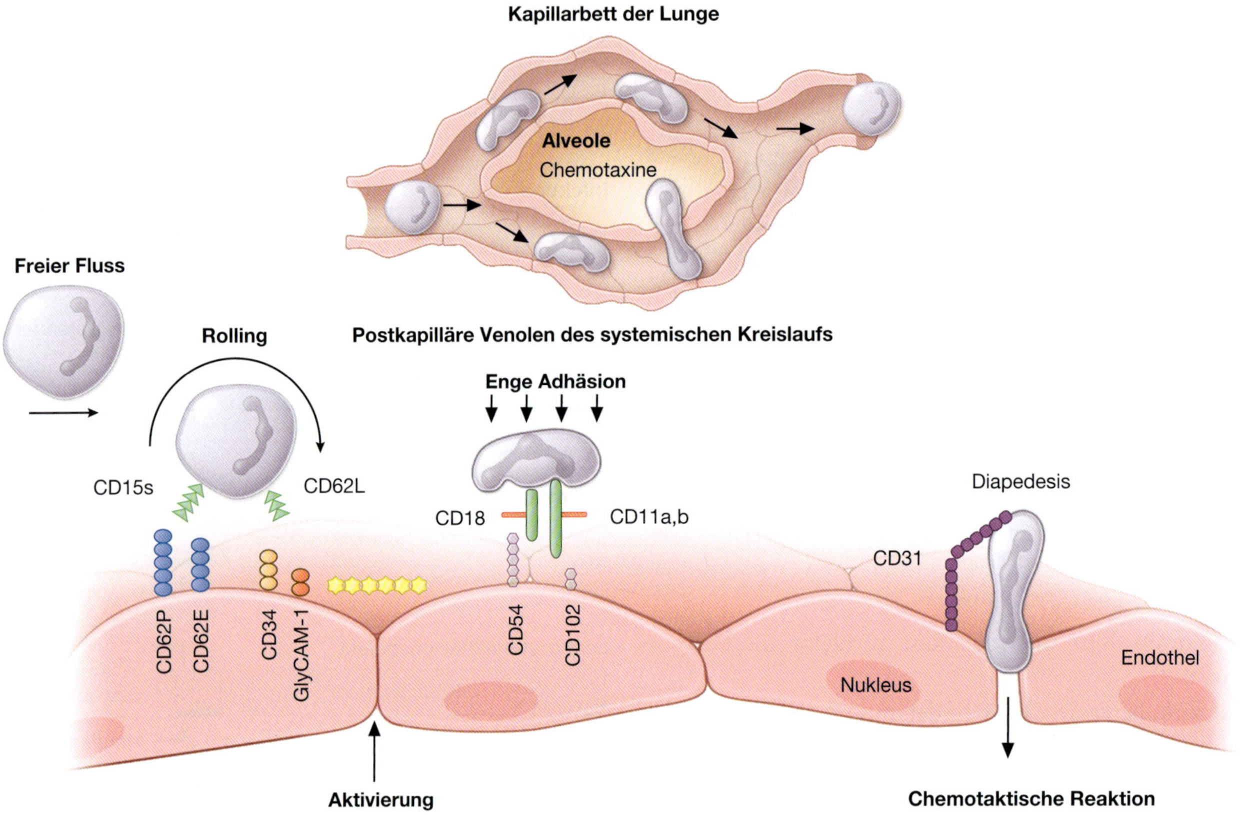

Abbildung 6-8 Die Passage der Neutrophilen durch die Lungenkapillaren hängt von ihrer Verformbarkeit ab. Eine vermehrte Rigidität der Neutrophilen (z. B. durch C5a) erhöht das „trapping" und die Antwort auf pulmonale Pathogene in einer Weise, die nicht so abhängig von Rezeptoren auf der Zelloberfläche ist. Intraalveoläre Chemotaxine, die von Bakterien induziert werden (z. B. Streptococcus pneumoniae), führen zur Diapedese der Neutrophilen aus den Kapillaren in den Alveolarraum. Die Interaktion der Neutrophilen mit dem Endothel in den postkapillären Venolen des großen Kreislaufs ist von Adhäsionsmolekülen abhängig. Die Neutrophilen „rollen" mithilfe der Selektine am Endothel entlang, wobei CD15s (Sialyl-Lewis^X) der Neutrophilen an CD62E (E-Selektin) und CD62P (P-Selektin) des Endothels bindet. Außerdem bindet das CD62L (L-Selektin) auf Neutrophilen an CD34 und andere Moleküle (z. B. GlyCAM1) auf Endothel. Chemokine oder andere Aktivierungsfaktoren stimulieren die Integrin-vermittelte enge Adhäsion: CD11a/CD18 (LFA-1) und CD11b/CD18 (Mac-1, CR3) binden an CD54 (ICAM-1) und CD102 (ICAM-2) auf Endothelzellen. Es kommt zur Diapedese zwischen Endothelzellen: CD31 (PECAM-1) wird von auswandernden Neutrophilen exprimiert und interagiert mit CD31 an den Verbindungen zwischen Endothelzellen. CD = cluster determinant; GlyCAM = glycosylation-dependent cell adhesion molecule; ICAM = intercellular cell adhesion molecule; PECAM = platelet/endothelial cell adhesion molecule.

Permeabilität) wird durch Anaphylatoxine (Komplementprodukte C3a und C5a) und durch Vasodilatatoren wie Histamin, Bradykinin, Serotonin, Stickoxid, vascular endothelial growth factor (VEGF) sowie die Prostaglandine E und I vermittelt. Einige der Vorgänge werden auch von Zytokinen reguliert, wie die durch TNF-α vermittelte Induktion von VEGF und die durch Interferon γ (IFN-γ) vermittelte Hemmung von Prostaglandin E.

Bei einem gesunden erwachsenen Menschen verlassen die meisten Neutrophilen den Körper via Migration durch die Schleimhaut des Gastrointestinaltrakts. Normalerweise verweilen die Neutrophilen nur kurze Zeit im Blut, die Halbwertszeit beträgt etwa 6–7 Stunden. Alte Neutrophile werden durch die Makrophagen in Lunge und Milz aus dem Kreislauf entfernt. Im Gewebe sezernieren die Neutrophilen Kollagenase und Elastase. Diese Enzyme führen zur Ausbildung von Abszesshöhlen. Neutrophile phagozytieren Bakterien und andere Erreger, die durch IgG und C3b opsonisiert werden. Fibronektin und das Tetrapeptid Tuftsin erleichtern die Phagozytose.

Während der Phagozytose nimmt der Sauerstoffverbrauch stark zu und der Hexose-Monophosphat-Shunt wird aktiviert. Eine NADPH-Oxidase, welche aus membranständigen und zytosolischen Komponenten besteht, katalysiert die univalente Reduktion von Sauerstoff zu einem Superoxidanion, welches mithilfe der Superoxiddismutase in Wasserstoffperoxid und andere toxische Sauerstoffprodukte (z. B. Hydroxylradikale) umgewandelt wird. Aus Wasserstoffperoxid und Chlorid entstehen durch die Myeloperoxidase der Neutrophilen Hypochlorsäure („Bleiche"), Hypochlorit und Chlorin. Diese Stoffe führen zu einer Oxidation und Halogenierung von Mikroorganismen und Tumorzellen. Dabei kann auch gesundes Gewebe geschädigt werden, falls die Reaktion außer Kontrolle gerät. Auch kationische Proteine, Defensine, Elastase, Kathensine sowie möglicherweise Stickstoffoxid helfen bei der Abtötung von Mikroorganismen. Laktoferrin kann Eisen binden, welches ein wichtiger Wachstumsfaktor für Mikroorganismen, insbesondere Pilze, ist. Lysozym und saure Proteasen zersetzen die Reste der Erreger. Die Neutrophilen verweilen 1–4 Tage im Gewebe und sterben dann ab. Die Apoptose der Neutrophilen ist ebenfalls zytokingesteuert, Granulozyten-Kolonie-stimulierender Faktor (G-CSF) und Interferon γ verlängern die Lebensdauer. Unter bestimmten Bedingungen, wie Hypersensitivitätsreaktionen vom verzögerten Typ, sammeln sich innerhalb von 6–12 Stunden auch Monozyten an. Neutrophile, Monozyten, Mikroorganismen in verschiedenen Stadien des Abbaus und verändertes lokales Gewebe bilden das entzündliche Exsudat, den Eiter. Die Myeloperoxidase führt zur charakteristischen Grünfärbung des Eiters. Das Enzym ist eventuell auch an der Beendigung des Entzündungsprozesses beteiligt, indem es die chemotaktischen Substanzen inaktiviert und phagozytische Zellen immobilisiert.

Neutrophile reagieren auf einige Zytokine (Interferon γ, GM-CSF, IL-8), indem sie selbst Zytokine und chemotaktische Substanzen produzieren (TNF-α, Makrophagen-inflammatorisches Protein MIP, IL-8), welche die Entzündungsreaktion beeinflussen. In Gegenwart von Fibrinogen induzieren f-MetLeuPhe oder Leukotrien B_4 die Interleukin-8-Produktion in Neutrophilen und sorgen so für die autokrine Verstärkung der Entzündungsreaktion. *Chemokine* (chemotaktische Zytokine) sind kleine Proteine, die von verschiedenen Zellen wie Endothelien, Fibroblasten, Epithelzellen, Neutrophilen und Monozyten gebildet werden. Die Chemokine regulieren die Bereitstellung und die Aktivierung von Neutrophilen, Monozyten, Eosinophilen und Lymphozyten. Chemokine übertragen ihre Signale durch heterotrimäre G-Protein-gekoppelte Rezeptoren. Diese Rezeptoren haben sieben transmembranäre Domänen und gehören zum gleichen Typ von Oberflächenrezeptor, der auch die Wirkung von f-MetLeuPhe und C5a vermittelt. Es gibt vier Gruppen von Chemokinen entsprechend den Cysteinstrukturen am N-terminalen Ende: C, CC, CXC, und CXXXC. Die CXC-Chemokine (z. B. IL-8) wirken hauptsächlich auf Neutrophile, die CC-Chemokine (z. B. MIP-1) auf Lymphozyten, Monozyten, Eosinophile und Basophile. Das C-Chemokin Lymphotaktin wirkt auf T-Zellen; das CXXXC-Chemokin Fraktalkin wirkt auf Neutrophile, Monozyten und T-Zellen. Diese Moleküle und ihre Rezeptoren regulieren nicht nur die Aktivierung und Bewegung von Entzündungszellen, sie wirken auch als Korezeptoren für die HIV-Infektion und spielen eine Rolle bei anderen Virusinfektionen, wie der West-Nil-Virusinfektion, und der Atherogenese.

VERÄNDERUNGEN DER NEUTROPHILEN

Bei einer Störung im Lebenszyklus der Neutrophilen kann es zu einer Beeinträchtigung der Immunabwehr kommen. Die Entzündungsreaktionen sind dann häufig abgeschwächt und die klinische Folge sind häufig wiederkehrende schwere bakterielle Infektionen sowie Pilzinfektionen. Aphtöse Schleimhautulzera (graue Geschwüre ohne Eiter), Gingivitiden und Parodontopathien weisen auf Störungen der Phagozyten hin. Bei angeborenen Phagozytendefekten treten häufig schon in den ersten Lebenstagen Infektionen von Haut, Ohren, oberem und unterem Respirationstrakt und Knochen auf. Sepsis und Meningitis sind dagegen selten. Bei einigen Störungen ist die Häufigkeit der Infektionen variabel und diese Patienten können über Monate oder auch Jahre ohne schwere Infektionen bleiben. Durch intensive Behandlungsstrategien konnte die Lebenserwartung dieser Patienten auf über 30 Jahre erhöht werden.

Neutropenie

Die Folgen fehlender neutrophiler Leukozyten sind dramatisch. Ein Abfall der Neutrophilen unter 1000/µl führt zu einer erheblich gesteigerten Infektionsneigung. Wenn die Zahl der Neutrophilen (Stab- und Segmentkernige) < 500/µl fällt, ist auch die Kontrolle der körpereigenen mikrobiellen Flora (z. B. in Mund und Darm) beeinträchtigt. Bei < 200/µl werden keine lokalen Entzündungsreaktionen mehr beobachtet. Eine Neutropenie entsteht durch die verminderte Bildung, den erhöhten Abbau oder ein exzessives peripheres Pooling dieser Zellen. Eine abfallende Neutrophilenzahl oder ein signifikantes Absinken unter das Steady-state-Niveau sowie das Ausbleiben eines Anstiegs der Neutrophilenzahl im Rahmen von Infektionen oder anderen Stimuli erfordern eine eingehende Untersuchung des Patienten. Akute Neutropenien (z. B. durch Zytostatika) haben ein höheres Infektionsrisiko als über Monate oder Jahre anhaltende Neutropenien, die sich bei Infektionen oder durch eine streng kontrollierte Gabe von Endotoxinen bessern (siehe „Labordiagnostik und Management").

Einige Ursachen für angeborene oder erworbene Neutropenien sind in Tabelle 6-1 aufgeführt. Am häufigsten treten Neutropenien iatrogen im Rahmen einer zytostatischen oder immunsuppressiven Therapie auf. Dabei werden vorübergehend die Stammzellen im Knochenmark geschädigt. Auch einige Antibiotika (Chloramphenicol, Trimethoprim-Sulfamethoxazol, 5-Flucytosin, Vidarabin) sowie die antiretrovirale Substanz Zidovudin können durch Inhibition der Proliferation von myeloischen Progenitorzellen eine Neutropenie verursachen. Azathioprin und 6-Mercaptopurin werden durch das Enzym Thiopurinmethyltransferase (TPMT) metabolisiert, des-

Tabelle 6-1

URSACHEN DER NEUTROPENIE
Verminderte Bildung
Arzneimittelinduziert – Alkylanzien (Stickstoff-Lost, Busulfan, Chlorambucil, Cyclophosphamid), Antimetaboliten (Methotrexat, 6-Mercaptopurin, 5-Flucytosin), nicht zytotoxische Substanzen (Antibiotika [Chloramphenicol, Penicilline, Sulfonamide], Phenothiazine, Tranquilizer [Meprobamat], Antiepileptika [Carbamazepin], Neuroleptika [Clozapin], bestimmte Diuretika, Thyreostatika, nicht steroidale Antiphlogistika)
Hämatologische Erkrankungen – idiopathische und zyklische Neutropenie, Chédiak-Higashi-Syndrom, aplastische Anämie, erbliche Gendefekte (siehe Text)
Knochenmarkkarzinose, Myelofibrose
Mangelernährung – Vitamin-B_{12}- und Folsäuremangel (insbesondere Alkoholiker)
Infektionen (Tuberkulose, Typhus, Brucellose, Tularämie, Masern, infektiöse Mononukleose, Malaria, Virushepatitis, Leishmaniose, AIDS)
Gesteigerter peripherer Abbau
Antineutrophile Antikörper und/oder „trapping“ in Lunge oder Milz
Autoimmunerkrankungen – Felty-Syndrom, rheumatoide Arthritis, Lupus erythematodes
Arzneimittel als Haptene – Aminopyrin, α-Methyldopa, Phenylbutazon, Quecksilberdiuretika, manche Phenothiazine
Granulomatöse Polyangiitis
Peripheres Pooling (transiente Neutropenie)
Schwere Sepsis (akute Endotoxinämie)
Hämodialyse
Kardiopulmonaler Bypass

sen hypofunktioneller Polymorphismus, der bei 11 % der weißen Bevölkerung zu finden ist, zur Akkumulation von 6-Thioguanin und einer erheblichen Knochenmarktoxizität führen kann. Die Knochenmarkdepression hängt grundsätzlich von der Dosierung sowie der Dauer der Medikamentengabe ab. Nach Absetzen der auslösenden Substanz und Gabe von rekombinantem humanem G-CSF ist diese Form der Neutropenie meist reversibel.

Andere Medikamente können als Haptene wirken und so zum immunologisch vermittelten Abbau von Neutrophilen und deren Vorläuferzellen führen. Diese Form der medikamentenvermittelten Neutropenie tritt im Allgemeinen innerhalb von etwa 7 Tagen nach Medikamenteneinnahme auf. Bei vorangegangener Exposition gegenüber dem betreffenden Medikament und dadurch bereits vorhandenen Antikörpern kann die erneute Applikation bereits nach Stunden zur Neutropenie führen. Am häufigsten wird dies bei Antibiotika (Penicilline, Cephalosporine, schwefelhaltige Verbindungen) beobachtet. Grundsätzlich können jedoch alle Medikamente solche Reaktionen auslösen. Fieber und Eosinophilie können die Reaktion begleiten, sind jedoch häufig nicht vorhanden. Die arzneimittelinduzierte Neutropenie kann schwer verlaufen, wobei es nach Absetzen des Medikamentes meist innerhalb von 5–7 Tagen zu einer Erholung der Neutrophilenbildung kommt, die nach etwa 10 Tagen vollständig ist. Das auslösende Medikament sollte nach einer solchen Reaktion nicht mehr bei dem betroffenen Patienten eingesetzt werden, da dann oft eine abrupte Neutropenie die Folge ist. Aus diesem Grund sollte auch eine diagnostische Re-Exposition vermieden werden.

Autoimmunneutropenien infolge zirkulierender antineutrophiler Antikörper sind eine weitere Form der erworbenen Neutropenie, die zu einem gesteigerten Abbau der Neutrophilen führen. Auch bei Virusinfektionen einschließlich HIV kann es zu Neutropenien kommen. Erworbene Neutropenien können zyklischer Natur sein und in Intervallen von einigen Wochen auftreten. Eine erworbene zyklische oder stabile Neutropenie kann mit einer Expansion der „large granular lymphocytes“ (LGL-Zellen) assoziiert sein, wobei es sich um T-Zellen, NK-Zellen oder NK-ähnliche Zellen handeln kann. Diese Patienten mit LGL-Lymphozytose haben eine mäßige Vermehrung von Lymphozyten in Blut und Knochenmark, eine Neutropenie, eine polyklonale Gammopathie, Splenomegalie, rheumatoide Arthritis und keine Lymphadenopathie. Trotz einer Neigung zu Infektionen ist der Verlauf meist chronisch und stabil. Es werden jedoch benigne und maligne Verläufe beobachtet. Bei einigen Patienten wurden spontane Regressionen nach bis zu 11 Jahren beobachtet. Dies legt einen immunregulatorischen Defekt als Basis dieser Form der Erkrankung nahe. Zur Behandlung dieser Form der Zytopenien werden meist Glukokortikoide, Ciclosporin und Methotrexat eingesetzt.

HEREDITÄRE NEUTROPENIEN

Hereditäre Neutropenien sind selten und können sich schon in der frühen Kindheit als ausgeprägte konstante Neutropenie oder auch als Agranulozytose manifestieren. Zu diesen Erkrankungen zählt das Kostmann-Syndrom (Neutrophile < 100/µl), welches meist fatal verläuft und durch eine Mutation im antiapoptotischen Gen HAX-1 verursacht wird. Die schwere chronische Neutropenie (Neutrophile 300–1500/µl) wird durch eine Mutation der Neutrophilen-Elastase (ELA-2) verursacht. Auch der hereditären zyklischen Neutropenie oder – genauer – der zyklischen Hämatopoese liegt eine Mutation der Neutrophilen-Elastase (ELA-2) zugrunde. Andere angeborene Neutropenien sind die Knorpel-Haar-Hypoplasie (Chondrodysplasia metaphysaria McKusick), welche durch eine Mutation der mitochondrialen RNS-prozessierenden Endoribonuklease RMRP ausgelöst wird, sowie das Shwachman-Diamond-Syndrom mit Pankreasinsuffizienz aufgrund einer Mutation im Shwachman-Bodian-Diamond-Syndrom-Gen SBDS.

Auch das WHIM-Syndrom (*W*arzen, *H*ypogammaglobulinämie, *I*nfektionen, *M*yelokathexis [= Retention von Leukozyten im Knochenmark]) gehört in diese Gruppe von Erkrankungen. Das WHIM-Syndrom ist durch eine Hypersegmentierung der Neutrophilen sowie eine Retention von myeloischen Zellen im Knochenmark gekennzeichnet und wird durch eine Mutation im Chemokin-Rezeptor CXCR4 verursacht. Auch andere Neutropenien mit Immundefekten wie die X-chromosomale Agammaglobulinämie, das Wiskott-Aldrich-Syndrom und der CD-40-Ligand-Mangel gehören in diese Gruppe. Mutationen im G-CSF-Rezeptor können auch zu einer schweren kongenitalen Neutropenie führen und sind mit der Entstehung von Leukämien assoziiert. Bei der retikulären Dysgenesie fehlen myeloide und lymphoide Zellen aufgrund von Mutationen des mitochondrialen Enzyms Adenylatkinase-2 (AK2), das über das nukleare Genom kodiert ist.

Die Neutropenie beim Neugeborenen kann mit mütterlichen Faktoren assoziiert sein. Die transplazentare Übertragung von IgG, welche gegen fetale Neutrophilenantigene gerichtet sind, kann zu peripherem Abbau führen. Auch die Einnahme von Medikamenten (z. B. Thiazide) während der Schwangerschaft kann durch verminderte Produktion oder verstärkten peripheren Abbau zu einer Neutropenie des Neugeborenen führen.

Beim Felty-Syndrom (Trias aus rheumatoider Arthritis, Splenomegalie und Neutropenie) können in der Milz produzierte antineutrophile Antikörper die Lebensdauer der Neutrophilen verkürzen, während LGLs neutrophile Vorläuferzellen attackieren können. Eine Splenektomie kann beim Felty-Syndrom zu einem Anstieg der Neutrophilen und zu einem Abfall der antineutrophilen Antikörper führen. Bei einzelnen Patienten mit Felty-Syndrom ist die Neutropenie mit einer erhöhten Anzahl von LGL-Zellen assoziiert. Eine Splenomegalie mit peripherem Abbau von Neutrophilen wird auch bei lysosomalen Speicherkrankheiten und portaler Hypertension beobachtet.

Neutrophilie

Zu einem Anstieg der Neutrophilen kommt es infolge gesteigerter Bildung oder Freisetzung aus dem Knochenmark oder gestörter Margination (Tab. 6-2). Am häufigsten führen Infektionen zu einer Neutrophilie. Bei akuten Infektionen liegt sowohl eine gesteigerte Bildung als auch eine erhöhte Freisetzung aus dem Knochenmark vor. Eine gesteigerte Bildung von Neutrophilen wird auch bei chronischen Entzündungen und einzelnen myeloproliferativen Erkrankungen beobachtet. Glukokortikoide führen zu einer erhöhten Freisetzung aus dem Knochenmark und zu einer Mobilisierung der randständigen Neutrophilen im Blut. Bei körperlicher Belastung und bei Erregung und Stress kommt es zur Ausschüttung von Adrenalin und zur Mobilisierung der Neutrophilen im Marginalpool von Milz und Lunge. Dabei kann sich die Zahl der zirkulierenden Neutrophilen innerhalb von Minuten verdoppeln. Zigarettenrauchen kann eine pathologische Erhöhung der Neutrophilenzahl verursachen. Eine Leukozytose von 10.000–25.000/µl tritt als Antwort auf akute Infektionen und andere Formen der akuten Entzündung auf. Eine anhaltende Neutrophilie von 30.000–50.000/µl oder höher wird als *leukämoide Reaktion* bezeichnet. Mit diesem Begriff wird die Neutrophilie von der Leukämie abgegrenzt. Bei der leukämoiden Reaktion sind die zirkulierenden Neutrophilen üblicherweise ausgereift und entstammen nicht einem einzigen Zellklon.

Tabelle 6-2

URSACHEN DER NEUTROPHILIE
Gesteigerte Produktion
Idiopathisch
Arzneimittelinduziert – Glukokortikoide, G-CSF
Infektionen – Bakterien, Pilze, selten Viren
Entzündung – Hitzeschäden, Gewebenekrose, Herz- und Lungeninfarkt, Hypersensitivität, Kollagenosen
Myeloproliferative Neoplasien – chronische myeloische Leukämie, Myelofibrose, Polycythaemia vera
Vermehrte Freisetzung aus dem Knochenmark
Glukokortikoide
Akute Infektionen (Endotoxin)
Entzündung, Hitzeschaden
Gestörte Margination
Arzneimittel – Adrenalin, Glukokortikoide, nicht steroidale Antiphlogistika
Stress, Erregung, starke körperliche Belastung
Leukozytenadhäsionsdefekt Typ 1 (CD18), Typ 2 (Selektinligand, CD15s), Typ 3 (Kindlin-3)
Verschiedene
Stoffwechselerkrankungen: Ketoazidose, akutes Nierenversagen, Eklampsie, akute Vergiftungen
Arzneimittel – Lithium
Andere – metastasierende Karzinome, akute Blutung und Hämolyse

Funktionsstörungen der Neutrophilen

Angeborene und erworbene Störungen der Phagozytose sind in Tabelle 6-3 aufgeführt. Dabei sind Störungen von Adhärenz, der Chemotaxis oder der Abwehrfunktion gegenüber Erregern zu unterscheiden. Die Differenzialdiagnose der angeborenen Störungen wird in Tabelle 6-4 erörtert.

Tabelle 6-3

STÖRUNGEN DER GRANULOZYTEN UND MONOZYTEN

	Gründe der Dysfunktion		
Funktion	**Arzneimittelinduziert**	**Erworben**	**Hereditär**
Adhäsion, Aggregation	Acetylsalicylsäure, Colchicin, Alkohol, Glukokortikoide, Ibuprofen, Piroxicam	Neonatalstadium, Hämodialyse	Leukozytenadhäsionsdefekt Typ 1, 2 und 3
Verformbarkeit		Leukämie, Neonatalstadium, Diabetes mellitus, unreife Neutrophile	
Chemokinese, Chemotaxis	Glukokortikoide (hohe Dosis), Auranofin, Colchicin (schwacher Effekt), Phenylbutazon, Naproxen, Indometacin, IL-2	Hitzeschaden, Malignome, Malnutrition, parodontale Erkrankungen, Neonatalstadium, systemischer Lupus erythematodes, rheumatoide Arthritis, Diabetes mellitus, Sepsis, Influenza, Herpes simplex, Akrodermatitis enteropathica, AIDS	Chédiak-Higashi-Syndrom, Mangel an neutrophilen Granula, Hiob-Syndrom (bei einigen Patienten), Down-Syndrom, α-Mannosidose-Mangel, Leukozytenadhäsionsdefekte, Wiskott-Aldrich-Syndrom
Wirkung auf Erreger	Colchicin, Cyclophosphamid, Glukokortikoide (hohe Dosis), Anti-TNF-α-Antikörper	Leukämie, aplastische Anämie, manche Neutropenien, Tuftsinmangel, Hitzeschaden, Sepsis, Neugeborene, Diabetes mellitus, Malnutrition, AIDS	Chédiak-Higashi-Syndrom, Mangel an neutrophilen Granula, chronische Granulomatose, Störungen der IFN-/IL-12-Achse

Abkürzungen: IFN = Interferon; IL = Interleukin; TNF-α = Tumor-Nekrose-Faktor alpha.

Tabelle 6-4

ANGEBORENE STÖRUNGEN DER PHAGOZYTENFUNKTION: DIFFERENZIALDIAGNOSTISCHE MERKMALE

Klinische Symptome	Zelluläre und molekulare Defekte	Diagnostik
Chronische granulomatöse Erkrankung (70 % X-chromosomal, 30 % autosomal rezessiv)		
Schwere Infektionen von Haut, Ohren, Lungen, Leber und Knochen durch katalasepositive Erreger wie S. aureus, Burkholderia cepacia, Aspergillus spp., Chromobacterium violaceum, oft schwer anzüchtbare Erreger, Granulome, Lymphknotenvereiterungen und Obstruktion des Gastrointestinal- und Urogenitaltraktes, Gingivitis, aphthöse Ulzera, seborrhoische Dermatitis	Keine sauerstoffabhängige Stoffwechselsteigerung wegen Fehlens von einer von fünf NADPH-Oxidase-Komponenten in Neutrophilen, Monozyten und Eosinophilen	NBT- oder DHR-Test, keine Superoxid- und H_2O_2-Produktion in Neutrophilen; Immunoblot für NADPH-Oxidase, genetischer Nachweis
Chédiak-Higashi-Syndrom (autosomal rezessiv und dominant)		
Rezidivierende eitrige Infektionen, besonders mit S. aureus, oft lymphomähnliche Erkrankung im Kindesalter, parodontale Erkrankungen, partieller okulokutaner Albinismus, Nystagmus, periphere Neuropathien, teilweise mentale Retardierung	Reduzierte Chemotaxis und Phagolysosomenfusion, sauerstoffabhängige Steigerung des Stoffwechsels, defekte Freisetzung aus dem Knochenmark, Hautfenstertest gestört, CHS1-Defekt	Riesengranula in Neutrophilen und anderen granulierten Zellen (Wright-Färbung), genetischer Nachweis
Mangel an spezifischen Granula (autosomal rezessiv)		
Rezidivierende Infektionen von Haut, Ohren, Nasennebenhöhlen und Lungen, gestörte Wundheilung, verminderte Entzündungsreaktionen, erhöhte Blutungsneigung	Gestörte Chemotaxis, sauerstoffabhängige Steigerung des Stoffwechsels und Bakterizidie beeinträchtigt, Unvermögen, chemotaktische und adhäsive Rezeptoren bei Stimulation heraufzuregulieren, Defekt in der Transkription granulärer Proteine, CEBPε-Defekt	Keine sekundären (spezifischen) Granula in Neutrophilen (Wright-Färbung), kein neutrophilenspezifischer Inhalt der Granula (wie Laktoferrin), keine Defensine, Plättchen-α-Granula-Veränderung; genetischer Nachweis
Myeloperoxidasemangel (autosomal rezessiv)		
Klinisch unauffällig, außer bei Patienten mit Grunderkrankungen, wie Diabetes mellitus, dann Pilzinfektionen wie Candidose	Myeloperoxidase fehlt wegen prä- und posttranslationaler Defekte	Keine Peroxidase in Neutrophilen, genetischer Nachweis

Fortsetzung

Tabelle 6-4 (*Fortsetzung*)

Klinische Symptome	Zelluläre und molekulare Defekte	Diagnostik
Leukozytenadhäsionsdefekt (autosomal rezessiv)		
Typ 1: verzögerte Abtrennung der Nabelschnur, anhaltende Neutrophilie, Infektionen von Haut, Schleimhäuten, Gingivitis, Parodontalerkrankungen	Defekte Adhärenz, Aggregation, Ausbreitung, Chemotaxis und Phagozytose von C3bi-markierten Partikeln; mangelnde Bildung der CD18-Untereinheit von Leukozytenintegrinen	Verminderte Expression der CD18-haltigen Integrine mit monoklonalen Antikörpern gegen LFA-1 (CD18/CD11a), Mac-1 oder CR3 (CD18/CD11b), p150,95 (CD18/CD11c) auf der Oberfläche von Phagozyten, genetischer Nachweis
Typ 2: mentale Retardierung, Kleinwuchs, Bombay-(hh)-Blutgruppe, rezidivierende Infektionen, Neutrophilie	Gestörtes Rolling der Phagozyten entlang des Endothels durch einen Fucose-Transporter-Defekt	Reduzierte Expression von Sialyl-Lewis^{x} auf Phagozyten, Detektion mit monoklonalen Antikörpern gegen CD15s, genetischer Nachweis
Typ 3: petechiale Hämorrhagien, rezidivierende Infektionen	Gestörte Signaltransduktion bei der Integrinaktivierung mit nachfolgender Adhäsionsstörung durch FERMT3-Mutation	Gestörte Signaltransduktion bei der Adhäsion durch Integrine; genetischer Nachweis
Phagozytenaktivierungsdefekt		
NEMO-Mangel: leichte hypohidrotische ektodermale Dysplasie, breiter Immundefekt gegen Bakterien, Viren, Pneumocystis, Mykobakterien, X-chromosomal	Gestörte Phagozytenaktivierung durch IL-1, IL-18, TLR, CD40, TNF-α, welche zur Beeinträchtigung von Entzündungsreaktion und Antikörpersynthese führt	Gestörte In-vitro-Antwort gegen Endotoxin, keine Aktivierung von NF-κB, genetischer Nachweis
IRAK4- und MyD88-Mangel: Neigung zu eitrigen bakteriellen Infektionen (Staphylokokken, Streptokokken, Clostridien), Resistenz gegen Candida, autosomal rezessiv	Gestörte Phagozytenaktivierung durch IL-1, IL-18, TLR und andere Signalwege, TNF-α-Signalweg intakt	Gestörte In-vitro-Antwort gegen Endotoxin; keine Aktivierung von NF-κB durch Endotoxin, genetischer Nachweis
Hyperimmunglobulin-E-Syndrom (Hiob-Syndrom, autosomal dominant)		
Ekzeme, Pruritus, kalte Hautabszesse, rezidivierende Pneumonien mit S. aureus mit bronchopleuralen Fisteln und Zysten, leichte Eosinophilie, mukokutane Candiose, charakteristische Gesichtszüge, restriktive Lungenerkrankung, Skoliose, verzögerte primäre Dentition	Bei einigen Patienten Chemotaxis reduziert, Memory-T- und B-Zellen vermindert, STAT3-Mutation	Körperliche und immunologische Merkmale, welche Lungen, Skelett und Immunsystem betreffen; Serum-IgE > 2000 IU/ml, genetischer Nachweis
DOCK8-Mangel (autosomal rezessiv), schweres Ekzem, atopische Dermatitis, Hautabszesse, HSV-, HPV- und Molluscum-Infektionen, schwere Allergien, Krebs	Gestörte Mitogen-induzierte T-Zell-Proliferation; DOCK8-Mutation	Schwere Allergien, Virusinfektionen, hohes IgE, Eosinophilie, niedriges IgM, progrediente Lymphopenie, genetischer Nachweis
Rezidivierende Infektionen mit Mykobakterien (autosomal dominant oder rezessiv)		
Schwere extrapulmonale oder disseminierte Infektionen mit Bacillus Calmette-Guérin, nicht tuberkulösen Mykobakterien, Salmonellen, Histoplasmose, Kokzidioidomykose, gestörte Granulombildung	Defekte Bakterizidie gegen intrazelluläre Erreger durch verminderte Interferon-γ-Bildung oder -reaktivität, Mutationen des Interferon-γ-Rezeptors, des IL-12-Rezeptors sowie von IL-12p40, STAT1, NEMO, ISG15, GATA2	Niedrige oder sehr hohe Spiegel des Interferon-γ-Rezeptors 1; funktionelle Assays zu Zytokinproduktion und Zytokinantwort, genetischer Nachweis
GATA2-Mangel (autosomal dominant)		
Persistierende oder disseminierte Warzen, disseminierte Erkrankung durch Mykobakterien, reduzierte Anzahl von Monozyten, NK-Zellen und B-Zellen; hypoplastisches MDS, Leukämie, zytogenetische Aberrationen, Alveolarproteinose	Aktivität der Makrophagen gestört, Zytopenien; GATA2-Mutationen	Ausgeprägte Monozytopenie, NK- und B-Zellen vermindert; genetischer Nachweis

Abkürzungen: CEBPε= CCAAT/Enhancer-bindendes Protein ε; DHR = Dihydrorhodamin (Oxidationstest); DOCK8 = Dedicator of Cytokinesis 8; HPV = humanes Papillomavirus; HSV = Herpes-simplex-Virus; IFN = Interferon; IL = Interleukin; IRAK4 = IL-1-Rezeptor-assoziierte Kinase 4; LFA-1 = Leukocyte Function-associated Antigen 1; LYST = lysosomales Transportprotein; MyD88 = Myeloid Differentiation Primary Response Gene 88; NADPH = Nikotinamid-Adenin-Dinukleotidphosphat; NBT = Nitroblautetrazol; NEMO = NF-κB-essenzieller Modulator; STAT1–3 = Signaltransducer und Aktivator der Transkription 1–3; TLR = Toll-like Receptor; TNF = Tumor-Nekrose-Faktor.

Adhäsionsstörungen Drei wesentliche Formen eines Leukozytenadhäsionsdefektes (LAD) wurden beschrieben. Es handelt sich jeweils um autosomal rezessive Erkrankungen mit einer Unfähigkeit der Neutrophilen, aus dem Blut in entzündetes Gewebe einzuwandern. Dadurch kommt es zur Leukozytose mit erhöhter Infektionsneigung (Abb. 6-8). Patienten mit LAD 1 haben eine Mutation von CD18, der gemeinsamen Komponente der Integrine LFA-1, Mac-1 und p150, 95. Dadurch wird die Adhäsion von Neutrophilen und Endothel gestört. Das Heterodimer CD18/CD11b (Mac-1) ist außerdem der Rezeptor für das Opsonin C3bi (CR3). Das Gen für CD18 ist auf dem distalen Chromosom 21q lokalisiert. Die Ausprägung des Gendefektes bestimmt das klinische Krankheitsbildbild. Wenn das Leukozytenadhäsionsprotein völlig fehlt, kommt es zu einem schweren Krankheitsverlauf, inflammatorische Stimuli führen nicht zu einem Anstieg der Expression dieses Proteins auf Neutrophilen und aktivierten T- und B-Zellen. Neutrophile (und Monozyten) von Patienten mit LAD 1 haften schlecht an Endothelien und proteinbeschichteten Oberflächen, ihre Migration, Aggregation und Chemotaxis sind gestört. Patienten mit LAD 1 haben immer wieder bakterielle Infektionen und Pilzinfektionen von Haut, Mund- und Genitalschleimhaut, Respirations- und Intestinaltrakt. Es besteht eine anhaltende Leukozytose (Neutrophilie um 15.000–20.000/µl), weil die Zellen nicht in den Randpool der Zirkulation eintreten. In schweren Fällen findet sich eine verzögerte Abstoßung des Nabelschnurstumpfes. Infektionen (besonders der Haut) können nekrotisch werden, sich weiter ausbreiten, schlecht abheilen und zu ausgeprägter Narbenbildung führen. Erreger sind meist Staphylococcus aureus und gramnegative Enterobakterien. Dem LAD 2 liegt eine abnorme Fucosylierung von SLe^x(CD15s) zugrunde. Dieser Ligand auf den Neutrophilen reagiert mit den Selektinen auf Endothelzellen und ist für das „Rolling" der Neutrophilen auf Endothel verantwortlich. Die Infektionsanfälligkeit bei LAD 2 ist geringer ausgeprägt als bei LAD 1. LAD 2 wird auch als *angeborene Glykosylierungsstörung IIc* bezeichnet und entsteht durch eine Mutation in einem GDP-Fucose-Transporter (SLC35C1). LAD 3 ist durch eine erhöhte Infektionsanfälligkeit, eine Leukozytose und petechiale Hämorrhagien aufgrund einer gestörten Integrinaktivierung gekennzeichnet und entsteht durch Mutationen im Gen FERMT3.

Störungen der neutrophilen Granula Der autosomal dominant vererbte Myeloperoxidasemangel ist der häufigste Defekt der Neutrophilen. Die Inzidenz liegt bei ca. 1/2000 Personen. Der isolierte Myeloperoxidasemangel beeinträchtigt die Immunabwehr nicht, da andere Abwehrsysteme, wie die Bildung von Wasserstoffperoxid, verstärkt werden. Die antibakterielle Aktivität der Neutrophilen ist zwar abgeschwächt, aber nicht aufgehoben. Dieser Defekt kann jedoch andere erworbene Immundefekte verstärken. Außerdem haben Patienten mit Myeloperoxidasemangel und Diabetes mellitus eine erhöhte Prädisposition gegenüber Candida-Infektionen. Eine erworbene Form dieses Defekts tritt bei myelomonozytären Leukämien und akuten myeloischen Leukämien auf.

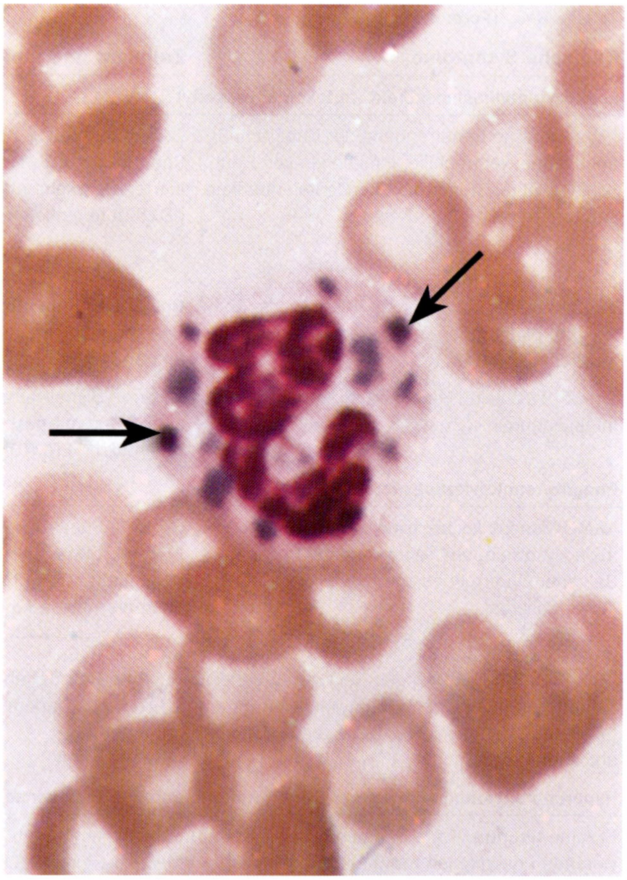

Abbildung 6-9 Chédiak-Higashi-Anomalie. Bei dieser Erkrankung enthalten die Granulozyten große zytoplasmatische Granula, die durch Zusammenlagerung und Fusion von azurophilen und spezifischen Granula entstehen. Auch in anderen granulierten Zellen des Körpers kommen große, veränderte Granula vor.

Das Chédiak-Higashi-Syndrom (CHS) ist eine seltene, autosomal rezessiv vererbte Krankheit mit einem Defekt des lysosomalen Transportproteins LYST, das durch das Gen CHS1 auf Chromosom 1q42 kodiert wird. Dieses Protein ist für die normale Zusammenlagerung und Freisetzung der Lysosomen erforderlich. Neutrophile (und alle anderen lysosomenhaltigen Zellen) von Patienten mit CHS enthalten große Granula, wodurch diese Erkrankung Eigenschaften einer Systemerkrankung hat (Abb. 6-9). Patienten mit CHS haben einen Nystagmus, einen partiellen okulokutanen Albinismus und häufig Infektionen mit unterschiedlichen bakteriellen Erregern. Manche CHS-Patienten entwickeln in der Kindheit eine

„akzelerierte Phase" mit Hämophagozytosesyndrom und einem aggressiven Lymphom, welches eine Stammzelltransplantation erforderlich macht. Die Neutrophilen und Monozyten von CHS-Patienten weisen eine verminderte Chemotaxis und Fähigkeit zur Abtötung von Erregern auf, da die lysosomalen Granula zu langsam mit den Phagosomen verschmelzen. Auch die Funktion der NK-Zellen ist gestört. CHS-Patienten können im Erwachsenenalter eine schwere Polyneuropathie entwickeln, die zu Bettlägerigkeit führt.

Selten wurde eine autosomal rezessive Erkrankung beschrieben, bei der die Produktion der sekundären Granula und ihrer Inhaltsstoffe ebenso gestört ist wie die Herstellung von Defensin, einer Komponente der primären Granula. Durch den Defekt in der Bakterienabtötung kommt es zu schweren bakteriellen Infektionen. Eine Form des spezifischen Granulamangels beruht auf einer Mutation des CCAAT/Enhancer-Bindungsproteins ε, welches die Expression der Granulabestandteile reguliert.

Chronische granulomatöse Erkrankung Bei den chronischen granulomatösen Erkrankungen (CGD) handelt es sich um eine Gruppe von Erkrankungen des oxidativen Metabolismus der Neutrophilen und Monozyten. Obwohl die Krankheit mit einer Inzidenz von 1 : 200.000 selten ist, bietet sie ein wichtiges Modell für einen gestörten oxidativen Stoffwechsel in den Neutrophilen. Bei etwa zwei Drittel der Patienten wird die Erkrankung X-chromosomal rezessiv vererbt und bei etwa 30 % autosomal rezessiv. Genmutationen, welche fünf Proteine betreffen, die sich an der Zellmembran zusammenfinden, erklären alle Fälle von CGD. Zwei Proteine, ein 91-kDa-Protein, das bei der X-chromosomalen Form verändert ist, und ein 22-kDa-Protein, das einer der autosomal rezessiven Formen fehlt, bilden das Heterodimer Cytochrom-b-558 in der Plasmamembran. Drei weitere Proteine (40 Da, 47 kDa und 67 kDa, die bei den anderen autosomal rezessiven Formen verändert sind) haben eine zytoplasmatische Abstammung und interagieren nach der Zellaktivierung mit Cytochrom, um eine NADPH-Oxidase zu bilden, welche für die Wasserstoffperoxidproduktion benötigt wird. Die Leukozyten von Patienten mit chronischer granulomatöser Erkrankung weisen eine deutlich reduzierte Wasserstoffperoxidproduktion auf. Die bei den jeweiligen Formen beteiligten Gene wurden kloniert und sequenziert und auch der Chromosomenlocus wurde identifiziert. Patienten mit chronischer granulomatöser Erkrankung weisen typischerweise häufig Infektionen durch katalasepositive Mikroorganismen auf (Mikroorganismen, welche ihr eigenes Wasserstoffperoxid zerstören), wie S. aureus, B. cepacia und Aspergillus spp. Wenn CGD-Patienten eine Infektion haben, entwickeln sich häufig schwere Entzündungsreaktionen mit Granulombildung und Vereiterung von Lymphknoten trotz adäquater antibiotischer Therapie. Oft liegen aphthöse Ulzera und Entzündungen der Nasenöffnungen vor. Auch Granulome sind häufig und können zu einer Obstruktion von Gastrointestinaltrakt oder Urogenitaltrakt führen. Die exzessive Entzündungsreaktion spiegelt das Unvermögen zur Herabregulierung der inflammatorischen Reaktion wider. Dies kann dadurch erklärt werden, dass Synthese, Abbau oder Reaktion auf Chemotaxine und verbliebene Antigene nicht normal reguliert sind, was zu einer permanenten Einwanderung von Neutrophilen führt. Die beeinträchtigte Abtötung intrazellulärer Mikroorganismen durch die Makrophagen kann zu einer dauerhaften zellvermittelten Immunreaktion und Granulombildung führen. Autoimmun bedingte Komplikationen, wie die idiopathische thrombozytopenische Purpura (ITP) und die juvenile rheumatoide Arthritis, kommen ebenfalls gehäuft vor. Außerdem ist aus unbekannten Gründen bei der X-chromosomalen Form der diskoide Lupus häufig. Bei Langzeitüberlebenden mit schwerer CGD werden zunehmend Spätkomplikationen beobachtet wie die noduläre regenerative Hyperplasie und die portale Hypertonie.

Störungen der Phagozytenaktivierung Phagozyten benötigen eine Stimulation ihrer Zelloberfläche, um Signalketten zu initiieren, die verschiedene Ebenen der Entzündungsreaktion hervorrufen, wie Zytokinsynthese, Chemotaxis und Antigenpräsentation. Mutationen des Hauptsignalweges über NF-κB führen zu verschiedenen Immunitätsdefekten. Wenn die Defekte distale Anteile des Signalweges betreffen, so beispielsweise ein für die NF-κB-Aktivierung wichtiges Protein namens „NF-κB essential activator" (NEMO), dann entwickeln betroffene männliche Patienten eine ektodermale Dysplasie und einen schweren Immundefekt mit Prädisposition für bakterielle, mykotische, tuberkulöse und virale Infekte. Wenn der die NF-κB-Aktivierung betreffende Defekt näher an den Rezeptoren der Zelloberfläche liegt, insbesondere wenn er Proteine betrifft, welche Signale von Toll-like-Rezeptoren, IL-1-Rezeptor-assoziierter Kinase 4 (IRAK4) und MyD88 (Myeloid Differentiation Primary Response Gene 88) transduzieren, weisen die Kinder im frühen Lebensalter eine Prädisposition für eitrige Infektionen auf, später werden sie jedoch resistent.

MONONUKLEÄRE PHAGOZYTEN

Das System der mononukleären Phagozyten besteht aus Monoblasten, Promonozyten, Monozyten und den strukturell andersartigen Gewebemakrophagen und wurde früher teilweise als retikuloendotheliales System bezeichnet. Makrophagen sind langlebige Phagozyten mit Funktionen, die denen der Neutrophilen ähnlich sind. Sie nehmen aber auch an immunologischen Reaktionen und Entzündungsprozessen teil, an denen die Neutrophilen nicht beteiligt sind. Monozyten verlassen das Blut langsamer durch Diapedese als Neutrophile, mit einer mittleren Verweildauer im Blut von 12–24 Stunden.

Nachdem die Monozyten das Gewebe erreicht haben, verwandeln sie sich in Makrophagen mit speziellen Funktionen entsprechend dem umgebenden Gewebe. Makrophagen findet man besonders in den Wänden der Kapillaren von Lunge, Milz, Leber und Knochenmark, wo sie Mikroorganismen und andere potenziell schädliche Partikel aus dem Blut entfernen. Alveolarmakrophagen, Kupffer-Zellen der Leber, Milzmakrophagen, Peritonealmakrophagen, Knochenmarkmakrophagen, lymphatische Makrophagen, Mikrogliazellen im Gehirn und dendritische Makrophagen haben spezielle Funktionen in diesen Geweben. Makrophagen sezernieren Lysozym, neutrale Proteasen, saure Hydrolasen, Arginase, Komplementkomponenten, Enzyminhibitoren (Plasmin, α_2-Makroglobulin), Bindungsproteine (Transferrin, Fibronektin, Transcobalamin II), Nukleoside und Zytokine (TNF-α, IL-1, -8, -12 und -18). Interleukin 1 hat viele Funktionen. Es induziert über den Hypothalamus Fieber, mobilisiert Leukozyten aus dem Knochenmark und aktiviert Lymphozyten und Neutrophile. TNF-α ist ein Pyrogen, das viele Wirkungen von IL-1 verstärkt und eine wichtige Rolle bei der Pathogenese des gramnegativen Schocks spielt. TNF-α stimuliert die Produktion von Wasserstoffsuperoxid durch Makrophagen und Neutrophile. Die Substanz wirkt außerdem katabol und führt so zur Kachexie bei vielen chronischen Erkrankungen.

Makrophagen sezernieren auch andere reaktive Sauerstoff- und Stickstoffmetaboliten, bioaktive Lipide (Arachidonsäuremetaboliten, Plättchen-aktivierende Faktoren), Chemokine, Kolonie-stimulierende Faktoren und Faktoren, welche die Proliferation von Fibroblasten und Gefäßen stimulieren. Makrophagen helfen bei der Regulation der Lymphozytenaktivierung und bei der Abtötung von Tumorzellen, Viren und einigen Bakterien (Mycobacterium tuberculosis und Listeria monocytogenes). Makrophagen sind besonders effektiv bei der Elimination von intrazellulären Mikroorganismen. Ihre Fähigkeit zur Bildung von Riesenzellen und von Granulomen steht unter der Kontrolle von Interferon γ, das die Bildung von Stickoxiden induziert, die gegen intrazelluläre Parasiten, wie Mycobacterium tuberculosis und Leishmania, wirksam sind.

Makrophagen spielen eine wichtige Rolle bei der Immunantwort. Sie prozessieren Antigen und präsentieren es auf ihrer Oberfläche den Lymphozyten und sie sezernieren Zytokine, welche die Entwicklung und Funktion der Lymphozyten regulieren. Makrophagen sind an Autoimmunphänomenen beteiligt, indem sie Immunkomplexe aus der Zirkulation entfernen. Polymorphismen in den Makrophagenrezeptoren für Immunglobuline (FcγRII) legen die Empfänglichkeit für bestimmte Infektionen und Autoimmunerkrankungen fest. Im Rahmen der Wundheilung entfernen Makrophagen die gealterten Zellen und tragen zur Entwicklung von Atheromen bei. Die Elastase der Makrophagen ist an der Emphysementwicklung bei Zigarettenrauchern beteiligt.

ERKRANKUNGEN DES SYSTEMS DER MONONUKLEÄREN PHAGOZYTEN

Viele Störungen der Neutrophilen greifen auch auf das System der mononukleären Phagozyten über. Eine Monozytose tritt bei Tuberkulose, Brucellose, subakuter bakterieller Endokarditis, Rocky-Mountain-Fleckfieber, Malaria und viszeraler Leishmaniose (Kala Azar) auf. Daneben wird sie auch bei malignen Erkrankungen, Leukämien, myeloproliferativen Erkrankungen, hämolytischen Anämien, chronischer idiopathischer Neutropenie und granulomatösen Erkrankungen, wie Sarkoidose, Crohn-Krankheit und einigen Kollagenosen, beobachtet. Patienten mit Leukozytenadhäsionsdefekt, Hyperimmunglobulin-E/rezidivierenden Infektionen (Hiob-Syndrom), Chédiak-Higashi-Syndrom und chronischer granulomatöser Erkrankung haben auch Defekte des Systems der mononukleären Phagozyten.

Die Zytokinproduktion der Monozyten ist bei Patienten mit disseminierter Mykobakterieninfektion ohne HIV-Infektion beeinträchtigt. Ein genetischer Defekt, welcher die durch IFN-γ und IL-12 regulierten Funktionen betrifft, beeinträchtigt die Abtötung von intrazellulären Bakterien, Mykobakterien, Salmonellen und manchen Viren (Abb. 6-10). Einige Virusinfektionen beeinträchtigen die Funktion der mononukleären Phagozyten. So führt eine Influenzavirusinfektion zu einer gestörten Monozytenchemotaxis. Die mononukleären Phagozyten können bei der HIV-Infektion über den Chemokinrezeptor CCR5 infiziert werden, der als Korezeptor von CD4 gegenüber HIV fungiert. Die T-Lymphozyten produzieren Interferon γ, das die Phagozytose und die Fc-Rezeptor-Expression induziert und die Wasserstoffperoxidproduktion der Neutrophilen und Makrophagen steigert. Bei einigen Erkrankungen, wie AIDS, kann die IFN-γ-Produktion eingeschränkt sein. Bei T-Lymphomen kann es über eine exzessive Freisetzung von IFN-γ zur Erythrophagozytose durch Milzmakrophagen kommen.

Autoimmunerkrankungen sind durch eine abnorme Zytokinregulation mit Entzündungszeichen ohne Infektion gekennzeichnet. Diese Erkrankungen können Infektionen oder Immundefektsyndrome imitieren. „Gain-of-function"-Mutationen im TNF-α-Rezeptor führen zu einem TNF-α-Rezeptor-assoziiertem periodischen Syndrom (TRAPS), bei dem es aufgrund einer permanenten Stimulation des TNF-α-Rezeptors zu rezidivierendem Fieber ohne Infektion kommt. Erkrankungen mit abnormer IL-1-Regulation und Fieber schließen das familiäre Mittelmeerfieber ein, bei dem das Fieber durch eine *Pyrin-Mutation* verursacht wird. Mutationen beim kälteinduzierten autoinflammatorischen Syndrom 1 verursachen eine kongenitale systemische autoinflammatorische Erkrankung, die familiäre Kälteurtikaria und das Muckle-Wells-Syndrom. Pyoderma gangraenosum, Akne und sterile pyogene Arthritis (PAPA-Syndrom) werden durch eine CD2BP1-Mutation verursacht. Im Gegensatz zu diesen Syndromen mit Überproduktion proinflammatorischer Zytokine kann die Blockade von TNF-α, beispielsweise durch die Antagonisten Infliximab, Adalimumab, Certolizumab und Etanercept, zu schweren Infektionen mit Mykobakterien und Pilzen führen.

Monozytopenien treten bei akuten Infektionen, Stress und unter Glukokortikoidtherapie auf. Arzneimittel, welche die Neutrophilenproduktion im Knochenmark unterdrücken, führen auch zur Monozytopenie. Beim GATA2-Mangel kommt es zu einer schweren Monozytopenie, obwohl Makrophagen in entzündetem Gewebe nachgewiesen werden können. Auch bei aplastischer Anämie, Haarzell-Leukämie, akuter myeloischer Leukämie und unter zytostatischer Therapie kann es zur Monozytopenie kommen.

EOSINOPHILE GRANULOZYTEN

Eosinophile und Neutrophile sind morphologisch ähnlich, haben ähnliche lysosomale Bestandteile, die Fähigkeit zur Phagozytose und einen oxidativen Stoffwechsel. Eosinophile exprimieren einen spezifischen Rezeptor und reagieren mit einem spezifischen Chemokin, dem Eotaxin. Die funktionelle Bedeutung der Eosinophilen ist weitgehend unbekannt. Sie haben eine längere Lebenszeit als die Neutrophilen und Gewebeeosinophile können rezirkulieren. Bei Infektionen sind Eosinophile meist nicht von großer Bedeutung. Bei invasiven Wurminfektionen (Hakenwurm, Schistosomiasis, Strongyloidiasis, Toxocariasis, Trichinose, Filariose, Echinokokkose und Zystizerkose) spielen Eosinophile allerdings eine zentrale Rolle. Außerdem sind sie an der Pathogenese von Bronchialasthma, Hautallergien und anderen Hypersensitivitätsreaktionen beteiligt.

Die charakteristische Rotfärbung der eosinophilen Granula in der May-Grünwald-Giemsa-Färbung ist bedingt durch ein argininreiches Protein mit Histaminaseaktivität. Es ist wichtig für die Abwehr von Parasiten. Die eosinophilen Granula enthalten außerdem eine Peroxidase, welche die Oxidation vieler Substrate durch Wasserstoffperoxid bewirkt und vermutlich die Abtötung von Mikroorganismen erleichtert.

Die Eosinophilenperoxidase initiiert in Gegenwart von Wasserstoffperoxid und Haliden in vitro die Mastzellsekretion und unterstützt die Entzündungsreaktion. Eosinophile enthalten kationische Proteine, von denen einige Heparin binden und die gerinnungshemmende Aktivität reduzieren. Neurotoxin und eosinophiles kationisches Protein aus Eosinophilen sind Ribonukleasen, die das Respiratory Syncytial Virus abtöten können. Das Zytoplasma der Eosinophilen enthält Charcot-Leyden-Kristalle, ein hexagonales bipyramidales Kristall, das erstmals bei einem Leukämiepatienten und später im Sputum von Patienten mit Asthma bronchiale nachgewiesen wurde. Bei diesem Protein handelt es sich um eine Lysophospholipase, welche Lysophospholipide entgiften kann.

Mehrere Faktoren können die Funktion der Eosinophilen steigern. T-zelluläre Faktoren erhöhen die Fähigkeit der Eosinophilen, Parasiten abzutöten. Der aus den Mastzellen stammende eosinophile chemotaktische Faktor der Anaphylaxie (ECFa) steigert die Anzahl von Komplementrezeptoren auf den Eosinophilen und damit ihre Fähigkeit zur Abtötung von Parasiten. Makrophagen produzieren Eosinophilen-Kolonie-stimulierende Faktoren (z. B. IL-5), welche die Bildung von Eosinophilen im Knochenmark steigern und die Eosinophilen aktivieren, sodass sie Parasiten abtöten.

EOSINOPHILIE

Eine Erhöhung der Eosinophilen auf mehr als 500/µl wird als *Eosinophilie* bezeichnet und in vielen Situationen, wie Infektionen mit Parasiten, beobachtet. Im Gewebe können die Eosinophilen vermehrt sein, ohne dass eine Eosinophilie im Blut vorliegt. Häufig wird eine Eosinophilie bei allergischen Reaktionen auf Medikamente (Iod, Acetylsalicylsäure, Sulfonamide, Nitrofurantoin, Penicillin, Cephalosporine) beobachtet. Bei Heuschnupfen, Asthma bronchiale, Ekzemen, Serumkrankheit, allergischer Vaskulitis und Pemphigus fällt ebenfalls oft eine Eosinophilie auf. Auch bei Kollagenosen (z. B. rheumatoide Arthritis, eosinophile Fasziitis, allergische Angiitis, Panarteriitis nodosa), malignen Erkrankungen (Hodgkin-Lymphom, Mycosis fungoides, chronisch-myeloische Leukämie, Lungen-, Magen-, Pankreas-, Ovarial- und Uteruskarzinom), beim Hiob-Syndrom, dem DOCK8-Mangel (siehe unten) und bei der chronischen granulomatösen Erkrankung (CGD) kann eine Eosinophilie auftreten. Bei Wurminfektionen sind die Eosinophilen fast regelhaft vermehrt. Interleukin 5 ist der wichtigste Wachstumsfaktor für Eosinophile. Die therapeutische Gabe von IL-2 und GM-CSF führt häufig zu einer vorübergehenden Erhöhung der Eosinophilen. Die ausgeprägtesten Hypereosinophiliesyndrome treten im Rahmen des Löffler-Syndroms, der tropischen Lungeneosinophilie, der Löffler-Endokarditis, der Eosinophilenleukämie und des idiopathischen Hypereosinophiliesyndroms (50.000–100.000/µl) auf. IL-5, der wichtigste eosinophile Wachstumsfaktor, lässt sich gezielt durch den monoklonalen Antikörper Mepolizumab hemmen.

Das *idiopatische Hypereosinophiliesyndrom (HES)* ist eine heterogene Gruppe von Erkrankungen mit dem gemeinsamen Merkmal einer anhaltend starken Eosinophilie und Funktionsstörungen von Herz, Zentralnervensystem, Nieren, Lungen, Gastrointestinaltrakt und Haut. Bei allen Patienten ist das Knochenmark betroffen, die schwersten Komplikationen ergeben sich jedoch aus einer Beteiligung von Herz und Zentralnervensystem. Dabei sind die klinischen Manifestationen und das Ausmaß der Organdysfunktion sehr variabel. Die betroffenen Gewebe sind durch Eosinophile infiltriert, welche die Gewebe wahrscheinlich durch lokale Ablagerungen toxischer eosinophiler Proteine wie eosinophiles kationisches Protein und „major basic protein“ schädigen. Im Herzen führen die pathologischen Veränderungen zu Thrombose, endokardialer Fibrose und restriktiver Endomyokardiopathie. Andere Organe sind auf ähnliche Weise betroffen. Einige Fälle werden durch eine Mutation des „platelet-derived growth factor receptor” (PDGFR) verursacht und sprechen sehr gut auf eine Therapie mit dem Tyrosinkinase-Inhibitor Imatinib an. Glukokortikoide, Hydroxyurea, IFN-α und Antikörper gegen IL-5 wurden alle erfolgreich in der Therapie eingesetzt. Bei kardiovaskulären Komplikationen kommen invasive medizinische und chirurgische Verfahren zum Einsatz.

Das *Eosinophilie-Myalgie-Syndrom* ist eine Multisystemerkrankung und führt zu kutanen, hämatologischen und viszeralen Symptomen, verläuft oft chronisch und kann tödlich enden. Charakteristisch sind eine Eosinophilie (> 1000/µl) und generalisierte, zur Behinderung führende Myalgien ohne offensichtliche Ursache. Daraus kann sich eine eosinophile Fasziitis, Pneumonie, Myokarditis, Neuropathie und Enzephalopathie entwickeln, welche zu respiratorischer Insuffizienz oder Enzephalopathie führen können. Die Erkrankung ist auf Verunreinigungen L-Tryptophan-haltiger Produkte zurückzuführen. In den betroffenen Geweben kommt es zu einer Infiltration durch Eosinophile, Lymphozyten, Makrophagen und Fibroblasten, wobei deren pathogenetische Bedeutung unklar ist. Möglicherweise spielt die Aktivierung von Eosinophilen und Fibroblasten sowie die Ablagerung toxischer Proteine aus den Eosinophilen in den betroffenen Geweben eine Rolle. IL-5 und der „transforming growth factor β“ (TGF-β) scheinen als Mediatoren zu wirken. Die Patienten müssen L-Trytophan-haltige Produkte meiden, zusätzlich werden Glukokortikoide

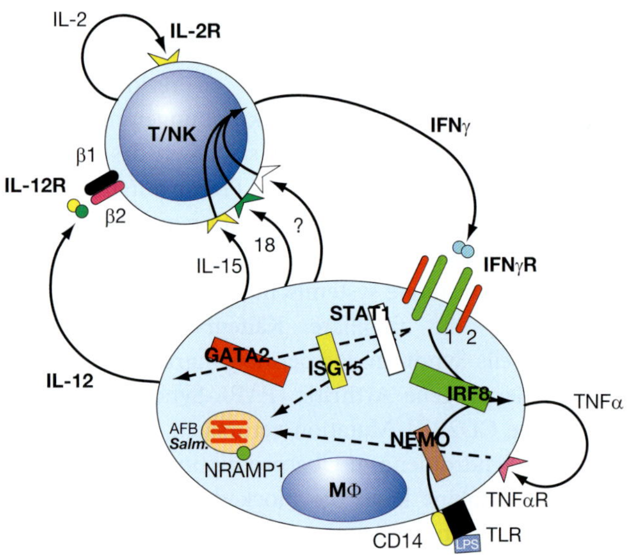

Abbildung 6-10 Interaktionen zwischen Lymphozyten und Makrophagen bei der Abwehr von Infektionen durch Mykobakterien und andere intrazelluläre Erreger (z. B. Salmonella, Histoplasma und Coccidioides). Mykobakterien (und andere) infizieren Makrophagen und führen zur Bildung von IL-12, das die T- und NK-Zellen über seinen Rezeptor aktiviert und dadurch zur Produktion von IL-2 und IFN-γ führt. IFN-γ wirkt durch seinen Rezeptor auf Makrophagen und führt über die Bildung von TNF-α und IL-12 zur Abtötung der intrazellulären Erreger. Weitere wichtige Moleküle sind der Signal Transducer and Activator of Transcription 1 (STAT1), Interferon Regulatory Factor 8 (IRF8), GATA2 und ISG15. In schweren Fällen von nicht tuberkulösen Mykobakteriosen, Salmonellosen und anderen Erkrankungen durch intrazelluläre Erreger wurden Mutationen dieser Zytokine und Rezeptoren (in der Abbildung fett gesetzt) nachgewiesen. AFB = säurefeste Erreger; IFN = Interferon; IL = Interleukin; NEMO = NF-κB essential modulator; NK = natürliche Killerzellen; TLR = Toll-like-Rezeptor; TNF = Tumor-Nekrose-Faktor.

verordnet. Die meisten Patienten genesen von der Erkrankung. Bei bis zu 5 % der Patienten endet die Erkrankung tödlich.

Das *Churg-Strauss-Syndrom* ist durch eine eosinophilenreiche und granulomatöse Entzündung des Respirationstraktes und eine nekrotisierende Vaskulitis der kleinen bis mittelgroßen Gefäße gekennzeichnet. In der Anamnese werden meist allergische Reaktionen des oberen Respirationstraktes angegeben. Dann entwickeln sich ein Asthma bronchiale und eine Eosinophilie. Im letzten Stadium tritt die Vaskulitis mit passageren Lungeninfiltraten, Herzrhythmusstörungen und Polyneuropathie in den Vordergrund. Es sollte eine histologische Diagnosesicherung angestrebt werden, welche die Eosinophileninfiltration dokumentiert.

Die eosinophilen Neoplasien werden in Kapitel 18 besprochen.

EOSINOPENIE

Unter Stress, bei bakteriellen Infektionen und durch Glukokortikoide kommt es zu einer Erniedrigung der Eosinophilen im Blut. Der Mechanismus der Eosinopenie bei akuten bakteriellen Infektionen ist unbekannt, hängt aber wahrscheinlich nicht von endogenen Glukokortikoiden ab, da sie bei Tieren auch nach vollständiger Entfernung der Nebennieren auftritt. Es gibt keine bekannten klinischen Auswirkungen einer Eosinopenie.

HYPERIMMUNGLOBULIN-E-SYNDROM

Das Hyperimmunglobulin-E-Syndrom (Hiob-Syndrom) ist eine seltene Multisystemerkrankung, die das Immunsystem und das somatische System betrifft, einschließlich Neutrophilen, Monozyten, T- und B-Lymphozyten sowie Osteoklasten. Durch autosomal dominante Mutationen im „Signaltransducer und Aktivator der Transkription 3“ (STAT3) ist der normale STAT-Signalweg blockiert, was viele und nachhaltige Auswirkungen hat. Patienten mit diesem Syndrom haben ein charakteristisches Aussehen mit breiter Nase, Kyphoskoliose, Osteoporose und Ekzemen. Die ersten Zähne entwickeln sich normal. Sie müssen jedoch meist extrahiert werden. Es entwickeln sich immer wieder sinupulmonale und kutane Infektionen mit weitaus weniger Entzündungsreaktion, als es dem Ausmaß der Infektion entsprechen würde. Daher werden diese infektiösen Entzündungsreaktionen auch als „kalte Abszesse" bezeichnet. Typisch sind kavernöse Pneumonien, aus denen sich Pneumatozelen entwickeln. Ebenfalls häufig sind Aneurysmen der Koronararterien sowie demyelinisierte zerebrale Plaques, die mit dem Alter zunehmen. Wichtig ist die starke Reduktion der IL-17-produzierenden Zellen beim Hiob-Syndrom, die vermutlich vor extrazellulären Infektionen und Schleimhautinfektionen schützen. Trotz der sehr hohen IgE-Spiegel haben die Patienten jedoch keine vermehrte Allergieneigung. Ein wichtiges Syndrom mit klinischer Ähnlichkeit zum STAT3-Mangel wird durch einen autosomal rezessiven Defekt im „Dedicator of Cytokinesis 8“ (DOCK8) verursacht. Beim DOCK8-Mangel geht die IgE-Erhöhung mit schweren Allergien, einer Anfälligkeit für Virusinfektionen und einem erhöhten Krebsrisiko einher.

LABORDIAGNOSTIK UND BEHANDLUNG

Am Beginn der Diagnostik im Labor steht ein Differenzialblutbild. Teilweise ist auch eine Knochenmarkuntersuchung erforderlich, die Knochenmarkreserven können durch den Steroidbelastungstest, der marginale zirkulierende Leukozytenpool durch den Adrenalin-Test und die Marginationsfähigkeit durch den Endotoxintest untersucht werden (Abb. 6-7). Eine In-vivo-Untersuchung der Entzündungsreaktion ist mit dem Hautfenster nach Rebuck oder mit dem In-vivo-Blister-Test möglich. Dabei wird gemessen, ob Leukozyten und Entzündungsmediatoren in der Haut akkumulieren können. In-vitro-Tests der phagozytären Aggregation, Adhäsion, Chemotaxis, Phagozytose, Degranulation und Aktivität gegen Erreger (gegen Staphylococcus aureus) sind möglich. Störungen des oxidativen Stoffwechsels werden mit dem Nitroblautetrazolin-Test (NBT-Test) und dem Dihydrorhodamin-Test erfasst. Diese Tests basieren darauf, dass Produkte des oxidativen Stoffwechsels den Oxidationszustand von Reportermolekülen verändern und diese dann mikroskopisch (NBT) oder durchflusszytometrisch (DHR) erfasst werden können. Auch Untersuchungen der Superoxid- und Wasserstoffperoxidbildung sind möglich, um die oxidative Funktion der Neutrophilen zu erfassen.

Bei Patienten mit Neutropenie sind Entzündungsreaktionen infolge der Störung der Leukozytenfunktion oft sehr stark abgeschwächt, sodass die klinischen Befunde häufig trotz massiver Infektion wenig ausgeprägt sind. Darum sollte stets an ungewöhnliche Infektionen gedacht werden. Entwickeln sich bei einem Patienten Hinweise auf eine Infektion, müssen mikrobielle Kulturen zur Erregeranzucht angelegt, unverzüglich eine breite antibiotische Therapie begonnen und Abszesse drainiert werden. Oft ist eine längere Antibiotikagabe erforderlich. Bei Patienten mit chronischer granulomatöser Erkrankung senkt eine prophylaktische Gabe von Antibiotika (Trimethoprim-Sulfamethoxazol) und Antimykotika (Itraconazol) die Häufigkeit von lebensbedrohlichen Infektionen. Eine vorübergehende Gabe von Glukokortikoiden kann granulombedingte Obstruktionen im Gastrointestinaltrakt und im Urogenitaltrakt verbessern. TNF-α-Inhibitoren können Symptome einer entzündlichen Darmerkrankung deutlich verringern, dürfen aber bei entzündlichen Darmerkrankungen im Rahmen einer chronischen granulomatösen Erkrankung nur mit äußerster Vorsicht angewandt werden, weil sie die bereits erhöhte Infektionsneigung des Patienten weiter verstärken. Rekombinantes humanes Interferon γ, welches unspezifisch die Phagozytenzellfunktion stimuliert, reduziert die Infektionshäufigkeit bei Patienten mit chronischer granulomatöser Erkrankung um 70 % und vermindert außerdem auch den Schweregrad der Infektion. Dieser Effekt wirkt bei der chronischen granulomatösen Erkrankung additiv zum Effekt der prophylaktischen Antibiotikagabe. Die empfohlene IFN-γ-Dosis liegt bei 3×50 μg/m²/Woche. Außerdem wurde IFN-γ erfolgreich zur Behandlung von Lepra, nicht tuberkulöser Mykobakteriose und viszeraler Leishmaniose eingesetzt.

Eine intensive Mundhygiene vermindert die Beschwerden infolge von Gingivitis, Parodontose und aphthösen Ulzera. Mundspülungen mit Chlorhexidin und Zahnpflege mit Wasserstoffperoxid und natriumbikarbonathaltiger Zahnpasta sind zu empfehlen. Bei Patienten mit Hiob-Syndrom hat sich die Gabe von oralen Antimykotika (Fluconazol, Itraconazol, Voriconazol, Posaconazol) gegen die mukokutane Candidose bewährt. Auch wurden Androgene, Glukokortikoide, Lithium und immunsuppressive Therapien eingesetzt, um die gestörte Bildung von Neutrophilen anzuregen. Rekombinantes G-CSF wird bei Neutropenien infolge einer verminderten Produktion eingesetzt, speziell bei der Neutropenie nach zytostatischer Therapie. Patienten mit chronischer Neutropenie und ausreichender Knochenmarkreserve brauchen keine Antibiotikaprophylaxe. Patienten mit anhaltender oder zyklischer Neutropenie < 500/µl profitieren möglicherweise von der Gabe von G-CSF und Antibiotika während der Phase der Neutropenie. Die zweimal tägliche Gabe von Trimethoprim-Sulfamethoxazol (160/800 mg) kann dabei Infektionen verhindern. Alternativ können orale Chinolone wie Norfloxacin und Ciprofloxacin verabreicht werden.

Bei zytotoxischen Chemotherapien mit schwerer, anhaltender Neutropenie kann Trimethoprim-Sulfamethoxazol eine Pneumocystis-jiroveci-Pneumonie verhindern. Diese Patienten sollten ebenso wie solche mit angeborenen Phagozytosedefekten erd- und staubhaltige Luft meiden, da diese reich an Nocardia, Aspergillus und anderen Pilzsporen ist. Eine Einschränkung von sozialer Aktivität und sozialen Kontakten scheint jedoch die Häufigkeit von Infektionen durch Phagozytosestörungen nicht zu senken.

Viele Patienten mit Phagozytenerkrankungen können durch eine intensive medizinische Betreuung jahrelang ohne lebensbedrohliche Infektionen leben, allerdings um den Preis der Spätwirkungen von antimikrobieller Langzeittherapie oder anderen entzündlichen Komplikationen. Die meisten angeborenen Phagozytendefekte lassen sich durch eine Knochenmarktransplantation heilen und die Erfolgsraten werden immer besser (Kap. 32). Die Aufdeckung spezifischer Gendefekte bei Patienten mit Leukozytenadhäsionsdefekt-1 (LAD 1), chronischer granulomatöser Erkrankung (CGD) und anderen Immundefekten hat zu Gentherapie-Studien bei einigen Leukozytenerkrankungen mit definiertem Gendefekt geführt.

WEITERFÜHRENDE LITERATUR

Bartels M, Murphy K, Rieter E, Bruin M: Understanding chronic neutropenia: life is short. Br J Haematol 172(2): 157–69, 2016

Haniffa M, Bigley V, Collin M: Human mononuclear phagocyte system reunited. Sem Cell Dev Biol 41:59–69, 2015

Scapini P, Cassatella MA: Social networking of human neutrophils within the immune system. Blood 124:710–19, 2014

Tecchio C, Micheletti A, Cassatella MA: Neutrophil-derived cytokines: facts beyond expression. Front Immuno 5:508–13, 2014

KAPITEL 7

ATLAS DER HÄMATOLOGIE UND UNTERSUCHUNG VON AUSSTRICHEN DES PERIPHEREN BLUTES

Dan L. Longo

Für die deutsche Ausgabe Leo Alexander Hansmann, Anju Singh und Anne Flörcken

Im nachfolgenden Abschnitt werden einige der relevanten Befunde des peripheren Blutes, von vergrößerten Lymphknoten und vom Knochenmark dargestellt. Ziel eines Lehrbuches der Inneren Medizin kann sicherlich nicht die Vermittlung der systematischen histologischen Untersuchung des Knochenmarks und des Lymphknotens sein, dennoch sollte jeder Internist wissen, wie ein Ausstrich des peripheren Blutes untersucht werden sollte.

Die Beurteilung des peripheren Blutes ist eine der informationsreichsten Untersuchungen, die von einem Arzt durchgeführt werden. Fortschritte der automatisierten Technologie haben jedoch den Eindruck erweckt, dass die Untersuchung des peripheren Blutausstriches durch den Arzt unwichtig wäre. Die Technologie ist jedoch kein befriedigender Ersatz der Beurteilung eines Blutausstriches durch einen erfahrenen Mediziner, der in Kenntnis der Anamnese des Patienten und seiner Familie, seiner Sozialanamnese und der klinischen Befunde ist. Deshalb ist es hilfreich, das Labor um einen Ausstrich des peripheren Blutes mit panoptischer Färbung nach Pappenheim zu bitten und ihn dann selbst zu begutachten.

Der beste Ort, um die Morphologie der Zellen des peripheren Blutes zu analysieren, sind die dünnen Stellen des Ausstriches. Hier liegen die Erythrozyten in einer Schicht, Seite an Seite, berühren sich ohne sich zu überlappen. Die persönliche Annäherungsweise des Autors der amerikanischen Originalausgabe besteht darin, zuerst die kleinsten zellulären Elemente, nämlich die Thrombozyten, zu betrachten, um sich dann den nächstgrößeren Zellen, den Erythrozyten, und schließlich den Leukozyten zu widmen.

Unter Verwendung eines Ölimmersionsobjektivs, das die Zellen 100-fach vergrößert, zählt man die Thrombozyten in 5–6 Gesichtsfeldern. Es wird dann der Mittelwert pro Gesichtsfeld berechnet und mit 20.000 multipliziert, um einen groben Schätzwert der Thrombozytenzahl pro Mikroliter zu erhalten. Die Thrombozyten haben gewöhnlich einen Durchmesser von 1–2 µm und besitzen ein blaues granuläres Erscheinungsbild. Das reguläre Verhältnis zwischen Thrombozyten und Erythrozyten beträgt etwa 1 zu 20. Sicherlich ist die automatische Zählung exakter, trotzdem sollten grobe Abweichungen zwischen den manuellen und automatisierten Zählungen weiter abgeklärt werden. Große Thrombozyten (Riesenthrombozyten) können ein Zeichen eines schnellen Thrombozytenumsatzes sein, da junge Thrombozyten größer als die alten sind; alternativ können bestimmte erbliche Syndrome mit der Produktion großer Thrombozyten einhergehen. Ein im Ausstrich sichtbares Verklumpen von Thrombozyten kann mit niedrigen Werten einer automatisierten Zählung verbunden sein. In ähnlicher Weise kann eine Fragmentierung von Leukozyten die Ursache von falsch erhöhten automatisiert erhaltenen Thrombozytenzahlen sein.

Als Nächstes untersucht man die Erythrozyten. Wegen ihrer bikonkaven Form erscheinen diese mit zentraler Aufhellung. An einer zur mikroskopischen Beurteilung geeigneten Stelle des Präparates sieht man bei 100-facher Vergrößerung ca. 200 Erythrozyten pro Gesichtsfeld. Man kann dabei ihre Größe durch den Vergleich eines Erythrozyten mit dem Zellkern eines kleinen Lymphozyten abschätzen. Beide haben einen Durchmesser von ungefähr 8 µm. Erythrozyten, die kleiner als der Zellkern eines kleinen Lymphozyten sind, können mikrozytär sein; diejenigen, welche größer als der Zellkern eines kleinen Lymphozyten sind, können makrozytär sein. Außerdem sind makrozytäre Zellen meistens eher oval als rund, weswegen sie auch als Makroovalozyten bezeichnet werden. Der automatisiert erhaltene Wert des mittleren korpuskulären Volumens (MCV) kann für eine Klassifizierung hilfreich sein. Dabei muss jedoch berücksichtigt werden, dass manche Patienten sowohl einen Eisen- als auch einen Vitamin-B_{12}-Mangel aufweisen können, der ein MCV im Normbereich, aber eine große Variationsbreite des Erythrozytendurchmessers verursachen kann. Im Falle einer deutlichen Variation in der Größe der Erythrozyten spricht man vom Vorliegen einer *Anisozytose*. Wenn die Erythrozyten stark in ihrer Form variieren, spricht man vom Vorliegen einer *Poikilozytose*. Der elektronische Zellzähler erlaubt eine unabhängige Beurteilung der Variabilität der Erythrozytengröße. Er misst den Bereich des erythrozytären Volumens und gibt ihn als „Erythrozytenverteilungsbreite" (*red cell distribution width*, RDW) an. Dieser Wert wird aus dem MCV berechnet, sodass nicht der Zelldurchmesser, sondern das Zellvolumen gemessen wird. Der Begriff ist von der Kurve abgeleitet, welche die Häufigkeit der Zellen nach deren Volumen wiedergibt, oder deren Größenverteilung. Die Breite der Erythrozytenverteilungskurve legt die RDW fest. Die RDW wird wie folgt berechnet: RDW = (Standardabweichung des MCV ÷ MCV) × 100 %. Bei einer Anisozytose nimmt die RDW von normalerweise 11–14 % auf 15–18 % zu. Die RDW ist in mindestens zwei klinischen Situationen hilfreich. Bei Patienten mit mikrozytärer Anämie muss meistens differenzialdiagnostisch zwischen Eisenmangel und Thalassämie unterschieden werden. Bei der Thalassämie haben die kleinen Erythrozyten meist eine normale, niedrige RDW. Beim Eisenmangel bestehen starke Größenunterschiede und eine hohe RDW. Außerdem kann eine hohe RDW auf eine dimorphe Anämie hinweisen, bei der durch eine chronische atrophische Gastritis mit Vitamin-B_{12}-Malabsorption eine makrozytäre Anämie vorliegt sowie durch Blutverlust eine Eisenmangelanämie. Auch in diesen Fällen ist die RDW groß. Eine erhöhte RDW ist in populationsbasierten Studien ein Risikofaktor der allgemeinen Mortalität.

Nachdem die Größe der Erythrozyten ermittelt wurde, wird der Hämoglobingehalt der Zellen überprüft. Sie sind entweder normalgefärbt *(normochrom)* oder blass *(hypochrom)*. Sie sind nie „hyperchrom". Wenn mehr als die normale Menge von Hämoglobin produziert wird, werden die Zellen größer – sie werden aber nicht dunkler. Zusätzlich zum Hämoglobingehalt werden die Erythrozyten auf Einschlüsse überprüft. Erythrozyteneinschlüsse sind die Folgenden:

1. *Basophile Tüpfelung* – diffuse feine oder grobe blaue Punkte im Erythrozyten, die gewöhnlich RNA-Residuen verkörpern – häufig bei einer Bleivergiftung zu erkennen.
2. *Howell-Jolly Körperchen* – dichte blaue zirkuläre Einschlüsse, die Kernresten entsprechen. Ihr Vorhandensein impliziert eine defekte Milzfunktion.
3. *Zellkerne* – die Erythrozyten können frühzeitig das Knochenmark verlassen oder aus ihm herausgedrängt werden, bevor es zu einer Kernausschleusung kommt – spricht häufig für einen Prozess der Myelophthise oder für eine überschießende Knochenmarkreaktion auf eine Anämie, meist eine hämolytische.
4. *Parasiten* – bei den die Erythrozyten befallenden Parasitosen sind die Malaria und die Babesiosen zu benennen.
5. *Polychromatophilie* – das Erythrozytenzytoplasma weist eine bläuliche Farbe auf, die auf das Vorhandensein von Ribosomen hinweist, welche noch aktiv Hämoglobin in einem jungen Erythrozyten produzieren.

Um präzipitiertes Hämoglobin, sog. *Heinz-Körperchen,* darzustellen, sind vitale Färbungen notwendig.

Die Erythrozyten können eine Vielzahl unterschiedlicher Formen einnehmen. Sämtliche abnorm konfigurierte Erythrozyten sind *Poikilozyten*. Kleine Erythrozyten ohne die zentrale Abblassung sind *Sphärozyten*; diese können bei der hereditären Sphärozytose, hämolytischen Anämien anderer Ursachen und bei der Clostridiensepsis beobachtet werden. *Dakryozyten* sind tränentropfenartig geformte Zellen, die bei hämolytischen Anämien, schwerem Eisenmangel, Thalassämien, Myelofibrose und bei den myelodysplastischen Syndromen gefunden werden können. *Schistozyten* sind schutzhelmartig oder napoleonhütchenartig geformte Zellen, die eine mikroangiopathische hämolytische Anämie widerspiegeln können, oder bei einer Fragmentierung durch eine künstliche Herzklappe auftreten können. *Echinozyten*/Stechapfel-Erythrozyten sind gespickte Erythrozyten mit gleichmäßig angeordneten Fortsätzen. Sie können Artefakten, bedingt durch eine abnorme Trocknung des Blutausstriches oder durch Veränderungen des aufbewahrten Blutes entsprechen. Sie können aber auch bei Nierenversagen und bei Mangelernährung gesehen werden und sind oft reversibel. *Akanthozyten* sind gespickte Erythrozyten mit unregelmäßig angeordneten Fortsätzen. Dieser Prozess ist eher irreversibel und spiegelt eine zugrunde liegende Nierenerkrankung, eine Abetalipoproteinämie oder eine Splenektomie wider. *Elliptozyten* sind ellipsenartig geformte Erythrozyten, die auf einen vererbten Defekt der Erythrozytenmembran hinweisen können, werden aber auch beim Eisenmangel, myelodysplastischen Syndromen, bei der megaloblastären Anämie und den Thalassämien beobachtet. *Stomatozyten* sind Erythrozyten, bei welchen die zentrale Abblassung die Form eines Spaltes anstelle der gewöhnlichen Kreisform einnimmt. Die Stomatozyten können auf einen vererbten Zellmembrandefekt hinweisen, werden aber auch bei Alkoholismus beobachtet. *Targetzellen*/Zielscheiben-Erythrozyten besitzen ein Areal von zentraler Ablassung, das ein dichtes Zentrum enthält. Diese Zellen treten klassischerweise bei der Thalassämie auf, können aber auch beim Eisenmangel, bei einer cholestatischen Lebererkrankung und manchen Hämoglobinopathien auftreten. Targetzellen werden auch artifiziell durch eine inkorrekte Ausstrichherstellung erzeugt.

Bevor man sich den Leukozyten widmet, sollte ein letztes Merkmal von Erythrozyten begutachtet werden, nämlich ihre Verteilung im Blutausstrich. Bei den meisten Individuen liegen die Erythrozyten Seite an Seite in einer einzelnen Schicht. Manche Patienten zeigen eine Erythrozytenverklumpung (genannt Agglutination), bei welcher die Erythrozyten sich übereinander stapeln. Dies wird bei bestimmten Paraproteinämien und autoimmunhämolytischen Anämien beobachtet. Eine andere abnorme Verteilung ist die Anordnung von Erythrozyten, die in einzelnen Zellreihen aufeinander liegen wie Münzstapel (Geldrollenphänomen). Dies wird als Rouleaux-Formation bezeichnet und tritt bei abnormen Serumproteinspiegeln auf.

Schließlich untersucht man die Leukozyten. Gewöhnlich treten drei Typen von Granulozyten mit absteigender Häufigkeit auf: die Neutrophilen, die Eosinophilen und die Basophilen. Die Neutrophilen entsprechen im Allgemeinen den häufigsten Leukozyten. Sie sind rund, 10–14 μm im Durchmesser und enthalten einen gelappten Zellkern mit 2–5 Segmenten, die mit dünnen Chromatinfäden untereinander verbunden werden. Stabkernige sind unreife Neutrophile, die ihre Kernkondensierung noch nicht abgeschlossen haben und einen U-förmigen Zellkern besitzen. Stabkernige spiegeln eine Linksverschiebung der Neutrophilenausreifung wider, die als Ausdruck einer gesteigerten Proliferation der Granulopoese zu werten ist. Neutrophile können Aufschluss über eine Reihe von Vorgängen geben. Vakuolisierte Neutrophile können ein Zeichen für eine bakterielle Sepsis sein. Das Vorkommen von 1–2 μm blauen zytoplasmatischen Einschlüssen, sogenannten *Döhle-Körperchen,* kann auf Infektionen, Verbrennungen oder andere entzündliche Vorgänge hinweisen. Wenn die Neutrophilengranula größer als die Norm sind und eine dunklere Blaufärbung aufweisen, spricht man vom Vorhandensein „toxischer Granulationen"; diese können auf eine systemische Entzündung hindeuten. Das Auftreten von Neutrophilen mit mehr als fünf Kernsegmenten sollte an eine megaloblastäre Anämie denken lassen. Große, unregelmäßig geformte Granula können Folge des vererbten Chédiak-Higashi-Syndroms sein.

Die Eosinophilen sind geringfügig größer als die Neutrophilen, besitzen zwei Kernsegmente und enthalten große, rote Granula. Die Erkrankungen der Eosinophilen manifestieren sich hauptsächlich in Form einer gesteigerten Anzahl und weniger in einer morphologischen oder qualitativen Veränderung. Sie stellen normalerweise weniger als ein Dreißigstel der Anzahl von Neutrophilen dar. Die Basophilen sind im Blut noch seltener als die Eosinophilen vorhanden. Sie besitzen große, dunkelblaue Granula und können als Teil der chronischen myeloischen Leukämie vermehrt auftreten.

Die Lymphozyten können in unterschiedlichen morphologischen Formen auftreten. Bei gesunden Individuen finden sich am häufigsten kleine Lymphozyten mit einem kleinen Zellkern und schmalem Zytoplasmasaum. Bei Virusinfekten können zahlreiche größere Lymphozyten gefunden werden, die ungefähr die Größe der Neutrophilen haben. Sie weisen einen breiten Zytoplasmasaum und weniger kondensiertes Kernchromatin auf. Diese werden als *reaktive Lymphozyten* bezeichnet. Etwa 1 % der Lymphozyten, so genannte *großgranuläre Lymphozyten,* sind größer und enthalten blaue Granula in einem hellblauen Zytoplasma. Bei der chronischen lymphatischen Leukämie sind die kleinen Lymphozyten zahlenmäßig erhöht. Viele von ihnen rupturieren während der Ausstrichprozedur, sodass nur Schlieren von Kernmaterial ohne umgebendes Zytoplasma hinterlassen werden. Sie werden Gumprecht-Zellschatten oder Kernschatten genannt und sind in Abwesenheit einer chronischen lymphatischen Leukämie selten.

Die Monozyten sind die größten der Leukozyten im peripheren Blut. Ihr Durchmesser variiert von 15–22 μm. Der Zellkern kann eine Vielzahl von Formen annehmen, gewöhnlich erscheint er gefaltet; das Zytoplasma ist grau.

Im Blut können abnorme Zellen auftreten, die meistens ausgeschwemmten Zellen hämatologischer Neoplasien des Knochenmarks, einschließlich lymphatischen, myeloischen und gelegentlich erythrozytären Zellen, entsprechen. Noch seltener findet man zirkulierende Zellen solider Tumoren im Blutausstrich. Dabei können selten maligne Epithelzellen identifiziert werden. Die Chance, solche abnormen Zellen zu sehen, nimmt bei der Untersuchung von Ausstrichen aus den sog. *Buffy Coats* zu. Dies ist eine Zellschicht, die oberhalb der sedimentierenden Erythrozyten beobachtet wird, wenn das Blut für eine Stunde in einem Reagenzglas gelassen wird. Die Ausstriche, die aus Lanzettstichen der Fingerkuppe angefertigt werden, können einzelne Endothelzellen beinhalten.

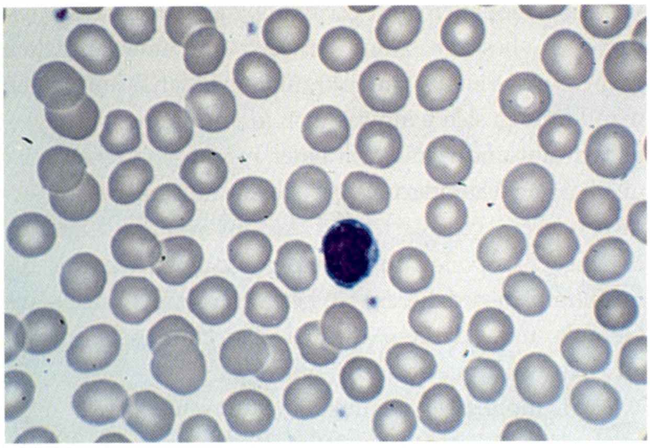

Abbildung 7-1 Normaler Ausstrich peripheren Blutes. Im Zentrum ein kleiner Lymphozyt. Beachte, dass der Erythrozytendurchmesser ähnlich dem des Lymphozytenkernes ist.

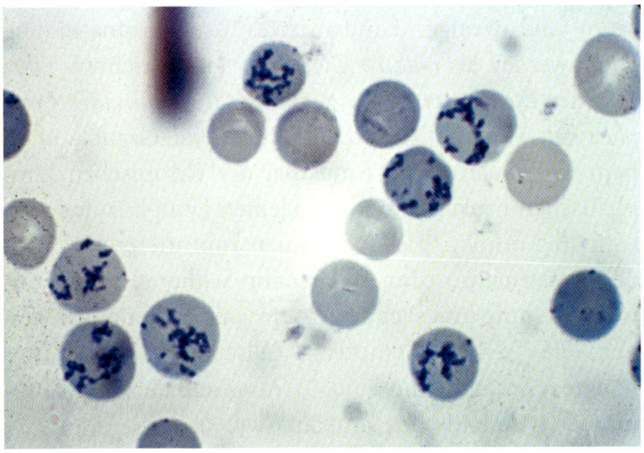

Abbildung 7-2 Färbung für die Retikulozytenzählung. Diese neue Methylenblaufärbung der Blutausstriche zeigt eine hohe Anzahl kräftig gefärbter Retikulozyten (die Zellen enthalten RNS-Präzipitate, die sich dunkelblau anfärben).

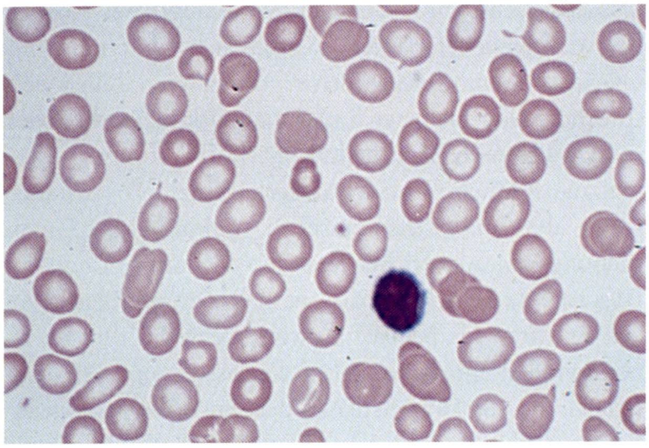

Abbildung 7-3 Hypochrome mikrozytäre Anämie bei Eisenmangel. Der kleine Lymphozyt im Gesichtsfeld hilft bei der Abschätzung der Erythrozytengröße.

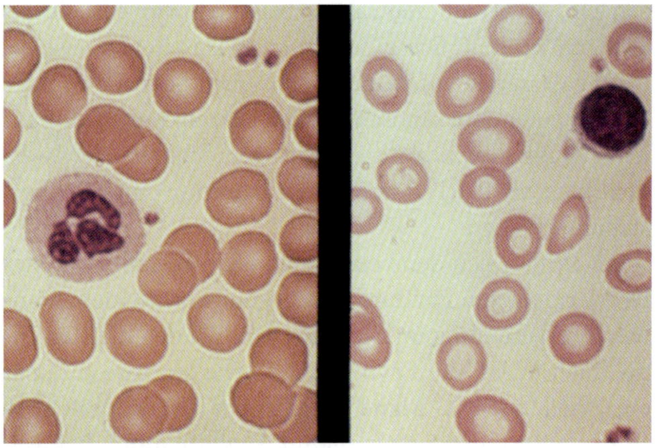

Abbildung 7-4 Eisenmangelanämie im Vergleich zu normalen Erythrozyten. Mikrozyten *(rechte Bildseite)* sind kleiner als normale Erythrozyten (Zelldurchmesser < 7 µm) und können weniger Hämoglobin (hypochrom) enthalten.

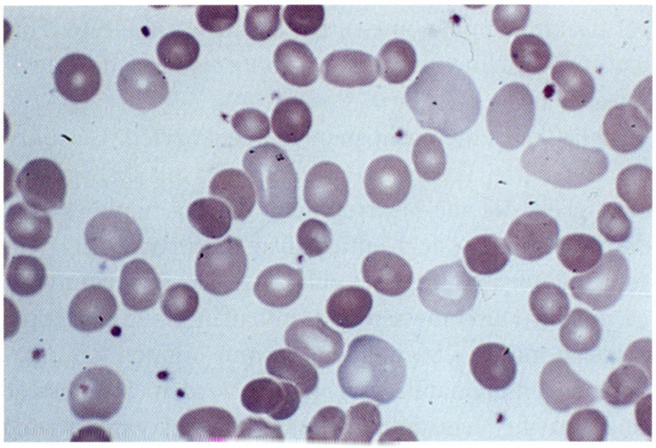

Abbildung 7-5 Polychromatophilie. Beachte die großen Erythrozyten mit einer helllila Färbung.

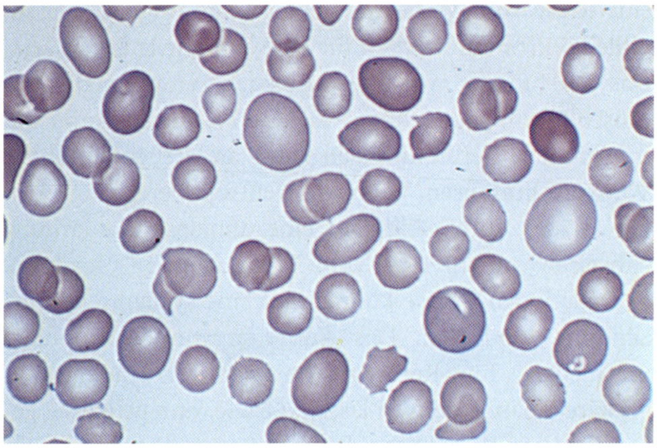

Abbildung 7-6 Makrozytose. Diese Zellen sind sowohl größer als normale Erythrozyten (mittleres korpuskuläres Volumen > 100) als auch etwas ovalär. Einige Morphologen bezeichnen diese Zellen als „Makroovalozyten".

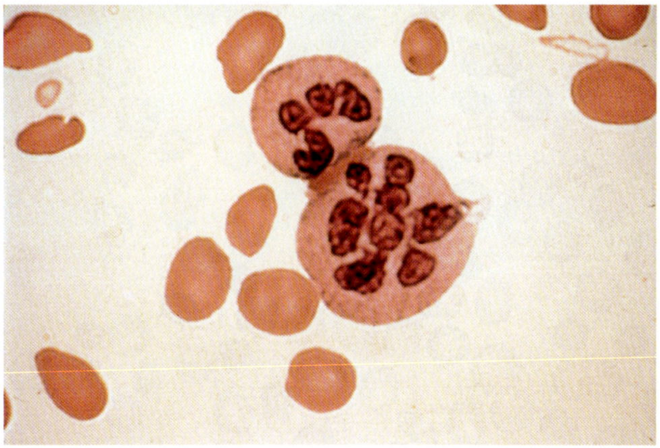

Abbildung 7-7 Hypersegmentierte Neutrophile. Hypersegmentierte Neutrophile (multilobierte polymorphkernige Leukozyten) sind größer als normale Neutrophile mit fünf oder mehr Kernsegmenten. Sie werden häufig bei Folsäure- oder Vitamin-B_{12}-Mangel gesehen.

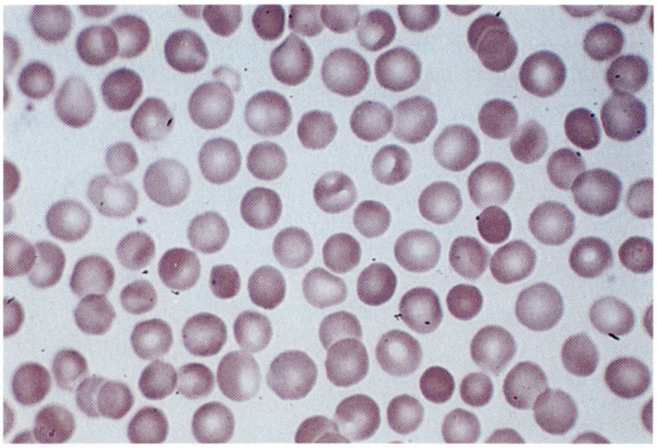

Abbildung 7-8 Sphärozytose. Beachte die kleinen hyperchromatischen Zellen ohne die typische zentrale Aufhellung.

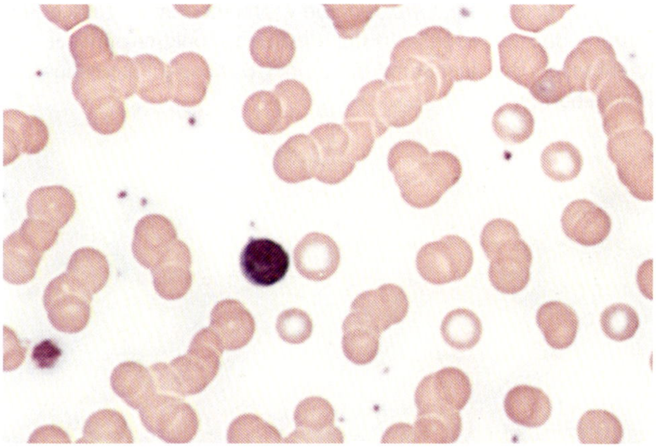

Abbildung 7-9 Rouleaux-Formation. Kleiner Lymphozyt im Zentrum des Feldes. Die Erythrozyten liegen dicht aufeinandergestapelt beieinander. Die Veränderung ist mit einem erhöhten Serumproteinspiegel verbunden.

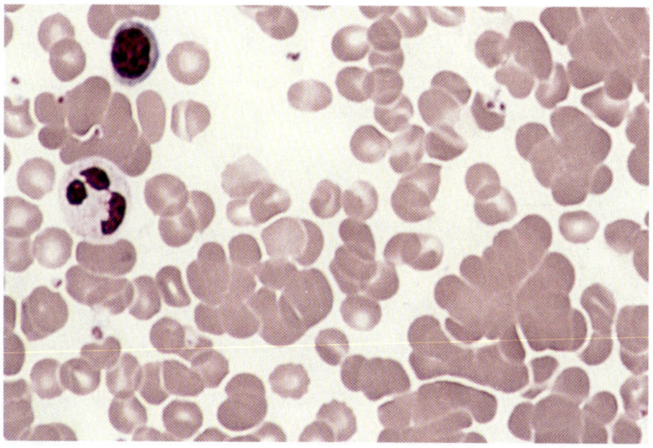

Abbildung 7-10 Erythrozytenagglutination. Kleiner Lymphozyt und segmentkerniger Granulozyt oben links. Beachte die unregelmäßig angeordneten Erythrozytenaggregate.

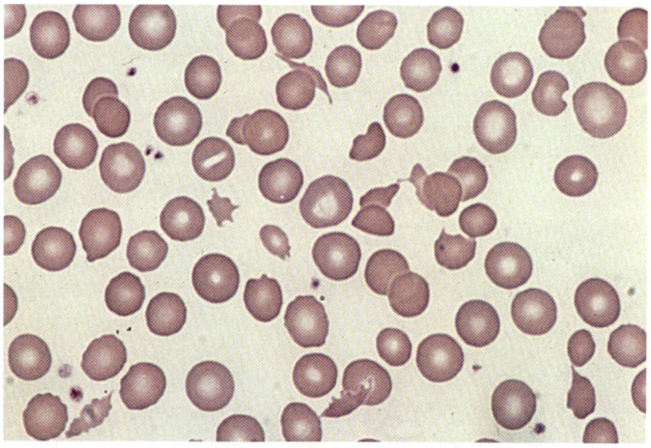

Abbildung 7-11 Fragmentozyten. Man sieht eine deutlich erhöhte Anzahl an Fragmentozyten (normal wäre durchschnittlich maximal ein Fragmentozyt pro Gesichtsfeld bei 100-facher Vergrößerung), in diesem Fall verursacht durch einen Herzklappenersatz.

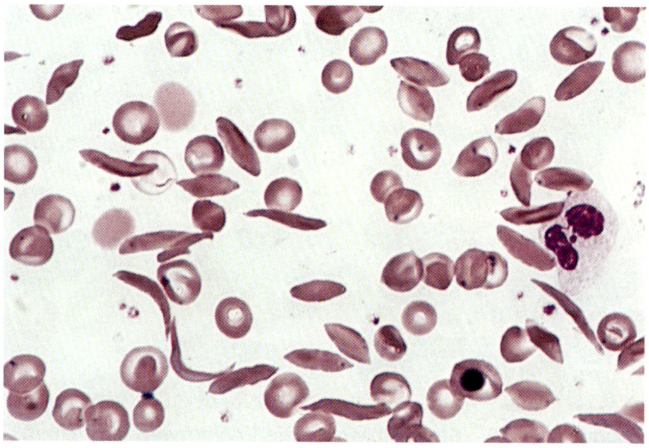

Abbildung 7-12 Sichelzellen. Homozygote Sichelzellenanämie. Ein kernhaltiger Erythrozyt und ein neutrophiler Granulozyt sind ebenfalls in diesem Ausschnitt.

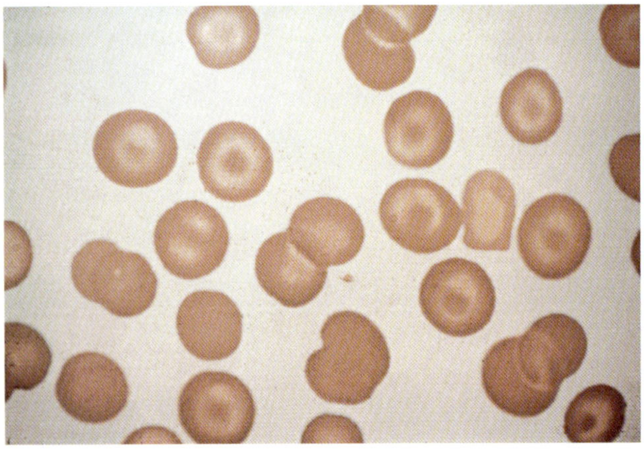

Abbildung 7-13 Targetzellen. Targetzellen sind durch die Ähnlichkeit zu Zielscheiben gut erkennbar. Sie finden sich bei Lebererkrankungen, Thalassämie und schwerem Eisenmangel. Eine höhere Anzahl an Targetzellen ist typisch bei der Hämoglobin-C-Erkrankung.

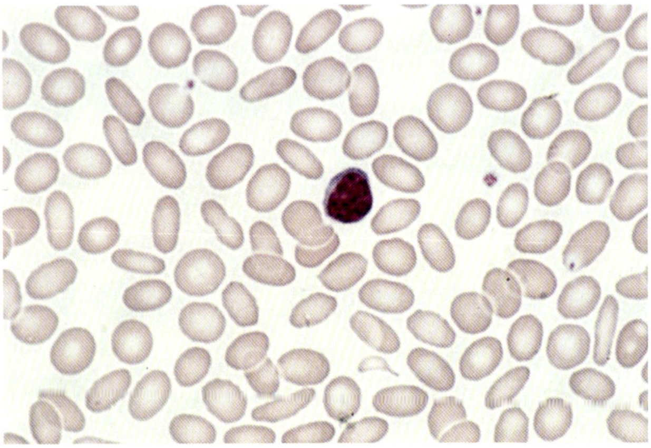

Abbildung 7-14 Elliptozytose. Kleiner Lymphozyt in der Bildmitte. Die elliptische Form der Erythrozyten ist mit einer abgeschwächten Membranstruktur assoziiert, häufig bedingt durch eine Mutation im Spektrin-Gen.

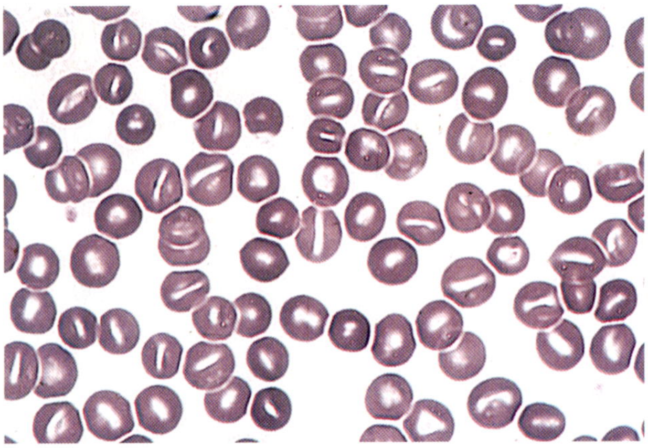

Abbildung 7-15 Stomatozytose. Die Erythrozyten sind charakterisiert durch eine breite längliche oder mundförmige Aufhellung. Dies ist häufig als ein Artefakt in ausgetrockneten Blutausstrichen identifizierbar. Sie werden auch bei hämolytischer Anämie oder Zuständen einer Über- oder Unterwässerung der Erythrozyten beobachtet.

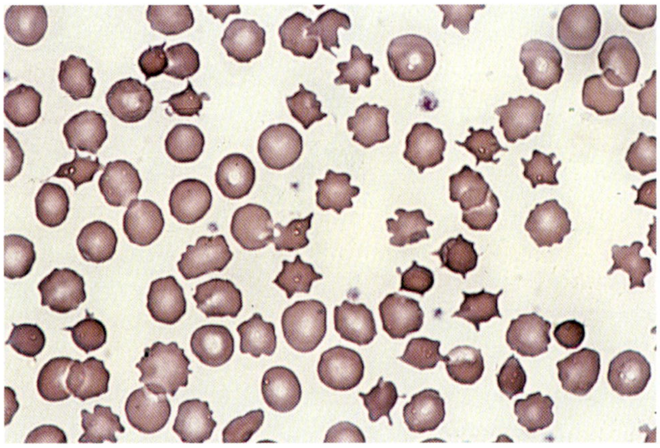

Abbildung 7-16 Akanthozytose. Erythrozyten mit spitzen Ausläufern. Es gibt zwei Typen: *Akanthozyten* sind zusammengezogene Zellen mit irregulär gestalteten Membranausläufern, die in Länge und Breite variieren; *Echinozyten* bzw. *Stechapfel-Erythrozyten* haben kleine einheitliche und ähnlich verteilte Membranausläufer. Akanthozyten sind bei schweren Lebererkrankungen nachweisbar, bei Patienten mit Abetalipoproteinämie und bei den wenigen Patienten mit McLeod-Blutgruppe. Echinozyten kommen bei schwerer Urämie, Defekten glykolytischer Enzyme der Erythrozyten und mikroangiopathischer hämolytischer Anämie vor.

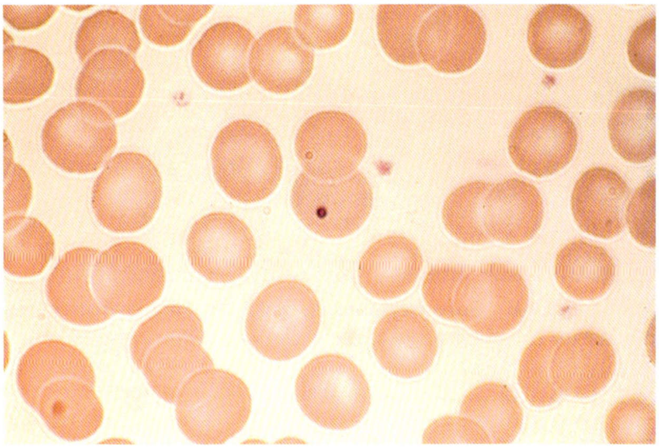

Abbildung 7-17 Howell-Jolly-Körperchen. Howell-Jolly-Körperchen sind sehr kleine Kernreste in Erythrozyten, die normalerweise in der Milz entfernt werden. Sie erscheinen im Blut nach Entfernung der Milz (Defekt in der *Clearance*-Funktion) und bei Erkrankungen der Ausreifung bzw. einer Dysplasie (überschüssige Produktion).

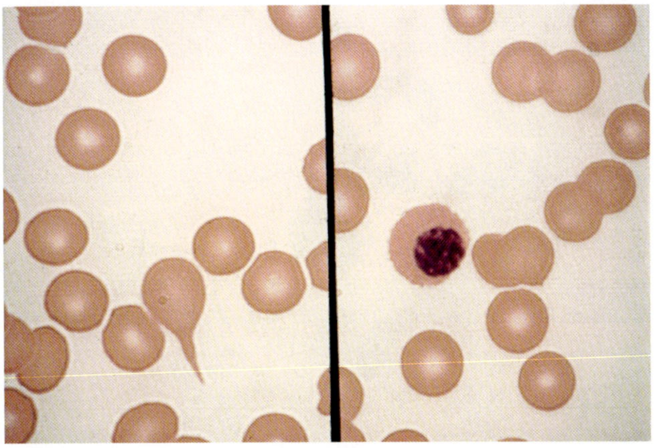

Abbildung 7-18 Tränentropfenartige Zellen und kernhaltige Erythrozyten als charakteristische Merkmale der Myelofibrose. Ein tränentropfenartiger *(linker Bildausschnitt)* und ein kernhaltiger *(rechter Bildausschnitt)* Erythrozyt werden typischerweise bei der Myelofibrose und extramedullären Blutbildung gesehen.

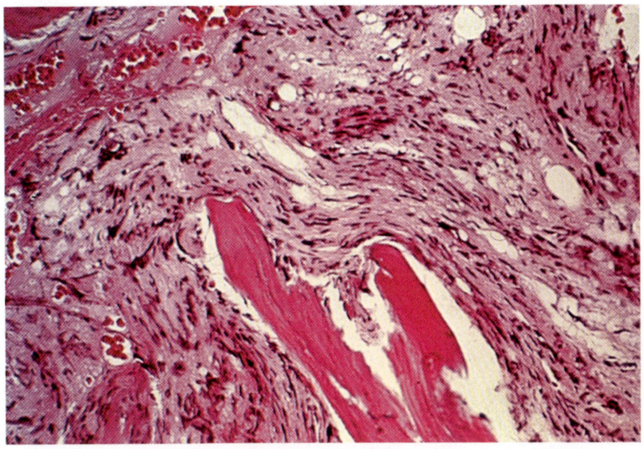

Abbildung 7-19 Myelofibrose. Vollständige Ersetzung des blutbildenden Knochenmarks durch dichte Lagerung von Retikulinfasern und Kollagen (H&E-Färbung).

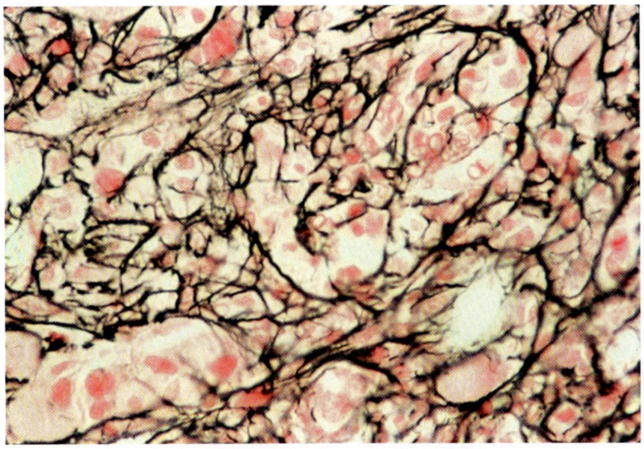

Abbildung 7-20 Retikulinfärbung bei Myelofibrose. Die Versilberung des myelofibrotisch veränderten Knochenmarks zeigt einen erhöhten Retikulinfasergehalt *(schwarz gefärbte Fäden)*.

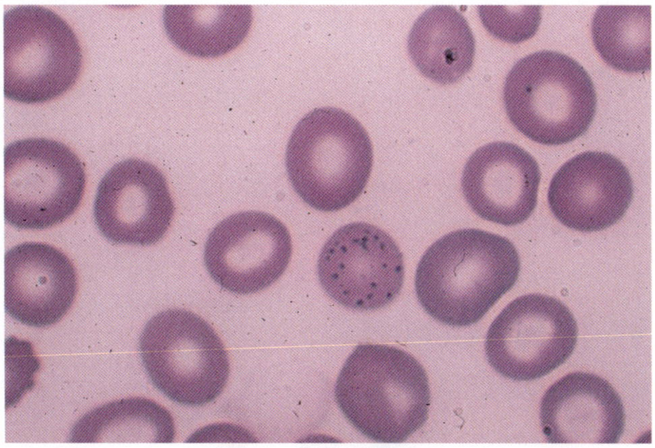

Abbildung 7-21 Basophile Tüpfelung eines Erythrozyten bei Bleivergiftung. Milde Hypochromasie. Grob getüpfelter Erythrozyt.

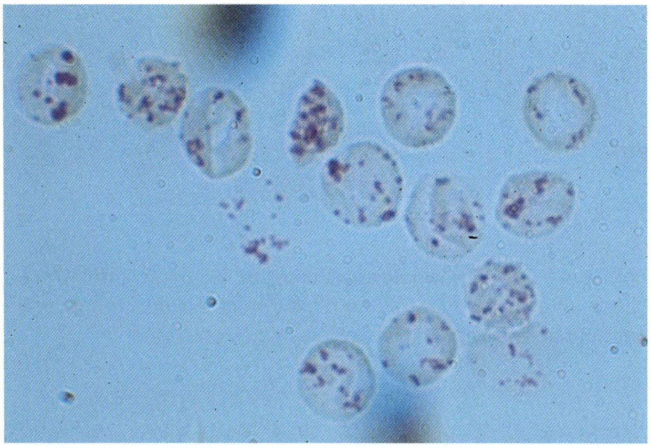

Abbildung 7-22 Heinz-Körperchen. Mit hypotoner Kristallviolett-Lösung versetztes Blut. Das gefärbte Material entspricht Präzipitaten von denaturiertem Hämoglobin in den Zellen.

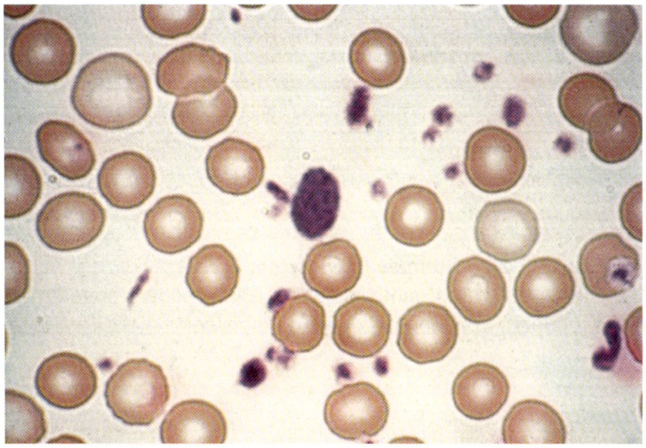

Abbildung 7-23 Riesenthrombozyten. Riesenthrombozyten zusammen mit einer deutlich erhöhten Thrombozytenzahl werden bei myeloproliferativen Erkrankungen, besonders bei der essenziellen Thrombozythämie, beobachtet.

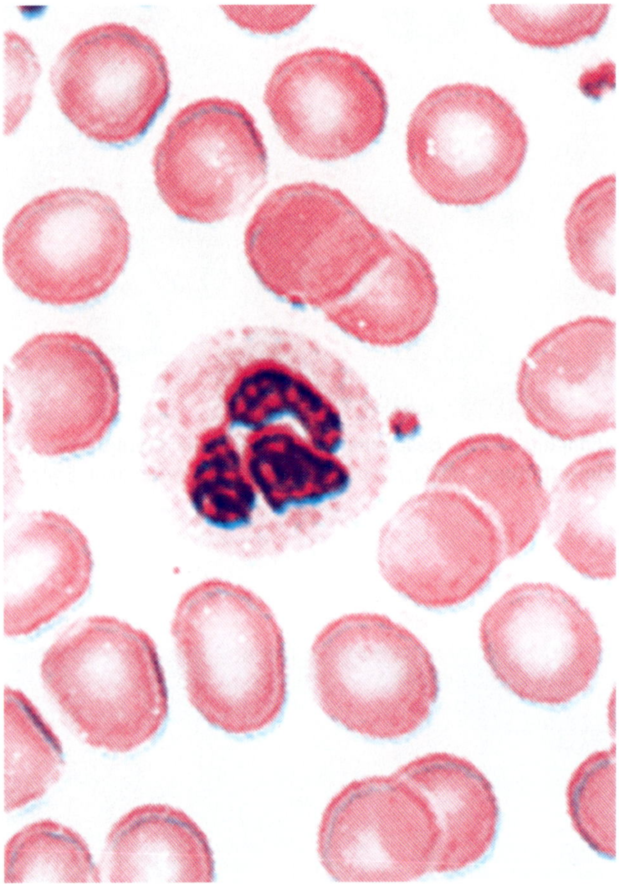

Abbildung 7-24 Normale Granulozyten. Normale Granulozyten haben einen segmentierten Kern mit Chromatinverdichtung; feine neutrophile Granula sind im Zytoplasma zu erkennen.

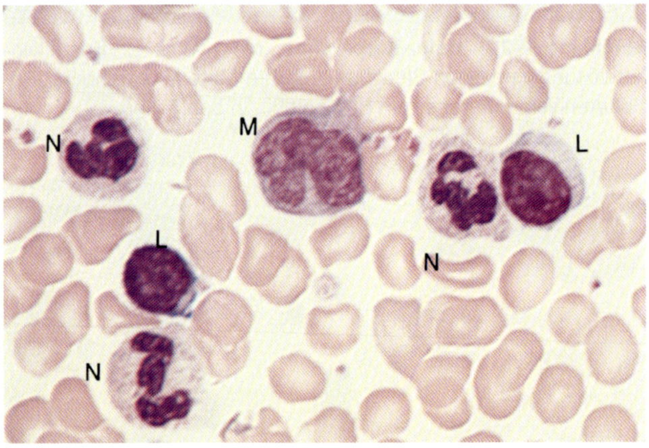

Abbildung 7-25 Normale Monozyten. Dieser Ausstrich wurde von einem Buffy Coat eines gesunden Blutspenders angefertigt: L = Lymphozyt; M = Monozyt; N = Neutrophiler.

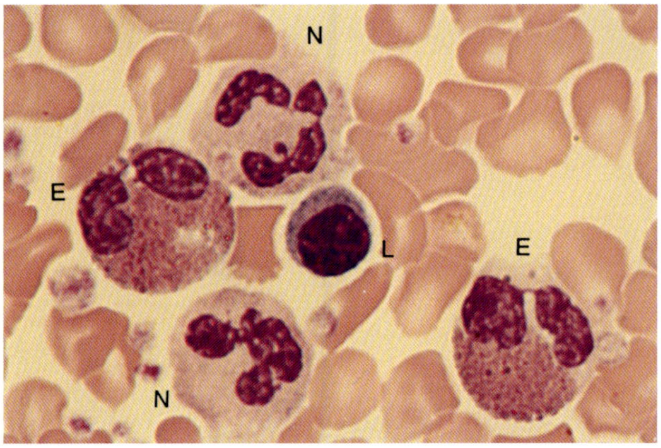

Abbildung 7-26 Normale Eosinophile. Dieser Ausstrich wurde von einem Buffy Coat eines gesunden Blutspenders angefertigt: N = neutrophiler; E = eosinophiler Granulozyt; L = Lymphozyt.

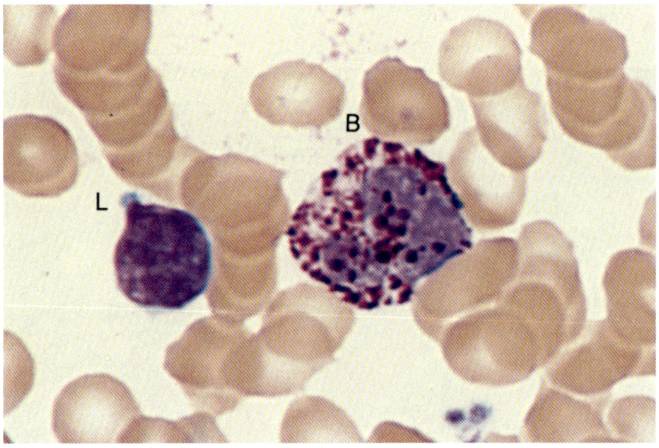

Abbildung 7-27 Normaler Basophiler. Dieser Ausstrich wurde von einem Buffy Coat eines gesunden Blutspenders angefertigt: L = Lymphozyt; B = Basophiler.

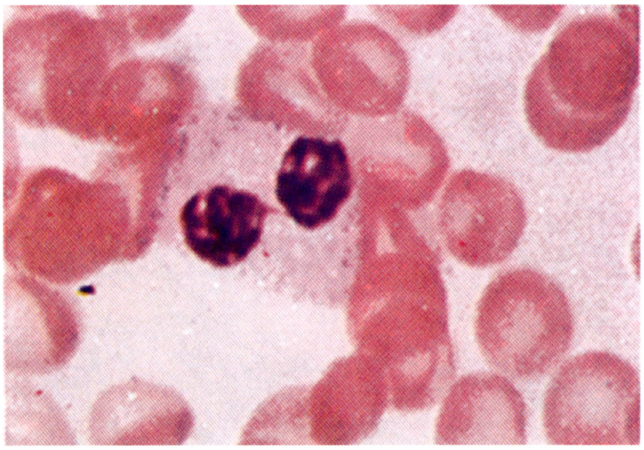

Abbildung 7-28 Pelger-Hüet-Kernanomalie. Bei dieser gutartigen Erkrankung besitzt ein großer Teil der Granulozyten nur zwei Kernsegmente: Der Kern hat häufig eine brillen- oder kneiferartige Konfiguration.

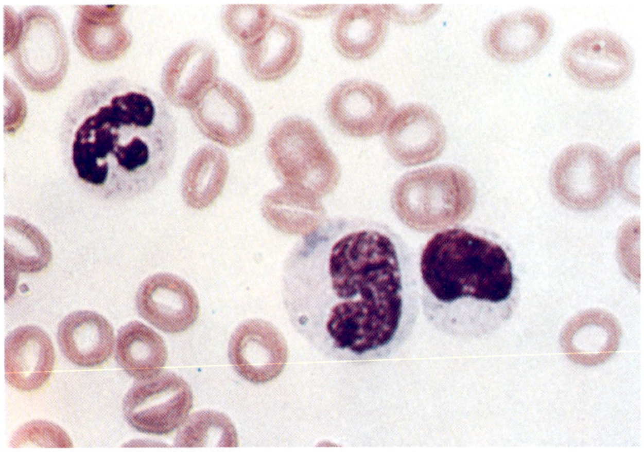

Abbildung 7-29 Döhle-Körper. Neutrophiler Stabkerniger mit Döhle-Körper. Der Neutrophile mit dem bohnenförmigen Zellkern in der Mitte des Feldes ist ein Stabkerniger. Döhle-Körper sind diskrete, blau gefärbte, nicht granuläre Bezirke in der Peripherie des Zytoplasmas von Granulozyten und treten bei Infektionen oder anderen toxischen Zuständen auf. Sie entsprechen Aggregaten des rauen endoplasmatischen Retikulums.

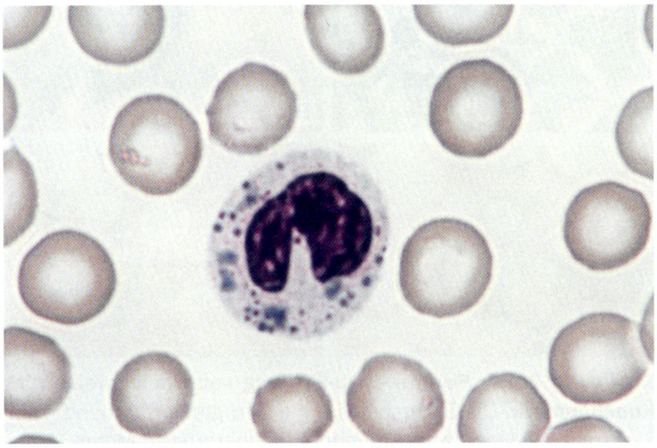

Abbildung 7-30 Chédiak-Higashi-Erkrankung. Beachte die riesigen Granula in den neutrophilen Granulozyten.

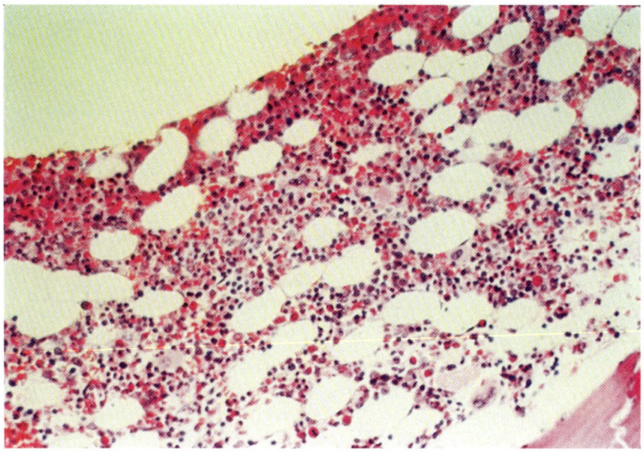

Abbildung 7-31 Normales Knochenmark. H&E-Färbung eines normalen erwachsenen Knochenmarkes. Man erkennt eine Mischung aus Fettzellen (helle Areale) und hämatopoetischen Zellen. Der prozentuale Anteil der hämatopoetischen Zellen wird als Knochenmarkzellularität bezeichnet. Bei Erwachsenen liegt die Zellularität normalerweise bei 35–50 %. Die Zellularität kann aber im Bedarfsfall steigen. Mit dem Alter nehmen die Zellularität ab und der Fettzellgehalt zu. Patienten über 70 haben normalerweise eine Knochenmarkzellularität von 20–30 %.

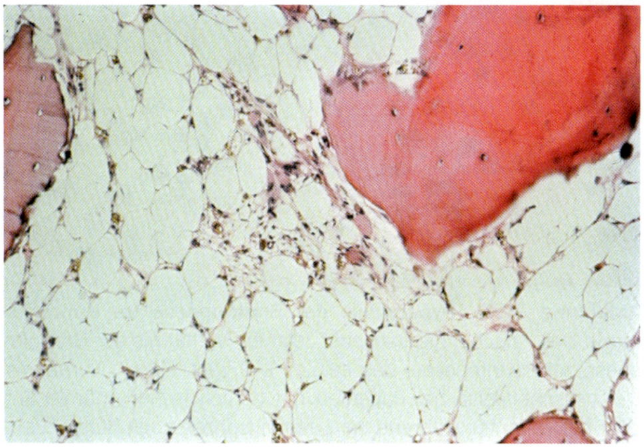

Abbildung 7-32 Aplastische Anämie im Knochenmark. Normale hämatopoetische Vorläuferzellen sind kaum nachweisbar. Zurück bleiben die Fettzellen, retikuloendotheliale Zellen und sinusoidale Strukturen.

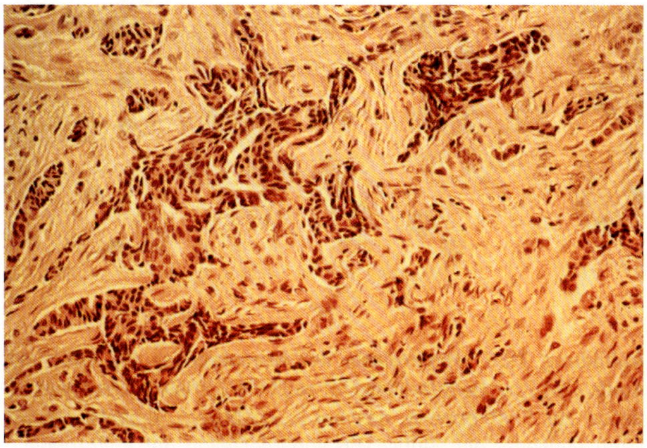

Abbildung 7-33 Karzinommetastase im Knochenmark. Knochenmarkbiopsat mit Infiltration einer Mammakarzinommetastase und desmoplastischer Reaktion (H&E-Färbung).

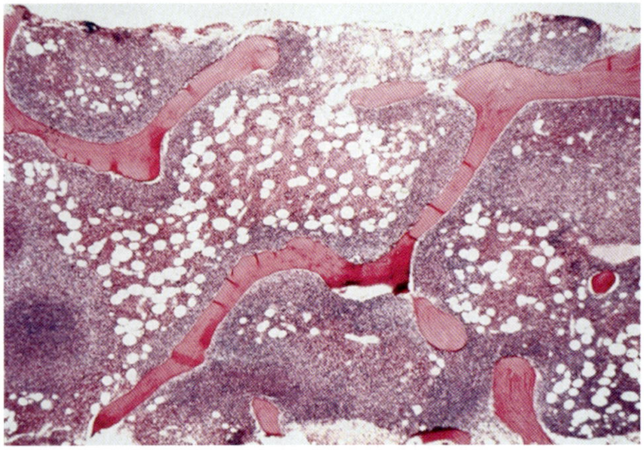

Abbildung 7-34 Lymphom im Knochenmark. Knotiges (follikuläres) Lymphominfiltrat in einem Beckenkammbiopsat. Beachte die charakteristische paratrabekuläre Lagerung der Lymphomzellen.

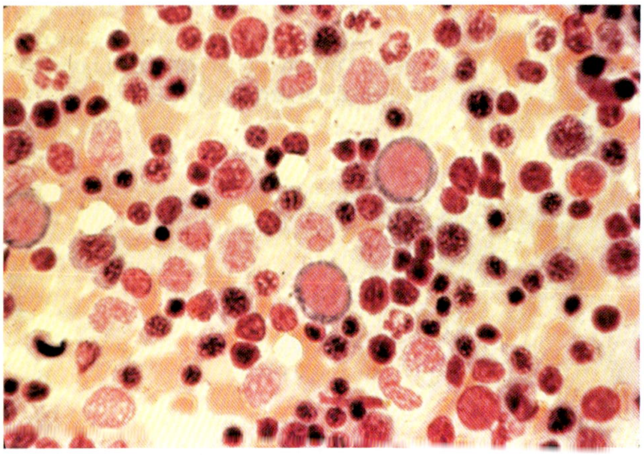

Abbildung 7-35 Hyperplasie der Erythropoese im Knochenmark. Das Knochenmarksaspirat zeigt ein Verhältnis der Granulopoese zur Erythropoese, das bei 1 : 1–2 liegt. Dieses Verhältnis tritt typischerweise bei Patienten mit hämolytischer Anämie auf oder bei Patienten während der Erholungsphase nach Blutverlust.

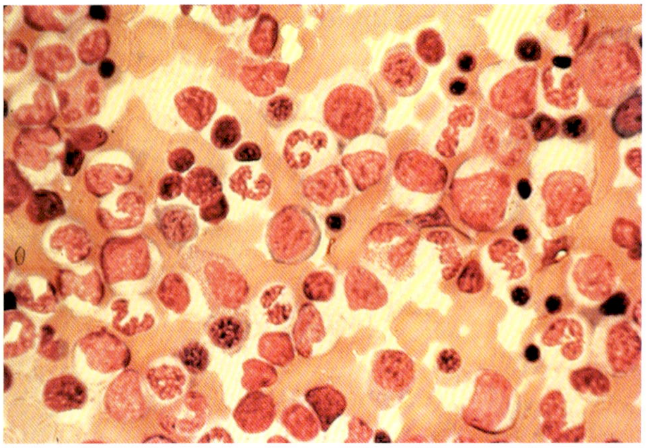

Abbildung 7-36 Hyperplasie der Granulopoese im Knochenmark. Das Knochenmarksaspirat zeigt ein Verhältnis der Granulopoese zur Erythropoese, das bei ≥ 3 : 1 liegt. Ursache hierfür kann entweder ein Verlust von Vorläuferzellen der Erythropoese oder eine Vermehrung der Granulopoese sein.

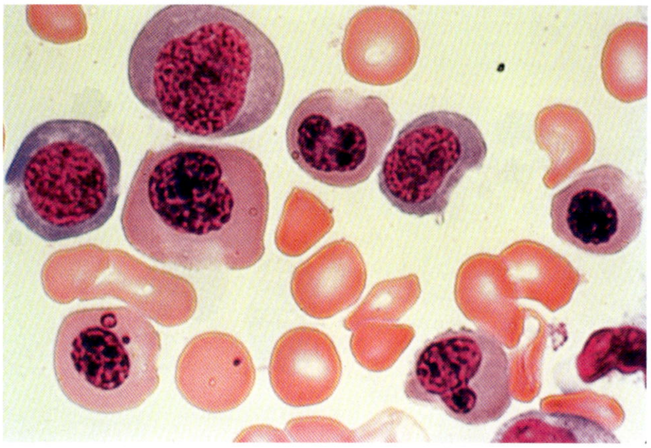

Abbildung 7-37 Megaloblastäre Erythropoese. Starke Vergrößerung von megaloblastären Vorläuferzellen der Eythropoese von einem Patienten mit makrozytärer Anämie. Die Ausreifung ist verzögert mit späten Normoblasten, die einen unreifen Zellkern mit gepunkteter oder getigerter Chromatinstruktur und normal ausgereiftem Zytoplasma aufweisen.

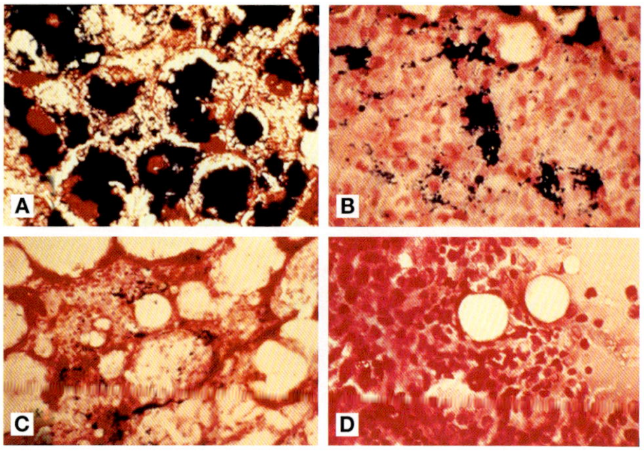

Abbildung 7-38 Berliner-Blau-Färbung von Speichereisen im Knochenmark. Die Eisenspeicherung wird gradiert anhand einer Skala von 0–4+. ***A.*** Knochenmark mit einer ausgeprägten Eisenspeicherung (> 4+). ***B.*** Normales Speichereisen (2–3+). ***C.*** Geringe Eisenspeicherung (1+). ***D.*** Fehlendes Speichereisen (0).

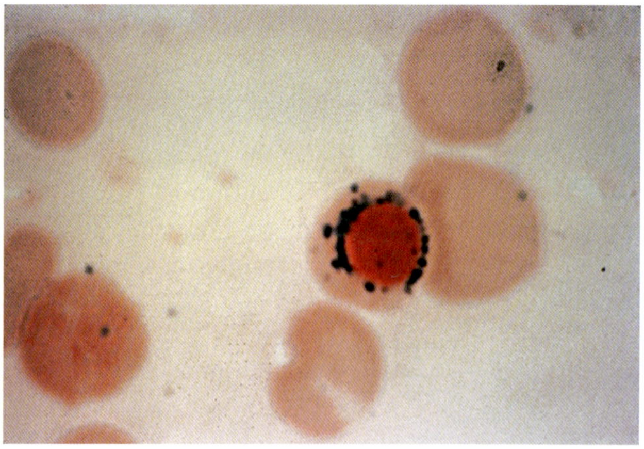

Abbildung 7-39 Ringsideroblast. Ein orthochromatischer Normoblast mit kreisförmig angeordneten blauen Granula (Mitochondrien angefüllt mit Eisen), die um den Kern gelagert sind.

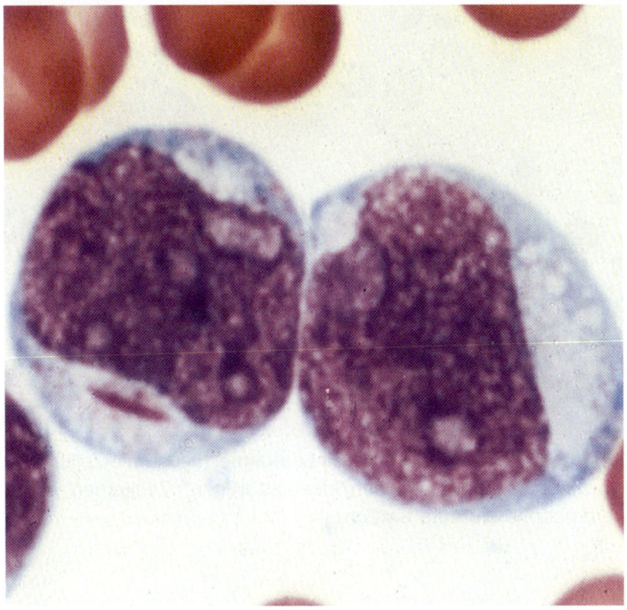

Abbildung 7-40 Akute myeloische Leukämie. Leukämischer Myeloblast mit einem Auer-Stäbchen. Bei Auer-Stäbchen handelt es sich um kristalloide Agglomerate azurophiler Granulationen. Beachte die 2–4 prominenten Nukleoli in jeder Zelle.

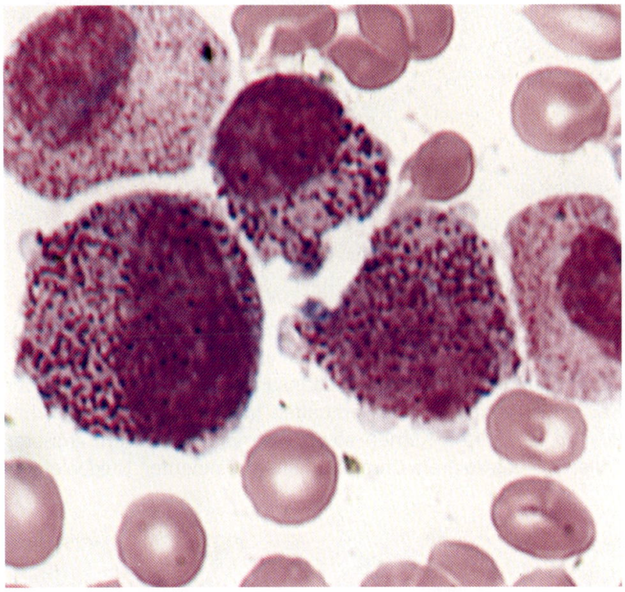

Abbildung 7-41 Akute Promyelozytenleukämie. Beachte die prominenten Granula im Zytoplasma der Leukämiezellen.

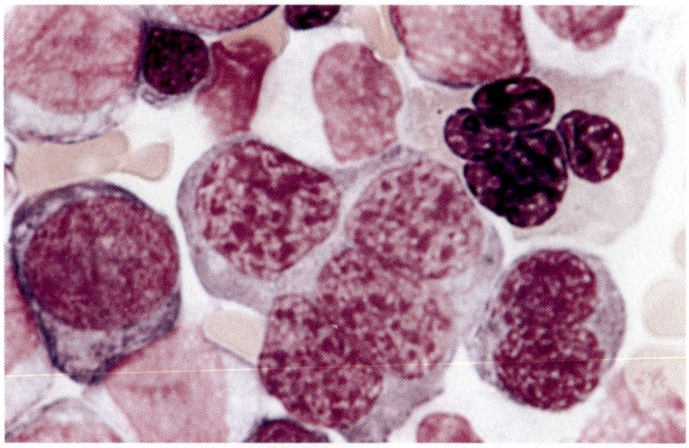

Abbildung 7-42 Akute Erythroleukämie. Beachte die riesigen dysmorphen Erythroblasten, zwei sind zweikernig, einer ist mehrkernig.

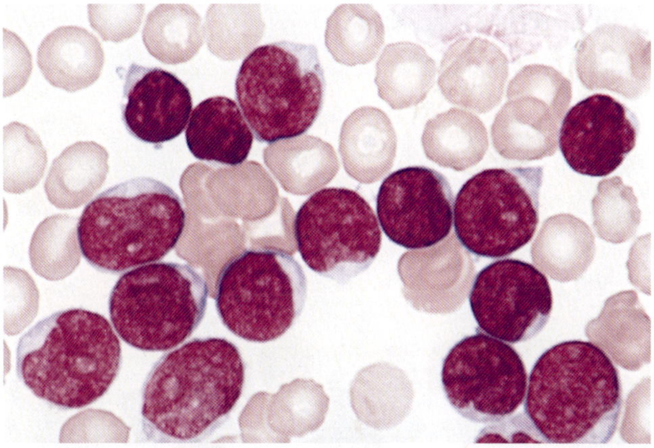

Abbildung 7-43 Akute lymphoblastische Leukämie. Man beachte die prominenten Nukleoli und fehlende Granulation der Blasten. Die genaue Zuordnung (lymphatisch/myeloisch) muss zytochemisch und immunologisch erfolgen.

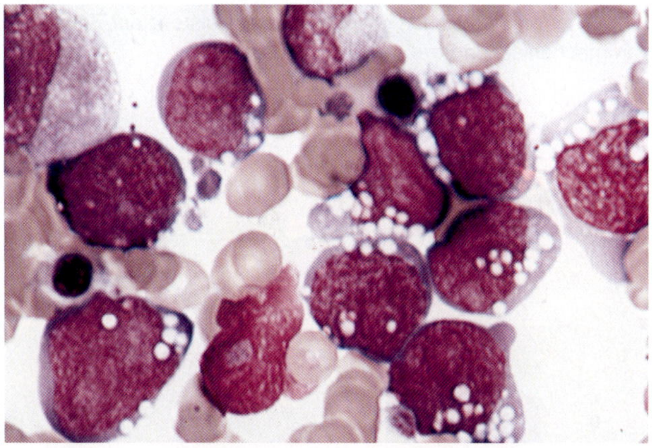

Abbildung 7-44 Burkitt-Non-Hodgkin-Lymphom. Auffallend sind stark vakuolisierte Blasten.

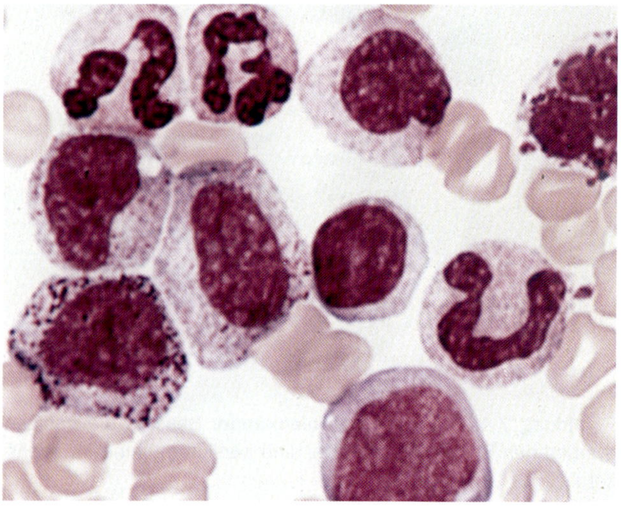

Abbildung 7-45 Chronische myeloische Leukämie im peripheren Blut. Typischerweise findet sich eine Leukozytose mit Linksverschiebung und Basophilie.

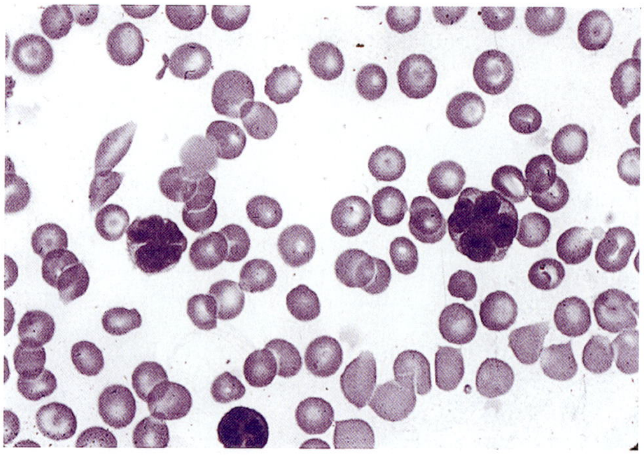

Abbildung 7-48 Adulte T-Zell-Leukämie. Leukämie-Zellen mit typischen „blumenähnlichen/kleeblattartigen" Zellkernen in einem peripheren Blutausstrich.

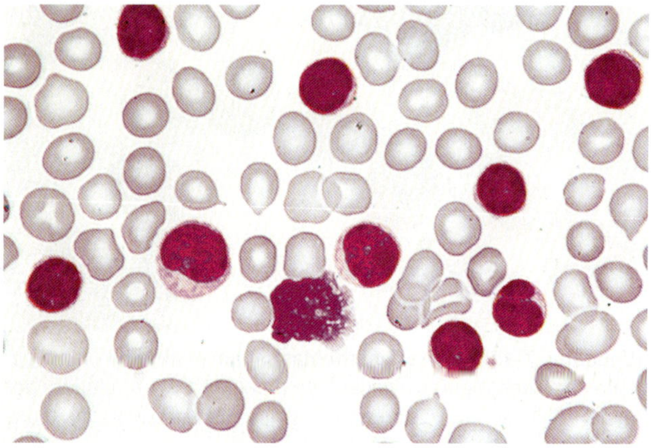

Abbildung 7-46 Chronische lymphatische Leukämie im peripheren Blut. Man sieht eine ausgeprägte Vermehrung reifzelliger Lymphozyten mit dichtem Kernchromatin. Ferner finden sich Kernschatten als Zeichen der geringeren Resistenz der Zellen gegen mechanischen Stress.

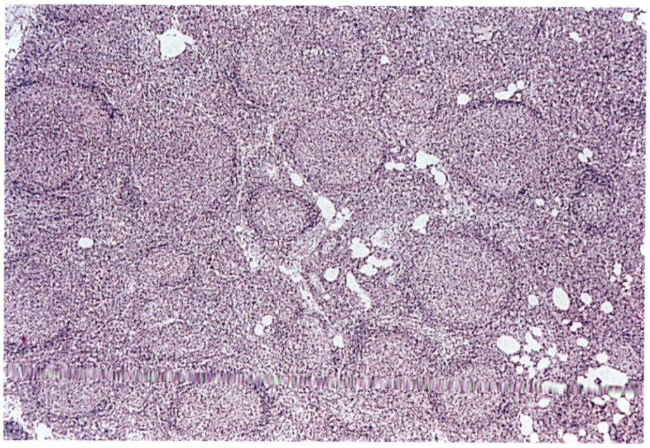

Abbildung 7-49 Follikuläres Lymphom in einem Lymphknoten. Die normale Lymphknotenarchitektur ist aufgehoben, bedingt durch noduläre Tumorzellansammlungen. Die Größe der Knoten ist variabel. Diese enthalten meistens Lymphozyten mit kleinen, gekerbten Kernen sowie eine variable Anzahl größerer Zellen mit vesikulärem Chromatin und prominenten Nukleolen.

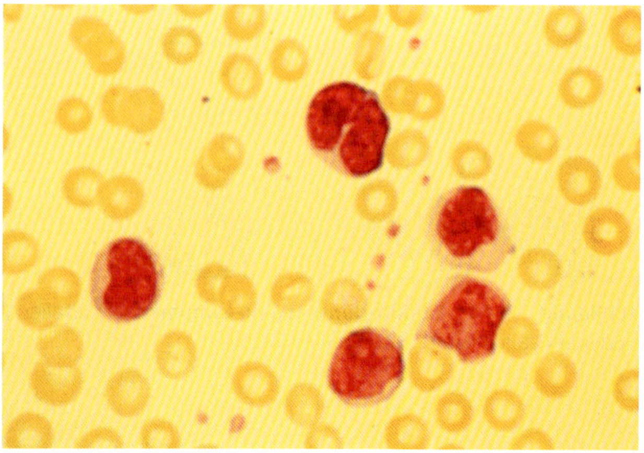

Abbildung 7-47 Sézary-Syndrom. Lymphozyten mit häufigen zerebriformen Zellkernen (Sézary-Zellen) bei einem Patienten mit fortgeschrittener Mycosis fungoides.

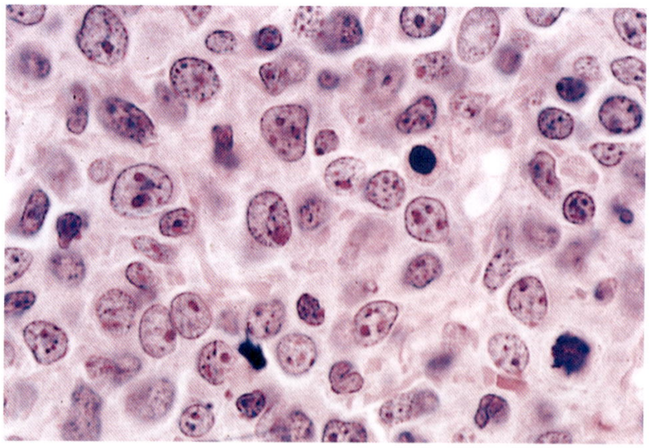

Abbildung 7-50 Diffuses großzelliges B-Zell-Lymphom in einem Lymphknoten. Die neoplastischen Zellen sind polymorph, überwiegend groß, mit vesikulärem Chromatin und prominenten Nukleolen.

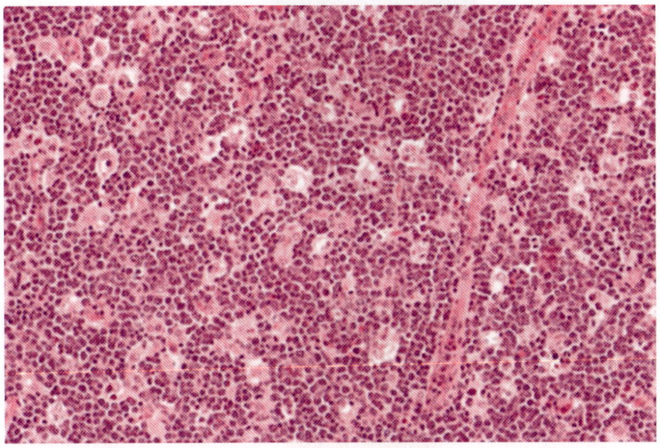

Abbildung 7-51 Burkitt-Lymphom in einem Lymphknoten. Burkitt-Lymphom mit einem sternenhimmelähnlichen Bild. Die hellen Areale entsprechen Makrophagen, die den Versuch unternehmen, die abgestorbenen Tumorellen zu beseitigen.

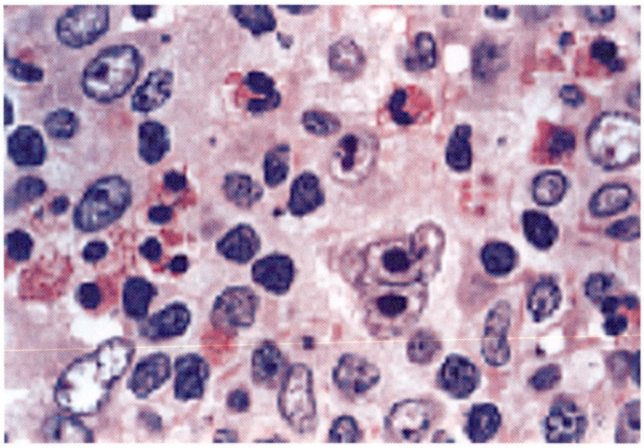

Abbildung 7-53 Klassisches Hodgkin-Lymphom. Eine Reed-Sternberg-Zelle in der Mitte des Feldes. Es handelt sich um eine große Zelle mit spiegelbildlich angeordneten Kernlappen und prominenten Nukleolen, die einen Eulenaugenaspekt verleihen. Die meisten Zellen im polymorphen Hintergrundinfiltrat sind normale Lymphozyten, Neutrophile und Eosinophile.

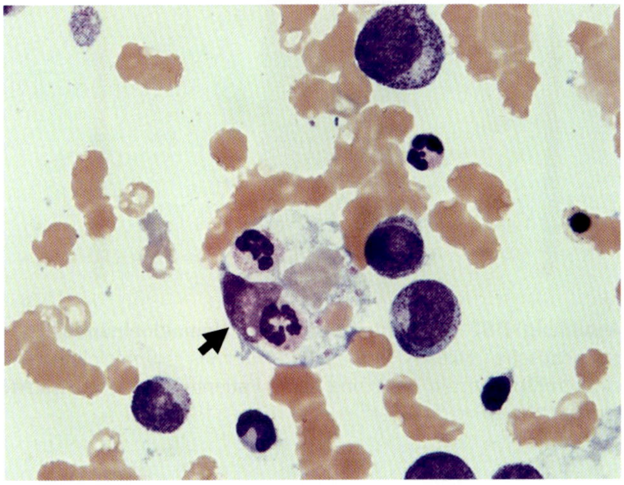

Abbildung 7-52 Erythrophagozytose bei einem aggressiven Lymphom. Der zentral lokalisierte Makrophage phagozytiert Erythrozyten, Neutrophile und Thrombozyten. (*Mit frdl. Genehmigung von Dr. Kiyomi Tsukimori, Kyushu University, Fukuoka, Japan.*)

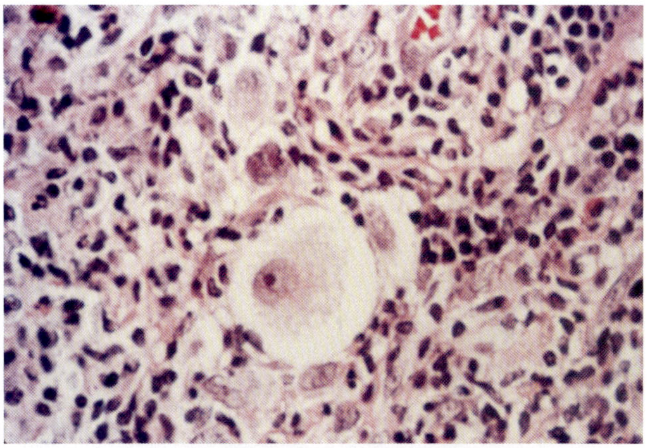

Abbildung 7-54 Lakunarzelle; variante Form einer Hodgkin-Zelle beim nodulär sklerosierenden klassischen Hodgkin-Lymphom. Starke Vergrößerung einer mononukleären Lakunarzelle mit retrahiertem Zytoplasma bei einem Patienten mit nodulär sklerosierendem klassischem Hodgkin-Lymphom.

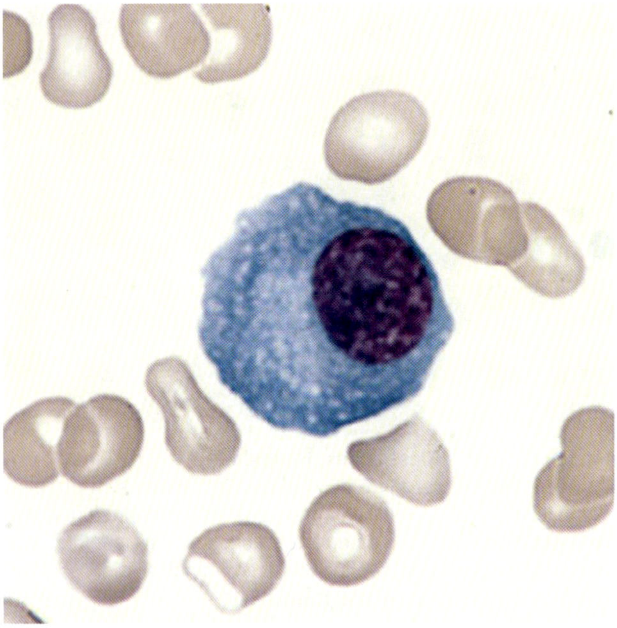

Abbildung 7-55 Normale Plasmazelle. Charakteristisch ist das dunkel-basophile Zytoplasma mit randständigem Zellkern und perinukleärer Aufhellung.

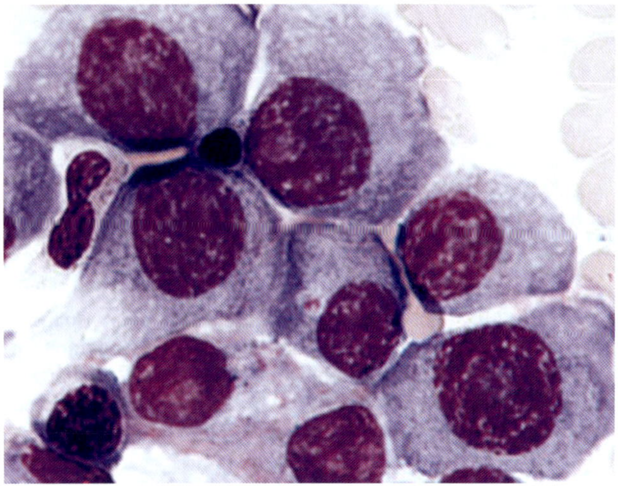

Abbildung 7-56 Multiples Myelom. Man sieht eine Vermehrung differenzierter, in Gruppen liegender Plasmazellen.

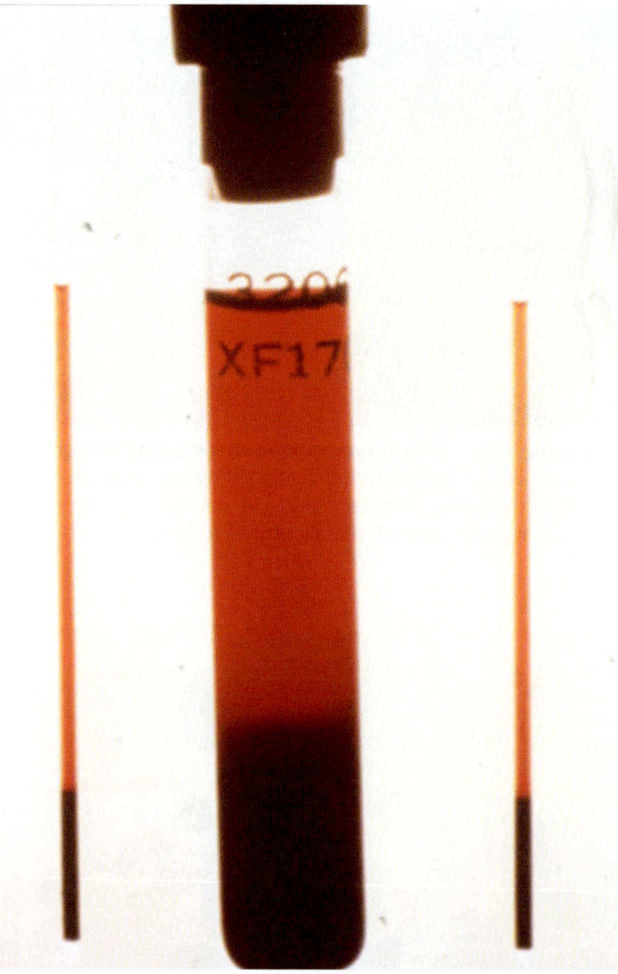

Abbildung 7-57 Gefärbtes Serum bei Hämoglobinämie. Charakteristische rötliche Färbung des Plasmas (Hämoglobinämie) einer zentrifugierten Blutprobe eines Patienten mit intravaskulärer Hämolyse.

DANKSAGUNG

Die Abbildungen in diesem e-Kapitel wurden entnommen aus: Williams Hematology, 7th edition, M. Lichtman et al. (eds), New York, McGrawHill, 2005; Hematology in General Practice, 4th edition, RS Hilman, KA Ault, New York, McGraw-Hill, 2005.

WEITERFÜHRENDE LITERATUR

Haferlach T, Bacher U, Theml H, Diem H: Taschenatlas Hämatologie, 6. Auflage. Thieme, 2012

Löffler H, Haferlach T: Hämatologische Erkrankungen, 2. überarbeitete Auflage. Springer, Berlin, 2013

Swerdlow SH et al: WHO classification of tumours of haematopoietic and lymphoid tissues. International Agency for Research on Cancer (IARC), Lyon, 2008

KAPITEL 8

EISENMANGEL UND ANDERE HYPOPROLIFERATIVE ANÄMIEN

John W. Adamson

Für die deutsche Ausgabe Jörg Westermann

Bei Anämien mit normozytären, normochromen Erythrozyten und einer inadäquat zu geringen Retikulozytenzahl (Retikulozytenindex < 2,0–2,5) spricht man von *hypoproliferativen Anämien*. Zu dieser Anämiegruppe gehören Anämien bei frühen Stadien des Eisenmangels (vor der Entwicklung hypochromer, mikrozytärer Erythrozyten), bei akuten und chronischen Entzündungsprozessen (einschließlich zahlreicher maligner Tumoren), bei Nierenerkrankungen, bei hypometabolischen Zuständen, wie Mangelernährung und endokrinen Hypofunktionen, sowie Anämien bei Knochenmarkschädigung. **Knochenmarkschäden werden ausführlich in Kapitel 12 besprochen.**

Hypoproliferative Anämien sind die häufigste Anämieform, in der Klinik ist darunter die Eisenmangelanämie die häufigste Form, gefolgt von der Anämie bei chronischen Erkrankungen. Die Anämie der chronischen Entzündung ist wie die Eisenmangelanämie partiell durch Störungen des Eisenstoffwechsels gekennzeichnet. Die renale Anämie, die Entzündungs-/Tumoranämie und die Anämie bei hypometabolischen Bedingungen sind durch eine im Verhältnis zum Ausmaß der Anämie inadäquate Erythropoetinantwort charakterisiert.

EISENMETABOLISMUS

Das Element Eisen ist essenziell für die Funktion aller Zellen. Der Bedarf der Gewebe variiert allerdings erheblich im Verlauf der Zellentwicklung. Der Organismus muss sich außerdem vor den toxischen Effekten von freiem, ungebundenem Eisen schützen, da Eisen an chemischen Reaktionen beteiligt ist, bei denen freie Sauerstoffradikale, wie einzelne O_2- oder OH-Moleküle entstehen. Dementsprechend haben sich Mechanismen entwickelt, durch die Eisen für kritische physiologische Funktionen verfügbar wird, während es gleichzeitig so konserviert und gebunden wird, dass die Entfaltung seiner toxischen Eigenschaften vermieden werden kann.

Bei Säugetieren besteht die Hauptfunktion von Eisen als Teil des Hämoglobins im Transport von Sauerstoff. Sauerstoff ist auch im Myoglobin des Muskels gebunden. Eisen ist ferner ein essenzieller Bestandteil zahlreicher Enzyme einschließlich der Cytochrome in den Mitochondrien. **Tabelle 8-1** zeigt die quantitative Eisenverteilung in einem erwachsenen menschlichen Organismus. Ohne Eisen verlieren Zellen die Fähigkeit zu Elektronentransport und Energiestoffwechsel. In erythropoetischen Vorläuferzellen ist die Hämoglobinsynthese eingeschränkt. Folge sind eine Anämie und eine Verminderung der Sauerstoffversorgung der Gewebe.

Tabelle 8-1

EISENVERTEILUNG IM KÖRPER

	Eisengehalt, mg	
	Erwachsener Mann (80 kg)	**Erwachsene Frau (60 kg)**
Hämoglobin	2500	1700
Myoglobin/Enzyme	500	300
Transferrineisen	3	3
Eisenspeicher	600–1000	0–300

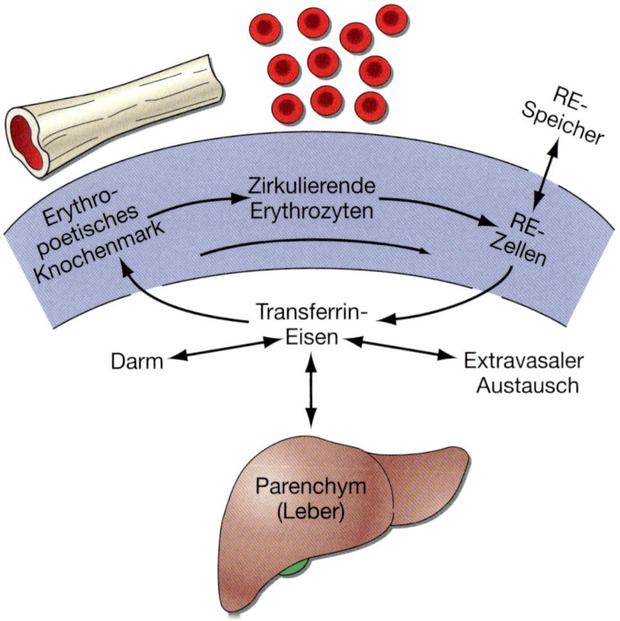

Abbildung 8-1 Innerer Eisenaustausch. Normalerweise stammen mehr als 80 % des Eisens, das den Transferrinpool passiert, aus dem rezirkulierenden Eisen abgebauter Erythrozyten. Zur Aufrechterhaltung der Eisenhomöostase müssen von einem Mann täglich ungefähr 1,0 mg und von einer Frau 1,4 mg/d Eisen absorbiert werden. Solange die Transferrineisensättigung 20–60 % beträgt und die Erythropoese nicht gesteigert ist, werden die Eisenspeicher nicht benutzt. Bei einem Mehrbedarf durch Blutverlust, bei Nahrungseisenmangel oder bei inadäquater Eisenabsorption können jedoch bis zu 40 mg/d aus den Eisenspeichern mobilisiert werden. RE = retikuloendothelial.

Der Eisenstoffwechsel des Menschen in Abbildung 8-1 zeigt die Haupttransportwege des internen Eisenaustausches beim Menschen. Aus der Nahrung absorbiertes oder aus Speichern freigesetztes Eisen zirkuliert gebunden an ein Transportprotein im Plasma, das *Transferrin*. Transferrin ist ein Glykoprotein mit zwei Eisenbindungsstellen. Eisentransportierendes Transferrin kommt in zwei Formen vor – als monoferrisches mit einem gebundenen Eisenatom oder als diferrisches mit zwei gebundenen Eisenatomen. Der Umsatz (Halbwertszeit) transferringebundenen Eisens ist sehr dynamisch und beträgt typischerweise 60–90 Minuten. Da der überwiegende Teil des durch Transferrin transportierten Eisens an das erythropoetische Knochenmark abgegeben wird, bestimmen hauptsächlich die Plasmaeisenkonzentration und die Aktivität der Erythropoese die Clearance des transferringebundenen Eisens. Bei erheblich gesteigerter Erythropoese steigt auch der Eisenbedarf des Pools der erythropoetischen Zellen und die Halbwertszeit des zirkulierenden Eisens verkürzt sich. Die Plasmaeisen-Halbwertszeit ist bei Eisenmangel auf 10–15 Minuten verkürzt. Bei supprimierter Erythropoese dagegen ist die Plasmaeisenkonzentration typischerweise erhöht und die Halbwertszeit kann auf mehrere Stunden verlängert sein. Normalerweise wird das transferringebundene Eisen 6- bis 8-mal in 24 Stunden umgesetzt. Unter der Annahme einer Plasmaeisenkonzentration von 80–100 µg/dl beträgt der Anteil des Körpereisens, der täglich den Transferrinpool passiert, 20–24 mg.

Der Eisen-Transferrin-Komplex zirkuliert so lange im Plasma, bis das Eisen tragende Transferrin mit spezifischen Transferrinrezeptoren auf der Oberfläche von erythropoetischen Knochenmarkzellen interagiert. Diferrisches Transferrin mit zwei Eisenatomen hat die höchste Affinität zu Transferrinrezeptoren; Apotransferrin (eisenfreies Transferrin) hat dagegen eine sehr geringe Rezeptoraffinität. Transferrinrezeptoren werden von Zellen zahlreicher Körpergewebe exprimiert. Jede Zelle bildet während ihrer Entwicklung zu irgendeinem Zeitpunkt diesen Rezeptor aus. Die Zellart mit der größten Rezeptordichte (300.000–400.000/Zelle) ist der heranreifende Erythroblast.

Nach Bindung des eisenhaltigen Transferrins an seinen Rezeptor wird der Eisen-Transferrinrezeptor-Komplex über clathrinausgekleidete Einstülpungen der Zellmembran in das Zellinnere internalisiert und in Endosomen integriert, in denen das Eisen infolge des dort herrschenden niedrigen pH-Wertes aus der Komplexbindung freigesetzt wird. Das freigesetzte Eisen steht dann der Hämsynthese zur Verfügung, während der Transferrinrezeptor-Komplex zur Zelloberfläche zurückkehrt, wo der größte Teil des Transferrins wieder in die Zirkulation abgegeben wird, während der Transferrinrezeptor erneut auf der Zelloberfläche verankert wird. Ein Teil des Transferrinrezeptorproteins kann auch an die Zirkulation abgegeben werden und wird im Blut als löslicher Transferrinrezeptor gemessen. In den erythropoetischen Zellen wird das überschüssige Eisen, das nicht für die Hämoglobinsynthese verwendet wird, unter Bildung von *Ferritin* an das Eisenspeicherprotein *Apoferritin* gebunden. Dieser Mechanismus der Eisenverteilung findet auch in anderen Zellen statt, die Transferrinrezeptoren exprimieren, insbesondere in Leberparenchymzellen, wo Eisen in Häm enthaltende Enzyme inkorporiert wird oder gespeichert werden kann. Das in Hämoglobin inkorporierte Eisen erreicht in Form der neu formierten, das Knochenmark verlassenden Erythrozyten das periphere Blut. Dieses Eisen ist Bestandteil der Erythrozytenmasse und wird erst wieder verfügbar, wenn die Lebenszeit der Erythrozyten abgelaufen ist.

Bei einem normalen Individuum beträgt die durchschnittliche Erythrozytenlebenszeit 120 Tage. Der tägliche Erythrozytenumsatz beträgt dementsprechend 0,8–1,0 %. Am Ende seiner Lebenszeit wird der gealterte Erythrozyt von Zellen des *retikuloendothelialen (RE-)Systems* als seneszent identifiziert und phagozytiert. Innerhalb der RE-Zellen wird das Hämoglobin der phagozytierten Erythrozyten degradiert; Globin und andere Proteine werden in Aminosäuren zerlegt und dem Aminosäurenpool zugeführt, während das freigesetzte Eisen an die Oberfläche der RE-Zellen transportiert und dort wieder dem zirkulierenden Transferrin präsentiert wird. Die Reutilisation des Eisens aus gealterten Erythrozyten erhält ein Gleichgewicht (und sogar eine geringfügige Akzeleration) der Erythropoese aufrecht. Das katabolisierte Eisen erscheint innerhalb von 10 Minuten nach Aufnahme in das retikuloendotheliale System wieder in der Zirkulation. Diese effiziente und selektive Reutilisation des Eisens aus gealterten Erythrozyten deckt ganz überwiegend den Bedarf der Erythropoese unter Steady-state-Bedingungen sowie bei gering beschleunigter Erythropoese.

Da jeder Milliliter Erythrozyten 1 mg elementares Eisen enthält, beträgt die täglich für den Ersatz katabolisierter Erythrozyten benötigte Eisenmenge 20 mg (erwachsener Mensch mit einer Erythrozytenmasse von 2 l). Sämtliches darüber hinaus für die tägliche erythropoetische Produktion benötigtes Eisen muss aus der Nahrung entnommen werden. Normalerweise muss ein erwachsener Mann mindestens 1 mg elementares Eisen pro Tag absorbieren, um den täglichen Bedarf zu decken, während Frauen im gebärfähigen Alter durchschnittlich 1,4 mg/d aufnehmen müssen. Um jedoch eine maximale erythropoetische Leistung des Knochenmarks bei einer Anämie zu erzielen, muss zusätzliches Eisen verfügbar sein. Bei erheblich gesteigerter Erythropoese kann der Eisenbedarf um das 6- bis 8-Fache ansteigen. Bei einer extravaskulären hämolytischen Anämie nimmt die Rate des Erythrozytenabbaus erheblich zu; der Eisenbedarf wird aber durch eine effiziente Reutilisation des katabolisierten Hämoglobineisens ausreichend gedeckt. Im Gegensatz dazu ist die Regenerationsrate der Erythropoese bei intravaskulärer Hämolyse oder Blutungsanämie durch die Menge des Eisens limitiert, die aus den Speichern mobilisiert werden kann. Typischerweise kann diese Mobilisationsrate maximal eine 2,5-fache Steigerung der Erythropoese kompensieren. Bei suboptimaler Eisenversorgung der stimulierten Erythropoese sind die erythropoetische Proliferation und die Hämoglobinsynthese vermindert. Die Erythropoese wird hypoproliferativ, und es entsteht eine mikrozytäre, hypochrome Anämie.

Während Blutverluste und Hämolyse für die Erythropoese eine zusätzliche Substitution erfordern, beeinflussen Entzündungen die Eisenfreisetzung aus den Eisenspeichern, was zu einem plötzlichen Absinken der Serumeisenkonzentration führen kann (siehe unten).

NAHRUNGSEISENBILANZ

Die Körpereisenbilanz ist beim Menschen sorgfältig kontrolliert und auf eine Konservierung des Eisens für die Reutilisation ausgerichtet. Es existiert kein regulierter Exkretionsmechanismus. Eisenverluste entstehen nur über Blutverluste (gastrointestinale Blutungen, Menstruation und andere Blutungen) und über den Verlust von epithelialen Zellen aus Haut und Schleimhäuten des Gastrointestinal- und des Urogenitaltraktes. In den Organismus gelangt es normalerweise nur über die Absorption aus der Nahrung oder über die Absorption oral verabreichter medizinischer Eisenpräparate. Eisen kann ebenso via Transfusion von Erythrozyten oder durch Injektion von Eisenkomplexverbindungen in den Organismus gelangen. Die Differenz zwischen der Menge durch Absorption verfügbaren Nahrungseisens und dem Bedarf eines heranwachsenden Kindes und einer erwachsenen Frau ist gering. Dies ist die Ursache für die große Häufigkeit des Eisenmangels weltweit – gegenwärtig geschätzt auf etwa eine halbe Milliarde betroffener Menschen.

Die Menge an Nahrungseisen, die erforderlich ist, um die physiologischen Verluste zu ersetzen, beträgt durchschnittlich 10 % des Körpereisenbestandes pro Jahr für den Mann und etwa 15 % für Frauen im gebärfähigen Alter. Der Eisengehalt der Nahrung korreliert eng mit dem Kaloriengehalt (etwa 6 mg elementaren Eisens pro 1000 Kalorien). Die Eisenbioverfügbarkeit der Nahrung ist abhängig von der Art des Nahrungsmittels. Hämeisen (z. B. in rotem Fleisch) wird am besten absorbiert. In den USA und in Europa beträgt die durchschnittliche Eisenaufnahme bei einem erwachsenen Mann 15 mg/d, wovon 6 % absorbiert werden. Die durchschnittliche Eisenaufnahme einer Frau liegt bei 11 mg/d, wovon 12 % absorbiert werden. Ein Patient mit einem Eisenmangel kann die Eisenabsorption aus fleischhaltiger Kost auf ungefähr 20 % steigern, während aus einer vegetarischen Diät nur 5–10 % des Eisens absorbiert werden. Daraus folgt, dass fast ein Drittel der weiblichen Population der USA keine Eisenreserve besitzt. Vegetarier unterliegen dem zusätzlichen Nachteil, dass ein Teil der von ihnen bevorzugten Nahrungsmittel Phytate und Phosphate enthält, welche die Eisenabsorption um bis zu 50 % reduzieren. Wenn ionisierbare Eisensalze zusammen mit Nahrungsmitteln verabreicht werden, reduziert sich die absorbierbare Eisenmenge. Wenn man den prozentualen Anteil Eisen, der aus einem Nahrungsmittel absorbiert wird, mit dem aus einer äquivalenten Menge Eisensulfat absorbierten Prozentsatz vergleicht, ist Eisen aus Gemüse nur zu etwa einem Zwanzigstel verfügbar, Eisen in Eiern zu etwa einem Achtel, Lebereisen zur Hälfte und Hämeisen zur Hälfte bis zu zwei Dritteln.

Kleinkinder, Kinder und Jugendliche können aufgrund des wachstumsbedingt erhöhten Eisenbedarfs und gleichzeitig zu niedrigem Nahrungseisenangebotes eine negative Eisenbilanz aufweisen. Während der letzten beiden Schwangerschaftsdrittel erhöht sich der tägliche Eisenbedarf auf 5–6 mg. Daher wird in den höher entwickelten Ländern nahezu generell Eisen in der Schwangerschaft verschrieben.

Die Eisenresorption ist ein fein regulierter Prozess, der hauptsächlich im oberen Dünndarm stattfindet. Zur Resorption muss das Eisen zunächst von einer luminalen Darmzelle aufgenommen werden. Dieser Prozess wird durch den sauren Mageninhalt erleichtert, der das Nahrungseisen in Lösung hält. An der luminalen Seite der resorbierenden Zelle wird das dreiwertige Eisen mittels einer Ferrireduktase zu zweiwertigem Eisen reduziert. Der Transport durch die Zellmembran wird von einem „divalent metal transporter 1“ (DMT 1, auch Nramp2 oder DCT 1 genannt) bewerkstelligt. DMT 1 ist ein Kationentransporter. Das in die Mukosazelle aufgenommene Eisen kann entweder in Ferritin gespeichert oder durch die Zelle zur basolateralen Seite transportiert werden, wo es auf der Oberfläche durch den membrangebundenen Eisentransporter Ferroportin an Plasmatransferrin abgegeben wird. Die Funktion von Ferroportin wird durch Hepcidin, das wichtigste Hormon zur Eisenregulation, inhibiert. Während seiner Freisetzung interagiert Eisen noch mit einer anderen Ferroxidase, dem Hephaestin, welches das Eisen für die Bindung an Transferrin oxidiert. Hephaestin gleicht dem Kupfertransportprotein Coeruloplasmin.

Die Eisenabsorption wird durch mehrere physiologische Faktoren beeinflusst. So stimuliert eine erythropoetische Hyperplasie die Eisenabsorption, selbst wenn die Eisenspeicher gefüllt oder sogar überfüllt sind, die Hepcidinspiegel sind dann sehr niedrig. Der zugrunde liegende molekulare Mechanismus ist unbekannt. Patienten mit Anämien und hochgradig ineffektiver Erythropoese absorbieren exzessive Eisenmengen. Dies kann im Verlauf zu einer Eisenüberladung und zu Organschäden führen. Bei Eisenmangel ist die Eisenabsorption wesentlich effektiver als bei Eisenüberladungszuständen. Die dazu notwendige Information wird möglicherweise über Signale vermittelt, welche die Mukosazelle des Dünndarms erhält, während sie aus den Krypten auf die Zottenhöhe wandert und sich dort zur absorbierenden Zelle entwickelt. Ein normaler Mensch kann bei exzessivem Eisenangebot oder bei der Einnahme medizinischen Eisens die Absorption reduzieren; während dabei jedoch der prozentuale Anteil absorbierten Eisens abnimmt, steigt die absolute Menge weiter an. Dies führt zur akuten Eisentoxizität bei Kindern, die große Mengen von Eisentabletten einnehmen. Unter diesen Bedingungen überschreitet die Menge absorbierten Eisens die Transferrinbindungskapazität im Plasma, was zum Auftreten von freiem ionisiertem Eisen, das wichtige Organe wie den Herzmuskel schädigen kann, führt.

EISENMANGELANÄMIE

Eisenmangel ist eine der häufigsten Formen der Mangelernährung. Weltweit sind 50 % der Anämien auf einen Eisenmangel zurückzuführen und es treten dadurch etwa 841.000 Todesfälle auf. Afrika und Teile von Asien tragen zu 71 % der globalen Morbidität bei, Nordamerika nur zu 1,4 % der Gesamtmorbidität und -mortalität durch Eisenmangel.

STADIEN DES EISENMANGELS

Die Entstehung eines Eisenmangels kann in drei Stadien unterteilt werden (Abb. 8-2). Das erste Stadium ist die *negative Eisenbilanz*, in welcher der Eisenbedarf (oder die -verluste) die Möglichkeit des Körpers überschreitet, diesen Bedarf durch Absorption aus der Nahrung zu decken. Dieser Zustand kann Folge zahlreicher physiologischer Mechanismen sein, einschließlich Blutverlusten, Schwangerschaft (bei welcher der Bedarf durch die Produktion roter Blutzellen für den Fetus die Möglichkeit der Mutter übersteigt, das notwendige Eisen zur Verfügung zu stellen), schnelle Wachstumsschübe in der Jugend oder unzureichende Eisenaufnahme mit der Nahrung. Blutverluste von mehr als 10–20 ml Blut pro Tag übersteigen die tägliche Eisenaufnahme bei normaler Ernährung. Unter diesen Bedingungen muss das Eisendefizit durch Eisenmobilisation aus den RE-Speichern ausgeglichen werden. Parameter, welche die Eisenspeicher repräsentieren, wie das Serumferritin und das Vorhandensein von anfärbbarem Eisen im Knochenmark, werden in dieser Phase vermindert nachweisbar sein. Solange Eisenspeicher vorhanden und mobilisierbar sind, werden das Serumeisen, die TEBK und das Erythrozytenprotoporphyrin normwertig sein. Die Erythrozytenmorphologie und ihre Indices sind in diesem Stadium noch normal.

Sobald die Eisenspeicher entleert sind, beginnt das Serumeisen abzusinken. Gleichzeitig steigen die TEBK und das Erythrozytenprotoporphyrin. Definitionsgemäß kann man bei einem Serumferritin unter 15 µg/l kein Knochenmarkeisen mehr nachweisen. Solange die Se-

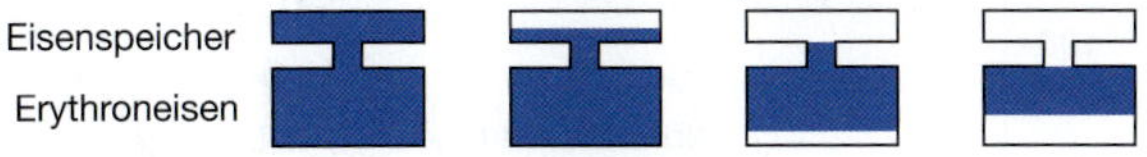

	Normal	Negative Eisenbilanz	Eisendefiziente Erythropoese	Eisenmangelanämie
Knochenmarkeisen	1–3+	0-1+	0	0
Serumferritin (µg/l)	50–200	< 20	< 15	< 15
TEBK (µg/dl)	300–360	> 360	> 380	> 400
SE (µg/dl)	50–150	NL	< 50	< 30
Transferrinsättigung (%)	30–50	NL	< 20	< 10
Knochenmark-Sideroblasten (%)	40–60	NL	< 10	< 10
Zink-Protoporphyrin (µg/dl)	30–50	NL	> 100	> 200
Erythrozytenmorphologie	NL	NL	NL	Mikrozytär/ hypochrom

Abbildung 8-2 Untersuchungsbefunde bei der Entstehung eines Eisenmangels. Die Bestimmung von Knochenmarkeisen, Serumferritin und der totalen Eisenbindungskapazität (TEBK) sind sehr sensitiv für die Erfassung einer frühen Entleerung der Eisenspeicher. Eine eisendefiziente Erythropoese kann durch Bestimmung von Serumeisen (SE), prozentualer Transferrinsättigung, Sideroblasten im Knochenmark und Zink-Protoporphyrin-Gehalt der Erythrozyten erfasst werden. Patienten mit einer Eisenmangelanämie zeigen die gleichen Veränderungen sowie zusätzlich eine hypochrome mikrozytäre Anämie. *(Aus Hillman and Finch; mit frdl. Genehmigung.)*

rumeisenwerte im Normalbereich verbleiben, ist die Hämoglobinsynthese trotz schwindender Eisenspeicher unberührt. Fällt die Transferrinsättigung bis auf 15–20 % ab, ist die Hämoglobinsynthese beeinträchtigt. Dies ist die Phase der *eisendefizienten Erythropoese*. Hier zeigt eine gründliche Untersuchung der Ausstriche des peripheren Blutes das erstmalige Auftreten von mikrozytären Zellen und man kann, soweit die Labortechnologie verfügbar ist, hypochrome Retikulozyten im Blut nachweisen. Im weiteren Verlauf repräsentiert der beginnende Abfall der Hämoglobin- und Hämatokritwerte eine *Eisenmangelanämie*. Die Transferrinsättigung beträgt zu diesem Zeitpunkt 10–15 %.

Bei mittelschwerer Anämie (Hämoglobin 10–13 g/dl) ist das Knochenmark hypoproliferativ. Bei einer ausgeprägteren Anämie (Hämoglobin 78 g/dl) nehmen Hypochromie und mikrozytäre Form zu; dysmorphe Erythrozyten (Poikilozyten) imponieren im Blutausstrich als zigarren- oder stiftförmige Formen und Targetzellen. Die Erythropoese wird zunehmend ineffektiv. Bei anhaltender schwerer Eisenmangelanämie zeigt sich im Verlauf eine eher hyperplastische als eine hypoproliferative Erythropoese.

Tabelle 8-2

URSACHEN DES EISENMANGELS
Erhöhter Eisenbedarf
Wachstumsschübe im Säuglingsalter oder in der Jugend
Schwangerschaft
Erythropoetintherapie
Vermehrter Eisenverlust
Chronische Blutverluste
Menstruationsblutung
Akute Blutverluste
Blutspende
Aderlässe zur Behandlung der Polycythaemia vera
Verminderte Eisenaufnahme oder -resorption
Ernährungsfehler
Krankheitsbedingte Malabsorption (Sprue, Crohn-Krankheit)
Malabsorption nach Operationen (nach Gastrektomie)
Akute oder chronische Entzündungen

URSACHEN DES EISENMANGELS

Ein Eisenmangel entsteht in Situationen, in denen der Eisenbedarf erhöht ist, ein vermehrter Eisenverlust auftritt oder die Eisenresorption vermindert ist (Tab. 8-2).

KLINISCHES BILD DES EISENMANGELS

Bestimmte klinische Bedingungen erhöhen die Wahrscheinlichkeit, dass ein Eisenmangel vorliegt. Schwangerschaft, Pubertät, Phasen des schnellen Wachstums und gesicherte wiederholte Blutverluste jeglicher Art sollten den Kliniker auf einen möglichen Eisenmangel hinweisen. Eine Grundregel ist, dass das Auftreten eines Eisenmangels bei einem erwachsenen Mann bis zum Beweis des Gegenteils auf einem gastrointestinalen Blutverlust beruht. Die Eisenmangelsymptome sind abhängig von der Schwere und Chronizität der Anämie. Neben den klassischen Zeichen einer Anämie – Müdigkeit, Blässe und reduzierter Leistungsfähigkeit – zeigen sich als Zeichen eines fortgeschrittenen Gewebeeisenmangels bei einem chronischen Verlauf Symptome, wie eine *Cheilosis* (Fissuren im Bereich der Mundwinkel) und einer *Koilonychie* (Wölbung der Fingernägel). Die Diagnose eines Eisenmangels basiert typischerweise auf Laborwerten.

LABORDIAGNOSTIK DES EISENSTOFFWECHSELS

Serumeisen und totale Eisenbindungskapazität

Die Höhe des Serumeisens repräsentiert die Menge des an Transferrin gebundenen in der Zirkulation befindlichen Eisens. Die totale Eisenbindungskapazität ist ein indirektes Maß für das zirkulierende Transferrin. Der

Normwertbereich liegt für Serumeisen bei 100–150 µg/dl und für die totale Eisenbindungskapazität bei 300–360 µg/dl. Die Transferrinsättigung, die normalerweise bei 25–50 % liegt, errechnet sich durch die folgende Formel: Serumeisen × 100 : totale Eisenbindungskapazität. Eisenmangelzustände sind mit Sättigungswerten unter 20 % verbunden. Bei der Beurteilung von Serumeisenwerten muss dem Kliniker die tageszeitliche Variation des Wertes bewusst sein. Eine Transferrinsättigung > 50 % bedeutet, dass ein unproportional hoher Anteil des an Transferrin gebundenen Eisens an nicht erythroides Gewebe abgegeben wird. Hält dieser Zustand über eine längere Zeitspanne an, kann es zu einer Eisenüberladung der Gewebe kommen.

Serumferritin

Freies Eisen ist zelltoxisch. Daher hat der Körper ein ausgefeiltes System an Schutzmechanismen entwickelt, durch die Eisen in verschiedenen Gewebekompartimenten gebunden wird. Intrazellulär liegt Eisen proteingebunden als Ferritin oder Hämosiderin vor. Apoferritin bindet freies Fe^{2+} und speichert es als Fe^{3+}. Sofern sich Ferritin in den Zellen des retikuloendothelialen Systems anreichert, wird es in Hämosiderin gebunden. Eisen aus Ferritin oder Hämosiderin kann durch die Zellen des RE-Systems freigesetzt werden, obwohl Hämosiderin weniger verfügbar ist. Unter Steady-state-Bedingungen korreliert der Serumferritinwert mit den Gesamtkörpereisenspeichern. Deshalb stellt der Serumferritinwert den günstigsten Parameter zur Abschatzung der Eisenspeicher dar. Der Normwert für Ferritin variiert in Abhängigkeit von Alter und Geschlecht (Abb. 8-3). Erwachsene Männer haben Serumferritinwerte von durchschnittlich 100 µg/l, während erwachsene Frauen durchschnittlich Werte von 30 µg/l aufweisen. Wenn die Eisenspeicher erschöpft sind, fällt das Serumferritin auf < 15 µg/l ab, was fast immer ein Zeichen leerer Körpereisenspeicher ist.

Beurteilung der Knochenmarkeisenspeicher

Obwohl die Eisenspeicher des retikuloendothelialen Systems anhand des anfärbbaren Eisens in der Knochenmarkzytologie oder -histologie geschätzt werden können, hat die Bestimmung des Serumferritins inzwischen weitestgehend die Knochenmarkaspiration zur Bestimmung der Körpereisenspeicher abgelöst (Tab. 8-3). Der Serumferritinwert ist ein genauerer Indikator für eine Eisenüberladung als die Knochenmarkeisenfärbung. Dennoch liefert die Knochenmarkeisenfärbung neben den Angaben für die Speichereisenbestimmung Informationen über die Effektivität der Eisenzufuhr bei wachsenden Erythroblasten. Normalerweise enthalten 40–60 % der Erythroblasten in ihrem Zytoplasma sichtbare Ferritin-

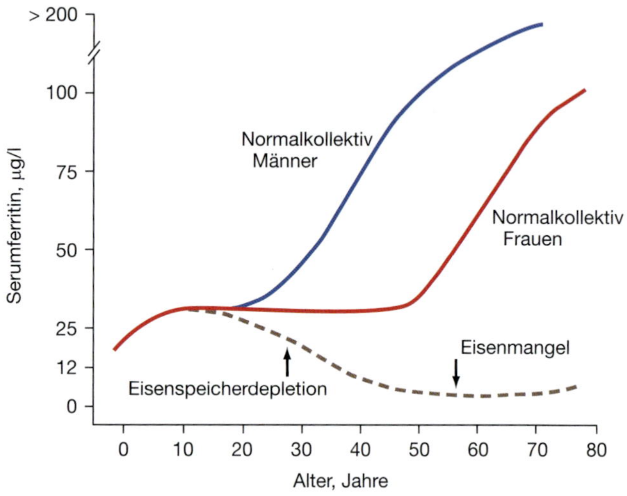

Abbildung 8-3 Serumferritinwerte in Abhängigkeit von Alter und Geschlecht. Eisenspeicherdepletion und Eisenmangel werden von einem Abfall des Serumferritins < 20 µg/l begleitet. *(Aus Hillman and Ault; mit frdl. Genehmigung.)*

Tabelle 8-3

MESSUNG DER EISENSPEICHER

Eisenspeicher	Knochenmarkeisenfärbung, 0–4+	Serumferritin, µg/l
0	0	< 15
1–300 mg	Spuren bis 1+	15–30
300–800 mg	2+	30–60
800–1000 mg	3+	60–150
1–2 g	4+	> 150
Eisenüberladung	–	> 500–1000

granula *(Sideroblasten)*. Dieses Eisen repräsentiert überschüssiges Eisen der Hämoglobinsynthese. Sofern die Eisenfreisetzung aus den Speichern blockiert ist, kann man RE-Eisen nachweisen. Es sind dann nur wenige bis gar keine Sideroblasten nachweisbar. Bei myelodysplastischen Syndromen kommt es wegen einer mitochondrialen Fehlfunktion zur Eisenakkumulation in den Mitochondrien, die sich in einer halskettenartigen Formation um den Kern von Erythroblasten manifestiert. Diese Zellen werden als *Ringsideroblasten* bezeichnet.

Protoporphyrin

Protoporphyrin ist ein Intermediärprodukt der Hämsynthese. Bei Beeinträchtigung der Hämsynthese wird Protoporphyrin in den Erythrozyten akkumuliert. Hierdurch kommt eine inadäquate Eisenversorgung der erythropoetischen Vorläuferzelle zum Ausdruck, welche zu einer insuffizienten Hämoglobinsynthese führt. Bei Werten unter 30 µg/dl liegt keine Mangelversorgung der Erythropoese mit Eisen vor. Bei schwerem Eisenmangel werden Werte über 100 µg/dl beobachtet. Die häufigste Ursache für ein erhöhtes Erythrozytenprotoporphyrin sind ein absoluter oder relativer Eisenmangel sowie eine Bleivergiftung.

Löslicher Transferrinrezeptor (sTfR)

Da die Vorläuferzellen der Erythropoese von allen Körperzellen die höchste Zahl an Transferrinrezeptoren auf ihrer Oberfläche tragen und weil der Transferrinrezeptor als löslicher Transferrinrezeptor (sTfR) in das Plasma abgegeben wird, besteht eine grobe proportionale Beziehung zwischen der sTfR-Konzentration im Plasma und der Masse der erythropoetischen Zellen. Zu einer Erhöhung der sTfR-Konzentration im Plasma kommt es ebenfalls bei einer vollständigen Entleerung der Eisenspeicher. Die Normwerte liegen im Immunoassay (Enzymimmunoassay, Radioimmunoassay) bei 4–9 µg/l. Dieser Labortest ist zunehmend verfügbar und dient unter anderem zur Unterscheidung zwischen Eisenmangel und Anämie bei chronischen Erkrankungen (siehe unten).

DIFFERENZIALDIAGNOSTIK

Außer dem Eisenmangel müssen nur drei weitere Erkrankungsgruppen als Differenzialdiagnosen einer hypochromen mikrozytären Anämie in Erwägung gezogen werden (Tab. 8-4). Die erste sind erbliche Defekte der Globinkettensynthese, die Thalassämien. Diese sind vom Eisenmangel bereits durch die Serumeisenwerte zu unterscheiden: Bei der Thalassämie finden sich üblicherweise normale oder erhöhte Werte für Serumeisen und Transferrinsättigung. Außerdem ist die Erythrozytenverteilungsbreite (EVB) bei Thalassämien meist reduziert und bei Eisenmangel erhöht.

Die zweite Erkrankungsgruppe sind die Anämien bei chronisch-entzündlichen Erkrankungen mit inadäquater Eisenversorgung der Erythropoese im Knochenmark. Die Unterscheidung einer Eisenmangelanämie von einer Anämie bei chronisch-entzündlichen Erkrankungen gehört zu den häufigsten diagnostischen Problemen, mit denen der Kliniker konfrontiert wird (siehe unten). Üblicherweise ist die Anämie bei chronischen Erkrankungen normozytär und normochrom. Auch hier ist die Unterscheidung anhand der Eisenstoffwechselparameter möglich; Ferritin ist erhöht oder normal und die totale Eisenbindungskapazität typischerweise vermindert.

Die myelodysplastischen Syndrome (MDS) bilden die dritte Entität. Einige Patienten mit einem myelodysplastischen Syndrom weisen eine beeinträchtigte Hämoglobinsynthese mit einer mitochondrialen Dysfunktion auf, welche die Eiseneinlagerung in das Hämmolekül behindert. Auch hier zeigen die Eisenstoffwechselwerte, auch im Falle einer Mikrozytose und Hypochromie, normale Speicher und eine hochnormale Versorgung des Knochenmarks an.

Behandlung EISENMANGELANÄMIE

Die Ausprägung und die Ursache einer Eisenmangelanämie bestimmen das therapeutische Vorgehen. So erhalten ältere symptomatische Patienten mit einer schweren Eisenmangelanämie und einer bekannten kardiovaskulären Anamnese am ehesten Erythrozytentransfusionen. Demgegenüber werden jüngere Personen, die gut an die Anämie adaptiert sind, eher konservativ mit Eisengaben supplementiert. Bei Letzteren steht die Klärung der Ursache des Eisenmangels im Vordergrund.

In den meisten Fällen eines Eisenmangels (Schwangere, Kinder im Wachstum und Jugendliche, Patienten mit gelegentlichen Blutungen und solche mit einer inadäquaten Nahrungseisenaufnahme) reichen orale Eisengaben aus. Bei Patienten mit außergewöhnlichen Blutverlusten oder einer Malabsorption haben spezifische Nachweisverfahren und eine adäquate Therapie absolute Priorität. Sofern die Diagnose einer Eisenmangelanämie gestellt und die Ursache gesichert ist, stehen 3 Therapieoptionen zur Verfügung:

Tabelle 8-4

DIAGNOSTIK DER MIKROZYTÄREN ANÄMIE

Test	Eisenmangel	Entzündung	Thalassämie	Sideroblastische Anämie
Blutausstrich	Mikro/hypo	Normal, mikro/hypo	Mikro/hypo mit Targetzellen	Variabel
Serumeisen (µg/l)	< 30	< 50	Normal bis erhöht	Normal bis erhöht
Totale Eisenbindungskapazität (µg/l)	> 360	< 300	Normal	Normal
Transferrinsättigung (%)	< 10	10–20	30–80	30–80
Ferritin (µg/l)	< 15	30–200	50–300	50–300
Hämoglobinelektrophorese	Normal	Normal	Anormal bei β-Thalassämie, kann bei α-Thalassämie normal sein	Normal

ERYTHROZYTENTRANSFUSIONEN Transfusionen sollten Patienten mit Anämiesymptomen, kardiovaskulärer Symptomatik, fortgesetzten oder ausgeprägten Blutungen oder solchen mit einer akut notwendigen Intervention vorbehalten bleiben. Die Behandlung dieser Patienten ist weniger am Eisenmangel als an den Folgen der schweren Anämie ausgerichtet. Die Transfusionen korrigieren nicht nur akut die Anämie, die Gabe der Erythrozyten stellt auch eine Quelle für wiederverwertbares Eisen dar, soweit sie nicht durch kontinuierliche Blutungen wieder verloren gehen. Die Transfusionen können den Patienten stabilisieren, sodass andere Therapieoptionen erwogen werden können.

ORALE EISENTHERAPIE Bei asymptomatischen Patienten mit einer gesicherten Eisenmangelanämie ist üblicherweise eine orale Eisentherapie ausreichend. Es stehen zahlreiche Zubereitungen zur Verfügung, die von einfachen Eisensalzen bis hin zu komplexen Eisenverbindungen für eine verzögerte Freisetzung im Dünndarm reichen (Tab. 8-5). Obwohl die verschiedenen Präparate unterschiedliche Eisenmengen enthalten, zeigen sie alle eine gute Absorption und eine gute therapeutische Effektivität. Einige Präparationen enthalten Zusätze, welche die Eisenabsorption verbessern sollen, wie Ascorbinsäure. Es ist noch unklar, ob die Vorteile solcher Präparationen deren hohen Preis rechtfertigen. Üblicherweise wird für die Eisensupplementierung 100–200 mg elementares Eisen pro Tag, verteilt auf 3–4 Tabletten, verabreicht. Idealerweise sollten orale Eisenpräparationen auf nüchternen Magen eingenommen werden, da Nahrungsbestandteile die Absorption beeinträchtigen könnten. Einige Patienten mit Magenerkrankungen und stattgehabten Magenoperationen benötigen eine Behandlung mit intravenösem Eisen, da die Aufnahmekapazität des Magens reduziert sein kann. Diese Aufnahmekapazität und die damit verbundene, durch Wanddehnung induzierte sekretorische Aktivität sind notwendig, um die Hülle der Tabletten aufzulösen und das Eisen freizusetzen. Eine Gabe von 100–300 mg/d elementarem Eisen sollte zur Aufnahme von 50 mg/d Eisen und einer Steigerung der Erythropoeserate auf das 2- bis 3-Fache bei normal funktionierendem Knochenmark und adäquater Erythropoetinstimulation führen. Bei ansteigenden Hämoglobinwerten nehmen Erythropoetinspiegel und Eisenabsorption ab. Therapieziele bei Eisenmangelanämie sollten nicht nur der Ausgleich der Anämie, sondern auch das Wiederauffüllen der Speicher mit 0,5–1 g Eisen sein. Eine Fortführung der Therapie für einen Zeitraum von 6–12 Monaten nach Ausgleich der Anämie ist notwendig, um dieses Ziel zu erreichen.

Tabelle 8-5

EISENPRÄPARATE

Generikum	Tablette (Eisengehalt in mg)	Lösung (Eisengehalt in mg)
Orale Gabe		
Eisen(II)-sulfat	50 oder 100	
Eisen(II)-glycin-sulfat-Komplex	40 oder 100	
Eisen(II)-fumarat	100	
Eisen(II)-gluconat	25	
Eisen(III)-hydroxid-Polymaltose-Komplex	50	
Intravenöse Gabe		
Natrium-Eisen(III)-gluconat-Komplex		62,5/5 ml
Eisen(III)-Sorbitol-Zitrat-komplex		100/2 ml
Eisen(III)-hydroxy-Saccharose-Komplex		100/5 ml
Eisencarboxymaltose		50/1 ml

Gastrointestinale Beschwerden sind die häufigste Nebenwirkung einer oralen Eisentherapie und werden bei 15–20 % der Patienten beobachtet. Bei diesen Patienten sind abdominelle Schmerzen, Übelkeit, Erbrechen oder Obstipation häufig Grund für eine mangelhafte Compliance. Obwohl niedrige Dosierungen oder Eisenpräparationen mit einer verzögerten Freisetzung hier hilfreich sein können, stellen die gastrointestinalen Nebenwirkungen bei vielen Patienten das Haupthindernis für eine effektive Therapie dar.

Das Ansprechen auf eine Eisentherapie variiert abhängig von der Erythropoetinstimulation und dem Ausmaß der Absorption. Typischerweise sollten die Retikulozytenwerte 4–7 Tage nach Beginn der Therapie zu steigen anfangen und ihren Höhepunkt nach 1–1,5 Wochen erreichen. Die Ursache für ein Nichtansprechen können eine schlechte Absorption, Noncompliance (häufig) oder eine zusätzliche Erkrankung sein. Der *Eisenresorptionstest* ist im klinischen Alltag nützlich, um die Fähigkeit zur Eisenabsorption zu bestimmen. Hierbei werden dem Patienten zwei Eisentabletten gegeben, danach wird das Serumeisen über 2 Stunden mehrfach gemessen. Eine normale Eisenresorption führt in der Regel zu einem Anstieg des Serumeisens auf mindestens 100 µg/dl. Bei persistierendem Eisenmangel kann es notwendig sein, auf eine parenterale Eisengabe umzustellen.

PARENTERALE EISENTHERAPIE Die intramuskuläre oder intravenöse Gabe von Eisen ist für Patienten geeignet, die orale Eisengaben nicht tolerieren, eine schwere enterale Resorptionsstörung (nachgewiesen mithilfe des Eisenresorptionstestes) aufweisen oder bei denen eine schnelle oder kontinuierliche Gabe bei persistierenden zumeist gastrointestinalen Blutverlusten erforderlich ist. Heute stellt die intravenöse Gabe das Routineverfahren dar. Der Einsatz von parenteralem Eisen hat in den letzten Jahren sprunghaft durch die Erkenntnis zugenommen, dass die Gabe von rekombinantem Erythropoetin einen deutlichen Eisenbedarf induziert – einen Bedarf, der häufig nicht allein durch die physiologische Freisetzung von Eisen aus den Speichern des retikuloendothelialen Systems oder durch orale Eisenaufnahme gedeckt werden kann. Bedenken bestehen bezüglich der Sicherheit von parenteralen Eisengaben, insbesondere für Eisen-Dextran. Die Rate schwerer Nebenwirkungen beträgt bei Eisen-Dextran 0,7 %. Glücklicherweise sind inzwischen neuere Eisenverbindungen mit niedrigerer Nebenwirkungsrate verfügbar. Dazu gehören Eisengluconat (Ferrlecit), Eisensaccharat (Venofer) und Eisencarboxymaltose (Injectafer). Eisengluconat liefert pro Injektion 125 mg, Eisencarboxymaltose 750 mg und Eisensaccharat 200 mg. Die zurzeit gebräuchlichsten Verbindungen sind intravenöses Eisengluconat und Eisensaccharat (Tab. 8-5).

Es gibt zwei Vorgehensweisen für die Gabe von parenteralem Eisen: Die Gabe der für die Korrektur des Hämoglobinmangels notwendigen Dosis und zusätzlich noch bis zur Auffüllung der Speicher mit ungefähr 500 mg Eisen oder die wiederholte Gabe kleinerer Eisenmengen über einen längeren Zeitraum. Letztere Vorgehensweise ist in Dialysezentren gebräuchlich, wo oft 1 × 100 mg/Woche elementares Eisen über 10 Wochen gegeben werden, um das Ansprechen der Erythropoese auf die Gabe von rekombinantem Erythropoetin zu verbessern. Die für den jeweiligen Patienten benötigte Eisenmenge errechnet sich nach folgender Formel:

Körpergewicht (kg) × 2,3
× (15 – Hämoglobin des Patienten, g/dl)
+ 500 oder 1000 mg zum Auffüllen der Eisenspeicher

Bei der Gabe von intravenösem Eisen sollte immer an die Möglichkeit einer anaphylaktischen Reaktion gedacht werden, die bei den neueren Präparaten sehr selten ist. Zu den Faktoren, die mit einer anaphylaktoiden Reaktion korrelieren, gehören multiple Allergien oder eine frühere allergische Reaktion auf Eisen-Dextran. Zu den Allgemeinsymptomen, die mehrere Tage nach der Gabe einer höheren Eisendosis auftreten können, zählen Arthralgien, Hautausschläge und leicht erhöhte Körpertemperaturen. Dies kann dosisabhängig sein und schließt die weitere Gabe von parenteralem Eisen bei dem Patienten nicht aus. Bis heute konnten Patienten, die auf Eisen-Dextran reagiert hatten, sicher mit anderen parenteralen Eisenpräparaten behandelt werden. Sofern hohe Dosen Eisen-Dextran (> 100 mg) gegeben werden, sollte die Präparation mit 5%iger Glukose- oder 0,9%iger Kochsalzlösung verdünnt werden. Sie kann dann über einen Zeitraum von 60–90 Minuten (für höhere Dosierungen) infundiert werden. Auch wenn bei parenteralem Eisen eine Testdosis (25 mg) empfohlen wird, erfordert die langsame Infusion einer höheren parenteralen Eisendosis die gleiche Aufmerksamkeit wie die separat injizierte Testdosis. Die Eiseninfusion sollte bei Brustschmerz, Kurzatmigkeit, Blutdruckabfall oder anderen systemischen Symptomen unabhängig von der verabreichten Menge sofort unterbrochen werden.

ANDERE HYPOPROLIFERATIVE ANÄMIEN

Neben der leichten bis mittelschweren Eisenmangelanämie werden die hypoproliferativen Anämien in vier Kategorien eingeteilt: Anämien bei (1) chronischer Entzündung/Infektion, (2) Nephropathien, (3) endokrinen und nutritiven Störungen (Hypometabolismus) und (4) Knochenmarkschäden (Kap. 12). Bei chronischen Entzündungen, Nephropathien oder Hypometabolismus findet sich eine inadäquate endogene Erythropoetinproduktion im Verhältnis zum Grad der Anämie. Die Anämie bei chronischer Entzündung (Anemia of Chronic Disease, ACD) zeigt zusätzlich eine inadäquate Stimulation der roten Vorstufen im Knochenmark, teilweise wegen einer *defekten Eisenreutilisation.*

Infolge der fehlenden oder unzureichenden EPO-Stimulation zeigt die Untersuchung eines peripheren Blutausstriches nur gelegentlich polychromatophile („shift“) Retikulozyten. Bei Eisenmangel oder Knochenmarkschäden besteht typischerweise eine entsprechende Erhöhung der endogenen EPO-Spiegel, sodass im Blutausstrich Shift-Retikulozyten vorhanden sind.

ANÄMIE BEI AKUTER UND CHRONISCHER ENTZÜNDUNG/INFEKTION

Die Anämie der chronischen Entzündung, welche Entzündungen, Infektionen, Gewebsverletzungen und Prozesse mit einer erhöhten Freisetzung proinflammatorischer Zytokine (z. B. Tumorerkrankungen) einschließt, ist eine der häufigsten Anämieformen, die in der Klinik beobachtet werden. Sie ist die wichtigste Differenzialdiagno-

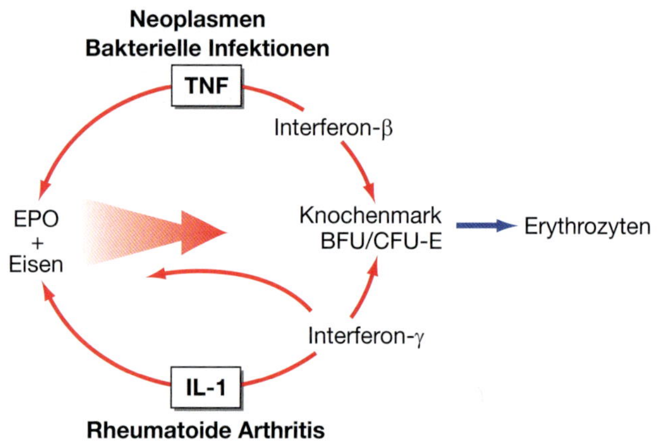

Abbildung 8-4 Suppression der Erythropoese durch inflammatorische Zytokine. Durch Freisetzung von TNF und IFN-γ werden die Erythropoetinproduktion und die Proliferation von roten Vorläuferzellen bei Tumorerkrankungen und bakteriellen Infektionen gehemmt (erythroide „burst forming units“ und erythroide „colony forming units“: BFU/CFU-E). Zu den Mediatoren bei Patienten mit Vaskulitis und rheumatoider Arthritis gehören IL-1 und IFN-γ. Die roten Pfeile markieren die Angriffspunkte, über welche die inflammatorischen Zytokine ihre Wirkung entfalten.

se bei Verdacht auf einen Eisenmangel, da viele Aspekte der Anämie auf einer inadäquaten Eisenversorgung des Knochenmarks trotz normaler oder voller Speicher beruhen. Dies wird reflektiert durch ein erniedrigtes Serumeisen, ein erhöhtes Zink-Protoporphyrin, ein hypoproliferatives Knochenmark, eine Transferrinsättigung von 15–20 % und ein normales oder erhöhtes Serumferritin. Das Serumferritin ist oft der wegweisende Parameter, wenn es um die Differenzierung zwischen tatsächlichem Eisenmangel und einer eisendefizienten Erythropoese bei (chronischer) Entzündung geht. Typischerweise steigen die Serumferritinwerte bei einer Entzündung bis auf das 3-Fache der Norm an. Diese Veränderungen basieren auf der Einwirkung von proinflammatorischen Zytokinen und von Hepcidin, dem Eisenspeicherregulator, auf verschiedenen Stufen der Erythropoese (Abb. 8-4).

Bei einer Anämie reduziert IL-1 die Erythropoetinproduktion und vermindert durch die zusätzliche Freisetzung von IFN-γ die Ansprechbarkeit der Erythropoese auf Erythropoetin – ein Effekt, der in vitro und in vivo durch erhöhte Erythropoetindosen überwunden werden kann. Daneben hemmt auch Tumor-Nekrose-Faktor (TNF) durch die Freisetzung von IFN-γ aus den Knochenmarkstromazellen die Erythropoetinwirkung. Hepcidin, das in der Leber synthetisiert wird, ist bei Entzündungen über einen IL-6-vermittelten Signalweg erhöht und supprimiert die Eisenabsorption sowie die Eisenfreisetzung aus den Speichern. Das Resultat ist eine chronische hypoproliferative Anämie mit klassischen Veränderungen im Eisenstoffwechsel. Außerdem geht die Anämie mit einer leichten bis mittelschweren Verkürzung der Erythrozytenlebensdauer einher.

Bei einer chronischen Entzündung oder Infektion bestimmt die Grundkrankheit die Schwere und Ausprägung der Anämie. So liegt bei Tumorpatienten meistens eine normochrome, normozytäre Anämie vor, während Patienten mit einer lang bestehenden aktiven rheumatoiden Arthritis oder chronischen Infektion, wie einer Tuberkulose, eine hypochrome, mikrozytäre Anämie aufweisen. In beiden Fällen ist das Knochenmark hypoproliferativ; die Unterschiede der Erythrozytenindices spiegeln aber die unterschiedliche Verfügbarkeit von Eisen für die Hämoglobinsynthese wider. Gelegentlich ist eine chronische Entzündung mit chronischen Blutverlusten verbunden. Unter diesen Bedingungen kann es notwendig sein, eine Knochenmarkzytologie mit einer Eisenfärbung durchzuführen, um einen Eisenmangel auszuschließen. In diesem Fall kann die Gabe von Eisen die Eisenmangelkomponente korrigieren, die entzündliche Komponente bleibt unbeeinflusst.

Die ACD ist typischerweise leicht, verschlechtert sich aber im Laufe der Zeit. Eine akute Infektion kann innerhalb von 1–2 Tagen zu einem Abfall des Hämoglobins um 2–3 g/dl führen, überwiegend durch die vorzeitige Hämolyse gealterter Erythrozyten. Hierbei wird durch Fieber und freigesetzte Zytokine ein Selektionsdruck auf Zellen mit verminderter Kapazität zur Aufrechterhaltung ihrer Zellmembran ausgeübt. Die meisten Menschen tolerieren die leichte Anämie gut, auftretende Symptome sind meistens auf die Grundkrankheit zurückzuführen. Gelegentlich kann es bei Patienten mit vorbestehender Herzerkrankung im Rahmen einer mittelschweren Anämie (Hämoglobin 10–11 g/dl) zu Angina pectoris, verminderter körperlicher Belastbarkeit und Dyspnoe kommen. Das Profil der Erythropoese, welches die ACD von anderen hypoproliferativen Anämien unterscheidet, ist in Tabelle 8-6 wiedergegeben.

RENALE ANÄMIE

Eine chronische progrediente Niereninsuffizienz ist meistens mit einer moderaten bis schweren hypoproliferativen Anämie assoziiert; der Schweregrad der Anämie korreliert mit der Ausprägung der Niereninsuffizienz. Die Erythrozyten sind typischerweise normochrom und normozytär; die Retikulozytenzahl ist erniedrigt. Die Anämie beruht auf der eingeschränkten Erythropoetinproduktion und einer verkürzten Erythrozytenlebensdauer. Bei einigen Formen des akuten Nierenversagens ist die Beziehung zwischen Anämie und Nierenfunktion weniger stark ausgeprägt. Patienten mit einem hämolytisch-urämischen Syndrom steigern ihre Erythropoese als Reaktion auf die Hämolyse trotz eines dialysepflichtigen Nierenversagens. Bei polyzystischen Nierenerkrankungen zeigt sich gleichfalls ein lediglich geringer Erythropoetinmangel im Verhältnis zum Schweregrad der

Tabelle 8-6

DIAGNOSTIK DER HYPOPROLIFERATIVEN ANÄMIEN

Parameter	Eisenmangel	Entzündung	Nephropathie	Hypometabolismus
Anämie	Leicht bis schwer	Leicht	Leicht bis schwer	Leicht
Mittleres korpuskuläres Volumen (fl)	60–90	80–90	90	90
Morphologie	Normo- bis mikrozytär	Normozytär	Normozytär	Normozytär
Serumeisen (µg/l)	< 30	< 50	Normal	Normal
Totale Eisenbindungskapazität (µg/l)	> 360	< 300	Normal	Normal
Transferrinsättigung (%)	< 10	10–20	Normal	Normal
Serumferritin (µg/l)	< 15	30–200	115–150	Normal
Knochenmarkeisen	0	2–4+	1–4+	Normal

Niereninsuffizienz. Im Gegensatz dazu weisen Diabetiker im Verhältnis zum Grad ihrer Niereninsuffizienz einen ausgeprägten Erythropoetinmangel auf.

Die Untersuchung des Eisenstoffwechsels kann Informationen zur Abgrenzung der renalen Anämie von den anderen hypoproliferativen Anämieformen (Tab. 8-6) und zur Therapiesteuerung liefern. Bei Patienten mit einer renalen Anämie liegen die Werte für Serumeisen, totale Eisenbindungskapazität und Serumferritin meistens im Normbereich. Im Rahmen einer chronischen Hämodialysebehandlung kann sich ein Eisenmangel entwickeln. Bei diesen Patienten muss Eisen zugeführt werden, um ein adäquates Ansprechen auf die Erythropoetintherapie zu gewährleisten (siehe unten).

ANÄMIE BEI HYPOMETABOLISMUS

Patienten, die fasten (insbesondere in Bezug auf Proteine) und solche mit einer der endokrinen Störungen, die einen reduzierten Stoffwechselumsatz zur Folge haben (z. B. bei Hypothyreose), können eine leichte bis mäßig ausgeprägte hypoproliferative Anämie entwickeln. Die Erythropoetinausschüttung durch die Niere wird durch den Sauerstoffbedarf getriggert, nicht nur durch das Sauerstoffangebot. Demzufolge wird die Erythropoetinproduktion bei Krankheitszuständen mit erniedrigter metabolischer Aktivität und niedrigerem Sauerstoffbedarf (Hypothyreose, Fasten) erst bei niedrigerem PO_2 getriggert.

Endokrine Mangelzustände

Die unterschiedlichen Hämoglobinwerte bei Männern und Frauen entstehen durch die Wirkung von Androgenen und Östrogenen auf die Erythropoese. Testosteron und anabole Steroide steigern die Erythropoese. Eine Kastration oder Östrogengabe vermindert die Erythropoese bei Männern. Patienten mit einer Hypothyreose oder einem Mangel an hypophysären Hormonen können ebenfalls eine leichte Anämie entwickeln. Die Pathogenese wird dabei häufig durch weitere nutritive Mangelzustände kompliziert, da unter anderem die Eisen- und Folsäureabsorption von der Grundkrankheit beeinflusst werden können. Meistens kann durch einen Ausgleich des Hormonmangels eine Korrektur der Anämie erreicht werden.

Bei Patienten mit einer Addison-Krankheit kann es abhängig vom Ausmaß des Mangels an Schilddrüsenhormonen und Androgenen zu einer schweren Anämie kommen. Die Anämie kann durch einen bestehenden Plasmavolumenmangel maskiert sein, sodass es bei Gabe von Cortisol und Volumensubstitution zu einem raschen Abfall der Hämoglobinwerte kommen kann. Eine leichte Anämie als Komplikation eines Hyperparathyreoidismus kann Folge einer verminderten Erythropoetinproduktion durch die renalen Effekte der Hyperkalzämie oder der eingeschränkten Proliferation von erythrozytären Vorstufen im Knochenmark sein.

Proteinmangel

Die verminderte nutritive Aufnahme von Proteinen kann zu einer leichten bis moderaten hypoproliferativen Anämie führen. Diese Anämieform wird hauptsächlich bei älteren Menschen beobachtet. Je nach Ausprägung der Ernährungsstörung kann die Schwere der Anämie variieren. Bei einem Marasmus, bei welchem den Patienten sowohl Proteine als auch Kohlenhydrate fehlen, ist die Erythropoetinproduktion proportional zur Verminderung des Metabolismus reduziert. Das Ausmaß der Anämie kann durch einen begleitenden Volumenmangel maskiert sein und wird erst nach Rehydrierung sichtbar. Andere Mangelzustände (Eisen, Folsäure) können das klinische Bild mitbestimmen und verkomplizieren, müssen aber bei Diagnosestellung nicht offensichtlich sein. Bei Veränderungen der Erythrozytenindices unter Nahrungsaufnahme sollten der Eisen-, Folsäure- und Vitamin-B_{12}-Stoffwechsel überprüft werden.

Anämie bei Lebererkrankungen

Bei chronischen Lebererkrankungen unterschiedlicher Genese kann eine leichte hypoproliferative Anämie auftreten. Im peripheren Blutausstrich können Stomatozyten und Echinozyten (Stechapfelformen) als Folge einer exzessiven Ablagerung von Cholesterin in der Zellmembran bei Mangel an Lecithin-Cholesterol-Acetyltransferase nachgewiesen werden. Die Lebensdauer der Erythrozyten ist bei gleichzeitig unzureichender Erythropoetinproduktion verkürzt. Bei alkoholinduzierten Lebererkrankungen können Ernährungsmangelzustände die Komplexität des Krankheitsgeschehens erhöhen. Hier können ein Folsäuremangel infolge unzureichender Nahrungsaufnahme und ein Eisenmangel infolge von Blutverlusten und unzureichender Nahrungsaufnahme die Erythrozytenindices verändern.

Behandlung
HYPOPROLIFERATIVE ANÄMIEN

Bei vielen Patienten normalisieren sich die Hämoglobinwerte, sobald die zugrunde liegende Erkrankung adäquat behandelt wird. Ist eine derartige Korrektur nicht möglich, z. B. bei einer terminalen Niereninsuffizienz, bei Tumoren oder bei chronisch-entzündlichen Systemerkrankungen, muss eine symptomatische Anämie behandelt werden. Die beiden wichtigsten Therapieoptionen sind die Transfusion und die Gabe von Erythropoetin. Dabei ist die Transfusion die Therapie der Wahl in der Akuttherapie schwerer Anämien mit anämiebedingten Symptomen wie Dyspnoe und Schwindel. Erythropoetin wird zur Erhaltung eines stabilen Hämoglobinwertes und zur Vermeidung einer Transfusionspflichtigkeit eingesetzt. Vorrangiges Therapieziel ist die Lebensqualität des Patienten.

TRANSFUSIONEN Die Schwellenwerte für die Gabe von Transfusionen sollten sich an der Klinik der Patienten orientieren. Im Allgemeinen tolerieren Patienten ohne schwere kardiovaskuläre oder pulmonale Grunderkrankungen Hämoglobinwerte bis 8 g/dl, sodass keine Intervention erforderlich ist, bis der Hämoglobinwert unter diesen Wert abfällt. Patienten mit manifesten Organerkrankungen können durchaus einen Hämoglobinwert über 11 g/dl benötigen. Die Transfusion eines Erythrozytenkonzentrats sollte den Hämoglobinwert um etwa 1 g/dl anheben. Die Gabe von Bluttransfusionen ist mit bestimmten, heutzutage aber sehr seltenen Infektionsrisiken verbunden (Kap. 13); die chronische Gabe birgt das Risiko einer Eisenüberladung. Außerdem ist die zu unkritische Indikationsstellung zur Bluttransfusion mit erhöhter Morbidität und Mortalität behaftet, insbesondere im Rahmen der Intensivmedizin. Deshalb ist in Abwesenheit von Zeichen einer Gewebehypoxie eine zurückhaltende Indikationsstellung zur Bluttransfusion zu bevorzugen.

ERYTHROPOETIN (EPO) Erythropoetin ist effektiv bei Anämien mit inadäquat niedrigen endogenen Erythropoetinspiegeln, wie der renalen Anämie und der Anämie bei chronischer Entzündung. Der Eisenstoffwechsel muss überprüft und eventuell Eisen substituiert werden, um einen optimalen Effekt des Erythropoetins zu erreichen. Patienten mit einer chronischen Niereninsuffizienz erhalten üblicherweise 50–150 U/kg Erythropoetin 3-mal pro Woche subkutan. Meistens kann binnen 4–6 Wochen ein Hämoglobinwert von 10–12 g/dl erreicht werden, wenn ein adäquates Eisenangebot vorliegt; 90 % dieser Patienten sprechen an. Wenn einmal ein Hb-Zielwert erreicht ist, kann die Erythropoetindosis reduziert werden. Ein unter EPO-Therapie sinkender Hämoglobinwert spricht im Allgemeinen für eine Infektion oder einen Eisenmangel. Nebenwirkungen von Aluminium und ein Hyperparathyreoidismus können den Effekt von EPO ebenfalls beeinträchtigen. Bei einer Infektion sollte die Therapie unterbrochen und die Anämie bis zur Ausheilung mit Transfusionen behandelt werden. Bei Tumorpatienten ist die zur Korrektur der chemotherapieinduzierten Anämie benötigte Dosis üblicherweise höher und beträgt bis zu 3 × 300 U/kg/Woche, dabei sprechen nur etwa 60 % der Patienten an. Wegen Hinweisen auf ein erhöhtes Risiko für thromboembolische Komplikationen und Tumorprogression bei Gabe von EPO müssen Nutzen und Risiken der EPO-Gabe bei Chemotherapie-induzierter Anämie sorgfältig gegeneinander abgewogen werden. Es sollte ggf. ein Hämoglobinwert angestrebt werden, der eine Transfusion überflüssig macht.

Länger wirksame Applikationsformen von EPO können die Häufigkeit der Injektionen reduzieren. Darbepoetin alpha, ein molekular modifiziertes EPO mit zusätzlichem Kohlenhydratanteil, hat eine 3- bis 4-mal längere Halbwertszeit als rekombinantes humanes Erythropoetin. Dadurch wird die wöchentliche oder 2-wöchentliche Applikation möglich.

WEITERFÜHRENDE LITERATUR

Breymann C: Iron Deficiency Anemia in Pregnancy. Semin Hematol 52(4):339–47, 2015

Ishii K, Young NS: Anemia of central origin. Semin Hematol 52 (4):321–8, 2015

Metzgeroth G, Hastka J: Eisenmangelanämie und Anämie der chronischen Erkrankungen. Der Internist 56(9):978–88, 2015

Röhrig G et al: Serumhepcidin bei Eisenmangelanämie und Anämie chronischer Erkrankungen im geriatrischen Kollektiv. Zeitschrift für Gerontologie und Geriatrie 47(1):51–6, 2014

Weiss G: Anemia of chronic disorders: New diagnostic tools and new treatment strategies. Semin Hematol 52(4):313–20, 2015

KAPITEL 9

HÄMOGLOBINOPATHIEN

Edward J. Benz, Jr.

Für die deutsche Ausgabe Ulrike Schneider

Hämoglobin ist unabdingbar für die normale Sauerstoffversorgung der Gewebe; außerdem liegt es in den Erythrozyten in derart hohen Konzentrationen vor, dass es deren Form, ihre Deformierbarkeit und ihre Viskositätseigenschaften verändern kann. Hämoglobinopathien sind Krankheiten, welche die Struktur, die Funktion oder die Produktion von Hämoglobin betreffen. Meistens handelt es sich um hereditäre Erkrankungen, deren klinische Ausprägung von asymptomatischen Laboranomalien bis zu einem Schweregrad reicht, der zum Tod in utero führt. Hämoglobinopathien können klinisch als hämolytische Anämie auffällig werden, zur Erythrozytose oder zur peripheren Zyanose führen oder mit Zeichen peripherer Gefäßverschlüsse einhergehen.

EIGENSCHAFTEN MENSCHLICHER HÄMOGLOBINE

HÄMOGLOBINSTRUKTUR

Während der Embryonalphase, der fetalen Phase und im Erwachsenenorganismus werden unterschiedliche Hämoglobine produziert (Abb. 9-1). Jedes Hämoglobinmolekül besteht aus einem Tetramer der Globinpolypeptidkette: Dabei liegt ein Paar der β-Kette mit einer Länge von 141 Aminosäuren und ein Paar der α-Kette mit einer Länge von 146 Aminosäuren vor. Das beim Erwachsenen überwiegende Hämoglobin, HbA, hat die Struktur $\alpha_2\beta_2$. HbF ($\alpha_2\gamma_2$) überwiegt in der Fetalphase und HbA_2 ($\alpha_2\delta_2$) ist ein in geringerer Konzentration vorkommendes Hämoglobin des Erwachsenen. Auf embryonale Hämoglobine wird hier nicht eingegangen.

Jede Globinkette bindet ein einzelnes Häm, welches wiederum aus einem Protoporphyrin-IX-Ring besteht, der ein einzelnes Eisenatom komplex als zweiwertiges Eisen bindet. Jedes Häm bindet ein einzelnes Sauerstoffmolekül; ein Hämoglobinmolekül kann bis zu vier Sauerstoffmoleküle transportieren.

Die Aminosäuresequenzen der verschiedenen Globine sind ausgesprochen homolog. Die Globine haben eine hochgradig spiralisierte *Sekundärstruktur.* Durch ihre *globuläre Tertiärstruktur* sind die äußeren Oberflächen reich an polarisierten (hydrophilen) Aminosäuren, welche die Wasserlöslichkeit verbessern. Das Molekülinnere ist mit nicht polaren Gruppen besetzt, die eine hydrophobe Tasche bilden, in welche das Häm eingesetzt ist. Die *tetramere Quartärstruktur* von Hämoglobin A enthält zwei αβ-Dimere. Zahlreiche starke Wechselwirkungen ($\alpha_1\beta_1$-Kontakte) binden die α- und β-Ketten aneinander. Das gesamte Tetramer wird durch Bindungsstellen zusammengehalten ($\alpha_1\beta_2$-Kontakte), welche sich zwischen den α-Ketten und ihrer Entsprechung des einen Dimers und der Nicht-α-Kette des anderen Dimers entfalten.

Das Hämoglobintetramer ist sehr gut löslich, während einzelne Globinketten unlöslich sind. Ungebundenes Globin präzipitiert und bildet erythrozytäre Einschlüsse, welche die Zelle schädigen und eine Apoptose induzieren können. Die Synthese von Globinketten ist normalerweise ausgewogen, sodass jede neu synthetisierte α-Kette oder Nicht-α-Kette einen Partner findet.

Löslichkeit und reversible Sauerstoffbindung sind Kerneigenschaften, die bei den Hämoglobinopathien gestört sind. Beide beruhen im hohen Maße auf den hydrophilen Aminosäuren der Moleküloberfläche, der durch hydrophobe Aminosäuren ausgekleideten Tasche des Häm, auf einem Histidin in einer Schlüsselstellung der F-Helix und auf den Aminosäuren, welche die $\alpha_1\beta_1$- und $\alpha_1\beta_2$-Bindungsstellen bilden. Mutationen an diesen strategischen Punkten verändern für gewöhnlich die Sauerstoffaffinität oder -löslichkeit.

DIE FUNKTION VON HÄMOGLOBIN

Um den Sauerstofftransport zu ermöglichen, muss das Hämoglobin Sauerstoff effektiv im Sauerstoffpartialdruck (PO_2) der Lungenalveole binden, im peripheren Blut festhalten und schließlich im Sauerstoffpartialdruck des Gewebekapillarbetts freisetzen. Die Bindung von Sauerstoff und die Freisetzung über einen verhältnismäßig engen Sauerstoffpartialdruckbereich beruht auf einer Eigenschaft, die das Hämoglobinmolekül durch die tetramerische Anordnung des Häm und der Globineinheiten gewinnt. Sie wird als *Kooperativität* oder *Häm-Häm-Interaktion* bezeichnet.

Bei niedrigen Sauerstoffpartialdrücken ist das Hämoglobintetramer vollständig desoxygeniert (Abb. 9-2). Die Sauerstoffbindung beginnt langsam mit steigendem Sauerstoffdruck. Mit der Bindung der ersten Sauerstoffmoleküle im Tetramer stellt sich ein abrupter Anstieg in der Sauerstoffbindungskurve ein. Dadurch entwickeln Hämoglobinmoleküle nach der Bindung erster Sauerstoffmoleküle eine höhere Sauerstoffaffinität. So beschleunigen sie ihre Fähigkeit, weiteren Sauerstoff zu binden. Diese S-förmige Sauerstoffbindungskurve (Abb. 9-2), entlang der große Sauerstoffmengen innerhalb eines engen Sauerstoffpartialdruckbereichs gebunden und abgegeben werden können, ist physiologisch wichtiger als die hyperbolisch geformte, hochaffine Sauerstoffbindungskurve der einzelnen Monomere.

Die Sauerstoffaffinität wird durch verschiedene Faktoren beeinflusst. Der Bohr-Effekt benennt die Fähigkeit des Hämoglobins, bei niedrigem pH-Wert mehr Sauerstoff an das Gewebe abzugeben. Er entsteht durch die stabilisierende Wirkung von Protonen auf Desoxyhämoglobin, das Protonen leichter bindet als das Oxyhämoglobin, da es eine schwächere Säure ist (Abb. 9-2). Dadurch hat Hämoglobin bei niedrigem pH eine geringere Sauerstoffaffinität. 2,3-Bisphosphoglycerat (2,3-BPG; früher 2,3-DPG) ist im humanen System das wichtigste kleine Molekül mit einem Einfluss auf die O_2-Affinität. Es vermindert die O_2-Affinität mit der Bindung am Hämoglobin. HbA hat eine verhältnismäßig hohe Affinität für 2,3-BPG. HbF bindet 2,3-BPG nicht, sodass es in vivo eine höhere Sauerstoffaffinität hat. Hämoglobin bindet auch Stickoxide reversibel. Diese Interaktion kann den Gefäßtonus beeinflussen, jedoch ist die physiologische Bedeutung derzeit unklar.

Effektiver Sauerstofftransport beruht auf der tetrameren Proteinstruktur, einer richtigen räumlichen Anordnung hydrophiler und hydrophober Aminosäuren und der Interaktion mit Protonen oder 2,3-BPG.

ENTWICKLUNGSBIOLOGIE DES HUMANEN HÄMOGLOBINS

Erythrozyten tauchen erstmalig etwa 6 Wochen nach der Konzeption auf. Sie enthalten zu diesem Zeitpunkt embryonale Hämoglobine, wie Hb-Portland ($\zeta_2\gamma_2$), Hb-Gower I ($\zeta_2\varepsilon_2$) und Hb-Gower II ($\alpha_2\varepsilon_2$). In einem fetalen Alter von 10–11 Wochen wird fetales Hämoglobin (HbF; $\alpha_2\gamma_2$) prädominant. Die Umstellung auf die nahezu ausschließliche Synthese adulten Hämoglobins (HbA; $\alpha_2\beta_2$) stellt sich bei einem Gestationsalter von etwa 38 Wochen ein (Abb. 9-1). Feten und Neugeborene benötigen daher α-Globin, aber kein β-Globin für eine normale Entwicklung. Ein wichtiger Fortschritt beim Verständnis der Umstellung von HbF auf HbA war der Nachweis, dass der Transkriptionsfaktor Bcl11a dabei eine Rolle spielt. Geringe Mengen von HbF werden auch nach der Geburt

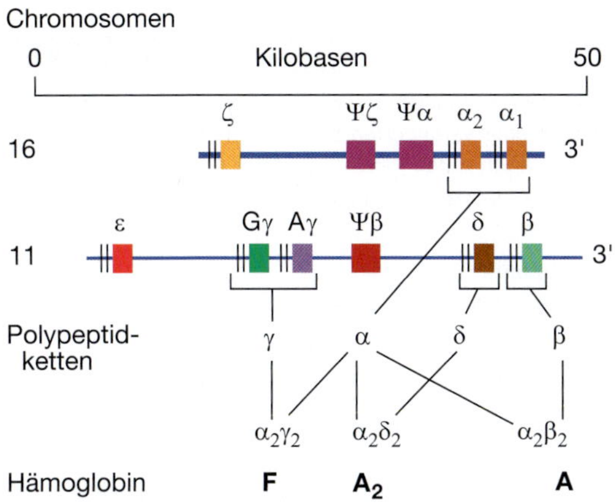

Abbildung 9-1 Die Globingene. Die α-Ketten und ihre Analoge (α, ζ) sind auf Chromosom 16 lokalisiert, die β-Gene und ihre Analoge (β, γ, δ, ε) auf Chromosom 11. Die ζ- und ε-Gene kodieren für embryonale Globine.

produziert. Einige wenige erythroide Vorläuferklone, die *F-Zellen,* bringen einen kleinen Pool unreifer erythroider Vorläufer (BFU-e) hervor, welche HbF produzieren können. Ausgeprägte Belastungen der Erythropoese, wie schwere hämolytische Anämien, Chemotherapien oder eine Stammzelltransplantation, können zu einer vermehrten Rekrutierung von BFU-e mit der Fähigkeit zur Bildung von HbF führen. Daher liegen bei manchen Patienten mit Sichelzellanämie oder Thalassämie erhöhte HbF-Spiegel vor. Dieses Phänomen erklärt möglicherweise die Beobachtung, dass Hydoxyurea einen Anstieg der HbF-Spiegel bei Erwachsenen bewirken kann. Wirkstoffe wie Butyrat und Inhibitoren der Histondeacetylase können auch fetale Globingene partiell nach der Geburt aktivieren.

GENETIK UND BIOSYNTHESE HUMANER HÄMOGLOBINE

Die Hämoglobine des Menschen werden in zwei eng assoziierten Gruppen von Genen kodiert. Die Gene der α-Globine befinden sich in einer Gruppe auf Chromosom 16. Die β-Gene und ihre Homologe sind auf dem Chromosom 11 lokalisiert (Abb. 9-1). Die Gruppe der α-Kettengene besteht aus zwei α-Globingenen und einer einzigen Kopie des ζ-Gens. Das Cluster für die Gene für die Nicht-α-Kette besteht aus einem einzelnen ε-Gen, aus den Gγ- und Aγ-Genen für das fetale Globin sowie aus den adulten δ- und β-Genen.

Jedes Gen wird von wichtigen Regulatorsequenzen flankiert. Unmittelbar aufwärts liegen typische Promotorelemente, welche für die Zusammenstellung des Transkriptions-Initiationskomplexes notwendig sind. Sequenzen in der 5'-Region der γ- und β-Gene scheinen essenziell für die intakte Regulation dieser Gene in der Embryonalentwicklung zu sein. Demgegenüber sind klassische Enhancer und Silencerelemente in den angrenzenden 3'-Regionen zu finden. Die Elemente der Locuskontrollregion

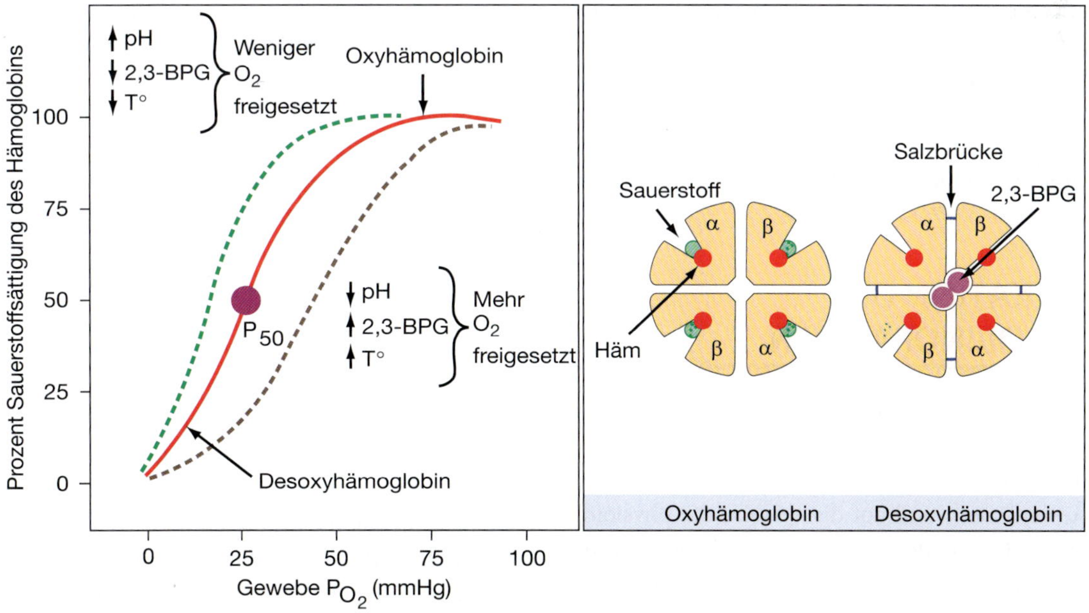

Abbildung 9-2 Hämoglobin-Sauerstoff-Dissoziationskurve. Das Hämoglobintetramer kann bis zu vier Sauerstoffmoleküle an die komplex gebundenen Eisenmoleküle der Hämketten binden. Mit der Sauerstoffbindung werden 2,3-BPG und CO_2 freigesetzt. Die Salzbrücken werden aufgelöst, und die Globinmoleküle ändern ihre Konformation, um die Sauerstoffbindung zu erleichtern. Der umgekehrte Prozess findet bei der Freisetzung von Sauerstoff in den Geweben statt: Salzbrücken werden geschlossen und 2,3-BPG und CO_2 gebunden. Desoxyhämoglobin bindet Sauerstoff nicht effizient, es sei denn, die Zelle befindet sich in einem Bereich mit höherem pH. Der pH ist der wichtigste Modulator der O_2-Affinität (Bohr-Effekt). Entstehen saure Valenzen in den Geweben, verschiebt sich die Dissoziationskurve nach rechts, wodurch die Freisetzung von Sauerstoff und die Bindung von CO_2 erleichtert werden. Eine Alkalose hat den gegenteiligen Effekt und vermindert die Freisetzung von Sauerstoff.

(LCR) mit Lokalisation weiter aufwärts scheinen das gesamte Expressionsniveau der entsprechenden Gengruppe zu beeinflussen. Diese Elemente gewinnen ihren regulatorischen Effekt durch eine Interaktion mit *trans*-agierenden Transkriptionsfaktoren. Einige dieser Faktoren sind ubiquitär (z. B. SP1 und YY1), während andere mehr oder weniger in ihrer Aktivität auf erythroide oder hämatopoetische Zellen begrenzt sind (z. B. GATA-1, NFE- 2 und EKLF). Die das α-Globin-Gencluster kontrollierende Locuskontrollregion wird durch das SWI/SNF-ähnliche Protein ATRX moduliert, welches die Chromatinumgestaltung und DNS-Methylierung zu beeinflussen scheint. Die Assoziation der α-Thalassämie mit geistiger Retardierung und Myelodysplasie in manchen Familien scheint im Zusammenhang mit Mutationen im ATRX-Signalweg zu stehen. Dieser Signalweg moduliert auch Gene, die spezifisch in der Erythropoese exprimiert werden, wie Gene, die für die Enzyme der Hämsynthese kodieren. Dieser Umstand hat eine Bedeutung für die Reifung normaler Erythrozyten, für die eine koordinierte Expression der Globingene, der Gene für die Hämsynthese und der für den Eisenstoffwechsel verantwortlichen Gene Voraussetzung ist. Für eine normale Erythropoese wird die koordinierte Expression der Globingene, der Gene für die Hämsynthese und der für den Eisenstoffwechsel verantwortlichen Gene benötigt. Vorläuferzellen der Erythropoese enthalten ein α-Hämoglobin-stabilisierendes Protein (AHSP), das die Faltbarkeit und Löslichkeit des α-Globins beeinflusst, welches im denaturierten Zustand nicht lösliche Präzipitate bildet. Diese Präzipitate spielen eine wichtige Rolle bei den Thalassämie-Syndromen und einigen instabilen Hämoglobinopathien. Polymorphe Variationen der Menge und/oder der Funktion des AHSP könnten zur Erklärung der klinischen Variationsbreite bei Patienten mit identischen hereditären Thalassämie-Mutationen beitragen.

Tabelle 9-1

KLASSIFIKATION DER HÄMOGLOBINOPATHIEN

I. Strukturelle Hämoglobinopathien – Hämoglobine mit veränderter Funktion oder veränderten physikalischen und chemischen Eigenschaften durch Veränderung der Aminosäuresequenz
   - A) Abnormale Hämoglobinpolymerisierung – HbS, Sichelzellanämie
   - B) Veränderte O_2-Affinität
     1. Hochaffin – Polyzythämie
     2. Niedrigaffin – Zyanose, Pseudoanämie
   - C) Hämoglobin mit vermehrter Oxidationsbereitschaft
     1. Instabile Hämoglobine – hämolytische Anämie, Ikterus
     2. M-Hämoglobine – Methämoglobinämie, Zyanose

II. Thalassämien – defekte Biosynthese der Globinketten
   - A) α-Thalassämien
   - B) β-Thalassämien
   - C) δβ-, γδβ-, αβ-Thalassämien

III. Thalassämische Hämoglobinvarianten – strukturell abnormales Hämoglobin in Kombination mit thalassämischem Phänotyp
   - A) HbE
   - B) Hb-Constant-Spring
   - C) Hb-Lepore

IV. Hereditäre Persistenz fetalen Hämoglobins – persistierend hoher HbF-Spiegel bei Erwachsenen

V. Erworbene Hämoglobinopathien
   - A) Methämoglobinämie durch toxische Einflüsse
   - B) Sulfhämoglobinämie durch toxische Einflüsse
   - C) Carboxyhämoglobin
   - D) HbH bei Erythroleukämie
   - E) Erhöhtes HbF bei erythropoetischem Stress und Myelodysplasie

KLASSIFIKATION DER HÄMOGLOBINOPATHIEN

Es gibt fünf größere Gruppen von Hämoglobinopathien (Tab. 9-1). *Strukturbedingte Hämoglobinopathien* entstehen, wenn Mutationen die Aminosäurensequenz einer Globinkette verändern und auf diese Weise die physiologischen Eigenschaften der verschiedenen Hämoglobine verändert werden. Die Folgen sind charakteristische klinische Erscheinungen. Die klinisch relevanten Hämoglobine dieser Gruppe zeigen eine abnorme Polymerisierung (wie bei der Sichelzellanämie), veränderte Löslichkeitseigenschaften oder Veränderungen der Sauerstoffbindungsaffinität. Die *Thalassämiesyndrome* entstehen durch Mutationen, welche die Produktion oder Translation der Globin-mRNS vermindern und so zu einem Defekt der Globinkettenbiosynthese führen. Klinisch beobachtete Defekte lassen sich auf eine unzureichende Sauerstoffversorgung zurückführen. Daneben bestehen Unausgewogenheiten in der Produktion verschiedener Globinketten, die zur vorzeitigen Zerstörung von Erythroblasten und roten Blutzellen führen. *Thalassämische Hämoglobinvarianten* vereinen in sich die Charakteristika der Thalassämie (z. B. abnormale Globinbiosynthese) und die Eigenschaften struktureller Hämoglobinopathien (z. B. Veränderung der Aminosäurensequenz). Die *hereditäre Persistenz des fetalen Hämoglobins* (HPFH) ist durch die Synthese von hohen Spiegeln fetalen Hämoglobins beim Erwachsenen gekennzeichnet. *Erworbene Hämoglobinopathien* schließen die Modifikation des Hämoglobinmoleküls durch Toxine (z. B. die erworbene Methämoglobinämie) und klonale Veränderungen der Hämoglobinsynthese (z. B. hohe HbF-Spiegel bei Leukämien oder α-Thalassämie bei myeloproliferativen Neoplasien) ein.

EPIDEMIOLOGIE

Hämoglobinopathien häufen sich besonders in geografischen Gebieten mit endemischer Malaria. Man nimmt an, dass dies einen Selektionsvorteil durch die alterierten Erythrozyten widerspiegelt, der wahrscheinlich auf einer weniger aufnahmebereiten Umgebung für die intraerythrozytären Stadien im Teilungszyklus der Parasiten beruht. Sehr kleine Kinder mit α-Thalassämie sind empfindlicher für eine Infektion mit dem weniger gefährlichen Plasmodium vivax. So kann die Thalassämie als natürliche Protektion gegen die Infektion mit dem häufiger zum Tode führenden Plasmodium falciparum betrachtet werden.

Thalassämien sind die weltweit häufigsten genetischen Erkrankungen. Sie betreffen nahezu 200 Millionen Menschen. Etwa 15 % der Amerikaner afrikanischen Ursprungs sind erscheinungsfreie Träger der α-Thalassämie. Die α-Thalassämie minor tritt bei 3 % aller Amerikaner afrikanischen Ursprungs sowie bei 1–15 % der Individuen mit Ursprung im Mittelmeerraum auf. Die β-Thalassämie hat eine Inzidenz von 10–15 % bei Individuen aus dem Mittelmeerraum und Südostasien und von 0,8 % bei Afroamerikanern. In den USA sind etwa 1000 schwere Fälle von Thalassämien bekannt. Die Sichelzellanämie ist die häufigste strukturelle Hämoglobinopathie. Sie liegt in heterozygoter Form bei etwa 8 % der Afroamerikaner und in homozygoter Form bei etwa 1 von 400 vor. 2–4 % der Afroamerikaner tragen das Hämoglobin-C-Allel.

VERERBUNG UND ONTOGENESE

Hämoglobinopathien sind autosomal kodominante Erkrankungen. Heterozygot Betroffene, die von jedem Elternteil ein anderes mutiertes Allel erben, zeigen zusammengesetzte Eigenschaften in Bezug auf jede Anomalie. So zeigen Patienten, die für die β-Thalassämie und Sichelzellanämie jeweils heterozygot sind, die klinischen Erscheinungen der β-Thalassämie und der Sichelzellanämie. Die α-Kette kommt im HbA, HbA_2 und im HbF vor. Daher rufen Mutationen der α-Kette Anomalien in allen drei Hämoglobinformen hervor. Die α-Globin-Hämoglobinopathien sind sowohl in utero als auch nach der Geburt symptomatisch, da eine normale Funktion des α-Globingens für den Fetus und den Erwachsenen erforderlich ist. Im Gegensatz dazu sind Neugeborene mit β-Globin-Hämoglobinopathien bis zu einem Lebensalter von 3–9 Monaten meist asymptomatisch. Nach diesem Zeitpunkt ersetzt das HbA weitgehend das HbF. Daher dürfte die Prävention oder partielle Reversion dieser Umstellung ein bei β-Ketten-Hämoglobinopathien sinnvoller Therapieansatz sein.

NACHWEIS UND CHARAKTERISIERUNG DER HÄMOGLOBINOPATHIEN – ALLGEMEINE METHODEN

Allgemein erfolgt die Hämoglobinanalyse mittels Elektrophorese. Die Elektrophorese bei einem pH von 8,6 auf einer Zelluloseacetatmembran ist einfach, preiswert und unerlässlich für ein initiales Screening. Die Agar-Gelelektrophorese bei pH 6,1 in Zitratpuffer wird häufig als komplementäre Methode benutzt, da sie die verschiedenen Varianten erkennt. Es muss jedoch beachtet werden, dass wichtige Varianten elektrophoretisch nicht detektiert werden. Diese mutierten Hämoglobine können durch speziellere Techniken wie die Massenspektroskopie, welche die einfache Elektrophorese als Initialdiagnostik zunehmend ablöst, nachgewiesen werden.

Oft ist eine quantitative Erfassung des Hämoglobinprofils wünschenswert. HbA_2 ist häufig bei der β-Thalassämie erhöht und bei Eisenmangel vermindert. HbF ist erhöht bei der hereditären Persistenz fetalen Hämoglobins, bei einigen β-Thalassämiesyndromen und bei erythropoetischem Stress oder Myelodysplasie. Für die Charakterisierung der Sichelzellanämie, der Sichelzellthalassämie-Syndrome oder der Hb-SC-Erkrankung sowie für die Überwachung von Austauschtransfusionen werden quantitative Untersuchungen der unterschiedlichen Hämoglobine benötigt. Viele Labore bieten auf Anforderung eine quantitative Erfassung an. Eine komplette Sequenzierung der Aminosäuresequenz oder Sequenzierung auf DNS-Ebene ist in mehreren Referenzlabors möglich.

Da manche varianten Hämoglobine in der Elektrophorese gemeinsam mit HbA oder HbS wandern können, sollte eine Untersuchung mittels Elektrophorese immer als unvollständige Diagnostik betrachtet werden. Je nach klinischer Situation müssen zusätzlich Funktionsprüfungen auf Sichelzellbildung, Löslichkeit oder Sauerstoffaffinität vorgenommen werden. Die besten funktionellen Untersuchungen auf Sichelzellanämie beruhen auf der Erfassung der Unlöslichkeit oder Gelierung von Hämoglobin bei Desoxygenierung (Sichelzellanämielöslichkeitstest). Instabile Hämoglobine werden durch Präzipitation in Isopropanol oder nach Erhitzen auf 50 °C detektiert. Varianten mit hoher oder niedriger Sauerstoffaffinität werden durch die Messung des Sauerstoffpartialdrucks festgestellt, wobei die Hämoglobinprobe zu 50 % mit Sauerstoff gesättigt wird (P_{50}-Test). Direkte Tests für den Anteil an Carboxyhämoglobin und Methämoglobin können von vielen klinischen Laboratorien auf Notfallbasis mit spektrophotometrischen Methoden durchgeführt werden.

Die exakte Charakterisierung im Labor bleibt eine Zusatzuntersuchung und dient nicht der primären Diagnos-

Tabelle 9-2

KLINISCHE MERKMALE DER SICHELZELLHÄMOGLOBINOPATHIEN

Erkrankungen	Klinische Veränderungen	Hämoglobinwert (g/dl)	MCV, fl	Hämoglobinelektrophorese
Sichelzell-Trägerstatus (heterozygot)	Keine; selten schmerzlose Hämaturie	Normal	Normal	Hb S/A: 40/60
Sichelzellanämie	Vasookklusive Krisen mit Infarzierungen der Milz, des Gehirns, des Knochenmarks, der Niere, der Lunge; aseptische Knochennekrosen, Gallensteine, Priapismus, Ulcus cruris im Fersenbereich	7–10	80–100	Hb S/A: 100/0 Hb F: 2–25 %
S/β°-Thalassämie	Vasookklusive Krisen, aseptische Knochennekrosen	7–10	60–80	Hb S/A: 100/0 Hb F: 1–10 %
S/β⁺-Thalassämie	Selten vasookklusive Krisen und aseptische Knochennekrosen	10–14	70–80	Hb S/A: 60/40
Hämoglobin SC	Selten vasookklusive Krisen und aseptische Nekrosen, schmerzlose Hämaturie	10–14	80–100	Hb S/A: 50/0 Hb C: 50 %

tik. Die Diagnose wird am besten durch das Herausarbeiten einer charakteristischen Anamnese, der klinischen Symptome sowie auf Grundlage der Morphologie des peripheren Blutausstrichs und der Ergebnisse des Blutbilds gestellt (z. B. deutliche Mikrozytose mit minimaler Anämie bei der Thalassaemia minor).

STRUKTURELL VERÄNDERTE HÄMOGLOBINE

SICHELZELLSYNDROME

Die Sichelzellsyndrome beruhen auf einer Mutation in der β-Globinkette, bei der ein Austausch der Aminosäure an 6. Position von Glutamin zu Valin vorliegt. HbS ($\alpha_2\beta_2^{6Glu\rightarrow Val}$) polymerisiert bei Desoxygenierung reversibel. Dabei bildet sich ein gelartiges Netzwerk von Polymerfasern, das die Steifigkeit der Erythrozytenmembran erhöht, die Viskosität steigert und durch Ausströmen von Kalium und Einstrom von Kalzium eine Dehydratation des Erythrozyten hervorruft (Abb. 9-3). Diese Veränderungen sind auch für die Sichelzellform verantwortlich. Sichelzellen verlieren die Verformbarkeit, die zur Passage kleiner Kapillaren benötigt wird. Die Erythrozyten haben darüber hinaus eine „klebrige" Membran mit abnormer Adhäsion an das Endothel der kleinen Venolen. Diese Anomalien führen zu nicht vorhersehbaren Episoden mikrovaskulärer Vasookklusion und vorzeitiger Zerstörung von roten Blutzellen (hämolytische Anämie). Eine Hämolyse tritt auf, weil die Milz abnorme Erythrozyten zerstört. Die Erythrozyten mit erhöhter Steifigkeit und Adhäsivität verstopfen auch kleine Kapillaren und Venolen und rufen dadurch eine Gewebeischämie hervor. Sie ist mit akuten Schmerzen und schrittweise auftretenden Organschäden verbunden. Die venookklusive Charakteristik der Erkrankung ist das herausragende Merkmal des klinischen Verlaufs. Klinische Manifestationen schließen Episoden mit Ischämieschmerz (schmerzhafte Sichelzellkrisen) und ischämische Funktionseinschränkungen oder Infarkte von Milz, ZNS, Knochen, Gelenken, Leber, Nieren, Herz und Lungen ein (Abb. 9-3).

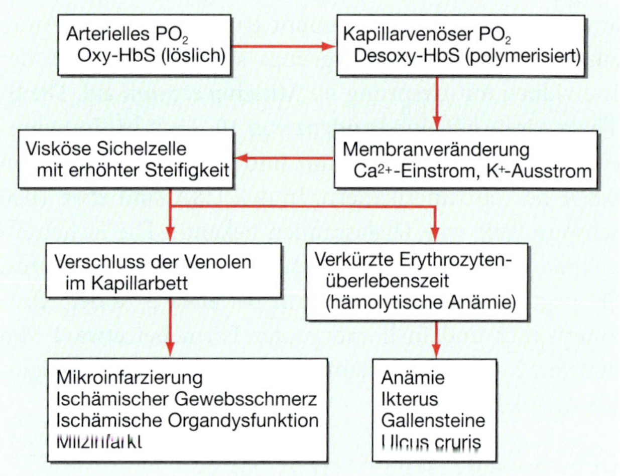

Abbildung 9-3 Pathophysiologie der Sichelzellkrise.

Verschiedene Sichelzellsyndrome treten als Ergebnis einer Vererbung von HbS von einem Elternteil und einer anderen Hämoglobinopathie vom anderen Elternteil, wie einer β-Thalassämie oder HbC-Krankheit ($\alpha_2\beta_2^{6Glu\rightarrow Lys}$), auf. Der Prototyp dieser Erkrankungen, die Sichelzellanämie, ist die homozygote Ausprägungsform von HbS (Tab. 9-2).

Klinisches Bild der Sichelzellanämie

Die meisten Patienten mit Sichelzellsyndromen leiden an einer hämolytischen Anämie mit einem Hämatokrit von 15–30 % und einer signifikanten Retikulozytose im peripheren Blut. Historisch bestand die Überzeugung, dass die Anämie durch Reduktion der Blutviskosität einen protektiven Effekt auf die Vasookklusion hat. Der natürliche Krankheitsverlauf und Erfahrungen aus der medikamentösen Therapie legen jedoch nahe, dass eine Anhebung des Hämatokrits mit der daraus resultierenden Verminderung der Retikulozytose einen positiven Einfluss haben kann, selbst wenn dies eine gesteigerte Blutviskosität zur Folge hat. Dieser Effekt könnte auf die vermehrte Adhäsion von Retikulozyten mit nachfolgender Gefäßokklusion zurückzuführen sein.

Bei Patienten mit Sichelzellanämie ist häufig eine Granulozytose zu beobachten. Die Anzahl der Leukozyten kann stark fluktuieren und ist zwischen und während der Sichelzellkrisen sowie bei Infektionen sehr unterschiedlich.

Die auftretenden Vasookklusionen bilden die Grundlage für unterschiedliche klinische Manifestationen. Intermittierende Sichelzellepisoden im Bindegewebe und im Muskel- und Skelettsystem führen zu Ischämien mit akuten Schmerzen, Fieber, Tachykardie und Angst des Patienten. Diese rezidivierenden Episoden *(Sichelzellkrisen)* sind die häufigsten klinischen Manifestationen der Erkrankung. Die Häufigkeit und die Schwere dieser Episoden variieren stark. Schmerzzustände können sich an jeder Stelle des Körpers entwickeln und wenige Stunden bis 2 Wochen anhalten. Wiederholte Krisen (> 3 pro Jahr) mit erforderlicher stationärer Behandlung sind bei Erwachsenen mit einem verminderten Überleben korreliert. Es liegt nahe, dass während dieser Krisen kumulativ Organschäden entstehen. Prädisponierende Faktoren für Sichelzellkrisen sind Infektionen, Fieber, übermäßige körperliche Anstrengungen, Angstreaktionen, plötzliche Temperaturveränderungen, Hypoxie oder Kontrastmittel.

Wiederholte Mikroinfarzierungen können zu Schäden von Geweben führen, die aufgrund der Eigenschaften ihres kapillaren Strombetts dafür empfindlich sind. Daher kommt es häufig in den ersten 18–36 Lebensmonaten zu einem funktionellen Verlust der Milz mit erhöhter Infektionsneigung, insbesondere durch Pneumokokken. Eine akute venöse Obstruktion der Milz *(splenische Sequestrationskrise)* kommt selten in der frühen Kindheit vor und erfordert notfallmäßige Transfusionen und/oder eine Splenektomie, um eine Sequestration des gesamten arteriellen Blutstroms in der verschlossenen Milz zu verhindern. Eine Obstruktion der Retinagefäße kann zu Hämorrhagien, zur Neovaskularisation und gelegentlich zu Netzhautablösungen führen. Nierenpapillennekrosen führen immer zur Isosthenurie. Ausgeprägte Nierennekrosen führen bei Erwachsenen zum Nierenversagen und sind eine wichtige Ursache für die erhöhte Sterblichkeit. Ischämien von Knochen und Gelenken können zu aseptischen Nekrosen (v. a. im Bereich der Femur- oder Humerusköpfe), zu chronischen Arthropathien sowie zu einer erhöhten Anfälligkeit für Osteomyelitiden führen. Das *Hand-Fuß-Syndrom* wird durch schmerzhafte Infarkte in den Fingern mit entzündlichen Erscheinungen hervorgerufen. Schlaganfälle treten besonders bei Kindern auf, bei einer kleinen Untergruppe sind auch wiederholte Episoden zu beobachten. Bei Erwachsenen sind sie seltener und oft mit Einblutungen verbunden. Eine besonders schmerzhafte Komplikation bei Männern ist der Priapismus. Er wird durch eine Infarzierung der venösen Ausstrombahn im Penis hervorgerufen. Bleibende Impotenz ist eine häufige Konsequenz. Chronische Ulzerationen im Bereich der Unterschenkel beruhen möglicherweise auf Ischämien der Haut mit zusätzlicher Superinfektion.

Das *akute Thoraxsyndrom* ist durch Thoraxschmerzen, Tachypnoe, Fieber, Husten und eine verminderte arterielle Oxygenierung charakterisiert. Es kann diagnostisch schwierig einzuordnen sein und eine Pneumonie vortäuschen. Differenzialdiagnostisch kommen weiterhin Infarkte oder Embolien des Knochenmarks, Myokardischämien oder Lungeninfarkte infrage. Vermutlich ist das akute Thoraxsyndrom Ausdruck einer Sichelzellkrise der Lunge mit Schmerzen und rezidivierender Lungendysfunktion. Lungeninfarkte und Pneumonien gelten als häufige Vorboten oder begleiten die Erscheinungen bei diesen Patienten. Im akuten Anfall ist eine verminderte arterielle Sauerstoffsättigung ein besonders schlechtes Zeichen, da sie das Sichelzellphänomen massiv begünstigt. Wiederholte akute oder subakute pulmonale Sichelzellkrisen führen zur pulmonalen Hypertonie und zum Cor pulmonale, einer zunehmend häufigeren Todesursache, da die Patienten inzwischen eine deutlich höhere Lebenserwartung besitzen. Insgesamt ist das Auftreten wiederholter akuter Thoraxschmerzen mit einem verminderten Überleben assoziiert. Sehr unterschiedlich beurteilt wird die mögliche Bedeutung von freiem Plasma, das durch Abfangen von NO_2 den pulmonalen Gefäßdruck erhöht. Studien mit Sildenafil zur Wiederherstellung der NO_2-Spiegel wurden wegen unerwünschter Wirkungen beendet.

Chronische subakute Schäden des zentralen Nervensystems ohne offensichtlichen Schlaganfall sind ein leider häufiges Phänomen, das bereits im frühen Kindesalter auftritt. Die moderne funktionelle Bildgebung hat Funktionsstörungen im Blutkreislauf nachgewiesen, die vermutlich auf einer zerebralen Sichelzell-Vaskulopathie beruhen. Diese korrelieren bei Kindern und jungen Erwachsenen mit einer Reihe von kognitiven Anomalien und Verhaltensauffälligkeiten. Es ist wichtig, sich dieser oft subtilen Veränderungen bewusst zu sein, da sie das klinische Management erschweren können oder der Patient aufgrund seines Verhaltens einfach als „schwierig“ eingestuft wird.

Sichelzellsyndrome sind Erkrankungen mit einer bemerkenswerten klinischen Heterogenität. Manche Patienten bleiben vollkommen asymptomatisch bis zum oder sogar während des Erwachsenenalters. Andere entwickeln von früher Kindheit an wiederholte Krisen mit der Notwendigkeit einer Krankenhausbehandlung. Patienten mit Sichelzell-Thalassämie und Sichelzell-HbE haben gewöhnlich ähnliche, eher milder ausgeprägte Symptome. Dies liegt möglicherweise daran, dass die Produktion anderer Hämoglobine die Symptome mildert. Die Hämoglobin-SC-Erkrankung ist eine der häufigeren Varianten der Sichelzellanämie. Sie geht oft mit einer geringer ausgeprägten hämolytischen Anämie einher, mit einer Retinopathie und aseptischen Knochennekrosen. In den meisten Aspekten ähnelt sie in der Klinik jedoch der Sichelzellanämie. Einige seltene Hämoglobinvarianten können das Sichelzellphänomen verstärken.

Die klinische Variationsbreite verschiedener Patienten mit der gleichen hereditären krankheitsauslösenden Mutation (Sichel-Hämoglobin) hat zu Anstrengungen geführt, die genetischen Polymorphismen in anderen Genen zu identifizieren, die diese Heterogenität beeinflussen. Die Komplexität der erlangten Informationen dämpft jedoch die Erwartung, dass eine vollständige Genomanalyse zu individualisierten Profilen führen könnte, die den klinischen Verlauf vorherzusagen vermag. Trotzdem konnten durch Genanalysen mehrere interessante Muster gefunden werden. So scheinen Gene als Modifikatoren zu wirken, die eine Immunantwort, die Zytokin-Expression oder die transkriptionelle Regulation von Lymphozyten beeinflussen.

Klinisches Bild der Sichelzell-Anlageträger

Heterozygote Träger der Sichelzell-Mutation sind für gewöhnlich asymptomatisch; Anämie und schmerzhafte Sichelzellkrisen sind selten. Ein ebenfalls seltenes, aber sehr charakteristisches Symptom ist eine schmerzlose Hämaturie. Sie tritt häufig bei männlichen Adoleszenten auf und steht möglicherweise im Zusammenhang mit Papillennekrosen. Die Isosthenurie ist eine häufigere Manifestation desselben Prozesses. Auch eine Sequestration der Papillen mit Ureterobstruktion ist beschrieben. Einzelne Fälle mit massiven Sichelzellkrisen oder plötzlichem Tod bei Aufenthalt in großer Höhe oder bei außerordentlichen körperlichen Anstrengungen mit Exsikkose wurden berichtet. Wichtig ist die Vermeidung einer Exsikkose oder extremer körperlicher Belastung.

Diagnostik

Sichelzellsyndrome können aufgrund der hämolytischen Anämie, der Erythrozytenmorphologie (Abb. 9-4) und aufgrund intermittierender Schmerzepisoden vermutet werden. Die Diagnose wird durch eine Hämoglobinelektrophorese, die Massenspektroskopie und den Sichelzelltest bestätigt. Eine vollständige Charakterisierung der exakten Zusammensetzung des Hämoglobins der Patienten ist wichtig, da Sichelzellthalassämien und Hämoglobin-SC-Erkrankungen mit einem anderen klinischen Bild und Prognose verbunden sind. Die Diagnose wird üblicherweise in der Kindheit gestellt. Gelegentlich entwickeln Patienten, insbesondere mit zusammengesetzten Heterozygotien, ihre Symptome erst mit Beginn der Pubertät, in der Schwangerschaft oder im frühen Erwachsenenalter. Die Typisierung der Familienmitglieder und potenzieller Partner ist eine notwendige Voraussetzung für eine genetische Beratung. Eine genaue Analyse der Kindheitsanamnese hilft bei der Beurteilung der Prognose und bei der Entscheidung über die Notwendigkeit einer aggressiven oder experimentellen Therapie. Mehr als drei Sichelzellkrisen mit Hospitalisierung pro Jahr, eine anhaltende Erhöhung der Neutrophilen, eine Vorgeschichte mit Sequestration der Milz oder Hand-Fuß-Syndrom und mehr als eine Episode mit akutem Thoraxsyndrom sind mit erhöhter Mortalität und Morbidität assoziiert. Patienten mit zerebrovaskulären Ereignissen in der Anamnese haben ein höheres Risiko für erneute Episoden dieser Art und erfordern eine partielle Austauschtransfusion und insbesondere eine sorgfältige Überwachung mittels Doppler-Sonografie der Karotiden. Patienten mit schweren oder wiederholten Episoden eines akuten Thoraxsyndroms benötigen gegebenenfalls lebenslange Unterstützung durch Transfusionen, wenn möglich durch partielle Austauschtransfusionen.

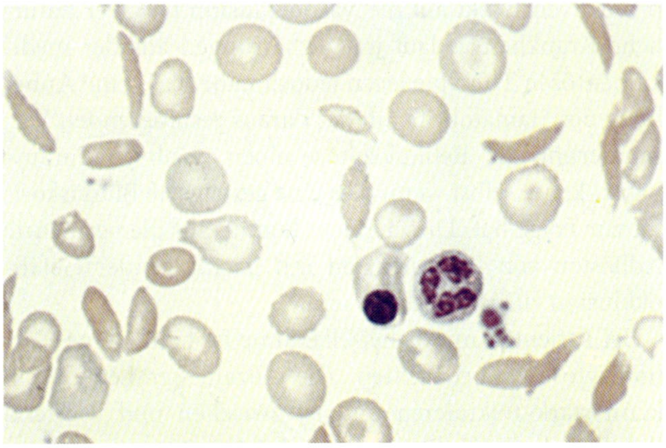

Abbildung 9-4 Sichelzellanämie. Die länglichen, sichelförmigen Zellen in diesem Ausstrich entsprechen zirkulierenden irreversiblen Sichelzellen. Außerdem sind Targetzellen und ein kernhaltiger Erythrozyt zu sehen.

Behandlung
SICHELZELLSYNDROME

Patienten mit Sichelzellsyndrom brauchen eine kontinuierliche Betreuung. Langjährige Erfahrung mit der Symptomatik ist die beste Voraussetzung, um häufige Notfallvorstellungen, Hospitalisierungen und Gewöhnung an die Einnahme von Analgetika zu vermeiden. Zusätzliche Maßnahmen zur Vorsorge sind regelmäßige Spaltlampenuntersuchungen zur Überwachung bezüglich Retinopathie, eine antibiotische Prophylaxe bei Zahnbehandlungen oder andere invasive Maßnahmen ähnlich denen bei splenektomierten Patienten sowie eine konsequente orale Hydratation vor oder während extremer körperlicher Anstrengungen, Aufenthalten in Hitze oder Kälte, bei emotionalem Stress oder Infektionen. Impfungen gegen Pneumokokken und Haemophilus influenzae sind nach Splenektomie weniger effektiv. Deshalb sollten Patienten mit Sichelzellanämie frühzeitig geimpft werden.

Das Management akuter schmerzhafter Sichelzellkrisen umfasst eine konsequente Hydratation, eine vollständige Evaluation auf mögliche zugrunde liegende Ursachen wie Infektionen und eine konsequente Analgesie, entweder als fest angesetzte orale Gabe und/oder als intravenöse Dauerinfusion. Zur Schmerzkontrolle werden Analgetika verabreicht, z. B. Metamizol oder nicht steroidale Antiphlogistika (NSAID). Bei schwereren Sichelzellkrisen werden Opiate oral oder intravenös verabreicht, z. B. Pethidin, Morphin oder Hydromorphon. Die Dosierung sollte selektiv angepasst werden und beruht häufig auf individueller Verträglichkeit. Viele Sichelzellkrisen können ambulant mit oraler Hydratation und oraler Analgesie behandelt werden. Eine Notfallbehandlung sollte Patienten mit besonders schweren Symptomen oder Situationen vorbehalten sein, in denen Komplikationen wie Infektionen vermutet werden. Eine Sauerstoffapplikation über Nasensonde ist zur Erzielung einer guten arteriellen Sauerstoffsättigung hilfreich. Die meisten Sichelzellkrisen werden in 1–7 Tagen überwunden. Bluttransfusionen sollten für extrem ausgeprägte Fälle reserviert werden. Insgesamt kann die Dauer der Sichelzellkrisen durch Transfusionen nicht verkürzt werden.

Es gibt keine Möglichkeit, die Diagnose einer akuten schmerzhaften Sichelzellkrise mit einer Untersuchung definitiv zu sichern. Für ein gutes Management muss davon ausgegangen werden, dass die meisten Patienten mit Symptomen einer Sichelzellkrise tatsächlich auch eine solche haben oder ein anderes signifikantes medizinisches Problem bieten. Eine sorgfältige Diagnostik ist angebracht, um der Sichelzellkrise zugrunde liegende Ursachen zu erkennen. Bei Erwachsenen muss an die Möglichkeit aseptischer Knochennekrosen oder einer Sichelzellarthropathie gedacht werden, insbesondere wenn Schmerz und Immobilität wiederholt auftreten oder mit einer festen Lokalisation chronisch werden. Die Sichelzellarthropathie kann häufig effektiv mit nicht steroidalen Antiphlogistika behandelt werden.

Das akute Thoraxsyndrom ist ein internistischer Notfall. Die Behandlung auf einer Intensivstation kann erforderlich sein. Eine Infusionstherapie sollte unter sorgfältiger Überwachung stattfinden, um nicht die Entwicklung eines Lungenödems zu provozieren. Durch eine konsequente Sauerstoffsubstitution muss eine adäquate arterielle Sauerstoffsättigung aufrechterhalten werden. Es sollten Untersuchungen zum Ausschluss einer Pneumonie und Lungenembolie durchgeführt werden, da beide Erkrankungen mit atypischen Symptomen auftreten und differenzialdiagnostische Schwierigkeiten hervorrufen können. Notwendige Behandlungsmaßnahmen sind Transfusionen, um einen Hämatokrit > 30 % aufrechtzuerhalten, sowie notfallmäßige Austauschtransfusionen, wenn die arterielle Sauerstoffsättigung < 90 % abfällt. Da Patienten mit Sichelzellsyndromen zunehmend bis zur 5.–6. Lebensdekade überleben, treten häufiger eine Nierenfunktionseinschränkung und eine pulmonale Hypertonie als Zeichen des Endstadiums der Erkrankung auf. Eine Kardiomyopathie und/oder eine frühe koronare Herzkrankheit können gegebenenfalls die kardiale Funktion im späteren Krankheitsverlauf beeinträchtigen. Bei Sichelzellpatienten nahmen Schweregrad und Frequenz der Sichelzellkrisen nach Nierentransplantationen zu. Dies ist möglicherweise durch vermehrte Infektionen als Folge der Immunsuppression zu erklären.

Der wichtigste Fortschritt in der Therapie der Sichelzellanämie war die Einführung der Therapie mit Hydroxyurea bei Patienten mit schwerer Symptomatik. Die Behandlung mit Hydroxyurea (10–30 mg/kg/d) erhöht das fetale Hämoglobin und hat möglicherweise auch positive Effekte auf die Hydratation der Erythrozyten und ihre Adhäsionseigenschaften. Die Therapie vermindert die Zahl von Granulozyten und Retikulozyten, die Dosierung wird an einer erwünschten Leukozytenzahl zwischen 5000 und 8000/µl ausgerichtet. Leukozyten und Retikulozyten spielen möglicherweise eine große Rolle bei der Pathogenese in der Sichelzellkrise, und ihre Reduktion könnte ein wichtiger Vorteil der Hydroxyureabehandlung sein.

Hydroxyurea sollte bei Patienten in Erwägung gezogen werden, die mehrfache Episoden mit akutem Thoraxsyndrom oder mehr als drei Sichelzellkrisen pro

Jahr mit Hospitalisierung erlitten haben. Die Wirkung von Hydroxyurea auf andere Komplikationen, wie den Priapismus und die Retinopathie, wird noch geprüft, ebenso wie mögliche Langzeitnebenwirkungen. Bislang wurde jedoch nur ein minimales Risiko für eine Knochenmarkdyskrasie oder andere Neoplasien dokumentiert. Die meisten Patienten mit hinreichend schwerer, funktionell beeinträchtigender Erkrankung profitieren vom Einsatz von Hydroxyurea, und das Überleben kann verbessert werden. Die HbF-Spiegel steigen bei den meisten Patienten innerhalb weniger Monate an.

Das zytostatische Medikament 5-Azacytidin war die erste Substanz, bei der eine Anhebung des HbF-Wertes nachgewiesen werden konnte. Es wurde jedoch aufgrund von Bedenken bezüglich akuter Toxizität und karzinogener Potenz nie in größerem Umfang eingesetzt. Für die ähnliche Substanz 5-Desoxyazacytidin (Decitabin) konnte ein Anstieg des HbF-Wertes bei akzeptabler Toxizität demonstriert werden.

Die Knochenmarktransplantation hat ein kuratives Potenzial, ist jedoch nur bei Kindern effektiv und sicher. Durch klinische Studien mit der partiell myeloablativen Konditionierung („Mini"-Transplantationen) wird sich dieses Verfahren vermutlich auch bei älteren Patienten immer weiter durchsetzen. Klinische Manifestationen, die eine Knochenmarktransplantation rechtfertigen, sind wiederholte Sichelzellkrisen im frühen Lebensalter, eine hohe Neutrophilenzahl oder die Entwicklung eines Hand-Fuß-Syndroms. Das Risiko für zerebrale Ischämien bei Kindern kann durch eine Doppler-Sonografie evaluiert werden. Prophylaktische Austauschtransfusionen scheinen das Risiko für zerebrovaskuläre Ischämien in dieser Population deutlich zu vermindern. Kinder, die einen zerebrovaskulären Insult durchgemacht haben, sollten mindestens für 3–5 Jahre Austauschtransfusionen erhalten, da das Risiko für ein zweites Ereignis extrem hoch ist.

Gentherapeutische Ansätze für die Sichelzellanämie werden intensiv verfolgt, jedoch sind derzeit keine sicheren Maßnahmen verfügbar. Neue Methoden zur direkten Genkorrektur in situ (z. B. Zinkfingernukleasen oder CRISPR bzw. Clustered Regularly Interspaced Short Palindromic Repeats) könnten bei diesen Patienten durchaus von klinischem Nutzen sein. Experimentelle Verfahren, die zur Erhöhung von HbF durch die Störung von Bcl11a führen, werden ebenfalls untersucht.

INSTABILE HÄMOGLOBINE

Ein Aminosäureaustausch, der die Löslichkeit des Hämoglobins oder seine Empfindlichkeit gegenüber oxidativen Prozessen erhöht, führt zu einem „instabilen" Hämoglobin. Es präzipitiert und führt zu Einschlusskörperchen, welche die Zellmembran der Erythrozyten verletzen. Repräsentativ für diese Erkrankungsgruppe sind Mutationen, die mit den Kontaktpunkten zwischen den α- und β-Ketten interferieren, wie Hämoglobin-Philly ($\beta^{35Tyr \rightarrow Phe}$), welche die als Helix vorliegenden Segmente verändern, wie Hämoglobin-Genova ($\beta^{28Leu \rightarrow Pro}$), oder welche die Interaktionsstellen der hydrophoben Taschen der Globinsubeinheiten mit dem Häm unterbrechen, wie Hämoglobin-Köln ($\beta^{98Val \rightarrow Met}$) (Tab. 9-3). Die Einschlüsse, so genannte *Heinz-Innenkörper*, können durch Supravitalfärbungen, z. B. mit Kristallviolett, nachgewiesen werden. Die Entfernung dieser Einschlusskörperchen in der Milz führt zu löcherigen, sehr steifen Erythrozyten mit verkürzter Lebensdauer. Die weitere Folge ist eine gelegentlich transfusionspflichtige hämolytische Anämie unterschiedlichen Schweregrades. In einigen Fällen ist eine Splenektomie erforderlich, um die Anämie zu beherrschen. Ulzerationen an den Beinen und frühzeitiges Auftreten von Gallensteinen durch die erhöhte Bilirubinlast sind häufige Merkmale der Erkrankung.

Instabile Hämoglobine kommen sporadisch vor. Neu auftretende Spontanmutationen sind dabei häufig. Heterozygot Betroffene sind oft symptomatisch, da eine signifikante Last an Heinz-Innenkörperchen auch entstehen kann, wenn die instabile Hämoglobinvariante nur einen gewissen Anteil des Gesamthämoglobins ausmacht. Symptomatisch wirksame instabile Hämoglobine sind meistens β-Globinvarianten, da sporadische Mutationen mit Beteiligung einer der vier α-Globine nur 20–30 % des Hämoglobins verändern würden.

Tabelle 9-3

AUSGEWÄHLTE HÄMOGLOBINOPATHIEN MIT VERÄNDERUNGEN VON SYNTHESE ODER FUNKTION

Bezeichnung	Mutation	Vorkommen	Klinische Hauptsymptome[a]
Sichelzell-HbS	$\beta^{6Glu \rightarrow Val}$	Afrika	Anämie, ischämische Infarkte
C	$\beta^{6Glu \rightarrow Lys}$	Afrika	Leichte Anämie; Interaktion mit HbS
E	$\beta^{26Glu \rightarrow Lys}$	Südostasien	Mikrozytäre Anämie; Splenomegalie, thalassämischer Phänotyp
Köln	$\beta^{98Val \rightarrow Met}$	Sporadisch	Hämolytische Anämie; Heinz-Innenkörper nach Splenektomie
Yakima	$\beta^{99Asp \rightarrow His}$	Sporadisch	Polyzythämie
Kansas	$\beta^{102Asn \rightarrow Lys}$	Sporadisch	Milde Anämie
M. Iwata	$\alpha^{87His \rightarrow Tyr}$	Sporadisch	Methämoglobinämie

[a] Einzelheiten siehe Text.

HÄMOGLOBINE MIT VERÄNDERTER SAUERSTOFFAFFINITÄT

Hochaffine Hämoglobine wie Hämoglobin-Yakima ($\beta^{99Asp \rightarrow His}$) binden Sauerstoff mit größerer Affinität. Sie setzen weniger Sauerstoff im Gewebe bei dem dort vorherrschenden Sauerstoffdruck frei (Abb. 9-2). Die Folge ist eine milde Gewebshypoxie, die zu einer Stimulation der Erythropoese und konsekutiver Erythrozytose führt (Tab. 9-3). In extremen Fällen kann der Hämatokrit auf 60–65 % ansteigen. Die damit verbundene steigende Blutviskosität führt zu typischen Symptomen (Kopfschmerzen, Somnolenz, Schwindel). Aderlässe können erforderlich sein. Typische Mutationen verändern die Interaktion in der Häm-Tasche, unterbrechen den Bohr-Effekt oder beeinträchtigen die Salzbindung. Eine Mutation mit Verschlechterung der Interaktion von HbA mit 2,3-BPG kann die Sauerstoffaffinität steigern, da die 2,3-BPG-Bindung die Sauerstoffaffinität vermindert.

Niedrigaffine Hämoglobine wie Hämoglobin-Kansas ($\beta^{102Asn \rightarrow Lys}$) binden den Sauerstoff effizient in den Lungen, obwohl sie eine geringere Sauerstoffaffinität haben. Bei dem im Kapillarbett vorherrschenden Sauerstoffdruck verlieren diese Hämoglobine genügend Sauerstoff, um die Homöostase auch bei niedrigem Hämatokrit aufrechtzuerhalten (Abb. 9-2; *Pseudoanämie*). Die Desoxygenierung des Hämoglobins in den Kapillaren kann ein Ausmaß annehmen, bei dem eine klinisch sichtbare Zyanose auftritt. Trotz dieser Symptome brauchen die Patienten in den meisten Fällen keine spezifische Therapie.

METHÄMOGLOBINÄMIEN

Methämoglobin wird durch die Oxidation des Eisens im Häm gebildet und führt zu einer charakteristischen blaubraunen, schlammfarbenen Zyanose. Methämoglobin hat eine so hohe Sauerstoffaffinität, dass praktisch kein Sauerstoff freigesetzt wird. Spiegel über 50–60 % sind oft tödlich.

Kongenitale Methämoglobinämien entstehen durch Globinmutationen, die das Eisen in oxidiertem Zustand stabilisieren, wie Hämoglobin-M-Iwata ($\alpha^{87His \rightarrow Tyr}$; Tab. 9-3). Sie können auch durch Mutationen hervorgerufen werden, welche die Enzymsysteme beeinträchtigen, die für die Reduktion von Methämoglobin zu Hämoglobin erforderlich sind (z. B. Methämoglobinreduktase, NADP-Diaphorase). Die erworbene Methämoglobinämie wird durch Toxine hervorgerufen, die das Eisen im Häm oxidieren, insbesondere durch Nitrate oder nitrithaltige Verbindungen (z. B. häufig in der Kardiologie und Anästhesie eingesetzte Medikamente).

DIAGNOSTIK UND MANAGEMENT VON PATIENTEN MIT INSTABILEN HÄMOGLOBINEN, HOCHAFFINEN HÄMOGLOBINEN UND METHÄMOGLOBINÄMIEN

Instabile Hämoglobinvarianten sollten bei Patienten mit hämolytischen Anämien ohne Nachweis entsprechender Antikörper, die einen Ikterus, eine Splenomegalie oder frühzeitige Gallensteinerkrankungen aufweisen, vermutet werden. Eine schwere Hämolyse manifestiert sich gewöhnlich bereits im frühen Kindesalter als Neugeborenenikterus oder Anämie. Mildere Verläufe können sich im Erwachsenenalter als Anämie oder unklare Retikulozytose mit Hepatosplenomegalie, Gallenwegserkrankung oder Ulzerationen an den Unterschenkeln manifestieren. Da Spontanmutationen häufig sind, kann die Familienanamnese leer sein. Im peripheren Blutausstrich zeigen sich oft eine Anisozytose sowie Zellen mit punktförmigen Einschlüssen und mit Formveränderungen (Poikilozytose).

Die beiden besten diagnostischen Untersuchungen auf instabile Hämoglobine sind die Heinz-Körper-Färbung und der Isopropanol- oder Hitzestabilitätstest. Viele instabile Hämoglobinvarianten sind elektrophoretisch nicht zu detektieren, eine normale Hämoglobinelektrophorese schließt die Diagnose daher nicht aus. Die definitive Diagnose wird mittels Massenspektroskopie oder direkter Genanalyse gestellt.

Schwer betroffene Patienten können in den ersten drei Lebensjahren Transfusionen benötigen, da eine Splenektomie vor dem dritten Lebensjahr mit einem signifikanten Immundefekt verbunden ist. Danach ist normalerweise eine Splenektomie effektiv. Gelegentlich benötigen Patienten jedoch eine lebenslange Transfusionsbehandlung. Da die Patienten nach einer Splenektomie oft eine Cholelithiasis und Unterschenkelulzera, eine Hyperkoagulabilität und eine Prädisposition für eine schwere Sepsis entwickeln, sollte die Splenektomie so lange wie möglich hinausgezögert werden. Die Präzipitation instabiler Hämoglobine wird durch oxidativen Stress wie Infektionen oder die Gabe von Antimalariamitteln verstärkt, die daher möglichst nicht gegeben werden sollten.

Hochaffine Hämoglobinvarianten sollten bei einer Erythrozytose diagnostisch in Erwägung gezogen werden. Die beste Untersuchung zur Bestätigung ist die Messung von P_{50}. Eine hohe Sauerstoffaffinität von Hämoglobin verursacht eine signifikante Linksverschiebung der Sauerstoffaffinitätskurve und damit niedrigere numerische Werte für P_{50}. Der P_{50} kann auch durch andere Interaktionen wie Nikotinkonsum oder eine Kohlenmonoxidexposition vermindert werden.

Patienten mit hochaffinem Hämoglobin sind oft asymptomatisch, Rubor oder Plethora können klinisch vorhanden sein. Wenn der Hämatokrit 55–60 % erreicht, entstehen Symptome durch die hohe Blutviskosität und den verminderten Blutfluss (Kopfschmerzen, Antriebslosigkeit, Schwindel). Die Symptome können durch Aderlass behandelt werden. Die Erythrozytose ist als inadäquate Kompensation des Organismus zu sehen, die beeinträchtigte O_2-Freisetzung aus dem abnormen Hämoglobin zu beeinflussen. Zu rigorose Aderlässe können die Erythropoese stimulieren oder die Symptome durch Entstehen einer peripheren Hypoxie verschlechtern. Das Leitprinzip der Aderlassbehandlung sollte sein, die Oxygenierung des peripheren Gewebes durch die Reduktion der Blutviskosität und Vermehrung des Blutflusses zu verbessern. Dabei sollte man sich nicht zu sehr an einer Normalisierung des Hämatokrits orientieren. Ein mäßiger Aderlass-induzierter Eisenmangel kann bei der Kontrolle der Erkrankung nützlich sein.

Niedrigaffine Hämoglobine sollten differenzialdiagnostisch als Ursache bei Zyanose oder niedrigem Hämatokrit in Erwägung gezogen werden. Eine vorhergehende ausführliche Evaluation zum Ausschluss anderer Ursachen ist erforderlich. Der P_{50}-Test bestätigt die Diagnose. Die ausführliche Aufklärung und Beratung des Patienten ist die Intervention der Wahl.

Eine *Methämoglobinämie* wird bei Patienten mit Hypoxiesymptomen vermutet, sofern sie zyanotisch erscheinen, jedoch einen arteriellen PO_2 haben, der ausreicht, um das Hämoglobin voll mit Sauerstoff abzusättigen. Eine Vorgeschichte, die auf eine Intoxikation mit Nitrit oder anderen Oxidanzien hinweist, ist nicht immer zu erheben. Manche Expositionen in diesem Sinne können für den Patienten unbemerkt ablaufen, andere können auch vor dem Hintergrund eines Suizidversuches geschehen sein. Die charakteristische schlammartige Farbe frisch entnommenen Blutes kann ein nützlicher Hinweis sein. Die Untersuchung der Wahl ist der Methämoglobintest, dieser ist normalerweise auch im Notfall verfügbar.

Die Methämoglobinämie verursacht bereits bei Werten > 15 % häufig Symptome der zerebralen Ischämie. Spiegel > 60 % sind üblicherweise letal. Die intravenöse Injektion von 1 mg/kg Methylenblau ist im Notfall effektiv. Milder ausgeprägte Formen können oral mit Methylenblau (3–4 × 60 mg/d) oder Ascorbinsäure (300–600 mg/d) behandelt werden. Dies gilt auch für die Nachbehandlungen von schweren Intoxikationen.

THALASSÄMIESYNDROME

Die Thalassämiesyndrome sind hereditäre Erkrankungen der α- oder β-Globin-Biosynthese. Die reduzierte Synthese von Globin vermindert die Produktion von Hämoglobintetrameren und ist somit für Hypochromie und Mikrozytose verantwortlich. Die unbalancierte Akkumulation von α- und β-Einheiten, welche für den klinischen Phänotyp verantwortlich ist, entsteht dadurch, dass die Synthese der nicht betroffenen Globine mit normaler Geschwindigkeit weiterläuft. Die klinische Schwere variiert stark und hängt davon ab, wie sehr die Synthese der betroffenen Globine vermindert ist, in welchem Umfang andere Globinketten synthetisiert werden und ob weitere erblich erworbene abnormale Globinallele vorliegen.

KLINISCHES BILD DER β-THALASSÄMIESYNDROME

Die auslösenden Mutationen können jede Ebene der Globingenexpression beeinträchtigen: Transkription, Prozessierung der Vorläufer-mRNS, Translation und posttranslationale Metabolisierung der β-Globin-Polypeptidkette. Die häufigsten Formen entstehen durch Mutationen, die das Spleißen der Vorläufer-mRNS derangieren oder vorzeitig die Translation der mRNS beenden.

Hypochromasie und Mikrozytose sind auf eine reduzierte Menge an Hämoglobintetrameren zurückzuführen und charakterisieren alle Formen der β-Thalassämie (Abb. 9-5). Bei Heterozygoten (β-Thalassaemia minor) ist dies die einzige fassbare Veränderung, die Anämie ist nur leicht ausgeprägt. Bei den schwereren, homozygoten Erkrankungen führt die unbalancierte α- und β-Globin-Akkumulation zu einer Anhäufung hochgradig unlöslicher ungepaarter α-Ketten. Sie verursachen toxische Einschlusskörperchen, die zum Untergang der sich entwickelnden Erythroblasten im Knochenmark führen. Nur wenige Proerythroblasten überleben und reifen aus. Die wenigen verbleibenden roten Blutzellen sind mit Einschlusskörperchen beladen und werden von der Milz abgebaut, wodurch sich ihre Überlebenszeit vermindert und eine schwere hämolytische Anämie entsteht. Durch die schwere Anämie steigt der Erythropoetinspiegel und

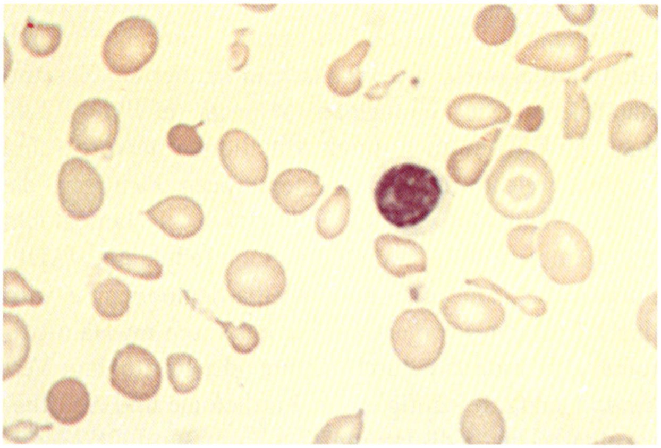

Abbildung 9-5 β-Thalassaemia intermedia. Mikrozytäre, hypochrome Erythrozyten ähnlich denen bei schwerem Eisenmangel. Außerdem sind mehrere Elliptozyten und tropfenförmige Erythrozyten zu erkennen.

es kommt zu einer kompensatorischen erythroiden Hyperplasie. Dieser Vorgang wird von der ineffektiven Erythropoese beeinträchtigt, und die Anämie persistiert. Die erythroide Hyperplasie kann enorm sein und zu einer massiven Ausbildung von extramedullärem erythropoetischem Gewebe in Leber und Milz führen.

Die massive Expansion des Knochenmarks beeinträchtigt das Wachstum und die Skelettentwicklung. Die Kinder entwickeln eine charakteristische Gesichtsform, die auf die Knochenmarkhyperplasien in Kieferskelett und Os frontale zurückzuführen ist. Gleichzeitig tritt eine Verdünnung der Kortikalis mit gehäuften Frakturen der Röhrenknochen und Wirbelkörper auf. Sie ist durch eine kortikale Invasion der Erythropoese zu erklären. Die Kinder zeigen eine schwere Wachstumsretardierung. Die hämolytische Anämie verursacht eine Hepatosplenomegalie, Ulzerationen der Beine, Gallensteine und eine Herzinsuffizienz bei erhöhtem Herzzeitvolumen. Die massive Steigerung der Erythropoese verbraucht Kalorien und führt zu einer Verschlechterung des Ernährungsstatus, zu verstärkter Infektionsanfälligkeit, zu endokrinen Störungen und in den schwersten Fällen zum Tod innerhalb der ersten Lebensdekade. Eine Transfusionstherapie verbessert den Sauerstofftransport, supprimiert die exzessive und ineffektive Erythropoese und verlängert das Leben. Jedoch sind die unvermeidlichen Nebenwirkungen, vor allem die Eisenüberladung, meist mit einem Alter von etwa 30–40 Jahren tödlich.

Der Schweregrad der Thalassämie ist hochgradig variabel. Zu den bekannten Einflussfaktoren gehören jene, welche die Beladung mit ungepaarten α-Globulin-Ketten und die Bildung von Einschlusskörperchen bestimmen: Allele, die mit einer milderen Ausprägung des Synthesedefekts verbunden sind, und die gleichzeitige heterozygote Vererbung der α-Thalassämie, die den klinischen Schweregrad jeweils durch Reduktion überschüssigen α-Globins reduzieren. HbF persistiert bei den β-Thalassämien in unterschiedlichem Ausmaß. γ-Globin-Genketten können die β-Ketten ersetzen, zu mehr Hämoglobin führen und die Last an α-Globin-Einschlüssen vermindern. Die Begriffe β-*Thalassaemia major* und β-*Thalassaemia intermedia* werden zur Beschreibung dieser klinischen Heterogenität gebraucht. Patienten mit β-*Thalassaemia major* benötigen eine intensive Transfusionstherapie zum Überleben. Patienten mit β-Thalassaemia intermedia haben einen milderen Phänotyp und können ohne Transfusionen überleben. Der Begriff β-*Thalassaemia minor* beschreibt asymptomatische heterozygote Merkmalsträger der β-Thalassämie.

α-THALASSÄMIESYNDROME

Die vier klassischen α-Thalassämien kommen meistens bei Menschen asiatischer Herkunft vor. Dazu gehören die α-Thalassämie-2, bei der einer der vier α-Globin-Loci deletiert ist, die α-Thalassämie-1, bei der zwei deletierte Loci vorliegen, die HbH-Erkrankung mit drei deletierten Loci sowie der Hydrops fetalis mit Hb-Barts, bei dem alle vier Loci deletiert sind (Tab. 9-4). Darüber hinaus existieren auch Formen der α-Thalassämie ohne Deletionen.

Die α-*Thalassämie-2* ist ein asymptomatischer, stiller Trägerstatus. Die α-*Thalassämie-1* ähnelt der β-Thalassaemia minor. Nachkommen, die doppelt heterozygot für α-Thalassämie-2 und α-Thalassämie-1 sind, haben einen schwereren Phänotyp, die HbH-Erkrankung. Die Heterozygotie für eine Deletion, die beide Gene auf dem gleichen Chromosom beseitigt (*cis*-Deletion), kommt häufig bei Individuen aus dem Mittelmeerraum und Asien vor.

Tabelle 9-4

DIE α-THALASSÄMIEN

Erkrankung	Hämoglobin A, %	Hämoglobin H (β$_4$), %	Hämoglobinspiegel, g/l (g/dl)	MCV, fl
Normal	97	0	150 (15)	90
Thalassaemia minima: –α/αα	98–100	0	150 (15)	90
Thalassaemia minor: –α/–α-homozygote α-thal-2[a] oder – –/αα-heterozygote α-thal-1[a]	85–95	Seltene Erythrozyten-einschlusskörperchen	120–130 (12–13)	70–80
Hämoglobin-H-Erkrankung: – –/–α-heterozygote α-thal-1/ α-thal-2	70–95	5-30	60–100 (6–10)	60–70
Hydrops fetalis: – –/– –homozygote α-thal-1	0	5–10[b]	Intrauteriner Kindstod oder Kindstod bei Geburt	

[a] Wenn beide α-Allele auf einem Chromosom deletiert sind, wird der Genlocus als α-thal-1 bezeichnet; ist nur ein einzelnes α-Allel auf einem Chromosom deletiert, wird der Locus α-thal-2 genannt.

[b] 90–95 % des Hämoglobins ist Hämoglobin Barts (Tetramere der γ-Ketten).

Dies ist auch bei der Homozygotie für die α-Thalassämie-2 (*trans*-Deletion) der Fall. Beide Erkrankungen führen zur asymptomatischen Hypochromasie und Mikrozytose.

Bei der *HbH-Erkrankung* beträgt die HbA-Produktion nur 25–30 % des Normalen. Die Feten akkumulieren einen gewissen Anteil an ungepaarten γ-Ketten (Hb-Barta; γ-Ketten-Tetramere). Erwachsene akkumulieren ungepaarte β-Ketten. Sie sind löslich genug, um β_4-Tetramere zu bilden, welche die Bezeichnung HbH tragen. HbH bildet wenige Einschlüsse in den Erythroblasten und präzipitiert in zirkulierenden roten Blutzellen. Patienten mit einer HbH-Erkrankung haben eine Thalassaemia intermedia. Sie ist charakterisiert durch eine mäßig schwere hämolytische Anämie mit nur gering ausgeprägter Ineffizienz der Erythropoese. Ein Überleben bis ins mittlere Erwachsenenalter ohne Transfusionen ist häufig.

Eine Homozygotie für die α-Thalassaemia-1-*cis*-Deletion (Hydrops fetalis) führt dazu, dass keine α-Globinsynthese stattfindet. Jenseits des Embryonalstadiums wird kein physiologisch verwertbares Hämoglobin mehr produziert. Ein Überschuss an γ-Globin führt zu Tetrameren, welche als *Hb-Barts* (γ_4) bezeichnet werden. Dieses Hämoglobin hat eine sehr hohe Sauerstoffaffinität. Es liefert praktisch keinen Sauerstoff in das fetale Gewebe und führt zu Gewebsasphyxie, Ödemen (Hydrops fetalis), Herzversagen und Tod in utero. Die α-Thalassämie-2 ist häufig bei Individuen afrikanischer Herkunft (15–20 %). Die *Cis*-α-Thalassämie-1-Deletion wird jedoch fast nie gesehen. Daher sind die α-Thalassämie-2 und die *trans*-Form der α-Thalassämie-1 sehr verbreitet, während die HbH-Erkrankung und der Hydrops fetalis nur selten erworben werden.

Bereits seit einiger Zeit ist bekannt, dass manche Patienten mit Myelodysplasie oder Erythroleukämie rote Zellklone produzieren, welche HbH enthalten. Dieses Phänomen kommt aufgrund von Mutationen im ATRX-Signalweg mit Beeinträchtigung der Locuskontrollregion des α-Globin-Genclusters zustande.

DIAGNOSTIK UND MANAGEMENT DER THALASSÄMIEN

Die Diagnose der β-Thalassaemia major kann leicht im Kindesalter auf der Basis einer schweren Anämie mit Hepatosplenomegalie bei ausgeprägter Mikrozytose und charakteristischen Blutbildveränderungen gestellt werden **(Abb. 9-5)**. Daneben liegen erhöhte Werte für HbF, HbA_2 oder beide vor. Viele Patienten benötigen eine andauernde und langfristig durchgeführte Hypertransfusionstherapie, mit der ein Hämatokrit von mindestens 27–30 % aufrechterhalten und die Erythropoese supprimiert wird. Eine Splenektomie wird notwendig, wenn der jährliche Transfusionsbedarf (Volumen der Erythrozyten/kg Körpergewicht und Jahr) um mehr als 50 % ansteigt. Eine Substitutionstherapie mit Folsäure kann sinnvoll sein. Eine Impfung mit Pneumokokkenvakzinen vor eventuell später erfolgender Splenektomie wird empfohlen. Genauso empfehlenswert ist eine engmaschige Überwachung bezüglich des Auftretens von Infektionen, Ulzerationen an den Beinen und Gallenwegserkrankungen. Die durch die Transfusionstherapie und verstärkte Eisenresorption bedingte sekundäre Hämochromatose trägt mit den verschiedenen Organmanifestationen wesentlich zur Morbidität und Mortalität der Thalassämie-Patienten bei. Es kommt im Verlauf oft zu kardialen und hepatischen Komplikationen; außerdem entwickeln viele Patienten endokrine Defizite. Daher sollten die Eisenbeladung von Herz und Leber regelmäßig evaluiert und Untersuchungen bezüglich einer Glukoseintoleranz, einer Schilddrüsendysfunktion, eines verzögerten Einsetzens der Pubertät und einer verspäteten Ausprägung der sekundären Geschlechtsmerkmale durchgeführt werden. Wichtig ist somit der zeitige Beginn einer Chelattherapie, welche der Eisenelimination dient und eine Eisenbalance auf niedrigem Niveau zum Ziel hat (siehe unten). Patienten mit β-Thalassaemia intermedia weisen ähnliche Befunde auf, können aber ohne chronische Hypertransfusionstherapie überleben. Das Management dieser Patienten ist eine Herausforderung, da zahlreiche Faktoren die Anämie verschlimmern können, wie Infektionen, die einsetzende Pubertät und eine Splenomegalie mit Hypersplenismus. Einige Patienten können auch von einer Splenektomie profitieren. Die Expansion der Erythropoese kann zu einer gesteigerten Eisenresorption mit Hämosiderose führen, selbst wenn keine Transfusionen durchgeführt werden. Manche Patienten werden im Verlauf transfusionsbedürftig.

Die β-Thalassaemia minor manifestiert sich oft mit einer ausgeprägten Mikrozytose und Hypochromasie mit Targetzellen im Blutausstrich. Dabei besteht aber nur eine minimale oder leichte Anämie. Das mittlere korpuskuläre Volumen liegt nur selten über 75 fl, der Hämatokrit selten unter 30–33 %. Die Hämoglobinelektrophorese zeigt im klassischen Fall ein erhöhtes HbA_2 (3,5–7,5 %). Bei einigen Formen liegen ein normaler HbA_2-Spiegel und/oder ein erhöhter HbF-Spiegel vor. Eine individuelle und genetische Beratung des Patienten ist unabdingbar. Patienten mit einer β-Thalassaemia minor sollten darüber aufgeklärt werden, dass ihr Blutbild der Eisenmangelanämie ähnelt und dass Fehldiagnosen in dieser Richtung vorkommen können. Sie sollten eine Eisensubstitution vermeiden, aber auch wissen, dass wie bei gesunden Personen vor allem bei Schwangerschaften oder chronischen Blutungen ein therapiebedürftiger Eisenmangel vorkommen kann.

Die α-Thalassaemia minor kann eine leichte Hypochromasie und Mikrozytose zeigen, geht aber meistens nicht mit einer Anämie einher. Die HbA_2- und HbF-Spiegel sind normal. Die betroffenen Individuen müssen meist lediglich genetisch beraten werden. Die HbH-Erkrankung ähnelt der β-Thalassaemia intermedia mit der zusätzlichen Komplikation, dass sich das HbH-Molekül wie ein mäßig instabiles Hämoglobin verhält. Patienten mit HbH-Erkrankung sollten eine Splenektomie erhalten, sofern sich eine ausgeprägte Anämie oder ein Transfusionsbedarf entwickelt. Oxidanzien sollten vermieden werden. Schwerer betroffene Patienten können eine Eisenüberladung mit tödlichem Ausgang entwickeln.

PRÄVENTION

Die pränatale Erfassung der Thalassämiesyndrome ist mittlerweile gut verfügbar. Die Diagnose auf DNS-Basis beruht auf einer PCR-Amplifikation der fetalen DNS. Entsprechende Proben werden durch Amniozentese oder Chorionzottenbiopsie gewonnen. Die PCR wird mit allelspezifischen Oligonukleotidproben oder direkter DNS-Sequenzierung durchgeführt.

THALASSÄMISCHE STRUKTURVARIANTEN

Thalassämische Strukturvarianten sind durch Synthesedefekte bei gleichzeitigen Strukturveränderungen charakterisiert.

HÄMOGLOBIN-LEPORE

Das im Mittelmeerraum häufig auftretende Hämoglobin-Lepore $[\alpha_2(\delta\beta)_2]$ entsteht durch ein unbalanciertes Crossover und Rekombinationsereignis, welches das proximale Ende des δ-Gens mit dem distalen Ende des eng gekoppelten β-Gens fusioniert. Das resultierende Chromosom enthält nur das fusionierte δβ-Gen. Das Lepore-(δβ-)Globin wird nur in geringem Ausmaß synthetisiert, da das fusionierte Gen unter der Kontrolle des schwachen δ-Globinpromotors steht. Träger des Hb-Lepore-Allels haben einen Phänotyp wie bei der β-Thalassämie. Allerdings haben sie zusätzlich 2–20 % Hb-Lepore. Gemischt-heterozygot Betroffene für Hämoglobin-Lepore und eine klassische β-Thalassämie können auch eine schwere Thalassämie aufweisen.

HÄMOGLOBIN E

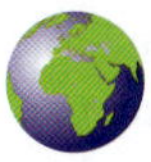

Hämoglobin E (wie $\alpha_2\beta_2^{26Glu\rightarrow Lys}$) kommt sehr häufig in Kambodscha, Thailand und Vietnam vor. In den USA ist das Gen durch die Einwanderung von Personen asiatischer Herkunft, speziell in Kalifornien, erheblich häufiger geworden. In Kalifornien ist HbE die häufigste diagnostizierte Hb-Variante. HbE ist mäßig instabil, wobei die Veränderung nicht ausreicht, um die Lebensdauer der Erythrozyten signifikant zu vermindern. Heterozygot Betroffene ähneln Individuen mit einer milden β-Thalassaemia minor. Homozygot Erkrankte haben etwas ausgeprägtere Anomalien, sind aber asymptomatisch. Gemischt-heterozygot Betroffene mit einem HbE- und einem β-Thalassämie-Gen können eine β-Thalassaemia intermedia oder eine β-Thalassaemia major aufweisen, welches von der Schwere des vererbten Thalassämie-Gens abhängt.

Das β^E-Allel enthält einen einzelnen Basenaustausch auf Kodon 26, der zu einem Aminosäurenaustausch führt. Die Mutation aktiviert eine kryptisch vorhandene RNS-Spleißdomäne und führt zu einer strukturell abnormen Globin-mRNS, die von etwa 50 % der initial vorhandenen mRNS-Moleküle nicht translatiert werden kann. Die übrigen 40–50 % der Moleküle werden normal gespleißt und generieren eine funktional normale mRNS, die in das β^E-Globin translatiert wird. Die reife mRNS trägt den Basenwechsel, der das Kodon 26 verändert.

Die genetische Beratung der Personen mit HbE-Risiko sollte sich auf die Interaktion von HbE mit der β-Thalassämie konzentrieren. Sie ist wichtiger als die Homozygotie für HbE, die mit einer üblicherweise asymptomatischen Mikrozytose und Hypochromasie und selten mit Hb-Spiegeln unter 100 g/l (< 10 g/dl) einhergeht.

HEREDITÄRE PERSISTENZ FETALEN HÄMOGLOBINS

Die hereditäre Persistenz fetalen Hämoglobins ist durch eine fortgesetzte Synthese hoher HbF-Spiegel im Erwachsenenalter charakterisiert. Keine deletären Effekte sind offensichtlich, selbst wenn alles produzierte Hämoglobin aus HbF besteht. Diese seltenen Patienten zeigen überzeugend, dass das Ausbleiben oder die Umkehr der Umstellung von fetalem auf adultes Hämoglobin eine effektive Therapie für die Sichelzellanämie und die β-Thalassämie wäre.

ERWORBENE HÄMOGLOBINOPATHIEN

Die beiden wichtigsten erworbenen Hämoglobinopathien sind die Kohlenmonoxidvergiftung und die Methämoglobinämie (siehe oben). Kohlenmonoxid hat eine höhere Affinität für Hämoglobin als Sauerstoff. Dadurch kann es Sauerstoff ersetzen, verdrängen und den Sauerstofftransport vermindern. Ein chronisch erhöhter Carboxyhämoglobinspiegel bis auf 10–15 %, wie er bei Rauchern beobachtet wird, kann zu einer sekundären Polyzythämie führen. Carboxyhämoglobin ist kirschrot und maskiert die Entwicklung einer Zyanose, die ja üblicherweise bei schlechter O_2-Versorgung der Gewebe vorliegt.

Anomalien der Hämoglobinbiosynthese wurden auch bei malignen hämatologischen Erkrankungen beschrieben. Bei manchen Patienten mit myelodysplastischen Syndromen, Erythroleukämien oder myeloproliferativen Syndromen kann eine milde Form der HbH-Erkrankung auftreten. Die Anomalien sind nicht schwer genug, um den Verlauf der Grunderkrankung signifikant zu beeinflussen.

Behandlung TRANSFUSIONSHÄMOSIDEROSE

Eine lang dauernde Transfusionstherapie kann zur Übertragung von Infektionen, zur Alloimmunisierung, zu fieberhaften Reaktionen und zur Eisenüberladung mit letztlich tödlichem Ausgang führen (Kap. 13). Ein Erythroyztenkonzentrat enthält 250–300 mg Eisen (1 mg/ml). Das durch eine Transfusion von zwei Erythroyztenkonzentraten aufgenommene Eisen entspricht der physiologischen oralen Aufnahme von Eisen in 1–2 Jahren. Da keine Mechanismen existieren, um die Eisenexkretion zu steigern, akkumuliert Eisen bei häufigen Transfusionen. Eine gesteigerte Erythropoese führt besonders schnell zur Eisenüberladung, da sie zusätzlich zur exzessiven Resorption von Eisen aus der Nahrung führt. Vitamin C sollte in diesem Zusammenhang nicht gegeben werden, da es bei Personen mit Eisenüberladung freie Radikale generiert.

Die Patienten entwickeln normalerweise eine Hämosiderose, nachdem sie mehr als 100 Erythrozytenkonzentrate erhalten haben. Der Ferritinspiegel im peripheren Blut steigt, und es entwickelt sich eine frühe endokrine Dysfunktion (Glukoseintoleranz und verzögerte Pubertät bei Kindern). Später folgt eine Leberzirrhose und eine Kardiomyopathie bildet sich aus. Bei einer Leberbiopsie kann Eisen im Parenchym und im retikuloendothelialen System gefunden werden. Mittels einer Magnetresonanztomografie (MRT) kann die Eisenüberladung in der Leber abgeschätzt werden. Durch neue Methoden, z. B. mit einem Biomagnetometer, kann zwar die Eisenbelastung der Leber genau gemessen werden, diese Methode ist jedoch nicht breit verfügbar. Die kardiale Toxizität ist häufig von großer klinischer Bedeutung. Früh entwickelt sich eine Perikarditis mit nachfolgenden Rhythmusstörungen und Pumpversagen. Die Diagnose einer Herzinsuffizienz ist ein schlechtes prognostisches Merkmal und mit deutlich verfrühter Mortalität assoziiert (häufig innerhalb eines Jahres).

Die Entscheidung zu einer langfristigen Transfusionstherapie sollte von einer Therapie mit Chelatbildnern begleitet werden. Deferoxamin wird kontinuierlich subkutan oder intravenös verabreicht. Seine Eisenbindungskinetik erfordert eine langsame Dauerinfusion durch eine Infusionspumpe. Konstante Substanzspiegel verbessern die Effektivität der Chelatbildung und schützen die Gewebe vor gelegentlicher Freisetzung einer äußerst toxischen Eisenform – niedermolekularen Eisens –, das nicht durch protektive Proteine sequestriert werden kann.

Deferoxamin zeigt relativ geringe Toxizität. Gelegentlich treten eine Katarakt, Taubheit oder lokale Hautreaktionen, insbesondere Urtikaria, auf. Die Hautreaktionen können üblicherweise mit Antihistaminika behandelt werden. Eine negative Eisenbilanz kann auch bei erheblicher Transfusionsbedürftigkeit erreicht werden. Dies allein wird allerdings die Langzeitmorbidität und -mortalität bei chronisch transfundierten Patienten nicht verhindern. Irreversible Organschäden entwickeln sich bereits bei verhältnismäßig geringer Eisenüberladung, selbst wenn die Symptome erst viele Jahre später auftreten. Um einen signifikanten Überlebensvorteil zu erreichen, muss die Therapie mit Chelatbildnern bei Patienten mit β-Thalassaemia major vor dem 5.–8. Lebensjahr begonnen werden.

Deferasirox ist ein oral verabreichter Eisenchelator. Die Gabe von Deferasirox 1 × 20–30 mg/kg/d reduzierte die hepatische Eisenkonzentration bei erwachsenen und pädiatrischen Patienten mit chronischer Transfusionsbedürftigkeit ähnlich stark wie Deferoxamin. Deferasirox führte zu Transaminasenerhöhungen und leichtem Anstieg des Serumkreatinins. Andere Toxizitäten sind vergleichbar zu Deferoxamin. Sein Toxizitätsprofil ist akzeptabel, Langzeiteffekte werden jedoch derzeit noch untersucht. In diesem Patientenkollektiv junger chronisch kranker Menschen ist die Verabreichung von Eisenchelatoren jedoch mit erheblichen Compliance-Problemen behaftet und erfordert eine regelmäßige und intensive Aufklärung über die Notwendigkeit des Einsatzes.

EXPERIMENTELLE THERAPIEN

KNOCHENMARKTRANSPLANTATION, GENTHERAPIE UND MANIPULATION VON HBF

Durch eine Knochenmarktransplantation können Stammzellen mit Fähigkeit zur normalen Hämoglobinbildung übertragen werden. Transplantationen wurden bei einer größeren Anzahl von Patienten mit β-Thalassämie und einer kleineren Anzahl von Patienten mit Sichelzellanämie durchgeführt. Im frühen Verlauf der Erkrankungen und vor dem Auftreten von Organschäden ist eine Transplantation für 80–90 % der Patienten kurativ. In erfahrenen Zentren wurde die therapieassoziierte Letalität im Kindesalter unter 10 % gesenkt. Da ein Überleben bis ins Erwachsenenalter auch mit einer konventionellen Therapie möglich ist, sollte die Entscheidung zu einer Transplantation am besten in Zusammenarbeit mit spezialisierten Zentren gefällt werden.

Die Gentherapie hat sich bei der Thalassämie und bei der Sichelzellanämie als ein hochgestecktes Ziel erwiesen, wobei die experimentellen Fortschritte vielversprechend sind.

Mit der Wiederherstellung höherer Spiegel fetalen Hämoglobins sollten sich die Symptome der β-Ketten-Hämoglobinopathien bessern lassen. Zytotoxische Medikamente wie Hydroxyurea und Cytarabin steigern die HbF-Synthese erheblich, möglicherweise durch Stimulation der Proliferation primitiver HbF-produzierender Progenitorzellen (F-Zell-Progenitoren). Leider war dieses Behandlungsregime bislang bei der β-Thalassämie nicht effektiv. Butyrate stimulieren die HbF-Produktion nur vorübergehend. Eine intermittierende Verabreichung des Arzneimittels führt bei den meisten Patienten mit Sichelzellanämie zu einer anhaltenden HbF-Induktion. Es ist aber unklar, ob Butyrat eine ähnliche Aktivität bei Patienten mit β-Thalassämie hat.

APLASTISCHE UND HYPOPLASTISCHE KRISEN BEI PATIENTEN MIT HÄMOGLOBINOPATHIEN

Patienten mit hämolytischer Anämie entwickeln gelegentlich einen alarmierenden Abfall des Hämatokrits während oder unmittelbar nach akuten Erkrankungen. Eine Knochenmarksuppression tritt bei fast jedem Individuum während einer akuten oder chronischen entzündlichen Erkrankung auf. Bei Patienten mit einer verminderten Erythrozytenüberlebensdauer kann die Suppression eine stärkere Auswirkung auf das rote Blutbild hervorrufen. Diese hypoplastischen Krisen sind üblicherweise vorübergehend und benötigen keine Transfusionstherapie.

Der Begriff *aplastische Krise* beschreibt eine ausgeprägte Verminderung der Erythropoese bei Patienten mit chronischer hämolytischer Anämie mit rapide fallendem Hämatokrit. Die aplastischen Episoden sind meist selbstlimitierend und werden durch Infektionen mit Parvovirus B19A verursacht. Kinder, die mit dem Virus infiziert werden, entwickeln üblicherweise eine bleibende Immunität. Die aplastischen Krisen rezidivieren meistens nicht und werden bei Erwachsenen nur selten gesehen. Das Management erfordert eine engmaschige Überwachung von Hämatokrit und Retikulozytenzahlen. Die Gabe von Transfusionen ist bei symptomatischer Anämie indiziert. Die meisten Krisen bilden sich binnen 1–2 Wochen spontan zurück.

WEITERFÜHRENDE LITERATUR

Cario H et al: AWMF-Leitlinie Sichelzellkrankheit. AWMF-Registernr. 025/016, 2014

Cario H et al: Beta-Thalassämie. Onkopedia Leitlinien, 2012

KAPITEL 10

MEGALOBLASTÄRE ANÄMIEN

A. Victor Hoffbrand

Für die deutsche Ausgabe Stefan Neuburger

Megaloblastäre Anämien sind Erkrankungen, die durch das Auftreten typischer morphologischer Merkmale der erythrozytären Vorstufen im Knochenmark charakterisiert sind. Das Knochenmark stellt sich normalerweise zellreich dar und die Anämie basiert auf einer ineffektiven Erythropoese. Die Ursache ist in der Regel ein Mangel von Cobalamin (Vitamin B_{12}) oder Folsäure, wobei eine megaloblastäre Anämie auch durch angeborene oder erworbene Anomalien des Metabolismus der Vitamine sowie durch Defekte der DNS-Synthese auftreten kann, die nicht mit Cobalamin und Folsäure zusammenhängen (Tab. 10-1). Zunächst werden die Mechanismen der Cobalamin- und Folsäureabsorption sowie deren Metabolismus beschrieben. Es folgen die biochemischen Grundlagen sowie klinische und laborchemische Charakteristika, Ursachen und Behandlungen der megaloblastären Anämien.

Tabelle 10-1

URSACHEN MEGALOBLASTÄRER ANÄMIEN
Cobalaminmangel oder Störungen des Cobalamin-Metabolismus (siehe Tab. 10-3, 10-4)
Folsäuremangel oder Störungen des Folsäuremetabolismus (siehe Tab. 10-5)
Therapie mit Folsäureantagonisten (z. B. Methotrexat)
Ursachen, die unabhängig von Cobalamin- oder Folsäuremangel oder refraktär auf Cobalamin- oder Folsäuretherapie sind:
Einige akute myeloische Leukämien und myelodysplastische Syndrome
Medikamente, welche die DNS-Synthese beeinflussen, wie Cytosinarabinosid, Hydroxyurea, 6-Mercaptopurin, Azidothymidin (AZT)
Hereditäre Orot-Azidurie (Ansprechen auf Uridin)
Ansprechen auf Thiamin (genetischer Defekt im Thiamintransportgen SLC19A2)

COBALAMIN

Cobalamin (Vitamin B_{12}), auch als Extrinsic-Faktor bezeichnet, liegt in einer Vielzahl verschiedener chemischer Formen vor. Allen gemeinsam ist ein Corrinringsystem mit zentral angeordnetem Kobaltkation. In der Natur findet man das Vitamin hauptsächlich in der 2-Desoxyadenosyl(Ado)-Form, das in den Mitochondrien der Zellen vorkommt. Diese Form ist Kofaktor für das Enzym Methylmalonyl-CoA-Mutase. Ein weiteres, häufig in der Natur vorkommendes Cobalamin ist das Methylcobalamin, wie es in menschlichem Blutplasma und im Zytoplasma der Zelle zu finden ist. Das Methylcobalamin wiederum ist Kofaktor für die Methioninsynthase. Des Weiteren tritt noch in geringen Mengen Hydroxycobalamin auf, das unter Lichtexposition rasch zu Methyl- und Ado-Cobalamin umgewandelt wird.

Nahrungsquellen und Bedarf

Cobalamin wird ausschließlich durch Mikroorganismen synthetisiert. Wiederkäuer beziehen Cobalamin aus dem oberen Darm. Die einzige Quelle für den Menschen sind tierische Lebensmittel, wie Fleisch, Fisch und Milchprodukte. Gemüse, Früchte und andere nicht tierische Lebensmittel enthalten, sofern sie nicht durch Bakterien kontaminiert sind, kein Cobalamin. Eine ausgewogene, westliche Ernährungsweise enthält 5–30 μg/d Cobalamin. Der tägliche Verlust eines Erwachsenen (meist über Urin und Fäces) beträgt 1–3 μg (0,1 % der Körpervorräte). Da der Körper Cobalamin nicht selbst synthetisieren kann, entsteht somit ein täglicher Bedarf von ebenfalls ungefähr 1–3 μg. Der Gesamtvorrat im Körper beträgt 2–3 mg, was für 3–4 Jahre ausreicht, sofern die Zufuhr komplett unterbunden wird.

Resorption

Zur Resorption von Cobalamin stehen dem Körper zwei Mechanismen zur Verfügung. Ein Mechanismus ist passiv und erfolgt über die buccale, duodenale und intestinale Mukosa. Diese Resorption erfolgt zwar schnell, ist aber sehr ineffizient. Weniger als 1 % einer oralen Dosis kann über diesen Weg resorbiert werden. Der eigentliche physiologische Mechanismus erfolgt aktiv über das Ileum. Auch eine geringe orale Dosis (einige Mikrogramm) Cobalamin kann somit effizient mittels des „Intrinsic Factor (IF)“ aus dem Magen aufgenommen werden. Nutritiv zugeführtes Cobalamin wird aus Nahrungsproteinen durch Enzyme im Magen, Duodenum und Jejunum freigesetzt. Es geht zunächst eine Verbindung mit Glykoproteinen des Speichels, so genannte Haptocorrine (HCs) ein, die zur Familie der cobalaminbindenden Proteine gehören. Im Dünndarm wird dann Haptocorrin durch pankreatisches Trypsin verdaut und Cobalamin auf Intrinsic Factor übertragen.

Intrinsic Factor (das Gen auf Chromosom 11q13) wird in den Parietalzellen des Magenfundus und -corpus produziert und parallel mit der Salzsäure des Magens sezerniert. Normalerweise ist Intrinsic Factor im Überfluss vorhanden. Der IF-Cobalamin-Komplex ist resistent gegen proteolytische Zersetzung und passiert den Dünndarm bis zum Ileum, in dem Intrinsic Factor an einen spezifischen Rezeptor (Cubilin) des Bürstensaums der Enterozyten bindet. Cubilin ist ebenfalls im Dottersack und Epithel des proximalen Tubulus der Niere zu finden. Es agiert offensichtlich mithilfe von Amnionless (AMN), einem endozytischen Rezeptorprotein, das die Endozytose von Cubilin mit seinem Liganden, dem Intrinsic-Factor-Cobalamin-Komplex, steuert. In den Enterozyten des Ileums wird Intrinsic Factor aus dem Intrinsic-Factor-Cobalamin-Komplex entfernt. Nach ungefähr 6 Stunden erscheint Cobalamin, an Transcobalamin II (TC) gebunden (so genanntes Holo-Transcobalamin), im portalvenösen Blut.

Täglich werden 0,5–5,0 μg Cobalamin über die Galle aufgenommen. Der Großteil dieses an Intrinsic Factor gebundenen, biliären Cobalamins wird normalerweise zusammen mit Cobalamin aus abgestoßenem Darmepithel wieder reabsorbiert. Aufgrund dieser nicht unerheblichen Menge an Cobalamin des enterohepatischen Kreislaufes entwickelt sich ein Cobalaminmangel schneller bei Individuen mit Malabsorption als bei Veganern, deren Reabsorption des biliären Cobalamins intakt ist.

Transport

Für Cobalamin stehen zwei plasmatische Transportproteine zur Verfügung. Beide binden Cobalamin, jeweils ein Molekül je Molekül. Ein Haptocorrin, das so genannte Transcobalamin I, ist eng verwandt mit anderen Haptocorrinen aus Milch, Magensaft, Galle, Speichel und anderen Flüssigkeiten. Das Gen TCNL befindet sich auf Chromosom 11q11-q12.3. Diese HC unterscheiden sich allein durch den Kohlenstoffrest des Moleküls. Transcobalamin I stammt primär aus spezifischen Granula der neutrophilen Granulozyten. Normalerweise sind zwei Drittel davon mit Cobalamin gesättigt und fest daran gebunden. Transcobalamin I befördert Cobalamin nicht direkt ins Gewebe, sondern Glykoproteinrezeptoren auf Hepatozyten führen zur Entfernung von Transcobalamin I aus dem Plasma. Transcobalamin I dient dem Transport von Cobalaminanaloga (die es effektiver bindet als der Intrinsic Factor) zur Leber.

Transcobalamin II ist ein weiteres wichtiges plasmatisches Transportprotein für Cobalamin. Sein Gen liegt auf Chromosom 22q11-q13.1 und hat neun Exons. Die drei Proteine sind vermutlich entwicklungsgeschichtlich aus der gleichen Vorstufe entstanden. TC II wird in der Leber und anderen Geweben, wie Ileum, Gefäßendothel und Makrophagen synthetisiert. TC II kann normalerweise nur 20–60 ng Cobalamin pro Liter Plasma befördern und gibt es dann rasch mittels rezeptorvermittelter Endozytose an Knochenmark, Plazenta und andere Gewebe ab, woran der TC-II-Rezeptor und Megalin (kodiert durch das LRP-2-Gen) beteiligt sind. TC-II-Cobalamin wird durch Endozytose über clathrinummantelte Membraneinstülpungen internalisiert; der Komplex wird abgebaut und der Rezeptor vermutlich ebenso wieder der Zellmembran zugeführt wie Transferrin. Der Export von „freiem“ Cobalamin erfolgt mithilfe des ATP-binding Cassette Drug Transporter alias Multidrug Resistance Protein 1.

Folsäure aus Nahrung

Folsäure, oder auch Pteroilglutaminsäure, ist eine gelbliche, kristalline und wasserlösliche Substanz. Es stellt die Grundverbindung einer großen Familie von natürlichen Folatverbindungen dar, die sich in drei Eigenschaften unterscheiden: (1) Sie sind partiell oder komplett zu Di- oder Tetrahydrofolat(THF)-Derivaten reduziert; (2) sie enthalten normalerweise eine einzelne Kohlenstoffeinheit (Tab. 10-2) und (3) 70–90 % der natürlichen Folate sind so genannte Polyglutamatfolate. Sie sind durch eine stark polarisierte Seitenkette aus Glutaminsäureresten charakterisiert. Polyglutamatfolate können im Gastrointestinaltrakt nicht resorbiert werden, sondern müssen vorher im Darmlumen durch spezifische Konjugasen in Di- und Monoglutamatfolate umgewandelt werden.

Die meisten Lebensmittel enthalten Folate. Die höchsten Konzentrationen finden sich in Leber, Hefe, Spinat und anderem grünen Gemüse sowie Nüssen (> 100 µg/100 g). Der Gesamtgehalt an Folat in der westlichen Ernährung liegt bei ungefähr 250 µg/d. Die zugeführte Folatmenge variiert allerdings deutlich abhängig von den Lebensmitteln und der Art der Zubereitung. Folat kann besonders leicht durch Erhitzen in großen Wasservolumina zerstört werden. Der Gesamtgehalt an Folat im Körper eines Erwachsenen beträgt ungefähr 10 mg, ein Großteil davon wird in der Leber gespeichert. Der tägliche Bedarf eines Erwachsenen liegt bei etwa 100 µg. Beim gesunden Erwachsenen reichen die Körperspeicher lediglich für 3–4 Monate aus, sodass auch kurzfristig ein Folsäuremangel eintreten kann.

Resorption

Folate werden rasch im proximalen Jejunum aufgenommen. Die Resorption von Polyglutamatfolaten ist weniger effizient als die der Monoglutamate. Im Durchschnitt werden 50 % des Nahrungsfolats resorbiert. Polyglutamatfolate können sowohl im Darmlumen als auch in der Mukosa des Darms zu Monoglutamatderivaten hydrolysiert werden. Sämtliche Nahrungsfolate werden dann in der Dünndarmmukosa und vor Aufnahme ins Pfortaderblut zu 5-Methyltetrahydrofolat (5-MTHF) umgewandelt. Die Monoglutamate werden aktiv durch einen protonengekoppelten Folattransporter (PCFT, SCL46A1) über die Enterozyten transportiert. Dieser befindet sich am apikalen Bürstensaum und ist bei einem pH-Wert von 5,5 am aktivsten. Dieser pH-Wert entspricht in etwa demjenigen der Duodenal- und Jejunaloberfläche. Genmutationen dieses Proteins führen zur hereditären Malabsorption von Folat (siehe unten). Pteroilglutaminsäure in einer Dosis von über 400 µg wird weitestgehend un-

Tabelle 10-2

BIOCHEMISCHE REAKTIONEN DER FOLAT-KOENZYME

Reaktion	Involviertes Folat-Koenzym	Übertragene Kohlenstoffgruppe	Wichtigkeit
Formiataktivierung	THF	–CHO	Erzeugung von 10-Formyl-THF
Purinsynthese			
Bildung von Glycinamid-Ribonukleotid	5,10-Methyl-THF	–CHO	Bildung von Purinen, die für die (nicht geschwindigkeitsbestimmenden Schritte der) DNS- und RNS-Synthese gebraucht werden
Formylierung von Aminoimidazol-Carboxamid-Ribonukleotid (AICAR)	10-Formyl(CHO)THF		
Pyrimidinsynthese			
Methylierung von Desoxyuridin-Monophosphat (dUMP) zu Thymidin-Monophosphat (dTMP)	5,10-Methyl-THF	$-CH_3$	Umsatzlimitierung der DNS-Synthese Oxidiert THF zu DHF In geringem Umfang Abbau zu Folat an der C-9-N-10-Bindungsstelle
Konversion von Aminosäuren			
Serin-Glycin-Konversion	THF	$=CH_2$	Eintritt einzelner Kohlenstoffgruppen in den aktiven Pool
Homocystein zu Methionin	5-Methyl(M)THF	$-CH_3$	Demethylierung von 5-MTHF zu THF, erfordert auch Cobalamin Flavin-Adenin-Dinukleotid, ATP, Adenosylmethionin
Forminoglutaminsäure zu Glutaminsäure im Histidin-Katabolismus	THF	-HN-CH=	

Abkürzungen: DHF = Dihydrofolat; THF = Tetrahydrofolat.

verändert resorbiert und dann erst in der Leber zu natürlichen Folaten umgewandelt. Geringere Dosierungen müssen schon während der Aufnahme durch den Darm in 5-Methyltetrahydrofolat umgebaut werden.

Täglich treten etwa 60–90 µg Folat in die Gallenflüssigkeit über und werden von dort in den Dünndarm ausgeschieden. Bei Vorliegen einer Malabsorption kann der Verlust an Folat auf diesem Wege, zusammen mit dem Folat aus abgestoßenen Darmzellen, eine Mangelerscheinung beschleunigen.

Transport

Folate werden im Plasma transportiert; ungefähr ein Drittel wird schwach an Albumin gebunden, zwei Drittel bleiben ungebunden. In allen Körperflüssigkeiten (Plasma, Liquor, Milch, Gallenflüssigkeit) liegt Folat größtenteils, wenn nicht sogar komplett, als 5-Methyltetrahydrofolat in der Monoglutamatform vor. An der Aufnahme von 5-Methyltetrahydrofolat in die Zelle sind drei Arten von folatbindenden Proteinen beteiligt. Ein reduzierter Folattransporter (RFC, SLC19A1) bildet die Hauptroute, über die das Plasmafolat (5-MTHF) zu den Zellen gelangt. Zwei über einen Glycosylphosphatidylinositol-Anker in der Zellmembran befestigte Folatrezeptoren, FR2 und FR3, transportieren Folat über eine rezeptorvermittelte Endozytose in die Zelle. Das dritte Protein, PCFT, transportiert Folat bei niedrigem pH-Wert aus dem Vesikel in das Zellzytoplasma. Die reduzierten Folattransporter vermitteln auch die Aufnahme von Methotrexat in die Zellen.

Biochemische Funktionen

Folate (als intrazelluläre Polyglutamatderivate) agieren als Koenzyme bei der Übertragung von organischen Gruppen mit Kohlenstoffatomen, wie Methyl- oder Formylgruppen (Abb. 10-1 und Tab. 10-2). Zwei dieser Reaktionen sind in die Purin-, eine in die Pyrimidinsynthese involviert, welche wesentliche Bestandteile der DNS- und RNS-Replikation darstellen. Folat ist, ebenso wie Methylcobalamin, ein Koenzym der Methioninsynthese, aus der wiederum Tetrahydrofolat hervorgeht, ein Akzeptor einzelner Kohlenstoffatome der Konversion von Serin zu Glycin.

Methionin, das andere Produkt der Methioninsynthasereaktion, ist Vorläufer von S-Adenosylmethionin (SAM), einem universellen Methylgruppendonor, welcher in über 100 Methyltransferasereaktionen involviert ist (Abb. 10-1).

Während der Thymidilatsynthese wird 5,10-Methylentetrahydrofolat zu -dihydrofolat oxidiert. Das Enzym Dihydrofolatreduktase wandelt es anschließend wieder zu Tetrahydrofolat um. Medikamente, wie Methotrexat, Pyrimethamin und Trimethoprim (hauptsächlich in Bakterien), hemmen die Dihydrofolatreduktase und verhindern somit die Umwandlung von Dihydrofolat zu aktivem Tetrahydrofolat-Koenzym. Eine geringe Menge der Folat-Koenzyme wird während der Thymidilatsynthese nicht wiederverwertet, sondern an der C9-N10-Bindung abgebaut.

BIOCHEMISCHE GRUNDLAGEN DER MEGALOBLASTÄREN ANÄMIEN

Gemeinsames Merkmal aller megaloblastären Anämien ist ein Defekt der DNS-Synthese, der besonders rasch teilende Zellen des Knochenmarks betrifft. Sämtliche Einflüsse, die megaloblastäre Veränderungen zur Folge haben, basieren auf einem Ungleichgewicht der erforderlichen Syntheserate und Verfügbarkeit der vier DNS-Grundbausteine, der Desoxyribonucleosid-Triphosphate (dNTPs): dA(Adenin)TP, dG(Guanin)TP (Purine), dT(Thymidin)TP und dC(Cytosin)TP (Pyrimidine). Durch einen Folat- oder Cobalaminmangel misslingt es, Desoxyuridinmonophosphat (dUMP) zu Desoxythymidinmonophosphat (dTMP), dem Vorläufer von dTTP, umzuwandeln (Abb. 10-1). Dies ist die Folge, da Folat als Koenzym von 5,10-Methylentetrahydrofolat-Polyglutamat zur Umwandlung von dUMP zu dTMP benötigt wird; die Verfügbarkeit von 5,10-Methylentetrahydrofolat ist sowohl bei Cobalamin- als auch Folatmangel reduziert. Eine weitere Theorie zur Entstehung der megaloblastären Anämien bei Cobalamin- oder Folatmangel ist ein misslungener Einbau von Uracil in die DNS durch eine Anhäufung von Desoxyuridintriphosphat (dUTP) während der DNS-Replikation als Konsequenz der ausbleibenden Umwandlung von dUMP zu dTMP.

Beziehung zwischen Cobalamin und Folat

Folat ist für viele biochemische Reaktionen beim Säuger erforderlich. Nur zwei Reaktionen im Körper brauchen Cobalamin: die Methylmalonyl-CoA-Isomerisation erfordert Ado-Cobalamin; die Methylierung von Homocystein zu Methionin benötigt sowohl Methylcobalamin als auch 5-MTHF (Abb. 10-1). Die letztere Reaktion ist der erste Schritt einer Kaskade, bei welcher 5-MTHF, nach Eintritt ins Knochenmark und in andere Zellen aus dem Plasma, in sämtliche intrazelluläre Folat-Koenzyme umgewandelt wird. Diese Koenzyme sind alle polyglutamisiert (diese größeren Moleküle verhelfen zur Retention innerhalb der Zelle), wobei das Enzym Polyglutamat-Synthase nur THF, nicht MTHF als Substrat verwenden kann. Im Falle eines Cobalaminmangels akkumuliert MTHF im Plasma und die intrazelluläre Folatkonzentration fällt ab. MTHF kann dadurch nicht zu THF, aus wel-

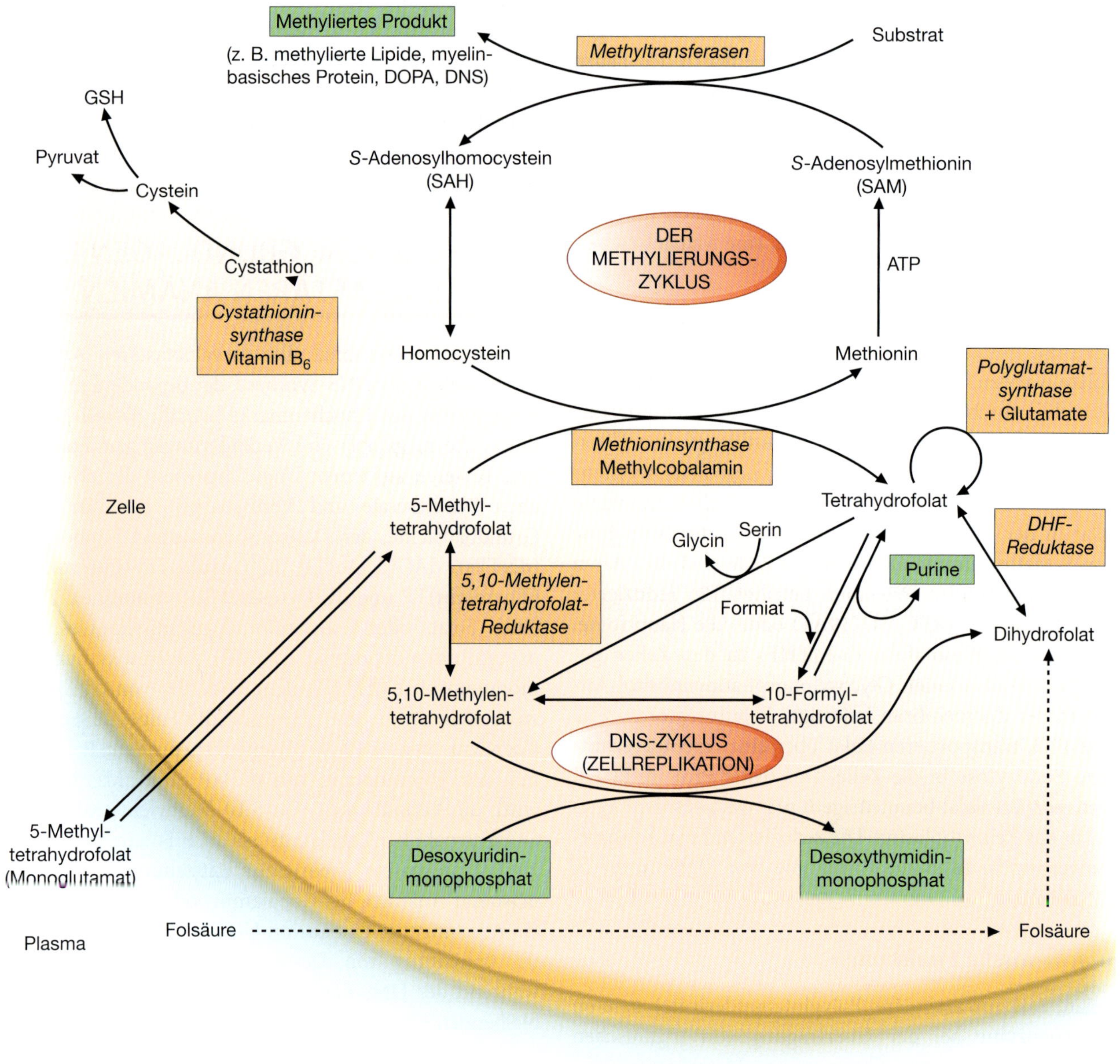

Abbildung 10-1 **Die Rolle der Folate bei der DNS-Synthese** und Bildung von S-Adenosylmethionin (SAM), welche in verschiedenste Methylierungsreaktionen involviert sind. *(Nach Hoffbrand AV et al (eds): Postgraduate Haematology, 5th ed, Blackwell Publishing, Oxford, UK 2005; mit frdl. Genehmigung.)*

chem Folat-Polyglutamate gebildet werden, umgewandelt werden. Dieser Vorgang wird auch als *Tetrahydrofolathunger* oder *Methylfolatfalle* bezeichnet.

Diese Theorie erklärt die Abnormalitäten des Folatmetabolismus, welche bei Cobalaminmangel auftreten können (erhöhtes Serumfolat, niedriges Zellfolat, Positivität für Purinvorläufer Aminoimidazol-Carboxamid-Ribonukleotid (AICAR) Exkretion; Tab. 10-2), und warum die Anämie bei Cobalaminmangel auf hoch dosierte Folsäure anspricht.

KLINISCHES BILD

Die meisten symptomfreien Patienten werden zufällig bei einer Routineblutbilduntersuchung durch ein erhöhtes mittleres Korpuskulärvolumen (MCV) (> 100 fl) entdeckt. Bei schwereren Verläufen fällt als wichtigstes klinisches Zeichen eine Anämie auf. Weitere Symptome sind Anorexie, Gewichtsverlust, Diarrhö oder Obstipation. Glossitis, Mundwinkelrhagaden, subfebrile Temperaturen bei fortgeschrittener Anämie, Ikterus (unkonjugiert) und reversible melaninbedingte Hyperpigmentation der Haut können ebenfalls mit Folat- oder Cobalaminmangel einhergehen. Eine Thrombozytopenie kann zu Einblutungen führen, diese sind meist etwas ausgeprägter bei gleichzeitigem Vitamin-C-Mangel oder mangelernährten Alkoholikern. Die Anämie und geringgradige Leukopenie prädisponiert zu Infektionen, vor allem des Respirations- und Urogenitaltrakts. Ein Cobalamindefizit ist zusätzlich mit einer verminderten bakteriziden Funktion der Phagozyten vergesellschaftet.

Gewebeeffekte bei Cobalamin- und Folatmangel

Oberflächenepithel Neben dem Knochenmark sind Oberflächenepithelien des Mundes, Magens, Dünndarms sowie des Respirations- und Urogenitaltrakts die am häufigsten betroffenen Gewebe. Die Epithelzellen weisen eine Makrozytose und erhöhte Anzahl an vielkernigen und apoptotischen Zellen auf. Die Mangelerscheinungen können auch zu Abweichungen eines Zervixabstrichs führen.

Schwangerschaftskomplikationen Sowohl bei Männern als auch Frauen sind die Gonaden betroffen, Unfruchtbarkeit ist ein häufiges Symptom. Ein mütterlicher Folatmangel wird im Zusammenhang mit erhöhter Frühgeburtenrate gebracht. Ein kombinierter Folat- und Cobalaminmangel kann wiederholt Fehlgeburten und, gesondert diskutiert, Neuralrohrdefekte zur Folge haben.

Neuralrohrdefekte Eine Folsäuresubstitution in der Zeit um die Konzeption und in den ersten 12 Schwangerschaftswochen reduziert die Inzidenz von Neuralrohrdefekten (Anenzephalie, Meningomyelozele, Enzephalozele, Spina bifida) beim Fetus um 70 %. Der protektive Effekt der Folsäuresubstitution in einer Dosierung von 0,4 mg/d ist während der Zeit der Konzeption am effektivsten.

Auch die Inzidenz der Gaumen- oder Lippenspalten kann durch die prophylaktische Gabe von Folsäure reduziert werden. Es gibt allerdings keine eindeutige Relation zwischen dem mütterlichen Folatstatus und den fetalen Abnormalitäten, wobei gesagt werden kann, dass je niedriger das mütterliche Folat, desto größer das Risiko für den Fetus. Neuralrohrdefekte können natürlich auch durch Folsäureantagonisten und Antiepileptika verursacht werden.

Daneben wird eine Abweichung des Folatmetabolismus mütterlicherseits als Ursache postuliert. Dabei wurde eine Abnormalität identifiziert: Durch den C677T-Polymorphismus des 5,10-Methylentetrahydrofolat-Reduktase(MTHFR)-Gens wird die Aktivität von MTHFR reduziert (Abb. 10-1). In einer Studie konnte gezeigt werden, dass die Prävalenz dieses Polymorphismus bei Eltern von Feten mit Neuralrohrdefekten sowie bei den Feten selbst erhöht ist. Bei 13 % wurde eine Homozygotie für die TT-Mutation gefunden, verglichen zu 5 % in der Kontrollgruppe. Der Polymorphismus kodiert für eine thermolabile Form von MTHFR. Der homozygote Status führt im Vergleich zur Kontrollgruppe zu einem erniedrigten Folatgehalt im Serum und in den Erythrozyten. Parallel finden sich signifikant höhere Serumspiegel von Homocystein. Tests zum Nachweis von Mutationen anderer Enzyme, wie die Methioninsynthase oder Serin-Glycin-Hydroxymethylase, die möglicherweise ebenfalls mit Neuralrohrdefekten assoziiert sein können, waren immer unauffällig. Die Serumspiegel von Vitamin B_{12} sind im Serum der Mütter von Kindern mit Neuralrohrdefekten niedriger als im Serum der Kontrollen. Außerdem erhöhen maternale TC-II-Rezeptor-Polymorphismen das Risiko für Neuralrohrdefekte beim Kind. Es gibt allerdings keine Studien, die eine Reduktion der Inzidenz von Neuralrohrdefekten durch Nahrungsergänzungsmittel mit Vitamin B_{12} belegen.

Kardiovaskuläre Erkrankungen Kinder mit schwerer Homocysteinurie (Blutspiegel ≥ 100 µmol/l) aufgrund eines Mangels von Methioninsynthase, MTHFR oder Cystathioninsynthase (Abb. 10-1) leiden bereits im Jugend- oder frühen Erwachsenenalter unter schwerwiegenden kardivaskulären Erkrankungen, wie Myokardischämie, zerebrovaskuläre Erkrankungen oder Lungenembolie. Nur geringgradig erhöhte Serumhomocysteinwerte und erniedrigte Serumfolatwerte sowie homozygote MTHR-Mutationen sind nachweislich mit zerebrovaskulären Erkrankungen, peripherer arterieller Verschlusskrankheit, koronarer Herzkrankheit sowie tiefer Venenthrombose assoziiert. Prospektiv randomisierte Studien zur Senkung des Homocysteinspiegels bei Patienten mit Gefäßerkrankungen oder Diabetes mellitus, in denen Folsäure, Vitamin B_{12} und Vitamin B_6 im Vergleich zu Placebo über einen Zeitraum von 5 Jahren substituiert wurden, konnten weder eine Reduktion erstmaliger tödlicher oder nicht tödlicher Myokardinfarkte noch einen Rückgang kardiovaskulärer Erkrankungen nach Myokardinfarkt zeigen. Eine Metaanalyse ergab eine Reduktion von Schlaganfällen um 18 %, aber keine signifikante Reduktion der Sterblichkeit unabhängig von der Ursache. Venöse Thrombosen sollen bei Vitamin-B_{12}-Mangel durch die erhöhten Plasmaspiegel von Homocystein häufiger als in Kontrollen auftreten.

Maligne Erkrankungen Die prophylaktische Gabe von Folsäure während der Schwangerschaft ergab, dass die Inzidenz von akuten lymphatischen Leukämien (ALL) in der Kindheit reduziert werden konnte. Eine signifikante negative Assoziation fand sich ebenfalls beim MTHFR-C677T-Polymorphismus und bei Leukämien mit Mixed-Lineage-Leukemia(MLL)-Translokationen, aber eine positive Assoziation mit Hyperdiploidie bei Kleinkindern und

Kindern mit ALL oder akuter myeloischer Leukämie. Ein zweiter Polymorphismus des MTHFR-Gens, A1298 C, ist ebenfalls deutlich mit der hyperdiploiden Leukämie assoziiert. Es gibt verschiedene positive und negative Assoziationen zwischen Polymorphismen folatabhängiger Enzyme und der Inzidenz der ALL bei Erwachsenen. Der C677T-Polymorphismus führt wahrscheinlich zu einem erhöhten Thymidinpool und einer „qualitativ besseren" DNS-Synthese durch Verlagern von Kohlenstoffgruppen in Richtung Thymidin- und Purinsynthese. Dies könnte erklären, warum durch den Polymorphismus von einem geringeren Risiko für kolorektale Karzinome berichtet wird. Die meisten Studien lassen vermuten, dass Folsäure auch vor Kolonadenomen schützt. Weitere Tumorentitäten, die in Verbindung mit Folat-Polymorphismus oder -Status gebracht werden, schließen das follikuläre Lymphom, Brustkrebs und Magenkarzinom ein. Eine Metaanalyse von 50.000 Menschen, die zur Prävention von kardiovaskulären Ereignissen und von Kolonadenomen Folsäure oder Placebo erhielten, stellte während der 5-jährigen Behandlung keine deutliche Zu- oder Abnahme der lokalisationsspezifischen Krebserkrankungen fest. Da Folsäure Tumoren auch „ernähren" kann, sollte sie nur dann bei diagnostisch gesicherten Tumoren verabreicht werden, wenn eine schwere megaloblastäre Anämie aufgrund eines Folsäuremangels vorliegt.

Neurologische Manifestation Ein Cobalaminmangel kann sowohl eine bilaterale periphere Polyneuropathie, eine Degeneration (Demyelinisierung) der posterioren und pyramidalen Rückenmarkbahnen, auch funikuläre Myelose genannt, als auch – seltener – eine Optikusatrophie oder zerebrale Symptome verursachen.

Die meist männlichen Patienten stellen sich mit Parästhesien, Muskelschwäche, Gangstörungen und manchmal Demenz, Psychosen oder visueller Beeinträchtigung vor. Lang andauernder, nutritiv bedingter Cobalaminmangel im Säuglings- und frühen Kleinkindalter führt zu mangelnder Entwicklung des Gehirns und des Intellekts. Es wird vermutet, dass auch ein Folatmangel neurologische Erkrankungen verursachen kann, dies ist allerdings unsicher, obwohl intrathekal verabreichtes Methotrexat zu Schäden des Gehirns und Rückenmarks führen kann.

Klinisch problematisch sind nicht anämische Patienten mit niedrigen bis grenzwertigen Cobalaminspiegeln im Serum, die neurologische oder psychiatrische Abnormalitäten aufweisen. Bei diesen Patienten ist es entscheidend, einen signifikanten Cobalaminmangel durch ausführliche Untersuchung des Blutausstriches, die Bestimmung des Serumgastrinspiegels und von Antikörpern gegen IF oder Parietalzellen sowie Messungen von Holo-Transcobalamin oder der Methylmalonsäure (MMA) im Serum nachzuweisen. Im Zweifel sollte eine Therapie mit Cobalamin über mindestens 3 Monate durchgeführt werden, um somit eine Verbesserung der Symptomatik zu prüfen.

Die biochemischen Ursachen einer cobalaminbedingten Neuropathie sind weiterhin unklar. Das Auftreten, trotz Abwesenheit einer Methylmalonazidurie bei Transcobalamin-II-Mangel, suggeriert, dass die Neuropathie mit einem Defekt in der Homocystein-Methionin-Konversion vergesellschaftet ist. Durch Inhibition der Transmethylierungsreaktionen wird eine Akkumulation von S-Adenosylhomocystein im zentralen Nervensystem vermutet.

Psychische Störungen treten bei Folat- und Cobalaminmangel gehäuft auf. Wie die Neuropathie sind psychische Störungen auf ein Versagen der SAM-Synthese zurückzuführen, welche bei der Methylierung sowohl biogener Amine (z. B. Dopamin) als auch bei Proteinen, Phospholipiden und Neurotransmittern des zentralen Nervensystems eine Rolle spielt (Abb. 10-1). Es wurde auch mehrfach eine Assoziation zwischen der Kombination aus erniedrigtem Folat oder Cobalamin mit erhöhtem Homocystein und einer Abnahme der kognitiven Funktion und dem Auftreten einer Demenz bei Alzheimer-Krankheit beschrieben. Eine Metaanalyse von randomisierten kontrollierten Studien zur Senkung der Homocysteinspiegel durch Vitamin-B-Supplementation bei Patienten mit und ohne kognitive Einschränkungen zeigte jedoch, dass die Gabe von Vitamin B_{12}, Vitamin B_6 und Folsäure allein oder in Kombination die kognitive Funktion nicht verbessert. Es ist unbekannt, ob die prolongierte Gabe dieser B-Vitamine das Risiko für eine später im Leben auftretende Demenz reduzieren kann.

HÄMATOLOGISCHE VERÄNDERUNGEN

Peripheres Blut

Ovale Makrozyten (Ovalozyten) mit beachtlich ausgeprägter Anisozytose und Poikilozytose stellen die Hauptmerkmale dar (Abb. 10-2A). Die Erythrozyten können eine basophile Tüpfelung aufweisen, gelegentlich findet man auch kernhaltige rote Blutzellen. Sofern kein Grund für eine Mikrozytose vorliegt (z. B. Eisenmangel oder Thalassämie), ist das MCV normalerweise auf Werte über 100 fl erhöht. Einige der neutrophilen Granulozyten sind hypersegmentiert (> 5 Segmente). Es kann eine Leukopenie durch die Verminderung der Granulozyten und Lymphozyten vorliegen. Diese beträgt normalerweise mehr als $1{,}5 \times 10^9$ pro Liter; die Thrombozytenzahlen sind meist moderat, selten unter 40×10^9 pro Liter, reduziert. Der Schweregrad all dieser Veränderungen entspricht dem Grad der Anämie.

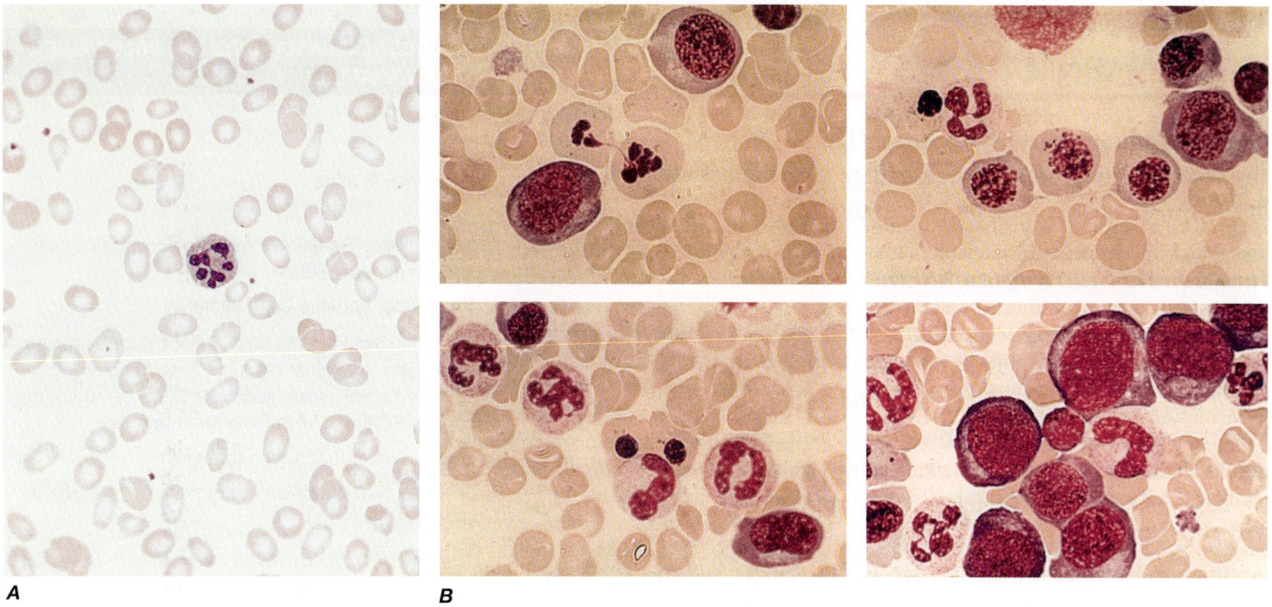

Abbildung 10-2 ***A.*** Peripheres Blut bei schwerer megaloblastärer Anämie. ***B.*** Knochenmark bei schwerer megaloblastärer Anämie. *(Aus Hoffbrand AV et al (eds): Postgraduate Haematology, 5th ed, Blackwell Publishing, Oxford, UK 2005; mit frdl. Genehmigung.)*

Bei einem nicht anämischen Patienten kann das Auftreten einiger Makrozyten und hypersegmentierter Neutrophiler im peripheren Blut der einzige Hinweis auf die zugrunde liegende Störung sein.

Knochenmark

Bei Patienten mit schwerer Anämie stellt sich das Knochenmark hyperzellulär und mit Anhäufung unreifer Zellen, bedingt durch selektive Apoptose reiferer Formen, dar. In der Eisenfärbung kann reichlich Eisen nachgewiesen werden. Die Erythroblasten enthalten einen weniger ausgereiften Zellkern bei normaler Reifung und Hämoglobinisierung des Zytoplasmas (Kernplasmareifungsdissoziation). Die Zellen sind größer als Normoblasten und es findet sich eine erhöhte Anzahl an Zellen mit exzentrischem, lobuliertem Zellkern und Kernfragmenten (Abb. 10-2B). Des Weiteren sind riesige, abnorm geformte Metamyelozyten sowie vergrößerte hyperpolyploide Megakaryozyten charakteristisch. In schweren Fällen täuscht die Akkumulation von primitiven Zellen eine akute myeloische Leukämie vor, während die Veränderungen im Knochenmark bei geringgradiger Anämie schwieriger zu erkennen sind. Begriffe wie *intermediäre, milde* oder *frühe* Veränderungen werden eingesetzt. Der Ausdruck megaloblastoid bedeutet nicht geringgradig megaloblastär. Er wird zur Beschreibung von Zellen eingesetzt, die sowohl unreif erscheinende Zellkerne als auch mangelhafte Hämoglobinisierung aufweisen, wie man sie gewöhnlich bei myelodysplastischen Veränderungen sehen kann.

Chromosomen

Knochenmarkzellen, transformierte Lymphozyten und andere proliferierende Körperzellen weisen zahlreiche Veränderungen auf, wie spontane Chromosomenbrüche, reduzierte Kontraktion, Störung der Zentromerentrennung, übertriebene sekundäre chromosomale Abschnürungen und eine übermäßig betonte Darstellung der Satelliten. Ähnliche Veränderungen können auch durch so genannte Antimetaboliten verursacht werden (z. B. Cytosinarabinosid, Hydroxyurea, Methotrexat), die entweder in die DNS-Replikation eingreifen oder mit dem Folatmetabolismus interferieren und damit ebenso megaloblastische Erscheinungen verursachen können.

Ineffektive Hämatopoese

Das Absterben erythrozytärer Zellen im Knochenmark (ineffektive Erythropoese) hat eine Akkumulation von unkonjugiertem Bilirubin im Plasma zur Folge. Des Weiteren findet sich aufgrund dessen erhöhtes Urobilinogen, ein vermindertes Haptoglobin, Nachweis von Hämosiderin im Urin und ein Anstieg der Laktat-Dehydrogenase im Serum. Ein schwach positiver Coombs-Test, bedingt durch Komplement, kann zur Fehldiagnose einer autoimmunhämolytischen Anämie führen.

URSACHE DES COBALAMINMANGELS

Ein Cobalaminmangel ist in erster Linie durch Malabsorption bedingt. Die einzige andere Ursache besteht in einer inadäquaten Aufnahme über die Nahrung.

Inadäquate Nahrungsaufnahme

Erwachsene Nutritiv bedingter Cobalaminmangel tritt bei Veganern auf, die aufgrund ihrer Ernährungsweise auf Fleisch, Fisch, Eier, Käse und andere tierische Produkte verzichten. Die größte Bevölkerungsgruppe in der Welt stellen die Hindus dar, womit wahrscheinlich ist, dass viele Millionen Inder ein Risiko für nutritiv bedingten Cobalaminmangel aufweisen. Subnormale Cobalaminspiegel im Serum finden sich bei bis zu 50 % von zufällig ausgewählten jungen und erwachsenen indischen Veganern. Da allerdings die Ernährungsweise vieler Veganer nicht komplett auf Cobalamin verzichtet und die enterohepatische Zirkulation von Cobalamin weiterhin intakt ist, entwickelt sich der Mangel meistens nicht bis zur megaloblastären Anämie. Inadäquate Ernährungsweise aufgrund von Armut oder psychiatrischen Erkrankungen kann selten auch bei Nichtvegetariern zu nutritiv bedingtem Cobalaminmangel führen.

Kleinkinder Ein Cobalaminmangel kann auch bei Säuglingen und Kleinkindern von cobalamindefizienten Müttern auftreten. Da diese Säuglinge vermutlich mit zu geringen Vorräten an Cobalamin geboren werden und Muttermilch nur wenig Cobalamin enthält, entwickeln sie im Alter von 3–6 Monaten eine megaloblastäre Anämie. Die Säuglinge weisen neben Wachstumsretardierung, mangelhafter psychomotorischer Entwicklung noch andere neurologische Spätkomplikationen auf.

Gastrale Ursachen einer Cobalamin-Malabsorption

Siehe Tabelle 10-3 und 10-4.

Perniziöse Anämie Die perniziöse Anämie (PA), auch als Biermer-Krankheit bezeichnet, entsteht durch eine atrophische Gastritis mit ausgeprägtem Mangel an Intrinsic Factor. Es handelt sich um eine in Nordeuropa weit verbreitete Erkrankung, die allerdings auch in allen anderen Ländern und ethnischen Gruppen auftreten kann. Die Inzidenz liegt bei ungefähr 120 pro 100.000 in Großbritannien. Das Verhältnis von kaukasischen Männern zu Frauen liegt bei 1 : 1,6. Der Altersgipfel liegt um das 60. Lebensjahr, nur etwa 10 % der Patienten sind unter 40 Jahre. In anderen ethnischen Gruppen, besonders bei der afroamerikanischen Bevölkerung und den Lateinamerikanern, liegt das durchschnittliche Alter für das Auftreten einer perniziösen Anämie im Allgemeinen niedriger. Die Erkrankung kann bei Verwandten und Personen mit anderen organspezifischen Autoimmunerkrankungen, wie Schilddrüsenerkrankungen, Vitiligo, Hypoparathyreoidismus und Addison-Krankheit auftreten. Es besteht ebenso eine Assoziation zu einer Hypogammaglobulinämie, frühzeitigem Ergrauen der Haare, blauen Augen oder der Blutgruppe A. Von einer Verbindung mit humanem Leukozytenantigen (HLA) 3 wurde

Tabelle 10-3

URSACHEN EINES COBALAMINMANGELS MIT FOLGE EINER MEGALOBLASTÄREN ANÄMIE

Nutritive Ursachen	Veganer
Malabsorption	Perniziöse Anämie
Gastrale Ursachen	Kongenitales Fehlen des Intrinsic Factor oder funktionelle Abnormalitäten
	Totale oder partielle Gastrektomie
Intestinale Ursachen	Blindsack-Syndrom mit bakterieller Fehlbesiedlung im Dünndarm (Intestinal Stagnant Loop Syndrome): jejunale Divertikulose, ileozökale Fistel, Syndrom der blinden Schlinge, intestinale Strikturen usw.
	Ileumresektion und Crohn-Krankheit
	Selektive Malabsorption mit Proteinurie (Imerslund-Gräsbeck-Syndrom)
	Tropische Sprue
	Transcobalamin-II-Mangel
	Fischbandwurm (Diphyllobothrium latum)

Tabelle 10-4

DIE MALABSORPTION VON COBALAMIN KANN DURCH FOLGENDE BEDINGUNGEN AUFTRETEN, IST ABER MEISTENS NICHT SO AUSGEPRÄGT UND ANHALTEND, UM EINE MEGALOBLASTÄRE ANÄMIE ZU VERURSACHEN

Gastrale Ursachen
- Atrophische Gastritis (Malabsorption von Cobalamin aus der Nahrung)
- Zollinger-Ellison-Syndrom
- Bypasschirurgie des Magens
- Protonenpumpen-Inhibitoren

Intestinale Ursachen
- Gluteninduzierte Enteropathie
- Schwere Pankreatitis
- HIV-Infektion
- Radiotherapie
- Graft-versus-host disease

Mangel an Cobalamin, Folat, Protein, ?Riboflavin, ?Nikotinsäure

Therapie mit Colchicin, Aminosalicylaten, Neomycin, Kaliumchlorid, Antiepileptika, Metformin, Phenformin (in Deutschland aus dem Handel), zytotoxischen Medikamenten, Protonenpumpen-Inhibitoren, H2-Blocker

Alkohol

in manchen Datenerhebungen berichtet, des Weiteren besteht bei Vorliegen von endokrinen Erkrankungen eine Assoziation zu HLA-B8, -B12, und -BW15. Bei Frauen, die regelrecht und zeitgerecht behandelt werden, ist die Lebenserwartung normal. Bei Männern liegt eine geringe Einschränkung der Lebenserwartung vor, da eine höhere Inzidenz für Magenkarzinome im Vergleich zu Kontrollgruppen beschrieben wurde. Die Ausschüttung von Magensäure, Pepsin und Intrinsic Factor sind deutlich reduziert. Der Serumgastrinspiegel ist erhöht und der Pepsinogen-I-Spiegel erniedrigt.

Magenbiopsie Bei der Diagnose einer perniziösen Anämie wird eine einmalige Gastroskopie empfohlen. Eine Magenbiopsie zeigt in der Regel neben einer Atrophie sämtlicher Schichten des Korpus und Fundus auch einen Verlust an Drüsenepithel, Parietal- und Hauptzellen, die durch muköse Zellen ersetzt werden. Es finden sich zusätzlich ein gemischtes, entzündliches Zellinfiltrat und möglicherweise intestinale Metaplasien. Diese Infiltrate durch Plasmazellen und Lymphozyten enthalten überwiegend CD4-positive Zellen, die gegen die gastrale H^+/K^+-ATPase gerichtet sind. Die Mukosa im Antrum ist gewöhnlich gut erhalten. Akute Helicobacter-pylori-Infektionen treten bei der perniziösen Anämie selten auf. Möglicherweise kann aber eine Helicobacter-pylori-assoziierte Gastritis in der frühen Phase der atrophischen Gastritis auftreten, die sich bei jungen Patienten wie eine Eisenmangelanämie, bei älteren Patienten wie eine perniziöse Anämie darstellt. Es wird auch vermutet, dass Helicobacter pylori einen autoimmunen Prozess gegen Parietalzellen induzieren kann. Somit könnte dann bei manchen Patienten die initiale Helicobacter-pylori-Infektion schrittweise durch einen Autoimmunprozess ersetzt werden.

Serumantikörper Bei Patienten mit perniziöser Anämie konnten zwei verschiedene Antikörper vom Typ Immunglobulin G gegen Intrinsic Factor gefunden werden. Der „blockierende" oder Typ-I-Antikörper verhindert die Konjugation zwischen Intrinsic Factor und Cobalamin, während der „bindende" oder Typ-II-Antikörper die Anlagerung von Intrinsic Factor an der Mukosa des Ileums unterbindet. Im Serum findet sich Typ I bei etwa 55 %, Typ II bei etwa 35 % der Patienten. Intrinsic-Factor-Antikörper können die Plazentaschranke überwinden und beim neugeborenen Säugling einen vorübergehenden Intrinsic-Factor-Mangel verursachen. Patienten mit perniziöser Anämie zeigen auch eine zellvermittelte Immunität gegen Intrinsic Factor. Typ-I-Antikörper können nur selten bei Patienten ohne perniziöse Anämie nachgewiesen werden, manchmal jedoch bei Hyperthyreose, Myxödem, Hashimoto-Thyreoiditis, Diabetes mellitus und Verwandten von Patienten mit perniziöser Anämie. Etwa 80 % der Patienten mit perniziöser Anämie haben auch Intrinsic-Factor-Antikörper im Magensaft. Dadurch steht dem nutritiv zugeführten Cobalamin nur noch eine geringe Menge an Intrinsic Factor zur Verfügung und reduziert somit dessen Resorption.

Bei fast 90 % der erwachsenen Patienten mit perniziöser Anämie sind Antikörper gegen Parietalzellen vorhanden. Diese Antikörper finden sich allerdings auch bei ungefähr 16 % zufällig ausgewählter, weiblicher Personen in einem Alter über 60 Jahre. Der Parietalzellantikörper richtet sich gegen die Alpha- und Beta-Untereinheit der gastralen Protonenpumpe (H^+/K^+-ATPase).

Juvenile perniziöse Anämie

Die juvenile perniziöse Anämie tritt bei älteren Kindern auf und ähnelt bezüglich der Symptomatik der perniziösen Anämie bei Erwachsenen. Es gelingt der Nachweis der Magenschleimhautatrophie, Achlorhydrie und Intrinsic-Factor-Antikörper im Serum, während meistens keine Parietalzellantikörper zu finden sind. Bei ungefähr der Hälfte dieser Patienten tritt parallel eine Endokrinopathie auf, wie eine Autoimmunthyreoiditis, eine Addison-Krankheit, ein Hypoparathyreoidismus oder selten eine mukokutane Candidose.

Angeborener Intrinsic-Factor-Mangel oder funktionelle Veränderung von Intrinsic Factor

Das betroffene Kind entwickelt normalerweise innerhalb der ersten 3 Lebensjahre eine megaloblastäre Anämie; bei einigen Kindern tritt sie erst verspätet in der 2. Lebensdekade auf. Das Kind hat nachweislich keinen Intrinsic Factor, aber eine normale Magenschleimhaut sowie ungestörte Sekretion von Magensäure. Die Vererbung verläuft autosomal rezessiv. Parietalzell- und Intrinsic-Factor-Antikörper fehlen. Es wird von Varianten berichtet, bei welchen das Kind zwar mit immunologisch nachweisbarem Intrinsic Factor geboren wird, aber der Intrinsic Factor instabil und funktionell inaktiv ist und Cobalamin weder binden noch seine Aufnahme durch die Ileumrezeptoren erleichtern kann.

Gastrektomie

Als Folge einer totalen Gastrektomie ist ein Cobalaminmangel unvermeidbar, sodass die prophylaktische Therapie mit Cobalamin unmittelbar postoperativ begonnen werden sollte. Circa 10–15 % der Patienten nach partieller Gastrektomie entwickeln ebenso Mangelerscheinungen. Die genaue Inzidenz und der Zeitpunkt des Auftretens der Mangelerscheinungen sind vom Ausmaß der Resektion sowie der Größe vorbestehender Cobalaminspeicher abhängig.

Malabsorption von nutritivem Cobalamin

Das Unvermögen, Cobalamin aus Proteinbindungen in der Nahrung freizusetzen, ist scheinbar verantwortlich für diese Gegebenheit. Sie tritt häufiger bei älteren Patienten auf. Daraus folgt ein niedriger Serumspiegel von Cobalamin, mit oder ohne parallel erhöhte Serumspiegeln von MMA und Homocystein. Typischerweise haben diese Patienten in Tests mit kristallinem Cobalamin eine normale Cobalaminresorption. (Kristallines Cobalamin ist die am häufigsten in Multivitaminpräparaten vorliegende Form.) Sie zeigen allerdings eine Malabsorption, wenn für den Test an Nahrungsmittel gebundenes Cobalamin eingesetzt wird. Die Häufigkeit eines Fortschreitens bis zum schweren Cobalaminmangel sowie die Gründe dafür sind weiterhin unklar.

Intestinale Ursachen einer Cobalamin-Malabsorption

Blindsack-Syndrom mit bakterieller Fehlbesiedlung im Dünndarm (Intestinal Stagnant Loop Syndrome) Die Malabsorption von Cobalamin entsteht bei einer Vielzahl intestinaler Störungen, die eine Stase und bakterielle Kolonisation des oberen Dünndarms zur Folge haben können. Dies kann auftreten bei Patienten mit Divertikulose im Jejunum, enteralen Anastomosen (früher meist Seit-zu-Seit-Anastomosen), intestinalen Strikturen oder Fisteln sowie bei der Crohn-Krankheit, der Tuberkulose oder einer Operation.

Ileumresektion Die Entfernung von mehr als 1,2 Metern des terminalen Ileums verursacht eine Cobalamin-Malabsorption. Bei manchen Patienten fördert eine insuffiziente Ileozökalklappe nach Ileumresektion die zusätzliche Besiedlung des Ileums durch Kolonbakterien und damit das Auftreten eines Cobalaminmangels.

Selektive Cobalamin-Malabsorption mit Proteinurie (Imerslund-Syndrom; Imerslund-Gräsbeck-Syndrom; angeborene Cobalamin-Malabsorption; autosomal rezessive megaloblastäre Anämie; MAG 1) Diese autosomal rezessiv vererbte Erkrankung ist die häufigste Ursache einer megaloblastären Anämie durch Cobalaminmangel bei Säuglingen in den westlichen Ländern. Von mehr als 200 Fällen mit familiärer Häufung in Finnland, Norwegen, dem Mittleren Osten und Nordafrika wurde berichtet. Die Patienten können zwar normale Mengen an Intrinsic Factor und Magensäure sezernieren, sind aber nicht in der Lage, Cobalamin zu resorbieren. In Finnland konnte aufgrund vererbter Mutationen eine eingeschränkte Synthese, Prozessierung oder Bindung von Liganden an Cubilin gefunden werden. In Norwegen sind Mutationen des AMN-Gens beschrieben worden. Andere Tests der intestinalen Absorption sind unauffällig. Mehr als 90 % der Patienten zeigen eine unspezifische Proteinurie, die Nierenfunktion ist jedoch normal und in Nierenbiopsaten konnten keine ursächlichen Defekte nachgewiesen werden. Nur eine geringe Zahl der Patienten zeigte parallel zu einer Aminoazidurie angeborene renale Abnormalitäten, wie eine Duplikation des Nierenbeckens.

Tropische Sprue Fast alle Patienten mit akuter und subakuter tropischer Sprue zeigen eine Malabsorption von Cobalamin, die bei Chronifizierung der Erkrankung als hauptsächliche Veränderung persistieren kann. Die Absorption von Cobalamin verbessert sich normalerweise nach antibiotischer Therapie und in frühen Stadien unter Folsäuresubstitution.

Befall mit Fischbandwurm Der Fischbandwurm (Diphyllobothrium latum) lebt im menschlichen Dünndarm, verbraucht das nutritiv zugeführte Cobalamin und verhindert dadurch die menschliche Absorption. Die Inkorporation des Wurms erfolgt durch Verzehr von rohem oder nur teilweise durchgekochtem Fisch. Der Befall ist an Seen in Skandinavien, Deutschland, Japan, Nordamerika und Russland gehäuft. Eine megaloblastäre Anämie oder Cobalamin-Neuropathie findet sich allerdings nur bei schwerwiegendem Befall.

Glutensensitive Enteropathie Bei ungefähr 30 % der unbehandelten Patienten tritt eine Malabsorption von Cobalamin auf (besonders wenn sich die Erkrankung bis ins Ileum erstreckt). Der Cobalaminmangel ist meistens nicht sehr ausgeprägt und kann durch glutenfreie Diät korrigiert werden.

Schwere chronische Pankreatitis Nutritiv aufgenommenes Cobalamin bindet im Magen an Non-IF-(R)-Binder und kann bei einem Mangel an Trypsin nicht wieder freigesetzt werden, damit steht es der Absorption nicht mehr zur Verfügung. Des Weiteren wird vermutet, dass durch die Pankreatitis die Konzentration an Kalziumionen im Ileum abfällt und nicht mehr ausreichend ist für eine ungestörte Cobalaminresorption.

HIV-Infektion Bei Patienten mit HIV-Infektion besteht das Risiko eines Abfalls von Cobalamin im Serum. Bei AIDS treten sogar in 10–35 % der Fälle subnormale Spiegel auf. Eine Malabsorption von Cobalamin findet sich bei manchen Patienten mit subnormalen Cobalaminspiegeln. Ein ausgeprägter Cobalaminmangel, der zu megaloblastärer Anämie oder Neuropathie führt, ist allerdings selten.

Zollinger-Ellison-Syndrom Auch beim Zollinger-Ellison-Syndrom wird eine Malabsorption von Cobalamin beschrieben. Vermutlich versagt die Freisetzung von Cobalamin vom R-bindenden Protein, da pankreatisches Trypsin aufgrund der erhöhten Azidität inaktiviert wird. Des Weiteren wird wahrscheinlich die Bindung zwischen Intrinsic Factor und Cobalamin beeinflusst.

Strahlentherapie Sowohl Ganzkörperbestrahlung als auch lokale Radiotherapie des Ileums (z. B. als Komplikation einer Radiotherapie bei Zervixkarzinom) kann eine Malabsorption von Cobalamin verursachen.

Graft-versus-host Disease Die Graft-versus-host Disease (Transplantat-gegen-Wirt-Reaktion) beeinträchtigt üblicherweise den Dünndarm. Als Folge einer gestörten Darmflora und Zerstörung der Mukosa des Ileums tritt wiederholt eine Malabsorption von Cobalamin auf.

Medikamente Medikamente, die eine Malabsorption von Cobalamin verursachen, sind in Tabelle 10-4 gelistet. Dennoch sind megaloblastäre Anämien durch diese Medikamente eher eine Seltenheit.

Veränderungen des Cobalamin-Metabolismus

Kongenitaler Transcobalamin-II-Mangel oder -Abnormalität Säuglinge mit Transcobalamin-II-Mangel präsentieren sich in der Regel innerhalb weniger Wochen nach Geburt mit megaloblastärer Anämie. Trotz normwertiger Serumspiegel von Cobalamin und Folat reagiert die Anämie auf die hoch dosierte Gabe von Cobalamin (z. B. 3 × 1 mg/Woche). In manchen Fällen treten neurologische Komplikationen auf. Das Protein ist zwar nachweisbar, aber funktionell inaktiv. Genetisch bedingte Veränderungen, wie Mutationen innerhalb des Exons kryptischer Splice-Abschnitte, höhergradige Deletionen, aber auch Deletionen einzelner Nukleotide, Nonsensemutationen sowie Defekte beim Zuschneiden der RNA konnten nachgewiesen werden. Die Malabsorption von Cobalamin tritt in allen Fällen auf, parallel findet sich normalerweise eine Reduktion der Immunglobuline im Serum. Das Ausbleiben einer adäquaten Cobalamintherapie oder Folsäuresubstitution kann zur Zerstörung neurologischen Gewebes führen.

Kongenitale Methylmalonazidämie und Azidurie Säuglinge mit dieser Störung sind von Geburt an sehr krank, es treten Erbrechen, Gedeihstörungen, schwere metabolische Azidose, Ketose und mentale Retardierung auf. Normalerweise ist die Anämie normozytär und normoblastär. Die Erkrankung entsteht durch einen funktionellen Defekt der mitochondrialen Methylmalonyl-CoA-Mutase oder des Kofaktors Ado-Cobalamin. Bei Mutationen der Methylmalonyl-CoA-Mutase spricht eine Therapie mit Cobalamin meistens gar nicht oder nur sehr schlecht an. Ein Teil der Säuglinge mit Beeinträchtigung der Ado-Cobalamin-Synthese reagiert jedoch auf hoch dosiertes Cobalamin. Einige Kinder haben durch eine fehlerhafte Bildung beider Cobalamin-Koenzyme eine kombinierte Methylmalonylazidurie und Homocysteinurie. Innerhalb des ersten Lebensjahres treten meist Mangelernährung, Entwicklungsverzögerung, Mikroenzephalopathie, Krampfanfälle, Hypotonie und megaloblastäre Anämie auf.

Erworbene Störungen des Cobalamin-Metabolismus: Lachgasinhalation Stickoxid oxidiert Methylcobalamin irreversibel zu einer inaktiven Vorstufe; diese wiederum inaktiviert Methionin-Synthase. Patienten, die einer verlängerten Lachgasnarkose (z. B. auf Intensivstationen) unterzogen wurden, entwickelten eine megaloblastäre Anämie. Bei Zahnärzten und Anästhesisten, die wiederholt Lachgas ausgesetzt sind, wurde eine der Cobalamin-Neuropathie ähnelnde Neuropathie beschrieben. Methylmalonazidurie tritt nicht auf, da Ado-Cobalamin nicht durch Lachgas inaktiviert wird.

URSACHEN DES FOLSÄUREMANGELS

(Tab. 10-5)

Verminderte Aufnahme mit der Nahrung

Nutritiv bedingter Folatmangel ist häufig. Bei den meisten Patienten mit Folatmangel findet sich auch ein nutritiv bedingter Grund. Individuen mit Ernährungsgewohnheiten, die inadäquate Mengen an Folat enthalten, sind besonders anfällig (Tab. 10-5). In den USA sowie anderen Ländern, in denen Nahrung mit Folat angereichert wird, fiel die Prävalenz für Folatmangel dramatisch ab und ist jetzt nur noch auf Hochrisikogruppen, die einen erhöhten Folatbedarf haben, beschränkt. Ein nutritiv bedingter Folatmangel tritt bei Kwashiorkor, Skorbut, bei Kindern mit rezidivierenden Infektionen oder ausschließlicher Ernährung mit Ziegenmilch auf, die sehr wenig Folat enthält.

Malabsorption

Eine Malabsorption von durch Nahrung zugeführtem Folat tritt bei tropischer Sprue sowie glutensensitiver Enteropathie auf. Beim seltenen angeborenen rezessiven Syndrom der selektiven Malabsorption von Folat durch die Mutation des proteingekoppelten Folattransporters (PCFT) gibt es einen Zusammenhang zu einem Defekt

Tabelle 10-5

URSACHEN DES FOLSÄUREMANGELS

- Unausgewogene Ernährung[a]
  - Besonders bei: erhöhtem Alter, Neugeborenen, Armut, Alkoholismus, chronischer Körperbehinderung, psychiatrischen Beeinträchtigungen, eventuell bei Skorbut und Kwashiorkor
- Malabsorption
  - Hauptursachen
    - Tropische Sprue, glutensensitive Enteropathie, Zöliakie, Assoziation zu Dermatitis herpetiformis, spezifische Malabsorption von Folat, intestinale Megaloblastose durch schwere Cobalamin- oder Folatmangelzustände
  - Untergeordnete Ursachen
    - Erweiterte Resektion des Jejunums, Crohn-Krankheit, partielle Gastrektomie, angeborene Herzfehler, Whipple-Krankheit, Sklerodermie, Amyloidose, diabetische Enteropathie, systemische bakterielle Infektionen, Lymphome, Sulfasalazin (Salazopyrin), Ampicillin, Erythromycin, Östrogene
- Erhöhter Bedarf oder Verlust
  - Physiologisch
    - Schwangerschaft, Laktation, Unreife
  - Pathologisch
    - Hämatologische Erkrankungen: chronische hämolytische Anämien, Sichelzellanämie, Thalassaemia major, Osteomyelofibrose
    - Maligne Erkrankungen: Karzinome, Lymphome, Leukämien, multiples Myelom
    - Entzündliche Erkrankungen: Tuberkulose, exfoliative Dermatitis, Malaria
    - Metabolische Erkrankungen: Homocysteinurie
    - Erhöhter Verlust über Urin: Herzinsuffizienz, aktive Lebererkrankungen, Hämodialyse, Peritonealdialyse
- Folsäureantagonisten[b]
  - Antikonvulsiva (Phenytoin, Primidon, Barbiturate), Sulfasalazin, Nitrofurantoin, Tetrazykline, Antituberkulotika (weniger gut dokumentiert), Methotrexat, Pemetrexed
- Sonstige Ursachen
  - Lebererkrankungen, Alkoholismus, Patienten auf Intensivstationen

[a] Bei Patienten mit starkem Folsäuremangel mit anderen als den aufgelisteten Ursachen; häufig geringe Nahrungsaufnahme.
[b] DHF-Reduktase-hemmende Medikamente werden im Text besprochen.

des Folattransports in den Liquor. Diese Patienten präsentieren sich mit megaloblastärer Anämie, welche gut auf parenteral, aber nicht auf oral verabreichte physiologische Dosierungen von Folsäure anspricht. Sie zeigen ebenso eine mentale Retardierung, Krampfanfälle und andere zentralennervöse Störungen. Eine geringgradig ausgeprägte Malabsorption kann nach einer Resektion des Jejunums oder partieller Gastrektomie, bei Crohn-Krankheit sowie bei systemischen Infektionen auftreten. Unter diesen Bedingungen ist ein ausgeprägter Mangel meistens auf schlechte Ernährung zurückzuführen. Außerdem wurde bei Patienten, die Salazopyrin, Cholestyramin und Triamteren erhalten, eine Malabsorption beschrieben.

Erhöhter Bedarf oder Verlust

Schwangerschaft In der Schwangerschaft ist der Folatbedarf auf 200–400 µg/d erhöht. Ursachen sind der Transfer der Vitamine zum Fetus und ein erhöhter Folatkatabolismus, der auf den Verbrauch von Folat-Koenzymen in rasch proliferierendem Gewebe zurückzuführen ist. Eine megaloblastäre Anämie, die sich aufgrund dieses Mangels manifestiert, kann durch prophylaktische Gabe von Folsäure verhindert werden. Vor Einführen der Prophylaxe mit Folsäure traten bei etwa 0,5 % der Schwangerschaften in Großbritannien und anderen westlichen Ländern Mangelerscheinungen auf. Die Inzidenz ist allerdings in Ländern mit allgemein schlechtem Ernährungszustand der Bevölkerung sehr viel höher.

Frühgeborene Sowohl bei ausgereiften als auch frühreifen Neugeborenen sind der Serumspiegel und Folatgehalt in Erythrozyten höher als beim Erwachsenen. Der Folatbedarf eines Neugeborenen ist schätzungsweise zehnmal höher als bei Erwachsenen. Im Alter von 6 Wochen fällt der Folatspiegel rasch auf niedrigste Werte ab. Der Abfall ist steil und dafür verantwortlich, dass unreife Neugeborene subnormale Spiegel aufweisen können. Einige von ihnen können eine megaloblastäre Anämie entwickeln, die aber gut auf Folsäure anspricht. Dies geschieht insbesondere bei kleinsten Neugeborenen (< 1500 g Geburtsgewicht) und bei Neugeborenen mit Fütterungsproblemen, Infektionen sowie nach mehrfach benötigter Austauschtransfusion. Diese Neugeborenen sollte prophylaktisch Folsäure erhalten.

Hämatologische Erkrankungen Folatmangel tritt regelmäßig bei chronisch hämolytischer Anämie, insbesondere bei Sichelzellanämie, autoimmunhämolytischer Anämie sowie kongenitaler Sphärozytose auf. Unter diesen, aber auch anderen Bedingungen eines erhöhten Zellumsatzes (z. B. Myelofibrose, maligne Erkrankungen) entwickelt sich ein Folatmangel, da es nach abgelaufener Koenzymfunktion nicht vollständig wiederverwertet werden kann.

Entzündungen Chronische Entzündungen, wie Tuberkulose, rheumatoide Arthritis, Crohn-Krankheit, Psoriasis, exfoliative Dermatitis, bakterielle Endokarditis und chronische bakterielle Infektionen verursachen Mangelerscheinungen, indem sie den Appetit reduzieren und den Bedarf für Folat erhöhen. Systemische Infektionen können auch eine Malabsorption von Folat bewirken. Schwere Mangelerscheinungen sind fast ausschließlich auf Patienten mit sehr aktiven Erkrankungen und mangelhafter Ernährung beschränkt.

Homocysteinurie Die Homocysteinurie ist eine seltene Erkrankung mit einem metabolischen Defekt der Konversion von Homocystein zu Cysthation. Bei den meisten Patienten fällt ein Folatmangel durch übermäßigen Bedarf aufgrund kompensatorisch erhöhter Konversion von Homocystein zu Methionin auf.

Langjährige Dialyse Da Folat nur schwach an Plasmaproteine gebunden ist, kann es mittels Dialyse leicht aus dem Plasma entfernt werden. Patienten mit zusätzlich Anorexie, Erbrechen, Infektionen oder Hämolyse brauchen die Folatspeicher besonders rasch auf. Eine Folatprophylaxe sollte routinemäßig verabreicht werden.

Herzinsuffizienz, Lebererkrankungen Herzinsuffizente und leberkranke Patienten können einen ausgeprägten Folatverlust von > 100 µg/d über den Urin haben. Als Erklärung dient die übermäßige Freisetzung von Folat aus abgestorbenen Leberzellen.

Folsäureantagonisten

Eine große Zahl an Epileptikern, die über lange Zeit mit Phenytoin, Primidon oder Barbituraten therapiert werden, entwickeln erniedrigte Konzentrationen von Folat im Serum und den roten Blutzellen. Der genaue Mechanismus ist unklar. Alkohol scheint auch ein Folsäureantagonist zu sein, da Patienten, die hochprozentige Spirituosen konsumieren, eine megaloblastäre Anämie entwickeln können. Sowie der Alkoholkonsum beendet wird, spricht die Anämie auf normale Mengen nutritiv zugeführten Folats oder einer physiologischen Dosis von Folsäure an. Auch bei normwertigem Folatspiegel ist der chronische Alkoholkonsum mit einer Makrozytose der Erythrozyten assoziiert. Die inadäquate Folataufnahme ist der Hauptgrund für die Entwicklung eines Mangels bei Alkoholikern. Abhängig von der Brautechnik ist Bier in einigen Ländern relativ reichhaltig an Folat.

Medikamente, welche die Dihydrofolatreduktase inhibieren, sind Methotrexat, Pemetrexed, Pyrimethamin und Trimethoprim. Methotrexat hat dabei den stärksten Einfluss auf menschliche Enzyme, währenddessen Trimethoprim vor allem gegen bakterielle Enzyme aktiv wirkt. Am wahrscheinlichsten tritt eine megaloblastäre Anämie beim Menschen auf, wenn Trimethoprim in Kombination mit Sulfamethoxazol bei Patienten mit vorbestehendem Folat- oder Cobalaminmangel eingesetzt wird. Die Aktivität von Pyrimethamin ist nicht sehr ausgeprägt. Als Antidot gegen diese Medikamente steht Folinsäure (5-Formyl-Tetrahydrofolat) zur Verfügung. Das Zytostatikum Pemetrexed erfordert während der Therapiephase eine kontinuierliche Substitution von täglich Folsäure 0,4 mg und Vitamin B_{12} 1000 µg alle 9 Wochen als prophylaktische Maßnahme zur Reduktion behandlungsbedingter Toxizität.

Angeborene Störungen des Folatmetabolismus

Einige Kleinkinder mit angeborenen Defekten von Folatenzymen (z. B. Cyclohydrolase oder Methioninsynthase) entwickeln eine megaloblastäre Anämie.

DIAGNOSTIK DES COBALAMIN- UND FOLATMANGELS

Die Diagnose des Cobalamin- und des Folatmangels hängt traditionell vom Erkennen relevanter Veränderungen im peripheren Blut sowie von der Spiegelbestimmung der Vitamine ab.

COBALAMINMANGEL

Serumcobalamin

Cobalamin wird mittels eines automatisierten Enzyme-linked Immunoadsorbent Assay (ELISA) oder eines kompetitiv bindenden Lumineszenz-Assay (CBLA) gemessen. Die Serumspiegel bewegen sich von 118–148 pmol/l (160–200 ng/l) bis etwa 738 pmol/l (1000 ng/l). Bei Patienten mit durch Cobalaminmangel verursachter megaloblastärer Anämie liegen die Spiegel normalerweise unter 74 pmol/l (100 ng/l). Im Allgemeinen gilt, dass, je ausgeprägter der Mangel ist, desto niedriger ist auch der Serumcobalaminspiegel. Patienten mit Schädigung der Rückenmarksbahnen (funikuläre Myelose) weisen meist sehr niedrige Serumspiegel auf, sogar wenn keine Anämie vorliegt. Werte von 74–148 pmol/l (100–200 ng/l) gelten als grenzwertig und finden sich oft während einer Schwangerschaft oder bei megaloblastärer Anämie aufgrund eines Folatmangels. Weitere Ursachen sind heterozygote, homozygote oder compound-heterozygote Mutationen des TCN1-Gens, das für Haptocorrin (Transcobalamin I) kodiert. Es gibt keine klinischen oder hämatologischen Veränderungen. Die Bestimmungsmethode des Cobalaminspiegels ist zuverlässig, günstig und gut geeignet, einen Cobalaminmangel bei der überwiegenden Mehrheit von Patienten auszuschließen. Allerdings gibt es Probleme mit den handelsüblichen CBLA-Assays, die durch den intrinsischen Faktor bei Patienten mit perniziöser Anämie und Antikörpern im Serum gegen diesen Faktor auftreten. Diese Antikörper führen bei bis zu 50 % der untersuchten Patienten zu falsch normalen Serumspiegeln von Vitamin B_{12}. Bei starken klinischen Hinweisen auf eine perniziöse Anämie schließt ein normaler Serumspiegel von Vitamin B_{12} die Diagnose nicht aus. Außerdem sind die Serumspiegel von MMA bei perniziöser Anämie erhöht (siehe unten). Es ist jedoch zu erwähnen, dass die Spezifität und Sensitivität des Testverfahrens für Gesamt-Cobalamin als die Summe von Haptocorrin-gebundenem (Transcobalamin I) und Transcobalamin-II-gebundenem Cobalamin (so genanntes Holo-Transcobalamin) vor allem im unteren Normbereich 148–400 pmol/l eingeschränkt sind (ca. 25 % des Gesamt-Cobalamins macht das metabolisch aktive Holo-Transcobalamin aus, das restliche Haptocorrin-gebundene Cobalamin dient allein dem hepatischen Rücktransport). Trotz „normaler" Gesamt-Cobalaminspiegel können bereits signifikante Mangelerscheinungen klinisch auftreten. Es gibt mittlerweile teurere Immunoassays zum Nachweis von aktivem Holo-Transcobalamin und sensitivere Testverfahren zum Nachweis vor allem früher Cobalamin-Mangelzustände. Bei einem Holo-Transcobalaminspiegel < 35 pmol/l liegt ein Mangel an aktivem Coabalamin vor.

Methylmalonat und Homocystein im Serum

Bei Patienten mit Cobalaminmangel ist der Serumspiegel von Methylmalonat erhöht. Zur Bestimmung von Methylmalonat und Homocystein im Serum sind sensitive Methoden eingeführt worden, die sich zur frühen Diagnostik des Cobalaminmangels eignen, auch wenn hämatologische Veränderungen oder Abfall des Serumcobalaminspiegels noch nicht nachweisbar sind. Patienten mit Niereninsuffizienz zeigen schwankende Methylmalonat-Spiegel. Bei bis zu 30 % von scheinbar gesunden Freiwilligen mit Serumcobalaminspiegel bis 258 pmol/l (350 ng/l) und normwertigen Serumfolatspiegeln finden sich leicht- bis mittelgradig erhöhte Serumspiegel für Methylmalonat und/oder Homocystein; 15 % der Älteren, die Cobalaminspiegel von mehr als 258 pmol/l (> 315 ng/l) aufweisen, zeigen ebenfalls dieses Muster mit erhöhten Metabolitspiegeln. Solche Ergebnisse werfen natürlich die Frage nach genauen Grenzwerten für normwertiges Methylmalonat und Homocystein auf. Derzeit ist es noch unklar, ob diese leicht erhöhten Metabolitspiegel klinische Relevanz haben.

Serumhomocystein ist sowohl bei frühem Cobalamin- als auch Folatmangel erhöht, kann aber auch unter anderen Bedingungen ansteigen, z. B. bei chronischen Nierenerkrankungen, Alkoholismus, Rauchen, Pyridoxinmangel, Hypothyreose, Therapie mit Glukokortikoiden, Ciclosporin A und anderen Medikamenten. Die Spiegel sind ebenso höher im Serum als im Plasma, bei Männern als bei prämenopausalen Frauen, bei Frauen unter Hormonersatztherapie, bei Einnahme von oralen Kontrazeptiva, bei älteren Personen und Patienten mit verschiedenen angeborenen metabolischen Störungen, welche Enzyme des Transsulfurierungspfades des Homocystein-Metabolismus betreffen. Daher müssen Homocysteinspiegel bei der Diagnose des Cobalaminmangels und des Folatmangels zurückhaltend interpretiert werden.

Tests zur ätiologischen Klärung des Cobalaminmangels

Nur Veganer, strikte Vegetarier und Menschen, die sich absolut unzureichend ernähren, können durch unzureichende Zufuhr mit der Nahrung einen Vitamin-B_{12}-Mangel entwickeln. Untersuchungen der Cobalaminabsorption waren früher weit verbreitet, sind aber aufgrund der Schwierigkeiten bezüglich der Beschaffung von radioaktivem Cobalamin und der Gewährleistung virusfreier Intrinsic-Factor-Präparate obsolet. Diagnostische Verfahren der perniziösen Anämie sind die Bestimmung von Serumgastrin, das erhöht ist, und Serumpepsinogen I, das bei perniziöser Anämie erniedrigt ist (90–92 %), aber auch bei anderen Krankheitsbildern und Gastroskopie. Daneben erfolgt der Nachweis von Antikörpern gegen Intrinsic Factor und Parietalzellen und eine auf den Einzelfall abgestimmte Untersuchung auf intestinale Erkrankungen.

FOLATMANGEL

Serumfolat

Auch Folat wird im Serum durch die ELISA-Technik gemessen. In den meisten Laboren liegt der Normbereich zwischen 11 nmol/l (2,0 µg/l) und etwa 82 nmol/l (15 µg/l). Patienten mit Folsäuremangel weisen einen erniedrigten Serumfolatspiegel auf. Dieser spiegelt auch die aktuelle Ernährungsweise wider. Daher kann Serumfolat schon vor hämatologischem oder biochemischem Nachweis eines Mangels vermindert sein. Das Serumfolat steigt bei schwerem Cobalaminmangel aufgrund einer intrazellulären Blockade der Konversion von MTHF zu THF deutlich an. Erhöhte Werte wurden auch beim Blindsack-Syndrom mit bakterieller Fehlbesiedlung des Dünndarms (Intestinal Stagnant Loop Syndrome) beschrieben, bedingt durch die Absorption von bakteriell synthetisiertem Folat.

Folat in Erythrozyten

Der Gehalt von Folat in roten Blutzellen ist ein wichtiger Nachweis, um den Gesamtspeicher von Folat im Körper abzuwägen. Er wird auch im Vergleich zum Serumtest weniger durch Ernährungsgewohnheiten und geringe Hämolyse beeinflusst. Bei gesunden Erwachsenen liegt die Konzentration zwischen 880 und 3520 µmol/l (160–640 µg/l). Verminderte Konzentrationen finden sich bei Patienten mit durch Folatmangel bedingter megaloblastärer Anämie, aber ebenso bei etwa zwei Drittel der Patienten mit schwerem Cobalaminmangel. Falsch normale Ergebnisse können auftreten, wenn Patienten mit Folsäuremangel Bluttransfusionen erhalten oder eine erhöhte Retikulozytenzahl aufweisen.

Tests zur ätiologischen Klärung des Folatmangels

Wichtig ist die Ernährungsanamnese. Tests auf Transglutaminase-Antikörper werden zur Bestätigung oder zum Ausschluss einer Zöliakie (auch einheimische Sprue oder glutensensitive Enteropathie genannt) durchgeführt. Sofern diese Antikörper vorhanden sind, ist eine Duodenalbiopsie erforderlich. Außerdem sollten Grunderkrankungen, die zu einem vermehrten Abbau von Folsäure führen, ausgeschlossen werden.

Behandlung
MEGALOBLASTÄRE ANÄMIE

Normalerweise ist es möglich, zwischen einem Folat- oder Cobalaminmangel als Ursache der Anämie zu differenzieren, um dann mit dem entsprechenden Vitamin gezielt therapieren zu können. Patienten, die schwer krank in der Klinik eintreffen, sollten, sowie Material für die Bestimmung von Cobalamin und Folat gewonnen und eine Knochenmarkpunktion durchgeführt wurde (wenn es als notwendig erachtet wird), hoch dosiert mit beiden Vitaminen behandelt werden. Transfusionen sind unnötig und nicht zu empfehlen. Falls es dennoch erforderlich ist, sollten nur ein oder zwei Erythrozytenkonzentrate langsam gegeben und, wenn nötig, mit üblicher Herzinsuffizienztherapie kombiniert werden. Zur Prophylaxe einer Hypokaliämie wurde die Kaliumsubstitution empfohlen, die jedoch nicht erforderlich ist. Gelegentlich tritt 1–2 Wochen nach Therapiebeginn ein ausgeprägter Anstieg der Thrombozytenwerte auf. Bei Thrombozytenzahlen über $800 \times 10^9/l$ sollte eine antithrombozytäre Therapie, z. B. mit ASS, in Betracht gezogen werden.

THERAPIE DES COBALAMINMANGELS Patienten mit Cobalaminmangel müssen eigentlich lebenslang regelmäßig mit Cobalamininjektionen behandelt werden, falls der zugrunde liegende Defekt nicht behoben werden kann. In Großbritannien und Deutschland wird überwiegend Hydroxycobalamin zur Therapie eingesetzt, in den USA eher Cyanocobalamin. In einigen Fällen kann die auslösende Ursache des Cobalamindefizits nachhaltig korrigiert werden, z. B. bei Fischbandwurm, tropischer Sprue und dem Blindsack-Syndrom mit bakterieller Fehlbesiedlung im Dünndarm (Intestinal Stagnant Loop Syndrome), das chirurgisch sanierbar ist. Die Indikationen für eine Cobalamintherapie sind eine gut dokumentierte megaloblastäre Anämie oder andere hämatologische Auffälligkeiten oder eine durch den Mangel verursachte Neuropathie. Patienten mit grenzwertigen Serumcobalaminspiegeln, aber ohne hämatologische oder andersartige Veränderungen, sollten beobachtet werden, um sicherzustellen, dass der Cobalaminmangel nicht fortschreitet (siehe unten). Bei alten Menschen kann allerdings auch schon eine frühzeitige Therapie mit Cobalamin klinische Beschwerden, wie polyneuropathische Symptome, lindern. Bei Nachweis einer Malabsorption von Cobalamin oder Anstieg des Methylmalonatspiegels im Serum sollte eine regelmäßige Erhaltungstherapie verabreicht werden. Auch Patienten nach totaler Gastrektomie oder Ileumresektion sollten routinemäßig Cobalamin erhalten. Nach chirurgischer Magenvolumenreduktion, zur Kontrolle einer Adipositas sowie bei lange dauernder Therapie mit Protonenpumpenhemmern muss der Patient regelmäßig untersucht und, falls notwendig, behandelt werden.

Der Körperspeicher sollte nach sechsmaliger intramuskulärer Injektion von Hydroxycobalamin (1000 µg) in Abständen von 3–7 Tagen aufgefüllt sein. Die Anzahl der Injektionen wird im Allgemeinen bei Patienten mit Cobalamin-Neuropathie erhöht, es gibt allerdings keinen Nachweis für ein besseres Ansprechen. Allergische Reaktionen sind selten und erfordern die Gabe von Antihistaminika oder Glukokortikoiden. Als Erhaltungstherapie sind 1000 µg Hydroxycobalamin intramuskulär alle 3 Monate ausreichend. Entsprechend den Empfehlungen der Deutschen Gesellschaft für Hämatologie und Onkologie (DGHO) wird in Deutschland eine Initialtherapie mit intramuskulärer Gabe von 1000 µg/d über 5 Tage und dann bis zur Normalisierung des Blutbildes und der Laktatdehydrogenase (LDH) mit einmal wöchentlich 500 µg intramuskulär empfohlen. Anschließend erfolgt eine lebenslange Erhaltungstherapie mit 500 µg intramuskulär alle 6 Monate, sofern der zugrunde liegende Defekt nicht behoben werden kann. Aufgrund der schlechteren Retention von Cyanocobalamin sehen die Therapieprotokolle hier höhere Dosierungen und häufigere Gaben, z. B. einmal monatlich 1000 µg intramuskulär, als Erhaltungstherapie vor.

Toxische Reaktionen sind extrem selten und meist eher durch Kontamination bei der Zubereitung als durch Cobalamin selbst verursacht. Da ein geringer Anteil von Cobalamin bei Versagen der physiologischen Intrinsic-Factor-abhängigen Absorption durch die Schleimhäute passiv resorbiert wird, können hohe Tagesdosierungen (1000–2000 µg) von Cyanocobalamin im Falle einer perniziösen Anämie als Ersatz- und Erhaltungstherapie herangezogen werden, z. B. bei einer Cobalamin-Malabsorption. Auch eine sublinguale Therapie kann in Betracht gezogen werden, falls Injektionen aufgrund einer erhöhten Blutungsneigung nicht möglich sind oder eine Intoleranz gegenüber der oralen Therapie besteht. Bei einer oralen Therapie ist insbesondere bei älteren und vergesslichen Patienten eine Überwachung der Compliance wichtig. Der Autor dieses Kapitels bevorzugt insbesondere bei schwerer Anämie oder Neuropathie eine initiale parenterale Therapie, die er auch als Unterhaltungstherapie fortführt.

Die Behandlung von Patienten mit subnormalen Serumspiegeln von Vitamin B_{12}, aber normalem MCV und ohne Hypersegmentierung der Neutrophilen, einem negativen IF-Antikörpertest und keinen Ergebnissen zur Resorption von Vitamin B_{12} ist problematisch. Einige Fälle (etwa 15 %) beruhen auf einem Mangel von TC I (HC), hier hilft die Bestimmung von Holo-Transcobalamin, Homocystein und/oder MMA weiter. Ohne diese Tests und bei ansonsten normaler gastrointestinaler Funktion hilft die wiederholte Bestimmung von Vitamin B_{12} im Serum nach 6–12 Monaten bei der Entscheidung über den Beginn einer Cobalaminbehandlung.

Vitamin-B_{12}-Injektionen werden trotz normaler Serumspiegel von Vitamin B_{12} und Folsäure und eines normalen Blutbildes zur Behandlung zahlreicher, oft neurologischer Krankheiten eingesetzt, obwohl es dazu keine randomisierten, doppelblinden, kontrollierten Studien gibt. Zu diesen Krankheiten gehören die Multiple Sklerose und das chronische Müdigkeitssyndrom/die myalgische Enzephalomyelitis (ME). Der Nutzen beruht vermutlich auf einem Placeboeffekt durch eine schmerzfreie, rosafarbene Injektion. Bei der myalgischen Enzephalomyelitis war die orale Gabe von Vitamin B_{12} trotz der Versorgung mit ähnlich hohen Dosen nicht von Nutzen, was die vermutete Placebowirkung der parenteralen Gabe unterstützt.

BEHANDLUNG DES FOLATMANGELS Meist reichen orale Dosierungen von 5–15 mg/d Folsäure (in Deutschland 5 mg/d) aus, da selbst Patienten mit ausgeprägter Malabsorption genügend Folat von diesen hohen Dosierungen absorbieren können. Die Therapiedauer hängt von der zugrunde liegenden Erkrankung ab. Üblicherweise wird die Therapie über 4 Monate fortgeführt, bis alle folatdefizienten Erythrozyten eliminiert und durch neue folatgesättigte Populationen ersetzt worden sind. In Deutschland wird die Therapie nach Empfehlungen der DGHO bis zur Normalisierung des Blutbildes fortgeführt. Außerdem sollte natürlich eine Beseitigung der ursächlichen Ernährungs- und Assimilationsstörungen angestrebt werden.

Bevor hoch dosiert Folsäure verabreicht wird, muss ein Cobalaminmangel ausgeschlossen und korrigiert werden, da sich sonst trotz Ansprechens der Anämie auf die Folattherapie eine Cobalamin-Neuropathie entwickeln kann. Studien aus den USA suggerieren, dass es keine Zunahme der Fälle an nicht anämischen Individuen mit niedrigem Cobalaminspiegel seit Anreicherung der Nahrung mit Folsäure gibt. Es ist allerdings unklar, ob sich die Inzidenz der Cobalamin-Neuropathie schon verändert hat.

Eine langfristige Folsäuretherapie wird erforderlich, wenn die Ursache des Mangels nicht behoben werden kann oder der Mangel wahrscheinlich wiederkehrt, z. B. bei einer chronischen Dialyse oder hämolytischen Anämie. Dies kann auch bei einer glutensensitiven Enteropathie notwendig werden, falls die glutenfreie Ernährung nicht anspricht. Sollte ein leichter, chronischer Folatmangel auftreten, ist es wünschenswert, nach einer kurzen Phase der Folsäuresubstitution zu einer Verbesserung der Ernährungsweise zu ermutigen. Bei jedem Patienten mit langfristiger Folsäuretherapie muss der Serumcobalaminspiegel regelmäßig bestimmt werden (z. B. 1 × pro Jahr), um einen gleichzeitigen Cobalaminmangel auszuschließen.

Folinsäure (5-Formyl-Tetrahydrofolat) Folinsäure ist die stabile Form des vollständig reduzierten Folats. Es kann sowohl oral als auch parenteral zur Therapie oder Prävention toxischer Effekte von Methotrexat sowie anderer DHF-Reduktase-Inhibitoren, z. B. Trimethoprim oder Cotrimoxazol, verabreicht werden.

FOLSÄUREPROPHYLAXE Die Folsäureprophylaxe wird bei Patienten mit chronischer Dialyse und unter parenteraler Ernährung angewandt. Außerdem wird sie zur Senkung des Homocysteinspiegels als Prävention vor kardiovaskulären Erkrankungen sowie zur Verbesserung kognitiver Funktionen bei Älteren eingesetzt. Es sind allerdings weitere Daten erforderlich, um einen solchen Vorteil nachzuweisen.

Schwangerschaft In mehr als 70 Ländern (nicht aber in Europa) werden die Nahrungsmittel mit Folsäure angereichert (in Korn oder Mehl), um das Risiko für Neuralrohrdefekte zu senken. Trotzdem sollte auch in Ländern mit angereicherter Nahrung Folsäure vor und während einer Schwangerschaft in einer Dosierung von 400 µg/d als Ergänzung gegeben werden, um eine megaloblastäre Anämie zu verhindern und die Inzidenz von Neuralrohrdefekten zu senken. Durch die Anreicherung werden in Chile täglich bis zu 400 µg/d zugeführt, in den meisten anderen Ländern liegt der Durchschnittswert eher bei 200 µg/d, sodass auch weiterhin perikonzeptionell ein Folsäurebedarf besteht. Studien an Frauen in der frühen Schwangerschaft ergaben eine signifikante Non-Compliance bei der Einnahme von Folsäurepräparaten, was den Nutzen der Nahrungsmittelanreicherung unterstreicht. Die Folsäuresupplementation reduziert bei Kindern von Müttern mit Diabetes mellitus die Inzidenz von kongenitalen Fehlbildungen. Frauen, die bereits einen Fetus mit Neuralrohrdefekt zur Welt brachten, wird empfohlen, sobald eine Schwangerschaft in Betracht gezogen wird und während der gesamten Schwangerschaft eine Substitution mit 5 mg/d durchzuführen.

Säuglingsalter und Kindheit Die Inzidenz eines Folatmangels ist bei frühgeborenen Säuglingen während der ersten 6 Lebenswochen so hoch, dass Folsäure (z. B. 1 mg/d) routinemäßig bei Neugeborenen mit einem Geburtsgewicht unter 1500 g gegeben werden sollte. Gleiches gilt für Frühgeborene, die Austauschtransfusionen benötigen, Schwierigkeiten beim Füttern aufweisen sowie Infektionen, Erbrechen oder Diarrhö aufweisen.

Vor kurzem hat die Weltgesundheitsorganisation für Kinder aus Ländern, in denen Eisenmangel häufig und die Kindermortalität aufgrund meist infektiologischer Erkrankungen erhöht ist, eine Substitution mit Eisen und Folsäure empfohlen. Andere Studien legen jedoch nahe, dass in Ländern mit hohem Malariarisiko dieser Ansatz die Inzidenz von schweren Erkrankungen und Tod anheben kann. Sogar in Ländern, in denen Malaria selten auftritt, scheint kein eindeutiger Überlebensvorteil vorzuliegen.

MEGALOBLASTÄRE ANÄMIE, DIE WEDER FOLGE EINES COBALAMIN- ODER FOLATMANGELS NOCH EINER STOFFWECHSELSTÖRUNG IST

Antimetaboliten, die in die DNS-Replikation eingreifen (z. B. Hydroxyurea, Cytosinarabinosid, 6-Mercaptopurin), können zu einer megaloblastären Anämie führen. Auch antivirale Nukleosidanaloga, die zur Behandlung einer HIV-Infektion benutzt werden, können ebenso eine Makrozytose und megaloblastäre Knochenmarkveränderungen verursachen. Bei der seltenen Orotazidurie sind zwei aufeinander folgende enzymatische Schritte der Purinsynthese fehlerhaft. Eine Therapie mit Uridin spricht durch Umgehung der Blockade an. Bei einer auf Thiamingabe ansprechende megaloblastäre Anämie liegt ein genetischer Defekt eines hochaffinen Thiamintransportgens (SLC19A2) vor. Durch verminderte Aktivität der Transketolase, einem thiaminabhängigen Enzym des Pentosezyklus, resultiert eine fehlerhafte RNS-Ribosesynthese. Die Folge ist eine herabgesetzte Nukleinsäureproduktion. Die Erkrankung kann mit einem Diabetes mellitus, Gehörlosigkeit und dem Auftreten von Ringsideroblasten im Knochenmark vergesellschaftet sein. Eine Erklärung für megaloblastäre Veränderungen im Knochenmark bei Patienten mit akuter myeloischer Leukämie und myelodysplastischem Syndrom liegt weiterhin nicht vor.

WEITERFÜHRENDE LITERATUR

CARMEL R: How I treat cobalamin (vitamin B_{12}) deficiency. Blood 12:2214, 2008

DRAZEN JM: Drug-Induced Megaloblastic Anemia. N Engl J Med 373:1649–58, 2015

STAPLER SP: Vitamin B_{12} Deficiency. N Engl J Med 368:149–60, 2013

KAPITEL 11

HÄMOLYTISCHE ANÄMIEN UND ANÄMIEN DURCH AKUTEN BLUTVERLUST

Lucio Luzzatto

Für die deutsche Ausgabe Andreas Loew und Julia Jesse

DEFINITIONEN

Ein wesentliches Merkmal von Erythrozyten ist die begrenzte Lebenszeit von im Median 120 Tagen. Unter Berücksichtigung dieser Zeitspanne lassen sich Anämien in drei unterschiedliche Gruppen einteilen: (1) Anämien mit normaler erythrozytärer Lebenszeit bei verminderter Produktion von Erythrozyten, (2) Anämien mit verkürzter erythrozytärer Lebenszeit, bedingt durch einen erhöhten Untergang an Erythrozyten, und (3) Anämien durch Verlust von Erythrozyten im Rahmen einer akuten Blutung. Erythrozytäre Bildungsstörungen werden in den Kapiteln 8, 10 und 12 besprochen, hämolytische Erkrankungen und akute Blutverluste werden in diesem Kapitel abgehandelt.

Der überschießende Verlust reifer Erythrozyten aus der Blutbahn durch Blutung oder verkürzte erythrozytären Lebenszeit resultiert für gewöhnlich in einer gesteigerten Erythropoese im Knochemmark.

Aufgrund der grundsätzlich unterschiedlichen klinischen und pathophysiologischen Mechanismen werden die Entitäten, denen ein vorzeitiger Untergang der Erythrozyten zugrunde liegt, separat von der Blutungsanämie abgehandelt.

HÄMOLYTISCHE ANÄMIEN

Anämien aufgrund eines erhöhten Untergangs von Erythrozyten sind definiert als hämolytische Anämien. Sie können erworben oder erblich bedingt sein und sich als akutes oder chronisches Krankheitsbild mit einem variablen Ausmaß zwischen leichten bis sehr schweren Verläufen präsentieren. Der Zelluntergang kann vorwiegend intravaskulär oder extravaskulär lokalisiert sein. Ursächlich kann ein intrakorpuskulärer oder extrakorpuskulärer Defekt zugrunde liegen (Tab. 11-1). Nachfolgend werden zunächst die Gemeinsamkeiten der hämolytischen Anämien dargestellt, bevor auf die Besonderheiten der einzelnen Subtypen eingegangen wird.

ALLGEMEINE KLINISCHE UND LABORANALYTISCHE MERKMALE

Der klinische Zustand eines Patienten mit Anämie hängt überwiegend von der Geschwindigkeit ab, mit der es zum Abfall des Hämoglobinwertes (Hb) gekommen ist. Die hämolytischen Anämien stellen hier keine Ausnahme dar. So stellt sich möglicherweise ein Patient mit einer autoimmunhämolytischen Anämie oder mit einem Favismus als medizinischer Notfall vor, während bei Patienten mit leichter hereditärer Sphärozytose oder mit Kälteagglutininerkrankung bei einem subklinischen Verlauf die Diagnose erst nach Jahren gestellt wird. Dies lässt sich auf die erhebliche Adaptationsfähigkeit des

Tabelle 11-1

KLASSIFIKATION DER HÄMOLYTISCHEN ANÄMIEN[a]

	Intrakorpuskuläre Defekte	Extrakorpuskuläre Defekte
Hereditäre	Hämoglobinopathien Enzymopathien Defekte des Membran-Zytoskeletts	Familiäres (atypisches) hämolytisch-urämisches Syndrom (HUS)
Erworbene	Paroxysmale nächtliche Hämoglobinurie (PNH)	Mechanische Zerstörung (mikroangiopathisch) Toxische Schädigung Medikamente Infektionen Autoimmun

[a] Hereditäre Anämien korrelieren mit intrakorpuskulären Defekten, da diese durch vererbte Mutationen bedingt sind. Die einzige Ausnahme ist die PNH, die auf dem Boden einer erworbenen somatischen Mutation entsteht. Erworbene Hämolysen stehen in der Regel im Zusammenhang mit extrakorpuskulären Defekten. Die Ausnahme hier ist das genetisch bedingte, familiäre HUS, da in diesem Fall eine hereditäre Erkrankung für eine komplementvermittelte Lyse bei sonst gesunden Zellen verantwortlich ist.

Körpers auf sich langsam entwickelnde Anämien zurückführen (Kap. 3).

Die klinischen und laboranalytischen Zeichen sind bei der hämolytischen Anämie im Gegensatz zu anderen Anämieformen unmittelbar vom Ausmaß und der Kinetik des Zelluntergangs abhängig (Tab. 11-2). So zeigt sich als Leitsymptom häufig zunächst ein Ikterus, einige Patienten geben eine Verfärbung des Urins an. Die Milz ist als bevorzugter Ort der Hämolyse oft vergrößert. In einigen Fällen findet sich außerdem eine Hepatomegalie. Bei allen schweren, hereditären Formen der hämolytischen Anämie kann die Überaktivität des Knochenmarks zu Skelettveränderungen führen (die jedoch nie den Schweregrad wie bei der Thalassämie erreichen).

Die Laborkonstellation spiegelt den vermehrten Untergang der Erythrozyten ebenso wie die erythropoetische Antwort des Knochenmarks wider. Eine Hämolyse führt regelmäßig zum Anstieg des unkonjugierten Bilirubins, der Laktadehydrogenase (LDH) und der Aspartat-Aminotransferase (AST). Sowohl im Urin als auch im Stuhl zeigt sich ein erhöhtes Urobilinogen. Bei vorwiegend intravaskulärer Hämolyse findet sich als charakteristisches Zeichen eine Hämoglobinurie (oft mit begleitender Hämosiderinurie) mit erhöhten Serumwerten von (freiem) Hämoglobin und Laktatdehydrogenase sowie vermindertem Haptoglobin. Das Serumbilirubin hingegen kann in diesen Fällen normwertig oder nur leicht erhöht sein. Die Retikulozytose als wesentlicher Parameter für die erythropoetische Antwort des Knochenmarks wird häufig bei der diagnostischen Abklärung von Anämiepatienten übersehen. Gewöhnlich zeigt sich der Anstieg sowohl im prozentualen Anteil der Retikulozyten als auch in der

Tabelle 11-2

ALLGEMEINE ZEICHEN HÄMOLYTISCHER ERKRANKUNGEN

Inspektion	Ikterus, Blässe
Weitere körperliche Befunde	Die Milz kann vergrößert sein; bei schweren kongenitalen Formen: Auftreibungen des Schädelknochens
Hämoglobinspiegel	Normwertig bis deutlich vermindert
MCV, MCH	In der Regel erhöht
Retikulozyten, RPI	Erhöht
Bilirubin	Erhöht (meistens unkonjugiert)
LDH	Erhöht (bis zum 10-Fachen der Norm bei intravasaler Hämolyse)
Haptoglobin	Vermindert bis fehlend (bei zum Teil intravasaler Hämolyse)

Abkürzungen: MCV = mittleres korpuskuläres Erythrozytenvolumen; MCH = mittleres korpuskuläres Hämoglobin; LDH = Laktatdehydrogenase; RPI = Retikulozyten-Produktionsindex.

absoluten Retikulozytenzahl. Der erhöhte Anteil an Retikulozyten führt zu einer Erhöhung des mittleren korpuskulären Volumens der Erythrozyten (MCV) im Blutbild, im Blutausstrich finden sich Makrozyten. Es zeigt sich regelhaft eine Polychromasie, gelegentlich finden sich kernhaltige Vorläuferzellen der Erythropoese. In den meisten Fällen ist für die Diagnosestellung eine Knochenmarkpunktion nicht erforderlich. (Eine Knochenmarkpunktion kann jedoch zur Abgrenzung eines myelodysplastischen Syndroms oder einer zugrunde liegenden lymphoproliferativen Erkrankung notwendig sein.) Falls eine solche erfolgt, finden sich bei den hämolytischen Anämien die Zeichen der reaktiv gesteigerten Erythropoese. Zur Erstellung einer definitiven Diagnose und Subklassifizierung ist für die Aufdeckung des Pathomechanismus eine spezifische Laboranalytik notwendig.

ALLGEMEINE PATHOPHYSIOLOGIE

Der reife Erythrozyt ist der letzte Differenzierungsschritt eines komplexen Entwicklungsprozesses. In einem späten Entwicklungsabschnitt kommt es im Zytoplasma zu einer stetigen Akkumulation großer Hämoglobinmengen (bis zu einer endgültigen Konzentration von 340 g/l, d. h. um 5 mM). Parallel dazu führt der kontinuierliche Abbau an Zellorganellen zum Verlust an biosynthetischen Fähigkeiten. Letztendlich wird der Erythrozyt einem Prozess unterzogen, der eindeutige Charakteristika einer Apoptose einschließlich der Kernpyknose und des Kernverlustes zeigt. Das Endergebnis ist jedoch eher altruistischer als suizidaler Natur: Statt sich zu desintegrieren, hat der zytoplasmatische Körper nun für die nächsten 120 Tage der erythrozytären Überlebenszeit die Fähigkeit, alle Zellen des menschlichen Organismus mit Sauerstoff zu versorgen.

Im reifen Erythrozyten ist der Intermediärstoffwechsel infolge dieses einzigartigen Differenzierungs- und Ausreifungsprozesses drastisch beschnitten (Abb. 11-1). So geht die Fähigkeit einer Cytochrom-vermittelten oxidativen Phosphorylierung mit dem Verlust von Mitochondrien verloren (durch physiologische Autophagie). Daher gibt es keine Alternative zur anaeroben Glykolyse für die Produktion von Adenosintriphosphat (ATP). Außerdem geht die Fähigkeit zur Proteinsynthese mit den Ribosomen verloren. Der begrenzte Stoffwechselapparat des Erythrozyten ist damit einem erheblichen Risiko ausgesetzt. Mit dem Untergang einer jeglichen Proteinkomponente kann diese nicht wie in den meisten anderen Zellen ersetzt werden. Tatsächlich nimmt die Aktivität der meisten erythrozytären Enzyme mit zunehmendem Alter der roten Blutkörperchen ab. Gleichzeitig erleiden verschiedene Komponenten der Erythrozyten durch die lange Zirkulation zwangsläufig Schäden. Bei alternden Erythrozyten bilden sich oft Cluster der Membran-Proteinband-3-Moleküle (siehe unten und Abb. 11-1), die Hemichrome an ihren intrazellulären Domänen gebunden haben. Nun binden sie Anti-Band-3-IgG-Antikörper (bei den meisten Menschen vorhanden) und C3-Komplementfragmente, sodass sie opsoniert und schließlich im retikuloendothelialen System durch Phagozytose eliminiert werden.

Außerdem besitzt der Erythrozyt infolge seines relativ simplen Aufbaus nur ein begrenztes Spektrum an Möglichkeiten, Stresssituationen zu überwinden: Jede Form des metabolischen Versagens ist mit dem Risiko einer strukturellen Schädigung der Membran oder dem Versagen der Kationenpumpe verbunden. In beiden Fällen verkürzt dies die Lebensspanne des Erythrozyten, was einer hämolytischen Störung gleichkommt. Übersteigt die Rate des Untergangs an Erythrozyten die Bildungskapazität des Knochenmarks durch reaktiv gesteigerte Erythropoese, manifestiert sich die hämolytische Störung als hämolytische Anämie.

Ein erhöhter Umsatz an Erythrozyten liegt allen hämolytischen Anämien als entscheidender pathophysiologischer Prozess zugrunde. Als Goldstandard gilt der Nachweis der verminderten Erythrozytenüberlebenszeit (im Vergleich zu dem normalen Wert von ungefähr 120 Tagen) über eine In-vivo-Bestimmung. Hierbei werden die Erythrozyten ex vivo mit Cr^{51} markiert, und nach der Rückgabe wird die residuelle Radioaktivität in vivo über mehrere Tage oder Wochen gemessen. Dieser klassische Test ist im klinischen Alltag so gut wie nie erforderlich und in nur wenigen Zentren verfügbar. Transient auftretende hämolytische Ereignisse haben, abgesehen von einem erhöhten Bedarf an für die Erythropoese notwendigen Substraten (vor allem Folsäure), in der Regel keine weiterreichenden Konsequenzen. Kommt es jedoch zu wiederholtem Auftreten oder zur Persistenz einer Hämolyse, begünstigt die vermehrte Produktion an Bilirubin die Bildung von Gallensteinen. Findet ein erheblicher Anteil der Hämolyse, wie das häufig der Fall ist, in der Milz statt, kann eine Splenomegalie klinisch bedeutsam werden und im Rahmen eines Hypersplenismus zur Thrombozytopenie und/oder Neutropenie führen.

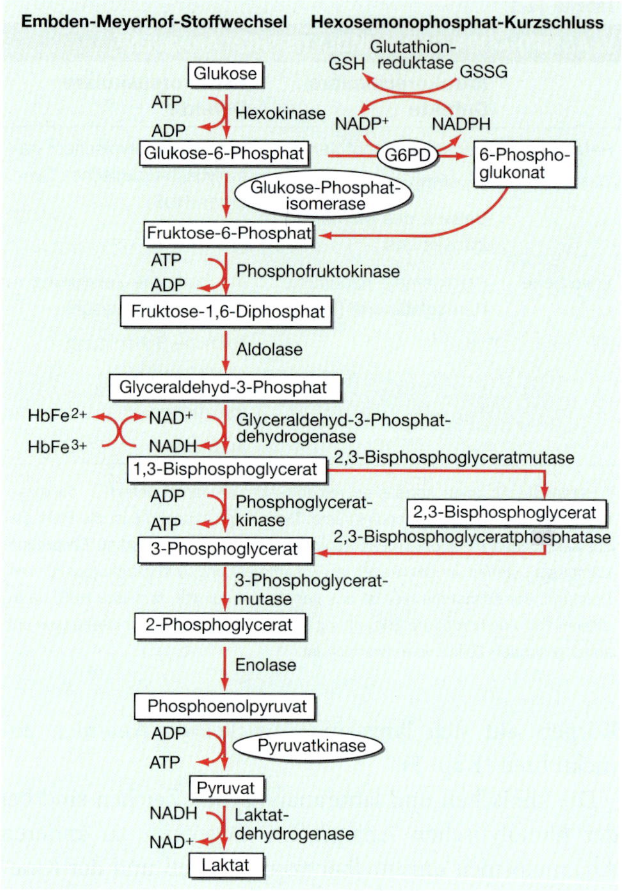

Abbildung 11-1 Der erythrozytäre Stoffwechsel. Der Embden-Meyerhof-Zyklus (Glykolyse) generiert ATP zur Aufrechterhaltung des Energiehaushaltes und der Membranstabilität. Die Bildung von NADPH hält das Hämoglobin im reduzierten Zustand. Der Hexose-Monophosphat-Shunt (Pentosephosphatzyklus) generiert NADPH, das für die Reduktion von Glutathion verwandt wird. Glutathion schützt den Erythrozyten vor oxidativem Stress. Die Regulation des 2,3-Bisphosphoglyceratspiegels ist eine kritische Determinante für die Sauerstoffbindungsaffinität des Erythrozyten. Enzymmangelerkrankungen (nach Prävalenz): Glukose-6-Phosphatdehydrogenase (G6PD) > Pyruvatkinase > Glukose-6-Phosphatisomerase > seltene Enzymmangelerkrankungen im Stoffwechselweg. Die häufiger betroffenen Enzyme sind eingekreist.

Der erhöhte Erythrozytenumsatz kann Einflüsse auf den Eisenhaushalt haben. Das Eisen von zugrunde gegangenen Erythrozyten wird im normalen Stoffwechsel über das retikulohistiozytäre System (RHS) sehr effizient wiederverwertet. Bei Patienten mit chronischer intravaskulärer Hämolyse führt die persistierende Hämoglobinurie dagegen zu einem Eisenverlust bis hin zu einer Substitutionspflichtigkeit. Bei chronischer extravaskulärer Hämolyse kann es zu einer Eisenüberladung kommen, vor allem dann, wenn wiederholt Bluttransfusionen erforderlich werden. Infolge der chronischen Eisenüberladung kann eine sekundäre Hämochromatose entstehen. Diese führt potenziell zu Schäden insbesondere der Leber bis hin zur Leberzirrhose und des Herzmuskels mit der Konsequenz einer Herzinsuffizienz bis hin zum Herzversagen.

Kompensierte Hämolyse versus hämolytische Anämie

Der Untergang an Erythrozyten ist ein potenter Stimulus für die Erythropoese. Die Steuerung erfolgt durch das in der Niere gebildete Erythropoetin (EPO). Der Regulationsmechanismus ist so effektiv, dass ein erhöhter Untergang an roten Blutkörperchen durch die gesteigerte Freisetzung an Erythrozyten aus dem Knochenmark vollständig ausgeglichen werden kann. Die Konstellation wird dann als kompensierte Hämolyse bezeichnet. So können Patienten mit hereditären Erkrankungen trotz der laboranalytischen Zeichen einer Hämolyse, ohne Anämie vorstellig werden. Ein generelles Merkmal der chronischen kompensierten Hämolyse ist das Auftreten einer Anämie bei passagerer Störung der Erythropoese, und damit der Verlust der Kompensationsfähigkeit des Knochenmarks, beispielsweise im Rahmen einer interkurrenten Krankheit wie einer akuten Infektion, in der Schwangerschaft, bei Folsäuremangel oder bei Niereninsuffizienz mit inadäquater EPO-Produktion. So kann eine Parvovirus-B19-Infektion durch einen rapiden Abfall des Hämoglobinwertes einen dramatischen Verlauf nehmen, häufig gewertet als aplastische Krise.

HEREDITÄRE HÄMOLYTISCHE ANÄMIEN

Der Erythrozyt vereinigt als Zelle im Wesentlichen drei Komponenten: (1) das Hämoglobin, (2) den Komplex aus Membran und Zytoskelett und (3) den metabolischen Apparat, der notwendig ist, um (1) und (2) aufrechtzuerhalten. Erkrankungen durch Anomalien von Hämoglobin werden in Kapitel 9 besprochen und im Folgenden werden die Erkrankungen der letzten beiden Komponenten vorgestellt.

Hämolytische Anämien durch Veränderungen des Membran-Zytoskeletts

Die Architektur der Erythrozytenmembran ist komplex, der grundsätzliche Aufbau ist jedoch relativ einfach (Abb. 11-2). Die Lipiddoppelmembran inkorporiert Phospholipide und Cholesterol und ist zwischen einer Reihe an Eiweißen aufgespannt, die ihre hydrophobe transmembrane Domäne in der Membran eingebettet haben. Die meisten dieser Eiweiße tragen hydrophile Domänen, die in die Innenseite (zytoplasmatische Domäne) und auf die Außenseite (extrazelluläre Domäne) der Zelle reichen. Andere Eiweiße sind mit einem Glykosylphosphatidylinositol(GPI)-Anker mit der Membran verbunden. Sie haben ausschließlich eine extrazelluläre Domäne und beinhalten Ionenkanäle, Rezeptoren für Komplementanteile sowie Rezeptoren für weitere Liganden. Am reichhaltigsten vertreten in der Zellmembran von Erythrozyten sind die Glycophorine und die so genannten Band-3-Proteine, die als Anionentransporter fungieren.

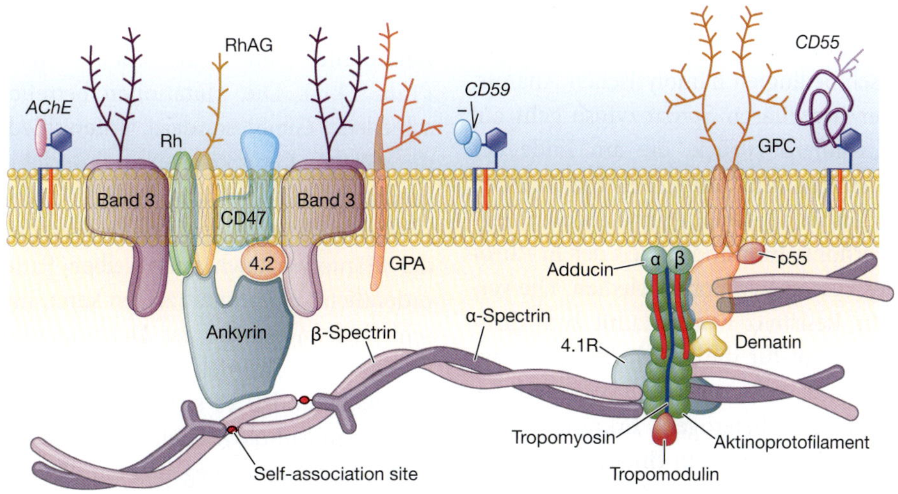

Abbildung 11-2 Aufbau der Erythrozytenmembran. In der Lipid-Doppelschicht sind mehrere Membranproteine zu erkennen, von denen Band 3 (Anionenaustauscher 1 [AE1]) am stärksten vertreten ist, die α-β-Spektrindimere, die assoziieren und den Großteil des Zytoskeletts bilden, sowie mehrere Proteine (z. B. Ankyrin), welche die Membran mit dem Zytoskelett verbinden. Außerdem sind als Beispiel für die mit Glykosylphosphatidylinositol (GPI) verbundenen Proteine Acetylcholinesterase (AChE) und die beiden Komplement-regulativen Proteine CD59 und CD55 dargestellt. Die (nicht der Realität entsprechenden) Formen der Proteineinheiten auf den mit GPI verbundenen Proteinen sollen zeigen, dass sie sich stark voneinander unterscheiden können und dass die gesamte Polypeptidkette im Gegensatz zu den anderen dargestellten Membranproteinen extrazellulär liegt. Die verzweigten Linien entsprechen den Kohlehydrateinheiten der Proteine. Außerdem sind die Moleküle nicht entsprechend ihres Größenverhältnisses wiedergegeben (weitere Erklärungen im Text.) *(Aus N Young et al: Clinical Hematology. Copyright Elsevier, 2006; mit frdl. Genehmigung.)*

Die extrazellulären Domänen vieler dieser Eiweiße sind stark glykosyliert und tragen die antigenetischen Determinanten, die mit den Blutgruppen korrespondieren. Ein Netzwerk weiterer Proteine kleidet in tangentialer Anordnung die innere Erythrozytenmembran aus und bildet das Zytoskelett. Das wichtigste zytoskelettale Eiweiß ist Spektrin, das sich als Dimer aus einer α-Spektrin- und einer β-Spektrin-Untereinheit zusammensetzt. Eine dritte Einheit an Eiweißen verbindet die Erythrozytenmembran physikalisch mit dem Zytoskelett (einschließlich Ankyrin und dem so genannten Band-4.1- und Band-4.2-Protein).

Das Membran-Zytoskelett ist in einer Weise in die Funktion der Zelle integriert, dass eine Abnormalität von annähernd jeglicher Komponente zu einer Störung mit einem strukturellen Versagen führt, was ultimativ in einer Hämolyse mündet. Diese Abnormalitäten sind fast ausschließlich mit genetischen Defekten assoziiert, sodass sämtliche Erkrankungen auf dem Boden eines Defektes im Membran-Zytoskelett-Komplex unter die hereditären hämolytischen Anämien fallen. Bevor die roten Blutkörperchen lysieren, zeigen sie mehr oder weniger spezifische morphologische Veränderungen. In der Regel findet sich ein Verlust der normalerweise bikonkaven Form des Erythrozyten. Der größte Teil dieser Erkrankungen ist daher seit über einem Jahrhundert als hereditäre Sphärozytose und hereditäre Elliptozytose bekannt. In den letzten 20 Jahren wurden die molekularen Grundlagen dieser Veränderungen geklärt und es wurde deutlich, dass beide mit erheblichen Überschneidungen durch Mutationen in mehreren Genen entstehen (Abb. 11-3).

Hereditäre Sphärozytose Diese ist mit einer geschätzten Häufigkeit von mindestens 1 : 5000 eine relativ häufige Form der genetisch bedingten hämolytischen Anämie. Die Entdeckung der hereditären Sphärozytose geht auf Minkowsky und Chauffard zurück, die am Ende des 19. Jahrhunderts Familien mit zahlreichen Sphärozyten im Blut beschrieben (Abb. 11-4A). In-vitro-Studien zeigten außerdem eine erhöhte Empfindlichkeit der Erythrozyten gegenüber der Lyse in hypotonen Medien. Die verminderte osmotische Resistenz wurde damit zum diagnostischen Hauptkriterium für die hereditäre Sphärozytose. Heute wissen wir, dass die so definierte hereditäre Sphärozytose eine genetisch heterogene Erkrankung ist, die Folge verschiedener Mutationen in einem von mehreren möglichen Genen sein kann (Tab. 11-3). Die hereditäre Sphärozytose wird nicht immer autosomal dominant vererbt (mit heterozygoten Patienten). Bei einigen der schwersten Formen ist der Erbgang autosomal rezessiv (mit homozygoten Patienten).

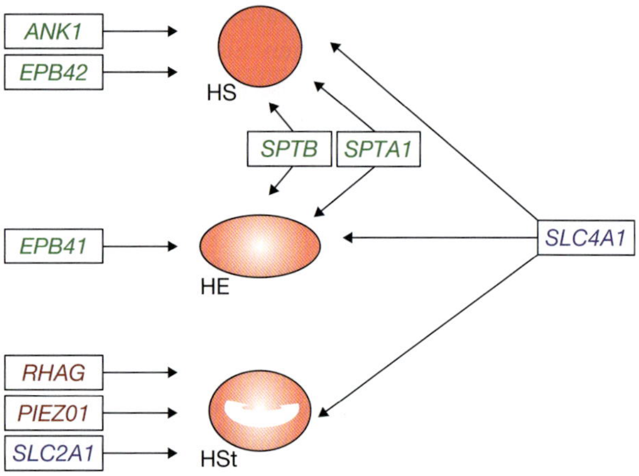

Abbildung 11-3 Die hereditäre Sphärozytose (HS), die hereditäre Elliptozytose (HE) und die hereditäre Stomatozytose (HSt) sind die drei morphologischen Formen der kongenitalen hämolytischen Anämie. Inzwischen steht fest, dass sie durch die Mutation von einem von mehreren Genen entstehen und dass die einzelnen Formen Folge verschiedener Mutationen desselben Gens sind **(siehe auch Tab. 11-3)**.

Klinisches Bild und Diagnostik Der klinische Schweregrad der hämolytischen Anämie unterliegt einem breiten Spektrum. Besonders schwere Verläufe zeigen sich bereits in der Kindheit mit schwerer Anämie, hingegen präsentieren sich mildere Verläufe erst im jugendlichen Erwachsenenalter oder sogar noch in späteren Lebensabschnitten. Die wesentlichen klinischen Zeichen sind der Ikterus, die vergrößerte Milz und das häufige Auftreten von Gallenkonkrementen, wobei Letztere oft bei jungen Patienten den weiteren diagnostischen Prozess in Gang bringen.

Aufgrund der unterschiedlichen molekularen Defekte, die den Erkrankungen zugrunde liegen, ergibt sich eine Bandbreite an klinischen Manifestationsformen (Tab. 11-3). Die Mutationen betreffen nicht nur verschiedene Gene, sondern unterschiedliche Mutationen des gleichen Gens können zu unterschiedlichen Schweregraden der Erkrankung führen. Häufig liegt eine kompensierte Hämolyse vor (siehe oben), sodass das Ausmaß der Hämolyse auch beim selben Patienten eine außerordentliche Variabilität zeigen kann, mit transienten Verschlechterungen, die zur Dekompensation führen, z. B. im Rahmen von Infektionen oder einer Schwangerschaft. Meistens handelt es sich um eine normozytäre Anämie mit der morphologischen Abnormalität, die der Erkrankung ihren Namen gegeben hat. Bei einer erhöhten mittleren korpuskulären Hämoglobinkonzentration (MCHC) bei normaler Zellzahl besteht der Verdacht auf eine hereditäre Sphärozytose, weil diese Konstellation fast nur bei dieser Krankheit vorkommt. Bereits seit langem ist bekannt, dass die Milz bei einer hereditären Sphärozytose eine wichtige Rolle spielt. Auf der einen Seite ist die Milz wie bei vielen anderen hämolytischen Anämien ein wich-

Tabelle 11-3

ERBLICHE ERKRANKUNGEN DER ERYTHROZYTÄREN ZELLMEMBRAN UND DES ZYTOSKELETTS

Gen	Genlocus	Synthetisiertes Protein	Erkrankung mit spezifischen Mutationen (Erbgang)	Kommentar
SPTA1	1q22-q23	α-Spektrin	HS (rezessiv)	Selten
			HE (dominant)	Mutationen dieses Gens sind für etwa 65 % der HE verantwortlich. Schwerere Formen können durch die Koexistenz möglicherweise stummer Mutationen im Allel entstehen
SPTB	14q23-q24.1	β-Spektrin	HS (dominant)	Selten
			HE (dominant)	Mutationen dieses Gens sind für etwa 30 % der HE verantwortlich, einschließlich schwerer Formen
ANK1	8p11.2	Ankyrin	HS (dominant)	Für die meisten Fälle von HS verantwortlich
SLC4A1	17q21	Band 3; auch bekannt als AE (Anion Exchanger) oder AE1	HS (dominant)	Mutationen dieses Gens sind für etwa 25 % der HS verantwortlich
			Südostasiatische Ovalozytose (dominant)	Polymorphe Mutation (Deletion von 9 Aminosäuren), klinisch asymptomatisch; protektiv gegenüber Plasmodium falciparum
			Stomatozytose	Bestimmte Missense-Mutationen verändern die Proteinfunktion vom Anionenaustauscher zum Kationenleiter
EPB41	1p33-p34.2	Band 4.1	HE (dominant)	Mutationen dieses Gens sind für etwa 5 % der HS verantwortlich und zeigen meist eine auffällige Morphologie; Heterozygote haben keine, Homozygote eine schwere Hämolyse
EPB42	15q15-q21	Band 4.2	HS (rezessiv)	Mutationen dieses Gens sind für etwa 3 % der HS verantwortlich
RHAG	6p21.1-p11	Rhesusantigen	Chronische nicht sphärozytische hämolytische Anämie (rezessiv)	Eine bestimmte Mutation führt zur hyperhydrierten Stomatozytose
PIEZO1	16q23-q24	PIEZO1	Dehydrierte hereditäre Stomatozytose (dominant)	Auch bekannt als Xerozytose mit Pseudohyperkaliämie; evtl. perinatales Ödem; PIEZO1 ist ein mechanosensitiver Kationenkanal

Abkürzungen: HE = hereditäre Elliptozytose; HS = hereditäre Sphärozytose.

tiger Ort des erythrozytären Untergangs, auf der anderen Seite begünstigt der Transit durch die Milzstrombahn die Sphärozytenbildung und beschleunigt damit den erythrozytären Untergang, auch wenn die endgültige Lyse dann an einem anderen Ort stattfinden kann.

Bei positiver Familienanamnese lässt sich die Diagnose meist problemlos anhand der Klinik in Verbindung mit einfachen Laboruntersuchungen (Blutausstrich mit Sphärozyten, erhöhtes MCHC, Retikulozytose) stellen. Eine Familienanamnese kann bei bestehender Erkrankung negativ ausfallen bei De-novo-Mutationen oder rezessiven Formen der hereditären Sphärozytose (Tab. 11-3). In diesen Fällen sind umfangreichere Laboruntersuchungen erforderlich, wie die osmotische Fragilität (Saurer Glycerol-Lysetest), der Eosin-5'-Maleimid-Bindetest (EMA-Test) und eine SDS-Gelelektrophorese der Membranproteine. Diese Untersuchungen können nur in entsprechenden Speziallaboren erfolgen. Selten kann die definitive Diagnose nur durch molekularbiologische Untersuchungen mit der Identifikation einer Mutation in einem der für die HS verantwortlichen Gene gestellt werden (Tab. 11-3).

Behandlung
HEREDITÄRE SPHÄROZYTOSE

Es gibt für die hereditäre Sphärozytose gegenwärtig keine kausalen Therapiemöglichkeiten, eine Korrektur des zugrunde liegenden Defektes in dem Membran-Zytoskelett ist aktuell nicht möglich.

Da die veränderten Erythrozyten bei der Sphärozytose vor allem während ihrer Passage durch die Milz zerstört werden, kann durch eine Splenektomie die Lebensdauer der Erythrozyten maßgeblich verlängert werden. Aufgrund der möglichen weitreichenden Folgen einer Splenektomie – infektiöse sowie vaskuläre Risiken – richtet sich die Indikation für eine Splenektomie nach der Schwere der Erkrankung. Bei schweren Fällen wird die Splenektomie im Alter von 4–6 Jahren empfohlen, bei mittelschweren sollte sie bis zur Pubertät hinausgeschoben werden. Vor Splenektomie sind die empfohlenen Impfungen gegen Pneumokokken, Haemophilus-Influenza und Meningokokken durchzuführen bzw. der jeweilige Impfstatus zu überprüfen, die Penicillinprophylaxe nach Splenektomie bei Erwachsenen wird kontrovers beurteilt. Zudem ist eine intensive Aufklärung der Patienten über das erhöhte Risiko für schwere Infektionen erforderlich.

Mittlerweile liegen vielversprechende Daten zur partiellen Splenektomie bei Kindern für diese Indikationsstellung vor: Die Entfernung von 80–90 % des Milzgewebes führt zu einer signifikanten Besserung der Hämolyse, das Risiko für das Auftreten einer fulminanten Sepsis scheint gemindert.

Bei symptomatischer Cholelithiasis wird eine Cholezystekomie empfohlen.

Hereditäre Elliptozytose Die hereditäre Elliptozytose ist sowohl vom klinischen als auch vom genetischen Standpunkt aus gesehen (Tab. 11-3, Abb. 11-3) so heterogen wie die hereditäre Sphärozytose. Es ist auch hier das Aussehen der Erythrozyten (Abb. 11-4B), das zur Namensgebung des Erkrankungskomplexes führte. Es besteht keinerlei Zusammenhang zwischen dem Schweregrad der morphologischen Veränderung und der klinischen Ausprägung, sodass es neben Patienten mit annähernd 100 % Elliptozyten mit leichter oder sogar asymptomatischer Verlaufsform auch solche mit schweren Verläufen gibt, bei denen alle Formen bizarrer Poikilozyten vorherrschen. Die klinischen Verlaufsformen und das therapeutische Management sind vergleichbar mit denen der hereditären Sphärozytose (siehe oben). Bei schwerer hämolytischer Anämie kann eine Splenektomie vorteilhaft sein, auch wenn die Milz keine so wichtige Rolle zu spielen scheint wie bei der Sphärozytose. Bei der hereditären Elliptozytose liegt die Prävalenz für die klinische Erkrankung in einem ähnlichen Bereich wie bei der Sphärozytose. Eine In-frame-Deletion von neun Aminosäuren des für Band 3 kodierenden SLC4A1-Gens führt zur südostasiatischen Ovalozytose, die in bestimmten Populationen vermutlich durch eine malariabedingte Selektion eine Frequenz von bis zu 7 % erreicht. Sie ist bei Heterozygotie asymptomatisch und verläuft bei Homozygotie vermutlich tödlich.

Erkrankungen des Kationentransports

Bei diesen seltenen autosomal dominanten Erkrankungen ist der intrazelluläre Natriumgehalt der Erythrozyten erhöht mit gleichzeitigem Verlust von Kalium. Oft führt eine zufällig bei einer Serumuntersuchung entdeckte Hyperkaliämie (Pseudohyperkaliämie) zur Diagnose. In einigen der betroffenen Familien nimmt der Erythrozyt durch die Störung des Kationentransports vermehrt Wasser auf (niedriges MCHC), sodass die normale zentrale blasse Delle der Erythrozyten im Blutausstrich

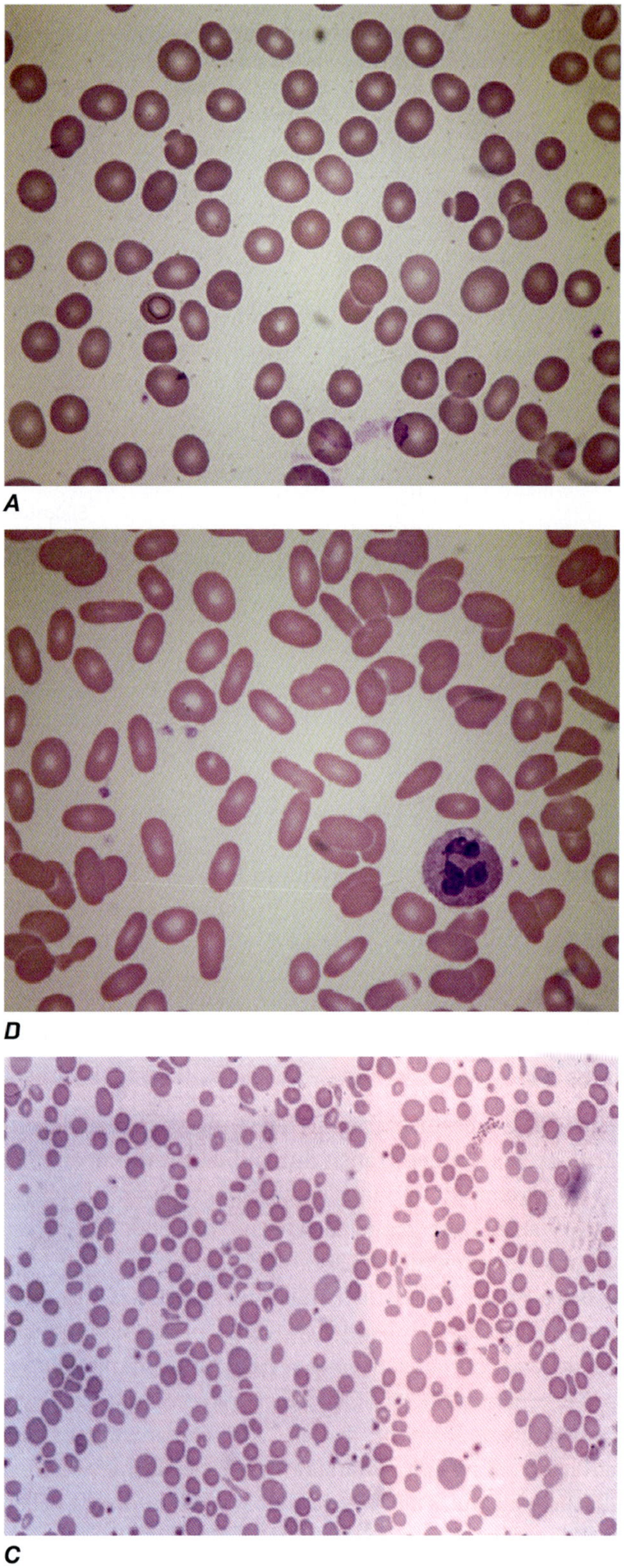

Abbildung 11-4 Peripherer Blutausstrich von Patienten mit Veränderungen des Membran-Zytoskeletts. ***A.*** Hereditäre Sphärozytose. ***B.*** Hereditäre Elliptozytose, heterozygot. ***C.*** Elliptozytose, mit Mutation beider Allele des α-Spektrin-Gens.

durch eine lineare zentrale Abblassung ersetzt ist. Aufgrund der Morphologie wird diese Krankheit als Stomatozytose bezeichnet (Abb. 11-3). In anderen Familien sind die Erythrozyten hingegen dehydriert (hohes MCHC) und rigide, weswegen die Krankheit als Xerozytose bezeichnet wird. Bei diesen Krankheiten würde man vermuten, dass der primäre Defekt den Kationentransporter betrifft; stattdessen entsteht die Xerozytose durch PIEZO1-Mutationen. Bei anderen Patienten mit Stomatozytose finden sich Mutationen in anderen Genen, die ebenfalls am Transport löslicher Stoffe beteiligt sind (Tab. 11-3), z. B. in SLC4A1 (kodiert für Band 3), RHAG (kodiert für den Rhesusfaktor) und SLC2A1 (kodiert für den Glukosetransporter). SLC2A1-Mutationen führen zu einer Sonderform, der so genannten Kryohydrozytose. Die Hämolyse kann leicht oder stark ausgeprägt sein. Aus praktischer Sicht muss berücksichtigt werden, dass die Splenektomie bei einer Stomatozytose kontraindiziert ist, weil sie in einer signifikanten Anzahl der Fälle zu schweren thromboembolischen Komplikationen geführt hat.

Enzymdefekte

Bei erythrozytären Defekten der Membran oder des Zytoskeletts ist die Hämolyse unmittelbare Folge der strukturellen Veränderungen des Erythrozyten. Bei einem Enzymdefekt hingegen hängen die Konsequenzen direkt von der Rolle des betroffenen Enzyms im Stoffwechsel des Erythrozyten ab. Dieser erfüllt im Wesentlichen zwei Aufgaben: (1) Versorgung des Erythrozyten mit Energie in Form von ATP und (2) Schutz vor oxidativer Schädigung des Hämoglobins und anderer Proteine durch Bereitstellung eines ausreichenden Reduktionspotenzials; das Schlüsselmolekül dafür ist NADPH.

Störungen der Glykolyse Nachdem der Erythrozyt im Laufe seiner Differenzierung nicht nur seinen Nukleolus und seine Ribosomen, sondern auch seine Mitochondrien verloren hat, ist er für die Produktion von ATP ausschließlich auf die anaerobe Glykolyse angewiesen. Der Großteil an ATP wird bei den Erythrozyten für den Kationentransport gegen den Konzentrationsgradienten durch die Zellmembran benötigt. Bricht dieser aufgrund eines Defektes bei einem Enzym der Glykolyse zusammen, ist die unmittelbare Folge eine hämolytische Erkrankung (Tab. 11-4).

Tabelle 11-4

STÖRUNGEN ERYTHROZYTÄRER ENZYME, DIE ZUR HÄMOLYSE FÜHREN

	Enzym (Akronym)	Genlocus	Prävalenz des Enzymmangels (Rang)	Klinisches Bild außer Hämolyse	Anmerkungen
Glykolyse	Hexokinase (HK)	10q22	Sehr selten		Andere Isoenzyme bekannt
	Glukose-6-Phosphatisomerase (G6PI)	19q31.1	Selten (4)*	NM, ZNS	
	Phosphofruktokinase (PFK)	12q13	Sehr selten	Myopathie	
	Aldolase	16q22-24	Sehr selten		
	Triosephosphatisomerase (TPI)	12p13	Sehr selten	ZNS (schwer), NM	
	Glyceraldehyd-3-Phosphatdehydrogenase (GAPD)	12p13.31-p13.1	Sehr selten	Myopathie	
	Diphosphoglyceratmutase (DPGM)	7q31-q34	Sehr selten		Eher Erythrozytose als Hämolyse
	Phosphoglyceratkinase (PGK)	Xq13	Sehr selten	ZNS, NM	Eventuell Splenektomie vorteilhaft
	Pyruvatkinase (PK)	1q21	Selten (2)*		Eventuell Splenektomie vorteilhaft
Redoxsystem	Glukose-6-Phosphatdehydrogenase (G6PD)	Xq28	Häufig (1)*	Sehr selten Granulozyten	Fast nur erworbene hämolytische Anämie durch exogene Auslöser
	Glutathionsynthase	20q11.2	Sehr selten	ZNS	
	γ-Glutamylcysteinsynthase	6p12	Sehr selten	ZNS	
	Cytochrom-b5-Reduktase	22q13.31-qter	Selten	ZNS	Methämoglobinämie statt Hämolyse
Nukleotidstoffwechsel	Adenylatkinase (AK)	9q34.1	Sehr selten	ZNS	
	Pyrimidin-5'-Nukleotidase (P5N)	3q11-q12	Selten (3)*		Eventuell Splenektomie vorteilhaft

* Die Ziffern von 1–4 geben die Häufigkeit der Enzymopathien an.

Abkürzungen: NM = neuromuskulär; ZNS = zentrales Nervensystem.

Pyruvatkinasemangel Alle Defekte im Glykolysestoffwechsel sind selten und hereditärer Genese. Unter diesen ist am häufigsten der Mangel an Pyruvatkinase (PK) mit einer geschätzten Prävalenz von 1 : 10.000. Vor kurzem wurde in einigen afrikanischen Populationen eine polymorphe PK-Mutation (E277K) mit einer Heterozygotenfrequenz von 1–7 % entdeckt, wobei es sich vermutlich um einen weiteren, mit Malaria zusammenhängenden Mechanismus handelt. Das klinische Bild des homozygoten (oder compound biallelischen) Pyruvatkinasemangels ist das einer hämolytischen Anämie und zeigt sich häufig beim Neugeborenen mit einem Neugeborenenikterus, der persistiert und für gewöhnlich mit einer ausgeprägten Retikulozytose assoziiert ist. Der Schweregrad der Anämie zeigt sich variabel und kann gelegentlich so ausgeprägt sein, dass regelmäßige Bluttransfusionen notwendig werden. Manchmal ist die Hämolyse so gering ausgeprägt, dass sie annähernd an eine kompensierte Hämolyse heranreicht. Das kann mit einer Verzögerung der Diagnosestellung verbunden sein, die in manchen Fällen erst im jugendlichen Erwachsenenalter, z. B. bei Frauen während der ersten Schwangerschaft, in der sich die Anämie verschlechtert, erfolgt. Die Verzögerung des Diagnosezeitpunktes begründet sich zum Teil aus der Tatsache, dass die Anämie bei einem Pyruvatkinasemangel bemerkenswert gut toleriert wird. Der metabolische Defekt im letzten Schritt der Glykolyse verursacht einen Anstieg von Bisphosphoglycerat (oder DPG, Abb. 11-1), einem wesentlichen Modulator der Sauerstoffbindungskurve, sodass die Sauerstoffversorgung im Gewebe erhöht ist.

Behandlung PYRUVATKINASEMANGEL

Die Behandlung des Pyruvatkinasemangels hat im Wesentlichen supportiven Charakter. Im Hinblick auf einen deutlich erhöhten Zellumsatz der Erythrozyten sollte eine kontinuierliche orale Folsäuresubstitution erfolgen. Je nach Bedarf wird Blut transfundiert, bei erhöhter Transfusionsfrequenz werden Eisenchelatbildner gegeben, um einer Eisenüberladung vorzubeugen. Eine Splenektomie kann für Patienten mit einer schweren ausgeprägten Erkrankung vorteilhaft sein. Eine kurative Behandlung mittels allogener Knochenmarktransplantation durch einen HLA-identen Geschwisterspender (ohne Pyruvatkinasemangel) ist in einem Fallbericht beschrieben. Dies scheint eine mögliche Option für schwere Fälle zu sein, wenn ein Geschwisterspender zur Verfügung steht. Bei Mäusen konnte der Pyruvatkinasemangel durch einen lentiviral vermittelten Transfer des humanen PK-Gens behoben werden.

Weitere Enzymdefekte der Glykolyse Alle weiteren Defekte sind selten bis sehr selten (Tab. 11-4) und verursachen eine hämolytische Anämie unterschiedlichen Ausmaßes und Schweregrades. Eine Manifestation unter dem Bild eines schweren Neugeborenenikterus, der sogar einer Austauschtransfusion bedarf, ist hier nicht ungewöhnlich. Bei weniger schweren Verläufen kann sich die Erkrankung zu einem späteren Lebenszeitpunkt manifestieren oder sogar asymptomatisch sein und als Zufallsbefund in einem Routineblutbild bemerkt werden. Es kommt häufig zur Vergrößerung der Milz. Eine systemische Beteiligung der Erkrankung schließt häufig das zentrale Nervensystem ein, was gelegentlich eine schwere mentale Retardierung zur Folge hat, insbesondere in Fällen von Triosephosphatisomerasemangel, oder das neuromuskuläre System oder beides. Dank der Trias aus normo- bis makrozytärer Anämie, Retikulozytose und Hyperbilirubinämie ist die Diagnose der hämolytischen Anämie für gewöhnlich nicht schwer zu stellen. Bei der Differenzialdiagnose jeder Coombs-negativen hämolytischen Anämie sollten Enzymopathien in Erwägung gezogen werden. Morphologische Veränderungen, wie sie für strukturelle Störungen der Erythrozytenmembran typisch sind, finden sich bei den meisten Enzymopathien der Glykolyse nicht. Die definitive Diagnose kann ausschließlich durch den Nachweis des Fehlens eines individuellen Enzyms durch quantitative Tests, die in einigen wenigen spezialisierten Laboren durchgeführt werden, erfolgen. In Fällen, in denen ein spezifischer molekularer Defekt in einer Familie bekannt ist, kann eine gezielte molekularbiologische Untersuchung durchgeführt werden und die enzymatischen Tests ersetzen. Möglicherweise wird eine Zeit kommen, in der sich ein Patient mit einem bereits vollständig sequenzierten Exom vorstellt, sodass wir uns dann darauf konzentrieren sollten, nach welchen Genveränderungen gesucht werden muss. Das Management dieser Krankheiten erfolgt ähnlich wie beim Pyruvatkinasemangel. In einem Fall mit Phosphoglyceratkinase-Mangel wurden die hämatologischen Manifestationen effektiv durch eine allogene Knochenmarktransplantation kontrolliert, während der neurologische Schaden irreversibel war.

Störungen im Redoxsystem • *G6PD-Mangel* Die Glukose-6-Phosphatdehydrogenase (G6PD) ist ein entscheidendes Enzym für den Haushalt des Redoxsystems aller aeroben Zellen (Abb. 11-1). In den Erythrozyten ist das Enzym von besonderer Bedeutung, da es die einzige Quelle für reduziertes Nikotinamidadenindinukleotidphosphat (NADPH) ist, das die Zelle sowohl direkt als auch über reduziertes Glutathion (GSH) vor oxidativem Stress schützt (Abb. 11-5). Der G6PD-Mangel ist das Paradebeispiel für eine hämolytische Anämie, die durch

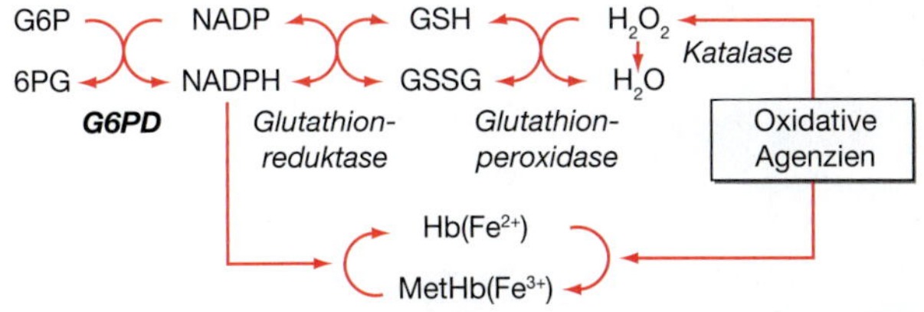

Abbildung 11-5 Schematische Darstellung des erythrozytären Redoxsystems. G6P = Glukose-6-Phosphat; 6PG = 6-Phosphoglukonat; G6PD = Glukose-6-Phosphatdehydrogenase; GSH = reduziertes Glutathion; GSSG = oxidiertes Glutathion; Hb = Hämoglobin; MetHb = Methämoglobin; NADP = Nicotinamidadenindinukleotidphosphat; NADPH = reduziertes Nicotinamidadenindinukleotidphosphat.

das Zusammenspiel eines intrakorpuskulären und eines extrakorpuskulären Pathomechanismus entsteht. Auslöser der Hämolyse ist in den meisten Fällen ein exogenes Agens. Obwohl sich bei den Betroffenen in annähernd allen Körperzellen der G6PD-Mangel nachweisen lässt, ist dieser weniger ausgeprägt als in den Erythrozyten und scheint keinerlei Symptome auszulösen.

GENETISCHE ÜBERLEGUNGEN

Die Lokalisation des G6PD-Gens auf dem X-Chromosom hat erhebliche Konsequenzen. Da männliche Individuen nur ein G6PD-Gen tragen (d. h. hemizygot für dieses Gen sind), sind sie entweder nicht betroffen oder haben einen G6PD-Mangel. Im Gegensatz dazu haben Frauen zwei G6PD-Gene und können entweder nicht betroffen sein, einen Mangel (homozygot) oder einen intermediären G6PD-Mangel (heterozygot) haben. Heterozygote Frauen sind als Folge des Phänomens der X-chromosomalen Inaktivierung genetische Mosaiken mit einer hochvariablen Ratio von G6PD-normalen und G6PD-defizienten Zellen und zeigen eine entsprechend hohe Bandbreite an klinischen Symptomen. Einige der heterozygoten Frauen können damit ebenso stark betroffen sein wie hemizygote Männer. Die enzymatisch aktive Form von G6PD ist entweder ein Dimer oder ein Tetramer einer einzelnen Protein-Untereinheit, bestehend aus 514 Aminosäuren. Bei G6PD-Mangel finden sich regelhaft Mutationen in der Kodierregion des G6PD-Gens (Abb. 11-4). Fast alle der etwa 180 bekannten Mutationen sind einzelne Missense-Punktmutationen mit dem Austausch einer einzelnen Aminosäure im G6PD-Protein. Der G6PD-Mangel wird in den meisten Fällen durch eine Abnahme der In-vivo-Stabilität des Proteins und damit durch eine erhebliche Beschleunigung des physiologischen Abfalls der G6PD-Konzentration im Rahmen der Erythrozytenalterung verursacht. Alternativ kann der Ersatz einer Aminosäure die katalytische Funktion des Enzyms beeinträchtigen.

Eine kleine Subgruppe an Mutationen sind Grundlage für die so genannte chronische nicht sphärozytische hämolytische Anämie (CNSHA). Ursache dieser klinisch schweren Verlaufsformen sind in manchen Fällen qualitative Veränderungen (z. B. eine verminderte Affinität für das Substrat Glukose-6-Phosphat) oder ein ausgeprägterer Enzymmangel aufgrund einer höheren Instabilität des Enzyms. Zum Beispiel liegt eine Reihe an Mutationen in der Gegend der Verbindungsstelle für die Dimerisierung, die damit verhindert wird.

Epidemiologie Der G6PD-Mangel ist in den tropischen und subtropischen Anteilen der Welt (Afrika, Südeuropa, Mittlerer Osten, Südostasien, Ozeanien) weit verbreitet (Abb. 11-6) und betrifft ebenfalls alle Migranten aus diesen Regionen. Vorsichtige Schätzungen ergeben, dass mindestens 400 Millionen Menschen weltweit Träger des G6PD-Mangel-Gens sind. In einigen Gegenden liegt die Frequenz des G6PD-Mangel-Gens in einer Größenordnung von 20 % und mehr. Es wäre ungewöhnlich für ein so weit verbreitetes genetisches Merkmal, das zu einer relevanten Erkrankung führen kann und in einigen Populationen eine so hohe Frequenz erreicht, wenn hieraus kein biologischer Vorteil resultiert. Tatsächlich ist die G6PD eines der am besten charakterisierten Beispiele eines genetischen Polymorphismus des Menschen. Klinische Feldstudien und In-vitro-Experimente unterstützen die Vermutung, dass der G6PD-Mangel durch eine relative Resistenz gegenüber der zu einem hohen Prozentsatz letal verlaufenden Infektion mit Plasmodium falciparum selektioniert wurde. In den unterschiedlichen Teilen der Welt liegen einem G6PD-Mangel unterschiedliche G6PD-Varianten zugrunde. Die mediterrane Form der G6PD, die sich an den Küsten des Mittelmeeres, im Mittleren Osten und in Indien findet, gehört zu den am weitesten verbreiteten Varianten der G6PD. Die G6PD A kommt in Afrika und in Südeuropa vor, G6PD Vianchan und G6PD Mahidol in Südostasien, die G6PD Canton in China, die G6PD Union weltweit. Die Heterogenität der G6PD-Varianten ist ein Beweis für deren unabhängigen Ursprung und stützt die Feststellung, dass die Mutationen durch allgemeine Umweltfaktoren selektioniert wurden, passend zum Konzept einer konvergenten Evolution (Abb. 11-6).

Klinisches Bild Träger eines G6PD-Mangels bleiben in der überwiegenden Mehrheit ihr Leben lang asymptomatisch. Sie besitzen jedoch ein erhöhtes Risiko für einen Neugeborenenikterus oder dafür, eine akute hämolytische Anämie zu entwickeln, ausgelöst durch unterschiedliche oxidative Substanzen. Der Neugeborenenikterus auf dem Boden eines G6PD-Mangels zeigt sich selten schon

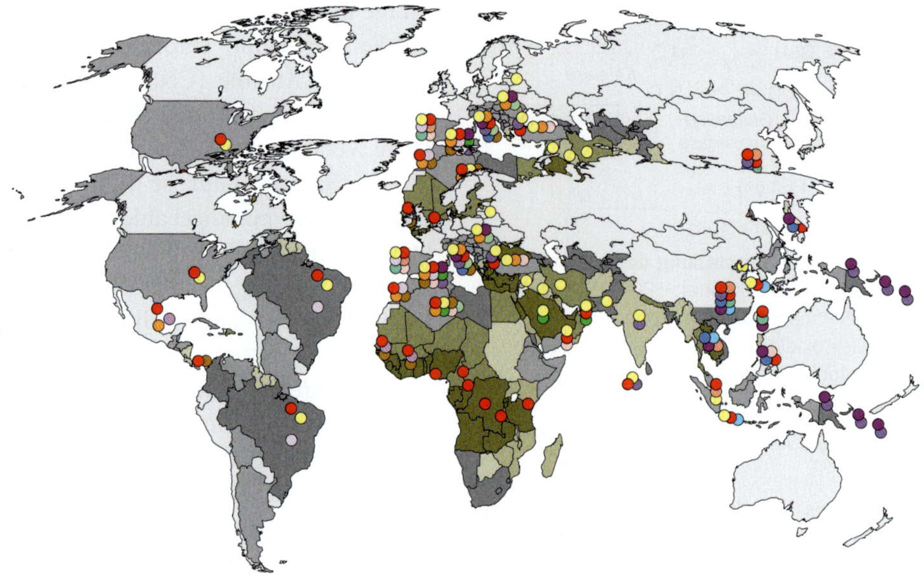

Abbildung 11-6 Weltweite Epidemiologie des G6PD-Mangels. Die verschiedenen Schattierungen kennzeichnen die steigenden Prävalenzen auf bis zu 20 %. Die unterschiedlich gefärbten Symbole entsprechen genetischen Varianten des G6PD-Mangels jeweils aufgrund einer anderen Mutation. *(Aus L Luzzatto et al in C Scriver et al (eds): The Metabolic & Molecular Bases of Inherited Disease, 8th edition. New York, McGraw-Hill, 2001; mit frdl. Genehmigung.)*

bei Geburt, die höchste Inzidenz liegt zwischen dem 2. und 3. Lebenstag. Die Anämie ist meistens nur geringgradig ausgeprägt. Bei einigen Kindern mit G6PD-Mangel kann der Neugeborenenikterus jedoch sehr schwer ausfallen, insbesondere bei Frühgeborenen mit Infektionen und/oder in Zusammenhang mit Umweltfaktoren (Naphthalin, Mottenkugeln). Außerdem besteht bei Koexistenz einer mono- oder biallelen Mutation des Uridyltransferasegens (UGT1A1 Gen: Mutationen beim Gilbert[-Meulengracht]-Syndrom) ein erhöhtes Risiko für einen schweren Neugeborenenikterus. Erfolgt in diesen Fällen kein adäquates Management, kann ein Neugeborenenikterus durch G6PD-Mangel einen Kernikterus mit der Gefahr einer permanenten neurologischen Schädigung zur Folge haben.

Die Auslöser einer hämolytischen Anämie beim G6PD-Mangel lassen sich in drei verschiedene Klassen einteilen: (1) Nahrungsmittel (Favabohnen), (2) Infektionen und (3) Medikamente (Tab. 11-5). Eine hämolytische Krise startet typischerweise mit Schwäche und Krankheitsgefühl, verbunden mit abdominellen Beschwerden und/oder Rückenschmerzen. Der Patient entwickelt nach einem Intervall von einigen Stunden bis zu 2–3 Tagen einen Ikterus und häufig einen stark dunkel gefärbten Urin. Die Erkrankung kann insbesondere bei Kindern mit Favismus außerordentlich abrupt einsetzen. Das Hämoglobin sinkt mittelschwer bis schwer ab, die Anämie ist für gewöhnlich normochrom und normozytär. Bei zumindest teilweiser intravaskulärer Hämolyse sind die Krisen mit Hämoglobinurie, Hämoglobinämie und einem verminderten bzw. nicht mehr nachweisbaren Haptoglobin im Plasma verbunden. Im Blutausstrich finden sich neben den für eine hämolytische Anämie typischen Sphärozyten eine Anisozytose und eine Polychromasie. Das typischste Merkmal ist der Nachweis von bizarren Poikilozyten mit Erythrozyten, die scheinbar ungleich verteiltes Hämoglobin haben (hemighosts), und roten Blutkörperchen, die aussehen, als hätte man ein Stück herausgebissen (bite cells) (Abb. 11-7). Ein klassischer, heute nur noch selten angewandter Test besteht in der supravitalen Färbung mit Methylviolettblau. Hier zeigen sich, wenn die Färbung unmittelbar nach der Probengewinnung ausgeführt wird, so genannte Heinz-Körperchen. Diese entsprechen Präzipitaten an denaturiertem Hämoglobin und werden als direktes Zeichen einer oxidativen Schädigung der Erythrozyten angesehen (Heinz-Körperchen finden sich auch ohne oxidative Schädigung bei α-Thalassämien und anderen seltenen Hämoglobinopathien, die zu einem instabilen Hämoglobin führen). Die LDH und auch das unkonjugierte Bilirubin sind als Zeichen, dass ebenfalls eine extravaskuläre Hämolyse stattfindet, erhöht. Die größte Gefahr bei der akuten Hämolyse des Erwachsenen besteht in der Entwicklung eines akuten Nierenversagens (außerordentlich selten bei Kindern). Bei Trägern eines G6PD-Mangels ohne weitere Komorbidität ist ansonsten nach Überwinden der akuten Bedrohung durch die Anämie eine vollständige Restitution die Regel.

Nur sehr wenige Patienten mit G6PD-Mangel haben eine chronische nicht sphärozytische hämolytische Anämie mit variablem Schweregrad. Es sind in der Regel männliche Patienten mit einem Neugeborenenikterus in

Tabelle 11-5

MEDIKAMENTE, DIE BEI G6PD-MANGEL EINE HÄMOLYSE AUSLÖSEN KÖNNEN

	Definitives Risiko	Mögliches Risiko	Zweifelhaftes Risiko
Antimalariamedikamente	Primaquin Dapson/Chlorproguanil[a]	Chloroquin	Chinin
Sulfonamide	Sulphametoxazol Andere Dapson	Sulfasalazin Sulfadimidin	Sulfisoxazol Sulfadiazin
Antibiotika	Cotrimoxazol Nalidixinsäure[b] Nitrofurantoin Niridazol[c]	Ciprofloxacin Norfloxacin	Chloramphenicol p-Aminosalicylsäure
Antipyretika/Analgetika	Acetanilid[c] Phenazopyridin[c]	Hoch dosierte Acetylsalicylsäure (> 3 g/d)	Acetylsalicylsäure < 3 g/d Paracetamol Phenacetin
Andere	Naphthalen Methylenblau Rasburicase	Vitamin-K-Analoga Ascorbinsäure > 1 g	Doxorubicin Probenecid

[a] Von 2003–2008 als Lapdap auf dem Markt erhältlich.
[b] Chinolon der 1. Generation, in Deutschland nicht zugelassen.
[c] In Deutschland nicht zugelassen.

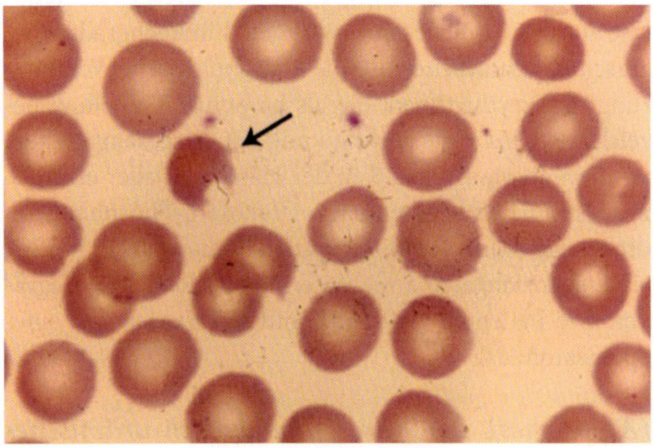

Abbildung 11-7 **Peripherer Blutausstrich** von einem Jungen mit Glukose-6-Phosphatdehydrogenase(G6PD)-Mangel mit Hämolyse. Die Erythrozyten sind verformt (Bite-Zellen). *(Aus: MA Lichtman et al: Lichtman's Atlas of Hematology: http://www.accessmedicine.com. Copyright © The McGraw-Hill Companies, Inc. Alle Rechte vorbehalten.)*

der Vorgeschichte, die sich mit einer unklaren Anämie oder einem unklaren Ikterus bzw. mit Gallensteinen in einem späteren Lebensabschnitt vorstellen. Es kann eine Splenomegalie vorliegen. Das Ausmaß der Anämie rangiert zwischen grenzwertigen und transfusionspflichtigen Hämoglobinwerten. In der Regel liegt eine normochrome makrozytäre Anämie mit einer Retikulozytose vor. Bilirubin und LDH sind erhöht. Obwohl bei diesen Patienten per Definition eine chronische Hämolyse vorliegt, besteht auch eine Anfälligkeit gegenüber oxidativer Schädigung. Es sind dieselben Substanzen wie beim gewöhnlichen G6PD-Mangel (siehe Tab. 11-5), die zu einer Exazerbation bei Patienten mit der schweren Form des G6PD-Mangels führen können. In einigen Fällen von CNSHA ist der Mangel von G6PD in den Granulozyten so ausgeprägt, dass es zu einer Funktionsstörung im Hinblick auf deren Fähigkeit, oxidative Granula zu entleeren, kommt. In der Folge besteht dann ein erhöhtes Risiko für bakterielle Infektionen.

Labordiagnostik Semiquantitative Methoden, die man häufig als Screeningtest einsetzt, können den Verdacht eines G6PD-Mangels bestätigen. Diese Tests sind für populationsbasierte Studien geeignet und können bei männlichen Individuen außerhalb von Krisen korrekt zwischen G6PD normal und G6PD defizient unterscheiden. In der Praxis wird eine zuverlässige Diagnostik für gewöhnlich bei einer hämolytischen Krise benötigt. In dieser Situation sind die ältesten, am meisten G6PD-defizienten Erythrozyten bereits selektiv zerstört und es zirkulieren junge rote Blutkörperchen mit einer relativ höheren G6PD-Aktivität. Eine definitive Diagnose kann unter diesen Bedingungen ausschließlich mit einem quantitativen Test gestellt werden. Dieser kann bei männlichen Individuen zwischen Normal-Hemizygoten und G6PD-Mangel-Hemizygoten unterscheiden; unter weiblichen Individuen werden einige heterozygote nicht miterfasst, aber jene mit dem höchsten Risiko für eine Hämolyse werden identifiziert. Natürlich kann ein G6PD-Mangel auch durch eine genetische Untersuchung diagnostiziert werden.

Behandlung
G6PD-MANGEL

Mit einem entsprechenden Screening auf G6PD lassen sich hämolytische Krisen vermeiden, indem man die betroffenen Personen vor auslösenden Substanzen schützt. Praktikabilität und Kosteneffizienz eines solchen Screenings hängen selbstverständlich von der Prävalenz des G6PD-Mangels in der jeweiligen Population ab. Ein Favismus ist komplett vermeidbar durch Karenz von Favabohnen. Durch Untersuchung auf einen G6PD-Mangel vor der Behandlung und die Wahl alternativer Medikamente lässt sich in fast allen Fällen eine medikamenteninduzierte Hämolyse vermeiden. Das Malariamedikament Primaquin hatte mit zur Entdeckung des G6PD-Mangels geführt. Primaquin hat sich in der Therapie der Malaria nicht als Standardmedikament durchgesetzt, kann in der Prophylaxe aber eine Rolle spielen. Bei Patienten aus Endemiegebieten oder mit entsprechender Anamnese sollte vor Gabe eine G6PD-Testung erfolgen. Dies sollte auch bei moderneren, potenziell hämolytisch wirkenden Medikamenten (Tab. 11-5) wie Rasburicase berücksichtigt werden, da es hier zu Todesfällen gekommen ist.

Die akute hämolytische Krise bedarf in der Regel keiner spezifischen Behandlung, sobald deren Ursache erkannt ist. Vor allem bei Kindern können schwere Anämien zu einem medizinischen Notfall werden, der ein unmittelbares Eingreifen, einschließlich der Transfusion von Blut, verlangt. Dies geschah bei der Verabreichung eines Kombinationspräparats von Antimalariamitteln mit Dapson (Lapdap™ Chlorproguanil-Dapsone, wurde 2003 markteingeführt), das bei Kindern mit Malaria in mehreren afrikanischen Ländern zu schweren akuten hämolytischen Ereignissen geführt hat und nach einigen Jahren wieder vom Markt genommen wurde. Bei akutem Nierenversagen kann eine Hämodialyse notwendig werden. Sofern keine vorangegangene Nierenerkrankung vorliegt, kommt es jedoch in der Regel im weiteren Verlauf zur vollständigen Erholung. Das Management des Neugeborenenikterus bei G6PD-Mangel unterscheidet sich nicht von dem des Neugeborenenikterus anderer Ursache.

Bei chronischer, nicht sphärozytischer hämolytischer Anämie genügen regelmäßige Blutbildkontrollen und eine Folsäuresubstitution, sofern die Anämie nicht ausgeprägt ist. Entscheidend ist das Vermeiden hämolytischer Medikamente. Bluttransfusionen werden bei Exazerbationen im Rahmen einer Infektion meist erforderlich. Bei einigen wenigen Patienten, bei denen regelmäßige Bluttransfusionen erforderlich sind, muss eine adäquate Dechelation erfolgen. Im Gegensatz zur hereditären Sphärozytose besteht kein Hinweis auf einen selektiven Zelluntergang in der Milz. Dennoch zeigte sich in der Praxis bei schweren Verläufen die Splenektomie als vorteilhaft.

Andere Störungen des Redoxsystems Glutathion (GSH) kommt, wie bereits oben erwähnt, eine Art Schlüsselfunktion in der Abwehr von oxidativem Stress zu. Hereditäre Defekte im Glutathionmetabolismus sind außerordentlich selten, können aber zur chronischen Hämolyse führen (Tab. 11-4). Eine seltene, in der Regel selbstlimitierende, schwere hämolytische Anämie in den ersten Lebensmonaten besteht bei der infantilen Poikilozytose. Sie kann mit einem Mangel an Glutathionperoxidase (GSHPx) assoziiert sein – nicht aufgrund eines erblichen Mangels, sondern auf dem Boden eines vorübergehenden nutritiven Mangels an Selen, einem für die Aktivität von GSHPx essenziellen Element.

Pyrimidin-5'-Nukleotidase(P5N)-Mangel Pyrimidin-5'-Nukleotidase ist ein Schlüsselenzym im Katabolismus von Nukleotiden aus dem Abbau der Nukleinsäuren, der in den letzten Stadien der Erythrozytenreifung stattfindet. Auf welche Weise exakt ein P5N-Mangel eine Hämolyse auslöst, ist nicht gut verstanden. Ein hochgradig spezifisches Kennzeichen ist die morphologische Veränderung der Erythrozyten, die als basophile Tüpfelung bezeichnet wird. Die Erkrankung ist insgesamt selten, rangiert aber auf Platz 3 in der Häufigkeit aller erythrozytären Enzymdefekte (nach Glukose-6-Phosphatdehydrogenase-Mangel und Pyruvatkinasemangel). Es besteht eine lebenslange Anämie unterschiedlichen Schweregrades. Die Patienten profitieren möglicherweise von einer Splenektomie.

(Atypisches) familiäres hämolytisch-urämisches Syndrom (aHUS)

Unter diesem Begriff werden mehrere seltene Krankheiten zusammengefasst, die überwiegend Kinder betreffen und durch eine mikroangiopathische hämolytische Anämie mit Fragmentozyten im peripheren Blutausstrich, einer Thrombozytopenie (die in der Regel leicht ausfällt) und einem akuten Nierenversagen gekennzeichnet sind. Das Wort „atypisch" ist aus historischen Gründen Teil des Begriffs, da das HUS durch eine Infektion mit Shigatoxin-produzierenden Escherichia coli als typisch gilt. 90 % der HUS-Fälle treten bei Kindern auf (siehe unten „Infektionen"). Die genetischen Grundlagen des aHUS sind bekannt. Studien an mehr als 100 Familien haben gezeigt, dass die an einem HUS erkrankten Familienmitglieder in den der für komplementregulierende Proteine kodierenden Gene Mutationen aufwiesen: Komplementfaktor H (CFH), CD46 oder Membrankofaktorprotein

(MCP), Komplementfaktor I (CFI), Komplementkomponente C3, Komplementfaktor B (CFB) und Thrombomodulin. Während sonst alle anderen hereditären hämolytischen Anämien aufgrund intrinsischer Veränderungen der Erythrozyten bestehen, ist es für die Krankheitsgruppe des aHUS bezeichnend, dass die Hämolyse auf einem hereditären Defekt außerhalb der Erythrozyten beruht (Tab. 11-1). Da die Regulation der Komplementkaskade eine erhebliche Redundanz zeigt, kann im Gleichgewichtszustand jede der vorgenannten Anomalien ausgeglichen werden. Führt jedoch eine interkurrente Infektion oder ein anderer Auslöser zur Komplementaktivierung über den alternativen Signalweg, wird der Mangel an einem der Komplementregulatoren relevant. Die Überaktivierung der terminalen Komplementkaskade führt zur Schädigung von Endothelzellen mit der Folge einer thrombotischen Mikroangiopathie mit Hämolyse und einem Nierenversagen. (Daher kann das häufigere, durch Shigatoxin vermittelte HUS als eine Phänokopie des aHUS betrachtet werden.) Das atypische HUS ist eine schwere Erkrankung mit einer Letalität von bis zu 15 % in der der akuten Phase; in bis zu 50 % der Fälle entwickelt sich eine terminale Niereninsuffizienz. Oft kommt es zur spontanen Remission des atypischen HUS. Da es sich aber im Grunde um eine hereditäre Krankheit handelt, ist das Rezidivrisiko bei erneuter Exposition hoch. In diesem Fall ist die Prognose immer schlecht. Die Standardbehandlung war bisher das Ersetzen des fehlenden Komplementregulators durch Plasmaaustausch. Der Anti-C5-Komplement-Inhibitor Eculizumab (siehe unten) kann die Endothelzellschädigung mit der konsekutiven Mikroangiopathie deutlich reduzieren und führt klinisch zur Verbesserung von Thormbozytenzahl und Nierenfunktion, sodass sich dann ein Plasmaaustausch erübrigt. Es bleibt abzuwarten, wie lange die Behandlung mit Eculizumab beim jeweiligen Patienten durchgeführt werden muss und ob sich die Gabe auf die kontrovers beurteilte Nieren- und Lebertransplantation auswirkt. Üblicherweise wird gemeinsam mit dem HUS die thrombotisch-thrombozytopenische Purpura (TTP) unter den mikroangiopathisch hämolytischen Anämien (MAHA) zusammengefasst. Auch wenn in verschiedenen Studien zwischen TTP und HUS unterschieden wird und auch pathophysiologisch unterschiedliche Mechanismen verantwortlich sind, präsentieren sich die Patienten mit einem sehr ähnlichen Symptomenkomplex: Neben Thrombozytopenie und hämolytischer Anämie mit Nachweis von Fragmentozyten zeigen sich neurologische Symptome und/oder Niereninsuffizienz ohne weitere erkennbare Ursachen.

ERWORBENE HÄMOLYTISCHE ANÄMIE

Mechanische Zerstörung der Erythrozyten

Ein wesentliches Merkmal der roten Blutkörperchen ist ihre außerordentliche Fähigkeit zur Deformierung, die es ihnen während ihrer gesamten Lebensspanne ermöglicht, durch engste Kapillaren Tausende von Malen durchgepresst zu werden. Es gibt unterschiedliche Konstellationen, in denen Erythrozyten, statt sich zu verformen, zerreißen, mit der Folge einer intravaskulären Hämolyse und konsekutiver Hämoglobinurie (Tab. 11-6).

Akut auftretend und selbstlimitierend ist die Marschhämoglobinurie, ausgelöst durch das direkte, mechanische Trauma auf die Erythrozyten. Unklar ist, aus welchen Gründen es bei einigen Marathonläufern diskontinuierlich in manchen Situationen zur Hämolyse kommt und in anderen nicht. Wahrscheinlich besteht ein direkter Zusammenhang zum Laufschuh. Ein ähnliches Syndrom kann nach langem barfüßigem Tanzen oder intensivem Trommeln auftreten. Zur mechanischen Hämolyse kann es auch bei Patienten mit Herzklappenersatz kommen, insbesondere wenn eine paraprothetische Regurgitation besteht. Wenn die Hämolyse infolge des mechanischen Traumas nur gering ausgeprägt und eine ausreichende Eisenversorgung sichergestellt ist, wird sie in der Regel kompensiert. Eine ausgeprägte Anämie kann der Grund für eine chirurgische Korrektur werden.

Infektion

Die Malaria ist in den entsprechenden Endemiegebieten die bei Weitem häufigste Ursache einer infektassoziierten Hämolyse. In anderen Teilen der Welt sind es wahrscheinlich die Shigatoxin-produzierenden Escherichia-coli-Stämme O157:H7 (enterohämorrhagische Escherichia-coli[EHEC])-Stämme O157:H7), die heute als der Hauptauslöser des nicht familiären hämolytisch-urämischen Syndroms, vorwiegend bei Kindern und weniger bei Erwachsenen, anerkannt sind. Anders als bei bisher bekannten Verläufen von HUS durch EHEC gab es bei einer Epidemie in Deutschland 2011 (EHEC-Stamm O104:H4) die Häufung von Fällen nicht bei Säuglingen und Kindern, sondern bei Erwachsenen. Eine Sepsis mit Clostridium perfringens kann lebensbedrohliche intravaskuläre Hämolysen, vermittelt durch ein Toxin mit Lecithinaseaktivität, auslösen, im Wesentlichen in der Folge von Wundinfektionen, nach septischem Abort oder durch kontaminierte Blutprodukte. Gelegentlich entsteht bevorzugt bei Kindern eine Hämolyse bei Sepsis oder Endokarditis durch unterschiedliche Erreger. Auch bakterielle und virale Infektionen können über indirekte Mechanismen zu einer hämolytischen Anämie führen (siehe oben, Abschnitt über G6PD-Mangel und Tab. 11-6).

Tabelle 11-6

ERKRANKUNGEN MIT VORWIEGEND INTRAVASKULÄRER HÄMOLYSE

	Erstdiagnose/Verlauf	Hauptmechanismus	Geeignete diagnostische Methode	Anmerkungen
Fehltransfusion	Unmittelbar/fulminant	Fast immer AB0-inkompatibel	Wiederholung der Kreuzprobe	
Paroxysmale nächtliche Hämoglobinurie (PNH)	Chronisch mit akuten Exazerbationen	Komplementvermittelte Zerstörung der CD59(–)Erythroyzten	Durchflusszytometrie mit Nachweis von CD59(–)Erythrozyten	Exazerbationen durch Komplementaktivierung (unabhängig vom Aktivierungsweg)
Paroxysmale Kältehämoglobinurie (PCH)	Akut	Immunvermittelte Lyse normaler Erythrozyten	Donath-Landsteiner-Antikörper-Test	Häufig durch virale Infektionen ausgelöst
Sepsis	Hochakut	Exotoxine von Clostridium perfringens	Blutkulturen	Es können auch andere Organismen verantwortlich sein
Mikroangiopathisch	Akut oder chronisch	Fragmentation von Erythrozyten	Erythrozytenmorphologie im Blutausstrich	Unterschiedliche Ursachen einschließlich Endothelzellschaden, Hämangiome, defekter Herzklappenersatz
Marschhämoglobunurie	Unmittelbar	Mechanische Zerstörung	Gezielte Anamnese	
Favismus	Akut	Zerstörung der älteren Erythrozyten-Fraktion mit G6PD-Mangel	G6PD-Test	Ausgelöst durch die Ingestion von Favabohnen; Auslöser können Infekte oder Medikamente sein

Tabelle 11-7

KLASSIFIKATION DER ERWORBENEN IMMUNHÄMOLYTISCHEN ANÄMIEN

	Art des Antikörpers	
Klinische Situation	**Kälte, überwiegend IgM, optimale Temperatur 4–30 °C**	**Warm, überwiegend IgG, optimale Temperatur 37 °C oder Mischform**
Primär	CAD	AIHA (idiopathisch)
Sekundär nach Virusinfektion	EBV, CMV, andere	HIV, Virusimpfstoffe
Sekundär nach anderen Infektionen	Mykoplasmeninfektion: paroxysmale Kältehämoglobinurie	
Sekundär nach/bei anderen Krankheiten	CAD bei Waldenström-Krankheit, Lymphom	AIHA bei SLE, CLL, anderen Malignomen, chronisch entzündlichen Krankheiten (z. B. IBD), nach allogener HSCT
Sekundär durch Medikamente: arzneimittelinduzierte immunhämolytische Anämie	Kleine Minderheit (z. B. Lenalidomid)	Mehrheit: derzeit meistens durch Cefotetan, Ceftriaxon, Piperacillin
	Arzneimittelinduziert: Der Antikörper zerstört die Erythrozyten nur in Anwesenheit des Arzneimittels (z. B. selten Penicillin)	
	Nicht arzneimittelinduziert: Der Antikörper zerstört die Erythrozyten auch, wenn das Arzneimittel nicht mehr vorhanden ist (z. B. Methyldopa)	

Abkürzungen: AIHA = autoimmunhämolytische Anämie; CAD = Kälteagglutininkrankheit; CLL = chronische lymphatische Leukämie; CMV = Zytomegalievirus; EBV = Epstein-Barr-Virus; HIV = Human Immunodeficiency Virus; HSCT = hämatopoetische Stammzelltransplantation; IBD = entzündliche Darmkrankheit; SLE = systemischer Lupus erythematodes.

Immunhämolytische Anämien

Sie entstehen über zwei Mechanismen: (1) Es gibt einen Autoantikörper gegen ein erythrozytäres Antigen, also ein Molekül auf der Außenseite der Erythrozyten. (2) Wenn ein Antikörper mit einem bestimmten Molekül (z. B. einem Medikament) reagiert, gegen das er gerichtet ist, können Erythrozyten in der Reaktion gefangen sein. Dadurch werden sie beschädigt oder zerstört. Da die beteiligten Antikörper sich hinsichtlich ihrer optimalen Reaktivitätstemperatur unterscheiden, werden sie traditionell in Kälte- und Wärmeantikörper eingeteilt (Tab. 11-7). Hämolytische Anämien durch Autoantikörper können isoliert (idiopathisch) oder als Teil einer systemischen Autoimmunerkrankung, wie dem systemischen Lupus erythematodes, auftreten. An dieser Stelle besprechen wir die häufigsten klinischen Bilder.

Autoimmunhämolytische Anämie (AIHA) Sobald ein Erythrozyt von einem Autoantikörper bedeckt ist (siehe oben [1]), wird er durch einen oder mehrere Mechanismen zerstört. Meistens wird der Fc-Anteil des Antikörpers durch den Fc-Rezeptor von Makrophagen (oder einer anderen zytotoxischen Zelle) erkannt, was eine Erythrophagozytose auslöst. Der Untergang der roten Blutkörperchen findet damit bevorzugt an Orten statt, an denen eine hohe Dichte an Makrophagen vorhanden ist und eine niedrige Zirkulationsgeschwindigkeit vorliegt – insbesondere in Milz, Leber und Knochenmark. Die AIHA wird daher als extravaskuläre Hämolyse bezeichnet (Abb. 11-8). Die Milz fängt aufgrund ihrer Anatomie mit Antikörpern bedeckte Erythrozyten besonders effi-

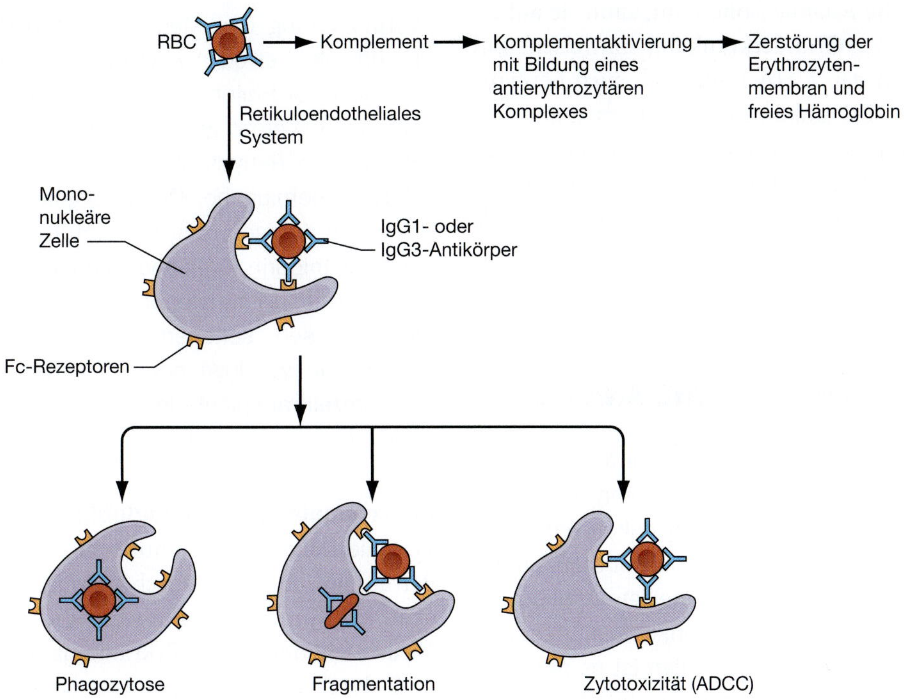

Abbildung 11-8 Mechanismus der antikörpervermittelten Erythrozytenzerstörung. *(Aus N Young et al: Clinical Hematology. Copyright Elsevier, 2006; mit frdl. Genehmigung.)*

zient ein und ist häufig der vorrangige Zerstörungsort. Der Antikörper ist in einigen Fällen (gewöhnlich IgM-Antikörper) als Antigen-Antikörper-Komplex in der Lage, auf der Oberfläche des Erythrozyten Komplement zu fixieren und so genannte Membranangriffskomplexe (MAK) in großem Umfang zu bilden. Der daraus resultierende Angriff auf die Erythrozytenmembran führt zur direkten Zerstörung der Zelle und manifestiert sich als intravaskuläre Hämolyse.

Klinisches Bild Die autoimmunhämolytische Anämie ist ein schweres Krankheitsbild, das ohne entsprechende Behandlung eine Letalität von etwa 10 % besitzt. Der klinische Verlauf der AIHA variiert mit dem Patientenalter. Bei Kindern tritt die AIHA 1–3 Wochen nach einem abgelaufenen viralen Infekt auf und ist selbstlimitierend. Bei Erwachsenen handelt es sich meistens um eine chronische Erkrankung. Dies zeigt Analogie zur Autoimmunthrombozytopenie (ITP). Eine autoimmunhämolytische Anämie setzt häufig abrupt ein und kann dramatische Verläufe zeigen. Innerhalb von Tagen kann der Hb auf Werte im Bereich von 4 g/dl fallen. Ein massiver Erythrozytenuntergang führt zu einem Ikterus, häufig findet sich eine Splenomegalie. Finden sich die drei Symptome, ist das hochgradig suspekt für das Vorliegen einer AIHA. Für die (zumindest teilweise) intravaskuläre Hämolyse ist das Leitsymptom die Hämoglobinurie, die entweder vom Patienten angegeben wird oder laboranalytisch auffällt. Der von R.R.A. Coombs 1945 entwickelte Antiglobulintest ist der entscheidende diagnostische Test für die autoimmunhämolytische Anämie. Der wesentliche Vorteil des Coombs-Tests ist, dass direkt das Vorhandensein des Antikörpers auf dem Erythrozyten als pathogenetischer Mediator der Erkrankung nachgewiesen wird. Neben der Detektion des Antikörpers (bei WAK in der Regel IgG) lässt sich eine mögliche, antikörpervermittelte Fixierung von Komplement (C3) nachweisen. Ein positiver Test ist praktisch beweisend, bei negativem Test ist die Diagnose einer AIHA unwahrscheinlich, wenn auch nicht mit letzter Sicherheit ausgeschlossen (siehe unten). Die Sensitivität des Coombs-Tests variiert abhängig von der verwendeten Testmethode, in Zweifelsfällen ist eine Wiederholung in spezialisierten Laboren anzuraten. Sofern der Coombs-Test akkurat durchgeführt wird, fällt er bei 99 % der Patienten mit WAK positiv aus. Das Phänomen der Coombs-negativen autoimmunhämolytischen Anämie ist noch nicht endgültig aufgeklärt. In einigen Fällen finden sich Autoantikörper, die spezifisch für ein Antigen des Rhesussystems (häufig Anti-e) sind. Häufig finden sich unspezifische Antikörper, die mit Erythrozyten aller Art reagieren.

Wenn sich bei einem Patienten, bei dem z. B. ein systemischer Lupus oder eine chronische lymphatische Leukämie bekannt ist (Tab. 11-7), eine autoimmunhämolytische Anämie entwickelt, handelt es sich dabei um eine Komplikation der Grunderkrankung. Tritt die autoimmunhämolytische Anämie isoliert auf, kann sie auf eine noch unbekannte Grunderkrankung hinweisen. Ein gehäuftes Auftreten der AIHA findet sich auch bei lymphoproliferativen Erkrankungen (niedrigmaligne B-Non-Hodgkin-Lymphome insbesondere bei der B-CLL) und bei viralen Infektionen (HIV, EBV). In einigen Fällen kann die AIHA bei Erstmanifestation oder im weiteren Verlauf mit einer ITP (Evans-Syndrom) vergesellschaftet sein.

Behandlung AUTOIMMUNHÄMOLYTISCHE ANÄMIE

Die schwere AIHA kann ein internistischer Notfall sein. Die unmittelbare Behandlung schließt dann praktisch immer die Transfusion von Erythrozytenkonzentraten ein. Die Suche nach Erythrozytenkonzentraten kann problematisch werden, wenn der beteiligte Antikörper „unspezifisch" bindet und zu einer Inkompatibilität aller Kreuzproben führt. In diesen Fällen ist es paradoxerweise häufig richtig, diese „inkompatiblen" Konserven zu transfundieren. Die Rationale, die dahintersteht, ist, dass die transfundierten Erythrozyten nicht mehr oder weniger zerstört werden als die des Patienten und der Patient trotz der Hämolyse überleben kann. In dieser eher ungewöhnlichen Situation ist klar, dass eine gute Verbindung und Kommunikation zwischen dem behandelnden Kliniker und der Blutbank bzw. dem serologischen Labor bestehen muss. Sofern die Anämie nicht akut lebensbedrohlich ist, sollte zunächst keine Bluttransfusion erfolgen (weil die Kompatibilitätsproblematik mit jedem transfundierten Erythrozytenkonzentrat zunimmt), sondern sofort eine medikamentöse Therapie mit Prednison (1 mg/kg/d) eingeleitet werden. Dadurch kommt es bei mindestens 50 % der Patienten zur Remission. Für die weitere Therapie existieren keine allgemeingültigen Richtlinien und sie erfolgt weitgehend empirisch. Rituximab (Anti-CD20-Antikörper) galt bislang als Option zur Zweitlinientherapie, wobei es immer wahrscheinlicher wird, dass es möglicherweise in relativ niedriger Dosis 375 mg/m^2/Woche × 4 vs. 100 mg/Woche abs. × 4) in Kombination mit Prednison zur Standard-Erstlinientherapie werden wird. Zu beachten ist hierbei der Off-Label-Use von Rituximab. Besonders vielversprechend ist, dass dieser Ansatz die bei der autoimmunhämolytischen Anämie sonst hohe Rezidivrate senkt. Sofern ein Rezidiv auftritt oder ein Patient refraktär gegenüber der medikamentösen Therapie ist, kann eine Splenektomie erwogen werden. Durch eine Splenektomie kann sich nach Elimination des entscheidenden Orts der Hämolyse die Anämie bessern und/oder eine Verminderung des Medikamentenbedarfs (z. B. von Prednisolon) erreicht werden, auch wenn die Maßnahme nicht zur Heilung der Autoimmunerkrankung führt. Die Ansprechrate liegt bei 60–70 %, dabei zeigt die Hälfte eine Remission unter Fortführung einer reduzierten Steroidgabe. Die Splenektomie kann laparoskopisch erfolgen. Seit der Einführung von Rituximab sind Azathioprin, Cyclophosphamid, Ciclosporin und intravenöses Immunglobulin Substanzen der zweiten Wahl. In sehr seltenen schweren refraktären Fällen kann eine autologe oder allogene hämatopoetische Stammzelltransplantation in Erwägung gezogen werden.

Paroxysmale Kältehämoglobinurie (PCH) Die paroxysmale Kältehämoglobinurie ist eine eher seltene Form der autoimmunhämolytischen Anämie und tritt vorwiegend bei Kindern auf. Ein wesentlicher Trigger sind hier Virusinfektionen. Die Erkrankung ist selbstlimitierend und durch das Auftreten von so genannten Donath-Landsteiner-Antikörpern charakterisiert. In vitro zeigt dieser Antikörper besondere serologische Merkmale: Er ist anti-P-spezifisch und bindet ausschließlich bei niedriger Temperatur (optimal bei 4 °C) an Erythrozyten. Wird die Temperatur auf 37 °C erhöht, kommt es zur komplementvermittelten Lyse. Folglich kommt es in vivo zur intravaskulären Hämolyse mit konsekutiver Hämoglobinurie. Andere Ursachen für eine Hämoglobinurie müssen in die klinische Differenzialdiagnose miteingeschlossen werden (Tab. 11-6). Der Nachweis des Donath-Landsteiner-Antikörpers ist jedoch beweisend für die PCH. Eine supportive Behandlung, einschließlich Bluttransfusionen, ist zur Kontrolle der Anämie erforderlich, in der Regel entwickelt sich eine vollständige Restitution.

Kälteagglutininkrankheit (CAD) Der Begriff Kälteagglutininkrankheit bezeichnet eine chronische Form der autoimmunhämolytischen Anämie, die für gewöhnlich ältere Patienten betrifft und definierte klinische und pathophysiologische Eigenarten zeigt. „Kälte" bezieht sich auf die Tatsache, dass der betroffene Antikörper mit den Erythrozyten bei 37 °C kaum oder gar nicht reagiert, hingegen eine sehr starke Aktivität bei niedrigen Temperaturen hat. Dadurch ist die Hämolyse umso ausgeprägter, je mehr der Körper der Kälte ausgesetzt ist. Für gewöhnlich liegen Anti-I-spezifische IgM-Antikörper vor (bei nahezu jedem Menschen finden sich auf der Oberfläche der Erythrozyten I-Antigene), diese können in sehr hohen Titern bis zu 1 : 100.000 oder mehr vorliegen. Der Antikörper wird von einem expandierten Klon an B-Lymphozyten produziert; dies kann sich bei ausreichender Konzentration in der Serumelektrophorese als M-Gradient im Sinne einer monoklonalen Gammopathie abbilden. Da es sich um einen IgM-Antikörper handelt, besteht ein Bezug zur Makroglobulinämie Waldenström (Kap. 19), auch wenn in den meisten Fällen weitere Zeichen dieser Erkrankung fehlen. Bei Nachweis von Monoklonalität kann die Kälteagglutininkrankheit als ein frühes Stadium einer Makroglobulinämie Waldenström angesehen werden, also als lymphoproliferative Erkrankung, die sich aufgrund der biologischen Fähigkeiten des IgM-Moleküls mit dem klinischen Bild der chronischen hämolytischen Anämie präsentiert.

Bei leichten Formen der Kälteagglutininkrankheit ist für den Erhalt einer normalen Lebensqualität das Vermeiden einer Kälteexposition für Patienten ausreichend. In schwereren Fällen kann das Management der Kälteagglutininkrankheit kompliziert sein. Da Spendererythrozyten alle I-positiv sind und damit rasch aus dem Kreislauf entfernt werden, sind Bluttransfusionen nicht sehr effektiv. Die immunsuppressive bzw. immunmodulatorische Behandlung mit Azathioprin oder Cyclophosphamid kann den Antikörpertiter vermindern. Der klinische Effekt ist jedoch limitiert und im Hinblick auf den chronischen Verlauf der Erkrankung sind die Nebenwirkungen der Behandlung häufig nicht akzeptabel. Prednison und Splenektomie sind unwirksam. Ein Plasmaaustausch entfernt die Antikörper und ist dadurch theoretisch eine rationale Vorgehensweise, aber außerordentlich aufwändig und muss häufig in kurzen Intervallen wiederholt werden. Das Management der Kälteagglutininkrankheit hat sich seit der Einführung von Rituximab entscheidend verändert, obwohl die Ergebnisse bei der Kälteagglutininkrankheit nicht so gut sind wie bei der autoimmunhämolytischen Anämie durch WAK. Bis zu 60 % der Patienten sprechen auf die Behandlung an, die Remissionen scheinen dauerhafter zu sein, wenn Rituximab in Kombination mit Fludarabin gegeben wird (mutmaßlich über die bessere Kontrolle der zugrunde liegenden lymphoproliferativen Erkrankung, verbunden mit erheblich höherer Toxizität). Angesichts des chronischen Krankheitsverlaufs bleibt abzuwarten, in welcher Periodizität der Anti-CD20-Antikörper verabreicht werden muss. Eine Kombination mit einem Zytostatikum kann das Ansprechen einer Kälteagglutininkrankheit deutlich verbessern und ist insbesondere bei gesicherter Waldenström-Krankheit anzuraten. Für die Waldenström-Krankheit und damit mutmaßlich auch für die mit ihr assoziierte Kälteagglutininkrankheit ergeben sich aktuell neue Therapieotionen (Kap. 19; MYD88-Mutation, Ibrutinib).

Toxische Substanzen und Medikamente

Zahlreiche chemische Substanzen mit einem hohen oxidativen Potenzial können auch bei Individuen ohne G6PD-Mangel (siehe oben) eine Hämolyse auslösen. Beispiele hierfür sind hyperbarer Sauerstoff (oder 100%iger Sauerstoff), Nitrate, Chlorate, Methylenblau, Dapson, Cisplatin und mehrere aromatische (zyklische) Verbindungen. Andere chemische Verbindungen lösen unabhängig von oxidativen Prozessen aufgrund von unklaren Mechanismen Hämolysen aus, z. B. Arsen, Monostiban, Kupfer und Blei. Die Anämie durch eine Bleivergiftung ist durch eine basophile Tüpfelung charakterisiert: Dies ist tatsächlich eine Phänokopie zu der Art von Hämolyse, die bei P5N-Mangel (siehe oben) gesehen wird, und ein Hinweis darauf, dass die Hämolyse bei der Bleivergiftung zumindest teilweise durch Hemmung der Pyrimidin-5'-Nukleotidase entsteht. In diesen Fällen scheint die Hämolyse durch den direkten Einfluss einer chemischen Substanz auf die Erythrozytenfunktion ausgelöst zu sein. Medikamente können außerdem durch mindestens zwei alternative Mechanismen eine immunhämolytische Anämie auslösen. (1) Ein Medikament kann sich als Hapten verhalten und Antikörperbildung hervorrufen. Bei einigen wenigen Individuen geschieht dies z. B. nach Penicillineinnahme. Nach wiederholter Exposition lysieren hier die Erythrozyten, obwohl sie nicht an der direkten Reaktion zwischen Penicillin und dem gegen das Penicillin gerichteten Antikörper beteiligt sind. Sobald die Penicillingabe gestoppt wird, ist die Hämolyse selbstlimitierend. (2) Ein Medikament kann möglicherweise aufgrund eines Mimikryphänomens die Bildung eines gegen ein erythrozytäres Antigen gerichteten Antikörpers auslösen. Ein klassisches Beispiel hierfür ist Methyldopa, ein Antihypertensivum, das bei Hypertonie in der Schwangerschaft weiterhin Verwendung findet. Hier wurde nach der Gabe bei einigen Patienten die Bildung des Rhesus-Antikörpers Anti-e ausgelöst. Bei Patienten, die dieses Antigen tragen, ist Anti-e ein echter Autoantikörper, der dann eine autoimmune hämolytische Anämie (siehe unten) auslöst. Gewöhnlich verschwand die hämolytische Anämie schrittweise nach Absetzen von Methyldopa. Es gibt darüber hinaus eine ganze Liste mit Medikamenten, die aktuell im Einsatz sind und in deren Kontext eine immunhämolytische Anämie beschrieben ist: Dazu zählen aus der Gruppe der Antibiotika neben den oben genannten Penicillinen verschiedene Cephalosporine, Trimethoprim, Sulfamethoxazol sowie nicht steroidale Antiphlogistika (NSAID) und verschiedene Chemotherapeutika. Ebenfalls medikamenteninduziert kann eine MAHA (TTP) auftreten, z. B. nach Gemcitabin. Eine schwere intravaskuläre Hämolyse kann Folge verschiedener Schlangengifte (Kobra und Viper) und von Spinnenbissen sein.

Paroxysmale nächtliche Hämoglobinurie

Die paroxysmale nächtliche Hämoglobinurie ist eine erworbene chronische hämolytische Anämie. Die dauerhafte intravaskuläre Hämolyse neigt zu Exazerbationen. Neben der Hämolyse bestehen in den meisten Fällen eine Panzytopenie und eine ausgeprägte venöse Thrombophilie. (Thrombosen manifestieren sich häufig an atypischer Lokalisation wie Lebervenen [Budd-Chiari-Syndrom], Portalvene, Mesenterialgefäßen, Zerebralvenen.) Die Symptomtrias ist für die Diagnosestellung wegweisend. Das Fehlen einzelner Symptome führt häufig zu einer Verzögerung der Erstdiagnose, auch wenn diese mit den geeigneten Labormethoden zuverlässig gestellt werden kann (siehe unten).

Die paroxysmale nächtliche Hämoglobinurie zeigt eine ausgeglichene Geschlechtsverteilung und findet sich weltweit gleichmäßig über alle Populationen verteilt. Die Erkrankung ist selten mit einer Prävalenz von etwa 5 Fällen/1 Mio. Einwohner. (Im Fernen Osten und in Südostasien ist die Erkrankung noch etwas seltener.) Es gibt keinen Hinweis für ein erbliches Risiko, eine kongenitale Form ist nicht beschrieben. Für gewöhnlich liegt die Erstmanifestation im jugendlichen Erwachsenenalter, die Erstdiagnose kann aber sowohl bei sehr kleinen Kindern als auch bei Erwachsenen oberhalb des 70. Lebensjahres gestellt werden.

Klinisches Bild Gelegentlich begeben sich die Patienten in ärztliche Betreuung zur Abklärung eines dunkelbraunen Morgenurins (Abb. 11-9). Die nächtliche Hämoglobinurie, die ursprünglich zu dem Begriff geführt hat, tritt jedoch nur in ca. 26 % der Fälle auf. Die Mehrheit der PNH-Patienten hat keine klinisch offensichtliche Hämoglobinurie oder allenfalls intermittierende Episoden ohne Beziehung zu einem Tag-Nacht-Rhythmus. Üblicherweise stellen sich die Patienten zur Anämieabklärung vor. In einigen Fällen ist die Anämie von Beginn an mit einer Panzytopenie als Zeichen der Knochenmarkinsuffizienz verbunden (siehe unten). Einige Patienten stellen sich mit wiederholten abdominellen Schmerzattacken ohne abgrenzbare Ursache vor, thromboembolische Ereignisse müssen hier ausgeschlossen werden. Schließen Thrombosen die Lebervenen ein, führen sie zur Hepatomegalie und Aszitesbildung, also zu einem Vollbild des Budd-Chiari-Syndroms (BCS). Bei Nachweis eines BCS muss bei fehlendem Nachweis einer zugrunde liegenden Lebererkrankung differenzialdiagnostisch immer an eine PNH gedacht werden.

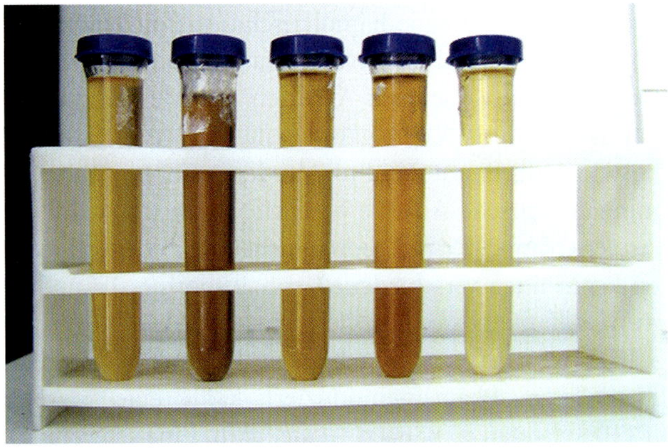

Abbildung 11-9 Urinproben im Verlauf bei einem Patienten mit paroxysmaler nächtlicher Hämoglobinurie. Das unterschiedliche Ausmaß der Hämoglobinurie innerhalb von Stunden ist einzigartig bei dieser Art der Störung.

Der natürliche Verlauf einer PNH kann sich über Jahrzehnte hinziehen. Das mittlere Überleben liegt unbehandelt bei 8–10 Jahren. Die häufigsten Todesursachen sind fulminant verlaufende thromboembolische Ereignisse, gefolgt von unkontrollierten Infektionen durch schwere Neutropenien und Blutungsereignisse aufgrund schwerer Thrombozytopenien. Selten (in schätzungsweise 1–2 % aller Fälle) geht die paroxysmale nächtliche Hämoglobinurie in eine akute myeloische Leukämie (AML) über. Andererseits sind einzelne Fälle einer spontanen Remission bei paroxysmaler nächtlicher Hämoglobinurie dokumentiert.

Laboranalytik und Diagnostik Der am konstantesten auftretende Laborbefund ist die Anämie, die in einer Bandbreite von leicht bis mittelschwer und bis zu sehr schwer vorliegen kann. Es handelt sich in der Regel um eine normochrome makrozytäre Anämie mit einer unauffälligen Erythrozytenmorphologie. Ein hohes MCV ist für gewöhnlich durch eine Retikulozytose bedingt, die recht ausgeprägt ausfallen kann (bis zu 20 % oder bis zu 400.000/µl). Die Anämie kann im Verlauf mikrozytär werden, wenn der Patient durch die Hämoglobinurie einen Eisenmangel erleidet. Das unkonjungierte Bilirubin ist leicht bis mäßig erhöht, es zeigt sich typischerweise eine deutlich erhöhte Laktatdehydrogenase (vierstellige Werte [U/l] sind nicht ungewöhnlich), und das Haptoglobin liegt gewöhnlich unterhalb der Nachweisgrenze. Bei dieser Laborkonstellation drängt sich die Verdachtsdiagnose einer hämolytischen Anämie auf. In einer Urin-Stichprobe kann eine Hämoglobinurie auffallen. Andernfalls kann es hilfreich sein, serielle Urinproben zu untersuchen, da die Hämoglobinurie erheblichen Variationen von Tag zu Tag oder sogar von Stunde zu Stunde unterliegen kann. Das Knochenmark ist gewöhnlich zellreich mit einer leicht bis massiv erhöhten Hyperplasie der roten Zellreihe, häufig mit den Zeichen einer leichten bis schweren Dyserythropoese (die Folge einer Aktivierung der Erythropoese und nicht Ausdruck eines MDS ist). Ab einem bestimmten Krankheitsstadium kann das Knochenmark hypozellulär oder sogar aplastisch (siehe unten) werden.

Früher basierte die definitive Diagnose der paroxysmalen nächtlichen Hämoglobinurie auf dem Nachweis einer erhöhten Empfindlichkeit gegenüber Komplement (C) bei einem Teil der Erythrozyten. Ursächlich hierfür ist der Mangel an Oberflächenproteinen (insbesondere CD59 und CD55), die den Erythrozyten normalerweise vor aktiviertem C schützen. Unzuverlässig ist der Sucrose-Hämolyse-Test, der so genannte angesäuerte Serumtest (HAM-Test) wird in einigen wenigen Laboren noch ausgeführt. Der Goldstandard heutzutage ist die Durchflusszytometrie, ausgeführt sowohl an Granulozyten (und Monozyten) als auch an Erythrozyten (und Retikulozyten). Hier ist eine bimodale Zellverteilung mit Nachweis einer eigenständigen CD59- und CD55-negativen Zellpopulation beweisend für die paroxysmale nächtliche Hämoglobinurie. Für gewöhnlich hat diese Population mindestens 5 % Anteil an der Gesamtpopulation der Erythrozyten und mindestens 20 % an der Gesamtpopulation der Granulozyten. Für die Einschätzung der Klongröße ist die Beurteilung der nicht erythrozytären Zellen ausschlaggebend, da diese nicht durch Transfusion und Hämolyse beeinflusst werden.

Pathophysiologie Bei der PNH führt ein intrinsischer Defekt des Erythrozyten zu einer gesteigerten Vulnerabilität gegenüber einer komplementvermittelten intravasalen Hämolyse. Unabhängig davon kann das Komplementsystem durch den alternativen Weg oder durch eine Antigen-Antikörper-Reaktion aktiviert sein. Der alternative Weg der Komplementaktivierung ist bei der paroxysmalen nächtlichen Hämoglobinurie hauptsächlich für die intravaskuläre Hämolyse verantwortlich. Die Möglichkeit einer Aktivierung über ein Antigen erklärt, warum die Hämolyse im Verlauf von viralen oder bakteriellen Infektionen dramatisch exazerbieren kann. Die Überempfindlichkeit gegenüber C ist durch den Verlust spezieller protektiver Membranproteine bedingt (Abb. 11-10). Am wichtigsten ist CD59, das bei Vorhandensein die Insertion von C9-Polymeren in die Membran verhindert. Die molekulare Grundlage für den Mangel dieser Eiweiße auf der Zelloberfläche liegt nicht in einem Defekt des zugehörigen Gens, sondern ist bedingt durch den Mangel eines einzelnen Glykolipidmoleküls, dem so genannten GPI, das sonst die Proteine durch eine Peptidbrücke auf der Oberfläche der Zellmembran verankert (Abb. 11-2). Verantwortlich für den GPI-Mangel ist wiederum eine Mutation in einem X-chromosomalen Gen (PIG-A), das einen frühen Schritt in der GPI-Biosynthese kodiert. Bei nahezu jedem Patienten liegt eine unterschiedliche PIG-A-Mutation vor. Dies ist wenig überraschend, da die Mutationen nicht erblich bedingt sind, sondern jeweils als De-novo-Mutation in einer hämatopoetischen Stammzelle stattfinden (d. h., es liegen somatische Mutationen vor). In der Folge liegt im Knochenmark des Patienten ein Mosaik aus mutierten und nicht mutierten Zellen vor, im peripheren Blut finden sich sowohl PNH-Zellen als auch normale Zellen. Wenig verstanden sind die pathophysiologischen Zusammenhänge, die für die thromboembolischen Ereignisse als akut lebensbedrohliche Komplikation der PNH verantwortlich sind. Diskutiert wird u. a., dass der CD59-Mangel auf den Thrombozyten bei paroxysmaler nächtlicher Hämoglobinurie zu einer inadäquaten Thrombozytenaktivierung führt.

Knochenmarkversagen – Zusammenhang zwischen PNH und aplastischer Anämie Es ist nicht ungewöhnlich, dass bei Patienten mit einer gesicherten PNH im Vorfeld eine aplastische Anämie diagnostiziert wurde, tatsächlich ist ein vorausgehendes Knochenmarkversagen eher die Regel als die Ausnahme. Auf der anderen Seite finden sich Patienten, bei denen sich die PNH mit abnehmender Hämolyse und zunehmender Panzytopenie letztendlich mit dem klinischen Bild einer AA präsentiert. Die AA ist hochwahrscheinlich als eine organspezifische Autoimmunerkrankung, bei der T-Zellen einen Schaden an hämatopoetischen Stammzellen verursachen, anzusehen. Dies kann auch bei der PNH ablaufen, mit der besonderen Ausnahme, dass die Schädigung die PNH-Stammzellen ausspart. PIG-A-Mutationen lassen sich auch beim Gesunden nachweisen. Zudem zeigt sich in Mausmodellen, dass PNH-Stammzellen dann nicht expandieren, wenn der Rest des Knochenmarks normal ist. Somit hat die PNH immer zwei Komponenten: das Versagen der normalen Hämatopoese und die massive Expansion eines PNH-Klons. Befunde, die diese Feststellung stützen, sind die Verschiebung des T-Zell-Repertoires und der Nachweis von GPI-reaktiven T-Zellen bei PNH-Patienten.

Behandlung PAROXYSMALE NÄCHTLICHE HÄMOGLOBINURIE

Im Gegensatz zu anderen erworbenen hämolytischen Anämien besteht die PNH in der Regel lebenslang und die meisten Patienten werden bei Bedarf (also sehr häufig) supportiv behandelt, einschließlich der Gabe von gefilterten Erythrozytenkonzentraten[1]. Die Substitution von Folsäure (mindestens 3 mg/d) ist Pflicht. Das Serumeisen sollte regelmäßig überprüft und ggf.

1 Nachdem heute flächendeckend Filter eingesetzt werden, welche die Leukozyten hervorragend entfernen, ist das traditionelle Waschen der Erythrozyten nicht mehr notwendig und gilt als obsolet.

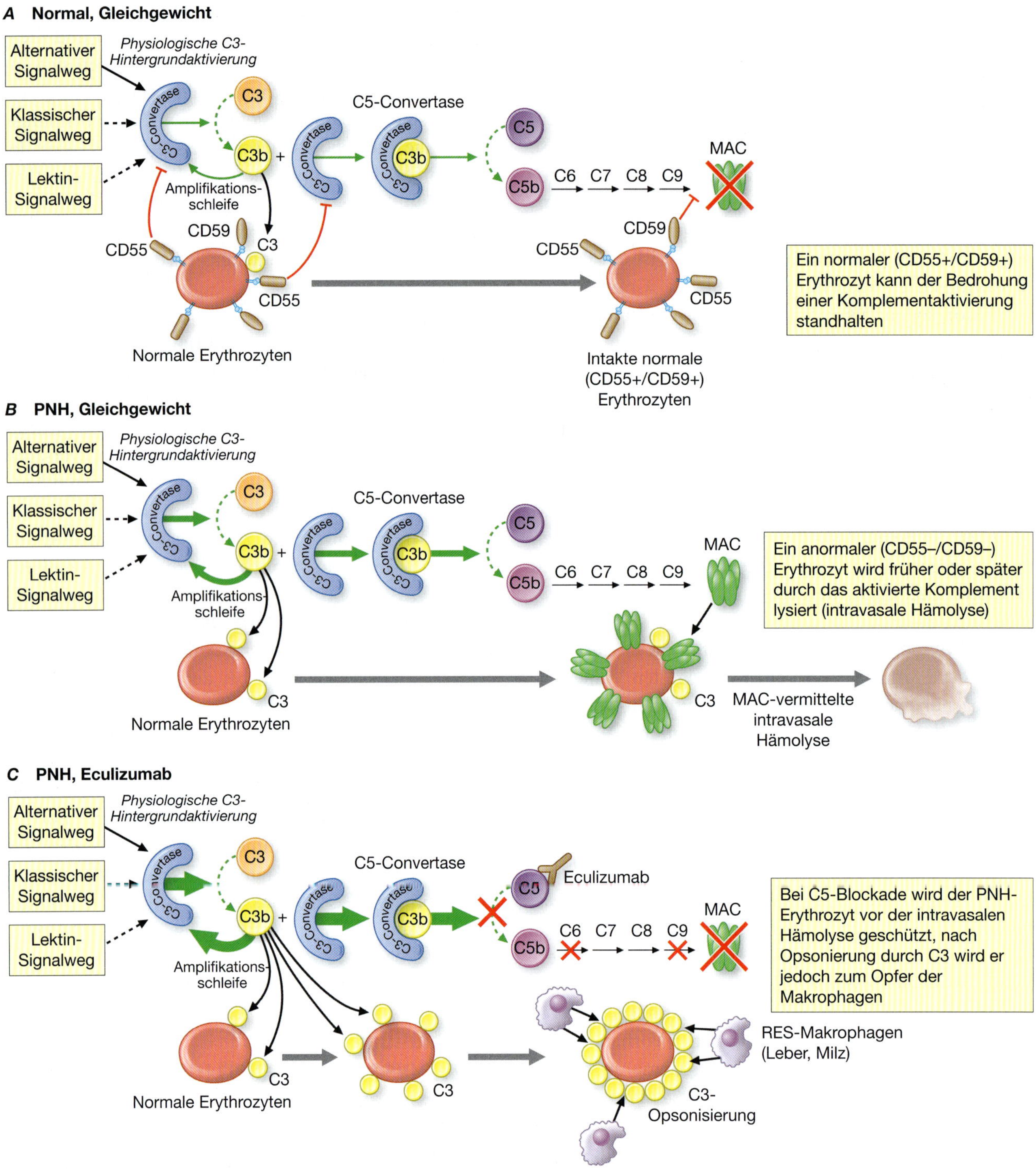

Abbildung 11-10 Komplementkaskade und Abbau der Erythrozyten. ***A.*** Normale Erythrozyten werden vor der Komplementaktivierung und der anschließenden Hämolyse durch CD55 und CD59 geschützt. Diese beiden GPI-gebundenen Proteine fehlen auf der Oberfläche von PNH-Erythrozyten aufgrund einer somatischen Mutation des X-chromosomalen PIG-A-Gens, das für ein Protein kodiert, welches für einen frühen Syntheseschritt des GPI-Moleküls verantwortlich ist. ***B.*** Im immunologischen Gleichgewichtszustand erleiden die PNH-Erythrozyten aufgrund der spontanen (latent vorhandenen) Komplementaktivierung eine intravasale Hämolyse durch Bildung des Membrane-attack-Komplexes (MAC). Wird zusätzlich Komplement über den klassischen Signalweg aktiviert, kommt es zur Exazerbation der Hämolyse. ***C.*** Durch Eculizumab werden die PNH-Erythrozyten durch Hemmung der C5-Spaltung vor der Hämolyse geschützt; trotzdem kann die vorgelagerte Aktivierung von Komplement zur C3-Opsonierung und möglicherweise zur extravasalen Hämolyse führen. GPI = Glykosylphosphatidylinositol; PNH = paroxysmale nächtliche Hämoglobinurie. *(Aus L Luzzatto et al: Haematologica 95:523, 2010.)*

nachsubstituiert werden. Dauerhafte Glukokortikoidgaben sind aufgrund der mitunter lebensbedrohlichen Nebenwirkungen und der fehlenden Evidenz für einen positiven Einfluss auf die chronische Hämolyse kontraindiziert. Ein erheblicher Fortschritt im Management der PNH ist die Entwicklung des humanisierten monoklonalen Antikörpers Eculizumab, der sich in der Nähe der Stelle an den Komplementfaktor C5 bindet, deren Spaltung den distalen Anteil der Komplementkaskade auslöst und zur Bildung des Membrane-attack-Komplexes (MAC) führt. In einer placebokontrollierten internationalen Multicenterstudie, bei der 87 PNH-Patienten mit schwerer transfusionsabhängiger Hämolyse randomisiert wurden (bislang die einzige randomisierte Phase-III-Studie zur PNH), führte die Gabe von Eculizumab bei etwas mehr als der Hälfte der Patienten zum vollständigen Sistieren des Transfusionsbedarfs. Eculizumab wurde im Jahre 2007 zugelassen. Durch Blockade der Reaktionsschritte der Komplementkaskade unterhalb von C5 unterbricht Eculizumab bei allen PNH-Patienten die komplementabhängige intravaskuläre Hämolyse, was zu einer deutlichen Verbesserung der Lebensqualität führt. Zu erwarten wäre das Erreichen einer Transfusionsunabhängigkeit, was jedoch nur bei etwa der Hälfte der Patienten der Fall ist. Bei den übrigen Patienten persistiert der Bedarf an weiteren Bluttransfusionen. Ein Grund dafür ist, dass die Erythrozyten nach der Blockade der distalen Komplementkaskade nicht mehr vom MAC zerstört werden, sondern durch Komplementfaktor-C3-Fragmente opsoniert werden und eine extravaskuläre Hämolyse durchlaufen **(Abb. 11-10)**. Das Ausmaß, in dem dies geschieht, hängt zum Teil von einem genetischen Polymorphismus des Komplementrezeptors CR1 ab. Ein Grund dafür ist, dass die Erythrozyten nach der Blockade der distalen Komplementkaskade nicht mehr vom MAC zerstört werden, sondern durch Komplementfaktor-C3-Fragmente opsoniert werden und eine extravaskuläre Hämolyse durchlaufen **(Abb. 11-10)**. Das Ausmaß, in dem dies geschieht, hängt zum Teil von einem genetischen Polymorphismus des Komplementrezeptors CR1 ab. Aufgrund seiner Halbwertszeit muss Eculizumab alle 14 Tage intravenös verabreicht werden. Die einzige heilungsversprechende Behandlung der PNH ist die allogene Knochenmarktransplantation (KMT). Jedem jüngeren Patienten, bei dem ein HLA-identer Familienspender vorliegt, sollte eine KMT bei schwerer PNH angeboten werden. Die Verfügbarkeit von Eculizumab führte zu einem signifikanten Rückgang an Patienten, die diese Option in Betracht ziehen, zumal eine transplantationsassoziierte Mortalität von ca. 40 % zu berücksichtigen ist.

Für Patienten mit PNH-AA-Syndrom kann die immunsuppressive Behandlung mit Antilymphozytenglobulin und Ciclosporin A indiziert sein, insbesondere um eine klinisch im Vordergrund stehende, schwere Thrombo- und Neutropenie zu bessern. Auf die Hämolyse hingegen hat die Behandlung in der Regel einen allenfalls geringen Effekt. Patienten nach thromboembolischem Ereignis oder mit zusätzlicher genetisch bedingter Thrombophilie sollten wie üblich prophylaktisch antikoaguliert werden. Bei schweren, vital bedrohlichen thromboembolischen Komplikationen kann eine Lysetherapie indiziert sein.

AKUTE BLUTUNGSANÄMIE

Eine Blutung verursacht durch zwei Mechanismen eine Anämie: (1) durch den direkten Verlust von Erythrozyten, (2) bei chronischem Blutverlust durch den zunehmenden Eisenmangel. Die Eisenmangelanämie wird in **Kapitel 8** besprochen, im Folgenden wird die posthämorrhagische Anämie abgehandelt. Der Blutverlust kann nach extern (z. B. nach einem Trauma oder bei postpartaler Blutung) oder nach intern (z. B. Blutung in den Gastrointestinaltrakt, Milzriss, ektope Schwangerschaft oder Subarachnoidalblutung) stattfinden. Unabhängig davon kommt es nach dem plötzlichen Verlust großer Blutmengen zu drei klinischen bzw. pathophysiologischen Stadien. (1) Initial stehen die klinischen Zeichen der Hypovolämie im Vordergrund, hier sind vorwiegend Organe mit einem hohen Bedarf an Blut bedroht, insbesondere das Gehirn und die Nieren. Damit sind Bewusstseinsverlust und akutes Nierenversagen die wichtigste Bedrohung bei akuter Blutung. Eine wesentliche Feststellung ist, dass ein akuter Blutverlust im Blutbild keine Anämie zeigt, da die Hämoglobinkonzentration nicht beeinträchtigt wird. (2) Als physiologische Antwort des Körpers führt die Aktivierung von Barorezeptoren und Dehnungsrezeptoren zu einer Freisetzung von Vasopressin und anderen Peptiden, was zur Umverteilung von Flüssigkeit aus dem extravaskulären Raum in den intravaskulären Raum führt und letztendlich in einer Hämodilution mündet. Schließlich verwandelt sich die Hypovolämie schrittweise in eine Anämie. Das Ausmaß der Anämie spiegelt dann die Menge des Blutverlustes wider. Liegt 3 Tage nach einer Blutung der Hämoglobinwert bei 7 g/dl, bedeutet das einen Blutverlust von etwa der Hälfte des gesamten Blutvolumens. (3) Bei Sistieren des Blutverlusts wird über die Reaktion des Knochenmarks ein schrittweiser Ausgleich der Anämie erreicht.

Die Diagnose einer akuten Blutungsanämie wird in der Regel unmittelbar gestellt, obwohl manchmal bei Fällen von inneren Blutungsepisoden – z. B. nach einem

Trauma – auch große Blutungen nicht gleich erkannt werden. Bei jedem abrupten Abfall des Hämoglobinwertes muss anamnestisch die Möglichkeit einer akuten Blutung ausgeschlossen werden. Neben der Erhebung fremdanamnestischer Daten ist bei Verdacht eine entsprechende Diagnostik (z. B. Sonografie oder Endoskopie) notwendig.

Behandlung
AKUTE BLUTUNGSANÄMIE

Die Behandlung einer akuten Blutung verlangt eine zweizeitige Vorgehensweise. (1) In den meisten Fällen eines akuten Blutverlustes ist ein unmittelbarer Blutersatz erforderlich. Bei vielen chronischen Anämien haben die Detektion und Behandlung der Ursache die erste Priorität, Bluttransfusionen sind hier häufig nicht notwendig, da der Organismus adaptiert ist. Bei Patienten mit akutem Blutverlust ist dies nicht der Fall. Da der Körper nicht an niedrige Hämoglobinwerte adaptiert ist, hat die Transfusion von Erythrozytenkonzentraten oberste Priorität. Blutersatzmittel haben, obwohl Fluorcarbon-haltige Stoffe vielversprechende Daten gezeigt haben, bisher keinen Stellenwert in der Behandlung. (2) Während der Notfalltherapie muss unbedingt die Blutungsquelle isoliert und die Blutung gestoppt werden.

Eine Sonderform der Blutungsanämie entsteht durch den oft erheblichen Blutverlust während und unmittelbar nach einer Operation (z. B. bis zu 2 l bei radikaler Prostatektomie). Natürlich kann bei einem elektiven Eingriff aufgrund einer präoperativen Eigenblutspende patienteneigenes Blut verfügbar sein und der Blutverlust wird grundsätzlich engmaschig überwacht. Da es sich um einen iatrogenen Blutverlust handelt, sollte noch stärker versucht werden, das Transfusionsmanagement zu verbessern.

Der Heilige Gral der Notfallmedizin war für lange Zeit ein universell verfügbares, für alle Patienten geeignetes, leicht zu lagerndes und zu transportierendes, sicheres Blutersatzmittel, das genauso effektiv ist wie Blut. Zwei Wege wurden verfolgt: (1) synthetische Fluorkohlenstoffverbindungen, die reversibel Sauerstoff binden, und (2) künstlich modifizierte Hämoglobine, so genannte Hämoglobin-basierte Sauerstoff-Carrier (HBOC). Trotz zahlreicher Einzelfallberichte beider Verfahren beim Menschen und obwohl HBOCs sich inzwischen in klinischen Studien der Phasen II–III befinden, ist noch kein „Blutersatzmittel" für eine Standardtherapie verfügbar.

WEITERFÜHRENDE LITERATUR

Brodsky RA. Paroxysmal nocturnal hemoglobinuria. Blood 124 (18):2804–11, 2014 http://doi.org/10.1182/blood-2014-02-522128

Sayani FA, Abrams CS: How I treat refractory thrombotic thrombocytopenic purpura. Blood 125(25):3860–7, 2015. doi.org/10.1182/blood-2014-11-551580

Wollmer E, Neubauer A: General and special anaemia diagnostics. Der Internist 47(12):1269–78, 2006. doi.org/10.1007/s00108-006-1741-5

www.onkopedia.com/de/onkopedia/guidelines

Zanella A, Barcellini W: Treatment of autoimmune hemolytic anemias. Haematologica 99(10):1547–54, 2014. doi.org/10.3324/haematol.2014.114561

KAPITEL 12

APLASTISCHE ANÄMIE, MYELODYSPLASIE UND VERWANDTE FORMEN DES KNOCHENMARKVERSAGENS

Neal S. Young

Für die deutsche Ausgabe Carsten-Oliver Schulz

Hypoproliferative Anämien sind normochrom, normozytär oder makrozytär und weisen niedrige Retikulozytenzahlen auf. Hypoproliferative Anämien sind ferner ein wesentliches Merkmal hämatologischer Erkrankungen, die mit einem Knochenmarkversagen einhergehen. Hierzu gehören die aplastische Anämie, das myelodysplastische Syndrom, die Pure Red Cell Aplasia (PRCA) und die Panmyelophthise. Die Anämie ist bei diesen Erkrankungen häufig jedoch nicht der einzige und oft auch nicht der führende hämatologische Befund. Häufiger findet sich beim Knochenmarkversagen eine Panzytopenie: Anämie, Leukopenie und Thrombozytopenie. Erniedrigte periphere Zellzahlen bei Knochenmarkversagen resultieren aus einer insuffizienten Hämatopoese. Diese muss gegen Zytopenien bei peripherer Zerstörung der Erythrozyten (hämolytische Anämien), der Thrombozyten (idiopathische thrombozytopenische Purpura oder bei Splenomegalie) und der Granulozyten (wie bei den immunologisch bedingten Leukopenien) abgegrenzt werden. Knochenmarkschädigungen und -funktionsstörungen können auch sekundär nach Infektionen, Entzündungen oder Krebserkrankungen auftreten.

Die mit einem Knochenmarkversagen einhergehenden Syndrome werden anhand der oft charakteristischen Knochenmarkveränderungen eingeteilt (Tab. 12-1). In der Praxis ist die Unterscheidung zwischen den unterschiedlichen Erkrankungen meist recht eindeutig möglich, sie können allerdings auch sekundär infolge anderer Erkrankungen auftreten und sind zum Teil untereinander sehr ähnlich, sodass die Differenzialdiagnose schwierig sein kann. Bei manchen Patienten können phänotypisch zwei oder drei der miteinander verwandten Erkrankungen dieser Gruppe gleichzeitig vorliegen oder eine Erkrankung transformiert im Verlaufe in eine andere. Vielen dieser Syndrome liegen gemeinsame immunologisch vermittelte Mechanismen der Knochenmarkschädigung sowie erhöhter genetischer Instabilität mit erhöhtem Risiko einer malignen Transformation zugrunde.

Es ist wichtig, dass sich Internisten und Allgemeinmediziner mit den Syndromen der Knochenmarkinsuffizienz vertraut machen, da die Prognose ohne Behandlung meist schlecht ist. Für die meisten Patienten gibt es wirkungsvolle Therapien, die jedoch meist derart kompliziert sind, dass Indikationsstellung und Durchführung in die Hände eines erfahrenen Hämatologen/Onkologen gehören.

Tabelle 12-1

DIFFERENZIALDIAGNOSE DER PANZYTOPENIE	
Panzytopenie mit hypozellulärem Knochenmark	
Erworbene aplastische Anämie	
Hereditäre aplastische Anämie (Fanconi-Anämie, Dyskeratosis congenita)	
Einige myelodysplastische Syndrome	
Selten aleukämische Leukämie (AML)	
Einige Formen der akuten lymphatischen Leukämie	
Einige Lymphome mit Knochenmarkbefall	
Panzytopenie mit normozellulärem Knochenmark	
Primäre Knochenmarkerkrankungen	Sekundär bei Systemerkrankungen
Myelodysplastische Syndrome	Systemischer Lupus erythematodes
Paroxysmale nächtliche Hämoglobinurie	Hypersplenismus
Myelofibrose	Vitamin-B_{12}-, Folsäuremangel
Aleukämische Leukämien	Massive Infektionen
Panmyelophthise	Alkohol
Lymphom mit Knochenmarkbefall	Brucellose
Haarzell-Leukämie	Sarkoidose
	Tuberkulose
	Leishmaniose
Hypozelluläres Knochenmark ± Zytopenie	
Q-Fieber	
Legionellose	
Anorexia nervosa, massive Unterernährung	
Mykobakterien	

APLASTISCHE ANÄMIE

DEFINITION

Die aplastische Anämie ist durch eine Panzytopenie bei gleichzeitiger Knochenmarkhypoplasie gekennzeichnet. Die erworbene aplastische Anämie muss von der iatrogenen Knochenmarkaplasie abgegrenzt werden, die nach einer intensiven Chemotherapie oder ausgedehnten Strahlentherapie beobachtet wird. Daneben kann eine aplastische Anämie auch hereditär bedingt sein: Die genetisch bedingte Fanconi-Anämie oder die Dyskeratosis congenita sind meist bereits im Kindesalter manifest werdende Fehlbildungssyndrome mit Panzytopenie; sie können sich jedoch auch bei anderweitig normal erscheinenden Erwachsenen als Panzytopenie manifestieren. Die erworbene aplastische Anämie manifestiert sich typischerweise aus vollem Wohlbefinden heraus mit abruptem Beginn einer peripheren Zytopenie bei jungen Erwachsenen. Dem Beginn der Erkrankung kann eine seronegative Hepatitis vorausgehen oder auch die Einnahme von Medikamenten. In diesen Fällen ist die Diagnose unkompliziert. Gelegentlich ist die periphere Zytopenie nur mäßig oder unvollständig mit unterschiedlicher Kombination und Ausprägung von Anämie, Leukopenie und Thrombozytopenie. Die aplastische Anämie zeigt zudem Überlappungen mit der paroxysmalen nächtlichen Hämoglobinurie (PNH; Kap. 11) und dem myelodysplastischen Syndrom, sodass in einigen Fällen keine klare Unterscheidung zwischen diesen Erkrankungen möglich ist.

EPIDEMIOLOGIE

Die erworbene aplastische Anämie kommt in Europa und Israel mit einer Frequenz von etwa zwei Fällen auf eine Million Einwohner und Jahr vor. In Thailand und China beträgt die Inzidenz etwa 5–7 auf 1 Mio. Einwohner und Jahr. Meistens sind Männer und Frauen gleich häufig betroffen. Es gibt eine biphasische Altersverteilung mit einem ersten Häufigkeitsmaximum zwischen dem 10. und 30. Lebensjahr und einem zweiten Anstieg mit höherem Alter.

ÄTIOLOGIE

Aus einigen klinischen Befundkonstellationen kann auf die biologische Grundlage der aplastischen Anämie geschlossen werden (Tab. 12-2). Dies heißt allerdings nicht, dass diese Assoziationen auch im Einzelfall verlässliche Anhaltspunkte geben oder auf eine Ätiologie hinweisen. Die meisten Fälle von aplastischer Anämie sind idiopathischer Natur; praktisch nur aufgrund der Anamnese können davon wahrscheinlich ätiologische Gruppen wie arzneimittelinduzierte Fälle abgegrenzt werden.

Strahlung

Die lokale Knochenmarkaplasie ist eine Folge jeglicher ausreichend dosierter Bestrahlung, da diese DNS-schädigend wirkt, wofür Gewebe mit hoher Mitoserate besonders empfindlich sind. Strahlenunfälle können nicht nur bei Mitarbeitern von Atomkraftwerken auftreten, sondern auch bei Krankenhausangestellten, Angestellten von Laboratorien und Industriearbeitern (Sterilisation von Nahrungsmitteln durch Gamma-Bestrahlung, Qualitätskontrolle von Schweißnähten usw.). Darüber hinaus können auch Unbeteiligte durch gestohlene, unsachgemäß gelagerte oder missbräuchlich eingesetzte Strahlenquellen exponiert werden. Aus dem Ausmaß und der Geschwindigkeit, mit welcher die Zytopenie auftritt, kann die aufgenommene Strahlendosis rekonstruiert werden. Daneben können dosimetrische Untersuchungen bei der Rekonstruktion der Exposition helfen. Sie sind wichtig, um die Prognose abzuschätzen und auch das medizinische Personal vor dem Kontakt mit radioaktiv kontaminiertem Gewebe und Absonderungen zu schützen. Myelodysplasien und Leukämien, wahrscheinlich jedoch nicht die aplastische Anämie, sind späte Konsequenzen der Strahlenexposition.

Tabelle 12-2

KLASSIFIKATION DER APLASTISCHEN ANÄMIEN UND MONOLINEAREN ZYTOPENIEN

Erworben	Hereditär
Aplastische Anämie	
Sekundäre aplastische Anämie	Fanconi-Anämie
Bestrahlung	Dyskeratosis congenita
Medikamente und Chemikalien	Shwachman-Diamond-Syndrom
Regelhafte Effekte	Retikuläre Dysgenesie
Idiosynkratische Reaktion	Amegakaryozytäre Thrombozytopenie
Viren	Familiäre aplastische Anämie
Epstein-Barr-Virus (infektiöse Mononukleose)	Präleukämie (Monosomie 7 etc.)
Hepatitis (Non-A-, Non-B-, Non-C-Hepatitis)	Nicht hämatologische Syndrome (Trisomie 21, Dubowitz-Krankheit, Seckel-Krankheit)
Parvovirus B19 (vorübergehende aplastische Krise, Pure Red Cell Aplasia)	
HIV-1 (AIDS)	
Immunerkrankungen	
Eosinophile Fasziitis	
Hyperimmunglobulinämie	
LGL-Leukämie	
Thymom/Thymuskarzinom	
Graft-versus-host-Erkrankung	
Paroxysmale nächtliche Hämoglobinurie	
Schwangerschaft	
Idiopathisch	
Monolineare Zytopenien	
Pure Red Cell Aplasia (siehe Tab. 12-4)	Kongenitale Pure Red Cell Aplasia (Blackfan-Diamond-Syndrom)
Neutropenie/Agranulozytose	
Idiopathisch	Kostmann-Syndrom
Arzneimittel, Toxine	Shwachman-Diamond-Syndrom
LGL-Leukämie	Retikuläre Dysgenesie
Pure White Cell Aplasia (± Thymom)	
Thrombozytopenie	
Arzneimittel, Toxine	Amegakaryozytäre Thrombozytopenie
Idiopatisch amegakaryozytär	Thrombozytopenie mit Radiusaplasie

Chemikalien

Benzol ist für die Induktion von Knochenmarkversagen bekannt. Epidemiologische, klinische und experimentelle Untersuchungen dokumentieren den Zusammenhang einer Benzolexposition mit aplastischen Anämien, akuten Leukämien und anderen Blut- und Knochenmarkerkrankungen. Die Leukämie-Inzidenz korreliert mit der kumulativen Exposition, daneben scheint aber auch eine individuelle Empfindlichkeit eine Rolle zu spielen, da nur einige der massiv exponierten Individuen eine Benzolmyelotoxizität entwickeln. Die Arbeitsplatzanamnese ist wichtig, insbesondere bei einer Tätigkeit in Industrien, in denen Benzol als Lösungsmittel eingesetzt wird. Benzolbedingte Erkrankungen des blutbildenden Systems haben mit zunehmender Verbesserung der Arbeitsplatzsicherheit abgenommen. Obwohl Benzol heute nicht mehr in Haushaltslösemitteln vorhanden ist, findet eine Exposition mit Benzolmetaboliten durch die Nahrung und in der Umwelt statt. Eine Assoziation zwischen Knochenmarkschäden und anderen chemischen Substanzen ist wesentlich schlechter belegt.

Arzneimittel

(Tab. 12-3) Viele Zytostatika führen als eine der wichtigsten Nebenwirkungen regelhaft zu einer dosisabhängigen Knochenmarksuppression. Im Gegensatz dazu können viele Substanzen idiosynkratische Reaktionen ohne klare Dosis-Wirkungs-Beziehung auslösen, die zu einer aplastischen Anämie führen. Das Wissen um diese Effekte beruhte vor allem auf kumulativen Einzelfallberichten, bis eine große internationale Studie in den 1980er-Jahren in Europa auch eine quantitative Risikobewertung vornahm, insbesondere für nicht steroidale Antiphlogistika, Sulfonamide, Thyreostatika, einige Psychopharmaka, Penicillamin, Allopurinol und Gold. Nicht jede Medikamenteneinnahme vor einer aplastischen Anämie ist notwendigerweise als kausal zu bewerten. Die Arzneimittel können auch deshalb gegeben oder genommen worden sein, um die ersten Symptome des Knochenmarkversagens zu behandeln (Antibiotika bei Fieber oder im Rahmen einer vorausgehenden Virusinfektion). Medikamente können außerdem die ersten klinischen Symptome der bereits existierenden Zytopenie provozieren (Petechien durch nicht steroidale Antiphlogistika bei thrombozytopenischen Patienten). Vor dem Hintergrund des gesamten Arzneimittelkonsums sind idiosynkratische Reaktionen außerordentlich seltene Ereignisse, führen aber für den betroffenen Patienten zu erheblichen Konsequenzen. Betrachtet man populationsbasierte Untersuchungen, wird das geringe absolute Risiko einer arzneimittelinduzierten aplastischen Anämie offensichtlicher. Da das Gesamtrisiko für eine aplastische Anämie extrem gering ist, führt selbst eine 10- bis 20-fache Steigerung des Risikos nur zu wenigen zusätzlichen arzneimittelinduzierten aplastischen Anämien, selbst wenn Hunderttausende Patienten exponiert sind.

Infektionen

Die Hepatitis ist die häufigste einer aplastischen Anämie vorausgehende Infektion und wird für etwa 5 % der Fälle aplastischer Anämien verantwortlich gemacht. Typischerweise sind junge Männer betroffen, die sich von einem 1–2 Monate zurückliegendem Anstieg der Leberenzyme erholt haben. Die nachfolgende Panzytopenie ist

Tabelle 12-3

AUSWAHL VON ARZNEIMITTELN UND CHEMIKALIEN ALS URSACHE DER APLASTISCHEN ANÄMIE
Substanzen, die regelmäßig eine Knochenmarkdepression im Rahmen der normal angewendeten Dosen und Anwendungen hervorrufen:
Zytostatika im Rahmen der Tumorchemotherapie (z. B. *Alkylanzien, Antimetaboliten, antimitotisch wirkende Medikamente*) und einige Antibiotika
Substanzen, die häufig, aber nicht regelhaft eine Knochenmarkaplasie hervorrufen:
Benzol
Substanzen, die nur selten eine aplastische Anämie hervorrufen:
Chloramphenicol
Insektizide
Gegen Protozoen wirkende Arzneimittel: Quinacrin, Chloroquin, Mepacrin
Nicht steroidale Antiphlogistika (z. B. *Phenylbutazon,* Metamizol, Indometacin, Ibuprofen, Sulindac und Acetylsalicylsäure)
Antiepileptika (z. B. *Hydantoin, Carbamazepin,* Phenazemid, Felbamat)
Schwermetalle (z. B. *Gold,* Arsen, Bismut, Quecksilber)
Sulfonamide: einige Antibiotika, Thyreostatika (z. B. Metimazol, Methylthiouracil, Propylthiouracil), Antidiabetika (z. B. Tolbutamid, Chlorpropamid), Carboanhydrasehemmer (z. B. Acetazolamid und Metazolamid)
Antihistaminika: (z. B. *Cimetidin,* Chlorpheniramin)
D-Penicillamin
Östrogene (im Rahmen der Schwangerschaft und in hohen Dosen bei Tieren)
Substanzen, deren Assoziation mit einer aplastischen Anämie unsicherer ist:
Andere Antibiotika (z. B. Streptomycin, Tetracyclin, Methicillin, Mebendazol, Trimethoprim/Sulfamothoxazol, Flucytosin)
Sedativa und Tranquilizer (z. B. Chlorpromazin, Prochlorperazin, Piperacetacin, Chlordiazepoxid, Meprobamat, Methylprylon)
Allopurinol Methyldopa Chinidin Lithium Guanidin Kaliumperchlorat Thiozyanat Carbimazol

Merke: Für kursiv gedruckte Substanzen ist der ätiologische Zusammenhang mit der aplastischen Anämie am besten belegt.

häufig stark ausgeprägt. Die Hepatitis ist in fast allen Fällen seronegativ (non-A, non-B, non-C). Sie wird möglicherweise durch ein noch nicht charakterisiertes Virus hervorgerufen. Der seronegativen Hepatitis kann in der Kindheit auch ein fulminantes Leberversagen folgen. Bei diesen Patienten tritt sehr oft zusätzlich ein Knochenmarkversagen auf. Ein Knochenmarkversagen kann in seltenen Fällen auch der infektiösen Mononukleose folgen. Das Parvovirus B19 verursacht bei der hämolytischen Anämie vorübergehende aplastische Krisen und ist auch für einige Fälle von Pure Red Cell Aplasia verantwortlich (siehe unten). Das Virus verursacht jedoch normalerweise kein generalisiertes Knochenmarkversagen. Eine leichte Zytopenie tritt häufig im Verlauf verschiedenster Viruserkrankungen und bakterieller Infektionen auf (oft auch im Rahmen eines Verbrauches der peripheren Blutzellen), klingt jedoch mit dem Abheilen der Infektion ebenfalls ab.

Immunologische Erkrankungen

Eine Knochenmarkaplasie ist die hauptsächliche Folge und Todesursache bei der transfusionsbedingten Graft-versus-host-Erkrankung. Sie kann durch Infusion unbestrahlter Blutprodukte bei immungeschwächten Empfängern auftreten. Daneben tritt eine aplastische Anämie auch oft bei der *eosinophilen Fasziitis* auf, einer seltenen Kollagenose mit schmerzhafter Induration des subkutanen Gewebes. Gelegentlich finden sich bei einer aplastischen Anämie auch ein Thymom und eine Hypoimmunglobulinämie. Eine Panzytopenie mit Knochenmarkhypoplasie kann auch im Rahmen eines systemischen Lupus erythematodes auftreten.

Schwangerschaft

Eine aplastische Anämie kann in sehr seltenen Fällen im Rahmen der Schwangerschaft auftreten und bei erneuter Schwangerschaft rezidivieren. Sie ist jeweils nach der Entbindung oder einem spontanen oder induzierten Abort reversibel.

Paroxysmale nächtliche Hämoglobinurie

Eine erworbene Mutation des PIG-A-Gens in einer hämatopoetischen Stammzelle ist die Voraussetzung für die Entwicklung der paroxysmalen nächtlichen Hämoglobinurie (PNH). PIG-A-Mutationen kommen aber wahrscheinlich häufig auch im Knochenmark gesunder Individuen vor. Wenn eine PIG-A-mutierte Vorläuferzelle proliferiert, entsteht ein Zellklon mit Defekten der Glykosylphosphatidylinositol-verankerten Oberflächenproteine (Kap. 11). Kleine Klone PIG-A-defizienter Zellen können bei mindestens der Hälfte der Patienten mit aplastischer Anämie bereits bei der ersten klinischen Vorstellung durch die sensitive Flow-Zytometrie gefunden werden. Darüber hinaus zeigen Knochenmarkstammzellassays von Patienten mit paroxysmaler nächtlicher Hämoglobinurie auch in den Fällen einen Hämatopoesedefekt, in denen die Hämolyse im Vordergrund steht. Patienten, bei denen zunächst eine paroxysmale nächtliche Hämoglobinurie diagnostiziert wurde, können später eine Knochenmarkaplasie und Panzytopenie entwickeln. Dies ist vor allem bei jüngeren Patienten der Fall. Patienten mit der initialen Diagnose einer aplastischen Anämie können nach Rekonstitution der Zytopenie an einer paroxysmalen nächtlichen Hämoglobinurie erkranken.

Kongenitale Erkrankungen

Die Fanconi-Anämie ist eine autosomal rezessiv vererbte Erkrankung. Sie manifestiert sich als progrediente Panzytopenie. Weitere Kennzeichen sind morphologische Anomalien und ein erhöhtes Risiko für maligne Erkrankungen. Die Chromosomen von betroffenen Patienten sind empfindlich gegenüber Substanzen, die eine DNS-Quervernetzung bewirken, was man sich in diagnostischen Assays zunutze macht. Patienten mit Fanconi-Anämie sind meistens von kleiner Statur und weisen Café-au-lait-Flecken sowie Fehlbildungen mit Beteiligung von Daumen, Radius und Urogenitaltraktes auf. Mindestens 16 verschiedene genetische Defekte wurden identifiziert und in 11 Fällen sind die zugrunde liegenden Gene bekannt. Die häufigste Form der Fanconi-Anämie (Typ A) beruht auf Mutationen des FANCA-Gens. Die meisten Genprodukte bei Fanconi-Anämie bilden einen Proteinkomplex, der FANCD2 durch Monoubiquitinierung aktiviert und in die zelluläre DNS-Reparatur insbesondere nach Doppelstrangquervenetzungen involviert ist.

Die Dyskeratosis congenita ist durch eine Leukoplakie im Bereich der Schleimhäute, eine Nageldystrophie, retikuläre Hyperpigmentierungen und die Entwicklung einer aplastischen Anämie in der Kindheit charakterisiert. Die Dyskeratose entsteht durch Mutationen der für den Telomerreparaturkomplex kodierenden Gene, die bei sich teilenden Zellen für eine gleichbleibende Telomerlänge sorgen: Die X-chromosomal vererbte Form ist auf Mutationen des DKC1(Dyskeratin)-Gens zurückzuführen. Die selteneren autosomal dominanten Formen sind auf Mutationen des TERC-Gens zurückzuführen, das für ein RNS-Molekül kodiert, sowie auf Mutationen des TERT-Gens, das die katalytische Reverse-Transkriptase, die Telomerase, kodiert. Auch Mutationen von TNF2, einer Komponente des Shelterin-Komplexes, dessen Proteine an die DNS-Telomere binden, treten bei der Dyskeratose auf.

Bei Patienten mit Shwachman-Diamond-Syndrom findet sich bereits früh im Leben eine Neutropenie mit Pankreasinsuffizienz und Malabsorption. Die meisten dieser Patienten weisen verschiedene heterozygote Mutation des SBDS-Gens auf, die sowohl die ribosomale Biogenese (wie beim Diamond-Blackfan-Syndrom, siehe unten), als auch die Funktion des Knochenmarkstromas betrifft.

Diese konstitutionellen Syndrome manifestieren sich gelegentlich erst beim Erwachsenen, die genetischen Mutationen sind aber auch Risikofaktoren für ein Knochenmarkversagen. Bei den erst vor kurzem entdeckten Telomeropathien haben Mutationen des TERT-Gens und des TERC-Gens subtile Auswirkungen auf die hämatopoetische Funktion. Typische Symptome sind nicht nur eine schwere, sondern auch eine mäßige aplastische Anämie, die chronisch und nicht progredient verlaufen kann, sowie eine isolierte makrozytäre Anämie oder Thrombopenie. Körperliche Veränderungen finden sich meistens nicht, allerdings ist frühes Ergrauen ein Hinweis auf diese Diagnose. Die Familienanamnese ergibt oft Lungenfibrosen und Leberzirrhosen. Die jeweilige Beteiligung von Knochenmark, Leber und Lunge ist innerhalb der Familien und Stammbäume ebenso hochvariabel wie die Penetranz des klinischen Phänotyps. Variable Penetranz bedeutet, dass TERT- und TERC-Mutationen lediglich Risikofaktoren für ein Knochenmarkversagen sind, da Familienmitglieder mit denselben Mutationen keine oder nur leichte hämatologische Veränderungen, jedoch subtile Hinweise auf eine (kompensierte) insuffiziente Hämatopoese aufweisen können.

PATHOPHYSIOLOGIE

Ein Knochenmarkversagen ist durch einen schweren Defekt im Bereich der hämatopoetischen Zellen zu erklären. Bei der aplastischen Anämie fällt in der Biopsie ebenso wie bei der Magnetresonanztomografie der Wirbelsäule eine ausgeprägte Verdrängung des Knochenmarks durch Fettmark auf (Abb. 12-1). Die CD34-positiven Zellen (CD34 ist ein Oberflächenmarker hämatopoetischer Stammzellen) sind vermindert, funktionelle Untersuchungen zeigen ein fast vollständiges Fehlen primitiver und determinierter Vorläuferzellen. Anhand von In-vitro-Studien geht man davon aus, dass bei der schweren aplastischen Anämie zum Zeitpunkt der Erstvorstellung der Stammzellpool bereits auf weniger als 1 % der Norm reduziert ist.

Bei den kongenitalen aplastischen Anämien liegt ein intrinsischer Stammzelldefekt vor: Patienten mit Fanconi-Anämie zeigen eine chromosomale Instabilität und Zelltod nach In-vitro-Exposition mit bestimmten Chemikalien. Bei manchen Patienten mit einer aplastischen Anämie durch Mutationen in Genen des Telomerreparaturkomplexes (TERT und TERC) finden sich Telomerverkürzungen. Telomere können sich auch physiologisch beim erworbenen Knochenmarkversagen durch eine vermehrte Teilung bei begrenztem Stammzellpool verkürzen.

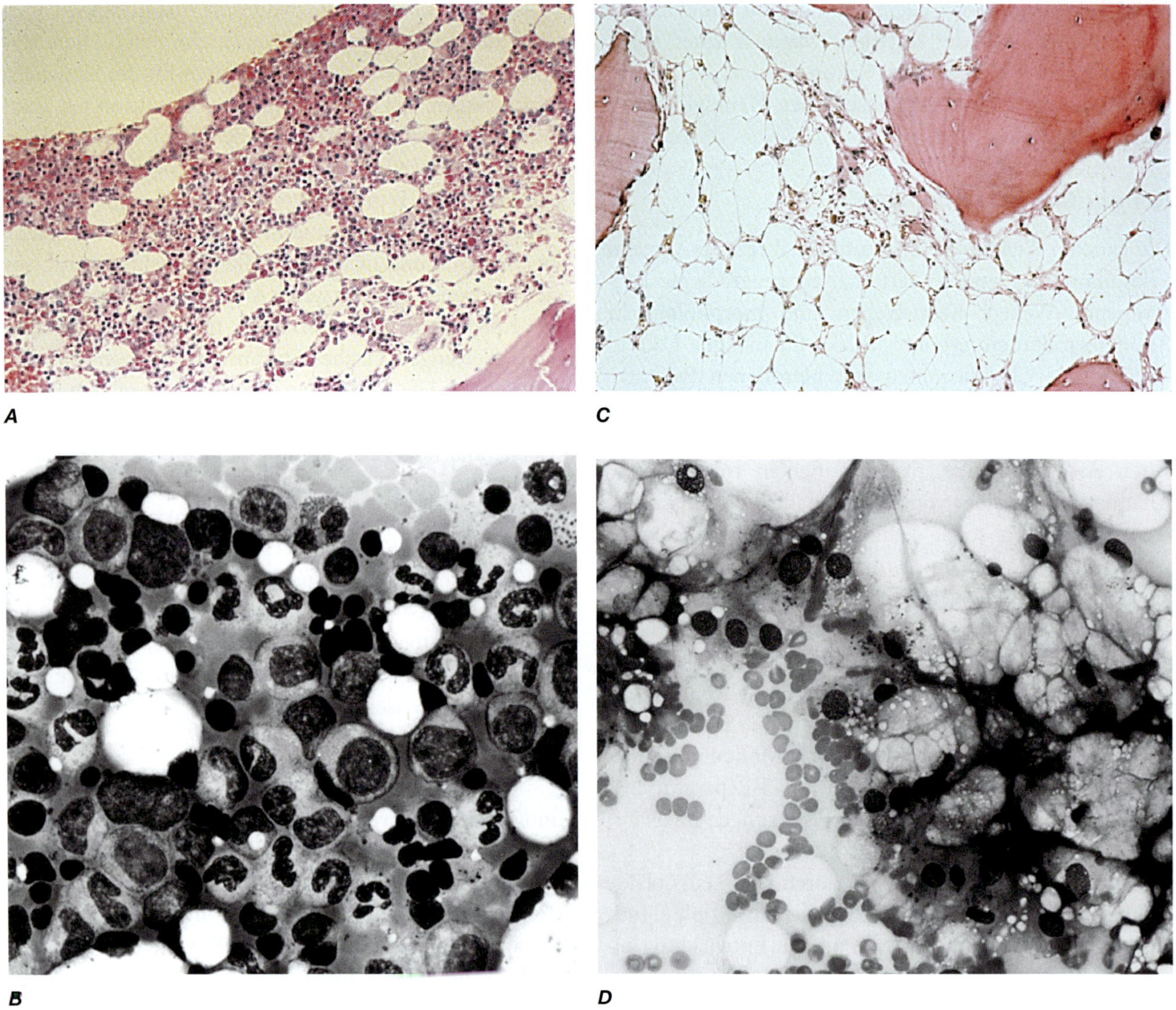

Abbildung 12-1 **Normales und aplastisches Knochenmark.** ***A.*** Normale Knochenmarkbiopsie. ***B.*** Normaler Knochenmarkausstrich. Der Zellgehalt des Knochenmarks beträgt normalerweise 30–70 %. Es liegt eine Mischung aus myeloischen, erythroiden und lymphoiden Zellen vor. ***C.*** Biopsie bei einem Patienten mit aplastischer Anämie. ***D.*** Knochenmarkausstrich bei aplastischer Anämie. Das hämatopoetisch aktive Gewebe ist durch Fett ersetzt. Außerdem sind residuale Stromazellen und Lymphozyten sichtbar.

Schäden durch Arzneimittel und toxische Substanzen

Ein von außen induzierter Knochenmarkschaden ist das Ergebnis hoher Strahlungsdosen oder toxischer Chemikalien. Zur Erklärung der häufigeren idiosynkratischen Reaktionen durch geringe Medikamentendosen wird ein veränderter Metabolismus der Substanzen diskutiert. Bei vielen Medikamenten und Chemikalien, insbesondere wenn sie auf Molekülebene polar sind und eine begrenzte Wasserlöslichkeit haben, führt der enzymatische Abbau zu hoch reaktiven intermediären Metaboliten. Diese wirken durch ihre Fähigkeit, an Makromoleküle der Zelle zu binden, toxisch. So sind im Stoffwechsel entstehende Hydrochinone und Chinone für den benzolinduzierten Gewebeschaden verantwortlich. Die überschießende Bildung toxischer Metaboliten oder die Unfähigkeit einer Elimination könnte genetisch determiniert sein und nur bei einer Exposition mit einem spezifischen Medikament offenbar werden. Die Komplexität und Spezifität der Stoffwechselwege impliziert die Existenz vielfältiger Störungsmöglichkeiten, was auch die Seltenheit idiosynkratischer Reaktionen erklären könnte.

Immunologisch bedingte Schädigung

Erste Vermutungen einer immunologischen Ursache der aplastischen Anämie entstanden angesichts der Tatsache, dass sich die Knochenmarkfunktion bei einigen Patienten nach Gabe von Antilymphozytenglobulin (ALG) zur Vorbereitung einer geplanten Knochenmarktransplantation erholte. Zu dieser Hypothese passte auch das häufige Versagen einer Knochenmarktransplantation vom eineiigen Zwillingsspender ohne Konditionierung. Diese Fakten sprachen gegen das einfache Fehlen von Stammzellen und für das Vorhandensein eines jenseits der Stammzellen liegenden Faktors als Ursache des Knochenmarkversagens. Erkenntnisse aus Laboruntersuchungen unterstützen die wichtige Rolle des Immunsystems bei der Entwicklung der aplastischen Anämie. Blut- und Knochenmarkzellen von Patienten mit aplastischer Anämie können in Stammzellassays normales hämatopoetisches Progenitorzellwachstum supprimieren. Die Entfernung der T-Zellen aus dem Knochenmark von Patienten mit aplastischer Anämie verbessert die Koloniebildung in Stammzellassays in vitro. Bei Patienten mit aplastischer Anämie wird eine erhöhte Anzahl aktivierter zytotoxischer T-Zell-Klone beobachtet. Sie nehmen üblicherweise nach einer erfolgreichen immunsuppressiven Therapie ab; die Beteiligung von Typ-1-Zytokinen wird vermutet. Interferon induziert eine Fas-Expression auf den CD34-positiven Zellen und führt so zu deren Apoptose. Die frühen immunologischen Prozesse bei der Entstehung einer aplastischen Anämie sind bisher unzureichend verstanden. Das Vorliegen oligoklonaler aktivierter T-Zell-Klone impliziert eine Auslösung durch Antigenkontakt. Die Seltenheit der aplastischen Anämie trotz häufiger möglicher Expositionen (Arzneimittel, seronegative Hepatitisvirus) legt nahe, dass genetische Veränderungen der Immunantwort (z. B. Polymorphismen der Histokompatibilitätsantigene, Zytokingene sowie Gene, die die T-Zell-Polarisation und -Effektorfunktion regulieren) eine normalerweise physiologische Reaktion in einen abnormen Autoimmunprozess verändern können.

KLINISCHES BILD

Anamnese

Eine aplastische Anämie kann plötzlich oder schleichend beginnen. Die Blutungsneigung ist meist das erste Symptom. Die Patienten klagen über vermehrte Hämatome im Laufe der vergangenen Tage oder Wochen, Zahnfleischbluten, Nasenbluten sowie verstärkte Menstruationen und auch Petechien. Bei Thrombozytopenien sind massive Hämorrhagien eher selten. Allerdings kann sich bereits eine kleine Blutung im Zentralnervensystem als intrakranielle oder retinale Blutung mit katastrophalen Folgen manifestieren. Anämiesymptome sind bei diesen Patienten ebenfalls häufig. Sie umfassen Mattigkeit, Schwäche, Kurzatmigkeit und ein pochendes Ohrgeräusch. Infektionen sind eher selten das erste Symptom bei einer aplastischen Anämie. (Dies unterscheidet sie von einer Agranulozytose, bei der frühzeitig Pharyngitiden, anorektale Infektionen und Septitiden auftreten.) Ein wichtiges Kennzeichen der aplastischen Anämie ist die Begrenzung der Symptome auf das hämatopoetische System. Die Patienten fühlen sich oft noch bemerkenswert gut und sehen auch so aus, obwohl die Zellzahlen bereits erheblich abgefallen sind. Allgemeinsymptome und Gewichtsabfall sollten die Aufmerksamkeit eher auf andere Ursachen der Panzytopenie lenken. Die Medikamentenanamnese oder Hinweise auf eine Exposition mit chemischen Substanzen sowie vorausgegangene Viruserkrankungen müssen häufig durch wiederholte Befragung herausgearbeitet werden. Gehäufte hämatologische Erkrankungen, Blutungsstörungen, Lungen- oder Leberfibrosen sowie frühzeitiges Ergrauen in der Familienanamnese sind mögliche Hinweise auf eine Telomeropathie.

Körperliche Untersuchung

Petechien und Ekchymosen finden sich häufig, gelegentlich auch retinale Einblutungen. Rektale und gynäkologische Untersuchungen sollten vermieden oder, wenn notwendig, sehr vorsichtig durchgeführt werden, um eine Traumatisierung zu vermeiden. Bei der Untersuchung finden sich oft Blutungen aus der Zervix und Blut im Stuhl. Blässe von Haut und Schleimhäuten ist ein häufiges Merkmal, sofern die aplastische Anämie nicht sehr akut aufgetreten ist oder der Patient bereits transfundiert wurde. Infektionen sind bei Erstvorstellung eher selten, können aber vorhanden sein, sofern der Patient bereits einen symptomatischen Verlauf von einigen Wochen hat. Lymphadenopathie und Splenomegalie sind außerordentlich untypisch für eine aplastische Anämie. Café-au-lait-Flecken und eine kleine Statur legen eine Fanconi-Anämie nahe, Veränderungen der Fingernägel und Leukoplakien eine Dyskeratosis congenita, frühes Ergrauen (und der Einsatz von Haarfärbemitteln, um dies zu verdecken) legt einen Defekt der Telomerase nahe.

LABORDIAGNOSTIK

Blut

Im Blutausstrich fallen große Erythrozyten, eine Thrombopenie und eine Granulozytopenie auf. Das mittlere Korpuskularvolumen (MCV) ist meist erhöht, Retikulozyten fehlen oder sind vermindert, die Lymphozytenzahl kann normal oder reduziert sein. Das Vorhandensein von myeloischen Vorstufen legt eine Leukämie oder ein myelodysplastisches Syndrom nahe. Kernhaltige Vorläufer der Erythropoese weisen auf eine Knochenmarkfibrose oder einen Befall des Knochenmarks durch Tumoren hin. Veränderte Plättchen legen eine periphere Plättchendestruktion oder ein myelodysplastisches Syndrom nahe.

Knochenmark

Das Knochenmark kann normalerweise gut aspiriert werden, erscheint jedoch bereits im Ausstrich ausgedünnt. Der Knochenmarkbiopsiezylinder imponiert aufgrund seines erhöhten Fettgehaltes als blass. Eine Punctio sicca legt eine Knochenmarkfibrose oder Myelophthise nahe. Bei einer schweren aplastischen Anämie können sich im Ausstrich ausschließlich Erythrozyten, einige Lymphozyten und Zellen des Knochenmarkstromas finden. Das Biopsat sollte mindestens 1 cm lang sein und ist gut zur Bestimmung der Knochenmarkzellularität geeignet. Bei der aplastischen Anämie beträgt der Anteil der Hämatopoese weniger als 25 % der Markfläche. In den meisten Fällen besteht das Biopsat fast ausschließlich aus Fettmark. Es besteht keine zuverlässige Korrelation zwischen Knochenmarkzellularität und Erkrankungsschwere. Einige der Patienten mit an den Blutzellzahlen gemessen leicht verlaufender Erkrankung können vollständig leere Beckenkammbiopsien haben. Demgegenüber können bei aplastischen Anämien aber auch „Hotspots" mit gesteigerter Hämatopoese gefunden werden. Sofern es nicht möglich ist, ein adäquates Aspirat am Beckenkamm zu gewinnen, sollte eine Aspiration am Sternum versucht werden. Die residualen hämatopoetischen Zellen sollten morphologisch normal, allenfalls mit leichteren megaloblastären Veränderungen der Erythropoese sein. Die Megakaryozyten sind in allen Fällen erheblich vermindert, meist fehlen sie. Granulome können auf eine infektiöse Ursache des Knochenmarkversagens hinweisen.

Weiterführende Untersuchungen

Um eine Fanconi-Anämie bei Kindern und jungen Erwachsenen auszuschließen, werden Untersuchungen auf chromosomale Fragilität an peripheren Blutzellen mithilfe von Diepoxybutan (DEB) oder Mitomycin C durchgeführt. Sehr kurze Telomere sprechen stark für eine Mutation der Telomerase oder im Shelterin-Komplex und werden durch Untersuchungen von Familienmitgliedern und Nukleotidsequenzierung weiter abgeklärt. Zytogenetische Untersuchungen im Knochenmark können die Diagnose eines myelodysplastischen Syndroms sichern und sollten bei einer typischen aplastischen Anämie negativ sein. Durchflusszytometrische Untersuchungen sind ein sensitives diagnostisches Werkzeug der paroxysmalen nächtlichen Hämoglobinurie. Serologische Untersuchungen können Hinweise auf eine Virusinfektion zeigen, insbesondere im Sinne einer Epstein-Barr- oder HIV-Infektion. Eine posthepatitische aplastische Anämie ist typischerweise seronegativ. Die Milzgröße sollte sonografisch oder computertomografisch bestimmt werden, sofern die klinische Untersuchung keinen klaren Befund erbringt. Eine Magnetresonanztomografie kann für die Bestimmung des Fettgehaltes der Wirbelkörper nützlich sein und Hinweise für die Unterscheidung von Aplasie und Myelodysplasie liefern.

DIAGNOSTIK

Die Diagnose einer aplastischen Anämie ergibt sich aus der Kombination einer peripheren Panzytopenie mit einer durch Fettmark ersetzten Hämatopoese. Die aplastische Anämie ist eine Erkrankung junger Menschen und sollte eine führende Differenzialdiagnose bei adoleszenten oder jungen Erwachsenen mit Panzytopenie sein. Sekundär induzierte Panzytopenien sind oft schon durch die Vorgeschichte oder die körperliche Untersuchung abgrenzbar: Die massive Milzvergrößerung durch alkoholbedingte Leberzirrhose, die Vorgeschichte einer metastasierten Tumorerkrankung oder eines Lupus erythematodes sowie eine Miliartuberkulose im Thorax-Röntgenbild sind nur einige Beispiele (Tab. 12-1).

Differenzialdiagnostische Probleme können bei atypischen Verläufen und bei der Abgrenzung von verwandten hämatologischen Krankheitsbildern entstehen. Obwohl eine Panzytopenie die typische Erscheinung der aplastischen Anämie ist, haben einige Patienten mit Knochenmarkhypozellularität nur eine periphere Zytopenie von ein oder zwei Reihen und entwickeln im Verlauf eine Panzytopenie. Das Knochenmark bei hereditären Formen ist morphologisch von dem einer erworbenen aplastischen Anämie nicht zu unterscheiden. Die Diagnose ergibt sich aus der Familienanamnese. Außerdem haben diese Patienten bereits seit der Kindheit veränderte Blutzellzahlen oder es sind Fehlbildungen im Skelett oder Urogenitalsystem vorhanden. Die aplastische Anämie ist von den hypozellulären Varianten des myelodysplastischen Syndroms oftmals sehr schwer abgrenzbar. Die Diagnose eines myelodysplastischen Syndroms ist wahrscheinlicher, wenn sich morphologische Veränderungen, vor allem der Megakaryozyten oder im Bereich der myeloischen Vorläuferzellen finden oder wenn typische zytogenetische Anomalien vorhanden sind (siehe unten).

PROGNOSE

Der natürliche Verlauf der schweren aplastischen Anämie besteht aus einer schnell progredienten klinischen Verschlechterung und dem raschen Tod. Seit der Verfügbarkeit von Erythrozyten- und später auch Thrombozytenkonzentraten und effektiver Antibiotika ist ein gewisser Fortschritt zu verzeichnen. Allerdings haben sich nur wenige Patienten spontan von ihrer Erkrankung erholt. Wichtigstes Prognosekriterium sind die Blutzellzahlen. Früher wurde die schwere aplastische Anämie durch das Vorhandensein von zwei der folgenden drei Parameter definiert: absolute Neutrophilenzahl < 500/µl, Plättchenzahl < 20.000/µl und korrigierte Retikulozytenzahl < 1 % (oder absolute Retikulozytenzahl < 60.000/µl). Im Zeitalter der effektiven immunsuppressiven Therapie sind die absolute Retikulozytenzahl (> 25.000/µl) und die absolute Lymphozytenzahl (> 1.000/ µl) vermutlich bessere Vorhersagefaktoren des Therapieansprechens und der Langzeitprognose.

Behandlung APLASTISCHE ANÄMIE

Eine schwere aplastische Anämie kann durch den Ersatz der fehlenden Hämatopoese (und des Immunsystems) durch ein Stammzelltransplantat geheilt werden. Auch durch Immunsuppression kann eine Verbesserung mit Erholung der residualen Knochenmarkfunktion erreicht werden. Glukokortikoide haben keinen Stellenwert in der Primärtherapie. Suspekte Arzneimittel oder Chemikalien sollten abgesetzt werden bzw. die Exposition vermieden werden. Eine spontane Erholung bei schwerer Zytopenie ist selten und daher ist ein zuwartendes Verhalten vor dem Beginn einer Therapie meist nicht ratsam, es sei denn, die Zellzahlen wären nur moderat vermindert.

HÄMATOPOETISCHE STAMMZELLTRANSPLANTATION Sie ist die beste Therapie für junge Patienten mit histokompatiblem Geschwisterspender (Kap. 32). Bei jedem Kind oder jungen Erwachsenen sollte sofort bei Diagnosestellung der aplastischen Anämie eine HLA-Typisierung erfolgen. Bei Transplantationskandidaten sollte eine Bluttransfusion von Familienmitgliedern vermieden werden, um keine Sensibilisierung für Histokompatibilitätsantigene vorzunehmen, wobei eine begrenzte Anzahl von Bluttransfusionen wahrscheinlich keinen wesentlichen Effekt auf den Ausgang der Transplantation hat. Das Langzeitüberleben nach voll HLA-kompatibler Geschwistertransplantation beträgt bei Kindern etwa 90 %. Morbidität und Mortalität der Transplantation sind bei Erwachsenen höher, vor allem wegen des höheren Risikos für chronische Graft-versus-host-Erkrankungen und Infektionen.

Die meisten Patienten haben keinen passenden Geschwisterspender. Gelegentlich kann im weiteren Familienkreis ein Spender mit einer kompletten Übereinstimmung der HLA-Antigene gefunden werden. Besser verfügbar sind unverwandte histokompatible Spender oder Spender mit nicht vollständig übereinstimmenden HLA-Antigenen aus dem erweiterten Familienkreis. Durch das High-Resolution-Matching für HLA-Antigene, effektivere Konditionierungsregime und eine bessere GVHD-Prophylaxe haben die Überlebensraten der Patienten, für die sich kein HLA-kompatibler Familienspender findet, verbessert und es werden in manchen Serien ähnliche Werte wie bei Geschwisterspendern erreicht. Die Patienten haben ein höheres Risiko für Spätkomplikationen, insbesondere eine erhöhte Tumorinzidenz, falls eine Ganzkörperbestrahlung als Bestandteil der Konditionierung eingesetzt wurde.

IMMUNSUPPRESSION Standardregime ist die Gabe von Antithymozytenglobulin (ATG) in Kombination mit Ciclosporin. Sie führt bei 60–70 % der Erwachsenen zu einer hämatologischen Remission (Freiheit von Transfusionen und Erreichen einer für die Verhinderung von Infektionen ausreichenden Leukozytenzahl). Kinder sprechen besonders gut auf diese Therapie an, während bei älteren erwachsenen Patienten oft durch Begleitkrankheiten Komplikationen auftreten. Ein frühes, robustes hämatologisches Ansprechen ist mit einem verbesserten Langzeitüberleben verbunden. Ein Anstieg der Granulozytenzahlen findet im Allgemeinen innerhalb von 2 Monaten statt. Bei den meisten Patienten, die erfolgreich therapiert wurden, bleiben jedoch die Zellzahlen noch geringfügig vermindert. Das MCV bleibt erhöht und die Knochenmarkzellularität normalisiert sich allenfalls sehr langsam. Rezidive (erneute Panzytopenie) sind häufig und treten oft nach dem Absetzen von Ciclosporin auf. Die meisten Patienten sprechen auf eine erneute immunsuppressive Therapie abermals an, bei einigen Patienten ist eine Ciclosporin-Dauertherapie erforderlich. Bei etwa 15 % der Patienten entwickelt sich ein myelodysplastisches Syndrom mit typischen morphologischen und zytogenetischen Veränderungen. Die Transformation in ein myelodysplastisches Syndrom ist häufig, aber nicht immer mit einer erneuten Panzytopenie verbunden. Einige Patienten entwickeln auch Leukämien. Obwohl die Diagnose einer paroxysmalen nächtlichen Hämoglobinurie im Allgemeinen bereits zum Zeitpunkt der Manifestation der aplastischen Anämie durchflusszytometrisch gestellt werden kann, kann bei Patienten, die sich von einer aplastischen Anämie erholt haben, eine Hämolyse auftreten, wenn der PNH-Klon expandiert. Erneute Knochenmarkpunktionen sollten bei einer Verschlechterung des Blutbilds durchgeführt werden.

Pferde-Antithymozytenglobulin wird intravenös über 4 Tage verabreicht. In einer vergleichenden Studie konnte die Überlegenheit von Pferde-ATG gegenüber dem vom Kaninchen gezeigt werden. Bei Antithymozytenglobulin sind anaphylaktische Reaktionen seltene, jedoch gelegentlich auftretende fatale Komplikationen. Eine Sensibilisierung kann mit einem Prick-Test mit der unverdünnten Substanz aufgedeckt werden. Dabei ist nur die auftretende Sofortreaktion wichtig.

Später auftretende, auch großflächige Infiltrate an der Stelle der Testung sind nicht für eine Anaphylaxie prädiktiv. Eine Desensibilisierung kann durchgeführt werden. Da Antithymozytenglobulin auch an periphere Blutzellen bindet, können die Plättchen- und Granulozytenzahlen während der Behandlung weiter abfallen. Etwa 10 Tage nach Therapiebeginn entwickelt sich häufig eine Serumkrankheit mit grippeähnlichen Beschwerden, charakteristischen Hauterscheinungen und Arthralgien. Zur Prophylaxe der immunologischen Komplikationen durch die Gabe des Fremdeiweißes wird gemeinsam mit dem Antithymozytenglobulin Methylprednisolon gegeben. Höhere Glukokortikoiddosen oder eine verlängerte Behandlungsdauer können zu aseptischen Knochennekrosen führen. Die Ciclosporintherapie erfolgt zunächst mit hoher Dosierung und wird anschließend je nach Serumspiegel alle 2 Wochen angepasst. Die Talspiegel sollten zwischen 150 und 200 ng/ml liegen. Die wichtigsten Nebenwirkungen der Ciclosporintherapie sind Nephrotoxizität, Hypertonie, Krampfanfälle und opportunistische Infektionen, insbesondere mit Pneumocystis jiroveci. Es wird eine prophylaktische Therapie mit 160 mg Trimethoprim/800 mg Sulfamethoxazol an 2–3 Tagen pro Woche (nur bei ausreichenden Zellzahlen) oder mit Pentamidininhalationen einmal pro Monat empfohlen.

Die meisten Patienten mit aplastischer Anämie haben keinen passenden Knochenmarkspender. In diesen Fällen ist die Immunsuppression die Therapie der Wahl. Das Langzeitüberleben bei aplastischer Anämie ist nach Knochenmarktransplantationen und unter Immunsuppression vergleichbar. Dabei muss allerdings bedacht werden, dass eine erfolgreiche Knochenmarktransplantation kurativ ist, während Patienten durch eine immunsuppressive Therapie auch nach Erreichen befriedigender Zellzahlen ein erhöhtes Risiko für ein Erkrankungsrezidiv oder eine maligne Transformation haben. Wegen der hervorragenden Ergebnisse sollte bei Kindern der allogenen histokompatiblen Geschwisterspendertransplantation der Vorzug gegeben werden, sofern ein Spender verfügbar ist. Patientenalter und Schwere der Neutropenie sind bei Erwachsenen die wichtigsten Faktoren bei der Abwägung zwischen einer Transplantation vom passenden Familienspender und einer immunsuppressiven Therapie. Ältere Patienten haben im Allgemeinen einen besseren Verlauf mit Antithymozytenglobulin und Ciclosporin. Der Transplantation muss hingegen bei massiver Granulozytopenie der Vorzug gegeben werden. Bereitet dem Patienten die Entscheidung Probleme, kann zunächst auch eine Immunsuppression durchgeführt werden. Eine Transplantation kann nachgeholt werden, wenn sich die Blutzellzahlen nicht erholen oder Spätkomplikationen auftreten.

Die Ergebnisse der Transplantation und der immunsuppressiven Therapie haben sich im Laufe der Jahre verbessert. Eine Behandlung mit hoch dosiertem Cyclophosphamid ohne anschließende Gabe von Stammzellen hat in einer Studie ebenfalls zu einer dauerhaften hämatologischen Regeneration geführt. Rezidive oder die Transformation zu einem myelodysplastisches Syndrom wurden nicht beobachtet. Dafür kann die Behandlung zu einer länger anhaltenden, fatalen Neutropenie führen, auch ist das Ansprechen häufig verzögert.

ANDERE THERAPIEMÖGLICHKEITEN Der Effekt von Androgen konnte in kontrollierten Studien nicht verifiziert werden. Gelegentlich sprechen Patienten jedoch an oder zeigen sogar eine Abhängigkeit der Blutzellzahlen von der Fortsetzung der Therapie. Geschlechtshormone regeln die Genaktivität der Telomerase in vitro herauf und verbessern vermutlich auf diese Weise die Knochenmarkfunktion. Patienten mit nur leichter aplastischer Anämie und insbesondere jene mit einem Telomerdefekt oder solche mit schwerer Panzytopenie nach dem Versagen einer Immunsuppression können versuchsweise für 3–4 Monate behandelt werden.

Hämatopoetische Wachstumsfaktoren, wie Erythropoetin und Granulocyte Colony-stimulating Factor (G-CSF), werden nicht zur Initialtherapie einer schweren aplastischen Anämie empfohlen; ihr Stellenwert bei einer Kombination mit Immunsuppression ist nicht geklärt. Bei wissenschaftlichen Untersuchungen waren Thrombopoetin-Analoga bei Patienten mit refraktärer aplastischer Anämie überraschend gut wirksam. Die Abfolge der Blutzellerholung legt eine Stimulation von Stammzellen als zugrunde liegenden Wirkungsmechanismus nahe.

SUPPORTIVE THERAPIE Die Patienten benötigen eine extrem sorgfältige Betreuung und Überwachung, damit sie bis zum Zeitpunkt des Ansprechens auf die definitive Therapie überleben bzw. damit sie auch mit einer gewissen Panzytopenie nach Versagen der kausalen Therapie weiterleben können. Der erste und wichtigste Punkt ist, dass Infektionen bei schwerer Neutropenie konsequent durch sofortige Gabe von parenteralen Breitspektrumantibiotika behandelt werden müssen. Dabei kommen üblicherweise Ceftazidim oder eine Kombination aus einem Aminoglykosid, einem Cephalosporin und einem halbsynthetischen Penicillin zum Einsatz. Die Therapie wird sofort empirisch begonnen und sollte nicht bis zum Vorliegen der Ergebnisse mikrobiologischer Kulturen aufgeschoben werden. Natürlich muss bei der körperlichen Untersuchung und bildgebenden Diagnostik auf spezifische Infektionszeichen, wie oropharyngeale oder anorektale Abszesse, Sinusitiden, Pneumonien und eine nekrotisierende Kolitis geachtet werden. Bei Hinweisen auf Katheterinfektionen sollte Vancomycin zum Therapieregime hinzugefügt werden. Persistierendes oder rezidivierendes Fieber kann auf Pilzinfektionen hinweisen: Candida- und Aspergillusinfektionen sind häufig, insbesondere nach mehreren Phasen antibakterieller Therapie. Ein wichtiger Grund für die verbesserte Prognose der aplastischen Anämie ist die Einführung besserer antimykotischer Therapien und die rechtzeitige Einleitung dieser Therapien bereits bei Verdacht auf eine Infektion. Granulozytentransfusionen unter Einsatz von G-CSF-mobilisierten peripheren Blutzellen haben sich bei einigen wenigen Patienten zur Therapie massiver, schwer kontrollierbarer Infektionen als nützlich erwiesen. Leider wird im Alltag nicht ausreichend auf eine adäquate Händedesinfektion geachtet. Sie ist die effektivste Methode zur Verhinderung der Ausbreitung von Infektionen. Nicht resorbierbare Antibiotika zur gastrointestinalen Dekontamination werden von den Patienten im Allgemeinen nicht gut vertragen und sind nicht von erwiesenem Nutzen. Die komplette Umkehrisolation verringert die infektionsbedingte Mortalität nicht.

Ausreichende Thrombozyten- und Erythrozytenzahlen können durch Transfusionen aufrechterhalten werden. Eine Alloimmunisierung gegen Thrombozyten vermindert die Effektivität von Thrombozytentransfusionen. Sie kann durch verschiedene Strategien verhindert oder unwahrscheinlicher gemacht werden. Eine Möglichkeit ist die Verwendung von Einzelspenderkonzentraten, um die Expositionshäufigkeit zu vermindern, eine weitere die Anwendung von physikalischen oder chemischen Methoden zur Leukozytendepletion bei der Herstellung der Blutprodukte. HLA-kompatible Thrombozytenkonzentrate sind oft noch effektiv, wenn der Patient refraktär gegen zufällig ausgewählte Produkte ist. Fibrinolyseinhibitoren, wie Aminocapronsäure oder Tranexamsäure, haben sich in der Therapie von Schleimhautblutungen nicht als effektiv gezeigt. Auch der Einsatz von niedrig dosierten Glukokortikoiden zur Verminderung der „Kapillarfragilität" ist nicht von erwiesenem Nutzen und kann nicht empfohlen werden. Nicht eindeutig geklärt ist, ob Thrombozytentransfusionen besser prophylaktisch eingesetzt werden oder nur nach Klinik. Normalerweise werden im Rahmen eines Prophylaxeregimes Thrombozytentransfusionen einmal oder zweimal pro Woche durchgeführt, um Thrombozytenzahlen von mehr als 10.000/µl aufrechtzuerhalten. Blutungen aus dem Magen-Darm-Trakt nehmen bei Thrombozytenzahlen unter 5000/µl erheblich zu. Menstruationsblutungen sollten entweder durch orale Östrogene oder durch nasal zu applizierende Antagonisten des Follikel stimulierenden oder luteinisierenden Hormons (FSH/LH) unterdrückt werden. Acetylsalicylsäure und andere nicht steroidale Antiphlogistika sollten vermieden werden, da sie die Thrombozytenfunktion hemmen.

Erythroyztentransfusionen sollten in dem Maße durchgeführt werden, dass Patienten eine normale körperliche Aktivität aufrechterhalten können. Dies ist normalerweise bei Hämoglobinspiegeln von > 7 g/dl der Fall (> 9 g/dl bei gleichzeitigem Vorliegen einer kardialen oder pulmonalen Grunderkrankung). Normalerweise kompensieren zwei Blutkonserven alle 2 Wochen den normalen Hb-Abfall bei Patienten ohne funktionierendes Knochenmark. Ist die Anämie chronisch, sollte der Eisenchelator Deferoxamin oder Deferasirox etwa ab der 50. Transfusion gegeben werden, um eine sekundäre Hämochromatose zu verhindern.

PURE RED CELL APLASIA

Andere, begrenztere Formen des Knochenmarkversagens treten auf, wenn nur eine einzelne Reihe der peripheren Blutzellen betroffen ist und das Knochenmark dementsprechend eine verminderte Anzahl oder ein Fehlen der spezifischen Vorläuferzellen aufweist. Aregenerative Anämien, wie die Pure Red Cell Aplasia (siehe unten), die Thrombozytopenie mit Amegakaryozytose (Kap. 21) und die Neutropenie bei fehlenden myeloischen Vorläufern bei der Agranulozytose (Kap. 6), sind entsprechende Krankheitsbilder. Im Gegensatz zur aplastischen Anämie und zum myelodysplastischen Syndrom bleiben dabei die nicht betroffenen Zelllinien meist quantitativ und qualitativ normal. Die Agranulozytose ist die häufigste derartige Erkrankung. Dabei handelt es sich üblicherweise um eine arzneimittelbedingte Komplikation (ähnlicher Substanzen, wie sie auch für die aplastische Anämie aufgeführt werden) und bei der Entstehung spielen entweder direkte Toxizitätsmechanismen oder immunologisch bedingte Reaktionen eine Rolle. Die Agranulozytose zeigt eine ähnliche Inzidenz wie die aplastische Anämie, betrifft aber vorwiegend ältere Menschen und Frauen. Die Veränderungen bilden sich üblicherweise nach Absetzen der verursachenden Substanz oder Beendigung der Exposition zurück.

Die Neutropenie ist bei den meist älteren und häufig bereits vorbelasteten Patienten Ursache einer erheblichen Letalität. Die Leukozytenaplasie (im Sinne einer Agranulozytose ohne vorausgehende Medikamentenexposition) und die megakaryozytäre Thrombozytopenie sind extrem selten und scheinen wie die Pure Red Cell Aplasia durch Antikörper oder zytotoxische Lymphozyten induziert zu sein. Sie können auf immunsuppressive Therapien ansprechen. Bei den erwähnten Erkrankungen mit Zytopenie einer einzigen Blutzellreihe ist eine Progression zur Panzytopenie oder zu leukämischen Erkrankungen sehr ungewöhnlich.

DEFINITION UND DIFFERENZIALDIAGNOSE

Die Pure Red Cell Aplasia ist durch eine Anämie, Retikulozytopenie und das Fehlen oder die erhebliche Verminderung von erythroiden Vorläuferzellen im Knochenmark gekennzeichnet. Die Klassifikation der Pure Red Cell Aplasia ist in Tabelle 12-4 wiedergegeben. Bei Erwachsenen ist die Pure Red Cell Aplasia eine erworbene Erkrankung. Ein identisches Syndrom kann auch hereditär auftreten: die Blackfan-Diamond-Anämie oder kongenitale Pure Red Cell Aplasia. Sie wird bereits bei der Geburt oder in der frühen Kindheit diagnostiziert und spricht oft auf eine Therapie mit Glukokortikoiden an. Ein Teil dieser Patienten zeigt zugrunde liegende Mutationen in Ribosomproteingenen. Ein vorübergehendes Versagen der Erythropoese kann auch bei Patienten mit hämolytischen Anämien im Rahmen von Parvovirusinfektion-bedingten aplastischen Krisen und als transiente Erythroblastopenie bei sonst gesunden Kindern auftreten.

Tabelle 12-4

KLASSIFIKATION DER PURE RED CELL APLASIA

- Selbstlimitiert
  - Transiente Erythroblastopenie im Kindesalter
  - Transiente aplastische Krisen bei hämolytischer Anämie (akute B19-Parvovirusinfektion)
- Fetale Aplasie der Erythropoese
  - Nicht immunologisch bedingter Hydrops fetalis (In-utero-Infektion mit Parvovirus B19)
- Hereditäre Pure Red Cell Aplasia
  - Kogenitale Pure Red Cell Aplasia (Blackfan-Diamond-Syndrom)
- Erworbene Pure Red Cell Aplasia
  - Maligne Tumoren
    - Thymom
    - Lymphoide Neoplasien (seltener andere hämatologische Erkrankungen)
    - Paraneoplastische Erkrankung bei soliden Tumoren
  - Kollagenosen mit immunologischen Störungen
    - Systemischer Lupus erythematodes, juvenile rheumatoide Arthritis, rheumatoide Arthritis
    - Pluriglanduläres endokrines Versagen
  - Viral bedingt
    - Parvovirus B19, Hepatitisviren, HTLV-I, Epstein-Barr-Virus
  - Schwangerschaft
  - Arzneimittel
    - Insbesondere Phenytoin, Azathioprin, Chloramphenicol, Procainamid, Isoniazid
- Antikörper gegen Erythropoetin
- Idiopathisch

KLINISCHE ZUSAMMENHÄNGE UND ÄTIOLOGIE

Die Pure Red Cell Aplasia tritt häufig in Assoziation mit immunologischen Erkrankungen auf. Einzelne Fälle kommen bei Patienten mit einem Thymom vor. Häufiger kann die Pure Red Cell Aplasia eine Hauptmanifestation einer LGL-Lymphozytose (LGL: Large Granular Lymphocytes) sein oder im Zusammenhang mit einer chronischen lymphatischen Leukämie auftreten. Bei solchen Patienten kann auch eine Hypogammaglobulinämie vorhanden sein. Selten (im Vergleich zur Agranulozytose) kann die Pure Red Cell Aplasia auch als idiosynkratische Reaktion auf ein Medikament beobachtet werden. Die subkutane Gabe von Erythropoetin kann eine Pure Red Cell Aplasia durch Induktion neutralisierender Antikörper auslösen.

Wie bei der aplastischen Anämie können die zugrunde liegenden Mechanismen bei der Pure Red Cell Aplasia unterschiedlich sein. Im Serum werden häufig Antikörper gegen Vorläuferzellen der Erythropoese gefunden. Der wichtigere und häufigere Mechanismus für die Suppression der Erythropoese ist jedoch eine Inhibition durch T-Zellen. Bei sorgfältig untersuchten Einzelfällen konnten zytotoxische Lymphozyten mit Spezifität gegen Histokompatibilitätsantigene sowie gegen durch den humanen T-Zell-lymphotropen Virus I (HTLV-I) infizierte Zellen nachgewiesen werden. Daneben wurde eine Aktivität der Natural Killer Cells (NK-Zellen) mit Hemmung der Erythropoese gezeigt.

Persistierende Parvovirus-B19-Infektion

Eine chronische Parvovirusinfektion ist eine wichtige und behandelbare Ursache der Pure Red Cell Aplasia. Dieses häufige Virus führt bei Kindern zu einem gutartig verlaufenden Hautausschlag (Ringelröteln) und bei Erwachsenen zu einem Polyarthralgiesyndrom. Bei Patienten mit einer vorbestehenden Hämolyse (oder anderen vorbestehenden Erkrankungen, die zu einer gesteigerten Erythropoese führen) kann eine Parvovirusinfektion eine vorübergehende aplastische Krise auslösen. Damit ist eine plötzliche, glücklicherweise vorübergehende Verschlechterung der Anämie durch den Ausfall der Erythropoese verbunden. Bei normalen Individuen wird die Infektion durch die Produktion von neutralisierenden Antikörpern gegen das Virus ausgeheilt. Liegt jedoch eine kongenitale, erworbene oder iatrogene Immunschwäche vor, können persistierende Virusinfektionen auftreten. Im Knochenmark fehlen erythroide Vorläuferzellen und es finden sich Riesenproerythroblasten (Abb. 12-2) als zytopathologisches Zeichen einer Parvovirus-B19-Infektion. Die Affinität des Virus für menschliche erythroide Vorläuferzellen ist darauf zurückzuführen, dass es das

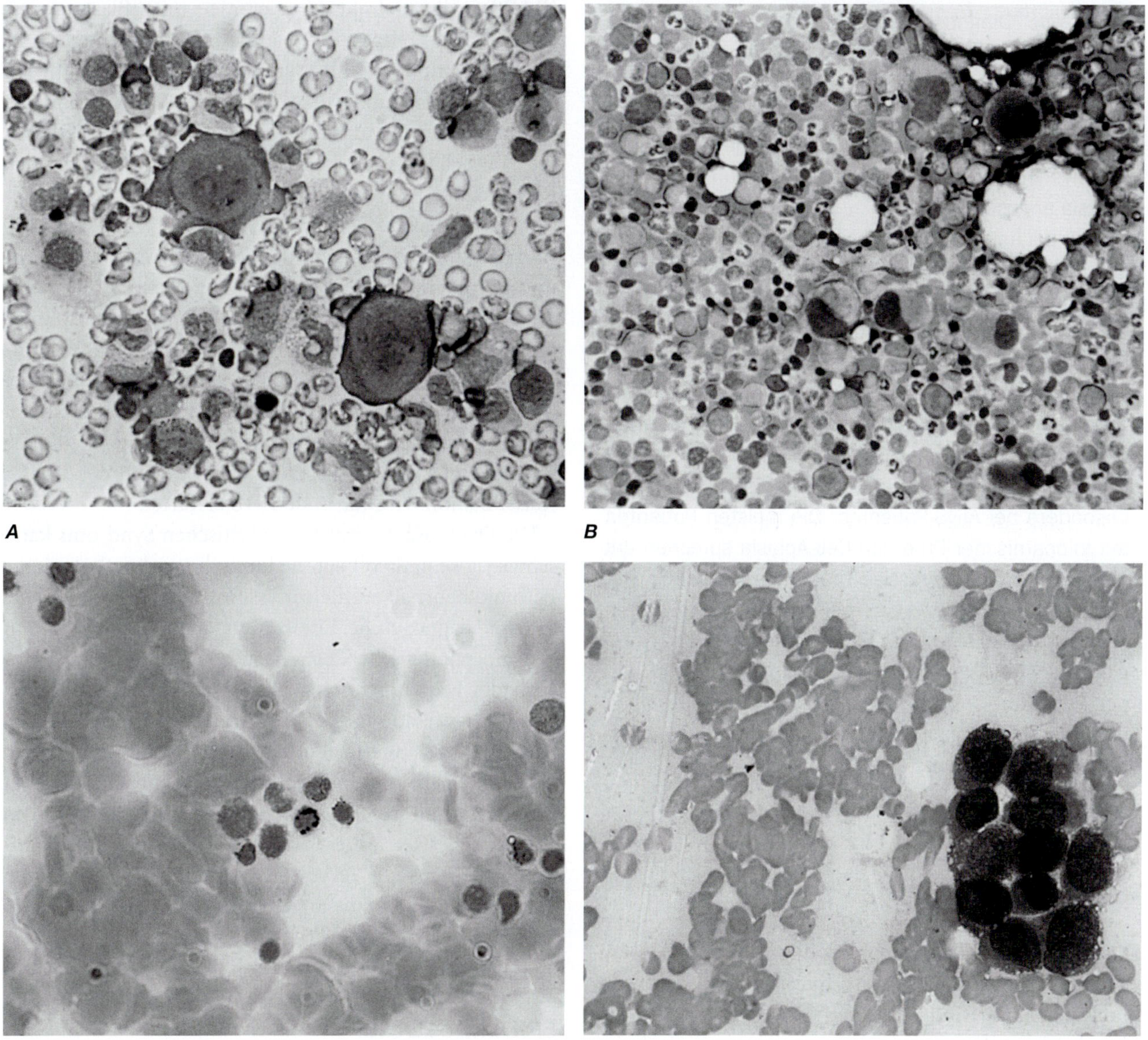

Abbildung 12-2 Pathognomonische Veränderungen bei Syndromen mit Knochenmarkversagen. ***A.*** Riesenproerythroblast als Zeichen des zytopathischen Effektes einer Parvovirus-B19-Infektion auf die erythroiden Vorläuferzellen. ***B.*** Mononukleäre Megakaryozyten und mikroblastische erythroide Vorläuferzellen, wie sie typischerweise beim 5q-Myelodysplasie-Syndrom gefunden werden. ***C.*** Ringsideroblasten mit perinukleären Eisengranula. ***D.*** Tumorzellen in einem Tupfpräparat von einer Knochenmarkbiopsie bei einem Patienten mit Karzinommetastasen.

erythrozytäre P-Antigen als Rezeptor für den Eintritt in die Zelle nutzt. Die direkte Zytotoxizität des Virus verursacht bei gesteigerter Erythropoese eine Anämie. Bei normalen Individuen wird die vorübergehende Einschränkung der Erythropoese nicht klinisch manifest. Die Haut- und Gelenksymptome sind durch Immunkomplexablagerungen bedingt.

Behandlung
PURE RED CELL APLASIA

Anamnese, Untersuchung und die routinemäßig durchgeführten Laboruntersuchungen können Hinweise auf eine Grundkrankheit oder die Exposition mit einem Medikament ergeben. Mittels Röntgenuntersuchungen sollte auf die Möglichkeit eines Thymoms, das dann gegebenenfalls operativ entfernt werden sollte, geachtet werden. Die Anämie bessert sich allerdings nicht notwendigerweise nach Entfernung des Tumors. Die Diagnose einer Parvovirus-B19-Infektion setzt den Nachweis der viralen DNS im Blut voraus (IgG- und IgM-Antikörper können meist nicht gefunden werden). Der Nachweis von erythroiden Kolonien wird als prädiktiv für ein Ansprechen auf eine immunsuppressive Therapie bei idiopathischer Pure Red Cell Aplasia angesehen.

Auch bei anhaltender Aplasie der Erythropoese kann ein Langzeitüberleben allein durch supportive Maßnahmen erreicht werden. Dazu gehören Bluttransfusionen und die Applikation von Eisenchelatoren. Fast alle Patienten mit persistierender Parvovirus-B19-Infektion sprechen auf eine Therapie mit intravenöser Immunglobulingabe an (z. B. 0,4 g/kg/d über 5 Tage). Allerdings muss man mit Rezidiven und der Notwendigkeit einer erneuten Therapie rechnen, insbesondere bei AIDS-Patienten. Die meisten Patienten mit idiopathischer Pure Red Cell Aplasia sprechen gut auf eine immunsuppressive Therapie an. Zumeist wird initial ein Therapiezyklus mit Glukokortikoiden versucht. Wirksam sind auch Ciclosporin, Antithymozytenglobulin (ATG), Azathioprin und Cyclophosphamid. Bei der Pure Red Cell Aplasia nach EPO-Therapie sollten die Medikamentengabe beendet und Immunsuppressiva gegeben werden.

MYELODYSPLASTISCHES SYNDROM

DEFINITION

Die Myelodysplasien oder myelodysplastischen Syndrome sind eine heterogene Gruppe hämatologischer Erkrankungen. Sie sind charakterisiert durch (1) Zytopenien durch ein Knochenmarkversagen und (2) ein hohes Risiko für eine akute myeloische Leukämie (AML). Das Knochenmark ist in der Regel als Zeichen der ineffektiven Blutzellproduktion dysmorph (mit abnormer Morphologie) und zellreich. Bei Patienten mit einem myelodysplastischen Syndrom mit geringem Risiko steht klinisch das Knochenmarkversagen im Vordergrund. Bei anderen Patienten finden sich bei der Diagnose bereits Myeloblasten und chromosomale Veränderungen und es besteht ein hohes Risiko für den Übergang in eine akute Leukämie. Wenn eine Panzytopenie oder eine unheilbare Leukämie vorliegt, kann das myelodysplastische Syndrom letal verlaufen. Die meisten Patienten versterben jedoch, insbesondere in fortgeschrittenem Alter, an Begleiterkrankungen. Die erste klinisch brauchbare Klassifikation dieser Entitäten wurde von der French-American-British Cooperative Group (FAB) 1983 entwickelt. Fünf Entitäten wurden definiert: die refraktäre Anämie (RA), die refraktäre Anämie mit Ringsideroblasten (RARS), die refraktäre Anämie mit Blastenexzess (RAEB), die refraktäre Anämie mit Blastenexzess in Transformation (RAEB-t) und die chronische myelomonozytäre Leukämie (CMML). Die Klassifikation der World Health Organisation (WHO) von 2002 erkennt die Tatsache an, dass die Unterscheidung zwischen RAEB-t und AML willkürlich ist und gruppiert sie zusammen als akute Leukämie. Weiterhin wird dem Umstand Rechnung getragen, dass sich die CMML wie eine myeloproliferative Neoplasie verhält. Neu ist außerdem die Abtrennung der refraktären Anämien mit dysmorphen Veränderungen ausschließlich der roten Zelllinie von der mit Veränderungen mehrerer Zelllinien. In einer Überarbeitung von 2008 wurden zudem spezifische Kategorien für Dysplasien ausschließlich einzelner Zelllinien hinzugefügt (Tab. 12-5). Eine neue Revision der WHO-Klassifikation wird für Ende 2016 erwartet.

Die Diagnose des myelodysplastischen Syndroms kann schwierig sein, da oft subtile klinische und pathologische Befunde beurteilt werden müssen. Außerdem kann eine präzise diagnostische Einordnung nur durch einen mit der morphologischen Diagnostik vertrauten Hämatologen oder Hämatopathologen erfolgen, der mit dem neuesten Klassifikationsschema vertraut ist. Trotzdem ist es wichtig, dass Internisten und Allgemeinmediziner so weit mit dem myelodysplastischen Syndrom vertraut sind, dass eine rasche Weiterleitung zum Hämatologen gewährleistet ist, da es inzwischen viele neue Behandlungsoptionen zur Verbesserung der hämatopoetischen Funktion gibt und eine angemessene supportive Behandlung die Lebensqualität des Patienten erheblich verbessern kann.

EPIDEMIOLOGIE

Das idiopathische myelodysplastische Syndrom ist eine Erkrankung des älteren Patienten. Das mittlere Manifestationsalter liegt bei über 70 Jahren mit leichter Bevorzugung des männlichen Geschlechts. Das myelodysplastische Syndrom ist eine verhältnismäßig häufige Form des Knochenmarkversagens mit Inzidenzraten von 35 bis > 100 auf 1 Mio. Einwohner, bezogen auf die gesamte Bevölkerung, sowie von 120 bis > 500 auf 1 Mio. Einwohner bei älteren Menschen. Das myelodysplastische Syndrom ist bei Kindern selten, allerdings können hier myelomonozytäre Leukämien beobachtet werden. Das sekundäre oder therapiebedingte myelodysplastische Syndrom ist nicht altersabhängig. Die Inzidenz des myelodysplastischen Syndroms ist mit der Zeit gestiegen. Dies könnte sowohl darauf zurückzuführen sein, dass die Erkrankung häufiger diagnostiziert wird, als auch auf die zunehmende Alterung der Bevölkerung.

Tabelle 12-5

WHO-KLASSIFIKATION – EINTEILUNG DER MYELODYSPLASTISCHEN SYNDROME

Name	Geschätzter Anteil der Patienten mit MDS (WHO)	Peripheres Blut: Leitbefunde	Knochenmark: Leitbefunde
Refraktäre Zytopenien mit Dysplasie einer Zelllinie („refractory cytopenias with unilineage dysplasia" RCUD):			
Refraktäre Anämie (RA))	10–20 %	Anämie < 1 % Blasten	Isolierte Dyserythropoese (≥ 10 % der Zellen) < 5 % Blasten
Refraktäre Neutropenie (RN)	< 1 %	Neutropenie < 1 % Blasten	Isolierte Dysgranulopoese < 5 % Blasten
Refraktäre Thrombozytopenie (RT)	< 1 %	Thrombopenie < 1 % Blasten	Isolierte megakaryozytäre Dysplasie < 5 % Blasten
Refraktäre Anämie mit Ringsideroblasten (RARS)	3–11 %	Anämie Keine Blasten	Isolierte Dyserythropoese ≥ 15 % der Erythrozytenvorläufer sind Ringsideroblasten < 5 % Blasten
Refraktäre Zytopenie mit Dysplasie mehrerer Zelllinien (RCMD)	30 %	Zytopenie(n) < 1 % Blasten Keine Auer-Stäbchen	Dysplasie mehrerer Zelllinien ± Ringsideroblasten < 5 % Blasten Keine Auer-Stäbchen
Refraktäre Anämie mit Blastenexzess Typ 1 (RAEB-1)	40 %	Zytopenie(n) < 5 % Blasten Keine Auer-Stäbchen	Dysplasie einer oder mehrerer Zelllinien
Refraktäre Anämie mit Blastenexzess Typ 2 (RAEB-2)		Zytopenie(n) 5–19 % Blasten ± Auer-Stäbchen	Dysplasie einer oder mehrerer Zelllinien 10–19 % Blasten ± Auer-Stäbchen
Myelodysplastisches Syndrom (MDS) mit isolierter del(5q)	Selten	Anämie Normale oder erhöhte Plättchenzahl < 1 % Blasten	Isoloierte 5q31-Deletion Anämie; hypolobierte Megakaryozyten < 5 % Blasten
Kindliches MDS mit refraktärer Zytopenie der Kindheit (provisorisch) („refractory cytopenia of childhood", RCC)	< 1 %	Panzytopenie	< 5 % Knochenmarkblasten bei RCC Mark meistens hypozellulär
Myelodysplastisches Syndrom, unklassifizierbar (MDS-U)	?	Zytopenie ≤ 1 % Blasten	Passt nicht in die anderen Kategorien Dysplasie < 5 % Blasten Ohne Dysplasie, MDS-assoziierter Karyotyp

Merke: Bei 2–4 % Blasten im peripheren Blut lautete die Diagnose RAEB-1, auch wenn im Knochenmark < 5 % Blasten vorhanden sind. Bei Auer-Stäbchen geht die WHO von einer RAEB-2 aus, wenn der Blastenanteil < 20 % (oder < 10 %) liegt, und von einer AML bei ≥ 20 % Blasten. Bei allen Unterformen liegt die Monozytenzahl im peripheren Blut < 1×10^9/l. Bei den RCUD-Unterformen ist eine Bizytopenie möglich und eine Panzytopenie mit der Dysplasie von nur einer Zelllinie im Mark sollte als MDS-U eingestuft werden. Das therapiebedingte MDS (t-MDS) nach Radiatio oder Therapie mit Alkylanzien oder Topoisomerase II (t-MDS) wird in der WHO-Klassifikation zusammen mit der therapieassoziierten AML (t-MDS/t-AML) im Rahmen der AML und Präkursorläsionen klassifiziert. Nicht aufgeführt sind Kategorien, die sich mit MDS/myeloproliferativen Neoplasien überschneiden, wie die chronische myelomonozytäre Leukämie, die juvenile myelomonozytäre Leukämie und die provisorische Entität RARS mit Thrombozytose.

ÄTIOLOGIE UND PATHOPHYSIOLOGIE

Es bestehen überzeugende kausale Zusammenhänge zwischen exogenen Noxen, wie Bestrahlung oder Benzolexposition, und dem Auftreten von myelodysplastischen Syndromen. Andere Risikofaktoren für das Auftreten eines myelodysplastischen Syndroms wurden weniger konsistent beschrieben. Ein sekundäres myelodysplastisches Syndrom tritt als typische Spätfolge der antineoplastischen Therapie, meist bei einer Kombination von Strahlentherapie, Alkylanzien, wie Busulfan, Nitrosoharnstoffe oder Procarbazin (mit einer Latenzzeit von 5–7 Jahren), oder im Zusammenhang mit DNS-Topoisomerasehemmern (Latenzzeit 2 Jahre) auf. Die erworbene aplastische Anämie, die Fanconi-Anämie und andere konstitutionelle Formen des Knochenmarkversagens können in ein myelodysplastisches Syndrom übergehen. In der Regel findet sich aber bei Patienten mit myelodysplastischem Syndrom keine prädisponierende Umweltexposition oder hämatologische Vorerkrankung. Da das myelodysplastische Syndrom eine Krankheit der älteren Bevölkerung ist, entsteht es vermutlich durch einen zufälligen kumulativen intrinsischen und extrinsischen Schaden der Knochenmarkzellen.

Myelodysplastische Syndrome sind klonale Erkrankungen der hämatopoetischen Stammzellen mit gestörter Proliferation und Differenzierung, die zu Zytopenien und einem erhöhten Leukämierisiko führen. Ursächlich sind vermutlich jeweils altersbedingte chromosomale und genetische Instabilitäten. Bei etwa der Hälfte der Patienten finden sich zytogenetische Anomalien in der Hämatopoese. Einige der nachgewiesenen spezifischen Aberrationen werden auch bei Patienten mit manifester Leukämie gefunden. Numerische Chromosomenanomalien sind häufiger als Translokationen. Sensitivere Assays, wie die vergleichende Genomhybridisierung und der Nachweis von Einzelnukleotid-Polymorphismen, zeigen bei zahlreichen Patienten mit normaler konventioneller Zytogenetik chromosomale Veränderungen. Durch einen beschleunigten Verschleiß der Telomere wird das Genom beim Knochenmarkversagen destabilisiert und eine Prädisposition für chromosomale Läsionen geschaffen. Die zytogenetischen Anomalien beim myelodysplastischen Syndrom sind zum Teil spezifisch (Deletion in oder Verlust von Chromosomen 5, 7 oder 20, Trisomie 8) und können in Beziehung zur Ätiologie des myelodysplastischen Syndroms stehen (11q23-Aberrationen nach Exposition mit Topoisomerase-II-Hemmern). Anzahl und Ausprägung der zytogenetischen Aberrationen stehen in enger Beziehung zur Wahrscheinlichkeit einer leukämischen Transformation und der Überlebenswahrscheinlichkeit.

Die Genomforschung hat Licht in die Rolle der Punktmutationen bei der Pathophysiologie des myelodysplastischen Syndroms gebracht. In fast 100 Genen wurden rezidivierende somatische Mutationen, die von den anormalen Knochenmarkzellen erworben wurden und in der Keimbahn fehlen, identifiziert. Viele dieser Gene sind auch bei der akuten myeloischen Anämie ohne myelodysplastisches Syndrom mutiert, während andere für Unterformen des myelodysplastischen Syndroms typisch sind. Ein wichtiges Beispiel für die letztgenannte Situation sind Mutationen der Gene der RNS-Splicing-Maschine, insbesondere von SF3B1, die stark mit der Sideroblastenanämie assoziiert sind. Manche Mutationen korrelieren mit der Prognose: Spliceosomdefekte mit einer günstigen Prognose und EZH2-, TP53-, RUNX1- sowie ASXL1-Mutationen mit einer ungünstigen Prognose. Die Mutationen und die zytogenetischen Veränderungen hängen miteinander zusammen: TP53-Mutationen sind mit komplexen zytogenetischen Veränderungen assoziiert und TET2-Mutationen mit normaler Zytogenetik. Diese mal vorhandenen und mal fehlenden Korrelationen der Mutationen belegen einen funktionellen Aufbau des Genoms. Die Tiefensequenzierung ergab bei Patienten mit einem myelodysplastischen Syndrom, das zu einer akuten myeloischen Leukämie fortgeschritten ist, Hinweise auf eine klonale Abfolge, bei der ein Gründerklon weitere Mutationen anhäuft, die eine klonale Dominanz ermöglichen. Wenn die Prävalenz von anormalen Zellen allein anhand der Morphologie ermittelt wird, kommt es zur Unterschätzung der Knochenmarkbeteiligung durch MDS-Klone, aus denen normal aussehende Zellen hervorgehen. Die vorhandenen und sich entwickelnden hämatopoetischen Veränderungen sind die Folge einer Akkumulation von multiplen Genläsionen: dem Verlust der Tumorsuppressorgene, der Aktivierung von onkogenen Mutationen und epigenetischen Signalwegen mit Einfluss auf die mRNS-Verarbeitung und -Methylierung sowie anderen schädlichen Veränderungen. Bei einigen myelodysplastischen Syndromen wurde ein pathophysiologischer Zusammenhang mit bestimmten Mutationen und Chromosomenanomalien hergestellt. Die 5q-Deletion führt zum heterozygoten Verlust eines ribosomalen Proteingens, das auch beim Diamond-Blackfan-Syndrom mutiert ist; beide gehen mit einer defekten Erythropoese einher. Dem myelodysplastischen Syndrom bei Trisomie 8 liegt vermutlich eine immunologische Veränderung zugrunde, da sich die Zellzahlen nach immunsuppressiver Therapie oft verbessern. Es findet sich eine gegen die hämatopoetischen Vorläuferzellen gerichtete T-Zell-Aktivität, welcher der zytogenetisch veränderte Klon widersteht. Allerdings gilt allgemein für myelodysplastische Syndrome, dass weder die Bedeutung des Immunsystems mit seinen Zellen und Zytokinen noch die Rolle der hämatopoetischen Stammzellnische mit ihrer Mikroumgebung und den interzellulären Interaktionen noch das Schicksal der normalen Zellen im dysplastischen Knochenmark durch den Selektionsdruck verstanden sind. Außerdem ist letztlich auch unbekannt, auf welche Weise die mutierten Zellen beim myelodysplastischen Syndrom zum Knochenmarkversagen führen.

KLINISCHES BILD

Zu Beginn der Erkrankung steht die Anämie im Vordergrund. Die meisten symptomatischen Patienten berichten über eine allmählich einsetzende Abgeschlagenheit und Schwäche, Atemnot und Blässe der Haut. Allerdings ist etwa die Hälfte der Patienten asymptomatisch und das myelodysplastische Syndrom wird nur zufällig bei einer Routineuntersuchung entdeckt. Bei der Erhebung der Vorgeschichte sind Fragen nach vorausgegangenen Chemotherapien oder Bestrahlungen wesentliche Punkte. Fieber und Gewichtsverlust sollten die Aufmerksamkeit mehr auf ein myeloproliferatives Syndrom als auf einen myelodysplastischen Prozess lenken. In der Kindheit sind myelodysplastische Syndrome selten und ein Hinweis auf eine zugrunde liegende genetische Erkrankung. Kinder mit Trisomie 21 haben ein erhöhtes Risiko für ein myelodysplastisches Syndrom, und eine positive Familienanamnese könnte auf eine hereditäre Form der sideroachrestischen Anämie, eine Fanconi-Anämie oder eine Telomeropathie hinweisen. Auch hereditäre GATA2-Mutationen, wie sie beim MonoMAC-Syndrom auftreten (mit erhöhter Neigung zu viralen, mykobakteriellen und mykotischen Infektionen sowie einer reduzierten Anzahl von Monozyten, natürlichen Killer-Zellen und B-Lymphozyten), können bei jungen Patienten ein myelodysplastisches Syndrom auslösen.

Die körperliche Untersuchung liefert Hinweise auf eine Anämie. Etwa 20 % der Patienten weisen eine Splenomegalie auf. Einige ungewöhnliche Hautläsionen, einschließlich eines Sweet-Syndroms (febrile neutrophile Dermatose), wurden beim myelodysplastischen Syndrom beobachtet. Oft liegen gleichzeitig Autoimmunsyndrome vor. Bei jungen Patienten sind stereotype Anomalien ein Hinweis auf ein konstitutionelles Syndrom (Minderwuchs und anormale Daumen bei der Fanconi-Anämie, frühes Ergrauen bei Telomeropathien, Hautwarzen beim GATA2-Mangel).

LABORDIAGNOSTIK

Blut

Meistens findet sich entweder eine isolierte Anämie oder sie ist Teil einer bilinearen oder Panzytopenie. Eine isolierte Neutropenie oder Thrombozytopenie ist ungewöhnlich. Häufig liegt eine Makrozytose vor. Im Blutausstrich können sich Hinweise auf zwei Erythrozytenpopulationen unterschiedlicher Größe finden. Die Thrombozyten sind meist ebenfalls vergrößert und hypogranuliert. Sie weisen bei funktionellen Untersuchungen ausgeprägte Defekte auf. Die Patienten können trotz ausreichender Thrombozytenzahl Blutungszeichen haben. Die Neutrophilen sind hypogranuliert, haben hyposegmentierte, teils ringförmige oder abnormal segmentierte Kerne. Sie enthalten Döhle-Körperchen und können funktionelle Defizite aufweisen. Finden sich Blasten im peripheren Ausstrich, steht ihre Zahl meist im Verhältnis zur Anzahl im Knochenmark. Die Anzahl der peripheren Blasten ist für die Einteilung des myelodysplastisches Syndroms und die Prognose von Bedeutung. Die Gesamtleukozytenzahl ist meist normal oder vermindert, außer bei der chronisch myelomonozytären Leukämie. Wie bei der aplastischen Anämie kann auch beim myelodysplastischen Syndrom ein Zellklon mit den Eigenschaften der paroxysmalen nächtlichen Hämoglobinurie vorhanden sein. Für die konstitutionellen Syndrome sind genetische Tests erhältlich.

Knochenmark

Das Knochenmark ist meist normo- oder hyperzellulär. Bei etwa 20 % der Fälle liegt eine Hypozellularität vor, die zu einer Verwechslung mit einer Knochenmarkaplasie führen kann. Es gibt keine einzelne Veränderung, welche für die Knochenmarkmorphologie bei myelodysplastischem Syndrom exklusiv und charakteristisch ist. Die folgenden Merkmale finden sich jedoch häufig: Veränderungen im Sinne einer Dyserythropoese (insbesondere mit Kernanomalien) und Ringsideroblasten; Hypogranulation und Hyposegmentation der granulozytären Vorläufer mit Vermehrung von Myeloblasten; Megakaryozyten mit einer verminderten Anzahl an Kernen und/oder einer gestörten Kernstruktur. Megaloblastäre Kerne zusammen mit einer gestörten Hämoglobinbildung in der roten Zelllinie werden regelmäßig beobachtet. Die Prognose steht in einem engen Zusammenhang mit dem Anteil der Blasten im Knochenmark. Mithilfe zytogenetischer Untersuchungen und Fluoreszenz-in-situ-Hybridisierung (FISH) können genetische Veränderungen nachgewiesen werden.

DIFFERENZIALDIAGNOSTIK

Ein Vitamin-B_{12}- oder Folsäuremangel sollte durch entsprechende Laboruntersuchungen ausgeschlossen werden. Werden im Knochenmark Ringsideroblasten gefunden, kann ein eventueller Vitamin-B_6-Mangel durch einen Therapieversuch mit Pyridoxin ausgeschlossen werden. Eine Knochenmarkdysplasie kann auch bei akuten viralen Infektionen, bei Einnahme von Medikamenten oder unter dem Einfluss von toxischen Substanzen beobachtet werden, sollte dann aber nur vorübergehend vorhanden sein. Schwieriger ist die Unterscheidung zwischen hypozellulärem myelodysplastischem Syndrom und Knochenmarkaplasie sowie zwischen einer refraktären Anämie mit Blastenexzess und einer frühen akuten Leukämie. Nach der WHO ist der Nachweis von > 20 % Blasten im Knochenmark das ausschlaggebende Kriterium zur Abgrenzung der akuten myeloischen Leukämie (AML) vom myelodysplastischen Syndrom. Bei jungen Patienten sollte eine prädisponierende genetische Grunderkrankung ausgeschlossen werden (siehe oben).

Das mediane Überleben unterscheidet sich erheblich zwischen Jahren für Patienten mit 5q-minus-Syndrom oder sideroachrestischer Anämie und wenigen Monaten für Patienten mit refraktärer Anämie mit Blastenexzess oder schwerer Panzytopenie bei Monosomie 7. Das International Prognostic Scoring System (IPSS) erleichtert die prognostische Einschätzung (Tab. 12-6). Selbst ein myelodysplastisches Syndrom mit geringem Risiko geht mit einer signifikanten Morbidität und Mortalität einher. Die meisten Patienten versterben infolge von Komplikationen ihrer Panzytopenie und nicht durch eine Transformation in eine akute Leukämie. Etwa ein Drittel der Patienten erliegt Erkrankungen, die nicht im Zusammenhang mit dem myelodysplastischen Syndrom stehen. Eine rasche Verschlechterung der Panzytopenie, das Auftreten neuer chromosomaler Aberrationen bei wiederholter zytogenetischer Untersuchung, ein Anstieg der Blasten sowie eine Knochenmarkfibrose sind Indikatoren für eine schlechte Prognose. Die Prognose bei therapiebedingtem myelodysplastischem Syndrom ist unabhängig vom Subtyp sehr schlecht. Die meisten Patienten erleiden innerhalb weniger Monate einen Progress zu einer therapierefraktären AML.

Behandlung
MYELODYSPLASTISCHES SYNDROM

Früher war die Therapie der myelodysplastischen Syndrome unbefriedigend, inzwischen wurden aber neue Substanzen zur Behandlung zugelassen. Mehrere Regime scheinen nicht nur die Blutzellzahlen zu erhöhen, sondern auch die Entwicklung einer Leukämie hinauszuzögern und das Überleben zu verbessern. Die Wahl der Therapie und die Durchführung der Behandlung sind ebenso wie das Management der Nebenwirkungen schwierig und sollten durch einen Hämatologen erfolgen.

Die einzige kurative Therapie ist die hämatopoetische Stammzelltransplantation. In ausgewählten Kohorten beträgt die 3-Jahres-Überlebensrate etwa 50 % und bessert sich weiter. Inzwischen sind die Ergebnisse bei allogenen Fremdspendern ähnlich wie bei Geschwisterspendern und Patienten im Alter von 50–70 Jahren wurden erfolgreich transplantiert. Trotzdem nehmen die behandlungsbedingte Morbidität und Mortalität mit dem Alter zu. Die Entscheidungsfindung wird dadurch weiter erschwert, dass Hochrisikopatienten, bei denen eine allogene Stammzelltransplantation am dringendsten indiziert ist, auch mit höchster Wahrscheinlichkeit ein Rezidiv entwickeln oder nach der Transplantation versterben, während Patienten mit niedrigem Risiko zwar die Transplantation besser tolerieren, aber auch mit einer weniger aggressiven Therapie jahrelang gut leben können.

Myelodysplastische Syndrome gelten als besonders refraktär gegenüber zytotoxischen Chemotherapiestrategien, und ebenso wie bei der akuten myeloischen Leukämie beim älteren Patienten kommt es oft zu therapiebedingten Toxizitäten mit häufig letalem Ausgang sowie zu nur kurzen Remissionen. Zytostatika wurden in niedrigen Dosen auch aufgrund ihres Potenzials zur „Differenzierungsinduktion" verabreicht und aus den hiermit verbundenen Erfahrungen haben sich medikamentöse Therapien auf Grundlage von Pyrimidinanaloga entwickelt. Diese neuen Substanzen werden als epigenetische Modulatoren eingestuft und sollen die Genregulation über eine Demethylierung so ver-

Tabelle 12-6

INTERNATIONALES PROGNOSTISCHES SCORING-SYSTEM (IPSS)

Prognosefaktor	Punktwert				
	0	0,5	1,0	1,5	2,0
Blasten im Knochenmark (%)	< 5 %	5–10 %		11–20 %	21–30 %
Karyotyp[a]	Gut	Intermediär	Schlecht		
Zytopenie[b] (Anzahl der beteiligten Zelllinien)	0 oder 1	2 oder 3			
Punktzahl für die Risikogruppen	**Punkte**				
Niedrig	0				
Intermediär 1	0,5–1,0				
Intermediär 2	1,5–2,0				
Hoch	≥ 2,5				

[a] Gut = normaler Karyotyp, -Y, del (5q), del (20q); schlecht = komplex aberranter Karyotyp (≥ 3 Aberrationen) oder Aberration unter Einschluss von Chromosom 7; intermediär = alle anderen chromosomalen Anomalien.

[b] Zytopenie ist definiert als Hb < 10 g/dl, Plättchenzahl < 100.000/µl, absolute Neutrophilenzahl < 1500/µl.

ändern, dass sich aus den anormalen MDS-Stammzellen reife Blutzellen differenzieren (wobei der allgemeine Methylierungsstatus nicht mit der klinischen Effizienz korreliert). 5-Azacytidin und Decitabin sind zwei solcher epigenetischer Modifikatoren. 5-Azacytidin trägt beim myelodysplastischen Syndrom zur Erholung der peripheren Blutzellzahlen bei und verbessert das Überleben im Vergleich zu „best supportive care". 5-Azacytidin wird in der Regel täglich subkutan für 7 Tage in vierwöchentlichen Intervallen für wenigstens vier Zyklen eingesetzt, bevor die Wirkung überprüft wird. In den veröffentlichten Studien besserten sich bei etwa 50 % der Patienten die Blutzellzahlen und der Transfusionsbedarf nahm ab. Das Ansprechen hängt von der fortgeführten kontinuierlichen Gabe der Substanz ab. Bei den meisten Patienten kommt es im Verlauf zu einem Therapieversagen, sodass es zu erneuten Zytopenien oder zum Übergang in eine akute myeloische Leukämie kommt. Decitabin ist eine dem 5-Azacytidin eng verwandte Substanz mit möglicherweise höherer Potenz. Bei etwa 30–50 % der Patienten kann eine Verbesserung der peripheren Zellzahlen erreicht werden, die für etwa ein Jahr anhält. Decitabin wird in der Regel in mehreren Zyklen und unterschiedlicher Dosierung als intravenöse Dauerinfusion über 3–10 Tage gegeben. Die wichtigste Nebenwirkung beider Substanzen ist eine Myelosuppression mit Abfall der peripheren Zellzahlen. Andere typische Symptome zytostatischer Therapien können ebenfalls auftreten. Demethylierende Substanzen werden oft bei Hochrisikopatienten, bei denen keine Stammzelltransplantation möglich ist, eingesetzt. Bei Niedrigrisikopatienten sind sie zwar ebenfalls wirksam, es sollten aber andere Optionen erwogen werden.

Lenalidomid, ein Thalidomidderivat mit einem günstigeren Toxizitätsprofil als Thalidomid, ist besonders effektiv in der Behandlung der refraktären Anämie bei Patienten mit myelodysplastischem Syndrom mit 5q-minus-Syndrom: Ein großer Teil dieser Patienten wird mit normalen oder nahezu normalen Hämoglobinwerten transfusionsunabhängig und auch die zytogenetischen Veränderungen können nicht mehr nachgewiesen werden. Die Substanz hat viele biologische Wirkungen und es ist unbekannt, welche davon für die klinischen Effekte verantwortlich ist. Die Substanz wird oral verabreicht und die meisten Patienten sprechen innerhalb von 3 Monaten auf die Therapie an. Wichtige Nebenwirkungen von Lenalidomid sind eine Verschlechterung der Leukozyten- und Thrombozytenzahlen, was eine entsprechende Therapieüberwachung notwendig macht, sowie eine deutliche Risikoerhöhung für tiefe Beinvenenthrombosen und Lungenembolien.

Auch die immunsuppressive Behandlung kann ähnlich wie bei der aplastischen Anämie zu einer länger anhaltenden Unabhängigkeit von Bluttransfusionen führen und das Überleben verbessern. Antithymozytenglobulin, Ciclosporin und der monoklonalen Anti-CD52-Antikörper Alemtuzumab sind vor allem bei jüngeren Patienten mit myelodysplastischem Syndrom und günstigeren IPSS-Werten wirksam (< 60 Jahre), die HLA-DR15-positiv sind.

Hämatopoetische Wachstumsfaktoren können die Blutzellzahlen verbessern, haben sich jedoch wie bei anderen Situationen von Knochenmarkversagen vor allem bei den Patienten mit weniger schweren Panzytopenien am effektivsten erwiesen. Erythropoetin allein oder in Kombination mit G-CSF kann die Hämoglobinspiegel erhöhen, insbesondere bei Patienten mit niedrigem Serum-Erythropoetin-Spiegel, die keine oder nur wenige Transfusionen benötigen. Das Überleben scheint durch G-CSF allein nicht verbessert zu werden, wohl aber durch die Gabe von Erythropoetin und eine Abschwächung der Anämie. G-CSF allein hat in einer randomisierten, kontrollierten Studie nicht zu einer Verbesserung des Überlebens geführt.

Bei myelodysplastischem Syndrom treffen die gleichen Prinzipien der supportiven Behandlung zu, wie sie bereits bei der aplastischen Anämie beschrieben wurden. Da viele Patienten über Jahre eine Anämieproblematik haben, sollten Erythrozytentransfusionen mit der Gabe von Chelatbildnern kombiniert werden, um eine transfusionsbedingte Hämochromatose zu verhindern.

ANÄMIE BEI MYELOPHTHISE

Die Abgrenzung der Myelophthise als eigenständiges Krankheitsbild ist in Deutschland nicht üblich, wenn auch die Beschreibung der reaktiven Myelofibrose in diesem Abschnitt nützlich ist. Eine Knochenmarkfibrose (siehe Abb. 129-2) mit ihrem charakteristischen peripheren Blutbild mit *Leukoerythroblastose* kann als primäre myeloproliferative Neoplasie (primäre *Myelofibrose) oder als Folgestadium anderer myeloproliferrativer Neoplasien* auftreten (Kap. 14). Als reaktive Veränderung lautet die Bezeichnung *Myelophthise* (in Deutschland ist der Begriff sekundäre Myelofibrose üblich). Eine Myelophthise oder sekundäre Myelofibrose ist reaktiv bedingt. Die Fibrose kann als Reaktion auf eine Infiltration des Knochenmarks mit Tumorzellen auftreten. Häufige Tumoren in diesem Sinne sind Mammakarzinome, Bronchialkarzinome, Prostatakarzinome oder das Neuroblastom. Eine Knochenmarkfibrose kann auch im Rahmen einer mykobakteriellen Infektion auftreten (sowohl Mycobacterium tuberculosis als auch Mycobacterium avium). Daneben wurde sie bei Pilzinfektionen, HIV-Infektionen und bei der Sarkoidose beobachtet. Eine Fibrose kann auch bei der Gaucher-Krankheit mit der bei dieser Erkrankung vorhandenen intrazellulären Speicherung von Lipiden oder bei der Osteopetrose mit ihrem Fehlen von Osteoklasten und der dadurch bedingten Obliteration des Knochenmarkraums beobachtet werden. Eine sekundäre Myelofibrose kann Spätfolge einer Strahlentherapie oder einer Behandlung mit radiomimetischen Substanzen sein. Eine zugrunde liegende Infektion oder maligne Erkrankung ist meist offensichtlich. Eine Knochenmarkfibrose kann auch bei einer Reihe weiterer hämatologischer Erkrankungen auftreten, insbesondere bei der chronisch myeloischen Leukämie, dem multiplen Myelom, bei Lymphomen und bei der Haarzell-Leukämie.

Pathophysiologisch finden sich drei unterschiedliche Charakteristika: eine Proliferation der Fibroblasten im Markraum (Myelofibrose), eine Expansion der Hämatopoese in die Markräume der langen Röhrenknochen und bemerkenswerterweise auch in extramedulläre Bereiche, wie Milz, Leber und Lymphknoten (myeloische Metaplasie), sowie eine ineffektive Erythropoese. Der genaue Mechanismus der Fibroseentstehung ist noch nicht bekannt. Wahrscheinlich hängt er mit einer Dysregulation der Produktion von Wachstumsfaktoren zusammen: In diesem Zusammenhang wurden der Platelet-derived Growth Factor (PDGF) und der Transforming Growth Factor β (TGF-β) diskutiert. Eine Regulationsstörung anderer hämatopoetischer Wachstumsfaktoren könnte zu der Lokalisation hämatopoetischer Zellen im nicht hämatopoetischen Gewebe führen sowie zu einer Entkopplung der Balance zwischen Stammzellproliferation und Differenzierung. Die Panzytopenie bei Myelofibrose ist bemerkenswert, können doch außerordentlich hohe Zahlen von zirkulierenden, hämatopoetischen Vorläuferzellen nachgewiesen werden.

Die meist normozytäre, normochrome Anämie ist das hervorstechende Merkmal der sekundären Myelofibrose. Der charakteristische leukoerythroblastische Blutausstrich erleichtert die Diagnose (siehe Abb. 129-1). Das rote Blutbild ist deutlich verändert mit zirkulierenden, kernhaltigen roten Vorstufen, Tränentropfenzellen und ausgeprägten Veränderungen der Erythrozytenform. Die Anzahl der Leukozyten ist oft erhöht, gelegentlich mit zirkulierenden Myelozyten, Promyelozyten und Myeloblasten, einer leukämoiden Reaktion ähnelnd. Eine erhöhte Anzahl an Thrombozyten kann beobachtet werden und häufig liegen Riesenthrombozyten vor. Die fehlende Aspirabilität des Knochenmarks (Punctio sicca) kann im entsprechenden klinischen Zusammenhang bereits eine entsprechende Diagnose suggerieren, bevor die Knochenmarkbiopsie aufgearbeitet ist.

Die Prognose der sekundären Myelofibrose wird durch den zugrunde liegenden Prozess bestimmt, wobei es sich meistens um einen metastasierten Tumor oder eine fortgeschrittene hämatologische Systemerkrankung handelt. Behandelbare Grunderkrankungen müssen ausgeschlossen werden, insbesondere eine Tuberkulose oder Pilzinfektionen. Supportive Therapien und Transfusionen mildern die Beschwerden.

WEITERFÜHRENDE LITERATUR

Swerdlow SH, Campo E, Harris NL et al: WHO Classification of Tumours of Haematopoietic and Lymphoid Tissues, Fourth Edition, 2008

Scheinberg P, Nunez O, Weinstein B et al: Horse versus rabbit antithymocyte globulin in acquired aplastic anemia. N Engl J Med 365(5):430–8, 2011

Odenike O, Onida F, Padron E: Myelodysplastic syndromes and myelodysplastic/myeloproliferative neoplasms: an update on risk stratification, molecular genetics, and therapeutic approaches including allogeneic hematopoietic stem cell transplantation. Am Soc Clin Oncol Educ Book, e398–412, 2015

KAPITEL 13

TRANSFUSIONSBIOLOGIE UND -THERAPIE

Jeffery S. Dzieczkowski ■ Kenneth C. Anderson

Für die deutsche Ausgabe Abdulgabar Salama und Beate Mayer

BLUTGRUPPENANTIGENE UND -ANTIKÖRPER

Die Untersuchung erythrozytärer Antigene und Antikörper bildet die Grundlage der Transfusionsmedizin. Zunächst wurden die Antigene nur mit serologischen Methoden charakterisiert. Inzwischen ist jedoch die molekulare Zusammensetzung vieler Antigene aufgeklärt. Die Antigene werden den verschiedenen Blutgruppensystemen anhand von Strukturähnlichkeiten der Epitope zugeordnet. Antigene können aus Kohlenhydraten, die an Eiweiß und/oder Lipide der Zellmembran angeheftet sind, Proteinen oder aus einem Kohlenhydrat-Protein-Komplex bestehen. Andere zelluläre Blutbestandteile und die Plasmaproteine können ebenfalls als Antigene wirken und zu einer *Alloimmunisierung* bzw. Bildung von Antikörpern gegen Antigene anderer Individuen führen. Diese Antikörper werden als *Alloantikörper* bezeichnet.

Erythrozytäre Antikörper können aus einer „natürlichen“ Exposition resultieren, insbesondere gegenüber Kohlenhydraten, die einigen Blutgruppenantigenen ähneln. Diese Antikörper werden gewöhnlich im Rahmen einer T-Zell-unabhängigen Reaktion (ohne die Entstehung eines Immungedächtnisses) gebildet und gehören zur IgM-Klasse. Antikörper, die gegen autologe Blutgruppenantigene gerichtet sind, werden als *Autoantikörper* bezeichnet und können ohne erkennbare oder im Zusammenhang mit einer erkennbaren Ursache (z. B. durch Mycoplasma pneumoniae) entstehen. Dabei handelt es sich oft ebenfalls um IgM-Antikörper, die jedoch bei Körpertemperatur nur eine schwache Affinität zum Antigen aufweisen und daher keine klinische Bedeutung haben. Es können jedoch klinisch relevante IgM-Antikörper entstehen, welche die Komplementkaskade aktivieren und zur Hämolyse führen. Durch eine allogene Antigenexposition gebildete Antikörper (Immunantikörper), wie bei einer Bluttransfusion oder Schwangerschaft, gehören in der Regel zur IgG-Klasse. Sie reagieren auch bei Körpertemperatur mit ihren Antigenen und können zur Hämolyse führen. Im Gegensatz zu IgM-Antikörpern können IgG-Antikörper die Plazenta passieren, mit antigenpositiven fetalen Erythrozyten reagieren und zu einer hämolytischen Erkrankung des Kindes führen bzw. intrauterin als weitere Komplikation den *Hydrops fetalis* verursachen.

Auch eine Alloimmunisierung gegen Leukozyten, Thrombozyten und Plasmaproteine kann zu Transfusionskomplikationen, wie Fieber und Urtikaria, führen, jedoch nicht zur Hämolyse. Die ursächlichen Antikörper können gegebenenfalls mit speziellen Testmethoden nachgewiesen werden.

ABO-ANTIGENE UND -ANTIKÖRPER

Die erstmals im Jahr 1900 entdeckten AB0-Blutgruppenantigene haben die größte klinische und immunhämatologische Relevanz. Die Hauptblutgruppenmerkmale dieses Systems sind A, B, AB und 0. Die Erythrozyten der Blutgruppe 0 tragen weder A- noch B-Antigene. Bei den A- und B-Antigenen handelt es sich um Kohlenhydrate, die an einem Grundgerüst, einem Vorläufermolekül, angeheftet sind. Sie können an der Zelloberfläche als Glykosphingolipide oder Glykoproteine und in Plasma und Körperflüssigkeiten als Glykoproteine vorkommen. Die H-Substanz ist das Vorläufermolekül, an das die A- und B-Antigene angeheftet werden. Sie wird durch die Bindung von Fukose an ein Glykolipid- oder Glykoproteingrundgerüst gebildet. Durch die zusätzliche Anbindung von N-Acetylgalactosamin entsteht das A-Antigen und durch Anbindung von Galaktose das B-Antigen.

Die A- und B-Merkmale werden durch Gene auf Chromosom 9p festgelegt und nach den Mendel-Regeln kodominant vererbt. Die Genprodukte sind Glykosyltransferasen, die eine Anbindung des jeweiligen Zuckers an das Grundgerüst vermitteln. Personen ohne die Glykosyltransferasen A und B haben die Blutgruppe 0 und Personen mit beiden Glykosyltransferasen die Blutgruppe AB. Selten fehlt das H-Gen, das die Fukosetransferase kodiert. In diesem Fall kann die H-Substanz nicht gebildet werden. Diese Personen besitzen nur das „stille" h-Allel (homozygot hh) und weisen den so genannten Bombay-Phänotyp auf (Oh).

Das AB0-Blutgruppensystem ist deshalb so bedeutsam, weil alle Individuen natürlicherweise Antikörper gegen das jeweils fehlende ABH-Kohlenhydratantigen bilden. Die so gebildeten Anti-A- und Anti-B-Antikörper werden als *Isoagglutinine* bezeichnet. Individuen mit der Blutgruppe A bilden Anti-B- und Individuen mit der Blutgruppe B Anti-A-Isoagglutinine. Personen mit der Blutgruppe AB bilden keine, während Personen mit der Blutgruppe 0 sowohl Anti-A- als auch Anti-B-Isoagglutinine bilden. Somit sind Personen mit der Blutgruppe AB „Universalempfänger" für Erythrozyten, da sie keine Isoagglutinine besitzen. Personen mit der Blutgruppe 0 sind Universalspender für Erythrozyten, da ihre Erythrozyten keine A- und B-Antigene tragen. Personen mit dem seltenen Bombay-Phänotyp bilden Antikörper nicht nur gegen die A- und B-Antigene, sondern auch gegen die H-Substanz, die auf allen normalen Erythrozyten vorhanden ist. Das Blut dieser Personen ist nur kompatibel mit dem anderer Bombay-Phänotypträger.

Bei den meisten Menschen werden die A- und B-Antigene von den Zellen sekretiert und befinden sich auch in Zirkulation. Die so genannten Nicht-Blutgruppensekretoren sind möglicherweise für pathogene Keime empfänglich (z. B. Candida albicans, Neisseria meningitidis, Streptococcus pneumoniae, Haemophilus influenzae). Zahlreiche Organismen können an Polysaccharide auf der Zelloberfläche binden, und diese Bindung soll durch lösliche Blutgruppenantigene blockiert werden.

RHESUSSYSTEM

Das Rhesussystem ist das zweitwichtigste Blutgruppensystem. Die Rh-Antigene sind an ein Membranprotein der Erythrozyten (Molekulargewicht 30–32 kDa) gebunden, für das keine sonstige eigenständige Funktion bekannt ist. Obwohl mehr als 40 verschiedene Antigene des Rh-Systems beschrieben wurden, kommen nur fünf Determinanten bei der überwiegenden Zahl der Phänotypen vor. Das D-Antigen verleiht seinen Trägern die Rh-Positivität und Rh-negative Personen sind keine D-Träger. Auf dem Rh-Membranprotein befinden sich auch die zwei Allelantigenpaare E/e und C/c. Die drei Rh-Gene Ee, D und Cc sind nebeneinander auf dem Chromosom 1 angeordnet und werden gemeinsam als ein Haplotyp – cDE oder Cde – vererbt. Die zwei Haplotypen können zu der phänotypischen Expression von zwei bis fünf Rh-Antigenen führen.

Das D-Antigen ist ein stark immunogenes Alloantigen und fehlt bei etwa 15 % der kaukasischen Bevölkerung. Die Transfusion kleiner Mengen Rh-positiver Erythrozyten (durch Bluttransfusion oder Schwangerschaft) kann zur Bildung von Anti-D-Alloantikörpern führen.

ANDERE BLUTGRUPPENSYSTEME UND ALLOANTIKÖRPER

Bislang wurden 36 Blutgruppensysteme bzw. mehr als 300 Antigene entdeckt. Für eine Vielzahl von Erkrankungen und Zellanomalien wird die Präsenz oder das Fehlen bestimmter Blutgruppenantigene verantwortlich gemacht. Bestimmte Blutgruppenantigene fungieren auch als Rezeptoren für Infektionserreger. Die klinisch relevanten Alloantikörper und ihre Antigene sind in Tabelle 13-1 aufgeführt.

Natürliche Kälteantikörper ohne klinische Relevanz, wie die meisten Antikörper gegen *Lewis-Antigene,* sind häufig die Ursache für eine auffällige serologische Verträglichkeitsprobe (Kreuzprobe). Das Lewis-Gen liegt auf Chromosom 19 und sein Genprodukt ist eine Fukosyltransferase. Das Antigen ist kein integraler Membranbestandteil und wird aus dem Plasma an die Erythrozytenmembran adsorbiert. Die Antikörper gegen das Lewis-Antigen gehören in der Regel zur IgM-Klasse und können die Plazenta nicht passieren. Das Lewis-Antigen kann auf Tumorzellen adsorbiert werden und als eine Zielstruktur für Arzneimittel dienen.

Tabelle 13-1

ERYTHROZYTÄRE BLUTGRUPPENSYSTEME UND ALLOANTIGENE

Blutgruppensystem	Antigen	Alloantikörper	Klinische Relevanz
Rh (D, C/c, E/e)	E-Protein	IgG	HTR, MHN
Lewis (Le^a, Le^b)	Oligosaccharid	IgM/IgG	Selten HTR
Kell (K/k)	E-Protein	IgG	HTR, MHN
Duffy (Fy^a/Fy^b)	E-Protein	IgG	HTR, MHN
Kidd (Jk^a/Jk^b)	E-Protein	IgG	HTR (häufig verzögert), MHN (mild)
I/i	Kohlenhydrat	IgM	Hämolyse abhängig von Titer und Temperaturamplitude
MNSsU	E-Protein	IgM/IgG	Extrem selten Anti-M MHN, sehr selten Anti-S, -s und -U MHN, HTR

Abkürzungen: E = Erythrozyten; MHN = Morbus haemolyticus neonatorum; HTR = hämolytische Transfusionsreaktion.

Die Antigene des *I-Systems* bestehen ebenfalls aus Oligosacchariden mit Verwandtschaft zu H, A, B und Lewis-Antigenen. I und i sind keine Allelpaare, sondern Kohlenhydratantigene, die sich nur durch das Ausmaß der Verzweigung unterscheiden. Die Glykosyltransferase als I-Genprodukt wandelt die unverzweigte Kette des i-Antigens in die verzweigte Kette des I-Antigens um. Durch die Zunahme der Verzweigung aller ABH-Antigene während der ersten beiden Lebensjahre nimmt das Ausmaß der Antigenität zu. Patienten mit der Kälteagglutininkrankheit und manche Patienten mit Lymphomen bilden Antikörper, die mit dem I/i-Antigenkomplex reagieren und die Erythrozyten zerstören. Gelegentlich können Patienten mit Mononukleose oder Mycoplasma-pneumoniae-Infektionen Kälteagglutinine mit der Spezifität Anti-I oder Anti-i bilden. Bei den meisten Erwachsenen liegt nur noch eine schwache i-Expression vor oder fehlt ganz. Die Versorgung betroffener Patienten mit Blutkonserven ist unproblematisch. Da auch klinisch relevante Kälteantikörper bei Körpertemperatur nicht oder nur sehr schwach mit Erythrozyten reagieren, wird eine Agglutination bzw. eine Hämolyse der Erythrozyten durch eine Erwärmung (auf 37 °C in geeigneten Vorrichtungen) gekühlt gelagerter Blutkomponenten verhindert. Das *P-System* ist eine andere Gruppe von Kohlenhydratantigenen, die durch spezifische Glykosyltransferasen kontrolliert wird. Die klinische Relevanz des P-Antigens wird in seltenen Fällen bei der Syphilis- und Virusinfekt-assoziierten paroxysmalen Kältehämoglobinurie (Donath-Landsteiner-Autoimmunhämolyse) reflektiert. In diesen Fällen werden Autoantikörper gegen das P-Antigen gebildet, die bei Kälte mit Erythrozyten reagieren und bei Erwärmung die Komplementkaskade aktivieren. Diese Autoantikörper werden als biphasische oder auch als *Donath-Landsteiner-Autoantikörper* bezeichnet. Das P-Antigen ist der zelluläre Rezeptor für B19 und möglicherweise auch der Rezeptor für die Bindung von Escherichia coli an Urothelzellen.

Das *MNSsU-System* wird durch Gene auf Chromosom 4 reguliert. MN sind Determinanten des Membranproteins Glykophorin A und Ss des Membranproteins Glykophorin B. IgG-Antikörper gegen S- und s-Antigene werden selten nach Schwangerschaften oder Transfusionen gebildet und können zur Hämolyse führen. Anti-U-Antikörper sind extrem selten und problematisch, da fast alle Menschen U exprimieren.

Das *Kell*-Protein ist sehr groß (720 Aminosäuren), und seine Sekundärstruktur enthält viele verschiedene Antigenepitope. Die Immunogenität des Kell-Antigens ist hoch und seine klinische Relevanz rangiert nach dem AB0- und dem Rh-System an dritter Stelle. Das Fehlen des Kell-Antigengerüstes, das durch ein Gen auf dem X-Chromosom kontrolliert wird, ist mit einer Akanthozytose, einer verkürzten Überlebenszeit der Erythrozyten und einer progredienten Form der Muskeldystrophie sowie mit kardialen Defekten assoziiert. Diese seltene Konstellation wird als *McLeod-Phänotyp* bezeichnet. Das K_x-Gen ist auf dem Chromosom X an einer 91-kDa-Komponente der NADPH-Oxidase fixiert, deren Deletion oder Mutation für fast 60 % der chronischen Granulomatosen verantwortlich ist.

Die *Duffy*-Antigene (Fy^a und Fy^b) sind kodominante Allele, die als Rezeptoren für Plasmodium vivax dienen. Bei mehr als 70 % der Bewohner von Malaria-Endemiegebieten (Plasmodium vivax*)* fehlen diese Antigene, wahrscheinlich als Folge einer selektiven Schutzfunktion gegen diese Infektion. Es ist unbekannt, warum das Fehlen des Duffy-Antigenrezeptors für Zytokine (DARC) mit einer milden Neutropenie assoziiert ist. Die *Kidd*-Antigene (Jk^a und Jk^b) sind relativ immunogen und können die Bildung von Alloantikörpern bewirken. Verzögert auftretende hämolytische Transfusionsreaktionen werden relativ häufig durch Antikörper gegen Kidd-Antigene verursacht, da diese Antikörper bei niedriger Konzentration nicht mit der Kreuzprobe vor der Transfusion erfasst werden können.

UNTERSUCHUNGEN VOR EINER TRANSFUSION

Die serologische Untersuchung potenzieller Empfänger vor der Transfusion besteht aus der Bestimmung der Blutgruppe und einem Antikörpersuchtest. Bei der Blutgruppenbestimmung werden die AB0- und Rh-Merkmale des Empfängers mithilfe von spezifischen Antiseren ermittelt. Durch die Serumgegenprobe werden die Isoagglutinine im Serum des Patienten bestimmt und die Ergebnisse müssen mit dem AB0-Phänotyp Übereinstimmung zeigen.

Der Alloantikörpersuchtest dient zum Nachweis von Antikörpern gegen fremde Erythrozytenantigene. Hierbei wird das Patientenserum nach Standardmethoden gegen Testerythrozyten der Blutgruppe 0 getestet. Diese weisen die klinisch wichtigsten Blutgruppenantigene auf und haben einen bekannten Phänotyp. Die Spezifizierung der Antikörper erfolgt durch die Testung gegen verschiedene antigenpositive und -negative Testerythrozyten.

Die serologische Verträglichkeitsprobe (Kreuzblutprobe) wird durchgeführt, wenn eine Transfusion infrage kommt bzw. vor jeder Transfusion von Erythrozytenkonzentraten. Das durch die Kreuzblutprobe ausgewählte Blut muss AB0-kompatibel sein und darf keine Antigene gegen klinisch relevante Alloantikörper des Patienten aufweisen. Eine negative Kreuzblutprobe spricht gegen das Vorliegen einer klinisch relevanten Inkompatibilität und kann bei Bedarf transfundiert werden.

Um eine Alloimmunisierung gegen das D-Antigen zu vermeiden, sollen Rh-negative Patienten unbedingt mit Rh-negativen zellulären Blutkomponenten versorgt werden. Nur im Notfall darf einem Rh-negativen Patienten ohne D-Antikörper Rh-positives Blut übertragen werden. Ein Rh-negativer Empfänger kann gegen das D-Antigen immunisiert werden und Anti-D bilden. Rh-negative Mädchen und Frauen im gebärfähigen Alter, denen Rh-positive zelluläre Blutkomponenten transfundiert wurden, müssen zur Vermeidung der Sensibilisierung gegen D-Antigen mit Anti-D passiv immunisiert werden.

BLUTKOMPONENTEN

Die Herstellung und Anwendung von Blutkomponenten unterliegt in Deutschland gesetzlichen Vorschriften (Arzneimittel- und Transfusionsgesetzen, Richtlinien zur Gewinnung von Blut und Blutbestandteilen und zur Anwendung von Blutkomponenten, Querschnittsleitlinien zur Therapie mit Blutkomponenten und Plasmaderivaten und andere). Deshalb werden nachfolgend nur die zugelassenen Produkte bzw. Anwendungen in Deutschland berücksichtigt (Tab. 13-2).

Die Herstellung von Blutkomponenten erfolgt nach der Abfolge der Herstellungsschritte. Die Gewinnung ist über eine Vollblutspende oder durch eine maschinelle Apherese möglich. Bei der *Vollblutspende* werden 450 oder 500 ml in ein geschlossenes Blutbeutelsystem abgenommen, mit einem gebräuchlichen, antikoagulanshaltigen Stabilisator gemischt und innerhalb von 24 Stunden durch Zentrifugation in zelluläre Bestandteile und Plasma aufgetrennt. Durch erneute Zentrifugation des Buffy-coats (Leukozyten und Thrombozyten) werden die Thrombozyten angereichert und in einem Teil des autologen Plasmas oder einem Gemisch von Plasma und Additivlösung für Thrombozyten resuspendiert. Zur Herstellung einer therapeutischen Einheit werden vier bis sechs AB0-blutgruppengleiche Buffy-coats zu einem Pool-Thrombozytenkonzentrat zusammengeführt. Anschließend werden die Thrombozyten- und Erythrozytenkonzentrate in funktionell geschlossenen Systemen leukozytendepletiert (Inline-Filtration). Das Vollblut kann auch vor der Zentrifugation leukozytendepletiert und in ein Erythrozytenkonzentrat und eine Plasmaeinheit aufgetrennt werden. Apheresepräparate (Thrombozyten, Erythrozyten und Plasma) werden während der Blutgewinnung leukozytendepletiert. Durch maschinelle Apherese können von einem Spender Einzel- (z. B. zwei Thrombozytenkonzentrate) oder Multikomponenten (Erythrozyten-, Thrombozytenkonzentrate und/

Tabelle 13-2

QUALITÄTSKRITERIEN VERFÜGBARER BLUTKOMPONENTEN

Komponente	Volumen, ml	Inhalt	Klinische Wirksamkeit
EK	200–350	Erythrozyten, Leukozyten (< 1 × 106) und Plasma < 25 ml	Anstieg der Hämoglobinkonzentration um 10 g/l und des Hämatokrits um 3 %
AP-TK in Plasma oder additiver Lösung Pool-TK in Plasma oder additiver Lösung	200–350	Thrombozyten > 2,0 × 1011/Einheit, Leukozyten (< 1 × 106) Erythrozyten < 3 × 109 Humanplasma ca. 150–200 ml TK in additiver Lösung enthalten Additivlösung + ca. 100 ml Plasma	Korrigiertes Inkrement ≥ 10 × 10^9/l nach 1 h und ≥ 7,5 × 10^9/l nach 24 h
Fresh-Frozen-Plasma	200–250	Plasmaproteine, Gerinnungsfaktoren, Protein C und S, Antithrombin	Anstieg der Gerinnungsfaktoren um 2 %

Abkürzungen: AP-TK = Apherese-Thrombozytenkonzentrat; EK = Erythrozytenkonzentrat; TK = Thrombozytenkonzentrat.

oder Plasma) gewonnen werden. Die Apheresethrombozytenkonzentrate und die Pool-Thrombozytenkonzentraten enthalten äquivalente Thrombozytenmengen. Plasmaderivate (Albumin, Immunglobuline, Antithrombin und Gerinnungsfaktoren) werden aus großen Plasmapools hergestellt und mindestens zwei verschiedenen Behandlungsverfahren zur pathogenen Anreicherung bzw. Inaktivierung unterzogen.

VOLLBLUT

In Deutschland kann Eigenblut als Vollblut (nicht allogenes Blut) oder als getrennte Komponente gelagert und verwendet werden. Das Vollblut wird vor der Lagerung leukozytendepletiert. Während der Lagerungszeit bei 4 ± 2 °C behalten die Erythrozyten im Gegensatz zu den Thrombozyten und Gerinnungsfaktoren ihre Funktionalität. Das Vollblut eignet sich bei Blutverlust sowohl für den Sauerstofftransport als auch für den Volumenersatz. Das Eigenblut muss getrennt von homologen Blutprodukten gelagert und transportiert werden, sodass eine Verwechslung ausgeschlossen werden kann. Allogenes Vollblut wird in Deutschland nicht verwendet.

LEUKOZYTENDEPLETIERTES ERYTHROZYTENKONZENTRAT

Erythrozyten sind für den Austausch der Atemgase verantwortlich und steigern den Sauerstofftransport bei anämischen Patienten. Für die Indikation zur Erythrozytentransfusion lassen sich keine absoluten und allgemein gültigen kritischen Hämoglobin- oder Hämatokritgrenzwerte festlegen. Bei Herz-Kreislauf-stabilen Patienten mit chronischer Anämie ist eine ausreichende Oxygenierung bis zu einem Hämoglobinwert von 6–7 g/dl (3,7–4,3 mmol/dl) gewährleistet. Bei schwer kranken Patienten ist die Indikation zur Erythrozytentransfusion vom klinischen Zustand abhängig. Bei den meisten transfusionsbedürftigen Patienten ist eine Hämoglobinkonzentration von 10 g/dl in der Regel ausreichend, um eine kritische Sauerstoffunterversorgung zu vermeiden. Die unkritische Transfusion von Erythrozytenkonzentraten mit dem Ziel, den Hämoglobinwert zu normalisieren, kann bei kritisch kranken Patienten die Überlebenschance reduzieren. Dies gilt auch für die Transfusion von Eigenblut.

Durch die Leukozytendepletion (Restleukozyten < 1×10^6/Einheit) werden die Freisetzung von Zytokinen und die dadurch bedingten febrilen Reaktionen sowie das Risiko einer Immunisierung gegen humane Leukozytenantigene (HLA-Antigene) stark reduziert. Außerdem wird die Übertragung zellständiger Viren (Zytomegalievirus) weitgehend verhindert und es resultieren weniger Immunsuppression und weniger Infekte beim Empfänger. Die Leukozytendepletion kann an verschiedenen Stellen des Herstellungsprozesses im geschlossenen System erfolgen: (1) Vollblut wird zentrifugiert, Plasma und Buffy-coat werden abgetrennt. Anschließend erfolgen die Leukozytendepletion der Erythrozyten und deren Resuspension in Additivlösung. (2) Vollblut wird leukozytendepletiert, anschließend zentrifugiert. Nach Abtrennung des Plasmas erfolgt die Resuspension der Erythrozyten in Additivlösung. (3) Durch Apherese gewonnene Erythrozyten werden leukozytendepletiert und in Additivlösung resuspendiert. Zur Entfernung freier und allergisch wirkender Restproteine und Restleukozyten können die Erythrozyten gegebenenfalls vor Anwendung im funktionell geschlossenen System mit isotonischer Lösung gewaschen werden.

Erythrozytenkonzentrate müssen in geeigneten Kühlschränken oder Kühlräumen mit fortlaufender Temperaturregistrierung bei 4 ± 2 °C gelagert werden. Infolge der Lagerung kommt es zur Abnahme des 2,3-Diphosphoglyceratgehalts und zur Linksverschiebung der Sauerstoffdissoziationskurve. Diese Veränderung ist in vivo abhängig von der Lagerungsdauer innerhalb von maximal 72 Stunden reversibel.

THROMBOZYTENKONZENTRAT

Thrombozytopenie stellt ein Blutungsrisiko dar und Thrombozytentransfusionen reduzieren die Inzidenz der Blutung. Die Indikation zur prophylaktischen Gabe von Thrombozyten liegt bei 10.000/µl. Bei Patienten ohne Risikofaktoren (Fieber, Infektionen, Behandlung mit Thrombozytenaggregationshemmern) sind 5000/µl möglicherweise ausreichend, um eine spontane Blutung zu verhindern. Bei invasiven Eingriffen mit hoher Blutungsgefahr sollte die Thrombozytenzahl über 50.000/µl liegen. Bei neurochirurgischen Operationen, Eingriffen am Auge und bei Massivtransfusionen sind Thrombozytenzahlen über 100.000/µl erforderlich.

Eine therapeutische Einheit für Erwachsene entspricht einem Apheresekonzentrat oder einem Poolkonzentrat aus sechs bis acht Einzelspender-Thrombozytenkonzentraten und enthält mehr als $2{,}0 \times 10^{11}$ Thrombozyten und weniger als 1×10^6 Restleukozyten (leukozytendepletiert). Seit kurzem werden zunehmend Thrombozytenkonzentrate in additiver Lösung verwendet. Diese enthalten weniger Plasma (ca. 100 ml) als Standard-Thrombozytenkonzentrate.

Die Thrombozytenzahl steigt bei Patienten, die durch multiple Bluttransfusionen und/oder Schwangerschaft bereits gegen zahlreiche HLA- und Thrombozytenantigene immunisiert sind, nicht oder nur geringfügig an. Der Thrombozytenanstieg (Inkrement) ist vom Blutvolumen des Patienten und der Anzahl der transfundierten

Thrombozyten abhängig. Die Wirksamkeit eines Thrombozytenkonzentrates bzw. das Vorliegen einer Refraktärität wird anhand der Berechnung des korrigierten Inkrementes wie folgt bestimmt:

$$\text{Korrigiertes Inkrement} = \frac{\text{Thrombozytenanstieg } (/\mu l) \times \text{Körperoberfläche } (m^2)}{\text{Anzahl transfundierter Thrombozyten } (\times 10^{-11})}$$

Das korrigierte Inkrement wird 1 Stunde und 18–24 Stunden nach der Thrombozytentransfusion gemessen und sollte bei 10×10^9/ml bzw. $7{,}5 \times 10^9$/ml liegen. Das Ausbleiben eines adäquaten Anstiegs kommt häufig bei vortransfundierten bzw. immunisierten Patienten vor. Bei wiederholten erfolglosen Thrombozytentransfusionen (korrigiertes Inkrement < 5) liegt ein refraktärer Zustand vor. Die Ursachen hierfür können immunologischer und nicht immunologischer Natur sein. Die immunologische Ursache eines Refraktärzustandes ist meistens das Vorhandensein von Alloantikörpern gegen HLA-Klasse-I-Antigene und seltener gegen Thrombozytenantigene. Das Risiko der Alloimmunisierung wird bei multiplen Transfusionen durch die Verwendung von leukozytendepletierten Apheresekonzentraten herabgesetzt. In solchen Fällen ist die Auswahl kompatibler Thrombozyten angezeigt (gematchte Thrombozyten). Allerdings ist die Durchführung eines Thrombozyten-Crossmatches nur in spezialisierten Labors möglich. Auch die Transfusion AB0-inkompatibler Thrombozyten kann in seltenen Fällen als Ursache für das Ausbleiben eines Transfusionserfolges infrage kommen. Der beste Anstieg der Thrombozyten wird durch die Transfusion AB0-identischer und HLA-gematchter Apheresekonzentrate erzielt. Allerdings liegen solche Präparate nicht immer vorrätig vor. Zu den nicht immunologischen Ursachen eines refraktären Zustands zählen Fieber, Blutung, Splenomegalie und bestimmte Medikamente.

FRESH-FROZEN-PLASMA (FFP)

Fresh-Frozen-Plasma enthält aktive Gerinnungsfaktoren, Plasmaproteine, Fibrinogen, Antithrombin, Albumin, Protein C und S. Zu den Indikationen für eine FFP-Transfusion gehören die Korrektur von komplexen Gerinnungsstörungen, der Plasmaaustausch und die Therapie der thrombotisch thrombozytopenischen Purpura. Die notfallmäßige Aufhebung des Effektes oraler Antikoagulanzien oder eines schweren Vitamin-K-Mangels sollte mit dem schneller und besser wirksamen Prothrombinkomplexkonzentrat (PPSB) erfolgen. Fresh-Frozen-Plasma darf nicht als Volumenersatz eingesetzt werden. Durch Plasmatransfusion werden keine Infektionen durch intrazelluläre Pathogene übertragen, wie Zytomegalievirus (CMV). Patienten mit IgA-Mangel und nachgewiesenem klinisch relevantem Antikörper gegen IgA-Moleküle sollten gegebenenfalls Fresh-Frozen-Plasma von Spendern mit IgA-Mangel erhalten, um einer Anaphylaxie vorzubeugen (siehe unten).

KRYOPRÄZIPITATE

Kryopräzipitate enthalten Fibrinogen, Faktor VIII und von-Willebrand-Faktor (vWF). Sie sind bei volumenempfindlichen Patienten geeignet, die mit Fibrinogen versorgt werden sollen. Sofern keine Faktor-VIII-Konzentrate zur Verfügung stehen, können Kryopräzipitate gegeben werden. (Jede Einheit enthält etwa 80 Einheiten Faktor VIII.) Außerdem können Patienten mit dysfunktionellem (Typ II) oder fehlendem (Typ III) von-Willebrand-Syndrom mit Kryopräzipitaten versorgt werden. In Deutschland werden Kryopräzipitate nicht eingesetzt.

PLASMADERIVATE

Spezifische Proteinkonzentrate werden aus Poolplasmen gewonnen. Zu diesen Produkten gehören Albumin, Immunglobuline, Antithrombin, Gerinnungsfaktorenkonzentrate und Hyperimmunglobuline wie Anti-D, Antisera gegen das Hepatitis-B-Virus, das Varicella-zoster-Virus, CMV und andere.

NEBENWIRKUNGEN VON BLUTTRANSFUSIONEN

Alle Transfusionsreaktionen und Zwischenfälle (fehlerhaftes Vorgehen ohne Transfusionsreaktion) werden seit der 16. AMG-Novelle (2012) durch die zuständigen behandelnden Ärzte und die zuständigen Bluttransfusionseinrichtungen genau dokumentiert und zeitnah an das Paul-Ehrlich-Institut zur Auswertung (Hämovigilanz) gemeldet (AMG, Meldeflicht § 63i 6; Transfusionsgesetz § 16 Abs. 1). Aufgrund der gemeldeten Daten werden nur die Meldehäufigkeiten, nicht aber die Inzidenz von schwerwiegenden Transfusionsreaktionen, ermittelt.

In Deutschland werden ca. $5{,}2 \times 10^6$ Blutkomponenten transfundiert (ca. $3{,}9 \times 10^6$ Erythrozytenkonzentrate, ca. $4{,}5–5 \times 10^5$ Thrombozytenkonzentrate und ca. $0{,}83 \times 10^6$ Plasmaeinheiten).

Nebenwirkungen durch die Transfusion von Blutkomponenten lassen sich trotz sorgfältiger Vorbereitungen nicht immer vermeiden. Glücklicherweise sind die meisten Nebenwirkungen nicht lebensbedrohlich. Allerdings können selten schwerwiegende unerwünschte Reaktionen auftreten, die nur leichte Symptome aufweisen. Bestimmte Nebenwirkungen, wie die meist tödlich verlaufende Graft-versus-Host-Erkrankung (GVHD), sind durch die Verwendung bestrahlter zellulärhaltiger Blutkomponenten vermeidbar. Bei Hinweisen auf Transfusionsreaktionen muss der transfundierende Arzt Nutzen und Risiko abwägen und die Transfusion gegebenenfalls abbrechen, wie z. B. bei febriler nicht hämolytischer Transfusionsreaktion. Das Produkt muss zur weiteren Abklärung in diesem Fall an die Blutbank zurückgeschickt werden.

Es gibt immunologisch und nicht immunologisch bedingte Transfusionsreaktionen (Tab. 13-3). Immunvermittelte Reaktionen sind häufig auf Antikörper des Spenders oder seltener des Empfängers zurückzuführen. Auch Blutzellen, vor allem Leukozyten, können Immunreaktionen auslösen. Nicht immunologisch bedingte Nebenwirkungen sind chemische oder physikalische Reaktionen auf Stoffe in den gelagerten Blutkomponenten.

Infektionen durch Transfusionen sind durch die verbesserten Untersuchungs- und Screeningverfahren sehr selten geworden (Tab. 13-3). Maßnahmen zur Qualitätssicherung vor einer Transfusion können die Sicherheit der Transfusion erhöhen. Alle unerwünschten Transfusionsreaktionen müssen umgehend gemeldet werden, um schnell die notwendigen, vom Gesetzgeber vorgegebenen Maßnahmen einleiten zu können.

IMMUNVERMITTELTE REAKTIONEN

Akute hämolytische Transfusionsreaktionen

Diese Reaktionen kommen nur noch selten vor. Die Auswertung der Meldungen im Zeitraum 2013/2014 ergaben insgesamt 47 Fälle in Deutschland (davon 39 im Jahre 2014).

Die immunvermittelte Hämolyse wird durch Antikörper des Empfängers gegen Antigene der Spendererythrozyten verursacht. Für die meisten dieser Reaktionen sind AB0-Isoagglutinine verantwortlich (Fehltransfusionen). Alloantikörper gegen Rhesus, Kell und Duffy führen nur selten zu tödlich verlaufenden hämolytischen Transfusionsreaktionen.

Akute hämolytische Transfusionsreaktionen können sich mit Blutdruckabfall, Tachypnoe, Tachykardie, Fieber, Schüttelfrost, Hämoglobinämie, Hämoglobinurie, Brust- und/oder Flankenschmerzen und Unwohlgefühl manifestieren. Die klinische Überwachung der Patienten während und nach der Transfusion ist notwendig, um diese Reaktionen sofort zu erkennen. Bei Verdacht auf eine akute Hämolyse muss die Transfusion sofort abgebrochen, der venöse Zugang jedoch belassen werden. Eine korrekt gekennzeichnete Blutprobe, die nach der Transfusion entnommen wurde, und das gesamte, noch nicht transfundierte Blut müssen der Blutbank zur Abklärung zugeschickt werden. Zu den Laboruntersuchungen zum Nachweis einer Hämolyse werden Haptoglobin, die Laktatdehydrogenase (LDH), indirektes Bilirubin, freies Hämoglobin und die Retikulozyten im Empfängerblut bestimmt.

Tabelle 13-3

INZIDENZ UND/ODER GEMELDETE NEBENWIRKUNGEN VON BLUTTRANSFUSIONEN IN DEUTSCHLAND

	Häufigkeit/Einheit
Reaktionen	
Febrile (FNHTR)	< 0,01%
Allergische TR: Juckreiz, Rötung, Urtikaria, Krämpfe, Dyspnoe, Übelkeit (Grad I und II nach IHN-Kriterien)	Nach Einführung der Leukozytendepletion seltener geworden (Inzidenz unbekannt). Im Jahr 2014 wurden insgesamt 130 Fälle gemeldet
Verzögerte HTR	Vermutlich 1 : 1000, genaue Inzidenz ist unbekannt
TRALI	< 1 : 10^6. 2014 wurden 7 Fälle gemeldet, aber nicht immer gesichert
Akute HTR	Genaue Inzidenz ist nicht bekannt, im Jahr 2014 wurden 39 Fälle gemeldet
Tödlich verlaufende HTR	Im Zeitraum 2013 und 2014 wurden 2 Fälle gemeldet
Anaphylaxie (Grad I und II nach IHN-Kriterien)	1 : 150.000, im Jahr 2014 wurden 122 Fälle gemeldet
Infektionen[a]	
Hepatitis B	< 1 : 10^7 (seit 2010 eine Infektion im Jahr 2012)
Hepatitis C	< 1 : 10^8 mit PCR (seit 1999 eine Übertragung)
Hepatitis E	Im Zeitraum 2013 und 2014 wurden 5 Fälle bestätigt
HIV-1, HIV-2	< 1 : 10^7 (seit 2009 eine Übertragung im Jahr 2010)
HTLV-I und -II	In Deutschland keine Übertragung gemeldet
Bakterien	Im Jahr 2014 wurden durch die Transfusion von Thrombozytenkonzentraten 7 Fälle gemeldet
Malaria	Seit 1997 eine Übertragung
Andere Komplikationen	
Erythrozyten-Alloimmunisierung	1 : 100
HLA-Alloimmunisierung	Nach der Einführung der Leukozytendepletion unbekannt
Graft-versus-host-Erkrankung	1 : 400.000–1.200.000, seit 1997 drei Fälle, in dem Zeitraum 2013 und 2014 keine Meldung

[a] Seltene und mögliche transfusionsassoziierte Infektionen: West-Nil-Virus, Hepatitis-A-Virus, Parvovirus-B19, Babesia microti (Babesiosis), Borrelia burgdorferi (Lyme-Krankheit), Anaplasma phagocytophilum (humane granulozytische Ehrlichiose), Trypanosoma cruzi (Chagas-Krankheit), Treponema pallidum und humanes Herpesvirus 8.

Abkürzungen: FNHTR = febrile, nicht hämolytische Transfusionsreaktion; HTLV = humanes T-lymphotrophes Virus; HTR = hämolytische Transfusionsreaktion; TR = Transfusionsreaktion; TRALI = transfusionsassoziierte akute Lungeninsuffizienz.

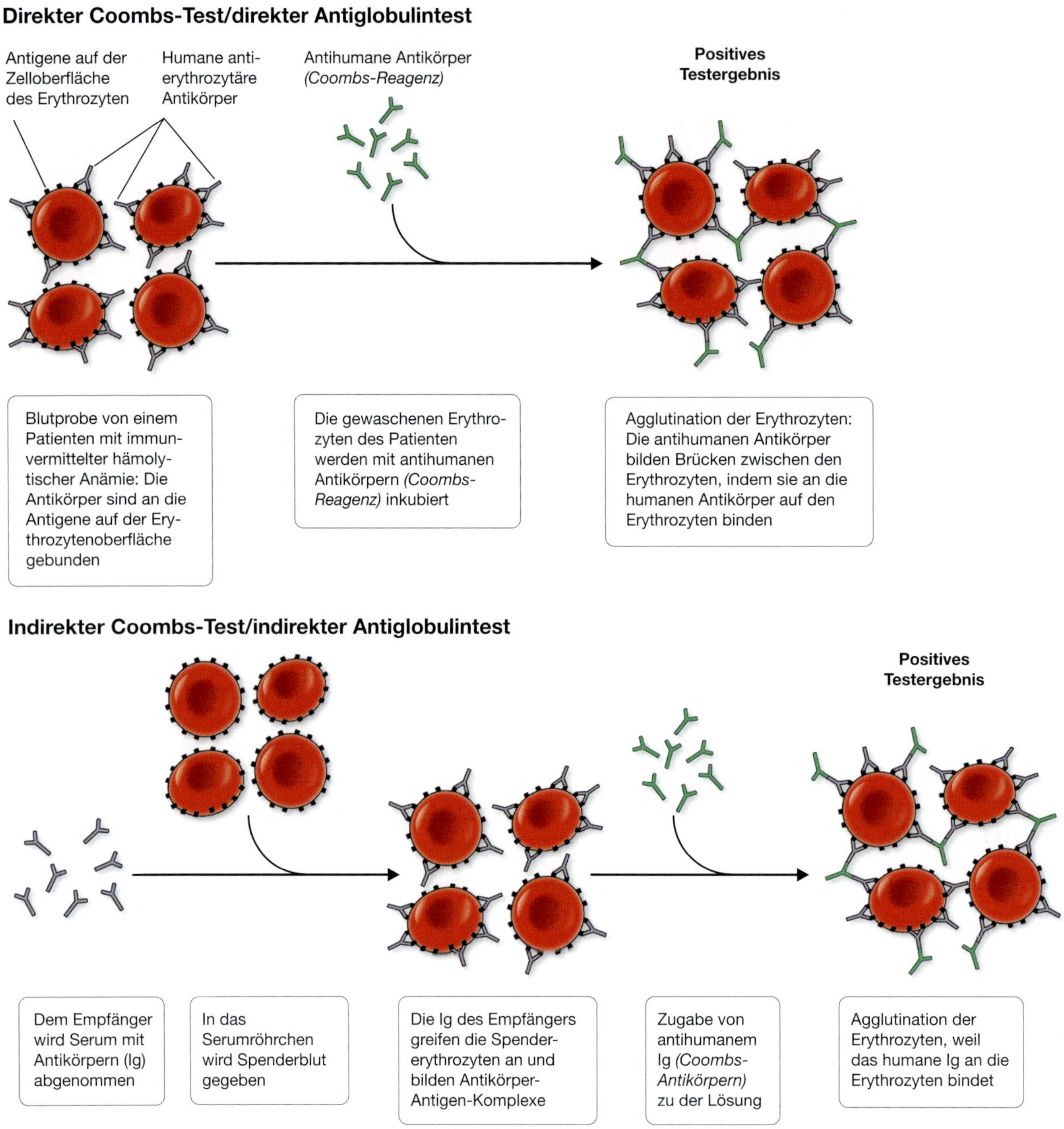

Abbildung 13-1 Direkter und indirekter Coombs-Test. Der direkte Coombs-Test (Antiglobulintest) weist Antikörper (oder Komplement) auf der Oberfläche von Erythrozyten nach. Der indirekte Coombs-Test (Antiglobulintest) weist Antikörper im Serum nach, die an die Spendererythrozyten binden könnten. (Nach *http://upload.wikimedia.org/wikipedia/commons/1/1c/coombs_test_schematic.png*.)

Intravasale Immunhämolysen durch Komplementaktivierung können renale Funktionsstörungen, Nierenversagen und Schock verursachen. Die Diurese sollte durch den Einsatz von Furosemid und intravenöser Flüssigkeitszufuhr gesteigert werden. Gewebefaktoren, die von den lysierten Erythrozyten freigesetzt werden, können die disseminierte intravasale Gerinnung auslösen. Bei Patienten mit massiven hämolytischen Reaktionen sollten Gerinnungsparameter wie die Prothrombinzeit (PTZ), die aktivierte partielle Thromboplastinzeit (aPTT), Fibrinogen und die Thrombozytenzahl kontrolliert werden.

Für die meisten der genannten Reaktionen sind Verwechslungen am Krankenbett verantwortlich wie die Verwechslung der Blutkomponenten oder der Patienten. Folgende Untersuchungen werden in diesem Zusammenhang durchgeführt: die Bestimmung der Hämolyseparameter, die Wiederholung der Blutgruppentestung und der serologischen Verträglichkeitsprobe vor und nach Transfusion, ein direkter Antiglobulintest (Coombs-Test) und eine Prüfung der Dokumentation. Der direkte Coombs-Test dient dem Nachweis von in vivo an Erythrozyten gebundenen Antikörpern und/oder Komplement (Abb. 13-1).

Verzögerte hämolytische und serologische Transfusionsreaktionen

Verzögerte hämolytische Transfusionsreaktionen sind nicht immer vermeidbar. Sie treten bei Patienten auf, die bereits gegen Erythrozytenantigene sensibilisiert sind, aber wegen sehr niedriger Antikörperkonzentration keine auffällige serologische Verträglichkeitsprobe zeigen. Die Transfusion antigenpositiver Erythrozyten führt zur schnellen Nachbildung dieser Antikörper, die mit dem transfundierten Erythrozyten reagieren und eine Hämolyse verursachen können. Gelegentlich können die Antikörper erst einige Tage nach der Transfusion nachweisbar werden. Der direkte Antihumanglobulintest wird jedoch unmittelbar nach der Transfusion durch die Beladung der Zellen mit Antikörpern und/oder Komplement positiv. Die transfundierten, mit Alloantikörpern beladenen Erythrozyten können von Makrophagen phagozytiert werden. Die meisten Fälle werden klinisch verkannt, und die Reaktionen werden in der Blutbank entdeckt, wenn erneut eine serologische Verträglichkeitsprobe durchgeführt wird.

Meistens ist keine spezifische Therapie erforderlich. Bei klinisch relevanter Anämie können jedoch Erythrozytentransfusionen notwendig werden. Verzögerte serologische Transfusionsreaktionen ähneln serologisch der verzögerten hämolytischen Transfusionsreaktion und der direkte Coombs-Test wird positiv. Eine klinisch relevante Hämolyse lässt sich jedoch nicht feststellen.

Febrile nicht hämolytische Transfusionsreaktionen

Die häufigste mit der Transfusion zellulärer Blutkomponenten assoziierte Reaktion ist eine febrile nicht hämolytische Transfusionsreaktion (FNHTR) mit Schüttelfrost und einem Anstieg der Körpertemperatur um mindestens 1 °C. Die FNHTR ist primär eine Ausschlussdiagnose. Daher sollten bei den betroffenen Patienten andere Ursachen einer Fieberreaktion ausgeschlossen werden. Die Reaktionen können durch Antikörper gegen Spenderleukozytenantigene und Plasmaproteine vermittelt werden, beispielsweise bei mehrfach transfundierten Patienten sowie Multipara. Da die meisten FNHTR einen leichten klinischen Verlauf zeigen, werden routinemäßig keine Antikörperbestimmungen durchgeführt, um die ursächlichen Antikörper nachzuweisen. Durch den Einsatz von leukozytendepletierten Blutkomponenten ist diese Nebenwirkung ebenso wie die Sensibilisierung gegen Leukozytenantigene selten geworden. Zytokine in gelagerten zellulären Blutkomponenten können eine FNHTR verursachen. Diese Reaktionen werden weitgehend durch eine Leukozytendepletion vor der Einlagerung vermieden.

Allergische Reaktionen

Die Entwicklung einer Urtikaria wird durch Plasmaproteine mit allergischer Wirkung hervorgerufen. Leichte Reaktionen können durch eine kurze Unterbrechung der Transfusion und die Gabe von Antihistaminika (Diphenhydramin 50 mg p.o. oder i.v.) symptomatisch behandelt werden. Die Transfusion kann nach dem Verschwinden der Symptome fortgeführt werden. Patienten mit anamnestisch bekannten allergischen Reaktionen können vor der Transfusion mit einem Antihistaminikum behandelt werden. Gegebenenfalls können zelluläre Blutprodukte bei hochimmunisierten Empfängern vorgewaschen werden, um Plasmareste zu eliminieren.

Anaphylaktische Reaktion

Diese schwerwiegenden Reaktionen können sogar nach der Transfusion von nur wenigen Millilitern der Blutkomponenten auftreten. Zu den Symptomen gehören Atemnot, Husten, Übelkeit, Erbrechen, Hypotonie, Bronchospasmus, Bewusstlosigkeit, Ateminsuffizienz und Schock. Die Transfusion muss unter Beibehaltung des venösen Zuganges sofort beendet werden. Zu den Therapiemaßnahmen gehört die intravenöse Flüssigkeitszufuhr (NaCl, Plasmaexpander) und die Gabe von Adrenalin (0,5–1,0 ml einer 1 : 10.000 verdünnten Lösung). In schweren Fällen können Glukokortikoide notwendig werden.

Patienten mit IgA-Mangel (< 1 % der Bevölkerung) sind gelegentlich gegen das IgA-Molekül immunisiert, sodass eine Plasmatransfusion bei ihnen mit dem Risiko der Anaphylaxie verbunden ist. Deshalb sollten Patienten mit IgA-Mangel und nachgewiesenen klinisch relevanten Antikörpern gegen IgA keine IgA-haltigen Blutkomponenten ohne sorgfältige Vorbereitung erhalten. Gegebenenfalls sollten zelluläre Blutkomponenten vor Anwendung gewaschen werden. Patienten mit anaphylaktischen oder wiederholten allergischen Reaktionen sollten auf einen IgA-Mangel untersucht werden.

Graft-versus-host-Erkrankung

Die Graft-versus-host-Erkrankung (GvHD) ist eine häufige und schwerwiegende Nebenwirkung der allogenen Knochenmark- und Stammzelltransplantation. Verantwortlich sind vermehrungsfähige Spenderlymphozyten, die vom geschwächten Immunsystem des Empfängers nicht beseitigt werden können und sich vermehren. Die transfusionsassoziierte GvHD ist sehr selten und wird durch T-Lymphozyten des Spenders vermittelt. Das klinische Bild der GvHD geht mit Fieber, einem charakteristischen Hautausschlag, Diarrhö und Leberfunktionsstörungen einher. Empfänger mit identischen HLA-Antigenen der Spender können durch die Transfusion lebensfähiger Lymphozyten, vor allem von Blutsverwandten, eine GvHD entwickeln. Neben den bereits erwähnten Komplikationen der GvHD ist die transfusionsassoziierte GvHD durch Knochenmarkaplasie und Panzytopenie charakterisiert. Außerdem ist diese Form bekanntermaßen gegenüber immunsuppressiven Therapien resistent, wie Glukokortikoiden, Ciclosporin, Antilymphozytenglobulinen und Knochenmark bzw. peripheren Stammzelltransplantationen nach myeloablativer Therapie. Die Erkrankung manifestiert sich 8–10 Tage nach der Transfusion, der Tod kann nach 2–4 Wochen eintreten.

Die transfusionsassoziierte GvHD kann durch die Bestrahlung von zellulären Blutkomponenten (mindestens 2500 cGy) vor der Transfusion vermieden werden. Gegenwärtig gelten folgende Indikationen für bestrahlte zelluläre Blutkomponenten: alle Blutkomponenten aus gerichteten Blutspenden von Blutsverwandten, alle HLA-ausgewählten Blutkomponenten, alle Granulozytenpräparate, intrauterine Transfusionen, postpartal nach intrauteriner Transfusion, postpartale Austauschtransfusion, Transfusionen von Neugeborenen mit angeborener Immundefizienz oder Verdacht auf Immundefizienz, Transfusion bei allogener Stammzell-/Knochenmarktransplantation, Transfusion (7–14 Tage) vor autologer Blutstammzellentnahme, Transfusion bei autologer Stammzell-/Knochenmarktransplantation (ca. 3 Monate nach Transplantation), Transfusion bei schwerem Immundefektsyndrom, Patienten mit Hodgkin- oder Non-Hodgkin-Lymphom (alle Stadien), Therapie mit Purinanaloga (Fludarabin, Cladrabin, Deoxycoformycin).

Transfusionsassoziierte akute Lungeninsuffizienz (TRALI)

Die transfusionsassoziierte akute Lungeninsuffizienz (TRALI) ist seit der Einführung der Testung auf HLA- und neutrophile Antiköper in Deutschland sehr selten geworden. Verantwortliche Spender waren früher oft Multipara-Frauen. Daher müssen Frauen mit Schwangerschaftsanamnese vor einer Plasma- oder Vollblutspende auf das Vorliegen von HLA- bzw. neutrophilen Antikörpern getestet werden. Die Herstellung therapeutischer Plasmen von solchen ungetesteten Frauen ist in Deutschland nicht mehr erlaubt. Der Empfänger entwickelt während oder innerhalb der ersten 6 Stunden nach einer Transfusion die Symptome einer Hypoxie ($PaO_2/FiO_2 < 300$ mmHg) und eines nicht kardialen Lungenödems, einschließlich bilateraler interstitieller Infiltrate im Röntgenbild des Thorax. Die Behandlung erfolgt adjuvant, und die Patienten erholen sich meistens ohne Folgeschäden. Eine TRALI entsteht meistens durch die Infusion von Spenderplasma, das hohe Titer von HLA-Antikörpern enthält, welche an die Leukozyten des Empfängers binden. Die Leukozyten aggregieren in den Lungengefäßen und setzen Mediatoren frei, welche die Kapillarpermeabilität erhöhen. Eine Testung von Spenderplasma auf HLA-Antikörper stützt die Diagnose. Risikofaktoren seitens des Empfängers sind Rauchen, chronischer Alkoholkonsum, Schock, Leberoperation (Transplantation), maschinelle Beatmung mit > 30 cmH_2O und eine positive Flüssigkeitsbilanz.

Posttransfusionspurpura

Diese Reaktion manifestiert sich überwiegend bei Frauen 7–10 Tage nach einer Erythrozyten- oder Thrombozytentransfusion als Thrombozytopenie. Es lassen sich plättchenspezifische Antikörper im Serum des Empfängers nachweisen. Der am häufigsten nachgewiesene Antikörper ist Anti-HPA-1A (PLA1), der sich auf dem Glykoprotein-IIIa-Rezeptor der Thrombozyten befindet. Die verzögerte Thrombozytopenie ist auf die Bildung von Antikörpern zurückzuführen, die in der akuten Phase sowohl mit den Thrombozyten des Spenders als auch mit denen des Empfängers reagieren. Zusätzliche Thrombozytentransfusionen können die Thrombozytopenie verstärken und sollten vermieden werden. Die hoch dosierte Gabe von Immunglobulinen ist therapeutisch sehr wirksam. Die Plasmapherese wird nicht mehr angewendet.

Alloimmunisierung

Die Empfänger von Blutkomponenten können gegen eine Vielzahl von zellulären Antigenen sowie seltener gegen Plasmaproteine alloimmunisiert werden. Durch den Antikörpersuchtest vor der Transfusion können erythrozytäre Antikörper festgestellt und berücksichtigt werden. Der Nachweis bestimmter erythrozytärer Antikörper, beispielsweise gegen häufige Antigene, kann die Bereitstellung kompatibler Erythrozyten verzögern. Kinder von Schwangeren, die gegen D, c, Kell und andere Antigene Antikörper entwickelt haben, können einen Morbus haemolyticus neonatorum entwickeln. Die schwersten Hämolysen bei den betroffenen Kindern werden durch Anti-D und seltener durch Anti-c oder Anti-Kell verursacht. Deshalb muss bei Mädchen und gebärfähigen Frauen die Immunisierung gegen das D-Antigen sowie möglichst gegen andere Rhesus-Antigene und das Kell-Antigen durch Transfusionen vermieden werden.

Durch die Einführung der Leukozytendepletion kommen Alloimmunisierungen gegen Antigen auf Leukozyten und Thrombozyten selten vor. Da Alloimmunisierungen häufig zu einer Therapierefraktärität führen können und die Versorgung mit kompatiblen Thrombozytenkonzentraten schwierig ist, sollte eine Sensibilisierung möglichst vermieden werden. Die Antigenexposition sollte durch den differenzierten Einsatz von Bluttransfusionen und die Verwendung von Apheresekonzentraten von Einzelspendern begrenzt bleiben.

NICHT IMMUNOLOGISCHE REAKTIONEN

Volumenüberlastung

Die Transfusion von Blutkomponenten kann zu einer transfusionsassoziierten Volumenüberlastung (TACO) führen, die mit einer Dyspnoe mit einem $PaO_2 < 90$ % bei Raumluftatmung, bilateralen Lungeninfiltraten im Röntgen und einer systolischen Hypertonie einhergeht. Das Brain Natriuretic Peptide (BNP) ist oft gegenüber dem Prätransfusionsspiegel erhöht (> 1,5). Diese Nebenwirkung kann durch eine isovolämische Transfusion und gleichzeitige Anwendung eines Diuretikums vermieden werden.

Hypothermie

Die Gabe gekühlter (4 °C) oder gefrorener (–18 °C) Blutkomponenten kann vor allem bei Massivtransfusionen und unterkühlten Patienten zu einer Hypothermie und Gerinnungsstörung führen. Die Kälteexposition der sinoarterialen Knoten kann zu Herzrhythmusstörungen führen. Die Hypothermie sollte durch die Verwendung von zugelassenen Blutwärmern vermieden werden.

Elektrolyttoxizität

Die Konzentration des freien Kaliums steigt mit zunehmender Lagerungsdauer, vor allem nach der Bestrahlung von Erythrozytenkonzentraten, an. Daher sollten Neugeborene und Patienten mit Niereninsuffizienz möglichst frische Erythrozytenkonzentrate erhalten.

Zitrat wird gewöhnlich als Antikoagulans bei der Herstellung von Blutkomponenten verwendet. Es bindet mit Kalzium Chelate und hemmt dadurch die Gerinnungskaskade. Bei rascher Transfusion (> 50 ml/min) besteht das Risiko einer Zitratintoxikation bzw. Hypokalzämie mit Taubheitsgefühl und/oder Parästhesien perioral, in den Fingern und Zehen. Da das Zitrat schnell zu Bikarbonat verstoffwechselt wird, ist nur selten eine Kalziuminfusion erforderlich. Sollte eine Infusion von Kalzium oder anderen Substanzen unumgänglich sein, muss sie über einen separaten intravenösen Zugang verabreicht werden.

Eisenüberladung

Jedes Erythrozytenkonzentrat enthält 200–250 mg Eisen. Die endokrinen, hepatischen und kardialen Symptome der Eisenüberladung treten meist nach der Gabe von 100 Erythrozytenkonzentraten auf (totaler Eisengehalt des Körpers von 20 g). Die Vermeidung dieser Komplikationen durch alternative Therapien (z. B. Erythropoetin) und die sorgfältige Abwägung der Indikationen für Transfusionen ist kostengünstig und in jedem Fall zu empfehlen. Der therapeutische Einsatz von Chelatbildnern wie Deferoxamin oder Deferasirox ist häufig nur von geringem Nutzen.

Hypotensive Reaktion

Eine vorübergehende Hypotonie kann bei Patienten vorkommen, die Angiotensin-converting-Enzym(ACE)-Hemmer einnehmen. Da Blutprodukte Bradykinin enthalten, welches durch ACE abgebaut wird, können solche Patienten bereits durch die ACE-Hemmung einen erhöhten Bradykininspiegel aufweisen. Der Blutdruck normalisiert sich in der Regel ohne Interventionen.

Immunmodulation

Die Transfusion allogener zellulärer Blutkomponenten kann vermutlich eine Immunsuppression bewirken. Nach dem neuen Kenntnisstand ist die Ursache für dieses Phänomen unklar und die früher vermuteten höheren Infektionsrisiken und die schlechteren Ausgangsergebnisse transfundierter Patienten lassen sich bisher nicht bestätigen.

INFEKTIÖSE KOMPLIKATIONEN

Bei der Blutspende werden initial gesunde Spender selektiert, die keine Risikofaktoren hinsichtlich Lebensstil, Erkrankungen oder Exposition gegenüber übertragbaren Krankheitserregern (i.v. Drogenabusus oder Einreise aus Malaria-Endemiegebieten) aufweisen. Das gespendete Blut wird mittels Nukleinsäure-Amplifikation und Antikörpernachweis (gegen Erreger vorangegangener Infektionen) mehrfach untersucht. Dadurch und durch die Sterilität der Thrombozytenkonzentrate kann das Risiko einer Infektion durch die Transfusion weiter reduziert werden.

Die Nukleinsäure-Amplifikationtestung (NAT) ist in Deutschland seit 2000 für HCV und seit 2004 für HIV vorgeschrieben. Eine Testung auf West-Nil-Virus wird in Deutschland zurzeit geprüft. Das humane T-lymphotrope Virus (HTLV) Typ I kommt in Deutschland bisher nicht vor, daher ist eine Testung nicht erforderlich.

Virale Infektionen

Hepatitis-C-Virus Vor Freigabe der Spende werden Antikörper gegen HCV und HCV–RNS untersucht. Zahlreiche seronegative Spender konnten als HCV-RNS-Träger identifiziert werden. Das Restrisiko einer HCV-Übertragung ist $< 1 : 10^8$. Seit 1999 wurde in Deutschland eine Übertragung gemeldet. HCV-Infektionen können asymptomatisch bleiben oder zu einer chronisch aktiven Hepatitis, Zirrhose und Leberversagen führen.

HIV Typ 1 Durch intensive Screening-Untersuchungen von Spendern und die Testung auf HIV-1-Genom (NAT) wurde das Risiko einer HIV-1-Infektion durch Bluttransfusionen erheblich reduziert. Vor Freigabe der Spende

(Erythrozyten, Thrombozyten, Plasma oder Granulozyten) werden Antikörper gegen HIV-1/-2 und HIV-1-Genom (NAT) untersucht. Nur wenige seronegative Spender wurden als HIV-RNA-Träger gefunden. Das Restrisiko für eine HIV-1-Infektion beträgt weniger als 1 : 10^7 (Tab. 13-3) und mit PCR < 1 : 4^6. Seit 2004 wurden in Deutschland nur zwei Übertragungen gemeldet.

Hepatitis-B-Virus Das Spenderblut wird mittels Nachweis des Hepatitis-B-Oberflächen-Antigens (HbsAg), des Hepatitis-core-Antigens (HbcAg) und meistens einer NAT-Testung auf HBV untersucht. Das Risiko einer transfusionsassoziierten HBV-Infektion liegt bei weniger als 1 : 10^7 Konzentraten. Seit 2009 wurde nur eine Übertragung im Jahr 2012 gemeldet (Tab. 13-3). Diese Komplikation lässt sich verhindern, indem Patienten, die über längere Zeit Transfusionen erhalten müssen, gegen HBV geimpft werden.

Andere Hepatitisviren In den Jahren 2013 und 2014 wurden insgesamt fünf Hepatitis-E-Übertragungen bestätigt. Es kam im Verlauf nur bei einer Übertragung zu Komplikationen.

Das Hepatitis-A-Virus wird nur selten per transfusionem übertragen. Die Erkrankung verläuft meistens asymptomatisch und chronifiziert nicht. Das Hepatitis-G-Virus, das inzwischen als GBV-C bezeichnet wird, sowie zwei weitere bei Transfusionen übertragene Viren, TTV und SEN-V, verursachen weder eine chronische Hepatitis noch andere Krankheitsstadien. Daher sind Routineuntersuchungen nicht erforderlich.

West-Nil-Virus Im Jahr 2002 wurde von Infektionen mit dem West-Nil-Virus nach Transfusion berichtet. Dieses RNS-Virus lässt sich mittels NAT nachweisen. In den USA wurde daher in der Mitte des Jahres 2003 mit einem Routinescreening begonnen. Der Schweregrad der West-Nil-Virusinfektionen reicht von asymptomatischen bis zu tödlichen Verläufen mit einem höheren Risiko für ältere Patienten. In Deutschland wird Spenderblut bisher nicht auf das West-Nil-Virus untersucht.

Zytomegalievirus Dieses ubiquitär vorkommende Virus infiziert mindestens 50 % der Allgemeinbevölkerung und wird durch infizierte „Passagier"-Leukozyten in transfundierten Erythrozyten- oder Thrombozytenkonzentraten übertragen. Ein besonderes Risiko für CMV-Infektionen besteht bei immunsupprimierten Patienten, CMV-negativen Transplantatempfängern und Neugeborenen. Leukozytendepletierte Blutkomponenten gelten als CMV-negativ.

In den USA wird Spenderblut grundsätzlich auf HTLV-I und -II gescreent. HTLV-I ist bei einem kleinen Teil der infizierten Personen mit einer T-Zell-Leukämie/Lymphom des Erwachsenen sowie mit der tropischen spastischen Paraparese assoziiert. Das Risiko für eine HTLV-I-Infektion via transfusionem beträgt in den USA 1 : 641.000 Transfusionen. Für HTLV-II wurde kein deutlicher Zusammenhang mit einer Erkrankung nachgewiesen. In Deutschland wird Spenderblut nicht auf HTLV-I untersucht.

Parvovirus B19 Dieses Virus kann durch Blutkomponenten und Blutprodukte aus gepooltem Plasma, wahrscheinlich jedoch nicht durch die virusinaktivierten Plasmaderivate (2 Stufenverfahren) übertragen werden. Es handelt sich um das ätiologische Agens des Erythema infectiosum (Ringelröteln) bei Kindern. Parvovirus B19 zeigt einen Tropismus für erythropoetische Vorläuferzellen und inhibiert sowohl die Erythrozytenproduktion als auch die Reifung. Bei Patienten mit einer vorbestehenden hämatologischen Erkrankung wie Sichelzellanämie oder Thalassämie (Kap. 12) kann eine Erythroblastopenie auftreten, die sich entweder als akute aplastische Krise oder als chronische Anämie mit verkürzter Erythrozytenüberlebenszeit manifestiert. Feten seronegativer Frauen tragen das Risiko der Entwicklung eines Hydrops durch die Übertragung dieser Infektion in der Schwangerschaft.

Bakterielle Kontamination

Das relative Risiko der Übertragung durch bakteriell kontaminiertes Blut besteht fort.

Bei den vorgeschriebenen Lagerungstemperaturen von Fresh-Frozen-Plasma und Erythrozytenkonzentraten sterben die meisten Bakterien ab oder vermehren sich kaum. Daher ist die Übertragung bakterieller Infektionen durch diese Blutkomponenten extrem selten. Einige gramnegative Bakterien können jedoch bei 1–6 °C wachsen. Im Zusammenhang einer transfusionsassoziierten Infektion wurden Yersinien, Pseudomonas, Serratia, Acinetobacter und Escherichia spp. beschrieben. Nach der Gabe von Thrombozytenkonzentraten, die bei Zimmertemperatur gelagert werden, ist die Wahrscheinlichkeit einer Übertragung von Hautkeimen wie grampositiver Organismen einschließlich koagulasenegativer Staphylokokken eher gegeben. Man schätzt, dass in den USA 1 : 1.000–2.000 der Thrombozytenkonzentrate mit Bakterien kontaminiert ist. Das Todesrisiko einer transfusionsassoziierten Sepsis liegt in den USA bei 1 : 17.000 für plättchenreiches Plasma vom Vollblut und bei 1 : 61.000 für Apherese-Präparate. Daher werden seit 2004 Methoden zum Nachweis kontaminierter Thrombozytenkonzentrate initiiert. In Deutschland lag die Rate der bakteriellen Übertragung für den Zeitraum 2009–2012 bei 5,8 und für den Zeitraum 2013–2014 bei 6,2 pro 10^6 transfundierte Einheiten. Empfänger von bakteriell kontaminierten Blutprodukten können Fieber und Schüttelfrost bis hin zu einem septischen Schock und einer disseminierten intravasalen Gerinnung entwickeln. Diese Reaktionen können innerhalb von Minuten nach Transfusionsbeginn oder erst nach mehreren Stunden auftreten. Im klassischen Fall sind die Symptome fulminant. Dieser Verlauf ist für eine bakterielle Kontamination typisch und unterscheidet diese von der febrilen nicht hämolytischen Transfusionsreaktion. Insbesondere die von gramnegativen Erregern ausgelösten Reaktionen werden durch transfundierte Endotoxine verursacht, welche während der Lagerung von den Bakterien gebildet wurden.

Bei Verdacht auf kontaminierte Blutkomponenten muss die Transfusion sofort beendet werden. Ziel der Therapie ist es, den Blutdruck, die kardiale Auswurfleistung, die Sauerstoffversorgung und die Nierenfunktion des Empfängers zu unterstützen. Es müssen bakterielle Kulturen vom Patienten angelegt werden. Eine Behandlung mit Breitspektrumantibiotika sollte gegebenenfalls sofort beginnen und nach Kultur und Resistenzbestimmungen angepasst werden. Die Blutbeutel müssen an die Blutbank zurückgeschickt werden. Aus dem Rest der transfundierten Blutkomponenten müssen auch Kulturen angelegt werden, und serologische Fehler müssen ausgeschlossen werden.

Andere infektiöse Agenzien

Jede Spende muss vor der Freigabe auf Antikörper gegen Treponoma pallidum getestet werden. Verschiedene Parasiten, einschließlich der Erreger von Malaria, Babesiose und Chagas-Krankheit, können durch Bluttransfusionen übertragen werden. Diese Infektionen können durch Reisen an Orte bei Spendern auftreten, wo sie in der Regel nicht vorkommen. Bei immer mehr weiteren Krankheiten wird eine transfusionsassoziierte Übertragung vermutet. Dazu zählen Dengue-Fieber, Chikungunya-Virusinfektion, Creutzfeldt-Jakob-Krankheit sowie Infektionen durch Anaplasma phagocytophilum und das Gelbfieber-Impfvirus. Bei manchen Erregern wie Trypanosoma cruzi stehen Tests zur Verfügung, die aber nicht generell indiziert sind, für andere Erreger werden sie noch entwickelt (B. microti). Diese Erkrankungen können tödlich verlaufen und sollten bei entsprechenden Hinweisen des Patienten in Erwägung gezogen werden.

ALTERNATIVEN ZUR TRANSFUSION

Es sollten Alternativen zur allogenen Bluttransfusion Berücksichtigung finden, um die Risiken der homologen Spenderexposition zu vermeiden. Bei elektiven Operationen kann Eigenblut transfundiert werden. Das Kosten-Nutzen-Verhältnis der autologen Transfusion ist jedoch schlechter als das der homologen Transfusion. Außerdem bleibt bei autologen Transfusionen das potenzielle Risiko einer falschen Beschriftung von Proben und einer bakteriellen Kontamination bestehen. Zu den weiteren Verfahren der autologen Bluttransfusion bei chirurgischen Patienten gehören die präoperative normovolämische Hämodilution und die Aufbereitung von intra- und/oder postoperativ gewonnenem Wund-/Drainageblut. Die gerichtete Blutspende von Freunden oder Familienmitgliedern ist nicht sicherer als die freiwillige Fremdblutspende. Solche gezielten Spenden können den Patienten in Wirklichkeit einem höheren Risiko von Komplikationen wie Infektionen, GVHD und Alloimmunisierungen aussetzen.

Granulozyten- und Granulozyten-Makrophagen-Kolonie-stimulierende Faktoren (G- oder GM-CSF) können bei Patienten mit Leukopenie als Folge einer Hochdosis-Chemotherapie zur Steigerung der Leukozytenzahl eingesetzt werden. Erythropoetin stimuliert bei einer Anämie die Erythrozytenbildung, beispielsweise bei Patienten mit chronischem Nierenversagen. Nach dem derzeitigen Kenntnisstand kann Erythropoetin bei Patienten mit malignen Erkrankungen negative Wirkungen zeigen, daher sollte die Anwendung auf Patienten unter Chemotherapie beschränkt bleiben. Beim adäquaten Anstieg der Hämoglobinwerte durch Erythropoetin kann eine homologe Transfusion vermieden werden. Dieses Hormon kann auch bei autologen Spendern die Erythropoese stimulieren und die Gewinnung von mehr Erythrozytenkonzentraten ermöglichen.

WEITERFÜHRENDE LITERATUR

Bundesärztekammer: Querschnitts-Leitlinien zur Therapie mit Blutkomponenten und Plasmaderivaten der BÄK, 4. Auflage: *http://www.bundesaerztekammer.de/fileadmin/user_upload/downloads/QLL_Haemotherapie_2014.pdf*, 2014

Funk MB et al: Hämovigilanz-Bericht des Paul-Ehrlich-Instituts 2013/2014: Auswertung der Meldungen von schwerwiegenden Transfusionsreaktionen nach § 63i AMG. *http://www.pei.de/haemovigilanzbericht*, Paul-Ehrlich-Institut, 2015

Kiefel V: Transfusionsmedizin und Immunhämatologie, 4 Auflage. Springer, Berlin, Heidelberg, New York, 2010

Lacroix J et al, ABLE Investigators, Canadian Critical Care Trials Group: Age of transfused blood in critically ill adults. N Engl J Med 372(15):1410–8, 2015. DOI: 10.1056/NEJMoa1500704.

Salama A, Karadashi R, Arbach O: Long-Term Treatment and Transfusion on Normal Blood Components Following Tolerance Induction in Patients with Anti-IgA Anaphylactic Reactions. Transfus Med Hemother 41(5):381–7, 2014

KAPITEL 14

POLYCYTHAEMIA VERA UND ANDERE MYELOPROLIFERATIVE NEOPLASIEN

Jerry L. Spivak

Für die deutsche Ausgabe Michaela Schwarz und Hanno Riess

Die WHO-Klassifikation der chronisch myeloproliferativen Neoplasien (MPN) umfasst sieben Erkrankungen, von denen einige noch unzureichend charakterisiert sind (Tab. 14-1). Allen Erkrankungen ist gemeinsam, dass sie ihren Ursprung in der hämatopoetischen Stammzelle haben, eine Überproduktion von zellulären Elementen des peripheren Bluts ohne wesentliche Dysplasien zeigen, eine extramedulläre Hämatopoese und eine Myelofibrose entwickeln sowie mit unterschiedlichem Ausmaß in akute Leukämien transformieren können. Manche dieser Erkrankungen, wie die chronische myeloische Leukämie (CML), die chronische Neutrophilenleukämie (CNL) und die chronische Eosinophilenleukämie (CEL), haben hauptsächlich einen myeloischen Phänotyp, während bei anderen Erkrankungen, wie der Polycythaemia vera (PV), der primären Myelofibrose (PMF) und der essenziellen Thrombozythämie (ET), die Ausreifung in Richtung Erythropoese oder Megakaryopoese dominiert. Die drei letztgenannten Diagnosen scheinen, anders als die erstgenannten, auch ineinander übergehen zu können.

Neben der phänotypischen Einteilung kann eine genetische Charakterisierung erfolgen. Die chronische myeloische Leukämie ist die Folge einer balancierten Translokation zwischen den Chromosomen 9 und 22 (t(9;22)(q34;11)). Die chronische Neutrophilenleukämie wurde mit der t(15;19)-Translokation assoziiert und die chronische Eosinophilenleukämie mit einer Deletion oder balancierten Translokation, die das PDGFRα-Gen (Platelet Derived Growth Factor alpha) involviert. Im Gegensatz dazu sind die Polycythaemia vera, die essenzielle Thrombozythämie und die primäre Myelofibrose mit einer Mutation im JAK2-Gen assoziiert (V617F). Diese Mutation führt zu einer konstitutiven Aktivierung einer Rezeptor-Tyrosinkinase, die für die Funktion des Erythropoetin- und Thrombopoetinrezeptors notwendig ist, nicht aber für die Funktion des Granulocyte-Colony-Stimulating-Factor-Rezeptors. Diese Unterscheidung spiegelt sich auch im natürlichen Verlauf der chronischen myeloischen Leukämie, der chronischen Neutrophilenleukämie und der chronischen Eosinophilenleukämie wider, der gewöhnlich in Jahren gemessen wird. Im Gegensatz dazu vollzieht sich der natürliche Verlauf der Polycythaemia vera, der essenziellen Thrombozythämie und der primären Myelofibrose normalerweise über Dekaden, und die Transformation in eine akute Leukämie ist hier seltener, sofern nicht weitere mutagene Stimuli hinzukommen, wie die Exposition mit mutagenen Medikamenten. Dieses Kapitel wird sich auf Polycythaemia vera, primäre Myelofibrose und essenzielle Thrombozythämie konzentrieren, da sich diese Krankheitsbilder klinisch und genetisch überschneiden und ihr klinischer Verlauf von den anderen myeloproliferativen Erkrankungen unterschieden werden kann. **Andere myeloproliferative Erkrankungen werden in den Kapiteln 16 und 18 besprochen.**

Tabelle 14-1

WHO-KLASSIFIKATION DER CHRONISCHEN MYELOPROLIFERATIVEN ERKRANKUNGEN
Chronische myeloische Leukämie, BCR/ABL-positiv
Chronische Neutrophilenleukämie
Chronische Eosinophilenleukämie (nicht anders klassifiziert)
Polycythaemia vera
Primäre Myelofibrose
Essenzielle Thrombozythämie
Systemische Mastozytose
Myelodysplastische Syndrome, unklassifizierbare

POLYCYTHAEMIA VERA

Die Polycythaemia vera ist eine klonale Erkrankung der multipotenten hämatopoetischen Stammzelle, die in erster Linie zu einer Vermehrung von Erythrozyten, aber auch von reifen Granulozyten und von Thrombozyten führt, ohne dass ein physiologischer Stimulus vorliegt. Diese Erkrankung ist mit einer Inzidenz von 2,5 Fällen auf 100.000 Personen im Jahr die häufigste myeloproliferative Neoplasie. Bei Erwachsenen tritt sie in allen Altersgruppen auf, die Inzidenz nimmt im Alter auf bis zu 10/100.000 zu. Familiäre Formen kommen vor, sind aber sehr selten. Sporadische Fälle treten bei Frauen häufiger auf.

ÄTIOLOGIE

Die Ätiologie der Polycythaemia vera ist nicht bekannt. Bei bis zu 30 % der unbehandelten Patienten mit Polycythaemia vera finden sich Chromosomenanomalien (20q-Deletion, Trisomie 8 und insbesondere 9p), im Gegensatz zur chronischen myeloischen Leukämie wurde jedoch keine spezifische zytogenetische Veränderung gefunden. Allerdings scheint eine Punktmutation in der autoinhibitorischen Pseudokinasedomäne der Tyrosinkinase JAK2, die Valin durch Phenylalanin ersetzt (V617F) und damit eine konstitutive Aktivierung der Kinase hervorruft, eine zentrale Rolle bei der Pathogenese zu spielen.

Die Januskinase 2 (JAK2) gehört zu einer in der Evolution gut konservierten Tyrosinkinase-Familie und fungiert als eine dem Erythropoetin- und Thrombopoetin-Rezeptor zugeordnete intrazelluläre Tyrosinkinase. Sie funktioniert auch als ein Chaperon für diese Rezeptoren im Golgi-Apparat der Zelle und ist für deren Expression an der Zelloberfläche verantwortlich. Die Konformationsänderung, die in den Erythropoetin- und Thrombopoetinrezeptoren nach Bindung der Liganden Erythropoetin und Thrombopoetin erfolgt, führt über die Autophosphorylierung von JAK2 zur Phosphorylierung von Rezeptoren und Proteinen, die bei der Differenzierung, Proliferation und Apoptoseresistenz eine Rolle spielen. Transgene Mäuse ohne JAK2 sterben als Embryos infolge ausgeprägter Anämie. Die konstitutive Aktivierung von JAK2 kann die Erythropoetin-unabhängige Formierung von erythrozytären Kolonien ebenso erklären wie die Hypersensitivität der erythrozytären Vorläuferzellen bei Polycythaemia vera gegenüber Erythropoetin und anderen hämatopoetischen Wachstumsfaktoren, ihre Apoptoseresistenz in vitro, ihre schnelle terminale Differenzierung und ihre hohe Expression von bcl-X_L, welches allesamt Charakteristika der Polycythaemia vera sind.

Das JAK2-Gen ist auf dem kurzen Arm von Chromosom 9 lokalisiert, und der LOH (Loss of Heterocygosity) von Chromosom 9p (aufgrund einer mitotischen Rekombination) ist die häufigste zytogenetische Abnormität bei der PV. Der involvierte Abschnitt von 9p enthält den JAK2-Locus. Ein LOH in dieser Region führt dazu, dass die JAK2-V617F-Mutation homozygot ist. Mehr als 95 % der Patienten mit Polycythaemia vera und etwa 50 % der Patienten mit primärer Myelofibrose und essenzieller Thrombozythämie weisen diese Mutation auf. Sie ist bei etwa 30 % der Patienten mit Polycythaemia vera sowie bei 60 % derjenigen mit primärer Myelofibrose homozygot, während eine Homozygosität bei der essenziellen Thrombozythämie selten ist. Mit der Zeit wird ein Teil der JAK2-V617F-heterzygoten Patienten mit Polycythaemia vera durch mitotische Rekombination homozygot, aber in der Regel nicht mehr nach zehnjähriger Erkrankungsdauer. Patienten mit Polycythaemia vera, die keine JAK2-V617F-Mutation aufweisen, sind klinisch nicht von den Fällen mit Mutationsnachweis zu unterscheiden. Die Prädisposition für den Erwerb von Mutationen im JAK2-Gen scheint mit einem spezifischen JAK2-Haplotyp assoziiert zu sein (GGCC). JAK2 V617F ist die Basis für viele phänotypische und biochemische Charakteristika der Polycythaemia vera, wie die Erhöhung der Leukozyten-alkalischen Phosphatase (LAP). Allerdings kann dieser Mutation allein nicht der gesamte Phänotyp zugeschrieben werden und sie ist vermutlich nicht die auslösende Läsion der drei MPDs. Zum einen haben manche Patienten mit demselben Phänotyp und einer dokumentiert klonalen Erkrankung keine JAK2-V617F-Mutation. Zweitens haben Patienten mit essenzieller Thrombozythämie und primärer Myelofibrose zwar die gleiche Mutation, aber einen anderen Phänotyp. Drittens wurden familiäre Formen der Polycythaemia vera beschrieben, in der einzelne erkrankte Mitglieder die JAK2-V617F-Mutation trugen, andere hingegen nicht. Viertens haben nicht alle Zellen des malignen Klons die JAK2-V617F-Mutation. Fünftens wurde eine JAK2-V617F-Mutation bei Patienten mit lange bestehender idiopathischer Erythrozytose beschrieben. JAK2 V617F scheint nach einer anderen Mutation erworben zu werden. Schließlich kann bei manchen JAK2-V617F-positiven Patienten mit Polycythaemia vera oder essenzieller Thrombozytose in einer JAK2-V617F-negativen Progenitorzelle eine akute Leukämie auftreten. Während JAK2 V617F allein wahrscheinlich nicht ausreicht, um eine Polycythaemia vera zu verursachen, so scheint es doch notwendig für die Transformation einer essenziellen Thrombozythämie zu einer Polycythaemia vera zu sein, allerdings nicht für ihre Transformation in eine primäre Myelofibrose.

KLINISCHES BILD

Initial kann zwar eine isolierte Thrombozytose, Leukozytose oder Splenomegalie vorhanden sein, meistens wird die Erkrankung aber durch eine massive Erhöhung des Hämatokrits, der Erythrozytenzahl und/oder der Hämoglobinkonzentration entdeckt. Eine deutliche Splenomegalie ist eher selten das Erstsymptom. Abgesehen von einem Juckreiz bei Kontakt mit Wasser (aquagener Pruritus) unterscheidet sich die Symptomatik der Polycythaemia vera nicht von der anderer Erythrozytosen.

Die unkontrollierte Erythrozytose führt zu Durchblutungsstörungen wie Schwindel, Tinnitus, Kopfschmerzen, Sehstörungen und transienten ischämischen Attacken (TIAs). Auch ein systolischer Bluthochdruck kann auftreten. Bei manchen Patienten ist eine arterielle oder venöse Thrombose der erste Hinweis auf diese Erkrankung. Alle Gefäße können betroffen sein, aber zerebrale Gefäße, kardiale oder mesenteriale Gefäße sind am häufigsten involviert. Intraabdominelle Thrombosen sind besonders häufig bei jüngeren Frauen und können katastrophale Folgen haben, wenn es zu einem plötzlichen Verschluss der Lebervene kommt. Eine Polycythaemia vera sollte bei allen Patienten mit Budd-Chiari-Syndrom in Betracht gezogen werden. Auch Fingerarterienverschlüsse kommen vor. Daneben kann die leichte Entwicklung von Blutergüssen, Nasenbluten, Magenulzera oder gastrointestinalen Blutungen beobachtet werden. Ein Erythem, Brennen und Schmerz in den Extremitäten – der Symptomkomplex wird auch Erythromelalgie genannt – ist eine Komplikation der begleitenden Thrombozytose durch erhöhte Adhäsivität der Thrombozyten. Wegen des hohen Zellturnovers kann ein hypermetaboles Syndrom mit Hyperurikämie, sekundärer Gicht und Uratsteinen beobachtet werden.

DIAGNOSTIK

Finden sich bei einem Patienten vermehrt Erythrozyten, eine Leukozytose, eine Thrombozytose und eine Splenomegalie, dann ist die Diagnose einer Polycythaemia vera hochwahrscheinlich. Stellt sich der Patient allerdings nur mit einem erhöhten Hämoglobin oder Hämatokrit vor oder mit einer isolierten Thrombozytose, dann ist das diagnostische Prozedere aufgrund der verschiedenen infrage kommenden Differenzialdiagnosen komplexer (Tab. 14-2). Sofern der Hämoglobinwert nicht mindestens 20 g/dl beträgt oder der Hämatokrit mindestens 60 %, ist es primär nicht möglich, eine echte Erythrozytose von einer Plasmavolumenreduktion zu unterscheiden. Der Grund dafür ist, dass nur bei der Polycythaemia vera im Gegensatz zu den anderen Ursachen einer echten Erythrozytose eine Expansion des Plasmavolumens vorliegt, welche die Erythrozytose maskieren kann. Mittels Bestimmung der Erythrozytenmasse kann eine relative Erythrozytenvermehrung infolge einer Verminderung des Plasmavolumens (*Stresspolyglobu-*

Tabelle 14-2

URSACHEN EINER ERYTHROZYTOSE
Relative Erythrozytose
Hämokonzentration aufgrund von Dehydratation, Androgenen oder Rauchen
Absolute Erythrozytose
Hypoxie
Kohlenmonoxidintoxikation
Hochaffines Hämoglobin
Aufenthalt in großer Höhe
Lungenerkrankung
Kardiale Rechts-links-Shunts
Schlafapnoe-Syndrom
Hepatopulmonales Syndrom
Nierenerkrankungen
Nierenarterienstenose
Fokale Glomerulosklerose oder membranöse Glomerulonephritis
Nierentransplantation
Nierenzysten
Bartter-Syndrom
Tumoren
Hypernephrom
Hepatom
Zerebelläres Hämangioblastom
Uterus myomatosus
Nebennierentumoren
Meningeom
Phäochromozytom
Medikamente
Androgene
Rekombinantes Erythropoetin
Familiäre Erkrankungen (mit normaler Hämoglobinfunktion)
Erythropoetinrezeptormutation
Von-Hippel-Lindau-Genmutation (Chuvash-Polyzythämie)
2,3-Bisphosphoglycerat-Mangel
Polycythaemia vera

lie bzw. *Gaisböck-Syndrom*) abgegrenzt werden. Diese Aussagen sind auch im Zeitalter der JAK2-V617F-Mutation gültig, da nicht jeder Patient mit PV diese Mutation hat, wohingegen es aber Patienten mit JAK2-V617F-Mutation ohne PV gibt. **Abbildung 3-18** zeigt das diagnostische Vorgehen bei Verdacht auf eine Erythrozytose anhand eines Algorithmus. Neben der Bestimmung der Erythrozytenmasse und des Plasmavolumens, ist der Nachweis der JAK2-Mutationen ein wesentlicher Ansatz zur Diagnostik der Erythrozytose. Ein normaler Serumspiegel von Erythropoetin schließt eine Polycythaemia vera nicht aus, während ein erhöhter Serumspiegel eher auf eine sekundäre Ursache der Erythrozytose hinweist.

Die Bestimmung der Erythrozytenzahl, des mittleren korpuskulären Volumens der Erythrozyten (MCV) und Red Cell Distribution Width (RDW) hilft, insbesondere bei einem Hämatokrit < 60 % oder einem Hämoglobinspiegel < 20 mg/dl, ebenfalls bei der Diagnose. Eine mikrozytäre Erythrozytose hat nur drei Ursachen: die β-Thalassämie, die hypoxische Erythrozytose und die Polycythaemia vera. Der RDW-Wert ist bei heterozygoter β-Thalassämie normal und bei Hypoxie und Polycythaemia vera meist erhöht, während er bei hypoxischer Erythrozytose und Polycythaemia vera durch den begleitenden Eisenmangel erhöht sein kann. Heute erfolgt die Diagnose der Polycythaemia vera vornehmlich durch die Bestimmung von JAK2 V617F. Bei Patienten mit gleichzeitiger Ulkuskrankheit können okkulte gastrointestinale Blutungen zu einer hypochromen mikrozytären Anämie führen, welche die Polycythaemia vera oft maskiert.

Die Aspiration und Biopsie des Knochenmarks ergibt keine spezifischen diagnostischen Informationen, weil der Befund normal sein oder nicht von einer essenziellen Thrombozythämie oder primären Myelofibrose zu unterscheiden sein kann. Trotzdem ist die im Rahmen der Knochenmarkpunktion festgestellte Hyperzellularität mit gesteigerter Erythropoese, Granulopoese und Thrombopoese ein Nebenkriterium für die Diagnose nach der aktuellen WHO-Klassifikation. Da die Polycythaemia vera nicht mit einer für sie typischen zytogenetischen Veränderung einhergeht, schließt das Fehlen zytogenetischer Marker eine Polycythaemia vera nicht aus.

KOMPLIKATIONEN

Die meisten Komplikationen sind auf die erhöhte Blutviskosität infolge der erhöhten Erythrozytenmasse zurückzuführen. Außerdem spielen der erhöhte Umsatz von Erythrozyten, Leukozyten und Thrombozyten und die Erhöhung von Harnsäure und Zytokinen eine Rolle. Letztere scheinen für Allgemeinsymptome verantwortlich zu sein, während die peptische Ulkuskrankheit auf einer Infektion mit Helicobacter pylori beruhen kann, deren Häufigkeit bei Polycythaemia vera erhöht ist, während der Pruritus eine Folge der Mastzellaktivierung von JAK2 V617F zu sein scheint. Eine plötzliche Zunahme der Milzgröße kann zu schmerzhaften Milzinfarkten führen. Eine Polycythaemia vera kann in eine sekundäre Myelofibrose übergehen, die dann den Verlauf und die Prognose der Erkrankung bestimmt. Bei etwa 15 % der Patienten geht die Myelofibrose mit einer ausgeprägten extramedullären Hämatopoese mit zunehmender Hepatosplenomegalie und transfusionsbedürftiger Anämie als Zeichen des Stammzellversagens einher. Die Organvergrößerung kann ausgeprägte mechanische Probleme, portale Hypertension und Kachexie verursachen. Obwohl die Inzidenz der akuten myeloischen Leukämie bei Patienten mit PV erhöht ist, ist die Inzidenz bei Patienten, die nicht mit Chemotherapie oder Bestrahlung behandelt wurden, niedrig. Interessanterweise führt eine Chemotherapie allein, auch mit Hydroxyurea, häufiger zur akuten Leukämie von JAK2-V617F-negativen Stammzellen. Allerdings scheint die Gefahr der Hydroxyurea-induzierten Genotoxizität in der Summe sehr gering zu sein, wie wiederholte Untersuchungen zeigen. Die Erythromelalgie ist ein Syndrom unbekannter Ätiologie, das vor allem die Extremitäten betrifft. Es manifestiert sich meistens mit Erythem, Überwärmung und Schmerzen der betroffenen Gliedmaße sowie gelegentlich mit Fingerinfarkten. Das Syndrom tritt mit unterschiedlicher Häufigkeit bei Patienten mit myeloproliferativen Erkrankungen auf und spricht normalerweise gut auf Acetylsalicylsäure an. Einige der zentralnervösen Symptome, die bei Patienten mit Polycythaemia vera beobachtet werden, entsprechen vermutlich einer Variante der Erythromelalgie.

Bleibt die Polycythaemia vera unbehandelt, kann die Erythrozytose zu Thrombosen in Leber, Herz, Gehirn oder Lungen führen. Patienten mit erheblicher Splenomegalie sind besonders gefährdet, weil die Erhöhung des Plasmavolumens das wahre Ausmaß der Erythrozytose maskieren kann, wie es mittels Hämatokrit und Hämoglobin bestimmt wird. Ein „normaler" Hämatokrit- oder Hämoglobinwert bei einem Patienten mit Polycythaemia vera und massiver Splenomegalie sollte bis zum Beweis des Gegenteils als Beleg einer erhöhten Erythrozytenmasse gewertet werden.

Behandlung
POLYCYTHAEMIA VERA

Die Polycythaemia vera ist im Allgemeinen eine indolente Erkrankung, die über Jahrzehnte verlaufen kann. Die medizinische Behandlung sollte der Progression der Erkrankung angepasst werden. Thrombosen durch die erhöhte Erythrozytenzahl sind die wichtigsten Komplikationen und oft die initiale Manifestation. Die Hämoglobinkonzentration sollte bei Männern unter 140 g/l (14 g/dl, Hämatokrit < 45 %) und bei Frauen unter 120 g/l (12 g/dl, Hämatokrit < 42 %) gehalten werden, um die thrombotischen Komplikationen zu verhindern.

Initial wird die Erythrozytenmasse durch Aderlässe normalisiert und das Plasmavolumen weiter expandiert. Danach wird sie durch regelmäßige Aderlässe im Normbereich gehalten und ein Eisenmangel erzeugt, der eine erneute Expansion der Erythrozytenzahl einschränkt. In diesem Stadium sind Aderlässe meist nur alle 3 Monate erforderlich. Obwohl Eisenmangel, Aderlässe und die Erkrankung selbst zur Thrombozytose führen, besteht keine Korrelation zwischen Thrombozytenzahl und Thromboseneigung bei der PV, im Gegensatz zu der ausgeprägten Korrelation zwischen Erythrozytose und Thrombose bei dieser Erkrankung. Acetylsalicylsäure (100 mg tgl.) reduziert die Rate vaskulärer Komplikationen, kann aber bei einer selten sehr hohen Thrombozytose (> 1 Mio./µl) potenziell schädlich sein. Antikoagulanzien sind bei einer Thrombose indiziert. Laborkontrollen bei Vitamin-K-Antagonisten sind aufgrund des erhöhten Hämatokrits mit konsekutiv relativ erhöhter Plasmacitratkonzentration im Gerinnungsröhrchen. Eine asymptomatische Hyperurikämie (< 10 mg/dl) muss nicht behandelt werden. Falls eine Chemotherapie zur Reduktion der Splenomegalie, der Leukozytose oder des Pruritus erforderlich ist, sollte jedoch Allopurinol gegeben werden, um einen weiteren Anstieg der Harnsäure zu vermeiden. Der generalisierte Juckreiz spricht oft nicht auf Antihistaminika oder Doxepin an und kann ein therapeutisches Problem sein. Hydroxyurea, IFN-α (off-label-use) oder Psoralen in Kombination mit UV-Bestrahlung (PUVA) können versucht werden, Ruxolitinib ist meist wirksam. Eine asymptomatische Thrombozytose muss nicht therapiert werden, es sei denn, die Thrombozytenzahl ist ausreichend hoch, um Blutungen durch ein erworbenes von-Willebrand-Syndrom durch die Proteolyse von hochmolekularen vWF-Multimeren durch die expandierte Thrombozytenzahl zu erzeugen (> 1 Mio/µl). Eine symptomatische Splenomegalie kann mit pegyliertem Interferon α (IFN-α) behandelt werden (off-label-use). Da pegyliertes INF-α eine komplette hämatologische und molekulare Remission herbeiführen kann, wird seine Rolle bei dieser Erkrankung derzeit im Rahmen kontrollierter Studien untersucht. Der Phosphodiesteraseinhibitor Anagrelid kann die Thrombozytenzahl senken (off-label-use bei der Polycythaemia vera).

Alkylanzien und radioaktives Phosphor 32P (in Deutschland eher unüblich) sind bei der Polycythaemia vera leukämogen und sollten vermieden werden. Sofern eine zytotoxische Therapie unumgänglich ist, sollte Hydroxyurea bevorzugt werden. Dieses Medikament verhindert weder eine Thrombose noch eine Myelofibrose. Früher war bei Patienten mit einer massiven Splenomegalie, die weder auf die Chemotherapie noch auf IFN-α ansprechen, eine Splenektomie notwendig. Seit der Einführung des unspezifischen JAK2-Inhibitors Ruxolitinib kann die Milzgröße bei den meisten Patienten mit einer Polycythaemia vera, Myelofibrose und myeloischer Metaplasie reduziert werden. Gleichzeitig werden die Allgemeinsymptome durch die Inhibition der Zytokinfreisetzung gelindert. Der Einsatz dieser Substanz wurde bei Patienten mit Polycythaemia vera und Intoleranz von Hydroxyurea in klinischen Studien untersucht. Im Jahr 2015 erfolgte die Zulassung für Patienten mit Polycythaemia vera, die resistent oder intolerant auf eine vorherige Behandlung mit Hydroxyurea sind.

Bei manchen Patienten mit weit fortgeschrittener Erkrankung kann durch eine Fibrose oder eine extramedulläre Hämatopoese eine pulmonale Hypertonie auftreten.

Die Bedeutung der allogenen Knochenmarktransplantation bei Polycythaemia vera ist noch unklar.

Patienten mit Polycythaemia vera können ein normales Leben ohne funktionelle Einschränkungen vor sich haben, sofern die Erythrozytenzahl durch regelmäßige Phlebotomien und ggf. medikamentöse Behandlung kontrolliert wird.

PRIMÄRE MYELOFIBROSE

Die primäre Myelofibrose (andere Bezeichnung *Myelofibrose mit myeloischer Metaplasie*) ist eine klonale Erkrankung unklarer Ätiologie der multipotenten hämatopoetischen Stammzelle mit Markfibrose, myeloischer Metaplasie mit extramedullärer Blutbildung und Splenomegalie. Die chronische primäre Myelofibrose ist eine seltene Erkrankung, und die Diagnose ist eine Ausschlussdiagnose: Eine Fibrosierung des Knochenmarks und Splenomegalie kommen außer bei den häufigeren myeloproliferativen Erkrankungen (Polycythaemia vera und chronische myeloische Leukämie) bei zahlreichen benignen und malignen Erkrankungen vor (Tab. 14-3), die im Gegensatz zur primären Myelofibrose einer spezifischen Therapie zugänglich sind. Anders als die anderen myeloproliferativen Erkrankungen und die akute oder maligne Myelofibrose, die in jedem Lebensalter auftreten können, bevorzugt die primäre Myelofibrose Männer im 6. Lebensjahrzent oder ältere Patienten ohne Geschlechtspräferenz.

Tabelle 14-3

URSACHEN DER MYELOFIBROSE

Maligne	Nicht maligne
Akute Leukämie (lymphatisch und myeloisch)	HIV-Infektion
Chronische myeloische Leukämie	Hyperparathyreoidismus
Haarzell-Leukämie	Renale Osteodystrophie
Hodgkin-Lymphom	Systemischer Lupus erythematodes
Idiopathische Myelofibrose	Tuberkulose
Lymphome	Vitamin-D-Mangel
Multiples Myelom	Thoriumdioxid (Thorotrast®)-Exposition
Myelodysplasie	Gray-platelet-Syndrom
Knochenmarkkarzinose	
Polycythaemia vera	
Systemische Mastozytose	

ÄTIOLOGIE

Die Ätiologie der primären Myelofibrose ist unbekannt. Obwohl Chromosomenaberrationen wie 9p, 20q–, 13q–, Trisomie 8 oder 9 und partielle Trisomie 1q auftreten können, ist keine spezifische zytogenetische Anomalie bekannt. JAK2 V617F kommt bei etwa 50 % der betroffenen Patienten vor, und Mutationen im Thrombopoetinrezeptor MPL treten bei etwa 5 % auf. Die meisten anderen weisen Mutationen im Calretikulin-Gen (CALR) auf, die den carboxyterminalen Anteil des Genprodukts verändern (Klampfl 2013). Es besteht auch keine Korrelation zwischen der Ausprägung der Myelofibrose und der extramedullären Hämatopoese. Die Fibrose bei dieser Erkrankung ist assoziiert mit einer gesteigerten Synthese von Transforming Growth Factor β (TGFβ) und Gewebeinhibitoren von Metalloproteinasen, während die Osteosklerose mit der Überproduktion von Osteoprotegerin (einem Osteoklasten-Inhibitor) vergesellschaftet ist. Die Angioneogenese im Knochenmark ist angetrieben durch eine gesteigerte Produktion von VEGF (Vascular Endothelial Growth Factor). Fibroblasten sind kein Bestandteil des neoplastischen Klons.

KLINISCHES BILD

Es gibt keine spezifischen Symptome oder Befunde bei primärer Myelofibrose. Viele Patienten sind asymptomatisch und fallen im Rahmen einer Routineuntersuchung durch eine Splenomegalie und/oder ein ungewöhnliches Blutbild auf. Manchmal bestehen im Gegensatz zu den anderen myeloproliferativen Erkrankungen initial aber auch Nachtschweiß, Abgeschlagenheit und Gewichtsverlust. Im Blutausstrich findet man die charakteristischen Zeichen der extramedullären Blutbildung: Tränentropfenerythrozyten und ein leukoerythroblastisches Blutbild: Erythroblasten, Myelozyten, Promyelozyten und manchmal einige Myeloblasten (Abb. 14-1). In der Regel besteht eine Anämie, während Leukozyten- und Thrombozytenzahl normal oder erhöht sind sowie bei einigen wenigen Patienten erniedrigt. Außer der Milz kann auch die Leber leicht vergrößert sein; eine isolierte Lymphadenopathie deutet eher auf eine andere Diagnose hin. LDH und alkalische Phosphatase im Serum können ebenfalls erhöht sein. Die alkalische Leukozytenphosphatase kann niedrig, normal oder erhöht sein. Die Knochenmarkaspiration ergibt häufig eine Punctio sicca (Abb. 14-2), und Röntgenaufnahmen der Knochen zeigen die Osteosklerose. Eine ausgedehnte extramedulläre Hämatopoese kann zu einem Aszites, einer pulmonalen Hypertonie, einer Darm- oder

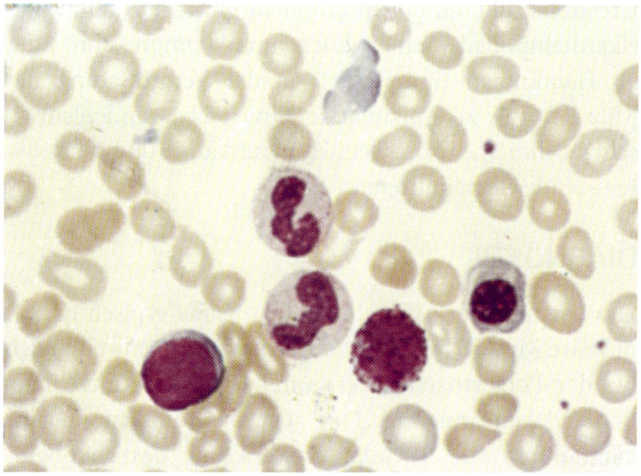

Abbildung 14-1 Tränentropfenerythrozyten weisen auf die Membranschädigung infolge der Passage durch die Milz hin. Erythroblasten und unreifere Granulozyten (Myelozyten, einzelne Myeloblasten) sind Zeichen der extramedullären Hämatopoese. Diese Befunde im Blutausstrich können bei jeder Ursache einer extramedullären Hämatopoese auftreten.

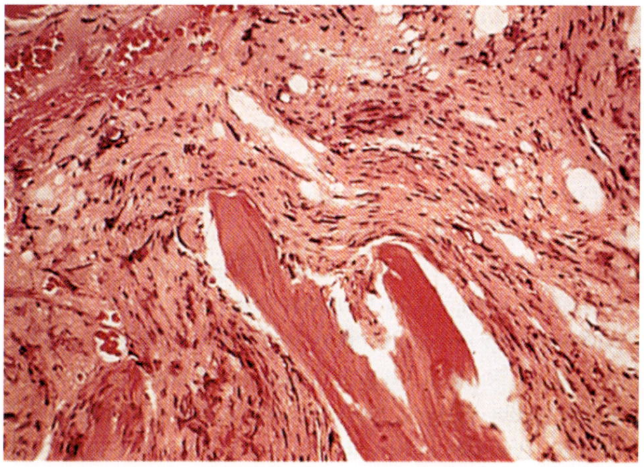

Abbildung 14-2 Die Histologie des Knochenmarks zeigt die Fibrosierung des Markraums. Wenn diese Fibrose Folge einer primär hämatologischen Erkrankung ist, dann spricht man von Myelofibrose. Wenn die Fibrose sekundär zu einer Karzinose oder einer granulomatösen Erkrankung ist, spricht man von Myelophtisis.

Ureterobstruktion, einem erhöhten Hirndruck, einer Perikardtamponade, einer Rückenmarkkompression oder zu Hautknoten führen. Bei rapider Vergrößerung der Milz kann es zu Milzinfarkten mit Fieber und pleuritischen Schmerzen kommen. Hyperurikämie und sekundäre Gicht können auftreten.

DIAGNOSTIK

Das beschriebene klinische Bild ist relativ typisch für die primäre Myelofibrose, tritt aber zumindest teilweise auch bei der Polycythaemia vera und der chronischen myeloischen Leukämie auf. Eine ausgeprägte Splenomegalie kann durch eine Pseudonormalisierung des Hämoglobins oder der Thrombozyten eine Polycythaemia vera (oder essenzielle Thrombozythämie) maskieren. Intraabdominelle Thrombosen bei Myelofibrose lassen eher an eine Polycythaemia vera denken. Für die Diagnose der primären Myelofibrose müssen die in Tabelle 14-3 erwähnten Erkrankungen ausgeschlossen werden.

Tränentropfenerythrozyten, Erythroblasten, Myelozyten und Promyelozyten sind Zeichen einer extramedullären Hämatopoese. Eine Leukozytose, eine Thrombozytose mit großen, bizarr geformten Plättchen und Myeloblasten sprechen für eine myeloproliferative Erkrankung im Gegensatz zu sekundären Formen der Myelofibrose (Tab. 14-3). Das Knochenmark ist meist nicht zu aspirieren, aber die Knochenmarkhistologie zeigt ein hyperplastisches Knochenmark mit einer Vermehrung insbesondere der Megakaryozyten, oft in Clustern liegend und mit großen, dysplastischen Kernen. Bei erheblicher Splenomegalie kann es zu portaler Hypertension und Ösophagusvarizen kommen. Bei einigen Patienten kann die extramedulläre Hämatopoese das klinische Bild bestimmen. Ein besonderes Merkmal der primären Myelofibrose ist das Auftreten von Autoimmunphänomenen wie Immunkomplexen, antinukleären Antikörpern, Rheumafaktoren und einem positiven Coombs-Test. Ob es sich dabei um eine Reaktion des Körpers auf die Erkrankung handelt oder um einen Bestandteil der Pathogenese, ist unbekannt. Die zytogenetische Knochenmarkanalyse (Philadelphia-Chromosom) bzw. molekularbiologische Diagnostik (bcr/abl) kann die chronische myeloische Leukämie ausschließen. Die Zytogenetik ist für die Prognose von Bedeutung, weil komplexe Karyotypveränderungen auf eine ungünstige Prognose hinweisen. Aus unbekannten Gründen ist die Zahl der CD34-positiven Zellen im Blut bei primärer Myelofibrose im Vergleich zu anderen myeloproliferativen Erkrankungen deutlich erhöht (> 15.000/µl).

Ungefähr 50 % der Patienten mit primärer Myelofibrose zeigen auch die von der Polycythaemia vera und essenziellen Thrombozythämie bekannte JAK2-V617F-Mutation, oft homozygot. Diese Patienten sind in der Regel älter und weisen einen höheren Hämatokrit auf als Patienten, die JAK2-V617F-negativ sind. Patienten mit primärer Myelofibrose hingegen, die eine MPL-Mutation exprimieren, haben oft eine ausgeprägtere Anämie und niedrigere Leukozytenzahlen. Bei den meisten Patienten mit primärer Myelofibrose und essenzieller Thrombozythämie, bei denen keine JAK2- oder MPL-Mutationen vorlagen, fanden sich somatische Mutationen in Exon 9 des Calretikulin-Gens (CALR). Der klinische Verlauf scheint bei diesen Patienten indolenter zu sein als bei den Patienten, die eine JAK2- oder MPL-Mutation tragen.

KOMPLIKATIONEN

Das Überleben variiert bei der chronischen primären Myelofibrose abhängig von bestimmten Risikofaktoren, die bei der Diagnosestellung vorliegen (Tab. 14-4 und Tab. 14-5), ist aber deutlich kürzer als bei Patienten mit Polycythaemia vera oder essenzieller Thrombozythämie. Die primäre Myelofibrose führt unaufhaltsam zu einer transfusionsabhängigen Anämie und aufgrund der extramedullären Hämatopoese zu einer zunehmenden Organomegalie. Wie die chronische myeloische Leukämie

Tabelle 14-4

DREI DERZEIT VERWENDETE SCORING-SYSTEME ZUR PROGNOSEABSCHÄTZUNG BEI PRIMÄRER MYELOFIBROSE

Risikofaktor	IPSS (2009)[a]	DIPSS (2010)[b]	DIPSS Plus (2011)[c]
Anämie (< 10 g/dl)	X	X	X
Leukozytose (> 25.000/µl)	X	X	X
Blasten im peripheren Blut (≥ 1 %)	X	X	X
Allgemeinsymptome	X	X	X
Alter > 65 Jahre	X	X	X
Ungünstiger Karyotyp			X
Thrombozytenzahl (< 100.000/µl)			X
Transfusionsabhängigkeit			X

[a] Blood 113:2895, 2009.
[b] Blood 115:1703, 2010.
[c] J Clin Oncol 29:392, 2011.

Abkürzungen: DIPSS = Dynamic International Prognostic Scoring System; IPSS = International Prognostic Scoring System.

Anmerkung: Das Dynamic International Prognostic Scoring System (DIPSS) wurde entwickelt, um zu überprüfen, ob die vom International Prognostic Scoring System (IPSS) zum Zeitpunkt der Diagnosestellung als wichtig für das Überleben eingestuften Risikofaktoren auch zur Risikostratifizierung tauglich sind, wenn sie im Krankheitsverlauf auftreten. Beim IPSS erhält jeder Risikofaktor einen Punkt. Das Gleiche gilt für das DIPSS, wobei ein Alter > 65 Jahre, eine Anämie, die Blasten im Blut und die Allgemeinsymptome jeweils mit 2 Punkten bewertet werden. Das DIPSS Plus trägt dem Umstand Rechnung, dass ein zusätzlicher ungünstiger Karyotyp, eine Thrombopenie und eine Transfusionsabhängigkeit das DIPSS verbesserten, für die weitere Punkte vergeben werden (Tab. 14-5). Aktuellere Studien lassen vermuten, dass die Mutationsanalysen von ASXL1, EZH2, SRSF2 und IDH1/2 die Risikostratifizierung für das Überleben und den Übergang in eine Leukämie weiter verbessern (Leukemia 27:1861, 2013).

Tabelle 14-5

RISIKOSTRATIFIKATIONSSYSTEME IPSS UND DIPSS

Risikokategorien[a]	Anzahl der Risikofaktoren		
	IPSS	DIPSS	DIPSS PLUS
Niedrig	0	0	0
Intermediär-1	1	1-2	1
Intermediär-2	2	3-4	2-3
Hoch	≥3	> 4	4-6

[a] Die entsprechenden Überlebenskurven für jede Risikokategorie finden sich in den in Tabelle 14-4 genannten Quellen.

Abkürzungen: DIPSS = Dynamic International Prognostic Scoring System; IPSS = International Prognostic Scoring System.

kann auch die primäre Myelofibrose aus der chronischen in eine akzelerierte Phase mit Allgemeinsymptomen und zunehmendem Knochenmarkversagen übergehen. Etwa 10 % der Patienten entwickeln spontan eine meistens therapierefraktäre akute Leukämie. Weitere wichtige prognostische Faktoren, die das Fortschreiten der primären Myelofibrose beschleunigen, sind komplexe zytogenetische Anomalien, eine Thrombopenie und eine transfusionsabhängige Anämie. Vor kurzem wurden Mutationen in den Genen ASXL1, EZH2, SRSF2 und IDH1/2 als Risikofaktoren für einen frühen Tod oder einen Übergang in eine akute Leukämie identifiziert. Sie sind vermutlich zur Risikostratifizierung nützlicher als die klinischen Scoring-Systeme.

Behandlung
PRIMÄRE MYELOFIBROSE

Es gibt keine spezifische Therapie für die primäre Myelofibrose. Die Anämie hat zahlreiche Ursachen. Dazu gehören eine nicht kompensierende ineffektive Erythropoese durch eine extramedulläre Hämatopoese in der Milz, eine Hämodilution durch eine Splenomegalie, Sequestrierungen in der Milz, sekundäre Blutverluste durch eine Thrombopenie oder portale Hypertonie, ein Folsäuremangel, systemische Entzündungen und eine autoimmune Hämolyse. Weder rekombinantes Erythropoetin noch Androgene, wie Danazol (off-label-use), waren bei der Behandlung der Anämie durchgehend effektiv. Erythropoetin ist bei Epo-Serumspiegeln über 125 mU/l ineffektiv. Angesichts des für die primäre Myelofibrose typischen entzündlichen Milieus können Glukokortikoide die Anämie sowie die Allgemeinsymptome, wie Fieber, Schüttelfrost, Nachtschweiß, Anorexie und Gewichtsverlust, lindern. Auch niedrig dosiertes Thalidomid (off-label-use) war in Kombination mit Prednison effektiv. Die Thrombopenie kann durch eine gestörte Knochenmarkfunktion, Sequestrierung in der Milz oder autoimmune Zerstörung entstehen und spricht ebenfalls auf die Kombination aus niedrig dosiertem Thalidomid und Prednison an. Die Splenomegalie ist das bei primärer Myelofibrose bei weitem gravierendste Problem. Sie führt zu Bauchschmerzen, portaler Hypertonie, frühem Sättigungsgefühl und einer Kachexie. Die operative Entfernung einer massiv vergrößerten Milz kann zu signifikanten postoperativen Komplikationen, wie einer mesenterialen Venenthrombose, Blutungen, einer Rebound-Leukozytose und -Thrombozytose sowie einer extramedullären hepatischen Hämatopoese führen und wird sehr zurückhaltend beurteilt. Allerdings erhöht die Splenektomie aus unbekannten Gründen die Gefahr der blastischen Transformation. Die Milzbestrahlung ist eine allenfalls zeitweise palliative Maßnahme, meist erkauft mit dem Risiko von Neutropenie, Infektionen und vermehrten intraoperativen Blutungen bei Splenektomie. Allopurinol kann zur Behandlung der Hyperurikämie eingesetzt werden. Die Knochenschmerzen werden durch eine lokale Bestrahlung gelindert. Der Stellenwert von IFN-α in der Therapie der Myelofibrose ist unklar, da es insbesondere bei älteren Patienten deutliche Nebenwirkungen hervorruft und das Knochenmarkversagen verstärken kann.

Der JAK2-Inhibitor Ruxolitinib, zugelassen für Patienten mit Splenomegalie und/oder Allgemeinsymptomen, reduzierte bei den meisten Patienten mit fortgeschrittener primärer Myelofibrose die Splenomegalie, linderte die Allgemeinsymptome und verbesserte das Überleben. Eine Senkung der JAK2-V617F-Allel-Last konnte gezeigt werden. Die wichtigsten Nebenwirkungen, Anämie und Thrombopenie, sind dosisabhängig und damit entsprechend steuerbar. Die Anämie stabilisiert sich in der Regel im Laufe der Behandlung und die Thrombopenie bessert sich. Die einzige kurative Therapie ist die allogene Knochenmarktransplantation. Sie sollte bei jüngeren Patienten erwogen werden. Nach einer nicht myeloablativen Konditionierung kann die hämatopoetische Stammzelltransplantation auch bei älteren Patienten durchgeführt werden; allerdings wird dieser Ansatz derzeit noch untersucht.

ESSENZIELLE THROMBOZYTHÄMIE

Die essenzielle Thrombozythämie *(essenzielle Thrombozytose, idiopathische Thrombozytose, primäre Thrombozytose, hämorrhagische Thrombozythämie)* ist eine klonale Erkrankung der multipotenten Stammzelle mit einer Überproduktion von Thrombozyten ohne offensichtlichen Grund. Es handelt sich um eine seltene Erkrankung mit einer Inzidenz von 1–2 auf 100.000 Einwohner und einer deutlichen Bevorzugung des weiblichen Ge-

Tabelle 14-6

URSACHEN EINER THROMBOZYTOSE
Chronisch entzündliche Erkrankungen: Kollagenosen, Vaskulitiden, chronisch entzündliche Darmerkrankungen
Malignom
Infektion
Myeloproliferative Erkrankungen (Polycythaemia vera, primäre Myelofibrose, essenzielle Thrombozythämie, chronische myeloische Leukämie)
Myelodysplasie (5q-Syndrom, idiopathische refraktäre sideroblastische Anämie)
Postsplenektomie, Hyposplenismus
Blutung
Eisenmangelanämie
Postoperativ
Rebound (Alkoholabstinenz bei Alkoholikern, Korrektur eines Vitamin-B_{12}- oder Folsäuremangels, Hämolyse)
Familiär: Thrombopoetinüberproduktion, konstitutive Mpl-Aktivierung

schlechts. Mutationen im JAK2- bzw. CALR-Gen sind klonale Marker, die sie von den häufigeren reaktiven Thrombozytosen unterscheidet (Tab. 14-6). Früher ging man davon aus, dass es sich um eine Erkrankung älterer Menschen handelt, mit einer hämorrhagischen und thrombotischen Morbidität. Durch die zunehmende Verbreitung der automatischen Thrombozytenzählung wurde deutlich, dass die essenzielle Thrombozythämie Erwachsene aller Altersstufen betrifft und oft ohne Blutungsneigung oder andere Symptome auftritt. Die Erkrankung tritt im Gegensatz zu den reaktiven Thrombozytosen ohne Geschlechtspräferenz aus unbekannten Gründen bei Frauen häufiger auf als bei Männern. Da es lange Zeit keinen diagnostisch verwertbaren klonalen Marker gab, wurde versucht, die Erkrankung klinisch von den anderen myeloproliferativen Störungen abzugrenzen, die ebenfalls mit einer Thrombozytose einhergehen können (Tab. 14-6).

ÄTIOLOGIE

Megakaryopoese und Thrombozytenbildung sind vom Thrombopoetin und seinem Rezeptor, MPL, abhängig. Interleukin 3 und der Stammzellfaktor sind für die optimale Proliferation der megakaryozytären Progenitorzellen notwendig. Die weitere Reifung in der Megakaryopoese wird verstärkt durch das von den Knochenmarkstromazellen gebildete Chemokin SDF-1 (Stromal Cell Derived Factor 1). Zur Reifung und Differenzierung der Megakaryozyten ist jedoch Thrombopoetin erforderlich.

Die Megakaryozyten nehmen unter den hämatopoetischen Zellen eine Sonderstellung ein, weil in ihnen eine endomitotische (statt mitotische) Genomreduplikation stattfindet, die ohne Thrombopoetin ebenso wie die zytoplasmatische Entwicklung gestört ist. Thrombopoetin wird wie Erythropoetin in Leber und Nieren gebildet. Es besteht eine inverse Beziehung zwischen Thrombozytenzahl und Thrombopoetinaktivität im Plasma. Im Gegensatz zu Erythropoetin wird Thrombopoetin nur konstitutiv produziert und der Plasmaspiegel von Thrombopoetin wird von der Thrombozytenzahl im Blut und vom Pool der Progenitorzellen beeinflusst. Im Gegensatz zu Erythropoetin, aber wie bei dem Granulozyten-koloniestimulierenden Faktor (G-CSF) und Granulozyten-Monozyten-koloniestimulierenden Faktor (GM-CSF) verbessert Thrombopoetin nicht nur die Proliferation seiner Zielzellen, sondern erhöht auch die Reaktivität des Endprodukts, des Blutplättchens, auf die produzierten Faktoren. Neben seiner Bedeutung bei der Thrombopoese verlängert Thrombopoetin auch die Überlebenszeit der hämatopoetischen Stammzellen und ihre Residenz im Knochenmark.

Die Klonalität der essenziellen Thrombozythämie wurde durch Untersuchung der Glukose-6-Phosphatdehydrogenase-Isoenzyme bei Patienten mit Heterozygotie dieses Gens, durch Analyse des X-chromosomalen DNS-Polymorphismus und durch Identifikation nicht zufälliger zytogenetischer Aberrationen nachgewiesen. Obwohl die Thrombozytose die prinzipielle Manifestation der ET ist, ist, wie bei den anderen myeloproliferativen Erkrankungen auch, eine multipotente hämatopoetische Stammzelle involviert. Außerdem wurden mehrere Familien mit einer hereditären Form der essenziellen Thrombozythämie beschrieben, in einem Fall mit autosomal dominantem Erbgang. Bei einem Stammbaum lagen neben der essenziellen Thrombozythämie eine primäre Myelofibrose und eine Polycythaemia vera vor. Ebenso wie bei der primären Myelofibrose weisen die meisten Patienten ohne JAK2-Mutationen stattdessen CALR-Mutationen auf, die mit einer günstigeren Prognose einhergehen.

KLINISCHES BILD

Meistens wird diese Erkrankung zufällig durch ein Routineblutbild erkannt. Manchmal zeigt sich bei der Betrachtung früherer Blutbilder, dass die Thrombozytose schon jahrelang bestand und übersehen wurde. Es gibt keine für eine Thrombozythämie spezifischen Symptome und Befunde. Allerdings können bei den Patienten häufiger Blutungen und Thrombosen auftreten. Erstere manifestieren sich als Hämatome und Letztere als Erythromelalgie, Migräne oder transitorisch-ischämische Attacke. Die Untersuchung des Patienten ergibt meist nur eine leichte Splenomegalie. Eine Splenomegalie findet man eher bei den anderen myeloproliferativen Erkrankungen, besonders bei der chronischen primären Myelofibrose, der Polycythaemia vera und der chronischen myeloischen Leukämie.

Eine leichte Leukozytose ist häufig, eine Anämie eher selten. Im Blutausstrich fällt die erhöhte Thrombozytenzahl auf, wobei einige Thrombozyten sehr groß sein können. Die große Masse der Thrombozyten kann die Bestimmung des Serumkaliums behindern, da während der Gerinnung Kalium aus ihnen freigesetzt wird. Diese Hyperkaliämie ist ein Laborartefakt und ist nicht mit elektrokardiografischen Veränderungen assoziiert. Auch die arterielle Sauerstoffmessung kann ungenau sein, wenn das Blut nicht auf Eis gesammelt wird. Prothrombinzeit und partielle Thromboplastinzeit sind normal. Die Blutungszeit kann verlängert und die Plättchenaggregation gestört sein. Es gibt keinen Plättchenfunktionstest, der klinisch relevante Blutungen oder Thrombosen vorhersagen kann.

Die Knochenmarkbiopsie zeigt eine Hyperplasie der Megakaryozten bei erhöhter Zellularität. Bei stark erhöhtem Retikulingehalt des Knochenmarks muss an andere Erkrankungen, insbesondere die primäre Myelofibrose, gedacht werden. Fehlt anfärbbares Eisen im Knochenmark, liegt ein Eisenmangel vor, der zur Thrombozytose führt. Dieser Befund (hyperzelluläres Knochenmark und Eisenmangel) findet sich auch bei Polycythaemia vera.

Bei einigen Patienten mit essenzieller Thrombozythämie wurden nicht zufällige zytogenetische Aberrationen gefunden. Es gibt jedoch keine regelmäßig nachweisbaren Chromosomenveränderungen. Dies gilt auch für die Chromosomen 1 und 3, wo die Gene für Thrombopoetin und seinen Rezeptor, MPL, liegen.

DIAGNOSTIK

Eine Thrombozytose wird bei vielen Erkrankungen mit erhöhter Zytokinproduktion (Tab. 14-6) gefunden. Der absolute Thrombozytenwert hilft nicht bei der Unterscheidung zwischen reaktiver und klonaler Thrombozytose. Je etwa 50 % der Patienten mit essenzieller Thrombozythämie haben eine JAK2-V617F- oder CALR-Mutation. Wenn diese Mutationen nicht nachgewiesen wurden, ist es notwendig, eine zytogenetische Untersuchung zum Ausschluss einer chronisch-myeloischen Leukämie und einer Myelodysplasie, wie dem 5q-Syndrom, durchzuführen. Da die bcr-abl-Translokation auch bei fehlendem Philadelphia-Chromosom nachweisbar sein kann, sollte bei allen Patienten mit Thrombozytose eine entsprechende Polymerase-Kettenreaktion (RT-PCR) durchgeführt werden. Eine Fluoreszenz-in-situ-Hybridisierung (FISH) zur Diagnostik auf das Vorliegen eines bcr-abl-Transkripts bei Philadelpia-Chromosom-negativen Patienten ist ebenfalls möglich. Eine Anämie und Ringsideroblasten sind kein Merkmal der essenziellen Thrombozythämie, sondern der idiopathischen sideroblastischen Anämie, in deren Rahmen ebenfalls eine Thrombozytose auftreten kann. Bei Splenomegalie sollte an andere myeloproliferative Erkrankungen gedacht werden. In diesem Zusammenhang ist eine Bestimmung der Erythrozytenmasse sinnvoll, da eine ausgeprägte Splenomegalie eine Erythrozytose maskieren kann. Was zunächst wie eine essenzielle Thrombozythämie aussah, kann sich nach Jahren wie eine Polycythaemia vera oder PMF präsentieren, und erst im Verlauf kann die zugrunde liegende myeloproliferative Erkrankung benannt werden.

Es gibt eine starke Überschneidung der JAK2-V617F-Allel-Last der Neutrophilen zwischen essenzieller Thrombozythämie und Polycythaemia vera, sodass sie nicht zur Unterscheidung herangezogen werden kann. Möglich ist dies anhand der Knochenmarkhistologie sowie der Bestimmung von Erythrozytenmasse und Plasmavolumen. Bei 64 % der JAK2-V617F-positiven Patienten mit essenzieller Thrombozythämie lag tatsächlich eine Polycythaemia vera vor, wenn Erythrozytenmasse und Plasmavolumen als diagnostische Kriterien hinzugezogen wurden.

KOMPLIKATIONEN

Es gibt kaum eine andere Erkrankung, bei der Ärzte so sehr dazu verleitet werden, unangebrachte Maßnahmen einzuleiten, wie bei Thrombozytenzahlen über 1 Mio./µl. Dies hängt mit der Annahme zusammen, dass hohe Thrombozytenwerte zur intravaskulären Stase und Thrombose führen, obwohl es dafür keine belastbaren klinischen Belege gibt. Besonders bei Patienten unter 60 Jahren ist die Inzidenz von Thrombosen bei Patienten mit Thrombozytose nicht höher als bei altersangepassten Kontrollen. Bei essenzieller Thrombozythämie scheint Tabakrauchen der wichtigste Risikofaktor für Thrombosen zu sein.

Tatsächlich gehen Thrombozytenwerte über 1 Mio./µl eher wegen des erworbenen von-Willebrand-Syndroms mit einer Blutungsneigung einher. Das bedeutet nicht, dass hohe Thrombozytenzahlen bei Patienten mit essenzieller Thrombozythämie keine klinischen Auswirkungen haben können, sondern dass nicht der Thrombozytenwert, sondern der Patient im Mittelpunkt des Interesses stehen sollte. So können Migränebeschwerden im Rahmen einer Thrombozythämie auf eine Verminderung der Thrombozytenzahlen ansprechen, eine Erythromelalgie bessert sich jedoch unter der Gabe Thrombozyten-Cyclooxygenase-1-Inhibitoren wie Acetylsalicylsäure oder Ibuprofen ohne Reduktion der Thrombozytenzahlen. Andere Beschwerden können auf der Wechselwirkung zwischen arteriosklerotischem Gefäßsystem und hohen Thrombozytenzahlen beruhen und wieder andere können in überhaupt keinem Zusammenhang mit der Thrombozytenzahl stehen. Die Erkenntnis, dass die Polycythaemia vera sich mit einer Thrombozytose präsentieren kann, ebenso wie die Entdeckung früher unbekannter thrombophiler Risikofaktoren (Kap. 23) machen die älteren Angaben zu thrombotischen Komplikationen der essenziellen Thrombozythämie unzuverlässig.

Eine essenzielle Thrombozythämie kann in eine primäre Myelofibrose übergehen. Allerdings ist unklar, ob es sich dabei um eine Eigenart der essenziellen Thrombozythämie handelt, oder die isolierte Thrombozytose die Erstmanifestation einer Frühform der primären Myelofibrose ist, eine Differenzialdiagnose, die nur durch sorgfältige Interpretation einer guten Knochenmarkhistologie möglich ist.

Behandlung
ESSENZIELLE THROMBOZYTHÄMIE

Das Überleben von Patienten mit einer ET unterscheidet sich nicht wesentlich vom Überleben der allgemeinen Bevölkerung. Ein erhöhter Thrombozytenwert bei einem asymptomatischen Patienten ohne kardiovaskuläre Risikofaktoren erfordert keine Therapie. Bevor eine Behandlung bei Thrombozytose eingeleitet wird, muss der Zusammenhang zwischen dem erhöhten Thrombozytenwert und den Beschwerden gesichert sein. Wenn die Thrombozyten über 1×10^6/µl ansteigen, wird ein signifikanter Anteil hochmolekularer von-Willebrand-Multimere aus der Zirkulation entfernt und von den Thrombozyten zerstört, was zu einer Form des erworbenen von-Willebrand-Syndroms führt. Das wird durch die Reduktion der Ristocetin-Kofaktor-Aktivität diagnostiziert. In dieser Situation kann ASS das Blutungsrisiko steigern. Blutungen in dieser Situation sprechen meistens gut auf Tranexamsäure an. Das Medikament kann auch prophylaktisch vor und nach einer elektiven Operation gegeben werden. Thrombozytenapherese hat allenfalls einen kurzfristigen Effekt und wird nicht empfohlen. Wenn aufgrund der Thrombozytose (> 1,5 Mio./µl), der Klinik (Blutung oder Thromboembolie) sowie weiterer Ruisikofaktoren (Alter > 60 Jahre, kardiovaskuläre Risikofaktoren) eine Thrombozytenreduktion notwendig ist, können Hydroxyurea oder pegyliertes Interferon α (off-label-use) eingesetzt werden. Das Quinazolinderivat Anagrelid ist in Deutschland als Zweitlinientherapie zugelassen. Diese Substanzen sind jeweils nicht in jedem Fall ausreichend wirksam und können jeweils mit Nebenwirkungen einhergehen. Die Bedeutung von ASS bei Behandlung der essenziellen Thrombozytämie ist unklar. Hydroxyurea und ASS scheinen bei der Prävention von TIAs effektiver zu sein als die Kombination aus Anagrelid und ASS, aber für die Prävention anderer arterieller Thrombosen scheint dieser Unterschied nicht zu gelten, und für venöse Thrombosen ist der präventive Effekt von Hydroxyurea und ASS geringer. Die Effektivität von Hydroxyurea bei der Prävention von TIAs beruht darauf, dass es ein NO-Donor ist. Die Normalisierung der Thrombozytenwerte reduziert arterielle und venöse Thrombosen. Das Risiko für gastrointestinale Blutungen ist mit der Kombination aus Anagrelid und ASS höher.

Die zunehmende klinische Erfahrung mit essenzieller Thrombozythämie hat gezeigt, dass es sich um eine eher gutartige Neoplasie handelt und dass das Risiko einer akuten Leukämieentwicklung eher gering ist. Langfristig ist mit der Entwicklung einer Myelofibrose zu rechnen. Es ist die wichtigste Pflicht des Arztes, den Patienten mit Thrombozythämie nicht zu schaden.

WEITERFÜHRENDE LITERATUR

Barbui T, Thiele J, Vannucchi AM, Tefferi A: Myeloproliferative neoplasms: Morphology and clinical practice. Am J Hematol, 2015. doi: 10.1002/ajh.24288

Cerquozzi S, Tefferi A: Blast transformation and fibrotic progression in polycythemia vera and essential thrombocythemia: a literature review of incidence and risk factors. Blood Cancer J 5: e366, 2015. doi: 10.1038/bcj.2015.95

Klampfl T, Gisslinger H, Harutyunyan AS et al: Somatic mutations of calreticulin in myeloproliferative neoplasms. N Engl J Med 369(25):2379–90, 2013. doi: 10.1056/NEJMoa1311347

Landolfi R et al; European Collaboration on Low-Dose Aspirin in Polycythemia Vera Investigators: Efficacy and Safety of Low-Dose Aspirin in Polycythemia Vera. N Engl J Med 350:114–24, 2004

Stein BL, Oh ST, Berenzon D et al: Polycythemia Vera: An Appraisal of the Biology and Management 10 Years after the Discovery of JAK2 V617F. J Clin Oncol 33(33):3953–60, 2015. doi: 10.1200/JCO.2015.61.6474

KAPITEL 15

AKUTE MYELOISCHE LEUKÄMIE

Guido Marcucci ■ Clara D. Bloomfield

Für die deutsche Ausgabe Carsten-Oliver Schulz

INZIDENZ

Die akute myeloische Leukämie ist eine Neoplasie, bei der Blut, Knochenmark und andere Gewebe von proliferativen, nicht differenzierten klonalen Zellen des hämatopoetischen Systems infiltriert werden. Diese Leukämien zeigen ein Malignitätsspektrum, das von unbehandelt foudroyant tödlichen bis hin zu langsam fortschreitenden Verläufen reicht. Im Jahr 2013 erkrankten in den USA etwa 14.590 Menschen neu an einer akuten myeloischen Leukämie (AML). In den USA beträgt die Inzidenz der AML etwa 3,5 je 100.000 Einwohner und Jahr, wobei die altersgewichtete Inzidenz bei Männern höher ist als bei Frauen (4,5 versus 3,1). Die Inzidenz steigt mit dem Alter. Sie liegt bis zum 65. Lebensjahr bei 1,7, danach bei 15,9. Das mediane Alter bei Diagnosestellung beträgt 67 Jahre.

ÄTIOLOGIE

Vererbung, Strahlung, chemische und andere berufliche Expositionen sowie Arzneimittel werden mit der Ausbildung einer AML in Verbindung gebracht. Für eine virale Genese existieren keine direkten Beweise.

VERERBUNG

Bestimmte Syndrome mit somatischer Chromosomenaberration, wie das Down-Syndrom (Trisomie 21), sind mit einer erhöhten Inzidenz für akute myeloische Leukämien assoziiert. Auch Erbkrankheiten mit DNS-Repair-Defekt, wie die Fanconi-Anämie, das Bloom-Syndrom und die Ataxia teleangiectatica sind mit einer AML assoziiert. Die kongenitale Neutropenie (Kostmann-Syndrom) ist eine Erkrankung, die Mutationen des Rezeptors für den Granulozyten-Kolonie-stimulierenden Faktor (G-CSF) und oft auch der Neutrophilen-Elastase aufweist und die ebenfalls mit einer AML einhergehen kann. Keimbahnmutationen des CCAAT/Enhancer-binding-Proteins α (CEBPA), des Runt-related Transcription Factor 1 (RUNX1) und des Tumorproteins p53 (TP53) wurden in einigen Serien ebenfalls mit einer erhöhten Prädisposition für AML in Verbindung gebracht.

STRAHLUNG

Hoch dosierte Strahlung, wie die nach den Atombombenabwürfen auf Japan und bei nuklearen Zwischenfällen, erhöht das Risiko für eine myeloische Leukämie mit einem Erkrankungsgipfel 5–7 Jahre nach Strahlenexposition. Eine therapeutische Bestrahlung scheint dagegen das Risiko, an einer AML zu erkranken, nur geringfügig zu erhöhen, kann jedoch bei gleichzeitiger Gabe von Alkylanzien zu einer Risikosteigerung führen.

CHEMISCHE UND ANDERE EXPOSITIONEN

Kontakt mit Benzol, das in der chemischen, Plastik-, Gummi- und pharmazeutischen Industrie als Lösemittel verwendet wird, geht mit einer Häufung von AML einher. Gleiches gilt für das Rauchen und die Exposition mit Mineralölprodukten, Farben, Einbalsamierungsmitteln, Ethylenoxid, Herbiziden und Pestiziden.

ARZNEIMITTEL

Krebstherapeutika sind die wichtigsten Verursacher therapiebedingter AML-Fälle. Leukämien nach Alkylanzien treten im Durchschnitt 4–6 Jahre später auf. Bei den Betroffenen finden sich Aberrationen der Chromosomen 5 und 7. Leukämien nach Therapie mit Topoisomerase-II-Hemmern treten 1–3 Jahre nach Therapie auf. Hier finden sich Chromosomen-Aberrationen vom Typ Chromosom 11 (11q23, oder 15 (t(15;17). Auch die neueren Substanzen zur Behandlung anderer hämatologischer Neoplasien und solider Tumoren stehen unter dem Verdacht, das AML-Risiko zu erhöhen. Chloramphenicol, Phenylbutazon sowie seltener Chloroquin und Methoxypsoralen können Knochenmarkschäden mit nachfolgendem Übergang in eine AML induzieren.

EINTEILUNG

Die derzeitige Einteilung der AML folgt der Klassifikation der World Health Organization (WHO) (Tab. 15 1), die verschiedene AML-Entitären anhand klinischer Merkmale sowie morphologischer, zytogenetischer und molekularer Veränderungen unterscheidet. Entgegen dem vorher gebräuchlichen French-American-British(FAB)-Schema gründet die WHO-Klassifikation weniger auf zytochemischen Färbungen. Ein wesentlicher Unterschied zwischen WHO- und FAB-Klassifikation liegt im Schnittpunkt zwischen AML und myelodysplastischen Syndromen (MDS). Nach WHO wird eine AML bei mindestens 20 % Blasten im Knochenmark gegenüber mindestens 30 % nach FAB angenommen. Die WHO-Klassifikation definiert bestimmte chromosomale Rearrangements, z. B. t(8;21)(q22;q22), inv (16)(p13.1q22), t(16;16)(p13.1;q22) und t(15;17) (q22;q12) auch bei < 20 % Blasten als AML.

IMMUNPHÄNOTYP UND WHO-KLASSIFIKATION

Der Immunphänotyp humaner myeloischer Leukämiezellen kann nach Markierung mit monoklonalen Antikörpern gegen Oberflächenantigene mittels Multiparameter-Durchflusszytometrie untersucht werden. Hiermit können nicht nur AML von ALL sondern auch einige AML-Subtypen voneinander unterschieden werden. Der Subtyp M0, der durch unreife Morphologie und linienunspezifische zytochemische Reaktionen gekennzeichnet ist, kann durch durchflusszytometrischen Nachweis der myeloischen Antigencluster-Epitope CD13 und/oder 117 diagnostiziert werden. Analog kann eine akute Megakaryoblasten-Leukämie häufig nur an der Expression der thrombozytenspezifischen Antigene CD41 und CD61 erkannt werden. Somit unterstützt die Immundurchflusszytometrie die WHO-Klassifikation.

KLINISCHE MERKMALE UND BEZUG ZUR WHO-KLASSIFIKATION

Die WHO-Klassifikation unterteilt AML auch anhand klinischer Daten. So definiert sie eine therapiebedingte AML als eigenständiges Krankheitsbild, das sich nach einer Therapie z. B. mit Alkylanzien, Topoisomerase-II-Inhibitoren oder Bestrahlung entwickelt. Außerdem wird teils anhand eines anamnestischen MDS bzw. einer myelodysplastischen/myeloproliferativen Neoplasie eine AML mit Veränderungen im Sinne einer Myelodysplasie unterschieden. Da die klinischen Daten vermutlich zur Prognose der AML beitragen, wurden sie bei der Klassifikation ebenfalls berücksichtigt.

GENETISCHE BEFUNDE UND BEZUG ZUR WHO-KLASSIFIKATION

Die WHO-Klassifikation definiert die Subtypen der AML anhand von klinischen, morphologischen, zytogenetischen und/oder molekularen Kriterien und zwingt den Arzt dazu, die geeigneten Schritte zur korrekten Identifikation der Krankheit und damit der zugeschnittenen Therapie zu ergreifen. Die WHO-Klassifikation ist die erste AML-Klassifikation, die genetische (chromosomale und molekulare) Informationen verwendet. In dieser Klassifikation werden die AML-Subtypen anhand des Vorhandenseins oder Fehlens spezifischer rekurrierender genetischer Anomalien definiert. So wird die akute Promyelozytenleukämie (APL) durch die Translokation t(15;17) (q22;q12) oder ihr Produkt, die PML-RARA-Fusion, von allen übrigen AML-Typen unterschieden. Eine ähnliche Einordnung entspricht der Core-binding-factor (CBF)-AML, die durch das Merkmal einer t(8;21)(q22;q22) oder inv(16)(p13q22) oder der entsprechenden Fusionsprodukte RUNX1-RUNX1T1 und CBFB-MYH11 charakterisiert ist.

Die WHO-Klassifikation der AML schließt die Zytogenetik ein, indem eine Kategorie der AML mit konstanten genetischen Veränderungen und eine Kategorie mit Veränderungen im Sinne einer Myelodysplasie aufgenommen wurden (Tab. 15-1). Letztere wird nicht nur durch

Tabelle 15-1

KLASSIFIKATIONSSYSTEME DER AKUTEN MYELOISCHEN LEUKÄMIE

WHO-Klassifikation[a]
AML mit rekurrenten genetischen Veränderungen
AML mit t(8;21)(q22;q22); RUNX1/RUNX1T1[b]
AML mit inv(16)(pl3.1q22) oder t(16;16)(p13.1;q22);CBFB-MYH11[b]
Akute Promyelozytenleukämie mit t(15;17)(q22;q12); PML-RARA[b]
AML mit t(9;11)(p22;q23); MLLT3-MLL
AML mit t(6;9)(p23;q34); DEK-NUP214
AML mit inv(3)(q21q26.2) oder t(3;3)(q21;q26.2); RPN1-EVI1
AML (megakaryoblastäre) mit t(1;22)(p13;q13); RBM15-MKL1
Vorläufige Entität: AML mit mutiertem NPM1
Vorläufige Entität: AML mit mutiertem CEBPA
AML mit myelodysplastischen Veränderungen
Therapieassoziierte myeloische Neoplasien
Nicht anders klassifizierte AML
AML minimal differenziert
AML ohne Ausreifung
AML mit Ausreifung
Akute myelomonozytäre Leukämie
Akute monozytäre und monoblastäre Leukämie
Akute Erythroleukämie
Akute megakaryozytäre Leukämie
Akute basophile Leukämie
Akute Panmyelose mit Myelofibrose
Myeloides Sarkom
Myeloide Proliferationen beim Down-Syndrom
Transiente abnorme Myelopoese
Myeloische Leukämie beim Down-Syndrom
Neoplasie mit blastären plasmazytoiden dendritischen Zellen

[a] Aus SH Swerdlow et al (eds): *World Health Organization Classification of Tumours of Haematopoietic and Lymphoid Tissues.* Lyon, IARC Press, 2008.
[b] Diagnose der AML unabhängig von der Blastenzahl.
Abkürzung: AML = akute myeloische Leukämie.

morphologische Veränderungen, sondern zum Teil auch als AML mit speziellen Myelodysplasie-typischen zytogenetischen Veränderungen diagnostiziert (z. B. komplexer Karyotyp sowie balancierte und unbalancierte Veränderungen unter anderem der Chromosomen 5, 7 und 11). Nur eine zytogenetische Veränderung ist konstant mit einer spezifischen Morphologie assoziiert, nämlich die t(15;17)(q22; q12) mit der Promyelozytenleukämie. Auch andere chromosomale Aberrationen wurden einer bestimmten Morphologie bzw. Antigenexpression zugeordnet, wie die inv(16)(p13q22) einer AML mit abnormen Eosinophilen im Knochenmark, die t(8;21)(q22; q22) mit schlanken Auer-Stäbchen, die Expression von CD19 mit einer Eosinophilenvermehrung, die t(9;11)(p22; q23) und andere Translokationen unter Einschluss von 11q23 mit monozytärer/monoblastärer Morphologie. Chromosomenaberrationen bei der AML können auch mit bestimmten klinischen Merkmalen einhergehen. Die Aberrationen t(8;21) und t(15;17) werden mit jüngerem Alter, die del(5q) und del(7q) dagegen mit höherem Alter assoziiert. Chlorome (siehe unten) sind oft mit einer t(8;21) und eine disseminierte intravaskuläre Gerinnung (DIC) mit der t(15;17) assoziiert.

Die WHO-Klassifikation berücksichtigt auch molekulare Anomalien in Form von Fusionsgenen, die durch rekurrierende zytogenetische Aberrationen entstehen oder mutiert sind und an der Leukämogenese beteiligt sind. So führt die Translokation t(15;17) zu einem Fusionsgen namens PML-RARA; dieses kodiert ein chimäres Protein, welches durch die Fusion des Retinsäurerezeptor-α(RARA)-Gens von Chromosom 17 und des Promyelozytenleukämie(PML)-Gens von Chromosom 15 entsteht. Das RARA-Gen kodiert einen Transkriptionsfaktor aus der nukleären Hormonrezeptorfamilie. Nach Bindung von Retinsäure kann RARA die Expression verschiedener Gene fördern. Die 15;17-Translokation führt zur Fusion von PML und RARA in einer Head-to-tail-Konfiguration, die unter Transkriptionskontrolle des PML-Gens steht. Drei verschiedene Bruchstellen im PML-Gen führen zu jeweils unterschiedlichen Isoformen von Fusionsproteinen. Das PML/RARA-Fusionsprotein supprimiert die Gentranskription und blockiert die Zelldifferenzierung. Pharmakologische Dosen des RARA-Liganden All-Trans-Retinsäure (Tretinoin oder ATRA) lösen die Blockierung und fördern die Differenzierung (siehe unten). Ähnliche Beispiele molekularer Unterformen der AML mit häufigen genetischen Veränderungen sind die leukämogenen Fusionsgene RUNX1-RUNX1T1, CBFB-MYH11, MLLT3-MLL und DEK-NUP214, die durch t(8;21), inv(16), t(9;11) bzw. t(6;9)(p23;q34) entstehen.

Zudem wurde die Klassifikation der AML mit rekurrenten genetischen Veränderungen um zwei vorläufige Entitäten ergänzt, die durch Genmutationen und nicht durch makroskopische Chromosomenaberrationen gekennzeichnet sind: die AML mit mutiertem Nukleopolymorphismus (NPM1) und die AML mit CEBPA-Mutation. Die AML mit fms-bedingten Mutationen der Tyrosinkinase 3 (FLT3) gilt nicht als eigenständige Entität, obwohl die WHO bei allen Patienten mit zytogenetisch normaler AML (CN-AML) den Nachweis derartiger Mutationen empfiehlt, da die recht häufige FLT3-interne Tandemduplikation (ITD) prognostisch negativ und somit klinisch relevant ist. FLT3 ist als Rezeptor in der Hämatopoese von Bedeutung. Aktivierende Mutationen von FLT3 oder Punktmutationen der aktivierenden Schleife der Kinase (Mutationen der Tyrosinkinasedomäne) finden sich bei etwa 30 % der erwachsenen AML-Patienten. Sie entstehen durch interne Tandemduplikation (ITD) in der Juxtamembranen-Domäne der Kinase. Die aberrante Aktivierung des von FLT3 kodierten Proteins verstärkt die Proliferation und die antiapoptotischen Signale der myeloischen Progenitorzelle. FLT3-ITD, die häufigste der FLT3-Mutationen, tritt vor allem bei Patienten mit CN-AML auf. Die Identifikation von FLT3-ITD bei der Diagnosestellung ist wichtig, weil sie nicht nur von prognostischer Bedeutung ist, sondern auch das Ansprechen auf eine bestimmte Therapie vorhersagen kann, wie auf die derzeit in klinischen Studien untersuchten Tyrosinkinasehemmer.

PROGNOSTISCHE FAKTOREN

Für mehrere Faktoren wurde nachgewiesen, dass sie das Behandlungsergebnis der Chemotherapie von AML-Patienten vorhersagen können. Sie können zur Risikostratifizierung und zur Therapieplanung verwendet werden.

Derzeit sind chromosomale Veränderungen bei der Diagnose der wichtigste unabhängige prognostische Faktor. Mehrere Studien haben das zytogenetische Risiko der AML anhand von strukturellen und/oder nummerischen Aberrationen als günstig, intermediär oder schlecht eingestuft. Patienten mit t(15;17) haben eine sehr gute Prognose (Heilungsrate ~85 %), solche mit t(8;21) und inv(16) eine gute Prognose (Heilungsrate ~55 %) und solche ohne zytogenetische Anomalie ein intermediäres Risiko (Heilungsrate ~40 %). Patienten mit einem komplexen Karyotyp, t(6;9), inv(3) oder Monosomie 7 haben eine sehr schlechte Prognose. Eine weitere zytogenetische Untergruppe, der monosomale Karyotyp, soll sich ungünstiger auf das Ergebnis bei AML auswirken als die t(15;17), t(8;21), inv(16) oder t(16;16). Die Untergruppe mit monosomalem Karyotyp ist definiert durch das Vorhandensein von mindestens zwei autosomalen Monosomien (Verlust von anderen Chromosomen als Y oder X) oder einer einzigen autosomalen Monosomie mit zusätzlichen strukturellen Veränderungen.

Bei Patienten ohne prognostisch relevante zytogenetische Anomalien, wie jene mit CN-AML, kann die Prognose anhand von mutierten oder aberrant exprimierten Genen abgeschätzt werden. NPM1-Mutationen ohne FLT3-ITD- und CEBPA-Mutationen gehen, insbesondere wenn sie in zwei verschiedenen Allelen gleichzeitig vorhanden sind, mit einer günstigen Prognose einher, während eine FLT3-ITD-Mutation prognostisch ungünstig ist. Aufgrund der belegten prognostischen Bedeutung von NPM1- und CEBPA-Mutationen und der FLT3-ITD, wurde die molekulare Bestimmung dieser Gene bei der Diagnose in die AML-Management-Leitlinien des National Comprehensive Cancer Network (NCCN) und des European LeukemiaNet (ELN) aufgenommen. Dieselben Marker fließen auch in die Definitionen der genetischen Gruppen des standardisierten ELN-Befundberichtsystems ein, die auf zytogenetischen und molekularen Veränderungen beruhen und zum Vergleich der klinischen Eigenschaften und des Therapieansprechens bei den Patientengruppen der verschiedenen Studien verwendet werden (Tab. 15-2). Vor kurzem wurde der prognostische Einfluss der von den nach ELN-Standards identifizierten genetischen Gruppen nachgewiesen. Daher können diese genetischen Subruppen auch zur Risikostratifizierung und zur Behandlungsplanung verwendet werden.

Tabelle 15-2

VOM EUROPEAN LEUKEMIANET EMPFOHLENER STANDARDISIERTER BERICHT ZUR KORRELATION VON ZYTOGENETIK UND MOLEKULARGENETIK BEI AML MIT KLINISCHEN DATEN[a]

Genetische Gruppe	Unterformen
Günstig	t(8;21)(q22;q22); RUNX1-RUNX1T1
	inv(16)(p13.1q22) oder t(16;16)(p13.1;q22); CBFB-MYH11
	NPM1-Mutation ohne FLT3-ITD-Mutation (normaler Karyotyp)
	CEBPA-Mutation (normaler Karyotyp)
Intermediär-I	Mutation von NPM1 und FLT3-ITD (normaler Karyotyp)
	Wildtyp von NPM1 und FLT3-ITD (normaler Karyotyp)
	Wildtyp von NPM1 ohne FLT3-ITD (normaler Karyotyp)
Intermediär-II	t(9;11)(p22;q23); MLLT3-MLL
	Zytogenetische Veränderungen, die nicht als günstig oder ungünstig eingestuft werden
Ungünstig	inv(3)(q21q26.2) oder t(3;3)(q21;q26.2); RPN1-EVI1
	t(6;9)(p23;q34); DEK-NUP214
	t(v;11)(v;q23); MLL-Rearrangement
	−5 oder del(5q); −7; abn(17p); komplexer Karyotyp (≥ 3 Anomalien)

[a] H Döhner et al: Blood 115:453, 2010.

Abkürzung: ITD = interne Tandemduplikation.

Neben den NPM1- und CEBPA-Mutationen und FLT3-ITD werden zukünftig vermutlich noch weitere Aberrationen (Tab. 15-3) routinemäßig zur prognostischen Einschätzung bei AML angewandt und in die WHO-Klassifikation sowie das ELN-Befundberichtsystem inkorporiert werden. Zu diesen prognostisch relevanten mutierten Genen sind solche, die für Rezeptortyrosinkinasen (z. B. v-kit Hardy-Zuckerman 4 Feline Sarcoma Viral Oncogene Homolog [KIT]), Transkriptionsfaktoren (z. B. RUNX1 und Wilmstumor 1 [WT1]) sowie epigenetische Modifikatoren (z. B. Additional Sex Combs Like Transcriptional Regulator 1 [ASXL1], DNS (Cytosin-5-)Methyltransferase-3-alpha [DNMT3A], Isocitratdehydrogenase 1 (NADP+), lösliche [IDH1] und Isocitratdehydrogenase 2 (NADP+), mitochondriale [IDH2], Lysine(K)-specific Methyltransferase 2A [KMT2A, auch bekannt als MLL] und tet-Methylcytosindioxygenase 2 [TET2]) kodieren. Obwohl KIT-Mutationen fast nur bei CBF-AML vorkommen und das Ergebnis ungünstig beeinflussen, wurden die anderen Marker vor allem bei CN-AML nachgewiesen. Für diese Genmutationen wurde in multivariaten Analysen nachgewiesen, dass sie un-

Tabelle 15-3

MOLEKULARE PROGNOSTISCHE FAKTOREN BEI AML

Marker	Lage des Markers	Prognostische Bedeutung
An der WHO-Klassifikation und dem ELN-Berichtsystem beteiligte Gene		
NPM1-Mutation	5q35	Günstig
CEBPA-Mutation	19q13.1	Günstig
FLT3-ITD	13q12	Ungünstig
Gene, die für die Rezeptor-Tyrosinkinasen kodieren		
KIT-Mutation	4q12	Ungünstig
FLT3-TKD	13q12	Ungünstig
Gene, die für Transkriptionsfaktoren kodieren		
RUNX1-Mutationen	21q22.12	Ungünstig
WT1-Mutation	11p13	Ungünstig
Gene, die für epigenetische Modifikatoren kodieren		
ASXL1-Mutationen	20q11.21	Ungünstig
DNMT3A-Mutationen	2p23.3	Ungünstig
IDH-Mutationen (IDH1 und IDH2)	2q34 & 15q26.1	Ungünstig
MLL-PTD	11q23	Ungünstig
TET2-Mutationen	4q24	Ungünstig
Deregulierte Gene		
BAALC-Überexpression	8q22.3	Ungünstig
ERG-Überexpression	21q22.3	Ungünstig
MN1-Überexpression	22q12.1	Ungünstig
EVI1-Überexpression	3q26	Ungünstig
Deregulierte MicroRNS		
miR-155-Überexpression	21q21.3	Ungünstig
miR-3151-Überexpression	8q22.3	Ungünstig
miR-181a-Überexpression	1q32.1 and 9q33.3	Günstig

Abkürzungen: AML = akute myeloische Leukämie; ELN = European Leukemia-Net; ITD = interne Tandemduplikation; PTD = partielle Tandemduplikation; TKD = Tyrosinkinasedomäne; WHO = World Health Organization.

abhängig von anderen prognostischen Faktoren mit dem Ergebnis korrelieren. Für einige von ihnen wurde in fast allen Studien der prognostische Einfluss (z. B. TET2-Mutationen) oder die Art (ungünstig oder günstig) des prognostischen Einflusses (z. B. IDH1, IDH2) belegt.

Der unabhängige prognostische Wert der mutierten Gene, die primär mit ungünstigen zytogenetischen Aberrationen (z. B. TP53) assoziiert sind oder die bei AML-Patienten relativ selten sind, muss noch ermittelt werden. Zu den letztgenannten Genen gehören Gene, die für epigenetische Modifikatoren (z. B. Enhancer of Zeste 2 Polycomb Repressive Complex 2 Subunit [EZH2]), Phosphatasen (z. B. Proteintyrosinphosphatase, Nonreceptor-Typ 11 (PTPN11]), Putative Transcription Factors (z. B. PHD-Fingerprotein 6 [PHF6]), Splicing-Faktoren (z. B. U2 Small Nuclear RNA Auxiliary Factor 1 [U2AF1]) oder Proteine, die an der Trennung der Chromosomen und der Genomstabilität beteiligt sind (z. B. Structural Maintenance of Chromosomes 1A [SMC1A] oder Structural Maintenance of Chromosomes 3 [SMC3]) kodieren. Daneben gibt es mutierte Gene, die als Vorhersagefaktoren für das Ansprechen auf bestimmte Therapien und nicht als prognostische Faktoren herangezogen werden. Dazu gehören z. B. das Neuroblastoma RAS viral (v-ras) Oncogene Homolog (NRAS) und das Kirsten Rat Sarcoma Viral Oncogene Homolog (KRAS), die bei CBF-AML ein besseres Ansprechen auf hoch dosiertes Cytarabin vorhersagen.

Abgesehen von den Genmutationen liefern auch die Deregulation des Expressionsniveaus der kodierenden Gene und der kurzen nicht kodierenden RNS (mikroRNS) prognostische Informationen (Tab. 15-3). Die Überexpression von Genen, wie dem BAALS-Gen (Brain and Acute Leukemia, Cytoplasmic), dem v-ets Avian Erythroblastosis Virus E26 Ocogene Homologue (avian) (ERG), Meningioma 1 (MN1, das bei balancierter Translokation gestört ist) und dem MDS1- und EVI1-Komplexlocus (MECOM, auch als EVI1 bezeichnet), sagt insbesondere bei CN-AML ein schlechtes Ergebnis voraus. Auch die deregulierten Expressionsniveaus von mikroRNS, natürlich vorkommenden, nicht kodierenden RNS, welche die Expression der an der hämatopoetischen Differenzierung und den Überlebenssignalwegen beteiligten Proteine regulieren, indem sie die kodierenden RNS abbauen oder deren Translation hemmen, sind für die Prognose der AML von Bedeutung. Die Überexpression von miR-155 und miR-3151 wirkt sich bei CN-AML ungünstig auf das Ergebnis aus, während die Überexpression von miR-181a bei CN-AML und zytogenetisch anormaler AML ein günstiges Ergebnis vorhersagt.

Die molekularen prognostischen Marker der AML schließen sich gegenseitig nicht aus, sondern sind oft gleichzeitig vorhanden (bei > 80 % der Patienten finden sich mindestens zwei prognostisch relevante Genmutationen). Derartige Kombinationen haben oft einen höheren Informationsgehalt als einzelne Marker.

Oft sind epigenetische Veränderungen (z. B. DNS-Methylierung) und mikroRNS an der Deregulation von Genen der Hämatopoese beteiligt, tragen zur Leukämogenese bei und sind häufig mit den bereits besprochenen Genmutationen assoziiert. Diese Veränderungen liefern nicht nur biologische Einblicke in die Pathogenese der Leukämie, sondern auch unabhängige prognostische Informationen. Es ist davon auszugehen, dass durch den enormen Fortschritt bei den DNS- und RNS-Sequenzierungstechnologien bald weitere genetische und epigenetische Aberrationen entdeckt werden, die in die Klassifikation und die Berichtssysteme einfließen und zur Risikostratifizierung bei AML beitragen.

Neben den zytogenetischen und/oder molekularen Aberrationen tragen noch weitere Faktoren zur Prognose der AML bei. Einer der wichtigsten Risikofaktoren ist das Alter bei Diagnosestellung. Ein fortgeschrittenes Alter bedeutet nicht nur wegen des Einflusses von Begleiterkrankungen auf das Überleben nach der Induktionstherapie eine schlechtere Prognose, sondern auch, weil die Krankheit mit zunehmendem Alter von Jahrzehnt zu Jahrzehnt immer häufiger resistent ist. Außerdem geht der Diagnosestellung bei älteren Patienten häufiger ein prolongiertes symptomatisches Intervall mit Zytopenien voraus oder es sind anamnestisch hämatologische Krankheiten, wie myeloproliferative Neoplasien, bekannt, durch die es seltener zur kompletten Remission kommt und die Überlebenszeit kürzer ausfällt. So ist der Anteil kompletter Remissionen bei Patienten mit länger als 3 Monate vor Diagnosestellung bestehender Anämie, Leukopenie und/oder Thrombozytopenie erniedrigt. Die Ansprechrate auf die Chemotherapie verringert sich mit wachsender Dauer der vorbestehenden Erkrankung(en). Größte therapeutische Probleme bereiten die sekundären akuten myeloischen Leukämien im Gefolge einer Behandlung mit zytotoxischen Medikamenten im Rahmen der Therapie anderer maligner Erkrankungen. Zudem ist die Prognose der AML bei älteren Patienten vermutlich auch durch das Vorhandensein bestimmter biologischer Merkmale schlechter, welche die Aggressivität der Krankheit erhöhen und die Wahrscheinlichkeit eines Therapieansprechens reduzieren. Bei älteren Menschen exprimieren die Leukämiezellen häufiger die MDR1-Effluxpumpe (Multidrug Resistance 1), die eine Resistenz gegenüber Substanzen, die aus natürlichen Stoffen abgeleitet wurden, vermittelt. Zu diesen Substanzen gehören die Anthrazykline, die oft initial zur Behandlung gegeben werden. Außerdem weisen ältere Patienten seltener günstige zytogenetische Veränderungen, wie t(8;21), inv(16) oder t(16;16), auf. Häufiger sind hingegen ungünstige zytogenetische Veränderungen, wie komplexe oder monosomale Karyotypen, und/oder molekulare Veränderungen (z. B. ASXL1, IDH2, RUNX1, TET2).

Weitere Faktoren, die unabhängig eine schlechte Prognose vorhersagen, sind ein schlechter Allgemeinzustand, der das Überleben nach der Induktionschemotherapie und damit das Therapieansprechen beeinträchtigt, und eine hohe Leukozytenzahl, die in manchen Serien ein ungünstiger prognostischer Faktor für eine komplette Remission war. Unter den Patienten mit massiver Leukozytose (> 100.000/µl) haben diejenigen mit frühen ZNS-Blutungen, pulmonaler Leukostase und verzögertem Ansprechen auf die initiale Therapie eine besonders schlechte Prognose.

Bei Erreichen einer kompletten Remission auf die Induktionstherapie ist die Prognose besser und das Überleben verlängert. Eine komplette Remission wird durch Blut- und Knochenmarkuntersuchung gesichert. Die Neutrophilenzahl im Blut muss dabei mindestens 1000/µl betragen, die Thrombozytenzahl mindestens 100.000/µl. Hämoglobinkonzentration und Hämatokrit bleiben hierbei unbeachtet. Es sollten sich keine zirkulierenden Blasten finden. Während im Blut während der Knochenmarkregeneration vereinzelt Blasten vorliegen können, sollten sie im weiteren Verlauf verschwinden. Das Knochenmark sollte weniger als 5 % Blasten enthalten und frei von Auer-Stäbchen sein. Ein weiteres Kriterium ist das Fehlen einer extramedullären Leukämie. Eine komplette Remission, die nach nur einem Induktionszyklus auftritt, hält in der Regel länger an als eine komplette Remission, die erst nach mehreren Zyklen erreicht wurde.

KLINISCHES BILD

SYMPTOME

Patienten mit AML weisen meistens unspezifische Symptome auf, die schleichend oder plötzlich einsetzen und Folge von Anämie, Leukozytose, Leukopenie, Leukozytenfehlfunktion oder Thrombozytopenie sind. Fast die Hälfte der Patienten hatte bereits mindestens 3 Monate vor Diagnosestellung Symptome.

Bei 50 % der Patienten ist Müdigkeit das Leitsymptom. Zum Zeitpunkt der Diagnosestellung klagen die meisten der Patienten bereits über Schwäche und Müdigkeit. Appetitlosigkeit und Gewichtsverlust sind häufig. Bei ungefähr 10 % der Erkrankten ist Fieber mit oder ohne erkennbare Infektion das erste Symptom. Zeichen der gestörten Hämostase (Blutungen, Hämatomneigung) finden sich initial bei 5 % der Patienten. Gelegentliche Initialsymptome sind Knochenschmerzen, Lymphknotenschwellungen, unspezifischer Hustenreiz, Kopfschmerzen oder Schweißausbrüche.

Vereinzelt zeigen die Patienten Symptome eines myeloischen Sarkoms (Chloroms), einem aus myeloischen Blasten bestehenden Tumor, der außerhalb des Knochenmarks auftritt. Meistens sind Haut, Lymphknoten, Gastrointestinaltrakt, Weichgewebe und Hoden betroffen. Diese seltene Manifestation, die oft mit Chromosomenaberrationen einhergeht, wie der Monosomie 7, der Trisomie 8, dem MLL-Rearrangement, inv(16) und Trisomie 4 oder t(8;21), kann einer AML vorausgehen oder sie begleiten.

KÖRPERLICHE BEFUNDE

Zu den typischen Befunden einer AML bei Diagnosestellung gehören Splenomegalie, Hepatomegalie, Lymphadenopathie, sternale Schmerzempfindlichkeit, Infektionszeichen und Blutungszeichen. Klinisch bedeutsame gastrointestinale, intrapulmonale oder intrakranielle Blutungen mit Nachweis einer Koagulopathie treten meistens bei der akuten Promyelozytenleukämie (APL) auf. Daneben können bei monozytärer AML Blutungen aufgrund von Gerinnungsstörungen auftreten. Bei hochgradiger Leukozytose oder Thrombozytopenie sind auch bei anderen morphologischen Subtypen Blutungen typisch. Retinaeinblutungen zeigen sich bei 15 % der Patienten. Infiltrationen von Gingiva, Haut, Weichteilen und Meningen mit leukämischen Blasten sind für die monozytären Subtypen (FAB M4 und M5) und Chromosom-11q23-Anomalien charakteristisch.

HÄMATOLOGISCHE BEFUNDE

Meist liegt zum Diagnosezeitpunkt eine bisweilen schwere Anämie vor. Das Ausmaß der meist normochromen, normozytären Anämie variiert beträchtlich und ist unabhängig von anderen hämatologischen Befunden, einer eventuell vorhandenen Splenomegalie oder der Symptomdauer. Die verminderte Erythropoese führt häufig zu einer verringerten Retikulozytenzahl, die Erythrozytenüberlebenszeit ist durch den beschleunigten Abbau herabgesetzt. Aktive Blutungen tragen ebenfalls zur Anämieentstehung bei.

Die mittlere Leukozytenzahl im Blut beträgt etwa 15.000/µl, bei 25–40 % der Patienten sind weniger als 5000/µl vorhanden und bei weiteren 20 % liegt die Leukozytenzahl über 100.000/µl. Bei weniger als 5 % der Erkrankten finden sich keine leukämischen Zellen im Blut. Die Morphologie der leukämischen Zellen ist variabel. Das Zytoplasma enthält oft unspezifische Granula; der Kern zeigt ein feines, netzartiges Chromatin mit einem bis mehreren Nucleoli als Zeichen unreifer Zellen. Auer-Stäbchen sind nicht regelmäßig vorhanden. Wenn nachweisbar, sind sie sichere Marker der myeloischen Reihe (Abb. 15-1). Neutrophilendefekte können funktionell über die verminderte Phagozytoseleistung und Migration

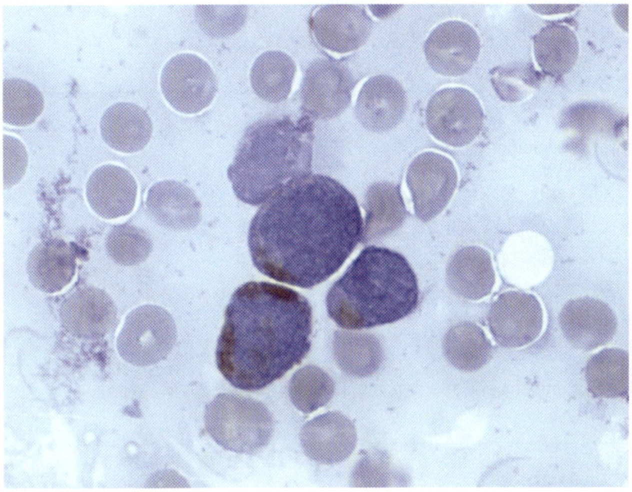

A

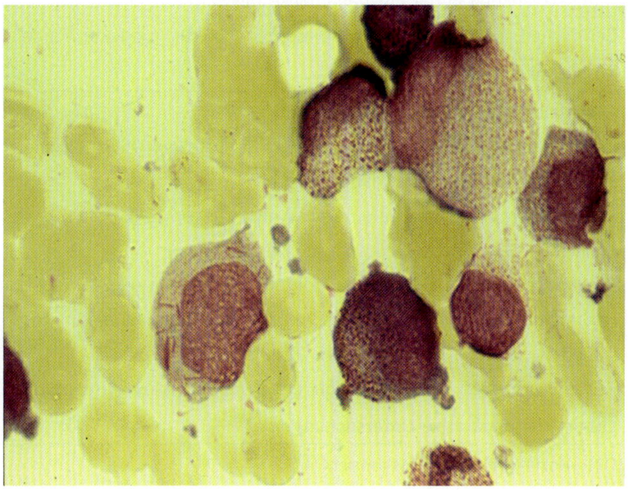

B

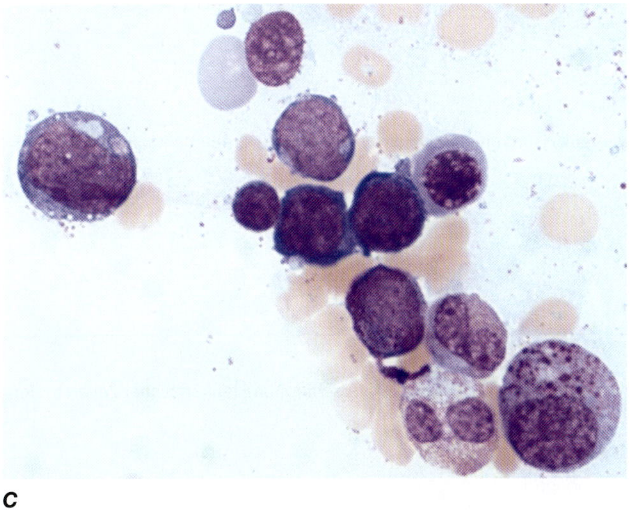

C

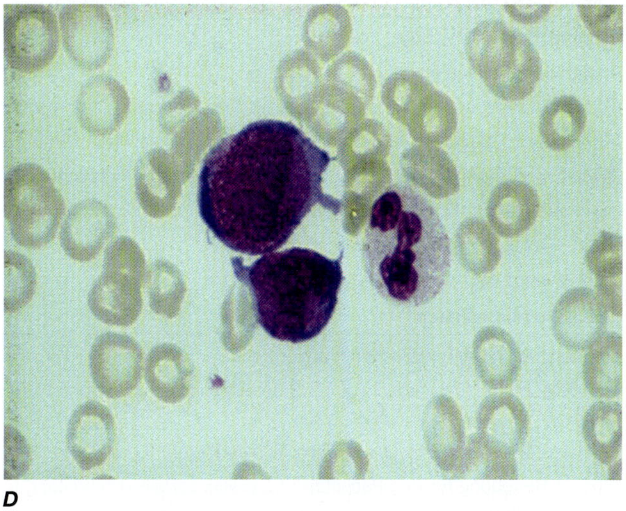

D

Abbildung 15-1 Zytologie von AML-Zellen. ***(A)*** Blasten bei AML, positive Peroxidase-Reaktion. ***(B)*** APL, Hypergranuläre Blasten, in einer Zelle multiple Auer-Stäbchen (hier auch Translokation t(15;17) und PML/RARA-Fusionstranskript). ***(C)*** AML mit abnormen Eosinophilen (hier auch Inversion 16 und CBFB/MYH11-Fusionstranskript). ***(D)*** Blasten bei AML vom Typ Megakaryoblasten-Leukämie (hier auch Immunphänotyp CD 41+ und CD 61+).

sowie morphologisch durch abnorme Lobulierung und unzureichende Granulation nachgewiesen werden.

Die Thrombozytenzahl liegt zum Zeitpunkt der Diagnosestellung bei etwa 75 % aller Patienten unter 100.000/µl, bei etwa 25 % liegt die Zahl unter 25.000/µl. Die Thrombozyten sind sowohl morphologisch als auch funktionell verändert, z. B. in Form von großen und bizarren Formen mit pathologischer Granulation und Verlust der normalen Aggregations- oder Adhärenzfähigkeit.

PRÄTHERAPEUTISCHE EVALUATION

Besteht der Verdacht auf eine AML, sollten Diagnostik und Therapie rasch erfolgen. Die initiale Diagnostik sollte neben der Klärung des AML-Subtyps die Untersuchung der funktionellen Integrität des kardiovaskulären, pulmonalen, hepatischen, renalen und anderer wichtiger Organsysteme beinhalten (Tab. 15-4). Faktoren mit prognostischer Bedeutung für das Erreichen und die Dauer einer kompletten Remission (CR) sollten vor Be-

Tabelle 15-4

INITIALE DIAGNOSTIK UND THERAPIE BEI ERWACHSENEN MIT AML
Anamnese
Verstärkte Müdigkeit oder verminderte körperliche Belastbarkeit (Anämie)
Blutungsneigung oder Blutungen an ungewöhnlichen Lokalisationen (DIC, Thrombozytopenie)
Fieberschübe oder gehäufte Infektionen (Granulozytopenie)
Kopfschmerzen, Sehstörungen, diffuse neurologische Veränderungen (ZNS-Leukämie oder -Blutung)
Völlegefühl (Splenomegalie)
Familienanamnese für AML oder andere assoziierte Störungen (Fanconi-Anämie, Bloom- oder Kostmann-Syndrom, Ataxia teleangiectatica)
Krebserkrankung in der Eigenanamnese (Alkylanzientherapie, Strahlentherapie, Gabe von Topoisomerase-II-Inhibitoren)
Berufliche Expositionen (Strahlung, Benzol, Mineralölprodukte, Farbe, Rauch, Pestizide); Zigarettenrauchen
Körperliche Untersuchung
Allgemeinzustand (prognostischer Faktor)
Ekchymosen und Sickerblutungen aus Einstichstellen (DIC, mögliche Promyelozytenleukämie)
Fieber und Tachykardie (Infektionszeichen)
Papillenödem, Retinainfiltrate, Hirnnervenstörungen (ZNS-Befall)
Schlechter Zahnstatus, Zahnwurzelabszesse
Gingivahyperplasie (leukämische Infiltrate, meist bei monozytärer Leukämie)
Hautinfiltrate, Knötchen (leukämische Infiltrate, meist bei monozytärer Leukämie)
Lymphadenopathie, Splenomegalie, Hepatosplenomegalie
Rückenschmerzen, Schwächegefühl der Beine (spinales granulozytäres Sarkom, meist bei Patienten mit Translokation 8,21)
Labor- und apparative Untersuchungen
Differenzialblutbild mikroskopisch
Klinische Chemie (Elektrolyte, Kreatinin, Leberenzyme, Harnstoff, Kalzium, Phosphat, LDH, Harnsäure, Bilirubin, Amylase, Lipase)
Gerinnungsstatus (Thromboplastinzeit, PTT, Fibrinogen, D-Dimere)
Virusserologie (CMV, HSV-1, VZV)
Blutgruppe, Rhesusfaktor
HLA-Typisierung bei geplanter allogener hämatopoetischer Stammzelltransplantation
Knochenmarkaspiration und Stanzbiopsie (Morphologie, Zytochemie, Zytogenetik, Durchflusszytometrie, molekulare Untersuchungen)
Kryokonservierung vitaler Leukämiezellen (für spätere Untersuchungen)
Myokardfunktion (Echokardiogramm oder Computertomogramm des Herzens)
Thorax-Röntgen in zwei Ebenen
Anlage eines zentralvenösen Zugangs
Spezielle Maßnahmen
Zahnstatus und ggf. Extraktion kranker Zähne
Lumbalpunktion (bei Verdacht auf ZNS-Beteiligung, nicht bei hohen Leukozytenzahlen wegen Gefahr der Verschleppung leukämischer Zellen in den Liquor)
Spinales MRT (bei Rückenschmerzen, Schwächegefühl der Beine, Parästhesien)
Soziale Betreuung für den Patienten und psychosoziale Hilfestellung für Angehörige
Patientenberatung
Aufklärung/Information über die Krankheit, finanzielle Aspekte, Selbsthilfegruppen

Abkürzungen: CMV = Zytomegalievirus; ZNS = zentrales Nervensystem; DIC = disseminierte intravasale Gerinnung; HLA = humanes Leukozytenantigen; HSV = Herpes-simplex-Virus; LDH = Laktatdehydrogenase; MRT = Magnetresonanztomografie; PTT = partielle Thromboplastinzeit; VZV = Varizella-zoster-Virus.

ginn der Behandlung bestimmt werden, dazu gehören auch die Zytogenetik und molekulare Marker (siehe oben). Von allen Patienten sollten leukämische Zellen kryokonserviert werden, um später eventuell neu verfügbare Untersuchungen durchführen zu können. Wichtig ist auch die Untersuchung aller Patienten auf das Vorliegen von Infektionen.

Die meisten Patienten sind anämisch und thrombozytopenisch. Daher sollten notwendige Erythrozyten- und/oder Thrombozytenkonzentrate rechtzeitig substituiert werden. Da auch qualitative Thrombozytendysfunktionen und Infektionen die Blutungswahrscheinlichkeit erhöhen, sollten hierbei auch dann Thrombozytenkonzentrate verabreicht werden, wenn die Thrombozytenzahl nicht kritisch erniedrigt erscheint.

Etwa die Hälfte aller Patienten weist initial eine leichte bis mäßige Hyperurikämie auf. Nur bei 10 % finden sich deutlich erhöhte Werte, wobei die Ausfällung von Harnsäure und die daraus resultierende Nephropathie ernsthafte, wenn auch seltene Komplikationen sind. Der Beginn der Chemotherapie kann die Hyperurikämie verstärken, weshalb sofort nach Diagnosestellung mit einer Hydrierung, einer Alkalisierung des Urins und mit der Gabe von Allopurinol begonnen wird. Rasburicase (rekombinante Harnsäureoxidase) ist zur Behandlung einer Harnsäurenephropathie wirksam; eine Einzeldosis kann die Harnsäure im Serum innerhalb von Stunden normalisieren. Auch kann das Vorliegen hoher Konzentrationen an Lysozym, einem Marker der monozytären Differenzierung, für renale tubuläre Dysfunktionen verantwortlich sein, die wiederum andere, während der Therapie entstandene renale Probleme verstärken können.

Behandlung
AKUTE MYELOISCHE LEUKÄMIE

Die Behandlung von Patienten mit neu diagnostizierter AML ist üblicherweise in zwei Phasen aufgeteilt: Induktionstherapie und Postremissionsmanagement **(Abb. 15-2)**. Erstes Behandlungsziel ist eine komplette Remission. Ist diese erreicht, ist eine weitere Therapie zur Verlängerung der Überlebenszeit erforderlich. Oft werden die initiale Induktionstherapie und die Postremissionstherapie anhand des Patientenalters aus-

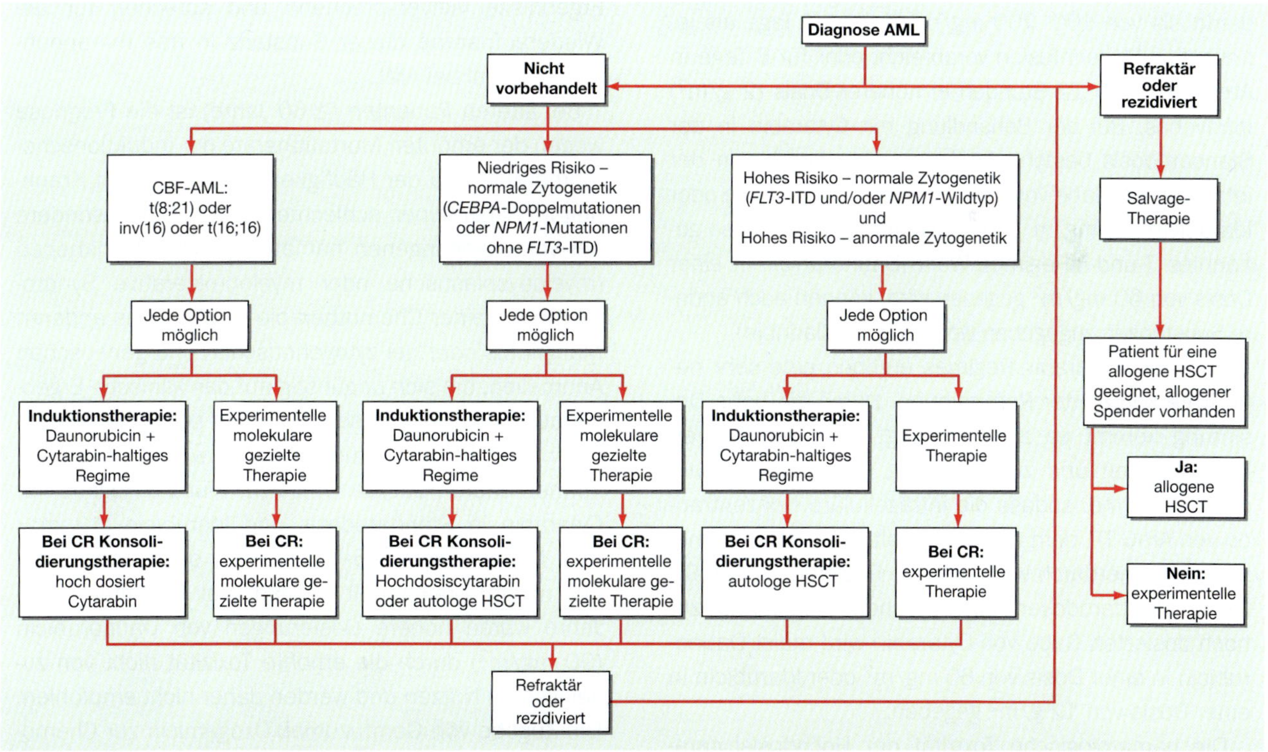

Abbildung 15-2 Algorithmus für die Primärtherapie der akuten myeloischen Leukämie. Die Standardtherapie für alle Formen der AML außer der akuten Promyelozytenleukämie (APL) erfolgt für 7 Tage mit einer kontinuierlichen Infusion von Cytarabin (100–200 mg/m²/d) und Daunorubicin (60–90 mg/m²/d) mit oder ohne zusätzliche Medikamente. Die vergleichbare Induktionstherapie der Deutschen AML-Studiengruppe AMLCG besteht aus Cytarabin und Daunorubicin sowie 6-Thioguanin (100 mg/m² alle 12 h über 7 Tage) statt Etoposid. Statt Daunorubicin kann auch Idarubicin (12–13 mg/m²/d) gegeben werden (nicht gezeigt). Patienten, die eine komplette Remission (CR) erreichen, erhalten als Postremissionstherapie abhängig vom Rezidivrisiko (d. h. risikostratifizierte Therapie) eine Konsolidierung durch sequenzielle Kurse von Hochdosiscytarabin, eine autologe hämatopoetische Stammzelltransplantation (HSCT), eine allogene HSCT oder neue Therapien. Patienten mit akuter Promyelozytenleuzkämie (siehe Abschnitt Behandlung) erhalten gewöhnlich Tretinoin in Kombination mit einer Arsentrioxid-haltigen Chemotherapie mit oder ohne eine Anthrazyklin-haltige Chemotherapie zur Remissionsinduktion mit nachfolgender Erhaltungstherapie mit Tretinoin. CBF = Core Binding Factor; ITD = interne Tandemduplikation.

gewählt. Die Intensivierung der Therapie durch traditionelle Chemotherapeutika, wie Cytarabin und Anthrazykline, scheint die Heilungsraten bei jüngeren Patienten (< 60 Jahre) zu verbessern. Bei älteren Patienten wird der Nutzen einer intensivierten Therapie kontrovers beurteilt, weswegen intensiv nach besseren Möglichkeiten zur Auswahl von Patienten mit einem vorhersehbar guten Ansprechen auf die Therapie und nach neuen Therapieoptionen gesucht wird.

INDUKTIONSCHEMOTHERAPIE Das am häufigsten eingesetzte Therapieregime (bei Patienten aller FAB-Subtypen mit Ausnahme der Untergruppe M3) besteht aus einer Kombination von Cytarabin (Cytosinarabinosid) und einem Anthrazyklin (z. B. Daunorubicin, Idarubicin, Mitoxantron). Cytarabin ist ein S-Phase spezifischer Antimetabolit des Zellzyklus. Er wird zur aktiven Triphosphatform phosphoryliert, die in die DNS-Synthese eingreift. Anthrazykline sind DNS-interkalierend. Das Wirkungsprinzip erscheint in einer Hemmung der Topoisomerase II und daraus folgenden DNS-Brüchen. In der deutschen AMLCG ist die höhere Daunorubicin-Dosis von 60 mg/m^2 bereits etabliert. Bei jüngeren Erwachsenen (< 60 Jahre) wird Cytarabin entweder in der Standarddosis von 100–200 mg/m^2/d über 7 Tage als intravenöse Dauerinfusion verabreicht oder für 6 Tage in Abständen von 12 Stunden in höherer Dosis (2 g/m^2) intravenös. Bei der Behandlung mit Cytarabin in der Standarddosis besteht die Anthrazyklintherapie in der intravenösen Gabe von je 45 mg/m^2 Daunorubicin oder Idarubicin (12 mg/m^2) an den Tagen 1, 2 und 3 (so genanntes 7-und-3-Regime). Wenn Daunorubicin in einer Dosis von 60 mg/m^2 gegeben wird, können auch andere Substanzen zugegeben werden (z. B. Cladribin).

Hochdosiscytarabin-Regimes ergeben eine sehr hohe Rate kompletter Remissionen. Durch die hohe Dosierung kommt es zur Erhöhung der intrazellulären Konzentration und zur Sättigung Cytarabin-inaktivierender Enzyme, sodass die intrazelluläre Konzentration von AraC TP, dem aktiven Inhibitor der DNS-Synthese, steigt. Hierdurch wird auch die Resistenz gegen Cytarabinstandarddosen durchbrochen. Begleitend zur hoch dosierten Gabe von Cytarabin wird meist Daunorubicin in einer Dosis von 60 mg/m^2 oder Idarubicin in einer Dosis von 12 g/m^2 gegeben.

Die hämatologische Toxizität der Hochdosiscytarabin-Induktionstherapie ist natürlicherweise höher als bei Verwendung des Standard-7-und-3-Schemas. Die erhöhte Toxizität umfasst eine pulmonale Toxizität sowie eine signifikante und zum Teil irreversible Kleinhirntoxizität. Daher müssen alle Patienten mit Hochdosiscytarabin engmaschig auf Zeichen zerebellärer Toxizität kontrolliert werden. Vor jeder Cytarabingabe sollten Kleinhirnfunktionstests durchgeführt und die Hochdosistherapie bei Schädigungszeichen sofort beendet werden. Die zerebelläre Toxizität betrifft vor allem Patienten im höheren Alter, wodurch der Einsatz von Hochdosis-AraC bei älteren Patienten limitiert wird.

Die Inkorporation neuartiger und molekularer gezielter Therapeutika in diese Regimes wird derzeit untersucht. Für Patienten mit FLT3-ITD-AML laufen im Moment Studien mit Tyrosinkinasehemmern. Patienten mit CBF-AML profitieren oft von der Zugabe von Gemtuzumab-Ozogamicin, einem monoklonalen Anti-CD33-Antikörper, der an das zytotoxische Calicheamicin gebunden wurde, zu den Induktions- und Konsolidierungschemotherapien. Diese Substanz, die initial zur Behandlung älterer Patienten mit Rezidiven zugelassen wurde, wurde auf Anordnung der U.S. Food and Drug Administration wegen Bedenken hinsichtlich ihrer Toxizität, wie Myelosuppression, Infusionsnebenwirkungen und venookklusiver Krankheit, und des klinischen Nutzens der initial empfohlenen hohen Dosierungen wieder vom US-amerikanischen Markt genommen. Allerdings sind die zuvor erwähnten aktuellen Ergebnisse vielversprechend und sprechen für die Wiederaufnahme dieser Substanz in das therapeutische Arsenal bei AML.

Bei älteren Patienten (≥ 60 Jahre) ist die Prognose wegen der erhöhten Mortalitätsrate der Induktionschemotherapie und der Häufigkeit der resistenten Krankheit im Allgemeinen schlechter. Dies gilt insbesondere bei vorausgegangenen hämatologischen Krankheiten (myelodysplastische oder myeloproliferative Syndrome), nach einer Chemotherapie wegen eines anderen Malignoms oder bei zytogenetischen und genetischen Anomalien, die sich ungünstig auf das klinische Ergebnis auswirken. Bei diesen Patienten sollte die Aufnahme in eine klinische Studie erwogen werden. Alternativ können ältere Patienten mit dem 7-und-3-Regime mit Cytarabin in Standarddosis und Idarubicin (12 mg/m^2), Daunorubicin (45–90 mg/m^2) oder Mitoxantron (12 mg/m^2) behandelt werden. Bei Patienten > 65 Jahre waren höhere Dosierungen von Daunorubicin (90 mg/m^2) durch die erhöhte Toxizität nicht von zusätzlichem Nutzen und werden daher nicht empfohlen. Die Zugabe von Gemtuzumab-Ozogamicin zur Chemotherapie reduziert das Rezidivrisiko bei Patienten im Alter von 50–70 Jahren mit zuvor unbehandelter AML. Außerdem kann bei älteren Patienten eine Monotherapie mit Clofarabin oder hypomethylierenden Substanzen (z. B. 5-Azacitidin oder Decitabin) erwogen werden. Letztere werden oft bei den Patienten eingesetzt, deren Allgemeinzustand intensivere Therapien unmöglich macht.

Wird nach einem Zyklus des 7-und-3-Regimes bei der Induktionstherapie eine Persistenz der Leukämie festgestellt, erhält der Patient in der Regel dieselben Substanzen (Cytarabin und das Anthrazyklin) für 5 Tage bzw. 2 Tage. Wir empfehlen aber in diesem Fall ein Umstellen der Therapie.

Eine weitere Option, die Induktionstherapie zu intensivieren, bildet die Strategie der Doppelinduktion. Hierbei erhalten Patienten unter 60 Jahren ab Tag 21 der Therapie einen zweiten Induktionskurs, auch bei Hypoplasie ohne residuale Knochenmarkblasten. Die deutsche AML Intergroup, eine Kooperation von fünf selbstständigen AML-Studien, vergleicht Varianten von Doppelinduktion und Postremissionsstrategien anhand eines gemeinsamen Standardarms bei Patienten unter 60 Jahren. Zu den Varianten zählen unterschiedliche kumulative Cytarabindosen, autologe und allogene HSCT. Das einheitliche Gesamtüberleben liegt bei 40 % nach 5 Jahren.

POSTREMISSIONSTHERAPIE Die Induktion einer dauerhaften ersten kompletten Remission ist bei AML entscheidend für ein langes rezidivfreies Überleben. Ohne weitere Therapie würden nahezu alle Patienten ein Rezidiv erleiden. Die Postremissionstherapie dient der Vernichtung aller verbliebenen leukämischen Zellen. Sie soll das Rezidiv verhindern und das Überleben verlängern. Die Auswahl der Therapie richtet sich oft nach dem Patientenalter sowie nach dem zytogenetischen und molekularen Risiko.

Für junge Patienten wird in den meisten Studien die Kombination aus intensivierter Chemotherapie und allogener oder autologer Stammzelltransplantation gewählt. In der Postremissionsphase sind 3–4 Zyklen von Hochdosiscytarabin effektiver als Standarddosiscytarabin. Die Cancer and Leukemia Group B verglich die Dauer der kompletten Remission bei Patienten unter Therapie mit 4 Zyklen Cytarabin in einer hohen (3 g/m^2 alle 12 h als Infusion über 3 h an den Tagen 1, 3 und 5), mittelhohen (400 mg/m^2/d für 5 Tage als kontinuierliche Infusion) oder Standarddosierung (100 mg/m^2/d für 5 Tage als kontinuierliche Infusion). Es zeigte sich eine Dosis-Wirkungs-Beziehung bei Patienten unter 60 Jahren. Hochdosiscytarabin verlängerte die CR-Dauer signifikant und erhöhte den Anteil geheilter Patienten mit günstigem [t(8;21) und inv(16)] oder normalem zytogenetischem Befund, hatte jedoch bei anderen abnormen Karyotypen keinen signifikanten Effekt. Wie bereits besprochen, ist die Toxizität von Hochdosiscytarabin bei älteren Patienten erhöht. Daher wurde für diese Altersgruppe bei Patienten mit CBF-AML der Einsatz einer abgeschwächten Chemotherapie untersucht. Da das Ergebnis bei älteren Patienten jedoch schlecht ist, sollte möglichst immer eine HSCT erwogen werden. Auch neue Substanzen kommen in der Postremissionstherapie zum Einsatz (Tab. 15-5).

Eine weitere Option zur intensiven Konsolidierungstherapie ist eine autologe HSCT nach 1–2 Zyklen Hochdosiscytarabin. Allgemein wurde die autologe HSCT bei AML-Patienten im Rahmen klinischer Studien oder in Situationen durchgeführt, in denen das Risiko durch eine wiederholte intensive Chemotherapie höher ist als bei autologer HSCT (z. B. bei Patienten mit schwerer Thrombozyten-Alloimmunisierung) oder in denen andere Faktoren, wie das Alter des Patienten, Begleiterkrankungen und Fertilität, berücksichtigt werden müssen.

Die allogene HSCT wird bei Patienten < 70–75 Jahren mit Hochrisikozytogenetik durchgeführt, sofern ein HLA-kompatibler Spender vorhanden ist. Bei ausgewählten Hochrisikopatienten werden auch alternative Transplantationen erwogen (z. B. mismatched, haploidentisch und nicht verwandte Nabelschnurspender). Bei Patienten mit CN-AML und molekularen Hochrisikomerkmalen, wie FLT3-ITD, sollte die allogene HSCT besser im Rahmen von Studien durchgeführt werden, weil die Auswirkungen einer aggressiven Therapie auf das Ergebnis unbekannt sind. Bei älteren Patienten wurde eine allogene HSCT mit reduzierter Intensität untersucht. Studien, in denen die intensive Chemotherapie mit der autologen und der allogenen HSCT verglichen wurde, ermittelten nach allogener HSCT eine längere Remissionsdauer als nach autologer HSCT oder alleiniger Chemotherapie. Das Gesamtüberleben unterschied sich jedoch allgemein nicht. Die bessere Krankheitskontrolle durch die allogene HSCT wird durch die Zunahme tödlicher Nebenwirkungen aufgewogen. Nach einer allogenen HSCT sind Rezidive sehr selten, aber die behandlungsbedingte Toxizität ist relativ häufig. Zu den Komplikationen gehören die venookklusive Erkrankung, die Graft-versus-host Disease (GVHD) und Infektionen. Eine autologe HSCT ist bei jungen und älteren Patienten möglich und erfordert dieselben vorbereitenden Regimes. Anschließend erhalten die Patienten ihre eigenen hämatopoetischen Stammzellen, die in der Remissionsphase entnommen wurden. Die Toxizität der autologen HSCT ist relativ niedrig (Mortalitätsrate von 5 %), dafür kommt es aber häufiger als nach allogener HSCT zu Rezidiven, weil der Graft-versus-Leukemia-Effekt (GVL-Effekt) der allogenen HSCT fehlt und vermutlich auch, weil die autologen Stammzellen mit übrig gebliebenen Tumorzellen kontaminiert sind.

Die prognostischen Faktoren könnten bei Patienten in erster Remission bei der Wahl der geeigneten Post-

Tabelle 15-5

AUSGEWÄHLTE NEUE ARZNEIMITTEL IN ERPROBUNG ZUR BEHANDLUNG VON ERWACHSENEN AML-PATIENTEN

Substanzklasse	Beispiel
Inhibitoren von mutierten Proteinen	
Tyrosinkinasehemmer	Dasatinib, Midostaurin, Quizartinib, Sorafenib
IDH2-Mutationshemmer	AG-221
Gezielt epigenetisch angreifende Substanzen	
Demethylisierende Substanzen	S110 (Decitabindinukleotid), orales Azacitidin
Histon-Deacetylase-Hemmer	Suberoylanilid, Hydroxaminsäure (SAHA), MS275, LBH589
Inhibitoren der Zellproliferation	
Schwermetalle	Arsentrioxid
Zellzyklushemmer	Flavopiridol, CYC202 (R-Roscovitin), SNS-032
Farnesyltransferase-Hemmer	R115777, SCH66336
Aurorahemmer	AZD1152, MLN-8237, AT9283
Inhibitoren von Proteinsynthese und -degradierung	
Aminopeptidhemmer	Tosedostat
HSP-90-Antagonisten	17-Allylaminogeldanamycin (17-AAG), DMAG oder Derivate
Hemmer des Nedd8-aktivierenden Enzyms (NAE)	MLN4924
Zytotoxische Substanzen	
Nukleosidanaloga	Clofarabin, Troxacitabin, Elacytarabin, Sapacitabin
Substanzen mit immunmodulatorischer Wirkung	
Antikörper	CSL362 (Anti-CD123), Anti-CD33 (SGN33), Anti-KIR
Immunomodulatoren	Lenalidomid, IL-2, Histamindihydrochlorid

remissionstherapie helfen. Wir führen bei Patienten in erster kompletter Remission ohne günstige Zytogenetik oder Genotypen (z. B. Patienten ohne biallele CEBPA-Mutationen oder Patienten mit NPM1-Mutationen ohne FLT3-ITD) und/oder mit anderen ungünstigen Risikofaktoren (z. B. vorausgegangener hämatologischer Erkrankung oder Ausbleiben einer Remission nach einem Induktionszyklus) eine allogene HSCT durch. Sofern kein geeigneter HLA-Spender verfügbar ist, werden experimentelle Therapien erwogen. In der Postremissionstherapie können durchaus neue Substanzen eingesetzt werden (Tab. 15-5). Da FLT3-ITD ein Angriffspunkt von neuartigen Inhibitoren ist, sollten Patienten mit dieser molekularen Veränderung möglichst in klinische Studien mit dieser Substanz aufgenommen werden.

Patienten mit günstiger CBF-AML, wie t(8;21), inv(16) oder t(16;16), erhalten mehrere Gaben von Hochdosiscytarabin, das sehr oft kurativ und nicht mit der Morbidität einer Transplantation belastet ist. Von den AML-Patienten mit t(8;21) und inv(16) sollten diejenigen mit KIT-Mutationen, die eine schlechtere Prognose haben, experimentellen Studien mit neuartigen Substanzen, wie den Tyrosinkinasehemmern, zugeführt werden. Außerdem soll diese Patientengruppe von der Zugabe von Gemtuzumab-Ozogamicin zur Induktions- und Konsolidierungschemotherapie profitieren.

Bei Patienten in kompletter morphologischer Remission können eine Immunphänotypisierung zum Nachweis winziger Blastenpopulationen, sensitive Molekular-Assays (z. B. Reverse-Transkriptase-Polymerase-Kettenreaktion [RT-PCR]) zum Nachweis AML-assoziierter molekularer Veränderungen (z. B. NPM1-Mutation, die CBF-AML-Transkripte RUNX1/RUNX1T1 und CBFB/MYH11, das APL-Transkript PML/RARA) und die weniger sensitive Metaphasen- oder Interphasenzytogenetik mittels Fluoreszenz-in-situ-Hybridisierung (FISH) zum Nachweis AML-assoziierter zytogenetischer Aberrationen durchgeführt werden, um an mehreren Kontrollpunkten während und nach den Therapien eine klinisch relevante minimale Residualerkrankung (MRD) aufzudecken. Der Nachweis einer MRD unterscheidet zuverlässig zwischen Patienten, die in kompletter Remission bleiben werden, und Patienten, bei denen es zum Rezidiv kommen wird und bei denen frühzeitig vor dem Rezidiv therapeutische Maßnahmen indiziert sind. In der Klinik wird bei Patienten mit akuter Promyelozytenleukämie routinemäßig während der klinischen Remission in Knochenmark und/oder Blut nach Anzeichen für eine MRD gesucht, um ein drohendes Rezidiv rechtzeitig zu erkennen und eine Salvage-Therapie einleiten zu können. Bei anderen zytogenetischen und molekularen Unterformen der AML wird dieser Aspekt derzeit untersucht.

SUPPORTIVTHERAPIE Entscheidend für den Therapieerfolg sind alle Maßnahmen, die dem Patienten über die mehrere Wochen dauernde Phase der Neutropenie und Thrombozytopenie hinweghelfen. AML-Patienten sollten daher in Therapiezentren behandelt werden, die auf supportive Maßnahmen spezialisiert sind.

Sobald sich Patienten mit neu diagnostizierter AML stabilisiert haben, sollte ein Doppellumenkatheter in den rechten Vorhof gelegt werden. Anschließend sollte darüber die intravenöse Gabe von Medikamenten und Transfusionen erfolgen und auch auf diese Weise Blut abgenommen werden.

Der unmittelbare Zugriff auf eine leistungsfähige Blutbank ist entscheidend für die Therapie der AML. Durch die Transfusionen von Thrombozyten als Einzelspender-Apherisat konnte die Rate der Alloimmunisierung gesenkt werden. Die Thrombozytenzahl sollte oberhalb von 10.000/µl gehalten werden. Bei DIC, aktiver Blutung oder febrilen Patienten sollte die Plättchenzahl noch höher liegen. Bei fehlendem Anstieg der Plättchenzahl nach Transfusion sollte die Übertragung HLA-angeglichener Thrombozyten erwogen werden. Der Hämoglobinwert sollte abhängig von Alter, Begleiterkrankungen, aktiver Blutung oder Vorliegen einer DIC in der Regel oberhalb von 8 g/dl gehalten werden. Zu empfehlen ist die Verwendung leukozytenarmer Konzentrate, um das Risiko der Alloimmunisierung zu senken. Blutprodukte sollten außerdem bestrahlt sein, um Graft-versus-Host-Reaktionen (GVHD) zu vermeiden. Bei CMV-seronegativen potenziellen Kandidaten für eine allogene Stammzelltransplantation sollten CMV-negative oder komplett leukozytendepletierte Präparate zum Einsatz kommen.

Eine Neutropenie (Neutrophile < 500/µl oder < 1000/µl und zu erwartende Abnahme auf < 500/µl in den nächsten 48 h) kann bereits initial vorhanden sein und/oder als Nebenwirkung der Chemotherapie auftreten. Infektionen sind nach wie vor die Hauptursache für Morbidität und Mortalität im Rahmen einer Induktions- oder Postremissionschemotherapie. Fieberfreie Patienten profitieren oft von einer antibakteriellen (z. B. Chinolone) und antimykotischen (z. B. Fluconazol, Posaconazol) Prophylaxe. Bei für das Herpes-simplex- und das Varicella-zoster-Virus seropositiven Patienten sollte eine antivirale Prophylaxe erfolgen.

Die meisten Patienten mit AML entwickeln Fieber, aber nur in der Hälfte gelingt es, einen Erreger nachzuweisen. Folglich ist eine frühzeitige empirische antimikrobielle Therapie mit Breitspektrumantibiotika notwendig, um die Zahl infektionsbedingter Todesfälle zu senken **(Kap. 31)**. Das Wirkungsspektrum sollte sowohl gramnegative als auch grampositive Erreger erfassen, und die Antibiotikatherapie sollte bei neutropenischen Patienten mit Beginn des Fieberschubes starten. Wichtig sind die vorherige klinische Untersuchung, insbesondere der Kathetereintrittsstellen und der Analregion, die Anlage von Blutkulturen, die Abstrichentnahme und Thorax-Röntgenaufnahmen, um Aufschluss über die Fieberursache und gegebenenfalls den verursachenden Erreger zu erhalten. Nach Erhalt des Resistogramms muss die Antibiotikatherapie überprüft und eventuell auf ein wirksames Antibiotikum gewechselt werden. Die empirische Antibiotikatherapie kann als Monotherapie mit Imipenem-Cilastin, Meropenem, Piperacillin/Tazobactam oder einem pseudomonaswirksamen Breitspektrumcephalosporin (Cefepim oder Ceftazidim) erfolgen. In komplizierten oder resistenten Fällen sollte die Kombination aus einem Aminoglykosid und einem pseudomonaswirksamen Penicillin (z. B. Piperacillin) oder aus einem Aminoglykosid und einem pseudomonaswirksamen Breitsprektrumcephalosporin erwogen werden. Aminoglykoside sind bei Patienten mit Niereninsuffizienz kontraindiziert. Neutropene Patienten mit Katheterinfektionen, positiven Blutkulturen für grampositive Bakterien, Hypotonie oder Schock oder mit bekannter Kolonisierung mit penicillin-/cephalosporinresistentem Streptococcus pneumoniae oder methicillinresistentem Staphylococcus aureus sollten vor der Identifikation und Resistenztestung der Erreger empirisch Vancomycin erhalten. Sofern eine reduzierte Sensibilität gegenüber Vancomycin, Vancomycinresistenz oder Vancomycintoxizität belegt ist, kommen in bestimmten Situationen als Optionen Linezolid, Daptomycin und Teicoplanin infrage.

Caspofungin (oder ein ähnliches Echinocandin), Voriconazol oder liposomales Amphotericin B sollte gegeben werden, wenn das Fieber auch 4–7 Tage nach dem Beginn der empirischen Antibiotikatherapie bei einem Patienten persistiert, der eine Fluconazolprophylaxe erhalten hat. Amphotericin B wird seit langem zur antimykotischen Therapie eingesetzt. Obwohl die liposomalen Zubereitungen das Toxizitätsprofil dieser Substanz verbessern konnten, wird sie nur bei hohem Risiko für eine Pilzinfektion oder nachgewiesener Mykose eingesetzt. Caspofungin wurde zur empirischen antimykotischen Therapie zugelassen. Voriconazol ist genauso wirksam, aber weniger toxisch als Amphotericin B. Die antibiotische und antimykotische Therapie wird bis zum Ende der Neutropenie fortgeführt, auch wenn sich keine spezifische Fieberursache finden lässt.

Der klinische Nutzen rekombinanter hämatopoetischer Wachstumsfaktoren bei der AML-Therapie ist Gegenstand klinischer Studien. Ziele sind die Verringerung der Infektionsrate nach Chemotherapie und/oder die Sensibilisierung (priming) der leukämischen Blasten für die Chemotherapie. Sowohl der Granylocyte Colony-stimulating Factor (G-CSF) als auch der Granylocyte-macrophage Colony-stimulating Factor (GM-CSF) reduzieren die mittlere Erholungszeit der Neutrophilen. Dies hat jedoch nicht regelmäßig zu einer verringerten Infektionsrate geführt. Die meisten randomisierten Studien zeigten weder für G-CSF noch für GM-CSF Verbesserungen der Rate kompletter Remissionen, des krankheitsfreien Überlebens oder der Gesamtüberlebenszeit. Obwohl AML-Blasten Rezeptoren für beide Faktoren besitzen, wird die Therapieeffizienz in keiner Richtung beeinflusst. Als Ausnahmen zeigten jedoch zwei Studien eine Verbesserung des rezidivfreien Überlebens durch Priming bei älteren Patienten mit GM-CSF und jüngeren Patienten mit G-CSF. Die Verwendung dieser Wachstumsfaktoren als Supportivtherapie für AML-Patienten wird ebenfalls kontrovers diskutiert. Dabei ist zu beachten, dass die Gabe der Wachstumsfaktoren in mehreren Studien unter der Annahme von Toxizität vorzeitig abgebrochen wurde, sodass ihre Wirkung sich gerade bei den gefährdetsten Patienten dem Nachweis entzog. Wir geben bei älteren Patienten, Patienten mit intensivierter Therapie, bei unkontrollierten Infektionen und im Rahmen klinischer Studien Wachstumsfaktoren.

BEHANDLUNG BEI REFRAKTÄRER ODER REZIDIVIERTER AML Durch das 7-und-3-Regime erreichen 65–75 % der jüngeren Patienten und 50–60 % der älteren Patienten mit primärer AML eine komplette Remission. Zwei Drittel erreichen nach einem Zyklus eine komplette Remission und ein Drittel nach zwei Zyklen. Von den Patienten, die keine komplette Remission erreichen, haben etwa 50 % eine medikamentenresistente Leukämie. Bei den anderen 50 % besteht als letale Komplikation eine Knochenmarkaplasie oder die physiologischen Stammzellen erholen sich nicht. Bei Patienten, bei denen nach der Induktionstherapie eine refraktäre Krankheit vorliegt, sollte vorzugsweise im Rahmen von Studien eine Salvage-Therapie erwogen werden, bevor eine allogene HSCT durchgeführt wird, weil diese in der Regel im krankheitsfreien Stadium erfolgt. Da diese Patienten in der Regel nicht geheilt sind, auch wenn sie unter Salvage-Chemotherapie eine zweite komplette Remission erreichen, ist die allogene HSCT unumgänglich.

Bei Patienten, die nach einer kompletten Remission ein AML-Rezidiv entwickeln, ist die Dauer der ersten kompletten Remission ein prädiktiver Faktor für das Ansprechen auf die Salvage-Chemotherapie. Bei längerer kompletter erster Remission (> 12 Monate) ist das Rezidiv in der Regel sensitiv gegenüber einer Chemotherapie und die Wahrscheinlichkeit für eine erneute komplette Remission höher, selbst wenn dieselben Medikamente wie bei der ersten Induktionstherapie verwendet werden. Auch der Umstand, ob die erste komplette Remission nach einem oder zwei Chemotherapiezyklen erreicht wurde, sowie die gewählte Postremissionstherapie erlauben Rückschlüsse auf das erneute Erzielen einer kompletten Remission. Ähnlich wie Patienten mit refraktärer Krankheit werden auch Patienten mit einem Rezidiv nur selten durch die Salvage-Chemotherapie geheilt. Daher sollte bei ihnen in zweiter kompletter Remission eine allogene HSCT erfolgen.

Da es unter den routinemäßigen Salvage-Chemotherapien insbesondere bei raschem Rezidiv (< 12 Monate) nach dem Erreichen der ersten Remission nur selten zu einer zweiten kompletten Remission kommt, sollten bei diesen Patienten ebenso wie bei Patienten ohne HLA-kompatiblen Spender oder bei Patienten, bei denen keine allogene HSCT infrage kommt, innovative Therapien im Rahmen klinischer Studien erwogen werden **(Tab. 15-5)**. Die Entdeckung neuer Genmutationen und Pathomechanismen der Leukämien, die verwertbare therapeutische Angriffspunkte liefern könnten, hat zur Entwicklung neuer gezielter Therapeutika geführt. Neben den Kinasehemmern bei der AML mit FLT3- und KIT-Mutationen werden derzeit auch andere Substanzen untersucht. Dazu gehören Inhibitoren der aberranten Aktivität mutierter Proteine (z. B. IDH2-Inhibitoren), der biologischen Mechanismen zur Deregulation der Epigenetik (z. B. Histondeacetylase- und DNS-Methyltransferase-Inhibitoren), der Zellproliferation (z. B. Farnesyltransferase-Inhibitoren), der Proteinsynthese (z. B. Aminopeptidinhibitoren), der Faltung (z. B. Inhibitoren der Hitzeschockproteine) und der Ubiquitinierung sowie Substanzen mit neuartigen zytotoxischen Wirkungsmechanismen (z. B. Clofarabin, Sapacitabin). Außerdem laufen Untersuchungen mit Antikörpern gegen häufig exprimierte Leukämieblasten (z. B. CD33) oder Leukämie-auslösende Zellen (z. B. CD123) und immunmodulatorischen Substanzen (z. B. Lenalidomid). Sobald sich diese Substanzen in der Monotherapie als sicher und aktiv erwiesen haben, werden Untersuchungen mit Kombinationen mit anderen auf Molekularebene angreifenden Substanzen und/oder Chemotherapie begonnen.

BEHANDLUNG DER PROMYELOZYTENLEUKÄMIE Die akute Promyelozytenleukämie (APL) ist ein sehr gut heilbarer Subtyp der AML. Etwa 85 % der Patienten erreichen unter den derzeitig üblichen Therapien ein Langzeitüberleben. Schon lange ist bekannt, dass die APL auf Cytarabin und Daunorubicin anspricht. Allerdings starben Patienten, die nur mit diesen Substanzen behandelt wurden, häufig durch die Freisetzung von Granula-Komponenten aus den chemotherapeutisch behandelten Leukämie-Zellen an einer Verbrauchskoagulopathie. Seit der Einführung von Tretinoin, einer oralen Substanz, welche die Differenzierung von leukämischen Zellen mit t(15;17) induziert, sofern eine Störung des RARA-Gens vorliegt, das für einen Retinsäurerezeptor kodiert, hat sich die Prognose von APL-Patienten deutlich von ungünstig zu günstig verändert. Tretinoin reduziert die Häufigkeit der Verbrauchskoagulopathie, ruft aber eine andere Komplikation, das so genannte ATRA-Syndrom, hervor. Es tritt innerhalb der ersten 3 Therapiewochen auf und geht mit Fieber, Flüssigkeitsretention, Dyspnoe, Thoraxschmerzen, pulmonalen Infiltraten, Pleura- und Perikardergüssen sowie Hypoxämie einher. Ursache ist die Adhäsion differenzierter neoplastischer Zellen an das pulmonale Gefäßnetz. Glukokortikoide, Chemotherapie und supportive Maßnahmen können wirksam sein, wobei 10 % der Erkrankten an diesem Syndrom versterben. Bei schwerem APL-Differenzierungssyndrom (d. h. Patienten mit Niereninsuffizienz oder respiratorischen Symptomen, die eine intensivmedizinische Behandlung erforderlich machen) muss die Gabe von Tretinoin vorübergehend unterbrochen werden und bei hohen Zellzahlen ein zytoreduktive Therapie, z. B. mit Hydroxyurea, erwogen werden.

Tretinoin (ATRA; 45 mg/m^2/d oral bis zur Remission) mit gleichzeitiger Anthrazyklin-haltiger Chemotherapie (z. B. Idarubicin oder Daunorubicin) scheint zu den erfolgreichsten Behandlungsoptionen bei APL zu gehören und führt in 90–95 % der Fälle zur kompletten Remission. Die Bedeutung von Cytarabin bei der Induktions- und Konsolidierungschemotherapie bei APL wird kontrovers beurteilt. Die Zugabe von Cytarabin erhöht zwar die Rate der kompletten Remissionen nicht, reduziert wohl aber das Rezidivrisiko. Nach dem Erzielen einer kompletten Remission sollten die Patienten mindestens zwei Zyklen einer Anthrazyklin-haltigen Chemotherapie erhalten.

Arsentrioxid besitzt eine sehr gute antileukämische Aktivität und wird in klinischen Studien als Teil der Initialbehandlung der APL untersucht. In einer randomisierten Studie verbesserte Arsentrioxid das Ergebnis bei Gabe nach dem Erzielen einer kompletten Remission und vor der Konsolidierungstherapie mit einer Anthrazyklin-haltigen Chemotherapie. Bei der Gabe von Arsentrioxid besteht vor allem im Rahmen einer Induktions- oder Salvage-Therapie nach Rezidiv die Gefahr des APL-Differenzierungssyndroms. Außerdem kann Arsentrioxid die QT-Zeit verlängern und so die Gefahr von Herzrhythmusstörungen erhöhen.

Angesichts der Fortschritte bei APL, die zu hohen Heilungsraten führen, war das Ziel der letzten Jahre, Patienten mit geringem Rezidivrisiko (d. h. diejenigen mit einer Leukozytenzahl ≤ 10.000/µl) zu identifizieren, bei denen ein Versuch zur Reduktion der Therapie durchgeführt werden kann, sowie Patienten mit dem höchsten Rezidivrisiko (d. h. diejenigen mit einer Leukozytenzahl ≥ 10.000/µl), für die neue Ansätze entwickelt werden können, um die Heilungsrate zu verbessern. In einer Studie wurde der Goldstandard (Tretinoin plus Chemotherapie) bei neu diagnostizierten Nicht-Hochrisiko-APL mit einer Chemotherapie-freien Kombination aus Tretinoin und Arsentrioxid verglichen. Da das Behandlungsergebnis in beiden Armen gleich war, wird das Chemotherapie-freie Regime vermutlich bei Nicht-Hochrisiko-APL zum neuen Standard werden.

Wichtig beim Management von APL-Patienten ist die Ermittlung der Residualerkrankung mittels RT-PCR-Amplifikation des t(l5;17)-chimären Genprodukts PML-RARA nach dem letzten Chemotherapiezyklus. Das Verschwinden des Signals ist mit einem rezidivfreien Langzeitüberleben assoziiert, seine Persistenz bei zwei aufeinanderfolgenden Bestimmungen im Abstand von 2 Wochen weist grundsätzlich auf ein nahendes Rezidiv hin. Die sequenzielle RT-PCR von t(15;17) gilt inzwischen als Standard der Postremissionsüberwachung bei APL, insbesondere bei Hochrisikopatienten.

In manchen Studien wurde ein Nutzen der Erhaltungstherapie mit Tretinoin belegt, in anderen nicht. Daher hängt der Nutzen von Tretinoin davon ab, welches Regime zur Induktions- und Konsolidierungstherapie eingesetzt wurde, sowie von der Risikokategorie der Patienten. Dabei profitieren Patienten mit Hochrisikoerkrankung am meisten von der Erhaltungstherapie.

Patienten mit molekularem, zytogenetischem oder klinischem Rezidiv sollten eine Salvage-Therapie mit Arsentrioxid mit oder ohne Tretinoin erhalten, auf die bis zu 85 % signifikant ansprechen; anschließend kann eine autologe oder seltener, und insbesondere bei einer für PML-RARA positiven RT-PCR, eine allogene HSCT erfolgen.

WEITERFÜHRENDE LITERATUR

Büchner T et al: AML-Leitlinie der DGHO. *www.onkopedia.com/de/onkopedia/guidelines/akute-myeloische-leukaemie-aml/*

Dombret H, Gardin C: An update of current treatments for adult acute myeloid leukemia. Blood 127(1):53–61, 2016

Ossenkoppele G, Löwenberg B: How I treat the older patient with acute myeloid leukemia. Blood 125(5):767–74, 2015. doi: 10.1182/blood-2014-08-551499.

KAPITEL 16

CHRONISCHE MYELOISCHE LEUKÄMIE

Hagop Kantarjian ■ Jorge Cortes

Für die deutsche Ausgabe Susanne Saußele

Die chronische myeloische Leukämie (CML) ist eine klonale Erkrankung der hämatopoetischen Stammzellen. Dieser Krankheit liegt das chimäre BCR-ABL1-Genprodukt zugrunde, eine konstitutiv aktive Tyrosinkinase. Diese Tyrosinkinase entsteht durch eine balancierte reziproke Translokation zwischen den langen Armen der Chromosomen 9 und 22, t(9;22) (q34;q11.2), die auch als Philadelphia-Chromosom (Ph) bezeichnet wird und zytogenetisch nachgewiesen werden kann (Abb. 16-1). Unbehandelt verläuft die CML biphasisch oder triphasisch mit einer frühen indolenten oder chronischen Phase, auf die oft eine akzelerierte Phase und dann eine terminale Blastenphase, die Blastenkrise, folgen. Vor der Einführung der selektiven BCR-ABL1-Tyrosinkinasehemmer betrug die mediane Überlebenszeit 3–7 Jahre und die 10-Jahres-Überlebensrate lag bei etwa 30 %. Die im Jahr 2000 in die CML-Therapie eingeführten Tyrosinkinasehemmer haben die Behandlung und die Prognose der CML revolutioniert. Heute liegt die 10-Jahres-Überlebensrate unter der Behandlung mit Imatinib, dem ersten zugelassenen BCR-ABL1-Tyrosinkinasehemmer, bei 85 %. Die allogene Stammzelltransplantation (SZT) ist ein kurativer, aber risikoreicher Ansatz, der heute nur noch als Zweit- oder Drittlinientherapie nach dem Versagen der Tyrosinkinasehemmer angeboten wird.

INZIDENZ UND EPIDEMIOLOGIE

Die CML macht 15 % aller Leukämie-Erkrankungen aus. Männer sind etwas häufiger betroffen als Frauen (Männer : Frauen = 1,6 : 1). Das mediane Alter bei Diagnosestellung beträgt 55–65 Jahre. Bei Kindern ist die Erkrankung selten; nur 3 % der CML-Patienten sind jünger als 20 Jahre. Die Inzidenz der CML nimmt mit dem Alter langsam zu und steigt ab einem Alter von 40–50 Jahren stärker an. Die jährliche Inzidenz liegt bei 1,5 Fällen auf 100.000 Einwohner. In den USA entspricht dies jährlich 4500–5000 Neuerkrankungen, in Deutschland ca. 1500. In den letzten Jahrzehnten ist die Inzidenz weitgehend unverändert geblieben. Durch Extrapolation ergibt sich eine weltweite Inzidenz von etwa 100.000 Fällen. Bei einem medianen Überleben von 6 Jahren lag die Prävalenz in den USA vor dem Jahr 2000 bei 20.000–30.000 Erkrankungen. Seit der Einführung der Tyrosinkinasehemmer wurde die jährliche Mortalität von 10–20 % auf etwa 2 % gesenkt. Daher wird auch die Prävalenz der CML in den USA zunehmen (etwa 80.000 im Jahr 2013) und bis zum Jahr 2030 ein Plateau bei etwa 180.000 Fällen erreichen. Die weltweite Prävalenz wird von der Verbreitung der Tyrosinkinasehemmer und ihrem Effekt auf die Reduktion der weltweiten jährlichen Mortalität abhängen. Im Idealfall, bei dem die Tyrosinkinasehemmer flächendeckend eingesetzt werden, sollte sich die weltweite Prävalenz beim 35-Fachen der Inzidenz einpendeln. Das entspricht etwa 3 Millionen Patienten.

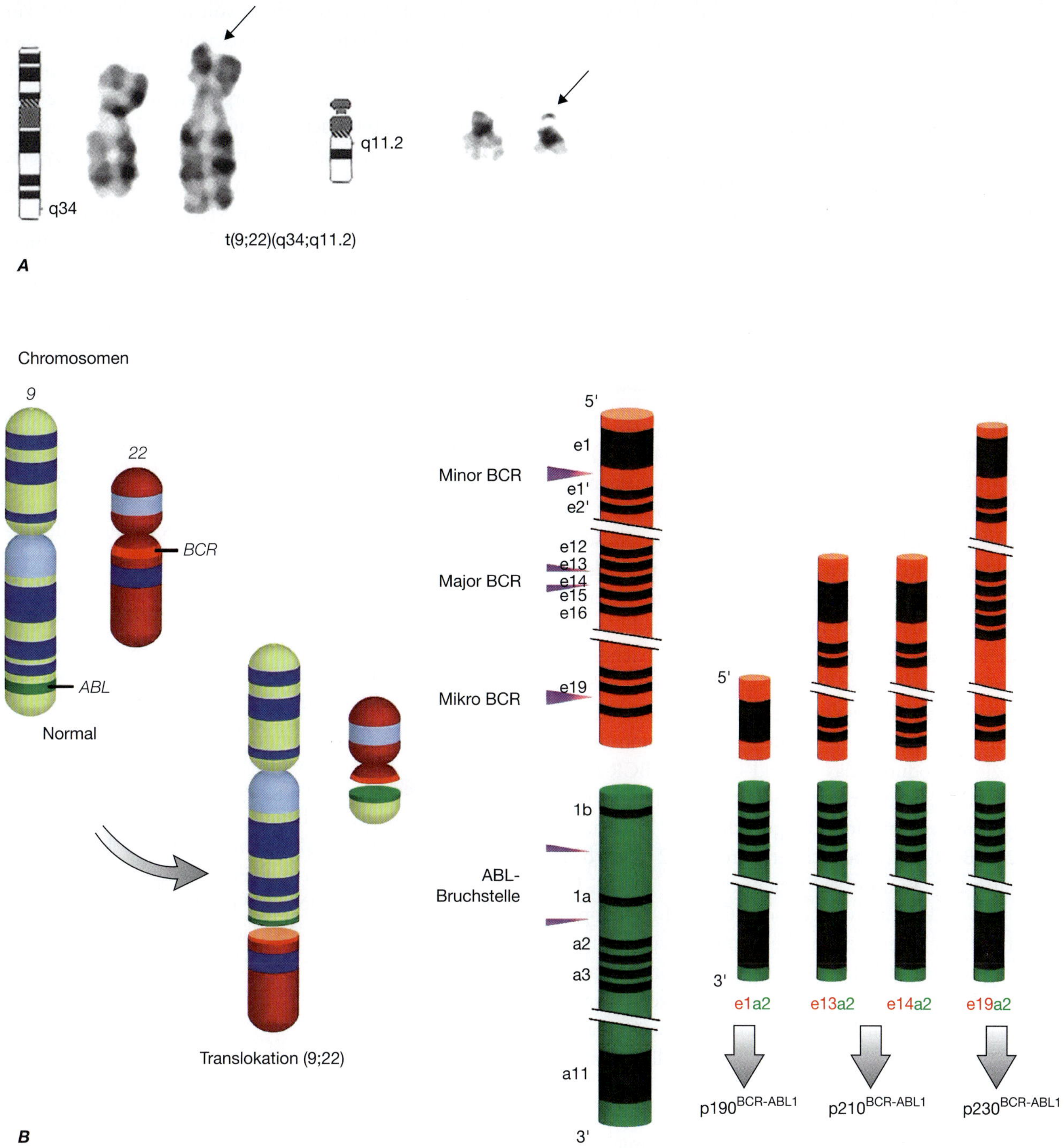

Abbildung 16-1 ***A.*** Die zytogenetische Aberration, das Philadelphia-Chromosom (Ph). ***B.*** Die Bruchstellen in den langen Armen von Chromosom 9 (ABL-Locus) und Chromosom 22 (BCR-Region) führen zu drei verschiedenen BCR-ABL-Onkoprotein-Transkripten: p210-BCR-ABL1 (am häufigsten bei chronischer myeloischer Leukämie [CML]), p190-BCR-ABL1 (bei zwei Drittel der Patienten mit Ph-positiver akuter lymphatischer Leukämie; selten bei CML) und p230-BCR-ABL1 (selten bei CML und mit einem indolenten Verlauf assoziiert). *(© 2013 The University of Texas MD Anderson Cancer Center.)*

ÄTIOLOGIE

Es gibt keine familiäre Häufung. Das Risiko für eine CML ist weder bei eineiigen Zwillingen noch bei Verwandten von Betroffenen erhöht. Hinsichtlich der Ätiologie gibt es keine eindeutigen Hinweise auf einen Zusammenhang mit der Exposition gegenüber Toxinen, Düngemittel, Insektiziden oder Viren. Allerdings kann die chronische Exposition von Benzol unter bestimmten Voraussetzungen in Deutschland als Berufskrankheit anerkannt werden. Nur selten tritt die CML sekundär nach der Therapie anderer Krebserkrankungen und/oder Strahlentherapien auf. Die Exposition gegenüber ionisierender Strahlung (z. B. nukleare Zwischenfälle, Strahlentherapie bei Spondylitis ankylosans oder Zervixkarzinom) erhöht dosisabhängig das CML-Risiko, das 5–10 Jahre nach der Exposition ein Maximum erreicht. Die mediane Zeit bis zum Auftreten einer CML bei den Überlebenden der Atombomben betrug 6,3 Jahre. Da die Inzidenz der CML nach dem Tschernobyl-Unfall nicht anstieg, ist zu vermuten, dass nur hohe Strahlendosen zu einer CML führen können. Aufgrund des adäquaten Arbeitsschutzes war weder das CML-Risiko von Menschen, die im Bereich der Kernernergie arbeiten noch das CML-Risiko von Radiologen in der Vergangenheit erhöht.

PATHOPHYSIOLOGIE

In mehr als 90 % der CML-Fälle findet sich das klassische Philadelphia-Chromosom t(9;22) (q34;q11.2). Es entsteht durch eine balancierte reziproke Translokation zwischen den langen Armen der Chromosomen 9 und 22 und kann in hämatopoetischen Zellen (myeloischen und erythrozytären Zellen, Megakaryozyten und Monozyten; seltener in reifen B-Lymphozyten und reifen T-Lymphozyten, aber nicht in Stromazellen), nicht jedoch in anderen Zellen des menschlichen Körpers nachgewiesen werden. Durch diese Translokation werden DNS-Sequenzen des zellulären Onkogens ABL1 in die Major-breakpoint-cluster-Region (M-BCR) auf Chromosom 22 transloziert, wodurch das Hybrid-Onkogen BCR-ABL1 entsteht. Dieses Fusionsgen kodiert für ein neuartiges Onkogen mit einem Molekulargewicht von 210 kDa, das als p210-BCR-ABL1 bezeichnet wird (b2a2 oder b3a2 oder auch e13a2 und e14a2 genannt) (Abb. 16-1B). Die konstitutive Kinaseaktivität dieses BCR-ABL1-Onkoproteins führt zur exzessiven Proliferation und zur reduzierten Apoptose der CML-Zellen, sodass sie einen Wachstumsvorteil gegenüber den normalen Blutzellen haben und es im Verlauf zur Suppression der normalen Hämatopoese kommen kann. Normale Stammzellen können aber persistieren und nach einer effektiven Therapie, z. B. mit Tyrosinkinasehemmern, wieder aktiv werden. Bei der Ph-positiven akuten lymphatischen Leukämie (ALL) sowie selten auch bei CML liegt die Bruchstelle in der BCR-Region näher am Zentromer, der sog. Minor-BCR-Region (mBCR). Dadurch fusioniert eine kürzere BCR-Sequenz mit ABL1 und es entsteht das kleinere BCR-ABL1-Onkoprotein p190-BCR-ABL1 (e1a2). Bei CML kann diese Translokation mit einer schlechten Prognose assoziiert sein. Eine dritte, seltene BCR-Bruchstelle tritt telomer der Major-BCR-Region auf und wird als Mikro-BCR (μ-BCR) bezeichnet. Sie führt zur Juxtaposition eines größeren BCR-Fragmentes an ABL1 und produziert ein größeres Onkoprotein, das sog. p230-BCR-ABL1 (e19a2), das mit einem indolenteren Verlauf der CML assoziiert ist.

Die konstitutive Aktivierung von BCR-ABL1 führt zur Autophosphorylierung und Aktivierung von zahlreichen Downstream-Signalwegen, welche die Gentranskription, die Apoptose, die skelettale Organisierung und die Degradierung inhibitorischer Proteine modifizieren. Zu diesen Transduktionswegen gehören RAS, mitogenaktivierte Proteinkinasen (MAP-Kinasen), Signaltransducer und Aktivatoren der Transkription (STAT), Phosphatidylinositol-3-Kinase (PI3K), MYC und andere. Diese Interaktionen werden überwiegend durch eine Tyrosinphosphorylierung vermittelt und setzen die Bindung von BCR-ABL1 an Adapterproteine, wie GRB-2, CRK, CRK-like (CRK-L) Protein und Src Homology Containing Proteins (SHC), voraus. BCR-ABL1-Tyrosinkinasehemmer binden an die BCR-ABL1-Kinasedomäne (KD), verhindern die Aktivierung dieser Transduktionssignalwege und hemmen die nachgeschaltete Signalgebung. Dadurch wird die Proliferation der CML-Zellen gehemmt und Apoptose induziert, sodass die normale Hämatopoese regenerieren kann.

Insgesamt sind an der BCR-ABL1-vermittelten Zelltransformation unzählige Signalwege beteiligt. Es handelt sich um ein komplexes Netzwerk. Noch komplexer wird die Situation durch Unterschiede in der Signaltransduktion zwischen differenzierten CML-Zellen und frühen Vorläuferzellen. Beta-Catenin, Wnt1, Foxo3a, Transforming Growth Factor β, Interleukin-6, PP2A, SIRT1 wurde unter anderen eine Beteiligung am Überleben der CML-Stammzellen zugesprochen.

In experimentellen Modellen konnte der kausale Zusammenhang zwischen der Ph-bedingten molekularen BCR-ABL1-Translokation und der Entstehung von CML nachgewiesen werden. In Tiermodellen wurde durch Transfektion von BCR-ABL1 in normale hämatopoetischen Zellen eine CML-ähnliche Erkrankung oder eine lymphatische Leukämie induziert, wodurch das leukämogene Potenzial von BCR-ABL1 als Onkogen nachgewiesen werden konnte.

Die Ätiologie der Entstehung des molekularen BCR-ABL1-Rearrangements ist unbekannt. Mittels sensitiver molekularer Verfahren wie der Polymerase-Kettenreaktion (PCR), die BCR-ABL1 in einer Konzentration von $1:10^8$ erfassen können, wurde die Translokation im Blut von bis zu 25 % von gesunden Erwachsenen und 5 % gesunden Kindern nachgewiesen, jedoch in 0 % von Nabelschnurblutproben. Daraus lässt sich schließen, dass BCR-ABL1 wohl nicht CML auslösen kann. Da die Inzidenz der CML jährlich bei 1,5 pro 100.000 Menschen liegt, sind für die Entstehung der CML offensichtlich weitere molekulare Ereignisse oder eine schlechte Immunerkennung von Zellen mit BCR-ABL-Rearrangement erforderlich.

Die CML ist durch den Nachweis der BCR-ABL1-Translokation bei einem Patienten mit einer myeloproliferativen Neoplasie definiert. Bei manchen Patienten mit dem typischen morphologischen Bild der CML findet sich in der Standard-Zytogenetik kein Philadelphia-Chromosom, während die Fluoreszenz-in-situ-Hybridisierung (FISH) und molekulare Methoden wie die PCR BCR-ABL1 nachweisen können. Die CML verläuft bei diesen Patienten wie die Ph-positive CML und spricht auf Tyrosinkinasehemmer an. Bei Patienten, bei denen dieser Nachweis nicht gelingt, bestehen atypische morphologische oder klinische Veränderungen, denen andere Diagnosen zugrunde liegen, wie die atypische CML oder die chronische myelomonozytäre Leukämie, die nicht auf Tyrosinkinasehemmer ansprechen und eine schlechte Prognose mit einem medianen Überleben von 2–3 Jahren haben. Durch den Nachweis von Mutationen in dem für den Granulocyte-colony-stimulating-Faktor-Rezeptor kodierenden Gen (CSF3R) bei chronischer Neutrophilenleukämie und einem Teil der atypischen CML sowie von SETBP1-Mutationen bei atypischer CML wird bestätigt, dass es sich um eigenständige Krankheitsentitäten handelt.

Die Mechanismen, die mit dem Übergang der chronischen Phase der CML in die akzelerierte Phase oder der Blasenkrise assoziiert sind, sind schlecht verstanden. Häufig finden sich zusätzliche chromosomale Veränderungen, wie ein doppeltes Philadelphia-Chromosom, eine Trisomie 8, ein Isochromosom 17 oder eine Deletion des kurzen Armes von Chromosom 17 (17p, assoziiert mit dem Verlust von TP53), 20q– und anderen. Weitere molekulare Ereignisse, die zur Transformation beitragen, sind Mutationen von TP53, des Retinoblastoma-1-Gens *(RB1)*, der myeloischen Transkriptionsfaktoren wie Runx1, und von Zellzyklusregulatoren wie p16. Unzähligen weiteren Mutationen oder funktionellen Veränderungen wurde eine Beteiligung an der blastären Transformation zugeschrieben, aber bislang konnte kein gemeinsames Muster nachgewiesen werden. Sicher ist bislang nur, dass BCR-ABL1 selbst eine genetische Instabilität bedingt, durch die es zu weiteren Mutationen und schließlich zur Blastenkrise kommt. Ein kritischer Effekt der Tyrosinkinasehemmer ist in diesem Zusammenhang die Stabilisierung des CML-Genoms mit Reduktion von BCR-ABL und damit der Transformationsrate. Insbesondere die früher beobachteten plötzlichen blastären Transformationen (d. h. eine abrupte Blastenkrise bei einem Patienten mit zytogenetischem Ansprechen) sind inzwischen selten und treten manchmal bei jüngeren Patienten in den ersten 1–2 Jahren der Behandlung mit Tyrosinkinasehemmern auf (meist als plötzliche lymphoblastäre Transformation). Nach dem dritten Behandlungsjahr sind Blastenkrisen bei anhaltender Therapie mit Tyrosinkinasehemmer selten. Zudem zeigen erste Erfahrungen, dass die CML unter der Therapie mit Tyrosinkinasehemmern auch ohne zytogenetisches Ansprechen signifikant indolenter verläuft als früher unter Hydroxyurea/Busulfan.

Bei den Patienten, die eine Resistenz gegenüber Tyrosinkinasehemmern entwickeln, wurden mehrere Resistenzmechanismen identifiziert. Die größte klinische Relevanz hat das Auftreten anderer Mutationen der ABL1-Kinase-Domäne, welche die Bindung der Tyrosinkinasehemmer an die katalytische Stelle (ATP-Bindungsstelle) der Kinase verhindern. Inzwischen sind mehr als 100 Mutationen von BCR-ABL1 beschrieben, von denen viele eine relative oder absolute Resistenz gegenüber Imatinib vermitteln. Daraufhin wurden die Tyrosinkinasehemmer der zweiten Generation (z. B. Dasatinib, Nilotinib, Bosutinib) entwickelt sowie ein Tyrosinkinasehemmer der dritten Generation (Ponatinib) mit selektiver Wirkung gegen T315I, eine Mutation der sog. Gatekeeper-Region der Kinase, der zur Resistenz gegenüber allen anderen Tyrosinkinasehemmern führt.

KLINISCHES BILD

Die vorherrschenden Symptome der CML hängen von der Verfügbarkeit und dem Zugang zur Gesundheitsversorgung ab, wie körperlichen Untersuchungen und Screeningtests. In den USA und auch in Deutschland wird die Diagnose der CML, aufgrund des leichten Zugangs zum System, bei 50–60 % der Patienten bei einer routinemäßigen Blutentnahme gestellt, sodass nur geringfügige klinische Symptome, wie z. B. Müdigkeit, vorliegen. In Gegenden mit schlechterem Zugang zum Gesundheitssystem weisen die Patienten oft Symptome auf, die mit einer höheren CML-Last und der deutlicheren Splenomegalie und Anämie einhergehen. Diese assoziierten Symptome sind u. a. Bauchschmerzen, Gewichtsverlust und Müdigkeit. In diesen Gegenden ist zudem die Inzidenz der Hochrisiko-CML erhöht. Die bei den in den USA diagnostizierten Patienten vorherrschenden Symptome sind in Tabelle 16-1 zusammengefasst. Dies ist auch auf Patienten in Deutschland übertragbar.

SYMPTOME

Die meisten Patienten mit CML (90 %) werden in der indolenten oder chronischen Phase vorstellig. Abhängig vom Zeitpunkt der Diagnose sind sie oft asymptomatisch (bei Diagnosestellung im Rahmen eines Gesundheitschecks). Häufige Symptome, sofern vorhanden, sind Folgen der Anämie und der Splenomegalie. Dazu gehören Müdigkeit, allgemeines Krankheitsgefühl, Gewichtsverlust (bei hoher Leukämielast), ein frühes Sättigungs-

Tabelle 16-1

SYMPTOME UND BEFUNDE BEI NEU DIAGNOSTIZIERTER PHILADELPHIA-CHROMOSOM-POSITIVER CHRONISCHER MYELOISCHER LEUKÄMIE IN DER CHRONISCHEN PHASE

Symptom/Befund	Prozent
Alter ≥ 60 Jahre (Median)	18 (46)
Weibliches Geschlecht	35–45
Splenomegalie	30
Hepatomegalie	5
Lymphadenopathie	5
Andere extramedulläre Erkrankungen	2
Hämoglobin < 10 g/dl	10–15
Thrombozyten	
> 450 × 10^9 Zellen/l	30–35
< 100 × 10^9 Zellen/l	3–5
Leukozyten ≥ 50 × 10^9 Zellen/l	35–40
Knochenmark	
≥ 5 % Blasten	5
≥ 5 % Basophile	10–15
Peripheres Blut	
≥ 3 % Blasten	8–10
≥ 7 % Basophile	10
Zytogenetik: andere klonale Entwicklung als Philadelphia-Chromosom	4–5
Sokal-Risiko	
Niedrig	60–65
Intermediär	25–30
Hoch	10

gefühl und Schmerzen im linken Oberbauch aufgrund der Splenomegalie, die auch als Raumforderung wahrgenommen werden kann. Seltener sind thrombotische oder vasookklusive Ereignisse (verursacht durch eine ausgeprägte Leukozytose oder Thrombozytose). Zu ihnen gehören z. B. Priapismus, kardiovaskuläre Komplikationen wie auch Myokardinfarkte, Venenthrombosen, Sehstörungen, Dyspnoe und respiratorische Insuffizienz, Benommenheit, Koordinationsstörungen, Verwirrtheit oder zerebrovaskuläre Ereignisse. Zeichen der hämorrhagischen Diathese sind Netzhauteinblutungen, gastrointestinale und andere Blutungen. Patienten, die sich in der akzelerierten Phase oder Blastenkrise präsentieren, zeigen zusätzliche Symptome, die auch bei akuter Leukämie auftreten können, wie Fieber unklarer Ursache, signifikanten Gewichtsverlust, starke Müdigkeit, Knochen- und Gelenkschmerzen, Blutungen und Thrombosen sowie Infektionen.

KÖRPERLICHE BEFUNDE

Der häufigste körperliche Befund ist eine Splenomegalie, die abhängig von der Screeningfrequenz und dem Gesundheitssystem bei 20–70 % der Patienten auftritt. Seltenere Befunde sind eine Hepatomegalie (10–20 %), eine Lymphadenopathie (5–10%) und eine extramedulläre Erkrankung (Blasten-Nachweis außerhalb des Knochenmarks und der Milz, häufig als Hautläsionen oder subkutane Läsionen). Letztere sind ein Zeichen für eine CML-Transformation, sofern mittels Biopsie CML-Blasten nachgewiesen werden können. Weitere körperliche Befunde können durch die bereits beschriebenen Manifestationen der Komplikationen durch die hohe Tumorlast (z. B. kardiovaskuläre und zerebrovaskuläre Blutungen) erhoben werden. Eine hohe Zahl an Basophilen kann mit einer Überproduktion von Histamin einhergehen und zu Pruritus, Diarrhö, Hitzewallungen und sogar gastrointestinalen Ulzera führen.

HÄMATOLOGISCHE BEFUNDE

Bei unbehandelter CML findet sich oft eine Leukozytose im Bereich von 10–500 × 10^9/l. Das periphere Differenzialblutbild zeigt eine Linksverschiebung der Hämatopoese mit Dominanz von Neutrophilen und dem Vorhandensein von Stabkernigen, Myelozyten, Metamyelozyten, Promyelozyten und Blasten (meistens ≤ 5 %). Basophile und/oder Eosinophile sind oft vermehrt vorhanden. Thrombozytosen sind häufig, Thrombozytopenien hingegen selten und ein Hinweis auf eine schlechtere Prognose, eine Akzeleration oder eine andere Ätiologie. Bei einem Drittel der Patienten besteht eine Anämie. Unbehandelt finden sich bei 25 % der Patienten zyklische Oszillationen der Zellzahlen. Biochemische Veränderungen sind eine niedrige Konzentration der leukozytären alkalischen Phosphatase sowie hohe Spiegel von Vitamin B_{12}, Harnsäure, Laktatdehydrogenase und Lysozym. Eine dauerhafte, nicht erklärbare Leukozytose mit oder ohne Splenomegalie sollte zu einer Untersuchung des Knochenmarks mit zytogenetischer Analyse veranlassen.

Das Knochenmark ist hyperzellulär mit ausgeprägter myeloischer Hyperplasie und das Verhältnis von Granulo-/Erythropoese (G/E-Quotient) mit 15–20 : 1 hoch. Das Knochenmark enthält weniger als 5 % Blasten (wenn der Patient sich in chronischer Phase befindet). Bei höheren Werten ist die Prognose schlechter oder es besteht eine Akzeleration oder Blastenkrise (bei Werten ≥ 15 %). Häufig findet sich eine Retikulinfaservermehrung Silberfärbung nach Gomori), die bei 30–40 % der Patienten im Grad 3–4 vorliegt. Vor Einführung der Tyrosinkinasehemmer wurde dieser Befund als ungünstig gewertet. Unter TKI-Therapie verschwindet die Retikulinfaservermehrung bei den meisten Patienten und ist kein prognostisch ungünstiger Faktor. Eine Kollagenfibrose (Giemsa-Färbung) ist bei Diagnosestellung selten. Unter der Behandlung mit Busulfan war eine Progression mit einer „Verbrauchsphase“ und Myelofibrose (Myelophthise oder leeres Mark) häufig (20–30 %), was aber seit Einführung der TKI selten geworden ist.

ZYTOGENETISCHE UND MOLEKULARE BEFUNDE

Die Diagnose der CML ist unkompliziert und mit dem zytogenetischen Nachweis des Philadelphia-Chromosoms t(9;22)(q34;q11.2) gesichert, der in 90 % der Fälle gelingt. Diese Aberration wurde in Philadelphia entdeckt und initial als verkürztes Chromosom bezeichnet, das später als Chromosom 22 (22q–) identifiziert wurde (Abb. 16-1). Bei manchen Patienten finden sich komplexe Translokationen (variantes Ph-Chromosom) bei denen zusätzlich zu den Chromosomen 9 und 22 weitere Chromosomen transloziert sind (insgesamt drei oder mehr). Andere Patienten haben ein „maskiertes“ Philadelphia-Chromosom mit Translokationen zwischen Chromosom 9 und einem anderen Chromosom als Chromosom 22. Die Prognose dieser Patienten und ihr Ansprechen auf Tyrosinkinasehemmer ist vergleichbar zu Patienten mit dem klassischen Philadelphia-Chromosom. Bei etwa 5–10 % der Patienten finden sich in den Ph-positiven Zellen zusätzliche chromosomale Aberrationen. Dazu gehören meistens eine Trisomie 8, ein doppeltes Philadelphia-Chromosom, ein Isochromosom 17 oder eine 17p-Deletion, 20q– oder andere.

Inzwischen werden Techniken, wie die FISH und die PCR, zur Diagnose der CML eingesetzt. Sie bilden die CML-Last der Patienten unter Tyrosinkinasehemmern sensitiver ab und können an peripheren Blutproben durchgeführt werden, sind damit also schmerzfreier und angenehmer. Bei CML-Patienten sollte zum Zeitpunkt der Diagnosestellung eine FISH durchgeführt werden, um den Anteil der Ph-positiven Zellen zu ermitteln, sofern die FISH statt der zytogenetischen Knochenmarkuntersuchung zum Monitoring des Therapieansprechens eingesetzt werden soll. Da die FISH zusätzliche chromosomale Veränderungen (klonale Evolution) übersieht, wird zum Zeitpunkt der Diagnose eine zytogenetische Analyse empfohlen. Das BCR-ABL1-Transkript liegt meist in einer der zwei Varianten: e13a2 (früher b2a2) und e14a2 (früher b3a2) vor. Etwa 2–5 % der Patienten haben andere RNA-Fusionstypen (z. B. e1a2, e13a3 oder e14a3). Bei diesen Patienten amplifizieren die Routine-PCR-Primer oft nicht die BCR-ABL1-Transkripte, v. a. in der quantitativen PCR, sodass es zu falsch negativen Ergebnissen kommt. Daher sind molekulare Untersuchungen bei Diagnosestellung wichtig, um Art und Vorhandensein von BCR-ABL1-Transkripten zu dokumentieren und fälschlicherweise „nicht nachweisbare“ BCR-ABL1-Transkripte bei Kontrolluntersuchungen zu vermeiden, die als ein sehr gutes molekulares Ansprechen fehlinterpretiert werden.

Sowohl die FISH als auch die PCR können aufgrund technischer Probleme falsch positiv oder falsch negativ sein. Daher muss sich die CML-Diagnose immer auf eine Knochenmarkuntersuchung mit Zytogenetik stützen. Das diagnostische Knochenmark bestätigt das Vorhandensein eines Philadelphia-Chromosoms, weist eine klonale Evolution nach, d. h. zusätzliche chromosomale Aberrationen in Ph-positiven Zellen (die von prognostischer Relevanz sein können), und quantifiziert den Anteil von Blasten und Basophilen im Knochenmark. Bei 10 % der Patienten kann der Anteil der Blasten und Basophilen im Knochenmark signifikant höher sein als im peripheren Blut, was eine schlechtere Prognose oder sogar eine Transformation der Krankheit definieren kann.

Das Monitoring von CML-Patienten mittels Zytogenetik, FISH und/oder molekularen Techniken ist inzwischen Standard zur Ermittlung des Therapieansprechens. Sie sind zudem wichtig für die Beurteilung der Compliance und den Nachweis von möglichen Therapieresistenzen. Bei Verdacht einer Resistenz sind weitere Maßnahmen wie Mutationsuntersuchungen und eventuell Therapieanpassungen notwendig. Wichtig ist, dass die Messverfahren des Monitorings vergleichbar sind. Ein partielles zytogenetisches Ansprechen ist definiert als das Vorhandensein von höchstens 35 % Ph-positiven Metaphasen in der Zytogenetik. Es entspricht ca. ≤ 10 % BCR-ABL1-Transkripten auf der Internationalen Skala (IS). Ein komplettes zytogenetisches Ansprechen ist gekennzeichnet durch das Fehlen von Ph-positiven Metaphasen (0 % Ph-positiv) und entspricht etwa ≤ 1 % BCR-ABL1-Transkripten (IS). Bei einem guten molekularen Ansprechen (major molecular response, MMR) finden sich ≤ 0,1 % BCR-ABL1-Transkripte (IS) oder reduziert sich die CML-Last um etwa 3 log-Stufen gegenüber dem Ausgangswert. Bei einem sehr guten molekularen Ansprechen finden sich < 0,01 % BCR-ABL1-Transkripte (IS) was einer Reduktion der CML-Last um 4 log-Stufen entspricht oder < 0,0032 % BCR-ABL1-Transkripte (IS), was einer Reduktion um mehr als 4,5 log-Stufen entspricht. Bei < 0,001 % spricht man von MR5.

Die molekulare Remission wird in log-Stufen gemessen und kann von standardisierten Laboren nach der so genannten einheitlichen Internationalen Skala (IS), wie in Tabelle 16-2 gezeigt angegeben wird. Dabei kann die PCR positiv oder negativ sein. Im negativen Falle ist eine Mindestmenge an Housekeeping-Gen definiert, um die Sensitivität der einzelnen Probe sicherzustellen.

Tabelle 16-2

EINHEITLICHE INTERNATIONALE SKALA ZUR ANGABE DER MOLEKULAREN REMISSION		
MR-Level	**Nachweisbare Transkripte (BCR-ABL pos.) (IS)**	**Nicht nachweisbare Transkripte (BCR-ABL neg.)**
MR3	≤ 0,1 % BCR-ABL	
MR4	≤ 0,01 % BCR-ABL	≥ 10.000 ABL
MR4,5	≤ 0,0032 % BCR-ABL	≥ 32.000 ABL
MR5	≤ 0,001 % BCR-ABL	≥ 100.000 ABL

BEFUNDE BEI CML-TRANSFORMATION

Die Progression der CML geht in der Regel mit einer therapierefraktären Leukozytose, einer zunehmenden Anämie, Fieber und Allgemeinsymptomen sowie einem erhöhten Anteil von Blasten und Basophilen in Knochenmark und peripherem Blut einher. Zu den Kriterien (nach WHO, unterscheiden sich zu den Kriterien, die z. B. in Studien zur Anwendung kommen; siehe auch Baccarani et al. 2006) für eine akzelerierte Phase, die früher mit einem medianen Überleben von < 1,5 Jahren assoziiert war, gehören das Vorhandensein von ≥ 15 % peripheren Blasten, ≥ 30 % peripheren Blasten und Promyelozyten, ≥ 20 % peripheren Basophilen, eine zytogenetische klonale Evolution (das Vorhandensein von zusätzlichen chromosomalen Aberrationen zum Philadelphia-Chromosom) und eine Thrombozytopenie von < 100 × 10^9/l (unabhängig von der Therapie). Etwa 5–10 % der Patienten weisen bei Diagnosestellung eine akzelerierte Phase oder Blastenkrise auf. Die Prognose der akzelerierten Phase, die direkt bei Diagnose besteht, hat sich durch die Behandlung mit Tyrosinkinasehemmern signifikant verbessert. Die mediane 8-Jahres-Überlebensrate beträgt 75 %. Auch das mediane Überleben einer akzelerierten Phase, die aus einer chronischen Phase hervorgeht, hat sich von früher im Median 18 Monaten auf eine 4-Jahres-Überlebensrate von 70 % unter Tyrosinkinasehemmern verbessert. Wegen der veränderten prognostischen Signifikanz sollten die Kriterien für eine akzelerierte Phase revidiert werden. Die Blastenkrise ist durch das Vorhandensein von ≥ 30 % Blasten im peripheren Blut oder Knochenmark oder durch extramedullären Befall (Blastennachweis außerhalb von Knochenmark und Milz, meistens Haut, Weichgewebe oder lytische Knochenläsionen) gekennzeichnet. Die Blastenkrise ist oft myeloisch (60 %), kann aber selten auch erythrozytär, promyeloisch, monozytär oder megakaryozytär sein. Bei etwa 25 % der Patienten tritt eine lymphatische Blastenkrise auf. Die Lymphoblasten enthalten eine terminale Deoxynukleotidtransferase und keine Peroxidase (gelegentlich geringe Positivität von 3–5 %) und exprimieren lymphatische Marker (CD10, CD19, CD20, CD22). Allerdings exprimieren sie oft auch myeloische Marker (50–80 %), was diagnostisch verwirrend ist. Dies ist wichtig, weil die lymphatische Blastenkrise der CML im Gegensatz zu anderen morphologischen Blastenkrisen auf eine ALL-Chemotherapie (z. B. Hyper-CVAD [Cyclophosphamid, Vincristin, Doxorubicin und Dexamethason]) in Kombination mit Tyrosinkinasehemmern ansprechen kann.

PROGNOSE UND KRANKHEITSVERLAUF

Vor der Einführung von Imatinib betrug die jährliche Mortalität an CML in den ersten beiden Jahren 10 % und danach 15–20 %. Die mediane Überlebenszeit der CML betrug 3–7 Jahre (unter Hydroxyurea, Busulfan und Interferon-α-Therapie). Ohne die kurative Option der allogenen SZT war das Fortschreiten der CML unaufhaltbar und verlief tödlich durch die Transformation in die akzelerierte Phase oder Blastenkrise. Die Krankheitsstabilität war nicht vorhersehbar und bei manchen Patienten kam es plötzlich zur Blastenkrise. Unter der Behandlung mit Imatinib ist die Mortalität der CML in den ersten 12 Jahren auf 2 % gesunken. Die Hälfte der Todesfälle ist auf andere Ursachen als die CML zurückzuführen, wie hohes Alter, Unfälle, Suizide, andere Krebserkrankungen und andere Krankheiten (z. B. kardiale Ursachen, Infektionen, Operationen). Die 8- bis 10-Jahres-Überlebensrate beträgt nun 85 % oder 93 %, wenn nur die CML-assoziierten Todesfälle berücksichtigt werden (Abb. 16 2). Auch der Verlauf der CML ist gut vorhersehbar geworden. In den ersten zwei Jahren der Behandlung mit Tyrosinkinasehemmern treten selten plötzliche Transformationen auf (1–2 %). Dabei handelt es sich meistens um lymphatische blastäre Transformationen, die durch eine Kombination aus Chemotherapie und Tyrosinkinasehemmer mit nachfolgender allogener SZT behandelt werden können. Diese plötzlichen Transformationen lassen sich durch intrinsische Mechanismen der bereits vor Therapiebeginn bei CML existierenden Klone erklären, die nicht auf die Tyrosinkinasehemmer und insbesondere Imatinib ansprechen. Die Tyrosinkinasehemmer der zweiten Generation (Nilotinib, Dasatinib), die zur Erstlinientherapie eingesetzt werden, haben die Inzidenz der Transformation in den ersten 2–3 Jahren von 6–8 % unter Imatinib auf 2–4 % unter Nilotinib oder Dasatinib gesenkt. Unter kontinuierlicher Therapie mit Tyrosinkinasehemmern ist eine Transformation zur akzelerierten Phase oder Blastenkrise selten und wird in den ursprünglichen Studien mit Imatinib bei einer Beobachtungszeit von 4–8 Jahren mit < 1 % pro Jahr beziffert. In der Regel entwickeln die Patienten eine Resistenz in

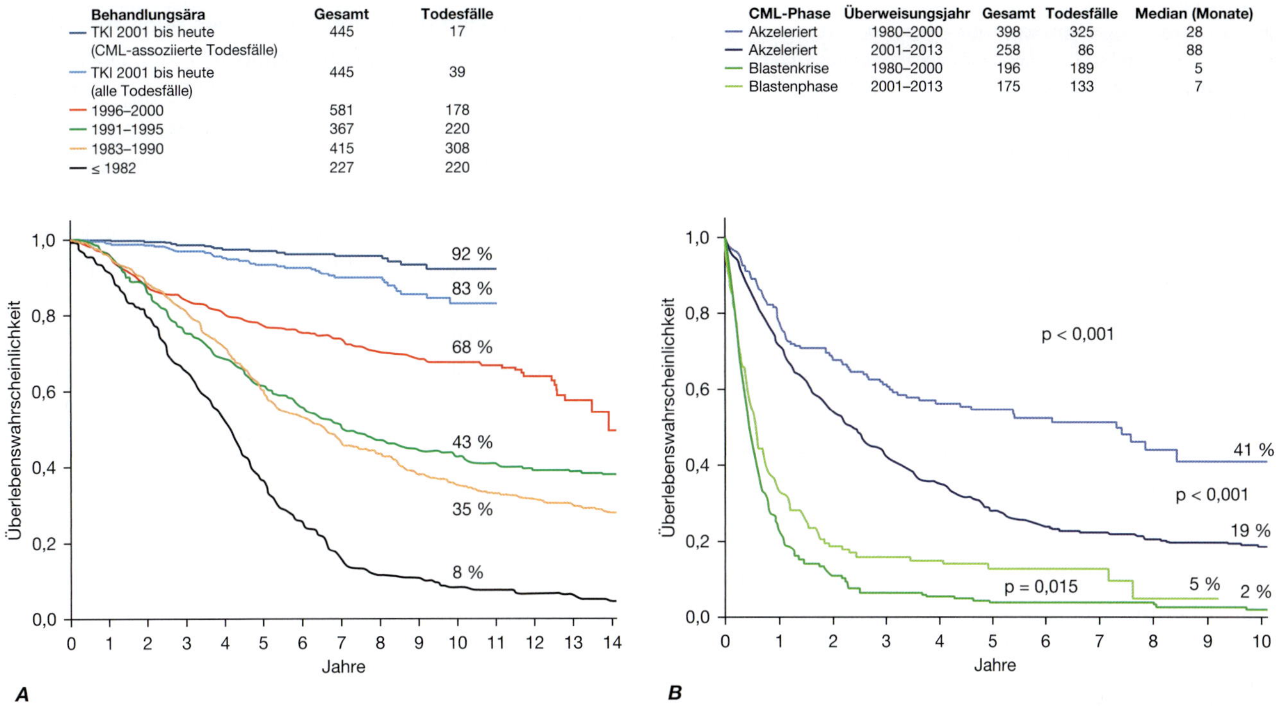

Abbildung 16-2 ***A.*** Überleben bei neu diagnostizierter chronischer myeloischer Leukämie (CML) in der chronischen Phase, abhängig von der Behandlungsära (M.D. Anderson Cancer Center, Erfahrungen von 1965 bis heute). Die Ursachen der nicht CML-assoziierten Todesfälle bei 22 Patienten waren andere Krebserkrankungen (n = 7), postoperative Komplikationen (n = 3), Autounfälle (n = 2), Suizid (n = 1), neurologische Ereignisse (n = 3), kardiale Ereignisse (n = 3), Pneumonie (n = 1) und unbekannt (n = 2). ***B.*** Überleben bei Patienten mit akzelerierter Phase und Blastenkrise, die an das M.D. Anderson Cancer Center überwiesen wurden, abhängig von der Behandlungsära. Zu erkennen ist ein signifikanter Überlebensvorteil durch Tyrosinkinasehemmer (TKI) in der akzelerierten Phase, aber nur ein mäßiger Effekt in der Blastenkrise. Bei den überwiesenen Patienten handelte es sich um Transformationen bei Diagnose und Transformationen nach der chronischen Phase.

Form eines zytogenetischen Rezidivs mit anschließendem hämatologischem Rezidiv und Transformation und nicht wie früher plötzlich und ohne Warnsignale eine Transformation.

Vor der Einführung von Imatinib gab es mehrere Faktoren zum Diagnosezeitpunkt, die ein schlechtes Therapieansprechen bedingten und die in prognostische Modelle und Scoring-Systeme einflossen. Dazu gehörten unter anderem ein höheres Alter, eine signifikante Splenomegalie, eine Anämie, eine Thrombozytopenie oder Thrombozytose, ein hoher Anteil von Blasten und Basophilen (und/oder Eosinophilen), eine Knochenmarkfibrose, Deletionen in den langen Armen von Chromosom 9 und eine klonale Evolution. Zur Definition von Risikogruppen wurden verschiedene Risikomodelle und Scoring-Systeme, die aus multivariaten Analysen abgeleitet worden waren, empfohlen. Ebenso wie Cisplatin nach seiner Einführung in die Therapie des Hodenkarzinoms, haben auch die Tyrosinkinasehemmer nach ihrer Einführung in die Behandlung der CML den prognostischen Wert der meisten dieser Prognosefaktoren und die Signifikanz der CML-Modelle (z. B. Sokal, EURO, European Treatment and Outcome Study [EUTOS]) reduziert oder aufgehoben. In der Ära der Imatinibtherapie stehen nunmehr behandlungsassoziierte Faktoren prognostisch im Vordergrund. Der wichtigste therapeutische Endpunkt ist das Erzielen einer kompletten zytogenetischen Remission (CCR), das sicher prognostisch günstig für das Überleben ist. Eine gute molekulare Remission (MMR) reduziert das Rezidivrisiko und die CML-Progression, ist ein Prognosefaktor für das ereignisfreie Überleben (abhängig von der Definition eines Ereignisses) und für die Transformationsraten, verbessert aber bislang nicht eindeutig das Überleben. Patienten mit komplettem zytogenetischem Ansprechen haben ein vergleichbares Überleben unabhängig davon, ob sie eine MMR erreichen. Der Grund dafür liegt vermutlich in der Effizienz der Zweitlinientherapie mit Tyrosinkinasehemmern, die bei ersten Hinweisen auf ein zytogenetisches Rezidiv gegeben werden (sollten). Ein sehr gutes molekulares Ansprechen (MR4 oder besser) ermöglichte in experimentellen Studien insbesondere bei längerer Dauer (> 2 Jahre) ein dauerhaftes molekulares Ansprechen auch ohne Therapie (molekulare vs. funktionelle Heilung?). Frauen mit Kinderwunsch kann eine zeitweise Therapiepause gewährt werden. Sofern keine gute oder sehr gute molekulare Remission erreicht werden kann, sollte nicht vom „Versagen“ des jeweiligen Tyrosinkinasehemmers ausgegangen und ein Wechsel des Tyrosinkinasehemmers oder eine allogene SZT erwogen werden.

Tabelle 16-3

KRITERIEN DES TKI-VERSAGENS NCCN VS. ELN

Zeit nach Diagnose	ELN	NCCN
3 Monate	Ph+ > 95 %	Ph+ > 35 % oder BCR-ABL > 10%
6 Monate	Ph+ > 35 % und/oder BCR-ABL > 10 %	Ph+ > 35 % oder BCR-ABL > 10 %
12 Monates	Ph+ > 0 und/oder BCR-ABL > 1 %	Ph+ > 0 oder BCR-ABL > 1 %

Abkürzungen: ELN = European LeukemiaNet; NCCN = National Comprehensive Cancer Network; TKI = Tyrosinkinasehemmer.

Die bei Diagnosestellung erhobenen Prognosemodelle haben bei der Auswahl der Therapie viel von ihrer klinischen Relevanz eingebüßt. Das therapeutische Ansprechen auf Tyrosinkinasehemmer ist inzwischen ein wichtiger klinischer Faktor (Meilensteine definiert durch das ELN, Tab. 16-3) und setzt eine sorgfältige und regelmäßige Überwachung der Patienten voraus, um deren Behandlung zu optimieren.

Behandlung
CHRONISCHE MYELOISCHE LEUKÄMIE

Die Einführung der Tyrosinkinasehemmer im Jahr 2001, Imatinib als erste Generation, hat Behandlung und Prognose der CML revolutioniert. Vor dem Jahr 2000 war die allogene SZT, sofern möglich, aufgrund des kurativen Potenzials die Erstlinientherapie der Wahl. Andernfalls erhielten die Patienten Interferon α (im Jahr 1986 zur Behandlung der CML zugelassen), das von mäßigem Nutzen war (Verbesserung des Überlebens von im Median 3–4 Jahren unter Hydroxyurea/Busulfan auf im Median 6–7 Jahre) und erhebliche Nebenwirkungen aufwies. Weitere Alternativen waren Hydroxyurea, Busulfan und andere unspezifische Chemotherapien. Bei der Behandlung mit Tyrosinkinasehemmern beträgt das geschätzte 10-Jahres-Überleben 85 %. Seit dem Jahr 2001 wurden von der U.S. Food und Drug Administration (FDA) sechs Substanzen zur Behandlung der CML zugelassen. Dazu gehören fünf oral applizierbare BCR-ABL1-selektive Tyrosinkinasehemmer: Imatinib (Glivec), Nilotinib (Tasigna), Dasatinib (Sprycel), Bosutinib (Bosulif) und Ponatinib (Iclusig). Zur Erstlinientherapie ist Imatinib in einer Dosis von 400 mg/d p.o., Nilotinib in einer Dosis von 2 × 300 mg/d p.o. (Nüchtern-Einnahme) und Dasatinib in einer Dosis von 100 mg/d p.o. zugelassen. Ebenso wie Bosutinib (500 mg/d) und Ponatinib (45 mg/d) sind diese drei Substanzen auch zur Salvage-Therapie zugelassen (Nilotinib in einer Dosis von 2 × 400 mg/d). Imatinib, Dasatinib (140 mg/d), Bosutinib und Ponatinib können auch zur Behandlung der CML-Transformation (akzelerierte Phase und Blastenkrise) eingesetzt werden, Nilotinib hingegen nur zur Behandlung der chronischen und akzelerierten Phase. Dasatinib, Nilotinib und Bosutinib werden als Tyrosinkinasehemmer der zweiten Generation bezeichnet, Ponatinib als Tyrosinkinasehemmer der dritten Generation. Die sechste zugelassene Substanz (nicht in Europa!) ist Omacetaxin (Synribo), ein Proteinsynthesehemmer, der das BCR-ABL1-Onkoprotein vermutlich noch selektiver hemmt. Es ist zur Behandlung der CML in der chronischen und akzelerierten Phase nach dem Versagen von mindestens zwei Tyrosinkinasehemmern zugelassen. Zur Induktionstherapie wird Omacetaxin für 14 Tage in einer Dosis von 2 × 1,25 mg/m^2/d subkutan gegeben und zur Konsolidierungstherapie für 7 Tage. Die Struktur von Nilotinib ähnelt derjenigen von Imatinib, es ist aber 30-mal potenter. Dasatinib und Bosutinib sind duale SRC/ABL1-Tyrosinkinasehemmer (Dasatinib ist 300-mal potenter und Bosutinib 30- bis 50-mal potenter als Imatinib). Ponatinib wirkt gegen den Wildtyp und mutierte BCR-ABL1-Klone. Es ist derzeit der einzige verfügbare BCR-ABL1-Tyrosinkinasehemmer, der auch gegen die T315I-Mutation aktiv ist. Diese Mutation ist eine sog. Gatekeeper-Mutation gegen die die anderen vier Tyrosinkinasehemmer resistent sind (Tab. 16-4). Imatinib, Nilotinib und Dasatinib sind bei der CML zur Erstlinientherapie zugelassen. Die Langzeitergebnisse von Imatinib sind ausgesprochen gut. Bei einer Beobachtungsdauer von 8 Jahren beträgt die kumulative Inzidenz der kompletten zytogenetischen Remission 83 % (zumindest einmal nachgewiesen), die bei 60–65 % der Patienten auch nach 5 Jahren schon vorhanden ist. Die ereignisfreie 8-Jahres-Überlebensrate beträgt 81 % und die Gesamtüberlebensrate 85 %. Unter den Patienten, die weiterhin Imatinib einnehmen, treten innerhalb von 4–8 Jahren < 1 % in die akzelerierte Phase oder Blastenkrise ein. In zwei randomisierten Studien, von denen eine die zweimal tägliche Gabe von 300 mg bzw. die zweimal täglichen Gabe von 400 mg Nilotinib mit Imatinib verglich (ENEST-nd) und die andere die tägliche Gabe von 100 mg Dasatinib mit Imatinib (DASISION), erzielten die Tyrosinkinasehemmer der zweiten Generation für die frühen Surrogatendpunkte signifikant bessere Ergebnisse. Dazu gehörten eine häufigere komplette zytogenetische Remission (85–87 % im Vergleich zu 77–82 %), eine gute molekulare Remission (MMR) (65–76 % im Vergleich zu 46–63 %), eine sehr gute molekulare Remis-

Tabelle 16-4

MEDIZINISCHE THERAPIEOPTIONEN BEI CHRONISCHER MYELOISCHER LEUKÄMIE

Substanz (Handelsname)	Zugelassene Indikationen	Dosierung	Wichtige Toxizitäten
Imatinib (Glivec)	Alle Phasen	400 mg/d	Siehe Text
Dasatinib (Sprycel)	Alle Phasen	Erstlinientherapie: 100 mg/d Salvage-Therapie: 140 mg/d	Myelosuppression, Pleura- und Perikardergüsse, pulmonale Hypertonie
Nilotinib (Tasigna)	Alle Phasen außer der Blastenkrise	Erstlinientherapie: 2 × 300 mg/d Salvage-Therapie: 2 × 400 mg/d	Diabetes mellitus, vasookklusive Erkrankungen, Pankreatitis
Bosutinib (Bosulif)	Alle Phasen, aber nicht als Erstlinientherapie	500 mg/d	Diarrhö
Ponatinib (Iclusig)	Alle Phasen, aber nicht als Erstlinientherapie	45 mg/d (künftig evtl. niedrigere Dosen, z. B. 30 mg/d)	Exantheme, Pankreatitis; vasookklusive Erkrankungen (10–20 %)
Omacetaxinmepesuccinat (Synribo)	Versagen von ≥ 2 Tyrosinkinasehemmern	2 × 1,25 mg/m²/d für 14 Tage zur Induktionstherapie und für 7 Tage einmal im Monat zur Erhaltungstherapie	Myelosuppression

sion (MR4 und besser) (32–37 % im Vergleich zu 15–30 %) sowie seltenere Transformationen zur akzelerierten Phase und Blastenkrise (2–4 % im Vergleich zu 6 %). Allerdings wies keine der Studien für die Tyrosinkinasehemmer der zweiten Generation einen Überlebensvorteil nach (mediane Beobachtungszeit: 4–5 Jahre). Dies könnte daran liegen, dass die Salvage-Therapie mit anderen Tyrosinkinasehemmern (nach engmaschiger Überwachung und Therapieumstellung bei Progression) hocheffektiv ist und den negativen Effekt eines Rezidivs aufwiegt.

Die Salvage-Therapie mit Dasatinib, Nilotinib, Bosutinib oder Ponatinib führt in der chronischen Phase abhängig vom Salvage-Status (zytogenetisches oder hämatologisches Rezidiv), vom Remissionstatus unter bisheriger Tyrosinkinasehemmertherapie sowie vom Mutationsstatus zum Zeitpunkt der Umstellung bei 30–60 % der Patienten zur kompletten zytogenetischen Remission. Diese Remission ist in der Regel und insbesondere bei fehlender klonaler Evolution und Mutationen von Dauer. Ponatinib ist der einzige Tyrosinkinasehemmer, der bei einer T315I-Mutation aktiv ist. 50–70 % der Patienten mit dieser Mutation erreichen unter Ponatinib eine komplette zytogenetische Remission. Mit den neuen Tyrosinkinasehemmern liegen die 3- bis 5-Jahres-Überlebensraten bei Salvage-Therapie bei 70–80 % (im Vergleich zu < 50 % vor ihrer Zulassung). So erzielte Dasatinib in der Salvage-Therapie nach dem Imatinib-Versagen in der chronischen Phase der CML in 40–43 % eine gute molekulare Remission (MMR), eine 6-Jahres-Überlebensrate von 74–83 % und eine progressionsfreie Überlebensrate von 40–51 %. Derzeit hat der Einsatz der Tyrosinkinasehemmer in der Salvage-Therapie die jährliche Mortalität durch die CML von früher 10–15 % auf ≤ 5 % gesenkt.

Das Ziel der CML-Therapie wird im Rahmen von Studien anders betrachtet als im klinischen Alltag. Derzeit ist in der Praxis eine sog. funktionelle Heilung, definiert als ein vergleichbares Überleben von CML-Erkrankten im Vergleich zur Normalbevölkerung, das Ziel. Inzwischen gilt die CML als indolente Erkrankung, die bei entsprechender Behandlung mit Tyrosinkinasehemmern, guter Compliance, engmaschiger Überwachung und bei Bedarf frühzeitiger Therapieumstellung auf andere Tyrosinkinasehemmer mit einem fast normalen Überleben assoziiert ist. Daher sind im klinischen Alltag das Erreichen und der Erhalt einer kompletten zytogenetischen Remission das Ziel, da dies bislang der Faktor ist, der sicher das Überleben verlängert. Eine gute molekulare Remission ist mit einem längeren ereignisfreien Überleben assoziiert (und nicht gesichert auch mit einem längeren Überleben) und eine sehr gute molekulare Remission (MR4 oder tiefer) bietet die Möglichkeit einer Unterbrechung der Tyrosinkinasehemmertherapie in experimentellen Studien. Bei Nichterreichen dieser Therapieziele sollte weder ein anderer Tyrosinkinasehemmer gegeben noch eine allogene SZT durchgeführt werden. In Europa gilt der Verlust der MMR und der Anstieg der BCR-ABL-Transkripte um > 1 log-Stufe als Therapieversagen und es sollte eine Therapieumstellung erfolgen. Allgemein üblich ist es, den jeweiligen Tyrosinkinasehemmer in der am besten vertragenen Dosis, die nicht zu Grad-3- bis -4-Nebenwirkungen nach WHO oder zu chronischen unerwünschten Ereignissen führt, so lange wie möglich weiter zu geben, bis entweder ein zytogenetisches Rezidiv auftritt oder inakzeptable Nebenwirkungen persistieren. Diese beiden Faktoren (also ein zytogenetisches Rezidiv und aus Sicht von Arzt und Patient nicht tolerierbare Nebenwirkungen) sind

Indikatoren eines „Versagens" des jeweiligen Tyrosinkinasehemmers. Aufgrund der zunehmenden Prävalenz von CML (Kosten der Tyrosinkinasehemmer) und der auch bei Langzeitbehandlung seltenen organtoxischen Nebenwirkungen definieren Studien als Ziel der CML-Therapie eine prolongierte und dauerhafte Eradikation der Krankheit (molekulare Heilung) mit anhaltender nicht neoplastischer, nicht klonaler Hämatopoese nach Absetzen der Tyrosinkinasehemmer. Der erste Schritt in diese Richtung ist das Erzielen möglichst hoher Raten von sehr guter molekularer Remission (MR4 und besser) für mindestens zwei Jahre.

Die Empfehlungen des National Comprehensive Cancer Network (NCCN) und des European LeukemiaNet (ELN) definieren optimale erwartete, suboptimale/ Warnung und ausbleibende Remission zu verschiedenen Zeitpunkten im Verlauf der Behandlung mit Tyrosinkinasehemmern. Diese Definitionen wurden wohl teilweise in der Praxis fehlinterpretiert, weil Onkologen in den USA) wiederholt als Behandlungsziele ein gutes molekulares Ansprechen und eine Eradikation der Krankheit angeben. Außerdem erwägt ein erheblicher Anteil der Onkologen bei einem Patienten mit komplettem zytogenetischem Ansprechen einen Wechsel auf einen anderen Tyrosinkinasehemmer, sofern sie einen „Verlust des guten molekularen Ansprechens" (Anstieg der BCR-ABL1-Transkripte [IS] von < 0,1 % auf > 0,1 %) bemerken (in Europa nach ELN-Empfehlungen unter bestimmten Voraussetzungen empfohlen). Dies dürfte auf verschiedene Leitlinien von NCCN und ELN zurückzuführen sein, die aufgrund neuer Daten immer wieder aktualisiert wurden und verschiedene Behandlungsendpunkte berücksichtigen. Obwohl beide Leitlinien molekulare Endpunkte als mögliche Kriterien eines Versagens vorschlagen, muss betont werden, dass bislang keine randomisierte Studie belegen konnte, dass ein Umstellen auf einen anderen Tyrosinkinasehemmer bei Patienten in kompletter zytogenetischer Remission aufgrund des MMR-Verlusts für das Überleben besser ist als eine Umstellung zum Zeitpunkt des zytogenetischen Rezidivs. Der Grund dafür dürfte die hohe Wirksamkeit der Salvage-Therapie mit Tyrosinkinasehemmern bei einem zytogenetischen Rezidiv sein.

Die Nebenwirkungen der Tyrosinkinasehemmer sind in der Regel leicht bis mittelschwer, können aber bei einer Langzeittherapie die Lebensqualität einschränken. Schwere Nebenwirkungen treten bei weniger als 5–10 % der Patienten auf. Häufige unerwünschte Wirkungen von Imatinib sind Flüssigkeitsretention, Gewichtszunahme, Übelkeit, Diarrhö, Exantheme, ein Periorbitalödem, Knochen- oder Muskelschmerzen, Müdigkeit und andere (Häufigkeit: 10–20 %). Insgesamt lösen die Tyrosinkinasehemmer der zweiten Generation diese störenden Ereignisse seltener aus. Allerdings führt Dasatinib häufig zu einer Myelosuppression (20–30 %), insbesondere einer Thrombozytopenie, sowie zu Pleuraergüssen (10–25 %) oder Perikardergüssen (≤ 5 %). Unter der Behandlung mit Nilotinib finden sich häufiger eine Hyperglykämie (10–20 %), Pruritus und Exantheme sowie Kopfschmerzen. Außerdem löst es selten eine Pankreatitis aus (< 5 %). Bosutinib führt häufig und frühzeitig im Therapieverlauf zu selbstlimitierenden gastrointestinalen Komplikationen wie Diarrhö (50–70 %). Unter der Therapie mit Ponatinib sind Exantheme (10–15 %), Pankreatitiden (5 %), Erhöhungen von Amylase/Lipase (10 %) sowie vasospastische/vasookklusive Ereignisse (10–20 %) häufiger. Da Nilotinib und Dasatinib das QTc-Intervall verlängern können, sollten sie bei Patienten mit im EKG verlängertem QTc-Intervall (> 470–480 ms) zurückhaltend eingesetzt werden. Außerdem sollten gleichzeitig nur Substanzen gegeben werden, die einen relativ kleinen oder gar keinen Effekt auf das QTc-Intervall haben. Diese Nebenwirkungen sind oft dosisabhängig und in der Regel bei Therapieunterbrechung und Dosisreduktion reversibel. Dosisreduktionen sind individualisiert möglich. Die minimalen effektiven Dosierungen der Tyrosinkinasehemmer (aus verschiedenen Studien und Behandlungserfahrung) sind: Imatinib 300 mg/d, Nilotinib 2 × 200 mg/d, Dasatinib 20 mg/d, Bosutinib 300 mg/d und Ponatinib 15 mg/d.

Durch Langzeitbeobachtungen werden seltene, aber klinisch relevante, schwere Toxizitäten offensichtlich. Bei 2–3 % der Patienten kommt es unter TKI-Therapie zu Nierenfunktionsstörungen und zur Niereninsuffizienz (Anstieg des Kreatininwertes um > 2–3 mg/dl), die nach dem Absetzen des Tyrosinkinasehemmers und empirischer Gabe anderer Tyrosinkinasehemmer abklingen. Unter Dasatinib wurden pulmonale Hypertonien beobachtet (< 1–2 %). Der Verdacht besteht bei Kurzatmigkeit und einem normalen Thorax-Röntgenbefund (Echokardiografie mit Messung des Pulmonalarteriendrucks). Diese sind nach Absetzen von Dasatinib sowie unter gelegentlich notwendiger Gabe von Sildenafil rückläufig. Eine systemische Hypertonie findet sich öfter unter Therapie mit Ponatinib sowie anderen Tyrosinkinasehemmern. Hyperglykämien und Diabetes mellitus sind unter Nilotinib häufiger. Außerdem wurden selten, aber doch signifikant häufiger unter Nilotinib- und Ponatinib-Therapie vasookklusive und vasospastische Ereignisse der mittelgroßen und kleinen Gefäße beobachtet, die vermutlich mit den Tyrosinkinasehemmern zusammenhängen und Anlass für eine Unterbrechung der Therapie oder eine Dosisreduktion sein sollten. Zu diesen Ereignissen gehören

Angina pectoris, koronare Herzkrankheit, Myokardinfarkte, periphere arterielle Verschlusskrankheit, transiente ischämische Attacken, zerebrovaskuläre Ereignisse, das Raynaud-Phänomen und eine progressive Atherosklerose. Diese Ereignisse sind zwar selten (< 5 %), aber für die Langzeitprognose des Patienten relevant und treten deutlich häufiger auf (5- bis 20-mal öfter) als in der Allgemeinbevölkerung.

ALLOGENE STAMMZELLTRANSPLANTATION Die allogene Stammzelltransplantation (SZT) stellt eine kurative Therapie der CML dar und führt zu Langzeitüberlebensraten von 40–60 %, nach neueren Studien zu 80–90 % wenn sie in der chronischen Phase durchgeführt wird. Die Frühmortalität nach SZT (innerhalb des ersten Jahres) beträgt 5–30 %. Obwohl 5- bis 10-Jahres-Überlebensraten von 50–60 % beschrieben (und als Heilungsrate bewertet) wurden, verstarben 10–15 % der Patienten in den folgenden 10–20 Jahren an subtilen Langzeitkomplikationen der Transplantation (und nicht an einem CML-Rezidiv). Todesursachen sind eine chronische Graft-versus-host Disease (GvHD), ein Organversagen, die Entwicklung sekundärer Krebserkrankungen. Insgesamt ist die Hazard Ratio für Mortalität höher als in der Allgemeinbevölkerung. Weitere bedeutende Begleiterkrankungen sind Infertilität, chronische immunvermittelte Komplikationen, Katarakte, Hüftkopfnekrose und andere Krankheiten mit Auswirkungen auf die Lebensqualität. Der Erfolg der Transplantation, die Heilung und die Frühmortalität in der chronischen Phase der CML sind von folgenden Faktoren abhängig: dem Patientenalter, der Dauer der chronischen Phase, dem Verwandtschaftsstatus des Spenders (verwandt oder unverwandt), der HLA-Übereinstimmung von Spender und Empfänger, der Konditionierungstherapie und anderen. In der akzelerierten Phase erzielt die allogene SZT abhängig von der Definition der Akzeleration Heilungsraten von 20–40 %. Sofern nur eine klonale Evolution vorliegt, beträgt die Heilungsrate bis zu 40–50 %. Bei einer allogenen SZT in der zweiten chronischen Phase liegt die Heilungsrate bei 40–50 % und in der Blastenkrise bei ≤ 15 %. Inzwischen werden Strategien implementiert, die bei einem molekularen oder zytogenetischen Rezidiv oder einem hämatologischen Rezidiv bzw. einer Transformation nach allogener SZT zur Anwendung kommen. Dazu gehören unter anderem der Einsatz von Tyrosinkinasehemmern zur Prävention oder Behandlung des Rezidivs, Infusionen von Spenderlymphozyten und eine sekundäre allogene SZT. Tyrosinkinasehemmer scheinen bei zytogenetischem oder molekularem Rezidiv nach allogener SZT hochwirksam erneut zytogenetische/molekulare Remissionen zu induzieren.

Wahl und Zeitpunkt der allogenen SZT Vor dem Jahr 2000 war die allogene SZT die Erstlinientherapie bei CML. Aufgrund der durchweg positiven Erfahrungen mit Tyrosinkinasehemmern wird sie nunmehr erst bei einem Versagen der Erstlinien-Tyrosinkinasehemmer eingesetzt. Wichtige Aspekte sind der optimale Zeitpunkt und die Abfolge von Tyrosinkinasehemmern und allogener SZT (ob die allogene SZT als Zweit- oder Drittlinientherapie eingesetzt werden sollte). Bei Patienten in der Blastenkrise oder mit sich entwickelnder Blastenkrise sollten Kombinationen aus Chemotherapeutika und Tyrosinkinasehemmern zur Induktion der Remission verwendet werden und dann möglichst bald eine allogene SZT durchgeführt werden. Dasselbe gilt für Patienten, die aus der chronischen in eine akzelerierte Phase übergehen. Bei akzelerierter Phase zum Diagnosezeitpunkt ist eine Langzeittherapie mit Tyrosinkinasehemmern gut wirksam (geschätzte 8-Jahres-Überlebensrate von 75 %); der Zeitpunkt der allogenen SZT hängt vom optimalen Ansprechen auf den Tyrosinkinasehemmer (Erreichen eines kompletten zytogenetischen Ansprechens) ab. Bei Rezidiven in der chronischen Phase hängt die Behandlungsabfolge von mehreren Faktoren ab: (1) dem Patientenalter und der Verfügbarkeit geeigneter Spender, (2) den Risiken einer allogenen SZT, (3) dem Vorhandensein oder Fehlen einer klonalen Evolution und Mutationen, (4) der Anamnese des Patienten und Begleiterkrankungen sowie (5) dem Patientenwunsch oder der Arztempfehlung (Tab. 16-3). Patienten, die zum Zeitpunkt des Rezidivs eine T315I-Mutation haben, sollten Ponatinib erhalten und es sollte eine allogene SZT geplant werden (aufgrund der unzureichenden Langzeiterfahrungen mit Ponatinib). Patienten mit Mutationen von Y253H, E255K/V und F359V/C/I sprechen besser auf Dasatinib oder Bosutinib an und solche mit Mutationen von V299L, T315A und F317L/F/I/C besser auf Nilotinib. Die Wahl des Tyrosinkinasehemmers hängt ab von Begleiterkrankungen, wie Diabetes mellitus, Hypertonie, pulmonalem Hypertonus, chronischen Lungenerkrankungen, Herzkrankheiten und Pankreatitis. Patienten mit klonaler Evolution, ungünstigen Mutationen oder fehlender guter/kompletter zytogenetischer Remission innerhalb eines Jahres nach Therapieumstellung des Tyrosinkinasehemmers erreichen nur kurz anhaltende Remissionen. Daher sollte bei ihnen die allogene SZT im Rahmen der Salvage-Therapie als dringlicher angesehen werden. Patienten ohne klonale Evolution oder Mutationen beim Rezidiv, die unter der Salvage-Therapie mit Tyrosinkinasehemmern eine komplette zytogenetische Remission erreichen, erzielen lang anhaltende Remissionen, sodass die allogene SZT als Drittlinientherapie in Betracht kommen kann.

Ältere Patienten (65–70 Jahre oder älter) und Patienten mit hohem Mortalitätsrisiko bzgl. allogener SZT sollten diese kurative Option bei Krankheitskontrolle in der chronischen Phase mit oder ohne zytogenetische Remission um mehrere Jahre hinauszögern (Tab. 16-5). Vor der Einführung der Tyrosinkinasehemmer waren die Überlebenszeiten von Patienten ohne zytogenetische Remission unter Interferon α oder Hydroxyurea mit 2–3 Jahren kurz mit einer zu erwartenden rasch eintretenden Transformation. Die zunehmende Erfahrung mit Tyrosinkinasehemmern deutet nun auf einen anderen Verlauf der Erkrankung hin, bei dem die Patienten unter einer Therapie mit Tyrosinkinasehemmern allein oder in Kombination (mit Hydroxyurea, Cytarabin, Decitabin und anderen) mit oder ohne zytogenetische Remission für viele Jahre in der chronischen Phase verbleiben. Tabelle 16-5 fasst die allgemeinen Empfehlungen zur Therapieabfolge zwischen Tyrosinkinasehemmern und allogener SZT zusammen.

THERAPIEKONTROLLEN BEI CML Das Erreichen einer andauernden kompletten zytogenetischen Remission nach 12-monatiger Therapie ist als einziger konsistenter prognostischer Faktor des Überlebens der therapeutische Endpunkt bei CML. In Europa und Deutschland ist das Erreichen einer MMR nach 12 Monaten als optimal definiert, eine CCR sollte nach 6 Monaten erreicht sein. Wird die Remission nicht innerhalb dieses Zeitraums erreicht oder treten später zytogenetische oder hämatologische Rezidive auf, ist von einem Therapieversagen auszugehen und auf eine andere Therapie umzusteigen. Da die Salvage-Therapie mit anderen Tyrosinkinasehemmern zu einem guten Ergebnis führen kann, muss die Compliance des Patienten bei fortgeführter Therapie mit einem Tyrosinkinasehemmer sichergestellt und die Therapie bei ersten Hinweisen auf ein zytogenetisches Rezidiv umgestellt werden. Patienten, die eine Erstlinientherapie mit Imatinib erhalten, sollten engmaschig überwacht werden, bis eine komplette zytogenetische Remission dokumentiert wurde. Anschließend werden im Abstand von 3–6 Monaten eine FISH (nur wenn keine standardisierte PCR-Analyse möglich ist bzw. ein atypisches Transkript vorliegt) und eine PCR des peripheren Blutes durchgeführt (zur Überprüfung der Konkordanz der Ergebnisse). Bei Bedenken hinsichtlich einer Veränderung der BCR-ABL1-Transkripte können die Kontrollen auch häufiger (z. B. alle 2–3 Monate) erfolgen. Eine Überwachung mittels molekularer Techniken ist nur bei gutem molekularen Ansprechen (MMR) gerechtfertigt. Ein zytogenetisches Rezidiv unter der Therapie mit Imatinib ist ein Hinweis auf ein Therapieversagen und Indikation für das Umstellen auf einen anderen Tyrosinkinasehemmer. In dieser Situation helfen Mutationsanalysen bei der Auswahl der nächsten Substanz; Mutationen werden bei 30–50 % der Patienten nachgewiesen. Da die Mutationsanalysen nur bei ≤ 5 % der Patienten in kompletter zytogenetischer Remission (bei denen Bedenken hinsichtlich einer Zunahme der BCR-ABL1-Transkripte bestehen) überhaupt Mutationen nachweisen, sind sie bei ihnen nicht angebracht. Ein frühes Ansprechen innerhalb von 3–6 Monaten ist ein Vorhersagefaktor für das Langzeitergebnis, einschließlich des Erzielens eines zytogenetischen Ansprechens (BCR-ABL1-Transkripte ≤ 10 %). Das Fehlen dieses Ansprechens auf die Imatinibtherapie wurde in manchen Studien mit einem deutlich schlechteren Überleben assoziiert (insbeson-

Tabelle 16-5

ALLGEMEINE EMPFEHLUNGEN/VORSCHLÄGE ZUM EINSATZ DER TYROSINKINASEHEMMER UND DER ALLOGENEN STAMMZELLTRANSPLANTATION (SZT) BEI CHRONISCHER MYELOISCHER LEUKÄMIE (CML)

CML-Phase	Einsatz der Tyrosinkinasehemmer	Erwägen der allogenen SZT
Akzelerierte Phase oder Blastenkrise	Interimstherapie zur Reduktion der CML-Last auf ein Minimum	Sobald wie möglich (Ausnahme: akzelerierte Phase zum Diagnosezeitpunkt der CML)
Versagen von Imatinib in der chronischen Phase, T315I-Mutation	Ponatinib zur Reduktion der CML-Last auf ein Minimum	Abhängig von den Langzeitergebnissen von Ponatinib
Versagen von Imatinib in der chronischen Phase, keine klonale Evolution, keine Mutationen, gutes initiales Ansprechen	Langzeittherapie mit Zweitlinien-Tyrosinkinasehemmern	Drittlinientherapie nach Versagen der Zweitlinientherapie mit Tyrosinkinasehemmern
Versagen von Imatinib in der chronischen Phase, klonale Evolution oder Mutationen oder keine zytogenetische Remission unter Zweitlinien-Tyrosinkinasehemmern	Interimstherapie zur Reduktion der CML-Last auf ein Minimum	Zweitlinientherapie
Ältere Patienten (≥ 65–70 Jahre) nach Versagen von Imatinib in der chronischen Phase	Langzeittherapie mit Salvage-Tyrosinkinasehemmern	Nicht zwingend zugunsten einer guten Lebensqualität in chronischer Phase

Merke: Bei Mutationen von Y253H, E255K/V oder F359V/C/I bevorzugter Einsatz von Dasatinib oder Bosutinib und bei Mutationen von V299L, T315A oder F317L/F/I/C bevorzugt Nilotinib.

dere wenn zur Salvage-Therapie nicht sofort Tyrosinkinasehemmer der zweiten Generation verfügbar waren), in anderen hingegen nicht (wo sie verfügbar waren).

Bei einer Erstlinientherapie mit Tyrosinkinasehemmern der zweiten Generation (Nilotinib, Dasatinib) ändern sich die Therapiekontrollen leicht; nicht in Europa; die Definitionen sind identisch. Die Patienten sollten nach 6 Monaten Therapiedauer eine komplette zytogenetische Remission erreicht haben. Das Nichterreichen ist mit einem schlechteren ereignisfreien Überleben, häufigeren Transformationen und einem schlechteren Gesamtüberleben assoziiert. Allerdings ist das 3- bis 5-Jahres Überleben dieser Patienten mit 80–90 % immer noch hoch und besser, als nach einer allogenen SZT zu diesem Zeitpunkt zu erwarten ist. Daher wird dieses ungünstige Ansprechen auf die Therapie als Warnsignal interpretiert. Es ist jedoch unbekannt, ob eine Umstellung auf einen anderen Tyrosinkinasehemmer zu diesem Zeitpunkt das Langzeitergebnis verbessern würde.

BEHANDLUNG DER AKZELERIERTEN PHASE UND DER BLASTENKRISE Patienten in der akzelerierten Phase oder Blastenkrise sollten einen Tyrosinkinasehemmer vorzugsweise der zweiten oder dritten Generation (Dasatinib, Nilotinib, Bosutinib, Ponatinib) allein oder in Kombination mit einer Chemotherapie erhalten, um die CML-Last vor einer allogenen SZT zu reduzieren. Die Monotherapie mit einem Tyrosinkinasehemmer erzielt in der akzelerierten Phase Ansprechraten von 30–50 % und in der Blastenkrise von 20–30 %. In der Blastenkrise ist eine zytogenetische und insbesondere eine komplette zytogenetische Remission selten (10–30 %), und wenn, nur vorübergehend. Derzeit laufen Studien mit Tyrosinkinasehemmern in Kombination mit einer Chemotherapie. Allgemein zeigt die Erfahrung, dass die Kombination aus einem Tyrosinkinasehemmer und einer Chemotherapie häufiger zu einem Ansprechen führt, das dann auch dauerhafter ist und das Überleben verbessert. In der lymphatischen Blastenkrise erzielt die Kombination aus einer ALL-Chemotherapie und einem Tyrosinkinasehemmer bei 60–70 % der Patienten eine komplette Remission und ein medianes Überleben von 2–3 Jahren (im Vergleich zu früheren Ansprechraten von 40–50 % und einem medianen Überleben von 12–18 Monaten). Dadurch ist bei vielen Patienten eine allogene SZT bei minimaler CML-Last oder in einer sekundären chronischen Phase möglich, sodass höhere Heilungsraten erzielt werden können. In der nicht lymphatischen Blastenkrise erreicht die Kombination aus AML-Chemotherapie und einem Tyrosinkinasehemmer bei 30–50 % der Patienten eine komplette Remission und ein medianes Überleben von 9–12 Monaten (im Vergleich zu früheren Ansprechraten von 20–30 % und medianem Überleben von 3–5 Monaten). In der akzelerierten Phase ist das Ansprechen auf einen Tyrosinkinasehemmer bei Berücksichtigung „weicherer“ Kriterien (z. B. nur klonale Evolution, nur Thrombozytose, signifikante Splenomegalie oder Resistenz gegenüber Hydroxyurea ohne Hinweise auf einen hohen Anteil von Blasten und Basophilen) besser. In der akzelerierten Phase werden die Tyrosinkinasehemmer meist mit einer dosisreduzierten Chemotherapie, wie niedrig dosiertem Cytarabin, niedrig dosiertem Idarubicin, Decitabin, Interferon α, Hydroxyurea oder anderen kombiniert.

ANDERE BEHANDLUNGSANSÄTZE UND THERAPEUTISCHE BESONDERHEITEN

Interferon α Bis zum Jahr 2000 war Interferon α die Standardtherapie. Heute wird es gelegentlich in Kombination mit einem Tyrosinkinasehemmer (experimenteller Ansatz) bei einem CML-Rezidiv unter der Behandlung mit Tyrosinkinasehemmern, bei Schwangeren oder im Rahmen experimenteller Strategien mit Tyrosinkinasehemmern zur Eradikation der molekularen Residualkrankheit gegeben. In Deutschland läuft derzeit hierzu die TIGET/CML-V-Studie.

Chemotherapie Früher wurden oft Hydroxyurea und Busulfan eingesetzt. Hydroxyurea reduziert auch weiterhin sicher und effektiv (bei einer Tagesdosis von 0,5–10 g) die initiale CML-Last als Übergangsmaßnahme bis zur definitiven Therapie. In Kombination mit einem Tyrosinkinasehemmer kann es bei Bedarf zum Erhalt der kompletten hämatologischen oder zytogenetischen Remission eingesetzt werden. Busulfan wird oft zur Vorbereitung auf eine allogene SZT gegeben. Wegen seiner Nebenwirkungen (verzögerte Myelosuppression, Addison-ähnliche Krankheit, Lungen- und Herzfibrose, Myelofibrose) wird es heute nur noch selten zur Therapie der chronischen Phase der CML eingesetzt. Niedrig dosiertes Cytarabin, Decitabin, Anthrazykline, 6-Mercaptopurin, 6-Thioguanin, Thiotepa, Anagrelid und andere Substanzen sind bei der CML in verschiedenen Situationen zur Kontrolle der Krankheitslast von Nutzen.

Andere Eine Splenektomie wird gelegentlich erwogen, um die Symptome einer massiven Splenomegalie und/oder eines Hypersplenismus zu lindern, ist heute aber obsolet. Eine Bestrahlung der Milz wird nur selten oder gar nicht durchgeführt, weil es dadurch zu Adhäsionen und weiteren Komplikationen kommt. Auch die Leukapherese wird selten bei Patienten mit extremer

Leukozytose und leukostatischen Komplikationen eingesetzt, hauptsächlich noch bei Diagnosestellung. Einzeldosen von hoch dosiertem Cytarabin oder hoch dosiertem Hydroxyurea mit Tumorlysemanagement sind oft ebenfalls effektiv und weniger umständlich.

Besonderheiten Frauen mit CML, die schwanger werden, sollten die Tyrosinkinasehemmer-Einnahme sofort beenden. Von 125 Neugeborenen von Frauen mit CML, welche die Tyrosinkinasehemmer sofort nach Bekanntwerden der Schwangerschaft abgesetzt haben, wurden drei mit Fehlbildungen der Augen, des Skeletts und der Nieren geboren, was auf eine, wenn auch seltene, teratogene Wirkung von Imatinib hinweist. Zu den anderen Tyrosinkinasehemmern gibt es dazu wenige bis gar keine Daten. Die Kontrolle der CML während der Schwangerschaft erfolgt bei schwerer symptomatischer Leukozytose im ersten Trimenon mit Leukapherese und anschließend bis zur Entbindung mit Hydroxyurea. Es gibt Fallberichte über erfolgreiche Schwangerschaften und die Entbindung normaler Kinder unter Interferon α und Zulassungsstudien bei essenzieller Thrombozytopenie, die die Sicherheit von IFN belegen. Allerdings kann Interferon α antiangiogen wirken und das Risiko für Spontanaborte erhöhen.

Patienten, die Tyrosinkinasehemmer einnehmen, können in Ph-negativen Zellen chromosomale Aberrationen entwickeln. Dazu gehören unter anderem der Verlust des Y-Chromosoms, eine Trisomie 8, 20q−, Anomalien von Chromosom 5 oder 7. Die meisten dieser chromosomalen Anomalien sind bei Kontrollen spontan wieder verschwunden und sind vermutlich nur ein Zeichen für die genetische Instabilität der hämatopoetischen Stammzellen, aufgrund derer der Patient für die CML überhaupt erst prädisponiert war. Selten sind Aberrationen der Chromosomen 5 und 7 tatsächlich klonal und gehen in ein myelodysplastisches Syndrom oder eine akute myeloische Leukämie über. Dies gilt als Teil des natürlichen Verlaufs bei Patienten, deren CML supprimiert war oder die so lange gelebt haben, dass sich andere hämatologische Malignome entwickeln konnten.

INTERNATIONALE ASPEKTE DER CHRONISCHEN MYELOISCHEN LEUKÄMIE

Durch die routinemäßigen körperlichen Untersuchungen und Blutkontrollen wird die CML in den USA und anderen Industrienationen meistens frühzeitig entdeckt. Bei 50–70 % der Patienten wird die Diagnose zufällig gestellt und die gemäß prognostischen Modellen (z. B. Sokal-Risikogruppen) als Hochrisiko-CML eingestufte Krankheit wird nur bei 10–20 % der Patienten nachgewiesen. In den Entwicklungsländern (z. B. Indien, China, afrikanische Staaten, Mittlerer Osten) stellt sich die Situation hingegen anders dar. Dort wird die Diagnose meistens erst bei der Evaluation von Symptomen gestellt und die Patienten weisen oft bereits eine hohe Tumorlast, wie eine massive Splenomegalie, und fortgeschrittene CML-Phasen (Hochrisiko-CML bei 30–50 %) auf. Daher ist die Prognose dieser Patienten bei Einnahme von Tyrosinkinasehemmern oft schlechter, als es der Literatur zu entnehmen ist.

Durch ihre hohen Kosten (jährlich 90.000–140.000 US-Dollar, in anderen Ländern variabel geringer) sind die Tyrosinkinasehemmer nicht generell einsetzbar. In Ländern, in denen die Kosten einer Therapie keine Rolle spielen (z. B. Schweden, Europäische Union) werden Tyrosinkinasehemmer nahezu flächendeckend eingesetzt, während dies in anderen Ländern und selbst manchen Industrienationen, wie den USA, nicht der Fall ist, weil die Selbstbeteiligung für manche Patienten (etwa 10–20 %) unerschwinglich ist. Aus den weltweiten Absatzzahlen von Imatinib und den freien Abgaben durch Wohlfahrtsorganisationen lässt sich errechnen, dass weniger als 30 % der Patienten konsistent mit Imatinib (oder anderen Tyrosinkinasehemmern) behandelt werden. Das geschätzte 10-Jahres-Überleben der CML beträgt in Einzelzentrumsstudien 85 % (z. B. M.D. Anderson Cancer Center) sowie in nationalen Studien in Ländern, in denen Tyrosinkinasehemmer erschwinglich sind (Schweden) (Abb. 16-2 und 16-3), oder in Studien, die von den Herstellerfirmen bezahlt werden (sodass alle Patienten im gesamten Verlauf Zugang zu Tyrosinkinasehemmern haben). Weltweit wird die 10-Jahres-Überlebensrate selbst 12 Jahre nach der Einführung der Tyrosinkinasehemmer mit etwa unter 50 % beziffert. Die Daten der Surveillance, Epidemiology, and End Results (SEER) aus den USA ergeben in der Ära der Tyrosinkinasehemmer eine geschätzte 5-Jahres-Überlebensrate von 60 %.

Die derzeit hohen Kosten der Tyrosinkinasehemmer geben Anlass für zwei weitere Überlegungen. Die erste betrifft die Behandlungswahl und -Leitlinien in Ländern, in denen sich die Patienten oder das Gesundheitssystem die Tyrosinkinasehemmer nicht leisten können. Unter diesen Umständen besteht trotz der assoziierten Mortalität und Morbidität der Trend zu einer Erstlinientherapie mit allogener SZT (einmalige Kosten von 30.000–50.000 US-Dollar). Die zweite betrifft die Wahl der Tyrosinkinasehemmer als Erstlinientherapie, sobald Generika von Imatinib verfügbar sind (die hoffentlich geringere jährliche Kosten verursachen, z. B. 2000–10.000 US-Dollar). Dies hängt von den künftig zu erwartenden Daten der

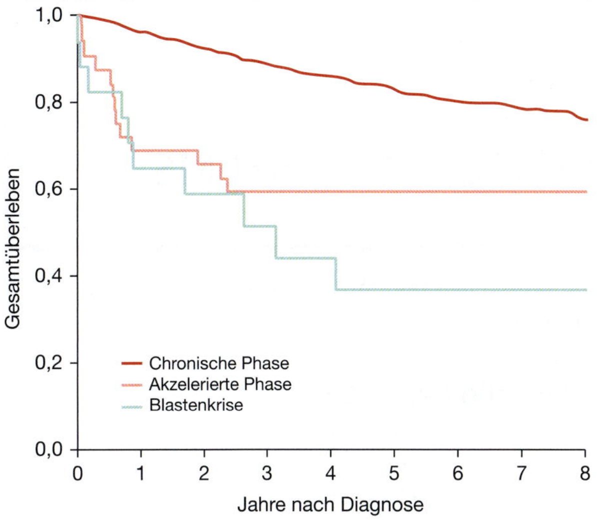

Anzahl Patienten unter Risiko

CP	699	672	631	530	446	365	278	212	144
AP	32	22	21	18	14	10	5	4	2
BC	17	11	10	7	6	5	4	4	1

Abbildung 16-3 Überleben in der chronischen Phase (CP), der akzelerierten Phase (AP) und der Blastenkrise (BC) der chronischen myeloischen Leukämie (CML) in der populationsbasierten schwedischen Registerstudie. Die gezeigten Fälle mit akzelerierter Phase und Blastenkrise sind Neudiagnosen. Das günstige Ergebnis bei De-novo-Blastenkrise beruht vermutlich auf der Definition der Blastenkrise mit mindestens 20 % Blasten. *(Mit frdl. Genehmigung von Dr. Martin Hoglund, Swedish CML Registry, 2013.)*

randomisierten Studien mit den Tyrosinkinasehemmern der zweiten Generation im Vergleich zu Imatinib bezüglich wichtiger Langzeitendpunkte ab, insbesondere des Überlebens, aber auch des ereignisfreien und transformationsfreien Überlebens.

WEITERFÜHRENDE LITERATUR

Baccarani M, Deininger MW, Rosti G et al: European LeukemiaNet recommendations for the management of chronic myeloid leukemia: 2013. Blood 8;122(6):872–84, 2013. doi: 10.1182/blood-2013-05-501569.

Hanfstein B, Shlyakhto V, Lauseker M, Hehlmann R, Saussele S et al; SAKK and the German CML Study Group: Velocity of early BCR-ABL transcript elimination as an optimized predictor of outcome in chronic myeloid leukemia (CML) patients in chronic phase on treatment with imatinib. Leukemia 28(10):1988–92, 2014. doi: 10.1038/leu.2014.153.

Kalmanti L, Saussele S, Lauseker M et al: Safety and efficacy of imatinib in CML over a period of 10 years: data from the randomized CML-study IV. Leukemia 29(5):1123–32, 2015. doi: 10.1038/leu.2015.36.

Saussele S, Krauss MP, Hehlmann R et al; Schweizerische Arbeitsgemeinschaft für Klinische Krebsforschung and the German CML Study Group: Impact of comorbidities on overall survival in patients with chronic myeloid leukemia: results of the randomized CML study IV. Blood 126(1):42–9, 2015. doi: 10.1182/blood-2015-01-617993.

KAPITEL 17

NEOPLASIEN DES LYMPHATISCHEN SYSTEMS

Dan L. Longo

Für die deutsche Ausgabe Antonio Pezzutto

Zu den Neoplasien des lymphatischen Systems gehören die harmlosesten und aggressivsten humanen Malignome. Die Tumoren entstehen aus Zellen des Immunsystems in unterschiedlichen Differenzierungsstadien. Dementsprechend gibt es ein breites Spektrum morphologischer, immunologischer und klinischer Befunde. Durch Fortschritte im Verständnis der Organisation des Immunsystems haben wir heute ein besseres Verständnis von Ätiologie und Pathogenese dieser Erkrankungen.

Einige Tumoren der lymphatischen Zellen verlaufen grundsätzlich leukämisch (mit nachweisbaren neoplastischen Zellen im Blut), während andere immer als Lymphome (als tumoröse Lymphknotenschwellungen) imponieren. Andere wiederum können sowohl leukämisch verlaufen als auch mit Lymphknotenschwellungen einhergehen. Das klinische Bild kann sich darüber hinaus im Laufe der Erkrankung ändern. So sind bei manchen Patienten initial lediglich die Lymphknoten befallen, später entwickelt sich dann das Bild einer Leukämie mit Ausschwemmung von Lymphomzellen ins periphere Blut.

BIOLOGIE DER LYMPHATISCHEN NEOPLASIEN: GRUNDLAGEN DER WHO-KLASSIFIKATION

Die Klassifikation der lymphatischen Neoplasien hat sich im 20. Jahrhundert kontinuierlich entwickelt. Zunächst wurden Leukämien und Lymphome getrennt klassifiziert. Die Leukämien wurden als akute oder chronische Erkrankungen in Abhängigkeit von der durchschnittlichen Überlebenszeit klassifiziert. Die chronischen Leukämien wurden anhand einfacher morphologischer Merkmale in lymphatische und myeloische subklassifiziert. Inzwischen ist allerdings deutlich geworden, dass sich unter dem früheren Begriff der *chronischen lymphatischen Leukämie* mehrere verschiedene Entitäten verbergen (Tab. 17-1). Alle Erkrankungen, bei denen unreife blastäre Zellen vorherrschen, wurden gemeinhin als akute Leukämien bezeichnet. Mit der Einführung von zytochemischen Färbungen wurde es möglich, lymphatische von myeloischen Neoplasien zu unterscheiden. Akute Leukämien der lymphatischen Reihe wurden aufgrund morphologischer Merkmale durch die französisch-amerikanisch-britische (FAB) Klassifikation subklassifiziert (Tab. 17-2). Nach dieser Klassifikation werden die lymphatischen Leukämien als L1 klassifiziert, wenn die Leukämiezellen (Blasten) uniform und klein sind, wie bei der häufigsten kindlichen akuten lymphoblastischen Leukämie. Leukämien mit größeren und heterogenen Blasten wurden als L2 bezeichnet, Leukämien mit homogener Blastenpopulation mit basophilem und teilweise vakuolisiertem Zytoplasma wurden als L3 klassifiziert (typisches Beispiel für solche Zellen ist das Burkitt-Lymphom). Akute Leukämien der lymphatischen Zellen wurden später aufgrund immunologischer Merkmale in T- und B-Leukämien subklassifiziert, weitere Einteilungen wurden auf der Basis von zytogenetischen Aberrationen

Tabelle 17-1

LYMPHATISCHE ERKRANKUNGEN, DIE DAS KLINISCHE BILD EINER „CHRONISCHEN LEUKÄMIE" VORTÄUSCHEN KÖNNEN UND MIT DER TYPISCHEN CHRONISCH-LYMPHATISCHEN B-ZELL-LEUKÄMIE VERWECHSELT WERDEN KÖNNEN
Follikuläres Lymphom
Marginalzonenlymphom der Milz
Nodales Marginalzonenlymphom
Mantelzell-Lymphom
Haarzell-Leukämie
Prolymphozytenleukämie (vom B- oder T-Zell-Typ)
Lymphoplasmozytisches Lymphom
Sézary-Lymphom
Adulte T-Zell-Leukämie/Lymphom

Tabelle 17-2

KLASSIFIKATION DER AKUTEN LYMPHOBLASTISCHEN LEUKÄMIE (ALL)

Immunologischer Subtyp	% der Fälle	FAB-Subtyp	Zytogenetische Veränderungen
Prä-B-ALL	75	L1, L2	t(9;22), t(4;11), t(1;19)
T-Zell-ALL	20	L1, L2	14q11 oder 7q34
B-Zell-ALL	5	L3	t(8;14), t(8;22), t(2;8)

Abkürzung: FAB = französich-amerikanisch-britische Klassifikation.

vorgenommen (Tab. 17-2). Mithilfe der Zytogenetik wird so die große Gruppe der Philadelphia-Chromosom-positiven akuten lymphoblastischen Leukämien identifiziert, welche durch die Translokation t(9;22) charakterisiert sind, und die L3 oder das Burkitt-Lymphom mit dem typischen Merkmal der t(8;14)-Translokation.

Anfang des 20. Jahrhunderts wurde das Hodgkin-Lymphom durch den Nachweis von so genannten Sternberg-Reed-Zellen von den restlichen Non-Hodgkin-Lymphomen abgetrennt. Über mehrere Jahrzehnte stellte die Klassifikation der malignen Lymphome eine der größten Kontroversen in der Onkologie dar. Ungenaue morphologische Klassifikationen wurden durch ungenaue immunologische Klassifikationen abgelöst, die diagnostische Zuordnung der verschiedenen Entitäten war nicht reproduzierbar, sodass Fortschritte in Diagnose und Therapie kaum möglich waren. Im Jahre 1999 wurde durch eine gemeinsame Anstrengung von führenden internationalen Hämatopathologen und Onkologen die Lymphomklassifikation der WHO (Weltgesundheitsorganisation) ins Leben gerufen. Diese neue Lymphomklassifikation basiert auf morphologischen, klinischen, immunologischen und genetischen Merkmalen und versucht, die Non-Hodgkin-Lymphome und andere lymphatische Neoplasien in klinisch und therapeutisch relevante Subgruppen zu klassifizieren. Dieses System ist in Tabelle 17-3 dargestellt. Klinische Studien haben belegt, dass diese neue Klassifikation klinisch bedeutsam ist und eine diagnostische Verbesserung im Vergleich zu früheren Klassifikationen darstellt. Daneben gibt es noch weitere Möglichkeiten, die lymphatischen Neoplasien zu subklassifizieren. Tabelle 17-3 stellt fettgedruckt die Tumoren dar, die bei mindestens 1 % der Patienten vorkommen. Spezifische, häufige Lymphomentitäten werden später im Kapitel detailliert besprochen. **Lymphomentitäten, die bei < 1 % der Patienten mit lymphoproliferativen Krankheiten auftreten, werden in Kapitel 18 besprochen.**

ALLGEMEINE MERKMALE LYMPHATISCHER NEOPLASIEN

ÄTIOLOGIE UND EPIDEMIOLOGIE

Die Häufigkeit der verschiedenen lymphatischen Neoplasien ist in Abbildung 17-1 angegeben. Die chronische lymphatische Leukämie ist in den westlichen Ländern die häufigste Leukämieform. Sie ist eine Erkrankung älterer Menschen und kommt bei Kindern extrem selten vor. In den USA wurden im Jahre 2014 15.720 neue Fälle diagnostiziert. Für Deutschland gibt es eine geschätzte Zahl von 4127 Neuerkrankungen jährlich, wobei die letzte Erhebung 2004 betrifft. Aufgrund der langen Überlebenszeit der Patienten mit dieser Erkrankung ist die Prävalenz in der Bevölkerung um ein Vielfaches höher. Männer erkranken häufiger als Frauen und Kaukasier häufiger als Schwarze; in Asien ist die CLL seltener. Die Ätiologie ist unbekannt.

Im Gegensatz zur chronischen lymphatischen Leukämie (CLL) kommen die akuten lymphatischen Leukämien (ALL) vorwiegend bei Kindern und jungen Erwachsenen vor. Die L3- oder Leukämie vom Burktt-Typ, die bei Kindern in Entwicklungsländern vorkommt, scheint mit einer Infektion durch das Epstein-Barr-Virus (EBV) in der frühen Kindheit assoziiert zu sein. Die Ätiologie von anderen, häufigeren ALL-Typen ist nicht gesichert. Die kindliche ALL kommt häufiger in höheren sozialen Schichten vor. Kinder mit Trisomie 21 (Down-Syndrom) haben ein erhöhtes Risiko für akute lymphoblastische Leukämien, aber auch für akute myeloische Leukämien. Eine Strahlenexposition in der frühen Kindheit erhöht das Risiko, an einer akuten lymphoblastischen Leukämie vom T-Zell-Typ zu erkranken.

Die Ätiologie der akuten lymphatischen Leukämien bei Erwachsenen ist ebenfalls ungeklärt. Die Erkrankung ist bei Erwachsenen mittleren Alters relativ selten, bei älteren Menschen nimmt die Inzidenz zu. In dieser Altersgruppe ist aber die akute myeloische Leukämie wesentlich häufiger. Umweltfaktoren, wie Industrieabfälle, chemische Produkte für die Landwirtschaft und Zigaretten-

Tabelle 17-3

WHO-KLASSIFIKATION DER LYMPHATISCHEN NEOPLASIEN

B-Zell-Lymphome	T-Zell-Lymphome	Hodgkin-Lymphome
Vorläufer-B-Zell-Neoplasien	Vorläufer-T-Zell-Neoplasien	Noduläres lymphozytenreiches Hodgkin-Lymphom
Vorläufer-B-lymphoblastische Leukämie/Lymphom (Vorläufer-B-Zell-akute lymphoblastische Leukämie)	**Vorläufer-T-lymphoblastisches Lymphom/Leukämie (Vorläufer-T-Zell-akute lymphoblastische Leukämie)**	
Neoplasien der reifen (peripheren) B-Zellen	Neoplasien der reifen (peripheren) T-Zellen	Klassisches Hodgkin-Lymphom
B-Zell-chronische lymphatische Leukämie/kleinzellig lymphozytisches Lymphom	T-Zell-Prolymphozytenleukämie	Hodgkin-Lymphom vom nodulär-sklerosierendem Typ
B-Zell-Prolymphozytenleukämie	T cell granular lymphocytic leukemia (LGL-Leukämie)	Lymphozytenreiches klassisches Hodgkin-Lymphom
Lymphoplasmozytisches Lymphom (Makroglobulinämie Waldenström)	Aggressive NK-Zell-Leukämie	Hodgkin-Lymphom mit gemischter Zellularität
Marginalzonen-B-Zell-Lymphom der Milz (± villöse Lymphozyten)	Adultes T-Zell-Lymphom/Leukämie (HTLV-I-positiv)	Lymphozytenarmes Hodgkin-Lymphom
Haarzell-Leukämie	Extranodales NK-/T-Zell-Lymphom/-Leukämie, nasaler Typ	
Plasmozytom/Myelom	Enteropathisches T-Zell-Lymphom	
Extranodales Marginalzonen-B-Lymphom vom MALT-Typ	Hepatosplenisches γδ-T-Zell-Lymphom	
Mantelzell-Lymphom	Subkutanes pannikulitisches T-Zell-Lymphom	
Follikuläres Lymphom	Mycosis fungoides/Sézary-Syndrom	
Nodales Marginalzonen-B-Lymphom (± monozytoide B-Zellen)	Anaplastisches großzelliges Lymphom vom primär kutanen Typ	
Diffus großzelliges B-Zell-Lymphom	**Peripheres T-Zell-Lymphom, nicht weiter spezifiziert**	
Burkitt-Lymphom/Burkitt-Zell-Leukämie	Angioimmunoblastisches T-Zell-Lymphom	
Primäres mediastinales großzelliges B-Zell-Lymphom	**Anaplastisches großzelliges Lymphom, systemisch**	
Plasmablastisches Lymphom	Primäres kutanes γδ-T-Zell-Lymphom	
Primäres Effusionslymphom		
Großzelliges B-Zell-Lymphom aus einer HHV-8+ multizentrischer Castleman-Krankheit		
Intravasales großzelliges B-Zell-Lymphom		
ALK+ großzelliges B-Zell-Lymphom		

Abkürzungen: HTLV = humanes T-lymphotropes Virus; MALT = Mukosa-assoziiertes lymphatisches Gewebe; NK = natürliche Killerzellen; WHO = World Health Organization.

Quelle: Nach SH Swerdlow et al: WHO Classification of Tumours of Haematopoietic and Lymphoid Tissues, 4th ed. World Health Organization, 2008.

rauchen, erhöhen bei Erwachsenen das Risiko für eine akute lymphatische Leukämie. In den USA gab es im Jahre 2014 6020 Fälle von akuter lymphatischer Leukämie und 18.860 Fälle von akuter myeloischer Leukämie. Für Deutschland gibt es wiederum nur eine statistisch berechnete Schätzung von 713 ALL-Fällen jährlich und 3597 AML-Fällen jährlich.

Es ist inzwischen gesichert, dass das Hodgkin-Lymphom eine neoplastische Erkrankung von B-Lymphozyten ist. Die Häufigkeit des Hodgkin-Lymphoms scheint mit 9190 neuen Fällen im Jahr 2014 in den USA und etwa 2000 neuen Fällen in Deutschland stabil zu sein. Auch diese Erkrankung kommt häufiger bei Kaukasiern als bei Schwarzen vor und ist bei Männern häufiger als bei Frauen. Die Altersverteilung bei Diagnosestellung zeigt einen bimodalen Verlauf mit einem Inzidenzmaximum bei 20-Jährigen und 80-Jährigen, wobei möglicherweise einige Fälle in der höheren Altersgruppe auf eine unscharfe Trennung gegenüber ähnlichen Erkrankungen, wie das anaplastische großzellige Lymphom und das T-Zell-reiche B-Zell-Lymphom, zurückzuführen sind. Patienten der jüngeren Altersgruppe haben in den USA und in den westlichen Ländern häufiger die nodulär-sklerosierende Variante der Erkrankung. Ältere Patienten, Patienten nach HIV-Infektionen und Patienten in Entwicklungsländern haben häufig die histologischen

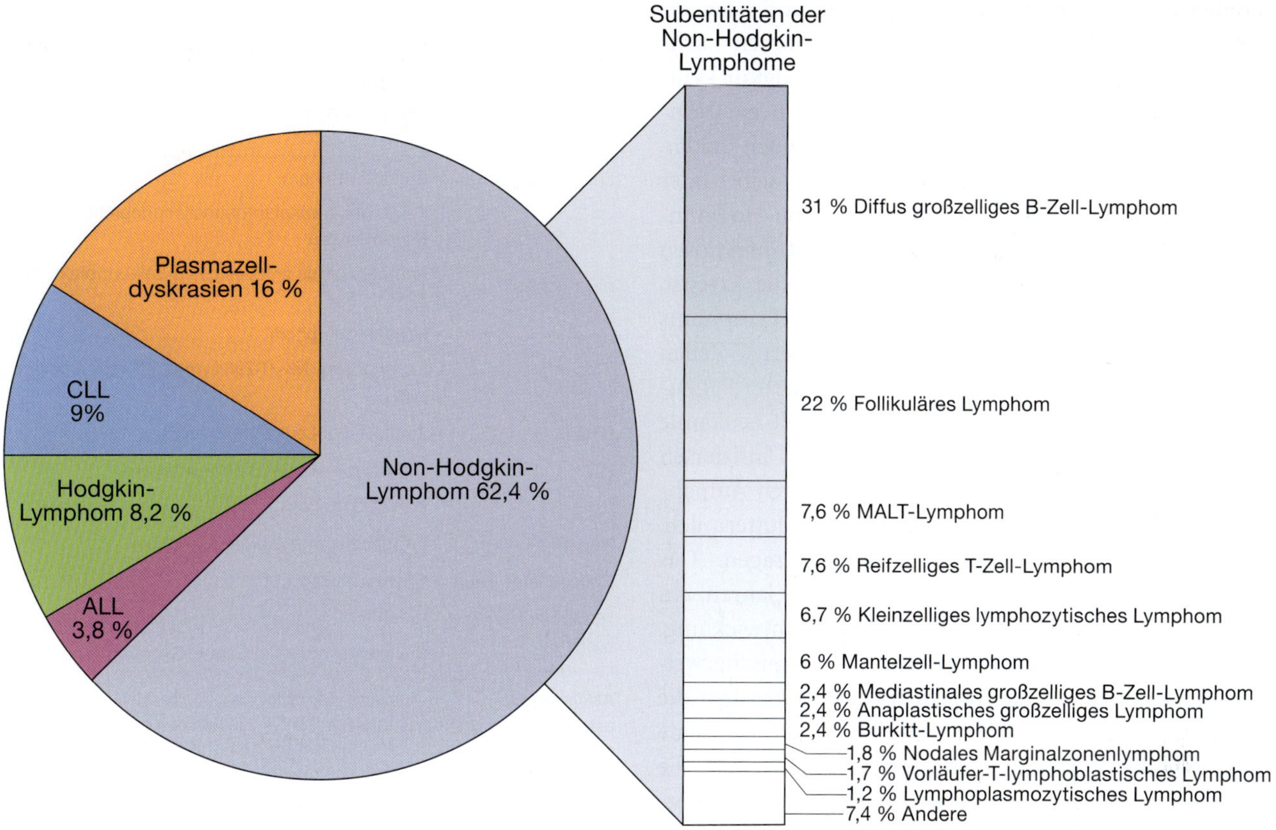

Abbildung 17-1 Relative Häufigkeit der verschiedenen lymphatischen Neoplasien. ALL = akute lymphatische Leukämie; CLL = chronische lymphatische Leukämie; MALT = Mukosa-assoziiertes lymphatisches Gewebe.

Subtypen „gemischte Zellularität" oder „lymphozytenarm". Eine HIV-Infektion ist ein Risikofaktor für die spätere Entwicklung eines Hodgkin-Lymphoms. Auch zwischen dem Epstein-Barr-Virus (EBV) und dem Hodgkin-Lymphom wurde eine Assoziation vermutet. Diese Vermutung wird durch den Befund einer monoklonalen oder oligoklonalen Proliferation EBV-infizierter Zellen bei 20–40 % der Patienten mit Hodgkin-Lymphom unterstützt. Die Bedeutung dieser Zusammenhänge ist jedoch noch nicht endgültig geklärt.

Aus noch unbekannten Gründen hat die Inzidenz der Non-Hodgkin-Lymphome zwischen 1950 und dem Ende der 1990er-Jahre in den USA um ungefähr 4 % und weltweit um ungefähr 2–8 % jährlich zugenommen. In den letzten Jahren scheint die Häufigkeit jedoch zurückzugehen. Im Jahre 2014 wurden in den USA etwa 70.800 neue Non-Hodgkin-Lymphome diagnostiziert, weltweit waren es fast 360.000 Fälle. Für Deutschland gibt es lediglich eine Schätzung des Robert Koch-Instituts von 10–15 Fällen auf 100.000 Personen, also etwa 8000–12.000 neue Fälle pro Jahr. Non-Hodgkin-Lymphome treten häufiger bei älteren Menschen auf mit einer Prädilektion für das männliche Geschlecht. Patienten mit primären oder sekundären Immundefekten haben ein höheres Risiko für die Entwicklung von Non-Hodgkin-Lymphomen. Zu diesen Gruppen gehören Patienten mit HIV-Infektion, Patienten nach Organtransplantation und Patienten mit angeborenen Immundefekten, aber auch Patienten mit dem sog. Sicca-Syndrom (das Relative Risiko von Patienten mit Sjögren-Syndrom, ein Non-Hodgkin Lymphom zu entwickeln, liegt bei 13,76 (Liang et al. 2014) und rheumatoider Arthritis.

Die Inzidenz von Non-Hodgkin-Lymphomen und die Verteilung der verschiedenen Subgruppen zeigen starke geografische Variationen. T-Zell-Lymphome sind in Asien wesentlich häufiger als in westlichen Ländern, während B-Zell-Lymphome, wie das follikuläre Lymphom, in westlichen Ländern häufiger vorkommen. Eine besondere Form der Non-Hodgkin-Lymphome, das ebenfalls stark mit dem EBV-assoziierte angiozentrische nasale NK-/T-Zell-Lymphom hat eine bemerkenswerte geografische Verteilung mit einer Häufung im südlichen Asien und in einigen Teilen Lateinamerikas. Eine andere Form von Non-Hodgkin-Lymphomen (ATL, adulte T-Zell Leukämie) ist mit dem humanen T-Zell-lymphotropen Virus (HTLV) I assoziiert und kommt besonders im südlichen Japan und in den karibischen Ländern vor.

Zahlreiche Umweltfaktoren wurden mit der Ätiologie der Non-Hodgkin-Lymphome in Zusammenhang gebracht, insbesondere infektiöse Erreger, eine chemische Exposition und medizinische Behandlungen. Viele Studien haben eine Assoziation zwischen der Exposition gegenüber landwirtschaftlichen Chemikalien und einer erhöhten Inzidenz von Non-Hodgkin-Lymphomen nachgewiesen. Patienten, die wegen eines Hodgkin-Lymphoms behandelt wurden, können im Verlauf ein Non-Hodgkin-Lymphom entwickeln: Es ist aber noch unklar, ob dies eine Folge des Hodgkin-Lymphoms selbst oder dessen Behandlung ist. Bei mehreren Non-Hodgkin-Lymphom-Entitäten ist eine Assoziation mit infektiösen Erregern nachgewiesen. Tabelle 17-4 zeigt die Erreger, die mit der Entwicklung eines Non-Hodgkin-Lymphoms assoziiert wurden. Das HTLV-I-Virus infiziert T-Zellen und führt in einem kleinen Prozentsatz infizierter Patienten zur Entwicklung einer adulten T-Zell-Leukämie (ATL). Das kumulative Risiko liegt für einen infizierten Patienten bei etwa 2,5 %. Das Virus wird durch Aufnahme von infizierten Lymphozyten mit der Muttermilch, durch Blutübertragung oder sexuell übertragen. Das mittlere Alter von ATL-Patienten liegt bei 56 Jahren, ein Beweis für die lange Latenz der Lymphomentwicklung. Eine Infektion mit dem HTLV-I-Virus, das typischerweise durch Transfusion übertragen wird, ist außerdem die Ursache für die tropische spastische Paraparese, eine neurologische Erkrankung, die etwas häufiger als die Leukämie und nach einer etwas kürzeren Latenz vorkommt.

Das Epstein-Barr-Virus ist mit der Entwicklung des Burkitt-Lymphoms in Zentralafrika und mit der Entwicklung aggressiver Non-Hodgkin-Lymphome bei immunsupprimierten Patienten in den westlichen Ländern assoziiert. Die meisten primären ZNS-Lymphome bei immunsupprimierten Patienten sind EBV-assoziiert. Daneben ist eine EBV-Infektion in Asien und Südamerika mit extranodalen, nasalen NK-/T-Zell-Lymphomen assoziiert. Die HIV-Infektion stellt ein Risiko für die Entwicklung aggressiver B-Zell-Non-Hodgkin-Lymphome dar. Eine Rolle wird hierbei der Überexpression von Interleukin 6 durch infizierte Makrophagen zugeschrieben. Eine Infektion des Magens durch das Bakterium Helicobacter pylori verursacht die Entwicklung des gastrischen MALT-Lymphoms. Dieser Zusammenhang wird noch unterstrichen durch den Befund, dass eine Eradikation von H. pylori mit Antibiotika zu Regressionen des MALT-Lymphoms führen kann. Das Bakterium ist nicht direkt für die maligne Transformation von Lymphozyten verantwortlich: Vielmehr führen die chronische Antigenstimulation und die starke Immunreaktion gegen das Bakterium zur Lymphomentstehung. Infektionen durch Borrelia spp. scheinen mit dem Auftreten von MALT-Lymphomen der Haut assoziiert zu sein, während MALT-Lymphome der Augenadnexe mit Chlamydophila psittaci assoziiert sind und MALT-Lymphome des Dünndarms mit Campylobacter jejuni.

Eine chronische Infektion mit dem Hepatitis-C-Virus wurde mit der Entwicklung von lymphoplasmozytischen Lymphomen assoziiert. Das humane Herpesvirus 8 ist bei HIV-infizierten Patienten mit so genannten „Erguss-assoziierten" Lymphomen assoziiert sowie mit dem multizentrischen Castleman-Syndrom, einer diffusen Lymphadenopathie mit systemischen Symptomen, wie Fieber, Krankheitsgefühl und Gewichtsverlust.

Neben viralen und bakteriellen Erregern können auch andere Erkrankungen oder Umwelteinflüsse zur Entwicklung eines Lymphoms führen (Tab. 17-5).

Tabelle 17-4

INFEKTIÖSE AGENZIEN, DIE MIT DER ENTWICKLUNG LYMPHOZYTÄRER MALIGNOME ASSOZIIERT SIND

Infektiöses Agens	Lymphozytäres Malignom
Epstein-Barr-Virus	Burkitt-Lymphom
	PTLD, posttransplantationslymphoproliferative Erkrankungen
	Primäres diffus großzelliges B-Zell-Lymphom des ZNS
	Hodgkin-Lymphom
	Extranodales NK-/T-Zell-Lymphom vom nasalen Typ
HTLV-I	Adulte T-Zell-Leukämie/Lymphom
HIV	Diffus großzelliges B-Zell-Lymphom
	Burkitt-Lymphom
Hepatitis-C-Virus	Lymphoplasmozytisches Lymphom
Helicobacter pylori	Gastrisches MALT-Lymphom
Humanes Herpesvirus 8	Primäres Erguss-assoziiertes Lymphom
	Multizentrisches Castleman-Syndrom

Abkürzungen: HTLV = humanes T-lymphotropes Virus; MALT = Mukosa-assoziiertes lymphatisches Gewebe; NK = natürliche Killerzellen; ZNS = Zentralnervensystem.

Tabelle 17-5

ERKRANKUNGEN UND GEFÄHRDUNGEN, DIE MIT EINEM ERHÖHTEN RISIKO FÜR EIN MALIGNES LYMPHOM EINHERGEHEN

Angeborene Immundefekte
- Klinefelter-Syndrom
- Chédiak-Higashi-Syndrom
- Ataxia-teleangiectatica-Syndrom
- Wiskott-Aldrich-Syndrom
- „Common-Variable-Immundefekt"

Erworbene Immundefekte
- Iatrogene Immunsuppression
- HIV-1-Infektion
- Sekundäre Hypogammaglobulinämie

Autoimmunerkrankungen
- Sjögren-Syndrom
- Einheimische Sprue
- Rheumatoide Arthritis und systemischer Lupus erythematodes

Chemikalien oder Arzneimittel
- Phenytoin
- Dioxin, Phenoxyherbizide
- Strahlung
- Vorausgegangene Chemo- und Strahlentherapie

IMMUNOLOGIE

Alle lymphatischen Zellen stammen von einer gemeinsamen hämatopoetischen Vorläuferzelle ab, aus der sich die Zellen der lymphatischen, myeloischen, erythrozytären, monozytären und megakaryozytären Reihe entwickeln. Die Aktivierung bestimmter Transkriptionsfaktoren in hämatopoetischen Vorläuferzellen führt zur Differenzierung in lymphoide Zellen, aus denen sich später die B- und T-Lymphozyten entwickeln. Etwa 75 % aller lymphatischen Leukämien und ungefähr 85–90 % aller Lymphome entwickeln sich aus B-Zellen. Als erste Stufe der B-Zell-Differenzierung findet in den undifferenzierten Zellen das Rearrangement (Umlagerung) der Immunglobulingene statt. Die Sequenz der intrazellulären Veränderungen sowie die Veränderungen des Oberflächenphänotyps während der normalen B-Zell-Entwicklung sind in **Abbildung 17-2** dargestellt. Die Differenzierung der hämatopoetischen Vorläuferzellen in T-Lymphozyten beginnt mit der Migration der Zellen in den Thymus und Umlagerung der Gene des T-Zell-Rezep-

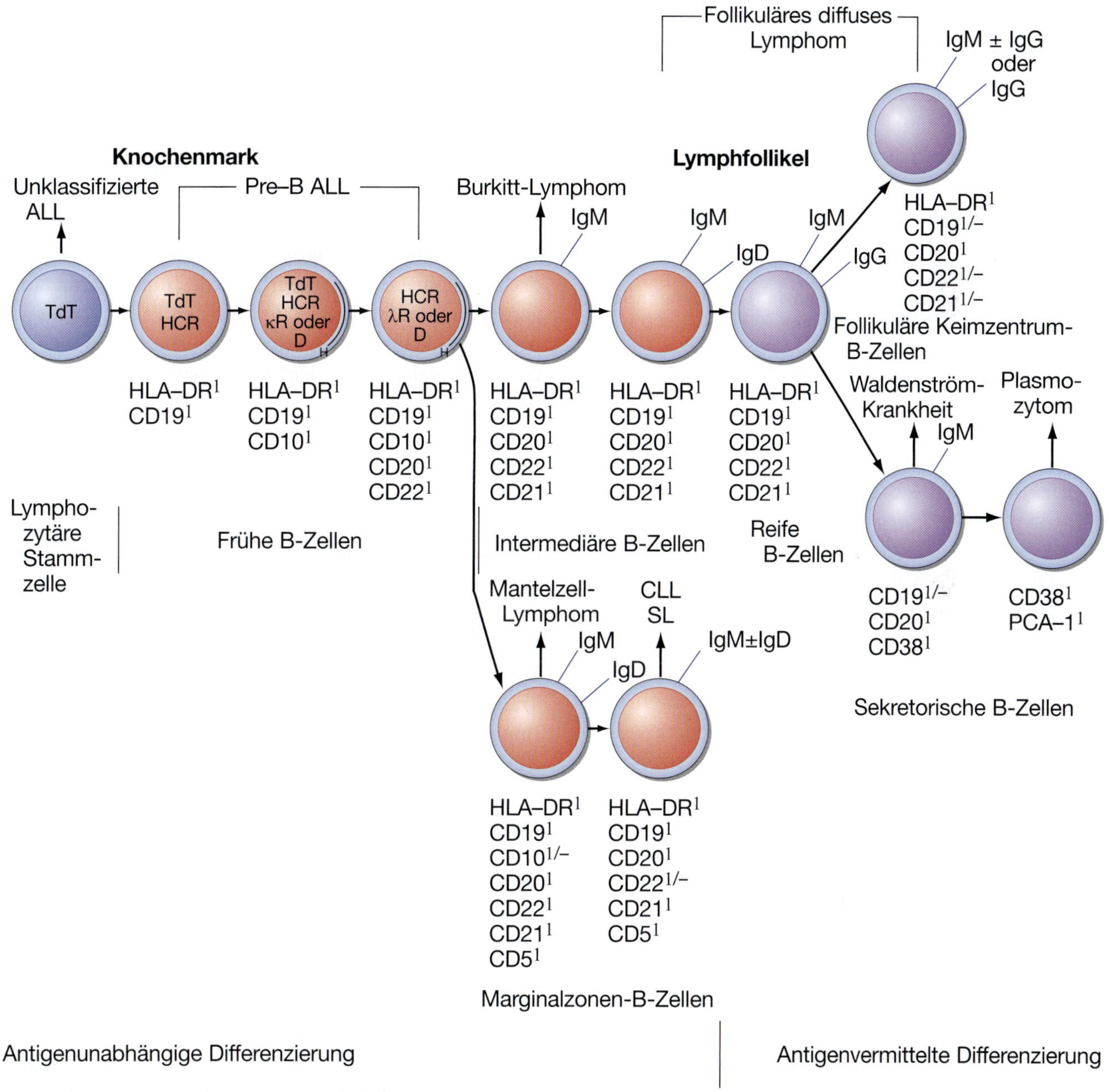

Abbildung 17-2 Ablauf der normalen B-Zell-Differenzierung und Bezug zu den verschiedenen B-Zell-Lymphomen. HLA-DR, CD10, CD19, CD20, CD21, CD22 und CD38 sind Zellmarker, mit deren Hilfe die Entwicklungsstadien unterschieden werden. Die terminale Transferase (TdT) ist ein zelluläres Enzym. Das Rearrangement der schweren Immunglubulinketten (HCR) und Rearrangement oder Deletionen der leichten Ketten (κR oder D, λR oder D) treten bereits früh während der B-Zell-Entwicklung auf. Außerdem ist das ungefähre Differenzierungsstadium normaler Zellen abgebildet, das mit bestimmten Lymphomen assoziiert ist. ALL = akute lymphoblastische Leukämie; CLL = chronisch-lymphatische Leukämie; SL = kleinzellig lymphozytisches Lymphom.

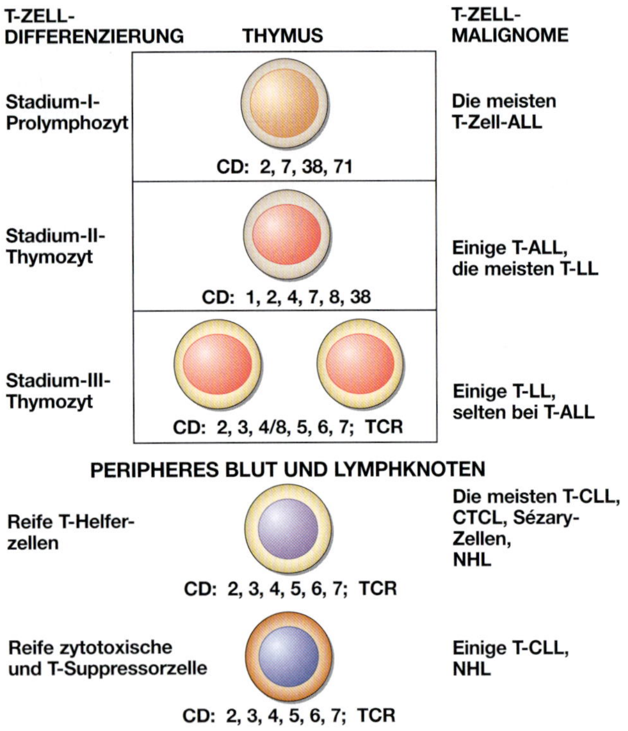

Abbildung 17-3 **Ablauf der normalen T-Zell-Differenzierung und Bezug zu den T-Zell-Lymphomen.** CD1, CD2, CD3, CD4, CD5, CD6, CD7, CD8, CD38 und CD71 sind Zellmarker, mit deren Hilfe die Entwicklungsstadien unterschieden werden. Die T-Zell-Antigenrezeptoren (TCR) lagern sich im Thymus um, und die reifen T-Zellen wandern zu den Lymphknoten und ins periphere Blut. ALL = akute lymphoblastische Leukämie; T-ALL = T-Zell-ALL; T-LL = T-Zell-lymphoblastisches Lymphom; T-CLL = T-Zell-chronische lymphatische Leukämie; CTCL = kutanes T-Zell-Lymphom; NHL = Non-Hodgkin-Lymphom.

tors. Die Sequenzen der T-Zell-Differenzierung sind in Abbildung 17-3 dargestellt.

Obwohl Lymphomzellen auf ihrer Oberfläche oft Differenzierungsmerkmale bestimmter Reifungsstufen normaler Zellen exprimieren, hat diese Information kaum Konsequenzen. Der so genannte Differenzierungszustand einer bestimmten Lymphomentität korreliert nicht unbedingt mit dem klinischen Verlauf. So ist die Leukämie vom Burkitt-Typ eine der aggressivsten lymphatischen Neoplasien, obwohl die Leukämiezellen den Phänotyp IgM-positiver, reifer Keimzentrum-B-Lymphozyten tragen. Leukämien mit unreifem Phänotyp (z. B. Prä-B-ALL, CD10-positiv) sind weniger aggressiv und können erfolgreicher behandelt werden als die „reifer" imponierenden Leukämien vom Burkitt-Typ. Außerdem stimmt manchmal der Phänotyp der Leukämie- oder Lymphomzellen nicht exakt mit dem Differenzierungsstadium der Zelle überein, bei der die maligne Transformation stattgefunden hat. So tragen follikuläre Lymphome die Oberflächenmerkmale der Zellen des Keimzentrums; die für diese Erkrankung typische chromosomale Translokation t(14; 18) findet allerdings während der Umlagerung der Immunglobulingene, also in einem früheren ontogenetischen Differenzierungsstadium, statt. Bei dieser Translokation wird das antiapoptotische (d. h. überlebensfördernde) bcl-2-Gen mit dem Gen der Immunglobulinschwerkette fusioniert. Warum zelluläre Veränderungen, die durch diese Translokation verursacht werden, erst zu einem späteren Stadium in einer Zelle des Keimzentrums sichtbar werden, ist noch nicht geklärt.

Für die Klassifikation von Tumoren, die lichtmikroskopisch ähnlich erscheinen, hat die phänotypische Charakterisierung der malignen Zellen einen großen Stellenwert. So kann ein follikuläres Lymphom schwer von einer benignen follikulären Hyperplasie zu unterscheiden sein. Der Nachweis der Restriktion der Immunglobulinleichtketten (alle Zellen exprimieren Leichtketten des gleichen Isotyps – entweder kappa oder lambda) zeigt, dass es sich um eine klonale maligne Proliferation handelt und nicht um eine polyklonale Immunantwort auf einen exogenen Stimulus.

Maligne Lymphome sind mit typischen genetischen Veränderungen assoziiert. Obwohl noch nicht für jeden Lymphomsubtyp die zugrunde liegende spezifische genetische Anomalie identifiziert wurde, muss davon ausgegangen werden, dass in den meisten Fällen solche genetischen Aberrationen vorliegen. Diese können auf chromosomaler Ebene leicht nachgewiesen werden (im Falle von Translokationen, Vermehrung oder Deletionen von großen Chromosomenteilen). Es kann sich aber auch um Rearrangements von spezifischen Genen handeln, welche durch zytogenetische Untersuchungen nicht immer identifiziert werden können; auch die Überexpression, Herabregulation oder Mutation eines einzelnen spezifischen Onkogens ist möglich. Veränderungen des Expressionsniveaus oder Mutationen bestimmter Proteine sind besonders wichtig. Bei vielen malignen Lymphomen finden sich balancierte chromosomale Translokationen der Gene der Antigenrezeptoren: der Immunglobulingene auf den Chromosomen 2, 14 und 22 der B-Lymphozyten sowie der Gene des T-Zell-Antigenrezeptors auf den Chromosomen 7 und 14 in T-Lymphozyten. Offensichtlich kommt es bei der Umlagerung von Chromosomensegmenten während der Entstehung reifer Antigenrezeptoren häufig zu fehlerhaften Rekombinationen. B-Lymphozyten sind während der Reifung in den Keimzentren besonders empfindlich für Mutationen: Die Selektion von Antikörpern mit immer höherer Affinität kann nur infolge der gezielten Einführung von Mutationen in den Genen der variablen Regionen der Immunglobuline in den Keimzentren stattfinden: Dies macht diese Genregionen besonders vulnerabel. Aber auch in anderen Genen, wie dem Transkriptionsfaktor bcl-6, können Mutationen stattfinden.

Die t(14;18)-Translokation, die bei ungefähr 30 % der Patienten mit diffus großzelligen B-Zell-Lymphomen

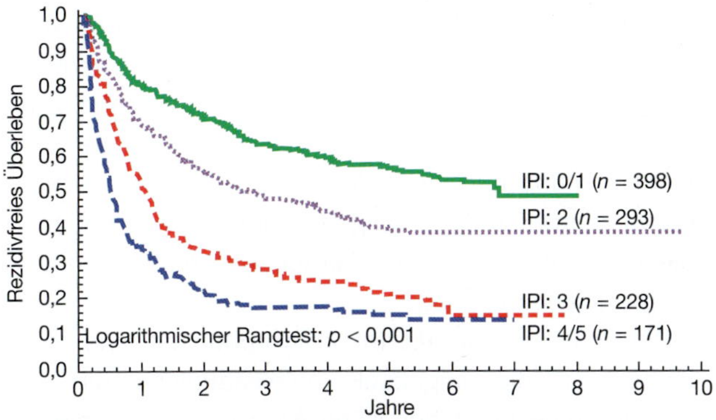

Abbildung 17-4 Zusammenhang zwischen dem Internationalen Prognostischen Index (IPI) und dem Überleben. Kaplan-Meier-Überlebenskurve von 1300 Patienten mit unterschiedlichen Lymphomtypen, die gemäß dem IPI stratifiziert wurden.

nachweisbar ist, führt zur Überexpression des bcl-2-Gens auf Chromosom 18. Eine Überexpression des BCL-2-Proteins kann jedoch auch bei einigen Patienten ohne diese Translokation vorliegen. Dieses Protein hat eine wichtige Funktion bei der Apoptosehemmung (die Art des Zelltodes, die unter anderem durch Zytostatika induziert wird). Patienten, deren Lymphomzellen das BCL-2-Protein überexprimieren, haben hohe Rezidivraten, während dies für Patienten, bei denen die Translokation nicht zu einer Überexpression des Proteins führt, nicht zutrifft. So können bestimmte molekulargenetische Veränderungen durchaus zu unterschiedlichen klinischen Verläufen führen.

In Tabelle 17-6 sind die häufigsten Translokationen und die beteiligten Onkogene für verschiedene Lymphomentitäten aufgelistet. In bestimmten Fällen, wie bei der t(14;18)-Translokation der follikulären Lymphome, der t(2;5)-Translokation der anaplastischen großzelligen Lymphome, der t(8;14)-Translokation des Burkitt-Lymphoms und der t(11;14)-Translokation des Mantelzell-Lymphoms sind diese Veränderungen bei der großen Mehrheit der Patienten nachweisbar. Bei anderen Lymphomentitäten sind spezifische genetische Aberrationen nur bei einer Minderheit der Fälle nachweisbar: Ob sie eine prognostische Bedeutung haben, ist noch unklar. Bisher wurden beim Hodgkin-Lymphom keine spezifischen genetischen Anomalien identifiziert, allerdings ist ein typisches Merkmal der neoplastischen Zellen bei der Hodgkin-Krankheit eine konstitutive Aktivierung des Transkriptionsfaktors NFκB, welcher für die Produktion einer ganzen Reihe von Zytokinen verantwortlich ist. Veränderungen des NFκB-Inhibitors IB können wiederum für die Überexpression von NFκB verantwortlich sein. Vor kurzem wurden die Aktivierung des JAK-STAT-Signaltransduktionweges und die Interaktion der Tumorzellen mit dem Microenvironment als wichtige Faktoren in der Entstehung dieses Lymphoms identifiziert. Eine starke Überexpression des „immuncheckpoint Regulator" PD-L1 in den Hodgkin-Zellen ist für eine aktive Herabregulation der protektiven Immunantwort gegen die Hodgkin-Zellen verantwortlich. Dieses Molekül ist Ziel neuester attraktiver Therapieansätze.

Tabelle 17-6

BEI LYMPHATISCHEN MALIGNOMEN HÄUFIGE ZYTOGENETISCHE TRANSLOKATIONEN UND ASSOZIIERTE ONKOGENE

Erkrankung	Zytogenetische Veränderung	Onkogene
CLL/kleinzelliges lymphozytisches Lymphom	t(14;15) (q32;q13)	-
MALT-Lymphom	t(11;18)(q21;q21)	API2/MALT, BCL-10
Vorläufer-B-Zell-lymphoblastische Leukämie	t(9;22) (q34;q11) oder ähnlich	BCR/ABL AF4, ALLI
	t(4; 11) (q21; q23)	TEL, AML1
	t(12;21)	
Vorläufer-akute Leukämie	t(9;22)	BCR, ABL
	t(1;19)	E2A, PBX
	t(17;19)	HLF, E2A
	t(5;14)	HOX11L2, CTIP2
Mantelzell-Lymphom	t(11;14) (q13;q32)	BCL-1, IgH
Follikuläres Lymphom	t(14;18) (q32;q21)	BCL-2, IgH
Diffus großzelliges Lymphom	t(3;-) (q27;-)[a]	BCL-6
	t(17;-) (p13 ;-)	p53
Burkitt-Lymphom, Burkitt-Leukämie	t(8;–)(q24;–)a	C-MYC
CD30-positives anaplastisches großzelliges Lymphom	t(2;5) (p23;q35)	ALK, NPM
Lymphoplasmazytoides Lymphom	t(9;14)(p13;q32)	PAX5, IgH

[a] Bei diesen Genen können unterschiedliche Translokationsstellen (Bruchpunkte) beteiligt sein.

Abkürzungen: CLL = chronische lymphatische Leukämie; IgH = Schwerkette der Immunglobuline; MALT = Mukosa-assoziiertes lymphatisches Gewebe.

Bei Patienten mit chronischer lymphatischer Leukämie (CLL) vom B-Zell-Typ hat der Nachweis einer Trisomie 12 oder eine Deletion von 11q, 13q oder 17p eine prognostisch negative Bedeutung. Sowohl bei Kindern als auch bei Erwachsenen mit akuter lymphatischer Leukämie (ALL) haben genetische Anomalien wichtige prognostische Bedeutung. Weisen die Tumorzellen eine t(9;22)-Translokation und Translokationen des MLL-Gens auf Chromosom 11q23 auf, ist die Prognose wesentlich schlechter als bei Patienten ohne diese Translokationen. Andere genetische Anomalien bei erwachsenen Patienten mit ALL sind die t(4;11)- und die t(8;14)-Translokationen. Die Translokation t(4;11) wird häufiger bei jüngeren, weiblichen Patientinnen nachgewiesen und ist mit sehr hohen Leukozytenzahlen sowie mit einer L1-Morphologie der Leukämiezellen assoziiert. Die Translokation t(8;14) hingegen wird häufiger bei älteren, männlichen Patienten nachgewiesen, geht häufiger mit einer Beteiligung des Zentralnervensystems (ZNS) einher, und die Zellen zeigen eine L3-Morphologie. Beide chromosomalen Veränderungen sind mit einer schlechten Prognose assoziiert. Bei der kindlichen ALL korreliert der Nachweis einer Hyperdiploidie mit einer günstigeren Prognose.

Mithilfe der kürzlich entwickelten DNS-Array-Technologie ist es möglich, gleichzeitig die Expression von tausenden Genen an einer Gewebsprobe zu untersuchen. Somit können Gene entdeckt werden, die an der Lymphom-Pathogenese beteiligt sind, diagnostisch oder prognostisch relevante Genexpressionsprofile für spezifische Krankheitsentitäten identifiziert und potenzielle Ziele für neue Therapieansätze gefunden werden. Die Erkennung eines krankheitsspezifischen Genexpressionsmusters ist aber kompliziert und nur mit aufwendigen mathematisch-statistischen Berechnungen realisierbar. Eine erste erfolgreiche Anwendung dieser Technologie bei malignen Lymphomen ist die Identifizierung von zwei vorher nicht erkannten Subgruppen des diffus großzelligen B-Zell-Lymphoms anhand der Expression von Genen, welche entweder den B-Lymphozyten des Keimzentrums entsprechen (GCB, Germinal-Center-B-Zell-Lymphom) oder aktivierten peripheren B-Lymphozyten (ABC-aktiviertes B-Lymphozyten-Lymphom). Lymphome mit einem Keimzentrum-Genexpressionsprofil haben eine wesentlich bessere Prognose als Lymphome mit einem Genexpressionsprofil aktivierter B-Lymphozyten. Dieses prognostische Merkmal ist unabhängig von anderen bekannten prognostischen Faktoren und es gibt erste Hinweise, dass eine Anpassung der Therapie für die unterschiedlichen Subgruppen klinisch sinnvoll ist. Ähnliche Untersuchungen laufen bei Patienten mit follikulärem Lymphom und mit Mantelzell-Lymphom. Um Therapierelevanz bei individuellen Patienten zu erlangen, müssen aber solche Untersuchungen an Biopsiematerial in einem vertretbaren Zeitfenster nach Probeentnahmen generierbar sein.

Zugang zum Patienten
LYMPHATISCHE MALIGNOME

Bei allen lymphatischen Neoplasien sind eine sorgfältige Anamnese und klinische Untersuchung unerlässlich. Beide sind für die Diagnosestellung wichtig und geben Hinweise auf Krankheitsmanifestationen, die eine dringende Intervention erfordern. Darüber hinaus sind sie richtungweisend für die Festlegung der weiteren diagnostischen Schritte zur Stadieneinteilung sowie für die Planung der therapeutischen Strategie. Die Bedeutung einer sorgfältigen Anamnese und einer körperlichen Untersuchung kann nicht genug betont werden: Sie können Argumente für eine kritische Überprüfung der Diagnose liefern, Hinweise auf die Ätiologie der Erkrankung geben, haben Bedeutung für die Stadieneinteilung und sind wichtig für den Aufbau einer vertrauensvollen Beziehung zwischen Arzt und Patient, die für eine erfolgreiche therapeutische Intervention ganz entscheidend ist.

Bei Patienten mit ALL (akute lymphoblastische Leukämie) wird die Diagnostik vervollständigt durch ein Blutbild, eine laborchemische Analyse der Parameter für die wichtigsten Organfunktionen, eine Knochenmarkhistologie mit genetischer und immunologischer Charakterisierung der Leukämiezellen sowie eine Liquorpunktion. Diese ist notwendig, um eine klinische, nicht manifeste ZNS-Beteiligung auszuschließen. Wenn diese Untersuchungen abgeschlossen sind, kann die Therapie beginnen. Bei der ALL haben die genetische Charakterisierung der neoplastischen Zellen, das Patientenalter, die Leukozytenzahl und der Allgemeinzustand des Patienten sowie die Funktion der wichtigsten Organe große prognostische Bedeutung.

Bei Patienten mit chronischer lymphatischer Leukämie (CLL) gehören zu den diagnostischen Maßnahmen ein Differenzialblutbild, die laborchemischen Parameter der wichtigsten Organe, eine Eiweißelektrophorese und eine Knochenmarkhistologie. Die Notwendigkeit dieser Untersuchung wird jedoch nicht von allen Experten akzeptiert. Durch bildgebende Untersuchungen von Thorax und Abdomen können pathologische Lymphknotenvergrößerungen nachgewiesen werden. Patienten mit typischer CLL vom B-Zell-Typ (B-CLL) können in drei große prognostische Gruppen unterteilt werden. Patienten mit leukämischem Befall des peripheren Blutes und des Knochenmarks, aber ohne Lymphadenopathie, Hepatosplenomegalie oder Zeichen der Knochenmarkinsuffizienz haben die beste Prognose. Patienten mit Lymphadenopathie und Hepatosplenomegalie haben eine intermediäre Prognose, während Patienten mit Knochenmarkinsuffizienz, definiert durch einen Hämoglobinwert unter 10 g/dl oder eine Thrombozytenzahl unter 100.000/µl, eine schlechtere Prognose haben. Es ist jedoch wichtig, die Pathogenese der Anämie bzw. der Thrombozytopenie zu klären. Eine negative prognostische Bedeutung ist nur gegeben, sofern die Anämie oder die Thrombozytopenie auf eine Knochenmarkinsuffizienz zurückführen sind. Beide können jedoch auch durch Autoimmunphänomene oder durch Hyperspleniamus bedingt sein, welche im Laufe der Erkrankung auftreten können. In diesen Situationen kommt es zu einem erhöhten peripheren Verbrauch der Erythrozyten bzw. Thrombozyten, der aber mit Glukokortikoiden oder

Tabelle 17-7

STAGING TYPISCHER B-ZELL-LYMPHATISCHER LEUKÄMIEN

Stadium	Klinische Merkmale	Medianes Überleben, Jahre
RAI-System		
0: Niedriges Risiko	Lymphozytose auf Blut und Knochenmark beschränkt	> 10
I: Intermediäres Risiko	Lymphozytose + Lymphadenopathie	7
II: Intermediäres Risiko	Lymphozytose + Lymphadenopathie + Splenomegalie ± Hepatomegalie	
III: Hohes Risiko	Lymphyzytose + Anämie	1,5
IV: Hohes Risiko	Lymphozytose + Thrombozytopenie	
Binet-System		
A	Lymphadenopathie in weniger als drei Lokalisationen, keine Anämie, keine Thrombozytopenie	> 10
B	Drei oder mehr Lymphknotenstationen betroffen; keine Anämie, keine Thrombozytopenie	7
C	Hämoglobin < 10 g/dl und/oder Thrombozyten < 100.000/µl	2

einer Splenektomie behandelt werden kann, sodass die Gesamtprognose der Erkrankung dadurch nicht unbedingt negativ beeinflusst wird.

Klinisch haben sich zwei Stadieneinteilungssysteme (sog. Rai-Klassifikation und Binet-Klassifikation) als prognostisch bedeutsam etabliert (Tab. 17-7). Bei Patienten mit klassischer B-CLL treten oft im Verlauf der Erkrankung Störungen der Immunfunktion auf, wie eine autoimmunhämolytische Anämie, eine Autoimmunthrombozytopenie oder eine Hypogammaglobulinämie. Sofern eine Hypogammaglobulinämie vorliegt, kann der klinische Verlauf durch monatliche Gaben von Gammaglobulinen positiv beeinflusst werden. Aus Kostengründen werden jedoch Gammaglobuline oft erst nach dem Auftreten klinisch relevanter Infektionen verabreicht. Diese immunologisch bedingten Manifestationen haben keine klare prognostische Bedeutung und werden daher bei der Stadieneinteilung nicht berücksichtigt.

Zwei weitere Merkmale haben bei der B-CLL große prognostische Bedeutung, auch wenn sie bisher noch nicht in den Klassifikationssystemen zur Stadieneinteilung berücksichtigt werden. Zwei prognostische Gruppen werden auf der Basis der zytoplasmatischen Expression von ZAP-70 identifiziert: Der Nachweis dieses Proteins, welches üblicherweise in T-Lymphozyten vorkommt, korreliert mit einer schlechteren Prognose. Etwas weniger aussagekräftig in der Diskriminierung prognostischer Untergruppen ist die CD38-Expression. CD38-positive CLL-Fälle neigen dazu, einen ungünstigeren Verlauf zu haben als solche, die CD38 nicht exprimieren. Anhand einer schwieriger zu messenden Eigenschaft, dem Vorhandensein von Mutationen in den variablen Regionen der Immunoglobulingene, lassen sich ebenfalls prognostische Gruppen trennen. Patienten mit derartigen Mutationen sprechen besser auf die Therapie an und überleben länger als Patienten ohne diese Mutationen. Inzwischen sind 4 genetische Aberrationen als prognostisch relevant identifiziert worden (Übersicht in Nabhan et al. 2015). (1) Deletionen im kurzen Arm vom Chromosom 17 (Del17p), die das Zellzyklus-regulierende Protein p53 betreffen, werden in 10–15 % der CLL-Patienten nachgewiesen und sind mit einer deutlich verkürzten Überlebenszeit assoziiert. Neben Deletionen dieses Genbereiches können Mutationen des p53-Proteins die gleichen Auswirkungen haben. (2) Deletionen im langen Arm von Chromosom 11 (Del11q, hier befindet sich das ATM, Ataxia-teleangiectatica-mutiertes Gen) sind ebenfalls prognostisch ungünstig (wenn auch nicht ganz so negativ wie Del17p) und werden bei 5–10 % der CLL-Patienten gefunden. Das ATM-Gen reguliert die Phosphorylierung von Proteinen, welche für Zellzyklusarrest und DNS-Reparatur wichtig sind. (3) Eine Trisomie des Chromosoms 12 findet man bei etwa 20–25 % der Patienten mit CLL, sie geht mit einer intermediären Prognose einher. (4) Eine Deletion vom langen Arm des Chromosoms 13 (Del13q) kommt bei etwa der Hälfte der CLL-Patienten vor und ist mit einer sehr guten Prognose assoziiert, viele Patienten leben mehrere Jahre, viele sogar ohne je eine Therapie zu benötigen.

Die initiale Evaluation von Patienten mit Hodgkin- oder Non-Hodgkin-Lymphomen unterscheidet sich nicht wesentlich. In beiden Fällen hat die Definition der Krankheitsausprägung eine wesentliche Bedeutung (Stadieneinteilung). Verwendet wird die Ann-Arbor-Klassifikation, die ursprünglich für das Hodgkin-Lymphom entwickelt wurde (Tab. 17-8).

Zu den diagnostischen Maßnahmen bei einem Patienten mit Hodgkin-Lymphom gehören typischerweise ein Differenzialblutbild, eine Bestimmung der Blutsenkungsgeschwindigkeit, die laborchemischen Parameter der wichtigsten Organe, eine Computertomografie (CT) von Thorax, Abdomen und Becken sowie die Anfertigung einer Knochenmarkhistologie. In den meisten Fällen kann auf der Basis dieser Untersuchungen eine korrekte Stadieneinteilung durchgeführt und die Therapie festgelegt werden. Für die primäre Ausbrei-

Tabelle 17-8

ANN-ARBOR-STAGING-SYSTEM FÜR HODGKIN-LYMPHOME

Stadium	Definition
I	Beteiligung einer einzigen Lymphknotenregion oder lymphatischen Struktur (z. B. Milz, Thymus, Waldeyer-Ring)
II	Beteiligung von zwei oder mehr Lymphknotenregionen derselben Zwerchfellseite (das Mediastinum gilt als ein Bereich, hiläre Lymphknoten gelten als „lateralisiert" und weisen bei beidseitigem Befall auf ein Stadium II hin)
III	Beteiligung von Lymphknotenregionen oder lymphatischen Strukturen auf beiden Seiten des Zwerchfells
III_1	Infradiaphragmaler Befall ist auf Milz, Lymphknoten von Milzhilus, Bauchhöhle oder Portalvene begrenzt
III_2	Infradiaphragmaler Befall schließt neben den bei III_1 befallenen Strukturen auch paraaortale, iliakale oder mesenteriale Lymphknoten ein
IV	Darüber hinaus gehender Befall extranodaler Strukturen wird als „E" bezeichnet Mehr als eine extranodale Struktur jeder Lokalisation Jede Beteiligung von Leber oder Knochenmark
A	Keine Symptome
B	Ungewollter Gewichtsverlust von > 10 % des Körpergewichts über die letzten 6 Monate vor der Staging-Untersuchung Unerklärliches anhaltendes oder rezidivierendes Fieber mit Temperaturen > 38 °C in den vorausgegangenen Monaten Rezidivierende nächtliche Schweißausbrüche in den vorausgegangenen Monaten
E	Lokalisierter vereinzelter Befall von extralymphatischem Gewebe außer Leber und Knochenmark

tungsdiagnostik sind funktionelle Untersuchungen, die metabolisch aktive Läsionen identifizieren, wie Positronen-Emissionstomografie (PET) und Galliumszintigrafie nicht notwendig. Am Ende der Therapie können aber beide für die Beurteilung persistierender radiologischer Befunde, z. B. residuale Lymphknotenvergrößerungen im Mediastinum, herangezogen werden. Besonders wertvoll sind diese Untersuchungen, wenn eine weitere Therapie (z. B. Bestrahlung) geplant ist, wobei in Deutschland die Galliumszintigrafie nahezu keine Rolle mehr spielt. Die PET wird häufig mit einer CT-Untersuchung kombiniert (PET-CT). Da selbst bei Patienten mit demselben Krankheitsstadium und ähnlichen klinischen Merkmalen unterschiedliche klinische Verläufe beobachtet werden, wird gegenwärtig in vielen Studiengruppen der Stellenwert einer PET nach 2 Kursen Polychemotherapie evaluiert. Patienten, die nach zwei Zyklen Chemotherapie eine „metabolische Remission" anhand einer negativen PET-Untersuchung zeigen, haben eine sehr günstige Prognose. Um mögliche Spätfolgen der Therapie für möglichst viele Patienten zu reduzieren, wird eine intensive Therapie nur bei solchen Patienten diskutiert, die bei der PET noch metabolisch aktive Läsionen zeigen, die Therapie kann vermutlich bei den anderen Patienten reduziert werden.

Dieselben Untersuchungen, die für Patienten mit Hodgkin-Lymphom beschrieben wurden, werden auch bei Patienten mit Non-Hodgkin-Lymphomen durchgeführt. Daneben werden in der Regel die Werte der Laktatdehydrogenase (LDH) und des β_2-Mikroglobulins bestimmt und es wird eine Eiweißelektrophorese durchgeführt. Die anatomische Stadieneinteilung ist dieselbe wie für Hodgkin-Patienten (Ann-Arbor-Klassifikation). Die Gesamtprognose eines Patienten mit Non-Hodgkin-Lymphom kann allerdings am besten mit dem Internationalen Prognostischen Index (IPI) vorausgesagt werden (Tab. 17-9). Dieser Index hat eine große prognostische Bedeutung für den Krankheitsverlauf aller Subentitäten der Non-Hodgkin-Lymphome. Die Patienten erhalten einen IPI-Score auf der Basis von fünf prognostisch negativen Faktoren. Abbildung 17-4 zeigt die prognostische Bedeutung dieses Indexes bei 1300 Patienten mit verschiedenen Non-Hodgkin-Lymphomen. Seit der Einführung des Antikörpers Rituximab als Ergänzung der Standard-CHOP-Therapie haben sich die Behandlungsergebnisse deutlich gebessert und der ursprüngliche International Prognostic Index hat etwas von seiner Schärfe in der Identifizierung prognostischer Gruppen eingebüßt. Daher wurde ein revidierter IPI vorgeschlagen, der bei kombinierter Chemoimmuntherapie mit Rituximab 3 statt 4 Risikogruppen identifiziert (Tab. 17-9). Bei jungen Patienten unter 60 Jahren wird häufig auch der altersadpatierte IPI verwendet (aa-IPI), bei dem nur die drei Faktoren Laktatdehydrogenase, Stadium und Leistungsstatus berücksichtigt werden. Während CT-Untersuchungen routinemäßig bei der Evaluation aller Patienten mit Non-Hodgkin-Lymphom durchgeführt werden, gewinnt die PET sowohl bei hochmalignen Lymphomen als auch zunehmend für das follikuläre Lymphom zunehmend an Bedeutung. So werden nach der neuen „Lugano-Klassifikation" Lymphknoten, die am Ende einer Therapie metrisch noch vergrößert sind, aber in der PET nicht aktiv sind, als komplette Remission eingestuft (Cheson et al. 2014). Der IPI kann auch bei Patienten mit follikulären Lymphomen unterschiedliche prognostische Risikogruppen unterscheiden, führt aber dazu, dass die Mehrheit der Patienten in Niedrigrisikogruppen eingeteilt wird. Daher ist der für follikuläre Lymphome spezifische Index FLIPI eingeführt worden, bei dem der Leistungsstatus mit einem erniedrigten Hämoglobinspiegel (Hb < 12 g/l) ersetzt wurde und die Zahl der extranodalen Manifestationen mit der Zahl der beteiligten Lymphknotenregionen (> 4). So fallen 36 % der Patienten in die Niedrig-

Tabelle 17-9

INTERNATIONALER PROGNOSTISCHER INDEX FÜR NON-HODGKIN-LYMPHOME

Fünf klinische Risikofaktoren:	
Alter ≥ 60 Jahre Erhöhte Serumspiegel der Laktatdehydrogenase Leistungsstatus ≥ 2 (ECOG) oder ≤ 70 (Karnofsky-Index) Ann-Arbor-Stadium III oder IV > 1 extranodale Struktur befallen	
Die Patienten erhalten für jeden vorliegenden Risikofaktor eine Zahl.	
Die Patienten werden nach dem jeweiligen Lymphomtyp in unterschiedliche Gruppen eingeteilt.	
Für diffus großzellige B-Zell-Lymphome:	
0, 1 Faktor = niedriges Risiko:	35 % der Fälle; 5-Jahres-Überlebensrate 73 %
2 Faktoren = niedrig-intermediäres Risiko:	27 % der Fälle; 5-Jahres-Überlebensrate 51 %
3 Faktoren = hoch-intermediäres Risiko:	22 % der Fälle; 5-Jahres-Überlebensrate 43 %
4, 5 Faktoren = hohes Risiko:	16 % der Fälle; 5-Jahres-Überlebensrate 26 %
Für diffus großzellige B-Zell-Lymphome unter CHOP-Rituximab-Therapie:	
0 Faktor = sehr gut:	10 % der Fälle; 5-Jahres-Überlebensrate 94 %
1, 2 Faktoren = gut:	45 % der Fälle; 5-Jahres-Überlebensrate 79 %
3, 4, 5 Faktoren = schlecht:	45 % der Fälle; 5-Jahres-Überlebensrate 55 %

Abkürzungen: CHOP = Cyclophosphamid, Doxorubicin, Vincristin, Prednison; ECOG = Eastern Cooperative Oncology Group.

risikogruppe (keiner oder 1 Risikofaktor), 37 % in die Intermediärrisikogruppe (2 Risikofaktoren) und 27 % in der Hochrisikogruppe (> 2 Risikofaktoren). Diese Gruppen unterscheiden sich sehr stark in der Überlebenswahrscheinlichkeit. Sie liegt nach 10 Jahren bei 70 % für die Niedrigrisikogruppe, bei 35 % für die Hochrisikogruppe und bei 51 % für die intermediäre Risikogruppe. Eine weitere Verfeinerung dieser Einteilung (FLIPI-2-Index) scheint das krankheitsfreie Überleben (PFS) besser zu definieren, ist aber noch nicht fest etabliert. Neueste Klassifikationen berücksichtigen auch beim follikulären Lymphom zunehmend die Rolle von genetischen Aberrationen, so wird anhand des Mutationsstatus von 7 Genen von der Deutschen Studiengruppe niedrigmaligner Lymphome (GLSG) ein m7-FLIPI-Score berechnet, der eine hohe prognostische Trennungsschärfe zu haben scheint *(www.glsg.de/m7-flipi/)*.

KLINISCHE MERKMALE, BEHANDLUNG UND PROGNOSE VON SPEZIFISCHEN LYMPHOMERKRANKUNGEN

VORLÄUFER-B-ZELL-NEOPLASIEN

Vorläufer-B-Zell-lymphoblastische Leukämie/Lymphom

Die häufigste Krebsart bei Kindern ist die akute lymphoblastische Leukämie der B-Zell-Reihe (ALL). Sowohl bei Kindern als auch bei Erwachsenen kann diese Erkrankung gelegentlich primär mit reinem Lymphknotenbefall, also wie ein malignes Lymphom, auftreten.

Die neoplastische Zelle ist typischerweise eine Prä-B-Zelle. Die Patienten haben typische klinische Zeichen der Knochenmarkinsuffizienz, wie Blässe, Müdigkeit, Blutungszeichen, Fieber und Infektionen aufgrund der peripheren Zytopenien. Das periphere Blutbild zeigt typischerweise eine Anämie und eine Thrombozytopenie, die Leukozytenzahl kann abhängig von der Zahl zirkulierender Leukämiezellen erniedrigt, normal oder erhöht sein (Abb. 17-5). Häufig kommt es bei Patienten mit leukämischem Verlauf zum extramedullären Befall, typischerweise in Form einer Lymphadenopathie, einer Hepato- oder Splenomegalie, einer ZNS-Beteiligung, einer Hodenvergrößerung und/oder einer Hautbeteiligung.

Die Diagnose wird typischerweise durch eine Knochenmarkbiopsie gestellt, wodurch sich eine Infiltration durch maligne Lymphoblasten zeigt. Die Diagnose wird durch den Nachweis eines unreifen (prä-B) Immunphänotyps bestätigt (Abb. 17-2) und oft auch durch den Nachweis typischer zytogenetischer Anomalien (Tab. 17-6). Prognostisch negative Bedeutung haben eine sehr hohe Leukozytenzahl, ein symptomatischer ZNS-Befall und be-

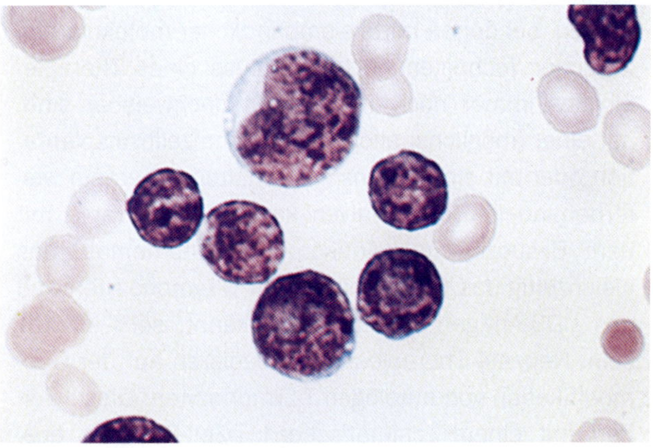

Abbildung 17-5 Akute lymphoblastische Leukämie. Die Leukämiezellen sind unterschiedlich groß, haben einen runden oder gelappten Kern, das Verhältnis Kern/Zytoplasma ist groß, das Zytoplasma ist nicht granuliert.

stimmte zytogenetische Aberrationen. So ist die t(9;22)-Translokation, die häufig bei erwachsenen Patienten mit akuter lymphoblastischer Leukämie vom B-Zell-Typ nachgewiesen wird, mit einer äußerst schlechten Prognose assoziiert. Neue Medikamente wie die bcr/abl-Tyrosinkinase-Inhibitoren haben hier inzwischen zu einer Verbesserung der Prognose geführt.

Behandlung VORLÄUFER-B-ZELL-LYMPHOBLASTISCHE LEUKÄMIE

Die Behandlung von Patienten mit Vorläufer-B-lymphoblastischer Leukämie besteht aus einer Polychemotherapie zur Remissionsinduktion, einer Konsolidierungsphase mit Verabreichung einer hoch dosierten systemischen Therapie und einer Behandlung zur Eradikation bzw. Prävention einer ZNS-Beteiligung, gefolgt von einer Erhaltungstherapie zur Vermeidung eines Rezidivs. Die Gesamtheilungsrate liegt für Kinder bei 85 %, während etwa 50 % der Erwachsenen einen langen krankheitsfreien Verlauf haben. Diese Ergebnisse korrelieren mit der höheren Inzidenz von prognostisch negativen zytogenetischen Aberrationen, die bei Erwachsenen mit Vorläufer-B-Zell-Leukämien nachgewiesen werden. In Deutschland werden die meisten Erwachsenen mit akuter lymphatischer Leukämie im Rahmen einer multizentrischen Studie behandelt, die eine Stratifikation der Patienten nach Risikofaktoren vorsieht. Nach der Induktionstherapie werden Hochrisikopatienten einer allogenen (oder, beim Fehlen einer passenden Spenders, autologen) Stammzelltransplantation zugeführt, während Standardrisikopatienten eine intensive Reinduktionstherapie erhalten, die aus mehreren Zyklen mit höher dosiertem Methotrexat und Cytosin-Arabinosid besteht. Eine weitere Stratifizierung der Therapie erfolgt nach Auswertung der „minimal residual disease" (MRD). Nach diesem Konzept werden Patienten, bei denen mittels empfindlicher molekularbiologischer Techniken nach Abschluss eines Therapieblockes immer noch Tumorzellen nachweisbar sind, mit einer (möglichst allogenen) Stammzelltransplantation oder mit einer intensiven Erhaltungstherapie weiterbehandelt. Bei Rezidiven kann eine Therapie mit dem Bi-spezifischen Antikörper Blinatumomab, das gleichzeitig das CD19-Antigen auf B-Lymphozyten und das CD3-Antigen auf T-Zellen erkennt, sehr effektiv sein. Neueste Therapieansätze basieren auf der Genmodifikation von autologen T-Lymphozyten: Diese werden mit einem „chimärischen" T-Zell-Rezeptor ausgestattet (CAR, chimeric antigen receptor), sodass sie extrem effektiv alle CD19 tragende Zellen eliminieren. Erste klinische Studien mit diesen „CAR-T-Zellen" in den USA haben zu beeindruckenden Erfolgen bei Patienten mit Leukämierückfall und äußerst schlechter Prognose geführt (Grupp et al. 2013), die Einführung dieser neuen Therapiemodalität in Europa ist für 2016 geplant.

Vorläufer-B-Zell-lymphoblastische Lymphome sind seltene Erscheinungsformen der Neoplasien von Vorläufer-B-Zellen. Die Patienten entwickeln oft schnell einen leukämischen Verlauf und die Behandlungsmodalitäten sind dieselben wie bei Patienten mit Leukämie. In den seltenen Fällen, bei denen die Erkrankung auf die Lymphknoten beschränkt ist, werden hohe Remissionsraten erreicht.

PERIPHERE (REIFE) B-ZELL-NEOPLASIEN

Chronische lymphatische Leukämie vom B-Zell-Typ/kleinzelliges lymphozytisches Lymphom

Die chronische lymphatische Leukämie (CLL) vom B-Zell-Typ (B-CLL) bzw. das lymphozytische Lymphom ist die häufigste Form der lymphatischen Leukämien. Fälle, bei denen die Erkrankung klinisch als Lymphom imponiert, machen etwa 7 % aller Non-Hodgkin-Lymphome aus. Wie bereits aus der Bezeichnung zu entnehmen ist, kann die Erkrankung sowohl mit dem klinischen Bild einer Leukämie als auch mit dem eines Lymphoms einhergehen. Die wichtigsten klinischen Merkmale der B-CLL/des lymphozytischen Lymphoms im Gegensatz zu anderen häufigen Non-Hodgkin-Lymphomen sind in Tabelle 17-10 dargestellt.

Die Diagnose einer typischen B-CLL kann bei Nachweis einer Lymphozytose aus monoklonalen B-Zellen gestellt werden, welche im peripheren Blut das CD5-Antigen exprimieren (Abb. 17-6) ($> 4 \times 10^9$/l und häufig $> 10 \times 10^9$/l). Der Nachweis einer Knochenmarkinfiltration durch dieselben Zellen bestätigt die Diagnose. Der periphere Ausstrich zeigt typischerweise so genannte „Kernschatten" (in Deutschland häufig als Gumprecht-Kernschatten bezeichnet), es handelt sich hierbei um Kernmaterial aus fragilen Zellen, die durch das Ausstreichen lädiert wurden. Zytogenetische Studien zeigen bei 20–25 % eine Trisomie von Chromosom 12, häufig werden auch Anomalien von Chromosom 13 gefunden. Veränderungen des ATM-Gens auf Chromosom 11q22-q23 und des p53-Proteins auf Chromosom 17p und sind prognostisch ungünstig und können die Prognose dramatisch verschlechtern, da sie mit einer Resistenz gegenüber vielen Zytostatika einhergehen.

Sofern klinisch eine Lymphadenopathie im Vordergrund steht, kann der Pathologe anhand einer Lymphknotenbiopsie ohne Schwierigkeiten die Diagnose eines kleinzelligen lymphozytischen Lymphoms stellen. So-

Tabelle 17-10

KLINISCHE MERKMALE VON PATIENTEN MIT HÄUFIGEN FORMEN DER NON-HODGKIN-LYMPHOME (NHL)

Erkrankung	Mittleres Alter, Jahre	Häufigkeit bei Kindern	% Männer	Stadium I/II vs. III/IV, %	B-Symptome, %	Knochenmarkbefall, %	Gastrointestinaler Befall, %	5-Jahres-Überlebensrate, %
B-Zell-chronisch-lymphatische Leukämie/kleinzelliges lymphozytisches Lymphom	65	Selten	53	9 vs. 91	33	72	3	51
Mantelzell-Lymphom	63	Selten	74	20 vs. 80	28	64	9	27
Extranodales Marginalzonen-B-Lymphom vom MALT-Typ	60	Selten	48	67 vs. 33	19	14	50	74
Follikuläres Lymphom	59	Selten	42	33 vs. 67	28	42	4	72
Diffus großzelliges B-Zell-Lymphom	64	~25 % der NHL bei Kindern	55	54 vs. 46	33	16	18	46
Burkitt-Lymphom	31	~30 % der NHL bei Kindern	89	62 vs. 38	22	33	11	45
Vorläufer-T-Zell-lymphoblastisches Lymphom	28	~40 % der NHL bei Kindern	64	11 vs. 89	21	50	4	26
Anaplastisches großzelliges T-/Nullzell-Lymphom	34	Häufig	69	51 vs. 49	53	13	9	77
Peripheres T-Zell-Non-Hodgkin-Lymphom	61	~5 % der NHL bei Kindern	55	20 vs. 80	50	36	15	25

Abkürzung: MALT = Mukosa-assoziiertes lymphatisches Gewebe.

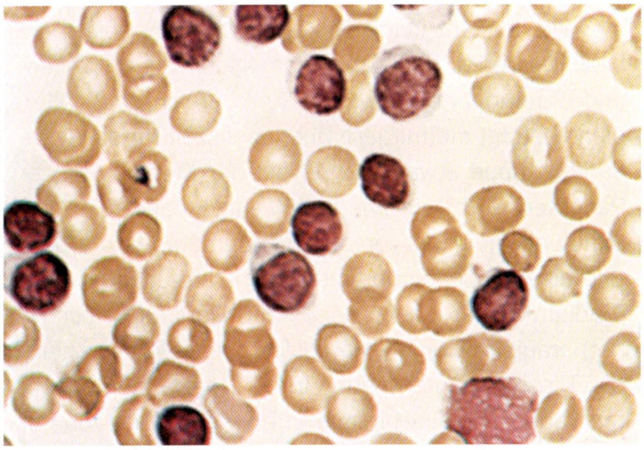

Abbildung 17-6 **Chronische lymphatische Leukämie.** Die periphere Leukozytenzahl ist aufgrund einer Vermehrung kleiner, gut ausgereifter, unauffällig erscheinender Lymphozyten sehr hoch. Die leukämischen Lymphozyten sind sehr leicht lädierbar, im Blutausstrich sind reichlich kaputte, ausgefranste Kernschatten erkennbar (sog. Gumprecht-Kernschatten).

wohl die Morphologie als auch der Immunphänotyp der Zellen sind typisch. Auch Patienten, die mit diesem klinischen Bild auffallen, haben häufig eine Knochenmarkinfiltration (in 70–75 % der Fälle), durchflusszytometrisch lassen sich in der Regel zirkulierende monoklonale B-Lymphozyten nachweisen.

Differenzialdiagnostisch muss die typische chronisch lymphatische Leukämie vom B-Zell-Typ von mehreren anderen lymphatischen Erkrankungen, insbesondere wenn die Lymphomzellen im peripheren Blut zirkulieren, abgegrenzt werden (Tab. 17-1). Immunphänotypisch lassen sich T-Zell-lymphoproliferative Erkrankungen einfach abgrenzen, aber auch eine Reihe anderer B-Zell-Neoplasien. So sind nur die typische B-CLL und das Mantelzell-Lymphom für das CD5-Antigen positiv. Das lymphozytische Lymphom (das typischerweise ohne Ausschwemmung von Lymphomzellen im Blut charakterisiert ist) kann differenzialdiagnostisch durchaus schwer von anderen B-Zell-lymphoproliferativen Erkrankungen abgrenzbar sein, insbesondere vom lymphoplasmozytischen Lymphom (dem histologischen Korrelat der Makroglobulinämie Waldenström), von der nodalen Form des Marginalzonen-Lymphoms und vom Mantelzell-Lymphom. Außerdem findet man bei manchen lymphozytischen Lymphomen Areale von größeren Zellen, die zu einer Verwechslung mit diffus großzelligen B-Zell-Lymphomen führen können. Nur ein erfahrener Hämatopathologe kann in schwierigen Fällen die Krankheitsbilder zuordnen.

Die typische CLL vom B-Zell-Typ wird häufig per Zufall im Rahmen einer Blutuntersuchung diagnostiziert. Symptome, die zur diagnostischen Evaluation hinzugezogen werden können, sind Müdigkeit, rezidivierende Infektionen und eine neu aufgetretene Lymphadenopathie. Die Diagnose einer CLL vom B-Zell-Typ sollte bei allen

Tabelle 17-11

STAGING-UNTERSUCHUNGEN BEI NON-HODGKIN-LYMPHOMEN
Körperliche Untersuchung
Nachweis von B-Symptomen
Laboruntersuchungen Differenzialblutbild Leberwerte Harnsäure Kalzium Serumproteinelektrophorese Serum-β_2-Mikroglobulin
Thorax-Röntgenaufnahme
CT von Abdomen, Becken und meistens des Thorax
Knochenmarkbiopsie
Lumbalpunktion bei lymphoblastischem, Burkitt- und diffus großzelligem B-Zell-Lymphom mit positiver Knochenmarkbiopsie
Galliumszintigrafie (SPECT) oder PET bei großzelligem Lymphom

Abkürzungen: CT = Computertomografie; PET = Positronen-Emissionstomografie; SPECT = Single-Photon-Emissions-CT.

Patienten mit autoimmunhämolytischer Anämie oder Autoimmunthrombozytopenie in Betracht gezogen werden. Die Erkrankung kann auch mit einer isolierten Aplasie der Erythropoese assoziiert sein. Eine initiale Lymphadenopathie ist häufig asymptomatisch, eine Splenomegalie nicht obligat. Die prognostisch wichtigen Stadieneinteilungen der typischen B-CLL sind in Tabelle 17-7 aufgelistet. Die initiale Evaluation eines Patienten mit typischer B-CLL/lymphozytischem Lymphom schließt die meisten Untersuchungen aus Tabelle 17-11 ein, die bei den meisten Patienten mit anderen Non-Hodgkin-Lymphomen verwendet werden. Daneben muss aufmerksam nach Zeichen einer Immundysfunktion, wie einer autoimmunhämolytischen Anämie, einer Autoimmunthrombozytopenie, einer Hypogammaglobulinämie und einer erythrozytären Aplasie gesucht werden. Molekularbiologische Untersuchungen der Immunglobulingene bei CLL-Patienten haben gezeigt, dass bei etwa der Hälfte von ihnen Mutationen der Immunglobulingene nachgewiesen werden, welche im Rahmen der „somatischen Hypermutation“ (von B-Zellen im Keimzentrum) entstehen, während bei der anderen Hälfte der Patienten nicht mutierte, keimbahntypische Immunglobulingensequenzen vorliegen. Patienten mit Keimbahnkonfiguration der Immunglobulingene haben einen aggressiveren klinischen Verlauf und sprechen schlechter auf die Therapie an. Leider ist diese Untersuchung aufgrund des technischen Aufwandes nicht routinemäßig durchführbar. Die viel einfacher durchführbare Bestimmung der Oberflächenexpression des CD38-Antigens scheint eine prognostische Bedeutung zu haben: Patienten mit rearrangierten Immunglobulingenen und guter Prognose zeigen in der Regel eine niedrige CD38-Expression auf den Leukämiezellen, während Patienten mit Keimbahnkonfiguration der Immunglobulingene und schlechterer Prognose eher eine hohe Expression von CD38 aufweisen. Eine Bestätigung für den Stellenwert dieser Untersuchung zur prognostischen Unterscheidung der zwei Gruppen steht allerdings noch aus. Die Expression der Proteinkinase ZAP-70 korreliert mit einer Keimbahnkonfiguration der Immunglobulingene, die Bestimmung dieses Proteins ist allerdings noch nicht standardisiert und nicht überall verfügbar.

Behandlung

CHRONISCHE LYMPHATISCHE LEUKÄMIE VOM B-ZELL-TYP/KLEINZELLIGES LYMPHOZYTISCHES LYMPHOM

Patienten mit dem typischen Bild einer klassischen B-CLL, mit nur Knochenmarkbeteiligung und peripherer Lymphozytose (also in Stadium 0 nach Rai oder in Stadium A nach Binet, Tab. 17-7) können lediglich beobachtet werden, eine spezifische Therapie ist nicht notwendig. Solche Patienten haben eine mittlere Überlebenszeit von mehr als 10 Jahren, einige werden nie eine Therapie benötigen. Das ist typischerweise der Fall bei Patienten mit Deletion des Chromosoms 13q. Auch für Patienten mit intermediären Krankheitsstadien, also mit Lymphadenopathie und Hepatosplenomegalie, besteht keine Therapieindikation, sofern sie beschwerdefrei sind und Hämoglobin-, Leukozyten- und Thrombozytenwerte im Normbereich sind. Allerdings beträgt die mittlere Überlebenszeit für diese Patientengruppe etwa 7 Jahre, bei der Mehrheit dieser Patienten wird sich innerhalb weniger Jahre eine Behandlungsindikation ergeben. Patienten, die mit dem Bild einer Knochenmarkinsuffizienz auffallen (z. B. in Stadium 3 oder 4 nach Rai oder in Stadium C nach Binet) brauchen fast ausnahmslos eine sofortige Therapie. Diese Patienten haben in der Regel einen schweren Verlauf mit einer mittleren Überlebenszeit von nur 1,5 Jahren. Immunologische Krankheitsbilder werden unabhängig von der Grunderkrankung behandelt. So können eine Glukokortikoidtherapie bei Autoimmunzytopenie und eine Immunglobulinsubstitution bei Hypogammaglobulinämie unabhängig von der Notwendigkeit einer zytoreduktiven antileukämischen Therapie durchgeführt werden.

Patienten, welche initial mit dem klinischen Bild einer Lymphadenopathie auffallen, haben eine 5-Jahres-Überlebensrate von etwa 75 %, wenn sie wenige Risikofaktoren anhand des Internationalen Prognostischen Index (IPI) haben, während weniger als 40 % der Patienten mit einem hohen IPI nach 5 Jahren noch am Leben sind. Die meisten dieser Patienten werden auch eine frühzeitige Therapie benötigen. Die größte Bedeutung für die Prognose der CLL haben aber die in der Diagnostik im deutschsprachigem Raum inzwischen fest etablierten zytogenetischen Befunde, insbesondere der Funktionsverlust des Proteins p53, egal ob aufgrund einer Deletion des kurzen Arms vom Chromosom 17 oder durch eine Punktmutation des p53-Proteins und die Deletion des ATM-Gens auf Chromosom 11q22-q23.

Meistens werden Patienten mit typischer B-CLL/lymphozytischem Lymphom mit einer Chlorambucil- oder Fludarabin-Monotherapie behandelt. Chlorambucil kann oral verabreicht werden und hat wenige kurzfristige Nebenwirkungen, während Fludarabin intravenös appliziert wird und eine erhebliche Immunsuppression verursacht. Allerdings ist Fludarabin bei Weitem effektiver und das einzige Medikament, das bei einem signifikanten Anteil der Patienten eine komplette Remission induzieren kann. Die Kombination aus dem monoklonalen Antikörper gegen das CD20-Antigen Rituximab (375–500 mg/m^2 am Tag 1), Fludarabin (25 mg/m^2 an Tag 2–4 im ersten Zyklus, dann an Tag 1–3 in den folgenden Therapiezyklen) und Cyclophosphamid (250 mg/m^2, zusammen mit Fludarabin), kann bei 69 % der Patienten zu einer kompletten Remission führen und dieses Ansprechen geht sogar in 50 % der Fälle mit molekularen Remissionen einher. Die Hälfte der Patienten entwickelt aber eine Neutropenie Grad III oder IV (d. h. < 1000 bzw. < 500 Granulozyten/µl). Für jüngere Patienten mit Behandlungsbedürftigkeit sind also heute fludarabinhaltige Therapien Mittel der Wahl. Bei älteren Patienten mit Therapiebedürftigkeit wird Chlorambucil eingesetzt, Fludarabin ist eine effektive Zweitlinien-Therapieoption bei Krankheitsprogredienz. Bendamustin, ein mit dem Stickstofflost verwandtes Alkylans, ist hocheffektiv und wetteifert mit Fludarabin um die Position der Substanz der 1. Wahl. Patienten mit dem klinischen Bild eines malignen Lymphoms (und nicht einer Leukämie) sprechen sehr gut auf Bendamustin an, manche Patienten erhalten eine Polychemotherapie nach dem CVP-Schema (Cyclophosphamid, Vincristin und Prednison) oder CHOP (Cyclophosphamid, Doxorubicin, Vincristin und Prednison) plus Rituximab. Alemtuzumab (Anti-CD52) ist ein bei dieser Krankheit aktiver Antikörper, der aber sowohl B- als auch T-Zellen abtötet und zu einer stärkeren Immunkompromittierung führt als Rituximab. Jüngere Patienten mit dieser Erkrankung sind Kandidaten für eine allogene Knochenmark-/Stammzelltransplantation. Eine allogene Knochenmarktransplantation kann durchaus kurativ sein, ist aber mit einer erheblichen therapieassoziierten Mortalität behaftet. Zur Verringerung dieser therapieassoziierten Mortalität wird im Rahmen von Studien eine Konditionierung mit reduzierter Intensität, die so genannte „Mini-Transplantation“, untersucht, bei der zur Konditionierung vor Transplantation lediglich eine immunsuppressive Therapie statt der myeloablativen Dosis von Zytostatika verwendet wird **(Kap. 32)**. Die autologe Transplantation wird bei Patienten mit B-CLL/lymphozytischem Lymphom inzwischen nur noch sehr selten durchgeführt.

Inzwischen sind mindestens zwei neuere monoklonale Anti-CD20-Antikörper erhältlich: Ofatumumab und Obinutuzumab. Beide sind etwas effektiver als Rituximab und sind bei mit Rituximab vorbehandelten Patienten wirksam. Substanzen, die in Signalwege eingreifen, wie Ibrutinib, ein irreversibler Hemmer der Bruton-Tyrosinkinase, und Idelalisib, ein Inhibitor der Phosphoinositide-3-kinase delta, haben ebenfalls eine hohe Antitumorwirkung. Die ideale Kombination und Abfolge dieser Therapien wurde bislang noch nicht ermittelt.

Laut Empfehlung der Deutschen CLL-Studiengruppe ist die Kombination aus Bendamustin und Rituximab bei gesunden älteren Patienten (z. B. > 65 Jahre) oder bei Patienten mit erhöhtem Infektionsrisiko einer fludarabinhaltigen Therapie vorzuziehen, da letztere zwar eine etwas höhere Rate an kompletten Remissionen bewirkt, aber mit dem Preis deutlich höherer infektiöser Komplikationen. Bei noch älteren, gebrechlichen Patienten wird eine Kombination aus Chlorambucil und einem Anti-CD20-Antikörper empfohlen, bevorzugt mit Obinutuzumab (GA-101). Bei Patienten im Stadium Binet A wird eine Therapie nur durchgeführt, wenn Risikofaktoren wie eine Lymphozytenverdopplungszeit von weniger als 12 Monaten, unmutierte Immunglobulingene, Deletionen an den Chromosomen 17p oder 11q vorliegen. In einer abgeschlossenen Studie konnte die Effektivität einer subkutanen Gabe des CD52-Antikörpers Alemtuzumab bei Patienten mit ungünstigen zytogenetischen Aberrationen nachgewiesen werden. Bei Patienten mit der besonders ungünstigen 17p-Deletion wird subkutanes Alemtuzumab mit Dexamethason eingesetzt. Die neuen Substanzen Ibrutinib und Idelalisib stellen bei dieser Patientengruppe eine sehr effektive Therapie dar, sie sind bereits für die Rezidivsituation zugelassen, werden aber bei Patienten mit p53-Deletionen/Mutationen bereits in der Erstlinientherapie getestet. Der Stellenwert der allogenen Transplantation wird noch im Rahmen von Studien getestet, sie wird in der Regel jungen Patienten mit sehr aggressivem Krankheitsverlauf vorbehalten.

Extranodales Marginalzonen-B-Zell-Lymphom vom MALT-Typ

Das extranodale Marginalzonen-B-Zell-Lymphom vom MALT-Typ macht etwa 8 % aller Non-Hodgkin-Lymphome aus. Es handelt sich um ein kleinzelliges Lymphom, das sich extranodal manifestiert. Früher wurde diese Krankheit häufig als lymphozytisches Lymphom klassifiziert, manchmal auch als Pseudolymphom. Der Nachweis der Assoziation zwischen dem Magenlymphom und einer Infektion durch Helicobacter pylori hat dazu beigetragen, diese Krankheit als selbstständige Entität zu identifizieren. Die klinischen Merkmale des extranodalen Marginalzonen-Lymphoms vom MALT-Typ sind in Tabelle 17-10 dargestellt.

Die Diagnose eines extranodalen Marginalzonen-B-Zell-Lymphoms vom MALT-Typ kann von einem erfahrenen Hämatopathologen anhand des typischen Infiltrationsmusters durch kleine, CD5-negative monoklonale B-Lymphozyten gestellt werden. In einigen Fällen kommt es zur Transformation zu einem hochmalignen Lymphom, das dann wie ein diffus großzelliges B-Zell-Lymphom aussieht, öfters kommen in derselben Biopsie beide Typen vor. Es ist nicht immer einfach, diese Erkrankung von einer gutartigen lymphozytären Infiltration extranodaler Organe zu unterscheiden, differenzialdiagnostisch muss sie auch noch von anderen niedrigmalignen Lymphomen wie dem lymphozytischen B-Zell-Lymphom oder dem follikulären Lymphom abgegrenzt werden.

Extranodale Marginalzonen-Lymphome vom MALT-Typ kommen im Magen vor, aber auch an der Orbita, im Dünndarm, in der Lunge, in der Schilddrüse, in den Speicheldrüsen, in der Haut, im Weichteilgewebe, in der Blase, in der Niere und im ZNS. Klinisch können diese Lymphome mit einer tumorösen Schwellung einhergehen. Sie können per Zufall in routinemäßig durchgeführten radiologischen oder endoskopischen Untersuchungen nachweisbar sein oder organbezogene Beschwerden verursachen, wie diffuse Oberbauchbeschwerden bei Lymphombefall des Magens. Die meisten extranodalen Marginalzonen-B-Zell-Lymphome entstehen im Magen. Molekulargenetisch liegen mindestens zwei unterschiedliche Formen vor: In etwa 50 % der Fälle liegt eine t(11;18)(q21;q21)-Translokation vor, bei der der N-terminale Teil des API2-Gens an den Carboxy-terminalen Teil des MALT1-Gens transloziert wird, sodass ein API2/MALT1-Fusionsprotein entsteht, in den restlichen Fällen liegt eine genetische Instabilität an mehreren Chromosomen vor. So können Trisomien der Chromosomen 3, 7, 12 und 18 vorliegen. Bei etwa 95 % der MALT-Lymphome des Magens liegt eine Infektion mit dem Bakterium Helicobacter pylori vor, in den wenigen negativen Fällen lässt sich eine t(11;18)-Translokation nachweisen. Diese Translokation führt zu einer Aktivierung des Transkriptionsfaktors NF-κB, der ein Überlebenssignal für die Zellen liefert. Lymphome mit der t(11;18)-Translokation sind genetisch stabil und transformieren nicht in diffus großzellige B-Zell-Lymphome, während Lymphome ohne diese Translokation im weiteren Verlauf zusätzliche Mutationen des BCL6-Gens erwerben und in hochmaligne Lymphome transformieren. MALT-Lymphome bleiben in etwa 40 % der Fälle auf die genannten Organe beschränkt, in etwa 30 % der Fälle kommt es zu einem sekundären Befall der regionalen Lymphknoten. Allerdings können auch disseminierte Manifestationen vorkommen, insbesondere wenn es zu einer Transformation in ein diffus großzelliges B-Zell-Lymphom kommt. Viele Patienten mit MALT-Lymphomen haben zugrunde liegende Autoimmunerkrankungen oder entzündliche Erkrankungen, wie das Sjögren-Syndrom (mit Befall des Mukosa-assoziierten lymphatischen Gewebes der Speicheldrüse), die Hashimoto-Thyreoiditis (mit Befall des Schilddrüsen-assoziierten lymphatischen Gewebes), eine Helicobacter-Gastritis (mit Befall des magenassoziierten lymphatischen Gewebes) eine C.-psittaci-Konjunktivitis (mit Befall des lymphatischen Gewebes des Auges und der Orbita) oder eine kutane Borrelieninfektion (mit Befall des hautassoziierten lymphatischen Gewebes).

Die klinische Evaluation eines Patienten mit extranodalem Marginalzonen-B-Zell-Lymphom vom MALT-Typ unterscheidet sich nicht von der bei anderen Patienten mit Non-Hodgkin-Lymphomen, wie in Tabelle 17-11 dargestellt. Eine Besonderheit für Patienten mit Magenlymphom ist die Notwendigkeit des Nachweises bzw. Ausschlusses einer H.-pylori-Infektion. Endoskopische Untersuchungen, insbesondere eine Endosonografie, können dazu beitragen, das Ausmaß des Magenbefalls besser zu definieren. Die meisten Patienten mit extranodalem Marginalzonen-B-Zell-Lymphom vom MALT-Typ haben eine gute Prognose mit einer 5-Jahres-Überlebensrate von etwa 75 %. Bei Patienten mit niedrigem IPI liegt die 5-Jahres-Überlebensrate sogar bei 90 %, während Patienten mit einem hohen IPI-Score lediglich eine 5-Jahres-Überlebenswahrscheinlichkeit von etwa 40 % haben.

Behandlung
EXTRANODALES MARGINALZONEN-B-ZELL-LYMPHOM VOM MALT-TYP

MALT-Lymphome sind häufig lokalisiert. Patienten mit MALT-Lymphomen des Magens, bei denen eine Infektion mit H. pylori nachgewiesen wird, können in 80 % der Fälle lang anhaltende komplette Remissionen erzielen, wenn eine Eradikationsbehandlung der Infektion durchgeführt wird. Molekularbiologische Untersuchungen zeigen allerdings, dass auch während dieser Remissionen Tumorzellen in der Schleimhaut persistieren können. Nach der Eradikation von H. pylori bessern sich die Symptome meist rasch, während die molekularbiologisch veränderten Zellen noch für 12–18 Monate nachweisbar bleiben. Sofern keine progressive Krankheit besteht, ist jedoch keine weitere Therapie indiziert. Patienten in fortgeschrittenen Stadien oder mit ausgedehnter Krankheit werden oft mit einer Monotherapie aus Chlorambucil behandelt. Auch Kombinationstherapien mit Rituximab sind hochwirksam. Beim gleichzeitigen Nachweis eines diffus großzelligen B-Zell-Lymphoms muss eine Kombinationspolychemotherapie durchgeführt werden. Die zusätzlichen Mutationen, die mit der histologischen Progression assoziiert werden, führen auch zur Unabhängigkeit des Lymphomwachstums von Helicobacter pylori.

Mantelzell-Lymphom

Das Mantelzell-Lymphom macht etwa 6 % aller Non-Hodgkin-Lymphome aus. Entscheidend für die definitive Klassifikation dieses Lymphoms war der Nachweis der charakteristischen chromosomalen Translokation t(11;14) zwischen dem Gen für die Schwerkette der Immunglobuline auf Chromosom 14 und dem bcl-1-Gen auf Chromosom 11, die zu einer Überexpression des BCL-1-Proteins führt. Bcl-1 ist identisch mit Cyclin D1, einem Zellzyklusregulator. Die klinischen Merkmale des Mantelzell-Lymphoms sind in Tabelle 17-10 aufgelistet.

Die Diagnose eines Mantelzell-Lymphoms kann durch einen erfahrenen Hämatopathologen anhand des morphologischen Bildes und der Monoklonalität gestellt werden. Wie bei allen Lymphomerkrankungen ist eine bioptische Sicherung wichtig. Differenzialdiagnostisch müssen andere kleinzellige Lymphome der B-Zell-Reihe abgegrenzt werden, insbesondere muss das Mantelzell-Lymphom vom lymphozytischen Lymphom differenziert werden, wobei die Lymphomzellen in beiden Fällen das CD5-Antigen exprimieren. Charakteristisch für die Lymphomzellen des Mantelzell-Lymphoms ist eine gekerbte Form des Zellkernes.

Die typische Manifestation des Mantelzell-Lymphoms ist eine diffuse Lymphadenopathie, häufig liegen zudem systemische oder allgemeine Symptome vor. Das mediane Erkrankungsalter liegt bei 63 Jahren, Männer sind viermal häufiger betroffen als Frauen. Etwa 70 % der Patienten haben bereits bei Diagnosestellung ein Stadium IV, in der Regel mit Knochenmarkinfiltration und Nachweis von Lymphomzellen im peripheren Blut. Daneben ist ein extranodaler Befall möglich, insbesondere des Gastrointestinaltraktes. Patienten, die mit dem Bild einer lymphomatösen Polypose des Dickdarmes auffallen, haben in der Regel ein Mantelzell-Lymphom. Für die Stadieneinteilung müssen, wie bei anderen Non-Hodgkin-Lymphomen, die in Tabelle 17-11 aufgelisteten Untersuchungen durchgeführt werden. Patienten, bei denen ein gastrointestinaler Befall vorliegt, haben häufig eine Beteiligung des Waldeyer-Rachenrings und umgekehrt. Die 5-Jahres-Überlebensrate liegt bei etwa 25 %, nur vereinzelt leben Patienten mit einem hohen IPI länger als 5 Jahre, während etwa 50 % der Patienten mit einem niedrigen IPI nach 5 Jahren noch am Leben sind. In Europa wird zunehmend der speziell für das Mantelzell-Lymphom entwickelte MIPI-Score verwendet, der auf Alter, Performance-Status, Lactat-Dehydrogenase und Leukozytenzahl basiert. Hiermit können drei prognostische Gruppen mit unterschiedlicher Lebenserwartung differenziert werden (29 Monate im Median für die Hochrisikogruppe, 51 Monate für die Intermediärrisikogruppe, während die mediane Lebenserwartung für die Patienten mit niedrigem Risiko noch nicht erreicht ist). Zusätzlich ist die Proliferationsrate anhand des Markers Ki-67 von prognostischer Bedeutung, wobei eine hohe Proliferationsrate sich besonders negativ auf die Lebenserwartung auswirkt So wird inzwischen auch der MIPI-b(biologisches MIPI)-Index mit Hinzunahme der Ki-67-Proliferationsrate für die Identifikation von Patienten mit besonders hohem Risiko verwendet.

Behandlung MANTELZELL-LYMPHOM

Die derzeitigen Therapieoptionen für das Mantelzell-Lymphom werden immer weiter verbessert. Patienten mit einem lokalisierten Befall können mit einer Polychemoradiotherapie behandelt werden, es handelt sich jedoch um eine extrem kleine Patientengruppe. Bei disseminiertem Befall kommt es nur bei wenigen Patienten zu einer kompletten Remission unter der Standardtherapie gegen Lymphome. Junge Patienten werden häufig mit einer aggressiven Polychemotherapie behandelt und anschließend im Rahmen einer autologen oder allogenen Stammzelltransplantation konsolidiert. Für ältere, asymptomatische Patienten kann zunächst eine abwartende Strategie sinnvoll sein, bei Therapieindikation kann eine Monotherapie eingeleitet werden. Dieses Vorgehen eignet sich für wenige Patienten, insbesondere für solche mit einem sehr niedrigen Proliferationsindex. Ein intensives Kombinationschemotherapieregime, das ursprünglich zur Behandlung der akuten Leukämie entwickelt wurde, ist das HyperC-VAD (Cyclophosphamid, Vincristin, Doxorubicin, Dexamethason, Cytarabin und Methotrexat). Es scheint in Kombination mit Rituximab vor allem bei jüngeren Patienten mit einer besseren Ansprechrate einherzugehen. Der Wechsel zwischen zwei Regimes, HyperC-VAD mit Zugabe von Rituximab (R-HyperC-VAD) und Rituximab plus hoch dosiertes Methotrexat und Cytarabin, kann bei mehr als 80 % zur kompletten Remission und zu einem 8-Jahres-Überleben von 56 % führen, vergleichbar den Regimes mit Hochdosistherapie und autologer Stammzelltransplantation. Bendamustin plus Rituximab induzieren bei etwa 31 % der Patienten eine komplette Remission, die jedoch in der Regel nicht lange andauert. Bortezomib, Temsirolimus und Bendamustin induzieren in der Monotherapie bei wenigen Patienten eine partielle Remission und werden den Primärkombinationen zugegeben. In Deutschland wird als Standardtherapie für ältere Patienten das Rituximab-CHOP-Protokoll oder das Rituximab-Bendamustin-Protokoll verwendet. Bei jüngeren Patienten wird das R-CHOP alternierend mit dem platinhaltigen R-DHAP-Protokoll appliziert, anschließend wird eine konsolidierende Hochdosistherapie mit BEAM (BCNU, Etoposid, Cytosin-Arabinosid, Melphalan) mit supportiver autologer Stammzelltransplantation durchgeführt. Die Verwendung von Cytosin-Arabinosid scheint beim Mantelzell-Lymphom besonders wirksam zu sein. Bei älteren Patienten wurde kürzlich vom Europäischen Mantelzell-Lymphom-Netzwerk eine erhebliche Verlängerung der Remission durch eine Erhaltungstherapie mit Rituximab nach Induktion demonstriert. Temsirolimus ist in Deutschland für die Rezidivtherapie zugelassen, der Proteasom-Inhibitor Bortezomib hingegen ist gegenwärtig noch nicht zugelassen, genauso wie das immunmodulierende und antiangiogenetisch wirksame Lenalidomid. Beide Substanzen haben in klinischen Studien hohe Wirksamkeit in der Rezidivisituation gezeigt. Die als „biologische Therapie" bezeichnete Kombination aus dem Thalidomid-Derivat Lenalidomid und Rituximab ist auch in der Erstlinientherapie sehr effektiv, wobei diese Therapie nicht nebenwirkungsfrei ist und Langzeitstudien fehlen. In der Rezidivsituation ist der Bruton-Thyrosinkinase-Inhibitor Ibrutinib aufgrund seiner extrem hohen Wirksamkeit bei vergleichsweise günstigem Nebenwirkungsprofil in Rekordzeit zugelassen worden.

Follikuläres Lymphom

Follikuläre Lymphome machen weltweit etwa 22 % aller Non-Hodgkin-Lymphome aus, in den USA sind es sogar etwa 30 %. Diese Lymphomentität kann oft allein auf der Basis des morphologischen Bildes diagnostiziert werden. In vielen klinischen Studien zur Behandlung „niedrigmaligner" Lymphome, vor allem aus den USA, wurden Patienten mit verschiedenen Lymphom-Subtypen rekrutiert, bei den meisten dieser Patienten lagen jedoch follikuläre Lymphome vor. Die klinischen Merkmale follikulärer Lymphome sind in Tabelle 17-10 dargestellt.

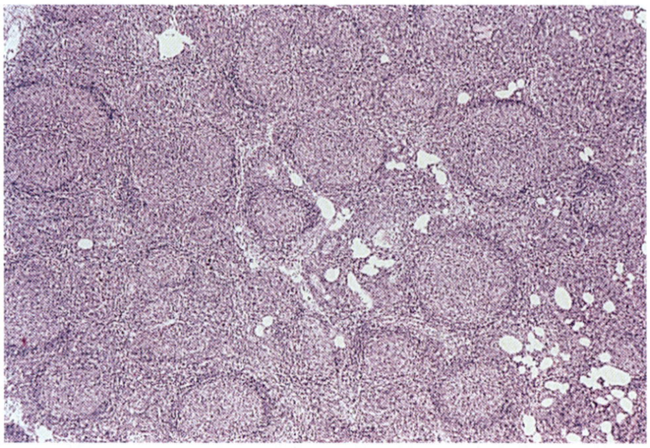

Abbildung 17-7 Follikuläres Lymphom. Die normale Architektur des Lymphknotens wird ersetzt durch ein noduläres Wachstum von Tumorzellen. Die Follikel oder „Knoten" sind unterschiedlich groß und bestehen aus kleinen Lymphozyten mit gelappten Kernen, vermischt mit einem variablen Anteil von größeren Zellen mit vesikulärer Chromatinstruktur und prominenten Nukleoli.

Die Beurteilung einer Lymphknotenbiopsie durch einen Hämatopathologen reicht in der Regel aus, um die Diagnose eines follikulären Lymphoms zu stellen. Typischerweise besteht der Tumor aus einer Mischung aus kleinen, gekerbten Zellen und größeren Zellen in unterschiedlichen Verhältnissen, oft ist ein follikuläres Wachstumsmuster zu erkennen (Abb. 17-7). Der immunphänotypische Nachweis von B-Zellen und der t(14;18)-Translokation mit Überexpression des Proteins BCL-2 bestätigt die Diagnose. Das Lymphom muss in erster Linie von reaktiven, follikulären Hyperplasien abgegrenzt werden, darüber hinaus muss geprüft werden, ob Anteile eines diffus großzelligen B-Zell-Lymphoms vorhanden sind. Patienten mit follikulären Lymphomen werden häufig in Subgruppen unterteilt: Eine Gruppe ist durch das Vorherrschen kleiner Zellen charakterisiert, bei einer weiteren Gruppe überwiegen große Zellen. Bei einer dritten Gruppe liegt eine Mischung von kleinen und großen Zellen vor. Auch wenn diese Unterschiede nicht immer einfach zu erkennen sind, haben sie eine große klinische Bedeutung. Die Zahl der großen, Zentroblasten-ähnlichen Zellen pro Gesichtsfeld (GF) bestimmt die Einteilung in Grad 1 (< 5 Zentroblasten/GF), Grad 2 (6–15 Zentroblasten/GF) bis 3 (> 15 Zentroblasten/GF). Follikuläre Lymphome mit vorwiegend großen Zellen haben eine höhere Proliferationsrate, ein rasch verlaufendes Krankheitsbild und insgesamt eine kürzere Überlebenszeit bei Anwendung der üblichen Chemotherapieschemata. Als Grad 3b werden Lymphome bezeichnet, bei denen kaum noch kleine Zellen zu sehen sind, diese Entität wird in Europa wie ein hochmalignes Lymphom (diffus großzelliges B-Zell-Lymphom) behandelt.

Typischerweise haben Patienten mit follikulärem Lymphom bei Krankheitsbeginn eine nicht schmerzhafte, diffuse Lymphadenopathie, wobei manchmal außergewöhnliche Lymphknotenstationen, wie die epitrochlearen Lymphknoten, befallen sind. Nahezu alle Organe können beteiligt sein, auch ein extranodaler Befall ist häufig. Die meisten Patienten haben keine allgemeinen Symptome, wie Fieber, Nachtschweiß oder Gewichtsverlust, und etwa 50 % haben einen niedrigen IPI-Score von 0 oder 1. Weniger als 10 % der Patienten haben einen hohen IPI-Score von 4 oder 5. Die Untersuchungen zur Ausbreitungsdiagnostik sind in Tabelle 17-11 dargestellt.

Behandlung
FOLLIKULÄRES LYMPHOM

Follikuläre Lymphome gehören zu den Neoplasien, die am besten auf Chemotherapie und Radiotherapie ansprechen. Anfangs kommt es bei fast einem Viertel der Patienten auch ohne Therapie zu spontanen Regressionen, diese sind jedoch in der Regel nur vorübergehend. Eine abwartende Strategie mit sorgfältiger Beobachtung ist daher für beschwerdefreie Patienten durchaus adäquat und insbesondere bei älteren Patienten sinnvoll. Bei Behandlungsnotwendigkeit können eine Monotherapie mit Chlorambucil oder Cyclophosphamid oder eine Polychemotherapie nach dem COP- oder CHOP-Schema durchgeführt werden. Bei 50–75 % der Patienten kommt es zur kompletten Remission. Die mittlere Ansprechdauer liegt bei etwa 2 Jahren. Etwa 20 % der Patienten, die eine komplette Remission erreichen, bleiben für mehr als 10 Jahre in Remission. Die meisten Patienten erleiden aber ein Krankheitsrezidiv. Die wenigen Patienten (15 %), bei denen ein lokalisierter Befall vorliegt, können erfolgreich mit einer Radiotherapie behandelt werden, diese führt bei den meisten Patienten zu lang anhaltenden Remissionen. Die Ergebnisse einer multizentrischen Studie, bei der geprüft wurde, ob die zusätzliche Gabe des monoklonalen Antikörpers Rituximab die Ergebnisse der Radiotherapie langfristig verbessert, werden mit Spannung erwartet: Man geht davon aus, dass einzelne nicht detektierte Lymphomzellen außerhalb des Bestrahlungsfeldes durch die Antikörpertherapie eliminiert werden könnten.

Zahlreiche neue Therapieoptionen eröffnen bei Patienten mit follikulären Lymphomen neue Perspektiven. Dazu gehören neuere Zytostatika (z. B. Fludarabin), Interferon α, monoklonale Antikörper sowie Radioimmunkonjugate und Vakzinierungsstrategien. Interferon α verlängert zwar bei Patienten, die erfolgreich mit doxorubicinhaltiger Chemotherapie behandelt wurden, das Überleben, beeinträchtigt aber durch Nebenwirkungen die Lebensqualität. Der monoklonale Antikörper Rituximab führt selbst als Monotherapie bei 35–50 % der Patienten mit rezidiviertem follikulärem Lymphom zu Tumorreduktionen und Radioimmuntherapien mit an Radioisotopen gekoppelten Antikörpern induzieren Remissionen in mehr als 50 % der Fälle. Die Zugabe von Rituximab zu einer kombinierten Chemoimmuntherapie, wie dem CHOP-Schema oder anderen Polychemotherapieschemata, verlängert das Gesamtüberleben und senkt das Risiko für eine histologische Progression. Eine kombinierte Chemoimmuntherapie ist daher heute Standard bei Patienten mit behandlungsbedürftigem follikulärem Lymphom. Bei mehr als 85 % der mit R-CHOP behandelten Patienten kommt es zur vollständigen Remission und die mediane Remissionsdauer überschreitet 6–7 Jahre. Immer mehr hat sich in Deutschland die Kombination aus Rituximab und dem Zytostatikum Bendamustin durchgesetzt. Durch eine intermittierende Erhaltungsdauertherapie mit Rituximab wird die Remission sogar noch weiter verlängert, wobei unklar ist, ob dies auch für das Überleben gilt. Experimentelle Studien mit Tumorvakzinierung haben in Pilotstudien erfolgversprechende Ergebnisse geliefert. Mindestens 40 % der Patienten mit Rezidiven eines follikulären Lymphoms, die mittels autologer oder allogener Stammzelltransplantation behandelt wurden, erzielen Langzeitremissionen. Es ist heute internationaler Konsensus, dass eine konsolidierende Hochdosistherapie mit autologer Stammzelltransplantation nach der primären Chemoimmuntherapie (R-CHOP oder R-Bendamustin) nicht sinnvoll ist, sondern nur jungen Patienten vorbehalten werden sollte, die nach Primärtherapie ein Rezidiv erleben, insbesondere wenn die Dauer der Remission nach Primärtherapie ein oder maximal 2 Jahre betrug. Die Therapie mit dem Yttrium-gekoppelten Antikörper Ibritumomab-Tiuxetan (Zevalin) ist als konsolidierende Maßnahme nach Chemotherapie oder im Rezidiv zugelassen ist. Es handelt sich hierbei um eine für den Patienten wenig belastende Therapie, die nur einmalig gegeben wird und in einigen Fällen zu jahrelangen Remissionen führt. Eine ganze Reihe neuer Antikörper gegen das CD20-Antigen, aber auch gegen andere B-Zell-Antigene (CD22, CD19, CD40) sind in der Erprobung und haben teilweise hohe Wirksamkeit gezeigt. Lenalidomid ist ebenfalls beim follikulären Lymphom in Kombination mit dem CD20-Antikörper Rituximab sehr wirksam, aber noch nicht zugelassen. Der Phosphoinositid-3-Kinase-Hemmer Idelalisib ist für die Behandlung des rezidivierten follikulären Lymphoms zugelassen, das Medikament hat eine hohe Wirksamkeit, neben den üblichen hämatologischen Nebenwirkungen sind immunologische Reaktionen wie Pneumonitis, Colitis und

Hepatitis zu beachten. Patienten mit follikulärem Lymphom und Prädominanz von großen Zellen in der Histologie haben eine kürzere Überlebenszeit, wenn sie mit einer Monotherapie behandelt werden, und scheinen von einer anthrazyklinhaltigen Chemoimmuntherapie zu profitieren. Dann erreichen sie gleiche Überlebenszeiten wie andere Patienten mit follikulärem Lymphom und haben sogar länger anhaltende Remissionen nach Therapie.

Häufig kommt es bei Patienten mit follikulären Lymphomen zur malignen Transformation in großzellige B-Zell-Lymphome (5–7 % pro Jahr). Diese Transformation wird in etwa 40 % der Fälle im Laufe der Erkrankung nachgewiesen, wenn wiederholt Biopsien entnommen werden; autoptisch wird sie fast bei allen Patienten festgestellt. Typischerweise lässt sich die Transformation klinisch bereits vermuten, wenn eine rasche Größenzunahme einzelner Lymphknotenstationen festgestellt wird und die Patienten allgemeine Symptome entwickeln, wie Fieber, Nachtschweiß und Gewichtsverlust (sog. B-Symptome). Die Prognose verschlechtert sich in solchen Fällen erheblich, eine aggressive Polychemotherapie kann jedoch in einigen Fällen zu einer kompletten Remission der großzelligen B-Zell-Lymphome führen, wobei die niedrigmaligne Lymphomkomponente in der Regel persistiert. Eine konsolidierende Hochdosischemotherapie mit Stammzelltransplantation ist inzwischen bei transformierten follikulären Lymphomen Standard geworden. Wenn auch noch nicht als Routinemaßnahme akzeptiert, sollte bei jungen Patienten frühzeitig an die Möglichkeit einer kurativen allogenen Stammzelltransplantation gedacht werden. Von allen Lymphomerkrankungen scheint das follikuläre Lymphom am meisten von dieser Maßnahme zu profitieren. Durch den häufigeren Einsatz der R-CHOP zur Behandlung des follikulären Lymphoms bei der Diagnosestellung scheint die Rate der histologischen Progression abzunehmen. Die am häufigsten eingesetzten Therapien sind R-CHOP sowie Bendamustin plus Rituximab mit intermittierender Rituximab-Erhaltungstherapie über 2 Jahre.

Diffus großzelliges B-Zell-Lymphom

Das diffus großzellige B-Zell-Lymphom ist die häufigste Lymphomentität. Es macht etwa ein Drittel aller Non-Hodgkin-Lymphome aus. In Veröffentlichungen klinischer Studien zur Behandlung aggressiver und intermediär maligner Lymphome machen diffus großzellige B-Zell-Lymphome den Großteil der Fälle aus. Die klinischen Merkmale des diffus großzelligen B-Zell-Lymphoms sind in Tabelle 17-10 dargestellt.

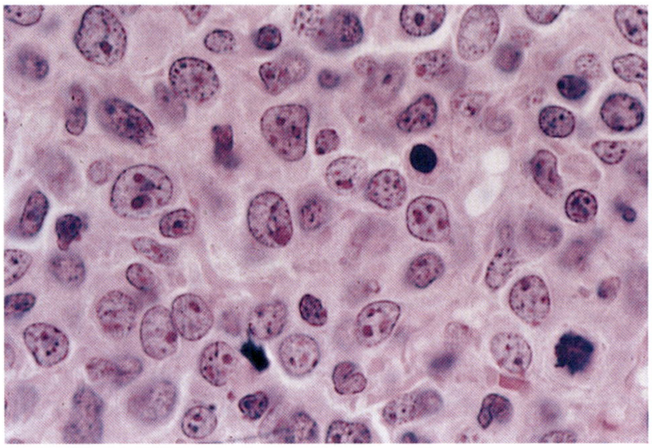

Abbildung 17-8 Diffus großzelliges B-Zell-Lymphom. Die Tumorzellen sind heterogen, aber vorwiegend groß, mit vesikulärem Chromatin und prominenten Nukleoli.

Die Diagnose eines diffus großzelligen B-Zell-Lymphoms kann von einem erfahrenen Hämatopathologen anhand der Morphologie und des Nachweises des B-Zell-Immunphänotyps (Abb. 17-8) gestellt werden. Zytogenetische und molekulargenetische Untersuchungen sind zur Diagnosesicherung nicht erforderlich, es gibt aber Hinweise, dass die Überexpression des BCL-2-Proteins mit einer schlechteren Prognose einhergeht. Ein Teil der Patienten weist auch Mutationen von BCL6 und Translokationen oder Mutationen des MYC-Onkogens auf. Als „Double-hit-Lymphome" werden solche Lymphome bezeichnet, die neben einer MYC-Translokation oder Überexpression gleichzeitig entweder eine Mutation oder Überexpression von BCL-2 aufweisen oder eine Mutation bzw. verminderte Expression von BCL6. Sind alle drei Gene beteiligt, spricht man von „Triple-Hit"-Lymphomen, das ist aber sehr selten. Double-Hit-Lymphome wachsen in der Regel aggressiver und sprechen schlechter auf die Behandlung als andere diffus großzellige B-Zell-Lymphome an. Bei einigen Patienten mit großer mediastinaler Tumormasse kann eine separate Lymphomentität diagnostiziert werden, das primär mediastinale B-Zell-Lymphom (PMBCL). Auf genetischer Ebene zeigt das PMBCL starke Analogien zum Hodkgin-Lymphom. Diese Patienten sind in der Regel jünger (Durchschnittsalter 37 Jahre) und weiblich (in zwei Drittel der Fälle). Andere Untergruppen von diffus großzelligen B-Zell-Lymphomen, wie immunoblastische Lymphome und Lymphome mit ausgedehnter Fibrose, stellen aus histopathologischer Sicht ebenfalls separate Entitäten dar. Es ist noch unklar, ob sich diese Subtypen klinisch von den anderen unterscheiden. Eine besondere Entität unter den aggressiven großzelligen Lymphomen scheint bei HIV-Patienten das plasmablastische B-Zell-Lymphom zu sein, das häufig mit extranodalem Befall (bevorzugt im Gastrointestinaltrakt) einhergeht und eine sehr schlechte

Prognose hat. Zur Unterteilung der diffus großzelligen Lymphome in die Kategorien GCB- und ABC-Typen siehe oben.

Diffus großzellige B-Zell-Lymphome können sowohl mit einer Lymphadenopathie als auch in Form extranodaler Tumormanifestationen auftreten. Bei mehr als 50 % der Patienten liegt bereits bei Diagnosestellung ein extranodaler Befall vor, wobei am häufigsten der Gastrointestinaltrakt und das Knochenmark (15–20 % der Fälle) beteiligt sind. Nahezu alle Organe können befallen sein. Bei entsprechendem Verdacht muss eine bioptische Sicherung erfolgen. Dies ist wichtig, weil z. B. ein diffus großzelliges B-Zell-Lymphom des Pankreas eine wesentlich bessere Prognose als ein Pankreaskarzinom hat, die Diagnose jedoch nur durch eine Biopsie gestellt werden kann. Mit zunehmender Häufigkeit werden primär großzellige B-Zell-Lymphome des Zentralnervensystems diagnostiziert (PCNSL, primäres ZNS-Lymphom). Andere, seltene Varianten des diffus großzelligen B-Zell-Lymphoms, wie das primäre Erguss-Lymphom („Primary Effusion Lymphoma, PEL") und das intravaskuläre Lymphom, sind sehr selten, schwer zu diagnostizieren und haben eine äußerst schlechte Prognose.

Die initiale Evaluation eines Patienten mit diffus großzelligem B-Zell-Lymphom unterscheidet sich nicht von der bei anderen Non-Hodgkin-Lymphomen. Die notwendigen Untersuchungen fasst Tabelle 17-11 zusammen. Nach Durchführung der Ausbreitungsdiagnostik liegt bei etwa 50 % der Patienten ein lokalisiertes Stadium (Stadium I oder II) vor, während etwa 50 % der Patienten einen disseminierten Befall haben. Durch eine Knochenmarkbiopsie kann in etwa 15 % der Fälle ein Lymphombefall diagnostiziert werden, wobei eine Infiltration durch kleinere Zellen häufiger vorkommt als durch große Zellen. In einer großen Serie von mehr als 1200 älteren Lymphompatienten der Deutschen Studiengruppe Hochmaligner Lymphome (DSHNHL) lag der Anteil einer gesicherten Knochenmarkinfiltration bei etwa 6 %, ein ZNS-Befall lag in etwa 5 % der Fälle vor, wobei Patienten mit Knochenmarkinfiltration, hoher LDH und Befall mehrerer extranodaler Areale ein deutlich höheres Risiko für eine Lymphomausbreitung im ZNS zeigten mit einer Inzidenz von ZNS-Manifestationen von 20–30 %. Diese können sowohl in Form eines meningealen Befalls als auch in Form einer intraparenchymatösen Raumforderung auftreten.

Behandlung
DIFFUS GROẞZELLIGES B-ZELL-LYMPHOM

Die initiale Behandlung aller Patienten mit diffus großzelligem B-Zell-Lymphom sollte mit einer Polychemotherapie erfolgen. Das am häufigsten angewandte Therapieprotokoll ist das CHOP-Schema, eventuell kombiniert mit Rituximab, aber auch andere anthrazyklinhaltige Kombinationen sind wirksam. Patienten mit Stadium I oder II ohne größere Tumormassen können mit 4 Zyklen Chemotherapie mit oder ohne konsolidierende Radiotherapie behandelt werden. Die Ergebnisse sind bei diesem Vorgehen vermutlich etwas besser als mit 6–8 Zyklen alleiniger Chemotherapie, Heilungsraten von 60–70 % können bei Patienten mit Stadium II erwartet werden, während die Heilungsrate bei Patienten in Stadium I bei 80–90 % liegt.

Patienten mit Stadium II und großer Tumormasse („bulk"), im Stadium III oder Stadium IV werden in der Regel mit 6–8 Zyklen Chemotherapie behandelt. In der Regel wird das CHOP-Schema verwendet, in Kombination mit Rituximab (Chemoimmuntherapie). Eine große randomisierte Studie konnte die Überlegenheit der Kombinationstherapie gegenüber alleiniger Chemotherapie bei älteren Patienten belegen, auch für jüngere Patienten konnte kürzlich eine Verbesserung der Prognose durch die kombinierte Chemoimmuntherapie gezeigt werden. Ein übliches Vorgehen sieht zunächst die Applikation von vier Chemotherapiezyklen vor. Zwei weitere Zyklen werden appliziert, sofern bei Reevaluation eine komplette Remission vorliegt. Durch diese Vorgehensweise wird bei 70 % der Patienten eine komplette Remission erreicht, und 50–70 % dieser Patienten sind vermutlich geheilt. Der internationale prognostische Index hat große Bedeutung und korreliert mit dem Therapieerfolg. Primär wurde der IPI-Score speziell für Patienten mit diffus großzelligem B-Zell-Lymphom entwickelt. Etwa 35 % der Patienten haben bei Diagnosestellung einen niedrigen IPI-Score von 0–1, die 5-Jahres-Überlebensrate beträgt bei dieser Patientengruppe mehr als 70 %, während bei Patienten mit einem IPI-Score von 4 oder 5 (etwa 20 % der Fälle) die 5-Jahres-Überlebensrate bei nur 20 % liegt. Die Einführung des Antikörpers Rituximab als Bestandteil der Behandlung führt zu einer Verbesserung der Ergebnisse um etwa 15 % in allen Patientengruppen. Andere Faktoren, wie bestimmte molekulare oder zytogenetische Merkmale der Tumorzellen, die Höhe der zirkulierenden Zytokinspiegel und löslicher Rezeptoren oder andere Surrogatmarker, haben prognostische Bedeutung. Allerdings wurden diese Parameter nicht so streng wie der IPI validiert und werden klinisch nicht routinemäßig eingesetzt. Anhand von molekulargenetischen Untersuchungen mithilfe von Gen-Chips können prognostisch unterschiedliche Gruppen (Keimzentrum-B-Zellen-Typ, Aktivierte-B-Zellen-Typ) definiert werden, die in den nächsten Jahren vermutlich für die Stratifizierung der Patienten im Rahmen klinischer Studien verwendet werden. Erste Ergebnisse deuten darauf hin, dass die Hinzunahme des Proteasom-Inhibitors Bortezomib die Ergebnisse der R-CHOP-Therapie bei Patienten mit diffus großzelligem Lymphom vom Aktivierte-B-Zell-Typ deutlich verbessert. In Deutschland konnte im Rahmen einer großen multizentrischen Studie der Deutschen Studiengruppe für Hochmaligne Non-Hodgkin-Lymphome (DSHNHL) gezeigt werden, dass eine intensivierte Applikation der CHOP-Therapie in 14-tägigen Intervallen die Ergebnisse im Vergleich zu einem dreiwöchentlichen Therapierhythmus verbessert, andere Studiengruppen konnten diese Ergebnisse nicht bestätigen. Diese intensivierte Therapie erfordert allerdings die Gabe rekombinanter Wachstumsfaktoren für Granulozyten (G-CSF), um die Dauer der Aplasie zwischen den Therapieblöcken zu verkürzen. Möglicherweise können die Therapieergebnisse durch eine Pharmakokinetik-gesteuerte Gabe von Rituximab verbessert werden, wobei eine Aufsättigung der Rituximabdosis in den ersten Wochen der Therapie wichtig erscheint. Da Frauen i. d. R. höhere Spiegel von Rituximab aufweisen, wird auch eine höhere Dosierung bei männlichen Patienten untersucht.

Eine große Zahl von Patienten mit diffus großzelligem B-Zell-Lymphom ist entweder primär therapierefraktär oder wird kurz nach Erreichen einer Remission ein Rezidiv erleiden, sodass 30–40 % der Patienten eine Zweitlinien- oder „Salvage"-Therapie benötigen. Alternative Chemotherapieschemata (in Deutschland werden vor allem platinhaltige Schemata, wie das DHAP-Schema aus Dexamethason, Cytosin-Arabinosid und Cisplatin, oder das ICE, bestehend aus Ifosfamid, Carboplatin, Etoposid, oft kombiniert mit Rituximab, verwendet) können bei fast 50 % dieser Patienten durchaus komplette Remissionen induzieren, Langzeitremissionen werden jedoch in weniger als 10 % der Fälle beobachtet. Eine Hochdosistherapie mit autologer Stammzelltransplantation ist in solchen Fällen indiziert und führt zu besseren Ergebnissen mit einer Langzeitüberlebensrate von etwa 40 % bei Patienten mit Chemotherapie-sensitiver Erkrankung. Eine Subgruppenanalyse einer großen europäischen Studie (sog. CORAL-Studie) hat gezeigt, dass Patienten mit Keimzentrumstyp des diffus großzelligen Lymphoms deutlich mehr von einer DHAP-Therapie als von einer ICE-Therapie profitieren. Wie man das ZNS-Rezidivrisiko bei Patienten mit hohem Risiko (mehr als 2 extranodale Manifestationen, wobei die Niere besonders gefährlich erscheint, hohe Laktatdehydrogenase und Knochenmarkbefall) effektiv senken kann, ist noch nicht geklärt; man versucht gegenwärtig, die Rolle von hoch dosiertem Methotrexat zu prüfen.

Burkitt-Lymphom/-Leukämie

Das Burkitt-Lymphom oder die Leukämie vom Burkitt-Typ ist eine seltene Erkrankung der Erwachsenen in den USA. Sie macht weniger als 1 % aller Non-Hodgkin-Lymphome aus, aber etwa 30 % der Non-Hodgkin-Lymphome im Kindesalter. Die Leukämie vom Typ Burkitt oder ALL Typ L3 macht einen kleinen Anteil der kindlichen und erwachsenen akuten Leukämien aus. Klinische Merkmale des Burkitt-Lymphoms beim Erwachsenen sind in Tabelle 17-10 dargestellt.

Das Burkitt-Lymphom kann von einem erfahrenen Hämatopathologen allein morphologisch mit großer diagnostischer Sicherheit erkannt werden. Die Zellen sind homogen in Form und in Größe (Abb. 17-9). Der Nachweis einer hohen Proliferationsrate und der Nachweis der chromosomalen Translokation t(8;14) oder einer der verwandten Translokationen, wie der t(2;8)-Translokation zwischen c-myc und dem λ-Leichtketten-Gen oder der t(8;22)-Translokation zwischen c-myc und dem k-Leichtketten-Gen kann die Diagnose bestätigen. Die Leukämie vom Burkitt-Typ ist durch typische mittelgroße Zellen mit rundem Kern, multiplen Nukleolen und einem stark basophilen Zytoplasma mit zahlreichen Vakuolen gekennzeichnet. Die Diagnose wird durch den Nachweis von Oberflächen-Immunglobulinen und eine der oben genannten zytogenetischen Aberrationen bestätigt.

Es gibt drei klinische Formen des Burkitt-Lymphoms: eine endemische Form, eine sporadische Variante und eine Form, welche mit Immundefekten assoziiert ist. So-

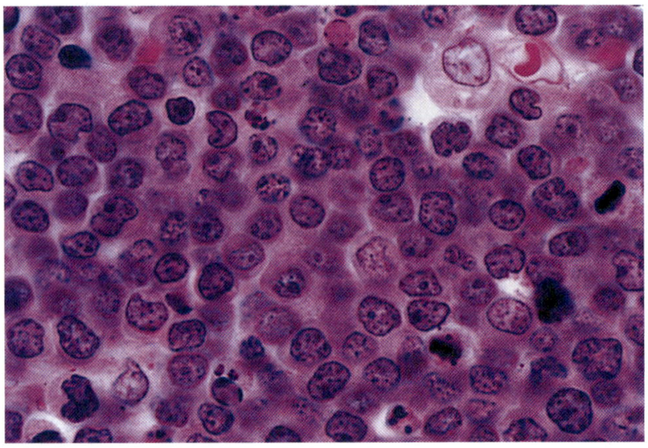

Abbildung 17-9 Burkitt-Lymphom. Die Tumorzellen sind homogene, mittelgroße B-Lymphozyten mit häufigen Mitosen, dem typischen Korrelat einer hohen Proliferationsrate.

wohl die endemische als auch die sporadische Form des Burkitt-Lymphoms kommen häufig bei afrikanischen Kindern vor, während in westlichen Ländern lediglich die sporadische Form vorkommt. Ein Immundefekt-assoziiertes Burkitt-Lymphom wird bei Patienten mit HIV-Infektion diagnostiziert.

Manchmal kann die Abgrenzung zwischen einem Lymphom vom Burkitt-Typ und einem diffus großzelligen B-Zell-Lymphom schwierig sein. In früheren Klassifikationen war eine Intermediärgruppe zwischen diesen beiden Entitäten vorgesehen, dies hat sich jedoch nicht bewährt. Als differenzialdiagnostisches Kriterium des Burkitt-Lymphoms wird auch die extrem hohe Proliferationsrate der Tumorzellen verwendet. (Wegen der c-myc-Deregulierung sind nahezu alle Tumorzellen in einer aktiven Phase des Zellzyklus, die Proliferationsrate liegt in der Regel über 90 %, häufig bei fast 100 %.) Neuere Techniken der In-situ-Fluoreszenz (FISH) können mit hoher Sensitivität Bruchpunkte des c-myc-Onkogens nachweisen und erleichtern die Diagnostik bei unklaren Fällen.

Die meisten Patienten mit Burkitt-Lymphom in den westlichen Ländern haben eine diffuse Lymphadenopathie oder einen intraabdominellen Tumor. Der Verlauf der Erkrankung ist durch ein rasches Wachstum und einen häufigen ZNS-Befall charakterisiert. Neben den üblichen diagnostischen Maßnahmen, die in Tabelle 17-11 aufgelistet sind, sollte bei Verdacht auf ein Burkitt-Lymphom auch eine zytologische Liquoruntersuchung erfolgen. Die Diagnostik muss rasch abgeschlossen werden, damit die Therapie sofort begonnen werden kann. Es handelt sich bei diesem Tumor um den am schnellsten wachsenden menschlichen Tumor und jede Verzögerung des Therapiebeginns kann die Prognose negativ beeinflussen.

Behandlung BURKITT-LYMPHOM

Die Behandlung des Burkitt-Lymphoms sieht sowohl bei Kindern als auch bei Erwachsenen eine intensive Polychemotherapie mit hohen Dosen von Cyclophosphamid vor, wobei die Therapie binnen kurzer Zeit nach Diagnosestellung begonnen werden muss. Eine prophylaktische ZNS-Behandlung ist notwendig. Das Burkitt-Lymphom war eine der ersten Tumorerkrankungen, die durch Chemotherapie geheilt werden konnte. Heilungsraten von etwa 70–80 % bei Kindern und jungen Erwachsenen sind realistisch, wenn eine adäquate Behandlung durchgeführt wird. Beim Versagen der Primärtherapie haben so genannte Salvage-Protokolle kaum Erfolgschancen, was nochmals die Notwendigkeit einer korrekten initialen Behandlung verdeutlicht. In Deutschland werden die Patienten mit Burkitt-Lymphom mit einem komplexen Chemoimmuntherapieprotokoll behandelt (B-NHL Protokoll), bei dem hoch dosierte Alkylanzien und hoch dosiertes Methotrexat in Kombination mit dem Antikörper Rituximab wichtige Bestandteile der Therapie darstellen.

Andere B-Zell-Neoplasien

Die *Prolymphozytenleukämie vom B-Zelltyp* (B-PLL) ist durch eine Infiltration des Knochenmarks und Ausschwemmung von großen Lymphozyten mit prominenten Nukleoli ins periphere Blut charakterisiert. Typischerweise haben die Patienten eine sehr hohe Leukozytenzahl, eine Splenomegalie und eine nur gering ausgeprägte Lymphadenopathie. Das Ansprechen auf die Therapie ist sehr schlecht.

Die *Haarzell-Leukämie* ist eine seltene Erkrankung, die in der Regel bei älteren Männern vorkommt. Sie geht typischerweise mit einer Panzytopenie einher, obwohl einige Patienten einen leukämischen Verlauf haben. Die Splenomegalie ist ein typisches Merkmal dieser Erkrankung. Die Tumorzellen haben bei licht- oder elektronenmikroskopischer Untersuchung typische haarförmige Zytoplasmaausläufer und zeigen eine charakteristische, positive Färbung durch saure Phosphatase, die mit Weinsäure (Tartrat) nicht hemmbar ist. Eine diffuse Fibrose mit dichter Infiltration durch Tumorzellen kann durch eine Biopsie gesichert werden, eine Knochenmarkaspiration ist in der Regel nicht möglich („Punctio sicca“). Patienten mit Haarzell-Leukämie haben eine Monozytopenie und gehäuft atypische Infektionen, unter anderem durch Mycobacterium avium intracellulare verursacht, und auch gehäuft Autoimmunphänomene mit vaskulitischen Syndromen. Die Haarzell-Leukämie spricht gut auf eine Chemotherapie an, infrage kommen Interferon α, Pentostatin und Cladribin, wobei Letzteres gegenwärtig am häufigsten verwendet wird. Die Mehrzahl der Patienten kommt nach einer Cladribin-Therapie in eine komplette Remission, häufig wird ein langes krankheitsfreies Überleben beobachtet. Viele dieser Tumoren weisen die V600E-BRAF-Mutation auf und sprechen dadurch auf BRAF-Inhibitoren, wie Vemurafenib, an.

Das *Marginalzonenlymphom der Milz* ist durch eine Infiltration der weißen Pulpa der Milz mit kleinen monoklonalen B-Lymphozyten charakterisiert. Es handelt sich um eine seltene Erkrankung, die sowohl in Form einer Leukämie als auch eines Lymphoms auftreten kann. Die Diagnose wird häufig durch Splenektomie gestellt, welche gleichzeitig eine effektive Therapie ist. Die Erkrankung verläuft in der Regel extrem indolent. Sofern eine Chemotherapie notwendig ist, kann Chlorambucil verwendet werden.

Das *lymphoplasmozytoide Lymphom* ist das histologische Korrelat der Makroglobulinämie Waldenström (Kap. 19). Viele dieser Tumoren weisen eine spezifische Mutation, L265P, im MYD88-Gen auf, durch die es zur Aktivierung von NF-κB kommt. Diese Lymphomentität ist in vielen Fällen mit einer chronischen Hepatitis-C-Infektion assoziiert, sodass eine ätiologische Rolle der Virusinfektion vermutet wird. Die Patienten haben typischerweise eine Lymphadenopathie, eine Splenomegalie, eine Knochenmarkinfiltration und gelegentlich eine Ausschwemmung maligner Zellen ins periphere Blut. Die Tumorzellen exprimieren nicht das CD5-Antigen. Häufig ist ein monoklonales IgM-Protein nachweisbar. Ist das Paraprotein in hoher Konzentration vorhanden, kann das klinische Bild eines Hyperviskositätssyndroms auftreten. Die Therapie des lymphoplasmozytischen Lymphoms zielt primär auf die Senkung des erhöhten Paraproteins, meist ist aber auch eine Chemotherapie notwendig; verwendet werden Chlorambucil, Fludarabin und Cladribin, in der Regel zusammen mit dem Antikörper Rituximab. Die mittlere 5-Jahres-Überlebensrate für Patienten mit dieser Erkrankung liegt bei etwa 60 %.

Das *nodale Marginalzonenlymphom*, häufig auch als *monozytoides B-Zell-Lymphom* bezeichnet, macht etwa 1 % der Non-Hodgkin-Lymphome aus. Frauen erkranken etwas häufiger als Männer. Ein disseminierter Befall (Stadium III oder IV) liegt bei etwa drei Viertel der Patienten vor. Ungefähr ein Drittel der Patienten hat eine Knochenmarkinfiltration, einige Patienten haben eine leukämische Ausschwemmung. Stadieneinteilung und Therapie unterscheiden sich nicht wesentlich von denen bei Patienten mit follikulären Lymphomen. Etwa 60 % der Patienten mit nodalem Marginalzonen-Lymphom sind 5 Jahre nach Diagnosestellung noch am Leben.

Weitere seltenere B-Zell-Malignome werden in Kapitel 18 besprochen.

VORLÄUFER-T-ZELL-NEOPLASIEN

Vorläufer-T-Zell-lymphoblastisches Lymphom/ Leukämie

Vorläufer-T-Zell-Neoplasien können sowohl mit dem Bild einer akuten Leukämie als auch eines aggressiven Lymphoms vorkommen. Diese Tumoren sind bei Kindern und jungen Erwachsenen häufiger, Männer erkranken etwas häufiger als Frauen.

Vorläufer-T-Zell-Leukämien (T-ALL) können klinisch die Zeichen einer Knochenmarkinsuffizienz hervorrufen, wobei das Ausmaß der Anämie, der Neutropenie und der Thrombopenie in der Regel geringer ist als bei Vorläufer-B-Zell-Leukämien. Bei diesen Patienten können auch sehr hohe Leukozytenzahlen vorkommen sowie große Mediastinaltumoren, eine Hepatosplenomegalie und eine Lymphadenopathie. Bei jungen Männern mit großem Mediastinaltumor und Pleuraerguss ist die Wahrscheinlichkeit groß, dass ein T-lymphoblastisches Lymphom vorliegt. Sowohl beim leukämischen Krankheitsbild als auch bei Fällen mit Mediastinaltumor ist das Risiko einer ZNS-Beteiliung hoch, welche häufig bereits bei Diagnosestellung vorliegt.

Behandlung VORLÄUFER-T-ZELL-LYMPHOBLASTISCHES LYMPHOM/LEUKÄMIE

Kinder mit Vorläufer-T-ALL profitieren von einer sehr aggressiven Induktionstherapie und einer aggressiven Konsolidierungstherapie. Die meisten Patienten werden durch eine derartige Behandlung geheilt. Ältere Kinder und junge Erwachsene mit lymphoblastischem T-Zell-Lymphom werden oft mit Leukämie-ähnlichen Protokollen behandelt. Bei lokalisiertem Befall ist die Prognose sehr gut. Ein fortgeschrittenes Alter ist allerdings prognostisch ungünstig. Erwachsene mit Vorläufer-T-Zell-lymphoblastischem Lymphom, die initial eine hohe LDH oder eine Knochenmark- oder eine ZNS-Beteiligung aufweisen, werden häufig im Rahmen von Knochenmark- oder Stammzelltransplantationsprotokollen behandelt.

REIFE (PERIPHERE) T-ZELL-NEOPLASIEN

Mycosis fungoides

Die Mycosis fungoides wird auch als *kutanes T-Zell-Lymphom* bezeichnet. Diese Lymphomentität wird häufiger von Dermatologen als von Internisten diagnostiziert und betreut. Die Krankheit beginnt typischerweise zwischen dem 50. und 60. Lebensjahr, Männer erkranken häufiger als Frauen und die schwarze Bevölkerung ist etwas häufiger betroffen als die weiße.

Die Mycosis fungoides ist ein indolentes Lymphom. Die Patienten haben in der Regel bereits eine langjährige Anamnese von ekzematösen oder erythrodermen Hautveränderungen. Die Hautveränderungen beginnen häufig als Effloreszenzen, entwickeln sich dann zu Plaques und schließlich zu tumorartigen Knoten. In frühen Stadien der Erkrankung sind die Hautbiopsien häufig schwer zu interpretieren, die Diagnose kann oft nur gestellt werden, wenn Patienten über längere Zeiträume beobachtet werden. In fortgeschrittenen Stadien kann das Lymphom zu einer Beteiligung der Lymphknoten und sogar der viszeralen Organe führen. Eine besondere Variante dieses Lymphoms ist durch eine diffuse Erythrodermie und einen leukämischen Verlauf charakterisiert, wobei atypische Lymphomzellen im peripheren Blut nachweisbar sind. Dieses Krankheitsbild ist als *Sézary-Syndrom* bekannt.

Die wenigen Patienten, bei denen eine Mycosis fungoides in einem lokalisierten Stadium diagnostiziert wird, können durch eine Strahlentherapie geheilt werden, häufig wird eine Elektronenbestrahlung der gesamten Haut durchgeführt. In fortgeschrittenen Stadien kommen lokale Glukokortikoide, topische Stickstoffderivate, eine Phototherapie, die orale Gabe von Psoralenen in Kombination mit UV-Bestrahlung (PUVA), extrakorporale Photophorese, Retinoide (Bexaroten), Elektronenbestrahlung, Interferon α, Antikörperfusionstoxine, Histondeacetylasehemmer und systemische Chemotherapien zum Einsatz. In der Regel haben diese Therapieansätze allerdings nur palliativen Charakter. Neuere Ergebnisse zeigen durchaus Therapieerfolge mit einem monoklonalen Antikörper gegen das von aktivierten T-Lymphozyten exprimierte CD25-Antigen (Denileukin-Diftitox, ein an Diphterie-Toxin gekoppeltes Immuntoxin) sowie mit dem humanisierten monoklonalen Campath-1H-Antikörper, der gegen ein Panleukozytenantigen gerichtet ist. Als Zytostatika werden Purinanaloga verwendet, Fludarabin und Cladribin werden bevorzugt. Neue aktive Substanzen sind das Methotrexat-Derivat Pralatrexat, seit kurzem auch in Europa zugelassen, und der Histondeacetylasehemmer Romidepsin, bei dem die europäische Zulassung wohl kurz bevorsteht.

Adultes T-Zell-Lymphom/Leukämie

Das adulte T-Zell-Lymphom/Leukämie ist eine typische Folge der Infektion durch das HTLV-I-Retrovirus. Die Infektion mit diesem Virus kann durch transplazentale Übertragung, durch Bluttransfusion und durch sexuelle Übertragung erfolgen. Bei etwa 2,5 % der Patienten, die von infizierten Müttern gestillt werden, kommt es zur Ausbildung der Erkrankung in Form eines Lymphoms, die Latenz liegt jedoch bei etwa 55 Jahren. Eine landesweite Untersuchung auf HTLV-I-Antikörper und eine konsequente Durchführung von epidemiologischen Gesundheitsmaßnahmen könnte theoretisch zur Ausrottung der Erkrankung führen. Die tropische spastische Paraparese, eine weitere Manifestation der HTLV-I-Infektion, tritt mit einer wesentlich kürzeren Latenz auf (1–3 Jahre) und kommt häufiger bei Erwachsenen vor, die sich durch Transfusion oder sexuelle Übertragung infizieren.

Die Diagnose eines adulten T-Zell-Lymphoms/Leukämie kann anhand der typischen Morphologie, des T-Zell-Phänotyps (CD4-positiv) und durch den serologischen Nachweis von Antikörpern gegen HTLV-I gestellt werden. Im peripheren Blutausstrich findet man charakteristische pleomorphe CD4-positive Zellen mit bizarren, gelappten Kernen, so genannte „flower cells" (Abb. 17-10).

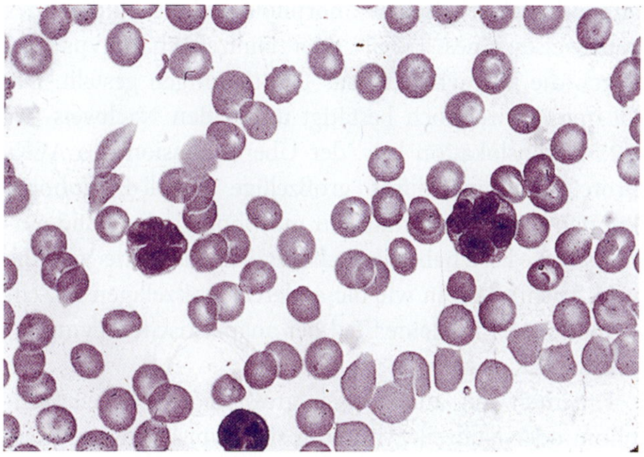

Abbildung 17-10 Adultes T-Zell-Lymphom/Leukämie. Im Blutausstrich sind die leukämischen Zellen mit dem typischen kleeblattförmigen Kern erkennbar.

Bei manchen Patienten verläuft die Erkrankung schleichend mit einer langen Überlebenszeit, bei den meisten Patienten wird jedoch ein rasch progredienter Verlauf mit Lymphadenopathie, Hepatosplenomegalie, Hautinfiltration, Hyperkalzämie, osteolytischen Knochenläsionen und erhöhten LDH-Werten beobachtet. Die Hautläsionen können in Form von Papeln, Plaques, tumorartigen Knoten oder Ulzerationen vorkommen. Pulmonale Veränderungen können sowohl durch Lymphombefall als auch durch opportunistische Infektionen auf dem Boden des vorliegenden Immundefektes bedingt sein. Die Knochenmarkinfiltration ist in der Regel ausgeprägt, Anämie und Thrombozytopenie sind meistens nur diskret. Eine chemotherapeutische Behandlung führt in der Regel zur partiellen Rückbildung, echte komplette Remissionen sind jedoch selten und die mittlere Überlebenszeit dieser Patienten liegt bei nur 7 Monaten. Eine kleine Phase-II-Studie ermittelte eine hohe Ansprechrate auf Interferon plus Zidovudin und Arsentrioxid.

Großzelliges anaplastisches T-/Nullzell-Lymphom

Das großzellige anaplastische Lymphom vom T-Zell-/Nullzell-Typ schließt Entitäten ein, die früher als undifferenzierte Karzinome oder maligne Histiozytose klassifiziert wurden. Diese Entität wurde als neuer Lymphomtyp identifiziert, nachdem man erkannt hatte, dass die Tumorzellen einiger sonst nicht klassifizierbarer Tumoren durch die Expression des CD30- oder Ki-1-Antigens charakterisierbar waren. Später wurde die Eigenständigkeit dieser Erkrankung durch den Nachweis der t(2;5)-Translokation mit daraus resultierender Überexpression des ALK-Proteins (Anaplastic Lymphoma Kinase) bestätigt. Diese Lymphomentität macht etwa 2 % aller Non-Hodgkin-Lymphome aus. Die klinischen Merkmale der Patienten mit großzelligen anaplastischen Lymphomen sind in Tabelle 17-10 aufgelistet.

Die Diagnose eines anaplastischen großzelligen T-/Nullzell-Lymphoms wird durch den Hämatopathologen anhand des typischen morphologischen Bildes, des Nachweises eines T-Zell- oder Nullzell-Phänotyps und durch die Positivität für das CD30-Antigen gestellt. Die Diagnose wird noch bestätigt durch den Nachweis der t(2;5)-Translokation bzw. der Überexpression des ALK-Proteins. Einige diffus großzellige B-Zell-Lymphome können mit einem ähnlichen morphologischen Bild einhergehen, diese haben jedoch ähnliche klinische Verläufe und Ansprechraten wie die anderen großzelligen B-Zell-Lymphome. Ein kleiner Teil der anaplastischen Lymphome ist ALK-negativ.

Patienten mit anaplastisch großzelligem T-Zell-Lymphom oder Nullzell-Lymphom sind typischerweise jung, das mittlere Alter liegt bei etwa 33 Jahren, Männer erkranken häufiger als Frauen (~70 %). In etwa 50 % der Fälle liegt ein lokalisiertes Stadium (Stadium I/II) vor. Systemische allgemeine Symptome und eine erhöhte LDH liegen bei etwa der Hälfte der Patienten vor. Knochenmark und Gastrointestinaltrakt sind selten befallen, während eine Hautbeteiligung häufig vorhanden ist. Bei einigen Patienten ist die Erkrankung auf die Haut beschränkt. Dabei handelt es sich um ein eigenständiges, indolent verlaufendes Krankheitsbild, das auch als *anaplastisch kutanes T-/Nullzell-Lymphom* bezeichnet wurde und eine Verwandtschaft zur lymphomatoiden Papulose aufweist.

Behandlung
GROßZELLIGES ANAPLASTISCHES T-/NULLZELL-LYMPHOM

Patienten mit anaplastischen großzelligen T-Zell-Lymphomen/Nullzell-Lymphomen sollten mit Therapieschemata behandelt werden, die für aggressive Lymphome geeignet sind, d. h. Vorgehen wie bei den großzelligen B-Zell-Lymphomen. Trotz der anaplastischen Morphologie haben diese Lymphome die besten Überlebensraten unter den aggressiven Lymphomen. Mehr als 75 % der Patienten leben länger als 5 Jahre. Neben dem traditionellen Internationalen Prognostischen Index hat auch die Überexpression des ALK-Proteins große prognostische Bedeutung: Die Überexpression dieses Proteins ist mit einem signifikant besseren Therapieergebnis assoziiert. Auch der ALK-Inhibitor Crizotinib scheint hochwirksam zu sein. Im Falle eines Rezidivs ist die Erkrankung sehr schwer therapierbar. Neuerdings ist allerdings eine hohe Effektivität des Immuntoxins Brentuximab Vedotin (ein an das Zytostatikum Monomethylauristatin gekoppelter CD30-Antikörper) gezeigt worden, mit beeindruckenden Remissionsraten und Ansprechdauer. Aufgrund dieser Ergebnisse ist das Immuntoxin bereits von der FDA zugelassen worden, eine Zulassung in Europa steht wohl bevor.

Peripheres T-Zell-Lymphom

Die peripheren T-Zell-Lymphome sind eine heterogene Gruppe aggressiver Tumoren, die durch einen reifen T-Zell-Phänotyp charakterisiert sind. Sie machen etwa 7 % aller Non-Hodgkin-Lymphome aus. Zu dieser Gruppe von Lymphomen gehören mehrere Subentitäten. Die klinischen Merkmale der Patienten mit peripherem T-Zell-Lymphom sind in Tabelle 17-10 dargestellt.

Die Diagnose eines peripheren T-Zell-Lymphoms wird von Hämatopathologen anhand der Biopsie und der Immunphänotypisierung gestellt. Die meisten peripheren T-Zell-Lymphome sind CD4-positiv, nur in wenigen Fällen sind die Tumorzellen CD8-positiv, CD4- und CD8-doppelpositiv oder haben einen NK-Zell-Phänotyp. Bisher wurden keine genetischen Anomalien identifiziert, die für diese Erkrankungsgruppe charakteristisch sind. Immer wieder sind Translokationen nachweisbar, bei denen die Gene des T-Zell-Antigenrezeptors auf den Chromosomen 7 oder 14 beteiligt sind. Differenzialdiagnostisch kommen in erster Linie reaktive T-Zell-Infiltrationen infrage, daher muss manchmal der Nachweis einer Monoklonalität anhand des Rearrangements der T-Zell-Rezeptorgene erbracht werden, um die Diagnose zu sichern.

Die initiale Evaluation bei Patienten mit T-Zell-Lymphom folgt dem standardisierten Vorgehen für die Non-Hodgkin-Lymphome, wie in Tabelle 17-11 dargestellt. In der Regel werden bei Patienten mit peripheren T-Zell-Lymphomen ungünstige prognostische Faktoren bereits bei Diagnosestellung festgestellt: Mehr als 80 % der Patienten haben einen IPI-Score von mehr als 2 und mehr als 30 % sogar einen Index von mehr als 4. Dementsprechend sind periphere T-Zell-Lymphome mit einer schlechten Prognose assoziiert; nur etwa 25 % der Patienten überleben länger als 5 Jahre. Die Behandlungsoptionen sind dieselben wie für Patienten mit diffus großzelligem B-Zell-Lymphom, die Ansprechraten sind jedoch geringer. Im Rahmen von multizentrischen Studien wird zurzeit geprüft, ob eine Chemoimmuntherapie aus Vincristin, Anthrazyklin, Cyclophosphamid, Prednison (CHOP) und dem Anti-Leukozyten-Antikörper Alemtuzumab (Campath-1H) die schlechten Ergebnisse der Therapie verbessern kann. Aufgrund dieses schlechten Ansprechens wird bei jungen Patienten frühzeitig eine Hochdosistherapie und autologe Stammzelltransplantation in Betracht gezogen, neuere Studien prüfen sogar den frühen Einsatz der allogenen Stammzelltransplantation im Anschluss an die Primärtherapie.

Unter dem Begriff T-Zell-Lymphom wird eine ganze Reihe spezifischer klinischer Krankheitsbilder zusammengefasst. Das *angioimmunoblastische T-Zell-Lymphom* ist einer der häufigsten Subtypen, die Erkrankung wird bei etwa 20 % der T-Zell-Lymphome diagnostiziert. Die Patienten haben typischerweise eine generalisierte Lymphadenopathie, Fieber, Gewichtsverlust, ein Exanthem und eine polyklonale Hypergammaglobulinämie. Es ist manchmal schwierig, Patienten mit diesem Lymphom gegenüber Patienten mit reaktiven Veränderungen abzugrenzen.

Das *extranodale T-/NK-Zell-Lymphom vom Nasaltyp* wurde auch als *angiozentrisches Lymphom* bezeichnet, früher wurden solche Fälle auch als *letales Midline-Granulom* bezeichnet. Die Erkrankung kommt in Asien und Südamerika häufiger vor als in den USA und in Europa. Es gibt eine klare Assoziation mit einer EBV-Infektion, die Tumorzellen exprimieren häufig EBV-Antigene. Eine Beteiligung der oberen Luftwege ist häufig, aber auch andere Organe können befallen sein. Die Erkrankung verläuft aggressiv, häufig liegt ein so genanntes hämophagozytisches Syndrom vor. In manchen Fällen kommt es zur Knochenmarkinfiltration mit Ausschwemmung ins periphere Blut, sodass die Abgrenzung von einer Leukämie schwierig ist. Einige Patienten sprechen auf eine aggressive Kombinationschemotherapie an, die Prognose ist schlecht. Fortschritte in der Behandlung dieser Erkrankung kommen aus Japan und Korea, in beiden Ländern haben neue Studien die hohe Wirksamkeit einer kombinierten Radiochemotherapie bewiesen. Die Radiotherapie ist für die lokale Tumorkontrolle unentbehrlich, eine platinhaltige Therapie, die auch Etoposid und Ifosfamid beinhaltet, verbessert dann die systemische Kontrolle. Erstmalig werden mit dieser Therapie hohe und scheinbar auch anhaltende Remissionsraten erzielt.

Das *intestinale T-Zell-Lymphom vom Enteropathie-Typ* ist eine seltene Erkrankung, die bei Patienten mit nicht ausreichend behandelter glutensensitiver Enteropathie vorkommt. Sehr oft sind die Patienten in kachektischem Zustand, manchmal wird eine intestinale Perforation beobachtet. Die Prognose ist schlecht. Das *hepatosplenische γδ-T-Zell-Lymphom* ist eine systemische Erkrankung mit typischer Infiltration der Sinusoidalgefäße von Leber, Milz und Knochenmark durch maligne T-Lymphozyten. In der Regel werden keine größeren Tumormassen beobachtet. Die Erkrankung verläuft mit allgemeinen Symptomen und ist oft schwer zu diagnostizieren. Die Prognose dieser Patienten ist schlecht. Das *subkutane pannikulitische T-Zell-Lymphom* ist eine seltene Entität, die häufig mit einer Pannikulitis verwechselt wird. Typischerweise haben die Patienten multiple subkutane Knötchen, die im Verlauf ulzerieren, oft mit Hämophagozytose. Das Ansprechen auf die Therapie ist schlecht. Die Entwicklung des hämophagozytischen Syndroms (schwere Anämie, Phagozytose der Erythrozyten durch Monozyten und Makrophagen, erhöhter Ferritin-Spiegel) im Verlauf eines peripheren T-Zell-Lymphoms ist in der Regel mit einem fatalen Ausgang assoziiert.

HODGKIN-LYMPHOM

Klassisches Hodgkin-Lymphom

In den USA gibt es etwa 9000 neue Fälle von Hodgkin-Lymphomen pro Jahr und es gibt keine Hinweise auf eine Zunahme der Häufigkeit. In Deutschland liegt die Inzidenz bei 2–4 Erkrankungen auf 100.000 Personen, jährlich treten etwa 2000 neue Fälle auf. Die meisten Patienten mit Hodgkin-Lymphom haben vergrößerte, nicht schmerzhafte Lymphknoten, meistens sind Lymphknoten am Hals, in den Supraklavikulargruben und in der Axilla beteiligt. Mehr als die Hälfte der Patienten hat bei Diagnosestellung eine mediastinale Lymphadenopathie, welche in manchen Fällen die alleinige initiale Manifestation ist. Ungefähr ein Drittel der Patienten hat Fieber, Nachtschweiß und/oder Gewichtsverlust – die so genannten B-Symptome der Ann-Arbor-Stadieneinteilung (Tab. 17-8). Gelegentlich kann die Erkrankung als einziges Symptom Fieber unbekannten Ursprungs verursachen. Dies kommt häufiger bei älteren Patienten vor, bei denen eine Hodgkin-Krankheit vom Mischtyp mit abdominellem Befall vorliegt. In seltenen Fällen ist das Fieber intermittierend, nach tage- bis wochenlangen Fieberperioden folgen Intervalle ohne Fieber, dann erneut Fieber. Dieses Fiebermuster ist als *Pel-Ebstein-Fieber* bekannt. Gelegentlich kann ein Hodgkin-Lymphom mit außergewöhnlichen Manifestationen vorkommen, dazu gehören ein schwerer unerklärter Juckreiz, Hautveränderungen in Form eines Erythema nodosum und einer ichthyosiformen Atrophie der Haut, eine paraneoplastische zerebelläre Degeneration bzw. andere ZNS-Manifestationen, ein nephrotisches Syndrom, eine autoimmunhämolytische Anämie und Thrombozytopenie, eine Hyperkalzämie oder Schmerzen in den Lymphknoten nach Alkoholgenuss.

Die Diagnose des Hodgkin-Lymphoms ist für einen erfahrenen Hämatopathologen keine Herausforderung. In den USA und in Westeuropa haben die meisten Patienten einen nodulär sklerosierenden Typ, nur bei einer Minderheit der Patienten liegt ein Mischtyp vor. Das lymphozytenreiche klassische Hodgkin-Lymphom und das lymphozytenarme Hodgkin-Lymphom sind selten. Patienten mit HIV-Infektion haben häufiger ein Hodgkin-Lymphom vom Mischtyp oder einen lymphozytenarmen Typ (Abb. 17-11). Das Hodgkin-Lymphom ist ein Tumor, bei dem die neoplastischen Zellen eine Minderheit des Tumorgewebes ausmachen. Die Tumorzellen stammen aus der B-Zelllinie (Rearrangement von Immunoglobulingenen ohne Expression), der Großteil des Tumors besteht aus einem polyklonalen entzündlichen Infiltrat, vermutlich als Reaktion auf die von den wenigen Tumorzellen produzierten Zytokine. Die Differenzialdiagnose des Hodgkin-Lymphoms schließt ent-

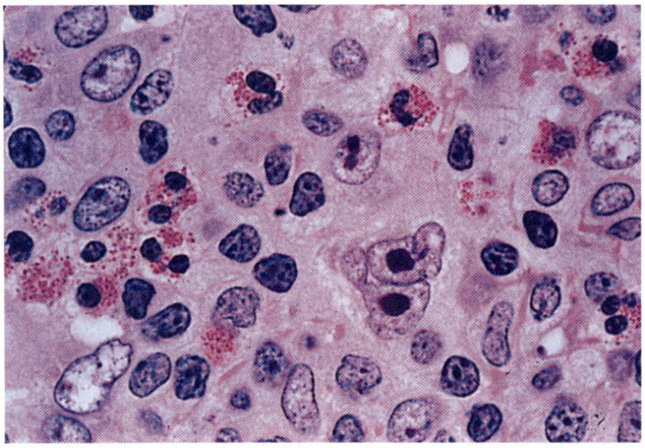

Abbildung 17-11 Hodgkin-Lymphom, gemischte Zellularität. Im Zentrum des Gesichtsfelds ist eine Sternberg-Reed-Zelle: eine große Zelle mit einem bilobären Kern und prominenten Nukleoli.

zündliche Erkrankungen, eine infektiöse Mononukleose, Non-Hodgkin-Lymphome, eine arzneimittelinduzierte Lymphadenopathie (z. B. durch Diphenylhydantoin) sowie Lymphadenopathien im Rahmen anderer neoplastischer Erkrankungen ein.

Für die korrekte Stadieneinteilung eines Patienten mit Hodgkin-Lymphom sind eine sorgfältige Anamnese und klinische Untersuchung erforderlich; hinzu kommen ein komplettes Blutbild, die Blutsenkungsgeschwindigkeit, eine laborchemische Untersuchung einschließlich der LDH, ein Röntgenbild des Thorax, eine Computertomografie von Thorax, Abdomen und Becken sowie eine Knochenmarkbiopsie. Bei vielen Patienten werden auch eine Positronen-Emissionstomografie (PET) oder eine Galliumszintigrafie durchgeführt. Falls verfügbar, kann auch eine Lymphangiografie hilfreich sein (in Deutschland nahezu verlassen). PET und Galliumszintigrafie sind vorwiegend nach Abschluss der Therapie sinnvoll, um eine Remission zu dokumentieren, sowie als Verlaufsparameter für die Nachbeobachtung. Eine Studie der Deutschen Hodgkin-Studiengruppe prüft die prognostische Bedeutung von PET in der Primärtherapie des Hodgkin-Lymphoms. Früher wurde bei Patienten mit Hodgkin-Lymphom regelmäßig eine explorative Laparotomie durchgeführt, um einen lokalisierten intraabdominalen Befall zu erfassen, dies wird aber heute kaum noch praktiziert, da die Therapiestrategien eher auf einer systemischen Chemotherapie basieren und die lokale Radiotherapie an Bedeutung verloren hat.

Behandlung
KLASSISCHES HODGKIN-LYMPHOM

Patienten mit lokalisiertem Hodgkin-Lymphom werden in mehr als 90 % der Fälle geheilt. Bei Patienten mit guten prognostischen Faktoren führt die erweiterte Radiotherapie (die Bestrahlung wird auf benachbarte, nicht befallene Lymphknotenareale ausgedehnt: „extended field") zu sehr guten Behandlungsergebnissen. Zunehmend werden jedoch Patienten mit allen Stadien des Hodgkin-Lymphoms mit einer initialen Chemotherapie behandelt. Patienten mit lokalisierter Erkrankung oder mit günstigen Risikofaktoren erhalten eine kurze Chemotherapie, gefolgt von der Radiotherapie der befallenen Lymphknotenareale. Patienten mit ausgedehntem Befall oder Patienten mit B-Symptomen erhalten einen kompletten Chemotherapiekurs. Die häufigsten Chemotherapieschemata für die Behandlung des Hodgkin-Lymphoms verwenden Doxorubicin, Bleomycin, Vinblastin und Dacarbazin (ABVD). Mechlorethamin wird in Europa wegen der starken emetischen Wirkung nicht mehr verwendet und wurde durch Cyclophosphamid ersetzt. In den USA erhalten die meisten Patienten derzeit das zunehmend häufiger eingesetzte ABVD-Therapieschema, ein wöchentliches Therapieschema, das über 12 Wochen verabreicht wird und *Standford V* genannt wird. Im Rahmen dieses Therapieschemas wird aber auch eine Radiotherapie durchgeführt, welche mit Nebenwirkungen behaftet ist, die auch nach vielen Jahren auftreten können, wie eine frühzeitige Koronararterienstenose oder Sekundärneoplasien. In Deutschland wird eine intensive Chemotherapie nach dem BEACOPP-Schema durchgeführt, diese scheint bei jüngeren Patienten mit Risikofaktoren besonders indiziert. Langzeit-krankheitsfreie Überlebensraten werden bei mehr als 75 % der Patienten erreicht, die keine allgemeinen Symptome haben, sowie bei 60–70 % der Patienten mit allgemeinen Symptomen.

Patienten, die ein Rezidiv nach Primärtherapie erleiden, haben immer noch eine gute Heilungschance. Tritt das Rezidiv nach initialer alleiniger Radiotherapie auf, haben die Patienten ausgezeichnete Heilungschancen mit der Chemotherapie. Tritt es dagegen auf, nachdem die Patienten bereits eine effektive Chemotherapie erhalten haben, ist eine nochmalige Chemotherapie in Standarddosierung nicht kurativ. Eine Ausnahme bieten möglicherweise Patienten, bei denen das Rezidiv nach vielen Jahren auftritt. Mit der Hochdosis-Chemotherapie im Rahmen einer autologen Knochenmark-/Stammzelltransplantation kann bei etwa der Hälfte der Patienten mit Rezidiven nach Chemotherapie langfristige Remission erreicht werden. Das Immunotoxin Brentuximab Vedotin, eine gegen CD30 gerichtete Chemotherapie, die selektiv CD30-exprimierende Zellen angreift, ist als Salvage-Therapie aktiv und wird zur initialen Behandlung in das ABVD-Schema integriert. In Deutschland werden die meisten Patienten mit Hodgkin-Lymphom im Rahmen von Studienprotokollen der Deutschen Hodgkin-Lymphom-Studiengruppe behandelt. Patienten mit lokalisiertem Krankheitsstadium und ohne Risikofaktoren werden mit 2–4 Zyklen des ABVD-Therapieschemas behandelt. Für verschiedene Subgruppen wird die Rolle der zusätzlichen Radiotherapie geprüft. Falls Risikofaktoren vorhanden sind, wird randomisiert geprüft, ob eine Intensivierung der Chemotherapie nach dem BEACOPP(Bleomycin, Etoposid, Adriamycin, Cyclophosphamid, Vincristin, Procarbazin und Prednison)-Schema im Vergleich zum ABVD-Schema zu besseren Ergebnissen führt. In Deutschland erhalten Patienten in fortgeschrittenem Stadium die BEACOPP-Therapie in eskalierter (höherer) Dosierung, zusätzlich werden Patienten, bei denen bei Diagnosestellung ein „Bulk"-Tumor vorlag, bestrahlt. Allerdings sind die Morbidität und Mortalität dieser Chemotherapie nicht zu vernachlässigen, Menge und Schweregrad von Spätfolgen sind noch nicht genau absehbar. Aufgrund der guten prognostischen Aussage der frühzeitigen PET-Untersuchung (z. B. nach 2 Zyklen Chemotherapie) versucht man daher gegenwärtig, die Intensität der Therapie zu reduzieren: In Deutschland wird bei negativem PET die Zahl der BEACOPP-Chemotherapiezyklen reduziert. In anderen Ländern (z. B. in den USA, England und Italien) werden hingegen alle Patienten initial mit ABVD behandelt; die Patienten, bei denen nach 2 Zyklen keine PET-metabolisch aktiven Läsionen mehr sichtbar sind, werden weiter mit ABVD behandelt, die aggresssivere BEACOPP-Therapie wird nur bei den Patienten eingesetzt, die zu diesem Zeitpunkt noch aktive Läsionen haben. Diese Studien haben das Ziel, in Zukunft eine Übertherapie für viele Hodgkin-Patienten zu vermeiden. Bei Patienten, die nach Chemotherapie ein Rezidiv erleiden, wird eine platinhaltige Chemotherapie durchgeführt, gefolgt von einer Hochdosis-Chemotherapie mit autologer Stammzelltransplantation. Neuerdings zeigt das Immuntoxin Brentuximab Vedotin hohe Wirksamkeit auch bei Patienten mit Hodgkin-Rezidiv. Ein Durchbruch in der Therapie des M. Hodgkin ist durch eine neue Entwicklung der Immuntherapie mit den so genannten „Checkpoint-Inhibitoren" gelungen: Hodgkin-Zellen exprimieren aufgrund einer genetischen Veränderung (Amplifikation eines Gensegmentes im Chromosom 9p24) in hohem Maße die inhibitorischen Moleküle PD-L1 und PD-L2, welche über eine direkte Interaktion mit den PD-1-Liganden auf den T-Lymphozyten eine effiziente Aktivierung der Immunantwort verhindert: Wird diese Interaktion mit Antikörpern, z. B. den Antikörpern Nivolumab und Pembrolizumab, blockiert, kommt es zu einer dramatischen Aktivierung der T-Zellen, die in der Lage sind, selbst bei fortgeschrittener Tumorerkrankung komplette Remissionen zu induzieren. Die Mehrheit der Patienten, die einen Rückfall nach allen konventionellen Therapiemodalitäten hatten, sprechen auf diese vergleichsweise wenig toxische Therapie an! Zurzeit laufen Studien, um den optimalen Zeitpunkt für den Einsatz der Immuncheckpoint-Inhibitoren beim M. Hodgkin festzustellen.

Da viele Patienten mit Hodgkin-Lymphom geheilt werden, wird therapiebedingten Spätkomplikationen immer mehr Bedeutung beigemessen. So wurden in einigen Studien bei Patienten im frühen Stadium der Erkrankung mehr Todesfälle durch Spätfolgen der Therapie beobachtet als durch die Krankheit selbst. Dies trifft besonders für Patienten in lokalisiertem Stadium zu. Die häufigsten und gravierendsten Spätfolgen sind Sekundärneoplasien und Kardiopathien. In den ersten 10 Jahren nach einer Behandlung mit alkylanzienhaltigen Chemotherapieschemata besteht das Risiko einer akuten Leukämie, insbesondere wenn auch eine Bestrahlung durchgeführt wurde. Dieses Risiko erscheint nach Therapie mit MOPP- oder MOPP-ähnlichen Schemata (Mechlorethamin, Vincristin, Procarbazin, Prednison) größer als bei Patienten, die nach dem ABVD-Schema behandelt wurden. Das Leukämierisiko für Hodgkin-Patienten korreliert mit der Gesamtexposition durch leukämogene Substanzen. So stellen multiple Behandlungen nach einem Rezidiv einen erheblichen Risikofaktor dar, aber auch das Alter der Patienten hat eine große Bedeutung, wobei Patienten älter als 60 Jahre besonders gefährdet sind. Die Entwicklung von Karzinomen infolge der Behandlung eines Hodgkin-Lymphoms ist ein zunehmendes Problem. Diese Tumoren treten häufig mehr als 10 Jahre nach Behandlung auf und sind insbesondere mit der Radiotherapie assoziiert. Aus diesen Gründen sollten bei jungen Frauen, die thorakal bestrahlt wurden, für einen Zeitraum von 5–10 Jahren nach Therapie Screening-Mammografien durchgeführt werden. Alle Patienten, die wegen einer Hodgkin-Krankheit eine thorakale Radiotherapie erhalten haben, sollten das Rauchen vermeiden. Eine Thoraxbestrahlung erhöht das Risiko für Herzgefäßerkrankungen. Daher sollten die Patienten andere Risikofaktoren für eine koronare Herzerkrankung minimieren, insbesondere das Rauchen und erhöhte Cholesterinspiegel. Eine zervikale Strahlentherapie erhöht das Risiko für eine Atherosklerose der Karotiden und Schlaganfälle.

Zahlreiche weitere Nebenwirkungen bzw. Spätfolgen der Therapie des Hodgkin-Lymphoms sind gut dokumentiert. Patienten, die mediastinal bzw. thorakal bestrahlt wurden, haben ein hohes Risiko für die Entwicklung einer Hypothyreose und sollten diesbezüglich beobachtet werden. Durch die intermittierende Bestimmung von TSH kann diese Komplikation frühzeitig erfasst werden. Das Lhermitte-Syndrom tritt bei etwa 15 % der Patienten auf, die eine thorakale Bestrahlung erhalten haben. Dieses Syndrom manifestiert sich als eine Art „elektrischer Schock" der unteren Extremitäten bei Halsflexion. Infertilität ist bei allen Patienten ein Problem, die wegen eines Hodgkin-Lymphoms behandelt wurden. Das Risiko einer permanenten Infertilität ist sowohl bei Frauen als auch bei Männern altersabhängig, jüngere Patienten haben höhere Chancen für eine Wiederherstellung der Fertilität. Das Risiko der Infertilität ist durch eine ABVD-Therapie erhöht.

Noduläres lymphozytenreiches Hodgkin-Lymphom

Das noduläre lymphozytenreiche Hodgkin-Lymphom wird jetzt als eine selbstständige Entität, getrennt vom klassischen Hodgkin-Lymphom, aufgefasst. Bereits in früheren Klassifikationen war aufgefallen, dass die Lymphknotenbiopsien bei einer Untergruppe von Patienten mit der Diagnose Hodgkin-Lymphom nur ganz vereinzelt Sternberg-Reed-Zellen enthielten, dafür aber eine ausgeprägte Vermehrung kleiner Lymphozyten. Bei einigen dieser Patienten zeigt sich ein noduläres Wachstumsmuster in den Lymphknoten: Die Erkrankung zeigt bei diesen Patienten einen besonderen klinischen Verlauf und wird als eine separate Krankheitsentität behandelt, die weniger als 5 % der Hodgkin-Lymphome ausmacht.

Das noduläre lymphozytenreiche Lymphom hat verschiedene Merkmale, die eine Verwandtschaft zu den Non-Hodgkin-Lymphomen nahelegen. Dazu gehört der Nachweis, dass es sich um eine klonale Proliferation von B-Lymphozyten mit einem besonderen Immunphänotyp handelt: Die Tumorzellen exprimieren die J-Kette, CD45 und das epitheliale Membranantigen (EMA). Außerdem exprimieren die Tumorzellen zwei typische Marker der Sternberg-Reed-Zellen nicht, nämlich das CD30- und das CD15-Antigen. Dieses Lymphom verläuft chronisch rezidivierend und geht gelegentlich in ein diffus großzelliges B-Zell-Lymphom über.

Die Behandlung von Patienten mit nodulärem lymphozytenreichem Lymphom ist noch umstritten. Von einigen Experten wird im Frühstadium eine abwartende, zurückhaltende Strategie favorisiert. In den USA werden Patienten mit lokalisiertem Befall mit Radiotherapie behandelt, während Patienten mit disseminiertem Befall mit Chemotherapieschemata wie beim klassischen Hodgkin-Lymphom behandelt werden. Unabhängig von der Therapie werden Langzeitüberlebensraten von über 80 % beobachtet. Eine Studie der Deutschen Hodgkin-Studiengruppe hat die hohe Effektivität einer Rituximab-Therapie beim rezidivierten/therapierefraktären nodulären lymphozytenreichen Hodgkin-Lymphom bewiesen, die Langzeitergebnisse einer Pilotstudie werden erwartet. In fortgeschrittenem Stadium werden die Patienten aber genauso wie bei einem klassischen Hodgkin-Lymphom behandelt, wobei häufig der Antikörper Rituximab mit verwendet wird.

LYMPHOMÄHNLICHE ERKRANKUNGEN

Die häufigste Erkrankung, die Pathologen und Kliniker von Lymphomen abgrenzen müssen, ist die reaktive atypische lymphatische Hyperplasie. Häufig liegt eine lokalisierte oder diffuse Lymphadenopathie vor, und die Patienten können Allgemeinsymptome aufweisen. Zu den Ursachen gehören z. B. eine Arzneimittelunverträglichkeit gegenüber Diphenylhydantoin oder Carbamazepin. Zahlreiche immunologische Erkrankungen, wie die rheumatoide Arthritis, der Lupus erythematodes, und virale Infektionen, wie Zytomegalie-Virusinfektionen und Epstein-Barr-Virusinfektionen, aber auch bakterielle Infektionen, wie die Katzenkratzkrankheit, können eine Lymphadenopathie verursachen (Kap. 5). Falls eine initiale Biopsie nicht zu einer definitiven Diagnose führt, sind eine weitere Beobachtung, die Durchführung anderer klinischer Untersuchungen und gegebenenfalls auch die Wiederholung von Biopsien sinnvoller, als eine Therapie zu beginnen.

Unter den spezifischen Krankheitsbildern, die mit einem Lymphom verwechselt werden, muss noch das *Castleman-Syndrom* erwähnt werden, das mit lokalisierter oder diffuser Lymphadenopathie einhergeht. Einige Patienten haben Allgemeinsymptome. Die disseminierte Form wird häufig von einer Anämie und einer polyklonalen Hypergammaglobulinämie begleitet. Verantwortlich ist offensichtlich eine Überproduktion von Interleukin 6, das in manchen Fällen vom humanen Herpesvirus 8 produziert wird. Patienten mit lokalisiertem Befall können lokal behandelt werden, während für die Behandlung von Patienten mit disseminiertem Befall in der Regel systemische Glukokortikoide notwendig sind. Eine gegen IL-6 gerichtete Therapie (monoklonaler Antikörper Tocilizumab gegen den IL-6-Rezeptor) hat zu einem kurzzeitigen Ansprechen geführt. Rituximab scheint längere Remissionen zu induzieren als Tocilizumab. In den letzten Monaten ist in den USA und Europa der Anti-IL6-Antikörper zur Behandlung des HIV- und HH8-negativen multizentrischen Morbus Castleman zugelassen worden. Die Symptome der Erkrankung werden dadurch effektiv kontrolliert. In einer randomisierten placebokontrollierten Studie sind die Wirksamkeit und die effektive Kontrolle der Entzündung dokumentiert worden (Casper et al. 2015).

Die *Sinushistiozytose mit massiver Lymphadenopathie (Rosai-Dorfman-Krankheit)* tritt typischerweise mit einer ausgeprägten Lymphadenopathie bei Kindern oder jungen Erwachsenen auf. Die Erkrankung ist in der Regel selbstlimitierend, eine autoimmunhämolytische Anämie kann allerdings vorkommen.

Die *lymphomatoide Papulose* ist eine kutane lymphoproliferative Erkrankung, die leicht mit anaplastischen großzelligen Lymphomen der Haut verwechselt werden kann. Die Zellen der lymphomatoiden Papulose sind Lymphomzellen sehr ähnlich und CD30-positiv, gelegentlich sind sogar die Gene des T-Zell-Rezeptors umgelagert. Die Erkrankung ist charakterisiert durch Hautläsionen, die spontan verschwinden und wieder auftreten und nur kleine Narben hinterlassen. Für die korrekte Diagnosestellung ist eine effektive Kommunikation zwischen dem Kliniker und dem Pathologen erforderlich. Da die Krankheit in der Regel gutartig ist, würde eine Fehldiagnose gravierende Folgen haben.

DANKSAGUNG

Dieses Kapitel enthält viele Textpassagen aus den Vorauflagen, bei denen James Armitage Mitautor dieses Kapitels war.

WEITERFÜHRENDE LITERATUR

Ansell SM et al: PD-1 Blockade with Nivolumab in Relapsed or Refractory Hodgkin's Lymphoma. N Engl J Med 372:311–9, 2015

Casper C et al: Analysis of Inflammatory and Anemia-related Biomarkers in a Randomized, Double-Blind, Placebo-Controlled Study of Sitluximab (Anti-IL6 Monoclonal Antibody in Patients with Multicentric Castleman Disease. Clin Cancer Res 21:4494–304, 2015

Cheson BD et al: Recommendations for initial evaluation, staging, and response assessment of Hodgkin and non-Hodgkin lymphoma: the Lugano classification. J Clin Oncol 32:3059–68, 2014

Grupp SA et al: Chimeric antigen receptor-modified T cells for acute lymphoid leukemia. N Engl J Med 368:1509–18, 2013

Liang Y, Yang Z, Qin B, Zhong R: Ann Rheum Dis 73[6]:1151–6, 2014

Nabhan C et al: Predicting Prognosis in Chronic Lymphocytic Leukemia in the Contemporary Era. JAMA Oncol 1:965–74, 2015

KAPITEL 18

SELTENERE HÄMATOLOGISCHE MALIGNOME

Ayalew Tefferi ■ Dan L. Longo

Für die deutsche Ausgabe Antonio Pezzutto

Die häufigsten lymphatischen Neoplasien werden in Kapitel 17 besprochen, die myeloischen Leukämien in Kapitel 15 und 16, die myelodysplastischen Syndrome in Kapitel 12 und die myeloproliferativen Syndrome in Kapitel 14. Dieses Kapitel befasst sich mit einigen seltenen hämatologischen Tumoren. Die hier besprochenen Krankheitsbilder sind in Tabelle 18-1 zusammengefasst und machen jeweils weniger als 1 % der hämatologischen Neoplasien aus.

LYMPHATISCHE NEOPLASIEN

Die Vorläufer-B-Zell und -T-Zell-Neoplasien sind im Kapitel 17 beschrieben. Alle hier beschriebenen Entitäten sind Tumoren von reifen B-, T- oder NK-Zellen.

REIFE B-ZELL-NEOPLASIEN

Prolymphozytenleukämie vom B-Zell-Typ (B-PLL)

Die Tumorzellen bei dieser Erkrankung sind rund, mittelgroß (etwa doppelt so groß wie ein kleiner, normaler Lymphozyt), haben einen prominenten Nukleolus und ein hellblaues Zytoplasma. Die Krankheit zeigt sich im peripheren Blut, im Knochenmark und in der Milz. Eine periphere Lymphadenopathie ist eher selten. Das mittlere Erkrankungsalter liegt bei 70 Jahren, Männer erkranken doppelt so häufig wie Frauen (Männer : Frauen = 1,6). Die Prolymphozytenleukämie ist eine selbstständige Entität und entwickelt sich nicht als Transformation aus einer chronischen lymphatischen Leukämie (CLL).

Bei Diagnose besteht üblicherweise eine symptomatische Splenomegalie, einige Patienten fallen zufällig durch eine Leukozytose auf. Die Krankheit verläuft oft sehr rasch progredient. Mittels Durchflusszytometrie lassen sich die Zellen durch die Oberflächenexpression von IgM (isoliert oder mit IgD) sowie durch die Expression von typischen B-Zell-Antigenen, wie CD19, CD20 und CD22, charakterisieren. Typisch im Vergleich zur CLL ist die fehlende Expression von CD23. Bei etwa einem Drittel der Patienten exprimieren die Zellen CD5. In 20 % der Fälle findet man eine t(11:14)-Translokation. Beide Merkmale können die Unterscheidung zwischen B-PLL und einem leukämisch verlaufenden Mantelzell-Lymphom erschweren. In diesen Fällen gibt es keine sichere Möglichkeit zur Differenzierung dieser beiden Entitäten.

Etwa die Hälfte der Patienten weist Mutationen oder den Verlust des Tumorsuppressorgens p53 auf, auch Deletionen von 11q23 und 13q14 werden beobachtet. Nukleosidanaloga, wie Fludarabin, Cladribin, oder das klassische Lymphomschema CHOP (Cyclophosphamid, Doxorubicin, Vincristin, Prednison) sind wirksam. Eine kombinierte Chemoimmuntherapie aus CHOP und dem Antikörper Rituximab scheint die Wirksamkeit gegenüber alleiniger

Tabelle 18-1

SELTENE LYMPHATISCHE UND MYELOISCHE NEOPLASIEN
Lymphatische Erkrankungen
Reife B-Zell-Neoplasien
B-Zell-Prolymphozytenleukämie
Splenisches Marginalzonenlymphom
Haarzell-Leukämie
Nodales Marginalzonen-B-Zell-Lymphom
(Primär) mediastinales großzelliges B-Zell-Lymphom
Intravaskuläres B-Zell-Lymphom
Primäres Ergusslymphom
Lymphomatoide Granulomatose
Reife T-Zell- und NK-Zell-Lymphome
T-Prolymphozytenleukämie
T-LGL-Leukämie
Aggressive NK-Zell-Leukämie
Extranodales NK/T-Zell-Lymphom vom nasalen Typ
Enteropathie-assoziiertes T-Zell-Lymphom
Hepatosplenisches Gamma-Delta-T-Zell-Lymphom
Subkutanes Pannikulitis-ähnliches T-Zell-Lymphom
Blastisches NK-Zell-Lymphom
Primäres kutanes $CD30^+$-T-Zell-Lymphom
Angioimmunoblastisches T-Zell-Lymphom
Myeloische Erkrankungen
Chronische Neutrophilenleukämie
Chronische Eosinophilenleukämie/hypereosinophiles Syndrom
Histiozytäre und dendritische Zell-Neoplasien
Histiozytäres Sarkom
Langerhans-Zell-Histiozytose
Langerhans-Zell-Sarkom
Sarkom der interdigitierenden dendritischen Zellen
Sarkom der follikulären dendritischen Zellen
Mastzellerkrankungen
Mastozytose
Kutane Mastozytose
Systemische Mastozytose
Mastzellsarkom
Extrakutanes Mastozytom

Chemotherapie zu erhöhen, wegen der Seltenheit der Erkrankung fehlen aber größere Studien. Eine Splenektomie kann zur Palliation der Symptome führen, hat aber keinen wesentlichen Einfluss auf den Krankheitsverlauf.

Splenisches Marginalzonenlymphom (SMZL)

Dieser Tumor entspringt aus den kleinen Lymphozyten der Marginalzonen der weißen Milzpulpa, breitet sich in die Keimzentren und in die Mantelzone aus und infiltriert schließlich auch die rote Pulpa. Die Lymphknoten des Milzhilus, das Knochenmark und das periphere Blut können beteiligt sein. Die zirkulierenden Tumorzellen sind an typischen kurzen Ausläufern der Zellmembran erkennbar (sog. villöse Lymphozyten). Tabelle 18-2 zeigt differenzialdiagnostisch relevante Unterschiede zwischen den Tumorzellen verschiedener kleinzelliger Neoplasien. So exprimieren z. B. Zellen des splenischen Marginalzonenlymphoms (SMZL) Oberflächenimmunglobuline und CD20, sind aber negativ für CD5, CD10 und CD103. Durch das Fehlen von CD5 unterscheidet sich das SMZL von der CLL und durch das Fehlen von CD103 von der Haarzell-Leukämie.

Das mittlere Alter von Patienten mit SMZL liegt bei etwa 55 Jahren, Männer und Frauen sind gleichermaßen betroffen. Die Patienten fallen durch eine zufällig entdeckte oder symptomatische Splenomegalie auf oder es wird per Zufall eine Lymphozytose im peripheren Blut festgestellt, wobei die Zellen wegen der typischen villösen Morphologie auffallen. Nicht selten treten auch eine Autoimmunhämolyse oder eine Autoimmunthrombopenie auf. Die Immunglobuline der Tumorzellen zeigen somatische Mutationen, die den Post-Keimzentrum-Reifezustand der Zellen belegen, die Mutationsmaschinerie ist in den Zellen noch aktiv. Etwa 40 % der Patienten haben entweder Deletionen oder Translokationen mit Beteiligung des Chromosoms 7q21, auf dem das FLNC-Gen (Filamin Cγ, an der Quervernetzung von Aktinfilamenten im Zytoplasma beteiligt) residiert. Bei 25 % der Patienten finden sich NOTCH2-Mutationen. Auch Deletionen von Chromosom 8p sind möglich. Die typischen genetischen Läsionen des extranodalen Marginalzonenlymphoms (z. B. Trisomie 3 und t(11;18)) sind in SMZL-Zellen selten.

Der klinische Verlauf ist typischerweise indolent. Das mediane Überleben liegt bei über 10 Jahren. Schlechter ist die Prognose allgemein bei Patienten mit erhöhten

Tabelle 18-2

IMMUNPHÄNOTYP DER KLEINZELLIGEN LYMPHATISCHEN NEOPLASIEN

	CD5	CD20	CD43	CD10	CD103	sIg	cyclinD1
Follikuläres Lymphom	neg	pos	pos	pos	neg	pos	neg
Chronisch lymphatische Leukämie	pos	pos	pos	neg	neg	pos	neg
B-Zell-Prolymphozytenleukämie	pos	pos	pos	neg	neg	pos	pos
Mantelzell-Lymphom	pos	pos	pos	neg	neg	pos	pos
Splenisches Marginalzonenlymphom	neg	pos	neg	neg	neg	pos	neg
Haarzell-Leukämie	neg	pos	?	neg	pos	pos	neg

Abkürzungen: neg = negativ; pos = positiv.

Werten der Laktatdehydrogenase (LDH), einer Anämie und einer Hypalbuminämie. Nach Splenektomie kommt es zu Langzeitremissionen. In einer vergleichsweise großen Studie an 227 Patienten konnte gezeigt werden, dass eine Monotherapie mit dem Antikörper Rituximab fast genauso wirksam war wie eine kombinierte Chemoimmuntherapie oder eine Splenektomie. Ein Teil der Patienten entwickelt allerdings eine Transformation in ein diffus großzelliges Lymphom mit dann aggressivem Tumorverhalten.

Haarzell-Leukämie

Die Tumorzellen der Haarzell-Leukämie sind kleine Lymphozyten mit ovalärer Kernstruktur, reichlich Zytoplasma und typischen Membranausläufern (Haarzellen). Die Patienten haben eine Splenomegalie und in der Regel einen diffusen Knochenmarkbefall. Im peripheren Blut sind oft einzelne Haarzellen sichtbar, das klinische Bild ist aber in erster Linie durch Symptome aufgrund der Splenomegalie oder durch die Panzytopenie geprägt. Letztere entsteht vermutlich durch die Knochenmarkverdrängung durch Tumorzellen und durch die Sekretion inhibitorischer Zytokine. Im Knochenmark sind die Retikulinfasern deutlich erhöht (Knochenmarkfibrose): In der Regel gelingt die Knochenmarkaspiration nicht (sog. „Punctio sicca") (Tab. 18-3). Häufig findet man bei der Haarzell-Leukämie eine schwere Monozytopenie, die möglicherweise Ursache der erhöhten Inzidenz von atypischen mykobakteriellen Infektionen ist. Die Tumorzellen zeigen eine starke Expression der Antigene CD22, CD25 und CD103; lösliches CD25 im Serum ist ein zuverlässiger Indikator von Krankheitsaktivität. Die Zellen exprimieren im Zytoplasma saure Phosphatase, deren Färbung sich durch Tartrat nicht hemmen lässt. Die Immunglobulingene sind rearrangiert und mutiert, was eine Entstehung dieser Erkrankung aus Post-Keimzentrum-Zellen annehmen lässt. In den letzten Jahren konnte nachgewiesen werden, dass 80–90 % der Patienten eine Mutation in Position V600E des aktivierenden BRAF-Gens aufweisen.

Es gibt eine Variante der Haarzell-Leukämie (HZL-V, ca. 10 % der Fälle) bei der im Gegensatz zur klassischen Form die Leukozytenzahl teilweise sehr stark erhöht ist, die Morphologie aufgrund der teilweise sehr prominenten Nukleolen an die Prolymphozytenleukämie erinnert und das CD25-Antigen auf der Zelloberfläche fehlt. Die Patienten sind häufig älter, die anderen Zelltypen (Monozyten, Erythrozyten und Thrombozyten) sind meistens bei Diagnosestellung nicht wesentlich vermindert. Diese Fälle zeigen keine Mutationen des BRAF-Gens. Klinisch ist der Verlauf wesentlich aggressiver.

Tabelle 18-3

DIFFERENZIALDIAGNOSE DER „PUNCTIO SICCA" (KNOCHENMARKPUNKTION OHNE GEWINNUNG VON MARKBRÖCKELCHEN)

Eine Punctio sicca wird bei etwa 4 % der Knochenmarkpunktionen beobachtet und ist assoziiert mit

Knochenmarkkarzinose	17 %
Chronischer myeloischer Leukämie	15 %
Myelofibrose	14 %
Haarzell-Leukämie	10 %
Akuter Leukämie	10 %
Non-Hodgkin-Lymphomen, Hodgkin-Lymphom	9 %
Normalem Knochenmark	Selten

Das mediane Alter der Patienten liegt bei etwa 55 Jahren. Männer erkranken 5-mal häufiger als Frauen. Es gibt sehr viele Therapiemöglichkeiten, u. a. führt die Splenektomie häufig zur kompletten Krankheitsremission, die allerdings meistens nur temporär ist. Nukleosidanaloga, wie Cladribin und Deoxycoformycin, sind sehr wirksam, können allerdings die bereits vorhandene Immunsuppression der Patienten vorübergehend noch verstärken und das Risiko opportunistischer Infektionen erhöhen. Nach einer kurzen Behandlung mit diesen Substanzen werden häufig lang anhaltende Remissionen erreicht und der Immunstatus der Patienten normalisiert sich zunehmend. Auch Alpha-Interferon ist wirksam, wenn auch nicht so effektiv wie die Nukleosidanaloga. Rituximab wird meistens im Rezidiv mit einer Chemotherapie kombiniert. Chemotherapie-refraktäre Patienten haben auf den BRAF-Inhibitor Vemurafenib angesprochen.

Nodales Marginalzonen-B-Zell-Lymphom

Diese seltene Lymphdrüsenneoplasie hat eine gewisse Verwandtschaft mit den extranodalen Marginalzonenlymphomen, die typischerweise Mukosa-assoziiert sind und als Lymphome des Mukosa-assoziierten lymphatischen Gewebes oder MALT-Lymphome bezeichnet werden, und mit den splenischen Marginalzonenlymphomen. Die Patienten haben eine lokalisierte oder generalisierte Lymphadenopathie. Die Tumoren entstehen aus B-Lymphozyten der Marginalzone des Lymphknotens mit den morphologischen Merkmalen monozytoider Zellen, sodass die Lymphome früher als monozytoide B-Zell-Lymphome bezeichnet wurden. Bis zu ein Drittel der Patienten hat extranodale Manifestationen, der Lymphknotenbefall kann allerdings auch sekundär sein, wenn die Krankheit aus einer primären Schleimhautläsion fortschreitet. Bei echten primär-nodalen Lymphomen findet man sehr selten die typischen zytogenetischen Anomalien der MALT-Lymphome (Trisomie 3 und t(11;18)).

Der klinische Verlauf ist indolent, die Krankheit spricht auf Kombinationschemotherapien gut an, im deutschsprachigen Raum orientiert sich die Therapie an der des follikulären Lymphoms (kombinierte Chemoimmuntherapie mit dem Antikörper Rituximab).

(Primäres) mediastinales großzelliges B-Zell-Lymphom

Dieses Lymphom wurde zunächst als eine Variante des diffus großzelligen B-Zell-Lymphoms eingestuft, inzwischen gilt es aber als eigenständige Entität mit besonderen klinischen, genetischen und immunphänotypischen Merkmalen. Die Krankheit tritt häufig mit einer großen Masse (Bulk) im Mediastinum auf, wo sie meistens lokalisiert bleibt. Der Tumor kann lokal sehr aggressiv wachsen und zum Verschluss der oberen Hohlvene (Cava-superior-Syndrom) oder zu einem gefährlichen Perikarderguss führen. Etwa ein Drittel der Patienten entwickelt Pleuraergüsse, in 5–10 % der Fälle breitet sich die Erkrankung in Nieren, Nebennieren, Leber, Haut und ZNS aus. Die Erkrankung kommt vorwiegend bei jungen Frauen vor, das Verhältnis Männer : Frauen liegt bei 1 : 2–3, das mediane Alter bei 35–40 Jahren.

Der Tumor besteht aus Schichten von großen Zellen mit breitem Zytoplasmasaum, vermischt mit reichlich fibrosiertem Gewebe. Oft ist die Fibrose so ausgeprägt, dass gewisse Ähnlichkeiten mit der nodulär-sklerosierenden Variante des Hodgkin-Lymphoms bestehen. Allerdings ist die Zahl der infiltrierenden normalen Lymphozyten viel geringer, auch die typischen Reed-Sternberg-Zellen fehlen. Weitere Ähnlichkeiten zwischen den beiden Entitäten gibt es auf genetischer Ebene: Ein Drittel der Gene, die beim primär mediastinalen großzelligen Lymphom überexprimiert sind, zeigen eine ähnliche Überexpression beim Hodgkin-Lymphom. Dies und die ähnliche anatomische Prädilektion für das Mediastinum lässt ähnliche pathogenetische Mechanismen vermuten. Die Tumorzellen können das MAL-Gen (Myelin und Lymphozyten Protein) überexprimieren, ein Protein, das normalerweise nur im endoplasmatischen Retikulum von T-Zellen vorkommt. Die Tumorzellen zeigen häufig Verluste oder Gewinn verschiedener Chromosomen, sie exprimieren CD20, aber Oberflächenimmunglobuline sowie HLA-Klasse-I- und -Klasse-II-Moleküle können fehlen oder unvollständig exprimiert sein. Der Verlust der HLA-Klasse-II-Moleküle geht mit einer schlechten Prognose einher. Die Zellen sind CD5- und CD10-negativ, zeigen eine schwache Positivität für das CD30-Antigen und exprimieren häufig das immuninhibitorische Checkpoint-Protein PD-L1. Außerdem sind sie im Gegensatz zu den Zellen des klassischen Hodgkin-Lymphoms CD45-positiv.

Effektive Behandlungsansätze sind die Kombination aus Methotrexat, Leukovorin, Doxorubicin, Cyclophosphamid, Vincristin, Prednison und Bleomycin (MACOP-B) sowie aus Rituximab plus CHOP. Sie erreichen jeweils eine 5-Jahres-Überlebensrate von 75–87 %. Die dosisangepasste Therapie mit Prednison, Etoposid, Vincristin, Cyclophosphamid und Doxorubicin (EPOCH) plus Rituximab führte zu einer 5-Jahres-Überlebensrate von 97 %. Die Bedeutung der mediastinalen Strahlentherapie ist noch nicht abschließend geklärt. Sie wird jedoch oft und insbesondere bei Patienten, deren Mediastinalbereich auch nach 4–6 Zyklen Chemotherapie in der Positronen-Emissionstomografie auffällig ist, angewandt. Patienten die eine metabolische Remission anhand der PET-CT-Untersuchung erreichen, scheinen eine Bestrahlung nicht zu benötigen. Dies ist in Anbetracht des Mammakarzinomrisikos bei den meisten weiblichen Patienten klinisch relevant.

In Deutschland wurde in vielen Zentren das zur Behandlung der akuten lymphatischen Leukämie etablierte B-ALL-Protokoll mit Erfolg eingesetzt, möglicherweise ist diese aggressive Therapie jedoch nur für die Patienten sinnvoll, die einen extrathorakalen Befall zeigen, da viele Patienten auf eine R-CHOP-Therapie gut ansprechen.

Intravaskuläres großzelliges B-Zell-Lymphom

Diese extrem seltene Variante des diffus großzelligen B-Zell-Lymphoms ist durch den Nachweis von Lymphomzellen im Lumen von kleinen Gefäßen charakterisiert, insbesondere von Kapillaren. Das Lymphom wurde auch als maligne Angioendotheliomatose oder als angiotropes großzelliges Lymphom bezeichnet. Da die Entität so selten ist, gibt es noch kein einheitliches klinisches Bild und auch keine klaren epidemiologischen oder genetischen Merkmale. Es wird postuliert, dass die Lymphomzellen in den Gefäßen verbleiben, weil sie Defekte in der Expression von Adhäsionsmolekülen und im Homing-Verhalten haben, möglicherweise wegen fehlender Expression von β_1-Integrin und ICAM-1. In Analogie zu den primären Lymphomen des ZNS und den testikulären Lymphomen sind Mutationen des MYD88-Gens häufig. Die Patienten haben häufig Symptome durch Verschluss kleiner Gefäße, Hautläsionen oder neurologische Symptome. Die Tumorzellen können Aggregate bilden und die Thrombenbildung begünstigen. Der klinische Verlauf ist aggressiv, die Erkrankung spricht schlecht auf Therapiemaßnahmen an, wobei sich die Prognose seit der Einführung der kombininierten Chemoimmuntherapie gebessert hat. Häufig wird die Erkrankung erst im Spätstadium erkannt und behandelt.

Primäres Ergusslymphom

Dieses Lymphom ist eine weitere Variante der diffus großzelligen B-Zell-Lymphome, sie ist charakterisiert durch Pleuraergüsse, typischerweise ohne erkennbare lymphomatöse Läsionen. Das Lymphom tritt am häufigsten bei Immundefekten auf, insbesondere bei der AIDS-Erkrankung. Das humane Herpesvirus 8 (HHV-8)/Kaposi-Sarkom-Herpesvirus (KSHV) ist an der Entstehung dieses Lymphoms beteiligt, das auch als Körperhöhlenlymphom bezeichnet wird. Früher wurden einige Fälle als Kaposi-Sarkom fehldiagnostiziert. Ähnlich wie das Kaposi-Sarkom, jedoch noch seltener, kann die Erkrankung auch ohne eine HIV-Infektion bei älteren Männern im Mittelmeerraum auftreten. Die Ergusszellen sind HHV-8/KSHV-positiv, viele sind zusätzlich mit Epstein-Barr-Virus (EBV) infiziert. Die Zellen sind sehr groß und haben große Kerne mit prominentem Nukleolus, sie können daher leicht mit Reed-Sternberg-Zellen verwechselt werden. Die Lymphomzellen exprimieren CD20 und CD79a (ein signalübertragender Partner des Immunglobulinrezeptors), aber keine Oberflächenimmunglobuline. Manchmal werden aberrant T-Zell-Antigene exprimiert, wie CD3 oder T-Zell-Rezeptorgene. Es sind keine typischen genetischen Läsionen bekannt, gelegentlich wurde aber ebenso wie bei anderen HIV-assoziierten Lymphomen ein Gewinn von DNS an den Chromosomen 12 oder X beobachtet. Der klinische Verlauf ist rasch progredient, die meisten Patienten sterben innerhalb von 6 Monaten.

Lymphomatoide Granulomatose

Dies ist eine angiozentrische, angiodestruktive lymphoproliferative Erkrankung, bestehend aus neoplastischen monoklonalen B-Zellen, infiziert mit dem Epstein-Barr Virus, vermischt mit einem reichlichen Infiltrat von polyklonalen reaktiven T-Zellen. Auf der Basis von Zahl und Atypien der B-Zellen in den Läsionen wird die Erkrankung in verschiedene Grade eingestuft, wobei Erkrankungen vom Grad III oft nicht von einem hochmalignen B-Zell-Lymphom zu unterscheiden sind. Die Differenzialdiagnose zum extranodalen NK-T-Zell-Lymphom vom nasalen Typ (ebenfalls angiodestruktiv wachsend und EBV-assoziiert) kann schwierig sein. Typischerweise sind Erwachsene (Männer häufiger als Frauen) betroffen, klinisch zeigt sich ein pulmonales Infiltrat. Häufig werden andere extranodale Manifestationen beobachtet, z. B. an den Nieren (32 %), der Leber (29 %), an der Haut (25 %) und im Gehirn (25 %). Dieses Lymphom tritt häufig, aber keinesfalls ausschließlich, im Rahmen von Immundefekten auf. Der Verlauf ist charakterisiert durch Remissionen und Rezidive, kann aber auch rasch progredient sein, vor allem im Grad III. Das klinische Grading ist prognostisch wichtig: Erkrankungen niedrigen Malignitätsgrads (Grad I und II) sprechen häufig auf Interferon α an, eine Polychemotherapie kann in den meisten Fällen kurativ sein.

REIFE T-ZELL- UND NK-ZELL-NEOPLASIEN

T-Zell-Prolymphozytenleukämie

Das ist eine aggressive Leukämie, bestehend aus mittelgroßen Prolymphozyten, welche sich im peripheren Blut, im Knochenmark, in den Lymphknoten, der Leber, der Milz und der Haut vermehren. Sie macht 1–2 % der reifzelligen Leukämien aus. Die meisten Patienten fallen mit hoher Leukozytenzahl (oft > 100.000/µl), Hepatosplenomegalie und Lymphadenopathie auf. Hautinfiltrate finden sich bei 20 % der Patienten. Die Diagnose wird am peripheren Blutausstrich gestellt, der typischerweise mittelgroße Zellen zeigt, die etwa 25 % größer als üblich sind. Diese Zellen haben rundliche zytoplasmatische Ausstülpungen und oft gelappte Zellkerne. Die Zellen exprimieren T-Zell-Antigene, wie CD2, CD3 und CD7. In zwei Drittel der Fälle sind die Zellen $CD4^+$ und $CD8^-$, während bei einem Viertel der Patienten die Zellen sowohl CD4 als auch CD8 exprimieren. Die β-Ketten des T-Zell-Rezeptors sind klonal rearrangiert. Bei 80 % der Patienten lässt sich eine Inversion von Chromosom 14 zwischen den Bereichen q11 und q32.1 nachweisen und bei etwa 10 % der Patienten liegt eine t(14;14)-Translokation vor, welche die Gene des T-Zell-Rezeptors alpha und beta in die Nähe der Onkogene TCL und TCL1b in Position 14q32.1 bringt. Anomalien von Chromosom 8 sind ebenfalls häufig und auch Deletionen des ATM-Gens wurden beschrieben. Auch aktivierende JAK3-Mutationen sind beschrieben.

Die Krankheit verläuft meistens rasch progredient mit einer medianen Lebenserwartung von etwa 12 Monaten. Eingesetzt werden die klassische CHOP-Therapie, Nukleosidanaloga und der Anti-CD52-Antikörper Alemtuzumab. Bei ausgewählten Patienten kann eine Hochdosis-Chemotherapie mit nachfolgender allogener Knochenmarktransplantation erfolgen, insbesondere nachdem mit konventioneller Chemotherapie, kombiniert mit Alemtuzumab, eine Remission induziert wurde. Langzeitüberleben wird nur nach allogener Knochenmark- bzw. Stammzelltransplantation beobachtet.

T-Zell-Leukämie von großen granulierten Lymphozyten (T-LGL-Leukämie)

Die T-LGL-Leukämie ist definiert durch eine Erhöhung der Zahl zirkulierender großer granulierter Lymphozyten (LGL) im peripheren Blut (meistens 2000–20.000/µl), die in der Regel mit einer schweren Neutropenie und gelegentlich auch mit einer Anämie einhergeht. Oft besteht eine Splenomegalie und oft haben die Patienten Zeichen einer Autoimmunopathie, wie rheumatoide Arthritis, Hypergammaglobulinämie, Autoantikörper und zirkulierende Immunkomplexe. Das Knochenmark zeigt ein interstitielles Infiltrat, wobei die Lymphozyten aber meistens weniger als 50 % des Zellanteils ausmachen. Die Tumorzellen exprimieren CD3, CD8 und den T-Zell-Rezeptor, es gibt aber NK-Zell-Varianten, die CD3⁻ sind und typische NK-Zell-Marker exprimieren (wie CD56). Auch die Moleküle Fas und Fas-Ligand, welche Zytotoxizität vermitteln, sind häufig auf den Leukämiezellen nachweisbar. Die Erkrankung hat einen indolenten, langen Verlauf. Im Vordergrund steht die Neutropenie. Paradoxerweise kann eine immunsuppressive Therapie mit Ciclosporin, Methotrexat oder Cyclophosphamid plus Glukokortikoiden die Granulozytopenie verbessern. Zur Wirksamkeit von Nukleosidanaloga gibt es wenige Berichte. Selten kommt es zur „Akzeleration" der Erkrankung mit aggressiverem Verlauf.

Aggressive NK-Zell-Leukämie

NK-Zell-Neoplasien sind sehr selten und können ein ganzes Spektrum an klinischen Verläufen zeigen, von sehr indolent bis zu hochaggressiv. Sie sind in Asien häufiger. Die Zellen tragen Virusmaterial des Epstein-Barr-Virus (episomal gelagert). Eine Leukozytose im peripheren Blut ist selten, oft findet man abnorme, große LGL-Zellen mit granuliertem Zytoplasma im Blut. Bei der aggressiven Variante der Leukämie bestehen oft Fieber und eine Verminderung aller Zellreihen (Panzytopenie). Eine Hepatosplenomegalie ist häufig, eine Lymphadenopathie selten. Klinisch können eine Hämophagozytose, eine Koagulopathie und ein Multiorganversagen vorliegen. Im Serum finden sich hohe Spiegel von Fas-Ligand. Die Tumorzellen exprimieren CD2 und CD56, die T-Zell-Rezeptorgene sind nicht rearrangiert. Deletionen am Chromosom 6 sind häufig. Die Erkrankung kann rasch progredient verlaufen, gelegentlich aber auch über lange Zeit indolent sein. Letztere werden häufig per Zufall aufgrund der auffälligen LGL-Lymphozytose entdeckt, Hepatosplenomegalie und Fieber fehlen. Die Zellen sind CD2⁺ und CD56⁺. Es findet sich kein Hinweis auf eine EBV-Infektion; eine Panzytopenie und Autoimmunopathien fehlen.

Extranodales NK/T-Zell-Lymphom vom nasalen Typ

Wie die lymphomatoide Granulomatose ist das extranodale NK/T-Zell-Lymphom durch ein angiozentrisches und angiodestruktives Wachstum charakterisiert, mit dem Unterschied, dass die Tumorzellen nicht B-Lymphozyten, sondern in den meisten Fällen CD56⁺, Epstein-Barr-Virus-infizierte NK-Zellen oder – seltener – CD56⁻-zytotoxische T-Zellen sind. Hauptlokalisation sind Nase und Nebenhöhlen, der obere Aerodigestivtrakt und gelegentlich Orbita und okuläre Adnexe, die auch primär beteiligt sein können. Früher wurden viele Fälle als „letales Mittelliniengranulom" bezeichnet, manchmal auch als polymorphe Retikulose oder als angiozentrische immunoproliferative Läsion. Dieses Lymphom ist häufiger in Asien, Mittel- und Südamerika als in Europa, Männer sind häufiger betroffen. Die Krankheit kann sich im Verlauf ausbreiten, insbesondere in die Weichteilgewebe, den Gastrointestinaltrakt und die Hoden. Auch ein ZNS-Befall ist im Rezidiv möglich. Komplizierend kann ein Hämophagozytosesyndrom auftreten. Die Patienten können über B-Symptome klagen. Viele der systemischen Manifestationen der Erkrankung sind auf die Produktion von Zytokinen durch die Tumorzellen zurückzuführen. Zytogenetische Untersuchungen zeigen häufig Deletionen und Inversionen von Teilen von Chromosom 6.

Viele Patienten mit extranodalen NK/T-Zell-Lymphom vom nasalen Typ sprechen sehr gut auf Kombinationschemotherapien an, insbesondere wenn die Erkrankung einen limitierten initialen Befall zeigt. Eine Bestrahlung nach Therapieende wird standardmäßig durchgeführt. Vier Risikofaktoren sind: Anwesenheit von B-Symptomen, fortgeschrittenes Stadium, hohe LDH und Beteiligung regionaler Lymphknoten. Das Überleben der Patienten hängt von der Anzahl der vorhandenen Risikofaktoren ab: Ohne Risikofaktoren beträgt die 5-Jahres-Überlebensrate 81 %, bei einem Risikofaktor 64 %, bei zwei Risikofaktoren 32 % und bei drei oder vier Risikofaktoren nur 7 %. Chemotherapieschemata ohne Anthrazykline scheinen dem CHOP-Schema überlegen zu sein, allerdings gibt es dazu nur wenige Daten. Neuere Therapieprotokolle aus Japan und Korea, wo die Erkrankung wesentlich häufiger ist, zeigen hohe Überlebensraten bei einer kombinierten Radiochemotherapie, wobei Cisplatin, Etoposid und Ifosfamid ein wesentlicher Bestandteil der Chemotherapie sind. Dieses Schema findet auch in Deutschland hohe Akzeptanz. Bei lokalisierter Erkrankung ist sogar die alleinige Radiotherapie hochwirksam und wahrscheinlich ausreichend. Die Hochdosis-Chemotherapie mit autologer Stammzelltransplantation wurde eingesetzt, in den meisten Fällen ist sie jedoch laut neuesten Publikationen, die die Wirksamkeit der Bestrahlung mit Platin oder Asparaginase-haltigen Therapien bestätigen, nur selten notwendig.

Entheropathie-assoziiertes T-Zell-Lymphom

Das Enteropathie-typische T-Zell-Lymphom (EATL) kommt häufiger in Europa vor, anfänglich wurde es als eine seltene Komplikation (etwa 2–3 % der Zöliakie-Patienten) einer lang bestehenden Zöliakie eingestuft, heute ist aber klar, dass weniger als die Hälfte der Patienten eine Zöliakie-typische Anamnese haben. Man unterscheidet heute das EATL vom klassischen Typ, das typischerweise mit Zöliakie assoziiert ist (und mit einer refraktären Zöliakie einhergeht), vom monomorphischen Typ-II-EATL. Dieses kann zwar auch mit einer Zöliakie assoziiert sein, tritt aber meistens sporadisch, ohne Zeichen einer bevorstehenden Darmerkrankung auf. Auch die genetischen Veränderungen der zwei Typen unterscheiden sich, wobei im Typ II häufig c-myc-Alterationen beschrieben sind, während beim klassischen Typ Veränderungen am Chromosom 1q oder 5q vorkommen. Beim klassischen Typ kann man häufig im Laufe der Erkrankung die Zunahme von intraepithelialen T-Zellen mit atypischem Phänotyp beobachten, die neoplastischen Zellen sind umgeben von einem entzündlichen Infiltrat. Die Tumorzellen des Typs II führen zu einem monomorphischen transmuralen Infiltrat, sie tragen typischerweise CD56 und in der Mehrheit der Fälle exprimieren sie einen T-Zell-Rezeptor vom Gamma-delta-Typ (γδ). Das EATL-Lymphom kommt typischerweise im Jejunum oder im Ileum vor. Beim Erwachsenen können Lymphom und Zöliakie gleichzeitig diagnostiziert werden, vermutlich bestand die Zöliakie dann aber bereits über längere Zeit unerkannt. Meistens finden sich multiple schleimhautulzerierende polypöse Tumoren, seltener auch ein großes Tumorkonglomerat oder multiple Schleimhautulzerationen. Die Tumorzellen exprimieren fast immer CD3 und CD7, während CD8 unterschiedlich exprimiert sein kann. Die normal aussehenden Lymphozyten in der benachbarten Mukosa haben häufig denselben Phänotyp wie die Tumorzellen. Die meisten Patienten mit dem klassischen EATL-Typ haben die HLA-Genotypen HLA DQA1*0501 oder DQB1*0201, die typischerweise mit der Zöliakie assoziiert sind. Die Prognose dieses Tumors ist in der Regel mit einer medianen Überlebenszeit von 7 Monaten sehr schlecht, allerdings sprechen einzelne Patienten gut auf eine CHOP-Therapie an, wobei in Deutschland bei allen T-Zell-Lymphomentitäten grundsätzlich bei jüngeren Patienten das CHOEP-Schema favorisiert wird, da in einer retrospektiven Analyse signifikant bessere Ergebnisse im Vergleich zu einer historischen CHOP-Kontrollgruppe erreicht wurden (Schmitz et al. 2010). Rezidive können überall im von der Zöliakie betroffenen Darm auftreten. Wenn der Tumor gut und schnell auf die Therapie anspricht, kann es zu einer Darmperforation kommen, wobei Darmperforationen auch spontan vor Therapieeinleitung auftreten können, diese machen dann die Einleitung einer Therapie problematisch, da oft die Patienten aufgrund der häufig vorhandenen Malabsorption im schlechten Allgemeinzustand sind.

Hepatosplenisches T-Zell-Lymphom (auch hepatosplenisches γδT-Zell-Lymphom)

Das hepatosplenische T-Zell-Lymphom stammt aus T-Zellen, die den γδ-T-Zell-Rezeptor exprimieren, und befällt vorwiegend die Leber, deren Sinusoide typischerweise mit mittelgroßen lymphatischen Zellen gefüllt sind. Die Infiltration der Milz betrifft vorwiegend die rote Pulpa. Die Krankheit kommt vor allem bei jungen Menschen vor, häufig in Rahmen eines Immundefektes oder einer immunsuppressiven Therapie, insbesondere mit Thiopurinen (Azathioprin, 6-Mercaptopurin oder Thioguanin) oder mit dem Antikörper Infliximab. Eine Reduktion der Immunsuppression scheint aber keine positive Auswirkung auf das Lymphom zu haben. Die Tumorzellen sind $CD3^+$ und in der Regel sowohl für CD4 als auch für CD8 negativ. Relativ typisch ist das Vorliegen eines Isochromosoms 7q, häufig mit einer Trisomie 8. Das Lymphom verläuft sehr aggressiv. Selbst wenn Remissionen erreicht werden, kommt es fast immer zu Rezidiven, sodass das mediane Überleben etwa 2 Jahre beträgt.

Subkutanes Pannikulitis-ähnliches T-Zell-Lymphom

Das subkutane Pannikulitis-ähnliche T-Zell-Lymphom ist durch multiple kleine subkutane Ansammlungen neoplastischer T-Zellen charakterisiert, die üblicherweise CD3 und CD8 exprimieren und einen zytotoxischen Phänotyp besitzen (sie enthalten Perforin und Granzyme-B). Meistens wird ein αβ-T-Zell-Rezeptor exprimiert, gelegentlich aber auch γδ-T-Zell-Rezeptoren, insbesondere bei immunsupprimierten Patienten. Die Zellen sind EBV-negativ, oft tritt jedoch ein Hämophagozytosesyndrom auf, insbesondere bei Fieber und Hepatosplenomegalie. Eine Lymphadenopathie gehört nicht zum typischen Krankheitsbild. Die meisten Patienten sprechen auf eine Chemotherapie, wie CHOP, an, Rezidive sind aber häufig. Wenn ein Hämophagozytosesyndrom vorliegt, verschlechtert sich das Krankheitsbild rasant.

Blastäres NK-Zell-Lymphom/blastische plasmazytoide dendritische Zell-Neoplasie

Die neoplastischen Zellen bei dieser Krankheit exprimieren NK-Zell-Marker, insbesondere CD56, während CD3 negativ ist, daher wurde die Krankheit ursprünglich als eine NK-Zell-Neoplasie eingeschätzt, heute wird sie als Erkrankung der plasmozytoiden dendritischen Zellen bezeichnet (Riaz et al. 2014) und als eine Variante der akuten myeloischen Leukämien eingestuft. Die Zellen haben eine blastäre Morphologie und der Blutausstrich ähnelt dem einer akuten lymphatischen oder myeloischen

Leukämie, obwohl die Hauptmanifestationen die Haut betreffen. Die häufigsten chromosomalen Aberrationen betreffen die Gene: 9p21.3 (CDKN2A/CDKN2B), 13q13.1-q14.3 (RB1), 12p13.2-p13.1 (CDKN1B), und 13q11-q12 (LATS2). Der Verlauf ist rasch progredient, die typischen Lymphomtherapien sind nicht wirksam. Diese Erkrankung wird inzwischen wie eine akute Leukämie behandelt mit anschließender – insbesondere bei jungen Patienten – allogener Stammzelltransplantation, da die Prognose ohne diese Maßnahme äußerst ungünstig ist.

Primäres kutanes CD30⁺-T-Zell-Lymphom

Dieser Tumor befällt die Haut (etwa ein Viertel der von den T-Zellen ausgehenden Hautlymphome). Die Tumorzellen haben starke Ähnlichkeit mit denen des anaplastischen großzelligen T-Zell-Lymphoms, dennoch sind die zwei Erkrankungen völlig unterschiedlich: Wenn die Erkrankung auf die Haut beschränkt ist (primäres kutanes Lymphom), hat sie eine sehr gute Prognose, bei diffusem Befall (anaplastisches systemisches T-Zell-Lymphom) ist die Prognose schlecht, eine aggressive Chemotherapie ist notwendig und auch nur in ca. 50 % der Fälle erfolgreich. Bei Lymphknotenbeteiligung ist die Unterscheidung zwischen der kutanen und der systemischen Form der Erkrankung schwierig, da eine reaktive Vergrößerung regionaler Lymphknoten durchaus vorkommt. Die Tumorzellen sind oft $CD4^+$ und weisen Granula auf, die meistens Granzyme-B und Perforin enthalten. Eine t(2;5)-Translokation, wie sie beim anaplastischen T-Zell-Lymphom vorhanden ist, ist nicht nachweisbar; sollte sie doch vorliegen, ist eine Überprüfung der Diagnose angezeigt. Das Lymphom wurde gelegentlich nach Ruptur von Silikonimplantaten beschrieben. Das rein kutane $CD30^+$-T-Zell-Lymphom spricht gut auf die Chemotherapie an, auch eine Bestrahlung oder eine Tumorexzision ist effektiv. Das 5-Jahres-Überleben liegt bei etwa 90 %.

Angioimmunblastisches T-Zell-Lymphom

Das angioimmunblastische T-Zell-Lymphom macht etwa 15 % aller T-Zell-Lymphome aus. Es ist eine (hoch) fieberhafte systemische Erkrankung, die bei Diagnose meistens bereits im fortgeschrittenen Stadium vorliegt. Außerdem finden sich oft eine Lymphadenopathie, eine Hepatosplenomegalie, ein Exanthem und eine polyklonale Hypergammaglobulinämie. Auch Erkrankungen, die mit unterschiedlichen Autoantikörpern einhergehen, wie Kälteagglutininen, Rheumafaktor oder zirkulierenden Immunkomplexen, können gut ansprechen. Die Patienten klagen häufig über Ödeme, Arthritiden, Pleuraergüsse und Aszites. Die Lymphknoten zeigen ein polymorphes Infiltrat aus neoplastischen T-Zellen und nicht neoplastischen Entzündungszellen, häufig mit Proliferation von hochendothelialen Venolen und follikulären dendritischen Zellen. Auch blastäre B-Zellen werden in der Regel nachgewiesen. Der Epstein-Barr-Virus lässt sich sowohl in den atypischen B-Lymphozyten als auch in den T-Zellen nachweisen. Die häufigsten chromosomalen Veränderungen sind Trisomie 3, Trisomie 5 und ein Extra-Chromosom X. Eine aggressive Chemotherapie (in Deutschland wird am häufigsten das CHOEP-Protokoll verwendet, jüngere Patienten – die aber selten sind- werden anschließend häufig mit einer Hochdosistherapie und autologer Stammzelltransplantation konsolidiert) kann zu lang anhaltenden Remissionen führen, der zugrunde liegende Immundefekt erhöht aber das Infektionsrisiko.

MYELOISCHE MALIGNOME

Das Klassifikationssystem der Weltgesundheitsorganisation (WHO) teilt die myeloischen Malignome anhand der Zellzahlen im peripheren Blut und dem Ausstrich, der Knochenmarkmorphologie sowie zytogenetischer und genetischer Tests in fünf Kategorien ein (Tab. 18-4). Dieses Kapitel befasst sich mit der chronischen Neutrophilenleukämie, der atypischen chronischen myeloischen Leukämie, der BCR-ABL1-negativen Leukämie, der chronischen myelomonozytären Leukämie, der juvenilen myelomonozytären Leukämie, der chronischen eosinophilen Leukämie ohne weitere Spezifikationen, der Mastozytose, der myeloproliferativen Neoplasie (MPN), der unklassifizierbar myeloproliferativen Neoplasie (MPN-U), dem myelodysplastischen Syndrom (MDS)/MPN, unklassifizierbar (MDS/MPN-U), der refraktären Anämie mit Ringsideroblasten und Thrombozytose (RARS-T) sowie mit myeloischen und lymphoiden Neoplasien mit Eosinophilie und Anomalien von PDGFRA, PDGFRB oder FGFR1. Außerdem wird auf histiozytäre Neoplasien und Neoplasien der dendritischen Zellen und transiente myeloproliferative Erkrankungen eingegangen und es folgt eine umfassende Besprechung der primär eosinophilen Erkrankungen, einschließlich des Hypereosinophiliesyndroms (HES).

CHRONISCHE NEUTROPHILENLEUKÄMIE

Bei der chronischen Neutrophilenleukämie (CNL) finden sich eine Leukozytose von reifen Neutrophilen, im Vergleich zur klassischen CML (chronische myeloische Leukämie), aber kaum zirkulierende unreife Granulozyten. Sie geht mit aktivierenden Mutationen des für den Rezeptor des Granulocyte Colony-stimulating Factor (G-CSF), der auch als Colony-stimulating Factor 3 (CSF3) bezeichnet wird, kodierenden Gens (CSF3R) einher. Die

Tabelle 18-4

WHO-KLASSIFIKATION DER MYELOISCHEN MALIGNOME

1. Akute myeloische Leukämie (AML) und verwandte Neoplasien der Vorläuferzellen[a]

2. Myeloproliferative Neoplasien (MPN)
- 2.1 Chronische myeloische Leukämie, BCR-ABL1-positiv (CML)
- 2.2 BCR-ABL1-negative MPN
  - 2.2.1 Polycythaemia vera
  - 2.2.2 Primäre Myelofibrose
  - 2.2.3 Essenzielle Thrombozythämie
- 2.3 Chronische Neutrophilenleukämie
- 2.4 Chronische eosinophile Leukämie, nicht anders spezifiziert (CEL-NOS)
- 2.5 Mastozytose
- 2.6 Myeloproliferative Neoplasie, unklassifizierbar (MPN-U)

3. Myelodysplastische Syndrome (MDS)
- 3.1 Refraktäre Zytopenie[b] mit Einliniendysplasie (RCUD)
  - 3.1.1 Refraktäre Anämie (Ringsideroblasten < 15 % der erythrozytären Vorläuferzellen)
  - 3.1.2 Refraktäre Neutropenie
  - 3.1.3 Refraktäre Thrombozytopenie
- 3.2 Refraktäre Anämie mit Ringsideroblasten (RARS; Dysplasie nur der erythrozytären Linie und Ringsideroblasten ≥ 15 % der erythrozytären Vorläuferzellen im Knochenmark)
- 3.3 Refraktäre Zytopenie mit Mehrliniendysplasie (RCMD; unabhängig von der Anzahl der Ringsideroblasten)
- 3.4 Refraktäre Anämie mit vermehrten Blasten (RAEB)
  - 3.4.1 RAEB-1 (2–4 % zirkulierende *oder* 5–9 % Knochenmarkblasten)
  - 3.4.2 RAEB-2 (5–19 % zirkulierende *oder* 10–19 % Knochenmarkblasten oder Auer-Stäbchen nachweisbar)
- 3.5 MDS mit isolierter Deletion von 5q
- 3.6 MDS, unklassifizierbar (MDS-U)

4. Myelodysplastische/myeloproliferative Neoplasien (MDS/MPN-U)
- 4.1 Chronische myelomonozytäre Leukämie (CMML)
- 4.2 Atypische chronische myeloische Leukämie, BCR-ABL1-negativ (aCML)
- 4.3 Juvenile myelomonozytäre Leukämie (JMML)
- 4.4 Myelodysplastische/myeloproliferative Neoplasien, unklassifizierbar (MDS/MPN-U)
  - 4.4.1 Provisorische Entität: refraktäre Anämie mit Ringsideroblasten und deutlicher Thrombozytose (RARS-T)

5. Myeloische und lymphatische Neoplasien mit Eosinophilie und Anomalien von PDGFRA, PDGFRB oder FGFR1[c]
- 5.1 Myeloische und lymphatische Neoplasien mit PDGFRA-Rearrangement
- 5.2 Myeloische Neoplasien mit PDGFRB-Rearrangement
- 5.3 Myeloische und lymphatische Neoplasien mit FGFR1-Anomalien

[a] Zu den AML-assoziierten Vorläuferzell-Neoplasien gehören das therapieassoziierte MDS und das myeloische Sarkom.

[b] Entweder Monozytopenie oder Bizytopenie: Hämoglobinspiegel < 10 g/dl, absolute Neutrophilenzahl < 1,8 × 10^9/l oder Thrombozytenzahl < 100 × 10^9/l. Höhere Zellzahlen schließen die Diagnose jedoch in Anwesenheit von eindeutigen histologischen/zytogenetischen Belegen für ein MDS nicht aus.

[c] Die genetischen Rearrangements betreffen den Platelet-derived Growth Factor Receptor αβ (PDGFRA/PDGFRB) oder den Fibroblast Growth Factor Receptor 1 (FGFR1).

Patienten sind bei Erstvorstellung meist asymptomatisch, können aber auch Allgemeinsymptome, eine Splenomegalie, eine Anämie und eine Thrombozytopenie aufweisen. Das mediane Überleben beträgt etwa 2 Jahre. Todesursachen sind eine Transformation in eine akute Leukämie, eine progressive Erkrankung mit schweren Zytopenien und deutlicher therapierefraktärer Leukozytose. Die CNL ist mit weniger als 200 bisher beschriebenen Fällen selten. Das mediane Erkrankungsalter beträgt etwa 67 Jahre. Beide Geschlechter sind gleich häufig betroffen.

Pathogenese

Der für die Proliferation und Differenzierung der Granulozyten wichtigste Wachstumsfaktor ist CSF3. Dementsprechend wird rekombinanter CSF3 zur Behandlung sowohl der schweren Neutropenie als auch der schweren kongenitalen Neutropenie (SCN) eingesetzt. Manche Patienten mit SCN erwerben CSF3R-Mutationen, die bei Patienten mit leukämischer Transformation deutlich häufiger (~80 %) sind. Die SCN-assoziierten CSF3R-Mutationen betreffen die Region des für die zytoplasmatische Domäne von CSF3R kodierenden Gens und führen zur Trunkierung der C-terminal-negativen regulatorischen Domäne. Bei etwa 90 % der CNL-Patienten finden sich aber andere CSF3R-Mutationen. Sie sind meistens Membran-proximal. Am häufigsten ist die C-zu-T-Substitution des Nukleotids 1853 (T618I). Etwa 40 % der Patienten mit der T618I-Mutation weisen auch SETBP1-Mutationen auf. CSF3R-T618I löst im Mausmodell eine letale myeloproliferative Erkrankung aus und ist in vitro mit einer Sensitivität gegenüber einer JAK-Inhibition assoziiert.

Diagnostik

Die Diagnose der CNL setzt den Ausschluss häufigerer Ursachen der Neutrophilie, wie Infektionen und Entzündungen, voraus. Außerdem muss an eine sekundäre Neutrophilie bei bestimmten metastasierten Krebserkrankungen oder Plasmazellneoplasien gedacht werden. Eine tumorassoziierte Neutrophilie findet sich auch bei anderen myeloischen Neoplasien, wie der atypischen chronischen myeloischen Leukämie und der chronischen myelomonozytären Leukämie. Dementsprechend wurden die WHO-Diagnosekriterien der CNL so festgelegt, dass sie eine sekundäre bzw. reaktive Neutrophilie und eine Leukozytose durch andere myeloische Malignome als die CNL ausschließen (Tab. 18-5): Leukozytose (≥ 25 × 10^9/l), > 80 % segmentierte/stabkernige Neutrophile, < 10 % unreife myeloische Zellen, < 1 % zirkulierende Blasten und keine Dysgranulopoese oder Monozytose. Bei der CNL ist das Knochenmark hyperzellulär und weist eine erhöhte Anzahl und einen vermehrten Anteil von Neutrophilen mit hohem M/E-Quotienten und minimaler Linksverschiebung, myeloischer Dysplasie und Retikulinfibrose auf.

Tabelle 18-5

WHO-DIAGNOSEKRITERIEN DER CHRONISCHEN NEUTROPHILENLEUKÄMIE (CNL), ATYPISCHEN CHRONISCHEN MYELOISCHEN LEUKÄMIE, BCR-ABL1-NEGATIV (ACML), UND DER CHRONISCHEN MYELOMONOZYTÄREN LEUKÄMIE (CMML)

Variablen	CNL	aCML	CMML
Leukozytenzahl im peripheren Blut	≥ 25 × 10^9/l	≥ 13 × 10^9/l	
Segmentierte/Stabkernige im peripheren Blut	> 80 %		
Unreife Granulozyten im peripheren Blut[a]	< 10 %	≥ 10 %	
Blastenzahl im peripheren Blut	< 1 %		
Monozytenzahl im peripheren Blut	< 1 × 10^9/l	< 1 × 10^9/l	< 1 × 10^9/l
Vermehrte Neutrophile mit Dysgranulopoese oder Vorläuferzellen im peripheren Blut	Nein	Ja	
Anteil der Basophilen im peripheren Blut		< 2 %	
Anteil der Monozyten im peripheren Blut		< 10 %	
Knochenmark	↑ Neutrophile, Anzahl und Anteil, < 5 % Blasten Normale Reifung der Neutrophilen Megakaryozyten normal oder Linksverschiebung	↑ Granulozytenproliferation Granulozytendysplasie ± erythrozytäre/megakaryozytäre Dysplasie	Dysplasie in ≥ 1 myeloischer Linie *oder* Klonale zytogenetische/molekulare Anomalie
BCR-ABL1	Nein	Nein	Nein
Mutation von PDGFRA, PDGFRB oder FGFR1	Nein	Nein	Nein
Blasten/Promonozyten in peripherem Blut/Knochenmark	< 20 %	< 20 %	< 20 %
Hepatosplenomegalie	±	±	±
Belege für andere MDS/MPN	Nein	Nein	Nein
Belege für andere MPN	Nein	Nein	Nein
Belege für reaktive Leukozytose[b] oder Monozytose	Nein	Nein	Nein

[a] Zu den unreifen Granulozyten gehören Myeloblasten, Promyelozyten, Myelozyten und Metamyelozyten.

[b] Zu den Ursachen für eine reaktive Neutrophilie gehören Plasmazellneoplasien, solide Tumoren, Infektionen und entzündliche Prozesse.

Abkürzungen: MDS = myelodysplastische Syndrome; MPN = myeloproliferative Neoplasien; MDS/MPN = myelodysplastische/myeloproliferative Neoplasien.

Behandlung

Derzeit ist die Behandlung der CNL nur suboptimal wirksam und daher überwiegend palliativ. Mehrere Substanzen wurden allein und in Kombination getestet, zeigten aber keine gute Wirksamkeit. Daher ist die allogene Stammzelltransplantation (ASCT) bei symptomatischer Krankheit und insbesondere bei jüngeren Patienten eine sinnvolle Option. Ansonsten ist eine zytoreduktive Behandlung mit Hydroxyurea vermutlich die gängigste Option. Eine intensivere Chemotherapie ist nicht von zusätzlichem Nutzen. Allerdings sprechen die Patienten oft nur vorübergehend auf Hydroxyurea an. In Einzelfällen wurde erfolgreich Interferon α eingesetzt. Ein Ansprechen auf Ruxolitinib (ein JAK1- und JAK2-Hemmer) wurde beschrieben, ist aber bislang unbestätigt.

ATYPISCHE CHRONISCHE MYELOISCHE LEUKÄMIE

Die atypische chronische myeloische Leukämie, BCR-ABL1-negativ (aCML), wurde früher in die MDS/MPN-Kategorie der myeloischen Malignome eingestuft und ist durch eine Granulozytose mit Linksverschiebung und eine Dysgranulopoese gekennzeichnet. Zu den Differenzialdiagnosen gehören die chronische myeloische Leukämie (CML), die durch das Vorhandensein von BCR-ABL1 abgegrenzt werden kann, die chronische Neutrophilenleukämie, bei der keine Dysgranulopoese, aber CSF3R-Mutationen vorliegen, und die chronische myelomonozytäre Leukämie, die mit einer Monozytose einhergeht (absolute Monozytenzahl > 1 × 10^9/l). Die WHO-Diagnosekriterien der aCML sind in Tabelle 18-5 aufgeführt und umfassen eine Granulozytose (WBC ≥ 13 × 109/l), Neutrophilie mit Dysgranulopoese, ≥ 10 % unreife Granulozyten, < 20 % Myeloblasten im peripheren Blut, < 10 % Monozyten im peripheren Blut, < 2 % Basophile und keine für andere Krankheiten spezifischen

Mutationen, wie BCR-ABL1. Das Knochenmark ist hyperzellulär mit Granulozytenproliferation und -dysplasie mit oder ohne eine Dysplasie der erythrozytären oder megakaryozytären Linie.

Die molekulare Pathogenese der aCML ist unvollständig verstanden. Etwa ein Viertel der Patienten weist SETBP1-Mutationen auf, die sich allerdings auch bei anderen myeloischen Neoplasien, wie der chronischen Neutrophilenleukämie und der chronischen myelomonozytären Leukämie, finden. SETBP1-Mutationen befinden sich überwiegend zwischen den Codons 858 und 871 und sind bei der aCML prognostisch ungünstig. Ähnliche Mutationen lassen sich beim Schinzel-Giedion-Syndrom (einer kongenitalen Erkrankung mit schweren Entwicklungsstörungen und verschiedenen Malformationen, wie Mittelgesichtshypoplasie, prominenter Stirn und Makroglossie) nachweisen.

In einer Serie von 55 Patienten mit aCML gemäß den WHO-Kriterien betrug das mittlere Erkrankungsalter 62 Jahre mit Überwiegen des weiblichen Geschlechts (57 %). Bei 54 % der Patienten fand sich eine Splenomegalie, bei 65 % lag eine transfusionspflichtige Anämie vor, 20 % wiesen einen anormalen Karyotyp auf (meistens 20q– und Trisomie 8) und 40 % eine leukämische Transformation. Das mediane Überleben betrug 25 Monate, wobei eine deutliche Leukozytose, Transfusionsbedarf und Ausschwemmung unreifer Zellen im peripheren Blut mit kürzerer Lebenserwartung einhergingen. Die konventionelle Chemotherapie ist bei der aCML nahezu ineffektiv. Allerdings wurde bei neun Patienten über gute Erfolge mit der allogenen SCT berichtet, von denen sich nach einer mittleren Beobachtungszeit von 55 Monaten die meisten weiterhin in kompletter Remission befanden.

CHRONISCHE MYELOMONOZYTÄRE LEUKÄMIE

Die chronische myelomonozytäre Leukämie (CMML) wird der WHO-Kategorie myelodysplastische/myeloproliferative Neoplasien zugeordnet und wird definiert durch eine absolute Monozytenzahl (AMC) im peripheren Blut von > 1 × 10^9/l. Das mediane Alter bei Diagnose beträgt 65–75 Jahre, Männer sind doppelt so häufig betroffen wie Frauen. Das klinische Bild ist variabel und hängt davon ab, ob ein MDS-ähnlicher oder MPN-ähnlicher Phänotyp vorliegt. Ersterer geht mit Zytopenien (Anämie, Granulozytopenie und Thrombopenie) einher, letzterer mit einer Splenomegalie und Zeichen der Myeloproliferation, wie höhere Leukozytenzahl, Müdigkeit, Nachtschweißigkeit, Gewichtsverlust und Kachexie. Etwa 20 % der Patienten mit CMML entwickeln eine Polyserositis mit möglicher Arthritis, Perikarderguss, Pleuraerguss oder Aszites.

Pathogenese

Bei einem Drittel der Patienten mit CMML finden sich klonale zytogenetische Anomalien, wie die Trisomie 8 und Veränderungen am Chromosom 7. Fast alle Patienten mit CMML weisen somatische Mutationen von epigenetischen Regulatoren (z. B. ASXL1, TET2), von Spliceosomgenen (z. B. SRSF2), von DNS-Reparaturgenen (z. B. TP53) und von Tyrosinkinasen/Transkriptionsfaktoren (z. B. KRAS, NRAS, CBL und RUNX1) auf. Allerdings ist keine dieser Mutationen für die CMML spezifisch und der genaue pathogenetische Beitrag der einzelnen Mutationen ist unbekannt.

Diagnostik

Eine reaktive Monozytose ist selten, kommt aber im Rahmen bestimmter Infektionen und entzündlicher Reaktionen vor. Eine klonale (d. h. neoplastische) Monozytose ist zwar ein Definitionskriterium der CMML, kommt aber auch bei der juvenilen myelomonozytären Leukämie und der akuten myeloischen Leukämie mit monozytärer Differenzierung vor. Die WHO-Diagnosekriterien der CMML sind in Tabelle 18-5 aufgeführt und umfassen eine persistierende absolute Monozytenzahl > 1 × 10^9/l, das Fehlen von BCR-ABL1, das Fehlen von PDGFRA- und PDGFRB-Mutationen, einen Anteil von < 20 % Blasten und Promonozyten in peripherem Blut und Knochenmark sowie eine Dysplasie von mindestens einer myeloischen Linie.

Bei CMML ist das Knochenmark hyperzellulär mit granulozytärer und monozytärer Proliferation. Oft findet sich eine Dysplasie von einer, zwei oder allen myeloischen Linien. Bei der Immuntypisierung exprimieren die Tumorzellen oft myelomonozytäre Antigene, wie CD13 und CD33, sowie variabel CD14, CD68, CD64 und CD163, sie zeigen in der Zytochemie eine Positivität für unspezifische Esterasen (z. B. Butyratesterase), während die normalen granulozytären Vorläuferzellen positiv für Lysozym und Chloroacetatesterase sind. Bei CMML findet sich oft ein zytochemisches Hybridfärbemuster, weil die Zellen Chloroacetat und Butyratesterasen gleichzeitig exprimieren (duale Esterasefärbung).

Prognose

Eine Metaanalyse ermittelte ein medianes Überleben von 1,5 Jahren. Mithilfe zahlreicher prognostischer Systeme wurde versucht, den natürlichen Verlauf der CMML besser zu definieren und zu stratifizieren. Eines davon, der prognostische Mayo-Score, vergibt für die folgenden vier unabhängigen prognostischen Variablen jeweils einen Punkt: absolute Monozytenzahl > 10 × 10^9/l, Vorhandensein unreifer zirkulierender Zellen, Hämoglobin < 10 g/

dl und Thrombozytenzahl < 100.000/ml. Dieses Modell stratifizierte die Patienten in drei Risikogruppen: niedrig (0 Punkte), intermediär (1 Punkt) und hoch (≥ 2 Punkte) mit einem medianen Überleben von 32 Monaten, 18 Monaten bzw. 10 Monaten.

In einer französischen Studie wurde bei 312 CMML-Patienten auch der ASXL1-Mutationsstatus berücksichtigt. In einem multivariablen Modell fanden sich als unabhängige Vorhersagefaktoren eines schlechten Überlebens eine Leukozytenzahl > 15 × 10^9/l (3 Punkte), ASXL1-Mutationen (2 Punkte), ein Alter > 65 Jahre (2 Punkte), eine Thrombozytenzahl < 100.000/ml (2 Punkte) und ein Hämoglobinspiegel < 10 g/dl bei Frauen und < 11 g/dl bei Männern (2 Punkte). Dieses Modell stratifizierte die Patienten in drei Risikogruppen: niedrig (0–4 Punkte), intermediär (5–7 Punkte) und hoch (8–12 Punkte): Das mediane Überleben war noch nicht erreicht in der Niedrigrisikogruppe und lag bei 38,5 Monaten bzw. 14,4 Monaten für die anderen zwei Gruppen.

Behandlung

Derzeit erfolgt die zytoreduktive Behandlung mit Hydroxyurea und begleitend mit supportiver Therapie, wie der Transfusion von Erythrozytenkonzentraten und der Gabe von Erythropoese-stimulierenden Faktoren (ESAs). Der Nutzen von Hydroxyurea wurde durch eine randomisierte Vergleichsstudie mit Etoposid gestützt, keine andere Einzelsubstanz oder Kombinationstherapie hat sich bislang überlegen erwiesen. Die allogene SCT ist für geeignete Patienten mit schlechten prognostischen Merkmalen eine gute Option. Aufgrund des myelodysplastisch/myeloproliferativen Phänotyps und des Vorhandenseins von Myelodysplasie-typischen genetischen Anomalien und/oder Methylierungsanomalien wurden bei der CMML hypomethylierende Substanzen, wie 5-Azacitidin und Decitabin, eingesetzt, jedoch mit begrenztem Erfolg.

JUVENILE MYELOMONOZYTÄRE LEUKÄMIE

Die juvenile myelomonozytäre Leukämie (JMML) ist eine Erkrankung des Kleinkindalters und gehört gemeinsam mit der chronischen myelomonozytären Leukämie (CMML) zur WHO-Kategorie der myelodysplastischen/myeloproliferativen Neoplasien. Beide Krankheiten gehen mit einer Leukozytose, einer Monozytose und einer Hepatosplenomegalie einher. Weitere typische Merkmale der JMML sind eine Thrombozytopenie und ein erhöhtes fetales Hämoglobin. Die myeloischen Vorläuferzellen sind wegen einer Störung der RAS/MAPK-Signalweges hypersensitiv gegenüber Granulocyte-macrophage Colony-stimulating Factor (GM-CSF). Diese Störung beruht vermutlich auf einander ausschließenden Mutationen von RAS, PTPN11 und NF1. Ein Drittel der Patienten mit einer JMML, die nicht mit dem Noonan-Syndrom assoziiert ist, weisen PTPN11-Mutationen auf, während die Inzidenz von NF1 bei Patienten mit Neurofibromatose Typ 1 und RAS-Mutationen bei jeweils etwa 15 % liegt. Die medikamentöse Behandlung ist bei der JMML eher wirkungslos. Therapie der Wahl ist eine allogene SCT, die zu einem 5-Jahres-Überleben von etwa 50 % führt.

MYELODYSPLASTISCHE/MYELOPROLIFERATIVE NEOPLASIEN, UNKLASSSIFIZIERBAR

Die WHO klassifiziert Patienten mit morphologischen Befunden und Laborbefunden, die sowohl zu einem MDS als auch zu einem MPN passen, als myelodysplastische/myeloproliferative Neoplasien zusammen. Zu dieser Kategorie gehören die chronische myelomonozytäre Leukämie (CMML), die atypische chronische myeloische Leukämie (aCML) und die juvenile myelomonozytäre Leukämie (JMML), die weiter oben beschrieben wurden. Außerdem gehört dazu eine vierte Kategorie, die myelodysplastischen/myeloproliferativen Neoplasien, unklassifizierbar (MDS/MPN-U). Ihre Diagnose setzt das Vorhandensein von Merkmalen des myelodysplastischen Syndroms und der myeloproliferativen Neoplasien voraus, die nicht für eine Zuordnung zur CMML, aCML oder JMML ausreichen. Die Kategorie MDS/MPN enthält außerdem die provisorische Kategorie RARS-T.

Die refraktäre Anämie mit Ringsideroblasten und Thrombozytose (RARS-T) wird der MDS/MPN-Kategorie zugeordnet, weil sie dysplastische Eigenschaften mit der RARS gemein hat und myeloproliferative Eigenschaften mit der essenziellen Thrombozythämie (ET). In einer Studie wurden 111 Patienten mit RARS-T mit 33 Patienten mit RARS verglichen. Die SF3B1-Mutationen waren bei RARS-T (87 %) ähnlich häufig wie bei RARS (85 %). JAK2-V617F-Mutationen fanden sich bei 49 % der RARS-T-Patienten (einschließlich 48 % derjenigen mit SF3B1-Mutation) und bei keinem der RARS-Patienten. Bei der RARS-T waren SF3B1-Mutationen bei Frauen deutlich häufiger (95 %) als bei Männern (77 %), und die Patienten mit SF3B1-Mutation wiesen im Mittel eine höhere Anzahl von Ringsideroblasten auf. Das mediane Überleben betrug bei den Patienten mit SF3B1-Mutation 6,9 Jahre und bei den Patienten ohne diese Mutation 3,3 Jahre. Bei den Patienten mit JAK2-Mutation erreichte die 6-Jahres-Überlebensrate 67 % im Vergleich zu 32 % bei den Patienten ohne diese Mutation. Die multivariable Analyse ergab als günstige Vorhersagefaktoren ein jüngeres Alter und JAK2- sowie SF3B1-Mutationen.

In einer Serie aus 85 Patienten mit non-RARS-T-MDS/MPN betrug das mediane Alter 70 Jahre; 72 % der Patienten waren Männer. Bei 33 % der Patienten bestand bei Diagnosestellung eine Splenomegalie, bei 13 % eine Thrombozytose, bei 18 % eine Leukozytose, bei 30 % JAK2-Mutationen und bei 51 % ein anormaler Karyotyp. Die häufigste zytogenetische Veränderung war die Trisomie 8. Das mediane Überleben erreichte 12,4 Monate und wurde günstig durch eine Thrombozytose beeinflusst. Weder die Behandlung mit hypomethylierenden Substanzen noch die Gabe von Immunmodulatoren oder die allogene SCT wirkten sich positiv auf das Überleben aus.

MYELOPROLIFERATIVE NEOPLASIE, UNKLASSIFIZIERBAR (MPN-U)

Zur Kategorie myeloproliferative Neoplasie, unklassifizierbar (MPN-U), gehören MPN-artige Neoplasien, die nicht eindeutig einer der anderen sieben Unterkategorien der MPN zugeordnet werden können (Tab. 18-4). Beispiele sind Patienten mit einer ungewöhnlichen Thrombose oder einer nicht erklärbaren Organomegalie mit normalen Blutzellzahlen, aber für die MPN typischen Mutationen, wie JAK2 und CALR, oder einer Knochenmarkmorphologie im Sinne einer MPN. Möglicherweise entsprechen einige der MPN-U-Fälle einem Frühstadium der Polycythaemia vera oder essenziellen Thrombozythämie ohne Überschreiten der Schwellenwerte von Hämoglobin (18,5 g/dl bei Männern bzw. 16,5 g/dl bei Frauen) oder der Thrombozytenzahl (450 × 10^9/l), wie es die diagnostischen WHO-Kriterien für die zwei Erkrankungen fordern. Bei asymptomatischen Patienten mit MPN-U sind oft keine therapeutischen Interventionen erforderlich. Bei arteriellen thrombotischen Komplikationen sind oft eine zytoreduktive Therapie und die Gabe von Acetylsalicylsäure indiziert und bei venöser Thrombose eine systemische Antikoagulation.

TRANSIENTE MYELOPROLIFERATIVE STÖRUNG (TMD)

Die transiente myeloproliferative Störung (TMD) ist ein meistens, aber nicht immer vorübergehendes Phänomen mit anormaler Proliferation der Megakaryoblasten, das bei etwa 10 % der Säuglinge mit Down-Syndrom auftritt. Es wird in der Regel bei der Geburt erkannt und bildet sich entweder spontan zurück (75 % der Fälle) oder geht in eine akute Megakaryoblastenleukämie (AMKL) über (25 % der Fälle). Fast alle Patienten mit TMD und einer aus einer TMD hervorgegangenen AMKL weisen somatische GATA1-Mutationen auf. Dabei handelt es sich um Exon-2-Insertionen, -Deletionen oder Missense-Mutationen der N-terminalen transaktivierenden Domäne von GATA-1 mit Verlust der vollen Länge (50 kDa) von GATA-1 und Ersatz durch eine kürzere Isoform (40 kDa), welche das Friend-of-GATA-1-Gen (FOG-1) bindet. Im Gegensatz zu diesen kongenitalen Anomalien führen erworbene Exon-2-GATA-1-Mutationen zu einem Phänotyp mit Anämie, während Exon-4-Mutationen der N-terminalen, FOG-1-interaktiven Domäne eine familiäre dyserythropoietische Anämie mit Thrombozytopenie oder eine X-chromosomale Makrothrombozytopenie auslösen.

EOSINOPHILE ERKRANKUNGEN

Als Eosinophilie wird eine absolute Eosinophilenzahl im peripheren Blut bezeichnet, die über dem oberen Normalwert des Referenzbereiches liegt. Diese Referenzbereiche können regional unterschiedlich sein. Von einer *Hypereosinophilie* spricht man, wenn die absolute Eosinophilenzahl im peripheren Blut > 1500 × 10^9/l liegt. Die Eosinophilie wird aus praktischen Gründen in eine sekundäre (nicht neoplastische Vermehrung der eosinophilen) und eine primäre Proliferation (neoplastisch oder ungeklärter Ursache) eingeteilt (Tab. 18-6). Die sekundäre Eosinophilie ist die bei Weitem häufigere Form und

Tabelle 18-6

DIAGNOSE DER CHRONISCHEN EOSINOPHILENLEUKÄMIE UND DES HYPEREOSINOPHILIESYNDROMS
Obligat: persistierende Eosinophilie > 1500/µl im peripheren Blut, erhöhte Knochenmarkeosinophilie, Anzahl der Myeloblasten im peripheren Blut oder Knochenmark < 20 %.
1. Ausschluss aller Ursachen einer reaktiven Eosinophilie: Allergien, Parasiten, Infektionen, Lungenerkrankungen (z. B. Hypersensitivitätspneumonitis, Löffler-Syndrom), Kollagenose/Vaskulitis
2. Ausschluss einer primären Neoplasie, die mit sekundärer Eosinophilie einhergeht: T-Zell-Lymphome, Hodgkin-Krankheit, akute lymphatische Leukämie, systemische Mastozytose
3. Ausschluss einer anderen primären myeloischen Neoplasie mit Beteiligung der Eosinophilen: chronische myeloische Leukämie, akute myeloische Leukämie mit Inversion des Chromosoms 16 oder t(16;16) (p13;q22), andere myeloproliferative Syndrome oder Myelodysplasien
4. Ausschluss einer T-Zell-Aktivierung mit erhöhter IL-5- oder Zytokinproduktion
Falls alle diese Entitäten ausgeschlossen worden sind und es keine Evidenz für eine klonale myeloische Proliferation gibt, wird ein Hypereosinophiliesyndrom angenommen.
Bei Ausschluss all dieser Entitäten und Nachweis einer klonalen chromosomalen Veränderung oder bei Nachweis von Blasten im peripheren Blut (> 2 %) oder im Knochenmark (erhöht, aber < 20 %) wird eine chronische eosinophile Leukämie diagnostiziert.

findet sich oft bei Infektionen, insbesondere durch invasive Parasitosen, bei Allergien und Vaskulitiden sowie bei metastasierten Krebserkrankungen oder arzneimittelbedingt. Dieses Kapitel befasst sich mit der primären Eosinophilie, von der ausgegangen wird, wenn keine manifeste Ursache für eine sekundäre Eosinophilie vorliegt. In Deutschland wird für diese Erkrankungen, bei denen die Differenzialdiagnose häufig schwierig ist, ein Register geführt: *http://www.kompetenznetz-leukaemie.de/trial/detail.html?id=452.*

Primäre Eosinophilie

Die primäre Eosinophilie wird als klonal oder idiopathisch eingestuft. Die Diagnose einer klonalen Eosinophilie setzt morphologische, zytogenetische oder molekulare Belege für eine myeloische Neoplasie voraus. Eine idiopathische Eosinophilie liegt vor, wenn eine sekundäre und eine klonale Eosinophilie ausgeschlossen wurden. Das Hypereosinophiliesyndrom (HES) ist eine Sonderform der Eosinophilie mit einer persistierenden absoluten Eosinophilenzahl im Blut von $\geq 1{,}5 \times 10^9$/l und einer Organschädigung durch die Eosinophilen (Tab. 18-7). Eine HES-ähnliche Erkrankung, die mit dem Nachweis klonaler oder phänotypisch anormaler T-Zellen einhergeht, wird als *lymphozytäre Variante der Hypereosinophilie* bezeichnet (Tab. 18-7).

Klonale Eosinophilie

Zu den Beispielen für eine klonale Eosinophilie gehören die Eosinophilie bei akuter myeloischer Leukämie (AML), MDS, CML, Mastozytose und MDS/MPN. Zur Eosinophilie bei myeloischen Neoplasien gehören auch die WHO-MPN-Unterkategorie der chronischen eosinophilen Leukämie, nicht anders spezifiziert (CEL-NOS) und die WHO-MPN-Unterkategorien myeloische/lymphatische Neoplasien mit Eosinophilie und Mutationen des Platelet-derived-growth-factor-Rezeptors (PDGFR) α/β oder des Fibroblast-growth-factor-Rezeptors 1 (FGFR19) (MLN-Eo).

Die diagnostische Abklärung der klonalen Eosinophilie, die nicht mit einem morphologisch offensichtlichen myeloischen Malignom assoziiert ist, beginnt mit einem Screening auf FIP1L1-, PDGFRA und PDGFRB-Mutationen im peripheren Blut mittels Fluoreszenz-in-situ-Hybridisierung (FISH) oder Reverse Transkriptase-Polymerase-Kettenreaktion (RT-PCR). Dies ist wichtig, weil sich eine derartige Eosinophilie gut mit Imatinib behandeln lässt. Sofern das Mutations-Screening negativ ausfällt, ist eine zytogenetische Knochenmarkuntersuchung indiziert. Dabei wird auf das Vorhandensein oder Fehlen von 5q33-, 4q12- oder 8p11.2-Translokationen geachtet, die auf eine klonale Eosinophilie mit Rearrangement von PDGFRB, PDGFRA oder FGFR1 hinweisen würden. Das Vorhandensein von 5q33- oder 4q12-Translokationen sagt ein gutes Ansprechen auf die Therapie mit Imatinib voraus, während 8p11.2-Translokationen mit einem aggressiven, therapierefraktären Verlauf assoziiert sind.

Der Verdacht auf eine chronische eosinophile Leukämie, nicht weiter spezifiziert (CEL-NOS), besteht bei zytogenetischen/morphologischen Hinweisen auf eine myeloische Neoplasie, die nicht anders klassifizierbar ist. Sie unterscheidet sich vom Hypereosinophiliesyndrom durch den Nachweis zytogenetischer Veränderungen oder von > 2 % Blasten im peripheren Blut oder > 5 % Blasten im Knochenmark (Tab. 18-7). Ein Hypereosinophiliesyndrom oder eine idiopathische Eosinophilie wird bei fehlenden morphologischen und molekularen Belegen für eine klonale Eosinophilie erwogen. Bevor die Arbeitsdiagnose eines Hypereosinophiliesyndroms gestellt wird, muss noch die lymphozytäre Variante der Hypereosinophilie ausgeschlossen werden, indem das Feh-

Tabelle 18-7

KLASSIFIKATION DER PRIMÄREN EOSINOPHILIE

Variablen	PDGFRA-, PDGFRB- oder FGFR1-mutierte Eosinophilie	Chronische Eosinophilie, nicht anders klassifiziert	Lymphozytäre Variante der Hypereosinophilie	Hypereosinophiles Syndrom
Absolute Eosinophilenzahl	> 600 × 10^9/l	> 1500 × 10^9/l	> 1500 × 10^9/l	> 1500 × 10^9/l
Blasten im peripheren Blut > 2 %	Ja oder nein	Ja oder nein	Nein	Nein
Blasten im Knochenmark > 5 %	Ja oder nein	Ja oder nein	Nein	Nein
Anormaler Karyotyp	Ja oder nein	Ja oder nein	Nein	Nein
PDGFRA-, PDGFRB- oder FGFR1-Mutation	Ja	Nein	Nein	Nein
BCR-ABL1	Nein	Nein	Nein	Nein
Anormaler T-Zell-Phänotyp oder T-Zell-Klone	Nein	Nein	Ja	Nein
Durch Eosinophile vermittelter Gewebeschaden	Ja oder nein	Ja oder nein	Ja oder nein	Ja

len von T-Zellen mit anormalem Phänotyp (mittels Flusszytometrie) und von klonalen T-Zell-Gen-Rearrangements belegt wird.

Chronische eosinophile Leukämie, nicht weiter spezifiziert (CEL-NOS)

Die chronische eosinophile Leukämie, nicht weiter spezifiziert (CEL-NOS), ist eine Sonderform der klonalen Eosinophilie, die molekular nicht als eine der anderen infrage kommenden myeloischen Erkrankungen definiert oder klassifiziert ist. Der Begriff wird verwendet ausschließlich für Patienten mit Merkmalen eines Hypereosinophiliesyndroms, bei denen jedoch klonale zytogenetische/molekulare Veränderungen oder übermäßig viele Blasten im Knochenmark oder peripheren Blut nachgewiesen werden können. Die WHO definiert die CEL-NOS durch eine absolute Eosinophilenzahl im peripheren Blut von $\geq 1{,}5 \times 10^9$/l mit Myeloblastenexzess (> 2 % im peripheren Blut oder 5–19 % im Knochenmark) oder Belegen für eine myeloische Klonalität. Zu den zytogenetischen Anomalien bei CEL gehören die Trisomie 8 (am häufigsten), t(10;11)(p14;q21) und t(7;12)(q11;p11). Die CEL-NOS spricht nicht auf Imatinib an. Die Behandlungsansätze ähneln denen der anderen MPN und umfassen z. B. eine allogene SCT bei transplantatfähigen Patienten mit schlechten Risikofaktoren und die Teilnahme an experimentellen Behandlungsprotokollen.

PDGFR-mutierte Eosinophilie

An den MPN-relevanten aktivierenden Mutationen sind die beiden Platelet-derived-growth-factor-Rezeptoren α (PDGFRA auf Chromosom 4q12) und β (PDGFRB auf Chromosom 5q31-q32) beteiligt. Zu den klinischen Merkmalen gehören in beiden Fällen eine deutliche Eosinophilie im peripheren Blut und ein ausgezeichnetes Ansprechen auf Imatinib. Die häufigste PDGFRA-Mutation ist FIP1L1-PDGFRA, eine karyotypisch okkulte del(4)(q12), die im Jahr 2003 als Imatinib-sensitive aktivierende Mutation beschrieben wurde. Funktionelle Studien zeigen, dass diese Mutation Zelllinien in vitro transformieren kann und im Mausmodell eine Myeloproliferation induziert. Durch die Klonierung des FIP1L1-PDGFRA-Fusionsgens wurde ein neuartiger Mechanismus zur Erzeugung einer konstitutiv aktiven Fusionstyrosinkinase entdeckt, bei der eine etwa 800 kb große interstitielle Deletion in 4q12 mit dem 5'-Anteil von FIP1L1 am 3'-Anteil von PDGFRA fusioniert. Die FIP1L1-PDGFRA-Mutation tritt zwar nur bei wenigen Patienten auf, die phänotypisch eine systemische Mastozytose oder ein HES aufweisen, sagt aber zuverlässig ein komplettes hämatologisches und molekulares Ansprechen auf Imatinib voraus. Da Imatinib für das FIP1L1-PDGFRA-Fusionsprotein eine 100-fach niedrigere IC50-Dosis als für das CML-typische BCR-ABL hat, reicht eine deutlich geringere Imatinib-Dosierung als bei der CML: In Deutschland werden Patienten oft mit nur 100 mg/Tag behandelt und nach Erreichen der molekularen Remission wird die Imatinib-Dosis auf 100 mg jeden zweiten Tag oder sogar nur einmal pro Woche reduziert.

Der Zusammenhang zwischen eosinophilen myeloischen Neoplasien und dem PDGFRB-Rearrangement wurde erstmals 1994 beschrieben, als die Fusion der für die Tyrosinkinase kodierenden Region von PDGFRB mit dem ets-like Gen, ETV6 (ETV6-PDGFRB, t[5;12][q33;p13]) nachgewiesen wurde. Das Fusionsprotein hat transformierende Eigenschaften in Zelllinien und führt zur konstitutiven Aktivierung des PDGFRB-Signalweges. Seitdem wurden mehrere andere PDGFRB-Fusionstranskripte mit ähnlichen Eigenschaften beschrieben. Eine Behandlung mit Imatinib ist erfolgreich. Auch hier werden Dosierungen von 100 mg/Tag verwendet.

FGFR1-mutierte Eosinophilie

Das klinische Bild des 8p11-myeloproliferativen Syndroms (EMS) (auch bekannt als Stammzell-Lymphom/-Leukämie) besitzt Merkmale eines malignen Lymphoms und einer eosinophilen myeloproliferativen Neoplasie. Diese Erkrankung ist durch eine Fusionsmutation charakterisiert, die das für den Fibroblast-growth-factor-Rezeptor 1 (FGFR1) kodierende Gen auf Chromosom 8p11 betrifft. Beim EMS exprimieren sowohl die myeloische als auch die lymphatische Zelllinie als Zeichen des Stammzellursprungs der Krankheit die 8p11-Translokation. Mehrere Gene können als Translokationspartner mit 8p11 verknüpft sein: So können z. B. die Gene ZNF198 oder BCR eine EMS- oder CML-ähnliche Krankheit verursachen. Dementsprechend haben manche Patienten mit der BCR-FGFR1-Mutation eine indolente, CML-ähnliche Erkrankung. Die FGFR1-Aktivierung bei EMS hingegen führt zu einem der PDGFRB-assoziierten myeloproliferativen Erkrankung ähnlichen, aggressiven Krankheitsbild, das mit Kombinationschemotherapie behandelt werden muss und sogar eine allogene SCT erforderlich macht. Hier kommt es zur Juxtaposition der Tyrosinkinase-Domäne von FGFR1 an eine dimerisierende Domäne des Partnergens ZNF198.

Hypereosinophiliesyndrom (HES)

Eine Eosinophilie im peripheren Blut, die weder sekundär noch klonal ist, wird als idiopathisch bezeichnet. Das HES ist eine Sonderform der idiopathischen Eosinophilie mit einer persistierenden Erhöhung der absoluten Eosinophilenzahl im Blut auf $\geq 1{,}5 \times 10^9$/l und Organschäden durch die Eosinophilen. Dazu gehören eine Kardiomyopathie, eine Gastroenteritis, Hautläsionen, eine Sinusitis, eine Pneumonitis, eine Neuritis und eine Vaskulitis. Außerdem entwickeln einige Patienten thromboembolische Komplikationen, eine Hepatosplenomegalie und eine Zytopenie oder Zytose.

Bei Verdacht auf ein HES sollte das Knochenmark histologisch und zytogenetisch/molekular untersucht werden. Weitere Blutuntersuchungen, die derzeit zur Evaluation des HES empfohlen werden, sind die Bestimmung der Serumtryptase (bei einem erhöhten Spiegel besteht der Verdacht auf eine Mastozytose und es sollten molekulare Untersuchungen zum Nachweis von FIP1L1-PDGFRA durchgeführt werden), eine Immuntypisierung der T-Zellen und eine Analyse der Gen-Rearrangements des T-Zell-Rezeptor-Antigens (bei positivem Test besteht der Verdacht auf eine zugrunde liegende klonale oder abnorme T-Zell-Proliferation). Zur initialen Evaluation eines Patienten mit Eosinophilie sollten Untersuchungen gehören, mit denen Schäden an den Zielorganen erfasst werden können, wie ein Differenzialblutbild, eine Röntgenaufnahme des Thorax, eine Echokardiografie und der Serumspiegel von Troponin. Ein erhöhter Serumspiegel des kardialen Troponins ist bei HES Zeichen einer Kardiomyopathie. Typische echokardiografische Befunde bei HES sind ein apikaler Ventrikelthrombus, eine Fehlbildung des posterioren Mitralsegels oder der Trikuspidalklappe, eine Endokardverdickung, ein dilatierter linker Ventrikel und ein Perikarderguss. Das ist besonders wichtig, da die kardiale Beteiligung lebensbedrohlich ist und die sofortige Einleitung therapeutischer Maßnahmen erfordert.

Eckpfeiler der HES-Therapie sind Glukokortikoide. Die Behandlung mit Prednison erfolgt in der Regel mit einer Anfangsdosis von 1 mg/kg/d für 1–2 Wochen. Anschließend wird die Dosis langsam über die folgenden 2–3 Monate ausgeschlichen. Sofern die Symptome bei einer Prednisondosis von > 10 mg/d rezidivieren, wird Hydroxyurea oder Interferon α zugegeben, um Steroide zu sparen. Patienten, die auf diese Therapie nicht ansprechen, erhalten Mepolizumab oder Alemtuzumab. Mepolizumab greift Interleukin 5 (IL-5) an, einen allgemein bekannten Überlebensfaktor für Eosinophile. Alemtuzumab greift das CD52-Antigen an, das zwar von eosinophilen, nicht aber von Neutrophilen exprimiert wird. In Deutschland wird häufig bei Prednison-resistenten Fällen auch Azathioprin oder Cyclophosphamid eingesetzt *(www.onkopedia.com/de/onkopedia/guidelines)*.

MASTOZYTOSE

Die Mastozytose ist definiert als eine Gewebeinfiltration durch morphologisch und immunphänotypisch anormale Mastzellen. Sie wird grob in zwei Kategorien eingeteilt: die kutane und die systemische Mastozytose. Bei Erwachsenen tritt sie für gewöhnlich systemisch auf und verläuft abhängig von einer Organbeteiligung klinisch indolent oder aggressiv. Beschwerden treten in Form einer Urticaria pigmentosa auf oder durch die Freisetzung von Mediatoren aus den Mastzellen (z. B. Kopfschmerzen, Hitzewallungen, Schwindelgefühl, Synkope, Anaphylaxie, Pruritus, Urtikaria, Angioödem, Übelkeit, Diarrhö, Bauchkrämpfe) und Organschäden (lytische Knochenläsionen oder eine diffuse Osteoporose, Hepatosplenomegalie, Zytopenien). Die aggressive systemische Mastozytose kann mit anderen myeloischen Neoplasien, wie MPN, MDS oder MDS/MPN (insbesondere CMML) assoziiert sein oder sich als Mastzell-Leukämie manifestieren. Bei indolentem Verlauf ist die Lebenserwartung bei systemischer Mastozytose allgemein normal, während sie bei aggressivem Verlauf deutlich verkürzt ist.

Die Diagnose der systemischen Mastozytose basiert auf einer Knochenmarkuntersuchung, bei der Cluster aus morphologisch veränderten, spindelförmigen Mastzellen nachgewiesen werden, die sich am besten mittels immunhistochemischer Färbungen, die für Mastzellen spezifisch sind (Tryptase, CD117) weiter evaluieren lassen. Außerdem ergibt die Immunphänotypisierung eine aberrante CD25-Expression auf den neoplastischen Mastzellen. Weitere Laborbefunde bei systemischer Mastozytose sind erhöhte Werte der Serumtryptase, von Histamin und von Urinhistaminmetaboliten sowie Prostaglandinen. Die meisten Patienten mit systemischer Mastozytose weisen KIT-Mutationen, meist KIT D816V, auf. Das KIT-Protein (proto-oncogen c-Kit oder auch tyrosine-protein kinase Kit) ist ein Oberflächenrezeptor für den sog. „Stammzellfaktor", der auf hämatopoetischen Stammzellen exprimiert ist und Überleben, Proliferation und Differenzierung der Stammzellen ins Zellinnere überträgt. Ein Mutationsscreening auf KIT D816V ist für die Mastozytose von diagnostischem Nutzen. Allerdings hängt der Nachweis von KIT D816V von der Sensitivität des Assays sowie vom Mastzellgehalt der Probe ab.

Sowohl bei indolenter als auch bei aggressiver systemischer Mastozytose kann es zu Symptomen durch die Freisetzung von Mediatoren aus den Mastzellen kommen. Sie werden in der Regel mit H_1- und H_2-Antihistaminika sowie mit Chromoglycinsäure behandelt. Patienten, die zu einem vasodilatatorischen Schock neigen, sollten ein medizinisches Notfallarmband tragen und einen Adrenalin-Pen zur subkutanen Selbstapplikation von Adrenalin mitführen. Die Urticaria pigmentosa spricht unterschiedlich gut auf die topische und systemische Gabe von Glukokortikoiden an. Eine zytoreduktive Therapie wird bei indolenter systemischer Mastozytose nicht empfohlen. Bei der aggressiven Form sollte zur Erstlinientherapie Interferon α oder Cladribin erwogen werden, von denen die meisten Patienten profitieren. In den wenigen Fällen ohne D816V-KIT-Mutation kann Imatinib-Mesylat oder Masitinib angewendet werden, da sie das nicht mutierte KIT-Protein hemmen.

NEOPLASIEN DER HISTIOZYTÄREN UND DENDRITISCHEN ZELLEN

Tumoren der Histiozyten oder der dendritischen Zellen sind absolute Raritäten. Die dendritischen Zellen sind antigenpräsentierende Zellen, während die Hauptfunktion der Histiozyten/Makrophagen die Antigenaufnahme (Phagozytose) und Prozessierung ist. Aus den myeloischen Stammzellen des Knochenmarks (CD34+) gehen die Vorläuferzellen von Monozyten (CD14+, CD68 +, CD11c+, CD1a–) und dendritischen Zellen (CD14–, CD11c+/–, CD1a+/c) hervor. Aus den Monozyten-Vorläuferzellen werden Makrophagen (CD14+, CD68+, CD11c+, CD163+, Lysozyme+) und interstitielle dendritische Zellen (CD68+, CD1a–). Aus den Vorläuferzellen der dendritischen Zellen werden Langerhans-Zellen (Birbeck-Granula, CD1a+, S100+, Langerin+) und plasmazytoide dendritische Zellen (CD68+, CD123+). Follikuläre dendritische Zellen (CD21+, CD23+, CD35+) gehen aus den mesenchymalen Stammzellen hervor. Dendritische und histiozytäre Neoplasien werden in solche der Makrophagen/Histiozyten (histiozytäres Sarkom/maligne Histiozytose) und solche der dendritischen Zellen (Langerhans-Zell-Histiozytose, Langerhans-Zell-Sarkom, interdigitierendes dendritisches Zell-Sarkom und follikuläre dendritische Neoplasie) unterteilt.

Histiozytäres Sarkom/maligne Histiozytose

Das histiozytäre Sarkom entsteht durch die maligne Proliferation von reifen Gewegebehistiozyten und ist oft lokal begrenzt. Es ist eine extrem seltene Erkrankung, das mediane Alter bei Diagnose beträgt 46 Jahre, Männer sind etwas häufiger betroffen als Frauen. Bei manchen Patienten tritt die Erkrankung gleichzeitig mit einem malignen Lymphom, einem MDS oder einem Keimzelltumor auf. Die drei typischen Manifestationsorte sind Lymphknoten, Haut und Gastrointestinaltrakt. Allgemeinsymptome sind möglich und umfassen Fieber und Gewichtsverlust. Weitere Symptome sind eine Hepatosplenomegalie, lytische Knochenläsionen und eine Panzytopenie. Zum Immunphänotyp gehören histiozytäre Marker (CD68, Lysozym, CD11c, CD14) und das Fehlen von myeloischen oder lymphatischen Markern. Die Prognose ist schlecht und die Behandlung oft ineffektiv. Der Begriff maligne Histiozytose bezeichnet eine disseminierte Erkrankung mit systemischen Symptomen. Manche Patienten erreichen durch eine lymphomspezifische Behandlung eine komplette Remission; das mediane Überleben beträgt 2 Jahre. Bei einem signifikanten Prozentsatz der Patienten mit neoplastischen Proliferationen von Histiozyten (Langerhans-Zell-Histiozytose, Langerhans-Zell-Sarkom, histiozytisches Sarkom) findet man Mutationen in Position 600 (V600E) des BRAF-Proteins (serine/threonine-protein kinase B-Raf). Die Identifikation solcher Fälle ist wichtig, da der BRAF-Inhibitor Vemurafenib hier eine gute klinische Aktivität zeigt.

Langerhans-Zell-Histiozytose

Die Langerhans-Zellen sind spezialisierte dendritische Zellen des mukokutanen Gewebes, die nach Aktivierung aufgenommene und prozessierte Antigene den T-Zellen präsentieren, um eine spezifische Immunantwort zu initiieren. Die Langerhans-Zell-Histiozytose (auch als Histiozytosis X bezeichnet) ist eine neoplastische Proliferation von Langerhans-Zellen (S-100+, CD1a+ und Birbeck-Granula in der Elektronenmikroskopie). Die Inzidenz der Langerhans-Zell-Histiozytose wird auf 5 Erkrankungen auf 5 Millionen Menschen geschätzt. Betroffen sind vor allem männliche Kinder. Die Krankheit manifestiert sich unifokal (eosinophiles Granulom) oder multifokal. Erstere betrifft in der Regel vor allem die Knochen sowie seltener Lymphknoten, Haut und Lunge, letztere verläuft disseminiert. Die unifokale Erkrankung betrifft oft ältere Kinder und Erwachsene, während die multisystemische Form (auch Letterer-Siwe genannt) vor allem bei Säuglingen auftritt. Die pulmonale Langerhans-Zell-Histiozytose des Erwachsenen geht mit nodulären Lungeninfil traten einher, sie tritt vorwiegend bei Rauchern auf. Die Prognose hängt von den beteiligten Organen ab. Nur 10 % der Patienten entwickeln letztendlich eine Multiorganerkrankung. Die pulmonale Langerhans-Zell-Histiozytose bessert sich oft, wenn mit dem Rauchen aufgehört wird.

Langerhans-Zell-Sarkom

Das Langerhans-Zell-Sarkom ist ebenfalls eine neoplastische Proliferation von Langerhans-Zellen mit eindeutig maligner Morphologie. Es kann de novo auftreten oder aus einer Langerhans-Zell-Histiozytose hervorgehen. Frauen sind häufiger betroffen als Männer. Das mediane Erkrankungsalter liegt bei 41 Jahren. Der Immunphänotyp ähnelt dem der Langerhans-Zell-Histiozytose. Betroffen sind meistens Leber, Milz, Lunge und Knochen. Die Prognose ist schlecht und die Behandlung in der Regel ineffektiv.

Interdigitierendes dendritisches Zellsarkom

Das interdigitierende dendritische Zellsarkom, das auch als Retikulumzellsarkom oder Retothelsarkom bezeichnet wird, ist eine neoplastische Proliferation der interdigitierenden dendritischen Zellen. Die Krankheit ist äußerst selten und betrifft ältere Erwachsene ohne Geschlechtsbevorzugung. Typischer Befund ist eine asymptomatische solitäre Lymphadenopathie. Der Immunphänotyp ist positiv für S-100 und negativ für Vimentin und CD1a. Die Prognose reicht von einer benignen lokalen Form bis zu einer ausgedehnten letal verlaufenden Form.

Follikuläre dendritische Neoplasie

Follikuläre dendritische Zellen finden sich in den B-Zell-Follikeln des lymphatischen Gewebes und präsentieren den B-Zellen prozessierte Antigene. Die Neoplasien der follikulären dendritischen Zellen sind in der Regel lokal begrenzt und betreffen oft Erwachsene. In 10–20 % der Fälle sind sie mit der Castleman-Krankheit assoziiert, eine erhöhte Inzidenz wurde bei Schizophrenie beobachtet. Meistens sind die zervikalen Lymphknoten betroffen, seltener die maxillären, mediastinalen und retroperitonealen Lymphknoten, die Mundhöhle, der Gastrointestinaltrakt, die Haut und die Mamma. Die Metastasierung erfolgt in Lunge und Leber. Der Immunphänotyp umfasst CD21, CD35 und CD23. Die Krankheit verläuft in der Regel klinisch indolent. Die Behandlung erfolgt mittels operativer Exzision mit anschließender Strahlentherapie sowie gelegentlich systemischer Chemotherapie.

Hämophagozytäres Syndrom

Das hämophagozytäre Syndrom, auch hemophagocytic lymphohistiocytosis (HLH), entsteht durch eine nicht neoplastische Proliferation und Aktivierung von Makrophagen: Sie geht mit einer zytokininduzierten schweren Knochenmarksuppression und Zeichen einer intensiven Phagozytose in Knochenmark und Leber einher (Zhang et al. 2014). Das Bild ähnelt einem schweren septischen Krankheitsbild, es kommt zu einer massiven Erhöhung von Zytokinen (IL-6, IL-8, IL-10, IL-12, IL-18, macrophage colony-stimulating factor, IFN-γ und TNF-α) sowie von löslichem IL-2-Rezeptor (CD25), sCD95-Ligand und sCD163. Eine starke Erhöhung des Ferritins und eine Hypertriglyceridämie sind ebenfalls typisch. Die Ursache sind genetische oder erworbene Erkrankungen der Makrophagen. Zu ersteren gehört die genetisch festgelegte Unfähigkeit zur Steuerung der Makrophagenproliferation und -aktivierung. Dem erworbenen hämophagozytären Syndrom gehen oft Virusinfektionen insbesondere mit dem Epstein-Barr-Virus voraus. Außerdem kann es begleitend bei bestimmten Malignomen, wie T-Zell-Lymphomen, auftreten. Das hämophagozytäre Syndrom verläuft oft fulminant und letal. Die Therapie der Grunderkrankung kann beim tumorassoziierten HLH wirksam sein, in refraktären Fällen ist eine allogene SCT erfolgversprechend.

WEITERFÜHRENDE LITERATUR

German Study Group MPN (GSG-MPN): Deutsches MPN-Register und Biomaterialbank für BCR-ABL1-negative myeloische Neoplasien der German Study Group MPN (GSG-MPN), https://www.cto-im3.de/gsgmpn/

Riaz W et al: Blastic Plasmacytoid Dendritic Cell Neoplasm: Update on Molecular Biology, Diagnosis, and Therapy. Cancer Control 21:279–89, 2014

Schmitz N et al: Treatment and prognosis of mature T-cell and NK-cell lymphoma: an analysis of patients with T-cell lymphoma treated in studies of the German High-Grade Non-Hodgkin Lymphoma Study Group. Blood 116:3418–25, 2010

Zhang L et al: Hereditary and Acquired Hemophagocytic Lymphohistiocytosis. Cancer Control 21:301–12, 2014

KAPITEL 19

ERKRANKUNGEN DER PLASMAZELLEN

Nikhil C. Munshi ■ Dan L. Longo ■ Kenneth C. Anderson

Für die deutsche Ausgabe Georg Maschmeyer

Die *Plasmazellerkrankungen* sind monoklonale Neoplasien, die sich von gemeinsamen Vorläuferzellen der B-Zelllinie herleiten. Dazu gehören das multiple Myelom (Plasmozytom), die Makroglobulinämie Waldenström (oder lymphoplasmozytäres Immunozytom), die primäre AL-Amyloidose (Kap. 20) und die Schwerkettenkrankheiten. Diese Erkrankungen werden oft auch unter dem Oberbegriff *Paraproteinämien*, *Plasmazelldyskrasien* oder *Dysproteinämien* zusammengefasst. Reife B-Lymphozyten, die zur Bildung von IgG befähigt sind, tragen an ihrer Oberfläche Immunglobulinmoleküle der Schwerkettenisotypen M oder G, die in ihren variablen Regionen identische Idiotypen aufweisen. Unter normalen Umständen wird die Ausreifung und Proliferation antikörpersezernierender Plasmazellen durch die Exposition gegenüber demjenigen Antigen stimuliert, gegen das ihr Oberflächenimmunglobulin spezifisch ist. Bei den Plasmazellerkrankungen ist jedoch die Kontrolle über diesen Vorgang verloren gegangen. Die klinischen Manifestationen all dieser Erkrankungen sind Folge der Expansion neoplastischer Zellen, der Sekretion von Zellprodukten (Immunglobulinmoleküle oder -untereinheiten, Lymphokine) und in einem gewissen Ausmaß der Reaktion des Wirtsorganismus auf den Tumor. **Die normale Entwicklung der B-Lymphozyten wird in Abbildung 17-2 dargestellt.**

Es gibt drei strukturelle Varianten der Immunglobulinmoleküle, die zur Bildung von Antigendeterminanten führen und zur Klassifikation der Immunglobuline herangezogen werden. Bei den *Isotypen* handelt es sich um Determinanten, die eine Unterscheidung zwischen den Hauptklassen der Antikörper einer bestimmten Spezies ermöglichen. Sie sind bei allen normalen Individuen der jeweiligen Spezies gleich. Daher werden Isotypdeterminanten von Antikörpern einer anderen Spezies (heterologe Seren) erkannt, nicht aber von Antikörpern der gleichen Spezies (homologe Sera). Es gibt fünf Schwerkettenisotypen (M, G, A, D, E) und zwei Leichtkettenisotypen (κ, λ). *Allotypen* sind Determinanten, die für geringe, regelmäßig auftretende Unterschiede der Aminosäuresequenz ansonsten gleichartiger Immunglobuline zwischen den Individuen der gleichen Spezies stehen. Diese Unterschiede werden durch Genallele festgelegt und per definitionem durch in der gleichen Spezies hergestellte Antikörper erkannt. Bei den *Idiotypen* handelt es sich um die dritte Kategorie von Antigendeterminanten. Sie sind für die von einem distinkten Klon antikörpersezernierender Zellen gebildeten Moleküle einzigartig. Die Idiotypen werden von der einzigartigen Struktur der Antigenbindungsdomäne gebildet.

Antikörpermoleküle (Abb. 19-1) bestehen aus zwei Schwerketten (Molekulargewicht ~50.000) und zwei Leichtketten (Molekulargewicht ~25.000). Jede Kette hat einen konstanten Anteil (begrenzte Variabilität der Aminosäurensequenz) und einen variablen Bereich (ausgeprägte Sequenzvariabilität). Die Leicht- und Schwerketten sind durch Disulfidbrücken miteinander verbunden und so angeordnet, dass ihre variablen Regionen nebeneinander liegen. Dieser variable Bereich bildet die Antigenerkennungsregion des Antikörpermoleküls. Ihre einzigartigen strukturellen Merkmale bilden Idiotypen, die zuverlässige Marker des jeweiligen Zellklons sind, da jeder Antikörper von einem einzigen Klon gebildet und sezerniert wird. Aufgrund des Mechanismus des Genrearrangements, das für eine Determinierung der variablen Regionen der Immunglobuline (VDJ-Verbindung für die Schwerkette und VJ-Verbindung für die Leichtkette) notwendig ist, wird in einem bestimmten Klon nur eines der beiden Chromosomen rearrangiert, um ein Immunglobulinmolekül zu bilden, das nur einen Leichtkettenisotyp und einen Allotyp hat (allelische Exklusion) (Abb. 19-1). Nach Antigenexposition kann die variable Region eine Verbindung mit einem neuen Schwerkettenisotyp eingehen (Class Switch). Von jedem Zellklon werden diese sequenziellen Genrearrangements in einer einzigartigen Weise durchgeführt, sodass von jedem Klon ein spezifisches Immunglobulinmolekül gebildet wird. Die meisten Plasmazellen produzieren intrazellulär einen leichten Überschuss von Leichtketten, die von Plasmazellen als freie Leichtketten sezerniert und über die Nieren ausgeschieden werden. Die tägliche Ausscheidung solcher Leichtketten liegt jedoch normalerweise unter 10 mg.

Durch elektrophoretische Auftrennung der Serumproteine lässt sich die Immunglobulinmenge im Serum quantifizieren (Abb. 19-2). Die Immunglobuline bewegen sich heterogen im elektrischen Feld und bilden einen breitbasigen Gradienten in der Gammaregion, der bei Plasmazellneoplasien für gewöhnlich im Serum erhöht ist. Einen schmalbasigen Gradienten in diesem Bereich bezeichnet man als *M-Gradienten* („M" für „monoklonal"). Seltener kann sich ein M-Gradient auch in der β_2- oder der α_2-Globulinregion darstellen. Voraussetzung für den Nachweis in dieser einfachen Untersuchungsmethode ist eine Konzentration des monoklonalen Antikörpers von mindestens 5 g/l (0,5 g/dl). Das entspricht einer Zahl von etwa 10^9 Zellen, die diesen Antikörper produzieren. Der sichere Nachweis der Monoklonalität und des Immunglobulintyps erfolgt durch die Immunelektrophorese (Immunfixation), mit der gezeigt werden kann, dass ein einzelner Typ von Leicht- und Schwerketten vorliegt. Somit ermöglichen Immunelektrophorese und Elektrophorese die qualitative bzw. quantitative Charakterisierung des M-Gradienten. Sobald das Vorliegen eines M-Gradienten („Paraprotein") bestätigt ist, ist die Paraproteinkonzentration im Serum ein verlässliches Maß für die Tumorlast. Dies macht den M-Gradienten zu einem für die Therapiekontrolle ausgezeichneten Tumormarker, der allerdings für das Screening asymptomatischer Patienten zu unspezifisch ist. Außer bei Plasmazelldyskrasien können M-Gradienten bei zahlreichen anderen Erkrankungen nachgewiesen werden: anderen lymphatischen Neoplasien, wie der chronischen lymphatischen Leukämie oder sonstigen B- oder T-Zell-Lymphomen, bei nicht lymphatischen Neoplasien wie der chronischen myeloischen Leukämie, beim Mammakarzinom oder Kolonkarzinom, einer Vielzahl von nicht neoplastischen Krankheitsbildern, wie der Leberzirrhose, der Sarkoidose, Parasitose, Gaucher-Krankheit und Pyoderma gangraenosum, sowie bei zahlreichen Autoimmunerkrankungen wie der rheumatoiden Arthritis, der Myasthenia gravis und der Kälteagglutininkrankheit. Auch bei immunsupprimierten Patienten nach Organtransplantation sowie selten nach allogener Stammzelltransplantation finden sich monoklonale Proteine. Mindestens zwei sehr seltene Hauterkrankungen, der Lichen myxoedematosus (oder die papulöse Muzinose) und das nekrobiotische Xanthogranulom, gehen mit einer monoklonalen Gammopathie einher. Beim Lichen myxoedematosus wird das stark kationisch beladene IgG in der Haut abgelagert. Möglicherweise ist diese Organspezifität auf eine Affinität des Antikörpers gegen Hautantigene zurückzuführen. Das nekrobiotische Xanthogranulom ist eine histiozytische Infiltration der Haut, meist im Gesicht, die zur Bildung rötlicher oder gelblicher Knötchen, die sich zu Plaques vergrößern, führt. Etwa 10 % dieser Erkrankungen gehen in ein Myelom über. Bei der sensomotorischen Neuropathie besteht in 5 % der Fälle ein Zusammenhang mit einem monoklonalen Protein.

Der Charakter der Paraproteine ist bei den Plasmazellerkrankungen variabel. Dabei kann es sich um intakte Antikörpermoleküle einer beliebigen Subklasse der Schwerketten oder um alterierte Antikörper oder Fragmente handeln. Es können auch isoliert Leicht- oder Schwerketten gebildet werden. Bei einigen Plasmazellneoplasien, etwa dem extramedullären Plasmozytom oder dem solitären Plasmozytom des Knochens, weist weniger als ein Drittel der Patienten einen M-Gradienten im Serum auf. Bei etwa 20 % der Myelome werden nur Leichtketten gebildet, die meistens als Bence-Jones-Proteine im Urin ausgeschieden werden. Die Häufigkeit der Myelome einer bestimmten Klasse von Schwerketten verhält sich in etwa proportional zu der normalen Serumkonzentration der jeweiligen Schwerkette. Myelome vom IgG-Typ sind daher häufiger als solche vom Typ IgA oder IgD. Bei etwa 1 % der Myelome findet sich eine biklonale oder triklonale Gammopathie. In seltenen Fällen liegt auch ein asekretorisches Myelom vor, sodass weder ein Paraprotein noch eine pathologische Vermehrung eines Leichtkettentyps im Blut erkennbar ist.

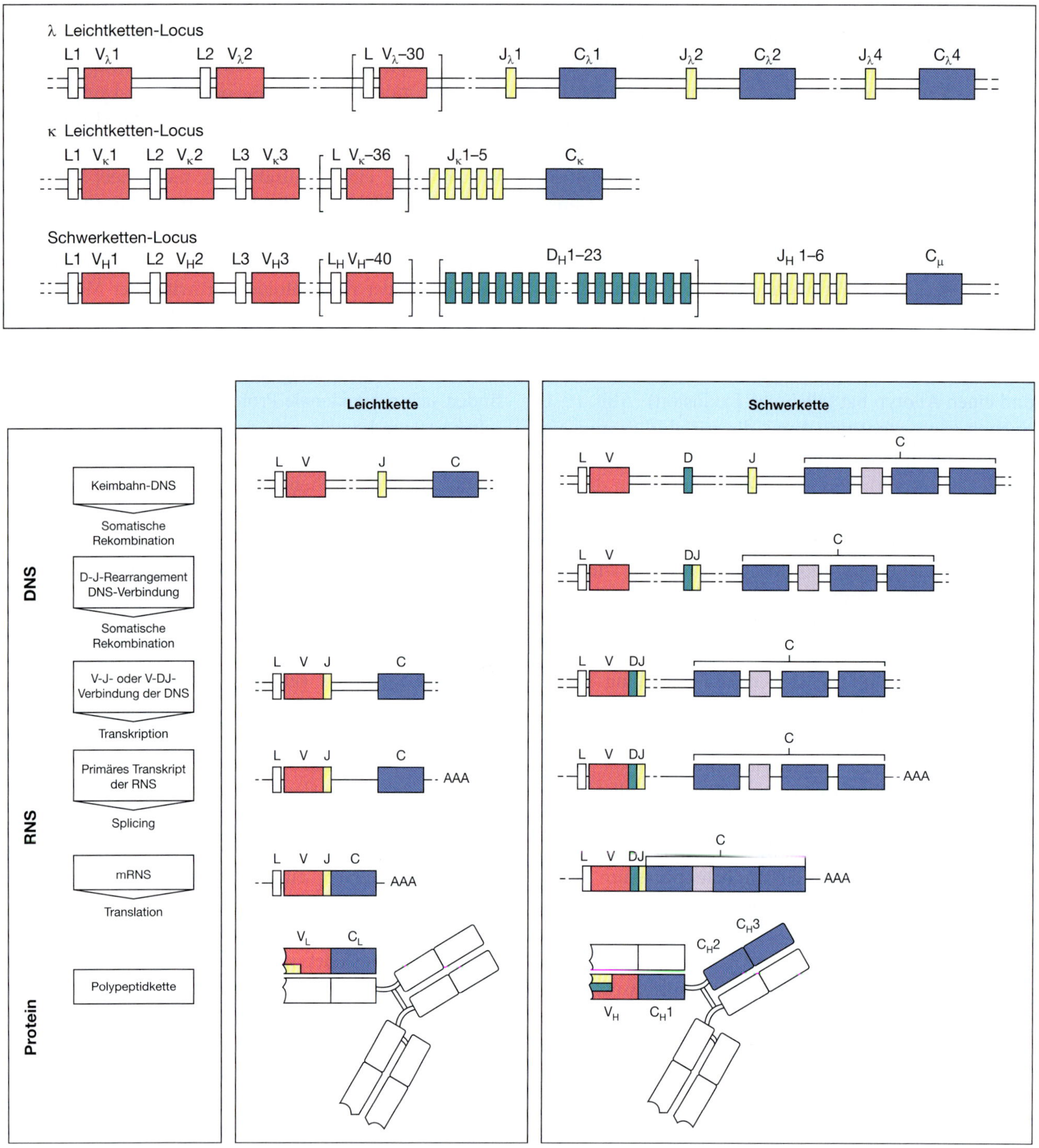

Abbildung 19-1 **Genetik der Immunoglobuline und Beziehung zwischen den Gensegmenten und dem Antikörperprotein.** Das obere Bild zeigt eine schematische Darstellung der Organisation der Immunglobulingene λ auf Chromosom 22, κ auf Chromosom 2 und des Schwerketten-Locus auf Chromosom 14. Der Schwerketten-Locus ist länger als zwei Megabasen und einige der Gensegmente der D-Region sind nur wenige Basen lang. Daher gibt die Abbildung nur die schematische Beziehung zwischen den Segmenten und nicht ihre tatsächliche Größe wieder. Die untere Bildreihe zeigt die Schritte von den nicht zusammenhängenden Gensegmenten der Keimbahn bis zum intakten Antikörpermolekül. Durch zwei Rekombinationen kommt es zu den V-D-J-Segmenten (oder V-J bei Leichtketten). Das rearrangierte Gen wird transkribiert und das RNS-Splicing schneidet die intervenierenden Sequenzen heraus, sodass eine mRNS entsteht, die in die schwere oder leichte Kette eines Antikörpers translatiert wird. Die Antigenbindungsstellen des Antikörpers (die so genannten CDR3-Regionen) werden für die Schwerketten von den D- und J-Segmenten kodiert und für die Leichtketten von den J-Segmenten. *(Aus: K Murphy: Janeway's Immunobiology, 8th ed. Garland Science, 2011.)*

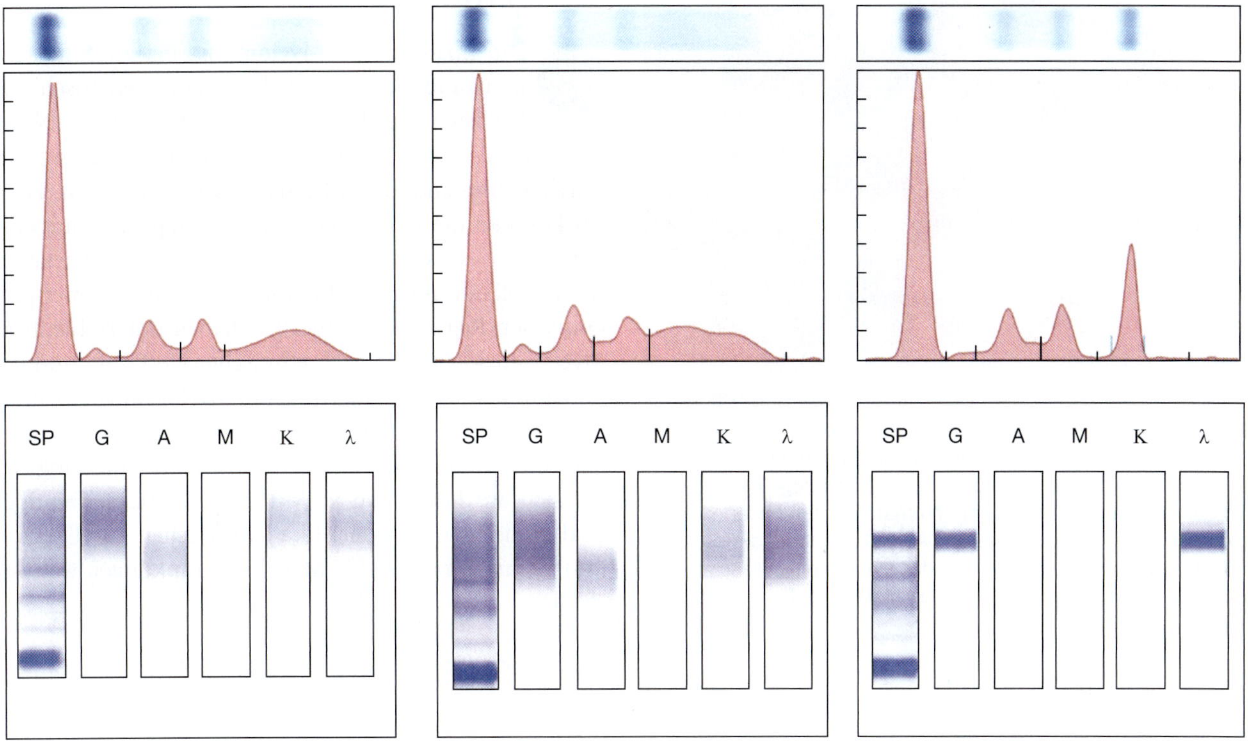

Abbildung 19-2 Typische Muster von Serumelektrophorese und Immunfixation. Die obere Reihe zeigt Agarose-Gele, die mittlere Reihe die densitometrische Auftrennung (Elektrophorese) und die untere Reihe Immunfixationsmuster. Die linken Bilder zeigen das normale Serumproteinmuster in der Elektrophorese. Die unterschiedlichen Wanderungseigenschaften der zahlreichen verschiedenen Immunglobuline im Serum führen zu einer breiten Gamma-Welle. Bei Erkrankungen mit polyklonaler Immunglobulinvermehrung tritt der breite Gipfel der Gammaglobuline deutlicher hervor (mittlere Bilder). Bei monoklonalen Gammopathien führt das Überwiegen des Produkts eines einzigen Zellklons zu einem schmalbasigen spitzen Gipfel, der meist im Bereich der Gammaglobuline liegt (rechte Bilder). Die Immunfixation (untere Bilder) zeigt den Typ des Immunglobulins. Beim Normalbefund und bei der polyklonalen Zunahme der Immunglobuline finden sich keine typischen Banden. Die rechten Bilder zeigen aber abgegrenzte Banden von IgG und Lambda-Protein im Sinne eines monoklonalen IgG-lambda-Proteins. *(Mit freundlicher Genehmigung von Dr. Neal I Lindeman.)*

MULTIPLES MYELOM (PLASMOZYTOM)

DEFINITION

Das multiple Myelom ist eine maligne Proliferation von Plasmazellen, die von einem einzigen Klon abstammen. Im deutschen Sprachraum wird häufig vom diffusen Plasmozytom gesprochen. Die Tumorerkrankung selbst, die von ihr sezernierten Eiweiße und die Reaktion des Wirtsorganismus auf den Tumor führen zu einer Reihe von Organfunktionsstörungen mit Symptomen wie Knochenschmerzen oder Frakturen, Nierenfunktionsstörungen, Infektionsanfälligkeit, Anämie, Leukopenie, Thrombopenie, Hyperkalzämie und gelegentlich Gerinnungsstörungen, neurologischen Störungen (Polyneuropathie) und vaskulären Manifestationen der Hyperviskosität.

ÄTIOLOGIE

Die Ursachen des Myeloms sind unbekannt. Mit einer Latenzzeit von 20 Jahren fand sich bei Personen, die während des Zweiten Weltkriegs radioaktiver Strahlung bei Atombombenexplosionen ausgesetzt waren, eine erhöhte Inzidenz von Myelomen. Außerdem treten Myelome häufiger bei Landwirten, Arbeitern in der Holzverarbeitung, der Lederindustrie und bei Personen auf, die gegenüber Mineralölprodukten exponiert waren. Bei Myelompatienten sind zahlreiche chromosomale Veränderungen bekannt, wie Hyperdiploidie, 13q14-Deletionen, Translokationen t(11;14)(q13;q32) und t(4;14)(p16;q32 und t(14;16) sowie 17p13-Deletionen. Es gibt deutliche Hinweise darauf, dass eine defekte Rekombination des Schwerkettenisotyp-Switches an der malignen Transformation beteiligt ist. Allerdings wurde bislang noch kein einheitlicher molekularpathogenetischer Weg identifiziert. In Genomsequenzierungsstudien konnte keine Mutation mit einer Häufigkeit > 20 % nachgewie-

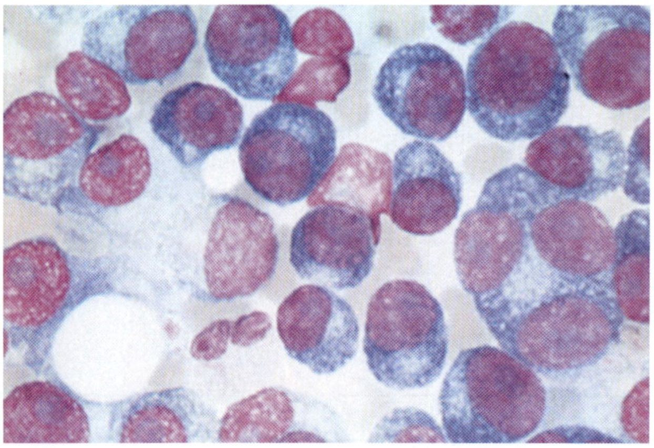

Abbildung 19-3 Multiples Myelom (Knochenmark). Die Zellen zeigen charakteristische morphologische Merkmale von Plasmazellen, sind rund oder ovaloid mit exzentrisch liegenden Kernen und kondensiertem, scholligem Chromatin, einem basophilen Zytoplasma und einer perinukleären Aufhellungszone, die den Golgi-Apparat enthält. Auch doppel- oder mehrkernige Plasmazellen kommen vor, die aber nicht pathognomonisch für ein Myelom sind.

sen werden. Am häufigsten sind N-ras-, K-ras- und BRAF-Mutationen, die zusammen bei mehr als 40 % der Patienten auftreten. Außerdem gibt es bei Diagnosestellung Hinweise auf komplexe Cluster von subklonalen Varianten, die im Laufe der Zeit zusätzliche Mutationen erwerben und Ausdruck der genomischen Evolution sind, welche die Krankheit voranschreiten lässt. Das Ereignis, das die neoplastische Transformation induziert, könnte B-Zellen, die auf einer früheren Differenzierungsstufe als die Plasmazellen stehen, betreffen. Interleukin 6 (IL-6) scheint bei der Steuerung der Proliferation von Myelomzellen eine Rolle spielen. Manchmal kann es schwierig sein, anhand morphologischer Kriterien maligne und benigne Plasmazellen eindeutig zu unterscheiden (Abb. 19-3).

INZIDENZ UND PRÄVALENZ

Im Jahr 2014 wurden in den USA etwa 24.050 Neuerkrankungen an multiplem Myelom diagnostiziert; 11.090 Menschen starben an der Erkrankung. Die Inzidenz des Myeloms nimmt mit dem Alter zu; das mittlere Alter bei Diagnosestellung beträgt 70 Jahre, im Alter unter 40 Jahren ist die Krankheit selten. Männer sind etwas häufiger als Frauen betroffen, und bei Schwarzen ist die Inzidenz fast doppelt so hoch wie bei Weißen. Das Myelom hat bei Weißen einen Anteil von 1,3 % und bei Farbigen von 2 % aller Malignome; dies entspricht einem Anteil von 13 % aller malignen hämatologischen Erkrankungen bei Weißen und von 33 % bei Farbigen.

INTERNATIONALE ASPEKTE

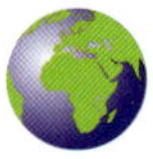

Die Inzidenz des Myeloms ist bei Afroamerikanern und Bewohnern der pazifischen Inseln am höchsten, bei Europäern und bei weißen Nordamerikanern intermediär und in der Bevölkerung von Entwicklungsländern und Asiaten am niedrigsten. Hierbei könnten die höhere Lebenserwartung und eine engmaschigere Gesundheitsüberwachung in entwickelten Industrieländern eine Rolle spielen. Bewohner einer geografischen Region Nordamerikas haben unterschiedliche Myelominzidenzen je nach ethnischer Herkunft, und unter Chinesen und Japanern ist die Myelominzidenz niedriger als unter Weißen. Eine Alpha-Schwerkettenkrankheit mit immunproliferativer Dünndarmerkrankung findet sich am häufigsten in Mittelmeerländern. Dennoch sind klinische Charakteristika, Ansprechen auf Therapie und Gesamtprognose bei Myelomerkrankungen weltweit ähnlich.

PATHOGENESE UND KLINISCHES BILD

Myelomzellen binden über Adhäsionsmoleküle der Zelloberfläche an Knochenmarkstromazellen und extrazelluläre Matrix. Hierdurch werden Myelomzellwachstum, -überleben, -resistenz gegen Chemotherapeutika und Migration getriggert (Abb. 19-4). Dies beruht sowohl auf direkter Bindung der Myelomzellen an Stromazellen als auch auf der Freisetzung diverser Zytokine, wie Interleukin-6, Insulin-like Growth Factor 1 (IGF-1), Vascular Endothelial Growth Factor (VEGF) und Stromal Cell-derived Growth Factor 1α (SDF-1α). Wachstum, Medikamentenresistenz und Migration werden durch die Ras/Raf/Mitogen-aktivierte Proteinkinase, PI3-K/Akt und durch Proteinkinase-C-assoziierte Signalwege vermittelt.

Das häufigste Symptom des Myeloms sind Knochenschmerzen, die bei nahezu 70 % der Betroffenen auftreten. Im Gegensatz zu den Schmerzen bei metastasierten Karzinomen, die sich oftmals nachts verschlimmern, werden die Schmerzen häufig durch Bewegung ausgelöst. Anhaltende lokalisierte Schmerzen deuten bei Myelompatienten gewöhnlich auf eine pathologische Fraktur hin. Die Knochenläsionen werden beim Myelom durch die Proliferation der Tumorzellen und die Aktivierung von Osteoklasten, die den Knochen resorbieren, sowie die Inhibition von Osteoblasten verursacht. Die erhöhte Osteoklastenaktivität wird durch den Osteoklasten-aktivierenden Faktor (OAF) vermittelt, der von Myelomzellen gebildet wird. Die OAF-Aktivität kann durch verschiedene Zytokine, wie Interleukin 1 (IL-1), Lymphotoxin, Vascular Endothelial Growth Factor (VEGF), Receptor Activator of NF-κB (RANK) Ligand, Macrophage Inhibitory Factor (MIP) 1α und Tumor-Nekrose-Faktor (TNF), induziert werden. Bei den Knochenläsionen handelt es sich nahezu

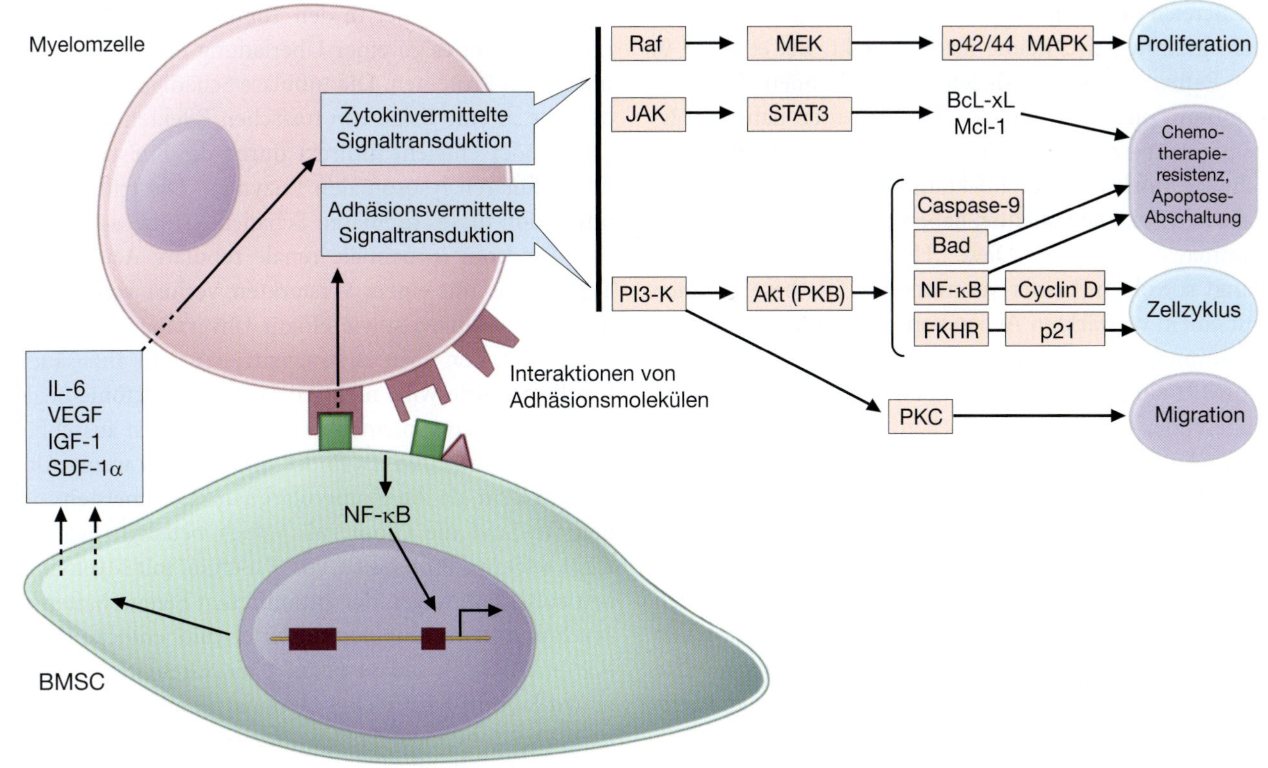

Abbildung 19-4 Pathogenese des multiplen Myeloms. Myelomzellen interagieren mit Stromazellen des Knochenmarks und extrazellulärer Matrix mithilfe von Adhäsionsmolekülen, wodurch Signaltransduktion und Zytokinproduktion getriggert werden. Hierüber werden Wachstums- und Überlebenssignale hochreguliert, Apoptose inhibiert und Resistenz gegen Chemotherapeutika vermittelt. HSP = Heparansulfat-Proteoglykan.

ausschließlich um osteolytische Veränderungen. Nur selten treten osteoblastische Neubildungen auf, da die Osteoblasten durch den Botenstoff DKK-1 (Dickkopf-1) aus Myelomzellen supprimiert werden. Die Knochenszintigrafie ist daher diagnostisch ungeeignet, sodass konventionelle Röntgenaufnahmen erforderlich sind. Computertomographisch und kernspintomografisch können die Osteolysen gut dargestellt werden. Die Magnetresonanztomografie der Wirbelsäule ist wertvoll zur frühzeitigen Erkennung von Osteolysen, die im konventionellen Röntgenbild noch nicht sichtbar sind, lässt jedoch keine sichere Unterscheidung zwischen ossären und Knochenmarkläsionen zu. Hier ist oft eine Computertomographie erforderlich. Die Osteolysen führen zu einer beträchtlichen Freisetzung von Kalzium aus den Knochen, und nicht selten beherrschen schwerwiegende akute und chronische Komplikationen der Hyperkalzämie das klinische Bild (siehe unten). Lokalisierte Knochenläsionen können insbesondere im Bereich von Schädelkalotte (Abb. 19-5), Schlüsselbeinen und Sternum palpatorisch feststellbar sein. Eine Sinterung von Wirbelkörpern kann zur Myelon- und Nervenwurzelkompression oder gar zum akuten Querschnittssyndrom führen.

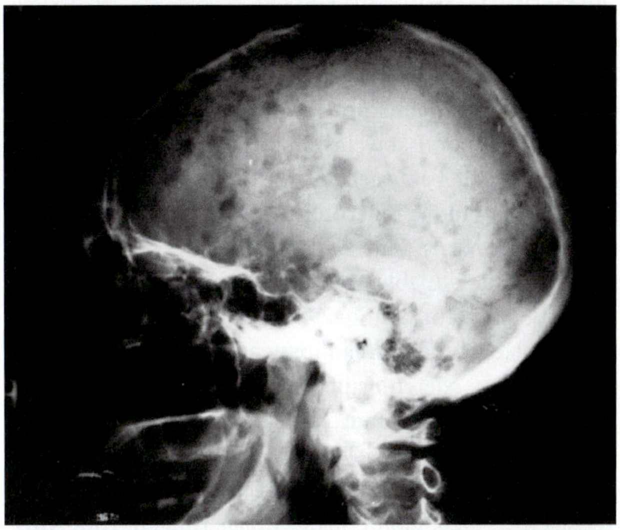

Abbildung 19-5 Ossäre Läsionen bei multiplem Myelom. Der Schädel weist typische „ausgestanzte" Defekte auf. Die Läsionen sind rein osteolytisch ohne wesentliche osteoblastische Aktivität. *(Mit frdl. Genehmigung von Dr. Geraldine Schechter.)*

Ein häufiges klinisches Problem bei Myelompatienten ist die Anfälligkeit gegenüber Infektionen. Am häufigsten sind dabei die Atemwege und der Harntrakt betroffen, und die häufigsten Erreger sind Streptococcus pneumoniae, Staphylococcus aureus und Klebsiella pneumoniae im Bereich der Atemwege sowie Escherichia coli und andere gramnegative Keime im Harntrakt. Bei etwa 25 % der Patienten sind rezidivierende Infektionen das Erstsymptom und mehr als 75 % der Patienten haben zu irgendeinem Zeitpunkt ihres Krankheitsverlaufs eine schwere Infektion. Zur Infektanfälligkeit tragen mehrere Faktoren bei. Die Patienten haben eine allgemeine Hypogammaglobulinämie. Diese Hypogammaglobulinämie hängt sowohl mit einer verminderten Synthese als auch mit einem verstärkten Abbau von normalen Antikörpern zusammen. Darüber hinaus bilden einige Patienten als Antwort auf die Myelomerkrankung eine Population zirkulierender regulatorischer Zellen, welche auch die normale Antikörpersynthese hemmen können. Bei Myelomen vom IgG-Typ werden normale IgG-Antikörper rascher als sonst abgebaut, weil die Abbaurate für IgG-Antikörper direkt von der Serumkonzentration abhängt. Der große M-Gradient führt in der entsprechenden Fraktion zu Abbauraten von 8–16 % statt der normalen 2 %. Die betroffenen Patienten zeigen eine sehr schwache Antikörperreaktion insbesondere auf Polysaccharidantigene, wie sie auf Bakterienzellwänden zu finden sind. Die Messung der T-Zellfunktion ist beim Myelom meist normal; eine Subgruppe von CD4-positiven Zellen kann jedoch reduziert sein. Bei Myelompatienten ist der Lysozymgehalt der Granulozyten niedrig, und die Migration der Granulozyten erfolgt nicht so schnell wie bei Normalpersonen, möglicherweise infolge eines Tumorproduktes. Bei Myelompatienten gibt es auch eine Reihe von Veränderungen im Komplementsystem, die ebenfalls zur Abwehrschwäche beitragen. Auch häufig zur Therapie eingesetzte Medikamente wie Glukokortikoide unterdrücken die Infektionsabwehr und erhöhen die Suszeptibilität gegenüber bakteriellen Infektionen und Mykosen; Bortezomib prädisponiert für die Reaktivierung des Varicella-Zoster-Virus. Eine Zostererkrankung („Gürtelrose") ist jedoch auch unabhängig von dieser Therapie bei Myelompatienten sehr häufig.

Bei fast 25 % der Myelompatienten kommt es zu einer gravierenden Niereninsuffizienz, und eine Nierenfunktionseinschränkung findet sich bei mehr als der Hälfte der Patienten, wozu viele Faktoren beitragen. Eine Hyperkalzämie ist die häufigste Ursache des akuten Nierenversagens. Auch glomeruläre Ablagerungen von Amyloid, Hyperurikämie, rezidivierende Infektionen, die wiederholte Einnahme nicht steroidaler Antiphlogistika, Röntgenkontrastmittel, Bisphosphonate und gelegentlich eine Niereninfiltration durch Myelomzellen können zur Funktionsstörung beitragen. Fast immer ist jedoch eine tubuläre Schädigung infolge der Exkretion von Leichtketten (Leichtkettennephropathie) vorhanden. Normalerweise werden die Leichtketten filtriert, dann in den Tubuli reabsorbiert und schließlich abgebaut. Durch die zunehmende Menge der in den Tubuli anfallenden Leichtketten kommt es zu einer Überladung der Tubuluszellen mit diesen Proteinen. Die tubuläre Schädigung ist entweder eine direkte Folge von toxischen Effekten der Leichtketten oder entsteht indirekt durch die Freisetzung von intrazellulären lysosomalen Enzymen. Die früheste Manifestation dieses tubulären Schadens ist das adulte Fanconi-Syndrom (proximale renale tubuläre Azidose vom Typ 2), das mit einem verstärkten Verlust von Glukose und Aminosäuren sowie einem Unvermögen der Niere einhergeht, den Urin zu konzentrieren und anzusäuern. Die Proteinurie wird nicht von einer Hypertonie begleitet, und bei den Proteinen handelt es sich fast ausschließlich um Leichtketten. Es findet sich nur sehr wenig Albumin im Urin, da die glomeruläre Funktion meistens normal ist. Sind die Glomeruli jedoch beteiligt, liegt eine nicht selektive Proteinurie vor. Patienten mit Myelom haben außerdem wegen der kationischen Eigenschaften der Myelomproteine eine verminderte Anionenlücke ($Na^+ - [Cl^- + HCO_3^-]$), sodass es zur Chloridretention kommt. Hinzu kommt häufig eine Hyponatriämie, die als artifiziell (Pseudohyponatriämie) angesehen wird, da jede Volumeneinheit des Serums als Folge der erhöhten Proteinkonzentration weniger Wasser enthält. Die durch Leichtkettenablagerung bedingte Nephropathie („Cast-Nephropathie") und die renale Amyloidose sind durch effektive Therapie des Myeloms partiell reversibel. Myelompatienten entwickeln bei einer Dehydrierung besonders schnell ein akutes Nierenversagen.

Bei etwa 80 % der Myelompatienten tritt eine Anämie auf. Sie ist für gewöhnlich normozytär und normochrom und hängt sowohl mit der Verdrängung des normalen Knochenmarks durch die expandierenden Tumorzellen als auch mit der Hemmung der Hämatopoese durch vom Tumor gebildete Faktoren, mit der reduzierten renalen Erythropoetinbildung und den Langzeiteffekten der Therapie zusammen. Daneben kann eine milde Hämolyse vorliegen. Die Zahl von Patienten, die eine megaloblastäre Anämie durch Folsäure- oder Vitamin-B_{12}-Mangel aufweisen, ist größer als erwartet. Oft kommt es therapiebedingt zur Granulozytopenie oder Thrombopenie. Gerinnungsstörungen können auf das funktionelle Versagen von antikörperbeladenen Thrombozyten, auf eine Interaktion der Myelomproteine mit den Gerinnungsfaktoren I, II, V, VII, VIII, mit Antikörpern oder Gerinnungsfaktoren sowie auf einen Amyloidschaden des Endothels zurückzuführen sein. Unter Therapie mit Lenalidomid, Thalidomid oder Pomalidomid in Kombination mit Dexamethason treten gehäuft tiefe Beinvenenthrombosen auf. Besonders ausgeprägt ist dies bei gleichzeitigem Einsatz von Erythropoetin. Sofern es sich bei den Myelomproteinen um Kryoglobuline handelt, kann es zu einer Raynaud-Symptomatik kommen. Außerdem kann sich abhängig von den physikalischen Eigenschaften der Myelomproteine (am häufigsten bei IgM, IgG-3 und IgA-Paraproteinen) ein Hyperviskositätssyndrom entwickeln. Die Hyperviskosität wird anhand der relativen Viskosität von Serum im Vergleich zu Wasser definiert. Die relative Serumviskosität liegt normalerweise bei 1,8 (d. h. Serum ist im Normalfall fast doppelt so viskös wie Wasser). Symptome einer Hyperviskosität treten ab Werten von 5 bis 6 auf, einem Niveau, das gewöhnlich bei Paraproteinkonzentrationen von etwa 40 g/l (4 g/dl) für IgM, 50 g/l (5 g/dl) für IgG und 70 g/l (7 g/dl) für IgA erreicht wird. Abhängig von den chemischen und physikalischen Eigenschaften des Paraproteinmoleküls sind jedoch Symptome auch schon bei niedrigeren Spiegeln möglich.

Neurologische Symptome treten nur bei wenigen Patienten auf und können verschiedene Ursachen haben. Eine Hyperkalzämie kann zu Lethargie, Schwäche, Depressionen und Verwirrtheit führen. Die Hyperviskosität kann Kopfschmerzen, Müdigkeit, Dyspnoe, Exazerbation oder Förderung einer Herzinsuffizienz, Sehstörungen, Ataxie, Schwindel, Retinopathien, Somnolenz und Koma zur Folge haben. Wirbelkörperkompressionen und -frakturen können zu Myelonkompression, radikulären Schmerzen sowie zum Verlust der Mastdarm- und Blasenkontrolle führen. Die Infiltration peripherer Nerven durch Amyloid kann ein Karpaltunnelsyndrom und andere sensomotorische Mono- und Polyneuropathien verursachen. Eine Neuropathie mit monoklonaler Gammopathie unbekannter Bedeutung (MGUS) und einem Myelom ist eher sensibel als motorisch und geht eher mit IgM als mit anderen Immunglobulinen einher. Bei > 50 % der Patienten mit Neuropathie ist das monoklonale IgM-Protein gegen das Myelin-assoziierte Globulin (MAG) gerichtet. Auch unter Therapie mit Thalidomid und Bortezomib kann eine sensible Polyneuropathie auftreten, insbesondere bei diesbezüglich vorbelasteten Patienten.

Viele der klinischen Merkmale des Myeloms wie Myelonkompression, pathologische Frakturen, Hyperviskosität, Sepsis oder Hyperkalzämie können sich als medizinische Notfälle präsentieren. Trotz der weiten Verbreitung der Plasmazellen im Körper findet die Tumorexpansion überwiegend innerhalb von Knochen und Knochenmark statt und verursacht aus unbekannten Gründen nur selten eine Vergrößerung von Milz, Lymphknoten und lymphatischem Darmgewebe.

DIAGNOSTIK UND STAGING

Die Diagnose eines behandlungsbedürftigen Myeloms basiert im Regelfall auf einer Plasmazellvermehrung im Knochenmark (> 10 %), einer M-Komponente in Serum und/oder Urin und einem Endorganschaden (Tab. 19-1). Die Plasmazellen des Knochenmarks sind positiv für CD138 und tragen entweder monoklonale Kappa- oder Lambda-Leichtketten. Die wichtigste Differenzialdiagnose bei Myelompatienten ist die Abgrenzung von monoklonalen Gammopathien unklarer Bedeutung (MGUS) oder einem subklinischen multiplen Myelom (SMM). MGUS sind weitaus häufiger als Myelome und kommen bei 1 % der Bevölkerung über 50 Jahre sowie bei bis zu 10 % der über 75-Jährigen vor. Die Kriterien zur Differenzierung von MGUS, subklinischem („smouldering") Myelom und multiplem Myelom sind in Tabelle 19-1 aufgeführt. Während jährlich etwa 1 % der Personen mit MGUS ein Myelom entwickeln, geht allen Myelomen ein MGUS voraus. Liegt bei MGUS ein anderes Paraprotein als IgG vor, ist die Ratio freier κ- zu λ-Leichtketten abnorm, und liegt das Paraprotein im Serum über 15 g/l (1,5 g/dl), ist der Übergang in ein Myelom bzw. eine andere lymphoproliferative Erkrankung häufiger zu beobachten. Wenn diese drei Faktoren fehlen, liegt das Progressionsrisiko bei 5 %. Liegen alle drei Faktoren vor, ist es beim MGUS mit 60 % über 20 Jahre höher. Ein höheres Progressionsrisiko vom subklinischen zum klinischen multiplen Myelom besteht bei einer Plasmozytose im Knochenmark von > 10 %, einem veränderten Verhältnis der freien Kappa-/Lambda-Ketten und einem Serum-M-Protein > 30 g/l (3 g/dl). Patienten mit nur einem von diesen drei Risikofaktoren entwickeln mit einer Wahrscheinlichkeit von 25 % in den nächsten 5 Jahren ein multiples Myelom und Patienten mit einem subklinischen multiplen Hochrisiko-Myelom und allen drei Risikofaktoren mit einer Wahrscheinlichkeit von 76 %. Es gibt zwei seltene Varianten des Myeloms: das solitäre Plasmozytom des Knochens und das extramedulläre Plasmozytom. Diese Manifestationsformen sind in weniger als 30 % der Fälle mit einem M-Gradienten assoziiert, können auch bei jüngeren Menschen auftreten und weisen eine durchschnittliche Überlebensrate von mindestens 10 Jahren auf. Das solitäre Knochenplasmozytom ist eine einzelne Osteolyse ohne Knochenmarkplasmozytose. Bei extramedullären Plasmozytomen sind gewöhnlich das lymphatische Submukosagewebe des Nasopharynx oder die paranasalen Sinus betroffen, ohne dass eine pathologische Plasmazellvermehrung im Knochenmark vorliegt. Beide Tumoren sprechen sehr gut auf eine lokale Bestrahlung an. Sofern eine M-Komponente vorliegt, sollte diese nach der Radiatio verschwinden. Solitäre Knochenplasmozytome können in anderen Skelettregionen rezidivieren oder in ein multiples Myelom übergehen. Extramedulläre Myelome zeigen selten Rezidive oder eine Progredienz.

Die klinische Diagnostik bei Myelompatienten beinhaltet eine sorgfältige körperliche Untersuchung, bei der

Tabelle 19-1

DIAGNOSTISCHE KRITERIEN ZUR DIFFERENZIERUNG VON MULTIPLEM MYELOM, MYELOMVARIANTEN UND DER MONOKLONALEN GAMMOPATHIE UNKLARER BEDEUTUNG (MGUS)

Monoklonale Gammopathie unklarer Bedeutung (MGUS)
M-Protein im Serum < 30 g/l
Klonale Plasmazellen im Knochenmark < 10 %
Kein Hinweis auf anderweitige B-lymphoproliferative Erkrankung
Kein Nachweis myelomtypischer Endorgan- oder Gewebeläsionen (einschließlich Knochenläsionen[a])
Asymptomatisches („smouldering") Myelom
M-Protein im Serum ≥ 30 g/l und/oder
Klonale Plasmazellen im Knochenmark ≥ 10 %
Kein Nachweis myelomtypischer Organ- oder Gewebeläsionen (einschließlich Knochenläsionen[a]) oder Symptome
Symptomatisches multiples Myelom
M-Protein in Serum und/oder Urin
Klonale Plasmazellen[b] im Knochenmark oder solitäres Plasmozytom
Nachweis myelomtypischer Endorgan- oder Gewebeläsionen (einschließlich Knochenläsionen[a])
Asekretorisches Myelom
Immunfixation von Serum und Urin ohne M-Proteinnachweis
Mindestens 10 % klonale Plasmazellen im Knochenmark oder solitäres Plasmozytom
Nachweis myelomtypischer Endorgan- oder Gewebeläsionen (einschließlich Knochenläsionen[a])
Solitäres Plasmozytom des Knochens
Kein M-Protein in Serum oder Urin[c]
Vereinzelte Knochendestruktion durch klonale Plasmazellen
Kein Nachweis eines Myeloms im Knochenmark
Röntgendiagnostik des Skeletts (ggf. MRT der Wirbelsäule und des Beckens) ohne weitere Osteolysen
Kein Nachweis myelomtypischer Organ- oder Gewebeläsionen (keine weiteren Knochenläsionen[a])
POEMS-Syndrom
Alle der folgenden vier Kriterien müssen erfüllt sein:
1. Polyneuropathie
2. Proliferative Erkrankung mit monoklonalen Plasmazellen
3. Einer der folgenden Punkte muss zutreffen: (a) sklerotische Knochenläsionen, (b) Castleman-Krankheit, (c) erhöhte Spiegel des Vascular Endothelial Growth Factor (VEGF)
4. Einer der folgenden Punkte muss zutreffen: (a) Organomegalie (Splenomegalie, Hepatomegalie oder Lymphadenopathie), (b) extravaskuläre Hypervolämie (Ödem, Pleuraerguss oder Aszites), (c) Endokrinopathie (Nebenniere, Schilddrüse, Hypophyse, Gonaden, Nebenschilddrüse und Pankreas), (d) Hautveränderungen (Hyperpigmentierung, Hypertrichose, glomeruläre Hämangiome, Plethora, Akrozyanose, Hitzewallungen und weiße Nägel), (e) Papillenödem, (f) Thrombozytose/Polyzythämie[d]

[a] Myelomtypische Organ- oder Gewebeläsionen: Serumkalziumspiegel > 2,75 mmol/l bzw. > 0,25 mmol/l über dem Normbereich; Niereninsuffizienz (Kreatinin > 173 mmol/l); Anämie (Hämoglobin < 10 g/dl oder 2 g/dl unterhalb des Normbereichs), Knochenläsionen (Osteolysen oder Osteoporose mit Nachweis von Kompressionsfrakturen, ggf. mittels MRT oder CT); symptomatische Hyperviskosität, Amyloidose, > 2 Infektionen innerhalb von 12 Monaten.

[b] Bei Einsatz der Durchflusszytometrie zeigen > 90 % der Plasmazellen einen „neoplastischen" Phänotyp.

[c] Ein diskreter M-Gradient kann vorhanden sein.

[d] Diese Befunde sollten nicht auf andere Ursachen zurückführbar sein und in zeitlichem Zusammenhang miteinander stehen.

Abkürzung: POEMS = Polyneuropathie, Organomegalie, Endokrinopathie, M-Protein und Hautveränderungen.

nach schmerzhaften Knochen oder palpablen Raumforderungen gesucht wird. Röntgenaufnahmen und Computertomografien von Thoraxorganen und Skelett können Osteolysen oder eine diffuse Osteopenie zeigen. Die Magnetresonanztomografie bietet eine sensitive Methode zur Erkennung der Knochenmarkinfiltration und zur Abklärung von Myelon- oder Neuroforamenkompressionen. Das Blutbild kann eine Anämie zeigen, die Blutsenkungsgeschwindigkeit ist erhöht. Etwa 1 % der Patienten weist eine Plasmazellleukämie mit mehr als 2000 Plasmazellen/µl auf. Dies kommt überproportional häufig bei Myelomen vom IgD-Typ (~12 %) und IgE-Typ (~25 %) vor. Kalzium, Harnstoff, Kreatinin und Harnsäure im Serum können erhöht sein. Mittels Serumelektrophorese, Messung der Immunglobuline und der freien Leichtketten im Serum werden M-Gradienten erkannt und charakterisiert. Durch die Immunelektrophorese (Immunfixation) werden auch geringe Mengen von Myelomprotein, die der Serumelektrophorese entgehen, nachgewiesen. Eine Untersuchung des 24-Stunden-Urins ist erforderlich, um die Bence-Jones-Proteinurie zu quantifizieren. Die alkalische Phosphatase im Serum ist meist selbst bei massiver Knochenbeteilung normal, da eine Aktivierung der Osteoblasten fehlt. Außerdem müssen der β_2-Mikroglobulinspiegel und Albumin im Serum quantitativ bestimmt werden (siehe unten).

Der M-Gradient im Serum besteht bei 53 % der Patienten aus IgG, bei 25 % aus IgA und bei 1 % aus IgD; 20 % der Patienten zeigen nur Leichtketten in Serum und Urin. Teststreifen für den Nachweis einer Proteinurie sind keine verlässliche Methode zur Entdeckung von Leichtketten, und die Hitzefällung zum Nachweis von Bence-Jones-Protein fällt bei ungefähr 50 % der Patienten mit Leichtkettenmyelom falsch negativ aus. Bei weniger als 1 % der Patienten ist kein M-Gradient nachweisbar. Diese Patienten haben gewöhnlich Leichtkettenmyelome, bei denen die Leichtketten im Urin durch renalen Abbau nicht mehr nachweisbar sind, wohl aber im Serum-Leichtketten-Assay. Auch Myelome vom IgD-Typ können sich als Leichtkettenmyelome darstellen. Etwa zwei Drittel der Patienten mit einem M-Gradienten im Serum weisen zusätzlich Leichtketten im Urin auf. Der Isotyp der Leichtketten scheint einen Einfluss auf das Überleben zu haben. Patienten, die λ-Leichtketten sezernieren, haben ein signifikant kürzeres Überleben als jene mit κ-Leichtkettensekretion. Es ist unklar, ob dies auf genetisch determinierte Unterschiede in der Zellproliferation zurückzuführen ist, oder darauf, dass λ-Leichtketten im Vergleich zu κ-Leichtketten mit höherer Wahrscheinlichkeit einen Nierenschaden verursachen und Amyloid bilden. Auch der Isotyp der Schwerketten kann unterschiedliche Therapiemaßnahmen erforderlich machen. Etwa die Hälfte der Patienten mit IgM-Paraproteinen entwickelt eine Hyperviskosität, gegenüber nur 2–4 % der Patienten mit IgA- oder IgG-Paraprotein. Bei den IgG-Myelomen aggregieren Paraproteine der Subklasse IgG-3 konzentrations- und temperaturabhängig am häufigsten, sodass schon bei niedrigeren Serumkonzentrationen Hyperviskosität und Kälteagglutination auftreten können.

PROGNOSE

Das β_2-Mikroglobulin im Serum ist der Einzelfaktor mit der größten prognostischen Aussagekraft für das Überleben und kann möglicherweise die Stadieneinteilung ersetzen. Es ist ein Protein mit einem Molekulargewicht von 11.000 und Homologien zur konstanten Region der Immunglobuline, welche die Leichtkette des wichtigsten Histokompatibilitätsantigens (HLA-A, -B, -C) der Klasse I an der Zelloberfläche darstellt. Patienten mit einem β_2-Mikroglobulin von weniger als 0,004 g/l (< 4 g/l) haben ein durchschnittliches Überleben von 43 Monaten, solche mit Spiegeln von mehr als 0,004 g/l (> 4 g/l) von nur 12 Monaten. In dem drei Stadien umfassenden internationalen Staging-System (ISS, Tab. 19-2), welches das Überleben vorhersagt, bilden Albumin und β_2-Mikroglobulin im Serum die Grundlage der Stadienzuordnung. Durch den Einsatz der hoch dosierten Chemotherapie und neuer Substanzen kann das Durie-Salmon-Staging-System das Ergebnis nicht mehr vorhersagen und wird daher nicht mehr allein verwendet. Auch ein hoher Plasmazell-Labeling-Index, zirkulierende Plasmazellen, ein deutlich reduzierter Allgemeinzustand und hohe Spiegel der Laktatdehydrogenase sind mit einer schlechten Prognose assoziiert.

Andere Faktoren, welche die Prognose beeinflussen könnten, sind die Zahl der zytogenetischen Veränderungen einschließlich einer Hyperdiploidie im Karyotyp, eine mittels FISH identifizierte Chromosom-17p-Deletion und Translokationen t(4;14), t(14;16) und t(14;20). Die früher als negativer Vorhersagefaktor bewertete Chromosom-13q-Deletion ist seit der Einführung der neuen Substanzen kein Vorhersagefaktor mehr. Genexpressionsanalysen mittels Microarray sowie die vergleichende genomische Hybridisierung bilden die Grundlage einer RNS- und DNS-basierten prognostischen Einschätzung. Derzeit ist das ISS gemeinsam mit zytogenetischen Veränderungen das weltweit am weitesten verbreitete System zur Prognoseabschätzung (Tab. 19-2).

Tabelle 19-2

INTERNATIONALES STAGING-SYSTEM (ISS)

Chromosomale Anomalien		
Methode	*Standardrisiko (80 %) (erwartetes Überleben 6–7+ Jahre)*	*Hohes Risiko (20 %) (erwartetes Überleben 2–3 Jahre)*
Karyotyp	Keine chromosomale Aberration	Jede Veränderung des konventionellen Karyotyps
FISH	t(11;14) t(6:14) Del(13)	Del(17p) t(4:14) t(14:16) t(14;20)
Internationales Staging-System		
Spiegel	*Stadium*	*Medianes Überleben, Monate*
β_2M < 3,5, Albumin ≥ 3,5	I (28 %)	62
β_2M < 3,5, Albumin < 3,5 *oder* β_2M = 3,5–5,5	II (39 %)	44
β_2M > 5,5	III (33 %)	29

Abkürzungen: β_2M = Serum-β_2-Mikroglobulin in mg/l; % = Anzahl der Patienten in diesen Stadien; FISH = Fluoreszenz-in-situ-Hybridisierung.

Behandlung
MULTIPLES MYELOM

Bei Patienten mit MGUS ist keine spezifische Intervention indiziert. Hier reicht eine einmal jährliche oder seltenere Kontrolle aus; hierbei werden die Serumproteinelektrophorese, das Blutbild, der Kreatininwert und der Kalziumspiegel bestimmt. Bei einem Patienten mit MGUS und schwerer Polyneuropathie kann bei vermutetem kausalem Zusammenhang eine therapeutische Intervention angezeigt sein, insbesondere wenn sich keine anderen möglichen Ursachen für die Polyneuropathie finden. Eine mögliche Therapie umfasst eine Plasmapherese, bei Patienten mit IgM-MGUS gelegentlich die Gabe von Rituximab sowie bei IgG- oder IgA-MGUS eine Therapie ähnlich wie beim Myelom. Etwa 10 % der Patienten mit Myelom sind asymptomatisch (subklinisches Myelom). Bei ihnen verläuft die Krankheit indolent und schreitet über viele Jahre sehr langsam fort. Auch bei diesen Patienten sind keine spezifischen Interventionen indiziert, wobei die frühzeitige Gabe von Lenalidomid und Dexamethason die Progression von einem subklinischen Hochrisiko-Myelom zum aktiven multiplen Myelom verhindern kann. Derzeit ist bei subklinischem Myelom erst dann eine antineoplastische Therapie erforderlich, wenn sich Krankheitsprogress bemerkbar macht, d. h. eine Anämie, Hyperkalzämie, Osteolysen bzw. Wirbelkörperfrakturen, Nierenfunktionsstörungen, ein Anstieg des Myelomproteins im Serum und/oder der Leichtkettenproteinurie oder rezidivierende Infektionen auftreten. Bei Patienten mit solitärem Knochenplasmozytom oder extramedullärem Plasmozytom kann nach lokaler Bestrahlung mit einer Dosis um 40 Gy ein lang anhaltendes erkrankungsfreies Überleben erwartet werden. Es gibt wenige Patienten mit solitärem Knochenplasmozytom und okkulter Knochenmarkbeteiligung. Bei ihnen fällt der M-Gradient im Serum nach Radiatio zunächst langsam ab oder verschwindet ganz, tritt dann aber nach einigen Monaten erneut auf. Diese Patienten sprechen gut auf eine systemische Chemotherapie an.

Bei Patienten mit symptomatischen und/oder progredientem Myelom ist eine therapeutische Intervention erforderlich. Grundsätzlich besteht diese aus einer systemischen Chemotherapie zur Kontrolle der Progression des Myeloms und symptomatischen Maßnahmen, um der gravierenden Morbidität durch die Komplikationen der Erkrankung vorzubeugen. Die Therapie kann lebensverlängernd wirken und die Lebensqualität der Myelompatienten verbessern.

Die Therapie des Myeloms besteht aus einem initialen Induktionsregime, zum Teil gefolgt von einer Konsolidierungs- und/oder Erhaltungstherapie sowie bei einer Progression vom Management des Rezidivs. Die Wahl der Therapie hängt vom Alter des Patienten und seinen Begleiterkrankungen ab, die eine Kontraindikation gegen eine Hochdosis-Chemotherapie mit Melphalan und eine autologe hämatopoetische Stammzelltransplantation darstellen können.

Häufig eingesetzt werden Thalidomid in Kombination mit Dexamethason, Lenalidomid, ein immunmodulatorisches Thalidomidderivat, oder Bortezomib, ein Proteasehemmer, jeweils mit Dexamethason, wodurch bei Patienten mit neu diagnostiziertem multiplen Myelom Ansprechraten > 80 % erzielt werden. Immer wieder werden neue Substanzen in die Therapieprogramme aufgenommen, um den Anteil der Patienten, die auf die Therapie ansprechen, sowie das Ausmaß der Reaktion zu erhöhen. Die Kombination von Lenalidomid, Bortezomib und Dexamethason erreicht eine Ansprechrate von nahezu 100 % und in 30 % eine komplette Remission, sodass es bei transplantationsgeeigneten Patienten zu den bevorzugten Induktionstherapien gehört. Andere ähnliche Dreifachkombinationen (Bortezomib, Thalidomid und Dexamethason oder Bortezomib, Cyclophosphamid und Dexamethason) erreichen Ansprechraten von > 90 %. Bei der Gabe von Bortezomib ist eine Herpes-zoster-Prophylaxe indiziert. Die begleitende Neuropathie kann durch die subkutane Gabe in wöchentlichem Abstand reduziert werden. Bei der Therapie mit Lenalidomid muss eine Thromboseprophylaxe mit Acetylsalicylsäure, Cumarinen oder niedermolekularem Heparin durchgeführt werden, sofern bei den Patienten ein erhöhtes Risiko für eine tiefe Beinvenenthrombose besteht. Bei Lenalidomidgabe sollten die Stammzellen innerhalb von 6 Monaten entnommen werden, weil die Langzeitgabe von Lenalidomid die Gewinnung einer ausreichenden Anzahl erschweren kann. Bei Patienten, bei denen eine Transplantation möglich ist, sollten keine Alkylanzien, wie Melphalan, gegeben werden, weil sie die Stammzellen schädigen, sodass keine ausreichende Anzahl mehr für eine autologe Transplantation entnommen werden kann.

Bei Patienten, bei denen aufgrund eines physiologischen Alters > 70 Jahre, einer signifikanten kardiopulmonalen Erkrankung oder anderen Begleiterkrankungen keine Hochdosistherapie und autologe Stammzelltransplantation möglich ist, sind dieselben Zweifach- und Dreifachkombinationen, die oben beschrieben wurden, der Standard bei der Induktionstherapie. Zahlreiche Studien haben ein besseres Ansprechen und Überleben bei Zugabe neuartiger Substanzen zu der früher üblichen Kombination aus Melphalan und Prednison (MP) ermittelt. Bei Patienten über 65 Jahre führt die Kombination aus Thalidomid und MP (MPT) zu einer höheren Ansprechrate und einem längeren Überleben als MP allein. Auch bei Kombination von Bortezomib und MP (VMP) wurden eine deutlich bessere Ansprechrate (71 vs. 35 %) und ein längeres Gesamtüberleben (3-Jahres-Überleben 72 vs. 59 %) beobachtet als bei MP allein. Die Zugabe von Lenalidomid zu MP mit anschließender Lenalidomid-Erhaltungstherapie erreicht ein längeres progressionsfreies Überleben als MP allein. Obwohl bei diesen Patienten die Kombinationen von MP mit neueren Substanzen eine Alternative sind, sprechen Studienergebnisse wegen des besseren Langzeitsicherheitsprofils und der höheren Effizienz für eine Dauertherapie ohne MP (z. B. Lenalidomid plus Dexamethason).

Die Besserung der M-Serumkomponente kann der symptomatischen Besserung um 4–6 Wochen hinterherhinken. Dieser Rückgang hängt von der Geschwindigkeit des Absterbens der Tumorzellen ab sowie von der Abbaurate des Immunglobulins, die wiederum von der Serumkonzentration (bei IgG) abhängig ist. Die Leichtkettenausscheidung, die eine funktionelle Halbwertszeit von etwa 6 Stunden hat, kann schon innerhalb der ersten Therapiewoche abfallen. Da der Leichtkettenspiegel im Urin auch von der tubulären Nierenfunktion abhängig ist, ist er kein verlässliches Maß der Rate, mit der die Tumorzellen insbesondere bei Patienten mit Nierenfunktionsstörungen abgetötet werden. Allerdings bessern sich die Leichtketten im Serum früher. Obwohl die Patienten nicht immer eine vollständige Remission erreichen, kann das klinische Ansprechen lange Zeit anhalten.

Bei den meisten Patienten, bei denen dies möglich ist, sind eine Hochdosistherapie (HDT) mit Melphalan und eine autologe hämatopoetische Stammzelltransplantation (ASZT) der Standard. Randomisierte klinische Studien haben gezeigt, dass eine HDT + ASZT im Vergleich zu einer konventionellen Chemotherapie zu einer Verlängerung des progressionsfreien und des Gesamtüberlebens führen kann, eine eindeutig kurative Maßnahme ist damit jedoch in der Regel nicht gegeben. Mit einer HDT + ASZT werden zudem bei 25–40 % der Patienten komplette Remissionen erreicht. Obwohl zwei aufeinanderfolgende HDTs (Tandem-Transplantationen) effektiver sind als eine einmalige HDT, ist dieser Nutzen nur bei dem Teil der Patienten zu beobachten, die nach der ersten Transplantation keine komplette oder gute partielle Remission erreichen, was nur selten der Fall ist. Eine randomisierte Studie konnte keinen signifikanten Unterschied des Gesamtüberlebens zwischen früher HDT + ASZT nach Induktionstherapie und verzögerter HDT + ASZT nach Rezidiv ermitteln. Diese Daten eröffnen die Möglichkeit, die HDT + ASZT hinauszuzögern, vor allem da jetzt mehr Substanzen und Kombinationsmöglichkeiten vorhanden sind. Auch die allogene Stammzelltransplantation kann zu hohen Ansprechraten führen, die therapieassoziierte Letalität kann jedoch bis zu 40 % betragen. Die nicht myeloablative Konditionierungstherapie vor allogener Transplantation reduziert zwar die Toxizität dieser Therapie, wird aber nur im Rahmen klinischer Studien empfohlen, um den immunologischen Transplantat-gegen-Myelom-Effekt unter Umgehung vermeidbarer Toxizitäten auszunutzen.

Eine langfristige Erhaltungstherapie verlängert die Remissionen nach Standardregimes ebenso wie nach HDT + ASZT. Zwei Phase-III-Studien haben unter Erhaltungstherapie mit Lenalidomid nach HDT ein verbessertes progressionsfreies Überleben im Vergleich zu Placebo gezeigt, und eine Studie auch ein verlängertes Gesamtüberleben. Eine weitere Phase-III-Studie zeigte bei nicht zur Transplantation vorgesehenen Patienten ein verlängertes progressionsfreies Überleben nach MP-Lenalidomid und einer Erhaltungstherapie mit Lenalidomid. Obwohl es gegen die Therapie mit Lenalidomid Bedenken wegen der erhöhten Inzidenz von Zweitmalignomen gibt, überwiegt sein Nutzen das Risiko für eine progressive Erkrankung und den Tod durch das Myelom. Bei Patienten mit Hochrisiko-Zytogenetik war die Kombination aus Lenalidomid und Bortezomib in der Erhaltungstherapie nach Transplantation vielversprechend.

Bei einem Rezidiv der Erkrankung können neue Substanzen wie Lenalidomid und/oder Bortezomib eingesetzt werden. Diese Substanzen führen in Kombination mit Dexamethason bei bis zu 60 % der Patienten mit rezidiviertem Myelom zu einer partiellen Remission sowie bei 10–25 % zu einer kompletten Remission. Auch die Kombination von Bortezomib mit liposomalem Doxorubicin ist hier effektiv. Thalidomid, sofern es nicht bereits zur Initialtherapie eingesetzt wurde, kann hier selbst bei zuvor refraktären Erkrankungen Remissionen bewirken. Der Proteasehemmer der zweiten Generation, Carfilzomib, und der Immunmodulator Pomalidomid waren beim refraktären und rezidivierten multiplen Myelom und selbst beim Lenalidomid-refraktären multiplen Myelom effektiv. Auch HDT + ASZT sind, sofern sie nicht bereits eingesetzt wurden, bei der Salvage-Therapie von Patienten mit rezidivierter Krankheit aktiv.

Das mediane Überleben beträgt bei Myelompatienten 7–8 Jahre, wobei eine Untergruppe jüngerer Patienten auch länger als 10 Jahre überleben kann. Haupttodesursachen sind ein progredientes Myelom,

Nierenversagen, Sepsis oder ein therapiebedingtes myelodysplastisches Syndrom. Etwa ein Viertel der Patienten verstirbt an Myokardinfarkten, chronischen Lungenerkrankungen, Diabetes mellitus oder Schlaganfällen, also an Begleiterkrankungen, die eher mit dem Alter der Patienten als mit der Myelomerkrankung in Zusammenhang stehen.

Eine Supportivbehandlung, die sich gegen die charakteristischen Komplikationen der Erkrankung richtet, ist ebenso wichtig wie die primäre antineoplastische Therapie selbst. Eine Hyperkalzämie spricht in der Regel gut auf die Gabe von Bisphosphonaten, Glukokortikoiden, Flüssigkeitssubstitution und Schleifendiuretika an. Nur selten muss zusätzlich Calcitonin gegeben werden. Die regelmäßige Gabe von Bisphosphonaten (z. B. Pamidronat 90 mg oder Zoledronat 4 mg einmal monatlich) vermindert den osteoklastischen Knochenabbau und verbessert den Allgemeinzustand und die Lebensqualität. Auch ein direkter antineoplastischer Einfluss von Bisphosphonaten auf die Myelomzellen wird diskutiert. Selten sind bei Patienten unter der Behandlung mit Aminobisphosphonaten Osteonekrosen des Unterkiefers und Nierenfunktionsstörungen möglich. Substanzen zur Stärkung des Skelettapparats wie Fluoride, Kalzium oder Vitamin D mit oder ohne Zusatz von Androgenen wurden vorgeschlagen, ihre Effektivität ist jedoch nicht nachgewiesen. Bei Patienten mit schmerzhaften, kollabierten Wirbeln sollte eine Kyphoplastie oder Vertebroplastie erwogen werden. Eine iatrogene Verschlechterung der Nierenfunktion während der Chemotherapie kann durch die Gabe von Allopurinol zur Vorbeugung einer Uratnephropathie und durch eine hohe Flüssigkeitszufuhr zur Vermeidung einer Dehydrierung und zur leichteren Ausscheidung von Leichtketten und Kalzium verhindert werden. Bei akutem Nierenversagen ist eine Plasmapherese zur Beseitigung der Leichtketten ungefähr um das Zehnfache effektiver als eine Peritonealdialyse, der Effekt zur dauerhaften Beseitigung des Nierenversagens ist jedoch fraglich. Die akute Verminderung der Proteinbelastung durch eine effektive Chemotherapie (z. B. mit Bortezomib) verbessert bei mehr als der Hälfte der Patienten die Nierenfunktion. Lenalidomid kann bei Niereninsuffizienz gegeben werden, muss aber dosisangepasst werden, weil es renal eliminiert wird. Harnwegsinfektionen müssen früh erkannt und behandelt werden. Beim Hyperviskositätssyndrom gilt die Plasmapherese als Therapie der Wahl. Pneumokokken sind bei Myelompatienten gefürchtete Infektionserreger; eine Vakzinierung gegen Pneumokokken kann jedoch wegen fehlender effektiver Antikörperbildung fehlschlagen. Bei wiederholtem Auftreten schwerer Infektionen werden regelmäßig Gammaglobulinpräparate zur Prophylaxe eingesetzt. Eine dauerhafte orale Antibiotikaprophylaxe ist nicht gerechtfertigt. Bei Patienten mit neurologischen Symptomen im Bereich der unteren Extremitäten, schweren fokalen Rückenschmerzen oder Problemen mit der Darm- oder Blasenkontrolle können eine Notfall-MRT und lokale Bestrahlung erfolgen und bei Kompression des Rückenmarks Glukokortikoide gegeben werden. Sofern das neurologische Defizit weiter zunimmt oder erheblich ist, kann eine notfallmäßige operative Dekompression indiziert sein (siehe Kapitel onkologische Notfälle). Zwar sprechen die ossären Läsionen auf Analgetika und Chemotherapie an, aber manche schmerzhafte Osteolysen sind am effektivsten durch eine lokale Bestrahlung behandelbar. Die chronische Anämie kann auf Erythropoetin (bedarfsweise auch in Kombination mit Eisen, Folsäure oder Vitamin B_{12}) ansprechen. Im Allgemeinen sollte allerdings die Ursache der Anämie geklärt und möglichst eine spezifische Therapie durchgeführt werden.

MAKROGLOBULINÄMIE WALDENSTRÖM

Im Jahre 1948 wurde von Jan G. Waldenström eine bösartige Erkrankung lymphoplasmozytoider Zellen mit IgM-Sekretion beschrieben. Im Gegensatz zum Myelom war diese Erkrankung mit einer Lymphadenopathie und einer Hepatosplenomegalie verbunden, aber die wichtigste klinische Manifestation war ein Hyperviskositätssyndrom. Das Krankheitsbild ähnelt der chronischen lymphatischen Leukämie oder dem lymphozytischen Lymphom. Die Erkrankung geht von einer B-Zelle aus, die das Keimzentrum durchlaufen hat und damit sowohl einer Antigenselektion als auch einer somatischen Hypermutation im Lymphfollikel unterworfen wurde und einer IgM-tragenden B-Memory-Zelle entspricht. Die Makroglobulinämie Waldenström und das extrem seltene IgM-Myelom verlaufen klinisch ähnlich, die Therapieoptionen unterscheiden sich jedoch. Die Diagnose eines IgM-Myeloms wird jedoch nur bei Patienten mit Osteolysen und dominanter Knochenmarkinfiltration durch CD138-positive Plasmazellen gestellt und ist wegen des höheren Risikos pathologischer Frakturen von Bedeutung.

Die Makroglobulinämie Waldenström kommt oft familiär gehäuft vor.. Bei mehr als 90 % der Patienten mit Makroglobulinämie Waldenström und den meisten Patienten mit IgM-MGUS findet sich eine bestimmte somatische MYD88-L265P-Mutation. Ihr Nachweis wird inzwischen als diagnostischer Test eingesetzt, um die Makroglobulinämie Waldenström von Marginalzonenlymphomen (MZL), dem IgM-sezernierenden Myelom und der chronischen lymphatischen Leukämie (CLL) abzugrenzen. Diese Mutation erklärt auch die molekulare Pathogenese der Krankheit mit Beteiligung der Signalgebung über den Toll-like-Rezeptor (TLR) und den Interleukin-1-Rezeptor (IL-1R) zur Aktivierung von IL-1R-assoziierter Kinase (IRAK) 4 und IRAK1 sowie anschließend von Nucelar Factor-κB (NF-κB). Die Erkrankung ist wie das Myelom bei Männern etwas häufiger und zeigt eine mit dem Alter zunehmende Inzidenz (Median 64 Jahre). Es wurde gezeigt, dass das IgM bei einigen Patienten mit Makroglobulinämie spezifisch mit myelinassoziiertem Glykoprotein (MAG) reagiert. Dieses Protein ist mit demyelinisierenden Erkrankungen des peripheren Nervensystems assoziiert und könnte hierbei früher und in einem größeren Umfang verloren gehen als das besser bekannte basische Myelinprotein bei Patienten mit multipler Sklerose. Manchmal entwickeln Patienten mit Makroglobulinämie vor der Manifestation der Neoplasie eine periphere Neuropathie, und die Hälfte dieser Patienten ist positiv für den Anti-MAG-Antikörper. Es wird spekuliert, dass der gesamte Vorgang mit einer Virusinfektion beginnen könnte, durch die die Bildung von Antikörpern ausgelöst wird, die mit normalem Gewebe kreuzreagieren.

Wie beim Myelom ist das Knochenmark bei der Erkrankung beteiligt, es werden jedoch weder ossäre Läsionen noch eine Hyperkalzämie beobachtet. Das Knochenmark zeigt > 10 % lymphoplasmozytäre Zellen (Oberflächen-IgM^+, $CD19^+$, $CD20^+$ und $CD22^+$, selten $CD5^+$, aber $CD10^-$ und $CD23^-$) und eine erhöhte Zahl von Mastzellen. Ebenso wie beim Myelom ist im Serum ein Paraprotein von mehr als 30 g/l (3 g/dl) vorhanden. Im Gegensatz zum Myelom führt jedoch die Größe des Proteins dazu, dass es nur in geringem Umfang renal ausgeschieden wird. Auch scheiden nur ungefähr 20 % der Patienten Leichtketten aus. Deshalb kommt es selten zu Nierenfunktionseinschränkungen. In 80 % der Fälle sind die Leichtketten vom Isotyp κ. Die Patienten präsentieren sich mit Schwäche, Müdigkeit und rezidivierenden Infektionen. Epistaxis, Sehstörungen und neurologische Symptome wie periphere Neuropathie, Schwindel, Kopfschmerzen und transiente Paresen sind bei der Makroglobulinämie weitaus häufiger als beim Myelom. Bei der körperlichen Untersuchung findet man Lymphknotenschwellungen und eine Hepatosplenomegalie. Die ophthalmoskopische Untersuchung kann eine Gefäßsegmentierung und Erweiterung der Retinavenen aufdecken, die für eine Hyperviskosität charakteristisch sind. Die Patienten können eine normozytäre normochrome Anämie aufweisen. Noch häufiger als beim Myelom kommt es zur „Geldrollenbildung“ der Erythrozyten (Rouleau-Phänomen) im peripheren Blutausstrich und zu einem positiven Coombs-Test. Im peripheren Blut sind in der Regel maligne lymphatische Zellen nachweisbar. Ungefähr 10 % der Makroglobuline sind Kryoglobuline. Es handelt sich dabei um reine Paraproteine und nicht um gemischte Kryoglobuline, wie man sie bei rheumatoider Arthritis oder Autoimmunerkrankungen findet. Gemischte Kryoglobuline bestehen aus IgM oder IgA, welches mit dem IgG, für das es spezifisch ist, Komplexe bildet. In beiden Fällen können eine Raynaud-Symptomatik und schwere vaskuläre Probleme auftreten, die durch Kälte ausgelöst werden. Gemischte Kryoglobuline kommen nur selten bei malignen Erkrankungen vor. Bei Patienten mit einem aufgrund der Anamnese und der körperlichen Untersuchung bestehenden Verdacht auf Kryoglobuline sollte das Blut mit einer warmen Spritze abgenommen und in einem Behälter mit warmem Wasser an das Labor versandt werden, um Fehler bei der quantitativen Bestimmung der Kryoglobuline zu vermeiden.

Behandlung MAKROGLOBULINÄMIE WALDENSTRÖM

Schwere Symptome der Hyperviskosität, wie Bewusstseinsstörungen oder Paresen, können akut durch eine Plasmapherese beherrscht werden, da sich 80 % der IgM-Paraproteine intravaskulär befinden. Die mediane Lebenserwartung liegt bei 50 Monaten, kann bei Fehlen von Hochrisikomerkmalen aber auch 10 Jahre betragen und ist somit ähnlich wie beim Myelom. Allerdings findet sich bei vielen Patienten mit einer Makroglobulinämie Waldenström ein indolenter Verlauf ohne Behandlungsbedürftigkeit. Hochrisikokriterien sind höheres Lebensalter, männliches Geschlecht, Allgemeinsymptome und eine hämatopoetische Insuffizienz. Mit der Behandlung wird erst begonnen, wenn Symptome auftreten oder die Anämie, die Hyperviskosität, die Lymphadenopathie oder die Hepatosplenomegalie zunehmen. Bortezomib und Bendamustin sind bei Makroglobulinämie Waldenström signifikant wirksam. Rituximab (Anti-CD20) führt allein oder in Kombination mit jeder dieser Substanzen ebenfalls zum Ansprechen. Da Rituximab ein Aufflackern von IgM verursachen kann, wird es initial bei Patienten mit hohen IgM-Spiegeln nicht gegeben. Fludarabin (25 mg/m^2 täglich über 5 Tage alle 4 Wochen) oder Cladribin (0,1 mg/kg/d über 7 Tage alle 4 Wochen) sind ebenfalls sehr effektiv in der Monotherapie. Seit der Entdeckung der MYD88-Mutation werden BTK- und IRAK1/4-Inhibitoren untersucht und zeigen ein signifikantes Ansprechen. Die Hochdosistherapie mit autologer Transplantation ist zwar ebenfalls eine Option, wird aber wegen der Verfügbarkeit effektiver Substanzen zur systemischen Therapie nur selten durchgeführt.

POEMS-SYNDROM

Merkmale dieses Syndroms sind *P*olyneuropathie, *O*rganomegalie, *E*ndokrinopathie, *M*-Protein und Haut(*S*kin)-Veränderungen (POEMS). Die diagnostischen Kriterien sind in Tabelle 19-1 zusammengefasst. Die Patienten leiden gewöhnlich unter einer schweren progredienten sensomotorischen Polyneuropathie, assoziiert mit myelombedingten sklerotischen Knochenläsionen. Beim Myelom tritt in etwa 1,4 % der Fälle eine Polyneuropathie auf, das POEMS-Syndrom ist jedoch nur eine seltene Subentität dieser Gruppe. Im Unterschied zu einem typischen Myelom treten bei etwa zwei Drittel der Patienten eine Hepatomegalie sowie eine Lymphadenopathie auf, bei einem Drittel auch eine Splenomegalie. Die Lymphadenopathie ähnelt histologisch dem Castleman-Syndrom, einem Krankheitsbild, das mit einer IL-6-Überproduktion in Verbindung gebracht wird. Zu den endokrinen Manifestationen gehören bei Frauen eine Amenorrhö und bei Männern Impotenz und Gynäkomastie. Da die normale inhibitorische Kontrolle durch den Hypothalamus verloren geht, tritt eine Hyperprolaktinämie auf, die mit anderen ZNS-Symptomen wie Papillenödem, erhöhtem Liquordruck und -proteinspiegel assoziiert sein kann. Ein Diabetes mellitus Typ 2 tritt bei einem Drittel der Patienten auf. Gelegentlich wurden auch eine Hypothyreose und eine Nebenniereninsuffizienz beschrieben. Es kommt zu diversen Hautveränderungen, wie Hyperpigmentierung, Hypertrichose, Hautverdickungen und Trommelschlägelfingern. Als weitere Manifestationen können periphere Ödeme, Aszites, Pleuraergüsse, Fieber und Thrombozytose auftreten. Initial müssen nicht alle Komponenten des POEMS-Syndroms vorhanden sein.

Die Pathogenese der Erkrankung ist unklar; es wurde jedoch gezeigt, dass hohe Spiegel der proinflammatorischen Zytokine IL-1, IL-6 und TNF vorliegen und dass der Spiegel des inhibitorischen Zytokins Transforming Growth Factor β (TGF-β) erniedrigt ist. Eine Therapie des Myeloms kann zu einer Verbesserung auch der anderen Erkrankungsmanifestationen führen.

Die Behandlung ist ähnlich der beim Myelom, wobei Plasmapheresen beim POEMS-Syndrom ineffektiv scheinen. Patienten mit einzelnen osteosklerotischen Läsionen können hinsichtlich ihrer neuropathischen Beschwerden von einer Radiatio profitieren. Wie beim Myelom sind sowohl Behandlungsversuche mit den dort genannten neueren Therapeutika als auch eine Hochdosistherapie mit autologer Stammzelltransplantation zum Einsatz gekommen und haben zu verlängertem progressionsfreiem Überleben geführt.

SCHWERKETTENKRANKHEITEN

Die Schwerkettenkrankheiten sind seltene lymphoplasmozytische Neoplasien. Ihre klinischen Manifestationen variieren mit dem Schwerkettenisotyp. Bei den Erkrankten fehlt die leichte Kette und wird eine defekte Schwerkette sezerniert, die gewöhnlich ein intaktes Fc-Fragment und eine Deletion der Fd-Region aufweist. Gamma-, Alpha- und mu-Schwerkettenkrankheiten wurden beschrieben; es gibt jedoch bislang keine Berichte über Delta- oder Epsilon-Schwerkettenerkrankungen. Bei der molekularbiologischen Analyse dieser Tumoren wurden strukturelle genetische Defekte gefunden, die für die Sekretion aberranter Ketten verantwortlich sein dürften.

GAMMA-SCHWERKETTENKRANKHEIT (FRANKLIN-SYNDROM)

Von dieser Erkrankung sind Personen sehr unterschiedlicher Altersgruppen und Herkunft betroffen. Lymphadenopathie, Fieber, Anämie, Unwohlsein, Hepatosplenomegalie und Schwäche sind typische Symptome. Oft finden sich parallel Autoimmunerkrankungen, vor allem eine rheumatoide Arthritis. Das auffälligste Symptom ist ein Ödem infolge einer Beteiligung des Waldeyer-Ringes, das so ausgeprägt sein kann, dass es zur Beeinträchtigung der Atmung kommt. Die Diagnose hängt vom Nachweis eines Paraproteins im Serum ab (oft < 20 g/l bzw. < 2 g/dl), das mit Anti-IgG, aber nicht mit Antikörpern gegen Leichtketten reagiert. *Das Paraprotein ist typischerweise sowohl im Serum als auch im Urin nachweisbar.* Die meisten Paraproteine gehören der Gamma-1-Subklasse an. Es wurden jedoch auch andere Subklassen beobachtet. Die Patienten können eine Thrombopenie und eine Eosinophilie aufweisen, während das Knochenmark mit einer erhöhten Anzahl von Lymphozyten oder Plasmazellen, die nicht für die Leichtkette anfärben, diagnostisch nicht wegweisend ist. Der Zustand der Patienten verschlechtert sich gewöhnlich rapide und sie sterben meist an Infektionen. Einige Patienten haben jedoch mit einer Chemotherapie 5 Jahre überlebt. Eine Therapieindikation besteht bei klinischer Symptomatik. Gegeben werden Chemotherapeutikakombinationen wie bei niedrigmalignen Lymphomen. Auch Rituximab hat sich als wirksam erwiesen.

ALPHA-SCHWERKETTENKRANKHEIT (EIDELMAN-SELIGMANN-SYNDROM)

Hierbei handelt es sich um die häufigste Schwerkettenkrankheit. Sie ist eng mit einer Neoplasie verwandt, die als *Mittelmeerlymphom* bekannt ist und junge Menschen in bestimmten Regionen, unter anderem im Mittelmeerraum, Asien und Südamerika, in denen häufig intestinaler Parasitenbefall auftritt, betrifft. Die Erkrankung ist durch eine Infiltration der Lamina propria des Dünndarms mit lymphoplasmozytoiden Zellen gekennzeichnet, die verkürzte Alpha-Ketten sezernieren. Der Nachweis der Alpha-Schwerketten ist schwierig, da sie zur Polymerisation neigen und im Profil der Elektrophorese als „Schmierspur" und nicht als schmalbasiger Gradient erscheinen. Trotz der Polymerisation wird eine Hyperviskosität bei der Alpha-Schwerkettenkrankheit selten zum Problem. Ohne eine durch J-Ketten vermittelte Dimerisierung steigt die Viskosität nicht deutlich an. In Serum und Urin sind keine Leichtketten nachweisbar. Die Patienten präsentieren sich mit chronischem Durchfall, Gewichtsverlust und Malabsorption und zeigen eine ausgedehnte mesenteriale und paraaortale Lymphadenopathie. Selten kommt es zu einer Beteiligung des Respirationstrakts. Der klinische Verlauf kann sehr unterschiedlich sein. Bei einigen Patienten entwickelt sich ein histologisches Bild, das Merkmale aggressiver Lymphome aufweist. Eine Chemotherapie kann zu Langzeitremissionen führen. In seltenen Fällen haben Patienten anscheinend auf eine Antibiotikatherapie angesprochen. Daraus ergibt sich die Frage nach der ätiologischen Bedeutung einer Antigenstimulation, möglicherweise durch chronische Darminfektionen. Eine Chemotherapie in Kombination mit Antibiotika könnte effektiver als die alleinige Chemotherapie sein. Die immunproliferative Erkrankung des Dünndarms (IPSID) ist mit einem Infektionserreger assoziiert: Dieses Lymphom tritt bei Menschen mit einer Campylobacter-jenuni-Infektion auf. Vorwiegend betroffen ist der proximale Dünndarm, mit der Folge von Malabsorption, Diarrhö und abdominellen Schmerzen. Man findet hierbei eine überschießende Plasmazellausreifung mit verkürzten Alpha-Schwerketten, während leichte Ketten sowie die erste Domäne der konstanten Region fehlen. Im Frühstadium der IPSID lassen sich durch Antibiotikabehandlung 30–70 % Vollremissionen erzielen. Unbehandelte Patienten entwickeln hingegen lymphoplasmozytische oder immunoblastische Lymphome. Patienten, die nicht auf die Antibiotikatherapie ansprechen, erhalten eine Kombinationschemotherapie, wie sie beim niedrigmalignen Lymphom gegeben wird.

µ-Schwerkettenkrankheit

Bei einer sehr seltenen Subgruppe von Patienten mit chronischer lymphatischer Leukämie scheint es zu einer Sekretion von isolierten µ-Schwerketten ins Serum zu kommen. Bei Patienten mit µ-Schwerkettenkrankheit sind der Nachweis von Vakuolen in den malignen Lymphozyten und die Exkretion von kappa-Leichtketten im Urin die einzigen Unterscheidungsmerkmale. Zur Diagnosestellung ist eine Ultrazentrifugation oder eine Gelfiltration erforderlich, um zu bestätigen, dass das Paraprotein nicht mit gegen Leichtketten gerichteten Reagenzien reagiert, weil einige intakte Makroglobuline nicht mit diesen Seren interagieren. Die Tumorzellen scheinen einen Defekt im Zusammenbau ihrer Leicht- und Schwerketten aufzuweisen, da beide im Zytoplasma vorhanden sind. Es gibt keine Hinweise darauf, dass die betroffenen Patienten anders als andere Patienten mit chronischer lymphatischer Leukämie behandelt werden sollten (Kap. 17).

KAPITEL 20

AMYLOIDOSE

David C. Seldin ■ John L. Berk

Für die deutsche Ausgabe Sabine Ladner-Merz und Ulf Müller-Ladner

ALLGEMEINE GRUNDSÄTZE

Unter dem Begriff *Amyloidose* werden Krankheiten zusammengefasst, die auf einer Proteinfehlfaltung beruhen und durch die extrazelluläre Ablagerung unlöslicher polymerer Proteinfibrillen in Geweben und Organen gekennzeichnet sind. Es existiert eine stabile zelluläre Maschinerie, die die Proteine während ihres Synthese- und Sekretionsprozesses begleitet, um sicherzustellen, dass sie ihre korrekte Tertiärstruktur und Funktion erhalten, und die fehlgefaltete Proteine eliminiert. Genmutationen, fehlerhafte Proteinprozessierung und andere Faktoren können eine Fehlfaltung begünstigen, die zum Verlust der normalen Eiweißfunktion und der intra- und extrazellulären Anhäufung des betroffenen Eiweißes führt. Inzwischen weiß man, dass viele Krankheiten, angefangen bei der zystischen Fibrose bis hin zur Alzheimer-Erkrankung mit einer Fehlfaltung von Proteinen einhergehen. Bei den Amyloidosen finden sich die Proteinaggregate typischerweise extrazellulär. Die fehlgefalteten Proteinuntereinheiten nehmen eine antiparallele Struktur reich an β-Falten ein, durch die es zur Bildung von Oligomeren höherer Ordnung und dann von Fibrillen mit typischem Färbeverhalten kommt. Der Begriff *Amyloid* wurde etwa im Jahre 1854 von dem Pathologen Rudolf Virchow geprägt, der davon ausging, dass solche Ablagerungen stärkeartig seien (griech. Amylo, Stärke), da sie sich in der Färbung mit Iod-Schwefelsäure wie Stärke blau-violett färbten.

Amyloidosen werden durch die biochemischen Eigenschaften des Proteins, aus dem die Fibrillenablagerungen bestehen, definiert und klassifiziert in systemische oder lokalisierte, erworbene oder hereditäre Amyloidosen und entsprechend dem klinischen Befundmuster der einzelnen Krankheitsformen (Tab. 20-1). Die Standard-Nomenklatur für Amyloidosen ist AX, wobei A für „Amyloidose" steht und „X" das Fibrillenprotein bezeichnet. Dieses Kapitel befasst sich vorwiegend mit den systemischen Formen. AL ist eine Amyloidose, deren Amyloid aus Immunglobulin-Leichtketten besteht und die früher als primäre systemische Amyloidose bezeichnet wurde. Ihr liegt eine monoklonale B-Zell- oder Plasmazellerkrankung zugrunde. Sie kann von einem Myelom oder Lymphom begleitet werden. AF umfasst die Gruppe der hereditären Amyloidosen, die meist durch Mutationen von Transthyretin verursacht werden, dem Transportprotein für Thyroxin und Retinol-bindendes Protein. AA-Amyloid besteht aus dem Akute-Phase-Protein Serumamyloid A und tritt im Zusammenhang mit chronisch-entzündlichen oder infektiösen Erkrankungen auf. Daher wurde diese Form früher als sekundäre Amyloidose bezeichnet. Aβ_2M ist ein Amyloid, das aus fehlgefaltetem β_2-Mikroglobulin besteht und bei lange dauernder Niereninsuffizienz mit meist jahrelanger Dialyse vorkommt. Die Aβ-Amyloidose, die häufigste Form der lokalisierten Amyloidosen, findet sich im Gehirn bei Alzheimer-Demenz und entsteht durch anormale proteolytische Prozessierung und Ablagerung von Polypeptiden, die sich vom Amyloid-Precursor-Protein (APP) ableiten.

Tabelle 20-1

FIBRILLÄRE AMYLOIDPROTEINE UND KLINISCHE SYNDROME

Name	Vorläufer	Klinisches Syndrom	Klinische Manifestation
Systemische Amyloidosen			
AL	Immunglobulin-Leichtkette	Primär oder Myelom-assoziiert[a]	Jede möglich
AH	Immunglobulin-Schwerkette	Primär oder Assoziation mit multiplem Myelom (selten)	Jede möglich
AA	Serumamyloid-A-Protein	Sekundär; reaktiv[b]	Renal, jede andere
Aβ_2M	β_2-Mikroglobulin	Bei Hämodialyse	Synovialis, Knochen
ATTR	Transthyretin	Familiär (Mutation) Altersbedingt (Wildtyp)	Kardial, peripheres und autonomes Nervensystem
AApoAI	Apolipoprotein AI	Familiär	Hepatisch, renal
AApoAII	Apolipoprotein AII	Familiär	Renal
AGel	Gelsolin	Familiär	Kornea, Hirnnerven, Haut, Nieren
AFib	Fibrinogen Aα	Familiär	Renal
ALys	Lysozym	Familiär	Renal, hepatisch
ALECT2	Leukozyten-chemotaktischer Faktor 2	?	Renal
Lokalisierte Amyloidosen			
Aβ	Amyloid-β-Protein	Alzheimer-Krankheit; Down-Syndrom	ZNS
ACys	Cystatin C	Zerebrale Amyloidangiopathie	ZNS, vaskulär
APrP	Prionprotein	Spongiforme Enzephalopathie	ZNS
AIAPP	Inselzellen-Amyloidpolypetid (Amylin)	Assoziation mit Diabetes mellitus	Pankreas
ACal	Calcitonin	Medulläres Schilddrüsenkarzinom	Schilddrüse
AANF	Atrialer natriuretischer Faktor	Vorhofflimmern	Vorhöfe
APro	Prolaktin	Endokrine Störung	Hypophyse
ASgl	Semenogelin I	Altersbedingt; Zufallsbefund bei Autopsien oder Biopsien	Samenblasen

[a] Lokale Ablagerungen in Haut, Konjunktiven, Harnblase und Atemwegen (Trachea und Bronchien) können vorkommen.

[b] Sekundär nach chronischer Entzündung oder Infektion oder bei einem hereditären Fiebersyndrom, z. B. familiäres Mittelmeerfieber.

Diagnose und Behandlung der Amyloidosen beruhen auf der histopathologischen Diagnose der Amyloidablagerungen und der immunhistochemischen, biochemischen oder genetischen Determinierung des Amyloidtyps (Abb. 20-1). Bei systemischen Amyloidosen können die betroffenen Organe biopsiert werden, wobei Amyloidablagerungen jedoch in jedem Körpergewebe nachweisbar sein können. In der Vergangenheit wurden Blutgefäße der Gingiva oder der rektalen Schleimhaut untersucht, aber das am leichtesten zugängliche Gewebe, das bei mehr als 80 % der Patienten mit systemischer Amyloidose positiv ist, ist Fett. Nach Lokalanästhesie und Nadelaspiration mit einer 16-Gauge-Nadel kann das gewonnene Fett der Bauchwand auf einen Objektträger gestrichen und gefärbt werden, sodass kein operativer Eingriff erforderlich ist. Falls dieses Untersuchungsmaterial ein negatives Ergebnis zeigt, kommen bei Verdacht auf eine Amyloidose eine Biopsie der Niere, des Herzens, der Leber oder des Magen-Darm-Trakts in Betracht. Die regelmäßig anzutreffende β-Faltblatt-Struktur der Amyloidablagerungen zeigt bei einer Kongorot-Färbung eine besondere „apfel-grüne" Doppelbrechung in der Polarisationslichtmikroskopie, während andere reguläre Proteinstrukturen (z. B. Kollagen) weiß imponieren. Die Fibrillen mit einem Durchmesser von 10 nm können auch in mit Paraformaldehyd fixiertem Gewebe mittels Elektronenmikroskopie direkt dargestellt werden. Ist das Amyloid erst einmal gefunden, muss der Proteintyp bestimmt werden, gewöhnlich mithilfe von Immunhistochemie, Immunelektronenmikroskopie oder mittels Massenspektroskopie oder anderer biochemischer Verfahren. Mithilfe der Gensequenzierung werden Mutationen identifiziert, die zum AF-Amyloid führen. Eine sorgfältige Anamneseerhebung, körperliche Untersuchung und klinische Beurteilung, einschließlich des Alters und der ethnischen Zugehörigkeit, der Organbeteiligung, der Grunderkrankungen und der Familienanamnese, können einen Hinweis auf den Amyloidtyp geben. Das klinische Bild der Amyloidosen kann sich jedoch erheblich überschneiden, sodass für eine korrekte Therapie eine akkurate Typisierung unabdingbar notwendig ist.

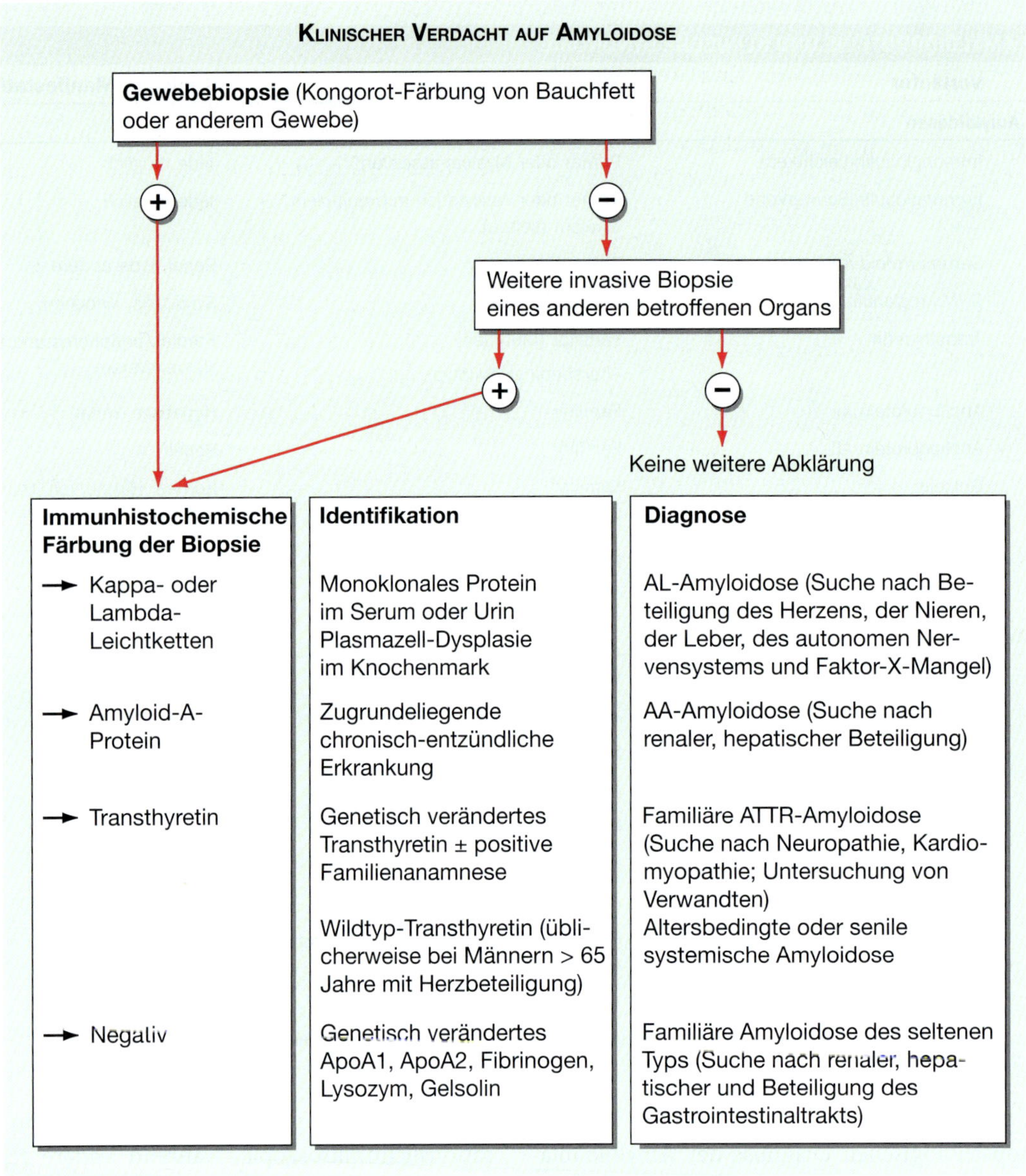

Abbildung 20-1 Algorithmus zur Diagnose der Amyloidose und Bestimmung des Amyloidose-Typs. Klinisch verdächtig: ungeklärte Nephropathie, Kardiomyopathie, Neuropathie, Enteropathie, Arthropathie und Makroglossie. ApoA1 = Apolipoprotein A1; ApoA2 = Apolipoprotein A2.

Die Mechanismen der Fibrillenbildung und der Gewebetoxizität bleiben strittig. Gemäß der derzeitig angenommenen „Amyloidhypothese“ durchlaufen die Vorläuferproteine einen Prozess der reversiblen Entfaltung oder Fehlfaltung. Fehlgefaltete Proteine bilden erst oligomere Aggregate, Polymere höherer Ordnung und dann Fibrillen, die sich in den Geweben ablagern. Immer mehr spricht dafür, dass von den oligomeren Zwischenstufen die höchste Toxizität ausgeht. Oligomere interagieren weitaus besser mit Zellen als große Fibrillen, führen zur Bildung reaktiver Sauerstoffverbindungen und aktivieren die Stress-Signalgebung. Schließlich stören die fibrillären Ablagerungen im Gewebe die normale Organfunktion. Ein differenzierteres Verständnis für die Mechanismen, die zur Amyloidbildung und Funktionsstörung von Zellen und Geweben führen, wird auch künftig neue Ansatzpunkte für zielgerichtete Therapien eröffnen.

Die klinischen Syndrome der Amyloidosen gehen mit relativ unspezifischen Veränderungen in Routinelaboruntersuchungen einher. Das Blutbild ist üblicherweise normal, obwohl die Blutsenkung häufig erhöht ist. Patienten mit Nierenbeteiligung weisen gewöhnlich eine Proteinurie im nephrotischen Bereich auf, die zu einer ausgeprägten Hypalbuminämie führen kann. Bei Serumalbuminspiegeln < 2 g/dl bestehen meist Fußödeme oder Anasarka. Die Amyloidkardiomyopathie ist durch eine konzentrische Ventrikelhypertrophie und eine diastolische Funktionsstörung mit erhöhten Serumspiegeln von Brain Natriuretic Peptide oder N-terminalem pro-Brain Natriuretic Peptide sowie Troponin gekennzeichnet. Diese kardialen Biomarker können bei Patienten mit AL-Amyloidose zum Staging, zur prognostischen Einstufung sowie zur Überwachung der Krankheitsaktivität eingesetzt werden. Dabei ist zu beachten, dass eine Niereninsuffizienz zu einem falsch positiven Anstieg dieser Biomarker führen kann. Vor kurzem wurden bei Patienten mit Amyloidkardiomyopathie veränderte Serumspiegel von Biomarkern für das kardiale Remodelling wie Matrixmetalloproteinasen und Gewebeinhibitoren der Metalloproteinasen gefunden. Elektrokardiografische und echokardiografische Befunde bei Amyloidkardiomyopathie werden unten beschrieben. Patienten mit Leberbeteiligung entwickeln gewöhnlich eine Cholestase mit einem Anstieg der alkalischen Phosphatase, jedoch nur minimaler Transaminasenerhöhung und Erhalt der Syntheseleistung selbst bei fortgeschrittener Erkrankung. Bei der AL-Amyloidose kann es aufgrund einer Infiltration endokriner Organe durch Fibrillen zu Hypothyreose, Nebennierenrindeninsuffizienz oder sogar Hypopituitarismus kommen. Obwohl keiner dieser Befunde spezifisch für eine Amyloidose ist, sollte an eine Amyloidose gedacht werden, sobald Veränderungen in mehreren Organsystemen vorliegen.

AL-AMYLOIDOSE

ÄTIOLOGIE UND INZIDENZ

AL-Amyloidose wird am häufigsten verursacht durch eine klonale Ausdehnung von Plasmazellen im Knochenmark, die monoklonale Ig-Leichtketten sezernieren, die sich als Amyloidfibrillen in Geweben ablagern. Abhängig von der primären Sequenz oder anderen genetischen und epigenetischen Faktoren bilden die klonalen Plasmazellen eine fehlgefaltete Leichtkette, die eine AL-Amyloidose hervorruft, oder eine Leichtkette, die sich angemessen faltet, sodass sich die Zellen immer weiter ausbreiten und zu einem multiplen Myelom entwickeln (Kap. 19). Eine AL-Amyloidose kann bei multiplem Myelom und anderen B-lymphoproliferativen Erkrankungen, einschließlich Non-Hodgkin-Lymphomen (Kap. 17) und Makroglobulinämie Waldenström (Kap. 19), auftreten. Die AL-Amyloidose ist der häufigste Typ der systemischen Amyloidose in Nordamerika. Ihre Inzidenz wird auf 4,5 pro 100.000 Einwohner geschätzt, die Ermittlung dieser Zahl bleibt jedoch unzulänglich und die tatsächliche Inzidenz ist möglicherweise bedeutend höher. Die AL-Amyloidose tritt wie andere Plasmazellerkrankungen üblicherweise nach dem 40. Lebensjahr auf und verläuft oft rasch fortschreitend und führt zum Tod, wenn sie unbehandelt bleibt.

PATHOLOGIE UND KLINISCHES BILD BEI AL-AMYLOIDOSE

Bei der AL-Amyloidose sind Amyloidablagerungen gewöhnlich weit verbreitet und können im Interstitium eines jeden Organs außer dem zentralen Nervensystem angetroffen werden. Die fibrillären Amyloidablagerungen bestehen aus intakten monoklonalen Ig-Leichtketten mit einer Masse von 23 kDa oder kleineren Bruchstücken. Zu den akzessorischen Molekülen, die gemeinsam mit den Leichtkettenfibrillen (ebenso wie mit anderen Amyloidfibrillen) abgelagert werden, gehören die Serumamyloid-P-Komponente, andere Proteine, Glykosaminoglykane und Metallionen. Obwohl alle Kappa- und Lambda-Leichtkettensubtypen in AL-Amyloidfibrillen nachgewiesen werden konnten, herrschen die Lambda-Subtypen vor, wobei der Lambda-VI-Subtyp einzigartige Struktureigenschaften zu besitzen scheint, die ihn zur Fibrillenformation meist in der Niere prädisponieren.

Die AL-Amyloidose ist gewöhnlich eine rasch fortschreitende Erkrankung, die sich mit mannigfaltigen klinischen Symptomen präsentiert, deren Kenntnis den Schlüssel zur Diagnose darstellt. Unspezifische Symptome, wie Erschöpfung und Gewichtsverlust, sind häufig, aber die Diagnose wird selten gestellt, bevor sich Symptome mit Bezug zu einem bestimmten Organ einstellen. Die Nieren sind das am häufigsten betroffene Organ (70–80 %). Eine renale Amyloidose manifestiert sich gewöhnlich mit einer Proteinurie, die oft so ausgeprägt ist wie bei einem nephrotischen Syndrom und mit einer signifikanten Hypalbuminämie, einer sekundären Hypercholesterinämie und Ödemen bis hin zu Anasarka vergesellschaftet ist. Selten kann eine eher tubuläre als glomeruläre Ablagerung von Amyloid eine Azotämie ohne eine signifikante Proteinurie verursachen. Kardiale Symptome sind am zweithäufigsten (50–60 %) und die häufigste Todesursache. Das EKG kann in den Extremitätenableitungen schon früh eine Niedervoltage mit einem Pseudoinfarktmuster zeigen. Echokardiografische Befunde sind konzentrisch verdickte Ventrikel und eine diastolische Dysfunktion mit anormalem Wandspannungsverhalten und einem „Glitzern" wurde beschrieben, wird aber bei einer Echokardiografie mit einem modernen hochauflösenden Ultraschallgerät normalerweise nicht beobachtet. Eine herabgesetzte Vorhofkontraktilität selbst bei Sinusrhythmus ist verbunden mit einem erhöhten Risiko für eine Thrombusbildung im Vorhof und Schlaganfälle. In der kardialen MRT kann man eine Wandverdickung und eine typische subendokardiale Gadolinium-Kontrastmittelaufnahme sehen. Symptome, die das Nervensystem betreffen, umfassen eine periphere sensorische Neuropathie und/oder eine Funktionsstörung des autonomen Nervensystems mit gastrointestina-

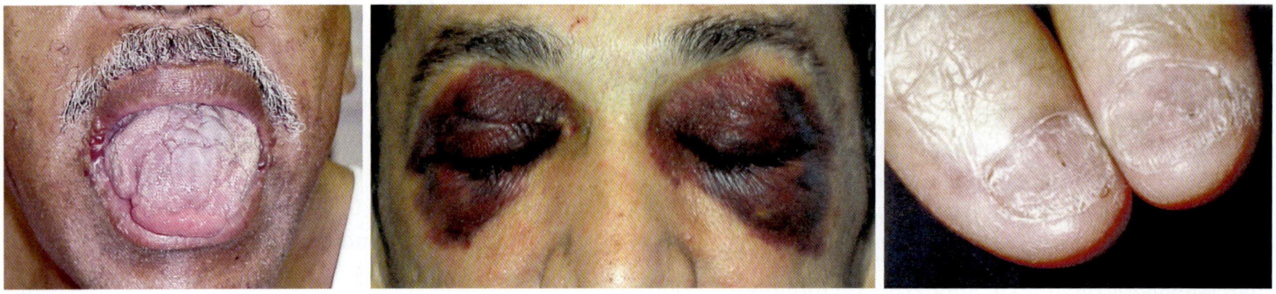

A B C

Abbildung 20-2 Klinische Zeichen der AL-Amyloidose. ***A.*** Makroglossie. ***B.*** Periorbitale Ekchymosen. ***C.*** Fingernageldystrophie.

len Motilitätsstörungen (Völlegefühl, Diarrhö, Obstipation), Impotenz, orthostatischer Hypotonie und/oder neurogener Blase. Eine Makroglossie (Abb. 20-2A) ist pathognomonisch für eine AL-Amyloidose, wird aber nur bei ca. 10 % der Patienten gesehen. Eine Leberbeteiligung zeigt sich durch eine Cholestase und Hepatomegalie. Häufig ist die Milz mitbetroffen und es kann zu einem funktionellen Hyposplenismus ohne Splenomegalie kommen. Viele Patienten berichten über eine Hämatomneigung, die auf Amyloidablagerungen in Kapillaren oder Mangel an Gerinnungsfaktor X, der an Amyloidfibrillen bindet, zurückzuführen ist. Es können Hautblutungen besonders rund um die Augen („Syndrom des blauen Auges", „Raccoon-Syndrom") auftreten (Abb. 20-2B), ein anderes ungewöhnliches, aber pathognomonisches Zeichen. Andere Befunde beinhalten Nageldystrophie (Abb. 20-2C), Alopezie und eine Amyloid-Arthropathie mit einer Verdickung der Synovialmembranen in den Hand- und Schultergelenken (Abb. 20-2). Treten Zeichen einer Multisystemerkrankung und eines reduzierten Allgemeinzustands in Kombination mit einem der erwähnten klinischen Syndrome auf, sollte eine Diagnostik hinsichtlich einer Amyloidose erfolgen.

DIAGNOSTIK

Die Identifikation einer zugrunde liegenden B-lymphoproliferativen Erkrankung und klonaler Leichtketten ist der Schlüssel zur Diagnose der AL-Amyloidose. Die Plasma-Eiweißelektrophorese und Urin-Eiweißelektrophorese, obwohl wertvoll bei der Diagnostik eines multiplen Myeloms, sind hier aber keine hilfreichen Screeningtests, da monoklonale Leichtketten und vollständige Immunglobuline, anders als beim multiplen Myelom, häufig nicht in ausreichender Quantität im Serum vorhanden sind, um eine monoklonale „M-Zacke" in diesen Tests zu zeigen oder eine Leichtketten(Bence-Jones)-Proteinurie auszulösen. Jedoch haben mehr als 90 % der Patienten im Serum oder Urin monoklonale Leichtketten oder Immunglobuline, die mittels Immunfixationselektrophorese (Abb. 20-3A) oder durch nephelometrische Messung der „freien" Leichtketten (also der in monomerer Form und nicht in Form eines Immunglobulin-Tetramers mit schwerer Kette zirkulierender Leichtkette) nachgewiesen werden können. Dieses Verhältnis neben der absoluten Anzahl zu überprüfen ist essenziell, da bei einer Niereninsuffizienz die Clearance freier Leichtketten vermindert und die Menge beider Isotypen im Blut erhöht ist. Zusätzlich kann bei ungefähr 90 % der Patienten ein erhöhter Prozentsatz von Plasmazellen (typischerweise 5–30 % der Zellen mit Zellkern) im Knochenmark beobachtet werden. Die Kappa- bzw. Lambdaklonalität kann mittels Durchflusszytometrie, immunhistochemischer Färbung oder In-situ-Hybridisierung von Leichtketten-mRNS nachgewiesen werden (Abb. 20-3B).

Ein monoklonales Serumprotein für sich genommen ist jedoch nicht diagnostisch beweisend für eine Amyloidose, da eine monoklonale Gammopathie unbestimmter Signifikanz (MGUS) häufig bei älteren Patienten vorkommt (Kap. 19). Wenn jedoch eine MGUS bei einem Patienten vorhanden ist, bei dem durch eine Biopsie eine Amyloidose nachgewiesen wurde, ist dies hochverdächtig auf einen AL-Typ. Genauso sollte bei Verdacht auf ein „smoldering" Myelom mit moderater Erhöhung der Knochenmarkzellen ein Screening auf eine AL-Amyloidose erfolgen, sofern Symptome seitens der Nieren, des Herzens oder des Nervensystems vorliegen. Eine exakte Amyloid-Typisierung ist für eine adäquate Behandlung essenziell. Eine immunhistochemische Färbung der Amyloidablagerungen ist nur sinnvoll, wenn sie bevorzugt an einen Leichtketten-Antikörper binden; denn manche Amyloidablagerungen binden Antikörper unspezifisch. Die Immunelektronenmikroskopie ist zuverlässiger und es kann auch eine massenspektroskopische Mikrosequenzierung kleiner Proteinmengen, die aus Fibrillenablagerungen extrahiert wurden, durchgeführt werden. In unklaren Fällen sollten andere Formen der Amyloidose sorgfältig mittels Genanalyse und weiteren Tests ausgeschlossen werden.

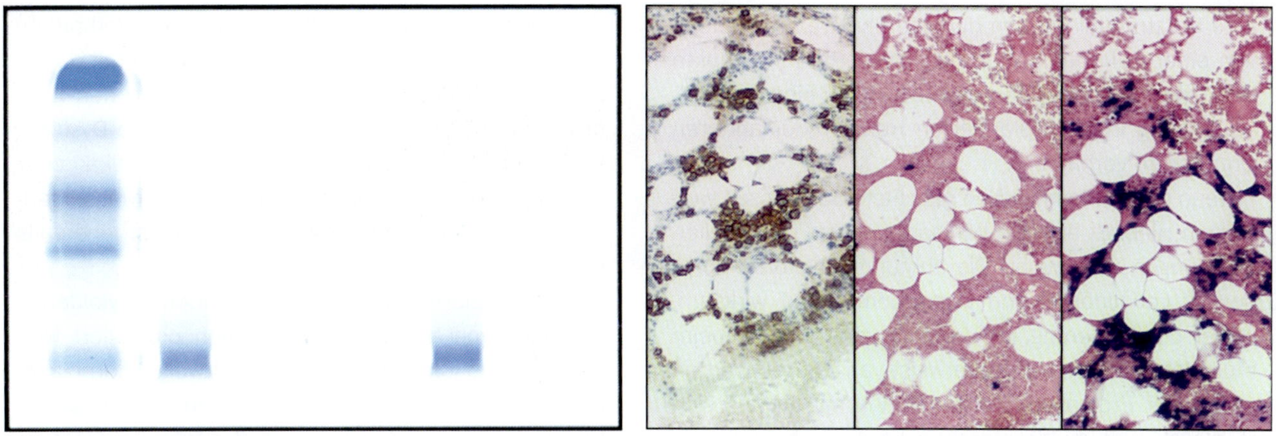

Abbildung 20-3 **Laborbefunde einer AL-Amyloidose.** ***A.*** Die Serum-Immunfixationselektrophorese zeigt ein IgG-Kappa-monoklonales Protein. Die Serum-Protein-Elektrophorese ist oft normal. ***B.*** Knochenmarkbiopsie, immunhistochemisch markiert mit einem Antikörper gegen CD138 (Syndecan; wird von Plasmazellen exprimiert) (linkes Bild). Das mittlere und rechte Bild zeigen eine In-situ-Hybridisierung mit Fluoreszenz-Markierung von Kappa- bzw. Lambda-mRNS von Plasmazellen. *(Mikroskopische Aufnahmen mit frdl. Genehmigung von C. O'Hara.)*

Behandlung
AL-AMYLOIDOSE

Für die AL-Amyloidose ist eine ausgedehnte Beteiligung vieler Organsysteme typisch und das mediane Überleben ohne Behandlung beträgt gewöhnlich nur 1–2 Jahre ab dem Zeitpunkt der Diagnosestellung. Gegenwärtige Therapien zielen auf die klonalen Plasmazellen im Knochenmark, wobei Therapieansätze verfolgt werden, die für die Behandlung des multiplen Myeloms zum Einsatz gelangen. Die Therapie mit oralem Melphalan und Prednison kann die Plasmazelllast verringern, bewirkt jedoch nur bei einem geringen Prozentsatz der Patienten eine komplette hämatologische Remission und führt zu einer lediglich minimalen Verbesserung von Organfunktion und Überlebenszeit; diese Behandlung wird daher nicht mehr häufig eingesetzt. Wird Prednison durch eine hoch dosierte Pulstherapie mit Dexamethason ersetzt, werden höhere Responseraten und eine länger dauernde Remission erreicht, dabei wird Dexamethason jedoch von Patienten mit signifikanten Ödemen oder einer Herzerkrankung nicht immer gut vertragen. Hoch dosiertes intravenöses Melphalan, gefolgt von einer autologen Stammzelltransplantation, führt zu einer vollständigen hämatologischen Remission bei ungefähr 40 % der behandelten Patienten, gemessen als kompletter Verlust der klonalen Plasmazellen im Knochenmark und Verschwinden der monoklonalen Leichtketten in der Immunfixationselektrophorese und in Nachweistests freier Leichtketten. Dem hämatologischen Ansprechen kann innerhalb von 6–12 Monaten eine Verbesserung der Organfunktion und der Lebensqualität folgen. Eine vollständige Remission scheint nach hoch dosiertem Melphalan plus Stammzelltransplantation anhaltender zu sein als beim multiplen Myelom und es kommen Remissionen für mehr als 15 Jahre ohne weitere Behandlung vor. Unglücklicherweise kommt nur die Hälfte der Patienten mit AL-Amyloidose für eine solche aggressive Therapie infrage und selbst in spezialisierten Zentren ist wegen der eingeschränkten Organfunktion die transplantationsbedingte Mortalität höher als bei anderen hämatologischen Erkrankungen. Die Amyloid-Kardiomyopathie, ein schlechter Ernährungszustand, eine beeinträchtigte Leistungsfähigkeit und die Beteiligung vieler Organe tragen zu einer übermäßig hohen Morbidität und Mortalität bei. Die Blutungsneigung aufgrund einer Anlagerung von Gerinnungsfaktor X an Amyloidfibrillen erhöht ebenfalls die Mortalitätsrate. Dieses Syndrom kommt jedoch nur bei 5–10 % der Patienten vor. In einer randomisiertem Multicenter-Studie, die in Frankreich durchgeführt wurde, konnte beim Vergleich von oralem Melphalan plus Dexamethason mit hoch dosiertem Melphalan plus hämatopoetischer Stammzelltransplantation kein Vorteil der Hochdosistherapie nachgewiesen werden, wobei die mit der Stammzelltransplantation einhergehende Sterblichkeit sehr hoch war. Es wurde deutlich, dass eine sorgfältige Patientenauswahl und ein professionelles Transplantationsmanagement entscheidend für die Reduktion der transplantationsbezogenen Mortalität sind.

Für Patienten mit eingeschränkter Herzfunktion oder Arrhythmien als Folge der Amyloidablagerungen im Myokard beträgt das mediane Überleben ohne Therapie nur ungefähr 6 Monate. Bei diesen Patienten kann eine Herztransplantation durchgeführt werden, gefolgt von einer Behandlung mit hoch dosiertem Melphalan und einer Stammzelltransplantation, um eine Amyloidablagerung im transplantierten Herzen oder anderen Organen zu verhindern.

Neue gegen Plasmazellen gerichtete Substanzen wurden im Hinblick auf ihre Wirksamkeit bei Plasmazellerkrankungen untersucht. Die Immunmodulatoren Thalidomid, Lenalidomid und Pomalidomid sind wirksam, wobei die Dosierung im Vergleich zum Einsatz beim multiplen Myelom möglicherweise angepasst werden muss. Der Proteasominhibitor Bortezomib erwies sich in einzel- und multizentrischen Studien ebenfalls als wirksam. Gegenwärtig werden kleinmolekulare Substanzen gegen Fibrillen und humanisierte monoklonale Antikörper auf ihre Wirksamkeit hin getestet. Serum-Amyloid-P (SAP) trägt zur Fibrillenbildung und zur Stabilisierung unlöslichen AA- und AL-Amyloids bei. Eine aktuelle Phase-I-Studie mit der Substanz Carboxy-Pyrrolidin-Hexanoyl-Pyrrolidin-Carboxylsäure (CPHPC), die zu einer Verminderung von Serum-Amyloid-P führt, und einem Antikörper gegen das SAP, weist darauf hin, dass vorhandene AA- und AL-Amyloid-Ablagerungen in Leber, Nieren und Lymphknoten reduziert werden können (Blank et al., siehe Weiterführende Literatur). Weitere klinische Studien sind unverzichtbar, um die Therapie dieser seltenen Erkrankung zu verbessern.

Eine supportive Therapie ist wichtig für Patienten mit Amyloidose gleich welchen Typs. Beim nephrotischen Syndrom können Diuretika und Kompressionsstrümpfe Ödeme verringern. ACE-Hemmer sollten mit Vorsicht eingesetzt werden und konnten bisher keine Wirkung auf das Fortschreiten der Nierenerkrankung im Sinne einer Verlangsamung des Krankheitsprozesses zeigen. Eine effektive Diurese kann durch eine Anhebung des intravasalen onkotischen Drucks mithilfe von Albumininfusionen erleichtert werden. Eine chronische Herzinsuffizienz aufgrund einer Amyloid-Kardiomyopathie wird ebenfalls am besten mit Diuretika behandelt. Es ist wichtig zu beachten, dass Digitalis, Kalziumkanalblocker und Betablocker relativ kontraindiziert sind, da sie mit Amyloidfibrillen in Wechselwirkung treten und einen Herzblock und eine Verschlechterung der Herzinsuffizienz hervorrufen können. Amiodaron wurde bei Vorhof- und ventrikulären Arrhythmien eingesetzt. Automatische implantierbare Defibrillatoren zeigen eine verringerte Effektivität wegen des verdickten Myokards, können aber bei einigen Patienten sinnvoll sein. Eine Vorhofablation ist eine effektive Vorgehensweise bei Vorhofflimmern. Bei Leitungsstörungen kann eine ventrikuläre Schrittmacherbehandlung indiziert sein. Eine kontraktile Dysfunktion des Vorhofs kommt bei Amyloid-Kardiomyopathie häufig vor und stellt eine Indikation für eine Antikoagulation auch ohne Vorhofflimmern dar. Eine autonome Neuropathie kann mit α-Agonisten wie Midodrin behandelt werden, um den Blutdruck zu unterstützen. Eine gastrointestinale Dysfunktion spricht möglicherweise auf Prokinetika oder Ballaststoffe an. Die Versorgung mit Nahrungsergänzungsmitteln, ob oral oder parenteral, ist ebenfalls wichtig.

Bei lokalisierter AL-Amyloidose können Amyloidablagerungen von klonalen Plasmazellen produziert werden, die das lokale Gewebe der Luftwege, Harnblase, Haut oder der Lymphknoten infiltrieren **(Tab. 20-1)**. Die Ablagerungen können auf chirurgische Eingriffe oder Bestrahlung (in der Regel mit lediglich 20 Gy) ansprechen. Eine systemische Therapie ist normalerweise nicht angebracht. Die Patienten sollten an ein Zentrum überwiesen werden, das mit der Therapie dieser seltenen Form der Amyloidose vertraut ist.

AA-AMYLOIDOSE

ÄTIOLOGIE UND INZIDENZ

Eine AA-Amyloidose kann zusammen mit nahezu jeder chronisch-entzündlichen Erkrankung (z. B. rheumatoide Arthritis, chronisch-entzündliche Darmerkrankungen, familiäres Mittelmeerfieber oder andere Syndrome mit periodischem Fieber) oder chronischen Infektionen wie Tuberkulose oder subakuter bakterieller Endokarditis auftreten. In den USA und Europa ist die AA-Amyloidose selten geworden und betrifft weniger als 2 % der Patienten mit den oben erwähnten Erkrankungen. Ursache hierfür sind möglicherweise die Fortschritte, die bei antientzündlichen und antimikrobiellen Therapien erzielt wurden. Auch ein Zusammenhang mit der Castleman-Krankheit ist beschrieben und bei Patienten mit AA-Amyloidose sollten eine CT zur Suche solcher Tumoren sowie serologische und mikrobiologische Untersuchungen erfolgen. Eine AA-Amyloidose kann auch ohne identifizierbare Grunderkrankung vorkommen und ist der einzige systemische Amyloidose-Typ, der bei Kindern auftritt.

PATHOLOGIE UND KLINISCHES BILD

Die üblicherweise zuerst bei einer AA-Amyloidose betroffenen Organe sind die Nieren. Hepatomegalie, Splenomegalie und eine autonome Neuropathie können bei Fortschreiten der Erkrankung auftreten, zu einer Kardiomyopathie kommt es eher selten. Die Symptome und klinischen Anzeichen können jedoch nicht zuverlässig von denen der AL-Amyloidose unterschieden werden. Die AA-Amyloid-Fibrillen bestehen üblicherweise aus einem

8 kDa schweren, aus 76 Aminosäuren zusammengesetzten N-terminalen Teil eines 12-kDa-Precursor-Proteins, dem Serumamyloid A (SAA). SAA ist ein Akute-Phase-Apo-Protein, das in der Leber synthetisiert und im Plasma von High-density-Lipoprotein HDL-3 transportiert wird. Einige Jahre einer zugrunde liegenden chronisch-entzündlichen Erkrankung verursachen eine chronische Erhöhung des SAA, die gewöhnlich der Fibrillenbildung vorausgeht, auch wenn Infektionen viel schneller eine AA-Ablagerung hervorrufen können.

Behandlung AA-AMYLOIDOSE

Die primäre Therapie der AA-Amyloidose besteht in der Behandlung der zugrunde liegenden entzündlichen oder infektiösen Erkrankung. Eine Therapie, die die Entzündung unterdrückt oder beseitigt, senkt zugleich die SAA-Protein-Konzentration. Patienten, bei denen durch eine antiinflammatorische Therapie eine Senkung des SAA und CRP auf Normalwerte gelingt, weisen mittel- und langfristig die beste Prognose hinsichtlich der Nierenfunktion und des Überlebens auf (Blank et al., siehe Weiterführende Literatur). Beim familiären Mittelmeerfieber ist Colchicin in einer Dosis von 1,2–1,8 mg/d die Standard-Therapie. Colchicin hat sich jedoch als nicht hilfreich bei einer AA-Amyloidose anderer Ursache und anderen Amyloidosen erwiesen. TNF und IL-1-Antagonisten können bei Syndromen mit erhöhten Zytokinspiegeln ebenfalls wirksam sein. Interessanterweise deuten Fallberichte darauf hin, dass die Gabe von IL-1-Rezeptorantagonisten vor allem bei den hereditären Fiebersyndromen die Serum-Amyloidspiegel rasch senken kann. Es gibt zur Behandlung der Erkrankung auch eine fibrillenspezifische Substanz: Eprodisat wurde entwickelt, um die Wechselwirkung zwischen AA-Amyloidprotein mit Glykosaminoglykanen im Gewebe zu hemmen und auf diese Weise der Fibrillenbildung vorzubeugen oder diese zu stören. Diese Substanz ist gut verträglich und verzögert unabhängig vom zugrunde liegenden entzündlichen Prozess die Krankheitsprogression einer AA-Nierenerkrankung. Derzeit laufen randomisierte Studien mit Eprodisat; außerhalb von Studien ist diese Substanz nicht verfügbar.

ATTR- UND AF-AMYLOIDOSE

Die hereditären AF-Amyloidosen sind autosomal dominant vererbte Krankheiten, bei denen ein verändertes Plasmaprotein Amyloidablagerungen ausbildet. Sie beginnen in der Lebensmitte. Diese Krankheiten sind mit einer geschätzten Inzidenz von weniger als 1 pro 100.000 in den USA selten, wobei sich in einigen Regionen Portugals, Schwedens und Japans durch Gründereffekte eine wesentliche höhere Inzidenz findet. Die ATTRm ist in der aktualisierten Nomenklatur die häufigste Form der AF-Amyloidose. Sie wird durch eine Mutation des reichlich vorkommenden Plasmaproteins Transthyretin (TTR, auch bekannt als Präalbumin) verursacht. Mehr als 100 TTR-Mutationen sind bekannt, wobei die meisten mit einer ATTR-Amyloidose einhergehen. Eine Variante, V122I, kommt bei bis zu 4 % der afroamerikanischen Bevölkerung vor und ist mit einer spät auftretenden kardialen Amyloidose verbunden. Die derzeitige Inzidenz und Penetranz der Erkrankung in der afroamerikanischen Bevölkerung sind Gegenstand laufender klinischer Forschung, und man sollte die ATTR-Amyloidose bei afroamerikanischen Patienten, die sich mit einer konzentrischen kardialen Hypertrophie und einer diastolischen Dysfunktion, insbesondere ohne bekannte Hypertonie, vorstellen, mit in die differenzialdiagnostischen Überlegungen einbeziehen. Von anderen hereditären Amyloidosen, die von veränderten Apolipoproteinen A1 oder A2, Gelsolin, Fibrinogen Aα oder Lysozym verursacht werden, wird nur von einigen wenigen betroffenen Familien weltweit berichtet. Immer wieder werden neue amyloidogene Serumproteine entdeckt, zuletzt der Leukozyten-chemotaktische Faktor LECT2, der bei spanischen und pakistanischen Patienten eine Nierenamyloidose verursacht. Da bislang in der kodierenden Sequenz des LECT2-Gens keine Mutationen identifiziert wurden, ist die Vererbung von ALECT2 unklar.

TTR-Ablagerungen aus nicht mutierten Fibrillen treten mit zunehmendem Alter auf. Die ATTRwt wird mit zunehmender Häufigkeit bei kaukasischen Männern, die älter als 65 Jahre sind und eine Amyloidkardiomyopathie aufweisen, diagnostiziert. Die ATTRwt wurde früher als senile systemische Amyloidose bezeichnet. Sie wird bei der Autopsie in 25 % der Herzen von Patienten über 80 Jahre gefunden. Die Gründe, aus denen ein Wildtypprotein amyloidogen wird und aus denen Patienten mit mutierten TTR-Genen die Krankheit erst im Erwachsenenalter entwickeln, sind weiterhin unbekannt.

KLINISCHES BILD

Die AF-Amyloidose präsentiert sich klinisch unterschiedlich, geht jedoch innerhalb der betroffenen Verwandten gewöhnlich auf dasselbe veränderte Protein zurück. Eine positive Familienanamnese macht eine AF wahrscheinlicher, aber es stellen sich auch viele Patienten sporadisch mit einer Neumutation vor. ATTR zeigt sich gewöhnlich als ein Syndrom einer familiären amyloidotischen Polyneuropathie oder familiären amyloidotischen Kardiomyopathie. Die periphere Neuropathie beginnt als sensorische und motorische Neuropathie der kleinen Nervenfasern der unteren Extremitäten und schreitet dann zu den oberen Extremitäten fort. Eine autonome Neuropathie manifestiert sich mit gastrointestinalen Symptomen einer Diarrhö, mit Gewichtsverlust und orthostatischer Hypotension. Speziell bei ATTR kann die Amyloidverteilung im Körper sowie quantitativ im Herzen mittels ^{99m}Tc-DPD-Szintigrafie dargestellt werden. Patienten mit TTR V30M, der häufigsten Mutation, haben Normalbefunde in der Elektrokardiografie, können jedoch im späteren Verlauf Reizleitungsstörungen entwickeln. Patienten mit TTR T60A und einigen anderen Mutationen weisen eine myokardiale Verdickung auf ähnlich der, die durch eine AL-Amyloidose verursacht wird, obwohl eine Herzinsuffizienz weniger häufig vorkommt und die Langzeitüberlebensraten in der Regel besser sind. Glaskörpertrübungen, die durch Amyloidablagerungen verursacht werden, sind pathognomonisch für eine ATTR.

Zu den typischen Syndromen, die mit anderen Formen der AF-Amyloidose einhergehen, zählen eine renale Amyloidose mit Mutationen von Fibrinogen, Lysozym oder Apolipoprotein, eine hepatische Amyloidose mit Mutation von Apolipoprotein AI sowie eine Amyloidose der Hirnnerven und der Kornea mit Mutation von Gelsolin. Patienten mit einer AF-Amyloidose können sich mit einem klinischen Beschwerdemuster vorstellen, das dem von Patienten mit einer AL-Amyloidose ähnelt. Selten können AF-Carrier eine AL-Amyloidose entwickeln oder Patienten mit einer AF-Amyloidose eine monoklonale Gammopathie ohne AL-Amyloidose. Daher ist bei Amyloidosepatienten sowohl ein Screening auf Plasmazellerkrankungen als auch auf Mutationen wichtig. Veränderte TTR-Proteine können normalerweise mit isoelektrischer Fokussierung im Harnstoffgradienten entdeckt werden, der Standard für die Diagnose einer ATTR und der anderen AF-Mutationen ist jedoch mittlerweile die DNA-Sequenzierung.

Behandlung ATTR-AMYLOIDOSE

Unbehandelt beträgt die Überlebenszeit nach Diagnose einer ATTR-Amyloidose 5–15 Jahre. Die orthotope Lebertransplantation entfernt den Hauptproduktionsort des veränderten Proteins und ersetzt ihn durch eine Quelle für normales TTR. Sie kann zwar die Krankheitsprogression verlangsamen und das Überleben verbessern, nicht aber die sensorimotorische Neuropathie umkehren. Lebertransplantationen sind bei jungen Patienten mit früher peripherer Neuropathie am erfolgreichsten. Bei älteren Patienten mit familiärer Amyloidkardiomyopathie oder fortgeschrittener Polyneuropathie kommt es oft trotz erfolgreicher Lebertransplantation zur Progression der Endorganerkrankung. Diese Progression wurde mit der Akkumulation von Wildtyp-TTR in den fibrillären Ablagerungen in Verbindung gebracht, die von der mutierten Variante angestoßen wird.

Der geschwindigkeitsbestimmende Schritt bei der ATTR-Amyloidose ist die Dissoziation des TTR-Tetramers in ein Monomer mit anschließender Fehlfaltung und Aggregation. TTR-Tetramere können durch Bindung an Thyroxin oder durch kleine Moleküle, wie das nicht steroidale Antiphlogistikum Diflunisal oder das kleinmolekulare Therapeutikum Tafamidis stabilisiert werden. Eine placebokontrollierte randomisierte Studie mit Diflunisal zeigte bei Patienten mit den verschiedensten ATTR-Mutationen, die das Diflunisal mit dieser neuen Zielsetzung erhielten, eine verlangsamte Progression der Neuropathie und einen Erhalt der Lebensqualität. In einer Studie, in der Tafamidis auf ähnliche Weise bei Patienten mit der V30M-ATTR-Mutation getestet wurde, konnten die primären Endpunkte nicht erreicht werden. Trotzdem wurde die Substanz von der European Medicines Agency zugelassen, da die meisten sekundären Endpunkte in der Studie für den Einsatz dieser Substanz sprachen. Inzwischen wird die Gabe dieser Substanzen bei Kardiomyopathie und bei ATTRwt-Amyloidose untersucht. In-vitro-Daten und positive Zufallsbeobachtungen bei Patienten legen nahe, dass die ATTRm-Amyloidose mithilfe einer „Transsuppression" gelindert werden kann, bei der eine T119M-TTR-Variante die Tetramere, die ebenfalls amyloidogene Untereinheiten enthalten können, stabilisiert. Interessant sind die Ergebnisse einer groß angelegten Bevölkerungsstudie aus Dänemark, in der 0,5 % der Teilnehmer heterozygot für das T119M-Allel waren. Diese kleine Probandengruppe zeigte höhere TTR-Serumspiegel, eine niedrigere Inzidenz zerebrovaskulärer Erkrankungen und einen Überlebensvorteil von 5–10 Jahren im Vergleich zu Probanden ohne dieses Allel.

AB$_2$M-AMYLOIDOSE

Die Aβ_2M-Amyloidose besteht aus β_2-Mikroglobulin, der unveränderlichen Kette der Klasse-1-humanen Leukozytenantigene, und ruft rheumatologische Manifestationen bei Patienten mit Langzeitdialyse hervor. β_2-Mikroglobulin wird von den Nieren ausgeschieden. Daher kommt es bei einer terminalen Niereninsuffizienz zu erhöhten Werten. Die molekulare Masse von β_2-Mikroglobulin beträgt 11,8 kDa. Dies liegt oberhalb der Trennschwelle einiger Dialysemembranen. Die Inzidenz dieser Erkrankungen scheint mit neueren High-flow-Dialysetechniken abzunehmen.

Aβ_2M-Amyloidosen zeigen sich gewöhnlich mit einem Karpaltunnelsyndrom, anhaltenden Gelenkergüssen, Spondylarthropathien und zystischen Knochenläsionen. Ein Karpaltunnelsyndrom ist oft das erste Krankheitssymptom. In der Vergangenheit wurden bei bis zu 50 % der Patienten mit einer Dialysedauer von mehr als 12 Jahren anhaltende Gelenkergüsse, begleitet von leichten Beschwerden, beobachtet. Die Beteiligung ist beidseitig und die großen Gelenke (Schultern, Knie, Handgelenke und Hüften) sind häufiger betroffen. Die Synovialflüssigkeit zeigt keine entzündlichen Veränderungen und β_2M-Amyloidablagerungen können im Sediment gefunden werden, wenn es mit Kongorot angefärbt wird. Obwohl weniger häufig, können gelegentlich viszerale β_2M-Amyloidablagerungen in Gastrointestinaltrakt, Herz, Sehnen und im subkutanen Gewebe des Gesäßes vorkommen. Es gibt keine spezifische Therapie für Aβ_2M-Amyloidosen, aber die Beendigung einer Dialyse nach einer allogenen Nierentransplantation kann zu einer Verbesserung der Symptomatik führen.

ZUSAMMENFASSUNG

Die Diagnose einer Amyloidose sollte bei Patienten mit ungeklärter Nephropathie, Kardiomyopathie (besonders bei diastolischer Dysfunktion), Neuropathie (entweder peripher oder autonom), Enteropathie oder den für die Erkrankung kennzeichnenden Weichteilbefunden einer Makroglossie oder periorbitalen Einblutungen erwogen werden. Ein histologischer Nachweis der Amyloidfibrillen kann mittels Kongorot-Färbung von aspiriertem abdominalem Fett oder von Biopsien eines betroffenen Organs erfolgen. Exaktes Typisieren durch Anwendung einer Kombination aus immunologischen, biochemischen und genetischen Testverfahren ist unabdingbar, um die geeignete Therapie (Tab. 20-1) auswählen zu können. Die systemische Amyloidose sollte nicht als unbehandelbar betrachtet werden, da eine gegen Plasmazellen gerichtete Chemotherapie bei der AL-Amyloidose hocheffektiv ist und inzwischen für die AA- und die ATTR-Amyloidose gezielte Therapien entwickelt werden. In schwierigen Fällen können Referenzzentren Patienten mit diesen seltenen Erkrankungen spezielle Untersuchungsverfahren und einen Zugang zu klinischen Studien anbieten.

DANKSAGUNG

Dieses Kapitel ist eine überarbeitete Fassung des Kapitels aus den Vorauflagen von Harrisons Innere Medizin, an dem Dr. Martha Skinner und Dr. David Seldin als Autoren beteiligt waren.

WEITERFÜHRENDE LITERATUR

Blank N, Hegenbart U, Schönland S: Ursachen und Therapie der systemischen AA-Amyloidose. Zeitschrift für Rheumatologie (im Druck)

KAPITEL 21

STÖRUNGEN VON PLÄTTCHEN UND GEFÄßWAND

Barbara A. Konkle

Für die deutsche Ausgabe Ralf Ulrich Trappe und Heiner Zimmermann

Bei dem dynamischen Prozess der Blutstillung spielen Thrombozyten (Plättchen) und Blutgefäße eine wichtige Rolle. Die Blutplättchen werden an den von-Willebrand-Faktor (vWF) und Kollagen, die nach Gefäßverletzung im Subendothelraum offen liegen, angelagert (Adhäsion) und aktiviert. Darüber hinaus erfolgt die Plättchenaktivierung durch Scherkräfte des Blutflusses, insbesondere in Gebieten mit verletzten Gefäßwänden, aber auch bei entzündlichen Veränderungen des Endothels. Die aktivierte Plättchenoberfläche ist der wesentliche physiologische Ort der Gerinnungsfaktoraktivierung, die ihrerseits zu einer weiteren Plättchenaktivierung und Fibrinbildung führt. Erbliche und erworbene Veränderungen von Plättchen und Gefäßwand ebenso wie Veränderungen des Gerinnungs- und Fibrinolysesystems bestimmen, ob eine normale Blutstillung, eine Blutung oder Symptome einer Thrombosierung auftreten.

DIE THROMBOZYTEN

Thrombozyten werden aus Megakaryozyten wahrscheinlich durch den Einfluss des Blutflusses in die kapillaren Sinuus des Knochenmarks freigesetzt. Die normale Blutplättchenzahl beträgt 150.000–450.000/µl. Diese Zahl wird vor allem durch das Hormon Thrombopoetin (TPO) reguliert, das in der Leber gebildet wird. Bei entzündlichen Veränderungen wird die Synthese Interleukin-6-vermittelt gesteigert.

Thrombopoetin bindet an spezifische Rezeptoren auf Blutplättchen und Megakaryozyten, wodurch es aus der Zirkulation entfernt wird. Dieser Mechanismus führt dazu, dass eine Abnahme der Plättchen- und Megakaryozytenzahl zu steigenden Spiegeln von Thrombopoetin führt, wodurch die Thrombozytenbildung stimuliert wird. Blutplättchen zirkulieren durchschnittlich 7–10 Tage im Blut. Etwa ein Drittel des Plättchenpools befindet sich in der Milz und dieser Anteil nimmt im Verhältnis zur Milzgröße zu, doch führt eine Splenomegalie nur selten zu Thrombozytenzahlen unter 40.000/µl. Blutplättchen sind physiologisch sehr aktive, aber kernfreie Blutbestandteile und haben daher nur eine beschränkte Fähigkeit, neue Proteine zu bilden.

Intaktes Endothel trägt zur Vermeidung von Thrombenbildung bei, indem es die Plättchenfunktion hemmt (Kap. 4). Wenn das Gefäßendothel verletzt wird, nehmen diese Hemmeffekte ab und die Thrombozyten lagern sich überwiegend durch vWF-vermittelte Adhäsion an die freigelegte subendotheliale Oberfläche an. Von-Willebrand-Faktor ist ein großes multimeres Protein, das sowohl im Plasma als auch in der extrazellulären Matrix des Subendothels vorhanden ist. Die Plättchenadhäsion führt über intrazelluläre Signalkaskaden zur Aktivierung der Plättchen-Glykoprotein(Gp)-IIb/IIIa-($\alpha_{IIb}\beta_3$-)Rezeptoren und damit zur Plättchenaggregation.

Aktivierte Plättchen setzen den Inhalt ihrer Granula frei; dies betrifft Nukleotide, Adhäsionsproteine, Wachstumsfaktoren und prokoagulatorische Substanzen, wodurch die Plättchenaggregation und Gerinnselbildung gefördert und das gesamte Milieu des sich bildenden Gerinnsels beeinflusst werden. Während der Thrombozytenaggregation werden weitere, zusätzliche Plättchen aus der Zirkulation an den Ort der Verletzung gebunden, wodurch sich ein gefäßverschließender Plättchenthrombus bildet. Dieser wird durch das Fibrinnetz, dass sich als Ergebnis der plasmatischen Gerinnungsaktivierung simultan entwickelt, stabilisiert.

DIE GEFÄßWAND

Endothelzellen bedecken die innere Oberfläche der gesamten Zirkulation, insgesamt sind das etwa 1–6 × 10^{13} Zellen, eine Menge, die ausreichend wäre, um etwa sechs Tennisplätze zu bedecken. Das Endothel ist physiologischerweise stoffwechselaktiv und kontrolliert die Gefäßpermeabilität, den Durchtritt biologisch aktiver Moleküle und Nährstoffe, die Blutzellinteraktionen mit der Gefäßwand, die Entzündungsantwort und die Angiogenese.

Normalerweise stellt das Endothel eine antithrombotische Oberfläche (Kap. 4) dar, kann allerdings bei Verletzung oder Stimulation rasch prothrombotische Eigenschaften entwickeln und den Ablauf der plasmatischen Gerinnung fördern, die Fibrinolyse hemmen und Blutplättchen aktivieren. Meist sind vom Endothel freigesetzte Vasodilatatoren auch Plättcheninhibitoren (z. B. Stickoxid) und umgekehrt sind endotheliale Vasokonstriktoren (z. B. Endothelin) auch Plättchenaktivatoren. Der kombinierte Effekt aus Vasodilatation und Plättchenfunktionshemmung fördert die Durchblutung, während Vasokonstriktion und Plättchenaktivierung den Blutverlust hemmen. Somit sind Blutfluss und Gerinnungsaktivierung durch das Gleichgewicht von antithrombotischen/prothrombotischen und vasodilatatorischen/vasokonstriktorischen Eigenschaften der Endothelzelle reguliert.

STÖRUNGEN DER THROMBOZYTEN

THROMBOZYTOPENIE

Drei verschiedene Prozesse führen zur Thrombozytopenie: (1) verminderte Produktion im Knochenmark; (2) Sequestration, meist in einer vergrößerten Milz; und/oder (3) vermehrter Plättchenverbrauch. Störungen der Plättchenproduktion können entweder erworben oder angeboren sein. Bei der Beurteilung eines Patienten mit Thrombozytopenie sind wesentliche erste Schritte der Labordiagnostik die Beurteilung des peripheren Blutausstrichs und der Ausschluss einer Pseudothrombozytopenie, insbesondere bei Patienten ohne erkennbaren Grund für eine Thrombozytopenie und solchen ohne Blutungszeichen. Die Pseudothrombozytopenie (Abb. 21-1B) resultiert aus einer antikörpervermittelten (üblicherweise IgG, aber auch IgM und IgA) Plättchenagglutination, ausgelöst durch den reduzierten Kalziumspiegel in Ethylendiamintetraessigsäure(EDTA)-antikoaguliertem Blut, dem Antikoagulans, das üblicherweise in Blutabnahmeröhrchen zur Bestimmung des Blutbildes vorgelegt ist. Bei verminderten Plättchenzahlen in EDTA-Blut hilft eine Plättchenzahlbestimmung in Zitrat- oder Heparinblut, aber auch ein Blutausstrich von EDTA-Blut, oder am besten eines frischen, nicht antikoagulierten Bluttropfens weiter.

Zugang zum Patienten
THROMBOZYTOPENIE

Anamnese und körperliche Untersuchung, Ergebnisse der Blutbildbestimmung und Beurteilung des Blutausstriches sind wesentliche Komponenten für die initiale Beurteilung eines thrombozytopenen Patienten (Abb. 21-2). Der Allgemeinzustand des Patienten und die Tatsache, ob er Medikamente einnimmt, werden die Differenzialdiagnose bestimmen. Bei einem jungen, gesunden Erwachsenen mit Thrombozytopenie ist die Differenzialdiagnose wesentlich weniger umfangreich als bei einem multimorbiden Krankenhauspatienten, der viele Medikamente erhält. Mit Ausnahme seltener familiärer Erkrankungen tritt eine verminderte Plättchenproduktion meist bei Knochenmarkstörungen auf, die auch die Erythrozyten und/oder Leukozyten betreffen. Da ein myelodysplastisches Syndrom aber auch Ursache einer isolierten Thrombozytopenie sein kann, sollten insbesondere Patienten mit isolierter Thrombozytopenie und Alter über 60 Jahre einer Knochenmarkdiagnostik unterzogen werden. Obwohl erbliche Thrombozytopenieformen selten sind, sollte versucht werden, frühere Thrombozytenwerte und eine Familienanamnese bezüglich Thrombozytopenie zu erhalten. Eine sorgfältige Erhebung der Medikamenteneinnahme unter Einschluss von nicht verschreibungspflichtigen und pflanzlichen Stoffen sollte erhoben werden, da Medikamente die häufigste Ursache für Thrombozytopenien sind.

Bei der körperlichen Untersuchung können sich eine vergrößerte Milz, Hinweise einer chronischen Lebererkrankung oder anderer zugrunde liegender Erkrankungen ergeben. Die leichte oder mäßig ausgeprägte Splenomegalie ist klinisch aufgrund von Habitus und/oder Übergewicht oft schwierig nachzuweisen, lässt sich aber mittels Ultraschall einfach diagnostizieren. Eine Thrombozytenzahl von 5000–10.000/µl ist notwendig, um die Gefäßintegrität der Mikrozirkulation aufrechtzuerhalten. Ist die Thrombozytenzahl deutlich vermindert, treten Petechien zunächst in Gebieten mit

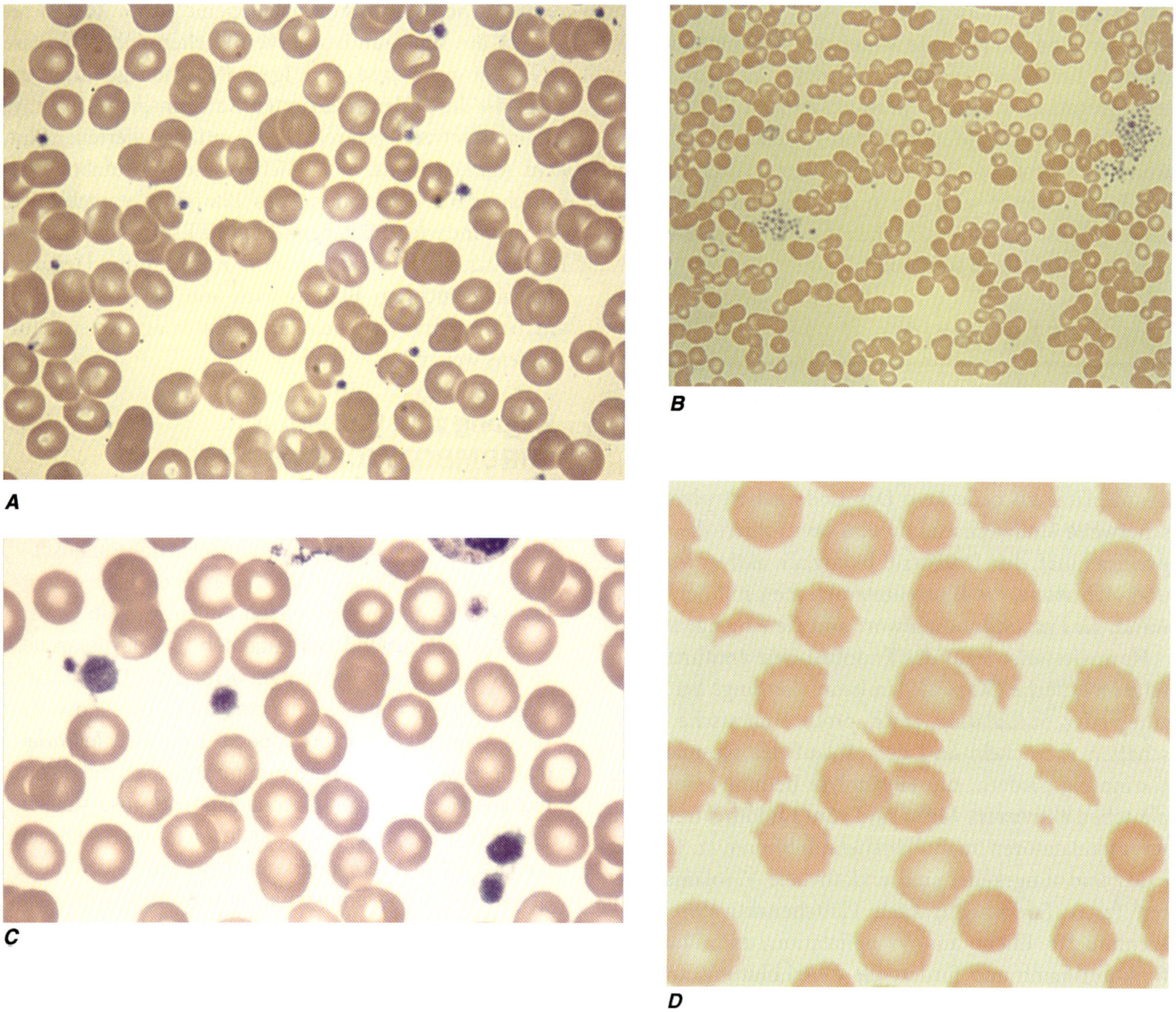

Abbildung 21-1 Fotoausschnitte von peripheren Blutbildausstrichen. ***A.*** Normales peripheres Blut. ***B.*** Plättchenaggregate bei Pseudothrombozytopenie. ***C.*** Riesenthrombozyten bei autosomal dominanter Makrothrombozytopenie. ***D.*** Schistozyten (Fragmentozyten) und verminderte Plättchenzahl bei mikroangiopathischer hämolytischer Anämie.

erhöhtem venösem Druck, wie an den Knöcheln und Füßen ambulanter Patienten, auf. Petechien sind nadelstichartige Blutungen, die sich nicht wegdrücken lassen und die üblicherweise Zeichen einer verminderten Plättchenzahl und nur selten einer gestörten Plättchen- oder Gefäßfunktion sind. Die Purpura der Schleimhaut, z. B. im Bereich des Mundes, wird als Warnzeichen für lebensbedrohliche Blutungskomplikationen bei thrombozytopenen Patienten angesehen. Ein vermehrter Blutverlust kommt sowohl bei Störungen der Plättchenzahl als auch der Plättchenfunktion vor.

Infektassoziierte Thrombozytopenie

Viele virale und bakterielle Infektionen führen zur Thrombozytopenie. Sie sind der häufigste Grund der nicht iatrogen verursachten Thrombozytopenie. Dabei kann die Thrombozytopenie mit laboranalytischen Zeichen der disseminierten intravasalen Gerinnung (DIC) kombiniert sein, die ihrerseits am häufigsten bei Patienten mit systemischen, gramnegativen bakteriellen Infektionen auftritt. Die Infektionen können sowohl die Thrombozytenproduktion als auch das Thrombozytenüberleben beeinflussen. Daneben können immunologische Mechanismen, wie bei der infektiösen Mononukleose und der frühen HIV-Infektion, wirksam sein. Im späteren Verlauf der HIV-Infektion treten demgegenüber vermehrt Panzytopenien und/oder verminderte und dysplastische Plättchenproduktion auf. Immunvermittelte

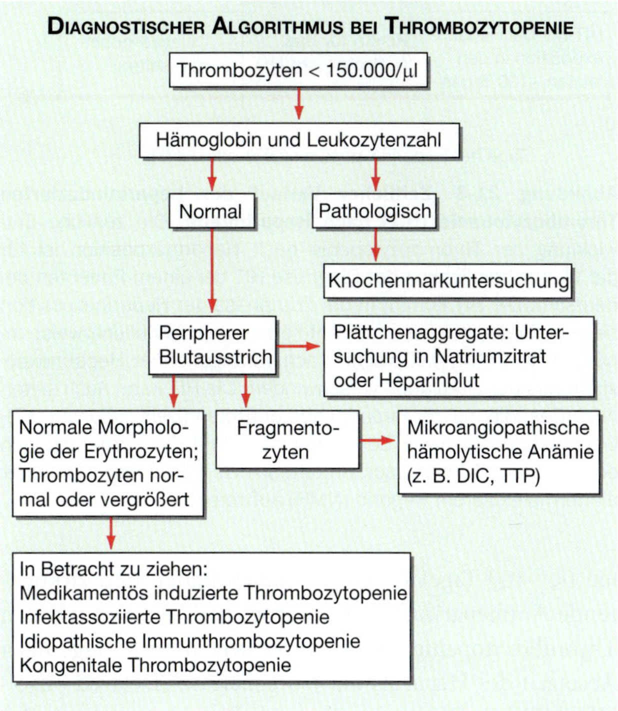

Abbildung 21-2 Algorithmus zur Abklärung des thrombozytopenen Patienten. DIC = disseminierte intravasale Gerinnung; TTP = thrombotisch-thrombozytopenische Purpura.

Thrombozytopenien (ITP) bei Kindern treten üblicherweise nach einer viralen Infektion auf und gehen fast immer spontan in Remission. Die Assoziation der ITP mit Infektionen ist bei Erwachsenen weniger deutlich.

Oft (im deutschsprachigen Raum weniger) werden zur Abklärung vermuteter Infektionen Knochenmarkuntersuchungen angefordert. Eine Studie zur Rolle der Knochenmarkuntersuchung bei Fieber unklarer Ursache bei HIV-infizierten Patienten ermittelte, dass bei 86 % der Patienten die gleiche Diagnose durch weniger invasive Untersuchungen, insbesondere durch Blutkulturnachweis, gesichert werden konnte. Bei einigen Patienten konnte die Diagnose jedoch früher gestellt werden; daher wird eine Knochenmarkuntersuchung mit bakteriologischer Untersuchung empfohlen, wenn die Diagnosestellung sehr dringlich ist oder wenn andere, weniger invasive Methoden erfolglos waren.

Arzneimittelinduzierte Thrombozytopenie

Sehr viele Medikamente wurden mit dem Auftreten einer Thrombozytopenie in Verbindung gebracht. Eine vorhersehbare Abnahme der Plättchenzahl entsteht aufgrund der Knochenmarksuppression durch die Behandlung mit vielen chemotherapeutischen Medikamenten (Kap. 30). Medikamente, die eine isolierte, laborchemisch bestätigte Thrombozytopenie verursachen, sind in Tabelle 21-1 aufgelistet. Grundsätzlich sollten aber alle Medikamente

Tabelle 21-1

MEDIKAMENTE, DIE EINE ISOLIERTE THROMBOZYTOPENIE VERURSACHEN KÖNNEN[a]
Abciximab
Acetaminophen
Amiodaron
Amlodipin
Ampicillin
Carbamazepin
Ceftriaxon
Cephamandol
Chinidin
Chinin
Ciprofloxacin
Diazepam
Eptifibatid
Furosemid
Gold
Haloperidol
Heparin
Ibuprofen
Lorazepam
Mirtazapin
Naproxen
Oxaliplatin
Penicillin
Phenytoin
Piperacillin
Ranitidin
Rosiglitazon
Roxifiban
Sulfisoxazol
Suramin
Tirofiban
Trapilast
Trimethoprim/Sulfamethoxazol
Vancomycin

[a] Bei ≥ 2 Patienten.

Quelle: Aus *http://www.ouhsc.edu/platelets/index.html.*

bei Patienten mit einer Thrombozytopenie ohne klare Ursache in Betracht gezogen werden und – wenn möglich – abgesetzt oder durch andere Arzneistoffe ersetzt werden. Hilfreich ist die Webseite „Platelets on the Web" *(http://www.ouhsc.edu/platelets/index.html)*, die Medikamente auflistet, die Thrombozytopenien verursacht haben, wobei das Evidenzniveau der zugrunde liegenden Assoziation angegeben wird. Obwohl die Datenlage dafür bei Weitem nicht so gut ist, können auch pflanzliche und nicht verschreibungspflichtige Wirkstoffe zur Thrombozytopenie führen und sollten bei thrombozytopenen Patienten abgesetzt werden.

Klassische medikamentenabhängige Antikörper, die mit spezifischem Plättchen-Oberflächenantigen reagieren, führen nur in Anwesenheit des Medikamentes zur Thrombozytopenie. Viele Medikamente können solche Antikörper induzieren, aus unklaren Gründen trifft dies häufiger für Chinin und Sulfonamide zu. Durch Labormethoden kann die medikamentenabhängige Antikörperbindung nachgewiesen werden, wobei die Antikörperbindung in Gegenwart, nicht aber in Abwesenheit des Medikaments im Versuchsansatz erfolgt. Die Thrombozytopenie entwickelt sich typischerweise mit einer gewissen Latenz nach Anwendung (Median 21 Tage) oder bei Reexposition und bildet sich üblicherweise innerhalb von 7–10 Tagen nach Absetzen des Medikamentes zurück. Die Thrombozytopenie, die durch Plättchen-GpIIb/IIIa-Inhibitoren wie Abciximab ausgelöst wird, unterscheidet sich insofern, als sie bereits innerhalb von 24 Stunden nach Erstexposition auftreten kann. Dies wird auf das Vorhandensein natürlicher Antikörper zurückgeführt, die mit dem am Plättchen gebundenen Medikament kreuzreagieren.

Heparininduzierte Thrombozytopenie

Die medikamenteninduzierte Thrombozytopenie aufgrund von Heparin unterscheidet sich von den durch andere Medikamente ausgelösten Formen durch zwei Besonderheiten: (1) Die Thrombozytopenie ist üblicherweise nicht schwer, nur selten werden Nadirwerte unter 20.000/µl erreicht. (2) Die heparininduzierte Thrombozytopenie (HIT) ist regelhaft nicht mit Blutungen assoziiert, sondern primär mit einem erhöhten Thromboembolierisiko verbunden. Die heparininduzierte Thrombozytopenie ist meist das Ergebnis einer Antikörperinduktion durch einen Komplex aus dem thrombozytenspezifischen Protein Plättchenfaktor 4 (PF4) mit Heparin. Der Antiheparin/PF4-Antikörper kann Fcγ-Rezeptor-IIa-vermittelt Blutplättchen aktivieren und darüber hinaus auch Monozyten und Endothelzellen. Viele der Patienten, die Heparine erhalten, entwickeln Antikörper gegen Heparin/PF4, ohne dass dies negative Konsequenzen hat (siehe unten). Bei einigen Patienten mit Antikörperentwicklung tritt eine Thrombozytopenie auf, von denen ein Teil (bis zu 50 %) eine heparininduzierte Thrombozytopenie mit Thrombosen (HITT) erleidet.

Die heparininduzierte Thrombozytopenie tritt auch bei der Anwendung von niedermolekularen Heparinen (NMH), häufiger jedoch bei unfraktioniertem Heparin (UFH) auf. Meist entwickelt sich eine heparininduzierte Thrombozytopenie 5–14 Tage nach Beginn der Heparinexposition (Abb. 21-3). Eine heparininduzierte Thrombozytopenie innerhalb der ersten 5 Tage tritt nur bei Patienten auf, die in den vorangegangenen Wochen oder Monaten (< ~100 Tage) Heparin erhalten hatten und zirkulierende Antiheparin/PF4-Antikörper besitzen. Selten treten Thrombozytopenie und Thrombosen mehrere Tage nach Absetzen des Heparins auf (so genannte „Delayed-onset-HIT/HITT“). Die kategorisierende Einordnung der 4 „Ts“ in ein Scoringsystem wird als Hilfe im diagnostischen Algorithmus für die heparininduzierte Thrombozytopenie empfohlen: *T*hrombozytopenie, Zeitpunkt des Plättchenzahlabfalls (*T*iming), *T*hrombose oder andere Manifestationen, wie lokalisierte Hautreaktionen, sowie das Fehlen von anderen offensichtlichen Ursachen der *T*hrombozytopenie. Die Anwendung des 4T-Scoringsystems ist sehr nützlich zum HIT-Ausschluss. In Situationen, in denen die Thrombozytopenie oder Thrombose meist jedoch anderer Ursache ist, z. B. auf einer Intensivstation, wird anhand des 4T-Sores die Diagnose HIT jedoch zu häufig gestellt. Ein Scoringsystem, das auf breiten Expertenmeinungen beruht (der HIT Expert Probability Score oder HEP-Score) hat die Anwendung weiter verbessert und dürfte als Hilfe im diagnostischen Algorithmus für die heparininduzierte Thrombozytopenie insgesamt besser geeignet sein.

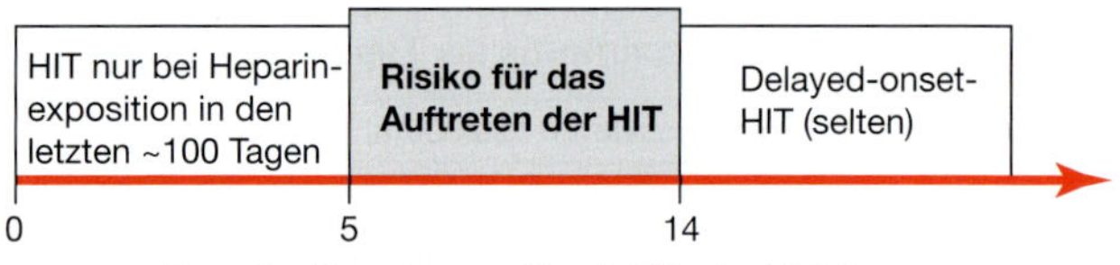

Abbildung 21-3 Zeitlicher Verlauf der heparininduzierten Thrombozytopenie (HIT) nach Heparingabe. Die zeitliche Entwicklung der Thrombozytopenie nach Heparinexposition ist für die Wahrscheinlichkeit der Diagnose HIT bei einem Patienten bedeutsam. Die HIT kommt in der Frühphase der Heparinexposition beim Vorliegen präexistenter Antikörper vor, die üblicherweise innerhalb von etwa 100 Tagen nach vorangehender Heparinexposition aus der Zirkulation verschwinden. Die HIT kann auch selten nach Beendigung der Heparingabe auftreten (Delayed-onset-HIT). Dabei ist der Nachweis der (Antiheparin/PF4-)Antikörper deutlich positiv. Die HIT kann nach unfraktioniertem Heparin (UFH) oder niedermolekularem Heparin (NMH) auftreten.

Labordiagnostik bei HIT Die Antikörper bei heparininduzierter Thrombozytopenie (Antiheparin/PF4-AK) können mit zwei unterschiedlichen Methoden nachgewiesen werden. Die am weitesten verfügbare Methode sind Antigennachweise mittels ELISA, wobei ein PF4/Polyanionenkomplex als Antigen eingesetzt wird. Viele Patienten entwickeln zwar Antikörper, aber keine klinische heparininduzierte Thrombozytopenie. Daher hat dieser Test eine niedrige Spezifität für die Diagnose. Dies gilt insbesondere für Patienten, bei denen eine koronare Bypassoperation durchgeführt wurde und von denen etwa 50 % postoperativ diese Antikörper entwickeln. IgG-spezifische ELISAs erhöhen die Spezifität, reduzieren aber oft die Sensitivität. Eine weitere Nachweismethode ist funktioneller Natur, wobei die Fähigkeit des Patientenserums erfasst wird, Plättchen in der Gegenwart von Heparin konzentrationsabhängig zu aktivieren: Serotoninfreisetzungstest oder heparininduzierter Plättchen-Aktivierungstest (HIPA-Test). Diese Tests haben eine geringere Sensitivität, aber höhere Spezifität als der ELISA. Die heparininduzierte Thrombozytopenie bleibt jedoch eine klinische Diagnose.

Behandlung HEPARININDUZIERTE THROMBOZYTOPENIE

Die Früherkennung ist der wichtigste Faktor für die Behandlung der HIT und zieht die Beendigung der Heparintherapie und das Umsetzen auf ein alternatives Antikoagulans nach sich, sofern das Blutungsrisiko nicht größer ist als das Thromboserisiko. Thrombosen sind eine häufige Komplikation der heparininduzierten Thrombozytopenie, auch noch nach Heparinbeendigung und betreffen sowohl das venöse als auch das arterielle System. Patienten mit höherem Antiheparin/PF4-Antikörpertiter haben ein erhöhtes Thromboserisiko. Bei Patienten mit nachgewiesener heparininduzierter Thrombozytopenie werden bildgebende Untersuchungen zum Nachweis bzw. Ausschluss von Thrombosen (zumindest eine Ultraschalluntersuchung der unteren Extremitäten) empfohlen. Patienten, bei denen eine Antikoagulation erforderlich ist, sollten mit einem alternativen Antikoagulans weiterbehandelt werden. Die direkten Thrombininhibitoren (DTI) Argatroban und Lepirudin sind bei heparininduzierter Thrombozytopenie mit Thrombosen wirksam. Der DTI Bivalirudin und das antithrombinbindende Pentasaccharid Fondaparinux sind ebenfalls wirksam, wurden aber noch nicht zur HIT-Behandlung zugelassen. Auch der DTI Dabigatran sowie die neuen oralen Faktor-Xa-Inhibitoren Apixaban und Rivaroxaban zeigen keine Kreuzresistenz mit den HIT-Antikörpern. Danaparoid, eine Mischung von Glykosaminglykanen mit Anti-Xa-Wirksamkeit, wurde umfangreich bei der Behandlung der heparininduzierten Thrombozytopenie mit Thrombosen eingesetzt und besitzt eine Zulassung zur Prophylaxe und Therapie der HIT-assoziierten Thromboembolie; es war in der Vergangenheit ebenso wie Lepirudin zeitweise aber nicht allgemein verfügbar. HIT-Antikörper reagieren mit NMH, sodass NMH für die Behandlung der akuten heparininduzierten Thrombozytopenie nicht eingesetzt werden sollten.

Aufgrund des hohen Risikos von Thrombosen bei Patienten mit heparininduzierter Thrombozytopenie sollte eine alternative Antikoagulation auch bei fehlendem Thrombosenachweis dringend erwogen werden. Bei Patienten mit Thrombosen kann nach Normalisierung der Thrombozytenzahl ein überlappender Wechsel auf Vitamin-K-Antagonisten für die folgenden 3–6 Monate erfolgen. Bei Patienten ohne Thrombose ist die Dauer der zu empfehlenden Antikoagulation unklar. Ein erhöhtes Thromboserisiko für wenigstens einen Monat nach HIT-Diagnose wird angenommen; die meisten Thrombosen entstehen früher. Ob Thrombosen auch noch entstehen, wenn der Patient initial antikoaguliert wurde, ist nicht bekannt. Die Antikoagulation sollte einige Tage länger als bis zur Plättchenzahlnormalisierung oder einen Monat dauern. Die Einleitung einer Antikoagulation mit Vitamin-K-Antagonisten allein bei Patienten mit heparininduzierter Thrombozytopenie mit oder ohne Thrombose kann das Thromboserisiko, insbesondere das einer venösen Gangrän, vermutlich aufgrund der HIT-bedingten Gerinnungsaktivierung und rasch fallender Spiegel von Protein C und S unter Vitamin-K-Antagonisten erhöhen. Daher sollten Vitamin-K-Antagonisten überlappend mit DTI oder Fondaparinux erst begonnen werden, nachdem sich die Thrombozytenzahl normalisiert hat und von einer Verminderung des prothrombotischen Potenzials ausgegangen werden kann.

Immunthrombozytopenische Purpura (ITP)

Die immunthrombozytopenische Purpura (ITP; auch idiopathische thrombozytopenische Purpura) ist eine erworbene Störung, die zur immunvermittelten Verkürzung der Plättchenlebenszeit und wahrscheinlich zur Hemmung der Plättchenfreisetzung aus Megakaryozyten führt. Bei Kindern handelt es sich üblicherweise um eine akute Erkrankung, meist einer Infektion nachfolgend und von selbstlimitierender Dauer. Bei Erwachsenen treten meist chronische Verläufe auf, wobei auch spontane Remissionen, die meist binnen weniger Monate nach der Diagnose auftreten, beobachtet wurden. Die immunthrombozytopenische Purpura wird als sekundär eingeordnet, wenn sie mit einer zugrunde liegenden Erkrankung vergesellschaftet auftritt. Autoimmunerkrankungen, insbesondere der systemische Lupus erythematodes (SLE), und Infektionen, wie die HIV-Infektion und Hepatitis C, sind häufige Ursachen. Die Bedeutung der Assoziation der immunthrombozytopenischen Purpura mit Helicobacter-pylori-Infektionen ist unklar. Die immunthrombozytopenische Purpura tritt klinisch durch Blutungen an Haut und Schleimhäuten sowie einen niedrigen, oft sehr niedrigen, Thrombozytenwert bei ansonsten normalem peripherem Blutbild und Blutausstrich in Erscheinung. Die Patienten stellen sich entweder mit Ekchymosen und/oder Petechien oder aufgrund einer zufällig im Routinelabor gefundenen Thrombozytopenie vor. Schleimhautblutungen im Bereich der Mundschleimhäute, gastrointestinal oder auch starke Menstruationsblutungen können im Vordergrund stehen. Selten treten lebensbedrohliche Blutungen auf, z. B. im zentralen Nervensystem. Die Purpura der Schleimhäute (Blutungen in der Mundschleimhaut) und retinale Einblutungen können lebensbedrohenden Blutungen vorausgehen.

Labordiagnostik bei ITP Laboruntersuchungen mittels serologischer Verfahren auf das Vorliegen von thrombozytären Antikörpern sind üblicherweise aufgrund der niedrigen Sensitivität und Spezifität der Untersuchungen nicht hilfreich. Knochenmarkuntersuchungen sollten Patienten mit zusätzlichen Zeichen oder Laborauffälligkeiten, die durch die immunthrombozytopenische Purpura nicht erklärt sind, oder bei Patienten, die auf die initiale Therapie nicht ansprechen, vorbehalten bleiben. Im peripheren Blutausstrich können große Thrombozyten mit darüber hinausgehend normaler Morphologie auftreten. Abhängig von der Blutungsvorgeschichte kann sich eine Eisenmangelanämie entwickeln.

Laboruntersuchungen sind sinnvoll, um Grundkrankheiten mit sekundärer immunthrombozytopenischer Purpura zu diagnostizieren bzw. auszuschließen. Dazu gehören Untersuchungen auf eine HIV-Infektion und Hepatitis C (und unter Umständen auch andere Infektionen), serologische Untersuchungen auf SLE sowie die Serumeiweißelektrophorese und die quantitative Bestimmung der Immunglobuline zum Nachweis einer Hypogammaglobulinämie, eines IgA-Mangels oder einer monoklonalen Gammopathie. Auch die Testung auf eine H.-pylori-Infektion sollte abhängig von der Klinik erwogen werden. Bei begleitender Anämie ist der direkte Coombs-Test sinnvoll, um die Kombination einer immunthrombozytopenischen Purpura mit einer autoimmunhämolytischen Anämie (Evans-Syndrom) auszuschließen.

Behandlung IMMUNTHROMBOZYTOPENISCHE PURPURA

Die Behandlung der immunthrombozytopenischen Purpura stützt sich auf Medikamente, die die retikuloendotheliale Elimination von antikörperbeladenen Plättchen hemmen, die Antikörperproduktion vermindern und/oder die Plättchenproduktion erhöhen. Allerdings bedeutet die Diagnose nicht, dass notwendigerweise eine Behandlung eingeleitet werden muss. Patienten mit Thrombozytenzahlen über 30.000/µl haben keine erhöhte Thrombozytopenie-assoziierte Mortalität und daher in der Regel keine Behandlungsindikation.

Die Initialbehandlung bei Patienten ohne bedrohliche Blutungszeichen, ohne schwere Thrombozytopenie (< 5000/µl) und ohne Zeichen einer drohenden bedrohlichen Blutung (z. B. bei Vorliegen retinaler Einblutungen und/oder flächigen Einblutungen in die Mundschleimhaut) kann ambulant mit einer Monotherapie begonnen werden. Traditionell war dies Prednisolon in einer Dosis von 1 mg/kg, obwohl die Anti-D-Immunglobulingabe mit 50–75 µg/kg bei Rh+(D+)-Patienten ebenfalls in Betracht kommt. Anti-D-Immunglobulin kann nur bei Rh+(D+)-Patienten eingesetzt werden, da diese Therapie eine limitierte Hämolyse mit Absättigung der Fc-Rezeptoren durch antikörperbeladene Zellen auslöst und damit die Hemmung der Fc-Rezeptorfunktion bewirkt. Inzwischen empfiehlt die FDA die Überwachung der Patienten für 8 Stunden post infusionem, da es selten auch zur intravaskulären Hämolyse gekommen ist. Auch die intravenöse Gabe von hoch dosierten Gammaglobulinen (IVIG), also von gepoolten IgG-Antikörpern, blockiert das Fc-Rezeptorsystem, wirkt aber möglicherweise auch über andere Mechanismen. Hoch dosiertes IgG ist bei splenektomierten Patienten wirksamer als Anti-D. Es wird mit insgesamt 2 g/kg, verteilt auf mehrere tägliche Dosen, über 2–5 Tage gegeben. Nebenwirkungen hängen von dem Volumen der Infusion und der Geschwindigkeit der Applikation ab; selten treten aseptische Meningitiden und Nierenfunktionseinschränkungen auf. Alle verfügbaren Immunglobulinpräparate stammen aus humanem Pool-Plasma und werden Abreicherungsmethoden für Viren („Inaktivierung") unterzogen.

Bei Patienten mit schwerer immunthrombozytopenischer Purpura und/oder Blutungszeichen sind die stationäre Aufnahme und die Kombinationstherapie aus hoch dosierten Glukokortikoiden und hoch dosierten IgG oder Anti-D+ und, falls notwendig, zusätzlichen immunsupressiven Medikamenten indiziert. Rituximab, ein Anti-CD20-B-Zell-Antikörper, hat sich bei der Behandlung der refraktären immunthrombozytopenischen Purpura als wirksam erwiesen, führt aber nur bei etwa 30–40 % der Patienten zur dauerhaften Remission.

Die Splenektomie wurde als Behandlung von Patienten mit Rückfall nach ausschleichender Glukokortikoidtherapie eingesetzt und bleibt eine wichtige Behandlungsoption, bei der mehr Patienten im längerfristigen Verlauf eine Remission erreichen, als früher gedacht. Abwartendes Beobachten, wenn die Plättchenzahl hoch genug ist, die intermittierende Behandlung mit Anti-D oder hoch dosiertem IgG sowie die Gabe eines TPO-Rezeptoragonisten (siehe unten) sind alternative Therapieoptionen, um den Verlauf der immunthrombozytopenischen Purpura zu beobachten. Die Impfung gegen kapselumhüllte Bakterien, insbesondere Pneumokokken, aber auch Meningokokken und Haemophilus influenzae in Abhängigkeit vom Patientenalter und Expositionsrisiko, wird vor Durchführung der Splenektomie empfohlen. Nebenmilz(en) sind seltene Ursachen für ein Krankheitsrezidiv. Wenn dies nicht bereits initial geschehen ist, dann sollte doch spätestens vor Splenektomie eine diagnostische Knochenmarkpunktion durchgeführt werden. Die Diagnostik sollte neben einer zytologischen Untersuchung des Knochenmarkaspirats und einer histologischen Untersuchung der Knochenmarkstanze auch eine durchflusszytometrische Diagnostik zum Ausschluss einer sekundären ITP bei chronisch lymphatischer Leukämie (CLL) umfassen.

Zur erfolgreichen Behandlung der immunthrombozytopenischen Purpura sind jetzt auch Thrombopoetin-Rezeptoragonisten verfügbar. Dieser Behandlungsansatz der ITP basiert auf dem Nachweis, dass viele Patienten mit ITP – entgegen früheren Vermutungen – keine erhöhten TPO-Spiegel haben. Die TPO-Spiegel entsprechen der Megakaryozytenmasse, die bei der ITP für gewöhnlich normal ist. Bei Plättchendestruktion steigen die TPO-Spiegel nicht an. Zwei kleinmolekulare TPO-Agonisten, von denen einer subkutan gegeben wird (Romiplostim) und der andere oral (Eltrombopag), sind bei Patienten mit refraktärer immunthrombozytopenischer Purpura wirksam. Sie werden für Erwachsene mit Blutungsrisiko und einem Rezidiv nach Splenektomie oder ausbleibendem Ansprechen auf mindestens eine andere Therapie sowie insbesondere bei Kontraindikationen gegen eine Splenektomie empfohlen. Allerdings kommt es in der Regel nach Beendigung dieser Medikation wieder zum Auftreten der Thrombozytopenie. Da die ITP jedoch auch bei Erwachsenen gelegentlich Spontanremissionen zeigt, sollte bei behandlungsbedürftigen Patienten vor einer Splenektomie zunächst auch die kurzzeitige Gabe von TPO-Agonisten erwogen werden.

Hereditäre Formen der Thrombozytopenie

Thrombozytopenien sind selten erblich, sowohl als isolierte Thrombozytopenie als auch als Teil eines komplexen Syndroms mit autosomal dominantem, autosomal rezessivem oder X-chromosomalem Erbgang. Viele Formen der autosomal dominanten Thromozytopenien sind mit Mutationen der schweren Kette des nicht muskulären Myosin-MYH9-Gens verbunden. Diese Formen der Thrombozytopenie werden bei Patienten mit May-Hegglin-Anomalie, Sebastian-, Ebstein- und Fechtner-Syndrom gefunden, die alle klar unterscheidbare Kriterien haben. Gemeinsam ist diesen Störungen das Vorliegen von Riesenplättchen (Abb. 21-1C). Die autosomal rezessiven Störungen umfassen die kongenitale amegakaryozytische Thrombozytopenie, die Thrombozytopenie mit fehlendem Radius und das Bernard-Soulier-Syndrom. Letzteres ist vorrangig eine Plättchenfunktionsstörung aufgrund des Fehlens oder Mangels von GPIb-IX-V, dem vWF-Adhäsionsrezeptor. X-chromosomal vererbte Störungen sind unter anderem das Wiskott-Aldrich-Syndrom und ein dyshämatopoetisches Syndrom, das aus Mutationen in GATA-1, einem wichtigen Transkriptionsregulator der Hämatopoese, resultiert.

THROMBOTISCH-THROMBOZYTOPENISCHE PURPURA UND HÄMOLYTISCH-URÄMISCHES SYNDROM

Die thrombotisch-thrombozytopenischen Mikroangiopathien sind eine Gruppe von Erkrankungen, die durch Thrombozytopenie, eine mikroangiopathische hämolytische Anämie (mit Fragmentozyten, Abb. 21-1D, und Hämolysezeichen im Labor) und mikrovaskuläre Thrombosen gekennzeichnet ist. Dazu gehört die thrombotisch-thrombozytopenische Purpura (TTP, Moschcowitz-Krankheit) und das hämolytisch-urämische Syndrom (HUS) sowie mikroangiopathische Syndrome, welche die Knochenmarktransplantation, die Anwendung bestimmter Medikamente, aber auch Infektionen und Vaskulitiden komplizieren können. Bei der DIC kommt es zur Thrombozytopenie und auch Mikroangiopathie, aber die Gerinnungsstörung steht im Vordergrund mit Verbrauch von Gerinnungsfaktoren und Fibrinogen sowie der daraus resultierenden verlängerten Prothrombinzeit (PT, erniedrigter Quick-Wert) und verlängerten, aktivierten partiellen Thromboplastinzeit (aPTT). Charakteristischerweise sind die PT (Quick-Wert) und die aPTT bei TTP oder HUS normal.

Thrombotisch-thrombozytopenische Purpura

Früher wurden die thrombotisch-thrombozytopenische Purpura und das hämolytisch-urämische Syndrom als sich überlappende Syndrome verstanden. Jedoch wurde in den vergangenen Jahren die Pathophysiologie der hereditären und idiopathischen thrombotisch-thrombozytopenischen Purpura besser verstanden, die sich klar von der des hämolytisch-urämischen Syndroms unterscheidet. Die thrombotisch-thrombozytopenische Purpura wurde 1942 von Eli Moschcowitz erstmals beschrieben und durch folgende fünf Befunde charakterisiert: mikroangiopathische Hämolyse, Thrombozytopenie, Nierenversagen, neurologische Symptome und Fieber. Das voll ausgeprägte Syndrom wird heutzutage seltener gesehen, vermutlich aufgrund einer früheren Diagnose. Die Einführung des Plasmaaustauschs als Behandlungskomponente verbesserte die Prognose der Patienten deutlich, die Mortalität sank von 85–100 % auf 10–30 %.

Die Pathogenese der hereditären (Upshaw-Schulman-Syndrom) und idiopathischen thrombotisch-thrombozytopenischen Purpura beruht auf dem Mangel einer Metalloprotease, ADAMTS13, die von-Willebrand-Faktor spaltet, oder auf Antikörpern gegenüber dieser Metalloprotease (ADAMTS13). VWF wird normalerweise als ultragroßes Multimer freigesetzt, welches dann durch ADAMTS13 gespalten wird. Die Anwesenheit vermehrter ultragroßer VWF-Moleküle wird dafür verantwortlich gemacht, dass eine pathologische Plättchenadhäsion und Aggregation entsteht (Abb. 21-4). Diese Störung allein ist jedoch nicht ausreichend, eine thrombotisch-thrombozytopenische Purpura auszulösen, da Personen mit einem hereditären ADAMTS13-Mangel nur gelegentlich die Klinik einer thrombotisch-thrombozytopenischen Purpura entwickeln. Zusätzlich notwendige Faktoren wurden noch nicht sicher identifiziert. Der Spiegel der ADAMTS13-Aktivität kann heutzutage genauso wie gegen ADAMTS13 gerichtete Antikörper laboranalytisch nachgewiesen werden. Jedoch wurden bisher keine Untersuchungsmethoden identifiziert, die ausreichend sensitiv und spezifisch wären, die klinische Versorgung zu bestimmen. Eine ADAMTS13-Aktivität von < 10 % ist stärker mit einer idiopathischen TTP assoziiert.

Die idiopathische thrombotisch-thrombozytopenische Purpura scheint bei Frauen häufiger als bei Männern vorzukommen. Bisher sind keine geografischen Verteilungen oder ethnische Charakteristika definiert. Bei Patienten mit HIV-Infektionen und Schwangeren tritt die thrombotisch-thrombozytopenische Purpura häufiger auf, wobei die TTP der Schwangerschaft nicht eindeutig mit ADAMTS13 zusammenhängt. Die arzneimittelbedingte mikroangiopathische hämolytische Anämie kann entweder Folge einer Antikörperbildung sein (z. B. Ticlopidin und möglicherweise Clopidogrel) oder durch direkte Endotheltoxizität entstehen (z. B. Ciclosporin, Mitomycin C, Tacrolimus, Chinin). Da die genaue Pathogenese nicht immer klar ist und Angst besteht, eine wirksame Therapie zurückzuhalten, kommt es ebenso wie aufgrund des Mangels anderer wirksamer Behandlungsalternativen zur breiten Anwendung des Plasmaaustausches. Jedoch kann bei endothelialschädigenden Medikamenten das Absetzen oder die Dosisreduktion allein zu einer abnehmenden Mikroangiopathie führen.

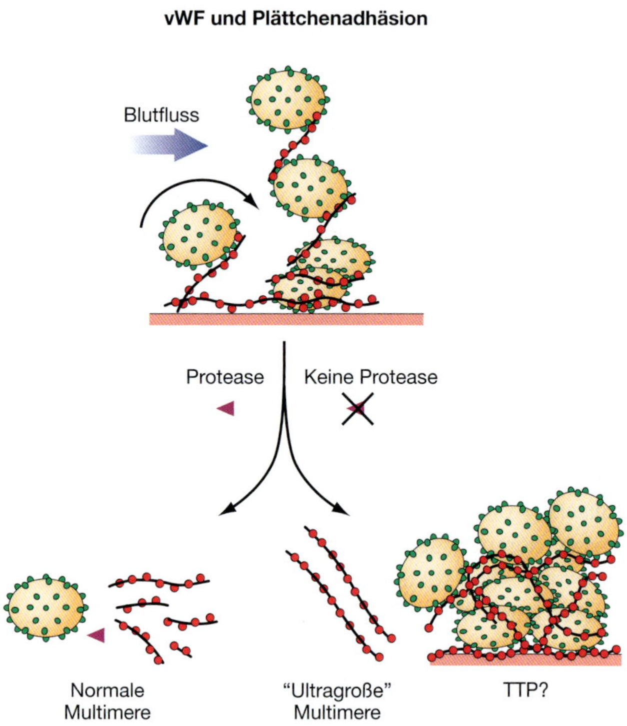

Abbildung 21-4 Pathogenese der thrombotisch-thrombozytopenischen Purpura (TTP). Normalerweise werden die ultrahochmolekularen Multimere des von-Willebrand-Faktors (vWF), die von den Endothelzellen produziert werden, von der Metalloproteinase ADAMTS13 in kleinere Multimere abgebaut. Bei der TTP ist die Aktivität der Protease vermindert/gehemmt und die vermehrten ultrahochmolekularen vWF-Multimere lösen eine Thrombozytenaggregation und -thrombose aus.

Behandlung THROMBOTISCH-THROMBOZYTOPENISCHE PURPURA

Die thrombotisch-thrombozytopenische Purpura ist eine lebensbedrohende Erkrankung, wenn sie nicht rechtzeitig diagnostiziert und umgehend behandelt wird. Bei Patienten, die sich mit einer neuen Thrombozytopenie vorstellen, unabhängig von Hinweisen auf Nierenfunktionseinschränkung oder andere Elemente der klassischen thrombotisch-thrombozytopenischen Purpura, sollten Laboruntersuchungen veranlasst werden, um eine DIC oder mikroangiopathische Hämolyse auszuschließen. Befunde, die die Diagnose einer thrombotisch-thrombozytopenischen Purpura unterstützen, beinhalten erhöhte Werte für Laktadehydrogenase, indirektes Bilirubin und Retikulozyten sowie ein vermindertes Haptoglobin bei negativem Coombs-Test. Ein Ausstrich von peripherem Blut sollte auf das Vorhandensein von Schistozyten (Fragmentozyten; Abb. 21-1d) untersucht werden. Aufgrund der erhöhten Anzahl von neugebildeten Erythrozyten liegt üblicherweise auch eine Polychromasie vor, und oft werden kernhaltige rote Vorstufen gefunden, ein Befund, der auf die Infarkte im Bereich der Mikrozirkulation des Knochenmarks zurückgeführt wird.

Der Plasmaaustausch (Plasmapherese) ist die wichtigste Therapie der thrombotisch-thrombozytopenischen Purpura. Die durch Antikörper gegen ADAMTS13 ausgelöste thrombotisch-thrombozytopenische Purpura (idiopathische TTP) scheint am besten auf den Plasmaaustausch anzusprechen. Der Plasmaaustausch wird fortgesetzt, bis sich die Plättchenzahl normalisiert hat und Zeichen der Hämolyse für mindestens 2 Tage nicht mehr nachweisbar sind. Der Einsatz von Glukokortikoiden erscheint vernünftig, doch wurde der Stellenwert nie durch klinische Studien belegt, daher sollen sie nur zusätzlich zum Plasmaaustausch eingesetzt werden. Darüber hinaus wurde der erfolgreiche Einsatz von anderen immunmodulatorischen Therapien bei Patienten mit refraktärer bzw. rezidivierender thrombotisch-thrombozytopenischer Purpura berichtet. Dies betrifft vor allem Rituximab, dessen Rolle bei der Behandlung der thrombotisch-thrombozytopenischen Purpura weiter untersucht werden muss, aber auch Vincristin, Cyclophosphamid sowie die Splenektomie. Es wird eine Rückfallrate von 25–45 % innerhalb von 30 Tagen nach der initialen „Remission“ und von weiteren 12–40 % im weiteren Verlauf berichtet. Das Rückfallrisiko scheint bei Patienten, die bei Krankheitsdiagnose schwerere Formen des ADAMTS13-Mangels zeigen, höher zu sein.

Hämolytisch-urämisches Syndrom

Das hämolytisch-urämische Syndrom (HUS) stellt ein Syndrom dar, welches durch akutes Nierenversagen, mikroangiopathische hämolytische Anämie und Thrombozytopenie gekennzeichnet ist und vorwiegend bei Kindern auftritt. Man unterscheidet zwei Formen (D+HUS und D-HUS). Bei D+HUS geht zumeist eine Episode mit Diarrhö, oft mit hämorrhagischer Diarrhö voraus. Escherichia coli O157:H7 ist der häufigste, allerdings nicht der einzige ätiologische Bakterienstamm. Das nicht mit einer Diarrhö verbundene hämolytisch-urämische Syndrom (D-HUS) zeigt eine heterogenere Klinik und Verlauf. Ferner gibt ein es ein atypisches HUS (aHUS), eine genetisch bedingte Erkrankung, bei der es zu einer unkontrolliert überschießenden Komplementaktivierung kommt. Ein Screening für Mutationen in den regulativen Komplementgenen ist verfügbar.

Behandlung
HÄMOLYTISCH-URÄMISCHES SYNDROM

Die Behandlung des hämolytisch-urämischen Syndroms ist primär supportiv. Bei D+HUS benötigen etwa 40 % der Kinder intermittierend eine Dialyse, wobei die Gesamtmortalität unter 5 % liegt. Bei D-HUS ist die Sterblichkeit mit etwa 25 % höher. Plasmainfusionen oder Plasmaaustausch scheinen keinen Einfluss auf den Gesamtverlauf zu haben. Die ADAMTS13-Spiegel sind in den meisten Berichten normal, obwohl es gelegentliche Mitteilungen über verminderte Spiegel gab. Beim atypischen HUS ermöglicht der Einsatz des terminalen Komplementinhibitors Eculizumab ein Anheben der Thrombozytenzahl und einen Erhalt der Nierenfunktion.

THROMBOZYTOSE

Einer Thrombozytose liegt meist (1) ein Eisenmangel, (2) eine Entzündung, ein Malignom oder eine Infektion (reaktive Thrombozytose), (3) ein myeloproliferatives Syndrom (essenzielle Thrombozythämie oder Polycythaemia vera, Kap. 14) oder selten das 5q-myelodysplastische Syndrom (Kap. 12) zugrunde. Patienten mit erhöhter Thrombozytenzahl sollten bezüglich eines ursächlichen Eisenmangels und einer zugrunde liegenden entzündlichen bzw. malignen Erkrankung abgeklärt werden. Das Ausmaß der Thrombozytose bei akuter oder chronischer Entzündung korreliert nicht mit dem durch die Grundkrankheit erhöhten Thromboserisiko. Patienten mit stark erhöhten Thrombozytenzahlen (> 1,5 Millionen/µl), wie man sie nur ausnahmsweise reaktiv, wohl aber im Rahmen myeloproliferativer Neoplasien findet, haben ein erhöhtes Blutungsrisiko. Dies scheint zumindest teilweise auf ein erworbenes von-Willebrand-Syndrom (vWS) aufgrund einer vermehrten vWF-Plättchenbindung und Elimination zurückzugehen.

QUALITATIVE STÖRUNGEN DER PLÄTTCHENFUNKTION

Hereditäre Störungen der Plättchenfunktion

Hereditäre Plättchenfunktionsstörungen sind vermutlich ziemlich selten, obwohl die Prävalenz gering ausgeprägter Störungen der Plättchenfunktion ungeklärt ist, zum Teil aufgrund der unzureichenden Nachweismethoden für diese Störungen. Seltene qualitativ schwerwiegendere Störungen betreffen die autosomal rezessiven Erkrankungen Glanzmann-Thrombasthenie (Fehlen des Plättchen-GpIIb/IIIa-Rezeptors) und Bernard-Soulier-Syndrom (Fehlen des Plättchen-GpIb-IX-V-Rezeptors). Beide werden autosomal rezessiv vererbt und wegen Blutungssymptomen bereits im Kindesalter diagnostiziert.

Die „Platelet storage pool disorder“ ist die klassische autosomal dominante qualitative Plättchenstörung. Ihr liegt eine pathologische Bildung der Plättchengranula zugrunde. Vergleichbare Störungen der Plättchengranulabildung werden auch im Rahmen verschiedener erblicher Syndrome, wie dem Hermansky-Pudlak-Syndrom beobachtet. Die Blutungsneigung bei Platelet storage pool disorder ist unterschiedlich ausgeprägt, meist allerdings mild. Die häufigsten angeborenen Störungen der Plättchenfunktion sind Defekte, die die normale Freisetzung der Granulainhaltsstoffe verhindern (Sekretionsdefekte). Nur für wenige dieser Störungen wurde die molekulare Ursache geklärt, wahrscheinlich liegen zahlreiche Mutationen zugrunde.

Behandlung
HEREDITÄRE STÖRUNGEN DER PLÄTTCHENFUNKTION

Die Behandlung oder Prävention von Blutungskomplikationen bei Patienten mit schwerer Plättchendysfunktion benötigt meist die Transfusion von Thrombozyten. Dabei ist darauf zu achten, das Risiko der Alloimmunisierung durch kritische Indikationsstellung und Verwendung (heute in Deutschland regelhaft) HLA-Klasse1-gematchter leukozytendepletierter Thrombozyten zu limitieren. Plättchenfunktionsstörungen mit leichter Blutungsdiathese sprechen oft auf die Gabe von Desmopressin (1-Desamino-8-D-Arginin-Vasopressin, DDAVP) an. DDAVP erhöht die Plasmaspiegel an vWF/FVIII und wirkt evtl. auch auf die Plättchenfunktion. Insbesondere bei Schleimhautblutungen wird die antifibrinolytische Therapie (Epsilon-Aminocapronsäure, Tranexamsäure) entweder allein oder in Kombination mit DDAVP, oder Thrombozytengabe erfolgreich eingesetzt. Bei klinisch relevanten Blutungen nach stattgehabter Alloimmunisierung gegen allogene Thrombozyten oder zur Vermeidung dieser Komplikation der Thrombozytengabe kann die Anwendung des aktivierten rekombinanten humanen Faktor-VII-Konzentrats – ohne Thrombozytensubstitution – zur Blutstillung führen.

Erworbene Störungen der Plättchenfunktion

Erworbene Plättchendysfunktionen sind häufig, meist infolge von Medikamenteneinnahme, entweder gezielt bei thrombozytenfunktionshemmender Indikation oder unbewusst herbeigeführt, wie bei hoch dosierten Penicillinen. Eine erworbene Plättchendysfunktion liegt auch bei Niereninsuffizienz/Urämie vor. Diese ist vermutlich multifaktoriell bedingt und führt zu Störungen der Adhäsion und Plättchenaktivierung. Meist wird die Plättchenfunktion durch Dialyse verbessert, doch auch die Erhöhung des Hämatokritwerts auf 27–32 %, die Gabe von DDAVP (0,3 µg/kg) oder die Gabe von konjugierten Östrogenen können hilfreich sein. Aufgrund des Fremdflächenkontakts der Thrombozyten treten Plättchendysfunktionen auch im Rahmen des kardiopulmonalen Bypasses auf und Thrombozytentransfusionen sind hier bei klinisch relevanten Blutungszeichen sinnvoll. Im Rahmen hämatologischer Erkrankungen treten Plättchendysfunktionen entweder im Rahmen unspezifischer Interaktionen mit zirkulierenden Paraproteinen oder grundkrankheitsbedingt im Rahmen myeloproliferativer und myelodysplastischer Syndrome auf.

VON-WILLEBRAND-SYNDROM

Das vWS ist die häufigste hereditäre hämorrhagische Diathese. Schätzungen anhand von Laboruntersuchungen belegen eine Prävalenz von etwa 1 %. Anhand der symptomatischen Patienten wird eher eine Prävalenz von 0,1 % vermutet. Der vWF hat zwei wesentliche Funktionen: (1) Er ist das wesentliche Adhäsionsmolekül, das die Plättchen an das freigelegte Subendothel bindet, und (2) er ist das Träger- und Bindungsprotein für Faktor VIII, wodurch die Halbwertszeit von FVIII in der Zirkulation wesentlich verlängert und FVIII an den Ort der Gefäßverletzung transportiert wird. Diese Faktor-VIII-Bindung ist im Gegensatz zu der plättchenbindenden Funktion des vWF nicht von der Anwesenheit großer vWF-Multimere abhängig. Die meisten Symptome des vWS sind „plättchenabhängig“; nur bei sehr starkem Absinken des FVIII im Rahmen eines schweren vWS oder bei Mutation der Faktor-VIII-Bindungsstelle des vWF können hämophile Blutungszeichen analog zum primären Faktor-VIII-Mangel (Hämophilie A) auftreten.

Das vWS wurde in drei wesentliche Typen, der Typ 2 seinerseits in vier Subtypen (Tab. 21-2, Abb. 21-5) eingeteilt. Das vWS Typ 1 ist mit Abstand die häufigste Form mit einem parallel gehenden Mangel an vWF-Protein, vWF-Funktion und FVIII-Spiegeln. Es macht mindestens 80 % der vWS-Patienten aus. Bei den Patienten treten vorrangig Schleimhaut-, seltener postoperative Blutungen auf. Das Auftreten erster Blutungszeichen in der frühen Kindheit ist ungewöhnlich, meist wird die Erkrankung erst im späteren Kindesalter durch Nachblutungen oder Epistaxis symptomatisch. Da diese Art von Blutungszeichen in der Kindheit insgesamt häufig auftritt, muss klinischerseits bei Blutungen an wenig wahrscheinlich traumatisierten Stellen oder bei prolongierter Epistaxis an das Vorliegen eines vWS gedacht werden. Bei Frauen ist die Menorrhagie ein häufiges Symptom des vWS. Bei Menstruationsblutungen, die zum Eisen-

Tabelle 21-2

LABORKONSTELLATION DES VON-WILLEBRAND-SYNDROMS

Typ	aPTT	vWF-Antigen	vWF-Aktivität	FVIII-Aktivität	Multimerstruktur
1	n oder ↑	↓	↓	↓	Normale Verteilung, verminderte Menge
2A	n oder ↑	↓	↓↓	↓	Verlust der hoch und intermediär molekularen Multimere
2B[a]	n oder ↑	↓	↓↓	↓	Verlust der hoch molekularen Multimere
2M	n oder ↑	↓	↓↓	↓	Normale Verteilung, verminderte Menge
2N	↑↑	n oder ↓[b]	n oder ↓[b]	↓↓	Normale Verteilung
3	↑↑	↓↓	↓↓	↓↓	Fehlend

[a] Meist auch verminderte Plättchenzahl.

[b] Beim Typ 2N ist bei Homozygotie der FVIII sehr niedrig, bei Heterozygotie nur in Kombination mit Typ 1 des vWS erniedrigt.

Abkürzungen: aPTT = aktivierte partielle Thromboplastinzeit; F = Faktor; n = normal; vWF = von-Willebrand-Faktor.

mangel und zur Anämie führen, sollte eine Abklärung auf ein vWS und bei negativer Diagnostik auch auf Plättchenfunktionsstörungen erfolgen. Häufig wird ein milder Typ 1 des vWS im Gefolge von verstärkten Blutungen bei Zahnextraktionen, insbesondere der Weisheitszähne, oder bei Tonsillektomien diagnostiziert.

Nicht alle Patienten mit niedrigen vWF-Werten zeigen Blutungssymptome. Ob Patienten bluten oder nicht, hängt vom gesamten Hämostasegleichgewicht ab, welches erblich festgelegt ist und durch endogene und exogene Faktoren beeinflusst wird. Obwohl der Erbgang des vWS autosomal ist, werden sowohl die vWF-Spiegel als auch die Blutungsneigung durch viele Faktoren beeinflusst. Diese sind noch nicht sämtlich bekannt, aber sie betreffen die Blutgruppe, die Schilddrüsenfunktion, die ethnische Zugehörigkeit, Stress, körperliche Aktivitäten und weitere hormonelle (sowohl endogene wie exogene) Einflüsse. Patienten mit der Blutgruppe 0 haben vWF-Antigenspiegel, die nur etwa die Hälfte von Patienten der Blutgruppe AB ausmachen. Tatsächlich überlappt der Referenzbereich für Patienten mit Blutgruppe 0 den, der für das vWS als diagnostisch angesehen wird. Ein leicht verminderter vWF-Spiegel sollte einerseits eine Blutgruppenbestimmung nach sich ziehen, andererseits möglicherweise mehr als ein prohämorrhagischer Risikofaktor und weniger als eine tatsächliche Erkrankung betrachtet werden.

Patienten mit Typ-2-vWS zeigen Funktionsstörungen. Dies bedeutet, dass die vWF-Antigenmessung signifikant höhere Werte als die funktionellen Tests liefert. Bei den Typen 2A, 2B und 2M ist die vWF-Aktivität, gemessen

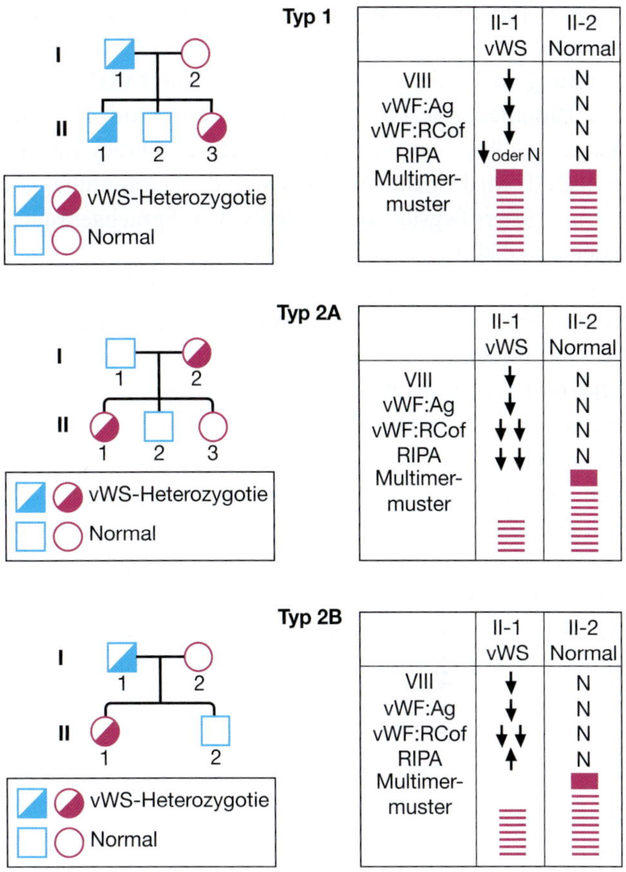

Abbildung 21-5 Erbgang und Laborbefunde beim von-Willebrand-Syndrom. Die Testung der Plättchenfunktion umfasst einen Gerinnungsassay des Faktors VIII, der von vWF gebunden und transportiert wird (abgekürzt als vWF:FVIII), einen Immunassay des gesamten vWF-Proteins (vWF:Ag), einen Bioassay der Fähigkeit des Patientenplasmas zur Unterstützung der Ristocetin-induzierten Agglutination normaler Plättchen (VWF:RCoF) und der Ristocetin-induzierten Aggregation der Plättchen des Patienten (abgekürzt als RIPA). Die Multimere zeigen sich als Proteinbänder bei der Plasmaelektrophorese im Polyakrylamidgel. Die Kolumnen II-1 und II-2 beziehen sich auf die Phänotypen der Nachkommen der 2. Generation.

als Ristocetin-Kofaktor- oder Kollagenbindungsaktivität, vermindert. Bei dem Typ 2A ist die Funktionsstörung entweder auf eine erhöhte Spaltbarkeit durch ADAMTS13 mit daraus resultierendem Verlust von hochmolekularen und intermediären von-Willebrand-Multimeren oder durch eine verminderte zelluläre Sekretion der Multimere bedingt. Bei Typ 2B liegen funktionssteigernde Mutationen vor, die zur vermehrten spontanen Bindung des vWF an zirkulierende Plättchen führen, wobei der entstehende Komplex im Weiteren im retikuloendothelialen System abgebaut wird. In dem Patientenplasma fehlen die hochmolekularen vWF-Multimere und die Plättchenzahl ist üblicherweise leicht vermindert. Der Typ 2M ist das Ergebnis von verschiedenen Mutationen, die Moleküldysfunktionen verursachen, ohne dass dies die Multimerenstruktur betrifft.

Beim Typ 2N des vWS führen Mutationen im vWF zur gestörten Bindung des Faktors VIII. Da FVIII durch die Bindung an vWF stabilisiert wird, sind die FVIII-Spiegel bei Patienten mit Typ 2N des vWS aufgrund der sehr kurzen Halbwertszeit deutlich erniedrigt. Dieses Krankheitsbild wird manchmal autosomale Hämophilie genannt. (Der Begriff ist im deutschen Sprachgebrauch eher unüblich.)

Der Typ 3 des vWS oder das schwere vWS fasst Patienten mit praktisch fehlendem vWF-Antigen (üblicherweise < 10 %) zusammen. Bei diesen Patienten treten unter anderem Schleimhaut-, Gelenk- oder postoperative Blutungen auf. Manche dieser Typ-3-vWS-Patienten, insbesondere wenn große Deletionen im vWF-Gen vorliegen, haben ein erhöhtes Risiko, auf infundierten vWF mit Antikörperbildung zu reagieren.

Das erworbene vWS ist eine seltene Erkrankung, die meist bei Patienten mit myelo- oder lymphoproliferativen Erkrankungen wie essenzieller Thrombozythämie, monoklonaler Gammopathie von unbestimmter Signifikanz (MGUS), multiplem Myelom und Waldenström-Krankheit auftritt. Es wird am häufigsten bei Patienten mit MGUS beobachtet und dies sollte deshalb insbesondere bei älteren Patienten mit neu auftretenden schwereren Schleimhautblutungen in Betracht gezogen werden. Auch bei einigen Patienten mit Aortenklappenvitium finden sich die Laborbefunde eines erworbenen vWS. Das Heydes-Syndrom (Aortenstenose mit gastrointestinalen Blutungen) wird auf Angiodysplasien des gastrointestinalen Traktes bei Patienten mit Aortenstenosen zurückgeführt. Erhöhte Scherkräfte im Bereich der stenosierten Aortenklappe scheinen eine Änderung im vWF zu bewirken, die seinen Abbau durch Serumproteasen erhöht. Konsekutiv gehen die großen Multimere des vWF verloren, woraus ein erworbener Typ 2 des vWS entsteht, der sich bei erfolgreichem Herzklappenersatz wieder rückbildet.

Behandlung VON-WILLEBRAND-SYNDROM

Die Behandlung des Typ-1-vWS basiert im Wesentlichen auf dem Einsatz von Desmopressin (1-Desamino-8-D-arginine-vasopressin, DDAVP), wodurch es zur Freisetzung von vWF und FVIII aus endothelialen Speichern kommt. DDAVP kann intravenös oder durch ein hoch dosiertes Spray intranasal (1,5 mg/ml) appliziert werden. Die maximale Wirksamkeit bei intravenöser Eingabe ist nach etwa 30 Minuten, bei intranasaler Anwendung etwa nach 2 Stunden erreicht. Die übliche Dosis ist 0,3 µg/kg intravenös (über 20–30 Minuten) oder zwei Spraystöße (eins in jedes Nasenloch) bei Patienten mit Körpergewicht > 50 kg (bei Patienten mit einem Körpergewicht < 50 kg nur 1 Spraystoß). Es wird empfohlen, bei Patienten mit vWS die Wirksamkeit von DDAVP vor dem therapeutischen Einsatz zu prüfen. Bei Patienten, die gut auf DDAVP ansprechen (Anstieg der vWF-Parameter auf das 2- bis 4-Fache), kann es für Interventionen mit geringem bis mäßigem Blutungsrisiko verwendet werden. Abhängig von der Intervention können zusätzliche Dosen notwendig werden; üblicherweise alle 12–24 Stunden. Seltenere Applikationen können zu einer reduzierten Tachyphylaxie führen, die auftritt, wenn die Synthese die entleerten Speicher nicht mehr füllen kann. Die wesentliche unerwünschte Wirkung von DDAVP ist die Hyponatriämie aufgrund der verminderten Clearance für freies Wasser. Dies tritt bevorzugt bei sehr jungen und sehr alten Patienten auf, daher sollte eine Restriktion der Flüssigkeitszufuhr für 24 Stunden nach jeder Dosis empfohlen werden. Vereinzelt wurde über (mutmaßlich durch Hyponatriämie ausgelöste) Krampfanfälle nach Gabe von DDAVP berichtet.

Auch die meisten Patienten mit den Typen 2A und M des vWS reagieren auf DDAVP in der Weise, dass es für kleinere Eingriffe verwendet werden kann. Bei anderen Subtypen, insbesondere beim Typ 3 und für große operative Eingriffe, die längere Perioden einer normalisierten Hämostase benötigen, kann vWF als Gerinnungskonzentrat gegeben werden. VWF-haltige (FVIII-) Faktorkonzentrate, die Virusinaktivierungsmaßnahmen unterzogen wurden, werden als sicherer eingeschätzt als die alternative Kryopräzipitatgabe. Hämate®, Wilate® und Willfact® sind in Europa für diese Indikation zugelassen.

Die antifibrinolytische Therapie mit Tranexamsäure (oder Epsilon-Aminocapronsäure – nicht in Deutschland verfügbar) ist eine wirksame Therapie, entweder allein oder zusätzlich gegeben, insbesondere zur Vermeidung und Behandlung von Schleimhautblutungen. Diese Medikamente sind besonders sinnvoll zur prophylaktischen Anwendung bei Zahnextraktionen und Zahnbehandlungen, aber auch bei Tonsillektomien, Menorrhagien und Eingriffen an der Prostata. Sie werden als kontraindiziert betrachtet bei Blutungen im oberen Harnwegsbereich aufgrund des Risikos der Gerinnselbildung mit konsekutiven Ureterobstruktionen.

STÖRUNGEN DER GEFÄßWAND

Die Gefäßwand besitzt integrale Bedeutung in der Hämostase und die Trennung von der flüssigen Phase ist künstlich, insbesondere bei Erkrankungen wie der thrombotisch-thrombozytopenischen Purpura oder der heparininduzierten Thrombozytopenie, die eindeutig das

Endothel genauso betreffen. Entzündungen der Gefäßwand wie Vaskulitiden und angeborene Bindegewebserkrankungen sind vorrangig Störungen der Gefäßwand.

METABOLISCHE UND INFLAMMATORISCHE STÖRUNGEN

Akute fieberhafte Erkrankungen können zu Gefäßschäden führen. Diese können z. B. Immunkomplexe mit viralen Antigenen oder die Viren selbst verursachen. Manche Pathogene, wie die Rickettsien, die das Rocky-Mountain-Spotted-Fieber verursachen, vermehren sich in Endothelzellen und schädigen sie. Eine vaskulär bedingte Purpura kann bei Patienten mit polyklonaler Gammopathie, häufiger aber bei Patienten mit monoklonalen Gammopathien unter Einschluss der Waldenström-Krankheit, des multiplen Myeloms und der Kryoglobulinämie entstehen. Patienten mit polyklonaler Kryoglobulinämie können ausgedehnte makulär papulöse Exantheme aufgrund der immunkomplexvermittelten Schädigung der Gefäßwand entwickeln.

Bei Patienten mit Skorbut (Vitamin-C-Mangel) treten schmerzhafte, perifollikuläre Hautblutungen ebenso wie ausgedehntere systemische Blutungen auf. Vitamin C wird benötigt, um Hydroxyprolin, einen wesentlichen Bestandteil von Kollagen, zu synthetisieren. Patienten mit Cushing-Syndrom oder unter chronischer Glukokortikoidtherapie entwickeln Hautblutungen und vermehrte Hämatome aufgrund der Atrophie des gefäßstabilisierenden Bindegewebes. Ähnliche Phänomene werden im Rahmen des Alters beobachtet, wobei, ausgelöst durch kleine Traumata, sich aus verletzten Gefäßen das Blut oberflächlich unter der Epidermis ausbreitet. Dies wurde senile Purpura genannt und findet sich meist im Bereich von Hautpartien, die durch vorangegangene Sonnenexposition vorgeschädigt sind.

Die Purpura Schoenlein-Henoch oder anaphylaktoide Purpura stellt eine klar definierte, selbstlimitierende Form der Vaskulitis dar, die bei Kindern und jungen Erwachsenen vorkommt. Die Patienten zeigen akute Entzündungsreaktionen, wobei vermehrt IgA und Komplementfaktoren in den Kapillaren, mesangialem Gewebe und kleinen Arteriolen nachweisbar sind, wodurch eine verstärkte Permeabilität mit lokalisiertem Blutaustritt verursacht wird. Diesem Syndrom geht oft eine Infektion des oberen Respirationstraktes, in der Regel mit Streptokokkenpharyngitis, voraus oder es wird durch Medikamenten- oder Nahrungsmittelallergien ausgelöst. Typischerweise ist die Purpura an den Streckseiten der Arme und Beine ausgeprägt und mit Arthralgien oder Arthritiden, Bauchschmerzen und durch fokale Glomerulonephritis bedingte Hämaturie begleitet. Alle Gerinnungsuntersuchungen sind dabei im Referenzbereich, Nierenfunktionseinschränkungen können vorkommen. Glukokortikoide wirken oft symptomatisch, aber ändern den Verlauf der Erkrankung nicht.

HEREDITÄRE STÖRUNGEN DER GEFÄẞWAND

Bei Patienten mit hereditären Störungen des Bindegewebes, wie beim Marfan- oder Ehlers-Danlos-Syndrom, aber auch beim Pseudoxanthoma elasticum, werden häufig vermehrte Hämatome berichtet. Angeborene Gefäßstörungen können zur vermehrten Blutung führen. Dies wird insbesondere bei der hereditären hämorrhagischen Telangiektasie (HHT oder Osler-Weber-Rendu-Syndrom) berichtet, einer Erkrankung, bei der pathologische, teleangiektatische Kapillaren zu häufigen Blutungsepisoden führen, primär meist im Sinne der Epistaxis oder gastrointestinalen Blutung. Arteriovenöse Malformationen in Lunge, Gehirn oder Leber können beim Osler-Weber-Rendu-Syndrom ebenfalls vorkommen. Die Teleangiektasien können oft im Bereich der oralen und nasalen Schleimhäute sichtbar werden. Die Symptome entwickeln sich im Laufe der Zeit. Pathologisches Nasenbluten tritt im Mittel erstmals im Alter von 12 Jahren auf und betrifft mehr als 95 % der Betroffenen mittleren Alters. Zwei Gene sind pathogenetisch bedeutsam für das Osler-Weber-Rendu-Syndrom: eng (Endoglin) auf dem Chromosom 9q33-34 (so genannter Osler-Weber-Rendu-Syndrom-Typ 1) ist mit pulmonalem arteriovenösen Malformationen in etwa 40 % der Fälle vergesellschaftet und alk 1 (Aktivinrezeptor-like Kinase 1) auf dem Chromosom 12q13, das mit einem deutlich niedrigeren Risiko von pulmonalen arteriovenösen Malformationen verbunden ist.

DANKSAGUNG

Robert Handin, MD, war für dieses Kapitel in der 16. Auflage von Harrison's Principles of Internal Medicine verantwortlich und einige Teile seines Kapitels wurden hier übernommen.

WEITERFÜHRENDE LITERATUR

Greinacher A: Heparin-Induced Thrombocytopenia. N Engl J Med 373:252–61, 2015

Provan D et al: International consensus report on the investigation and management of primary immune thrombocytopenia. Blood 115(2):168–86, 2010

Tiede A, Rand JH, Budde U, Ganser A, Federici AB: How I treat the acquired von Willebrand syndrome. Blood 117(25):6777–85, 2011

KAPITEL 22

GERINNUNGSSTÖRUNGEN

Valder R. Arruda ■ Katherine A. High

Für die deutsche Ausgabe Knut Kröger

Gerinnungsfaktorenmängel wurden bereits vor mehr als 100 Jahren erkannt. Patienten mit einem genetisch bedingten Mangel an plasmatischen Gerinnungsfaktoren zeigen lebenslang entweder spontan oder nach Verletzungen auftretende Blutungen in Gelenke, Muskulatur oder Körperhöhlen. Der häufigste angeborene Faktormangel ist die Hämophilie, ein X-chromosomal vererbter Mangel der Faktoren (F) VIII (Hämophilie A) oder IX (Hämophilie B). Seltene angeborene Blutungsneigungen basieren auf einem Mangel anderer Faktoren wie FII (Prothrombin), FV, FVII, FX, FXI und FXIII oder Fibrinogen. Sie werden üblicherweise autosomal rezessiv vererbt (Tab. 22-1). Fortschritte bei der molekularen Charakterisierung der Gerinnungsstörungen haben zu einem besseren Verständnis dieser Krankheitsbilder geführt und erlauben durch die Entwicklung kleiner Moleküle, rekombinanter Proteine oder zell- und genbasierter Therapien eine zielgerichtete Behandlung.

Die üblichen Gerinnungstests liefern einen ersten Überblick über die Gerinnungsaktivität (Abb. 22-1) und das Erscheinungsbild der Erkrankungen korreliert oft mit dem Niveau der Gerinnungsaktivität. Eine isolierte pathologische Prothrombinzeit (= Thromboplastinzeit, TPZ, bzw. Quick-Wert) weist auf einen FVII-Mangel hin. Eine verlängerte aktivierte partielle Thromboplastinzeit (aPTT) hingegen weist in der Regel auf eine Hämophilie oder einen FXI-Mangel hin (Abb. 22-1). Die Verlängerung sowohl von TPZ als auch aPTT weist auf einen FV-, FX- und FII-Mangel oder eine Dysfibrinogenämie hin. Die schrittweise Substitution der fehlenden Faktoren zum Patientenplasma korrigiert die pathologischen Gerinnungstests. Das Ergebnis wird in Prozent der Aktivität der normalen Gerinnung ausgedrückt.

Erworbene Mängel an Gerinnungsfaktoren sind häufiger als angeborene Störungen. Die häufigsten erworbenen Störungen sind die hämorrhagische Diathese bei Lebererkrankungen, die disseminierte intravasale Gerinnung (DIC) und der Vitamin-K-Mangel. Bei diesen Störungen ist die Blutgerinnung durch einen Mangel von mehr als einem Gerinnungsfaktor beeinträchtigt und die Blutungen sind das Ergebnis einer gestörten primären (Interaktionen von Thrombozyten und Gefäßwand) und sekundären (plasmatische Gerinnung) Hämostase.

Die Entwicklung von Antikörpern gegen Gerinnungsfaktoren, klinisch auch als Hemmkörper oder *Inhibitoren* bezeichnet, ist ein relativ seltenes Problem, das jedoch insbesondere bei der Hämophilie A und B und bei FXI-Mangelpatienten, die zur Behandlung von Blutungskomplikationen wiederholt das fehlende Gerinnungsprotein erhielten, beobachtet wird. Inhibitoren finden sich auch ohne einen genetischen Mangel von Gerinnungsfaktoren, beispielsweise postpartal. Sie sind dann idiopathisch oder Manifestation einer autoimmunen oder neoplastischen Grunderkrankung. Als seltene Ursache für Inhibitoren von Thrombin und FV ist die lokale Blutstillung bei komplexen chirurgischen Eingriffen mit bovinem Thrombin beschrieben. Die Diagnose von Inhibitoren basiert auf denselben Tests, die auch zum Nachweis des angeborenen Gerinnungsfaktormangels eingesetzt werden. Allerdings führt die Zugabe des fehlenden Proteins

Tabelle 22-1

GENETISCHE UND LABORANALYTISCHE CHARAKTERISTIKA DER VERERBTEN GERINNUNGSSTÖRUNGEN

Fehlender Gerinnungsfaktor	Erbgang	Prävalenz in der Allgemeinbevölkerung	Pathologische Laborwerte[a]			Minimaler hämostatischer Spiegel	Behandlung	Plasmahalbwertszeit
			aPTT	TPZ	TZ			
Fibrinogen	AR	1 auf 1.000.000	+	+	+	100 mg/dl	Kryopräzipitate	2-4 d
Prothrombin	AR	1 auf 2.000.000	+	+	–	20–30 %	FFP/PPSB	3-4 d
Faktor V	AR	1 auf 1.000.000	+/–	+/–	–	15–20 %	FFP	36 h
Faktor VII	AR	1 auf 500.000	–	+	–	15–20 %	FFP/PPSB	4-6 h
Faktor VIII	X-chromosomal	1 auf 5000	+	–	–	30 %	FVIII-Konzentrate	8–12 h
Faktor IX	X-chromosomal	1 auf 30.000	+	–	–	30 %	FIX-Konzentrate	18–24 h
Faktor X	AR	1 auf 1.000.000	+/–	+/–	–	15–20 %	FFP/PPSBs	40–60 h
Faktor XI	AR	1 auf 1.000.000	+	–	–	15–20 %	FFP	40–70 h
Faktor XII	AR	Unbekannt	+	–	–	[b]	[b]	60 h
HK	AR	Unbekannt	+	–	–	[b]	[b]	150 h
Präkallikrein	AR	Unbekannt	+	–	–	[b]	[b]	35 h
Faktor XIII	AR	1 auf 2.000.000	–	–	+/–	2–5 %	Kryopräzipitate/ FXIII-Konzentrate	11–14 d

[a] Werte in Normbereich (–) bzw. verlängert (+).

[b] Kein Blutungsrisiko, eine Behandlung ist nicht indiziert.

Abkürzungen: aPTT = aktivierte partielle Thromboplastinzeit; AR = autosomal rezessiv; FFP = Fresh-Frozen-Plasma; HK = hochmolekulares Kininogen; PPSB = Prothrombinkomplexkonzentrat; TPZ = Thromboplastinzeit; TZ = Thrombinzeit.

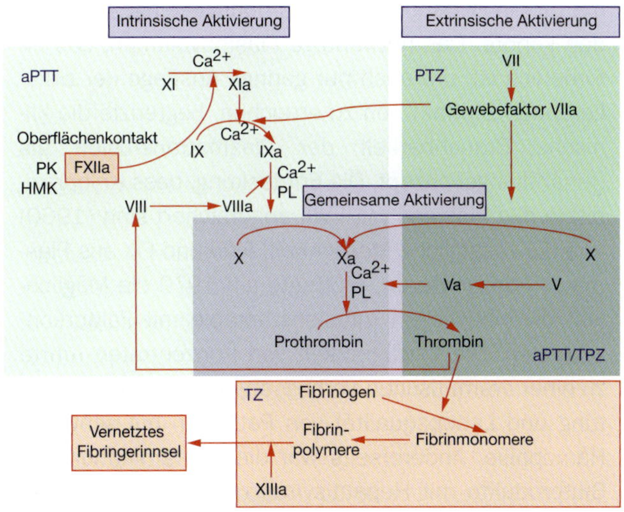

Abbildung 22-1 Gerinnungskaskade und Labordiagnostik bei Gerinnungsfaktormangel mithilfe von aPTT (aktivierte partielle Prothrombinzeit), TPZ (Thromboplastinzeit) und TZ (Thrombinzeit). HMK = hochmolekulares Kininogen; PK = Präkallikrein.

zum Plasma von Patienten mit Hemmkörpern nicht zu einer Normalisierung der pathologischen aPTT bzw. TPZ (sog. Mischtests). Dies ist der wesentliche labordiagnostische Unterschied zwischen einem echten Mangel und einer durch Inhibitoren bedingten Störung. Zusätzliche Tests sind notwendig, um die Inhibitoren zu spezifizieren und ihre Titer zu bestimmen.

Die Behandlung von Blutungen bei diesen Gerinnungsstörungen erfordert oft den Ersatz des mangelnden Faktors durch rekombinante oder gereinigte plasmabasierte Konzentrate oder Frischplasma (Fresh-Frozen-Plasma; FFP). Um die Patientenversorgung zu optimieren, ist es daher dringend erforderlich, eine exakte Diagnose zu stellen. Nur so können eine unnötige Behandlung und das damit verbundene Risiko einer Infektion durch kontaminierte Blutprodukte vermieden werden.

HÄMOPHILIE

PATHOGENESE UND KLINISCHE MANIFESTATION

Die Hämophilie ist eine X-chromosomal rezessiv vererbte Gerinnungsstörung, die auf der Mutation des FVIII-Gens (Hämophilie A oder klassische Hämophilie) oder des FIX-Gens (Hämophilie B) basiert. Die Erkrankung betrifft weltweit und in allen ethnischen Gruppen etwa 1 von 10.000 männlichen Neugeborenen. Die Hämophilie A macht dabei etwa 80 % aller Fälle aus. Bei männlichen Neugeborenen wird die Krankheit klinisch manifest. Frauen, die nur ein betroffenes Gen tragen (Konduktorinnen), sind meist asymptomatisch. Die Familienanamnese der Erkrankung ist in etwa 30 % der Fälle unauffällig. In diesen Fällen zeigen 80 % der Mütter eine

De-novo-Mutation. Mehr als 500 verschiedene Mutationen wurden auf den FVIII- und FIX-Genen von Patienten mit Hämophilie A und B identifiziert. Eine der häufigsten Hämophilie-A-Mutationen resultiert aus einer Inversion der Sequenz des Introns 22. Sie ist in etwa 40 % aller schweren Hämophilie-A-Fälle vorhanden. Die nun gut entwickelte molekulare Diagnostik erlaubt eine präzise Identifikation der Mutationen und ermöglicht damit einen frühzeitigen Nachweis von Konduktorinnen des Hämophiliegens in betroffenen Familien.

Klinisch sind die Hämophilie A und Hämophilie B nicht zu unterscheiden. Das klinische Erscheinungsbild der Erkrankungen korreliert jeweils mit der residualen Aktivität des FVIII bzw. des FIX und kann in eine schwere (< 1 %), mäßige (1–5 %) und leichte (6–30 %) Form eingeteilt werden. Die schwere und mittelschwere Form sind durch Blutungsepisoden nach kleinen Traumen oder sogar spontanen Blutungen in Gelenke, Weichgewebe und Muskulatur charakterisiert. Patienten mit leichten Erkrankungsformen bluten seltener und eher sekundär als Folge von Traumen. Bei Betroffenen mit residualer FVIII- oder FIX-Aktivität von mehr als 25 % der Norm fällt die Erkrankung nur durch Blutungen nach größeren Traumen oder im Routinelabor vor operativen Eingriffen auf. Typischerweise zeigen die globalen Gerinnungstests nur eine isolierte Verlängerung der aPTT. Patienten mit Hämophilie haben eine normale Blutungszeit und normale Thrombozytenzahlen. Die Diagnose kann durch die Bestimmung der FVIII- und FIX-Gerinnungsaktivität gesichert werden.

Blutungen können schon früh im Leben, beispielsweise bei der Beschneidung oder in seltenen Fällen auch in Form eines intrakraniellen Hämatoms, auftreten. Die Erkrankung manifestiert sich häufig, wenn die Kinder anfangen zu laufen oder zu krabbeln. Bei schweren Formen sind rezidivierende Gelenkblutungen typisch, die grundsätzlich jedes Gelenk befallen können; am häufigsten sind Knie, Ellenbogen, Knöchel, Schultern und Hüftgelenke betroffen. Akute Gelenkblutungen sind schmerzhaft und gehen klinisch mit einer lokalen Schwellung und einem Erythem einher. Um Schmerzen zu vermeiden, nehmen die Patienten eine Schonhaltung ein, die langfristig zu Muskelkontrakturen führt. Sehr junge Kinder, die sich nicht verbal äußern können, kränkeln und weisen eine Bewegungseinschränkung des betroffenen Gelenks auf. Als Antwort auf das intraartikuläre Blut führen chronische Gelenkblutungen über eine synoviale Verdickung und Synovitis zu einer Versteifung. Nachdem ein Gelenk zerstört ist, können rezidivierende Blutungen in das gleiche Gelenk auftreten („target joint" – wenn ein Gelenk einmal eingeblutet ist, neigt der Betroffene immer wieder zu Blutungen in das gleiche Gelenk), die einen Teufelskreis aus Blutung und progressiver Gelenkdeformierung unterhalten; im fortgeschrittenen Stadium ist nur noch ein chirurgischer Gelenkersatz möglich. Hämatome in der Muskulatur der Unterschenkel können zu einer externen Kompression von Arterien, Venen und Nerven führen und ein Kompartmentsyndrom verursachen.

Blutungen in den oropharyngealen Bereich, das Zentralnervensystem und das Retroperitoneum sind lebensbedrohlich und erfordern eine sofortige Behandlung. Das Retroperitoneum kann große Blutmengen aufnehmen, die lokal verkalken und eine inflammatorische Umgebungsreaktion auslösen (Pseudotumor-Syndrom). Retroperitoneale Blutungen können auch den N. femoralis schädigen. In den Knochen, insbesondere in den langen Röhrenknochen der unteren Extremität, können sich ebenso Pseudotumoren bilden. Auch ohne zusätzliche Erkrankungen des Urogenitaltrakts leiden Patienten mit Hämophilie häufig an einer Hämaturie. Sie ist oft selbstlimitierend und erfordert keine spezifische Therapie.

Behandlung HÄMOPHILIE

Ohne Behandlung haben Patienten mit einer schweren Hämophilie eine begrenzte Lebenserwartung. Fortschritte in der Herstellung von Blutprodukten nach dem Zweiten Weltkrieg haben dazu geführt, dass Plasma für die Behandlung der Hämophilie eingesetzt werden konnte. Das notwendige Plasmavolumen, das erforderlich ist, um auch nur geringe Anstiege der zirkulierenden Blutfaktoren zu erreichen, begrenzte die klinische Brauchbarkeit der Plasmatransfusion als Behandlungskonzept. Die Entdeckung, dass Kryopräzipitate des Plasmas mit FVIII angereichert sind (1960) und die zusätzliche Möglichkeit, FVIII und FIX aus Plasma zu konzentrieren, eröffnete um 1970 die Möglichkeit der häuslichen Infusionstherapie mit Faktorkonzentraten. Die Verfügbarkeit von Konzentraten führte zu einer dramatischen Verbesserung der Lebenserwartung und Lebensqualität von Patienten mit schwerer Hämophilie. Andererseits war die Kontamination der Blutprodukte mit Hepatitisviren und später auch HIV ein großes Problem und führte zur Verbreitung dieser mit dem Blut übertragbaren Infektionen unter den Hämophiliepatienten. Schließlich wurden die Komplikationen durch HIV und Hepatitis C zur Haupttodesursache von Erwachsenen mit schwerer Hämophilie in den USA. Die Entdeckung von Verfahren zur Inaktivierung der Viren in den Präparaten Mitte der 1980er-Jahre reduzierte das Risiko für eine HIV- und Hepatitisinfektion deutlich. Die erfolgreiche Produktion von rekombinanten FVIII- und FIX-Proteinen, die in den 1990er-Jahren aufkam, ermöglichte eine weitere Reduktion dieser Risiken. Es ist ungewöhnlich, dass Hämophiliepatienten, die nach 1985 geboren wurden, sich mit Hepatitisviren oder HIV infizieren. Die Lebenserwartung liegt heute bei 65 Jahren. Seit 1998 gibt es keine Hinweise mehr auf neue Infektionen mit Virushepatitis oder HIV durch Blutprodukte.

Der Faktorersatz kann bei Hämophiliepatienten entweder als Antwort auf eine Blutungskomplikation oder prophylaktisch erforderlich sein. Eine Primärprophylaxe ist indiziert, um überhaupt eine Gerinnbarkeit zu erhalten. Um Blutungen, insbesondere Hämarthrosen, zu verhindern, sollte der fehlende Gerinnungsfaktor durch eine regelmäßige wöchentliche Gabe auf Plasmaspiegel von 1 % oder mehr gehalten werden. Jungen mit Hämophilie, die regelmäßig Infusionen von FVIII (3 Tage/Woche) oder FIX (2 Tage/Woche) erhalten, können die Pubertät ohne nachweisbare Gelenkschädigungen erreichen. Eine prophylaktische Behandlung bei jungen Patienten wird immer häufiger angewandt. Die Centers for Disease Control and Prevention berichten, dass 51 % der Kinder unter 6 Jahren mit schwerer Hämophilie eine Prophylaxe erhalten; im Jahr 1995 waren es nur 33 %. Obwohl diese Behandlung anerkannt ist und immer wieder ihr hoher Stellenwert betont wird, gibt es einige limitierende Faktoren, wie hohe Kosten, Schwierigkeiten, einen adäquaten venösen Zugang bei den jungen Patienten zu finden, und das Risiko von Infektionen und Thrombosen durch zentralvenöse Katheter. Es gibt immer mehr Belege dafür, dass durch die Prophylaxe der Anteil der Erwachsenen mit schwerer Hämophilie ansteigt.

Generelle Überlegungen gehen von folgenden Ansätzen bei der Behandlung von Blutungen bei Hämophiliepatienten aus: (1) Die Behandlung sollte so schnell wie möglich nach dem Beginn der Symptome erfolgen, da diese der Blutung oft vorausgehen. Weil die frühzeitige Behandlung therapeutisch zu besseren Ergebnissen führt, erfordern klassische Zeichen einer Gelenkblutung, Kopfschmerzen oder Verkehrsunfälle bei Patienten mit bekannter Hämophilie einen zügigen Faktorersatz und eine weitere Labordiagnostik. (2) Medikamente, welche die Thrombozytenfunktion reduzieren, wie Acetylsalicylsäure, sollten vermieden werden. Zur Schmerzbehandlung sollten Paracetamol, Metamizol, Ibuprofen und Morphinpräparate bevorzugt werden.

FVIII und FIX werden in Einheiten (IE) dosiert. Eine Einheit ist definiert als die Menge FVIII (100 ng/ml) oder FIX (5 µg/ml) in einem Milliliter Normalplasma. Eine Einheit FVIII pro Kilogramm Körpergewicht erhöht den FVIII-Plasmaspiegel um 2 %. Die notwendige Dosis, um den FVIII-Spiegel bei einem 70 kg schweren Patienten auf 100 % anzuheben, ist anhand einer einfachen Formel zu berechen. Um den Spiegel auf 100 % zu anzuheben, sind also 3500 Einheiten FVIII notwendig.

FVIII-Dosis (IE) = angestrebter FVIII-Spiegel – aktuellen Ausgangswert des FVIII × Körpergewicht (in kg) × 0,5 IE/kg

Die Dosis für den FIX-Ersatz ist etwas anders als die für den FVIII, weil der FIX-Anstieg nach der Infusion meistens nur etwa 50 % des erwarteten Werts erreicht. Die Formel für die FIX-Substitution lautet daher:

FIX-Dosis (IE) = angestrebter FIX-Spiegel – aktuellen Ausgangswert des FIX × Körpergewicht (in kg) × 1,0 IE/kg

Die FVIII-Halbwertszeit liegt bei 8–12 Stunden, daher ist eine 2-mal tägliche Gabe erforderlich, um einen therapeutischen Plasmaspiegel zu halten. Die FIX-Halbwertszeit hingegen liegt bei 24 Stunden, sodass eine einmal tägliche Injektion ausreicht. In bestimmten Situationen, beispielsweise postoperativ, können kontinuierliche Infusionen der Faktoren empfehlenswert sein, da sie relativ kostengünstig eine Erhöhung der Faktorspiegel sicherstellen.

Kryopräzipitate sind mit FVIII-Protein angereichert (jede Packung enthält etwa 80 IE des FVIII). Sie wurden vor 10–20 Jahren zur Behandlung der Hämophilie A eingesetzt. Sie werden zwar in einigen Entwicklungsländern immer noch eingesetzt, sollten aber heute aufgrund des Risikos der Übertragung infektiöser Erkrankungen vermieden werden, sofern Faktorkonzentrate vorhanden sind.

Leichte Blutungen sowie ein unkompliziertes Hämarthros oder oberflächliche Hämatome erfordern eine Initialtherapie, mit der ein Spiegel von etwa 30–50 % des Faktors erreicht wird. Zusätzliche Gaben sind bei schwererem Hämarthros indiziert, insbesondere wenn die Blutungen ein schon erkranktes Gelenk betreffen (target joint), um für 2–3 Tage Spiegel von 15–25 % zu erreichen. Große Hämatome oder Blutungen in die tiefe Muskulatur erfordern Spiegel von mindestens 50 %, wenn die klinischen Symptome sich nicht verbessern; manchmal ist die Faktorensubstitution für 1 Woche oder länger erforderlich. Die Kontrolle schwerer Blutungen, beispielsweise im Oropharyngealbereich, Zentralnervensystem und Retroperitoneum erfordert anhaltend hohe Spiegel von 50–100 % für 7–10 Tage. Ein prophylaktischer Ersatz ist vor operativen Eingriffen angezeigt, um normale Faktorspiegel um 100 % für einen Zeitraum von 7–10 Tagen zu erreichen. Die Substitution kann dann abhängig vom Wundheilungsverlauf langsam ausgeschlichen werden. Auch Operationen im Mund-Kiefer-Bereich sind mit ausgedehnten Weichteiltraumatisierungen verbunden und erfordern üblicherweise eine Faktorsubstitution für 1–3 Tage in Kombination mit einem oralen Antifibrinolytikum.

TRANSFUSIONSUNABHÄNGIGE THERAPIE DER HÄMOPHILIE

DDAVP (1-Desamino-8-D-Arginin-Vasopressin)

DDAVP ist ein synthetisches Vasopressin-Analogon, das durch endotheliale Freisetzung eine transiente Erhöhung von FVIII und von-Willebrand-Faktor (vWF), nicht aber des FIX, herbeiführt. Bevor DDAVP therapeutisch eingesetzt wird, sollten Patienten mit einer mittelschweren oder leichten Hämophilie A getestet werden, um zu bestimmen, ob sie auf DDAVP ansprechen. DDAVP wird in einer Dosierung von 0,3 µg/kg als Infusion über 20 Minuten appliziert. Eine FVIII-Erhöhung um das 2- bis 3-Fache des Ausgangswertes ist zu erwarten. Das Maximum wird 30–60 Minuten nach der Infusion erreicht. Bei schwerer Hämophilie A erhöht DDAVP den FVIII-Spiegel nicht, da es hier keine Speicher gibt, die entleert werden können. Die wiederholte Anwendung von DDAVP führt zu einer Tachyphylaxie, weil nur die Freisetzung erhöht wird und nicht die De-novo-Synthese von FVIII und vWF. Reichen mehr als drei konsekutive Dosen nicht aus, um eine Blutstillung zu erreichen, ist für die weitere Therapie eine FVIII-Substitution indiziert.

Antifibrinolytika Blutungen in den Gaumen oder in den Gastrointestinaltrakt sowie Blutungen bei oralen Operationen erfordern den Einsatz oraler Antifibrinolytika, wie ε-Aminocapronsäure oder Tranexamsäure, um die lokale Hämostase zu kontrollieren. Die Dauer der Behandlung variiert mit der klinischen Indikation zwischen 1 Woche und längerfristigen Gaben. Tranexamsäure sollte in einer Dosis von 3–4 × 25 mg/kg/d gegeben werden. ε-Aminocapronsäure wird in einer initialen Aufsättigungsdosis von 200 mg/kg (maximal 10 g) gegeben und in einer Dosierung von 100 mg/kg (maximal 30 g/d) alle 6 Stunden fortgesetzt. Diese Medikamente sind nicht zur Behandlung einer Hämaturie indiziert, weil das Risiko besteht, dass Blutgerinnsel die Harnwege verlegen.

KOMPLIKATIONEN

Bildung von Inhibitoren Die Bildung von allogenen Antikörpern gegen FVIII und FIX ist aktuell das größte Problem der Hämophiliebehandlung. Die Prävalenz solcher Inhibitoren gegen FVIII wird auf 5–10 % aller Fälle geschätzt und bei Patienten mit schwerer Hämophilie A auf etwa 20 %. Inhibitoren gegen FIX werden bei 3–5 % aller Hämophilie-B-Patienten nachgewiesen. Ein hohes Risiko für die Bildung von Inhibitoren besteht bei schwerem Faktormangel (über 80 % der Fälle mit Inhibitoren), familiärer Anamnese bezüglich Inhibitoren, afrikanischer Abstammung, Deletionsmutationen in großen Kodierungsregionen der FVIII- und FIX-Gene oder komplexen Genveränderungen. Inhibitoren erscheinen üblicherweise früh im Leben, durchschnittlich in einem Alter von 2 Jahren und nach insgesamt etwa 10 Tagen mit Faktorensubstitution. Eine massive Substitution, beispielsweise bei großen chirurgischen Eingriffen, intrakraniellen Blutungen oder Traumata, geht in allen Altersklassen und unabhängig von der Schwere der Krankheit mit einem erhöhten Risiko der Bildung von Inhibitoren einher. Die Laborwerte solcher Patienten müssen für einige Wochen sorgfältig überwacht werden.

Die klinische Diagnose einer Hemmkörperhämophilie muss vermutet werden, wenn ein Patient nicht adäquat auf einen Faktorersatz in therapeutischen Dosen reagiert. Inhibitoren erhöhen sowohl die Morbidität als auch die Mortalität von Hämophiliepatienten. Der frühe Nachweis von Inhibitoren ist Voraussetzung für eine erfolgreiche Behandlung von Blutungen und der Elimination dieser Antikörper. Daher führen die meisten Zentren jährliche Screeninguntersuchungen auf Inhibitoren durch. Der Labortest für den Nachweis von Inhibitoren besteht aus einer aPTT-Bestimmung mit Zusatz von normalem Plasma. Bei den meisten Hämophiliepatienten reicht eine 1 : 1-Mischung mit normalem Plasma aus, um die aPTT zu korrigieren. Bei Patienten mit Inhibitoren ist die aPTT in einem Mischverhältnis von 1 : 1 pathologisch verlängert, weil die Inhibitoren die FVIII-Aktivität des normalen Plasmas neutralisieren. Die Bethesda-Methode benutzt ein ähnliches Prinzip und bestimmt die Spezifität der Inhibitoren und deren Titer. Das Ergebnis wird ausgedrückt in Bethesda-Einheiten (BE). Dabei entspricht 1 BE etwa der Antikörpermenge, die 50 % des FVIII oder FIX des normalen Plasmas nach 2 Stunden Inkubation bei 37 °C neutralisiert. Klinisch werden Patienten mit Inhibitoren häufig in solche mit einer niedrigen und solche mit einer hohen Antwort klassifiziert. Darauf basieren auch die Empfehlungen für die optimale Therapie. Die Therapie von Patienten mit Inhibitoren hat zwei Ziele: Die Kontrolle der akuten Blutung und die Elimination der Inhibitoren. Blutungen bei Patienten mit niedriger Antwort, also mit Titern von weniger als 5 BE, reagieren gut auf hohe Dosen von humanem oder von Schweinen stammendem FVIII (50–100 U/kg) und zeigen keinen oder nur einen minimalen weiteren Titeranstieg. Patienten mit hoher Antwort – so genannte High-Responder – also solche mit einem initialen Titer von mehr als 10 BE oder einer bekannten früheren Reaktion mit einem Titer von mehr als 10 BE reagieren nicht auf FVIII- und FIX-Konzentrate, selbst wenn sie aktuell einen niedrigen Titer haben. Die Kontrolle der Blutungen bei High-Responder-Patienten kann erreicht werden durch die Gabe von Prothrombin-angereicherten Konzentraten, FVII, FIX, FX (Prothrombinkomplexkonzentrate [PPSB] oder aktivierte Prothrombinkomplexkonzentrate [aPPSB]). In letzter Zeit wurden auch gute Erfolge nach Gabe von rekombinantem aktiviertem FVII (FVIIa) beschrieben (Bypass-Substanzen) (Abb. 22-1). Die Erfolgsrate mit FVIIa ist höher als mit PPSB oder aktiviertem PPSB. Die Elimination der Inhibitoren kann nicht allein durch eine Immunsuppression erreicht werden. Die effektivste Therapie ist die Induktion der Immuntoleranz durch tägliche Infusionen des fehlenden Proteins, bis die Hemmkörper verschwinden. Typischerweise dauert dies länger als 1 Jahr, zeigt aber Erfolgsraten von bis zu 60 %. Schwierig gestaltet sich die Behandlung bei Hämophilie-A-Patienten mit Inhibitoren, die nicht auf eine Immuntoleranz-Induktionstherapie ansprechen. Hoffnungen wurden in den Einsatz monoklonaler CD-20-Antikörper (Rituximab) in Kombination mit FVIII gesetzt. Obwohl unter diesem Regime die Inhibitortiter sinken können, kommt es selten zu einer lang anhaltenden Elimination und es müssen gegebenenfalls 2–3 Gerinnungsfaktoren-Konzentrate wöchentlich gegeben werden.

Neuartige Therapien, die zur Behandlung der Hämophilie entwickelt werden Lang wirkende Gerinnungsfaktoren mit verlängerter Halbwertszeit befinden sich in der Endphase der klinischen Testung. Diese Produkte der neuen Generation (FVIII und FIX) können die Prophylaxe erleichtern, da weniger Injektionen erforderlich sind, um die Serumspiegel über 1 % zu halten. In frühen klinischen Phase-I-Studien wurde die Gabe von rekombinantem Interleukin 11 bei Patienten mit mittelschwerer bis leichter Hämophilie A, die nicht auf DDAVP ansprechen, untersucht. Es könnte möglicherweise in den klinischen Fällen eine Alternative sein, in denen vorübergehend höhere FVIII-Spiegel erforderlich sind.

Derzeit laufen Studien mit der Gentherapie bei Hämophilie B, in denen adenoassoziierte virale Vektoren eingesetzt werden. Die ersten Ergebnisse sind vielversprechend.

Infektionskrankheiten Die Hepatitis-C-Virusinfektion ist die Hauptkrankheitsursache und Todesursache bei Hämophiliepatienten, die früher Gerinnungsfaktorkonzentrate erhalten haben. Der Großteil der jungen Patienten, die von 1970–1985 mit plasmabasierten Produkten behandelt wurden, ist mit Hepatitis C infiziert. Es wird geschätzt, dass im Jahr 2006 mehr als 80 % der Patienten, die älter als 20 Jahre sind, positiv für Hepatitis-C-Antikörper waren. Die Komorbidität der dadurch verursachten Lebererkrankungen bei Hämophiliepatienten wird umso bedeutsamer, wenn diese Patienten invasive Prozeduren benötigen, was eine Korrektur sowohl der genetischen als auch der erworbenen (sekundär zur der Lebererkrankung) Mängel erforderlich macht. Auch HIV-Infektionen kommen bei Patienten, die vor mehr als 20 Jahren mit plasmabasierten Konzentraten behandelt wurden, vor. Doppelinfektion mit Hepatitis C und HIV sind bei etwa 50 % aller Hämophiliepatienten vorhanden und verstärken die Entwicklung von Lebererkrankungen deutlich. Weniger als 30 % aller Hämophiliepatienten sprechen auf eine antivirale Therapie der Hepatitis C an. Bei kombinierter Infektion mit Hepatitis C und HIV sind es noch weniger. Bei terminaler Leberinsuffizienz wird eine Lebertransplantation nötig, mit der sowohl die Lebererkrankung als auch die Hämophilie geheilt werden kann.

Probleme bei älteren Hämophiliepatienten Seit in den Entwicklungsländern immer mehr Menschen ein höheres Lebensalter erreichen, kam es zu einer ständigen Verbesserung der Hämophiliebehandlung. Die Lebenserwartung eines Patienten mit schwerer Hämophilie ist nur um 10 Jahre geringer als die gesunder Männer. Bei leichter oder mittelschwerer Hämophilie ist sie annähernd gleich wie bei gesunden Männern. Im Vergleich zu jüngeren sind ältere Hämophiliepatienten mit anderen Problemen konfrontiert. Aufgrund einer suboptimalen Behandlung sind die Gelenke oft schwerer betroffen und die Schmerzen stärker; Hepatitis-C- und HIV-Infektionen kommen sehr häufig vor.

Erste Daten sprechen dafür, dass die Mortalität durch die koronare Herzkrankheit bei Hämophiliepatienten niedriger ist. Die zugrunde liegende Hypokoagulabilität scheint vor einer Thrombusbildung, nicht aber vor einer Atherosklerose zu schützen. Höheres Alter, Übergewicht und Rauchen gelten genauso wie in der Normalbevölkerung als kardiovaskuläre Risikofaktoren. Zusätzlich kommen bei Hämophiliepatienten häufiger Immobilität, Hypertonie und eine chronische Niereninsuffizienz vor. Bei HIV-Patienten unter kombinierter antiretroviraler Therapie ist das kardiovaskuläre Risiko womöglich noch höher. Daher sollte man bei diesen Patienten rechtzeitig an prophylaktische und therapeutische Maßnahmen denken, um das kardiovaskuläre Risiko zu senken.

Eine übermäßige Substitutionstherapie sollte vermieden werden und Faktorenkonzentrate sollten möglichst langsam infundiert werden. Bei kardiovaskulären Risikopatienten, die sich einem Eingriff unterziehen, ist es ratsam, Gerinnungsfaktoren als kontinuierliche Infusion und nicht als Bolusinjektion zu verabreichen. Bei der Behandlung eines akuten Koronarsyndroms und bei einer koronaren Revaskularisation sollte neben dem Kardiologen ein Hämatologe eingebunden werden. Die Annahme, dass eine Hämophilie protektiv gegenüber Gefäßerkrankungen wirkt, muss angesichts einer zunehmenden Alterung der Gesamtbevölkerung möglicherweise revidiert werden.

Bei älteren Hämophiliepatienten tragen Krebserkrankungen wesentlich zur Mortalität bei, da ein Risiko für Hepatitis-C- oder HIV-assoziierte Malignome besteht. Die häufigste Neoplasie ist das hepatozelluläre Karzinom (HCC), das eine Todesursache bei HIV-negativen Patienten sein kann. Empfehlungen zur Krebsvorsorge gelten altersentsprechend auch für Hämophiliepatienten. Bei Patienten mit Hepatitis C und hohem Risiko für ein HCC werden eine jährliche oder halbjährliche Ultraschalluntersuchung und die Bestimmung von α-Fetoprotein empfohlen. Die Abklärung einer urogenitalen Neoplasie bei Hämaturie oder Hämatochezie kann sich wegen der vorliegenden Gerinnungsstörung verzögern; dadurch wird ein rechtzeitiges Handeln verhindert. Eine optimale Krebsvorsorge und -behandlung bei Hämophiliepatienten sollte in interdisziplinärer Zusammenarbeit erfolgen.

Behandlung von Konduktorinnen Personen mit nur einem betroffenen Gen und Faktorspiegeln über 50 % haben normalerweise kein erhöhtes Blutungsrisiko. Allerdings schwanken die Werte deutlich (22–116 %) aufgrund von X Chromosom-Inaktivierungen (Lyonisierung). Daher sollten bei Konduktorinnen die Faktorspiegel bestimmt werden, um jene Patientinnen mit Blutungsrisiko zu eruieren, bei denen prä- und postoperative Maßnahmen zu treffen sind. Während der Schwangerschaft nehmen sowohl die FVIII- als auch die FIV-Spiegel stetig bis zur Entbindung zu. Bei FVIII erfolgt eine Zunahme um das 2- bis 3-Fache, bei FIX sind die Veränderungen weniger ausgeprägt. Nach der Entbindung fallen die Faktorspiegel rasch wieder ab. Diese Situation stellt ein Blutungsrisiko dar, das durch eine Infusion von Faktorenkonzentraten bis zu einem Spiegel von 50–70 % für 3 Tage (vaginale Entbindung) bzw. 5 Tage (Sectio caesarea) gesenkt werden kann. Bei leichten Fällen können DDAVP oder Antifibrinolytika gegeben werden.

FAKTOR-XI-MANGEL

Faktor XI ist ein Zymogen einer aktiven Serinprotease (FXIa) im intrinsischen System der Blutgerinnung, das den FIX aktiviert (Abb. 22-1). Es gibt zwei Möglichkeiten der FXIa-Bildung. In einem aPTT-basierten Assay wird FXI durch den FXII in Verbindung mit hochmolekularem Kininogen und Kallikrein aktiviert. In vivo scheint Thrombin ein FXI-Aktivator zu sein. Die Thrombinbildung durch den Gewebefaktor/FXIIa-Komplex aktiviert FXI an der Oberfläche der Thrombozyten. Dies führt nach der Thrombusbildung zu einer zusätzlichen Thrombinbildung und steigert die Resistenz gegenüber der Fibrinolyse durch einen thrombinaktivierten Fibrinolyseinhibitor (TAFI).

FXI-Mangel ist eine seltene Störung, die Blutungen begünstigt. Sie tritt in der Allgemeinbevölkerung mit einer Häufigkeit von 1 : 1.000.000 auf. Im Gegensatz dazu ist die Krankheit bei europäischen und irakischen Juden relativ häufig, bei denen sie in der heterozygoten Form bei etwa 6 % und in der homozygoten Form bei 0,1–0,3 % auftritt. Es sind mehr als 65 Mutationen des FXI-Gens beschrieben, von denen aber weniger (2–3) davon in betroffenen jüdischen Populationen vorkommen.

Der normale Spiegel der FXI-Gerinnungsaktivität schwankt zwischen 70 und 150 IE/dl, bei heterozygoten Patienten mit mittelschwerem Mangel zwischen 20 und 70 IE/dl. Bei homozygoten oder doppelt-heterozygoten Patienten liegen die FXI-Spiegel bei unter 1 bis 20 IE/dl. Patienten mit einem FXI-Spiegel von weniger als 10 % der Normalwerte haben ein hohes Blutungsrisiko. Allerdings korreliert der Phänotyp der Erkrankung nicht immer mit der residualen FXI-Aktivität. Eine positive Familienanamnese der Betroffenen ist als Hinweis auf ein Blutungsrisiko anzusehen. Klinisch finden sich häufig mukokutane Blutungen sowie flächige Hämatome, Zahnfleischbluten, Nasenbluten, Hämaturie und Menorrhagie, insbesondere nach Traumata. Diese Blutungen weisen darauf hin, dass bei einem FXI-Mangel Gewebe, die reich an fibrinolytischer Aktivität sind, eher gefährdet sind. Postoperative Blutungen sind häufig, treten aber selbst bei Patienten mit sehr niedrigem FXI-Spiegel nicht immer auf.

Wenn sich ein Patient mit schwerer Erkrankung einem chirurgischen Eingriff unterzieht, ist eine Substitution von FXI indiziert. Auch wenn sich anamnestisch keine Blutungskomplikationen nach Eingriffen erheben lassen, kann ein erhöhtes Blutungsrisiko bestehen.

Behandlung FAKTOR-XI-MANGEL

Um einen Spiegel von 10–20 % zu erreichen, muss ein FXI-Mangel mit Infusion von Fresh-Frozen-Plasma (FFP, 15–20 ml/kg) behandelt werden. Weil FXI eine Halbwertszeit von 40–70 Stunden hat, kann die Substitution alle 2 Tage erfolgen. Die Verwendung antifibrinolytischer Medikamente ist ebenfalls von Vorteil, um Blutungen zu kontrollieren. Eine Ausnahme ist die Hämaturie. Die Entwicklung von FXI-Inhibitoren wird bei etwa 10 % der Patienten mit schwerem FXI-Mangel beobachtet, die eine Substitution erhielten. Bei Patienten mit schwerem FXI-Mangel und Inhibitoren treten normalerweise keine spontanen Blutungen auf. Blutungen nach einer Operation oder nach Trauma können aber schwerwiegend sein. In diesem Fall sollten FFP oder FIX-Konzentrate vermieden werden. In diesem Fall wurden PPSB, aktiviertes PPSB oder rekombinanter FVIIa mit Erfolg eingesetzt.

SELTENE BLUTGERINNUNGS-STÖRUNGEN

Insgesamt sind die angeborenen Störungen der Blutgerinnung, die nicht durch FVIII, FIX oder FXI bedingt sind (Tab. 22-1), selten. Die Blutungssymptome bei diesen Patienten variieren stark. So sind Patienten mit Dysfibrinogenämien oder FVII-Mangel asymptomatisch, hingegen können Patienten mit FX- oder FXIII-Mangel lebensbedrohliche Blutungen aufweisen. Es gibt daher keine pathognomonische klinische Manifestation, die diese Krankheiten vermuten lässt. Im Gegensatz zur Hämophilie ist eine Gelenkblutung ein eher seltenes Ereignis. Blutungen in die Schleimhäute oder bei der Nabelschnurdurchtrennung sind hingegen häufig. Patienten mit heterozygoten Störungen der plasmatischen Gerinnungsfaktoren sind meistens asymptomatisch. Die Diagnose wird über die Durchführung der klassischen Gerinnungstests hinaus durch die spezifische Bestimmung des fehlenden Gerinnungsfaktors bestätigt (Tab. 22-1). Bei einer Blutung oder auch prophylaktisch ist die Substitution mit FFP oder PPSB (enthält Prothrombin, FVII, FXI und FX) möglich. Der Einsatz von PPSB erfordert eine sorgfältige Überwachung und sollte bei Patienten mit schweren Lebererkrankungen und Patienten mit einem hohen Thromboserisiko aufgrund des Risikos einer DIC vermieden werden.

FAMILIÄRE MULTIPLE GERINNUNGSFAKTOR-MANGELZUSTÄNDE

Einige Blutungsstörungen sind durch den angeborenen Mangel von mehr als einem Gerinnungsfaktor charakterisiert. Bislang sind die genetischen Defekte nur von zwei dieser Erkrankungen genauer charakterisiert, was zu einem besseren Verständnis der Regulation der Hämostase führte, und zwar durch die Entdeckung von Genen, die für Proteine außerhalb des Gerinnungssystems kodieren.

Kombinierter Faktor-V- und Faktor-VII-Mangel

Patienten mit einem kombinierten FV- und FVIII-Mangel weisen etwa 5 % der Gerinnungsaktivität der einzelnen Gerinnungsfaktoren auf. Interessanterweise ist das klinische Erscheinungsbild der Erkrankung mit einer leichten posttraumatischen Blutungstendenz verbunden. Als Ursache wurde eine Mutation im Endoplasmatischen-Retikulum/Golgi-intermediären-Kompartment-Gen (ERGIC-53) identifiziert, einem Mannose-Bindungsprotein, das im Golgi-Apparat lokalisiert ist und als Chaperon sowohl für FV und FVIII dient. (Chaperone sind Proteine, die neu synthetisierten Proteinen „helfen", sich korrekt zu formieren.) In anderen Familien wurde eine Mutation im Multiplen-Gerinnungsfaktormangel-Gen 2 (MCFD2) identifiziert. Dieses Gen kodiert für ein Protein, das einen kalziumabhängigen Komplex mit ERGIC-53 formt und als Kofaktor für die intrazelluläre Mobilisation von FV und FVIII dient.

Multipler Mangel von Vitamin-K-abhängigen Gerinnungsfaktoren

Zwei Enzyme, die am Vitamin-K-Metabolismus beteiligt sind, sind mit kombinierten Defekten aller Vitamin-K-abhängigen Proteine assoziiert. Dazu gehören das prokoagulatorische Prothrombin, die Faktoren VII, IX und X und die gerinnungshemmenden Proteine C und S. Vitamin K ist ein fettlösliches Vitamin, dass als Kofaktor für die Carboxylierung der Glutaminsäurereste der Vitamin-K-abhängigen Faktoren dient (Abb. 22-2). Die Enzyme γ-Glutamylcarboxylase und Epoxid-Reduktase sind für die Metabolisierung und Regeneration von Vitamin K wichtig. Mutationen in einem Gen, das für die γ-Carboxylase (GGCX) oder den Vitamin-K-Epoxid-Reduktase-Komplex 1 (VKORC1) kodiert, führen zu einem Enzymmangel und damit zur reduzierten Aktivität der Vitamin-K-abhängigen Faktoren, deren Aktivität dann bei 1 bis 30 % der normalen Werte liegt. Das klinische Er-

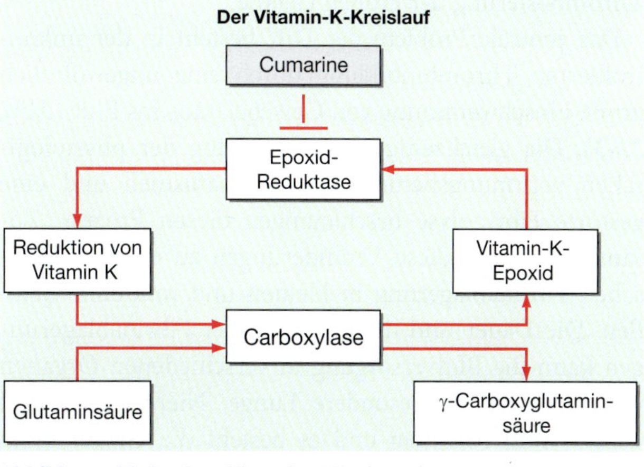

Abbildung 22-2 Der Vitamin-K-Kreislauf. Vitamin K ist ein Kofaktor bei der Umwandlung der γ-Carboxyglutaminsäure-Reste der Gerinnungsfaktoren. Die Vitamin-K-abhängige γ-Glutamylcarboxylase, das Enzym, das als Katalysator der Vitamin-K-Epoxide-Reduktase dient, regeneriert reduziertes Vitamin K. Cumarine blockieren die Arbeit der Reduktase und hemmen Vitamin K kompetetiv.

scheinungsbild ist von Geburt an durch leichte bis schwere Blutungsepisoden gekennzeichnet. Manche Patienten profitieren von hohen Vitamin-K-Dosen. Bei schweren Blutungen kann für eine vollständige Hämostase die Substitution von FFP oder PPSB erforderlich sein.

DISSEMINIERTE INTRAVASALE GERINNUNG (DIC)

Die disseminierte intravasale Gerinnung ist ein klinisch-pathologisches Syndrom, das durch eine allgemeine intravaskuläre Fibrinbildung charakterisiert ist. Diese intravaskuläre Fibrinbildung ist als Antwort auf eine exzessive Aktivierung von Gerinnungsfaktoren zu verstehen, welche die natürlichen blutgerinnungshemmenden Mechanismen überlastet. Die DIC hat verschiedene Ursachen (Tab. 22-2).

Die häufigsten Ursachen sind eine bakterielle Sepsis, maligne Grunderkrankungen (ein solider Tumor oder eine Promyelozytenleukämie) und Schwangerschaft. Bei fast der Hälfte aller Schwangeren mit vorzeitiger Plazentalösung oder Fruchtwasserembolie wird eine DIC diagnostiziert. Ebenso können insbesondere Gehirntraumata zu einer DIC führen. Die Exposition des Blutes gegenüber zerstörtem phospholipidreichem Gewebe, eine Hämolyse oder Endothelschäden begünstigen die Entstehung einer DIC. Die Purpura fulminans ist eine schwere Form der DIC, die durch ausgeprägte Thrombosen in bestimmten Hautarealen gekennzeichnet ist. Sie betrifft vornehmlich jüngere Kinder mit viralen oder bakteriellen Infektionen. Besonders gefährdet sind Kinder mit erworbener und angeborener Hyperkoagulabilität aufgrund von Störungen des Protein-C-Systems. Neugeborene mit homozygotem Protein-C-Mangel haben ein hohes Risiko für eine Purpura fulminans mit und ohne Thrombosierung der großen Gefäße.

Das zentrale Problem der DIC besteht in der unkontrollierten Thrombinbildung durch eine ungewöhnlich große Einschwemmung von Gewebefaktor ins Blut (Abb. 22-3). Die gleichzeitige Unterdrückung der physiologischen gerinnungshemmenden Mechanismen und eine gestörte Fibrinolyse beschleunigen diesen Prozess. Zusammen führen diese Veränderungen zu einer systemischen Fibrinablagerung in kleinen und mittleren Gefäßen. Die Dauer und die Intensität der Fibrinablagerungen kann die Blutversorgung in verschiedenen Organen verschlechtern. Insbesondere Lunge, Niere, Leber und Gehirn sind betroffen und es besteht die Gefahr eines Organversagens. Die anhaltende Aktivierung der Gerinnung führt letztlich zum Verbrauch der Gerinnungsfaktoren und Thrombozyten und mündet in einer systemischen Blutung. Dieser Prozess wird zusätzlich durch eine sekundäre Hyperfibrinolyse verstärkt. Studien im Tiermodell zeigen, dass das fibrinolytische System zum Zeitpunkt der maximalen Aktivierung der Gerinnung tatsächlich unterdrückt ist. Interessanterweise zeigen auch

Tabelle 22-2

HÄUFIGE KLINISCHE URSACHEN EINER DISSEMINIERTEN INTRAVASALEN GERINNUNG
Sepsis
• Bakteriell: Staphylokokken, Streptokokken, Pneumokokken, Meningokokken, gramnegative Bakterien
• Viral
• Mykotisch
• Parasitär
• Rickettsien
Traumen und Gewebeverletzungen
• Hirnverletzungen (Schussverletzungen)
• Ausgedehnte Verbrennungen
• Fettembolie
• Rhabdomyolyse
Gefäßveränderungen
• Riesenzellhämangiome (Kasabach-Merrit-Syndrom)
• Aneurysmen der großen Arterien (z. B. Aorta)
Schwangerschaftskomplikationen
• Plazentalösung
• Fruchtwasserembolie
• Intrauteriner Fruchttod
• Septischer Abort
Krebserkrankungen
• Adenokarzinome (Prostata, Pankreas etc.)
• Hämatologische Malignome (akute Promyelozytenleukämie)
Immunologische Störungen
• Akute hämolytische Transfusionsreaktion
• Abstoßung von Organ- oder Gewebetransplantaten
• Graft-versus-host-Erkrankung
Medikamente
• Fibrinolytika
• Aprotinin
• Cumarine (vor allem bei Neugeborenen mit Protein-C-Mangel)
• Prothrombinkomplexkonzentrate
• Aufputschmittel (Amphetamine)
Vergiftungen
• Schlangen
• Insekten
Lebererkrankungen
• Fulminantes Leberversagen
• Zirrhose
• Schwangerschaftsfettleber
Andere
• Schock
• Akutes Atemnotsyndrom
• Massentransfusion

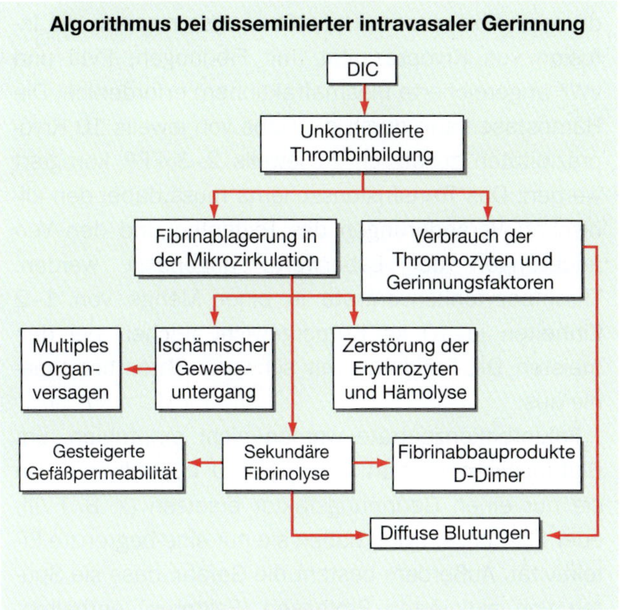

Abbildung 22-3 Pathophysiologie der disseminierten intravasalen Gerinnung (DIC). Die Wechselwirkungen zwischen der Gerinnung und der Fibrinolyse führen zu Blutungen und Thrombosierung der Mikrozirkulation bei Patienten mit einer DIC.

Patienten mit einer Promyelozytenleukämie zusätzlich zur Gerinnungsaktivierung eine schwere Hyperfibrinolyse. Die Freisetzung einiger proinflammatorischen Zytokine, wie Interleukin 6 oder Tumor-Nekrose-Faktor α, spielen eine zentrale Rolle bei der Vermittlung der Gerinnungsstörungen der DIC und den klinischen Symptomen, die mit einer systemischen Entzündungsreaktion (SIRS) einhergehen.

Die klinische Manifestation der DIC hängt sowohl vom Ausmaß der Hämostasestörung als auch von der Grunderkrankung und insbesondere ihrer wechselseitigen Interaktion ab. Der häufigste Befund sind Blutungen, die von kleinen Nachblutungen aus venösen Punktionen, Petechien und Ekchymosen bis zu schweren gastrointestinalen, pulmonalen oder intrazerebralen Blutungen reichen. Bei der chronischen DIC sind Blutungskomplikationen eher diskret und auf Haut und Schleimhäute begrenzt. Die Hyperkoagulabilität der DIC manifestiert sich mit Gefäßverschlüssen, einer Beeinträchtigung der Mikrozirkulation und nachfolgendem Organversagen. Auch Thrombosen großer Gefäße oder zerebrale Embolien können auftreten. Hämodynamische Komplikationen bis hin zum Schock sind bei Patienten mit akuter DIC häufig. Die Letalität liegt abhängig von der Grunderkrankung, dem Schweregrad der DIC und dem Alter des Patienten bei 30–80 %.

Die Diagnose einer klinisch bedeutsamen DIC wird anhand des klinischen Erscheinungsbilds und/oder Veränderungen der Gerinnungsparameter und einer Thrombozytopenie gestellt. Der laboranalytische Nachweis einer DIC sollte zügig zu einer Abklärung der Ursache führen, wenn diese nicht bereits klinisch offensichtlich ist. Es gibt keinen einzelnen Test, der die Diagnose DIC beweist. Zu den Laboruntersuchungen gehören Blutgerinnungstest (aPTT, TPZ, Thrombinzeit) und Fibrinabbauprodukte ebenso wie die Thrombozytenzahl, das rote Blutbild und ein Blutausstrich. Diese Tests sollten regelmäßig alle 6–8 Stunden wiederholt werden, um eine initial leichte Veränderung zu erkennen, die sich dann dramatisch in eine schwere DIC verschlechtert.

Häufige Befunde einer DIC sind eine Verlängerung der TPZ und/oder der aPTT, Thrombozytenzahlen unter 100.000/μl^3 oder ein rascher Abfall der Thrombozytenzahl sowie der Nachweis fragmentierter Erythrozyten im Ausstrich und eine Erhöhung der Fibrinabbauprodukte. Der sensitivste Test für die DIC ist der Spiegel der Fibrinabbauprodukte. Bei normalem Spiegel der Fibrinabbauprodukte ist eine DIC sehr unwahrscheinlich. Der D-Dimer-Test ist spezifisch zum Nachweis von Fibrin-, aber nicht Fibrinogenspaltprodukten und weist darauf hin, dass quervernetztes Fibrin durch Plasmin gespalten wurde. Da Fibrinogen eine lange Halbwertszeit hat, nehmen die Fibrinogenwerte nur bei einer schweren akuten DIC ab. Eine ausgeprägte DIC geht auch mit einem Antithrombin-III- und Plasminogenspiegel von weniger als 60 % einher.

Chronische DIC

In bestimmten Situationen kann eine weniger ausgeprägte, kompensierte DIC auftreten. Dazu gehören Riesenhämangiome, metastasierte Karzinome oder auch ein intrauteriner Fruchttod. Die Plasmaspiegel der Fibrinabbauprodukte und D-Dimere sind erhöht. Die aPTT, die TPZ und Fibrinogen liegen im Normbereich oder sind erhöht. In der Regel liegen eine leichte Thrombozytopenie oder sogar normale Thrombozytenzahlen vor. Häufig werden fragmentierte Erythrozyten nachgewiesen, aber in einem wesentlich geringeren Ausmaß als bei einer akuten DIC.

Differenzialdiagnostik

Die differenzialdiagnostische Unterscheidung zwischen DIC und schwerer Lebererkrankung ist schwierig und erfordert wiederholte Messungen der Laborparameter, die eine DIC kennzeichnen. Patienten mit schweren Lebererkrankungen haben ein erhöhtes Blutungsrisiko. Im Labor zeigen sich eine Thrombozytopenie (aufgrund eines erhöhten Thrombozytenabbaus, portaler Hypertension und Hypersplenismus), eine reduzierte Synthese der Gerinnungsfaktoren und der natürlichen Gerinnungsinhibitoren sowie erhöhte Spiegel der Fibrinabbauprodukte aufgrund einer reduzierten hepatischen Clearance. Im

Gegensatz zur DIC verändern sich die Laborparameter bei einer schweren Lebererkrankung jedoch nicht so schnell. Weitere wichtige differenzialdiagnostische Überlegungen gelten dem Nachweis einer portalen Hypertension und dem klinischen und laborchemischen Nachweis einer schweren Lebererkrankung.

Mikroangiopathische Veränderungen wie die thrombotisch-thrombozytopenische Purpura beginnen akut und sind häufig von einer Thrombozytopenie, einer Fragmentation der Erythrozyten und einem Multiorganversagen begleitet. Allerdings bestehen kein Verbrauch von Gerinnungsfaktoren und keine Hyperfibrinolyse.

In den letzten Jahren traten in mehreren klinischen Studien zur Immuntherapie von Neoplasien mit monoklonalen Antikörpern oder genetisch modifizierten T-Zellen, die gegen Tumorantigene gerichtet sind, unerwünschte entzündliche Reaktionen mit vermehrter Zytokinfreisetzung auf. Diese Komplikationen gehen gelegentlich mit einer Zunahme des D-Dimer-Spiegels, einer Abnahme des Fibrinogenspiegels, Zytopenien und Leberfunktionsstörungen einher. Daher sind umfassende Screeningtests auf eine Verbrauchskoagulopathie indiziert.

Behandlung
DISSEMINIERTE INTRAVASALE GERINNUNG

Morbidität und Mortalität der disseminierten intravasalen Gerinnung sind primär durch die Grunderkrankung bedingt und weniger durch die Komplikationen der DIC. Daher stehen die Behandlung und Heilung der Grunderkrankung im Vordergrund. Patienten mit einer schweren DIC benötigen ein hämodynamisches Monitoring, eine respiratorische Unterstützung und manchmal auch invasive chirurgische Maßnahmen. Versuche, die DIC zu behandeln, ohne die Grunderkrankung zu bessern, sind zum Scheitern verurteilt.

BEHANDLUNG VON BLUTUNGSKOMPLIKATIONEN Bei Patienten mit aktiver Blutung oder hohem Blutungsrisiko, z. B. bei der Vorbereitung auf invasive Eingriffe nach einer Chemotherapie, ist die Gabe von FFP und/oder Thrombozytenkonzentraten indiziert. Um die Blutungen bei einer DIC mit deutlicher Thrombozytopenie (Thrombozytenzahl < 10.000–20.000/μl^3) und niedrigen Blutgerinnungsfaktoren zu kontrollieren, ist eine Substitution erforderlich. Die TPZ (> 1,5 der Norm) dient als guter Indikator für den Schweregrad des Gerinnungsfaktorenverbrauchs. Eine Substitution mit FFP ist angezeigt (1 FFP erhöht bei einem Erwachsenen ohne DIC die meisten Blutgerinnungsfaktoren um etwa 3 %). Niedrige Fibrinogenspiegel (< 100 mg/dl) oder eine rasante Hyperfibrinolyse machen die Infusion von Kryopräzipitat (mit Fibrinogen, FVIII und vWF angereicherte Plasmafraktionen) erforderlich. Die Hämostase kann durch die Gabe von jeweils 10 Kryopräzipitaten zusätzlich zu jeweils 2–3 FFP korrigiert werden. Das Transfusionsschema muss dabei den klinischen Veränderungen des Patienten und den Veränderungen der Laborwerte angepasst werden. Thrombozytenkonzentrate in einer Menge von 1–2 Einheiten je 10 kg Körpergewicht reichen bei den meisten DIC-Patienten mit schwerer Thrombozytopenie aus.

Faktorenkonzentrate werden nicht empfohlen, um Blutungskomplikation einer DIC zu kontrollieren. Da sie nur einen Gerinnungsfaktor ersetzen (z. B. FVIII- oder FIX-Konzentrate) haben sie nur eine begrenzte Effektivität. Außerdem besteht die Gefahr, dass sie Spuren von aktivierten Proteasen (Faktoren) enthalten, die die Erkrankung weiter verschlechtern.

ERSATZ VON INHIBITOREN DER BLUTGERINNUNG ODER FIBRINOLYSE Auch andere Medikamente zur Gerinnungskontrolle, wie Heparin, Antithrombin-III-Konzentrate und Antifibrinolytika, wurden zur Behandlung der DIC eingesetzt. Niedrig dosiertes kontinuierlich infundiertes Heparin kann beispielsweise indiziert sein bei Patienten mit einer geringgradig ausgeprägten DIC im Zusammenhang mit einem soliden Tumor, einer akuten Promyelozytenleukämie oder einer nachgewiesenen Thrombose. Heparin ist ebenfalls indiziert zur Behandlung einer Purpura fulminans während der chirurgischen Resektion von Riesenhämangiomen und auch bei der operativen Resektion eines toten Fetus. Bei einer akuten DIC verstärkt Heparin oft die Blutungen. Bis heute ist der Nutzen von Heparin bei der schweren DIC hinsichtlich des Überlebens der Patienten nicht bewiesen. Der Einsatz antifibrinolytischer Medikamente, wie ε-Aminocapronsäure oder Tranexamsäure, zur Vermeidung der Fibrinspaltung durch Plasmin kann Blutungen reduzieren und eine Hyperfibrinolyse verstärken. Diese Medikamente können das Risiko einer Thrombose erhöhen und die gleichzeitige Gabe von Heparin ist notwendig. Patienten mit akuter Promyelozytenleukämie oder chronischer DIC im Rahmen von Riesenhämangiomen können als einzige von einer derartigen Therapie profitieren. Der Einsatz von Protein-C-Konzentraten zur Behandlung einer Purpura fulminans im Rahmen eines erworbenen Protein-C-Mangels oder einer Meningokokkeninfektion hat sich als wirksam erwiesen. Die Ergebnisse einer AT-III-Substitution sind in frühen Studienphasen vielversprechend, weitere Studien sind aber erforderlich.

Die International Society of Thrombosis and Haemostasis hat Leitlinien zur Diagnose und Behandlung der DIC herausgegeben, die ausführlichere klinische Daten berücksichtigen. Der klinische Nutzen dieses Scoringsystems und der Therapieempfehlungen ist noch unbekannt.

VITAMIN-K-MANGEL

Die Vitamin-K-abhängigen Proteine sind eine heterogene Gruppe. Dazu gehören Gerinnungsfaktoren, aber auch andere Proteine, wie sie in Knochen, Lunge, Niere und Plazenta gefunden werden. Vitamin K vermittelt die posttranslationale Modifikation von Glutamat-Enden zu γ-Carboxylglutamat. Dies ist ein wichtiger Schritt bei der Aktivierung von Vitamin-K-abhängigen Proteinen für die Kalziumbindung und den Einbau von Membranphospholipiden (Abb. 22-2). Erbliche Mangelzustände der funktionellen Aktivitäten von Enzymen des Vitamin-K-Metabolismus beeinflussen insbesondere GGCX oder VKORC1 (siehe oben) und führen zu Blutungen. Ein ernährungsbedingter Vitamin-K-Mangel ist oft der limitierende Faktor für die Carboxylierung. Um normale Spiegel der Vitamin-K-abhängigen Proteinen zu gewähren, ist daher ist die Rezirkulation von Vitamin K essenziell. Bei Erwachsenen ist der ernährungsbedingte Mangel selten Ursache eines schweren Vitamin-K-Mangels. Im Zusammenhang mit der Einnahme von Breitspektrumantibiotika ist dies jedoch möglich. Auch Erkrankungen und Operationen, welche die Fähigkeit des Gastrointestinaltrakts zur Vitamin-K-Absorption durch anatomische Veränderungen oder Veränderungen der Galle oder des Pankreassekrets beeinträchtigen, können die Vitamin-K-Spiegel signifikant reduzieren. Chronische Lebererkrankungen, wie die primäre biliäre Zirrhose, gehen mit einer Entleerung der Vitamin-K-Speicher einher. Der neonatale Vitamin-K-Mangel und die resultierenden Blutungen bei Neugeborenen kommen aufgrund der generell empfohlenen Vitamin-K-Gabe bei allen Neugeborenen nahezu nicht mehr vor. Aufgrund verminderter Prothrombin-, FVII-, FIX- und FX-Spiegel ist die TPZ-Verlängerung das häufigste und auch früheste Zeichen eines Vitamin-K-Mangels. Von diesen Gerinnungsfaktoren hat der FVII die kürzeste Halbwertszeit, sodass eine Veränderung der TPZ bereits vor einer Verlängerung der aPTT auftritt. Die parenterale Gabe von Vitamin K in einer Dosierung von 10 mg ist in der Regel ausreichend, um innerhalb von 8–10 Stunden normale Gerinnungsfaktorenspiegel zu erreichen. Bei akuten Blutungen oder wenn eine sofortige Korrektur vor invasiven Maßnahmen notwendig ist, ist ein Ersatz durch FFP oder PPSB notwendig. PPSB sollte bei Patienten mit schwerer Lebererkrankung aufgrund des erhöhten Thromboserisikos vermieden werden. Bei asymptomatischen Patienten kann eine zu intensive antikoagulatorische Therapie mit zu hohen Dosen von Cumarinen durch die Gabe minimaler Vitamin-K-Mengen (1 mg p.o. oder i.v.) begegnet werden. Durch dieses Vorgehen kann das Blutungsrisiko bei fortbestehender effektiver Antikoagulation reduziert werden.

Bei antikoagulierten (Nichthämophilie-)Patienten mit lebensbedrohlicher Blutung wurde rekombinanter FVIIa erfolgreich eingesetzt, um die Gerinnung rasch zu verbessern und eine Notoperation zu ermöglichen. Allerdings ist bei vorbestehenden Gefäßerkrankungen bzw. -läsionen sowie weiteren Begleiterkrankungen das Risiko für arterielle oder venöse Thromboembolien erhöht. Daher sollte sich die Gabe von FVIIa bei dieser Indikation auf wenige Anwendungen in niedriger Dosierung beschränken. Eine genaue Überwachung hinsichtlich vaskulärer Komplikationen ist dringend zu empfehlen.

GERINNUNGSSTÖRUNGEN BEI LEBERVERSAGEN

Die Leber ist ein zentrales Organ der Hämostase, weil sie die meisten prokoagulatorischen und natürlichen antikoagulatorischen Proteine sowie die essenziellen Komponenten der Fibrinolyse sowohl synthetisiert als auch eliminiert. Aufgrund einer mangelnden Synthese prokoagulatorischer Faktoren und einer verstärkten Fibrinolyse ist ein Leberversagen mit einem hohen Blutungsrisiko verbunden. Bei Patienten mit Lebererkrankungen findet sich häufig eine Thrombozytopenie. Sie ist am ehesten auf einen Hypersplenismus und eine immunologisch bedingte verkürzte Lebensspanne der Thrombozyten (primär biliäre Zirrhose) zurückzuführen. Neben anderen pathologischen Befunden, die ebenfalls Folge einer schweren Lebererkrankung sind, wird das Auftreten von Blutungen begünstigt (Tab. 22-3). Eine Dysfibrinogenämie ist bei Patienten mit Lebererkrankungen relativ häufig und auf eine gestörte Fibrinpolymerisation zurückzuführen. Des Weiteren ist die Entwicklung einer DIC bei einer chronischen Lebererkrankung nicht ungewöhnlich und kann das Blutungsrisiko weiter erhöhen. Die laboranalytische Abklärung von Gerinnungsstörungen ist Grundlage einer optimalen Therapie. Nur so können Blutungskomplikationen kontrolliert werden oder Patienten auf invasive Eingriffe vorbereitet werden. Typisch bei diesen Patienten ist der Nachweis einer in Abhängigkeit vom Ausmaß der Lebererkrankung verlängerten TPZ, aPTT und TZ, einer Thrombozytopenie und normaler bis leicht erhöhter Fibrinspaltprodukte. Fibrinogenspiegel sind nur bei einer fulminanten Hepatitis, einer dekompensierten Leberzirrhose, einer fortgeschrittenen Lebererkrankung oder in Gegenwart einer DIC er-

Tabelle 22-3

GERINNUNGSSTÖRUNGEN UND HÄMOSTASE BEI LEBERERKRANKUNGEN

Blutungen
Portale Hypertension
Ösophagusvarizen
Thrombozytopenie
Splenomegalie
Chronische oder akute DIC
Reduzierte Synthese der Gerinnungsfaktoren
Störungen der Hepatozytenfunktion
Vitamin-K-Mangel
Systemische Fibrinolyse
DIC
Dysfibrinogenämie
Thrombose
Reduzierte Synthese der Gerinnungsfaktoren: Protein C, Protein S, Antithrombin
Versagen der Hepatozyten
Vitamin-K-Mangel (Protein C, Protein S)
Mangelnder Abbau aktivierter Gerinnungsproteine (DIC)
Dysfibrinogenämie
Iatrogen: Transfusion von Prothrombinkomplexkonzentrat
Antifibrinolytische Medikamente: ε-Aminocapronsäure, Tranexamsäure

Abkürzung: DIC = disseminierte intravaskuläre Gerinnung.

niedrigt. Der Nachweis einer verlängerten TZ, eines normalen Fibrinogens und normaler Fibrinspaltprodukte weist auf eine Dysfibrinogenämie hin. FVIII-Spiegel sind bei Patienten mit Lebererkrankungen oft im Normalbereich oder leicht erhöht und erniedrigte Spiegel weisen auf eine zusätzlich vorliegende DIC hin. Da Faktor V nur in den Hepatozyten synthetisiert wird und kein Vitamin-K-abhängiges Protein ist, ist seine Reduktion Indikator eines Leberversagens. Normale FV-Spiegel und niedrige FVII-Spiegel sprechen dagegen eher für einen Vitamin-K-Mangel. Auch bei Patienten mit Leberversagen können die Vitamin-K-Spiegel reduziert sein, da die intrahepatischen Vorräte aufgebraucht werden oder die Vitamin-K-Absorption aufgrund einer veränderten Gallezusammensetzung reduziert ist. Um die Hämostase zu verbessern, ist eine Vitamin-K-Substitution sinnvoll (10 mg langsam i.v. injizieren).

Die Gabe von FFP ist der effektivste Weg, um die Gerinnung bei Patienten mit Leberversagen zu korrigieren. Die Infusionen von FFP (5–10 ml/kg; jede Einheit enthält etwa 200 ml) reicht aus, um etwa 10–20 % der normalen Spiegel der Gerinnungsfaktoren sicherzustellen, aber nicht um die TPZ oder aPTT zu normalisieren. Sogar höhere FFP-Mengen (20 ml/kg) korrigieren die Gerinnungswerte nicht bei allen Patienten. Die klinischen Symptome und die Gerinnungsparameter sollten engmaschig kontrolliert werden, um zu bestimmen, ob wiederholte Dosen (alle 8–12 Stunden) nach der Erstinfusion notwendig sind. Thrombozytenkonzentrate sind bei aktiven Blutungen bei einer Thrombozytenzahl unter 10.000–20.000/μl^3 indiziert; vor invasiven Eingriffen sollte die Thrombozytenzahl auf über 50.000/μl^3 angehoben werden. Kryopräzipitat ist nur bei einem Fibrinogenspiegel unter 100 mg/ml indiziert. Die Dosis liegt bei etwa 6 Einheiten täglich für einen 70-kg-Patienten. PPSB-Infusionen sind bei Patienten mit Leberversagen zu vermeiden, da sie das Risiko thrombotischer Komplikationen erhöhen. Die Sicherheit antifibrinolytischer Medikamente zur Blutstillung bei Patienten mit Leberversagen ist noch nicht gut untersucht. Daher sollten diese Substanzen vermieden werden.

Lebererkrankungen und thromboembolische Komplikationen

Bei Patienten mit nicht progredienter Lebererkrankung treten häufig nur leichte oder gar keine Blutungskomplikationen auf. Bei fortgeschrittener Erkrankung wird die Hämostase zunehmend instabiler und anfälliger. Das Gleichgewicht wird zusätzlich durch Begleiterkrankungen, wie Infektionen oder eine Niereninsuffizienz, gestört (Abb. 22-4). Aufgrund der auftretenden Blutungen und der Hypokoagulabilität im Labor (verlängerte TPZ/aPTT bei Patienten mit Leberzirrhose) ging man von einer protektiven Wirkung gegenüber thrombotischen Komplikationen aus. Aus der Gesamtheit der klinischen Erfahrung geht allerdings hervor, dass insbesondere Patienten mit fortgeschrittener Lebererkrankung ein erhöhtes Thromboserisiko besitzen. Obwohl eine Hyperkoagulabilität eine mögliche Erklärung für venöse Thrombosen ist, könnten, entsprechend der Virchow-Trias, auch bei Patienten mit Lebererkrankung hämodynamische Veränderungen und eine Gefäßschädigung eine Rolle spielen. Thrombosen, die das Stromgebiet der Leber betreffen, insbesondere Pfortader- und Mesenterialvenenthrombosen, kommen bei fortgeschrittener Zirrhose häufig vor. Hämodynamische Veränderungen (z. B. erniedrigter Fluss in der Pfortader) und ein erhöhtes Risiko für eine Pfortaderthrombose bei Patienten mit Zirrhose und angeborener Thrombophilie sprechen dafür, dass ein hyperkoagulabiler Zustand ebenfalls eine Rolle spielt. Patienten mit Lebererkrankung entwickeln häufig eine tiefe Venenthrombose bzw. eine Pulmonalembolie (0,5–1,9 % der Fälle). Diese Befunde implizieren, dass auch bei Patienten mit Leberzirrhose (und verlängerten Gerinnungsparametern) eine Thrombose sorgsam ausgeschlossen werden muss und abweichende Gerinnungswerte nicht überkorrigiert werden sollten.

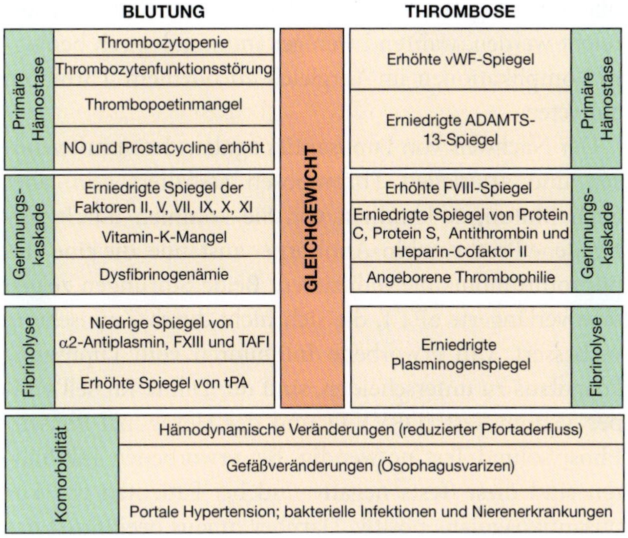

Abbildung 22-4 Gerinnung bei Lebererkrankungen. TAFI = thrombinaktivierter Fibrinolyseinhibitor; tPA = Gewebeplasminogenaktivator; vWF = von-Willebrand-Faktor; NO = Stickstoffmonoxid.

ERWORBENE INHIBITOREN DER GERINNUNGSFAKTOREN

Erworbene Inhibitoren stellen eine immunologisch vermittelte Erkrankung dar, bei der Antikörper gegen einen spezifischen Gerinnungsfaktor nachgewiesen werden können. Faktor VIII ist das häufigste Ziel der Antikörperbildung und wird gelegentlich als erworbene Hämophilie A bezeichnet. Aber auch Inhibitoren gegen Prothrombin, FV, FIX, FX und FXI sind beschrieben. Die Erkrankung tritt vornehmlich bei älteren Patienten (Altersdurchschnitt 60 Jahre) auf, wird aber gelegentlich auch bei Schwangeren oder postpartalen Frauen ohne Blutungsanamnese beobachtet. Bei 50 % der Patienten mit Inhibitornachweis kann zum Zeitpunkt der Diagnosestellung keine zugrunde liegende Ursache identifiziert werden. Bei der anderen Hälfte der Patienten sind Autoimmunerkrankungen, Malignome (Lymphome, Prostata), dermatologische Erkrankungen oder die Schwangerschaft verantwortlich. Blutungen manifestieren sich gewöhnlich in Weichgeweben, im Gastrointestinaltrakt, im Urogenitaltrakt und der Haut. Im Gegensatz zur Hämophilie ist ein Hämarthros bei diesen Patienten selten. Spontane retroperitoneale Blutungen oder andere lebensbedrohliche Blutungen sind möglich. Die Gesamtletalität beträgt bei unbehandelten Patienten 8–22 % und der Tod tritt meistens innerhalb 1 Woche nach klinischer Manifestation auf. Die Diagnose basiert auf einer verlängerten aPTT bei normaler TPZ und TZ. Die aPTT bleibt auch nach einer Mischung des Testplasmas mit gleichen Mengen von gepooltem Normalplasma für 2 Stunden bei 37 °C verlängert. Der Bethesda Assay mit FVIII-Mangelplasma, wie er zum Nachweis von Inhibitoren einer Hämophilie durchgeführt wird, bestätigt die Diagnose. Größere Blutungen werden mit Bypass-Substanzen, wie PCC/aPCC oder rekombinantem FVIIa behandelt. Im Gegensatz zur Hämophilie sprechen die Inhibitoren bei nicht hämophilen Patienten in der Regel auf eine Immunsuppression an und es sollte in den meisten Fällen frühzeitig mit einer entsprechenden Therapie begonnen werden. Erste Wahl sind ein Glukokortikoid oder die Kombination aus einem Glukokortikoid und einer zytotoxischen Therapie (z. B. Cyclophosphamid), welche die Inhibitoren bei mehr als 70 % der Patienten vollständig entfernt. Als effektive Behandlung bei Patienten mit FVIII-Inhibitoren sind hoch dosierte intravenöse Gammaglobuline und monoklonale Anti-CD20-Antikörper beschrieben; allerdings gibt es keine zuverlässigen Belege dafür, dass diese Alternativen der immunsuppressiven Erstlinientherapie überlegen sind. Zudem kommt es sehr häufig (bis zu 20 %) innerhalb von 6 Monaten nach Beendigung der Immunsuppression zum Wiederauftreten des FVII-Inhibitors. Daher müssen die Patienten nach der Eradikation regelmäßig überwacht werden, damit bei entsprechender Indikation oder präoperativ eine frühzeitige therapeutische Intervention erfolgen kann.

Topisches bovines oder humanes Thrombin wird weltweit häufig eingesetzt. Zur lokalen Blutstillung kommt es bei großen chirurgischen Eingriffen (Herz- und Gefäßchirurgie, Thoraxchirurgie, Neurochirurgie, Becken- und Unfallchirurgie) und bei großflächigen Verbrennungen zum Einsatz. Im Fall einer Bildung von Antikörpern auf Xenoantigene oder Proteinverunreinigungen (bovine Gerinnungsfaktoren) besteht die Möglichkeit einer Kreuzreaktion mit humanen Gerinnungsfaktoren, die zu Funktionsstörungen und Blutungen führen kann.

Die Symptomatik bei solchen Antikörpern reicht manchmal bis zu lebensbedrohlichen Blutungen als Ausdruck einer Koagulopathie oder einer Störung der primären Hämostase. Die Diagnostik solcher erworbener Gerinnungsstörungen ist dadurch erschwert, dass Blutungen oft während oder kurz nach einer Operation stattfinden und dem Eingriff zugeschrieben werden.

Bei wiederholter Exposition gegenüber topischem Thrombin nimmt das Risiko zu. Daher ist eine genaue Anamnese einschließlich aller (auch Jahrzehnte) zurückliegenden Operationen von großem Wert.

In den Laborbefunden zeigt sich eine Verlängerung sowohl von aPTT als auch TPZ, die nicht auf Transfusionen von FFP und eine Gabe von Vitamin K anspricht. Abnorme Laborbefunde bessern sich auch nicht bei Zugabe einer gleichen Menge normalen Plasmas, weil Gerinnungsinhibitoren vorhanden sind. Der Nachweis spezifischer Antikörper erfolgt durch die Bestimmung der verbleibenden Aktivität von humanem FV oder anderen verdächtigten Faktoren. Ein spezifischer Nachweis einer Koagulopathie durch bovines Thrombin steht nicht zur Verfügung.

Für die Behandlung gibt es keine einheitlichen Empfehlungen. Finden sich FV-Inhibitoren, können Thrombozytenkonzentrate verabreicht werden, um FV zu substituieren. FFP und Vitamin K müssen eher als adjuvante Maßnahme denn als wirksame Therapie der Koagulopathie angesehen werden. Zum überbrückenden Einsatz von rekombinantem FVIIa liegen nur wenige Informationen mit tendenziell ungünstigen Ergebnissen vor. Fallweise wurden spezielle Verfahren zur Antikörpereliminierung eingesetzt, beispielsweise eine immunsuppressive Therapie mit Glukokortikoiden, die Gabe von intravenösen Immunglobulinen oder eine mehrfache Plasmapherese. Die Patienten müssen darauf hingewiesen werden, dass ein weiterer Kontakt mit thrombinhaltigen Wundversiegelungen zu vermeiden ist.

Seit einigen Jahren ist auch eine rekombinante Thrombinpräparation aus humanem Plasma zur topischen Applikation zugelassen. Damit kann eine Hämostase erreicht werden, während weniger immunologisch bedingte Komplikationen im Vergleich zu bovinem Thrombin auftreten.

Der Nachweis von Lupusantikoagulans kann mit venösen und arteriellen Thrombosen assoziiert sein, aber auch Blutungen kommen vor. Sie kommen durch vorhandene Prothrombin-Antikörper zustande, die eine Hypoprothrombinämie induzieren. Beide Störungen zeigen eine verlängerte aPTT, die sich nicht durch Zumischung verbessert. Um erworbene Inhibitoren vom Lupusantikoagulans zu unterscheiden, sind der Dilute Russell's Viper Venom Test (DRVVT) und der Hexagonal-Phasen-Phospholipid-Test notwendig. Bei erworbenen Inhibitoren sind diese Tests negativ und bei Patienten mit Lupusantikoagulans positiv. Darüber hinaus beeinflusst das Lupusantikoagulans die Aktivität verschiedener Gerinnungsfaktoren (FVIII, FIX, FXII, FXI), wohingegen erworbene Inhibitoren immer spezifisch nur einzelne Faktoren betreffen.

KAPITEL 23

ARTERIELLE UND VENÖSE THROMBOSE

Jane E. Freedman ■ Joseph Loscalzo

Für die deutsche Ausgabe Knut Kröger

THROMBOSE

ALLGEMEINER ÜBERBLICK

Eine Thrombose, die Verlegung eines Blutgefäßes durch ein Blutgerinnsel, kann zu Gewebeanoxie und -schäden führen. Bei vielen Patienten mit einer Reihe arterieller und venöser Erkrankungen sind Thrombosen verantwortlich für die hohe Morbidität und Mortalität. Im Jahr 2009 ereigneten sich in den USA 785.000 koronare Thrombosen und 470.000 rezidivierende Ischämien. Jährlich kommt es zu 795.000 neu aufgetretenen bzw. rezidivierenden Schlaganfällen. Schätzungsweise 300.000–600.000 Menschen erleiden jährlich eine Lungenembolie oder eine tiefe Beinvenenthrombose. Beim Gesunden ist die Hämostase das Resultat genau abgestimmter Wechselwirkungen von pro- und antikoagulatorischen Faktoren, wobei Erstgenannte überwiegen. Diese Abläufe sollen nach einer Verletzung eine unkontrollierte Blutung bzw. einen größeren Blutverlust verhindern. Unter bestimmten Voraussetzungen können dieselben physiologischen Mechanismen zu Thrombosen bzw. Verschlüssen arterieller oder venöser Gefäße führen. Oft wird das Gleichgewicht der Blutgerinnung auch durch medizinische Behandlungen und Interventionen gestört.

Blutgerinnung bzw. Thromboseneigung werden hauptsächlich durch drei Faktoren beeinflusst: Gefäßwand, Gerinnungsfaktoren und Thrombozyten. Viele akute Gefäßerkrankungen werden durch eine Thrombose verursacht; dazu zählen der akute Myokardinfarkt, thrombotisch bedingte zerebrovaskuläre Erkrankungen und venöse Thromboembolien. All diese Erkrankungen sind das Ergebnis eines Gefäßverschlusses mit resultierender Gewebeischämie. Die zugrunde liegenden pathophysiologischen Abläufe zeigen Gemeinsamkeiten, aber auch Unterschiede. Viele Prozesse, die bei der Thrombusbildung ablaufen, finden auch im Rahmen der physiologischen Blutgerinnung statt. Allerdings gibt es zahlreiche Faktoren, die sich abhängig von der klinischen und genetischen Situation unterscheiden und eine Thrombusbildung auslösen und das Gerinnsel aufrechterhalten können. Zu den Ursachen venöser Thrombosen zählen eine primäre Hyperkoagulabilität durch abnorme Gerinnungs- oder fibrinolytische Faktoren sowie eine sekundäre Hyperkoagulabilität durch Gefäßveränderungen oder eine Behinderung des Blutflusses. An der Bildung arterieller Thromben können Gefäßwand, Thrombozyten oder Änderungen des Blutflusses beteiligt sein.

ÜBERBLICK

Die wichtigste Rolle bei Gefäßverschlüssen durch eine arterielle Thrombose spielen Thrombozyten und Gefäßwandveränderungen. Ein arterieller Thrombus formiert sich schrittweise, indem Thrombozyten der Gefäßwand anhaften, anschließend weitere Plättchen aus der Blutbahn rekrutiert werden und schließlich Thrombin aktiviert wird (Abb. 23-1). Der Ablauf der Thrombozytenadhäsion, -aktivierung, -aggregation und -rekrutierung wird nachfolgend ausführlich dargestellt. Neben der Blutgerinnung sind Thrombozyten auch an anderen Prozessen beteiligt, beispielsweise an Immun- und Entzündungsreaktionen; das Verständnis für diese Abläufe nimmt stetig zu.

ARTERIELLE THROMBOSE UND GEFÄẞERKRANKUNGEN

Arterielle Thrombosen sind eine weltweite Ursache für Morbidität und Mortalität. Obwohl die Häufigkeit in den USA zurückgegangen ist, bleibt die Gesamtlast hoch und macht etwa 33 % der Todesfälle aus. Jeder fünfte Todesfall in den USA ist die Folge einer koronaren Herzkrankheit. Zusätzlich zu den 785.000 Patienten, die in den USA jährlich ein akutes Koronarsyndrom erleiden, schätzt man die Zahl stiller Myokardinfarkte auf 195.000. Die Schlaganfallrate hat um ein Drittel abgenommen, aber trotzdem erleiden jährlich 795.000 Patienten einen Schlaganfall, der allerdings nicht immer durch einen thrombotischen Gefäßverschluss entsteht. Bei 610.000 dieser Patienten tritt ein Schlaganfall erstmalig auf, bei 185.000 handelt sich um ein Rezidiv. Jeder 18. Todesfall ist durch einen Schlaganfall bedingt.

THROMBOZYTEN

Thrombozyten (Blutplättchen) ähneln anderen Zellen insofern, als sie spezifische Rezeptoren und Signalkaskaden haben. Im Unterschied zu den meisten Zellarten haben sie aber keinen Zellkern und können daher auf biologische Veränderungen nicht durch eine Änderung der Gentranskription reagieren. Thrombozyten sind in begrenztem Maße in der Lage, aus mikroRNS (miRNS) und Messenger-RNS (mRNS), die aus Megakaryozyten stammt und nach intrazellulär transportiert wird, Proteine zu synthetisieren. Die meisten Moleküle, die für die Antwort auf unterschiedliche Stimuli eine Rolle spielen, werden in Granula oder in Membranabschnitten gespeichert.

Thrombozyten sind scheibenförmige, sehr kleine (1–5 µm Durchmesser) und kernlose Zellen, die in einer Konzentration von 200.000–400.000/µl im Blut zirkulieren. Die mittlere Lebensdauer beträgt 7–10 Tage. Thrombozyten stammen von Megakaryozyten ab, polyploiden hämatologischen Stammzellen, die im Knochenmark angesiedelt sind. Die Bildung von Thrombozyten (Thrombopoese) wird vor allem durch Thrombopoetin gesteuert. Der genaue Mechanismus, wie durch Megakaryozyten Thrombozyten produziert und freigesetzt werden, ist nicht bekannt – wahrscheinlich spielt die Bildung von pseudopodienartigen Plättchenvorstufen eine Rolle, die durch Zytoplasmaausstülpungen entstehen und aus denen die fertigen Plättchen heranwachsen. Noch vor der eigentlichen Thrombopoese werden in den Megakaryozyten Thrombozytengranula synthetisiert; diese enthalten eine Reihe prothrombotischer, proinflammatorischer und antimikrobieller Mediatoren. Es gibt zwei Hauptformen von Granula, die sich in ihrer Größe und in der Menge und Art des Inhalts unterscheiden: α-Granula und elektronendichte Granula. Die α-Granula enthalten lösliche Gerinnungsfaktoren, Adhäsionsmoleküle, Wachstumsfaktoren, Integrine, Zytokine und Immunmodulatoren. Die elektronendichten Granula sind kleiner und enthalten weniger Substanzen. Im Gegensatz zu α-Granula, die wichtige Entzündungsmediatoren enthalten, findet man in den elektronendichten Granula hohe Konzentrationen kleiner Moleküle wie ADP und Serotonin, die an der Plättchenaggregation beteiligt sind.

Thrombozytenadhäsion

(Siehe Abb. 23-1) Die Thrombusformation wird durch das Anhaften von Thrombozyten an der beschädigten Gefäßwand eingeleitet. Durch eine Schädigung kommt es zur Freilegung subendothelialer Strukturen (Kollagen, von-Willebrand-Faktor, Fibronektin sowie weitere Adhäsionsmoleküle wie Vitronektin und Thrombospondin), die in den Thrombozyten diverse Reaktionen auslösen. Das Ausmaß der Blutgerinnung hängt von der Größe des Gefäßschadens, der Art der exponierten Proteine und vom Blutfluss ab. Auf der Thrombozytenoberfläche werden bestimmte Proteine exprimiert, die in der Folge für die kollageninduzierte Plättchenadhäsion eine Rolle spielen, insbesondere bei intaktem Blutfluss. Zu diesen Proteinen zählen Glykoprotein IV (GPIV), GPVI und Integrin $\alpha_2\beta_1$. Der GPIb-IX-V-Komplex ist ein Rezeptor, der sowohl für die Thrombozytenadhäsion als auch die Thrombozytenaktivierung eine wichtige Rolle spielt. Wird die Gefäßwand beschädigt, so kommt es zur Exposition von von-Willebrand-Faktor und Kollagen gegenüber dem zirkulierenden Blut. Der GPIb-IX-V-Komplex bindet an den von-Willebrand-Faktor und ermöglicht so eine Adhäsion von Thrombozyten (Abb. 23-1). Außerdem löst die Bindung des GPIb-IX-V-Komplexes an seinen Liganden eine Signalkaskade aus, die zur Plättchenaktivierung führt. GPIb-IX-V-Komplexe, die an von-Willebrand-Faktor gebunden haben, bewirken eine kalziumabhängige Konformationsänderung des GPIIb/IIIa-Rezeptors, vom inaktiven in einen aktiven (für Fibrinogen hochaffinen) Zustand.

Thrombozytenaktivierung

Die Thrombozytenaktivierung wird durch mehrere Oberflächenrezeptoren gesteuert, die die Aktivierung im Einzelnen regulieren. Verschiedene Agonisten und Adhäsionsmoleküle können an thrombozytäre Rezeptoren binden, die viele Prozesse kontrollieren und in unterschiedlichem Ausmaß aktiviert werden. Allgemein werden durch die Stimulation von Rezeptoren zwei Prozesse ausgelöst: (1) die Aktivierung interner Signalwege, die zu einer weiteren Aktivierung und zur Degranulation führen, und (2) die Bindung von Thrombozyten an andere Adhäsionsmoleküle oder Thrombozyten. Beide Vorgänge tragen zur Thrombusformation bei. Die Stimulation der nicht thrombotischen Rezeptoren führt zur Thrombozytenadhäsion oder zur Interaktion der Thrombozyten mit anderen Gefäßzellen, wie Endothelzellen, Neutrophilen und mononukleären Zellen.

Auf Thrombozyten findet man viele unterschiedliche Rezeptorfamilien und -unterfamilien. Dazu gehört die Familie der 7-Transmembran-Rezeptoren. Diese sind die wichtigsten Vertreter von Rezeptoren, die durch Agonisten stimuliert werden. Thrombozyten besitzen verschiedene 7-Transmembran-Rezeptoren, wie ADP-, Prostaglandin-, Lipid- und Chemokinrezeptoren. Thrombinrezeptoren sind die wichtigsten thrombozytären 7-Transmembran-Rezeptoren. Von ihnen wurde als Erstes der Protease-Aktivierungs-Rezeptor 1 (PAR1) entdeckt. Die PAR-Rezeptoren besitzen einen eigenen Aktivierungsmechanismus, bei dem das N-terminale Ende des Thrombinmoleküls gespalten wird und anschließend als Ligand an den Rezeptor binden kann. Daneben gibt es noch weitere PAR-Rezeptoren, wie PAR2 (wird nicht durch Thrombin aktiviert) und PAR4. Adenosinrezeptoren übermitteln ADP-induzierte Signalwege, ausgelöst durch die Bindung von ADP an purinerge Oberflächenrezeptoren der Thrombozyten. Es gibt mehrere ADP-Rezeptoren, die eingeteilt werden in $P2X_1$, $P2Y_1$ und $P2Y_{12}$. Die Aktivierung von $P2Y_{12}$ und $P2Y_1$ spielt eine wesentliche Rolle für die ADP-induzierte Thrombozytenaggregation. Die klinisch eingesetzten Thienopyridinderivate Clopidogrel und Prasugrel machen sich die Hemmung der ADP-induzierten Thrombozytenaggregation zunutze. Auch Ticagrelor bindet an diesen Rezeptor, hemmt ihn aber nicht irreversibel.

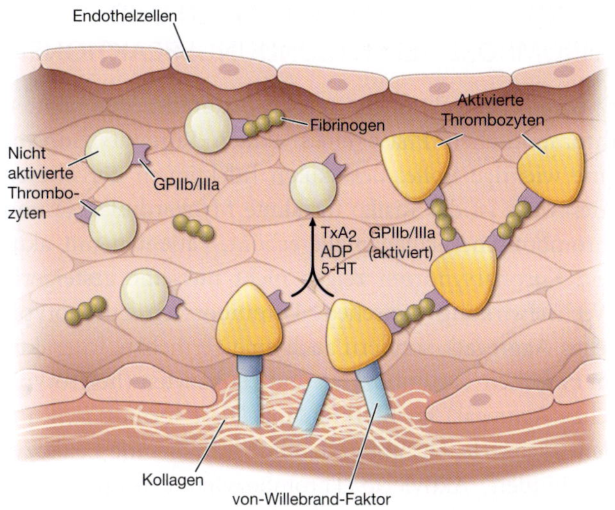

Abbildung 23-1 Thrombozytenaktivierung und Thrombose. Die nicht aktivierten Thrombozyten zirkulieren in den Gefäßen. Durch Endothelschäden und/oder externe Einflüsse werden sie aktivert und es kommt zur Bindung an subendotheliales Kollagen und von-Willebrand-Faktor. Die Adhäsion führt zu einer weiteren Aktivierung und einer Änderung der Thrombozytengestalt; Thromboxan A_2 (TxA_2), Serotonin (5-HT) und ADP werden synthetisiert und freigesetzt. Verschiedene Stimuli führen zu einer Konformationsänderung des Glykoprotein-IIb/IIIa-Rezeptors, was eine hochaffine Bindung von Fibrinogen und die Formierung eines stabilen Plättchenthrombus bewirkt.

Thrombozytenaggregation

Die Plättchenaktivierung führt zu einer raschen Abfolge von Signalwegen, einschließlich der Aktivierung von Tyrosinkinasen, Serin-/Threoninkinasen und Lipidkinasen. In nicht stimulierten Thrombozyten liegt das wichtigste Integrin, GPIIb/IIIa, in einer nicht aktiven Form vor und wirkt als niedrigaffiner Fibrinogenrezeptor. Dieses Integrin ist insofern einzigartig, als es nur von Thrombozyten exprimiert wird. Die Stimulation bewirkt eine Interaktion zwischen Fibrinogen und GPIIb/IIIa und somit die Ausbildung interzellulärer Verbindungen zwischen den Thrombozyten; das Resultat ist die Bildung eines Thrombozytenaggregats (Abb. 23-1). Eine kalziumabhängige Konformationsänderung des extrazellulären GPIIb/IIIa-Anteils führt über ein komplexes Wechselspiel verschiedener Signalwege zur hochaffinen Bindung von im Plasma gelöstem Fibrinogen. Der GPIIb/IIIa-Rezeptor wirkt in beide Richtungen: Zuerst werden Signale sofort nach der Bindung von Fibrinogen ins Zellinnere weitergeleitet; die resultierende Aktivierung intrazellulärer Signalwege beeinflusst wiederum die Stabilität des Thrombozytenaggregats und bewirkt schließlich die Umwandlung des reversiblen Thrombus in einen irreversiblen Thrombus.

DIE ROLLE VON THROMBOZYTEN UND THROMBOSE BEI ENTZÜNDUNGSREAKTIONEN

Entzündungsreaktionen spielen während der akuten thrombotischen Phase eines akuten Koronarsyndroms eine wichtige Rolle. Bei akuten Infektionen der oberen Atemwege ist das Risiko für akute Myokardinfarkte und thrombotische Schlaganfälle erhöht. Patienten mit akutem Koronarsyndrom zeigen nicht nur eine gesteigerte Wechselwirkung zwischen Thrombozyten (homotypisches Aggregat), sondern auch eine vermehrte Interaktion zwischen Thrombozyten und Leukozyten (heterotypisches Aggregat) im Blutkreislauf. Diese formen sich, indem aktivierte Thrombozyten an zirkulierende Leukozyten binden. Aktivierte Thrombozyten exprimieren P-Selektin (CD62P), das an den leukozytären Rezeptor P-Selektin-Glykoprotein-Ligand 1 (PSGL-1) bindet. Diese Verbindung initiiert eine gesteigerte Expression von CD11b/CD18 auf Leukozyten, wodurch wiederum die Interaktion mit Thrombozyten zunimmt; dies geschieht zum Teil über bivalentes Fibrinogen, welches das Integrin mit seinem thrombozytären Pendant, GPIIb/IIIa, vernetzt. P-Selektin an der Thrombozytenoberfläche bewirkt auch eine Expression von Gewebefaktor (tissue factor) auf Monozyten und führt so zur Fibrinbildung.

Neben den Thrombozyten-/Monozytenaggregaten stellt auch der lösliche CD40-Ligand (CD40L oder CD154), ein Immunmodulator, eine Verbindung zwischen Thrombose und Entzündung dar. Der CD40-Ligand ist ein trimeres transmembranöses Protein der Tumor-Nekrose-Faktor-Familie und zusammen mit seinem Rezeptor CD40 wesentlich an jenen Entzündungsprozessen beteiligt, die für Thrombose und Atherosklerose eine Rolle spielen. CD40 und CD40-Ligand werden von vielen Gefäßzellen und Zellen der Immunabwehr exprimiert; in Thrombozyten wird CD40-Ligand unmittelbar nach Stimulation an die Oberfläche verlagert und in den neu formierten Thromben findet eine Upregulation statt. An der Oberfläche befindlicher CD40-Ligand löst sich von den Thrombozyten (löslicher CD40-Ligand).

Es gibt auch bekannte Zusammenhänge zwischen Thrombozyten, Infektionen, Immunabwehr und Entzündung. Bakterielle Infektionen gehen mit einem erhöhten Risiko thrombotischer Komplikationen (z. B. akuter Myokardinfarkt oder Schlaganfall) einher. Außerdem sind Thrombozyten wesentlich an den pathophysiologischen Vorgängen in der Sepsis beteiligt, die für die hohe Mortalität verantwortlich sind. In Thrombozyten konnten Toll-like-Rezeptoren (TLRs) und deren Funktionen nachgewiesen werden. Die Stimulation von TLR2, TLR3 und TLR4 bringt direkt und indirekt jene Mechanismen in Gang, die zur Thrombusbildung führen und an entzündlichen Vorgängen beteiligt sind. Auch Bakterien können unter Beteiligung von TLR2 in Thrombozyten eine proinflammatorische Antwort auslösen. Diese Erkenntnis legt nahe, dass bestimmte Krankheitserreger oder deren Bestandteile direkt an der Entstehung von Plättchenthromben beteiligt sind.

ARTERIELLE THROMBOSE UND GENETIK

In einigen Studien fanden sich Zusammenhänge zwischen arteriellen Thrombosen und bestimmten genetischen Veränderungen (Tab. 23-1A). Diese waren aber nur schwach und konnten in größeren Serien nicht bestätigt werden. Bei der Untersuchung der Thrombozytenzahl und des mittleren Plättchenvolumens in genomweiten Assoziationsstudien (GWAS) wurden Signale in nicht kodierenden Regionen entdeckt. Von 15 quantitativen Trait-Loci, die mit dem mittleren Plättchenvolumen und der Thrombozytenzahl assoziiert waren, ist einer, der auf 12q24 liegt, auch ein Risiko-Locus für die koronare Herzkrankheit.

Die meisten Studien über genetische Auswirkungen auf die Thrombozytenfunktion sind pharmakogenomischer Natur, d. h., sie beschäftigen sich mit genetisch bedingten Unterschieden im Ansprechen auf Arzneimittelwirkstoffe (Tab. 23-2). Ursache für diesen Forschungsschwerpunkt ist die sehr unterschiedliche Wirkung antithrombotischer Medikamente, oft ohne klar ersichtliche Ursache. Am besten beschrieben ist die so genannte „Aspirinresistenz", aber auch andere Substanzen, wie beispielsweise Clopidogrel, sind diesbezüglich gut untersucht. Thrombozytenabhängige genetische Determinanten in Hinsicht auf (a) Wirkung, (b) Verträglichkeit und (c) Wirkstoffmetabolismus wurden ausfindig gemacht. Es wurden viele Kandidatengene in Thrombozyten und ihre Wechselwirkungen mit antithrombozytären bzw. antithrombotischen Substanzen untersucht.

Viele Patienten sprechen auf die aggregationshemmenden Effekte von Acetylsalicylsäure (ASS) unzureichend an. Zu dieser Variabilität tragen vererbbare Faktoren bei; allerdings konnten Laboruntersuchungen der Thrombozytenfunktion nach ASS-Gabe keine eindeutigen pharmakogenetischen Interaktionen zwischen ASS und COX1 oder Thrombozytenrezeptoren nachweisen. Daher gibt es keine Empfehlung zur Genotypisierung, um die Effektivität von ASS zu optimieren. Zu Clopidogrel, das an den thrombozytären P2Y12-Rezeptor bindet, gibt es Studien, die einen genetischen Einfluss auf das Ansprechen und die Wirkung nahelegen. Verantwortlich dürfte nicht (wie erwartet) der P2Y12-Rezeptor sein, sondern ein Enzym, das am Wirkstoffmetabolismus beteiligt ist. Clopidogrel ist ein Wirkstoffvorläufer (prodrug), der in der Leber durch bestimmte Cytochrom-P450-Oxidasen aktiviert wird. Die Gene, die für diese oxidativen Enzyme

Tabelle 23-1

ERBLICH BEDINGTE URSACHEN FÜR ARTERIELLE UND VENÖSE THROMBOSEN

A. Arterielle Thrombosen
Thrombozytenrezeptoren β_3- und α_2-Integrine P_IA2-Polymorphismus Fc(gamma)RIIA GPIb Thrombinrezeptor PAR-1-5061 → D
Oxireduktasen Plasma-Gluthathion-Peroxidase H2-Promoter-Haplotyp Endotheliale NO-Synthase -786T/C, -922A/G, -1468T/A Paraoxonase -107T-Allel, 192R-Allel
Homocystein Cystathion-β-Synthase 833T → C 5,10-Methylen-tetrahydrofolat-Reduktase (MTHFR) 677C → T
B. Venöse Thrombosen
Prokoagulatorische Proteine Fibrinogen -455G/A, -854G/A Prothrombin (20210G → A)
Antikoagulatorischer Protein-C-Signalweg Faktor-V-Leiden: 1691G → A (Arg506Gln) Thrombomodulin 1481C → T (Ala455Val)
Fibrinolytische Proteine mit bekanntem Polymorphismus Gewebe-Plasminogenaktivator (tPA) 7351C/T, 20 099T/C im Exon 6, 27 445T/A im Intron 10 Plasminogenaktivator-Inhibitor 1 (PAI-1) 4G/5G-Insertion/Deletion-Polymorphismus an der Position -675
Homocystein Cystathion-β-Synthase 833T → C 5,10-Methylen-tetrahydrofolat-Reduktase (MTHFR) 677C → T

kodieren, sind polymorph und bei den Trägern bestimmter Allele der Loci von CYP2C19 und CYP34A ist die Plättchenaggregation gesteigert. Eine erhöhte Aktivität der Thrombozyten findet sich insbesondere beim CYP2C19*2-Allel, das bei einigen Patienten einen Funktionsverlust der Thrombozyten bewirkt. Diese Beobachtungen sind klinisch relevant, da es sich um häufig vorkommende genetische Varianten handelt. Insgesamt sind zwar die Loss-of-function-Polymorphismen in CYP2C19 die stärkste unabhängige Variable, welche die Pharmakokinetik und die Antithrombozytenreaktion auf Clopidogrel beeinflusst. Sie machen aber nur 5–12 % der Variabilität der ADP-induzierten Plättchenaggregation unter Clopidogrel aus. Außerdem scheinen genetische Variablen nicht signifikant am klinischen Ergebnis von Patienten, die mit den P2Y12-Rezeptorantagonisten Prasugrel und Ticagrelor behandelt werden, beteiligt zu sein.

Tabelle 23-2

GENETISCHE VARIANTEN UND PHARMAKOGENOMIK BEI THROMBOZYTENAGGREGATIONSHEMMERN

Gen	Wirkstoffklasse	Substanzen
P2Y1, P2Y12, CYP2C19, CYP3A4, CAP3A5	ADP-Antagonisten	Clopidogrel, Prasugrel, Ticagrelor
COX1, COX2	Cyclooxygenaseinhibitoren	Acetylsalicylsäure
PIA1/A2 INTB3, GP1bA	Rezeptorinhibitoren Glykoprotein-IIb/IIIa-Inhibitoren	Abciximab, Eptifibatid, Tirofiban

Tabelle 23-3

ERWORBENE URSACHEN VENÖSER THROMBOSEN

Chirurgische Eingriffe Neurochirurgie Große abdominelle Eingriffe
Maligne Erkrankungen Antiphospholipidsyndrom
Andere Ursachen Trauma Schwangerschaft Langstreckenflüge Adipositas Orale Kontrazeptiva/Hormonersatztherapie Myeloproliferative Erkrankungen Polycythaemia vera

VENÖSE THROMBOSE

ÜBERBLICK

Im Rahmen der Gerinnung wird Thrombin aktiviert und im Plasma gelöstes Fibrinogen wird in unlösliches Fibrin umgewandelt. Diese Schritte spielen sowohl für die physiologische Blutgerinnung als auch für die Pathophysiologie der venösen Thrombose eine Rolle. Die wichtigsten Krankheitsbilder sind die tiefe Venenthrombose (TVT) einer Extremität und die Lungen(arterien)embolie (LAE), zusammengefasst unter dem Begriff thromboembolische Erkrankungen. Die venöse Thrombose kann angeborene (Tab. 23-1B) und erworbene (Tab. 23-3) Ursachen haben.

TIEFE VENENTHROMBOSE UND LUNGENEMBOLIE

Jedes Jahr ereignen sich mehr als 200.000 neu aufgetretene venöse Thromboembolien. 30 % der Patienten versterben innerhalb von 30 Tagen und ein Fünftel erleidet eine plötzliche tödliche Lungenembolie; innerhalb von 10 Jahren kommt es bei 30 % der Patienten zu einer Rezidivthrombose. Laut Angaben der ARIC-Studie beträgt die 28-Tage-Letalität der TVT 9 % und die der Lungenembolie 15 %. Eine Lungenembolie bei Krebserkrankungen hat eine Letalität von 25 %. Die Inzidenz der Erstmanifestation einer TVT beträgt in der Gesamtbevölkerung 5 pro 10.000 Personenjahre. Nach der Adjustierung für Faktoren, die mit Fortpflanzung und Geburtenkontrolle zusammenhängen, gibt es keine geschlechtsspezifischen Unterschiede, allerdings nimmt die Inzidenz deutlich mit dem Alter zu, von 2–3 pro 10.000 Personenjahre in einem Alter von 30–49 auf 20 pro 10.000 Personenjahre in einem Alter von 70–79.

ÜBERSICHT ÜBER DIE GERINNUNGSKASKADE UND IHRE ROLLE BEI DER VENÖSEN THROMBOSE

Bei der Blutgerinnung wird über eine Abfolge enzymatischer Reaktionen Fibrin gebildet; jeder bereits aktivierte Faktor wandelt das darauffolgende Zymogen in eine aktive Serinprotease um (Abb. 23-2). Diese Abfolge wird Gerinnungskaskade genannt; sie ist ein Schlüsselmechanismus zur Steuerung der Blutgerinnung. Ein wichtiges Prinzip der Kaskade ist die Amplifikation: Dank einer Abfolge miteinander verbundener enzymatischer Reaktionen können aus einem kleinen Stimulus große Mengen Fibrin resultieren, die als Endprodukt die Blutung am Ort der Gefäßverletzung stoppen. Neben den bekannten Risikofaktoren für eine Hyperkoagulopathie, Stase und vaskuläre Funktionsstörung trugen in aktuellen Untersuchungen prokoagulatorische Mikropartikel, Entzündungszellen, Mikrovesikel und Fibrinstruktur zum Risiko bei.

Die Gerinnungskaskade beginnt mit der Schädigung von Gefäßen und dem Kontakt von Gewebefaktor und Blutbestandteilen (Abb. 23-2). Gewebefaktor findet sich auch in von Zellen stammenden Mikropartikeln, die im Blut und (bei pathophysiologischen Prozessen) auch in Leukozyten und Thrombozyten vorkommen. An der Stelle der Gefäßverletzung freigelegter Gewebefaktor bindet an Faktor VII (FVII) und aktiviert diesen (FVIIa). Diese Reaktion bewirkt die Umwandlung von Faktor X in seine aktive Form (FXa). Auf einem weiteren Weg wird FIX durch den FVII-/FVIIa-Komplex in FIXa umgewandelt, der wiederum, gemeinsam mit dem Kofaktor FVIIIa, FX aktiviert. Durch Faktor Xa und den Kofaktor FVa entsteht aus Prothrombin Thrombin. Thrombin wandelt Fibrinogen in Fibrin um und führt so zur Thrombusbildung. Außerdem aktiviert Thrombin FXIII zu FXIIIa, einer Transglutaminase, die das Fibringerinnsel durch kovalente Bindungen stabilisiert. Die Thrombenbildung wird von Mechanismen beeinflusst, die an der Fibrinstruktur und -stabilität beteiligt sind, wie bestimmte Fibrinogenvarianten und ihr Einfluss auf die Bildung, Festigkeit und Struktur von Fibrin.

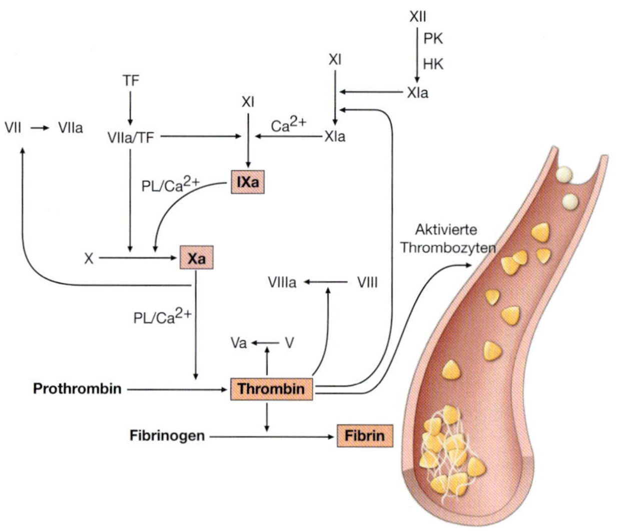

Abbildung 23-2 Übersicht der Gerinnungskaskade. Die Gerinnungsfaktoren (der Zusatz „a“ bezeichnet die aktivierte Form) verursachen eine Umwandlung von löslichem Fibrinogen zu unlöslichem Fibrin. Dies geschieht über eine Abfolge enzymatischer Reaktionen, wobei ein aktiviertes Produkt das nachfolgende inaktive Protein in eine aktive Serinprotease umwandelt. Die Thrombinbildung führt außerdem zu einer Stimulation der Thrombozyten. HK = hochmolekulares Kininogen; PK = Präkallikrein; PL = Phospholipid; TF = Gewebefaktor.

An der Blutgerinnung sind auch einige antikoagulatorische Faktoren beteiligt; dazu zählen Antithrombin, Gewebefaktor-Inhibitor-Protein (tissue factor pathway inhibitor; TFPI) Heparin-Kofaktor II sowie Protein C und Protein S. Normalerweise hemmen diese Faktoren die Thrombinproduktion und begrenzen das Ausmaß der Gerinnungsprozesse und die Thrombusbildung. Nachdem das Gerinnsel (Clot) die Verletzung abgedichtet hat und in Richtung der benachbarten, nicht beschädigten Gefäßabschnitte an Größe zunimmt, sind endotheliale antikoagulatorische Prozesse notwendig, um die Ausdehnung des Clots zu begrenzen.

RISIKOFAKTOREN FÜR VENÖSE THROMBOSEN

Risikofaktoren für venöse Thrombosen sind eine erblich bedingte (Tab. 23-2) oder erworbene Hyperkoagulabilität sowie eine Immobilisation und venöse Stase. Unabhängige Risikoprädiktoren sind zunehmendes Alter, Übergewicht, Malignome und Lähmungen. Schätzungsweise 5–8 % der US-amerikanischen Bevölkerung besitzen einen genetischen Risikofaktor, der für eine venöse Thrombose prädisponiert. Oft findet sich bei Patienten eine Kombination dieser Faktoren. Größere orthopädische, abdominale und neurochirurgische Eingriffe haben ein hohes Risiko. Ein mittleres Risiko besteht bei längerer Bettruhe, bestimmten Krebserkrankungen, Schwangerschaft, Hormonersatztherapie, oralen Kontrazeptiva und langem Sitzen (z. B. Langstreckenflüge). Das Risiko für eine venöse Thromboembolie verdoppelt sich bei Flugreisen über 4 Stunden, allerdings ist das absolute Risiko gering (1 : 6000). Das relative Risiko in der Schwangerschaft und nach Entbindung macht 4,3 aus, die Gesamtinzidenz (absolutes Risiko) beträgt 199,7 pro 100.000 Frauenjahre.

VENÖSE THROMBOSE UND GENETIK

(Siehe Tab. 23-2) Angeborene Ursachen venöser Thrombosen kommen insgesamt seltener vor. Dazu zählen Mutationen mit Funktionsverlust antikoagulatorischer Faktoren und Mutationen mit Aktivitätszunahme prokoagulatorischer Faktoren. Bei heterozygotem Antithrombinmangel und homozygoter Faktor-V-Leiden-Mutation ist das Risiko für venöse Thrombosen signifikant erhöht. Homozygote Formen eines Protein-C- oder Protein-S-Mangels sind selten und können eine tödliche Purpura fulminans verursachen; heterozygote Formen gehen mit einem mittleren Thromboserisiko einher. Aktiviertes Protein C hemmt die Blutgerinnung durch proteolytischen Abbau von FVa. Patienten mit einer Punktmutation im FV-Gen auf Chromosom 1, die als Faktor-V-Leiden bezeichnet wird, sind gegen aktiviertes Protein C resistent. Bei erhöhten Plasmakonzentrationen prokagulatorischer Faktoren und bei niedrigen TFPI-Plasmakonzentrationen ist das Thromboserisiko leicht erhöht. Weitere unabhängige Risikofaktoren sind ein Polymorphismus der Methylen-Tetrahydrofolat-Reduktase und eine Hyperhomocysteinämie sowie Erkrankungen der Arterien. Abschließend muss angemerkt werden, dass einige großangelegte aktuelle Studien die genannten Zusammenhänge zwischen genetischen Varianten und Thromboembolien in ihrer ursprünglich angenommenen Form infrage stellen.

FIBRINOLYSE UND THROMBOSE

Bestimmte Defekte des fibrinolytischen Systems sind mit einem Thromboserisiko verbunden. Erhöhte Plasmakonzentrationen von Gewebe-Plasminogenaktivator (tissue plasminogen activator; tPA) und Plasminogenaktivator-Inhibitor 1 (PAI-1) bewirken eine geringere fibrinolytische Aktivität und gehen mit einem erhöhten Risiko für arteriell-thrombotische Erkrankungen einher. Eine Verringerung der fibrinolytischen Aktivität findet sich bei einigen genetischen Varianten, beispielsweise bei einem Polymorphismus der 4G-/5G-Insertion/Deletion im PAI-1-Gen. Auch eine 311-bp-Alu-Insertion/Deletion im tPA-Intron 8 wirkt thrombosefördernd; genetische Varianten bedingen aber nicht immer ein Funktionsdefizit oder einen Mangel von tPA, daher ist nicht restlos geklärt, welche pathophysiologischen Abläufe relevant sind. Der Thrombin-aktivierte Fibrinolyse-Inhibitor (TAFI) ist eine Carboxypeptidase, die an der Steuerung der Fibrinolyse beteiligt ist; erhöhte Plasmakonzentrationen sind mit einem erhöhten Risiko für tiefe Venenthrombosen und kardiovaskuläre Erkrankungen assoziiert.

Auch beim metabolischen Syndrom finden sich Veränderungen der Fibrinolyse und ein erhöhtes Risiko atherosklerotisch bedingter Thrombosen. Das Syndrom umfasst eine zentrale Adipositas (abdominale Fetteinlagerung), Veränderungen des Glukose- und Insulinstoffwechsels, eine Hyperlipidämie und eine arterielle Hypertonie. Zur Thromboseneigung tragen einerseits eine gestörte Thrombozytenfunktion und andererseits ein prokoagulatorischer, hypofibrinolytischer Zustand bei. Relativ häufig finden sich beim metabolischen Syndrom erhöhte PAI-1-Plasmakonzentrationen.

Entzündungen tragen nicht nur zur Thrombozytenfunktion bei, sondern spielen auch bei der gerinnungsabhängigen Thrombusbildung und Auflösung des Thrombus eine Rolle. Polymorphkernige Neutrophile und Monozyten/Makrophagen tragen zu zahlreichen, einander überschneidenden thrombotischen Funktionen bei, wie Fibrinolyse, Chemokin- und Zytokinproduktion sowie Phagozytose.

UNTERSCHIEDE ZWISCHEN ARTERIELLEN UND VENÖSEN THROMBOSEN

Obwohl es Gemeinsamkeiten gibt, unterscheidet sich der Ablauf der Formation von arteriellen und venösen Thromben. Bei Stase oder Hyperkoagulabilität beginnt eine venöse Thrombose mit der Aktivierung der Gerinnungskaskade durch den Gewebefaktor; es entsteht Thrombin, das Fibrinogen in Fibrin umwandelt. In arteriellen Gefäßen kommt es zwar ebenfalls zur Thrombinbildung, aber für die Thrombose sind vor allem Thrombozyten verantwortlich, die dem geschädigten Gefäßabschnitt anhaften und durch Bestandteile der extrazellulären Matrix stimuliert werden (Abb. 23-1 und 23-2). Die Spannbreite der individuellen Reaktion auf eine Gefäßverletzung ist sehr unterschiedlich, in Abhängigkeit von der Prädisposition für venöse bzw. arterielle Thrombosen. Im Tiermodell fand sich nur ein geringer Zusammenhang zwischen einer arteriellen bzw. venösen Thromboseneigung.

Trotz wachsenden Verständnisses für die Rolle hyperkoagulatorischer Zustände bei venösen Thrombosen ist ihre Rolle bei arteriellen Thrombosen nicht genau geklärt. Faktor-V-Leiden und eine Mutation von Prothrombin-G20210A sind Risikofaktoren für eine TVT, eine Lungenembolie und weitere thromboembolische Ereignisse – ob und inwiefern sie zu arteriellen Thrombosen beitragen, ist aber nicht restlos geklärt. Es scheint sogar, als ob einige Ursachen einer Thrombophilie keine klinische Bedeutung als Risikofaktoren arterieller Thrombosen, beispielsweise beim akuten Koronarsyndrom, haben.

Trotz unterschiedlicher Pathophysiologie haben venöse und arterielle Thrombosen einige gemeinsame Risikofaktoren, wie Alter, Übergewicht, Nikotinabusus, Diabetes mellitus, arterielle Hypertonie, Hyperlipidämie und das metabolische Syndrom. Auch bestimmte Genvarianten, z. B. des für die Glutathion-Peroxidase kodierenden Gens, sind mit dem thrombotischen Verschluss arterieller und venöser Gefäße assoziiert. Es ist wichtig zu wissen, dass arterielle und venöse Thrombosen durch dieselben pathophysiologischen Reaktionen gefördert werden, die auch bei Entzündungsreaktionen und oxidativen Stoffwechselwegen eine Rolle spielen.

Kapitel 24 befasst sich mit der Diagnostik und Therapie der tiefen Beinvenenthrombose und der Lungenembolie.

KAPITEL 24

TIEFE BEINVENENTHROMBOSE UND LUNGENEMBOLIE

Samuel Z. Goldhaber

Für die deutsche Ausgabe Knut Kröger

EPIDEMIOLOGIE

Venöse Thromboembolien, also tiefe Beinvenenthrombose (TVT) und Lungenembolie (LE), sind eine wichtige Ursache für kardiovaskulär bedingte Todesfälle und Morbidität. Jährlich ereignen sich in den USA 100.000–180.000 Todesfälle infolge einer Lungenembolie, welche die häufigste vermeidbare Todesursache bei hospitalisierten Patienten ist. Bei überlebenden Patienten kann sich eine chronische thromboembolische pulmonale Hypertonie bzw. ein postthrombotisches Syndrom entwickeln. Die chronische thromboembolische pulmonale Hypertonie verursacht Atemnot, insbesondere bei Anstrengung. Das postthrombotische Syndrom (auch als *chronische venöse* Insuffizienz bezeichnet) führt zu einer Schädigung der Venenklappen sowie in der Folge zu chronischen Knöchel- oder Unterschenkelödemen und Beinschmerzen, insbesondere nach längerem Stehen. In schweren Fällen entwickeln sich Hautulzera (Abb. 24-1).

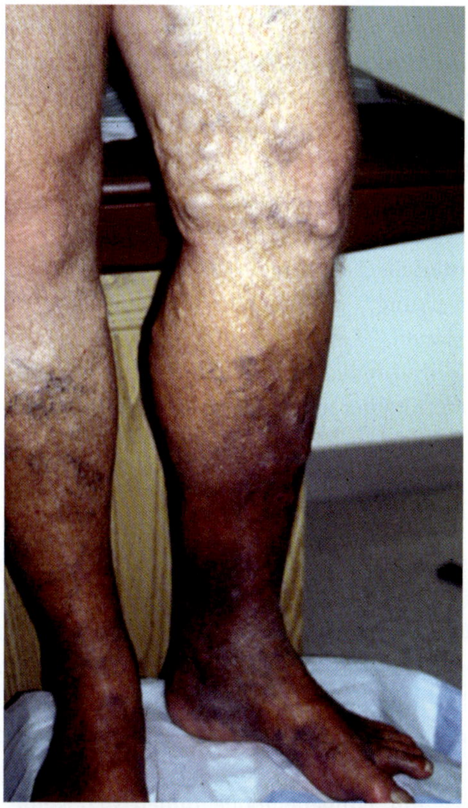

Abbildung 24-1 **Ulkus im Bereich des Knöchels** infolge eines postthrombotischen Syndroms.

ENTZÜNDLICHE PROZESSE UND THROMBOZYTENAKTIVIERUNG

Die Virchow-Trias (Entzündung, Hyperkoagubilität und Endothelschaden) führt zur Rekrutierung aktivierter Thrombozyten, die Mikropartikel freisetzen. Diese Mikropartikel enthalten proinflammatorische Mediatoren, welche neutrophile Granulozyten binden und diese dazu stimulieren, nukleäres Material freizusetzen und netzartige extrazelluläre Strukturen (so genannte extrazelluläre Fallen) zu bilden. Diese prothrombotischen Netzwerke enthalten Histone, welche die Thrombozytenaggregation stimulieren und die thrombozytenabhängige Thrombinbildung fördern. Venöse Thromben bilden sich am leichtesten in einem Milieu mit venöser Stase, niedriger Sauerstoffspannung und einer Hochregulierung proinflammatorischer Gene.

THROMBOSENEIGUNG

Die zwei häufigsten autosomal dominanten Mutationen sind ein Faktor-V-Leiden (Resistenz gegen das endogene Antikoagulans aktiviertes Protein C, welches die Gerinnungsfaktoren V und VIII inaktiviert) und eine Prothrombingenmutation mit erhöhten Prothrombinspiegeln (Kap. 4 und Kap. 23). Antithrombin, Protein C und Protein S sind physiologische Inhibitoren der Gerinnung. Mangelzustände dieser Faktoren sind selten, gehen aber mit einer Thromboseneigung einher. Die häufigste erworbene Ursache einer Thrombophilie ist das Antiphospholipidsyndrom, bei dem venöse und arterielle Thrombosen vorkommen können. Weitere prädisponierende Faktoren sind Krebserkrankungen, Fettleibigkeit, Rauchen, arterielle Hypertonie, chronisch obstruktive Lungenerkrankung, chronische Niereninsuffizienz, Bluttransfusionen, Langstreckenflüge, Luftverschmutzung, orale Kontrazeptiva, Schwangerschaft, postmenopausale Hormonersatztherapie, chirurgische Eingriffe und Traumata.

EMBOLIE

Lösen sich venöse Thromben von ihrem Entstehungsort (Abb. 24-2), so embolisieren sie über V. cava, rechten Vorhof und rechten Ventrikel in das arterielle Gefäßsystem der Lunge und verursachen eine akute Lungenembolie. Gelegentlich embolisieren Thromben durch ein offenes Foramen ovale bzw. einen Vorhofseptumdefekt paradox in den großen arteriellen Kreislauf. Bei zahlreichen Patienten mit Lungenembolie finden sich keine Anzeichen einer tiefen Beinvenenthrombose, da das Gerinnsel bereits in die Lunge embolisiert ist.

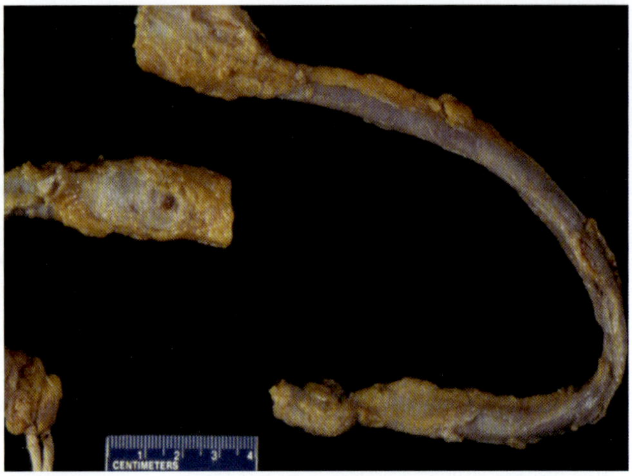

Abbildung 24-2 **Tiefe Venenthrombose** (Autopsiepräparat).

PHYSIOLOGIE

Die häufigsten Gasaustauschstörungen sind eine arterielle Hypoxämie und eine erhöhte alveolo-arterielle Sauerstoffdifferenz als Ausdruck der insuffizienten Sauerstoffaufnahme. Infolge der Ventilation nicht perfundierter Areale nehmen anatomischer und physiologischer Totraum zu.

Zu den weiteren pathophysiologischen Konsequenzen einer Lungenembolie gehören:

1. *Erhöhter Lungengefäßwiderstand* infolge einer Verlegung der Gefäße und Freisetzung neurohumoraler Botenstoffe (z. B. Serotonin). Die Freisetzung vasoaktiver Mediatoren kann auch in jenen Arealen der Lungenstrombahn zu Vasokonstriktion und Ventilations-Perfusions-Mismatch führen, die primär von der Embolie nicht betroffen sind. Dies erklärt das Missverhältnis zwischen einer relativ kleinen Lungenembolie und gravierenden Gasaustauschstörungen.
2. *Gestörter Gasaustausch* aufgrund eines erhöhten alveolären Totraums durch Gefäßobstruktion und Hypoxämie infolge relativer alveolärer Hypoventilation in nicht betroffenen Lungenabschnitten, Rechts-links-Shunt und reduzierter Gasaustauschfläche.
3. *Alveoläre Hyperventilation* durch reflektorische Stimulation von Irritant-Rezeptoren.
4. *Erhöhter Atemwegswiderstand* durch Bronchokonstriktion.
5. *Verminderte Compliance der Lunge* durch Lungenödem, Lungenblutung oder Verlust von Surfactant.

PULMONALE HYPERTONIE, RECHTSVENTRIKULÄRE DYSFUNKTION UND MIKROINFARKTE DES RECHTEN VENTRIKELS

Infolge der Obstruktion pulmonalarterieller Gefäße steigen der pulmonalarterielle Druck und der pulmonale Gefäßwiderstand an. Nimmt die Wandspannung des rechten Ventrikels zu, kommt es zu einer rechtsventrikulären Dilatation und Dysfunktion mit Freisetzung des kardialen Biomarkers Brain-natriuretisches Peptid. Das interventrikuläre Septum wölbt sich gegen den primär nicht alterierten linken Ventrikel. Es entwickelt sich eine diastolische Dysfunktion des linken Ventrikels mit reduzierter Dehnbarkeit der Ventrikelwand und einer beeinträchtigten Füllung des linken Ventrikels. Die erhöhte Wandspannung des rechten Ventrikels führt außerdem zu einer Kompression der rechten Koronararterie, zu einer eingeschränkten Sauerstoffversorgung des Myokards sowie zu Ischämien im Versorgungsgebiet der rechten Koronararterie und Mikroinfarkten des rechten Ventrikels mit Freisetzung von kardialen Biomarken wie Troponin. Eine verminderte Füllung des linken Ventrikels kann durch einen Abfall der linksventrikulären Auswurfleistung und des systemischen arteriellen Drucks zum Kreislaufkollaps und Tod führen.

KLASSIFIKATION VON LUNGENEMBOLIE UND TIEFER BEINVENENTHROMBOSE

LUNGENEMBOLIE

Zu einer **massiven Lungenembolie** kommt es in 5–10 % aller Fälle. Sie ist durch eine ausgedehnte Thrombose gekennzeichnet, die zumindest die Hälfte des Lungenkreislaufs betrifft. Die typischen Anzeichen einer massiven Lungenembolie sind Atemnot, Synkope, Hypotonie und Zyanose. Es kann zum kardiogenen Schock und Tod durch Multiorganversagen kommen. Eine **submassive Lungenembolie** tritt in 20–25 % der Fälle auf und ist gekennzeichnet durch eine rechtsventrikuläre Dysfunktion bei normalem systemischem Blutdruck. Die Kombination aus Rechtsherzinsuffizienz und Freisetzung kardialer Biomarker spricht für eine schlechtere klinische Prognose. Die **Niedrigrisiko-Lungenembolie** macht 70–57 % aller Fälle aus. Die betroffenen Patienten haben eine sehr gute Prognose.

TIEFE BEINVENENTHROMBOSE

Eine **tiefe Beinvenenthrombose** beginnt meist am Unterschenkel und kann sich über V. poplitea und V. femoralis bis zu den Iliakalgefäßen ausbreiten. Eine tiefe Beinvenenthrombose tritt etwa 10-mal häufiger auf als eine **tiefe Venenthrombose der oberen Extremität**, die oft nach Implantation eines Schrittmachers bzw. Defibrillators oder nach Platzierung eines zentralen Venenkatheters auftritt. Die Wahrscheinlichkeit für das Auftreten einer tiefen Venenthrombose an der oberen Extremität steigt mit zunehmendem Durchmesser und zunehmender Anzahl der Lumina des Katheters. Die Kennzeichen der **oberflächlichen Venenthrombose** sind Rötung, Druckempfindlichkeit und ein „tastbarer Strang". Es besteht die Gefahr einer Ausdehnung auf tiefe Venen.

DIAGNOSTIK

KLINISCHE EVALUATION

Eine Lungenembolie ähnelt häufig anderen Erkrankungen. Die Diagnostik ist schwierig, da Symptome und Klinik unspezifisch sind. Das häufigste Symptom ist anderweitig unerklärte Atemnot. Eine okkulte Lungenembolie kann insbesondere dann schwierig zu diagnostizieren sein, wenn gleichzeitig eine manifeste Herzinsuffizienz oder eine Pneumonie vorliegen. Kommt es trotz adäquater Behandlung der Grunderkrankung zu einer klinischen Verschlechterung, kann dies auf eine mögliche Lungenembolie hindeuten.

Eines der häufigsten Symptome einer tiefen Beinvenenthrombose sind Wadenkrämpfe oder ein „Muskelkater" der unteren Extremität, die über mehrere Tage anhalten und zunehmend unangenehm werden. Punktesysteme sind gebräuchlich und sinnvoll, um die klinische Wahrscheinlichkeit einer tiefen Beinvenenthrombose bzw. einer Lungenembolie zu eruieren (Tab. 24-1). Patienten mit niedrigem bis moderatem Risiko einer tiefen Beinvenenthrombose bzw. Lungenembolie können zunächst mit einem D-Dimer-Test abgeklärt werden (siehe unten), ohne dass eine Bildgebung erfolgen muss (Abb. 24-3). Bei Patienten mit hohem Risiko für eine tiefe Beinvenenthrombose sollte ohne vorherigen D-Dimer-Test primär ein bildgebendes Verfahren zum Einsatz kommen.

KLINISCHES BILD

Nicht alle Patienten mit Beinbeschwerden haben eine tiefe Beinvenenthrombose und nicht alle Patienten mit Dyspnoe haben eine Lungenembolie (Tab. 24-2). Plötzlich aufgetretene Schmerzen in der Wade lassen an eine rupturierte Baker-Zyste denken. Fieber und Schüttelfrost gehören eher zu Weichteilinfektionen als zu einer tiefen Beinvenenthrombose. Pathologische Untersuchungsbefunde, soweit überhaupt vorhanden, beschränken sich häufig auf ein unangenehmes Gefühl bei der Wadenkompression. Eine massive tiefe Beinvenenthrombose zeigt sich jedoch oft mit ausgeprägter Schwellung, Druckschmerz und Rötung. Ein diffus geschwollenes Bein spricht eher gegen eine tiefe Beinvenenthrombose. Häufiger handelt es sich um eine Exazerbation eines postthrombotischen Syndroms. Thrombosen der oberen Extremitäten können sich durch Schwellung der Fossa supraclavicularis oder durch Umfangsdifferenzen der Arme bemerkbar machen.

Tabelle 24-1

KLINISCHE ENTSCHEIDUNGSFINDUNG

Geringe Wahrscheinlichkeit für tiefe Beinvenenthrombose bei einem Score ≤ 0; mittlere Wahrscheinlichkeit bei einem Score von 1–2; hohe Wahrscheinlichkeit bei einem Score von ≥ 3

Klinische Variable	*Punkte*
Bestehende maligne Grunderkrankung	1
Paresen, Lähmungen oder Gipsverbände	1
Bettlägerig > 3 Tage, Operation in den letzten 12 Wochen	1
Spannungsgefühl im Verlauf der tiefen Venen	1
Schwellung des gesamten Beins	1
Einseitige Wadenschwellung > 3 cm	1
Eindrückbare Ödeme	1
Vermehrt gefüllte oberflächliche Venen	1
Alternative Diagnose mindestens gleich wahrscheinlich wie tiefe Beinvenenthrombose	−2

Hohe klinische Wahrscheinlichkeit für Lungenembolie bei > 4 Punkten

Klinische Variable	*Punkte*
Klinische Symptome einer tiefen Beinvenenthrombose	3,0
Alternative Diagnosen weniger wahrscheinlich als Lungenembolie	3,0
Herzfrequenz > 100/min	1,5
Immobilisation > 3 Tage; Operation in den letzten 4 Wochen	1,5
Zustand nach Beinvenenthrombose oder Lungenembolie	1,5
Hämoptysen	1,0
Maligne Grunderkrankung	1,0

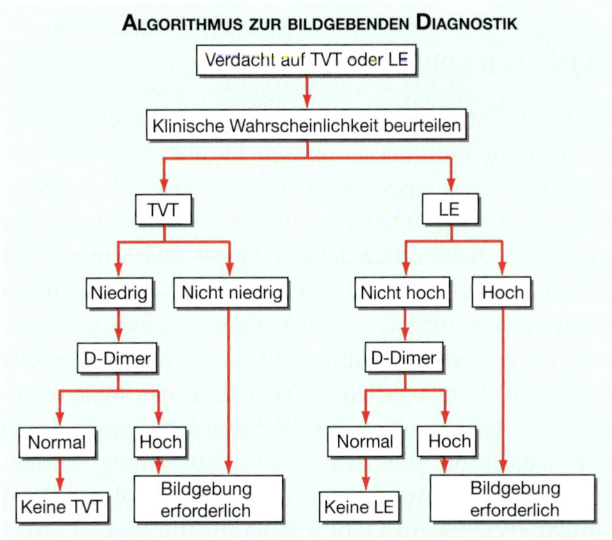

Abbildung 24-3 Diagnostische Bildgebung: Entscheidung zwischen den Verfahren. Zur Beurteilung der klinischen Wahrscheinlichkeit siehe Tabelle 24-1. LE = Lungenembolie; TVT = tiefe Beinvenenthrombose.

Tabelle 24-2

DIFFERENZIALDIAGNOSE

Tiefe Beinvenenthrombose
- Rupturierte Baker-Zyste
- Weichteilinfektionen
- Postthrombotisches Syndrom

Lungenembolie
- Pneumonie, Asthma, chronisch obstruktive Lungenerkrankung
- Lungenödem
- Perikarditis
- Pleuritis, Viruserkrankungen, Costochondritis, muskuloskelettale Beschwerden
- Rippenfraktur, Pneumothorax
- Akutes Koronarsyndrom
- Angstzustände

Das Auftreten eines *Lungeninfarkts* weist gewöhnlich auf eine kleine Lungenembolie hin, die jedoch sehr schmerzhaft sein kann, da sie pleurale Nerven in den Infarktbereich einbezieht. *Nicht thrombotische Lungenembolien* werden leicht übersehen. Mögliche Ursachen sind Fettembolien nach Beckenfraktur oder Frakturen großer Knochen, Tumor-, Knochenmark- und Luftembolien. Im Rahmen eines Hüft- oder Kniegelenksersatzes kann es zu Embolien mit Knochenfragmenten oder Knochenzement kommen. Drogenabhängige Personen können sich verschiedenste Substanzen wie Haare, Talk oder Baumwollfäden injizieren. Fruchtwasserembolien treten auf, wenn die Fruchtblase am Rande der Plazenta einreißt.

NICHT BILDGEBENDE DIAGNOSTIK

Blutuntersuchungen

Der *quantitative Plasmaspiegel der D-Dimere im Enzyme-linked Immunosorbent Assay* (ELISA) zeigt bei tiefer Beinvenenthrombose oder Lungenembolie aufgrund des gesteigerten Fibrinabbaus erhöhte Werte. Diese zeigen somit einen gesteigerten endogenen Fibrinabbau an. Die Sensitivität der D-Dimere bei tiefer Beinvenenthrombose liegt über 80 % (isolierte Unterschenkelvenenthrombosen mit eingeschlossen) und bei Lungenembolie über 95 %. Die geringere Sensitivität der D-Dimere für die tiefe Beinvenenthrombose ist auf die geringere Thrombuslast zurückzuführen. Ein negativer D-Dimer-Test ist als „Ausschlusstest" sehr gut geeignet. Der D-Dimer-Test ist allerdings nicht spezifisch. Die Spiegel sind auch bei Patienten mit Myokardinfarkt, Pneumonie, Sepsis, Krebserkrankungen, postoperativ sowie im zweiten und dritten Trimenon der Schwangerschaft erhöht. Bei hospitalisierten Patienten ist er somit nur von eingeschränktem Nutzen, da die D-Dimere bei diesen Patienten meist aufgrund einer systemischen Erkrankung erhöht sind.

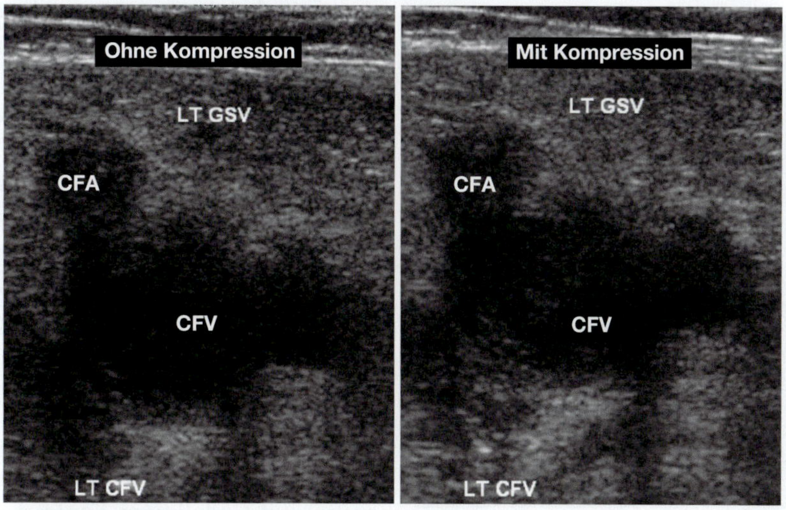

Abbildung 24-4 Ultraschalluntersuchung mit und ohne Kompression der Beinvenen. CFA = A. femoralis communis; CFV = V. femoralis communis; GSV = V. saphena magna; LT = links.

Erhöhte kardiale Biomarker

Das Serum-Troponin und das herzspezifische Fettsäure-bindende Protein steigen bei rechtsventrikulären Mikroinfarkten an. Die erhöhte Myokardbelastung spiegelt sich oft in einer Freisetzung des Brain-natriuretischen Peptids (BNP) bzw. seines N-terminalen Fragments (NT-proBNP) wider.

Elektrokardiografie

Die am häufigsten beobachtete Auffälligkeit neben einer Sinustachykardie ist eine S1Q3T3-Konfiguration, also eine S-Zacke in Ableitung I, eine Q-Zacke in Ableitung III sowie eine negative T-Welle in Ableitung III. Dieser Befund ist relativ spezifisch, aber wenig sensitiv. Die häufigste EKG-Veränderung bei Lungenembolie ist wahrscheinlich das Auftreten von negativen T-Wellen in den Ableitungen V_1–V_4 infolge einer Rechtsherzbelastung und -ischämie.

NICHT INVASIVE BILDGEBENDE VERFAHREN

Sonografie der Venen

Das Hauptkriterium für die Ultraschalldiagnostik des tiefen Venensystems ist dessen Komprimierbarkeit. Wenn eine normale Vene komprimiert wird, kollabiert sie bereits bei sanftem Druck durch den Schallkopf. Bei einer akuten tiefen Beinvenenthrombose geht die Komprimierbarkeit verloren. Die Diagnose wird noch sicherer, wenn der Thrombus im Ultraschall direkt sichtbar gemacht werden kann. Dieser erscheint homogen und hat eine geringe Echogenität (Abb. 24-4). Die Vene selbst stellt sich häufig erweitert dar und Kollateralen sind oft nicht mehr nachweisbar.

Die venösen Flussverhältnisse können mittels Doppler-Technik dargestellt werden. Unter normalen Umständen führt eine Wadenkompression zu einer proximalen Flussbeschleunigung. Der Verlust der physiologischen respiratorischen Flussvariabilität weist auf eine proximale Obstruktion hin. Bei Patienten, bei denen die Ultraschalldiagnostik keinen wegweisenden Befund zeigt oder technisch unzureichend ist, sollten alternative Untersuchungsmethoden wie CT oder MRT herangezogen werden.

Thorax-Röntgen

Ein normales oder nahezu normales Röntgenbild des Thorax findet sich häufig bei einer Lungenembolie. Bekannte pathologische Veränderungen umfassen eine fokale Minderdurchblutung (Westermark-Zeichen), eine periphere keilförmige Verdichtung oberhalb des Diaphragmas („Hampton's hump") und eine vergrößerte rechte Unterlappenarterie („Palla-Zeichen").

Thorax-CT

Die Computertomografie (CT) des Thorax mit Kontrastmittel ist das wichtigste bildgebende Verfahren in der Diagnostik der Lungenembolie (Abb. 24-5). Moderne Multidetektorgeräte bilden die relevanten Lungenabschnitte während eines kurzes Atemstillstands mit einer Schichtdicke von weniger als 1 mm ab. Pulmonalgefäße der sechsten Generation können mit einer höheren Auflösung dargestellt werden als bei einer konventionellen Pulmonalisangiografie. Darüber hinaus liefert die CT-Untersuchung einen exzellenten Vierkammerblick. Eine Vergrößerung des rechten Ventrikels bedeutet eine erhöhte 30-Tages-Mortalität im Vergleich zu Patienten mit einem normal dimensionierten rechten Ventrikel. Die

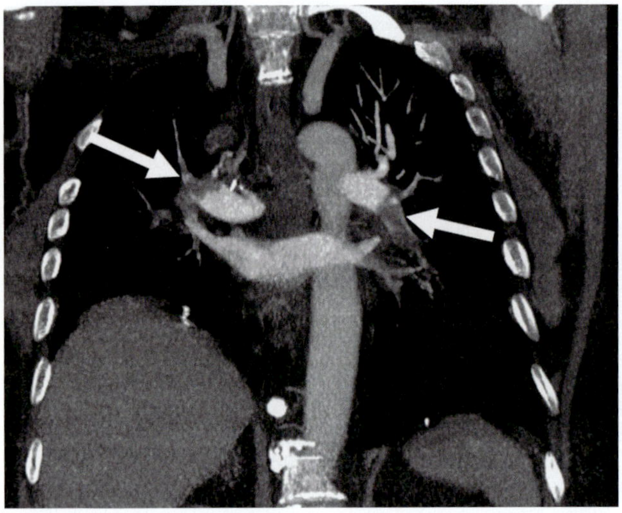

Abbildung 24-5 **Ausgedehnte bilaterale proximale Lungenembolie** im Thorax-CT bei einem 54-jährigen Mann mit Lungenkrebs und Hirnmetastasen. Es kam zu Hause zu plötzlichen Brustbeschwerden und Kurzatmigkeit. Man kann beidseits Füllungsdefekte der proximalen und der segmentalen Lungenarterien erkennen *(weiße Pfeile)*. Nur in der linken Oberlappenarterie ist kein Thrombus vorhanden.

CT-Untersuchung kann nach kaudal fortgesetzt werden, um die Becken- und Beinvenen hinsichtlich tiefer Beinvenenthrombosen zu untersuchen. Bei Patienten ohne Lungenembolie liefert die CT-Untersuchung häufig alternative Diagnosen wie Pneumonie, Lungenemphysem, Lungenfibrose, Raumforderungen oder Läsionen der Aorta. Gelegentlich wird auch ein Bronchialkarzinom im Frühstadium als Zufallsbefund entdeckt.

Lungenszintigrafie

Die Szintigrafie ist mittlerweile nur noch ein Reserveverfahren in der Diagnostik der akuten Lungenembolie und wird überwiegend bei Patienten mit Kontrastmittelunverträglichkeit eingesetzt. Das Verfahren der Perfusionsszintigrafie beruht auf der Injektion kleiner, Gammastrahlen-emittierender Albuminaggregate, die in der Lungenstrombahn verbleiben. Ein Perfusionsdefekt weist somit auf einen verminderten bzw. aufgehobenen Blutfluss im betroffenen Areal hin. Die Ventilationsszintigrafie, durchgeführt mittels Inhalation eines radioaktiv markierten Gases wie Xenon oder Krypton, erhöht die Spezifität der Perfusionsszintigrafie. Pathologische Ventilationsszintigramme stellen nicht ventilierte Lungenabschnitte dar, sodass sich dann andere Erklärungsmöglichkeiten für Perfusionsausfälle neben einer Lungenembolie ergeben. Eine hohe Wahrscheinlichkeit für eine Lungenembolie ist gegeben, wenn zwei oder mehr segmentale Perfusionsdefekte bei normaler Ventilation vorliegen.

Eine Lungenembolie ist bei normalem oder nahezu normalem Perfusionsszintigramm unwahrscheinlich, andererseits bei Patienten mit einem hoch wahrscheinlichen Befund zu 90 % gesichert. Unglücklicherweise sind die meisten Befunde jedoch nicht diagnostisch hilfreich, und weniger als die Hälfte aller Patienten mit angiografisch gesicherter Lungenembolie haben ein als hoch wahrscheinlich befundetes Szintigrafieergebnis. Etwa 40 % aller Patienten mit dringendem klinischem Verdacht auf eine Lungenembolie, aber einer geringen Wahrscheinlichkeit nach lungenszintigrafischem Befund, haben letztlich eine Lungenembolie.

Magnetresonanztomografie (mit Kontrastmittel)

Bei unklarem Ultraschallbefund ist eine Darstellung der Venen mittels Magnetresonanztomografie (MR-Angiografie) mit Gadolinium-Kontrast eine exzellente Methode zum Nachweis einer tiefen Beinvenenthrombose. Zentrale Lungenembolien können zuverlässig nachgewiesen werden, aber die Methode ist weniger verlässlich hinsichtlich kleinerer segmentaler und subsegmentaler Lungenembolie.

Echokardiografie

Die Echokardiografie ist keine zuverlässige Methode zum Nachweis einer Lungenembolie, da die meisten Lungenembolie-Patienten einen normalen Echokardiografiebefund haben. Auf der anderen Seite ist die Echokardiografie ausgesprochen hilfreich, um andere Krankheitsbilder mit ähnlichem Bild nachzuweisen bzw. auszuschließen, wie Myokardinfarkt, Perikardtamponade oder Aortendissektion.

Nur selten kann die transthorakale Echokardiografie einen Embolus direkt darstellen. Das bekannteste echokardiografische Zeichen einer akuten Lungenembolie ist das McConnell-Zeichen, eine Hypokinesie der freien Wand des rechten Ventrikels bei normaler Kontraktilität oder Hyperkinesie der Apexregion.

Eine transösophageale Echokardiografie sollte erwogen werden, wenn eine CT-Untersuchung aus medizinischen oder logistischen Gründen nicht durchgeführt werden kann. Mittels dieser Technik können Sattelembolien sowie Embolien in den zentralen Pulmonalarterien direkt dargestellt werden.

INVASIVE DIAGNOSTISCHE VERFAHREN

Pulmonalisangiografie

Das Kontrastmittel-CT hat die invasive Pulmonalisangiografie als diagnostische Methode praktisch vollständig verdrängt. Die direkte Angiografie bleibt heute nur noch Patienten vorbehalten, bei denen die CT-Untersuchung keine ausreichenden Ergebnisse liefert oder bei denen eine direkte Intervention (Katheter-Thrombolyse) vorgesehen ist. Der definitive Nachweis einer Lungenembolie mittels Pulmonalisangiografie erfordert die Darstellung von Füllungsdefekten in mehr als einer Projektion. Zu den sekundären Veränderungen gehören abrupte Gefäßabbrüche, segmentale Oligämie bzw. Avaskularität, eine verlängerte Füllungsphase und torquierte periphere Gefäßabschnitte.

Phlebografie

Die Ultraschalldiagnostik der Beinvenen hat die Phlebografie zur Abklärung der tiefen Beinvenenthrombose praktisch vollständig abgelöst.

INTEGRIERTES DIAGNOSTISCHES VORGEHEN

Ein integriertes diagnostisches Vorgehen zur Abklärung vermuteter tiefer Beinvenenthrombose bzw. Lungenembolie ist in **Abbildung 24-3 und Abbildung 24-6** dargestellt.

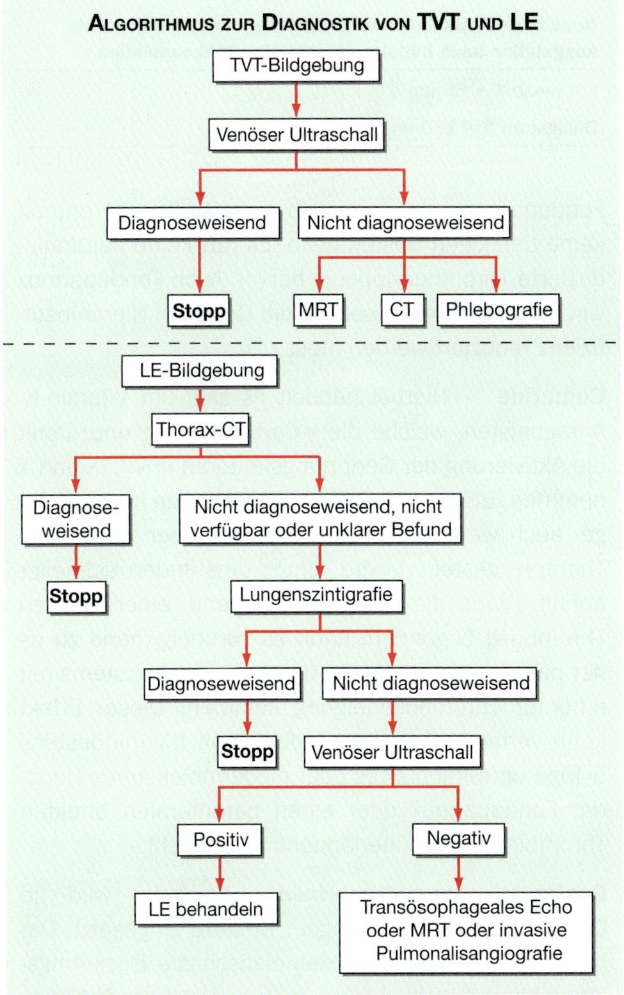

Abbildung 24-6 Bildgebung bei vermuteter tiefer Beinvenenthrombose bzw. Lungenembolie. CT = Computertomografie; LE = Lungenembolie; MRT = Magnetresonanztomografie; TVT = tiefe Beinvenenthrombose.

Behandlung
TIEFE BEINVENENTHROMBOSE

PRIMÄRE THERAPIE Die *primäre Therapie* beinhaltet die pharmakomechanische Gerinnselauflösung, meist mittels Low-Dose-Katheter-Thrombolyse. Diese Behandlung ist Patienten mit ausgedehnter femoraler bzw. iliofemoraler Thrombose oder einer tiefen Venenthrombose der oberen Extremität vorbehalten. Die Hypothese lautet, dass bei Patienten mit primärer Therapie die Venenklappen seltener permanent geschädigt werden und dadurch seltener ein postthrombotisches Syndrom auftritt. Zur Verifizierung dieser Theorie führt das National Heart, Lung and Blood Institute eine randomisierte kontrollierte Studie durch (ATTRACT-Studie, NCT00790335).

SEKUNDÄRPRÄVENTION Die Antikoagulation mit Heparin und Cumarinen oder die Platzierung eines V.-cava-inferior-Filters gehören im Gegensatz zur primären Therapie zur *sekundären Prävention* von tiefen Beinvenenthrombosen. Um das Ausmaß des postthrombotischen Syndroms zu begrenzen, können am Unterschenkel Kompressionsstrümpfe mit 30–40 mmHg in den ersten 2 Jahren nach der Thrombose eingesetzt werden. Da die Kompressionsstrümpfe mit der Zeit an Elastizität verlieren, sollten sie alle 3 Monate ausgetauscht werden.

Behandlung
LUNGENEMBOLIE

RISIKOSTRATIFIZIERUNG Bei hämodynamischer Instabilität, einer rechtsventrikulären Dysfunktion in der Echokardiografie, einem vergrößerten rechten Ventrikel im Thorax-CT sowie einer Troponinerhöhung infolge rechtsventrikulärer Mikroinfarkte besteht ein hohes Risiko für ein schlechtes klinisches Outcome. Ist die rechtsventrikuläre Funktion der Patienten nicht kompromittiert, kann mit alleiniger Antikoagulation in aller Regel ein gutes klinisches Ergebnis erzielt werden **(Abb. 24-7)**.

ANTIKOAGULATION Eine effektive Antikoagulation ist das Fundament der erfolgreichen Behandlung von tiefen Beinvenenthrombosen und Lungenembolien. Es stehen drei Optionen zur Verfügung: (1) die konventionelle Strategie mit einer parenteralen Therapie zur Überbrückung, bis orale Vitamin-K-Antagonisten ihre Wirkung entfaltet haben, (2) eine parenterale Therapie zur Überbrückung, bis neue orale Antikoagulanzien, wie Dabigatran (ein direkter Thrombininhibitor) oder Edoxaban (ein Faktor-Xa-Inhibitor), ihre Wirkung entfal-

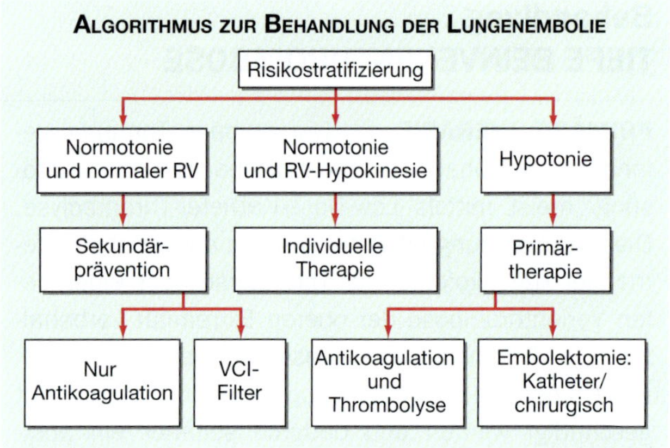

Abbildung 24-7 Akute Behandlung der pulmonalen Thromboembolie. RV = rechter Ventrikel; VCI = Vena cava inferior.

tet haben, oder (3) eine orale Antikoagulation mit Rivaroxaban oder Apixaban (beides Faktor-Xa-Inhibitoren) mit Aufsättigungsdosis und anschließender Erhaltungsdosis ohne vorherige parenterale Antikoagulation.

Die drei auf Heparin basierenden parenteralen Antikoagulanzien sind (1) unfraktioniertes Heparin (UFH), (2) niedermolekulares Heparin (NMH) und (3) Fondaparinux. Bei Patienten mit vermuteter oder gesicherter heparininduzierter Thrombozytopenie können die direkten Thrombininhibitoren Argatroban und Bivalirudin eingesetzt werden **(Tab. 24-4)**.

Unfraktioniertes Heparin Unfraktioniertes Heparin (UFH) wirkt antikoagulatorisch, indem es an Antithrombin bindet und dieses aktiviert. Dadurch wird die weitere Thrombusbildung gehemmt. UFH wird nach der aktivierten partiellen Thromboplastinzeit (aPTT) dosiert, die einen Wert von 60–80 s erreichen sollte. Das am häufigsten verwendete Nomogramm empfiehlt einen initialen Bolus von 80 U/kg, gefolgt von einer Infusionsrate von 18 IE/kg/h.

Der größte Vorteil von UFH ist die kurze Halbwertszeit, welche besonders hilfreich ist, wenn eine kurzfristige Kontrolle der Intensität der Antikoagulation erwünscht ist.

Niedermolekulare Heparine Die niedermolekularen Anteile des unfraktionierten Heparins (NMH) binden in geringerem Maße an Plasmaproteine sowie Endothelzellen, sodass sie über eine höhere Bioverfügbarkeit, besser vorhersagbare Dosis-Wirkungs-Beziehung und eine längere Halbwertszeit als unfraktioniertes Heparin verfügen. Dosisanpassungen oder Laborkontrollen sind nicht erforderlich, sofern der Patient nicht an einer Adipositas per magna oder einer Niereninsuffizienz leidet.

Fondaparinux Fondaparinux, ein Pentasaccharid mit Anti-Xa-Aktivität, wird einmal täglich gewichtsadaptiert subkutan mit einer vorgefüllten Spritze verabreicht. Ein Labormonitoring ist nicht erforderlich.

Tabelle 24-3

ANTIKOAGULATION BEI VENÖSER THROMBOEMBOLIE

Sofortige Antikoagulation
Unfraktioniertes Heparin als Bolus oder kontinuierliche Infusion, PTT-Verlängerung auf das 2- bis 3-Fache des oberen Normwerts *oder*
Enoxaparin 2 × 1 mg/kg/d bei normaler Nierenfunktion *oder*
Dalteparin 1 × 200 IE/kg/d oder 2 × 100 IE/kg/d bei normaler Nierenfunktion *oder*
Tinzaparin 1 × 175 IE/kg/d bei normaler Nierenfunktion *oder*
Fondaparinux 1 × täglich adaptiert nach Gewicht und Nierenfunktion
Direkte Thrombininhibitoren: Argatroban oder Bivalirudin
Rivaroxaban 2 × 15 mg/d über 3 Wochen, anschließend 1 × 20 mg/d
Apixaban 2 × 10 mg/d über 7 Tage, anschließend 2 × 5 mg/d
Orale Antikoagulation mit Vitamin-K-Antagonisten
Ziel-INR 2,0–3,0
Parenterale Antikoagulation für mindestens 2 Tage fortsetzen bzw. bis 2 konsekutive INR-Werte (an mindestens 2 aufeinanderfolgenden Tagen) im therapeutischen Bereich liegen
Neue orale Antikoagulanzien zur länger andauernden Antikoagulation nach initialer parenteraler Antikoagulation
Edoxaban 1 × 60 mg/d
Dabigatran 2 × 150 mg/d

Fondaparinux wird künstlich hergestellt und enthält keine tierischen Bestandteile. Es ruft keine heparininduzierte Thrombozytopenie hervor. Auch Fondaparinux wird renal eliminiert, sodass die Dosis bei Niereninsuffizienz reduziert werden muss.

Cumarine Hierbei handelt es sich um Vitamin-K-Antagonisten, welche die γ-Carboxylierung und damit die Aktivierung der Gerinnungsfaktoren II, VII, IX und X hemmen. Bis zur vollen Wirkung vergehen mehrere Tage, auch wenn die Prothrombinzeit, über welche die Therapie gesteuert wird, unter Umständen schneller abfällt. Wird die Therapie während einer aktiven Thrombose begonnen, kann es vorübergehend zu einer paradoxen Aktivierung des Gerinnungssystems mit erhöhter Thromboseneigung kommen. Dieser Effekt kann verhindert werden, indem man für mindestens 5 Tage unfraktioniertes oder niedermolekulares Heparin, Fondaparinux oder einen parenteralen direkten Thrombininhibitor überlappend verabreicht.

Dosierung von Cumarinen Warfarin wird in Deutschland nur in geringem Umfang eingesetzt. Daher wird im Folgenden exemplarisch die Dosierungsempfehlung für Phenprocoumon angegeben. Phenprocoumon wird bei einem normalgewichtigen Erwachsenen anfänglich in einer Dosis von 6–12 mg gegeben. Patienten mit Mangelernährung oder nach einer verlängerten Antibiotikatherapie weisen häufig einen Vitamin-K-Mangel auf und sollten daher deutlich kleinere Initialdosen erhalten, zum Beispiel zunächst 3 mg/d Phenprocoumon. Die übliche Erhaltungsdosis von Phenprocoumon beträgt 1,5–3 mg/d mit recht großer Schwankungsbreite in beide Richtungen. Eine seltene genetische Mutation führt zu einem verzögerten Abbau von oralen Antikoagulanzien, sodass ausgesprochen niedrige Erhaltungsdosen erforderlich werden. Auch bei Patienten mit Rechtsherzinsuffizienz und Leberstauung kann der Abbau von Vitamin-K-Antagonisten erheblich verlangsamt sein. Die Prothrombinzeit sollte nach der International Normalized Ratio (INR) angegeben werden. Bei tiefer Beinvenenthrombose bzw. Lungenembolie wird eine Ziel-INR von 2,0–3,0 angestrebt (siehe Leitlinien).

Neue orale Antikoagulanzien Die neuen oralen Antikoagulanzien werden in fester Dosis verabreicht, sorgen innerhalb von Stunden für eine effektive Antikoagulation, benötigen keine Gerinnungskontrollen und weisen nur wenige der Medikamenteninteraktionen von Cumarinen auf, die deren Dosierung erschweren. Rivaroxaban und Apixaban, zwei FXa-Inhibitoren, sind zur Monotherapie der akuten tiefen Beinvenenthrombose und akuten Lungenembolie ohne parenterale Überbrückung zugelassen. Dabigatran, ein direkter Thrombininhibitor, und Edoxaban, ein Faktor-Xa-Inhibitor, dürfen erst nach initialer parenteraler Antikoagulation angewandt werden.

Komplikationen der Antikoagulation Die häufigste Komplikation jeder Antikoagulation sind Blutungen. Bei lebensbedrohlichen oder intrakraniellen Blutungen kann neben dem Absetzen des Heparins auch Protaminsulfat gegeben werden. Heparininduzierte Thrombozytopenien und Osteopathien treten unter niedermolekularen Heparinen deutlich seltener auf als unter unfraktioniertem Heparin. Für Fondaparinux, direkte Thrombininhibitoren und Faktor-Xa-Inhibitoren gibt es aktuell kein spezifisches Antidot, allerdings werden entsprechende Präparate in Studien bereits getestet.

Im Falle einer lebensbedrohlichen Blutung durch Cumarine wird die Gabe von Prothrombinkomplexkonzentrat empfohlen. Bei nicht lebensbedrohlichen Blutungen kann auch Fresh-Frozen-Plasma oder Vitamin K i. v. gegeben werden. Rekombinanter Faktor VIIa, eigentlich für die Behandlung von Blutungskomplikationen bei Hämophilie zugelassen, kann off-label bei schwersten Blutungen unter Cumarinen eingesetzt werden, aber Prothrombinkomplexkonzentrat stellt eine bessere Option dar. Bei weniger schweren Blutungen oder exzessiver INR-Erhöhung ohne Blutung reicht die orale Applikation von Vitamin K in der Regel aus.

Dauer der Antikoagulation Bei einer tiefen Beinvenenthrombose der oberen Extremitäten bzw. einer Unterschenkelvenenthrombose nach Operation, Trauma oder zentralvenösem Zugang ist eine Antikoagulation für 3 Monate ausreichend. Bei einer erstmaligen proximalen tiefen Beinvenenthrombose bzw. Lungenembolie und definiertem Auslöser werden 3–6 Monate Antikoagulation empfohlen. Bei onkologischen Patienten mit venöser Thromboembolie werden NMH als Monotherapie ohne Vitamin-K-Antagonisten gegeben und die Antikoagulation wird so lange fortgesetzt, bis der Patient von seiner Krebserkrankung als geheilt gilt.

Bei Patienten mit idiopathischer venöser Thromboembolie ohne klaren Auslöser ist das Risiko von Rezidiven nach Beendigung der Antikoagulation ausgesprochen hoch. Eine venöse Thromboembolie während eines Langstreckenflugs gilt per Definition als idiopathisch. Eine idiopathische venöse Thromboembolie kann durch die Exazerbation einer entzündlichen Erkrankung hervorgerufen werden und wird als chronische Erkrankung mit rezidivierenden Ereignissen und dazwischen liegenden Latenzphasen angesehen. Die Leitlinien des American College of Chest Physicians (ACCP) und die Deutschen Leitlinien empfehlen bei idiopathischer venöser Thromboembolie nach individueller Risiko-Nutzen Bewertung eine unbegrenzte Antikoagulation mit einer Ziel-INR von 2–3. Eine Alternative ist die Reduktion der Antikoagulation nach 6 Monaten mit einer Ziel-INR von 1,5–2.

Entgegen der Erwartung ist das Risiko rezidivierender venöser Thromboembolien bei genetischen Erkrankungen, wie einem heterozygoten Faktor-V-Leiden oder einer Mutation des Prothrombingens, nicht erhöht. Lediglich Patienten mit Antiphospholipid-Syndrom sollten wahrscheinlich grundsätzlich unbegrenzt antikoaguliert werden, selbst wenn die venöse Thromboembolie durch einen bekannten Auslöser (z. B. Trauma oder Operation) provoziert wurde.

VENA-CAVA-FILTER Es gibt 2 Hauptindikationen für die Implantation eines Vena-cava-Filters: (1) aktive Blutungen, die eine Antikoagulation verbieten; und (2) wiederholte thromboembolische Ereignisse trotz intensiver Antikoagulation. Die Vermeidung weiterer Lungenembolien bei Patienten mit manifester Rechtsherzinsuffizienz, die keine Kandidaten für eine Fibrinolyse sind, oder die Rezidivprophylaxe bei Hochrisikopatienten gelten als „weiche“ Indikationen, die nur noch selten zum Tragen kommen. Der Filter bietet keinen vollständigen Schutz, da kleinere und mittlere Thromben passieren können oder sich im Laufe der Zeit große venöse Kollateralen bilden, über die ihrerseits Thromben in die Lungenstrombahn gelangen können. Eine häufigere Komplikation ist die Vena-cava-Thrombose mit beidseitigen Beinödemen.

Außerdem erhöhen Vena-cava-Filter, obwohl sie eine Lungenembolie kurzfristig verhindern können, das Risiko rezidivierender Beinvenenthrombosen, da sie einen Ansatzpunkt zur Thrombusbildung bieten. Mittlerweile stehen auch passagere Vena-cava-Filter zur Verfügung, die bei Patienten mit temporären Risiken eingesetzt werden, beispielsweise in der perioperativen Phase bei Patienten mit venöser Thromboembolie in der Vorgeschichte und hohem Blutungsrisiko. Wenn sich kein Thrombus gebildet hat, der im Filter zurückgehalten wird, können temporäre Vena-cava-Filter auch noch nach Monaten entfernt werden. Diese Filter werden permanent, wenn sie nicht entfernt werden, sei es aus strategischen Überlegungen oder weil eine Entfernung aufgrund einer Endothelialisierung nicht gelingt.

BEHANDLUNG DER MASSIVEN LUNGENEMBOLIE Bei massiver Lungenembolie und Hypotension wird zunächst Volumen (500 ml) verabreicht. Allerdings muss jede weitere Flüssigkeitsgabe mit größter Vorsicht erfolgen, da eine übermäßige Volumengabe die Wandspannung des rechten Ventrikels erhöhen und somit dessen Sauerstoffversorgung verschlechtern kann. Gleichzeitig kann die zunehmende Septumverschiebung die linksventrikuläre Füllung weiter behindern. Dopamin und Dobutamin gelten als Katecholamine der Wahl zur Behandlung eines Kreislaufschocks bei Lungenembolie und sollten frühzeitig eingesetzt werden. Allerdings können gelegentlich auch andere Substanzen, wie Noradrenalin, Adrenalin oder Vasopressin, versuchsweise eingesetzt werden.

FIBRINOLYSE Eine erfolgreiche Thrombolysetherapie kann sehr schnell ein Rechtsherzversagen bessern und die Letalität sowie die Rate an Rezidiv-Lungenembolien senken. Die Thrombolyse erreicht gewöhnlich Folgendes: (1) Sie löst große Teile des die Pulmonalarterie verlegenden Thrombus auf; (2) sie verhindert die kontinuierliche Freisetzung von Serotonin und anderen neurohumoralen Faktoren, die sonst die pulmonale Hypertonie verstärken würden; und (3) sie löst große Teile des Thrombus in den Becken- oder tiefen Beinvenen auf und verringert dadurch die Wahrscheinlichkeit einer erneuten Lungenembolie.

Die bevorzugte Thrombolyse besteht in der kontinuierlichen peripher-venösen Gabe von 100 mg rekombinantem Gewebe-Plasminogen-Aktivator (tPA) über 2 Stunden hinweg. Die Thrombolyse ist umso effektiver, je schneller sie erfolgt. Ein Erfolg der Behandlung ist jedoch bis zu mindestens 14 Tage nach eingetretener Lungenembolie möglich.

Kontraindikationen für die Fibrinolyse stellen intrakranielle Prozesse und kürzliche Operationen bzw. Verletzungen dar. Die durchschnittliche Rate von schweren Blutungskomplikationen bei Fibrinolyse beträgt etwa 10 %, darunter 1–3 % intrakranielle Blutungen. Die beste Strategie zur Vermeidung solcher Komplikationen ist die gründliche Suche nach Risikofaktoren.

Die einzige zugelassene Indikation für die fibrinolytische Therapie ist die massive Lungenembolie. Bei Patienten mit submassiver Lungenembolie mit mittel- oder schwergradiger rechtsventrikulärer Dysfunktion, aber normalem systemischem Blutdruck ist der Einsatz von Fibrinolytika kontrovers zu beurteilen. Im Jahr 2014 wurden die Ergebnisse einer europäischen randomisierten Multicenterstudie an 1006 Patienten mit submassiver Lungenembolie und Therapie mit dem Fibrinolytikum Tenecteplase publiziert. In der Tenecteplase-Behandlungsgruppe kam es zu einer Reduktion von Todesfällen und Kreislaufversagen um 56 %. Es kam unter dieser Therapie jedoch häufiger zu hämorrhagischen Schlaganfällen (2 % unter Therapie mit Tenecteblase vs. 0,2 % unter Therapie mit Heparin).

PHARMAKOMECHANISCHE KATHETERVERFAHREN Bei vielen Patienten bestehen relative Kontraindikationen gegen eine fibrinolytische Therapie mit der vollen Dosis. Bei pharmakomechanischen Interventionen wird eine physikalische Fragmentation oder Auflösung des Thrombus mit einer Katheterthrombolyse kombiniert. Zu den mechanischen Verfahren zählen Kathetermazeration, absichtliche Embolisierung nach distal, Saug-Thrombektomie, rheolytische Hydrolyse und Thrombolyse mittels Niedrigenergie-Ultraschall. Die Alteplase-Dosis kann im Vergleich zur üblichen intravenös verabreichten Dosis (100 mg) deutlich reduziert werden (20–25 mg).

EMBOLEKTOMIE Das Risiko intrakranieller Blutungen unter systemischer Thrombolyse hat zu einer Neubewertung der nur noch sehr selten durchgeführten chirurgischen Embolektomie bei einer akuten Lungenembolie geführt. Eine rasche Operation vor dem Auftreten eines kardiogenen Schocks oder eines Multiorganversagens sowie eine bessere chirurgische Technik haben zu einer besseren Überlebensrate geführt.

PULMONALE ENDARTERIEKTOMIE Eine chronische thromboembolische pulmonale Hypertonie (CTEPH) tritt bei 2–4 % der Patienten mit akuter Lungenembolie auf. Daher sollte bei Patienten mit initialer pulmonaler Hypertonie (die meist Doppler-echokardiografisch diagnostiziert wird) nach ca. 6 Wochen eine erneute Echokardiografie durchgeführt werden, um zu beurteilen, ob sich der pulmonalarterielle Druck normalisiert hat.

Patienten mit chronischer Luftnot auf dem Boden einer CTEPH sollten hinsichtlich einer pulmonalen Endarteriektomie evaluiert werden, da diese Operation die pulmonale Hypertonie in den meisten Fällen partiell oder vollständig beseitigt. Die Operation erfordert eine mediane Sternotomie, einen kardiopulmonalen Bypass, tiefe Hypothermie und einen zeitweiligen Kreislaufstillstand. In erfahrenen Zentren liegt die perioperative Letalität dieses Verfahrens bei etwa 5 %. Bei inoperablen Patienten sollte eine Therapie mit pulmonalen Vasodilatatoren begonnen werden.

PSYCHOLOGISCHE UNTERSTÜTZUNG Patienten mit venöser Thromboembolie können erschüttert sein, wenn sie die Diagnose tiefe Beinvenenthrombose oder Lungenembolie erfahren. Manche Patienten hatten zuvor keine ernsthafte kardiovaskuläre Erkrankung und sind bezüglich der Beeinträchtigungen durch die Antikoagulation besorgt. Sie machen sich auch oft Sorgen um die Gesundheit ihrer Familie und genetische Faktoren der Erkrankung. Besonders beunruhigt wegen des Risikos eines möglichen Rezidivs sind oft jene Patienten, bei denen die orale Antikoagulation beendet wird.

THROMBOSEPROPHYLAXE

Prophylaktische Maßnahmen (Tab. 24-4) zur Vermeidung von venösen Thromboembolien sind von entscheidender Bedeutung, da die Diagnose schwierig ist und erhebliche medizinische und volkswirtschaftliche Probleme die Folge sind. Die häufigste Form der Prophylaxe bei hospitalisierten Patienten ist die niedrig dosierte Gabe von UFH oder NMH. Computergestützte Erinnerungssysteme helfen, den Gebrauch prophylaktischer Maßnahmen bei Risikopatienten zu fördern. Der Einsatz dieser Systeme hat am Bostoner Brigham and Women's Hospital die Rate venöser Thromboembolien um mehr als 40 % reduziert. Die kontrollierte Implementierung von Prophylaxeprotokollen kann helfen, den Einsatz präventiver Maßnahmen zu steigern. Ein wichtiges Thema ist die Dauer der Prophylaxe. Eine Prophylaxe über einen längeren Zeitraum nach Entlassung aus dem Krankenhaus scheint bei internistischen Patienten weder ausreichend effektiv noch sicher zu sein, wie mehrere große Studien mit Enoxaparin, Apixaban und Rivaroxaban zeigen. Derzeit läuft eine Studie zur länger andauernden Thromboseprophylaxe bei internistischen Patienten mit Betrixaban, einem neuen oralen Antikoagulans. Patienten nach Hüft- oder Kniegelenkersatz sowie nach Tumorchirurgie profitieren von einer verlängerten medikamentösen Prophylaxe für mindestens 1 Monat.

Tabelle 24-4

PROPHYLAXE VENÖSER THROMBOEMBOLIEN BEI HOSPITALISIERTEN PATIENTEN

Prädisposition	Strategie
Hochrisiko-Operationen (nicht orthopädisch)	UFH 2–3 × 5000 IE/d s.c. Enoxaparin 40 mg/d Dalteparin 2500–5000 IE/d
Tumorchirurgie (inkl. gynäkologischer Tumoren)	Enoxaparin 40 mg/d (Prophylaxe über 1 Monat erwägen)
Große orthopädische Eingriffe	Vitamin-K-Antagonisten (Ziel-INR 2,0–3,0) Enoxaparin 1 × 40 mg/d Enoxaparin 2 × 30 mg/d Dalteparin 2500–5000 IE/d Fondaparinux 2,5 mg/d Rivaroxaban 10 mg/d Acetylsalicylsäure 81–325 mg/d Dabigatran 220 mg/d (nicht in den USA) Apixaban 2 × 2,5 mg/d (nicht in den USA) Intermittierende pneumatische Kompression (mit oder ohne zusätzliche medikamentöse Prophylaxe)
Internistische Erkrankungen, insbesondere bei Immobilisation, venöser Thromboembolie in der Anamnese, liegendem zentralem Venenkatheter oder Malignom (kein aktives gastroduodenales Ulkus, keine größere Blutung in den letzten 3 Monaten, Thrombozytenzahl > 50.000)	UFH 2–3 × 5000 IE/d s.c. Enoxaparin 40 mg/d Dalteparin 2500–5000 IE/d Fondaparinux 2,5 mg/d
Vorhandene Kontraindikationen für eine Antikoagulation	Intermittierende pneumatische Kompression (die Wirksamkeit von Kompressionsstrümpfen bei internistischen Patienten wird kontrovers beurteilt)

KAPITEL 25

ANTIAGGREGATORISCHE, ANTIKOAGULATORISCHE UND FIBRINOLYTISCHE MEDIKAMENTE

Jeffrey I. Weitz

Für die deutsche Ausgabe Knut Kröger

Thromboembolische Erkrankungen sind Hauptursachen von Morbidität und Mortalität beim Menschen. Thrombosen können in Arterien und Venen auftreten. Arterielle Thrombosen sind die häufigste Ursache des Myokardinfarkts, des ischämischen Schlaganfalls und der Extremitätengangrän. Zu den venösen Thromboembolien gehören die tiefe Venenthrombose (DVT), die zu einem postthrombotischen Syndrom führen kann, und die Lungenembolie, die tödlich verlaufen oder in eine chronische thromboembolische pulmonale Hypertonie übergehen kann.

Die meisten arteriellen Thrombosen sind Folge der Ruptur atherosklerotischer Plaques, bei der das Blut mit thrombogenem Material aus dem Plaquekern in Verbindung kommt. Dieses Material löst dann eine Aggregation der Thrombozyten und eine Fibrinbildung aus. Beides bildet einen thrombozytenreichen Thrombus, der den Blutfluss kurzfristig oder permanent verstopfen kann. Im Gegensatz zu arteriellen Thromben bilden sich venöse Thromben selten an Stellen eindeutiger Gefäßverletzungen. Obwohl venöse Thromben sich nach chirurgischer Traumatisierung der Venen oder als Folge venöser Verweilkatheter bilden können, entstehen venöse Thromben üblicherweise durch Stase in den Klappentaschen der tiefen Unterschenkel- bzw. Muskelvenen. Ein träger Blutfluss in diesen Venen reduziert die Sauerstoffversorgung der vaskulären Klappenspitzen. Die diese Klappenspitzen auskleidenden Endothelzellen werden auf diese Weise aktiviert und exprimieren auf ihrer Oberfläche Adhäsionsmoleküle. Gewebefaktor (tissue factor) exprimierende Leukozyten und Mikropartikel kleben an diesen aktivierten Zellen und lösen eine Blutgerinnung aus. Die aus den Neutrophilen ausgetretene DNS bildet Neutrophile Extracelluar Traps (NETs), die ein Gerüst liefern, in dem Erythrozyten gefangen werden, das die Thrombozytenadhäsion und -aktivierung fördert und die Gerinnung verstärkt. Der reduzierte Blutfluss verhindert die Entfernung bzw. den Abbau der aktivierten Gerinnungsfaktoren und verstärkt die lokale Thrombusbildung. Wenn die Thromben von den Wadenvenen über die V. poplitea bis in die proximalen Beinvenen wachsen, können sich Thrombusfragmente lösen und in die Lunge bewegen und eine Lungenembolie auslösen.

Sowohl arterielle als auch venöse Thromben bestehen aus Thrombozyten, Fibrin und gefangenen Erythrozyten, unterscheiden sich jedoch in ihrer Zusammensetzung. Durch die hohen Scherkräfte (high shear) in den verletz-

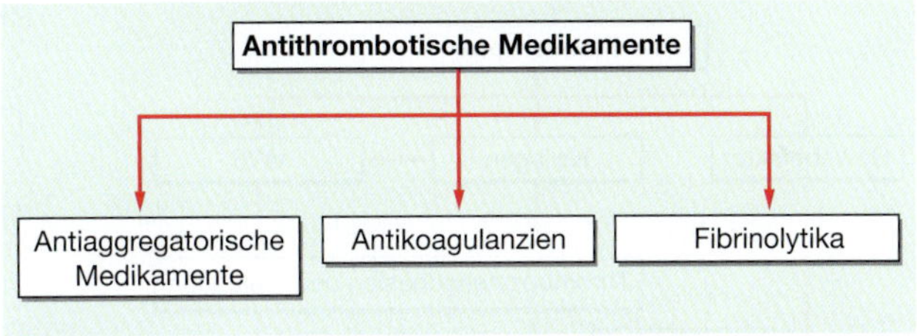

Abbildung 25-1 Klassifikation antithrombotischer Medikamente.

ten Arterien sind arterielle Thromben thrombozytenreich. Im Gegensatz dazu enthalten venöse Thromben, die sich unter Low-shear-Bedingungen bilden, relativ wenige Thrombozyten und bestehen hauptsächlich aus Fibrin und darin eingeschlossenen Erythrozyten. Aufgrund ihres Thrombozytenreichtums sehen arterielle Thromben weiß aus und venöse Thromben erscheinen durch den hohen Erythrozytenanteil rot.

Zur Vorbeugung und Behandlung von Thrombosen werden antithrombotische Medikamente verwandt. Abhängig vom Angriffspunkt innerhalb des thrombusbildenden Prozesses unterscheidet man (1) antiaggregatorische, (2) antikoagulatorische und (3) fibrinolytische Wirkstoffe (Abb. 25-1). Da in arteriellen Thromben Thrombozyten eine besondere Rolle spielen, konzentrieren sich Strategien zur Verhinderung einer arteriellen Thrombose hauptsächlich auf antiaggregatorische Wirkstoffe, obwohl in einer akuten Situation oftmals auch Antikoagulanzien und fibrinolytische Wirkstoffe eingesetzt werden. Bei der Vorbeugung und Behandlung venöser Thromboembolien stehen Antikoagulanzien im Vordergrund, da Fibrin Hauptbestandteil venöser Thromben ist. Weil der Thrombozytengehalt venöser Thromben gering ist, sind antiaggregatorische Medikamente in dieser Situation weniger effektiv als Antikoagulanzien. Eine fibrinolytische Behandlung wird bei ausgewählten Patienten mit venösen Thromboembolien angewandt. So können Patienten mit einer massiven oder submassiven Lungenembolie von einer systemischen oder kathetergestützten Fibrinolyse profitieren. Außerdem wird bei Patienten mit ausgedehnter tiefer Venenthrombose der Vv. iliacae und/oder femoralis eine pharmakomechanische Therapie durchgeführt, um den Blutfluss wiederherzustellen.

ANTIAGGREGATORISCHE MEDIKAMENTE

BEDEUTUNG VON THROMBOZYTEN BEI DER ARTERIELLEN THROMBOSE

In gesunden Gefäßen halten vom Endothel freigesetztes Stickoxid (NO) und Prostacyclin die im umlaufenden Blut befindlichen Thrombozyten in einem inaktiven Zu-

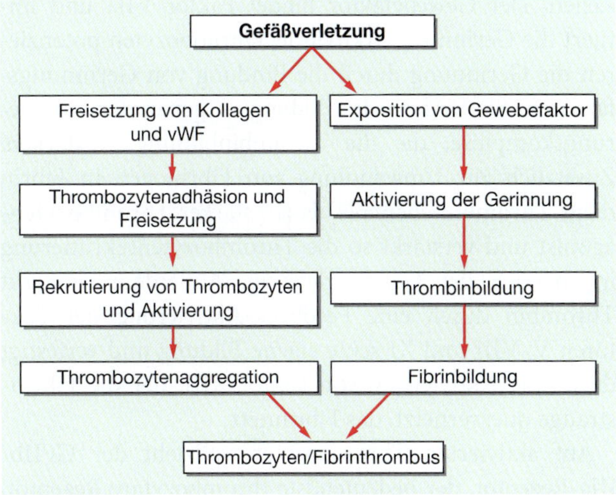

Abbildung 25-2 Die koordinierte Rolle der Thrombozyten und des Gerinnungssytems bei der Thrombogenese. Eine Gefäßverletzung löst gleichzeitig eine Thrombozytenaktivierung bzw. -aggregation und eine Aktivierung des Gerinnungssystems aus. Die Thrombozytenaktivierung wird durch den Kontakt mit subendothelialem Kollagen und von-Willebrand-Faktor (vWF), an dem die Thrombozyten haften, hervorgerufen. Die anhaftenden Thrombozyten werden aktiviert und scheiden ADP und Thromboxan A_2 aus, Thrombozytenagonisten, die umliegende Plättchen aktivieren und an die Verletzungsstelle rekrutieren. Wenn die Thrombozyten aktiviert sind, vollziehen Glykoprotein-IIb/IIIa-Rezeptoren auf ihrer Oberfläche eine konformative Veränderung, die es ihnen ermöglicht, Fibrinogen zu binden und eine Thrombozytenaggregation hervorzurufen. Die plasmatische Gerinnung wird durch die Freisetzung von Gewebefaktor an der Verletzungsstelle stimuliert. Der Gewebefaktor triggert die Thrombinbildung. Thrombin verstärkt als ein starker Thrombozytenagonist die Rekrutierung von Thrombozyten an die Verletzungsstelle. Außerdem wandelt Thrombin Fibrinogen in Fibrin um und die Fibrinstränge fügen die Blutplättchenaggregate zusammen und formen ein Thrombozyten-Fibrin-Netz.

stand. Zusätzlich exprimieren Endothelzellen auf ihrer Oberfläche CD39, eine membranständige Adenosindiphosphatase (ADPase), welche das von aktivierten Thrombozyten freigesetzte ADP abbaut. Bei beschädigter Gefäßwand ist nicht nur die Freisetzung dieser Substanzen vermindert, sondern zusätzlich wird die subendotheliale Matrix freigelegt. Die Thrombozyten haften an freigelegtes Kollagen über den $\alpha_2\beta_1$-Glykoprotein-Rezeptor und den Glykoprotein(GP)-V1-Rezeptor und an den von-Willebrand-Faktor (vWF) über den GPIbα- und den GPIIb/IIIa($\alpha_{2b}\beta_3$)-Rezeptor. Diese Rezeptoren befinden sich physiologischerweise an der Thrombozytenoberfläche. Anhaftende Thrombozyten verändern ihre Form, scheiden aus ihren dichten Granula ADP aus und synthetisieren und sezernieren Thromboxan A_2. Das freigesetzte ADP und Thromboxan A_2, beides Thrombozytenagonisten, aktivieren an der Stelle der vaskulären Verletzung weitere Thrombozyten (Abb. 25-2).

Eine Beschädigung der Gefäßwand bringt das Blut außerdem in Kontakt mit Gewebefaktor-exprimierenden

Zellen. Der Gewebefaktor bindet Faktor VIIa und initiiert die Gerinnung. Aktivierte Thrombozyten potenzieren die Gerinnung durch die Bindung von Gerinnungsfaktoren. Sie fördern die Bildung so genannter Aktivierungskomplexe, die die Thrombinbildung verstärken. Zusätzlich zur Umwandlung von Fibrinogen in Fibrin dient Thrombin ebenfalls als ein starker Thrombozytenagonist und verstärkt so die Thrombozytenrekrutierung im Bereich der Gefäßverletzung. Außerdem verstärkt Thrombin durch eine Feedback-Aktivierung der Faktoren V, VIII und XI seine eigene Bildung und verfestigt durch die Aktivierung von Faktor XIII, der die Fibrinstränge quervernetzt, das Fibrinnetz.

Auf aktivierten Thrombozyten vollzieht der GPIIb/IIIa-Rezeptor, der bedeutendste thrombozytäre Rezeptor, eine Konformationsänderung, welche es ihm ermöglicht, Fibrinogen (und bei starken Scherkräften auch vWF) zu binden. Bivalente Fibrinogenmoleküle oder multivalente vWF-Moleküle führen durch Brückenbildung zwischen benachbarten Thrombozyten zu Thrombozytenaggregaten. Durch Thrombin getriggerte Fibrinstränge weben dann diese Aggregate zusammen, sodass sich ein Thrombozyten-Fibrin-Netz bildet.

Antiaggregatorische Medikamente richten sich gegen verschiedene Schritte in diesem Prozess. Am häufigsten werden ADP-Rezeptorhemmer, wie die Thienopyridine (Clopidogrel, Prasugrel und Ticlopidin), Dipyridamol und GPIIb/IIIa-Antagonisten eingesetzt.

ACETYLSALICYLSÄURE

Das weltweit am häufigsten verwandte antiaggregatorische Medikament ist Acetylsalicylsäure, das als billiges und effektives Medikament Grundlage für die meisten antiaggregatorischen Behandlungskonzepte ist.

Wirkungsmechanismus Die antithrombotische Wirkung der Acetylsalicylsäure beruht auf einer irreversiblen Acetylierung und Hemmung der Thrombozytenzyklooxygenase(COX)-1 (Abb. 25-3), einem für die Biosynthese von Thromboxan A_2 kritischem Enzym. In hohen Dosierungen (etwa 1 g/d) hemmt Acetylsalicylsäure auch die COX-2, eine induzierbare COX-Isoform, die in Endothelzellen und Entzündungszellen vorkommt. In Endothelzellen löst COX-2 die Synthese von Prostacyclin aus, einem starken Vasodilatator und Thrombozytenaggregationshemmer.

Indikationen Im Allgemeinen wird Acetylsalicylsäure bei Patienten mit koronaren, zerebrovaskulären oder peripheren vaskulären Erkrankungen zur Sekundärprävention kardiovaskulärer Ereignisse eingesetzt. Im Vergleich mit Placebo reduziert Acetylsalicylsäure das Risiko eines kardiovaskulären Todes, eines Myokardinfarkts und eines

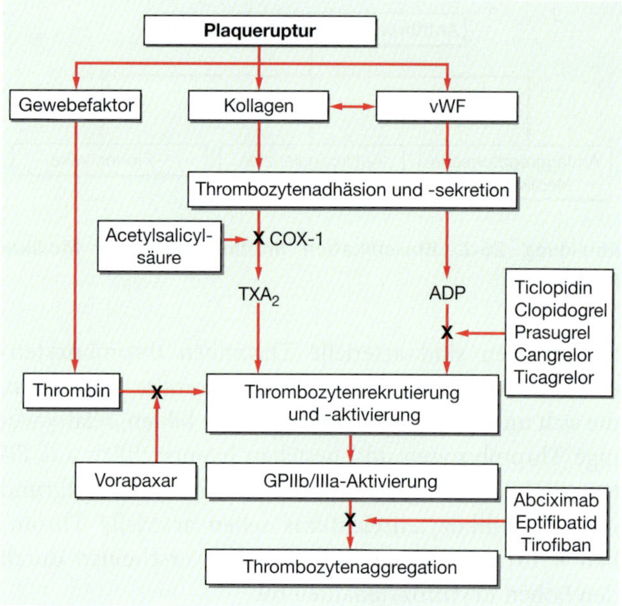

Abbildung 25-3 Wirkungsort antiaggregatorischer Medikamente. Acetylsalicylsäure hemmt die Thromboxan-A_2(TXA_2)-Synthese durch eine irreversible Azetylierung der Zyklooxygenase-1 (COX-1). Die verminderte TXA_2-Freisetzung schwächt die Aktivierung der Thrombozyten und ihre Rekrutierung im Bereich der Gefäßverletzungsstelle. Ticlopidin, Prasugrel und Clopidogrel blockieren $P2Y_{12}$, einen Schlüsselrezeptor für ADP, auf der Thrombozytenoberfläche irreversibel. Cangrelor und Ticagrelor sind reversible Inhibitoren von $P2Y_{12}$. Abciximab, Eptifibatid und Tirofiban hemmen durch eine Blockierung der Bindung von Fibrinogen und von-Willebrand-Faktor an aktiviertes Glykoprotein (GP) IIb/IIIa die gemeinsame Endstrecke der Thrombozytenaggregation. Vorapaxar hemmt die Thrombin-vermittelte Thrombozytenaktivierung durch Bindung an den Protease-aktivierten Rezeptor 1 (PAR-1), welcher den wichtigsten Thrombinrezeptor beim Menschen darstellt.

Schlaganfalls um 25 %. Acetylsalicylsäure wird auch zur Primärprävention bei Patienten verwendet, die ein geschätztes jährliches Myokardinfarktrisiko von mehr als 1 % aufweisen. In diesen Fällen überwiegen die Vorteile die potenziellen Nebenwirkungen. Dazu gehören Männer über 45 Jahre und Frauen über 55 Jahre mit zwei oder mehr bedeutsamen Risikofaktoren für eine kardiovaskuläre Erkrankung oder Patienten über 50 Jahre mit einem oder mehr Risikofaktoren. Acetylsalicylsäure ist bei Männern und Frauen gleich wirksam. Während Acetylsalicylsäure bei Männern hauptsächlich das Myokardinfarktrisiko reduziert, wird bei Frauen vor allem das Schlaganfallrisiko verringert.

Dosierungen Acetylsalicylsäure wird normalerweise in Dosierungen von 1 × 75–325 mg/d verabreicht. Höhere Dosen sind nicht wirksamer als niedrige, und einige Analysen deuten sogar darauf hin, dass höhere Dosen eine geringere Wirkung haben. Da die Nebenwirkungen von Acetylsalicylsäure dosisabhängig sind, werden für die meisten Indikationen Acetylsalicylsäuredosen von

75–100 mg/d empfohlen. Sofern eine schnelle Hemmung der Thrombozytenaggregation erforderlich ist, sollte eine initiale Acetylsalicylsäuredosis von mindestens 160 mg verabreicht werden.

Nebenwirkungen Die häufigsten Nebenwirkungen sind gastrointestinaler Art und reichen von Dyspepsie über erosive Gastritiden bis hin zu Magen- und Zwölffingerdarmgeschwüren mit Blutung und Perforation. Diese Nebenwirkungen sind dosisabhängig. Die Verordnung von magenfreundlichen oder gepufferten Acetylsalicylsäurederivaten anstelle der einfachen Acetylsalicylsäure beseitigt das Risiko gastrointestinaler Nebenwirkungen nicht grundsätzlich. Das durchschnittliche Risiko einer relevanten Blutung unter Acetylsalicylsäure liegt bei jährlich 1–3 %. Das Blutungsrisiko ist zwei- bis dreimal höher, wenn Acetylsalicylsäure zusätzlich zu anderen Aggregationshemmern, wie Clopidogrel, oder Antikoagulanzien wie Warfarin oder Phenprocoumon gegeben wird. Wenn eine Zweifach- oder Dreifachkombination notwendig ist, sollte Acetylsalicylsäure in niedriger Dosis (75–100 mg/d) eingesetzt werden. Die Eradikation einer Helicobacter-pylori-Infektion und die Verordnung eines Protonenpumpenblockers kann bei Patienten mit peptischen Geschwüren das Risiko einer Acetylsalicylsäure-bedingten gastrointestinalen Blutung verringern.

Acetylsalicylsäure sollte Patienten mit bekannter Allergie (Bronchospasmus in der Anamnese) nicht verabreicht werden. Dieses Problem betrifft etwa 0,3 % der Allgemeinbevölkerung. Es ist allerdings bei Patienten mit chronischer Urtikaria oder Asthma und Patienten mit nasalen Polypen oder chronischer Rhinitis häufiger. Bei einer Acetylsalicylsäureüberdosierung wird auch eine hepatische und renale Toxizität beobachtet.

Acetylsalicylsäureresistenz Eine klinische Acetylsalicylsäureresistenz wird definiert als das Versagen von Acetylsalicylsäure, Patienten vor ischämischen vaskulären Zwischenfällen zu schützen. Diese Definition ist jedoch wenig hilfreich, da sie erst nach dem Auftreten eines Ereignisses gestellt wird. Außerdem ist es unrealistisch zu erwarten, dass durch Acetylsalicylsäure, die lediglich die Thromboxan-A_2-induzierte Thrombozytenaktivierung blockiert, alle vaskulären Ereignisse verhindert werden.

Biochemisch versteht man unter einer Acetylsalicylsäureresistenz die fehlende Hemmungswirkung in Thrombozytenfunktionstests, bei denen die Thrombozytenaggregation beispielsweise durch Thromboxan A_2 oder durch Arachidonsäure induziert wird. Zu den möglichen Ursachen der Acetylsalicylsäureresistenz gehören eine schlechte Compliance, eine reduzierte Absorption, Wechselwirkungen mit Ibuprofen und eine Überexpression von COX-2. Allerdings waren Thrombozytenfunktionstests, die zur Diagnose der biochemischen Acetylsalicylsäureresistenz eingesetzt wurden, bisher nicht gut standardisiert. Außerdem ist nicht nachgewiesen, dass diese Tests Patienten mit einem Risiko für Rezidivereignisse identifizieren können. Zusätzlich wird diese Resistenz durch höhere Acetylsalicylsäuredosen oder durch die Gabe anderer antiaggregatorischer Medikamente nicht aufgehoben. Bis diese Informationen vorliegen, bleibt die Untersuchung auf eine Acetylsalicylsäureresistenz Studien vorbehalten.

ADP-REZEPTORANTAGONISTEN

Zu den ADP-Rezeptorantagonisten gehören die Thienopyridine (Clopidogrel und Prasugrel) sowie Ticagrelor. Sie greifen jeweils $P2Y_{12}$, den wichtigsten ADP-Rezeptor der Thrombozyten, an.

Thienopyridine

Wirkungsmechanismus Thienopyridine sind strukturell verwandte Medikamente, die die ADP-induzierte Aggregation der Thrombozyten durch die irreversible Blockung von $P2Y_{12}$ selektiv hemmen (Abb. 25-3). Clopidogrel und Prasugrel sind Prodrugs, die durch die hepatische Cytochrom-P450-Oxidase (CYP) metabolisiert werden müssen, um ihre Aktivität zu erlangen. Prasugrel ist etwa zehnmal potenter als Clopidogrel und wirkt wegen der besseren Resorption und geradlinigeren metabolischen Aktivierung schneller.

Indikationen Verglichen mit Acetylsalicylsäure, reduziert Clopidogrel bei Patienten mit vor kurzem stattgehabtem ischämischem Schlaganfall, Myokardinfarkt oder peripherer arterieller Verschlusserkrankung das Risiko eines kardiovaskulären Todes, eines erneuten Infarkts oder Schlaganfalls um 8,7 %. Daher ist Clopidogrel effektiver als Acetylsalicylsäure, aber auch teurer. Um die komplementären Wege der Aggregationshemmung der Thrombozyten zu nutzen, werden Clopidogrel und Acetylsalicylsäure bei einigen Patienten kombiniert. So wird die kombinierte Gabe von Acetylsalicylsäure und Clopidogrel für mindestens 4 Wochen nach Implantation eines unbeschichteten Koronarstents (bare metal stent) empfohlen, bei Patienten mit einem medikamentenfreisetzenden Stent (drug eluting stent) sogar für mindestens ein Jahr. Die Gefahr von Spätthrombosen bei Drug-eluting-Stents veranlasst einige Experten dazu, eine langfristige Gabe von Acetylsalicylsäure und Clopidogrel zu empfehlen. Diese Empfehlungen werden sich jedoch vermutlich bald ändern, weil das Risiko einer latenten Stentthrombose seit der Einführung der neuen Generation der Drug-eluting-Koronarstents abnimmt.

Die Kombination von Clopidogrel und Acetylsalicylsäure ist auch bei Patienten mit instabiler Angina wirksam. Die randomisierte Gabe der Kombination von Clopidogrel und Acetylsalicylsäure bei 12.562 Patienten mit instabiler Angina reduzierte das Risiko eines kardiovaskulären Todes, Myokardinfarkts oder Schlaganfalls auf 9,3 % im Gegensatz zu 11,4 % bei Patienten, die nur Acetylsalicylsäure erhielten. Diese 20%ige relative Risikoreduzierung unter der Kombinationsbehandlung war statistisch hoch signifikant. Allerdings erhöht die kombinierte Gabe von Clopidogrel und Acetylsalicylsäure das Risiko einer größeren Blutung auf etwa 2 % pro Jahr. Dieses erhöhte Blutungsrisiko besteht selbst bei einer Acetylsalicylsäuredosis von 100 mg/d. Daher sollte die Kombination von Clopidogrel und Acetylsalicylsäure nur bei klarem Nutzen eingesetzt werden. So liegen keine klaren Nachweise dafür vor, dass diese Kombination bei Patienten mit akutem ischämischem Schlaganfall besser ist als nur die Gabe von Clopidogrel, oder dass sie bei der Primärprävention bei Patienten mit einem erhöhten kardiovaskulären Risiko besser ist als die alleinige Acetylsalicylsäuregabe.

Prasugrel wurde mit Clopidogrel bei 13.608 Patienten mit akutem Koronarsyndrom und geplanter perkutaner koronarer Intervention verglichen. Die Inzidenz des primären Endpunktes (kardiovaskulär bedingte Todesfälle, Myokardinfarkte und Schlaganfälle) war bei Prasugrel signifikant niedriger (9,9 % bzw. 12,1 %), vor allem aufgrund einer geringeren Inzidenz nicht tödlicher Myokardinfarkte. Auch die Inzidenz von Stentthrombosen war bei Prasugrel signifikant geringer (1,1 % bzw. 2,4 %). Allerdings kam es bei der Gabe von Prasugrel öfter zu tödlichen (0,4 % bzw. 0,1 %) bzw. lebensbedrohlichen (1,4 % bzw. 0,9 %) Blutungskomplikationen. Da Patienten über 75 Jahre und Patienten mit zurückliegendem Schlaganfall oder transitorischer ischämischer Attacke ein besonders hohes Blutungsrisiko aufweisen, sollte Prasugrel bei älteren Patienten vermieden werden, und bei einer zerebrovaskulären Erkrankung in der Anamnese ist die Substanz kontraindiziert. Vorsicht ist bei Patienten unter 60 kg oder bei Nierenfunktionseinschränkungen geboten.

Beim Vergleich von Prasugrel mit Clopidogrel bei 7243 Patienten mit instabiler Angina pectoris oder Myokardinfarkt ohne ST-Streckenhebung konnte Prasugrel die Häufigkeit des primären Endpunktes (kardiovaskulärer Tod, Myokardinfarkt und Schlaganfall) nicht reduzieren. Wegen der negativen Ergebnisse dieser Studie ist Prasugrel Patienten, bei denen eine perkutane Koronarintervention erfolgt, vorbehalten. Dazu wird Prasugrel in der Regel in Kombination mit Acetylsalicylsäure gegeben. Zur Reduktion des Blutungsrisikos sollte die Tagesdosis von Acetylsalicylsäure ≤ 100 mg betragen.

Dosierung Clopidogrel wird in einer Dosis von 1 × 75 mg/d eingenommen. Eine Aufsättigungsdosis von Clopidogrel wird verabreicht, wenn eine ADP-Rezeptor-Blockade indiziert ist, beispielsweise bei Patienten mit koronarem Stenting. Bei diesen Patienten wird eine Aufsättigungsdosis von 300 mg verabreicht, welche innerhalb von etwa 6 Stunden eine Hemmung der ADP-induzierten Thrombozytenaggregation erreicht. Aufsättigungsdosen von 600 mg oder 900 mg wirken noch schneller.

Nach einer Aufsättigungsdosis von 60 mg wird Prasugrel in einer Dosis von 1 × 60 mg/d eingenommen. Bei Patienten über 75 Jahre oder mit weniger als 60 kg sollte die Dosis auf 5 mg/d reduziert werden.

Nebenwirkungen Die häufigsten Nebenwirkungen von Clopidogrel und Prasugrel sind Blutungen. Wegen der höheren Potenz sind Blutungen unter Prasugrel häufiger als unter Clopidogrel. Zur Reduktion des Blutungsrisikos sollten Clopidogrel und Prasugrel 5–7 Tage vor großen operativen Eingriffen abgesetzt werden. Sofern unter der Behandlung mit Clopidogrel oder Prasugrel schwere Blutungen auftreten, sollten Thrombozytenkonzentrate gegeben werden.

Zu den seltenen hämatologischen Nebenwirkungen gehören eine Neutro- oder Thrombozytopenie und die thrombotische thrombozytopenische Purpura.

Thienopyridinresistenz Die Hemmung der ADP-induzierten Thrombozytenaggregation durch Clopidogrel unterliegt individuellen Schwankungen. Diese Schwankungen reflektieren, zumindest teilweise, genetische Polymorphismen der CYP-Isoenzyme, die an der metabolischen Aktivierung von Clopidogrel beteiligt sind. Hierbei ist CYP2C19 am bedeutsamsten. Bei Patienten mit CYP2C19*2-Allel (Funktionsverlust), die Clopidogrel erhalten, ist die Thrombozytenaggregationshemmung im Vergleich zu Patienten mit dem Wildtyp-Allel CYP2C19*1 reduziert und es kommt häufiger zu kardiovaskulären Ereignissen. Dies ist insofern von Bedeutung, als 25 % der weißen, 30 % der afroamerikanischen und 50 % der asiatischen Bevölkerung Träger eines Allels mit Funktionsverlust sind und somit eine Clopidogrelresistenz aufweisen. Auch Patienten mit Allelen mit reduzierter Funktion (CYP2C19*3, CYP2C19*4 und CYP2C19*5) profitieren weniger von Clopidogrel als jene mit dem normalen Allel mit voller Funktion (CYP2C19*1). Eine gleichzeitige Einnahme von Clopidogrel und Protonenpumpenhemmern, welche Inhibitoren von CYP2C19 sind, führt zu einer etwas geringeren Hemmung der ADP-abhängigen Thrombozytenaggregation durch Clopidogrel. Das Ausmaß, in dem diese Interaktion zur Entstehung kardiovaskulärer Ereignisse beiträgt, wird kontrovers beurteilt.

Im Gegensatz zur Beeinflussung der metabolischen Aktivierung von Clopidogrel beeinträchtigen CYP2C19-Polymorphismen die Aktivierung von Prasugrel nur in geringerem Ausmaß. Bei Prasugrel konnte kein Zusammenhang zwischen dem Allel mit Funktionsverlust und einer schwächeren Aggregationshemmung oder häufigeren kardiovaskulären Ereignissen festgestellt werden. Aus der Beobachtung, dass genetische Polymorphismen, welche die Absorption und den Metabolismus von Clopidogrel beeinflussen, Auswirkungen auf das klinische Outcome haben, kann geschlossen werden, dass pharmakogenetische Untersuchungen möglicherweise die Identifizierung von Clopidogrel-resistenten Patienten ermöglichen und dass mittels Point-of-care-Bestimmung der Clopidogrel-induzierten Thrombozytenaggregationshemmung Patienten mit hohem Risiko für kardiovaskuläre Ereignisse erkannt werden können. Klinische Studien zur Evaluation dieser Möglichkeiten erbrachten bislang negative Ergebnisse. Obwohl sich ein reduziertes Ansprechen auf Clopidogrel durch höhere Dosierungen überwinden lässt, ist der klinische Nutzen dieses Vorgehens unbekannt. Stattdessen sollten diese Patienten mit Prasugrel oder Ticagrelor behandelt werden.

Ticagrelor

Ticagrelor ist ein oral aktiver reversibler Inhibitor von $P2Y_{12}$. Im Gegensatz zu den Thienopyridinen muss es nicht metabolisch aktiviert werden und hemmt den ADP-Rezeptor reversibel.

Wirkungsmechanismus Ticagrelor hemmt ebenso wie die Thienopyridine $P2Y_{12}$. Da es nicht metabolisch aktiviert zu werden braucht, flutet seine Wirkung schneller an und ab als diejenige von Clopidogrel und es hemmt die ADP-induzierte Plättchenaggregation stärker und vorhersehbarer als Clopidogrel.

Indikationen Im Vergleich zu Clopidogrel führte Ticagrelor bei Patienten mit akutem Koronarsyndrom zu einer stärkeren Reduktion (9,8 % bzw. 11,7 %; p = 0,001) des primären Endpunktes (kardiovaskuläre Todesfälle, Myokardinfarkte und Schlaganfälle nach 1 Jahr). Es kam unter Ticagrelor vor allem zu einer signifikanten Reduktion von kardiovaskulären Todesfällen (4,0 % bzw. 5,1 %; p = 0,001) und Myokardinfarkten (5,8 % bzw. 6,9 %; p = 0,005), während Schlaganfälle (1,5 % bzw. 1,3 %) und schwere Blutungskomplikationen in beiden Gruppen gleich häufig auftraten. Wurden bei den Blutungskomplikationen auch leichtere Blutungen herangezogen, ergab sich eine Zunahme von Blutungskomplikationen unter Ticagrelor im Vergleich zu Clopidogrel (16,1 % bzw. 14,6 %; p = 0,008). Ticagrelor erwies sich auch bei jenen Patienten mit akutem Koronarsyndrom als überlegen, die sich einer perkutanen koronaren Intervention oder einer koronaren Bypass-Operation unterzogen. Aufgrund dieser Beobachtungen bevorzugen manche Leitlinien Ticagrelor insbesondere bei Hochrisikopatienten gegenüber Clopidogrel.

Dosierung Ticagrelor wird mit einer oralen Anfangsdosis von 180 mg und anschließend in einer Dosierung von 2 × 90 mg/d gegeben. Bei Niereninsuffizienz muss die Dosis nicht angepasst werden. Bei Leberfunktionsstörungen und bei Patienten, die potente Inhibitoren und Induktoren von CYP3A4 erhalten, sollte es jedoch nur unter Vorbehalt eingesetzt werden, weil es in der Leber über CYP3A4 metabolisiert wird. Ticagrelor wird in der Regel gemeinsam mit Acetylsalicylsäure gegeben, dessen Tagesdosis unter 100 mg liegen sollte.

Nebenwirkungen Abgesehen von Blutungen führt Ticagrelor vor allem zu einer Dyspnoe, die bei bis zu 15 % der Patienten auftreten kann, sowie zu asymptomatischen Atempausen. Die Dyspnoe tritt meist bald nach dem Beginn der Therapie auf und ist meistens selbstlimitierend und leicht. Der Mechanismus dieser Nebenwirkung ist unbekannt. Zur Reduktion des Blutungsrisikos sollte Ticagrelor 5–7 Tage vor großen chirurgischen Eingriffen abgesetzt werden. Thrombozytenkonzentrate sind bei Blutungen in Zusammenhang mit Ticagrelor kaum von Nutzen, weil sich die Substanz an das $P2Y_{12}$ auf der Oberfläche der transfundierten Thrombozyten bindet.

DIPYRIDAMOL

Dipyridamol ist für sich allein ein relativ schwacher Thrombozyteninhibitor, allerdings wird eine Dipyridamolrezeptur mit verzögerter Freisetzung in Kombination mit niedrig dosierter Acetylsalicylsäure (Aggrenox®) für die Prophylaxe von Schlaganfällen bei Patienten mit transienten ischämischen Attacken verwendet.

Wirkungsmechanismus Dipyridamol blockiert durch eine Phosphodiesterasehemmung den cAMP-Zerfall. Erhöhte cAMP-Spiegel verringern intrazelluläres Kalzium und hemmen die Thrombozytenaktivierung. Außerdem blockt Dipyridamol die Adenosinaufnahme der Thrombozyten und anderer Zellen. Da der Thrombozyten-Adenosin-A_2-Rezeptor an die Adenylatzyklase gekoppelt ist, führt dies zu einer weiteren Erhöhung der lokalen cAMP-Spiegel (Abb. 25-4).

Dosierung Aggrenox® wird zweimal täglich verabreicht. Jede Kapsel enthält 200 mg retardiertes Dipyridamol und 25 mg Acetylsalicylsäure.

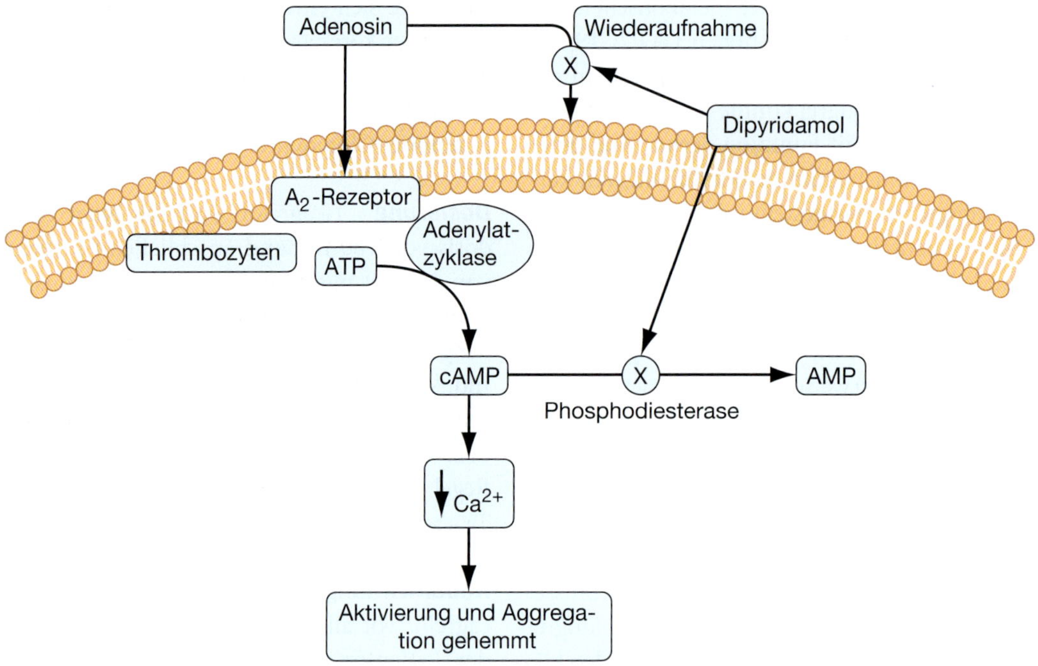

Abbildung 25-4 Mechanismus der Dipyridamolwirkung. Dipyridamol erhöht die Spiegel von zyklischem AMP (cAMP) in Thrombozyten durch (1) die Blockade der Wiederaufnahme von Adenosin und (2) durch die Hemmung des Abbaus des cAMP durch die Phosphodiesterase. Durch die Förderung der Kalziumaufnahme verringert cAMP die intrazellulären Kalziumspiegel. Dies wiederum hemmt die Thrombozytenaktivierung und -aggregation.

Nebenwirkungen Bei Patienten mit einer koronaren Herzerkrankung muss beachtet werden, dass Dipyridamol ein Vasodilatator ist. Insbesondere können gastrointestinale Beschwerden, Kopfschmerzen, Gesichtsröte, Schwindel und Blutdruckschwankungen auftreten. Diese Symptome werden bei fortgesetzter Einnahme meistens geringer.

Indikationen Die Kombination von Dipyridamol plus Acetylsalicylsäure wurde bei Patienten mit einem ischämischen Schlaganfall oder einer transitorischen ischämischen Attacke mit der alleinigen Gabe von Acetylsalicylsäure, Dipyridamol bzw. Placebo verglichen. Die Kombination verringerte im Vergleich zu Acetylsalicylsäure das Schlaganfallrisiko um 22,1 % und im Vergleich zu Dipyridamol um 24,4 %. Eine weitere Studie verglich Dipyridamol plus Acetylsalicylsäure mit der alleinigen Gabe von Acetylsalicylsäure für die Sekundärprävention bei Patienten mit ischämischem Schlaganfall. Die Endpunkte vaskulärer Tod, Schlaganfall oder Myokardinfarkt traten bei 13 % der Patienten, die mit der Kombination behandelt wurden, auf, und bei 16 % der Patienten, die nur Acetylsalicylsäure erhalten hatten. In einer weiteren randomisierten Studie wurde 20.332 Patienten mit nicht embolischem ischämischem Schlaganfall entweder Aggrenox® oder Clopidogrel verabreicht. Der primäre Endpunkt (Schlaganfallrezidiv) ereignete sich bei 9,0 % der Patienten der Aggrenox®-Gruppe und bei 8,8 % der Patienten der Clopidogrel-Gruppe. Trotz fehlender statistischer Signifikanz konnte in der Studie keine Nichtunterlegenheit von Aggrenox® gegenüber Clopidogrel nachgewiesen werden. Dieses Ergebnis hat den Enthusiasmus bei der Verordnung von Aggrenox® gedämpft, sodass es in Deutschland nicht mehr zu Lasten der gesetzlichen Krankenkassen verordnet werden kann.

Aufgrund seiner vasodilatorischen Wirkungen und der fehlenden Daten für Patienten mit symptomatischer koronarer Herzerkrankung sollte Aggrenox® bei dieser Patientengruppe nicht zur Schlaganfallprävention eingesetzt werden. Clopidogrel stellt hier eine bessere Alternative dar.

GPIIB/IIIA-REZEPTORANTAGONISTEN

Als eigene Klasse haben parenterale GPIIb/IIIa-Rezeptorantagonisten eine schmale Indikation bei Patienten mit akuten Koronarsyndromen. Die drei Wirkstoffe dieser Klasse sind Abciximab, Eptifibatid und Tirofiban.

Wirkungsmechanismus GPIIb/IIIa, ein Integrin-Adhäsionsrezeptor, kommt auf der Oberfläche von Thrombozyten und Megakaryozyten vor. Mit etwa 80.000 Kopien pro Thrombozyt ist GPIIb/IIIa der häufigste Rezeptor. GPIIb/IIIa besteht aus einem nicht kovalent gebundenen Heterodimer und ist auf ruhenden Thrombozyten inaktiv. Wird der Thrombozyt aktiviert, lösen Inside-out-side-Signalübertragungswege eine konformative Aktivie-

Tabelle 25-1

EIGENSCHAFTEN VON GPIIB/IIIA-ANTAGONISTEN

Eigenschaft	Abciximab	Eptifibatid	Tirofiban
Beschreibung	Fab-Fragment von humanisiertem, murinem, monoklonalem Antikörper	Zyklisches KGD enthält Heptapeptide	Ähnelt dem RGD-Peptid
Spezifisch für GPIIb/IIIa	Nein	Ja	Ja
Plasmahalbwertszeit	Kurz (min)	Lang (2,5 h)	Lang (2,0 h)
Plättchengebundene Halbwertszeit	Lang (Tage)	Kurz (s)	Kurz (s)
Renale Ausscheidung	Nein	Ja	Ja

rung des Rezeptors aus. Ist GPIIb/IIIa einmal aktiviert, bindet er adhäsive Moleküle wie das Fibrinogen und unter Bedingungen mit hohen Scherkräften auch vWF. Die Bindung wird durch die Arg-Gly-Asp(RGD)-Sequenz auf den α-Ketten von Fibrinogen und vWF ausgelöst, aber auch durch die Lys-Gly-Asp(KGD)-Sequenz innerhalb einer Domäne aus zwölf Peptiden auf den Fibrinogen-γ-Ketten. Einmal gebunden, bilden Fibrinogen und/oder vWF Brücken zwischen benachbarten Thrombozyten und lösen ihre Aggregation aus.

Obwohl Abciximab, Eptifibatid und Tirofiban jeweils am GPIIb/IIIa-Rezeptor binden, unterscheiden sie sich strukturell und pharmakologisch (Tab. 25-1). Abciximab ist ein Fab-Fragment eines humanisierten, von Mäusen stammenden, monoklonalen Antikörpers, der gegen die aktivierte Form des GPIIb/IIIa gerichtet ist. Abciximab bindet mit hoher Affinität an dem aktivierten Rezeptor und blockiert die Bindung von Adhäsionsmolekülen. Im Vergleich zu Abciximab sind Eptifibatid und Tirofiban synthetische, kleine Moleküle. Eptifibatid ist ein zyklisches Heptapeptid, das über eine Inkorporation der KGD-Sequenz GPIIb/IIIa bindet, wohingegen es sich bei Tirofiban um ein nicht peptidisches Tyrosinderivat handelt, das durch eine RGD-Nachahmung wirkt. Abciximab hat eine lange Halbwertszeit und kann auf der Thrombozytenoberfläche bis zu 2 Wochen nachgewiesen werden. Eptifibatid und Tirofiban haben kürzere Halbwertszeiten.

Während Eptifibatid und Tirofiban für GPIIb/IIIa spezifisch sind, hemmt Abciximab auch den eng benachbarten $\alpha_v\beta_3$-Rezeptor, der Vitronektin und das $\alpha_M\beta_2$-Integrin der Leukozyten bindet. Im Gegensatz dazu sind Eptifibatid und Tirofiban spezifisch für GPIIb/IIIa. Möglicherweise führt die Hemmung von $\alpha_v\beta_3$ und $\alpha_M\beta_2$ durch Abciximab zusätzlich zur Thrombozytenhemmung zu entzündungshemmenden und/oder antiproliferativen Effekten.

Indikationen Abciximab und Eptifibatid werden bei Patienten, die nicht mit einem ADP-Rezeptorantagonisten vorbehandelt wurden, während perkutaner Koronarangiografie eingesetzt. Tirofiban wird ebenso wie Eptifibatid bei Risikopatienten mit instabiler Angina verabreicht.

Dosierung Alle GPIIa/IIIb-Antagonisten werden als i.v. Bolus, gefolgt von einer Infusion, verabreicht. Die empfohlene Dosis von Abciximab ist eine Bolusgabe von 0,25 mg/kg mit anschließender Infusion von 0,125 µg/kg/min bis maximal 10 µg/kg in 12 Stunden. Eptifibatid wird in Form von zwei Boli zu je 180 µg/kg im Abstand von 10 Minuten mit anschließender Infusion von 2,0 µg/kg/min über 18–24 Stunden gegeben. Tirofiban wird zunächst für 30 Minuten in einer Dosis von 0,4 µg/kg/min und dann für 18 Stunden in einer Dosis von 0,1 µg/kg/min verabreicht. Da sie über die Nieren ausgeschieden werden, müssen die Eptifibatid- und Tirofibandosen bei Patienten mit Niereninsuffizienz reduziert werden. Dazu wird die Eptifibatid-Infusion bei einer Kreatinin-Clearance < 50 ml/min auf 1 µg/kg/min reduziert und die Tirofibandosis bei einer Kreatinin-Clearance < 30 ml/min halbiert.

Nebenwirkungen Die Thrombozytopenie ist neben Blutungen die ernsthafteste Nebenwirkung. Sie ist immunologisch vermittelt und wird durch Antikörper gegen Neoantigene von GPIIb/IIIa verursacht, die bei der Antagonisten-Bindung freigesetzt werden. Bei Abciximab tritt die Thrombozytopenie bei bis zu 5 % der Patienten, eine schwere Thrombozytopenie bei etwa 1 % dieser Patienten auf. Bei den beiden anderen Wirkstoffen ist eine Thrombozytopenie mit etwa 1 % weniger häufig.

NEUE THROMBOZYTENAGGREGATIONS-HEMMER

Zu den neueren Substanzen, die sich in einem fortgeschrittenen Stadium der Entwicklung befinden, gehören Cangrelor, ein rasch wirkender, reversibler $P2Y_{12}$-Antagonist zur parenteralen Gabe, und Vorapaxar, ein oraler Inhibitor des Protease-aktivierten Rezeptors 1 (PAR-1), des wichtigsten Thrombinrezeptors auf Thrombozyten (Abb. 25-3).

Cangrelor

Dieses Adenosinanalogon bindet reversibel an $P2Y_{12}$ und wirkt inhibitorisch. Die Substanz hat eine Halbwertszeit von 3–6 Minuten und wird intravenös als Bolus mit anschließender Dauerinfusion verabreicht. Wird die Infusion gestoppt, erholt sich die Thrombozytenfunktion innerhalb von 60 Minuten. Zwei Studien, bei denen Cangrelor und Placebo oder Cangrelor und Clopidogrel bei perkutanen koronaren Interventionen verglichen wurden, ergaben nur geringe oder keine Vorteile von Cangrelor. In einer dritten Studie wurde Cangrelor (Gabe als i.v. Bolus von 30 µg/kg mit anschließender Infusion von 4 µg/kg/min für mindestens 2 Stunden oder für die Dauer des Eingriffs, was länger dauert) bei 11.145 Patienten, bei denen eine notfallmäßige oder elektive perkutane Koronarintervention durchgeführt wurde, mit einer Anfangsdosis von Clopidogrel (300 oder 600 mg) verglichen. Der primäre Endpunkt, der sich aus Tod, Myokardinfarkt, ischämiebedingter Revaskularisierung und Stentthrombose zusammensetzte, wurde in der mit Cangrelor behandelten Gruppe in 4,7 % der Fälle erreicht und in der mit Clopidogrel behandelten Gruppe mit einer Häufigkeit von 5,9 % ($p = 0,005$). Die Häufigkeit schwerer Blutungen, des primären Sicherheitsendpunktes, betrug unter Cangrelor 0,16 % und unter Clopidogrel 0,11 %. Unter Verwendung desselben Wirksamkeitsendpunktes ermittelte eine vorab festgelegte Metaanalyse dieser drei Studien eine Reduktion des relativen Risikos durch Cangrelor um 19 % gegenüber Clopidogrel (3,8 % bzw. 4,7 %) und eine Reduktion der Stentthrombosen um 40 % (0,5 % bzw. 0,8 %) ohne eine signifikante Zunahme schwerer Blutungen. Aufgrund dieser Daten ist Cangrelor derzeit in der Zulassungsprüfung.

Vorapaxar

Dieser oral aktive PAR-1-Antagonist, wird mit einer Halbwertszeit von etwa 200 Stunden nur langsam eliminiert. Bei 12.944 Patienten mit akutem Koronarsyndrom ohne ST-Streckenhebung konnte Vorapaxar den primären Wirksamkeitsendpunkt aus kardiovaskulärem Tod, Myokardinfarkt, Schlaganfall, rezidivierender Ischämie mit erneuter Krankenhausbehandlung und notfallmäßiger koronarer Revaskularisierung im Vergleich zu Placebo nicht signifikant reduzieren. Außerdem führte Vorapaxar vermehrt zu Blutungen, darunter auch intrakranielle Blutungen. In einer zweiten Studie wurde Vorapaxar bei 26.449 Patienten mit Myokardinfarkt, ischämischem Schlaganfall oder peripherer arterieller Verschlusskrankheit zur Sekundärprävention mit Placebo verglichen. Vorapaxar reduzierte das Risiko für einen kardiovaskulären Tod, einen Myokardinfarkt und einen Schlaganfall um 13 %, verdoppelte aber das Risiko für intrakraniale Blutungen. In einer vorab festgelegten Untergruppe von 17.779 Patienten mit Zustand nach Myokardinfarkt reduzierte Vorapaxar das Risiko für einen kardiovaskulären Tod, einen Myokardinfarkt und einen Schlaganfall jedoch um 20 % im Vergleich zu Placebo (von 9,7 % auf 8,1 %). Intrakraniale Blutungen waren unter Vorapaxar häufiger als unter Placebo (0,6 % bzw. 0,4 %, $p = 0,076$). Das Gleiche galt für mittelschwere bis schwere Blutungen (3,4 % bzw. 2,1 %, $p < 0,0001$). Mittlerweile hat Vorapaxar sowohl in den USA als auch in der EU eine Zulassung für Myokardinfarkt-Patienten erhalten.

ANTIKOAGULANZIEN

Es gibt parenterale und orale Antikoagulanzien. Zu den parenteralen Antikoagulanzien gehören unfraktioniertes Heparin (UFH), niedermolekulares Heparin (NMH) und Fondaparinux, ein synthetisches Pentasaccharid, Lepirudin, Desirudin, Bivalirudin und Argatroban. Zu den derzeit erhältlichen oralen Antikoagulanzien gehören Warfarin, Dabigatranetexilat, ein oraler Thrombininhibitor, und Rivaroxaban, Apixaban sowie Edoxaban, orale Faktor-Xa-Hemmer.

PARENTERALE ANTIKOAGULANZIEN

Heparin

Heparin ist ein sulfiertes Polysaccharid und wird aus Säugetiergeweben, die reich an Mastzellen sind, isoliert. Das häufigste kommerziell angebotene Heparin wird aus der Dünndarmschleimhaut von Schweinen gewonnen und ist ein Polymer, das abwechselnd aus D-Glukuronsäure und N-Acetyl-D-Glukosamin-Resten besteht.

Wirkungsmechanismus Heparin wirkt als Antikoagulans durch die Aktivierung von Antithrombin (auch als Antithrombin III bekannt) und beschleunigt die Hemmung der Antithrombin-abhängigen Gerinnungsenzyme, insbesondere von Thrombin und Faktor Xa (FXa). Antithrombin, der obligatorische Kofaktor von Heparin im Plasma, ist ein Serin-Protease-Inhibitor (Serpin). Antithrombin, das in der Leber synthetisiert wird und im Plasma in einer Konzentration von 2,6 ± 0,4 µmol zirkuliert, wirkt als Suizidsubstrat für seine Zielenzyme.

Zur Aktivierung von Antithrombin bindet sich Heparin durch eine einzigartige Pentasaccharidsequenz an Serpin, die auf einem Drittel der Ketten kommerzieller Heparine vorkommt (Abb. 25-5). Der Rest der Heparinketten, denen diese Pentasaccharidsequenz fehlt, hat nur eine geringe oder gar keine antikoagulierende Wirkung. Wenn Heparin einmal an Antithrombin gebunden ist, löst Heparin eine Konformationsänderung in der zentralen reaktiven Schlaufe des Antithrombins aus, die es seinen Zielproteasen zugänglicher macht. Diese Konformationsänderung erhöht die Rate, mit der Antithrombin den FXa hemmt, um mindestens zwei Größenordnungen, hat aber nur geringen Einfluss auf die Thrombinhemmung. Bei der Katalysierung der Thrombinhem-

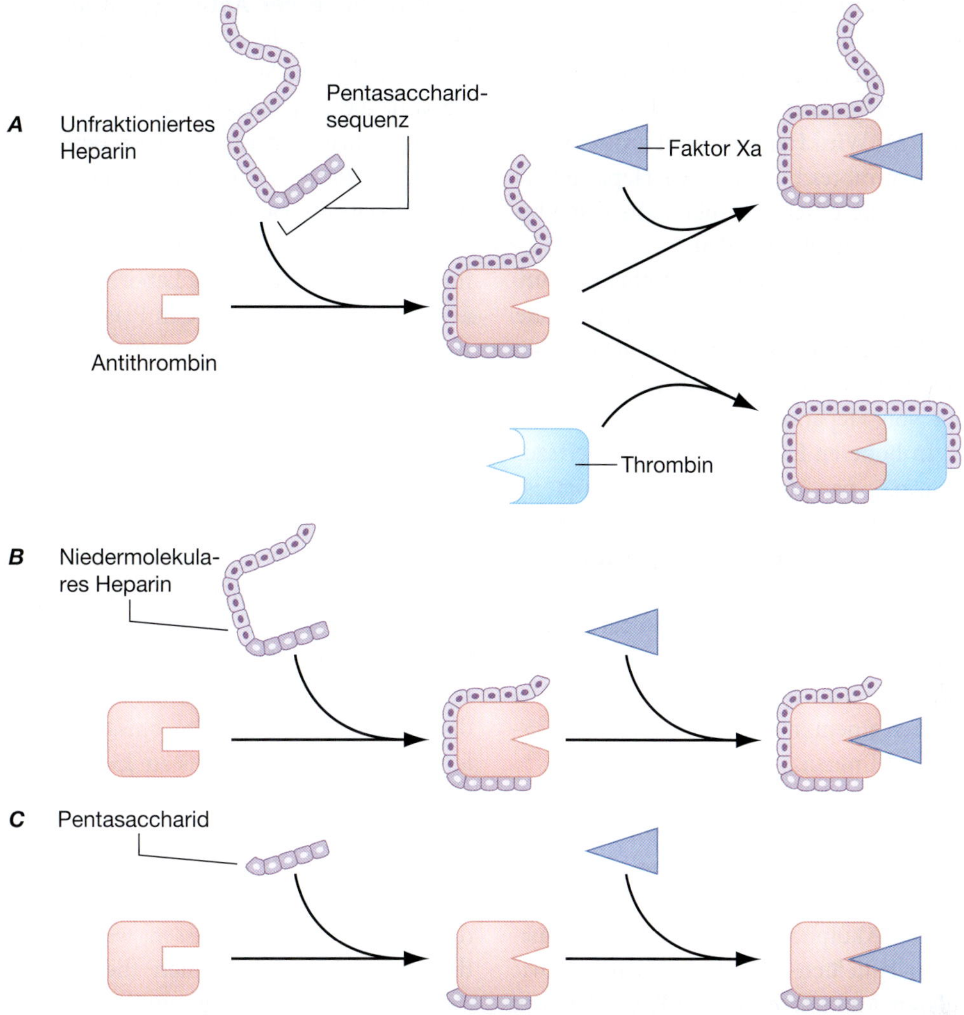

Abbildung 25-5 Wirkungsmechanismen von Heparin, niedermolekularem Heparin (NMH) und dem synthetischen Pentasaccharid Fondaparinux. ***A.*** Heparin bindet durch seine Pentasaccharidsequenz an Antithrombin und löst eine Konformationsänderung in der reaktiven, zentralen Schleife von Antithrombin aus, die seine Interaktion mit dem FXa beschleunigt. Um die Thrombinhemmung zu potenzieren, muss Heparin gleichzeitig an Antithrombin und Thrombin binden. Nur Heparinketten aus wenigstens 18 Saccharideinheiten (entspricht einem Molekulargewicht von 5400) haben eine ausreichende Länge, um diese Überbrückung zu ermöglichen. Mit einem durchschnittlichen Molekulargewicht von 15.000 sind alle Heparinketten lang genug für diese Funktion. ***B.*** NMH kann die FXa-Hemmung durch Antithrombin stärker potenzieren als Thrombin, da mit einem durchschnittlichen Molekulargewicht von 4500–5000 mindestens die Hälfte der NMH-Ketten zu kurz sind, um gleichzeitig an Antithrombin und Thrombin zu binden. ***C.*** Das Pentasaccharid Fondaparinux beschleunigt nur die FXa-Hemmung durch Antithrombin, weil das Pentasaccharid zu kurz ist, um Antithrombin an Thrombin anzukoppeln.

mung arbeitet Heparin als Matrize, die Antithrombin und Thrombin gleichzeitig bindet. Diese Formation eines Ternärkomplexes ermöglicht die Annäherung der Enzyme und ihres Inhibitors und fördert so die Formation eines stabilen kovalenten Thrombin-Antithrombin-Komplexes.

Nur Pentasaccharid-enthaltende Heparinketten, die aus mindestens 18 Saccharideinheiten bestehen (was einem Molekulargewicht von 5400 entspricht), haben eine hinreichende Kettenlänge, um den Abstand von Thrombin und Antithrombin zu überbrücken. Mit einem durchschnittlichen Molekulargewicht von 15.000 (Bereich von 5.000–30.000) sind fast alle unfraktionierten Heparine lang genug, um diese Überbrückungsfunktion zu bewirken. Konsequenterweise ist die Thrombin- und FXa-Hemmung des Heparins durch die Aktivierung des Antithrombins per Definition gleich und das Verhältnis von Antifaktor Xa zu Antifaktor IIa (Thrombin) liegt bei 1 : 1.

Heparin ruft die Freisetzung von Gewebefaktor-Signalweg-Inhibitor (tissue factor pathway inhibitor; TFPI) aus dem Endothel hervor. Als ein Faktor-Xa-abhängiger Inhibitor des Gewebefaktor-gebundenen Faktors VIIa kann TFPI zur antithrombotischen Aktivität von Heparin beitragen. Längere Heparinketten lösen eine größere TFPI-Freisetzung aus als kürzere Ketten.

Pharmakologie Heparin muss parenteral verabreicht werden. Normalerweise wird es subkutan oder intravenös als fortlaufende Infusion gegeben. Wenn es aus therapeutischen Gründen gegeben wird, wird es meistens intravenös verabreicht. Wird Heparin zur Thrombosebehandlung subkutan verabreicht, muss die Heparindosis hoch genug sein, um die durch die subkutane Gabe begrenzte Bioverfügbarkeit zu überwinden.

Im Kreislauf bindet Heparin an das Endothel und unabhängig von Antithrombin an andere Plasmaproteine. Die Bindung von Heparin an endotheliale Zellen erklärt seine dosisabhängige Clearance. In niedrigen Dosen ist die Halbwertszeit von Heparin kurz, da es schnell ans Endothel bindet. In höheren Dosen ist die Halbwertszeit länger, weil Heparin, wenn das Endothel gesättigt ist, langsamer abgefangen wird. Die Heparinelimination findet überwiegend extrarenal statt; Heparin bindet an Makrophagen, die die langen Heparinketten in sich aufnehmen und depolymerisieren und kürzere Heparinketten wieder in den Kreislauf freigeben. Aufgrund seiner dosisabhängigen Clearance reicht die Halbwertszeit von Heparin im Plasma nach einem intravenösen Bolus von 25–100 IE/kg von 30–60 Minuten.

Kommt Heparin in den Blutkreislauf, bindet es außer an Antithrombin auch an andere Plasmaproteine, wodurch seine antikoagulatorische Wirkung verringert wird. Einige der heparinbindenden Proteine, die im Plasma vorkommen, sind Akutphaseproteine, deren Plasmaspiegel bei kranken Patienten erhöht sind. Andere, wie die hochmolekularen Multimere von vWF, werden von aktivierten Thrombozyten oder Endothelzellen freigesetzt. Aktivierte Thrombozyten setzen auch Plättchen-Faktor-4 (PF4), ein stark kationisches Protein, das mit hoher Affinität an Heparin bindet, frei. Die großen PF4-Mengen, die in der Nähe von thrombozytenreichen, arteriellen Thromben vorkommen, können die gerinnungshemmende Wirkung des Heparins neutralisieren. Dieses Phänomen kann die antithrombotische Wirkung des Heparins abschwächen.

Da die Plasmaspiegel heparinbindender Proteine von einer Person zur anderen sehr unterschiedlich sind, ist die gerinnungshemmende Wirkung auf definierte Heparinmengen oder körpergewichtsadaptierte Dosen nicht vorhersagbar. Konsequenterweise ist eine Überwachung der Antikoagulation zwingend erforderlich, um sicherzustellen, dass eine therapeutische Wirkung erreicht wird. Dies ist besonders wichtig, wenn Heparin zur Behandlung frischer Thrombose verwandt wird. Eine subtherapeutische Antikoagulation begünstigt das Auftreten von Rezidivthrombosen und eine übermäßige Antikoagulation erhöht das Blutungsrisiko.

Überwachung der Antikoagulation Die Heparinwirkung kann über die aktivierte partielle Thromboplastinzeit (aPTT) oder den Anti-Xa-Spiegel überwacht werden. Obwohl die aPTT der für diesen Zweck am häufigsten durchgeführte Test ist, hat diese Bestimmung Probleme. Die aPTT-Reagenzien unterscheiden sich in ihrer Empfindlichkeit auf Heparin, und die Art des für den Test verwandten Koagulometers kann die Ergebnisse beeinflussen. Daher müssen die Labore durch die Messung der aPTT- und Anti-Xa-Werte in Plasmaproben von mit Heparin behandelten Patienten für jede Reagenz-Koagulometer-Kombination jeweils einen therapeutischen aPTT-Bereich festlegen. Für die meisten der derzeitig verwendeten aPTT-Reagenzien und Koagulometer werden therapeutische Heparinspiegel mit einer 2- bis 3-fachen Verlängerung der aPTT erreicht.

Antifaktor-Xa-Spiegel können ebenfalls zur Überwachung der Heparinbehandlung verwandt werden. Bei diesem Test reichen therapeutische Heparinwerte von 0,3–0,7 IE/ml. Obwohl dieser Test an Beliebtheit zunimmt, müssen Anti-Xa-Untersuchungen noch standardisiert werden und die Ergebnisse verschiedener Labore können stark variieren. Bis zu 25 % der mit Heparin behandelten Patienten mit venösen Thromboembolien benötigen mehr als 35.000 IE/d, um eine therapeutische aPTT zu erzielen. Diese Patienten werden als heparinresistent angesehen und es ist sinnvoll, bei diesen Patienten die Anti-Xa-Werte zu messen, weil viele trotz einer subtherapeutischen aPTT einen therapeutischen Anti-Xa-Wert aufweisen. Diese unterschiedlichen Testergebnisse erklären sich durch erhöhte Fibrinogen- und Faktor-VIII-Plasmaspiegel. Beide Akutphaseproteine verkürzen die aPTT, haben aber keinen Einfluss auf die Anti-Xa-Werte. So wird die Heparinbehandlung bei Patienten, die dieses Phänomen aufweisen, am besten mittels der Anti-Xa-Werte und nicht mittels der aPTT überwacht. Patienten mit einem angeborenen oder erworbenen Antithrombinmangel und Patienten mit erhöhtem Plasmaspiegel heparinbindender Proteine können ebenfalls hohe Heparindosen benötigen, um therapeutische aPTT- oder Anti-Xa-Spiegel zu erlangen. Wenn eine gute Korrelation zwischen aPTT- und Anti-Xa-Spiegeln besteht, kann jeder dieser Tests zur Überwachung der Heparinbehandlung eingesetzt werden.

Dosierung Zur Vorbeugung wird Heparin normalerweise in festgelegten Dosen von 2–3 × 5000 IE/d subkutan verabreicht. Bei dieser niedrigen Dosierung ist ein Gerinnungsmonitoring unnötig. Im Gegensatz dazu ist eine Überwachung immer notwendig, wenn therapeutische Dosen eingesetzt werden. Festgelegte Dosisschemata oder gewichtsbasierte Heparinnomogramme stehen zur Verfügung, um die Heparindosierung zu standardisieren und die Zeit bis zur Einstellung einer effektiven Antikoagulation zu verkürzen. Zumindest zwei Heparinnomogramme wurden bei Patienten mit venösen Thromboembolien validiert und verkürzen die benötigte Zeit, um eine angestrebte aPTT zu erreichen. So wurden gewichtsadaptierte Heparinnomogramme auch bei Patienten mit akuten Koronarsyndromen eingesetzt. Nach einem intravenösen Heparinbolus von 5000 Einheiten oder 70 IE/kg wird normalerweise eine fixe Infusionsrate von 12–15 IE/kg pro Stunde eingestellt. Im Gegensatz dazu verwenden gewichtsadaptierte Heparinnomogramme bei Patienten mit venösen Thromboembolien zu Beginn einen Bolus von 5000 IE oder 80 IE/kg, gefolgt von einer Infusion mit 18 IE/kg pro Stunde. Patienten mit venösen Thromboembolien scheinen höhere Heparindosen zu benötigen als Patienten mit einem akuten Koronarsyndrom, um eine effektive Verlängerung der aPTT zu erreichen. Ursache hierfür könnten Unterschiede in der Thrombuslast sein. Heparin bindet an Fibrin, und der Fibringehalt von ausgedehnten tiefen Venenthromben ist größer als der von kleinen Koronarthromben.

Limitationen Heparin unterliegt pharmakokinetischen und biophysikalischen Einschränkungen (Tab. 25-2). Die pharmakokinetischen Limitationen sind durch die Neigung von Heparin bedingt, unabhängig von der Pentasaccharidbindungsstelle an Zellen und Plasmaproteine zu binden. Die Bindung von Heparin an Endothelzellen führt zu einer dosisabhängigen Clearance und seine Bindung an Plasmaproteine zu starken Schwankungen der Gerinnungshemmung bis hin zur Heparinresistenz.

Die biophysikalischen Limitationen des Heparins basieren auf der Unfähigkeit des Heparin-Antithrombin-Komplexes, (1) FXa zu hemmen, wenn er im Prothrombinasekomplex gebunden ist, jenem Komplex, der Prothrombin in Thrombin umwandelt, und (2) auf der Unfähigkeit, an Fibrin gebundenes Thrombin zu hemmen. Daher kann an aktivierte Thrombozyten gebundener FXa innerhalb thrombozytenreicher Thromben selbst in Anwesenheit von Heparin Thrombin bilden. Wenn sich dieses Thrombin einmal an Fibrin gebunden hat, ist es ebenfalls vor der Hemmung durch den Heparin-Antithrombin-Komplex geschützt. An Blutgerinnsel gebundenes Thrombin kann dann durch die regionale Thrombozytenaktivierung und Aktivierung der Faktoren V, VIII und XI ein Thrombenwachstum auslösen. Die Heparinneutralisierung durch die hohen PF4-Konzentrationen, die von aktivierten Thrombozyten innerhalb der thrombozytenreichen Thromben freigesetzt wird, verschlimmert das Problem.

Tabelle 25-2

PHARMAKOKINETISCHE UND BIOPHYSIKALISCHE LIMITATIONEN VON HEPARIN

Limitationen	Mechanismus
Schlechte Bioverfügbarkeit bei kleinen Dosen	Bindet an Endothelzellen und Makrophagen
Dosisabhängige Clearance	Bindet an Makrophagen
Variable Gerinnungshemmung	Bindet an Plasmaproteine, deren Spiegel von Patient zu Patient stark variieren
Reduzierte Aktivität in der Nähe thrombozytenreicher Thromben	Neutralisierung durch PF4, der von aktivierten Plättchen freigesetzt wird
Begrenzte Aktivität gegen im Prothrombinasekomplex eingebundenen Faktor Xa und an Fibrin gebundenes Thrombin	Reduzierte Kapazität des Heparin-Antithrombin-Komplexes, an aktivierte Thrombozyten gebundenen Faktor Xa und an Fibrin gebundenes Thrombin zu hemmen

Nebenwirkungen Die häufigste Nebenwirkung von Heparin sind Blutungen. Andere Komplikationen sind Thrombozytopenien, Osteoporose und eine Transaminasenerhöhung.

Blutungen Das Risiko einer durch Heparin hervorgerufenen Blutung steigt mit der Heparindosis. Gleichzeitig verabreichte Antiaggreganzien oder Fibrinolytika erhöhen das Blutungsrisiko ebenso wie eine erst kurz zurückliegende Operation bzw. ein Trauma. Bei ernsthaften Blutungen unter einer Heparintherapie kann Protaminsulfat verabreicht werden, um das Heparin zu neutralisieren. Protaminsulfat ist eine Mischung aus einfachen Polypeptiden, die aus Lachsspermien isoliert werden, und bindet Heparin mit hoher Affinität. Der resultierende Protamin-Heparin-Komplex wird dann eliminiert. Typischerweise neutralisiert 1 mg Protaminsulfat 100 IE Heparin. Protaminsulfat wird intravenös gegeben. Auf Protaminsulfat sind anaphylaktoide Reaktionen beschrieben. Um dieses Risiko zu verringern, sollte Protamin langsam intravenös gegeben werden.

Thrombozytopenie Heparin kann eine Thrombozytopenie hervorrufen. Die heparininduzierte Thrombozytopenie (HIT) wird durch Antikörper ausgelöst, die sich gegen Neoantigene auf PF4 richten, die freigesetzt werden, wenn sich Heparin an dieses Protein bindet. Diese Antikörper, die normalerweise dem IgG-Isotyp angehören, binden simultan an den Heparin-PF4-Komplex und an thrombozytäre Fc-Rezeptoren. Eine solche Bindung aktiviert die Thrombozyten und generiert Plättchen-Mikropartikel. Die zirkulierenden Mikropartikel sind thrombogen, weil sie anionische Phospholipide auf ihrer Oberfläche exprimieren, sich an Gerinnungsfaktoren binden können und die Thrombinbildung stimulieren.

Die klinischen Merkmale einer HIT sind in Tabelle 25-3 dargestellt. Üblicherweise tritt eine HIT 5–14 Tage nach Beginn der Heparinbehandlung auf. Sie kann sich

Tabelle 25-3

MERKMALE DER HEPARININDUZIERTEN THROMBOZYTOPENIE	
Merkmale	**Beschreibung**
Thrombozytopenie	Thrombozytenzahl ≤ 100.000/µl oder Abfall um ≥ 50 %
Zeitverlauf	Absinken der Thrombozytenzahl innerhalb von 5–10 Tagen nach Heparinbeginn
Heparintyp	Häufiger bei unfraktioniertem als bei niedermolekularem Heparin
Patiententyp	Häufiger bei chirurgischen und onkologischen als bei medizinischen Patienten; eher bei Frauen als bei Männern
Thrombose	Häufiger venöse als arterielle Thrombosen

Tabelle 25-4

MANAGEMENT DER HEPARININDUZIERTEN THROMBOZYTOPENIE
Alle Heparine absetzen
Alternatives Antikoagulans geben, wie Lepirudin, Argatroban, Bivalirudin oder Fondaparinux
Keine Thrombozytenkonzentrate geben
Keine Vitamin-K-Antagonisten einsetzen, bis die Thrombozytenzahl Ausgangswerte erreicht hat; unter Therapie mit Vitamin-K-Antagonisten Vitamin K geben, um die INR-Werte zu normalisieren
Nach Thrombosen, insbesondere einer tiefen Beinvenenthrombose, suchen

Abkürzung: INR = International Normalized Ratio.

jedoch bei Patienten, die bereits in den letzten 3 Monaten Heparin erhalten hatten, auch früher manifestieren. Eine Thrombozytenzahl unter 100.000/µl oder ein Abfall der Thrombozyten um 50 % sollte bei Patienten, die Heparin bekommen, den Verdacht einer HIT erwecken. Eine HIT tritt häufiger bei chirurgischen Patienten als bei medizinischen Patienten auf und wie viele autoimmune Störungen ist sie bei Frauen häufiger als bei Männern.

Eine HIT kann eine venöse oder arterielle Thrombose verursachen. Eine venöse Thrombose, die sich als tiefe Venenthrombose und/oder Lungenembolie manifestiert, ist häufiger als eine arterielle Thrombose. Eine arterielle Thrombose kann sich als ischämischer Schlaganfall oder akuter Myokardinfarkt manifestieren. In Einzelfällen können thrombozytenreiche Thromben in der distalen Aorta oder den Iliakalarterien auch kritische Gliedmaßenischämien hervorrufen.

Die Diagnose einer HIT wird durch enzymgebundene Tests, die Antikörper gegen Heparin-PF4-Komplexe nachweisen, oder durch den Thrombozytenaktivierungstest gesichert. Die enzymgebundenen Tests sind empfindlich, können allerdings auch bei fehlenden klinischen HIT-Nachweisen positiv sein. Der spezifische diagnostische Test ist daher der Serotonin-Release-Test. Dieser Test basiert auf der Quantifizierung der Serotoninfreisetzung aus gewaschenen Thrombozyten, die markiertes Serotonin enthalten, die in Anwesenheit unterschiedlicher Heparinkonzentrationen mit Patientenserum in Kontakt gebracht werden. Wenn das Patientenserum HIT-Antikörper enthält, löst der Zusatz von Heparin eine Thrombozytenaktivierung und Serotoninfreisetzung aus.

Die Behandlung der HIT ist in Tabelle 25-4 dargestellt. Die Heparingabe sollte bei Patienten mit Verdacht auf oder bestätigter HIT sofort gestoppt werden und ein anderer Gerinnungshemmer sollte zur Thromboseprävention bzw. -behandlung eingesetzt werden. Die Wirkstoffe, die für diese Indikation am häufigsten verwandt werden, sind parenterale direkte Thrombininhibitoren wie Lepirudin, Argatroban oder Bivalirudin und FXa-Hemmer wie Fondaparinux. Für die neuen oralen FXa-Hemmer gibt es hierzu noch zu wenige Daten.

Patienten mit einer HIT, vor allem Patienten mit einer manifesten Thrombose, weisen häufig eine erhöhte Thrombinbildung auf, die wiederum zu einem Protein-C-Verbrauch führen kann. Wenn diesen Patienten Warfarin gegeben wird, ohne gleichzeitig einen parenteralen Gerinnungshemmer zur Inhibition von Thrombin oder Thrombinerzeugung einzusetzen, kann die weitere durch Vitamin-K-Antagonisten ausgelöste Abnahme des Protein-C-Spiegels zu Hautnekrosen führen. Um diesem Problem zu begegnen, sollten HIT-Patienten einen direkten Thrombininhibitor oder FXa-Hemmer erhalten, bis die Thrombozytenzahl wieder normale Werte erreicht. Dann kann eine niedrig dosierte Gabe eines Vitamin-K-Antagonisten versucht werden. Wenn die orale Antikoagulation für wenigstens 2 Tage im therapeutischen Bereich ist, kann die Therapie mit dem Thrombininhibitor beendet werden.

Osteoporose Die Gabe von Heparin in therapeutischen Dosen über mehr als 1 Monat kann die Knochendichte verringern. Diese Komplikation wurde bei bis zu 30 % aller Patienten mit einer langfristigen Heparinbehandlung berichtet und bei 2–3 % dieser Patienten traten symptomatische Wirbelkörperfrakturen auf.

Heparin beeinflusst die Aktivität von Osteoblasten und Osteoklasten. So reduziert Heparin die Knochendichte sowohl durch eine verringerte Knochenbildung als auch eine gesteigerte Knochenresorption.

Erhöhung der Transaminasen Therapeutische Heparindosen führen häufig zu einer geringen Erhöhung der Serumspiegel der hepatischen Transaminasen, ohne aber gleichzeitig die Bilirubinwerte zu erhöhen. Die Transaminasewerte normalisieren sich in der Regel spontan nach Absetzen des Heparins. Die Mechanismen der Transaminasenerhöhung sind nicht bekannt.

Niedermolekulares Heparin (NMH)

NMH besteht aus kleineren Heparinfragmenten und wird aus unfraktioniertem Heparin durch kontrollierte enzymatische oder chemische Depolymerisierung gewonnen. Das durchschnittliche Molekulargewicht der NMH liegt bei 5000, etwa einem Drittel des durchschnittlichen Molekulargewichts von unfraktioniertem Heparin (UFH). NMH hat gegenüber dem UFH einige Vorteile (Tab. 25-5) und hat unfraktioniertes Heparin für die meisten Indikationen ersetzt.

Wirkungsmechanismus Wie beim UFH beruht die antikoagulatorische Wirkung der NMH auf der Aktivierung von Antithrombin. Mit einem durchschnittlichen Molekulargewicht von 5000, was etwa 17 Sacchariden entspricht, sind mindestens die Hälfte der Pentasaccharid-enthaltenden NMH-Ketten zu kurz, um Thrombin und Antithrombin aneinanderzubinden (Abb. 25-5). Da die FXa-Hemmung hauptsächlich das Resultat einer konformativen Veränderung im Antithrombin ist, die durch die Bindung der Pentasaccharidsequenz hervorgerufen wird, behalten diese kurzen NMH-Ketten jedoch die Fähigkeit, die FXa-Hemmung durch Antithrombin zu beschleunigen. Daher katalysiert NMH die FXa-Hemmung durch Antithrombin stärker als die Thrombinhemmung. Abhängig von der individuellen Zusammensetzung ihres Molekulargewichts haben einzelne NMH ein Anti-FXa/Anti-FIIa-Verhältnis von 2 : 1 bis 4 : 1.

Pharmakologie Obwohl NMH normalerweise subkutan verabreicht wird, kann es, wenn eine schnelle Gerinnungshemmung notwendig ist, auch intravenös gegeben werden. NMH hat pharmakokinetische Vorteile gegenüber UFH. Diese Vorteile erklären sich dadurch, dass kürzere Heparinketten weniger gut an Endothelzellen, Makrophagen und heparinbindende Plasmaeiweiße binden. Die geringere Bindung an Endothelzellen und Makrophagen verhindert die zunächst schnelle, dann dosisabhängige und schließlich einen Sättigungseffekt zeigende Elimination, die für UFH so charakteristisch ist. Stattdessen ist die Clearance von NMH dosisunabhängig und die Plasmahalbwertszeit länger. Wie Messungen der Anti-FXa-Aktivität zeigten, hat NMH eine Plasmahalbwertszeit von etwa 4 Stunden. NMH wird fast ausschließlich über die Nieren ausgeschieden und kann daher bei Patienten mit einer Niereninsuffizienz akkumulieren.

NMH weist nach subkutaner Injektion eine etwa 90%-ige Bioverfügbarkeit auf. Da NMH sich weniger gut an heparinbindende Plasmaproteine bindet als UFH, weist NMH eine besser kalkulierbare Dosisreaktion auf und eine Resistenz gegen NMH ist seltener. Mit einer längeren Halbwertszeit und kalkulierbaren Gerinnungshemmung

Tabelle 25-5

VORTEILE VON NMH GEGENÜBER HEPARIN (UFH)

Vorteil	Konsequenz
Bessere Bioverfügbarkeit und längere Halbwertszeit nach subkutaner Injektion	Kann zur Prophylaxe oder Behandlung ein- oder zweimal täglich subkutan gegeben werden
Dosisunabhängige Clearance	Vereinfachtes Dosierungsschema
Berechenbare antikoagulatorische Wirkung	Koagulationsüberwachung ist bei den meisten Patienten unnötig
Geringeres Risiko einer heparininduzierten Thrombozytopenie	Sicherer als UFH für kurz- oder langfristige Verabreichung
Geringeres Risiko einer Osteoporose	Sicherer als UFH für längerfristige Verabreichung

Abkürzungen: NMH = niedermolekulares Heparin; UFH = unfraktioniertes Heparin.

kann NMH subkutan ein- oder zweimal täglich gegeben werden, ohne dass die Gerinnungshemmung überwacht werden muss. Dies gilt auch für die Behandlung mit therapeutischen Dosen. Diese Eigenschaften machen NMH für den klinischen Einsatz praktischer als UFH. Studien an Patienten mit venösen Thromboembolien, die diese Eigenschaften untersuchten, haben gezeigt, dass eine Behandlung mit NMH zu Hause ebenso effektiv und sicher ist wie eine Krankenhausbehandlung mit fortlaufender intravenöser UFH-Infusion. Eine ambulante NMH-Gabe vereinfacht die Behandlung, verringert die Kosten des Gesundheitswesens und erhöht die Zufriedenheit der Patienten.

Überwachung Bei den meisten Patienten muss eine Gerinnungshemmung durch NMH nicht überwacht werden. Wenn eine Überwachung notwendig ist, müssen Anti-FXa-Werte gemessen werden, weil die meisten NMH eine geringe Wirkung auf die aPTT haben. Unter therapeutischer NMH-Gabe reichen die Anti-Xa-Werte von 0,5–1,2 IE/ml, wenn sie 3–4 Stunden nach Medikamentengabe gemessen werden. Wenn NMH in prophylaktischen Dosen eingesetzt wird, sind Anti-Xa-Spitzenwerte von 0,2–0,5 IE/ml wünschenswert.

Indikationen für ein NMH-Monitoring sind Niereninsuffizienz und Fettleibigkeit. Bei Patienten mit einer Kreatinin-Clearance von 0,50 ml/min ist ein NMH-Monitoring ratsam, um sicherzustellen, dass keine Akkumulation des NMH auftritt. Obwohl körpergewichtsadaptierte NMH-Dosierungen bei übergewichtigen Patienten zu therapeutischen Anti-Xa-Werten führen, wurde dieses Dosierungsschema bei Patienten mit morbider Fettleibigkeit noch nicht ausreichend evaluiert. Es kann auch ratsam sein, die antikoagulatorische Wirkung des NMH während der Schwangerschaft zu überwachen, da die notwendigen NMH-Mengen sich besonders im dritten Trimenon verändern können. Eine Überwachung sollte ebenfalls in risikoreichen Situationen, wie bei Patienten mit mechanischen Herzklappen, denen NMH zur Vorbeugung von Klappenthrombosen verabreicht wird, in Erwägung gezogen werden. Ebenso erfordert die Verwendung von therapeutischen NMH-Dosen bei Kindern oder Säuglingen eine Überwachung.

Dosierung Die NMH-Dosen, die zur Vorbeugung oder Behandlung empfohlen werden, hängen von der Art des verwendeten Präparats ab. Zur Prophylaxe werden oftmals einmal täglich Dosen von 4000–5000 IE verwandt, wohingegen Dosen von 2500–3000 IE gegeben werden, wenn das Medikament zweimal täglich verabreicht wird. Zur Behandlung einer venösen Thromboembolie wird eine Dosis von 150–200 IE/kg gegeben, wenn das Medikament einmal täglich verabreicht wird. Wenn ein Regime mit zweimal täglicher Gabe eingesetzt wird, wird eine Dosis von 100 IE/kg verabreicht. Bei Patienten mit instabiler Angina wird NMH subkutan zweimal täglich in einer Dosierung von 100–200 IE/kg verabreicht.

Nebenwirkungen Die Hauptnebenwirkung des NMH sind Blutungen. Metaanalysen legen nahe, dass das Risiko einer größeren Blutung unter NMH kleiner ist als unter UFH. HIT und Osteoporose sind bei NMH weniger häufig als bei UFH.

Blutungen Wie bei UFH sind Blutungen unter NMH bei Patienten, die gleichzeitig ein antiaggregatorisches oder fibrinolytisches Medikament erhalten, häufiger. Erst kurz zurückliegende chirurgische Eingriffe, Traumata oder zusätzliche Gerinnungsdefekte können das Blutungsrisiko unter NMH ebenfalls erhöhen.

Protaminsulfat kann als Gegenmittel für NMH eingesetzt werden. Es bindet lediglich die längeren NMH-Ketten und kann daher die antikoagulatorische NMH-Wirkung nur unvollständig antagonisieren. Da die längeren Ketten für die Katalyse der Thrombinhemmung durch Antithrombin verantwortlich sind, blockiert Protaminsulfat die Anti-FIIa-Wirkung des NMH vollkommen. Die kürzeren, Pentasaccharid-enthaltenden NMH-Ketten binden nicht an Protaminsulfat. Deshalb blockiert Protaminsulfat die Anti-FXa-Wirkung von NMH nur teilweise. Aufgrund dieser unvollständigen Antagonisierung ist die kontinuierliche intravenöse UFH-Gabe bei Patienten mit einem hohen Blutungsrisiko sicherer als die Therapie mit NMH.

Thrombozytopenie Das HIT-Risiko der NMH ist etwa fünfmal niedriger als das von UFH. NMH bindet weniger gut an Thrombozyten und ist daher mit einer geringeren PF4-Freisetzung verbunden. Außerdem hat NMH eine niedrigere Affinität für PF4 als UFH und führt daher zu einer geringeren Konformationsänderung des PF4, die die Formierung von HIT-Antikörpern triggert.

NMH sollte nicht zur Behandlung von HIT-Patienten verwandt werden, da die meisten HIT-Antikörper eine Kreuzreaktivität mit NMH aufweisen. Diese Kreuzreaktivität ist nicht nur ein Laborphänomen, denn es liegen Fallberichte vor, dass HIT-Patienten unter NMH Thrombosen entwickelt haben.

Osteoporose Da das Osteoporoserisiko unter NMH-Gabe niedriger ist als unter einer UFH-Therapie, sind NMH für die Langzeitbehandlung besser geeignet als UFH.

Fondaparinux

Fondaparinux, ein synthetisches Analogon der antithrombinbindenen Pentasaccharidsequenz, unterscheidet sich von NMH in vielfacher Hinsicht (Tab. 25-6). Fondaparinux ist für die Thromboseprophylaxe bei internistischen und chirurgischen Patienten, bei orthopädischen Hochrisikopatienten und als Alternative zu UFH bzw. NMH zur initialen Behandlung von Patienten mit bekannten venösen Thromboembolien zugelassen. Fondaparinux ist in den USA nicht als Alternative zu Heparin oder NMH für die Behandlung von Patienten mit akuten Koronarsyndromen zugelassen.

Wirkungsmechanismus Als ein synthetisches Analogon der in Heparin und NMH vorkommenden antithrombinbindenden Pentasaccharidsequenz hat Fondaparinux ein Molekulargewicht von 1728. Fondaparinux bindet nur an Antithrombin (Abb. 25-5) und ist zu kurz, um Thrombin an Antithrombin zu binden. Daher katalysiert Fondaparinux die FXa-Hemmung durch Antithrombin, ohne gleichzeitig die Thrombinhemmung zu verstärken.

Tabelle 25-6

VERGLEICH VON NMH UND FONDAPARINUX

Eigenschaften	NMH	Fondaparinux
Anzahl der Saccharideinheiten	15–17	5
Katalyse der Faktor-Xa-Hemmung	Ja	Ja
Katalyse der Thrombinhemmung	Ja	Nein
Bioverfügbarkeit nach s.c. Gabe (%)	90	100
Plasmahalbwertszeit (Stunden)	4	17
Renale Ausscheidung	Ja	Ja
Löst die Freisetzung von Gewebefaktor-Signalweg-Inhibitor (TFPI) aus	Ja	Nein
Neutralisierung durch Protaminsulfat	Teilweise	Nein

Pharmakologie Fondaparinux ist nach subkutaner Injektion vollständig bioverfügbar. Da es nicht an Endothelzellen oder Plasmaproteine bindet, ist die Fondaparinux-Elimination dosisunabhängig. Seine Plasmahalbwertszeit beträgt 17 Stunden. Das Medikament wird einmal täglich subkutan verabreicht. Da Fondaparinux unverändert über die Nieren ausgeschieden wird, ist es bei Patienten mit einer Kreatinin-Clearance unter 30 ml/min kontraindiziert und sollte bei Patienten mit einer Kreatinin-Clearance unter 50 ml/min vorsichtig eingesetzt werden.

Dosierung Da Fondaparinux nicht an Plasmaproteine bindet, ist seine antikoagulatorische Reaktion nach der Gabe festgesetzter Dosen gut kalkulierbar. Daher wird das Medikament zur Prophylaxe venöser Thromboembolien in einer Dosis von 1 × 2,5 mg/d gegeben. Zur initialen Behandlung bekannter venöser Thromboembolien wird Fondaparinux in einer Dosis von 1 × 7,5 mg/d verabreicht. Diese Dosis kann auf 1 × 5 mg/d reduziert werden, wenn die Patienten weniger als 50 kg wiegen, und auf 1 × 10 mg/d für Patienten über 100 kg erhöht werden. Wenn Fondaparinux in diesen Dosierungen verabreicht wird, ist es für die anfängliche Behandlung von TVT- oder LE-Patienten ebenso wirksam wie UFH oder NMH und mit ähnlichen Blutungsraten verbunden.

Bei Patienten mit akuten Koronarsyndromen wird Fondaparinux in einer Dosis von 1 × 2,5 mg/d gegeben. Studien, die bei Patienten mit akutem Koronarsyndrom ohne ST-Strecken-Erhöhung diese prophylaktische Fondaparinuxdosis mit therapeutischen Enoxaparindosen verglichen, zeigten nach 9 Tagen keinen Unterschied in der Häufigkeit kardiovaskulärer Todesfälle, Myokardinfarkte und Schlaganfälle. Allerdings waren größere Blutungen unter Fondaparinux um 50 % seltener als unter Enoxaparin, ein Unterschied, der wahrscheinlich mit der niedrigeren Fondaparinuxdosis im Vergleich zur Enoxaparindosis zusammenhing. Bei Patienten mit akutem Koronarsyndrom, bei denen perkutane koronare Eingriffe erforderlich sind, besteht unter Fondaparinux ohne zusätzliche Heparingabe das Risiko einer Katheterthrombose.

Nebenwirkungen Fondaparinux ruft keine HIT hervor, weil es nicht an PF4 bindet. Im Gegensatz zu NMH besteht keine Kreuzreaktivität zu HIT-Antikörpern. Daher scheint Fondaparinux eine wirksame Behandlung für Patienten mit HIT zu sein, obwohl große klinische Studien, die seine Verwendung unterstützen, fehlen.

Die wesentlichen Nebenwirkungen von Fondaparinux sind Blutungen. Es gibt kein Antidot für Fondaparinux. Protaminsulfat hat keine Wirkung auf die antikoagulatorische Aktivität des Fondaparinux, da es nicht an das Medikament bindet. Rekombinanter aktivierter FVII antagonisiert die Gerinnungshemmung von Fondaparinux bei Freiwilligen. Es ist aber nicht bekannt, ob dieser Wirkstoff durch Fondaparinux hervorgerufene Blutungen stoppen kann.

Tabelle 25-7

VERGLEICH DER EIGENSCHAFTEN VON LEPIRUDIN, BIVALIRUDIN UND ARGATROBAN

	Lepirudin	Bivalirudin	Argatroban
Molekulargewicht	7000	1980	527
Stelle(n) der Interaktion mit Thrombin	Aktives Zentrum und Exosite 1	Aktives Zentrum und Exosite 1	Aktives Zentrum
Renale Clearance	Ja	Nein	Nein
Hepatischer Stoffwechsel	Nein	Nein	Ja
Plasmahalbwertszeit (min)	60 (i.v.) 120–180 (s.c.)	25	45

Parenterale direkte Thrombinhemmer

Direkte Thrombininhibitoren binden direkt an Thrombin und blockieren die Interaktion mit seinen Substraten. Zugelassene parenterale direkte Thrombininhibitoren sind die rekombinanten Hirudine (Lepirudin und Desirudin), Argatroban und Bivalirudin (Tab. 25-7). Lepirudin und Argatroban sind für die Behandlung von Patienten mit HIT zugelassen, Desirudin zur Thromboprophylaxe nach elektiver Hüftarthroplastik und Bivalirudin als Alternative zur Heparingabe bei Patienten, die perkutane Koronareingriffe durchmachen, auch wenn sie eine HIT haben.

Lepirudin und Desirudin Lepirudin und Desirudin sind rekombinante Hirudinformen und bivalente direkte Thrombininhibitoren, die eine Wechselwirkung mit dem aktiven Zentrum und der Exosite 1, der Substrat-Bindungsstelle, des Thrombins aufweisen. Für eine schnelle Antikoagulation wird Lepirudin als fortlaufende intravenöse Infusion gegeben, aber das Medikament kann zur Thromboseprophylaxe auch subkutan verabreicht werden. Lepirudin hat nach intravenöser Infusion eine Plasmahalbwertszeit von 60 Minuten und wird über die Nieren ausgeschieden. Daher akkumuliert Lepirudin bei Patienten mit Niereninsuffizienz. Zur Thromboseprophylaxe wird Desirudin zweimal täglich subkutan in einer festgelegten Dosis verabreicht. Die Halbwertszeit beträgt nach subkutaner Injektion 2–3 Stunden.

Viele der mit Lepirudin behandelten Patienten entwickeln Antikörper gegen das Medikament. Antikörper gegen subkutan verabreichtes Desirudin sind selten. Obwohl die gegen Lepirudin gerichteten Antikörper selten Probleme verursachen, können sie bei einzelnen Patienten die Lepirudinelimination verzögern und seine antikoagulatorische Wirkung erhöhen. Bei einigen dieser Patienten wurden ernsthafte Blutungen berichtet.

Lepirudin wird normalerweise über die aPTT-Bestimmung überwacht und es wird eine 1,5- bis 2,5-fache aPTT angestrebt. Die aPTT ist aber kein idealer Monitoringtest für Lepirudin, da die Gerinnungszeit bei höheren Lepirudinkonzentrationen ein Plateau zeigt. Obwohl die Gerinnungszeit in Anwesenheit von Ecarin, einem Schlangengift, das Prothrombin in Meizothrombin umwandelt, ein besserer Test für die Lepirudin-Dosierung ist als die aPTT, muss sie noch standardisiert werden. Beim Einsatz zur Thromboseprophylaxe muss die Gabe von Desirudin mit überwacht werden.

Argatroban Argatroban ist ein univalenter Inhibitor des aktiven Thrombinzentrums, der in der Leber metabolisiert wird. Daher muss dieses Medikament bei Patienten mit Leberinsuffizienz mit Vorsicht angewandt werden. Argatroban wird nicht über die Nieren ausgeschieden und ist daher bei HIT-Patienten mit Niereninsuffizienz sicherer als Lepirudin.

Argatroban wird als fortlaufende Infusion verabreicht und hat eine Plasmahalbwertszeit von etwa 45 Minuten. Zur Überwachung seiner antikoagulatorischen Wirkung wird die aPTT verwandt. Die Dosierung ist so zu adjustieren, dass eine 1,5- bis 3-fache aPTT-Verlängerung erreicht wird. Die aPTT sollte aber nicht uber 100 Sekunden liegen. Argatroban verlängert auch die INR (International Normalized Ratio). Diese Eigenschaft erschwert die Umstellung der Patienten auf Vitamin-K-Antagonisten. Dieses Problem kann dadurch umgangen werden, indem man anstelle der INR die FX-Werte zur Überwachung der Gerinnungshemmung durch Vitamin-K-Antagonisten verwendet. Anderenfalls sollte Argatroban 2–3 Stunden vor INR-Bestimmung abgesetzt werden.

Bivalirudin Bivalirudin, ein synthetisches Hirudinanalogon mit 20 Aminosäuren, ist ein bivalenter Thrombinhemmer. Der N-terminale Anteil von Bivalirudin reagiert mit dem aktiven Thrombinzentrum, der C-terminale Anteil bindet an der Exosite 1. Bivalirudin hat mit 25 Minuten eine der kürzesten Plasmahalbwertszeiten aller parenteralen direkten Thrombininhibitoren. Bivalirudin wird durch Peptidasen abgebaut und teilweise über die Nieren ausgeschieden. Wenn Bivalirudin im Herzkatheter-Labor in hohen Dosierungen eingesetzt wird, wird die antikoagulatorische Wirkung durch die aktivierte Gerinnungszeit überwacht. Bei geringeren Dosen kann seine Wirkung über die aPTT-Bestimmung beurteilt werden.

Bivalirudin ist als Heparinalternative während perkutaner Koronarinterventionen zugelassen. Außerdem wurde es erfolgreich bei HIT-Patienten eingesetzt, bei denen eine perkutane koronare Intervention notwendig ist.

Antisense-Oligonukleotid gegen Faktor XI Der Faktor XI (auch als Plasma-Thromboplastin-Vorläufer bekannt) ist eine Serin-Protease, die Teil des intrinsischen Wegs der Gerinnselbildung ist. Der bei Operationen freigesetzte Gewebefaktor (tissue factor) ist ein Trigger der extrinsischen Gerinnungsaktivierung, aber die aus sterbenden Zellen freigesetzten Nukleinsäuren scheinen die intrinsischen Signalwege zu aktivieren. Es gibt experimentelle Hinweise dazu, dass die Reduktion der Faktor-XI-Konzentration das Risiko postoperativer venöser Thrombose reduzieren könnte.

Büller und Kollegen (2015) führten an 300 Patienten mit elektivem einseitigen Kniegelenkersatz eine offene, randomisierte Studie mit einem gegen Faktor XI gerichteten Antisense-Oligonukleotid durch. Es wird angenommen, dass Antisense-Oligonukleotide an die für den Faktor XI zuständige mRNA binden und der Komplex von Sense- und Antisense-RNA durch die Ribonuklease H abgebaut wird und so die Menge an exprimiertem Faktor XI verringert wird.

Eine Dosis von 300 mg reduziert die Faktor-XI-Konzentration um 80 %. Sie war mit einem Risiko von 4 % für venöse Thrombosen (routinemäßige bilaterale Phlebografie) und einem Blutungsrisiko von 8 % verbunden. Im Gegensatz dazu betrug das Thromboserisiko in der Kontrollgruppe mit Enoxaparin 30 % und das Blutungsrisiko 3 %.

Diese Studie dokumentiert, dass der Faktor XI für die postoperativen venösen Thrombosen eine Rolle spielt und das Risiko durch die Verwendung eines gegen den Faktor XI gerichteten Antisense-Oligonukleotids reduziert werden kann.

ORALE ANTIKOAGULANZIEN

Die heutige Praxis der oralen Antikoagulation hat eine fast 60-jährige Geschichte und begann, nachdem Vitamin-K-Antagonisten als Ursache einer Gerinnungsstörung bei Rindern entdeckt wurden. Diese Krankheit, die durch eine Verringerung der Prothrombinspiegel charakterisiert ist, wird durch die Aufnahme von Heu, das verdorbenen Klee enthält, verursacht. Hydroxycoumarin, das aus bakteriell kontaminiertem Heu isoliert wurde, interferiert mit dem Vitamin-K-Stoffwechsel und verursacht ein klinisches Bild, das einem Vitamin-K-Mangel ähnelt. Die Entdeckung dieser Substanz gab den Anstoß zur Entwicklung weiterer Vitamin-K-Antagonisten wie Warfarin.

Jahrelang waren die Vitamin-K-Antagonisten die einzigen verfügbaren oralen Antikoagulanzien. Dies hat sich durch die Einführung der neuen oralen Antikoagulanzien geändert. Dazu gehören Dabigatran, das Thrombin angreift, sowie Rivaroxaban, Apixaban und Edoxaban, die den Faktor Xa angreifen.

Warfarin

Warfarin ist ein wasserlöslicher Vitamin-K-Antagonist, der anfänglich als Rattengift entwickelt wurde und in Nordamerika das am häufigsten verschriebene Derivat ist. In Deutschland sind überwiegend Phenprocoumon und Acenocoumarol in der Anwendung. Sowohl Warfarin als auch Phenprocoumon und Acenocoumarol sind Monocoumarole. Wie alle Vitamin-K-Antagonisten interferieren sie mit der Synthese der Vitamin-K-abhängigen Gerinnungsproteine, also Prothrombin (FII) und Faktor VII, IX und X. Die Synthese der Vitamin-K-abhängigen antikoagulatorischen Proteine C und S wird ebenfalls durch Vitamin-K-Antagonisten gehemmt. Da Warfarin das in den meisten Studien eingesetzte Monocoumarol ist, ist es am besten untersucht. Die meisten für Warfarin beschriebenen pharmakologischen und klinischen Eigenschaften gelten aber auch für Phenprocoumon und Acenocoumarol.

Wirkungsmechanismus Alle Vitamin-K-abhängigen Gerinnungsfaktoren besitzen Glutaminsäure-Reste an ihren N-terminalen Enden. Eine posttranslationelle Modifikation fügt eine Carboxylgruppe zum γ-Kohlenstoff dieser Enden hinzu, um γ-Carboxyglutaminsäure zu bilden. Diese Modifikation ist für die Ausbildung der Aktivität dieser Gerinnungsfaktoren unbedingt erforderlich, weil es ihnen eine kalziumabhängige Bindung an negativ geladene Oberflächenphospholipide ermöglicht. Diese γ-Carboxylierung wird durch eine Vitamin-K-abhängige Carboxylase katalysiert. Dazu wird mit der Nahrung aufgenommenes Vitamin K durch die Vitamin-K-Reduktase zu Vitamin-K-Hydrochinon reduziert (Abb. 25-6). Vitamin-K-Hydrochinon dient als Kofaktor für die Carboxylase, die in Anwesenheit von Kohlendioxid den Wasserstoff des γ-Kohlenstoffs der Glutaminsäureenden durch eine Carboxylgruppe ersetzt. Während dieses Prozesses wird Vitamin-K-Hydrochinon zu Vitamin-K-Epoxid oxidiert, das dann durch Vitamin-K-Epoxid-Reduktase wieder zu Vitamin K reduziert wird.

Warfarin hemmt die Vitamin-K-Epoxid-Reduktase (VKOR) und blockiert dadurch die γ-Carboxylierung. Dies führt zu einer unvollständigen γ-Carboxylierung bei der Synthese der Vitamin-K-abhängigen Gerinnungsproteine. Warfarin wirkt als ein Antikoagulans, da diese teilweise γ-carboxylierten Proteine eine verminderte oder gar nicht vorhandene biologische Aktivität aufweisen.

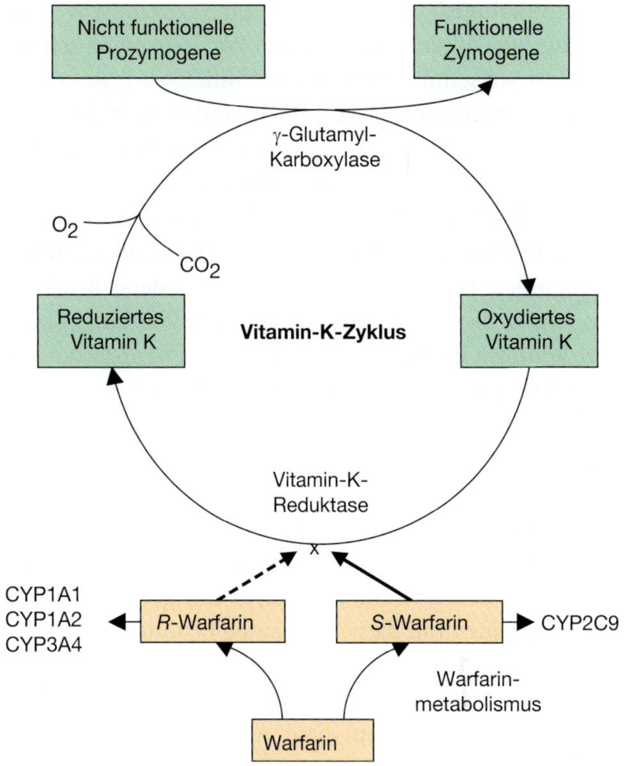

Abbildung 25-6 Wirkungsmechanismus von Warfarin. Warfarin besteht aus einem razemischen Gemisch von S- und R-Enantiomeren, wobei S-Warfarin die stärkste Wirkung zeigt. Durch die Blockierung der Vitamin-K-Epoxid-Reduktase hemmt Warfarin die Umwandlung von oxidiertem Vitamin K in die reduzierte Form. Dadurch wird die Vitamin-K-abhängige γ-Carboxylierung der Faktoren II, VII, IX und X gehemmt, weil reduziertes Vitamin K als Kofaktor der Vitamin-K-abhängigen γ-Glutamyl-Carboxylase dient, welche die γ-Carboxylierung katalysiert. Hierbei werden Prozymogene in Zymogene umgewandelt, die die Fähigkeit besitzen, Kalzium zu binden und mit anionischen Oberflächenphospholipiden eine Wechselwirkung einzugehen. S-Warfarin wird durch CYP2C9 metabolisiert. Häufig vorkommende genetische Polymorphismen dieses Enzyms können den Metabolismus von Warfarin beeinflussen. Auch Polymorphismen in der C1-Untereinheit der Vitamin-K-Reduktase (VKORC1) können die Empfänglichkeit dieses Enzyms für eine Warfarin-induzierte Inhibition beeinträchtigen, wodurch es zu unterschiedlichen erforderlichen Dosen kommt.

Der Beginn der Warfarinwirkung ist verzögert, da die neu synthetisierten Gerinnungsfaktoren mit verringerter Aktivität allmählich erst ihre voll aktiven Gegenstücke ersetzen müssen.

Die gerinnungshemmende Wirkung des Warfarins hängt von einer Reduktion der Spiegel des funktionalen FX und Prothrombins, Gerinnungsfaktoren mit Halbwertszeiten von 24 bzw. 72 Stunden, ab. Aufgrund der verzögerten gerinnungshemmenden Wirkung wird die initiale Warfarinbehandlung bei Patienten mit bekannter Thrombose oder hohem Thromboserisiko für mindestens 5 Tage durch die zusätzliche Gabe eines schnell wirkenden parenteralen Antikoagulans wie UFH, NMH oder Fondaparinux unterstützt.

Pharmakologie Warfarin ist eine razemische Mischung aus R- und S-Isomeren. Warfarin wird schnell und fast vollständig vom gastrointestinalen Trakt absorbiert. Die Warfarinspiegel im Blut sind etwa 90 Minuten nach Verabreichung des Medikaments am höchsten. Razemisches Warfarin hat eine Plasmahalbwertszeit von 36–42 Stunden und mehr als 97 % des zirkulierenden Warfarins sind an Albumin gebunden. Bei allen Monocoumarolen ist nur der kleine, ungebundene Bruchteil des Warfarins biologisch wirksam. Die Wirkungsdauer von Warfarin beträgt 4–5 Tage, die von Phenprocoumon 7–10 Tage und die von Acenocoumarol 1–3 Tage.

Warfarin akkumuliert in der Leber, wo die beiden Isomere über verschiedene Wege metabolisiert werden. Der oxidative Stoffwechsel des aktiveren S-Isomers wird wie Phenprocoumon durch CYP2C9 vermittelt (Abb. 25-6). Zwei relativ häufige Varianten, CYP2C9*2 und CYP2C9*3 kodieren für ein Enzym mit geringerer Wirkung. Patienten mit diesen Varianten benötigen niedrigere Erhaltungsdosen. Ungefähr 25 % aller Kaukasier haben zumindest eine Allelvariante mit CYP2C9*2 oder CYP2C9*3, wohingegen diese Allele bei Afroamerikanern und Asiaten seltener vorkommen (Tab. 25-8). Ein heterozygotes CYP2C9*2- oder CYP2C9*3-Allel führt zu einer 20- bis 30%igen Reduktion der benötigten Warfarindosis im Vergleich zu Patienten mit zwei Wildtyp-Allelen (CYP2C9*1/*1). Bei heterozygoten CYP2C9*2- oder CYP2C9*3-Trägern ist die benötigte Warfarindosis um 50–70 % reduziert.

Entsprechend der geringeren benötigten Warfarindosis ist bei Patienten mit zumindest einer Allelvariante von CYP2C9 das Blutungsrisiko erhöht. Im Vergleich zu Personen mit normalen Allelen beträgt das relative Risiko für Warfarin-assoziierte Blutungen bei CYP2C9*2 1,9 und bei CYP2C9*3 1,8.

Auch Polymorphismen von VKORC1 können die antikoagulatorische Wirkung von Warfarin beeinflussen. Einige Varianten von VKORC1 haben ein ausgeprägtes Genkopplungsungleichgewicht und werden als Non-A-Haplotypen bezeichnet. VKORC1-Varianten kommen häufiger als CYP2C9-Varianten vor, die höchste Prävalenz besteht bei Asiaten, gefolgt von Kaukasiern und Afroamerikanern (Tab. 25-8). Durch VKORC1-Polymorphismen können etwa 30 % der Variabilität der Warfarindosierung erklärt werden. Im Vergleich zu Non-A/Non-A-Homozygoten ist die notwendige Dosis bei heterozygotem bzw. homozygotem A-Haplotyp um 25 % bzw. 50 % herabgesetzt. Diese Erkenntnis führte dazu, dass die US-amerikanische Zulassungsbehörde (FDA) forderte, dass der Beipackzettel von Warfarin Informationen enthalten muss, dass bei Patienten mit genetischen Varianten von CYP2C9 und VKORC1 geringere Anfangsdosen erwogen werden sollten. Zusätzlich zu genetischen Informationen wurden in Warfarin-Dosierungsschemata auch weitere relevante Patientendaten integriert. Dosierungsalgorithmen helfen zwar, eine adäquate Warfarindosis zu ermitteln – ob dies allerdings zu einem besseren Outcome im Sinne von weniger Blutungs- oder thrombotischen Komplikationen führt, ist nicht geklärt.

Tabelle 25-8

HÄUFIGKEIT VERSCHIEDENER CYP2C9-GENOTYPEN UND VKORC1-HAPLOTYPEN IN VERSCHIEDENEN BEVÖLKERUNGSGRUPPEN UND IHRE AUSWIRKUNGEN AUF DIE BENÖTIGTE WARFARINDOSIS

Genotyp/ Haplotyp	Häufigkeit in %			Dosisreduktion im Vgl. zum Wildtyp
	Kaukasier	Afroamerikaner	Asiaten	
CYP2C9				
*1/*1	70	90	95	–
*1/*2	17	2	0	22
*1/*3	9	3	4	34
*2/*2	2	0	0	43
*2/*3	1	0	0	53
*3/*3	0	0	1	76
VKORC1				
Non-A/Non-A	37	82	7	–
Non-A/A	45	12	30	26
A/A	18	6	63	50

Neben diesen genetischen Faktoren wird die antikoagulatorische Warfarinwirkung durch die Ernährung, durch Medikamente und durch verschiedene Erkrankungszustände beeinflusst. Schwankungen in der Vitamin-K-Aufnahme mit der Nahrung beeinflussen die Warfarinwirkung. Eine Vielzahl von Medikamenten kann die Aufnahme, die Elimination oder die Metabolisierung von Warfarin verändern. Aufgrund der Variabilität der antikoagulatorischen Wirkung des Warfarins ist eine Überwachung der Antikoagulation dringend notwendig. Nur so kann sichergestellt werden, dass eine therapeutische Reaktion erreicht wird.

Überwachung Die Warfarinbehandlung wird meistens mittels Prothrombinzeit (Thromboplastinzeit = TPZ) überwacht, ein Test, der empfindlich auf die Reduktionen der Prothrombin-, FVII- und FX-Spiegel reagiert. Der Test wird durchgeführt, indem man Thromboplastin (ein Reagens, das Gewebefaktor, Phospholipid und Kalzium enthält) zu Zitrat-Plasma hinzufügt und die Zeit bis zur Gerinnselbildung bestimmt. Thromboplastine unterscheiden sich in ihrer Empfindlichkeit auf die Reduktionen der Spiegel der Vitamin-K-abhängigen Gerinnungsfaktoren. Um die angestrebte Prothrombinzeit zu erreichen, erfordern weniger empfindliche Thromboplastine den Einsatz höherer Warfarindosen. Dies ist problematisch, da höhere Warfarindosen das Blutungsrisiko erhöhen.

Die INR wurde entwickelt, um die zahlreichen Probleme, die mit der Prothrombinzeit verbunden sind, zu umgehen. Zur Berechnung der INR wird die Prothrombinzeit des Patienten durch die durchschnittliche normale Prothrombinzeit geteilt, und dieser Quotient wird dann mit dem Internationalen Sensitivitätsindex (ISI) multipliziert, einem Index, der die Empfindlichkeit des Thromboplastins, das zur Prothrombinzeitbestimmung verwandt wird, angibt. Hochempfindliche Thromboplastine haben einen ISI von 1,0. Die meisten derzeitigen Thromboplastine haben ISI-Werte in einem Bereich von 1,0–1,4.

Obwohl die INR dazu beigetragen hat, die Antikoagulation in der Praxis zu standardisieren, bleiben weiterhin Probleme bestehen. Die Genauigkeit der INR-Berechnung variiert abhängig von der Kombination aus Reagens und Koagulometer. Dies führt zu einer Variabilität in den INR-Ergebnissen. Ein weiterer komplizierender Faktor in der INR-Bestimmung sind die unzuverlässigen ISI-Auswertungen durch Thromboplastinhersteller. Außerdem muss jedes Labor die durchschnittliche normale Prothrombinzeit mit jeder neuen Charge an Thromboplastinreagenzien erneut bestimmen. Um dies zu erreichen, muss die Prothrombinzeit in frischen Plasmaproben von wenigstens 20 gesunden Freiwilligen unter Verwendung desselben Koagulometers, das für Patientenproben benutzt wird, gemessen werden.

Für die meisten Indikationen wird Warfarin in Dosen verabreicht, die eine Ziel-INR von 2,0–3,0 produzieren. Eine Ausnahme sind Patienten mit mechanischen Herzklappen, für die eine Ziel-INR von 2,5–3,5 empfohlen wird. Studien bei Vorhofflimmern weisen ein erhöhtes Risiko eines kardioembolischen Schlaganfalls bei INR-Werten von weniger als 1,7 und eine Zunahme an Blutungen bei INR-Werten von mehr als 4,5 nach. Diese Ergebnisse betonen die Tatsache, dass Vitamin-K-Antagonisten ein enges therapeutisches Fenster haben. Diese Tatsache wird durch eine Studie mit langfristig antikoagulierten Patienten mit spontanen venösen Thromboembolien unterstützt. Sie zeigte erhöhte Rezidivraten venöser Thromboembolien bei einer Ziel-INR von 1,5–1,9, im Vergleich zu einer Ziel-INR von 2,0–3,0.

Dosierung Warfarin wird normalerweise zunächst in einer Dosierung von 5–10 mg gegeben. Bei Patienten mit CYP2C9- oder VKORC1-Polymorphismus mit geänderter Pharmakodynamik/-kinetik und empfindlicherem Ansprechen wird mit geringeren Dosen begonnen. Diese Dosis wird dann titriert, um die gewünschte Ziel-INR zu erreichen. Aufgrund seines verzögerten Wirkungsbeginns sollten Patienten mit einer bekannten Thrombose oder mit einem hohen Thromboserisiko eine zusätzliche Behandlung mit einem schnell wirkenden parenteralen Antikoagulans, wie UFH, NMH oder Fondaparinux, erhalten. Eine initiale INR-Verlängerung deutet die Reduktion des funktionellen FVII-Spiegels an. Daher sollte das parenterale Antikoagulans so lange begleitend gegeben werden, bis die INR für mindestens zwei aufeinander folgende Tage im therapeutischen Bereich liegt. Ein Minimum von 5 Tagen parenteraler Antikoagulation wird empfohlen, um sicherzustellen, dass auch die Spiegel von Faktor Xa und Prothrombin durch Warfarin in den therapeutischen Bereich reduziert wurden.

Da Warfarin ein enges therapeutisches Fenster hat, ist eine engmaschige Überwachung der Gerinnung dringend notwendig. Nur so ist sicherzustellen, dass eine therapeutische Antikoagulation erreicht wird. Selbst Patienten mit relativ stabilen Warfarindosen sollten ihre INR alle 3–4 Wochen bestimmen lassen. Wenn neue Medikamente hinzukommen, ist eine häufigere Überwachung notwendig, da viele Medikamente die gerinnungshemmende Wirkung der oralen Vitamin-K-Antagonisten erhöhen bzw. verringern können.

Nebenwirkungen Wie bei allen Antikoagulanzien sind Blutungen die Hauptwirkung. Eine seltene Komplikation ist eine Hautnekrose. Warfarin ist wie alle anderen Monocoumarole plazentagängig und kann fetale Missbildungen hervorrufen. Daher sollte dieses Medikament in der Schwangerschaft nicht angewandt werden.

Blutungen Wenigstens die Hälfte der Blutungskomplikationen unter Warfarin treten bei einer INR oberhalb des therapeutischen Bereichs auf. Blutungskomplikationen können leichtgradig sein, wie Epistaxis oder Hämaturie, oder ernsthafter, wie retroperitoneale oder gastrointestinale Blutungen. Lebensbedrohliche intrakranielle Blutungen können ebenfalls auftreten.

Um das Blutungsrisiko zu minimieren, sollte die INR im therapeutischen Bereich gehalten werden. Bei asymptomatischen Patienten, deren INR sich zwischen 3,5 und 10 befindet, sollte Warfarin so lange pausiert werden, bis die INR zum therapeutischen Bereich zurückkehrt. Bei einer INR > 10 sollte Vitamin K oral in einer Dosis von 2,5–5 mg gegeben werden, obwohl es keine Belege dafür gibt, dass sich dadurch das Blutungsrisiko senken lässt. Höhere Vitamin-K-Dosen (5–10 mg) führen zu einer schnelleren Umkehr der INR, erzeugen aber oft eine vorübergehende Cumarinresistenz, wenn dieses neu gegeben wird. Patienten mit schweren Blutungen müssen meist aggressiver behandelt werden. Hier sollten langsam 10 mg Vitamin K intravenös infundiert werden. Zusätzlich sollte Vitamin K gegeben werden, bis die INR im

Normalbereich liegt. Die Vitamin-K-Behandlung sollte durch die Gabe von Fresh-Frozen-Plasma; FFP) als Quelle Vitamin-K-abhängiger Gerinnungsproteine ergänzt werden. Vier-Faktoren-Prothrombin-Konzentrate, die alle vier Vitamin-K-abhängigen Gerinnungsproteine enthalten, sind die Therapie der Wahl bei (1) lebensbedrohlichen Blutungen, (2) Patienten, bei denen wegen einer Notfallintervention eine rasche INR-Restauration erforderlich ist, und (3) bei Patienten, welche die Volumenbelastung durch FFP nicht tolerieren.

Mit Warfarin behandelte Patienten, bei denen Blutungen auftreten, während ihr INR im therapeutischen Bereich liegt, benötigen weitere Untersuchungen hinsichtlich der Blutungsursache. Patienten mit gastrointestinalen oder urogenitalen Blutungen haben oft eine zugrunde liegende Läsion.

Hautnekrose Eine Hautnekrose ist eine seltene Komplikation der Warfarinbehandlung und wird normalerweise 2–5 Tage nach Behandlungsbeginn beobachtet. Gut demarkierte, erythematöse Läsionen bilden sich auf den Schenkeln, dem Gesäß, den Brüsten oder den Zehen. Typischerweise wird das Läsionszentrum zunehmend nekrotisch. Untersuchungen von Hautbiopsien aus den Rändern der Läsionen zeigen Thromben in der Mikrozirkulation.

Durch Warfarin hervorgerufene Hautnekrosen werden bei Patienten mit angeborenem oder erworbenem Protein-C- oder Protein-S-Mangel beobachtet. Die Einleitung einer Warfarinbehandlung führt bei diesen Patienten zu einem steilen Abfall des Protein C- und Protein-S-Plasmaspiegels und eliminiert so diesen wichtigen antikoagulatorischen Einfluss, noch bevor Warfarin seine antithrombotische Wirkung durch die Verringerung der funktionellen FX- und Prothrombinspiegel ausüben kann. Der resultierende prothrombotische Status verursacht eine Thrombose. Warum die Thrombose in der Mikrozirkulation des Fettgewebes lokalisiert ist, bleibt unklar.

Zur Behandlung muss Warfarin abgesetzt werden und, falls notwendig, eine Umkehrung der Warfarinwirkung mit Vitamin K eingeleitet werden. Als alternatives Antikoagulans können bei Patienten mit einer Thrombose UFH oder NMH verabreicht werden. Um bei Protein-C-Mangel-Patienten die Heilung der Hautläsionen zu beschleunigen, können Protein-C-Konzentrate verabreicht werden. Fresh-Frozen-Plasma kann bei Patienten mit einem Protein-S-Mangel von Wert sein, wenn Protein-C-Konzentrate nicht verfügbar sind. Bei ausgedehnten Hautnekrosen sind im Einzelfall Hauttransplantationen notwendig.

Aufgrund der Gefahr von Hautnekrosen benötigen Patienten mit einem bekannten Protein-C- oder Protein-S-Mangel eine überlappende Behandlung mit einem parenteralen Antikoagulans, wenn eine Warfarinbehandlung begonnen wird. Warfarin sollte bei diesen Patienten in niedrigen Dosierungen begonnen werden, und das parenterale Antikoagulans sollte so lange fortgesetzt werden, bis sich die INR für mindestens 2–3 aufeinander folgende Tage im therapeutischen Bereich befindet.

Schwangerschaft Monocoumarole sind plazentagängig und können fetale Fehlbildungen und Blutungen hervorrufen. Zu den fetalen Fehlbildungen gehört eine charakteristische Embryopathie mit nasaler Hypoplasie und getüpfelten Epiphysen. Das Risiko einer Embryopathie ist am größten, wenn Warfarin im ersten Trimenon der Schwangerschaft gegeben wird. Anomalien des zentralen Nervensystems können aber auch zu jeder Zeit der Schwangerschaft bei Gabe von Warfarin auftreten. Letztlich führt eine Behandlung der Mutter mit Warfarin auch zur Antikoagulation des Fetus und Blutungen können die Folge sein. Dies ist ein Grund zu besonderer Besorgnis bei der Geburt, wenn während der Passage durch den Geburtskanal ein Kopftrauma zu intrakraniellen Blutungen führen kann. Aufgrund dieser potenziellen Probleme ist Warfarin in der Schwangerschaft, besonders im ersten und dritten Trimenon, kontraindiziert. Stattdessen kann während der Schwangerschaft zur Thromboseprophylaxe oder -behandlung UFH, NMH oder Fondaparinux gegeben werden.

Warfarin tritt nicht in die Muttermilch über. Daher kann Warfarin stillenden Müttern unbedenklich verabreicht werden. Auch Phenprocoumon und Acenocoumarol treten nur in geringen Mengen in die Muttermilch über und führen beim Säugling normalerweise nicht zu einer effektiven Antikoagulation. Die bei Neugeborenen übliche Vitamin-K-Gabe schützt zusätzlich. Da es aber insgesamt mit diesen Präparaten weniger Erfahrung gibt, sollten sie in der Stillzeit nicht gegeben werden.

Besondere Probleme Patienten mit einem Lupusantikoagulans oder Patienten, die notfallmäßig oder geplant einer Operation zugeführt werden müssen, sind eine besondere Herausforderung. Obwohl Beobachtungsstudien nahelegen, dass Patienten mit einer Thrombose im Zusammenhang mit einem Antiphospholipidsyndrom eine höhere Warfarindosis benötigen, um Rezidivereignisse zu verhindern, zeigen zwei randomisierte Studien, dass eine Ziel-INR von 2,0–3,0 ebenso effektiv ist wie höhere INR-Werte, aber weniger Blutungen hervorruft. Das Monitoring einer Warfarinbehandlung bei Patienten mit Antiphospholipidsyndrom kann problematisch sein, wenn die INR bereits zu Beginn der Antikoagulation erhöht ist. Bei diesen Patienten können statt der INR die Faktor-X-Spiegel herangezogen werden.

Vor Eingriffen mit geringem Blutungsrisiko muss Warfarin nicht abgesetzt werden. Dazu gehören die professionelle Zahnreinigung, einfache Zahnextraktionen, Kataraktoperationen und Hautbiopsien. Bei Eingriffen mit mittlerem oder hohem Blutungsrisiko sollte Warfarin 5 Tage vor dem Eingriff abgesetzt werden, um die Normalisierung der INR zu erreichen. Da Phenprocoumon eine längere Halbwertszeit hat, sollte es 7 Tage vor dem Eingriff abgesetzt werden. Patienten mit einem hohen Risiko für Thromboembolien, wie jene mit künstlichen Herzklappen, können mit ein- oder zweimal täglichen subkutanen Injektionen von NMH behandelt werden, wenn die INR auf < 2,0 fällt. Die letzte NMH-Dosis sollte abhängig davon, ob das NMH ein- oder zweimal täglich verabreicht wurde, 12–24 Stunden vor dem Eingriff gegeben werden. Nach dem Eingriff kann wieder mit Warfarin begonnen werden.

Neue orale Antikoagulanzien

Inzwischen stehen als Alternative zu Warfarin neuere Antikoagulanzien zur Verfügung. Dazu gehören Dabigatran, das Thrombin angreift, sowie Rivaroxaban, Apixaban und Edoxaban, die Faktor Xa angreifen. Die Aktion dieser Substanzen flutet jeweils sehr rasch an und ab und ihre Halbwertszeiten erlauben die ein- bis zweimal tägliche Gabe. Diese neuen oralen Antikoagulanzien, deren Ziel eine gut kalkulierbare Antikoagulation ist, können in fester Dosierung ohne Gerinnungsmonitoring verabreicht werden. Daher sind diese Medikamente leichter zu verabreichen als Warfarin.

Wirkungsmechanismus Die neuen oralen Antikoagulanzien sind kleine Moleküle, die reversibel an das aktive Zentrum des Zielenzyms binden. Tabelle 25-9 fasst die jeweiligen pharmakologischen Eigenschaften dieser Substanzen zusammen.

Indikationen Die neuen oralen Antikoagulanzien wurden in vier randomisierten Studien bei insgesamt 71.683 Patienten mit nicht valvulärem Vorhofflimmern mit Warfarin zur Schlaganfallprävention verglichen. Eine Metaanalyse dieser Daten ergab, dass die neuen Substanzen Schlaganfälle und systemische Embolie im Vergleich zu Warfarin um 19 % reduzieren (p = 0,001), was primär auf einer Reduktion der hämorrhagischen Schlaganfälle um 51 % beruht (p < 0,0001), und die Mortalität um 10 % reduzieren (p < 0,0001). Die neuen oralen Antikoagulanzien reduzieren die intrakraniellen Blutungen im Vergleich zu Warfarin um 52 % (p < 0,0001), erhöhen aber die Häufigkeit gastrointestinaler Blutungen um etwa 24 % (p = 0,04). Insgesamt weisen die neuen Substanzen im Vergleich zu Warfarin ein gutes Nutzen-Risiko-Profil auf. Ihre relative Effizienz und Sicherheit treffen für ein breites Spektrum von Patienten mit Vorhofflimmern zu, auch für jene über 75 Jahre und jene mit einem Schlaganfall in der Vorgeschichte. Aufgrund dieser Ergebnisse sind Dabigatran, Rivaroxaban, Apixaban und Edoxaban als Alternativen zu Warfarin bei nicht valvulärem Vorhofflimmern zur Schlaganfallprävention zugelassen. Ein nicht valvuläres Vorhofflimmern tritt bei Patienten ohne künstliche Herzklappen oder schwere rheumatische Klappenerkrankungen, insbesondere Mitralstenose und/oder -insuffizienz, auf.

Tabelle 25-9

VERGLEICH UNTERSCHIEDLICHER NEUER ORALER ANTIKOAGULANZIEN IN FORTGESCHRITTENEM ENTWICKLUNGSSTADIUM

Merkmal	Rivaroxaban	Apixaban	Edoxaban	Dabigatran
Ziel	Xa	Xa	Xa	Thrombin
Prodrug	Nein	Nein	Nein	Ja
Bioverfügbarkeit	80 %	60 %	50 %	6 %
Dosierung	1(–2) × tgl.	2 × tgl.	1 × tgl.	(1–)2 × tgl.
Halbwertszeit	7–11 h	12 h	9–11 h	12–17 h
Renale Ausscheidung	33 % (66 %)	25 %	35 %	80 %
Monitoring	Nein	Nein	Nein	Nein
Wechselwirkungen	3A4/P-Glykoprotein	3A4/P-Glykoprotein	P-Glykoprotein	P-Glykoprotein

Dabigatran, Rivaroxaban und Apixaban wurden bei der Thromboseprophylaxe nach elektiver Hüft- oder Kniearthroplastik mit Enoxaparin verglichen. Rivaroxaban, Apixaban, Edoxaban und Dabigatran sind zudem für die Behandlung der tiefen Venenthrombose und der Lungenembolie zugelassen. Rivaroxaban ist in Europa bei Patienten, die nach einem akuten Koronarsyndrom stabilisiert wurden, zur Prävention rezidivierender ischämischer Ereignisse zugelassen. Bei dieser Indikation wird Rivaroxaban meist gemeinsam mit einer Antithrombozyten-Zweifachtherapie mit Acetylsalicylsäure und Clopidogrel gegeben.

Dosierung Siehe Tab. 25-10 Zur Schlaganfallprävention wird Rivaroxaban bei Patienten mit nicht valvulärem Kammerflimmern in einer Dosis von 1 × 20 mg/d gegeben sowie bei Patienten mit einer Kreatinin-Clearance von 15–49 ml/min in einer Dosis von 1 × 15 mg/d. Dabigatran wird in einer Dosis von 2 × 150 mg/d gegeben. Bei einer Kreatinin-Clearance von 15–30 ml/min wird die Dosis auf 2 × 75 mg/d reduziert. Die Dosis von Apixaban beträgt 2 × 5 mg/d sowie bei einem Kreatininwert von > 1,5 mg/dl und bei Patienten über 80 Jahre oder mit einem Gewicht von unter 60 kg 2 × 2,5 mg/d. Die Dosis von Edoxaban beträgt 1 × 60 mg/d und kann bei

Tabelle 25-10

DOSIERUNG DER NEUEN ORALEN ANTIKOAGULANZIEN

Substanz	Handelsname	Verfügbare Dosis, mg		Einnahmefrequenz	Dosisreduktion empfohlen
		Europa	USA		
Dabigatran	Pradaxa	150,0 110,0	75,0	2 ×/d	Moderate Niereninsuffizienz Hohes Blutungsrisiko Alter ≥ 80 Jahre Gleichzeitig Verapamil
Rivaroxaban	Xarelto	20,0	15,0	1 ×/d	Moderate Niereninsuffizienz Hohes Blutungsrisiko
Apixaban	Eliquis	5,0	2,5	2 ×/d	Hohes Blutungsrisiko ≥ 2 von: Alter ≥ 80 Jahre, Gewicht ≤ 60 kg, moderate Niereninsuffizienz
Edoxaban	Lixiana (Europa/Asien) Savaysa (Nordamerika)	60,0	30,0	1 ×/d	Moderate Niereninsuffizienz Hohes Blutungsrisiko Gewicht ≤ 60 kg Gleichzeitig Verapamil, Chinidin oder Dronedaron

erhöhtem Risiko auf 30 mg/d reduziert werden. Zur Thromboseprophylaxe nach elektivem Hüft- oder Kniegelenksersatz wird Rivaroxaban einmal täglich in einer Dosis von 10 mg gegeben und Apixaban in einer Dosis von 2 × 2,5 mg/d. Zur Behandlung von Patienten mit tiefer Venenthrombose oder Lungenembolie beträgt die Anfangsdosis von Rivaroxaban 2 × 15 mg/d für 3 Wochen. Dann wird die Dosis auf 1 × 20 mg/d reduziert. Nach einer mindestens fünftägigen Therapie mit UFH oder LMWH wird Dabigatran in einer Dosis von 2 × 150 mg/d bzw. Edoxaban in einer Dosis von 60 mg/d verabreicht.

Monitoring Obwohl sie so entworfen wurden, dass sie ohne routinemäßiges Monitoring gegeben werden können, gibt es Situationen, in denen die Bestimmung der antikoagulatiorischen Aktivität der neuen oralen Antikoagulanzien hilfreich sein kann. Dazu gehören die Ermittlung der Therapieadhärenz, der Nachweis einer Akkumulation oder Überdosierung, die Identifikation von Blutungsmechanismen sowie die Bestimmung der Aktivität vor einer Operation oder Intervention. Zur qualitativen Bestimmung der antikoagulatorischen Aktivität kann bei den Faktor-Xa-Hemmern die Prothrombinzeit herangezogen werden und für Dabigatran die aPTT. Rivaroxaban und Edoxaban verlängern die Prothrombinzeit stärker als Apixaban. Aufgrund des begrenzten Effekts von Apixaban auf die Prothrombinzeit sind sogar Anti-Faktor-Xa-Assays erforderlich, um seine Aktivität zu ermitteln. Der Effekt der Substanzen auf die Gerinnungsparameter hängt von dem Zeitpunkt der letzten Gabe, bezogen auf die Blutentnahme, und den verwendeten Reagenzien ab. Chromogene Anti-Faktor-Xa-Assays und die verdünnte Thrombin-Gerinnungszeit sind bei entsprechenden Kalibratoren quantitative Assays zur Messung der Plasmaspiegel der Faktor-Xa-Inhibitoren bzw. Dabigatran.

Nebenwirkungen Wie bei anderen Antikoagulanzien auch sind Blutungen die häufigste Nebenwirkung der neuen oralen Antikoagulanzien. Allerdings führen sie zu weniger Blutungen als Warfarin. Das unter Warfarintherapie erhöhte intrakranielle Blutungsrisiko beruht vermutlich auf der Reduktion des Faktor-VII-Spiegels, wodurch eine effiziente Thrombinbildung am Ort der mikrovaskulären Blutung im Gehirn ausgeschlossen ist. Da die neuen oralen Antikoagulanzien nachgeschaltete Gerinnungsenzyme angreifen, stören sie die Bildung des hämostatischen Pfropfens weniger stark.

Ein Nachteil der neuen oralen Antikoagulanzien ist das erhöhte Risiko für gastrointestinale Blutungen. Die entstehen vermutlich, weil die nicht resorbierte Substanz im Darm die Blutungen aus Läsionen verstärkt. Dabigatranetexilat ist zwar ein Prodrug, wird aber nur zu 7 % resorbiert. Von den restlichen 93 %, die den Darm passieren, werden zwei Drittel metabolisch durch Darmesterasen zu Dabigatran aktiviert.

Bei 10 % der mit Dabigatran behandelten Patienten tritt eine Dyspepsie auf. Sie bessert sich mit der Zeit und kann reduziert werden, wenn die Substanz mit den Mahlzeiten eingenommen wird. Bei Rivaroxaban, Apixaban und Edoxaban ist eine Dyspepsie selten.

Präoperatives Management Ebenso wie Warfarin werden die neuen oralen Antikoagulanzien vor Eingriffen mit einem mittleren bis hohen Blutungsrisiko abgesetzt. Bei eingeschränkter Nierenfunktion sollten sie 1–2 Tage länger zurückgehalten werden. Vor Eingriffen mit hohem Blutungsrisiko sollte die residuelle antikoagulatorische Aktivität bestimmt werden.

Management von Blutungen Spezifische Antidota gegen die neuen oralen Antikoagulanzien sind in der Entwicklung. So entwickelt Daiichi Sankyo in Kooperation mit dem Unternehmen Perosphere die Substanz PER977, um bei Bedarf Edoxaban rasch zu antagonisieren. Für das Notfallmanagement von Faktor-Xa-Inhibitoren wie Rivaroxaban (Bayer) bzw. Apixaban (Pfizer/Bristol-Myers Squibb) wird von der Firma Portola die Substanz Andexanet alfa (AnXa) entwickelt. Und Boehringer Ingelheim erhielt kürzlich von der US-amerikanischen Food and Drug Administration (FDA) den so genannten Breakthrough-Status für sein Antidot Idarucizumab, das zur Antagonisierung von Dabigatran eingesetzt werden soll.

Bei kleineren Blutungen reicht es meist, ein oder zwei Dosierungen auszulassen. Bei schweren Blutungen wird ähnlich verfahren wie bei Warfarin, allerdings ist die Vitamin-K-Gabe wirkungslos. Daher sollten das Antikoagulans und die Aggregationshemmer ausgesetzt werden, der Patient sollte bei Bedarf Flüssigkeit und Blutprodukte erhalten und die Blutungsstelle nach Möglichkeit identifiziert und behandelt werden. Mithilfe von Gerinnungstests wird das Ausmaß der Antikoagulation bestimmt. Außerdem wird die Nierenfunktion ermittelt, um die Halbwertszeit der Substanz berechnen zu können. Wichtig ist der letzte Einnahmezeitpunkt. Durch die orale Gabe von Aktivkohle kann die Resorption verhindert werden, sofern sie nicht länger als 2–4 Stunden zurückliegt. Bei anhaltender oder lebensbedrohlicher Blutung können Prokoagulanzien, wie Prothrombinkomplexkonzentrat (nicht aktiviert oder aktiviert) oder Faktor VIIa gegeben werden, wobei die Evidenz für ihre Effektivität begrenzt ist. Bei Nierenfunktionsstörungen entfernt die Dialyse Dabigatran aus dem Blut, nicht jedoch Rivaroxaban, Apixaban und Edoxaban, weil sie im Gegensatz zu Dabigatran stark proteingebunden sind.

Schwangerschaft Als kleine Moleküle können alle neuen oralen Antikoagulanzien die Plazenta passieren. Daher sind sie in der Schwangerschaft kontraindiziert und Frauen im gebärfähigen Alter müssen eine entsprechende Kontrazeption sicherstellen, wenn sie diese Substanzen einnehmen.

Laufende Studien Obwohl wegen der fehlenden Antidota bei der Einnahme der neuen oralen Antikoagulanzien Bedenken hinsichtlich des Blutungsrisikos bestehen, weisen immer mehr Postmarketing-Daten darauf hin, dass die Blutungsrate unter Alltagsbedingungen ähnlich ist, wie aus Studien bekannt.

FIBRINOLYTIKA

BEDEUTUNG DER FIBRINOLYTISCHEN BEHANDLUNG

Fibrinolytika können dazu verwendet werden, Thromben aufzulösen, und werden systemisch oder über einen Katheter direkt in den Thrombus verabreicht. Die systemische Gabe wird für die Behandlung akuter Myokardinfarkte, akuter ischämischer Schlaganfälle und massiver Lungenembolien angewandt. Das Behandlungsziel ist es, eine schnelle Thrombusauflösung zu erreichen und so den antegraden Blutfluss wiederherzustellen. Im Koronarkreislauf verringert die Wiederherstellung des Blutflusses die Morbidität und die Mortalität durch die Reduktion der Herzmuskelschädigung. Im zerebralen Kreislauf reduziert eine schnelle Thrombusauflösung die Größe eines Gehirninfarkts und damit irreversibler Gehirnschäden. Bei Patienten mit massiver Lungenembolie besteht das Ziel der thrombolytischen Therapie in der Wiederherstellung der pulmonalarteriellen Perfusion.

Periphere arterielle Thromben und proximale tiefe Beinvenenthrombosen werden meistens mittels einer thrombolytischen Therapie über einen Katheter behandelt. Katheter mit mehreren seitlichen Öffnungen können eingesetzt werden, um den Medikamentenzufluss zu erhöhen. In einigen Fällen werden Instrumente benutzt, um den Thrombus zu fragmentieren und zu extrahieren und die Behandlung zu beschleunigen. Diese Instrumente können allein oder in Kombination mit fibrinolytischen Medikamenten eingesetzt werden.

WIRKUNGSMECHANISMUS

Die derzeit zugelassenen fibrinolytischen Wirkstoffe sind Streptokinase, Anistreplase (acetylierter Plasminogen-Streptokinase-Aktivator-Komplex), Urokinase, rekombinanter Tissue-type-Plasminogen-Aktivator (rtPA; auch als Alteplase oder Aktivase bezeichnet) und zwei rekombinante rtPA-Derivate, Tenecteplase und Reteplase. All diese Substanzen wirken durch Umwandlung des Proenzyms Plasminogen in das aktive Enzym Plasmin (Abb. 25-7). Plasmin baut schließlich die Fibrinmatrix von Thromben in lösliche Fibrinspaltprodukte ab.

Die endogene Fibrinolyse wird auf zwei Ebenen reguliert. Plasminogen-Aktivator-Inhibitoren, insbesondere die Typ-1-Form (PAI-1), verhindern durch die Regulierung der Aktivität von tPA und von Urokinase-Plasminogen-Aktivator (uPA) eine exzessive Plasminogen-Aktivierung. Wenn Plasmin erzeugt ist, wird es durch Plasmininhibitoren reguliert, von denen der wichtigste α_2-Antiplasmin ist. Die Plasmakonzentration von Plasminogen ist zweimal höher als die von α_2-Antiplasmin. Daher kann die Konzentration von α_2-Antiplasmin durch die

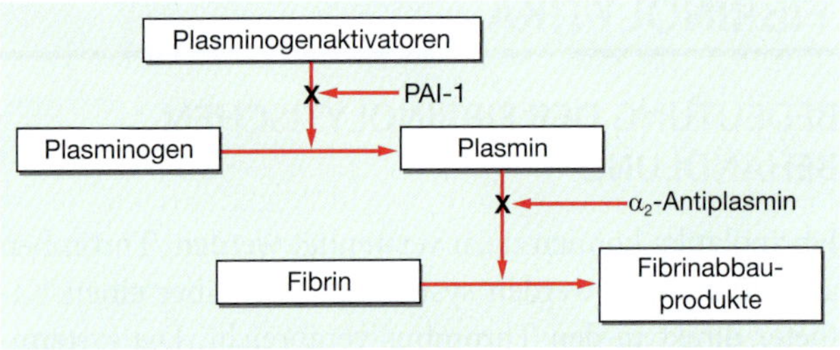

Abbildung 25-7 Das fibrinolytische System und seine Funktionsweise. Plasminogenaktivatoren wandeln Plasminogen in Plasmin um. Plasmin baut Fibrin in lösliche Fibrinabbauprodukte ab. Das System wird auf zwei Ebenen reguliert. Der Typ-1-Plasminogen-Aktivator-Inhibitor (PAI-1) reguliert die Plasminogenaktivatoren, während α_2-Antiplasmin der wesentliche Plasmininhibitor ist.

mittels pharmakologischer Dosen von Plasminogenaktivatoren erzeugte Plasminkonzentration überschritten werden. Zusätzlich zum Abbau von Fibrin kann nicht reguliertes Plasmin auch Fibrinogen und andere Gerinnungsfaktoren abbauen. Dieser Prozess, der auch als *systemische Lyse* bezeichnet wird, reduziert das Gerinnungspotenzial des Blutes und erhöht das Blutungsrisiko.

Das endogene fibrinolytische System ist dafür ausgerichtet, die Plasminbildung an Fibrinoberflächen zu gewährleisten. Plasminogen und tPA binden sich an Fibrin und bilden so einen Ternärkomplex, der eine effiziente Plasminogenaktivierung auslöst. Im Gegensatz zu freiem Plasmin ist Plasmin, das auf einer Fibrinoberfläche erzeugt wird, vor einer Inaktivierung durch α_2-Antiplasmin relativ geschützt. Diese Eigenschaft fördert die Auflösung des Fibrins. Außerdem dienen C-terminale Lysin-Reste, die beim Fibrinabbau durch Plasmin freigesetzt werden, als Bindungsstellen für zusätzliche Plasminogen- und tPA-Moleküle. So wird die Plasminerzeugung durch ein positives Feedback gesteigert. Pharmakologisch machen die verschiedenen Plasminogenaktivatoren sich diese Mechanismen in unterschiedlicher Weise zunutze.

Plasminogenaktivatoren, die vorzugsweise fibringebundenes Plasminogen aktivieren, werden als fibrinspezifisch bezeichnet. Im Gegensatz dazu unterscheiden nicht spezifische Plasminogenaktivatoren nicht zwischen fibringebundenem und zirkulierendem Plasminogen. Die Aktivierung zirkulierenden Plasminogens führt zur Entstehung von freiem Plasmin, das zur systemischen Lyse führen kann. Alteplase und seine Derivate sind fibrinspezifische Plasminogenaktivatoren, wohingegen Streptokinase, Anistreplase und Urokinase unspezifische Wirkstoffe sind.

STREPTOKINASE

Im Gegensatz zu anderen Plasminogenaktivatoren ist Streptokinase kein Enzym und wandelt Plasminogen nicht direkt in Plasmin um. Stattdessen bildet Streptokinase einen stöchiometrischen Komplex mit Plasminogen

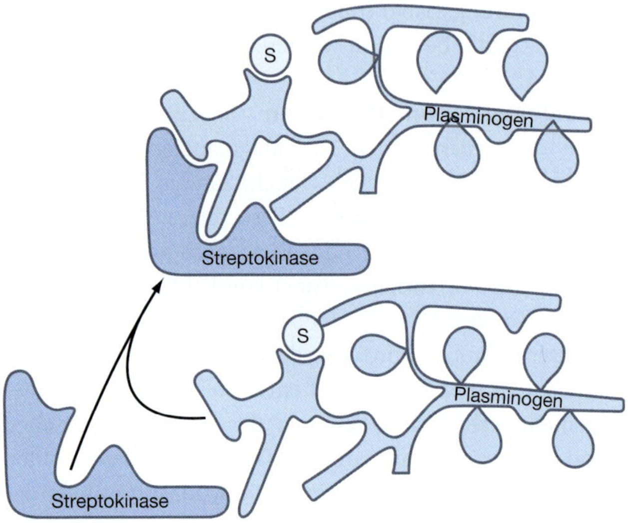

Abbildung 25-8 Wirkungsmechanismus von Streptokinase. Streptokinase bindet an Plasminogen und löst eine konformative Veränderung im Plasminogen aus, die seine aktive Stelle freilegt. Der Streptokinase/Plasmin(ogen)-Komplex dient dann als Aktivator für zusätzliche Plasminogenmoleküle.

im Verhältnis 1 : 1. Die Bildung dieses Komplexes löst eine Konformationsänderung von Plasminogen aus, sodass seine aktive Stelle freigelegt wird (Abb. 25-8). Der Streptokinase-Plasminogen-Komplex wandelt andere Plasminogenmoleküle in Plasmin um.

Streptokinase weist keine Affinität zu Fibrin auf und der Streptokinase-Plasminogen-Komplex aktiviert sowohl freies als auch fibringebundenes Plasminogen. Die Aktivierung zirkulierenden Plasmins erzeugt ausreichende Plasminmengen, um α_2-Antiplasmin zu überwinden. Freies Plasmin baut Fibrin nicht nur im Thrombus ab, sondern löst auch eine systemische Lyse aus.

Bei systemischer Gabe bei Patienten mit akutem Myokardinfarkt reduziert Streptokinase die Mortalität. Für diese Indikation wird das Medikament normalerweise als intravenöse Infusion von 1,5 Mio. Einheiten über 30–60 Minuten gegeben. Patienten, die Streptokinase erhalten, können ebenso wie Patienten mit stattgehabten Streptokokkeninfekten Antikörper gegen das Medikament entwickeln. Diese Antikörper können die Wirksamkeit von Streptokinase verringern.

Allergische Reaktionen treten bei etwa 5 % aller mit Streptokinase behandelten Patienten auf. Diese Allergie kann sich als Ausschlag, Fieber, Schüttelfrost und Starre manifestieren. Obwohl anaphylaktische Reaktionen auftreten können, sind sie selten. Eine transiente Hypotonie ist bei Streptokinase bekannt und wurde der durch Plasmin ausgelösten Bradykininfreisetzung aus Kininogen zugeschrieben. Die Hypotonie reagiert normalerweise auf Hochlagern der Beine und eine intravenöse Flüssigkeitszufuhr und niedrige Vasopressordosen wie Dopamin oder Norepinephrin.

ANISTREPLASE

Um dieses Medikament zu erzeugen, wird Streptokinase mit äquimolaren Mengen von Lys-Plasminogen, einer durch Plasmin gespaltenen Plasminogenform mit einem Lys-Rest an seinem N-Terminus, kombiniert. Die aktive Lys-Plasminogen-Bindungsstelle, die nach Interaktion mit Streptokinase freigesetzt wird, wird dann mit einer Anisoyl-Gruppe maskiert. Nach intravenöser Infusion wird die Anisoyl-Gruppe langsam durch Deazetylierung entfernt. Dadurch erreicht der Komplex eine Halbwertszeit von etwa 100 Minuten und Anistreplase kann auch als Bolus gegeben werden.

Obwohl sie einfacher in der Verabreichung ist, bietet Anistreplase nur wenige mechanistische Vorteile gegenüber Streptokinase. Wie Streptokinase unterscheidet Anistreplase nicht zwischen fibringebundenem und zirkulierendem Plasminogen und führt so ebenfalls zu einer systemischen Lyse. Allergische Reaktionen und Hypotonien treten nach Anistreplasegabe genauso häufig auf wie mit Streptokinase.

Bei Vergleichsstudien bei Patienten mit akutem Myokardinfarkt führte Alteplase schneller zur Reperfusion als Anistreplase. Die schnellere Reperfusion zeigte auch eine Tendenz hin zu besseren klinischen Resultaten und einer verringerten Mortalität durch Alteplase. Diese Ergebnisse und die hohen Kosten von Anistreplase haben die Begeisterung für seine Verwendung gedämpft.

UROKINASE

Urokinase ist eine zweikettige Serin-Protease mit einem Molekulargewicht von 34.000, die aus gezüchteten fetalen Nierenzellen gewonnen wird. Urokinase wandelt Plasminogen direkt durch Spaltung der Arg560-Val561-Bindung in Plasmin um. Im Gegensatz zu Streptokinase ist Urokinase nicht immunogen und allergische Reaktionen sind selten. Urokinase produziert eine systemische Lyse, weil es nicht zwischen fibringebundenem und zirkulierendem Plasminogen unterscheidet.

Obwohl sie seit vielen Jahren eingesetzt wird, wurde die Gabe von Urokinase bei koronaren Erkrankungen noch nie systematisch evaluiert. Urokinase wird auch oftmals für eine Lyse über Katheter bei tiefen Venenthrombosen oder peripheren arteriellen Thromben angewendet.

ALTEPLASE

Alteplase, eine rekombinante Form von einkettigem tPA, hat ein Molekulargewicht von 68.000. Plasmin wandelt Alteplase zügig in eine zweikettige Form um. Obwohl ein- und zweikettige Formen von tPA in der Anwesenheit von Fibrin äquivalente Wirkungen aufweisen, hat das einkettige tPA in seiner Abwesenheit eine zehnfach geringere Wirkung.

Alteplase besteht aus fünf umschriebenen Domänen (Abb. 25-9). Vier dieser Domänen enthält die N-terminale-A-Kette der zweikettigen Alteplase. Weitere 4–50 Einheiten bilden eine Finger-Domäne, die der Finger-Domäne auf Fibronektin ähnelt. Die Einheiten 50–87 entsprechen dem epidermalen Wachstumsfaktor; wohingegen die Einheiten 92–173 und 180–261 eine Homologie zu den Kringle-Domänen des Plasminogens haben und als erste bzw. zweite Kringle-Domäne bezeichnet werden. Die fünfte Domäne der Alteplase ist die Protease-Domäne. Sie befindet sich auf der C-terminalen-B-Kette der zweikettigen Alteplase.

Die Wechselwirkung von Alteplase mit Fibrin wird durch die Finger-Domäne hervorgerufen und, in geringerem Ausmaß, durch die zweite Kringle-Domäne. Die Affinität von Alteplase für Fibrin ist wesentlich höher als für Fibrinogen. Daher ist die katalytische Effizienz der Plasminogenaktivierung durch Alteplase bei der Anwesenheit von Fibrin zwei bis drei Größenordnungen höher als bei der Anwesenheit von Fibrinogen. Dieses Phänomen hilft dabei, die Plasminbildung auf die Fibrinoberfläche zu beschränken.

Obwohl Alteplase vorzugsweise Plasminogen in der Gegenwart von Fibrin aktiviert, ist Alteplase nicht so fibrinselektiv, wie zunächst angenommen wurde. Seine Fibrinspezifität ist begrenzt, weil DD/E (DD/E = Komplex aus D-Dimer mit den Fragmenten E1 und E2), das hauptsächliche lösliche Abbauprodukt von vernetztem Fibrin, Alteplase und Plasminogen ebenfalls mit hoher Affinität bindet. Daher ist DD/E ein ebenso starkes Stimulans für die Plasminogenaktivierung durch Alteplase wie Fibrin. Plasmin, das auf der Fibrinoberfläche gebildet wird, führt zur Thrombolyse; Plasmin, das aber auf der Oberfläche zirkulierender DD/E gebildet wird, baut Fibrinogen ab. Eine Fibrinogenolyse wiederum führt zu einer Akkumulation von Fragment X, einem hochmolekularen, gerinnungsfähigen Fibrinogenabbauprodukt. Der Einbau von Fragment X in frische Blutgerinnsel, die sich an Orten vaskulärer Verletzungen bilden, macht sie für eine Lyse anfällig. Dieses Phänomen kann möglicherweise zu durch Alteplase verursachten Blutungen beitragen.

Eine Studie, die Alteplase mit Streptokinase zur Behandlung von Patienten mit akutem Myokardinfarkt verglich, zeigt für Alteplase eine deutlich niedrigere Mortalität als für Streptokinase, obwohl die absolute Differenz klein war. Der größte Nutzen wurde bei unter 75-jährigen Patienten mit Vorderwandinfarkt beobachtet, die sich innerhalb von 6 Stunden nach Symptombeginn vorstellen.

Für die Behandlung eines akuten Myokardinfarkts, eines akuten ischämischen Schlaganfalls oder einer Lun-

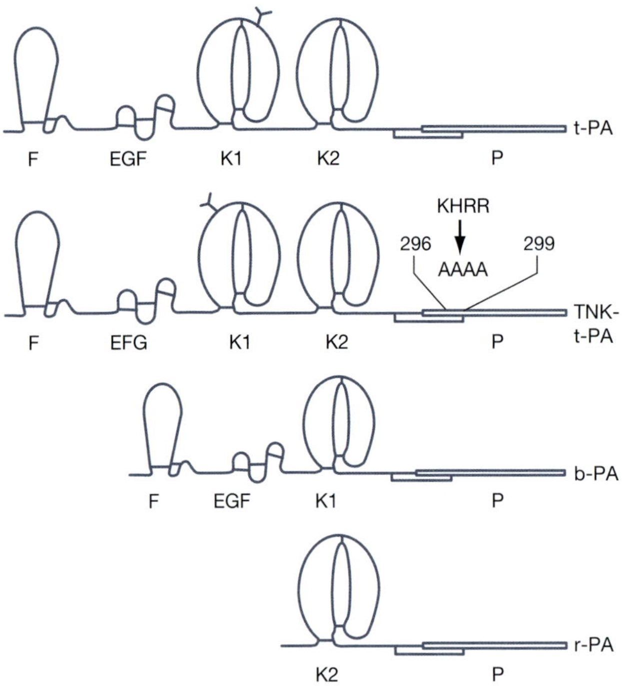

Abbildung 25-9 Domänestrukturen von Alteplase (t-PA), Tenecteplase (TNK-t-PA), Desmoteplase (b-PA) und Reteplase (r-PA). Dargestellt sind der Finger (F), der epidermale Wachstumsfaktor (EGF), die erste und zweite Kringle-Domäne (K1 bzw. K2) und die Protease-Domäne (P). Die Glykosylierungsstelle (Y) auf K1 wurde bei Tenecteplase umgesetzt, um eine längere Halbwertszeit zu erreichen. Zusätzlich macht ein Tetra-Alanin-Ersatz in der Protease-Domäne Tenecteplase resistent gegen die Hemmung durch PAI-1. Desmoteplase unterscheidet sich von Alteplase und Tenecteplase dadurch, dass ihr die K2-Domäne fehlt. Reteplase ist eine verkürzte Variante, der die F-, EGF- und K1-Domänen fehlen.

genembolie wird Alteplase als intravenöse Infusion über 60–90 Minuten verabreicht. Die Alteplase-Gesamtdosis liegt normalerweise in einem Bereich von 90–100 mg. Allergische Reaktionen und Hypotonie sind selten, und Alteplase ist nicht immunogen. Unter Reanimationsbedingungen kann Altpeplase fraktioniert als Bolus von 30–50 mg, gefolgt von einer intravenösen Infusion, gegeben werden. Die Gesamtdosis sollte dabei jedoch nicht überschritten werden.

TENECTEPLASE

Tenecteplase ist eine genetisch hergestellte Variante von tPA und wurde für eine längere Halbwertszeit und für bessere Resistenz gegenüber der Inaktivierung durch PAI-1 entwickelt. Um seine Halbwertszeit zu verlängern, wurde eine neue Glykosylierungsstelle zur ersten Kringle-Domäne hinzugefügt (Abb. 25-9). Da diese zusätzliche Kohlenhydratseitenkette die Fibrinaffinität verringerte, wurde die vorhandene Glykosylierungsstelle auf der ersten Kringle-Domäne entfernt. Um das Molekül gegen die Hemmung durch PAI-1 resistent zu machen, wurde in den Einheiten 296–299 der Protease-Domäne ein Ersatz mit Tetra-Alanin vorgenommen. Diese Region ist für die Wechselwirkung von tPA und PAI-1 verantwortlich.

Tenecteplase ist Fibrin-spezifischer als tPA. Obwohl beide Wirkstoffe mit ähnlicher Affinität an Fibrin binden, ist die Affinität der Tenecteplase gegenüber DD/E wesentlich geringer als die von tPA. Daher stimuliert DD/E die systemische Plasminogenaktivierung durch Tenecteplase nicht in dem gleichen Ausmaß wie tPA. Daraus resultiert, dass Tenecteplase eine geringere Fibrinogenolyse auslöst als tPA. Zur Koronarthrombolyse wird Tenecteplase als ein einmaliger intravenöser Bolus verabreicht. In einer großen Phase-III-Studie an mehr als 16.000 Patienten war die Mortalität nach 30 Tagen mit einmaligem Bolus Tenecteplase ähnlich der nach Gabe von tPA in akzelerierter Dosis. Obwohl der Anteil intrakranieller Blutungen bei beiden Behandlungen ebenfalls ähnlich war, hatten mit Tenecteplase behandelte Patienten weniger nicht zerebrale Blutungen und eine geringere Notwendigkeit für Bluttransfusionen als die mit tPA behandelten Patienten. Das verbesserte Sicherheitsprofil von Tenecteplase basiert wahrscheinlich auf seiner höheren Fibrinspezifität.

RETEPLASE

Reteplase ist ein rekombinantes tPA-Derivat und eine einkettige Variante, der der Finger, der epidermale Wachstumsfaktor und die erste Kringle-Domäne fehlen (Abb. 25-9). Dieses gestutzte Derivat hat ein Molekulargewicht von 39.000. Reteplase bindet Fibrin schwächer als tPA, weil ihm die Finger-Domäne fehlt. Reteplase ist nicht glykosyliert, weil es in Escherichia coli produziert wird. Dies gibt ihm eine Plasmahalbwertszeit, die länger als die von tPA ist. Daher wird Reteplase als ein zweimaliger intravenöser Bolus im Abstand von 30 Minuten verabreicht. Klinische Studien haben gezeigt, dass Reteplase für die Behandlung eines akuten Myokardinfarkts mindestens ebenso wirksam ist wie Streptokinase, aber tPA nicht überlegen.

NEUE FIBRINOLYTISCHE WIRKSTOFFE

Mehrere neue Medikamente befinden sich in der Erforschung. Dazu gehören Desmoteplase (Abb. 25-9), eine rekombinante Form des vollständigen Plasminogen-Aktivators, der aus dem Speichel der Vampir-Fledermaus gewonnen wird, und Alfimeprase, eine verkürzte Form der Fibrolase, ein Enzym, das aus dem Gift der Südlichen Kupferkopfschlange isoliert wird. Klinische Studien mit diesen Substanzen verliefen enttäuschend. Desmoteplase, eine Substanz mit höherer Spezifität für Fibrin als tPA, wurde zur Behandlung des akuten ischämischen Schlaganfalls untersucht. Patienten mit Symptombeginn innerhalb von 3–9 Stunden erhielten randomisiert entweder Desmoteplase oder Placebo. Insgesamt war das Ansprechen gering und es gab keinen Unterschied zwischen Desmoteplase und Placebo. Die Mortalität war bei Desmoteplase höher.

Alfimeprase ist eine Metalloproteinase, die Fibrin und Fibrinogen unabhängig von Plasmin abbaut. Im Blut wird Alfimeprase durch α_2-Makroglobulin inhibiert. Daher muss die Substanz mittels Katheter direkt in den Thrombus injiziert werden. Studien mit Alfimeprase zur Behandlung peripherer Arterienverschlüsse oder zur Wiedereröffnung verstopfter zentralvenöser Katheter wurden aufgrund mangelnder Wirksamkeit eingestellt. Die enttäuschenden Ergebnisse mit Desmoteplase und Alfimeprase zeigen die Schwierigkeiten bei der Entwicklung neuer Fibrinolytika.

SCHLUSSFOLGERUNGEN UND AUSBLICK

Thrombosen basieren auf einem komplexen Wechselspiel zwischen Gefäßwand, Thrombozyten, Gerinnungssystem und Fibrinolyse. Eine Aktivierung der Gerinnung triggert auch Entzündungsmechanismen, die zur Exazerbation der Thrombose beitragen. Ein besseres Verständnis der Biochemie der Blutgerinnung und Vorstöße in der strukturbasierenden Medikamentenentwicklung haben neue Ansätze identifiziert und zur Entwicklung neuer antithrombotischer Medikamente geführt. Gut ausgearbeitete klinische Studien haben detaillierte Informationen darüber geliefert, welche Medikamente wann eingesetzt werden sollen. Trotz dieser Fortschritte bleiben thromboembolische Erkrankungen weiterhin eine Hauptursache von Morbidität und Mortalität. Daher geht die Suche nach besseren Angriffspunkten und stärkeren thrombozytenaggregationshemmenden, gerinnungshemmenden und fibrinolytischen Medikamenten weiter.

WEITERFÜHRENDE LITERATUR

Büller HR et al: Faktor XI Antisense-Oligonukleotid für die Prävention von Venenthrombosen. N Engl J Med 372:232, 2015

KAPITEL 26

TUMORGENETIK

Pat J. Morin ■ Jeffrey M. Trent ■ Francis S. Collins ■ Bert Vogelstein

Für die deutsche Ausgabe Reinhold Schäfer

KREBS IST EINE GENETISCHE ERKRANKUNG

Krebs entsteht durch eine Anhäufung somatischer DNS-Veränderungen, die zu ungehemmter Zellproliferation führen. Sequenzänderungen (d. h. Mutationen) der DNS machen dabei den Großteil der Veränderungen aus. Diese können infolge von zufälligen Replikationsfehlern, einer Exposition gegenüber Karzinogenen (z. B. Strahlung) oder durch fehlerhafte DNS-Reparaturprozesse auftreten. Obwohl die meisten Krebserkrankungen sporadischer Natur sind, treten sie doch gehäuft in Familien mit Keimbahnmutationen in Krebsgenen auf.

HISTORISCHER HINTERGRUND

Die Idee, dass eine Abfolge somatischer Mutationen spezifischer Gene die Krebsprogression vorantreibt, wurde erst im Verlauf der letzten 25 Jahre generell akzeptiert. Vor dem Einsatz des Mikroskops hielt man Krebs für Aggregate von Schleim oder anderer nicht zellulärer Substanz. Erst in der Mitte des 19. Jahrhunderts wurde klar, dass Tumoren aus zahlreichen Zellen bestehen und diese wiederum von den normalen Zellen des betroffenen Organs abstammen. Dennoch blieben die molekularen Grundlagen des ungehinderten Wachstums von Krebszellen über ein weiteres Jahrhundert rätselhaft. Während dieser Zeit wurden mehrere Theorien zur Krebsentstehung aufgestellt. Der berühmte Biochemiker Otto Warburg führte in seiner Verbrennungstheorie Krebs auf einen abnormen Sauerstoffmetabolismus zurück. Auch glaubten einige Wissenschaftler, dass alle Krebserkrankungen viral verursacht und daher ansteckend seien.

Schließlich konnten Beobachtungen von Krebserkrankungen bei Schornsteinfegern, Studien mit Röntgenstrahlen, die überwältigende Datenfülle, die einen ursächlichen Zusammenhang zwischen Zigarettenrauch und Lungenkrebs belegten, und nicht zuletzt die Arbeiten von Ames zur chemischen Mutagenese überzeugende Belege dafür liefern, dass Krebs durch DNS-Veränderungen entsteht. Obwohl sich eine generelle Virustheorie des Krebses nicht bestätigte (mit Ausnahme der humanen Papillomaviren, die für das humane Zervixkarzinom und andere Krebsformen verantwortlich sind), führten nach 1975 durchgeführte Untersuchungen an Retroviren zur Entdeckung der ersten menschlichen *Onkogene*. Kurz darauf waren Untersuchungen von Familien mit erblicher

Neigung zu Krebserkrankungen entscheidend für die Entdeckung der *Tumorsuppressorgene.* Das Fachgebiet, das sich mit Mutationen in diesen Genen und deren Auswirkungen auf Tumorzellen beschäftigt, wird heute als Tumorgenetik bezeichnet.

KLONALITÄT UND VIELSCHRITTIGE ENTWICKLUNG VON KREBSERKRANKUNGEN

Nahezu alle Krebskrankheiten stammen von einer einzigen Zelle ab. Diese klonale Entstehung ist ein wesentliches Unterscheidungsmerkmal zwischen Neoplasie und Hyperplasie. Stets ist eine Vielzahl kumulativer Mutationsereignisse für die Progression einer normalen Zelle in eine mit vollständig malignem Phänotyp erforderlich. Dieser Prozess kann im Sinne von Darwin als Mikroevolution betrachtet werden, wobei die mutierte Zelle mit jedem zusätzlichen Schritt einen Wachstumsvorteil gewinnt und sich damit gegenüber ihren Zellnachbarn durchsetzt (Abb. 26-1). Aufgrund der Zunahme der Krebsfrequenz mit dem Alter sowie neuerer molekulargenetischer Forschung geht man davon aus, dass 5–10 Mutationen akkumulieren müssen, damit eine zuvor normale Zelle einen vollständig malignen Phänotyp entwickelt.

Das Verständnis der genauen Natur und Entstehungsreihenfolge der für einige bösartige Erkrankungen notwendigen genetischen Veränderungen steht erst am Anfang. Am Beispiel des kolorektalen Karzinoms haben DNS-Analysen an normalem Dickdarmepithel, Adenomen und Karzinomen einige der Gene, welche in diesem Prozess mutiert sein können, identifiziert (Abb. 26-2). Vermutlich gelten auch für andere Tumoren derartige Progressionsmodelle, wobei Abfolge und Identität der betroffenen Gene variieren können.

ZWEI HAUPTKLASSEN DER KREBSGENE: ONKOGENE UND TUMORSUPPRESSORGENE

Es gibt zwei Hauptklassen von Krebsgenen. Diese umfassen solche Gene, die das Zellwachstum direkt entweder positiv *(Onkogene)* oder negativ *(Tumorsuppressorgene)* beeinflussen und somit durch ihre Fähigkeiten zur Kontrolle von Zellteilung (Zellgeburt) oder Zelltod (Apoptose) auch auf das Tumorwachstum wirken, wobei die Mechanismen sehr komplex sind. In normalen Zellen unterliegen Onkogene einer strengen Regulation. In Krebszellen dagegen kommt es an Onkogenen zu Mutationen, die diese Kontrolle aufheben und zu einer gesteigerten Aktivität des jeweiligen Genproduktes führen. Dieses Mutationsgeschehen tritt typischerweise in nur einem Allel des betreffenden Onkogens auf und wirkt dominant. Im Gegensatz dazu zügeln Tumorsuppressorgene normalerweise das Zellwachstum; eine Funktion, die ihnen in Krebszellen verloren geht. Wegen des diploiden Chromosomensatzes in Säugetierzellen müssen jedoch beide Allele inaktiviert werden, bevor es zum vollständigen Funktionsverlust eines Tumorsuppressorgens kommt, was auf zellulärer Ebene einem rezessiven Mechanismus entspricht. Ausgehend von diesen Ideen und Studien der erblichen Form des Retinoblastoms formulierten Knudson und andere die *Zwei-Treffer-Theorie,* die in ihrer modernen Version besagt, dass bei Krebserkrankungen beide Kopien eines Tumorsuppressorgens inaktiviert sein müssen.

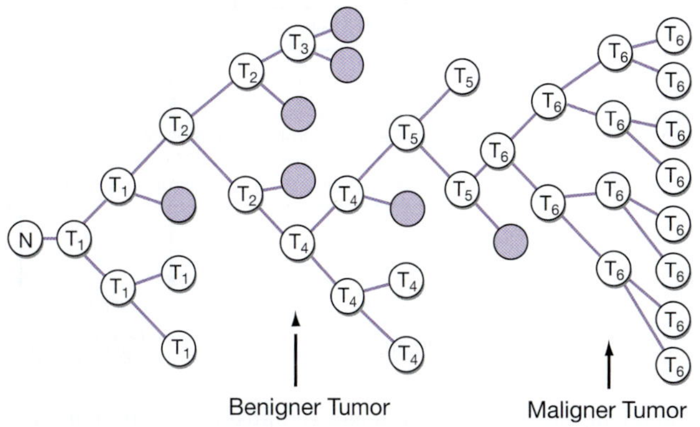

Abbildung 26-1 Klonale vielschrittige Krebsentstehung. In diesem Diagramm führt eine Serie von fünf kumulativen Mutationen (T1, T2, T4, T5, T6), die einzeln nur einen mäßigen Wachstumsvorteil bedingen, letztlich zu einem bösartigen Tumor. Nicht alle Veränderungen dienen der Progression. So führt die Mutation T3 in eine Sackgasse. Die genaue Zahl der zur Transformation vom normalen in den malignen Zustand erforderlichen kumulativen Mutationen ist für die meisten Tumoren unbekannt. *(Nach P Nowell, Science 194:23,1976, mit frdl. Genehmigung.)*

Eine Untergruppe der Tumorsuppressorgene, die *Kuratorgene,* beeinflusst das Zellwachstum nicht unmittelbar, sondern trägt zur Erhaltung der zellulären Genomintegrität bei. Zellen mit Defekten dieser Gene weisen eine gesteigerte Mutationsrate aller Gene auf, auch der Onkogene und Tumorsuppressorgene. Der resultierende Mutator-Phänotyp kann nach einer Hypothese von Loeb erklären, wie es zu der für die Tumorgenese nötigen großen Zahl von Mutationen im Laufe eines Menschenlebens kommen kann. Ein Mutator-Phänotyp kann bei Krebserkrankungen sowohl auf Nukleotidsequenzebene als auch auf chromosomaler Ebene beobachtet werden. Inzwischen wurde bei einigen Krebsformen, wie denen mit Störungen der DNS-Mismatch-Reparatur, ein Mutator-Phänotyp entdeckt. Die meisten Krebserkrankungen enthalten jedoch keine Reparaturdefekte und besitzen eine Mutationsrate ähnlich derjenigen von normalen Zel-

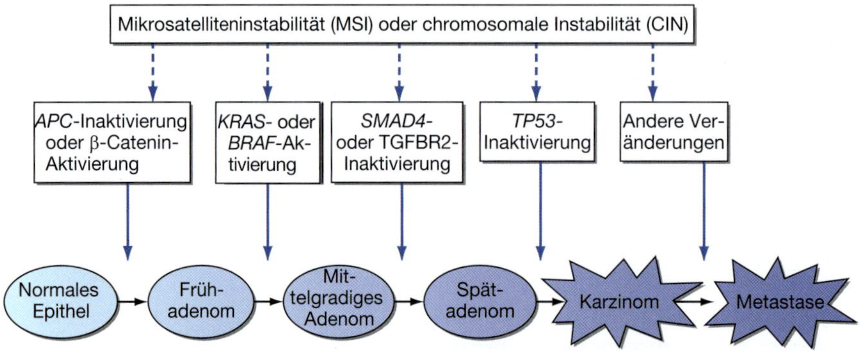

Abbildung 26-2 Fortschreitende somatische Mutationen bei der Entwicklung von Dickdarmkarzinomen. Kumulative Alterationen verschiedener Gene liegen der progressiven Veränderung normaler Epithelzellen zu Adenomen und voll entwickelten Karzinomen zugrunde. Mikrosatelliten oder chromosomale Instabilität beschleunigen diesen Prozess, indem sie zu jedem Zeitpunkt die Wahrscheinlichkeit zusätzlicher Mutationen erhöhen. FAP-Patienten weisen durch die hemizygote Keimbahninaktivierung des *APC*-Gens bereits einen Schritt dieser Entwicklung in allen ihren Körperzellen auf. TGFBR2 = Transforming Growth Factor β Receptor Type II.

len. Viele dieser Krebsformen scheinen jedoch eine andere genetische Instabilität zu beherbergen, durch die es zum Verlust oder Zugewinn ganzer Chromosomen oder Chromosomenabschnitte kommt (siehe unten für eine ausführlichere Besprechung).

ONKOGENE BEI MENSCHLICHEN KREBSERKRANKUNGEN

Die Arbeit von Peyton Rous am Anfang des 20. Jahrhunderts zeigte, dass sich bei Hühnern Sarkome durch zellfreie Extrakte von einem Tier auf das andere übertragen lassen, sodass Krebs vermutlich durch eine Substanz ausgelöst wird, die aktiv die Tumorbildung fördert. Das für die Krebsübertragung verantwortliche Agens war ein Retrovirus (Rous Sarcoma Virus, RSV) und das verantwortliche Onkogen wurde 75 Jahre später als v-src identifiziert. Weitere Onkogene wurden ursprünglich in der DNS von Retroviren entdeckt, die bei Hühnern, Mäusen und Ratten zu Tumoren führen. Die zellulären Homologe dieser viralen Gene werden als Protoonkogene bezeichnet und sind in menschlichen Karzinomen oft mutiert oder abnorm reguliert. Während viele Onkogene durch ihr Vorkommen in Retroviren identifiziert werden konnten, sind andere, darunter besonders solche, die bei der Entstehung gewisser Leukämie- und Lymphomformen beteiligt sind, mithilfe genomischer Verfahren isoliert worden. Dabei wurden die Sequenzabschnitte aus der Umgebung zytogenetisch auffälliger chromosomaler Translokationen kloniert und darin gelegene Gene als Zielorte dieser Translokationen identifiziert. Manche stellten sich dabei als bekannte retrovirale Onkogene heraus, so das ABL-Gen, welches bei der chronischen myeloischen Leukämie (CML) eine Rolle spielt, andere wiederum waren völlig neu, wie etwa das bei B-Zelllymphomen beteiligte BCL2-Gen. Unter normalen Umgebungsbedingungen kommt den Protoonkogenen eine entscheidende Rolle bei Wachstum und Differenzierung von Zellen zu. Tabelle 26-1 gibt eine Übersicht bekannter bei menschlichen Krebserkrankungen beteiligter Onkogene.

Das normale Zellwachstum wird wie die Zelldifferenzierung von Wachstumsfaktoren kontrolliert, die an entsprechenden Rezeptoren der Zelloberfläche binden. Die von den Membranrezeptoren generierten Signale werden im Zellinneren kaskadenartig von Kinasen, G-Proteinen und anderen Regulationsproteinen weitergegeben. Letztendlich beeinflussen diese Signale die Aktivität von nukleären Transkriptionsfaktoren, die wiederum die Expression entscheidender Gene für Zellproliferation, -differenzierung und -tod regulieren. Fehlerhaft aktiviert können diese Signalpfade (Kap. 27), an deren kritischen Punkten Onkogenprodukte wichtige Funktionen ausüben, zur Tumorentstehung führen.

MECHANISMEN DER ONKOGEN-AKTIVIERUNG

PUNKTMUTATION

Punktmutationen sind ein häufiger Mechanismus der Onkogenaktivierung. Beispielsweise finden sich Mutationen in einem der drei RAS-Gene (HRAS, KRAS oder NRAS) bei bis zu 85 % der Pankreaskarzinome und bei 45 % der Dickdarmkarzinome, während sie bei anderen Krebsarten relativ selten sind. Allerdings finden sie sich ebenfalls oft bei Leukämien, Bronchial- und Schilddrüsenkarzinomen. Bemerkenswerterweise und im Gegensatz zu der bei Tumorsuppressorgenen herrschenden Mutationsvielfalt (siehe unten) enthalten die aktivierten RAS-Gene zumeist Punktmutationen in den Kodons 12, 13 oder 61. (Diese Mutationen reduzieren die RAS-GTPase-Aktivität und aktivieren so das mutierte RAS-Protein.) Das im Vergleich zu den Tumorsuppressor-

Tabelle 26-1

HÄUFIG VERÄNDERTE ONKOGENE BEI MENSCHLICHEN KREBSERKRANKUNGEN

Onkogen	Funktion	Art der Veränderung	Neoplasie
AKT1	Serin-/Threoninkinase	Amplifikation	Magenkarzinom
AKT2	Serin-/Threoninkinase	Amplifikation	Ovar-, Mamma-, Pankreaskarzinom
BRAF	Serin-/Threoninkinase	Punktmutation	Melanom, Kolon, Lunge
CDK4	Cyclin-abhängige Kinase	Punktmutation, Amplifikation	Mammakarzinom, Melanom, Myelom, andere
CTNNB1	Signaltransduktion	Punktmutation	Kolon-, hepatozelluläres Karzinom
FOS	Transkriptionsfaktor	Überexpression	Osteosarkom
ERBB2	Rezeptor-Tyrosinkinase	Amplifikation, Punktmutation	Mamma-, Ovar-, Magenkarzinom, Neuroblastom
JUN	Transkriptionsfaktor	Überexpression	Lungenkarzinom
MET	Rezeptor-Tyrosinkinase	Punktmutation, Rearrangement	Osteosarkom, Nierenkarzinom, Gliom
MYB	Transkriptionsfaktor	Amplifikation	AML, CML, Kolonkarzinom, Melanom
MYC	Transkriptionsfaktor	Amplifikation	Mamma-, Kolon-, Magen-, Lungenkarzinom
LMYC	Transkriptionsfaktor	Amplifikation	Lungen-, Harnblasenkarzinom
NMYC	Transkriptionsfaktor	Amplifikation	Neuroblastom, Lungenkarzinom
PIK3A	Phosphoinositid-3-Kinase	Punktmutation	Multiple Krebsformen
HRAS	GTPase	Punktmutation	Kolon-, Lungen-, Pankreaskarzinom
KRAS	GTPase	Punktmutation	Melanom, Kolonkarzinom, AML
NRAS	GTPase	Punktmutation	Verschiedene Karzinome, Melanom
REL	Transkriptionsfaktor	Rearrangement, Amplifikation	Lymphome
WNT1	Wachstumsfaktor	Amplifikation	Retinoblastom

Abkürzungen: AML = akute myeloische Leukämie; CML = chronische myeloische Leukämie.

genen beschränkte Mutationsspektrum kann als Hinweis darauf gewertet werden, dass zu Funktionsgewinnen führende Mutationen schwieriger zu erreichen sind als inaktivierende. Während die beliebige Einführung eines Stoppkodons in den Leserahmen zumeist zur Geninaktivierung führt, bedarf es zur Aktivierung des jeweiligen Proteins eines gezielten Aminosäurenaustausches an einer Position, welche auf bestimmte Weise die Aktivität des kodierten Proteins verstärkt. Wichtig ist, dass die einzelnen Onkogenmutationen diagnostisch relevant sind, weil die Entwicklung von Tests auf Mutationen an bestimmten Positionen leichter ist als von Tests, die Zufallsänderungen im Genom erfassen sollen.

DNS-AMPLIFIKATION

Ein zweiter Mechanismus zur Onkogenaktivierung besteht in DNS-Amplifikationen, die zu einer Überexpression des beteiligten Genproduktes führen. Diese Steigerung der Anzahl der DNS-Sequenzkopien kann wegen ihrer einheitlichen Färbeeigenschaften zytologisch erkennbare Chromosomenveränderungen verursachen, die als *Homogenous Staining Regions* (HSRs) bezeichnet werden, wenn sie in die Chromosomen integriert sind, und als *Double Minutes* (dmins), wenn sie extrachromosomal vorliegen. DNS-Amplifikationen werden durch verschiedene zytogenetische Verfahren, wie die komparative genomische Hybridisierung (Comparative Genomic Hybridization, CGH) und die Fluoreszenz-in-situ-Hybridisierung (FISH), welche chromosomale Aberrationen mittels Fluoreszenzfarbstoffen sichtbar machen, nachgewiesen. Außerdem gibt es inzwischen nicht auf zytogenetischen Methoden basierende Mikroarrays, die mit hoher Auflösung Veränderungen der Kopienzahl identifizieren können. Amplifikationen werden mit der neuen Shorttag-Sequenzierung erfasst. In Kombination mit den modernsten Sequenzierungsinstrumenten („Next-generation-sequencing, abgekürzt NGS") bietet dieses Vorgehen die derzeit höchstmögliche Auflösung und Quantifizierung. Mittels Mikroarray und NGS kann das gesamte Genom auf Zugewinne oder Verluste von DNS-Sequenzen untersucht werden. Auf diese Weise lassen sich chromosomale Regionen identifizieren, die wahrscheinlich wichtige Gene für die Krebsprogression enthalten.

Für zahlreiche Gene sind Amplifikationen bei Krebserkrankungen beschrieben worden. Einige davon, wie NMYC und LMYC, wurden identifiziert, weil sie in amplifizierten DNS-Sequenzen eines Tumors vorlagen und Homologien zu bekannten Onkogenen aufwiesen. Da sich die amplifizierte Region oft auf mehrere hunderttausend Basenpaare erstreckt, kann bei manchen Krebsarten mehr als ein Onkogen in einem Amplikon amplifiziert sein (vor allem bei Sarkomen). Bei zahlreichen Sarkomen und anderen Tumoren wurde die gleichzeitige Amplifikation von MDM2, GLI, CDK4 und SAS auf Chromosom 12q13–15 nachgewiesen. Der Nachweis einer Genamplifikation deutet häufig auf eine schlechte Prognose. So sind etwa ERBB2/HER2 bzw. NMYC häufiger bei aggressiven Mammakarzinomen bzw. Neuroblastomen amplifiziert.

CHROMOSOMALE VERÄNDERUNGEN

Chromosomale Veränderungen liefern wichtige Hinweise auf die genetischen Veränderungen bei Krebs. Die heterogenen und komplexen chromosomalen Veränderungen solider menschlicher Tumoren wie der Karzinome entstehen durch die häufig bei diesen Tumoren zu beobachtende chromosomale Instabilität (CIN, siehe unten). Im Gegensatz dazu bestehen die chromosomalen Veränderungen bei Leukämien und Lymphomen häufig aus einfachen Translokationen, das heißt reziprokem Austausch zwischen Armen verschiedener Chromosomen. Folglich wurden zahlreiche präzise Chromosomenanalysen bei hämatopoetischen Krebserkrankungen durchgeführt. Die Chromosomenbruchpunkte häufig nachweisbarer Abnormalitäten liegen oft in Bereichen zellulärer Onkogene. Repräsentative Beispiele für derartige häufige chromosomale Alterationen bei malignen Erkrankungen sind zusammen mit den assoziierten, rearrangierten oder durch die chromosomale Umlagerung deregulierten Genen in Tabelle 26-2 aufgelistet. Translokationen kommen besonders häufig in lymphoiden Tumoren vor, wahrscheinlich weil dieser Zelltyp auch normalerweise die DNS rearrangiert, um Antigenrezeptoren zu erzeugen. Tatsächlich sind die Antigen-Rezeptorgene häufig an den Translokationen beteiligt, was darauf schließen lässt, dass eine fehlerhafte Regulation des Rezeptorgenrearrangements an der Pathogenese der Erkrankung beteiligt ist. Ein Beispiel ist das Burkitt-Lymphom, ein B-Zell-Tumor, der durch eine reziproke Translokation zwischen den Chromosomen 8 und 14 charakterisiert ist. Molekulare Analysen von Burkitt-Lymphomen zeigten, dass die Bruchpunkte in oder nahe dem MYC-Locus auf Chromosom 8 und im Immunglobulin-Schwerketten-Locus (IGH) auf Chromosom 14 auftreten, was zu einer Aktivierung der MYC-Transkription führt. Eine Aktivierung von „Enhancer"-Elementen durch Translokationen scheint, wenn auch keine universelle, jedoch eine wichtige Rolle bei der malignen Progression zu spielen. Neben einer gesteigerten Expression von Transkriptionsfaktoren oder Molekülen der Signalübertragung können Translokationen auch zur Überexpression von Regulatoren des Zellzyklus oder -todes führen.

Die erste in menschlichen Malignomen entdeckte, reproduzierbare Chromosomenveränderung war das Philadelphia-Chromosom bei der chronischen myeloischen Leukämie (CML). Diese zytogenetische Veränderung entsteht durch reziproke Translokation, die das Onkogen ABL, eine Tyrosinkinase auf Chromosom 9, in die Nähe der sog. Bruchpunktclusterregion (breakpoint cluster region, BCR) auf Chromosom 22 bringt. Abbildung 26-3 zeigt schematisch die Entstehung dieser Translokation und ihres Proteinprodukts. Als Folge der Expression des BCR-ABL-Genprodukts werden Signaltransduktionswege aktiviert, die zu einem von normalen externen Wachstumsfaktorsignalen unabhängigen Zellwachstum führen. Interessanterweise zeigt eine synthetische Substanz (Imatinib), die spezifisch die Aktivität der Abl-Tyrosinkinase hemmt, eine hohe therapeutische Wirkung und nur geringe Toxizität bei CML-Patienten. Man hofft, dass die Kenntnis genetischer Alterationen in Tumorzellen zu einer auf Erkrankungsmechanismen basierenden Entwicklung neuer Krebstherapeutika führen kann.

Tabelle 26-2

REPRÄSENTATIVE ONKOGENE IM BEREICH CHROMOSOMALER TRANSLOKATIONEN

Gen (Chromosom)	Translokation	Malignom
ABL (9q34.1) - BCR (22q11)	(9;22)(q34;q11)	Chronische myeloische Leukämie
ATF1 (12q13) - EWS (22q12)	(12;22)(q13;q12)	Malignes Melanom der Weichteile (MMSP)
BCL1 (11q13.3) - IgH (14q32)	(11;14)(q13;q32)	Mantelzell-Lymphom
BCL2 (18q21.3) - IgH (14q32)	(14;18)(q32;q21)	Follikuläres Lymphom
FLI1 (11q24) - EWS (22q12)	(11;22)(q24;q12)	Ewing-Sarkom
LCK (1p34) - TCRB (7q35)	(1;7)(q34;q35)	Akute lymphatische T-Zell-Leukämie (ALL)
MYC (8q24) - IgH (14q32)	(8;14)(q24;q32)	Burkitt-Lymphom, B-Zell-ALL
PAX3 (2q35) - FKHR/ALV (13q14)	(2;13)(q35;q14)	Alveoläres Rhabdomyosarkom
PAX7 (1p36) - FKHR/ALV (13q14)	(1;13)(p36;q14)	Alveoläres Rhabdomyosarkom
REL (2p13)-NRG (2p11.2-14)	Inv(2(p13;p11.2-14)	Non-Hodgkin-Lymphom
RET (10q11.2) - PKAR1A (17q23)	(10;17)(q11.2;q23)	Schilddrüsenkarzinom
TAL1(1p32) - TCTA (3p21)	(1;3)(p34;p21)	Akute T-Zell-Leukämie
TRK (1q23-1q24) - TPM3 (1q31)	Inv1(q23;q31)	Kolonkarzinom
WT1 (11p13) - EWS(22q12)	(11;22)(p13;q12)	Desmoplastischer kleiner Rundzelltumor

Quelle: R Hesketh: *The Oncogene and Tumour Suppressor Gene Facts Book*, 2. Aufl. San Diego, Academic Press, 1997; mit frdl. Genehmigung.

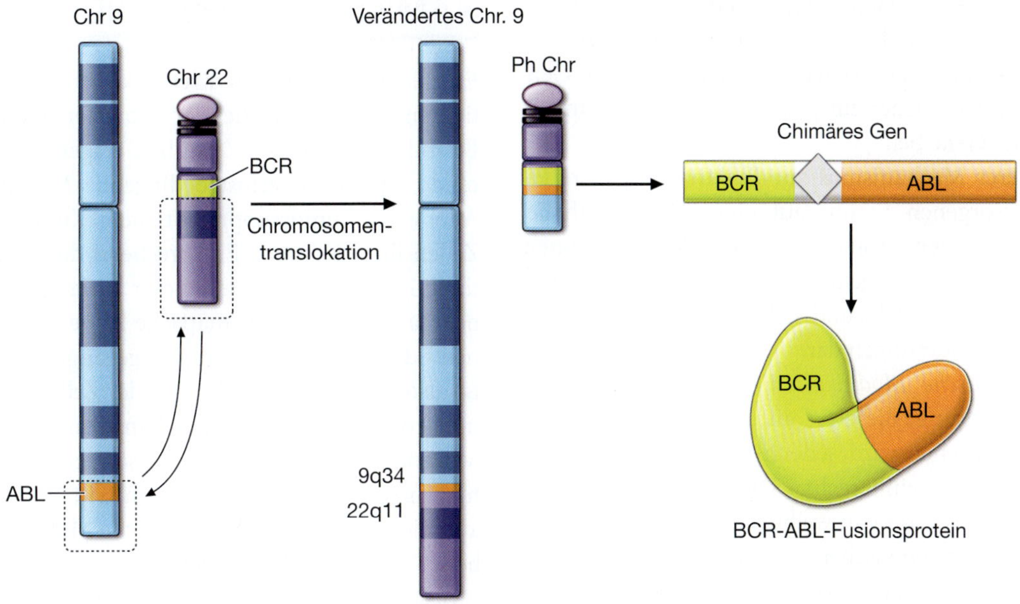

Abbildung 26-3 Spezifische Translokation bei der chronischen myeloischen Leukämie (CML). Das Philadelphia-Chromosom (Ph) entsteht aus einer reziproken Translokation zwischen den Chromosomen 9 und 22, wobei der Bruchpunkt Abschnitte des *ABL*-Onkogens und des *BCR*-Gens verbindet. Die Fusion dieser DNS-Sequenzen ermöglicht die Entstehung eines völlig neuen Fusionsproteins mit veränderter Funktion.

CHROMOSOMALE INSTABILITÄT IN SOLIDEN TUMOREN

Solide Tumoren sind überwiegend hochgradig aneuploid, das heißt, sie enthalten eine abnorme Anzahl von Chromosomen, die oft darüber hinaus strukturelle Veränderungen wie Translokationen, Deletionen und Amplifikationen zeigen. Diese Veränderungen werden insgesamt als chromosomale Instabilität (CIN) bezeichnet. Der Zellzyklus normaler Zellen weist mehrere Haltepunkte („checkpoints") auf, die einer für das geregelte Fortschreiten der Mitose erforderlichen Qualitätskontrolle dienen. Bei bestimmten Krebsformen konnten Defekte des Mitose-Haltepunkts nachgewiesen werden, der für eine geordnete Verbindung der Chromosomen mit dem mitotischen Spindelapparat vor der Trennung der Schwesterchromatidstränge sorgt. Die molekulare Basis der chromosomalen Instabilität bleibt unklar, obwohl in einigen Tumoren mehrere Gene für den mitotischen Haltepunkt mutiert sind oder anormal exprimiert werden. Die genauen Auswirkungen dieser Veränderungen auf den Haltepunkt der Mitose sind unbekannt; vorgeschlagen wurden sowohl eine Abschwächung als auch eine Überaktivierung. Angesichts der mehreren hundert Gene, die an der Kontrolle mitotischer Haltepunkte und anderer zellulärer Prozesse zur Sicherung der chromosomalen Segregation beteiligt zu sein scheinen, dürfte die Erforschung der Ursache tumoraler CIN äußerst schwierig werden. Ungeachtet der zugrunde liegenden Mechanismen ist es jetzt möglich, die Zahl der chromosomalen Alterationen mittels zytogenetischer und molekularer Techniken zu bestimmen und daraus, wie einige Studien nahelegen, prognostisch nützliche Informationen zu gewinnen. Da der Haltepunkt der Mitose für das Überleben der Zelle essenziell ist, bietet er womöglich ein neues therapeutisches Angriffsziel.

MECHANISMEN DER TUMOR-SUPPRESSORGENINAKTIVIERUNG

Die ersten Hinweise auf die Existenz von Tumorsuppressorgenen stammten aus Experimenten, in denen die Fusion von Krebszellen der Maus mit normalen Mausfibroblasten zu einem nicht malignen Phänotyp der Fusionszellen führte. Normalerweise beschränken Tumorsuppressorgene das Zellwachstum; bei Krebserkrankungen ist ihre Funktion inaktiviert. *Punkmutationen* und *Deletionen größerer chromosomaler Abschnitte* sind die beiden Haupttypen somatischer Schädigungsmuster an Tumorsuppressorgenen während der Tumorentwicklung. Punktmutationen in kodierenden Abschnitten von Tumorsuppressorgenen führen häufig zu verkürzten Translationsprodukten oder anderweitig funktionsdefekten Proteinen. In ähnlicher Weise führen Deletionen zum Verlust eines funktionellen Genprodukts in der DNS von Tumor- gegenüber Normalgewebe (Abb. 26-4) zu Heterozygotieverlusten („loss of heterozygosity", LOH), die nicht selten das ganze Gen oder einen ganzen Chromosomenarm betreffen. Heterozygotieverluste in tumoraler DNS gelten als Hinweis auf das Vorliegen eines Tumorsuppressorgens im Bereich der korrespondierenden Genregion und tragen daher zur positionellen Klonierung einiger solcher Gene bei.

Ein weiterer Mechanismus zur Inaktivierung von Tumorsuppressorgenen beruht auf einer Hypermethylierung des jeweiligen Promoters. Solche Modifikationen, auch „Gene Silencing" genannt, verändern die betroffenen Gensequenzen nicht und stellen daher typische epigenetische Veränderungen dar.

Als *epigenetische Modifikation* bezeichnet man eine Genomveränderung, die zwar an die Zellnachkommenschaft weitergegeben wird, jedoch nicht mit einer DNS-Sequenzänderung einhergeht. Die Inaktivierung des zweiten X-Chromosoms in weiblichen Zellen ist ein Beispiel für einen epigenetischen Mechanismus, der eine Expression von Genen des inaktivierten Chromosoms verhindert. Während der Embryogenese werden ganze Chromosomenregionen eines Elternteils ausgeschaltet, während die Genexpression von Chromosomen des anderen Elternteils erhalten bleibt. Die meisten Gene werden von beiden elterlichen Allelen oder zufällig von dem einen oder dem anderen Allel exprimiert. Die bevorzugte Expression eines bestimmten Gens ausschließlich von dem Allel eines Elternteiles wird als parentale Prägung *(Parental Imprinting)* bezeichnet. Als Ursache einer solchen Regulation werden kovalente Modifikationen an Chromatinproteinen und der DNS (vor allem durch Methylierung) des ausgeschalteten Allels angenommen.

Die Bedeutung der epigenetischen Kontrollmechanismen für die Entwicklung humaner Krebserkrankungen ist unklar. Eine generelle Abnahme des DNS-Methylierungsgrades wurde als eine bei Krebs weit verbreitete Veränderung festgestellt. Darüber hinaus scheinen viele Gene, darunter auch die Tumorsuppressorgene VHL und CDKN2A, im Verlauf der Tumorentstehung hypermethyliert und damit ausgeschaltet zu werden. Insgesamt scheinen epigenetische Mechanismen bei Krebserkrankungen für die Umprogrammierung der Expression zahlreicher Gene verantwortlich zu sein und können so zusammen mit Mutationen spezifischer Gene entscheidend zur Entwicklung menschlicher Tumoren beitragen. Eine neue Behandlungsoption ist bei bestimmten Krebsformen und prämalignen Veränderungen der Einsatz von Substanzen, welche die epigenetischen Veränderungen in Krebszellen umkehren können. So wurden von der FDA inzwischen demethylierende Substanzen (Azacytidin und Decitabin) zur Behandlung von Patienten mit myelodysplastischen Hochrisikosyndromen zugelassen.

FAMILIÄRE KREBSSYNDROME

Ein kleiner Anteil von Krebserkrankungen tritt bei Patienten mit entsprechender erblicher Veranlagung auf. Betroffene aus diesen Familien tragen die prädisponierende, Funktionsverlust bedingende Mutation in einem Allel eines Tumorsuppressor- oder Kuratorgens in allen Zellen ihrer Körpers. Entsprechend der Knudson-Hypothese ist in den Tumoren dieser Patienten das homologe normale Allel durch somatische Prozesse (Punktmutationen oder Deletionen) verloren gegangen (Abb. 26-4). So ist also die überwiegende Zahl der Zellen eines Individuums mit einer ererbten, zu Funktionsverlust führenden Mutation eines Tumorsuppressorgens funktionell normal; unkontrolliertes Wachstum tritt nur in den Zellen auf, die eine zusätzliche somatische Mutation des verbliebenen normalen Allels erleiden.

Bislang wurden etwa 100 familiäre Krebssyndrome beschrieben, von denen viele nur selten auftreten. Die meisten werden autosomal dominant vererbt; einige derjenigen jedoch, die mit DNS-Reparaturdefekten assoziiert sind (Xeroderma pigmentosum, Fanconi-Anämie, Ataxia teleangiectatica), folgen einem autosomal rezessiven Erbgang. Tabelle 26-3 führt eine Reihe von Syndromen mit Krebsprädisposition und die ihnen zugrunde liegenden Gene auf. Nach gegenwärtigem Verständnis können Gene, die erbliche Tumorerkrankungen verursachen, auch in sporadischen (nicht erblichen) Tumoren somatisch mutiert sein. Die Untersuchung von Krebssyndromen kann somit wertvolle Hinweise auf in vielen verschiedenen Tumorarten vorliegende Progressionsmechanismen liefern. Der folgende Abschnitt behandelt das erbliche Dickdarmkarzinom, die hierfür gewonnenen allgemeinen Einsichten lassen sich auf die in der Tabelle 26-3 aufgeführten Krebssyndrome übertragen. Insbesondere die Studie zum familiären Kolonkarzinom wird den Unterschied zwischen diesen beiden Formen von Tumorsuppressorgenen unterstreichen: den Gatekeeper(„Wächter")-Genen, die das Tumorwachstum direkt beeinflussen, und den Kuratorgenen, bei deren Mutation es zur genetischen Instabilität kommt, die sich indirekt auf das Tumorwachstum auswirkt.

Die familiäre adenomatöse Polypose (FAP) ist ein dominant vererbtes Dickdarmkrebssyndrom, das auf Keimbahnmutationen des auf dem langen Arm des Chromosoms 5 kodierten Tumorsuppressorgens APC („adenomatous polyposis coli") beruht. Genträger entwickeln im Dickdarm Hunderte bis Tausende von Adenomen, deren Zellen das normale APC-Allel verloren, aber noch nicht die für eine vollständige Malignisierung erforderliche Zahl an zusätzlichen Mutationen akkumuliert haben (Abb. 26-2). Der Verlust des zweiten funktionellen APC-Allels in Tumoren von FAP-Familien ist oft Folge eines

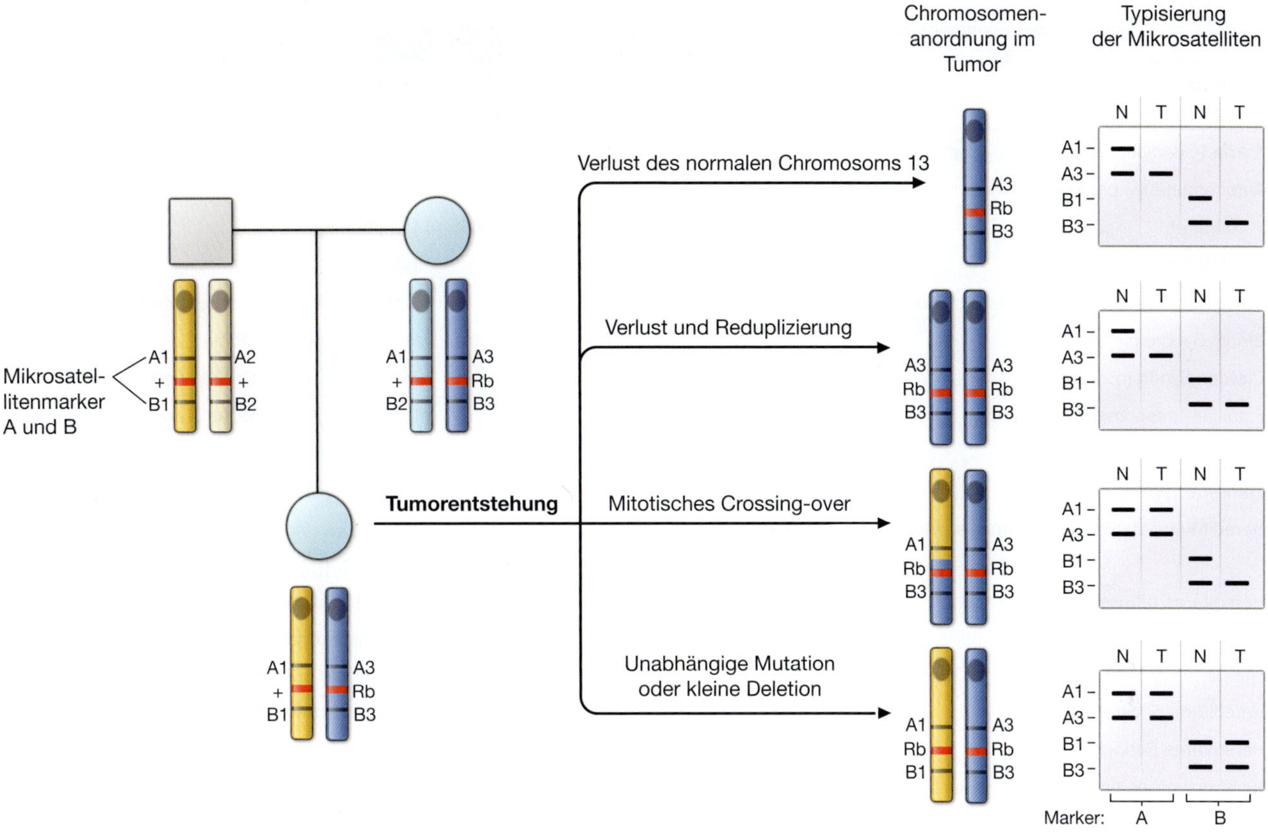

Abbildung 26-4 Diagramm möglicher Tumorentstehungsmechanismen bei einem Individuum mit hereditärem (familiärem) Retinoblastom. Links dargestellt ist der Stammbaum einer betroffenen Frau, die das abnorme (Rb) Allel von ihrer erkrankten Mutter geerbt hat. Das normale Allel ist durch ein + gekennzeichnet. Die vier Chromosomen der beiden Eltern sind unterschiedlich farblich markiert, um ihren Ursprung zu kennzeichnen. Auch die neben dem Retinoblastom-Locus befindlichen Mikrosatellitenmarker (A und B) wurden in dieser Familie untersucht. Die Marker A3 und B3 liegen auf dem das Retinoblastomkrankheitsgen tragenden Chromosom. Zur Tumorentstehung muss noch das vom Vater geerbte normale Allel (N) inaktiviert werden. Rechts dargestellt sind vier mögliche Mechanismen einer solchen Inaktivierung. Für jeden Fall sind das resultierende Chromosom-13-Arrangement und die Ergebnisse der Typisierung der Mikrosatellitenmarker mit einem Vergleich des normalen und des Tumorgewebes abgebildet. In den ersten drei Fällen ist das normale Allel (A) im Tumorgewebe verloren gegangen, eine Situation, die man als tumoralen Heterozygotieverlust („loss of heterozygosity", LOH) an diesem Genort bezeichnet.

Verlusts der Heterozygotie. Bei einem Bruchteil dieser Adenome treten jedoch unweigerlich weitere Alterationen auf, sodass sich einige schließlich zu Karzinomen entwickeln. Dem APC-Gen kommt somit für die kolorektale Tumorgenese eine Schlüsselfunktion zu, weil sich ohne Mutation dieses Gatekeeper-Gens (oder eines Gens, das über denselben Signalweg wirkt) kein kolorektales Karzinom entwickeln kann. Abbildung 26-5 zeigt die Verteilung von Keimbahn- und somatischen Mutationen über das APC-Genprodukt, dessen Funktion zwar noch nicht vollständig verstanden ist, aber mit der Vermittlung von Differenzierungs- und Apoptosesignalen in Dickdarmepithelzellen zu tun haben dürfte. Defekte Migrationsvorgänge in den Krypten des Darms können zu abnormer Akkumulation von Zellen führen, die normalerweise apoptotisch untergehen sollten.

Im Gegensatz zur FAP entwickeln Patienten mit dem hereditären kolorektalen Krebssyndrom ohne Polypose („hereditary nonpolyposis colorectal cancer" [HNPCC] oder Lynch-Syndrom) nur wenige Adenome, die jedoch besonders schnell zu Karzinomen fortschreiten. Meist ist ein HNPCC Folge von Mutationen in DNS-Fehlpaarungsreparaturgenen (Tab. 26-3), die Bestandteile eines normalerweise für die Korrektur von Fehlern in neu replizierter DNS verantwortlichen Multimolekülsystems sind. MLH1- und MSH2-Keimbahnmutationen sind dabei für mehr als 90 % der Fälle verantwortlich, während MSH6- oder PMS2-Mutationen sehr viel seltener beobachtet werden. Sobald das verbliebene Wildtypallel des jeweiligen DNS-Fehlpaarungsreparaturgens durch somatische Mutation inaktiviert ist, entwickeln die Zellen einen hypermutablen Phänotyp. Dieser ist durch eine erhebliche Instabilität im Genom weit verstreuter, kurzer wiederholter Sequenzen, sogenannter *Mikrosatelliten,* gekennzeichnet. Diese Mikrosatelliteninstabilität (MSI) fördert die Krebsentstehung durch eine gesteigerte Mutationsrate in einer Vielzahl von Genen, darunter auch Onkogenen und Tumorsuppressorgenen (Abb. 26-2). Daher gelten diese Ge-

Tabelle 26-3

KREBSSYNDROME UND IHRE ASSOZIIERTEN GENE

Syndrom	Gen	Chromosom	Erbgang	Tumoren
Ataxia teleangiectatica (Louis-Bar-Syndrom)	*ATM*	11q22-q23	AR	Brustkrebs
Autoimmune lymphoproliferative Syndrome (ALPS)				
ALPS 1A	*FAS*	10q24	AD/AR	Lymphome
ALPS 1B	*FASL*	1q23	AD	Lymphome
Basalzellnävussyndrom (Gorlin-Goltz-Syndrom)	*PTCH*	9q22.3	AD	Basaliom, Medulloblastom, Kieferzysten
Bloom-Syndrom	*BLM*	15q26.1	AR	Verschiedene Karzinome
Cowden-Syndrom	*PTEN*	10q23	AD	Mammakarzinom, Schilddrüsenkarzinom
Familiäre adenomatöse Polypose	*APC*	5q21	AD	Intestinale Adenome, kolorektales Karzinom
Familiäres Melanom	*CDKN2A*	9p21	AD	Melanom, Pankreaskarzinom
Familiärer Wilms-Tumor	*WT1*	11p13	AD	Nephroblastom
Hereditäres Mamma- und Ovarialkarzinom	*BRCA1* *BRCA2*	17q21 13q12.3	AD AD	Mammakarzinom (bei BRCA2 auch männliches), Ovarialkarzinom
Hereditäres diffuses Magenkarzinom	*CDH1*	16q22	AD	Magenkarzinom
Hereditäre multiple Exostosen	*EXT1* *EXT2*	8q24.11-q24.13 11p11-p12	AD	Exostosen, Chondrosarkom
Hereditäres Prostatakarzinom	*HPC1*	1q24-q25	AD	Prostatakarzinom
Hereditäres Retinoblastom	*RB1*	13q14.2	AD	Retinoblastom, Osteosarkom
Nicht polypöses hereditäres Kolonkarzinom (HNPCC)	*MSH2* *MLH1* *MSH6* *PMS2*	2p16 3p21.3 2p16 7p22	AD	Dünndarm-, Kolon- und Rektumkarzinom, Endometriumkarzinom, Harnleiter- und Nierenbeckenkarzinom
Hereditäres papilläres Nierenzellkarzinom	*MET*	7q31	AD	Papilläres Nierenzellkarzinom
Juvenile (gastrointestinale) Polypose	*SMAD4*	18q21	AD	Magen-, Darm- und Pankreaskarzinom
Li-Fraumeni-Syndrom	*TP53*	17p13.1	AD	Sarkome, Mammakarzinom
Multiple endokrine Neoplasie Typ I	*MEN1*	11q13	AD	Tumoren der Nebenschilddrüsen und Hypophyse, neuroendokriner Pankreastumor
Multiple endokrine Neoplasie Typ IIa	*RET*	10q11.2	AD	Medulläres Schilddrüsenkarzinom, Phäochromozytom
Neurofibromatose Typ 1	*NF1*	17q11.2	AD	Neurofibrome, Neurofibrosarkome, Hirntumor
Neurofibromatose Typ 2	*NF2*	22q12.2	AD	Akustikusneurinome, Meningeome, spinale Ependymome
Tuberöse Sklerose	*TSC1* *TSC2*	9q34 16p13.3	AD	Angiofibrom, Angiomyolipom
Von-Hippel-Lindau-Syndrom	*VHL*	3p25-26	AD	Nierenzellkarzinom, Phäochromozytom, Angiom der Retina, Hämangioblastom

Abkürzungen: AD = autosomal dominant; AR = autosomal rezessiv.

ne als Kuratorgene. Interessanterweise scheinen sich beim Dickdarmkrebs MSI und CIN gegenseitig auszuschließen, sodass beide zumindest bei dieser Krebsform möglicherweise alternative Mechanismen für die Entstehung eines Mutator-Phänotyps sind (Abb. 26-2). Bei anderen Krebsformen findet sich nur selten eine Mikrosatelliteninstabilität, sondern weitaus eher eine chromosomale Instabilität.

Obwohl die meisten autosomal dominant vererbten Krebssyndrome auf Mutationen in Tumorsuppressorgenen beruhen (Tab. 26-3), gibt es doch einige interessante Ausnahmen. Die multiple endokrine Neoplasie Typ II, eine Erkrankung mit dominantem Erbgang, die durch das Auftreten von Hypophysenadenomen, medullärem Schilddrüsenkarzinom und (in einigen Familien) Phäochromozytom charakterisiert ist, beruht auf Funktionsgewinnmutationen des auf Chromosom 10 lokalisierten RET-Protoonkogens. In ähnlicher Weise führen Funktionsgewinnmutationen in der Tyrosinkinasedomäne des MET-Onkogens zu hereditären papillären Nierenzellkarzinomen. Interessanterweise verursachen Funk-

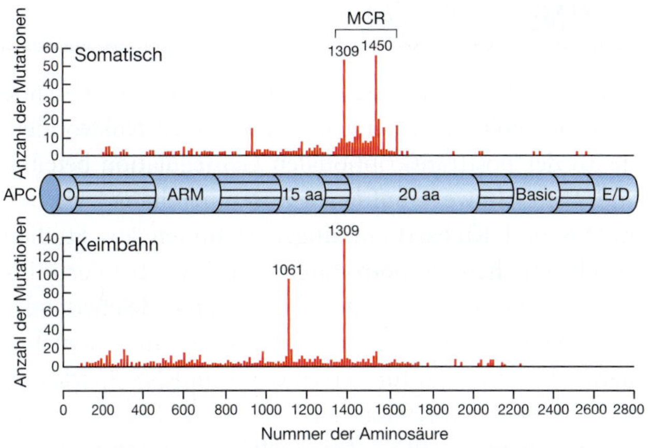

Abbildung 26-5 Keimbahn- und somatische Mutationen des APC-Tumorsuppressorgens. *APC* kodiert für ein Protein mit 2843 Aminosäuren und 6 Hauptdomänen: einer Oligomerisierungsregion (O), Armadillo-Wiederholungssequenzen (ARM „repeats"), Wiederholungssequenzen aus 15 Aminosäuren (15 aa) bzw. 20 Aminosäuren (20 aa), einer basischen Region (Basic) und einer Domäne (E/D), die Bindungen mit EB1 und dem dlh („disc large homologue") Genprodukt der *Taufliege* vermittelt. Im Säulendiagramm sind über bzw. unter dem *APC*-Schema die Verteilungshäufigkeiten von insgesamt 650 somatischen bzw. 826 Keimbahnmutationen dargestellt (aus der *APC*-Datenbank unter *http://www.umd.be/APC/*). Der Großteil dieser Mutationen führt zu verkürzten APC-Proteinen. Mit Ausnahme der die Aminosäuren 1061 und 1309 betreffenden Häufungen, die zusammen etwa ein Drittel der bei FAP-Familien identifizierten Genveränderungen ausmachen, finden sich Keimbahnmutationen bis zum Kodon 1600 relativ gleichmäßig verteilt. Somatische *APC*-Mutationen treten in Dickdarmtumoren gehäuft in der sog. *Mutationsclusterregion* (MCR) auf, deren Lokalisation auf die Bedeutung der „20-aa"-Domäne für die Tumorsuppression hinweist. Die Inaktivierung des verbleibenden APC-Allels in Tumoren erfolgt auch bei FAP-Familien vielfach durch chromosomale oder interstitielle Deletionen, die sich als Heterozygotieverluste (LOH) nachweisen lassen.

tionsverlustmutationen desselben Gens als völlig anderen Phänotyp die Hirschsprung-Krankheit mit aganglionärem Megakolon (Kap. 53).

Zwar haben uns die oben beschriebenen Krebsformen mit Mendel-Erbgang viel über die Mechanismen der Zellwachstumskontrolle gelehrt, doch folgen die meisten Krebsarten nicht solch einfachen Vererbungsmustern. In vielen Fällen, etwa beim Bronchialkarzinom, haben Umweltfaktoren einen starken Einfluss. Liegt jedoch eine entsprechende Exposition vor, können manche Personen durch die Wirkung modifizierender Gene („modifier genes") erblich bedingt eher Krebs entwickeln.

GENETISCHE TESTUNG BEI FAMILIÄREN KREBSERKRANKUNGEN

Die Entdeckung von Krebssuszeptibilitätsgenen ermöglicht es, das Krebsrisiko von Mitgliedern betroffener Familien mittels DNS-Analyse vorherzusagen. Einen Algorithmus zur Krebsrisikoabschätzung und Entscheidungs-

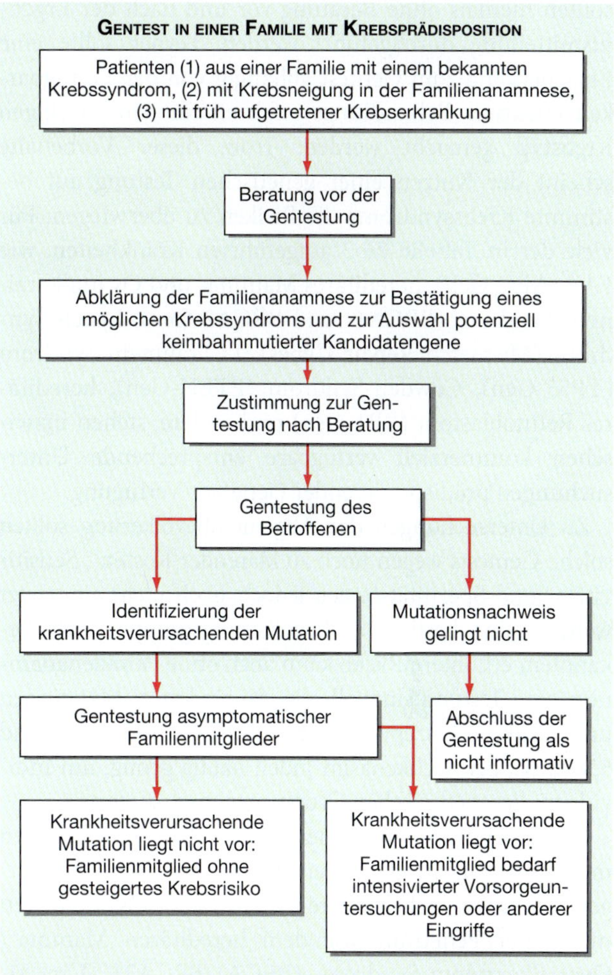

Abbildung 26-6 Algorithmus zur Gentestung einer Familie mit Krebsneigung. Entscheidend ist die Identifikation der krankheitsverursachenden Mutation bei einem betroffenen Blutsverwandten, die eine Testung auch der asymptomatischen Familienmitglieder erlaubt. Bei asymptomatischen Familienmitgliedern mit Mutationsnachweis können intensivierte Vorsorgeuntersuchungen oder prophylaktische chirurgische Eingriffe notwendig sein, während Familienmitglieder ohne Mutationsnachweis kein erhöhtes Krebsrisiko gegenüber der Normalbevölkerung aufweisen.

findung bei Hochrisikofamilien unter Verwendung von Gentests ist in Abbildung 26-6 dargestellt. Ist erst einmal die Krebs verursachende Mutation in einer Familie identifiziert, kann die Untersuchung asymptomatischer Familienmitglieder entscheidend für die weitere ärztliche Betreuung sein. Ein negativer Gentest und das damit verbundene Wissen um ein gegenüber der Gesamtpopulation nicht erhöhtes Krebsrisiko können angstvolle Jahre verhindern. Ein positiver Gentest wiederum kann eine veränderte klinische Behandlung, etwa häufigere Krebsvorsorgeuntersuchungen und möglicherweise prophylaktische Operationen, notwendig machen. Positive Testergebnisse können jedoch auch negative psychische Symptome (Angstzustände, Depression) und Diskriminierung (durch Versicherungen oder in Arbeitsverhältnissen) zur Folge haben. Genetische Untersuchungen sollten niemals ohne Beratung vor und nach der Ergebnismitteilung durchgeführt werden. Ferner sollte eine Entscheidung zum Gentest abhängig von der Verfügbarkeit effektiver Behandlungsverfahren für den jeweiligen Krebstyp gemacht werden. Trotz dieser Vorbehalte scheint der Nutzen einer genetischen Testung auf bestimmte Krebssyndrome die Risiken zu überwiegen. Für viele der in Tabelle 26-3 aufgeführten Krankheiten, wie FAP (APC-Gen), hereditäres Mamma- und Ovarialkarzinom-Syndrom (BRCA1- und BRCA2-Gen), Lynch-Syndrom (Mismatch Repair Genes), Li-Fraumeni-Syndrom (TP53-Gen), Cowden-Syndrom (PTEN-Gen), hereditäres Retinoblastom (RB1-Gen) und andere, stehen inzwischen kommerziell verfügbare entsprechende Untersuchungen prädisponierender Gene zur Verfügung.

Zu Untersuchungen der Allgemeinbevölkerung sollten solche Gentests wegen noch zu klärender Kosten-, Sensitivitäts- und Spezifitätsfragen jedoch noch nicht eingesetzt werden. Für bestimmte Bevölkerungsgruppen mit bekanntem erhöhtem Risiko kann auch ohne Familienanamnese eine Testung sinnvoll sein. So sind zwei Mutationen im Brustkrebssuszeptibilitätsgen BRCA1, 185delAG und 5382insC, bei Aschkenasim-Juden häufig genug, um Individuen dieser ethnischen Gruppe genetisch zu testen.

Die Ergebnisse genetischer Tests sollten den Familien möglichst von ausgebildeten genetischen Beratern mitgeteilt werden, insbesondere bei Hochrisiko-Krankheiten mit hoher Penetranz wie dem hereditären Mamma-/Ovarialkarzinom-Syndrom (BRCA1/BRCA2). Um sicherzugehen, dass die Familien die Vor- und Nachteile der Testung und deren Einfluss auf ihre Behandlung und Psyche verstehen, sollten genetische Tests niemals vor einer Beratung durchgeführt werden. Zur Übermittlung genetischer Testergebnisse sind spezielle Kenntnisse erforderlich, um besonders häufige Fehler bei der Interpretation negativer genetischer Tests zu vermeiden. Die Sensitivität der Tests beträgt für viele der zu Krebserkrankungen disponierenden Gene nur 70 % oder weniger, sodass in nur 70 von 100 getesteten Familien die ursächliche Mutation identifiziert werden kann. Normalerweise sollte daher zuerst ein Betroffener, möglichst das jüngste, noch lebende Familienmitglied mit der infrage stehenden Krebserkrankung untersucht werden. Lässt sich keine Mutation nachweisen, sollte der Gentest als nicht informativ (Abb. 26-6) und nicht als negativ beurteilt werden, da ein fehlender Mutationsnachweis mittels Standardverfahren auch allein technische Gründe haben kann. Wenn hingegen sich bei dem Betroffenen eine Mutation findet, können andere Familienmitglieder untersucht werden. Da die Mutation in dieser Familie mittels Standardverfahren nachweisbar war, kann mit einer Sensitivität von 100 % für diese Tests gerechnet werden.

miRNS und Krebs

MikroRNS (miRNS) bezeichnet kleine, nicht kodierende RNS-Moleküle mit einer Länge von 20–22 Nukleotiden, die an der posttranskriptionalen Genregulation beteiligt sind. Erste Hinweise auf einen Zusammenhang zwischen miRNS und Krebserkrankungen stammen aus Studien zur chronischen lymphozytären Leukämie, bei der miR-15 und miR-16 in den meisten Tumoren deletiert oder herabreguliert waren. Seitdem wurde bei mehreren humanen Karzinomen für verschiedene miRNS-Spezies eine anormale Expression nachgewiesen. Die aberrante Expression von miRNS bei Krebserkrankungen wurde auf mehrere Mechanismen zurückgeführt, wie chromosomale Rearrangements, Veränderungen der Anzahl der Genkopien, epigenetische Modifikationen, Defekte des miRNS-Biogenese-Signalwegs und der Regulation durch Transkriptionsfaktoren. Somatische Mutationen von miRNAs wurden bei vielen Krebsformen nachgewiesen, wobei die funktionellen Folgen dieser Veränderungen für die Krebsentwicklung erst noch ermittelt werden müssen. Die SomaMir-Datenbank (*http://compbio.uthsc.edu/Somamir*) bietet einen Katalog der bislang bei Krebs identifizierten somatischen und Keimlinienmutationen der miRNS.

Funktionell sollen miRNS-Moleküle durch die Regulation der onkogenen Signalwege zur Tumorgenese beitragen. So greifen miR-15 und miR-16 am BCL2-Onkogen an und führen in leukämischen Zellen zu dessen Herabregulierung und Apoptose. Ein weiteres Beispiel für eine Beteiligung von miRNS an onkogenen Signalwegen ist die transkriptionelle Induktion von miR-34 nach genotoxischem Stress durch den p53-Tumorsuppressor, die wichtig für die Vermittlung der p53-Funktion ist. Die Expression von miRNS erfolgt hochspezifisch und es gibt Hinweise darauf, dass die miRNS-Expressionsmuster zur Unterscheidung der Herkunft und des Differenzierungsgrads sowie zur Krebsdiagnose und als prognostische Parameter herangezogen werden können.

MENSCHLICHE KREBSVIREN

Bestimmte menschliche Krebserkrankungen sind virusassoziiert. Dazu gehören das Burkitt-Lymphom (Epstein-Barr-Virus), das hepatozelluläre Karzinom (Hepatitisviren), das Zervixkarzinom (humane Papillomaviren, HPV) und die T-Zell-Leukämie (Retroviren). Die Wirkungsmechanismen dieser Viren sind unterschiedlich, gemeinsam ist ihnen jedoch die Aktivierung wachstumsfördernder Signalwege oder eine Inhibition von Tumorsuppressorgenprodukten in den infizierten Zellen. So binden und inaktivieren etwa die HPV-Proteine E6 und

E7 die zellulären Tumorsuppressoren p53 beziehungsweise pRB. Es gibt mehrere HPV-Typen, von denen einige mit der Entwicklung bestimmter Malignome assoziiert sind, wie das Zervix-, Vulva-, Vaginal-, Penis- und Analkarzinom sowie das oropharyngeale Karzinom. Viren allein reichen für die Entwicklung von Krebserkrankungen nicht aus, sie können jedoch einzelne Veränderungen im vielschrittigen Prozess der Krebsentstehung bewirken.

GENEXPRESSIONSPROFILE VON KREBSERKRANKUNGEN

Der durch alterierte Tumorsuppressoren, Onkogene und epigenetische Regulation unterhaltene Vorgang der Tumorentstehung ist von Veränderungen der Genexpression begleitet. Der Einsatz moderner Verfahren, wie solcher zum Hochdurchsatz-Profiling der Genexpression mittels Sequenzierung oder Mikroarrays, ermöglicht die Untersuchung der Genexpression von neoplastischen Zellen in einem bislang nicht erreichbaren Umfang. So ist es nun möglich, den Expressionsgrad mehrerer tausend Gene gleichzeitig zu bestimmen. Ein typisches Experiment zur vergleichenden Untersuchung von Genexpression in Normal- und Krebsgewebe unter Verwendung eines cDNS-Array wird in Abbildung 26-7 gezeigt. Das Verständnis der Genexpression erlaubt die Identifikation exprimierter Gene und das Verständnis auch komplexer, dem normalen und neoplastischen Zellverhalten zugrunde liegender molekularer Regelkreise. Solche Untersuchungen haben zur Beschreibung tumoraler Genexpressionsprofile geführt, die für Verfahren zur Differenzierung des biologischen Tumorverhaltens (molekulare Klassifizierung), zur Aufklärung von Tumorentstehungswegen und zur Identifikation diagnostischer und therapeutischer Zielmoleküle richtungsweisend sein können. Die ersten praktischen Anwendungen dieser Technologie deuten darauf hin, dass mittels globaler Genexpressionsprofile durch andere klinische oder labortechnische Verfahren nicht ableitbare prognostische Erkenntnisse gewonnen werden können. Der Gene Expression Omnibus (GEO, *http://www.ncbi.nlm.nih.gov/geo/*) ist ein Online-Archiv von Daten über Expressionsprofile mit Suchfunktion.

GENOMWEITE MUTATIONSPROFILE BEI KREBS

Mit der Vollendung des humanen Genomprojekts und durch die Fortschritte der Sequenzierungstechniken ist nun auch die Erstellung systematischer Mutationsanalysen des Krebsgenoms möglich. Inzwischen lässt sich

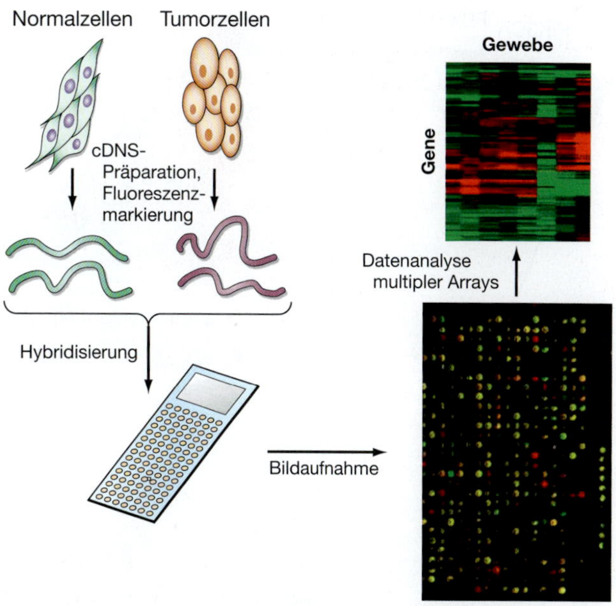

Abbildung 26-7 Repräsentatives cDNS-Array-Experiment. Nach der Extraktion zellulärer RNS und reverser Transkription wird die cDNS mit Fluoreszenzfarbstoffen markiert (normale bzw. Tumorzellen üblicherweise grün bzw. rot) und die Fluoreszenz-Sondenmischung mit dem dDNS-Array hybridisiert. Jeder Array-Punkt enthält ein Oligonukleotid (oder cDNS-Fragment) eines bestimmten Gens. Das Bild wird von einer Fluoreszenzkamera aufgenommen; rote Signale zeigen ein Überwiegen der tumorzellulären Expression, grüne Signale überwiegende Expression in normalen Zellen an. Gelbe Signale zeigen ein zwischen Normal- und Tumorprobe gleiches Expressionsniveau. Nach Cluster-Analyse aller mit den verschiedenen Proben hybridisierten Arrays werden die Ergebnisse zumeist grafisch unter Verwendung des Treeview-Visualisierungsprogramms dargestellt, wobei für jede Gewebsprobe (Spalte) die farbkodierte Expression für jedes Gen (Zeile) des Arrays wiedergegeben wird.

das gesamte Genom von Krebszellen sequenzieren, was unsere Herangehensweise an Prävention, Diagnostik und Behandlung von Krebserkrankungen revolutionieren wird. Das International Cancer Genome Consortium (*http://icgc. org/*) wurde ins Leben gerufen und vereinte die weltweit führenden Krebsgesellschaften, die Genom- und Krebsforscher sowie die Statistiker, um internationale Forschungsprojekte zur Krebsgenetik zu initiieren, zu koordinieren und die Daten zu verbreiten. Inzwischen wurden Hunderte von Genomen von mehr als 25 Krebsarten durch gemeinschaftliche Anstrengungen sequenziert. Außerdem wurde bei zahlreichen Tumoren eine Exomsequenzierung (Sequenzierung aller kodierenden Regionen des Genoms) durchgeführt. Anhand dieser Sequenzierungsdaten wurden die Mutationsprofile von Krebs aufgedeckt und die funktionell an der Tumorgenese beteiligten Treiber(„driver“)-Mutationen entdeckt. Es gibt bei typischen Krebsformen allgemein 40–100 genetische Veränderungen der Proteinsequenz, obwohl die statistische Auswertung vermuten lässt, dass nur 8–15 davon funktionell an der Tumorgenese beteiligt sind. Aus

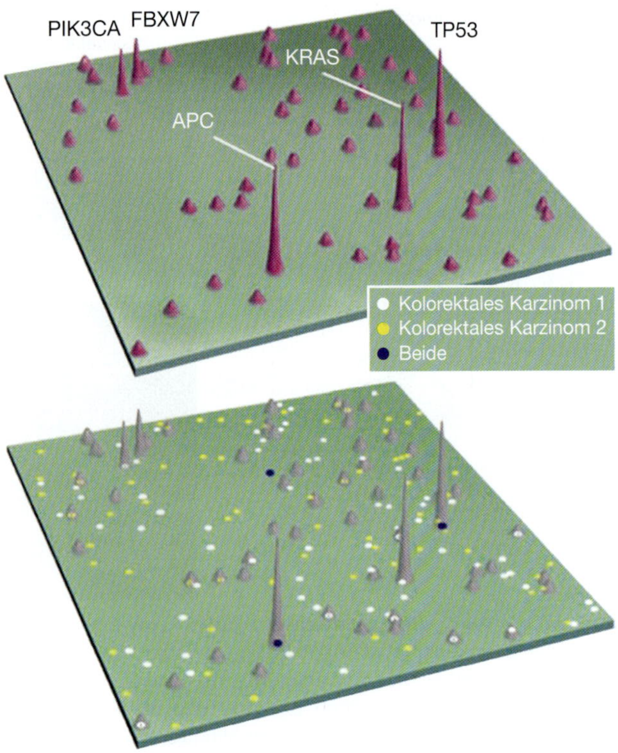

Abbildung 26-8 Zweidimensionale Karten der bei kolorektalem Karzinom mutierten Gene. Die zweidimensionale Landschaft zeigt die Positionen der RefSeq-Gene entlang der Chromosomenstruktur und die Höhe der Spitzen entspricht der Mutationsfrequenz. Auf der oberen Karte markieren die höheren Spitzen die Gene, die oft beim kolorektalen Karzinom mutiert sind, während die größere Anzahl niedrigerer Hügel den seltener mutierten Genen entspricht. Auf der unteren Karte werden die Mutationen von zwei Tumoren dargestellt. Zu beachten ist die geringe Überschneidung zwischen den mutierten Genen der beiden gezeigten kolorektalen Karzinome. Diese Unterschiede konnten erklären, warum menschliche Krebserkrankungen so verschieden verlaufen und unterschiedlich auf die Therapie ansprechen. *(Mit frdl. Genehmigung aus Wood et al: Science 318:1108, 2007.)*

diesen Studien lässt sich ableiten, dass die meisten in Tumoren mutierten Gene tatsächlich nur sehr selten mutieren (< 5 %), während einige wenige Gene (wie p53, KRAS) in vielen Tumoren mutiert sind (Abb. 26-8). Bislang konzentrierte sich die Forschung auf die häufig mutierten Gene, inzwischen zeigt sich jedoch, dass die sehr zahlreichen, nur selten bei Krebs mutierten Gene einen wichtigen Beitrag zum Krebsphänotyp leisten. Die neue Herausforderung liegt im Verständnis der durch diese Mutationen veränderten Signalwege sowie der funktionellen Bedeutung dieser verschiedenen Mutationen. Außerdem leitet die Kenntnis der bei einem bestimmten Tumor veränderten Gene für die Krebsmedizin die neue Ära der individualisierten Behandlung ein (siehe unten). Der Cancer Genome Atlas *(http://cancergenome.nih.gov)* ist ein Gemeinschaftsprojekt des National Cancer Institute und des National Human Genome Research Institute zur systematischen Charakterisierung aller Genomveränderungen bei Krebserkrankungen des Menschen. Die COSMIC-Datenbank (Catalogue of Somatic Mutations in Cancer) ist eine Initiative des Welcome Trust Sanger Institute zur Speicherung und Darstellung von Informationen über somatische Mutationen und damit zusammenhängender Aspekte von Krebserkrankungen des Menschen *(http:// cancer.sanger.ac.uk/)*.

ANHAND MOLEKULARER PROFILE INDIVIDUALISIERTE KREBSTHERAPIE

Das Profiling der Genexpression und die genomweite Sequenzierung ermöglichen ein noch nie dagewesenes molekulares Verständnis der Krebserkrankungen. Möglicherweise eröffnet die Kenntnis der jeweiligen Signalwege oder Gene, die bei einem bestimmten Tumor dysreguliert sind (personalisierte Genomik oder Präzisionsmedizin), neue therapeutische Optionen für diesen Tumor und ermöglicht damit eine personalisierte Behandlung des Patienten. Da sich selbst Tumoren des gleichen Typs ausgesprochen heterogen verhalten, könnte die personalisierte informationsbasierte Medizin vor allem bei Tumoren, die auf die konventionellen Therapien nicht ansprechen, die derzeitige histologisch basierte Therapie ergänzen oder vielleicht eines Tages auch ersetzen. Der Erfolg dieses Ansatzes wird von der Identifikation ausreichend angreifbarer Veränderungen (Mutationen oder Signalwege, die gezielt mit einem Medikament angegriffen werden können) bestimmt. Beispiele für derzeit angreifbare Veränderungen sind BRAF-Mutationen (gezielte Behandlung mit Vemurafenib) und RET-Mutationen (gezielte Behandlung mit Sunitinib und Sorafenib) sowie ALK-Rearrangements (gezielte Behandlung mit Crizotinib). Interessanterweise gehen Studien davon aus, dass 20 % der dreifach Rezeptor-negativen Mammakarzinome und 60 % der Lungenkarzinome potenziell angreifbare genetische Veränderungen aufweisen. Außerdem erlaubt die Genexpression grundsätzlich die Vorhersage der Arzneimittelempfindlichkeit und liefert prognostische Informationen. Handelsübliche Diagnosetests wie Mammaprint und Oncotype DX bei Mammakarzinom helfen den Patienten und Ärzten bei den Behandlungsentscheidungen. Die personalisierte Medizin ist ein aufregender neuer Weg der Krebstherapie, der darauf beruht, dass die Merkmale eines Tumors zu einer effektiven Behandlung verwendet werden. Dieses Konzept leitet eine fundamentale Änderung unseres Behandlungsansatzes bei Krebserkrankungen ein. Allerdings muss bedacht werden, dass die Genexpression einer Krebserkrankung bei ein und demselben Patienten sowie abhängig von der anatomischen Lage der malignen Veränderungen stark variieren kann. Bislang ist noch unbekannt, ob diese klonalen Variationen innerhalb eines Tumors das Ziel der personalisierten Therapie behindern werden.

DIE ZUKUNFT

Eine Revolution der Krebsgenetik im Laufe der letzten 25 Jahre ist offensichtlich. Die Identifikation von Krebsgenen hat das Verständnis der Tumorentstehung vertieft und wesentlich Einfluss auf die gesamte Krebsbiologie genommen. Insbesondere die Einführung leistungsfähiger Verfahren zur gemonweiten Ermittlung des Expressionsprofils und zur Mutationsanalyse liefert ein detailliertes Bild der Molekulardefekte einzelner Tumoren. Außerdem ist es bereits möglich, manche Tumoren anhand von spezifischen genetischen Veränderungen individualisiert zu behandeln. Obwohl diese Fortschritte noch nicht zur Veränderung der Prävention, Prognose oder Behandlung von Krebserkrankungen geführt haben, wird es immer mehr Durchbrüche auf diesem Gebiet geben, die eine Anwendung bei immer mehr Krebserkrankungen ermöglichen.

WEITERFÜHRENDE LITERATUR

Hanahan D, Weinberg RA: Hallmarks of cancer: the next generation. Cell 144:646–74, 2011 [PubMed: 21376230]

Mitelman F, Johansson B, Mertens F (Eds.): Mitelman Database of Chromosome Aberrations and Gene Fusions in Cancer – *http://cgap.nci.nih.gov/Chromosomes/Mitelman*, 2015

National Cancer Institute: *www.cancer.gov/about-cancer/treatment/types/targeted-therapies/targeted-therapies-fact-sheet*

Vogelstein B, Papadopoulos N, Velculescu VE et al: Cancer genome landscapes. Science 339:1546–58, 2013

KAPITEL 27

KREBSZELLBIOLOGIE

Jeffrey W. Clark ■ Dan L. Longo

Für die deutsche Ausgabe Thomas Böhm

Krebserkrankungen sind durch ungeregelte Zellteilung, Umgehen des Zelltodes, kontinuierliche Angiogenese, Gewebeinvasion und die Fähigkeit zu metastasieren gekennzeichnet. Ein Neoplasma ist benigne, wenn es zwar ungesteuert, aber nicht invasiv wächst. Das Vorliegen von ungeregeltem Wachstum und Gewebeinvasion spricht für eine Malignität. Krebserkrankungen werden nach ihrem Ursprungsgewebe benannt: Vom Epithelgewebe ausgehende Krebserkrankungen sind Karzinome, vom mesenchymalen Gewebe ausgehende sind Sarkome und solche des hämatopoetischen Gewebes sind Leukämien, Lymphome und Plasmazelldyskrasien (einschließlich des multiplen Myeloms).

Krebserkrankungen sind fast immer die Folge genetischer Veränderungen, von denen die meisten in einer einzelnen Zelle beginnen und monoklonalen Ursprungs sind. Aufgrund der großen Vielfalt von genetischen und epigenetischen Veränderungen, die im Laufe der Zeit in den verschiedenen Zellen maligner Tumoren auftreten können, sind die meisten Krebsformen durch eine starke Heterogenität der Zellpopulationen gekennzeichnet. Diese Heterogenität kompliziert die Behandlung der meisten Krebsformen erheblich, da vermutlich ein Teil der Zellen resistent gegenüber der Therapie ist und daher überlebt und proliferiert, selbst wenn viele Zellen abgetötet werden. Resistenz kann auch durch mangelnde Erreichbarkeit von Krebszellen verursacht werden. Viele Bereiche in soliden Tumoren sind sauerstoffarm und daher auch für Chemotherapeutika oder Antikörper schwer zugänglich. Die niedrigen Proliferationsraten von soliden Tumoren sind ein zusätzliches Problem, weil viele Krebsmedikamente nur auf sich teilende Zellen wirken können.

Gelegentlich entstehen Krebserkrankungen zumindest initial durch Veränderungen in einem dominanten Gen, sodass es zur unkontrollierten Zellproliferation kommt. Beispiele sind die chronische myeloische Leukämie (abl), etwa die Hälfte der Melanome (BRAF), das Burkitt-Lymphom (c-myc) und Unterformen des pulmonalen Adenokarzinoms (egfr, alk, ros1 und ret). Gene, die bei Veränderung das Zellwachstum beschleunigen, werden oft als Onkogene bezeichnet. Sie wurden erstmals als wichtige Bestandteile von Viren entdeckt, die bei Tieren zur Tumorbildung führen. Später wurde dann festgestellt, dass die Virusgene in der Zelle normale Gegenstücke mit wichtigen Funktionen hatten, die von den Viren beim Übergang zwischen den Wirtszellen eingefangen und mutiert worden waren.

Die zahlreichen Krebserkrankungen des Menschen gehen mit ebenso zahlreichen genetischen Veränderungen einher, von denen jede zum Kontrollverlust über die Zellproliferation und -differenzierung beiträgt und mit dem Erwerb bestimmter Fähigkeiten einhergeht, wie Gewebeinvasion, die Fähigkeit zu mutieren und Angiogenese. Diese Eigenschaften fehlen der normalen erwachsenen Zelle, von der der Tumor ausgeht. Tatsächlich besitzen normale Zellen zahlreiche Sicherheitsvorkehrungen gegen eine unkontrollierte Proliferation und Invasion. Viele Krebserkrankungen durchlaufen progressiv immer anormalere Phänotypen: von der Hyperplasie über das Adenom und die Dysplasie zum Carcinoma in situ und schließlich zum invasiven Krebs mit der Fähigkeit zu metastasieren (Tab. 27-1). Bei den meisten Krebserkrankungen treten diese Veränderungen über einen langen Zeitraum von in der Regel mehreren Jahren bis Jahrzehnten auf.

In den meisten Organen können nur primitive, nicht differenzierte Zellen proliferieren und verlieren nach der Differenzierung und dem Erreichen des Funktionszustands die Fähigkeit zur Proliferation. Die lokale Ausbreitung der primitiven Zellen hängt mit den funktionellen Bedürfnissen des Organs zusammen und wird über Rezeptoren gesteuert, die Signale aus der lokalen Umgebung erhalten, sowie durch Hormone, die über das Blut zu ihnen gelangen. Ohne derartige Signale befinden sich die Zellen im Ruhezustand. Diese Ruhesignale der primitiven Zellen sind wenig erforscht. Sie müssen auch aus der Umgebung stammen, da zum Beispiel eine regenerierende Leber zu wachsen aufhört, sobald der bei einer partiellen Hepatektomie entfernte Anteil vollständig ersetzt wurde und regenerierendes Knochenmark nicht weiter wächst, wenn die Anzahl der peripheren Blutzellen wieder normal ist. Krebszellen reagieren nicht mehr auf diese Kontrollen und erkennen nicht, wenn sie aus der normalerweise von dem Organ (zu dem sie gehören) besetzten Nische herausgewachsen sind. Diese Mechanismen der Wachstumsregulierung sind noch weitgehend unbekannt.

CHECKPOINTKONTROLLEN DES ZELLZYKLUS

Normale Zellen besitzen mehrere Kontrollmechanismen, die bei Krebserkrankungen genetisch verändert werden. Die für diese Kontrollprozesse kritischen Proteine, die bei Krebserkrankungen oft mutiert oder anderweitig inaktiviert sind, werden als Tumorsuppressorgene bezeichnet. Beispiele sind p53 und Rb (siehe unten). Der Ablauf der Zellteilung wird von zahlreichen Genen an mehreren Kontrollstationen überprüft. In der ersten Phase (G1) wird die Replikation des genetischen Materials vorbereitet. Die Zelle unterbricht ihren Zyklus vor dem Beginn der DNS-Synthesephase (S-Phase) und macht Inventur. Kann die DNS repliziert werden? Steht die DNS-Reparaturmaschinerie bereit, um etwaige Mutationen zu beheben? Sind alle zur DNS-Replizierung erforderlichen Enzyme vorhanden? Sind ausreichend Nukleotide verfüg-

Tabelle 27-1

PHÄNOTYPISCHE EIGENSCHAFTEN VON MALIGNEN ZELLEN

Deregulierte Zellproliferation: Funktionsverlust von negativen Wachstumsregulatoren (Tumorsuppressorgene, z. B. Rb, p53) und erhöhte Aktivität von positiven Wachstumsregulatoren (Onkogenen, z. B. Ras, Myc) führen zur gestörten Zellzykluskontrolle und zum Verlust von normalen Checkpointkontrollen.

Unfähigkeit zur Differenzierung: Arretierung in einem Stadium vor der terminalen Differenzierung. Können Stammzelleneigenschaften behalten. (Oft bei Leukämien beobachtet durch transkriptionelle Unterdrückung von Entwicklungsprogrammen durch die neuen Geneigenschaften nach chromosomaler Translokation.)

Verlust der normalen Apoptosesignalwege: Inaktivierung von p53, verstärkte Aktivität der Bcl-2-Genfamilie. Dieser Defekt erlaubt das Überleben von Zellen mit onkogenen Mutationen und genetischer Instabilität sowie die klonale Expansion und Diversifikation im Tumor ohne Aktivierung der physiologischen Selbstmordprogramme.

Genetische Instabilität: Defekte der DNS-Reparaturprogramme, die entweder zu einzelnen oder mehreren Nukleotidmutationen (wie bei der Mikrosatelliteninstabilität, MIN) oder häufiger zu chromosomaler Instabilität (CIN) und damit zur Aneuploidie führen. Ursache ist ein Funktionsverlust von p53, BRCA 1 oder 2, Mismatch-Reparatur-Genen, DNS-Reparaturgenen und dem Spindel-Checkpoint. Führt zur Akkumulation verschiedener Mutationen in unterschiedlichen Tumorzellen und zur Heterogenität.

Verlust der replikativen Seneszenz: Normale Zellen können sich nach 25–50 Zellzyklen nicht mehr teilen. Der Arrest wird durch Rb, p16INK4a und p53 gewährleistet. Die weitere Replikation führt zum Verlust der Telomere mit entsprechender Zellkrise. Überlebende Zellen zeigen oft ganz ausgeprägte chromosomale Anomalien. Die Bedeutung für den humanen In-vivo-Krebs bleibt unklar. Viele humane Tumoren exprimieren das Telomerase-Enzym.

Nichtansprechen auf externe wachstumshemmende Signale: Die Krebszellen reagieren nicht mehr auf Signale, die sie normalerweise an der Proliferation hindern, sobald sie die Nische des Organs, aus dem sie hervorgegangen sind, verlassen haben. Wir wissen nur wenig über diesen Mechanismus der Wachstumssteuerung.

Stimulation von (Neo)Angiogenese: Verursacht durch erhöhte Genexpression von Pro-Angiogenese-Faktoren (VEGF, FGF, IL-8 und anderen) in Krebs- und Stromazellen oder Verlust von negativen Regulatoren (z. B. Thrombospondin). Proliferierende Krebszellen können nicht mehr ausreichend mit Sauerstoff und Nahrungsmitteln über die nahen Kapillaren versorgt werden und senden Signale an die Umgebung, die früher oder später zum angiogenetischen Übergang oder Switch führen. Rapide lokale Expansion wird durch neue Bildung von Kapillaren ermöglicht. Ohne Angiogenese kann Krebs nicht größer als 1–2 mm^3 werden.

Invasion: Verlust der Zell-Zell-Kontakthemmung (Gap junctions, Cadherine) und erhöhte Produktion von Matrix-Metalloproteinasen (MMPs). Erscheint oft als epithelial-mesenchymale Transition (EMT), wobei sich verankerte Epithelzellen wie bewegliche Fibroblasten verhalten.

Metastasierung: Ausbreitung von Krebszellen in Lymphknoten und andere Organsysteme. Ein sehr ineffizienter Prozess, limitiert durch die Fähigkeit der Krebszellen, in der fremden Umgebung zu überleben.

Entkommen vom Immunsystem: Herabregulation der MHC-Klasse-I- und -II-Moleküle; Induktion von T-Zell-Toleranz, Hemmung von normaler dendritischer Zell- und/oder T-Zell-Funktion; Verlust von antigenen Proteinvarianten und klonale Heterogenität; Zunahme der regulatorischen T-Zellen. Diese darwinistischen Selektionsprozesse laufen sehr früh in der Entwicklungsphase von Krebs ab. Krebszellvarianten, die vom Immunsystem nicht erkannt werden, haben einen starken Wachstumsvorteil und werden selektioniert. Krebswachstum kann bis zur klinischen Diagnose Jahrzehnte dauern. Das Immunsystem kann wachstumshemmend, aber auch -fördernd wirken.

Verschiebung im Zellmetabolismus: Die Energieerzeugung verschiebt sich zur aeroben Glykolyse.

Abkürzungen: FGF = Fibroblast Growth Factor; IL = Interleukin; MHC = Major Histocompatibility Complex; VEGF = Vascular Endothelial Growth Factor.

bar? Reicht die Energie? Eine wichtige Bremse für den gesamten Vorgang ist das Retinoblastomprotein, Rb. Sobald die Zelle festgestellt hat, dass sie fortfahren kann, führt die sequenzielle Aktivierung der Cyclin-abhängigen-Kinasen (CDKs) zur Inaktivierung der Bremse, Rb, durch Phosphorylierung. Phosphoryliertes Rb setzt den S-Phase-regulierenden Transkriptionsfaktor frei (E2F/DP1), außerdem werden Gene exprimiert, die für den Ablauf der S-Phase wichtig sind. Stellt die Zelle fest, dass sie nicht mit der DNS-Replikation fortfahren kann, blockieren mehrere Inhibitoren die Wirkung der CDK, wie $p21^{Cip2/Waf1}$, $p16^{Ink4a}$ und $p27^{Kip1}$. *Beinahe jeder Krebs hat mindestens eine Genläsion am G1-Checkpoint, welche die Fortsetzung der S-Phase erlaubt.*

Am Ende der S-Phase, wenn die Zelle ihren DNS-Gehalt möglichst exakt kopiert hat, erfolgt eine zweite Inventur am S-Checkpoint. Wurden alle Chromosomen vollständig verdoppelt? Wurden einzelne DNS-Segmente mehr als einmal kopiert? Stimmen die Anzahl der Chromosomen und die DNS-Menge? Sofern dies alles zutrifft, beginnt die Zelle mit der G2-Phase, in der sie sich auf die Teilung vorbereitet, indem sie den Spindelapparat und andere für die Herstellung von zwei Tochterzellen erforderliche Proteine produziert. Bei DNS-Schäden wird normalerweise der p53-Signalweg aktiviert. Dieser als Genomwächter bezeichnete Transkriptionsfaktor ist gewöhnlich in niedriger Konzentration in allen Zellen vorhanden. Sein Spiegel wird durch seinen raschen Umsatz reguliert. Normalerweise ist p53 an mdm2 gebunden, das sowohl die transkriptionale Aktivierung von p53 hemmt, als auch p53 zur Degradierung im Proteasom markiert. Bei Schäden wird der ATM-Signalweg (ataxia-telangiectasia mutated) aktiviert. ATM phosphoryliert mdm2, sodass es nicht mehr an p53 binden kann und p53 den Zellzyklus anhalten, die Synthese von Reparaturenzymen oder bei zu starkem Schaden die Zellapoptose einleiten kann, um die Verbreitung einer beschädigten Zelle zu verhindern (Abb. 27-1).

Eine weitere Möglichkeit zur Aktivierung von p53 erfolgt durch Induktion mithilfe hyperproliferativer Signale der Onkogene von $p14^{ARF}$. ARF konkurriert mit p53 um die Bindung von mdm2, sodass p53 den Effekten von mdm2 entkommen und in der Zelle akkumulieren kann. Anschließend hält p53 den Zellzyklus durch Aktivierung von CDK-Inhibitoren, wie p21, an und/oder löst den Apoptose-Signalweg aus. Angesichts seiner kritischen Bedeutung bei der Kontrolle der Zellzyklusprogression wundert es nicht weiter, dass sich bei mehr als 50 % der menschlichen Krebserkrankungen Mutationen in dem für p53 kodierenden Gen auf Chromosom 17p finden. Meistens handelt es sich um erworbene Mutationen in einem der Allele im malignen Gewebe und Deletion des anderen Allels, sodass die Zelle den DNS-schädigenden Stoffen schutzlos ausgeliefert ist. Manche Umweltfaktoren führen zu ähnlichen Mutationen von p53. So kommt es bei Aflatoxinexposition in Codon 249 zur Mutation Arginin → Serin mit nachfolgendem Leberzellkarzinom. Selten sind Keimzellmutationen von p53 (Li-Fraumeni-Syndrom), die zu familiären Krebssyndromen führen. Bei Fehlen von p53 kommt es zur chromosomalen Instabilität und Akkumulation von DNS-Schäden mit dem Erwerb von Eigenschaften, durch welche die anormalen Zellen proliferieren können und einen Überlebensvorteil erhalten. Neben der Rb-Funktionsstörung besitzen die meisten Krebserkrankungen Mutationen, die den p53-Signalweg inaktivieren. Die Bedeutung von p53 und Rb bei der Krebsentstehung wird durch die neoplastischen Transformationsmechanismen des humanen Papillomavirus unterstrichen. Dieses Virus besitzt zwei Hauptonkogene, E6 und E7. E6 beschleunigt den raschen

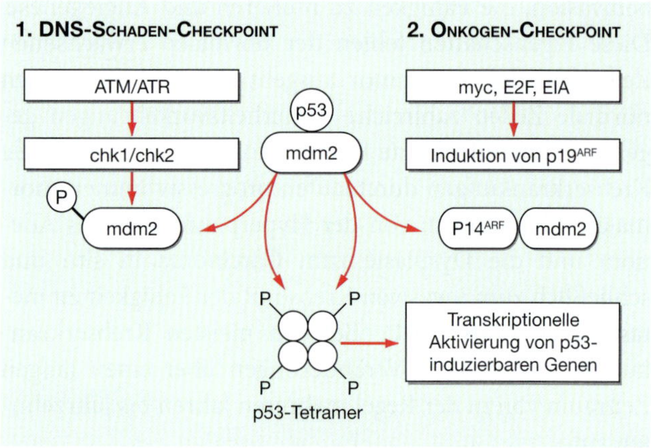

Abbildung 27-1 Induktion von p53 durch DNS-Schaden und Onkogen-Checkpointkontrollen. Als Antwort auf schädigende Einflüsse werden p53 und mdm2 von der Ataxia-teleangiectatica-mutierten (ATM) und der verwandten ATR-Serin-/Threoninkinase sowie von den direkt nachfolgenden Checkpointkinasen Chk1 und Chk2 phosphoryliert. Das führt zu einer Dissoziation von p53 und mdm2 und dadurch zu einer erhöhten Proteinkonzentration von p53 und zur Transkription von Genen, die einen Zellzyklusarrest ($p21^{Cip1/Waf1}$) oder Apoptose (z. B. die proapoptotischen Bcl-2-Familienmitglieder Noxa und Puma) auslösen. Zu den Induktoren von p53 gehören Hypoxie, DNS-Schaden (durch UV-Strahlung, Gammastrahlung oder Chemotherapie), Ribonukleotiddepletion und Telomerverkürzung. Ein zweiter Mechanismus der p53-Induktion ist die Aktivierung durch Onkogene, wie Myc, mit gestörter G1-/S-Transition. Dieser Signalweg wird durch ein zweites Produkt des Ink4a-Genlocus reguliert, $p14^{ARF}$ (p19 bei Mäusen), das durch einen alternativen Leserahmen auf der gleichen Gensequenz wie das $p16^{Ink4a}$ kodiert wird. Die ARF-Konzentrationen werden durch Myc und E2F hochreguliert, ARF bindet an mdm2 und rettet damit p53 vor dem hemmenden Effekt des mdm2. Dieser Onkogen-Checkpoint führt zum Tod oder zur Seneszenz (ein irreversibler Arrest in der G1-Phase des Zellzyklus) von Zellen, die ohne entsprechende physiologische Signale versuchen, in die S-Phase zu gelangen. Seneszente Zellen wurden bei Patienten nachgewiesen, bei denen in prämalignen Gewebeteilen aktivierte Onkogene vorhanden waren, wie dysplastische Nävi mit einer aktivierten Form von BRAF (siehe unten). Dies belegt, dass die Induktion der Seneszenz ein protektiver Mechanismus sein kann, um das Wachstum von neoplastischen Zellen zu verhindern.

Umsatz von p53 und E7 hemmt Rb. Für die Transformation von Epithelzellen, die zum Beispiel zum Gebärmutterhalskrebs führen kann, ist die Hemmung dieser beiden Zielproteine erforderlich.

Ein weiterer Checkpoint des Zellzyklus befindet sich in der Zellteilung, der Spindel-Checkpoint. Seine Eigenschaften müssen zwar im Einzelnen noch geklärt werden, es scheint aber so zu sein, dass die Zelle bei falscher Ausrichtung der Chromosomen durch den Spindelapparat, anormaler Chromosomenzahl (z. B. mehr oder weniger als 4n) oder schlechter Paarung der Zentromere mit den verdoppelten Schwesterchromosomen einen Zelltod-Signalweg auslöst, damit keine Tochterzellen mit Aneuploidie entstehen. Störungen am Spindel-Checkpoint erleichtern das Entstehen einer Aneuploidie. Bei manchen Tumoren ist die Aneuploidie das vorherrschende genetische Merkmal, bei anderen ist es ein Defekt in der Reparatur von DNS-Schäden durch Mutationen in Genen, die für die Proteine kodieren, die für die DNS-Mismatch-Reparatur in primär genetischen Läsionen entscheidend sind. Sie werden in der Regel anhand von Veränderungen der Wiederholungssequenzen der DNS (Mikrosatelliten) oder der Mikrosatelliteninstabilität maligner Zellen nachgewiesen. Allgemein besitzen Tumoren entweder eine Abweichung der Chromosomenzahl oder eine Mikrosatelliteninstabilität, nicht aber beides. Zur Krebserkrankung führende Schäden sind anormale Checkpoints des Zellzyklus, eine unzureichende DNS-Reparatur und der Verlust der genetischen Integrität.

Schon lange werden nach Möglichkeiten gesucht, die für den Krebs typischen Defekte in der Zellzyklusregulation therapeutisch wiederherzustellen. Dieses Konzept bleibt jedoch problematisch, weil es weitaus schwieriger ist, die normale biologische Funktion wiederherzustellen, als die anormale Funktion von Proteinen, welche die Zellproliferation vorantreiben (z. B. Onkogene), zu hemmen.

KREBS ALS EIN SEINE NISCHE IGNORIERENDES ORGAN

Die zentralen, zu einem Malignom führenden Zelldefekte wirken sich auf Zellebene aus, aber nicht nur. Bösartige Tumoren verhalten sich wie Organe, die ihre funktionelle Spezialisierung eingebüßt haben und nicht mehr auf die Signale reagieren, die ihr Wachstum normalerweise eingrenzen würden. Krebserkrankungen werden beim Menschen meistens nachweisbar, wenn der Primärtumor mindestens 1 cm groß ist – dann enthält er bereits etwa 10^9 Zellen. Noch häufiger werden die Patienten mit Tumoren aus mindestens 10^{10} Zellen vorstellig. Die tödliche Krebszelllast liegt bei etwa 10^{12} Zellen. Würden sich bei Diagnosezellen alle Krebszellen gleichzeitig teilen, würde der Patient recht schnell die tödliche Tumorlast erreichen. Das Wachstum menschlicher Tumoren folgt jedoch der Gompertz-Kinetik, wonach sich nicht jede Tochterzelle, die bei einer Zellteilung entsteht, auch selbst wieder teilen kann. Der wachsende Anteil eines Tumors wird im Laufe der Zeit immer kleiner. Er beträgt bei den ersten malignen Zellen noch 100 % und ist bei soliden Tumoren zu dem Zeitpunkt, an dem der Patient einen Arzt aufsucht, nur noch 2–3 %. Dieser Prozentbereich ist signifikant weniger als der wachsende Anteil des normalem Knochenmarks und normalen Darmepithels, den am stärksten proliferativen normalen Geweben des menschlichen Körpers, was wohl auch die dosislimitierenden Nebenwirkungen von Zellteilungsgiften erklärt. Solide Tumoren verdoppeln die messbare Größe etwa alle 60–90 Tage. Bei Leukämien oder Lymphomen ist die Rate an sich teilenden Krebszellen wesentlich höher, was auch ihre erhöhte Sensibilität gegenüber Chemotherapie und anderen Krebsmedikamenten erklärt.

Diese Daten zeigen, dass der Tumor sein Wachstum mit der Zeit verlangsamt. Aber wie macht er das? Die Tumorzellen besitzen zahlreiche genetische Schäden, die eine Proliferation fördern, trotzdem hat die Proliferationsfähigkeit des Tumors bereits abgenommen, sobald er klinisch bemerkt werden kann. Wir müssen besser verstehen, wie der Tumor sein Wachstum anhält. In vivo können mehrere Faktoren zur begrenzten Profilerationsfähigkeit der Tumorzellen beitragen. Manche Zellen sind hypoxisch und werden nicht ausreichend mit Nährstoffen und Energie versorgt. Andere haben zu viele genetische Schäden angehäuft, um den Zellzyklus beenden oder eine Apoptose auslösen zu können und überleben daher, proliferieren aber nicht. Ein wichtiger Teil der Zellen jedoch teilt sich zwar nicht aktiv, sondern bewahrt sich diese Fähigkeit und teilt sich unter bestimmten Umständen, wenn die Tumormasse therapeutisch verkleinert wurde. Ebenso wie das Knochenmark bei der Gabe knochenmarkschädigender Substanzen seine Proliferationsrate erhöht, scheint der Tumor zu bemerken, dass seine Zellzahl reduziert wurde, und reagiert darauf mit einer erhöhten Wachstumsrate. Das Knochenmark hört mit dem Wachstum auf, wenn es sein Produktionsziel erreicht hat, der Tumor hingegen nicht.

Wenn wir mehr darüber lernen, wie normale Zellen auf die Stopp-Signale ihrer Umgebung reagieren und wie und warum Tumorzellen derartige Signale beachten, werden vermutlich weitere Angriffspunkte der Tumorzellen entdeckt werden.

BEDEUTUNG DER IN-VITRO-SENESZENZ FÜR DIE KARZINOGENESE

Bei der In-vitro-Kultivierung können normale Zellen meistens nicht dauerhaft wachsen. Eine Ausnahme sind die Fibroblasten, die sich in vitro 30- bis 50-mal teilen können und dann „untergehen". Dies wurde als „Krise" bezeichnet, während derer sich die meisten Zellen nicht weiter teilen (häufig durch die vermehrte Expression von p21, einem CDK-Inhibitor), viele sterben und ein kleiner Anteil genetische Veränderungen erworben hat, die ihm ein unkontrolliertes Wachstum ermöglichen. Das Verschwinden des Wachstums normaler Zellen in vitro wird als „Seneszenz" bezeichnet und noch ist unklar, ob dieses Phänomen von physiologischer Bedeutung ist.

Zu den zellulären Veränderungen bei der In-vitro-Vermehrung gehört die Verkürzung der Telomere. Die DNS-Polymerase kann Chromosomenenden nicht replizieren, wodurch mit jedem Replikationszyklus DNS an den spezialisierten Chromosomenenden (den so genannten Telomeren) verloren geht. Bei Geburt sind menschliche Telomere zwischen 15 und 20 Kilobasenpaare lang und bestehen aus zweifachen Wiederholungen (Tandem-Repeats) der Sechsernukleotid-Sequenz TTAGGG. Diese Sequenz ist mit speziellen Telomer-Bindungsproteinen besetzt und bildet eine T-Schleifenstruktur, die Chromosomenenden davor schützt, als zerbrochene oder beschädigte DNS erkannt zu werden. Der Verlust der telomerischen Repeats mit jedem Zellteilungszyklus verursacht eine allmähliche Telomerverkürzung, welche zum Wachstumsstopp führt *(Seneszenz)*, wenn eine oder mehrere kritisch kurze Telomere eine durch p53 regulierte DNS-Schadensantwort (DNS-Schaden-„Checkpoint") hervorrufen. Zellen können diesen Wachstumsstopp umgehen, wenn pRB und p53 nicht funktionell sind. Der Zelltod tritt ein, wenn ungeschützte Chromosomenenden Fusionen von Chromosomen oder andere für die Zelle katastrophale DNS-Rearrangements auslösen. Man nimmt an, dass die Fähigkeit, Telomer-basierte Wachstumsbeschränkungen zu umgehen, einen kritischen Schritt in der Evolution der meisten malignen Neoplasien darstellt. Dies geschieht durch Reaktivierung der Telomerase-Expression in Krebszellen. Das Enzym Telomerase fügt TTAGGG-Wiederholungen (Repeats) an die 3'-Enden der Chromosomen. Es enthält eine katalytische Untereinheit mit reverser Transkriptase-Aktivität (hTERT) sowie eine RNS-Komponente, welche die Matrize für die Telomererweiterung liefert. Die meisten normalen somatischen Zellen exprimieren nicht genügend Telomerase, um die Telomerenverkürzung mit jeder Zellteilung zu verhindern. Ausnahmen sind Stammzellen (einschließlich solche in hämatopoetischen Geweben, Darm- und Hautepithel sowie Keimzellen), welche eine extensive Zellteilung zur Aufrechterhaltung der Gewebehomöostase benötigen. Mehr als 90 % der menschlichen Tumoren exprimieren hohe Telomerase-Spiegel, welche die kritische Telomerenverkürzung verhindern und eine beinahe uneingeschränkte Zellproliferation erlauben. Die Hemmung der Telomerase-Aktivität kann zur Apoptose von Tumorzellen führen. Große Anstrengungen werden unternommen, um Methoden zur Hemmung der Telomerase-Aktivität in Krebszellen zu entwickeln. Die reverse Transkriptase-Aktivität der Telomerase wäre ein bevorzugtes Angriffsziel für niedermolekulare Pharmaka. Ein solcher Telomerase-Inhibitor, Imetelstat (GRN163L), wird in mehrerenKrebsstudien getestet. Um jedoch einen guten therapeutischen Effekt zu erzielen, müssten diese Pharmaka allerdings in ausreichender Konzentration in den Zellkern gelangen, um die Telomerase effektiv hemmen zu können. Das könnte sich als unüberwindbares Problem herausstellen, eventuell beträchtliche Nebenwirkungen verursachen, zudem Krebsgewebe durch den erhöhten Druck schlecht durchblutet ist und chronisch unter Nährstoffmangel leidet und damit die Diffussion von Pharmaka in die Zelle, noch mehr in den Zellkern, eingeschränkt ist. Die Proteinkomponente der Telomerase (hTERT) könnte als eines der am häufigsten exprimierten tumorassoziierten Antigene Angriffspunkt für Impfstoffe sein. Die Erfolgsaussichten eines derartiges Ansatzes dürften aber eher als gering eingeschätzt werden. Das Telomerase Peptide Vaccine GV1001 wurde in mehreren klinischen Studien getestet.

Fast alle bekannten Funktionen der Telomerase hängen mit der Zellteilung zusammen. Daneben hat sie noch weitere Effekte, wie die Störung der differenzierten Funktionen zumindest von bestimmten Stammzellen, obwohl der Effekt auf die differenzierten Funktionen von normalen Nicht-Stammzellen weniger klar ist. Trotzdem wird immer häufiger ein Zusammenhang zwischen kurzen Telomeren und menschlichen Erkrankungen festgestellt, vom Diabetes über die koronare Herzkrankheit bis zur Alzheimer-Krankheit. Komplizierend kommt hinzu, dass seltene genetische Defekte des Telomerase-Enzyms zu Lungenfibrose, aplastischer Anämie oder Dyskeratosis congenita (mit Veränderungen von Haut, Nägeln und Mundschleimhaut mit einem erhöhten Risiko für bestimmte Malignome) zu führen scheinen, nicht aber zu hämatopoetischen Störungen oder Störungen der Nährstoffaufnahme im Darm, also an den Orten, die aufgrund ihrer hohen Zellteilungsrate am sensibelsten sein müssten. Es besteht noch großer Wissensbedarf darüber, wie eine Verkürzung der Telomere und der Erhalt der Telomere mit Erkrankungen des Menschen allgemein und Krebserkrankungen im Besonderen zusammenhängen.

SIGNALTRANSDUKTIONSWEGE ALS THERAPEUTISCHES ZIEL IN KREBSZELLEN

Signale, die sich auf das Verhalten von Zellen auswirken, stammen von den Nachbarzellen, dem umgebenden Stroma, weit entfernt entstehenden Hormonsignalen und den Zellen selbst (autokrines Signaling). Diese Signale beeinflussen ihre Zielzelle meistens über die Aktivierung bestimmter Signaltransduktionswege, die am Ende zur Induktion aktivierter Transkriptionsfaktoren führen, die wiederum eine Änderung des Verhaltens oder der Funktion der Zelle bewirken oder die Effektorenmaschine in Gang setzen, um eine neue Aufgabe auszuführen. Unabhängig von ihrer Zielsetzung beruhen viele dieser Signalwege auf Signalkaskaden, die nacheinander verschiedene Proteine, Lipide und Glykoproteine aktivieren, was oft mit der Zufügung oder Abspaltung von einer oder mehreren Phosphatgruppen auf einem Downstream-Ziel einhergeht. Obwohl noch andere chemische Veränderungen möglich sind, spielen die Phosphorylierung und Dephosphorylierung doch die wichtigste Rolle. Die Proteine, die Phosphatgruppen mit Proteinen kovalent verbinden, werden als Kinasen bezeichnet. Die Proteinkinasen werden meistens in zwei Klassen eingeteilt. Die eine phosphoryliert Tyrosinreste und die andere Serin-/Threoninreste. Die Tyrosinkinasen spielen oft eine wichtige Rolle bei den Signaltransduktionswegen; dabei kann es sich um Rezeptortyrosinkinasen handeln oder um Tyrosinkinasen, die durch assoziierte Docking-Proteine mit anderen Rezeptoren auf der Zelloberfläche zusammenhängen (Abb. 27-2).

Normalerweise besteht die Aktivität der Tyrosinkinasen kurzzeitig und wird durch Protein-Tyrosinphosphatasen (PTP) revidiert. Bei vielen humanen Krebserkrankungen werden Tyrosinkinasen und Komponenten ihrer Signaltransduktionswege durch drei verschiedene Me-

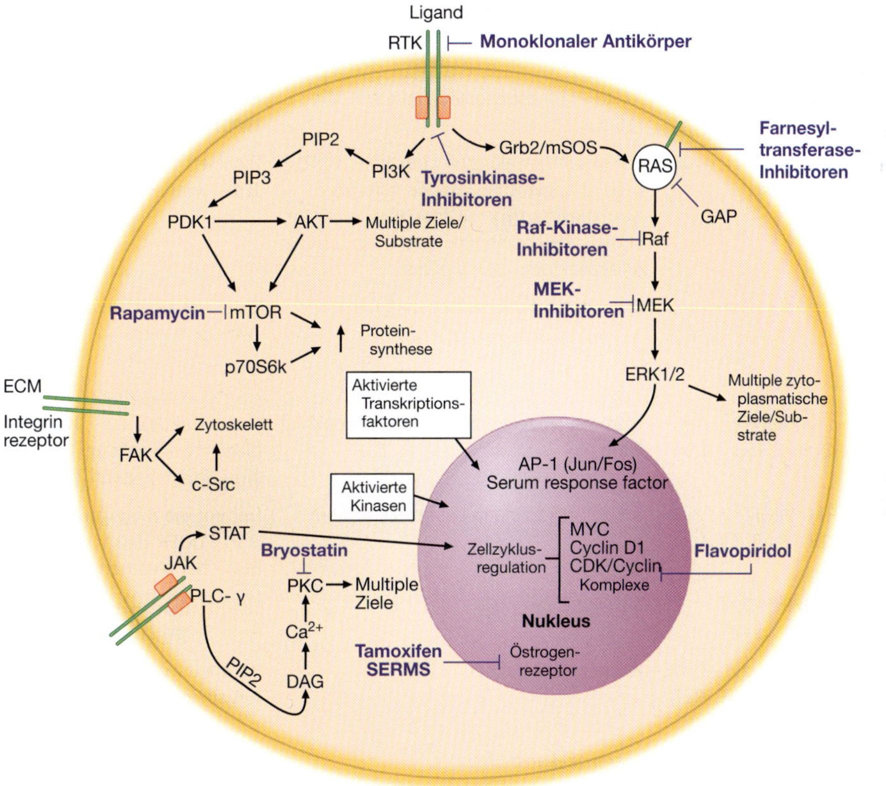

Abbildung 27-2 **Therapeutische Angriffspunkte der Signaltransduktionswege in Krebszellen.** Drei wesentliche Signalwege werden durch Rezeptor-Tyrosinkinasen (RTK) aktiviert. ***1.*** Das Produkt des Protoonkogens Ras wird durch den Guaninnukleotid-Austauschfaktor Grb2/mSOS aktiviert. Dies induziert die Bindung mit Raf und Aktivierung der Effektorkinasen (Mek und Erk1/2). ***2.*** Aktivierte PI3K phosphoryliert das Membranlipid PIP_2 und erzeugt PIP_3, das für mehrere zelluläre Proteine einschließlich der Serin-/Threoninkinasen PDK1 und Akt als Andockstelle in der Membran fungiert. PDK1 besitzt zahlreiche zelluläre Substrate, darunter Akt und mTOR. Akt phosphoryliert Zielproteine, die Resistenz gegenüber Apoptose erzeugen und Zellzyklusprogression induzieren, während mTOR und sein Substrat p70S6K die Proteinbiosynthese und das Wachstum fördern. ***3.*** Aktivierung der PLC-γ führt zur Bildung des Diacylglycerins (DAG) und zu erhöhtem intrazellulärem Kalzium mit Aktivierung multipler PKC-Isoformen und anderer, durch das Kalzium-/Calmodulin-System regulierter Enzyme. Weitere wichtige Signalwege schließen Nicht-RTKs ein, durch Zytokine oder Integrinrezeptoren aktiviert. Janus-Kinasen (JAK) phosphorylieren STAT(Signal Transducer and Activator of Transcription)-Transkriptionsfaktoren, welche in den Kern translozieren und Zielgene aktivieren. Integrinrezeptoren vermitteln zelluläre Wechselwirkungen mit der extrazellulären Matrix (ECM), darunter die Aktivierung der Kinasen FAK (Focal Adhesion Kinase) und c-Src, die viele nachgeschaltete Signalwege stimulieren, einschließlich solcher, die das Zytoskelett modulieren. Viele aktivierte Kinasen und Transkriptionsfaktoren migrieren in den Kern, wo sie die Gentranskription regulieren und so den Signalweg, ausgehend von extrazellulären Stimuli (z. B. durch Wachstumsfaktoren) hin zu phänotypischen Veränderungen (z. B. der Induktion der Differenzierung oder Zellproliferation) vervollständigen. Die nukleären Ziele dieser Prozesse schließen Transkriptionsfaktoren (z. B. Myc, AP-1 und Serum response factor) sowie die Zellzyklusmaschinerie (CDKs und Zykline) ein. Zur Krebsbehandlung wurden Inhibitoren gegen viele dieser Signalwege entwickelt. Beispiele für Inhibitoren in aktuellen klinischen Untersuchungen sind blau markiert.

chanismen aktiviert: chromosomale Translokation, Überexpression von Proteinen durch Genamplifikation und Punktmutation. Weil diese Signaltransduktionswege die Proliferation, das Überleben, die Migration und die Angiogenese regulieren, sind sie wichtige Zielstrukturen für neuartige Krebstherapeutika.

Die Hemmung der Kinase-Aktivität kann bei zahlreichen Neoplasmen therapeutisch wirksam sein. Bronchialkarzinome mit Mutationen des Epidermal Growth Factor Receptor sprechen gut auf Erlotinib und Gefitinib an (Tab. 27-2). Bronchialkarzinome mit Aktivierung der anaplastischen Lymphomkinase (ALK) oder von ROS1 durch Translokationen sprechen auf Crizotinib an, einen ALK-Inhibitor. Ein BRAF-Inhibitor ist bei Melanomen und Schilddrüsenkarzinomen mit Überexpression von BRAF effektiv. Die gezielte Therapie eines Proteins (MEK) abwärts von BRAF wirkt auch gegen Melanome mit BRAF-Mutationen. Januskinase-Inhibitoren sind beim myeloproliferativen Syndrom aktiv, bei dem die JAK2-Aktivierung eines der pathogenetischen Ereignisse ist. Imatinib (das mehrere Tyrosinkinasen hemmt) wirkt gegen Tumoren mit Überexpression von c-Abl und dem BCR-Gen (wie der chronischen myeloischen Leukämie), c-Kit (gastrointestinale Stromazelltumoren) und dem

Tabelle 27-2

VON DER FDA, EMA UND ANDEREN MEDIKAMENTENZULASSUNGSBEHÖRDEN FREIGEGEBENE SUBSTANZEN ZUR KREBSBEHANDLUNG, DIE GEZIELT IN DIE MOLEKULAREN MECHANISMEN EINGREIFEN

Substanz	Molekulare Zielstruktur	Krankheit	Wirkungsmechanismus
All-Trans-Retinsäure	PML-RARα Onkogen	Akute Promyelozytenleukämie M3 AML; t (15;17)	Hemmt die transkriptionelle Unterdrückung von PML-RARα
Imatinib (Gleevec)	Bcr-Abl, c-Abl, c-Kit, PDGFR-α/β	Chronische myeloische Leukämie; GIST; myelodysplastische/myeloproliferative Krankheiten; hypereosinophiles Syndrom; chronische eosinophile Leukämie; Dermatofibrosarcoma protuberans	Blockiert die ATP-Bindung des aktiven Zentrums der Tyrosinkinasen
Dasatinib (Sprycel), Nilotinib (Tasigna), Ponatinib (Iclusig), Bosutinib (Bosulif)	Bcr-Abl (primär)	Chronische myeloische Leukämie	Blockiert die ATP-Bindung an die aktive Stelle der Tyrosinkinase
Sunitinib (Sutent)	c-Kit, VEGFR-1, -2, -3, PDGFR-β, Flt-3	GIST; Nierenzellkarzinom; neuroendokrine Tumoren	Hemmt aktiviertes c-Kit und PDGFR bei GIST; blockiert bei soliden Tumoren die Angiogenese über eine Hemmung von VEGFR und PDGFR
Sorafenib (Nexavar)	RAF, VEGFR-2, -3, PDGFR-αβ, Flt-3, c-Kit	Nierenzellkarzinom; Leberzellkarzinom	Hemmt die Angiogenese über eine Blockade von RAF, PDGFR und VEGFR; mögliche Aktivität gegen BRAF bei Melanom, Kolonkrebs und anderen
Pazopanib (Votrient)	VEGFR-1,-2,-3, PDGFR, c-Kit	Nierenzellkarzinom	Hemmt die Angiogenese über Blockade von VEGF-Rezeptoren und PDGFR
Regorafenib (Stivarga)	VEGFR-1 und -3, TIE-2, FGFR1, KIT, RET, PDGFR	Kolorektales Karzinom, GIST	Kompetitiver Antagonist der ATP-Bindungsstelle der Tyrosinkinase-Domäne zahlreicher Kinasen
Axitinib (Inlyta)	VEGFR-1 bis -3	Nierenzellkarzinom	Kompetitiver Antagonist der ATP-Bindungsstelle der Tyrosinkinase-Domäne von VEGF-Rezeptoren
Erlotinib (Tarceva)	EGFR	Nicht kleinzelliges Bronchialkarzinom; Pankreaskarzinom	Kompetitiver Antagonist der ATP-Bindungsstelle des EGFR
Afatinib (Giotrif)	EGFR (und andere der HER-Familie)	Nicht kleinzelliges Bronchialkarzinom	Irreversibler Antagonist der ATP-Bindungsstelle der Mitglieder der HER-Familie
Lapatinib (Tyverb)	HER2/neu	Mammakarzinom	Kompetitiver Antagonist der ATP-Bindungsstelle von HER2
Crizotinib (Xalkori)	ALK	Nicht kleinzelliges Bronchialkarzinom	Antagonist der ALK-Tyrosinkinase
Bortezomib (Velcade), Carfilzomib (Kyprolis)	Proteasom	Multiples Myelom, Mantelzell-Lymphom	Hemmt die proteolytische Degradation von vielen zellulären Proteinen
Vemurafenib (Zelboraf), Dabrafenib (Tafinlar)	BRAF	Melanom	Antagonist der Serin-Threonin-Kinase-Domäne der V600E-Mutante von BRAF
Trametinib (Mekinist)	MEK	Melanom	Antagonist der Serin-Threonin-Kinase-Domäne der V600E-Mutante von MEK
Cabozantinib (Cometriq)	RET, MET, VEGFR	Medulläres Schilddrüsenkarzinom	Kompetitiver Antagonist der ATP-Bindungsstelle der Tyrosinkinase-Domäne zahlreicher Kinasen

Fortsetzung

Tabelle 27-2 (*Fortsetzung*)

Substanz	Molekulare Zielstruktur	Krankheit	Wirkungsmechanismus
Vandetanib (Caprelsa)	RET, VEGFR, EGFR	Medulläres Schilddrüsenkarzinom	Kompetitiver Antagonist der ATP-Bindungsstelle der Tyrosinkinase-Domäne zahlreicher Kinasen
Temsirolimus (Torisel)	mTOR	Nierenzellkarzinom	Kompetitiver Antagonist der mTOR-Serin-Threonin-Kinase
Everolimus (Afinitor)	mTOR	Nierenzellkarzinom, Mammakarzinom	Bindet an das Immunophilin-FK-bindende Protein-12, das Komplexe bildet, welche die mTOR-Kinase hemmen
Vorinostat (Zolinza), Romidepsin (Istodax)	HDAC	Kutane und periphere T-Zell-Lymphome (CTCL und PTCL)	HDAC-Antagonist
Ruxolitinib (Jakavi)	JAK-1, -2	Myelofibrose	Kompetitiver Antagonist der Tyrosinkinase
Vismodegib (Erivedge)	Hedgehog-Signalweg	Basalzellkarzinom (Haut)	Antagonist des Transmembranrezeptors Smoothened (SMO) im Hedgehog-Signalweg
Monoklonale Antikörper			
Trastuzumab (Herceptin)	HER2/neu (ERBB2)	Mammakarzinom, Magenkarzinom	Bindet HER2 an der Oberfläche von Krebszellen und induziert die Rezeptorinternalisation, Komplementaktivierung und indirekte Angiogenese-Hemmung über Reduktion von VEGF-Sekretion
Pertuzumab (Perjeta)	HER2/neu (ERBB2)	Mammakarzinom	Bindet HER2 auf der Tumorzelloberfläche an einer anderen Stelle als Trastuzumab und verhindert die Bindung an andere Rezeptoren
Cetuximab (Erbitux)	EGFR	Kolonkarzinom, Plattenepithelkarzinome von Kopf und Hals	Bindet die extrazelluläre EGFR-Domäne und blockiert die Bindung von EGF und TGF-α; induziert Rezeptor-Internalisation, Wachstumshemmung, Apoptose und Angiogenese-Hemmung über Reduktion von VEGF-Sekretion; verstärkt den Effekt von Chemo- und Strahlentherapie
Panitumomab (Vectibix)	EGFR	Kolonkarzinom	Ähnlich wie Cetuximab; wahrscheinlich ähnliche klinische Aktivität
Rituximab (Rituxan)	CD20	B-Zell-Lymphome und Leukämien, die CD20 exprimieren	Mehrere potenzielle Mechanismen, wie die direkte Induktion von Tumorzellapoptose und Immunmechanismen (z. B. Komplementaktivierung)
Alemtuzumab (Campath)	CD52	Chronisch lymphozytäre Leukämien und CD52-exprimierende lymphoide Tumoren	Immunmechanismen (z. B. Komplementaktivierung)
Bevacizumab (Avastin)	VEGF	Kolon-, Bronchial-, Mammakarzinom (Zulassung wird eventuell von der FDA zurückgenommen), Glioblastom, Nierenzellkarzinom	Hemmt die Angiogenese durch hochaffine Bindung an VEGF; keine direkte Wirkung auf die meisten Krebszellen
Ziv-aflibercept (Zaltrap)	VEGF-A, VEGF-B, PLGF	Kolorektale Karzinome	Hemmt die Angiogenese durch hochaffine Bindung an VEGF-A, VEGF-B und PLGF
Ipilimumab (Yervoy)	CTLA-4	Melanom	Blockiert CTLA-4 und reduziert dadurch die Hemmung der zytotoxischen T-Zellen
Denosumab (Xgeva)	RANK-Ligand	Mamma-, Prostatakarzinom	Hemmt den RANK-Liganden, das primäre Signal für den Knochenabbau
Pembrolizumab (Keytruda)	PD-1	Melanom	Blockiert PD-1 und verhindert die Interaktion mit PD-L1-T-Zell-Inhibition
Antikörper-Chemotherapie-Konjugate			
Brentuximab Vedotin (Adcetris)	CD30	Hodgkin-Lymphom, anaplastisches Lymphom	Anliefern des Chemotherapeutikums (MMAE) an CD30-exprimierende Tumorzellen
Trastuzumab-Emtansin (Kadcyla)	HER2	Mammakarzinom	Anliefern des Chemotherapeutikums Emtansin an HER2-exprimierende Mammakarzinomzellen

Abkürzungen: ALK = Anaplastic Lymphoma Kinase; AML = akute myeloische Leukämie; CTLA = Cytotoxic T-Lymphocyte Antigen; CTCL = kutanes T-Zell-Lymphom; PTCL = peripheres T-Zell-Lymphom; EGFR = Epidermal Growth Factor Receptor; EMA = European Medicines Agency; FDA = Food and Drug Administration; Flt-3 = FMS-like Tyrosinkinase 3; GIST = gastrointestinaler Stromatumor; RCC = Nierenzellkarzinom; mTOR = mammalian Target of Rapamycin; PDGFR = Platelet-derived Growth Factor Receptor; PLGF = Plazenta-Wachstumsfakktor; PML-RARα = promyelocytic leukemia-retinoic acid receptor-alpha; t(15;17) = Translokation zwischen Chromosom 15 und 17; TGF-α = Transforming Growth Factor alpha; VEGFR = Vascular Endothelial Growth Factor Receptor.

mutierten Platelet-derived Growth Factor Receptor (PDGFR; chronische myelomonozytäre Leukämie); die verwandten Substanzen der zweiten Generation, Dasatinib und Nilotinib, sind sogar noch besser wirksam. Die Substanz der dritten Generation, Bosutinib, wirkt bei manchen Patienten, bei denen es unter anderen Inhibitoren zur Proliferation (Resistenz) gekommen ist, während die Drittgenerationssubstanz Ponatinib gegen die T315I-Mutation, die gegen andere Substanzen resistent ist, aktiv ist. Sorafenib und Sunitinib, die zahlreiche Kinasen hemmen, besitzen bei zahlreichen Malignomen, wie dem Nierenzellkarzinom (beide), dem hepatozellulären Karzinom (Sorafenib), dem Schilddrüsenkarzinom (Sorafenib), gastrointestinalen Stromatumoren (GIST) (Sunitinib) und pankreatischen neuroendokrinen Tumoren (Sunitinib) Antitumoraktivität. Inhibitoren des Mammalian Target of Rapamycin (mTOR) sind beim Nierenzellkarzinom, neuroendokrinen Pankreastumoren und Mammakarzinomen aktiv. mTOR-Inhibitoren induzieren einen G1-Arrest bei Krebs- und Endothelzellen und führen zu einer Reduktion der Stimulierung des Hypoxie-induzierbaren Faktors (HIF) und damit auch von VEGF. Die Liste der aktiven Substanzen und Behandlungsindikationen wächst stetig. Diese neuen Substanzen haben eine neue Ära der personalisierten Therapie eingeleitet. Immer häufiger werden Tumoren routinemäßig nach der Resektion auf bestimmte molekulare Veränderungen untersucht, die ihr Ansprechen auf eine Therapie vorhersagen und bei der klinischen Entscheidungsfindung helfen. Die Heterogenität von Tumorgewebe ist allerdings oftmals stark ausgeprägt und die Ansprechrate stimmt nicht unbedingt mit der Vorhersage auf Ansprechen aufgrund der genetischen Veränderungen überein. Zudem ist Resistenzentwicklung nach wenigen Monaten ein klinisch sehr bedeutsames Problem.

Keine dieser Therapien war jedoch bislang für sich allein genommen auch nur bei einem Malignom kurativ. Allerdings konnte bei der chronischen myeloischen Leukämie über mehrere Jahre eine Krankheitskontrolle erzielt werden. Die Gründe dafür sind nicht alle bekannt; schließlich entwickeln jedoch die meisten Patienten eine Resistenz gegenüber der Behandlung. Manche Tumoren sind aufgrund einer erworbenen Mutation in der Zielkinase, welche die Arzneimittelbindung verhindert, resistent gegen Kinase-Inhibitoren. Durch die tägliche Gabe von einigen dieser neuen Medikamente oder durch das kontinuierliche Vorhandensein eines hohen Blutspiegels kommt es zu einem starken Selektionsdruck und jene Tumorzellen, die weniger sensitiv sind, können leichter überleben und sich teilen. Selektionsdruck auf flexible Krebszellen muss früher oder später zur Anreicherung von resistenten Krebszellen führen. Bei manchen Tumorarten kann man nach ein paar Monaten Behandlung spezifische Mutationen von Kinasen nachweisen, die eine Bindung des Therapeutikums nicht mehr ermöglichen. Viele dieser Kinase-Hemmer sind kompetitive Inhibitoren der ATP-bindenden Tasche. ATP ist der Phosphatdonor dieser Phosphorylierungen. Mutationen der BCR-ABL-Kinase in der ATP-bindenden Tasche (wie Tyrosin → Isoleucin an Codon 315) verhindern die Bindung von Imatinib. Die Blockade mancher Kinasen kann von den Krebszellen mehr oder weniger leicht kompensiert werden. Eine Hemmung, vielfach nur partiell, hat nur geringe Folgen für die Vitalität der Krebszellen. Manche Kinase-Inhibitoren sind nicht so spezifisch für ihren onkogenen Angriffspunkt, wie es erwartet wurde, sodass ihr Einsatz in der Dosis, die für eine Hemmung der krebsrelevanten Kinasen erforderlich wäre, aufgrund von Nebenwirkungen durch die Hemmung von Kinasen außerhalb des Zielbereichs oder allgemeiner Toxizität eingeschränkt wird. Gerade bei soliden Tumoren muss die Erreichbarkeit von Therapeutika eingeschränkt sein, wenn man bedenkt, dass nicht genügend Sauerstoff und Nährstoffe für die Krebszelle vorhanden sind. Kinase-Inhibitoren sind vielfach, Antikörper dramatisch größer als Sauerstoff, Zucker oder Aminosäuren, und durch das Wachstum von Krebszellen zwiebelschalenartig um Kapillaren herum sind die Diffusionsstrecken zu allen Krebszellen sehr weit. Die chronische tägliche Verabreichung im Vergleich zur zyklischen Anwendung von traditionellen Chemotherapeutika schwächt dieses Problem jedoch etwas ab. Mehrere von den Medikamenten in Tabelle 27-2 hemmen Rezeptoren oder Kinasen, die bei der Angiogenese eine wichtige Rolle spielen. Durch die Reduktion der Tumorgefäße entstehen hypoxische Bereiche, die zur Induktion eines so genannten Angiogenese-Rettungsprogramms (im Englischen angiogenic rescue program) führen. Es kommt zur verstärkten Expression von proangiogenen Zytokinen. Damit wird ein Teil der Resistenz gegenüber Angiogenese-Inhibitoren erklärt. Mutationen von VEGF, an welches Avastin nicht mehr binden kann, sind noch nicht beschrieben worden. Mit einem besserem Verständnis der Resistenzmechanismen wird die Entwicklung rationaler Strategien zur Überwindung der Resistenzen vielleicht möglich werden, obwohl Evolutionsmechanismen bei direktem Selektionsdruck nicht umgehbar sind.

Gezielte Therapeutika können auch zur Anlieferung stark toxischer Komponenten verwendet werden. Die Entwicklung effektiver Konjugate setzt als wichtigen Bestandteil einen stabilen Linker zwischen den beiden Komponenten voraus. Die derzeit zugelassenen Konjugate von Antikörper und Chemotherapeutikum sind Brentuximab Vedotin und Trastuzumab-Emtansin. Brentuximab Vedotin verbindet das mikrotubuläre Toxin Monomethylauristatin E (MMAE) mit einem Antikörper gegen das Zelloberflächenantigen CD30, das auf zahlreichen malignen Zellen und insbesondere auf den Zellen des Hodgkin-Lymphoms und des anaplastischen Lymphoms exprimiert wird. Der Linker ist in diesem Fall spaltbar, sodass die Substanz nach der Applikation in die Zelle eindringen kann. Trastuzumab-Emtansin verbindet den Mikrotubuli-Hemmer Mertansin und den monoklonalen Antikörper Trastuzumab gegen den Human Epidermal Growth Factor Receptor 2 (HER2) auf Mammakarzinomzellen. In diesem Fall ist der Linker nicht spaltbar, sodass das Chemotherapeutikum in den Zellen gefangen ist. Spaltbare und nicht spaltbare Linker haben jeweils Vor- und Nachteile und vermutlich werden zukünftig beide bei Neuentwicklungen von Antikörper-Chemotherapeutikum-Konjugaten zum Einsatz kommen.

Eine weitere Möglichkeit zur Verstärkung der Antitumorwirkung von zielgerichteten Substanzen ist deren rationale Kombination miteinander oder die empirische Kombination mit Chemotherapeutika, die Krebszellen auf andere Weise abtöten. Kombinationen aus Trastuzumab (einem monoklonalen Antikörper gegen den HER2-Rezeptor, ein Mitglied der EGFR-Familie) und einem Chemotherapeutikum besitzen eine signifikante Aktivität gegen die Zellen von Mamma- und Magenkarzinomen, da diese hohe Spiegel des HER2-Proteins exprimieren. Die Aktivität von Trastuzumab und dem Chemotherapeutikum wird durch die Kombination mit einem weiteren gezielten monoklonalen Antikörper (Pertuzumab), der die Dimerisierung des HER2-Rezeptors mit anderen Mitgliedern der HER-Familie einschließlich HER3 verhindert, weiter verstärkt.

Gezielte Therapien führen zwar bei alleiniger Gabe nicht zur Heilung, durch adjuvante Gabe sowie bei Kombination mit anderen effektiven Therapien konnte der Anteil der geheilten Patienten jedoch erheblich erhöht werden. Die Zugabe von Rituximab, einem Anti-CD20-Antikörper, zur Kombinationschemotherapie von Patienten mit diffusem großzelligem B-Zell-Lymphom verbessert sich die Heilungsrate um 15–20 %. Die Zugabe von Trastuzumab, einem HER2-Antikörper, zur Kombinationschemotherapie bei der adjuvanten Behandlung von HER2-positivem Mammakarzinom reduziert die Rezidivrate um 50 %.

Derzeit laufen Anstrengungen zur Entwicklung gezielter Therapien gegen Mutationen der RAS-Genfamilie, den häufigsten Mutationen von Onkogenen bei Krebserkrankungen (insbesondere kras), die sich aber aus verschiedenen Gründen, die mit der Art der Aktivierung und Inaktivierung von RAS-Proteinen zusammenhängen, als sehr schwierige Angriffspunkte erwiesen haben. Gezielte Therapien gegen Proteine abwärts von RAS (wie die MAP-Kinasen [Mitogen-activated protein] und ERK) werden derzeit einzeln und in Kombination untersucht.

Eine große Zahl von Hemmstoffen des Phospholipid-Signalwegs, wie diejenigen der Phosphatidylinositol-3-Kinase (PI3K) und der Phospholipase Cγ, die an mehr für die Krebsentwicklung und -progression bedeutsamen zellulären Prozessen beteiligt sind, werden ebenfalls untersucht. Außerdem werden verschiedene andere Signalwege, die in malignen Zellen aktiviert sind, wie der MET-Signalweg, der Hedgehog-Signalweg und Signalwege der Angionese, untersucht.

Eine der Strategien bei der Entwicklung neuer Medikamente nutzt die so genannte Onkogenabhängigkeit (Abb. 27-3), die entsteht, wenn eine Tumorzelle für Überleben und Wachstum eine aktive Mutation in einem Onkogen entwickelt, die zu einem dominanten Signalweg mit reduziertem Beitrag von anderen Signalwegen führt, selbst wenn es Anomalien in diesen Signalwegen gibt. Diese Abhängigkeit von einem Signalweg macht die Zelle empfindlich gegenüber Inhibitoren des onkogenen Signalwegs. So sind Zellen mit BRAF-Mutationen sehr empfindlich gegenüber MEK-Inhibitoren, welche die Abwärts-Signalgebung im BRAF-Signalweg hemmen.

Einen weiteren Angriffspunkt für die gezielte Therapie von Krebserkrankungen liefern Proteine, die für die Transkription von Proteinen verantwortlich sind, die für das Überleben und die Proliferation der malignen Zelle entscheidend sind. Der Transkriptionsfaktor NF-κB ist ein heterodimerischer Komplex aus den p65- und p50-Untereinheiten, der mit einem Inhibitor, IκB, im Zytoplasma assoziiert ist. Als Reaktion auf Stimuli durch Wachstumsfaktoren oder Zytokine phosphoryliert eine aus mehreren Untereinheiten bestehende Kinase namens IKK (IκB-Kinase) den Inhibitor IκB und führt diesen dem Abbau durch das Ubiquitin-/Proteasom-System zu. Von seinem Inhibitor freigesetzt, transloziert NFκB in den Zellkern und aktiviert Zielgene, von denen viele das Überleben der Tumorzellen sichern. Neue Medikamente, Proteasom-Inhibitoren genannt, blockieren die IκB-Proteolyse und verhindern damit die NFκB-Aktivierung. Weitere Studien haben gezeigt, dass die Antitumorwirkung der Proteasom-Inhibitoren sehr viel komplizierter ist und die Hemmung des Abbaus multipler zellulärer Proteine impliziert. Der Proteasom-Inhibitor Bortezumib (Velcade, zugelassen 2003) zeigte signifikante Wirkung bei Patienten mit Multiplem Myelom, einschließlich partieller und vollständiger Remission, und beim Mantelzell-Lymphom. Obwohl Velcade bei vielen Krebsarten getestet wurde, ist es bisher nur für die Behandlung von zwei Tumorarten zugelassen worden. Inhibitoren der IKK sind ebenfalls in Entwicklung. Dabei hofft man, die Degradation von IκB sehr viel selektiver zu blockieren, auf diese Weise NFκB in einen inhibitorischen Komplex einzuschließen und die Empfindlichkeit der Krebszellen gegenüber Apoptose-induzierenden Agenzien zu erhö-

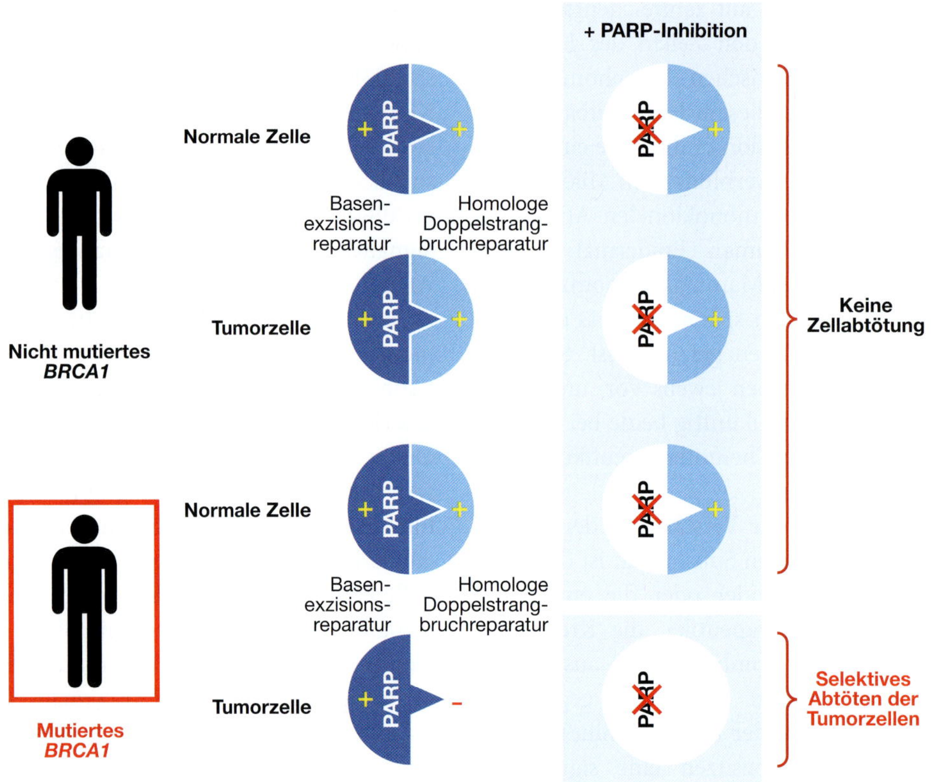

Abbildung 27-3 **Synthetische Letalität.** Gene zeigen eine synthetische Letalität, wenn Mutationen von jedem einzelnen Gen von der Zelle toleriert werden, aber Mutationen von beiden Genen letal sind. Dieser Effekt wurde erstmals von Bridges beschrieben und später von Dobzhansky benannt. Daher haben mutiertes Gen a und Gen b eine synthetisch letale Beziehung und daraus folgt, dass der Verlust von einem Gen die Zelle vom anderen Gen abhängig macht. Krebszellen werden durch den Funktionsverlust eines DNS-Reparaturgens wie BRCA1, das Doppelstrangbrüche repariert, abhängig von der Basenexzisionsreparatur, die zum Teil von PARP vermittelt wird. Sofern das PARP-Genprodukt gehemmt ist, versucht die Zelle, den Bruch mithilfe des fehlerträchtigen nicht homologen End-Joining zu beheben, das zum Tumorzelltod führt. Man kann moderne Hochdurchsatztests unter der Verwendung von isogenen Zelllinienpaaren durchführen, wo eine Zelllinie einen definierten Defekt in einem Tumorsuppressorgen-Signalweg trägt. Damit können Substanzen identifiziert werden, die selektiv das Absterben der mutierten Zelllinie induzieren. Das Zielmolekül dieser Substanzen hat eine synthetisch letale Beziehung zum Tumorsuppressorgen-Signalweg und könnte daher ein wichtiges Zielmolekül für Medikamentenentwicklung sein.

hen. Viele andere Transkriptionsfaktoren werden mittels Phosphorylierung aktiviert, die durch Antagonisten der Tyrosinkinase und/oder der Serin-/Threoninkinase verhindert werden kann; mehrere derartige Antagonisten werden derzeit in klinischen Studien getestet.

Östrogenrezeptoren (ERs) und Androgenrezeptoren aus der Familie der nukleären Steroidhormonrezeptoren werden als Zielmoleküle für Medikamente verwendet, um Brust- und Prostatakrebs zu behandeln. Tamoxifen, ein partieller Agonist und Antagonist der Östrogenrezeptorfunktion, kann zur Regression metastasierter Brusttumoren führen, verhindert im Rahmen der adjuvanten Therapie den Wiederausbruch der Erkrankung und rettet jährlich Tausende von Leben. Tamoxifen bindet an den Östrogenrezeptor und moduliert seine transkriptionelle Aktivität. Im Mammaepithel hemmt es die Aktivität, während es die Aktivität in Knochen und uterinem Epithel fördert. Selektive Östrogenrezeptormodulatoren (SERMs) wurden in der Hoffnung entwickelt, eine günstigere Modulation der ER-Aktivität zu erzielen, das heißt eine antiöstrogene Wirkung in Mamma, Uterus und Ovar und eine östrogene Wirkung in Knochen, Gehirn und Herz-Kreislauf-System. Aromatase-Inhibitoren, welche die Umwandlung von Androgenen zu Östrogenen in Mamma- und Unterhautfettgewebe blockieren, haben verbesserte klinische Aktivität im Vergleich zu Tamoxifen gezeigt und werden oft als erste Behandlung bei ER-positiven Krebszellen eingesetzt. Zur Blockade der Androgenstimulation des Prostatakarzinoms wurden mehrere Strategien entwickelt, wie die Reduktion der Produktion (z. B. durch Orchiektomie, die Gabe von Agonisten oder Antagonisten des Releasing-Hormons des luteinisierenden Hormons, von Estrogenen, von Ketoconazol sowie von inhibitorischen Enzymen wie CYP17, die an der Androgenproduktion beteiligt sind) und die Gabe von Androgen-Rezeptor(AR)-Blockern (Kap. 39).

EPIGENETISCHE EINFLÜSSE AUF DIE KREBSGENTRANSKRIPTION

Die Chromatinstruktur bestimmt die hierarchische Abfolge der sequenziellen Gentranskription, die Differenzierung und Gewebehomöostase reguliert. Die Störung der Chromatin-Remodellierung (die Modifikation der Chromatinstruktur zur Kontrolle der Exposition bestimmter Gene gegenüber Transkriptionsproteinen und damit zur Kontrolle der Expression dieser Gene) führt zu aberranter Genexpression und kann die Proliferation undifferenzierter Zellen fördern. *Epigenetik* beschreibt die Summe der Alterationen, die die Genexpression steuern und mindestens für eine Zellteilungsrunde bestehen bleiben, jedoch nicht durch Veränderungen im DNS-Code verursacht werden. Unter epigenetischen Veränderungen versteht man die Modifikation der Chromatinstruktur durch Methylierung von Cytosinresten in CpG-Dinukleotiden, die Modifikation von Histonen durch Acetylierung oder Methylierung wie auch die Alteration in Chromsomenstrukturen höherer Ordnung (Abb. 27-4).

Die für die Regulation der Transkription wichtigen Regionen aktiver Gene weisen oft eine hohe Frequenz von CpG-Dinukleotiden auf (sog. CpG-Inseln), welche unter normalen Umständen unmethyliert bleiben. Die Expression solcher Gene wird durch zeitweilige Assoziation mit Repressor- oder Aktivatorproteinen reguliert. Die Hypermethylierung der Promotorregionen ist jedoch ein weit verbreiteter Mechanismus, durch den Tumorsuppressor-Loci in Krebszellen epigenetisch stumm geschaltet werden. Dadurch kann ein Allel mittels Mutation oder Deletion ausgeschaltet werden (wie es im Falle des Verlusts der Heterozygosität geschieht), während die Expression des anderen Allels epigenetisch blockiert ist (sog. Silencing).

Die Acetylierung des Aminoterminus der Haupthistone H3 und H4 induziert eine offene Chromatin-Konformation, welche die Initiation der Transkription fördert. Histon-Acetylasen sind Komponenten der Koaktivatorkomplexe, welche während der Aktivierung von Genen durch sequenzspezifische Transkriptionsfaktoren an die entsprechenden Promotor-/Enhancer-Regionen gebunden werden (Abb. 27-4). Histon-Deacetylasen

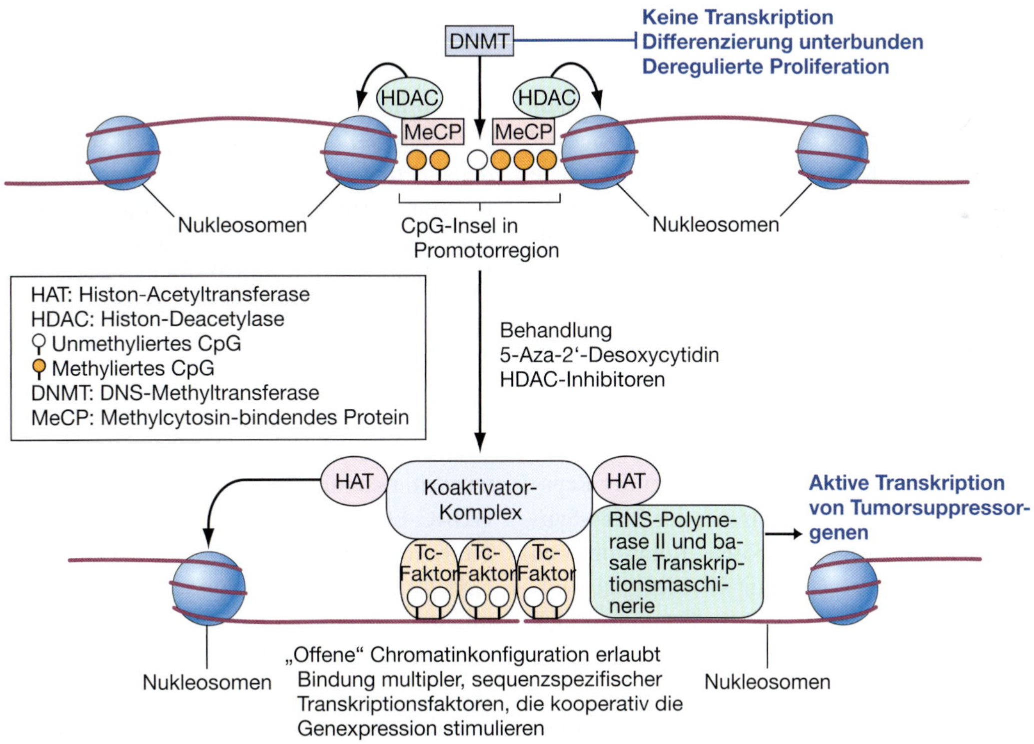

Abbildung 27-4 Epigenetische Regulation der Genexpression in Krebszellen. Tumorsuppressorgene werden häufig in Krebszellen epigenetisch ausgeschaltet. Der obere Teil der Abbildung zeigt eine CpG-Insel innerhalb der Promotor- und Enhancer-Region eines Gens im methylierten Zustand. Dies führt zur Rekrutierung von Methylcytosin-bindenden Proteinen (MeCP) und Komplexbildung mit Histon-Deacetylase(HDAC)-Aktivität. Das Chromatin liegt in einer kondensierten, nicht permissiven Konformation vor, welche die Transkription hemmt. Laufende klinische Studien verwenden demethylierende Agenzien wie 5-Aza-2'-Desoxycytidin in Kombination mit HDAC-Inhibitoren, welche zusammen eine offene, permissive Chromatinstruktur erzeugen *(unterer Bildteil)*. Transkriptionsfaktoren binden an spezifische DNS-Erkennungsstellen in den Promotorabschnitten und rekrutieren mittels Protein-Protein-Wechselwirkungen Koaktivator-Komplexe, welche Histon-Acetyltransferase(HAT)-Aktivität aufweisen. Dies verstärkt die Initiation der Transkription durch RNS-Polymerase II und assoziierte basale Transkriptionsfaktoren. Es folgt die Expression des Tumorsuppressorgens mit phänotypischer Auswirkung, die als Wachstumsstopp, Differenzierung oder Apoptose sichtbar werden kann.

(HDACs; wenigstens 17 verschiedene im Humangenom sind identifiziert) werden durch transkriptionelle Repressoren an die regulatorischen Genregionen herangeführt („rekrutiert“) und verhindern die Initiation der Transkription. Methylierte Cytosinreste in Promotorregionen assoziieren mit Methyl-Cytosin-bindenden Proteinen, die Proteinkomplexe mit HDAC-Aktivität zusammenstellen. Das Gleichgewicht zwischen permissiver und inhibitorischer Chromatinstruktur wird daher im Wesentlichen durch die Aktivität von Transkriptionsfaktoren bestimmt, indem der „Histon-Code“ und der Methylierungszustand der regulatorischen Genelemente modifiziert werden.

In allen menschlichen Tumoren liegt ein aberrantes Transkriptionsmuster vor. In vielen Fällen sind dafür epigenetische Vorgänge verantwortlich. Im Unterschied zu genetischen Vorgängen, welche die DNS-Primärstruktur modifizieren (z. B. durch Deletion), sind epigenetische Vorgänge potenziell umkehrbar und scheinen daher einer therapeutischen Intervention zugänglich zu sein. In bestimmten menschlichen Tumoren, darunter bei Pankreaskrebs und Multiplen Myelomen, liegt der Promotor des $p16^{INK4a}$-Gens methyliert vor. Dies erlaubt eine unkontrollierte Aktivität der CDK4-/Cyclin-D-Komplexe und verhindert die pRB-Funktion. Sporadische Formen des Nieren-, Brust- und Kolonkrebses tragen epigenetisch abgeschaltete Gene für das Von-Hippel-Lindau-(VHL)-Protein, BRCA1 (Breast Cancer 1) und Serin-/Threoninkinase 11 (STK11). Weitere betroffene Gene sind der $p15^{Ink5b}$-CDK-Inhibitor, die Glutathion-S-Transferase (GST, die reaktive Sauerstoffradikale detoxifiziert) und E-Cadherin (ein Molekül wichtig zur Bildung von Verbindungen [junctions] zwischen epithelialen Zellen). Epigenetisches Silencing kann in prämalignen Läsionen vorkommen und DNS-Reparaturgene beeinflussen, sodass weitere genetische Schäden vorprogrammiert sind. Beispiele hierfür sind das MLH1-Gen (ein Homolog des mutL-Gens), das eine kritische Rolle in der Reparatur von Basenfehlpaarungen während der DNS-Synthese in hereditären nicht polypösen Kolontumoren (HNPCC) spielt, sowie das Gen für O^6-Methylguanin-DNS-Methyltransferase, die alkylierte Guaninaddukte von der DNS entfernt und häufig in Kolon-, Lungen- und lymphoiden Tumoren abgeschaltet ist.

Viele menschliche Leukämien weisen chromosomale Translokationen auf, welche zur Bildung neuer Fusionsproteine mit enzymatischer Funktion in der Modifikation der Chromatinstruktur führen. Das PML-RARα-Fusionsprotein, generiert durch die t(15;17)-Translokation und in vielen Fällen akuter promyelozytärer Leukämien zu beobachten, bindet an Promotoren mit Erkennungsstellen für Retinsäure und rekrutiert HDACs zu diesen Regionen, wodurch es zu einer wirksamen Hemmung der Genexpression kommt. Dies verhindert die Differenzierungsvorgänge im Promyelozyten-Stadium und fördert Tumorzellproliferation und -überleben. Behandlung mit pharmakologischen Dosen von All-Trans-Retinsäure (ATRA), dem Liganden für RARα, führt zur Freisetzung der HDAC-Aktivität und Rekrutierung von Koaktivatoren und hebt den Differenzierungsblock auf. Diese induzierte Differenzierung von APL-Zellen hat die Behandlung der Patienten stark verbessert, aber auch zu neuen Toxizitäten der Behandlung geführt, wenn neu differenzierte Tumorzellen die Lungen infiltrieren. Trotzdem ist die ATRA ein Paradebeispiel für die Reversion epigenetischer Veränderungen bei Krebs. Für andere mit Leukämien assoziierte Fusionsproteine, wie acute myeloid leukemia (AML) eight-twenty-one (ETO) und das MLL-Fusionsprotein bei AML und ALL, sind keine Liganden bekannt. Deshalb wird versucht, die strukturelle Grundlage für die Wechselwirkung zwischen den durch Translokation entstandenen Fusionsproteinen und Komponenten der Chromatin-Modellierung zu bestimmen und Informationen für rational entworfene, niedermolekulare Substanzen zu gewinnen, welche die spezifischen Wechselwirkungen zwischen den Proteinen unterbrechen können. Medikamente, welche die enzymatische HDAC-Aktivität hemmen, sind in der klinischen Entwicklung. Einige verschiedene chemische Klassen von HDAC-Inhibitoren haben eine Antitumoraktivität gegen kutane und periphere T-Zell-Lymphome (z. B. Vorinostat und Romidepsin) und einige solide Tumoren gezeigt, obwohl bisher nur Vorinostat (Zolinza) und Romidepsin (Istodax) zur Behandlung des kutanen und peripheren T-Zell-Lymphoms (CTCL und PTCL) zugelassen sind. HDAC-Inhibitoren könnten Krebszellen durch verschiedene Wirkungsmechanismen angreifen, darunter die Hochregulierung von so genannten Todesrezeptoren (DR4/5, FAS und deren Liganden) und von $p21^{Cip1/Waf1}$, aber auch durch Hemmung von Zellzyklus-Checkpoints. Inwieweit sich die Redundanz von bereits 17 bekannten HDAC-Enzymen, die natürlich eine entsprechende Funktion in normalen Zellen ausüben, ohne gravierende Nebenwirkungen überwinden lässt, wird sich zeigen müssen. Chronische Gabe wird nötig sein. Der effiziente Transport von Medikamenten in den Zellkern, wo die HDAC-Proteine gehemmt werden müssen, ist auch kein triviales Problem. Ähnliche Überlegungen sind auch bei den unten beschriebenen DNS-Methylierungsinhibitoren gerechtfertigt. Höhere Konzentrationen von HDAC-Inhibitoren werden in Endothelzellen im Vergleich zu Krebszellen erreicht und es konnte gezeigt werden, dass sie über Beeinflussung von HIF-1α auch die Angiogenese hemmen. HDAC-Enzyme werden unter Hypoxie hochreguliert.

Ein Schwerpunkt der therapeutischen Anstrengungen liegt auf dem Gebiet, die Hypermethylierung von CpG-Inseln, die zahlreichen malignen Tumoren zu eigen ist, umzukehren. Agenzien zur Induktion der DNS-Demethylierung, wie 5-Aza-2'-Desoxycytidin, können zur Reexpression stummer Gene unter Wiederherstellung ihrer Funktionen in Krebszellen führen, und 5-Aza-2'-Desoxycytidin ist zur Behandlung des myelodysplastischen Syndroms zugelassen. Die Verbindung besitzt jedoch nur eine geringe wässrige Löslichkeit und wirkt myelosuppressiv. Andere Inhibitoren der DNS-Methyltransferasen sind in Entwicklung. In laufenden klinischen Studien werden Inhibitoren der DNS-Methylierung mit HDAC-Inhibitoren kombiniert. Es besteht die Hoffnung, dass die deregulierten Muster der Genexpression in Krebszellen wenigstens teilweise wiederhergestellt werden können, indem koexistierende epigenetische Modifikationen rückgängig gemacht werden.

Eine weitere epigenetische Form der Genregulation sind mikroRNS oder lange, nicht kodierende RNS (lncRNS). MicroRNS sind kurze (durchschnittlich 22 Nukleoditde) RNS-Moleküle, welche die Genexpression nach der Transkription durch Bindung und Hemmung der Translation oder Förderung des Abbaus der mRNS-Transkripte reprimieren. Das menschliche Genom kodiert schätzungsweise für mehr als 1000 mikroRNS. Jedes Gewebe exprimiert ein bestimmtes Repertoire von mikroRNS, das bei Krebserkrankungen auf spezifische Weise verändert ist. Allerdings werden die Zusammenhänge zwischen der Expression von mikroRNS, der Tumorbiologie und dem klinischen Verhalten erst jetzt langsam klarer. Therapien gegen mikroRNS sind derzeit nicht verfügbar, liefern aber einen neuen Therapieansatz, der weiter verfolgt wird. lncRNS enthalten mehr als 200 Nukleotide und bilden die größte Gruppe der nicht kodierenden RNS. Einige von ihnen spielen eine wichtige Rolle bei der Genregulation. Derzeit wird die mögliche Veränderung dieser RNS aus therapeutischen Gründen untersucht, wobei noch mehr darüber gelernt werden muss, bevor dies machbar sein wird. Die effiziente Aufnahme von therapeutischen mikroRNS-Molekülen in die Krebszellen stellt eine große Herausforderung dar. Die kurze Halbwertszeit von mikroRNS im Blut ist eine weitere Limitation. Eine relativ lange Halbwertszeit ist notwendig, damit die mikroRNA-Moleküle in das Tumorgewebe diffundieren können. Aktiven Transport von Krebsmedikamenten in die Krebszellen gibt es nicht. Der Nachweis eines therapeutischen Effektes auf das Wachstum von hämatologischen Krebserkrankungen wird wahrscheinlich zuerst versucht werden.

APOPTOSE UND ANDERE MECHANISMEN, DIE ZUM ZELLTOD FÜHREN

Die Homöostase des erwachsenen Organismus bedarf der Balance zwischen dem Tod alter, terminal differenzierter oder schwer geschädigter Zellen und ihrer Erneuerung durch Proliferation vorbestimmter Stammzellvorläufer. Genetische Schäden an wachstumsregulierenden Genen dieser Stammzellen könnten für den Gesamtorganismus katastrophale Auswirkungen haben. Genetische Alterationen, wie die Aktivierung von Onkogenen oder der Verlust von Tumorsuppressorgenen, welche erwartungsgemäß unkontrollierte Proliferation auslösen sollten, führen jedoch zum Tod der betreffenden Zellen. Metazoene haben im Laufe der Evolution genetische Programme hervorgebracht, welche den programmierten Zelltod in solchen Zellen induzieren, die die normale Wachstumskontrolle verloren haben; dieser Prozess wird als *Apoptose* bezeichnet. Ein alternatives Programm führt zum irreversiblen Zellzyklusarrest, der als *Seneszenz* bezeichnet wird. Ebenso wie eine Palette intra- und extrazellulärer Signale die Maschinerie des Zellzyklus beeinflusst, um die Zellteilung zu kontrollieren, regulieren die Signale der Apoptose und der Seneszenz ein zentrales enzymatisches System, das über Zelltod und -überleben entscheidet.

Der programmierte Zelltod wird durch zwei wesentliche Signalwege induziert (Abb. 27-5). Der extrinsische Signalweg der Apoptose wird durch Quervernetzung von Proteinen aus der Superfamilie der Tumor-Nekrose-Faktoren (TNF) aktiviert. Dazu gehören die Bindung des CD95 (Fas) durch den Liganden CD95L oder die Bindung von TRAIL (TNF-related Apoptosis-inducing Ligand) an die Todesrezeptoren DR4 und DR5. Diese Vorgänge induzieren die Assoziation der Fas-Domäne FADD (Fas-associated death domain) und Procaspase-8 mit den Todesdomänen der Rezeptoren. Durch lokal induzierte Proteolyse wird die Caspase-8 aktiviert. Diese spaltet und aktiviert die Effektor-Caspasen-3 und -7, welche ihrerseits zelluläre Bestandteile, DNS, Zytoskelettproteine und eine Reihe regulatorischer Faktoren angreifen und somit die für die Apoptose charakteristischen morphologischen Veränderungen hervorrufen, die von Pathologen als „Karyorrhexis" bezeichnet werden. Der intrinsische Apoptosesignalweg wird durch Freisetzung von Cytochrom C und SMAC (Second Mitochondrial Activator of Caspases) aus dem intramembranösen Kompartiment als Antwort auf verschiedene stimulierende Noxen gestartet. Dazu gehören DNS-Schäden, Verlust der Adhärenz an die extrazelluläre Matrix (ECM), onkogenvermittelte Proliferation und Wachstumsfaktormangel. Nach Freisetzung in das Zytoplasma assoziiert Cytochrom C mit dATP, Procaspase-9 und dem Adaptorprotein APAF-1. Dadurch erfolgt eine sequenzielle Aktivierung von Caspase-9 und Effektor-Caspasen. Durch Bindung des SMAC-Proteins wird die Funktion von Apoptose-inhibitorischen Proteinen (so genannten IAPs), negativen Regulatoren der Caspasen, blockiert. Proapoptotische und antiapoptotische Mitglieder der Bcl-2-Proteinfamilie regulieren die Freisetzung der Apoptose-induzierenden Proteine. Antiapoptotische Proteine (z. B. Bcl-2, Bcl-XL und McI-1) binden mit ihren Carboxylenden an die äußere Mitochondrienmembran, sodass im Zytoplasma eine für ihre Funktion essenzielle, hydrophobe Bindungstasche aus den Bcl-2-Homologie(BH)-Domänen 1, 2 und 3 zugänglich wird. Störungen normaler physiologischer Prozesse in spezifischen zellulären Kompartimenten führen zur Aktivierung von proapoptotischen Faktoren aus der Familie der „BH_3-only"-Proteine (z. B. Bad, Bik, Bid, Puma, Noxa und andere). Diese bilden Poren in der äußeren Mitochondrienmembran, indem sie die Konformation der in der Außenmembran lokalisierten Proteine Bax und Bak verändern. Wenn „BH_3-only"-Proteine durch Bcl-2, Bcl-XL oder McI-1 sequestriert werden, bilden sich keine Poren und die Apoptose-verursachenden Proteine werden nicht aus den Mitochondrien freigesetzt. Den Aktivierungszustand des intrinsischen Apoptose-Signalwegs bestimmt das relative Niveau der Expression antiapoptotischer Proteine der Bcl-2-Familie und proapoptotischer „BH_3-only"-Proteine an der mitochondrialen Membran. Daher darf man die Mitochondrien nicht nur als Organellen mit vitaler Funktion im Intermediärstoffwechsel und in der oxidativen Phosphorylierung verstehen, sondern auch als zentrale regulatorische Komponenten des apoptotischen Prozesses.

Die Entwicklung von Tumorzellen zu einem bösartigeren Phänotyp hängt von der Anhäufung eines breiten Spektrums genetischer Alterationen ab. Diese unterminieren die Apoptose-induzierenden Signalwege und erlauben den Krebszellen zu überleben. Eine Resistenz gegenüber der Apoptose verstärkt nicht nur die Neigung zur Entwicklung von Krebs, sondern auch zur Resistenz gegenüber Antikrebstherapien, einschließlich Strahlen- und Chemotherapie. Krebszellen sind jedoch, verglichen mit normalen Zellen, gegenüber therapeutischen Eingriffen, die auf die Apoptose-Signalwege abzielen, verwundbarer. So findet man in Non-Hodgkin-Lymphomen, Prostata-, Brust-, Lungentumoren und Melanomen eine Überexpression des Bcl-2-Gens. Eine gerichtete therapeutische Intervention gegen Proteine der Bcl-2-Familie wurde durch Identifizierung mehrerer niedermolekularer Verbindungen möglich. Diese binden an die hydrophoben Taschen von Bcl-2 oder Bcl-XL und unterbinden ihre Fähigkeit, mit den Zelltod-induzierenden „BH_3-only"-Proteinen zu assoziieren. Diese Substanzen, vor allem ABT-263, Gossypol und Obatoclax (GX15-070), blockieren die antiapoptotischen Aktivitäten von Bcl-2 und Bcl-XL-Protein in nanomolarer Konzentration und werden gerade in mehreren klinischen Studien getestet.

Präklinische Studien, in denen die Todesrezeptoren DR4 und DR5 als therapeutische Zielstruktur dienen, haben gezeigt, dass rekombinantes, lösliches humanes TRAIL oder humanisierte monoklonale Antikörper als DR4-/DR5-Agonisten Apoptose in Tumorzellen auslösen können, während normale Zellen vielfach verschont bleiben. Die Mechanismen für diese selektive Wirkung beruhen möglicherweise auf der Expression von Tarnrezeptoren (Decoy Receptors) oder tumorspezifisch erhöhten Konzentrationen intrazellulärer Inhibitoren (z. B. FLIP, das mit Caspase-8 um FADD kompetitiert). Synergistische Wirkungen wurden zwischen TRAIL-induzierter Apoptose und Chemotherapeutika gezeigt. So tragen manche Kolontumoren infolge von Defekten in der Fehlpaarungsreparatur (Mismatch Repair, MMR) mutierte Bax-Proteine und verhalten sich gegenüber TRAIL resistent. Hochregulation des Bak-Proteins durch Chemotherapie stellt jedoch die Fähigkeit des Liganden TRAIL wieder her. So kann der mitochondrial gesteuerte Signalweg zur Apoptose stimuliert werden. Es konnte jedoch keine Korrelation der klinischen Aktivität mit der Aktivierung des extrinsischen Apoptose-Signalwegs gezeigt werden. Bislang konnte in klinischen Studien jedoch keine signifikante Aktivität von gezielten Eingriffen in den TRAIL-Signalweg nachgewiesen werden.

Viele der in Tumorzellen gestörten Signaltransduktionswege fördern das Überleben (Abb. 27-5). Dazu gehören die Aktivierung des PI3K-/Akt-Signalwegs, der erhöhte Spiegel des NFκB-Transkriptionsfaktors in vielen Tumoren und die epigenetische Inaktivierung (Silencing) von Genen, wie für APAF-1 und Caspase-8. Jeder dieser Signalwege ist ein Ziel für therapeutische Wirkstoffe, welche neben ihren Effekten auf die Proliferation der Krebszellen oder die Genexpression vermutlich auch die Empfindlichkeit der Krebszellen gegenüber einer Apoptose-Induktion erhöhen und so synergistische Wirkungen erzielen, wenn sie mit anderen chemotherapeutischen Wirkstoffen kombiniert werden.

Manche Tumorzellen widerstehen der Zytostatika-induzierten Apoptose durch Expression eines oder mehrerer Proteine der ABC-Familie der ATP-getriebenen Efflux-Pumpen, die den sog. MDR-Phänotyp (Multi-drug Resistance) vermitteln. Der Prototyp dieser Proteine, das P-Glykoprotein (PGP), durchdringt die Plasmamembran 12-mal und besitzt zwei ATP-Bindungsstellen. Hydrophobe Zytostatika (z. B. Anthrazykline und Vincaalkaloide) werden von PGP erkannt, sobald sie in die Zelle gelangen, und hinaustransportiert. Zahlreiche klinische Studien sind mit dem Ziel gescheitert zu demonstrieren, dass die Zytostatikaresistenz durch PGP-Inhibitoren

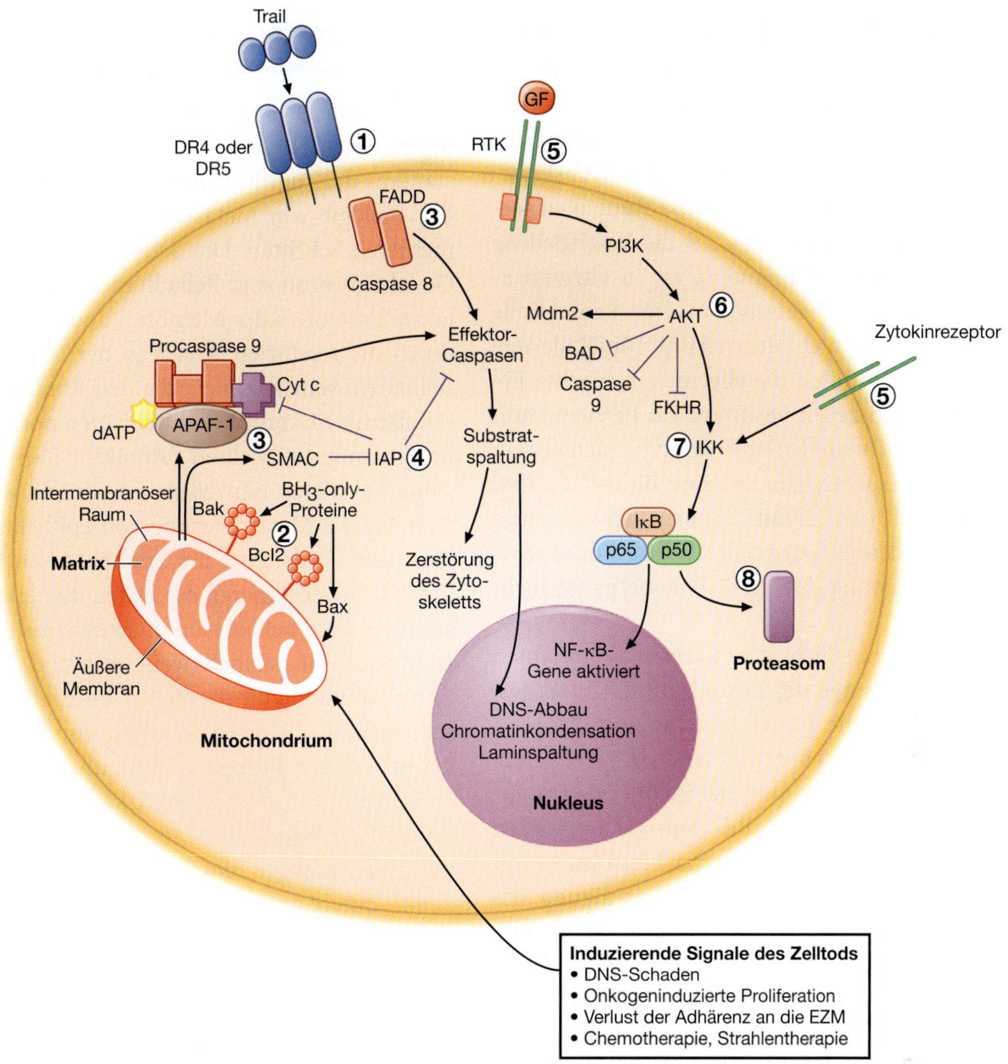

Abbildung 27-5 Therapeutische Strategien zur Ausschaltung aberranter Überlebens-Signalwege in Krebszellen. ***1.*** Der extrinsische Apoptose-Signalweg kann durch TRAIL (den Liganden für die Todesrezeptoren DR4 und DR5) oder durch agonistisch wirkende monoklonale Antikörper selektiv induziert werden. Mehrere klinische Studien mit monoklonalen Antikörpern, die als DR4- und/oder DR5-Agonisten wirken, werden zurzeit durchgeführt. Dulanermin ist ein rekombinantes humanes Apo2L/TRAIL und aktiviert DR4 und DR5, während Conatumumab, ein monoklonaler Antikörper, nur DR5 aktiviert. HGS-ETR1 (Mapatumumab) ist ein monoklonaler Antikörper, der DR4 aktivieren und damit Apoptose induzieren kann. ***2.*** Hemmung der antiapoptotischen Proteine der Bcl-2-Familie mit Antisense-Oligonukleotiden oder Inhibitoren der BH_3-Bindungstasche fördert die Öffnung von Bak- oder Bax-induzierten Poren in der äußeren Mitochondrienmembran. ***3.*** Durch demethylierende Substanzen und Inhibitoren der Histon-Deacetylase kann die epigenetische Abschaltung (Silencing) der APAF-1, Caspase-8 und anderer Proteine unterdrückt werden. ***4.*** IAPs („Inhibitor of apoptosis"-Proteine) blockieren die Caspase-Aktivierung; niedermolekulare Inhibitoren der IAP-Funktion täuschen SMAC-Effekte vor und sollten den Schwellenwert für das Einsetzen der Apoptose erniedrigen. ***5.*** Signaltransduktionsprozesse, ausgehend von aktivierten Tyrosinkinase-Rezeptoren (RTKs) oder Zytokinrezeptoren, fördern das Krebszellüberleben auf verschiedene Weise. Der Signalprozess kann unterbunden werden, indem man die Rezeptorfunktion durch monoklonale Antikörper wie Trastuzumab, Cetuximab oder die mit dem Rezeptor assoziierte Aktivität der Tyrosinkinase hemmt. ***6.*** Die Akt-Kinase phosphoryliert viele Regulatoren der Apoptose, um das zelluläre Überleben zu sichern; Akt-Inhibitoren erhöhen möglicherweise die Empfindlichkeit der Zellen gegenüber Apoptose-induzierenden Signalen; das Problem der Toxizität für normale Zellen begrenzt jedoch möglicherweise den therapeutischen Wert dieser Agenzien. ***7.*** und ***8.*** Die Aktivierung des Transkriptionsfaktors NFκB (bestehend aus den Untereinheiten p65 und p50) wird erreicht, wenn sein Inhibitor IκB von der IκB-Kinase (IKK) phosphoryliert wird, gefolgt vom IκB-Abbau durch das Proteasom. Inhibition der IKK kann die Aktivierung der NFκB-Zielgene, von denen viele das Zellwachstum fördern, potenziell blockieren. Inhibitoren der Proteasomfunktion sind in klinischen Studien eingesetzt worden und Bortezumib (Velcade) wurde für die Behandlung des multiplen Myeloms zugelassen. Ihre Wirkung beruht teilweise darauf, dass sie die Zerstörung von IκB verhindern und auf diese Weise die nukleäre Translokation von NFκB blockieren. Es wird aber noch der Abbau von vielen anderen Proteinen durch Proteasom-Inhibitoren beeinflusst, was auch das niedrige therapeutische Fenster erklärt. Eine zur Zulassung notwendige Antitumor-Aktivität konnte bisher nur beim multiplen Myelom und beim Mantelzell-Lymphom erbracht werden. Kein Proteasom-Inhibitor ist bisher für die Behandlung von soliden Tumoren zugelassen worden, obwohl viele Studien dahingehend durchgeführt wurden.

überwunden werden kann. Die ABC-Transporter haben jedoch unterschiedliche Substratspezifitäten und die Hemmung eines einzelnen Proteins aus der Familie dürfte nicht ausreichen, um den MDR-Phänotyp zu überwinden. Auch weiterhin wird versucht, die PGP-vermittelte Arzneimittelresistenz zu beheben. Es darf jedoch nicht vergessen werden, dass es mit der Hemmung von ABC-Transportern zu einer erhöhten Akkumulierung von Zytostatika in gesunden Zellen kommt und damit die Nebenwirkungen erheblich verstärkt werden. Die mangelnde Diffusion von Krebsmedikamenten in das Krebsgewebe spielt beim Scheitern dieser klinischen Studien sicherlich mit. Es ist sogar vorstellbar, dass die beschriebene Resistenz durch einen MDR-Phänotyp ein In-vitro-Artefakt ist, wobei aber der Phänotyp in vivo keine Rolle spielt, weil die Resistenz nicht durch MDR-Moleküle verursacht wird, sondern durch die allgemein schlechte Erreichbarkeit von Krebszellen bestimmt ist. In vitro kann man die Expression vom MDR-Phänotyp nachweisen, aber in In-vitro-Versuchen gibt es keine Blutgefäße und Diffusionsprobleme und damit können Ursache und Wirkung nicht eindeutig festgestellt werden. Eine krebszellspezifische Hemmung des MDR-Phänotyps ist nicht leicht vorstellbar.

Alle Zellen, einschließlich der Krebszellen, können auch andere Mechanismen des Zelltods durchlaufen, wie die *Autophagie* (Degradieren der Proteine und Organellen durch lysosomale Proteine) und *Nekrose* (Verdauung von Zellkomponenten und Ruptur der Zellmembran). Eine Nekrose tritt in der Regel als Reaktion auf von außen einwirkende Kräfte auf, durch die es zur Freisetzung von Zellbestandteilen mit Entzündung und Schädigung des umliegenden Gewebes kommt. Bislang wurde davon ausgegangen, dass Nekrosen nicht programmiert sind, inzwischen gibt es aber Belege dafür, dass zumindest einige Aspekte programmiert sind. Die genaue Bedeutung der Nekrose für den Tod von Krebszellen in verschiedenen Situationen wird noch untersucht. Neben ihrer Bedeutung beim Zelltod kann die Autophagie als homöostatischer Mechanismus dienen, mit dessen Hilfe durch das Recycling von Zellkomponenten die für das Überleben der Zelle notwendige Energie bereitgestellt wird. Der Mechanismus, der das Gleichgewicht zwischen Verlängern des Überlebens und Auslösen des Zelltods herstellt, ist nicht gut verstanden. Die Autophagie scheint widersprüchliche Rollen bei der Entwicklung und dem Fortbestehen von Krebserkrankungen zu haben. In der Frühphase der Karzinogenese kann sie als Tumorsuppressor wirken, indem sie die Zelle daran hindert, anormale Proteine und Organellen zu akkumulieren. Hat sich erst einmal ein Tumor entwickelt, sichert sie das Überleben der Krebszellen, wenn sie durch äußere Faktoren, wie eine Chemotherapie, geschädigt werden. Die Hemmung dieses Vorgangs kann die Sensitivität der Krebszellen gegenüber der Chemotherapie erhöhen. Um die Faktoren, die bei der Autophagie das Überleben fördern bzw. den Tod auslösen, therapeutisch sinnvoll beeinflussen zu können, müssen sie jedoch zunächst besser verstanden werden.

METASTASIERUNG

Die Metastasierung ist für die weitaus meisten Todesfälle durch solide Tumoren verantwortlich. Daher ist ein Verständnis des zugrunde liegenden Mechanismus essenziell. Die Biologie von Metastasen ist komplex und erfolgt in mehreren Schritten. Die drei wesentlichen Merkmale der Gewebeinvasion sind Zelladhäsion an die Basalmembran, lokale Proteolyse der Membran und Wanderung der Zelle durch die zerstörten Areale in der Membran und extrazellulären Matrix. Zellen, die den Kontakt mit der Extrazellulärmatrix verlieren, durchlaufen normalerweise einen programmierten Zelltod (Anoikis). Dieser Prozess muss somit bei Metastasenzellen unterdrückt werden. Ein weiterer für die Metastasierung von epithelialen Krebszellen wichtiger Vorgang ist die Epithel-Mesenchym-Transition (EMT). Dabei verlieren die Zellen ihre epithelialen Eigenschaften und bekommen mesenchymale Eigenschaften. Dies geschieht normalerweise während der embryonalen Entwicklung, damit die Zellen im Embryo zu ihren entsprechenden Zielorten wandern können. Außerdem findet man diesen Prozess bei Wundheilung, Geweberegeneration und fibrotischen Reaktionen. In all diesen Fällen hören die Zellen jedoch mit der Proliferation auf, sobald der Prozess abgeschlossen ist. Metastasierende maligne Zellen durchlaufen die EMT zwar als wichtigen Schritt, behalten aber die Fähigkeit zur ungesteuerten Proliferation. Maligne Zellen, die Zugang zur Zirkulation gewinnen, müssen diese Schritte an einer entlegenen Stelle des Körpers wiederholen, der möglichen Wirtsabwehr entgehen – Krebszellen sind körpereigene Zellen und offensichtlich funktioniert die Abwehr nicht, denn sonst würde Krebs nicht wachsen können – und neue Blutgefäße generieren, um lokales Wachstum zu ermöglichen. Derzeit existieren nur wenige Medikamente, die direkt auf den Prozess der Metastasierung abzielen, obwohl schon Jahrzehnte in diese Richtung geforscht wird. Matrix-Metalloproteinase-Inhibitoren (siehe „Tumorangiogenese" weiter unten) stellen einen ersten Versuch dar, die Migration der Tumorzellen in Blut- und Lymphgefäße zu unterbinden. Der begrenzende Schritt für die Metastasenbildung besteht in der Fähigkeit der Tumorzellen, im neuen Mikromilieu des Metastasierungsorts zu überleben und durch Proliferation und Induktion von Angiogenese, ohne deren Hilfe metastasierte Krebszellen im Krebsschlafzustand (tumor dormancy) unweigerlich verweilen würden, zu expandieren. Die Sauerstoffdiffusionsgrenze liegt bei 100–200 µm. Teilen sich Tumorzellen, ohne Angiogenese zu induzieren, werden sie früher oder später nicht mehr genügend Sauerstoff und Nährstoffe bekommen und die Expansion kann nicht fortschreiten. Die maximal erreichbare Größe von Krebs ohne Angiogenese-Induktion liegt bei wenigen Kubikmillimetern. Das Ergebnis hängt von zahlreichen

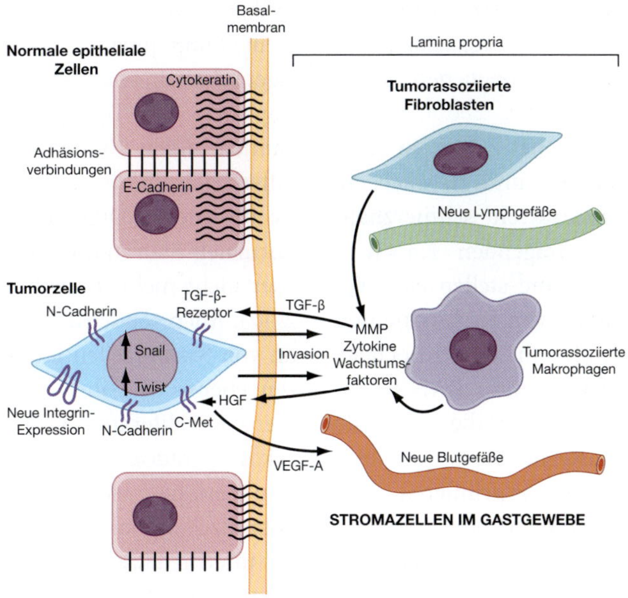

Abbildung 27-6 Onkogene Signalwege sind während der Tumorprogression aktiviert und erhöhen das Potenzial zur Metastasierung. Diese Abbildung zeigt eine Krebszelle, die eine so genannte epithelial-mesenchymale Transition (EMT) unter dem Einfluss von mehreren Umweltsignalen durchgemacht hat. Kritische Komponenten sind der aktivierte transformierende Wachstumsfaktor beta (TGF-β) und der Hepatozyten-Wachstumsfaktor(HGF/SF)/c-Met-Signalweg sowie Veränderungen bei der Expression von Adhäsionsmolekülen, welche die Interaktionen zwischen den Zellen sowie zwischen den Zellen und der extrazellulären Matrix vermitteln. Wichtige Veränderungen der Genexpression werden durch die Snail- und Twist-Familie von transkriptionellen Repressoren erreicht (deren Expression durch onkogene Signalwege induziert wird) und es kommt zur reduzierten Expression von E-Cadherin, einer bedeutenden Komponente der Adhäsionsverbindungen zwischen epithelialen Zellen. Zusammen mit einer Hochregulierung des N-Cadherins, einer Veränderung im Expressionsmuster von Integrinen (welche die Interaktionen zwischen der Zelle und der extrazellulären Matrix vermitteln und für die Zellmotilität wichtig sind) und einem Wechsel in der Expression der intermediären Filamente von Cytokeratin zu Vimentin kommt es zum phänotypischen Wechsel von adhärenten hochorganisierten epithelialen Zellen zu beweglichen und invasierenden Zellen mit einer Fibroblasten-ähnlichen oder mesenchymalen Morphologie. Die EMT wird als ein wichtiger Schritt für die Metastasierung bei einigen humanen Krebsarten angesehen. Die Stromazellen des Gastgewebes, inkludierend die tumorassoziierten Fibroblasten und Makrophagen, spielen eine wichtige Rolle bei der Modulation des Verhaltens der Tumorzellen durch Sekretion von Wachstumsfaktoren und Pro-Angiogenese-Zytokinen und von Matrix-Metalloproteinasen (MMPs), die die Basalmembran abbauen können. VEGF-A, -C, und -D werden von Tumorzellen und Stromazellen als Antwort auf Hypoxie oder onkogene Signale produziert und induzieren die Neubildung von Blut- und Lymphgefäßen, die rapides Wachstum der Metastasen und weitere Verbreitung in Lymphknoten und andere Gewebe ermöglicht.

Wechselwirkungen zwischen lokalem Wirt und Tumor ab und wird durch darwinistische Selektion über Jahre oder Jahrzehnte geformt (Abb. 27-6). Bislang wurden nur wenige Medikamente zur gezielten Therapie der Metastasierung entwickelt. Einer der Gründe dafür ist, dass die für die Metastasierung kritischen Schritte, die gute medikamentöse Angriffspunkte wären, nicht im Detail identifiziert wurden. Einige mögliche Angriffspunkte sind jedoch bekannt. HER2 verstärkt das metastatische Potenzial von Mammakarzinomzellen und der monoklonale Antikörper Trastuzumab (siehe oben) gegen HER2 verbessert das Überleben von Patientinnen mit HER2-positivem Mammakarzinom bei adjuvanter Gabe. Weitere mögliche Ziele, die das metastatische Potenzial der Zellen in präklinischen Studien verstärkt haben, sind die durch eine Hypoxie in den Tumoren induzierten Transkriptionsfaktoren (HIF-1 und -2), Wachstumsfaktoren (z. B. cMET und VEGFR), Onkogene (z. B. SRC), Adhäsionsmoleküle (z. B. fokale Adhäsionskinase [FAK]), ECM-Proteine (z. B. Matrix-Metalloproteinase-1 und -2) sowie inflammatorische Moleküle (z. B. COX-2).

Der metastasierende Phänotyp ist möglicherweise nur bei einem kleinen Teil der Zellen des Primärtumors vorhanden. Das ist nicht überraschend, weil es keine Selektion zu erhöhter Metastasierung gibt. Vermutlich exprimieren derartige „metastasierungsfreudige" Zellen bestimmte Chemokinrezeptoren (Abb. 27-6). Damit Tumorzellen metastasieren können, sind mehrere genetische und epigenetische Veränderungen erforderlich, wie die Aktivierung von Metastase-fördernden Genen und die Inhibition von Genen, welche die Metastasierungskapazität unterdrücken. Zur Metastasierung fähige Zellen exprimieren oft Chemokinrezeptoren, die vermutlich für den Prozess der Metastasierung wichtig sind. Es wurden mehrere Kandidaten identifiziert, die als Suppressoren der Metastasierung bezeichnet werden könnten. Dazu gehören Gene, die für Enzyme kodieren, welche die Apoptose fördern, die Zellteilung supprimieren, an den Interaktionen von Zellen miteinander oder mit der Extrazellulärmatrix beteiligt sind oder welche die Zellmigration verhindern. Der Funktionsverlust von diesen Genen steigert die Metastasierung. Mithilfe von Genexpressionsanalysen werden der Metastasierungsprozess und andere Eigenschaften von Tumorzellen untersucht, die eine Vorhersage der Wirksamkeit bestimmter Therapien ermöglichen könnten.

Ein Beispiel für die Fähigkeit maligner Zellen, in einer neuen Mikroumgebung zu überleben und zu wachsen, sind Knochenmetastasen. Sie sind extrem schmerzhaft, erzeugen Frakturen der gewichtstragenden Knochen, können zur Hyperkalzämie führen und stellen eine wesentliche Ursache für die Morbidität von Krebspatienten dar. Osteoklasten und ihre Vorläufer aus dem Knochenmark exprimieren den Oberflächenrezeptor RANK (Receptor Activator of NFκB), essenziell für die terminale Differenzierung und die Osteoklastenaktivierung. Osteoblasten und andere Stromazellen exprimieren den RANK-Liganden (RANKL) in membrangebundener und löslicher Form. Osteoprotegerin (OPG), ein löslicher Rezeptor für den RANK-Liganden, wird von Stromazellen synthetisiert und bewirkt als Tarnrezeptor die Hemmung der RANK-Aktivierung. Das relative Gleichgewicht zwischen RANKL und OPG bestimmt den Aktivierungszustand des Rezeptors RANK auf den Osteoklasten. Viele Tumoren verstärken die Osteoklastenaktivierung durch Sekretion von Substanzen, wie Parathormon (PTH), einem mit PTH verwandten Peptid, Interleukin(IL)-1 oder Mip1, das die Balance der Knochenremodellierung durch Erhöhung der RANK-Signaltransduktion stört. Ein Beispiel für diesen Prozess ist das Multiple Myelom, bei dem die Wechselwirkung zwischen Tumor und Stroma Osteoklasten aktiviert und Osteoblasten hemmt, wodurch sich multiple lytische Läsionen entwickeln. Die Hemmung des RANK-Liganden durch einen Antikörper (Denosumab) kann die weitere Knochenzerstörung verzögern. Denosumab (Prolia oder Xgeva) wurde zugelassen zur Behandlung von postmenopausalen Frauen mit Osteoporose, Frauen mit Brustkrebs während der Behandlung mit Aromatase-Hemmern und Männern unter Androgendeprivation bei Prostatakarzinom. Die relative Risikoreduktion von vertebralen Knochenfrakturen beträgt etwa 70 %. Obwohl Denosumab im Vergleich zu Placebo zu einer viermonatigen Verzögerung der Knochenmetastasierung bei kastrationsresistentem Prostatakarzinom geführt hat, war kein Einfluss auf die Überlebensdauer messbar. Wirksame Inhibitoren der Osteoklastenfunktion sind auch die Bisphosphonate, die zur Therapie von Knochenmetastasen eingesetzt werden, obwohl Denosumab wirksamer sein dürfte.

KREBSSTAMMZELLEN

Nur ein kleiner Prozentsatz der Zellen eines Tumors ist in der Lage, In-vitro-Kolonien oder mit hoher Effizienz In-vivo-Tumoren zu bilden, wenn man sie in immunsupprimierte NOD-/SCID-Mäuse injiziert. Humane akute und chronische Leukämien (AML und CML) haben eine kleine Subpopulation von Zellen (< 1 %) mit Stammzelleigenschaften, wie unbegrenzte Selbsterneuerung und die Kapazität, bei Transplantation in andere Mäuse Leukämien bilden können. Diese Zellen besitzen einen undifferenzierten Phänotyp (Thy1-CD34$^+$CD38$^-$ und negativ für andere Differenzierungsmarker) und haben mit normalen Stammzellen viele Eigenschaften gemein, sind aber nicht mehr unter homöostatischer Kontrolle (Abb. 27-7). Auch solide Krebsarten könnten eine Subpopulation von Stammzellen enthalten. Krebsstammzellen besitzen ebenso wie ihre normalen Ebenbilder eine unbegrenzte proliferative Kapazität und durchlaufen den Zellzyklus paradoxerweise eher langsam. Das Krebswachstum erfolgt vielfach durch Expansion aus dem Stammzellenpool, durch unregulierte Proliferation von der intermediären Zellpopulation sowie durch die Inaktivierung apoptotischer Signalwege (Abb. 27-7). Die langsame Zellzyklusprogression in Kombination mit der hohen Expression der antiapoptotischen Bcl-2-Familienmitglieder und der Efflux-Pumpen vom MDR-Typ macht Krebsstammzellen weniger empfindlich für Chemo- und Strahlentherapie. Aus der Krebsstammzellenhypothese lässt sich auch ableiten, dass die meisten humanen Krebsarten deswegen nicht geheilt werden können, weil die derzeitigen therapeutischen Agenzien die Stammzellen nicht töten können. Sobald Krebsstammzellen identifiziert und isoliert werden könnten, wäre es möglich, aberrante Signalwege, die diese Zellen von normalen Gewebestammzellen unterscheiden, zu identifizieren und gezielt anzusteuern. Es gibt Belege dafür, dass aus Epithelzellen in einem malignen Tumor durch Prozesse, wie die Epithel-Mesenchym-Transition Zellen mit Stammzelleigenschaften hervorgehen können. Daraus folgt, dass zur Elimination der sich selbst erneuernden Population von Krebszellen auf jeden Fall alle Krebszellen und nicht nur diejenigen, die aktuell Stammzelleigenschaften aufweisen, behandelt werden müssen. Die genauen Eigenschaften der Stammzellen werden weiterhin untersucht. Eine der bislang unbeantworteten Fragen betrifft den genauen Ursprung der Krebsstammzellen bei den verschiedenen Krebsformen.

PLASTIZITÄT UND RESISTENZ

Krebszellen und insbesondere Stammzellen sind zu einer signifikanten Plastizität in der Lage, durch die sie in Reaktion auf äußere Faktoren (z. B. Chemotherapie, Entzündung, Immunreaktion) zahlreiche Aspekte der Zellbiologie verändern können. Daher besteht ein zentrales Problem der Krebstherapie darin, dass Malignome über ein breites Spektrum an Mechanismen zur initialen und adaptiven Resistenz gegenüber den Behandlungsansätzen verfügen. Dazu gehören das Verhindern des Anflutens

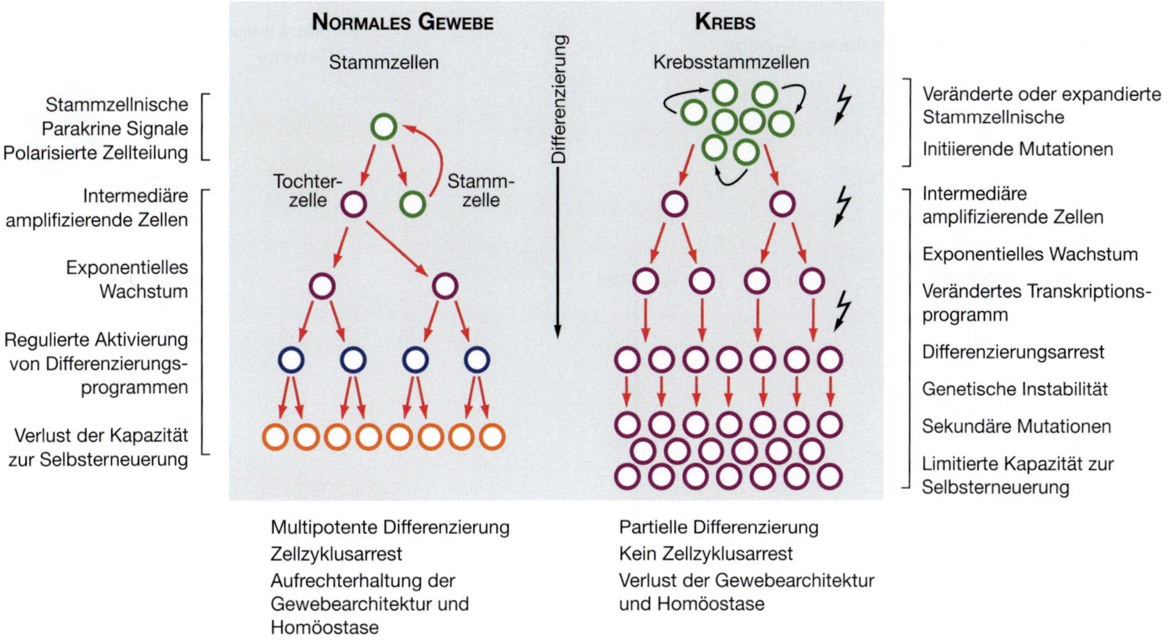

Abbildung 27-7 Krebsstammzellen spielen eine kritische Rolle bei der Initiierung, Progression und Therapieresistenz maligner Neoplasien. Im normalen Gewebe *(links)* wird die Homöostase durch asymmetrische Zellteilung von Stammzellen aufrechterhalten, wobei ein Nachkomme sich weiter differenziert und der andere den Stammzellenpool erhält. Dies geschieht innerhalb hochspezialisierter Nischen, die für das jeweilige Gewebe einzigartig sind, z. B. bei den Osteoblasten im Knochenmark oder an der Basis der Krypten im Dickdarm. Parakrine Signale von Stromazellen, wie Sonic Hedgehog oder Notch-Liganden, sowie die Hochregulierung von α-Catenin und Telomerase, unterstützen die Aufrechterhaltung der uneingeschränkten Selbsterneuerungseigenschaft, während sie Differenzierung und Zelltod verhindern. Dies geschieht zum Teil durch die Hochregulierung des transkriptionellen Repressors Bmi-1 sowie durch die Hemmung des $p16^{Ink4a/Arf}$- und p53-Signalweges. Tochterzellen verlassen die Stammzellnische und begeben sich für eine bestimmte Zahl von Zellteilungen in eine proliferative Phase (so genannte intermediäre amplifizierende Zellen), während derer ein Entwicklungsprogramm aktiviert wird, das letztlich zur voll differenzierten Zelle ohne proliferatives Potenzial führt. Die Zellerneuerungsrate gleicht derjenigen des Zelltodes, sodass eine Homöostase garantiert ist. In diesem hierarchischen System sind nur Stammzellen langlebig. Jüngste Forschungsergebnisse haben zu der Hypothese geführt, dass Krebsstammzellen nur eine kleine Fraktion (0,001–1 %) aller Krebszellen ausmachen. Diese Zellen weisen mehrere Eigenschaften der normalen Stammzellen auf, wie einen undifferenzierten Phänotyp, ein unbegrenztes Potenzial zur Selbsterneuerung und eine gewisse Differenzierungskapazität, sind aber durch anfängliche Mutationen (durch einen Blitz dargestellt) nicht mehr durch Milieusignale reguliert. Der Krebsstammzellpool wird expandiert und die rasch proliferierenden Nachkommen erlangen durch zusätzliche Mutationen Stammzelleigenschaften, obwohl angenommen wird, dass die meisten Zellen dieser Population eine limitierte proliferative Kapazität besitzen. Differenzierungsprogramme sind durch die Reprogrammierung der Gentranskriptionsmuster durch onkogene Signalübertragungswege dysfunktionell. Innerhalb der intermediären sich amplifizierenden Krebszellpopulation kommt es durch genomische Instabilität zur Aneuploidie und klonalen Heterogenität, während die Zellen eine voll entwickelte Malignität mit Metastasierungspotenzial entwickeln. Derzeit laufen intensive Forschungen, um einzigartige molekulare Eigenschaften von Krebsstammzellen zu identifizieren, damit sie direkt durch neuartige Therapeutika angegriffen werden können.

der Substanz an den Krebszellen, die Blockade der Aufnahme und Retention der Substanz, eine Zunahme des Zellmetabolismus, das Verändern der Spiegel der Zielproteine, der Erwerb von Mutationen in den Zielproteinen, die Modifikation des Metabolismus und der Zellsignalwege, das Verwenden alternativer Signalwege, das Anpassen der Zellreplikation mithilfe von Mechanismen, durch welche die Zelle DNS-Schäden repariert, das Hemmen der Apoptose und die Evasion des Immunsystems. Daher werden die meisten metastasierten Krebsformen (insbesondere die mittels Chemotherapie heilbaren, wie die Keimzelltumoren) irgendwann gegen die eingesetzte Therapie resistent. Das Überwinden dieser Resistenzen ist eines der wichtigsten Forschungsgebiete.

KREBSSTOFFWECHSEL

Zu den Besonderheiten von Krebszellen gehört, dass ihr Stoffwechsel gegenüber dem von normalen Zellen so verändert ist, das er das Überleben und höhere Proliferationsraten unterstützt. Diese Zellen müssen einen signifikanten Anteil ihrer Energiereserven auf die Synthese von Proteinen und anderen Molekülen verwenden und trotzdem ausreichend ATP produzieren, um zu überleben und zu wachsen. Normale sich teilende Zellen haben zwar meist ähnliche Bedürfnisse, die Krebszellen verstoffwechseln aber Glukose und mehrere andere Substanzen, wie Glutamin, anders als normale Zellen. Viele Krebszellen verwenden die aerobe Glykolyse (Warburg-Effekt) (Abb. 27-8) zum Verstoffwechseln von Glukose, wodurch

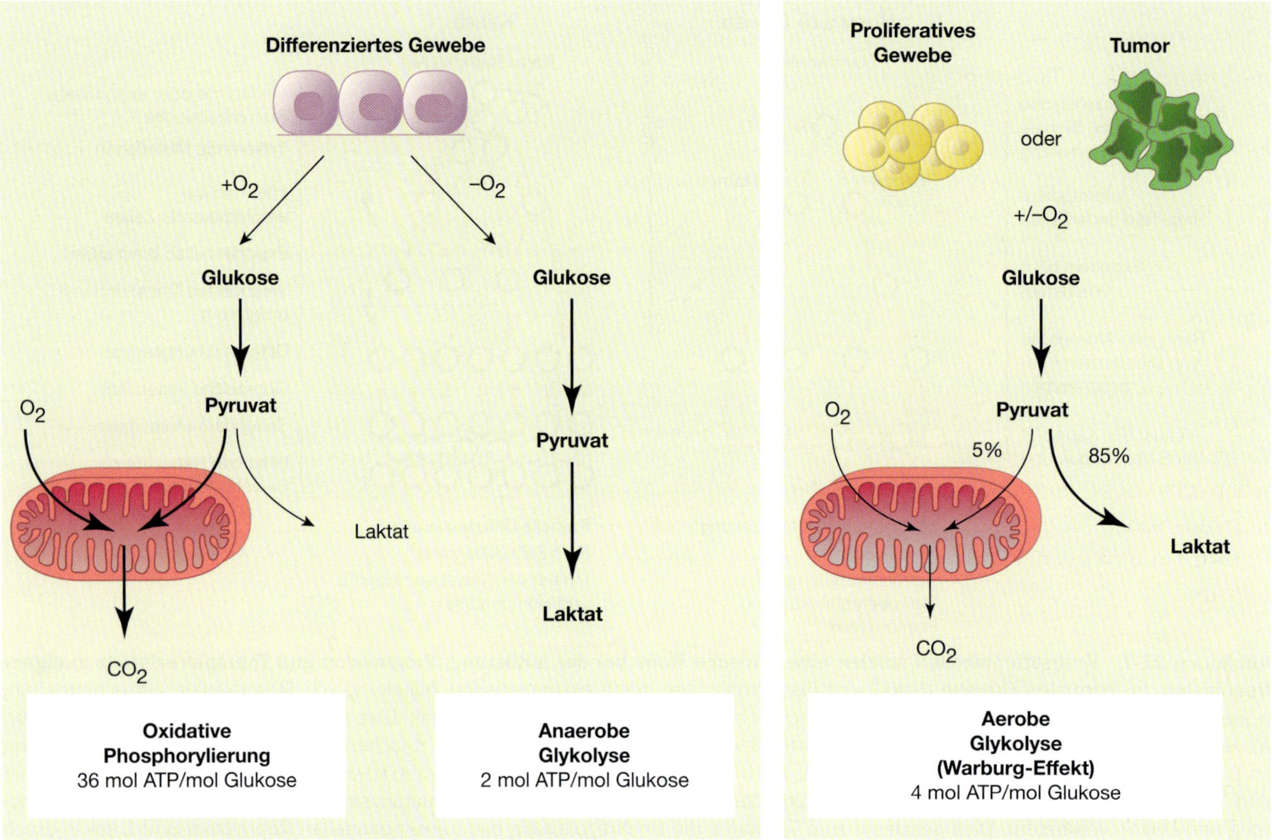

Abbildung 27-8 Vergleich von Warburg-Effekt und oxidativer Phosphorylierung. In den meisten normalen Geweben ist die überwiegende Mehrzahl der Zellen differenziert und nimmt eine bestimmte Funktion im Organ wahr. Der metabolische Bedarf dient überwiegend der Energiegewinnung und nicht dem Aufbau neuer Zellen. In diesen Geweben wird ATP durch oxidative Phosphorylierung gebildet, sodass aus einem Molekül Glukose insgesamt 36 Moleküle ATP entstehen. Im Gegensatz dazu setzen proliferative Tumorgewebe insbesondere bei der in ihnen typischen Hypoxie die aerobe Glykolyse zur Energieproduktion ein, um das Überleben sicherzustellen und neue Zellen aufzubauen.

vermehrt Laktat entsteht, während normale Zellen sich dazu der weitaus effektiveren oxidativen Phosphorylierung in den Mitochondrien bedienen. Eine Folge ist die vermehrte Glukoseaufnahme durch Krebszellen, die bei der PET mit Fluordeoxyglucose (FDG) zum Nachweis von Tumoren genutzt wird. An der Modulation der Glykolyse und der Kontrolle des Warburg-Effekts sind in Krebszellen zahlreiche Proteine, wie CMYC, HIF1, RAS, p53, pRB und AKT, beteiligt. Diese Signalwege lassen sich therapeutisch nur schwierig gezielt angreifen. Allerdings sind der PI3-Kinase-Signalweg mit Signalgebung über mTOR und der Signalweg der AMP-aktivierten Kinase (AMPK), der den mTOR-Komplex 1 (mTORC1; ein Proteinkomplex, zu dem mTOR gehört) hemmt, wichtig für die Kontrolle der Glykolyse und sind somit mögliche Angriffspunkte zur Hemmung dieses Prozesses. Durch die ineffektive Verwertung von Glukose entsteht der Bedarf für alternative Stoffwechselwege anderer Komponenten, zu denen Glutamin gehört. Es liefert ähnlich wie Glukose eine Quelle für strukturelle Moleküle und Energie. Auch Glutamin wird von den Krebszellen nur ineffektiv verwertet.

Bei zahlreichen Krebserkrankungen kommt es zu Mutationen in den an der Metastasierung beteiligten Genen. Zu den häufigsten bislang bekannten gehören Mutationen in den Isocitratdehydrogenasen 1 und 2 (IDH1 und IDH2), die sich vor allem in Gliomen, bei AML und in intrahepatischen Cholangiokarzinomen finden. Durch diese Mutationen wird statt des normalen Produkts α-Ketoglutarat ein Onkometabolit (2-Hydroxyglutarat; 2HG) gebildet. Der exakte Mechanismus der Onkogenese durch 2HG muss noch geklärt werden. Allerdings ist α-Ketoglutarat der entscheidende Kofaktor für mehrere Dioxygenasen, die an der Kontrolle der DNS-Methylierung beteiligt sind. Außerdem kann 2HG als kompetitiver Antagonist von α-Ketoglutarat wirken, sodass sich der Methylierungsstatus (vor allem Hypermethylierung) von Genen ändert (epigenetische Veränderungen). Dies hat nachhaltige Auswirkungen auf zahlreiche Zellprozesse, darunter auch die Differenzierung. Derzeit werden Inhibitoren der Mutanten von IDH1 und IDH2 entwickelt.

Die Unterschiede des Stoffwechsels zwischen normalen Zellen und Krebszellen sind noch weitgehend unbekannt; trotzdem werden Modulatoren des Stoffwechsels klinisch getestet. Der erste ist das Antidiabetikum Metformin allein und in Kombination mit Chemotherapeutika. Metformin hemmt die Glukoneogenese und kann durch die Aktivierung der 5'-Adenosinmonophosphat-aktivierten Kinase (AMPK), eine Serin/Threonin-Proteinkinase abwärts des LKB1-Tumorsuppressors, mit Hemmung von mTORC1 eine direkte Wirkung auf Tumorzellen entwickeln. Dadurch sinken die Proteinsynthese und die Proliferation. Ein weiterer derzeit untersuchter Ansatz umfasst die Gabe von Dichloracetat (DCA), einem Hemmstoff der Pyruvatdehydrogenasekinase (PDK). PDK inhibiert in Krebszellen die Pyruvatdehydrogenase, sodass es zum Umschalten von der mitochondrialen oxidativen Phosphorylierung von Glukose zur zytoplasmatischen Glykolyse kommt (Warburg-Effekt). Durch die Blockade von PDK hemmt DCA die Glykolyse. Vermutlich wird es bald noch weitere gezielte therapeutische Angriffsmöglichkeiten geben.

MIKROUMGEBUNG, ANGIOGENESE UND IMMUNEVASION

Tumoren bestehen nicht nur aus malignen Zellen, sondern auch aus einer komplexen Mikroumgebung mit vielen anderen Zellen (z. B. Entzündungszellen), Extrazellulärmatrix, sezernierten Faktoren (z. B. Wachstumsfaktoren), reaktiven Sauerstoff- und Stickstoffspezies, mechanischen Faktoren, Blut- und Lymphgefäßen. Diese Mikroumgebung ist nicht statisch, sondern dynamisch und verändert sich ständig. Die Komplexität und Dynamik der Mikroumgebung erschweren die Behandlung von Tumoren. Außerdem gibt es mehrere Mechanismen, über welche die Mikroumgebung zur Resistenz gegenüber der Krebstherapie beitragen kann.

Eines der wichtigsten Elemente für die Tumorzellproliferation ist die Versorgung mit Sauerstoff, Nährstoffen und zirkulierenden Faktoren, die für Wachstum und Überleben von entscheidender Bedeutung sind. Da das Diffusionslimit für Sauerstoff 100–200 µm beträgt, müssen in dem Tumor ausreichend neue Gefäße gebildet werden (Angiogenese). Für das Wachstum primärer und metastatischer Tumoren über eine Größe von wenigen Millimetern hinaus wird die Rekrutierung von Blutgefäßen und vaskulären Endothelzellen benötigt, um ihre Stoffwechselbedürfnisse befriedigen zu können: Ein entscheidendes Ereignis im Wachstum primärer Tumoren und in der Ausbildung von Metastasen ist der *angiogene Switch:* die Fähigkeit des Tumors, die Ausbildung neuer Kapillaren (auch als so genannte Neoangiogenese bezeichnet) aus vorbestehenden Blutgefäßen zu induzieren. Der angiogene Switch ist die Phase in der Tumorentwicklung, in der das dynamische Gleichgewicht von pro- und antiangiogenen Faktoren durch Einwirken des Tumors auf seine direkte Umgebung zugunsten einer Gefäßbildung gekippt wird. Ohne dieses Ereignis wären Tumorzellen harmlos, weil sie sich einfach nicht schnell vermehren und ausbreiten könnten. Nur durch den angiogenen Switch werden die Krebszellen zur tödlichen Gefahr. Auslöser für Tumorangiogenese sind Hypoxämie, Nährstoffmangel (z. B. Aminosäuren und Glukose), Gewebeazidose, Entzündung und genetische Veränderungen von Onkogenen oder Tumorsuppressoren, welche die Genexpression des Tumors verändern. Entscheidender Reiz ist wahrscheinlich der metabolische Mangelzustand, der durch eine zu weite Entfernung der Tumorzellen von der nächsten Kapillare entsteht. Während der embryonalen Entwicklung laufen sehr ähnliche Prozesse ab, allerdings weitaus strukturierter und geordneter. Das Grundprinzip ist jedoch identisch. Die Angiogenese schreitet in mehreren Schritten voran, nämlich Stimulation von Endothelzellen durch Wachstumsfaktoren, Degradation der extrazellulären Matrix durch Proteasen, Proliferation von Endothelzellen und deren Einwanderung in den Tumor sowie schließlich die Bildung neuer Kapillaren.

Tumorblutgefäße unterscheiden sich von normalen. Sie zeichnen sich durch ihre chaotische Architektur und Durchblutung aus. Aufgrund eines Ungleichgewichts angiogener Faktoren wie des vaskulären endothelialen Wachstumsfaktors (VEGF) und von Angiopoetinen (siehe unten) sind Tumorgefäße gewunden und in Abschnitten erweitert, übermäßig verzweigt und kurzgeschlossen. Die Tumordurchblutung ist ungleichmäßig und Regionen mit Hypoxie und Azidose fördern die Selektion von Varianten mit einer Resistenz gegen die Hypoxie-induzierte Apoptose (oft aufgrund eines Verlustes der p53-Expression). Sauerstoffmangel kann auch zu einer erhöhten Mutationsrate beitragen und damit können sich die Tumorzellen leichter an Selektionsparameter anpassen. Die Wände von Tumorblutgefäßen haben viele Öffnungen, erweiterte interendotheliale Kontakte und eine Diskontinuität oder Abwesenheit der Basalmembran; dies trägt zur hohen Durchlässigkeit dieser Gefäße bei und verursacht zusammen mit dem Fehlen eines funktionellen intratumoralen lymphatischen Systems einen erhöhten interstitiellen Druck innerhalb des Tumors (der auch den Zugang von Therapeutika zu den Tumorzellen behindert; **Abb. 27-9**, **Abb. 27-10** und **Abb. 27-11**). Tumorblutgefäße besitzen relativ wenige perivaskuläre Zellen, wie Perizyten und glatte Muskelzellen, die normalerweise die vasoaktive Kontrolle entsprechend den metabolischen Anforderungen regulieren können.

Im Gegensatz zu normalen Blutgefäßen besteht die Auskleidung der Blutgefäße nicht nur aus einer homogenen Schicht von Endothelzellen, sondern kann auch ein Mosaik von Endothel- und Tumorzellen enthalten. Die

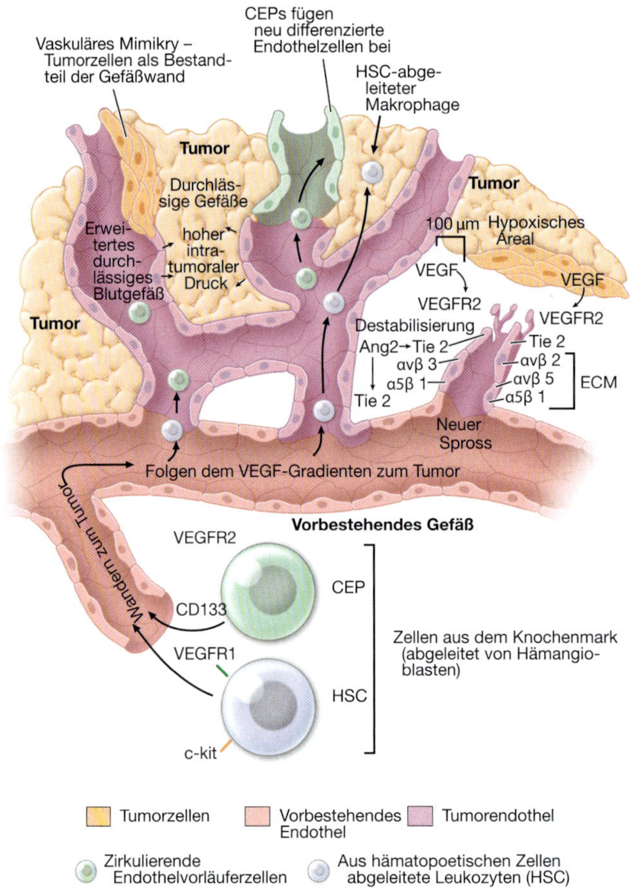

Abbildung 27-9 **Die Tumorangiogenese ist ein komplexer Prozess, an dem viele unterschiedliche Zelltypen beteiligt sind, die als Antwort auf Signale aus der Tumorumgebung proliferieren, wandern, invasiv werden und sich differenzieren müssen.** Endothelzellen sprossen aus bestehenden Gefäßen als Reaktion auf VEGF, b-FGF, Ang2 und andere bekannte und nicht bekannte proangiogene Stimuli. Die Sprossung wird durch die Interaktionen von VEGF/VEGFR2, Ang2/Tie-2 und Integrin/extrazelluläre Matrix stimuliert. Zirkulierende Endothelvorläuferzellen (CEPs; Circulating Endothelial Precursors) aus dem Knochenmark wandern als Reaktion auf VEGF zum Tumor und differenzieren sich zu Endothelzellen. Hämatopoetische Stammzellen differenzieren zu Leukozyten, einschließlich tumorassoziierter Makrophagen, die angiogene Wachstumsfaktoren sezernieren und Matrix-Metalloproteinasen (MMPs) produzieren, welche die Extrazellulärmatrix remodellieren und gebundene Wachstumsfaktoren freisetzen. Tumorzellen können auch selbst Bestandteile von Blutgefäßen in Tumoren sein. Das Muster der Gefäßbildung ist planlos: Die Gefäße sind gewunden, erweitert, durchlässig und verzweigen sich auf zufällige Art. Daraus resultiert eine ungleichmäßige Durchblutung innerhalb des Tumors mit Arealen von Azidose und Hypoxie (welches die Freisetzung angiogener Faktoren stimuliert) und ein hoher intratumoraler Druck, der den Transport therapeutischer Agenzien behindert. Endothelzellen sind aber erreichbar, solange der Blutkreislauf funktioniert. Krebszellen verweilen vielfach in hypoxischen und schlecht durchbluteten Bereichen.

Epithelzellen enthalten hoch regulierte Gene und die Gefäßneubildung kann aufgrund der Plastizität auch bei Hypoxie stattfinden. Dieses Bild von Tumorzell-abgeleiteten vaskulären Kanälen, die von Tumorzell-sezernierter extrazellulärer Matrix ausgekleidet sein können, wird als *vaskuläre Mimikry* bezeichnet. Während der Tumorangiogenese sind Endothelzellen hochgradig proliferativ und exprimieren viele Plasmamembranproteine, die für ein aktiviertes Endothel charakteristisch sind, nämlich Wachstumsfaktorrezeptoren und Adhäsionsmoleküle, wie Integrine. Durch diese hohe Proliferationsaktivität sind sie ausgezeichnete Ziele für eine im besten Falle Endothelzell-spezifische Zellzyklushemmung oder Apoptoseinduktion und offensichtlich weitaus leichter erreichbar als Tumorzellen, die sich zwiebelschalenartig in mehreren Schichten um die Kapillaren herum befinden. Durch diese krebsspezifische Architektur sind viele Tumorzellen relativ weit von Blutgefäßen entfernt und damit schwer oder unerreichbar für Chemotherapeutika oder Antikörper. Der vielfach limitierte Effekt von Chemotherapeutika (Überlebensverlängerung von wenigen Monaten in vielen Fällen) bei der Behandlung von soliden Krebsarten könnte durch eine Hemmung der Endothelzellen bedingt sein. Endothelzellen proliferieren stark im Tumorgewebe und erhalten sicherlich die höchsten Chemotherapeutikadosen durch ihre Proximität zum Blut. Im normalen Gewebe ist das Verhältnis von parenchymalen Zellen zu Endothelzellen nicht größer als 3 : 1, im Krebsgewebe hingegen findet man, bedingt durch die zwiebelschalenartige Architektur mit einer Kapillare im

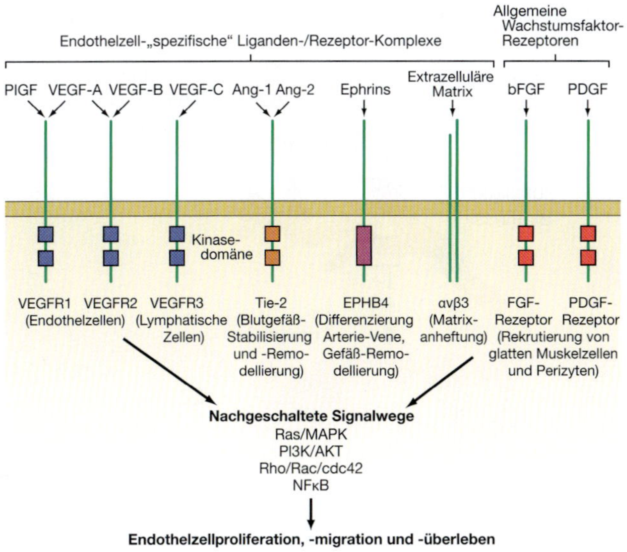

Abbildung 27-10 Wichtige molekulare Determinanten der Endothelzellbiologie. Angiogene Endothelzellen exprimieren mehrere Rezeptoren, die in ruhendem Endothel nicht gefunden werden. Dazu gehören Rezeptor-Tyrosinkinasen (RTK) und Integrine, die an die extrazelluläre Matrix binden und Adhäsion, Migration und Invasion von Endothelzellen vermitteln. Endothelzellen exprimieren auch RTKs (z. B. die FGF- und PDGF-Rezeptoren), die auch bei vielen anderen Zellarten gefunden werden. Wichtige Funktionen, die von aktivierten RTKs vermittelt werden, sind Proliferation, Migration und erhöhtes Überleben von Endothelzellen sowie die Regulation der Rekrutierung perivaskulärer Zellen und zirkulierender Endothelzellvorläufer und hämatopoetischer Stammzellen aus dem Blut zum Tumor. Molekulare Signalwege, über die die intrazelluläre Signalweiterleitung von EZ-spezifischen RTKs vermittelt wird, sind ausgezeichnete Zielstrukturen für antiangiogene Therapie, wie anhand von Avastin und mehreren Kinase-Inhibitoren bei unterschiedlichen Krebsarten oder noch beeindruckender Lucentis bei der altersbedingten Makuladegeneration schon gezeigt wurde.

Zentrum, oft 20-mal mehr Tumorzellen als Endothelzellen. Sie wären das ideale Target für Krebstherapie, weil sie direkt mit Blut in Kontakt sind und daher leichter erreichbar sind, stabile DNS besitzen und damit die Resistenzentwicklung unwahrscheinlicher machen als bei Krebszellen und noch dazu selektiv im Krebsgewebe proliferieren.

MECHANISMEN DER TUMORGEFÄßBILDUNG

Tumoren benutzen verschiedene Mechanismen, um ihre Vaskularisierung zu fördern, und immer unterwandern sie zu diesem Zweck normale angiogene Prozesse (Abb. 27-9). Primäre oder metastatische Tumorzellen entstehen manchmal in Nachbarschaft zu bestehenden Blutgefäßen und wachsen um diese herum, wobei sie die Nährstoffe parasitierend nutzen, indem sie die lokale Blutversorgung kooptieren. Die meisten Tumorblutgefäße entstehen jedoch durch den Prozess der *Sprossung*, bei dem die Tumorzellen trophische angiogene Faktoren sezernieren, welche die Proliferation und Einwanderung von Endothelzellen in den Tumor induzieren – VEGF ist darunter einer der wichtigsten. Die Sprossung wird bei der normalen und der pathologischen Angiogenese zumindest durch drei Familien von Transmembran-Rezeptor-Tyrosinkinasen reguliert, die von Endothelzellen exprimiert werden, sowie von deren Liganden (VEGFs, Angiopoetine, Ephrine, Abb. 27-10), die von Tumorzellen, Entzündungszellen oder Stromazellen aus der Umgebung des Tumors produziert werden.

Wenn Tumoren in einer avaskulären Region entstehen oder dort hineinmetastasieren, wachsen sie zu einer Größe heran, die durch Hypoxie und Nährstoffverarmung limitiert ist. Die Hypoxie, ein zentraler Regulator der Tumorangiogenese, verursacht die transkriptionelle Induktion von vielen Faktoren, darunter auch das VEGF-Gen. VEGF und seine Rezeptoren können während der *Vaskulogenese* (Entwicklung neuer Blutgefäße, wo es zuvor keine gab) und der Angiogenese bei normalen (Wundheilung, Corpus-luteum-Bildung) und pathologischen Prozessen (Tumorangiogenese, entzündliche Erkrankungen wie rheumatoide Arthritis, altersbedingte Makuladegeneration und diabetische Retinopathie) verstärkt nachgewiesen werden. VEGF-A ist ein heparinbindendes Glykoprotein mit mindestens vier Isoformen (Splice-Varianten), die die Blutgefäßbildung durch Bindung an die Tyrosinkinase-Rezeptoren VEGFR1 und VEGFR2 regulieren; diese werden von allen Endothelzellen und von einem Teil hämatopoetischer Zellen exprimiert (Abb. 27-9). VEGFR2 reguliert Endothelzellproliferation, -migration und -überleben, während VEGFR1 in Endothelzellen als Antagonist von VEGFR2 wirken kann, aber vermutlich auch für die Angioblastendifferenzierung während der Embryogenese wichtig ist. Tumorgefäße scheinen für ihr Wachstum und Überleben von VEGFR-Signalen stärker abhängig zu sein als normale Endothelzellen. Die VEGFR-Signalaktivität ist zwar ein entscheidender Initiator der Angiogenese, aber ein komplexer Prozess, der durch weitere Signalwege reguliert wird (Abb. 27-10). Das von Stromazellen produzierte Angiopoetin Ang1 bindet an die endotheliale Rezeptor-Tyrosinkinase (RTK) Tie-2 und fördert die Interaktion der Endothelzellen (ECs; endothelial cells) mit der extrazellulären Matrix (ECM) und mit perivaskulären Zellen wie Perizyten und glatten Muskelzellen, um dichte, selektiv durchlässige Gefäße zu bilden. PDGF (Platelet-derived Growth Factor) und der basische Fibroblasten-Wachstumsfaktor (bFGF) unterstützen die Rekrutierung dieser perivaskulären Zellen. Ang1 wird benötigt, um den Ruhezustand und die Stabilität herangereifter Blutgefäße aufrechtzuerhalten und die vaskuläre Permeabilität, die normalerweise durch VEGF und inflammatorische Zytokine induziert wird, zu reduzieren.

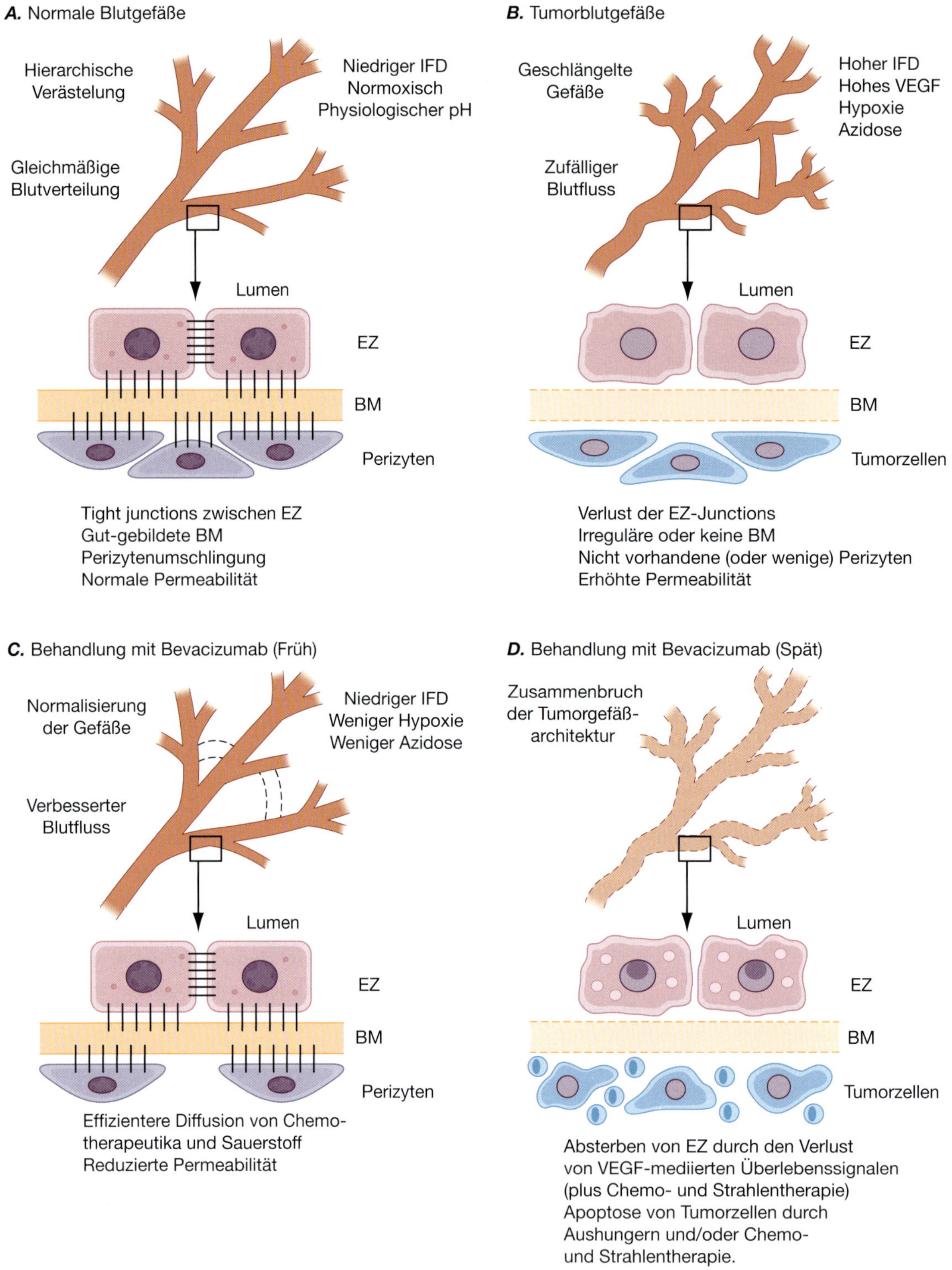

Abbildung 27-11 Gefäßnormalisierung in Tumoren durch Hemmung des VEGF-Signalweges. ***A.*** Blutgefäße im normalen Gewebe zeigen ein reguläres hierarchisches Verästelungsmuster, das Blut räumlich und zeitlich effizient an das Gewebe liefert, um den metabolischen Bedarf des Gewebes zu erfüllen (oben). Auf der mikroskopischen Ebene sind die Tight junctions zwischen den Endothelzellen (EZ) intakt und haften an einer dicken, gleichmäßig verteilten Basalmembran (BM). Perizyten bilden eine die Endothelzellen umgebende Schicht, versorgen die Endothelzellen mit trophischen Signalen und helfen bei der Bewahrung eines entsprechenden Gefäßtonus. Die vaskuläre Permeabilität ist reguliert, der interstitielle Flüssigkeitsdruck (IFD) ist niedrig und der Sauerstoffpartialdruck und der pH-Wert sind physiologisch. Jede parenchymale Zelle berührt eine Endothelzelle, damit ein ausreichender Sauerstoff- und Stoffwechselaustausch stattfinden kann. ***B.*** Tumorgewebe weist anormale Gefäße mit geschlängelten Verzweigungen und dilatierten, irregulären miteinander verbundenen Ästen auf. Diese Gefäßarchitektur verursacht einen ungleichmäßigen Blutfluss mit hypoxischen und azidotischen Bereichen. In diesem rauen Milieu kommt es zur Selektion von resistenten Tumorzellen, z. B. Zellen ohne funktionelles p53. Hohe Konzentrationen von VEGF (freigesetzt nicht nur von Tumorzellen, sondern auch von anderen Zellen, die sich in einem hypoxischen Tumorgewebeareal befinden, z. B. von tumorassoziierten Makrophagen) unterbrechen die Kommunikation zwischen den Gap,

Fortsetzung

Fortsetzung

Tight und Adherens junctions zwischen den Endothelzellen durch Scr-mediierte Phosphorylierung von Proteinen wie Connexin 43, Zonula occludens-1, VE-Cadherin, und α-/β-Cateninen. Tumorgefäße besitzen eine dünne, ungleichmäßige Basalmembran mit allenfalls spärlich vorhandenen Perizyten. Diese molekularen Abnormalitäten führen zu einem Gefäßsystem, das für Serummakromoleküle durchlässig ist und damit zu einem hohen interstitiellen Druck führt, der die Diffusion von Medikamenten sehr stark einschränkt. Der erhöhte Druck wird auch durch die vermehrte Proliferation von Tumorzellen mitverursacht. Es ist einfach nicht genügend Platz im Tumorgewebe für die erhöhte Anzahl an Zellen. Dieser Zustand wird durch die Anheftung und Aktivierung von Thrombozyten an exponierter Basalmembran mit Freisetzung von gespeichertem VEGF und Thrombusformation von Mikrogefäßen noch aggraviert. Der abnormale Blutfluss und die hypoxischen Bereiche nehmen zu. Tumorzellen können mehrere hundert Mikrometer von Endothelzellen entfernt sein. Dadurch ist die Erreichbarkeit von Krebszellen mit Chemotherapie und Antikörpern stark eingeschränkt. ***C.*** In Tierversuchen führt die Behandlung mit Bevacizumab oder blockierenden Antikörpern gegen VEGFR2 zu Veränderungen der Tumorgefäßarchitektur, die als *Gefäßnormalisierung* bezeichnet wird. Während der ersten Behandlungswoche werden abnormale Gefäße eliminiert oder zurechtgestutzt *(gestrichelte Linien)*, sodass ein normaleres Verästelungsmuster entsteht. Die Endothelzellen gewinnen zumindest teilweise wieder Eigenschaften wie Zell-Zell-Verbindungen, Adhärenz zu einer normaleren Basalmembran und eine Perizytenummantelung. Diese Veränderungen reduzieren die vaskuläre Permeabilität und den interstitiellen Druck und erhöhen die Tumordurchblutung vorübergehend. In Mäusemodellen dauert diese Normalisierungsperiode nur 5–6 Tage. ***D.*** Nach länger dauernder Anti-VEGF-/VEGFR-Behandlung (kombiniert mit Chemo- und Strahlentherapie) sterben die Endothelzellen und es kommt zum Tod der Tumorzellen (entweder durch direkte Effekte der Chemo- oder Strahlentherapie oder durch Blutmangel). Klinische Ergebnisse mit Angiogenese-Inhibitoren zeigen leider oftmals nur ein verlängertes progressionsfreies Überleben („progression free survival" PFS), aber nicht eine gesteigerte Gesamtüberlebensdauer („overall survival" OS).

Damit tumorexprimiertes VEGF das Sprossen von bestehenden Gefäßen induzieren kann, muss die durch den Ang1-/Tie2-Signalweg übertragene Stabilität gestört werden. Dies wird durch die Sekretion von Ang2 durch Endothelzellen bewirkt, die sich im aktiven Remodelling befinden. Ang2 bindet an Tie2 und wirkt als kompetitiver Inhibitor der Ang1-Wirkung: Unter dem Einfluss von Ang2 reagieren präexistente Blutgefäße sensitiver auf Remodellierungssignale, Endothelzellen adhärieren weniger stark an Stroma und assoziierte perivaskuläre Zellen und die Antworten auf VEGF sind verstärkt. So wird Ang2 in frühen Stadien der Tumorangiogenese zur Destabilisierung der Blutgefäße benötigt, indem es Endothelzellen sensitiver für angiogene Signale macht. Weil Tumorendothelzellen durch Ang2 blockiert werden, findet keine Stabilisierung durch die Ang1-/Tie2-Interaktion statt und die Tumorblutgefäße sind verstärkt durchlässig, zeigen eine Blutungsneigung und die Endothelzellen haben eine nur schwache Assoziation mit dem unterliegenden Stroma. Sprossende Tumorendothelzellen exprimieren sehr stark das Transmembranprotein Ephrin-B2 und dessen Rezeptor, die RTK-EPH, deren Signale offenbar bei der Gefäß-Remodellierung mit den Angiopoetinen zusammenarbeiten. Während der Embryogenese werden EPH-Rezeptoren auf den primordialen venösen Gefäßen exprimiert und der Transmembranligand Ephrin-B2 von Zellen der primordialen Arterien; die reziproke Expression könnte die Differenzierung und Musterbildung des Gefäßsystems regulieren.

Einige ubiquitär exprimierte Proteine spielen bei der normalen und pathologischen Angiogenese eine wichtige Rolle. Proangiogene Zytokine, Chemokine und Wachstumsfaktoren, die von Stromazellen oder inflammatorischen Zellen sezerniert werden, liefern wichtige Beiträge zur Neovaskularisierung, darunter bFGF, der transformierende Wachstumsfaktor β (TGF-β, Transforming Growth Factor β), TNF-α und IL-8. Im Gegensatz zum normalen Endothel überexprimiert das angiogene Endothel spezifische Mitglieder der Integrinfamilie ECM-bindender Proteine, welche die Adhäsion, Migration und das Überleben des Endothels vermitteln. Insbesondere die Expression der Integrine $\alpha_v\beta_3$, $\alpha_v\beta_5$ und $\alpha_5\beta_1$ bewirkt die Ausbreitung und Wanderung von Endothelzellen. Diese Integrine werden für die Angiogenese benötigt, die von VEGF und bFGF induziert wird, die umgekehrt wiederum die Integrinexpression in Endothelzellen hochregulieren. Das Integrin $\alpha_v\beta_3$ assoziiert in der Plasmamembran physikalisch mit VEGFR2 und fördert die Signaltransduktion vom Rezeptor, um die Proliferation (via FAK; Focal Adhesion Kinase, src, PI3K und andere Signalwege) und das Überleben (durch Inhibition von p53 und Erhöhung der Expressionsrate von Bcl-2 zu Bax) von Endothelzellen zu fördern. Zusätzlich bildet $\alpha_v\beta_3$ auf der Zelloberfläche Komplexe mit Matrix-Metalloproteinasen (MMPs), Zink-abhängigen Proteasen, die ECM-Proteine spalten. Dies führt zu einer erhöhten Endothelzellwanderung und zur Freisetzung heparinbindender Wachstumsfaktoren einschließlich VEGF und bFGF. Adhäsionsmoleküle der Endothelzellen können hochreguliert (z. B. durch VEGF, TNF-α) oder herunterreguliert (durch TGF-β) sein. Dies erklärt gemeinsam mit den chaotischen Blutströmen die geringen Interaktionen von Leukozyten und Endothel in Tumorblutgefäßen und könnte den Tumorzellen dabei helfen, der Immunüberwachung zu entgehen.

Im Tumor existieren auch lymphatische Gefäße. Die Bildung eines lymphatischen Gewebes im Tumor ist mit der Expression von VEGFR3 und seinen Liganden VEGF-C und VEGF-D verbunden. Die Rolle dieser Gefäße bei der Metastasierung in regionale Lymphknoten muss noch bestimmt werden. Die VEGF-C-Spiegel in primären menschlichen Tumoren der Lunge, der Prostata und des Kolorektums korrelieren jedoch signifikant mit der Metastasierung in regionale Lymphknoten.

ANTIANGIOGENE THERAPIE

Angiogenesehemmer greifen in die für die Proliferation, Migration und/oder das Überleben der Endothelzellen kritischen molekularen Signalwege ein, von denen viele einzigartig für das in Tumoren aktivierte Endothel sind. Die Hemmung von Wachstumsfaktor und adhäsionsabhängiger Signalwege kann die Apoptose der Endothelzellen mit gleichzeitiger Hemmung des Tumorwachstums auslösen. Die Aktivierung des angiogenen Switch erfolgt von Tumor zu Tumor mit unterschiedlichen Mechanismen. Daher ist es zweifelhaft, ob eine einzige antiangiogene Strategie für alle Krebserkrankungen des Menschen ausreicht. Stattdessen werden abhängig von den Angiogeneseprogrammen der verschiedenen Krebsformen wohl eher mehrere Substanzen oder deren Kombinationen erforderlich sein. Trotzdem zeigen experimentelle Daten, dass bei manchen Tumorformen die Blockade eines einzigen Wachstumsfaktors (z. B. VEGF) ausreicht, um das tumorinduzierte Gefäßwachstum zu hemmen.

Bevacizumab, ein VEGF-Antikörper, dürfte die Effekte von verschiedenen aktiven Chemotherapie-Schemata für die Behandlung von unterschiedlichen Tumorarten, wie Kolon-, Bronchial-, Zervix- und Nierenzellkarzinom, verstärken.

Bevacizumab wird in Abständen von 2–3 Wochen intravenös verabreicht (die Halbwertszeit beträgt beinahe 20 Tage) und allgemein gut vertragen. Die häufigste Nebenwirkung der Inhibitoren von VEGF (oder seiner Rezeptoren) ist arterieller Hypertonus, der jedoch mit Antihypertensiva behandelt werden kann, sodass nur selten ein Therapieabbruch erforderlich ist. Seltene, aber schwere mögliche Risiken sind arterielle Thromboembolien, wie Schlaganfälle und Myokardinfarkte, und Blutungen. Eine weitere schwere Komplikation ist die Darmperforation, die bei 1–3 % der Patienten auftritt (überwiegend bei Kolon- oder Ovarialkarzinom). Auch eine gehemmte Wundheilung wurde beobachtet.

Außerdem wurden mehrere kleinmolekulare Inhibitoren (SMIs) der VEGFR-Tyrosinkinase-Aktivität, die auch andere Kinasen hemmen, zur Behandlung bestimmter Krebsformen zugelassen. Sunitinib (siehe oben und Tab. 27-2) ist gegen mutierte c-Kit-Rezeptoren aktiv (Zulassung bei GIST), greift aber auch VEGFR und PDGFR an und besitzt beim metastasierten Nierenzellkarzinom eine signifikante Antitumoraktivität, die vermutlich auf seiner antiangiogenen Wirkung beruht. Auch Sorafenib, das ursprünglich als Raf-Kinase-Antagonist entwickelt wurde, besitzt eine starke Aktivität gegen VEGFR und PDGFR und ist beim Nierenzellkarzinom, beim Schilddrüsenkarzinom sowie beim hepatozellulären Karzinom wirksam. Weitere zur Behandlung des Nierenzellkarzinoms zugelassene VEGFR-Antagonisten sind Axitinib und Pazopanib.

Die ersten Erfolge bei der Hemmung der Angiogenese haben den Enthusiasmus bei der Entwicklung von Medikamenten verstärkt, die gegen andere wichtige Aspekte der Tumorangiogenese gerichtet sind. Einige von diesen therapeutischen Ansätzen sind in **Abbildung 27-12** dargestellt.

UMGEHEN DES IMMUNSYSTEMS

Krebserkrankungen verfügen über zahlreiche Mechanismen, mit deren Hilfe sie der Entdeckung und Elimination durch das Immunsystem entkommen. Dazu gehören die Herabregulierung von an der Immunerkennung beteiligter Zelloberflächenproteine (wie MHC-Proteine und tumorspezifische Antigene), das Exprimieren anderer Zelloberflächenproteine, welche die Immunfunktion hemmen (darunter Mitglieder der B7-Proteinfamilie, wie PD-L1), die Sekretion von immunsuppressiven Proteinen und Molekülen, die Rekrutierung und Expansion immunsuppressiver Zellen, wie regulatorischer T-Zellen, und die Induktion von T-Zell-Toleranz. Außerdem können die entzündlichen Effekte mancher Immunmediatorzellen in der Mikroumgebung des Tumors (insbesondere gewebeassoziierte Makrophagen und knochenmarkstämmige Suppressorzellen) T-Zell-Reaktionen auf den Tumor unterdrücken und eine Entzündung, die das Tumorwachstum verstärkt, auslösen.

Die zur Krebsbehandlung eingesetzte Immuntherapie zielt auf eine Aktivierung der Immunreaktionen auf den Tumor ab. Dazu wurden mit gewissem Erfolg immunstimulierende Moleküle, wie die Interferone, IL-2 und monoklonale Antikörper eingesetzt. Ein weiterer Ansatz, der klinisch besonders vielversprechend zu sein scheint, ist das gezielte Angreifen von Proteinen oder Zellen (wie regulatorischen T-Zellen), die normalerweise an der Kontrolle des Gleichgewichts beteiligt sind, um autoimmune Schäden des Wirts zu verhindern, die aber von malignen Zellen und ihrem zur Hemmung der gegen sie gerichteten Immunreaktion verwendet werden. Klinisch am weitesten fortgeschritten ist die gezielte Therapie gegen CTLA-4, PD-1 und PDL-1, koinhibitorische Moleküle, die auf der Oberfläche von Krebszellen, Immunzellen und/oder Stromazellen exprimiert werden und an der Hemmung der Immunreaktion gegen Krebs beteiligt sind (Abb. 27-13). Gegen CTLA-4 und PD-1 gerichtete monoklonale Antikörper sind zur Behandlung des Melanoms zugelassen und auch andere Antikörper gegen PD-1 oder PDL-1 waren beim Melanom, dem Nierenzellkarzinom und dem Lungenkarzinom wirksam. Ihr Einsatz bei anderen Malignomen wird derzeit geprüft. Auch kombinierte Ansätze, bei denen mehr als ein Protein an-

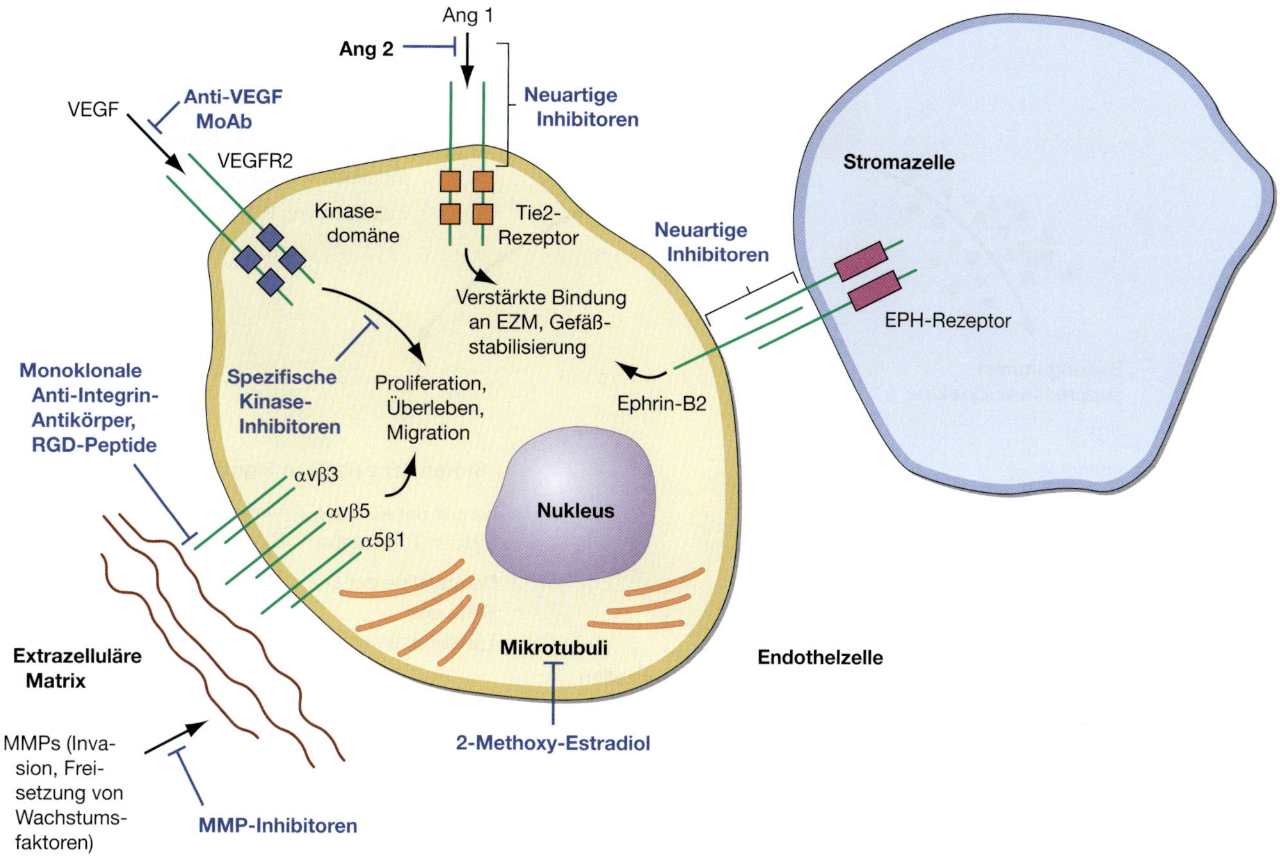

Abbildung 27-12 Das Wissen über die molekularen Vorgänge bei der Tumorangiogenese hat mehrere therapeutische Strategien zur Blockade der Blutgefäßinduktion im Tumorgewebe hervorgebracht. VEGF-Inhibition ist im Text beschrieben. Andere Endothelzellen-spezifische Tyrosinkinasen und deren Rezeptoren oder Signalwege (z. B. Angiopoetin/Tie2 und Ephrin/EPH) sind weitere interessante Ansatzpunkte für die Hemmung der Angiogenese. Trebananib (AMG 386) ist ein Fc-Peptid-Fusionsprotein, das an Angiopoietin 1 und 2 bindet und damit die Tie2-abhängige Stimulierung von Endothelzellen blockiert. Es wird zurzeit in mehreren klinischen Studien, darunter auch Phase-III-Zulassungsstudien, getestet. Präklinische Studien zeigen vielversprechende Ergebnisse in Tumormodellen und in der Hemmung der VEGF-induzierten Angiogenese in der Rattenkornea. Für das Überleben von Endothelzellen ist die intakte Funktion von $\alpha_v\beta_3$-Integrin notwendig. Auch Integrine sind entscheidend an der Endothelzellmigration beteiligt und wichtige Regulatoren der Aktivität von Matrix-Metalloproteinasen (MMP), die wiederum die Beweglichkeit der Endothelzellen durch die Extrazellulärmatrix und die Freisetzung von gebundenen Wachstumsfaktoren modulieren. Die Hemmung der Integrine wird durch blockierende Antikörper, durch kleine Peptid-Inhibitoren der Integrin-assoziierten Signalwege und durch Arg-Gly-Asp-Peptide versucht, welche die Bindung der Integrine an die Extrazellulärmatrix verhindern sollen. Obwohl die Integrinhemmung schon mehr als ein Jahrzehnt lang bei der Behandlung von vielen Krebsarten getestet wird, ist noch kein Medikament mit diesem Wirkungsmechanismus zugelassen worden. Peptide, die durch proteolytische Abspaltung von normalen Proteinen entstehen, wie Tumstatin, hemmen die Angiogenese durch Mechanismen, die auch Integrinfunktionen beeinträchtigen. Signaltransduktionswege, die bei Tumorzellen aberrant aktiviert sind, regulieren indirekt auch die Endothelzellfunktion. Die Hemmung der EGF-Rezeptorfamilie, deren Aktivität bei einigen humanen Krebsarten (z. B. Brust-, Kolon-, und Lungenkrebs) hochreguliert ist, hemmt die VEGF und IL-8 Produktion, während die Expression des antiangiogenen Proteins Thrombospondin-1 erhöht ist. Die Ras-/MAPK-, PI3K-/Akt- und Src-Kinase-Signalwege sind wichtige Ansatzpunkte für die Antikrebstherapie, regulieren aber auch die Proliferation und das Überleben von Endothelzellen im Tumorgewebe. Die Entdeckung, dass Endothelzellen von normalen Organen gewebsspezifische so genannte „vaskuläre Adressen“ an ihrer Oberfläche exprimieren, könnte eine zielgerichtete Hemmung von spezifischen Subpopulationen der Endothelzellen ermöglichen.

gegriffen wird oder die andere Ansätze der Krebstherapie umfassen (gezielte Therapie, Chemotherapie, Strahlentherapie) werden derzeit untersucht und waren in ersten Studien vielversprechend. Ein wichtiger Aspekt dieser Ansätze ist, dass die negative Kontrolle der Immunreaktion so stark sein muss, dass ein Angriff des Immunsystems auf den Tumor möglich ist, aber nicht so stark, dass es zu schweren autoimmunen Effekten (an Haut, Schilddrüse, Hypophyse, Lunge, Niere oder Gastrointestinaltrakt) kommt. Beinahe jedes Organsystem kann unter der Behandlung zum Beispiel von Nivolumab (Opdivo; Anti-PD1-Antikörper) im Sinne einer Autoimmunerkrankung „angegriffen“ werden. Diese unspezifische Überaktivierung des Immunsystems kann für den therapeutischen Nutzen bei der Krebstherapie mitverantwortlich sein. Eine direkte Attacke des Immunsystem auf Krebszellen, die jedoch jahrelang dem Immunsystem entkommen konnten, kann eine wichtige Rolle spielen.

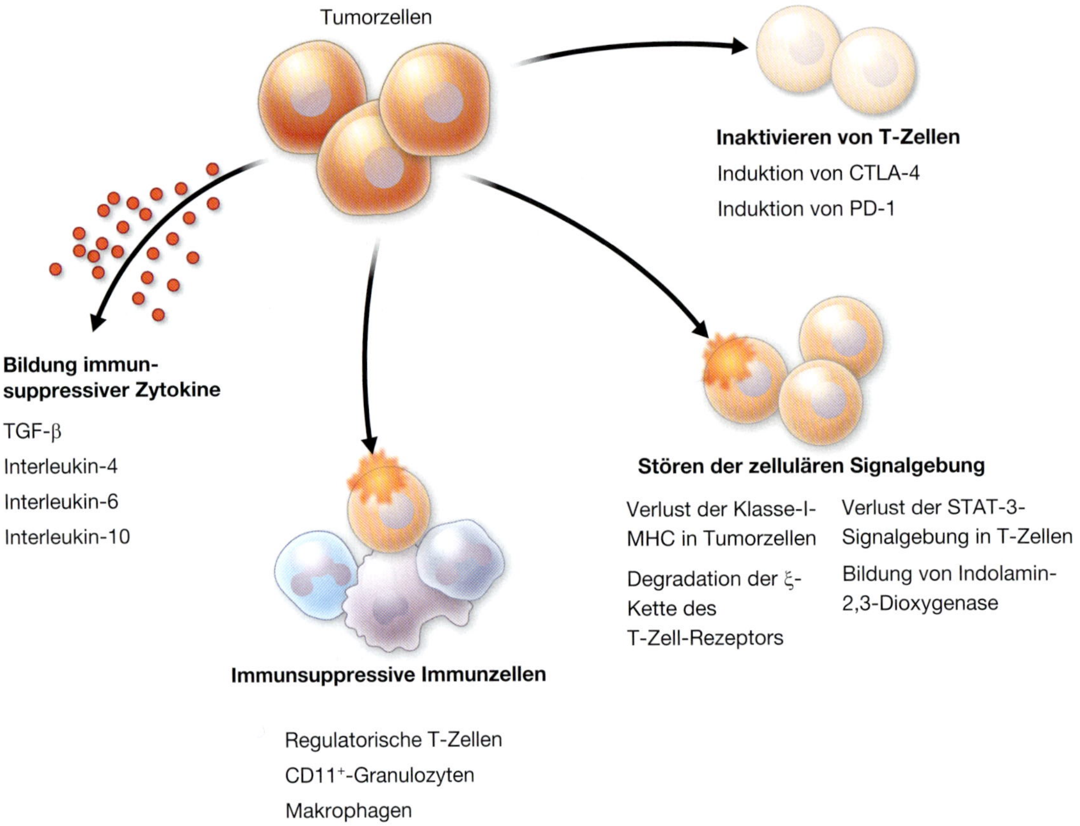

Abbildung 27-13 **Tumor-Wirt-Interaktionen**, welche die Immunreaktion auf den Tumor supprimieren.

ZUSAMMENFASSUNG

Die explosionsartige Zunahme der Informationen über die Krebszellbiologie, die Metastasierung und Tumor-Wirt-Interaktionen (einschließlich Angiogenese und Immunevasion durch die Tumoren) hat eine neue Ära der gezielten Therapie von Krebserkrankungen eingeleitet. In den letzten Jahren konnte mitunter eindrucksvoll gezeigt werden, dass spezifische molekulare Charakteristika von Tumoren (spezifische Genmutationen, Genexpressionsprofile, Expression von mikroRNS, Überexpression bestimmter Proteine) zur Entwicklung maßgeschneideter Therapien mit verbesserter therapeutischer Wirkung verwendet werden können. Zusätzlich könnte eine effizientere Hemmung der von Krebszellen zum Überleben essenziellen Angiogeneseinduktion weitere Schlachten gewinnen lassen, aber der Krieg tobt weiter und fordert noch viel zu viele Opfer.

DANKSAGUNG

Das vorliegende Kapitel enthält wichtiges Material aus den vorherigen Auflagen, in denen Robert G. Fenton Mitautor dieses Kapitels war.

WEITERFÜHRENDE LITERATUR

Gerlinger M et al: Intratumor heterogeneity and branched evolution revealed by multiregion sequencing. NEJM 366(10):883–92, 2012. doi: 10.1056/NEJMoa1113205

Hanahan D, Weinberg RA: Hallmarks of cancer: the next generation. Cell 144(5):646–74, 2011. DOI: 10.1016/j.cell.2011.02.013

Tan CS, Gilligan D, Pacey S: Treatment approaches for EGFR-inhibitor-resistant patients with non-small-cell lung cancer. Lancet Oncol 16(9):e447–59, 2015. DOI: 10.1016/S1470-2045(15)00246-6

Weisberg E, Manley PW, Cowan-Jacob SW, Hochhaus A, Griffin JD: Second generation inhibitors of BCR-ABL for the treatment of imatinib-resistant chronic myeloid leukaemia. Nat Rev Cancer 7(5):345–56, 2007

Welti J, Loges S, Dimmeler S, Carmeliet P: Recent molecular discoveries in angiogenesis and antiangiogenic therapies in cancer. J Clin Invest 123(8):3190–200, 2013. DOI: 10.1172/JCI70212

KAPITEL 28

ZUGANG ZUM ONKOLOGISCHEN PATIENTEN

Dan L. Longo

Für die deutsche Ausgabe Benjamin Storek und Hanno Riess

Moderne Behandlungsverfahren (Chirurgie, Strahlentherapie, Chemotherapie und biologische Therapie) führen nahezu bei zwei von drei der onkologischen Patienten (mehr als 50 %) zur Heilung. Dennoch erleben Patienten die Krebsdiagnose als ein traumatisches und einschneidendes Ereignis in ihrem Leben. Die Diagnose bedeutet, unabhängig von der Prognose, einen Wandel im Selbstbild der Betroffenen und ihrer Rolle im häuslichen und beruflichen Umfeld. Die Prognose eines Patienten mit neu diagnostiziertem Pankreaskarzinom entspricht der Prognose eines Patienten mit Aortenstenose und beginnender Herzinsuffizienz (mittlere Überlebenszeit etwa 8 Monate). Allerdings bleibt der Patient mit einer Herzerkrankung „funktionstüchtig“ und kann das Selbstbild einer vollständig intakten Persönlichkeit mit nur einem funktionsuntüchtigen Teil, einem kranken Organ („einer schlappen Pumpe“) bewahren. Im Gegensatz hierzu hat der Patient mit Pankreaskarzinom ein vollständig verändertes Selbstbild und wird von seiner Familie und jedem, der die Diagnose kennt, mit anderen Augen betrachtet. Der Patient wird von einer Krankheit heimgesucht, die überall im Körper sein könnte. Jeder kleinste Schmerz bekommt eine schicksalhafte Bedeutung. Der Krebs steht außerhalb koordinierter Interaktionen zwischen Zellen und Organen. Die Zellen eines komplexen Organismus sind grundsätzlich auf Zusammenarbeit programmiert. Viele Krankheiten entstehen dadurch, dass spezialisierte Zellen die für sie vorgesehenen Aufgaben nicht mehr erfüllen können. Der Krebs stellt eine Fortsetzung dieser Funktionsstörung dar. Die Krebszelle kann nicht nur die spezielle Funktion ihres Herkunftsgewebes nicht mehr erfüllen, sondern macht sich auch selbstständig. Sie kämpft um ihr Überleben, indem sie sich wie in einer Wiederholung der Evolution der natürlichen Mutation und Selektion bedient, um Vorteile gegenüber den normalen Zellen zu erlangen. Hierdurch fühlt sich der Patient von seinem eigenen Körper betrogen. Der onkologische Patient fühlt, dass er selbst und nicht nur ein Teil seines Körpers erkrankt ist.

DAS AUSMASS DES PROBLEMS

Da es in den USA kein landesweites Krebsregister gibt, wird die Inzidenz von Krebserkrankungen auf der Grundlage der SEER(Surveillance, Epidemiology, and End Results)-Datenbank des National Cancer Institute (NCI) geschätzt, welche die Krebsinzidenz und Todesfälle an 13 Orten, die etwa einer Stichprobe von 10 % der US-Bevölkerung entsprechen, und Bevölkerungsdaten des „Bureau of the Census“ erfassen. Im Jahr 2014 wurden in den USA 1,665 Millionen neue invasive Krebserkrankungen (855.220 bei Männern, 810.320 bei Frauen) diagnostiziert. Es verstarben 585.720 Einwohner (310.010 Männer, 275.710 Frauen) an Krebs. Tabelle 28-1 zeigt die prozentuale Verteilung neuer Krebserkrankungen und krebsbedingter Todesfälle für Männer und Frauen in Abhängigkeit vom betroffenen Organ. Die Krebsinzidenz ist seit 1992 um etwa 2 % pro Jahr rück-

Tabelle 28-1

KREBSINZIDENZ UND TODESFÄLLE DURCH KREBS FÜR BEIDE GESCHLECHTER IM JAHR 2014 [USA]

Männer			Frauen		
Lokalisation	**%**	**Anzahl**	**Lokalisation**	**%**	**Anzahl**
Krebsinzidenz					
Prostata	27	233.000	Mamma	29	232.670
Lunge	14	116.000	Lunge	13	108.210
Kolorektal	8	71.830	Kolorektal	8	65.000
Blase	7	56.390	Endometrium	6	52.630
Melanom	5	43.890	Schilddrüse	6	47.790
Niere	4	39.140	Lymphom	4	32.530
Lymphom	4	38.270	Melanom	4	32.210
Mundhöhle	4	30.220	Niere	3	24.780
Leukämie	4	30.100	Pankreas	3	22.890
Leber	3	24.600	Leukämie	3	22.280
Alle anderen	20	171.780	Alle anderen	21	169.330
Alle Lokalisationen	100	855.220	Alle Lokalisationen	100	810.320
Krebsbedingte Todesfälle					
Lunge	28	86.930	Lunge	26	72.330
Prostata	10	29.480	Mamma	15	40.000
Kolorektal	8	26.270	Kolorektal	9	24.040
Pankreas	7	20.170	Pankreas	7	19.420
Leber	5	15.870	Ovar	5	14.270
Leukämie	5	14.040	Leukämie	4	10.050
Ösophagus	4	12.450	Endometrium	3	8590
Blase	4	11.170	Lymphom	3	8520
Lymphom	3	10.470	Leber	3	7130
Niere	3	8.900	ZNS	2	6230
Alle anderen	23	74.260	Alle anderen	23	65.130
Alle Lokalisationen	100	310.010	Alle Lokalisationen	100	275.710

Quelle: Aus R Siegel et al: Cancer statistics, 2014. CA Cancer J Clin 64:9, 2014.

läufig. Krebserkrankungen sind in den USA für jeden vierten Todesfall verantwortlich. Da die Krebsregistrierung in Deutschland zurzeit noch nicht flächendeckend ist, kann die Zahl der jährlichen Krebserkrankungen weiterhin nur geschätzt werden. Die Schätzung der in Deutschland aufgetretenen Neuerkrankungen an Krebs wird unter Berücksichtigung der bundesweit verfügbaren regionalen Inzidenzdaten in den einzelnen Altersgruppen sowie der Krebsmortalität insgesamt mithilfe von log-linearen Modellen vorgenommen. Danach sind laut dem aktuellen epidemiologischen Krebsregister des Robert Koch-Instituts im Jahre 2012 252.060 Männer und 225.890 Frauen neu an Krebs erkrankt (ausgenommen der nicht melanotische Hautkrebs). Abweichend vom bisherigen Vorgehen wird nicht mehr die Zahl jährlich erstmalig an Krebs erkrankter Personen in Deutschland geschätzt, sondern die Gesamtzahl aller unabhängig voneinander aufgetretenen Krebskrankheiten. Da dieselbe Person zeitgleich oder nacheinander von mehreren unabhängigen Krebskrankheiten betroffen sein kann, fällt die Zahl aller aufgetretenen Krebserkrankungen immer höher aus als die Zahl aller erstmalig an Krebs erkrankten Personen. Weitere Informationen finden sich beim Robert Koch-Institut *(www.rki.de)*.

Der insgesamt bedeutendste Risikofaktor für Krebs ist das Alter. Zwei Drittel aller Fälle treten bei Menschen über 65 Jahre auf. Die Krebsinzidenz nimmt in verschiedenen Organen mit der 3., 4. oder 5. Potenz des Alters zu. Zwischen der Geburt und dem 49. Lebensjahr erkrankt einer von 29 Männern und eine von 19 Frauen an Krebs. Im Alter von 50–59 Jahren erkrankt einer von 15 Männern und eine von 17 Frauen an Krebs, im Alter von 60–69 Jahren einer von 6 Männern und eine von 10 Frauen und im Alter über 70 Jahre einer von 3 Männern und eine von 4 Frauen. Insgesamt haben Männer ein 44%iges Risiko, im Laufe ihres Lebens an Krebs zu erkranken, und Frauen ein 38%iges Risiko, bezogen auf die Gesamtlebenszeit.

Krebs ist nach Herzerkrankungen die zweithäufigste Todesursache. Jedoch sind die Todesfälle durch Herzerkrankungen seit 1950 in den USA um 45 % zurückgegangen und sind weiter rückläufig. Mittlerweile hat bei den unter 85-Jährigen der Krebs die Herzerkrankungen als häufigste Todesursache abgelöst. Die Veränderung der Inzidenz im Laufe der Zeit zeigt Abb. 28-1. Nach einer Periode von 70 Jahren mit stetigem Anstieg der Todesfälle an Krebs ist seit 1990–1991 ein Rückgang der Todesfälle durch Krebs zu beobachten (Abb. 28-2). Zwischen 1990 und 2006 sind die krebsbedingten Todesfälle bei Männern um 21 % und bei Frauen um 12,3 % zurückgegangen. Das Ausmaß der Rückläufigkeit zeigt Abb. 28-3. Die fünf häufigsten tumorbedingten Todesursachen in verschiedenen Bevölkerungsgruppen sind in Tabelle 28-2 dargestellt. Die 5-Jahres-Überlebensrate lag bei weißen Patienten in den Jahren 1960–1963 bei 39 % und in den Jahren 2003–2009 bei 61 %, allerdings verwischen die ethnischen Unterschiede im Laufe der Zeit. Bei Patienten mit afrikanischer Abstammung verlief die Krebskrankheit häufiger tödlich. Hier lag die 5-Jahres-Überlebensrate im Zeitraum zwischen 1995 und 2005 bei 59 %. Inzidenz und Mortalität variieren zwischen den einzelnen ethnischen Gruppen (Tab. 28-3). Die Ursachen für diese Unterschiede sind bis dato unklar.

KREBSERKRANKUNGEN AUF DER GESAMTEN WELT

Für das Jahr 2008 berechnete GLOBOCAN 2008, das von der International Agency for Research on Cancer (IARC) entwickelt wurde, weltweite Inzidenzen und Mortalitäten von Tumorerkrankungen. Demnach wurden für das Jahr 2008 weltweit 12,7 Millionen Neuerkrankungen an Krebs und 7,6 Millionen krebsbedingte Todesfälle berechnet. Bezogen auf die Kontinente, traten circa 45 % in Asien, 26 % in Europa, 14,5 % in Nordamerika, 7,1 % in Zentral- und Südamerika, 6 % in Afrika und 1 % in Australien und Neuseeland auf (**Abb. 28-4**). Lungenkrebserkrankungen sind die häufigsten Tumorerkrankungen, die auch für die meisten Tumortodesfälle verantwortlich sind. Die Inzidenz ist jedoch sehr variabel: Ein Tumor im Bereich der Lunge tritt bei nur 2 von 100.000 afrikanischen Frauen auf, im Vergleich dazu bei 61 von 100.000 Männern in Nordamerika. Brustkrebs ist zwar von der Inzidenz her weltweit der zweithäufigste Krebs, steht aber auf der Liste der zum Tode führenden Krebserkrankungen an 5. Stelle hinter Lungen-, Magen-, Leber- und kolorektalen Tumorerkrankungen. Unter den 8 weltweit häufigsten Krebserkrankungen sind die Tumorlokalisationen in Lunge (2-fach), Mamma (3-fach), Prostata (2,5-fach) und die kolorektalen Krebserkrankungen (3-fach) in Industrienationen deutlich häufiger als in weniger weit entwickelten Ländern. Im Gegensatz dazu treten Lebertumoren (2-fach), Tumoren im Bereich des Halses (2-fach) und Ösophaguskarzinome (2- bis 3-fach) deutlich häufiger in den weniger weit entwickelten Ländern auf. Das Magenkarzinom tritt in Industrieländern und geringer entwickelten Ländern gleich häufig auf, ist aber in Asien deutlich häufiger als in Nordamerika oder Afrika. In Afrika liegen die häufigsten Krebslokalisationen im Bereich des Halses, der Mamma und der Leber. Schätzungen zufolge sind 9 individuell modifizierbare Risikofaktoren für mehr als ein Drittel der Krebserkrankungen weltweit verantwortlich. Zu den 9 Risikofaktoren gehören Rauchen, Alkoholgenuss, Übergewicht, körperliche Inaktivität, geringer Nahrungsbestandteil von Obst und Gemüse, ungeschützter Geschlechtsverkehr, Luftverschmutzung, Verbrennungsgase in der Wohnung und kontaminierte Injektionen.

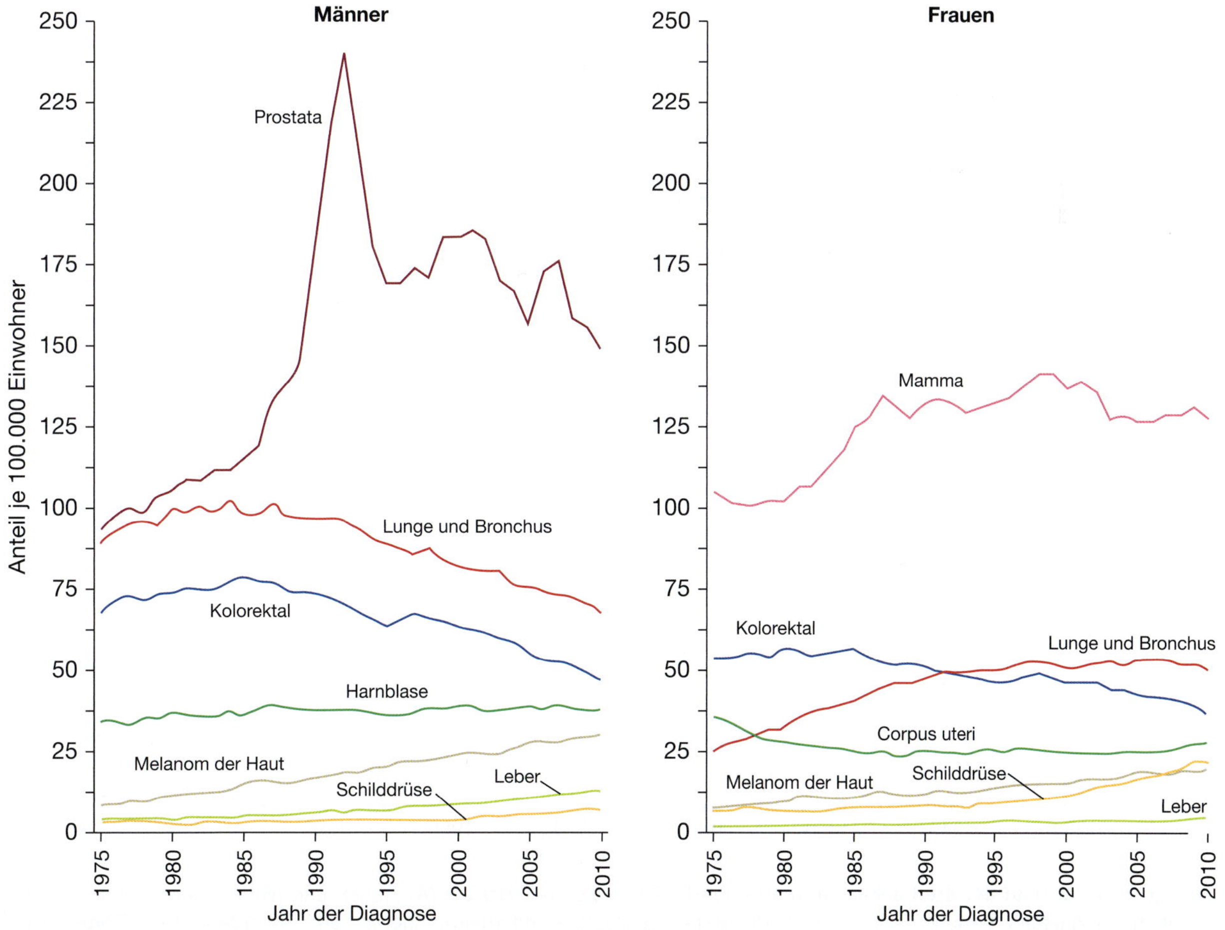

Abbildung 28-1 **Inzidenzraten bestimmter Krebsarten** in den letzten 35 Jahren bei Männern ***(A)*** und Frauen ***(B)***. *(Aus: R Siegel et al: CA Cancer J Clin 64:9, 2014.)*

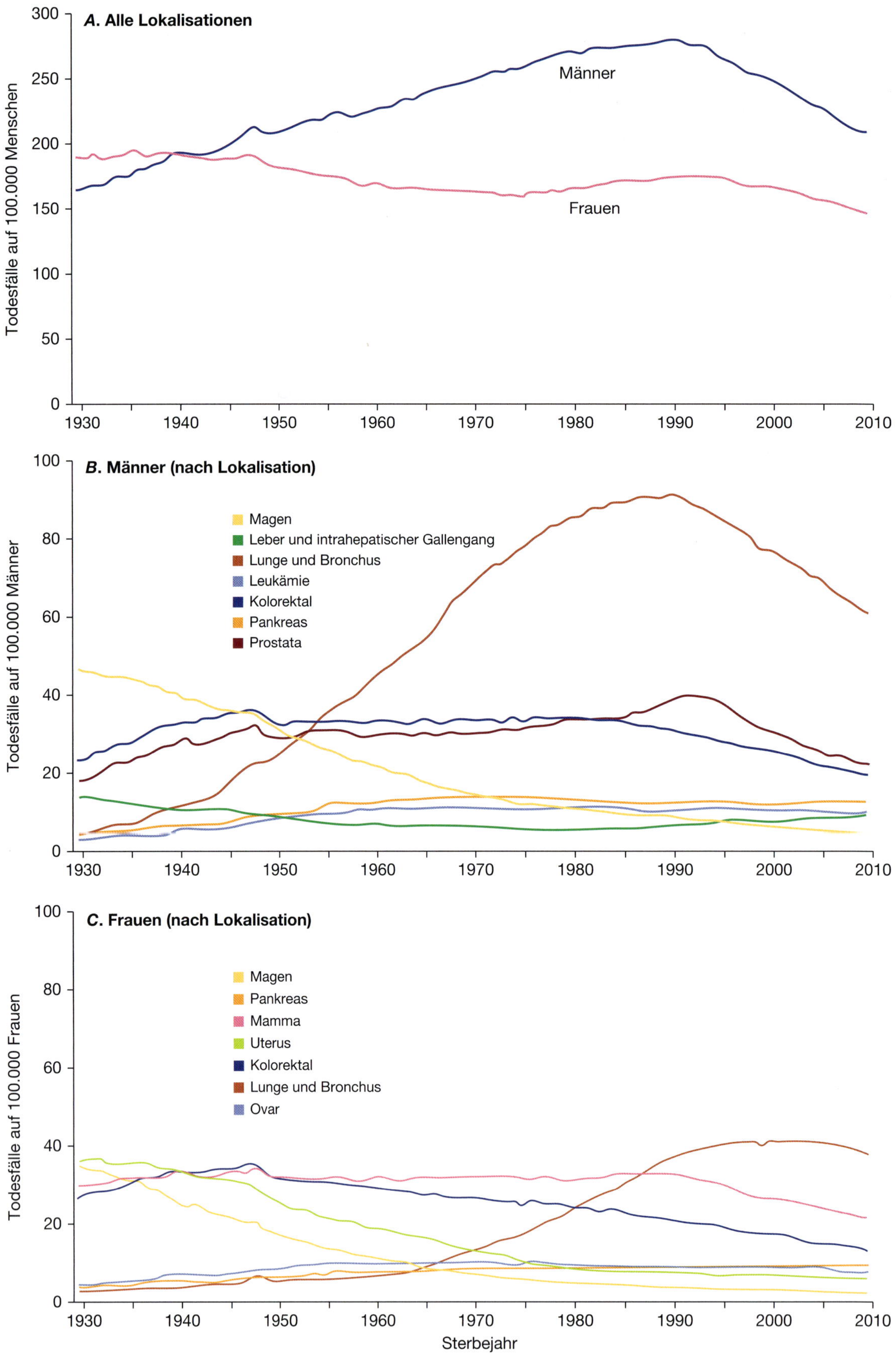

Abbildung 28-2 Verlauf der Sterblichkeitsraten in den USA von 1930–2010 bei ***(A)*** Frauen und ***(B)*** Männern, abhängig von der Lokalisation. Die Angaben beziehen sich auf 100.000 altersangepasste Standardeinwohner in den USA im Jahr 2000. Dargestellt sind alle Lokalisationen zusammen ***(A)***, einzelne Lokalisationen bei Männern ***(B)*** und einzelne Lokalisationen bei Frauen ***(C)***. (*Aus: R Siegel et al: CA Cancer J Clin 64:9, 2014.*)

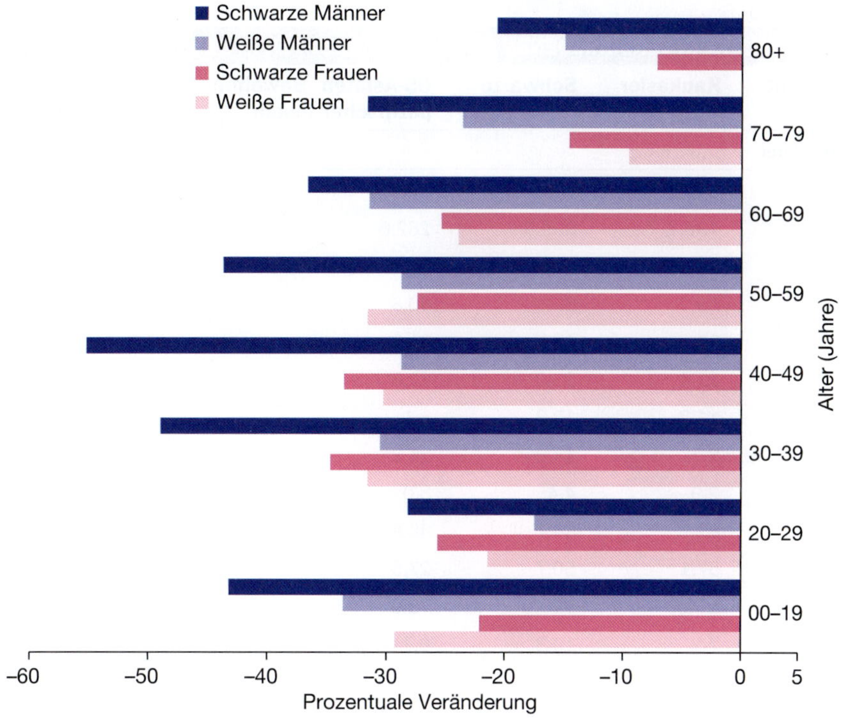

Abbildung 28-3 **Abnahme der krebsbedingten Sterblichkeitsrate** abhängig von Alter, Geschlecht und ethnischer Zugehörigkeit von 1991–2010 (20 Jahre). Die Angabe erfolgt als prozentualer Anteil der Rate von 1991. (*Aus: R Siegel et al: CA Cancer J Clin 64:9, 2014.*)

Tabelle 28-2

PRIMÄRLOKALISATION DER FÜNF HÄUFIGSTEN TÖDLICHEN MALIGNOME, AUFGESCHLÜSSELT NACH ALTER UND GESCHLECHT 2010 IN DEN USA

		Alter, Jahre					
Rang	**Geschlecht**	**Alle Gruppen**	**< 20**	**20–39**	**40–59**	**60–79**	**> 80**
1	M	Lunge	Leukämie	Leukämie	Lunge	Lunge	Lunge
	F	Lunge	Leukämie	Mamma	Mamma	Lunge	Lunge
2	M	Prostata	ZNS	ZNS	Kolorektal	Kolorektal	Prostata
	F	Mamma	ZNS	Zervix	Lunge	Mamma	Mamma
3	M	Kolorektal	Knochensarkom	Kolorektal	Leber	Prostata	Kolorektal
	F	Pankreas	Weichgewebesarkom	Kolorektal	Ovar	Pankreas	Pankreas
4	M	Pankreas	Weichgewebesarkom	Lymphom	Pankreas	Pankreas	Blase
	F	Pankreas	Weichgewebesarkom	Kolorektal	Ovar	Pankreas	Pankreas
5	M	Leber	Lymphom	Lung	Ösophagus	Leber	Pankreas
	F	Ovar	Leber	ZNS	Pankreas	Ovar	Lymphom

Abkürzungen: M = Männer; F = Frauen.

Verteilung der Neuerkrankungen 2012 in Deutschland (RKI, 2015):

1. M: Prostata – F: Mamma
2. M: Lunge – F: Kolorektal
3. M: Kolorektal – F: Lunge
4. M: Harnblase – F: Gebärmutter
5. M: Niere – F: Pankreas

Tabelle 28-3

TUMORINZIDENZ UND MORTALITÄT IN VERSCHIEDENEN ETHNISCHEN GRUPPEN IN DEN USA 2006–2010

Lokalisation	Geschlecht	Kaukasier	Schwarze	US-Asiaten, Bewohner pazifischer Inseln	Nordamerikanische Ureinwohner[a]	Hispano-amerikaner
Inzidenz auf 100.000 Einwohner						
Alle	M	548,1	601,0	326,1	441,1	426,8
	F	436,2	395,9	282,6	372,0	330,8
Mamma		127,3	118,4	84,7	90,3	91,1
Kolorektal	M	50,9	62,5	40,8	51,7	47,3
	F	38,6	46,7	31,0	42,7	32,6
Niere	M	21,6	23,0	10,6	30,6	20,5
	F	11,2	12,2	5,1	17,5	11,5
Leber	M	8,7	14,9	21,3	17,8	11,5
	F	2,9	4,4	8,0	8,0	6,9
Lunge	M	82,9	94,7	48,8	70,2	45,9
	F	57,1	50,7	27,6	41,3	26,5
Prostata		138,6	220,0	75,0	104,1	124,2
Zervix		7,2	10,3	6,7	9,7	10,9
Todesfälle auf 100.000 Einwohner						
Alle	M	217,3	276,6	132,4	191,0	152,2
	F	153,6	171,2	92,1	139,0	101,3
Mamma		22,7	30,8	11,5	15,5	14,8
Kolorektal	M	19,2	28,7	13,1	18,7	16,1
	F	13,6	19,0	9,7	15,4	10,2
Niere	M	5,9	5,7	3,0	9,5	5,1
	F	2,6	2,6	1,2	4,4	2,3
Leber	M	7,1	11,8	14,4	13,2	12,3
	F	2,9	4,1	6,0	6,1	5,4
Lunge	M	65,7	78,5	35,5	49,6	31,3
	F	42,7	37,2	18,4	33,1	14,1
Prostata		21,3	50,9	10,1	20,7	19,2
Zervix		2,1	4,2	1,9	3,5	2,9

[a] Bezogen auf Bereiche mit Indian Health Service.

Abkürzungen: F = Frauen; M = Männer.

DER UMGANG MIT DEM PATIENTEN

Aus jedem Teil der durchgeführten Anamnese und körperlichen Untersuchung ergeben sich wichtige Informationen. Die Dauer der Symptome kann Aufschluss über die Chronizität der Erkrankung geben. Die frühere Krankengeschichte kann den Arzt auf mögliche Grunderkrankungen aufmerksam machen, welche die Auswahl der Therapie oder die Nebenwirkungen der Behandlung beeinflussen können. Die Sozialanamnese gibt Aufschluss über eine berufliche Exposition gegenüber Karzinogenen oder Gewohnheiten wie Rauchen oder Alkoholkonsum, die den Verlauf der Krankheit und ihre Behandlung beeinflussen können. Die Familienanamnese kann auf eine familiäre Prädisposition für Krebserkrankungen hindeuten und somit die Überwachung nicht erkrankter Geschwister des Patienten oder andere Präventivmaßnahmen erforderlich machen. Die Überprüfung verschiedener Organsysteme kann Frühsymptome einer metastasierenden Erkrankung oder eines paraneoplastischen Syndroms aufzeigen.

DIAGNOSTIK

Die Diagnose eines malignen Tumors beruht in erster Linie auf der Gewebebiopsie und sollte daher, wenn möglich, nicht ohne Gewebeprobe gestellt werden. Nicht invasive diagnostische Maßnahmen können einen Krankheitsprozess nicht sicher als Tumor definieren. In selte-

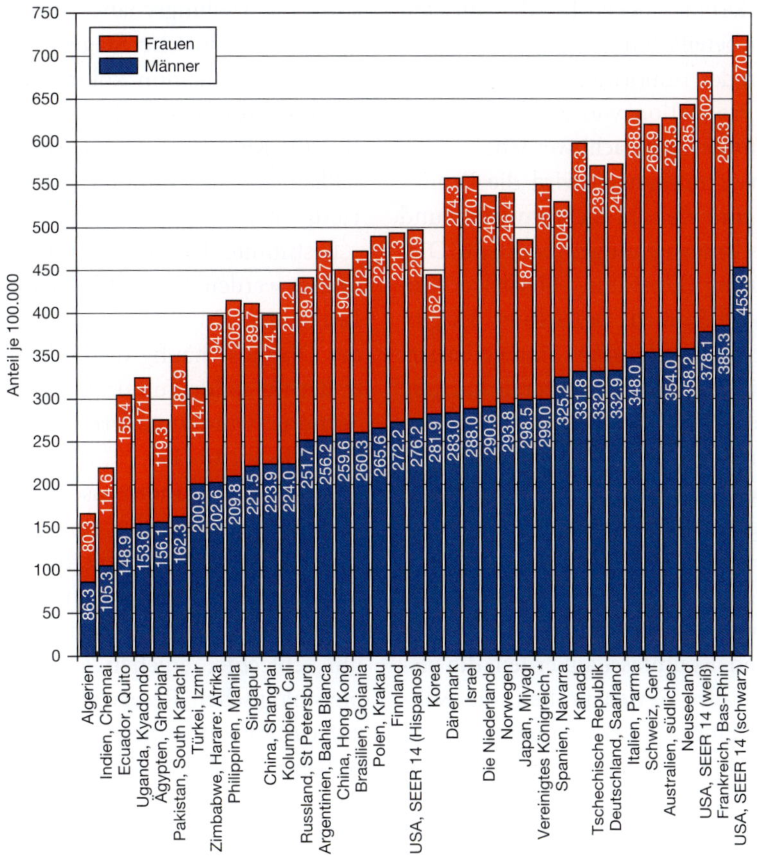

* Merseyside and Cheshire

Inzidenz (n = 10.864.499) Mortalität (n = 6.724.931) Prävalenz (n = 24.576.453)

Abbildung 28-4 Weltweite jährliche Inzidenz, Mortalität und Fünf-Jahres-Überlebensrate von Krebserkrankungen im Zeitraum 1993–2001. (*Nach: A Jemal et al: Cancer Epidemiol Biomarkers Prev 19:1893, 2010.*)

nen klinischen Situationen (z. B. Schilddrüsenknoten) kann die Feinnadelaspiration eine akzeptable diagnostische Methode darstellen. Im Allgemeinen hängt die Diagnose jedoch davon ab, dass dem Patienten eine ausreichende Gewebeprobe entnommen wird, um die Tumorhistologie, das Grading und die Invasivität so genau wie möglich zu beurteilen. Weitere diagnostische Informationen werden auf molekularer Ebene geliefert, wie die Expression von Oberflächenmarkern oder intrazellulären Proteinen, die einen bestimmten Tumor typisieren, oder der Nachweis eines molekularen Markers, wie die t(8;14)-Translokation beim Burkitt-Lymphom. Weiterhin gibt es zunehmend Hinweise auf einen möglichen Zusammenhang zwischen der Expression bestimmter Gene, der Prognose und dem Therapieansprechen (Kap. 26, Kap. 27).

Gelegentlich liegt bei einem Patienten eine metastasierte Erkrankung vor, die bioptisch als Krebs gesichert ist, ohne dass ein offensichtlicher Primärtumor vorliegt. Unter Berücksichtigung von Alter, Geschlecht, befallenen Organen, Histologie und Tumormarkern sowie der Eigen- und Familienanamnese sollte versucht werden, den Primärtumor zu identifizieren. Dabei sollten insbesondere behandelbare Ursachen ausgeschlossen werden (Kap. 50).

Nach Diagnosestellung einer Krebserkrankung sollte der Patient optimalerweise in enger interdisziplinärer Zusammenarbeit zwischen primär behandelndem Arzt, internistischem Onkologen, chirurgischem Onkologen, onkologischem Strahlentherapeuten, onkologisch ausgebildetem Pflegepersonal, Apotheker, Sozialarbeiter, Experten für Rehabilitation und einer Reihe weiterer Experten mit Einbeziehung der Angehörigen behandelt werden.

BESTIMMUNG VON KRANKHEITSAUSDEHNUNG UND PROGNOSE

Nachdem die Diagnose einer Krebserkrankung gestellt und dem Patienten mitgeteilt wurde, liegt die höchste Priorität in der Bestimmung der Krankheitsausdehnung. Die Heilbarkeit eines Tumors ist gewöhnlich umgekehrt proportional zu seiner Ausdehnung. Im Idealfall wird der Tumor vor dem Auftreten von Symptomen oder infolge von Screeninguntersuchungen diagnostiziert (Kap. 29). Der überwiegende Anteil dieser Patienten kann geheilt werden. Allerdings liegen bei den meisten onkologischen Patienten bereits tumorbedingte Symptome vor, die entweder von der Tumormasse oder von Veränderungen durch die Produktion von Zytokinen oder Hormonen durch den Tumor verursacht werden.

Bei den meisten Krebserkrankungen wird die Krankheitsausdehnung durch eine Vielzahl nicht invasiver und invasiver diagnostischer Untersuchungen beurteilt. Dieser Prozess wird als *Staging* (Einstufung bösartiger Geschwülste in pathologische Stadien) bezeichnet. Es gibt zwei Formen von Staging: Das *klinisches Staging* basiert auf körperlicher Untersuchung, Röntgenuntersuchungen, szintigrafischen Verfahren, Computertomografie und anderen bildgebenden Verfahren. Das *pathologisches Staging* berücksichtigt Informationen, die während eines chirurgischen Eingriffs gewonnen wurden, wie die intraoperative Palpation, die Resektion regionaler Lymphknoten und tumorumgebenden Gewebes sowie die Inspektion und Biopsie jener Organe, die am häufigsten von der Erkrankung betroffen sind. Es umfasst außerdem die histologische Untersuchung aller Gewebeproben, die während des chirurgischen Eingriffs entnommen wurden. Die chirurgischen Maßnahmen reichen von einer einfachen Lymphknotenbiopsie bis zu aufwändigeren Verfahren, wie Thorakotomie, Mediastinoskopie und Laparotomie. Ein operatives Staging kann als gesonderter Eingriff oder zeitgleich mit der definitiven operativen Resektion des Primärtumors durchgeführt werden.

Das Wissen um die Eigenschaft bestimmter Tumoren, in angrenzende oder entfernte Organe zu streuen, hilft bei der Auswahl der Staginguntersuchungen.

Durch das Staging kann festgelegt werden, ob ein Tumor lokalisiert oder organüberschreitend ist, regional gestreut hat und ob Fernmetastasen vorliegen. Am weitesten verbreitet ist das TNM(Tumor, Nodus, Metastasen)-Stagingsystem, das von der International Union Against Cancer und dem American Joint Committee on Cancer (AJCC) festgelegt wurde. Die *TNM-Klassifikation* ist ein auf der Anatomie basierendes System, welches die Tumorerkrankung anhand der Größe des Primärtumors (T1–4, wobei ein höherer Zahlenwert einen größeren Tumor anzeigt), des Vorliegens eines Lymphknotenbefalls (gewöhnlich N0 und N1 für das Fehlen bzw. Vorhandensein betroffener Lymphknoten, wobei für einige Tumorentitäten ein differenzierteres System zur Einstufung des Lymphknotenbefalls existiert) und des Vorhandenseins von Metastasen (M0 und M1 für die Ab- bzw. Anwesenheit von Metastasen) kategorisiert. Die verschiedenen Kombinationen von T-, N- und M-Ergebnissen (gelegentlich einschließlich des histopathologischen Gradings G) werden in Stadien zusammengefasst, die gewöhnlich mit den römischen Ziffern I–IV bezeichnet werden. Mit höhergradigem Stadium nimmt die Tumormasse zu und sinkt die Heilungschance. Für einige Tumoren werden andere anatomische Stagingsysteme eingesetzt, wie die Dukes-Klassifikation kolorektaler Karzinome, die Federation-of-International-Gynecologists-and-Obstetricians (FIGO)-Klassifikation für Tumoren der weiblichen Geschlechtsorgane und die Ann-Arbor-Klassifikation für Hodgkin-Lymphome.

Bestimmte Tumoren können anatomisch nicht eingeordnet werden. So sind hämatopoetische Neoplasien wie Leukämien, Myelome und Lymphome zum Zeitpunkt der Diagnose häufig disseminiert und breiten sich nicht in der für solide Tumoren typischen Weise aus. Für diese Tumoren wurden andere prognostische Faktoren identifiziert (Kap. 15–19).

Neben der Tumormasse ist der klinische Allgemeinzustand des Patienten ein zweiter wesentlicher Faktor, der das Therapieergebnis beeinflusst. Patienten, die bereits vor ihrer Krebserkrankung bettlägerig waren, wird es wahrscheinlich im jeweils gleichen Erkrankungsstadium schlechter ergehen als voll aktiven Patienten. Die physiologischen Reserven entscheiden mit darüber, wie gut ein Patient wahrscheinlich mit den physiologischen Belastungen durch die Krebserkrankung und deren Behandlungen zurechtkommen wird. Da diese Faktoren schwierig direkt zu bestimmen sind, werden Surrogatmarker wie das Patientenalter, der Karnofsky-Index (Tab. 28-4) oder der Eastern-Cooperative-Oncology-Group(ECOG)-Allgemeinstatus (Tab. 28-5) für die physiologische Reserve eingesetzt. Ältere Patienten und jene mit einem Karnofsky-Index < 70 oder einem ECOG-Status > 3 haben eine schlechtere Prognose, es sei denn, der reduzierte Allgemeinzustand ist eine reversible Tumorfolge.

In zunehmendem Maße werden biologische Tumormerkmale mit in die Prognose einbezogen. Die Expression bestimmter Onkogene, Arzneimittelresistenzgene und in Apoptose und Metastasierung involvierter Gene können das Ansprechen auf die Therapie ebenso wie die Prognose beeinflussen. Bestimmte zytogenetische Veränderungen können das Überleben beeinflussen. Beispielsweise verhalten sich Tumoren mit höherer Wachstumsfraktion, gemessen anhand der Expression proliferationsabhängiger Marker wie dem Proliferating Cell Nuclear Antigen, aggressiver als Tumoren mit niedrigerer Wachstumsfraktion. Diese aus den Tumoruntersuchungen gewonnenen Informationen beeinflussen in zunehmendem Maße mögliche Therapieentscheidungen. Zu berücksichtigen ist dabei, dass durch die genetische Variabilität im Metabolismus von Fremdstoffen im Körper und somit auch im Metabolismus der therapeutisch verabreichten Substanzen die Sicherheit und Effektivität eines Regimes beeinflusst werden können.

Tabelle 28-4

KARNOFSKY-AKTIVITÄTSINDEX

Index	Funktionszustand des Patienten
100	Normal; keine Beschwerden; keine Krankheitszeichen
90	Normale Leistungsfähigkeit; minimale Krankheitssymptome
80	Normale Aktivität nur mit Anstrengung; geringe Krankheitssymptome
70	Unfähig zu normaler Aktivität oder Arbeit; versorgt sich selbst
60	Gelegentliche Unterstützung notwendig, aber noch weitgehende Selbstversorgung möglich
50	Ständige Unterstützung und häufige ärztliche Hilfe erforderlich
40	Überwiegend bettlägerig; spezielle Pflege und Unterstützung notwendig
30	Dauernd bettlägerig; Hospitalisierung indiziert, nicht akut lebensbedrohlich erkrankt
20	Schwerkrank; Hospitalisierung notwendig; aktive supportive Therapie erforderlich
10	Moribund, rasch fortschreitende terminale Erkrankung
0	Tod

Tabelle 28-5

EASTERN-COOPERATIVE-ONCOLOGY-GROUP(ECOG)-ZUSTAND
ECOG Grad 0: uneingeschränkt aktiv, Allgemeinzustand wieder wie vor der Einschränkung
ECOG Grad 1: körperlich anstrengende Tätigkeiten nur bedingt möglich, aber mobil und fähig zu leichter, sitzender Tätigkeit, wie leichte Hausarbeit oder Büroarbeit
ECOG Grad 2: mobil und zur Selbstversorgung fähig, aber keine Arbeitstätigkeit mehr möglich. Etwas mehr als 50 % der wachen Phase auf den Beinen
ECOG Grad 3: nur eingeschränkte Selbstversorgung, mehr als 50 % des Tages auf Bett oder Stuhl angewiesen
ECOG Grad 4: vollständige Behinderung, Selbstversorgung unmöglich, immobil in Bett oder Stuhl
ECOG Grad 5: Tod

Quelle: Aus MM Oken et al: Am J Clin Oncol 5:649, 1982.

Bei den neueren wissenschaftlichen molekulargenetischen Untersuchungen von Tumoren wurden bedeutende Heterogenitäten festgestellt. Anhand der alleinigen Histomorphologie lassen sich häufig keine Untergruppen von Patienten ausmachen, deren Tumoren verschiedene Kombinationen aus u. a. molekulargenetischen Anomalien gemein haben. Tumoren, die lichtmikroskopisch gleich aussehen, können dennoch sehr verschieden sein. Umgekehrt können Tumoren, die sich histologisch stark voneinander unterscheiden, die gleichen genetischen Läsionen aufweisen, die ein Ansprechen auf mögliche Therapie vorhersagen. Außerdem können Tumorzellen bei demselben Patienten sehr unterschiedlich sein, obwohl sie alle denselben Ursprung haben.

ERSTELLEN EINES BEHANDLUNGSPLANES

Mithilfe der Informationen über die Krankheitsausdehnung und -prognose wird unter Berücksichtigung der Wünsche des Patienten festgelegt, ob eine kurativ oder palliativ intendierte Behandlung durchgeführt wird. Die Zusammenarbeit der verschiedenen an der Krebstherapie beteiligten Spezialisten (z. B. interdisziplinäre Tumorkonferenzen) ist von entscheidender Bedeutung für die Behandlungsplanung. Bei einigen Tumoren kann eine Chemotherapie eventuell auch in Verbindung mit einer Strahlentherapie vor der definitiven chirurgischen Behandlung (so genannte neoadjuvante Therapie) das Ergebnis verbessern, wie es bei lokal fortgeschrittenem Mammakarzinom sowie bei Kopf- und Halstumoren der Fall sein kann. Bei einer Kombination der verschiedenen Modalitäten ist die Zusammenarbeit zwischen dem internistischen Onkologen, dem Strahlentherapeuten und dem Chirurgen entscheidend für das Erreichen optimaler Resultate. Manchmal müssen Chemotherapie und Strahlentherapie nacheinander durchgeführt werden, manchmal gleichzeitig. Operative Eingriffe können anderen Behandlungsansätzen vorangehen oder ihnen folgen. Die Behandlung sollte am besten präzise einem Standardprotokoll folgen oder im Rahmen einer klinischen Therapiestudie erfolgen. Ad-hoc-Modifikationen von Standardprotokollen können die Behandlungsergebnisse beeinträchtigen.

Früher erfolgte die Wahl der Behandlungskonzepte sowohl in den Universitätskliniken als auch im ambulanten Bereich gemäß den jeweils dort üblichen Gegebenheiten. Heute ist es jedoch möglich, über das Internet Zugang zu Standardtherapieprotokollen und allen genehmigten klinischen Studien in Nordamerika und Europa zu bekommen.[1]

Ein erfahrener Arzt hat auch dem Patienten einiges anzubieten, bei dem keine kurative Therapie mehr möglich ist. Oft ist eine Kombination aus Schuldgefühlen und Frustration aufgrund der nicht vorhandenen kurativen Therapieoptionen, den Patienten zu heilen, sowie der berufliche Zeitdruck schuld daran, dass ein Arzt einem „nur" palliativ zu behandelnden Patienten zu wenig Zeit widmet. Dieses sollte verhindert werden. Neben den zur

1 Das National Cancer Institute unterhält eine Datenbank namens PDQ (Physician Data Query), die im Internet unter dem Namen CancerNet unter *wwwicic.nci.nih.gov/health.htm* aufgerufen werden kann. Daneben können Informationen per Fax unter CancerFax 001-301-402-5874 abgerufen werden. Auch Patienteninformationen werden vom National Cancer Institute über verschiedene Zugangswege zur Verfügung gestellt: im Internet via CancerNet unter *wwwicic.nci.nih.gov/patient.htm* sowie über CancerFax. Für die durch diese Dienste bereitgestellte Information besteht eine strenge Qualitätskontrolle.

Symptomlinderung verabreichten Medikamenten (siehe unten) ist es wichtig, den Patienten zu trösten und ihm beizustehen, weiterhin regelmäßig notwendige Untersuchungen durchzuführen und sich Zeit für Gespräche mit dem Patienten zu nehmen.

VORGEHEN BEI KRANKHEITS- UND BEHANDLUNGSKOMPLIKATIONEN

Da Krebstherapien toxisch sind (Kap. 30), muss das Behandlungskonzept die Komplikationen sowohl der Krankheit als auch der Tumortherapien sowie die krebsbedingten komplexen psychosozialen Probleme berücksichtigen. Während einer kurativen Therapie kann und darf sich der klinische Zustand des Patienten vorübergehend verschlechtern. Bei palliativen Therapien sind die behandlungsbedingten Toxizitäten weniger akzeptabel. Die häufigsten Nebenwirkungen von Krebstherapien sind Übelkeit und Erbrechen (siehe unten), febrile Neutropenie (Kap. 31) und Myelosuppression (Kap. 30). Inzwischen stehen therapeutische Mittel zur Verfügung, um die Akuttoxizität der Krebsbehandlung zu minimieren.

Neue Symptome, die sich im Verlauf der Krebsbehandlung entwickeln, sollten stets bis zum Beweis des Gegenteils als reversibel angesehen werden. Die fatalistische Bewertung von Anorexie, Gewichtsverlust und Ikterus als Folge eines rezidivierenden oder progredienten Tumors kann dazu führen, dass ein Patient an einer reversiblen interkurrenten Cholezystitis verstirbt. Ein Ileus kann durch reversible Adhäsionen und muss nicht durch einen progredienten Tumor verursacht werden. Systemische Infektionen, manchmal mit unüblichen Erregern, können eine Folge der mit der Tumortherapie verbundenen Immunsuppression sein. Einige Medikamente, die zur Behandlung des Tumors oder seiner Komplikationen (z. B. Übelkeit) eingesetzt werden, können zentralnervöse Symptome verursachen, die einer metastasierenden Erkrankung ähneln oder paraneoplastische Syndrome, wie das Syndrom der inadäquaten ADH-Sekretion, imitieren. Es sollte eine eindeutige Diagnose angestrebt werden, die ggf. eine erneute Biopsie erforderlich machen kann.

Eine entscheidende Komponente der Krebsbehandlung ist die Einschätzung des Therapieansprechens. Neben einer sorgfältigen körperlichen Untersuchung, in der alle Krankheitsmanifestationen klinisch untersucht, erfasst und mit Datum im Krankenblatt festgehalten werden, erfordert die Beurteilung des Ansprechens für gewöhnlich eine regelmäßige Wiederholung der bildgebenden Verfahren, die zum Zeitpunkt des Primärstagings pathologisch waren. Bei Normalisierung der Bildgebung wird unter Umständen eine Kontrollbiopsie des vormals betroffenen Gewebes durchgeführt, um eine komplette Remission nach pathologischen Kriterien zu dokumentieren. Bei makroskopischem Tumorrest ist eine Biopsie im Allgemeinen nicht erforderlich. Eine *komplette Remission* liegt bei Verschwinden aller Krankheitszeichen vor, eine *partielle Remission,* wenn es zu einer insgesamt mehr als 50%igen Reduktion aller messbaren Läsionen (gemessen als Summe der Produkte der Tumordurchmesser in einer Ebene) gekommen ist. Eine partielle Remission kann auch als eine 30%ige Abnahme der Summe der größten diagonalen Durchmesser der entscheidenden Läsionen definiert werden (Response Evaluation Criteria in Solid Tumors, RECIST). Eine *progrediente Erkrankung* ist definiert als das Auftreten neuer Läsionen oder als eine Größenzunahme aller messbaren Läsionen (gemessen als Summe der Produkte der Tumordurchmesser in einer Ebene) um mehr als 25 % (oder eine Zunahme ≥ 20 % der Summe der längsten diagonalen Durchmesser [RECIST]). Erfüllt eine Tumorrückbildung oder -wachstum keines dieser Kriterien, werden diese als *stabile Erkrankung* bezeichnet. Manche betroffene Regionen (z. B. Knochen) oder Befallsmuster (z. B. pulmonale Lymphangiosis oder diffuse pulmonale Infiltrationen) können nicht vermessen werden. Eine komplette Remission kann ohne bioptische Sicherung der Tumorrückbildung im Bereich dieser Regionen nicht dokumentiert werden. Von einer partiellen Remission kann so lange ohne Bestätigung ausgegangen werden, wie kein objektiver (wenn auch nicht messbarer) Progress eingetreten ist.

Für bestimmte Tumoren können Tumormarker für das Management von Nutzen sein. Eine sichere Einschätzung des Therapieansprechens ist manchmal schwierig. Einige Tumoren produzieren Marker oder lösen die Produktion von Markern aus, die im Serum oder Urin gemessen werden können. Steigende oder fallende Tumormarkerspiegel können mit zunehmender oder rückläufiger Tumormasse assoziiert werden. Einige klinisch nützliche und etablierte Tumormarker werden in Tabelle 28-6 aufgeführt. Tumormarker sind für sich genommen nicht spezifisch genug, um die Diagnose eines Tumors zu stellen. Sofern jedoch nach Diagnosestellung einer Neoplasie ein Zusammenhang mit erhöhten Tumormarkerspiegeln nachgewiesen wurde, können diese Marker in bestimmten Fällen zur Beurteilung des Therapieansprechens genutzt werden.

Das Erkennen und die Behandlung von Depression und depressiven Symptomen ist ein wichtiger Bestandteil des Behandlungskonzepts. Die Inzidenz von Depression und depressiven Symptomen onkologischer Patienten liegt bei insgesamt etwa 25 % und liegt besonders bei geschwächten Patienten höher. Bei einem Patienten mit gedrückter Stimmungslage (Dysphorie) und/oder einer mindestens 2 Wochen andauernden Freudlosigkeit ist die Diagnose einer Depression wahrscheinlich. Daneben fin-

Tabelle 28-6

TUMORMARKER

Tumormarker	Krebsart	Nicht neoplastische Krankheitsbilder
Hormone		
Humanes Choriongonadotropin	Trophoblasterkrankungen, gonadaler Keimzelltumor	Schwangerschaft
Kalzitonin	Medulläres Schilddrüsenkarzinom	
Katecholamine	Phäochromozytom	
Onkofetale Antigene		
α-Fetoprotein	Hepatozelluläres Karzinom, gonadaler Keimzelltumor	Leberzirrhose, Hepatitis
Karzinoembryonales Antigen	Adenokarzinome von Kolon, Magen, Pankreas, Lunge, Mamma, Ovar	Pankreatitis, Hepatitis, entzündliche Darmerkrankung, Rauchen
Enzyme		
Saure Prostataphosphatase	Prostatakarzinom	Prostatitis, Prostatahypertrophie
Neuron-spezifische Enolase	Kleinzelliges Bronchialkarzinom, neuroendokrines Karzinom, Neuroblastom	
Laktatdehydrogenase	Lymphome, Ewing-Sarkom, viele stark proliferierende oder metastasierte Tumoren	Hepatitis, hämolytische Anämie und viele andere
Tumorassoziierte Proteine		
Prostataspezifisches Antigen	Prostatakarzinom	Prostatitis, Prostatahypertrophie
Monoklonales Immunglobulin	Myelom, Lymphome	Infektionen, MGUS
CA-125	Ovarialkarzinom, Lungenkarzinom, einige Lymphome	Menstruation, Peritonitis, Schwangerschaft
CA 19-9	Kolon-, Pankreas-, Gallenwegs-, Magen- und Mammakarzinom	Pankreatitis, Colitis ulcerosa
CD 30	Morbus Hodgkin, großzelliges anaplastisches Lymphom	
CD 25	Haarzell-Leukämie, T-Zell-Leukämie/Lymphom	

Abkürzung: MGUS = monoklonale Gammopathie unbestimmter Signifikanz.

den sich normalerweise drei oder mehr der folgenden Symptome: Appetitstörungen, Schlafstörungen, psychomotorische Verlangsamung oder Agitation, Ermüdung, Gefühle von Schuld oder Wertlosigkeit, Konzentrationsunfähigkeit und Suizidgedanken. Patienten mit diesen Symptomen sollten behandelt werden. Die medikamentöse Therapie mit einem Serotonin-Wiederaufnahmehemmer, wie Fluoxetin (10–20 mg/d), Sertralin (50–150 mg/d) und Paroxetin (10–20 mg/d), oder einem trizyklischen Antidepressivum, wie Amitriptylin (50–100 mg/d) oder Desipramin (75–150 mg/d), sollte versucht und das Ansprechen frühestens nach 4–6 Wochen beurteilt werden. Eine effektive Therapie sollte über mindestens 6 Monate nach Rückbildung der Symptome fortgeführt werden. Falls die Therapie erfolglos ist, können andere Antidepressiva versucht werden. Neben der medikamentösen Therapie können psychosoziale Maßnahmen wie Selbsthilfegruppen, psychoonkologische Therapie sowie Malen und Gestalten von Nutzen sein.

Viele Patienten entscheiden sich für unbewiesene oder fragwürdige alternative Behandlungskonzepte, wenn sich herausstellt, dass die Schulmedizin ihre Erkrankung nicht wird heilen können. Die meisten dieser Patienten sind häufig gebildet und befinden sich in einem frühen Erkrankungsstadium. Derartige fragwürdige Verfahren werden meist auf der Basis unbewiesener Fallberichte angeboten und können dem Patienten nicht nur nicht helfen, sondern ihm ggf. sogar schaden. Der behandelnde Arzt sollte versuchen, offen und unvoreingenommen mit dem Patienten zu sprechen, sodass dieser eher bereit ist, dem Arzt etwaige Behandlungen in Eigeninitiative mitzuteilen. Das Auftreten unerwarteter Begleiterscheinungen kann ein Zeichen dafür sein, dass eine zusätzliche Therapie durchgeführt wird.[2]

2 Informationen über fragwürdige Behandlungsmethoden können vom National Council Against Health Fraud, Box 1276, Loma Linda, CA 92354, oder vom Center for Medical Consumers and Health Care Information, 237 Thompson Street, New York, NY 10012, bezogen werden.

LANGZEITVERLAUFSKONTROLLE UND SPÄTKOMPLIKATIONEN

Nach Beendigung der Tumortherapie werden alle Organe mit initialem Tumorbefall erneut beurteilt, in der Regel durch Röntgen oder andere bildgebende Verfahren und jede persistierende Auffälligkeit unter Abwägung der sich daraus ergebenden Konsequenzen und Risiken biopsiert. Bei anhaltender Erkrankung wird vom interdisziplinären Team ein neuer Behandlungsplan besprochen. Ist der Patient durch die Primärtherapie krankheitsfrei geworden, wird er regelmäßig im Rahmen der Nachsorgeuntersuchungen auf Krankheitsrezidive kontrolliert. Das optimale Vorgehen bei Nachsorgeuntersuchungen ist nicht bekannt. Viele Jahre war es üblich, die Patienten monatlich über 6–12 Monate zu kontrollieren, im 2. Jahr alle 2 Monate, im 3. Jahr alle 3 Monate, im 4. Jahr alle 4 Monate, im 5. Jahr alle 6 Monate und danach 1-mal jährlich. In der Annahme, es sei am besten, einen Rückfall der Erkrankung vor dem Auftreten von Symptome zu entdecken, wurde bei jeder Vorstellung eine Reihe von laborchemischen, radiologischen und anderen bildgebenden Untersuchungen durchgeführt. Diese Annahme hat sich jedoch bei der Überprüfung von Nachsorgeverfahren als falsch herausgestellt. Studien an Mammakarzinomen, Melanomen, Bronchialkarzinomen, Kolonkarzinomen und Lymphomen haben die Ansicht nicht unterstützen können, dass asymptomatische Rezidive eher durch eine Salvage-Therapie zu heilen sind als symptomatische. Angesichts der enormen Kosten einer umfassenden Diagnostik und ihrer offenkundigen Unwirksamkeit hinsichtlich einer Überlebensverlängerung werden zunehmend Richtlinien erarbeitet, die seltenere Nachsorgeuntersuchungen umfassen, bei denen die Anamnese und körperliche Untersuchung den wichtigsten Teil des Untersuchungsprogramms darstellen.

Im Laufe der Zeit nimmt die Wahrscheinlichkeit eines Wiederauftretens des primären Karzinoms ab. Bei vielen Krebserkrankungen ist ein rezidivfreies Überleben von 5 Jahren gleichbedeutend mit einer Heilung. Es gibt jedoch wichtige medizinische Probleme, die bei Patienten nach einer Krebstherapie auftreten können und die untersucht werden müssen (Kap. 27). Manche Probleme treten als Folge der Erkrankung auf, andere sind durch die Therapie bedingt. Ein Verständnis für diese krankheits- und therapiebedingten Probleme ist hilfreich, um diese zu erkennen und das weitere Management zu planen.

Ungeachtet dieser Einschränkungen kehren die meisten Patienten, die von Krebs geheilt werden, zu einem normalen Leben zurück.

ADJUVANTE MAßNAHMEN

Der Erfolg der Krebstherapie hängt auf vielfache Weise vom Erfolg der Supportivtherapie ab. Scheitert die Kontrolle der Tumor- oder Therapiesymptome, kann das den Patienten dazu veranlassen, eine kurative Therapie abzubrechen. Ebenso wichtig ist, dass die Supportivmaßnahmen die Lebensqualität entscheidend beeinflussen. Auch wenn das Leben nicht verlängert werden kann, muss sich der Arzt darum bemühen, die Lebensqualität bestmöglich zu erhalten. Messungen der Lebensqualität sind zu allgemeinen Endpunkten klinischer Studien geworden. Darüber hinaus hat sich die organisierte palliative Betreuung als kosteneffektiv erwiesen. Ein Credo für die Onkologie könnte lauten: Manchmal heilen, häufig das Leben verlängern und immer Beistand leisten.

Schmerz

Schmerzen sind bei onkologischen Patienten unterschiedlich häufig: 25–50 % der Patienten haben zum Zeitpunkt der Diagnose Schmerzen, 33 % haben behandlungsassoziierte Schmerzen und 75 % haben Schmerzen bei Fortschreiten der Erkrankung. Schmerzen können mehrere Ursachen haben. In etwa 70 % der Fälle werden sie durch den Tumor verursacht, durch Infiltration der Knochen, Nerven, Blutgefäße oder Schleimhäute oder durch die Obstruktion eines Darmabschnitts. In etwa 20 % der Fälle hängen die Schmerzen mit chirurgischen oder anderen invasiven medizinischen Eingriffen zusammen, mit Strahlenschäden (Mukositis, Enteritis und Plexus- bzw. Rückenmarkschäden) oder mit durch Chemotherapie induzierten Schäden (Mukositis, periphere Neuropathie, Phlebitis, kortikoidinduzierte aseptische Hüftkopfnekrose). In 10 % der Fälle hängen die Schmerzen nicht mit der Tumorerkrankung oder seiner Behandlung zusammen.

Die Schmerzbeurteilung erfordert eine systematische Erfassung von Verlauf, Lokalisation, Charakter, zeitlichen Merkmalen des Auftretens, auslösenden und lindernden Faktoren sowie der Intensität der Schmerzen. Daneben sollten die onkologische und allgemeinmedizinische Anamnese ebenso wie die persönliche und soziale Anamnese überprüft und eine gründliche körperliche Untersuchung durchgeführt werden. Dem Patienten sollte eine Schmerzskala gegeben werden, auf der er in Stufen von 1–10 die Schmerzstärke angeben kann. Die klinische Verfassung des Patienten schwankt häufig, was engmaschige Kontrolluntersuchungen erforderlich macht. Eine Schmerztherapie sollte nicht vorenthalten werden, während noch nach der Schmerzursache gesucht wird.

Zur Behandlung des Tumorschmerzes stehen zahlreiche Möglichkeiten zur Verfügung. Bei ungefähr 85 % der

Patienten kann der Schmerz medikamentös gelindert werden. Bei etwa weiteren 12 % sind andere Modalitäten wirksam. Dazu zählen die Antitumortherapie (wie die operative Druckentlastung, die Strahlentherapie und die Behandlung der Knochenschmerzen mit Strontium 89 oder Samarium 153), Nervenstimulationstechniken, die Regionalanästhesie oder neuroablative Verfahren. Wenn geeignete Maßnahmen ergriffen werden, wird nur bei wenigen Patienten eine adäquate Schmerzlinderung nicht gelingen. **Spezifische Konzepte zur Schmerztherapie sind ausführlich in Kapitel 34 dargestellt.**

Erbrechen und Übelkeit

Erbrechen wird bei onkologischen Patienten in der Regel durch die Chemotherapie verursacht (chemotherapieinduziertes Erbrechen) (Kap. 30). Die Wahrscheinlichkeit des Auftretens und der Schweregrad des Erbrechens können anhand der zur Krebsbehandlung eingesetzten Medikamente häufig vorhergesagt werden. Anhand ihres zeitlichen Abstandes zur auslösenden Noxe werden drei Formen von Erbrechen unterschieden. *Akutes Erbrechen,* die häufigste Form, tritt innerhalb von 24 Stunden nach der Behandlung auf. *Verzögertes Erbrechen* tritt 1–7 Tage nach der Behandlung auf. Es ist selten, aber wenn vorhanden, häufig Folge einer Cisplatintherapie. *Antizipatorisches Erbrechen* tritt vor der Chemotherapiegabe auf und stellt eine konditionierte Reaktion auf visuelle und olfaktorische Reize dar, die mit einer vorangegangenen Chemotherapie-assoziierten Erbrechensperiode verbunden waren.

Akutes Erbrechen ist die am besten verstandene Form des Erbrechens. Reize, die Signale in der Chemorezeptor-Triggerzone in der Medulla, in der Großhirnrinde und peripher im Intestinaltrakt aktivieren, stimulieren das Brechzentrum in der Medulla. An diesem Vorgang sind unterschiedliche Rezeptortypen beteiligt, darunter Dopamin-, Serotonin-, Histamin-, Opiat- und Acetylcholinrezeptoren. Die Serotonin-Rezeptorantagonisten (z. B. Ondansetron, Granisetron u. a.) sind die wirksamsten Medikamente gegen hochemetogene Substanzen, sie sind jedoch teuer.

Wie das Stufenschema der Analgesie sollte auch die Therapie des Erbrechens auf die jeweilige Situation zugeschnitten sein. Bei schwach und mittelstark emetogenen Substanzen ist Prochlorperazin (5–10 mg oral oder 25 mg rektal), Metoclopramid (10–50 mg p.o./i.v.) oder Alizaprid (50–100 mg p.o./i.v.) wirksam. Die Effektivität kann durch Gabe des Medikamentes vor Durchführung der Chemotherapie und in Kombination mit Dexamethason, 10–20 mg intravenös, gesteigert werden. Bei stark emetogenen Substanzen wie Cisplatin, Mechlorethamin und Dacarbazin, zeigen Antiemetikakombinationen die beste Wirkung; mit ihrer Gabe sollte vor der Behandlung begonnen werden. Ein effektives Therapieregime besteht aus der Gabe von einem adäquat dosierten Serotonin-Rezeptorantagonisten (z. B. Ondansetron 8–32 mg) in Kombination mit 20 mg Dexamethason intravenös vor der Chemotherapie. Die zusätzliche Applikation von Aprepitant oral (Substanz P/Neurokinin-1-Rezeptorantagonist; 125 mg an Tag 1 und 80 mg an Tag 2 und 3 oral) kann das Risiko des akuten und verzögerten Erbrechens vermindern. Am Abend oder unmittelbar vor Therapie gegebenes Lorazepam ist bei den verschiedenen Formen der Emesis (d. h. insbesondere auch bei der antizipatorischen Form) von zusätzlicher Wirksamkeit. Wie beim Schmerz ist auch das Erbrechen leichter zu verhindern als zu beheben.

Verzögertes Erbrechen kann mit einer durch die Tumortherapie verursachten Darmentzündung zusammenhängen und durch die orale Gabe von Dexamethason und Metoclopramid, einem Dopamin-Rezeptorantagonisten, der in hohen Dosierungen auch Serotoninrezeptoren blockiert, kontrolliert werden. Die beste Therapie des antizipatorischen Erbrechens ist die Prävention durch Kontrolle der Emesis in den initialen Therapiezyklen, um eine Konditionierung zu verhindern. Gelingt das nicht, kann die prophylaktische Gabe von Antiemetika (und Psychopharmaka) am Tag vor der Therapie helfen. In experimentellen Studien wird der Effekt einer Verhaltenstherapie geprüft.

Analog zum Erbrechen werden verschiedene Formen der Übelkeit (Nausea) unterschieden und mit den oben genannten Medikamenten wirksam behandelt. Die Erfassung und Graduierung des Schweregrades der Nausea ist allerdings aufgrund der sehr subjektiven Wahrnehmung schwieriger. Zwar gehen Nausea und Emesis hinsichtlich des Schweregrades und der zeitlichen Dauer generell parallel, aber dies gilt nicht für den einzelnen Patienten. Somit können bei identischer antiemetischer Prophylaxe und identischer nachfolgender Chemotherapie bei einem Patienten belastende Nausea ohne Emesis, beim anderen Patienten mehrmaliges Erbrechen ohne Übelkeit oder aber auch Übelkeit und Erbrechen auftreten.

Ergüsse

Flüssigkeit kann sich unphysiologisch in der Pleurahöhle, im Perikard oder im Peritoneum ansammeln. Asymptomatische maligne Ergüsse müssen eventuell nicht behandelt werden. Symptomatische Ergüsse bei Tumoren, die auf eine systemische Tumortherapie ansprechen, erfordern normalerweise keine lokale Behandlung, sondern bessern sich mit der Behandlung des zugrunde liegenden Tumors. Symptomatische Ergüsse bei Tumoren, die nicht oder unzureichend auf eine systemische Therapie ansprechen, können bei Patienten (mit einer Lebenserwartung von mindestens 6 Monaten) eine lokale Behandlung erfordern.

Tumorbedingte Pleuraergüsse können maligne Zellen enthalten. Bronchialkarzinome, Mammakarzinome und Lymphome sind für etwa 75 % der malignen Pleuraergüsse verantwortlich. Ihr exsudativer Charakter wird in der Regel durch ein Erguss/Serum-Protein-Verhältnis von mindestens 0,5 oder ein Erguss/Serum-LDH-Verhältnis von mindestens 0,6 bestimmt. Bei klinischer Symptomatik wird zunächst eine Thorakozentese durchgeführt. In den meisten Fällen tritt für weniger als einen Monat eine symptomatische Besserung ein. Sofern die Symptome innerhalb von 2 Wochen wiederkehren, kann eine Thoraxdrainage erforderlich sein. Die Flüssigkeit wird drainiert, bis nur noch weniger als 100 ml in 24 Stunden nachlaufen. Dann werden entweder 60 IE Bleomycin oder 1 g Doxycyclin in 50 ml 5%iger Dextroselösung über die Drainage instilliert. Der Schlauch wird abgeklemmt, der Patient für jeweils 15 Minuten in 4 verschiedenen Positionen gelagert, und nach 1–2 Stunden wird die Drainage erneut für 24 Stunden an den Sog angeschlossen. Danach wird die Drainage von der Absaugung getrennt und nur durch Schwerkraft drainiert. Wenn in den nächsten 24 Stunden weniger als 100 ml nachlaufen, wird die Thoraxdrainage entfernt und nach weiteren 24 Stunden eine Röntgenaufnahme angefertigt. Sofern die Drainage weiterhin eine inakzeptabel hohe Flüssigkeitsmenge drainiert, kann die Sklerosierungsbehandlung wiederholt werden. Bleomycin ist möglicherweise etwas effektiver als Doxycyclin, allerdings teurer. Doxycyclin ist in der Regel das Medikament der Wahl. Wenn weder Doxycyclin noch Bleomycin wirksam sind, kann Talkum (auch als primäre Sklerosierung) eingesetzt werden, dessen Applikation zwar schwieriger, dessen Wirksamkeit aber überlegen ist.

Symptomatische Perikardergüsse werden normalerweise primär durch Punktion, ggf. auch durch Sklerosierung mit Doxycyclin oder Bleomycin, selten nur noch durch Perikardfensterung oder durch „Stripping" behandelt. Ein maligner Aszites wird in der Regel durch die wiederholte Parazentese kleiner Flüssigkeitsmengen und Diuretikagabe behandelt. Wenn der zugrunde liegende Tumor und der Aszites nicht auf eine systemische Therapie ansprechen, kann eine intraperitoneale Therapie mit dem trifunktionalen Antikörper Catumaxumab bei EpCam-positiven Tumorzellen durchgeführt werden, in Extremfällen kann ein peritoneovenöser Shunt implantiert werden. Trotz der Befürchtung einer Tumorzellverschleppung in den Blutkreislauf sind Fernmetastasen keine typische Komplikation der Shuntanlage. Die Hauptkomplikationen sind Shuntverschluss, -leck und Flüssigkeitsüberladung. Patienten mit einer schweren Lebererkrankung können eine disseminierte intravasale Gerinnung (DIC) entwickeln.

Ernährung

Krebs und seine Behandlung können über eine verminderte Nahrungsaufnahme zu Gewichtsverlust und Verschiebungen des Intermediärstoffwechsels führen. Die Prävalenz dieses Problems ist wegen der unterschiedlichen Definitionen der Tumorkachexie schwer einzuschätzen. Die meisten Patienten mit fortgeschrittener Krebserkrankung entwickeln Gewichtsverlust und Appetitlosigkeit. Eine Vielzahl sowohl vom Tumor (z. B. Bombesin, adrenokortikotropes Hormon) als auch vom Organismus gebildeter Faktoren (z. B. Tumor-Nekrose-Faktor, Interleukin 1 und 6, Wachstumshormon) tragen zum veränderten Stoffwechsel bei. Es entsteht ein Teufelskreis, in dem Proteinkatabolismus, Glukoseintoleranz und Lipolyse durch Kalorienzufuhr nicht mehr reversibel sind.

Es ist noch immer umstritten, wie der Ernährungszustand zu beurteilen ist und wann beziehungsweise wie behandelt werden sollte. Um eine objektive Beurteilung zu ermöglichen, wurde ein prognostischer Ernährungsindex, basierend auf Albuminspiegeln, Trizeps-Hautfaltendicke, Transferrinspiegel und Hypersensitivitäts-Hauttests vom verzögerten Typ eingesetzt. Als einfacherer Ansatz wurde die Grenze für den Beginn einer Ernährungstherapie bei einem ungewollten Verlust von mehr als 10 % des Körpergewichts, einem Serumtransferrin unter 1500 mg/l (150 mg/dl) und einem Serumalbumin unter 34 g/l (3,4 g/dl) festgesetzt.

Da die Tumortherapie bei Mangelernährung wesentlich toxischer und ineffektiver zu sein scheint, ist die Entscheidung zu einer Ernährungstherapie möglicherweise umso wichtiger. Dennoch bleibt unklar, ob eine Ernährungstherapie den Spontanverlauf ändern kann. Soweit keine Störungen vorliegen, welche die Resorption im Gastrointestinaltrakt beeinträchtigen, sollte statt einer parenteralen Ernährung eine hochkalorische orale oder Sondenernährung erfolgen. Die mit der Sonde verbundenen Risiken können jedoch deren Vorteile überwiegen. Das Gestagen Megestrolacetat ist als medikamentöses Therapiekonzept zur Verbesserung des Ernährungszustandes empfohlen worden. Die Forschung auf diesem Gebiet wird in Zukunft mit zunehmendem Wissen um zytokinvermittelte Mechanismen weitere Hilfsmittel bereitstellen.

Psychosoziale Unterstützung

Die psychosozialen Bedürfnisse der Patienten unterscheiden sich nach ihrer jeweiligen Situation. Während der Behandlung erleben die Patienten Furcht, Angst und Depression. Das Selbstvertrauen ist durch deformierende

Operationen und Haarverlust oftmals erheblich beeinträchtigt. Frauen, die eine kosmetische Beratung erhalten, um ihr Aussehen zu verbessern, fühlen sich auch besser. Der Verlust der Kontrolle darüber, wie die Zeit verbracht wird, kann zu dem Gefühl der Verletzbarkeit beitragen. Die Vereinbarung der Anforderungen in Beruf und Familie mit denen der Behandlung kann erheblichen Stress verursachen. Häufig liegt eine sexuelle Dysfunktion vor, die offen mit dem Patienten besprochen werden muss. Ein einfühlsames Betreuungsteam ist sensibel für die Bedürfnisse des Patienten und ermöglicht Gestaltungsspielräume, wo eine solche Flexibilität den Behandlungsverlauf nicht negativ beeinflusst.

Überlebende einer Krebskrankheit haben zudem noch andere Schwierigkeiten. Die Patienten können sich fürchten vor dem Ende der Behandlung, die sie als für ihr fortdauerndes Überleben notwendig erachten. Es sind Anpassungen an physische Verluste sowie an reale und subjektive Behinderungen erforderlich. Dabei können sich die Patienten vorrangig mit kleineren physischen Problemen beschäftigen. Sie nehmen eine Abnahme ihrer beruflichen Leistungsfähigkeit wahr und betrachten sich selbst als weniger begehrte Arbeitskräfte. Sie können zum Opfer von Diskriminierung im Beruf oder durch Versicherungen werden. Die Patienten können Schwierigkeiten haben, in ihr normales früheres Leben zurückzukehren. Sie können sich aufgrund ihres Überlebens schuldig fühlen und für Erkältungen und andere Krankheiten anfälliger werden. Die vielleicht stärkste und bedrohlichste Sorge ist die ständige Furcht vor einem Rezidiv (das Damokles-Syndrom).

Patienten, bei denen eine Therapie erfolglos verlaufen ist, haben andere Probleme, die mit dem Lebensende zu tun haben.

Tod und Sterben

Die häufigsten Todesursachen von onkologischen Patienten sind Infektionen (die zum Kreislaufversagen führen), Ateminsuffizienz, Leber- und Nierenversagen. Ein Darmverschluss kann zu ausgeprägter Kachexie und „Verhungern" führen. Eine Beteiligung des Zentralnervensystems kann zu Krämpfen, Koma und zentraler Hypoventilation führen. Etwa 70 % der Patienten entwickeln präterminal eine Dyspnoe. Es vergehen jedoch normalerweise viele Monate zwischen der Krebsdiagnose und dem Auftreten dieser Komplikationen. Innerhalb dieses Zeitraums ist der Patient auf das Äußerste mit der Möglichkeit seines Todes konfrontiert. Bei einer erfolglosen Krebsbehandlung durchläuft der Patient in der Regel drei Phasen. Zunächst ist er optimistisch und hofft auf Heilung. Sofern der Tumor wiederkehrt, wird die Unheilbarkeit der Krankheit anerkannt und das Ziel der Palliativtherapie, in der Hoffnung mit der Krankheit leben zu können, angenommen. Zuletzt findet angesichts des bevorstehenden Todes eine weitere Änderung der Perspektive statt. In Vorbereitung auf das Lebensende stellt sich der Patient das Schlimmste vor und kann verschiedene Stadien der Einstellung gegenüber der Diagnose durchlaufen. Zu diesen Stadien gehören Leugnen, Isolation, Wut, Verhandeln, Depression, Akzeptanz und Hoffnung. Nicht alle Patienten durchlaufen sämtliche Stadien oder in derselben Reihenfolge mit der gleichen Geschwindigkeit. Dennoch ist es in der Patientenbetreuung ein wichtiges Ziel, ein Gespür dafür zu entwickeln, auf welche Art der Patient von der Diagnose betroffen ist und wie er damit umgeht.

Idealerweise sollte offen mit dem Patienten und seiner Familie über den wahrscheinlichen Krankheitsverlauf gesprochen werden. Diese Gespräche können für den Arzt ebenso schwierig sein wie für den Patienten und seine Familie. Es kommt entscheidend darauf an, dem Patienten und seiner Familie in diesen Gesprächen zu vermitteln, dass alles, was getan werden kann, um ihm Erleichterung zu verschaffen, auch getan wird. Der Patient wird nicht im Stich gelassen. Viele Patienten möchten lieber zu Hause oder in einem Hospiz als in einem Krankenhaus versorgt werden. Das „American College of Physicians" hat ein Buch mit dem Titel „Home Care Guide for Cancer: How to care for family and friends at home"[3] herausgegeben, das eine Anleitung zur erfolgreichen Problembewältigung bei der häuslichen Pflege bietet. Bei entsprechender Planung sollte es möglich sein, den Patienten mit der notwendigen medizinischen Betreuung und dem psychologischen und geistlichen Beistand zu versorgen, der die Isolierung und Depersonalisierung verhindert, die beim Tod im Krankenhaus auftreten können.

Die Versorgung sterbender Patienten kann dem Arzt einiges abverlangen. Es ist ein Burnout-Syndrom beschrieben, das durch Erschöpfung, Distanzierung von Patienten und Kollegen und einem Verlust persönlicher Erfüllung gekennzeichnet ist. Diese Störung kann durch Stressreduktion, ausgeglichene Lebensführung und realistische Zielsetzungen bekämpft werden.

Entscheidungen am Lebensende

Leider ist ein reibungsloser Übergang von kurativen zu palliativen Behandlungszielen wegen des Auftretens ernsthafter behandlungsbedingter Komplikationen oder eines unerwarteten Krankheitsprogresses nicht in allen Fällen möglich. Intensivmedizinische und invasive Maß-

3 Informationen über Hospize, Patientenverfügungen und ambulante Pflegeeinrichtungen können im Internet unter *www.hospiznet.de* und *www.pflegedienste.org* abgerufen werden.

nahmen sind bei einer als reversibel eingeschätzten Erkrankungssituation oder bei Behandlungskomplikationen als gerechtfertigt anzusehen. Wenn jedoch die Reversibilität des Zustandes zweifelhaft ist, bestimmen die Wünsche des Patienten den Grad der medizinischen Versorgung. Diese Wünsche sollten frühzeitig vor der Endphase der Erkrankung in Erfahrung gebracht und regelmäßig überprüft werden. Dieses Thema ist ethisch und medizinisch nicht einfach. Gespräche über End-of-life-Entscheidungen sollten offen geführt werden. Sie sollten zu einer verbindlichen und durchdachten Einwilligung des Patienten führen (z. B. Patientenverfügung), Wartephasen und das Einholen zweiter Meinungen umfassen und gut dokumentiert werden.

WEITERFÜHRENDE LITERATUR

RKI (Robert Koch-Institut): Krebs in Deutschland 2011/2012 – Häufigkeiten und Trends, 10. Ausgabe. 2015

KAPITEL 29

PRÄVENTION UND FRÜHERKENNUNG VON KREBSERKRANKUNGEN

Jennifer M. Croswell ■ Otis W. Brawley ■ Barnett S. Kramer

Für die deutsche Ausgabe Manfred Dietel

Ein verbessertes Verständnis der Karzinogenese eröffnet der Krebsprävention und Früherkennung ein wachsendes Feld, das über die Identifizierung von Karzinogenen und ihre Vermeidung hinausgeht. Ziel der Maßnahmen sind spezifische Interventionen zur Verringerung der Krebserkrankungsrate bei Personen mit erhöhtem Risiko sowie effektivere Screeningverfahren zur Krebsfrüherkennung.

Die Karzinogenese ist nicht als ein singuläres Ereignis, sondern als ein kontinuierlicher Prozess zu betrachten, bei dem mehrere diskrete Gewebe- und Zellveränderungen zu gestörten physiologischen Prozessen führen. Prävention bedeutet die Identifizierung und Manipulation der genetischen und biologischen Umweltfaktoren in dieser Kausalkette.

GESUNDHEITSERZIEHUNG UND GESUNDE LEBENSWEISE

Zu den frühen Bemühungen in der Krebsprävention und -kontrolle gehört die öffentliche Gesundheitserziehung, die das Ziel verfolgt, erkannte Krebsrisikofaktoren zu meiden und zu einer gesunden Lebensweise aufzufordern. Viele aufklärende Informationen haben durch Werbung in Print- und elektronischen Medien sowie durch Gesundheitskurse an den Schulen die Öffentlichkeit erreicht. In dieser Aufklärungskampagne kann der Arzt ein einflussreicher Vermittler im Hinblick auf die Gefahren des Rauchens, die Grundzüge einer gesunden Lebensführung und die Vermeidung übermäßiger Sonnenlichtexposition sein.

RAUCHERENTWÖHNUNG

Tabakrauchen ist ein starker und gleichzeitig vermeidbarer Risikofaktor für kardiovaskuläre und pulmonale Erkrankungen sowie Krebs. Raucher haben ein Lebenszeitrisiko von 33 %, einen frühzeitigen Tod durch eine tabakbedingte Krebserkrankung, kardiovaskuläre oder Lungenerkrankung zu erleiden. Tabakkonsum verursacht mehr Todesfälle aufgrund von kardiovaskulären Erkrankungen als aufgrund von Krebs. Neben dem Lungenkrebs ist das Zigarettenrauchen ein kausales Agens für Krebserkrankungen von Larynx, Oropharynx, Ösophagus, Harnblase, Pankreas und Magen, die alle mit Tabakkonsum verbunden sind.

Die Anzahl der Zigaretten pro Tag und die Tiefe der Inhalation des Zigarettenrauches korrelieren mit der

Lungenkrebs-assoziierten Mortalität. So genannte leichte Zigaretten oder solche mit geringem Teergehalt sind nicht weniger gefährlich, da der Raucher diese erfahrungsgemäß tiefer inhaliert.

Diejenigen, die das Rauchen im mittleren Alter einstellen, haben eine um 30–50 % niedrigere Zehn-Jahres-Mortalität, als wenn sie weiterhin rauchen würden, obwohl einige der genetischen Veränderungen über Jahre persistieren. Das Aufgeben und die Vermeidung des Rauchens können potenziell mehr Leben retten oder verlängern als irgendeine andere öffentliche Gesundheitsmaßnahme.

Das Risiko durch den Tabakrauch ist nicht notwendigerweise auf Raucher beschränkt. Auch das Passivrauchen kann bei Nichtrauchern Lungenkrebs und andere pulmonale Erkrankungen verursachen.

Die Tabakprävention ist ein pädiatrisches Problem. Mehr als 80 % der amerikanischen Raucher beginnen vor dem 18. Lebensjahr. Tatsächlich haben fast 20 % der 12- bis 18-Jährigen im zurückliegenden Monat Zigaretten geraucht. Die Aufklärung Jugendlicher und junger Erwachsener ist für die Raucherprävention entscheidend. Allein der einfache Rat eines Arztes, nicht mit dem Rauchen anzufangen bzw. es aufzugeben, kann von Nutzen sein. Ärzte sollten ihre Patienten nach dem Tabakkonsum fragen und sich erkundigen, ob sie Unterstützung beim Abgewöhnen benötigen.

Neuere Ansätze in der Raucherentwöhnung berücksichtigen, dass Rauchen eine Sucht ist. Bei der Raucherentwöhnung handelt es sich um einen Prozess mit voneinander abgrenzbaren Stadien: dem Nachdenken über die Entwöhnung, der aktiven Phase des Verzichts und der Phase des Durchhaltens. Raucher, die ganz aufhören, haben bessere Erfolgsaussichten als diejenigen, die den Zigarettenkonsum nur schrittweise einschränken oder zu Zigaretten mit niedrigerem Teer- bzw. Nikotingehalt wechseln. Mehr als 90 % der Amerikaner, die sich das Rauchen erfolgreich abgewöhnt haben, haben dies allein erreicht, ohne Teilnahme an einem organisierten Entwöhnungsprogramm; für manche Raucher sind diese Programme hingegen hilfreich. Das COMMIT (Community Intervention Trial for Smoking Cessation) war ein 4 Jahre dauerndes Programm, das zeigte, dass leichte Raucher (< 25 Zigaretten am Tag) von einfachen Entwöhnungsbotschaften und -programmen profitieren können. Die Erfolgsquote lag in den Interventionsgruppen bei 30,6 % und in den Kontrollgruppen bei 27,5 %. Bei starken Rauchern (> 25 Zigaretten pro Tag) blieben die COMMIT-Interventionen erfolglos. Starke Raucher benötigen generell ein intensives, breit angelegtes Entwöhnungsprogramm, das intensive Beratung, Verhaltensstrategien und pharmakologische Hilfsmittel wie Nikotinersatz (z. B. Nikotinkaugummi und Nikotinpflaster), Bupropion und/oder Vareniclin umfasst.

Das Zigarrenrauchen birgt ähnliche Risiken wie das Zigarettenrauchen. Das Rauchen von zwei Zigarren täglich verdoppelt das Risiko für Mund- und Speiseröhrenkrebs; 3–4 Zigarren täglich verachtfachen das Mundkrebsrisiko und vervierfachen das Risiko für Ösophaguskarzinome. Die Risiken von gelegentlichem Zigarrenrauchen sind unbekannt.

Auch nicht rauchbarer Tabak stellt ein signifikantes Gesundheitsrisiko dar. Kautabak ist ein Karzinogen, das mit Zahnkaries, Gingivitis, Leukoplakie und Mundhöhlenkarzinomen in Verbindung steht. Die systemischen Effekte nicht rauchbaren Tabaks (auch von Schnupftabak) können das Risiko für andere Krebserkrankungen erhöhen. Die Entstehung des Ösophaguskarzinoms ist zweifelsfrei kausal mit Tabakkarzinogenen verbunden, die im Speichel gelöst sind und verschluckt werden. Die Nettoeffekte von E-Zigaretten auf die Gesundheit sind kaum untersucht. Derzeit wird diskutiert, ob sie bei der Raucherentwöhnung hilfreich sind oder ob sie nicht rauchenden Kindern als „Einstieg“ in die Nikotinabhängigkeit dienen.

KÖRPERLICHE AKTIVITÄT

Körperliche Aktivität ist mit einer verringerten Inzidenz von Kolon- und Brustkrebs assoziiert. Als Erklärung wurden verschiedene Mechanismen vorgeschlagen. Allerdings gibt es keine gesicherten Daten, da diese Studien stets von vielen nur schwer bestimmbaren Faktoren beeinflusst werden, wie der unterschiedlichen Bereitschaft zur kontinuierlichen Zusammenarbeit, der körperlichen Betätigung im Rahmen anderer Erkrankungen, Einstellung der Tätigkeiten wegen eines diagnostizierten Frühkarzinoms usw.

ERNÄHRUNGSUMSTELLUNG

Untersuchungen internationaler Ernährungsgewohnheiten lassen darauf schließen, dass fettreiche Ernährung das Risiko für Brust-, Kolon-, Prostata- und Endometriumkarzinome erhöht. Diese Tumorarten haben ihre höchste Inzidenz und Mortalität in westlichen Ländern, wo durchschnittlich ein Drittel der täglich aufgenommenen Kalorienmenge Fett ist.

Nahrungsfett wird jedoch nicht allgemein als ätiologischer Faktor für die Krebsentstehung anerkannt. Fall-Kontroll- und epidemiologische Kohortenstudien zeigen widersprüchliche Ergebnisse. Außerdem ist zu berücksichtigen, dass die Ernährung eine komplexe Exposition gegenüber vielerlei Nährstoffen und Chemikalien bedeutet. Diäten mit geringem Fettgehalt sind mit vielen diätetischen Veränderungen verbunden, die über eine einfache Reduktion des Fetts hinausgehen. Auch andere Veränderungen der Lebensgewohnheiten sind häufig mit einer dauerhaften niedrigkalorischen Ernährung verbunden.

In Beobachtungsstudien haben Ballaststoffe vor Kolonpolypen und invasivem Darmkrebs geschützt. Die daran beteiligten Mechanismen sind komplex und spekulativ. Diskutiert werden die Bindung oxidierter Gallensäuren und die Entstehung löslicher Faserprodukte, wie Butyrat, die differenzierungsauslösende Eigenschaften haben können. Die Darmtransitzeit wird kaum beeinflusst. Zwei prospektive klinische Studien mit mehr als 100.000 Teilnehmern aus medizinischen Fachberufen konnten keinen Zusammenhang zwischen dem Verzehr von Obst und Gemüse und dem Krebsrisiko ermitteln.

Im Rahmen des „Polyp Prevention Trial" erhielten 2000 ältere Personen über 4 Jahre randomisiert eine fettarme und ballaststoffreiche Diät oder eine Routinediät. Hinsichtlich der Polypenbildung wurden keine signifikanten Unterschiede festgestellt.

Die Women's Health Initiative des U.S. National Health Institute (NIH), die 1994 gestartet wurde, ist ein klinischer Langzeitversuch, an dem mehr als 100.000 Frauen im Alter zwischen 45 und 69 Jahren teilnehmen. Diese wurden in 22 Interventionsgruppen unterteilt. Die Teilnehmerinnen erhielten zusätzlich zur normalen Diät Kalzium und Vitamin D, eine Hormonersatztherapie und den Ratschlag, die körperliche Tätigkeit zu aktivieren, ferner eine niedrigkalorische Diät mit erhöhtem Anteil von Obst, Gemüse und Ballaststoffen und Rauchverbot. Die Untersuchung zeigte, dass zwar die Kalorienaufnahme in der Diätgruppe deutlich niedriger lag, dass allerdings invasive Mammakarzinome über einen Zeitraum von 8 Jahren gegenüber der Kontrollgruppe nicht reduziert waren. Die Inzidenz des kolorektalen Karzinoms war im ernährungsbehandelten Therapiearm nicht geringer. Der Unterschied hinsichtlich des Fettgehalts in der Nahrung betrug etwa 10 % zwischen den beiden Gruppen. Nach derzeitiger Datenlage ist ein antikarzinogener Nutzen von Vitaminen, Mineralstoffen und Nahrungszusätzen in Mengen, die über die in einer guten Ernährung enthaltenen hinausgehen, wissenschaftlich nicht gesichert.

ENERGIEBILANZ

Das Risiko, an Krebs zu erkranken, scheint bei Übergewicht (Body Mass Index > 25 kg/m^2) zuzunehmen. Fettsucht erhöht das Risiko für Karzinome des Kolons, der Brust (postmenopausal), des Endometriums, der Niere (Nierenzellkarzinome) und der Speiseröhre. Allerdings ist eine wirkliche Kausalität bisher nicht gezeigt worden.

In Beobachtungsstudien stieg das relative Risiko für ein Kolonkarzinom bei Fettsucht um den Faktor 1,5–2 für Männer und 1,2–1,5 für Frauen. Fettsüchtige postmenopausale Frauen haben ein um 30–50 % erhöhtes relatives Brustkrebsrisiko. Eine mögliche Erklärung ist, dass das Fettgewebe als Depot der Aromatase dient und damit eine erhöhte Östrogenproduktion ermöglicht.

VERMEIDEN VON SONNENLICHT

Nicht melanozytäre Hautkrebserkrankungen (Basalzell- und Plattenepithelkarzinom) werden durch kumulative Exposition gegenüber ultravioletter Strahlung induziert. Intermittierende akute Sonnenexposition und durch die Sonne verursachte Hautschäden werden auch mit dem Melanom in Verbindung gebracht, allerdings mit kontroverser Evidenz. Sonnenbrände, insbesondere während der Kindheit und Jugend, sind mit einem erhöhten Melanomrisiko im Erwachsenenalter assoziiert. Die Reduzierung der Sonnenlichtexposition durch schützende Kleidung und eine Änderung der Verhaltensweisen im Freien kann das Hautkrebsrisiko senken. Sonnenschutzmittel senken das Risiko aktinischer Keratosen, dem Vorläufer des Plattenepithelkarzinoms der Haut, wobei das Melanomrisiko erhöht werden kann. Sonnenschutzmittel schützen vor Sonnenbrand und fördern dadurch eine längere Sonnenlichtexposition; sie filtern jedoch nicht oder nur begrenzt die energiereichen Wellenlängen heraus, die das Melanom verursachen.

Aufklärende Maßnahmen, durch die man sein Hautkrebsrisiko genauer einschätzen kann, zeigen Wirkung. Bei jungen Frauen tragen auf das Aussehen abzielende behaviorale Maßnahmen dazu bei, den Besuch von Sonnenbänken und andere UV-Expositionen zu reduzieren. Die Selbstuntersuchung auf Hautpigmentcharakteristika, wie Sommersprossen, die mit dem Melanom in Verbindung gebracht werden, kann zur Identifizierung von Personen mit erhöhtem Risiko beitragen. Wer sich seines eigenen Risikos bewusst ist, hält sich tendenziell eher an die Empfehlung, das Sonnenlicht zu meiden. Es ist allerdings darauf hinzuweisen, dass die weitgehende Vermeidung des Sonnenlichtes u. a. zu Vitamin-D_3-Mangelerscheinungen führen kann. Zu den möglichen Risikofaktoren des Melanoms gehören eine Anfälligkeit für Sonnenbrände, eine große Zahl gutartiger melanozytischer Nävi und atypische Nävi.

CHEMOPRÄVENTION VON KREBSERKRANKUNGEN

Die Chemoprävention der Krebskrankheit umfasst den Einsatz spezifischer natürlicher oder synthetischer chemischer Wirkstoffe zur Reversion, Suppression oder Prävention der Karzinogenese vor der Entwicklung eines invasiven Malignoms.

Krebs entwickelt sich durch eine Anhäufung von genetischen Veränderungen in Geweben, Zellen und wachstumsregulierenden Signalwegen, die potenzielle Ansatzpunkte der Intervention zur Krebsvorbeugung sind. Die initialen genetischen Veränderungen werden als *Initiation* bezeichnet. Veränderungen dieser Art können erblich oder durch Einwirken physischer, viraler oder chemischer Karzinogene erworben sein. Wie die meisten menschlichen Krankheiten entsteht Krebs durch das Zusammenwirken genetischer und umweltbedingter Faktoren (Tab. 29-1). Einflüsse, die bewirken, dass die initiierte Zelle und das sie umgebende Mikroenvironment den karzinogenen Prozess durchlaufen und ihren Phänotyp verändern, bezeichnet man als *Promotoren*. Beispiele für Promotoren sind unter bestimmten Voraussetzungen Hormone, wie Androgene beim Prostatakarzinom und Östrogene beim Mamma- und Endometriumkarzinom. Hier spielt besonders die Konzentration der Substanzen eine Rolle. Die Unterscheidung zwischen Initiator und Promotor ist manchmal willkürlich; so sind einige Bestandteile des Zigarettenrauchs so genannte „vollständige Karzinogene", die sowohl als Initiatoren als auch als Promotoren wirken. Die Krebsprävention bzw. -kontrolle kann durch Interferenz mit den Faktoren betrieben werden, die Initiation, Promotion oder Progression bewirken. Verbindungen, welche in der Chemoprävention von Interesse sind, wirken oftmals antimutagen, hormonmodulierend, antiproliferativ oder fördern die Apoptose (natürlicher Zelltod). Bevor eine Chemopräventionsstrategie zum Standardverfahren werden kann, muss ihr Nutzen in klinischen Studien bewiesen werden. Dies sind in der Regel umfangreiche, langfristig angelegte, randomisierte, placebokontrollierte und doppelblind durchgeführte Untersuchungen. Bislang ist jedoch Tamoxifen das einzige von der FDA in den USA zugelassene Chemoprotektivum; es senkt bei Hochrisikopatientinnen das Brustkrebsrisiko (siehe unten).

CHEMOPRÄVENTION VON KARZINOMEN DES OBEREN ATEM- UND VERDAUUNGSTRAKTES

Rauchen verursacht diffuse Epithelschäden in Mundhöhle, Hals, Ösophagus und Lunge. Patienten, die von einem Plattenepithelkarzinom der Lunge, des Ösophagus, des Kopfes oder Halses geheilt wurden, haben ein hohes Risiko für ein Zweitmalignom im oberen Aerodigestivtrakt (etwa 5 % pro Jahr). Durch Aufgabe des Zigarettenrauchens wird das Risiko des geheilten Patienten für ein Zweitmalignom nicht wesentlich verringert; allerdings wird das Krebsrisiko bei Menschen, die nie ein Malignom hatten, dadurch kleiner. Die Raucherentwöhnung kann wahrscheinlich frühe Stadien des karzinogenen Prozesses (wie eine Metaplasie) zum Stillstand bringen,

Tabelle 29-1

KARZINOGENE UND DAMIT ASSOZIIERTE KREBSERKRANKUNGEN

Karzinogene[a]	Damit verbundene Krebserkrankungen
Alkylanzien	Akute myeloische Leukämie, Harnblasenkarzinom
Androgene	Prostatakarzinom
Aromatische Amine (Farbstoffe)	Harnblasenkarzinom
Arsen	Bronchial- und Hautkarzinome
Asbest	Bronchialkarzinom, Mesotheliome von Pleura und Peritoneum
Benzol	Akute myeloische Leukämie
Chrom	Bronchialkarzinom
Diethylstilbestrol (pränatal)	Klarzellige Karzinome der Vagina
Epstein-Barr-Virus	Burkitt-Lymphom, nasales T-Zell-Lymphom
Östrogene	Endometrium-, Mamma- und Leberkarzinome
Ethanol	Karzinome der Brustdrüse, der Leber, des Ösophagus und des Kopf-Hals-Bereiches
Helicobacter pylori	Magenkarzinom, gastrische MALT-Lymphome
Hepatitis-B- und -C-Virus	Leberkarzinom
Humanes Immundefizienzvirus	Non-Hodgkin-Lymphom, Kaposi-Sarkom, Plattenepithelkarzinome (besonders des Urogenitaltraktes)
Humanes Papillomavirus	Zervixkarzinom, Kopf- und Halskarzinome
Humanes T-Zell-lymphotropes Virus (HTLV-I)	Adulte T-Zell-Leukämie/Lymphom
Immunsuppressiva (Azathioprin, Ciclosporin, Glukokortikoide)	Non-Hodgkin-Lymphome
Ionisierende Strahlung (therapeutisch oder diagnostisch)	Mamma, Harnblase, Schilddrüse, Weichgewebe, Knochen, hämatopoetische Stammzellen usw.
Senfgas	Karzinome der Bronchien, des Kopf-Hals-Bereiches und der Nasennebenhöhlen
Nickelstaub	Karzinome der Bronchien und der Nasennebenhöhlen
Dieselabgase	Bronchialkarzinom (Bergleute)
Phenacetin	Nierenbecken- und Harnblasenkarzinom
Polyzyklische Kohlenwasserstoffe	Karzinome der Bronchien und der Haut (v. a. Plattenepithelkarzinom der Skrotalhaut)
Radongas	Bronchialkarzinom
Schistosomiasis	Plattenepithelkarzinom der Harnblase
Sonnenlicht (ultraviolette Strahlung)	Hautkrebs (Plattenepithelkarzinom und malignes Melanom)
Tabak (inkl. Kautabak)	Karzinome des oberen Atem- und Verdauungstraktes, Harnblasenkarzinome
Vinylchlorid	Leberkrebs (Angiosarkom)

[a] Substanzen, denen eine Rolle als Krebsinitiator und/oder als Krebspromotor zugeschrieben wird.

dürfte aber keine Auswirkung auf Spätstadien der Karzinogenese haben. Die „Feld-Karzinogenese"-Hypothese für Krebserkrankungen des oberen Atem- und Verdauungstraktes hat „geheilte" Patienten zu einer wichtigen Zielgruppe für die Chemoprävention von Zweitmalignomen gemacht.

Die Infektion mit dem humanen Papillomavirus (HPV), insbesondere mit den onkogenen HPV-16, 18, 31, 33 u. w. m. erhöht das Risiko für oropharyngeale Krebserkrankungen. Dies gilt selbst in Abwesenheit anderer Risikofaktoren, wie Rauchen oder Alkoholkonsum, wobei das Risiko bei der Kombination aus HPV-Infektion und Rauchen höher ist. Die orale HPV-Infektion wird vermutlich überwiegend sexuell übertragen. Obwohl diese Hypothese bislang nicht durch direkte Evidenz gestützt wird, dürfte die Einführung des HPV-Impfstoffs die oropharyngealen Krebserkrankungen reduzieren.

Die orale Leukoplakie, eine bei Rauchern weit verbreitete Präkanzerose, wurde als Indikator zum Nachweis einer chemopräventiven Wirkung in kleineren, kürzer andauernden randomisierten, placebokontrollierten Versuchen verwandt. Das Ansprechen war mit einer Hochregulierung des Retinolsäurerezeptors β assoziiert. Die Therapie mit hohen, nahezu toxischen Dosen von Isotretinoin bewirkt einen Rückgang der oralen Leukoplakie. Die Veränderungen kehren jedoch zurück, sobald das Medikament abgesetzt wird, was die Notwendigkeit einer dauerhaften Verabreichung von Retinoiden nahelegt. In besser verträglicher Dosierung hatte Isotretinoin keinen Effekt auf Karzinome von Kopf und Hals. Außerdem konnte Isotretinoin Zweitmalignome bei Patienten, die von nicht kleinzelligem Lungenkrebs in frühem Stadium geheilt wurden, nicht verhindern. Aktuelle Raucher zeigten sogar eine höhere Mortalität für Lungenkrebs als solche, die kein Isotretinoin einnahmen.

Es wurden mehrere groß angelegte Untersuchungen eingeleitet, um die Wirksamkeit von Substanzen in der Chemoprävention des Bronchialkarzinoms bei Hochrisikopatienten zu testen. Die Teilnehmer der α-Tocopherol/β-Karotin(ATBC)-Lungenkrebs-Präventionsstudie waren männliche Raucher, die bei Studienbeginn zwischen 50 und 69 Jahre alt waren. Sie hatten bis zu diesem Zeitpunkt im Durchschnitt 35,9 Jahre lang täglich eine Schachtel Zigaretten geraucht. Die Teilnehmer erhielten α-Tocopherol, β-Karotin und/oder Placebo in einem randomisierten 2 × 2-faktoriellen Design. Überraschenderweise war nach einer medianen Nachbeobachtungszeit von 6,1 Jahren die Lungenkrebsinzidenz und -mortalität bei denjenigen, die β -Karotin erhalten hatten, signifikant erhöht. α-Tocopherol hatte keine signifikanten Auswirkungen auf die Lungenkrebsmortalität, und es gab keinen Beweis für eine Interaktion zwischen den beiden Medikamenten. Die Patienten, die α-Tocopherol bekamen, hatten eine höhere Inzidenz für hämorrhagische Schlaganfälle.

Die β-Karotin- und die Retinol-Wirksamkeitsstudie (CARET) schlossen 17.000 US-amerikanische Raucher und Arbeiter mit Asbestexposition ein. Die Teilnehmer wurden randomisiert einem von vier Armen zugeteilt und erhielten β-Karotin, Retinol und/oder Placebo in einem 2 × 2-faktoriellen Design. Auch diese Studie zeigte eine Schädigung durch β-Karotin: Die Lungenkrebsrate im Placeboarm betrug 5 auf 1000 Personen jährlich und 6 auf 1000 Personen jährlich bei denen, die β-Karotin eingenommen hatten. Der Unterschied war statistisch signifikant.

Diese Ergebnisse von ATBC und CARET zeigen, wie wichtig es ist, Chemopräventionshypothesen zu überprüfen, bevor man sie im großen Umfang anwendet, denn die Ergebnisse stehen im Gegensatz zu einer Reihe empirischer epidemiologischer Studien. Das Physicians' Health Trial zeigte weder eine Zu- noch eine Abnahme des Lungenkrebsrisikos bei β-Karotineinnahme; unter den Teilnehmern waren jedoch weniger Raucher als in den ATBC- und CARET-Studien.

CHEMOPRÄVENTION DES KOLONKARZINOMS

Viele Studien zur Prävention des Kolonkarzinoms basieren auf der Prämisse, dass sich die meisten kolorektalen Karzinome aus adenomatösen Polypen entwickeln. Diese Untersuchungen verwenden das Wiederauftreten oder das Verschwinden von Adenomen als Surrogatendpunkte zur Beurteilung der Kolonkarzinomprävention (bislang nicht validiert). Frühere klinische Studienergebnisse weisen darauf hin, dass nicht steroidale Antiphlogistika (NSAID), wie Piroxicam, Sulindac und Acetylsalicylsäure, die Adenomentstehung verhindern oder eine Rückbildung adenomatöser Polypen bewirken können. Der Mechanismus der antiproliferativen NSAID-Wirkung ist unbekannt, hängt aber vermutlich mit einer Beeinflussung der Cyclooxygenasen zusammen. In zwei randomisierten kontrollierten Studien (der Physicians' Health Study und der Women's Health Study) hatte Acetylsalicylsäure bei Probanden ohne bekannte Kolonläsionen und bei bis zu zehnjähriger Einnahme keinen Effekt auf die Inzidenz von Kolonkarzinomen und -adenomen. Die randomisierten kontrollierten Studien ermittelten bei Probanden mit anamnestisch bekannten Adenomen nach einjähriger Therapie eine Reduktion des relativen Risikos für die Inzidenz des Kolonadenoms um etwa 18 %. Die gepoolten Ergebnisse aus Kohorten-Beobachtungsstudien zeigen bei regelmäßiger Einnahme von Acetylsalicylsäure eine relative Abnahme der Inzidenz des kolorektalen Karzinoms um 22 % und des kolorektalen Adenoms um 28 %. In einer gut durchgeführten Metaanalyse von vier randomisierten kontrollierten Studien (die allerdings primär die Effekte von Acetylsalicylsäure auf kardiovaskuläre Ereignisse untersuchten) kam es nach 20 Jahren durch die Einnahme von Acetylsalicylsäure in einer Dosis von mindestens 75 mg/d zur relativen Reduktion der Inzidenz des kolorektalen Karzinoms um mindestens 24 %. Für eine höhere Dosierung konnte keine bessere Effizienz belegt werden. Auch Cyclooxygenase-2-Inhibitoren (COX-2-Hemmer) wurden zur Prävention kolorektaler Karzinome und Polypen eingesetzt. Nach dem Beginn von Studien mit COX-2-Hemmern fiel in der Verumgruppe ein erhöhtes kardiovaskuläres Risiko auf, sodass COX-2-Hemmer nicht zur Chemoprävention in der Allgemeinbevölkerung geeignet sind.

Epidemiologische Untersuchungen lassen vermuten, dass eine kalziumreiche Ernährung das Darmkrebsrisiko verringert. Kalzium bindet Gallen- und Fettsäuren, die eine Hyperproliferation des Kolonepithels verursachen. Es wird angenommen, dass dieser Kalziumeffekt die intraluminale Exposition gegenüber diesen Verbindungen reduziert. In der randomisierten kontrollierten Calcium Polyp Prevention Study senkte die Kalziumsupplementierung das absolute Rezidivrisiko für adenomatöse Polypen nach 4 Jahren um 7 %. Bei noch längerer Beobachtung ergab sich 5 Jahre nach dem Ende der Behandlung eine Reduktion des absoluten Risikos um 12 %. In der Women's Health Initiative hingegen reduzierte die zweimal tägliche kombinierte Gabe von Kalziumkarbonat und Vitamin D über 7 Jahre die Inzidenz des invasiven kolorektalen Karzinoms nicht stärker als Placebo.

Die Women's Health Initiative zeigte ferner, dass postmenopausale Frauen, die Östrogen und Gestagen einnehmen, ein um 44 % niedrigeres relatives Kolonkarzinomrisiko aufweisen als eine Vergleichsgruppe. Von mehr als 16.600 randomisierten Frauen zeigten während einer Beobachtungszeit von 5,6 Jahren in der Hormongruppe 43 ein invasives Kolonkarzinom und in der Placebogruppe 72 Frauen. Der positive Effekt auf das Kolonkarzinom wird etwas relativiert durch eine geringe Erhöhung kardiovaskulärer Erkrankungen und ein gering erhöhtes Risiko, an Mammakarzinom zu erkranken.

Eine Fall-Kontroll-Studie ergab, dass Statine die Inzidenz von kolorektalen Karzinomen reduziert. Allerdings konnten mehrere anschließend durchgeführte Fall-Kontroll- und Kohortenstudien keinen Zusammenhang zwischen der regelmäßigen Einnahme von Statinen und der Risikoreduktion des kolorektalen Karzinoms ermitteln. In randomisierten kontrollierten Studien wurde diese Hypothese bislang noch nicht überprüft. Eine Metaanalyse konnte die Wirkung von Statinen auf die Gesamtkrebsinzidenz oder den Krebstod nicht bestätigen.

CHEMOPRÄVENTION DES MAMMAKARZINOMS

Tamoxifen ist ein Antiöstrogen, das in einigen Geweben, wie Endometrium und Knochen, als partieller Östrogenagonist wirkt. Eine seiner Wirkungen ist die Hochregulierung des Transforming Growth Factor β, der die Proliferation von Brustzellen verringert. In randomisierten, placebokontrollierten Studien zur Beurteilung von Tamoxifen als Adjuvans in der Brustkrebsbehandlung hat dieses Medikament die Anzahl neu entstandener Brustkrebserkrankungen in der nicht betroffenen Brust um mehr als ein Drittel reduziert. In einer anderen, placebokontrollierten Studie, welche mehr als 13.000 prä- und postmenopausale Frauen mit erhöhtem Risiko einschloss, senkte Tamoxifen nach einer durchschnittlichen Beobachtungszeit von fast 6 Jahren das Risiko der Krebsentstehung im Vergleich zu Placebo um 49 % (von 43,4 auf 22,0 % pro 1000 Frauen). Außerdem reduzierte Tamoxifen Knochenfrakturen, wobei ein geringer Anstieg des Erkrankungsrisikos für Endometriumkarzinome, Schlaganfälle, Lungenembolien und tiefe Venenthrombosen beobachtet wurde. Auch die internationale Brustkrebsinterventionsstudie (IBIS I) und das Italian Randomized Tamoxifen Prevention Trial wiesen eine Reduktion der Brustkrebsinzidenz durch Tamoxifen nach. Eine Vergleichsstudie zwischen Tamoxifen und einem anderen selektiven Östrogenrezeptormodulator, Raloxifen, bei postmenopausalen Frauen zeigte, dass Raloxifen vergleichbare Wirkungen in der Krebsprävention wie Tamoxifen aufweist; allerdings erfolgte diese Studie nur an postmenopausalen Frauen. Raloxifen führte häufiger zum invasiven Mammakarzinom und tendenziell häufiger zum nicht invasiven Mammakarzinom als Tamoxifen, verursachte allerdings weniger thromboembolische Ereignisse. Die Substanzen sind vergleichbar bezüglich des Risikos für andere Krebsarten, Frakturen, ischämische Herzerkrankungen und Schlaganfälle. Sowohl Tamoxifen als auch Raloxifen (letzteres nur für postmenopausale Frauen) wurden von der U.S. Food and Drug Administration zur Reduktion von Brustkrebs bei Frauen mit erhöhtem Risiko zugelassen (1,66 % Risiko in 5 Jahren, basierend auf dem Gail-Risiko-Model: *www.cancer.gov/bcrisktool*).

Da die Aromatasehemmer in der adjuvanten Behandlung des Mammakarzinoms noch wirksamer sind als Tamoxifen, wird davon ausgegangen, dass sie auch in der Brustkrebsprävention effektiver sind. Allerdings liegen bisher keine gesicherten Daten vor. Eine randomisierte, placebokontrollierte Studie über Exemestan ermittelte nach einer medianen Beobachtungszeit von etwa 3 Jahren eine relative Reduktion der Inzidenz des invasiven Mammakarzinoms um 65 % (von 5,5 auf 1,9 je 1000 Frauen). Häufige unerwünschte Wirkungen waren Arthralgien, Hitzewallungen, Müdigkeit und Schlaflosigkeit. Bislang wurden die Aromatasehemmer noch nicht direkt mit den selektiven Östrogenrezeptormodulatoren zur Chemoprävention des Mammakarzinoms verglichen.

CHEMOPRÄVENTION DES PROSTATAKARZINOMS

Finasterid und Dutasterid sind 5α-Reduktase-Hemmer. Sie verhindern die Umwandlung von Testosteron in Dihydrotestosteron DHT), das ein stärkerer Stimulator der Prostatazellproliferation ist als Testosteron. Die Prostatakrebspräventionsstudie wies Männer über 55 Jahre mit durchschnittlichem Prostatakrebsrisiko Finasterid zu oder ein Placebo. Bei allen Männern wurde regelmäßig das PSA bestimmt und erfolgte eine digitale rektale Untersuchung. Nach siebenjähriger Therapie betrug die Inzidenz des Prostatakarzinoms im Finasteridarm 18,4 % und im Placeboarm 24,8 %, ein statistisch signifikanter Unterschied. Allerdings fanden sich in der Finasteridgruppe mehr Patienten mit einem Tumor Gleason Score 7 und höher, verglichen mit dem Placeboarm (6,4 versus 5,1 %). Beruhigend ist, dass die Langzeitbeobachtung (10–15 Jahre) weder zwischen den Männern des Finasterid- und des Placeboarms noch zwischen den mit Prostatakrebs diagnostizierten Männern statistisch signifikante Unterschiede in der Gesamtmortalität ermitteln konnte; die Unterschiede beim Prostatakarzinom zugunsten von Finasterid persistierten.

Dutasterid wurde ebenfalls zur Prävention des Prostatakarzinoms untersucht. Die REDUCE-Studie (Reduction by Dutasteride of Prostate Cancer Events) war eine randomisierte doppelblinde Studie an etwa 8200 Männern mit bei Studienbeginn erhöhten PSA-Werten (2,5–10 ng/ml bei Männern im Alter von 50–60 Jahren und von 3–10 ng/ml bei Männern im Alter von ≥ 60 Jahren) und negativer Prostatabiopsie, die täglich 0,5 mg Dutasterid oder Placebo erhielten. Die Studie ermittelte im Dutasteridarm nach vierjähriger Behandlung eine statistisch signifikante Reduktion des relativen Risikos der Inzidenz des bioptisch gesicherten Prostatakarzinoms um 23 % (659 bzw. 858 Fälle). In den ersten 4 Jahren unterschied sich die Anzahl der Tumoren mit einem Gleason Score von 7–10 in den beiden Behandlungsarmen nicht. Im 3. und 4. Jahr fand sich jedoch ein statistisch signifikanter Unterschied der Tumoren mit einem Gleason Score von 8–10 im Dutasteridarm (12 Tumoren versus 1 Tumor).

Die klinische Bedeutung der offensichtlichen Zunahme von High-grade-Tumoren bei den mit 5-α-Reduktasehemmern behandelten Patienten in diesen Studien wird kontrovers beurteilt. Vermutlich handelt es sich um einen Nebeneffekt der erhöhten Sensitivität der PSA-Bestimmung und der digitalen rektalen Untersuchung für High-grade-Tumoren bei Männern, die diese Substanzen erhalten. Die FDA hat beide Studien ausgewertet und festgelegt, dass durch die Chemoprävention des Prostatakarzinoms mit einem 5-α-Reduktasehemmer ein zusätzliches High-Grade-Prostatakarzinom (Gleason Score 8–10) auf drei bis vier verhinderte Lower-grade-Prostatakarzinome (Gleason Score < 6) auftritt. Die FDA erkennt zwar an, dass für diese Befunde ein Nachweisbias verantwortlich sein könnte, stellte jedoch fest, dass eine mögliche kausale Beteiligung der 5-α-Reduktasehemmer nicht auf jeden Fall ausgeschlossen werden könne. Daher sind diese Substanzen von der FDA nicht zur Chemoprävention des Prostatakarzinoms zugelassen.

Da bei allen Männern der Prostatakrebspräventionsstudie und der REDUCE-Studie ein Screening stattfand und da dieses die Rate des Prostatakarzinoms etwa verdoppelt, ist unbekannt, ob Finasterid oder Dutasterid das Risiko für ein Prostatakarzinom auch bei Männern senkt, bei denen kein Screening erfolgt.

Aufgrund mehrerer günstiger Labor- und Beobachtungsstudien erfolgt die formale Evaluation von Selen und α-Tocopherol (Vitamin E) als Möglichkeit zur Prävention des Prostatakarzinoms. In dem Selenium and Vitamin E Cancer Prevention Trial (SELECT) erhielten 35.533 Männer 200 µg/d Selenium, 400 IU/d α-Tocopherol, Selenium, Vitamin E oder Placebo. Nach einer medianen Beobachtungszeit von 7 Jahren war das Prostatakarzinomrisiko in der Gruppe, die nur Vitamin E einnahm, tendenziell im Vergleich zu Placebo erhöht (Hazard Ratio 1,13, 95%-Konfidenzintervall 1,004–1,36).

IMPFSTOFFE ZUR KREBSPRÄVENTION

Zahlreiche infektiöse Agenzien wurden mit der Entstehung von Krebs in Zusammenhang gebracht: Hepatitis B und C stehen in Zusammenhang mit Leberkrebs, einige humane Papillomaviren verursachen Tumoren der Zervix, des Anus und des Kopf-Hals-Bereichs und Helicobacter pylori induziert das Adenokarzinom und Lymphome des Magens. Dies macht die Entwicklung von Impfstoffen zum Schutz gegen diese Erreger interessant.

Der Hepatitis-B-Impfstoff ist sehr wirksam in der Prävention der Hepatitis und von Lebertumoren bei chronischer Hepatitis-B-Infektion.

In den USA sind ein quadrivalenter HPV-Impfstoff (HPV-Stämme 6, 11, 16, 18) und ein bivalenter Impfstoff (HPV-Stämme 16 und 18) erhältlich. Die HPV-Typen 16 und 18 verursachen Zervix- und Analkarzinome; die Reduktion dieser HPV-Typen würde weltweit > 70 % der Zervixkarzinome verhindern. Die Typen 6 und 11 verursachen genitale Papillome. Bei Menschen, die noch nicht mit diesen HPV-Typen infiziert sind, verhindern diese Impfstoffe hochwirksam stammspezifische HPV-Infektionen. Die Studien zur Evaluation der Prävention von Zervix- und Analkarzinomen stützte sich auf Surrogatmarker als Ergebnisvariablen (zervikale bzw. anale intraepitheliale Neoplasie [CIN/AIN] I, II und III). Außerdem ist die Dauer der Immunantwort jenseits eines Abstands zur Impfung von 5 Jahren derzeit unbekannt. Die Impfstoffe scheinen keinen Einfluss auf bereits bestehende Infektionen zu haben und ihre Wirksamkeit ist bei Exposition gegenüber den Impfstämmen vor der Impfung geringer. Dieser Impfstoff wird in den USA Mädchen und Frauen im Alter von 9–26 Jahren empfohlen.

CHIRURGISCHE KREBSPRÄVENTION

Bei manchen Personen können einige Organe ein so hohes Risiko für die Entwicklung von Krebs aufweisen, dass eventuell die operative Entfernung des entsprechenden Organs erwogen wird. Frauen mit schwerer zervikaler Dysplasie werden mit Laser oder elektrochirurgischer Schlingenexzision oder einer Konisation und gelegentlich sogar mit einer Hysterektomie behandelt. Die Kolektomie kann bei Patienten mit familiärer Polyposis oder mit Colitis ulcerosa angewandt werden, um Kolonkarzinome zu verhindern.

Bei Frauen mit genetischer Prädisposition für Mammakarzinome wird in den USA oft eine prophylaktische bilaterale Mastektomie empfohlen, um Brustkrebs zu verhindern. In einer prospektiven Serie von 139 Frauen mit BRCA-1- und BRCA-2-Mutationen, wählten 76 die prophylaktische Mastektomie und 63 die engmaschige Kontrolle. Nach 3 Jahren wurde in der operierten Gruppe kein Fall von Mammakarzinom gefunden. In der Überwachungsgruppe hingegen acht Fälle. Eine größere (n = 639) retrospektive Kohortenstudie berichtete, dass bei einer erwarteten Inzidenz von 30–53 Fällen drei Patientinnen nach prophylaktischer Mastektomie ein Mammakarzinom entwickelten, was einer Reduktion des Mammakarzinomrisikos um 90–94 % entspricht. Die krebsbedingten Todesfälle nach Mastektomie wurden bei Hochrisikopatientinnen im Vergleich zu Schwesterkontrollen um 81–94 % und für Patientinnen mit mäßigem Risiko um 100 %, bezogen auf die erwartete Sterblichkeit, reduziert.

Bei Hochrisikofrauen kann auch eine prophylaktische Oophorektomie zur Prävention von Ovarial- und Mammakarzinomen erfolgen. Eine prospektive Kohortenstudie über die Ergebnisse von Trägerinnen der BRCA-Mutation ermittelte einen statistisch signifikanten Zusammenhang zwischen der prophylaktischen Oophorektomie und der reduzierten Inzidenz von ovarialen und primär peritonealen Krebserkrankungen (relative Risikoreduktion um 36 % oder ein absoluter Unterschied von 4,5 %). Studien zur prophylaktischen Oophorektomie zur Prävention des Mammakarzinoms bei Frauen mit Genmutationen haben eine relative Risikoreduktion von etwa 50 % ermittelt. Am höchsten ist sie, wenn die Frauen die Operationen in einem Alter < 50 Jahre haben durchführen lassen.

Derzeit stammen alle Belege für eine prophylaktische Mastektomie und Oophorektomie zur Prävention von Mamma- und Ovarialkarzinomen bei Hochrisikofrauen aus Beobachtungsstudien, die anfällig für zahlreiche Bias sind, wie die Fallauswahl, Beziehungen zwischen Patientinnen und Kontrollen und unzureichende Informationen über die Hormoneinnahme, sodass derartige Studien den Nutzen auch zu hoch einschätzen können.

KREBSSCREENING

Screening wird am besten definiert als eine Möglichkeit der Früherkennung von Krankheiten bei asymptomatischen Personen mit dem Ziel, Morbidität und Mortalität zu verringern. Ein Screening kann potenziell die krankheitsspezifische Mortalität senken, bei Darm-, Zervix- und möglicherweise Brustkrebs ist dies gezeigt worden. Es gibt jedoch eine Reihe möglicher Verfälschungen, die einen Screeningnutzen vermuten lassen, wo es tatsächlich keinen gibt; es kann sogar einen Schaden maskieren. Früherkennung bedeutet nämlich für sich genommen noch keinen Nutzen. Bevorzugter Studienendpunkt sollte die ursachenspezifische Mortalität sein und nicht die Überlebenszeit nach Diagnosestellung (siehe unten).

Da das Screening bei asymptomatischen, gesunden Menschen durchgeführt wird, sollte es ihnen auch mit so hoher Wahrscheinlichkeit nutzen, dass ein etwaiger Schaden überwogen wird. Zur Sicherstellung dieser Bedingung ist eine kritische Betrachtung des Screenings notwendig. Screeningtests und deren sachgerechte Anwendung sollten sorgfältig beurteilt werden, bevor ihre breite Anwendung in Screeningprogrammen im öffentlichen Gesundheitswesen empfohlen wird.

Immer mehr Genmutationen und Nukleotidpolymorphismen werden mit einem erhöhten Krebsrisiko in Verbindung gebracht. Die Testung auf diese Mutationen könnte theoretisch eine Hochrisikopopulation identifizieren. Allerdings haben die meisten erkannten Mutationen eine sehr niedrige Penetranz und haben für sich genommen nur einen minimalen prädiktiven Wert. Die Möglichkeit, die Entstehung einer bestimmten Krebserkrankung vorhersagen zu können, könnte eines Tages ebenso zu Therapieoptionen wie zum ethischen Dilemma führen. Durch frühzeitige Intervention könnte schließlich die Krebsentstehung verhindert bzw. in der Schwere ihrer Ausprägung begrenzt werden. Menschen mit hohem Risiko wären ideale Kandidaten für Chemoprävention und Screening; die Wirksamkeit dieser Interventionen in dieser Bevölkerungsgruppe müsste jedoch gründlich geprüft werden. Zurzeit können sich Personen mit hohem Risiko für eine bestimmte Krebserkrankung an intensiven Screeningmaßnahmen beteiligen. Auch wenn dieses Vorgehen klinisch vernünftig erscheint, weiß man doch nicht, ob dadurch die Mortalität in diesen Personengruppen gesenkt werden kann.

ZUVERLÄSSIGKEIT DES SCREENINGS

Die Zuverlässigkeit bzw. Fähigkeit eines Screeningverfahrens, Krankheiten zu erkennen, wird durch vier Indizes beschrieben: Sensitivität, Spezifität, positiver Vorhersagewert und negativer Vorhersagewert (Tab. 29-2). Die *Sensitivität* bezeichnet den Anteil erkrankter Personen mit positivem Testergebnis (d. h. die Fähigkeit des Tests, die vorhandene Erkrankung festzustellen). Die *Spezifität* benennt den Anteil der nicht erkrankten Personen mit negativem Screeningergebnis (d. h. die Fähigkeit eines Tests festzustellen, dass die Erkrankung nicht vorliegt). Der *positive Vorhersagewert* gibt den Anteil der erkrankten Personen mit positivem Testergebnis an. Entsprechend gibt der *negative Vorhersagewert* den Anteil der Personen mit negativem Testergebnis an, bei denen die Krankheit nicht vorliegt. Die Sensitivität und Spezifität eines Tests sind relativ unabhängig von der zugrunde liegenden Prävalenz (oder dem Risiko) der Erkrankung in der gescreenten Population, doch hängen die Vorhersagewerte sehr stark von der Prävalenz der Erkrankung ab.

Tabelle 29-2

BEURTEILUNG DES WERTES EINES DIAGNOSTISCHEN TESTS[a]

	Merkmal vorhanden	**Merkmal nicht vorhanden**
Positiver Test	*a*	*b*
Negativer Test	*c*	*d*
a = Richtig positiv		
b = Falsch positiv		
c = Falsch negativ		
d = Richtig negativ		
Sensitivität	Anteil von Personen mit dem Merkmal und positivem Test: $a/(a + c)$	
Spezifität	Anteil von Personen ohne das Merkmal und mit negativem Test: $d/(b + d)$	
Positiver Vorhersagewert (PPV)	Anteil von Personen mit positivem Test und dem Merkmal: $a/(a + b)$	
Negativer Vorhersagewert	Anteil von Personen mit negativem Test ohne das Merkmal: $d/(c + d)$	

Prävalenz, Sensitivität und Spezifität bestimmen den PPV:

$$\text{PPV} = \frac{\text{Prävalenz} \times \text{Sensitivität}}{(\text{Prävalenz} \times \text{Sensitivität}) + (1 - \text{Prävalenz})(1 - \text{Spezifität})}$$

[a] Bei Erkrankungen von niedriger Prävalenz wie Krebs hat die geringe Spezifität einen dramatischen negativen Effekt auf den PPV, indem nur ein kleiner Teil positiver Testergebisse wirklich positiv ist.

Ein Screening ist besonders nützlich, effizient und wirtschaftlich, wenn die Krankheit, nach der gefahndet wird, in der gescreenten Population häufig ist. Die Spezifität ist für die Machbarkeit und den Erfolg des Screenings mindestens ebenso wichtig wie die Sensitivität. Um verwertbar zu sein, sollte der Screeningtest eine hohe Spezifität aufweisen; die Sensitivität muss dagegen nicht so hoch sein.

POTENZIELLE FEHLEINSCHÄTZUNGEN VON SCREENINGTESTS

Häufige Fehleinschätzungen der Screeningergebnisse entstehen durch die „lead time bias“, „length bias“ und Patientenselektion. Diese Fehleinschätzungen können ein Screening nützlich erscheinen lassen, wenn es das tatsächlich nicht ist (oder sogar Schaden verursacht). Ob nützlich oder nicht, das Screening kann fälschlich den Eindruck eines epidemischen Auftretens vermitteln, weil die Anzahl der diagnostizierten Krebserkrankungen steigt. Durch Feststellung der Krankheit in einem früheren Stadium kann das Screening die Überlebensstatistik verbessern, ohne die Letalität (die Zahl der Todesfälle an einer bestimmten Krebsart im Verhältnis zur Zahl von Menschen mit dem entsprechenden Krebsrisiko) zu verringern. In einem solchen Fall erhöht sich die Überlebensdauer *scheinbar,* ohne dass Leben gerettet wird oder sich die Lebenserwartung verändert.

Ein *Lead Time Bias* tritt auf, wenn ein Test überhaupt nicht zu einer Änderung im natürlichen Krankheitsablauf führt, sondern die Krankheit lediglich zu einem früheren Zeitpunkt diagnostiziert wird. In einem solchen Fall *scheint* das Überleben erhöht, aber das Leben wird in Wirklichkeit nicht verlängert. Der Screeningtest verlängert lediglich die Zeit, derer man sich der Erkrankung bewusst ist und die man als Patient verbringt.

Ein *Length Bias* tritt auf, weil beim Screening meistens eher langsam wachsende Krebserkrankungen mit geringer Aggressivität entdeckt werden. Krebserkrankungen, die aufgrund von Symptomen außerhalb des planmäßigen Screening diagnostiziert werden, sind im Durchschnitt aggressiver und die Behandlungsergebnisse nicht so günstig. Eine extreme Form des Length Bias nennt man *Überdiagnostik,* die Entdeckung von „Pseudoerkrankungen“. Das Reservoir an unentdeckten, langsam wachsenden Tumoren ist groß. Viele dieser Tumoren erfüllen die histologischen Kriterien eines Karzinoms, werden jedoch niemals symptomatisch oder führen zum Tode. Dieses Problem wird noch durch die Tatsache verstärkt, dass die häufigsten Krebserkrankungen zumeist in einem Lebensalter auftreten, in dem andere Todesursachen überwiegen.

Ein *Selection Bias* muss bei der Beurteilung der Ergebnisse jeder Screeningmaßnahme erwogen werden. Die Bevölkerungsgruppe, die sich am wahrscheinlichsten einem Screening unterzieht, kann sich von der Gesamtbevölkerung, bei welcher der Screeningtest angewendet werden sollte, unterscheiden. Im Allgemeinen sind freiwillige Versuchsteilnehmer gesundheitsbewusster und haben daher wahrscheinlich eine bessere Prognose oder eine niedrigere Letalität, unabhängig vom Ergebnis des Screenings. Man spricht hier vom *Effekt des gesunden Freiwilligen*.

POTENZIELLE NACHTEILE DES SCREENINGS

Mit dem Screening sind häufig Risiken verbunden: das Risiko von Schäden durch die Intervention selbst, Beeinträchtigungen infolge zusätzlicher Untersuchungen von Personen mit (sowohl richtig als auch falsch) positiven Testergebnissen, ferner Schäden durch die Behandlung von Personen mit verifiziert positivem Ergebnis, selbst wenn die Behandlung lebensverlängernd wirkt. (Das heißt, selbst wenn ein Screeningtest die relative assoziierte Mortalität um 20–30 % senkt, werden 70–80 % der diagnostizierten Patienten an der entdeckten Krebserkrankung sterben.) Die Diagnose und die Behandlung von Krebserkrankungen, die niemals medizinische Probleme verursacht hätten, können zu Schäden durch unnötige Behandlungen führen und lösen beim Patienten Ängste aus, die mit einer Krebsdiagnose verbunden sind. Die psychosozialen Auswirkungen des Krebsscreenings sowohl mit positivem als auch mit negativem Resultat können ebenfalls beträchtlich sein, wenn es in der Gesamtbevölkerung angewandt wird.

BEURTEILUNG VON SCREENINGTESTS

Ein gutes klinisches Studiendesign kann einige Fehlbeurteilungen des Screenings vermeiden und die relativen Risiken und Nutzen eines Screeningtests aufzeigen. Eine randomisierte, kontrollierte Screeningstudie mit ursachenspezifischer Letalität als Endpunkt bildet die stärkste Stütze für eine Screeningintervention. In einer randomisierten Studie werden zufällig zwei gleichartige Populationen gebildet. Die eine erhält die medizinische Standardversorgung (was auch kein Screening bedeuten kann), die andere das zu bewertende Screeningverfahren. Beide Gruppen werden über einen längeren Zeitraum miteinander verglichen. Die Wirksamkeit des Tests für die untersuchte Population gilt als gesichert, wenn die Gruppe, die sich dem Screeningtest unterzieht, eine geringere ursachenspezifische Letalität aufweist als die Kontrollgruppe. Untersuchungen, die nur eine Reduktion der Inzidenz der Erkrankung im fortgeschrittenen Stadium, eine bessere Überlebensrate oder eine Verschiebung des Krankheitsstadiums zeigen, sind ein schwächerer Beweis für deren Nutzen. Diese letztgenannten Kriterien sind ein erster Hinweis, aber nicht hinreichend, um den Wert eines Screeningtests zu sichern.

Eine randomisierte, kontrollierte Screeningstudie liefert zwar den stärksten Hinweis, aber keinen definitiven Beweis für die Nützlichkeit eines Screeningtests. Sofern die Studie nicht auf einer Untersuchung der Bevölkerung basiert, beseitigt sie nicht die Frage nach der Übertragbarkeit auf die Zielpopulation. In der Regel beschäftigen sich Screeningstudien mit Tausenden von Menschen und ziehen sich über Jahre hin. Deshalb wird oft ein wenig definiertes Studiendesign angewandt, um die Effektivität der Screeningdurchführung einzuschätzen. Trotzdem unterliegen alle randomisierten Studien starken Einflussfaktoren. Außer durch eine randomisierte, kontrollierte klinische Studie kann gesichertes Wissen, in abnehmender Stärke der Beweiskraft, gewonnen werden aus Ergebnissen intern kontrollierter Versuche, denen andere Methoden der Interventionszuordnung als die Randomisierung zugrunde liegen (z. B. Zuordnung nach Geburtsdatum, Datum des Klinikaufenthaltes usw.), Ergebnissen von Kohortenstudien oder von analytischen, fallkontrollierten Beobachtungsstudien, Resultaten serieller Beobachtungsstudien mit oder ohne Intervention.

SCREENING AUF BESTIMMTE KREBSERKRANKUNGEN

Ein breit angelegtes Screening ist in bestimmten Altersgruppen bei Mamma-, Zervix- und Kolonkarzinom von Nutzen. Abhängig vom Alter und der Rauchcranamnese kann unter bestimmten Umständen auch ein Screening auf Lungenkrebs von Nutzen sein. Eine besonders intensive Überwachung von Patienten mit hohem Risiko für eine Krebserkrankung, z. B. aufgrund der Familienanamnese oder genetischer Risikofaktoren, scheint angemessen, allerdings haben bisher nur wenige Studien einen Einfluss auf die Mortalität untersucht. In Deutschland unterliegen die Richtlinien zu Krebsfrüherkennungsuntersuchungen einer kontinuierlichen Diskussion und Weiterentwicklung, die sich an aktuellen klinischen Studien und epidemiologischen Untersuchungen orientiert. Der aktuelle Stand wird in Tabelle 29-3 zusammenfassend wiedergegeben.

Mammakarzinom Die Selbstuntersuchung der Brust, die klinische Brustuntersuchung durch den Arzt, die Mammografie sowie die Magnetresonanztomografie wurden als nützliche Screeninginstrumente befürwortet.

Mehrere gut angelegte Studien haben gezeigt, dass jährliches oder halbjährliches Screening mittels Mammografie bzw. Mammografie und zusätzlicher klinischer

Tabelle 29-3

UNTERSUCHUNGEN IM RAHMEN DER GESETZLICHEN KREBSFRÜHERKENNUNG

Organ	Untersuchung	Alter	Zeitraum
Frauen			
Geschlechtsorgane	Anamnese	Ab 20 Jahre	Jährlich
	Betrachtung des Gebärmuttermundes		
	Gynäkologische Tastuntersuchung		
	Abstrich vom Gebärmuttermund und aus dem Gebärmutterhals mit zytologischer Untersuchung	Ab 20 Jahre	Jährlich
Brust	Abtasten der Brustdrüsen und der dazugehörigen Lymphknoten	Ab 30 Jahre	Jährlich
	Anleitung zur Selbstuntersuchung		
	Mammografie bei zertifizierter Screeningstelle	Ab 50–70 Jahre	Alle 24 Monate
Männer			
Äußere Geschlechtsorgane und Prostata	Anamnese	Ab 45 Jahre	Jährlich
	Inspektion und Abtasten der äußeren Geschlechtsorgane		
	Abtasten der Prostata		
	Abtasten der dazugehörigen Lymphknoten		
Männer und Frauen			
Haut	Inspektion der Haut und unklarer Hautveränderungen	M: ab 45 Jahre F: ab 30 Jahre	Jährlich
Rektum	Digitale Untersuchung	Ab 50 Jahre	Jährlich
Dickdarm	Hämoccülttest auf Blut im Stuhl oder	Ab 50–55 Jahre	Alle 2 Jahre
	Koloskopie	Ab 55 Jahre	Alle 10 Jahre

Quelle: Deutsche Krebsgesellschaft e. V. und Richtlinien des Bundesausschusses der Ärzte und Krankenkassen über die Früherkennung von Krebserkrankungen; Stand: 10.01.2012.

Brustuntersuchung bei Frauen über 50 Jahre Leben rettet. Jede dieser Studien wurde aufgrund struktureller Mängel im Studiendesign verschiedentlich kritisiert. In den meisten dieser Studien wurde die Brustkrebsmortalität um 15–30 % gesenkt. Uneinigkeit besteht bezüglich der Frage, ob Frauen zwischen 40 und 49 Jahren mit durchschnittlichem Risiko einem regelmäßigen Screening unterzogen werden sollten (Tab. 29-3). Das U.K. Age Trial, die einzige randomisierte Studie zum Mammakarzinom-Screening, die spezifisch den Wert der Mammografie bei Frauen im Alter von 40–49 Jahren betrachtete, ermittelte nach 11 Jahren keinen statistisch signifikanten Unterschied der Mortalität zwischen gescreenten und nicht gescreenten Frauen mit Mammakarzinom (RR 0,83; 95%-KI 0,66–1,04). Allerdings erfolgte bei weniger als 70 % der Frauen im Interventionsarm ein Screening, wodurch der beobachtete Effekt verwässert wird. Eine Metaanalyse von acht großen randomisierten Studien zeigte nach einer Beobachtungszeit von 11–20 Jahren eine relative Reduktion der Mortalität um 15 % (RR 0,85; 95%-KI 0,75–0,96). Dies bedeutet, dass zur Prävention eines Todesfalls durch ein Mammakarzinom im Laufe von 10 Jahren bei 1904 Frauen eine Mammografie erfolgen muss. Allerdings werden ungefähr die Hälfte aller jährlich gescreenten Frauen zwischen dem 40. und 49. Lebensjahr falsch positive Mammogramme erhalten, die weitere Untersuchungen, oft inklusive einer Biopsie, erforderlich machen. Schätzungsweise in 10–40 % der Fälle ohne (Stanz-) Biopsie wird fälschlicherweise ein invasives Karzinom diagnostiziert. In den USA hat das breitflächige Screening in den letzten Jahrzehnten trotz der starken Zunahme der im Frühstadium erkannten Erkrankungen nicht zur Abnahme des metastasierten Mammakarzinoms geführt, was einen hohen Anteil von Überdiagnosen bedeutet.

Bislang wurde in keiner Studie nachgewiesen, dass die Selbstuntersuchung der Brust die Letalität senkt. Eine randomisierte kontrollierte Studie an etwa 266.000 Frauen in China ermittelte nach 10 Jahren keinen Unterschied der Mortalität zwischen Frauen mit intensiver Anleitung zur Selbstuntersuchung der Brust und Auffrischung/Erinnerung und Kontrollen. Allerdings wurden in dem Arm mit der Selbstuntersuchung mehr benigne Mammaläsionen entdeckt und mehr Biopsien durchgeführt.

Das genetische Screening auf eine Mutation im BRCA1- und BRCA2-Gen und andere Marker des Mammakarzinoms hat eine Gruppe von Frauen mit hohem Brustkrebsrisiko identifiziert. Unglücklicherweise konnte nicht festgelegt werden, welcher Beginn und welche Frequenz für das Screening optimal sind. Die Mammografie ist weniger sensitiv bei der Detektion eines Mammakarzinoms bei Frauen mit BRCA-Mutation, vermutlich weil sich diese Karzinome bei jüngeren Frauen manifestieren, bei denen bekannt ist, dass die Mammografie aufgrund des dichten Drüsenkörpers weniger sensitiv ist. Bei Hochrisikofrauen mit genetischer Prädisposition und bei sehr dichtem Brustgewebe ist die MRT oft sensitiver, aber weniger spezifisch als die Mammografie. Eine höhere Sensitivität führt zu vermehrten falsch positiven Diagnosen. Es gibt keine randomisierte kontrollierte Studie, die den Einfluss der MRT auf die Mortalität durch Mammakarzinome mit oder ohne gleichzeitige Mammografie untersucht hat.

Zervixkarzinom Das Screening mit Papanicolaou-Abstrichen verringert die Zervixkarzinomletalität. Diese ist seit der weit verbreiteten Anwendung von PAP-Abstrichen signifikant gesunken. Mit dem Beginn der sexuellen Aktivität kommt auch das Risiko der sexuellen Übertragung des humanen Papillomavirus, des häufigsten ätiologischen Faktors für Zervixkarzinome. Die meisten Screeningrichtlinien empfehlen regelmäßige PAP-Tests für alle Frauen über 21 Jahre (vor diesem Alter kann das Screening selbst bei sexuell aktiven Frauen und Mädchen mehr Schaden als Nutzen bringen). Für das PAP-Screening wird ein Intervall von 3 Jahren empfohlen. Häufigere Untersuchungen haben kaum zusätzlichen Nutzen, gehen aber mit erheblichen Nachteilen einher, wie unnötigen Interventionen und einer Überbehandlung transienter Läsionen. Ab einem Alter von 30 Jahren enthalten die Leitlinien als Alternative eine Kombination aus PAP-Abstrich und HPV-Testung. Das Screeningintervall beträgt bei diesem Ansatz bei im Screening unauffälligen Patientinnen bis zu 5 Jahre.

Es ist nicht bekannt, ob es eine obere Altersgrenze gibt, von der ab ein Screening nicht mehr sinnvoll ist. Allerdings kann bei Frauen im Alter von 65–70 Jahren, die in den vergangenen 10 Jahren keine abnormalen Ergebnisse hatten, auf ein weiteres Screening verzichtet werden. Nach einer Hysterektomie aus nicht krebsbedingter Indikation sollte das Screening abgebrochen werden.

Obwohl die Bedeutung des Papanicolaou-Abstrichs für eine Reduktion der Mortalität durch das Zervixkarzinom nie direkt in einer randomisierten kontrollierten Umgebung bestätigt wurde, untersuchte eine randomisierte Cluster-Studie in Indien den Einfluss einer einmaligen visuellen Zervixinspektion mit sofortiger Kolposkopie, Biopsie und/oder Kryotherapie (bei Indikation) im Vergleich zur Aufklärung auf Todesfälle durch Zervixkarzinome bei Frauen im Alter von 30–59 Jahren. Nach einer Beobachtungszeit von 7 Jahren betrug die altersangepasste Mortalität durch das Zervixkarzinom in der Interventionsgruppe 39,6 auf 100.000 Personenjahre im Vergleich zu 56,7 auf 100.000 Personenjahre bei den Kontrollen.

Kolorektales Karzinom Stuhluntersuchungen auf okkultes Blut, die digitale rektale Untersuchung, die starre und flexible Sigmoidoskopie, die Koloskopie und die CT-Kolonografie wurden für das kolorektale Krebsscreening in Betracht gezogen. Eine Metaanalyse von vier randomisierten kontrollierten Studien ergab eine relative Risikoreduktion der Mortalität des kolorektalen Karzinoms mittels Hämoccult um 15 %. Die Rate falsch positiver Ergebnisse ist bei rehydrierten Stuhltests auf okkultes Blut hoch: 1–5 % der Versuchspersonen haben ein positives Testergebnis. Ungefähr 2–10 % der Personen mit okkultem Blut im Stuhl haben Krebs, 20–30 % haben Adenome. Die hohe Rate falsch positiver Testergebnisse hat die Anzahl von Koloskopien dramatisch erhöht.

Immunchemische Stuhltests scheinen eine höhere Sensitivität für das kolorektale Karzinom zu besitzen als der nicht rehydrierte Hämoccult II. Zunehmend wird die DNS im Stuhl bestimmt, die bei vergleichbarer Spezifität eine höhere Sensitivität als der Hämoccult zu haben scheint und vermutlich die Konsequenzen von Nachuntersuchungen und falsch positiven Tests reduzieren kann. Bislang gibt es nur begrenzte Belege für die Durchführung und Wirksamkeit von DNS-Bestimmungen im Stuhl hinsichtlich der Reduktion der Mortalität durch das kolorektale Karzinom.

Zwei Metaanalysen von fünf randomisierten kontrollierten Studien über die Sigmoidoskopie (d. h. die NORCCAP-, SCORE-, PLCO-, Telemark- und U.K.-Studie) ermittelten eine relative Reduktion der Inzidenz des kolorektalen Karzinoms um 18 % und der Mortalität des kolorektalen Karzinoms um 28 %. Das Alter der Studienteilnehmer lag bei 50–74 Jahren und der Nachbeobachtungszeitraum bei 6–13 Jahren. Die Diagnose einer Polypose während einer Sigmoidoskopie sollte die Untersuchung des gesamten Kolons mittels Koloskopie nach sich ziehen. Das effizienteste Intervall für die Screening-Sigmoidoskopie ist nicht bekannt. Fall-Kontroll-Studien legen nahe, dass Untersuchungsintervalle von bis zu 15 Jahren nützlich sein könnten; die U.K.-Studie belegte den Nutzen mit einer einmaligen Screeninguntersuchung.

Die einmalige Koloskopie entdeckt ungefähr 25 % mehr fortgeschrittene Läsionen (Polypen > 10 mm, villöse Adenome, Adenome mit hochgradiger Dysplasie, invasive Karzinome) als die einmalige Stuhluntersuchung auf okkultes Blut mit Sigmoidoskopie; die längerfristige programmatische Effektivität der beiden Ansätze ist nicht bekannt. Die Rate der Perforationen beträgt 3 auf 1000 für die Koloskopie und 1 auf 1000 für die Sigmoidoskopie. Auch weiterhin wird diskutiert, ob die Koloskopie zu teuer und zu invasiv ist und ob ein ausreichendes Angebot an Untersuchungen gewährleistet werden kann, um sie als das Screeninginstrument der Wahl bei Populationen mit normalem Risiko zu empfehlen. Einige Beobachtungsstudien legen nahe, dass die Koloskopie die Mortalität durch das kolorektale Karzinom primär für die linke Kolonhälfte senken kann.

Die Sensitivität der CT-Kolonografie für Polypen ≥ 6 mm entspricht in erfahrenen Zentren derjenigen der Koloskopie. Allerdings finden sich dabei häufiger (15–30 %) extrakolische Veränderungen unklarer Signifikanz, die trotzdem abgeklärt werden müssen. Auch das kumulative Langzeitrisiko durch die Strahlenexposition bei wiederholter Kolonografie muss bedacht werden.

Bronchialkarzinom Das Thorax-Röntgen und die Sputumzytologie wurden in mehreren randomisierten Studien bei Lungenkrebs untersucht. In der aktuellsten und größten (n = 154.901) dieser Studien, einer Substudie der PLCO-Studie (Prostate, Lung, Colorectal, and Ovarian cancer screening trial), reduzierten jährliche Röntgenaufnahmen des Thorax das Risiko eines Todes an Lungenkrebs nach 13 Jahren nicht gegenüber dem normalen Vorgehen (relatives Risiko 0,99; 95%-Konfidenzintervall 0,87–1,22). Auch die niedrig dosierte CT wurde in mehreren randomisierten Studien untersucht. Die größte und längste davon war das National Lung Screening Trial, eine randomisierte kontrollierte Studie zum Screening auf Lungenkrebs bei etwa 53.000 Personen im Alter von 55–74 Jahren mit mindestens 30 Pack-years. Sie ermittelte eine statistisch signifikante Reduktion der Mortalität durch Lungenkrebs um 15–20 % im CT-Arm im Vergleich zum Studienarm mit konventionellem Thorax-Röntgen (oder etwa drei Todesfälle weniger je 1000 mittels CT gescreenter Patienten). Allerdings muss dieser Vorteil hinsichtlich der Mortalität gegen die Nachteile der Spiral-CT für die untersuchte Population abgewogen werden. Dazu gehören das potenzielle Strahlenrisiko bei wiederholten Untersuchungen, Zufallsbefunde unklarer Bedeutung und eine hohe Rate falsch positiver Befunde. Sowohl Zufallsbefunde als auch falsch positive Befunde können eine invasive Diagnostik auslösen, die für den Patienten emotional belastend, teuer und komplikationsträchtig ist (z. B. Pneumo- oder Hämothorax nach Lungenbiopsie). Die NLST wurde an erfahrenen Screeningzentren durchgeführt. Nutzen und Risiken können an kleineren, weniger erfahrenen Zentren anders verteilt sein.

Ovarialkarzinom Die Palpation der Adnexe, transvaginaler Ultraschall und die CA-125-Bestimmung im Serum wurden als Methoden des Ovarialkrebsscreenings erwogen. Eine große randomisierte kontrollierte Studie hat gezeigt, dass das jährliche Screening mittels TVUS und CA-125 das Risiko eines Todes aufgrund eines Ovarialkarzinoms bei Frauen mit durchschnittlichem Risiko nicht reduziert (relatives Risiko 1,21; 95%-Konfidenzintervall 0,99–1,48). Die Palpation der Adnexe wurde in dieser Studie rasch verworfen, weil damit nur Ovarialkarzinome erkannt wurden, die bereits zuvor mittels TVUS oder CA-125 aufgedeckt worden waren. Die Risiken und Kosten durch eine hohe Rate falsch positiver Ergebnisse erschweren den Einsatz dieser Tests zum Screening. In der PLCO-Studie waren TVUS oder Ca-125 bei 10 % der Teilnehmerinnen falsch positiv und es wurde bei einem Drittel der Patientinnen eine große Operation durchgeführt. Das Verhältnis zwischen den Operationen und den mittels Screening entdeckten Ovarialkarzinomen betrug 20 : 1.

Prostatakarzinom Die üblichen Modalitäten des Prostatakrebsscreenings sind die digital-rektale Untersuchung (DRU) und die Bestimmung des prostataspezifischen Antigens (PSA) im Serum. Die Betonung des PSA-Screenings hat bewirkt, dass Prostatakrebs, abgesehen von Hautkrebs, bei US-amerikanischen Männern die am häufigsten diagnostizierte Tumorart ist. Das Screening dieser Erkrankung ist sehr anfällig für „lead-time bias", „length bias" und Überdiagnostik, und unter Experten wird eine heftige Debatte darüber geführt, ob ein Screening nicht erst angeboten werden sollte, wenn der Patient von sich aus danach fragt. Fast alle Fachgesellschaften betonen die Bedeutung der Aufklärung der Männer über die unsichere Effizienz des Screenings und die durch das Screening möglichen Schäden. Das Prostatakrebsscreening deckt eindeutig viele asymptomatische Karzinome auf, doch ist die Fähigkeit begrenzt, letale, aber noch heilbare Tumoren von solchen zu unterscheiden, die nur eine geringe oder gar keine Gesundheitsgefährdung darstellen. Randomisierte Studien legen nahe, dass der populationsbasierte Effekt des PSA-Screenings auf die Mortalität des Prostatakarzinoms bestenfalls gering ist. Männer über 50 Jahre haben eine sehr hohe Prävalenz von indolentem, klinisch nicht bedeutsamem Prostatakrebs (etwa 30–50 % der Männer, Zunahme mit dem Alter).

Es gibt zwei große, randomisierte kontrollierte Studien zum Einfluss des PSA-Screenings auf die Mortalität durch das Prostatakarzinom. Das Prostate, Lung, Colorectal, and Ovarian (PLCO) Cancer Screening Trial war eine US-amerikanische Multicenter-Studie, in deren Rahmen bei fast 77.000 Männern im Alter von 55–74 Jahren randomisiert jährlich über 6 Jahre das PSA bestimmt wurde oder die normale Versorgung stattfand. Nach einer Beobachtungszeit von 7 Jahren unterschied sich die Mortalität in den beiden Studienarmen durch das Prostatakarzinom nicht signifikant (Rate Ratio 1,13; 95%-KI 0,75–1,90). Nach 10 Jahren (67 % komplett) zeigten sich ähnliche Ergebnisse. Bei etwa 50 % der Männer des Kontrollarms wurde im Studienverlauf wenigstens einmal PSA bestimmt, wodurch der beobachtete Effekt verfälscht worden sein könnte.

Die European Randomized Study of Screening for Prostate Cancer (ERSPC) war eine multinationale Studie, in deren Rahmen bei etwa 182.000 Männern im Alter von 50–74 Jahren (mit einer vorab festgelegten Kerngruppe der 55- bis 69-Jährigen) randomisiert alle 4 Jahre das PSA bestimmt wurde oder kein Screening erfolgte. Die Rekrutierung und das Randomisierungsverfahren sowie die tatsächliche Anzahl der durchgeführten PSA-Bestimmungen variierten abhängig vom Land. Nach einer medianen Beobachtungszeit von 11 Jahren fand sich in der Kerngruppe der Patienten mit Screening eine relative Risikoreduktion für den Tod an einem Prostatakarzinom um 20 % (nicht jedoch für die gesamte Studienpopulation). Die Studie kam zu dem Ergebnis, dass 1055 Männer zum Screening eingeladen werden müssen und 37 Prostatakarzinome entdeckt werden müssen, um einen Todesfall durch ein Prostatakarzinom zu verhindern. In zwei der sieben an der Analyse der Mortalität beteiligten Ländern waren die Sterbefälle durch Prostatakarzinome statistisch signifikant zurückgegangen und in fünf nicht. Außerdem bestand ein Ungleichgewicht zwischen den beiden Behandlungsarmen der Studie, indem bei einem höheren Anteil der Männer im Screeningarm mit klinisch lokal begrenztem Karzinom eine radikale Prostatektomie in einem erfahrenen Spezialzentrum durchgeführt wurde.

Die Behandlung des Prostatakarzinoms im niedrigen Stadium z. B. mittels Operation und Strahlentherapie kann zu einer signifikanten Morbidität, wie Impotenz und Harninkontinenz, führen. In einer Studie, die in den USA nach dem Beginn der breitflächigen PSA-Bestimmung ins Leben gerufen wurde, führte die zufällige Zuweisung zur radikalen Prostatektomie im Vergleich zu „Watchful Waiting“ zu keiner statistisch signifikanten Abnahme der Sterbefälle an Prostatakarzinomen (absolute Risikoreduktion 2,7 %; 95%-Konfidenzintervall –1,3 bis 6,2 %).

Hautkrebs Zum Screening auf Basaliome, Plattenepithelkarzinome und Melanome wird die gesamte Hautoberfläche visuell durch den Patienten oder den Arzt untersucht. Es wurde noch keine prospektive randomisierte Studie zur Überprüfung einer Letalitätsabnahme durchgeführt. Leider führt das Screening zu zahlreichen falsch positiven Diagnosen, die nicht selten eine operative Entfernung der vermuteten Läsion auslösen. In der anschließenden histologischen Untersuchung wird dann häufig ein Tumor nicht bestätigt.

KAPITEL 30

GRUNDLAGEN DER KREBSTHERAPIE

Edward A. Sausville ■ Dan L. Longo

Für die deutsche Ausgabe Uwe Pelzer und Anja Jühling

KLINISCHES BILD

Lokalisierte und systemische Krebserkrankungen sind bei zahlreichen unspezifischen Beschwerden eine wichtige Differenzialdiagnose. Nicht alle Krebsformen sind bei Diagnosestellung heilbar. Um Patienten die beste Möglichkeit auf Heilung oder bedeutende Lebensverlängerung anzubieten, ist es wichtig, die Erkrankung zum frühestmöglichen Zeitpunkt ihres natürlichen Verlaufes zu diagnostizieren, um eine systemische Ausbreitung zu verzögern oder zu verhindern. Bestimmte Krebsformen, darunter das Mammakarzinom, das Kolonkarzinom und vermutlich auch Lungenkarzinome, lassen sich verhindern, indem asymptomatische Risikopopulationen gescreent werden (Vorsorgeuntersuchungen). Die Vorsorgeuntersuchung ist der früheste Eingriff im Spektrum krebsbezogener Interventionen, die eine potenzielle Heilung ermöglichen (Tab. 30-1).

Tabelle 30-1

SPEKTRUM KREBSBEZOGENER INTERVENTIONEN
Vorsorgeuntersuchung bei einem asymptomatischen Patienten
Erwägen einer Krebserkrankung als Differenzialdiagnose
Körperliche Untersuchung, Bildgebung oder Endoskopie zum Nachweis eines möglichen Tumors
Krebsdiagnose durch Biopsie oder Resektion:
Routine-Histologie
Spezialisierte Histologie: Immunhistochemie
Molekulare Untersuchungen
Zytogenetische Untersuchungen
Krebs-Staging: Ausbreitungsmuster?
Behandlung
Lokalisiert
Systemisch
Beste unterstützende Behandlung (Supportive Care)
Behandlung krankheitsassoziierter Symptome
Behandlung therapieassoziierter Nebenwirkungen
Palliation/Finalphase
Wenn sinnvolle, aktive Krebstherapien nicht möglich oder gewünscht sind

NACHWEIS VON KREBSERKRANKUNGEN

Der Begriff *Krebs,* wie er hier verwendet wird, ist synonym mit dem Begriff *Tumor,* der aus dem Lateinischen abgeleitet wurde und ursprünglich einfach nur eine nicht näher definierte „Schwellung" bedeutet. Inzwischen wissen wir, dass eine Schwellung eine häufige körperliche Manifestation eines Tumors ist und durch den gegenüber dem normalen Gewebe erhöhten interstitiellen Flüssigkeitsdruck und die erhöhte Zell- und Stromamasse je Volumen entsteht. Historisch werden Tumoren als *Karzinome* oder „krebsartige" infiltrierende Tumoren oder als *Sarkome* oder „fleischige Tumoren" bezeichnet. Leukämien bilden als Krebserkrankungen der blutbildenden Gewebe eine Sonderform. Sie treten oft disseminiert und ohne nachweisbare Tumormassen auf. Neben der lokalisierten Schwellung verursachen Tumoren Funktionsstörungen der von ihnen betroffenen Organe, wie eine Belastungsdyspnoe durch die mit einer Leukämie durch Ersatz der normalen hämatopoetischen Zellen einhergehende Anämie, Husten bei Lungenkarzinomen, Ikterus bei Unterbrechung der Gallenwege oder epileptische Anfälle und neurologische Ausfälle bei Gehirntumoren. Bei Tumoren der Hohlorgane treten zudem häufig Blutungen durch Reduktion von Thrombozyten und inadäquater Hemmung der Blutgerinnung auf. Obwohl somit der Anteil der Patienten mit einem Symptom, bei denen tatsächlich eine Krebserkrankung zugrunde liegt, statistisch gering ist, hat das Übersehen einer Krebserkrankung im Frühstadium für den Betroffenen erhebliche Konsequenzen. Daher sollte immer auch erwogen werden, dass die vorhandenen Symptome und Befunde von einem Tumor verursacht werden können.

Erste Hinweise auf einen Tumor werden objektiv durch eine sorgfältige körperliche Untersuchung gewonnen. Dazu gehören vergrößerte Lymphknoten bei einer Lymphomerkrankung oder ein tastbarer Knoten im Mammagewebe oder in anderen Weichgeweben. Ein derartiger Knoten lässt sich auch durch die Bildgebung, wie konventionelles Röntgen, Computertomografie (CT), Ultraschall, Positronen-Emissionstomografie (PET) oder Magnetresonanztomografie (MRT), aufdecken oder bestätigen. Die Sensitivität dieser Verfahren ist sehr unterschiedlich und die Größe des Verdachtsmoments sollte zur ausgewählten Technik im Verhältnis stehen. So ist die Niedrigdosis-Spiral-CT beim Nachweis von Lungenkarzinomen den konventionellen Röntgenaufnahmen überlegen. Eine andere Möglichkeit zum Aufdecken eines Tumors ist die direkte Darstellung des betroffenen Organs mittels Endoskopie.

DIAGNOSESICHERUNG

Sobald sicher ist, dass eine tumoröse Veränderung vorliegt, ist der nächste Schritt die eindeutige Diagnosesicherung. Dazu wird in der Regel eine Biopsie mit nachfolgender pathologischer Untersuchung der Probe durchgeführt. Das zugrunde liegende Prinzip besteht darin, so viel Tumorgewebe zu gewinnen, wie mit vertretbarem Risiko möglich ist, da Tumoren heterogen aufgebaut sein können. Die Pathologen können verbindlichere Diagnosen stellen, wenn ihnen mehr Gewebe zur Verfügung steht. Neben der lichtmikroskopischen Beurteilung eines Tumors bezüglich Wachstumsmuster, Ausmaß der Zellatypie, Invasivität und weiteren morphologischen Kennzeichen, die zur ersten Einordnung hilfreich sind, ist ausreichendes Material auch wertvoll, um genetische Abweichungen und Proteinexpressionsmuster – wie die Hormonrezeptorexpression beim Mammakarzinom – nachweisen zu können, welche Aussagen zur differenzialdiagnostischen Abgrenzung, zur Prognose oder zum wahrscheinlichen Therapieansprechen ermöglichen können. Immer wichtiger für die Auswahl der Behandlungsoptionen wird die Definition „personalisierter“ Informationen über den Tumor des jeweiligen Patienten (Tab. 30-2).

Tabelle 30-2

DIAGNOSTISCHE BIOPSIE: STANDARD MOLEKULARER UND WEITERER SPEZIALUNTERSUCHUNGEN

Mammakarzinom: Primärtumor und mögliche Metastasen
- Hormonrezeptoren: Östrogen, Gestagen
- HER2/neu-Onkoprotein

Lungenkarzinom: Primärtumor und mögliche Metastasen
- Bei nicht squamösem, nicht kleinzelligem Karzinom: Mutation des Epidermal Growth Factor Receptor; Genfusion-alk-Onkoprotein

Kolonkarzinom: mögliche Metastasen
- Ki-ras-Mutation

Gastrointestinaler Stromatumor
- c-kit-Onkoproteinmutation

Melanom
- B-raf-Onkoproteinmutation
- c-kit-Expression und -Mutation

Leukämie (mononukleäre Zellen im peripheren Blut und/oder Knochenmark)
- Zytogenetik
- Durchflusszytometrie
- Chromosomale Translokationen mit therapeutischer Bedeutung:
  - Bcr-Abl-Fusionsprotein
  - t(15,17)
  - Inversion 16
  - t(8,21)

Lymphom
- Immunhistochemie für CD20, CD30, T-Zell-Marker
- Chromosomale Translokationen mit therapeutischer Bedeutung:
  - t(14,18)
  - t(8,14)

Histologisch ähnliche Tumoren können – wie Untersuchungen mittels Mikroarray-Gen-Chip-Analyse zeigen – sehr unterschiedliche Genexpressionsmuster mit unterschiedlicher Biologie aufweisen und so auch wichtige Unterschiede im Therapieverhalten zeigen. Für derartige Untersuchungen muss das entnommene Gewebe unter geeigneten Bedingungen verarbeitet werden (z. B. ist die immunologische Proteincharakterisierung an frisch gefrorenem Material meist sicherer durchzuführen als an formalinfixiertem). Daher ist die abgestimmte Zusammenarbeit zwischen Chirurgen, Pathologen und primär betreuendem Arzt wesentlich, um sicherzustellen, dass möglichst viele Informationen aus dem Biopsat gewonnen werden können. Diese Ziele werden am besten durch eine Exzisionsbiopsie erreicht, bei der die gesamte Tumormasse mit einem schmalen Rand normalen Gewebes entnommen wird. Falls keine Exzisionsbiopsie durchgeführt werden kann, ist die Inzisionsbiopsie Methode der zweiten Wahl. Dabei wird ein Gewebekeil so entnommen, dass er einen Großteil des Tumordurchmessers enthält, um Entnahmefehler zu vermeiden. Da Biopsietechniken, bei denen der Tumor eröffnet wird, die Ausbreitung des Tumors begünstigen, sollte die Biopsie bei bestimmten Diagnosen der Beginn der kurativen chirurgischen Therapie sein. Falls die Diagnose endoskopisch oder durch perkutane Biopsie unter Durchleuchtung oder CT-Kontrolle gesichert werden soll, kann eine *Nadelbiopsie* der Tumormasse notwendig werden, die jedoch beträchtlich weniger Tumorgewebe enthält und die Diagnosestellung damit möglicherweise erschwert. Allerdings liefert dieser Eingriff meist genügend Informationen, um eine definitive chirurgische Operation zu planen. Am wenigsten verlässlich für die Diagnostik von Primärtumoren ist die *Feinnadelaspiration*. Mit dieser Technik gewinnt man üblicherweise nur eine Ansammlung von Zellen. Die Technik ist minimalinvasiv und erlaubt – wenn positiv – im Fall eines metastasierten Stadiums den Beginn einer systemischen Therapie bzw. kann zur Planung komplexer Operationen beitragen. Eine für eine Neoplasie negative Feinnadelaspiration ist kein definitiver Beweis gegen einen Tumor und der Nachweis einer Neoplasie mittels Feinnadelaspiration reicht für die definitive Diagnose bei bislang unbekanntem Tumor nicht aus.

STAGING

Bei vielen Krebsformen ist die Ermittlung der Tumorausdehnung ein essenzieller Teil des Managements, weil sich daraus ableitet, ob initial eine lokalisierte Behandlung, ein Ansatz mit „kombinierten Modalitäten" oder eine systemische Behandlung erwogen werden sollte. Radiologische und andere Schnittbildverfahren tragen dazu bei, das klinische Stadium festzulegen. Das pathologische Staging erfordert die histologische Untersuchung von Tumorgewebe. Die axilläre Lymphknotenentnahme beim Mammakarzinom sowie die ausgedehnte Untersuchung von Lymphknoten während der Laparatomie bei Lymphomen, Hodenmalignomen, Kolonkarzinomen und anderen intraabdominalen Malignomen liefert wichtige Informationen für die weitere Behandlungsplanung und bestimmt damit Ausmaß und Art der primären Tumorbehandlung.

Für Tumoren mit einer „primären Lokalisation" definieren die Staging-Systeme eine T-Komponente, welche die Tumorgröße oder die Invasion lokaler Strukturen durch den Tumor beschreibt. Die N-Komponente beschreibt Anzahl und Art der dem Tumor benachbarten Lymphknotengruppen mit Hinweisen auf Tumorbefall und die M-Komponente gibt an, ob lokale oder Fernmetastasen vorliegen. Anschließend werden die verschiedenen TNM-Komponenten zu Stadien zusammengefasst, abhängig von der anatomischen Lage meistens Stadium I–III oder IV. Die numerischen Stadien spiegeln ein ähnliches Langzeitüberleben der jeweils aufgeführten TNM-Gruppierungen nach stadiengerechter Behandlung wider. Stadium-I-Tumoren sind meistens T1 (klein), N0 oder N1 (keine oder minimale Ausbreitung auf die Lymphknoten) und M0 (keine Metastasen). Diese Tumoren im Frühstadium sprechen auf eine kurative lokale Therapie an. Stadium-IV-Tumoren haben hingegen meist Fernmetastasen gebildet oder sind nicht resektabel in die umgebenden Organe eingedrungen. Sie werden daher in der Regel palliativ behandelt, sofern es sich nicht um Krebserkrankungen mit außergewöhnlich guter Sensitivität gegenüber systemischen Therapien, wie Chemotherapie oder Immuntherapie, handelt. Nicht geeignet ist das TNM-System für Leukämien, weil die Knochenmarkinfiltration niemals lokalisiert auftritt, oder Tumoren des zentralen Nervensystems, bei denen die Histologie des Tumors und der Umfang der anatomisch machbaren Resektion weitaus wichtiger für die Prognose sind.

KREBSTHERAPIE

Das vorrangige Ziel der Malignombehandlung besteht in der Eradikation der Krebserkrankung. Sofern dieses Primärziel nicht erreicht werden kann, verfolgt die Malignombehandlung eine palliative Zielsetzung mit Symptomkontrolle und Aufrechterhaltung der Lebensqualität und gleichzeitigem Bemühen, die Lebenszeit zu verlängern. Das Diktum *primum non nocere* ist nicht notwendigerweise das führende Prinzip der Tumorbehandlung. Sofern Aussicht auf Heilung besteht, kann eine Tumortherapie trotz schwerer, sogar lebensbedrohlicher Toxizitäten vertretbar sein. Jede Malignombehandlung kann Schaden verursachen und möglicherweise toxisch sein, ohne zu nutzen. Der therapeutische Bereich vieler Behandlungsregime ist eng, die meisten werden bis zur Toxizitätsgrenze verabreicht. Umgekehrt hat, wenn Palliation das klinische Ziel darstellt, die Reduktion von Toxizitäten einen besonderen Stellenwert.

Die Behandlungsansätze bei Krebserkrankungen werden in zwei Hauptgruppen unterteilt: lokal und systemisch. Zu den lokalen Therapien gehören Operationen, Strahlentherapie (einschließlich photodynamischer Therapie) und ablative Ansätze, wie Radiofrequenzablation und Kryochirurgie. Systemische Therapien sind die Chemotherapie (einschließlich hormoneller sowie gegen definierte molekulare Ziele gerichteter Therapien) und die biologische Therapie (einschließlich Immuntherapie). Diese Therapiemodalitäten werden oft in Kombination eingesetzt, und Substanzen einer Kategorie können durch verschiedene Mechanismen wirken. So können in der Malignomtherapie eingesetzte Chemotherapeutika eine Differenzierung induzieren und Antikörper (eine Form der Immuntherapie) können dazu verwendet werden, den Tumor mittels gekoppelter Radionuklide zu bestrahlen. Die *Onkologie,* die Lehre von den bösartigen Neubildungen und den gegen diese gerichteten Therapien, erfordert in ihrer klinischen Umsetzung das konzertierte Zusammenspiel chirurgischer, strahlentherapeutischer und internistischer Disziplinen. Die Behandlung von Patienten mit hämatologischen Neoplasien erfolgt durch den Hämatoonkologen oder auch gemeinsam durch Hämatologen und internistische Onkologen.

Malignome verhalten sich in vielfältiger Weise wie Organe, die versuchen, ihr eigenes Wachstum zu regulieren, wobei das Tumorwachstum nicht ausreichend limitiert ist. Normale Organe und Tumoren teilen die Eigenschaft, dass ein Teil der Zellen aktiv den Zellzyklus durchläuft und durch die Zellteilung die Basis für das Tumorwachstum liefert, und ein anderer Teil ruht. Bei Tumoren sind die sich nicht teilenden Zellen heterogen. Einige sind genetisch zu verändert, um sich noch teilen zu können, und haben gleichzeitig Störungen in ihrem Zelltod-Signaltransduktionsweg, sodass sie überleben, manchen fehlen Nährstoffe und Sauerstoff und andere sind in einer reversiblen Ruhephase und können bei Bedarf in den Proliferationszyklus zurückkehren und expandieren. Stark geschädigte und nährstoffverarmte Zellen werden den Patienten wahrscheinlich nicht töten (Reversible Growth Arrest). Das Problem besteht darin, dass die nur vorübergehend an der zyklischen Proliferation nicht teilnehmenden Zellen den Verlust an physikalisch entfernten oder durch Strahlentherapie und Chemotherapie geschädigten Zellen ersetzen können. Hierzu gehören Tumorstammzellen, deren biologische Eigenschaften gegenwärtig untersucht werden, da aus ihnen Zellen hervorgehen könnten, die den Tumor auslösen oder regenerieren. Sie könnten neue Zielstrukturen für Therapieformen werden, die den Wiedereintritt in den Zellzyklus beeinträchtigen.

Tumorzellen folgen einer Gompertz-Wachstumskurve (Abb. 30-1); dabei ist die Wachstumsfraktion eines Tumors bei kleiner Tumorlast hoch und nimmt bis zum Zeitpunkt der Tumordiagnose ab, sodass die Wachstumsfraktion bei einer Tumorzellzahl von etwa 1–5 × 10^9 Zellen bei vielen soliden Tumoren etwa 1–4 % beträgt. Vermutlich erreicht der Tumor seine maximale Wachstumsrate bereits, bevor er diagnostiziert wird. Eine andere Erklärung für diese Wachstumsmuster könnte die Fähigkeit der Tumoren liefern, im Bereich von Metastasen zirkulierende Tumorzellen vom Primärtumor oder von anderen Metastasen zu rekrutieren. Eine weitere Schlüsselfunktion kommt dabei den Fähigkeiten des Tumors zu, die Entwicklung eines begünstigenden Mikromilieus durch Angiogenese zu fördern und die Invasion von Basalmembranen und anderen normalen Gewebebarrieren durch

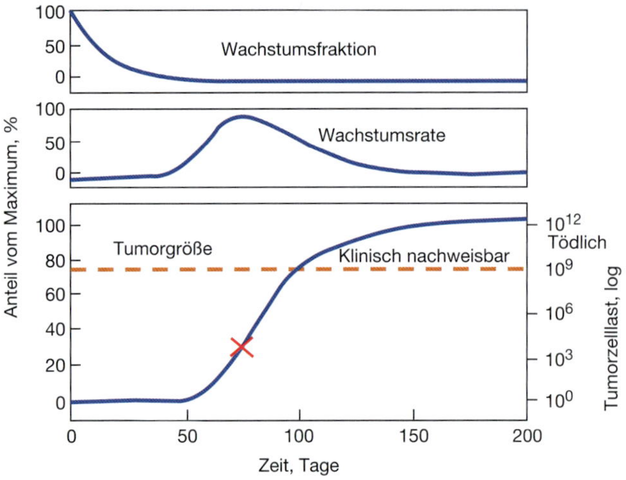

Abbildung 30-1 Gompertz-Tumorwachstum. Die Wachstumsfraktion des Tumors nimmt exponentiell mit der Zeit ab *(oben)* und erreicht meist ihren Spitzenwert, bevor er klinisch nachweisbar ist *(Mitte).* Die Tumorgröße nimmt langsam zu, durchläuft eine exponentielle Phase und verlangsamt sich wieder, sobald der Tumor eine Größe erreicht hat, bei der relativer Nährstoffmangel oder selbst- bzw. wirtsregulatorische Einflüsse zum Tragen kommen. Die maximale Wachstumsrate tritt bei 1/e auf, dem Punkt, an dem der Tumor etwa 37 % seiner maximalen Größe erreicht hat (durch ein X markiert). Tumoren werden ab einer Tumorzelllast von etwa 10^9 (1 cm^3) nachweisbar und töten den Patienten bei einer Tumorzelllast von etwa 10^{12} (1 kg). Bemühungen, den Tumor zu behandeln und seine Größe zu vermindern, können seine Wachstumsfraktion und Wachstumsrate erhöhen.

die Produktion von Proteasen zu ermöglichen (Kap. 27). Bestimmte zelluläre Mechanismen kontrollieren den Eintritt oder Ausstieg von Tumorzellen aus dem Zellzyklus. Wenn ein Tumor nach Chirurgie oder Chemotherapie rezidiviert, ist das Wachstum häufig gesteigert und die Wachstumsfraktion des Tumors erhöht. Ein ähnliches Verhalten kann man bei sich regenerierenden Organen beobachten. So führt eine Leberteilresektion zur Einschleusung von Leberzellen in den Zellzyklus, wodurch das resezierte Lebervolumen ersetzt wird. Analog steigert durch Chemotherapie geschädigtes Knochenmark seine Wachstumsfraktion, um durch Chemotherapie letal geschädigte Zellen zu ersetzen. Maligne Tumoren erkennen allerdings keine Ausbreitungsgrenzen. Die monoklonale Gammopathie von unbestimmter Signifikanz (MGUS) kann in diesem Sinn als ein Beispiel für ein klonales Neoplasma betrachtet werden, das wegen inhärenter Eigenschaften weiteres Wachstum einstellt, bevor eine letale Tumorlast erreicht ist. Ein Teil der Patienten mit dieser Erkrankung entwickelt daraus das zum Tode führende multiple Myelom, doch geschieht dies vermutlich aufgrund des Auftretens von zusätzlichen genetischen Läsionen. Die Aufklärung der Mechanismen, welche diese organartige Verhaltensweise regulieren, könnte einen zusätzlichen Beitrag zur Tumorkontrolle und Malignombehandlung liefern.

LOKALISIERTE KREBSBEHANDLUNG

CHIRURGIE

Die Chirurgie ist die effektivste Maßnahme der Tumorbehandlung. Etwa 40 % aller onkologischen Patienten werden heute durch einen chirurgischen Eingriff geheilt, leider hat ein Großteil der Patienten mit soliden Tumoren (etwa 60 %) bereits ein Krankheitsstadium, das chirurgisch nicht komplett entfernt werden kann. Aber selbst wenn die Erkrankung durch die alleinige Chirurgie nicht heilbar ist, so bedeutet die Tumorentfernung doch oft wesentliche Vorteile für den Patienten, insbesondere bezüglich lokaler Tumorkontrolle und Aufrechterhaltung der Organfunktion, verbessert die Ausgangslage für Folgetherapien und ermöglicht Aussagen zu Tumorausdehnung und Prognose. Die kurative Chirurgie wird üblicherweise so geplant, dass der Tumor komplett mit einem ausreichenden Rand an gesundem Gewebe entfernt wird. Dabei hängt die geforderte Menge des normalen Randgewebes von der Tumorart und der anatomischen Lokalisation ab. Der Tumor soll so wenig wie möglich berührt werden, um eine Tumorzellverschleppung auf dem Lymph- oder Blutweg zu vermeiden. Eine derartige Resektion wird als R0-Resektion bezeichnet. Im Gegensatz dazu sind R1- und R2-Resektionen pathologisch nur ungenau anhand vom mikroskopischen oder makroskopischen Tumornachweis an den Resektionsrändern definiert. Zu derartigen Resektionen kommt es, wenn der Tumor in der Nähe vitaler Strukturen liegt oder erst im Resektat das Ausmaß der Tumorausdehnung erkannt wird. In diesen Fällen sollte nach Möglichkeit eine Reoperation erfolgen, um optimale Resektionsränder zu erreichen. Die Ausdehnung des chirurgischen Eingriffes zur lokoregionären Lymphknotenresektion liefert prognostische Informationen und kann in manchen anatomischen Lokalisationen das Überleben verbessern.

Zunehmend werden laparoskopische Techniken zur Exploration abdominaler oder pelviner Primärtumoren eingesetzt. Der Lymphknotenbefall wird anhand der Untersuchung des *Sentinel-Lymphknotens* festgelegt. Dabei wird der nächste drainierende Lymphknoten, in den der Primärtumor Zellen absiedeln könnte, intraoperativ nach Einspritzen eines Farbstoffs oder Radioisotops in den Tumor identifiziert und reseziert. Der repräsentative Stellenwert der Untersuchung des Sentinel-Lymphknotens wird weiterhin in klinischen Studien untersucht. Dieses Vorgehen scheint allerdings verlässliche Informationen zu liefern ohne die Risiken der postoperativen Lymphödem- und Lymphangiosarkomentwicklung, wie sie mit der Resektion aller regionalen Lymphknoten verbunden ist. Fortschritte in der adjuvanten postoperativen Chemotherapie (systemische Chemotherapie nach kompletter Resektion des Tumors ohne Hinweis auf aktive Metastasen) und Strahlentherapie haben zu einer wesentlichen Reduktion der chirurgischen Operationsausdehnung beigetragen. So ist die Tumorresektion mit Nachbestrahlung beim Mammakarzinom ebenso wirksam wie eine modifizierte radikale Brustamputation. Die extremitätenerhaltende Chirurgie hat gemeinsam mit neoadjuvanter und postoperativer Strahlentherapie und Chemotherapie die primäre radikale Amputation bzw. Exartikulation bei kindlichen Rhabdomyosarkomen und Osteosarkome abgelöst. Das eingeschränkte chirurgische Vorgehen wird auch angewandt, um Organfunktionen zu erhalten, z. B. bei Larynx- und Blasenkarzinomen. Fortschritte in der chirurgischen Technik haben außerdem dazu beigetragen, mit weniger ausgedehnten Eingriffen eine optimale lokale Tumorkontrolle und Heilung zu erreichen. So kann die Resektionsrandfestlegung seit Einführung des Staplers zur zirkulären Anastomosenherstellung ohne Nachteile für die lokale Tumorkontrolle dichter an den Tumor (bis zu < 2 cm) gelegt werden, wodurch vielen Patienten, die sonst ein Kolostoma erhalten hätten, die normale Anatomie erhalten blieb.

In manchen Situationen, z. B. bei ausgedehnten Hodentumoren oder Mammakarzinomen im Stadium III, ist die Chirurgie nicht mehr Therapie der Wahl. Nach einer initialen diagnostischen Biopsieentnahme werden Chemotherapie und/oder Strahlentherapie *(neoadjuvant, präoperativ)* eingesetzt, um die Tumorgröße zu reduzieren und subklinische Metastasen zu behandeln, danach wird residuelles Tumorgewebe operativ entfernt. Da die Behandlungsabfolge für den Erfolg wesentlich ist und vom üblichen primärchirurgischen Vorgehen abweichen kann, ist die koordinierte Zusammenarbeit zwischen chirurgischen, strahlentherapeutischen und medizinischen Onkologen wesentlich.

Bei einigen Patienten mit metastasiertem Tumorleiden kann die Chirurgie kurativ sein. So können Patienten mit Lungenmetastasen bei Osteosarkom durch Entfernung der Lungenherde geheilt werden. Patienten mit resektablen Lebermetastasen ohne extrahepatische Krankheitsbeteiligung können nach Metastasenresektion in bis zu 25 % der Fälle langfristig krankheitsfrei überleben. Chirurgische Eingriffe können auch systemische Antitumoreffekte haben. Bei hormonabhängigen Tumoren können Ovarektomie und/oder Adrenalektomie die Östrogenproduktion reduzieren, oder die Orchiektomie kann die Produktion von Androgenen, die bestimmte Mammakarzinome bzw. alle Prostatakarzinome unterhalten, vermindern; beide Eingriffe haben mögliche Effekte auf eine metastasierte Tumorerkrankung. Sofern die Resektion des Primärtumors bei bekannten Metastasen vorgenommen wird, wird bei bestimmten Tumoren häufig eine Wachstumsbeschleunigung der verbliebenen Tumormanifestationen beobachtet.

Verantwortlich dafür ist möglicherweise eine vom Primärtumor ausgehende Hemmung der Angiogenese oder tumormassenabhängiger Wachstumsregulatoren.

Bei der Auswahl des Chirurgen bzw. des ausführenden chirurgischen Zentrums müssen die Erfahrung bzw. die jährliche Rate entsprechender Operationen berücksichtigt werden. Für zahlreiche Neoplasien belegten Studien den Zusammenhang zwischen jährlicher Operationsrate und Operationserfolg. Darüber hinaus können in Einzelfällen in Einrichtungen mit spezialisierten Teams – z. B. für komplexe thorakale oder abdominale Eingriffe – Tumorresektionen ermöglicht werden, die in üblichen Institutionen nicht durchführbar sind.

Oft werden Operationen zur Palliation oder Supportive Care von Krebspatienten eingesetzt, ohne dass dadurch die Krebserkrankung geheilt wird. Derartige Eingriffe umfassen das Legen und die Unterhaltung von zentralvenösen, intraarteriellen oder intrakavitären Kathetern, zur diagnostischen Abklärung von Lungeninfiltraten, zur Behandlung von Pleura- und Perikardergüssen sowie Aszites, zur Unterbrechung der Vena cava bei rezidivierenden Lungenembolien, der Stabilisation frakturgefährdeter, gewichtsbelasteter Knochen und zur Behandlung von akuten Blutungskomplikationen. Bypassoperationen im Bereich des Gastrointestinal- oder Urogenitaltrakts oder der Gallenwege bei Obstruktionen können Symptome reduzieren und das Leben verlängern. Chirurgische Eingriffe können anders nicht behandelbare Schmerzen lindern oder Nervenfunktionen wiederherstellen (Myelondekompression). Die Splenektomie bewirkt möglicherweise eine Symptomverbesserung und beseitigt den Hypersplenismus. Intrathekale oder intrahepatische Therapieansätze hängen von der Platzierung geeigneter Infusionssysteme ab. Schließlich trägt die Chirurgie dazu bei, Behandlungsfolgen (wie Adhäsionen oder Strikturen z. B. nach Strahlentherapie) zu beseitigen. Außerdem sind chirurgische Eingriffe zur Rehabilitation und zur Wiederherstellung von Funktion und Gesundheit sinnvoll. Orthopädische Eingriffe können notwendig sein, um eine optimale Beweglichkeit sicherzustellen. Brustrekonstruktionen haben eine wichtige Bedeutung für die Wahrnehmung einer erfolgreichen Therapie durch die Patientinnen. Plastische und rekonstruktive chirurgische Maßnahmen können die Auswirkungen einer entstellenden Primärbehandlung korrigieren.

Zudem ist die Chirurgie ein wertvolles Instrument zur Prävention von Krebserkrankungen in Hochrisikopopulationen. Die prophylaktische Mastektomie, Kolektomie, Oophorektomie und Thyreoidektomie sind Eckpfeiler bei der Prävention genetischer Krebssyndrome. Die Resektion prämaligner Läsionen der Haut und der Cervix uteri sowie von Kolonpolypen verhindert das Fortschreiten zu einem Malignom.

STRAHLENTHERAPIE

STRAHLENBIOLOGIE UND -MEDIZIN

Therapeutische Strahlung ist ionisierend und beschädigt alle Gewebe, die sie durchquert. Die Selektivität gegenüber Krebszellen entsteht möglicherweise durch deren ineffektive DNS-Reparaturmechanismen gegenüber subletaler Schädigung. Ionisierende Strahlung verursacht DNS-Brüche und generiert freie Radikale im Zytosol, die Zellmembranen, Proteine oder Organellen schädigen können. Strahlenschädigung ist abhängig von Sauerstoff, hypoxische Zellen sind strahlenresistenter. Die Erhöhung des Sauerstoffgehaltes ist die Grundlage für eine Steigerung der Strahlensensitivität. Sulfhydrylderivate interferieren mit der Entstehung freier Radikale und können so strahlenprotektiv wirken. Röntgenstrahlen und Gammastrahlen sind die am häufigsten verwandten Strahlentherapien in der Krebsbehandlung. Im Gegensatz zu radioaktiven Teilchen handelt es sich in beiden Fällen um elektromagnetische Wellen, die nach Aufnahme in das Gewebe die Ejektion von Elektronen verursachen. Dieser Vorgang wird als *Ionisierung* bezeichnet. Röntgenstrahlen werden durch Linearbeschleuniger generiert, Gammastrahlen durch Spaltung von Kernen in Radioisotope, wie Kobalt und/oder Radium. Diese Wellen enthalten *Photonenenergie*. Immer mehr stehen auch Protonenstrahlen zur Verfügung, die bei bestimmten Tumoren oder Lokalisationen vermutlich eine umschriebenere Bestrahlung ermöglichen. Strahleninduzierter Zellschaden ist in diesem Sinne abhängig von der Entstehung von Hydroxylradikalen:

$$\text{Radioaktive Strahlung} + H_2O \rightarrow H_2O^+ + e^-$$
$$H_2O^+ + H_2O \rightarrow H_3O^+ + OH^\bullet$$
$$OH^\bullet \rightarrow \text{Zellschädigung}$$

Die Strahlung wird anhand der Strahlenmenge, die der Tumor des Patienten absorbiert hat, quantifiziert, und nicht anhand der vom Gerät erzeugten Strahlung. Die SI-Einheit (SI = International System) für die absorbierte Strahlung ist das Gray (Gy): 1 Gy entspricht 1 J/kg Gewebe; 1 Gy sind 100 centigrays (cGy) absorbierter Dosis. Die historisch verwendete Einheit rad (*r*adiation *a*bsorbed *d*ose), die in der radiologischen Literatur vorkommt, ist definiert als 100 ergs Energie, die pro Gramm Gewebe absorbiert werden und entsprechen 1 cGy. Die Strahlendosis ist definiert durch die pro Masse Gewebe absorbierte Energie. Sie wird mithilfe von Detektoren auf der Körperoberfläche oder anhand von Strahlungsphantomen, deren Form und Substanz derjenigen des Menschen entspricht und die interne Detektoren enthalten, gemessen. Die Eigenschaften, die eine einzelne Zelle mehr sensitiv oder mehr resistent gegenüber den biologischen Wirkungen von Strahlung machen, sind nicht abschließend definiert und beruhen auf DNS-Reparaturproteinen, deren physiologische Funktion im Schutz der DNS vor Schäden durch die Umgebung besteht.

LOKALISIERTE STRAHLENTHERAPIE

Die Strahlendosis setzt sich aus drei Parametern zusammen: der absorbierten Gesamtdosis, der Anzahl der Bestrahlungen sowie der Bestrahlungszeit. Ein häufiger Fehler entsteht durch die Auslassung der Bestrahlungsfraktionen bzw. Bestrahlungsdauer. Dieser Fehler wäre analog der Aussage, dass ein Läufer ein Rennen in 20 Sekunden absolviert ohne Kenntnis der Rennstrecke. In diesem Sinne ist eine korrekte Angabe einer Strahlentherapie, z. B. die Gabe von 4500 cGy, gegeben über 5 Wochen in 180-cGy-Fraktionen. Die meisten kurativen Strahlentherapien umfassen die einmal tägliche Gabe von 150- bis 200-cGy-Fraktionen an 5 Tagen pro Woche.

Mehrere Parameter beeinflussen die Schädigung des normalen Gewebes und des Tumorgewebes durch Strahlung. So sind hypoxische Zellen relativ strahlenresistent. Ebenso sind sich nicht teilende Zellen resistenter als sich teilende Zellen. Deswegen wird die Strahlentherapie in mehreren Fraktionen appliziert, um mehr Tumorzellen, die in den Teilungszyklus eingetreten sind, zu erfassen. Neben diesen biologischen Eigenschaften haben physikalische Parameter eine wesentliche Bedeutung. So wird die Gewebepenetranz durch die Strahlenenergie festgelegt. Orthovoltage-Strahlen (150–400 kV) mit niedriger Energie streuen, wenn sie auf die Körperoberfläche treffen, vergleichbar der Streuung von Lichtstrahlen. Diese Strahlung kann mehr Schaden im anliegenden normalen Gewebe verursachen bzw. weniger Strahlenenergie im Tumorvolumen. Demgegenüber hat Niedervoltagestrahlung (> 1 MeV) eine sehr niedrige Streuung. Hierdurch entstehen hautschützende Effekte, eine homogenere Verteilung der Strahlenenergie und eine höhere Verabreichung der Strahlendosis im Tumor oder *Zielvolumen*. Das Gewebe, das von Strahlung durchdrungen wird, nennt sich *Transitvolumen*. Die Maximaldosis im Zielvolumen verursacht häufig Komplikationen im Transitvolumen, während eine Minimaldosis im Zielvolumen zum Risiko des Tumorrezidivs führt. Eine homogene Dosis im Zielvolumen ist eines der Ziele der Strahlentherapie. Grundlage des Gamma Knife und anderer Ansätze zur hoch dosierten Bestrahlung kleiner Volumina unter Schonung des gesunden Gewebes ist die Verwendung von Computern und mehreren Strahlen, die in der Zielläsion zusammentreffen.

Die Strahlentherapie wird in drei Gruppen unterteilt: (1) *Teletherapie*, bei der eine Strahlungsquelle in Entfernung zum Patienten steht, (2) *Brachytherapie*, bei der eine korpuskuläre Strahlung direkt in Tumorgewebe oder in ein den Tumor umgebendes Gewebe appliziert wird, und (3) *systemische Therapie*, bei der Radionukleotide beispielsweise intravenös gegeben werden und zielgerichtet nur den Tumor erreichen. Die Teletherapie mit Röntgenstrahlen oder Gammastrahlung (Photonen) ist die am häufigsten eingesetzte Form der Strahlentherapie. Unter bestimmten Umständen wird Teilchenstrahlung, wie Protonenstrahlen, verwendet. Der Unterschied zwischen Photonen und Protonen besteht in dem Volumen, das die meiste Energie erhält. Die Energieabgabe von Protonen erreicht einen weitaus kleineren Bereich, sodass die Strahlung theoretisch präziser appliziert wird als bei Photonen und umgebende Strukturen weniger stark geschädigt werden. Elektronenstrahlen sind eine Form der Teilchenstrahlung, die im Gegensatz zu Photonen und Protonen kaum in die Gewebe eindringen und zur Behandlung von Hautläsionen verwendet werden. Ungeachtet dieser selteneren Indikationen sind Strahlenformen durch Neutronen, Protonen und negative Mesionen, die wegen der geringeren Sauerstoffabhängigkeit und des höheren linearen Energietransfers zu einem größeren Gewebeschaden führen müssten, bei den meisten Indikationen den Röntgen- und Gammastrahlen nicht überlegen.

Auch manche der zur Krebstherapie verwendeten Substanzen können die Strahlenempfindlichkeit erhöhen. So erhöhen Substanzen, die nach Inkorporation in die DNS deren stereochemische Eigenschaften verändern, wie halogenierte Purimidine oder Cisplatin, die lokale Strahlenwirkung. Gleiches gilt für Hydroxyurea, einen weiteren Hemmstoff der DNS-Synthese. Diese adjuvanten Substanzen sind für die lokale Behandlung bestimmter Tumoren, wie Plattenepithelkarzinomen von Hals und Kopf, Zervixkarzinomen und Rektumkarzinomen, wichtig.

Toxizität der Strahlentherapie

Obwohl eine Strahlentherapie in der Regel nur lokal begrenzt angewandt wird, kann es zu Auswirkungen auf den gesamten Organismus kommen. Hierzu gehören Müdigkeit, Appetitmangel, Übelkeit und Erbrechen. Diese Effekte werden teilweise von Faktoren wie der Größe des behandelten Körpervolumens, der Fraktionierung und der individuellen Empfindlichkeit beeinflusst. Außerdem setzen verletzte Gewebe Zytokine frei, die durch ihre systemische Wirkung zu derartigen Effekten führen. Knochen ist eines der am wenigsten strahlensensiblen Organsysteme, Effekte zeigen sich hier vor allem bei Kindern durch vorzeitigen Schluss der Epiphysenfugen. Im Gegensatz hierzu sind Hoden, Eierstock und Knochenmark sehr strahlenempfindlich. Knochenmark innerhalb eines Strahlenfeldes wird in aller Regel zerstört. Organe mit geringem Zellersatz, wie Herz, Muskel und Nervengewebe, sind radioresistenter. Innerhalb dieser gering strahlenempfindlichen Organe und Systeme sind die Gefäßendothelien die empfindlichsten Komponenten. Organe mit höheren Zellersatzraten im Rahmen der Gewebehomöostase, wie z. B. das hämatopoetische System und die Schleimhaut des Gastrointestinaltrakts, sind empfindlicher. Akute Nebenwirkungen dort sind Mukositis, Erythem der Haut (bis hin zur Ulzeration in schweren Fällen) und Knochenmarkdepression. Oft gelingt es, diese Nebenwirkungen durch eine Behandlungspause abklingen zu lassen.

Die Spätkomplikationen einer Strahlentherapie können von erheblicher Tragweite sein. Eine Strahlentherapie im HNO-Bereich führt oft zu einer Schilddrüsenunterfunktion. Radiogene Katarakte und Schäden an der Retina können zur Erblindung führen. Die Sekretion der Speicheldrüsen kann zum Erliegen kommen, was zu Karies und Zahnzerfall führen kann. Geruch und Geschmack können verändert werden. Eine Mediastinalbestrahlung kann zu einer erheblichen Erhöhung des Myokardinfarktrisikos führen. Andere vaskuläre Späteffekte sind eine chronisch konstriktive Perikarditis, eine Lungenfibrose, eine radiogene Myelopathie mit Querschnittsymptomatik, Strikturen von Hohlorganen und eine radiogene Enteritis. Eine weitere, sehr ernsthafte Spätkomplikation ist die Entstehung von soliden Zweitmalignomen in oder angrenzend an bestrahlte Regionen. Solche Tumoren können in jedem Organ oder Gewebe entstehen. Das Risiko beginnt in der zweiten Dekade nach Therapie und tritt mit einer Rate von etwa 1 % pro Jahr auf. Einige Organe unterscheiden sich ganz erheblich in ihrer Anfälligkeit für radiogen induzierte Malignome. Frauen, die im Alter von weniger als 30 Jahren in Mantelfeldtechnik bestrahlt werden, haben eine um mehr als 30 % erhöhte Inzidenz für Brustkrebs jenseits des 55. Lebensjahres, bei über 30-jährigen Frauen hingegen zeigt sich praktisch kein erhöhtes Brustkrebsrisiko mehr. Es gibt keine Daten, welche die Annahme zulassen, dass es eine Schwellendosis gibt, unterhalb derer es zu einer geringeren Rate an Sekundärmalignomen kommt. Hohe Raten an Zweitmalignomen wurden selbst bei Patienten festgestellt, die nur mit weniger als 1000 cGy bestrahlt worden waren.

ANDERE LOKALISIERTE KREBSTHERAPIEN

Endoskopische Verfahren ermöglichen das Platzieren eines Stents, um mechanische Blockaden zu überwinden und beispielsweise gastrointestinale oder biliäre Obstruktionen palliativ zu behandeln. Die Radiofrequenzablation (RFA) induziert mit fokussierten Mikrowellen einen thermischen Schaden in einem Gewebevolumen. Sie kann beispielsweise zur Kontrolle von Metastasen sinnvoll sein, insbesondere solchen in der Leber, die bei einer ansonsten nicht resektablen Krankheit die biliäre Drainage und damit auch die Lebensqualität beeinträchtigen. Die Kryochirurgie therapiert Läsionen in bestimmten Bereichen, wie Prostata und Niere, mit extremer Kälte. Sie wird in sehr frühen Stadien eingesetzt, sodass Verfahren mit mehr Nebenwirkungen, wie Chirurgie oder Strahlentherapie, umgangen werden können.

Einige chemische Substanzen, unter anderem Porphyrine und Phthalocyanine, werden selektiv von Tumorzellen angereichert; die zugrunde liegenden Mechanismen hierfür sind noch nicht abschließend verstanden. Werden Zellen, die diese Komponenten angereichert haben, Licht, in der Regel eines Lasers, ausgesetzt, kommt es zur Produktion von freien Radikalen, welche die Zellen abtöten. Hämatoporphyrine und Licht (Phototherapie) werden zunehmend zur Behandlung von Hauttumoren, Ovarialtumoren, Krebserkrankungen der Lunge, des Dickdarms und der Speiseröhre eingesetzt. Die erzielbare Linderung bei der Therapie lokaler Tumorrezidive in fortgeschrittenen Erkrankungsstadien kann manchmal beeindruckend sein und über Monate anhalten.

Zur Kontrolle lokal begrenzter Tumoren werden Infusionen von Chemotherapeutika oder Biologika oder Einbringen strahlender Implantate, wie isotopbeschichteter Glaskugeln, durch Katheter in bestimmte Gefäßbereiche von Leber oder Extremitäten eingesetzt, die in ausgewählten Fällen bei tatsächlich rein begrenzten Tumoren eine prolongierte Kontrolle ermöglichen.

SYSTEMISCHE KREBSTHERAPIEN

Das Konzept, wonach systemisch applizierte Substanzen gegen Krebserkrankungen wirksam sind, ist historisch aus drei Beobachtungen hervorgegangen. Paul Ehrlich beobachtete im 19. Jahrhundert, dass verschiedene Farbstoffe mit verschiedenen Zellen und Geweben reagieren, und vermutete, dass Komponenten existieren, die als „magische Kugeln“ an Tumoren binden könnten, weil sie für den Tumor affin sind. Eine zweite Beobachtung betraf die toxischen Effekte von bestimmten Senfgasderivaten auf das Knochenmark während des Ersten Weltkriegs, woraus abgeleitet wurde, dass kleinere Dosen dieser Substanzen eventuell zur Behandlung von knochenmarkstämmigen Tumoren geeignet sein könnten. Schließlich wurde beobachtet, dass bestimmte Tumoren auf Hormone reagierende Gewebe bilden, z. B. Mammakarzinome, die nach einer Oophorektomie schrumpfen, sodass eine Antagonisierung der endogenen Substanzen, die das Tumorwachstum fördern, möglich sein dürfte. Substanzen, die jedes dieser Ziele erreichen, sind tatsächlich oder theoretisch die Vorgänger der heute zur Krebstherapie eingesetzten Substanzen.

Grundsätzlich existieren 4 unterschiedliche Arten von medikamentösen antineoplastischen Substanzen. *Konventionelle chemotherapeutische Agenzien* entstanden aus der empirischen Beobachtung, dass diese „Small Molecules", die im Allgemeinen ein Molekulargewicht von weniger als 1500 Da haben, erfolgreiche Remissionsraten im Tiermodell erbringen. Diese Substanzen richten sich im Allgemeinen gegen die DNS-Struktur im Zellzyklus. Der Begriff *zielgerichtete Substanzen* (Targeted Agents) bezieht sich auf kleine Moleküle oder so genannte Biologicals, die entwickelt wurden, um mit definierten molekularen Zielstrukturen zu interagieren, die für die Entwicklung oder Aufrechterhaltung der malignen Zelle erforderlich sind. Wie in **Kapitel 27** beschrieben, verfügen Tumoren über aktivierte biochemische Signaltransduktionswege, die zur unkontrollierten Proliferation durch Aktivierung von onkogenen Produkten, zum Verlust von Zellzyklusinhibitoren oder zur Zelltodregulation führen. Gleichzeitig kann es auf diese Weise zur unbeschränkten Chromosomenreplikation kommen bzw. zur Metastasierung sowie zur Unfähigkeit des Immunsystems, diese Zellen zu erkennen. Diese zielgerichteten Therapieformen interagieren mit der spezifischen Biologie der jeweiligen Krebszelle. Die *Hormontherapie* ist im Prinzip die erste Form der zielgerichteten Therapie und interagiert mit endokrinologischen Signaltransduktionswegen als Basis eines Therapieansatzes, z. B. bei Mamma-, Prostata-, Uterus- und Ovarialkarzinom. Zu den *biologischen Therapien* gehören Makromoleküle mit einer definierten zellulären Zielstruktur, wie Zellrezeptoren, die das Wachstum von Tumorzellen regulieren können oder eine Immunreaktion des Wirts mit Abtöten der Tumorzellen auslösen können. Somit gehören nicht nur Antikörper zu den biologischen Therapien, sondern auch Zytokine und Gentherapien.

KREBS-CHEMOTHERAPIE

Grundlagen

Der Nutzen aller Medikamente hängt von dem Verhältnis des therapeutischen Effektes (tumorbezogene Toxizität) zu unerwünschten toxischen Erscheinungen (patientenbezogene Toxizität) ab. Der *therapeutische Index* beschreibt den Abstand zwischen toxischen und therapeutischen Dosen. Wirklich wirksame Medikamente haben große therapeutische Indices, insbesondere, wenn das Ziel der Medikamentenwirkung im kranken Gewebe, aber nicht im Normalgewebe exprimiert ist. Klassischerweise hängt die selektive Toxizität eines Medikamentes für ein bestimmtes Gewebe oder einen Zelltyp von der Expression der Zielstruktur des Medikamentes in den „sensitiven" Zellen ab oder entsteht durch die Akkumulation der Substanz in oder ihre Elimination aus einem Kompartiment, indem sie stärker toxisch wirkt. Die gegenwärtig zur Verfügung stehenden konventionellen Chemotherapeutika haben die ungünstige Eigenschaft, dass ihre Zielstrukturen sowohl in normalem als auch in Tumorgewebe vorhanden sind, und haben daher meistens relativ enge therapeutische Indices.

Abbildung 30-2 zeigt die Schritte bei der Entwicklung neuer Medikamente zur Krebstherapie. Substanzen zur Krebsbehandlung wurden in der Vergangenheit empirisch gefunden, indem deren antiproliferative Effekte gegenüber tierischen oder humanen Tumoren in Nagetier-

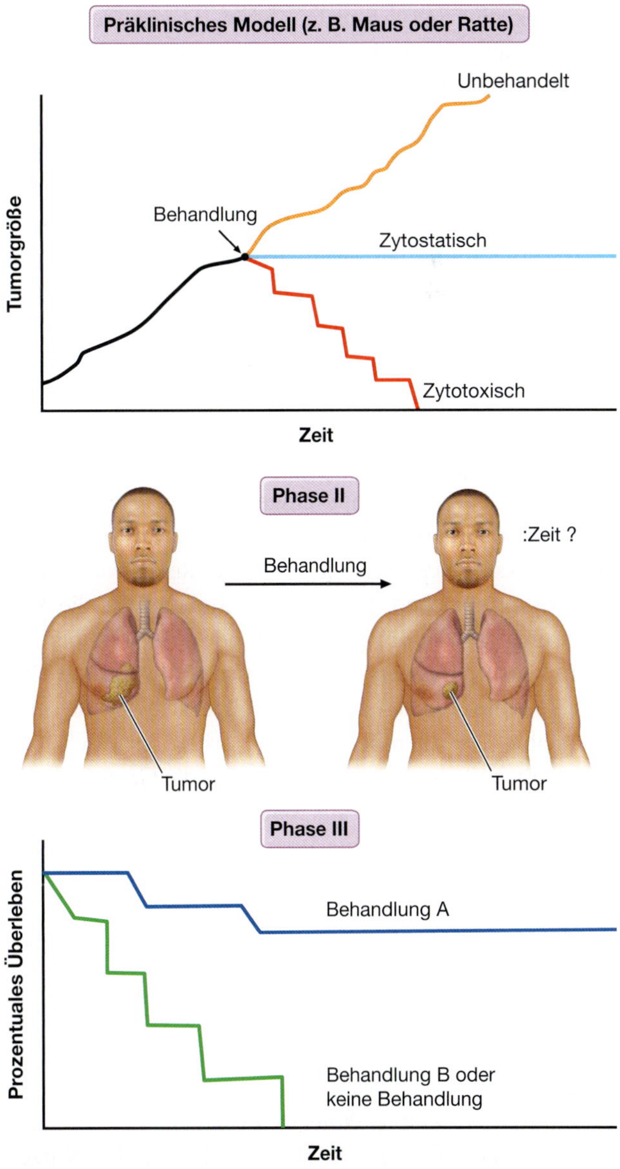

Abbildung 30-2 Entdeckung und Entwicklung von Krebstherapeutika. Bei präklinischer Wirkung *(oben)* im Krebstiermodell wird die Substanz zum Kandidaten für Phase-I-Studien am Menschen zur Ermittlung der korrekten Dosis und etwaiger Antitumoreffekte. Anschließend erfolgen Phase-II-Studien mit bestimmten Krebsformen mit rigoroser Quantifizierung der Antitumoreffekte *(Mitte)*. In Phase-III-Studien schließlich zeigt sich, ob die Antitumoreffekte denen der Standardtherapie überlegen sind *(unten)*.

Modellsystemen oder durch Inhibition des Tumorzellwachstums in Kultur gemessen wurden. Die optimale Verabreichungsform wird in weiteren vorklinischen Tierversuchen festgelegt, ebenso wie die optimale Art und zeitliche Abfolge der Medikamentenapplikation. Sicherheitsuntersuchungen an zwei Tierarten mit ähnlichem Applikationsmodus führen zur Ausgangsdosis einer Phase-I-Studie (Dosisfindungsstudie), die in der Regel an Patienten mit Krebserkrankungen, bei denen die (bereits zugelassenen) Standardverfahren ausgereizt sind, durchgeführt werden. Diese Dosis leitet sich üblicherweise aus einem Sechstel bis einem Zehntel der Dosis her, die bei der empfindlicheren Tierart eine unproblematisch reversible Toxizität hervorgerufen hatte. Davon ausgehend werden während der humanen Phase-I-Studie steigende Dosen des Medikamentes appliziert, bis hier reversible Toxizitäten auftreten. Die dosislimitierende Toxizität (DLT) definiert die Nebenwirkung, die in der klinischen Anwendung dosislimitierend ist, und führt zur Festlegung einer niedrigeren Medikamentendosis, deren Überschreiten klinisch nicht vertretbar erscheint und als maximal tolerierbare Dosis (MTD) bezeichnet wird. Das Auftreten von Toxizitäten wird möglichst mit Medikamenten-Plasmaspiegeln in Beziehung gesetzt. Üblicherweise wird in Phase-II-Studien die MTD oder eine Dosierung unmittelbar unter der MTD eingesetzt. Dabei wird eine festgelegte Dosis bei einer vergleichsweise homogenen Patientengruppe eingesetzt, um die Toxizität weiter zu untersuchen und die prinzipielle Wirksamkeit des Medikamentes, meist im Sinne der Remissionsinduktion, zu untersuchen. In Phase-III-Studien wird die Verbesserung des Gesamtüberlebens oder der Zeit bis zur Krankheitsprogression durch die neue Substanz im Vergleich zu einer geeigneten Kontrollpopulation, die eine akzeptable „Standardbehandlung“ erhält, ermittelt. Ein gutes Ergebnis der Phase-III-Studie ist die Grundlage für einen offiziellen Antrag auf Marktzulassung als sicheres Medikament mit klinischer Wirksamkeit.

Die Responserate ist der am raschesten verfügbare Indikator für eine Wirksamkeit. Klinische Brauchbarkeit einer Therapie setzt allerdings voraus, dass sich das erzielte Ansprechen auch in einen klinischen Gewinn übersetzt. Dies kann dadurch belegt werden, dass sich die Ansprechrate günstig auf das Gesamtüberleben (Overall Survival) oder zumindest auf eine Verlängerung der progressionsfreien Zeit („Time to Progression“) auswirkt. Karnofsky bemühte sich als einer der Ersten, den Nutzen eines Chemotherapeutikums durch sorgfältige Quantifizierung seiner Effekte auf die Tumorgröße zu evaluieren und damit objektive Grundlagen für die weitere Behandlung eines Patienten oder für die weitere klinische Entwicklung eines Arzneimittels zu schaffen. Eine partielle Remission (PR) ist danach definiert als eine Verkleinerung um mindestens 50 % der zweidimensionalen Tumorfläche, eine komplette Remission (CR) beschreibt das Verschwinden des gesamten Tumors. Die Progredienz der Erkrankung (PD) wird definiert als Tumorvergrößerung um mehr als 25 % des Ausgangswertes bzw. der maximal erreichten Tumorverkleinerung, und eine stabile Erkrankung (SD) wird angenommen, wenn weder eine PD noch eine (partielle) Remission erreicht wurde. Vor kurzem vorgeschlagene, auf eindimensionaler Messung basierende Evaluationssysteme, wie der RECIST (Response Evaluation Criteria In Solid Tumors) versuchen gleichermaßen, die Aktivität eingesetzter Substanzen durch Beurteilung ihrer Wirksamkeit für den Patienten zu objektivieren. Üblicherweise wird eine Substanz als „aktiv“ eingestuft, wenn sie partielle Remissionsraten von mindestens 20–25 % erreicht und dabei allenfalls reversible, nicht lebensbedrohliche Nebenwirkungen auslöst. Dies kann Voraussetzung für die Durchführung einer Phase-III-Studie sein, bei der die Wirksamkeit des neuen Arzneimittels mit der Standardtherapie oder bei Fehlen einer Standardtherapie mit „Best Supportive Care“ (ohne spezifische tumorwirksame Therapie) verglichen wird. Des Weiteren werden Anstrengungen unternommen, die Wirkungen der Chemotherapie auf die Lebensqualität (Quality of Life) zu quantifizieren. Zur Beurteilung der Toxizität in Chemotherapiestudien wurde ein System entwickelt, bei dem Grad-I-Toxizitäten keiner Behandlung bedürfen, Grad-II-Toxizitäten häufig einer symptomatischen Behandlung bedürfen, aber nicht lebensbedrohlich sind, während Grad-III-Toxizitäten ohne spezifische Behandlung potenziell lebensbedrohlich und Grad-IV-Toxizitäten akut lebensbedrohend sind. Grad-V-Toxizitäten ziehen den Tod des Patienten nach sich.

Die Entwicklung zielgerichteter Therapieformen kann von dem klassischen Weg der klinischen Erprobung abweichen. Während unverändert Phase-I- bis -III-Studien erforderlich sind, sollte aufgrund der spezifischen molekularen Analyse humaner Tumoren Zielstrukturen von zielgerichteten Therapien eine sorgfältige Patientenauswahl für alle Studienphasen getroffen werden, basierend auf histologischen bzw. molekularen Voruntersuchungen. Diese Patienten sprechen eventuell günstiger auf die Behandlung an. Des Weiteren sollte angestrebt werden, im Rahmen klinischer Studien das Wirkungsprinzip der zugrunde liegenden zielgerichteten Therapie auf experimenteller Ebene zu bestätigen (pharmakodynamische Studie). Im Idealfall ist die erforderliche Plasmakonzentration zur Interaktion mit der spezifischen Zielstruktur bekannt, sodass Dosiseskalationsstudien zur Bestimmung der MTD nicht erforderlich sein müssen. Demgegenüber besteht jedoch die Notwendigkeit, die zugrunde liegenden Mechanismen von Toxizitäten zu erkennen.

Somit erhält die Ermittlung der optimalen biologischen Dosis einen zunehmend zentralen Stellenwert im Rahmen von Phase-I- und Phase-II-Studien.

Im Allgemeinen können alle medikamentösen antineoplastischen Therapien, wie konventionelle Chemotherapien, zielgerichtete Substanzen, Hormontherapien und sogenannte Biologicals, zwei therapeutische Ziele erreichen. Zum einen können sie den Tumorzelltod herbeiführen, der zur Größenreduktion der jeweiligen Neoplasie führt und mit einer Verbesserung des Überlebens des Patienten einhergeht, oder sie können die Zeit bis zum Krankheitsprogress verlängern. Ein zusätzliches Potenzial kann in der Induktion von Krebszellen zur Differenzierung oder einem Ruhestadium bestehen, das zum Verlust des replikativen Potenzials bzw. zum Wiederauftreten eines normalen zellulären Phänotyps führen kann. Insbesondere in der Gruppe der Leukämien scheint die Blockade der Zelldifferenzierung von zentraler pathogenetischer Bedeutung zu sein.

Der Zelltod ist ein sorgfältig regulierter Prozess. Unter *Nekrose* versteht man den Zelltod, der z. B. durch physikalische Schädigung eintreten kann und durch Zellmembranschädigung und Zunahme des Zellvolumens gekennzeichnet ist. Der Begriff *Apoptose*, oder programmierter Zelltod, bezieht sich auf einen komplexen Prozess der zellulären Antwort auf bestimmte Stimuli. Dieser Prozess ähnelt dem notwendigen Zelltod im Rahmen der physiologischen Homöostase. Die Apoptose ist gekennzeichnet durch Kernchromatinkondensierung und die Entstehung so genannter *Apoptotic Bodies* sowie Verkleinerung des Zellvolumens und in lebenden Organismen durch Phagozytose des umgebenden Stromas ohne begleitenden Entzündungsprozess. Dieser Vorgang wird entweder durch Signaltransduktionssysteme reguliert, die bei einer kritischen Zellschädigung aktiviert werden, oder als Antwort auf die Aktivierung spezifischer Oberflächenrezeptoren, die Zelltodsignale vermitteln, wie es bei der embryonalen Entwicklung und bei der normalen Funktion der Immunzellen der Fall ist. Die Modulierung der Apoptose durch die Manipulation von Signaltransduktionswegen ist zur Grundlage für das Verständnis von medikamentösen Wirkungsmechanismen bzw. der Entwicklung neuer Therapien geworden. *Autophagie* ist eine Zellreaktion auf Verletzungen, bei der die Zelle initial nicht abstirbt, sondern sich selbst so katabolisiert, dass sie eventuell ihre Teilungsfähigkeit verliert. Im Allgemeinen führen antineoplastische Therapien zur Interaktion mit Zielstrukturen, die eine Kaskade von nachfolgenden Signalen auslösen können. Diese Signale führen schließlich durch das Anschalten einer sogenannten Exekutionsphase zum Zelltod, bei der unterschiedliche Proteasen, Nukleasen und endogene Regulatoren des Zelltodsignalweges aktiviert werden **(Abb. 30-3)**.

Zielgerichtete Substanzen unterscheiden sich von chemotherapeutischen Agenzien durch ihre Fähigkeit, spezifische Signaltransduktionswege zu beeinflussen. So führt die Aktivität des $p210^{bcr\text{-}abl}$-Fusionsproteins zum typischen Phänotyp der chronischen myeloischen Leukämie (CML). Ein weiteres Beispiel ist die gesteigerte Proliferation bestimmter Mammakarzinomzellen durch Stimulation von HER2/neu. Bei diesen Malignomen geht man von einer Abhängigkeit von tumorspezifischen molekularen Zielstrukturen aus, die zur Aktivierung spezifischer Signaltransduktionswege führen und ohne die das Tumorwachstum nicht möglich ist. Auf diesem Wege exekutieren zielgerichtete Substanzen die Apoptose, ohne tatsächlich zu molekularen Läsionen, wie direkter DNS-Schädigung oder veränderter Membranfunktion, zu führen.

Während apoptotische Mechanismen bei der Regulation von Zellproliferation und dem Verhalten von Tumorzellen auf In-vitro-Ebene gut untersucht sind, bleibt unklar, inwieweit diese zellulären Mechanismen auch in vivo von Bedeutung sind. Wegweisend ist jedoch, dass bereits eine veränderte Expression von apoptoseregulierenden Molekülen mit dem klinischen Ansprechen korrelieren, wie die bcl-2-Überexpression in bestimmten Non-Hodgkin-Lymphomen oder die Expression von bax bei Patientinnen mit Ovarialkarzinom. Ein besseres Verständnis des Zusammenspiels der unterschiedlichen Mechanismen, die am Zelltod und am Überleben von Zellen mitwirken, ist erforderlich.

Chemotherapeutika können zur Behandlung aktiver, klinisch manifester Tumorerkrankungen eingesetzt werden. Gelegentlich ist das Ziel die Heilung der Krebserkrankung, also die Elimination aller klinischen und pathologischen Nachweise für die Krebserkrankung und die Wiederherstellung einer Lebenserwartung des Patienten, die derjenigen der Allgemeinbevölkerung entspricht. In **Tabelle 30-3A** sind unter *A* die Tumoren aufgelistet, die durch konventionelle Chemotherapeutika im disseminierten oder metastasierten Stadium geheilt werden können. Falls ein Tumor auf eine Region beschränkt ist, wird man ein chirurgisches oder primär strahlentherapeutisches Vorgehen in Erwägung ziehen, da diese Therapiemodalitäten eine lokale Kuration erhoffen lassen. Nach Versagen dieser Therapiemodalitäten oder als Teil eines multimodalen Therapieansatzes in der Primärbehandlung wird die Chemotherapie zur Behandlung eines lokalisierten Tumors eingesetzt. So dient die Chemotherapie zusammen mit der Strahlentherapie dem Organerhalt, wie bei Karzinomen des Larynx und anderen Tumoren der oberen Luftwege. Ein weiteres Ziel der Chemotherapeutika ist die Verstärkung der Strahlentherapie, z. B. im Rahmen der Bestrahlung von Karzinomen der Lunge oder der Zervix **(Tabelle 30-3, *B*)**. Daneben kann die Chemotherapie *adjuvant* nach vollständiger Elimina-

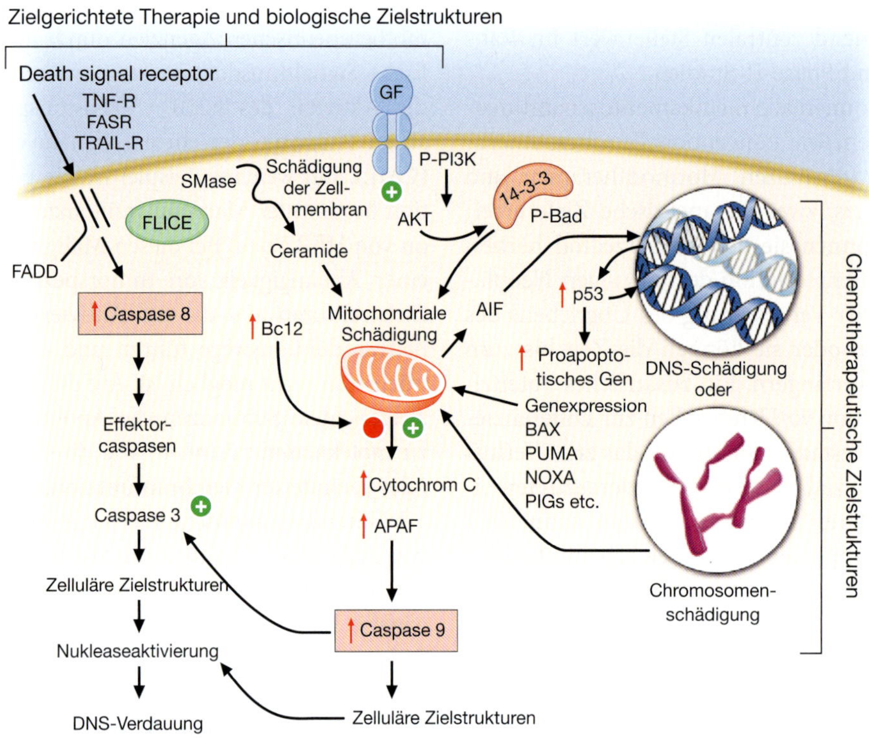

Abbildung 30-3 Signaltransduktionswege mit Zelltodinteraktion. Zelltod durch Mechanismen der Apoptose erfordert die Aktivierung bestimmter Signaltransduktionswege. Im Anschluss an die Unterbrechung von Wachstumssignalen oder Aktivierung von Zelltodsignalen (z. B. Tumor-Nekrose-Faktor-Rezeptor, TNF-R) kommt es zur Aktivierung von im „Upstream" gelegenen Cysteinaspartylproteasen (Caspasen), die direkt zytoplasmatische und nukleäre Proteine verdauen und auf diesem Wege „Downstream" gelegene Caspasen aktivieren, die nachfolgend zur charakteristischen DNS-Fragmentierung, einem typischen Merkmal der Apoptose, führen. Chemotherapien, die DNS-Läsionen setzen oder die die mitotische Spindelfunktion beeinträchtigen, scheinen durch mitochondriale Schädigung aktivierenden Einfluss auf diese Prozesse zu nehmen. Dies geschieht möglicherweise durch Aktivierung transkriptioneller Gene, deren Genprodukte modulierend auf freie Radikale wirken. Zusätzlich kommt es durch Membranschäden zur Aktivierung von Sphingomyelinasen, die zur Produktion von Ceramiden führt und somit zur Aktivierung mitochondrialer Prozesse. Das antiapoptotische bcl-2-Protein attenuiert die mitochondriale Toxizität, während proapoptotische Signale wie bax die Wirkung von bcl-2 antagonisieren. Eine mitochondriale Schädigung hat die Freisetzung von Cytochrom C und von apoptoseaktivierendem Faktor (Apoptosis-activationg Factor, APAF) zur Folge, der direkt zur Stimulation von Caspase 9 und der konsekutiven Aktivierung weiter „Downstream" gelegener Caspasen durch proteolytische Aktivierung führt. Der apoptoseinduzierende Faktor (Apoptosis-inducing Factor, AIF) wird ebenfalls aus den Mitochondrien freigesetzt und kann nach Übertritt in den Nukleus an DNS binden und zusätzlich freie Radikale generieren, die weitere DNS-Schäden verursachen. Das bad-Protein ist ein weiterer proapoptotischer Stimulus, der mit bcl-2 heterodimerisieren kann. Dieser Vorgang kann durch das Adapterprotein 14-3-3 verzögert werden.

tion der klinisch fassbaren Tumorlast durch Chirurgie (Tabelle 30-3, *C*) oder Strahlentherapie eingesetzt werden. Diese Form von Chemotherapie kann Heilungsanspruch gegenüber Malignomen der Brust und des Kolorektums haben und gilt der Vernichtung von klinisch inapperentem Tumormaterial, das bereits gestreut vorliegen könnte. Wie bereits dargestellt, weisen kleine Tumoren häufig hohe Wachstumsfraktionen auf und sind daher intrinsisch empfänglicher für antiproliferative Therapeutika. Als neoadjuvante Chemotherapie wird die Chemotherapie vor der Operation oder Strahlentherapie eines lokalen Tumors bezeichnet, mit welcher der Effekt der Lokaltherapie verstärkt werden soll.

Eine konventionell dosierte Chemotherapie verursacht meistens reversible akute Nebenwirkungen, die häufig aus einer transienten Myelosuppression mit oder ohne gastrointestinale Toxizität (Nausea, Emesis) bestehen und einfach zu behandeln sind. Hoch dosierte Chemotherapieregime werden aufgrund der Beobachtung, dass für viele Chemotherapeutika eine steile Dosis-Wirkungs-Beziehung besteht, und der davon abgeleiteten Erwartung eingesetzt, dass höhere Dosen zu merklich verbesserten Therapieergebnissen führen. Dies geschieht zulasten potenziell lebensbedrohlicher Komplikationen, die üblicherweise intensive, supportive Therapieformen in Verbindung mit der Gabe von Knochenmark- oder Stammzellen des Patienten *(autolog)* oder von histokompatiblen Spendern *(allogen)* oder pharmakologische Rettungsstrategien zur Reparatur der Auswirkungen einer hoch dosierten Chemotherapie auf die normalen Gewebe notwendig machen. Zweifelsfrei haben Hochdosistherapieregime in bestimmten Zusammenhängen ein zusätzliches Heilungspotenzial (Tabelle 30-3, *D*).

Tabelle 30-3

BEHANDELBARKEIT VON MALIGNOMEN DURCH CHEMOTHERAPIE

A. Erkrankungen mit fortgeschrittenem Tumorstadium, bei denen Heilung möglich ist
Akute lymphatische und akute myeloische Leukämie (Erwachsene/Kinder)
Hodgkin-Lymphom (Erwachsene/Kinder)
Lymphome (Erwachsene/Kinder)
Keimzellmalignome
Embryonales Karzinom
Teratokarzinom
Seminom und Dysgerminom
Chorionkarzinom
Trophoblastentumoren der Schwangerschaft
Pädiatrische Malignome
Wilms-Tumor
Embryonales Rhabdomyosarkom
Ewing-Sarkom
Peripheres Neuroepitheliom
Neuroblastom
Kleinzelliges Bronchialkarzinom
Ovarialkarzinom
B. Fortgeschrittene Malignome, die durch Chemotherapie und Strahlentherapie geheilt werden können
Plattenepithelkarzinom (Kopf und Hals)
Plattenepithelkarzinom (Anus)
Mammakarzinom
Zervixkarzinom
Nicht kleinzelliges Bronchialkarzinom (Stadium III)
Kleinzelliges Bronchialkarzinom
C. Malignome, die durch adjuvante Chemotherapie geheilt werden können
Mammakarzinom
Kolorektales Karzinom[a]
Osteosarkom
Weichteilsarkom
D. Malignome, die durch Hochdosis-Chemotherapie mit Stammzell-Rescue geheilt werden können
Akute Leukämien im Rezidiv
Rezidivierte maligne Non-Hodgkin-Lymphome
Rezidivierte Hodgkin-Lymphome
Chronische myeloische Leukämie
Plasmozytom
E. Malignome, die durch Chemotherapie sinnvoll behandelt, aber nicht geheilt werden können
Blasenkarzinom
Chronische myeloische Leukämie
Haarzell-Leukämie
Chronische lymphatische Leukämie
Niedrigmaligne Non-Hodgkin-Lymphome (bestimmte Formen)
Plasmozytom
Magenkarzinom
Zervixkarzinom
Endometriumkarzinom
Weichteilsarkom
Kopf-Hals-Tumoren
Nebennierenrindenkarzinom
Inselzellkarzinom
Mammakarzinom
Kolorektales Karzinom
Nierenzellkarzinom
F. Malignome, die in fortgeschrittenen Stadien unbefriedigend auf Chemotherapie ansprechen
Pankreaskarzinom
Gallenwegskarzinom
Nierenzellkarzinom
Schilddrüsenkarzinom
Vulvakarzinom
Nicht kleinzelliges Bronchialkarzinom
Prostatakarzinom
Melanom (Unterformen)
Hepatozelluläres Karzinom
Speicheldrüsenkarzinom

[a] Strahlentherapie umfasst auch das Rektum.

Falls keine dauerhafte Heilung möglich ist, kann die Chemotherapie auch mit dem Ziel durchgeführt werden, die Lebenszeit der Patienten zu verlängern oder einzelne Auswirkungen des Tumors auf den Patienten zu vermindern. In diesem Fall liegt ihr Wert in der verbesserten Linderung von Symptomen, einer Verlängerung des progressionsfreien Überlebens oder des Gesamtüberlebens im Vergleich zu einer relevanten Kontrollpopulation ohne Chemotherapie, der Behandlungsvorteil muss in klinischen Studien erwiesen sein. Derartige klinische Studien sind die Grundlage für eine behördliche Zulassung von Krebsmedikamenten als sichere und effektive Therapieoption und zugleich Maßstab für einen evidenzbasierten Einsatz von Chemotherapeutika. Häufige Tumoren, bei denen ein wesentliches Ziel der Behandlung in dieser Form der Palliation besteht, sind in Tabelle 30-3 unter *E* aufgeführt.

Meist treten tumorbedingte Symptome auf, wie Schmerzen, Gewichtsverlust oder durch lokales Verdrängen von normalen Strukturen ausgelöste Beschwerden. Patienten, die mit palliativer Zielsetzung behandelt werden, sollten über ihre Diagnose und die begrenzte Möglichkeit der vorgeschlagenen Behandlung aufgeklärt werden, Zugang zu entsprechenden Betreuungseinrichtungen haben sowie einen ausreichenden Allgemeinzustand („Performance-Status") gemäß des Karnofsky-Index (siehe Tab. 28-4) oder des von der Eastern Cooperative Oncology-Group (ECOG) entwickelten Systems aufweisen (siehe Tab. 28-5). Der ECOG-Performance-Status 0 (PS0) beschreibt Patienten ohne tumorbedingte Symptome; PS1-Patienten sind mobil, aber nicht stark körperlich belastbar, PS2-Patienten sind mobil, aber arbeitsunfähig und sind mehr als 50 % des Tages nicht bettlägerig, PS3-Patienten können sich begrenzt selbst versorgen und sind < 50 % des Tages nicht bettlägerig und PS4-Patienten sind vollständig immobil in Bett oder Stuhl. Üblicherweise werden nur PS0- bis PS2-Patienten als geeignet für eine palliative (nicht kurative) chemotherapeutische Behandlung betrachtet. Bei einem kurativen Therapieansatz werden auch Patienten mit schlechterem

Performance-Status behandelt, doch ist ihre Prognose dann schlechter als die von Patienten mit besserem Performance-Status, die mit der gleichen Therapie behandelt werden.

Im Hinblick auf die in einigen Fällen limitierte Prognose bzw. die eingeschränkten Erfolgsaussichten der Chemotherapie besteht ein wichtiges Element der Beziehung zwischen Arzt und Patient bzw. Angehörigen darin, zum richtigen Zeitpunkt im natürlichen Verlauf der meisten metastasierten Krebserkrankungen, auf die Möglichkeiten von palliativen Einrichtungen bzw. Hospizen hinzuweisen und somit die Aufmerksamkeit auf die Symptomerleichterung bzw. psychologische und ggf. spirituelle Unterstützung zu lenken (Kap. 34 und 28). In diesem Sinne bekommt die Optimierung der Lebensqualität einen höheren Stellenwert als der Versuch der Lebensverlängerung. Gelegentlich stellen Patienten in Krankheitsstadien mit lebensbedrohlicher Prognose hoffnungslose Erwartungen an Therapieformen mit hoher Toxizität, jedoch nur noch geringem, therapeutischem Nutzen. In diesen klinischen Situationen erhält das aufklärende Gespräch in Bezug auf palliative Einrichtungen bzw. Hospize im Vergleich zu einer toxischen, infektionsträchtigen Behandlung einen hohen Stellenwert im Arzt-Patient-Verhältnis.

ANTINEOPLASTISCHE SUBSTANZEN: ÜBERBLICK UND WIRKUNGSPRINZIPIEN

Chemotherapeutika zur onkologischen Therapie

Tabelle 30-4 führt häufig gebrauchte Zytostatika und klinische Daten zu ihrem Gebrauch, mit besonderer Beachtung der unerwünschten Ereignisse, mit denen der Arzt bei der Behandlung der Patienten konfrontiert werden kann, auf. Die aufgelisteten Substanzen sind in zwei Gruppen zusammengefasst: Arzneimittel mit DNS als Zielstruktur und Arzneimittel, welche die Mikrotubulusbildung stören.

Tabelle 30-4

HÄUFIG VERWANDTE ZYTOSTATIKA

Substanz	Toxizität	Bemerkungen, Interaktionen
Direkt mit der DNS interagierende Medikamente		
Alkylanzien		
Cyclophosphamid	Knochenmark (vergleichsweise geringe Thrombozytopenie) Zystitis Kardiomyopathie (bei hohen Dosen) Typische Alkylanzientoxizität[a]	Wird in der Leber aktiviert MESNA schützt vor Zystitis
Mechlorethamin	Knochenmark Blasenbildend Übelkeit	Topische Anwendung bei kutanen Lymphomen
Chlorambucil	Knochenmark Typische Alkylanzientoxizität[a]	
Melphalan	Knochenmark (verzögerter Nadir) Gastrointestinal bei hoher Dosierung	Bei Nierenfunktionsstörung verlängerte Clearance
Carmustin (BCNU)	Knochenmark (verzögerter Nadir) Gastrointestinal und Leber (hohe Dosierung) Renal	
Lomustin (CCNU)	Knochenmark (verzögerter Nadir)	
Ifosfamid	Knochenmark (verzögerter Nadir) Blase Neurologisch Metabolische Azidose	Analogon von Cyclophosphamid Begleitmedikation mit MESNA obligat Stärkere Wirksamkeit bei Keimzelltumoren und Sarkomen
Procarbacin	Knochenmark Nausea ZNS Typische Alkylanzientoxizität[a]	Wird in Leber und Geweben zu wirksamen Metaboliten verstoffwechselt Disulfiramähnliche Effekte bei Alkoholgenuss Wirkt als Monoaminoxydaseinhibitor Induziert hohe Blutdruckwerte nach tyrosinasereichen Nahrungsmitteln

Fortsetzung

Tabelle 30-4 **(*Fortsetzung*)**

Substanz	Toxizität	Bemerkungen, Interaktionen
Dacarbazin (DTIC)	Knochenmark Nausea Grippegefühl	Metabolische Aktivierung
Temozolomid	Nausea, Erbrechen Kopfschmerzen, Müdigkeit Obstipation	Selten Knochenmarksuppression
Altretamin (vormals Hexamethylmelamin)	Nausea ZNS (Stimmungsveränderung) Neuropathie Knochenmark (wenig)	Aktivierung im Leberstoffwechsel Wirkungsverstärkung durch Barbiturate bzw. Verminderung durch Cimetidin
Cisplatin	Nausea Neuropathie Ototoxizität Knochenmark (Thrombozyten > Leukozyten) Niere (Magnesium, Kalzium)	Aufrechterhaltung einer hohen Diurese (ggf. forcierte Diurese, Elektrolytkontrollen, insbesondere Kalium und Magnesium) Hochemetogen – Prophylaxe notwendig Volle Dosierung bei Kreatinin-Clearance > 60 ml/min und keiner Gefahr der Überwässerung
Carboplatin	Knochenmark (Thrombozyten > Leukozyten) Nausea Niere (bei hohen Dosen)	Dosisanpassung nach Kreatinin-Clearance auf eine AUC von 5–7 mg/ml/min [AUC = Dosis/(KrCl + 25)]
Oxaliplatin	Nausea Anämie	Akute reversible Neurotoxizität; kumulativ-dosisabhängige chronische sensorische Neurotoxizität, reversibler Laryngospasmus
Zytostatika der Antibiotikagruppe und Topoisomeraseinhibitoren		
Bleomycin	Lunge Haut Hypersensitivitätsreaktionen Raynaud-Phänomen	Inaktivierung durch Bleomycinhydrolase (geringer in Lunge/Haut) Sauerstoff verstärkt die pulmonale Toxizität Eine cisplatinbedingte Abnahme der Kreatinin-Clearance kann die Haut-/Lungentoxizität verstärken Dosisanpassung bei Kreatinin-Clearance < 60 ml/min
Dactinomycin (vormals Actinomycin D)	Knochenmark Nausea Mukositis Blasenbildend Alopezie	Recall-Phänomen bei Strahlentherapie
Etoposid (VP16)	Knochenmark (Leukozyten > Thrombozyten) Alopezie Hypotonie Hypersensitivitätsreaktionen (schnell, Typ IV) Nausea Mukositis (bei hoher Dosierung)	Hepatischer Metabolismus und etwa 30%ige renale Elimination Dosisanpassung an Nierenfunktion 5-Tages-Regime besser verträglich als 1-Tages-Dosierung Leukämogenes Spätrisiko Vor allem antimetabolische Aktivität
Topotecan	Knochenmark Mukositis Nausea Leichte Alopezie	Dosisanpassung an Nierenfunktion Keine Leberschädigung
Irinotecan (CPT 11)	Diarrhö unmittelbar nach Applikation mit Krämpfen, Erythem und Erbrechen oder verzögert nach mehrmaliger Dosierung Knochenmark Alopezie Nausea Erbrechen Lunge	Benötigt enzymatische Aktivierung zu „SN38" Frühdiarrhö vermutlich durch biliäre Exkretion Hoch dosiertes Loperamid (2 mg alle 2–4 h) bei verzögerter Diarrhö

Fortsetzung

Tabelle 30-4 *(Fortsetzung)*

Substanz	Toxizität	Bemerkungen, Interaktionen
Doxorubicin und Daunorubicin	Knochenmark	Heparin aggregiert; gleichzeitige Gabe fördert Clearance
	Mukositis	BCNU und Paracetamol verstärken die Lebertoxizität
	Alopezie	Recall-Phänomene bei Strahlentherapie
	Akut/chronisch kardiovaskulär	
	Blasenbildend	
Idarubicin	Knochenmark	Nicht etabliert
	Herz (geringer als Doxorubicin)	
Epirubicin	Knochenmark	Nicht etabliert
	Herz	
Mitoxantron	Knochenmark	Interaktion mit Heparin
	Herz (weniger als Doxorubicin)	Weniger Alopezie und Nausea als Doxorubicin
	Blasenbildend	Recall-Phänomene bei Strahlentherapie
	Blaufärbung von Urin, Skleren und Fingernägeln	
Indirekt mit der DNS interagierende Medikamente		
Antimetaboliten		
Pentostatin (Deoxycoformycin)	Nausea	Ausscheidung mit dem Urin
	Immunsuppression	Dosisanpassung an Nierenfunktion
	ZNS	Hemmt die Adenosindeaminase
	Niere	
6-Mercaptopurin	Knochenmark	Variable Bioverfügbarkeit
	Leber	Metabolisierung durch Xanthinoxydase
	Nausea	Dosisreduktion bei Komedikation mit Allopurinol
		Toxizitätssteigerung bei Thiopurinmethyltransferase-Mangel
6-Thioguanin	Knochenmark	Variable Bioverfügbarkeit
	Leber	Toxizitätssteigerung bei Thiopurinmethyltransferase-Mangel
	Nausea	
Azathioprin	Knochenmark	Wird zu 6-Mercaptopurin metabolisiert, daher reduzierte Dosis bei Komedikation mit Allopurinol
	Nausea	
	Leber	Toxizitätssteigerung bei Thiopurinmethyltransferase-Mangel
Cladribin (2-Chlorodeoxyadenosin)	Knochenmark	Bei Haarzell-Leukämie gut wirksam
	Niere	
	Fieber	
Hydroxyurea	Knochenmark	Dosisanpassung an Nierenfunktion
	Nausea	Verstärkt antimetabole Wirkung
	Mukositis	
	Hautveränderungen	
	Selten Niere, Leber, Lunge, ZNS	
Methotrexat	Knochenmark	Antagonisierung durch Leucovorin
	Leber/Lunge	Ausscheidung mit dem Urin
	Niere (tubulär)	Dosisanpassung an Nierenfunktion
	Mukositis	NSAID verstärken die Nierentoxizität
5-Fluorouracil	Knochenmark	Wirksamkeit und Toxizität durch Leucovorin verstärkt
	Mukositis	Dihydropyrimidin-Dehydrogenase-Defizienz verstärkt Toxizität
	ZNS	Metabolisierung im Gewebe
	Hautveränderungen	
Capecitabin	Diarrhö	Im Tumorgewebe metabolisierter Vorläufer von 5-FU
	Hand-Fuß-Syndrom	

Fortsetzung

Tabelle 30-4 (*Fortsetzung*)

Substanz	Toxizität	Bemerkungen, Interaktionen
Cytosinarabinosid	Knochenmark	Verstärkte Wirksamkeit von Alkylanzien
	Mukositis	Metabolisierung im Gewebe durch Desaminierung; bei Dosen > 500 mg überwiegend renale Exkretion, daher Dosisreduktion bei „Hochdosis-Regimen" bei reduzierter Kreatinin-Clearance
	ZNS (Hochdosis)	
	Konjunktivitis (Hochdosis)	
	Nicht kardiogenes Lungenödem	
Azacytidin	Knochenmark	Wird nur bei Leukämie eingesetzt
	Übelkeit	Veränderte DNS-Methylierung verändert Genexpression
	Leber	
	ZNS	
	Myalgie	
Gemcitabin	Knochenmark	
	Nausea	
	Leber	
	Fieber/grippeähnliches Syndrom	
Fludarabin	Knochenmark	Dosisanpassung an Nierenfunktion
	ZNS	Dephosphorylierung zu F-Ara, das intrazellulär durch Desoxycytidinkinase zu F-Ara-ATP rephosphoryliert wird
	Lunge	
Clofarabin	Myelosuppression	
	Mukositis	
	Selten kardial/inflammatorisch	
Nelarabin	Myelosuppression	T-Zell-ALL; lymphoblastisches T-Zell-Lymphom
	Neurologisch	
Asparaginase	Proteinsynthesestörung	Blockiert die Methotrexatwirkung
	Gerinnungsfaktoren	
	Glukose	
	Albumin	
	Hypersensitivitätsreaktionen	
	ZNS	
	Pankreas	
	Leber	
Permetrexed	Anämie	Folsäure- und Vitamin-B_{12}-Supplementierung
	Neutropenie	Vorsicht bei Nierenversagen
	Thrombozytopenie	
Pralatrexat	Myelosuppression	Aktiv bei peripherem T-Zell-Lymphom
	Mukositis	
Mitosegifte		
Vincristin	Blasenbildend	Hepatischer Abbau
	Knochenmark	Dosisanpassung bei Bilirubin > 1,5 mg/dl
	ZNS/Neuropathie	Harnblasenprophylaxe
	Kardiovaskulär	
	Gastrointestinal: Ileus, Obstipation	
	Polyurie (SIADH)	
	Harnverhalt (Blasenatonie)	
Vinblastin	Blasenbildend	Hepatischer Abbau
	Knochenmark	Dosisanpassung wie bei Vincristin
	ZNS (seltener, aber mit ähnlichem Spektrum wie die anderen Vinca-Alkaloide)	
	Hypertonus	
	Raynaud-Phänomen	

Fortsetzung

Tabelle 30-4 **(*Fortsetzung*)**

Substanz	Toxizität	Bemerkungen, Interaktionen
Vinorelbin	Blasenbildend Knochenmark Allergisch bronchospastisch (sofort) Dyspnoe/Husten (subakut) ZNS (seltener, aber mit ähnlichem Spektrum wie die anderen Vinca-Alkaloide)	Hepatischer Abbau
Paclitaxel	Hypersensitivitätsreaktionen Knochenmark Mukositis Alopezie Sensorische Neuropathie Herz-Überleitungsstörungen Nausea (selten)	Prämedikation mit Glukokortikoiden, H1- und H2-Blockern Hepatischer Abbau Dosisanpassung wie bei Vinca-Alkaloiden
Docetaxel	Hypersensitivitätsreaktion Flüssigkeitsretention Knochenmark Hautveränderungen Sensorische Neuropathie Gelegentlich Nausea Selten Stomatitis	Prämedikation mit Glukokortikoiden, H1- und H2-Blockern
Estramustin	Übelkeit Erbrechen Diarrhö Herzinsuffizienz Thrombose Gynäkomastie	
NAB-Paclitaxel (proteingebunden)	Neuropathie Anämie Neutropenie Thrombozytopenie	Vorsicht bei Niereninsuffizienz
Ixabepilon	Myelosuppression Neuropathie	

[a] Typische Alkylanziennebenwirkungen: Alopezie, Lungenschäden, Infertilität und Teratogenese.

Abkürzungen: APL = akute Promyelozytenleukämie; AUC = Area Under the Curve; 5-FU = 5-Fluorouracil; G-CSF = Granulocyte Colony-stimulating Factor; KrCL = Kreatinin-Clearance; MI = Myokardinfarkt; MESNA = Natrium-2-Mercaptoethansulfonat; mTOR = mammalian Target of Rapamycin; NSAID = nicht steroidale Antiphlogistika; SIADH = Syndrom der inadäquaten ADH-Sekretion; TVT = tiefe Venenthrombose; ZNS = Zentralnervensystem.

Direkt mit der DNS interagierende Medikamente
Die DNS-Replikation erfolgt während der Synthese oder S-Phase des Zellzyklus, wobei die Chromosomensegregation in der M-Phase (Mitose) stattfindet. Die G_1- und G_2-Phasen („Gap Phases") gehen der S- bzw. der M-Phase voraus. Klassische Chemotherapeutika sind in phasenunspezifische, in jeder Zellzyklusphase aktive, und phasenspezifische Substanzen unterteilt. Sobald diese Substanzen ihre Wirkung erzielt haben, erreicht der Zellzyklus kritische Zeitpunkte, an denen die Zelle entweder Reparaturmechanismen aktivieren kann oder es zur Initiierung der Apoptose kommt.

Alkylanzien gehören zu den phasenunspezifischen Chemotherapeutika. Sie zerfallen spontan oder nach Metabolismus in normalen Organen oder Tumorzellen zu reaktiven Verbindungen, die an DNS-Basen binden. Dies führt zur Quervernetzung von DNS-Strängen oder zu DNS-Strangbrüchen als Ergebnis von Reparaturanstrengungen. Quervernetzte DNS oder DNS-Strangbrüche machen die normale Replikation und Zellteilung unmöglich. Darüber hinaus sind diese Defekte wirksame Aktivatoren der Zellzykluskontrollpunkte und von Signalwegen, welche die Apoptose induzieren können. Die Alkylanzien haben ähnliche Toxizitäten, insbesondere Myelosuppression, Alopezie, Gonadendysfunktion, Mukositis und Lungenfibrose. Sie unterscheiden sich deutlich im Spektrum der weiteren Organtoxizitäten. Allen Substanzen der Klasse ist die Fähigkeit gemein, vor allem nach niedrig dosierter Anwendung über längere Zeiträume, nach vielen Jahren sekundäre Neoplasien, insbesondere Leukämien, auslösen zu können.

Cyclophosphamid ist inaktiv, bis es in der Leber zu 4-Hydroxycyclophosphamid metabolisiert wird, worauf es in die alkylierenden Metaboliten sowie Chloracetataldehyd und Acrolein zerfällt. Letzteres verursacht eine chemische Zystitis, daher ist die Aufrechterhaltung einer ausreichenden Diurese notwendig. Mercaptoethansulfonat (MESNA) inaktiviert die toxischen Metaboliten und kann zur Prophylaxe der Zystitis verabreicht werden. Lebererkrankungen stören die Cyclophosphamidaktivierung. Die Anwendung von Cyclophosphamid kann selten durch eine interstitielle Pneumonie mit konsekutiver Lungenfibrose kompliziert werden. Hohe Dosen, wie sie bei der Konditionierung zur Knochenmarktransplantation benutzt werden, können kardiotoxisch wirken. Ifosfamid, ein Cyclophosphamidanalogon, wird ebenfalls in der Leber aktiviert, allerdings langsamer, und benötigt zwingend eine Komedikation mit MESNA, um Harnblasenschäden zu vermeiden. ZNS-Toxizitäten, wie Somnolenz, Verwirrtheit und Psychosen, können mit der Ifosfamidmedikation verbunden sein. Diese Toxizität ist abhängig von der Dosis und von der Nierenfunktion.

Daneben gibt es mehrere seltener eingesetzte Alkylanzien. Stickstofflost, der Prototyp dieser Klasse, zerfällt rasch in wässriger Lösung und führt zu einem bifunktionalen Kohlenstoffion. Er muss kurz nach Herstellung rasch intravenös verabreicht werden. Paravasate können symptomatisch durch Infiltration der betroffenen Stelle mit 1/6-molarem Thiosulfat behandelt werden. Auch ohne Paravasat sind aseptische Thrombophlebitiden häufig. Stickstofflost kann topisch als verdünnte Lösung oder Salbe bei kutanem Lymphom appliziert werden und verursacht häufig Hypersensitivitätsreaktionen. Nach intravenöser Applikation ist eine mäßige Übelkeit möglich. Bendamustin ist ein Stickstofflostderivat mit belegter Aktivität bei chronischer lymphatischer Leukämie und bestimmten Lymphomen.

Chlorambucil verursacht dosisabhängig Myelosuppression, Azoospermie, Übelkeit und pulmonale Nebenwirkungen. Busulfan kann eine anhaltende Myelosuppression, Alopezie und Lungentoxizität verursachen, zeigt aber wenig Beeinträchtigung der Lymphozytenzahlen; ferner kann es in hohen Dosen die Krampfschwelle senken. Sein Einsatz bei der Behandlung der chronisch myeloischen Leukämie wurde zugunsten von Imatinib, Nilotinib und Dasatinib verlassen. Es wird aber noch im Rahmen von Konditionierungsregimes zur Knochenmarktransplantation eingesetzt. Melphalan besitzt eine unvorhersehbare orale Bioverfügbarkeit und wird stark an Albumin und α_1-saures Glykoprotein gebunden. Es scheint häufiger eine Mukositis zu verursachen.

Nitrosoharnstoffe zerfallen zu Kohlenstoffgruppen übertragenden Metaboliten, die nicht nur ein spezifisches Muster der DNS-Basenpaartoxizitäten zeigen, sondern auch durch kovalente Bindungen Proteine verändern können. Sie zeigen eine relativ verzögerte kumulative und lang andauernde Knochenmarktoxizität.

Procarbacin wird in der Leber und möglicherweise in Tumorzellen metabolisiert, wobei freie Radikale und alkylierende Metaboliten entstehen. Neben der Myelosuppression verursacht es Schlafstörungen mit Albträumen und anderen ZNS-Nebenwirkungen und kann eine disulfiramähnliche Alkoholintoleranz erzeugen. Altretamin (vormals Hexamethylenmelanin) und Thiotepa führen ebenfalls zu alkylierenden Metaboliten, obwohl die genaue Art des durch diese Substanzen ausgelösten DNS-Schadens noch nicht ausreichend sicher charakterisiert wurde. Dacarbazin (DTIC) wird in der Leber zum sehr reaktiven Methyldiazoniumkation metabolisiert. Es verursacht eine nur mäßige Myelosuppression zwischen Tag 21 und 25 nach Applikation, aber ohne antiemetische Begleitmedikation stärkste Nausea an Tag 1. Temozolomid ist dem Dacarbazin strukturell verwandt, wird jedoch erst durch nicht enzymatische Hydrolyse in den Tumoren aktiviert und kann oral verabreicht werden.

Cisplatin verdankt seine zufällige Entdeckung der Beobachtung, dass sich Bakterien in einer Elektrolyselösung mit Platinelektroden nicht vermehrten. Nur die *cis*-Diaminkonfiguration hat Antitumorwirkung. Es wird vermutet, dass intrazellulär ein Chlorid durch ein Wassermolekül ersetzt wird. Das resultierende positiv geladene Zwischenprodukt interagiert bifunktional mit DNS und bildet Platin-Basen-Quervernetzungen. Die Cisplatingabe erfordert eine ausreichende Hydratation, teilweise mit forcierter Diurese, um Nierenschäden zu vermeiden. Dennoch wird oft bei wiederholter Anwendung eine Einschränkung der Nierenfunktion und außerdem eine nennenswerte Anämie beobachtet. Häufig wird eine Hypomagnesiämie beobachtet, die zur Hypokalzämie und Tetanie führen kann. Andere übliche Toxizitäten sind eine Neurotoxizität mit sensorischer Neuropathie und Gehörschäden sowie eine ausgeprägte Emetogenität, die eine maximale antiemetische Prophylaxe erfordert. Die Myelosuppression ist geringer ausgeprägt als bei anderen alkylierenden Substanzen. Chronische Gefäßtoxizität (Raynaud-Symptomatik, koronare Herzkrankheit) gehört zu den ungewöhnlicheren Toxizitäten. Carboplatin verursacht weniger Nephro-, Oto- und Neurotoxizität. Die Myelosuppression ist jedoch häufiger und macht, da die Substanz ausschließlich renal eliminiert wird, eine Dosisanpassung an die Kreatinin-Clearance (Bestimmung,

Dosier-Nomogramme) notwendig. Oxaliplatin ist ein Platinanalogon mit bemerkenswerter Aktivität in refraktären Kolonkarzinomen. Es weist vor allem Neurotoxizität auf.

Zytostatika der Antibiotikagruppe und Topoisomerase-inhibitoren Antibiotika mit tumortoxischer Wirkung sind Substanzen, die von Bakterien als Schutz gegen andere Mikroorganismen synthetisiert werden. Sie binden direkt an die DNS und können zu Elektronentransferreaktionen mit Bildung freier Radikale in räumlicher Nähe zur DNS und konsekutivem DNS-Schaden in Form von Einzelstrangbrüchen oder Quervernetzungen führen. Topoisomeraseinhibitoren sind natürliche oder semisynthetische Substanzen, die ursprünglich aus Pflanzen isoliert wurden. Sie hemmen Enzyme, welche die Fähigkeit der DNS zur normalen Replikation und Transkription regulieren. Zu diesen Enzymen gehören Topoisomerase I und II, die Einzelstrangbrüche verursachen. Durch diese Substanzen verursachte DNS-Schäden können in jeder Zellzyklusphase auftreten, wobei die betroffenen Zellen mehrheitlich aufgrund von p53- und Rb-Läsionen einen Arrest in der S- oder G2-Phase eingehen. Schäden, die durch Topoisomerase I verursacht sind und in der S-Phase stattfinden, sind letal.

Doxorubicin ist das meist verwendete Zytostatikum. Es interkaliert mit der DNS und verändert auf diese Weise deren Struktur, Replikation und die Funktion der Topoisomerase II. Es verursacht eine vorhersehbare Myelosuppression, Alopezie, Nausea und Mukositis. Darüber hinaus kann es akut kardiotoxisch im Sinne von atrialen oder ventrikularen Arrhythmien sein, doch haben diese meist keine klinische Bedeutung. Im Gegensatz dazu führen kumulative Dosen von mehr als 550 mg/m^2 bei 10 % der Patienten zu einer chronischen Kardiomyopathie. Die Inzidenz dieser Kardiomyopathie korreliert mit der Serum-Peak-Konzentration, mit niedrigen Dosen und der Häufigkeit der Anwendungen, wobei Dauerinfusionen besser verträglich sind als intermittierende Expositionen mit hohen Dosen. Die Kardiotoxizität ist von den Plasmaspitzenspiegeln abhängig. Daher sind niedrigere Dosierungen und kontinuierliche Verabreichungen weniger kardiotoxisch. Die Kardiotoxizität wird durch die Kombinationsbehandlung mit dem Anti-Her2/*neu*-Antikörper Trastuzumab (Herceptin) verstärkt. Lokalkomplikationen bei gleichzeitiger Strahlentherapie oder „Recall-Phänomene" nach Strahlentherapie sind häufig. Das Medikament ist stark gewebetoxisch und führt 4–7 Tage nach Paravasat zur Gewebenekrose. Zur Vermeidung sollte es in eine rasch laufende intravenöse Infusion gegeben werden. Als Antidot kann bei Extravasaten Dexrazoxan gegeben werden. Da Doxorubicin in der Leber metabolisiert wird, müssen die Dosen der Leberfunktion angepasst werden. Daunorubicin ist mit Doxorubicin nahe verwandt und wurde frühzeitig in die Leukämiebehandlung eingeführt, wo es aufgrund seiner geringeren Stammzell- und Schleimhauttoxizität weiterhin im Rahmen kurativer Behandlungsregimes eingesetzt wird. Idarubicin findet ebenfalls Verwendung in der Behandlung der AML und kann die Wirkung von Daunorubicin übertreffen. Durch liposomale Verkapselung von Daunorubicin konnte einerseits die kardiale Toxizität reduziert und andererseits eine bemerkenswerte Wirksamkeit gegenüber dem Kaposi-Sarkom oder dem sarkomatösen multiplen Myelom erzielt werden. Liposomale Doxorubicin-Formulierungen könnten beim Prostatakarzinom wirksam sein.

Unter Bleomycin versteht man ein Gemisch von Glykopeptiden, welche mit Fe^{2+} Komplexe bilden, während sie an die DNS gebunden sind. Es ist auch weiterhin eine wichtige Substanz bei der kurativen Behandlung des Hodgkin-Lymphoms und der Keimzelltumoren. Durch Fe^{2+}-Oxidation entstehen Superoxid- und Hydroxylradikale. Das Medikament verursacht eine allenfalls geringe Knochenmarktoxizität. Die Substanz wird rasch renal eliminiert und muss der Nierenfunktion angepasst dosiert werden, um überschießende Haut- oder Lungenschäden zu vermeiden. Bleomycin ist nicht gewebetoxisch und kann intravenös, intramuskulär oder subkutan appliziert werden. Häufige Nebenwirkungen sind Fieber und Schüttelfrost, Flush- und Raynaud-Symptomatik. Bei rascher intravenöser Applikation kann es zu hypertensiven Krisen kommen. Das Auftreten von anaphylaktoiden Reaktionen bei früheren Präparationen führte zu der Empfehlung der Gabe einer Testdosis von 0,5–1 IE, bevor der Rest des Medikaments verabreicht wird. Die am meisten gefürchtete Komplikation der Bleomycinbehandlung ist die Lungenfibrose, die insbesondere bei einer kumulativen Dosis von mehr als 300 IE befürchtet werden muss und nur wenig auf Glukokortikoide anspricht. Das erste Zeichen dieser Lungentoxizität ist der Abfall in der CO-Diffusionskapazität oder Husten, doch wurde auch nach Beendigung der Bleomycinmedikation eine Verschlechterung der Lungenfunktion beobachtet. Bleomycin wird durch eine Bleomycinhydrolase inaktiviert, deren Konzentration in Haut und Lungen physiologisch vermindert ist. Da der bleomycinabhängige Elektronentransport PO_2-abhängig ist, kann die Bleomycintoxizität nach vorübergehender Exposition mit hohen PO_2-Werten manifest werden. Daher sollte bei Patienten mit vorangehender Bleomycinexposition der niedrigste inspiratorische Sauerstoffpartialdruck verwendet werden, der eine adäquate Gewebeoxygenierung sicherstellt.

Mitoxantron ist eine synthetische Verbindung, die entwickelt wurde, um bei gleicher Wirksamkeit die Kardiotoxizität von Doxorubicin zu reduzieren. Tatsächlich ist es weniger kardiotoxisch als Doxorubicin, wenn man den Quotienten aus kardiotoxischer und therapeutisch effektiver Dosis berechnet. Kumulative Dosen von über 150 mg/m² führten dennoch mit einer Inzidenz von etwa 10 % zu Kardiomyopathien. Der Stellenwert von Mitoxantron im Rahmen der zytostatischen Therapie ist noch unzureichend definiert. Insbesondere in der adjuvanten Therapie des Mammakarzinoms kam es kurz nach Exposition gegenüber Mitoxantron zur akuten Promyelozytenleukämie (APL).

Etoposid wird synthetisch hergestellt. Es ist vom pflanzlichen Podophyllotoxin abgeleitet und bindet in einem reversiblen tertiären Komplex direkt an Topoisomerase II und DNS. Dabei stabilisiert es das kovalente Zwischenprodukt aus Topoisomerase und DNS. Die Substanz verursacht bevorzugt einen Stopp in G_2 an einem Kontrollpunkt. Klinische Nebenwirkungen sind vor allem Myelosuppression, Nausea und eine passagere Hypotension bei rascher intravenöser Applikation. Etoposid ist mäßig gewebetoxisch, sonst jedoch vergleichsweise nebenwirkungsarm. Bei höheren Dosierungen können Topoisomerase-II-Inhibitoren bei 1 % der Patienten akute Leukämien verursachen, die mit Veränderungen von Chromosom 11q23 einhergehen.

Camptothecin wurde aus Extrakten eines chinesischen Baumes gewonnen und hatte in präklinischen Mausmodellen bemerkenswerte antileukämische Wirkungen. Frühe klinische Studien mit dem Natriumsalz des hydrolysierten Camptothecinlaktons führten zu deutlichen Toxizitäten bei geringer Tumorwirksamkeit. Die Identifikation der Topoisomerase I als Zielstruktur von Camptothecin und die Notwendigkeit, die Laktonstruktur zu bewahren, führten zur Untersuchung aktiver Analoga. Topoisomerase I öffnet durch Einführung von Einzelstrangbrüchen die DNS-Spirale und eröffnet der komplementären DNS-Kette Rotationsmöglichkeit. Durch die von der Topoisomerase I in der S-Phase verursachten Einzelstrangbrüche kommt es, wenn diese nicht unmittelbar repariert werden, zur fortschreitenden Replikation an einem DNS-Strang dieser Bruchstelle. Der entstehende DNS-Schaden ist ein wirksames Apoptoseinduktionssignal. Camptothecine stabilisieren den DNS-Topoisomerase-I-Komplex im Sinne eines spaltbaren Komplexes ähnlich der Aktion von Etoposid mit DNS und Topoisomerase II. Topotecan ist ein Camptothecinderivat für die Behandlung von Ovarialkarzinomen und kleinzelligen Bronchialkarzinomen. An Nebenwirkungen sind insbesondere eine Myelosuppression und Mukositis zu erwähnen. CPT-11 oder Irinotecan ist ein Camptothecin mit nachgewiesener Wirksamkeit bei kolorektalen Karzinomen. Neben einer Myelosuppression verursacht es durch seinen toxischen Metaboliten SN-38 eine sekretorische cholinerge Diarrhö. Besonders hoch sind die Spiegel von SN-38 bei der Gilbert-Krankheit, die durch einen Defekt der Glucuronyltransferase entsteht und mit einer indirekten Hyperbilirubinämie einhergeht. In den USA weisen etwa 10 % der weißen Bevölkerung eine Gilbert-Krankheit auf. Die Diarrhö spricht meist gut auf Loperamid oder Octreotid an.

Zytostatika mit indirekter Beeinträchtigung der DNS-Funktion: Antimetaboliten

Eine weit gefasste Definition der Antimetaboliten beinhaltet Verbindungen mit struktureller Ähnlichkeit zu Vorläufermolekülen von Purinen und Pyrimidinen und solchen Substanzen, die mit der Purin- oder Pyrymidinsynthese interferieren. Antimetaboliten können indirekt DNS-Schäden verursachen: durch Fehleinbau in die DNS, Störungen des zeitlichen Rahmens oder des Fortschreitens der DNS-Synthese oder durch veränderte Funktionen von Enzymen zur Pyrimidin- und Purinbiosynthese. Sie entfalten ihre größte Toxizität gegenüber Zellen in der S-Phase, wobei das Ausmaß der Schädigung mit der Expositionsdauer zunimmt. Häufige Nebenwirkungen sind eine Stomatitis, Diarrhö und Myelosuppression. Sekundäre Malignome entstehen durch ihre Anwendung nicht.

Methotrexat hemmt die Dihydrofolatreduktase, die im Thymidinstoffwechsel oxidierte in reduzierte Folate überführt. Ohne reduzierte Folate sterben die Zellen am Thymidinmangel. N5-Tetrahydrofolsäure oder N5-Formyltetrahydrofolat (Leucovorin) kann den methotrexatbedingten Block umgehen. Methotrexat und andere reduzierte Folate werden aktiv in die Zellen transportiert, doch können hohe Konzentrationen von Methotrexat diesen Transport umgehen und direkt in die Zellen diffundieren. Diese Eigenschaften haben zur Entwicklung der Hochdosismethotrexatbehandlung mit Leucovorin-Rescue des normalen Knochenmarks und der Schleimhaut geführt, die Teil von kurativen Behandlungen bei Osteosarkom und hämatopoetischen Neoplasmen von Kindern und Erwachsenen sind. Methotrexat wird durch die Niere glomerulär filtriert und tubulär sezerniert, woraus sich die erhöhte Toxizität bei Nierendysfunktion sowie die Interaktion mit Medikamenten wie Salizylaten, Probenecid und nicht steroidalen Antiphlogistika erklärt, die tubulär sezerniert werden. Bei normaler Nierenfunktion „antagonisieren" 3–4 × 15 mg/m² Leucovorin verteilt über 24 Stunden 10^{-8}–10^{-6}-M-Methotrexat. Bei verminderter Kreatinin-Clearance werden jedoch Leucovorindosen von 50–100 mg/m² eingesetzt, bis die Methotrexatspiegel unter 5×10^{-8} M gesunken sind. Neben der Knochenmarksuppression und Schleimhautschädigung kann Methotrexat durch Auskristallisierung in den renalen Tubuli zum Nierenversagen führen. Zur Vermeidung dieser Toxizität wird im Rahmen von Hochdosistherapieregimes der Urin alkalysiert und eine forcierte Diurese durch Hydratation sichergestellt. Methotrexat kann langsam aus flüssigkeitsgefüllten „dritten" Räumen rückverteilt werden und dadurch eine prolongierte Myelosuppression verursachen. Seltenere Nebenwirkungen sind ein Transaminasenanstieg und ein hypersensitivitätsähnliches pulmonales Syndrom. Niedrig dosiertes Methotrexat kann bei chronischer Einnahme, wie bei Autoimmunprozessen, zur Leberfibrose führen. Bei intrathekaler Applikation kann Methotrexat eine chemische Arachnoiditis und ZNS-Störungen verursachen.

Permetrexed ist ein neuer *folatorientierter* Antimetabolit. Der Wirkungsmechanismus ist zielgerichtet, da es zur Hemmung der Aktivität von einigen Enzymen kommt, zu denen auch die Thymidylatsynthetase, die Dihydrofolatreduktase und die Glycinamidribonukleotidformyltransferase gehören, wodurch sowohl die Purin- als auch die Pyrimidinsynthese beeinträchtigt werden. Um Toxizitäten im normalen Gewebe zu vermeiden, sollen Patienten unter Therapie mit Permetrexed niedrig dosierte Folsäure bzw. Vitamin B_{12} erhalten. Permetrexed hat weiterhin bemerkenswerte Aktivität bei bestimmten Lungentumoren und, in Kombination mit Cisplatin, gegen Mesotheliome. Palatrexat ist ein Antifolat, das zur Behandlung des T-Zell-Lymphoms zugelassen ist und sehr effektiv in die Krebszellen transportiert wird.

5-Fluorouracil (5-FU) ist ein frühes Beispiel für eine rationale Medikamentenentwicklung, die von der Beobachtung ausging, dass Tumorzellen – insbesondere des Gastrointestinaltrakts – Uracil effizienter in die DNS einbauen als normale Zellen. 5-FU wird in Zellen zu 5-FUMP metabolisiert, welches die Thymidilatsynthetase (TS) hemmt. Außerdem kann der Einbau in die DNS zu Einzelstrangbrüchen führen, und auch die RNS kann fälschlicherweise FUMP einbauen. 5-FU wird durch die Dihydropyrimidindehydrogenase metabolisiert, sodass Mangelzustände dieses Enzyms zu einer exzessiven Toxizität von 5-FU führen können. Die Bioverfügbarkeit nach oraler Applikation variiert unvorhersehbar, doch oral applizierbare 5-FU-Analoga wie Capecitabin erzielen mindestens eine gleichwertige Aktivität, verglichen mit parenteraler 5-FU-Gabe. Die intravenöse Applikation führt bei kurzer Infusionsdauer bevorzugt zur Knochenmarksuppression und nach prolongierter Gabe häufig zur Stomatitis. Leucovorin verstärkt die Toxizität und Aktivität von 5-FU, indem es die Bildung eines kovalenten Komplexes aus 5-FU-reduziertem Folat und TS fördert. Seltenere Nebenwirkungen betreffen die ZNS-Dysfunktion mit im Vordergrund stehenden Kleinhirnzeichen und endotheliale Schäden mit Thrombosen, Lungenembolien und Myokardinfarkten.

Cytarabin (AraC) wird nach Bildung eines ARA-CTP in die DNS eingebaut, wodurch eine S-Phasen-bezogene Toxizität resultiert. Kontinuierliche Infusionsregimes erlauben eine maximale Wirksamkeit. Ara-C kann auch intrathekal appliziert werden. Nebenwirkungen sind Nausea, Diarrhö, Stomatitis, chemische Konjunktivitis und zerebrale Ataxie. Gemcitabin ist ein Cytosinderivat, das ähnlich wie AraC nach Umwandlung in das entsprechende Triphosphat in die DNS eingebaut wird und DNS-Brüche und Reparaturstörungen verursacht. Im Gegensatz zu Ara-C werden die Schäden nur unzureichend repariert. Gemcitabin scheint bei vielen soliden Tumoren wirksam zu sein und besitzt nur eine geringe, nicht myelosuppressive Toxizität. 6-Thioguanin und 6-Mercaptopurin (6-MP) werden zur Behandlung akuter Leukämien eingesetzt. Obwohl sie oral appliziert werden, zeigen sie eine sehr wechselnde Bioverfügbarkeit. 6-MP wird durch die Xanthinoxydase metabolisiert und muss daher bei Komedikation mit Allopurinol dosisreduziert werden. Außerdem wird 6MP auch durch die Thiopurinmethyltransferase metabolisiert; ein genetischer Defekt der Thiopurinmethyltransferase führt zu einer stark erhöhten Toxizität.

Fludarabin ist ein Vorläuferwirkstoff des F-Adenin-Arabinosids (F-Ara-A), das entwickelt wurde, um die Inaktivierung von Ara-A durch die Adenosindesaminase zu vermeiden. Ara-A wird in die DNS eingebaut und verursacht eine verzögerte Toxizität auch in Zellen mit geringer Wachstumsfraktion, wie bei chronisch lymphatischer Leukämie und follikulärem B-Zell-Lymphom. Die ZNS-Dysfunktion und therapiebedingte T-Zell-Depletion mit der Neigung zu opportunistischen Infektionen sind neben der Myelosuppression die wesentlichen Nebenwirkungen. 2-Chlorodesoxyadenosin (2-CDA) ist eine ähnliche Verbindung zur Behandlung der Haarzell-Leukämie. 2-CDA hemmt die Adenosindesaminase und führt zu ansteigenden dATP-Spiegeln mit nachfolgender Hemmung der Ribuonukleotidreduktase und erhöhter Apoptoseneigung, insbesondere bei T-Zellen. Nierenversagen und ZNS-Dysfunktionen sind wesentliche Nebenwirkungen zusätzlich zur Immunsuppression. Hydroxyurea hemmt die Ribonukleotidreduktase und führt zu einem S-Phase-Block. Es hat bei oraler Applikation eine gute Bioverfügbarkeit und stellt ein Medikament der Wahl für myeloproliferative Neoplasien dar.

Asparaginase ist kein Antimetabolit im klassischen Sinne, da es zum Abfall der extrazellulären Asparagenspiegel führt und damit die Proteinsynthese in bestimmten leukämischen Zellen hemmt. Es hemmt auch die zur DNS-Synthese notwendige Proteinsynthese und führt damit zu einem ähnlichen funktionellen Ergebnis wie klassische kleinmolekulare Antimetaboliten. Da Asparaginase ein Fremdprotein ist, sind Hypersensitivitätsreaktionen häufig, ebenso Effekte auf Organe wie Pankreas und Leber, die eine kontinuierliche Proteinsynthese benötigen. Folge ist eine verminderte Insulinsekretion mit Gefahr einer Hyperglykämie mit oder ohne Hyperamylasämie und Störungen der plasmatischen Gerinnung.

Daher sollte die Gabe von Asparaginase mit sorgfältigen Gerinnungskontrollen verbunden sein. Paradoxerweise kann es jedoch durch Verbrauch antikoagulatorischer Faktoren zu Sinusvenenthrombosen kommen.

Inhibitoren des Mitosespindelapparates

Mikrotubuli sind zelluläre Strukturen, welche die Mitosespindel bilden und in der Interphase für die zelluläre Struktur sowie für verschiedene Bewegungs- und Sekretionsvorgänge notwendig sind. Sie bestehen aus repetitiven, nicht kovalent verbundenen Multimeren eines Heterodimers aus α- und β-Isoformen des Proteins Tubulin. Vincristin bindet an das Tubulindimer und führt damit zu Disaggregation der Mikrotubuli und nachfolgendem Zellzyklusblock in der M-Phase. Allerdings treten auch toxische Wirkungen in der G_1- und S-Phase auf. Da Vincristin in der Leber metabolisiert wird, ist bei eingeschränkter Leberfunktion eine Dosisanpassung notwendig. Vincristin ist sehr gewebetoxisch. Paravasate können mit lokaler Wärme und Infiltration der betroffenen Region mit Hyaluronidase behandelt werden. Die Substanz wirkt tödlich, wenn sie versehentlich intrathekal appliziert wird. Bei den klinisch eingesetzten Dosen sind sensible Neuropathien häufig. Kinder tolerieren 2 mg/m^2, bei Erwachsenen sind 2 mg die maximale Gesamtdosis, um die Inzidenz einer einschränkenden chronischen Neuropathie zu reduzieren. Ob diese Dosiseinschränkung zu einer reduzierten Wirksamkeit von kurativen Therapieregimen führt, ist unklar. Akute neuropathische Wirkungen sind Kieferschmerzen, ein paralytischer Ileus, Harnverhalt sowie das Syndrom der inadäquaten ADH-Sekretion. Eine Myelosuppression wird nicht beobachtet. Vinblastin ist ähnlich mit dem Unterschied, dass es stärker myelotoxisch mit vermehrten Thrombozytopenien und auch Mukositis und Stomatitis ist. Vinorelbin ist ein weiteres Vinca-Alkaloid, das sich im Resistenzverhalten von Vincristin und Vinblastin unterscheidet. Es kann auch oral appliziert werden.

Von den Taxanen werden Paclitaxel und Docetaxel klinisch eingesetzt. Diese Medikamente unterscheiden sich von den Vinca-Alkaloiden dadurch, dass sie die Mikrotubuli gegen Depolymerisation stabilisieren. Die so „stabilisierten" Mikrotubuli sind funktionsgestört und nicht in der Lage, die normalen dynamischen Veränderungen der Mikrotubulifunktion während des Zellzyklus durchzuführen. Die Taxane gehören zu den antineoplastischen Medikamenten mit einem sehr breiten Effekt bei verschiedenen soliden Tumoren, wie Ovarialkarzinomen, Mammakarzinomen, Kaposi-Sarkom und Bronchialkarzinom. Taxane werden intravenös appliziert, wobei Paclitaxel ein cremophorhaltiges Lösungsmittel benötigt, das Hypersensitivitätsreaktionen auslösen kann. Die Prämedikation mit Dexamethason (8–16 mg p.o. oder i.v., 12 und 6 Stunden vor Behandlung), Diphenhydramin (50 mg) und Cimitedin (300 mg) – beide etwa 30 Minuten vor Behandlung – reduziert das Risiko von Hypersensitivitätsreaktionen, ohne es gänzlich zu vermeiden. Docetaxel enthält Polysorbat 80, welches zu Flüssigkeitsreduktion und Hypersensitivitätsreaktionen führen kann, sodass meist eine Dexamethasonprämedikation mit und ohne Antihistamine empfohlen wird. Eine proteingebundene Form von Paclitaxel (Nab-Paclitaxel) hat eine wenigstens äquipotente Wirkung und ein reduziertes Risiko für Hypersensitivitäten. Paclitaxel verursacht Hypersensitivitätsreaktionen, eine Myelosuppression sowie periphere sensorische und motorische Neuropathien. Herzrhythmusstörungen wurden in Phase-I- und -II-Studien meist als asymptomatische Bradykardie beobachtet sowie sehr selten als Reizleitungsblock unterschiedlichen Grades. Für die meisten Patienten ist dies ohne klinische Relevanz. Gelegentliche Myokardischämien unter Paclitaxelapplikation konnten dem Medikament nicht eindeutig zugeordnet werden. Docetaxel verursacht eine ähnlich ausgeprägte Myelosuppression und Neuropathie. Hypersensitivitätsreakionen, einschließlich Bronchospasmen, Atemnot und Hypotonie, sind seltener, treten jedoch in leichteren Formen bei bis zu einem Viertel der Patienten auf. Die beobachtete Flüssigkeitsretention scheint auf einem vaskulären Leck zu beruhen und kann vorbestehende Ergüsse verstärken. Ein Hautausschlag kann die Applikation von Docetaxel komplizieren, meist in Form eines makulopapulären juckenden Erythems an den Unterarmen sowie gelegentlich mit Fingernagelveränderungen und Hautverfärbungen. Die Stomatitis scheint etwas häufiger aufzutreten als bei Paclitaxel. Cabazitaxel ist ein Taxan, das vermutlich wegen des besseren lokalen Anflutens eine etwas bessere Aktivität beim Prostatakarzinom aufweist als die Taxane früherer Generationen.

Die Resistenz gegen Taxane beruht vermutlich auf dem effizienten Efflux der Substanzen aus den Tumorzellen durch das p170-P-Glykoprotein (mdr-Genprodukt) oder auf Varianten oder Mutationen von Tubulin. Epothilone sind eine neue Substanzgruppe, die Mikrotubuli stabilisiert und die extra für die Behandlung taxanresistenter Tumoren optimiert wurden. Ixabepilon wirkt nachweislich bei Mammakarzinomen, die gegen Taxane und Anthrazykline, wie Doxorubicin, resistent sind. Es geht mit akzeptablen vorhersehbaren Nebenwirkungen einher, wie einer Myelosuppression, und kann auch eine periphere sensible Neuropathie auslösen. Eribulin ist eine gegen die Mikrotubuli gerichtete Substanz und ist bei Patienten aktiv, bei denen es unter der Behandlung mit Taxanen zur Krankheitsprogression gekommen ist. Seine Wirkungsweise hat stärkere Ähnlichkeit mit derjenigen der Vinca-Alkaloide, die unerwünschten Wirkungen ähneln jedoch denen der Vinca-Alkaloide und Taxane.

Estramustin wurde ursprünglich als ein Senfgasabkömmling synthetisiert, der bei östrogenrezeptorpositiven Malignomen sinnvoll sein könnte. Obwohl jedoch keine direkte Interaktion mit der DNS beobachtet wurde, kam es überraschenderweise zu einem Stopp des Zellzyklus in der Metaphase. Weitere Untersuchungen zeigten, dass die Substanz an mikrotubiliassoziierte Proteine bindet und somit die Mikrotubulusfunktion stört. Estramustin bindet an estramustinbindende Proteine (EMBP), die insbesondere im Prostatagewebe exprimiert werden. Das Medikament wird in oraler Formulierung bei metastasiertem Prostatakarzinom eingesetzt. Gastrointestinale und kardiovaskuläre Nebenwirkungen, die auf den Östrogenanteil bezogen werden, kommen bei bis zu 10 % der Patienten vor und umfassen unter anderem die Verschlechterung einer Herzinsuffizienz und thromboembolische Komplikationen. Auch eine Gynäkomastie und überempfindliche Brustwarzen können auftreten.

Gezielte Therapie

Gegen Hormonrezeptoren gerichtete Therapie Die Moleküle, die mit dem Steroidhormonrezeptor interagieren, sind zu einem bedeutenden Ziel von Medikamenten im Rahmen der onkologischen Therapie geworden. Durch Bindung ihrer jeweiligen Liganden modulieren diese Rezeptoren die Gentranskription und können in bestimmten Geweben Apoptose auslösen. Die pharmakologische Wirkung ahmt den normalen Effekt in nicht entartetem Gewebe nach, wobei gelegentlich auch indirekte Wirkungen auf die Tumoren nachweisbar sind. Während der angreifbare Hormonrezeptor in manchen Tumoren, wie dem Mammakarzinom, erst nachgewiesen werden muss, ist dies bei anderen Tumoren, wie dem Prostatakarzinom (Androgenrezeptor) und lymphatischen Neoplasien (Glukokortikoidrezeptor), nicht erforderlich, weil der fragliche Rezeptor immer im Tumor vorhanden ist.

Glukokortikoide werden üblicherweise kurzzeitig hoch dosiert bei Leukämien und Lymphomen zur Auslösung der Apoptose angesetzt. Das Cushing-Syndrom oder die unbeabsichtigte Nebenniereninsuffizienz nach Absetzen der Glukokortikoide gehören neben den Infektionen, welche für immunsupprimierte Patienten typisch sind (insbesondere mit Pneumocystis jiroveci), zu den wesentlichen Nebenwirkungen.

Tamoxifen ist ein inkompletter Östrogenrezeptorantagonist, der bei Patienten mit östrogenrezeptorpositiven Tumoren 10-mal wirksamer ist als bei Tumoren mit geringer oder fehlender Expression. Es ist eine Art Prototyp der gezielten molekularen Therapie. Aufgrund seiner agonistischen Wirkung an Gefäßen und Uterus gehören ein etwas erhöhtes Risiko für kardiovaskuläre Komplikationen, wie Thromboembolien, und ein gering erhöhtes Risiko für Endometriumkarzinome bei chronischer Medikation zu seinen Nebenwirkungen. Progesteronähnliche Substanzen, wie Medroxyprogesteronacetat, Androgene einschließlich des Fluoxymesterons (Halotestin) und, paradoxerweise, Östrogene haben in etwa die gleiche Wirksamkeit bei der primären hormonellen Behandlung von Patientinnen mit Mammakarzinom mit erhöhter Östrogenrezeptor-Proteinexpression. Östrogen wird wegen deutlicher kardiovaskulärer und endometriumkarzinominduzierender Nebenwirkungen nicht oft eingesetzt.

Aromatasen sind eine Familie von Enzymen, die die Bildung von Östrogenen in unterschiedlichen Geweben katalysieren. Zu diesen Gewebetypen gehören u. a. Ovarialgewebe, peripheres Fettgewebe und einige maligne Gewebetypen. Es gibt zwei Typen von Aromataseinhibitoren. Zum einen die irreversiblen Steroidanaloga wie Exemestan und zum anderen die reversiblen Inhibitoren wie Anastrozol oder Letrozol. Anastrozol ist Tamoxifen überlegen in der adjuvanten Therapie des Mammakarzinoms bei postmenopausalen Patientinnen mit östrogenrezeptorpositiven Tumoren. Letrozol ist wirksam im Anschluss an eine Tamoxifentherapie. Zu den Nebenwirkungen von Aromataseinhibitoren gehört auch ein erhöhtes Osteoporoserisiko.

Prostatakrebs wurde häufig mit Diethylstilbesterol (DES) behandelt, das als Östrogen im Hypothalamus die Produktion von LH reduziert und damit zu einer verminderten Testosteronproduktion der Hoden führt. Die Orchiektomie ist ähnlich wirksam wie mittlere DES-Dosen und führt bei 80 % der primär behandelten Patienten mit Prostatakarzinom ohne das DES-abhängige kardiovaskuläre Risiko zu einem Ansprechen. Bei Ablehnung der Orchiektomie durch den Patienten kann die Androgenproduktion des Hodens durch LHRH-Agonisten, wie Leuprolid und Goserelin, erreicht werden. Diese Substanzen verursachen eine ständige Stimulation des LHRH-Rezeptors mit Verlust der normalen repetitiven Aktivierung, wodurch es zur verminderten Freisetzung von LH aus der Hypophyse kommt. Als primäre hormonelle Behandlung bei Prostatakarzinom kann man daher zwischen Orchiektomie oder LHRH-Analoga wählen, beides zusammen ist wenig sinnvoll. Die zusätzliche Akuttherapie mit einem Androgenrezeptorantagonisten, wie Flutamid oder Bicalutamid, ist von unklarer zusätzlicher Bedeutung in Bezug auf das Gesamtansprechen und dessen Dauer, verhindert aber sicher die Aktivierung des Androgenrezeptors durch Nebennierenandrogene, sodass der kombinierte Einsatz von Orchiektomie oder LHRH-Agonisten plus Androgenantagonisten im Sinne einer *totalen Androgenblockade* empfohlen wird. Auch Enzalutamid bindet an den Androgenrezeptor und antagonisiert die Androgenwirkung auf eine bestimmte mechanistische Weise. Von den Inhibitoren der Aromatase wurden Substanzen abgeleitet, welche die Synthese von Testosteron und anderen Androgenen im Hoden, der Nebenniere und der Prostata hemmen. Abirateron hemmt die 17α-Hydroxylase/C17,20-Lyase (CYP 17A1) und ist beim Prostatakarzinom, das trotz Androgenblockade eine Progredienz zeigte, aktiv.

Tumoren, die auf eine primär hormonelle Behandlung reagieren, sprechen oft auf eine zweite und dritte hormonelle Behandlung an. So zeigen Mammakarzinome, die auf Tamoxifen angesprochen hatten, bei Progression ein überraschend hohes Ansprechen beim Absetzen von Tamoxifen oder dem anschließenden Einsatz von Progesteronen oder Aromataseinhibitoren. Dementsprechend kann bei der Primärbehandlung von Prostatakarzinomen mit LHRH-Analoga und Androgenrezeptorblockern der Entzug des androgenen Rezeptorantagonisten bei Krankheitsprogression zur Tumorresponse führen. Dies könnte durch die Entwicklung mutierter Steroidhormonrezeptoren erklärt werden, die in Gegenwart der Antagonisten eine wachstumssteigernde Wirkung vermitteln.

Weitere Behandlungsstrategien bei refraktärem steroidhormonrezeptorpositivem Mamma- und Prostatakarzinom können in der Reduktion der Nebennierenproduktion von Androgenen und Östrogenen auch nach Orchiektomie oder Ovarektomie bestehen. Aminoglutethimid und Ketoconazol waren die ersten Substanzen zur Hemmung der Nebennierenproduktion von Steroidhormonen. Die Anwendung dieser frühen Medikamente machte die gleichzeitige Hydrokortisongabe notwendig.

Endokrine Aktivitäten einer zugrunde liegenden onkologischen Erkrankung können auch Komplikationen auslösen. Nebennierenrindenkarzinome können sowohl ein Cushing-Syndrom als auch Syndrome eines Androgenexzesses auslösen. Mitotan kann dem durch Hemmung der Steroidhormonsynthese entgegenwirken. Endokrine Pankreastumoren können schwerste Formen der Diarrhö auslösen, die durch das Somatostatinanalogon Octreotid gut behandelbar sind. Prolaktinsezernierende Tumoren können erfolgreich mit dem Dopaminantagonisten Bromocriptin behandelt werden.

Diagnostisch geführte Therapie Grundlage für die Entdeckung der Substanzen dieses Typs war das Wissen um die Bedeutung der molekularen Angriffspunkte der Medikamente für die Tumorentstehung in verschiedenen Zusammenhängen. Abbildung 30-4 fasst zusammen, wie die gezielten Substanzen wirken. Bei einer diagnostisch geführten gezielten Chemotherapie muss zuvor der jeweilige Angriffspunkt nachgewiesen werden, da sonst die Gabe des Medikamentes sinnlos wäre. Im Gegensatz dazu ist bei gezielt wirkenden Substanzen, die in onkogene Signalwege eingreifen, bislang noch kein Nachweis der Signalwegaktivierung erforderlich oder gelegentlich

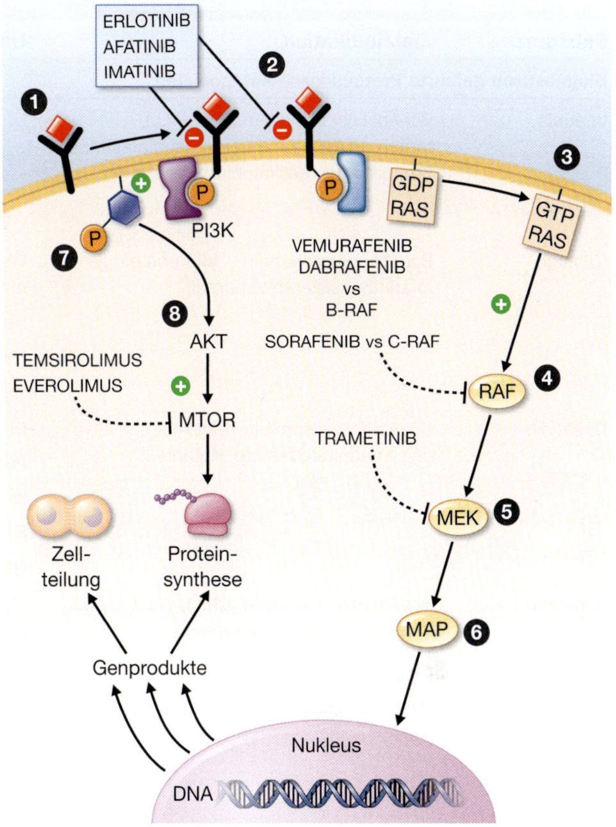

Abbildung 30-4 Gezielte Therapeutika unterbrechen meistens die vom Wachstumsfaktor vermittelten Signalwege des Zellwachstums. Nach der Bindung eines Wachstumsfaktors an seinen Rezeptor (1) wird oft die Tyrosinkinase aktiviert, insbesondere nach Dimerisierung des Rezeptors (2). Dadurch kommt es zur Autophosphorylierung des Rezeptors und zum Andocken von Adapterpoteinen. Ein wichtiger aktivierter Signalweg tritt nach dem Austausch von GDP gegen GTP in der RAS-Familie der Protoonkogenprodukte auf (3). GTP-RAS aktiviert die RAF-Protoonkogenkinase (4) und führt so zu einer Phosphorylierungskaskade der Kinasen (5, 6), die schlussendlich Signale an die Regulatoren der Genfunktion übermittelt, damit Transkriptoren gebildet werden, die den Zellzyklus aktivieren und die Proteinsynthese erhöhen. Parallel dazu können die Tyrosin-phosphorylierten Rezeptoren die Phosphatidylinositol-3-Kinase aktivieren, damit sie das Lipid Phosphatidyl-inositol-3-phosphat phosphoryliert (7). Dadurch wird die AKT-Kinase aktiviert (8), die ihrerseits die Mammalian-Target-of-Rapamycin-Kinase (mTOR-Kinase) aktiviert. Diese erhöht direkt die Translation der Schlüssel-mRNS für die Produktion von Genen, die das Zellwachstum regulieren. Erlotinib und Afatinib sind Beispiele für Inhibitoren der Tyrosinkinase des Epidermal-Growth-Factor-Rezeptors. Imatinib wirkt auf die Nicht-Rezeptor-Tyrosinkinase bcr-abl oder die membrangebundene c-KIT-Tyrosinkinase. Vemurafenib und Dabrafenib wirken auf die B-Isoform von RAF (nur beim Melanom) und Sorafenib hemmt c-RAF. Trametinib wirkt auf MEK. Temsirolimus und Everolimus hemmen die mTOR-Kinase zur Herabregulation der Translation onkogener mRNS.

möglich, wobei dieser Bereich derzeit Gegenstand der klinischen Forschung ist. Tabelle 30-5 führt die derzeit zugelassenen gezielten Chemotherapeutika und Angaben zu ihrem Gerbrauch auf.

Tabelle 30-5

SUBSTANZEN ZUR MOLEKULAR GEZIELTEN THERAPIE

Substanz	Ziel/Indikation	Unerwünschte Ereignisse	Anmerkungen
Diagnostisch geführte Proteinkinase-Antagonisten			
Imatinib	Bcr-Abl-Fusionsprotein (CML/ALL), c-kit-Mutanten, PDGFR-Varianten (gastrointestinaler Stromatumor, eosinophile Syndrome)	Übelkeit Periorbitalödem Selten Herzinsuffizienz QTc-Verlängerung	Myelosuppression bei soliden Tumoren selten
Nilotinib	Bcr-Abl-Fusionsprotein (CML) und einige Imatinib-resistente Varianten	Wechselwirkung mit durch CYP3A4 metabolisierten Medikamenten Herzinsuffizienz Hepatotoxizität Hypothyreose	Chronische Phase und Patienten mit Resistenz gegenüber Imatinib
Dasatinib	Bcr-Abl-Fusionsprotein (CML/ALL), Wildtyp und Imatinib-resistente Mutanten	Myelosuppression (Blutung, Infektion) Pulmonale Hypertonie Herzinsuffizienz Flüssigkeitsretention QTc-Verlängerung	Chronische Phase und Resistenz gegenüber Imatinib oder Nilotinib
Bosutinib	Bcr-Abl-Fusionsprotein (CML), Wildtyp und Imatinib-resistente Mutanten	Myelosuppression Hepatisch QTc-Verlängerung	Chronische Phase und Resistenz gegenüber Imatinib oder Nilotinib
Ponatinib	T315I-Mutation des Bcr-Abl-Fusionsproteins (CML)	Gerinnung Hepatisch Herzinsuffizienz Pankreatitis Neuropathie Exanthem	
Gefitinib	Erstlinientherapie des NSCLC mit Mutation der ATP-Bindungsstelle von EGFR	Diarrhö Interstitielle Pneumonitis	
Erlotinib	Erstlinientherapie des NSCLC mit Mutation der ATP-Bindungsstelle von EGFR, Zweitlinientherapie des NSCLC mit Wildtyp-EGFR	Exanthem Diarrhö Selten interstitielle Pneumonitis	1 h vor, 2 h nach den Mahlzeiten
Afatinib	Erstlinientherapie des NSCLC mit Mutation der ATP-Bindungsstelle von EGFR	Diarrhö Haut	Interaktion mit Pgp-Inhibitoren
Crizotinib	EML4-Alk-Fusionsprotein	Interstitielle Pneumonitis Hepatisch QTc-Verlängerung Bradykardie	
Vemurafenib	BRAF V600E beim Melanom	Übelkeit Exanthem Haut Sekundäre kutane Neoplasien	
Dabrafenib	BRAF V600E beim Melanom	Haut Sekundäre kutane Neoplasien	
Trametinib	BRAF V600E beim Melanom (in der Monotherapie und in Kombination mit Dabrafenib)	Exanthem Diarrhö Lymphödem In Kombination mit Dabrafenib Zweitmalignome, Blutung, venöse Thrombose, Herzinsuffizienz, okulär, Hyperglykämie	

Fortsetzung

Tabelle 30-5 ***(Fortsetzung)***

Substanz	Ziel/Indikation	Unerwünschte Ereignisse	Anmerkungen
Diagnostisch geführtes Retinoid			
Tretinoin	APL t(15,17)	Teratogen Haut APL-Differenzierungssyndrom: Lungenfunktionsstörung/-infiltrat, Pleura-/Perikarderguss, Fieber	
Nicht diagnostisch geführtes Retinoid			
Bexaroten	Kutanes T-Zell-Lymphom	Hypercholesterinämie Hypertriglyzeridämie Haut Teratogen Zentrale Hypothyreose	
Multikinase-Inhibitoren			
Sorafenib	c-raf, VEGFR Nierenzellkarzinom, hepatozelluläres Karzinom, differenziertes Schilddrüsenkarzinom	Diarrhö Hand-Fuß-Syndrom Andere Exantheme Hypertonie Herzinsuffizienz	
Pazopanib	VEGFR, c-kit, PDGFR Nierenzellkarzinom, Weichgewebesarkom	Müdigkeit Diarrhö/gastrointestinal Hypertonie Thrombosen QTc	
Regorafenib	VEGFR/TIE2 Kolorektales Karzinom (Zweitlinientherapie); gastrointestinaler Stromatumor	Hypertonie Hand-Fuß-Syndrom Thrombosen Perforationen	
Sunitinib	VEGFR Nierenzellkarzinom, neuroendokriner Pankreastumor, gastrointestinaler Stromatumor	Müdigkeit Diarrhö Neutropenie	
Vandetanib	VEGFR, ret, EGFR Medulläres Schilddrüsenkarzinom	Diarrhö Exanthem Hypertonie Verlängerte QTc Thrombosen	
Cabozantinib	VEGFR, c-met Medulläres Schilddrüsenkarzinom	Hypertonie Wundheilung Fisteln Osteonekrosen Proteinurie	
Axitinib	VEGFR, PDGFR, c-kit Nierenzellkarzinom (Zweitlinientherapie)	Diarrhö/andere gastrointestinale Müdigkeit Hand-Fuß-Syndrom	

Fortsetzung

Tabelle 30-5 **(*Fortsetzung*)**

Substanz	Ziel/Indikation	Unerwünschte Ereignisse	Anmerkungen
Proteasom-Inhibitoren			
Bortezomib	Multiples Myelom, Mantelzell-Lymphom	Neuropathie Thrombozytopenie Gastrointestinal	
Carfilzomib	Multiples Myelom (Zweitlinientherapie)	Infusionsreaktion Herzinsuffizienz Thrombozytopenie Pulmonal Tumorlyse	
Histondeacetylase-Inhibitoren			
Vorinostat	Kutanes T-Zell-Lymphom (Zweitlinientherapie)	Müdigkeit Diarrhö Thrombozytopenie Embolie	
Romidepsin	Kutanes T-Zell-Lymphom (Zweitlinientherapie)	Übelkeit, Erbrechen Zytopenien Herzleitungsstörungen	
mTOR-Inhibitoren			
Temsirolimus	Nierenzellkarzinom (Zweitlinientherapie oder schlechte Prognose)	Stomatitis Thrombozytopenie Übelkeit Anorexie, Müdigkeit Metabolisch (Glukose, Lipid)	
Everolimus	Fortgeschrittenes Nierenzellkarzinom, subependymales Riesenzellastrozytom, Mammakarzinom (hormonrezeptorpositiv, resistent gegen Antiöstrogen), neuroendokriner Pankreastumor	Stomatitis Müdigkeit	
Andere			
Arsentrioxid	APL	↑ QTc APL-Differenzierungs-Syndrom (siehe unter Tretinoin)	
Vismodegib	Smoothened Receptor des Hedgehog Pathway Metastasiertes Basalzellkarzinom	Gastrointestinal Haarausfall Müdigkeit Muskelkrämpfe Dysgeusie	

Abkürzungen: APL = akute Promyelozytenleukämie; ALL = akute lymphozytäre Leukämie; CML = chronische myeloische Leukämie; EGFR = Epidermal Growth Factor Receptor; mTOR = mammalian Target of Rapamycin Kinase; NSCLC = nicht kleinzelliges Bronchialkarzinom; PDGFR = Platelet-derived Growth Factor Receptor; Pgp = P-Glykoprotein; VEGFR = Vascular Endothelial Growth Factor Receptor.

Bei hämatologischen Tumoren ist Imatinib das prototypische Mittel. Es interagiert und hemmt die ATP-Bindungsstelle der $p210^{bcr\text{-}abl}$-Proteintyrosinkinase, die durch die t(9;22)-Translokation, das sogenannte Philadelphia-Chromosom bei Patienten mit CML, entsteht. In der Therapie neu diagnostizierter CML in chronischer Phase ist Imatinib der früheren Standardtherapie aus IFN-α und Chemotherapie überlegen. Dagegen hat die Substanz weniger Wirkung in der Blastenkrise der CML, bei der es gehäuft zu strukturverändernden Punktmutationen von $p210^{bcr\text{-}abl}$ bzw. zu zusätzlichen genetischen Veränderungen kommen kann. Das Nebenwirkungsspektrum zeigt eine hohe Tolerabilität, wobei Flüssigkeitsretention, periphere Ödeme und Muskelkrämpfe zu den häufigen Nebenwirkungen gehören. Die Einführung von Imatinib in die Erstlinientherapie der CML hat die Indikation zur allogenen Stammzelltransplantation bei CML-Patienten grundlegend verändert. Nilotinib ist ein

Tyrosinkinaseinhibitor mit gesteigerter Aktivität, der zusätzlich gegen die meisten bekannten Punktmutationen der $p210^{bcr\text{-}abl}$-Tyrosinkinase aktiv ist und ein deutlich verbessertes Nebenwirkungsspektrum besitzt. Unter Nilotinib kann es gelegentlich zur Lipasämie kommen. Dasatinib verfügt sowohl im Vergleich mit Imatinib als auch Nilotinib über die stärkste Aktivität und deckt nahezu alle Punktmutationen von $p210^{bcr\text{-}abl}$ ab. Zu den Nebenwirkungen dieser Substanz gehören Perikard- und Pleuraergüsse. Gleichzeitig weist Dasatinib auch Aktivität gegenüber anderen Tyrosinkinasen, wie den src-Kinasen, auf. Die T315I-Mutante von p210bcr-abl ist resistent gegenüber Imatinib, Nilotinib, Bosutinib und Dasatinib. Ponatinib ist bei Patienten mit dieser p210bcr-abl-Variante aktiv, führt aber vermehrt zu Thromboembolien. Daher wird der Einsatz dieser Klasse gezielter Therapeutika nicht nur vom Vorhandensein der p210bcr-abl-Tyrosinkinase geleitet, sondern auch vom Vorhandensein verschiedener Mutationen in der ATP-Bindungsstelle.

All-trans-Retinsäure (ATRA) wirkt zielgerichtet gegen das PML-Retinsäurerezeptor-alpha-Fusionsprotein, das durch eine t(15;17)-Translokation entsteht und bei nahezu allen Patienten mit akuter Promyelozytenleukämie (APL) nachweisbar ist. Die Substanz ist oral verfügbar und führt zur Ausdifferenzierung des malignen Promyelozytenklons bzw. verbessert die Rate an hämorrhagischen Komplikationen dieser Erkrankung. Das Nebenwirkungsspektrum erstreckt sich auf Kopfschmerzen sowie kutane und gastrointestinale Toxizitäten. Ein weiteres aktives Retinoid ist der synthetische Retinrezeptor-X-Ligand Bexartoten, der Aktivität in kutanen T-Zell-Lymphomen aufweist.

In epithelialen soliden Tumoren wirken die kleinmolekularen Antagonisten des Epidermal Growth Factor (EGF) an der ATP-Bindungsstelle der EGF-Rezeptor-Tyrosinkinase. In ersten klinischen Studien erwies sich Gefitinib als bei einem kleinen Teil der Patienten mit nicht kleinzelligem Bronchialkarzinom (NSCLC) aktiv. Die Nebenwirkungen, meistens Exanthem und Diarrhö, waren meist tolerabel. Die anschließende Auswertung der ansprechenden Patienten ergab bei ihnen eine hohe Frequenz von aktivierenden Mutationen des EGF-Rezeptors. Patienten mit derartigen aktivierenden Mutationen, die initial auf Gefitinib angesprochen hatten, bei denen es aber dann zur Krankheitsprogression gekommen war, hatten weitere Mutationen in dem Enzym erworben, die funktionell analog zu den für die Imatinibresistenz verantwortlichen Mutationsvarianten der CML sind. Erlotinib ist ein weiterer Antagonist der EGF-Rezeptor-Tyrosinkinase, der in klinischen Studien bei der Behandlung des NSCLC zu überlegenen Ergebnissen geführt hat. Bei einem Teil der Patienten, die nach einer Krankheitsprogression behandelt wurden und nicht anhand von aktivierenden Mutationen vorselektiert wurden, verlängerte sich das Gesamtüberleben. Obwohl somit Patienten mit den Wildtyp-EGF-Rezeptoren von einer Behandlung mit Erlotinib profitieren können, wurde vor kurzem gezeigt, dass das Vorhandensein von Mutationen der EGF-Rezeptor-Tyrosinkinase die Grundlage für die Empfehlung von Erlotinib und Afatinib zur Erstlinientherapie des fortgeschrittenen NSCLC sind. Auch Crizotinib, das am alk-Protoonkogen-Fusionsprotein angreift, ist bei der initialen Behandlung des alk-positiven NSCLC von Nutzen. Lapatinib ist ein Tyrosinkinasehemmer mit antagonistischer Aktivität gegen den EGF-Rezeptor und HER2/neu, der für die Behandlung von Mammakarzinomen, die das HER2/neu-Onkoprotein exprimieren, von Bedeutung ist.

Imatinib ist nicht nur gegen die $p210^{bcr\text{-}abl}$-Kinase aktiv, sondern auch gegen die c-kit-Tyrosinkinase (den Rezeptor für den steel-Wachstumsfaktor, der auch als Stammzell-Wachstumsfaktor bezeichnet wird) und gegen den Platelet-derived Growth Factor Receptor (PDGFR), die beide oft von gastrointestinalen Stromasarkomen (GIST) exprimiert werden. Imatinib wird klinisch beim GIST eingesetzt, das sich früher dadurch auszeichnete, dass es gegen alle chemotherapeutischen Ansätze refraktär war. Die Aktivität von Imatinib hängt von der spezifischen Mutationsvariante von kit oder PDGFR im jeweiligen Tumor ab.

Die BRAF-V600E-Mutation wurde in einer nicht unerheblichen Zahl von Melanomen, Schilddrüsentumoren und Haarzell-Leukämien nachgewiesen. Präklinische Modelle unterstützen das Konzept, wonach BRAF-V600E in diesen Tumoren die onkogene Signalgebung antreibt. Vemurafenib und Dabrafenib hemmen selektiv die Aktivität der BRAF-V600E-Serinkinase und erzeugen bei Melanomen mit BRAF-V600E-Mutationen ein deutliches Ansprechen, allerdings traten bei vielen der nur mit einer dieser Substanzen behandelten Patienten Frührezidive auf. Trametinib wirkt abwärts von BRAF-V600E durch direkte Hemmung der MEK-Serinkinase über einen nicht an der ATP-Bindungsstelle angreifenden Mechanismus und erzielte bei Melanomen mit der BRAF-V600E-Mutation ebenfalls gute Ansprechraten. Die Kombination aus Trametinib und Dabrafenib ist sogar noch aktiver, da sie an zwei Punkten in den von BRAF-V600E angetriebenen Signalweg eingreift, der zur Genaktivierung führt.

Onkogenetisch aktivierte Signalwege Diese Substanzgruppe greift ebenfalls Steuermoleküle an, welche die Lebensfähigkeit der Tumorzellen fördern. Allerdings muss dafür das Vorhandensein des jeweiligen Ziels bzw. seiner Variante nicht diagnostisch belegt werden.

Multikinase-Antagonisten sind kleinmolekulare Antagonisten der ATP-Bindungsstelle, die mehr als eine Proteinkinase hemmen und zur Behandlung mehrerer solider Tumoren geeignet sind. Die Substanzen mit überwiegender Aktivität gegen die Tyrosinkinase des Vascular Endothelial Growth Factor Receptor (VEGFR) sind beim Nierenzellkarzinom aktiv. Sorafenib ist ein VEGFR-Antagonist mit Aktivität gegen die raf-Serin-Threonin-Proteinkinase und Regorafenib ist eine eng mit Sorafenib verwandte Substanz, die beim rezidivierten fortgeschrittenen Kolonkarzinom von Nutzen ist. Auch Pazopanib greift vor allem den VEGFR an und ist beim Nierenzellkarzinom und bei Weichgewebesarkomen aktiv. Sunitinib ist gegen VEGFR, PDGFR und c-kit aktiv. Es führt bei Nierenzellkarzinomen und GIST zu einem deutlichen Ansprechen und stabilisiert die Krankheit. Nebenwirkungen der Substanzen mit Anti-VEGFR-Aktivität sind vor allem Hypertonie, Proteinurie sowie seltener Blutungs- und Gerinnungsstörungen und Perforationen der vernarbten gastrointestinalen Läsionen. Daneben treten Müdigkeit, Diarrhö und das Hand-Fuß-Syndrom, mit Erythem und Desquamation der distalen Extremitäten auf, sodass die Dosis gelegentlich und insbesondere bei der Gabe von Sorafenib angepasst werden muss.

Temsirolimus und Everolimus sind Inhibitoren des mammalian Target of Rapamycin (mTOR) und bei Nierenkarzinomen aktiv. Zu den Nebenwirkungen gehören Stomatitis, Müdigkeit sowie Hyperlipidämie (10 %), Myelosuppression (10 %) und seltener eine pulmonale Toxizität. Everolimus ist auch beim Hormonrezeptor-positiven Mammakarzinom mit Resistenz gegen die normale hormonelle Hemmung sowie bei bestimmten neuroendokrinen und zerebralen Tumoren von Nutzen. Letztere treten bei Patienten mit sporadischen oder hereditären Mutationen in dem mTOR aktivierenden Signalweg auf.

Bei hämatologischen Neoplasien wirkt Bortezomib durch Proteasom-Inhibition. Das Proteasom ist ein Makromolekül mit Proteaseaktivität, das zur selektiven Degradation von Proteinen führt, die in der Regulation von Transkriptionsfaktoren, einschließlich NFκB bzw. Regulatoren der Zellzyklusprogression Bedeutung haben. Die Substanz hat Wirksamkeit beim multiplen Myelom und einigen Lymphomen gezeigt. Nebenwirkungen beinhalten periphere Neuropathie, orthostatische Hypotension mit oder ohne Hyponatriämie sowie reversible Thrombozytopenie. Carfilzomib ist ein chemisch nicht mit Bortezomib verwandter Proteasominhibitor, der keine deutliche Neuropathie, aber ein Zytokin-Freisetzungssyndrom mit möglicher kardiopulmonaler Belastung auslöst. Weitere Substanzen mit Aktivität beim Plasmozytom und bestimmten anderen hämatologischen Neoplasien sind die mit Thalidomid verwandten Immunmodulatoren, wie Lenalidomid und Pomalidomid. Sie hemmen die aberrante Angiogenese in der Mikroumgebung des Knochenmarks und beeinflussen die Immunfunktionen der Stromazellen, um das Zytokinmilieu, welches das Wachstum der Myelomzellen fördert, zu verändern. Thalidomid ist zwar klinisch aktiv, führt aber zu ausgeprägten Nebenwirkungen, wie Zytopenien, Neuropathien, Hyperkoagulation und ZNS-Toxizität, die bei den anderen Substanzen dieser Klasse abgeschwächt wurden. Trotzdem wird beim Einsatz dieser Substanzklasse häufig parallel eine prophylaktische Antikoagulation durchgeführt.

Ibrutinib steht stellvertretend für eine neue Klasse von Inhibitoren der Bruton-Tyrosinkinase, die für die Funktion der B-Zellen von Bedeutung ist. Es wurde initial zur Behandlung des Mantelzell-Lymphoms zugelassen, dürfte aber bei mehreren B-Zell-Neoplasien, die von einer Signalgebung über den B-Zell-Antigenrezeptor abhängen, wirksam sein. Die Janus-Kinasen verstärken abwärts zahlreicher Zytokinrezeptoren die Zytokinsignale. Inhibitoren der Janus-Kinase, wie Ruxolitinib, sind nachweislich bei der Myelofibrose aktiv und lindern die Splenomegalie sowie die systemischen Symptome.

Vorinostat ist ein Histonacetylaseinhibitor. Histonacetylasen sind für die Aufrechterhaltung der adequaten Anordnung von Histonkomplexen der DNS erforderlich und gewährleisten die Aufrechterhaltung der Transkription. Acetylierte Histone ermöglichen den Zugang von Transkriptionsfaktoren zur DNS und unter Umständen die Expression von in Tumoren selektiv unterdrückten Genen. Dieser Ansatz kann zur Differenzierung und Normalisierung des zellulären Phänotypes führen. Daneben kann es aber auch zum Zellzyklusarrest durch die Expression von endogenen Zellzyklusregulatoren kommen. Vorinostat ist für den klinischen Einsatz bei Patienten mit kutanen T-Zell-Lymphomen zugelassen und mit relativ wenigen Nebenwirkungen verbunden. Romidepsin gehört zur eigenständigen molekularen Klasse der Histondeacetylase-Hemmer und ist ebenfalls beim kutanen T-Zell-Lymphom wirksam. Ein beim kutanen T-Zell-Lymphom aktives Retinoid ist der synthetische Retinoid-X-Rezeptorligand Bexaroten.

DNS-Methyltransferaseinhibitoren, wie 5-Azacytidin und 2'-Desoxy-5-Azacytidin (Decitabin) können die Transkription von Genen, die durch die Pathomechanismen des Tumors „ruhen", erhöhen. Dies geschieht durch Demethylierung von methylierten Cytosinen, die für eine „epigenetische" (im Anschluss an die DNS-Replikation) DNS-Modifikation erforderlich sind. Diese Substanzen wurden ursprünglich der Gruppe der Antimetaboliten zugeschrieben. Gegenüber myelodysplatischen Syndromen und einigen Leukämieformen besteht klinische Wirksamkeit bereits bei geringen Dosierungen. Möglicherweise bietet die Kombination von DNS-Methyltransferaseinhibitoren und Histondeacetylaseinhibitoren eine neue Möglichkeit zur Regulation der Chromatinfunktion.

Zielgerichtete Zytotoxine verwenden Makromoleküle, wie Antikörper oder Zytokine, mit hoher Affinität gegenüber definierten Oberflächenmolekülen von Tumorzellen. Der Wert dieser zielgerichteten Ansätze besteht in der Maximierung des therapeutischen Index aufgrund der differenziellen Expression der jeweiligen Zielstruktur im Tumorgewebe im Gegensatz zum normalen Gewebe.

BIOLOGISCHE THERAPIE

Grundlagen

Das Ziel der biologischen Therapie besteht in der Manipulation der Patienten-Tumor-Interaktion („Host-Tumor-Interaction") zugunsten des Patienten, wobei der maximale biologische Effekt idealerweise mit der optimalen biologischen Dosis, die unter der maximal tolerierbaren Dosis liegt, erzielt wird. Als Klasse unterscheiden sich biologische von molekular gezielt angreifenden Therapien dadurch, dass biologische Therapien eine aktive Antwort (z. B. Re-Expression „stummer" Gene) seitens der Tumorzelle oder seitens des Wirts (z. B. dessen Immunantwort) zur Auslösung des therapeutischen Effekts benötigen. Dies steht im Gegensatz zu Proliferationshemmung oder Apoptose als ultimative Therapieantworten der oben beschriebenen molekular gezielt angreifenden Therapien.

Immunzellvermittelte Therapien

Malignome haben zahlreiche Mechanismen entwickelt, um dem Immunsystem zu entgehen: (1) Sie weichen meist nur geringfügig von der benignen Ausgangszelle ab; (2) sie können ihre Histokompatibilitätsantigene lange herunterregulieren, um damit der Erkennung durch T-Zellen zu entgehen; (3) sie präsentieren dem Immunsystem ihre Antigene auf „ungünstige" Weise; (4) sie können sich mit einer schützenden Fibrinhülle umgeben und damit den Kontakt mit Immunzellen minimieren; und (5) setzen sie mehrere lösliche Moleküle, einschließlich wirksamer Immunmodulatoren, frei, die das Immunsystem daran hindern, die Tumorzelle zu erkennen, oder die Immunzellen töten oder inaktivieren. Einige der Zellprodukte lenken die Immunantwort weg von der zellulären Immunität (im Sinne eines Shifts von T_H1- zu T_H2-Antworten) und führen dadurch schließlich zu T-Zell-Defekten, welche die Aktivierung und zytotoxische Aktivität verhindern. Die tumorspezifische Zytostatikatherapie supprimiert darüber hinaus die Patientenimmunität. Zahlreiche Strategien werden getestet, um diese Immundysfunktion zu beseitigen.

Zellvermittelte Immunität

Der überzeugendste Beweis dafür, dass das Immunsystem gegenüber malignen Tumoren klinisch bedeutsam wirksam sein kann, stammt aus Erkenntnissen der allogenen Blutstammzelltransplantation. Der adoptive T-Zell-Transfer vom Stammzellenspender führt im malignombelasteten Empfänger zur Fremderkennung des Malignoms und kann zu eindrucksvollen Tumorremissionen führen („Graft-versus-Tumor-Effekt"). Mit drei verschiedenen Ansätzen wird versucht, die T-Zell-Fähigkeit zur Abtötung von Tumorzellen therapeutisch auszunutzen.

1. *Transfer allogener T-Zellen.* Dies geschieht vor allem in drei Situationen: als allogene Blutstammzelltransplantation, als reine Lymphozytentransfusion nach erfolgreicher allogener Blutstammzelltransplantation und als Lymphozytentransfusion nach immunsuppressiver (nicht myeloablativer) Therapie („Minitransplantation"). In diesen drei Fällen sind die Effektorzellen Spender-T-Zellen, welche den Tumor vermutlich aufgrund geringer Histokompatibilitätsunterschiede als fremd erkennen. Das Hauptrisiko derartiger Therapien ist die Entwicklung der „Graft-versus-Host-Erkrankung" aufgrund der nur geringen Unterschiede zwischen den Malignomzellen und den gesunden Zellen des Empfängers. Diese Therapieansätze sind in der Behandlung hämatologischer Malignome sehr wirksam.
2. *Transfer autologer T-Zellen.* Bei diesem Ansatz werden dem Patienten T-Zellen entnommen, in vitro in mehrfacher Hinsicht verändert und dem Patienten zurückgegeben. Es gibt drei wesentliche Arten der autologen T-Zell-Manipulation. Erstens können tumorantigenspezifische T-Zellen ex vivo über mehrere Wochen entwickelt, expandiert und anschließend zurückgegeben werden. Zweitens können die T-Zellen des Patienten durch kurzzeitige Ex-vivo-Exposition gegenüber polyklonalen Stimulatoren, wie Anti-CD3 und Anti-CD28, aktiviert werden. Anschließend werden sie nach der Rückgabe durch Stimulation beispielsweise mit Interleukin-2 expandiert. Zellen, die für eine kurze Zeit ex vivo waren, konnten die tumorinduzierten T-Zell-Defekte überwinden und infiltrieren den Tumor besser als Zellen, die für mehrere Wochen in Kulturen gehalten wurden. Beim dritten Ansatz werden in einen Teil der entnommenen T-Zellen Gene, die für einen T-Zell-Rezeptor mit Spezifität für ein Tumorantigen kodieren, sowie Gene, welche die T-Zell-Aktivierung erleichtern, eingeführt. Nach der Rückgabe ermöglichen diese T-Zellen ein Homing zytotoxischer T-Zellen an Tumorzellen, welche dieses Antigen exprimieren.
3. *Tumorvakzine sollen die T-Zell-Immunität des Patienten boostern.* Die Erkenntnis, dass mutierte Onkogene,

die nur intrazellulär exprimiert werden, als Zielstruktur von T-Zellen dienen und Tumorzellen töten können, hat die Möglichkeiten der Entwicklung von Tumorvakzinen deutlich verbessert. Damit ist es nicht mehr notwendig, Unterschiede zwischen Tumor- und Normalzellen zu finden. Allerdings bleiben die Schwierigkeiten bestehen, tumorspezifische Peptide in geeigneter Weise zu präsentieren, um T-Zellen zu aktivieren. Tumoren an sich präsentieren ihre eigenen Antigene sehr unzureichend für T-Zellen. Antigenpräsentierende Zellen (dendritische Zellen) sind zur Antigenpräsentation wesentlich besser geeignet. Daher zielt eine Reihe von experimentellen Behandlungskonzepten darauf ab, T-Zellen des Patienten gegen tumorassoziierte Peptide zu aktivieren. Adjuvanzien, wie GM-CSF, scheinen in der Lage zu sein, antigenpräsentierende Zellen an einer Hautstelle, die Tumorantigene enthält, zu versammeln. Derartige Therapieansätze konnten mikroskopische Resterkrankungen bei follikulären Lymphomen beseitigen und erhöhten die tumorspezifischen T-Zellen. Gereinigte antigenpräsentierende Zellen können mit Tumor, Tumorzellmembran oder bestimmten Tumorantigenen beladen werden und als Vakzine eingesetzt werden. Ein derartiger Impfstoff, Sipuleucel-T, ist zur Anwendung bei Patienten mit hormonunabhängigem Prostatakarzinom zugelassen. Dabei unterzieht sich der Patient einer Leukapherese, bei der die mononukleären Zellen (auch die antigenpräsentierenden Zellen) aus seinem Blut entfernt werden. Die Zellen werden im Labor mit einem antigenen Fusionsprotein gepulst, das ein oft von den Zellen des Prostatakarzinoms exprimiertes Protein enthält, die saure Phosphatase der Prostata. Diese wird an GM-CSF fusioniert und gereift, um die Kapazität zur Antigenpräsentation gegenüber den Abwehrzellen zu erhöhen. Anschließend werden die Zellen dem Patienten über ein gut verträgliches Verfahren wieder zugeführt. Obwohl objektiv keine Reaktion des Tumors zu erkennen war, verlängerte sich das mediane Überleben um etwa 4 Monate. Tumorzellen können mit Genen transfiziert werden, die antigenpräsentierende Zellen anlocken.

Eine weitere wichtige Impfstrategie richtet sich gegen Krankheitserreger, welche die Entwicklung von Krebserkrankungen beim Menschen fördern. Impfungen gegen onkogene Viren sind sicher und wirksam. Eine Hepatitis-B-Impfung kann die Entstehung von hepatozellulären Karzinomen verhindern und die tetravalente HPV-Impfung (humanes Papillomavirus) verhindert entsprechende Virusinfektionen, die zur Entstehung des Zervixkarzinoms beitragen können. Leider sind diese Impfungen sind zur Behandlung virusassoziierter Malignome unwirksam.

Antikörpervermittelte Therapien

Im Allgemeinen sind Antikörper zur Tumorzellabtötung nicht sehr wirksam. Da das Immunsystem des Patienten durch den Tumor dahingehend verändert wird, eher Antikörper herzustellen als eine zelluläre Immunität zu entwickeln, wird angenommen, dass der Tumor einfacher einem antikörpermediierten Immunangriff entgehen kann. Bei vielen Patienten können Antikörper gegen ihren Tumor nachgewiesen werden, doch scheinen diese keinen Einfluss auf die Erkrankungsprogression zu besitzen. Die Möglichkeit, technisch große Mengen hoch affiner, gegen den Tumor gerichteter Antikörper herzustellen, hat zur Applikation von Antikörpern zur Malignombehandlung geführt. Bei diesem Ansatz werden die Antikörper erzeugt, indem die antigenerkennenden Regionen mit humanen Immunglobulinketten hybridisiert (Chimerisierung oder Humanisierung) werden oder sie werden de novo von Mäusen, welche die humanen Immunglobulin-Genloci tragen, gebildet. Es gibt drei generelle Strategien beim Einsatz von Antikörpern. *Tumorregulatorische Antikörper* greifen die Tumorzellen direkt oder indirekt an und verändern ihre intrazellulären Funktionen oder locken Immunzellen oder Stromazellen an. *Immunregulatorische Antikörper* greifen die auf den Tumorzellen oder den Immunzellen des Wirts exprimierten Antigene an, um vor allem die Immunreaktion auf den Tumor zu ändern. *Antikörperkonjugate* entstehen durch die Verbindung eines Antikörpers mit Medikamenten, Toxinen oder Radioisotopen, damit diese „Gefechtsköpfe" zum Tumor gebracht werden. Tabelle 30-6 fasst die Eigenschaften der derzeit zur Krebstherapie verfügbaren oder vielversprechenden Antikörper zusammen.

Tumorregulatorische Antikörper Die humanisierten Antikörper gegen das auf den Zellen von B-Zell-Lymphomen exprimierte CD20-Molekül (Rituximab und Ofatumumab) stehen beispielhaft für Antikörper, die in die zur Lymphogenese führende Signalgebung eingreifen und die Immunreaktion gegen B-Zell-Neoplasien aktivieren. Sie werden allein oder in Kombination mit einer Chemo- oder Strahlentherapie zur Behandlung von B-Zell-Neoplasien eingesetzt. Obinutuzumab ist ein Antikörper mit veränderter Glykosylierung, wodurch er besser Komplement binden kann. Es ist gegen CD20 gerichtet und ist bei chronischen lymphozytären Leukämien von Nutzen und scheinbar effektiver als Rituximab.

Der bei epithelialen Krebsarten und insbesondere dem Mammakarzinom überexprimierte HER2/neu-Rezeptor wurde ursprünglich mit Trastuzumab angegriffen, das die Effektivität von Chemotherapien beim Mammakarzinom deutlich erhöht und auch selbst aktiv ist. Außerdem scheint Trastuzumab die intrazellulären Signale von HER2/neu zu unterbrechen und Immunmechanismen zu

Tabelle 30-6

IN DER KREBSTHERAPIE EINGESETZTE ANTIKÖRPER

Substanz	Ziel	Indikationen und Besonderheiten bei der Applikation	Nebenwirkungen
Tumorregulatorische Antikörper			
Rituximab	CD20	B-Zell-Neoplasien (zunehmende Rolle auch bei Autoimmunerkrankungen) Chimärer Antikörper mit häufigen von der Maus stammenden Sequenzen	Häufig und insbesondere initial Infusionsreaktionen Reaktivierung von Infektionen, insbesondere Hepatitis Progressive multifokale Leukenzephalopathie Tumorlysesyndrom
Ofatumumab	CD20	Aktiv bei CLL Vollständig humaner Antikörper mit anderer Bindungsstelle als Rituximab	Weniger starke Infusionsreaktionen als Rituximab
Trastuzumab	HER2/neu	Aktiv bei Mammakarzinomen und gastrointestinalen Karzinomen, die HER2/neu-positiv sind	Kardiotoxizität insbesondere bei vorheriger Gabe von Anthrazyklinen (Monitoring erforderlich) Infusionsreaktionen
Pertuzumab	HER2/neu	Mammakarzinom Greift an einer anderen Bindungsstelle an als Trastuzumab und hemmt die Dimerisierung der Mitglieder der HER2-Familie	Infusionsreaktionen Kardiotoxizität
Cetuximab	EGFR	Kolorektale Karzinome mit Wildtyp-Ki-ras-Onkoprotein, Tumoren von Kopf und Hals in Kombination mit Strahlentherapie	Exanthem Diarrhö Infusionsreaktionen
Panitumumab	EGFR	Kolorektale Karzinome mit Wildtyp-Ki-ras-Onkoprotein Vollständig humanisiert, anderer IgG-Subtyp als Cetuximab	Weniger starke Infusionsreaktionen
Bevacizumab	VEGF	Metastasiertes kolorektales Karzinom und nicht kleinzelliges Bronchialkarzinom (nicht squamös) in Kombination mit Chemotherapie; Nierenzellkarzinom und Glioblastom als Monotherapeutikum	Starke arterielle Hypertonie Gastrointestinale Perforationen Blutungen Thrombosen (venös und arteriell)
Immunregulatorische Antikörper			
Alemtuzumab	CD52	CLL, T-Zell-Lymphome Aktiviert nach Bindung an die Zelloberfläche Komplement	Infusionsreaktionen Überempfindlichkeit Tumorlyse Aktivierung von Infektionen Zytopenien
Ipilimumab	CTLA4	Melanom Starke T-Zell-Aktivierung durch Unterdrückung des negativen Proliferationssignals an die T-Zellen, wirkt über CTLA4	Ausgeprägte immunvermittelte Toxizität an Leber, Haut, Hypophyse, Darm. Bei starker Ausprägung Behandlung mit Glukokortikoiden, die den antineoplastischen Effekt hemmen
Pembrolizumab	PD-1	Nicht resektables oder metastasiertes Melanom, das bei einer B-RAF-V600-Mutation refraktär gegenüber einem B-RAF-Inhibitor ist	Immunvermittelte Kolitis, Hepatitis, Hypophysitis, Nephritis und Schilddrüsenfunktionsstörung; Behandlung mit Glukokortikoiden bei starken Nebenwirkungen

Abkürzungen: CLL = chronische lymphozytäre Leukämie; EGFR = Epidermal Growth Factor Receptor; VEGF = Vascular Endothelial Growth Factor.

stimulieren. Der Anti-HER2-Antikörper Pertuzumab ist gegen die Domäne von HER2/neu gerichtet, die für die Dimerisierung anderer Mitglieder der HER2-Familie verantwortlich ist. Damit unterbricht es spezifischer die HER2-Signalgebung und verstärkt die Wirkung von Trastuzumab.

Gegen EGFR gerichtete Antikörper, wie Cetuximab und Panitumumab, wirken bei chemotherapierefraktären kolorektalen Karzinomen, besonders in Kombination mit Chemotherapie bzw. in Kombination mit Strahlentherapie bei HNO-Tumoren. Der genaue Wirkungsmechanismus ist unklar. Möglicherweise gibt es einen direkten antiproliferativen Effekt der jeweils applizierten Antikörper. Alternativ könnten Antikörper die Stimulation parakriner Mechanismen, die Tumorwachstum aufrechterhalten, beeinträchtigen.

Der Anti-VEGF-Antikörper Bevacizumab besitzt dagegen als Monosubstanz eine nur geringe antineoplastische Wirksamkeit, führt aber in der Kombination mit Chemotherapie zu einer signifikanten Tumorgrößenreduktion und Verbesserung der Dauer des progressionsfreien Überlebens bei Patienten mit kolorektalem Karzinom oder Mammakarzinom. Der genaue Mechanismus dieser Wirksamkeit ist unklar, könnte aber möglicherweise im Zusammenhang stehen mit der Fähigkeit der Tumorzelle, die jeweilige Chemotherapie in adäquater Konzentration aufzunehmen. Ziv-aflibercept ist kein Antikörper, sondern eine löslich gemachte VEGF-Bindungsdomäne des VEGF-Rezeptors. Dadurch besitzt es bei vergleichbaren Nebenwirkungen einen anderen Wirkungsmechanismus.

Zu den unerwünschten Wirkungen der Antikörper gehören infusionsbedingte Hypersensitivitätsreaktionen, die normalerweise während der Erstgabe auftreten und mit Glukokortikoiden und/oder Antihistaminika kontrolliert werden können. Zusätzlich sind bestimmte Krankheitsbilder im Zusammenhang mit Antikörpern beschrieben worden. So können Anti-EGFR-Antikörper einen akneähnlichen Hautausschlag verursachen, der nur schwer mit Glukokortikoidcremes zu behandeln ist. Trastuzumab (Anti-HER2) kann die Herzfunktion beeinträchtigen, besonders bei Patienten, die mit Antrazyklinen vorbehandelt sind. Bevacizumab hat mehrere unerwünschte Wirkungen, wie arterielle Hypertonie, Thrombose, Proteinurie, hämorrhagische Diathese und gastrointestinale Perforationen mit oder ohne vorausgegangene Operation. Diese unerwünschten Ereignisse treten auch bei kleinmolekularen Substanzen, welche die VEGFR-Funktion verändern, auf.

Immunregulatorische Antikörper Rein immunregulatorische Antikörper führen über die Stimulation von Immunreaktionen zu einer gegen den Tumor gerichteten Zytotoxizität. Bei den Ansätzen der ersten Generation wurde versucht, Komplement zu aktivieren. Ein Beispiel dafür sind CD52-Antikörper, die bei chronischer lymphatischer Leukämie und T-Zell-Malignomen aktiv sind. Durch das bessere Verständnis der Wechselbeziehungen zwischen Wirt und Tumor wurde deutlich, dass gegen den Tumor gerichtete zytotoxische T-Zellen oft durch Liganden, die in den Tumorzellen heraufreguliert sind, gehemmt werden. Der Programmed Death Ligand 1 (PD-L1; auch als B7-Homolog 1 bezeichnet) galt initial als eine Einheit, die durch einen auf den T-Zellen befindlichen Rezeptor, den PD-Rezeptor, den Tod der T-Zellen induzierte (Abb. 30-5). Der PD-Rezeptor ist ein physiologischer Bestandteil der T-Zellen und steuert die Intensität der Immunreaktion. Außerdem regelt die PD-Familie der Liganden und Rezeptoren die Funktion der im Tumorstroma vorhandenen Makrophagen. Diese Aktionen

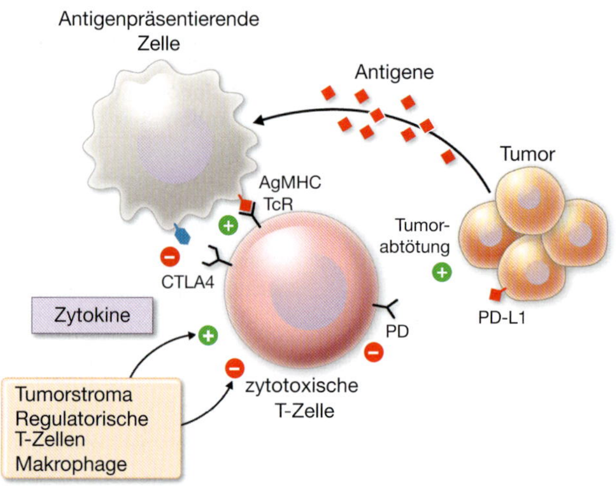

Abbildung 30-5 Tumoren besitzen eine Mikroumgebung (Tumorstroma) mit Immunzellen, zu denen T-Helferzellen, T-Suppressorzellen (beide wirken regulierend auf andere Immunzellfunktionen), Makrophagen und zytotoxische T-Zellen gehören. Die Zytokine im Stroma, die aus den Makrophagen und regulatorischen T-Zellen stammen, modulieren die Aktivitäten der zytotoxischen T-Zelle, die potenziell Tumorzellen abtöten können. Die vom Tumor freigesetzten Antigene werden von antigenpräsentierenden Zellen (Antigen Presenting Cells, APCs) aufgenommen, die sich ebenfalls im Stroma befinden. Die Antigene werden von den APCs zu Peptiden verarbeitet und vom Haupthistokompatibilitätskomplex den T-Zell-Antigenrezeptoren präsentiert. Dadurch erhalten die zytotoxischen T-Zellen ein (+) Aktivierungssignal zum Abtöten von Tumorzellen mit diesem Antigen. Zu den negativen (–) Signalen, welche die zytotoxischen T-Zellen hemmen, gehören der CTLA4-Rezeptor (auf den T-Zellen), die Interaktion mit der B7-Familie der negativen Steuersignale aus den APCs und dem PD-Rezeptor (auf den T-Zellen) und die Interaktion mit dem (–) PD-L1-Signal aus den Tumorzellen, die den PD-1-Liganden (PD-l1) exprimieren. Da die CTLA4- und PD1-Signale die Antitumorreaktion der T-Zellen abschwächen, ermöglichen Strategien zur Hemmung von CTLA4 und PD1 die Stimulation der zytotoxischen T-Zellen zum Abtöten von Tumorzellen. Zytokine von anderen Immunzellen und Makrophagen können (+) und (–) Signale an die T-Zellen weitergeben und werden derzeit als neue immunregulatorische Medikamente untersucht.

führten zu der Hypothese, wonach Antikörper gegen die PD-Signalachse (Anti-PD-L1 und Anti-PD) zur Krebstherapie geeignet sein könnten, da sie die Immunreaktion gegen den Tumor reaktivieren. Tatsächlich zeigen die beiden Anti-PD-Antikörper Nivolumab und Lambrolizumab bei bestimmten soliden Tumoren, wie dem Melanom und den Lungenkarzinomen, wichtige immunvermittelte Aktivitäten.

Bereits zur klinischen Behandlung des Melanoms zugelassen ist Ipilimumab, ein Antikörper gegen CTLA4 (cytotoxic T lymphocyte antigen 4), das auf T-Zellen (nicht auf Tumorzellen) exprimiert wird und auf Signale von antigenpräsentierenden Zellen reagiert (Abb. 30-5). Außerdem reguliert es die Intensität der proliferativen T-Zell-Reaktion auf Antigene aus den Tumorzellen herab. Die Manipulation der CTLA4-Achse war der erste Beleg dafür, dass der Einsatz rein immunregulatorischer Antikörper, die gegen die T-Zell-Physiologie gerichtet sind, eine sichere und effektive Krebsbehandlung ermöglicht, obwohl sie sehr früh in die T-Zell-Aktivierung eingreift und daher in gewisser Weise unspezifisch T-Zellen stimuliert. Pembrolizumab, eine den PD-Ligand blockierende Substanz, ist ebenfalls zur Behandlung des Melanoms zugelassen. Es besitzt ein ähnliches Nebenwirkungsspektrum wie Ipililumab, wirkt aber auf die Mikroumgebung des Tumors. Zu den unerwünschten Wirkungen von Ipilimumab gehört das Auslösen autoimmuner hepatischer, endokriner, kutaner, neurologischer und gastrointestinaler Reaktionen, die bei schwerer Ausprägung mit Glukokortikoiden behandelt werden müssen, die aber ihrerseits leider den Antitumoreffekt abschwächen. Wichtig für den Internisten ist, dass diese Ereignisse meist erst nach längerer Gabe von Ipilimumab auftreten, sodass der Patient bereits von einer dauerhaften Kontrolle des Tumorwachstums durch die guten Wirkungen von Ipilimumab profitieren kann.

Eine weitere Klasse der immunregulatorischen Antikörper bildet der „bispezifische" Antikörper Blinatumomab. Er kombiniert eine Anti-CD19-Antigen-Bindungsstelle und eine Anti-CD3-Antigenbindungsstelle. Daher kann dieser Antikörper die T-Zellen (mit seiner Anti-CD3-Aktivität) nahe an die B-Zellen mit dem CD19-Antigen bringen. Blinatumomab ist bei B-Zell-Neoplasien, wie der akuten lymphozytären Leukämie, aktiv, die das von Rituximab angegriffene CD20 nur in geringem Umfang exprimieren.

Antikörperkonjugate Konjugate von Antikörpern mit Medikamenten und Isotopen sind in der Krebsbehandlung nachweislich wirksam und erhöhen den therapeutischen Index des Medikamentes oder Isotopes, indem sie den toxischen „Gefechtskopf" direkt zur Tumorzelle oder in die Mikroumgebung des Tumors bringen. Trastuzumab-Emtasin ist ein Konjugat aus dem gegen HER2/neu gerichteten Trastuzumab und dem hochtoxischen gegen Mikrotubuli gerichteten Emtansin, das allein zu toxisch zum Einsatz beim Menschen ist. Das Antikörper-Medikament-Konjugat ist bei Mammakarzinomen mit einer Resistenz gegen den „nackten" Antikörper von großem Nutzen. Brentuximab Vedotin ist ein Anti-CD30-Antikörperkonjugat mit einem Mikrotubulustoxin, das bei Neoplasien wie dem Hodgkin-Lymphom, deren Zellen oft CD30 exprimieren, wirksam ist. Radiokonjugate, die gegen CD20 auf Lymphomzellen gerichtet sind, wurden ebenfalls zugelassen (Ibritumomab-Tiuxetan [Zevalin] mit Yttrium-90 oder ^{131}I-Tositumomab). Ihr Einsatz wird durch Bedenken hinsichtlich der Toxizität eingeschränkt.

Zytokine

Es gibt mehr als 70 unterschiedliche Proteine und Glykoproteine mit biologischen Effekten im menschlichen Körper: IFN-α, -β, -γ und IL-1 bis IL-29 (gegenwärtig); die Tumor-Nekrose-Faktor(TNF)-Familie (einschließlich Lymphotoxin und TNF-related Apoptosis-Inducing Ligand [TRAIL] und CD40-Ligand) sowie die Familie der Chemokine. Nur ein Teil dieser Substanzen wurden im Rahmen der Tumortherapie untersucht; nur IFN-α und IL-2 sind gegenwärtig in klinischer Anwendung.

Etwa 20 unterschiedliche Gene codieren für IFN-α, und ihre biologischen Effekte sind nicht zu unterscheiden. Interferon induziert die Expression von vielen Genen, hemmt die Proteinsynthese und entfaltet eine Vielzahl unterschiedlicher Effekte auf verschiedene zelluläre Prozesse. Die beiden rekombinanten, gegenwärtig allgemein verfügbaren Formen von IFN-α sind IFN-α2a und -α2b. Interferon ist für keine Tumorentität kurativ wirksam, kann jedoch bei follikulären Lymphomen, Haarzell-Leukämie, CML, Melanomen und Kaposi-Sarkomen partielle Remissionen induzieren. Es wurde im adjuvanten Setting bei Stadium-II-Melanomen, Plasmozytomen und follikulären Lymphomen untersucht. Die Effektivität im Sinne einer Überlebensverlängerung wird kontrovers diskutiert. Interferone verursachen Fieber, Fatigue (ein grippeähnliches Symptom), Abgeschlagenheit, Myelosuppression und Depression. Es kann zum Auftreten von Autoimmunphänomenen und Autoimmunerkrankungen kommen. IFN-α ist bei keiner Krebserkrankung die Therapie der Wahl.

IL-2 entwickelt seine klinische Wirksamkeit indirekt durch Stimulation der Immunfunktion. Seine biologische Funktion besteht darin, Wachstum und Aktivität von T-Zellen und natürlichen Killerzellen (NK) zu fördern. Hohe Dosen von Interleukin-2 können bei manchen Patienten mit metastasierendem Melanom oder Nierenzellkarzinom Tumorregressionen induzieren. 2–5 % der Patienten können anhaltende komplette Remissionen erreichen – besser als bei anderen Therapieoptionen für diese Tumoren. Interleukin-2 ist mit einer Vielzahl klinischer Nebenwirkungen belastet: dem Capillary Leak Syndrome, einem Volumenmangel, dem ARDS, einem Blutdruckabfall, Fieber, Schüttelfrost, Hautausschlägen, Nieren- und Leberfunktionsstörungen. Die Patienten können intensivpflichtig werden, um diese Nebenwirkungen zu beherrschen, die meistens innerhalb von 3–6 Tagen nach Ende der Interleukin-2-Gabe komplett reversibel sind.

Immuntoxine

Die hochaffinenen Zytokinrezeptoren waren der Anlass für die Konstruktion von Zytokin-Toxin-rekombinanten

Fusionsporteinen wie IL-2 mit einem Fragment des Diphtherietoxins. Ein in den USA zugelassenes Präparat ist gegen bestimmte T-Zell-Lymphome aktiv. Auf die gleiche Weise ist der hochaffine Folsäurerezeptor der Angriffspunkt für Konjugate aus Folsäure und Chemotherapeutika. In beiden Fällen kommt es zur Internalisierung des anvisierten Rezeptors und Abspaltung der aktiven Substanz bzw. des Toxins.

Systemische Strahlentherapie

Die Ganzkörperbestrahlung wird zur Vorbereitung von Patienten auf eine allogene Stammzelltransplantation eingesetzt. Antikörper können, wie oben beschrieben, gezielt Radioisotope angreifen. Systemisch applizierte Isotope von Iodsalzen spielen bei der Behandlung von Schilddrüsenmalignomen eine wichtige Rolle, da der Ioditransporter selektiv in den Tumorzellen heraufreguliert ist. Isotope von Samarium und Radium waren bei der Symptompalliation von fortgeschrittenen Knochenmetastasen des Prostatakarzinoms von Nutzen, weil sie selektiv am Tumor-Knochen-Übergang angereichert werden. Dadurch beeinflussen sie die Funktion der Tumorzellen und der Stromazellen beim progressiven Wachsen der Metastasen.

RESISTENZ GEGENÜBER DER KREBSTHERAPIE

Resistenzmechanismen gegenüber den konventionellen Zytostatika wurden erstmals gegen Ende des 20. Jahrhunderts als Defekte der Substanzaufnahme, ihres Metabolismus oder ihres Exports durch die Tumorzellen beschrieben. Das mdr-Gen (Multi Drug Resistance), das sich bei In-vitro-Zelllinien fand, die zunehmenden Konzentrationen der Substanzen ausgesetzt wurden, führte zur Definition einer Familie von Transportproteinen, die bei Überexpression den Transport zahlreicher hydrophober Substanzen aus den Krebszellen heraus erleichtern. Alle Versuche, diesen Transporter zu manipulieren, waren bislang klinisch erfolglos. In resistenten Tumorzellen sind die Enzyme des Medikamentenstoffwechsels, wie Cytidindeaminase, heraufreguliert. Dieser Umstand bildet die Grundlage der Behandlung von Leukämien mit so genannten „Hochdosis-Cytarabin“-Regimes. Ein weiterer seinerzeit identifizierter Resistenzmechanismus ist die erhöhte Expression des Angriffszieles des Medikamentes, wie die Amplifikation des Dihydrofolatreduktase-Gens bei Patienten, die nicht mehr auf Methotrexat ansprechen, oder von Topoisomerase II in Tumoren, die nach einer Behandlung mit einem Topoisomerase-II-Modulator rezidiviert sind.

Zur zweiten Klasse von Resistenzmechanismen gehört der Verlust des zellulären Apoptosemechanismus, der durch das Medikament beim Erreichen ihres Angriffsziels aktiviert wird. Die Art, wie dies geschieht, hängt stark von der Biologie des jeweiligen Tumors ab. So findet sich bei manchen Patienten mit einem Glioblastom eine Reduktion der Alkylguanin-Alkyltransferase, die am stärksten von einer Behandlung mit Temozolomid profitieren, während ihre Reduktion bei epithelialen Neoplasien keine Vorhersage des Nutzens von Temozolomid erlaubt. In Ovarialkarzinomen mit einer Resistenz gegenüber platinhaltigen Substanzen besteht eine verminderte Expression des proapoptotischen bax-Gens. Aufgrund dieser Befunde kam die Idee auf, dass Tumoren, die auf eine Chemotherapie ansprechen, Zellen enthalten, die medikamentenassoziierte Kontrollgene des Zelltods enthalten und eine „synthetische Letalität“ der Substanz erzeugen (Kap. 27), sofern die Gene in ansprechenden Tumoren exprimiert werden. Dies würde zu den zahlreichen Mutationen passen, die gut vertragen werden, wenn ein physiologischer Stressor fehlt, und letal sind, wenn er vorhanden ist. Bei den Tumoren ist der physiologische Stressor die Chemotherapie, welche die Zelltodreaktion auslöst.

Ein dritter Resistenzmechanismus ergab sich durch die Sequenzierung der Angriffspunkte von Substanzen, die gegen onkogene Kinasen gerichtet sind. Einige der Patienten mit CML, die gegenüber Imatinib resistent sind, haben Mutationen in der ATP-Bindungsdomäne von $p210^{bcr\text{-}abl}$ erworben. Dies führte zum Screening und Design einer Substanz mit Aktivität gegen die mutierten Proteine. Analoge Resistenzmechanismen sind inzwischen bei Patienten mit Lungenkrebs bekannt, der mit den EGFR-Antagonisten Gefitinib und Erlotinib behandelt wurde.

Außerdem gibt es noch einen Resistenzmechanismus gegenüber gezielten Therapeutika, bei dem alternative Wege zur Aktivierung des angegriffenen Signalwegs heraufreguliert werden. So können Melanome, die initial auf BRAF-V600E-Antagonisten, wie Vemurafenib, angesprochen haben, den raf-Signalweg reaktivieren, indem sie Isoformen heraufregulieren, welche die von der Substanz blockierte Variante umgehen. Auch die Inhibition der HER2/neu-Signalgebung von Mammakarzinomzellen kann zum Auftreten von Varianten mit anderen onkogenen Signalwegen, wie der PI3-Kinase führen. Analog fördert die EGRF-Inhibition beim NSCLC das Auftreten von Zellen mit einem Überwiegen der c-met-Protoonkogen-abhängigen Signalgebung in resistenten Tumoren.

Das Ansprechen eines Tumors auf eine Therapie entspricht der Funktion aus der Expression bestimmter medikamentöser Angriffspunkte durch den Tumor oder seinem Mutationsprofil. Daher wurde versucht, die für das

Tumorentstehen und -wachstum entscheidenden Signalwege anhand von Gemomsequenzen mit Exomsequenzierung zu definieren. Das Problem beim Anwenden dieser Daten zur Behandlung von Patienten besteht darin, dass sich diese Signalwege im natürlichen Verlauf eines Tumors ändern können und dass Tumoren in verschiedenen Lokalisationen beim selben Patienten unterschiedliche Genmutationen aufweisen können.

SUPPORTIVE CARE WÄHREND DER KREBSBEHANDLUNG

MYELOSUPPRESSION

Die üblichen Zytostatika beeinträchtigen fast ausnahmslos die Knochenmarkfunktion, und diese Nebenwirkung liegt meist der MTD zugrunde. Die Kinetiken der normalen Blutzellerneuerung bestimmen die Abfolge und das Ausmaß der Beeinträchtigung. Granulozyten ($T_{1/2}$ = 6–8 h) sind entsprechend sehr, Thrombozyten ($T_{1/2}$ = 5–7 d) mäßig und Erythrozyten ($T_{1/2}$ = 120 d) kaum empfindlich gegenüber normal dosierten Zytostatika. Der Nadir ist für jede Zellart und Zytostatikagruppe charakteristisch. Minimalwerte werden für Granulozyten (Neutropenie) 6–14 Tage nach konventionell dosierten Anthrazyklinen, Antifolaten und Antimetaboliten beobachtet, bei Alkylanzien treten andere Zeitabläufe auf. Nitroharnstoff, DTIC und Procarbacin zeigen eine verzögerte Knochenmarktoxizität, die teilweise erst 6 Wochen nach Therapie auftritt.

Die Komplikationen der Myelosuppression sind die Folge der vorhersehbaren Funktionsstörungen durch die verminderten Zellzahlen. Unter einer *febrilen Neutropenie* versteht man das Auftreten von Fieber bei einem neutropenen Patienten mit einem das Knochenmark verdrängenden Neoplasma oder, häufiger, bei Patienten im Zusammenhang mit zytotoxischer Medikation. Die Mortalität aufgrund von komplizierenden Infektionen korreliert indirekt mit der Zahl der Neutrophilen. Bei Nadirwerten von wenigstens 1000 Granulozyten/µl besteht nur ein geringes Risiko, bei Zahlen unter 500/µl ist das Risiko letaler Komplikationen erhöht. Die Behandlung der febrilen Neutropenie umfasst eine empirische antibiotische Therapie, zumindest für die Dauer der Neutropenie **(Kap. 31)**. Die Auswahl des Antibiotikums wird von der vermuteten Assoziation von Infektionen mit bestimmten zugrunde liegenden Malignomen geleitet. Die sorgfältige klinische Untersuchung unter besonderer Berücksichtigung von Kathetereinstichstellen, Zahnstatus, Schleimhautoberflächen sowie der Rektal- und Genitalregion; ein Thorax-Röntgenbild sowie bakteriologische Kulturen und Gram-Färbungen von Blut-, Urin- und Sputumproben können dazu beitragen, die Infektion zu lokalisieren. Bei fehlendem klinischem Infektionsherd werden empirisch breit wirksame Betalaktamantibiotika mit Antipseudomonadenaktiviät, wie Ceftazidim, eingesetzt. Die zusätzliche Gabe von Vancomycin, um Haut- und Schleimhautkeime zu erfassen, oder von Metronidazol gegen Anaerobier berücksichtigt die individuelle Patientensituation. Pulmonale Manifestationen lassen an Legionellen, Pneumocystis und Pilzinfektionen denken, die eine weitere diagnostische Abklärung durch Bronchoskopie und bronchoalveoläre Lavage erfordern. Patienten mit febriler Neutropenie können grob in zwei prognostische Gruppen stratifiziert werden: eine erste Gruppe mit voraussichtlich kurzer Dauer der Neutropenie und ohne Kreislaufdepression, abdominalen oder anderen Herdbefunden. Hier kann man erwarten, dass auch orale Antibiotika, wie die Kombination aus Ciprofloxacin plus Amoxicillin/Clavulansäure, zu einer Infektionsbeherrschung führen werden. Eine ungünstigere Gruppe sind Patienten mit prolongierter Neutropenie, klinischen Zeichen der Sepsis und Endorgandysfunktion, insbesondere Pneumonie. Diese Patienten benötigen eine ihrer klinischen Situation angepasste antibiotische Therapie, wobei bei persistierendem Fieber und Neutropenie für 7 Tage häufig zusätzlich empirisch Antimykotika angewendet werden.

Die Transfusion von Granulozyten hat keine klinische Bedeutung bei der Behandlung der febrilen Neutropenie, unter anderem wegen der kurzen Halbwertszeit der Granulozyten, der zellulären Instabilität und dem möglichen Auftreten einer pulmonalen Leukostase. Stattdessen werden koloniestimulierende Faktoren (CSF) eingesetzt, um die Knochenmarkproduktion von Blutzellen zu verstärken. Dabei sind früh wirksame Faktoren, wie IL-1, IL-3 und Stammzellfaktor, die auf multipotente Stammzellen wirken, und später ansetzende, linienspezifische Faktoren, wie G-CSF (Granulozyten-CSF) oder GM-CSF (Granulozyten-Makrophagen-CSF), Erythropoetin, Thrombopoetin, IL-6 und IL-11 zu unterscheiden. CSF werden im Bereich der Onkologie zu häufig verwendet. Ihr Einsatz ist nur in wenigen Fällen als wirksam belegt. G-CSF, GM-CSF, Erythropoetin und IL-11 sind gegenwärtig zugelassen. Die American Society of Clinical Oncology (ASCO) hat Leitlinien für den Gebrauch von G-CSF und GM-CSF veröffentlicht **(Tab. 30-7)**.

Die primäre Applikation kurz nach Beendigung der Chemotherapie, um die Nadirentwicklung durch die Gabe von G-CSF zu reduzieren, führte zu einer Inzidenz febriler Neutropenien von 20 %. Therapieregime mit „Dosisverdichtung", in denen die zu verabreichende Therapiedosis ohne zeitliche Verzögerung appliziert wird, können ebenfalls von einer primären G-CSF Gabe profitieren. Dieser Ansatz sollte jedoch in klinischen Studien verfolgt werden. In diesen Ansätzen konnte die Inzidenz der febrilen Neu-

Tabelle 30-7

INDIKATIONEN DER KLINISCHEN ANWENDUNG VON G-CSF UND GM-CSF

Prophylaktische Anwendung	
Mit dem ersten Chemotherapiezyklus (primäre CSF-Gabe)	
	Routinemäßig nicht erforderlich
	Bei Wahrscheinlichkeit für febrile Neutropenie ≥ 20 %
	Bei vorbestehender Neutropenie oder aktiver Infektion
	Bei NHL-Patienten > 65 Jahre und kurativer Chemotherapie
	Ungünstiger Allgemeinzustand
	Bei dosisverdichteten Chemotherapieprotokollen
Bei nachfolgenden Zyklen, sofern anamnestisch febrile Neutropenie bekannt (sog. sekundäre CSF-Gabe)	
	Nicht nach kurz dauernder Neutropenie ohne Fieber
	Bei febriler Neutropenie im Rahmen vorausgegangener Zyklen
	Bei länger dauernder Neutropenie (auch ohne Fieber), welche die Therapie verzögert
Therapeutische Anwendung	
Afebrile neutropenische Patienten	
	Nutzen nicht erwiesen
Febrile neutropenische Patienten	
	Nutzen nicht erwiesen
	Kann erforderlich sein bei klinischer Verschlechterung durch Sepsis, Pneumonie oder Pilzinfektionen, Nutzen jedoch unklar
Bei Knochenmark- oder Stammzelltransplantation	
	Zur Stammzellmobilisierung aus dem Knochenmark
	Zur Beschleunigung der Knochenmarkerholung
Bei akuter myeloischer Leukämie	
	G-CSF von geringem oder ohne Nutzen
	GM-CSF ohne Nutzen, eventuell schädlich
Bei myelodysplastischen Syndromen	
	Routinemäßig nicht von Nutzen
	Kurzfristig bei Neutropenie mit rezidivierenden Infektionen
Neutropenie mit rezidivierenden Infektionen: Dosis	
G-CSF: 5 μg/kg/d s.c.	
GM-CSF: 250 μg/m²/d s.c.	
Peg-Filgrastim: Einzelgabe von 6 mg 24 h nach Chemotherapie	
Therapiebeginn und -ende	
Bei entsprechender Indikation 24–72 Stunden nach Chemotherapie beginnen	
Fortführen, bis absolute Neutrophilenzahl bei 10.000/μl	
Nicht parallel zur Chemotherapie oder Bestrahlung anwenden	

Abkürzungen: G-CSF = Granulocyte Colony-stimulating Factor; GM-CSF = Granulocyte-Macrophage Colony-stimulating Factor.

Quelle: Nach der American Society of Clinical Oncology: J Clin Oncol 24:3187, 2006.

tropenie um etwa 50 % reduziert werden. Die meisten onkologischen Patienten erhalten jedoch Behandlungsregimes, die kein derartig hohes Risiko einer febrilen Neutropenie haben, und sollten daher weder G-CSF noch GM-CSF erhalten. Spezielle Umstände, wie die dokumentierte Vorgeschichte einer febrilen Neutropenie bei einem Einzelpatienten, Lymphompatienten über 65 Jahren, die aggressive Therapieregimes erhalten, eine ausgedehnte Vorschädigung des Knochenmarks durch vorangegangene Strahlen- oder Chemotherapie oder aktive offene Wunden oder Infektionen, können Argumente für eine primäre prophylaktische Behandlung mit G-CSF oder GM-CSF sein. Die Anwendung von G-CSF oder GM-CSF bei afebrilen neutropenischen Patienten oder bei Patienten mit geringem Risiko für eine febrile Neutropenie wird nicht empfohlen. Des Weiteren besteht keine generelle Empfehlung zur Gabe von G-CSF bei Patienten, die kombinierte Radiochemotherapie erhalten. Im Gegensatz dazu ist die Applikation von G-CSF bei Hochrisikopatienten mit febriler Neutropenie und Organeinschränkungen zu rechtfertigen. Dies betrifft insbesondere ältere Patienten oder Patienten mit invasiven Pilzinfektionen, stationärem Aufenthalt oder ausgeprägter Neutropenie.

Unter *sekundärer Prophylaxe* versteht man die Gabe von G-CSF bei Patienten, bei denen im Rahmen vorangegangener Chemotherapien bereits neutropene Komplikationen auftraten. Hier kann eine entsprechende Dosisreduktion oder ein verzögerter Chemotherapiestart eine sinnvolle Alternative sein. G-CSF oder GM-CSF werden normalerweise 24–72 Stunden nach Ende der Chemotherapie erstmalig verabreicht und weiter gegeben, bis ein Neutrophilenwert von 10.000/μl erreicht ist. Eine Alternative besteht in der Gabe von Depotpräparaten von G-CSF wie z. B. PEG-Filgrastim. Auch bei Patienten mit myeloischen Leukämien kann während der Induktionstherapie eine geringe Reduktion in der Dauer der Neutropenie erreicht werden, wenn G-CSF (nicht GM-CSF) nach Ende der Therapie begonnen wird. Dies mag bei älteren Patienten von Bedeutung sein, doch ist der Wert dieser Maßnahme für das gesamte Therapieergebnis nicht geklärt. GM-CSF wird seltener als G-CSF eingesetzt, obwohl bei den meisten Indikationen keine aussagekräftigen Direktvergleiche mit G-CSF durchgeführt wurden. GM-CSF scheint mehr Nebenwirkungen zu verursachen als G-CSF.

Bedrohliche Thrombozytopenien komplizieren nur selten die Behandlung von Patienten mit soliden Tumoren durch eine zytostatische Chemotherapie (bestimmte carboplatinhaltige Schemata ausgenommen), doch kommen sie oft bei Patienten mit bestimmten hämatologischen Neoplasien mit Verdrängung des normalen Knochenmarkes vor. Schwere Blutungskomplikationen aufgrund von Thrombozytopenien kommen mit steigender Frequenz bei Plättchenzahlen unter 20.000/μl und noch häufiger bei Zahlen unter 5.000/μl vor.

Der genaue Schwellenwert, der eine Transfusion zur Folge haben sollte, liegt bei Patienten ohne Begleiterkrankungen, die das Blutungsrisiko erhöhen, bei einer Thrombozytenzahl von ≤ 10.000/μl. Dieser Wert hat nicht nur aus ökonomischer und infektiologischer Sicht

Bedeutung, sondern auch aufgrund der Möglichkeit einer Allosensibilisierung des Patienten. Dieses Phänomen ist verbunden mit der raschen Degradation verabreichter Thrombozytenkonzentrate. Prophylaktische Plättchentransfusionen, um die Thrombozytenzahl bei Patienten mit Leukämien über 20.000/µl zu erhalten, wurden empfohlen (10.000 Thrombozyten/µl werden als Schwellenwert für Patienten mit soliden Tumoren ohne klinische Blutungsneigung oder ohne zusätzliche blutungsgefährdende Faktoren bzw. physiologische Stressfaktoren wie Fieber oder Hypotension als ausreichend eingeschätzt). Im Gegensatz dazu muss bei chronischen myeloproliferativen Neoplasien (CMPN) von einer funktionellen Plättchenschädigung ausgegangen werden, sodass bei diesen Patienten frühzeitigere Transfusionen empfehlenswert sein können. Die Vermeidung nicht steroidaler Antiphlogistika und die Aufrechterhaltung einer adäquaten plasmatischen Gerinnung tragen dazu bei, das Blutungsrisiko des zytopenischen Patienten zu verringern.

Bestimmte Zytokine können die Thrombozytenzahl in klinischen Studien erhöhen, wie IL-6, IL-1 und Thrombopoetin, doch sind ihr klinischer Nutzen und ihre klinische Sicherheit noch nicht zweifelsfrei belegt. IL-11 (Oprevelkin) ist für die prophylaktische Anwendung bei abzusehender Thrombozytopenie zugelassen, wobei der Effekt auf die Plättchenzahl gering und die Anwendung mit Nebenwirkungen, wie Kopfschmerzen, Fieber, Abgeschlagenheit, Synkopen, Herzrhythmusstörungen und Flüssigkeitsretention, belastet ist. Eltrombopag und Romiplostim sind Thrombopoietinagonisten mit nachgewiesener Wirksamkeit bei bestimmten Thrombopenien, die aber bei der durch Chemotherapeutika induzierten Thrombopenie noch nicht systematisch untersucht wurden.

Die sich unter Chemotherapie entwickelnde Anämie kann durch die Transfusion von Erythrozytenkonzentraten behandelt werden. In der Regel wird ein Hämoglobinwert von unter 8 g/dl oder eine anämiebedingte Endorganfunktionseinschränkung als Transfusionsindikation gefordert (so erfordert die koronare Herzkrankheit im Einzelfall höhere Hämoglobinwerte). Patienten, die eine längerfristige (> 2 Monate) intensive Chemotherapie erhalten und in diesem Zusammenhang wahrscheinlich wiederholte Transfusionen benötigen, können ebenfalls mit Erythropoetin behandelt werden, um den Hämoglobinwert über 9–10 g/dl zu halten. Bei ausreichenden Eisenspeichern und Serumerythropoetinwerten von unter 100 ng/ml kann Erythropoetin bei 3-mal wöchentlicher Applikation mit einer Dosis von 150 U/kg trotz Chemotherapie einen langsamen Hämoglobinanstieg erreichen. Depotformulierungen erlauben seltenere Gaben. Es ist zurzeit unklar, ob höhere Hämoglobinwerte von bis zu 11–12 g/dl mit einer verbesserten Lebensqualität einhergehen, welche die kostenintensive Erythropoetinanwendung rechtfertigen würde. Der Versuch, Hämoglobinwerte über 12 g/dl zu erreichen, ist mit einem höheren Thromboserisiko bzw. einer höheren Mortalität verbunden. Neue Erkenntnisse deuten darauf hin, dass Erythropoetin als unerwünschten Effekt das Absterben hypoxischer Zellen vermindert. Während dies einen Nachteil in der Krebsbehandlung darstellt, könnte hierin ein großer Vorteil für die Behandlung kardialer und zerebraler Ischämien bestehen.

Übelkeit und Erbrechen

Die häufigsten Nebenwirkungen der Chemotherapie sind Übelkeit mit oder ohne Erbrechen. Übelkeit tritt in vielen Fällen akut auf (innerhalb von 24 h nach Chemotherapie), gelegentlich jedoch auch zeitlich verzögert. Ein erhöhtes Risiko für Übelkeit besteht bei jungen, weiblichen, schwer vorbehandelten Patienten ohne bekannten Alkoholabusus. Die Zytostatika unterscheiden sich in ihrer emetogenen Wirkung. Stark (> 90 %) emetogene Substanzen sind Mechlorethamin, Streptozotocin, Dacarbazin (DTIC), Cisplatin und Actinomycin und führen bei fast allen behandelten Patienten zu Erbrechen. Doxorubicin, Daunorubicin und normal dosiertes Cyclophosphamid sind mäßig emetogen. Antimetaboliten zeigen eine dosis- und regimeabhängige, meist gering ausgeprägte Emetogenität, wobei Einzeldosen von Methotrexat oder 5-Fluorouracil schlimmstenfalls Appetitlosigkeit erzeugen, während eine 5-tägige Behandlung mit 5-Fluorouracil oder hoch dosiertem Methotrexat bei etwa 50 % der Patienten Übelkeit verursacht. Andere Medikamente, wie Chlorambucil, Melphalan und Busulfan, verursachen bei konventioneller Dosierung kaum Übelkeit. Erbrechen ist ein Reflex, der durch die Stimulation des Brechzentrums in der Medulla oblongata ausgelöst wird. Von der Chemotherapie-Triggerzone (CTZ) und Afferenzen aus dem peripheren Gastrointestinaltrakt, von Hirnrinde und Herz wird das Brechzentrum stimuliert. Die unterschiedlichen Formen von Übelkeit und Erbrechen erfordern modifizierte Therapieansätze. Darüber hinaus mag die Konditionierung insbesondere zu antizipatorischer Übelkeit und Erbrechen beitragen, die nach wiederholten Chemotherapiezyklen auftreten kann. Die verschiedenen antiemetischen Substanzen wirken an unterschiedlichen Zielstrukturen. Die Kombination von Substanzen unterschiedlicher Substanzklassen und/oder die sequenzielle Gabe von verschiedenen Medikamenten bildet die Grundlage einer erfolgreichen Behandlung von zytostatikainduzierter Übelkeit und Erbrechen. Von größter Wichtigkeit sind dabei die prophylaktische Arzneimittelgabe und psychologische Techniken wie die Aufrechterhaltung eines vertrauensvollen Umfeldes, Beratung und Entspannung, um die Wirksamkeit der antiemetischen Medikamente zu verstärken.

Serotoninantagonisten ($5HT_3$) und Neurokinrezeptorantagonisten sind nützlich bei Chemotherapieprotokollen mit hohem emetischem Risiko. Die Kombination dieser Substanzen wirkt sowohl peripher im Gastrointestinaltrakt als auch zentral im ZNS. Beispiele sind der $5HT_3$-Inhibitor Dolasetron (100 mg i.v. oder p.o.) in Kombination mit Dexamethason (12 mg). Serotoninantagonisten sind bei mäßig und stark emetogenen Regimes wirksam. Ondansetron (Zofran) wird in einer Dosis von 0,15 mg/kg intravenös in 3 Dosen unmittelbar vor sowie 4 und 8 Stunden nach der Chemotherapie verabreicht. Granisetron (Kytril) wird einmalig in einer Dosis von 0,01 mg/kg 30 Minuten vor der Chemotherapie gegeben. Die Prophylaxe von Übelkeit im Zusammenhang mit moderat emetogenen Chemotherapieprotokollen kann durch $5HT_3$-Antagonisten oder durch Dexamethason erreicht werden. Bei Gabe von Doxorubicin oder Cyclophosphamid können Kombinationen erforderlich sein.

Phenothiazine wirken direkt am Dopaminrezeptor in der CTZ. Beispiele sind Prochlorperazin (10 mg i.m. oder i.v. bzw. 10–25 mg p.o. oder 25 mg als Suppositorium alle 4–6 h) sowie Thiethylperazin (10 mg alle 6 h). Haloperidol ist ein Dopaminantagonist, von dem 1,0–1,5 mg i.m. oder alle 8 Stunden p.o. verabfolgt werden. Antihistamine, wie Diphenhydramin, haben nur wenig eigenständige antiemetische Wirksamkeit, werden aber oft gegeben, um das Auftreten einer Dystonie zu vermeiden oder zu behandeln, die bei dem Einsatz antidopaminerger Substanzen auftreten kann. Lorazepam ist ein kurz wirksames Benzodiazepin, dessen anxiolytischer Effekt die Wirksamkeit von verschiedenen anderen Antiemetika verstärkt, wenn es alle 4–6 Stunden in Dosen von 1–2 mg i.m., i.v. oder p.o. appliziert wird. Metoclopramid wirkt an peripheren Dopaminrezeptoren und fördert die Magenentleerung. Hoch dosiert wird es bei stark emetogenen Zytostatikakombinationen (1–2 mg/kg i.v. 30 min vor Chemotherapie und ggf. alle 2 h bis zu 3 zusätzlichen Dosen). Bei mäßig emetogenen Regimes werden Dosen von 10–20 mg alle 4–6 Stunden parenteral oder 50 mg vor der Chemotherapie sowie 8 und 12 Stunden danach verabreicht.

Delta-9-Tetrahydrocannabinol stellt eine nur geringgradig wirksame antiemetische Substanz dar, kann aber bei prolongierter Nausea wirksam sein. Aprepitant ist die erste Substanz der neuen Klasse der Neurokininrezeptorblocker; seine Hinzunahme zu Serotoninantagonisten verstärkt deren antiemetische Wirkung gegenüber stark emetogenen Zytostatika wie Cisplatin. Die Standarddosierung liegt bei 125 mg p.o. am ersten und bei 80 mg am zweiten und dritten Tag.

Diarrhö

Therapieprotokolle, die Fluorouracil und/oder Irinotecan enthalten, können schwere Durchfälle verursachen. Ähnlich der Übelkeit kann chemotherapieinduzierte Diarrhö akut oder zeitverzögert bis zu 48–72 Stunden nach der Therapie auftreten. Bei der Behandlung dieser Komplikation steht die Kontrolle des Flüssigkeits- und Elektrolythaushaltes, gegebenenfalls mit Gabe intravenöser Therapie bzw. Loperamid 2 mg alle 2 Stunden (Höchstdosis 16 mg), bis 12 Stunden lang keine ungeformten Stühle mehr vorhanden sind, im Vordergrund. Eine Therapiealternative besteht in der Gabe von Octreotid (100–150 µg) oder Opiaten.

Mukositis

Zytotoxische Therapien können grundsätzlich von Entzündungen und Irritationen der Schleimhäute, insbesondere im Bereich der Mundhöhle bzw. der Analregion, aber auch dem gesamten Gastrointestinaltrakt begleitet werden. Die Mukositis entsteht durch Schädigung proliferierender Zellen in der Basis von Plattenepithelien oder intestinalen Krypten. Eine topische Therapie, wie die Gabe von Lokalanästhetika oder protektiven Substanzen, kann bei geringer Schleimhauttoxizität symptommildernd sein. Palifermin (Keratinozytenwachstumsfaktor) gehört zur Gruppe der Fibroblastenwachstumsfaktoren und kann als Prophylaxe bei der Gabe hoch dosierter Chemotherapie im Rahmen der Stammzelltransplantation bei hämatologischen Neoplasien gegeben werden. Eventuell ist Palifermin auch bei strahlentherapieinduzierter Mukositis präventiv oder lindernd wirksam.

Alopezie

Die Chemotherapeutika unterscheiden sich deutlich in der Alopezierate, wobei Antrazykline, Alkylanzien und Topoisomerasehemmer in therapeutischen Dosen meist zu höhergradiger Alopezie führen. Die Gabe von Antimetaboliten führt seltener zu höhergradiger Alopezie. Eine psychologische Unterstützung und der Gebrauch von Perücken, besonders bei weiblichen Patienten, ist hier angezeigt, wobei von kopfschwartenkühlenden „Chemo Caps" zur Verringerung des Alopezieausmaßes abgeraten werden sollte, vor allem während der kurativ intendierten Behandlung von Leukämien, Lymphomen oder in der adjuvanten Therapiesituation beim Mammakarzinom, da die gut vaskularisierte Kopfhaut sicherlich Mikrometastasen bzw. disseminierte Tumorzellen beherbergen kann.

Gonadendysfunktion und Schwangerschaft

Chemotherapeutische Regimes mit Alkylanzien und/oder Topoisomerasehemmern führen in der Regel zur

Beendigung der Ovulation und Azoospermie. Die Dauer dieser Effekte hängt von Alter und Geschlecht ab. Männer mit Hodgkin-Lymphom werden unter einer Therapie mit Alkylanzien (Procarbacin) meist steril, während die Fertilität nach Regimes mit Platin, Vinblastin oder Etoposid und Bleomycin zur Behandlung von Hodenteratomen meist wiedererlangt wird. Eine Kryopräservation von Spermien sollte bei Patienten in Betracht gezogen werden, bei denen eine behandlungsbedingte Sterilität befürchtet werden muss. Frauen entwickeln unter Alkylanzienbehandlung eine anovulatorische Amenorrhö, kehren aber normalerweise zu ihrer normalen Menses zurück, sofern die Chemotherapie vor dem 30. Lebensjahr beendet wurde, während sie jenseits des 35. Lebensjahres wahrscheinlich amenorrhoisch bleiben. Allerdings haben auch die Frauen, die ihre normale Menses wiedergewinnen, üblicherweise eine vorgezogene Menopause. Da Ausmaß und Dauer der Fertilitätsstörung schwierig vorhersehbar sind, sollten die Patienten darauf hingewiesen werden, während und nach der zytostatischen Therapie auf eine wirksame Kontrazeption zu achten. In diesem Zusammenhang ist bei der Beratung auch die Prognose der betroffenen Patienten sorgfältig zu berücksichtigen. Eine Hormonersatztherapie kann bei Frauen, die nicht an einem hormonsensitiven Tumor leiden, in Betracht gezogen werden. Den Patienten, die an einem hormonsensitiven Tumor leiden, der primär mit einer lokalen Therapiemodalität behandelt worden war, würde man nach herkömmlicher Vorstellung von einer Hormonersatztherapie abraten, doch wird diese Sichtweise gegenwärtig in klinischen Untersuchungen geprüft.

Zytostatika haben unterschiedliche Auswirkungen auf den Erfolg einer Schwangerschaft. Alle Zytostatika gehen mit einem erhöhten Risiko für eine erfolgreiche Schwangerschaft einher, sofern sie im ersten Trimenon verabreicht werden. Daher sollte eine Verzögerung des Chemotherapiebeginns – wenn sinnvoll möglich – bis zum Beginn des zweiten Trimenons in Betracht gezogen werden. Bei den meisten Malignomen können Schwangere im zweiten und dritten Trimenon mit wirksamen Zytostatikaregimes unter Ausschluss der Antimetaboliten (insbesondere Antifolate, die ein bemerkenswertes teratogenes und letales Risiko für den Fötus aufweisen) behandelt werden. Die Notwendigkeit für eine zytostatische Chemotherapie rechtfertigt für sich allein nur selten, eine Schwangerschaftsunterbrechung zu empfehlen, obwohl unter diesen Umständen eine den individuellen Bedürfnissen der Patienten angepasste Therapieentscheidung notwendig ist.

BESONDERHEITEN BEI GEZIELTER THERAPIE

Die Behandlung mit gegen EGFR gerichteten kleinen Molekülen (z. B. Erlotinib, Afatinib, Lapatinib), Antikörpern (z. B. Cetuximab, Panitumumab) und mTOR-Antagonisten (z. B. Everolimus, Temsirolimus) führt grundsätzlich zu einem für den Patienten oft belastenden akneiformen Exanthem, das durch die topische Applikation von Clindamycingel und niedrig dosierte Kortisoncreme gelindert werden kann. Bei der Gabe von Tyrosinkinasehemmern kommt es oft zur Diarrhö, die auf Hemmer der Darmmotilität, wie Loperamid, oder flüssigkeitsabsorbierende Medikamente anspricht.

Die Anti-VEGFR-Behandlung, einschließlich der Gabe des spezifischen Antikörpers Bevacizumab, sowie die Gabe von Multikinase-Inhibitoren mit Anti-VEGFR-Aktivität, wie Sorafenib, Sunitinib und Pazopanib, führt bei einem signifikanten Anteil der Patienten zur einer Hypertonie, die auf Lisinopril, Amlodipin oder Clonidin allein oder in Kombination anspricht. Schwieriger zu behandeln ist die Proteinurie mit daraus resultierender Azotämie. Sie kann abhängig von der klinischen Situation Anlass für einen Therapieabbruch sein. Da die chronische Gabe dieser Multikinase-Inhibitoren, wie Sorafenib und Pazopanib, zu erheblichen Störungen der Schilddrüsenfunktion führt, sollten regelmäßig das Thyreoidea-stimulierende Hormon und Thyroxin (T4) bestimmt werden. Gastrointestinale Perforationen, arterielle Thrombosen und Blutungen lassen sich nicht behandeln und sind Kontraindikationen gegen diese Substanzklasse. Auch eine palmoplantare Dysästhesie („Hand-Fuß-Syndrom") kann nach der Gabe dieser Substanzen (sowie von manchen zytotoxischen Substanzen, wie Gemcitabin und liposomalen Zubereitungen von Doxorubicin) auftreten und sollte Anlass für eine Dosisreduktion sein, wenn sie nicht auf topische Emollenzien und Analgetika anspricht.

Proteinkinase-Antagonisten gehen mit einer schwer vorhersagbaren hepatischen und kardialen Toxizität (Imatinib, Dasatinib, Sorafenib, Pazopanib) oder Herzleitungsstörungen wie einer verlängerten QT-Zeit (Pazopanib) einher. Wenn bei einem Patienten, der mit Proteinkinase-Antagonisten behandelt wird, neue kardiale oder hepatische Veränderungen auftreten, sollte eine erneute Nutzen-Risiko-Abwägung erfolgen und der mögliche Zusammenhang zwischen der Substanz und den neu aufgetretenen Symptomen überprüft werden. Eine bekannte Störung der Herzfunktion ist eine relative Kontraindikation für bestimmte gezielte Therapien (z. B. Trastuzumab), wobei die Entscheidung immer abhängig vom Einzelfall getroffen werden sollte. **Chronische Wirkungen der Chemotherapie werden in Kapitel 58 besprochen.**

WEITERFÜHRENDE LITERATUR

Deutsche Gesellschaft für Hämatologie und Medizinische Onkologie: Leitlinien unter *www.onkopedia-guidelines.info*

KAPITEL 31

INFEKTIONEN BEI ONKOLOGISCHEN PATIENTEN

Robert W. Finberg

Für die deutsche Ausgabe Anne C. Regierer

Infektionen sind eine häufige Todesursache und noch häufiger Ursache für die Morbidität von Patienten mit unterschiedlichen Neoplasien. Autoptische Untersuchungen zeigen, dass der Tod bei den meisten akuten Leukämien und der Hälfte der Lymphome durch eine Infektion verursacht wird. Durch den Einsatz intensivierter Chemotherapien bei Patienten mit soliden Tumoren ist ihr Risiko, an einer Infektion zu sterben, deutlich gestiegen. Erfreulicherweise konnte die infektionsassoziierte Letalität durch Fortschritte in der Prävention und Behandlung von Infektionen gesenkt werden. Dies konnte durch drei wesentliche Punkte erreicht werden:

1. Durch das Konzept der frühen empirischen Antibiotikagabe bei Leukämiepatienten mit Bakteriämie wurde die Mortalität von 84 % im Jahre 1965 auf 44 % im Jahre 1972 gesenkt. Aktuelle Studien zeigen, dass bis 2013 die Mortalitätsrate von febrilen neutropenischen Patienten durch Infektionen auf < 10 % gesunken ist. Diese eindrucksvolle Verbesserung beruht auf der frühen Behandlung mit einer wirksamen Antibiose.
2. Durch den empirischen Einsatz von Antimykotika konnte die Inzidenz disseminierter Pilzinfektionen und deren Mortalität drastisch gesenkt werden. Falls neutropenische Patienten, bei denen eine Pilzinfektion als wahrscheinlich gilt, nach 4–7 Tagen unter laufender antibiotischer Therapie ohne positive Blutkultur weiterhin Fieber haben, werden empirisch Antimykotika eingesetzt.
3. Durch den prophylaktischen Einsatz von Breitspektrumantibiotika bei afebrilen neutropenischen Patienten konnten Letalität und Morbidität weiter gesenkt werden. Die derzeitige Behandlungsstrategie bei schwer neutropenischen Patienten (z. B. aufgrund hoch dosierter Chemotherapie bei Leukämie oder hochgradigen Lymphomen) basiert auf einer prophylaktischen Behandlung ab Beginn der Neutropenie, einer anschließenden kalkulierten Antibiose gegen die anhand der Klinik (oft nur Fieber) wahrscheinlichsten bakteriellen Erreger sowie in der Folge einer empirischen antimykotischen Therapie aufgrund der Tatsache, dass Pilzinfektionen nach 4–7 Tagen Breitspektrumantibiose relevant werden können.

Die körperliche Prädisposition für eine Infektion (Tab. 31-1) kann durch eine gestörte Barrierefunktion der Haut durch Einbrechen einer Neoplasie entstehen. So kann ein Plattenepithelkarzinom lokal die Dermis infiltrieren und Bakterien das Eindringen in das subkutane Bindegewebe und die Auslösung einer lokalen Entzündung ermöglichen. Auch der unphysiologische Ver-

Tabelle 31-1

BEI KREBSPATIENTEN MÖGLICHERWEISE BEEINTRÄCHTIGTE MECHANISMEN DER INFEKTIONSABWEHR

Art der Abwehr	Läsion	Beteiligte Zellen	Erreger	Assoziierte Tumoren	Infektionskrankheit
Körperliche Barriere	Hautverletzungen	Hautepithelzellen	Staphylokokken, Streptokokken	Kopf- und Hals-Tumor, Plattenepithelkarzinom	Erysipel/Phlegmone, ausgedehnte Hautinfektionen
Entleerung von Flüssigkeitsansammlungen	Lumenverschluss: Ureteren, Gallengang, Kolon	Epithelzellen	Gramnegative Keime	Niere, Ovar, Gallenwege, Metastasen vieler Karzinome	Fulminante Sepsis, Harnwegsinfektion
Lymphatisches System	Lymphknotendissektion	Lymphknoten	Staphylokokken, Streptokokken	Operationen bei Mammakarzinom	Erysipel/Phlegmone
Erregerabwehr in der Milz	Splenektomie	Retikuloendotheliale Milzzellen	Streptococcus pneumoniae, Haemophilus influenzae, Neisseria meningitidis, Babesia, Capnocytophaga canimorsus	Hodgkin-Lymphom, Leukämie	Fulminante Sepsis
Phagozytose	Granulozytopenie	Granulozyten (Neutrophile)	Staphylokokken, Streptokokken, Darmbakterien, Pilze	Akute myeloische und akute lymphozytäre Leukämie, Haarzell-Leukämie	Bakteriämie
Humorale Immunität	Antikörpermangel	B-Zellen	S. pneumoniae, H. influenzae, N. meningitidis	Chronisch-lymphatische Leukämie, multiples Myelom	Infektionen mit Kapselbakterien, Sinusitis, Pneumonie
Zelluläre Immunität	T-Zell-Mangel	T-Zellen und Makrophagen	Mycobacterium tuberculosis, Listeria, Herpesviren, Pilze, intrazelluläre Parasiten	Hodgkin-Lymphom, Leukämie, T-Zell-Lymphom	Infektionen mit intrazellulären Bakterien, Pilzen, Parasiten, Virusreaktivierung

schluss eines normalerweise offenen Hohlraumes kann zu Infektionen prädisponieren; so kann ein tumorbedingter Verschluss eines Ureters einen Harnwegsinfekt oder ein Gallengangsverschluss eine Cholangitis verursachen. Die normale Wirtsabwehr gegenüber Infektionen hängt zum Teil von der kontinuierlichen Entleerung der Hohlorgane ab. Ohne diese Entleerung kann eine Besiedlung des Hohlorgans, bedingt z. B. durch eine Bakteriämie oder eine lokale Durchwanderung, zu einer Vermehrung der Bakterien führen und eine symptomatische Infektion entstehen.

Ein ähnliches Problem kann Patienten betreffen, deren Lymphknotensystem durch eine Radikaloperation zerstört wurde, insbesondere Patienten nach radikaler Lymphknotendissektion. Ein häufiges klinisches Problem nach radikaler Mastektomie ist eine Entzündung des Unterhautbindegewebes (meist durch Streptokokken oder Staphylokokken) infolge eines Lymphödems und/oder einer inadäquaten Lymphdrainage. In den meisten Fällen kann diesem Problem durch lokale Behandlungsmaßnahmen, welche Flüssigkeitsansammlungen und Hautläsionen verhindern, begegnet werden. Gelingt dies nicht, ist eine antibiotische Prophylaxe erforderlich.

Ein lebensbedrohliches Problem vieler onkologischer Patienten ist der Verlust der retikuloendothelialen Abwehr nach einer Splenektomie. Eine Splenektomie kann bei der Therapie der Haarzell-Leukämie, der chronisch-lymphatischen Leukämie (CLL), der chronisch-myeloischen Leukämie (CML) und des Hodgkin-Lymphoms indiziert sein. Selbst nach einer kurativen Therapie der Grunderkrankung prädisponiert eine fehlende Milz diese Patienten für schnell tödlich verlaufende Infektionen. In gleicher Weise prädisponiert eine Splenektomie nach Trauma normale Personen lebenslang für foudroyante Infektionen (Overwhelming Post Splenectomy Infections, OPSI). Splenektomierte Patienten sollten hinsichtlich des Risikos einer Infektion mit bestimmten Erregern, wie Protozoon Babesia und Capnocytophaga canimorsus (ein Bakterium, das im Maul von Tieren vorkommt), beraten werden. Eingekapselte Bakterien (Streptococcus pneumoniae, Haemophilus influenzae und Neisseria meningitidis) sind am häufigsten für eine Postsplenektomiesepsis verantwortlich. Daher sollten splenektomierte Personen gegen die kapsulären Polysaccharide dieser Organismen (wiederholt) geimpft werden (Tab. 31-2). Es wird zudem häufig empfohlen, dass splenektomierte Patienten Antibiotika mit Wirksamkeit gegen Streptococcus pneumoniae, Neisseria meningitidis und Haemophilus influenzae mit sich führen (z. B. Amoxicillin/Clavulansäure oder Levofloxacin bei lokaler Prävalenz von resistentem S. pneumoniae), um einer fulminanten Sepsis vorbeugen zu können, wenn nach dem Auftreten von Fieber oder anderen Symptomen einer bakteriellen Infektion keine unmittelbare ärztliche Behandlung möglich ist.

Tabelle 31-2

IMPFUNG ONKOLOGISCHER PATIENTEN UNTER CHEMOTHERAPIE[a]

	Einsatz bei bestimmten Patienten		
Vakzine	**Intensive Chemotherapie**	**Hodgkin-Lymphom**	**Knochenmarktransplantation**
Diphtherie-Tetanus[b]	Grundimmunisierung und Auffrischimpfungen	Keine abweichenden Empfehlungen	3 Dosen 6–12 Monate nach Transplantation
Poliomyelitis[c]	Vollständige Grundimmunisierung und Auffrischimpfungen	Keine abweichenden Empfehlungen	3 Dosen 6–12 Monate nach Transplantation
Haemophilus influenzae Typ B	Vollständige Grundimmunisierung und Auffrischimpfungen bei Kindern	Einzeldosis für Erwachsene	3 Dosen 6–12 Monate nach Transplantation
Humanes Papillomavirus (HPV)	Die quadrivalente HPV-Vakzine ist für Männer und Frauen im Alter von 9–26 Jahren zugelassen. Für aktuelle Empfehlungen siehe die Internetseite der Centers for Disease Control and Prevention (CDC) *(www.cdc.gov/vaccines)*	Die quadrivalente HPV-Vakzine ist für Männer und Frauen im Alter von 9–26 Jahren zugelassen. Für aktuelle Empfehlungen siehe die Internetseite der CDC *(www.cdc.gov/vaccines)*	Die quadrivalente HPV-Vakzine ist für Männer und Frauen im Alter von 9–26 Jahren zugelassen. Für aktuelle Empfehlungen siehe die Internetseite der CDC *(www.cdc.gov/vaccines)*
Hepatitis A	Indikation wie bei gesunden Patienten je nach Beruf und Lebensweise	Indikation wie bei gesunden Patienten je nach Beruf und Lebensweise	Indikation wie bei gesunden Patienten je nach Beruf und Lebensweise
Hepatitis B	Indikation wie bei gesunden Patienten	Indikation wie bei gesunden Patienten je nach Beruf und Lebensweise	3 Dosen 6–12 Monate nach Transplantation
Pneumokokken-Konjugatimpfstoff (PCV13) Pneumokokken-Polysaccharidimpfstoff (PPSV23)[d]	Immunisierung möglichst vor der Chemotherapie abschließen	Splenektomierte Patienten sollten PPSV23 erhalten	Auf 3 Dosen PCV13 3–6 Monate nach der Transplantation folgt mindestens 8 Wochen später 1 Dosis PPSV23. Eine 2. PPSV23-Dosis kann 5 Jahre später gegeben werden
Meningokokken-4-valent[e]	Für splenektomierte Patienten und in Endemiegebieten	Für splenektomierte Patienten und in Endemiegebieten. Eine weitere Dosis kann nach 5 Jahren gegeben werden	Für splenektomierte Patienten und in Endemiegebieten. Eine weitere Dosis kann nach 5 Jahren gegeben werden
Influenza	Saisonale Impfung	Saisonale Impfung	Saisonale Impfung (1 saisonale Dosis wird empfohlen und kann bereits 4 Monate nach der Transplantation gegeben werden; bei der Gabe < 6 Monate nach der Transplantation wird eine 2. Dosis empfohlen)
Masern/Mumps/Röteln	Kontraindiziert	Kontraindiziert	Nach 24 Monaten bei Patienten ohne Graft-versus-host-Reaktion (die CDC empfehlen den individuellen Einsatz nach Reevaluation)
Varicella-zoster-Virus[f]	Kontraindiziert[g]	Kontraindiziert	Kontraindiziert

[a] Aktuelle Empfehlungen des Advisory Committee on Immunization Practices und die Leitlinien der CDC können unter *http://www.cdc.gov/vaccines* abgerufen werden. Siehe auch „Hinweise zu Impfungen für Patienten mit Immundefizienz/Stand: November 2005" der Ständigen Impfkommission (STIKO) RKI.

[b] Für Erwachsene wird eine Einzeldosis TDaP (Tetanus – Diphtherie – azelluläre Pertussis) mit einer anschließenden Booster-Dosis Td (Tetanus – Diphtherie) alle 10 Jahre empfohlen.

[c] Lebendimpfstoff kontraindiziert, nur inaktivierten verwenden.

[d] Zur Prävention von Pneumokokkeninfektionen werden zwei Impfstoffe verwendet. Derzeit erhalten alle Kinder in drei Einzeldosen einen Konjugatimpfstoff gegen 13 Serotypen (13-valenter Pneumokokken-Konjugatimpfstoff oder PCV13). Der Polysaccharidimpfstoff gegen 23 Serotypen (23-valenter Pneumokokken-Polysaccharidimpfstoff oder PPSV23) erzielt niedrigere Antikörpertiter, die auch schneller wieder abklingen als der Konjugatimpfstoff. Da die ablative Chemotherapie bei Patienten mit hämatopoetischer Stammzelltransplantation (HSCT) das immunologische Gedächtnis löscht, wird für diese Patienten eine erneute Impfung empfohlen. Nach immunologischer Rekonstitution ist die Impfung zwar weitaus effektiver, zur Prävention schwerer Erkrankungen sollte die Pneumokokkenimpfung jedoch meistens 6–12 Monate nach der Transplantation erfolgen. Da PPSV23-Serotypen, die nicht im PCV13 enthalten sind, umfasst, sollten HSCT-Patienten mindestens 8 Wochen nach der letzten PCV13-Dosis eine PPSV23-Dosis erhalten. Obwohl die Antikörpertiter von PPSV23 deutlich abnehmen, gibt es nur begrenzte Erfahrungen mit Mehrfachgaben von PPSV23; auch Angaben zur Sicherheit, Toxizität und Effizienz eines derartigen Vorgehens fehlen. Daher empfehlen die CDC derzeit bei immungeschwächten Patienten, wie Transplantatempfängern und Patienten mit einem Hodgkin-Lymphom, multiplen Myelom-Lymphom oder generalisierten Malignomen, mindestens 5 Jahre nach der letzten Gabe eine zusätzliche PPSV23-Dosis. Darüber hinaus werden derzeit keine weiteren Impfstoffgaben empfohlen.

[e] Derzeit wird der Meningokokken-Konjugatimpfstoff (MCV4) nur für Erwachsene < 55 Jahre empfohlen und der Meningokokken-Polysaccharidimpfstoff (MPSV4) für Erwachsene > 56 Jahre.

[f] Umfasst einen Varizellen-Impfstoff für Kinder und einen Zoster-Impfstoff für Erwachsene.

[g] Für zusätzliche Information zum Einsatz bei Kindern mit akuter lymphatischer Leukämie Hersteller kontaktieren.

Tabelle 31-3

INFEKTIONEN BEI BESTIMMTEN ONKOLOGISCHEN ERKRANKUNGEN

Onkologische Erkrankung	Zugrunde liegende Immunstörung	Erreger
Multiples Myelom	Hypogammaglobulinämie	Streptococcus pneumoniae, Haemophilus influenzae, Neisseria meningitidis
Chronisch-lymphatische Leukämie	Hypogammaglobulinämie	S. pneumoniae, H. influenzae, N. meningitidis
Akute myeloische oder lymphatische Leukämie	Granulozytopenie, Haut- und Schleimhautläsionen	Extrazelluläre grampositive und gramnegative Bakterien, Pilze
Hodgkin-Lymphom	Abnorme T-Zell-Funktion	Intrazelluläre Erreger (Mycobacterium tuberculosis, Listeria, Salmonella, Cryptococcus, Mycobacterium avium)
Non-Hodgkin-Lymphome und akute lymphatische Leukämie	Glukokortikoidhaltige Chemotherapie, T- und B-Zell-Dysfunktion	Pneumocystis jiroveci
Kolon- und Rektumtumoren	Lokale Anomalien[a]	Streptococcus bovis (Bakteriämie)
Haarzell-Leukämie	Abnorme T-Zell-Funktion	Intrazelluläre Erreger (M. tuberculosis, Listeria, Cryptococcus, M. avium)

[a] Die Ursache dieser Assoziation ist nicht genau bekannt.

Die Wahrscheinlichkeit, an einer bestimmten Infektion zu erkranken, hängt auch von der Art der malignen Erkrankung ab (Tab. 31-3). Beim multiplen Myelom oder einer CLL besteht häufig eine Hypogammaglobulinämie. Eine Antikörpersubstitution kann wirksam sein, allerdings stellt eine Antibiotikaprophylaxe gegen wahrscheinliche Erreger eine erwiesenermaßen kosteneffektive und einfach durchführbare Präventionsmaßnahme bei Patienten mit CLL dar. Analog sollten Patienten mit akuter lymphatischer Leukämie (ALL), Patienten mit Non-Hodgkin-Lymphom und alle onkologischen Patienten mit einer hoch dosierten Glukokortikoidtherapie (oder einem glukokortikoidhaltigen Chemotherapieschema) eine Pneumocystis-jiroveci-Prophylaxe erhalten (Tab. 31-3). Neben einer Prädisposition für bestimmte Erreger zeigen onkologische Patienten charakteristische Manifestationsformen der Infektionen. So ist beispielsweise Fieber auch bei neutropenischen Patienten ein verlässliches Zeichen. Im Gegensatz dazu können Patienten, die Glukokortikoide und Medikamente mit Beeinträchtigung der T-Zellfunktion und der Zytokinfreisetzung erhalten, auch ohne Fieber eine schwere Infektion haben. Genauso kann man bei neutropenischen Patienten eine Entzündung des Unterhautgewebes ohne Eiter oder eine Pneumonie ohne Sputum (oder sogar ohne auffälligen Röntgenbefund) beobachten (siehe unten).

Die Gabe von monoklonalen Antikörpern gegen B- und T-Zellen sowie von Substanzen, welche die Signaltransduktion in Lymphozyten hemmen, kann eine Reaktivierung latenter Infektionen auslösen. Der gegen CD20 (ein Oberflächenprotein von B-Zellen) gerichtete Antikörper Rituximab kann zur Reaktivierung einer Tuberkulose, einer Hepatitis B, einer Zytomegalievirusinfektion sowie weiterer latenter Infektionen führen. Wie bei Organtransplantatempfängern sollte bei Patienten mit einer latenten bakteriellen Erkrankung (wie Tuberkulose) und einer latenten Viruserkrankung (wie Herpes simplex oder Varicella zoster) sorgsam auf eine mögliche Reaktivierung einer Infektion geachtet werden.

SYSTEMSPEZIFISCHE INFEKTIONEN

INFEKTIONEN DER HAUT

Hautveränderungen sind bei onkologischen Patienten häufig. Gelegentlich erlaubt ihr Erscheinungsbild die Diagnose einer systemischen bakteriellen oder Pilzinfektion. Eine Entzündung des subkutanen Bindegewebes durch Organismen der Hautflora wie Streptokokken oder Staphylokokken ist häufig. Neutropenische Patienten (mit < $500/mm^3$ Granulozyten) und Patienten mit gestörtem Blut- oder Lymphabfluss können auch Infektionen mit atypischen Erregern entwickeln. Harmlos aussehende Flecken oder Papeln (Abb. 31-1) können bei immungeschwächten Patienten die ersten Zeichen einer bakteriellen oder fungalen Sepsis sein. Bei einem neutropenischen Wirtsorganismus kann eine Makula schnell zu einem Ecthyma gangraenosum terebrans fortschreiten, einer meist schmerzlosen runden nekrotischen Läsion, die aus einer zentral schwarzen oder grauschwarzen Verschorfung mit umgebendem Erythem besteht. Das Ecthyma gangraenosum terebrans findet sich in nicht druckbelasteten Gebieten (im Unterschied zu nekrotischen Läsionen bei Durchblutungsstörungen) und kommt häufig bei einer Pseudomonas-aeruginosa-Bakteriämie vor, kann aber auch durch andere Bakterien hervorgerufen werden.

Eine Candidämie geht ebenfalls mit zahlreichen Hautveränderungen einher und zeigt sich üblicherweise als makulopapulöser Hautausschlag. Eine Hautbiopsie ist die beste diagnostische Methode.

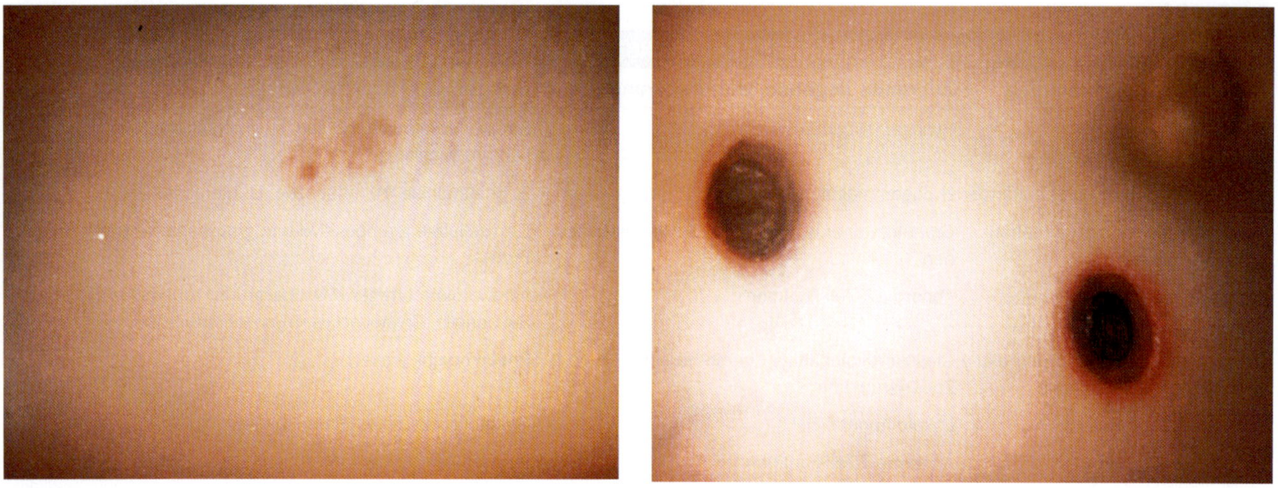

A *B*

Abbildung 31-1 ***A.*** **Papeln bei einer Escherichia-coli-Bakteriämie** eines neutropenischen Patienten mit akuter lymphatischer Leukämie. ***B.*** Dieselben Läsionen am Tag darauf.

Die Phlegmone (auch *Zellulitis*), eine sich akut ausbreitende Entzündung des Unterhautgewebes, wird meist durch eine Infektion mit Streptokokken der Gruppe A oder Staphylococcus aureus – virulenten Organismen, die sich physiologischerweise auf der Haut befinden – verursacht. Bei einem gesunden Wirt bleibt die Phlegmone eher begrenzt, bei neutropenischen Patienten kann sie sich jedoch rasch ausbreiten. Eine winzige Hautverletzung kann zu einer ausgedehnten Phlegmone führen, die durch Schmerzen und ein Erythem charakterisiert ist. Bei solchen Patienten fehlen oft andere Zeichen einer Infektion (wie Eiterbildung). Was bei einem normalen Wirtsorganismus ein Furunkel bleibt, kann bei einem Patienten mit Leukämie infolge unkontrollierter Infektion eine Amputation erfordern. Eine schwerste Krankheitsreaktion bei einem normalerweise harmlosen Infekt kann das erste Zeichen einer Leukämie sein. Bei granulozytopenischen Patienten ist eine Infektion mit bestimmten Erregertypen wahrscheinlich (Tab. 31-4), sodass die Auswahl der Antibiotika einfacher als normalerweise ist (siehe auch „Antibiotische Therapie“ weiter unten). Eine Phlegmone muss frühzeitig erkannt und aggressiv behandelt werden. Neutropenische Patienten oder Patienten, die aus anderen Gründen kurz zuvor Antibiotika erhalten haben, können jedoch auch eine Phlegmone mit unüblichen Erregern (wie Escherichia coli, Pseudomonas oder Pilzen) entwickeln. Die frühzeitige Therapie auch harmlos aussehender Läsionen ist essenziell, um Nekrosen und Gewebeverluste zu verhindern. Ein Débridement zur Vermeidung einer Ausbreitung kann manchmal schon im frühen Erkrankungsverlauf erforderlich sein. Bei Patienten mit Chemotherapie sollte, falls möglich, auf ein Ansteigen der Granulozyten gewartet werden.

Das *Sweet-Syndrom (febrile neutrophile Dermatose)* ist ursprünglich bei Frauen mit Leukozytose beschrieben.

Tabelle 31-4

WAHRSCHEINLICHE ERREGER BEI INFEKTIONEN GRANULOZYTOPENISCHER PATIENTEN

Grampositive Kokken	
Staphylococcus epidermidis	Staphylococcus aureus
Streptococcus viridans	Enterococcus faecalis
Streptococcus pneumoniae	
Gramnegative Stäbchen	
Escherichia coli	Serratia spp.
Klebsiella spp.	Acinetobacter spp.[a]
Pseudomonas aeruginosa	Stenotrophomonas spp.
Pseudomonas spp. (nicht aeruginosa)	Citrobacter spp.
Enterobacter spp.	
Grampositive Stäbchen	
Diphtherie-Bakterien	JK-Bazillus[a]
Pilze	
Candida spp.	Mucor/Rhizopus
Aspergillus spp.	

[a] Häufig bei intravenösen Kathetern.

Die Erkrankung ist durch Leukozyteninfiltrate in der Kutis und ein Ödem der Papillarkörper charakterisiert. Bemerkenswert ist, dass diese Erkrankung mittlerweile gerade bei neutropenischen onkologischen Patienten regelmäßig auftritt, am häufigsten bei akuter myeloischer Leukämie (AML), aber auch bei einer Reihe anderer Malignome. Das Sweet-Syndrom präsentiert sich für gewöhnlich mit roten oder bläulich-roten Papeln oder Knoten, die konfluieren und scharf begrenzte Plaques bilden können. Das Ödem kann bläschenartig erscheinen, allerdings sind die Veränderungen bei der Palpation solide, und Bläschen kommen bei dieser Erkrankung wahrscheinlich nicht vor. Am häufigsten treten die Läsio-

Tabelle 31-5

VORGEHEN BEI KATHETERINFEKTIONEN BEI IMMUNSUPPRIMIERTEN PATIENTEN

Klinisches Bild	Katheterentfernung	Antibiotikum	Kommentar
Nachweis einer Infektion, negative Blutkultur			
Rötung an Austrittsstelle	Nicht notwendig bei Ansprechen der Therapie	Antibiotische Therapie gegen grampositive Kokken	Meist koagulasenegative Staphylokokken
Rötung über Untertunnelung	Notwendig	Antibiotische Therapie gegen grampositive Kokken (je nach Ergebnis der Blutkultur)	Bei verbleibendem Katheter kann es zur Nekrose des betroffenen Bereichs mit Indikation für Hauttransplantationen kommen
Infektionen mit positiver Blutkultur			
Koagulasenegative Staphylokokken	Meist notwendig, bei klinisch stabilem Patienten und Ansprechen der Therapie evtl. Katheter belassen	Vancomycin (Linezolid, Daptomycin)	Bei Entfernung des Katheters gelegentlich keine weitere antibiotische Therapie notwendig
Andere grampositive Kokken (z. B. Staphylococcus aureus, Enterococcus); grampositive Stäbchen (Bacillus, Corynebacterium spp.)	Empfohlen	Nach Antibiogramm und Resistogramm	Die Inzidenz gestreuter Infektionsherde nach S.-aureus-Infektion und die Schwierigkeit, eine Enterokokkeninfektion zu behandeln, machen eine Katheterentfernung zur empfohlenen Vorgehensweise. Außerdem reagieren grampositive Stäbchen nicht ohne Weiteres auf Antibiotika allein
Gramnegative Bakterien	Empfohlen	Nach Antibiogramm und Resistogramm	Organismen wie Stenotrophomonas, Pseudomonas und Burkholderia sind ebenso wie carbapenemresistente Erreger schlecht behandelbar
Pilze	Empfohlen	–	Katheterinfektionen mit Pilzen sind sehr schwer therapierbar

nen im Gesicht, im Nacken und an den Armen auf; an den Beinen kann man sie mit einem Erythema nodosum verwechseln. Gleichzeitig mit den Läsionen entwickelt sich oft hohes Fieber und eine erhöhte Blutsenkungsgeschwindigkeit. Sowohl die Läsionen als auch die Temperaturerhöhung sprechen prompt auf Glukokortikoide an. Die Therapie beginnt hoch dosiert (Prednison 60 mg/d) und wird über 2–3 Wochen ausgeschlichen.

Neue Daten zeigen, dass das *Erythema multiforme* mit Beteiligung der Schleimhäute häufig bei einer Herpes-simplex-Virus(HSV)-Infektion vorkommt; es muss vom arzneimittelbedingten Stevens-Johnson-Syndrom mit meist größerer Streuung unterschieden werden. Da onkologische Patienten sowohl immunsupprimiert sind (und daher anfällig für Herpesinfektionen) als auch massiv mit Medikamenten behandelt werden (und daher für ein Stevens-Johnson-Syndrom prädisponiert sind), treten beide Erkrankungen in dieser Population häufig auf.

Zytokine, die als adjuvante oder primäre onkologische Therapie zum Einsatz kommen, können ihrerseits charakteristische Hautveränderungen hervorrufen, welche die Differenzialdiagnose weiter komplizieren. Dieses Phänomen ist besonders bei knochenmarktransplantierten Patienten ein Problem, die neben den üblichen Chemotherapie-, Antibiotika- und zytokininduzierten Hautausschlägen eine Graft-versus-host-Reaktion entwickeln können.

KATHETERINFEKTIONEN

Intravenöse Katheter, die häufig für die Chemotherapie bei onkologischen Erkrankungen notwendig sind, infizieren sich leicht und stellen daher ein großes Problem bei der Betreuung von onkologischen Patienten dar. Einige Katheterinfektionen können mit Antibiotika behandelt werden, während bei anderen die Katheter entfernt werden müssen (Tab. 31-5). Bei „getunnelten" Kathetern (mit Eintrittsstelle, subkutanem Tunnel und Austrittsstelle) ist ein roter Streifen über dem subkutanen Teil (dem Tunnel) Grund für eine sofortige Entfernung des Katheters. Wird der Katheter nicht entfernt, kann eine ausgedehnte Phlegmone mit Gewebenekrosen entstehen.

Häufiger als Tunnelinfektionen sind Infektionen der Eintrittsstelle, die oft mit einem Erythem um die Kathetereintrittsstelle auftreten. Die meisten Experten empfehlen bei einer Infektion mit koagulasenegativen Staphylokokken eine Antibiotikatherapie (üblicherweise mit Vancomycin). Die Antibiotikatherapie einer Infektion mit koagulasepositiven Staphylokokken zeigt ein schlechteres Ergebnis, daher scheint es hier ratsam, den Katheter zu entfernen. Viele Ärzte entfernen Katheter auch bei Infektionen durch Pseudomonas aeruginosa und Candida spp., da diese Infektionen schwierig zu behandeln sind und eine Sepsis mit diesen Organismen tödlich verlaufen kann. Katheterinfektionen durch Burkholderia cepacia, Stenotrophomonas spp., Agrobacterium spp., Acinetobacter baumannii, Pseudomonas spp. (nicht aeruginosa) und carbapenemresistente Enterobacteriaceae sind durch alleinige Antibiotikatherapie meist nicht zu beherrschen. Daher sollte der Katheter ebenso wie beim Nachweis von Bacillus, Corynebacterium und Mycobacterium spp. umgehend entfernt werden.

INFEKTIONEN DES GASTROINTESTINALTRAKTS

Infektionen des oberen Gastrointestinaltrakts

Orale Infektionen Die Mundhöhle ist reich an aeroben und anaeroben Bakterien, die normalerweise in kommensaler Beziehung mit dem Wirt leben. Die antimetabolen Effekte der Chemotherapie verursachen einen Zusammenbruch der Wirtsabwehr, was zu Mundulzera mit einer möglichen Invasion ansässiger Bakterien führt. Die meisten Patienten, die eine zytotoxische Chemotherapie erhalten, leiden an Ulzera der Mundschleimhaut, die häufig mit einer Streptococcus-viridans-Bakteriämie einhergehen. Orale Candidainfektionen sind sehr häufig. Fluconazol ist sowohl bei lokalen (Soor) als auch systemischen Infektionen (Ösophagitis) durch Candida albicans therapeutisch wirksam. Andere Azole (z. B. Voriconazol) und Echinocandine sind ebenso wirksam und wirken auch gegen Fluconazol-resistente Erreger, die durch übermäßigen Gebrauch von Fluconazol vorkommen können.

Eine *Noma (Stomatitis gangraenosa)*, die häufig bei mangelernährten Kindern auftritt, ist eine Erkrankung mit Durchwanderung der weichen und harten Gewebe des Mundes und der angrenzenden Regionen und resultierender Nekrose und Gangrän. Ein ähnliches Krankheitsbild kommt bei immungeschwächten Patienten vor, wahrscheinlich infolge einer Gewebeinfiltration durch Bacteroides, Fusobacterium und andere Keime der normalen Mundflora. Noma kommt häufig bei mentaler Retardierung, schlechter Mundhygiene und Immunschwäche vor.

Viren, insbesondere HSV, sind wichtige Krankheitserreger bei immungeschwächten Patienten. Sie können bei ihnen zu einer schweren Mukositis führen. Aciclovir eignet sich zum prophylaktischen oder therapeutischen Einsatz.

Ösophagitiden Zu den Differenzialdiagnosen einer Ösophagitis (die sich in der Regel als retrosternaler Schmerz beim Schlucken bemerkbar macht) zählen eine Herpes-simplex-Infektion und eine Candidose, die einfach zu behandeln sind.

Infektionen des unteren Gastrointestinaltrakts

Eine hepatische Candidose entsteht bei neutropenischen Patienten durch eine Streuung in die Leber (in der Regel aus einem gastrointestinalen Herd). Sie kommt am häufigsten bei Patienten vor, die wegen einer AML behandelt werden, und manifestiert sich für gewöhnlich gegen Ende der neutropenischen Periode. Das charakteristische Bild besteht aus einem persistierenden, antibiotikarefraktären Fieber, abdominellen (Druck-)Schmerzen sowie Übelkeit. Außerdem sind bei Patienten mit einem hämatologischen Malignom, die sich kurz zuvor von einer Neutropenie erholt haben, erhöhte Serumspiegel der alkalischen Phosphatase zu beobachten. Die Diagnose dieser Erkrankung (die sich auch in einer schmerzlosen Form zeigen und mehrere Monate andauern kann) basiert auf dem Nachweis von Hefen oder Pseudohyphen in granulomatösen Läsionen. Ein Ultraschall oder eine Computertomografie der Leber können „Bull's-eye-Läsionen" zeigen. In der Magnetresonanztomografie (MRT) sind kleine Läsionen zu erkennen, die durch andere bildgebende Verfahren nicht dargestellt werden können. Die Histologie (granulomatöse Reaktion) und der Zeitpunkt (mit Ende der Neutropenie und bei Anstieg der Granulozytenzahl) legen nahe, dass die Wirtsantwort gegenüber Candida ein wichtiger Faktor bei der Entstehung der Erkrankung ist. In vielen Fällen können Kulturen des Biopsiematerials negativ bleiben, obwohl Organismen sichtbar sind. Die Bezeichnung *hepatosplenische Candidose* oder *hepatische Candidose* ist schlecht gewählt, da die Erkrankung häufig die Nieren und andere Gewebe einbezieht. Der Begriff der chronisch-disseminierten Candidose erscheint geeigneter. Wegen des Blutungsrisikos bei einer Leberbiopsie basiert die Diagnose häufig auf radiologischen Befunden (CT, MRT). Die Behandlung sollte sich gegen den verursachenden Erreger richten (meist C. albicans, manchmal auch C. tropicalis oder seltenere Candida spp.).

Typhlitis

Die *Typhlitis,* manchmal auch als nekrotisierende Kolitis, neutropenische Kolitis, nekrotisierende Enteropathie, Ileozökalsyndrom oder Zökitis bezeichnet, zeigt ein klinisches Bild mit Fieber und Druckschmerzen im rechten Unterbauch (oder diffus im Abdomen) bei immunsupprimierten Patienten. Sie tritt fast nur bei neutropenischen Patienten nach Chemotherapie mit zytotoxischen Medikamenten auf, kommt häufiger bei Kindern als bei Erwachsenen vor und scheint bei Patienten mit AML oder ALL besonders häufig zu sein. Bei der körperlichen Untersuchung findet sich ein Druckschmerz im rechten Unterbauch mit oder ohne Abwehrspannung. Eine (oft blutige) Diarrhö kommt häufig vor. Die Diagnose wird durch den Nachweis einer zökalen Wandverdickung im CT oder Ultraschall bestätigt. Auf Nativaufnahmen kann eine Raumforderung im rechten unteren Quadranten erkennbar sein. Die Kontrastmittel-CT und -MRT sind jedoch viel empfindlichere Verfahren, um die Diagnose zu stellen. Auch wenn gelegentlich ein chirurgischer Eingriff notwendig ist, um eine Perforation infolge einer Ischämie zu vermeiden, sprechen die meisten Patienten auf eine konservative Therapie an. Manchmal geht die Erkrankung mit positiven Blutkulturen (in der Regel aerobe gramnegative Keime) einher. Daher empfiehlt sich eine Breitspektrumantibiose (insbesondere gegen gramnegative Keime, die sich in der Darmflora finden). Bei einer Perforation muss operiert werden.

Diarrhö durch Clostridium difficile

Onkologische Patienten scheinen schon allein infolge der Chemotherapie für die Entwicklung einer C.-difficile-Diarrhö prädisponiert zu sein. Somit kann bei ihnen ein Toxinnachweis positiv ausfallen, bevor sie Antibiotika erhalten. Natürlich sind diese Patienten auch aufgrund des häufigen Antibiotikaeinsatzes durch C.-difficile-Infektionen gefährdet. C. difficile sollte bei Krebspatienten, die Chemotherapeutika oder Antibiotika erhalten haben, immer als Ursache einer Diarrhö in Betracht gezogen werden.

INFEKTIONEN DES ZENTRALNERVENSYSTEMS

Meningitis

Das Auftreten einer Meningitis bei Patienten mit Lymphomen oder soliden Tumoren nach Chemotherapien (insbesondere mit Glukokortikoiden) legt die Diagnose einer Kryptokokken- oder Listerieninfektion nahe. Wie zuvor beschrieben, prädisponiert eine Splenektomie für foudroyante Infektionen mit kapseltragenden Bakterien (einschließlich Streptococcus pneumoniae, Haemophilus influenzae und Neisseria meningitidis). Auch Patienten mit einem Antikörpermangel (wie Patienten mit CLL, nach intensiver Chemotherapie oder nach Knochenmarktransplantation) können an Infektionen mit diesen Bakterien erkranken. Dagegen erkranken andere onkologische Patienten aufgrund einer gestörten zellulären Immunität eher an Infektionen mit anderen Erregern (Tab. 31-3). Eine Tuberkulose des zentralen Nervensystems (ZNS) sollte vor allem bei Patienten aus Ländern mit hoher Tuberkuloseprävalenz in der Bevölkerung erwogen werden.

Enzephalitis

Das Spektrum der Erkrankungen, die aus einer viralen Enzephalitis entstehen, ist bei immungeschwächten Patienten erweitert. Krebspatienten mit gestörter T-Zellfunktion (1) aufgrund einer hoch dosierten Chemotherapie, (2) einer Chemotherapie, welche die T-Zellfunktion beeinträchtigt (wie Fludarabin), (3) einer Therapie mit spezifischen Antikörpern, die sich gegen T-Zellen (z. B. Anti-CD3, Alemtuzumab, Anti-CD52) oder Zytokine (Anti-Tumor-Nekrose-Faktor, Interleukin-1-Antagonisten) richten, sind für Erkrankungen durch dieselben intrazellulären Infektionserregern prädisponiert, wie sie bei AIDS-Patienten vorkommen. Die Infektion mit dem Varicella-zoster-Virus (VZV) steht möglicherweise im Zusammenhang mit einer Enzephalitis, die durch eine VZV-assoziierte Vaskulitis verursacht wird. Chronische Virusinfektionen können mit Demenz- und Enzephalitiszeichen einhergehen. Die Diagnose einer progressiven multifokalen Leukenzephalopathie sollte in Betracht gezogen werden, wenn ein Patient, der Chemotherapie (insbesondere Rituximab) erhalten hat, Zeichen einer Demenz zeigt (Tab. 31-6). Andere Veränderungen des Zentralnervensystems (ZNS), die mit einer Infektion verwechselt werden können, beinhalten einen Normaldruckhydrozephalus und eine Vaskulitis bei ZNS-Bestrahlung, deren Unterscheidung mittels MRT möglich sein sollte.

Tabelle 31-6

DIFFERENZIALDIAGNOSE VON INFEKTIONEN DES ZENTRALNERVENSYSTEMS BEI KREBSPATIENTEN

	Zugrunde liegende Störung	
Befund aus CT/MRT	**Protrahierte Neutropenie**	**Zellulärer Immundefekt[a]**
Raumforderung	Abszess durch Aspergillus, Nocardia, Kryptokokken	Toxoplasmose, Epstein-Barr-Virus-Lymphom (selten)
Diffuse Enzephalitis	Progressive multifokale Leukenzephalopathie (JC-Virus)	Infektion mit Varicella-zoster-Virus, Zytomegalievirus, Herpes-simplex-Virus, humanem Herpesvirus Typ 6, JC-Virus, Listerien

[a] Hochdosis-Glukokortikoidtherapie, zytotoxische Chemotherapie.

Intrazerebrale Raumforderungen

Intrazerebrale Raumforderungen werden meist in Form von Kopfschmerzen mit oder ohne Fieber und neurologischen Auffälligkeiten symptomatisch. Infektionen, die Raumforderungen im ZNS bewirken, können durch Bakterien (Nokardien), Parasiten (Toxoplasmen) oder Pilze (v. a. Kryptokokken oder Aspergillus) verursacht werden. Die EBV-assoziierte lymphoproliferative Erkrankung kann auch durch solitäre oder multiple Raumforderungen im Gehirn auffällig werden. Eine Biopsie ist für eine definitive Diagnosestellung häufig erforderlich.

Bei immungeschwächten Patienten kann es schwierig sein, eine Pneumonie zu diagnostizieren, weil die konventionellen Diagnosemethoden von der Anwesenheit neutrophiler Granulozyten abhängen. Eine bakterielle Pneumonie bei neutropenischen Patienten kann sich ohne eitrigen Auswurf (oder ganz ohne Auswurf) und ohne körperliche Befunde, die ein pulmonales Infiltrat nahelegen (Rasselgeräusche oder Bronchophonie), manifestieren.

Bei granulozytopenischen Patienten mit persistierendem oder rezidivierendem Fieber kann eine Bildgebung des Thorax helfen, eine Infektion zu lokalisieren und somit festzulegen, welche weiteren Untersuchungen durchgeführt werden sollten und welche therapeutischen Optionen in Betracht kommen (Tab. 31-7). In dieser Situation stellt das gewöhnliche Thorax-Röntgen lediglich eine Screeninguntersuchung dar; aufgrund der reduzierten Immunantwort zeigen sich weniger ausgeprägte Konsolidierungen und Infiltrate. Daher ist zur Diagnose pulmonaler Infektionen ein hochauflösendes CT empfehlenswert. Die Probleme bei der Abklärung pulmonaler Infiltrate ergeben sich zum Teil aus den Schwierigkeiten, bei den betroffenen Patienten diagnostische Maßnahmen durchzuführen. Wenn die Thrombozytenzahl durch Transfusionen auf ausreichende Werte angehoben werden kann, führt eine mikroskopische und mikrobiologische Untersuchung der endoskopisch gewonnenen Bronchiallavageflüssigkeit häufig zur Diagnose. Aus der Lavageflüssigkeit sollten Kulturen auf Mykoplasmen, Chlamydien, Legionellen, Nokardien, Pilze und weitere häufige Keime angelegt werden. Außerdem sollte die Möglichkeit einer Pneumocystis-jiroveci-Pneumonie in Betracht gezogen werden, insbesondere bei Patienten mit ALL oder Lymphomen, die keine Prophylaxe mit Trimethoprim-Sulfamethoxazol erhalten haben. Das charakteristische Aussehen des Infiltrates kann bei der Entscheidung über weitere diagnostische und therapeutische Maßnahmen hilfreich sein. Noduläre Infiltrate legen eine Pilzpneumonie nahe (z. B. durch Aspergillus oder Mucor). Solche Läsionen müssen ggf. unter Sicht biopsiert werden. Es ist wichtig festzuhalten, dass bakterielle Pneumonien bei nicht immunsupprimierten Patienten zwar in der Regel lobäre Infiltrate verursachen, bei Granulozytopenie aber kaum Symptome oder radiologische Veränderungen auslösen, wodurch die Diagnosestellung deutlich erschwert ist.

Tabelle 31-7

DIFFERENZIALDIAGNOSE PULMONALER INFILTRATE BEI PATIENTEN MIT IMMUNSCHWÄCHE

	Ursache der Pneumonie	
Infiltrat	**Infektiös**	**Nicht infektiös**
Lokalisiert	Bakterien (inkl. Legionellen, Mykobakterien)	Lokale Blutung oder Embolie, Tumor
Nodulär	Pilze (z. B. Aspergillus oder Mucor), Nocardia	Tumorrezidiv
Diffus	Viren (v. a. CMV), Chlamydia, Pneumocystis, Toxoplasma gondii, Mykobakterien	Herzinsuffizienz, Strahlenpneumonitis, medikamentös-toxische Lungenerkrankung, lymphangitische Krebsausbreitung

Abkürzungen: CMV = Zytomegalievirus.

Aspergillus spp. können die Haut und den Respirationstrakt besiedeln oder eine tödliche systemische Infektion verursachen. Aspergillus kann in bestehenden Kavernen Aspergillome oder bei manchen Patienten eine allergische bronchopulmonale Aspergillose hervorrufen. Allerdings ist das größte Problem bei neutropenischen Patienten eine invasive Infektion durch Aspergillus fumigatus oder Aspergillus flavus. Die Organismen dringen nach Kolonisierung des Respirationstrakts in den Wirtsorganismus und anschließend in die Blutbahn ein. Dadurch präsentiert sich die Erkrankung häufig mit einem thrombotischen oder embolischen Ereignis. Das Risiko einer Aspergillusinfektion korreliert direkt mit der Dauer der Neutropenie. Bei prolongierter Neutropenie kann der Nachweis einer Kolonisation des Nasopharynx mit Aspergillus in wiederholten Kulturen von prognostischem Wert sein.

Patienten mit einer *Aspergillusinfektion* klagen häufig über pleuritische Brustschmerzen und Fieber, manchmal begleitet von Husten. Hämoptysen sind ein ungünstiges Zeichen. Die Röntgenaufnahme des Thorax kann neue fokale Infiltrate oder Rundherde zeigen. Das Thorax-CT kann ein charakteristisches „Halo"-Phänomen mit einem weichteildichten Infiltrat, das von einem Bezirk niedriger Dichte umgeben ist, zeigen. Ein „Halbmond-Zeichen" im Thorax-Röntgenbild oder Thorax-CT mit zentraler Kavernenbildung ist ein charakteristisches Zeichen für eine invasive Aspergillusinfektion, das bei Rückbildung der Läsionen auftreten kann.

Aspergillus verursacht nicht nur pulmonale Infektionen, sondern kann auch durch die Nase oder den Gaumen tief in die Nasennebenhöhlen eindringen. Bei Auftreten verfärbter Bereiche im Bereich der Nasengänge oder des harten Gaumens sollte sofort nach einer invasiven Aspergillusinfektion gefahndet werden. Meist ist ein chirurgisches Débridement erforderlich. Katheterinfektionen mit Aspergillus erfordern für gewöhnlich sowohl die Entfernung des Katheters als auch eine antimykotische Therapie.

Diffuse interstitielle Infiltrate legen eine virale oder parasitäre Pneumonie nahe. Wenn der Patient ein diffuses interstitielles Muster im Röntgenbild zeigt, kann eine empirische Therapie mit Trimethoprim-Sulfamethoxazol (für Pneumocystis) und einem Chinolon oder Azithromycin (für Chlamydien, Mykoplasmen und Legionellen) angezeigt sein. Nicht invasive Maßnahmen, wie die Färbung von Sputumausstrichen für die Pneumocystisdiagnostik, Serumantigentests auf Kryptokokkose und Urindiagnostik auf Legionellen, können gelegentlich weiterhelfen. Die Bestimmung von Serumgalaktomannan oder ein β-D-Glukantest können für die Diagnose einer Aspergillusinfektion nützlich sein, allerdings handelt es sich um wenig sensitive und spezifische Untersuchungen. Der Verdacht auf die Diagnose besteht bei einem erhöhten Serumspiegel von β-d-Glukan bei einem Patienten, der gegen Krebs behandelt wird und keine Pneumocystis-Prophylaxe erhält. Virusinfektionen, die bei immunkompetenten Personen nur Symptome der oberen Atemwege hervorrufen, beispielsweise durch das Respiratory-Syncytial-, das Influenza- und das Parainfluenzavirus, können bei immungeschwächten Patienten eine tödliche Pneumonie verursachen. Bei an Krebs erkrankten Patienten, die eine Chemotherapie erhalten, kommt es zur Reaktivierung von CMV, wobei die CMV-Pneumonie bei HSCT-Empfängern am häufigsten ist. Mittels Polymerase-Kettenreaktion ist eine rasche Diagnose einer möglicherweise behandlungswürdigen viralen Pneumonie (z. B. Influenza) möglich. Inzwischen gibt es Multiplex-Verfahren, die zahlreiche Viren in den Lungen und den oberen Atemwegen nachweisen können und dadurch eine spezifische Diagnose der Viruspneumonien ermöglichen.

Bleomycin ist die häufigste Ursache einer chemotherapieinduzierten Lungenerkrankung. Weitere Noxen sind alkylierende Substanzen (Cyclophosphamid, Chlorambucil und Melphalan), Nitroseharnstoffe (Carmustin [BCNU], Lomustin [CCNU] und Methyl-CCNU), Busulfan, Procarbazin, Methotrexat und Hydroxyharnstoff. Sowohl die infektiöse als auch die nicht infektiöse (arzneimittel- und/oder strahleninduzierte) Pneumonitis kann Fieber und Röntgenbildveränderungen verursachen. Die Differenzialdiagnose eines Infiltrates bei einem Patienten unter Chemotherapie umfasst somit ein breites Spektrum an Möglichkeiten (Tab. 31-7). Da die Therapie einer Strahlenpneumonitis (die sich unter Glukokortikoiden dramatisch bessern kann) und einer arzneimittelinduzierten Pneumonitis sich von der einer infektiösen Pneumonie unterscheidet, kann eine Biopsie wichtig für die Diagnose sein. Leider kann in etwa 30 % der Fälle selbst nach Bronchoskopie keine definitive Diagnose gestellt werden.

Die offene Lungenbiopsie ist der Goldstandard der diagnostischen Verfahren. Eine Biopsie mittels videoassistierter Thorakotomie kann in vielen Fällen eine offene Operation ersetzen. Ist eine Biopsie nicht möglich, kann eine empirische Therapie mit einem Chinolon oder einem Erythromycinderivat plus Trimethoprim-Sulfamethoxazol (bei diffusen Infiltraten) bzw. mit Amphotericin B oder anderen antimykotischen Substanzen (bei nodulären Infiltraten) durchgeführt werden. Die Risiken sollten in diesen Fällen sorgfältig abgewogen werden. Falls ungeeignete Medikamente gegeben werden, kann die empirische Therapie toxisch oder ineffektiv sein; beides kann sich als risikoreicher als eine Biopsie erweisen.

KARDIOVASKULÄRE INFEKTIONEN

Patienten mit Hodgkin-Lymphomen neigen zu chronischen Infektionen mit Salmonellen, die manchmal (v. a. bei älteren Patienten) einen Gefäßzugang betreffen. Intravenöse Katheter, die im rechten Vorhof platziert sind, haben eine hohe Inzidenz an bakteriellen Endokarditiden (vermutlich infolge einer Klappenschädigung mit nachfolgender Bakteriämie). Eine nicht bakterielle thrombotische Endokarditis ist im Zusammenhang mit zahlreichen malignen Erkrankungen (meistens soliden Tumoren) beschrieben und kann Berichten zufolge auch nach einer Knochenmarktransplantation auftreten. Embolische Ereignisse mit neuen Herzgeräuschen legen diese Diagnose nahe. Bei dieser Erkrankung unklarer Pathogenese sind die Blutkulturen negativ.

ENDOKRINE INFEKTIONEN

Neben den Infektionen von Haut, Gastrointestinaltrakt und Lunge sind bei immungeschwächten Patienten Infektionen des endokrinen Systems beschrieben. Candidainfektionen der Schilddrüse während der Neutropenie können durch eine Indium-Leukozytenszintigrafie oder Galliumszintigrafie nach Anstieg der Neutrophilenzahl erkannt werden. Eine Zytomegalievirusinfektion kann eine Adrenalitis mit oder ohne Nebenniereninsuffizienz verursachen. Das plötzliche Auftreten einer endokrinen Auffälligkeit bei einem immungeschwächten Patienten kann Zeichen einer Infektion des betreffenden Endorgans sein.

INFEKTIONEN DES BEWEGUNGSAPPARATES

Infektionen durch Gefäßschäden (mit nachfolgender Gangrän) können auftreten, wenn ein Tumor die Blutversorgung der Muskeln, Knochen oder Gelenke behindert. Diagnostik und Therapie dieser Infektionen ähneln denen bei normalen Patienten, allerdings sollte Folgendes beachtet werden:

1. *Bei der Diagnostik* sollten fehlende klinische Befunde infolge fehlender Granulozyten bei einem granulozytopenischen Patienten den Arzt veranlassen, eher aggressiv vorzugehen und frühzeitig eine Gewebeprobe zu entnehmen, als auf die körperlichen Befunde zu vertrauen.

2. *Hinsichtlich der Therapie* kann ein aggressives Débridement infizierter Gewebe erforderlich sein. Allerdings besteht ein erhöhtes Operationsrisiko bei Patienten, die kurz zuvor eine Chemotherapie erhalten haben, da sowohl eine Thrombozytopenie (Blutungskomplikationen) als auch eine Leukozytopenie (Sekundärinfektionen) vorliegen kann. Eine positive Clostridium-perfringens-Blutkultur (Gasbranderreger) kann viele Ursachen haben. Eine Clostridium-septicum-Bakteriämie ist assoziiert mit Malignomen. Septikämien mit Darmorganismen, wie Streptococcus bovis Biotyp I und Clostridium perfringens, können spontan von Läsionen des unteren Gastrointestinaltrakts (Tumor oder Polypen) ausgehen. Alternativ können diese Läsionen Vorboten einer invasiven Erkrankung sein. Die klinischen Umstände müssen berücksichtigt werden, um in jedem Einzelfall die geeignete Therapie festzulegen.

INFEKTIONEN VON NIEREN UND URETEREN

Harnwegsinfektionen sind bei Patienten mit eingeschränkter Harnausscheidung häufig (Tab. 31-1). Candida, der bevorzugt die Niere befällt, kann bei immungeschwächten Patienten entweder hämatogen oder retrograd (über Ureteren und Harnblase) eindringen. Der Nachweis von „Pilzbällen" oder eine persistierende Candidurie legen eine invasive Erkrankung nahe. Bei persistierender Pilzausscheidung im Urin (Aspergillus oder Candida) sollte nach einem Infektionsherd in den Nieren gesucht werden.

Bestimmte Viren kommen typischerweise nur bei Immunsuppression vor. Das BK-Virus (Polyomavirus hominis I) wurde im Urin von Knochenmarktransplantatempfängern nachgewiesen und kann, wie das Adenovirus, eine hämorrhagische Zystitis verursachen.

VERÄNDERUNGEN, DIE FÜR INFEKTIONEN PRÄDISPONIEREN

(Tab. 31-1)

DAS LYMPHATISCHE SYSTEM

Die exakte Beschreibung der immunologischen Veränderungen durch onkologische Erkrankungen und Chemotherapien, die schließlich zu Infektionen führen, würde den Rahmen dieses Kapitels sprengen. Störungen des Immunsystems werden in anderen Kapiteln besprochen. Wie bereits erwähnt, sind Patienten mit Antikörpermangel für foudroyante Infektionen mit kapseltragenden Bakterien (wie S. pneumoniae, H. influenzae und N. meningitidis) prädisponiert. Infektionen, die aus der Abwesenheit eines funktionierenden zellulären Immunsystems resultieren, werden in dem Kapitel über AIDS beschrieben. Es sollte jedoch betont werden, dass Tumorpatienten, die sich einer intensiven Chemotherapie unterziehen, nicht nur Störungen infolge der Granulozytopenie, sondern auch infolge einer zum Teil schwerwiegenden lymphozytären Dysfunktion aufweisen können. Daher sollten diese Patienten eine Pneumocystis-jiroveci-Pneumonieprophylaxe erhalten – vor allem diejenigen, die mit Glukokortikoiden oder T-Zell- (Calcineurininhibitoren oder Medikamente wie Fludarabin, das die Lymphozytenfunktion beeinträchtigt) bzw. Zytokin-Inhibitoren behandelt werden.

Bei Patienten, deren Behandlung die B-Zellen abtötet (z. B. mit Anti-CD20-Antikörpern wie Rituximab), besteht während der Therapie ein besonders hohes Risiko für Virusinfektionen. Bei diesen Patienten ist auch die Inzidenz der progressiven multifokalen Leukoenzephalopathie (durch das JC-Virus) erhöht.

DAS HÄMATOPOETISCHE SYSTEM

Frühe Studien in den 1960er-Jahren zeigten einen dramatischen Anstieg der Inzidenz von Infektionen (tödlich und nicht tödlich) bei onkologischen Patienten mit einer Granulozytenzahl von weniger als 500/µl. Durch die prophylaktische Gabe von Antibiotika hat sich die Zahl der bakteriellen Infektionen verringert; bei 35–78 % der Patienten, die wegen einer malignen hämatologischen Erkrankung behandelt werden und eine Neutropenie und Fieber entwickeln, kommt es jedoch irgendwann während der Chemotherapie zu einer Infektion. In allen Untersuchungen überwiegen aerobe (grampositive und gramnegative) Erreger, die jeweiligen Spezies unterscheiden sich aber je nach Klinik. Infektionen mit Anaerobiern sind selten. Die vorherrschenden krankheitserregenden Pilze hängen von der geografischen Lage ab. In Entwicklungsländern können häufig auch Tuberkulose oder Malaria die Ursache von Fieber sein.

Neutropenische Patienten sind extrem anfällig für Infektionen mit einer Vielzahl von Bakterien. Daher sollte beim ersten Infektionsverdacht mit einer antibiotischen Therapie gegen wahrscheinliche Erreger begonnen werden. Die frühzeitige Gabe antibakterieller Substanzen ist obligat, um Todesfälle zu verhindern. Wie alle immunkompromittierten Patienten sind auch neutropenische Patienten durch ihre eigene mikrobielle Flora gefährdet, etwa grampositive und gramnegative Organismen, die auf Haut, Schleimhäuten und im Darm vorkommen (Tab. 31-4). Da die Therapie mit Substanzen mit schmalem Wirkspektrum zu Infektionen mit Organismen führt, die von diesen Antibiotika nicht abgedeckt werden, sollte die initiale Therapie alle wahrscheinlichen Er-

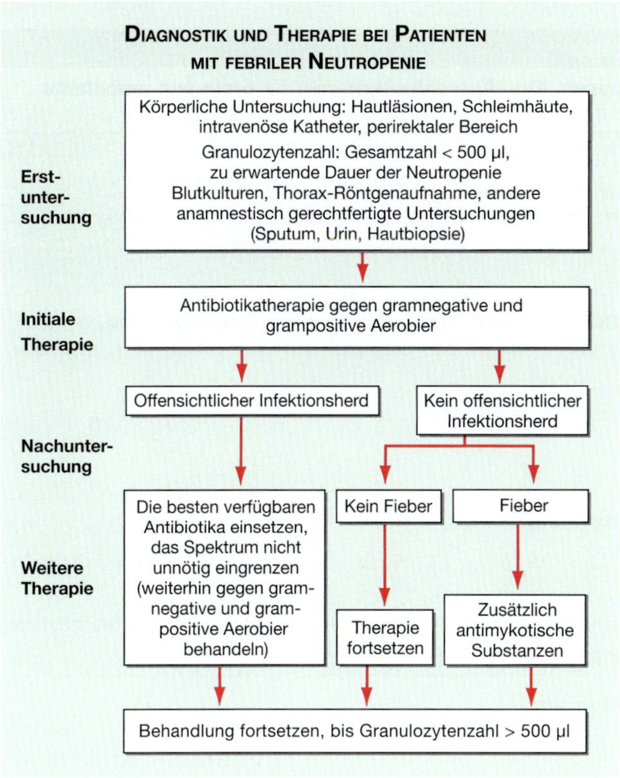

Abbildung 31-2 **Algorithmus zur Diagnostik und Therapie** febriler neutropenischer Patienten.

reger einer initialen bakteriellen Infektion des neutropenischen Patienten breit erfassen. Wie im Algorithmus der Abbildung 31-2 gezeigt ist, sollte die antibiotische Behandlung fortgeführt werden, bis sich die Neutropenie bessert (d. h. Leukozytenzahl > 500/µl für mindestens 2 Tage). Manchmal besteht trotzdem weiterhin Fieber. In diesem Fall ist das Risiko einer fulminanten, tödlichen Bakteriämie deutlich geringer und es sollte an folgende Diagnosen gedacht werden: (1) Pilzinfektion, (2) Abszess oder nicht sanierter Infektfokus und (3) Medikamentenfieber (einschließlich einer Antibiotika-, Chemo- oder Zytokintherapie). In bestimmten Situationen kommen auch eine Virusinfektion oder eine Graft-versus-host-Erkrankung infrage. In der Praxis wird die Antibiose abgesetzt, sobald der Patient nicht mehr neutropenisch ist und keine Anzeichen einer bakteriellen Infektion vorliegen. Anschließend werden die Antimykotika abgesetzt, falls keine Hinweise auf eine Pilzinfektion vorhanden sind. Besteht weiterhin Fieber, sollte nach einer viralen Infektion oder atypischen Erregern gefahndet werden und unnötige Zytokine und andere Medikamente sollten abgesetzt werden.

ANTIBIOTISCHE THERAPIE Bei Krebspatienten wurden zahlreiche Antibiotikaregimes klinisch erprobt. Das Infektionsrisiko hängt im Wesentlichen vom Ausmaß der Neutropenie ab. Viele der relevanten Studien umfassten kleine Populationen, in denen die Ergebnisse generell gut waren, denen aber meist die statistische Aussagekraft fehlte, um Unterschiede zwischen den untersuchten Therapieschemata festzustellen. Ein individuelles Herangehen ist bei jedem neutropenischen Patienten mit Fieber notwendig, wobei früheren Infektionen und vorangegangenen Antibiotikatherapien besondere Aufmerksamkeit geschenkt werden sollte. Eine Reihe allgemeiner Richtlinien zur Initialbehandlung neutropenischer Patienten mit Fieber sind nützlich **(Abb. 31-2):**

1. Zur Initialtherapie müssen gegen gramnegative und grampositive Bakterien wirksame Antibiotika eingesetzt werden **(Tab. 31-4)**.
2. Eine Monotherapie mit einem Aminoglykosid oder einem Antibiotikum mit mangelhafter Wirksamkeit im grampositiven Bereich (z. B. Ciprofloxacin) ist in dieser Situation nicht ausreichend.
3. Die eingesetzten Substanzen sollten sowohl die Epidemiologie als auch das Muster der Antibiotikaresistenz des jeweiligen Krankenhauses berücksichtigen.
4. Eine Monotherapie mit einem Drittgenerations-Cephalosporin stellt in vielen Krankenhäusern eine geeignete Primärtherapie dar (wenn das Resistenzmuster seinen Einsatz rechtfertigt).
5. Die meisten Standardtherapien wurden für Patienten entwickelt, die zuvor keine Antibiotikaprophylaxe erhalten haben. Das Auftreten von Fieber bei einem Patienten, der bereits Antibiotika erhält, beeinflusst die Wahl der nachfolgenden Therapie. Diese sollte resistente Erreger und solche, die bekanntermaßen Infektionen unter bereits gegebenen Antibiotika hervorrufen, erfassen.
6. Randomisierte Studien haben die Sicherheit einer oralen Antibiotikabehandlung von Niedrigrisikopatienten mit Fieber und Neutropenie belegt. Ambulante Patienten, deren Neutropenie für weniger als 10 Tage andauern dürfte und die keine Begleiterkrankungen aufweisen (wie Hypotonie, Lungenerkrankungen oder abdominelle Schmerzen), können als Niedrigrisikopatienten eingestuft werden und orale Breitspektrumantibiotika erhalten.

Tabelle 31-8

EINTEILUNG IN NIEDRIGRISIKOGRUPPEN GEMÄß LEITLINIE DER AGIHO[a]

In Therapiestudien verwendete Definitionen von Niedrigrisikogruppen. Ein-/Ausschlusskriterien für orale und ambulante Infektionstherapie

Neutropeniedauer	Insgesamt maximal 5 Tage zu erwarten
Allgemein	Keine Hinweise auf ZNS-Infektion, schwere Pneumonie, Katheterinfektion
	ECOG-Performance Scale 0, 1, 2
	Keine Zeichen einer Sepsis bzw. eines Schocks
	Keine der folgenden Kontraindikationen: Begleiterkrankung, ausgeprägte abdominelle Beschwerden (± Diarrhöen), intravenöse Supportivtherapie, Dehydratation, rezidivierendes Erbrechen, Notwendigkeit der ständigen oder engmaschigen Überwachung (z. B. entgleister Diabetes mellitus, Hyperkalzämie)
Orale Antibiotika	Keine Chinolonprophylaxe, -therapie innerhalb der letzten 4(–7) Tage
	Orale Medikation vertretbar
	Compliance mit oraler Medikation zu erwarten
Ambulante Behandlung	Medizinische Betreuung sichergestellt (verschiedene Optionen)
	Patient lebt nicht allein
	Patient/Mitbewohner haben Telefon
	Patient kann innerhalb 1 Stunde eine Klinik erreichen, die Erfahrung in der Behandlung neutropenischer Patienten hat
	Patient bewusstseinsklar, kennt und versteht die Risiken

[a] Arbeitsgemeinschaft Infektionen in der Hämatologie und Onkologie *(www.dgho-infektionen.de)*.

7. In einigen großen Studien konnte durch den prophylaktischen Einsatz von Fluorchinolonen (Ciprofloxacin oder Levofloxacin) die Morbidität und Letalität bei afebrilen Patienten mit erwarteter langer Neutropeniedauer gesenkt werden.

In Deutschland wird Patienten, die gemäß Tabelle 31-8 zur Niedrigrisikogruppe gehören, eine ambulante orale antibiotische Therapie empfohlen.

Zu den Antibiotika, die häufig zur Behandlung febriler Patienten, bei denen mit einer prolongierten Neutropenie (> 7 Tage) gerechnet wird, eingesetzt werden, gehören (1) Ceftazidim oder Cefepim, (2) Piperacillin/Tazobactam sowie (3) Imipenem/Cilastatin oder Meropenem. Die Wirksamkeit dieser drei Regimes war in großen Studien gleich. Alle drei sind gegen P. aeruginosa und ein breites Spektrum aerober grampositiver und gramnegativer Erreger aktiv. Unter Imipenem/Cilastatin sind vermehrt C-difficile-Diarrhöen aufgetreten, und viele Zentren setzen die Carbapeneme nur zur Behandlung gramnegativer Bakterien, die Extended-spectrum-β-Lactamase produzieren, ein. Durch diese Einschränkungen sind Carbapeneme zur First-line-Therapie eher uninteressant. Trotz der häufigen Beteiligung von koagulasenegativen Staphylokokken konnte die initiale Gabe von Vancomycin oder die automatische Zugabe dieser Substanz zu initialen Regimes die Ergebnisse nicht verbessern; außerdem hat das Antibiotikum toxische Wirkungen. Daher sollte Vancomycin nur zurückhaltend eingesetzt werden, zum Beispiel wenn ein begründeter Verdacht auf die Beteiligung koagulasenegativer Staphylokokken besteht (z. B. ein Erythem an der Austrittsstelle eines Katheters oder ein positives Kulturergebnis für methicillinresistenten S. aureus oder koagulasenegative Staphylokokken). Da die Empfindlichkeit der Bakterien von Klinik zu Klinik unterschiedlich ist, sollten die lokalen Empfindlichkeiten bekannt sein und es sollte bedacht werden, dass sich Resistenzmuster schnell ändern können, sodass auch das Vorgehen bei Patienten mit Fieber und Neutropenie geändert werden muss. Außerdem müssen die hauseigenen Hygieniker auf Antibiotikaresistenzen und Pilzinfektionen achten. Insbesondere eine Häufung von Aspergillus-Infektionen weist auf das Vorhandensein einer Quelle in der Umgebung hin, die untersucht und saniert werden muss.

Die initiale antibakterielle Therapie sollte den Kulturergebnissen angepasst werden (Abb. 31-2). Die Therapie stützt sich überwiegend auf Blutkulturen, dagegen können Kulturen von Haut- oder Schleimhautabstrichen irreführend sein. Bei einer grampositiven Bakteriämie oder anderen grampositiven Infektionen muss das Antibiotikum optimal gegen den isolierten Erreger wirken. Sobald die Behandlung mit Breitspektrumantibiotika erst einmal begonnen wurde, sollten nicht alle Antibiotika abrupt abgesetzt werden, weil die Gefahr besteht, dass dann eine möglicherweise tödlich verlaufende Infektion unbehandelt bleibt; der zusätzliche Einsatz von immer mehr antibakteriellen Substanzen zum Therapieschema ist nicht sinnvoll, solange es keinen klinischen oder mikrobiologischen Grund dafür gibt. Eine progressive kalkulierte Therapie (das serielle, empirische Hinzufügen von einem Medikament nach dem anderen ohne Kulturergebnis) ist in den meisten Fällen unwirksam und kann Nebenwirkungen verursachen. Wird die Infektion durch bestimmte gramnegative Erreger (wie P. aeruginosa) verursacht, kann eine synergistische Antibiotikakombination (meist ein semisynthetisches Penicillin wie Piperacillin mit einem Aminoglykosid) geeignet sein. Allerdings konnte jüngst gezeigt werden, dass die Effektivität der antimikrobiellen Therapie durch das Hinzufügen von Aminoglykosiden bei potenziell schlechterem Nebenwirkungsprofil nicht gebessert werden konnte. Die Zugabe von Chinolonen oder anderen Antibiotika, bei denen kein synergistischer Effekt zu erwarten ist, zeigte keine Vorteile, dafür aber mehr Nebenwirkungen. Cephalosporine können eine Knochenmarksuppression bewirken, und unter Vancomycin kann bei gesunden Personen manchmal eine Neutropenie auftreten. Außerdem kann die zusätzliche Gabe mehrerer Cephalosporine bei einigen Organismen die Bildung von Betalaktamase induzieren. Cephalosporin- und doppelte Betalaktamkombinationen sollten bei Enterobacterinfektionen möglichst ganz vermieden werden.

ANTIMYKOTISCHE THERAPIE Pilzinfektionen gehen bei onkologischen Patienten meist mit einer Neutropenie einher. Neutropenische Patienten neigen zur Entwicklung von invasiven Pilzinfektionen, am häufigsten durch Candida und Aspergillus spp. sowie gelegentlich durch Mucor, Rhizopus, Fusarium, Trichosporon, Bipolaris und andere. Eine Infektion mit Kryptokokken, die bei Patienten unter immunsuppressiver Therapie häufig vorkommt, ist bei neutropenischen Patienten mit Chemotherapie bei AML ungewöhnlich. Eine invasive Candidaerkrankung wird in der Regel durch C. albicans oder C. tropicalis verursacht, kann aber auch durch C. krusei, C. parapsilosis oder C. glabrata hervorgerufen werden.

Jahrzehntelang war es üblich, bei Patienten mit Fieber und Neutropenie das antibiotische Therapieregime um Amphotericin B zu erweitern, falls der Patient nach 4–7 Tagen nicht entfiebert war. Die Rationale für dieses Vorgehen ist zum einen mit der schwierigen Kultivierbarkeit von Pilzen, insbesondere vor Ausbruch einer disseminierten Erkrankung, und zum anderen mit der hohen Letalität dieser invasiven Pilzinfektionen bei neutropenischen Patienten begründet. Vor der Einführung neuerer Azole war Amphotericin B die Hauptstütze der Therapie von disseminierten Candida- oder Aspergillusinfektionen des neutropenischen Patienten. Die schlechte Löslichkeit von Amphotericin B hat zur Entwicklung verschiedener liposomaler Zubereitungen geführt, welche sich als weniger toxisch als Amphotericin-B-Desoxycholat erwiesen haben. Echinocandine (z. B. Caspofungin) können zur Behandlung von Infektionen mit Azol-resistenten Candidastämmen und bei Aspergillose eingesetzt werden; sie sind bei der kalkulierten Therapie neutropenischer Patienten mit Fieber ähnlich wirksam wie liposomales Amphotericin B. Auch die neueren Azole sind hierfür effektiv. Obwohl die Wirksamkeit von Fluconazol bei Infektionen mit Candida spp. bewiesen ist, spielt Fluconazol in der Behandlung von schwerwiegenden Pilzinfektionen des immunsupprimierten Patienten aufgrund der geringen Breite des Wirkungsspektrums (keine Wirksamkeit gegen Aspergillen oder andere Candida-Spezies als C. albicans) nur eine geringe Rolle. Durch Breitspektrumazole, wie Voriconazol und Posaconazol, haben sich neue therapeutische Möglichkeiten für die Behandlung von Aspergillusinfektionen ergeben. Auch bei ZNS-Infektionen besteht eine Wirksamkeit. Aspergillus terreus ist resistent gegenüber Amphotericin B. Es sollte beachtet werden, dass die Azole unterschiedlich wirksam bei den einzelnen Pilzspezies sind; so ist Voriconazol gegen Pseudallescheria boydii wirksam, Amphotericin B hingegen nicht. Posaconazol kann bei langer zu erwartender Neutropeniedauer prophylaktisch verabreicht werden. In laufenden Studien werden auch Kombinationen unterschiedlicher Antimykotika untersucht.

ANTIVIRALE THERAPIE Durch die Zulassung antiviraler Medikamente mit Wirksamkeit gegen Viren der Herpesgruppe und neuerdings auch mit breiterem Wirkungsspektrum konnte die Therapie von Virusinfektionen, die ein großes Problem bei Krebspatienten darstellen, weiterentwickelt werden. Die meisten Virusinfektionen von Krebspatienten werden durch Herpesviren ausgelöst. Herpes-simplex-Virus (HSV) und Varicella-zoster-Virus (VZV) können schwerwiegende und zum Teil tödlich verlaufende Infektionen bei Patienten, die chemotherapeutisch behandelt werden, verursachen. CMV kann ebenfalls zu einer schweren Erkrankung führen, Todesfälle durch CMV-Infektionen sind bei HSCT-Empfängern häufiger. Die Rolle der humanen Herpesviren HHV-6, HHV-7 und HHV-8 (assoziiert mit dem Kaposi-Sarkom) ist nach wie vor nicht geklärt. Die lymphoproliferative Krankheit (LPD) durch EBV kann bei Patienten unter Chemotherapie auftreten, ist aber bei Transplantatempfängern weitaus häufiger. Die beste Datenlage besteht über eine antivirale Therapie mit Aciclovir, welches therapeutisch und prophylaktisch eingesetzt werden kann; neuere Derivate könnten sich jedoch als überlegen erweisen.

Neben den Herpesviren verursachen auch einige respiratorische Viren, wie das Respiratory-Syncytial-Virus, ernsthafte Infektionen. Eine Impfung gegen Influenza ist für Krebspatienten empfehlenswert (siehe unten), allerdings ist bei diesen Patienten die Ansprechrate geringer als bei der Normalbevölkerung. Bei diesen Patienten bieten antivirale Substanzen mit Wirksamkeit gegen Influenzaviren eine weitere Möglichkeit zur Prophylaxe und Behandlung.

WEITERE THERAPIEANSÄTZE Eine weitere Möglichkeit zur Behandlung der spezifischen Probleme febriler neutropenischer Patienten besteht in der Anhebung der Neutrophilenzahl. Auch wenn Granulozytentransfusionen bei der Therapie refraktärer, gramnegativer Bakteriämien effektiv sind, ist ihre Rolle für die Prophylaxe nicht belegt. Wegen der hohen Kosten, des Risikos der Bildung von Leukoagglutininen (obwohl dieses Risiko wahrscheinlich durch verbesserte Zellseparationsverfahren vermindert wurde) und des Risikos der CMV-Übertragung von nicht getesteten Spendern sind Granulozytentransfusionen antibiotikarefraktären Patienten vorbehalten. Dieses Verfahren ist wirksam bei antibiotikarefraktären, gesichert gramnegativen Bakteriämien, besonders in Situationen, bei denen die Granulozytenzahl nur für einen kurzen Zeitraum erniedrigt ist. Der nachgewiesene Nutzen von Granulozyten-Kolonie-stimulierendem Faktor (G-CSF) bei der Mobilisierung von Neutrophilen sowie Fortschritte bei der Präservation von Neutrophilen machen diesen Ansatz zukünftig zu einer Option.

Viele Wachstumsfaktoren, wie G-CSF und der Granulozyten-Makrophagen-Kolonie-stimulierende Faktor (GM-CSF), beschleunigen die Regeneration der Granulozyten nach der Chemotherapie und verkürzen folglich den Zeitraum der maximalen Anfälligkeit für tödliche Infektionen. Die Bedeutung dieser Wachstumsfaktoren in der täglichen Praxis ist immer noch Gegenstand von Diskussionen. Die meisten Experten empfehlen ihren Einsatz nur bei sowohl ausgeprägter als auch lange andauernder Neutropenie. Auch die Wachstumsfaktoren gehen mit Nebenwirkungen einher, wie Fieber, Hypoxämie sowie einem Pleuraerguss oder einer Serositis an anderer Stelle.

Nach dem Ende der Neutropenie haben die Patienten kein erhöhtes Infektionsrisiko. Allerdings besteht in Abhängigkeit von den erhaltenen Medikamenten für Patienten unter fortgesetzter Chemotherapie ein hohes Risiko für bestimmte Erkrankungen. Jeder Patient, der mehr als die Erhaltungsdosis eines Glukokortikoids erhält (z. B. bei vielen Therapieprotokollen für Lymphome), sollte wegen des Risikos einer Pneumocystis-jiroveci-Infektion prophylaktisch Trimethoprim-Sulfamethoxazol erhalten, und Patienten mit ALL sollten diese Prophylaxe für die Gesamtdauer der Chemotherapie bekommen.

INFEKTIONSPRÄVENTION BEI ONKOLOGISCHEN PATIENTEN

UMWELTEINFLÜSSE

Epidemien mit tödlichen Aspergillusinfektionen stehen im Zusammenhang mit der Bauweise und den Baumaterialien verschiedener Krankenhäuser. Der Zusammenhang zwischen Sporenanzahl und Infektionsrisiko zeigt den Bedarf an hoch effizienten Belüftungssystemen in Krankenhäusern, die eine große Anzahl neutropenischer Patienten betreuen. Der Einsatz von Raumbelüftungssystemen mit „Laminar Flow“ und eine prophylaktische Antibiotikatherapie haben die Anzahl der Infektionen bei kritisch neutropenischen Patienten vermindert. Wegen der Kosten solcher Maßnahmen und einem bisher nicht eindeutigen Einfluss auf die Sterblichkeit kommt ein „Laminar Flow“ in den meisten Zentren mit Betreuung neutropenischer Patienten nicht routinemäßig zum Einsatz. Einige Zentren versuchen eine „umgekehrte“ Isolierung, indem Krankenhauspersonal und Besucher eines neutropenischen Patienten Kittel und Handschuhe tragen. Da die meisten Infektionen, die diese Patienten entwickeln, durch Erreger verursacht werden, welche Haut und Darm des Patienten besiedeln, ist die Wirksamkeit einer solchen Vorgehensweise umstritten. Um die Ausbreitung resistenter Erreger zu vermeiden, ist es nötig, dass das gesamte Personal, das mit dem neutropenischen Patienten in Kontakt tritt, sich konsequent die Hände wäscht.

Das Vorkommen zahlreicher Bakterien (insbesondere Pseudomonas aeruginosa) in bestimmten Lebensmitteln, besonders frischem Gemüse, hat zur Empfehlung einer speziellen, „bakterienarmen“ Ernährung geführt. Für die meisten neutropenischen Patienten ist eine Ernährung, die sich aus gekochten und konservierten Nahrungsmitteln zusammensetzt, ausreichend, ohne dass komplizierte Desinfektions- oder Sterilisationsmaßnahmen durchgeführt werden müssen. Allerdings gibt es keine Studien, die diese Ernährungsmaßnahmen favorisieren. Empfohlen wird, den Verzehr von nicht frischen Nahrungsmitteln, unzureichend gegartem Fleisch und nicht pasteurisierten Milchprodukten zu unterlassen.

KÖRPERLICHE MAßNAHMEN

Auch wenn sich nur wenige Studien diesem Thema widmen, neigen onkologische Patienten zu Infektionen, die aus anatomischen Beeinträchtigungen resultieren (z. B.

Lymphödem nach Lymphknotendissektion bei radikaler Mastektomie). In der Onkologie spezialisierte Chirurgen können spezifische Maßnahmen für die Versorgung dieser Patienten anordnen. Die Patienten profitieren von praktischen Ratschlägen darüber, wie Infektionen in vulnerablen Bereichen zu verhindern sind.

IMMUNGLOBULINSUBSTITUTION

Viele Patienten insbesondere mit multiplem Myelom und CLL und nach allogener Knochenmarktransplantation haben einen schwerwiegenden Antikörpermangel. Die Substitution von Immunglobulinen wird bei schwerwiegender und lange andauernder Hypogammaglobulinämie (< 400 mg Gesamt-IgG/dl) und anamnestisch bekannten wiederholten Infektionen empfohlen. In den meisten Fällen ist jedoch eine Antibiotikaprophylaxe kostengünstiger und äquieffektiv, sodass keine routinemäßige Immunglobulinsubstitution durchgeführt werden sollte.

SEXUELLE PRAKTIKEN

Patienten mit einer ausgeprägten Immunschwäche sollten Kondome benutzen. Sexualpraktiken, bei denen es zu einem oralen Kontakt mit Fäzes kommt, sollten nicht angewandt werden. Neutropenische Patienten sollten Praktiken vermeiden, bei denen es zu Traumatisierungen kommen kann, da sogar mikroskopisch kleine Verletzungen zu einer Bakterieninvasion und einer tödlichen Sepsis führen können.

ANTIBIOTIKAPROPHYLAXE

In einigen Studien konnte gezeigt werden, dass durch den prophylaktischen Einsatz von Fluorchinolonen die Inzidenz und Letalität von Infektionen bei schwer neutropenischen Patienten gesenkt werden. Eine Pneumocystis-jiroveci-Prophylaxe ist für Patienten mit ALL und alle onkologischen Patienten, die glukokortikoidhaltige Chemotherapieschemata erhalten, obligat.

IMPFUNG ONKOLOGISCHER PATIENTEN

Im Allgemeinen sprechen Patienten, die eine Chemotherapie erhalten, schlechter auf Impfungen an als gesunde Personen. Die Problematik liegt jedoch darin, dass sie die Impfungen dringender benötigen. Gereinigte Proteine und inaktivierte Impfstoffe sind fast nie kontraindiziert und sollten Patienten auch während einer Chemotherapie gegeben werden. Zum Beispiel sollten alle Erwachsenen eine Diphtherie-Tetanus-Toxoid-Auffrischimpfung zum indizierten Zeitpunkt ebenso wie die saisonale Influenzaimpfung erhalten. Die Impfung sollte jedoch möglichst nicht gleichzeitig mit einer Chemotherapie durchgeführt werden. Wenn Patienten über mehrere Monate eine Chemotherapie erhalten sollen und eine Impfung indiziert ist (z. B. die Influenzaimpfung im Herbst), sollte der Impfstoff zwischen den Zyklen mit möglichst großem zeitlichem Abstand zu den antimetabolischen Substanzen, die eine Immunantwort verhindern, gegeben werden. Vor einer Splenektomie sollte den Patienten – wenn möglich – eine Meningokokken- und Pneumokokken-Polysaccharidimpfung gegeben werden. Alle splenektomierten Patienten sollten einen Konjugatimpfstoff gegen Haemophilus influenzae Typ B erhalten.

Im Allgemeinen sollten Patienten unter intensiver Chemotherapie wegen des Risikos disseminierter Infektionen keine Impfstoffe mit lebenden Viren (oder lebenden Bakterien) erhalten. Empfehlungen zu Schutzimpfungen sind in **Tabelle 31-2** (für aktuelle Empfehlungen siehe *www.cdc.gov/vaccine* und „Hinweise zu Impfungen für Patienten mit Immundefizienz/Stand: November 2005" der Ständigen Impfkommission [STIKO] RKI) zusammengefasst.

WEITERFÜHRENDE LITERATUR

Arbeitsgemeinschaft Infektionen in der Hämatologie und Onkologie: *www.dgho-infektionen.de, www.agiho.de*

Klastersky J1, Paesmans M: The Multinational Association for Supportive Care in Cancer (MASCC) risk index score: 10 years of use for identifying low-risk febrile neutropenic cancer patients. Support Care Cancer 21(5):1487–95, 2013. doi: 10.1007/s00520-013-1758-y.

Ständige Impfkommission (STIKO) RKI: Hinweise zu Impfungen für Patienten mit Immundefizienz. Stand: November 2005

KAPITEL 32

HÄMATOPOETISCHE STAMMZELLTRANSPLANTATION

Frederick R. Appelbaum

Für die deutsche Ausgabe Lutz Uharek

Ursprünglich wurde die Bezeichnung *Knochenmarktransplantation* für die Entnahme und Übertragung hämatopoetischer Stammzellen verwendet. Da peripheres und Nabelschnurblut als Stammzellenquelle zunehmend an Bedeutung gewonnen hat, wird inzwischen der Begriff *hämatopoetische Stammzelltransplantation* bevorzugt. Mit der Stammzelltransplantation werden zwei Ziele verfolgt: (1) der Ersatz des in seiner Funktion möglicherweise gestörten, jedoch nicht maligne entarteten lymphohämatopoetischen Systems des Empfängers durch das eines gesunden Spenders, (2) die Behandlung einer malignen Erkrankung durch eine hoch dosierte myelosuppressive Therapie, deren Einsatz ohne die nachfolgende Übertragung hämatopoetischer Stammzellen nicht möglich wäre. Aufgrund der nachgewiesenen Effektivität bei zahlreichen Erkrankungen und der zunehmenden Verfügbarkeit von geeigneten Spendern hat der Einsatz der hämatopoetischen Stammzelltransplantation in den letzten Jahren stetig zugenommen. Nach Angaben des internationalen Knochenmarktransplantationsregisters (Center for International Bone Marrow Transplant Research, *www.cibmtr.org*) werden jährlich etwa 65.000 Transplantationen durchgeführt. In Deutschland werden pro Jahr etwa 4500 Transplantationen registriert (ZKRD Zentrales Knochenmarkspenderregister für die Bundesrepublik, *www.drst.de*).

DIE HÄMATOPOETISCHE STAMMZELLE

Hämatopoetische Stammzellen sind für die klinische Transplantation besonders geeignet, da sie über enorme regenerative Fähigkeiten verfügen, sich nach intravenöser Applikation ohne Weiteres im Knochenmark ansiedeln und sich problemlos kryokonserviert lagern lassen (Kap. 2). Mit einer einzelnen Stammzelle kann das komplette lymphohämatopoetische System einer adulten Maus ersetzt werden und beim Menschen sind wenige Prozent der Knochenmarkzellen ausreichend, um das lymphohämatopoetische System eines anderen Menschen vollständig zu ersetzen. Ersetzt werden alle Zellen der roten Reihe, Granulozyten, Thrombozyten, B- und T-Lymphozyten sowie Zellen des Makrophagensystems wie die Kupffer-Zellen der Leber, die pulmonalen Alveolarmakrophagen, Osteoklasten, Langerhans-Zellen der Haut und die Mikrogliazellen des Gehirns. Die Fähigkeit hämatopoetischer Stammzellen, nach intravenöser Injektion ihren Weg ins Knochenmark zu finden, beruht zum Teil auf der Interaktion zwischen Stromal Cell-derived Factor 1 (CXCL12) aus den Stromazellen des Knochenmarks und dem alphachemokinen Rezeptor CXCR4 auf den Stammzellen. Außerdem erfolgt das Homing abhängig von der Interaktion von Oberflächenmolekülen, den E- und I-Selektinen, auf den endothelialen Knochenmarkzellen mit den als Integrine (wie VLA-4) bezeichneten Liganden auf frühen hämatopoetischen Vorläuferzellen. Da hämatopoetische Stammzellen durch Einfrier- und Auftauprozeduren nicht wesentlich in ihrer Funktion beeinträchtigt werden, können die entnommenen Zellen bis zur späteren Infusion nach vorausgegangener Hochdosistherapie problemlos konserviert werden.

FORMEN DER HÄMATOPOETISCHEN STAMMZELLTRANSPLANTATION

Die Terminologie, die zur Beschreibung einer hämatopoetischen Stammzelltransplantation verwendet wird, nimmt sowohl auf das Verhältnis zwischen Patient und Spender als auch auf die anatomische Herkunft der eingesetzten Stammzellen Bezug. Am besten geeignet sind Transplantate eines eineiigen Zwillings, da es, anders als bei allogenen Transplantaten, zu keiner Graft-versus-Host-Erkrankung (GvHD) kommen kann und im Gegensatz zur autologen Transplantation kein Risiko einer Tumorzellkontamination besteht. Ein solcher syngener Spender ist jedoch in weniger als 1 % der Fälle vorhanden.

Bei der *allogenen Transplantation* sind Spender und Empfänger genetisch nicht identisch, sodass im Transplantat enthaltene oder sich aus ihm entwickelnde immunkompetente Zellen sich gegen den Patienten richten und eine GvH-Erkrankung hervorrufen können. Umgekehrt können bei unzureichender immunsuppressiver Vorbehandlung immunkompetente Zellen des Patienten das Transplantat abstoßen. GvHD- und Abstoßungsrisiko sind vom Grad der Übereinstimmung in den HLA-Molekülen abhängig.

Die Moleküle des Human Leucocyte Antigens (HLA) werden durch Gene im Bereich des Major Histocompatibility Complex codiert und sind für die Präsentation von Proteinen gegenüber T-Zellen verantwortlich. Die von ihnen gebundenen Antigene können (z. B. bei einer Infektion) aus exogenen Quellen stammen oder von der Zelle selbst produziert werden. Ein HLA-Mismatch führt zu einer starken Reaktion der allogenen T-Zellen gegen die als Major-Antigene bezeichneten HLA-Moleküle. Auch bei HLA-Übereinstimmung können T-Zellen des Spenders gegen differierende endogene Antigene reagieren, die vom HLA-System des Rezipienten präsentiert werden. Die Reaktion gegen diese als Minor-Antigene bezeichneten Strukturen ist in der Regel jedoch deutlich schwächer ausgeprägt. Die für die Transplantation wichtigsten Gene sind HLA-A, -B, -C und -DR. Sie sind genetisch eng benachbart und werden deshalb üblicherweise als Haplotypen vererbt. Da ein Crossover nur sehr selten auftritt, beträgt die Wahrscheinlichkeit, dass ein Geschwister den gleichen HLA-Typ wie der Patient besitzt, 1 : 4. Die Chance, unter mehreren Geschwistern einen HLA-identen Spender zu finden, beträgt dementsprechend $1 - (0{,}75)^n$, wobei n die Anzahl der Geschwister bezeichnet.

Heutzutage beträgt das Risiko für eine Transplantatabstoßung nach einer HLA-identischen Geschwister-Transplantation etwa 1–3 % und das Risiko für eine schwere und lebensbedrohliche akute GvHD etwa 15 %. Die Inzidenz von Abstoßungs- und schweren GvH-Reaktionen ist bei Familienspendern abhängig von der Zahl der nicht übereinstimmenden HLA-Antigene. Während sich die Überlebensrate nach Ein-Antigen-Mismatch-Transplantationen kaum von der HLA-identischer Transplantationen unterscheidet, werden bei Mismatch von zwei oder drei HLA-Antigenen deutlich geringere Überlebensraten beobachtet. Durch die Suche in nationalen und internationalen Spenderregistern kann für die meisten Patienten ein nicht verwandter HLA-identischer Spender gefunden werden. Aufgrund des enormen Genpolymorphismus im HLA-System ist die Wahrscheinlichkeit einer zufälligen Übereinstimmung zweier Individuen extrem gering (etwa 1 : 10.000). Nach Typisierung von mehr als 20 Mio. freiwilligen Spendern weltweit sind inzwischen dennoch mehr als 70 % der Suchen nach einem HLA-identischen Fremdspender erfolgreich. Insbesondere bei ethnischen Minderheiten und Menschen mit gemischter ethnischer Abstammung ist die Erfolgsrate jedoch deutlich geringer. In Deutschland koordiniert das Zentrale Knochenmarkspender-Register (ZKRD), das auf Gewebetypisierungsdaten von mehr als als 4 Mio. Freiwilligen zurückgreifen kann, die Suche nach Fremdspendern. Suche und Planung erfordern bei einer Fremdspendertransplantation in der Regel 1–2 Monate Zeit. Durch die Verbesserung der HLA-Typisierung und des Supportive Care ist das Überleben nach einer nicht verwandten, vollständig gematchten Spende genauso gut wie bei HLA-identischen Geschwistern.

Bei der *autologen Transplantation* werden patienteneigene Stammzellen entnommen, kryokonserviert und nach myeloablativer Hochdosistherapie reinfundiert. Im Gegensatz zur allogenen Transplantation kommt es nach autologer Transplantation nicht zum Auftreten von GvH- oder Abstoßungsreaktionen. Durch das Fehlen eines Graft-versus-Tumor(GvT)-Effekts und aufgrund einer möglichen Kontamination mit Tumorzellen ist das Rezidivrisiko im Vergleich zur allogenen Transplantation in der Regel jedoch erhöht. Zur Entfernung von Tumorzellen aus autologen Stammzelltransplantaten wurden zahlreiche „Purging-“Techniken entwickelt. Meist werden dabei gegen tumorassoziierte Oberflächenstrukturen gerichtete Antikörper verwendet, die mit einem Toxin oder mit Magnetpartikeln (Beads) konjugiert oder mit Komplement aktiviert werden. Eine weitere Technik basiert auf der Positivselektion von Stammzellen mithilfe von CD34-spezifischen Antikörpern, die eine Trennung von kontaminierenden Tumorzellen über Säulenadhärenz- oder durchflusszytometrische Verfahren erlaubt. Die klinisch einsetzbaren Verfahren können die Zahl kontaminierender Tumorzellen 1000- bis 10.000-fach verringern. Ein eindeutiger Vorteil in Hinblick auf Rezidivrate, krankheitsfreies oder Gesamtüberleben konnte in prospektiven randomisierten Studien bislang nicht eindeutig belegt werden. Heute spielen diese Verfahren in Deutschland deshalb kaum noch eine Rolle.

Früher erfolgte die Entnahme der hämatopoetischen Stammzellen vor allem durch Aspiration des Knochenmarks aus dem Bereich der Spinae iliacae posterior und anterior. Üblicherweise können durch dieses Vorgehen etwa 1,5–5 × 10^8 kernhaltige Knochenmarkzellen pro Kilogramm Körpergewicht des Empfängers für eine allogene Transplantation gewonnen werden. Wie neuere Studien zeigen, kann die Überlebensrate sowohl nach Geschwister- als auch nach Fremdspendertransplantation durch die Übertragung einer hohen Stammzellzahl verbessert werden.

Hämatopoetische Stammzellen zirkulieren in sehr geringer Konzentration auch im peripheren Blut. Nach Gabe hämatopoetischer Wachstumsfaktoren, wie dem Granulocyte Colony-stimulating Factor (G-CSF) oder dem Granulocyte-Macrophage Colony-stimulating Factor (GM-CSF), kommt es ebenso wie in der Regenerationsphase nach intensiver Chemotherapie zu einem deutlichen Anstieg hämatopoetischer Vorläuferzellen, dessen Ausmaß durch CD34-Markierung oder durch Bestimmung der Colony-forming Units (CFUs) erfasst werden kann. Durch den Einsatz hämatopoetischer Wachstumsfaktoren ist es gelungen, die für eine Transplantation erforderliche Stammzellmenge aus dem peripheren Blut zu gewinnen. Zur Stammzellmobilisation wird als Wachstumsfaktor in Deutschland nur noch G-CSF eingesetzt, das dem Spender üblicherweise über 4–5 Tage subkutan injiziert wird. Anschließend erfolgt die Absammlung der Stammzellen in einer oder zwei etwa vierstündigen Apheresesitzungen. Bei autologer Transplantation führt bereits eine Zahl von etwa 2,5 × 10^6 $CD34^+$-Zellen pro Kilogramm so gut wie immer zum schnellen und dauerhaften Anwachsen des Transplantats. Bei den 10–20 % der Patienten, bei denen durch die alleinige Applikation von G-CSF nicht genügend $CD34^+$-Zellen mobilisieren können, kann durch die Zugabe eines CXCR4-Antagonisten oftmals dennoch eine ausreichende Stammzellzahl erzielt werden. Verglichen mit Knochenmark führt die Verwendung von peripheren Blutstammzellen zu einer schnelleren hämatopoetischen Rekonstitution. Die Regeneration der Granulozyten auf mehr als 500/μl erfolgt im Median an Tag 12, die der Thrombozyten auf mehr als 20.0000/μl an Tag 14. Die raschere Rekonstitution führt zu einer Reduktion der transplantationsassoziierten Morbidität. Ein Vorteil in Bezug auf das Überleben konnte bislang jedoch nicht demonstriert werden.

Aufgrund ihres gegenüber Knochenmarktransplantaten etwa zehnmal höheren Gehalts an T-Zellen bestanden Vorbehalte gegenüber der Verwendung von peripheren Blutstammzelltransplantaten, da in Tiermodellen ein eindeutiger Zusammenhang zwischen der Zahl der übertragenen T-Zellen und der Inzidenz der GvHD gezeigt werden konnte. In Phase-II- und randomisierten Phase-III-Studien wurde nach HLA-identischer Familienspender-Transplantation ein schnelleres Einwachsen der wachstumsfaktormobilisierten peripheren Blutstammzellen beobachtet, jedoch kein Anstieg der akuten GvHD. Die Inzidenz der chronischen GvHD ist nach Transplantation peripherer Blutstammzellen möglicherweise erhöht, doch in den bislang durchgeführten Studien wurde dieser Nachteil durch eine Reduktion der Rezidivrate ausgeglichen, sodass es insgesamt eher zu einer Verbesserung des Gesamtüberlebens kommt. Bei Transplantation von Stammzellen eines unverwandten Spenders führt die Verwendung von aus peripherem Blut mobilisierten Zellen möglicherweise zu einer erhöhten chronischen GvHD ohne kompensatorischen Überlebensvorteil, sodass in dieser Situation Knochenmark eventuell einen Vorteil bieten könnte.

Durch seinen hohen Gehalt an hämatopoetischen Vorläuferzellen ist Nabelschnurblut ebenfalls als Stammzellenquelle für die Transplantation geeignet. Die ersten Nabelschnurbluttransplantationen von Familienspendern wurden in klinischen Situationen durchgeführt, die eine unverzügliche Transplantation erforderten und es nicht erlaubten, mindestens 9 Monate zu warten, bis die Knochenmarkentnahme beim Säugling möglich wurde. Im Vergleich zum Knochenmark wurde ein etwas langsameres Einwachsen des Nabelschnurbluttransplantats, aber auch eine niedrigere GvHD-Rate beobachtet, was möglicherweise auf die geringere Zahl an T-Zellen im Nabelschnurblut zurückzuführen ist. Inzwischen existieren weltweit zahlreiche Institutionen, die die Entnahme, Lagerung und Registrierung der ansonsten verworfenen Nabelschnurblutzellen organisieren und die Transplantation bei unverwandten Empfängern ermöglichen. Derzeit stehen mehr als 500.000 kryokonserviert gelagerte Präparate zum Einsatz bereit. Die Vorteile von unverwandtem Nabelschnurblut sind die rasche Verfügbarkeit und die verminderte immunologische Reaktivität gegenüber allogenen Zellen. Hierdurch ist es möglich, auch nicht vollständig HLA-kompatible Transplantate zu übertragen, wovon vor allem Patienten ohne einen passenden unverwandten Spender profitieren. Das Abstoßungsrisiko und die transplantatassoziierte Mortalität sind von der auf das Empfängergewicht bezogenen Zahl der übertragenen Nabelschnurblutzellen abhängig, sodass der Einsatz von Einzeltransplantaten auf Kinder und Erwachsene mit sehr geringem Gewicht eingeschränkt ist. Neuere Studien zeigen, dass das Risiko der Abstoßung und die Frühmortalität durch das Poolen von Nabelschnurbluttransplantation mehrerer Spender gesenkt werden kann, obwohl letzten Endes nur eines der Transplantate anwächst. Die Überlebensraten nach der Transplantation von einem unverwandten Spender und von Nabelschnurblut können in einer solchen Situation vergleichbar sein.

DAS KONDITIONIERUNGSREGIME

Das die Transplantation vorbereitende Behandlungsregime wird als Konditionierung bezeichnet. Es hat die Eradikation der zugrunde liegenden Erkrankung zum Ziel und soll bei allogenen Transplantationen zudem eine ausreichende Immunsuppression sicherstellen, um Transplantatabstoßungen zu verhindern. Die Wahl der Konditionierung wird dementsprechend von der Grunderkrankung und der zur Verfügung stehenden Stammzellenquelle beeinflusst. So ist die Konditionierung eines Patienten mit einem schweren Immundefizienzsyndrom und einem HLA-identischen Familienspender ohne intensive Konditionierung möglich, da keine malignen Zellen beseitigt werden müssen und der Patient bereits durch seine immunkompromittierende Grunderkrankung nicht in der Lage ist, das Transplantat abzustoßen. Bei der aplastischen Anämie ist ebenfalls keine große Zellpopulation zu beseitigen und eine Vorbehandlung mit Hochdosis-Cyclophoshamid und Antithymozytenglobulin (ATG) ist in der Regel hinreichend immunsuppressiv, um ein Anwachsen des Transplantats zu gewährleisten. Im Rahmen der Behandlung einer Thalassämie oder Sichelzellanämie wird häufig Busulfan in der Konditionierung eingesetzt, um die hyperplastische Hämatopoese zu eradizieren. Zur Behandlung maligner Erkrankungen ist eine Vielzahl weiterer Regime entwickelt worden. Die meisten beinhalten Substanzen, deren myelosuppressive Eigenschaft die dosislimitierende Toxizität darstellt und von denen bekannt ist, dass sie in konventioneller Dosierung eine hohe Aktivität gegen den zugrunde liegenden Tumor aufweisen. Daher beinhalten diese Regime in der Regel Busulfan, Cyclophosphamid, Melphalan, Thiothepa, Carmustin, Etoposid und Ganzkörperbestrahlung in verschiedenen Kombinationen.

Üblicherweise werden Hochdosisregime zur Vorbereitung der Transplantation eingesetzt. In letzter Zeit wurde versucht, durch die Ausnutzung der immunologisch vermittelten Graft-versus-Tumor(GVT)-Effekte weniger intensive und deshalb besser tolerierbare „nicht myeloablative" Regime mit ausreichender Effektivität zu entwickeln. Die erniedrigten Rezidivraten bei Patienten mit akuter oder chronischer GvHD verdeutlichen ebenso wie die erhöhten Rezidivraten nach Übertragung T-Zell-depletierter oder syngener Transplantate die Relevanz des GvT-Effekts. Die Tatsache, dass durch einfache Infusion von Spenderlymphozyten bei vielen rezidivierten Patienten eine erneute Remission erzielt werden kann, unterstreicht die Bedeutung der immunologisch vermittelten Antitumoraktivität. Das Spektrum der auf dieser Basis entwickelten dosisreduzierten, „nicht myeloablativen" Regime reicht von Protokollen, deren Intensität gerade ausreichend ist, um ein Einwachsen des Transplantats zu gewährleisten (z. B. Fludarabin und 2 Gy Ganzkörperbestrahlung), bis zu Regimes mit mittlerer Intensität (z. B. Fludarabin plus Melphalan). In Studien zeigte sich, dass auch nach Toxizitätsreduktion ein erfolgreiches Einwachsen des Transplantats sichergestellt werden kann. Außerdem scheint die akute GvHD etwas abgeschwächter aufzutreten. Ein komplettes und dauerhaftes Ansprechen der malignen Grunderkrankung konnte in vielen Fällen, insbesondere jedoch bei eher indolenten hämatologischen Neoplasien, demonstriert werden. Rezidive treten nach dosisreduzierter Konditionierung häufiger auf als nach dosisintensiven Konditionierungsregimen. Da jedoch die transplantatassoziierte Mortalität insbesondere bei Patienten mit Begleiterkrankungen deutlich niedriger ist, wird diese Form der Vorbehandlung vorzugsweise bei älteren Patienten eingesetzt. Bei jüngeren Patienten mit gutem Allgemeinzustand und maligner Grunderkrankung wird in der Regel weiterhin eine hoch dosierte Konditionierung bevorzugt.

DIE TRANSPLANTATION

Das Knochenmark wird dem Spender unter Vollnarkose (in Ausnahmefällen Spinalanästhesie) aus der Spina iliaca posterior und, falls erforderlich, anterior entnommen. Dabei werden 10–15 ml/kg Knochenmark aspiriert, in heparinisiertes Medium überführt und anschließend mithilfe von 0,3–0,2 mm dicken Filtern von Fett und Knochensplittern gereinigt. Falls erforderlich, kann das Knochenmark nach der Sammlung weiterverarbeitet werden, um durch Entfernung der Erythrozyten eine Hämolyse bei AB0-inkompatibler Transplantation zu verhindern, eine GvH-Prophylaxe durch Depletion der T-Zellen durchzuführen oder es im Falle einer autologen Transplantation von kontaminierenden Tumorzellen zu reinigen. Insgesamt kann die Knochenmarkspende als sicheres Verfahren mit nur sehr selten auftretenden Komplikationen angesehen werden.

Zur Sammlung peripherer Blutstammzellen wird der Spender mit dem hämatopoetischen Wachstumsfaktor G-CSF behandelt und anschließend wird eine Leukapherese durchgeführt. Bei der autologen Transplantation geht der Absammlung in der Regel eine Chemotherapie voraus. Die üblicherweise durch Infusion über einen großlumigen zentralen Venenkatheter durchgeführte Transplantation der Zellen verläuft in der Regel problemlos, nur selten treten Fieber, Husten oder Dyspnoe auf. Durch Verlangsamung der Infusionsgeschwindigkeit können diese Symptome meist vermieden werden. Nach Infusion von mit Dimethylsulfoxid (DMSO) kryokonservierten Zellen treten aufgrund des unangenehmen Geruchs und Geschmacks des Konservierungsmittels häufiger Übelkeit und Erbrechen auf.

ENGRAFTMENT

Infolge der Konditionierung erreichen die peripheren Leukozyten- und Thrombozytenzahlen in der Regel wenige Tage bis eine Woche nach Transplantation ihren Nadir. Danach erscheinen die von den transplantierten Stammzellen gebildeten Leukozyten im peripheren Blut. Die Geschwindigkeit der Regeneration ist von der Stammzellenquelle, der Verwendung von hämatopoetischen Wachstumsfaktoren und der Form der GvHD-Prophylaxe abhängig. Nach Transplantation von Knochenmark ist mit Granulozytenzahlen von mehr als 100/µl an Tag 16 und von mehr als 500/µl an Tag 22 zu rechnen. Bei peripheren Blutstammzelltransplantaten erfolgt die Regeneration im Vergleich zum Knochenmark etwa eine Woche schneller, bei Nabelschnurbluttransplantation meistens eine Woche langsamer als bei Knochenmarktransplantation. Durch den Einsatz von G-CSF in der Phase nach Transplantation kann die Regeneration um weitere 3–5 Tage beschleunigt werden, ein Überlebensvorteil ergibt sich hierdurch jedoch nicht. Demgegenüber führt die Verwendung von Methotrexat zur GvHD-Prophylaxe zu einer Verzögerung um etwa den gleichen Zeitraum. Das Engraftment kann bei geschlechtsdifferenter Transplantation durch Nachweis der Y- bzw. X-Chromosomen mithilfe der Fluoreszenz-in-situ-Hybridisierung oder durch die Analyse der Anzahl der Tandem Repeats oder kurzer Tandem-Repeat-Polymorphismen nach DNS-Amplifizierung dokumentiert werden.

KOMPLIKATIONEN NACH HÄMATOPOETISCHER STAMMZELLTRANSPLANTATION

Frühkomplikationen der Radiochemotherapie

Die Konditionierung führt in Abhängigkeit von der Intensität des eingesetzten Regimes und den verwendeten Substanzen oft zu zahlreichen Nebenwirkungen, vor allem Übelkeit, Erbrechen und einer leichten Erythrodermie (Abb. 32-1). Da Regime mit hoch dosiertem Cyclophosphamid zu einer hämorrhagischen Zystitis führen

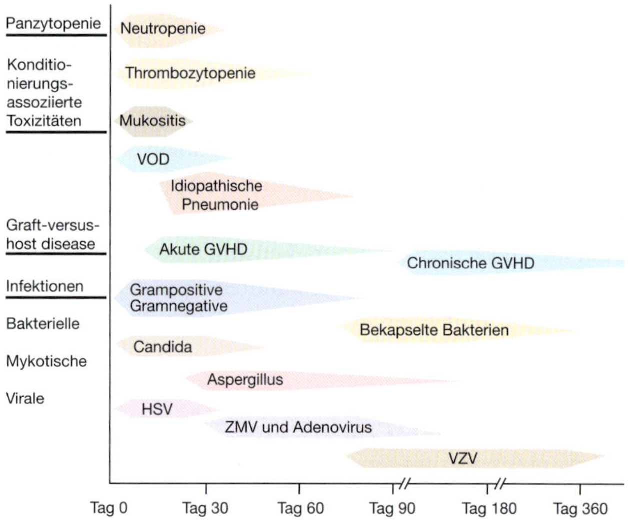

Abbildung 32-1 Die wichtigsten Komplikationen nach Knochenmarktransplantation. CMV = Zytomegalievirus; GvHD = Graft-versus-host disease; HSV = Herpes-simplex-Virus; VOD = venookklusive Erkrankung; VZV = Varicella-zoster-Virus. Das schattierte Areal gibt grob die zeitliche Verteilung des Risikos wider.

können, sind eine ausreichende Bewässerung und die Gabe der Sulfhydrilverbindung Mercaptoethansulfonat (MESNA) hier obligat. In seltenen Fällen kann auch eine akute hämorrhagische Karditis auftreten. Die meisten hoch dosierten Konditionierungsregime führen 5–7 Tage nach der Transplantation zu einer oralen Mukositis, die häufig eine Opiatanalgesie erforderlich macht. Durch vom Patienten gesteuerte Injektionspumpen kann die kumulative Analgetikadosis reduziert und die Patientenzufriedenheit verbessert werden. Es konnte zwar gezeigt werden, dass Keratinocyte Growth Factor (Palifermin) die Mukositis nach autologer Transplantation um mehrere Tage verkürzen kann, in der klinischen Praxis hat sich Palifermin in Deutschland jedoch nicht durchsetzen können. Etwa 5–6 Tage nach Transplantation kommt es zum Haarausfall. Eine schwere Panzytopenie ist in der Regel nach einer Woche vorhanden.

Abhängig vom Regime entwickeln 3–10 % der Patienten durch die direkte zytotoxische Schädigung des venösen und sinusoidalen Epithels ein hepatisches sinusoidales Obstruktionssyndrom (SOS), das früher als „venoocclusive disease“ (VOD) der Leber bezeichnet wurde. In der Folge kommt es zu einer Ablagerung von Fibrin und der Entwicklung eines lokalen Hyperkoagulationszustandes. Diese Ereigniskette führt schließlich zu den charakteristischen Symptomen Hepatomegalie, Aszites, Ikterus und Flüssigkeitsretention. Die Symptome können sich jederzeit während des ersten Monats nach Transplantation entwickeln, im Median treten sie nach 16 Tagen auf. Die Letalität des sinusoidalen Obstruktionssyndroms, die häufig über ein progredientes Leberversagen in ein hepatorenales Syndrom mündet, beträgt etwa 30 %.

Die bislang beschrittenen Wege, der Komplikation durch den Einsatz von thrombolytisch und antithrombotisch wirksamen Substanzen, wie Tissue Plasminogen Activator, Heparin und Prostaglandin E, zu begegnen, haben sich in kontrollierten Studien nicht als effektiv erwiesen und zeichnen sich durch eine nicht unerhebliche Toxizität aus. Erste erfolgversprechende Erfahrungen werden über den Einsatz von Defibrotid, einem Polydeoxyribonukleotid, berichtet.

Obwohl die meisten Pneumonien, die innerhalb der ersten Wochen nach der Transplantation auftreten, infektiösen Ursprungs sind, lässt sich bei etwa 5 % der Patienten eine diffuse interstitielle Pneumonie als direkte Folge der Toxizität der Konditionierung beobachten. In der bronchoalveolären Lavage zeigt sich typischerweise eine alveoläre Hämorrhagie. Bioptisch findet sich meist eine für die Komplikation charakteristische diffuse Schädigung der Alveolen, in einigen Fällen jedoch auch eine eher interstitielle Manifestation. Die Therapie mit hoch dosierten Glukokortikoiden oder Anti-Tumor-Nekrose-Faktor-Substanzen ist hinsichtlich ihrer Effektivität nicht durch Studien belegt.

Spätkomplikationen der Radiochemotherapie

Bei Kindern werden als Spätfolgen der Konditionierung Wachstumsstörungen und eine verzögerte Entwicklung sekundärer Geschlechtsmerkmale beobachtet. Durch eine adäquate Substitutionstherapie mit Wachstums- und Sexualhormonen können diese Komplikationen weitgehend vermieden werden. Bei der Mehrzahl der Männer hat die Transplantation eine sekundäre Azoospermie zur Folge und bei transplantierten Frauen kann es zu einer behandlungsbedürftigen Ovarialinsuffizienz kommen. Grundsätzlich ist aber nach einer Transplantation eine Schwangerschaft möglich, worüber die Patientinnen aufgeklärt werden sollten. Eine Schilddrüsendysfunktion kann ebenfalls auftreten, sie ist üblicherweise noch gut kompensiert. Bei 10–20 % der Patienten entwickelt sich, insbesondere nach Ganzkörperbestrahlung und Glukokortikoidtherapie, eine Katarakt. Zu einer aseptischen Femurkopfnekrose kommt es bei etwa 10 % der Patienten, vor allem nach längerfristiger Behandlung mit Glukokortikoiden. Akut- und Spätkomplikationen der Chemoradiotherapie (außer denjenigen der Glukokortikoide und anderer zur Behandlung der GvHD eingesetzter Substanzen) sind bei dosisreduzierten Regimes deutlich seltener als bei hoch dosierten.

Transplantatversagen

Obwohl in der Regel ein vollständiges und dauerhaftes Einwachsen des Transplantats erzielt werden kann, bleibt die Knochenmarkregeneration in Einzelfällen aus oder es kommt nach einem temporären Einwachsen zu einem späteren Verlust der Transplantatfunktion. Ein Transplantatversagen nach autologer Transplantation kann nach der Übertragung unzureichender Stammzellzahlen, bei Schädigung der Zellen während der Ex-vivo-Behandlung oder Lagerung sowie bei Gabe myelotoxischer Substanzen nach der Transplantation auftreten. Virale Infektionen mit dem Zytomegalievirus (CMV) oder dem humanen Herpes-Virus Typ 6 (HHV6) können ebenfalls ein Transplantatversagen begünstigen. Nach allogener Transplantation stellt die immunologisch bedingte Abstoßung der allogenen Stammzellen eine weitere Ursache des Transplantatversagens dar, die vor allem nach nur schwach immunsuppressiver Konditionierung, nach T-Zell-Depletion des Transplantats und nach HLA-differenter Transplantation beobachtet wird.

Die Behandlung des Transplantatversagens beinhaltet das Absetzen aller potenziell myelotoxischen Medikamente und den Versuch einer kurzzeitigen Stimulation der Spenderhämatopoese durch myeloische Wachstumsfaktoren. Der Nachweis von persistierenden Lymphozyten des Empfängers weist auf eine immunologisch vermittelte Abstoßungsreaktion hin. In diesem Fall ist die erneute Gabe von Stammzellen des Spenders in der Regel nur in Verbindung mit einer erneuten hoch dosierten immunsuppressiven Vorbehandlung erfolgreich. Standardregimes zur Konditionierung werden aufgrund der erheblichen kumulativen Toxizität jedoch innerhalb von 100 Tagen nach der ersten Transplantation nur sehr schlecht vertragen. Deshalb sollten in der Regel besser verträgliche immunsuppressive Protokolle wie Fludarabin plus niedrig dosierte Ganzkörperbestrahlung oder Cyclophosphamid plus Antithymozytenglobulin in dieser Situation eingesetzt werden.

Graft-versus-Host-Disease

Die GvHD ist das Resultat einer Immunreaktion der mit dem Transplantat übertragenen allogenen T-Zellen des Spenders gegen antigene Zielstrukturen auf den Zellen des Empfängers. Die *akute GvHD* entwickelt sich innerhalb der ersten 3 Monate nach Transplantation – mit der größten Auftretenswahrscheinlichkeit nach etwa 4 Wochen. Sie manifestiert sich durch ein makulopapulöses Erythem, fortbestehende Durchfälle und/oder Anorexie sowie eine Hepatopathie mit Erhöhung der Transaminasen, des Bilirubins und der alkalischen Phosphatase. Da die genannten Symptome auf zahlreiche Ursachen zurückführbar sein können, sollte eine bioptische Sicherung angestrebt werden, die im positiven Fall eine Endothelschädigung und lymphozytäre Infiltrate zeigt. An der Haut lässt sich eine Destruktion der Epidermis und der Haarfollikel nachweisen; in der Leber kommt es zu

Tabelle 32-1

KLINISCHE EINTEILUNG UND SCHWEREGRAD DER AKUTEN GRAFT-VERSUS-HOST DISEASE

Klinisches Stadium	Haut	Leber – Bilirubin, µmol/l (mg/dl)	Darm
1	Erythem < 25 % der Körperoberfläche	34–51 (2–3)	Diarrhö 500–1000 ml/d
2	Erythem auf 25–50 % der Körperoberfläche	51–103 (3–6)	Diarrhö 1000–1500 ml/d
3	Generalisierte Erythrodermie	103–257 (6–15)	Diarrhö > 1500 ml/d
4	Desquamation und Bullae	> 257 (> 15)	Ileus
Klinischer Schweregrad	**Hautstadium**	**Leberstadium**	**Darmstadium**
I	1–2	0	0
II	1–3	1	1
III	1–3	2–3	2–3
IV	2–4	2–4	2–4

einer segmentalen Schädigung der Gallengänge; der Darm weist eine Kryptennekrose und Ulzera der Mukosa auf. Eine allgemein verwendete Stadieneinteilung der GvHD ist in Tabelle 32-1 dargestellt. Die GvHD Grad I ist von geringer klinischer Relevanz und ohne Einfluss auf die Überlebensrate. Eine Behandlung ist nicht erforderlich. Demgegenüber ist das Auftreten einer GvHD Grad II bis IV mit klinisch relevanten Symptomen und einer deutlichen Einschränkung der Überlebenswahrscheinlichkeit verbunden, sodass eine aggressive Therapie erforderlich ist. Bei Empfängern von HLA-differenten oder unverwandten Stammzellen, bei älteren Patienten und bei Patienten, die keine voll dosierte GvHD-Prophylaxe erhalten können, ist die Inzidenz der GvHD erhöht.

Die GvHD kann durch Einsatz von Immunsuppressiva nach der Transplantation verhindert werden. Die Kombination von Methotrexat mit Ciclosporin oder mit Tacrolimus stellen die effektivsten und am weitesten verbreiteten Regime dar. Daneben werden Prednison, Anti-T-Zell-Antikörper, Mycophenolatmofetil, Sirolimus und andere Immunsuppressiva in unterschiedlichen Kombinationen eingesetzt oder in Studien getestet. Ein alternativer Ansatz zur Prophylaxe der GvHD besteht in der Entfernung von T-Zellen aus dem Transplantat. Mit diesem Vorgehen ist eine effektive GvHD-Prophylaxe möglich, es ist jedoch mit einer erhöhten Inzidenz von Transplantatabstoßungen, infektiösen Komplikationen und Rezidiven verbunden. Aus diesem Grund ist bislang unklar, ob mit der T-Zell-Depletion eine Verbesserung der Überlebensrate erzielt werden kann.

Trotz Prophylaxe beträgt die Inzidenz einer klinisch relevanten akuten GvHD etwa 30 % nach HLA-identischer Geschwistertransplantation und etwa 60 % nach Fremdspendertransplantion. Die GvH-Erkrankung wird üblicherweise mit Glukokortikoiden, weiteren Immunsuppressiva, oder gegen T-Zellen oder T-Zell-Subpopulationen gerichteten monoklonalen Antikörpern behandelt.

Etwa 20–50 % der Empfänger eines allogenen Stammzelltransplantats entwickeln meist 3 Monate bis 2 Jahre später eine chronische GvHD, wobei insbesondere ältere Patienten, Empfänger eines HLA-differenten oder eines Fremdspendertransplantats sowie Patienten mit vorausgegangener akuter GvHD ein erhöhtes Risiko aufweisen. Die chronische GvHD besitzt den Charakter einer Autoimmunerkrankung und ist durch Hautveränderungen, Siccasymptomatik, Arthritis, Bronchiolitis obliterans sowie eine Gallengangsdegeneration und Cholestase gekennzeichnet. Die bisherige Standardtherapie besteht in einer Monotherapie mit Prednison oder Ciclosporin. Die Effektivität alternativer Substanzen wie Thalidomid ist umstritten. Die Mortalität der chronischen GvHD liegt bei etwa 15 % und schwankt abhängig von der Schwere zwischen 5 % und 50 %. In den meisten Fällen kommt es zu einer Rückbildung der Symptome, häufig ist jedoch eine über 1–3 Jahre fortdauernde immunsuppressive Behandlung erforderlich. Da das Infektionsrisiko bei Patienten mit chronischer GvHD signifikant erhöht ist, sollte bei schweren Formen eine adäquate antiinfektiöse Prophylaxe erfolgen und bei Verdacht eine sofortige und umfassende Diagnostik und antiinfektiöse Therapie durchgeführt werden.

Klassischerweise wird der Zeitraum von 100 Tagen nach Transplantation gewählt, um zwischen einer akuten und einer chronischen GvHD zu unterscheiden. Unter bestimmten Bedingungen können die Symptome einer akuten GvHD auch erst später als 100 Tage nach Transplantation auftreten (akute Late-onset-GvHD) oder Symptome der akuten und der chronischen GvHD gemeinsam vorhanden sein (Overlap-Syndrom). Die Behandlung unterscheidet sich bislang nicht von der der klassischen akuten oder chronischen GvHD.

Etwa 3–5 % der Patienten entwickeln nach allogener HCT eine Autoimmunerkrankung, meistens eine autoimmunhämolytische Anämie (AIHA) oder eine idiopathische thrombozytopenische Purpura (ITP). Risikofaktoren sind unverwandte Spender und eine chronische GvHD. Allerdings wurden auch bei Patienten ohne Zeichen einer GvHD Autoimmunerkrankungen beobachtet. Die Behandlung erfolgt mit Prednison, Ciclosporin oder Rituximab.

Infektion

Infektiöse Komplikationen erfordern insbesondere nach allogener Transplantation besondere Maßnahmen. Aufgrund der in der frühen Phase nach Transplantation vorhandenen schweren Neutropenie und des damit verbundenen hohen Risikos für bakterielle Infektionen wird von den meisten Zentren bei Granulozytenzahlen unter 500/µl mit einer Antibiotikaprophylaxe begonnen. Durch tägliche Gabe von Fluconazol in einer Dosierung von 400 mg kann das Risiko von Candidainfektionen gesenkt werden. Seropositive Patienten sollten zudem Aciclovir zur Prophylaxe von Herpes-simplex-Infektionen erhalten. Mögliche Maßnahmen zur Infektionsprophylaxe sind in Tabelle 32-2 dargestellt. Trotz antiinfektiöser Prophylaxe entwickeln die meisten Patienten nach Transplantation Fieber und andere Infektzeichen. Die Behandlung von Patienten, die trotz antibakterieller und antimykotischer Prophylaxe Fieber entwickeln, ist schwierig und erfordert viel Erfahrung bei der Beurteilung der Situation und Wahl der individuell erforderlichen Maßnahmen.

Obwohl das Risiko von bakteriellen Infektionen nach Einwachsen des Transplantats sinkt, bleiben insbesondere Empfänger von allogenen Transplantaten noch über lange Zeit gefährdet. In der Zeit vom Engraftment bis zu 3 Monate nach Transplantation stellen grampositive Bakterien, Pilze (besonders Aspergillus) und Viren, wie das Zytomegalievirus (CMV), die häufigsten Erreger dar. Die in der Vergangenheit häufige und oftmals letal verlaufende CMV-Infektion kann bei seronegativen Patienten durch die heute übliche ausschließliche Gabe von leukozytendepletierten Blutprodukten vermieden werden. Die prophylaktische Gabe von Ganciclovir nach erfolgter Regeneration oder die präemptive Therapie bei CMV-Reaktivierung und Antigenämie kann das Risiko einer CMV-Erkrankung bei seropositiven Patienten oder einer Transplantation von einem seropositiven Spender signifikant vermindern. Bei Patienten, die trotz Ganciclovir eine CMV-Virämie oder CMV-Erkrankung entwickeln oder bei denen Ganciclovir nicht eingesetzt werden kann, ist häufig Foscarnet erfolgreich.

Die früher bei etwa 5–10 % der Patienten auftretende Pneumocystis-jiroveci-Pneumonie kann durch eine prophylaktische Behandlung mit Trimethoprim-Sulfamethoxazol für eine Woche vor der Transplantation und Fortführung der Gabe nach erfolgter hämatopoetischer Regeneration verhindert werden.

Tabelle 32-2

INFEKTIONSPROPHYLAXE BEI ALLOGEN TRANSPLANTIERTEN PATIENTEN

Erreger	Prophylaxe	
Bakterien	Levofloxacin	750 mg/d p.o. oder i.v.
Pilze	Fluconazol	400 mg/d p.o. bis Tag 75 nach Transplantation
Pneumocystis jiroveci	Trimethoprim-Sulfamethoxazol	2 × 1 Tablette (Forte) p.o. 2 ×/Woche bis Tag 180 oder bis zur Beendigung der Immunsuppression
Viren		
Herpes-simplex-Virus	Aciclovir	2 × 800 mg/d p.o. bis Tag 30
Varicella-zoster-Virus	Aciclovir	2 × 800 mg/d p.o. bis Tag 365
Zytomegalievirus	Ganciclovir	2 × 5 mg/kg/d i.v. für 7 Tage, danach 5 mg/kg/d an 5 Tagen/Woche bis Tag 100

Sofern sich keine behandlungsbedürftige chronische GvHD entwickelt, reduziert sich das Infektionsrisiko nach 3 Monaten deutlich. Die meisten Transplantationszentren setzen die Trimethoprim-Sulfamethoxazol-Prophylaxe fort, solange die Patienten immunsuppressiv behandelt werden, und führen ein engmaschiges CMV-Monitoring zur Erkennung später Virusreaktivierungen durch. Einige Zentren empfehlen zudem eine einjährige Varicella-zoster-Prophylaxe mit Aciclovir. Die Patienten sollten etwa 12 Monate nach der Transplantation erneut gegen Tetanus, Diphtherie, Haemophilus influenzae, Polio und Pneumokokkenpneumonie geimpft werden sowie nach etwa 24 Monaten gegen Masern, Mumps und Röteln (MMR), Varicella-zoster-Virus sowie evtl. Pertussis.

THERAPIE SPEZIELLER ERKRANKUNGEN MIT HÄMATOPOETISCHER STAMMZELLTRANSPLANTATION

Behandlung NICHT MALIGNE ERKRANKUNGEN

IMMUNDEFIZIENZSYNDROME Durch Ersatz funktionsgestörter Stammzellen durch die eines gesunden Spenders können Patienten mit zahlreichen Immundefizienzsyndromen, wie dem Wiskott-Aldrich-Syndrom und dem Chédiak-Higashi-Syndrom, durch die Transplantation von hämatopoetischen Stammzellen geheilt werden. Die meisten Erfahrungen wurden in der Behandlung von kombinierten Immundefektsyndromen gesammelt, bei denen Erfolgsraten von 90 % nach Transplantation von HLA-identischen Spendern und

Tabelle 32-3

GESCHÄTZTE FÜNF-JAHRES-ÜBERLEBENSRATEN NACH TRANSPLANTATION[a]

Erkrankung	Allogen, %	Autolog, %
Schweres kombiniertes Immundefekt-syndrom	90	n/a
Aplastische Anämie	90	n/a
Thalassämie	90	n/a
Akute myeloische Leukämie		
Erste Remission	55–60	50
Zweite Remission	40	30
Akute lymphatische Leukämie		
Erste Remission	50	40
Zweite Remission	40	30
Chronische myeloische Leukämie		
Chronische Phase	70	uD
Akzelerationsphase	40	uD
Blastenkrise	15	uD
Chronische lymphatische Leukämie	50	uD
Myelodysplasie	45	uD
Multiples Myelom	30	35
Non-Hodgkin-Lymphom		
Erstes Rezidiv/zweite Remission	40	40
Hodgkin-Lymphom		
Erstes Rezidiv/zweite Remission	40	50

[a] Die Schätzungen basieren auf Daten des IBMTR (International Bone Marrow Transplant Registry). Die Analysen sind nicht durch ein Review-Board abgesichert worden.

Abkürzungen: n/a = nicht anwendbar; uD = unzureichende Daten.

von 50–70 % nach Transplantation von HLA-haploidenten Familienspendern erzielt werden konnten (Tab. 32-3).

APLASTISCHE ANÄMIE Bis zu 90 % der unter 40-Jährigen mit schwerer aplastischer Anämie können durch die Transplantation von Stammzellen eines HLA-identischen Geschwisters nach Konditionierung mit Hochdosis-Cyclophosphamid und Antithymozytenglobulin geheilt werden. Da die Ergebnisse bei älteren Patienten oder Empfängern eines Fremdspender- oder HLA-differenten Transplantats ungünstiger sind, sollte in diesen Fällen eine immunsuppressive Behandlung erfolglos durchgeführt worden sein, bevor eine Transplantation in Erwägung gezogen wird. Die Transplantation kann bei allen Formen der aplastischen Anämie, also auch bei paroxysmaler nächtlicher Hämoglobinurie (PNH) und Fanconi-Anämie, durchgeführt werden. Da Patienten mit Fanconi-Anämie gegenüber alkylierenden Substanzen besonders empfindlich sind, erfordert ihre Therapie den Einsatz weniger intensiver Konditionierungsregimes (Kap. 12).

HÄMOGLOBINOPATHIEN Die Transplantation HLA-identischer Stammzellen eines Geschwisterspenders nach Konditionierung mit Busulfan und Cyclophosphamid führt zu einer Heilungsrate von 80–90 % bei Patienten mit Thalassaemia major. Die besten Ergebnisse mit einem krankheitsfreien Fünf-Jahres-Überleben zwischen 90 und 95 % werden bei Patienten erzielt, die vor der Entwicklung einer Hepatomegalie oder portalen Fibrose und nach Behandlung mit einem Chelatbildner transplantiert werden. Obwohl die Therapie mit Chelatbildnern eine Überlebensverlängerung bewirken kann, stellt die Transplantation die einzige kurative Behandlungsform der Thalassämie dar. Die Stammzelltransplantation kann auch als effektive Behandlungsmöglichkeit der Sichelzellanämie eingesetzt werden. Die berichteten krankheitsfreien Zwei-Jahres-Überlebensraten nach HLA-identischer Geschwistertransplantation und Transplantationen von Nabelschnurblut liegen zwischen 80 und 90 %, die individuelle Indikationsstellung ist jedoch schwierig. In Erwägung gezogen werden sollte die Transplantation bei jüngeren Patienten mit wiederholten hämolytischen Krisen oder anderen schwerwiegenden Komplikationen, die auf konventionelle Maßnahmen nicht angesprochen haben (Kap. 9).

ANDERE NICHT MALIGNE ERKRANKUNGEN Theoretisch ist die hämatopoetische Stammzelltransplantation geeignet, jede angeborene Erkrankung des lymphohämatopoetischen Systems zu heilen. Tatsächlich wurde die Stammzelltransplantation erfolgreich in der Behandlung genetisch bedingter Erkrankungen wie dem Kostmann-Syndrom, der chronisch granulomatösen Erkrankung und Defekten der Neutrophilenadhäsivität eingesetzt. Auch kongenitale Anämien wie die Blackfan-Diamond-Anämie sind durch die Transplantation heilbar geworden. Da die kindliche maligne Osteopetrose auf eine Unfähigkeit der aus dem Knochenmark stammenden Osteoklasten zur Knochenresorption zurückgeführt werden kann, ist eine Heilung dieser seltenen, genetisch bedingten Erkrankung durch eine Stammzelltransplantation ebenfalls möglich.

Daneben ist die hämatopoetische Stammzelltransplantation zur Behandlung zahlreicher enzymatischer Speicherkrankheiten, wie Gaucher-Krankheit, Hurler-Syndrom, Hunter-Syndrom und der kindlichen metachromatischen Leukodystrophie eingesetzt worden. Die Transplantationsergebnisse bei diesen Erkrankungen sind jedoch nicht immer zufriedenstellend; die besten Ergebnisse werden bei einer frühen Transplantation vor Eintritt irreparabler Schäden erzielt.

Aufgrund erfolgversprechender Ergebnisse in tierexperimentellen Modellen wird der Stellenwert der

Transplantation auch bei schweren erworbenen Autoimmunerkrankungen untersucht. Dieser Ansatz wird durch die Beobachtung gestützt, dass Patienten, die sowohl an einer hämatologischen als auch an einer Autoimmunerkrankung litten, durch die Transplantation von beiden Krankheiten geheilt werden können.

Behandlung
MALIGNE ERKRANKUNGEN

AKUTE LEUKÄMIE Patienten mit akuter myeloischer Leukämie (AML), die nach der Induktionstherapie keine komplette Remission erreichen, können durch konventionelle Chemotherapie in der Regel nicht mehr kurativ behandelt werden. Demgegenüber ist die allogene Stammzelltransplantation in der Lage, 15–20 % dieser Patienten zu heilen. Heilungsraten von 30–35 % können bei Patienten erzielt werden, bei denen die Transplantation in zweiter kompletter Remission oder im ersten Rezidiv erfolgt. Mit einem Prozentsatz von 55–60 % krankheitsfrei überlebender Patienten sind die Heilungsaussichten bei einer Transplantation in erster kompletter Remission am größten. Metaanalysen zum Vergleich von HLA-identischer Transplantation und Chemotherapie bei adulten AML-Patienten unter 60 Jahren zeigten einen Überlebensvorteil durch die Transplantation. Dieser Vorteil ist bei AML mit ungünstiger Prognose am höchsten und bei prognostisch günstiger Erkrankung nicht mehr vorhanden. Der Nutzen der autologen Transplantation ist bei AML weniger gut gesichert. Die Rezidivraten sind bei autologer höher als bei allogener Transplantation und die Heilungsrate allgemein niedriger.

Wie auch bei der AML können erwachsene Patienten mit akuter lymphatischer Leukämie (ALL), die nach der Induktionstherapie keine komplette Remission erreichen, in 15–20 % der Fälle durch eine sofortige Transplantation geheilt werden. Die Heilungschancen verbessern sich bei Transplantation in zweiter Remission auf 30–50 %, sodass die allogene Transplantation nach einem Rezidiv oder bei Persistenz der Leukämie nach der Induktionstherapie angestrebt werden sollte. Die Transplantation in erster Remission führt zu Heilungsraten von etwa 55 %. Während die Transplantation bei Hochrisiko-Leukämien, wie der Philadelphia-Chromosom-positiven ALL der konventionellen Chemotherapie eindeutig überlegen ist, wird ihr Einsatz in erster Remission bei Erwachsenen mit Standardrisiko-Leukämie nicht generell empfohlen. Zwar ist die autologe Transplantation im Vergleich zur allogenen Transplantation mit einer geringeren transplantationsassoziierten Mortalität verbunden, sie wird aber aufgrund des sehr hohen Rezidivrisikos bei der ALL heute in Deutschland kaum noch eingesetzt.

CHRONISCHE LEUKÄMIE Die allogene Stammzelltransplantation ist die einzige Therapieform, von der sicher gesagt werden kann, dass sie in der Lage ist, einen Großteil der Patienten mit chronischer myeloischer Leukämie (CML) zu heilen. Die Fünf-Jahres-Überlebensraten liegen bei Transplantation in einer Blastenkrise bei 15–20 %, bei Transplantation in akzelerierter Phase bei 25–50 % und bei Transplantation in chronischer Phase bei 60–70 %, einzelne Zentren berichten sogar von Heilungsraten bis zu 80 %. Seit der Einführung des oral applizierbaren und gut verträglichen Imatinibs und anderer hochaktiver Tyrosinkinaseinhibitoren wird in den in Deutschland gültigen Therapierichtlinien empfohlen, nur noch bei Patienten, die keine komplette zytogenetische Remission mit Imatinib oder anderen Tyrosinkinaseinhibitoren erzielen, diese Substanzen nicht tolerieren oder eine Blastenkrise erleiden, eine Transplantation in Erwägung zu ziehen **(Kap. 56)**.

Aufgrund der Altersverteilung und des oftmals über Jahre indolenten Charakters der Erkrankung wurde eine allogene Transplantation mit hoch dosierter Vorbehandlung bislang nur selten bei Patienten mit chronischer lymphatischer Leukämie (CLL) durchgeführt. Bei der Mehrzahl der allogen Transplantierten kann eine komplette Remission erzielt werden. Die Rate der krankheitsfrei überlebenden Patienten beträgt trotz des fortgeschrittenen Stadiums zum Zeitpunkt der Transplantation nach 3 Jahren etwa 50 %. Aufgrund der ausgeprägten Antitumorwirkung wird die allogene Transplantation mit einem niedrig dosierten Konditionierungsregime vermehrt zur Behandlung der CLL eingesetzt und untersucht.

MYELODYSPLASIE Zwischen 20 % und 65 % der Patienten mit einem myelodysplastischen Syndrom können durch die allogene Stammzelltransplantation geheilt werden. Besonders gute Ergebnisse werden bei jüngeren Patienten und Patienten mit wenig fortgeschrittener Erkrankung erzielt. Da Patienten mit myelodysplastischem Syndrom im Frühstadium lange Zeit auch ohne weitere Therapie überleben können, sollte die Transplantation in der Regel Fällen vorbehalten bleiben, die entsprechend dem IPSS (International Prognostic Scoring System, **Kap. 12**) das Intermediärrisiko II aufweisen, sowie für ausgewählte Patienten mit einem Intermediärrisiko I und anderen ungünstigen prognostischen Faktoren.

LYMPHOM Die Ergebnisse bei Patienten mit disseminiertem intermediärem oder hochmalignem Non-

Hodgkin-Lymphom, die nach der Erstlinien-Chemotherapie rezidivieren und in erster oder zweiter Remission transplantiert werden, sind mit einer Heilungsrate von 40–50 % deutlich besser als bei alleiniger Salvage-Chemotherapie. Unklar ist jedoch, inwieweit bei Vorliegen von Hochrisikomerkmalen eine frühzeitige Transplantation in erster Remission einen Vorteil darstellt. In der Regel wird bei Patienten mit intermediärem oder hochmalignem Non-Hodgkin-Lymphom die autologe der allogenen Transplantation vorgezogen, da bei geringerer Komplikationsrate vergleichbare Überlebensraten erzielt werden können. Die Bedeutung der autologen Transplantation für Patienten mit indolenten Non-Hodgkin-Lymphomen wird kontrovers diskutiert. Sie ist vermutlich bei dem kleinen Teil der Patienten mit prognostischen Hochrisikofaktoren indiziert, aber bei Patienten mit niedrigerem Risiko nicht deutlich effektiver als konventionelle Therapieformen. Der Einsatz dosisreduzierter Konditionierungsregime mit anschließender Transplantation allogener Stammzellen führt bei indolenten Lymphomen zu sehr guten Ansprechraten und lang anhaltenden Remissionen, der endgültige Stellenwert dieses Vorgehens muss jedoch noch in Studien bestimmt werden.

In der Therapie des Hodgkin-Lymphoms spielt die Transplantation eine ähnliche Rolle wie bei den Non-Hodgkin-Lymphomen. Durch ihren Einsatz können auch noch bei Patienten, die unter konventioneller chemotherapeutischer Therapie niemals eine Remission erreicht haben, krankheitsfreie Fünf-Jahres-Überlebensraten von 20–30 % erzielt werden, bei Transplantation in zweiter Remission sogar von bis zu 70 %. Die Transplantation nach erster kompletter Remission eines Hodgkin-Lymphoms besitzt keinen definierten Stellenwert.

MULTIPLES MYELOM Patienten mit Plasmozytom, die einen Progress ihrer Erkrankung unter der Erstlinientherapie erleiden, können unter Umständen von einer autologen oder allogenen Stammzelltransplantation profitieren. Die Effektivität der autologen Transplantation in der Initialtherapie ist demgegenüber durch prospektive randomisierte Studien belegt, die einen Vorteil sowohl in Hinblick auf das krankheitsfreie als auch auf das Gesamtüberleben nachweisen konnten. Ein zusätzlicher Nutzen kann durch eine Erhaltungstherapie mit Lenalidomid nach der Transplantation erzielt werden. Studien zum kombinierten Einsatz einer autologen und anschließenden nicht myeloablativen allogenen Transplantation haben zu gemischten Ergebnissen geführt.

SOLIDE TUMOREN Randomisierte Studien zur Behandlung des primären oder metastasierten Mammakarzinoms mit autologer Transplantation konnten keinen Überlebensvorteil demonstrieren, sodass die autologe Transplantation bei dieser Krankheit heute keine Rolle mehr spielt.

Patienten mit Rezidiv eines Hodenkarzinoms nach platinhaltiger Erstlinien-Chemotherapie können in etwa 50 % der Fälle durch eine hoch dosierte Chemotherapie und anschließende autologe Stammzelltransplantation geheilt werden. Das Ergebnis ist damit besser als nach niedrig dosierter Salvage-Chemotherapie.

Inzwischen wird der Einsatz der autologen Transplantation nach hoch dosierter Chemotherapie bei einer Vielzahl solider Tumoren untersucht, wie dem Neuroblastom und Weichteiltumoren bei pädiatrischen Patienten. Wie zu erwarten, können die besten Ergebnisse bei Patienten erzielt werden, die nur noch eine geringe Tumormasse aufweisen und bei denen sich der Tumor als weiterhin Chemotherapie-sensibel erwiesen hat. Bislang sind jedoch nur wenige randomisierte Studien zu diesem Thema abgeschlossen worden.

Nach nicht myeloablativer allogener Transplantation wurde über partielle und komplette Remissionen bei verschiedenen soliden Tumoren, insbesondere Nierenzellkarzinomen berichtet, was darauf hinweist, dass sich der bei hämatologischen Erkrankungen gut dokumentierte GvT-Effekt unter bestimmten Umständen auch gegen solide Tumoren richten kann.

REZIDIVE NACH TRANSPLANTATION Vor allem Spätrezidive nach autologer Transplantation sprechen oft gut auf eine erneute Chemotherapie an. Bei der allogenen Transplantation besteht zusätzlich die Möglichkeit der Infusion von nicht bestrahlten Lymphozyten des Spenders. Eine erneute komplette Remission kann auf diese Weise bei 75 % der Patienten mit CML, 40 % der Patienten mit Myelodysplasie, 25 % der Patienten mit AML und 15 % der Patienten mit multiplem Myelom erreicht werden. Das Hauptproblem der Spenderlymphozytengabe stellt neben einer transienten Myelosuppression vor allem die Entwicklung einer GvHD dar, deren Auftretenswahrscheinlichkeit von der Zahl der übertragenen Spenderlymphozyten und dem Applikationsschema abhängig zu sein scheint. Bei niedrigeren Dosen und fraktionierter Gabe sinkt das Risiko einer GvHD-Erkrankung.

WEITERFÜHRENDE LITERATUR

Appelbaum FR, Forman SJ, Negrin RS, Blume KG (Editors): Thomas' Hematopoietic Cell Transplantation, 4th Edition. Wiley-Blackwell, 2011

KAPITEL 33

NEOPLASIEN IN DER SCHWANGERSCHAFT

Michael F. Greene ■ Dan L. Longo

Für die deutsche Ausgabe Kristina Hanna Lerch und Hanno Riess

Bei etwa 1 von 1000 Schwangeren tritt eine Krebserkrankung auf. Krebserkrankungen in der Schwangerschaft machen weniger als 1 % der Krebserkrankungen bei Frauen aus. Die vier am häufigsten während der Schwangerschaft auftretenden Krebsformen sind das Zervixkarzinom, das Mammakarzinom, das maligne Melanom und Lymphome (vor allem Hodgkin-Lymphom), wobei nahezu alle Krebsformen bei Schwangeren beschrieben wurden (Tab. 33-1). Abgesehen von den Krebserkrankungen der mütterlichen Organe, gibt es auch von der Plazenta ausgehende gestationsbedingte Trophoblasttumoren. Krebserkrankungen in der Schwangerschaft sind in mehrfacher Hinsicht problematisch. Wichtig sind mögliche Auswirkungen (1) der Schwangerschaft auf den natürlichen Verlauf der Krebserkrankung, (2) von Komplikationen seitens des Malignoms (z. B. Anorexie, Übelkeit, Erbrechen, Mangelernährung) auf Mutter und Kind, (3) von diagnostischen und Staging-Verfahren und (4) der Krebsbehandlung auf die Mutter und das sich entwickelnde Kind. Generell gilt, dass ein Management, das die mütterliche Physiologie optimiert, auch für den Fötus am besten ist. Häufig besteht aber das Dilemma, dass das, was für die Mutter am besten ist, für das Kind schädlich ist, oder dass das, was für das Kind am besten ist, die Prognose der Mutter negativ beeinflusst. Der Ansatz bei der Krebsbehandlung von Schwangeren muss folgende Fragen beantworten: „Wie würden wir diese Frau in dieser klinischen Situation behandeln, wenn sie nicht schwanger wäre? Und welche dieser Pläne müssen aufgrund der Schwangerschaft verändert werden?"

Tabelle 33-1

INZIDENZ MALIGNER TUMOREN IN DER SCHWANGERSCHAFT

Tumor	Inzidenz auf 100.000 Schwangerschaften[a]	% der Fälle[b]
Mammakarzinom	1–3	25 %
Zervixkarzinom	1,2–4,5	25 %
Schilddrüsenkarzinom	1,2	15 %
Hodgkin-Lymphom	1,6	10 %
Melanom	1–2,6	8 %
Ovarkarzinom	0,8	2 %
Gesamt	10	100 %

[a] Diese Schätzungen basieren auf Extrapolationen von einem Review von mehr als 3 Millionen Schwangerschaften (Smith LH et al: Am J Obstet Gynecol 184: 1504, 2001).
[b] Anhand akkumulierter Fallberichte aus der Literatur; die Daten weisen nur eine geringe Präzision auf.

Die durch eine Schwangerschaft auftretenden physiologischen Veränderungen führen mitunter dazu, dass die Symptome von Neoplasien nur schwer zu erkennen sind. Die durch die erhöhte Sensitivität der zentralen Chemorezeptoren für pCO_2 gesteigerte Atemfrequenz wird von den Frauen oft schon bei geringer Belastung als Luftnot wahrgenommen. Die Kombination aus dem erhöhten Gesamtkörperwasser, dem reduzierten kolloidosmotischen Druck und einer Behinderung des venösen Rückstroms aus den Beinen führt bei mehr als 50 % der Schwangeren zu deutlichen Beinödemen. Die hohen Serumprogesteronspiegel und die mechanische Kompression durch den vergrößerten Uterus reduzieren die gastrointestinale Motilität mit vorzeitiger Sättigung, gastroösophagealem Reflux, Übelkeit, Erbrechen und Obstipation. Es entstehen häufig Hämorrhoiden, die bluten können. Die Mammae vergrößern sich, werden dichter und „klumpiger". Durch diese Veränderungen werden Malignome erst verzögert erkannt und sind bei der Diagnose meist schon weit fortgeschritten.

Aufgrund der physiologischen Veränderungen des mütterlichen Immunsystems, die für die Retention des fetalen Semi-Allografts erforderlich sind, steht zu befürchten, dass sich die Krebserkrankung zuungunsten der Mutter verändert. Jedes Elternteil trägt die Hälfte der Gene bei, die für die Schaffung eines neuen Individuums erforderlich sind. Dadurch sind zahlreiche Antigenunterschiede zwischen Mutter und Kind möglich. Die Säugetierplazenta ist ein sehr erfolgreiches Fortpflanzungsmodell, für das allerdings eine Kombination von evolutionären Immunanpassungen seitens der Mutter und des Kindes erforderlich waren. Diese Mechanismen sind noch nicht vollständig verstanden. Dazu zählen eine „Maskierung" der fetalen Antigene, damit sie nicht vom mütterlichen Immunsystem erkannt werden, eine lokale Dämpfung der mütterlichen Entzündungsreaktion an der mütterlichen Seite der Plazenta sowie die Induktion einer für den Fötus spezifischen Immuntoleranz der Mutter, um eine Abstoßung zu verhindern. Von besonderem Interesse ist eine Untergruppe der $CD4^+$-induzierten, peripher produzierten regulatorischen T-Zellen, die den vom X-Chromosom kodierten Transkriptionsfaktor FOXP3 (forkhead box protein 3) exprimieren. Wenn sich derartige FOXP3-Zellen im Thymus entwickeln, werden sie als „T_{reg}"-Zellen bezeichnet, und wenn sie sich peripher entwickeln, als „P_{reg}"-Zellen. Diese regulatorischen Zellen dämpfen Immunreaktionen auf Eigen- und Fremdantigene. Sie scheinen dazu in der Lage zu sein, die mütterliche Reaktion auf die vom Fötus exprimierten väterlichen Antigene zu unterdrücken und Gedächtniszellen zu bilden, die in nachfolgenden Schwangerschaften die Toleranz gegenüber denselben väterlichen Antigenen beibehalten. Das von diesen Zellen produzierte Interleukin 10 (IL-10) erhöhte im Mausmodell die Infektionsgefahr durch Listerien und Salmonellen und erwies sich ironischerweise als für die Retention des Fötus nicht essenziell. Zweifelsohne gibt es noch viel über dieses kritische Immungleichgewicht zu lernen.

IONISIERENDE STRAHLUNG IN DER SCHWANGERSCHAFT

Die Exposition des Fötus gegenüber ionisierender Strahlung kann unerwünschte Effekte haben und das Wissen über diese mögliche Toxizität hat dazu geführt, dass die diagnostische Bildgebung in der Schwangerschaft überproportional gemieden wird. Zunächst bleibt festzuhalten, dass es einige sehr nützliche bildgebende Verfahren gibt (wie Sonografie und Magnetresonanztomografie), die keine ionisierenden Strahlen verwenden und sich in keiner Weise negativ auf das Kind auswirken. Ionisierende Strahlung hat beim Fötus drei mögliche negative Effekte: Teratogenese (Induktion von Fehlbildungen), Mutagenese und Karzinogenese. Am empfindlichsten ist der Fötus gegenüber der teratogenen Wirkung während seiner Organentwicklung im 1. Trimenon. Die Strahlendosis, die beim humanen Fötus für die Induktion von Fehl bildungen erforderlich ist, wurde aus Studien an den Überlebenden der Atombombenexplosionen und durch Extrapolation aus kontrollierten Experimenten mit nicht humanen Säugetieren abgeleitet. Gemäß dieser Datenquellen sind für die Induktion von Fehlbildungen im 1. Trimenon mindestens 5 rem, eher aber mehr als 10 rem erforderlich. Die fetalen Strahlendosen einiger häufig eingesetzter radiologischer Verfahren sind in Tabelle 33-2 zusammengefasst und zeigen, dass kein einzelnes diagnostisches Verfahren und auch keine ausgewählte Kombination die sehr konservativ gesetzte Schwelle von 5 rem überschreitet. Später in der Schwangerschaft einwirkende teratogene Strahleneffekte führen zur Mikrozephalie und treten bei einer Dosis von mehr als 25 rem auf. Der Grund für die große Angst vor Strahlenexposition und angeborenen Fehlbildungen beruht darauf, dass 2,5 % aller Kinder auch ohne Strahlenexposition mit Fehlbildungen geboren werden, sodass bei 2,5 % aller Schwangeren, bei denen ein diagnostisches bildgebendes Verfahren eingesetzt wurde, auftretende Fehlbildungen irrtümlicher Weise auf die Strahlenexposition zurückgeführt werden. Spontanmutationen sind selten

Tabelle 33-2

GESCHÄTZTE FETALE EXPOSITION BEI EINIGEN HÄUFIGEN RADIOLOGISCHEN VERFAHREN

Verfahren	Fetale Exposition
Thoraxröntgen (2 Ebenen)	0,02–0,07 mrad
Abdomenübersicht (1 Ebene)	100 mrad
Intravenöse Pyelografie	≥ 1 rad[a]
Hüftaufnahme (1 Ebene)	7–20 mrad
Bariumeinlauf oder Dünndarmserie	2–4 rad
CT von Kopf oder Thorax	< 1 rad
CT von Abdomen und Lendenwirbelsäule	3,5 rad
CT-Pelvimetrie	250 mrad

[a] Exposition abhängig von der Anzahl der Aufnahmen.

Abkürzung: CT = Computertomografie.

Quelle: Daten aus FG Cunningham et al: General considerations and maternal evaluation. In Williams Obstetrics, 21st ed. New York: McGraw-Hill; 2001, pp. 1143–1158.

und treten erst nach einer recht hohen Strahlendosis (> 150 rem) häufiger auf. Die kanzerogene Wirkung von diagnostischen Dosen ionisierender Strahlung auf intrauterin exponierte Kinder ist schwer zu ermitteln, weil Krebserkrankungen bei Kindern selten sind und eine lange Beobachtungsdauer erforderlich ist, um einen möglichen Effekt zu erfassen. Wegen der inkonsistenten Ergebnisse und der bei diagnostischer Exposition beobachteten geringen Effektgrößen, ist der Effekt wahrscheinlich sehr klein; und nur ein signifikanter Effekt würde sich hinreichend belegen lassen. Untersuchungen mit ionisierenden Strahlen sollten nur bei dringender Indikation und nach Abwägung möglicher alternativer bildgebender Verfahren durchgeführt werden. Ein besonderes Risiko geht von der Exposition mit Radionukliden und insbesondere radioaktivem Jod aus, wobei eine umfassende Besprechung den Rahmen dieses Kapitels sprengen würde. Die bei der Strahlentherapie eingesetzten Strahlendosen sind dreimal höher als die Dosen bei diagnostischen Verfahren. Daher geht die Strahlentherapie mit erheblichen Risiken für den Fötus einher, sofern er sich im Bestrahlungsfeld befindet, und sollte in der Schwangerschaft möglichst unterbleiben. Abschließend sei angemerkt, was schwer zu beweisen ist: Vermutlich ist der Schaden bei Schwangeren durch das Nichtdurchführen indizierter diagnostischer Verfahren größer als der Schaden der Kinder durch eben diese diagnostischen Verfahren.

CHEMOTHERAPIE IN DER SCHWANGERSCHAFT

Definitive Aussagen über die Sicherheit und Effektivität der Chemotherapie in der Schwangerschaft sind aus mehreren Gründen schwierig. Alle in der Literatur verfügbaren Daten stammen aus Einzelfallberichten oder Fallserien. Die Daten sind oft von schlechter Qualität, unvollständig und inkonsistent. Die Berichte stammen von Onkologen, Gynäkologen, Pädiatern oder anderen behandelnden Ärzten, die mit den für ihren Bericht wichtigen Informationen aus ihrer eigenen Sicht vertraut sind, aber die für andere Fachbereiche wichtigen Informationen nicht erwähnen. Oft fehlen wichtige Einzelheiten über die Arzneimittelgabe, wie Dosierung, Dauer, kumulative Dosis und Zeitpunkt der Exposition in der Schwangerschaft, und über die Ergebnisse, wie Geburtsgewicht und Gestationsalter bei der Geburt, Indikationen für eine vorzeitige Entbindung oder Ursachen für eine Frühgeburt sowie die Beobachtung des Kindes über die Neugeborenenphase hinaus. Zur Behandlung von Krebserkrankungen stehen zahlreiche Substanzen zur Verfügung, die meist kombiniert gegeben werden. Dadurch sind die Kombination und Dosis der Chemotherapeutika, die Therapiedauer und das Gestationsalter bei der Therapie bei jedem Patienten individuell (ein Einzelexperiment) und es lässt sich schwer feststellen, welcher Effekt auf welches Medikament zurückzuführen ist. Glücklicherweise sind Krebserkrankungen bei Schwangeren so selten, dass es eine ganze Zeit dauert, bis für eine Substanz oder eine bestimmte Substanzkombination ausreichende Informationen zusammengetragen werden, um verbindlichere Aussagen über die Toxizitäten (einschließlich kongenitaler Fehlbildungen) machen zu können. Die Entwicklung der Krebstherapie schreitet rasch fort, sodass zu dem Zeitpunkt, an dem für die bislang verfügbaren Substanzen endlich ausreichend Daten vorliegen, um eine entsprechende Therapie durchführen und die Patienten umfassend aufklären zu können, bereits neuere, wirksamere und potenziell weniger toxische Substanzen in den Vordergrund rücken, mit denen es erneut kaum oder wenig Erfahrung in der Schwangerschaft gibt. Und schließlich gibt es aus naheliegenden Gründen keine unbehandelten Kontrollen zum Vergleich. Dadurch ist es sehr schwierig die mütterlichen Komplikationen (Übelkeit, Erbrechen, Fieber, Gewichtsverlust, Dehydrierung), die direkt vom Malignom ausgelöst werden und sich negativ auf die Schwangerschaft auswirken, von den Toxizitäten der eingesetzten Chemotherapeutika zu unterscheiden.

Nach Möglichkeit sollte eine Chemotherapie in der Schwangerschaft generell vermieden und niemals im 1. Trimenon durchgeführt werden. Im 2. und 3. Trimenon wurden zahlreiche Einzelsubstanzen und Kombinationstherapien eingesetzt, ohne dass es dadurch zur Häufung katastrophaler Auswirkungen auf die Schwangerschaft oder das Kind kam, allerdings gibt es andererseits nur wenige Daten zur Sicherheit. Mütterliche Faktoren, welche die Pharmakologie der Chemotherapeutika verändern können, sind die Zunahme des Plasmavolumens um 50 %, die veränderte Absorption nach oraler Einnahme und Medikamenten-Eiweißbindung, die erhöhte glomeruläre Filtrationsrate, die erhöhte Aktivität der hepatischen mischfunktionellen Oxidasen und der durch das Fruchtwasser entstandene dritte Raum. Das Kind wird zwar durch die Expression von Medikamenten-Ausstrompumpen auf der Plazenta vor manchen Substanzen geschützt, die verminderte Aktivität seiner hepatischen mischfunktionellen Oxidasen und die reduzierte Glukuronidierung verlängern jedoch oft die Halbwertszeit der Substanzen nach Plazentapassage. Im Internet gibt es eine Datenbank, welche regelmäßig aktualisiert die Risiken der einzelnen Chemotherapeutika darstellt *(http://ntp.niehs.nih.gov/ntp/ohat/cancer_chemo_preg/chemopregnancy_monofinal_508.pdf)*.

Die Behandlungsstrategien bei Schwangeren wurden nicht anhand von prospektiven klinischen Studien entwickelt. Das Management von Malignomen wird in der Schwangerschaft vom Gestationsalter bei Diagnosestellung und dem erwarteten natürlichen Verlauf der Neoplasie beeinflusst. Das eine Extrem bilden langsam fortschreitende Malignome bei Schwangeren kurz vor dem Entbindungstermin. In diesem Fall wird die Prognose der Mutter nicht verschlechtert, wenn mit der Therapie erst nach der Entbindung begonnen wird, um eine Exposition des Kindes zu verhindern. Wenn die Therapie zur Verbesserung der mütterlichen Prognose dringlicher ist, das Gestationsalter über 24 Wochen liegt, aber der Entbindungstermin noch weit entfernt ist, kann die Behandlung (operativ und/oder medikamentös) in der Schwangerschaft beginnen und eine möglichst frühzeitige Entbindung geplant werden, damit die fetale Exposition möglichst gering bleibt. Wenn die Patientin im 1. Trimenon schwanger ist und sofort mit einer toxischen Chemotherapie begonnen werden muss, da sonst die Prognose sehr schlecht ist, muss ein therapeutischer Abort erwogen werden, um den malignombedingten Tod der Mutter oder schwere möglicherweise therapiebedingte Langzeitfolgen für das Kind zu vermeiden. Da die Situation bei jeder schwangeren Patientin anders ist, muss die Entscheidung individuell getroffen werden, am besten unter Hinzuziehung eines multidisziplinären Teams aus Onkologen, Chirurgen, Gynäkologen, Pädiatern, Neonatologen und Anästhesisten. Trotz der hormonellen Veränderungen scheint sich der natürliche Verlauf von Malignomen während der Schwangerschaft kaum zu verändern. Die Ausbreitung der mütterlichen Krebserkrankung auf das Kind (sog. vertikale Transmission) ist ausgesprochen selten. Mütter, die nach der Entbindung chemotherapeutisch behandelt werden, sollten nicht stillen, da die Chemotherapeutika, insbesondere die Alkylanzien, mit der Muttermilch ausgeschieden werden.

ZERVIXKARZINOM IN DER SCHWANGERSCHAFT

Die Inzidenz des Zervixkarzinoms bei Schwangeren entspricht in etwa derjenigen gleichaltriger nicht schwangerer Frauen. Ein invasives Zervixkarzinom entwickelt sich bei 0,45 von 1000 Lebendgeburten und ein Carcinoma in situ bei 1 von 750 Schwangerschaften. Etwa 1 % der Frauen, bei denen ein Zervixkarzinom festgestellt wird, ist zum Diagnosezeitpunkt schwanger. Die Frühsymptome des Zervixkarzinoms, Schmierblutungen oder vaginale Absonderungen, Schmerzen und postkoitale Blutungen, sind oft auch Begleiterscheinungen einer Schwangerschaft. Erste sichtbare Zervixveränderungen bei invasiven Krebserkrankungen können mit einer zervikalen Dezidualisierung oder einem Ektropion (Zylinderepithel auf der Zervix) durch die Schwangerschaft verwechselt werden. Frauen, bei denen während der Schwangerschaft ein Zervixkarzinom diagnostiziert wurde, geben an, dass sie durchschnittlich seit 4,5 Monaten Beschwerden hatten.

Etwa 95 % aller Zervixkarzinome entstehen durch Infektionen mit dem humanen Papillomavirus (HPV). Die humanen Papillomaviren (HPV) Typ 16 und 18 sind für etwa 70 % der Zervixkarzinome verantwortlich. Am höchsten ist die Trägerrate dieser Serotypen bei Frauen zwischen 20 und 25 Jahren, bei denen sie sich durch eine Impfung vor Erstexposition reduzieren lässt. In der Regel ist die Infektion bis zum 30. Lebensjahr beendet, wobei das Risiko für ein Zervixkarzinom bei den Frauen am höchsten ist, bei denen die Infektion weiterbesteht. Ein Screening wird beim ersten pränatalen Besuch sowie 6 Wochen postpartal empfohlen. Die Häufigkeit zytologischer Veränderungen im Pap-Abstrich beträgt bei Schwangeren 5–8 % und unterscheidet sich damit kaum von der gleichaltriger, nicht schwangerer Frauen.

Im Jahr 2012 wurden mehrere Empfehlungen für das Screening auf das Zervixkarzinom veröffentlicht: eine von der American Cancer Society (ACS), der American Society for Colposcopy and Cervical Pathology (ASCCP) und der American Society for Clinical Pathology (ASCP), eine weitere von der U.S. Preventive Services Task Force (USPSTF) und die dritte vom American College of Obstetricians and Gynecologists (ACOG). Im Jahre 2014 erschien die Leitlinie der Deutschen Krebsgesellschaft und der Deutschen Gesellschaft für Gynäkologie und Geburtshilfe (AWMF-Registernr. 032-033OL). Die Empfehlungen für das Screening und den Umgang mit auffälligen Ergebnissen unterscheiden sich zwar im Detail leicht, es besteht aber allgemeine Übereinstimmung darüber, dass das zytologische Screening im Alter von 21 Jahren beginnen sollte und bis zum Alter von 29 Jahren im Abstand von 3 Jahren erfolgen sollte. Nach dem 30. Lebensjahr kann das zytologische Screening in Intervallen von 5 Jahren erfolgen, wenn gleichzeitig eine HPV-Testung erfolgt. Die Empfehlungen für das Management von auffälligen zytologischen Befunden sind komplex und hängen vom Grad der Veränderung (z. B. atypische Plattenepithelzellen unbekannter Signifikanz, atypische Plattenepithelzellen, ohne Ausschluss einer hochgradigen intraepithelialen Neoplasie, niedriggradige oder hochgradige squamöse intraepitheliale Neoplasie), dem HPV-Status und dem Alter der Patientin sowie davon ab, ob es sich um einen Erstbefund oder eine persistierende Veränderung handelt. Eine ausführliche Besprechung aller auf diesen Faktoren beruhenden Behandlungsempfehlungen würde den Rahmen dieses Kapitels sprengen. Einige der zur Evaluation von nicht schwangerer Frauen empfohlenen Verfahren sind bei Schwangeren kontraindiziert, bei anderen Verfahren gelten in der Schwangerschaft andere Indikationen. Es reicht wohl zu sagen, dass die Evaluation von Schwangeren mit anormaler zervikaler Zytologie durch einen sachkundigen und erfahrenen Gynäkologen oder gynäkologischen Onkologen erfolgen sollte.

Die zervikale intraepitheliale Neoplasie schreitet nur langsam voran. Das Risiko, dass eine zervikale intraepitheliale Neoplasie während der Schwangerschaft zu einer invasiven Krebserkrankung fortschreitet, ist gering (~0,4 %) und viele der Läsionen (36–70 %) bilden sich postpartal spontan zurück. Dementsprechend verschieben manche Ärzte die Kolposkopie bei Schwangeren noch 6 Wochen über die Entbindung hinaus, sofern kein hohes Risiko für eine Progression zur invasiven Krankheit besteht. Wenn bei der Kolposkopie der Verdacht auf eine invasive Krankheit entsteht und die Schwangerschaft zwischen 16 und 20 Wochen alt ist, kann eine Konusbiopsie erfolgen, die in manchen Fällen kurativ ist, um die Diagnose zu bestätigen. Diese Maßnahme geht jedoch aufgrund der vermehrten Vaskularisierung der graviden Zervix vermehrt mit Blutungen einher und erhöht das Risiko einer vorzeitigen Ruptur der Fruchtblase und vorzeitiger Wehen um das Zwei- bis Dreifache. Innerhalb von 4 Wochen vor Entbindung sollte eine Konusbiopsie unterbleiben. Die einzige Behandlungsindikation bei einer zervikalen Neoplasie in der Schwangerschaft ist der Nachweis eines invasiv wachsenden Karzinoms.

Das Management der invasiven Krankheit richtet sich nach dem Erkrankungsstadium, dem Gestationsalter des Kindes und dem Kinderwunsch der Mutter. Bei frühem Krankheitsstadium und Wunschschwangerschaft kann die Behandlung unabhängig vom Gestationsalter hinausgezögert werden, bis eine für das Kind sichere Entbindung möglich ist. Bei Frauen mit fortgeschrittener Krebserkrankung im ersten oder zweiten Trimenon wird ein Schwangerschaftsabbruch, gefolgt von definitiver Therapie, empfohlen (Kap. 47). Wenn eine Patientin mit fortgeschrittenem Tumorstadium in der Frühschwangerschaft einen Schwangerschaftsabbruch und damit die sofortige definitive Therapie ablehnt, muss sie darüber aufgeklärt werden, dass die mütterliche Heilungswahrscheinlichkeit bei verzögerter Therapie reduziert wird. Schwangere mit fortgeschrittener Krebserkrankung im 3. Trimenon sollten mit Betamethason behandelt werden, um die Lungenreife des Kindes zu beschleunigen. Anschließend sollte das Kind zum frühestmöglichen Termin entbunden und bei der Mutter mit der Therapie begonnen werden. Die meisten Frauen mit invasiver Krebserkrankung befinden sich im Frühstadium der Erkrankung. Bei mikroinvasiver Erkrankung kann die Geburt vaginal erfolgen und anschließend eine definitive Behandlung folgen, meist eine Konisation. Bei sichtbaren Läsionen auf der Zervix sollte eine Sectio erfolgen, an die sich eine radikale Hysterektomie anschließt.

MAMMAKARZINOM IN DER SCHWANGERSCHAFT

Krebserkrankungen der weiblichen Brust treten mit einer Häufigkeit von 1 auf 3000–10.000 Lebendgeburten auf. Etwa 5 % aller Mammakarzinome treten bei Frauen ≤ 40 Jahren auf. Von den prämenopausalen Frauen, die an einem Mammakarzinom erkranken, waren 25–30 % zum Diagnosezeitpunkt schwanger. Bereits seit einiger Zeit ist bekannt, dass das Mammakarzinom in der Schwangerschaft, gemessen am Gesamtüberleben und am progressionsfreien Überleben, eine schlechtere Prognose hat. Die veröffentlichten Definitionen des schwangerschaftsassoziierten Mammakarzinoms sind uneinheitlich, allgemein akzeptiert wird jedoch die Definition eines während der Schwangerschaft oder innerhalb von 1 Jahr nach der Entbindung diagnostizierten Mammakarzinoms. Für die schlechtere Prognose gibt es vermutlich mehrere Gründe. Mammakarzinome werden während der Schwangerschaft oft in einem fortgeschritteneren Stadium diagnostiziert und haben daher eine schlechtere Prognose. Ein Grund für diese spätere Diagnosestellung ist, dass die frühen Krankheitssymptome oft übersehen oder als normale schwangerschaftsbedingte Brustveränderungen fehlinterpretiert werden, wobei eine Knotenbildung in der Brust auch bei einer Schwangeren nie normal ist. Ein anderer Grund ist das vermutlich wegen des hormonellen Milieus (Östrogen steigt um das 100-Fache, Progesteron um das 1000-Fache) in der Schwangerschaft aggressivere Verhalten der Krebserkrankung. Allerdings sind etwa 70 % der Mammakarzinome von Schwangeren Östrogenrezeptor-negativ. Etwa 28–58 % der Tumoren, die HER2 exprimieren, bilden eine biologisch aggressivere Form des Mammakarzinoms. Ein weiterer Faktor ist, dass die aggressive definitive Chemotherapie und die Strahlentherapie aus Angst vor Auswirkungen auf den Fötus oft hinausgezögert werden. Jüngere Frauen mit Mammakarzinom besitzen mit höherer Wahrscheinlichkeit Mutationen von BRCA1 oder BRCA2.

Die Unterschiede des schwangerschaftsassoziierten Mammakarzinoms (definiert als Krebserkrankung, die während der Schwangerschaft sowie bis zu 1 Jahr danach diagnostiziert wird) zeigt Tabelle 33-3. Etwa 20 % der Mammakarzinome werden im 1. Trimenon diagnostiziert, 45 % im 2. Trimenon und 35 % im 3. Trimenon. Gelegentlich wird behauptet, dass das stadienadaptierte Therapieergebnis bei Mammakarzinomen von Schwangeren und Nichtschwangeren gleich sei. Die Primärtumoren haben bei Schwangeren eine Größe von durchschnittlich 3,5 cm im Vergleich zu < 2 cm bei Nichtschwangeren. Häufigste Symptome sind eine große Raumforderung und Absonderungen aus der Brustwarze. In diesen Fällen sollten sofort eine Sonografie und ei-

Tabelle 33-3

UNTERSCHIEDE DER BRUSTKREBSERKRANKUNGEN BEI SCHWANGEREN UND NICHTSCHWANGEREN

	Schwanger	Nicht schwanger
Tumorgröße	3,5 cm	2 cm
Östrogenrezeptor-positiv	30 %[a]	67 %
HER2-positiv	Bis zu 58 %	10–25 %
Stadium II, III	65–90 %	45–66 %
Lymphknoten-positiv	56–89 %	38–54 %

[a] Durch die erhöhten Östrogenspiegel können niedrigere Messwerte auch Artefakte sein.

ne Mamma-MRT erfolgen (sofern verfügbar). Anschließend werden solide Raumforderungen reseziert und zystische Raumforderungen punktiert. Durch die erhöhte Dichte der Brustdrüse in der Schwangerschaft ist die Mammografie weniger aussagekräftig. Feinnadelaspirate von Raumforderungen bei Schwangeren sind oft diagnostisch nicht wegweisend oder falsch positiv. Auch in der Schwangerschaft sind die meisten Mammatumoren gutartig (~80 % Adenome, lobuläre Hyperplasien, Milchretentionszysten, fibrozystische Krankheit, Fibroadenome und andere seltene Krankheitsbilder).

Die meisten Studien, in denen die Behandlungsergebnisse bei Schwangeren und Nichtschwangeren mit Mammakarzinomen verglichen werden, sind klein und ausgesprochen heterogen. Eine formale Metaanalyse mit zahlreichen Adjustierungen und Sensitivitätsanalysen bestätigt jedoch den klinischen Eindruck, wonach die Prognose in der Schwangerschaft schlechter ist. Die Hazard Ratios betrugen 1,44 für das schlechtere Gesamtüberleben und 1,60 für das kürzere krankheitsfreie Überleben.

Obwohl eine durchgemachte Schwangerschaft allgemein ein Schutzfaktor gegen das Mammakarzinom ist, bleibt fraglich, ob dieser Schutz auch bei Trägerinnen von BRCA1- und BRCA2-Mutationen besteht. Cullinane et al. (Int J Cancer 117:988, 2005) ermittelten einen statistisch signifikanten Unterschied (Odds Ratio 0,94) des Mammakarzinomrisikos bei BRCA1-Trägerinnen, die schwanger gewesen waren, und Nulliparae. Bei der Risikostratifikation nach der Anzahl der Schwangerschaften im Vergleich zu keiner Schwangerschaft war kein statistisch signifikanter Trend zu erkennen. Bei BRCA2-Trägerinnen bestand bei durchgemachter Schwangerschaft ein statistisch marginal erhöhtes Risiko für Mammakarzinome. In einer internationalen Studie mit einer Beobachtungsdauer von mehr als 65.000 Personenjahren (Andrieu J: Natl Cancer Inst 98:535, 2006) hatten Schwangerschaften bei den Trägerinnen beider Mutationen keinen irgendwie gearteten Einfluss auf das Risiko für ein Mammakarzinom. Die Bestimmung des axillären Lymphknotenstatus wird derzeit kontrovers beurteilt. Sentinel-Lymphknotenbiopsien sind bei Schwangeren nicht einfach. Bei Ratten war der blaue Farbstoff kanzerogen und die Wirksamkeit einer Abschirmung des Kindes gegenüber alternativ verabreichten Radionukliden ist unbekannt. Daher bevorzugen viele Chirurgen zum Staging die axilläre Lymphknotendissektion. Die axillären Lymphknoten sind bei Schwangeren vor allem wegen der typischerweise verzögerten Diagnosestellung häufiger positiv als bei Nichtschwangeren.

Ebenso wie bei anderen Krebserkrankungen in der Schwangerschaft wird bei Diagnose im 1. Trimenon oft ein Schwangerschaftsabbruch empfohlen, damit frühestmöglich eine definitive Therapie erfolgen kann. Während eine definitive Operation im 1. Trimenon möglich ist, sind Strahlen- und Chemotherapie riskanter. Eine Hinauszögerung der systemischen Therapie kann die Ausbreitung in die axillären Lymphknoten begünstigen. Im 2. und 3. Trimenon ist die Chemotherapie (vor allem Anthrazyklin-Kombinationen) sicher und wirksam (siehe Kap. 39). Oft erfolgt eine brusterhaltende Lumpektomie mit anschließender adjuvanter Chemotherapie; Fluorouracil und Cyclophosphamid wurden in Kombination mit Doxorubicin oder Epirubicin gegeben, ohne das Kind erkennbar zu gefährden. Auch Taxane und Gemcitabin werden zunehmend genutzt, wobei nur wenige Daten zur Sicherheit vorliegen. Methotrexat und andere Folsäureantagonisten dürfen nicht gegeben werden, da sie Auswirkungen auf das zentrale Nervensystem des Kindes haben können. Nach der 33.–34. Schwangerschaftswoche sollte grundsätzlich keine myelotoxische Therapie erfolgen, damit sich das Blut in den verbleibenden 3 Wochen bis zur Entbindung erholen kann. Eine endokrine Therapie ist ebenso wie die Behandlung mit Trastuzumab zu unsicher in der Schwangerschaft. Es gibt Einzelfallberichte über die Gabe von Lapatinib, in denen keine kindlichen Fehlbildungen beschrieben wurden. Antiemetika und koloniestimulierende Faktoren gelten als sicher. Mütter, die nach der Entbindung chemotherapeutisch behandelt werden, sollten nicht stillen, da die Chemotherapeutika, insbesondere die Alkylanzien, mit der Muttermilch ausgeschieden werden.

Erneute Schwangerschaften nach Mammakarzinom in vorausgegangener Schwangerschaft scheinen weder die Rezidivrate noch das Gesamtüberleben zu beeinflussen. In einer Metaanalyse konnte vielmehr gezeigt werden, dass Schwangerschaften bei Überlebenden nach Mammakarzinom das Risiko des Todes durch ein Mammakarzinom um bis zu 42 % reduzieren. Diese Ergebnisse werden jedoch erheblich vom Effekt des „gesunden Überlebenden“ beeinflusst; Frauen mit ausgedehnter oder fortgeschrittener Krankheit vermeiden eine Schwangerschaft eher.

MELANOM IN DER SCHWANGERSCHAFT

Erkenntnisse über während der Schwangerschaft auftretende maligne Melanome beruhen überwiegend auf Einzelfallberichten und kleinen Fallserien, die zu dem Schluss kamen, dass es häufiger aufträte, einen aggressiveren natürlichen Verlauf aufweise und teilweise Folge der hormonellen Veränderungen wäre, die während der Schwangerschaft zur Hyperpigmentierung führen (sog. Melasma). Vollständigere epidemiologische Daten legen jedoch nahe, dass das maligne Melanom bei Schwangeren nicht häufiger ist als bei gleichaltrigen Nichtschwangeren, während einer Schwangerschaft nicht aggressiver verläuft und dass die Hormone wenig bis gar nichts mit der Entstehung zu tun haben. Schwangere und Nichtschwangere unterschieden sich weder hinsichtlich der Lokalisation des Primärtumors noch hinsichtlich seiner Eindringtiefe, der Tumorulzeration und der Gefäßinvasion.

Es sollte gezielt nach verdächtigen Läsionen gesucht werden, die in der Schwangerschaft definitiv durch eine Exzisionsbiopsie versorgt werden. Eine großzügige, weite Exzision mit Probenahme aus den regionalen Lymphknoten ist nicht erforderlich. Bei Lymphknotenbefall ist das zu empfehlende Vorgehen weniger klar. Es gibt mehrere Substanzen, die beim malignen Melanom wirksam sein können, für die es jedoch bisher keine belastbaren Daten zur Anwendung während der Schwangerschaft gibt. Adjuvant verabreichtes Interferon α ist toxisch und seine Sicherheit in der Schwangerschaft ist nicht zweifelsfrei belegt. Substanzen, die bei fortgeschrittener Krankheit gegeben werden, sind u. a. Dacarbazin, Interleukin-2, Ipilimumab (CTLA-4-Antikörper), Nivolumab und Pembrolizumab (PD-1-Antikörper) sowie bei Patientinnen mit BRAF-Mutation Vemurafenib, ein BRAF-Kinase-Inhibitor. Bei metastatischer Krankheit ist oft ein Schwangerschaftsabbruch indiziert, damit möglichst frühzeitig mit einer systemischen Behandlung begonnen werden kann (siehe Kap. 35).

Das Melanom ist eine der wenigen Krebserkrankungen, für die eine transplazentare Metastasierung beim Fötus gut belegt ist. Beim Fötus befällt es vor allem Kopf und Hals und hat eine sehr ernste Prognose. Glücklicherweise ist die transplazentare Ausbreitung selten. Schwangerschaften nach Diagnose und Behandlung eines malignen Melanoms gehen nicht mit einem erhöhten Rezidivrisiko für maligne Melanome einher.

HODGKIN- UND NON-HODGKIN-LYMPHOME IN DER SCHWANGERSCHAFT

(Siehe Kap. 17) Das Hodgkin-Lymphom tritt überwiegend bei Frauen im fortpflanzungsfähigen Alter auf. Dabei ist das Hodgkin-Lymphom bei Schwangeren nicht häufiger als bei Nichtschwangeren. Die Diagnose eines Hodgkin-Lymphoms wird bei etwa 1 von 6000 Schwangerschaften gestellt. Es besteht oft eine nicht schmerzhafte Lymphknotenschwellung, gelegentlich liegen gleichzeitig B-Symptome (Fieber, Nachtschweiß, ungewollter Gewichtsverlust) vor. Die Diagnostik erfolgt mittels Exzisions- oder Stanzbiopsie, da eine Feinnadelaspiration den für das Hodgkin-Lymphom typischen diagnostischen Feinaufbau des Tumors nicht erfassen kann. Das Staging erfolgt meist mittels Ultraschall oder MRT. Das Stadium zum Zeitpunkt der Diagnosestellung wird nicht von der Schwangerschaft beeinflusst. Schwangere, bei denen die Diagnose im 2. oder 3. Trimenon gestellt wurde, können ausreichend sicher mit einer Kombinationschemotherapie behandelt werden, normalerweise mit Doxorubicin, Bleomycin, Vinblastin und Dacarbazin (ABVD). Patientinnen im 1. Trimenon sind meistens asymptomatisch und bei Frauen mit Wunschschwangerschaft kann meist bis ins 2. oder 3. Trimenon gewartet werden, da dann eine definitive Kombinationschemotherapie möglich ist. Eine Strahlentherapie erfolgt während der Schwangerschaft nicht und ist für ein optimales Management der schwangeren Patientin auch nicht erforderlich. Für behandlungsbedürftige Symptome im 1. Trimenon gibt es Einzelfallberichte über die erfolgreiche wöchentliche Gabe von niedrig dosiertem Vinblastin. Mit diesem Vorgehen wurden erfolgreich Schwangerschaften erhalten. Die Schwangerschaft wirkt sich nicht negativ auf das Behandlungsergebnis aus.

Non-Hodgkin-Lymphome sind in der Schwangerschaft ungewöhnlich (etwa 0,8 auf 100.000 Schwangerschaften), meist liegen allerdings Subtypen mit aggressivem natürlichem Verlauf vor, wie das diffuse großzellige B-Zell-Lymphom, das Burkitt-Lymphom und das periphere T-Zell-Lymphom. Die Diagnose stützt sich auf die Exzisionsbiopsie einer Raumforderung und nicht auf eine Feinnadelaspiration. Das Staging erfolgt meist mittels Ultraschall oder MRT. Bei Diagnosestellung im 1. Trimenon sollte die Schwangerschaft sofort beendet und eine definitive Behandlung mit einer Kombinationschemotherapie eingeleitet werden, da sich aggressive Lymphome mit einer Einzelsubstanz-Chemotherapie schlecht kontrollieren lassen. Bei Diagnosestellung im 2. oder 3. Trimenon kann eine Standardchemotherapie erfolgen, beispielsweise mit Cyclophosphamid, Doxorubicin, Vincristin und

Tabelle 33-4

SCHILDDRÜSENWERTE IN DER SCHWANGERSCHAFT (MITTLERE SPIEGEL)

	Nicht schwanger	1. Trimenon	2. Trimenon	3. Trimenon
TSH (mIU/l)	1,38	0,91	1,03	1,32
Gesamtthyroxin (µg/dl)	7,35	10,98	11,88	11,08

Quelle: Nach National Health and Nutrition Examination Survey III (NHANES III) (OP Soldin et al: Ther Drug Monit 17:303, 2007).

Prednison (CHOP). Zu Rituximab – bei B-Zell-Lymphomen – liegen bei Indikation in der Schwangerschaft nur Einzelfallberichte vor. Bei Kindern von Müttern, die während der Schwangerschaft Rituximab erhalten haben, kann die B-Zell-Entwicklung nach der Geburt vorübergehend verzögert sein, sie normalisiert sich meist bis zum 6. Lebensmonat. Das Behandlungsergebnis von Lymphomen im vergleichbaren klinischen Stadium ist bei Schwangeren und Nichtschwangeren ähnlich.

SCHILDDRÜSENKARZINOM IN DER SCHWANGERSCHAFT

(Siehe Kap. 51) Die Inzidenz von Schilddrüsenkarzinomen nimmt ebenso wie die von malignen Melanomen, von Gehirntumoren und von Lymphomen in der Gesamtbevölkerung zu. Die Häufigkeit von Schilddrüsenkarzinomen nimmt bei nordamerikanischen Frauen schneller zu als für jeden anderen Tumor. Die Endocrine Society hat daher Praxisleitlinien zum Management von Schilddrüsenerkrankungen während der Schwangerschaft aufgestellt *(www.endocrine.org/~/media/endosociety/Files/Publications/Clinical%20Practice%20Guidelines/Thyroid-Exec-Summ.pdf)*. Bei Schilddrüsenknoten ≥ 1 cm erfolgt eine Feinnadelaspiration. Bei Nachweis eines Malignoms wird im 2. und 3. Trimenon allgemein eine Operation empfohlen, wobei Operationskomplikationen bei Schwangeren doppelt so häufig auftreten wie bei Nichtschwangeren. Da das Wachstum von Schilddrüsentumoren oft langsam und beschwerdefrei verläuft, kann die Operation meist bis nach dem 1. Trimenon verschoben werden. Patientinnen mit follikulärem Schilddrüsenkarzinom oder papillärem Schilddrüsenkarzinom im Frühstadium können bis in die Postpartalphase kontrollierend beobachtet werden. Nach der Entbindung ist bedenkenlos eine Radioiodtherapie möglich. Bei Schwangeren mit anamnestisch bekanntem Schilddrüsenkarzinom sollte die Schilddrüsenhormonersatztherapie wegen der negativen Auswirkungen einer mütterlichen Hypothyreose auf das Kind während der Schwangerschaft kontrolliert fortgeführt werden. Bei stillenden Müttern sollte keine Radioiodtherapie erfolgen und eine erneute Schwangerschaft sollte in den 6–12 Monaten nach einer Radioiodtherapie vermieden werden.

Die Beurteilung der Schilddrüsenfunktion ist wegen der physiologischen Veränderungen in der Schwangerschaft schwierig. Bei vorausgegangener Behandlung wegen eines Schilddrüsenkarzinoms besteht die Gefahr einer mütterlichen Hypothyreose. Der Bedarf an Schilddrüsenhormonen nimmt während der Schwangerschaft zu, sodass für eine normale Funktion eine Dosissteigerung um 30–50 % erforderlich sein kann. Nicht nur der Gesamt-T_4-Spiegel ist in der Schwangerschaft höher, auch die therapeutischen Zielspiegel steigen (Tab. 33-4). Es wird empfohlen, die Ober- und Untergrenzen des Referenzwertbereichs im 2. und 3. Trimenon mit 1,5 zu multiplizieren, um einen für die Schwangerschaft geltenden Normalbereich zu erhalten. Der Zielspiegel von TSH beträgt < 2,5 mIU/l.

TROPHOBLASTERKRANKUNGEN IN DER SCHWANGERSCHAFT

(Siehe Kap. 47) Zu den schwangerschaftsassoziierten Trophoblasttumoren gehören die hydatidiforme Mole, das Chorionkarzinom, der plazentare Trophoblasttumor und verschiedene andere, nicht klassifizierbare Trophoblasttumoren. Am häufigsten sind Molen, die in den USA bei 1 von 1500 Schwangerschaften auftreten. In Asien ist die Inzidenz höher. Kehrt der Serumspiegel von β-humanem Choriongonatotropin (β-HCG) nach der operativen Entfernung der Mole wieder in den Normalbereich zurück, spricht man von einer gestationalen Trophoblasterkrankung. Bleiben die β-HCG-Spiegel auch nach der Molenausräumung erhöht, wird von einem malignen gestationalen Trophoblasttumor ausgegangen. Das Chorionkarzinom tritt bei 1 von 25.000 Schwangerschaften auf. Risikofaktoren sind ein mütterliches Alter > 45 Jahre und eine vorausgegangene Molenschwangerschaft. Durch Letztere erhöht sich die Häufigkeit des Chorionkarzinoms etwa 1000-mal (Inzidenz 1–2 %).

Hydatidiforme Molen sind durch Cluster von hydropisch veränderten Villi, eine trophoblastäre Hyperplasie und fehlende fetale Blutgefäße gekennzeichnet. Invasive Molen zeigen hingegen ein Einwachsen in das Myometrium. Plazentäre Trophoblasttumoren bestehen überwiegend aus zytotrophoblastischen Zellen, die an der ursprünglichen Stelle der Plazenta entstehen. Chorionkarzinome enthalten anaplastisches Trophoblastgewebe mit zytotrophoblastären und synzytiotrophoblastären Merkmalen und keine abgrenzbaren Villi.

Molen können partiell sein, typischerweise fetales Gewebe enthaltend, oder komplett, typischerweise ohne fetales oder embryonales Gewebe. Partialmolen haben einen definierten molekularen Ursprung, sind meist kleine Tumoren mit wenigen hydropischen Villi und persistieren oder entarten seltener. Sie entstehen bei der Befruchtung einer Eizelle durch zwei Spermien mit nachfolgender diandrischer Triploidie. Komplette Molen haben meistens einen 46,XX-Genotyp; 95 % entstehen, wenn eine einzige Spermie eine leere Eizelle befruchtet, wobei eine Genduplikation stattfindet (diandrische Diploidie); 5 % entstehen bei einer dispermischen Befruchtung einer leeren Eizelle (diandrische Dispermie).

Schwangere mit gestationalen Trophoblasterkrankungen weisen oft im 1. Trimenon Blutungen auf, haben unverhältnismäßig hohe Serumspiegel von β-hCG und einen ungewöhnlich großen Uterus, gemessen am Gestationsalter, weisen Hyperemesis gravidarum, Thekaluteinzysten in den Ovarien (durch die β-hCG-Stimulation) und eine Hyperthyreose (durch die Kreuzreaktivität von β-hCG und TSH) auf, außerdem entwickeln sie oft schon vor der 20. Schwangerschaftswoche eine Präeklampsie. Komplette Molen imponieren im Ultraschall als vergrößerte, echoreiche Plazenta in einem vergrößerten Uterus ohne kindliche Teile und gehen mit vergrößerten Ovarien einher. Bei initial unklarer Diagnose und Wunschschwangerschaft sollten die Bestimmung des β-hCG-Serumspiegels und die Sonografie nach einer Woche wiederholt werden. Wenn nach 7–10 Tagen kein Embryo zu erkennen ist und der Serumspiegel von β-hCG weiterhin erhöht ist, handelt es sich um eine nicht lebensfähige Schwangerschaft, die ausgeräumt werden sollte. Die Diagnose von Schwangerschaften mit Partialmolen ist schwieriger, weil meist ein Embryo oder Fötus mit Herzaktion vorhanden ist und die hydropischen Plazentaveränderungen, die Uterusvergrößerung und der β-hCG-Anstieg nicht so deutlich ausfallen. In der Regel wächst der vorhandene Embryo oder Fötus nicht normal und entwickelt auch keine normale Anatomie, sodass die Diagnose bei wiederholten Sonografien gestellt werden kann. Auch die Amniozentese sichert die Diagnose durch den Nachweis einer Triploidie.

Bei Molenschwangerschaften muss umgehend eine Saugkürettage erfolgen. Dabei können starke Blutungen auftreten. Nach der Evakuierung von kompletten Molen entwickelt sich bei etwa 20 % der Patientinnen eine persistierende, invasive oder metastatische Erkrankung. Partialmolen persistieren weitaus seltener (< 5 %). Postoperativ werden die Serumspiegel von β-hCG so lange überprüft, bis sie unter den unteren Grenzwert absinken und dort für mindestens 6 Monate bleiben. Außerdem werden die Patientinnen dahingehend aufgeklärt, dass sie mindestens 12 Monate lang nicht schwanger werden sollten.

Für die Diagnose einer postmolaren gestationalen Trophoblasterkrankung wurden zahlreiche Kriterien aufgestellt. Hier werden die aktuellen Konsensusleitlinien der International Federation of Gynecology and Obstetrics aufgeführt:

1. Ein Plateau des β-hCG-Spiegels bei vier Messungen in 3 Wochen von ± 10 % (Tage 1, 7, 14 und 21)
2. Ein Anstieg des β-hCG-Spiegels um > 10 % bei drei Messungen in 2 Wochen (Tage 1, 7 und 14)
3. Die Persistenz des β-hCG-Nachweises über > 6 Monate nach Molenevakuierung

Etwa die Hälfte aller Chorionkarzinome entsteht auf dem Boden einer durchgemachten Molenschwangerschaft und die andere Hälfte nach ektopen Schwangerschaften sowie selten auch nach termingerecht beendeten Schwangerschaften. Bei einem Stadium I ist das Chorionkarzinom auf den Uterus beschränkt, bei einem Stadium II ist es auf die Genitalorgane beschränkt (~30 % Vaginalbeteiligung), im Stadium III hat sich die Krankheit auf die Lungen, aber keine anderen Organe ausgebreitet und im Stadium IV auch auf Leber, Gehirn oder andere Organe.

Bei begrenzter Metastasierung erfolgt die Behandlung mit Methotrexat-Mono (30 mg/m^2/Woche i.m. bis zur Normalisierung von β-HCG oder 1 mg/kg i.m. jeden 2. Tag für 4 Dosen, dann Leukovorin 0,1 mg/kg i.v. 24 Stunden nach Methotrexat), wodurch mehr als 90 % der Patientinnen geheilt werden. Bei sehr hohem β-HCG-Spiegel, Diagnosestellung mehr als 4 Monate nach einer Schwangerschaft, bei Gehirn- oder Lebermetastasen oder bei erfolgloser Behandlung mit Methotrexat erfolgt eine Kombinationschemotherapie. Am häufigsten werden Etoposid, Methotrexat und Dactinomycin im Wechsel mit Cyclophosphamid und Vincristin (EMA-CO) gegeben, die bei mehr als 80 % der Patientinnen zum Langzeitüberleben führen. Bei den meisten Chorionkarzinomen ist die alleinige Chemotherapie kurativ. Gehirnmetastasen können auch durch eine Gehirnbestrahlung erfolgreich behandelt werden. Die Hysterektomie bleibt Frauen vorbehalten, bei denen die Familienplanung abgeschlossen ist, die eine chemotherapieresistente Uteruserkrankung aufweisen oder bei denen die seltenen, auf den Uterus beschränkten plazentaren Trophoblasttumoren vorliegen, weil diese Tumoren weniger sensitiv gegenüber einer Chemotherapie sind. Nach ausgeheilter trophoblastärer Erkrankung besteht bei nachfolgenden Schwangerschaften kein erhöhtes Risiko für fetale Fehlbildungen oder mütterliche Komplikationen.

WEITERFÜHRENDE LITERATUR

Alves GV, Santin AP, Furlanetto TW: Prognosis of thyroid cancer related to pregnancy: a systematic review. J Thyroid Res 2011, Article ID 691719, 2011. doi:10.4061/2011/691719

Brenner B, Avivi I, Lishner M: Haematological cancers in pregnancy. Lancet 379(9815):580–7, 2012. doi:10.1016/S0140-6736(11)61348-2

Jhaveri MB, Driscoll MS, Grant-Kels JM: Melanoma in pregnancy. Clin Obstet Gynecol 54(4):537–45, 2011. doi: 10.1097/GRF.0b013e318236e18b

Morice P, Uzan C, Gouy S, Verschraegen C, Haie-Meder C: Gynaecological cancers in pregnancy. Lancet 379(9815):558–69, 2012. doi: 10.1016/S0140-6736(11)60829-5

Shanbhogue AK, Lalwani N, Menias CO: Gestational trophoblastic disease. Radiol Clin North Am 51(6):1023–34, 2013. doi: 10.1016/j.rcl.2013.07.011

KAPITEL 34

PALLIATIVMEDIZIN UND BETREUUNG STERBENDER PATIENTEN

Ezekiel J. Emanuel

Für die deutsche Ausgabe Peter Thuss-Patience, Benjamin Storek, Theo Daniel Kim, Oliver Henke und Bert Hildebrandt

EPIDEMIOLOGIE

Im Jahr 2010 starben in den USA gemäß CDC 2.468.435 Personen. In Deutschland verstarben im Jahr 2014 insgesamt 868.356 Personen (Tab. 34-1). Etwa drei Viertel aller Todesfälle treten im Alter jenseits von 65 Jahren auf. In den meisten Industrienationen sind kardiovaskuläre Erkrankungen und bösartige Neubildungen die weitaus häufigsten zum Tode führenden Erkrankungen. Damit hat sich das Spektrum der führenden Todesursachen während der letzten 100 Jahre deutlich verändert: So waren Herzkrankheiten im Jahr 1900 nur für etwa 8 % und Krebserkrankungen für weniger als 4 % aller Todesfälle verantwortlich. Seit den 1980er Jahren deutlich zurückgegangen ist hingegen die Zahl der Todesfälle durch HIV-Infektion und Folgekrankheiten. Hier wurden 2014 deutschlandweit nur noch 388 Sterbefälle registriert.

Es wird geschätzt, dass sich der Tod eines Patienten in etwa 70 % aller Fälle durch eine vorangehende Krankheit und/oder entsprechende Symptome ankündigt. Dadurch ist es möglich, die äußeren Umstände der Sterbephase mitzugestalten, wobei Krebserkrankungen als Paradigma für die Terminalpflege gelten. Eine erkennbare und im

Tabelle 34-1

DIE ZEHN HÄUFIGSTEN TODESURSACHEN IN DEUTSCHLAND NACH ICD 10

Todesursache	Todesfälle (Anzahl)	Todesfälle (Anteil in %)
Todesfälle gesamt	868.356	100
Chronische ischämische Herzkrankheit	69.890	8,0
Akuter Myokardinfarkt	48.181	5,5
Bösartige Neubildung der Bronchien und der Lunge	45.049	5,2
Herzinsuffizienz	44.551	5,6
Sonstige chronische obstruktive Lungenkrankheit	27.008	3,1
Nicht näher bezeichnete Demenz	24.867	2,9
Hypertensive Herzkrankheit	22.859	2,6
Bösartige Neubildung der Brustdrüse (Mamma)	17.804	2,1
Bösartige Neubildung des Dickdarms	16.899	1,9
Schlaganfall, nicht als Blutung oder Infarkt bezeichnet	16.753	1,9
Neubildungen insgesamt	223.758	25,8
Krankheiten des Kreislaufsystems insgesamt	338.056	38,9

Quelle: Statistisches Bundesamt Deutschland, Jahr 2014; *http://www.destatis.de.*

Voraus planbare Terminalphase kann allerdings auch bei anderen häufigen Erkrankungen auftreten, wie der chronischen Herzinsuffizienz, der chronisch obstruktiven Lungenerkrankung (COPD), dem Leberversagen bei Leberzirrhose und der Demenz. Ein systematischer Ansatz zur Betreuung von Patienten während des letzten Lebensabschnittes sollte daher Teil aller internistischen Subspezialisierungen sein. Dies gilt umso mehr, als Patienten mit fortgeschrittenen Erkrankungen bereits deutlich vor dem Eintritt in die Endphase ihrer Erkrankung von einer palliativmedizinischen Betreuung profitieren können. Unabhängig von der Erkrankungsphase sollte daher idealerweise Palliativmedizin ein integraler Bestandteil jeder umfassenden Behandlung eines Patienten mit einer zum Tode führenden Erkrankung sein. Je früher im Erkrankungsverlauf das entsprechende Team mit einbezogen wird, umso hilfreicher kann es sein, den Terminus „Palliativ" durch „Supportiv" zu ersetzen. Unabhängig von der Benennung ist es unstrittig, dass die frühe palliativ- oder supportivmedizinische Mitbetreuung des terminal erkrankten Patienten im Rahmen eines speziell zusammengestellten Palliativ- oder Supportivteams eine bessere Koordination und Planung seitens der Betreuer, Ärzte und der weiteren Professionen sowie der Angehörigen ermöglicht.

Durch die rasche Zunahme der Lebenserwartung im letzten Jahrhundert und die Überalterung der westlichen Industrienationen entstehen für Einzelpersonen, für Familien und für die Gesellschaft im Umgang mit sterbenden Patienten neue Probleme und Bedürfnisse. Die Möglichkeit immer leistungsfähigerer Technologien und ihre Anwendung in der komplexen Situation der letzten Lebensphase stellt eine Herausforderung dar. Die Entwicklung technologischer Verfahren, die – unkritisch angewendet – das Leben ohne Aussicht auf Heilung verlängern können, hat zu einer Entwicklung alternativer Konzepte geführt, bei denen der Patientenwunsch und die Linderung des Leidens sterbenskranker Patienten in den Vordergrund gestellt werden. Weiterhin hat sich während der letzten Jahrzehnte in den Industrienationen nicht nur eine Trendwende bezüglich der Todesursachen, sondern auch in Bezug auf den Sterbeort ergeben. Die Zahl der Patienten, die in den USA im Krankenhaus verstarben, reduzierte sich von etwa 60 % im Jahr 1980 auf 31 % im Jahr 2000 – eine Tatsache, welche die Wünsche und Bedürfnisse von Patienten und ihren Angehörigen deutlich widerspiegelt sowie die speziellen Umstände des amerikanischen Krankenversicherungssystems (Abb. 34-1). Diese Entwicklung zeichnet sich am deutlichsten bei Krebspatienten und solchen mit COPD ab sowie bei sehr jungen und sehr alten Patienten. Sie ging – vor allem während des vergangenen Jahrzehnts – mit einer vermehrten Verfügbarkeit von Hospizen und vergleichbaren Pflegeeinrichtungen einher. Es wird geschätzt, dass im Jahr 2008 etwa 39 % aller in den USA verstorbenen Patienten ein Hospiz in Anspruch genommen haben. Hierbei machen Krebspatienten derzeit ungefähr 36,9 % der Fälle im Hospiz aus. In Deutschland gab es im Jahr 2014 etwa 1500 ambulante Palliativ- und Hospizdienste, 225 stationäre Hospize und 250 Palliativstationen. Etwa 79 % aller Hospizpatienten versterben außerhalb des Krankenhauses, davon etwa 42 % in privaten Einrichtungen. 2008 hat das American Board of Medical Specialties erstmalig ein Zertifikat für Palliativmedizin akkreditiert. Dem entspricht in Deutschland die Zusatzbezeichnung (ZB) „Palliativmedizin". In Deutschland ist die ambulante Palliativversorgung durch die letztmals am 15.4.2010 novellierte Richtlinie zur spezialisierten ambulanten Palliativversorgung des gemeinsamen Bundesausschusses (GBA) geregelt. Die ambulanten Leistungen werden dabei in der Regel von Fachärzten mit der Zusatzbezeichnung „Palliativmedizin" erbracht. Die Zahl der Ärzte mit dieser Zusatzbezeichnung ist 2005–2015 von 101 auf 9073 gestiegen. Aufgrund der Verkürzung der Krankenhausverweildauer werden viele schwere Erkrankungen zu Hause oder ambulant behandelt. Dies verdeutlicht in besonderer Weise, dass die optimale Versorgung von Patienten in der Endphase ihres Lebens eine Reihe funktionierender Dienstleistungen innerhalb und außerhalb von Krankenhäusern oder Pflegeeinrichtungen erfordert.

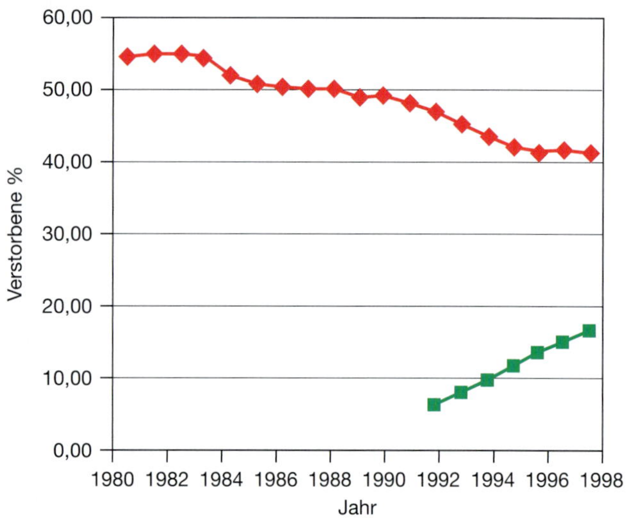

Abbildung 34-1 Diagramm zur Verteilung der bevorzugten Sterbeorte in den letzten zwei Jahrzehnten. Roter Quader = prozentualer Anteil im Krankenhaus; grüner Quader = prozentualer Anteil im Hospiz.

HOSPIZE UND PALLIATIV-MEDIZINISCHE NETZWERKE

Ein wesentliches Merkmal der Versorgung durch Hospizdienste und Palliativstationen ist der interdisziplinäre Teamansatz, der typischerweise Schmerzbehandlung und symptomorientierte Therapie umfasst sowie psychologische, sozialdienstliche und spirituelle bzw. religiöse Hilfe für den Patienten und seine Angehörigen anbietet. Der palliativmedizinische Behandlungsauftrag endet nicht mit dem Tod eines Patienten, sondern schließt die Trauerarbeit der Familie mit ein.

Terminal kranke Patienten leiden typischerweise unter verschiedenen fortgeschrittenen Erkrankungen. Diese verursachen verschiedene Symptome, deren Behandlung unterschiedliche nicht invasive Therapiestrategien erfordert. Die Gewährleistung hochwertiger Palliativmedizin und Terminalpflege erfolgt durch die Fokussierung auf vier verschiedene Bereiche: (1) körperliche Symptome; (2) geistige oder psychologische Symptome; (3) soziale Bedürfnisse inklusive persönlicher Beziehungspflege und wirtschaftliche Belange; (4) existenzielle oder spirituelle bzw. religiöse Bedürfnisse.

Die Bedürfnisse in jedem dieser vier Bereiche stellen die Grundlage für die Wahrnehmung der gesamten Persönlichkeit des Patienten dar. Basierend auf dieser Einschätzung werden zusammen mit dem Patienten und/oder der Familie die Behandlungs- und Pflegeziele formuliert, wobei alle Interventionen auf die Verbesserung oder zumindest den besseren Umgang mit Symptomen und Bedürfnissen abzielen. In diesem Zusammenhang sind die betreuenden Ärzte für die Umsetzung der Behandlungsziele verantwortlich, insbesondere für spezialisierte technische Interventionen, können jedoch diese Umsetzung nicht allein bewältigen. Da ein Versagen in nur einem der genannten Bereiche eine harmonische Sterbephase nachhaltig beeinflusst, ist die gut koordinierte und effektiv kommunizierende interdisziplinäre Teamarbeit von besonderer Bedeutung für die Betreuung unheilbar kranker und sterbender Patienten. Abhängig von der spezifischen Situation sind wichtige Mitglieder des interdisziplinären Teams: Ärzte, Pflegekräfte, Sozialarbeiter, Geistliche, Schwesternhelfer, Physiotherapeuten, Trauer-Begleiter, Psycho(onko)logen und freiwillige Helfer.

BEURTEILUNG DES PATIENTEN UND PLANUNG DER BETREUUNG

Ganzheitliche Beurteilung des Patienten

Standardisierte Methoden zur Durchführung einer ganzheitlichen Einschätzung des Patienten beziehen sich auf die Beurteilung in allen genannten Teilbereichen (körperlich, geistig, sozial und spirituell-religiös). Dabei sollte sich die Beurteilung der körperlichen und geistigen Symptome an der traditionellen Anamneseerhebung und körperlichen Untersuchung orientieren, unter besonderer Berücksichtigung der vorhandenen Beschwerden. Die entsprechenden Fragen zielen auf die Herausarbeitung der wesentlichen Symptome ab, unter besonderer Berücksichtigung derjenigen Umstände, die den Patienten besonders deutlich einschränken. Die Quantifizierung der Symptome kann standardisiert anhand visueller Analogskalen erfolgen. Allein in den USA sind 21 verschiedene Beurteilungs- und Einschätzungshilfen für Symptome im Einsatz. Eine künftige Evaluierung dieser Systeme unter besonderer Beachtung der Patientenperspektive kann weitere Verbesserungen bewirken. Zum Teil wird eine große Spannbreite verschiedener Symptome evaluiert (z. B. Memorial Symptom Assessment Scale MSAS, Rotterdam-Symptom-Checkliste, Worthing-Chemotherapy-Fragebogen und das Computerized Symptom Assessment Instrument). Viele dieser Evaluationen sind sehr zeitaufwendig und haben insbesondere in klinischer Forschung ihren Stellenwert. Kürzere Beurteilungsinstrumente, die bei der Evaluation von Patienten in schlechterem Allgemeinzustand geeigneter erscheinen, sind beispielsweise die Condensed Memorial Symptom Assessment Scale, das Edmonton Symptom Assessment System, das M.D. Anderson Symptom Assessment Inventory und die Symptom Distress Scale. Derart erhobene und dokumentierte Befunde ermöglichen eine umfassende Beurteilung, da sie sich nicht nur auf Schmerzen oder andere Leitsymptome beschränken. In Deutschland wurde das „Palliativmedizinische Basisassessment" in den OPS-Katalog aufgenommen, um die Erfassung der komplexen Symptom- und Lebenssituationen angemessen abbilden zu können. Generell gilt, dass invasive Maßnahmen im letzten Lebensabschnitt möglichst vermieden werden sollten. Auch der potenzielle Nutzen minimal invasiver diagnostischer oder therapeutischer Eingriffe muss stets kritisch abgewogen werden. Dies gilt bereits für den Patienten belastende Untersuchungsgänge bei der körperlichen Untersuchung, sofern diese nicht zu einer wesentlichen Änderung der therapeutischen Strategie beitragen.

Hinsichtlich der sozialen Bedürfnisse sollten Pflegende und Ärzte den Status wichtiger persönlicher Beziehungen genauso berücksichtigen wie finanzielle Belastungen, Pflegebedürftigkeit und die Zugangsmöglichkeiten zu professioneller medizinischer Hilfe. Diese Punkte sollten daher explizit abgefragt werden: *Wie kommt Ihre Familie mit dieser Erkrankung zurecht? Wie hat diese Erkrankung Ihre Beziehungen beeinflusst? Wie häufig stehen Sie mit vertrauten Personen in Kontakt? Wie viel Hilfe benötigen Sie bei der Körperpflege oder der Einnahme von Mahlzeiten? Welche Probleme haben Sie bei der Organisation der erforderlichen pflegerischen und ärztlichen Betreuung?* Bezüglich existenzieller Bedürfnisse sollte das medizinische Team versuchen, Notlagen zu erkennen und zu benennen, insbesondere in Bezug auf emotionale und finanzielle Sicherheit sowie Wahrnehmung der unmittelbaren Bedürfnisse. Hier kann es beispielsweise hilfreich sein, den Patienten zu fragen: *Inwieweit haben sich Ihre Lebensziele seit Beginn*

Ihrer Erkrankung verändert? Außerdem kann es nützlich sein, den Patienten zu fragen, wie er seine Betreuung wahrnimmt: *Inwieweit fühlen Sie sich vom medizinischen Team respektiert? Wie klar und eindeutig werden die Informationen bezüglich Ihrer Erkrankung und der Prognose vom Team kommuniziert? Inwieweit erfüllen die medizinischen Maßnahmen Ihre Erwartungen?* Falls an einem dieser Punkte Unklarheiten aufgedeckt werden, sollten diese in einem ausführlicheren Gespräch näher konkretisiert und im weiteren Vorgehen berücksichtigt werden.

Kommunikation

Eine mitfühlende und effektive Kommunikationsstruktur ist in der Pflege unheilbar kranker und sterbender Patienten von herausragender Bedeutung. Die Konfrontation des Patienten mit einer lebensbedrohlichen Erkrankung beinhaltet zwangsläufig die Entstehung emotional überlagerter und potenziell konfliktreicher Situationen, die zusammenfassend als „Bad-News"-Situationen bezeichnet werden und auf Seiten des medizinischen Teams ein hohes Geschick an kommunikativen Fähigkeiten fordern. Solche Momente umfasst die Mitteilung der Diagnose einer unheilbaren Erkrankung und der damit verbundenen Prognose. Des Weiteren müssen dem Patienten und seiner Familie das Versagen erkrankungsspezifischer Therapien und die damit verbundene Umstellung des Behandlungsziels auf rein symptomatische Maßnahmen mitgeteilt und erklärt sowie die weiteren Therapieziele dargelegt werden. Schließlich muss der bevorstehende Tod des Patienten angesprochen werden. Obwohl solche Gespräche oft schwierig und konfliktreich sind, zeigen Untersuchungen, dass die Patienten danach häufiger in Hospizeinrichtungen überwiesen werden, was – im Vergleich zu einer übertrieben aggressiven Therapie – die Lebensqualität des Sterbenden verbessert und die Trauerarbeit der Angehörigen erleichtert.

Ärzte, Pflegende und medizinische Dienstleister, die Patienten mit fortgeschrittenen Erkrankungen betreuen, sollten praktisch orientierte Ansätze entwickeln, die den Austausch wichtiger Informationen sowie die Planung zukünftiger Interventionen ermöglichen – vergleichbar einem Chirurgen, der sich auf eine große Operation vorbereitet, oder einem Forscher bei der Präsentation seiner Ergebnisse. Darüber hinaus empfinden die Angehörigen es nicht nur als wesentlich, wie gut der Arzt auf die Überbringung einer schlechten Nachricht vorbereitet ist, sondern auch in welchem Umfeld ein solches Gespräch erfolgt. Beispielsweise wünschen sich 27 % der Angehörigen, die in Entscheidungen bezüglich Patienten auf Intensivstationen einbezogen wurden, eine geeignetere Umgebung, um die Probleme mit den anwesenden Ärzten zu diskutieren. 48 % hätten die Anwesenheit eines Geistlichen als beruhigend empfunden.

Ein standardisierter und effektiver Ansatz zur Kommunikation schlechter Nachrichten gegenüber dem Patienten und seinen Angehörigen ist das so genannte P-SPIKES-System: (1) Vorbereitung (**P**repare) des Gespräches, (2) **S**chaffung eines geeigneten Umfeldes, (3) Beginn des Gespräches, Herausarbeiten der Wahrnehmung des **P**atienten und/oder der Angehörigen, (4) Herausarbeiten des **I**nformationsbedarfs – was und wie viel möchte der Patient wissen; darauf aufbauend (5) Mitteilung der neuen Er**k**enntnis, (6) Zulassung von **E**motionen; Empathie und Explorationen sowie (7) Zusammenfassung und **S**trategie für die unmittelbar folgenden Versorgungsschritte. Eine Zusammenfassung der einzelnen Schritte, deren Rationale sowie Beispiele für Fragen finden sich in Tabelle 34-2. Weitere Evidenz in Bezug auf effiziente Kommunikation könnte geschaffen werden durch eine genauere Betrachtung der Wirksamkeit systematischer Methoden bei der Überbringung schlechter Nachrichten. In diesem Zusammenhang sei darauf hingewiesen, dass die Teilnahme an entsprechenden Trainingsprogrammen bereits kurzfristig zu einer wesentlichen Verbesserung des Kommunikationsstils beiträgt, und zwar in höherem Maße als andere Faktoren (z. B. längere Dauer eines Gesprächs und/oder klinische Erfahrung des Untersuchers). In vielen Situationen hat es sich als Grundregel der Gesprächsführung bewährt, dass man mit Fragen den Patienten selbst zur Formulierung der aktuellen Situation hinführt und dabei stets das ärztliche Wissen wie einen Mantel („Pallium" → Palliativmedizin) zum Hereinschlüpfen aufhält, jedoch dieses Wissen dem Patienten nicht aufdrängt.

Regelmäßige Aktualisierung der Behandlungsziele

Hauptprobleme einer qualitativ hochwertigen Palliativmedizin sind die Schwierigkeiten bei der Abschätzung der Prognose sowie die emotionalen Widerstände von Patienten und Angehörigen in Bezug auf Akzeptanz und Auswirkungen der schlechten Prognose. Für diese Barrieren gibt es zwei mögliche Lösungen: Eine ist die prognoseunabhängige Integration von palliativer und kurativer Betreuung. Bei diesem Ansatz vermittelt die Palliativmedizin nicht mehr nur die Botschaft des Versagens, das Fehlen weiterer Therapieoptionen oder das „Aufgeben von Hoffnung". Entscheidend hierfür ist, dass auch in der Routineversorgung eine kontinuierliche Erfassung und Umsetzung der Behandlungsziele erfolgt. Alternativ ist es manchmal nützlich, einen Punkt im klinischen Verlauf festzulegen, an dem die Behandlungsziele und die Patientenverfügung besprochen werden. Der ECOG-Score (Eastern Cooperative Oncology Group) als Maß der körperlichen Einschränkungen durch die Symptome kann sich beispielsweise dazu eignen.

Tabelle 34-2

SCHRITTWEISE MITTEILUNG „SCHLECHTER NACHRICHTEN" – DER „P-SPIKES"-ANSATZ

Akronym	Arbeitsschritt	Ziel(e)	Vorbereitung, Inhalt oder Fragen
P	Vorbereitung („**pre**-paration")	Vorbereitung auf das Gespräch mit dem Patienten und/oder den Angehörigen	Festlegen, welche Informationen mitgeteilt werden sollen Emotionale Unterstützung planen Einüben der geplanten Schritte und Formulierungen
S	Schaffung eines geeigneten Umfeldes („**s**etting of the interaction")	Sicherstellen eines geeigneten Umfeldes für eine ernsthafte und möglicherweise emotional belastende Diskussion	Sicherstellen, dass Patient, Angehörige und ggf. soziale/psychologische Unterstützung anwesend sind Nehmen Sie sich ausreichend Zeit – drängeln Sie während des Gespräches nicht! Gewährleisten Sie eine ungestörte Atmosphäre, indem Sie Unterbrechungen durch Personal oder Pieper vermeiden. Halten Sie ein Paket Taschentücher bereit.
P	Patientenwahrnehmung und Vorbereitung („**p**atient's perception and preparation")	Beginn der Diskussion; Darstellung der wesentlichen bekannten Informationen und Abschätzung, inwieweit Patienten und Angehörige diese korrekt verstanden haben Herausnehmen der Spannung durch Mitwirken der Betroffenen	Beginn mit offenen Fragen, um Eigeninitiative zu erwirken. Beispiele für mögliche Fragen sind: *Was ist Ihnen bislang über Ihre Erkrankung bekannt?* *Was waren Ihre Überlegungen, als sie erstmals das Symptom X bemerkten?* *Warum hat Dr. X Sie Ihrer Auffassung nach zu uns überwiesen?* *Was glauben Sie, wie es jetzt weitergeht?*
I	Informationsbedarf („**i**nvitation and information need")	Herausfinden, welchen Informationsbedarf der Patient und/oder die Familie haben und ob sie auch über schlechte Prognosen informiert werden wollen	Mögliche Fragen: *Möchten Sie darüber informiert werden, falls sich Ihre Erkrankung als ernsthaft herausstellt?* *Möchten Sie über alle Einzelheiten Ihrer Erkrankung informiert werden? Wenn nicht, gibt es jemanden, der alle Details wissen sollte?*
K	Mitteilung der neuen Erkenntnis („**k**nowledge of the information")	Einfühlsames Mitteilen der „schlechten Nachricht"	Vermeiden Sie unbedingt die reine Aufzählung von Fakten. Unterbrechen Sie gelegentlich und versichern Sie sich, dass der Patient und seine Angehörigen verstehen, was gesagt wird. Mögliche Formulierungen: *Es tut mir leid, Ihnen mitteilen zu müssen, dass ...* *Unglücklicherweise haben die Untersuchungen ergeben ...* *Ich fürchte, dass ich Ihnen eine schlechte Nachricht mitteilen muss ...*
E	Empathie und Exploration („**e**mpathy and exploration")	Herausarbeiten der Ursache von Emotionen – z. B. schlechte Prognose einer Erkrankung Mitgefühl mit den Betroffenen Exploration mittels offener Fragen	Starke Emotionen als Reaktion auf eine schlechte Nachricht sind normal. Respektieren Sie die Gefühle des Patienten und der Angehörigen. Verdeutlichen Sie, dass solche Gefühle normal sind, auch wenn sie als bedrohlich empfunden werden. Geben Sie Zeit zum Antworten. Verdeutlichen Sie, dass Sie den Patienten und die Angehörigen nicht im Stich lassen werden. Mögliche Formulierungen: *Ich kann mir vorstellen, dass dies sehr belastend für Sie ist.* *Sie wirken sehr bestürzt.* *Können Sie Ihre Gefühle in Worte fassen?* *Ich wünschte, ich könnte Ihnen anderes mitteilen.* *Ich werde tun, was ich kann, um Ihnen in dieser Situation zu helfen.*
S	Strategieplanung und Zusammenfassung („**s**ummary and strategic planning")	Schildern Sie die als Nächstes erforderlichen Schritte, insbesondere zusätzliche Diagnostik und Eingriffe	Vor allen Dingen das Unbekannte und Ungewisse gehören zum Auftreten von Angst. Empfehlen Sie eine Vorgehensweise mit klar definierten Etappen und Zielen. Stellen Sie Ihre Vorgehensweise zur Diskussion. Vereinbaren Sie einen neuen Termin, falls der Patient und/oder seine Angehörigen noch nicht bereit sind, über die nächsten Schritte zu sprechen.

Quelle: Nach R Buckman: *How to Break Bad News: A Guide for Health Care Professionals*. Baltimore, Johns Hopkins University Press, 1992.

Generell gilt, dass die Anzahl möglicher Behandlungsziele nicht limitiert ist. Sie reichen von der Heilung einer Erkrankung, Verlängerung der Lebenszeit, Verzögerung des Fortschreitens einer Erkrankung, über rein symptomatische Behandlung zur Linderung von Beschwerden bis hin zur Steigerung bzw. dem Erhalt der bestmöglichen Lebensqualität. Die Anpassung der eigenen Lebensvorstellungen bei fortschreitender körperlicher Einschränkung an das familiäre und pflegerische Umfeld bis hin zur Sicherstellung eines Sterbeprozesses, der bei den Hinterbliebenen eine positive Abschiedserinnerung hinterlässt und den Vorstellungen und Wünschen des Sterbenden entspricht (Qualität des Sterbens) stellen weitere wichtige Behandlungsziele am Lebensende dar. Die Verwirklichung der Therapieziele kann durch folgendes Sieben-Punkte-Schema erreicht werden: (1) Sicherstellung, dass die relevanten Informationen so komplett wie möglich von den Betroffenen verstanden werden (s. o.); (2) Exploration der Hoffnungen, Ziele von Patient und/oder Angehörigen; Identifizierung relevanter und realistischer Ziele; (3) Offenlegung aller Behandlungsoptionen gegenüber Patienten und Angehörigen; (4) Zeigen von Verständnis und Mitgefühl, insbesondere, wenn die Erwartungen an die Behandlung sinken; (5) Erstellung eines Behandlungsplanes unter besonderer Berücksichtigung der realistischen Therapieziele; (6) Durchführung dieses Plans; (7) regelmäßige Durchsicht des Plans und Hinterfragen der Therapieziele bei jedem Kontakt mit dem Patienten und seinen Angehörigen, ggf. Veranlassung von Änderungen. Falls der Patient oder ein Familienmitglied Schwierigkeiten hat, ein unrealistisches Therapieziel aufzugeben, sollten man versuchen, zusammen realistischere Zielsetzungen zu erarbeiten und dabei versichern, dass man stets das Beste für den Patienten erhoffen soll, jedoch auch auf andere Entwicklungen vorbereitet sein sollte und auf diese Weise den Behandlungsplan im Falle eines anderen Verlaufes jederzeit auch kurzfristig an die jeweilige Situation anpassen kann.

Patientenverfügung

Verfahren Der angloamerikanische Begriff „Advance Care Planning" umfasst die vom Patienten selbst im Voraus verfügte Planung zukünftiger medizinischer Maßnahmen, Versorgung und Vertreterregelung für den Fall, dass dieser selbst nicht mehr entscheidungsfähig ist. Dabei ist diese Planung als veränderbarer Prozess zu verstehen. In Deutschland ist die Patientenverfügung als Ausdruck des Patientenwillens ein maßgeblicher Baustein dieser Planung. Eine Studie im Jahr 2010 befasste sich mit 60 erwachsenen Patienten, die zwischen 2000 und 2006 verstarben; bei 42 % dieser Patienten musste in den letzten Lebenstagen eine Behandlungsentscheidung getroffen werden – aber 70 % der Patienten waren zu diesem Zeitpunkt dazu nicht mehr in der Lage. Von diesen Patienten hatte ungefähr ein Drittel keine Verfügung bezüglich weiterer medizinischer Maßnahmen erlassen. Idealerweise würde eine solche Planung bereits vor Auftreten einer kritischen medizinischen Situation bzw. vor Eintreten des Patienten in die Endphase einer fortgeschrittenen Krankheit erfolgen. Dies wird allerdings in der Praxis nahezu regelhaft durch verschiedene Umstände verhindert. Während sich zwar 80 % der US-Amerikaner vorgenommen haben, rechtzeitig entsprechende Verfügungen oder ein Testament zu formulieren, haben dies tatsächlich erst etwa 33–42 % umgesetzt. Eine repräsentative Bevölkerungsumfrage des Deutschen Hospiz- und Palliativverbands 2012 konnte aufzeigen, dass 26 % der deutschen Bevölkerung eine Patientenverfügung verfasst haben und 43 % „ernsthaft darüber nachgedacht" hätten. Eine Berliner Erhebung konnte 2015 den Anteil der Patienten mit Patientenverfügung bei Aufnahme in ein stationäres Hospiz oder auf eine Palliativstation auf 42 % beziffern. Die meisten Patienten erwarten, dass der betreuende Arzt die entsprechenden Schritte einleitet und warten daher, bis dieser das Thema anspricht. Außerdem möchten die meisten Patienten die entsprechenden Punkte mit ihren Angehörigen abstimmen. Insgesamt sind es vor allem Patienten mit unrealistischen Erwartungen, die häufiger in aggressive Behandlungsmaßnahmen einwilligen. In diesem Zusammenhang ist es bemerkenswert, dass auch bei den medizinisch tätigen Personen nur eine Minderheit (in den USA weniger als ein Drittel) bereits entsprechende Verfügungen formuliert hat. Daher kann es für den professionell Tätigen ein wichtiger Schritt sein, entsprechende Maßnahmen zunächst für sich selbst zu realisieren, da dies zu einer verbesserten Wahrnehmung der verschiedenen Möglichkeiten und der jeweiligen Probleme führt. Entsprechend können dann die Patienten auch authentischer beraten werden. Aus der behavioralen Ökonomie ist bekannt, dass diese Form der sozialen Normierung den Patienten dabei hilft, das Aufsetzen einer Patientenverfügung als akzeptabel und sogar als gewünscht zu betrachten.

Die effektive Planung der medizinischen Versorgung mittels entsprechender Verfügungen umfasst folgende Schritte: (1) Einführung in die Problematik, (2) Strukturierung des Gespräches, (3) Erörterung der vom Patienten und seinen Angehörigen im Vorfeld besprochenen Maßnahmen, (4) Dokumentation dieser Vorgehensweise sowie (5) deren regelmäßige Anpassung an die jeweiligen Umstände, (6) Umsetzung der jeweiligen Vereinbarung (Tab. 34-3). Hauptprobleme dieses Konzeptes sind das Ansprechen des Themas sowie die strukturierte Gesprächsführung. Die Problematik wird am besten mit einer gewissen Selbstverständlichkeit angesprochen, wie etwa die Regelung von Versicherungs- oder Besitzangelegenheiten.

Tabelle 34-3

SCHRITTE BEI DER VORAUSVERFÜGUNG DES PATIENTENWILLENS („ADVANCE CARE PLANNING")

Schritt	Ziele und Maßnahmen	Nützliche Formulierungen/Anmerkungen
Einführung in die Problematik	Fragen Sie den Patienten, was er über die im Voraus verfügte Planung zukünftiger medizinischer Maßnahmen weiß und ob sie oder er bereits entsprechende Verfügungen formuliert hat. Deuten Sie an, dass Sie als Arzt die entsprechenden Schritte für sich bereits unternommen haben. Erklären Sie, dass Sie dieses Gespräch mit jedem Patienten führen, unabhängig von dessen Prognose. Erklären Sie, dass das Gespräch der Stärkung der Rolle des Patienten dient und dass es Ihnen und der bevollmächtigten Person Sicherheit über die Präferenzen des Patienten gibt. Empfehlen Sie dem Patienten relevante Broschüren, Literaturstellen und Internetadressen. Empfehlen Sie dem Patienten, einen Bevollmächtigten für medizinische Belange zu benennen und diese/n zum nächsten Termin mitzubringen.	*Ich möchte mit Ihnen über etwas sprechen, das ich mit all meinen Patienten thematisiere. Wir nennen dieses Thema Vorausverfügung des Patientenwillens. Ich halte dieses Thema für so wichtig, dass ich die entsprechende Planung auch für mich selbst schon vollzogen habe. Haben Sie sich in der Vergangenheit schon einmal mit diesem Thema auseinandergesetzt oder bereits eine Patientenverfügung formuliert?* *Haben Sie sich schon einmal Gedanken darüber gemacht, welche Form von medizinischer Versorgung Sie für sich selbst wünschen, wenn Sie Ihren eigenen Willen nicht mehr ausdrücken können? Das ist eigentlich das zentrale Thema des heutigen Gespräches.* *Ich kann Ihnen versichern, dass es keinen Aspekt Ihrer Erkrankung gibt, den wir nicht bereits besprochen haben. Ich spreche dieses Thema heute deswegen an, weil es jeden betrifft, egal wie krank oder gesund er ist, wie reich oder arm, alt oder jung er ist.* Legen Sie entsprechende Broschüren und Formulare auch im Wartebereich aus, sodass diese für Patienten und ihre Angehörigen verfügbar sind.
Strukturiertes Gespräch über Szenarien und den Patienten	Verdeutlichen Sie nochmals, dass es darum geht, dem selbstbestimmten Willen des Patienten zu entsprechen, falls dieser selbst nicht mehr in der Lage ist, seine Bedürfnisse zu formulieren. Legen Sie dem Patienten mögliche Therapieziele dar. Eruieren Sie die Wünsche des Patienten in einigen häufigen und verständlichen Szenarien. Helfen Sie dem Patienten, eine individuelle Schwelle für das Einstellen oder Einfrieren bestimmter Therapien zu benennen. Erfragen Sie die Wünsche des Patienten bezüglich der Rolle seines Bevollmächtigten.	Verwenden Sie strukturierte Arbeits-/Formblätter und typische Szenarien. Beginnen Sie zunächst mit dem Beispiel eines Patienten mit apallischem Syndrom und besprechen Sie anschließend andere Szenarien, wie z. B. das Zurückbleiben einer schweren Behinderung nach einer schweren Erkrankung. Fragen Sie den Patienten bezüglich seiner Wünsche bezüglich spezifischer Therapiemaßnahmen, wie z. B. maschinelle Beatmung, Ernährungssonden und Reanimation. Besprechen Sie anschließend weniger invasive Behandlungsmaßnahmen, wie z. B. Blutübertragung und Antibiotikatherapie.
Erneute Erfassung der Präferenzen des Patienten	Nachdem sich der Patient für oder gegen bestimmte Therapiemaßnahmen entschieden hat, sollten Sie diese nochmals auf Konsistenz überprüfen und den Bevollmächtigten auf die wesentlichen Punkte hinweisen.	
Dokumentation der Patientenverfügung	Füllen Sie die entsprechenden Formulare (Patientenverfügung, Vorsorgevollmacht, Betreuungsverfügung) aus und lassen diese von dem Patienten unterschreiben. Fertigen Sie Kopien für den Patienten und den Bevollmächtigten an. Nach Zustimmung durch den Patienten können weitere Kopien auch an andere Familienmitglieder und/oder medizinische Dienstleister außerhalb Ihrer Institution verteilt werden. Heften Sie eine Ausfertigung in der Krankenakte ab.	
Aktualisieren der Verfügung	Schauen Sie die entsprechenden Unterlagen regelmäßig und bei wesentlichen Veränderungen des Gesundheitszustandes mit dem Patienten zusammen durch und nehmen Sie ggf. Modifikationen vor.	
Anwendung der Verfügung	Die Verfügung wird nur dann gültig, wenn der Patient/die Patientin in eine Situation kommt, in der er/sie sein/ihr Selbstbestimmungsrecht nicht wahrnehmen kann. Lesen Sie sich die Unterlagen nochmals durch, um sich des Inhaltes sicher zu sein. Besprechen Sie die geplanten Maßnahmen mit dem Bevollmächtigten.	

Die Fähigkeit, ein Gespräch entsprechend zu strukturieren, stellt auch in diesem Zusammenhang eine zentrale Herausforderung dar. Zunächst sollte ein möglicher Bevollmächtigter für die medizinischen Angelegenheiten des Patienten benannt werden, der in den Planungsprozess einbezogen werden sollte. Des Weiteren wird empfohlen, Broschüren und Arbeitsmaterialien zu verwenden anhand derer sich Patient und Bevollmächtigter gut orientieren können, sowie Arbeitsblätter, die auf Validität und Reproduzierbarkeit geprüft wurden. Entsprechende Unterlagen und Formulare für Patientenverfügungen, Vorsorgevollmachten und Betreuungsverfügungen werden in Deutschland von zahlreichen Organisationen angeboten und beziehen sich sowohl auf allgemeine als auch auf krankheitsspezifische Situationen. Um sich der Thematik anzunähern, sollten Sie zunächst ein Beispiel diskutieren. Hierbei beginnt man am besten mit einem Szenario, zu dem die meisten Menschen bereits eine eigene Meinung haben, etwa bei einem Patienten mit apallischem Syndrom. Anhand des Beispiels wird der Patient dann ermutigt, auch die anderen Punkte des Formulars zu diskutieren und auszufüllen. Wenn möglich, sollten Familienmitglieder in diese Diskussion einbezogen werden, da dies einen immensen Vorteil bei Interpretationsschwierigkeiten der verfassten Patientenverfügung im Falle einer Einwilligungsunfähigkeit des Patienten darstellen kann (siehe unten). In einem erneuten Gespräch sollte das Ergebnis nochmals besprochen und auf mögliche Ungereimtheiten überprüft werden. Nachdem das entsprechende Dokument vom Patienten unterzeichnet wurde, wird das Original oder eine Kopie in der Krankenakte abgeheftet und weitere Exemplare an alle Beteiligten ausgehändigt (Familienmitglieder, medizinische Dienstleister außerhalb der eigenen Institution etc.). Da bekannt ist, dass sich die Einstellungen in verschiedenen Phasen einer Erkrankung deutlich ändern können, ist eine regelmäßige Aktualisierung sinnvoll und empfehlenswert, rechtlich jedoch nicht notwendig.

Dokumente In Deutschland können Patienten ihr Selbstbestimmungsrecht mittels Patientenverfügungen, Vorsorgevollmachten oder Betreuungsverfügungen wahrnehmen. Mithilfe der Patientenverfügung (BGB §1901a) kann der einwilligungsfähige Patient seinen Willen zur zukünftigen Behandlung äußern (schriftlich ohne bestimmte Form). Typische Inhalte von Patientenverfügungen umfassen die Festlegung, ob und in welchem Umfang bei ihm in bestimmten, näher umrissenen Krankheitssituationen spezielle medizinische Maßnahmen durchgeführt oder unterlassen werden sollen. Mit einer Vorsorgevollmacht (§1896 Abs. 2 BGB) kann ein Individuum eine oder mehrere Personen bevollmächtigen, rechtsverbindliche (medizinische) Entscheidungen für ihn/sie zu treffen, für den Fall, dass er/sie nicht mehr in der Lage ist, seinen/ihren Willen zu äußern. Im Unterschied dazu umfasst eine Betreuungsverfügung eine für das Vormundschaftsgericht bestimmte schriftliche Willensäußerung für den Fall der Anordnung einer Betreuung einer Person. Sinnvollerweise wird der Inhaber der Vorsorgevollmacht in aller Regel auch als Vertreter in der Betreuungsverfügung genannt werden. Vordrucke für die genannten Dokumente werden von den verschiedensten Organisationen und Selbsthilfegruppen angeboten (übersichtlich ist das Angebot der Homepage des Bundesjustizministerium: *http://www.bmjv.de/DE/Themen/VorsorgeUndPatientenrechte/VorsorgeUndPatientenrechte_node.html*).

Rechtliche Aspekte Am 1.9.2009 trat das Dritte Gesetz zur Änderung des Betreuungsrechts (BGB §§ 1901a, 1901b, 1904) in Kraft, das erstmals die Verbindlichkeit schriftlicher Patientenverfügungen, mündlich geäußerter Behandlungswünsche sowie des mutmaßlichen Patientenwillens gesetzlich regelt.

Tritt eine Entscheidungsunfähigkeit des Patienten ein, so sind Betreuer oder Bevollmächtigter angehalten, dem Willen des Patienten Geltung zu verschaffen; dabei sind sie an die schriftliche Patientenverfügung gebunden. Ferner müssen sie prüfen, ob die Festlegungen in der Patientenverfügung auf die aktuelle Lebens- bzw. Behandlungssituation zutrifft. Ist dies nicht der Fall (gleichbedeutend mit dem Nichtvorliegen einer Patientenverfügung), muss der Betreuer oder Bevollmächtigte nach dem mutmaßlichen Willen des Patienten entscheiden, ob eine bestimmte Untersuchung, Heilbehandlung oder ein ärztlicher Eingriff erfolgen darf. Dabei sollte auch nahen Angehörigen und sonstigen Vertrauenspersonen des Patienten Gelegenheit zur Äußerung gegeben werden, um den Willen des Patienten zu ermitteln, sofern dies ohne erhebliche Verzögerung möglich ist. Sind sich behandelnder Arzt und Betreuer bzw. Bevollmächtigter über den Patientenwillen einig, so muss das Betreuungsgericht nicht angerufen werden, auch dann nicht, wenn die Gefahr besteht, dass der Patient im Rahmen der Durchführung der medizinischen Maßnahmen stirbt oder länger dauernden gesundheitlichen Schaden erleidet. Umgekehrt ist das Betreuungsgericht bei uneinheitlicher Interpretation oder Unsicherheit der Patientenverfügung durch Arzt und Betreuer bzw. Bevollmächtigten einzuschalten.

Die sog. „Reichweitenbeschränkung", die früher den Gültigkeitsbereich einer Patientenverfügung auf weit fortgeschrittene Erkrankungen, die sich in einem irreversiblen und zum Tode führenden Verlauf befanden, regelte, wurde explizit aufgehoben. Patientenverfügungen gelten unabhängig von Art und Stadium der Erkrankung.

Ferner ist eine Aktualisierung in regelmäßigem Abstand nicht erforderlich, jedoch im Sinne einer Entscheidungsfindung wünschenswert (s. o.). Die Patientenverfügung muss in schriftlicher Form abgefasst werden, eigenhändig unterschrieben sein und kann jederzeit formlos (z. B. mündlich) widerrufen werden.

Rechtliche Unsicherheit besteht nach wie vor in der Notfallmedizin. In der gebotenen Eile einer Notfallsituation lässt sich schwerlich die Wirksamkeit einer Patientenverfügung und die Aktualität im Hinblick auf den zuletzt geäußerten Patientenwillen überprüfen, sodass hier der Grundsatz „in dubio pro vita" zurzeit Konsens findet. Eingeleitete lebenserhaltende Notmaßnahmen müssen jedoch auf Betreiben des Betreuers eingestellt bzw. abgebrochen werden, wenn sie entgegen dem erklärten Willen in der Patientenverfügung getroffen wurden.

Die Enquete-Kommission „Ethik und Recht der modernen Medizin" hat 2004 ausdrücklich darauf hingewiesen, dass mit dem „Rechtsinstitut der Patientenverfügung nur ein Teilaspekt des Umgangs mit sterbenden Menschen in unserer Gesellschaft berührt wird, der in ein umfangreicheres Konzept der Sterbebegleitung eingebettet werden muss." Dies hat aus ärztlicher Sicht nach wie vor Gültigkeit. Insbesondere die steigende Anzahl von stationären Palliativ- und Hospizangeboten sowie die ambulanten Dienste haben vor dem Hintergrund der demografischen Bevölkerungsentwicklung und zunehmender individualisierter Therapiestrategien mit deutlich verlängertem Überlebensvorteil einen immer wichtigeren Stellenwert.

MAẞNAHMEN

KÖRPERLICHE SYMPTOME UND DEREN MANAGEMENT

Bei der Behandlung terminal kranker Patienten nimmt die Schmerztherapie einen hohen Stellenwert ein. Neben einer optimalen Schmerztherapie umfasst eine gute palliativmedizinische Betreuung jedoch auch andere Maßnahmen. Häufigkeit und Art von Symptomen hängen von der Grunderkrankung und anderen Faktoren ab. Die häufigsten körperlichen und psychischen Symptome terminal kranker Patienten sind Schmerz, Erschöpfung (Fatigue), Anorexie, Dyspnoe, Depression, Angst, Übelkeit und Erbrechen. In den letzten Lebenstagen tritt nicht selten ein terminales Delir auf. Aus einer Aufstellung von Patienten mit fortgeschrittener Krebserkrankung geht hervor, dass es bei ihnen durchschnittlich zu 11,5 verschiedenen körperlichen und psychischen Symptomen kommt (Tab. 34-4).

Tabelle 34-4

HÄUFIGE KÖRPERLICHE UND PSYCHISCHE SYMPTOME STERBENDER PATIENTEN

Körperliche Symptome	Psychische Symptome
Schmerz	Angst
Erschöpfung und Schwäche	Depression
Dyspnoe	Hoffnungslosigkeit
Schlaflosigkeit	Gefühl der Sinnlosigkeit
Mundtrockenheit	Reizbarkeit
Übelkeit und Erbrechen	Konzentrationsschwäche
Obstipation	Verwirrtheit
Husten	Delir
Ödeme der Extremitäten	Libidoverlust
Juckreiz	
Diarrhö	
Dysphagie	
Schwindel	
Stuhl- und Harninkontinenz	
Taubheit/Kribbeln an Händen/Füßen	

Die diagnostischen Maßnahmen sollten sich hauptsächlich auf die Anamnese und körperliche Untersuchung beschränken. Nur selten rechtfertigen radiologische oder andere diagnostische Maßnahmen die daraus entstehenden Risiken und Unannehmlichkeiten für den schwerkranken Patienten im Hinblick auf eine Verbesserung der palliativen Versorgung. In diesem Kapitel werden nur einige der häufigen, schwierig zu behandelnden Symptome aufgeführt. **Die Behandlung anderer Symptome wie Übelkeit und Erbrechen wird in Kapitel 28 beschrieben.**

Schmerzen

Epidemiologie Die Häufigkeit des Auftretens von Schmerzen ist bei terminal kranken Patienten sehr variabel. Bei Patienten mit fortgeschrittener Krebserkrankung wird der Anteil derer mit beträchtlichen Schmerzen zwischen 36 und 90 % angegeben. In der SUPPORT-Studie, bei der stationäre Patienten mit unterschiedlichen Ausgangsvoraussetzungen und in unterschiedlichem körperlichem Zustand sowie einem geschätzten Überleben von weniger als sechs Monaten untersucht wurden, gaben 22 % mäßige bis schwere Schmerzen an. Die betreuenden Personen berichteten, dass 50 % dieser Patienten während der letzten Lebenstage ein annähernd konstantes Schmerzniveau aufwiesen. Eine Metaanalyse ergab bei einer Untersuchung von Patienten mit fortgeschrittenem, metastasierendem oder terminalem Krebsleiden eine Schmerzprävalenz von 58–69 %; bei Studien an Malignompatienten, die sich gerade in Behandlung befanden, betrug diese 44–73 %; bei Patienten, die bereits behandelt worden waren, waren es 21–46 %.

Ätiologie *Nozizeptiver Schmerz* ist das Resultat einer direkten mechanischen oder chemischen Stimulation von Nozizeptoren mit normaler Reizweiterleitung an das Gehirn. Er ist in der Regel lokalisiert, stechend, pochend und krampfartig. Ein klassisches Beispiel sind Knochenmetastasen. *Viszeraler Schmerz* wird durch Nozizeptoren im Gastrointestinal- und Respirationstrakt sowie anderen Organsystemen verursacht. Es ist ein tiefer oder kolikartiger Schmerz, der klassischerweise bei Pankreatitis, Herzinfarkt oder Tumoreinbruch in Eingeweide auftritt. *Neuropathischer Schmerz* entsteht durch gestörte, ektope Nervensignale, und wird von Patienten als brennend oder einschießend beschrieben. Klassische Fälle sind der zentrale Schmerz nach Hirninfarkt, Tumoreinbruch in den Plexus brachialis oder Postzosterneuralgie.

Abklärung Schmerz ist eine subjektive Erfahrung. Abhängig von dem Umfeld, der Sichtweise und dem körperlichen Zustand des Patienten kann derselbe Schmerzreiz oder dasselbe Krankheitsstadium einen ganz unterschiedlichen Grad an Schmerzwahrnehmung und entsprechend einen unterschiedlichen Bedarf an schmerzlindernden Maßnahmen hervorrufen. Die systematische Abklärung der Schmerzen beinhaltet die Frage nach folgenden Faktoren: (1) Schmerztyp: pochend, krampfartig, brennend etc.; (2) Periodizität – kontinuierlicher Schmerz mit oder ohne Schmerzspitzen oder nur gelegentlich auftretender Schmerz; (3) Lokalisation; (4) Intensität; (5) schmerzmodifizierende Faktoren; (6) Ansprechen auf Schmerzmedikation; (7) Auswirkungen auf Körperfunktionen und (8) Auswirkung auf den Gesamtzustand des Patienten. Es können diverse validierte Schmerzerfassungsmethoden wie die visuelle Analogskala, das Brief Pain Inventory oder die den Schmerz betreffenden Teile anderer, ausführlicherer Symptomfragebögen verwendet werden. Das regelmäßige Befragen des Patienten nach seinen Schmerzen ist auch im Verlauf für die Beurteilung der Wirkung der angewandten Schmerztherapie essenziell.

Maßnahmen Therapeutische Interventionen müssen bei jedem Patienten individuell mit dem Ziel angepasst werden, chronischen Schmerz zu vermeiden und Durchbruchschmerzen zu lindern. Am Lebensende gibt es so gut wie keinen Grund, die Angabe von Schmerzen in Zweifel zu ziehen. Grundpfeiler der Schmerztherapie ist die medikamentöse Behandlung. Führt diese nicht zum Erfolg und werden nicht pharmakologische Maßnahmen – einschließlich Radiotherapie, anästhesiologischer oder neurochirurgischer Maßnahmen, wie peripherer Nervenblockaden oder Periduralkatheter – notwendig, sollte ein Schmerztherapeut hinzugezogen werden.

Die medikamentöse Therapie folgt dem WHO-Stufenschema mit der Anwendung von Nicht-Opiaten, schwachen und starken Opiaten mit oder ohne Adjuvanzien. Nicht-Opiate, insbesondere nicht steroidale Antiphlogistika sind der erste Behandlungsschritt bei leichten Schmerzen. Sie wirken primär durch Inhibition peripherer Prostaglandine, vermindern Entzündungsreaktionen, können aber auch Auswirkungen auf das Zentralnervensystem (ZNS) haben. Sie haben einen Ceiling-Effekt. Ibuprofen weist bis zu einer Dosis von 1600 mg/d, verteilt auf vier Einzelgaben von jeweils 400 mg, hinsichtlich der Blutungsgefahr und der Verschlechterung der Nierenfunktion ein geringeres Risiko auf als die anderen nicht steroidalen Antiphlogistika und ist somit eine gute Wahl für eine initiale Therapie. Patienten mit vorbekannter Gastritis oder gastroösophagealer Refluxkrankheit (GERD) sollten eine säurereduzierende Therapie, wie z. B. Protonenpumpeninhibitoren, erhalten. Bei stattgehabter gastrointestinaler Blutung kann alternativ Paracetamol in einer Dosierung bis zu 4 g/d, verteilt auf vier Einzeldosen zu je 1 g, gegeben werden.

Wenn Nicht-Opiate unzureichend wirksam sind, sollte eine Therapie mit Opiaten begonnen werden. Sie wirken durch Interaktion mit μ-Rezeptoren im ZNS, indem sie schmerzinhibierende Neurone aktivieren. Opiate mit partieller agonistischer bzw. antagonistischer Wirkung, die bei der Behandlung von Schmerzen in der Akutsituation sinnvoll sind, sollten für die Behandlung des chronischen Schmerzes in der letzten Lebensphase nicht verwendet werden. Initial kann die Anwendung von schwachen Opiaten, wie Tilidin oder Tramadol, empfohlen werden. Wenn diese auch in gesteigerter Dosis nicht ausreichend wirksam sind, sollten starke Opiate, wie Morphin 5–10 mg alle 4 Stunden, verabreicht werden. Eine Kombination von Nicht-Opiaten mit Opiaten verstärkt die Wirkung der Opiate und ist deshalb anzuraten.

Bei Dauerschmerzen ist die Verabreichung von Opiaten in einem regelmäßigen Schema rund um die Uhr entsprechend ihrer Wirkungsdauer notwendig. Sie sollten nicht nur gegeben werden, wenn der Patient über Schmerzen klagt; Ziel ist es, bereits den Eintritt von Schmerzen zu verhindern. Patienten sollten für Durchbruchschmerzen auch mit einer Bedarfsmedikation, wie kurz wirksamem Morphin, ausgestattet sein und in diesem Fall 1/6 bis 1/10 der Tagesdosis des Opiats einnehmen. Die Patienten müssen darüber aufgeklärt sein, dass die Bedarfsmedikation nicht die darauf folgende reguläre Opiateinnahme ersetzt. Wenn die Schmerzen nach 24 Stunden nicht kontrollierbar sind und vor geplanter Einnahme der nächsten regulären Opiatdosis wieder auftreten, sodass der Patient regulär die Bedarfsmedikation einnehmen muss, sollte die tägliche reguläre Opiatdosis um die Dosis der täglich eingenommenen Bedarfsmedikation erhöht werden oder bei mäßigen Schmerzen um 50 % bzw. bei starken Schmerzen um 100 % der regulären Opiatdosis.

Es ist nicht sinnvoll, mit Retardpräparaten zu beginnen. Es sollten stattdessen kurz wirksame Präparate verwendet werden, um den Bedarf für eine suffiziente Schmerzeinstellung in den ersten 24–48 Stunden beurteilen und damit die vom Patienten benötigte Opiatmenge einschätzen zu können. Sollte sich mit diesen nicht retardierten Präparaten eine Schmerzlinderung erreichen lassen, ist der Wechsel zu einem retardierten Präparat angezeigt. Selbst bei einer stabilen Schmerzeinstellung mit Retardpräparaten kann der Patient Durchbruchschmerzen erleiden, beispielsweise bei Bewegung oder beim Wechseln der Kleidung. Für solche vorhersehbaren Ereignisse sollten zusätzlich und rechtzeitig kurz wirksame Präparate zur Anwendung kommen. Gelegentlich kommen bei der Schmerztherapie mit lang wirksamen Opioiden sogenannte „end-of-dose-failures" vor. Patienten entwickeln dann bei einer alle 12 Stunden erfolgenden Medikation bereits nach 8 Stunden Schmerzen. In solchen Fällen ist es angebracht, die Dosisintervalle auf 8 Stunden zu verkürzen.

Aufgrund der Unterschiede der Opiatrezeptoren existiert keine vollständige Kreuztoleranz zwischen den Opiaten, sodass bei Anwendung unterschiedlicher Opiate unterschiedliche Nebenwirkungen auftreten können. Dementsprechend sollte das Opiat im Sinne einer Opiatrotation gewechselt werden, wenn ein Patient nicht ausreichend schmerzgelindert ist oder wenn zu viele Nebenwirkungen auftreten. Beim Wechsel des Opiats sollte mit 50–75 % der äquianalgetischen Dosis des neuen Opiats begonnen werden. Rein agonistische Opiate haben anders als NSAID keinen Ceiling-Effekt; dementsprechend existiert keine Maximaldosis, unabhängig davon, wie viel Milligramm der Patient erhält. Die angemessene Dosis ist diejenige, die zur Schmerzlinderung führt. Diesen wichtigen Punkt sollte der Arzt Patienten und Angehörigen deutlich machen. Abhängigkeit oder ausgeprägte Atemdepression ist bei terminal kranken Patienten sehr unwahrscheinlich; die Angst vor diesen Nebenwirkungen sollte weder zum Einsatz von Opiatantagonisten noch zu fehlender Dosiseskalation bei unzureichender Schmerzeinstellung führen.

Nebenwirkungen von Opiaten sollten einkalkuliert und vorbeugend behandelt werden. Nahezu alle Patienten leiden an Obstipation, die sehr quälend sein kann (siehe unten). Die mangelnde Prävention der Obstipation führt zur schlechten Compliance hinsichtlich der Einnahme der Opiatmedikation. Methylnaltrexon ist ein Medikament, das durch Blockierung der peripheren Opioidrezeptoren gegen opioidinduzierte Obstipation wirkt. Hierbei bleiben die zentralen Rezeptoren unbeeinflusst, sodass die analgetische Wirkung erhalten bleibt. In placebokontrollierten Studien konnte Methylnaltrexon innerhalb von 24 Stunden eine abführende Wirkung erzielen. Ebenso wie unter einer Opioid-Monotherapie gaben die Patienten unter Methylnaltrexon zu etwa einem Drittel Übelkeit und Erbrechen als Nebenwirkung an. Im Gegensatz zur Obstipation entwickelt sich jedoch gegen diese Symptome meist innerhalb einer Woche eine Toleranz. Dementsprechend sollten Antiemetika wie Metoclopramid, Dopaminantagonisten wie Haloperidol oder ein Serotoninantagonist prophylaktisch für eine Woche verschrieben werden, wenn eine Einstellung auf Opiate erfolgt. Olanzapin hat in Studien ebenfalls eine antiemetische Wirkung gezeigt und kann auch in der Behandlung von Delir und Angstzuständen effizient sein; zusätzlich bietet es den Vorteil der Gewichtszunahme. Auch die bei Opiattherapie ebenfalls häufig auftretende Müdigkeit lässt meist innerhalb einer Woche nach. Bis dahin kann sie mit Psychostimulanzien, wie Dextroamphetamin, Methylphenidat oder Modafinil behandelt werden, wobei letzteres den Vorteil der täglichen Dosierung bietet. Allerdings ist eine diesbezügliche Therapie in den meisten Fällen nicht notwendig. Fallberichte zeigen, dass auch Donepezil bei der opiatinduzierten Müdigkeit, bei Fatigue und Ängsten wirksam ist. Metaboliten des Morphins und der meisten anderen Opiate werden renal eliminiert; eine Dosisanpassung bei Niereninsuffizienz kann entsprechend notwendig sein. Eine Dosisanpassung von Hydromorphon bei Niereninsuffizienz ist in der Regel nicht notwendig.

Patienten und deren Angehörige sind manchmal wegen der Angst vor Sucht und Abhängigkeit mit dem Einsatz der verschriebenen Opiate zurückhaltend. Ärzte und Pflegepersonal müssen die Patienten und deren Angehörige wiederholt darüber aufklären, dass der Patient nicht abhängig von den Opiaten wird, solange sie wie verschrieben zur Schmerztherapie angewandt werden; diese Angst sollte den Patienten nicht davon abhalten, die Medikamente regelmäßig einzunehmen.

Terminal kranke Patienten, deren chronischer Schmerz erfolgreich behandelt wird, werden nur sehr selten abhängig. Der Verdacht einer Abhängigkeit sollte kein Grund sein, einem schwerstkranken Patienten die Schmerzmedikation vorzuenthalten. Trotzdem kommt es immer wieder vor, dass die Schmerzmedikation an andere Familienmitglieder verteilt oder illegal verkauft wird. Es kann nötig sein, Patienten und Pflegende auf sichere Aufbewahrung der Opiate hinzuweisen. Eine schriftliche Vereinbarung mit dem Patienten und dessen Familie kann hilfreich sein. Wenn diese scheitert, kann eine Verlegung des Patienten in eine sichere stationäre Einrichtung notwendig werden.

Der Begriff Toleranz bedeutet hier, dass die Schmerzmedikation erhöht werden muss, um bei unverändertem Schmerzreiz dieselbe Schmerzlinderung zu erreichen. Im Falle einer fortschreitenden Erkrankung ist die Notwendigkeit, die Opiatdosis zur Schmerzlinderung zu erhöhen, in der Regel eher durch den Progress der Erkrankung als durch Toleranz bedingt. Körperliche Abhängigkeit zeigt sich nach abruptem Absetzen von Opiaten und darf nicht mit Sucht verwechselt werden.

Adjuvante Analgetika sind Nicht-Opiate, die den analgetischen Effekt der Opiate verstärken. Sie sind besonders für die Therapie neuropathischer Schmerzen indiziert. Die Kalziumkanal-alpha-2-delta-Liganden Gabapentin und Pregabalin sind inzwischen die Substanzen der ersten Wahl zur Behandlung neuropathischer Schmerzen. Die initiale Dosierung von Gabapentin beträgt 2–3 × 100–300 mg/d und wird dann im Abstand von 3 Tagen um 50–100 % gesteigert. Meist sind 900–3600 mg/d verteilt auf 2–3 Einzeldosen wirksam. Die Kombination von Gabapentin und einem trizyklischen Antidepressivum, z. B. Amitryptilin, könnte effektiver sein als Gabapentin allein. Mögliche Nebenwirkungen, auf die man vor allem bei älteren Patienten achten sollte, sind Verwirrtheit und Müdigkeit. Eine andere effektive adjuvante Medikation ist Pregabalin, das die gleichen Wirkungsmechanismen wie Gabapentin aufweist, aber gastrointestinal besser resorbiert wird. Es wird zunächst in einer Dosis von 2 × 75 mg/d gegeben und dann auf 2 × 150 mg/d erhöht. Die Höchstdosis beträgt 600 mg/d. Carbamazepin, eine Substanz der ersten Generation, hat ebenfalls seine Effektivität gegen neuropathische Schmerzen in randomisierten Studien bewiesen, wird aber wegen des ungünstigeren Nebenwirkungsprofils nur noch selten eingesetzt. Andere potenziell wirksame antikonvulsive Medikamente sind Topiramat (25–50 mg/d, steigern auf 100–300 mg/d) und Oxcarbazepin (75–300 mg, steigern auf 1200 mg/d). Glukokortikoide, vorzugsweise Dexamethason, können bei einmal täglicher Gabe bei entzündungsbedingten Schmerzen wirksam sein, während sie zudem Stimmung, Antrieb und Appetit steigern. Die Hauptnebenwirkungen sind Verwirrtheit, Schlafstörungen und Flüssigkeitsretention. Glukokortikoide sind besonders effektiv bei Knochenschmerzen und abdominellen Beschwerden bei gastrointestinalen oder Leberstörungen. Auch andere Medikamente wie Butylscopolamin, Clonidin und Baclofen können zur Schmerzlinderung effektiv beitragen. Diese Medikamente sind Adjuvanzien und sollten immer in Kombination mit – und nicht anstatt von – Opiaten gegeben werden. Methadon besitzt eine Aktivität am N-Methyl-D-Aspartat(NMDA)-Rezeptor und ist bei vorsichtiger Dosierung wegen nicht vorhersehbarer Halbwertszeit wirksam bei komplexen Schmerzsyndromen und neuropathischem Schmerz. Es sollte für die Fälle reserviert bleiben, bei denen andere Opiate wie Morphin, Oxycodon oder Hydromorphon ineffektiv oder nicht erhältlich sind.

Mit Strahlentherapie können Knochenschmerzen bei lokalisierten Knochenläsionen behandelt werden. Knochenschmerzen bei multiplen Metastasen können der Behandlung durch Radiopharmaka wie Strontium 89 und Samarium 153 zugänglich sein; Biphosphonate (z. B. 90 mg Pamidronat alle 4 Wochen) oder Calcitonin (1–2 × 200 IE/d intranasal) können bei Knochenschmerzen ebenso Schmerzlinderung bewirken, brauchen aber Tage bis zum Wirkungseintritt.

Obstipation

Epidemiologie Obstipation wird von bis zu 87 % aller Patienten angegeben, die eine palliativmedizinische Betreuung benötigen.

Ätiologie Obwohl Hyperkalzämie und andere Faktoren eine Obstipation verursachen können, ist der Gebrauch von Opiaten zur Schmerztherapie und Behandlung der Dyspnoe sowie von trizyklischen Antidepressiva durch ihren anticholinergen Effekt die häufigste vorhersehbare Ursache; auch Inaktivität und Mangelernährung stellen bei schwerkranken Patienten häufige Ursachen dar. Unbehandelt kann Obstipation erhebliche Schmerzen und Erbrechen hervorrufen; Verwirrtheit und Delir sind ebenfalls mit Obstipation assoziiert. Immer wenn Opiate, trizyklische Antidepressiva, Serotoninantagonisten und andere Medikamente verschrieben werden, die Obstipation verursachen können, sollten vorbeugend abführende Maßnahmen zur Anwendung kommen.

Abklärung Zunächst muss die Anamnese hinsichtlich der bisherigen Stuhlgewohnheiten einschließlich der Häufigkeit, Konsistenz und Menge erhoben werden. Des Weiteren sollte eine abdominelle und rektale Untersuchung erfolgen, um eine Obstruktion oder ein akutes Abdomen auszuschließen. Eine Reihe von Skalen zur Beurteilung der Obstipation steht zur Verfügung. Deren routinemäßiger Gebrauch wird vom *Journal of Palliative Medicine* aber nicht empfohlen. Die radiologische Diagnostik muss selten über eine Röntgenübersichtsaufnahme des Abdomens hinausgehen, es sei denn, eine Obstruktion im Sinne einer Darmstenose kann nicht definitiv ausgeschlossen werden.

Maßnahmen Ziele aller Maßnahmen sollten die Normalisierung der Darmtätigkeit und die Linderung von Schmerzen und unangenehmen Empfindungen sein. Während körperliche Aktivität, adäquate Flüssigkeitsaufnahme und diätetische Maßnahmen mit Ballaststoffen von Nutzen sein können, ist jede dieser Maßnahmen in

Tabelle 34-5

MEDIKAMENTE ZUR BEHANDLUNG DER OBSTIPATION

Medikament	Dosis	Kommentar
Stimulierende Laxanzien		Diese Substanzen stimulieren direkt die Peristaltik und können die Wasserresorption im Kolon reduzieren.
Pflaumensaft	120–240 ml/d	Wirkung in 6–12 h.
Senna	2–8 Tbl./d p.o.	
Bisacodyl	5–15 mg/d p.o., rektal	
Natriumpicosulfat	5–10 mg/d p.o.	
Osmotische Laxanzien		Diese Substanzen werden nicht absorbiert. Sie binden Wasser im Gastrointestinaltrakt.
Laktulose	15–30 ml/d p.o. alle 4–8 h	Laktulose kann Blähungen auslösen.
Macrogol AL	1–3 Btl./d	Laktulose wirkt innerhalb eines Tages.
Magnesiumhydroxid	15–30 ml/d p.o.	Magnesiumprodukte wirken innerhalb von 6 h.
Magnesiumcitrat	125–250 ml/d p.o.	
Gleitmittel		Diese Substanzen wirken durch Verstärkung der Wassersekretion und als Detergenzien, indem sie den Wassergehalt im Stuhl erhöhen.
Docusat-Natrium	300–600 mg/d p.o.	Wirkung in 1–3 Tagen.
Docusat-Kalzium	300–600 mg/d p.o.	
Suppositorien und Klysmata		
Bisacodyl	10–15 mg rektal	
Natriumphosphat-Klysma	Rektal Feste Dosis	

ihrer Effektivität bei den meisten terminal kranken Patienten begrenzt; Ballaststoffe können die Obstipation aggravieren, wenn verminderte Darmmotilität die Ursache darstellt, faserreiche Kost ist unter Opiateinnahme kontraindiziert. Die wesentlichen therapeutischen Maßnahmen bestehen aus Stimulanzien und osmotischen Laxanzien, Gleitmitteln, ausreichender Flüssigkeitszufuhr und Einläufen (Tab. 34-5). Zur Prophylaxe von medikamenteninduzierter Obstipation ist eine Kombination aus einem Laxans und Gleitmittel (wie Senna und Docusate) empfehlenswert. Wenn der Patient nach mehreren Tagen unter dieser Therapie keinen Stuhlgang hat, ist eine rektale Untersuchung zur Ausräumung von Stuhl und Verabreichung eines Suppositoriums notwendig. Für Patienten mit drohender Obstruktion oder Magenatonie kann Octreotid zur Reduktion der gastrointestinalen Sekretion wirksam sein. Bei durch Dysmotilität verursachter Obstipation sollte eher Metoclopramid, gegebenenfalls auch in Kombination mit dem Acetylcholinesterase-Inhibitor Neostigmin, gegeben werden.

Übelkeit

Epidemiologie Mehr als 70 % aller Patienten mit fortgeschrittener Krebserkrankung leiden an Übelkeit, definiert als das subjektive Empfinden, erbrechen zu müssen.

Ätiologie Übelkeit und Erbrechen werden durch Stimulation eines der vier folgenden Bereiche verursacht: Gastrointestinaltrakt, vestibuläres System, Chemorezeptortriggerzone (CTZ) und Großhirnrinde. Medikamentöse Maßnahmen gegen Übelkeit wirken gezielt auf Rezeptoren dieser Bereiche: Der GI-Trakt ist mit Mechano-, Chemo- und 5-Hydroxytryptaminrezeptoren (5-HT3) ausgestattet, das Vestibularsystem hat wahrscheinlich Histamin- und Acetylcholinrezeptoren, und die CTZ hat Chemorezeptoren, Dopaminrezeptoren und 5-HT3-Rezeptoren. Ein Beispiel für eine wahrscheinlich kortexverursachte Übelkeit ist die antizipatorische Übelkeit vor einer Dosis Chemotherapie oder anderen Noxen.

Spezielle Ursachen von Übelkeit sind metabolische Veränderungen (Leberversagen, Urämie durch Nierenversagen, Hyperkalzämie), Darmstenosen, Obstipation, Infektion, GERD, vestibuläre Erkrankungen, Hirnmetastasen, Medikamente (Antibiotika, NSAID, Protonenpumpeninhibitoren, Opiate) Chemotherapeutika und Radiotherapie. Auch Angst kann zur Übelkeit beitragen und diese unterhalten.

Maßnahmen Medikamentöse Behandlung von Übelkeit ist gebunden an die anatomischen und rezeptorgesteuerten Ursachen und erfordert zunächst eine sorgfältige Anamnese und Untersuchung. Wenn keine einzelne spezifische Ursache gefunden werden kann, ist es sinnvoll, mit Dopaminantagonisten wie Haloperidol oder Promethazin zu beginnen, wobei Promethazin etwas stärker sedierend wirkt als Haloperidol. Ist eine verminderte Motilität der vermutete Grund für die Übelkeit, kann Metoclopramid wirksam sein. Bei Entzündungen des GI-Traktes sind Glukokortikoide wie Dexamethason die Methode der Wahl. Bei Übelkeit nach Chemotherapie oder Bestrahlung ist ein 5-HT3-Rezeptorantagonist wirksam (Ondansetron, Granisetron, Dolasetron, Palonosetron), eventuell in Kombination mit einem NK-1-Rezeptorantagonisten (z. B. Aprepitant). Studien zeigen, dass Palonosetron eine höhere Affinität für den Rezeptor besitzt und den anderen 5-HT3-Rezeptorantagonisten überlegen ist. Die Prophylaxe ist einer Behandlung im Nachhinein vorzuziehen. Gemäß den entsprechenden klinischen Leitlinien sollte sich die Behandlung am emetischen Potenzial des jeweiligen Chemotherapeutikums orientieren. Bei vestibulären Ursachen (wie Reisekrankheit oder Labyrinthitis) sollten Antihistaminika wie Dimenhydrinat (Hauptnebenwirkung Müdigkeit) oder Anticholinergika wie Scopolamin eingesetzt werden. Bei antizipatorischer Übelkeit sind Benzodiazepine wie Lorazepam angezeigt. Wie bei den Antihistaminika sind auch hier Müdigkeit und Verwirrtheitszustände die häufigsten Nebenwirkungen.

Dyspnoe

Epidemiologie Dyspnoe ist die subjektive Empfindung von Luftnot. Die Häufigkeit, mit der sie zum Tode führt, variiert. Sie betrifft aber 80–90 % der an Lungenkrebs, COPD und Herzerkrankungen versterbenden Patienten. Sie gehört zu den am stärksten belastenden körperlichen Symptomen und wird häufig sogar als quälender empfunden als Schmerz.

Abklärung Wie Schmerz ist Dyspnoe eine subjektive Empfindung, die nicht mit objektiven Messwerten wie P_{O2}, P_{CO2} oder Atemfrequenz korrelieren muss. Dementsprechend sind Messungen der Sauerstoffsättigung mit einem Pulsoximeter oder Blutgasanalysen auch im Verlauf kaum therapiebestimmend. Trotz der eingeschränkten Möglichkeiten einer genaueren Beurteilung sollte vom Arzt regelmäßig das Auftreten von Atemnot bzw. deren Intensität erfragt und dokumentiert werden. Leitlinien empfehlen visuelle oder analoge Skalen zur Beurteilung der Symptome und des Therapieerfolgs. Potenziell reversible oder behandelbare Ursachen der Luftnot sind Infektionen, Pleuraergüsse, Lungenembolien oder tumorbedingte Einengung der Atemwege. Die Nutzen-Risiko-Abwägung der diagnostischen und therapeutischen Maßnahmen für Patienten mit nur noch geringer Lebenserwartung muss vor Einleitung diagnostischer Schritte sorgfältig erfolgen. Häufig können spezifische Ursachen nicht identifiziert werden und die Dyspnoe muss als Folge der fortschreitenden nicht behandelbaren Grunderkrankung interpretiert werden. Die durch Dyspnoe und Erstickungsgefühl verursachte Angst kann die bereits bestehende Luftnot im Sinne eines Teufelskreises weiter verstärken.

Maßnahmen Reversible oder behandelbare Ursachen sollten therapiert werden, sofern die Behandlung – wie wiederholte Punktionen von Ergüssen oder Antikoagulation – weniger belastend ist als die Dyspnoe selbst. Invasivere Behandlungsmethoden wie eine Stenteinlage in eine Bronchusstenose können angezeigt sein, wenn die Dyspnoe eindeutig durch die Tumorinvasion an dieser Stelle verursacht wird und wenn sowohl der Patient als auch die Angehörigen die Risiken und Belastungen des Eingriffes kennen. Üblicherweise beschränkt sich die Behandlung auf symptomatische Maßnahmen (Tab. 34-6). Die Dosierung sollte mithilfe von Dyspnoe-Skalen und unter sorgsamer Überwachung vorsichtig angepasst werden. Niedrig dosierte Opiate reduzieren die Empfindlichkeit des Atemzentrums und die subjektive Wahrnehmung der Luftnot. Auch wenn Patienten nicht regulär Opiate erhalten, kann mit Morphin begonnen werden. Für inhalative Opiate hat sich in kontrollierten Studien keine Wirksamkeit bei Dyspnoe am Lebensende gezeigt.

Tabelle 34-6

MEDIKAMENTE ZUR BEHANDLUNG DER DYSPNOE

Medikament	Dosis	Kommentar
Starke Opiate		Für opiatnaive Patienten mit mäßiger bis schwerer Dyspnoe
Morphin	5–10 mg p.o. alle 4 h	Für Patienten, die bereits Opiate einnehmen
	30–50 % der festen Opiatdosis alle 4 h	
Oxycodon	5–10 mg p.o. alle 4 h	
Hydromorphon	1–2 mg p.o. alle 4 h	
Anxiolytika		
Lorazepam	0,5–2 mg p.o./s.l./i.v. pro Stunde, dann alle 4–6 h	Stündliche Gabe, bis der Patient entspannt ist, dann Erhaltungsdosis festlegen
Clonazepam	0,25–2,0 mg p.o. alle 12 h	
Midazolam	0,5 mg i.v. alle 15 min	

Promethazin und Levomepromazin können in Kombination mit Opioiden wirksam sein. Bei Angstzuständen kann der Einsatz von Benzodiazepinen sinnvoll sein; diese sollten aber weder zu Beginn noch als alleinige Therapie der Dyspnoe eingesetzt werden. Wenn der Patient eine vorbestehende COPD hat, können sowohl inhalative Bronchodilatatoren als auch Glukokortikoide wirksam sein. Wenn Patienten ein Lungenödem aufgrund von Herzinsuffizienz entwickeln, ist eine forcierte Diurese, beispielsweise mit Furosemid, indiziert. Die Bronchialsekretion kann mit Scopolamin (transdermal oder intravenös) reduziert werden. Die Gabe von Sauerstoff wird kontrovers beurteilt. Zu seiner Effektivität bei Patienten mit nachgewiesener Hypoxämie gibt es widersprüchliche Daten. Bei nicht hypoxämischen Patienten hat Sauerstoff keinen klaren Vorteil gegenüber Raumluft. Zur Symptomlinderung kann bei manchen Patienten eine nicht invasive Überdruckbeatmung über eine Gesichtsmaske oder einen Nasenschlauch erfolgen. Auf manche Patienten und Angehörige wirkt Sauerstoff eher belastend, auf andere eher unterstützend. Das medizinische Personal sollte den Patienten aufrecht hinsetzen, Rauch oder andere reizende Faktoren wie Parfüm von ihm fernhalten, für frische Luft mit ausreichender Luftfeuchtigkeit sorgen und andere Faktoren beseitigen, die Angst verstärken könnten.

Erschöpfung (Fatigue)

Epidemiologie Mehr als 90 % terminal kranker Patienten leiden unter Erschöpfung und/oder Schwäche. Erschöpfung wird häufig als eines der belastendsten Symptome bei Krebsbehandlungen sowie bei Therapien von Multipler Sklerose, COPD, Herzinsuffizienz und HIV angegeben.

Ätiologie Erschöpfung bei terminal kranken Patienten kann einerseits durch die Grunderkrankung selbst bzw. durch die von der Erkrankung freigesetzten Mediatoren wie Tumor-Nekrose-Faktoren und andere Zytokine ausgelöst werden, andererseits durch sekundäre Faktoren wie Dehydrierung, Anämie, Infektion, Hypothyreose und Nebenwirkungen von medikamentösen Therapien. Neben Mangelernährung können der Verlust von Muskelmasse und Veränderungen in muskulären Enzymen bei der Erschöpfung im Endstadium einer schweren Erkrankung eine wichtige Rolle spielen. Die Vermutung, dass Veränderungen im ZNS, insbesondere in der Formatio reticularis, von ursächlicher Bedeutung sind, basiert auf Berichten über Erschöpfung bei Patienten, die eine zerebrale Bestrahlung erhalten haben und unter Depression leiden, sowie über Patienten mit chronischem Schmerzsyndrom ohne Vorhandensein von Kachexie oder anderen physiologischen Veränderungen. Schließlich können Depression und andere Ursachen für psychischen Stress zur Erschöpfung beitragen.

Abklärung Erschöpfung ist ebenso wie Atemnot, Müdigkeit und Schmerz eine subjektive Empfindung; objektive Veränderungen, auch des Körpergewichtes, müssen nicht notwendigerweise vorliegen. Dementsprechend muss sich die Diagnose auf die Aussagen des Patienten stützen. Skalen zur Messung der Erschöpfung wie das Edmonton Functional Assessment Tool, die Fatigue Self-Report Scales oder die Rhoten Fatigue Scale sind in der Regel eher für wissenschaftliche als für klinische Zwecke geeignet. In der klinischen Praxis können eine einfache Bestimmung des Allgemeinzustandes wie der Karnofsky-Index oder die Frage: „Wie viel Zeit am Tag verbringt der Patient im Bett?" die beste Messung sein. In dieser von 0 bis 4 reichenden Erfassung des Zustandes bedeutet 0 = normale Aktivität, 1 = symptomatisch, aber nicht bettlägerig, 2 = Patient verbringt einige Zeit, aber weniger als 50 % des Tages im Bett, 3 mindestens 50 % des Tages bettlägerig und 4 = kontinuierlich bettlägerig. Eine solche Messung kann problemlos im Verlauf und auch durch Dritte erfolgen und korreliert mit der Schwere der Erkrankung und der Prognose. Eine Übersichtsarbeit der Europäischen Gesellschaft für Palliativmedizin aus dem Jahr 2008 beschreibt auch einige zeitaufwendigere Abklärungshilfen mit 9–20 Fragen, z. B. Piper Fatigue Inventory, Multidimensional Fatigue Inventory oder Brief Fatigue Inventory.

Maßnahmen Bei manchen Patienten bestehen reversible Ursachen wie eine Anämie, die behandelt werden können. Jedoch kann bei einem Großteil der Patienten die Erschöpfung am Ende des Lebens nicht grundlegend geändert werden. Ziel ist es, das Symptom zu lindern und die Erwartungen des Patienten und seiner Familie an die Situation anzupassen. Verhaltenstherapeutische Maßnahmen sollten dazu dienen, den Patienten nicht für seine mangelnde Aktivität zu tadeln und den Patienten sowie die Angehörigen darüber aufzuklären, dass die zugrunde liegende Erkrankung physiologische Veränderungen hervorruft, die den Antrieb vermindern. Das Verständnis dafür, dass das Problem physiologischer und nicht psychologischer Natur ist, kann dazu beitragen, dass sich die Erwartungen hinsichtlich des Grades der körperlichen Aktivität verändern. In der Praxis kann das eine Reduktion der routinemäßigen Aktivitäten wie Hausarbeit und Kochen oder der sozialen Ereignisse außerhalb des Hauses bedeuten oder dazu führen, dass es akzeptiert wird, Gäste auf der Couch liegend zu empfangen. Außerdem können krankengymnastische Übungen durchgeführt werden, die eine Freisetzung von Endorphinen fördern und den Abbau der Muskulatur sowie das Risiko für Depression vermindern. Zusätzlich kann eine ausreichende Flüssigkeitszufuhr ohne Verschlechterung bestehender Ödeme dazu beitragen, die Erschöpfung zu bessern. Des Weiteren kann es hilfreich sein, jene Medikamente abzusetzen, die eine Erschöpfung verstärken können, wie z. B. kardiale Medikamente, Benzodiazepine, einige Antidepressiva oder sogar Opiate, sofern der Schmerz gut kontrollierbar ist.

Es gibt nur wenige Medikamente, die gegen Erschöpfung und Schwäche eingesetzt werden können. Glukokortikoide können den Antrieb und die Stimmung steigern. Dexamethason wird wegen seiner einmal täglichen Dosierung und geringen mineralokortikoiden Aktivität bevorzugt. Die Wirkung sollte innerhalb eines Monats eintreten, danach ist meistens mit keinem Erfolg mehr zu rechnen. Auch Psychostimulanzien wie Dextroamphetamin (5–10 mg p.o.) und Methylphenidat (2,5–5 mg p.o.) können den Antrieb steigern, obwohl randomisierte Studien keine bessere Wirkung von Methylphenidat im Vergleich mit Placebo zeigen konnten. Die Einzeldosen sollten morgens und mittags gegeben werden, um das Risiko der Schlaflosigkeit zu vermindern. Modafinil, das zur Therapie der Narkolepsie entwickelt wurde, scheint in der Behandlung der schweren Erschöpfung erfolgversprechend zu sein und bietet den Vorteil der nur einmal täglichen Gabe. Die genaue Bedeutung bei Erschöpfung in der palliativen Situation muss jedoch noch untersucht werden. Zusätzlich zeigen erste Versuche mit L-Carnitin eine Wirksamkeit bei Erschöpfung, Depression und Schlafstörungen. Neuere Studien zeigen eine Wirksamkeit des Phytotherapeutikums Ginseng bei Erschöpfung: Panax quinquefolius (amerikanischer Ginseng) und Panax ginseng C.A. Meyer (asiatischer Ginseng). Wenn das Lebensende unmittelbar bevorsteht, bewahren die Müdigkeit und Erschöpfung den Patienten vor größeren Leiden; die Fortführung einer Behandlung kann dann gegebenenfalls negative Auswirkungen haben.

PSYCHISCHE SYMPTOME UND IHRE BEHANDLUNG

Depression

Epidemiologie Depression am Lebensende stellt eine augenscheinlich paradoxe Situation dar. Viele Menschen glauben, dass eine Depression bei terminal kranken Menschen deshalb normal sei, weil sie im Sterben liegen. Es wird häufig gefragt: „Würden Sie nicht depressiv werden?" Depression ist jedoch kein notwendiger Bestandteil einer terminalen Erkrankung und kann unnötiges Leid verursachen. Während Trauer, Angst, Wut und Gereiztheit normale Reaktionen auf eine lebensbedrohliche Situation darstellen, sind diese typischerweise von mäßiger Intensität und vorübergehender Natur. Persistierende Trauer und Angst sowie körperliche Einschränkungen, die durch sie verursacht werden können, sind jedoch nicht normal und verdächtig für das Vorliegen einer manifesten Depression. Während bei 75 % der unheilbar kranken Patienten emotionale Störungen und depressive Symptome auftreten, besteht bei weniger als 30 % eine manifeste Depression. Depressive Symptome sowie eine manifeste Depression treten nicht nur bei Krebspatienten auf, sondern auch bei Patienten mit terminalem Nierenversagen, Parkinson-Syndrom, Multipler Sklerose und anderen terminalen Erkrankungen.

Ätiologie Eine Depression oder bipolare affektive Störung in der Eigen- oder Familienanamnese sind ebenso wie frühere Suizidversuche mit einem erhöhten Risiko für eine Depression bei unheilbar kranken Patienten assoziiert. Andere Symptome wie Schmerzen und Erschöpfung sind mit höheren Raten an Depressionen verbunden; unkontrollierter Schmerz kann eine Depression verschlimmern, und eine Depression kann wiederum zu einer verstärkten Schmerzwahrnehmung führen. Viele Medikamente, die in der Sterbephase verabreicht werden, wie Glukokortikoide, oder einige Substanzen in der Tumortherapie, wie Tamoxifen, Interleukin 2, Interferon α und Vincristin, können auch zu einer Depression führen. Für einige infauste Situationen, wie die Erkrankung an einem Pankreaskarzinom, Herzinsuffizienz oder bestimmte Arten des Schlaganfalls, sind erhöhte Raten an Depressionen berichtet worden, wenngleich diese nicht eindeutig belegt sind. Schließlich kann eine Depression dem Kummer über den Verlust einer Rolle oder Funktion, der sozialen Isolation oder Einsamkeit zugeschrieben werden.

Abklärung Die Diagnose einer Depression bei Patienten zu stellen, die sich am Ende ihres Lebens befinden, ist schwierig, da viele der Definitionskriterien der DSM IV (Diagnostic and Statistical Manual of Mental Disorders) – Schlaflosigkeit, Appetitlosigkeit und Gewichtsverlust, Erschöpfung, verminderte Libido und Konzentrationsschwierigkeiten – mit dem Sterbeprozess selbst assoziiert sind. Die Diagnose der Depression bei schwerkranken Patienten sollte sich deshalb auf die dysphorische Stimmung, Hilflosigkeit, Hoffnungslosigkeit, Interessensverlust und Freudlosigkeit stützen. Einfache Fragen wie: „Wie oft fühlen Sie sich niedergeschlagen und schwermütig?" oder „Fühlen Sie sich die meiste Zeit deprimiert?" sind für die Diagnosefindung geeignet. Auch visuelle Analogskalen können zum Screening einer möglichen Depression oder depressiven Symptomen und deren Ausprägung sinnvoll sein (bspw. Visuelle Analogskala von Fähndrich und Linden, 1982).

Maßnahmen Jedes körperliche Symptom, das eine Depression verursachen oder verschlimmern kann, sollte behandelt werden. Auch Unterstützung bei der Anpassung an die vielen Verluste, die der Patient durch die Erkrankung hinnehmen muss, kann helfen. Nicht pharmakologische Maßnahmen wie Gruppen- oder individuelle Psychotherapie, Beschäftigungstherapie wie Entspannungsübungen oder Kunsttherapie können, insbesondere in Kombination mit medikamentöser Therapie, sinnvoll sein.

Die medikamentöse Therapie bleibt jedoch der Grundpfeiler der Therapie. Bei unheilbar kranken Patienten werden gegen die Depression dieselben Medikamente eingesetzt wie bei anderen Patienten. Bei Patienten mit kurzfristiger Prognose, Erschöpfung oder opiatinduzierter Müdigkeit wird eher den Psychostimulanzien der Vorzug gegeben. Psychostimulanzien sind vergleichsweise rasch wirksam, das heißt innerhalb weniger Tage, im Gegensatz zu den Wochen, die selektive Serotonin-Wiederaufnahmehemmer (SSRIs) brauchen, um die volle Wirkung zu erreichen. Die Behandlung mit Dextroamphetamin oder Methylphenidat sollte wie zur Behandlung der Erschöpfung mit einer Dosierung von 2,5–5,0 mg morgens und mittags begonnen werden. Die Dosis kann bis auf 2 × 15 mg gesteigert werden. Modafinil wird mit 100 mg/d begonnen und kann bis auf 200 mg gesteigert werden, wenn vorher keine ausreichende Wirkung erzielt wird. Pemolin ist ein nicht auf Amphetaminen basierendes Psychostimulans mit geringem Abhängigkeitspotenzial. Es ist auch als Antidepressivum effektiv; man beginnt mit einer Dosierung von 18,75 mg morgens und mittags. Da es über die Mundschleimhaut resorbiert werden kann, wird es bei Patienten mit intestinaler Obstruktion oder Dysphagie bevorzugt eingesetzt. Wenn es über einen längeren Zeitraum gegeben wird, muss regelmäßig die Leberfunktion kontrolliert werden. Die Psychostimulanzien können auch mit traditionellen Antidepressiva kombiniert werden, während abgewartet wird, dass letztere ihre Wirksamkeit entfalten; die Psychostimulanzien können dann im Verlauf einiger Wochen wieder ausgeschlichen werden. Psychostimulanzien haben Nebenwirkungen wie insbesondere initiale Angst, Schlaflosigkeit und selten Paranoia, die eine Dosisreduktion oder gar das Absetzen notwendig machen.

Mirtazapin, ein Antagonist des postsynaptischen Serotoninrezeptors, ist ein vielversprechendes psychostimulierendes Medikament. Es wird mit 7,5 mg vor dem Schlafengehen begonnen. Es wirkt sedierend, hat antiemetische und anxiolytische Eigenschaften und weist nur wenige Arzneimittelwechselwirkungen auf. Die durch Mirtazapin bewirkte Gewichtszunahme kann für schwerstkranke Patienten von Vorteil sein; zudem ist Mirtazapin in Form von Schmelztabletten verfügbar, die sich noch im Mund auflösen.

Für Patienten mit einer Lebenserwartung von mehreren Monaten oder länger sind Serotonin-Wiederaufnahmehemmer, wie Fluoxetin, Sertralin, Paroxetin, Citalopram, Escitalopram und Fluoxamin, sowie Serotonin-Noradrenalin-Wiederaufnahmehemmer wie Venlafaxin aufgrund ihrer Wirksamkeit und vergleichsweise geringen Nebenwirkungen Mittel der Wahl. Da niedrige Dosen dieser Medikamente bei schwerkranken Patienten effektiv sein können, sollte mit der Hälfte der für gesunde Erwachsene bestimmten Dosis begonnen werden. Die Initialdosis für Fluoxetin sind 10 mg/d. In den meisten Fällen ist eine einmal tägliche Gabe ausreichend. Auf welchen SSRI die Wahl fällt, sollte (1) durch in der Vergangenheit erfolgte Medikation und deren Wirksamkeit oder Unwirksamkeit, (2) das favorisierte Nebenwirkungsprofil für die spezielle Situation und (3) die Zeit bis zum Erreichen eines Steady-State-Spiegels im Blut bestimmt werden. So sollte z. B. ein Patient mit dem Hauptsymptom Erschöpfung ein eher aktivierendes Medikament erhalten (Fluoxetin), während ein Patient, der mehr unter Angstzuständen und Schlaflosigkeit leidet, ein eher sedierendes Mittel (Paroxetin) erhalten.

Atypische Antidepressiva werden nur unter bestimmten Umständen empfohlen; üblicherweise erst nach Einholung eines psychiatrischen Konsils. Trazodon kann effektiv sein, wirkt aber sedierend und kann orthostatische Dysregulation und selten Priapismus hervorrufen. Deshalb sollte es nur verwendet werden, wenn ein sedierender Effekt erwünscht ist, beispielsweise bei Patienten mit Schlafstörungen in einer Startdosis von 25 mg. Bupropion ist zusätzlich zu seinen antidepressiven Effekten antriebssteigernd, sodass es für depressive Patienten mit Erschöpfung geeignet ist. Es kann Krampfanfälle auslösen, sodass es nicht bei Patienten mit einem Risiko für zerebrale Raumforderungen oder terminales Delir geeignet ist. Schließlich kann Alprazolam, ein Benzodiazepin, das mit 3 × 0,25–1 mg/d begonnen wird, bei schwerkranken Patienten, die an Angst und Depression leiden, wirksam sein. Während es potent und schnell wirksam ist, weist es viele Medikamenteninteraktionen auf und kann besonders bei schwerkranken Patienten ein Delir verursachen, da es stark an den Benzodiazepin-GABA-Rezeptor-Komplex bindet.

Trizyklische Antidepressiva sind zur Behandlung der Depression nicht zu empfehlen, auch wenn sie als Adjuvanzien zur Schmerztherapie verwendet werden. Monoaminooxidasehemmer (MAO) werden wegen ihrer Nebenwirkungen und potenziell gefährlichen Medikamenteninteraktionen nicht eingesetzt.

Epidemiologie In den Wochen oder Monaten vor dem Tod ist ein Delir ungewöhnlich, obwohl es insgesamt zu selten diagnostiziert wird. Im Rahmen der Sterbephase einer malignen Erkrankung können bis zu 85 % der Patienten ein terminales Delir entwickeln.

Ätiologie Das Delir ist eine globale zerebrale Dysfunktion, das durch Veränderungen von Bewusstsein und Wahrnehmung charakterisiert ist. Häufig gehen Angst, Veränderungen im Schlafmuster (besonders in Form einer Tag-Nacht-Umkehr) und verminderte Aufmerksamkeit voraus. Im Gegensatz zur Demenz setzt das Delir akut mit Fluktuation des Bewusstseins und der Aufmerksamkeit ein und ist reversibel, auch wenn die Reversibilität bei Patienten kurz vor dem Tod eher von theoretischer Natur ist. Es kann auch bei Patienten mit Demenz zu einem Delir kommen; tatsächlich ist es so, dass Menschen mit Demenz anfälliger für die Entwicklung eines Delirs sind.

Ursachen für ein Delir sind beispielsweise metabolische Enzephalopathien wie bei Leber- oder Nierenversagen, einer Hypoxämie oder Sepsis, Elektrolytentgleisungen wie Hyperkalzämie, Exsikkose, paraneoplastische Syndrome, primäre Hirntumoren, Hirnmetastasen oder ein meningealer Tumorbefall. Häufig kann das Delir bei sterbenden Patienten durch Nebenwirkungen der Therapie verursacht sein, wie durch Bestrahlung von Hirnmetastasen oder Medikamente, wie Opiate, Glukokortikoide, Anticholinergika, Antihistaminika, Antiemetika, Benzodiazepine und Zytostatika. Bei vielen schwerstkranken Patienten ist die Ätiologie multifaktoriell; so kann eine Dehydratation ein opiatinduziertes Delir verstärken.

Abklärung Das Delir sollte bei jedem terminal kranken Patienten anhand einer neu einsetzenden Desorientierung, eingeschränkter Wahrnehmung, Somnolenz, fluktuierender Bewusstseinszustände oder Wahnvorstellungen mit oder ohne Erregungszustände erkannt werden. Es muss von akuten Angstzuständen und Depression sowie Demenz unterschieden werden. Das zentrale Unterscheidungskriterium sind wechselnde Bewusstseinszustände, was normalerweise bei Angst, Depression und Demenz nicht beobachtet wird. Obwohl die „hyperaktive" Form des Delirs mit Agitiertheit, Verwirrtheit und teilweise Aggressivität die häufigere ist, sollte auch die „hypoaktive" Variante mit Umkehrung des Schlaf-Wach-Rhythmus und verminderter Aufmerksamkeit nicht übersehen werden. In einigen Fällen hilft die Anwendung eines formalen Testsystems wie des Mini-Mental-Tests (der keine Unterscheidung zwischen Delir und Demenz zulässt) oder der Delirium Rating Scale (womit eine Unterscheidung zwischen Delir und Demenz möglich ist) zur Unterscheidung des Delirs von anderen Prozessen. Die Medikamentenanordnungen müssen sorgfältig überprüft werden. Insgesamt können bei knapp der Hälfte der sterbenden Patienten reversible ätiologische Faktoren wie Dehydratation oder Infektion gefunden werden. Da die meisten sterbenden Patienten, die ein Delir erleiden, dem Tod sehr nahe sind und sich oft in häuslicher Umgebung befinden, sind umfangreiche diagnostische Maßnahmen wie Lumbalpunktionen oder neuroradiologische Untersuchungen für gewöhnlich nicht geeignet und nicht sinnvoll.

Maßnahmen Eines der wichtigsten Ziele bei der Betreuung in der Sterbephase ist es, dem sterbenden Patienten die Klarheit zu gewähren, sich von den Angehörigen verabschieden zu können. Ein Delir, besonders mit Erregungszuständen während der letzten Lebenstage, ist für die Familie und Betreuenden belastend. Es kann für die Trauerarbeit der Hinterbliebenen sehr problematisch sein, wenn sie Zeugen eines schweren Todeskampfes geworden sind. Daher muss das terminale Delir aggressiv behandelt werden.

Die Angehörigen sollten darüber aufgeklärt sein, dass ein Delir im Sterbeprozess häufig ist und dass sie bei den ersten Zeichen eines Delirs wie Tag-Nacht-Umkehr mit leichten Veränderungen im Bewusstsein sicher sein sollten, dass sie mit dem Sterbenden alles Wichtige besprochen haben.

Wenn Medikamente als Ursache für ein Delir infrage kommen, sollten diese reduziert oder abgesetzt werden. Auch andere beeinflussende Umstände wie Obstipation, Harnverhalt oder metabolische Entgleisungen sollten entsprechend behandelt werden. Maßnahmen zum Herstellen einer vertrauten Umgebung sind ebenfalls wichtig, wie die Begrenzung des Besuchs auf bekannte Personen und Vermeidung von neuen Erfahrungen sowie Hilfe zur Orientierung des Patienten (etwa durch Bereitstellen einer Uhr und eines Kalenders sowie freundlich korrigierendes Eingehen auf die Halluzinationen oder Wahrnehmungsstörungen).

Die medikamentöse Therapie basiert auf dem Gebrauch von Neuroleptika und, wenn nötig, Anästhetika (Tab. 34-7). Haloperidol ist auch weiterhin die Therapie der ersten Wahl. Üblicherweise können Patienten mit einer geringen Dosis (1–3 mg/d) alle 6 Stunden behandelt werden, wobei einige bis zu 20 mg/d benötigen. Haloperidol kann oral oder intravenös verabreicht werden. Intramuskuläre Injektionen sollten vermieden werden (z. B. aufgrund von möglichen Gerinnungsstörungen), es sei denn, dies ist der einzige Weg, Kontrolle über den Patienten zu gewinnen. Neuere atypische Neuroleptika wie Olanzapin, Risperidon und Quetiapin konnten das Delir

Tabelle 34-7

MEDIKAMENTE ZUR BEHANDLUNG DES DELIRS

Medikamente	Dosis
Neuroleptika	
Haloperidol	0,5–5 mg alle 2–12 h p.o., i.v., s.c., i.m.
Thioridazin	10–75 mg alle 4–8 h, p.o.
Chlorpromazin	12,5–50 mg alle 4–12 h, p.o., i.v., i.m.
Levomepromazin	12,5–25 mg alle 4–6 h p.o., i.v.
Atypische Neuroleptika	
Olanzapin	2,5–5 mg/d p.o.
Risperidon	1–3 mg alle 12 h p.o.
Anxiolytika	
Lorazepam	0,5–2 mg alle 1–4 h p.o., i.v., i.m.
Midazolam	1–5 mg/h als kontinuierliche Infusion i.v., s.c.
Anästhetika	
Propofol	0,3–2 mg/h als kontinuierliche Infusion i.v.

bei Krebspatienten signifikant beeinflussen. Außerdem haben sie weniger Nebenwirkungen als bspw. Haloperidol und weitere günstige Effekte für terminal kranke Patienten wie eine antiemetische und anxiolytische Wirkung sowie eine Gewichtszunahme. Sie sind bei Patienten mit längerer Lebenserwartung angezeigt, weil sie etwas seltener zu Dysphorie und dystonen Reaktionen führen. Da atypische Neuroleptika über viele Mechanismen metabolisiert werden, können sie auch bei Leber- oder Niereninsuffizienz gegeben werden. Olanzapin hat jedoch den Nachteil einer nur oral möglichen Applikation und es dauert Wochen, bis eine stabile Wirkung erreicht wird. Die übliche Dosierung beträgt 2 × 2,5–5 mg/d. Chlorpromazin (10–25 mg/d alle 4–6 h) kann angewendet werden, wenn eine Sedierung erreicht werden soll. Es kann neben der oralen Gabe auch intravenös und rektal verabreicht werden. Dystone Reaktionen, die aus einer Dopaminblockade resultieren, sind eine Nebenwirkung von Neuroleptika, obwohl sie bei der Behandlung des terminalen Delirs selten auftreten. Wenn Patienten dennoch mit dieser Nebenwirkung reagieren, sollte Benzatropin, bspw. Biperiden, gegeben werden. Neuroleptika können bei Agitiertheit mit Lorazepam kombiniert werden, wenn das Delir durch Alkohol oder Sedativa verursacht wurde.

Wenn kein Ansprechen auf die First-line-Therapie erkennbar ist, sollte ein psychiatrisches Konsil zur Umstellung auf andere Medikamente erfolgen. Falls sich die Symptomatik nach Einsatz eines zweiten Neuroleptikums nicht bessert, kann eine Sedierung mit Midazolam (oder Propofol) als kontinuierliche Infusion notwendig werden. Anhand von Schätzungen bedürfen ungefähr 25 % der Patienten, die ein Delir, besonders im Falle einer agitierten Verlaufsform mit Myoklonien oder Krämpfen, erleiden, einer Sedierung.

Eine Fixierung des Patienten sollte mit großer Zurückhaltung und nur dann zum Einsatz kommen, wenn der Patient droht, sich selbst oder andere Personen zu verletzen. Wenn eine Fixierung durchgeführt wird, sollte ihre Berechtigung im Verlauf immer wieder überprüft werden.

Schlafstörungen

Epidemiologie Schlafstörungen, definiert als Einschlaf- oder Durchschlafstörungen, Schwierigkeiten beim Schlafen in mindestens drei Nächten der Woche oder Schwierigkeiten beim Schlafen, die eine Funktionseinschränkung bei den Aufgaben des täglichen Lebens bewirken, kommen bei 19–63 % der Patienten mit einer fortgeschrittenen Tumorerkrankung vor. 30–74 % der Patienten mit anderen Erkrankungen im Endstadium, wie z. B. AIDS, Herzerkrankungen, COPD oder Nierenerkrankungen, leiden unter Schlafstörungen.

Ätiologie Bei Krebspatienten können Änderungen in der Schlafeffizienz wie eine Verlängerung des Phase-I-Schlafes auftreten. Andere Ursachen für Schlaflosigkeit können nebenbefundlich vorhandene körperliche Erkrankungen wie Hyperthyreoidismus oder psychische Störungen wie Depression oder Angst sein. Auch Medikamente wie Antidepressiva, Psychostimulanzien, Steroide und Betablocker sind bekannte Auslöser für Schlafstörungen, ebenso Alkohol und Koffein. Viele frei verkäufliche Medikamente enthalten Koffein und Antihistamine, was ebenfalls Ursache für Schlafstörungen sein kann.

Abklärung Spezielle Fragen zur Bestimmung der Form der Schlafstörung sollten Angaben zum Schlafbeginn, zum Durchschlafen und zum Erwachen am Morgen als Ziel haben, weil diese der Schlüssel zur Ursache der Störung und zu möglichen Behandlungsmethoden sind. Auch sollten die Patienten nach vorbestehenden Schlafproblemen, Depression und Angststörungen befragt werden. Ferner sollte auf mögliche Symptome eines Hyperthyreoidismus geachtet werden. Alkohol und Koffein sind häufige Ursachen für Schlafstörungen und der Konsum sollte deshalb ebenfalls sorgfältig erfragt werden. Alkohol kann sowohl bei exzessivem Gebrauch als auch bei Entzug zu Schlafstörungen führen.

Maßnahmen Die Säulen der Therapie sind eine Verbesserung der Schlafhygiene (regelhafte Schlafenszeit, verminderte Schlafunterbrechungen, kein Konsum von Koffein, anderen Stimulanzien und Alkohol), die Behandlung von Angst und Depression und zuletzt die Behandlung der Schlaflosigkeit selbst. Patienten mit Depression, die unter Schlaflosigkeit und Ängsten leiden, kann ein sedierendes Antidepressivum wie Mirtazapin helfen. Bei älteren Patienten ist Trazodon (25 mg zur Nacht) eine effektive Schlafhilfe, wenn es in niedrigerer Dosierung als zur antidepressiven Therapie gegeben wird. Zolpidem könnte ein verringertes Risiko für das Auftreten eines Delirs im Vergleich zu traditionellen Benzodiazepinen aufweisen, doch dieses hat sich noch nicht endgültig gezeigt. Wenn Benzodiazepine verordnet werden, sollte kurz wirksamen wie Lorazepam vor den lang wirksamen wie Diazepam der Vorzug gegeben werden. Patienten, die Benzodiazepine erhalten, sollten auf Zeichen von Verwirrtheit und Delir beobachtet werden.

SOZIALE BEDÜRFNISSE UND IHRE SICHERSTELLUNG

Finanzielle Belastungen

Relevanz Die letzte Lebensphase kann für den schwerstkranken Patienten und seinen Angehörigen erhebliche finanzielle Bürden mit sich bringen, was wiederum zusätzliches Leid bedeutet. In den USA – mit einem der am wenigsten umfassenden Gesundheitsversicherungssysteme in den hochentwickelten Ländern – geben etwa 20 % der terminal kranken Patienten und ihre Familien mehr als 10 % ihres Familieneinkommens für Krankenversicherungsbeiträge und weitere Gesundheitskosten aus. Zwischen 10 und 30 % der Familien veräußern Vermögenswerte, gehen an ihre Ersparnisse oder nehmen Hypotheken auf, um für die entstehenden Kosten aufkommen zu können. Nahezu 40 % der unheilbar kranken Patienten in den USA berichten, dass die Kosten für ihre Erkrankung eine mäßige oder große finanzielle Härte für ihre Familie darstellen

Der Patient muss in der Regel die Arbeitszeit reduzieren oder aufhören zu arbeiten. In 20 % der Fälle hört auch ein Familienmitglied eines schwerstkranken Patienten auf zu arbeiten, um diesen pflegen zu können. Die wesentlichen Faktoren für die entstehenden Kosten sind der reduzierten körperlichen Leitungsfähigkeit und Pflegebedürftigkeit geschuldet, wie dem Bedarf an Hilfe für den Haushalt, Pflege und persönlicher Zuwendung. Körperlich schwächere und mittellose Patienten sind finanziell stärker belastet.

Maßnahmen Die finanzielle Belastung sollte nicht nur als ein privates Problem betrachtet oder gar ignoriert werden. Sie führt oft zu Auswirkungen, die einer Verbesserung des Zustandes entgegenstehen, wie dem Vorzug von einfacherer Versorgung gegenüber lebensverlängernden Therapiemaßnahmen sowie Erwägung von Euthanasie oder ärztlich assistiertem Suizid. Ökonomische Belastungen steigern das psychologische Leid der Angehörigen und Pflegenden schwerstkranker Patienten. Armut ist assoziiert mit schlechterer Gesundheit. Aktuelle Studienergebnisse ergaben, dass Patienten mit fortgeschrittenem Krebsleiden, die mit ihrem Arzt über die Todesthematik sprechen, in der letzten Lebenswoche weniger Krankheitskosten verursachen. Höhere Kosten gehen mit einem für den Patienten unangenehmeren Sterbeprozess einher. Es kann hilfreich sein, frühzeitig die Unterstützung durch einen Sozialarbeiter zu ermöglichen, um alle verfügbaren finanziellen Vergünstigungen zu erhalten. Viele Patienten und betreuende Angehörige sind sich der Möglichkeiten von Hauskrankenpflege, Kurzzeitpflege oder unbezahltem Urlaub zur Betreuung von Angehörigen sowie anderer Formen der Unterstützung nicht bewusst.

Beziehungen

Relevanz Es ist ein generelles Bedürfnis, persönliche Angelegenheiten zu regeln und die Geschichte gelebter Beziehungen zu einem Ende zu führen. Auf die Frage, ob ein plötzlicher Tod oder der Tod nach einer längeren Krankheit vorzuziehen sei, wird zunächst häufig der plötzliche Tod bevorzugt; viele der Befragten entscheiden sich jedoch bald für den Tod nach einer längeren Krankheit, da sie die Wichtigkeit erkennen, sich verabschieden zu können. Hinterbliebene, die nicht die Möglichkeit hatten, sich zu verabschieden, berichten häufig über einen schwierigeren Trauerprozess.

Maßnahmen Die Betreuung von schwerkranken Patienten erfordert Anstrengungen, um räumlich und zeitlich Möglichkeiten für die Begegnung mit Familie und Freunden zu schaffen. Die Familie und enge Freunde sind unter Umständen auf uneingeschränkte Besuchszeiten bzw. die Unterbringung in der Nähe des Patienten angewiesen. Ärzte und Pflegende können möglicherweise angespannte Beziehungen zwischen dem Patienten und anderen Familienmitgliedern erleichtern und dazu beitragen, Konflikte zu lösen. Patienten und Familienangehörige, die unsicher sind, wie sie sich Erinnerungen an den Patienten schaffen oder bewahren können, sind oft sehr dankbar für Unterstützung durch Anregungen wie ein Sammelalbum oder eine Schachtel mit Andenken. Das Fotografieren und Herstellen von Videos kann für schwerstkranke Patienten geeignet sein, die jüngere Kinder oder Enkel haben.

Betreuung und Pflege durch Familienangehörige

Relevanz Schwerkranke Patienten zu betreuen stellt eine schwere Last für Familien dar. Familien müssen häufig für Transporte, den Haushalt und andere Leistungen sorgen. Üblicherweise unterstützen bezahlte professionelle Kräfte, wie Hauskrankenpflegekräfte und Hospizpersonal, die Familienbetreuung; jedoch wird nur etwa ein Viertel der gesamten Betreuung ausschließlich von professionellem Personal geleistet. Da zunehmend mehr Patienten außerhalb des Krankenhauses versterben, kommt den Familien eine höhere Verantwortung für die Sterbebegleitung zu. Familienmitglieder werden zunehmend zur Pflege (z. B. zur Lagerung und zum Waschen), zur medizinischen Versorgung (z. B. Symptommessung, Medikationsverabreichung) sowie zur emotionalen Unterstützung herangezogen.

Drei Viertel der Betreuenden von schwerstkranken Patienten sind Frauen – Ehefrauen, Töchter, Schwestern und sogar Schwägerinnen. Da viele Frauen verwitwet sind, können sie sich weniger auf die Familie als pflegerische Unterstützung verlassen und brauchen unter Umständen mehr bezahlte Unterstützung. Ungefähr 20 % der schwerstkranken Patienten berichten über erhebliche unerfüllte Bedürfnisse im Bereich der Pflege und persönlichen Fürsorge. Ehemals betreuende Hinterbliebene sowie aktuell pflegende Familienmitglieder haben eine höhere Sterblichkeit im Vergleich zu nicht pflegenden Familienmitgliedern.

Maßnahmen Es ist unerlässlich, nach unerfüllten Bedürfnissen zu fragen und zu versuchen, deren Erfüllung durch die Familie oder professionelle Unterstützung zu gewährleisten. Unterstützung durch eine kirchliche oder anderweitig organisierte Gruppe, mit der sich der Patient oder die Angehörigen identifizieren können, kann oft durch unkomplizierte Kontaktaufnahme mithilfe des medizinischen Personals mobilisiert werden.

EXISTENZIELLE BEDÜRFNISSE UND IHRE SICHERSTELLUNG

Relevanz Religion und Spiritualität sind für viele terminal kranke Patienten wichtig. Fast 70 % der Patienten berichten, im Laufe ihrer schweren Krankheit zunehmend religiös oder spirituell geworden zu sein und viele finden Trost in verschiedenen religiösen oder spirituellen Praktiken wie in Gebeten. Im Gegenzug werden ungefähr 20 % der final kranken Patienten weniger religiös und fühlen sich durch das Erleiden der schweren Krankheit häufig in ihrem Glauben betrogen. Andere Patienten wiederum suchen nach einem existenziellen Sinn und Zweck, was sich von Religion oder Spiritualität unterscheidet oder sogar im Gegensatz dazu stehen kann. Patienten und Familienmitglieder wünschen sich oft vom professionellen Pflegepersonal mehr Rücksicht auf Religion und Spiritualität.

Abklärung Das medizinische Personal verhält sich häufig zögernd im Hinblick auf eine Einmischung in die religiösen, spirituellen und existenziellen Erfahrungen und Bedürfnisse ihrer Patienten, da es zu persönlich oder nicht relevant in Bezug auf die aktuelle Erkrankung erscheint. Jedoch sollten Ärzte und andere Mitglieder des interdisziplinären Teams zumindest in der Lage sein, spirituelle und existenzielle Bedürfnisse wahrzunehmen. Es wurden Fragen zum Screening hinsichtlich der spirituellen Anamneseerhebung durch den Arzt entwickelt. Spirituelle Nöte können andere Leiden erschweren und sogar als unbehandelbarer körperlicher Schmerz, Angst oder Depression maskiert sein. Die Screeningfragen im Rahmen der Anamneseerhebung sind in der Regel ausreichend. Eine tiefer greifende Evaluation und Intervention durch den Arzt ist selten angemessen, es sei denn, dass kein anderes Mitglied des interdisziplinären Teams verfügbar oder geeignet ist. Seelsorger der medizinischen Institution oder aus der eigenen Gemeinde des Patienten können hilfreich sein.

Maßnahmen In welchem Ausmaß religiöse Praktiken, Spiritualität und Gespräche über existenzielle Themen ermöglicht werden und ob sie die Betreuung am Ende des Lebens verbessern, ist nicht gut untersucht. In einer Studie berichteten nur 36 % der Befragten, dass ein Geistlicher ihnen Trost bringe. Trotzdem zeigt das erhöhte religiöse und spirituelle Interesse eines erheblichen Anteils sterbender Patienten, dass das individuelle Bedürfnis ermittelt und entsprechende Unterstützung angeboten werden sollte.

BEHANDLUNG TERMINALER KRANKHEITSSTADIEN

ABBRUCH UND VERZICHT AUF LEBENSERHALTENDE MAßNAHMEN

Juristische Aspekte Seit Jahrhunderten ist es aus ethischer Perspektive unumstritten, dass in bestimmten Situationen auf lebenserhaltende Maßnahmen verzichtet werden kann oder diese beendet werden. Gegenwärtig besteht in den meisten westlichen Industrieländern ein juristischer Konsens darüber, dass geschäftsfähige Patienten medizinische Maßnahmen ablehnen können. Weiterhin haben auch einwilligungs-, aber nicht geschäftsfähige Patienten unter Umständen das Recht, medizinische Interventionen abzulehnen. Theoretisch kann das Recht des Patienten auf Ablehnung einer medizinischen Behandlung limitiert bzw. aufgehoben werden, wenn folgende Interessen gewahrt werden sollen: (1) Erhaltung von Leben, (2) Vermeidung von Suizid, (3) Schutz Dritter, wie Kinder, und (4) Aufrechterhaltung der Integrität der ärztlichen Kunst. Die Rechte geschäftsfähiger sowie geschäftsunfähiger Patienten, die eine eindeutige Behandlungsanweisung hinterlassen haben, werden in der Praxis kaum von diesen Interessen berührt.

In Deutschland wurden die zuletzt im Jahr 2011 formulierten „Grundsätze der Bundesärztekammer zur ärztlichen Sterbebegleitung“ den neuen Rechtsauffassungen der vergangenen Jahre angepasst und die Neufassung am 18. Februar 2011 veröffentlicht. Im Folgenden werden Auszüge aus diesen Grundsätzen (u. a. Präambel, Verhalten bei Patienten mit infauster Prognose, Ermittlung des Patientenwillens) zitiert:

„Aufgabe des Arztes ist es, unter Achtung des Selbstbestimmungsrechtes des Patienten Leben zu erhalten, Gesundheit zu schützen und wiederherzustellen sowie Leiden zu lindern und Sterbenden bis zum Tod beizustehen. Die ärztliche Verpflichtung zur Lebenserhaltung besteht daher nicht unter allen Umständen. Es gibt Situationen, in denen sonst angemessene Diagnostik und Therapieverfahren nicht mehr angezeigt und Begrenzungen geboten sind. Dann tritt eine palliativmedizinische Versorgung in den Vordergrund. …

Art und Ausmaß einer Behandlung sind gemäß der medizinischen Indikation vom Arzt zu verantworten. Er muss dabei den Willen des Patienten achten. Bei seiner Entscheidungsfindung soll der Arzt mit ärztlichen und pflegenden Mitarbeitern einen Konsens suchen.

Ein offensichtlicher Sterbevorgang soll nicht durch lebenserhaltende Therapien künstlich in die Länge gezogen werden. Darüber hinaus darf das Sterben durch Unterlassen, Begrenzen oder Beenden einer begonnenen medizinischen Behandlung ermöglicht werden, wenn dies dem Willen des Patienten entspricht. Dies gilt auch für die künstliche Nahrungs- und Flüssigkeitszufuhr. Die Tötung des Patienten hingegen ist strafbar, auch wenn sie auf Verlangen des Patienten erfolgt. Die Mitwirkung des Arztes bei der Selbsttötung ist keine ärztliche Aufgabe. Der Arzt ist verpflichtet, Sterbenden, d. h. Kranken oder Verletzten mit irreversiblem Versagen einer oder mehrerer vitaler Funktionen, bei denen der Eintritt des Todes in kurzer Zeit zu erwarten ist, so zu helfen, dass sie menschenwürdig sterben können. Die Hilfe besteht in palliativmedizinischer Versorgung. …

Maßnahmen, die den Todeseintritt nur verzögern, sollen unterlassen oder beendet werden. Bei Sterbenden kann die Linderung des Leidens so im Vordergrund stehen, dass eine möglicherweise dadurch bedingte unvermeidbare Lebensverkürzung hingenommen werden darf. …

Bei Patienten, die sich zwar noch nicht im Sterben befinden, aber nach ärztlicher Erkenntnis aller Voraussicht nach in absehbarer Zeit sterben werden, ist eine Änderung des Behandlungszieles geboten, wenn lebenserhaltende Maßnahmen Leiden nur verlängern würden oder die Änderung des Behandlungsziels dem Willen des Patienten entspricht. An die Stelle von Lebensverlängerung und Lebenserhaltung tritt dann die palliativmedizinische Versorgung einschließlich pflegerischer Maßnahmen. …

Die Entscheidung über die Einleitung, die weitere Durchführung oder Beendigung einer ärztlichen Maßnahme wird in einem gemeinsamen Entscheidungsprozess von Arzt und Patient bzw. Patientenvertreter getroffen. Das Behandlungsziel, die Indikation der daraus abgeleiteten Maßnahmen, die Frage der Einwilligungsfähigkeit des Patienten und der maßgebliche Patientenwille müssen daher im Gespräch zwischen Arzt und Patient bzw. Patientenvertreter erörtert werden. Bei einwilligungsfähigen Patienten hat der Arzt den aktuell geäußerten Willen des angemessen aufgeklärten Patienten zu beachten, selbst wenn sich dieser Wille nicht mit den aus ärztlicher Sicht gebotenen Diagnose- und Therapiemaßnahmen deckt. Das gilt auch für die Beendigung schon eingeleiteter lebenserhaltender Maßnahmen. Der Arzt soll Kranken, die eine medizinisch indizierte Behandlung ablehnen, helfen, die Entscheidung zu überdenken. Bei nichteinwilligungsfähigen Patienten ist die Erklärung ihres Bevollmächtigten bzw. ihres Betreuers maßgeblich. Diese sind verpflichtet, den Willen und die Wünsche des Patienten zu beachten. Falls diese nicht bekannt sind, haben sie so zu entscheiden, wie es der Patient selbst getan hätte (mutmaßlicher Wille). Sie sollen dabei Angehörige und sonstige Vertrauenspersonen des Patienten einbeziehen, sofern dies ohne Verzögerung möglich ist. Bestehen Anhaltspunkte für einen Missbrauch oder für eine offensichtliche Fehlentscheidung, soll sich der Arzt an das Betreuungsgericht wenden.

Ist kein Vertreter des Patienten vorhanden, hat der Arzt im Regelfall das Betreuungsgericht zu informieren und die Bestellung eines Betreuers anzuregen, welcher dann über die Einwilligung in die anstehenden ärztlichen Maßnahmen entscheidet.

Liegt eine Patientenverfügung im Sinne des § 1901a Abs. 1 BGB vor (vgl. VI.2.), hat der Arzt den Patientenwillen anhand der Patientenverfügung festzustellen. Er soll dabei Angehörige und sonstige Vertrauenspersonen des Patienten einbeziehen, sofern dies ohne Verzögerung möglich ist. Trifft die Patientenverfügung auf die aktuelle Behandlungssituation zu, hat der Arzt den Patienten entsprechend dessen Willen zu behandeln. Die Bestellung eines Betreuers ist hierfür nicht erforderlich. In Notfallsituationen, in denen der Wille des Patienten nicht bekannt ist und für die Ermittlung individueller Umstände keine Zeit bleibt, ist die medizinisch indizierte Behandlung einzuleiten, die im Zweifel auf die Erhaltung des Lebens gerichtet ist. Hier darf der Arzt davon ausgehen, dass es dem mutmaßlichen Willen des Patienten entspricht, den ärztlich indizierten Maßnahmen zuzustimmen. …

… Willensbekundungen, in denen sich Patienten vorsorglich für den Fall des Verlustes der Einwilligungsfähigkeit zu der Person ihres Vertrauens und der gewünschten Behandlung erklären, sind eine wesentliche Hilfe für ärztliche Entscheidungen.

Die Auswahl und die Bestellung einer Vertrauensperson können in unterschiedlicher Weise erfolgen:

Mit der Vorsorgevollmacht bestellt der Patient selbst einen Vertreter (Bevollmächtigten in Gesundheitsangelegenheiten). Das Betreuungsgericht muss in diesen Fällen keinen Vertreter (Betreuer) bestellen. Bei fehlender Einwilligungsfähigkeit des Patienten kann die Vertrauensperson sofort tätig werden. Eine Vollmacht in Gesundheitsangelegenheiten muss vom Patienten eigenhändig unterschrieben sein und ärztliche Maßnahmen ausdrücklich umfassen. Bestehen Zweifel an der Wirksamkeit einer Vollmacht, soll sich der Arzt an das zuständige Betreuungsgericht wenden. In einer Betreuungsverfügung schlägt der Patient dem Gericht eine Person seines Vertrauens vor. Die Bestellung zum Betreuer erfolgt durch das Betreuungsgericht, sofern der Patient seine Angelegenheiten nicht (mehr) selbst zu besorgen vermag …" (aus Grundsätze der Bundesärztekammer zur ärztlichen Sterbebegleitung, Deutsches Ärzteblatt, Jg 108, Heft 7, 18. Feb 2011; *http://www.bundesaerztekammer.de/downloads/Sterbebegleitung_17022011.pdf*).

Für weitere Details bezüglich der in Deutschland geltenden Regelungen verweisen wir auf den Abschnitt „Patientenverfügung" dieses Kapitels.

Praktische Aspekte Die Beendigung oder der Verzicht auf akut lebenserhaltende medizinische Maßnahmen bei terminal kranken Patienten stellt mittlerweile ein akzeptiertes Vorgehen dar. Mehr als 90 % amerikanischer Patienten versterben ohne kardiopulmonale Reanimation (CPR), und ebenso viele verzichten auf andere potenziell lebensverlängernde Maßnahmen. Beispielsweise wurde zwischen 1987 und 1988 auf US-amerikanischen Intensivstationen in 49 % der Fälle eine CPR durchgeführt, während sich dies zwischen 1992 und 1993 auf nur 10 % der Fälle beschränkte. Im Durchschnitt wurden 3,8 Interventionen, wie die Gabe von Vasopressoren und Bluttransfusionen, pro sterbenden Intensivpatienten beendet. Im Gegensatz dazu wurden bei 19 % der Verstorbenen Maßnahmen wie Intubation, Beatmung oder chirurgische Interventionen in den letzten 48 Stunden veranlasst. Die gängige Praxis variiert stark in verschiedenen Krankenhäusern und auf den Intensivstationen, was auf eine ärztliche Präferenz und nicht auf objektive Daten hinweist.

Diesbezüglich scheint die Beendigung einer mechanischen Beatmung die größte Herausforderung darzustellen. Dies kann erstens durch eine *finale Extubation* (d. h. Entfernung des endotrachealen Tubus) oder eine *terminale Entwöhnung* (kontinuierliche Reduzierung des FIO_2 oder der Beatmungsfrequenz) erfolgen. In den USA bevorzugen etwa ein Drittel der Intensivmediziner die finale Entwöhnungsmethode, während 13 % eine Extubation vornehmen. Die Mehrheit der Ärzte verwendet beide Techniken. Die klinischen Leitlinien der American Thoracic Society aus dem Jahr 2008 stellen fest, dass es nicht die *eine* korrekte Art des Entwöhnens gibt; Ärzte sollten beide Methoden kennen und anwenden, Vor- und Nachteile abwägen und auf Wünsche von Patient und Betreuern eingehen. Für die Entscheidung über eine Beendigung der Beatmung zählen zu den wichtigsten Faktoren die Überlebenswahrscheinlichkeit des Patienten, die Wahrscheinlichkeit bereits vorhandener kognitiver Schäden und die persönlichen Wünsche des Patienten bezüglich lebensverlängernder Maßnahmen. Einige empfehlen die finale Entwöhnung, da Patienten dabei keine Obstruktion der oberen Atemwege entwickeln und durch Atemsekrete oder Stridor belastet werden. Auf der anderen Seite kann die finale Entwöhnung den Sterbeprozess verlängern. Um das Wohlergehen von wachen oder halbbewusstlosen Patienten zu gewährleisten, sollten vor Beendigung der Beatmungsmaßnahmen Muskelrelaxanzien abgesetzt sowie Sedativa und Analgetika verabreicht werden. Durch den Verzicht auf Muskelrelaxanzien ist der Patient in der Lage, Unwohlsein oder Beschwerden zu äußern, wodurch die Dosistitration der Beruhigungs- und Schmerzmittel vereinfacht wird. Außerdem wird dadurch eine Interaktion zwischen Patienten und ihren Familien ermöglicht. Eine gängige Praxis während der Entwöhnung ist die Bolusinjektion von Midazolam (2–4 mg) oder Lorazepam (2–4 mg) vor Beendigung der Beatmung, gefolgt von einem Morphinbolus (5–10 mg) mit anschließender kontinuierlicher Infusion (50 % der Bolusdosis pro Stunde). Bei Patienten mit signifikanter pulmonaler Sekretion kann Scopolamin als Dauerinfusion mit einer Rate von 100 µg/h eingesetzt werden. Weitere Morphinboli und Steigerungen der Infusionsrate sollten bei respiratorischer Insuffizienz sowie zur Behandlung von Schmerzen zur Anwendung kommen. Patienten, die bereits mit Opiaten vorbehandelt sind, benötigen höhere Dosierungen. Die Angehörigen sollten über die Behandlung häufiger Symptome nach Beendigung der Beatmung, wie Dyspnoe oder Unruhe unterrichtet und über die Nichtvorhersagbarkeit der Zeitspanne des Überlebens nach Beendigung der Beatmung aufgeklärt werden: Bis zu 10 % der Patienten leben nach Beendigung der mechanischen Ventilation noch einen Tag oder länger.

AUSSICHTSLOSE BEHANDLUNGEN

In den USA wird seit den späten 1980er-Jahren vermehrt darüber diskutiert, inwieweit Ärzte eine von der Familie verlangte, aussichtslose Behandlung terminal erkrankter Patienten beenden könnten. Eine objektive Definition oder ein Standard über „Aussichtslosigkeit" existiert definitionsgemäß nicht. In diesem Zusammenhang wird zwischen physiologischer, qualitativer und quantitativer Aussichtslosigkeit unterschieden. Physiologische Aussichtslosigkeit bedeutet, dass eine Maßnahme keine physiologische Wirkung hat. Qualitativ aussichtslose Behandlung beschreibt die völlige Abhängigkeit des Patienten von intensivmedizinischer Behandlung. Quantitative Aussichtslosigkeit besteht dann, wenn Ärzte (entweder durch persönliche Erfahrungen, gemeinsame Erfahrungen mit Kollegen oder auf der Basis veröffentlichter empirischer Daten) zu dem Schluss kommen, dass eine medizinische Behandlung in den letzten 100 vergleichbaren Fällen wirkungslos war. Diese Sichtweise verdeckt die Subjektivität von Entscheidungen über eine Behandlung, die „nicht zum Wohle des Patienten" sind. Ob eine Behandlung, die ein Leben um sechs Wochen verlängert oder einen einprozentigen Überlebensvorteil beinhaltet, vorteilhaft ist, hängt u. a. auch von den Wünschen und Zielen des einzelnen Patienten ab. Darüber hinaus wichen ärztliche Voraussagen über die Aussichtslosigkeit von Behandlungen deutlich von der quantitativen Definition ab. Wenn Assistenzärzte dachten, dass eine CPR in quantitativer Hinsicht aussichtslos wäre, hatte mehr als einer von fünf Patienten eine Chance von 10 % oder mehr, aus dem Krankenhaus entlassen zu werden. Die meisten Studien mit der Absicht, Aussichtslosigkeit zu definieren, basieren auf nicht aussagekräftigen Daten. Im intensivmedizinischen Bereich zeigt sich quantitative Aussichtslosigkeit selten. Viele Kommentatoren lehnen die Aussichtslosigkeit als Kriterium für die Beendigung einer Behandlung ab. Stattdessen sehen sie solche Situationen als Konfliktfälle mit Kommunikationsbedarf zwischen dem Arzt und der betroffenen Familie.

Da kein Konsens über die Quantifizierung von Aussichtslosigkeit besteht, wählen viele Krankenhäuser prozessorientierte Herangehensweisen. Ziel ist die Vermeidung unnötiger Diskussionen und Förderung von Gesprächen mit dem Patienten sowie von alternativen Ansätzen, die die Wünsche und Möglichkeiten des Patienten erkennen und berücksichtigen. Manche Krankenhäuser haben unilaterale DNR-Bestimmungen (Do not resuscitate, d. h. der Patient soll nicht wiederbelebt werden) für den Fall, dass mit den Angehörigen des Patienten keine Einigung möglich ist und aus ärztlicher Sicht eine CPR sinnlos wäre. Dieser Ansatz soll kein Ersatz für Gespräche und Verhandlungen sein; er erkennt aber an, dass ein Konsens nicht immer erreicht werden kann. In den letzten 15 Jahren haben viele amerikanische Bundesstaaten (z. B. Texas, Virginia, Maryland, Kalifornien) Gesetze verabschiedet, die den Arzt vor Haftung schützen, wenn er lebensverlängernde Maßnahmen ablehnt, die der Patient oder seine Angehörigen wünschen. In Texas gilt beispielsweise Folgendes: Wenn zwischen Ärzten und Angehörigen Uneinigkeit über die Beendigung einer Therapiemaßnahme besteht und sich die Situation durch Einschaltung einer Ethikkommission nicht klären lässt, muss das Krankenhaus eine Überstellung in eine Einrichtung möglich machen, die weiterbehandelt. Wenn das innerhalb von zehn Tagen nicht möglich ist, können die Ärzte eine aussichtslose Therapie ohne weitere Einwilligung beenden. Die Angehörigen können sich in diesem Fall an ein Gericht wenden. Erste Erhebungen legen nahe, dass durch diese Gesetzgebung häufiger eine Ethikkommission zu Rate gezogen wird. Die meisten Familien sind mit der Beendigung aussichtsloser Therapien einverstanden, 10–15 % sind aber dagegen. In Texas wurden in den sieben Jahren seit der Gesetzesänderung geschätzte zwölf Fälle vor Gericht gebracht. Eine Ethikkommission wurde in 974 Fällen eingeschaltet (Stand 2007), in 65 Fällen wurde eine Entscheidung gegen den Willen der Familie getroffen. In 27 Fällen wurde daraufhin die Therapie eingestellt; die restlichen Patienten wurden transferiert oder verstarben, während sie auf eine Überstellung warteten.

Auch in Deutschland ist nach den Grundsätzen der Bundesärztekammer zur ärztlichen Sterbebegleitung (siehe oben) stets der Konsens mit den Angehörigen zu suchen. In Zweifelsfällen kann eine Ethikbefragung hilfreich sein. Besteht kein Konsens in der Ermittlung des mutmaßlichen Patientenwillens können sich der Arzt oder die Angehörigen an das Betreuungsgericht wenden. Bei fehlender medizinischer Indikation dürfen Maßnahmen allerdings nicht durchgeführt werden. Auch das Betreuungsgericht entscheidet nicht zur Frage der medizinischen Indikation (Grübler 2011; Bundesärztekammer 2010).

EUTHANASIE UND ÄRZTLICH ASSISTIERTER SUIZID

Euthanasie (aktive Sterbehilfe) und ärztlich assistierter Suizid sind in Tabelle 34-8 definiert. Die Beendigung lebenserhaltender Maßnahmen und die Versorgung mit Opiaten zur Symptombehandlung werden seit langem durch die Ärzteschaft als ethisch vertretbar und von den Gerichten als legal angesehen.

Rechtliche Aspekte Aktive Sterbehilfe ist in den Niederlanden, Belgien und Luxemburg legal. Im Northern

Tabelle 34-8

DEFINITIONEN DER BEIHILFE ZUM SUIZID UND EUTHANASIE (STERBEHILFE)

Begriff	Definition	Legalisierung
Freiwillige aktive Sterbehilfe	Gezielte Verabreichung von Medikamenten oder anderen Maßnahmen mit schriftlichem Einverständnis des Patienten, um dessen Tod herbeizuführen.	Belgien Niederlande Luxemburg
Unfreiwillige aktive Sterbehilfe	Gezielte Verabreichung von Medikamenten oder anderen Maßnahmen ohne schriftliches Einverständnis des geschäftsfähigen Patienten, um dessen Tod herbeizuführen. Der Patient wurde z. B. nicht gefragt.	Nirgendwo
Passive Sterbehilfe	Zurückhalten und Beenden lebenserhaltender medizinischer Behandlungen von einem Patienten, um diesen sterben zu lassen (Abbrechen lebenserhaltender Maßnahmen).	Überall
Ärztlich assistierter Suizid	Das Bereitstellen von Medikamenten oder anderen Maßnahmen für Patienten durch einen Arzt, um dem Patienten einen Suizid zu ermöglichen.	Oregon Niederlande Belgien Schweiz

Territory Australiens war sie 1995 legalisiert worden, wurde 1997 aber wieder abgeschafft. In keinem Bundesstaat der Vereinigten Staaten ist die aktive Sterbehilfe legal. In der Schweiz kann ein Laie unter bestimmten Voraussetzungen legal Beihilfe zum Suizid ausüben. In den USA ist ärztliche Beihilfe zum Suizid in vier Bundesstaaten legal: in Oregon, Vermont und Washington State per Gesetz und in Montana laut Rechtsprechung. In Regierungsbezirken, in denen der ärztlich assistierte Suizid legal ist, müssen die Ärzte zur Verordnung der dazu erforderlichen Medikamente zahlreiche Kriterien erfüllen und Abläufe beachten, zu denen auch eine Wartefrist gehört. In allen anderen Staaten der USA sind ärztlich assistierter Suizid und Euthanasie ausdrücklich verboten oder im Rahmen des allgemeinen Gesetzes illegal.

Mit großer Mehrheit wurde am 6. November 2015 in Deutschland ein Gesetzentwurf verabschiedet, der die Beihilfe zum Suizid gesetzlich neu regelt. Die geschäftsmäßig betriebene Suizidbeihilfe, wie sie beispielsweise von Sterbevereinen angeboten wird, wird nun unter Strafe gestellt. Die Beihilfe zum Suizid bleibt grundsätzlich erlaubt, eine Ahndung kann stattfinden, wenn sie regelmäßig oder auf Wiederholung angelegt ist. Kritisiert wurde an diesem Entwurf, dass nun Ärzten ebenfalls ein Strafverfahren drohen könne, da sie in ihrer Berufstätigkeit per se geschäftsmäßig handeln. Die Bundesärztekammer bekräftigt auch in der aktuellen Debatte um den neuen Gesetzesentwurf, dass die Beihilfe zur Selbsttötung keine ärztliche Aufgabe darstellt (Pressemitteilung Bundesärztekammer 23.09.2015, *http://www.bundesaerztekammer.de/presse/pressemitteilungen/news-detail/montgomery-suizidbeihilfe-ist-keine-aerztliche-aufgabe/*). Die Grundsätze der Bundesärztekammer zur ärztlichen Sterbebegleitung von 2011 bewerten den ärztlich assistierten Suizid folgendermaßen: „Nach der Berufsordnung haben Ärztinnen und Ärzte die Aufgabe, das Leben zu erhalten, Leiden zu lindern sowie Sterbenden Beistand zu leisten. Die Mitwirkung des Arztes bei der Selbsttötung ist hingegen keine ärztliche Aufgabe. ... Diese aktuell geltende Formulierung wird als Lockerung der vor 2011 geltenden Feststellung gewertet, welche die Mitwirkung des Arztes an der Selbsttötung des Patienten als dem ärztlichen Ethos widersprechend beschrieb. Damit wurden die verschiedenen und differenzierten individuellen Moralvorstellungen von Ärzten in einer pluralistischen Gesellschaft anerkannt, ohne die Grundausrichtung und die Grundaussagen zur ärztlichen Sterbebegleitung infrage zu stellen (aus „Vorwort von Prof. Hoppe, damaliger Präsident der Bundesärztekammer, zu den Grundsätzen der Bundesärztekammer zur ärztlichen Sterbebegleitung; *http://www.bundesaerztekammer.de/downloads/Sterbebegleitung_17022011.pdf*).

Praktische Aspekte Weniger als 10–20 % der terminal erkrankten Patienten erwägen die Anwendung aktiver Sterbehilfe bzw. des ärztlich assistierten Suizids. In den Niederlanden und Oregon haben mehr als 70 % der Patienten, die diese Maßnahmen nutzen, Krebs. In Oregon betrafen 2013 nur 1,2 % der ärztlich assistierten Suizide Patienten mit HIV/AIDS und 7,2 % Patienten mit amyotropher Lateralsklerose. In den Niederlanden nahm der Anteil der Todesfälle durch aktive Sterbehilfe oder ärztlich assistierten Suizid von 2,8 % im Jahr 2001 auf 1,8 % im Jahr 2005 ab. In Oregon starben laut Erhebungen im Jahr 2013 (aus dem vollständige Daten vorliegen) etwa 71 Patienten (0,2 % aller Todesfälle) durch ärztlich assistierten Suizid; möglicherweise ist die reale Anzahl der Fälle aber auch höher. Im Bundesstaat Washington starben zwischen März 2009 (Beginn der Gesetzgebung) und Dezember 2009 36 Patienten durch eine verordnete tödliche Medikamentendosis.

Schmerz ist kein primäres Motiv für das Verlangen oder das Interesse von Patienten nach Sterbehilfe und/

oder ärztlich assistiertem Suizid. Weniger als 25 % der Patienten in Oregon geben eine unzureichende Schmerzkontrolle als Grund für den ärztlich assistierten Suizid an. Depression, Hoffnungslosigkeit und die allgemeine Sorge um Autonomieverlust und Entwürdigung scheinen die primäre Motivation zu dem Wunsch nach Sterbehilfe oder ärztlich assistiertem Suizid zu sein. In Oregon gaben weniger als 25 % aller Patienten Schmerzen als Grund für ärztlich assistierten Suizid an. Mehr als 75 % gaben den Verlust der Autonomie oder Würde und die Unfähigkeit, an schönen Aktivitäten teilzunehmen, als Gründe an und 40 % der Patienten wollten ihrer Familie nicht länger zur Last fallen. Eine niederländische Studie ergab, dass depressive, terminal kranke Krebspatienten viermal mehr Sterbehilfe fordern und dass unkontrollierter Schmerz nicht mit einer größeren Nachfrage nach Sterbehilfe assoziiert war. Trotz der Bedeutung des emotionalen Distress für den Wunsch nach Euthanasie und einem ärztlich assistierten Suizid erhalten nur wenige Patienten eine psychologische Behandlung. So wurden in Oregon nur 5,9 % der Patienten zur psychiatrischen Abklärung überwiesen.

Euthanasie und ärztlich assistierter Suizid sind keine Garanten für einen schmerzlosen, schnellen Tod. Die Erfahrungen der Niederlande zeigen, dass in bis zu 20 % der Fälle technische und andere Probleme entstanden. Diese betrafen das Aufwachen aus dem Koma, das Nichterreichen eines komatösen Zustandes, das Hochwürgen von Medikamenten und eine Verlängerung der Zeit bis zum Tod. Daten belegen, dass in Oregon zwischen 1997 und 2013 22 Patienten (ca. 5 %) die verabreichten Medikamente regurgitierten; ein Patient erwachte und einer hatte Krampfanfälle. Die Probleme waren im Rahmen des ärztlich assistierten Suizids signifikant häufiger, sodass der Arzt gelegentlich intervenieren und aktive Sterbehilfe anwenden musste.

Zwischen 12 und 54 % aller Ärzte werden im Verlaufe ihres Berufslebens – unabhängig, ob in ihrem Land Sterbehilfe legal ist oder nicht – mit dem Wunsch nach Sterbehilfe oder ärztlich assistiertem Suizid konfrontiert. Kompetenz im Umgang mit einer solchen Anfrage ist hier entscheidend. Beim Wunsch nach Euthanasie und/oder ärztlich assistiertem Suizid sollten Angehörige medizinischer Berufe dieses Anliegen vorsichtig klären und mit empathischen, offenen Fragen wie „Warum denken Sie an diese Möglichkeit?“ die Ursache für den Wunsch eruieren. Sowohl die moralische Verdammung als auch die Signalisierung einer moralischen Unterstützung für diese Handlung erscheinen kontraproduktiv. Es entsteht entweder der Eindruck, über jemanden urteilen zu wollen oder das Leben des Patienten als wertlos anzusehen. Man sollte dem Patienten eine dauerhafte Versorgung und Fürsorge zusichern. Eine Aufklärung über Alternativen, weniger kontroverse Möglichkeiten wie eine effektive Symptombehandlung, den Verzicht auf unerwünschte Therapien sowie die Realität von Sterbehilfe und/oder ärztlich assistiertem Selbstmord sollten erfolgen, da der Patient falsche Vorstellungen über ihre Wirksamkeit und die rechtlichen Implikationen haben könnte. Depression, Hoffnungslosigkeit und andere psychologische Belastungen genauso wie körperliches Leiden und wirtschaftliche Belastungen sind wahrscheinliche Gründe für dieses Anliegen, sodass diese eruiert und entsprechend gewürdigt bzw. behandelt werden sollten. Nach diesen Interventionen und Erläuterung der alternativen Möglichkeiten können sich die meisten Patienten für andere Herangehensweisen, wie Verringerung lebensverlängernder Maßnahmen einschließlich der Ablehnung von Ernährung und Flüssigkeitsgabe, entscheiden.

Mit palliativmedizinischen Maßnahmen lässt sich der Wunsch zur aktiven Beendigung des Lebens in den allermeisten Fällen abwenden.

BETREUUNG WÄHREND DER LETZTEN STUNDEN

Die meisten Laien haben wenige Erfahrungen mit dem eigentlichen Sterbeprozess und Tod. Sie wissen häufig nicht, was von den letzten Lebensstunden und danach zu erwarten ist. Deshalb ist es wichtig, die Familie und andere Pflegende auf diese Erkrankungsphase vorzubereiten, insbesondere wenn die Betreuung des Patienten zu Hause geplant ist.

Die letzten Tage im Leben eines Patienten sind in der Regel von ausgeprägter Schwäche, Störungen von Bewusstsein und Antrieb sowie häufig auch Schmerzen geprägt. Typischerweise besteht Bettlägerigkeit, welche zu Druckgeschwüren führen kann. Die Streitfrage, ob Patienten kurz vor dem Lebensende regelmäßig umgelagert werden sollten, muss gegen die möglichen Nachteile abgewogen werden. Die Patienten hören auf zu essen und zu trinken, was Mundtrockenheit und Schluckbeschwerden zur Folge haben kann. Einer sorgfältigen Mund- und Lippenpflege sowie der Nutzung künstlicher Tränen sollte Vorrang vor unnötigen Ernährungsversuchen gegeben werden. Nach Verlust des Würgereflexes und mit zunehmenden Schluckbeschwerden kommt es darüber hinaus häufig zu einer verstärkten oralen Sekretion und zu Atemgeräuschen (sog. „Todesrasseln“). Die Sekretbildung kann durch Scopolamin reduziert werden. Zusätzlich kann es bei den Patienten zu Veränderungen der Atemmuster, wie Episoden von Apnoe oder Cheyne-Stokes-Atmung, kommen. Ein vermindertes Intravasal- und Herzschlagvolumen führt zu Tachykardien, Hypotension, peripherer Abkühlung und Livedo reticularis, einer fleckförmig zyanotischen Hautzeichnung. Patienten

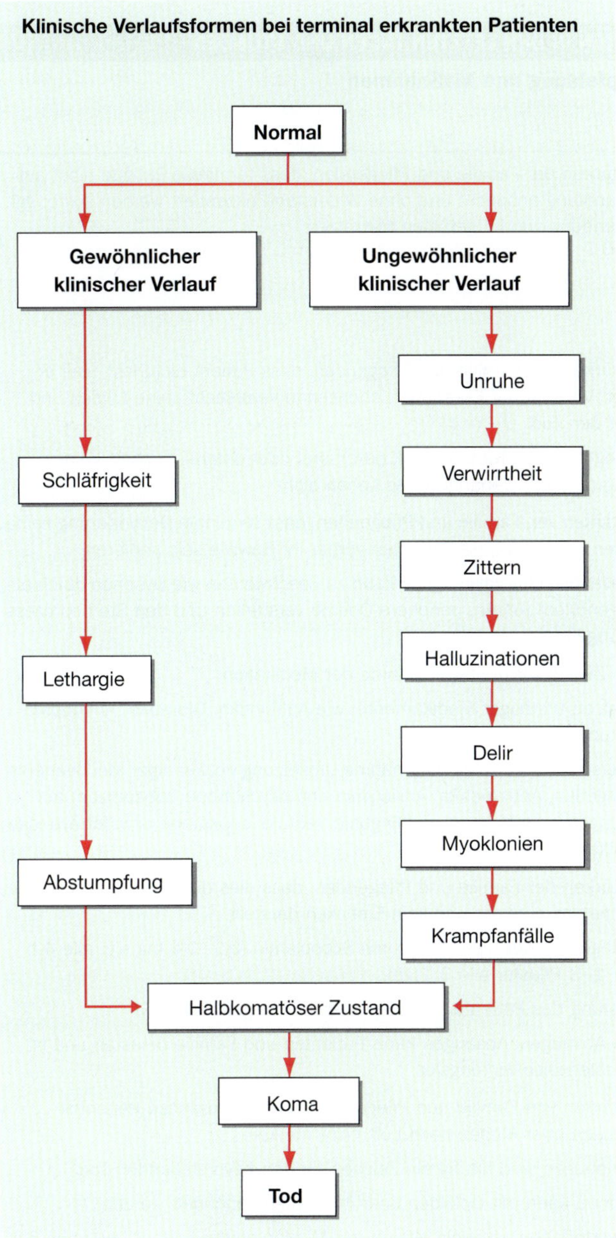

Abbildung 34-2 Gewöhnliche und ungewöhnliche klinische Verläufe in den letzten Tagen terminal erkrankter Patienten. *(Nach FD Ferris et al: Module 4: Palliative care, in Comprehensive Guide for the Care of Persons with HIV Disease. Toronto: Mt. Sinai Hospital and Casey Hospice, 1995, http://www.cpsonline.info/content/resources/hivmodule/module4complete.pdf.)*

können auch urin- und seltener stuhlinkontinent werden. Veränderungen der Bewusstseinslage und neurologischer Funktionen führen im Allgemeinen zu zwei unterschiedlichen Arten zu sterben (Abb. 34-2).

Jede dieser terminalen Veränderungen kann sowohl die Patienten als auch deren Angehörige belasten und somit Unterstützung und zielgerichtete Maßnahmen notwendig machen (Tab. 34-9). Eine Aufklärung der Familien über diese Veränderungen ist ggf. auch in Form eines Informationsblattes hilfreich, damit Probleme vorhergesehen und Belastungen minimiert werden können. Selbstverständlich kann eine schriftliche Information das empathisch geführte Angehörigengespräch nicht ersetzen, wenn es darum geht, Ängste bei Angehörigen und Pflegenden abzubauen. Ein häufiges Thema solcher Gespräche ist beispielsweise ein Verständnis dafür, dass Patienten aufhören zu essen, weil sie sterben, und nicht sterben, weil sie aufhören zu essen. Weiterhin müssen Familien und Pflegende oft darüber informiert werden, dass „Todesrasseln" auftreten kann und kein Zeichen von Ersticken, Würgen oder Schmerzen ist. Anschließend können diese ihre Aufmerksamkeit von den Atemgeräuschen wieder auf den Patienten selbst richten.

Die Beendigung einer Therapie kann bei Familien und Pflegenden Schuldgefühle hervorrufen, weil die Angst besteht, dass nicht alles Menschenmögliche unternommen werde, um die Leiden zu mindern oder sogar eine Mitschuld am nahenden Tod bestehe. Dadurch kann der Wunsch nach eigentlich unwirksamen Interventionen, z. B. Ernährungssonden, bestärkt werden. In solchen Fällen sollte der Arzt die Angehörigen und Pflegenden an die Unabwendbarkeit der Ereignisse, die palliativmedizinischen Behandlungsziele und die Tatsache erinnern, dass unnötige Interventionen den Sterbeprozess hinauszögern und belastend sein können. Der Arzt sollte -bei Bedarf wiederholt - betonen, dass die Unterlassung bestimmter Behandlungen nicht die Ursache für den Tod des Patienten darstellt und der Verzicht sowohl legal als auch ethisch vertretbar ist.

Es wird angenommen, dass Hören und Fühlen die Sinneswahrnehmungen sind, deren Funktion zuletzt erlischt. Deshalb sollten Angehörige und Pflegende ermutigt werden, mit den sterbenden Patienten zu kommunizieren, auch wenn diese etwa bewusstlos sind. Wenn die Angehörigen die Hand des Sterbenden halten oder auf andere Weise ihre Zuneigung ausdrücken können, haben sie das Gefühl, „etwas für den Patienten zu tun".

Wenn geplant ist, dass der Patient zu Hause stirbt, muss der Arzt die Familie und Pflegenden aufklären, wann der Tod eingetreten ist. Die Hauptzeichen sind Atem- und Herzkreislaufstillstand, lichtstarre Pupillen, Abkühlung des Körpers, relaxierte Muskeln und unter Umständen eine Inkontinenz. Machen Sie die Familie und Pflegenden darauf aufmerksam, dass die Augen beim Verstorbenen geöffnet bleiben können, weil die retroorbitalen Fettspeicher entleert sein können. Dadurch kann die Augenhöhle etwas zurückgesetzt und der Lidschluss unvollständig sein.

Der Arzt sollte den Angehörigen und Pflegenden erklären, wer kontaktiert werden soll, wenn der Patient im Sterben liegt oder verstorben ist. Ohne ein solches Konzept kommt es häufig vor, dass Angehörige in der Sterbesituation besorgt den Notruf wählen und eine Kaskade

Tabelle 34-9

UMGANG MIT DEN VERÄNDERUNGEN DES ZUSTANDS DES PATIENTEN IN DEN LETZTEN TAGEN UND STUNDEN

Veränderungen des Zustands des Patienten	Mögliche Komplikationen	Mögliche Reaktionen und Sorgen der Familie	Empfehlung und Maßnahmen
Ausgeprägte Fatigue	Bettlägerigkeit mit Entwicklung von Druckgeschwüren, die zu Infektionen, üblen Gerüchen, Schmerzen und Gelenkbeschwerden führen können	Patient ist träge und gibt auf	Bestärken der Familie und Pflegenden, dass terminale Fatigue nicht auf Behandlung anspricht und ohne Widerstand akzeptiert werden sollte; ggf. Anwendung von luftgefüllten Matratzen
Abmagerung	Keine	Patient gibt auf; Patient leidet an Hunger und hungert sich zu Tode	Bestärken der Familie und Pflegenden, dass Patient nicht isst, weil er stirbt; Verzicht auf Essen am Lebensende verursacht keine Leiden und nicht den Tod Zwanghaftes Füttern, ob oral, parenteral oder enteral, bessert keine Symptome und verlängert das Leben nicht
Dehydrierung	Trockene Schleimhäute (siehe unten)	Patient leidet Durst und stirbt an Flüssigkeitsmangel	Bestärken von Familie und Pflegenden, dass terminale Dehydrierung keine Leiden verursacht, da Patienten vorher ihr Bewusstsein verlieren Intravenöse Flüssigkeitsgabe kann zu Beschwerden wie Dyspnoe durch ein Lungenödem führen, periphere Ödeme verstärken und den Sterbeprozess verlängern
Schluckstörungen	Unmöglichkeit der oralen Tabletteneinnahme im Rahmen der palliativmedizinischen Behandlung		Kein Zwang zur oralen Einnahme der Medikation Absetzen unnötiger Medikamente, wie Antibiotika, Diuretika, Antidepressiva und Laxanzien Bei erschwerter Tabletteneinnahme Umsetzung notwendiger Medikamente (Analgetika, Antiemetika, Anxiolytika und psychotrope Substanzen) auf Lösungen oder bukkale, sublinguale, rektale, subkutane bzw. intravenöse Applikationen erwägen
„Todesrasseln" – laute Atmung		Patient würgt und erstickt	Bestärken der Familie und Pflegenden, dass dies durch Sekrete aus dem Oropharynx entsteht und kein Ersticken darstellt Verringerung der Sekretion durch Scopolamin (0,2–0,4 mg s.c. alle 4 h oder 1–3 Pflaster alle 3 Tage) Lagerung des Patienten, um Sekretablauf zu gewährleisten Kein Absaugen; Absaugen kann Patienten und Familie belasten und ist normalerweise wirkungslos
Apnoe, Cheyne-Stokes-Atmung, Dyspnoe		Patient erstickt	Bestärken von Familie und Pflegenden, dass bewusstlose Patienten Ersticken oder Ringen nach Luft nicht merken Atempausen sind häufig ein Zeichen für den bevorstehenden Tod Dyspnoe kann mit Opioiden oder Anxiolytika behandelt werden Sauerstoffgabe ist wenig effektiv zur Minderung der Luftnot und kann den Sterbeprozess hinauszögern
Urin- und Stuhlinkontinenz	Hautschädigung, falls noch Tage bis zum Tod; potenzielle Übertragung von Keimen an die Pflegenden	Patient ist dreckig, übel riechend und körperlich abstoßend	Erläuterung allgemeiner Vorsichtsmaßnahmen für Familie und Pflegende Regelmäßiger Wechsel von Schlafanzug und Bettwäsche Gebrauch von Windeln, Dauerkathetern oder Stuhlkollektoren bei Durchfall oder starkem Urinfluss
Unruhe oder Delir	Umkehr des Tag-Nacht- Rhythmus Eigen- oder Fremdgefährdung	Patient hat fürchterliche Schmerzen und wird einen grausamen Tod sterben	Beruhigung von Familie und Pflegenden, dass Unruhe und Delir nicht gleichbedeutend sind mit dem Erleiden physischer Schmerzen Abhängig von Prognose und Therapiezielen sollte eine Abklärung möglicher Ursachen für das Delir und eine Änderung der Medikation erfolgen Behandlung der Symptome mit Haloperidol, Chlorpromazin, Diazepam oder Midazolam
Trockene Schleimhäute	Lippenrisse und ein entzündeter Mund einschließlich Mundsoor können ebenfalls schmerzen Übler Geruch	Patienten können unangenehm riechen und physisch abstoßend wirken	Anwendung von kohlensaurem Natron, Mundspüllösung oder künstlichem Speichel alle 15–30 min Topische Anwendung von Nystatin oder Amphotericin B bei Soor; Benetzung von Lippen und Nasenschleimhaut mit Vaseline alle 60–90 min Anwendung von Augensalben alle 4 h oder künstlichen Tränen alle 30 min

unerwünschter Ereignisse, von der Ankunft des Notarztes bis hin zur Reanimation und zur Krankenhausaufnahme reichend, in Gang setzen. Die Familie und Pflegenden sollten weiterhin instruiert werden, den betreuenden Arzt oder den Bereitschaftsdienst des Palliativpflegedienstes über den Tod zu informieren.

In Deutschland ist die Leichenschau länderspezifisch gesetzlich geregelt. Die ärztliche Leichenschau muss innerhalb einiger Stunden nach dem Tod eines Patienten erfolgen und ist mit den folgenden Aufgaben verbunden: (1) sichere Feststellung des Todes und Sicherung der Identität, (2) Feststellung der Todeszeit, (3) Feststellung der Todesursache, (4) Qualifikation der Todesart (natürlich oder unnatürlich?), (5) Dokumentation übertragbarer Erkrankungen nach dem Infektionsschutzgesetz, (6) Beachtung von Meldepflichten. Neben der Feststellung des Todes und der Todesursache müssen zur Wahrung des öffentlichen Interesses und der Rechtssicherheit die Qualifikation der Todesart erfolgen und die seuchenhygienischen Anforderungen erfüllt werden. Die Leichenschau muss daher sorgfältig erfolgen, also immer an der vollständig entkleideten Leiche unter Berücksichtigung aller Körperregionen (einschließlich Körperöffnungen, Rücken und behaarte Kopfhaut). Im Interesse der Rechtssicherheit sollte darauf nicht durch eine falsch interpretierte Rücksichtnahme auf Familienangehörige verzichtet werden. Werden die Sorgfaltspflichten nicht eingehalten, begeht der Arzt eine Ordnungswidrigkeit, welche in Einzelfällen auch strafrechtlich relevant sein kann. Eine ungeklärte bzw. der Verdacht auf eine unnatürliche Todesursache sollte so auf dem Leichenschauschein vermerkt werden und zieht immer staatsanwaltliche Ermittlungen nach sich. Die Angehörigen sollten in einem solchen Fall informiert werden, dass dies eine ärztliche Pflicht ist und nicht einen Vorwurf oder Verdacht darstellt. Sollten sich Anhaltspunkte für eine meldepflichtige Erkrankung ergeben, wird dies auch entsprechend auf dem Leichenschauschein vermerkt und dem Gesundheitsamt gemeldet.

Direkt nach dem Tod des Patienten können selbst gut vorbereitete Familien durch den plötzlichen Verlust in eine tiefe Betroffenheit und emotionale Verzweiflung gestürzt werden. Sie benötigen Zeit, das Ereignis zu verarbeiten und Trost zu finden. In Nordamerika ist es eher üblich, dass die medizinischen Betreuer der trauernden Familie eine Karte oder einen Brief schreiben, um die Vorzüge des Patienten zu schildern und auszudrücken, dass es eine Ehre gewesen sei, den Patienten zu betreuen, und Verständnis für die Situation der Familie äußern. Auch gehen US-amerikanische Ärzte mitunter zu den Beerdigungen ihrer Patienten. Obwohl dies keine Verpflichtung ist, kann die Präsenz des Arztes die trauernde Familie stützen. Gleichzeitig besteht für den Arzt die Möglichkeit, mit dem Patienten abschließen zu können. In Deutschland ist diese Form der persönlichen Anteilnahme unüblich.

Der Tod eines Patienten ist ein starker Prädiktor für eine erhöhte Morbidität oder sogar Mortalität des hinterbliebenen Partners. Im Idealfall sollte daher der Arzt des verbleibenden Lebenspartners über den Tod des Patienten informiert werden, um Symptome, die einer professionellen Betreuung bedürfen, frühzeitig zu erkennen.

PALLIATIVMEDIZINISCHE DIENSTE: WIE UND WO

Die Qualität der palliativmedizinischen Betreuung eines Patienten hängt von dessen Bedürfnissen, dem Angebot an Pflegediensten und spezialisierten Palliativdiensten und -institutionen in Patientennähe sowie den Erstattungsmöglichkeiten durch die Krankenkasse ab. Hospize sind in den USA eine führende, aber nicht die einzige Möglichkeit der palliativmedizinischen Betreuung, da die Hospizdienste hier durch Teil A der Krankenversicherung übernommen werden. In den USA erfolgt der größte Teil der Hospizpflege (40,7 %) ambulant. Im Jahr 2008 betrug die mediane Aufenthaltsdauer in stationären Hospizen 21 Tage. Nur etwas mehr als 20 % der hospizdienstlichen Leistungen wurden im Jahr 2008 in Pflegeheimen erbracht.

In Deutschland erfolgte die professionelle Betreuung schwerkranker und sterbender Patienten in der Regel im Krankenhaus (via Palliativkomplexbehandlung oder auf Palliativstationen), in stationären Hospizen oder ambulant im Rahmen der spezialisierten ambulanten Palliativversorgung (SAPV; vgl. Abschnitt „Betreuung während der letzten Stunden"). In allen Sektoren wird zwischen allgemeiner und spezialisierter Palliativversorgung unterschieden. Das Spektrum der zur Verfügung stehenden Dienste zeigt deutschlandweit teils erhebliche Variationen und umfasst im Einzelnen: (1) ambulante Hospizgruppen bzw. -initiativen (Gruppe Interessierter, die sich für Belange Sterbender und deren Angehöriger einsetzen), (2) ambulante Hospizdienste (AHD, qualifizierte Hospizhelfer mit mindestens einer hauptamtlichen Koordinationskraft in Halbtagsstellung), (3) ambulante Hospiz- und Palliativberatungsdienste (AHBP, zusätzlich ambulante palliativpflegerische Beratungsleistungen durch hauptamtliche Pflegekräfte), (4) ambulante Hospiz- und Palliativ-Pflegedienste (AHPP, zusätzlich palliativpflegerische Leistungen und 24-Stunden-Rufbereitschaft), (5) ambulante Palliativdienste (APD, Kooperation/Mitarbeit eines Palliativmediziners), (6) Brückenärzte und -schwestern/-pfleger (verzahnte Tätigkeit ambulant/stationär, Kooperation mit Hausärzten), (7) palliativmedizinischer Konsiliardienst (PKD, stationär oder ambulant, ärztlich und/oder pflegerisch), (8) stationäres Hospiz (Pflegeeinrichtung zur Betreuung Schwerstkranker mit absehbarem Lebensende, multiprofessionelles Team), (9) Palliativkomplexbehandlung und Palliativstation (krankenhausassoziiert, multiprofessionelles Team, Spezialisierung auf medizinische, pflegerische, psychosoziale und spirituelle Probleme).

Ein aktuelle Übersicht über die Versorgungsstrukturen findet sich unter: *https://faktencheck-gesundheit.de/fileadmin/files/BSt/Publikationen/GrauePublikationen/Studie_VV__FCG_Versorgungsstrukturen-palliativ.pdf.*

Die Kosten für die Betreuung von Patienten auf Palliativstationen werden ebenso wie die SAPV von den gesetzlichen und privaten Krankenkassen übernommen. Die stationäre Hospizbetreuung wird durch eine Mischfinanzierung aus Leistungen der Krankenkassen und der Pflegeversicherung, Spenden und einer Eigenbeteiligung sichergestellt. Die ambulante Hospizversorgung wurde über lange Zeit nahezu ausschließlich aus Spenden finanziert, kann aber prinzipiell auch zumindest dann von der Pflegeversicherung mitfinanziert werden, wenn entsprechende pflegerische Leistungen erbracht werden. Voraussetzung für eine stationäre Hospizversorgung ist ein ärztliches Gutachten mit der Bestätigung der Notwendigkeit einer stationären Pflege und einer begrenzten Lebenserwartung.

Weitere Informationen finden sich auf den Internetseiten der Deutschen Gesellschaft für Palliativmedizin sowie des Deutschen Hospiz- und Palliativverbandes *(www.dgpalliativmedizin.de*; *www.dhpv.de)*.

Prinzipiell sollte das Thema Hospiz frühzeitig in der onkologischen bzw. palliativmedizinischen Betreuung eines Patienten thematisiert werden, insbesondere wenn abzusehen ist, dass eine häusliche Versorgung nicht gewährleistet werden kann.

AUSBLICK

ERGEBNISORIENTIERTE MESSMETHODEN

Die palliativmedizinische Betreuung am Lebensende kann klassischerweise nicht mit den üblichen statistischen Endpunkten und Methoden evaluiert werden, da Palliativmedizin den Tod nicht als unerwünschtes Ereignis betrachtet. Symptomkontrolle, intensivierte familiäre Beziehungen und die Qualität der Trauerarbeit sind schwierig zu erfassen und selten das primäre Ziel sorgfältig entwickelter und weit verbreiteter Messmethoden.

Dennoch ist das Ergebnis der Betreuung am Lebensende ebenso wichtig wie in anderen medizinischen Bereichen. Es wurden spezifische Methoden sowohl zur Beurteilung der Betreuung am Lebensende (Brief Hospice Inventory und NEST, **N**eeds Near the **E**nd of Life **S**creening **T**ool) als auch zur Einschätzung der Behandlungsziele (Palliative Care Outcomes Scale) und zur Einschätzung der Prognose (Palliative Prognostic Index) entwickelt. Der Liverpool Care Pathway (LCP) ist ein Behandlungspfad für die individuelle Betreuung sterbender Patienten und gilt auf vielen Palliativstationen als Orientierungshilfe *(http://www.liv.ac.uk/mcpcil/liverpool-care-pathway/)*. Verschiedene Arbeitsgruppen haben Fragebögen zur Evaluation der Qualität des Sterbens (Quality of Dying) entwickelt und validiert, sodass auch hier die palliativmedizinische Forschung voranschreiten kann.

Darüber hinaus konnte in den vergangenen Jahren für bestimmte Erkrankungen wie das Lungenkarzinom – zumindest bezogen auf das US-amerikanische Gesundheitssystem – eindrücklich gezeigt werden, dass die frühzeitige Einbindung eines Palliativ-/Supportivteams in die Krankenversorgung nicht nur zu einer qualitativen Verbesserung der Betreuung führt, sondern auch zu einem deutlichen Überlebensvorteil für die Patienten (Temel et al. 2010).

Die „Palliativmedizin" ist daher bereit, in das Zeitalter evidenzbasierter Medizin einzutreten und ihre Methoden durch klinische Studien kontinuierlich zu verbessern.

WEITERFÜHRENDE LITERATUR

Bundesärztekammer: Empfehlungen der Bundesärztekammer und der Zentralen Ethikkommission bei der Bundesärztekammer zum Umgang mit Vorsorgevollmacht und Patientenverfügung in der ärztlichen Praxis. Dtsch Artzbl 107(18):A877–A882, 2010

Grübler B: Therapiebegrenzung bei infauster Prognose: Wann soll das Leben zu Ende gehen? Dtsch Arztebl 108(26):A-1473/B-1243/C-1239, 2011

Melching H (Deutsche Gesellschaft für Palliativmedizin): Palliativversorgung, Modul 2 – Strukturen und regionale Unterschiede in der Hospiz- und Palliativversorgung. *https://faktencheck-gesundheit.de/fileadmin/files/BSt/Publikationen/GrauePublikationen/Studie_VV__FCG_Versorgungsstrukturen-palliativ.pdf*

Temel JS et al: Early Palliative Care for Patients with Metastatic Non–Small-Cell Lung Cancer. N Engl J Med 363:733–42, 2010

KAPITEL 35

KREBSERKRANKUNGEN DER HAUT

Walter J. Urba ■ Brendan D. Curti

Für die deutsche Ausgabe Armin Bender

MELANOM

Pigmentierte Hautveränderungen gehören zu den häufigsten Befunden bei der körperlichen Untersuchung. Die Herausforderung besteht darin, die malignen Melanome, die für den Großteil der hautkrebsbedingten Todesfälle verantwortlich sind, von den anderen, meist benignen Pigmentmalen zu unterscheiden. Das kutane Melanom tritt unabhängig von ethnischer Zugehörigkeit und Alter bei allen Erwachsenen auf, auch bei jungen. Es befindet sich sichtbar auf der Haut und besitzt bestimmte klinische Eigenschaften, durch die es zu einem Zeitpunkt diagnostiziert werden kann, an dem eine chirurgische Exzision im Gesunden möglich ist. Beispiele für maligne und benigne Pigmentläsionen zeigt Abbildung 35-1.

EPIDEMIOLOGIE

Das Melanom ist ein aggressives Malignom der Melanozyten, pigmentproduzierender Zellen, die von der Neuralleiste ausgehen und in die Haut, die Meningen, die Schleimhäute, den oberen Ösophagus und die Augen einwandern. An jedem dieser Orte können die Melanozyten entarten. Das kutane Melanom ist überwiegend ein Malignom der hellhäutigen Menschen (98 % der Fälle), dessen Inzidenz mit dem geografischen Breitengrad des Wohnortes korreliert, was sehr für einen Zusammenhang mit der Sonnenlichtexposition spricht. So beträgt die Inzidenz in Mitteleuropa 15–18 Fälle auf 100.000 Einwohner pro Jahr und in den USA 10–25 Fälle, während in Australien die höchste Inzidenz mit 50–60 Neuerkrankten auf 100.000 Einwohner im Jahr verzeichnet wird. Männer sind etwas häufiger betroffen als Frauen (1,3 : 1), und die Diagnose wird im Median mit Ende 50 gestellt. Selten treten Melanome im Kindesalter unter dem 10. Lebensjahr auf. Auch dunkelhäutige Menschen (wie die Einwohner von Indien und Puerto Rico), Schwarze und Ostasiaten können an einem Melanom erkranken, allerdings 10- bis 20-mal seltener als Weiße. Meistens wird das kutane Melanom in diesen Populationen in einem höheren Stadium entdeckt, sodass die Prognose schlechter ist. Außerdem sind das akrale (subunguale, plantare, palmare) und das mukosale Melanom in nicht weißen Populationen weitaus häufiger. Im Jahr 2014 wurde davon ausgegangen, dass in den USA mehr als 76.000 Menschen an einem Melanom erkranken und etwa 9700 daran versterben. Insgesamt werden weltweit fast 50.000 Menschen an einem Melanom sterben. Die Daten des Connecticut Tumor Registry zeigen eine unaufhaltsame Zunahme der Inzidenz und Mortalität des Melanoms. In den letzten 60 Jahren hat die Inzidenz bei Männern um das 17-Fache und bei Frauen um das 9-Fache zugenommen. Im gleichen Zeitraum hat sich die Mortalitätsrate für Männer verdreifacht und für Frauen verdoppelt. Die

Mortalitätsrate steigt ab dem 55. Lebensjahr und am steilsten bei Männern jenseits des 65. Lebensjahrs. Besonders besorgniserregend ist die zunehmende Häufigkeit bei Frauen unter 40 Jahren. Er wird auf die höhere Bedeutung von durch UV-Licht gebräunter Haut als Schönheitsmerkmal, die erhöhte Verfügbarkeit und den vermehrten Einsatz von Sonnenbänken und die Exposition gegenüber intensiver UV-Strahlung in der Kindheit zurückgeführt. Aus diesen statistischen Angaben ergibt sich der Bedarf für eine Förderung der Prävention und des Frühnachweises.

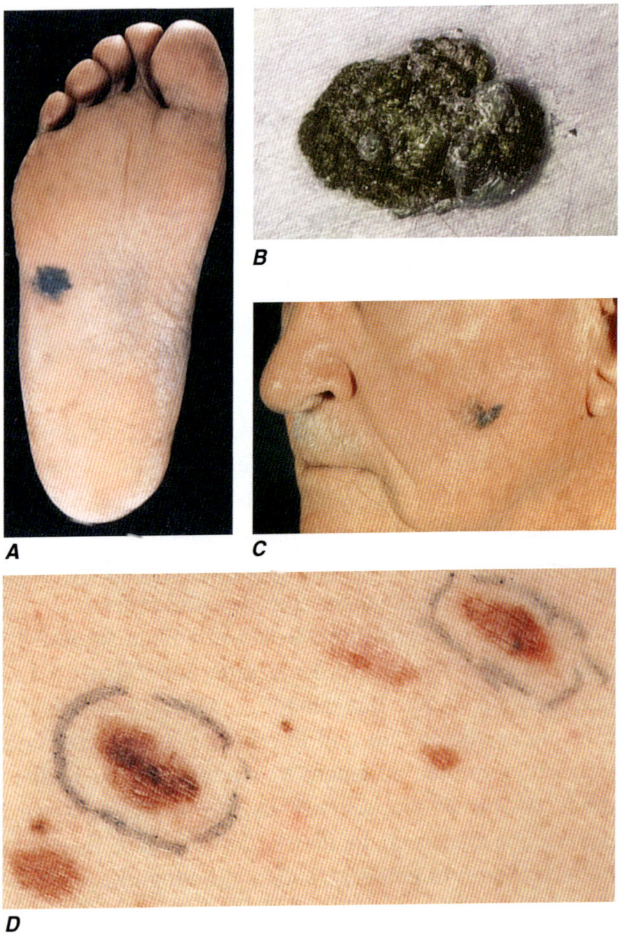

Abbildung 35-1 Atypische und maligne pigmentierte Hautveränderungen. Das am häufigsten diagnostizierte maligne Melanom ist das superfiziell spreitende Melanom (hier nicht dargestellt). ***A.*** Das akrolentiginöse Melanom imponiert als eine sich vergrößernde, hyperpigmentierte Makula oder Plaque an Handflächen oder Fußsohlen mit randständig verwaschener Pigmentierung. Es ist bei Schwarzen, Asiaten und Latinos das häufigste Melanom. ***B.*** Das noduläre maligne Melanom manifestiert sich meistens als schnell wachsender, oft ulzerierter oder verkrusteter schwarzer Knoten. ***C.*** Das Lentigo-maligna-Melanom imponiert als große, hyperpigmentierte Makula oder Plaque mit unregelmäßiger Begrenzung und Pigmentierung auf sonnenexponierter Haut. ***D.*** Dysplastische Nävi sind unregelmäßig pigmentierte und bizarr figurierte melanozytäre Läsionen, die mit dem familiären Melanom assoziiert sein können.

RISIKOFAKTOREN

Das Melanomrisiko hängt mit der Genetik, Umgebungs- und Wirtsfaktoren zusammen (Tab. 35-1). Der stärkste Risikofaktor für das Melanom sind zahlreiche benigne oder atypische Nävi sowie eine für Melanome positive Familien- oder Eigenanamnese. Gewöhnliche und dysplastische melanozytäre Nävi bedeuten ein erhöhtes Melanomrisiko. Nävi wurden als Vorläuferläsionen bezeichnet, da sie sich in Melanome verwandeln können; tatsächlich ist das Entartungsrisiko jedoch verschwindend gering. Etwa ein Viertel der Melanome sind histologisch mit Nävi assoziiert, die meisten entstehen jedoch de novo. Die Anzahl klinisch atypischer Leberflecke reicht von einem bis zu mehreren Hundert und meistens unterscheiden sie sich im Aussehen. Sie sind oft unscharf abgegrenzt, und das Pigmentierungsmuster ist uneinheitlicher als bei benignen erworbenen Nävi. Menschen mit klinisch atypischen Leberflecken und einer stark positiven Familienanamnese für Melanome haben ein um mehr als 50 % höheres Lebenszeitrisiko für das Auftreten eines Melanoms und müssen engmaschig dermatologisch überwacht werden. Von den 90 % spontan erkrankenden Melanompatienten (d. h. ohne positive Familienanamnese) besitzen etwa 40 % klinisch atypische Leberflecken im Vergleich zu 5–10 % der Allgemeinbevölkerung.

Kongenitale melanozytäre Nävi, die als klein (≤ 1,5 cm), mittelgroß (1,5–20 cm) und riesig (> 20 cm) eingeteilt werden, können Vorläufer eines Melanoms sein. Am höchsten ist das Risiko beim melanozytären Riesennävus oder Badehosennävus, einer seltenen Malformation bei 1 von 30.000–100.000 Menschen. Da das Lebenszeitrisiko für die Entwicklung eines Melanoms aus kongenitalen Nävi mit 6 % sehr hoch eingeschätzt wird, sollte möglichst frühzeitig eine prophylaktische Exzision durchgeführt werden. Sie erfolgt für gewöhnlich in mehreren Schritten mit Abdeckung durch ein Spalthauttransplantat. Nicht alle mit einem Risiko verbundenen Nävi können operativ entfernt werden, da manche in der Tiefe bis in die Muskeln oder das zentrale Nervensystem reichen.

Tabelle 35-1

RISIKOFAKTOREN FÜR MELANOME DER HAUT
Gesamtzahl der Nävi (hohe Zahl = hohes Risiko)
Dysplastische Nävi (10-fach erhöhtes Risiko)
Positive Familien- oder Eigenanamnese
UV-Exposition/Sonnenbrände/Sonnenbänke
Helle Haut/Haare/Augen
Schlechte Bräunung
Sommersprossen
CDKN2A-, *CDK4*, *MITF*-Mutation
MC1R-Varianten

Kleine bis mittelgroße kongenitale melanozytäre Nävi finden sich bei etwa 1 % der Menschen. Das mit ihnen einhergehende Melanomrisiko ist unbekannt, scheint aber eher gering zu sein. Das Management von kleinen bis mittelgroßen kongenitalen melanozytären Nävi wird kontrovers beurteilt.

Eigen- und Familienanamnese

Nach der Diagnose muss ein Melanompatient lebenslang überwacht werden, weil sein Risiko für ein erneutes Melanom 10-mal höher ist als das der Allgemeinbevölkerung. Verwandte ersten Grades haben ebenfalls ein höheres Melanomrisiko als Menschen ohne positive Familienanamnese, wobei nur 5–10 % aller Melanome tatsächlich familiär auftreten. Patienten mit familiärem Melanom sind bei Diagnosestellung meistens jünger, besitzen dünnere Läsionen, haben eine bessere Prognose und oft mehrere primäre Melanome.

Genetische Prädisposition

Etwa 20–40 % der hereditären Melanome (0,2–2 % aller Melanome) sind Folge von Keimlinienmutationen des regulatorischen Zellzyklusgens Cyclin-dependent Kinase Inhibitor 2A (CDKN2A). Bei 70 % aller kutanen Melanome finden sich somatische Mutationen oder Deletionen des CDKN2A-Locus auf Chromosom 9p21. Dieser Locus kodiert für zwei Tumorsuppressorproteine wechselnder Leserahmen: p16 und ARF (p14 ARF). Das p16-Protein hemmt die CDK4/6-vermittelte Phosphorylierung und Inaktivierung des Retinoblastomproteins (RB-Protein), während ARF den MDM2-Ubiquitin-vermittelten p53-Abbau hemmt. Das Endergebnis des CDKN2A-Verlusts ist die Inaktivierung von zwei wichtigen Tumorsuppressor-Signalwegen, RB und p53, die den Eintritt der Zelle in den Zellzyklus kontrollieren. Mehrere Studien konnten ein erhöhtes Pankreaskarzinomrisiko bei Melanom-Risikofamilien mit CDKN2A-Mutationen belegen. Ein zweiter Locus mit hohem Melanomrisiko, CDK4, liegt auf Chromosom 12q13 und kodiert für die von p16 gehemmte Kinase. CDK4-Mutationen, die ebenfalls den RB-Signalweg inaktivieren, sind weitaus seltener als CDKN2A-Mutationen. Keimlinienmutationen in dem melanomspezifischen Onkogen *Mikrophthalmie*-assoziierter Transkriptionsfaktor (MITF) prädisponieren für familiäre und sporadische Melanome.

Auch das für den Melanocortin-1-Rezeptor (MC1R) kodierende Gen ist ein moderater hereditärer Prädispositionsfaktor für Melanome. Sonnenstrahlung stimuliert die Bildung von Melanocortin (α-Melanozyten stimulierendes Hormon, α-MSH), dem Liganden von MC1R, einem G-Protein-gekoppelten Rezeptor mit Signalgebung via zyklisches AMP, der Menge und Art des gebildeten Pigmentes steuert. MC1R ist hochgradig polymorph. Einige seiner 80 Varianten führen zu einem partiellen Verlust der Signalweiterleitung und zur Produktion von rotgelbem Pheomelanin, das nicht vor der Sonne schützt und zu rotem Haar führt, und nicht zu schwarzbraunen Eumelaninen, die vor Licht schützen. Dieser Phänotyp mit roter Haarfarbe (RHC) geht mit heller Haut, rotem Haar, Sommersprossen, erhöhter Sonnenlichtempfindlichkeit und einem erhöhten Melanomrisiko einher. Pheomelanin schützt nicht nur schlechter vor Licht als Eumelanin. Seine vermehrte Produktion liefert bei Patienten mit einem inaktivierenden MC1R-Polymorphismus über eine oxidative Schädigung auch einen UV-unabhängigen kanzerogen Beitrag zur Melanomgenese.

Mehrere häufigere Polymorphismen mit niedriger Penetranz und geringem Einfluss auf die Prädisposition für ein Melanom betreffen Gene, die an der Pigmentierung, der Nävuszahl, den Immunreaktionen, der DNS-Reparatur, dem Metabolismus und dem Vitamin-D-Rezeptor beteiligt sind.

PRÄVENTION UND FRÜHDIAGNOSTIK

Die Primärprävention von Melanomen und nicht melanozytärem Hautkrebs (NMSC) besteht im Schutz vor der Sonne. Öffentliche Gesundheitsinitiativen, wie das in Australien begonnene SunSmart-Programm, das inzwischen auch in Europa und den USA läuft, haben gezeigt, dass sich die Inzidenz von Melanom und NMSC durch Verhaltensänderungen reduzieren lässt. Die Präventionsmaßnahmen sollten bereits früh im Leben beginnen, weil die UV-Schädigung der Haut früh beginnt, auch wenn sich der Krebs erst Jahre später entwickelt. Biologische Faktoren, wie die Bräunungssucht, die mit der Stimulation von Belohnzentren im Gehirn über Dopaminsignalwege und kutaner Sekretion von β-Endorphinen nach UV-Exposition einhergehen soll, werden zunehmend verstanden und stellen einen weiteren Bereich dar, in dem Präventivmaßnahmen greifen könnten. Die regelmäßige Anwendung von Sonnenschutzmitteln, die UVA und UVB mit einem Sonnenschutzfaktor (SPF) von mindestens 30 blockieren, und von schützender Kleidung sollte gefördert werden. Empfohlen wird das Meiden von Sonnenbänken und der Mittagssonne (11:00–15:00 Uhr Sommerzeit).

Die Sekundärprävention umfasst die Aufklärung, das Screening und die Frühdiagnose. Die Patienten sollten über die klinischen Merkmale des Melanoms (ABCDE-Regel; siehe Abschnitt „Diagnose“) informiert und aufgefordert werden, bei jeder Größenzunahme oder anderen Veränderung einer Pigmentläsion vorstellig zu werden. Dazu gibt es Broschüren der American Cancer Society, der American Academy of Dermatology, des National Cancer Institute und der Skin Cancer Foundation. Durch Selbstuntersuchungen im Abstand von 6–8 Wochen wird die Wahrscheinlichkeit für den Nachweis einer Änderung erhöht. Obwohl die US Preventive Services Task Force behauptet, dass es nur unzureichende Evidenz für oder gegen ein Hautkrebs-Screening gibt, ist eine Ganzkörperuntersuchung eine einfache und praktische Möglichkeit zur Reduktion der Mortalitätsrate von Hautkrebs. In Deutschland wird seit 2008 ein nationales Hautkrebs-Screeningprogramm alle 2 Jahre ab einem Alter von 35 Jahren angeboten. Die Strategien zur Frühdiagnostik können abhängig von vorhandenen Risikofaktoren individualisiert werden. Dies gilt insbesondere für Patienten mit klinisch atypischen Leberflecken (dysplastischen Nävi) und Patienten mit anamnestischem Melanom. Sie sollten von ihrem Dermatologen ggf. auch mittels Ganzkörperfotografie und Dermatoskopie überwacht werden. Patienten mit drei oder mehr primären Melanomen und Familien, in denen mindestens ein Mitglied an einem invasiven Melanom erkrankt ist und mindestens zwei Fälle von Melanomen und/oder Pankreaskarzinomen bei Verwandten ersten oder zweiten Grades derselben Seite aufgetreten sind, können von einer genetischen Testung profitieren. Präkanzerosen und In-situ-Läsionen sollten frühzeitig behandelt werden. Der frühe Nachweis von kleinen Tumoren erlaubt den Einsatz einfacherer Behandlungsverfahren mit höheren Heilungsraten und geringerer Morbidität.

DIAGNOSE

Wichtigstes Ziel ist eine Frühdiagnose des Melanoms, bevor es zur Invasion und lebensbedrohlichen Metastasen gekommen ist. Die Frühdiagnose des Melanoms wird durch die ABCDE-Regel erleichtert: **A**symmetrie (benigne Läsionen sind meist symmetrisch), unregelmäßige **B**egrenzung (die meisten Nävi sind gut abgegrenzt), Farbschwankungen (**C**olor; benigne Nävi sind meistens gleichförmig hell oder dunkel pigmentiert), **D**urchmesser > 6 mm (die Größe eines Bleistiftradiergummis), **E**ntwicklung (jede Änderung von Größe, Form, Farbe oder Erhabenheit oder das Auftreten neuer Symptome, wie Blutung, Juckreiz und Verkrustung). Benigne Nävi treten für gewöhnlich auf sonnenlichtexponierter Haut oberhalb der Taille auf und nur selten auf Kopfhaut, Mammae oder Gesäß, atypische Leberflecken hingegen meistens auf sonnenlichtexponierter Haut des Rückens sowie auf Kopfhaut, Mammae und Gesäß. Benigne Nävi finden sich bei 85 % der Erwachsenen. Meistens befinden 10–40 Nävi verstreut auf dem Körper; atypische Nävi können zu Hunderten vorhanden sein.

Bei jedem Patienten sollte die gesamte äußere Haut, einschließlich der behaarten Kopfhaut, der Schleimhäute und der Nägel, untersucht werden, wobei auf eine gute Beleuchtung des Untersuchungszimmers zu achten ist. Für die Beurteilung von Pigmentveränderungen kann eine Lupe hilfreich sein. Hinsichtlich verdächtiger Hautareale sollte entweder vollständig im Gesunden exzidiert, von einem Spezialisten begutachtet oder durch Zeichnungen und/oder fotografisch für Folgeuntersuchungen dokumentiert werden. Eine gezielte Methode zur Untersuchung einzelner Läsionen, die Dermatoskopie, erlaubt durch eine geringe Vergrößerung der Epidermis eine präzisere Beurteilung der Pigmentierungsmuster als das bloße Auge. Bei Melanomverdacht gehört die Palpation von Lymphknoten und Leber zur Staginguntersuchung. Liegt ein Melanom vor oder finden sich atypische Nävi, sollte dem Patienten nahegelegt werden, seinen Familienmitgliedern ebenfalls zu einer Untersuchung zu raten. Hochrisiko-Patienten sollten sich einmal monatlich selbst untersuchen.

Biopsie

Jede pigmentierte Hautveränderung, die sich in Größe und Aussehen verändert hat oder auf andere Art melanomverdächtig wirkt, sollte entfernt werden. Empfohlen wird eine Exzisionsbiospie mit einem Rand von 1–3 mm. Um eine gründliche histologische Aufarbeitung zu ermöglichen, sollte die Exzision möglichst tief durchgeführt werden, um eine exakte Bestimmung der Tumordicke durchführen zu können. Bei besonders großen Läsionen oder anatomisch ungünstigen Stellen, an denen eine Exzision nicht möglich ist (z. B. Gesicht, Hände oder Füße), kann in Ausnahmefällen eine Inzisionsbiopsie durch den dunkelsten oder knotigsten Teil des Tumors durchgeführt werden; hierdurch sollte, soweit vorhanden, ein vertikales Wachstum des Primärtumors beurteilbar sein. Inzisionsbiopsien scheinen die Verbreitung des Melanoms nicht zu erleichtern. Bei verdächtigen Läsionen sollte in jedem Fall versucht werden, die tiefen und peripheren Ränder zu erhalten, sodass sie immunhistochemisch untersucht werden können. Oberflächliche Biopsien (shave biopsy) sind insbesondere bei geringem Malignomverdacht eine akzeptable Alternative, sollten aber bis ins subkutane Fettgewebe reichen; Kauterisierungen sollten vermieden werden. Das Biopsat sollte von einem mit Pigmentläsionen erfahrenen Pathologen untersucht werden, der mindestens die Breslow-Dicke, bei Läsionen ≤ 1 mm die Mitosen je Quadratmillimeter, das Vorhandensein oder Fehlen von Ulzerationen sowie den peripheren und tiefen Randstatus ermittelt. Die Breslow-Dicke wird auf dem Objektträger an der dicksten Stelle des primären kutanen Melanoms von der Oberkante der epidermalen Granularzellschicht oder vom Ulkusgrund bis zur Unterkante des Tumors gemes-

Tabelle 35-2

KLINISCHE MERKMALE DES MALIGNEN MELANOMS

Typ	Ort	Durchschnittliches Alter bei Diagnosestellung (Jahre)	Bekannte Erkrankungsdauer (Jahre)	Farbe
Lentigo-maligna-Melanom	Sonnenexponierte Hautoberflächen, besonders die Jochbeinregion von Wange und Schläfe	70	5–20[a] oder länger[a]	In flachen Anteilen überwiegen bräunliche und braune Schattierungen, weißgrau kann gelegentlich vorkommen; in Knötchen rötlich braune Schattierungen, bläulich grau, bläulich schwarz
Superfiziell spreitendes Melanom	Alle Lokalisationen (bevorzugt am oberen Rücken; bei Frauen an den Unterschenkeln)	40–50	1–7	Braunschattierungen, gemischt mit bläulich rot (violett), bläulich schwarz, rötlich braun und häufig weißlich rosa; die Begrenzung der Läsion ist, zumindest teilweise, sichtbar und/oder tastbar erhaben
Noduläres Melanom	Alle Lokalisationen	40–50	Monate bis < 5 Jahre	Rötlich blau (violett) oder bläulich schwarz; entweder gleichmäßig gefärbt oder gemischt mit braun oder schwarz
Akrolentiginöses Melanom	Handinnenflächen, Fußsohlen, Nagelbett, Schleimhäute	60	1–10	In flachen Anteilen überwiegend dunkelbraun; in erhabenen Läsionen (Plaques) überwiegend braunschwarz oder blauschwarz

[a] Die längste Zeit über ist die Melanomvorstufe, die Lentigo maligna, auf die Epidermis begrenzt.

Quelle: Nach AJ Sober in *Pathophysiology of Dermatologic Diseases*, NA Soter, HP Baden (eds): New York, Mc Graw-Hill, 1984.

sen. Bei unklarer Histologie ermöglichen die Fluoreszenz-In-situ-Hybridisierung (FISH) mit multiplen Sonden und die vergleichende Genomhybridisierung (CGH) oft die Unterscheidung zwischen Melanomen und benignen Nävi.

KLINISCHE EINTEILUNG

Bei den kutanen malignen Melanomen unterscheidet man klinisch vier verschiedene Subtypen (Tab. 35-2). Drei davon – das *superfiziell spreitende Melanom,* das *Lentigo-maligna-Melanom* und das *akrolentiginöse Melanom* – durchlaufen zunächst eine Phase oberflächlichen oder auch radialen Wachstums, in der die Tumoren an Größe zunehmen, jedoch nicht vertikal in die Tiefe wachsen. Während dieser Phase sind Melanome durch chirurgische Exzision heilbar. Der vierte Typ, das *noduläre maligne Melanom,* hat offensichtlich keine radiale Wachstumsphase, sondern präsentiert sich als tief infiltrierende Läsion mit vertikalem Wachstumsmuster und der Neigung zu früher Metastasierung. Melanome in der radialen Wachstumsphase sind typischerweise durch eine unregelmäßige, manchmal bizarre Begrenzung, eine unregelmäßige Pigmentierung und durch Farbveränderungen charakterisiert. Eine Größenzunahme und Farbveränderung einer Läsion werden im Frühstadium von 70 % der Melanompatienten bemerkt. Blutungen, Ulzerationen und Schmerzen sind Spätsymptome und somit für eine Frühdiagnose wenig hilfreich. Superfiziell spreitende Melanome machen den häufigsten Melanomtyp bei Hellhäutigen aus. Bei Männern ist der Rücken am häufigsten betroffen, bei Frauen sind es neben dem Rücken auch die Unterschenkel im Bereich zwischen Knie und Knöchel. Noduläre maligne Melanome sind dunkle, braunschwarze oder blauschwarze Knötchen. Die plaqueförmigen bräunlich bis schwarz pigmentierten Lentigo-maligna-Melanome treten gewöhnlich bei älteren Menschen in Hautarealen (Gesicht, Nacken, Handrücken) mit chronischen Lichtschäden auf. Akrolentiginöse Melanome kommen in den Handinnenflächen, unter den Fußsohlen, im Bereich des Nagelbettes und an den Schleimhäuten vor. Dieser Typ tritt zwar selten bei Weißen auf, stellt aber zusammen mit dem nodulären malignen Melanom den häufigsten Melanomtyp bei Schwarzen und Ostasiaten dar. Der fünfte Melanomtyp, das *desmoplastische Melanom,* ist durch eine fibrosierende Reaktion auf den Tumor, eine neurale Invasion und hohe lokale Rezidivraten charakterisiert. Gelegentlich treten amelanotische Melanome auf, die rötlich erscheinen und bei denen die Diagnose erst mikroskopisch durch Biopsie eines neuen oder sich verändernden Hautknotens gestellt werden kann. Außerdem können Melanome auf den Schleimhäuten von Kopf und Hals (Nasenhöhle, Nebenhöhlen und Mundhöhle), im Gastrointestinaltrakt (besonders im Enddarm), im ZNS, im weiblichen Genitaltrakt (Vulva, Vagina) und an der Aderhaut des Auges auftreten.

Obwohl sich die einzelnen Melanomformen klinisch und histopathologisch unterscheiden, hat diese Unterscheidung keinen unabhängigen prognostischen Wert. Der histologische Typ ist kein Teil des Staging-Systems des American Joint Committee on Cancer (AJCC), während das College of American Pathologists (CAP) die Berücksichtigung der Pathologie empfiehlt. Neuere Klassifikationen werden immer stärker die molekularen Eigenschaften der Melanomtypen berücksichtigen (siehe unten). Die Molekularanalyse des jeweiligen Melanoms bildet die Basis für die Unterscheidung benigner Nävi und maligner Melanome. Die Ermittlung des Mutationsstatus des Tumors trägt zur Klärung der molekularen Mechanismen der Tumorgenese und zur Identifikation von Angriffspunkten für die gezielte Therapie bei.

PATHOGENESE UND MOLEKULARE KLASSIFIKATION

Zahlreiche epidemiologische und molekulare Untersuchungen belegen, dass kutane Melanome auf verschiedene Weise entstehen. Es gibt Umwelt- und genetische Komponenten. Ultraviolette Sonnenstrahlung führt zu genetischen Veränderungen in der Haut, stört die Immunfunktion der Haut, erhöht die Produktion von Wachstumsfaktoren und führt zur Bildung DNS-schädigender reaktiver Sauerstoffspezies, welche die Keratinozyten und Melanozyten beeinflussen. Ein umfassender Katalog der somatischen Mutationen beim humanen Melanom enthält mehr als 33.000 Basenmutationen mit der Schädigung von fast 300 proteinkodierenden Segmenten im Vergleich zu normalen Zellen desselben Patienten. Die vorherrschende Mutationssignatur spiegelt den DNS-Schaden durch das UV-Licht wider. Außerdem enthält das Melanom bereits beschriebene Treiber-Mutationen (Mutationen, die einen selektiven klonalen Wachstumsvorteil vermitteln und an der Onkogenese beteiligt sind). Diese Treiber-Mutationen betreffen Signalwege, welche die Zellproliferation fördern und normale apoptotische Signalwege als Reaktion auf die DNS-Reparatur hemmen (siehe unten). Die veränderten Melanozyten sammeln DNS-Schäden an und es kommt zur Selektion der Eigenschaften des malignen Phänotyps: Invasion, Metastasierung und Angiogenese.

Das Verständnis der molekularen Veränderungen während der Transformation von normalen Melanozyten zum malignen Melanom würde nicht nur bei der Klassifikation von Patienten nützlich sein, sondern würde auch zur Klärung der Ätiologie beitragen und bei der Aufdeckung neuer therapeutischer Ansätze helfen. Eine genomweite Untersuchung von Melanomen, die nach ihrer Lage und der Sonnenexposition in Gruppen eingeteilt worden waren, bestätigte, dass an der Melanomentstehung bestimmte genetische Signalwege beteiligt sind. Die vier Gruppen waren Melanome der Haut ohne chronischen Sonnenschaden, Melanome auf der Haut mit chronischem Sonnenschaden, Schleimhautmelanome und akrale Melanome. Dabei wurden abhängig von der Lage, aber unabhängig vom histologischen Subtyp bestimmte Muster von DNS-Veränderungen entdeckt.

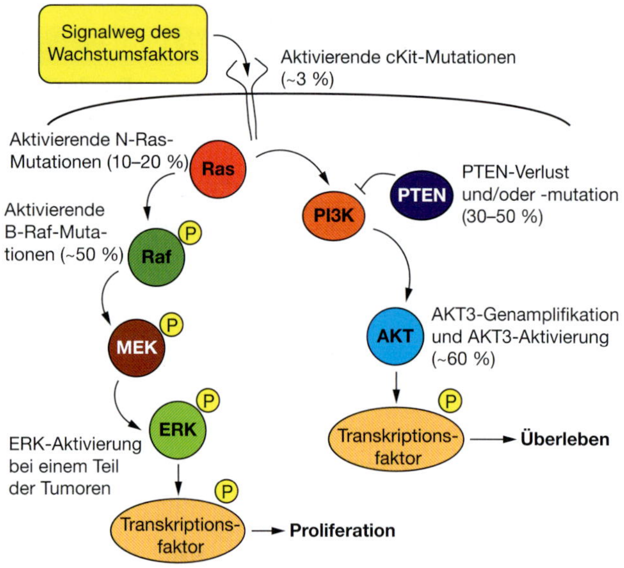

Abbildung 35-2 Wichtige an der Melanomentstehung beteiligte Signalwege. Beim Melanom sind der MAP-Kinase- und der AKT-Signalweg mutiert, welche die Proliferation fördern bzw. die Apoptose hemmen. ERK = extrazelluläre signalregulierte Kinase; MEK = Methylethylketon; PTEN = Phosphatase und Tensin Homolog.

Diese Forschungsergebnisse zum Gesamtmuster aus Mutation, Amplifikation und Verlust von Krebsgenen zeigen, dass es zwar verschiedene genetische Veränderungen gibt, diese aber konvergente Effekte auf die für Proliferation, Seneszenz und Apoptose entscheidenden biologischen Signalwege haben. Die p16-Mutation, die zum Zellzyklusarrest führt, und die ARF-Mutation, die zu einer gestörten Apoptose bei genotoxischen Schäden führt, wurden bereits beschrieben. Die betroffenen, an der Proliferation beteiligten Signalwege waren diejenigen der Mitogen-activated Protein(MAP)-Kinase und der Phosphatidylinositol-3'-Kinase/AKT (Abb. 35-2).

RAS und BRAF, Mitglieder des MAP-Kinase-Signalwegs, die klassischerweise die Transkription von an der Zellproliferation und dem Zellüberleben beteiligten Genen vermitteln, sind beim Melanom somatisch mutiert und bilden mögliche therapeutische Angriffspunkte. N-RAS ist bei etwa 20 % der Melanome mutiert. In den meisten benignen Nävi sowie bei 40–60 % der Melanome finden sich somatische aktivierende BRAF-Mutationen. Keine Mutation allein reicht für die Melanomentwicklung aus, daher finden sich oft mehrere Mutationen. Die BRAF-Mutation ist fast immer eine Punktmutation (T→A Nukleotidtausch), die zur Substitution von Valin durch Glutamat führt (V600E). V600E-BRAF-Mutationen haben nicht die typische UV-Signaturmutation (Pyrimidindimer), sie sind bei jüngeren Patienten häufiger und finden sich in den meisten Melanomen an Stellen mit intermittierender Sonnenlichtexposition und seltener bei Melanomen chronisch UV-geschädigter Haut.

Außerdem enthalten Melanome Mutationen von AKT (vor allem AKT3) und PTEN (Phosphatase und Tensinhomolog). AKT kann amplifiziert werden, während PTEN deletiert wird oder ein epigenetisches Silencing durchläuft, das zur Aktivierung des PI3K/AKT-Signalwegs führt und das Zellüberleben erhöht, indem es den intrinsischen Apoptoseweg antagonisiert. Der Verlust von PTEN, das die AKT-Aktivität dysreguliert, und die Mutation von AKT3 verlängern das Überleben durch die Inaktivierung von BAD, dem bcl2-Antagonisten des Zelltods, und Aktivierung von Forkhead Transcription Factor FOXO1, die zur Synthese überlebensfördernder Gene führt. Bei 10–15 % der Melanome werden Loss-of-function-Mutationen im NF1-Gen beschrieben, welche die Signalwege der MAP-Kinase und von PI3K/AKT betreffen. Beim Melanom verstärken diese beiden Signalwege (MAP-Kinase und PI3K/AKT) die Tumorgenese, Chemoresistenz, Migration und Entkopplung des Zellzyklus. Es wurden gezielte Therapien entwickelt, die diese Signalwege hemmen. Einige davon stehen zur klinischen Anwendung zur Verfügung (siehe unten). Für eine optimale Behandlung von Melanompatienten sind oft die gleichzeitige Hemmung der MAPK- und PI3K-Signalwege sowie die Immuneradikation des Malignoms erforderlich.

PROGNOSTISCHE FAKTOREN

Die wichtigsten prognostischen Faktoren bei neu diagnostizierten Patienten sind in der Staging-Klassifikation zusammengefasst (Tab. 35-3). Zuverlässigster Vorhersagefaktor des Metastasierungsrisikos ist die Breslow-Dicke. Der Clark-Level, der Melanome anhand der invadierten Hautschicht unterteilt, liefert keine prognostisch verwertbaren Informationen und hat einen nur geringen Einfluss auf Behandlungsentscheidungen. Auch die anatomische Lage des Primärtumors ist von prognostischer Bedeutung; günstig sind Unterarm und Bein (ohne Fuß), ungünstig hingegen Kopfhaut, Hände, Füße und Schleimhäute. Allgemein ist das Überleben von Frauen mit Stadium-I- oder -II-Erkrankung besser als das von Männern, vermutlich weil bei ihnen die Diagnose eher gestellt wird. Bei Frauen treten Melanome oft am Unterschenkel auf, wo sie besser von der Patientin bemerkt werden können und die Prognose besser ist. Ein eindeutiger Alterszusammenhang besteht nicht. Ältere Menschen, vor allem Männer über 60 Jahre, haben die schlechteste Prognose, was sich zum Teil durch die oft spätere Diagnosestellung erklären lässt (wodurch die Tumoren dicker sind) und zum Teil durch den höheren Anteil des akralen Melanoms bei Männern. Bei jungen Patienten ist dafür die Gefahr von Lymphknotenmetastasen höher. Weitere wichtige ungünstige Faktoren, die von der Staging-Klassifikation erfasst werden, sind eine hohe Mitoserate, das Vorhandensein von Ulzerationen, Mikrosatelliten und/oder In-transit-Metastasen, Hinweise auf einen Lymphknotenbefall, eine erhöhte Serumlaktatdehydrogenase (LDH) sowie Lage und Vorhandensein von Fernmetastasen.

STAGING

Nachdem ein Melanom diagnostiziert wurde, muss das Tumorstadium festgelegt werden, um Behandlung und Prognose ermitteln zu können. Das Staging hilft dabei, die Prognose einzuschätzen und die Therapie auszuwählen. Die aktuellen Staging-Kriterien des Melanoms und das geschätzte 15-Jahres-Überleben abhängig vom Stadium sind in Tabelle 35-3 dargestellt. Das klinische Stadium des Patienten wird nach der pathologischen Untersuchung des Melanoms, der Lymphknotensonografie und der klinisch-radiologischen Metastasensuche festgelegt. Zum pathologischen Staging gehört auch die mikroskopische Beurteilung der regionalen Lymphknoten anhand einer Sentinel-Lymphknoten-Biopsie oder kompletten Lymphadenektomie. Bei allen Melanompatienten sollte eine vollständige Anamnese erhoben und eine gründliche körperliche Untersuchung mit besonderer Beachtung von Symptomen durchgeführt werden, die auf eine Metastasierung hinweisen, wie Malaise, Gewichtsverlust, Kopfschmerzen, Sehstörungen und Schmerzen. Die körperliche Untersuchung beginnt mit der Stelle des primären Melanoms, an der eine persistierende Erkrankung und dermale oder subkutane Knoten im Sinne von Satelliten oder In-transit-Metastasen ausgeschlossen werden. Außerdem werden die drainierenden regionalen Lymphknoten, das ZNS, Leber und Lunge untersucht, ein Blutbild, die Blutchemie und die LDH bestimmt. Diese Laborwerte sind zwar recht unergiebig bei der Aufdeckung von Metastasen, eine mikrozytäre Anämie würde aber den Verdacht auf Darmmetastasen, vor allem des Dünndarms, lenken und ein unerklärbarer Anstieg der LDH oder des Tumormarkers S-100 sollte Anlass für weiterführende Untersuchungen sein, wie Computertomografie (CT) oder Positronen-Emissionstomografie (PET) (oder CT/PET). Bei Symptomen oder Befunden im Sinne einer Metastasierung muss eine entsprechende Diagnostik erfolgen. Bei der Erstvorstellung ist die Erkrankung bei mehr als 80 % der Patienten auf die Haut beschränkt mit negativer Anamnese und unauffälligem Untersuchungsbefund, sodass in der Regel keine Bildgebung indiziert ist.

Tabelle 35-3

STAGING-KRITERIEN DES MELANOMS

Pathologisches und TNM-Stadium	Dicke, mm	Ulzeration	Anzahl beteiligter Lymphknoten	Lymphknoten-beteiligung	15-Jahres-Überlebens-rate (%)
0					98
Tis	In situ	Nein	0	Nein	
IA					92
T1a	< 1	Nein, Mitose < 1/mm	0	Nein	
IB					80
T1b	< 1	Ja oder Mitose > 1/mm	0	Nein	
T2a	1,01–2	Nein	0	Nein	
IIA					62
T2b	1,01–2	Ja	0	Nein	
T3a	2,01–4	Nein	0	Nein	
IIB					51
T3b	2,01–4	Ja	0	Nein	
T4a	> 4	Nein	0	Nein	
IIC					37
T4b	> 4	Ja	0	Nein	
IIIA					68
N1a	T1-4a	Nein	1	Mikroskopisch	
N2a	T1-4a	Nein	2 oder 3	Mikroskopisch	
IIIB					38
N1a	Jede	Ja	1	Mikroskopisch	
N2a	Jede	Ja	2 oder 3	Mikroskopisch	
N1b	Jede	Nein	1	Makroskopisch	
N2b	Jede	Nein	2 oder 3	Makroskopisch	
N2c	Jede	Nein	Bei In-transit-Metastasen/Satelliten keine Lymphknotenbeteiligung		
IIIC					22
N1b	Jede	Ja	1	Makroskopisch	
N2b	Jede	Ja	2 oder 3	Makroskopisch	
N2c	Jede	Ja	Bei In-transit-Metastasen/Satelliten keine Lymphknotenbeteiligung		
N3	Jede	Ja oder nein	4+ Lymphknotenmetastasen, verbackene Knoten oder In-transit-Metastasen/Satelliten mit Lymphknotenmetastasen		
IV			Fernmetastasen		< 10
M1a			Haut subkutan fern oder Lympknotenmetastasen fern		
M1b			Lunge		
M1c			Andere Organe oder Fernmetastasen mit erhöhter Laktatdehydrogenase		

Abkürzung: TNM = Tumor – Lymphknoten – Metastasen.

Quelle: AJCC-Staging-Kriterien von 2009 und nach Tsao et al: N Engl J Med 351:998, 2004.

MANAGEMENT DES KLINISCH LOKALISIERTEN MELANOMS (STADIUM I, II) Neu diagnostizierte kutane Melanome müssen großzügig im Gesunden exzidiert werden, um alle malignen Zellen zu entfernen und das Risiko eines Lokalrezidivs sowie einer Metastasierung zu minimieren. Folgende seitliche Sicherheitsabstände werden für primäre maligne Melanome empfohlen: in situ: 0,5–1,0 cm; invasiv bis zu 1 mm: 1 cm; > 1,01–2 mm: 1–2 cm (in Deutschland 1 cm); > 2 mm: 2 cm sowie zur Tiefe bis zur Fasziengrenze. Bei Läsionen im Gesicht, an Händen und Füßen muss ein striktes Einhalten dieser Abstände zugunsten einer individuellen Abwägung hinsichtlich der Erfordernisse der Chirurgie und einer möglichst geringen Morbidität verlassen werden. Allerdings sollte die chirurgische Probe in jedem Fall subkutanes Fettgewebe enthalten, um ein adäquates Ausmaß der Tumordicke und eine Einschätzung der Resektionsränder durch den Pathologen zu ermöglichen. Topisches Imiquimod wurde vor allem beim Lentigo-maligna-Melanom in kosmetisch anspruchsvollen Bereichen postoperativ ergänzend verwendet.

Die Biopsie der Wächterlymphknoten oder Sentinel-Lymph-Node-Biopsy (SLNB) hat die elektive Dissektion der regionalen Lymphknoten für die Beurteilung des Status der regionalen Lymphknoten ersetzt. Die Wächterlymphknotenbiopsie liefert prognostische Informationen und hilft bei der Identifikation von Patienten mit hohem Rezidivrisiko, bei denen evtl. eine adjuvante Therapie indiziert ist. Die ersten Lymphknoten im Lymphabflussgebiet eines Tumors (Wächterlymphknoten, Sentinel Lymph Nodes) werden durch eine Injektion von blauer Farbe und/oder einem Radioisotop in der Region des Primärtumors identifiziert. Die Wächterlymphknoten werden als blau gefärbte Knoten oder anhand der starken Aufnahme des Radioisotops identifiziert. Diese werden entfernt und mit Hämatoxylin-Eosin-Färbungen und Melanozyten-spezifischen immunhistochemischen Färbungen histologisch untersucht (z. B. S100, HMB45 und Melan A).

Eine Wächterlymphknotenbiopsie ist nicht bei jedem Patienten mit klinisch negativen Lymphknoten indiziert. Patienten, deren Melanome ≤ 0,75 mm dick sind, haben ein Risiko von < 5 % für einen Befall des Sentinel-Lymphknotens (SLN), sodass keine SLNB erforderlich ist. Bei einer Tumordicke > 1 mm erfolgt generell eine SLNB. Bei Melanomen mit einer Dicke von 0,76–1,0 mm kann eine SLNB für Risikoläsionen, die zum Beispiel eine Ulzeration, einen hohen Mitoseindex oder eine lymphovaskuläre Invasion aufweisen, erwogen werden. Beim Vorliegen weiterer ungünstiger Prognoseparameter (Clark-Level IV/V; regressives Melanom) kann auch bei geringeren Tumordicken eine SLNB erwogen werden. Patienten mit negativer Wächterlymphknotenbiopsie bleibt eine vollständige Lymphknotendissektion mit der damit einhergehenden Morbidität erspart. Sie werden abhängig von der Primärläsion beobachtet, einer adjuvanten Therapie oder einer klinischen Studie zugeführt. Derzeitiger Therapiestandard bei allen Patienten mit positiver Wächterlymphknotenbiopsie ist eine vollständige regionale Lymphadenektomie; allerdings wird aktuell in Studien versucht zu ermitteln, ob Patienten mit kleinen Metastasen im Wächterlymphknoten auch ohne weitere Operation eine gute Prognose haben. Patienten mit mikroskopisch positiven Lymphknoten sollten der adjuvanten Therapie mit Interferon zugeführt oder in eine klinische Studie aufgenommen werden.

MANAGEMENT VON REGIONAL METASTASIERTEN MELANOMEN (STADIUM III) Regionalmetastasen können als Lokalrezidive am Rand der Narbe oder des Transplantats, als Satellitenmetastasen, die < 2 cm von der Narbe entfernt sind, als In-transit-Metastasen, die mehr als 2 cm von der Narbe entfernt sind, aber die regionalen Lymphknoten nicht überschreiten, oder am häufigsten als Metastasen in den drainierenden Lymphknoten auftreten. Derartige Rezidive werden möglichst operativ behandelt, um ein erkrankungsfreies Langzeitüberleben zu erreichen. Bei ausgedehnten kutanen Lokalrezidiven an einer Extremität besteht die Möglichkeit einer isolierten Perfusion oder Infusion der Extremität mit Melphalan bei Hyperthermie mit hohen Ansprechraten und einer starken palliativen Wirkung. Es sind hohe Raten mit kompletter Remission beschrieben und es kann eine signifikante Palliation der Symptome erreicht werden, das Gesamtüberleben kann jedoch nicht verändert werden.

Postoperativ besteht bei Patienten mit Regionalmetastasen, die wieder erkrankungsfrei sind, ein hohes Risiko für lokale oder Fernrezidive. Daher sollten einige dieser Patienten einer adjuvanten Therapie zugeführt werden. Eine adjuvante Strahlentherapie reduziert die Gefahr von Lokalrezidiven nach Lymphadenektomie, verbessert aber nicht das Gesamtüberleben. Patienten mit größeren (> 3–4 cm) oder mehr als vier beteiligten Lymphknoten oder extranodaler mikroskopischer Ausbreitung sollten der Strahlentherapie zugeführt werden. Eine systemische adjuvante Therapie ist vor allem bei einer Stadium-III-Erkrankung indiziert, aber auch Lymphknoten-negative Hochrisikopatienten (> 4 mm dicke ulzerierte Läsionen) und Patienten mit komplett resezierter Stadium-IV-Erkrankung können davon profitieren. Interferon α2b (IFN-α2b), das 1 Jahr lang 5 Tage/Woche für 4 Wochen in einer Dosis von 20 Mio. Units/m^2 intravenös und dann für 11 Monate lang dreimal wöchentlich in einer Dosis von 10 Mio. Units/m^2 subkutan gegeben wird (insgesamt 1 Jahr), sowie subkutan verabreichtes Peginterferon α2b (6 µg/kg/Woche für 8 Wochen, dann 3 µg/kg/Woche für insgesamt 5 Jahre) sind geeignete adjuvante Maßnahmen. Hoch dosiertes IFN führt bei sehr vielen Patienten zu Nebenwirkungen, wie einer grippeartigen Erkrankung, einer Reduktion des Allgemeinzustands und der Entwicklung einer Depression, die bei den meisten Patienten durch eine entsprechende symptomatische Therapie, Dosisreduktion und Therapiepause beherrschbar sind. Gelegentlich muss IFN wegen einer intolerablen Toxizität dauerhaft abgesetzt werden, bevor alle vorgesehenen Dosen gegeben wurden. Das hoch dosierte Regime ist deutlich toxischer als Peginterferon, während letzteres noch 4 weitere Jahre verabreicht werden muss. Die adjuvante Therapie mit hoch dosiertem IFN verbessert das erkrankungsfreie Überleben bei unklaren Auswirkungen auf das Gesamtüberleben. Diese Patienten sollten in eine klinische Studie aufgenommen werden, da sonst viele von ihnen unbehandelt nur beobachtet werden würden, da sie für eine IFN-Therapie nicht infrage kommen oder weil sie (oder ihre Onkologen) davon ausgehen, dass die Nebenwirkungen der IFN-Therapie nicht durch deren Nutzen überwogen werden. In Deutschland ist auch das IFN-Niedrigdosisschema mit 3 Mio. Units subkutan 3× pro Woche für 18 Monate verbreitet. Der CTLA-4-Antikörper Ipilimumab wurde kürzlich auch für die adjuvante Therapie zugelassen. Die vor kurzem zugelassenen weiteren Immuntherapien und die gezielten molekularen Therapien werden derzeit als adjuvante Therapieoptionen untersucht.

BEHANDLUNG DES METASTASIERTEN MELANOMS

Bei der Diagnose befindet sich das Melanom bei den meisten Patienten im Frühstadium; bei manchen bestehen allerdings bereits Metastasen und bei anderen entwickeln sie sich unter der initialen Therapie. Bei Patienten mit bekanntem Melanom, die Symptome im Sinne eines Rezidivs entwickeln, sollte ein erneutes Staging mit körperlicher Untersuchung, Differenzialblutbild, komplettem Stoffwechselprofil, LDH und einer entsprechenden bildgebenden Diagnostik, wie eine zerebrale Magnetresonanztomografie (MRT) und eine Gesamtkörper-PET/CT oder eine CT von Thorax, Abdomen einschließlich Becken erfolgen. Fernmetastasen (Stadium IV), die alle Organe befallen können, finden sich oft in Haut und Lymphknoten, inneren Organen, Gehirn und seltener Knochen. Das metastasierte Melanom gilt seit jeher als unheilbar; das mediane Überleben beträgt abhängig von den beteiligten Organen 6–15 Monate. Die Prognose ist bei Patienten mit kutanen und subkutanen Metastasen (M1a) besser als bei Lungenmetastasen (M1b). Am schlechtesten ist sie bei Metastasen in Leber, Knochen und Gehirn (M1c). Eine erhöhte Serum-LDH ist ein prognostisch schlechter Faktor und bedeutet unabhängig von der Lokalisation der Fernmetastasen ein Stadium M1c (Tab. 35-3). Während das 15-Jahres-Überleben von Patienten mit Melanomen im Stadium M1a, M1b und M1c historisch mit weniger als 10 % angegeben wird, besteht inzwischen die Hoffnung, dass neuere Therapien mehr Melanompatienten und insbesondere denen mit einem Melanom im Stadium M1a und M1b ein Langzeitüberleben ermöglichen.

Die Behandlung von Patienten mit einem Melanom im Stadium IV hat sich in den letzten 4 Jahren stark verändert. Die U.S. Food and Drug Administration (FDA) hat insgesamt sieben neue Medikamente zur Behandlung des Melanoms in dieser Zeit zugelassen. Inzwischen stehen der Immun-Checkpoint-Inhibitor Ipilimumab (CTLA-4 Antikörper), Pembrolizumab und Nivolumab (PD-1 Antikörper) und vier neue Substanzen zur oralen Gabe, die in den MAP-Kinase-Signalweg eingreifen – die BRAF-Inhibitoren Vemurafenib und Dabrafenib sowie die MEK-Inhibitoren Trametinib und Cobimetinib – zur Verfügung, sodass es für Patienten mit einem Melanom im Stadium IV mehrere Behandlungsansätze gibt (Tab. 35-4). Patienten mit multiplen Metastasen sollten mit der Frage nach einer Metastasektomie an einen onkologischen Chirurgen überwiesen werden, da bei ihnen postoperativ ein krankheitsfreies Langzeitüberleben möglich ist. Patienten mit solitären Metastasen sind dafür am besten geeignet, aber inzwischen werden zunehmend auch Patienten

Tabelle 35-4

BEHANDLUNGSOPTIONEN BEIM METASTASIERTEN MELANOM
Operation: Metastasektomie bei wenigen Metastasen
Immuntherapie: Interleukin 2 Immun-Checkpoint-Hemmung – Von der FDA zugelassen • Anti-CTLA-4: Ipilimumab • Anti-PD-1: Nivolumab, Pembrolizumab (früher: Lambrolizumab) – Experimentell • Anti-PD-L1
Gezielte molekulare Therapie: BRAF-Inhibitoren: Vemurafenib, Dabrafenib MEK-Iinhibitoren: Trametinib, Cobimetinib
Chemotherapie: Dacarbazin, Temozolomid, Paclitaxel, Albumin-gebundenes Paclitaxel (Abraxan), Carboplatin

mit Metastasen in mehr als einer Lokalisation operiert. Die von der Krankheit befreiten Patienten kommen für eine IFN-Therapie, für die neu von der FDA zugelassene adjuvante Therapie mit Ipilimumab oder eine klinische Studie infrage, da das Risiko für weitere Metastasen sehr hoch ist. Außerdem kann die Operation adjuvant zur Immuntherapie erfolgen, wenn sich einige von vielen Metastasen als resistent gegenüber der systemischen Therapie erweisen.

Immuntherapie

Das Zytokin Interleukin 2 (IL-2 oder Aldesleukin) ist seit 1995 zur Behandlung von Patienten mit Melanomen zugelassen. Es wird an Zentren mit Erfahrung im Umgang mit der IL-2-Toxizität bei Patienten mit gutem Allgemeinzustand im Stadium IV eingesetzt. Die Patienten müssen dazu stationär aufgenommen und intensivmedizinisch versorgt werden, damit sie IL-2 in der hohen Dosis von 600.000 oder 720.000 IU alle 8 h für bis zu 14 Dosierungen (ein Zyklus) erhalten können. Die Behandlung wird so lange fortgesetzt, bis der höchstmögliche Nutzen erreicht wurde (meist 4–6 Zyklen). Diese Behandlung führt bei 5 % der Patienten zum krankheitsfreien Langzeitüberleben (mutmaßliche Heilungen). Die Mechanismen, über die IL-2 zur Tumorregression führt, sind nicht bekannt. Vermutlich induziert IL-2 melanomspezifische T-Zellen, welche die Tumorzellen über bestimmte Antigene identifizieren und dann eliminieren. Rosenberg und seine Kollegen am National Cancer Institute (NCI) haben Patienten, die mit einer nicht myeloablativen Chemotherapie (gelegentlich in Kombination mit einer Ganzkörperbestrahlung) präkonditioniert wurden, in vitro expandierte tumorinfiltrierende Lymphozyten übertragen und ihnen gleichzeitig hoch dosiert IL-2 verabreicht. Sie erzielten mit diesem Ansatz bei mehr als 50 % der Patienten mit IL-2-refraktärem metastasiertem Melanom eine Tumorregression.

Die Immun-Checkpoint-Blockade mit monoklonalen Antikörpern gegen die inhibitorischen Immunrezeptoren CTLA-4 und PD-1 zeigt eine vielversprechende klinische Wirksamkeit. Bei einer Immunreaktion werden zahlreiche inhibitorische Rezeptoren heraufreguliert. Bei chronischen Infektionen (Hepatitis, HIV) und Krebserkrankungen schränkt diese bei einer normalen Immunreaktion absolut notwendige Regelung durch die dauerhafte Expression der inhibitorischen Rezeptoren die Proliferation, Zytokinproduktion und Zytotoxizität der erschöpften T-Zellen ein (Abb. 35-3). In präklinischen Tiermodellen verbessert die Checkpoint-Blockade mit einem monoklonalen Antikörper die T-Zell-Funktion bei der Eradikation von Tumorzellen. Der humane IgG-Antikörper Ipilimumab, der an CTLA-4 bindet und dessen inhibitorischen Signale blockiert, war die erste Behandlungsoption, die das Überleben von Patienten mit metastasiertem Melanom verbessern konnte. Bei einem kompletten Therapiezyklus erhalten die Patienten ambulant vier Infusionen von Ipilimumab in einer Dosis von 3 mg/kg im Abstand von 3 Wochen. Obwohl die Ansprechrate in randomisierten klinischen Studien niedrig war (~10 %), wurde das Überleben der bereits zuvor behandelten und der bislang unbehandelten Patienten verbessert, sodass Ipilimumab im März 2011 von der FDA zugelassen wurde. Die 3-Jahres-Überlebensrate aus mehreren Studien liegt gebündelt bei ca. 22 %.

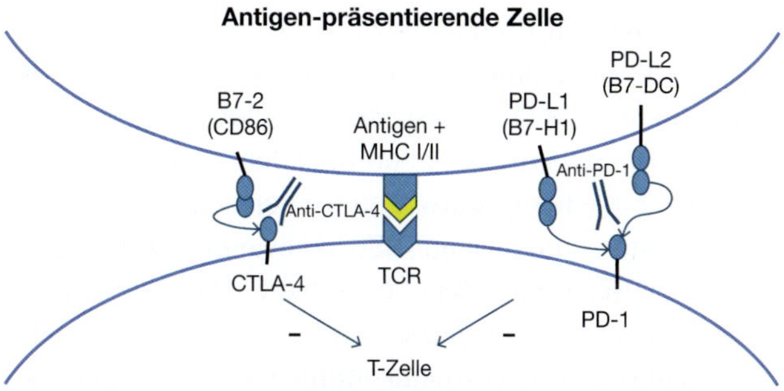

Abbildung 35-3 Inhibitorische Signalwege mit Einfluss auf die T-Zell-Funktion, das T-Zell-Gedächtnis und die T-Zell-Lebensdauer nach Bindung des T-Zell-Rezeptors an ein Antigen, das von Antigen-präsentierenden Zellen mithilfe von MHC I/II präsentiert wurde. CTLA-4 und PD-1 gehören zur CD28-Familie und besitzen eine inhibitorische Wirkung, die von Antikörpern gegen die Rezeptoren oder Liganden abgeschwächt werden kann. Dadurch werden die T-Zell-Funktion verbessert und Antitumoreffekte erzielt. CTLA-4 = zytotoxisches T-Lymphozyten-Antigen-4; MHC = Haupthistokompatibilitätskomplex; PD-1 = Programmed death-1; PD-L1 = Programmed Death Ligand-1; PD-L2 = Programmed Death Ligand-2; TCR = T-Zell-Rezeptor.

Die Störung der normalen Steuermechanismen durch Ipilimumab erzeugte nicht nur Antitumoreffekte, sondern auch ein ganz neues Spektrum von Nebenwirkungen, die autoimmunen Reaktionen ähnelten. Die häufigsten immunologisch bedingten unerwünschten Ereignisse waren Hautausschläge und Diarrhöen (gelegentlich als schwere, lebensbedrohliche Kolitis), wobei grundsätzlich jedes Organ betroffen sein kann (z. B. Hypophysitis, Hepatitis, Nephritis, Pneumonitis, Myokarditis, Neuritis). Eine sichere Behandlung setzt ein frühes Erkennen und die frühzeitige Gabe von Glukokortikoiden, welche die Antitumoreffekte nicht zu beeinträchtigen scheinen, voraus. Aufgrund der niedrigen objektiven Ansprechraten, der signifikanten Toxizität (einschließlich Todesfällen) und der hohen Kosten (die Medikamentenkosten für einen Therapiezyklus betrugen 2013 etwa 120.000 $) hat sich der breitflächige Einsatz von Ipilimumab nicht in der onkologischen Fachwelt durchgesetzt. Trotz dieser Vorbehalte zeigt der Gesamtnutzen von Ipilimumab hinsichtlich des Überlebens (17 % der Patienten leben noch nach 7 Jahren), dass diese Option bei allen geeigneten Patienten auf jeden Fall erwogen werden sollte.

Bei einer chronischen T-Zell-Aktivierung wird PD-1 auf der T-Zell-Oberfläche exprimiert. Die Expression von einem seiner Liganden, PD-L1, auf den Tumorzellen schützt diese vor einer immunologischen Zerstörung **(Abb. 35-3)**. Erste Studien, in denen eine Blockade der PD-1:PD-L1-Achse durch die intravenöse Gabe von Anti-PD-1 oder Anti-PD-L1 versucht wurde, ergaben bei Patienten mit fortgeschrittenem Melanom (und Lungenkrebs) eine deutliche klinische Aktivität mit einer signifikant geringeren Toxizität als bei Ipilimumab. Die Anti-PD-1-Therapie wurde inzwischen zugelassen (Pembrolizumab, Nivolumab). Interessanterweise zeigen erste Ergebnisse einer klinischen Studie, dass die Antitumoraktivität bei Blockade beider inhibitorischer Signalwege durch Ipilimumab und Anti-PD-1 weitaus stärker ist als bei der Gabe nur einer der Substanzen. Der wichtigste Nutzen der Immuntherapie (IL-2, Ipilimumab und Anti-PD-1) für die Patienten ist die Dauerhaftigkeit der erzielten Reaktionen. Zwar bilden sich die Tumoren nach der Immuntherapie bei weniger Patienten zurück als nach einer gezielten Therapie (siehe unten), dafür hält der Effekt der Immuntherapie jedoch länger an (in manchen Fällen > 10 Jahre) als der Effekt der gezielten molekularen Therapie, sodass von einer Heilung dieser Patienten ausgegangen werden kann.

Gezielte Therapie

RAF- und MEK-Inhibitoren des MAP-Kinase-Signalwegs sind ein neuer und interessanter Ansatz bei Melanomen mit einer BRAF-Mutation. Da onkogene Mutationen im RAS-RAF-MEK-ERK-Signalweg, der Proliferations- und Überlebenssignale von der Zelloberfläche zum Zytoplasma und zum Nukleus leitet, sehr häufig sind, wurden Inhibitoren von BRAF und MEK entwickelt. Zwei BRAF-Inhibitoren, Vemurafenib und Dabrafenib, sind zur Behandlung von Melanomen im Stadium IV mit einer Mutation in Position 600 des für BRAF kodierenden Gens zugelassen. Die oralen BRAF-Inhibitoren führen bei etwa 50 % der Patienten zur Tumorregression. Außerdem verlängern sie das Gesamtüberleben besser als eine Chemotherapie. Die Behandlung geht mit beherrschbaren Nebenwirkungen einher, die sich von denen der Immuntherapie und der Chemotherapie unterscheiden. Eine klassenspezifische Komplikation der BRAF-Inhibition ist das Auftreten zahlreicher Hautläsionen, von denen manche gut differenzierte Plattenepithelkarzinome der Haut sind (bei bis zu 25 % der Patienten). Da diese Hautkrebserkrankungen exzidiert werden müssen, sollten die Patienten gleichzeitig von einem Dermatologen behandelt werden. Metastasen wurden bislang nicht beschrieben und die Behandlung kann nach der Exzision problemlos fortgeführt werden. Langzeitergebnisse der Behandlung mit BRAF-Inhibitoren scheinen eine 3-Jahres-Überlebensrate von > 20 % zu belegen. Derzeit wird allgemein befürchtet, dass die meisten der Patienten im Laufe der Zeit ein Rezidiv entwickeln und schließlich an einer medikamentenresistenten Krankheit versterben werden. Die Resistenz entwickelt sich durch zahlreiche Mechanismen, meistens über den Erhalt des MAP-Kinase-Signalwegs; BRAF-Mutationen, welche die Bindung des Inhibitors beeinträchtigen, gehören jedoch nicht dazu. Der MEK-Inhibitor Trametinib ist in der Monotherapie aktiv, scheint aber weniger effektiv zu sein als die beiden BRAF-Inhibitoren. Die Kombination aus einem BRAF-Inhibitor und einem MEK-Inhibitor erzielte ein längeres progressionsfreies Überleben als die alleinige Gabe eines BRAF-Inhibitors; außerdem traten interessanterweise die unter BRAF-Inhibition häufigen Hautläsionen nicht mehr auf. Inzwischen können die Kombinationen aus Dabrafenib plus Trametinib oder Vemurafenib plus Cobimetinib aufgrund erhöhten und verlängerten Überlebens verordnet werden. Bei einigen wenigen kutanen Melanomen in chronisch lichtgeschädigter Haut finden sich aktivierende Mutationen der c-kit-Rezeptor-Tyrosinkinase, meistens jedoch in Mukosamelanomen und akrolentiginösen Melanomen. Insgesamt ist die Anzahl der Patienten mit c-kit-Mutationen verschwindend gering. Wenn sie jedoch vorliegen, sind sie überwiegend identisch mit den Mutationen von gastrointestinalen Stromatumoren (GISTs); Melanome mit aktivierenden c-kit-Mutationen sprechen oft klinisch signifikant auf Imatinib an.

Chemotherapie

Kein Chemotherapieregime kann das Überleben bei metastasiertem Melanom verlängern. Durch die Fortschritte in der Immuntherapie und der gezielten Therapie wird die Chemotherapie nur noch zur Palliation von Symptomen eingesetzt. Substanzen mit Antitumoraktivität sind Dacarbazin (DTIC) und sein oral verabreichtes Analogon Temozolomid (TMZ), Cisplatin und Carboplatin, die Taxane (Paclitaxel allein oder Albumin-gebunden und Docetaxel) sowie die Nitrosoharnstoffe Carmustin (BCNU) oder Fotemustin; sie erzielen Ansprechraten von 12–20 %.

Initialer Zugang zum Patienten mit metastasiertem Melanom

Bei der Diagnose eines Melanoms im Stadium IV muss unabhängig davon, ob die Diagnose mittels Biopsie oder Bildgebung gestellt wurde, eine Probe des Tumors molekular untersucht werden, um behandelbare Mutationen (z. B. BRAF) aufzudecken. Vorzugsweise werden zwar Metastasen untersucht, letztlich ist aber jede Form der Biopsie geeignet, weil zwischen dem Primärtumor und den Metastasen kaum Abweichungen bestehen. Die Behandlungsalgorithmen beginnen mit dem BRAF-Status des Tumors. Bei Tumoren mit dem BRAF-Wildtyp wird eine Immuntherapie empfohlen. Bei Tumoren mit einer BRAF-Mutation beginnt die Behandlung mit einem BRAF-Inhibitor oder einer Immuntherapie. Die molekulare Testung kann bei entsprechenden Tumoren auch N-RAS und c-kit umfassen.

Da die meisten Patienten trotz der Fortschritte bei der Therapie an ihrem Melanom versterben, sollte selbst bei zuvor unbehandelten Patienten immer eine Aufnahme in klinische Studien erwogen werden. Bei den meisten Melanomen im Stadium IV kommt es irgendwann trotz der Fortschritte in der Therapie zur Progredienz, und bei vielen Patienten ist wegen der Krankheitslast, eines schlechten Allgemeinzustandes oder Begleiterkrankungen keine Therapie möglich. Daher ist die zeitnahe Integration der Palliativ- und Hospizpflege ein zentraler Aspekt der Behandlung.

KONTROLLEN

Bei allen Melanompatienten wird eine einmal jährliche Hautuntersuchung empfohlen. Die Leitlinien des National Cancer Comprehensive Network (NCCN) für Patienten mit einem Melanom im Stadium IA–IIA empfehlen 5 Jahre lang alle 3–6 Monate eine ausführliche Anamneseerhebung und körperliche Untersuchung, dann 3 Jahre lang alle 6–12 Monate. Bei Patienten im Stadium I–III sollte vor allem auf die drainierenden Lymphknoten geachtet werden, da die Resektion von Lymphknotenrezidiven bei ihnen zur Heilung führen kann. Abhängig von der ärztlichen Entscheidung sollten ein Blutbild und der LDH-Wert bestimmt und eine Röntgenaufnahme des Thorax angefertigt werden. Allerdings sind diese Maßnahmen zum Nachweis von okkulten Metastasen ungeeignet. Eine routinemäßige bildgebende Diagnostik zum Ausschluss von Metastasen wird zu diesem Zeitpunkt nicht empfohlen. Bei Patienten mit fortgeschrittener Krankheit (IIB–IV) kann alle 4–12 Monate eine bildgebende Untersuchung (Röntgenaufnahme des Thorax, CT und/oder PET/CT) erwogen werden. Da für die routinemäßige Überwachung kein Überlebensvorteil belegt ist, sind derartige Untersuchungen nur bei entsprechendem klinischem Verdacht indiziert.

NICHT MELANOZYTÄRE HAUTKREBSERKRANKUNGEN

In den USA ist der nicht melanozytäre Hautkrebs der häufigste Krebs überhaupt. Die jährliche Inzidenz von nicht melanoztytären Hautkrebserkrankungen wird in den USA auf 1,5–2 Millionen Fälle geschätzt, wobei die Tumorregister nicht routinemäßig Daten zur Inzidenz des Basalzellkarzinoms und des Plattenepithelkarzinoms der Haut erfassen. 70–80 % der nicht melanozytären Hauttumoren sind Basalzellkarzinome (Basaliome). Die Plattenepithelkarzinome (spinozelluläre Karzinome, Spinaliome), die nur ungefähr 20 % der nicht melanozytären Hauttumoren ausmachen, sind wegen ihrer Fähigkeit zur Metastasierung von größerer Bedeutung; auf sie entfallen die meisten der jährlich 2400 Todesfälle durch nicht melanozytären Hautkrebs in den USA. Außerdem hat die Häufigkeit des nicht epithelialen Hautkrebses, insbesondere des Merkel-Zellkarzinoms mit inzwischen fast 5000 Neuerkrankungen und 3000 Todesfällen jährlich, zugenommen. In Mitteleuropa ist das Basalzellkarzinom mit einer Inzidenz von etwa 100 auf 100.000 Einwohner und Jahr ebenfalls einer der häufigsten malignen Tumoren. Das Durchschnittsalter liegt bei 60 Jahren, eine Tendenz zu jüngerem Manifestationsalter ist erkennbar. Die Inzidenz des Plattenepithelkarzinoms der Haut wird für Mitteleuropa derzeit mit 20–30 Neuerkrankungen pro 100.000 Einwohner und Jahr angegeben. Es tritt am häufigsten im Gesicht auf, das Durchschnittsalter liegt bei 70 Jahren.

PATHOPHYSIOLOGIE UND ÄTIOLOGIE

Die wichtigste Ursache des Basalzellkarzinoms und des Plattenepithelkarzinoms der Haut ist die UV-Exposition durch direkte Sonneneinstrahlung oder künstliches UV-Licht (Sonnenbänke). Sowohl UVA als auch UVB können durch die Bildung freier Radikale oder durch die Induktion von Pyrimidindimeren (UVB) zu DNS-Schäden führen. Die Sonne emittiert Energie im gesamten UV-Spektrum, während Sonnenbänke in der Regel zu 97 % UVA-Strahlen und zu 3 % UVB-Strahlen abgeben. DNS-Schäden durch UV-Strahlung führen zum Zelltod oder zur Reparatur geschädigter DNS mittels Nukleotid-Exzisions-Reparatur (NER). Hereditäre NER-Erkrankungen, wie das Xeroderma pigmentosum, gehen mit einer stark erhöhten Hautkrebsinzidenz einher und helfen dabei, den Zusammenhang zwischen UV-bedingten DNS-Schäden, unzureichender DNS-Reparatur und Hautkrebs zu verstehen. Die beim Basalzellkarzinom am häufigsten durch UV-Strahlen geschädigten Gene betreffen den Hedgehog-Signalweg (Hh). Beim Plattenepithelkarzinom sind häufig p53 und N-RAS betroffen. Es besteht eine dosisabhängige Beziehung zwischen dem Gebrauch von Sonnenbänken und der Inzidenz des Hautkrebses. Bereits vier Sonnenbanknutzungen jährlich erhöhen das Risiko für Basalzellkarzinome um 15 % und das Risiko für Plattenepithelkarzinome und Melanome um 11 %. Das Risiko durch die Nutzung von Sonnenbänken ist bei Teenagern und jungen Erwachsenen höher als bei älteren Menschen. Weitere Risikofaktoren sind blondes oder rotes Haar, blaue oder grüne Augen, eine Neigung zu Sonnenbrand und eine Beschäftigung unter freiem Himmel. Die Inzidenz dieser Tumoren steigt mit abnehmender geografischer Breite. Die meisten Tumoren entwickeln sich auf den sonnenexponierten Hautarealen von Kopf und Hals. Das Risiko eines Plattenepithelkarzinoms im Bereich der Lippen oder des Mundes wird durch Rauchen erhöht. Onkogene humane Papillomaviren (HPV), meist Typ 5, 8, 16 und 18, und UV-Strahlung sind mit einem höheren Risiko für Plattenepithelkarzinome vergesellschaftet.

Bei den Empfängern von Organtransplantaten unter chronischer Immunsuppression ist das SCC-Risiko um das 65-Fache und das Basalzellkarzinomrisiko um das 10-Fache erhöht. Die Häufigkeit von Hautkrebs verhält sich proportional zum Ausmaß und der Dauer der Immunsuppression und dem Ausmaß der Sonnenlichtexposition vor und nach der Transplantation. Bei diesen Patienten rezidiviert das SCC häufiger lokal, treten häufiger Metastasen auf und ist die Mortalität des SCC erhöht. Zur Behandlung entzündlicher Darmerkrankungen und Autoimmunerkrankungen, wie der rheumatoiden Arthritis und der Psoriasis-Arthritis, werden zunehmend TNF-Antagonisten eingesetzt. TNF-Antagonisten können auch das Risiko für Basalzellkarzinome und Plattenepithelkarzinome erhöhen. BRAF-Inhibitoren können Plattenepithelkarzinome sowie Keratoakanthome auslösen, wobei sich in etwa 60 % der Fälle eine bereits vorhandene Überexpression von H-RAS findet. Weitere Risikofaktoren sind eine HIV-Infektion, ionisierende Strahlung, Verbrennungsnarben und chronische Ulzera. Auch Albinismus, Xeroderma pigmentosum, Muir-Torre-Syndrom, Rombo-Syndrom, Bazex-Syndrom, Dyskeratosis congenita und das Basalzellnävussyndrom (Gorlin-Syndrom) erhöhen die Inzidenz des nicht melanozytären Hautkrebses. Beim Basalzellkarzinom treten Mutationen im Sonic-Hedgehog(Hh)-Signaltransduktionsweg in Genen auf, die für die Tumorsuppressoren Patched Homolog 1 (PTCH1) und Smoothened Homolog (SMO) kodieren. Die Störung des PRCH1-Signalwegs wird durch die nukleären Transkriptionsfaktoren Gli1 und Gli2 vermittelt, die bei der Entwicklung des Basalzellkarzinoms eine entscheidende Rolle spielen. Inzwischen steht ein von der FDA zugelassener oraler SMO-Inhibitor, Vismodegib, zur Behandlung des fortgeschrittenen inoperablen oder metastasierten Basalzellkarzinoms zur Verfügung (Abb. 35-4). Außerdem reduziert Vismodegib bei Patienten mit dem Basalzellnävussyndrom und PRCH1-Mutationen die Inzidenz des Basalzellkarzinoms, was die Bedeutung von Hh bei der Entwicklung des Basalzellkarzinoms unterstreicht.

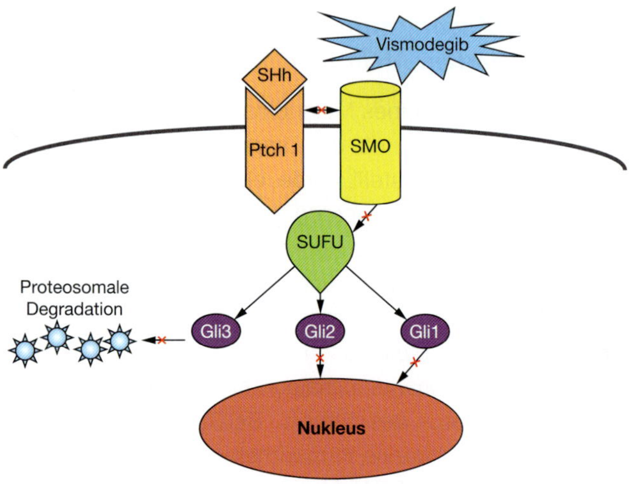

Abbildung 35-4 Einfluss von Vismodegib auf den Hedgehog-(Hh)-Signalweg. Normalerweise bindet einer von drei Hh-Liganden (Sonic [SHh], Indian oder Desert) an das Patched Homolog 1 (PTCH1), das dadurch degradiert und Smoothened Homolog (SMO) freisetzt. Zu den Downstream-Ereignissen zur SMO-Freisetzung gehören die Aktivierung von Gli1, Gli2 und Gli3 durch den Transkriptionsregulator SUFU. Gli1 und Gli2 wandern in den Nukleus und fördern dort die Gentranskription. Vismodegib ist ein SMO-Antagonist, der die Interaktion zwischen SMO und PTCH1 reduziert, wodurch der Hh-Signalweg, die Gentranskription und die Zellteilung abnehmen. Die Downstream-Ereignisse des Hh-Signalwegs, die durch Vismodegib gehemmt werden, sind rot dargestellt.

KLINISCHES BILD

Basalzellkarzinom

Das Basalzellkarzinom (Basaliom) entwickelt sich aus der Basalzellschicht der Epidermis und/oder der äußeren Wurzelscheide der Haarfollikel. Das *oberflächliche Basalzellkarzinom* besteht aus einem oder mehreren erythematösen, schuppenden Plaques, die sich langsam vergrößern und meistens am Rumpf und den proximalen Extremitäten auftreten (Abb. 35-5). Als „Rumpfhautbasaliome" sind diese gering invasiv wachsenden Tumoren oft am Stamm lokalisiert. Dieser Basalzellkarzinomtyp kann leicht mit benignen entzündlichen Dermatosen, insbesondere dem nummulären Ekzem oder der Psoriasis verwechselt werden. Das Basalzellkarzinom kann sich auch als langsam wachsendes perlförmiges Knötchen mit oberflächlichen, gewundenen, teleangiektatischen Gefä-

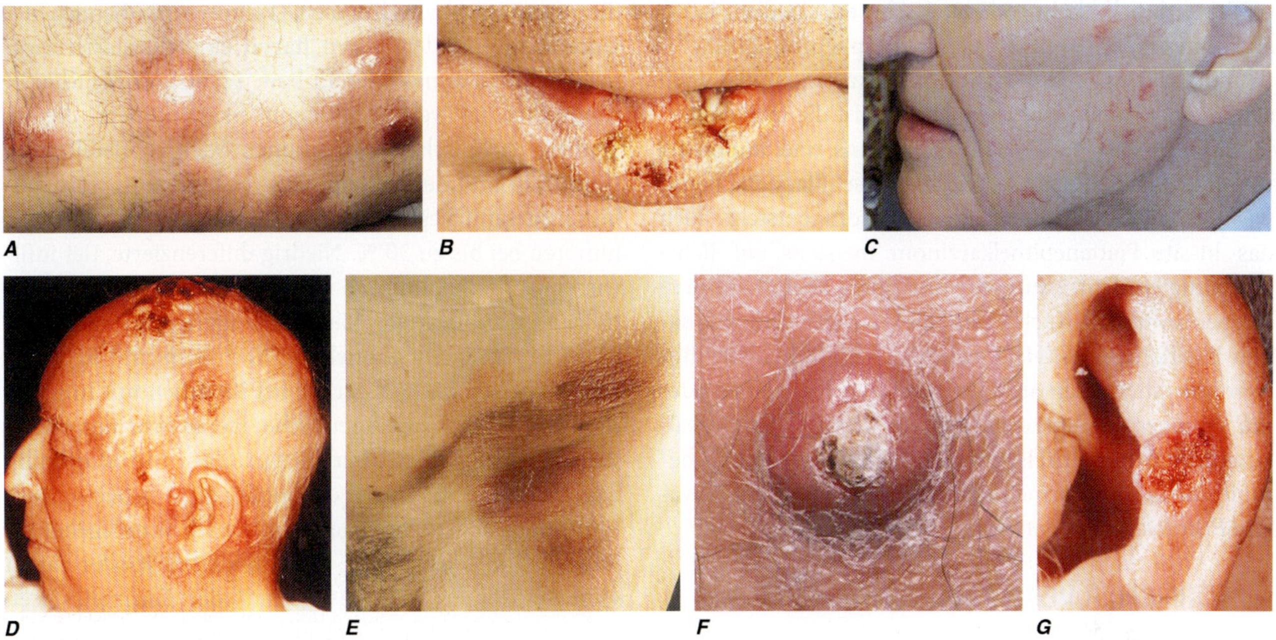

Abbildung 35-5 **Kutane Neoplasien.** ***A.*** Non-Hodgkin-Lymphom der Haut mit typischen lividen „pflaumenfarbenen" Knötchen. ***B.*** Plattenepithelkarzinom, hier als verhornte, verkrustete und leicht erodierte Plaque der Unterlippe. Sonnenexponierte Regionen wie Kopf, Hals und Arme sind andere typische Lokalisationen. ***C.*** Aktinische Keratosen sind verhornte erythematöse Papeln und Flecken auf sonnenexponierter Haut. Sie treten bei Erwachsenen mittleren Alters auf und können entarten. ***D.*** Hautmetastase mit typischen entzündeten, oft ulzerierten dermalen Knötchen. ***E.*** Mycosis fungoides, ein kutanes T-Zell-Lymphom, hier als plaqueartige Läsionen. ***F.*** Keratoakanthom, eine Sonderform des Plattenepithelkarzinoms, das als exophytischer Knoten mit zentralem Hornkegel auftritt. ***G.*** Basalzellkarzinom mit zentraler Ulzeration und perlschnurartiger, teleangiektatischer Tumorbegrenzung.

ßen, eingerolltem Rand und zentraler Kruste präsentieren *(noduläres Basalzellkarzinom)*. Tumoren mit einem hohen Melaningehalt werden als *pigmentierte Basalzellkarzinome* bezeichnet und können klinisch leicht mit einem malignen Melanom verwechselt werden. Das *sklerodermiforme Basalzellkarzinom* manifestiert sich als einzeln stehende, flache oder leicht eingezogene, indurierte, weißliche oder gelbliche oder livide, narbige Plaques. Da die Ränder typischerweise unscharf begrenzt sind und die Läsionen oft unauffällig wirken, wird die Behandlung häufig verspätet begonnen und die Tumoren haben sich weiter in die Tiefe ausgebreitet, als klinisch zu erwarten ist. Diese Tumoren besitzen die höchste Rezidivrate. Das Ulcus rodens ist ein leicht erhabenes, flächenhaft exulzeriertes Basalzellkarzinom, welches vom Patienten häufig als Wundheilungsstörung verkannt wird. Als Ulcus terebrans bezeichnet man ein ulzerierendes und besonders in tiefere Gewebsschichten einwachsendes Basalzellkarzinom mit schnellem Wachstum und oft extremer Ausdehnung.

Plattenepithelkarzinom

Das Plattenepithelkarzinom ist eine maligne Neoplasie der Keratinozyten und beginnt in der Epidermis als Carcinoma in situ. Der klinische Verlauf reicht von indolenten Läsionen bis zu einem raschen Wachstum mit regionalen und Fernmetastasen. Am häufigsten präsentieren sich Plattenepithelkarzinome als ulzerierte erythematöse Knötchen oder oberflächliche Erosionen auf sonnenexponierter Haut von Kopf, Hals, Rumpf und Extremitäten (Abb. 35-5). Sie können auch als banale, feste, kuppelförmige Papeln oder Plaques mit rauer Oberfläche imponieren. Bei minimaler entzündlicher Reaktion werden sie oft mit Warzen oder Schwielen verwechselt. Klinisch sichtbare oberflächliche Teleangiektasien sind selten, während punktförmige oder spiralförmige Gefäße in der Dermatoskopie typisch für das Plattenepithelkarzinom sind. Die Tumoren sind häufig schlecht abgrenzbar und mit unterliegenden Strukturen verwachsen.

Ein sehr schnell wachsendes, aber niedrigmalignes Plattenepithelkarzinom, das Keratoakanthom, imponiert in der Regel als großer, kuppelförmiger Knoten mit einem zentralen keratotischen Krater. Manche Keratoakanthome bilden sich spontan und ohne Therapie zurück, es wurde aber auch eine Progression zum metastasierten Plattenepithelkarzinom beschrieben. Keratoakanthome sollten ebenso behandelt werden wie andere Plattenepithelkarzinome der Haut. Außerdem werden Keratoakanthome durch BRAF-Inhibitoren ausgelöst und treten bei 15–25 % der mit diesen Substanzen behandelten Patienten auf.

Die *aktinische Keratose* ist ein Carcinoma in situ und somit eine Frühform des Plattenepithelkarzinoms. Sie präsentiert sich als hyperkeratotische Papel oder Plaque an sonnenexponierten Arealen, am Lippenrot als Cheilitis actinica. Das In-situ-Plattenepithelkarzinom, das auch als *Bowen-Krankheit* bezeichnet wird, ist die intraepidermale Form des Plattenepithelkarzinoms und imponiert meistens als schuppende erythematöse Plaque. Ebenso wie das invasive Plattenepithelkarzinom entsteht auch das In-situ-Plattenepithelkarzinom meistens auf lichtgeschädigter Haut, kann aber prinzipiell überall auf dem Körper auftreten. Nach einer Infektion mit dem humanen Papillomavirus (HPV) kann sich die sekundäre Bowen-Krankheit auch auf Hautbereichen mit keiner oder nur geringer Sonnenexposition, wie Gesäß oder Dorsalseite des Oberschenkels, entwickeln. Eine adäquate Therapie der In-situ-Formen reduziert das Risiko, eine invasive Erkrankung zu entwickeln.

NATÜRLICHER VERLAUF

Basalzellkarzinom

Das Basalzellkarzinom ist eine langsam wachsende, lokal invasive Neoplasie. Der Grad der lokalen Zerstörung und das Rezidivrisiko hängen von der Größe, der Wachstumsdauer und der Lokalisation des Tumors und dem histologischen Subtyp ab. Eine Lokalisation zentral im Gesicht (d. h. im Bereich der Nase, der Nasolabialfalten, periorbital oder perioral), im Bereich der Ohren oder der Kopfhaut kann ein höheres Risiko bedeuten. Kleine noduläre, pigmentierte, zystische oder oberflächliche Basalzellkarzinome sprechen auf die meisten Therapien gut an. Großknotige, mikronoduläre, infiltrative und knotig-ulzerierende und besonders sklerodermiforme Basalzellkarzinome sind normalerweise aggressiver. Das Metastasierungspotenzial des Basalzellkarzinoms ist extrem niedrig und wird für immunkompetente Patienten mit 0,0028–0,1 % angegeben. Sowohl an einem Basalzellkarzinom als auch an einem Plattenepithelkarzinom erkrankte Patienten haben ein erhöhtes Risiko, einen zweiten Hautkrebs zu entwickeln. Dieses liegt schätzungsweise bei bis zu 40 % in 5 Jahren Der Begriff Feldkanzerisierung beschreibt die Existenz transformierter Keratinozyten mit unterschiedlichen Graduierungen, einschließlich subklinischer Läsionen, in einem größeren Areal.

Plattenepithelkarzinom

Der Verlauf des Plattenepithelkarzinoms hängt sowohl von Tumormerkmalen als auch von Patientenmerkmalen ab. Tumoren, die auf sonnengeschädigter Haut entstehen, haben ein niedrigeres Metastasierungspotenzial als solche, die sich auf lichtgeschützten Arealen entwickeln. Die Metastasierungshäufigkeit kutaner Plattenepithelkarzinome wird mit 0,3–5,2 % angegeben und betrifft meist die regionären Lymphknoten. Tumoren im Bereich der Unterlippe und der Ohren haben ein Metastasierungspotenzial von annähernd 13 bzw. 11 %. Das Metastasierungspotenzial von Plattenepithelkarzinomen, die in Narben, chronischen Ulzerationen oder im Bereich der Genitalien und der Schleimhäute auftreten, ist noch höher. Insgesamt liegt die Metastasierungsrate für Rezidivtumoren bei bis zu 30 %. Niedrig differenzierte, tief infiltrierende, große Tumoren mit perineuraler oder lymphatischer Invasion zeigen häufig ein aggressives Verhalten. Viele Tumoren mit schnellem Wachstum und aggressivem Verhalten können gerade bei Patienten mit Immunsuppression eine therapeutische Herausforderung darstellen. Die 5-Jahres-Überlebensrate bei Metastasierung liegt bei 25–50 %. Durch die lokale, nicht beherrschbare Infiltration lebenswichtiger Strukturen vorwiegend im Kopf-Hals-Bereich durch den Tumor selbst oder durch seine regionären Metastasen und/oder Fernmetastasen kann es zum tödlichen Verlauf kommen.

Behandlung
NICHT MELANOZYTÄRE HAUTKREBSERKRANKUNGEN

BASALZELLKARZINOM Zu den Behandlungsansätzen beim Basalzellkarzinom gehören die Elektrodissektion und die Kürettage, die Exzision, die Kryochirurgie, die Strahlentherapie, die Lasertherapie, mikrografische Chirurgie, topisches 5-Fluorouracil, die photodynamische Therapie und topische Immunmodulatoren, wie Imiquimod. Die Wahl der Therapie hängt von den Merkmalen des Tumors, wie Tiefe und Lokalisation, dem Alter des Patienten, seinem medizinischen Status und dem Wunsch des Patienten ab. Elektrodissektion und die Kürettage werden auch weiterhin bei oberflächlichen, minimalinvasiven nodulären Basalzellkarzinomen und Tumoren mit niedrigem Risiko (z. B. kleiner Tumor mit weniger aggressivem Subtyp in günstiger Lokalisation) am häufigsten eingesetzt. Die breitflächige Exzision mit Standardrändern erfolgt meist bei invasiven, schlecht abgegrenzten und aggressiveren Tumoren oder aus kosmetischen Gründen. Die mikrografische Chirurgie ist eine besondere Form der operativen Exzision, die das gesunde Gewebe bei der Tumorentfernung verschont, mit Heilungsraten von > 98 %. Sie ist der Goldstandard im deutschsprachigen Raum. Sie wird bei Rezidivläsionen sowie bei Läsionen in Hochrisikobereichen, kosmetisch anspruchsvollen Bereichen (auch bei Rezidiven in diesen Bereichen) sowie in Fällen, in denen möglichst viel Gewebe erhalten bleiben muss (z. B. Augenlider, Lippen, Ohren, Nase und Finger) eingesetzt. Die Strahlentherapie kann für eine Operation ungeeignete Patienten heilen und adjuvant bei Hochrisikotumoren eingesetzt werden. Bei jüngeren Patienten ist sie wegen des Risikos einer Langzeitkarzinogenese und einer Strahlendermatitis eher ungeeignet. Imiquimod wird zur Behandlung oberflächlicher und kleiner Basalzellkarzinome eingesetzt, wobei die FDA-Zulassung für noduläre Basalzellkarzinome fehlt. Topisches 5-Fluorouracil sollte nur bei oberflächlichen Basalzellkarzinomen angewandt werden. Die photodynamische Therapie, bei der lichtaktive Substanzen selektiv durch Licht aktiviert werden, wurde bei zahlreichen Tumorformen eingesetzt. Die intraläsionale Chemotherapie (5-Fluorouracil und IFN) für nicht melanozytäre Hautkrebserkrankungen gibt es seit der Mitte des 20. Jahrhunderts. Sie wird jedoch so selten angewandt, dass sie in den aktuellen Konsensus-Leitlinien zur Behandlung von Basalzellkarzinom und Plattenepithelkarzinom nicht aufgeführt wird. Sie ist ebenso wie die Strahlentherapie eine Möglichkeit bei gut ausgewählten Patienten, die nicht operiert werden können oder wollen.

PLATTENEPITHELKARZINOM Die Therapie des kutanen Plattenepithelkarzinoms hängt von seiner Größe, Lokalisation und histologischen Differenzierung, dem Alter des Patienten und dessen Allgemeinzustand ab. Standard sind die operative Exzision und die mikrografische Chirurgie. Kryochirurgie und Elektrodissektion mit Kürettage wurden bei prämalignen Läsionen sowie bei kleinen, oberflächlichen In-situ-Primärtumoren eingesetzt. Lymphknotenmetastasen werden reseziert und/oder bestrahlt. Systemische Chemotherapiekombinationen mit Cisplatin können bei fortgeschrittener Krankheit zur Palliation gegeben werden. Plattenepithelkarzinome und Keratoakanthome, die unter einer Behandlung mit BRAF-Inhibitoren entstanden sind, sollten exzidiert werden, aber kein Anlass für eine Beendigung der Anti-BRAF-Therapie sein. Bei Patienten, die BRAF-Inhibitoren erhalten, kann eine Prophylaxe mit Retinoiden erwogen werden, wobei bislang keine der prospektiven Studien dazu beendet wurde. Alternativ kann die Therapieerweiterung um einen MEK-Inhibitor gegen das Melanom die Inzidenz der Keratoakanthome mindern.

PRÄVENTION

Die Therapieprinzipien wurden bereits beim Melanom beschrieben. Zu den besonderen Strategien bei nicht melanozytären Hautkrebserkrankungen gehören die aktive Überwachung von Patienten unter Immunsuppression oder BRAF-Inhibition. Bei Patienten mit zahlreichen Tumoren tragen eine Chemoprophylaxe mit synthetischen Retinoiden und eine Reduktion der Immunsuppression (sofern möglich) zur Kontrolle neuer Läsionen bei.

WEITERE NICHT MELANOZYTÄRE HAUTKREBSERKRANKUNGEN

Die übrigen 1–2 % der nicht melanozytären Hautkrebserkrankungen sind Neoplasien der Hautanhangsgebilde und Sarkome der fibrösen, mesenchymalen und vaskulären Gewebe sowie des Fettgewebes.

Das Merkel-Zellkarzinom ist ein von der Neuralleiste ausgehendes hochaggressives Malignom mit einer 3-Jahres-Mortalität von etwa 33 %. In 80 % der Tumoren findet sich ein onkogenes Merkel-Zellpolyomavirus. Viele Patienten reagieren nachweislich zellulär oder humoral auf die Proteine von Polyomaviren, wobei die Immunreaktion nicht zur Eradikation des Malignoms ausreicht. Das Überleben hängt von der Ausdehnung der Krankheit ab: Es beträgt nach 3 Jahren bei lokal begrenzten Läsionen 90 %, bei Lymphknotenbefall 52 % und bei Fernmetastasen nur 10 %. Die Inzidenz des Merkel-Zellkarzinoms hat sich in den letzten 20 Jahren mit geschätzten 1600 Fällen jährlich in den USA verdreifacht. Eine Immunsuppression erhöht die Inzidenz und verschlechtert die Prognose. Das Merkel-Zellkarzinom imponiert in der Regel als asymptomatischer, rasch wachsender, blaurötlicher/livider Tumor auf sonnenexponierter Haut bei älteren hellhäutigen Patienten. Die Behandlung erfolgt bei lokal begrenzter Krankheit durch chirurgische Exzision mit Sicherheitsabstand von 1–2 cm sowie Biopsie des Sentinel-Lymphknotens zum präzisen Staging; anschließend folgt oft eine adjuvante Strahlentherapie. Bei ausgedehnter Krankheit kann eine systemische Chemotherapie angeboten werden, die jedoch keinen überzeugenden Überlebensvorteil bietet. Bei diesem seltenen, aber aggressiven nicht melanozytären Hautkrebs sollte möglichst eine Studienteilnahme angestrebt werden. Dies gilt umso mehr, als es inzwischen neue Therapieoptionen gibt, die gegen ein onkogenes Virus, dass dieses Malignom verursacht, gerichtet sind.

Die *extramammäre Paget-Krankheit* ist ein seltenes apokrines Malignom, das von den Stammzellen der Epidermis ausgeht und histologisch durch Paget-Zellen charakterisiert ist. Diese Tumoren imponieren als feuchte erythematöse Flecken und Plaques auf der anogenitalen oder seltener axillären Haut älterer Patienten. Die Ergebnisse sind bei lokalisierter Operation in der Regel gut. Das krankheitsspezifische 5-Jahres-Überleben liegt bei lokal begrenzter Krankheit bei etwa 95 %. Ein höheres Alter und eine ausgedehnte Erkrankung bei Diagnosestellung verschlechtern die Prognose. Bei ausgedehnter Erkrankung können eine Strahlentherapie oder topisches Imiquimod erwogen werden. Das lokale Management ist oft schwierig, weil diese Tumoren häufig weit über ihre klinisch sichtbaren Ränder hinausgehen. Die höchsten Heilungsraten werden durch eine operative Exzision mit

Schnittrandkontrolle im Sinne von Mohs micrographic surgery (MMS) erzielt. Auch bei anderen seltenen Hauttumoren mit breiter subklinischer Ausdehnung, wie dem Dermatofibrosarcoma protuberans, ist eine operative Exzision nach MMS die Methode der Wahl.

Das Kaposi-Sarkom ist ein Weichgewebesarkom vaskulären Ursprungs, das durch das humane Herpesvirus 8 ausgelöst wird. Die Inzidenz des Kaposi-Sarkoms hatte während der AIDS-Epidemie stark zugenommen und hat inzwischen seit Einführung der hochaktiven antiretroviralen Therapie um den Faktor 10 abgenommen. In Europa kommen gehäuft die nicht HIV-assoziierten Varianten vor.

DANKSAGUNG

Carl V. Washington, MD, und Hari Nadiminti, MD, waren in der 18. Auflage Mitautoren dieses Kapitels, von dem Teile in diese Auflage übernommen wurden. Claudia Taylor, MD, und Steven Kolker, MD, danken wir für wertvolle Anmerkungen und Verbesserungsvorschläge.

WEITERFÜHRENDE LITERATUR

Balch CM et al: Final Version of 2009 AJCC Melanoma Staging and Classification. J Clin Oncol 27:6199–206, 2009

KAPITEL 36

KARZINOME IM KOPF- UND HALSBEREICH

Everett E. Vokes

Für die deutsche Ausgabe Bert Hildebrandt und Ulrich Keilholz

Bei den epithelialen Neoplasien der Kopf- und Halsregion handelt es sich typischerweise um Plattenepithelkarzinome, die im Bereich der Schleimhautoberflächen des HNO-Bereiches entstehen. Dazu gehören die Karzinome der Nasennebenhöhlen, der Mundhöhle, des Nasopharynx, Oropharynx, Hypopharynx und Larynx sowie die seltenen Tumoren der Speicheldrüsen, deren Verlauf sich in einigen wesentlichen Aspekten von den übrigen Kopf-Hals-Tumoren unterscheidet. Sie sind selten und histologisch sehr heterogen. **Schilddrüsenmalignome werden in Kapitel 51 besprochen.**

INZIDENZ UND EPIDEMIOLOGIE

In den USA erkrankten im Jahre 2013 insgesamt 53.640 Menschen neu an einem Karzinom des Kopf- und Halsbereichs (Mundhöhle, Pharynx und Larynx). Damit machen sie etwa 3 % der Malignome bei Erwachsenen aus. Insgesamt 11.520 Menschen starben an diesen Malignomen.

Weltweit wird jährlich mit mehr als 500.000 Neuerkrankungen gerechnet. In Nordamerika und Europa entwickeln sich die Tumoren vorzugsweise in Mundhöhle, Oropharynx oder Larynx. Die Inzidenz von oropharyngealen Karzinomen ist in den letzten Jahren angestiegen. Das nasopharyngeale Karzinom findet sich vor allem in den Mittelmeerländern und den Staaten des Fernen Ostens, wo es in einigen Bereichen endemisch ist. In Deutschland erkrankten im Jahr 2012 insgesamt etwa 13.000 Patienten an malignen Neubildungen der Mundhöhle und des Rachens und etwa 3600 Patienten an Kehlkopfkrebs. Mit gut 6800 Sterbefällen waren die Kopf-Hals-Tumoren somit für ca. 3 % der Todesfälle durch maligne Erkrankungen verantwortlich. Im Gegensatz zu anderen Ländern und Regionen sind Inzidenz und Mortalität dieser Krebsarten im letzten Jahrzehnt etwa gleichbleibend.

ÄTIOLOGIE UND GENETIK

In den Industriestaaten sind Alkohol- und inhalativer Tabakkonsum, die in Kombination synergistisch wirken, die wichtigsten Risikofaktoren für die Entstehung von Kopf-Hals-Tumoren. Auch nicht rauchbarer Tabak wird als ätiologischer Faktor für Oropharynxkarzinome angeschuldigt. Als weitere mögliche Karzinogene werden der Konsum von Marihuana sowie verschiedene berufliche Expositionen diskutiert (Nickelveredelung, Verarbeitung von Holz und textilen Fasern).

Für die Ätiologie bestimmter Entitäten wird eine Assoziation mit viralen Infektionen diskutiert. Für die nasopharyngealen Karzinome besteht häufig insbesondere in den Endemiegebieten des Mittelmeerraums und des Fernen Ostens eine Assoziation mit dem Epstein-Barr-Virus (EBV). Die EBV-assoziierten Tumoren sind in der Regel schlecht differenzierte Plattenepithelkarzinome mit lymphozytärem Begleitinfiltrat („lymphoepitheliales Karzinom“, WHO-Subtyp III). Die Bestimmung der EBV-Antikörpertiter kann zum Screening von Risikogruppen herangezogen werden. Darüber hinaus wurde das Auftreten von Nasopharynxkarzinomen auch mit dem Verzehr gesalzenen Fischs und der Belastung der Raumluft in Verbindung gebracht, diese Assoziation ist aber unsicher.

In vielen Industrienationen führt das humane Papillomavirus (HPV) immer häufiger zu oropharyngealen Tumoren, und hier insbesondere zu Tumoren von Tonsillenloge und Zungengrund. Mehr als 50 % der oropharyngealen Tumoren werden in den USA von HPV verursacht. Der vorherrschende Subtyp ist HPV 16, seltener sind HPV 18 und andere onkogene Subtypen. Krebserkrankungen durch Alkohol- und Tabakkonsum werden in den USA hingegen seltener. Epidemiologisch tritt das HPV-assoziierte Karzinom bei jüngeren Patienten auf und öfter bei solchen mit vielen Sexualpartnern, die häufig Oralverkehr praktizieren. In den letzten Jahren häufen sich die Hinweise darauf, dass HPV-assoziierte Oropharynxkarzinome prognostisch besser sind als solche, die bei HPV-negativen Patienten mit exzessivem Nikotin- und Alkoholkonsum auftreten. HPV-induzierte Tumoren bei starken Rauchern haben eine intermediäre Prognose. Perspektivisch könnte sich daraus eine Stratifizierung der Behandlung nach HPV-Status entwickeln, wobei allerdings noch weitgehend unklar ist, wie die einzelnen Gruppen der Patienten mit überlappenden Risikofaktoren – z. B. HPV-positive mäßige Raucher – prognostisch zu bewerten sind.

Auch Ernährungsfaktoren können möglicherweise geringfügig zur Entstehung von Kopf-Hals-Tumoren beitragen, da deren Inzidenz in Populationen mit niedrigem Obst- und Gemüsekonsum am höchsten ist. Hingegen wirken bestimmte Vitamine – unter anderem Karotinoide – im Rahmen einer ausgewogenen Ernährung möglicherweise protektiv. Für die Supplementation von Retinoiden, wie cis-Retinolsäure, wurde keine protektive Wirkung auf Kopf-Hals-Tumoren (und Lungenkrebs) nachgewiesen, tatsächlich scheinen sie das Risiko bei aktiven Rauchern zu erhöhen. Für Speicheldrüsentumoren konnten bislang keine spezifischen Risikofaktoren oder Karzinogene identifiziert werden.

HISTOPATHOLOGIE, KARZINOGENESE UND MOLEKULARBIOLOGIE

Die Plattenepithelkarzinome der Kopf- und Halsregion werden in hoch, mittelgradig und niedrig differenzierte Tumoren eingeteilt, wobei Patienten mit niedrig differenzierten Karzinomen die schlechteste Prognose besitzen.

Bei den nasopharyngealen Karzinomen unterscheidet man nach der aktuellen WHO-Klassifikation insgesamt drei Subtypen: das verhornende Plattenepithelkarzinom (Typ I), die nicht verhornenden Typen II und III. Bei Letzteren wird das (weniger häufige) differenzierte, nicht verhornende Plattenepithelkarzinom (Typ II) vom nicht verhornenden, undifferenzierten Typ III (Lymphoepitheliom, s. o.) unterschieden, das histologisch durch ein Begleitinfiltrat so genannter „Bystander"-Lymphozyten gekennzeichnet und oft mit EBV assoziiert ist. Das seltene und prognostisch ungünstige basaloide Plattenepithelkarzinom wurde vor einigen Jahren ebenfalls in die WHO-Klassifikation aufgenommen.

Speicheldrüsentumoren können sowohl von den großen (Glandulae parotis, submandibularis, sublingualis) als auch von den kleinen Speicheldrüsen und der Submukosa des oberen Atem- und Verdauungstrakts ausgehen. Während die meisten Parotistumoren gutartig sind, handelt es sich bei etwa der Hälfte der von den Glandulae submandibularis und sublingualis und der Mehrzahl der von den kleineren Speicheldrüsen ausgehenden Neoplasien um mukoepidermoidale, adenoidzystische oder Adenokarzinome.

Da die Schleimhautoberfläche des gesamten Rachens der karzinogenen Wirkung von Alkohol und Tabak weitgehend schutzlos ausgesetzt ist, entstehen hier bevorzugt prämaligne und maligne Veränderungen. Präkanzerosen, wie die Erythroplakie (ein roter Fleck) und die Leukoplakie (ein weißer Fleck) können histopathologisch hyperplastisch oder dysplastisch sein, einem Carcinoma in situ entsprechen oder einem Karzinom. Den meisten Kopf- und Halstumoren gehen jedoch keine prämalignen Läsionen voraus. Häufig kommt es zum syn- oder metachronen Auftreten mehrerer Malignome, wodurch die Patienten nach kurativer Behandlung eines im Frühstadium erkannten Kopf-Hals-Karzinoms ein höheres Risiko besitzen, an einem Zweitmalignom zu sterben als an einem Rezidiv der Primärerkrankung.

Die plattenepithelialen Sekundärmalignome des Kopf-Hals-Bereiches gelten in der Regel nicht als therapieinduziert. Vielmehr sind sie Ausdruck der Exposition des Atem- und Verdauungstrakts gegenüber denselben Karzinogenen, die bereits das erste Malignom hervorgerufen haben. Diese Zweittumoren entstehen bevorzugt ebenfalls im Bereich der Kopf- und Halsorgane, im Bronchialsystem oder Ösophagus. Daher sollte bei starken Rauchern, bei denen sich auf dem Boden der typischen Noxen bereits ein Kopf-Hals-Karzinom entwickelt hat, ein Lungenkrebs-Screening mittels CT erwogen werden. Selten können sich mit gewisser Latenz nach der Strahlentherapie eines Karzinoms oder malignen Lymphoms im Kopf- oder Halsbereich strahlenbedingte Sarkome entwickeln.

Bei der Beschreibung der Molekulargenetik der Karzinome von Kopf und Hals wurden Fortschritte erzielt. Mithilfe molekulargenetischer Untersuchungen können die genetischen und epigenetischen Veränderungen und das Mutationsspektrum dieser Tumoren beschrieben werden. Erste Berichte beschrieben die häufige Überexpression des Epidermal Growth Factor Receptor (EGFR), die mit einer schlechten Prognose korrelierte. Allerdings ist diese Überexpression kein geeigneter prädiktiver Faktor für das Ansprechen des Tumors auf EGFR-Inhibitoren, die in der Monotherapie bei 10–15 % der Patienten Remissionen induzieren. Mutationen von p53 finden sich fast immer in HPV-negativen Karzinomen und gehen mit der Schädigung anderer wichtiger onkogenetischer Signalwege, wie dem Mitose-Signalweg, den Notch-Signalwegen und der Regulation des Zellzyklus, einher. Der PI3K-Signalweg ist insbesondere bei HPV-positiven Tumoren oft aktiviert und führt zur onkogenen Signaltransduktion mit Einfluss auf die Zellteilung und die Zelldifferenzierung. HPV initiiert ähnlich wie die p53-Mutation über eine Hemmung der Tumorsuppressorgene p53 und RB die Karzinogenese und die Tumorprogression, induziert aber ein anderes Mutationsspektrum als Alkohol und Tabak.

KLINISCHES BILD UND DIFFERENZIALDIAGNOSE

Die meisten tabakbedingten Karzinome im Kopf- und Halsbereich treten jenseits des 60. Lebensjahres auf. HPV-assoziierte Malignome finden sich oft bei etwas jüngeren Patienten, meist zwischen 40 und 70 Jahren, während EBV-assoziierte Nasopharynxkarzinome in allen Altersstufen auftreten, selbst bei Teenagern. Die klinische Symptomatik hängt vom Sitz des Primärtumors und dem Stadium bei Erstdiagnose ab. Patienten mit unspezifischen Symptomen des Kopf- und Halsbereiches sollten einer HNO-ärztlichen Untersuchung zugeführt werden, wenn diese Beschwerden länger als 2–4 Wochen anhalten. Männer sind häufiger von Karzinomen des Kopf- und Halsbereiches betroffen als Frauen.

Nasopharynxkarzinome rufen typischerweise keine Frühsymptome hervor. Bei Verschluss der Tuba Eustachii können auch eine einseitige seröse Otitis media, eine ein- oder beidseitige Nasenverstopfung oder Nasenbluten Anlass für die Diagnosestellung sein. Fortgeschrittene Nasopharynxkarzinome können bei Beteiligung der Schädelbasis Hirnnervenausfälle verursachen.

Karzinome der Mundhöhle imponieren häufig als nicht heilende oder schmerzhafte Ulzera, die z. B. zum verschlechterten Sitz einer Zahnprothese führen. Bei verminderter Motilität der Zunge oder Sprachstörungen ist an eine Tumorerkrankung des Zungengrundes oder des Oropharynx zu denken. Krebserkrankungen des Oropharynx oder Hypopharynx verlaufen oft über längere Zeit inapparent, können aber auch anginaähnliche Beschwerden und/oder Ohrenschmerzen verursachen. HPV-assoziierte Tumoren manifestieren sich initial oft in Form einer zervikalen Lymphadenopathie.

Typisches Frühsymptom der Larynxkarzinome ist eine neu aufgetretene Heiserkeit. Daher erfordert eine anhaltende Symptomatik die dringliche Überweisung an einen HNO-Arzt zur indirekten Laryngoskopie (und/oder radiologischen Diagnostik). Generell gilt, dass eine antibiotisch behandelte Erkrankung im HNO-Bereich, die nicht innerhalb kurzer Zeit abheilt, unbedingt abgeklärt werden muss. Es ist daher wichtig sich bewusst zu machen, dass man die Chance der Frühdiagnose einer bösartigen Erkrankung verschenken kann, wenn man in einem solchen Fall eine Antibiotikatherapie ohne gründliche Evaluation weiterführt.

Fortgeschrittene Kopf- und Halstumoren können – unabhängig von ihrer Lokalisation – starke Schmerzen, Otalgien, Atemwegsobstruktionen, Kopfneuralgien, Trismus, Schluckschmerzen und -störungen, verminderte Zungenbeweglichkeit, Fisteln, Hautbeteiligung und eine ein- oder beidseitige, mitunter massive zervikale Lymphadenopathie hervorrufen. Bei manchen Patienten mit dem Leitsymptom der zervikalen Lymphadenopathie ergibt sich allerdings weder endoskopisch noch bioptisch ein Anhalt für eine Primärläsion im HNO-Bereich, sodass es sich formell um einen Primärtumor unklarer Genese handelt (Abb. 36-1). In solchen Fällen sprechen insbesondere vergrößerte Lymphknoten im oberen oder mittleren Halsdrittel und die Histologie eines Plattenepithelkarzinoms für das Vorliegen eines Primarius in der Schleimhautregion von Kopf oder Hals. Hingegen kann der Nachweis maligner Zellen aus der Biopsie eines supraklavikulären Lymphknotens auch von einem Primärtumor in Brust- oder Bauchraum ausgehen.

Die körperliche Untersuchung bei Verdacht auf einen Kopf-Hals-Tumor beinhaltet die sorgfältige Betrachtung aller sichtbaren Schleimhäute sowie die Palpation des Mundbodens, der Zunge und des Halses. Leukoplakie (weißer Schleimhautfleck) und Erythroplakie (roter Schleimhautfleck) gelten als prämaligne Läsionen und können auf eine Hyperplasie, Dysplasie oder ein Carcinoma in situ hindeuten. Neben einer Untersuchung durch den HNO-Arzt sollte außerdem eine Schnittbildgebung von Kopf und Hals erfolgen, um die genaue Ausbreitung der Erkrankung zu evaluieren. Bei Patienten mit Lymphknotenbefall wird mindestens eine CT des Thorax durchgeführt, um Fernmetastasen und Zweitmalignome auszuschließen, die bei starken Rauchern in Form synchroner Lungenkarzinome vorkommen können. Eine zusätzliche Positronen-Emissionstomografie kann in Einzelfällen präoperativ hilfreich sein. Die endgültige endoskopische Stadieneinteilung des Primärtu-

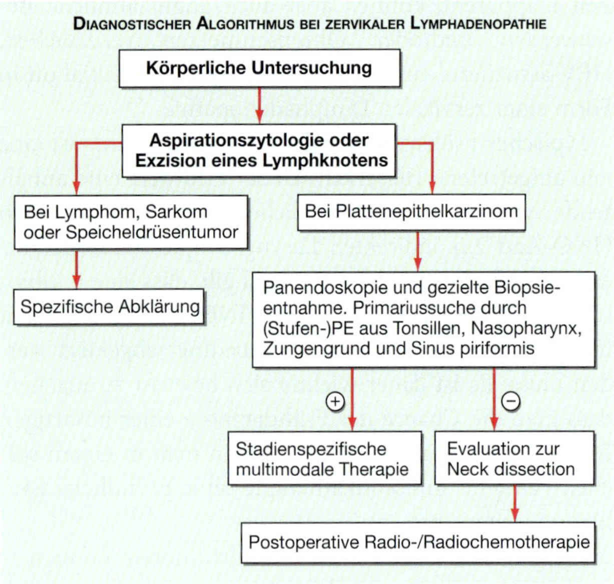

Abbildung 36-1 Stufenschema zum diagnostischen Vorgehen bei Patienten mit zervikaler Lymphadenopathie ohne Nachweis eines Primarius.

mors erfolgt in Narkose, wobei neben einer Laryngoskopie auch eine Ösophagoskopie und eine Bronchoskopie durchgeführt werden sollte. Im Rahmen eines solchen Eingriffes werden großzügig Probebiopsien entnommen, um die Primärdiagnose zu sichern, die Tumorausdehnung zu bestimmen und weitere prämaligne oder maligne Veränderungen zu erkennen.

Die Klassifikation der Tumoren im Kopf- und Halsbereich erfolgt nach dem TNM-System des American Joint Committee on Cancer (Abb. 36-2). Diese Klassifikation ist für die anatomischen Bereiche unterschiedlich. Allgemein werden Primärtumoren mit zunehmender Größe in T1–T3 eingeteilt, während T4 den Befall angrenzender Strukturen, wie Knochen, Muskel oder Zungenwurzel, beschreibt. Die Lymphknoten werden nach Größe, Anzahl und Lage (ipsilateral bzw. kontralateral des Primärtumors) eingeteilt. Bei Diagnosestellung finden sich bei < 10 % der Patienten eindeutige Fernmetastasen. Am häufigsten sind sie bei Patienten mit fortgeschrittenem Lymphknotenstadium. Die routinemäßige Anwendung der Thorax-CT im Rahmen des Primärstaging hat zu einer Häufung von Fällen geführt, bei denen kleine, nicht malignomtypische Lungenrundherde gefunden werden, die weiter abklärungs- oder kontrollbedürftig sind. Auch werden bei mehr Patienten klinisch relevante Fernmetastasen entdeckt.

Bei Patienten mit Lymphknotenbefall ohne nachweisbaren Primärtumor ist zunächst die histologische Aufarbeitung eines exzidierten Lymphknotens anzustreben (Abb. 36-1). Sofern die Untersuchung ein Plattenepithelkarzinom ergibt, werden eine vollständige endoskopische Abklärung mit Biopsie aller verdächtig erscheinenden Areale und Biopsie häufiger Primärlokalisationen (z. B. Nasopharynx, Zungengrund, Sinus piriformis) sowie eine diagnostische Tonsillektomie empfohlen. Insbesondere HPV-positive Primärtumoren sind oft klein und breiten sich frühzeitig in die lokoregionalen Lymphknoten aus.

Behandlung
KOPF-HALS-TUMOREN

Patienten mit Malignomen der Kopf- und Halsregion können in drei Hauptgruppen eingeteilt werden: solche mit lokal begrenzter, solche mit lokal oder regional fortgeschrittener (Lymphknotenbefall) und solche mit rezidivierter und/oder metastasierter Erkrankung. Begleitkrankheiten, vor allem auf dem Boden des Alkohol- und Nikotinabusus, können die Behandlungsmöglichkeiten und -ergebnisse beeinflussen.

LOKAL BEGRENZTE ERKRANKUNG Bei ungefähr einem Drittel der Patienten liegt eine lokalisierte Erkrankung vor, also ein Stadium T1 oder T2 ohne erkennbare Lymphknotenbeteiligung oder Fernmetastasen (Stadium I oder II). Die Behandlung dieser Läsionen erfolgt kurativ durch Operation oder Strahlentherapie, wobei die Wahl des Vorgehens sehr von den lokalen Gegebenheiten und Präferenzen abhängt. In Zentraleuropa werden kleine Tumoren vorzugsweise operiert, in Nordamerika wird die primäre Bestrahlung präferiert. Larynxkarzinome können in frühen Stadien kombiniert medikamentös und strahlentherapeutisch behandelt werden, um die Stimmfunktion zu erhalten. Die zu erwartenden funktionellen Langzeitergebnisse der Radiochemotherapie sind bei der Entscheidung, ob der einzelne Patient operativ im Sinne einer Laryngektomie oder primär konservativ behandelt wird, zu berücksichtigen. Unstrittig ist, dass ein chirurgisches Vorgehen vor allem bei kleineren Läsionen der Mundhöhle bevorzugt werden sollte, um die Langzeitkomplikationen der Bestrahlung (z. B. Mundtrockenheit, Osteonekrose, Zahnschäden) zu vermeiden. Die 5-Jahres-Überlebensrate der so behandelten Patienten liegt bei 60–90 %, wobei die meisten Rückfälle als Lokalrezidive innerhalb der ersten 2 Jahre nach Erstdiagnose auftreten.

LOKAL ODER REGIONAL FORTGESCHRITTENE ERKRANKUNG Bei mehr als der Hälfte der Patienten wird die Erkrankung in lokal oder regional fortgeschrittenen Stadien diagnostiziert, d. h., es liegen entweder ein großer Primärtumor und/oder gleichzeitig eine Lymphknotenmetastasierung vor. Technisch und/oder funktionell irresektable Fälle, die in der Regel den UICC-Stadien IVa und IVb entsprechen, können nur un-

TNM-Definition					Stadien
Stadium I T1	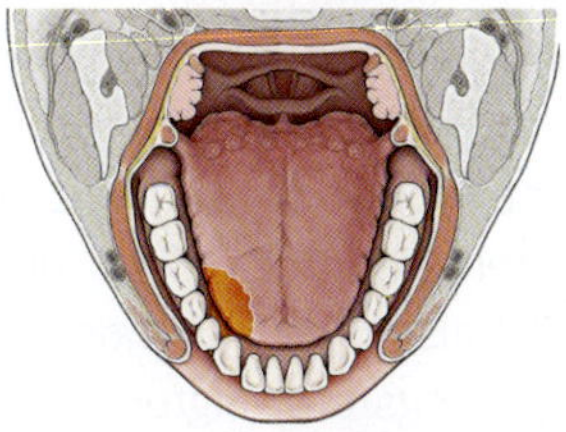	Größter Tumordurchmesser ≤ 2 cm ohne extraparenchymale Ausbreitung	N0 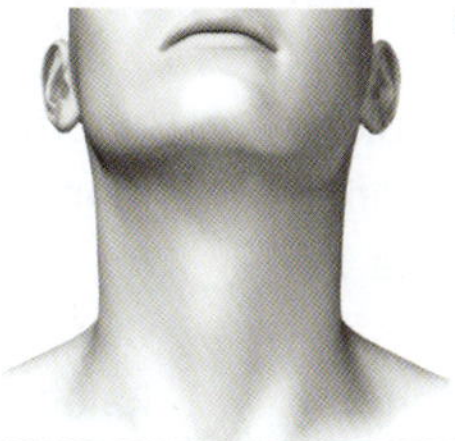	N0: keine regionalen Lymphknotenmetastasen	T1 N0 M0
Stadium II T2	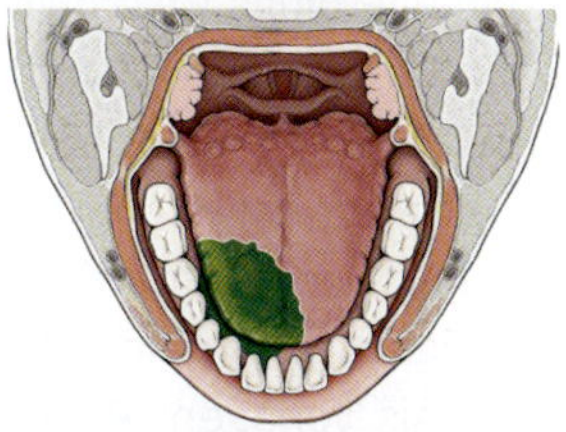	Größter Tumordurchmesser ≥ 2 cm aber ≤ 4 cm ohne extraparenchymale Ausbreitung	N0 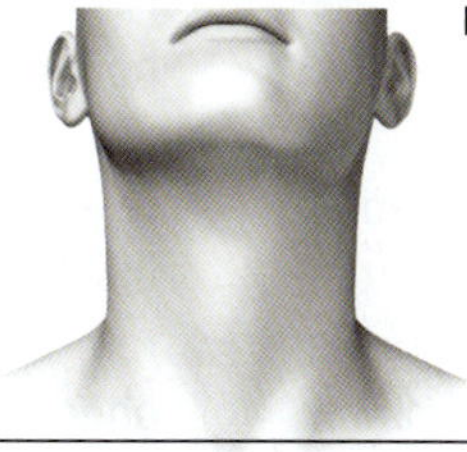	N0: keine regionalen Lymphknotenmetastasen	T2 N0 M0
Stadium III T3	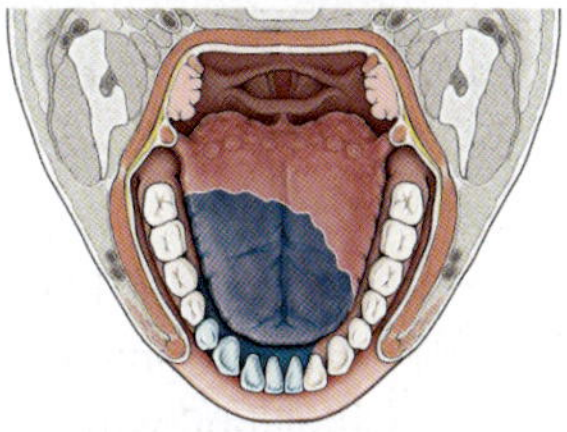	Tumordurchmesser ≥ 4 cm und/oder extraparenchymale Ausbreitung	N1 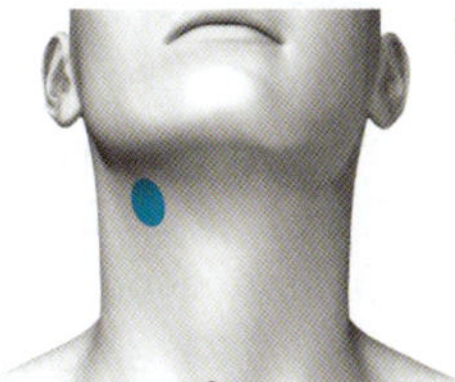 ≤ 3 cm	N1: Metastase in einem einzelnen ipsilateralen Lymphknoten, größter Durchmesser ≤ 3 cm	T3 N0 M0 T1 N1 M0 T2 N1 M0 T3 N1 M0
Stadium IVA T4a	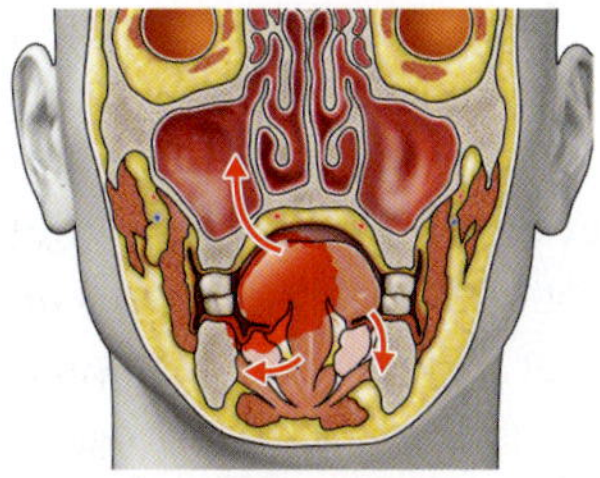	Eindringen des Tumors in Haut, Mandibula, Gehörgang und/oder N. facialis	N2 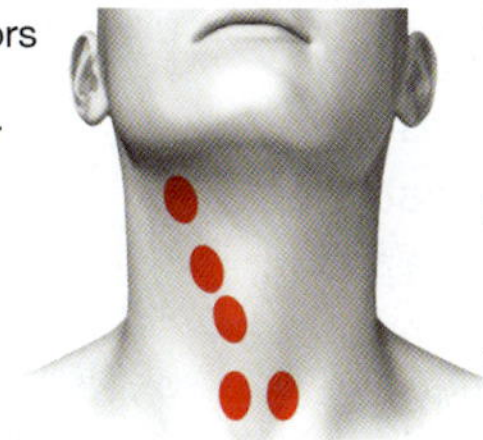 ≤ 6 cm	N2a: Metastase in einem einzelnen ipsilateralen Lymphknoten, > 3 cm aber ≤ 6 cm N2b: Metastasen in mehreren ipsilateralen Lymphknoten, keine > 6 cm N2c: bilaterale oder kontralaterale Lymphknotenmetastasen, keine > 6 cm	T4a N0 M0 T4a N1 M0 T1 N2 M0 T2 N2 M0 T3 N2 M0 T4a N2 M0
Stadium IVB T4b	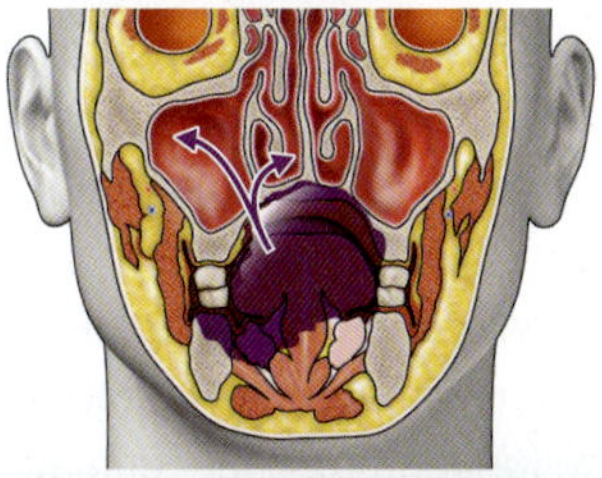	Eindringen des Tumors in die Schädelbasis und/oder Laminae pterygoideae und/oder Ummauerung der A. carotis	N3 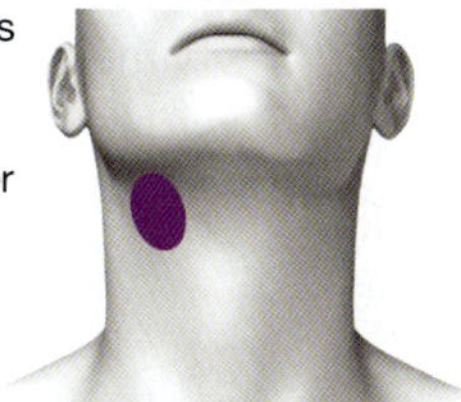 > 6 cm	N3: Lymphknotenmetastase mit größtem Durchmesser > 6 cm	T4b Jedes N M0 Jedes T N3 M0
Stadium IVC			M1		Jedes T Jedes N M1

Abbildung 36-2 **Tumor-node-metastasis(TNM)-Staging-System.**

ter Anwendung multimodaler Verfahren unter Einschluss von Radiochemotherapiekonzepten in kurativer Intention behandelt werden. Dies kann in Form einer Induktionschemotherapie (Chemotherapie vor Operation und/oder Strahlentherapie) oder einer synchronen (simultanen) Radiochemotherapie (oder Radioimmuntherapie mit Cetuximab) erfolgen. Derzeit werden bevorzugt die letztgenannten, synchronen Vorgehensweisen gewählt, weil sie am besten durch Evidenz gestützt sind und weil die sequenziellen Verfahren aufgrund ihrer möglichen Toxizität nur für die Subgruppe von Patienten in gutem Allgemeinzustand und ohne relevante Begleiterkrankungen geeignet sind. In vielen Studien übersteigt das 5-Jahres-Überleben 50 %. Die 5-Jahres-Überlebensrate ist vor allem dann günstig, wenn der Anteil der Patienten mit HPV-assoziierten Tumoren im Studienkollektiv hoch ist, da diese eine bessere Prognose haben. Bei neu aufgetretenen Primärtumoren wird zum Zeitpunkt der Diagnose zunehmend häufig eine HPV-Testung durchgeführt. Aktuelle klinische Studien zielen darauf ab, die Behandlungsintensität bei Patienten mit HPV-assoziierten Tumoren zu reduzieren, beispielsweise durch eine Reduktion der Strahlendosis zur Minimierung der Langzeittoxizität (Fibrose, Schluckstörungen).

Bei Patienten mit resektablen Intermediärstadien (Stadium III und frühes Stadium IV) wird im zentraleuropäischen Raum eine postoperative, adjuvante Bestrahlung empfohlen, da nur Patienten mit bestimmten Hochrisikokonstellationen (lymphknotenüberschreitendes Wachstum, R1-Situation oder „close margins") von einer kombinierten Radiochemotherapie profitieren. Die primäre Radiochemotherapie bei irresektablen Tumoren kann zum Organerhalt beitragen, während die postoperative Applikation bei intermediären Stadien das Risiko lokoregionärer Rezidive zu verringern vermag.

Induktionschemotherapie Bei dieser Strategie erhalten die Patienten vor einer definitiven Radiatio, Radiochemo- oder Radioimmuntherapie eine Zytostatikatherapie, zumeist eine platinbasierte Kombination mit 5-Fluorouracil und in jüngerer Zeit zusätzlich mit einem Taxan. Bei vielen Patienten kommt es unter einer solchen – drei bis vier Chemotherapiezyklen umfassenden – Behandlung zu einer deutlichen Tumorregression, in einem relevanten Prozentsatz auch zur kompletten Remission. Dies ermöglicht prinzipiell eine gesteigerte Effektivität der nachfolgenden Behandlung, die bei Hypopharynx- und Larynxkarzinomen zusätzlich zu höheren Organerhaltungsraten führen können. Die im Vergleich zur alleinigen Radiochemotherapie höhere Toxizität sowie die schlechten Therapieergebnisse bei „Non-Respondern" sind allerdings bei der Indikationsstellung zu berücksichtigen, was dazu führt, dass die sequenziellen Strategien letztlich nur für selektionierte Patienten geeignet sind. Darüber hinaus ist die Studienlage nach wie vor uneinheitlich, und es konnte bislang kein prinzipieller Nachweis der Überlegenheit einer Induktionschemotherapie, gefolgt von Radiatio bzw. Radiochemotherapie, gegenüber einer synchronen Radiochemotherapie geführt werden. Die Ergebnisse zweier 2007 erstmals publizierter Phase-3-Studien zeigen lediglich, dass die primäre Therapieintensivierung im Sinne einer Hinzunahme von Docetaxel zu einem aus Cisplatin und 5-FU bestehenden Induktionsschema zu einem Vorteil bezüglich des progressionsfreien und Gesamtüberlebens führt.

In einer Phase-3-Studie mit Patienten mit Larynxkarzinomen im Stadium III und IV wurden Patienten primär mit alleiniger Radiotherapie oder mit sequenzieller oder synchroner Radiochemotherapie (5-FU und Cisplatin) behandelt. Die Ergebnisse bezüglich der lokalen Kontroll- und Organerhaltungsrate zeigten keine Überlegenheit der sequenziellen Strategie gegenüber der alleinigen Radiotherapie, bei allerdings wesentlich höherer Toxizität. Hingegen konnten durch Anwendung der synchronen Radiochemotherapie signifikant höhere Kontroll- und Organerhaltungsraten erzielt werden, insbesondere bei Patienten mit kleineren Primärtumoren, bei denen keine ausgeprägten Knorpeldefekte oder Infiltrationen der Zungenbasis vorlagen. Patienten mit Larynxkarzinomen, die für eine cisplatinhaltige Kombinationstherapie infrage kommen, sollten eher eine synchrone als eine sequenzielle Radiochemotherapie erhalten.

Die Durchführung einer neoadjuvanten bzw. Induktionschemotherapie vor alleiniger Operation wird nicht empfohlen, da hierzu keine auf höherer Evidenz basierenden Daten vorliegen und die nachfolgende Tumorresektion weiterhin in den vorherigen Tumorgrenzen erfolgen muss.

Zusammenfassend stellt die Induktionschemotherapie bei Plattenepithelkarzinomen des Kopf-Hals-Bereiches eine suffiziente und evidenzbasierte Möglichkeit zur Therapieintensivierung bei Patienten in gutem Allgemeinzustand und mit guter Compliance dar, sollte aber möglichst nur im Rahmen von Studien durchgeführt werden. Für Patienten mit relevanten internistischen Begleiterkrankungen, höherem Alter und/oder mangelnder Therapiemotivation stellen die synchrone platinbasierte Radiochemotherapie bzw. – bei Kontraindikationen gegenüber Cisplatin – die Radioimmuntherapie mit Cetuximab die Standardtherapien dar. Zurzeit laufende Studien prüfen den direkten Vergleich sequenzieller Strategien mit der synchronen Radiochemotherapie. Andere Fragestellungen beziehen sich auf die Optimierung der Induktionsschemata, die Frage der medikamentösen Therapie während der Bestrahlungsphase sowie die Therapiestratifizierung nach HPV-Status.

Synchrone Radiochemotherapie Im Vergleich zu den sequenziellen Protokollen werden Chemo- und Radiotherapie bei den synchronen Therapieprotokollen gleichzeitig verabreicht. Die Rezidive maligner Kopf-Hals-Tumoren treten meistens lokal oder regional auf (im Bereich von Kopf und Hals in den primären und drainierenden Lymphknoten). Die synchrone Radiochemotherapie zielt auf die verstärkte Abtötung von Tumorzellen durch Strahlentherapie bei gleichzeitiger Chemotherapie ab (Verstärkung der Strahlenwirkung). Dieser Synergismus – der neben Cisplatin auch für 5-FU und Mitomycin besteht – stellt die Rationale für die Anwendung des Verfahrens dar. Das Hauptproblem der synchronen Radiochemotherapie liegt in der Steigerung der ohnehin hohen Toxizitätsraten der Radiotherapie bei Kopf-Hals-Tumoren (Mukositis der Grade 3 und 4 bei 70–80 % der Patienten). Dennoch zeigen Metaanalysen randomisierter Studien eine Verbesserung der 5-Jahres-Überlebensrate um 8 %, wenn zusätzlich zur Bestrahlung eine Chemotherapie verabreicht wird. Unter Verwendung moderner Zytostatikakombinationen können die momentanen Ergebnisse mit 5-Jahres-Überlebensraten von 34–50 % möglicherweise weiter verbessert werden. Dies gilt für alle Tumorlokalisationen, also auch die fortgeschrittenen Larynx- und Nasopharynxkarzinome. Besonders die Prognose HPV-assoziierter Malignome scheint sich nach einer platinhaltigen Chemotherapie zu verbessern.

Generell ist zu beachten, dass Patienten mit Kopf-Hals-Tumoren aufgrund von Begleiterkrankungen häufiger Kontraindikationen gegenüber einer cisplatinhaltigen Chemotherapie aufweisen, als dies bei vielen anderen Entitäten der Fall ist. Liegen solche Kontraindikationen vor, stellen konventionell fraktionierte Radiochemotherapien mit 5-FU und/oder Mitomycin bzw. die Radioimmuntherapie mit Cetuximab gute Alternativen zur alleinigen Radiotherapie dar. Die Radiochemotherapie mit Mitomycin und 5-FU war der akzelerierten hyperfraktionierten Radiotherapie in einer randomisierten Studie in allen Endpunkten bei vergleichbarer Toxizität überlegen.

Die Effizienz der synchronen Radiochemotherapie bei nicht resektablen Karzinomen hat zur Evaluierung vergleichbarer Strategien bei der postoperativen Behandlung operabler Tumoren im intermediären Stadium geführt. Die Ergebnisse mehrerer randomisierter Studien zu dem Thema wurden in Metaanalysen zusammengefasst, und es profitieren nach gängiger Auffassung nur Patienten mit Hochrisikokonstellation (positive Resektionsränder oder „close margins", extrakapsulärer Lymphknotenbefall) unter 70 Jahren von der postoperativen Hinzunahme einer Chemotherapie zur adjuvanten Radiatio.

Die zusätzliche Gabe des monoklonalen Anti-EGFR-Antikörpers Cetuximab während der Bestrahlung von Patienten mit lokal fortgeschrittenen Tumoren führt, verglichen mit alleiniger Radiatio, zu einer signifikanten Verbesserung der Gesamtüberlebensraten. Eine EGFR-Blockade führt zu einer deutlichen Steigerung der Empfindlichkeit von Tumorzellen gegenüber der Bestrahlung, wobei Cetuximab ein deutlich günstigeres Toxizitätsprofil aufweist als herkömmliche Zytostatika, obwohl oft ein akneiformer Ausschlag auftritt. Da jedoch durch die Aufnahme von Cetuximab in die aktuellen Radiochemotherapieregime keine zusätzliche Verbesserung des Überlebens erzielt werden konnte, wird sein Einsatz nur für Patienten empfohlen, bei denen eine platinhaltige Radiochemotherapie aufgrund von Niereninsuffizienz oder anderer schwerer Begleiterkrankungen kontraindiziert ist.

REZIDIV UND/ODER METASTASIERTE KRANKHEIT

Bei etwa 5–10 % der Patienten mit Kopf-Hals-Tumoren wird die Diagnose im metastasierten Stadium gestellt. Von den Patienten mit lokoregional fortgeschrittener Erkrankung erleiden allerdings bis zu 50 % ein Rezidiv, entweder als Lokalrezidiv mit oder ohne Fernmetastasen oder als alleiniger Progress außerhalb der Kopf-Hals-Region. Von wenigen Ausnahmen abgesehen, erfolgt die weitere Behandlung hier unter palliativer Zielsetzung. Mitunter ist eine nochmalige Radiatio möglich bzw. zur Symptomkontrolle indiziert, in der Regel erfolgt die Weiterbehandlung jedoch medikamentös. Dabei liegt die Ansprechrate der konventionellen Chemotherapie im Mittel bei 30–50 %, die Ansprechdauern sind kurz und die medianen Überlebenszeiten unter Verwendung konventioneller Zytostatika liegen im Bereich von 8–10 Monaten. Häufig kann durch Zytostatikagabe eine Verbesserung der Symptomatik erreicht werden. Zu den Medikamenten, die in dieser Situation als Monosubstanzen wirksam sind, gehören Methotrexat, 5-FU, Cisplatin und Taxane. Kombinationsschemata beinhalten zumeist Cis- oder Carboplatin und 5-FU oder Cis- oder Carboplatin und Paclitaxel oder Docetaxel.

EGF-Rezeptorantagonisten, die als monoklonale Antikörper gegen Zelloberflächenrezeptoren (z. B. Cetuximab) oder Tyrosinkinasen des EGFR-Signalweges (z. B. Erlotinib, Gefitinib) gerichtet sind, erzielen bei Patienten mit Lokalrezidiv oder metastasierter Erkrankung objektive Ansprechraten um 10 %. Zu den typischen Nebenwirkungen gehören ein akneiformes Exanthem sowie bei den Tyrosinkinaseinhibitoren gastrointestinale Nebenwirkungen.

Die Zugabe von Cetuximab zur Standardchemotherapie mit Cis- oder Carboplatin und 5-FU erhöht die Ansprechrate, die progressionsfreie Zeit und das mediane Überleben signifikant und stellt einen relevanten Fortschritt in der medikamentösen Therapie der fortgeschrittenen Kopf-Hals-Tumoren dar. Weitere Medikamente, die gezielt bestimmte Strukturen oder Mutationen auf der Tumorzelle angreifen, werden in zahlreichen Studien untersucht, bislang ist aber noch keine Substanz zugelassen worden. Ein weiteres vielversprechendes Prinzip, das zzt. bei Patienten mit Kopf-Hals Tumoren untersucht wird, ist die Immuntherapie mit PD1-Inhibitoren. Hier werden kurzfristig zulassungsrelevante Studienergebnisse für die metastasierte Situation erwartet.

KOMPLIKATIONEN Komplikationen bei der Therapie von Karzinomen des Kopf- und Halsbereiches sind typischerweise durch die Größe des chirurgischen Eingriffs oder akute bzw. - in nicht metastasierten Stadien auftretende - Spätnebenwirkungen bedingt. Alle Bemühungen zielen daher darauf ab, das Ausmaß der Operation zu begrenzen und durch Anwendung multimodaler Konzepte vergleichbare oder sogar bessere Ergebnisse zu erzielen. Bei der Strahlentherapie sind neben akuten Nebenwirkungen, wie Mukositis und Dysphagie, auch Langzeitkomplikationen zu berücksichtigen, wie Xerostomie, Geschmacksverlust, verminderte Zungenmotilität, sekundäre Malignome sowie Schluckstörungen und eine Fibrose der Halsorgane. Die Komplikationen der Chemotherapie hängen von den angewandten Behandlungsschemata ab. Bei der Therapie der Kopf-Hals-Tumoren ist vor allem mit Mukositis, Übelkeit und Erbrechen, Myelosuppression sowie - bei Cis- und Carboplatin - mit Nerven- und Nierenschäden zu rechnen. An weiteren typischen Tumor- bzw. Therapienebenwirkungen zu nennen sind Infektionen (Weichteilinfekte, Aspirationspneumonie etc.), Nierenversagen durch Medikamente und/oder die fehlende Möglichkeit zu ausreichender Flüssigkeitszufuhr und (Radio-)Nekrosen des Unterkiefers.

SPEICHELDRÜSENTUMOREN

Die meisten gutartigen Speicheldrüsentumoren werden operativ entfernt. Patienten mit invasiven Speicheldrüsentumoren werden zusätzlich nachbestrahlt. Speicheldrüsentumoren rezidivieren oft regional und adenoidzystische Karzinome typischerweise entlang der Nervenbahnen. Allerdings können auch nach langer Latenz (10–20 Jahre nach Erstdiagnose) noch Fernmetastasen auftreten. Bei metastasierter Erkrankung kann eine palliative Chemotherapie unter Verwendung von Doxorubicin und/oder platinhaltiger Therapie erfolgen. Die Entwicklung neuer Substanzen, die gegen diese häufig chemo-und radioresistenten Tumoren wirksam sind, wäre äußerst erstrebenswert.

WEITERFÜHRENDE LITERATUR

Robert Koch-Institut (Hrsg.), Gesellschaft der epidemiologischen Krebsregister in Deutschland e. V. (Hrsg.): Krebs in Deutschland - 2011/2012, 10. Ausgabe. Berlin, 2015. *www.krebsdaten.de*

KAPITEL 37

LUNGENKARZINOM

Leora Horn ■ Christine M. Lovly ■ David H. Johnson

Für die deutsche Ausgabe Nikolaj Frost und Norbert Suttorp

Das Lungenkarzinom ist vor allem eine Erkrankung der jüngeren Vergangenheit und war vor 1900 mit weniger als 400 in der medizinischen Literatur beschriebenen Fällen sehr selten. Nachdem die Prävalenz bis zur Mitte des 20. Jahrhunderts deutlich zugenommen hat, stellt das Lungenkarzinom in Nordamerika und Europa derzeit die häufigste durch Neoplasien bedingte Todesursache dar und ist für gut 25 % aller Krebstoten verantwortlich. Am Lungenkarzinom versterben dreimal mehr Männer als am Prostatakarzinom und fast doppelt so viele Frauen wie am Mammakarzinom. Diese Tatsache ist besonders besorgniserregend, da das Lungenkarzinom zu den am besten vermeidbaren Malignomen überhaupt gehört. Seit der Mitte des 20. Jahrhunderts verfestigte sich die Auffassung, dass Tabakkonsum die wichtigste Ursache des Lungenkarzinoms ist, was sich z. B. im 1964 veröffentlichten „U.S. Surgeon General's 1964 report on the health effects of tobacco smoking" widerspiegelt. In den folgenden Jahren nahm der Zigarettenkonsum in Nordamerika und Teilen Europas allmählich ab und mit ihm auch die Inzidenz des Lungenkarzinoms. Bis heute nimmt die Häufigkeit des Lungenkarzinoms jedoch vor allem bei Männern ab, während sich ein Rückgang der Prävalenz unter der weiblichen Bevölkerung erst langsam zu demarkieren beginnt. Leider nimmt der Zigarettenkonsum in vielen Teilen der Welt, überwiegend in Entwicklungs- und Schwellenländern, weiterhin zu und damit auch die Inzidenz des Lungenkarzinoms. Obwohl der Tabakkonsum weltweit die Hauptursache des Lungenkarzinoms bleibt, treten Neuerkrankungen bei Ex-Rauchern (per Definition ≥ 100 Zigaretten lebenslang geraucht und vor ≥ 1 Jahr aufgehört) oder Niemalsrauchern (< 100 Zigaretten lebenslang) auf, wobei einige der Ex-Raucher bereits vor Jahrzehnten mit dem Rauchen aufgehört haben. Eine von fünf erkrankten Frauen und einer von zwölf erkrankten Männern haben niemals geraucht. Aufgrund der Häufigkeit der Erkrankung sollte jeder Internist eingehend mit dem Lungenkarzinom und seiner Versorgung vertraut sein.

EPIDEMIOLOGIE

Das Lungenkarzinom ist die häufigste krebsbedingte Todesursache bei Männern und Frauen weltweit. Im Jahre 2013 wurde in den USA bei mehr als 225.000 Menschen ein Lungenkarzinom diagnostiziert, mehr als 150.000 verstarben daran. Bei Männern überschritt die Inzidenz gegen Ende der 1980er-Jahre ihren Höhepunkt, bei Frauen dagegen verharren die Erkrankungszahlen auf einem Plateau. Vor dem Alter von 40 Jahren ist das Lungenkarzinom selten (< 2 % der Primärfälle sind jünger als 45 Jahre), danach steigt die Häufigkeit bis zum Alter von 80 Jahren an, um anschließend allmählich wieder abzunehmen. Die Lebenszeitwahrscheinlichkeit für eine Lungenkrebserkrankung wird für Männer auf etwa 8 % und für Frauen auf 6 % geschätzt. Die Inzidenz des Lungenkarzinoms unterliegt ethnischen Schwankungen und ist weltweit mit ca. 60 Neuerkrankungen/100.000 Patientenjahre unter zentral- und osteuropäischen Männern am häufigsten, während bei den Frauen die höchsten Inzidenzen aus Nordamerika belegt sind.

RISIKOFAKTOREN

Zigarettenraucher haben gegenüber Nichtrauchern ein mindestens 10-fach erhöhtes relatives Risiko, an einem Lungenkarzinom zu erkranken. Untersuchungen legen nahe, dass jede 15. gerauchte Zigarette eine genetische Mutation auslöst. Ehemalige Raucher haben ein niedrigeres Lungenkarzinomrisiko als aktive Raucher. Jedoch ist das relative Risiko noch 9-mal höher als bei Männern, die nie geraucht haben, im Vergleich zum ca. 20-fach erhöhten Risiko bei aktiven Rauchern. Das Risiko nimmt umso stärker ab, je länger die Nikotinkarenz andauert, wobei selbst Menschen mit sehr langer Abstinenz noch ein erhöhtes Risiko aufweisen. Zigarettenrauchen erhöht das Risiko für alle wichtigen histologischen Typen des Lungenkarzinoms. Auch Passivrauchen ist ein gesicherter Risikofaktor für die Entstehung des Lungenkarzinoms, wenngleich dieses nicht ganz so stark ins Gewicht fällt wie aktives Rauchen. Trotzdem haben Nichtraucher, die lange Zeit mit einem Raucher zusammenleben, ein um 20–30 % erhöhtes Lungenkrebsrisiko. Im Vergleich zu dem um 2000 % erhöhten Risiko des aktiven Rauchers stellt sich der kausale Zusammenhang allerdings deutlich schwächer dar.

Neben dem Zigarettenrauchen als wichtigster Ursache des Lungenkarzinoms wurden eine (berufliche) Exposition mit Asbest, Arsen, Bis(chlormethyl)ether, sechswertigem Chrom, Senfgas, Nickel (bei einigen Verfahren zur Nickelveredelung) und polyzyklischen aromatischen Kohlenwasserstoffen als weitere Risikofaktoren identifiziert. Aus arbeitsmedizinischen Studien stammen ebenfalls wichtige Erkenntnisse über mögliche Mechanismen der Karzinogenese. So ist das Lungenkrebsrisiko von Arbeitern mit Asbestexposition vor allem bei einer vorbestehenden Asbestose erhöht. Möglicherweise begünstigt die im Rahmen dieser nicht malignen Lungenerkrankung auftretende chronische Entzündung mit nachfolgender Fibrosierung die Entstehung eines Lungenkarzinoms. Eine berufliche Exposition gegenüber anderen Substanzen wurde ebenfalls mit einer erhöhten Lungenkarzinominzidenz in Verbindung gebracht, wobei der Kausalzusammenhang nicht immer bewiesen ist.

Das Risiko, an einem Lungenkarzinom zu erkranken, scheint bei geringem Verzehr von Obst und Gemüse erhöht zu sein. Die daraus abgeleitete Hypothese, dass bestimmte Nahrungsbestandteile wie Retinoide und Karotinoide chemopräventiv wirken könnten, hat sich jedoch in randomisierten Studien nicht bestätigen lassen. Nebenbefundlich ermittelten diese Studien eine erhöhte Inzidenz des Lungenkarzinoms bei Rauchern, die Nahrungsergänzungsmittel zu sich nahmen. Auch ionisierende Strahlung wirkt als Lungenkarzinogen. So wurde eine erhöhte Lungenkarzinominzidenz unter Überlebenden der Atombombenangriffe auf Hiroshima und Nagasaki sowie gegenüber Alphastrahlung Exponierten (bspw. im Uranbergbau) festgestellt. Dauerhaft schwach strahlendem Radon innerhalb von Gebäuden ausgesetzte Personen haben vermutlich ein ebenso hohes oder gar nochmals erhöhtes Lungenkrebsrisiko wie Passivraucher. Auch vorbestehende Lungenerkrankungen wie chronische Bronchitis, Emphysem, fibrosierende Lungengerüsterkrankungen oder Tuberkulose erhöhen das Risiko für Lungenkrebs.

Raucherentwöhnung

Aufgrund des unstrittigen Zusammenhangs zwischen Zigarettenrauchen und Lungenkarzinom (neben anderen tabakassoziierten Erkrankungen) sollte jeder Arzt die Tabakabstinenz fördern. Rauchende Patienten sollten die größtmögliche Unterstützung in ihren Bemühungen erfahren, das Rauchen aufzugeben. Auch eine Nikotinkarenz im mittleren oder vorangeschrittenen Lebensalter vermindert das individuelle Erkrankungsrisiko. Ein Rauchverzicht unterhalb des 40. Lebensjahres lässt das individuelle, dem Tabak zuzuschreibende Lungenkarzinomrisiko sogar um mehr als 90 % sinken (wenngleich entgegen einer allgemein verbreiteten Auffassung das Grundrisiko eines Niemalsrauchers nicht mehr erreicht wird). Dagegen ergeben sich kaum gesundheitliche Vorteile, wenn lediglich die Anzahl der gerauchten Zigaretten reduziert wird. Auch bei bereits diagnostiziertem Lungenkarzinom ist es sinnvoll, das Rauchen aufzugeben, da sich dadurch das Überleben verlängern kann und die Verträglichkeit der Therapie sowie die Lebensqualität gebessert werden können. Außerdem kann das Rauchen den Metabolismus vieler Chemotherapeutika verändern und deren Toxizität sowie therapeutischen Nutzen negativ beeinflussen. Daher ist es wichtig, die Betroffenen auch nach der Diagnose einer Lungenkarzinomerkrankung zum Nikotinverzicht zu ermuntern.

Der Arzt sollte mit den wesentlichen Aspekten der Raucherentwöhnung vertraut sein. So muss der Betroffene selbst den Wunsch haben, das Rauchen aufzugeben, und bereit sein, sich dieses Ziel zu erarbeiten. Verfahren zur Selbsthilfe allein führen jedoch nur selten zur Tabakabstinenz, während der Erfolg durch individuelle Maßnahmen, Arzneimitteltherapie und Psychotherapie deutlich zunimmt. Die Arzneimittelkommission der deutschen Ärzteschaft empfiehlt die Nikotinersatztherapie

(NET) als Methode der ersten Wahl bei der Nikotinentwöhnung. Substanzen der zweiten Wahl sind Bupropion und Vareniclin (ein partieller Agonist am nikotinischen α4β2-Acetylcholinrezeptor). Eine nicht unerhebliche Nebenwirkung beider Substanzen sind mögliche suizidale Gedanken. In einer randomisierten Studie war Vareniclin sowohl Bupropion als auch einem Placebo überlegen. Eine länger andauernde Einnahme von Vareniclin über die anfängliche Induktionsphase hinaus kann helfen, die erreichte Tabakabstinenz zu erhalten. Die weiterhin in den USA für diese Indikation verfügbaren Substanzen Clonidin und Nortriptylin werden hierzulande nicht empfohlen. Hinsichtlich der Bedeutung der E-Zigarette zur Raucherentwöhnung können noch keine substanziellen Aussagen getroffen werden. So kann die E-Zigarette aufgrund der bislang geringen Evidenz derzeit noch nicht zur Entwöhnung empfohlen werden. Der Erfolg der Raucherentwöhnung hängt weiterhin nicht davon ab, ob vor dem Aufhören langsam die Zigarettenmenge reduziert oder abrupt aufgehört wird, sodass das Vorgehen dem Patienten überlassen werden kann.

Erbliche Prädisposition

Die Exposition gegenüber Umweltkarzinogenen, wie sie auch im Tabakrauch vorkommen, induziert oder erleichtert die Transformation von Bronchialepithelzellen in einen malignen Phänotyp. Der Beitrag der Umweltkarzinogene zu dieser Entwicklung wird durch polymorphe Variationen in entsprechenden Genen beeinflusst, die einen direkten Einfluss auf Karzinomentstehung und -metabolismus haben. Die Entwicklung des Lungenkarzinoms ist u. a. mit bestimmten genetischen Polymorphismen des P450-Enzymsystems, vor allem CYP1A1, sowie einer chromosomalen Instabilität assoziiert. Diese genetischen Variationen treten in der Bevölkerung zwar relativ häufig auf, ihr Beitrag zum individuellen Lungenkarzinomrisiko ist jedoch eher gering. Aufgrund ihrer Häufigkeit ist der Einfluss auf das allgemeine Lungenkarzinomrisiko jedoch möglicherweise recht hoch. Zudem können (ggf. durch erbliche Faktoren modifizierte) Umweltfaktoren bestimmte Gene durch Veränderungen wichtiger Signaltransduktionswege beeinflussen und so einen malignen Phänotyp begünstigen.

Verwandte ersten Grades von Lungenkarzinompatienten weisen ein zwei- bis dreifach erhöhtes Risiko auf, ebenfalls an einem Lungenkarzinom oder einem anderen Malignom zu erkranken. Dies legt nahe, dass bestimmte Gene und/oder genetische Varianten eine Prädisposition für das Lungenkarzinom bedingen. Allerdings konnten bisher nur sehr wenige derartige Gene identifiziert werden. So können Menschen mit hereditären Mutationen des RB-Gens (Patienten mit Retinoblastom, die das Erwachsenenalter erreichen) oder des p53-Gens (Li-Fraumeni-Syndrom) ein Lungenkarzinom entwickeln. Kürzlich wurden durch große, genomweite Assoziationsstudien bei Lungenkarzinomen häufige Genvarianten entdeckt und drei mit Lungenkarzinomen direkt assoziierte Genloci identifiziert (5p15, 6p21, und 15q25), die zur Regulation nikotinerger Acetylcholinrezeptoren und der Telomeraseproduktion beitragen. Eventuell besteht bei Niemalsrauchern ein Zusammenhang zwischen einer seltenen somatischen Mutation (T790M) des epidermalen Wachstumsfaktor-Rezeptors (EGFR) und einer Prädisposition für das Lungenkarzinom. Auch ein Suszeptibilitäts-Locus auf Chromosom 6q erhöht das Risiko bei leichten Rauchern und Niemalsrauchern erheblich. Derzeit werden jedoch routinemäßig noch keine molekularen Eigenschaften zur Identifikation von Patienten verwendet, bei denen intensivere Screeningprogramme oder der Einsatz bestimmter chemopräventiver Arzneimittel sinnvoll wären.

PATHOLOGIE

Nach Definition der Weltgesundheitsorganisation (WHO) sind Lungenkarzinome vom Lungenepithel (Bronchien, Bronchiolen und Alveolen) ausgehende maligne Neoplasien. Gemäß der aktuellen, seit 2015 gültigen WHO-Klassifikation werden die epithelialen Lungentumoren in die beiden großen Entitäten der „neuroendokrinen Tumoren/Karzinome der Lunge (NET/NEC)" sowie der „nicht kleinzelligen Lungenkarzinome (non-small cell lung cancer, NSCLC)" eingeteilt. Das Spektrum der neuroendokrinen Tumoren reicht von den (gut differenzierten) typischen und atypischen Karzinoiden sowie dem großzelligen neuroendokrinen Karzinom (LCNEC) bis zum hochaggressiven kleinzelligen Lungenkarzinom (SCLC). Im weiteren Sinne gehört auch der Tumorvorläufer „diffuse idiopathische pulmonale neuroendokrine Zellhyperplasie (DIPNECH)" in diese Gruppe. Die Subtypen des NSCLC sind das Adenokarzinom (ADC), das Plattenepithelkarzinom (SCC) und das großzellige Karzinom ohne neuroendokrine Differenzierung (LCC) (Abb. 37-1). Histologisch und/oder immunhistochemisch nicht weiter zuordenbare NSCLC werden als NOS-Karzinome („not otherwise specified") zusammengefasst, meist handelt es sich hier um nicht weiter zu unterscheidende Adeno- oder Plattenepithelkarzinome bzw. adenosquamöse Tumoren. Die pulmonalen neuroendokrinen Tumoren weisen histologische Gemeinsamkeiten (z. B. Pallisadenbildung, [Pseudo-]Rosetten) und eine immunhistochemisch neuroendokrine Differenzierung auf (CD56, Synaptophysin, Chromogranin A, CD56, NCAM [Neural Cell Adhesion Molecule], NSE [(Neuronen-spezifische Enolase]). Neuroendokrine Tumoren

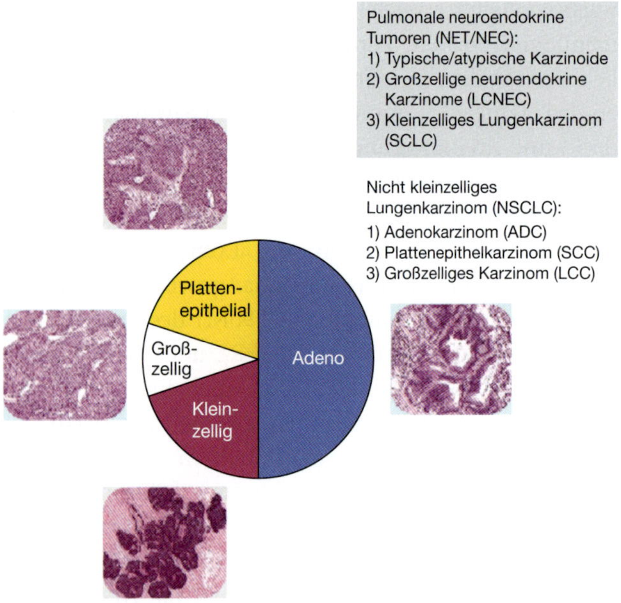

Abbildung 37-1 **Einteilung des Lungenkarzinoms.**

Tabelle 37-1

TREIBERMUTATIONEN BEIM KLEINZELLIGEN BRONCHIALKARZINOM (NSCLC)

Gen	Veränderung	Häufigkeit beim NSCLC	Typische Histologie
AKT1	Mutation	1 %	Adenokarzinom, Plattenepithelkarzinom
ALK	Rearrangement	3–7 %	Adenokarzinom
BRAF	Mutation	1–3 %	Adenokarzinom
DDR2	Mutation	~4 %	Plattenepithelkarzinom
EGFR	Mutation	10–35 %	Adenokarzinom
FGFR1	Amplifikation	~20 %	Plattenepithelkarzinom
HER2	Mutation	2–4 %	Adenokarzinom
KRAS	Mutation	15–25 %	Adenokarzinom
MEK1	Mutation	1 %	Adenokarzinom
MET	Amplifikation	2–4 %	Adenokarzinom
NRAS	Mutation	1 %	Adenokarzinom
PIK3CA	Mutation	1–3 %	Plattenepithelkarzinom
PTEN	Mutation	4–8 %	Plattenepithelkarzinom

machen etwa 20–25 %, nicht kleinzellige Karzinome 75–80 % aller Lungenkarzinome in Nordamerika und Europa aus. Absolut gesehen, stellen Adenokarzinome mit 40 % der Primärfälle aktuell den häufigsten histologischen Typ dar. Diese zeigen eine drüsige Differenzierung, können Schleim produzieren und besitzen lepidische, azinäre, papilläre oder solide Eigenschaften bzw. eine Mischung daraus. Plattenepithelkarzinome der Lunge sind morphologisch identisch mit extrapulmonalen Plattenepithelkarzinomen und lassen sich nicht allein immunhistochemisch abgrenzen. Sie können eine Keratinisierung und/oder vom Bronchialepithel ausgehende Intrazellularbrücken aufweisen. Im Gegensatz zu Adenokarzinomen bestehen Plattenepithelkarzinome eher aus Zelllagen denn aus dreidimensional angeordneten Zellgruppen. Großzellige Karzinome machen weniger als 10 % der Lungenkarzinome aus. Gemäß der neuen Klassifikation werden Tumoren mit Nachweis von TTF1 nun als Adenokarzinome, bei Nachweis von p40 als Plattenepithelkarzinome eingeordnet.

Alle histologischen Subtypen des Lungenkarzinoms treten bei aktiven und ehemaligen Rauchern auf. Nach jahrelangem starkem Rauchen treten vor allem Plattenepithel- und kleinzellige Lungenkarzinome auf. In der ersten Hälfte des 20. Jahrhunderts wurde in Europa und den USA das Plattenepithelkarzinom als häufigster Subtyp des NSCLC diagnostiziert. Einhergehend mit dem abnehmenden Zigarettenkonsum in den letzten 40 Jahren ist das Adenokarzinom jedoch inzwischen der häufigste Subtyp des Lungenkarzinoms, während die Inzidenz von Plattenepithelkarzinomen und kleinzelligem Lungenkarzinom rückläufig ist. Bei Niemalsrauchern oder ehemals leichten Rauchern (< 10 Pack-years), Frauen und jüngeren Erwachsenen (< 60 Jahre) ist das Adenokarzinom seit jeher die häufigste Lungenkrebsform.

Historisch erfolgte die erste Unterteilung der Lungenkarzinome in SCLC und NSCLC, da sich diese Tumoren in ihrem natürlichen Verlauf und im therapeutischen Vorgehen unterschieden (siehe unten). Bis vor kurzem gab es zudem keinen Grund dafür, die verschiedenen Unterformen des NSCLC weiter zu unterteilen, weil sich ihr therapeutisches Ergebnis allein anhand der Histologie nicht unterschied. Diese Sichtweise änderte sich jedoch im Jahr 2004 radikal, als erkannt wurde, dass ein kleiner Anteil der Adenokarzinome eine EGFR-Mutation enthält, die diese Tumoren sensitiv gegenüber EGFR-Tyrosinkinase-Inhibitoren macht (z. B. Gefitinib und Erlotinib). Durch diese Beobachtung, die anschließende Identifikation weiterer sog. „druggable", also zielgerichtet behandelbarer molekularer Veränderungen (Tab. 37-1), sowie die Erkenntnis einer unterschiedlichen Wirksamkeit einzelner Chemotherapeutika bei Plattenepithelkarzinomen und Adenokarzinomen wurde deutlich, dass die seit 2004 gültige WHO-Klassifikation der Lungentumoren einer Modifikation bedurfte. Das 2011 von der International Association for the Study of Lung Cancer (IASLC), der American Thoracic Society (ATS) und der European Respiratory Society (ERS) entwickelte revidierte Klassifikationssystem liefert erstmals einen integrierten Ansatz zur Klassifikation der Adenokarzinome der Lunge, in den klinische, molekulare, radiologische und pathologische Informationen einfließen. Außerdem berücksichtigt sie, dass sich die meisten Lungenkrebserkrankungen in fortgeschrittenen Stadien manifestieren und oft durch kleine Biopsien oder zytologische Proben diagnostiziert werden, sodass eine klare histologische Abgrenzung schwierig, wenn nicht sogar unmöglich ist.

In dem bis 2004 gültigen Klassifikationssystem wurden Tumoren, die in Biopsie oder Zytologie keine definitive glanduläre oder squamöse Morphologie aufwiesen, nicht weiter klassifiziert. Da jedoch die Abgrenzung zwischen Adeno- und Plattenepithelkarzinom inzwischen als entscheidend für die optimale therapeutische Entscheidungsfindung gilt, empfiehlt die modifizierte Klassifikation, derartige Läsionen mit bestimmten Färbungen weiter zu typisieren. Hierzu eingesetzte Marker sind z. B. CK7, TTF1 (Thyroid Transcription Factor-1) oder Napsin-A beim Adenokarzinom bzw. p40/p63/CK5+6 beim Plattenepithelkarzinom. Außerdem kann anhand des gewonnenen Probenmaterials eine molekularpathologische Testung erfolgen (siehe unten).

In der neuen WHO-Klassifikation sind das „bronchioalveoläre Karzinom" und „Adenokarzinom vom gemischten Subtyp" nicht mehr enthalten. Ersteres wurde aufgrund der uneinheitlichen Begriffsverwendung und der damit einhergehenden Probleme für den klinischen Alltag fallengelassen. In seiner früheren Bedeutung umfasste der Begriff mindestens fünf verschiedene Entitäten mit unterschiedlichen klinischen und molekularen Eigenschaften. Die Begriffe „Adenocarcinoma in situ (AIS)" und „minimalinvasives Adenokarzinom (MIA)" werden nun für kleine solitäre Adenokarzinome (≤ 3 cm) mit entweder rein lepidischem Wachstum (dieser Begriff beschreibt das einlagige Wachstum von atypischen kuboidförmigen Zellen, welche die Alveolarwände tapetenartig auskleiden) oder überwiegend lepidischem Wachstum mit einer Invasionstiefe ≤ 5 mm empfohlen. Patienten mit diesen Tumorformen erreichen nach kompletter Tumorresektion ein krankheitsfreies 5-Jahres-Überleben von annähernd 100 %. Das invasive Adenokarzinom, das mehr als 70–90 % der chirurgisch resezierten Adenokarzinome der Lunge ausmacht, wird ebenfalls nach dem vorherrschenden (sog. „prädominanten") Wachstumsmuster eingeteilt: lepidisch, azinär, papillär und/oder solide. Der überwiegend lepidisch wachsende Subtyp hat eine gute Prognose, der azinäre und der papilläre Subtyp eine intermediäre Prognose und der solide Subtyp eine schlechte Prognose. Die Begriffe „Siegelringkarzinom" und „klarzelliges Adenokarzinom" wurden gestrichen, während der mikropapilläre Subtyp mit extrem schlechter Prognose neu hinzugefügt wurde. EGFR-Mutationen sind in nicht muzinösen Adenokarzinomen mit lepidischem oder überwiegend papillärem Wachstumsmuster am häufigsten, jedoch keinesfalls auf diese beschränkt. In nahezu allen Subtypen finden sich EGFR- oder KRAS-Mutationen bzw. Rearrangements von ALK, RET und ROS1. Das frühere muzinöse bronchioalveoläre Karzinom wird nun als invasives muzinöses Adenokarzinom bezeichnet. Diese Tumoren weisen in der Regel keine EGFR-Mutationen auf und zeigen eine starke Korrelation mit KRAS-Mutationen. Insgesamt berücksichtigt die revidierte WHO-Klassifikation der Lungenkrebserkrankungen wichtige Fortschritte in Diagnostik und Behandlung, insbesondere die entscheidenden Fortschritte beim Verständnis der spezifischen Gene und molekularen Signalwege, welche die Tumorgenese initiieren und unterhalten bzw. zu neuen „gezielten" Therapien mit besserer Spezifität und Antitumorwirkung beitragen.

IMMUNHISTOCHEMIE

Die Diagnose eines Lungenkarzinoms beruht in der Regel auf den morphologischen oder zytologischen Merkmalen des Tumorgewebes sowie den klinischen und radiologischen Befunden des Patienten. Mittels Immunhistochemie lässt sich beispielsweise die neuroendokrine Differenzierung eines Tumors klären. Dazu werden als Marker die neuronenspezifische Enolase (NSE), CD56 und das neurale Zelladhäsionsmolekül (NCAM), Synaptophysin, Chromogranin A und Leu7 herangezogen. Außerdem hilft die Immunhistochemie bei der Unterscheidung primärer Adenokarzinome der Lunge von pulmonalen Metastasen anderer Adenokarzinome. „Thyroid Transcription Factor 1 (TTF-1)", der bei Schilddrüsen- und Lungentumoren vorkommt, wird bei mehr als 70 % der pulmonalen Adenokarzinome nachgewiesen und dient als zuverlässiges Merkmal primärer Lungenkarzinome, sofern ein Primärtumor der Schilddrüse ausgeschlossen wurde. Allerdings schließt eine TTF-1-Negativität ein primäres Lungenkarzinom nicht aus. Eine Expression von TTF-1 wird häufig bei neuroendokrinen pulmonalen und extrapulmonalen Tumoren gefunden. Napsin-A (Nap-A) ist eine Asparaginprotease, die bei der Reifung von Surfactant B7 eine wichtige Rolle spielt und im Zytoplasma von Typ-II-Pneumozyten exprimiert wird. In mehreren Studien wurde Napsin bei über 90 % der primären Adenokarzinome der Lunge nachgewiesen. Die Kombination aus Nap-A und TTF-1 ermöglicht eine Abgrenzung zwischen dem primären Adenokarzinom der Lunge (Nap-A-positiv, TTF-1-positiv), dem primären Plattenepithelkarzinom (Nap-A-negativ, TTF-1-negativ) und dem primären SCLC (Nap-A-negativ, TTF-1-positiv). Die Zytokeratine (CK) 7 und 20 werden zur Differenzialdiagnostik pulmonaler Malignome verwendet. Adenokarzinome, kleinzellige Lungenkarzinome (SCLC) und Mesotheliome sind in der Regel positiv für CK7 und negativ für CK20, während Plattenepithelkarzinome negativ für CK7 und CK20 sind. Ein nützlicher Marker für letztere ist zudem p63. Häufig bleibt die Differenzierung zwischen Mesotheliomen und Adenokarzinomen allein anhand von Morphologie und Immunhistochemie schwierig. In den letzten Jahren haben sich hier weitere immunhistochemische Marker als hilfreich erwiesen, beispielsweise CK5/6, Calretinin und das Wilms-Tumor-Gen 1 (WT-1), die beim Mesotheliom jeweils positiv sind.

MOLEKULARPATHOGENESE

Bei einer Krebserkrankung kommt es zu dynamischen Veränderungen des Genoms. Nach den Überlegungen von Hanahan und Weinberg erlangen nahezu alle Krebszellen sechs grundlegende Eigenschaften: Unabhängigkeit von externen Wachstumssignalen, Unempfindlichkeit gegenüber wachstumshemmenden Signalen, ein Versagen des Apoptoseweges, ein unbegrenztes Replikationspotenzial der Zellen, die kontinuierliche Angiogenese und die Gewebeinvasion mit Möglichkeit der Metastasenbildung. Die Reihenfolge, in der diese Eigenschaften erworben werden, ist variabel und unterscheidet sich von Tumor zu Tumor. Auch die Ereignisse, die zum Erwerb dieser Eigenschaften führen, sind sehr verschieden. Meist entstehen Malignome nach Anhäufung mutierter Onkogene mit Funktionszuwachs bzw. Tumorsuppressorgene mit Funktionsverlust. Weiter erschwerend kommt bei der Erforschung der Molekularpathogenese von Lungentumoren hinzu, dass sich die Abfolge der zur Erkrankung führenden Ereignisse für die einzelnen histologischen Subtypen wahrscheinlich stark unterscheidet.

Die eigentliche Ursprungszelle eines Lungenkarzinoms ist unbekannt. Auch ist unklar, ob alle histologischen Typen aus einer Zellart hervorgehen. Beim primären Adenokarzinom der Lunge können Tumoren aus Typ-II-Epithelzellen (Typ-II-Pneumozyten) hervorgehen. Beim SCLC werden Zellen neuroendokrinen Ursprungs als Vorläufer diskutiert.

Die Stammzelltheorie geht davon aus, dass bei der Entstehung eines Malignoms ein kleiner Zellanteil des Tumors (die sog. „Stammzellen“) für das gesamte maligne Verhalten des Tumors verantwortlich ist. In diesem Sinne sind die meisten Krebszellen „Abkömmlinge“ dieser Krebsstammzellen. Obwohl klonal mit den Krebsstammzellen assoziiert, können sie den malignen Phänotyp jedoch meist nicht eigenständig hervorbringen. Das Stammzellkonzept könnte das Versagen unserer Standardtherapien bei der Heilung des Lungenkarzinoms erklären, selbst wenn diese zunächst zu einer kompletten Remission führen. Die Erkrankung rezidiviert, weil die Stammzellkomponente nicht beseitigt wurde, da diese möglicherweise resistent(er) gegenüber einer Chemotherapie ist. Die postulierten humanen Lungenkarzinomstammzellen müssen jedoch noch identifiziert werden.

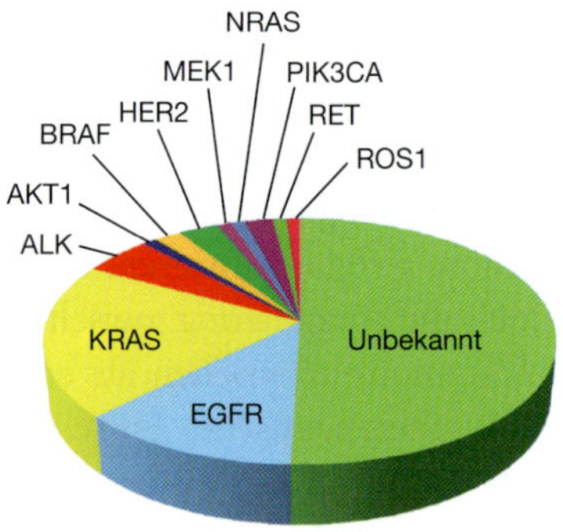

Häufigkeit von Treibermutationen beim NSCLC	
AKT1	1%
ALK	3–7%
BRAF	1–3%
EGFR	10–35%
HER2	2–4%
KRAS	15–25%
MEK1	1%
NRAS	1%
PIK3CA	1–3%
RET	1–2%
ROS1	1–2%

Abbildung 37-2 Treibermutationen beim Adenokarzinom.

Lungenkarzinomzellen enthalten zahlreiche chromosomale Veränderungen, wie Mutationen, Amplifikationen, Insertionen, Deletionen und Translokationen. Eines der ersten als aberrant identifizierten Onkogene ist die MYC-Familie der Transkriptionsfaktoren (MYC, MYCN und MYCL). MYC wird bei pulmonalen NEC und NSCLC meist durch Genamplifikation oder transkriptionale Dysregulation aktiviert. Eine therapeutische Relevanz besteht derzeit noch nicht.

Bis heute wurde das Adenokarzinom von allen malignen Lungentumoren am umfangreichsten auf Genomzuwächse und -verluste sowie somatische Mutationen katalogisiert (Abb. 37-2). Unter den zahlreichen Aberrationen ist die Gruppe der sogenannten „Treibermutationen“ ganz besonders zu erwähnen. Diese treten in Genen der Signaltransduktion auf und können bei entsprechender genetischer Veränderung den malignen Phänotyp der Zelle initiieren und unterhalten. Treibermutationen können sogar die Achillesferse eines Tumors darstellen, wenn dieser von der Mutation abhängig ist (sog. „oncogenic addiction“). Bestenfalls kann diese gezielt adressiert werden. Dies trifft beispielsweise auf Mutationen im epidermalen Wachstumsfaktor-Rezeptor (EGFR) zu, der zur ERBB-(HER-)Familie der Protoonkogene gehört und EGFR (ERBB1), Her2/neu (ERBB2), HER3 (ERBB3) und HER4 (ERBB4) umfasst. Diese Gene kodieren für Rezeptortyrosinkinasen (RTK), bestehend aus Rezeptoren auf der Zelloberfläche mit extrazellulärer Ligandenbindungsdomäne, einer transmembranösen Struktur sowie einer intrazellulären Tyrosinkinasedomäne. Die Bindung eines Liganden löst eine Homodimerisierung des Rezeptors mit Autophosphorylierung der Tyrosinkinase (TK) aus. Dies wiederum induziert eine Kaskade intrazellulärer Ereignisse mit vermehrter Zellproliferation, Angiogenese und Metastasierung sowie Antiapoptose. Adenokarzinome der Lunge können z. T. erst dann entstehen, wenn EGFR-Mutationen exprimiert werden. Diese Tumoren sind sensibel auf EGFR-Tyrosinkinase-Inhibitoren. Weitere Beispiele für Treibermutationen pulmonaler Adenokarzinome sind die GTPase KRAS, die Serinthreoninkinase BRAF und die Lipidkinase PIK3CA. Vor kurzem wurden anhand spezifischer chromosomaler Rearrangements, die zur aberranten Aktivierung der RTKs ALK, ROS1 und RET führen, zusätzliche molekulare Subtypen des Adenokarzinoms der Lunge identifiziert. Da die meisten beim Lungenkrebs auftretenden Treibermutationen einander ausschließen, reicht der Erwerb einer dieser Mutationen für die Tumorgenese aus. Treibermutationen wurden bislang überwiegend in Adenokarzinomen nachgewiesen, sind mittlerweile jedoch auch bei Plattenepithelkarzinomen identifiziert worden (FGFR1-Amplifikation, DDR2-Mutationen, PIK3CA-Mutationen/PTEN-Verlust [Tab. 37-1]). Diese therapeutisch potenziell behandelbaren Mutationen treten bei bis zu 50 % der Plattenepithelkarzinome auf.

Weiterhin sind auch zahlreiche Tumorsuppressorgene (rezessive Onkogene) bekannt, die bei der Pathogenese des Lungenkarzinoms inaktiviert werden. Dazu zählen TP53, RB1, RASSF1A, CDKN2A/B, LKB1 (STK11) und FHIT. Nahezu bei 90 % der SCLC werden Mutationen von TP53 und RB1 gefunden. Zudem scheinen bei fast allen Lungenkarzinomerkrankungen defekte Tumorsuppressorgene auf Chromosom 3p beteiligt zu sein. Bereits früh im Verlauf der malignen Transformation kommt es (in einem histopathologisch bislang unauffälligem Lungenepithel) zum Allelverlust in der genannten Region.

FRÜHERKENNUNG

Der Verlauf einer Lungenkarzinomerkrankung hängt unter anderem vom Stadium bei Diagnosestellung ab. Daher mag eine frühzeitige Entdeckung nicht symptomatischer Erkrankungen das Überleben verbessern. Früherkennung umfasst dabei Screeningtests, Verlaufskontrollen, Diagnostik und eine frühzeitige Behandlung. Als Screening wird die systematische Untersuchung nicht symptomatischer Menschen auf eine präklinische (asymptomatische) Erkrankung bezeichnet. Damit ein Screeningprogramm erfolgreich sein kann, muss die Krankheitslast der Bevölkerung hoch, der zugrunde liegende Test frei zugänglich, kosteneffektiv und sowohl sensitiv als auch spezifisch sein. Zudem sollte sich mittels einer effektiven Behandlungsoption die Mortalität senken lassen. Beim Screening sind folgende Möglichkeiten einer Ergebnisverzerrung besonders zu beachten: Ein „Lead-Time-Bias" bedeutet, dass eine zeitlich vorgelagerte Krebserkennung ohne Einfluss auf das Überleben bleibt. Ein „Length-Time-Bias" impliziert, dass die Entdeckung asymptomatischer Erkrankungsformen beim Screening ebenfalls keinen Einfluss auf das Überleben hat, während aggressivere Formen eher zu Symptomen führen und daher mit geringerer Wahrscheinlichkeit erst beim Screening auffällig werden. „Überdiagnostik" zielt auf Erkrankungsformen ab, die derartig langsam wachsen, dass sie nur selten zum Tod des Patienten führen werden (Kap. 29).

Da die meisten Patienten mit Lungenkrebs bei der Diagnose bereits ein fortgeschrittenes, chirurgisch nicht resektables Stadium aufweisen, wird der Wert des Screenings bei dieser Krankheit verständlicherweise skeptisch beurteilt. Randomisierte, kontrollierte Studien aus den 1960er- bis 1980er-Jahren ermittelten bei Hochrisikopatienten (Alter > 45 Jahre mit Raucheranamnese) keinen Einfluss eines Screening mittels Thorax-Röntgenaufnahmen mit oder ohne Sputumzytologie auf die Lungenkarzinom-spezifische Mortalität. Diese Studien wurden wegen ihres Designs, der statistischen Auswertung und der veralteten Bildgebung kritisiert. Die aktuelle PLCO-Studie (Prostate, Lung, Colorectal and Ovarian Cancer Screening Trial) hat ähnliche Ergebnisse erbracht. In der Interventionsgruppe der 1993 begonnenen Untersuchung erhielten die Probanden jährliche Thorax-Röntgenaufnahmen für die Dauer von vier Jahren, während in der Kontrollgruppe, abgesehen von der üblichen medizinischen Behandlung, keinerlei Interventionen erfolgten. Über die diagnostische Abklärung auffälliger Screeningergebnisse wurde individuell von den Teilnehmern und ihren Ärzten entschieden. Die PLCO-Studie unterschied sich von den vorhergegangenen Studien zum Screening bei Lungenkrebs dadurch, dass auch Frauen und Niemalsraucher aufgenommen wurden. Ziel war es, in der Interventionsgruppe eine Abnahme der Lungenkrebsmortalität um 10 % nachzuweisen. Insgesamt wurden 154.901 Teilnehmer im Alter von 55–74 Jahren randomisiert (77.445 wurden dem jährlichen Röntgenscreening zugeteilt, 77.456 der üblichen Behandlung). Demografische Merkmale wie Tumoreigenschaften waren zwischen beiden Gruppen ausgewogen. Nach der 13-jährigen Beobachtungszeit konnten jedoch weder für die kumulativen Inzidenzraten von Lungenkrebs (20,1 bzw. 19,2 je 10.000 Personenjahre; Rate Ratio [RR] 1,05; 95%-Konfidenzintervall [KI], 0,98–1,12) noch für die Lungenkrebsmortalität (n = 1213 bzw. n = 1230) signifikante Unterschiede zwischen beiden Gruppen nachgewiesen werden. Stadium und Histologie der nachgewiesenen Krebsformen waren in beiden Gruppen vergleichbar. Diese Daten unterstützten die bisherigen Empfehlungen, die sich gegen ein Röntgenscreening auf Lungenkrebs aussprachen.

Im Gegensatz zum Röntgen hat sich die native *Niedrigdosis-Spiral-Computertomografie* (LDCT) des Thorax als effektiveres Instrument zum Screening auf Lungenkrebs erwiesen. In einer nicht randomisierten Studie aus den 1990er-Jahren wies die LDCT bei ausgewählten Risikopopulationen (z. B. Alter ≥ 60 Jahre und Raucheranamnese ≥ 10 Pack-years) häufiger suspekte pulmonale Be-

Tabelle 37-2

ERGEBNISSE DES NATIONAL LUNG SCREENING TRIAL

	Anzahl der Ereignisse		Anteil der Ereignisse auf 100.000 Personenjahre		Relatives Risiko (95%-KI)	P-Wert
	LDCT (n = 26.772)	Rö (n = 6732)	LDCT	Rö		
Lungenkrebsmortalität	356	443	247	309	0,80 (0,73–0,93)	0,004
Mortalität jeglicher Ursache	1877	2000	1303	1395	0,93 (0,86–0,99)	0,02
Nicht auf Lungenkrebs zurückzuführende Mortalität	1521	1557	1056	1086	0,99 (0,95–1,02)	0,51

Abkürzungen: KI = Konfidenzintervall; LDCT = Niedrigdosis-Spiral-Computertomografie; Rö = Röntgen des Thorax.
Quelle: Nach PB Bach et al: JAMA 307:2418, 2012.

funde und Krebserkrankungen nach als das Standardröntgen. Bis zu 85 % der in diesen Studien entdeckten Lungenkrebserkrankungen waren im Stadium I und somit potenziell heilbar.

Aufgrund dieser Daten startete das National Cancer Institute (NCI) den National Lung Screening Trial (NLST), eine randomisierte Studie mit der Fragestellung, ob das LDCT-Screening die Lungenkrebsmortalität in Hochrisikopopulationen im Vergleich zu Standardröntgenaufnahmen reduzieren könnte. Als Hochrisikopatienten galten Patienten zwischen 55 und 74 Jahren mit einer Nikotinanamnese von ≥ 30 Pack-years. Ehemalige Raucher konnten ebenfalls aufgenommen werden, wenn sie die erstgenannten Faktoren erfüllten und innerhalb der letzten 15 Jahre mit dem Rauchen aufgehört hatten. Ausschlusskriterien waren ein bereits bekanntes Lungenkarzinom, anamnestisch Hämoptysen, ein unerklärter Gewichtsverlust von > 7,5 kg im vorangehenden Jahr bzw. ein Thorax-CT in den 18 Monaten vor Studienscreening. Insgesamt wurden 53.454 Personen in die Studie randomisiert über drei Jahre jährlich gescreent (LDCT-Screening, n = 26.722; Röntgenscreening, n = 26.732). Jeder nicht verkalkte Knoten oder Rundherd/Raumforderung mit einem Durchmesser ≥ 4 mm auf den LDCT- und Röntgenbildern wurde als „positiv" eingestuft. Die teilnehmenden Radiologen hatten die Möglichkeit, die letzte Untersuchung als unauffällig zu bezeichnen, wenn ein nicht verkalkter Knoten sich im Verlauf der seriellen Untersuchungen als stabil darstellte. Insgesamt 39,1 % der Teilnehmer der LDCT-Gruppe und 16 % der Röntgengruppe wiesen mindestens ein positives Screeningergebnis auf. Unter diesen lag die Rate falsch positiver Ergebnisse bei jeder Untersuchung in der LDCT-Gruppe bei 96,4 % und in der Röntgengruppe bei 94,5 %. In der LDCT-Gruppe wurden 1060 Krebserkrankungen identifiziert und in der Röntgengruppe 941 (645 bzw. 572/100.000 Personenjahre, RR 1,13, 95%-KI 1,03–1,23). In der LDCT-Gruppe wurden fast doppelt so viele Krebserkrankungen im Frühstadium IA nachgewiesen (40 %) wie in der Röntgengruppe (21 %). Die Lungenkrebsmortalität betrug in der LDCT-Gruppe 247/100.000 und in der Röntgengruppe 309/100.000 Teilnehmer entsprechend einer Gesamtreduktion der Lungenkrebsmortalität um 20 % in der LDCT-Gruppe (95%-KI 6,8–26,7 %, P = 0,004). Im Vergleich zur Röntgengruppe wurde die Sterblichkeit in der LDCT-Gruppe jeglicher Ursache um 6,7 % reduziert (95%-KI 1,2–13,6, P = 0,02) (Tab. 37-2). Die Number Needed to Screen (NNTS) zur Prävention eines Todes durch Lungenkrebs lag bei 320.

Das LDCT-Screening auf Lungenkrebs geht mit den bekannten Risiken häufiger falsch positiver (oder negativer) Befunde, unnötigen Kontrolluntersuchungen, Strahlenexposition, Überdiagnostik, Verunsicherung der Betroffenen mit Beeinträchtigung der Lebensqualität sowie erheblichen Kosten einher. Der erstgenannte Punkt ist mit Abstand das gravierendste Problem. Die dadurch anfallenden Kosten, das Risiko unnötiger weiterer Diagnostik und die damit verbundene emotionale Belastung haben oft erhebliche Auswirkungen auf den Patienten. Meist werden bei initialen Auffälligkeiten serielle Computertomografien durchgeführt, mitunter auch Biopsien und/oder weitergehende chirurgische Maßnahmen. Bei Kosten von 300 US-Dollar pro Untersuchung (vom NCI geschätzte Kosten) würden sich die jährlichen Ausgaben allein für eine initiale LDCT auf mehrere Milliarden US-Dollar belaufen. Diese Kosten steigen noch weiter, wenn die sich anschließenden Aufwendungen durch die Abklärung positiver Befunde addiert werden. Die angekündigte formale Kosten-Effektivitäts-Analyse durch das NLST sollte bei der Klärung dieser Bedenken helfen.

Während das Lungenkrebsscreening mittels LDCT Einzug in den klinischen Alltag in den USA halten dürfte, ist man in Europa derzeit noch zurückhaltender. So werden noch die Ergebnisse aktuell laufender Studienprogramme erwartet (z. B. European Lung Cancer CT Screening Trial [EUCT], UK Lung Cancer Screening Trial [UKLS]), ein generelles Screening für eine Risikopopulation wird (noch) nicht empfohlen.

Tabelle 37-3

NUTZEN UND RISIKEN DES LDCT-SCREENINGS AUF LUNGENKREBS GEMÄSS NLST-DATEN

	LDCT	Rö
Nutzen: Um wie viel besser ist die LDCT als das Röntgen?		
4 von 1000 starben weniger an Lungenkrebs	13 von 1000	17 von 1000
5 von 1000 starben weniger an allen Ursachen	70 von 1000	75 von 1000
Risiken: Welche Probleme verursachte die LDCT im Vergleich zum Röntgen?		
223 von 1000 hatten weniger als 1 falsch positiven Befund	365 von 1000	142 von 1000
18 von 1000 hatten 1 falsch positiven Befund, der zu einem invasiven Eingriff führte	25 von 1000	7 von 1000
2 von 1000 hatten eine schwere Komplikation durch einen invasiven Eingriff	3 von 1000	1 von 1000

Abkürzungen: LDCT = Niedrigdosis-Spiral-Computertomografie; NLST = National Lung Screening Trial; Rö = Röntgen des Thorax.
Quelle: Nach S Woloshin et al: N Engl J Med 367:1677, 2012.

Tabelle 37-4

INITIALE SYMPTOME UND BEFUNDE BEIM LUNGENKARZINOM

Symptome und Befunde	Häufigkeit
Husten	8–75 %
Gewichtsverlust	0–68 %
Dyspnoe	3–60 %
Thoraxschmerzen	20–49 %
Hämoptysen	6–35 %
Knochenschmerzen	6–25 %
Trommelschlägelfinger	0–20 %
Fieber	0–20 %
Schwäche	0–10 %
Vena-cava-superior-Syndrom (obere Einflussstauung)	0–4 %
Dysphagie	0–2 %
Stridor	0–2 %

Quelle: Mit frdl. Genehmigung aus MA Beckles et al: Chest 123:97–104, 2003.

Tabelle 37-5

KLINISCHE BEFUNDE, DIE AUF EINE METASTASIERUNG HINWEISEN

Anamnese	• Konstitutionell: Gewichtsverlust > 5 kg • Muskuloskelettal: fokale Skelettschmerzen • Neurologisch: Kopfschmerzen, Synkope, Krampfanfälle, Schwäche der Extremitäten, mentale Veränderungen
Körperliche Untersuchungsbefunde	• Lymphadenopathie (> 1 cm) • Heiserkeit, Vena-cava-superior-Syndrom • (Klopf-)Schmerzempfindlichkeit des Skeletts • Hepatomegalie (> 13 cm) • Fokale neurologische Ausfälle, Papillenödem • Weichteilraumforderungen
Routinelabor	• Hämatokrit: < 40 % bei Männern, < 35 % bei Frauen • Erhöhte Werte von AP, γ-GT, GOT und Kalzium im Serum

Abkürzungen: AP = alkalische Phosphatase; γ-GT = Gamma-Glutamyltransferase; GOT = Glutamat-Oxalat-Transaminase.
Quelle: Mit frdl. Genehmigung aus GA Silvestri et al: Chest 123(1 Suppl):147S, 2003.

KLINISCHES BILD

Bei mehr als der Hälfte der Patienten besteht zum Zeitpunkt der Diagnosestellung bereits ein lokal fortgeschrittenes oder metastasiertes Stadium der Erkrankung. Die meisten Patienten weisen Symptome und Untersuchungsbefunde auf, die durch lokales Tumorwachstum (Invasion, Obstruktion), Fernmetastasen oder paraneoplastische Syndrome hervorgerufen werden (Tab. 37-4 und Tab. 37-5). Der typische Lungenkarzinompatient ist aktiver oder ehemaliger Raucher und meist in der siebten Lebensdekade. Eine Geschlechtsprävalenz besteht nicht. Chronischer Husten mit oder ohne Hämoptysen sollte bei jedem aktiven oder ehemaligen Raucher mit chronisch obstruktiver Lungenerkrankung (COPD) und einem Alter von über 40 Jahren Anlass zur Suche nach einem Lungentumor geben, auch wenn die Röntgenaufnahme des Thorax dahingehend unauffällig ist. Dasselbe gilt für eine wiederholt antibiotikarefraktäre Pneumonie. Lungenkarzinome bei lebenslangen Nichtrauchern finden sich vor allem bei Frauen und Ostasiaten. Diese Patienten sind bei Diagnosestellung meist auch jünger. Das klinische Bild des Lungenkarzinoms entspricht bei den Betroffenen weitestgehend dem von Rauchern.

Zentrale Tumoren (mit oder ohne endobronchiales Wachstum) verursachen häufig Husten, Hämoptysen, einen obstruktiven Auskultationsbefund mit Giemen und Stridor, Dyspnoe sowie möglicherweise eine poststenotische Pneumonie. Ein peripheres Tumorwachstum kann durch Infiltration von Pleura und Brustwand zu Schmerzen, ferner bei restriktiver Ventilationsstörung ebenfalls zu Dyspnoe führen. Mitunter kann eine Tumoreinschmelzung als Lungenabszess fehlinterpretiert werden. Durch regionale Tumorausbreitung per continuitatem oder durch lokoregionäre Lymphknotenmetastasierung kann es zur Kompression von Ösophagus und Trachea, Heiserkeit durch Rekurrensparese, Dysphagie, zu einer Phrenikusparese mit einseitigem Zwerchfellhochstand und Dyspnoe sowie zur Sympathikuslähmung mit Horner-Syndrom (Ptosis, Miosis, Enophthalmus und Anhidrose) kommen. Ein maligner Pleuraerguss kann durch Schmerzen, Dyspnoe oder Husten auffällig werden. Als Pancoast-Tumoren werden Lungenkarzinome im Bereich der Lungenspitze (Sulcus superior) bezeichnet. Diese manifestieren sich aufgrund der räumlichen Nähe zum bzw. Invasion des Plexus brachialis häufig mit (in die Ulnarseite des Armes) ausstrahlenden Schulterschmerzen. Zudem ist bildmorphologisch oftmals eine lokale Destruktion der ersten und zweiten Rippe nachweisbar. Häufig kommen Horner-Syndrom und Pancoast-Syndrom gemeinsam vor. Zu den weiteren Folgen des regionalen Tumorwachstums gehören das *Vena-cava-superior-Syndrom* mit oberer Einflussstauung, eine Infiltration von Peri- und Myokard mit Herzbeuteltamponade, Arrhythmien und Herzinsuffizienz, eine Lymphgefäßobstruktion mit dadurch bedingtem Pleuraerguss sowie eine Lymphangiosis carcinomatosa der Lunge mit Hypoxämie und Dyspnoe. Außerdem kann sich Tumorgewebe entlang der Alveolaroberflächen ausbreiten, den Gasaustausch beeinträchtigen und Dyspnoe, eine respiratorische Insuffizienz, Hypoxämie und die Produktion großer Sputummengen hervorrufen. Zu den Allgemeinsymptomen eines Lungenkarzinoms zählen ferner Inappetenz, Gewichtsverlust, Schwäche, Fieber und Nachtschweiß. Diese Parameter erlauben jedoch keine Unterscheidung zwischen NEC, NSCLC oder Lungenmetastasen anderer Primärtumoren.

Extrathorakale Metastasen finden sich autoptisch bei mehr als 50 % der Patienten mit Plattenepithelkarzinomen, 80 % der Patienten mit Adeno- und großzelligen Karzinomen sowie mehr als 95 % der Patienten mit LCNEC/SCLC. Etwa ein Drittel der Patienten ist aufgrund von Fernmetastasen symptomatisch. Diese können in fast allen Organsystemen auftreten und weisen dann abhängig von der Lokalisation unterschiedliche Symptome auf. Hirnmetastasen können mit Kopfschmerzen, Übelkeit und Erbrechen, epileptischen Anfällen oder sonstigen neurologischen Ausfällen auffällig werden. Patienten mit Knochenmetastasen weisen Schmerzen, pathologische Frakturen oder Rückenmarkkompressionen auf, letztere sind auch bei epiduralen Metastasen möglich. Bei metastatischem Befall des Knochenmarks finden sich Zytopenien oder Leukoerythroblastosen. Lebermetastasen können zu Hepatomegalie, rechtsseitigen Oberbauchschmerzen, Fieber, Inappetenz und Gewichtsverlust führen. Gallenwegsobstruktionen und Funktionsstörungen der Leber sind dagegen selten (letztere können jedoch bei ausgeprägter hepatischer Metastasierung durchaus auftreten). Nebennierenmetastasen werden häufig beobachtet, sind jedoch zumeist asymptomatisch und verursachen erst ab einer erheblichen Größe Schmerzen und/oder Zeichen einer Nebenniereninsuffizienz.

Paraneoplastische Syndrome sind beim Lungenkarzinom, insbesondere beim kleinzelligen Karzinom häufig, können die erste Tumormanifestation darstellen und somit zur Tumorsuche Anlass geben. Bei einem bereits (kurativ) behandelten Karzinom können Paraneoplasien das erste Anzeichen eines Tumorrezidivs sein. Außerdem können paraneoplastische Symptome eine metastasierte Erkrankung vortäuschen und somit bei falscher Interpretation zu einer Untertherapie und möglicherweise Unterlassen einer kurativen Behandlung führen. Häufig kommt es mit einer erfolgreichen Therapie der Tumorerkrankung zur Rückbildung der paraneoplastischen Symptomatik. Die Pathophysiologie der meisten Syndrome, insbesondere der Allgemeinsymptome Inappetenz, Kachexie, Gewichtsabnahme (bei 30 % der Patienten), Fieber und Immunsuppression ist ungeklärt. Ein Gewichtsverlust von mehr als 10 % des Körpergewichts gilt als schlechtes prognostisches Zeichen. Etwas mehr Klarheit bzgl. der Pathogenese besteht bei den endokrinen Syndromen, die bei bis zu 12 % der Patienten auftreten. Mit am häufigsten ist eine durch ektope Produktion von Parathormon (PTH) oder PTH-related-Peptide ausgelöste Hyperkalzämie mit z. T. lebensbedrohlichen Verläufen. Sie kommt insbesondere bei Plattenepithelkarzinomen vor und ist durch Übelkeit, Erbrechen, Bauchschmerzen, Obstipation, Polyurie, Durst und Bewusstseinsveränderungen gekennzeichnet.

Eine Hyponatriämie kann im Rahmen eines Syndroms der inadäquaten ADH-Sekretion (SIADH) auftreten bzw. mit dem atrialen natriuretischen Peptid (ANP) assoziiert sein. Häufig klingt das SIADH innerhalb von 1–4 Wochen nach Beginn der Chemotherapie ab. Während dieser Zeit lässt sich der Serumnatriumspiegel in der Regel durch Flüssigkeitsrestriktion bei Werten über 128 mmol/l halten. Reicht diese Maßnahme nicht aus, können zusätzlich Medikamente verabreicht werden. Die Gabe von Demeclocyclin (ein altes, nur oral verfügbares Tetracyclin) ist eine nützliche adjuvante Maßnahme, wenn die Flüssigkeitsrestriktion allein nicht ausreicht. ADH-Rezeptor-Antagonisten (Vaptane) wie Tolvaptan sind seit 2009 von der EMA zum Management des SIADH zugelassen. Unter der Therapie mit Tolvaptan sind klinisch relevante Leberenzymerhöhungen berichtet worden, zudem kann eine zu rasche Korrektur der Hyponatriämie zu irreversiblen neurologischen Schäden im Sinne einer zentralen pontinen Myelinolyse führen. Auch fallen für den Einsatz von Tolvaptan hohe Kosten an (in Deutschland ca. 110 €/Tbl.). Bei Patienten mit ektoper ANP-Produktion verschlechtert sich die Hyponatriämie unter Umständen, wenn die Natriumzufuhr nicht gleichzeitig erhöht wird. Daher sollte bei einer Hyponatriämie, die sich 3–4 Tage nach adäquater Flüssigkeitsrestriktion nicht bessert oder sogar verschlechtert, der Plasmaspiegel von ANP bestimmt werden.

Die ektope Sekretion von adrenokortikotropem Hormon (ACTH) durch neuroendokrine Tumoren (z. B. kleinzellige Lungenkarzinome und pulmonale Karzinoide) führt eher zu Elektrolytstörungen (insbesondere zur Hypokaliämie) als zu Veränderungen des Körperhabitus, wie sie beim hypophysär bedingten Cushing-Syndrom zu beobachten sind. Die üblicherweise zur Behandlung eines Hypercortisolismus verwendeten Medikamente, wie z. B. Metyrapon oder Ketoconazol, sind aufgrund der extrem hohen Cortisolspiegel in der Regel unwirksam. Die beste Option ist auch hier die effektive Behandlung der Grunderkrankung. In extremen Fällen kann eine (bilaterale) Adrenalektomie erwogen werden.

Zu den Veränderungen von Skelett und Bindegewebe gehören Trommelschlägelfinger bei 30 % der Patienten (meistens NSCLC) und die hypertrophe Osteoarthropathie (Pierre-Marie-Bamberger-Syndrom) bei 1–10 % der Fälle (meistens Adenokarzinome). Die Patienten entwickeln eine schmerzhafte Periostitis sowie Druckempfindlichkeit und Schwellungen über den betroffenen Knochen. Zudem zeigen sich Auffälligkeiten in der Knochenszintigrafie. Neurologisch-myopathische Syndrome finden sich bei lediglich 1 % der Patienten, beinhalten jedoch dramatische Krankheitsbilder wie die *Lambert-Eaton-Myasthenie* oder eine retinale Erblindung beim kleinzelligen Lungenkarzinom, während sich periphere Neuropathien, subakute Kleinhirn- oder Großhirndegenerationen und eine Polymyositis bei allen histopathologischen Typen des Lungenkarzinoms finden können. Vielfach sind hierfür Autoimmunreaktionen verantwortlich, wie bspw. Autoantikörper gegen spannungsabhängige Kalziumkanäle beim Lambert-Eaton-Syndrom. Patienten mit dieser Störung weisen eine proximale Muskelschwäche (meistens der Beine) auf. Gelegentlich werden eine autonome Dysfunktion, Hirnnervenausfälle bzw. eine Beteiligung der bulbären oder Atemmuskulatur beobachtet. Häufig sind die Muskeleigenreflexe abgeschwächt. Im Gegensatz zur Myasthenia gravis bessert sich die Kraft bei aufeinanderfolgenden muskulären Belastungen. Da die neurologischen Störungen bei einigen Patienten mit einem Ansprechen auf die Chemotherapie verschwinden, stellt diese auch die Behandlung der Wahl dar. Paraneoplastische Enzephalomyelitis, sensible Neuropathien, Kleinhirndegeneration, limbische Enzephalitis und Hirnstammenzephalitis sind beim SCLC mit einer Reihe antineuronaler Antikörper assoziiert, darunter Anti-Hu, Anti-CRMP5 und ANNA-3. Die paraneoplastische Kleinhirndegeneration kann mit Anti-Hu, Anti-Yo oder P/Q-Antikörpern gegen Kalziumkanäle assoziiert sein.

Gerinnungsstörungen, Thrombosen und hämatologische Komplikationen wie Thrombophlebitis migrans *(syn. Trousseau-Phänomen),* abakterielle thrombotische (marantische) Endokarditis mit arteriellen Embolien, Verbrauchskoagulopathie mit Hämorrhagie, Anämie, Leukozytose und Leukoerythroblastose treten bei 1–8 % der Patienten auf. Patienten mit thrombembolischen Komplikationen haben oft eine schlechtere Prognose. Hautmanifestationen wie Dermatomyositis und Acanthosis nigricans sind selten (1 %), ebenso renale Manifestationen wie nephrotisches Syndrom und Glomerulonephritiden (< 1 %).

DIAGNOSTIK

Bei allen Patienten mit Verdacht auf ein Lungenkarzinom muss eine diagnostische Sicherung anhand einer Gewebeprobe erfolgen. Grundsätzlich gilt zudem, dass jeder das Tumorstadium verschlechternde Befund bioptisch abgeklärt werden muss. Aufgrund der zunehmenden Bedeutung der Molekularpathologie werden größere Mengen an Tumormaterial benötigt, was bei der Probengewinnung berücksichtigt werden sollte. Tumorgewebe kann minimalinvasiv bronchoskopisch mittels Schleimhautbiopsie, Kryobiopsie, transbronchialer Biopsie oder endobronchialem Ultraschall (EBUS) mit transbronchialer Nadelaspiration (TBNA) oder per CT-gestützte perkutane Biopsie gewonnen werden. Abhängig von Lokalisation und technischen Voraussetzungen sind Biopsien aus hilären oder mediastinalen Lymphknoten via transbronchialen/-ösophagealen Ultraschall (EBUS/EUS) oder blind möglich.

Bei Verdacht auf Fernmetastasen wird die Diagnose durch perkutane Biopsie von Weichteilraumforderungen, lytischen Knochenläsionen, Knochenmark, Pleura- oder Leberläsionen oder zytologisch aus einem malignen Pleura-/Perikarderguss gesichert. Kann eine Pleurakarzinose trotz initial negativer Ergusszytologie klinisch nicht ausgeschlossen werden, sollte eine erneute Pleurapunktion mit Pleurabiopsien oder besser gleich eine thorakoskopische Diagnostik erfolgen. Zwar sind insbesondere exsudative und hämorrhagische Pleuraergüsse meist malignen Ursprungs, können jedoch auch parapneumonisch bedingt sein. Die Unterscheidung ist essenziell hinsichtlich der Evaluation eines kurativen Behandlungskonzepts.

Die diagnostische Ausbeute einer Biopsie hängt von mehreren Faktoren wie Lokalisation, Zugänglichkeit, Größe sowie technischen Aspekten des diagnostischen Verfahrens ab. Weiterhin spielen die Erfahrung des Untersuchers und des Pathologen eine bedeutende Rolle.

Zentrale Raumforderungen (häufig Plattenepithel- und neuroendokrine Karzinome) und endobronchiale Tumoren (z. B. Karzinoide) lassen sich bronchoskopisch gut diagnostizieren, periphere Läsionen (häufiger Adenokarzinome und großzellige Karzinome) können per transbronchiale Biopsie oder (falls von endobronchial nicht erreichbar) perkutan bioptiert werden. Möglichkeiten der bronchoskopischen Probenentnahme beinhalten zytologische (geschützte Bürste, Spülsekret, bronchoalveoläre Lavage, transbronchiale Feinnadelaspiration) und histologische Verfahren (bronchiale und transbronchiale Zangenbiopsie). Insgesamt beträgt die Sensitivität für die Kombination der bronchoskopischen Verfahren 85–90 %. Transthorakale Feinnadelaspiration oder Stanzbiopsie liefern in 70–95 % der Fälle wegweisendes diagnostisches Material, die beste Ausbeute gelingt verständlicherweise bei großen und periphereren Raumforderungen. Eine Sputumzytologie ist preiswert und nicht invasiv, wegen der schlechteren Konservierung der Zellen und der unterschiedlichen Qualität der Sputumproben aber oft weniger aussagekräftig als anderweitiges Probematerial. Am besten ist die Ausbeute der Sputumzytologie bei großen, zentralen Tumoren wie dem Plattenepithelkarzinom und neuroendokrinen Karzinomen. Die Spezifität erreicht annähernd 100 %, die Sensitivität liegt hingegen in der Regel bei weniger als 70 %. Per serielle Untersuchung lässt sich die Genauigkeit verbessern, daher sollten mindestens drei Sputumproben untersucht werden.

STAGING

Zur Stadieneinteilung eines Lungenkarzinoms sind zwei Punkte essenziell: erstens der Grad der lokalen Tumorausbreitung und -metastasierung (anatomisches Staging) und zweitens die Frage nach der Verträglichkeit bzw. Zumutbarkeit der zur Verfügung stehenden Therapieoptionen. Bei allen Patienten mit einem Lungenkarzinom sollte eine ausführliche Anamnese erhoben und eine körperliche Untersuchung durchgeführt werden. Dabei werden aktuelle, zur Malignomerkrankung gehörende Beschwerden sowie andere Erkrankungen erfasst, der Performance-Status ermittelt und ein eventueller Gewichtsverlust erfragt. Die genannten Faktoren helfen mit, Patienten für eine chirurgische Therapie auszuwählen bzw. diejenigen zu identifizieren, die inoperabel sind und daher eher von einer Chemotherapie und/oder Strahlentherapie profitieren.

ANATOMISCHES STAGING

Das genaue Staging von Patienten mit NSCLC ist für die angemessene Behandlung in einem resektablen Stadium unabdingbar, andererseits ist es wichtig, um überflüssige Eingriffe bei fortgeschrittener Erkrankung zu vermeiden (Abb. 37-3). Bei allen Patienten mit Verdacht auf ein Lungenkarzinom sollte zunächst eine Computertomografie (CT) des Thorax veranlasst werden. Die Positronen-Emissionstomografie (PET) weist maligne Läsionen anhand ihres Glukosemetabolismus nach, indem die zelluläre Aufnahme von Fluordesoxyglukose (^{18}FDG) gemessen wird. Rasch proliferierende Karzinomzellen nehmen das ^{18}FDG schneller auf, in der Untersuchung stellt sich dies dann als Mehranreicherung dar. Bisher wurde die PET beim Lungenkarzinom vor allem zum Staging, zum Nachweis von Lymphknoten- und Fernmetastasen sowie zur Abklärung suspekter Lungenrundherde eingesetzt. Die Kombination von ^{18}FDG-PET und CT in einem Gerät ist der visuellen Korrelation der beiden Untersuchungsbefunde im Hinblick auf die Genauigkeit des Stagings mediastinaler Lymphknotenmetastasen und extrathorakaler Metastasen überlegen. Ein „Standardized Uptake Value" (SUV) von > 2,5 in der PET ist hochverdächtig auf ein Malignom. Falsch negative Werte finden sich bei Diabetes, Läsionen < 8 mm und langsam wachsenden Tumoren wie z. B. Karzinoidtumoren oder gut differenzierten (lepidisch wachsenden) Adenokarzinomen. Falsch positive Werte finden sich bei infektiös bedingten Veränderungen (z. B. Pneumonie, Tuberkulose) und granulomatösen Erkrankungen (z. B. Sarkoidose). Daher sollte die PET-CT niemals allein zur Diagnose eines Lungenkarzinoms eingesetzt werden, sondern immer eine bioptische Sicherung erfolgen. Zur Detektion von Hirnmetastasen ist ein zerebrales MRT am effektivsten. Bei Pancoast-Tumoren kann zudem ein Thorax-MRT zum Nachweis/Ausschluss einer Plexusinfiltration hilfreich sein.

Bei Patienten mit NSCLC schließen die folgenden Tumormanifestationen ein kuratives chirurgisches Vorgehen in der Regel aus: extrathorakale Metastasen, Vena-cava-superior-Syndrom, Stimmbandparese, Phrenikusparese (häufig), maligner Pleura- oder Perikarderguss, Tumorabstand zur Hauptkarina ≤ 2 cm (kurativ behandelbar mit kombinierter Radiochemotherapie), Metastasen der kontralateralen Lunge, Metastasen der supraklavikulären Lymphknoten, kontralaterale mediastinale Lymphknotenmetastasen (kurativ behandelbar mit kombinierter Radiochemotherapie) und Beteiligung der A. pulmonalis.

Die besten Hinweise auf das Vorliegen von Fernmetastasen liefern auch weiterhin eine ausführliche Anamnese und eine gründliche körperliche Untersuchung. Ein begründeter Verdacht aufgrund vom Patienten geschilderter Symptome und/oder der körperlichen Untersuchung sollte mittels weiterführender radiologischer Untersuchungen unter Berücksichtigung des jeweils am besten geeigneten Verfahrens abgeklärt werden. Bei unauffälliger Anamnese und klinischer Untersuchung sind über eine PET-CT hinausgehende bildgebende Verfahren überflüssig und die Metastasensuche kann als abgeschlossen gelten. Weniger eindeutig ist die Situation bei

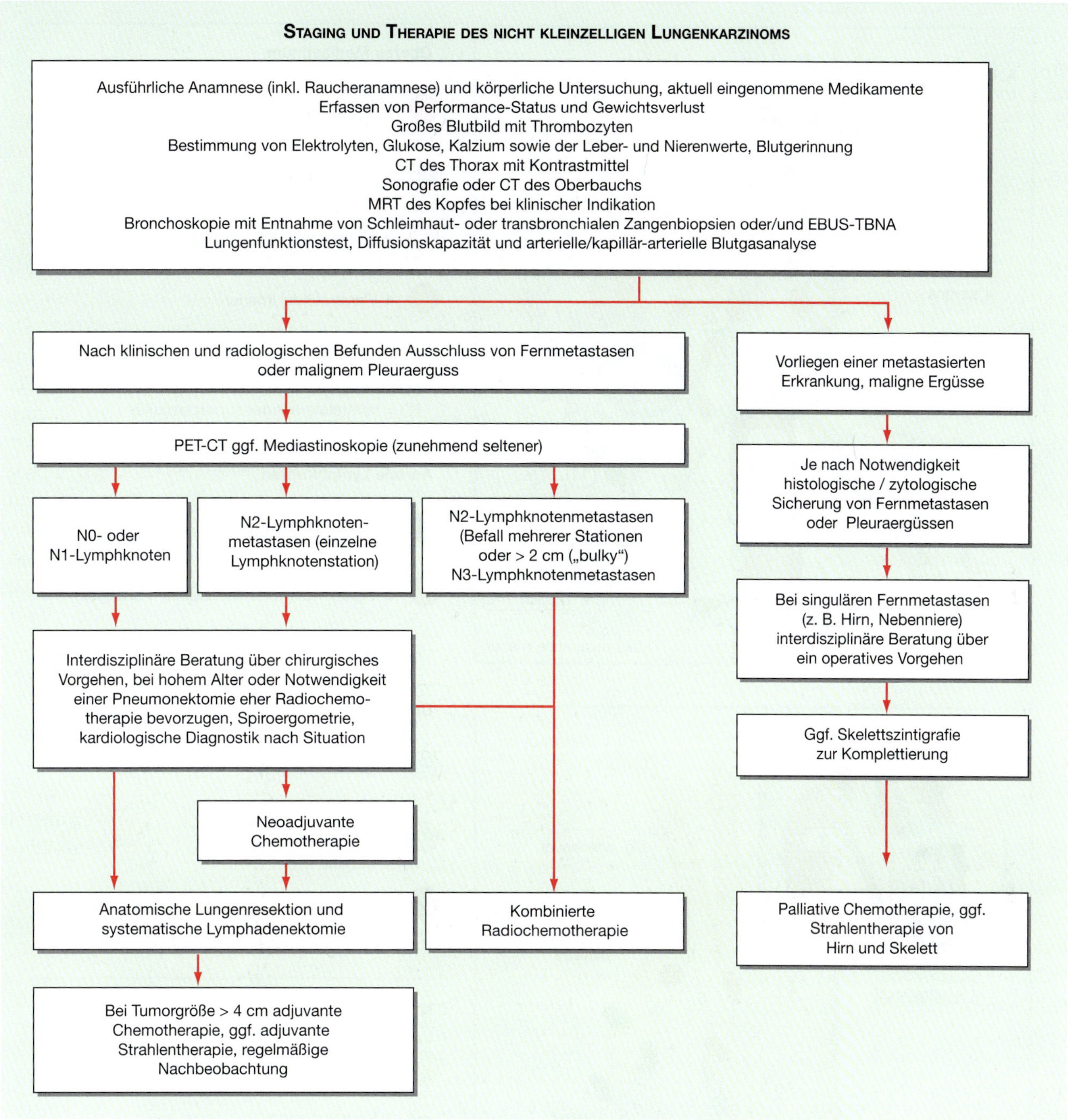

Abbildung 37-3 **Algorithmus zum Staging und zur Therapie des nicht kleinzelligen Lungenkarzinoms.**

Patienten mit einem bekannten Stadium III. Da hier erheblich häufiger asymptomatische (okkulte) Metastasen auftreten können, empfehlen aktuelle Leitlinien eine umfangreichere Bildgebung, unter anderem mit einem CT (USA) oder MRT (D) des Kopfes. Nach Ausschluss einer Fernmetastasierung ist mittels radiologischer und minimalinvasiver bzw. invasiver Verfahren (wie Mediastinoskopie, Thorakoskopie und Thorakotomie) der Lymphknotenstatus abzuklären. Bei etwa einem Viertel bis der Hälfte der Patienten mit einem NSCLC finden sich zum Diagnosezeitpunkt bereits mediastinale Lymphknotenmetastasen. Bei allen im CT vergrößerten oder im PET-CT anreichernden Lymphknoten sollte eine Biopsie erwogen werden, ebenso bei sehr großen Tumoren oder Tumoren des inneren Lungendrittels. Der Umfang der mediastinalen Lymphknotenbeteiligung kann wegweisend für die Therapieentscheidung sein: Ist eine operative Resektion mit nachfolgender adjuvanter Chemotherapie möglich oder sollte eine kombinierte Radiochemotherapie durchgeführt werden (siehe unten)? Zur Klärung der Operabilität hilft eine standardisierte Nomenklatur der beim Lungenkarzinom beteiligten hilären und mediastinalen Lymphknotenstationen (nummeriert 1–14) (Abb. 37-4).

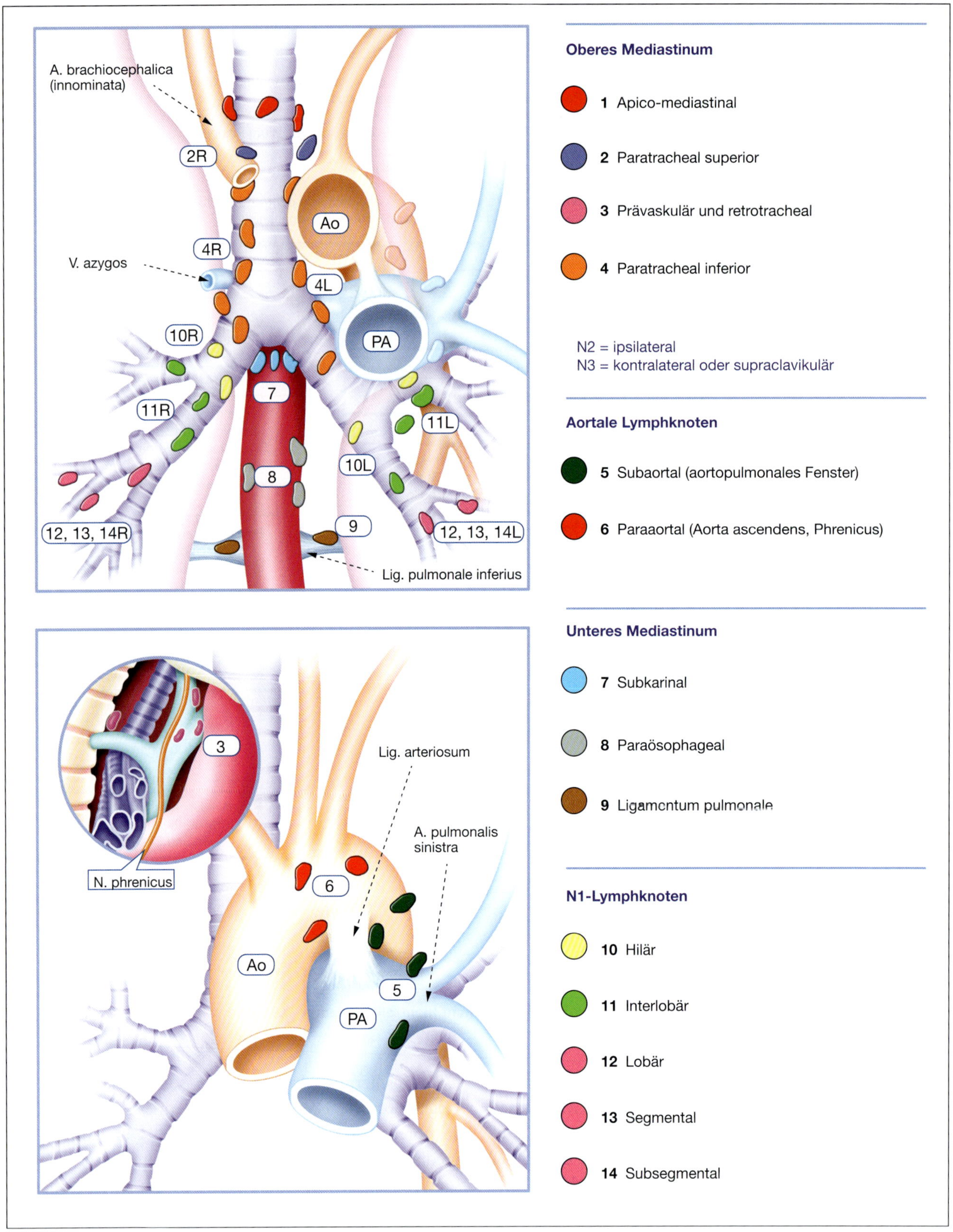

Abbildung 37-4 **Lymphknotenstationen zum Staging des NSCLC.** Von der International Association for the Study of Lung Cancer (IASLC) vorgeschlagene Nomenklatur, inklusive einer Gruppierung in „Zonen“ zur prognostischen Auswertung. A. = Arterie; Ao =Aorta; N. = Nerv; PA = A. pulmonalis; V. = Vene.

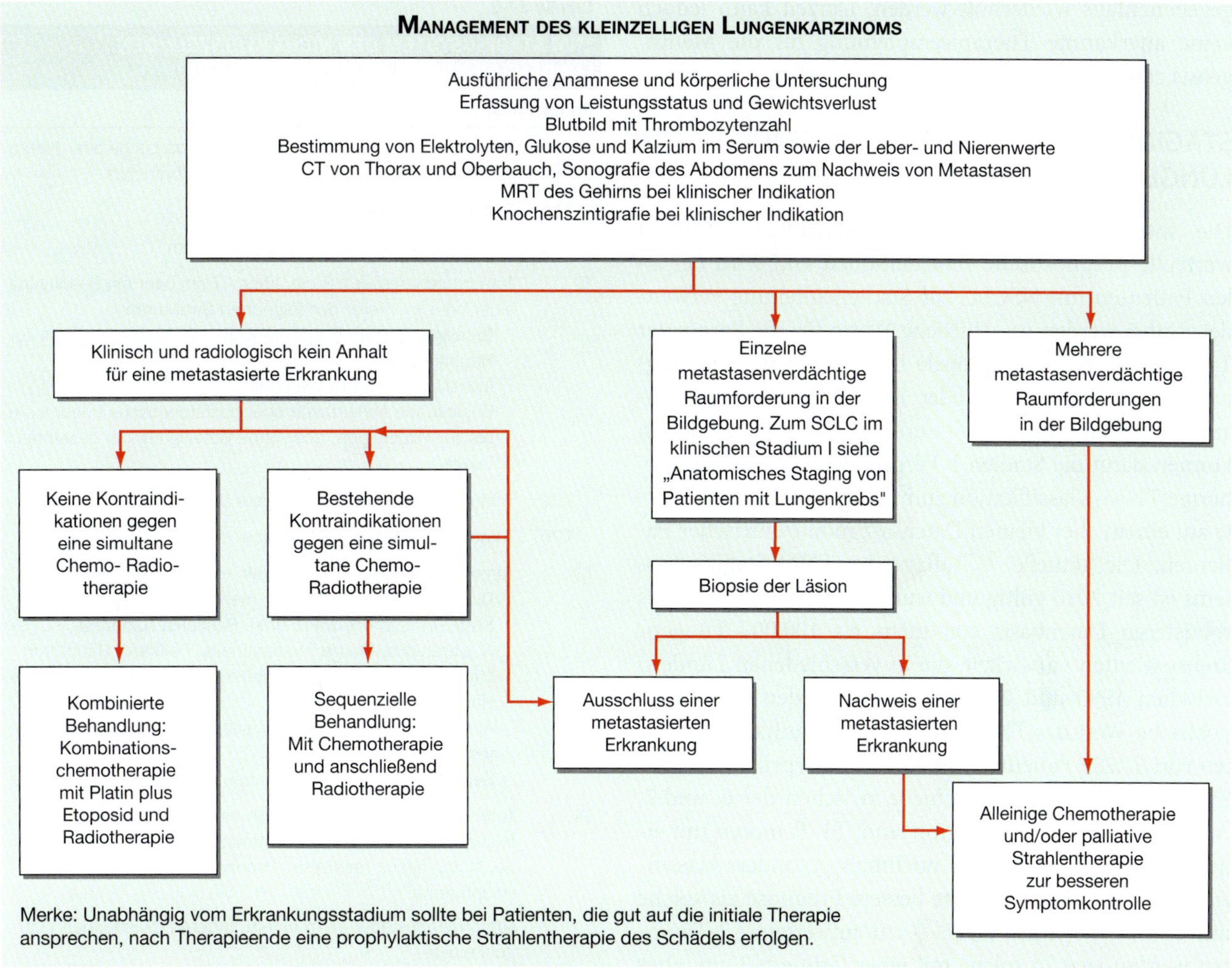

Abbildung 37-5 Algorithmus zum Management des kleinzelligen Lungenkarzinoms.

Bei Patienten mit neuroendokrinen Karzinomen der Lunge (LCNEC und SCLC) sehen die derzeitigen Empfehlungen ein CT von Thorax und Abdomen (wegen der häufigen hepatischen und Nebennierenbeteiligung), ein MRT des Kopfes (bei 10 % der asymptomatischen Patienten positiv) und eine Skelettszintigrafie bei klinischen Hinweisen auf eine Beteiligung des Skelettsystems vor. (Abb. 37-5). Obwohl es weniger Daten zum Einsatz des PET-CTs bei pNEC gibt, empfehlen die aktuellen Evidence-Based Clinical Practice Guidelines des American College of Chest Physicians bei Patienten mit SCLC im klinischen Stadium I, die für eine kurative operative Resektion infrage kommen, die Durchführung des PETs. In den derzeitig gültigen Guidelines der European Society for Medical Oncology (ESMO) ist das PET-CT dagegen optional. Falls bei Patienten mit einem LCNEC/SCLC im klinischen Stadium I ein kurativ intendiertes operatives Vorgehen angestrebt wird, sollten zudem ein invasives mediastinales Staging und eine extrathorakale Bildgebung (MRT/CT des Schädels, PET-CT/abdominales CT, Knochenszintigrafie) durchgeführt werden. Manche Praxisleitlinien empfehlen zudem ein PET-CT zum Staging, falls zusätzlich zur Chemotherapie eine thorakale Strahlentherapie (i. S. einer Radiochemotherapie) vorgesehen ist. Knochenmarkbiopsie und -aspiration erfolgen wegen der niedrigen Inzidenz isolierter Knochenmarkmetastasen nur selten. Die Suche nach Fernmetastasen und nach ipsi- oder kontralateralen pulmonalen Raumforderungen erfolgt auf dieselbe Weise, wie es bereits für Patienten mit NSCLC dargestellt wurde.

Bei klinischen Hinweisen auf eine Rückenmarkkompression (Schmerzen, Schwäche, Lähmung, Harnretention) sollten ein Wirbelsäulen-CT oder -MRT sowie eine Lumbalpunktion mit Liquorzytologie durchgeführt werden. Bei Nachweis von Metastasen in der Bildgebung sollte zwecks Evaluation einer palliativen Operation ein Neurochirurg hinzugezogen und/oder ein Strahlentherapeut konsultiert werden. Sofern bei einem Patienten mit Lungenkarzinom Symptome einer Meningeosis carcinomatosa auftreten, sollten ein MRT von Hirn und Spinalkanal sowie eine Liquorpunktion zum Nachweis maligner Zellen erfolgen. Eine negative Liquorzytologie sollte gegebenenfalls wiederholt werden. Derzeit kann jedoch keine anerkannte Therapieempfehlung für die Meningeosis carcinomatosa ausgesprochen werden.

STAGING DES NICHT KLEINZELLIGEN LUNGENKARZINOMS

Die international gültige TNM-Klassifikation liefert wertvolle prognostische Informationen und wird bei allen Patienten mit NSCLC zur Stadieneinteilung verwendet. Dabei werden verschiedene Werte für die Parameter T (Tumorgröße), N (regionale Lymphknotenbeteiligung) und M (Vorhandensein oder Fehlen von Fernmetastasen) vergeben (Tab. 37-6 und Tab. 37-7), aus diesen können dann die Stadien I–IV gebildet werden. Die vorherige TNM-Klassifikation zum Lungenkarzinom basierte auf einem eher kleinen Datensatz monozentrischer Patienten. Die aktuelle 7. Auflage des TNM-Staging-Systems ist seit 2010 gültig und wurde anhand einer weitaus robusteren Datenbasis von mehr als 100.000 Lungenkrebspatienten entwickelt, die in verschiedenen Ländern zwischen 1990 und 2000 behandelt wurden. Der prognostische Wert der TNM-Marker wurde anhand der Daten von 67.725 Patienten mit NSCLC überprüft (Tab. 37-8). Die wichtigsten Unterschiede zwischen der 6. und 7. Auflage in der T-Klassifikation sind: T1-Tumoren mit einer Größe ≤ 2 cm werden nochmals gesondert klassifiziert, da diese Patienten eine bessere Prognose als solche mit Tumoren > 2 cm und ≤ 3 cm aufweisen. T2-Tumoren werden jetzt in solche mit einer Größe > 3 cm, aber ≤ 5 cm, und solche mit einer Größe > 5 cm, aber ≤ 7 cm, eingeteilt, bei > 7 cm werden sie T3 zugeordnet. Zu den T3-Tumoren gehören auch Tumoren mit Invasion von Thoraxwand und Zwerchfell oder mit Tumorsatelliten im tumortragenden Lappen. T4-Tumoren sind Tumoren jeder Größe mit Invasion von Mediastinum, Herz, großen Gefäßen, Trachea oder Ösophagus sowie Tumorsatelliten ipsilateral in nicht tumortragenden Lappen. Unverändert geblieben ist die Klassifikation der Lymphknotenbeteiligung (N). Patienten mit Metastasen können anhand der neuen Klassifikation als M1a (maligner Pleura- oder Perikarderguss, Pleurakarzinose oder Tumormanifestationen in der kontralateralen Lungenseite) oder M1b eingestuft werden (Fernmetastasen, z. B. in Skelett, Leber, Nebennieren oder Gehirn). Nach dieser Einteilung kann bei etwa einem Drittel der Patienten mit lokalisierter Erkrankung eine kurative Behandlung versucht werden (Operation oder Strahlentherapie), ein Drittel hat zum Diagnosezeitpunkt eine lokale oder lokal-fortgeschrittene Erkrankung, die eventuell kurativ behandelbar ist, und ein weiteres Drittel weist eine metastasierte Erkrankung auf.

Tabelle 37-6

TNM-STAGINGSYSTEM DES NICHT KLEINZELLIGEN LUNGENKARZINOMS (7. AUFLAGE)

Primärtumor (T)	
T1	Tumordurchmesser ≤ 3 cm, umgeben von Lunge oder Pleura visceralis, keine Invasion eines Lappenbronchus
T1a	Tumordurchmesser ≤ 2 cm
T1b	Tumordurchmesser > 2 cm, aber ≤ 3 cm
T2	Tumordurchmesser > 3 cm, aber ≤ 7 cm oder mit Beteiligung einer oder mehrerer der folgenden Strukturen: Beteiligung eines Hauptbronchus mit Abstand ≥ 2 cm zur Hauptkarina Invasion der Pleura visceralis Begleitende Atelektasen oder poststenotische Pneumonie bis zur Hilusregion, aber ohne Beteiligung der gesamten Lunge
T2a	Tumordurchmesser > 3 cm, aber ≤ 5 cm
T2b	Tumordurchmesser > 5 cm, aber ≤ 7 cm
T3	Tumordurchmesser > 7 cm oder Direkte Invasion einer oder mehrerer der folgenden Strukturen: Thoraxwand (inkl. Pancoast-Tumoren), N. phrenicus, Pleura mediastinalis, Perikard, Hauptbronchus < 2 cm distal der Hauptkarina (ohne Beteiligung der Hauptkarina) Atelektasen oder poststenotische Pneumonie der gesamten Lunge Separate Tumormanifestationen im selben Lungenlappen
T4	Tumor jeder Größe mit Invasion einer oder mehrerer der folgenden Strukturen: Mediastinum, Herz oder große Gefäße, N. laryngeus recurrens, Ösophagus, Wirbelkörper, Hauptkarina Tumormanifestationen in einem anderen ipsilateralen Lungenlappen
Regionale Lymphknoten (N)	
N0	Keine regionalen Lymphknotenmetastasen
N1	Metastase(n) in ipsilateralen peribronchialen und/oder hilären Lymphknoten und intrapulmonalen Lymphknoten, auch Beteiligung per continuitatem
N2	Metastase(n) in ipsilateralen mediastinalen und/oder subkarinalen Lymphknoten)
N3	Metastase(n) in kontralateralen mediastinalen, kontralateralen hilären, ipsilateralen oder kontralateralen Skalenus- oder supraklavikulären Lymphknoten
Fernmetastasen (M)	
M0	Keine Fernmetastasen
M1	Fernmetastasen
M1a	Metastasen in einem kontralateralen Lungenlappen Pleurakarzinose oder maligner Pleura- oder Perikarderguss
M1b	Fernmetastasen (in extrathorakalen Organen)

Abkürzung: TNM = tumor-node-metastasis.

Quelle: Mit frdl. Genehmigung von P Goldstraw et al: J Thorac Oncol 2:706, 2007.

Tabelle 37-7

TNM-STAGINGSYSTEM DES NICHT KLEINZELLIGEN LUNGENKARZINOMS (7. AUFLAGE)

Bezeichnungen der Stadien

Stadium IA	T1a–T1b	N0	M0
Stadium IB	T2a	N0	M0
Stadium IIA	T1a, T1b, T2a	N1	M0
	T2b	N0	M0
Stadium IIB	T2b	N1	M0
	T3	N0	M0
Stadium IIIA	T1a, T1b, T2a, T2b	N2	M0
	T3	N1, N2	M0
	T4	N0, N1	M0
Stadium IIIB	T4	N2	M0
	Jedes T	N3	M0
Stadium IV	Jedes T	Jedes N	M1a oder M1b

Abkürzung: TNM = tumor-node-metastasis.
Quelle: Mit frdl. Genehmigung aus P Goldstraw et al: J Thorac Oncol 2:706, 2007.

Tabelle 37-8

ÜBERLEBEN, ABHÄNGIG VOM STADIUM UND DER TNM-KLASSIFIKATION DES NICHT KLEINZELLIGEN LUNGENKARZINOMS (7. AUFLAGE)

Stadium	TNM (7. Auflage)	5-Jahres-Überlebensrate (%)
IA	T1a–T1bN0M0	73 %
IB	T2aN0M0	58 %
IIA	T1a–T2aN1M0	46 %
	T2bN0M0	
IIB	T2bN1M0	36 %
	T3N0M0	
IIIA	T1a–T3N2M0	24 %
	T3N1M0	
	T4N0–1M0	
IIIB	T4N2M0	9 %
	T1a–T4N3M0	
IV	Jedes T Jedes N plus M1a oder M1b	13 %

Abkürzung: TNM = tumor-node-metastasis.

STAGING DES KLEINZELLIGEN LUNGENKARZINOMS

Die in Deutschland gültige S3-Leitlinie empfiehlt zur Beurteilung der Tumorausbreitung des kleinzelligen Lungenkarzinoms grundsätzlich die Anwendung der TNM-Klassifikation sowie das Stadiensystem der IASLC (7. Auflage der TNM-Klassifikation). Zu beachten ist allerdings, dass dieses System primär für das nicht kleinzellige Lungenkarzinom entwickelt und validiert wurde. In den USA werden das Veterans Administration System (Veterans Administration Lung Cancer Study Group, 7. Auflage) und das TNM-System des American Joint Committee on Cancer/International Union Against Cancer (TNM) verwendet. Das Veterans Administration System ist dichotomes System, welches die Patienten in solche mit begrenzter Krankheit (limited disease – LD) und solche mit ausgedehnter Krankheit (extended disease – ED) unterteilt. Bei Patienten mit LD ist das Karzinom auf den ipsilateralen Hemithorax begrenzt (T3–T4N0–N1M0 oder T1–T4N2–N3M0) und kann in einem Bestrahlungsfeld erfasst werden. Daher können auch kontralaterale supraklavikuläre Lymphknoten, eine Beteiligung des N. laryngeus recurrens und eine Vena-cava-Obstruktion Teil einer begrenzten Erkrankung sein. Bei Patienten mit ED besteht eine mittels Bildgebung oder körperlicher Untersuchung gesicherte Metastasierung. Eine entsprechende Tumorausdehnung mit bspw. Herztamponade, malignem Pleuraerguss und/oder bilateraler Beteiligung des Lungenparenchyms kann nicht sicher und effektiv in einem Strahlenfeld erfasst werden. Bei Erstvorstellung weisen 60–70 % der Patienten eine metastasierte Erkrankung auf. Im (seltenen) Falle eines klinischen Stadiums I sollte das TNM-Staging-System bevorzugt werden (siehe oben).

DIAGNOSTIK ZUR ABSCHÄTZUNG DER KLINISCHEN UND FUNKTIONELLEN OPERABILITÄT

Bei Patienten mit Lungenkarzinomen bestehen oft Folgeerkrankungen des Rauchens wie koronare Herzkrankheit und COPD. Zur Verbesserung des präoperativen Zustands sollten korrigierbare Probleme (z. B. Anämie, Störungen des Wasser- und Elektrolythaushalts, Infektionen, Arrhythmien) behandelt, das Rauchen beendet und eine geeignete antiobstruktive Therapie eingeleitet werden. Da nicht immer vorherzusagen ist, ob eine Lobektomie oder eine Pneumonektomie zum Operationszeitpunkt erforderlich sein wird, besteht ein vorsichtigerer Ansatz darin, Operationen auf Patienten zu beschränken, denen eine Pneumonektomie zugemutet werden könnte. Bei Patienten mit einer FEV_1 (Einsekundenkapazität) von > 2 l bzw. > 80 % des Normalwerts und einer TLCO (CO-Transferfaktor) ≥ 60 % ist eine Pneumonektomie möglich, bei solchen mit einer FEV_1 > 1,5 l und einer TLCO ≥ 60 % reichen die Lungenreserven für eine Lobektomie aus. Bei Patienten mit grenzwertiger Lungenfunktion, aber prinzipiell resezierbarem Befund sollten die Untersuchungen zur Operabilität um die Lungenperfusionsszintigrafie sowie Spiroergometrie erweitert werden. Mittels der präoperativen Lungenfunktion und der

Perfusionsszintigrafie (Split-Lungenfunktion) können postoperative Werte kalkuliert werden. Eine prädiktive postoperative FEV_1 von 800 ml und eine prädiktive postoperative TLCO von 30 % scheinen für eine Resektionsbehandlung ausreichend zu sein. Eine ergänzende Risikoabschätzung mittels Spiroergometrie ist jedoch notwendig. Wird dabei eine maximale Sauerstoffaufnahme (VO_2 max.) von < 12–15 ml/kg/min ermittelt, muss von einem hohen Risiko hinsichtlich postoperativer Komplikationen ausgegangen werden. Bei Patienten, bei denen in Hinblick auf die Lungenfunktion weder eine Pneumonektomie noch Lobektomie durchgeführt werden kann, sind oft noch begrenztere Operationen wie eine Keil- oder Segmentresektion möglich, wenngleich diese Eingriffe mit einer höheren lokalen Rezidivrate einhergehen. Bei allen Patienten sollte gemäß den Leitlinien des American College of Cardiology und der American Heart Association das kardiovaskuläre Risiko ermittelt werden. Ein Myokardinfarkt in den vergangenen 3 Monaten stellt eine Kontraindikation gegen eine Thoraxoperation dar, da bis zu 20 % der Patienten dabei an einem Reinfarkt versterben. Ein Myokardinfarkt in den letzten 6 Monaten ist dagegen eine relative Kontraindikation. Weitere wichtige Kontraindikationen sind therapierefraktäre Arrhythmien, eine FEV_1 < 1 l, eine Hyperkapnie (Ruhe-pCO_2 > 45 mmHg), eine Diffusionskapazität der Lunge < 40 % und eine schwere pulmonale Hypertonie.

Behandlung
NICHT KLEINZELLIGES LUNGENKARZINOM (NSCLC)

Zum allgemeinen Vorgehen bei der Behandlung von Patienten mit NSCLC siehe **Abbildung 37-2**.

OKKULTES UND STADIUM-0-KARZINOM Patienten mit schweren Atypien in der Sputumzytologie haben ein höheres Lungenkarzinomrisiko als jene ohne Atypien. In den seltenen Fällen, in denen bei unauffälliger Thorax-Röntgenaufnahme maligne Zellen im Sputum oder in der Bronchiallavage gefunden werden (Stadium Tx), muss versucht werden, die ursächliche Veränderung zu lokalisieren. Dies ist in über 90 % der Fälle durch akribische Exploration des gesamten Bronchialbaums mittels flexibler Bronchoskopie und serieller Bürstenabstriche und Zangenbiopsien möglich. Durch die operative Resektion nach bronchoskopischer Lokalisation bessert sich das Überleben im Vergleich ohne Behandlung. Bei diesen Patienten ist aber wegen der hohen Inzidenz eines zweiten primären Lungenkarzinoms (ungefähr 5 % pro Patient und Jahr) eine engmaschige Nachsorge erforderlich.

PULMONALER RUNDHERD UND MILCHGLASARTIGE VERSCHATTUNGEN Der solitäre pulmonale Rundherd ist definiert als röntgendichte, scharf begrenzte und vollständig von normalem Lungengewebe umgebene Verschattung jeglicher Form. Er hat meistens einen Durchmesser von 1–6 cm. Das weitere Vorgehen richtet sich nach der Wahrscheinlichkeit einer Krebserkrankung, die anhand von Raucheranamnese, Alter und der Befunde der Bildgebung abgeschätzt wird **(Tab. 37-9)**. Sofern verfügbar, sollten alte Thorax-Röntgenaufnahmen und -Computertomografien zum Vergleich herangezogen werden. Bei einem Läsionsdurchmesser > 7–8 mm kann ein PET hilfreich sein. Eine Untersuchung der Mayo Clinic identifizierte neben den klinischen Parametern Alter, Raucherstatus und positive Malignomanamnese drei radiologische Befundmerkmale (Rundherddurchmesser, Spikulae und Lage im Oberlappen) als unabhängige Vorhersageparameter für ein Malignom. Derzeit geht man davon aus, dass bei einzelnen pulmonalen Rundherden nur 2 Röntgenkriterien für eine benigne Läsion sprechen: fehlendes Wachstum im Verlauf von > 2 Jahren und bestimmte Verkalkungsmuster. Eine alleinige Kalkeinlagerung schließt ein Malignom jedoch nicht aus; ein dichter zentraler Kern, multiple punktförmige Herde, Bull's-Eye-Verkalkungen (Granulome) sowie „popcornähnliche" Verkalkungen (Hamartom) sprechen eher für eine benigne Läsion. Im Gegensatz dazu besteht bei einer großen (ggf. symptomatischen) Läsion, fehlenden oder asymmetrischen Verkalkungen, assoziierten Atelektasen, Pneumonitis oder Größenprogredienz im Vergleich zu alten Röntgen- und CT-Bildern bzw. einem positiven PET der Verdacht auf einen malignen Prozess, welcher histologisch gesichert werden muss. **Abbildung 37-6** zeigt einen Algorithmus zur Abklärung derartiger Läsionen.

Tabelle 37-9

EINSTUFUNG DES KARZINOMRISIKOS BEI PATIENTEN MIT SOLITÄREN LUNGENRUNDHERDEN

	Risiko		
Variable	**Niedrig**	**Mittel**	**Hoch**
Durchmesser (cm)	< 1,5	1,5–2,2	≥ 2,3
Alter (Jahre)	< 45	45–60	> 60
Raucherstatus	Niemalsraucher	Aktiver Raucher (< 20 Zigaretten/d)	Aktiver Raucher (> 20 Zigaretten/d)
Tabakabstinenz	≥ 7 Jahre	< 7 Jahre	Keine
Kontur	Glatt	Unscharf	Strahlenförmig oder spikuliert

Quelle: Mit frdl. Genehmigung aus D Ost et al: N Engl J Med 348:2535, 2003.

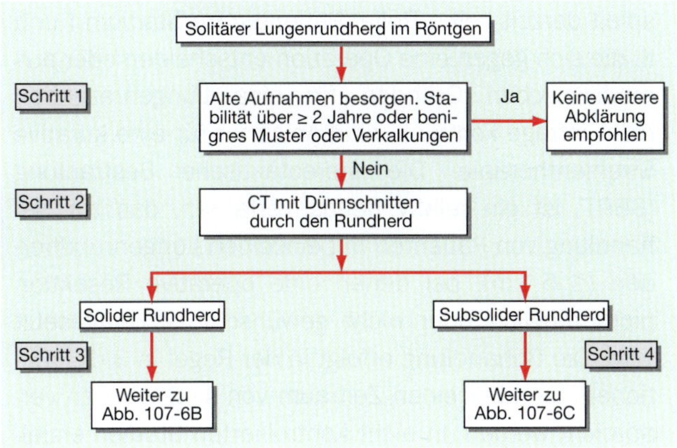

A

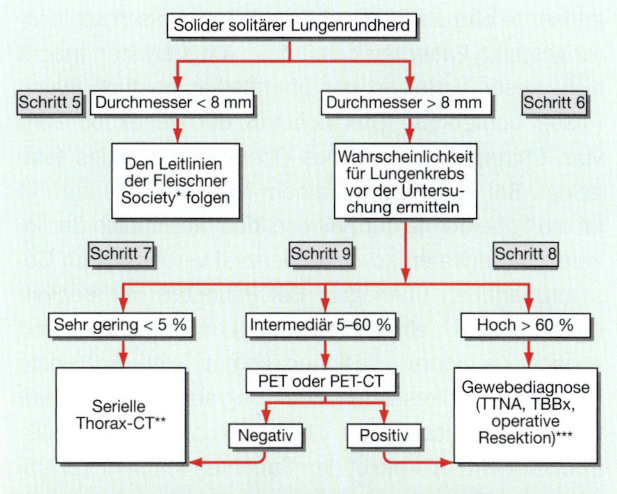

* Fleischner society guidelines; nach H. MacMahon, et al: Radiology 2005; 237;395–400.

Größe des Rundherdes (a):	Niedrigrisiko-Patient (b):	Hochrisiko-Patient (c):
≤ 4 mm	Keine Kontrollen erforderlich (d)	Kontroll-CT nach 12 Monaten; bei fehlender Veränderung keine weiteren Kontrollen
> 4–6 mm	Kontroll-CT nach 12 Monaten; bei fehlender Veränderung keine weiteren Kontrollen	Kontroll-CT nach 6–12 Monaten; bei fehlender Veränderung erneut nach 18–24 Monaten
> 6–8 mm	Kontroll-CT nach 6–12 Monaten; bei fehlender Veränderung erneut nach 18–24 Monaten	Kontroll-CT nach 3–6 Monaten; bei fehlender Veränderung erneut nach 9–12 und 24 Monaten
> 8 mm	Kontroll-CT nach 3, 9 und 24 Monaten; dynamische kontrastverstärkte CT, PET und/oder Biopsie	Kontroll-CT nach 3, 9 und 24 Monaten; dynamische kontrastverstärkte CT, PET und/oder Biopsie

(a) Durchschnittswert des größten und kleinsten Durchmessers des Rundherds
(b) Niemalsraucher und keine anderen Risikofaktoren
(c) Zurückliegende oder aktuelle Raucheranamnese oder andere Risikofaktoren
(d) Deutlich geringeres Malignomrisiko (< 0,1 %) als bei asymptomatischem Raucher

** ACCP-Leitlinien; siehe MK Gould et al: Chest 2007;132(suppl 3):108S–130S.
*** Berücksichtigen der Patientenwünsche, der Schwere der Begleiterkrankungen, der Erfahrung des Zentrums vor der Gewebediagnose.

B

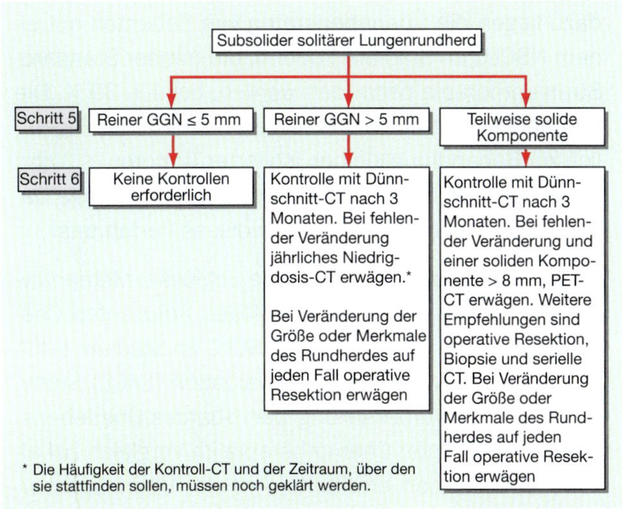

C

Abbildung 37-6 ***A.*** Algorithmus zur Evaluation solitärer pulmonaler Rundherde. ***B.*** Algorithmus zur Evaluation solider solitärer pulmonaler Rundherde. ***C.*** Algorithmus zur Evaluation semisolider solitärer pulmonaler Rundherde. CT = Computertomografie; GGN = milchglasartiger Rundherd; PET = Positronen-Emissionstomografie; Rö = Thorax-Röntgen; TTBx = transbronchiale Biopsie; TTNA = transthorakale Nadelbiopsie. *(Nach VK Patel et al: Chest 143:840, 2013.)*

Durch Screening-CTs werden oft kleine milchglasartige Verschattungen erfasst, insbesondere seit durch die erhöhte Sensitivität des CTs auch sehr kleine Läsionen erkannt werden können. Histologisch können diese einer atypischen adenomatösen Hyperplasie (AAH), einem Adenocarcinoma in situ (AIS) oder minimalinvasiven Adenokarzinom (MIA) entsprechen. Der atypischen adenomatösen Hyperplasie liegt in der Regel ein unscharf berandeter, nicht solider und/oder oder milchglasartiger Rundherd < 5 mm zugrunde. Neben dem Unschärfeaspekt weist er eine gering erhöhte Dichte (fehlende solide Komponente im Weichteilfenster) bei Erhalt der bronchialen und vaskulären Ränder auf. In der Dünnschnitt-CT imponiert das Adenocarcinoma in situ meist als nicht solider Rundherd und ist weniger röntgendicht als die atypische adenomatöse Hyperplasie. Das minimalinvasive Adenokarzinom ist überwiegend solide und weist häufig zentral eine kleine (< 5 mm) solide Komponente auf. Allerdings sind die Übergänge zwischen den prä- und minimalinvasiven Läsionen hinsichtlich der radiologischen Befunde fließend. Das lepidische Adenokarzinom wie das kleine invasive Adenokarzinom können sowohl ein solides (häufiger) als auch nicht solides Wachstumsmuster aufzeigen.

NSCLC DER STADIEN I UND II

Operative Resektion Die operative Resektion ist im klinischen Stadium I und II des NSCLC die Behandlung der Wahl, sofern der Patient diesen Eingriff toleriert. Die intra- und postoperativen Mortalitätsraten sind bei Operation durch Thorax- oder Herzchirurgen niedriger als bei Allgemeinchirurgen. Außerdem sind die Überlebensraten in Zentren mit hoher Fallzahl höher als bei Eingriffen in Zentren, die weniger als 70 derartige Eingriffe pro Jahr durchführen, obwohl erstgenannte oftmals ältere und sozioökonomisch schlechter gestellte Patienten behandeln. Am stärksten macht sich dieser Vorteil in der unmittelbar postoperativen Phase bemerkbar. Das Ausmaß der Resektion wird vom Chirurgen anhand des Operationsbefundes festgelegt. Bei Patienten mit einem NSCLC im Stadium IA ist die Lobektomie der Keilresektion hinsichtlich der lokalen Rezidivraten sowie tendenziell verbessertem Gesamtüberleben überlegen. Bei Patienten mit Begleiterkrankungen, eingeschränkter Lungenreserve und kleinen peripheren Läsionen kommt eine begrenzte Resektion, Keilresektion oder Segmentektomie (evtl. mittels videoassistierter Thorakoskopie) infrage. Die Pneumonektomie bleibt den Patienten mit sehr zentral gelegenen Tumoren vorbehalten und sollte nur bei entsprechender funktioneller Kapazität erfolgen. Die 5-Jahres-Überlebensrate beträgt für Patienten mit einem NSCLC im Stadium I 60–80 % und bei Patienten im Stadium II 40–50 %.

Ein präzises pathologisches Staging erfordert die Aufarbeitung von Lymphknoten aus segmentalen, hilären und mediastinalen Lymphknotenstationen. Neben der „radikalen“ Lymphadenektomie (systematische ipsilaterale Lymphknotendissektion) wird auch die selektive Lymphadenektomie (Sampling von tumorverdächtigen Lymphknoten) durchgeführt. Idealerweise gehört dazu auch eine mediastinale Lymphknotendissektion. Auf der rechten Seite sollten die mediastinalen Lymphknotenstationen 2R, 4R, 7, 8R und 9R entnommen werden, auf der linken Seite die Stationen 5, 6, 7, 8L, und 9L. Auch die Hiluslymphknoten werden entfernt und mit dem Operationspräparat eingeschickt, wobei vor allem die Lymphknotenstation 10 viele Informationen liefert. Auf der linken Seite werden die Lymphknotenstationen 2 und gelegentlich auch 4 von der Aorta verdeckt. Der therapeutische Vorteil einer Lymphknotendissektion im Vergleich zum Sampling wird derzeitig kontrovers diskutiert. In einer kürzlich durchgeführten gepoolten Analyse dreier Studien zeigte sich ein verbessertes 4-Jahres-Überleben bei Patienten mit NSCLC im Stadium I–IIIA bei vollständiger Dissektion der mediastinalen Lymphknoten, verglichen mit einem Lymphknotensampling. Eine vollständige mediastinale Lymphknotendissektion erhöht die Morbidität der pulmonalen Resektion zudem kaum, wenn sie von einem erfahrenen Thoraxchirurgen durchgeführt wird. Aus den bereits erwähnten Gründen empfiehlt auch die in Deutschland gültige S3-Leitlinie die systematische ipsilaterale Lymphknotendissektion als Standardverfahren.

Strahlentherapie Die postoperative Strahlentherapie nach Resektion eines NSCLC im Stadium I oder II spielt derzeit keine Rolle. Patienten im Stadium I und II, die sich gegen eine Operation entscheiden oder aus medizinischen Gründen für eine Lungenresektion nicht infrage kommen, sind Anwärter für eine kurative Strahlentherapie. Die stereotaktische Bestrahlung (SBRT) ist ein relativ neues Verfahren, das zur Behandlung von Patienten mit einzelnen Lungenrundherden (≤ 5 cm), bei denen eine operative Resektion nicht möglich oder nicht gewünscht ist, eingesetzt wird. Die Behandlung erfolgt in der Regel in 3–5 Fraktionen, die über einen Zeitraum von 1–2 Wochen verabreicht werden. In nicht kontrollierten Studien erzielte die SBRT eine Krankheitskontrolle in > 90 % und 5-Jahres-Überlebensraten von bis zu 60 %. Im Vergleich dazu liegen die Überlebensraten von Patienten mit einem NSCLC im Stadium I oder II, die mit der Standard-Strahlentherapie behandelt werden, bei 13–39 %. Die Kryoablation ist ein weiteres Verfahren, das gelegentlich zur Behandlung kleiner, isolierter Tumoren (≤ 3 cm) verwendet wird. Allerdings gibt es nur sehr wenige Daten über die Langzeitergebnisse dieses Verfahrens.

Chemotherapie Obwohl eine Schlüssel-Metaanalyse von Studien zur Cisplatin-haltigen adjuvanten Chemotherapie bei Patienten mit NSCLC im Stadium I–IIIA (die Lung Adjuvant Cisplatin Evaluation [LACE] Study) eine 5,4%ige Verbesserung der 5-Jahres-Überlebensrate bei adjuvanter Chemotherapie im Vergleich zur alleinigen Operation ermittelte, war der Überlebensvorteil scheinbar auf Patienten mit dem Stadium II oder III begrenzt (Tab. 37-10). Bei Patienten im Stadium IA verschlechterte sich das Überleben sogar durch die adjuvante Therapie. Beim Stadium IB fand sich eine mäßige Verbesserung des Überlebens von fraglicher klinischer Relevanz, die sich bei Patienten mit schlechtem Allgemeinzustand (Eastern Cooperative Oncology Group [ECOG] Performance Status = 2) ins Gegenteil verkehrte. Aufgrund der Ergebnisse dieser Studien wird eine adjuvante Chemotherapie nur bei nicht kleinzelligen Lungenkarzinomen der Stadien II und III empfohlen. Sie kann jedoch bei besonderer Konstellation auch im Stadium IB erwogen werden (z. B. Infiltration der Pleura visceralis, Größe ≥ 4 cm).

Wie bei jeder Behandlungsempfehlung sollten die Risiken und Nutzen der adjuvanten Chemotherapie im Einzelfall abgewogen werden. Sofern geplant, sollte die Behandlung binnen 6–12 Wochen postoperativ beginnen, wenn sich der Patient bis dahin vollständig erholt hat. Es sollten nicht mehr als vier Zyklen verabreicht werden. In der Regel erfolgt die Chemotherapie mit Cisplatin, das jedoch gegen Carboplatin ausgetauscht werden kann, sofern Cisplatin wegen Kontraindikationen (Nierenfunktionseinschränkung, Neuro-

Tabelle 37-10

STUDIEN ZUR ADJUVANTEN CHEMOTHERAPIE BEI NICHT KLEINZELLIGEM LUNGENKARZINOM

Studie	Stadium	Behandlung	N	5-Jahres-Überleben	p
IALT	I–III	Cisplatin-basiert	932	44,5	< 0,03
		Kontrolle	835	40,4	
BR10	IB–II	Cisplatin + Vinorelbin	242	69	0,03
		Kontrolle	240	54	
ANITA	IB–IIIA	Cisplatin + Vinorelbin	407	60	0,017
		Kontrolle	433	58	
ALPI	I–III	MVP	548	50	0,49
		Kontrolle	540	45	
BLT	I–III	Cisplatin-basiert	192	60	0,90
		Kontrolle	189	58	
CALGB	IB	Carboplatin + Paclitaxel	173	59	0,10
			171	57	

Abkürzungen: ALPI = Adjuvant Lung Cancer Project Italy; ANITA = Adjuvant Navelbine International Trialist Association; BLT = Big Lung Trial; CALGB = Cancer and Lung Cancer Group B; IALT = International Adjuvant Lung Cancer Trial; MVP = Mitomycin, Vindesin und Cisplatin.

pathie oder Schwerhörigkeit) nicht angewendet werden kann. Es gibt kein als optimal für diese Situation anzusehendes Regime. Zumeist wird Platin plus Vinorelbin verwendet.

Manche Experten befürworten eine *neoadjuvante* Chemotherapie, die *vor* einer operativen Resektion durchgeführt wird, da auf diese Weise effektiver als bei der postoperativen Chemotherapie okkulte Mikrometastasen entfernt werden. Außerdem kann eine präoperative Chemotherapie eine inoperable Läsion erst resektabel machen. Abgesehen von Tumoren des Sulcus superior ist der Stellenwert der neoadjuvanten Chemotherapie im Stadium I–III jedoch nicht gut definiert. Eine Metaanalyse aus 15 randomisiert-kontrollierten Studien an mehr als 2300 Patienten mit einem NSCLC im Stadium I–III ermittelte einen mäßigen Vorteil (~5 %) für die 5-Jahres-Überlebensrate, der allerdings fast identisch mit dem Überlebensvorteil durch eine postoperative Chemotherapie war. Dementsprechend kann die neoadjuvante Therapie in ausgewählten Einzelfällen (siehe unten) sinnvoll sein. Bei der Entscheidung über die Durchführung einer neoadjuvanten Chemotherapie sollte aber immer ein erfahrener Chirurg hinzugezogen werden.

Bei allen Patienten mit einem resezierten NSCLC besteht ein hohes Rezidivrisiko. Meistens treten die Rezidive innerhalb von 18–24 Monaten postoperativ auf oder es entwickelt sich ein zweites primäres Lungenkarzinom. Daher ist es sinnvoll, die Patienten mittels regelmäßiger bildgebender Untersuchungen zu monitoren. Angesichts der Ergebnisse der NLST scheinen regelmäßige CT dazu am besten geeignet zu sein. Die derzeit gültige deutsche S3-Leitlinie empfiehlt in den ersten beiden Jahren nach Therapieabschluss vierteljährliche klinische Kontrollen inklusive Bildgebung, dann für weitere drei Jahre halbjährliche Nachsorgeabstände.

NSCLC DES STADIUMS III Das Management von Patienten mit einem NSCLC im Stadium III sollte in der Regel multimodal erfolgen. Im Stadium IIIA sind die „nonbulky" Lymphknoten in Position N2 (mediastinal) von „bulky" Lymphknoten zu unterscheiden. Obwohl die Definition des Stadiums N2 „bulky" in der Literatur variiert, werden als Kriterien für gewöhnlich die Größe des dominierenden Lymphknotens (> 2–3 cm kürzester Durchmesser im CT), Gruppierungen von mehreren kleineren Lymphknoten, Hinweise auf ein kapselüberschreitendes Wachstum und Beteiligung von mehr als zwei Lymphknotenstationen herangezogen. Die Abgrenzung zwischen nonbulky und bulky dient vor allem der Auswahl geeigneter Patienten für eine *direkte* operative Resektion oder für eine Resektion nach neoadjuvanter Therapie. Viele Aspekte der Therapie von Patienten mit einem NSCLC im Stadium III werden weiterhin kontrovers beurteilt und es gibt keine klar definierte, optimale Behandlungsstrategie. Keiner der zahlreichen Behandlungsansätze führt mit besonders hoher Wahrscheinlichkeit zur Heilung. Da zudem das Stadium III sehr heterogen ist, kann nicht ein für alle Patienten geeigneter Ansatz empfohlen werden. Entscheidend für die Wahl der Behandlung sind die jeweilige Kombination aus Tumorausbreitung (T) und Lymphknotenbefall (N), die Möglichkeit, bei entsprechender Indikation eine komplette operative Resektion zu erzielen, sowie der Allgemeinzustand des Patienten und seine Wünsche. So ist bei sorgfältig ausgewählten Patienten mit lokal begrenztem Stadium IIIA, bei denen die betroffenen Mediastinallymphknoten komplett reseziert werden können, oft eine initiale Operation mit postoperativer Chemotherapie (mit oder ohne Strahlentherapie) indiziert. Im Gegensatz dazu besteht die Standardbehandlung von Patienten mit Bulky Disease derzeit in einer Chemoradiotherapie. Gelegentlich ist bei den letztgenannten Patienten jedoch auch ein trimodaler Therapieansatz (Chemoradiotherapie und Chirurgie) möglich.

FEHLENDER BEFALL UND NONBULKY DISEASE (N2, N3) DER MEDIASTINALEN LYMPHKNOTEN Bei den Patienten mit einem NSCLC im Stadium IIIA, bei denen initial von einem Stadium I oder II ausgegangen wurde (bei denen also präoperativ kein Befall der mediastinalen Lymphknoten [N2] nachgewiesen wird), ist eine operative Resektion oft die Therapie der Wahl. Sofern im Operationspräparat mikroskopische Lymphknotenmetastasen festgestellt werden, schließt sich eine adjuvante Chemotherapie an. Bei knappem oder positivem Resektionsrand ist auch eine postoperative Strahlentherapie von Nutzen. Patienten mit Tumoren, welche die Brustwand oder die proximalen Atemwege in einem Abstand von ≤ 2 cm der Karina infiltrieren oder deren Hiluslymphknoten befallen sind, werden als Stadium IIIA T3N1 klassifiziert. Auch bei ihnen sollte eine operative Resektion durchgeführt werden, sofern sie technisch machbar ist, und nach kompletter Resektion eine adjuvante Chemotherapie erfolgen. Tumoren > 7 cm werden inzwischen als T3 eingestuft und bei Befall der Hiluslymphknoten (N1) ebenfalls als Stadium IIIA klassifiziert. Diese Tumoren werden möglichst initial operativ reseziert und nach kompletter Resektion sowie negativem mediastinalem Staging mit einer adjuvanten Chemotherapie behandelt. Bei Satellitentumoren im selben Lungenlappen wie der Primärtumor (T3N0 oder T3N1) ist ebenso eine Operation möglich wie bei Pateinten mit ipsilateralen Satelliten in einem anderen Lappen und negativen mediastinalen Lymphknoten (IIIA, T4N0 oder T4N1). Obwohl bei letzteren nur begrenzte Daten über die adjuvante Chemotherapie vorliegen, wird sie oft empfohlen.

In der 7. Auflage des TNM-Systems wurden T4N0/N1-Tumoren als Stadium-IIIA-Tumoren umklassifiziert. Bei diesen Patienten sind oft die Karina, die V. cava superior oder ein Wirbelkörper beteiligt. Trotzdem kann bei ihnen in ausgewählten Fällen eine operative Resektion erfolgen. Bei der Entscheidung über einen Resektionsversuch sollten abhängig von der Tumorlage ein erfahrener Thoraxchirurg, ein Gefäß- oder Herzchirurg und/oder ein orthopädischer Chirurg hinzugezogen werden. Wenn eine unvollständige Resektion unvermeidbar ist oder es Hinweise auf eine N2-Beteiligung gibt (Stadium IIIB), sollte eher eine Radiochemotherapie durchgeführt werden.

Die postoperative Strahlentherapie wird bei Patienten mit komplett reseziertem NSCLC im Stadium III kontrovers beurteilt. Der Einsatz wird überwiegend durch eine N2-Beteiligung sowie in geringerem Umfang von den Vorlieben des behandelnden Arztes bestimmt. Anhand der SEER-Datenbank (Surveillance, Epidemiology and End Results) konnte per Metaanalyse eine deutliche Verlängerung des Gesamtüberlebens bei Verwendung einer postoperativen Strahlentherapie für Patienten mit N2-Befall, nicht aber für nodalnegative (N0) oder Hiluslymphknoten-positive (N1) Patienten nachgewiesen werden. Eine frühere Analyse einer älteren Datenbank durch die PORT Meta-analysis Trialist Group kam zu ähnlichen Ergebnissen.

BEFALL DER MEDIASTINALEN LYMPHKNOTEN (N2, N3) Bei präoperativ nachgewiesener mediastinaler Lymphknotenbeteiligung sollte ein multimodaler Ansatz favorisiert werden, sofern eine kurative Behandlung möglich erscheint. Diese Patienten haben bei alleiniger Resektion ein hohes Risiko für Lokalrezidive und Fernmetastasen. Bei Patienten mit einem NSCLC im Stadium III, bei denen initial keine operative Resektion möglich ist, erfolgt meist initial eine *simultane* Chemoradiotherapie. Sie führt zu einem besseren Überleben als die *sequenzielle* Chemoradiotherapie, ist allerdings auch toxischer (einschließlich Müdigkeit, Ösophagitis und Neutropenie). Daher ist die simultane Chemotherapie bei Patienten mit gutem Allgemeinzustand die Therapie der Wahl, während die sequenzielle Chemotherapie eher für Patienten mit einem weniger guten Allgemeinzustand geeignet ist. Sollte eine Chemoradiotherapie aufgrund eines schlechten Allgemeinzustands oder einer Begleiterkrankung nicht vertretbar erscheinen, kann eine alleinige Strahlentherapie neben der Symptompalliation zu einem mäßigen Überlebensvorteil führen.

Bei Patienten mit potenziell resektablem N2-Befall ist unklar, ob eine Operation nach neoadjuvanter Chemoradiotherapie das Überleben verbessert. In einer NCI-finanzierten Studie wurde simultane Chemoradiotherapie allein mit simultaner Chemotherapie und nachfolgender operativer Resektion verglichen. Hier zeigte der trimodale Ansatz keinen Überlebensvorteil gegenüber dem Arm mit zwei Behandlungsmodalitäten. Insbesondere die Patienten mit Pneumonektomie hatten einen schlechteren Verlauf. Im Gegensatz dazu wiesen die Patienten, bei denen eine Lobektomie durchgeführt wurde, in einer retrospektiven Subgroup-Analyse einen Überlebensvorteil auf. Daher kann bei sorgfältig ausgewählten, ansonsten gesunden Patienten mit Nonbulky Disease der mediastinalen Lymphknoten eine Operation erwogen werden, sofern der Primärtumor komplett per Lobektomie entfernt werden kann. Dies gilt nicht, wenn für eine komplette Resektion eine Pneumonektomie erforderlich ist.

Sulcus-superior- oder Pancoast-Tumoren Sulcus-superior-Tumoren sind eine Sonderform des Stadiums III. Sie gehen von der Lungenspitze aus und dringen in die zweite und dritte Rippe, den Plexus brachialis, die A. und V. subclavia, das Ganglion stellatum und die angrenzenden Wirbelkörper ein. Sie können zudem zu einem Pancoast-Syndrom mit Schmerzen in Schulter oder Thoraxwand führen. Der Schmerz strahlt typischerweise in den Hals und die Ulnarfläche der Hand aus. Außerdem kann durch die Invasion des paravertebralen Truncus sympathicus ein Horner-Syndrom (Enophthalmus, Ptosis, Miosis und Anhidrose) auftreten. Bei Patienten mit diesen Tumoren sollte das Staging analog der Patienten mit einem NSCLC des Stadiums II oder III erfolgen. Die neoadjuvante Chemotherapie oder kombinierte Chemoradiotherapie mit nachfolgender Operation ist in der Regel Patienten mit N0- oder N1-Beteiligung vorbehalten. Dieser Ansatz führt zu ausgezeichneten Überlebensraten (5-Jahres-Überleben bei Patienten mit R0-Resektion > 50 %). Patienten mit einer N2-Krankheit profitieren weniger von der Operation und sollten mit alleiniger Chemotherapie behandelt werden. Bei metastasierter Krankheit ist eine Strahlentherapie (mit oder ohne Chemotherapie) zur Symptompalliation angezeigt. In der in Deutschland gültigen S3-Leitlinie wird bei Pancoast-Tumoren im Stadium II bis IIIB eine neoadjuvante Radiochemotherapie mit anschließender Resektion und systematischer Lymphadenektomie empfohlen. Bei Kontraindikationen zur Chemotherapie sollte eine neoadjuvante Strahlentherapie mit anschließender Resektion erfolgen. Bei zum Zeitpunkt der Diagnosestellung metastasierten Pancoast-Tumoren kann eine Palliation mit einer Strahlentherapie mit oder ohne Chemotherapie erfolgen.

NSCLC STADIUM IV/IIIB (OHNE INDIKATION ZUR DEFINITIVEN RADIOTHERAPIE) Etwa 40 % der NSCLC-Patienten haben bei Diagnosestellung bereits eine fortgeschrittene Erkrankung (Stadium IIIB oder IV). Diese Patienten haben bei alleiniger supportiver Behandlung eine mediane Überlebenszeit von 4–6 Monaten und eine 1-Jahres-Überlebensrate von 10 %. Außerdem erleiden viele Patienten mit einem NSCLC im Frühstadium zu einem späteren Zeitpunkt ein Rezidiv mit Fernmetastasierung. Letztere weisen verständlicherweise eine bessere Prognose auf als Patienten mit einer Fernmetastasierung zum Zeitpunkt der Erstdiagnose. Zu den Eckpunkten der Behandlung gehören die palliative Chemotherapie, ggf. eine palliative Strahlentherapie sowie eine effektive Schmerztherapie.

Die Chemotherapie bewirkt eine Symptomlinderung, verbessert dadurch die Lebensqualität und wirkt bei Patienten im Stadium IV lebensverlängernd, besonders bei gutem Allgemeinzustand. Außerdem ermittelten gesundheitsökonomische Analysen, dass die Chemotherapie eine kosteneffektive Palliation bei NSCLC im Stadium IV ermöglicht. Ungeachtet dessen setzt die Entscheidung zur Chemotherapie bei diesen Patienten klinische Erfahrung und eine sorgfältige Risiko-Nutzen-Abwägung voraus. Ein früher Beginn der Palliativpflege in Kombination mit Chemotherapie verbessert das Überleben und die Lebensqualität.

Erstlinien-Chemotherapie bei metastasiertem oder rezidivierendem NSCLC Eine 1995 veröffentlichte bahnbrechende Metaanalyse lieferte die ersten Hinweise auf einen Überlebensvorteil durch Chemotherapie bei metastasiertem NSCLC im Vergleich zur alleinigen supportiven Behandlung. Allerdings war dieser Überlebensvorteil auf Cisplatin-haltige Chemotherapie-Regimes beschränkt (Hazard Ratio 0,73; Reduktion des Sterblichkeitsrisikos um 27 %, Verbesserung des 1-Jahres-Überlebens um 10 %). Diese Publikation löste eine intensive klinische Forschungstätigkeit aus, deren Ziel die Identifikation des bestmöglichen Chemotherapieregimes bei fortgeschrittenem NSCLC war. In den meisten nachfolgenden randomisierten Studien konnte jedoch kein signifikanter Unterschied zwischen den einzelnen Therapieregimen nachgewiesen werden (Tab. 37-11). Andererseits konnten durchaus Unterschiede im progressionsfreien Überleben sowie bei den Kosten und Nebenwirkungen beobachtet werden. Diese Erstlinienstudien wurden später auch auf ältere Patienten ausgeweitet. Hier konnte für körperlich fitte Patienten (ECOG-PS < 2) ohne wesentliche Begleiterkrankungen analog zu den vorliegenden Ergebnissen für Jüngere ein signifikant verlängertes Gesamtüberleben für eine platinhaltige Doppelchemotherapie, verglichen mit einer Monotherapie, nachgewiesen werden. Auch weiterhin besteht jedoch Uneinigkeit bezüglich der optimalen Dauer der platinhaltigen Kombinationschemotherapie bei Patienten mit fortgeschrittenem NSCLC. Mehrere große randomisierte Phase-III-Studien konnten keinen Nutzen einer länger als 4–6 Zyklen dauernden Behandlung ermitteln. Tatsächlich erhöht eine längere Erstlinien-Chemotherapie die Toxizität und verschlechtert die Lebensqualität. Daher wird bei Patienten mit fortgeschrittenem NSCLC eine Limitierung auf 4–6 Zyklen empfohlen. Die Erhaltungstherapie nach initialer platinhaltiger Therapie wird weiter unten besprochen.

Früher wurde die spezifische Tumorhistologie als irrelevant für die Wahl des Behandlungsregimes beim NSCLC erachtet. Seit jedoch erkannt wurde, dass einzelne Chemotherapeutika bei Plattenepithelkarzinomen und Adenokarzinomen unterschiedlich wirksam sind, ist die akkurate Bestimmung der Histologie essenziell geworden. Eine randomisierte Phase-III-Studie ermittelte bei Patienten mit nicht squamösem (nicht plattenepithelialem) NSCLC ein verbessertes Überleben für eine Behandlung mit Cisplatin und Pemetrexed, verglichen mit Cisplatin und Gemcitabin, während das Überleben von Patienten mit squamösem (plattenepithelialem) NSCLC eher durch die Behandlung mit Cisplatin und Gemcitabin verbessert wurde. Diese Abweichungen beruhen vermutlich auf der unterschiedli-

Tabelle 37-11

STUDIEN ZUR ERSTLINIEN-CHEMOTHERAPIE BEI METASTASIERTEM NICHT KLEINZELLIGEM BRONCHIALKARZINOM

Studie	Kombination	Anzahl der Patienten	RR (%)	Medianes Überleben (Monate)
ECOG1594	Cisplatin + Paclitaxel	288	21	7,8
	Cisplatin + Gemcitabin	288	22	8,1
	Cisplatin + Docetaxel	289	17	7,4
	Carboplatin + Paclitaxel	290	17	8,1
TAX-326	Cisplatin + Docetaxel	406	32	11,3
	Cisplatin + Vinorelbin	394	25	10,1
	Carboplatin + Docetaxel	404	24	9,4
EORTC	Cisplatin + Paclitaxel	159	32	8,1
	Cisplatin + Gemcitabin	160	37	8,9
	Paclitaxel + Gemcitabin	161	28	6,7
ILCP	Cisplatin + Gemcitabin	205	30	9,8
	Carboplatin + Paclitaxel	204	32	9,9
	Cisplatin + Vinorelbin	203	30	9,5
SWOG	Cisplatin + Vinorelbin	202	28	8,0
	Carboplatin + Paclitaxel	206	25	8,0
FACS	Cisplatin + Irinotecan	145	31	13,9
	Carboplatin + Paclitaxel	145	32	12,3
	Cisplatin + Gemcitabin	146	30	14,0
	Cisplatin + Vinorelbin	145	33	11,4
Scagliotti	Cisplatin + Gemcitabin	863	28	10,3
	Cisplatin + Pemetrexed	862	31	10,3
iPASS*	Carboplatin + Paclitaxel	608	32	17,3
	Gefitinib	609	43	18,6

* Einschlusskriterien der Patienten: Alter ≥ 18 Jahre, kleinzelliges Lungenkarzinom mit histologisch oder zytologisch gesichertem Stadium IIIB oder IV, histologischen Merkmalen eines Adenokarzinoms (inkl. bronchioloalveoläres Karzinom), Nichtraucher (< 100 Zigaretten im Leben) oder ehemalige leichte Raucher (Tabakabstinenz seit ≥ 15 Jahren und insgesamt ≤ 10 Packungsjahren), keine vorausgegangene Chemotherapie, biologische oder Immuntherapie.

Abkürzungen: ECOG = Eastern Cooperative Oncology Group; EORTC = European Organization for Research and Treatment of Cancer; FACS = Follow-up After Colorectal Surgery; iPASS = Iressa Pan-Asian Study; ILCP = Italian Lung Cancer Project; SWOG = South-Western Oncology Group.

chen Expression der Thymidylatsynthetase (TS [einem der Angriffspunkte von Pemetrexed]) in den unterschiedlichen Tumortypen. Plattenepithelkarzinome exprimieren TS weitaus stärker als Adenokarzinome, weswegen sie schlechter auf Pemetrexed ansprechen. Im Gegensatz dazu wird die Aktivität von Gemcitabin nicht vom TS-Spiegel beeinflusst. Bei Patienten mit fortgeschrittenem nicht squamösem Karzinom verbessert zudem Bevacizumab, ein monoklonaler Antikörper gegen VEGF, in Kombination mit einer Chemotherapie die Ansprechrate, das progressionsfreie Überleben und das Gesamtüberleben (siehe unten). Bei Patienten mit squamösem NSCLC ist Bevacizumab bislang wegen der Gefahr schwerer Blutungskomplikationen kontraindiziert, wenngleich neuere Daten nahelegen, dass die Gefahr pulmonaler Hämorrhagien möglicherweise überschätzt wurde.

Zweitlinien-Chemotherapie und weitere Mit zunehmender Verbesserung der Erstlinientherapie verbleiben immer mehr Patienten in einem guten Allgemeinzustand, sodass sie bei Rezidiven für eine weitere Behandlung infrage kommen. Derzeit sind von der FDA in den USA nur drei Substanzen zur Rezidivtherapie des NSCLC zugelassen: Docetaxel, Pemetrexed und Erlotinib. Allgemein führen diese Medikamente zu Ansprechraten von 5–10 % (abhängig von früherer Exposition des Patienten gegenüber Taxanen und Platin) und erreichen ein medianes Überleben von 6–8 Monaten. Alle drei Medikamente wurden in Phase-III-Studien mit entsprechender Evidenz in der Zweitlinientherapie geprüft. Allerdings ist der Einsatz dieser Substanzen mit einem entsprechenden Nebenwirkungsprofil verbunden, welche die Anwendung limitieren. Die hämatologische Toxizität mit febriler Neutropenie ist bei Docetaxel stärker ausgeprägt als bei Pemetrexed und Erlotinib, während Erlotinib die stärkste nicht hämatologische Toxizität aufweist (v. a. Exantheme und Diarrhö). Der größte Überlebensvorteil findet sich bei jeder dieser Substanzen bei Patienten mit weiterhin gutem Allgemeinzustand. Die in Deutschland aktuell gültige S3-Leitlinie nimmt darüber hinaus Stellung zu weiteren Behandlungslinien. Bei Patienten, die nach einer Zweitlinientherapie progredient sind, kann eine Drittlinientherapie durchgeführt werden. Die optimale Sequenz der Zweit- und Drittlinientherapie ist jedoch nicht durch prospektive Studien untersucht. Bei Patienten mit längerfristigem Krankheitsverlauf kann bei entsprechender klinischer Situation und akzeptablem Risikoprofil zur Symptomkontrolle eine weitere Antitumortherapie auch nach der Drittlinienbehandlung eingesetzt werden.

ANGIOGENESEHEMMER Bevacizumab, ein monoklonaler Anti-VEGF(„Vascular Endothelial Growth Factor")-Antikörper, war der erste Angiogenesehemmer, der in den USA und Europa zur Behandlung von Patienten mit fortgeschrittenem nicht plattenepithelialem NSCLC zugelassen wurde. Diese Substanz wirkt primär durch Bindung an VEGF, was dessen Wechselwirkungen mit seinen Rezeptoren und die Aktivierung nachgeschalteter Signalübertragungsmechanismen verhindert. Dies führt zu einer Hemmung des Wachstums neuer Gefäße, welche für den Tumor essenziell sind.

Drei randomisierte Phase-III-Studien zur Chemotherapie mit und ohne Bevacizumab erbrachten uneinheitliche Ergebnisse. Die erste Studie wurde in Nordamerika durchgeführt und verglich Carboplatin/Paclitaxel mit und ohne Bevacizumab bei Patienten mit rezidiviertem oder fortgeschrittenem nicht squamösem NSCLC. Es zeigten sich eine verbesserte Ansprechrate sowie ein verlängertes progressionsfreies Überleben und Gesamtüberleben unter Bevacizumab (verglichen mit alleiniger Chemotherapie). Allerdings traten bei den mit Bevacizumab behandelten Patienten mehr Nebenwirkungen auf. Die zweite, in Europa durchgeführte Studie verglich Cisplatin/Gemcitabin mit und ohne Bevacizumab bei Patienten mit rezidiviertem oder fortgeschrittenem nicht squamösem NSCLC und ermittelte bei den mit Bevacizumab behandelten Patienten zwar eine deutliche Verbesserung des progressionsfreien Überlebens, nicht aber des Gesamtüberlebens. In einer dritten randomisierten Phase-III-Studie wurde Carboplatin/Pemetrexed/Bevacizumab mit Carboplatin/Paclitaxel/Bevacizumab in der Erstlinientherapie bei Patienten mit rezidiviertem oder fortgeschrittenem nicht squamösem NSCLC verglichen. Es zeigte sich kein signifikanter Unterschied hinsichtlich des progressionsfreien Überlebens oder des Gesamtüberlebens zwischen den beiden Behandlungsgruppen. Daher sind derzeit beide Optionen zur Erstlinientherapie von nicht squamösen NSCLC im Stadium IV geeignet. Viele „Small-molecule"-VEGFR-Inhibitoren haben sich in der Behandlung des NSCLC als nicht effektiv erwiesen.

ERHALTUNGSTHERAPIE Eine Erhaltungschemotherapie der unter Erstlinientherapie nicht progredienten NSCLC-Patienten (komplette oder partielle Remission bzw. stabile Erkrankung) ist Gegenstand der aktuellen Diskussion. Grundsätzlich werden zwei Formen der Erhaltungstherapie unterschieden: (1) Die Patienten erhalten 4–6 Zyklen einer platinhaltigen Doppelchemotherapie und werden dann auf ein völlig anderes Regime umgestellt (Switch-Konzept); (2) die Erhaltungstherapie wird fortgeführt, indem nach 4–6 Zyklen der platinhaltigen Chemotherapie lediglich die platinfreie Substanz fortgeführt wird (Tab. 37-12). In zwei Studien wurde eine Erhaltungschemotherapie mit Docetaxel oder Pemetrexed mit einem therapiefreien Intervall unter reiner Beobachtung verglichen. Beide Studien ergaben eine Verbesserung des progressionsfreien wie des Gesamtüberlebens. Allerdings erfolgte in beiden Studien bei einem Großteil der Patienten im Beobachtungsarm nach Krankheitsprogression keine Therapie mit einem der Studienmedikamente; so erhielten 37 % der Patienten der Docetaxel-Studie niemals Docetaxel und 81 % der Patienten der Pemetrexed-Studie niemals Pemetrexed. In der Docetaxel-Studie war das Überleben bei den Patienten der Beobachtungsgruppe, die bei Krankheitsprogression Docetaxel erhielten, identisch mit dem Überleben der Patienten der Behandlungsgruppe. Aus der Pemetrexed-Studie sind vergleichbare Daten nicht verfügbar. Zwei randomisierte kontrollierte Studien ermittelten bei Patienten mit fortgeschrittenem NSCLC nach platinhaltiger Chemotherapie eine Verbesserung des progressionsfreien Überlebens durch eine Erhaltungschemotherapie mit Erlotinib im Vergleich zu Placebo. In den USA sowie in der Europäischen Union sind Pemetrexed und Erlotinib nach platinhaltiger Chemotherapie zur Erhaltungschemotherapie bei fortgeschrittenem NSCLC zugelassen. Allerdings ist die Erhaltungschemotherapie nicht nebenwirkungsfrei und sollte derzeit einzelfallabhängig angewandt werden.

Tabelle 37-12

STUDIEN ZUR ERHALTUNGSTHERAPIE

Gruppe	Chemotherapie	Anzahl der Patienten	Überleben (Monate)	
			Gesamtüberleben	Progressionsfreies Überleben
Switch Maintenance				
Fidias	Sofortige Gabe von Docetaxel	153	12,3	5,7
	Verzögerte Gabe von Docetaxel	156	9,7	2,7
Ciuleanu	Pemetrexed	444	13,4	4,3
	BSC	222	10,6	2,6
Paramount	Pemetrexed	472	13,9	4,1
	BSC	297	11,0	2,8
ATLAS	Bev + Erlotinib	384	15,9	4,8
	Bev + Placebo	384	13,9	3,8
SATURN	Erlotinib	437	12,3	2,9
	Placebo	447	11,1	2,6
Kontinuitätserhaltung				
ECOG4599	Bev 15 mg/kg	444	12,3	6,2
	BSC	443	10,3	4,5
AVAiL	Bev 15 mg/kg	351	13,4	6,5
	Bev 7,5 mg/kg	345	13,6	6,7
	Placebo	347	13,1	6,1
POINTBREAK	Pemetrexed + Bev 15 mg/kg			8,6
	Bev 15 mg/kg			6,9

Abkürzungen: Bev = Bevacizumab; BSC = Best supportive care.

GEZIELTE THERAPIEN FÜR AUSGEWÄHLTE MOLEKULARE KOHORTEN DES NSCLC Da die Effizienz der traditionellen zytotoxischen Chemotherapeutika bei NSCLC ein Plateau erreicht hat, war es wichtig, neuartige Behandlungsstrategien, basierend auf der Identifikation somatischer Treibermutationen im Tumor, zu entwickeln. Diese treten in Genen auf, die für Signalproteine kodieren und bei einer Veränderung die Bildung von Tumorzellen initiieren und unterhalten können. Treibermutationen sind mitunter als Achillessehne eines Tumors anzusehen, sofern ihre Genprodukte therapeutisch mit kleinmolekularen Inhibitoren angegriffen werden können. So können bei 10–15 % der Patienten in Nordamerika und Europa mit nicht squamösem NSCLC EGFR-Mutationen nachgewiesen werden, der Anteil unter der asiatischen Bevölkerung steigt dagegen auf bis zu 50 %. Diese sind mit einem jüngeren Alter, geringerem Nikotinkonsum (< 10 Pack-years) bzw. Niemalsrauchern und Adenomkarzinomhistologie assoziiert. Etwa 90 % der Mutationen entfallen auf Exon-19-Deletionen und Exon-21-L858R-Punktmutationen der EGFR-Tyrosinkinasedomäne, was zur Daueraktivierung von Kinaseaktivität und Downstream-Signalgebung führt. Lungentumoren mit aktivierenden EGFR-Mutationen weisen eine hohe Sensitivität gegenüber kleinmolekularen EGFR-TKIs auf. In den USA sind von der FDA der Erstgenerations-EGFR-TKI Erlotinib und der Zweitgenerations-EGFR-TKI Afatinib zugelassen. Außerhalb der USA ist auch Gefitinib erhältlich. Mehrere große, internationale Phase-III-Studien haben bei EGFR-Mutation-positiven NSCLC-Patienten, die mit einem EGFR-TKI behandelt wurden, eine Verbesserung der Ansprechraten, des progressionsfreien Überlebens und des Gesamtüberlebens gegenüber der Standard-Erstlinien-Chemotherapie ermittelt (Tab. 37-13).

Obwohl die Ansprechraten der EGFR-TKI-Therapie bei Lungentumoren mit aktivierenden EGFR-Mutationen deutlich überlegen sind, ist der EGFR-TKI Erlotinib von der FDA und der EMA auch zur Zweit- und Drittlinientherapie von Patienten mit fortgeschrittenem NSCLC unabhängig vom Mutationsstatus des Tumors zugelassen worden. Diese offensichtliche Diskrepanz beruht darauf, dass Erlotinib initial vor der Entdeckung der aktivierenden EGFR-Mutationen beim Lungenkarzinom evaluiert wurde. Diese wurden beim Lungenkarzinom erst entdeckt, nachdem die Tumoren einzelner Patienten ein dramatisches Ansprechen auf die Substanz gezeigt hatten. Durch den raschen wissenschaftlichen Fortschritt sind mittlerweile weitere Treibermutationen beim Lungenkarzinom identifiziert worden und mit eindrucksvollen klinischen Ergebnissen gezielt behandelbar. So finden sich bei 3–7 % der nicht squamösen NSCLC chromosomale Rearrangements, die das für die anaplastische Lymphomkinase (ALK) kodierende Gen auf Chromosom 2 einschließen. Diese ALK-Rearrangements führen zur Überaktivierung der ALK-TK-Domäne. Ähnlich wie EGFR-Mutationen sind auch ALK-Rearrangements typischerweise (aber nicht grundsätzlich) mit jüngerem Alter, leichtem Rauchen (< 10 Pack-years) bzw. Nichtrauchen sowie einer Adenokarzinomhistologie assoziiert. Vier Jahre nach Erstbeschreibung eines ALK-Rearrangements im Jahre 2007 wurde Crizotinib 2011 als erster ALK-Inhibitor von der FDA zur Behandlung von Patienten mit nachgewiesenem ALK-Rearrangement (in der Zweitlinientherapie) zugelassen. Seit 2014 (USA) bzw. 2015 (Deutschland) ist mit Ceritinib nun auch bereits ein Zweitgenerations-ALK-Inhibitor nach Progress unter Crizotinib erhältlich.

Neben EGFR und ALK wurden bei NSCLCs weitere, unterschiedlich häufige Treibermutationen wie KRAS, BRAF, PIK3CA, NRAS, AKT1, MET, MEK1 (MAP2K1), ROS1 und RET identifiziert. Die überwiegende Mehrzahl der Treibermutationen schließt sich gegenseitig aus. Die häufigste Treibermutation ist die der KRAS-GTPase, die etwa 20–25 % der pulmonalen Adenokarzinome betrifft und für die bis heute kein spezifischer Inhibitor zur gezielten Therapie zur Verfügung steht. Jede der anderen Mutationen tritt bei weniger als 1–3 % der pulmonalen Adenokarzinome auf. Derzeit werden diverse klinische Studien mit spezifischen Inhibitoren durchgeführt. So haben sich der BRAF-Inhibitor

Tabelle 37-13

STUDIENLAGE ZU EGFR-TKI (VS. CHEMOTHERAPIE)

Gruppe	Chemotherapie	Anzahl der Patienten	Gesamtansprechen (%)	Progressionsfreies Überleben (Monate)
IPASS	CbP	129	47	6,3
	Gefitinib	132	71	9,3
EURTAC	CG	87	15	5,2
	Erlotinib	86	58	9,7
OPTIMAL	CG	72	36	4,6
	Erlotinib	82	83	13,1
NEJ002	CG	114	31	5,4
	Gefitinib	114	74	10,8
WJTOG3405	CD	89	31	6,3
	Gefitinib	88	62	9,2
LUX LUNG 3	CP	115	23	6,9
	Afatinib	230	56	11,1

Abkürzungen: CbP = Carboplatin und Paclitaxel; CD = Cisplatin und Docetaxel; CG = Cisplatin und Gemcitabin; CP = Cisplatin und Paclitaxel.

Vemurafenib und der RET/MET-Inhibitor Cabozantinib bereits bei Lungenkarzinomen mit BRAF-Mutationen bzw. RET-Genfusionen als nützlich erwiesen, vielversprechende Ergebnisse sind mittlerweile auch für den MET-Inhibitor Capmatinib gezeigt worden. Die meisten dieser Mutationen finden sich bei Adenokarzinomen; es werden jedoch zunehmend auch entsprechende Veränderungen bei pulmonalen Plattenepithelkarzinomen identifiziert, die künftig eine gezielte Therapie auch für diese Entität ermöglichen könnten. Weitere Forschungsschwerpunkte fokussieren auf die Entdeckung neuer, potenziell therapierbarer Mutationen bei Lungenkarzinomen sowie die Identifikation erworbener molekularer Resistenzmechanismen gegen kleinmolekulare Inhibitoren.

ZWEITLINIEN-CHEMOTHERAPIE UND DARÜBER HINAUS Eine Zweitlinientherapie des fortgeschrittenen NSCLC wurde früher so gut wie nie empfohlen, bis eine bahnbrechende Studie im Jahr 2000 zeigte, dass Docetaxel das Überleben im Vergleich zu alleiniger supportiver Behandlung verlängert. Da sich die Erstlinienregimes der Chemotherapie verbessern, bleibt der gute Allgemeinzustand einer erheblichen Anzahl an Patienten erhalten, welche bei Tumorprogress eine weitere Behandlung erhalten können. Zu den derzeit von der FDA zur Zweitlinientherapie des NSCLC zugelassenen Substanzen gehörten bislang Docetaxel, Pemetrexed, Erlotinib (Zulassung zur Zweitlinientherapie unabhängig vom Genotyp des Tumors) und Crizotinib (nur für Lungenkarzinome mit ALK-Mutationen). Der größte Überlebensvorteil durch diese Substanzen ist bei Patienten mit weiterhin gutem Allgemeinzustand zu beobachten. In den USA ist seit 2014 außerdem eine Kombinationsbehandlung aus Docetaxel und Ramucirumab (Anti-VEGF2), in Europa dagegen ebenfalls seit 2014 der Multikinaseinhibitor Nintedanib (Anti-VEGF/PDGF/FGF) bei nicht squamöser Histologie in Kombination mit Docetaxel zugelassen, nachdem dieser in der Kombinationstherapie ein verlängertes medianes Gesamtüberleben, verglichen mit einer Docetaxel-Monotherapie, gezeigt hatte.

IMMUNTHERAPIE Seit mehr als 30 Jahren hat die Untersuchung von Impfstoffen und Immuntherapien bei Lungenkarzinomen kaum einen relevanten Nutzen erbracht. Vor kurzem hat sich dies jedoch geändert, weil erste Ergebnisse aus Studien mit monoklonalen Antikörpern, die durch die Blockade von Immun-Checkpoints eine Antitumorimmunität aktivieren, vorliegen. So wurde Ipilimumab, ein monoklonaler Antikörper gegen das zytotoxische T-Lymphozytenantigen-4 (CTLA-4), bei Patienten mit SCLC und NSCLC in Kombination mit Paclitaxel plus Carboplatin untersucht. Es fand sich ein kleiner, aber statistisch nicht signifikanter Vorteil der Kombination, sofern Ipilimumab nach mehreren Chemotherapiezyklen hinzugegeben wird. Eine randomisierte Phase-III-Studie zum SCLC zur Validierung dieser Daten läuft. Antikörper gegen den Programmed Cell Death Receptor 1 (PD-1) der T-Zellen, Nivolumab und Pembrolizumab, führten beim Lungenkarzinom, Nierenzellkarzinom und Melanom zum Teil zu einem deutlichen Ansprechen, welches oftmals lang anhaltend war (> 1 Jahr). Nivolumab ist mittlerweile in den USA und Europa in der Zweitlinie des NSCLC zugelassen (Brahmer et al. 2015), seit 2015 auch Pembrolizumab (bislang nur in den USA). Monoklonale Antikörper gegen den PD-1-Liganden (Anti-PDL-1), der auf der Tumorzelle exprimiert wird, führten bei Melanomen und Lungenkarzinomen ebenfalls zum Ansprechen. Erste Studien beim Melanom legen nahe, dass die Kombination aus Ipilimumab und Nivolumab höhere Ansprechraten erzielt als die Monotherapie mit diesen Substanzen. Eine ähnliche Strategie wird bei SCLC-Patienten verfolgt. Derzeit läuft die weitere Evaluation dieser Substanzen beim NSCLC und SCLC in Kombination mit der bereits zugelassenen Chemotherapie der gezielten Therapie.

SUPPORTIVE BEHANDLUNG Keine Abhandlung der Behandlungsoptionen bei fortgeschrittenem Lungenkrebs wäre ohne die Erwähnung einer supportiven Behandlung komplett. Zeitgleich zu den Fortschritten in Chemotherapie und gezielter Therapie zeigte eine bahnbrechende Studie, dass die frühzeitige Integration der Palliativmedizin in die Standard-Behandlungsstrategien Lebensqualität und Stimmung von Patienten mit fortgeschrittenem Lungenkrebs verbessert. Bei diesen Patienten ist eine aggressive Schmerz- und Symptomkontrolle eine wichtige Komponente einer optimalen Behandlung.

Behandlung
KLEINZELLIGES LUNGENKARZINOM (SCLC)

OPERATION BEIM SCLC IM STADIUM LIMITED DISEASE Das SCLC ist eine hochaggressive Erkrankung und durch eine hohe und rasche Proliferationsaktivität, frühzeitige Metastasierung und durch ein gutes Ansprechen auf die Erstlinien-Chemotherapie sowie auf eine Strahlentherapie gekennzeichnet. Die Chemotherapie ist in allen Stadien des SCLC integraler Bestandteil der Therapie und verlängert das Überleben signifikant. Alleinige operative oder strahlentherapeutische Behandlungen sind zur längerfristigen Kontrolle der Erkrankung nicht geeignet, da selbst Patienten mit LD-SCLC häufig okkulte Mikrometastasen aufweisen. Die aktuellen Evidence-Based Clinical Practice Guidelines des American College of Chest Physicians geben der operativen Resektion bei SCLC-Patienten im klinischen Stadium I nach gründlicher Untersuchung auf Fernmetastasen sowie einem invasiven Mediastinalstaging (Grad 2C) gegenüber der nicht operativen Behandlung den Vorzug. Nach der Resektion sollte bei diesen Patienten eine platinhaltige adjuvante Chemotherapie (Grad 1C) erfolgen. Sofern bei der Analyse des Operationspräparats histologisch die Diagnose eines SLCC gestellt wird, sollten die Patienten auch eine SCLC-Standard-Chemotherapie erhalten.

Eine operative Resektion wird hierzulande bei Patienten im Stadium Limited Disease aufgrund der häufigen Mikrometastasen nicht routinemäßig empfohlen. Sollte sich jedoch bei der histologischen Aufarbeitung eines Operationspräparates (bei zuvor unbekannter Histologie) ein SCLC ergeben, sollte der Patient eine Standard-Chemotherapie erhalten (siehe unten). Zwei retrospektive Studien haben bei Patienten mit einem SCLC im Stadium I und II, also einem Very-limited-Disease-Stadium (T1–2, N0–1) für die adjuvante Chemotherapie nach Resektion hohe Heilungsraten beschrieben. Diese Ergebnisse sind bisher nicht durch prospektive, randomisierte Studien abgesichert. Trotz allem empfiehlt die aktuell in Deutschland gültige S3-Leitlinie bei einem Very-limited-Disease-Stadium eine primäre Operation mit adjuvanter Chemotherapie bzw. eine neoadjuvante Chemotherapie mit nachfolgender Operation. Eine postoperative Mediastinalbestrahlung sollte bei N1-Befall diskutiert und bei inzidentellem N2-Befall empfohlen werden. Eine alternative Behandlung bei einem Very-limited-Disease-Stadium stellt die primäre Chemoradiotherapie dar.

Chemotherapie Die Chemotherapie verlängert das Überleben von SCLC-Patienten signifikant. Seit fast 30 Jahren sind 4–6 Zyklen einer platinhaltigen Chemotherapie mit Cisplatin oder Carboplatin plus Etoposid oder Irinotecan der Eckpfeiler der Therapie und werden unabhängig vom initialen Stadium empfohlen. Bei einem Very-limited-Disease-Stadium wird als Therapie der 1. Wahl eine Chemotherapie mit 4 Zyklen Cisplatin und Etoposid empfohlen. Bei Kontraindikationen gegen Cisplatin ist die Verwendung alternativer Protokolle einem Verzicht auf eine Chemotherapie eindeutig vorzuziehen. Bei einem Limited-Disease-Stadium und einer primären Chemoradiotherapie stellt Cisplatin/Etoposid ebenfalls die Chemotherapiekombination der 1. Wahl dar. Carboplatin-haltige Protokolle sind bisher unzureichend geprüft und sollten nur bei

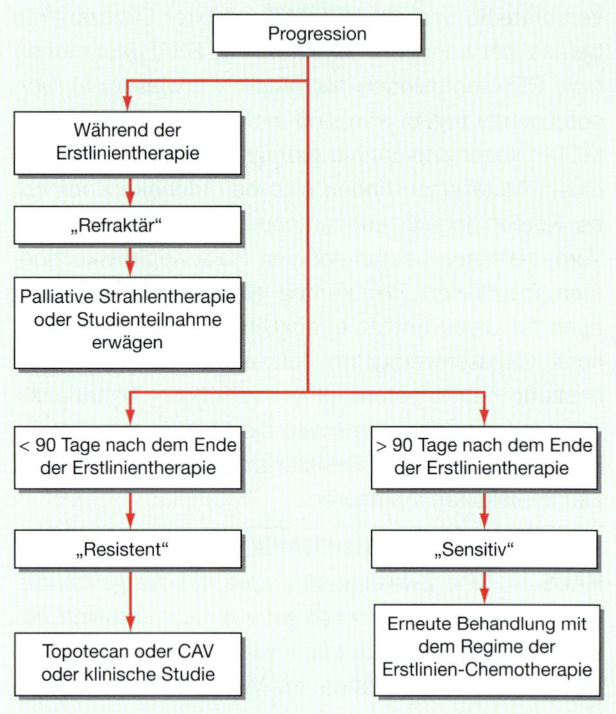

Abbildung 37-7 Management des rezidivierenden kleinzelligen Lungenkarzinoms (SCLC). CAV = Cyclophosphamid, Doxorubicin und Vincristin. *(Mit frdl. Genehmigung aus JP van Meerbeeck et al: Lancet 378:1741, 2011.)*

eindeutigen Kontraindikationen gegenüber Cisplatin eingesetzt werden. Anthrazyklin-haltige Schemata sind gegenüber cisplatinbasierten Protokollen insbesondere bei simultaner Chemoradiotherapie mit signifikant höherer Toxizität belastet und ergaben niedrigere Langzeitüberlebensraten, sodass auf die Gabe der Regime in dieser Situation verzichtet wird. Obwohl die Ansprechraten auf die Erstlinientherapie bis zu 80 % erreichen, beträgt das mediane Überleben für Patienten mit LD 12–20 Monate und für Patienten mit ED 7–11 Monate. Unabhängig von der Krankheitsausdehnung tritt bei den meisten Patienten ein Rezidiv auf und sie entwickeln eine chemotherapieresistente Krankheit. Nur 6–12 % der Patienten mit LD-SCLC und 2 % der Patienten mit ED-SCLC leben auch nach 5 Jahren noch. Besonders schlecht ist die Prognose, wenn das Rezidiv in den ersten 3 Monaten nach der Therapie auftritt; in diesem Fall wird von einer *chemotherapieresistenten Krankheit* gesprochen. Eine *sensitive Krankheit* liegt vor, wenn das Rezidiv mehr als 3 Monate nach der Initialtherapie auftritt; in diesem Fall ist das Gesamtüberleben vermutlich etwas besser. Außerdem profitieren diese Patienten wohl am meisten von einer Zweitlinien-Chemotherapie (Abb. 37-7). Topotecan ist das einzige von der FDA zur Zweitlinientherapie bei SCLC zugelassene Medikament. Es ist nur mäßig aktiv und kann intravenös oder oral verabreicht werden. In einer randomisierten Studie wurden 141 Patienten, die als nicht geeignet für eine weitere intravenöse Chemotherapie eingestuft wurden, auf orales Topotecan oder eine rein supportive Behandlung randomisiert. Obwohl die Ansprechrate auf orales Topotecan nur 7 % betrug, war das Gesamtüberleben bei den Patienten unter Chemotherapie signifikant besser (mediane Überlebenszeit 26 Wochen vs. 14 Wochen; P = 0,01). Außerdem nahm die Lebensqualität bei den Patienten, die Topotecan erhielten, langsamer ab als ohne Chemotherapie. Andere Substanzen mit ähnlich geringer Aktivität in der Zweitlinientherapie sind Irinotecan, Paclitaxel, Docetaxel, Vinorelbin, orales Etoposid und Gemcitabin. Daraus wird deutlich, dass für diese nur allzu häufige Krankheit dringend neuartige Therapien benötigt werden.

Thorakale Strahlentherapie Die thorakale Strahlentherapie ist bei gutem Allgemeinzustand und LD-SCLC ein Standardbestandteil der Induktionstherapie. Metaanalysen zeigen, dass die Chemotherapie in Kombination mit einer thorakalen Strahlentherapie das 3-Jahres-Überleben um etwa 5 % gegenüber der alleinigen Chemotherapie verlängert. Allerdings bleibt die 5-Jahres-Überlebensrate mit 10–15 % enttäuschend niedrig. Meistens wird eine thorakale Strahlentherapie aufgrund des überlegenen Toxizitätsprofils gegenüber Anthrazyklin-haltigen Regimes mit einer Chemotherapie aus Cisplatin und Etoposid kombiniert. Ebenso wie beim lokal fortgeschrittenen NSCLC ist die simultane Chemoradiotherapie effektiver als die sequenzielle Abfolge, führt aber auch signifikant häufiger zu Ösophagitis und hämatologischen Nebenwirkungen. Die thorakale Strahlentherapie sollte idealerweise gemeinsam mit den ersten beiden Chemotherapiezyklen verabreicht werden, da eine spätere Applikation weniger effektiv zu sein scheint. Wenn das Regime wegen eines eingeschränkten Allgemeinzustands oder mangelnder Verfügbarkeit nicht angeboten werden kann, sollte die thorakale Strahlentherapie nach einer Induktions-Chemotherapie erfolgen. Bei der Fraktionierung der thorakalen Strahlentherapie hat sich gezeigt, dass die zweimal tägliche Gabe von 1,5 Gy das Überleben von LD-SCLC-Patienten zwar verbessert, aber mit einer höheren Rate von Grad-3-Ösophagitis und Lungentoxizität verbunden ist. Obwohl zeitgleich zu einer Cisplatin-haltigen Chemotherapie eine einmal tägliche Strahlentherapie mit bis zu 70 Gy erfolgen kann, gibt es keine verlässlichen Daten, die diesen Ansatz gegenüber dem derzeitigen Standard einer zweimal täglichen Bestrahlung mit 1,5 Gy bis zu einer Gesamtdosis von 45 Gy rechtfertigen. Daher wird derzeit das genannte Standardregime in zwei Phase-II-Studien in den USA und in Europa mit höher dosierten Regimes verglichen. Generell sollten Patienten anhand ihres Allgemeinzustands und einer ausreichenden Lungenreserve sorgfältig für eine simultane Chemoradiotherapie ausgewählt werden. Nachdem sich die Bedeutung der alleinigen Strahlentherapie beim ED-SCLC bislang auf die Symptomkontrolle tumorbedingter Komplikationen wie Knochenschmerzen und bronchiale Obstruktion beschränkte, konnte unterdessen gezeigt werden, dass Patienten mit ED-SCLC und mindestens stabilem Tumorbefund unter Erstlinien-Chemotherapie von einer sequenziellen Bestrahlung des Primärtumors und Mediastinums mit 10 × 3 Gy hinsichtlich des progressionsfreien wie des Gesamtüberlebens profitieren. Ausgeschlossen waren in der Studie Patienten mit Hirnmetastasen (Slotman et al. 2015).

Prophylaktische Schädelbestrahlung Bei allen Patienten im Stadium Limited Disease, die auf die Initialtherapie angesprochen haben, sollte eine prophylaktische Ganzhirnbestrahlung empfohlen werden. Eine Metaanalyse von sieben Studien an 987 Patienten mit Limited Disease und kompletter Remission nach initialer Chemotherapie ergab eine Verbesserung des Gesamtüberlebens um 5,4 % mit zusätzlicher prophylaktischer Genzhirnbestrahlung. In einer prospektiven randomisierten Phase-III-Studie reduzierte die prophylaktische Ganzhirnbestrahlung bei Patienten mit disseminiertem SCLC, die auf die initiale Chemotherapie angesprochen hatten, das Auftreten symptomatischer Gehirnmetastasen und verlängerte progressionsfreies und Gesamtüberleben. Als Spätfolge dieser Therapie kann es jedoch zu kognitiven Defiziten kommen, welche sich aber nur schwer von den Auswirkungen der Chemotherapie und dem normalen Alterungsprozess abgrenzen lassen. Leitliniengerecht sollte diese Behandlung auch in der metastasierten Situation solchen Patienten angeboten werden, die mindestens eine stabile Erkrankung nach Abschluss der Erstlinien-Chemotherapie hatten.

ZUSAMMENFASSUNG

Das Management des NSCLC hat sich in den letzten 10 Jahren entscheidend geändert. In geringerem Maße gilt dies auch für das SCLC. Bei Patienten im Frühstadium haben die Fortschritte in der Strahlentherapie und bei operativen Verfahren sowie neue systemische Therapien die Prognose von beiden Krankheiten deutlich verbessert. Bei Patienten im fortgeschrittenen Stadium haben Fortschritte beim Verständnis der Tumorgenetik zur Entwicklung gezielter Inhibitoren des Tumors geführt. Lei-

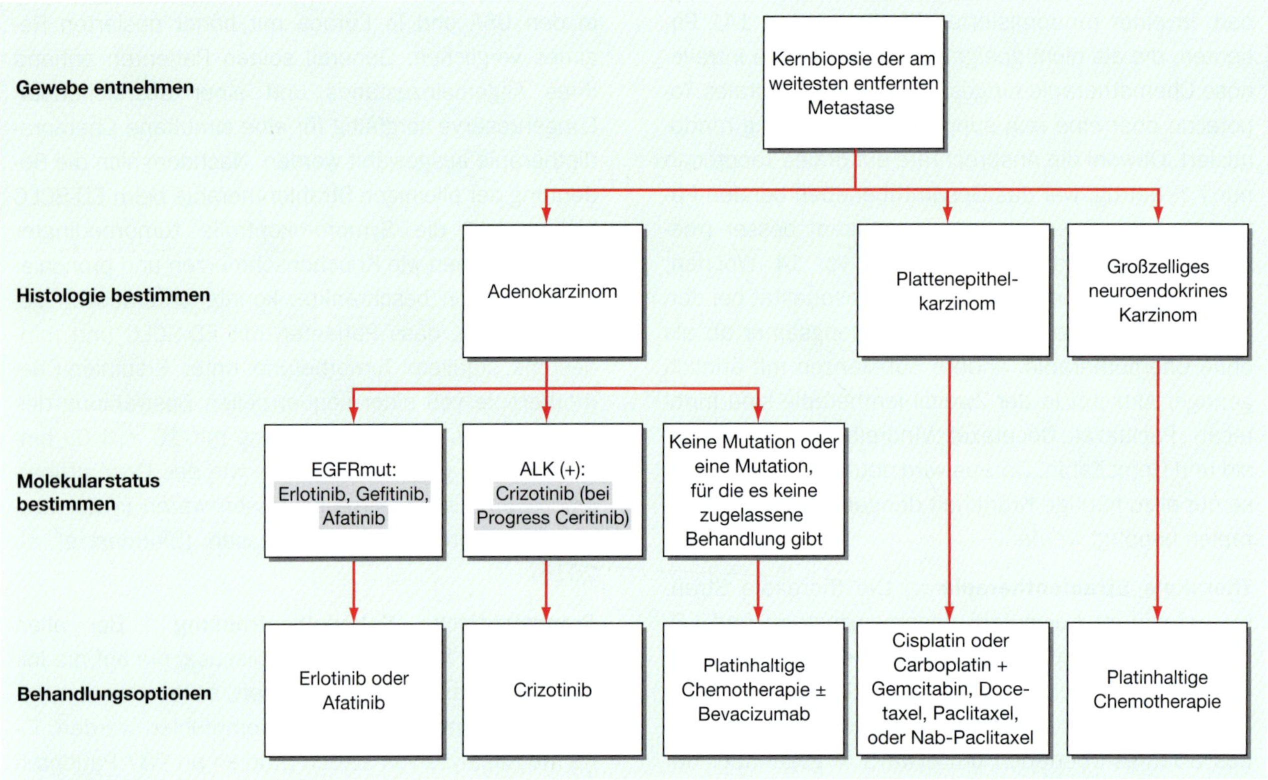

Abbildung 37-8 Vorgehen bei der Erstlinientherapie bei einem Patienten mit einem nicht kleinzelligen Lungenkarzinom (NSCLC) im Stadium IV. EGFRmut = EGFR-Mutation; FDA = Food and Drug Administration.

der entwickeln jedoch annähernd alle Patienten unter zielgerichteter Therapie im Behandlungsverlauf eine Resistenz. Weiterhin erscheint die Aktivierung des Immunsystems zum Aufbau einer Antitumorimmunität bei manchen Patienten mit fortgeschrittenem Lungenkarzinom eine vielversprechende Strategie zu sein. In Abbildung 37-8 schlagen wir einen Algorithmus zur Behandlung von Patienten mit einem NSCLC im Stadium IV vor.

WEITERFÜHRENDE LITERATUR

Brahmer J, Reckamp KL, Baas P et al: Nivolumab versus Docetaxel in Advanced Squamous-Cell Non-Small-Cell Lung Cancer. N Engl J Med 373(2):123–35, 2015

Slotman BJ, van Tinteren H, Praag JO et al: Use of thoracic radiotherapy for extensive stage small-cell lung cancer: a phase 3 randomised controlled trial. Lancet 385(9962):36-42, 2015

KAPITEL 38

THYMOM

Dan L. Longo

Für die deutsche Ausgabe Annegret Kunitz

Der Thymus entspringt dem 3. und 4. Kiemenbogen und befindet sich im vorderen Mediastinum. Er besteht aus epithelialen und bindegewebigen Zellen des Kiemenbogens und lymphoiden Vorläuferzellen, die dem Mesoderm entstammen. T-Vorläuferzellen des Knochenmarkes wandern in den Thymus, um hier ihre Differenzierung zur T-Zelle abzuschließen. Der Thymus wird in verschiedene funktionelle Regionen unterteilt. Während sich in der Rinde des Thymus ungefähr 85 % der lymphoiden Vorläuferzellen ansiedeln, befinden sich im Mark ungefähr 15 % lymphoide Vorläuferzellen. Wenig differenzierte Knochenmarkvorläuferzellen dringen im Bereich des Rinden-Mark-Überganges in den Thymus ein und wandern von der Rinde in Richtung der Außenbereiche des Organs in Richtung Markraum, während der Wanderung kommt es zur Ausreifung der Zellen. Der Phänotyp medullärer Thymozyten kann nicht eindeutig von T-Zellen des peripheren Blutbildes oder von Lymphknoten unterschieden werden.

Obwohl Fehlbildungen des Thymus vorkommen, sind diese selten. Kommt es zu Fehlbildungen in der Entwicklung des Thymus, so ergeben sich daraus schwere Defekte in der T-Zellentwicklung und schwere Immundefekte (z. B. DiGeorge-Syndrom). Neoplastische Transformationen lymphoider Zellen innerhalb des Thymus prädisponieren die Entwicklung von Lymphomen. Der überwiegende Anteil der lymphatischen Tumoren, die sich im Thymus entwickeln, entstammen Vorläufer-T-Zellen und entsprechen einem T-lymphoblastischen Lymphom (Kap. 17). Vereinzelt existieren auch B-Zellen im Thymus, nach neoplastischer Transformation entwickeln sich mediastinale (thymische) B-Zelllymphome (Kap. 17). Auch das Hodgkin-Lymphom, insbesondere der nodulär-sklerosierende Typ, manifestiert sich oft im vorderen Mediastinum. Im Rahmen eines Sjögren-Syndroms oder anderer Autoimmunerkrankungen können extranodale Marginalzelllymphome (MALT-Lymphome) den Thymus befallen, auf den Lymphomzellen wird oft IgA statt IgM auf der Zelloberfläche exprimiert. Auch eine Castleman-Krankheit kann den Thymus einbeziehen. Gelegentlich kommen Keimzelltumoren und Karzinoide im Thymus vor. Das Thymom bezeichnet dabei die maligne Transformation der epithelialen Zellen des Thymus.

KLINISCHES BILD UND DIFFERENZIALDIAGNOSEN

Das Thymom ist mit einer Inzidenz von 0,1–0,15 Neuerkrankungen auf 100.000 Menschen jährlich eine seltene Tumorerkrankung. Es stellt jedoch die häufigste Ursache für eine Verbreiterung des vorderen Mediastinums beim Erwachsenen dar, bei ungefähr 40 % aller Mediastinalverbreiterungen liegt differenzialdiagnostisch ein Thymom vor. Das mediane Erkrankungsalter für Thymome liegt in der 4. bis 6. Lebensdekade, bei Kindern treten sie gewöhnlich nicht auf. Die Geschlechterverteilung ist ausgeglichen. Weitere häufige Ursachen für Verbreiterungen des vorderen Mediastinums sind neben Lymphomen u. a. Keimzelltumoren und substernale Schilddrüsentumoren, daneben können auch Karzinoide, Lipome und Thymuszysten radiologisch als mediastinale Raumforderung imponieren. Nach Kombinationschemotherapien bei Malignomen können bei Jugendlichen und jungen Erwachsenen in den ersten Monaten nach Beendigung der Behandlung Hyperplasien des Thymus auftreten, sog. Thymusrebound. Granulomatöse entzündliche Erkrankungen (Tuberkulose, Sarkoidose) führen ebenfalls zur Vergrößerung des Thymus.

Die Erkrankung verläuft bei 40–50 % der Patienten asymptomatisch. Im Rahmen von Routineröntgenuntersuchungen des Thorax bzw. inzidentell werden Thymome in der weiterführenden Abklärung diagnostiziert. Sofern es zu Symptomen kommt, können Husten, Brustschmerzen, Dyspnoe, Fieber, Stridor, Müdigkeit, Gewichtsverlust, Nachtschweiß oder Anorexie auftreten. Gelegentlich können Thymome zu einem Verschluss der Vena cava superior führen bzw. es findet sich ein Perikarderguss. Bei ungefähr 40 % der Patienten mit einem Thymom finden sich symptomatische systemische Autoimmunerkrankungen, die mit dem Thymom assoziiert sind. Bei ungefähr 30 % der Patienten mit einem Thymom liegt eine Myasthenia gravis vor, 5–8 % der Patienten haben eine Pure Red-Cell-Aplasie und ungefähr 5 % eine Hypogammaglobulinämie. Das gleichzeitige Vorkommen von Thymomen und Hypogammaglobulinämie wird auch als Good-Syndrom bezeichnet. Bei 10–15 % aller Patienten mit Myasthenia gravis besteht ein Thymom. Darüber hinaus können Thymome selten assoziiert sein mit Polymyositis, systemischem Lupus erythematodes, Thyreoiditis, Sjögren-Syndrom, Colitis ulcerosa, perniziöser Anämie, Addison-Krankheit, Stiff-person-Syndrom, Sklerodermie oder Panhypopituitarismus. In einem größeren Patientenkollektiv fand sich bei 70 % aller Patienten mit Thymomen eine zusätzliche systemische Erkrankung.

DIAGNOSTIK UND STAGING

Die histologische Sicherung einer dignitätsunklaren mediastinalen Raumforderung erfolgt durch primäre Mediastinoskopie bzw. Thorakotomie, hier kann ausreichend Gewebe zur histologischen Aufarbeitung entnommen werden. Eine Feinnadelaspiration oder Stanzbiopsie ist aufgrund der geringen Menge an auswertbarem Material nicht zu empfehlen. Die Unterscheidung zwischen Lymphom und Thymom ist nicht sicher möglich, da hier eine ausreichende Gewebemenge vorliegen sollte, um basierend auf der Gewebearchitektur eine detaillierte Diagnose zu stellen und prognostische Informationen ableiten zu können. Lediglich bei V. a. Keimzelltumoren bzw. Karzinommetastasen stellt die zytologische Untersuchung eine Methode zur histologischen Sicherung dar.

Die Computertomografie des Thorax stellt die wichtigste diagnostische Methode zur Identifikation, Charakterisierung und präoperativen Ausbreitung dar. Beninge Strukturen können von malignitätssuspekten Läsionen abgegrenzt werden und die lokale Ausdehnung und Infiltration umgebender Mediastinalstrukturen als wichtige Prognosefaktoren können abgebildet werden. Wenngleich das MRT im Staging von Tumoren des hinteren Mediastinums etabliert ist, so ist derzeit noch unklar, ob es gegenüber dem CT im Staging anteriorer mediastinaler Tumoren wesentliche Zusatzinformationen liefert. Somatostatin-Rezeptor-Scans mit Indium-markierten Somatostatinanaloga können auch hinsichtlich zukünftiger therapeutischer Optionen durchgeführt werden. Sofern sich mit bildgebendem Verfahren keine Invasion nachweisen lässt, ist eine radikale Tumorresektion anzustreben. Bei Infiltration von Nachbarstrukturen kann eine neoadjuvante Chemotherapie erwogen werden (siehe Behandlung unten).

Ungefähr 90 % der Thymome liegen im vorderen Mediastinum, selten finden sich jedoch auch Manifestationen in anderen mediastinalen Gebieten oder im Bereich des Halses, welche von versprengtem Thymusgewebe ausgehen.

Das Staging von Thymomen erfolgt operativ im Rahmen eines chirurgischen Eingriffes nach der Klassifikation von Masaoka und Kollegen (Tab. 38-1, Tab. 38-2). Wesentliche Grundlage der Einteilung ist die lokale anatomische Ausdehnung und Invasion umgebender Media-

Tabelle 38-1

MASAOKA-STAGING-SYSTEME DES THYMOMS

Stadium		Diagnostische Kriterien
I		Makroskopisch und mikroskopisch vollständig eingekapselt; kein Kapseldurchbruch
II	A	Mikroskopische Invasion bis jenseits der Kapsel
	B	Makroskopische Invasion in das umgebende Fettgewebe oder Kontakt zu Pleura oder Perikard
III	A	Makroskopische Invasion in benachbarte Organe, ins Perikard, in die Pleura, aber nicht in größere Gefäße
	B	Makroskopische Invasion in umgebende Organe einschließlich großer Gefäße
IV	A	Pleurale oder perikardiale Aussaat
	B	Lymphatische oder hämatogene Metastasen

Stadium	Häufigkeit (%)	5-Jahres-Überleben (%)	10-Jahres-Überleben (%)
I	36	95–100	86–100
II	26	70–100	50–100
III	22	68–89	47–60
IV	10	47–69	0–11

Quelle: Masaoka et al: Cancer 48:2485, 1981. Aktualisiert nach S Tomaszek et al: Ann Thorac Surg 87:1973, 2009, und CB Falkson et al: J Thorac Oncol 4:911, 2009.

Tabelle 38-2

GETT-STAGING (GROUPE D'ÉTUDES DES TUMEURS THYMIQUES) DES THYMOMS

Stadium		Kriterien
I	IA	Eingekapselter Tumor vollständig reseziert
	IB	Makroskopisch eingekapselter Tumor vollständig reseziert; mediastinale Invasion/Adhäsion vorhanden oder Verdacht auf mikroskopische Kapselinvasion
II		Invasiver Tumor vollständig reseziert
III	A	Invasiver Tumor subtotal reseziert
	B	Invasiver Tumor lediglich biopsiert
IV	A	Supraklavikuläre Metastasen oder Pleurakarzinose
	B	Fernmetastasen

Quelle: Gamondes JP et al: Seventeen years of surgical treatment of thymoma: factors influencing survival. Eur J Cardiothoracic Surg 5:124-31, 1991.

stinalstrukturen durch den Tumor. Das Fünf-Jahres-Überleben von Patienten im Stadium I liegt bei 96 %, 86 % im Stadium II, 69 % im Stadium III und 50 % im Stadium IV. Eine Erweiterung der Masaoka-Klassifikation stellt das GETT-Staging der französischen Studiengruppe dar. Hier erfolgt zusätzlich zu o. g. Kriterien die Einbeziehung des Resektionsgrades als ein wesentlicher prognostischer Parameter für Patienten. Tumoren im Stadium I werden um die Zusatzbezeichnung A für eine radikale Resektion und B bei mikroskopischer Kapselinvasion bzw. Invasion/Adhäsion mediastinaler Strukturen unterteilt. Konsekutiv entspricht mit III A einem subtotal resezierten Tumor, während III B eine bioptische Sicherung des Tumors darstellt.

PATHOLOGIE UND ÄTIOLOGIE

Thymome sind epitheliale Tumoren und haben durchweg malignes Potenzial, eine Unterscheidung in benigne und maligne Tumoren erfolgt nicht. Den wesentlichen prognostischen Faktor stellt die Invasion des Tumors in umgebende Mediastinalorgane dar. Ungefähr 65 % der Thymome sind eingekapselt und nicht invasiv, wohingegen ungefähr 35 % ein invasives Wachstum aufweisen. In den Tumoren finden sich unterschiedlich hohe Anteile an Lymphozyten, in Studien konnte molekulargenetisch eine polyklonale Verteilung nachgewiesen werden. Die epitheliale Komponente der Tumoren kann vorwiegend aus runden oder ovalen Zellen bestehen, welche ihren Ursprung in der Rinde nehmen oder aus spindelförmigen Zellen, die dem Mark entstammen bzw. aus einer Kombination beider Formen (WHO-Klassifikation, Tab. 38-3). Zytologische Merkmale stellen keine zuverlässigen Prädiktoren des biologischen Verhaltens dar.

Tabelle 38-3

HISTOLOGISCHE WHO-KLASSIFIKATION VON THYMUSTUMOREN

Typ	Histologie
A	Medulläres Thymom
AB	Gemischtes Thymom
B1	Überwiegend kortikales Thymom
B2	Kortikales Thymom
B3	Gut differenziertes Thymuskarzinom
C	Thymuskarzinom

Typ	Häufigkeit in %	Prognose (10 Jahre krankheitsfreies Überleben) in %
A	8	100
AB	26	90–100
B1	15	78–94
B2	28	83
B3	15	36
C	8	0–35

Quelle: Aus S Tomaszek et al: Ann Thorac Surg 87:1973, 2009.

Diese Unzuverlässigkeit könnte zum Teil auf der nur mäßigen Reproduzierbarkeit des WHO-Systems beruhen. Ungefähr 90 % der A-, AB- und B1-Tumoren sind lokalisiert. Nur ein sehr geringer Anteil der Tumoren weist histologische Merkmale maligner Tumoren, ähnlich Karzinomen, auf. Thymuskarzinome sind aufgrund des invasiven Wachstums mit einer schlechten Prognose assoziiert.

Genetische Veränderungen treten zahlreich in Thymomen auf. Häufig ist das Chromosom 6 an 6p21.3 (MHC-Locus) und 6p25.2-25.3 (Verlust der Heterozygotie) betroffen. Außerdem finden sich genetische Alterationen von Genen, ähnlich anderen Tumoren, wie p53, RB, FHIT und APC. Zusätzlich können Überexpressionen von c-Kit, HER2 oder für Rezeptoren für Wachstumsfaktoren (Epidermal Growth Factor und Insulin-like Growth Factor) in Thymuskarzinomen nachgewiesen werden. In einigen Tumoren liegt eine Überexpression des p21-ras-Genproduktes vor. Zusammengefasst bleibt die molekulare Pathogenese unklar. In Tierexperimenten konnte bei Ratten ein Thymom-Suszeptibilitätslokus auf Chromosom 7 identifiziert werden, aber ein Zusammenhang zwischen diesem Genlocus (Tsr1) und menschlichen Thymomen wurde bislang nicht nachgewiesen.

EINFLUSS DER THYMEKTOMIE AUF DEN VERLAUF VON BEGLEITENDEN ERKRANKUNGEN

Patienten mit Myasthenia gravis haben eine hohe Inzidenz von Thymusauffälligkeiten (ungefähr 80 %), jedoch findet sich ein Thymom nur bei 10–15 % der Patienten mit Myasthenia gravis. Man geht davon aus, dass der Thymus in der Fehlregulierung der Selbsttoleranz und der Generierung von autoreaktiven T-Zellen, die den Acetylcholinrezeptor als ein fremdes Antigen erkennen, eine wesentliche Rolle spielt. Obgleich Patienten mit Thymom und Myasthenia gravis eine geringere Wahrscheinlichkeit für eine Remission der Myasthenie nach Thymektomie haben als Patienten mit sonstigen Thymusauffälligkeiten, so ist doch der Verlauf der Myasthenia gravis nicht signifikant unterschiedlich bei Patienten mit oder ohne Thymom. Eine Thymektomie führt bei ungefähr 65 % der Patienten mit Myasthenia gravis zu einer symptomatischen Besserung der klinischen Symptome. Bei einer großen Patientenserie war das Langzeitüberleben von Thymompatienten mit Myasthenia gravis nach Thymomresektion verbessert gegenüber Patienten ohne begleitende Myasthenia gravis.

Ungefähr 30–50 % der Patienten mit einer Pure-Red-Cell-Aplasie haben ein Thymom. Hier lässt sich durch eine Thymektomie bei ungefähr 30 % der Patienten eine langfristige Remission der Pure-Red-Cell-Aplasie erzielen. Zusätzlich liegt bei ungefähr 10 % der Patienten mit einer Hypogammaglobulinämie ein Thymom vor, jedoch spricht diese Erkrankung in der Regel nicht auf eine Thymektomie an.

Behandlung
THYMOM

Die Behandlung wird durch das Masaoka-Stadium bestimmt, ein weiterer wichtiger Prognosefaktor für das Langzeitüberleben stellt die Radikalität der Resektion dar. Bei Patienten mit lokalisiertem, kapselbegrenztem Tumorwachstum im Stadium I nach Masaoka kann nach radikaler Resektion unter Mitnahme des perithymischen Fettgewebes eine langfristige Remission bei 96 % der Patienten erreicht werden. Bei Patienten mit Stadium II ist nach radikaler Resektion zusätzlich eine postoperative Bestrahlung des Tumorbettes mit 30–60 Gy empfohlen, allerdings ist der Nutzen der Strahlentherapie bei dieser Indikation nicht gesichert. Bei Patienten im Stadium III und IV konnte nach multimodaler Therapie mit neoadjuvanter Chemotherapie, gefolgt von radikaler Operation, Bestrahlung und zusätzlicher Konsolidierungschemotherapie eine Verbesserung des Gesamtüberlebens erreicht werden. Wirksame Chemotherapieregime setzen sich aus Platinkomponenten (Cisplatin oder Carboplatin) und Anthrazyklinen zusammen, eine zusätzliche Therapie mit Cyclophosphamid, Vincristin und Prednison verbessert das Ansprechen. Die Ansprechrate lag zwischen 50–93 % in mehreren Fallserien bis 40 Patienten. Ein nachgewiesen überlegenes Therapieregime liegt nicht vor. Sofern keine radikale Operation nach neoadjuvanter Chemotherapie möglich ist, kann eine adjuvante Strahlentherapie (Gesamtdosis 50–60 Gy) die lokale Rezidivrate reduzieren. Weiterhin kann im Stadium IV zur Verbesserung der lokalen Tumorkontrolle pleural intraoperativ eine hypertherme intrathorakale Chemotherapie (HITHOC) mit Cisplatin erfolgen. Die postoperative Komplikationsrate lag nach Pleurektomie, Dekortikation und intrapleuraler hyperthermer Chemotherapie in Studien zwischen 12–47 % mit einer postoperativen Mortalitätsrate unter 2,5 %.

Multimodale zytostatische Therapieansätze sind einem alleinig chirurgischen Vorgehen mit Bestrahlung überlegen, das 5-Jahres-Überleben lieg bei 50 % in fortgeschrittenen Stadien.

Einige Thymuskarzinome exprimieren c-Kit. In einem Einzelfallbericht wurde bei einem intensiv vorbehandelten Patienten mit mutiertem *c*-Kit-Gen ein sehr gutes Ansprechen auf eine Therapie mit dem Tyrosinkinaseinhibitor Imatinib mesylate berichtet. Viele Tumoren exprimieren zusätzlich den epidermalen Wachstumsfaktorrezeptor (EGFR), Wirksamkeitsnachweise monoklonaler Antikörper bzw. Tyrosinkinaseinhibitoren liegen nicht vor. Bei Positivität der Tumoren für Somatostatin kann durch eine Behandlung mit Octreotid und Prednison bei ungefähr einem Drittel der Patienten ein Ansprechen erzielt werden.

WEITERFÜHRENDE LITERATUR

Bernard C et al: Thymoma associated with autoimmune diseases: 85 cases and literature review. Autoimmun Rev 15(1):82–92, 2016. doi: 10.1016/j.autrev.2015.09.005

Buti S et al: Impressive response with imatinib in a heavily pretreated patient with metastatic c-KIT mutated thymic carcinoma. J Clin Oncol 29(33):e803–5, 2011. doi: 10.1200/JCO.2011.36.6427

Lombe DC, Jeremic B: A Review of the Place and Role of Radiotherapy in Thymoma. Clin Lung Cancer 16(6):406–12, 2015. doi: 10.1016/j.cllc.2015.05.003

Ried M et al: State of the art: diagnostic tools and innovative therapies for treatment of advanced thymoma and thymic carcinoma. Eur J Cardiothorac Surg pii: ezv426, 2015

KAPITEL 39

MAMMAKARZINOM

Marc E. Lippman

Für die deutsche Ausgabe Jens-Uwe Blohmer, Diana Lüftner und Anne C. Regierer

Dem Mammakarzinom liegt eine maligne Proliferation der epithelialen Auskleidung von Milchgängen und Läppchen der Brustdrüse zugrunde. Im Jahr 2014 erkrankten in den USA ungefähr 180.000 Patientinnen neu an einem invasiven Mammakarzinom. Im gleichen Zeitraum führte die Erkrankung zu 40.000 Todesfällen. Außerdem erkrankten im selben Zeitraum etwa 2000 Männer an einem Mammakarzinom. In Deutschland lag die geschätzte Inzidenz bei etwa 75.200 Frauen und 600 Männern (RKI 2014, Zentrum für Krebsregisterdaten (ZfKD), *www.krebsdaten.de*), bei einer Zahl von ca. 18.000 Frauen, die an der Krankheit (RKI 2014, Zentrum für Krebsregisterdaten [ZfKD], *www.krebsdaten.de*) verstarben. Mammakarzinome sind für etwa ein Drittel aller Karzinomfälle beim weiblichen Geschlecht verantwortlich und stellen somit weiterhin die häufigste Tumorerkrankung bei Frauen (abgesehen vom Hautkrebs) dar. Aufgrund verbesserter Therapiemöglichkeiten und Früherkennung nimmt die Letalität des Mammakarzinoms derzeit ab. Die relative 5-Jahres-Überlebensrate betrug im Zeitraum 2009–2010 87 % (86–88 %) (RKI 2014, Zentrum für Krebsregisterdaten [ZfKD], *www.krebsdaten.de*). Seltene Malignome der Brustdrüse, wie Sarkome und Lymphome, werden in diesem Kapitel nicht berücksichtigt. Das Mammakarzinom ist eine klonale Erkrankung, bei der eine entartete Zelle als Folge einer Serie von (erworbenen) somatischen oder Keimbahnmutationen ein vollständiges malignes Potenzial entwickelt. Somit kann es zu einer längeren Latenz der Erkrankung ohne Invasivität bzw. mit invasivem, aber nicht metastasierendem Krankheitsbild kommen.

GENETISCHE ÜBERLEGUNGEN

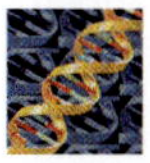

Zurzeit können kaum mehr als 10 % der Mammakarzinome einer bestimmten Keimbahnmutation zugeordnet werden. Verschiedene Gene werden mit familiärem Brustkrebs in Verbindung gebracht. Das Li-Fraumeni-Syndrom ist durch eine vererbbare Mutation des p53-Tumorsuppressorgens gekennzeichnet und geht klinisch mit einer Häufung von Mammakarzinomen, osteogenen Sarkomen und weiteren Malignomen einher. Des Weiteren wurden vererbbare Mutationen von PTEN beschrieben (Cowden-Syndrom) mit einer Häufung von Mammakarzinomen in diesen Familien.

Ein weiteres Tumorsuppressorgen, BRCA-1, wurde auf dem chromosomalen Locus 17q21 entdeckt. Es kodiert für ein Zinkfingerprotein, das als Transkriptionsfaktor fungiert und an molekularen Genreparationsprozessen beteiligt ist. Frauen mit einem mutierten Allel haben ein kumulatives Risiko von 60–80 %, ein Mammakarzinom zu entwickeln. Außerdem besteht ein Risiko von etwa 33 % für ein Ovarialkarzinom. Dieses Risiko ist bei Frauen, die nach 1940 geboren sind, höher, vermutlich aufgrund additiver Effekte von bestehenden hormonellen Faktoren. Männliche Träger dieser Mutation weisen eine erhöhte Inzidenz von Prostatakarzinomen auf, nicht aber von Mammakarzinomen. Mit einem vierten, auf Chromosom 13q12 lokalisierten Tumorsuppressorgen, dem *BRCA-2,* ist eine Häufung von Mammakarzinomen bei Männern und Frauen vergesellschaftet.

Durch die moderne molekulargenetische Diagnostik von Gendefekten, wie der Gensequenzierung, können BRCA-1- and BRCA-2-Merkmalsträger identifiziert und entsprechend beraten werden. Bei Frauen mit familiärer Häufung von Mammakarzinomen sollte nach den Empfehlungen in den USA ein Screening auf Gendefekte durchgeführt werden, insbesondere bei Frauen, die von den Aschkenasim-Juden abstammen, die eine hohe Wahrscheinlichkeit für eine spezifische BRCA-1-Gründermutation besitzen (Substitution Adenosin → Guanosin auf Position 185). Eine genetische Testung sollte nur in spezialisierten Einrichtungen durchgeführt werden und setzt eine umfassende Beratung voraus. In Deutschland wird der Gentest auf BRCA-1 und -2 empfohlen (siehe auch S3-Leitlinie), wenn in der Familie (1) mindestens drei Frauen unabhängig vom Alter an Brustkrebs erkrankt sind, (2) mindestens zwei Frauen an Brustkrebs erkrankt sind, davon eine vor dem 51. Lebensjahr, (3) mindestens eine Frau an Brustkrebs und eine Frau an Eierstockkrebs erkrankt ist, (4) mindestens zwei Frauen an Eierstockkrebs erkrankt sind, (5) bei mindestens einer an beidseitigem Brustkrebs erkrankten Frau das Ersterkrankungsalter vor dem 51. Lebensjahr liegt, (6) mindestens eine Frau vor dem 36. Lebensjahr an Brustkrebs erkrankt ist, (7) mindestens ein Mann an Brustkrebs erkrankt ist und mindestens eine weitere Person an Brust- oder Eierstockkrebs erkrankt ist (Einschlusskriterien [EK] des deutschen Konsortiums für Familiären Brust- und Eierstockkrebs [DK-FBEK], basierend auf der genetischen Analyse von > 17.000 Familien; bei Vorliegen eines dieser EK liegt die Wahrscheinlichkeit für den Nachweis einer Mutation bei ≥ 10 %; *www.ago-online.de*).

Mehr noch als für die familiären Formen des Mammakarzinoms sind Gendefekte für die spontane Entstehung von Brustkrebs von Bedeutung. Bei fast 40 % der Patientinnen mit Mammakarzinom ist eine p53-Mutation und bei etwa 10 % eine PTEN-Mutation als erworbener Defekt vorhanden. Auch die BRCA-1-Mutation kann spontan in Mammakarzinomen auftreten (als somatische Mutation), häufig beim so genannten triple-negativen Mammakarzinom. Bei einigen dieser sporadischen Mammakarzinome wurde außerdem eine verminderte Expression von BRCA-1-mRNS (vermutlich bedingt durch Genmethylierung) und eine veränderte zelluläre Lokalisation des BRCA-1-Proteins) gefunden. Der Verlust der Heterozygotie dieser Gene deutet an, dass die Tumorsuppressoraktivität auch beim sporadischen Mammakarzinom inaktiviert wird. Schließlich lässt sich bei etwa einem Viertel aller Mammakarzinome ein anderes dominantes Onkogen nachweisen, dessen Genprodukt der Superfamilie des Epidermal Growth Factor Receptor entstammt und als *erbB2* (HER2/neu) bezeichnet wird. Aufgrund einer Genamplifikation kommt es zu einer Überexpression dieses Faktors im menschlichen Brustdrüsenepithel, die zu einer erhöhten malignen Transformation führen kann. HER2/neu ist das Zielmolekül für eine systemische Therapie mit Trastuzumab (monoklonaler Antikörper gegen HER2/neu), die sowohl in der adjuvanten als auch in der metastasierten Situation wirksam ist. Große Sequencing Consortia haben beim sporadischen Mammakarzinom mehrere Mutationen identifiziert mit unterschiedlicher Penetranz (Risiko, dass tatsächlich ein Mammakarzinom aufgrund dieses Gendefektes auftritt), so z. B. die moderately penetrant risk genes (OR 1,5–5,0) (RAD51C, ATM, BRIP1, CDH1, CHEK2, NBN, PALB2, PTEN) und die low risk variants/modifiers (OR/HR < 1,5)(FGFR2, TOX3, 2q35, 11q15, SLC4A7, 5p12, MAP3K1).

EPIDEMIOLOGIE

Das Mammakarzinom ist eine hormonabhängige Erkrankung. Frauen ohne funktionstüchtige Ovarien und ohne Östrogensubstitution entwickeln selten Brustkrebs. Das Verhältnis von Frauen zu Männern bei dieser Erkrankung beträgt 150 : 1. Bei den meisten epithelialen Malignomen zeigt die logarithmische Darstellung der Inzidenz einen geradlinigen Anstieg mit zunehmendem Alter. Diese altersbezogene Darstellung der Inzidenz gilt auch für das Mammakarzinom, weist jedoch nach der Menopause eine geringere Steigung auf. Drei zeitliche Fixpunkte im Leben einer Frau haben einen epidemiologisch nachweisbaren Einfluss auf die Brustkrebsentstehung: der Zeitpunkt der Menarche, das Alter bei Austragung der ersten Schwangerschaft und das Alter bei Eintritt der Menopause. Das Einsetzen der Menarche mit 16 Jahren reduziert das Brustkrebsrisiko um 50–60 % im Vergleich zum Risiko von Frauen, die zum Zeitpunkt der Menarche erst 12 Jahre alt waren. Dieses geringere Risiko persistiert lebenslänglich. In ähnlicher Weise verringert der natürliche oder durch externe Faktoren verursachte Beginn der Postmenopause 10 Jahre vor dem Median (52 Jahre) das kumulative Risiko für ein Mammakarzinom um ungefähr 35 %. Frauen mit einer ersten ausgetragenen Schwangerschaft vor dem 18. Lebensjahr weisen ein geringeres Risiko (30–40 %) als Nulliparae auf. Die Anzahl der Jahre im Leben einer Frau, in denen sie unter dem zyklischen Einfluss von Östrogenen und Gestagen steht, insbesondere die Jahre vor der ersten ausgetragenen Schwangerschaft, sind von entscheidender Bedeutung für das Entstehungsrisiko einer Brustkrebserkrankung. Diese Faktoren (Alter bei Menarche, bei Austragung der ersten Schwangerschaft und bei Eintritt der Menopause) können die Unterschiede in der Inzidenz des Mammakarzinoms in den verschiedenen Ländern von bis zu 70–80 % erklären. Auch die Dauer des Stillens reduziert unabhängig von Parität und Alter das Brustkrebsrisiko.

Die international unterschiedlichen Inzidenzen haben Hinweise für hormonelle Einflüsse auf die Karzinogenese geliefert. So besitzt eine nordamerikanische Frau bis zu ihrem 80. Lebensjahr ein Risiko von 1 : 9, ein invasives Mammakarzinom zu entwickeln. Asiatische Frauen besitzen nur ein Fünftel bis ein Zehntel dieses Brustkrebsrisikos im Vergleich zu einer Frau in Nordamerika oder Westeuropa. In Asien weisen die Frauen deutlich geringere Serum- und Gewebespiegel von Östrogen und Progesteron auf. Diese Unterschiede lassen sich nicht auf genetische Faktoren zurückführen, da asiatische Immigrantinnen in der westlichen Welt identische Steroidhormonkonzentrationen und ein ähnliches Brustkrebsrisiko aufweisen wie Kaukasierinnen, die in Nordamerika oder Westeuropa geboren wurden. Eingewanderte Asiatinnen und mehr noch ihre Töchter unterscheiden sich wesentlich in Körpergröße und Gewicht von den asiatischen Frauen in Asien. Körpergröße und Gewicht wiederum beeinflussen das Alter der Menarche und haben entscheidenden Einfluss auf die Plasmakonzentration von Östrogenen.

Der Einfluss der Ernährung auf die Ätiologie des Brustkrebses wird kontrovers diskutiert. Während es Zusammenhänge zwischen der durchschnittlichen Kalorien- und Fettzufuhr und dem Krebsrisiko gibt, ist die exakte Bedeutung der Fette unklar. Andererseits ist die abdominale Adipositas ein Risikofaktor sowohl für das Auftreten von Mammakarzinomen als auch für Rezidive. Eine erhöhte Kalorienzufuhr kann auf verschiedene Arten das Brustkrebsrisiko beeinflussen: Eine gesteigerte Aromataseaktivität im Fettgewebe bedingt einen erhöhten Östrogenspiegel, der wiederum Einfluss auf Menarche und Menopause sowie den postmenopausalen Hormonspiegel hat. Außerdem begünstigt eine hohe Kalorienzufuhr die Entstehung des Diabetes mellitus Typ 2 mit seinen hohen Insulinspiegeln im Gewebe. Dadurch kann die Proliferation der epithelialen Zellen im Brustgewebe u. a. durch die Stimulation des IGF (insulin-like-growth-factor) gesteigert werden. Ein Zusammenhang zwischen mäßigem Alkoholgenuss und dem Mammakarzinom wurde beschrieben, die Ursache dieser Assoziation ist unbekannt. Eine Folsäuresupplementation scheint das Risiko bei Frauen, die Alkohol trinken, zu verändern, wirkt aber bei Abstinenz nicht zusätzlich protektiv. Derzeit wird vornehmlich eine Alkoholabstinenz empfohlen, die aber gegen soziokulturelle Zwänge sowie mögliche kardioprotektive Effekte eines moderaten Alkoholkonsums abgewogen werden muss. Die regelmäßige Einnahme von niedrig dosierter Acetylsalicylsäure reduziert das Mammakarzinomrisiko ebenfalls. Es besteht ein Zusammenhang zwischen einer Depression und dem Auftreten von Mammakarzinomen und deren Rezidiven.

Die mögliche Rolle einer exogenen Hormonzufuhr beim Mammakarzinom ist von außerordentlicher Wichtigkeit, da Millionen Frauen in Nordamerika und Europa regelmäßig orale Kontrazeptiva oder eine Hormonersatztherapie in der Peri- oder Postmenopause anwenden. Die verlässlichsten Metaanalysen kommen zu dem Ergebnis, dass die Einnahme von oralen Kontrazeptiva ein allenfalls gering erhöhtes Risiko für die Entstehung einer Brustkrebserkrankung darstellt. Im Gegensatz dazu haben orale Kontrazeptiva einen protektiven Einfluss bezüglich der Entstehung von Ovarial- und Endometriumkarzinomen. Die kombinierte (Estrogen- und Progesteron-Substitution) Hormonersatztherapie (HET) wirkt sich sehr stark auf das Risiko des Mammakarzinoms aus. Die größte prospektive, placebokontrollierte Studie, die so genannte WHI-Studie (Women's Health Initiative), in der die gesundheitlichen Folgen einer Hormonsubstitution mit einer Östrogen-Gestagen-Kombination untersucht wurden, ergaben eine Risikozunahme für Brustkrebs und kardiovaskuläre Ereignisse, dagegen eine Risikominderung für Knochenbrüche und kolorektale Karzinome. Insgesamt ergaben sich mehr negative Effekte: Nach einer HET über 6–7 Jahre hat sich das Risiko für ein Mammakarzinom fast verdoppelt. In dem Studienarm an mehr als 12.000 hysterektomierten Frauen, die nur Östrogen erhielten, nahm die Inzidenz nicht signifikant zu. Daher gibt es bei der Langzeit-HET erhebliche Bedenken bezüglich des Risikos für kardiovaskuläre Erkrankungen und Mammakarzinome. Die WHI-Studie zur alleinigen Gabe von konjugiertem equinem Östrogen ermittelte bei Frauen < 70 Jahren nur wenige unerwünschte Wirkungen. Da für andere, potentere Formen der HET keine vergleichbaren Sicherheitsdaten vorhanden sind, sollten sie nicht routinemäßig eingesetzt werden. Bei Frauen mit anamnestisch bekanntem Mammakarzinom erhöht die kombinierte HET das Rezidivrisiko. Die Ergebnisse der WHI haben zu einer starken Reduktion der Verschreibung einer HET geführt. Interessanterweise hat dies bereits zu einer Abnahme der Inzidenz des Östrogenrezeptor-positiven Mammakarzinoms geführt.

Ein weiterer Risikofaktor für die Entstehung des Mammakarzinoms ist eine Strahlentherapie bei jungen Patientinnen. Frauen, die bis zum 30. Lebensjahr einer Bestrahlung z. B. im Rahmen der Behandlung einer Hodgkin-Krankheit (200–300 cGy) ausgesetzt waren, haben ein erheblich erhöhtes Risiko, ein Mammakarzinom zu entwickeln, vergleichbar mit dem Risiko einer BRCA-1-Mutation, wobei eine Radiatio nach dem 30. Lebensjahr nur einen minimalen Einfluss auf die Karzinogenese der Brustdrüse hatte.

DIAGNOSTIK VON BRUSTDRÜSEN-TUMOREN BEI MÄNNERN UND FRAUEN

Da die Brustdrüsen bei Frauen eine häufige Lokalisation potenziell tödlich verlaufender Malignome sind, sollte die Palpation und Inspektion der Brustdrüse und der Achselhöhle obligatorischer Bestandteil jeder allgemeinen körperlichen Untersuchung sein. Leider wird dies häufig, insbesondere bei Männern, unterlassen. Dabei geht es nicht nur darum, Gewebeveränderungen zu ertasten, sondern dies im Bewusstsein zu tun, eine potenziell tödliche Karzinomerkrankung in einem Stadium zu entdecken, in dem es noch nicht zur metastatischen Aussaat gekommen ist. Diese Aufgabe fällt keineswegs nur Gynäkologen zu. Jeder hausärztlich und onkologisch tätige Mediziner sollte die Technik erlernen und anwenden. Jede Frau sollte zur monatlichen Selbstuntersuchung und -betrachtung (Hauteinziehungen, Mamillenveränderungen, Hautödeme) angeleitet und ermuntert werden. Obwohl Mammakarzinome bei Männern eher selten sind, sollten einseitige Läsionen in derselben Weise wie bei Frauen abgeklärt werden, wobei eine Gynäkomastie beim Mann häufig einseitig beginnen und asymmetrisch verlaufen kann.

Mammakarzinome werden fast ausschließlich mittels Biopsie eines Knotens diagnostiziert, der in der Mammografie, Mammasonografie oder bei der Palpation auffällig geworden ist. Es wurden Algorithmen entwickelt, um die diagnostische Effizienz zu erhöhen und die Zahl unnötiger Untersuchungen und Biopsien zu verringern (Abb. 39-1).

PALPABLER MAMMATUMOR

Alle Frauen sollten dazu angehalten werden, ihre Brüste einmal monatlich selbst zu untersuchen und zu betrachten. Eine möglicherweise fehlerhafte Studie aus China legte zwar nahe, dass die Selbstuntersuchung der Brüste das Überleben nicht verändert, da durch die Selbstuntersuchung jedoch keine Nachteile entstehen, sollte sie trotzdem empfohlen werden. Mit größerer Wahrscheinlichkeit kann so ein Mammakarzinom zu einem früheren Zeitpunkt entdeckt und mit einer weniger radikalen operativen Therapie behandelt werden. Die Brustuntersuchung durch den Arzt sollte bei guten Lichtverhältnissen erfolgen, damit auch Hauteinziehungen und andere Hautveränderungen erkannt werden. Auch die Mamillen und Areolae sollten untersucht werden, insbesondere auf pathologische Sekretionen. Des Weiteren müssen die regionären axillären, supra- und infraklavikulären Lymph-

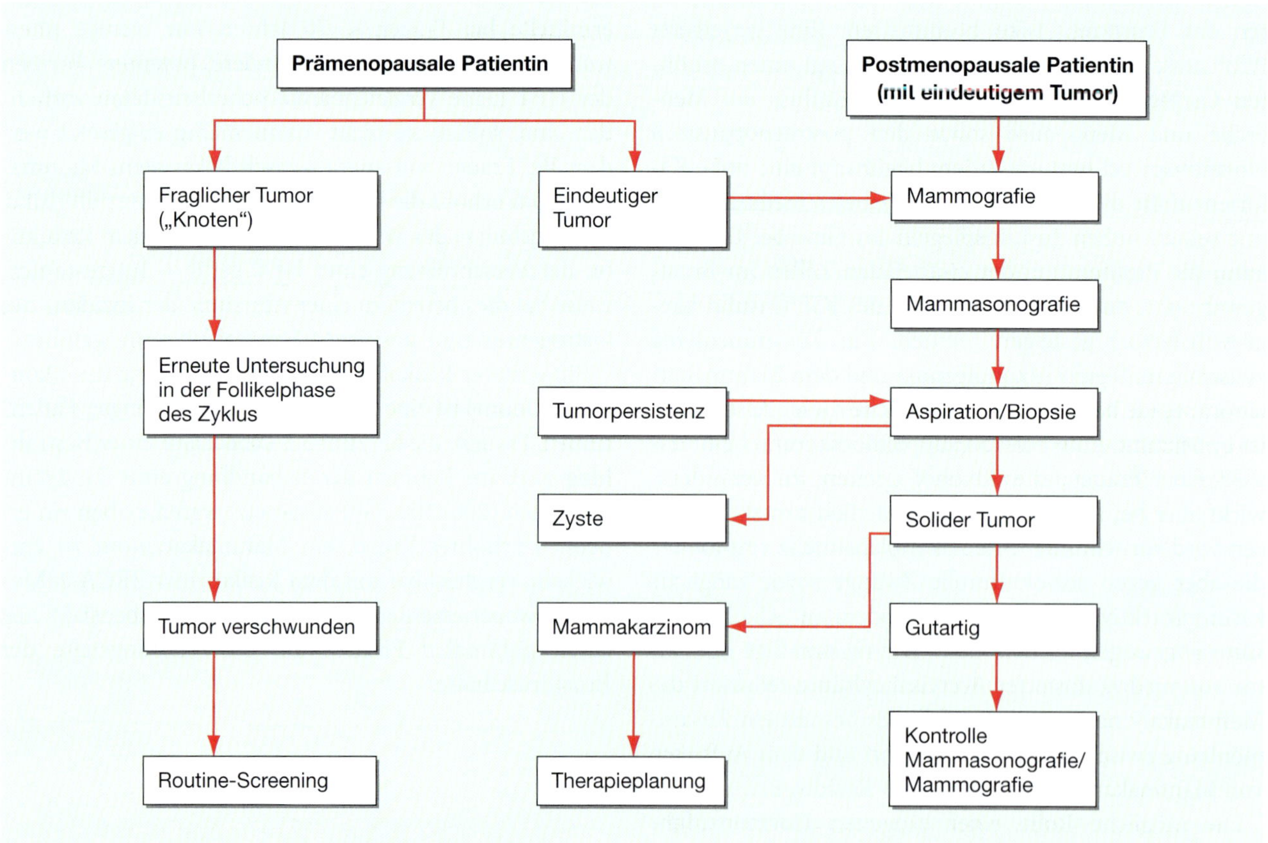

Abbildung 39-1 **Vorgehen bei palpablen Mammatumoren.**

knoten palpiert und die Größe etwaiger Herdbefunde angegeben werden. Auch wenn einige Merkmale des Tastbefundes auf einen malignen Befund schließen lassen (harte, unregelmäßige, begrenzte oder fixierte sowie schmerzlose Knoten), kann der Karzinomausschluss nicht aufgrund der körperlichen Untersuchung erfolgen. Ebenso wenig schließt eine unauffällige Mammografie bei persistierendem Tastbefund ein malignes Geschehen aus. Tastbare Läsionen müssen durch weitere diagnostische Untersuchungen wie Mammasonografie und, wenn suspekt, eine Biopsie abgeklärt werden.

Bei prämenopausalen Frauen sollten unklare, nicht suspekte Tastbefunde innerhalb von 2–4 Wochen während der follikulären Zyklusphase (1. Zyklushälfte) erneut untersucht werden. Am 5.–7. Tag des Menstruationszyklus sind die klinischen Untersuchungsbedingungen am besten. Bei einem suspekten Tastbefund soll keine erneute, spätere Untersuchung erfolgen, sondern eine sofortige Mammasonografie mit sonografisch gestützter Biopsie. Ein palpabler Tumor bei einer postmenopausalen Frau oder ein über den Zeitraum eines Zyklus persistierender zweifelhafter Tastbefund bei einer prämenopausalen Frau sollte bioptisch abgeklärt werden (in den USA wird häufig primär offen bioptiert mit schlechteren onkologischen Ergebnissen [R2-Resektion, 2. OP]). Sonografisch nachweisbare Zysten sollten nur bei Schmerzen punktiert werden. Auch unblutige Aspirate müssen zytologisch untersucht werden. Persistierende Knoten sowie komplexe und blutige Zysten erfordern neben der Mammografie und Sonografie eine bioptische Abklärung, obgleich bei ausgewählten Patienten die so genannte, in den USA häufig genutzte Triple-Diagnostik (Palpation, Mammografie, Feinnadelpunktion) eine Biopsie ersetzen kann (Abb. 39-1 und Abb. 39-2). Zwar kann mit einer Ultraschalluntersuchung hervorragend zwischen Zysten und soliden Prozessen differenziert werden, aber nicht immer können solide Herdbefunde sonografisch dargestellt werden. Dann muss eine weitere bildgebende Untersuchung wie die Mammografie erfolgen. Aufgrund der höheren Sensitivität und Spezifität im Vergleich zur analogen Technik sollte die Mammografie eine digitale Mammografie sein.

Bei der Planung des weiteren Vorgehens im Sinne diagnostischer Algorithmen sind einige wesentliche Punkte zu beachten. Zunächst fließt die Risikoanalyse (Familienanamnese) allenfalls additiv in die Entscheidungsfindung ein, da keine denkbare Konstellation der Risikofaktoren die Notwendigkeit einer Punktion/Biopsie ausschließen kann. Allerdings sollte bei einer entsprechenden Familienanamnese auch bei bildgebend nicht suspekten, klinisch jedoch neu aufgetretenen Herdbefunden bioptiert werden. Außerdem sollte eine Biopsie mit histologischer Untersuchung nur in Zentren mit ausreichender Erfahrung auf diesem Gebiet durchgeführt werden. Diagnostische Maßnahmen, wie Ultraschall, MRT und PET, ersetzen keine Biopsie oder Exzision mit histologischer Untersuchung bei klinisch suspektem Befund.

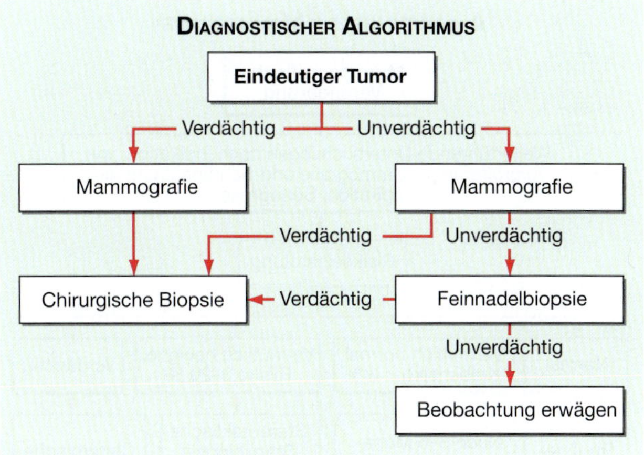

Abbildung 39-2 Triple-Diagnostik.

AUFFÄLLIGE MAMMOGRAFIEBEFUNDE

Die *diagnostische Mammografie* wird durchgeführt, nachdem eine palpable Abnormalität auffällig wurde und sollte nicht mit der Screeningmammografie verwechselt werden. In der diagnostischen Mammografie soll das restliche Brustgewebe vor der Biopsie beurteilt werden. Auffällige Befunde, die bei der Mammografie entdeckt werden, sollten durch eine Vergrößerungsmammografie weiter untersucht werden. Dazu gehören Areale mit gruppiertem Mikrokalk, Gewebeverdichtungen (insbesondere mit strahligen Ausläufern oder Spiculae) und Größenänderungen gegenüber vorherigen Aufnahmen. Bei einigen palpablen und nicht palpablen Läsionen und unklaren mammografischen Befunden kann der Ultraschall Hinweise auf eine Zyste oder einen soliden Herdbefund liefern oder zur Biopsieplanung und Indikationsstellung hilfreich sein. Bei nicht palpablen Herden mit eindeutig benignem Aspekt in der Mammografie (BIRADS 2) sollten altersadaptiert sonografische und/oder mammografische Kontrolluntersuchungen durchgeführt werden. Es kann nicht oft genug betont werden, dass eine negative Mammografie bei einem palpablen Knoten in der Brust ein Mammakarzinom nicht ausschließt.

Bei einer nicht palpablen mammografischen Läsion mit geringem Malignitätsverdacht (BIRADS 3) ist eine erneute Mammografie nach 3–6 Monaten indiziert. Durch die Einführung der stereotaktischen mammografischen und der ultraschallgestützten Biopsie kann differenzierter bei malignitätsverdächtigen Läsionen (BIRADS 4–5) vorgegangen werden. Morrow et al. haben vorgeschlagen, die stereotaktische und sonografisch gestützte Biopsie in solchen Situationen anzuwenden, bei denen eine Biopsie zwar indiziert ist, benigne Läsionen jedoch wahrscheinli-

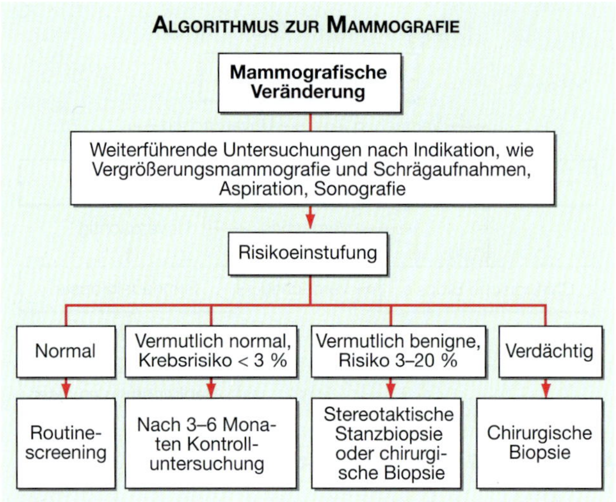

Abbildung 39-3 Vorgehen bei mammografischen Veränderungen.

cher (BIRADS 3) sind und durch diese Prozedur offene Biopsien (diagnostische Operationen) umgangen werden können. Ist der Malignitätsverdacht härter (BIRADS 4–5), sollte dagegen sofort minimalinvasiv biopsiert werden. Wie ein risikoadaptiertes Vorgehen erfolgen kann, ist in Abbildung 39-3 dargestellt.

MAMMATUMOREN IN SCHWANGERSCHAFT UND STILLZEIT

Während der Schwangerschaft kommt es unter dem Einfluss von Östrogen, Progesteron, Prolaktin und human placental lactogen zum Brustdrüsenwachstum. Progesteron verhindert die Laktation, indem es die biologische Prolaktinwirkung hemmt. Nach der Entbindung kommt es durch den Progesteronabfall zum Milcheinschuss, da sich die Prolaktinwirkung ohne den Einfluss eines Antagonisten entfalten kann. Das Auftreten eines Herdbefundes der Mamma während Schwangerschaft oder Stillzeit sollte niemals nur hormonellen Veränderungen zugeschrieben werden. Ein Mammakarzinom entwickelt sich in einer von 3000–4000 Schwangerschaften. Vergleicht man die einzelnen Stadien der Erkrankung, unterscheidet sich die Prognose des Mammakarzinoms bei Schwangeren nicht von der bei prämenopausalen, nicht schwangeren Patientinnen. Allerdings weisen Schwangere häufig fortgeschrittenere Erkrankungsstadien auf, einerseits durch gegebenenfalls längeres Ignorieren eines Mammatumors und andererseits durch die endogene Hormonstimulation während der Gravidität. Persistierende palpable Befunde in der Brust Schwangerer oder stillender Frauen *lassen sich nicht* allein durch die körperliche Untersuchung als gutartig einstufen, daher sollten diese Patientinnen unbedingt zur weiterführenden Diagnostik überwiesen werden.

BENIGNE MAMMATUMOREN

Nur ungefähr eine von 5–10 Mammabiopsien führt in den USA zur Diagnose von Brustkrebs, wobei der prozentuale Anteil der positiven Biopsien im nationalen und internationalen Vergleich hochgradig variiert. (Diese Differenzen könnten durch die unterschiedliche Verbreitung und Interpretation von Mammografien, die Erfahrung der Gutachter und die Gerätetechnik erklärbar sein.) Die meisten gutartigen Mammatumoren sind fibrozystische Mastopathien, ein Begriff für den Nachweis kleiner flüssigkeitsgefüllter Zysten und mäßiggradiger Epithel- und Bindegewebshyperplasien. Die Diagnose „fibrozystische Mastopathie" erfolgt nicht klinisch, sondern histologisch. Frauen, bei denen eine Biopsie mit dem Nachweis benigner Veränderungen durchgeführt wurde, haben ein höheres Mammakarzinomrisiko als solche, bei denen noch keine Biopsie indiziert war. Die Untergruppe der Frauen mit duktalen oder lobulären Zellproliferationen (insgesamt 30 % aller Patientinnen), insbesondere die kleine Gruppe mit atypischen Hyperplasien (3 %), entwickelt im Vergleich zu Frauen ohne diese Veränderungen mit vierfach höherer Wahrscheinlichkeit ein Mammakarzinom. Bei positiver Familienanamnese ersten Grades ist das Risiko der Frauen sogar etwa neunfach erhöht. Daher ist eine engmaschigere Verlaufskontrolle dieser Risikopatientinnen notwendig. Im Gegensatz dazu weisen Frauen mit einem benignen histologischen Befund und ohne atypische Hyperplasien nur ein geringes Mammakarzinomrisiko auf. Für diese Patientinnen sind die üblichen altersentsprechenden Vorsorgeuntersuchungen ausreichend.

SCREENING

Das Mammakarzinom nimmt unter den epithelialen Malignomen eine Sonderstellung ein, da das Screening asymptomatischer Frauen (in Form von regelmäßigen Mammografien) nachweislich das Überleben verbessert. Metaanalysen aller randomisierten Studien konnten bei 1- bis 2-jährlichen Mammografien in der Gruppe der über 50-Jährigen eine um 25–30 % reduzierte Mortalität nachweisen. Die Ergebnisse in der Gruppe der 40- bis 50-Jährigen sind fast ebenso vielversprechend. Aufgrund der niedrigeren Inzidenz bei jungen Frauen sind bei ihnen falsch positive Ergebnisse häufiger. Auch wenn weiterhin die Durchführbarkeit von Mammografie-Screeningprogrammen kontrovers diskutiert wird, wächst die Datenlage, aus der ein Vorteil des Screenings deutlich wird. Neue Auswertungen älterer randomisierter Studien legen teilweise nahe, dass das Screening keinen Überlebensvorteil bringt. Während sich das fehlerhafte Design der älteren Studien im Nachhinein nicht mehr korrigieren lässt, gehen die meisten Expertengremien, einschließlich der American Society of Clinical Oncology und der American Cancer Society, weiterhin davon aus, dass das Screening von nachhaltigem Nutzen ist. Außerdem ist es unwahrscheinlich, dass die deutliche Abnahme der Brustkrebsmortalität im letzten Jahrzehnt nur auf den besseren Therapieansätzen beruht, sodass es angebracht ist, allen Frauen über 40 Jahren eine jährliche oder zweimal jährliche Mammografie zu empfehlen. In Deutschland wird folgendes altersabhängiges Vorgehen vorgeschlagen: (1) Bei Frauen über 20 Jahre ein Aufklärungsgespräch über Brustkrebs-Risikofaktoren und die Ermittlung des individuellen Risikoprofils. Bei Patientinnen mit hoher Risikokonstellation sollte ein individuelles Früherkennungsprogramm durchgeführt werden. (2) Bei Frauen über 30 Jahre Anleitung zur Selbstuntersuchung der Brust. (3) Bei Frauen über 40 Jahre regelmäßige ärztliche Untersuchung der Brustdrüse und ihrer regionären Lymphabflussgebiete. Bei Risikopatientinnen Mammografie in mindestens zweijährigen Abständen. (4) Bei Frauen zwischen 50 und 69 Jahren Mammografie alle 2 Jahre im Rahmen des nationalen Screeningprogramms und regelmäßige ärztliche Untersuchung der Brustdrüse und ihrer regionären Lymphabflussgebiete. Kontrovers eingeschätzt wird die Effizienz regelmäßiger Mammografien bei Frauen unter 50 Jahren ohne spezielles Risiko. Erst nach zehnjähriger Verlaufsbeobachtung zeigt sich hier ein Vorteil zugunsten der untersuchten Gruppe. Trotz aller Kontroversen erscheint ein regelmäßiges Screening empfehlenswert, gerade auch in Anbetracht der sinkenden Mortalität, die sicher durch eine verbesserte Früherkennung mitbedingt ist. Obwohl bisher keine randomisierte Studie zur Selbstuntersuchung der Brust einen Überlebensgewinn feststellen konnte, scheint der größte Vorteil in der möglichst frühen Diagnosestellung zu liegen, die eine brusterhaltende Behandlung erlaubt. Die verbesserte Mammografietechnik, wie die digitale Mammografie und die Vergrößerungsmammografie, und die zunehmende Erfahrung in der Befundbeurteilung in Verbindung mit neueren bildgebenden Verfahren (Magnetresonanztomografie und -spektroskopie, Mammografie-Tomosynthese, automatisierte 3D-Sonografie, Elastografie usw.) könnten zukünftig eine noch frühere und zuverlässigere Diagnose des Mammakarzinoms erlauben. Ein Screening mit anderen Untersuchungsmethoden wird bisher nicht allgemein empfohlen. Die ACS und die deutsche S3-Leitlinie empfehlen jedoch bei jüngeren, BRCA-1- oder BRCA-2-positiven Patientinnen und ihren nicht untersuchten Verwandten ersten Grades, einem Zustand nach Strahlentherapie des Thorax im Alter von 10–30 Jahren, einem Lebenszeitrisiko von mindestens 20 % für das Mammakarzinom oder einem Li-Fraumeni-Syndrom, Cowden-Syndrom oder Bannayan-Riley-Ruvalcaba-Syndrom ein jährliches MRT-Screening, da hier die höhere Sensitivität die niedrigere Spezifität überwiegt.

STAGING

Die korrekte Stadieneinteilung ist beim Brustkrebs von außerordentlicher Wichtigkeit. Die TNM-Klassifikation des Mammakarzinoms (Primärtumor, regionale Lymphknotenmetastasen, Fernmetastasen) erlaubt nicht nur die korrekte Beurteilung der Prognose, sondern beeinflusst auch maßgeblich das weitere therapeutische Vorgehen (Tab. 39-1). Vergleiche mit historischen Stadieneinteilungen sollten mit Vorsicht betrachtet werden, da das Staging in den letzten 20 Jahren mehrfach modifiziert wurde. Das derzeit durchgeführte Staging ist komplex und führt zu signifikanten Änderungen des Therapieergebnisses abhängig vom Stadium im Vergleich zu den vormaligen Staging-Systemen.

Behandlung MAMMAKARZINOM

Einer der interessantesten Aspekte der Biologie des Mammakarzinoms ist die neuere Unterteilung anhand von Genexpressionsprofilen in mindestens fünf Subtypen.

1. Luminal A: Die Luminal-A-Tumoren exprimieren die Zytokeratine 8 und 18, weisen den höchsten Östrogenrezeptorspiegel auf, sind meistens gering maligne, sprechen am besten auf eine endokrine Therapie an und haben eine günstige Prognose. Sie sprechen eher schlechter auf eine Chemotherapie an.

2. Luminal B: Die Tumorzellen stammen ebenfalls vom luminalen Epithel ab, ihr Genexpressionsmuster unterscheidet sich aber vom Luminal-A-Typ. Die Prognose ist deutlich schlechter als beim Luminal-A-Typ.

3. Normal breast like: Das Genexpressionsprofil dieser Tumoren ähnelt dem des „normalen" Mammaepithels. Die Prognose ist ähnlich wie beim Luminal-B-Typ. N0, N1, N2.

4. HER2-positiv: Diese Tumoren besitzen eine Amplifikation des HER2-Gens auf Chromosom 17q sowie oft eine Koamplifikation und Überexpression anderer Gene neben HER2. Früher war die klinische Prognose dieser Tumoren schlecht. Seit der Einführung von Trastuzumab und anderen gezielten Therapien hat sich das klinische Ergebnis von HER2-positiven Patientinnen deutlich verbessert.

5. Basal like: Diese triple-negativen Tumoren (Östrogenrezeptor-, Progesteronrezeptor- und HER2-negativ) enthalten typische Merkmale der basalen/myoepithelialen Zellen. Sie sind meistens hochmali-

Tabelle 39-1

STAGING DES MAMMAKARZINOMS

Primärtumor (T)

pT0	Kein Nachweis eines Primärtumors
pTis	Carcinoma in situ
pT1	Tumor ≤ 2 cm
pT1a	Tumor > 0,1 cm, aber ≤ 0,5 cm
pT1b	Tumor > 0,5 cm, aber ≤ 1 cm
pT1c	Tumor > 1 cm, aber ≤ 2 cm
pT2	Tumor > 2 cm, aber ≤ 5 cm
pT3	Tumor > 5 cm
pT4 a–d	Brustwandinfiltration T4a, inflammatorisches Ca, T4d Satellitenläsion, Ulzeration

Regionale Lymphknoten (N)

pN0(i-)	Histologisch keine regionalen Lymphknoten, IHC negativ
pN0(i+)	Histologisch keine regionalen Lymphknoten, IHC positiv, aber ≤ 0,2 mm
pN0(mol-)	Histologisch keine regionalen Lymphknoten, molekularbiologische Untersuchungen negativ (RT-PCR)
pN0(mol+)	Histologisch keine regionalen Lymphknoten, molekularbiologische Untersuchungen positiv (RT-PCR)
pN1	Metastasen in 1–3 axillären Lymphknoten oder mikroskopischer Befall der durch Sentinel-Lymphknotenbiopsie entdeckten (pN1sn) klinisch inapparenten Lymphknoten entlang der A. mammaria interna
pN1mi	Mikrometastasen (> 0,2 mm, keine > 2,0 mm)
pN1a	Metastasen in 1–3 axillären Lymphknoten
pN1b	Mikroskopischer Befall der durch Sentinel-Lymphknotenbiopsie entdeckten Lymphknoten entlang der A. mammaria interna, wobei die Lymphknoten nicht klinisch nachweisbar sind[a]
pN1c	Metastasen in 1–3 axillären Lymphknoten und mikroskopischer Befall der durch Sentinel-Lymphknotenbiopsie entdeckten klinisch inapparenten Lymphknoten entlang der A. mammaria interna[a] (Sofern mehr als drei positive Achsellymphknoten vorliegen, werden die Lymphknoten entlang der A. mammaria interna als pN3b eingestuft, um der erhöhten Tumorlast gerecht zu werden.)
pN2	Metastasen in 4–9 axillären Lymphknoten oder Metastasen in klinisch apparenten Lymphknoten entlang der A. mammaria interna *ohne* gleichzeitiges Vorhandensein klinisch nachweisbarer axillärer Lymphknoten
pN3	Metastasen in mindestens 10 axillären Lymphknoten oder in infraklavikulären Lymphknoten oder in klinisch nachweisbaren[b] ipsilateralen Lymphknoten entlang der A. mammaria interna bei *gleichzeitig* mindestens einem befallenen axillären Lymphknoten oder bei mehr als 3 befallenen axillären Lymphknoten und klinisch inapparenten Lymphknoten entlang der A. mammaria interna oder bei Metastasen in supraklavikulären Lymphknoten

Fernmetastasen (M)

M0	Keine Fernmetastasen
M1	Fernmetastasen (inklusive Befall ipsilateraler supraklavikulärer Lymphknoten)

Stadieneinteilung

Stadium 0	TIS	N0	M0
Stadium I	T1	N0	M0
Stadium IIA	T0	N1	M0
	T1	N1	M0
	T2	N0	M0
Stadium IIB	T2	N1	M0
	T3	N0	M0
Stadium IIIA	T0	N2	M0
	T1	N2	M0
	T2	N2	M0
	T3	N1, N2	M0
Stadium IIIB	T4	N0, N1, N2	M0
Stadium IIIC	Jedes T	N3	M0
Stadium IV	Jedes T	Jedes N	M1

[a] Klinisch apparent: entweder durch bildgebende Verfahren (bis auf Lymphszintigrafie) oder klinische Untersuchung nachweisbar.

[b] T1 umfasst auch T1mic.

Abkürzung: RT-PCR = Reverse-Transkriptase-Polymerase-Kettenreaktion.

Quelle: Mit frdl. Genehmigung des American Joint Committee on Cancer (AJCC), Chicago, Illinois. Originalquelle ist das AJCC Cancer Staging Manual, 7th Edition (2010), veröffentlicht durch Springer, New York, *www.springeronline.com*.

gne und exprimieren die Zytokeratine 5/6 und 17 sowie Vimentin, p53, CD10, α-Smooth-muscle-Aktin und Epidermal Growth Factor Receptor (EGFR). Auch Patientinnen mit BRCA-Mutationen gehören zu diesem molekularen Subtyp. Außerdem besitzen sie Stammzelleigenschaften.

PRIMÄRES MAMMAKARZINOM Brusterhaltende Verfahren, wie die Exstirpation des Primärtumors durch eine Lumpektomie mit oder ohne Bestrahlung der Brust führt zu einem Überleben, das genauso gut (oder etwas besser) ist wie dasjenige nach ausgedehnten Operationen, z. B. nach Mastektomie oder modifizierter radikaler Mastektomie mit oder ohne Bestrahlung. Eine adjuvante Bestrahlung nach brusterhaltender Operation verringert das lokale Rezidivrisiko signifikant. Obwohl die brusterhaltende Therapie mit einem statistisch nicht signifikanten, gering erhöhten Risiko für ein Lokalrezidiv einhergeht, ist die 10-Jahres-Überlebensrate praktisch identisch im Vergleich zu radikaleren operativen Vorgehensweisen. Die postoperative Bestrahlung regionärer (infra- und supraklavikulärer und parasternaler) Lymphknoten nach Mastektomie ist mit einer verbesserten erkrankungsfreien Überlebensrate bei High-risk-Mammakarzinomen assoziiert. Da die Strahlentherapie auch die lokale Rezidivrate reduzieren kann, sollte sie bei allen Frauen nach Mastektomie bei primären Hochrisikotumoren erwogen werden (z. B. T3, Hormonrezeptor-negatives Mammakarzinom, Lymphknotenmetastasen). Zurzeit wird bei etwa zwei Dritteln der Mammakarzinompatientinnen in den USA und Europa eine brusterhaltende Operation durchgeführt. Dieses Vorgehen ist nicht generell für alle Patientinnen geeignet, insbesondere nicht bei einem ungünstigen Verhältnis zwischen Tumorgröße und Brustgröße, bei Befall der Areola (es sei denn, dass diese im Rahmen spezieller Operationsmethoden wie der zentralen Segmentresektion entfernt wird), bei ausgedehnter intraduktaler Komponente des duktalen Carcinoma in situ (DCIS) sowie bei multiplem Befall in mehreren Quadranten. Ebenso ungeeignet sind diese Verfahren bei Frauen mit Kollagenosen und bei Frauen mit ausdrücklichem Wunsch einer ablativen Therapie zur Vermeidung einer Strahlentherapie. Diese Patientinnen machen jedoch insgesamt nicht mehr als ein Drittel der Frauen aus. Durch exakte Indikationsstellung und geeignete Operationsverfahren wie die tumorlageadaptierte Reduktion und durch die präoperative, medikamentöse, neoadjuvante Therapie könnte eine noch größere Anzahl an Mastektomien vermieden werden.

Bei lokal begrenztem Mammakarzinom und klinisch und bildgebend negativer Axilla ist in der Regel die Sentinel-Lymphknotenbiopsie (SLNB) das Vorgehen der Wahl. Sofern kein axillärer Lymphknotenbefall mit dieser Technik nachgewiesen wird, ist keine systematische axilläre Lymphonodektomie indiziert und wird das sonst dadurch postoperativ vorhandene Risiko für ein Lymphödem reduziert. Auch bei minimaler Beteiligung (< 3 befallene Lymphknoten) des Sentinel-Lymphknotens und bei brusterhaltender Operation mit geplanter Nachbestrahlung ist keine Operation der Axilla erforderlich.

Ein Mammakarzinom mit ausgedehnter intraduktaler Komponente ist ein Prädiktor für ein Lokalrezidiv, ebenso wie mehrere andere klinische Variable wie das gering differenzierte Mammakarzinom (G3) und ein Patientinnenalter unter 40 Jahren (unabhängige Faktoren in multivariaten Analysen). Sowohl der Befall axillärer Lymphknoten als auch die Tumorinfiltration von Blut- und Lymphgefäßen in der Brust gehen mit einem höheren Rezidivrisiko des Mammakarzinoms (abhängige Faktoren in univariaten Analysen) einher, sind aber keine Kontraindikation für eine brusterhaltende Therapie. Bei einer brusterhaltenden Therapie mit freien Schnitträndern kann mit adäquater adjuvanter Systemtherapie und Nachbestrahlung eine Rezidivrate von 1,5 % nach 5 Jahren erreicht werden. Die Überlebenswahrscheinlichkeit von Frauen mit einem Lokalrezidiv ist schlechter als bei Frauen mit Rezidivfreiheit. Lokalrezidive sind somit ein negativer Prognosefaktor für das Gesamtüberleben, sind jedoch nicht die Ursache einer Fernmetastasierung. Die meisten Patientinnen sollten zunächst einen Strahlentherapeuten aufsuchen, bevor sie sich für eine Form der operativen und lokalen Therapie entscheiden. In Deutschland sollten alle Brustkrebsfälle in zertifizierten Brustzentren diagnostiziert und behandelt werden, da hierdurch die Behandlungsergebnisse verbessert werden können. Wird keine adjuvante Bestrahlung der Restbrust durchgeführt, geht die Lokalrezidivrate nach brusterhaltender Therapie hoch bis auf etwa 30 % nach 10 Jahren (historische Daten ohne nach heutiger Kenntnis adäquate adjuvante Systemtherapie). Daher muss man die postoperative Bestrahlung als integralen Bestandteil der lokalen Therapie betrachten. Durch die postoperative Bestrahlung der regionalen Lymphknoten und/oder der Thoraxwand nach einer Mastektomie kann darüber hinaus bei einigen Patientinnen eine Lebensverlängerung erreicht werden. Da eine Radiatio ebenso die Häufigkeit lokaler oder regionaler Rezidive reduziert, sollte sie bei Hochrisiko-Mammakarzinomen (wie Tumoren > 5 cm, Hormonrezeptor-negatives Mammakarzinom, befallene Lymphknoten) zur Anwendung kommen.

Adjuvante Therapie Eine systemische Therapie nach lokaler Behandlung erhöht das Überleben nach einem Mammakarzinom. Bei mehr als der Hälfte aller Patientinnen, die ansonsten an einem metastasierten Tumorleiden verstorben wären, konnte durch eine postoperative Hormon- oder Chemotherapie dauerhafte Rezidivfreiheit erzielt werden. Durch die längeren Beobachtungszeiten und die effektiveren Behandlungsoptionen sind diese Daten immer überzeugender geworden.

Prognosefaktoren Seit Jahrzehnten versucht man, durch die Evaluierung von so genannten Prognosefaktoren (und prädiktiven Faktoren) Patientinnen zu definieren, die von einer systemischen Therapie profitieren. Auch wenn diese Faktoren eine gute Risikoabschätzung erlauben, können sie nicht voraussagen, welche Patientin sicher keiner adjuvanten Therapie bedarf. Zwar wächst die Zahl der neu untersuchten Prognosefaktoren von Jahr zu Jahr, die zuverlässigsten Ergebnisse können aber weiterhin aus den klassischen Faktoren (Tumorgröße, Lymphknotenstatus, Grading, Hormonrezeptorstatus, HER2-Status, Alter und Menopausenstatus) abgeleitet werden. Der Zusammenhang von Erkrankungsstadium und 5-Jahres-Überlebensrate ist in Tabelle 39-2 dargestellt. Der Befall der kleinen Gefäße (Kapillaren oder Lymphgänge) im Tumor geht mit einem erhöhten Rezidivrisiko einher ebenso wie der Nachweis zirkulierender Tumorzellen im Blut oder im Knochenmark. Genexpressions-Arrays zur Analyse der Tumorgenexpression haben sich in den letzten Jahren zur Risikoklassifizierung zunehmend etabliert. Es wurden verschiedene Gen-Sets von unterschiedlichen Forschungsgruppen beschrieben, die das rezidivfreie Überleben und das Gesamtüberleben zuverlässiger voraussagen können als einzelne Variable. Auch der Einsatz von Computerprogrammen zur Risikobewertung, wie Adjuvant! Online *(www.adjuvantonline.com)*, kann hilfreich sein. Insbesondere bei Patientinnen mit unklarer Risikoklassifikation können diese zusätzlichen Hilfsmittel die Entscheidung zur passenden adjuvanten Therapie erleichtern.

Der *Östrogen- und Progesteronrezeptorstatus* besitzen einen erheblichen prognostischen Wert. Mammakarzinome, die keinen dieser beiden Rezeptoren exprimieren, neigen häufiger zu Rezidiven als vergleichbare Tumoren, welche die entsprechenden Rezeptoren aufweisen.

Mehrere *Parameter des Tumorwachstums* korrelieren mit einem frühzeitigen Rezidiv. Am genauesten ist hier die Messung des Anteils der Tumorzellen in der S-Phase mittels Durchflusszytometrie, auch indirekte Messungen der S-Phase, wie z. B. PCNA (Ki67), sind möglich. Tumoren mit einem hohen Anteil an Zellen in der S-Phase neigen eher zu einem Rezidiv, sodass hier ein größerer Nutzen der Chemotherapie erwartet wird. Die Messung des DNS-Gehalts in Form einer Ploidie ist von mäßigem Nutzen, wobei nicht diploide Tumoren eine etwas schlechtere Prognose aufweisen.

Tabelle 39-2

5-JAHRES-ÜBERLEBENSRATE BEI MAMMAKARZINOM ABHÄNGIG VOM STADIUM

Stadium	5-Jahres-Überlebensrate, %
0	99
I	92
IIA	82
IIB	65
IIIA	47
IIIB	44
IV	14

Quelle: Nach Daten des National Cancer Institute – Surveillance, Epidemiology and End Results; SEER.

Das *histologische Grading* (z. B. nach Bloom und Richardson) besitzt ebenfalls prognostische Bedeutung. Gut differenzierte Tumoren (G1) neigen seltener zu metastatischem Verhalten als Tumoren mit schlechter Differenzierung (G3). Semiquantitative Werte, wie der Elston-Score, verbessern die Reproduzierbarkeit dieser Messung.

Auch die Bestimmung *molekularer Veränderungen der Tumorzellen* ist hilfreich. Tumoren mit einer Überexpression von erbB2 (HER2/neu) und einem mutierten p53-Gen haben eine schlechtere Prognose. Eine besondere Bedeutung kommt dem Nachweis der Überexpression von erbB2 zu, die entweder immunhistochemisch oder durch Fluoreszenz-in-situ-Hybridisierung erfolgt. Tumoren mit Überexpression sprechen besser auf Regime mit Doxorubicin an. Außerdem sprechen Tumoren mit *erbB2*-Überexpression auch auf den Anti-HER2/neu-Antikörper Trastuzumab und HER2/neu-Tyrosinkinaseinhibitoren an.

Weitere Prognosefaktoren, die insbesondere das invasive Verhalten des Tumors widerspiegeln, sind die Typ-IV-Kollagenase, Kathepsin D, Plasminogenaktivator-Rezeptoren und das Metastasen-Supressorgen nm23. Alle diese Faktoren haben aber den Nachteil, dass sie noch nicht in großen Studien getestet sind und daher keine allgemeine Akzeptanz gefunden haben.

In Deutschland werden routinemäßig folgende Parameter zur Risikoeinstufung benutzt: Tumorgröße, Lymphknotenstatus, Grading, Hormonrezeptorstatus, HER2/neu-Status, peritumorale Gefäßinvasion, (uPA/

PAI1) und Proliferationsmarker. Eine adjuvante Therapie ist in den meisten Fällen indiziert.

Adjuvante Therapieschemata Als adjuvante Therapie bezeichnet man den Einsatz einer systemischen Therapie bei Patientinnen, die nach der lokalen Therapie ein Rezidivrisiko haben. Adjuvante systemische Therapien senken das Rezidivrisiko durch die Vernichtung etwaiger nicht entfernter Tumorzellen und Mikrometastasen. Aufgrund der Erfolge der letzten Jahre in der molekularbiologischen Charakterisierung der Tumoren kann inzwischen die systemische Therapie in den meisten Fällen zielgerichtet gegen bestimmte Zielstrukturen (Östrogenrezeptor bzw. HER2/neu) auf den Karzinomzellen erfolgen. Als adjuvante Systemtherapie werden endokrine Therapien, Anti-HER2-Therapien und Polychemotherapien eingesetzt. Die Therapieentscheidung basiert auf der Abschätzung der Wirksamkeit der entsprechenden Therapiemodalität, also der Expression bzw. der fehlenden Expression der entsprechenden Zielmoleküle (Östrogenrezeptor und HER2/neu) auf dem Karzinom. Über die Wahl der optimalen adjuvanten Chemo- oder Hormontherapie wird weiterhin kontrovers diskutiert. Durch Metaanalysen konnten zwar Indikationsstellungen für die einzelnen Therapiemodalitäten definiert werden, sie ermöglichen jedoch nicht die Auswahl des optimalen Therapieregimes für die jeweils einzelne Patientin. Eine Zusammenfassung der Therapieempfehlungen zeigt **Tabelle 39-3**. Allgemein sollten prämenopausale Frauen, bei denen eine adjuvante systemische Therapie indiziert ist, eine Kombinationschemotherapie erhalten. Die Antihormontherapie verbessert das Überleben von prämenopausalen Patientinnen mit Östrogenrezeptor-positivem Mammakarzinom und sollte nach Abschluss der Chemotherapie gegeben werden. Auch eine prophylaktische meist medikamentöse Ausschaltung der ovariellen Funktion kann einen erheblichen Überlebensvorteil mit sich bringen (vor allem bei primär Östrogenrezeptor-positiven Patientinnen).

Auch bei postmenopausalen Patientinnen wird die optimale Therapie kontrovers diskutiert. Der Nutzen der adjuvanten Chemotherapie ist quantitativ weniger klar als bei prämenopausalen Patientinnen, insbesondere bei Östrogenrezeptor-Positivität, obwohl ein Überlebensvorteil nachgewiesen wurde. Zunächst muss entschieden werden, ob eine endokrine Therapie oder eine Chemotherapie erfolgen soll. Auch wenn die adjuvante endokrine Therapie (Aromatasehemmer und Tamoxifen) das Überleben unabhängig vom axillären Lymphknotenstatus insgesamt verbessert, besteht bei der Beteiligung mehrerer Lymphknoten nur noch ein mäßiger Überlebensvorteil. Daher erhalten postmenopausale Patientinnen ohne Kontraindikationen und mit mehr als einem positiven Lymphknoten eine Chemotherapie, anschließend erfolgt bei Hormonrezeptor-Positivität eine Hormontherapie. Sofern bei postmenopausalen Frauen eine systemische Therapie erforderlich ist und eine günstigere Prognose besteht, kann auch eine alleinige Hormontherapie erfolgen. Große klinische Studien haben bei adjuvanter Gabe die Überlegenheit von Aromatasehemmern gegenüber Tamoxifen belegt. Bei adipösen Frauen mit dadurch höherem endogenem Östrogenspiegel scheint ein Aromatasehemmer wirksamer zu sein. Verschiedene Reihenfolgen und Therapiedauern der Gabe von Tamoxifen und Aromatasehemmern sind nach aktuellen Metaanalysen möglich. Wichtig ist, dass postmenopau-

Tabelle 39-3

ADJUVANTE SYSTEMISCHE THERAPIEEMPFEHLUNG GEMÄß ST. GALLEN 2015

Subtyp	Therapie	Bemerkungen
Triple-negativ (duktal)	Anthrazyklin- und Taxan-haltige Chemotherapie	Platinbasierte Therapieschemata können erwogen werden
ER-negativ und HER2-positiv		
T1a pN0	Keine systemische Therapie	
T1b,c pN0	Chemotherapie + Trastuzumab	Ggf. nur Paclitaxel ohne Anthrazykline
Höhere T oder N	Anthrazyklin, dann Taxan + Trastuzumab (über 12 Monate)	
ER-positiv und HER2-positiv	Chemotherapie + Anti-HER2 + ET je nach Menopausenstatus	
ER-positiv und HER2-negativ	Endokrine Therapie (ET)	Chemotherapie ggf. bei ≥ 4 befallenen LK
Luminal A-like	Je nach Menopausenstatus	
Luminal B-like	ET immer, häufig auch Chemotherapie	
Luminal B-like (HER2-negativ)	ET immer, häufig auch Chemotherapie	

Quelle: Coates et al: Ann Oncol 26:1533–46, 2015.

sale Patientinnen im Verlauf der adjuvanten Therapie einen Aromatasehemmer erhalten. Die Gabe von Tamoxifen über 5 Jahre mit anschließender Gabe eines Aromatasehemmers, das umgekehrte Vorgehen oder die Umstellung auf einen Aromatasehemmer nach einer 2- bis 3-jährigen Tamoxifentherapie für weitere 2–3 Jahre waren wirksamer als Tamoxifen allein. Die Weitergabe von Tamoxifen über insgesamt 10 Jahre bringt weitere Vorteile und ist bei prämenopausalen Frauen mit ungünstiger Prognose vertretbar. Leider war die Compliance bei der adjuvanten endokrinen Langzeittherapie in zahlreichen Studien suboptimal, weswegen alles unternommen werden sollte, um die Mitarbeit der betroffenen Frauen sicherzustellen. Postmenopausalen Patientinnen (auch prämenopausalen mit hormonablativer Therapie) sollten Bisphosphonate gegeben werden, da deren prophylaktischer Einsatz das Überleben verlängert und Osteoporose-bedingte Knochenfrakturen reduziert.

Metatanalysen zeigen einen signifikanten Vorteil von adjuvanten Chemotherapien, die Anthrazykline und Taxane enthalten. Dosisdichte Chemotherapien verbessern bei High-risk-Patientinnen das Überleben.

Die neoadjuvante Chemo- und Hormontherapie mit Gabe eines Zytostatikums vor der definitiven Operation und Radiatio stellt eine weitere Therapieoption dar. Da die Anzahl der Patientinnen mit Brustkrebs, die objektiv auf eine systemische endokrine Therapie oder Chemotherapie ansprechen, mehr als 75 % beträgt, kann bei vielen Tumoren ein präoperatives Downstaging erreicht und nachfolgend ein brusterhaltendes Operationsverfahren gewählt werden. Mindestens eine große randomisierte Studie konnte jedoch keinen Gewinn an Lebenszeit für diese Therapie im Vergleich zur postoperativen Gabe derselben Substanzen ermitteln. Bei Patientinnen mit pathologisch kompletter Remission nach neoadjuvanter Chemotherapie ist das Überleben deutlich verbessert. Die neoadjuvante Therapie liefert auch eine gute Möglichkeit zur Evaluation neuer Substanzen, da die Antitumorwirkung direkt gemessen werden kann. So erwies sich die Zugabe eines weiteren Anti-HER2-Antikörpers, Pertuzumab, zu Trastuzumab bei der neoadjuvanten Therapie als nützlich.

Durch den Einsatz von neueren Zytostatika, wie den Taxanen, und durch alternative kinetische und biologische Modelle wird versucht, die adjuvante Therapie weiter zu optimieren. In einer randomisierten Studie wurde bei Lymphknoten-positiven Patientinnen, die nach vier Zyklen Doxorubicin/Cyclophosphamid vier Zyklen Paclitaxel erhielten, ein Überlebensvorteil ermittelt. Auch der Versuch, Schemata mit den gleichen Substanzen in gleicher Dosierung, aber einer kürzeren Applikationsfrequenz (dosisdicht) einzusetzen, erbrachte einen Vorteil. Etwa 20 % der Mammakarzinome zeigen eine Überexpression des Wachstumsfaktorrezeptors HER2/neu. Bei diesen Patientinnen ist der Einsatz von Trastuzumab, einem monoklonalen Anti-HER2/neu-Antikörper, in der adjuvanten Situation Standard. Der Einsatz erfolgt parallel zu einer Taxan-haltigen Chemotherapie bzw. nach Abschluss der Therapie für ein Jahr. Da Trastuzumab kardiotoxisch ist, sollte es nicht parallel mit den ebenfalls kardiotoxischen Anthrazyklinen eingesetzt werden. Eine Hochdosistherapie mit autologer Stammzelltransplantation konnte keinen Vorteil gegenüber den Standardtherapien erbringen, sodass dies nicht etabliert ist.

Es gibt zahlreiche spannende Ansätze, die kurz vor der Umsetzung stehen, sodass die Literatur aufmerksam verfolgt werden sollte. Weitere Anti-HER2-Antikörper, wie Pertuzumab, sind vielversprechend, CDK4/6-Inhibitoren, wie Palbociclib, werden für die adjuvante Therapie in klinischen Studien untersucht.

SYSTEMISCHE THERAPIE DER METASTASIERTEN ERKRANKUNG Bei etwa einem Drittel der Patientinnen, die aufgrund eines zunächst lokal begrenzten Mammakarzinoms behandelt wurden, kommt es im Verlauf zu einer Fernmetastasierung. Zwar können mit lokalen und systemischen Therapien Überlebenszeitverbesserungen erreicht und die Lebensqualität verbessert werden, eine Heilung der Erkrankung ist aber in der Regel nicht mehr möglich. Das mediane Überleben von Patientinnen mit metastasiertem Mammakarzinom beträgt weniger als 3 Jahre. Die häufigsten Metastasenlokalisationen sind das Skelett, Weichgewebe und Organe (Leber, Lunge). Zum Todeszeitpunkt weisen fast alle Patientinnen Knochenmetastasen auf. Fast die Hälfte aller lokalen Mammakarzinomrezidive tritt nach mehr als 5 Jahren auf. Da inzwischen feststeht, dass die Rezidivrate von zahlreichen Wirtsfaktoren, wie Adipositas, beeinflusst wird, sollten derartige Erkrankungen mitbehandelt werden.

Aufgrund des nachhaltigen Einflusses der Diagnose einer metastasierten Erkrankung auf die Prognose der Patientin sollte diese Diagnose erst nach einer Bestätigungsbiopsie gestellt werden. Jeder Onkologe kennt Patientinnen mit Tuberkulose, Gallensteinen, einer Sarkoidose oder anderen nicht malignen Krankheiten, die irrtümlicherweise als metastasiertes Mammakarzinom behandelt werden. Auch Zweitkarzinome können als Metastasierung fehldiagnostiziert werden. Derart katastrophale Fehler rechtfertigen bei Verdacht auf Metastasen bei fast jeder Patientin Biopsien. Außerdem können Veränderungen des Hormonrezeptorstatus auftreten, die sich nachhaltig auf die Behandlungsentscheidungen auswirken.

Bei der Auswahl einer geeigneten Therapie sollten das Alter und der Allgemeinzustand der Patientin, der Hormonrezeptorstatus des Tumors sowie die Beurteilung durch den klinisch erfahrenen Arzt berücksichtigt werden. Die Erfahrung des Therapeuten spielt dabei eine weitaus größere Rolle als beim primären Mammakarzinom. Da die Therapie der systemischen Erkrankung oft nur noch palliativen Charakter hat, sollten die potenziell toxischen Nebenwirkungen gegen die Ansprechrate abgewogen werden. Diverse Faktoren beeinflussen das Ansprechen auf eine systemische Therapie. So ist die Indikationsstellung für eine endokrine Therapie bei Nachweis von Progesteron- und Östrogenrezeptoren gegeben. Andererseits ist die Wahrscheinlichkeit eines Ansprechens auf die endokrine Therapie geringer, wenn ein kurzes krankheitsfreies Intervall, eine schnell progrediente viszerale Metastasierung, eine Lymphangiosis carcinomatosa der Lunge oder intrakranielle Metastasen vorliegen.

Häufig kann durch eine adäquate lokale Therapie der Einsatz der systemischen Therapie aufgeschoben werden. Durch Bestrahlung und ggf. auch Operationen können sehr effektiv symptomatische Metastasen behandelt werden, dies gilt vor allem für Knochenmetastasen. Insbesondere Patientinnen, die nur einen Knochenbefall haben, haben meist einen relativ indolenten Krankheitsverlauf. Hier ist die systemische Chemotherapie von mäßigem Erfolg, während die Bestrahlung lange Zeit wirksam sein kann. Eine antiresorptive Therapie mit Denosumab oder einem Bisphosphonat sollte bei jeder Patientin mit Knochenmetastasen durchgeführt werden. Das primäre Ziel der Therapie ist die möglichst lange Erhaltung einer guten Lebensqualität, deshalb sollte auf so problematische Komplikationen wie Wirbelkörperfrakturen mit Einengung des Spinalkanals besonders geachtet werden. Neu aufgetretene Rückenschmerzen bei Krebspatienten sollten rasch abgeklärt werden; hier auf neurologische Ausfälle zu warten, kann sich als katastrophaler Fehler herausstellen. Die Metastasierung von endokrinen Organen kann Dysfunktionen bewirken, wie Nebenniereninsuffizienz und Hypopituitarismus. Eine Verlegung der Gallenwege und andere Organfunktionsstörungen lassen sich oft durch eine lokale Maßnahme effizienter als durch eine systemische Therapie behandeln.

Viele Patientinnen werden bis zu den letzten Tagen ihres Lebens unzureichend und mit toxischen Regimen behandelt. Oft vermeiden die Onkologen die schwierigen Gespräche, die mit den Patientinnen am Ende des Lebens erforderlich sind. Und ebenfalls häufig üben die Patientinnen und ihre Angehörigen Druck auf die behandelnden Ärzte aus, weil sie Behandlungen mit geringem Einfluss auf das Überleben durchsetzen wollen. In diesen Situationen sollten Palliativmediziner hinzugezogen werden und mit den Patientinnen und ihren Angehörigen ein Gespräch über die realistische Einschätzung der Situation und die zu erwartenden Therapieerfolge führen. Bei Patientinnen, die bereits mindestens zweimal wegen Metastasen behandelt wurden, empfehlen wir dringend das Hinzuziehen der Palliativmedizin.

Endokrine Therapie Normales Brustdrüsengewebe ist östrogenabhängig. Beim Mammakarzinom können sowohl im Primärtumor als auch in den Metastasen Steroidrezeptoren nachgewiesen werden. Der Nachweis der Hormonabhängigkeit von Tumorgewebe kann am zuverlässigsten durch die immunhistochemische Bestimmung der Östrogen- und Progesteronrezeptoren erfolgen. Tumoren mit positivem Nachweis eines Rezeptors sprechen in einer Größenordnung von etwa 30 % auf eine endokrine Therapie an, Tumoren, die beide Rezeptoren ausbilden, sogar von 70 %. Sofern keiner der Rezeptoren vorliegt, liegt die Ansprechrate bei < 5 %. Die Rezeptoranalyse liefert Informationen für die korrekte Planung der endokrinen Therapie. Mögliche Hormontherapien sind in **Tabelle 39-4** zusammengefasst. Die Auswahl wird normalerweise vom Nebenwirkungsprofil bestimmt. Bei den meisten postmenopausalen Patientinnen wird jetzt initial ein Aromatasehemmer eingesetzt und erst im Verlauf Tamoxifen. Bei den postmenopausalen HER2/neu-positiven

Tabelle 39-4

ENDOKRINE THERAPIE DES MAMMAKARZINOMS

Therapie	Bemerkungen
Künstliche Induktion der Postmenopause (Kastration)	Bei prämenopausalen Frauen
Chirurgisch	
LHRH-Agonisten	
Antiöstrogene	
Tamoxifen	Bei prä- und postmenopausalen Frauen geeignet[a]
„Reine" Antiöstrogene (Fulvestrant)	Ansprechen trotz Tamoxifen- und Aromatasehemmerresistenz[a]
Aromatasehemmer	Niedrige Toxizität, inzwischen erste Wahl bei Metastasen[a]
Hoch dosiertes Gestagen	Häufig vierte Wahl nach Aromatasehemmer, Tamoxifen und Fulvestrant
Additive Androgene oder Östrogene	Mögliche Therapie der vierten Wahl, potenziell toxisch

[a] Bei Krankheitsprogression evtl. Therapie mit Palbociclib oder Everolimus.
Abkürzungen: LHRH = luteinisierendes Hormon-Releasing-Hormon.

Patientinnen ist die Ansprechrate von Aromatasehemmern deutlich höher als von Tamoxifen. Bei prämenopausalen Frauen wird Tamoxifen oder ein LHRH-Agonist (z. B. Goserelin) bevorzugt. Aromatasehemmer müssen zusammen mit einem LHRH-Agonisten gegeben werden. Ohne LHRH-Agonist würde der Hypothalamus auf den Östrogenmangel unter Aromatasehemmer mit der Produktion von Gonadotropinen zum Ankurbeln der Östrogensynthese reagieren, weil ihr Hypothalamus auf den Östrogenmangel mit der Produktion von Gonadotropinen zum Ankurbeln der Östrogensynthese reagiert. Neuere „reine" Antiöstrogene haben keine agonistischen Effekte, sind aber genauso wirksam. Mehrere Studien mit Aromatasehemmern, Tamoxifen und Fulvestrant haben ergeben, dass die Zugabe von Everolimus zur endokrinen Therapie bei Progression unter alleiniger Hormontherapie von signifikantem Nutzen ist. Inzwischen wird Everolimus (ein mTOR-Inhibitor) zusammen mit endokrin wirksamen Substanzen als First-line-Therapie und als adjuvante Therapie untersucht. Neuere CDK4/6-Inhibitoren wie Palbociclib können in Kombination mit endokriner Therapie wie Aromatasehemmer oder Fulvestrant zur Verzögerung oder zum Durchbrechen der endokrinen Resistenz eingesetzt werden.

Bei den CDK4/6-Inhibitoren handelt es sich um selektive Hemmstoffe des Zellzyklus und damit der Proliferation. Sie zeichnen sich durch ein besonders günstiges Nebenwirkungsprofil bei deutlicher Verlängerung des progressionsfreien Überlebens unter guter Lebensqualität aus.

Die endogene Östrogenbildung lässt sich bei prämenopausalen Frauen durch Analoga des Luteinisierendes-Hormon-Releasing-Hormons unterdrücken. Insgesamt haben Patientinnen, die auf eine First-line-Hormontherapie angesprochen haben, eine Wahrscheinlichkeit von 40–50 %, auch von einer zweiten Hormontherapie zu profitieren. Nicht ungewöhnlich ist das Ansprechen auf zwei oder drei sequenzielle Hormontherapien. Kombinationstherapien von Hormon- und Chemotherapeutika sind kaum sinnvoll. Die mediane Überlebenszeit bei Fernmetastasierung liegt bei unter 3 Jahren, wobei aber insbesondere ältere Frauen mit hormonsensitivem Mammakarzinom 3–5 Jahre und länger auf eine Hormontherapie ansprechen können.

Chemotherapie Wie bereits oben erwähnt, ist die Domäne für den Einsatz einer First-line-Chemotherapie bei rezeptornegativen Frauen, Patientinnen mit ubiquitärer, oft akut lebensbedrohlicher Metastasierung, jungen Frauen und Patientinnen mit sehr schneller Progression (auch nach Primärtherapie) zu sehen. Im Gegensatz zu einigen anderen epithelialen Malignomen spricht das Mammakarzinom gut auf eine Reihe von Chemotherapeutika, wie Anthrazykline, Alkylanzien, Taxane und Antimetabolite, an. Die unterschiedlichsten Kombinationen von Zytostatika können das Ansprechen verbessern, ohne jedoch einen nachhaltigen Einfluss auf die Wirkungsdauer und das Gesamtüberleben zu besitzen. Die Auswahl des Therapieprotokolls erfolgt auch nach dem Gesichtspunkt, ob und welche adjuvante Chemotherapie zuvor durchgeführt wurde. Auch wenn Patientinnen durchaus auf das Regime, welches adjuvant eingesetzt wurde, ansprechen können, werden initial meist andere Substanzen eingesetzt. So kann bei Patientinnen, die adjuvant mit Cyclophosphamid, Methotrexat, Fluorouracil (CMF-Schema) therapiert wurden, auf ein Anthrazyklin-haltiges Regime gewechselt werden. Sofern die Krankheit nach einer Kombinationstherapie fortgeschritten ist, wird sie meistens mit einer Einzelsubstanz behandelt. Aufgrund der signifikanten Toxizität der meisten Substanzen werden Nebenwirkungen minimiert, wenn der Patientin die Gabe von Substanzen mit nur geringem Wert erspart wird. Bislang ist es nicht gelungen, die Substanzen zu ermitteln, die bei der jeweiligen Patientin am besten wirken. In Anbetracht der erheblichen Toxizität vieler Zytostatika kann auch initial einer Monotherapie der Vorzug gegeben werden (z. B. Paclitaxel, Epirubicin). Leider konnte bisher kein In-vitro-Test zuverlässig die Sensitivität von Tumoren gegenüber Chemotherapeutika ermitteln und somit wirksam zur Wahl einer geeigneten Substanz beitragen. Die Wahl des Therapieregimes ist zum einen von klinischen Aspekten abhängig, wie der Art der adjuvanten Therapie, der Dynamik der Erkrankung, Vorerkrankungen etc., sollte sich jedoch stark nach den individuellen Bedürfnissen der Patientin richten.

Die meisten Onkologen geben entweder ein Anthrazyklin oder Paclitaxel bei Versagen des initialen Regimes, wobei die Wahl abhängig vom Einzelfall erfolgen muss. Auch eine Nanopartikel-Formulierung von Paclitaxel ist wirksam.

Die Applikation von Antikörpern gegen HER2 (Trastuzumab) allein und in Kombination mit zytotoxischen Chemotherapien (Paclitaxel) verbessert das Ansprechen und Überleben bei Frauen, deren Tumoren eine Überexpression der Wachstumsfaktorrezeptor-Tyrosinkinase HER2/neu aufweisen. Neu eingeführt ist die duale Blockade gegen HER2/neu durch die Kombination von Trastuzumab und Pertuzumab, beides Antikörper gegen HER2/neu. Durch diese Kombination bei paralleler Gabe einer Chemotherapie konnte das mediane Gesamtüberleben von Patientinnen mit HER2/neu-positivem Mammakarzinom auf 56 Monate verlängert werden. Zur Behandlung des HER2-positiven Mammakarzinoms wurde auch ein neuartiges Antikörperkonjugat (TDM-1ADC), das Trastuzumab mit einer zytotoxischen Substanz verbindet, zugelassen.

Der Zugewinn an Lebenszeit ist bei Frauen mit metastasierten Karzinomen ohne HER2-Expression insgesamt gering. Es konnte gezeigt werden, dass durch die Kombination von Paclitaxel mit Bevacizumab (monoklonaler Antikörper gegen VEGF) die Ansprechrate und die Zeit bis zur Progression im Vergleich zu Paclitaxel allein signifikant verbessert werden können. Eine Reihe weiterer Substanzen zeigen signifikante Ansprechraten bei vorbehandelten Patienten, hierzu gehören Gemcitabin, Vinca-Alkaloide, Capecitabin, Vinorelbin und Eribulin. Es gibt wenige Vergleichsstudien zum Einsatz dieser Substanzen bei metastasiertem Mammakarzinom, insbesondere über die optimale Sequenz. Traurig, aber wahr ist, dass die Wahl oft vom aggressiven Marketing neuer, sehr teurer Substanzen mit nicht belegter Überlegenheit gegenüber anderen Generika beeinflusst wird. Bei manchen Mammakarzinomen, insbesondere beim triple-negativen Subtyp, werden inzwischen zur adjuvanten Therapie sowie in fortgeschrittenen Stadien weitaus häufiger platinhaltige Substanzen eingesetzt, insbesondere bei Nachweis einer BRCA-Mutation.

Hochdosis-Chemotherapie mit autologer Knochenmarktransplantation Hochdosis-Chemotherapien mit autologer Stammzelltransplantation können auch bei multipel vorbehandelten Patienten Remissionen bewirken, allerdings sind diese Erfolge nur selten von längerer Dauer und verändern den klinischen Verlauf fortgeschrittener metastasierter Erkrankungen nur geringfügig. In Deutschland werden aufgrund der enttäuschenden Studienergebnisse Hochdosistherapien nur in Einzelfällen eingesetzt.

LOKAL FORTGESCHRITTENE MAMMAKARZINOME (STADIUM III) Zum Zeitpunkt der Erstdiagnose weisen 10–25 % der Patientinnen ein lokal fortgeschrittenes Mammakarzinom auf (Stadium III). Diese Tumoren sind häufig operabel, andere Formen, insbesondere bei Infiltration der Brustwand, inflammatorischen Mammakarzinomen und bei verbackenen axillären Lymphknotenmetastasen, sind primär nicht operativ behandelbar. In solchen Fällen sind präoperative Therapieansätze weit verbreitet, deren Vorteil bezüglich des Gesamtüberlebens gegenüber der neoadjuvanten Therapie jedoch bislang in keinen randomisierten Studien belegt werden konnte. Ein Anthrazyklin-haltiges Regime führt bei mehr als 90 % der Frauen mit lokal fortgeschrittenem Brustkrebs zu einem partiellen Ansprechen. Die frühzeitige Behandlung mit diesen Substanzen verkleinert den Primärtumor und führt häufig dazu, dass die Patientinnen erfolgreich einer operativen und/oder Strahlentherapie zugeführt werden können. Diese Patientinnen sollten in Einrichtungen betreut werden, die über Erfahrung in der Koordination multimodaler Therapieoptionen, wie operativer Gynäkologie, Strahlentherapie und systemischer Chemotherapie, verfügen. Ein derartiges Vorgehen kann bei 30–50 % der Patientinnen ein längerfristiges krankheitsfreies Überleben ermöglichen. Wegen der Möglichkeit der direkten Beurteilung der Wirkung auf den Tumor ist die neoadjuvante Phase außerdem ideal zur Beurteilung der Effizienz neuer Therapien geeignet.

PRÄVENTION DES MAMMAKARZINOMS Frauen, die bereits an einem Mammakarzinom erkrankt waren, weisen ein jährliches Risiko von ungefähr 0,5 % auf, ein Mammakarzinom auf der kontralateralen Seite zu entwickeln. Durch eine adjuvante Therapie mit Tamoxifen oder einem Aromataseinhibitor kann dieses Risiko verringert werden. In den übrigen Organen besitzt Tamoxifen eine vorteilhafte östrogenähnliche Wirkung, wie den Erhalt der Knochendichte und eine langfristige Cholesterinsenkung. Allerdings besitzt Tamoxifen auch auf den Uterus eine östrogenähnliche Wirkung, die ein erhöhtes Risiko für Endometriumkarzinome bedingt (0,75 % in den ersten 5 Jahren der Tamoxifentherapie). Außerdem erhöht Tamoxifen das Kataraktrisiko. In einer großen Studie, dem Breast Cancer Prevention Trial (BCPT), wurde mit der prophylaktischen Gabe von Tamoxifen über 5 Jahre das Risiko für Mammakarzinome um mehr als 49 % bei Risikopatientinnen (Risiko > 1,66 %) gesenkt. Raloxifen besitzt eine ähnliche prophylaktische Wirksamkeit, möglicherweise jedoch einen unterschiedlichen Effekt auf Knochen und Herz. Beide Präparate wurden in einer prospektiven randomisierten Studie verglichen (Study of Tamoxifen and Raloxifene, STAR) und besitzen eine ähnliche Effektivität in der Brustkrebsprävention. Im Raloxifen-Arm wurden weniger thromboembolische Ereignisse und weniger Endometriumkarzinome gesehen, allerdings wurde durch Raloxifen die Rate von nicht invasiven Karzinomen nicht gleich effektiv wie durch Tamoxifen gesenkt, sodass keine klare Empfehlung für eine der beiden Substanzen gegeben werden kann. Von einem neueren selektiven Östrogenrezeptormodulator (SERM), Lasofoxifen (in Deutschland nicht verfügbar, aber Bazedoxifen), wurde gezeigt, dass er die Häufigkeit kardiovaskulärer Ereignisse beim Mammakarzinom und Frakturen reduziert. Weitere Studien mit dieser Substanz werden mit Interesse erwartet. Die Prävention von kontralateralen Mammakarzinomen bei Frauen mit einem

Karzinom ist ein verlässliches Surrogat zur Prävention von Mammakarzinomen, da es sich dabei um sekundäre Primärtumoren und nicht um Rezidive handelt. In dieser Hinsicht sind alle Aromatasehemmer erheblich wirksamer als Tamoxifen, jedoch nicht zur primären Prävention des Mammakarzinoms zugelassen.

NICHT INVASIVES MAMMAKARZINOM Brustkrebs entwickelt sich durch eine Reihe von molekularen Veränderungen der Epithelzellen, wodurch diese ein zunehmend bösartiges Verhalten zeigen. Der häufigere Einsatz von Früherkennungsmammografien (Screening) und die Verbesserung der mammografischen Diagnostik haben zu einer Zunahme der Diagnose nicht invasiver Brustkrebsformen geführt. Diese Läsionen lassen sich in zwei Gruppen einteilen: das duktale Carcinoma in situ (DCIS) und das lobuläre Carcinoma in situ (CLIS). Für die optimale Behandlung beider Formen gibt es unterschiedliche Empfehlungen.

Duktales Carcinoma in situ Die Proliferation maligner Epithelzellen in den Milchgängen der Brustdrüse wird als DCIS bezeichnet. Uneinigkeit herrscht bei der Differenzierung zwischen atypischen Hyperplasien und dem DCIS. Etwa ein Drittel der unbehandelten Fälle von DCIS geht innerhalb von 5 Jahren in ein invasives Mammakarzinom über. Da Low-grade-DCIS-Läsionen häufig über viele Jahre nicht fortschreiten, sind viele Patientinnen übertherapiert. Leider gibt es kein zuverlässiges Unterscheidungsmerkmal zwischen den Patientinnen, bei denen eine Behandlung erforderlich ist, und den Patientinnen, bei denen eine Beobachtung sicher ist. Viele Jahre galt die Mastektomie als die Methode der Wahl beim ausgedehnten DCIS. Mit der Einführung von Lumpektomie und Strahlentherapie beim DCIS zeigte sich eine ähnliche Überlebensrate wie durch Mastektomie. In einer randomisierten Studie wurden weniger Lokalrezidive bei der Kombination von Segmentresektion des DCIS und einer Radiatio im Vergleich zur alleinigen Exzision (im Gesunden) ermittelt, ohne einen Überlebensvorteil aufzuzeigen. Eine zusätzliche Kombination der lokalen Behandlung des DCIS mit Tamoxifen führt zu einer weiteren Verbesserung der Lokalrezidivrate. Daten zu Aromatasehemmern in dieser Situation sind nicht vorhanden.

Diverse prognostische Faktoren können zur Identifikation von Patientinnen mit hohem Lokalrezidivrisiko hilfreich sein. Dazu gehören ein ausgedehnter Befund, ein Alter von weniger als 40 Jahren und histologische Merkmale, wie Nekrosen, Kernpolymorphien und der Komedosubtyp mit Überexpression von erbB2. Einige klinische Daten konnten belegen, dass eine sorgfältig ausgeführte Exzision mit genauer pathologischer Bestimmung des tumorfreien Schnittrandes mit einer niedrigen Rezidivrate assoziiert ist. Die Kombination von Operation und Bestrahlung führt zu einer Rückfallrate von weniger als 10 %. Da bei etwa der Hälfte der Rezidive ein invasives Karzinom vorliegt, entwickeln etwa 5 % der Patientinnen ein invasives Mammakarzinom. Dies führt zu einer ungefähren Mortalität von 1 %, was eine ähnliche Größenordnung wie bei mastektomierten Patientinnen bedeutet. Es scheint derzeit angemessen, Frauen mit lokal begrenztem DCIS, die eine brusterhaltende Therapie wünschen, durch geeignete operative Entfernung mit sorgfältiger histopathologischer Aufarbeitung, nachfolgender Strahlentherapie und Tamoxifen zu behandeln. Für Patientinnen mit DCIS besteht keine Indikation für eine axilläre Lymphonodektomie. Bei geplanter Mastektomie kann eine SNB durchgeführt werden.

Lobuläres Carcinoma in situ Die präinvasive Proliferation von malignen Zellen der Brustdrüsenläppchen bezeichnet man als lobuläres Carcinoma in situ (CLIS) oder *lobuläre Neoplasie* (LIN). Ungefähr 30 % der Patientinnen, bei denen eine adäquate lokale Tumorexzision dieser lobulären Veränderungen durchgeführt wurde, entwickeln in den folgenden 15–20 Jahren ein Mammakarzinom (in der Regel ein infiltrierendes duktales Mammakarzinom). Ipsilaterale und kontralaterale Karzinome kommen hierbei gleich häufig vor. Somit scheint es sich bei der lobulären nicht invasiven Neoplasie eher um eine prämaligne Läsion zu handeln, die ein an sich erhöhtes Risiko für ein nachfolgendes Mammakarzinom anzeigt, als um ein Malignom. Eine aggressive Lokaltherapie erscheint daher unangebracht. Die meisten Patientinnen sollten für 5 Jahre mit einem SERM oder einem Aromatasehemmer (postmenopausale Frauen) behandelt werden. Zur Kontrolle sollten jährlich Kontrollmammografien und halbjährlich Tastuntersuchungen der Brust erfolgen. Zusätzliche molekularbiologische Untersuchungen des Tumors können bei der Identifikation von Patienten mit hohem Progressionsrisiko hilfreich sein. Diese Frauen benötigen eine zusätzliche Behandlung, während Frauen ohne diese Risikofaktoren im Rahmen der normalen Nachsorge betreut werden können.

MAMMAKARZINOME DES MANNES Mammakarzinome beim Mann sind erheblich seltener als bei Frauen (1 : 150); im Jahre 2006 erkrankten in den USA 1720 Männer an einem Mammakarzinom. Es zeigt sich meist als einseitiger Tumor der Brust, wobei die Diagnose häufig verschleppt wird. In Anbetracht der geringen Weichteilmasse und der kaum erwarteten Erkrankung sind lokal fortgeschrittene Befunde häufiger. Beim Vergleich von Männern und Frauen mit

Mammakarzinomen, deren Alter und Tumorstadien identisch sind, zeigt sich eine insgesamt gleiche Gesamtprognose. Obwohl eine Gynäkomastie häufig unilateral und asymmetrisch beginnt, sollte jeder neu aufgetretene einseitige Tastbefund bei Männern ab 40 Jahren eine eingehende Diagnostik bis hin zur Biopsie nach sich ziehen. Auf der anderen Seite liegt einem bilateralen symmetrischen Befund nur sehr selten ein Mammakarzinom zugrunde. Diese Veränderungen sind in den meisten Fällen Folge einer endokrinen Erkrankung oder von Arzneimittelnebenwirkungen. Eine deutliche Asymmetrie der Brust sollte den Verdacht auf ein Mammakarzinom lenken. Das Mammakarzinom beim Mann sollte am besten mit einer Mastektomie und axillärer Lymphonodektomie oder SLNB behandelt werden. Patienten mit lokal fortgeschrittenen Befunden oder befallenen Lymphknoten erhalten zusätzlich eine Strahlentherapie. Ungefähr 90 % der Mammakarzinome beim Mann weisen Östrogenrezeptoren auf, und 60 % der bereits metastasierten Erkrankungen sprechen auf eine Hormontherapie an. Es gibt keine randomisierten Studien, die eine adjuvante Therapie beim Mammakarzinom des Mannes untersuchen. Klinische Erfahrungsberichte deuten an, dass die Erkrankung gut auf eine adjuvante systemische Therapie anspricht und dass für die Anwendung bei fehlenden Kontraindikationen die gleichen Kriterien gelten wie bei Frauen.

Die Lokalisation der Rezidive und das Ansprechen auf Zytostatika sind nahezu identisch bei beiden Geschlechtern.

NACHSORGE BEI PATIENTINNEN MIT MAMMAKARZINOM Trotz der Verfügbarkeit moderner und teurer bildgebender Verfahren und einer Vielzahl von Tumormarkern im Serum und neuer medikamentöser Therapien hat bisher keine Studie zeigen können, dass die Überlebenszeit durch die frühe Diagnose eines Rezidivs beeinflusst wird. Richtlinien der Nachsorge sind in **Tabelle 39-5** dargestellt. Wegen der psychischen Belastung der Patientinnen und ihrer Familien werden keine routinemäßigen bildgebenden Verfahren, wie CT, empfohlen.

Tabelle 39-5

NACHSORGELEITLINIEN BEIM MAMMAKARZINOM

Untersuchung	Häufigkeit
Empfohlen	
Anamnese; Symptomerfragung; körperliche Untersuchung	Alle 3 Monate über 3 Jahre: alle 6 Monate über 2 Jahre; dann jährlich, risikoadaptiert
Selbstuntersuchung der Brust	Monatlich
Mammografie	Mindestens jährlich
Beckenuntersuchung	Jährlich (v. a. bei Patientinnen unter SERMs)
Patientenaufklärung über Rezidivsymptome	Ständig
Koordination der Betreuung	Ständig
Nicht empfohlen	
Differenzialblutbild	
Serumchemie	
Thorax-Röntgenaufnahmen	
Knochenszintigrafie	
Sonografie der Leber	
Computertomografie von Thorax, Abdomen und Becken	
Tumormarker CA 15-3, CA 27-29	
Tumormarker CEA	

Quelle: Recommended Breast Cancer Surveillance Guidelines, SCO Education Book, Fall, 1997.

WEITERFÜHRENDE LITERATUR

Baselga J, Campone M, Piccart M, Burris HA 3rd, Rugo HS, Sahmoud T, Noguchi S, Gnant M, Pritchard KI, Lebrun F, Beck JT, Ito Y, Yardley D, Deleu I, Perez A, Bachelot T, Vittori L, Xu Z, Mukhopadhyay P, Lebwohl D, Hortobagyi GN: Everolimus in postmenopausal hormone-receptor-positive advanced breast cancer. N Engl J Med 366(6):520–9, 2012. doi: 10.1056/NEJMoa1109653

Deutsche Krebsgesellschaft e. V. (DKG), Deutsche Gesellschaft für Gynäkologie und Geburtshilfe (DGGG): Interdisziplinäre S3-Leitlinie für die Diagnostik, Therapie und Nachsorge des Mammakarzinoms. 2012

Kommission Mamma (vertreten durch Anton Scharl) der Arbeitsgemeinschaft Gynäkologische Onkologie e. V. in der Deutschen Gesellschaft für Gynäkologie und Geburtshilfe e. V. sowie in der Deutschen Krebsgesellschaft e. V. (Hrsg.): Diagnostik und Therapie von Patientinnen mit primärem und metastasiertem Brustkrebs. 2016. *www.ago-online.de/fileadmin/downloads/leitlinien/mamma/Maerz2016/de/Alle%20aktuellen%20Empfehlungen_2016.pdf*

Turner NC, Ro J, André F, Loi S, Verma S, Iwata H, Harbeck N, Loibl S, Huang Bartlett C, Zhang K, Giorgetti C, Randolph S, Koehler M, Cristofanilli M; PALOMA3 Study Group: Palbociclib in Hormone-Receptor-Positive Advanced Breast Cancer. N Engl J Med 373(3):209–19, 2015. doi: 10.1056/NEJMoa1505270

KAPITEL 40

MALIGNE TUMOREN DES OBEREN GASTROINTESTINALTRAKTS

Robert J. Mayer

Für die deutsche Ausgabe Hans Scherübl

Zu den Krebserkrankungen des oberen Gastrointestinaltrakts gehören Malignome von Ösophagus, Magen und Dünndarm.

ÖSOPHAGUSKARZINOM

INZIDENZ UND ÄTIOLOGIE

Das Ösophaguskarzinom tritt immer häufiger auf und geht mit einer sehr hohen Letalität einher. Im Jahr 2014 wurde die Diagnose in den USA bei 18.170 Einwohnern gestellt und führte zu 15.450 Todesfällen. Fast alle Ösophaguskarzinome sind Plattenepithel- oder Adenokarzinome; diese beiden histologischen Typen manifestieren sich klinisch ähnlich, haben aber unterschiedliche Ursachen.

Weltweit ist das Plattenepithelkarzinom der häufigste Zelltyp. Seine Inzidenz steigt stark abhängig von der geografischen Lage. Es tritt häufig im sogenannten asiatischen Ösophaguskarzinomgürtel auf, der von der südlichen Küste des Kaspischen Meeres im Westen bis zum nördlichen China im Osten reicht und Teile des Irans, Zentralasiens, Afghanistans, Sibiriens und der Mongolei umfasst. In Regionen mit hoher Inzidenz wird ein erhöhtes familiäres Risiko beobachtet, eine Assoziation mit bestimmten Genen konnte aber noch nicht gefunden werden. Außerdem existieren „Nester" mit hoher Inzidenz der Erkrankung in so unterschiedlichen Regionen wie Finnland, Island, Curaçao, Südostafrika und im Nordwesten von Frankreich. In Nordamerika und in Westeuropa tritt die Erkrankung viel häufiger bei der schwarzen als der weißen Bevölkerung und häufiger bei Männern als bei Frauen auf. Typischerweise betrifft das Ösophaguskarzinom die Altersgruppe der über 50-Jährigen und das Plattenepithelkarzinom ist mit einem niedrigeren sozioökonomischen Status assoziiert. Plattenepithelkarzinome treten meist im zervikalen und thorakalen Anteil des Ösophagus auf. In Deutschland erkranken derzeit etwa 5400 Männer und 1500 Frauen jährlich an einem Ösophaguskarzinom. Der Anteil der Erkrankung an den krebsbedingten Todesfällen liegt zwischen 1,1 % (bei Frauen) und 3,2 % (bei Männern) (Quelle: RKI Berlin, 2013, Schätzung für das Jahr 2014).

Zahlreichen Faktoren wurde eine ursächliche Rolle bei der Entstehung der Plattenepithelkarzinome des Ösophagus zugesprochen (Tab. 40-1). In den USA und Deutschland entstehen sie überwiegend durch einen exzessiven Alkoholkonsum und/oder Zigarettenrauchen. Das relative Krebsrisiko steigt sowohl mit der gerauchten Tabakmenge als auch mit der konsumierten Alkoholmenge. Alkohol und Tabak zusammen potenzieren das Karzinomrisiko. Der Genuss von Whisky ist mit einer höheren Inzidenz verbunden als der Genuss von Wein oder Bier. Die Entwicklung eines Plattenepithelkarzinoms der Speiseröhre

Tabelle 40-1

ÄTIOLOGISCHE FAKTOREN, DIE VERMUTLICH MIT DEM PLATTENEPITHELKARZINOM DES ÖSOPHAGUS ASSOZIIERT SIND
Exzessiver Alkoholkonsum
Zigarettenrauchen
(Z. n.) Karzinom im Kopf-Hals-Bereich
Andere aufgenommene Karzinogene Nitrate (umgebaut zu Nitriten) Rauchen von Opiaten Pilztoxine in eingelegtem Gemüse
Schleimhautschäden durch physikalische Faktoren Laugenverätzung Bestrahlungsbedingte Strikturen Heißer Tee Achalasie
Prädisposition Ösophagusenge durch ein „web", kombiniert mit Glossitis und Eisenmangel (sog. Plummer-Vinson- oder Paterson-Kelly-Syndrom) Kongenitale Hyperkeratose mit palmarer und plantarer Schwielenbildung (Tylosis palmaris et plantaris)
? Ernährungsmangelzustände: Selen, Molybdän, Zink, Vitamin A
? Einheimische Sprue
Chronische Refluxkrankheit (und Barrett-Ösophagus) bei Adenokarzinom des Ösophagus

wurde zudem mit der nahrungsassoziierten Aufnahme von Nitrit, mit Pilztoxinen in eingelegtem Gemüse, dem Rauchen von Opiaten sowie mit einer Schädigung der Ösophagusschleimhaut durch einen langjährigen Konsum von sehr heißem Tee, einer Laugenverätzung, einer Strahlenexposition, aber auch mit einer Achalasie in Verbindung gebracht. Plattenepithelkarzinome entstehen häufiger bei Einengungen der Speiseröhre durch ein sog. „web", kombiniert mit einer Glossitis und einem Eisenmangel (sog. Plummer-Vinson- oder Paterson-Kelly-Syndrom), aber auch im Rahmen der sogenannten Tylosis palmaris et plantaris (autosomal dominante Hyperkeratose und Schwielenbildung an den Handflächen und Fußsohlen). Daneben wurden Plattenepithelkarzinome der Speiseröhre auch mit einem diätetischen Mangel an Molybdän, Zink und Vitamin A in Verbindung gebracht. Patienten mit Karzinomen im Kopf- und Halsbereich haben ein erhöhtes Risiko für ein Plattenepithelkarzinom des Ösophagus.

Aus bislang unbekannten Gründen hat die Inzidenz des Plattenepithelkarzinoms sowohl in der schwarzen als auch in der weißen Bevölkerung der USA in den letzten 40 Jahren leicht abgenommen, während die Rate an Adenokarzinomen um das 7-Fache zugenommen hat, insbesondere bei männlichen Weißen über 50 Jahre (Männer : Frauen = 6 : 1). Während Plattenepithelkarzinome noch vor 40–50 Jahren den Großteil der Ösophaguskarzinome in den USA ausmachten, sind heute mehr als 75 % Adenokarzinome und deren Inzidenz steigt rapide weiter. Derzeit wird nach Ursachen für diese Zunahme gesucht.

Tabelle 40-2

EINIGE MIT DEM ADENOKARZINOM DES ÖSOPHAGUS ASSOZIIERTE ÄTIOLOGISCHE FAKTOREN
Chronischer gastroösophagealer Reflux
Adipositas
Barrett-Ösophagus
Männliches Geschlecht
Zigarettenrauchen

Es gibt mehrere starke ätiologische Zusammenhänge bei der Entwicklung des Adenokarzinoms des Ösophagus (Tab. 40-2). Diese Tumoren entstehen bei gastroösophagealem Reflux im distalen Ösophagus, oft besteht bereits ein Barrett-Ösophagus (Ersatz des normalen Plattenepithels des distalen Ösophagus durch Zylinderepithel), der bei adipösen Patienten besonders häufig ist. Adenokarzinome entstehen auf dem Boden von dysplastischem Zylinderepithel in der distalen Speiseröhre. Bereits bevor eine invasive Neoplasie feststellbar ist, finden sich im dysplastischen Epithel eine Aneuploidie und p53-Mutationen. Die Adenokarzinome der distalen Speiseröhre verhalten sich klinisch wie Adenokarzinome des Magens, sind aber nicht mit Infektionen durch Helicobacter pylori assoziiert. Etwa 15 % der Adenokarzinome des Ösophagus überexprimieren das HER2/neu-Gen.

KLINISCHES BILD

Etwa 5 % der Ösophaguskarzinome treten im oberen Ösophagusdrittel, 20 % im mittleren Drittel und 75 % im unteren Drittel auf. Adenokarzinome und Plattenepithelkarzinome des Ösophagus können weder radiologisch noch endoskopisch, sondern nur histologisch unterschieden werden.

Bei den meisten Patienten sind eine zunehmende Dysphagie und Gewichtsverlust die führenden Symptome. Die Dysphagie tritt anfangs nur bei fester Nahrung auf, betrifft später aber auch halbfeste Nahrung und schließlich sogar das Trinken von Flüssigkeit. Sobald diese Symptome vorliegen, ist die Erkrankung meist sehr stark fortgeschritten, da Schluckbeschwerden im Allgemeinen erst auftreten, wenn der Tumor mehr als 60 % der Ösophaguszirkumferenz infiltriert hat. Die Dysphagie kann mit Schmerzen beim Schlucken (Odynophagie), mit thorakalen oder Rückenschmerzen, mit Regurgitation und Erbrechen sowie mit einer Aspirationspneumonie einhergehen. Die Erkrankung breitet sich am häufigsten in lokoregionäre und supraklavikuläre Lymphknoten, Leber, Lunge und Pleura aus. Ösophagotracheale Fisteln entstehen vor allem bei Tumoren des oberen und mittleren Ösophagusdrittels. Wie auch bei anderen Plattenepithelkarzinomen kann eine Hyperkalzämie auch ohne ossäre Metastasierung auftreten. Vermutlich ist die Hyperkalzämie dann Folge der Sekretion von Parathormon-related-Peptid (PTH-rP) durch die Tumorzellen (Kap. 55).

DIAGNOSTIK

Versuche, bei Patienten mit Barrett-Ösophagus endoskopisch und zytologisch nach Karzinomen zu screenen, erlauben zwar den Nachweis hochgradiger Dysplasien, können jedoch bislang nicht die Wahrscheinlichkeit, an einem Adenokarzinom des Ösophagus zu versterben, reduzieren. Allerdings können seit kurzem durch den Einsatz der Zoom- und Chromoendoskopie selbst frühe (intraepitheliale) Neoplasien diagnostiziert werden. Bei allen Patienten mit Dysphagie oder sonstigem Verdacht auf eine Ösophaguserkrankung sollte eine Ösophagoskopie durchgeführt werden, um den Tumor darzustellen, zu biopsieren und die Diagnose histopathologisch zu sichern. Da es sich bei der Risikogruppe für Plattenepithelkarzinome des Ösophagus (d. h. Raucher und Trinker) um Personen handelt, die gleichzeitig ein hohes Risiko für die Entwicklung von Bronchial- und Kopf-Hals-Karzinomen aufweisen, sollte zusätzlich eine endoskopische Inspektion von Larynx, Trachea und Bronchien erfolgen. Außerdem ist eine sorgfältige Untersuchung des Magenfundus und der Kardia (durch Inversion des Gastroskops) unabdingbar. Eine eventuelle Tumorstreuung in das Mediastinum und in die paraaortalen Lymphknoten sollte mithilfe einer Computertomografie (CT) des Thorax und des Abdomens sowie einer Endosonografie abgeklärt werden. Die Positronen-Emissionstomografie ermöglicht die Beurteilung von Fernmetastasen und liefert präzise Informationen über den Befall der regionalen Lymphknoten, die bei der Festlegung von Bestrahlungsfeldern wichtig sind. Mit sequenziellen PET lässt sich frühzeitig feststellen, ob der Tumor auf die präoperative Chemotherapie anspricht. Bei den meisten Patienten ist die Erkrankung zum Zeitpunkt der Diagnose bereits weit fortgeschritten. Die Stadieneinteilung des Ösophaguskarzinoms zeigt Tabelle 40-3.

Tabelle 40-3

STAGING DES ÖSOPHAGUSKARZINOMS (TNM-KLASSIFIKATION, 7. AUFLAGE, 2010)

Stadium	TNM	Merkmale
0	Tis	Carcinoma in situ, hochgradige intraepitheliale Neoplasie
IA	T1N0M0	Infiltration der Lamina propria oder Muscularis mucosae (T1a) oder Submukosa (T1b) ohne Lymphknotenbefall
IB	T2N0M0	Infiltration der Muscularis propria ohne Lymphknotenbefall
IIA	T3N0M0	Infiltration der Adventitia (T3) ohne Lymphknotenbefall
IIB	T1/2 N1M0	Infiltration der Lamina propria, Muscularis mucosae, Submukosa oder der Muscularis propria mit Lymphknotenbefall N1
IIIA	T1/2 N2M0	Infiltration der Lamina propria, Muscularis mucosae, Submukosa oder der Muscularis propria mit Lymphknotenbefall N2
	T3N1M0	Infiltration der Adventitia (T3) mit Lymphknotenbefall N1
	T4aN0M0	Tumor infiltriert Nachbarstrukturen: Pleura, Perikard oder Zwerchfell (T4a)
IIIB	T3N2M0	Infiltration der Adventitia (T3) mit Lymphknotenbefall N2
IIIC	T4a N1/2M0	Tumor infiltriert Nachbarstrukturen: Pleura, Perikard oder Zwerchfell (T4a) und Lymphknotenbefall N1 oder N2
	T4b N1–3M0	Tumor infiltriert andere Nachbarstrukturen, z. B. Aorta, Wirbelkörper oder Trachea, jeder Lymphknotenbefall N1–N3
	T1–4 N3M0	Jedes T-Stadium und Lymphknotenbefall N3
IV	T1–4 N1–3, M1	Bei Vorliegen von Fernmetastasen ist unabhängig von der T- oder N-Klassifikation das Stadium IV erreicht

N1: 1–2, N2: 3–6, N3: sieben oder mehr befallene regionäre Lymphknoten.

Behandlung ÖSOPHAGUSKARZINOM

Die Prognose von Patienten mit Ösophaguskarzinom ist ungünstig. Etwa 10 % der Patienten leben nach 5 Jahren noch; die Behandlung konzentriert sich deshalb auf die Symptomkontrolle. Eine Entfernung des Tumors ist nur in 45 % der Fälle möglich, wobei häufig Tumorzellen am Resektionsrand zurückbleiben. Ösophagektomien waren mit einer postoperativen Mortalität von landesweit 5–20 % infolge von Anastomoseninsuffizienzen, subphrenischen Abszessen und kardiopulmonalen Komplikationen assoziiert. Trotz der auch weiterhin bestehenden Diskussion über den vergleichbaren Nutzen der transthorakalen und der transhiatalen Resektion bevorzugen erfahrene Thoraxchirurgen inzwischen die minimal invasive transthorakale Ösophagektomie. Endoskopische Resektionen oberflächlicher Plattenepithel- und Adenokarzinome werden derzeit untersucht, verlängern das Überleben aber bislang gewiss im Tumorstadium T1aN0M0 mit ähnlicher Wahrscheinlichkeit wie die konventionellen Operationsverfahren. Der Nutzen der endoskopischen Ablation dysplastischer Läsionen im Bereich eines Barrett-Ösophagus zur Reduktion der Mortalität des Ösophaguskarzinoms ist unklar. Manche Experten setzen sich bei Patienten mit Barrett-Ösophagus zur Krebsprävention für eine Fundoplikatio ein; auch hier fehlen aber objektive Daten zur umfassenden Nutzen-Risiko-Bewertung. Ungefähr 20 % der Patienten, die eine vollständige R0-Resektion überleben, sind nach 5 Jahren noch am Leben. Der Behandlungserfolg einer primären Radiochemotherapie (55–60 Gy) ist beim Plattenepithelkarzinom ähnlich dem einer Ösophagektomie; die Strahlentherapie erspart den Patienten die postoperative Mortalität, lindert aber oftmals die Stenosesymptomatik weniger effektiv. Der Vergleich verschiedener Chemotherapeutika ist aufgrund der uneinheitlichen Definition des Behandlungserfolgs (d. h. eines Ansprechens) und dem schlechten Allgemeinbefinden vieler Patienten mit Ösophaguskarzinomen, insbesondere mit Plattenepithelkarzinomen, während der Behandlung teilweise schwierig. Dennoch sind mit Monochemotherapien bei 15–25 % der Patienten und im Falle einer cisplatinhaltigen Kombinations-Chemotherapie bei 30–60 % der Patienten signifikante Größenabnahmen der Tumormasse erzielt worden. Bei dem kleinen Anteil der Patienten, deren Adenokarzinome das HER2/neu-Gen überexprimieren, scheint die Zugabe des monoklonalen Antikörpers Trastuzumab (Herceptin) den Nutzen der Therapie zu erhöhen. Dies gilt insbesondere für Patienten mit gastroösophagealen Läsionen. Der Einsatz des antiangiogen wirkenden Bevacizumab (Avastin) scheint beim Ösophaguskarzinom nur von begrenztem Wert zu sein. Die Kombination der Strahlentherapie mit einer Chemotherapie (Radiochemotherapie) birgt einen signifikanten Überlebensvorteil gegenüber der alleinigen Strahlentherapie. In mehreren randomisierten Studien und Metaanalysen verlängerte die präoperative Radiochemotherapie mit anschließender Ösophagusresektion das Überleben der Patienten im Vergleich zur alleinigen Operation. Einige Berichte legen nahe, dass beim Plattenepithelkarzinom der Speiseröhre die Ösophagusresektion keinen weiteren Vorteil bringt, wenn der Tumor bereits auf die Radiochemotherapie mit einer signifikanten Größenreduktion angesprochen hat. Im Gegensatz zum Plattenepithelkarzinom stellt beim Adenokarzinom der distalen Speiseröhre die neoadjuvante bzw. perioperative Chemotherapie (bei lokal fortgeschrittenen T3/T4 oder nodal positiven Tumoren) eine Standardtherapie dar, die mit einer Lebenszeitverlängerung einhergeht. Bei dieser Indikation kann alternativ auch eine neoadjuvante Radiochemotherapie eingesetzt werden.

Bei nicht heilbaren Patienten mit fortgeschrittenem, nicht resektablem Ösophaguskarzinom ist die palliative Behandlung der Dysphagie, der Unterernährung und eventueller ösophagotrachealer Fisteln von oberster Priorität. Palliativmaßnahmen sind die endoskopische Dilatation, die endoskopische Platzierung eines selbstexpandierenden Metallstents oder die Anlage einer Gastrostomie bzw. Jejunostomie zur Flüssigkeits- und Nahrungszufuhr sowie die Strahlentherapie.

KARZINOME DES GASTROÖSOPHAGEALEN ÜBERGANGS (SOG. AEG-KARZINOME)

Die neue TNM-Klassifikation 2010 sieht keine eigene Klassifizierung dieser Tumoren vor. In Abhängigkeit von der Lokalisation des Tumorzentrums werden diese entweder zu den Ösophaguskarzinomen (Tumorzentrum liegt in einem Abstand von maximal 5 cm unterhalb des gastroösophagealen Übergangs mit Tumorwachstum in den Ösophagus) oder zu den Magenkarzinomen (Tumorzentrum liegt im Magen und ist mehr als 5 cm vom gastroösophagealen Übergang entfernt, oder Tumorzentrum liegt innerhalb der 5 cm zum gastroösophagealen Übergang und zeigt kein Wachstum in den Ösophagus) gezählt und klassifiziert. Seit 2010 werden somit alle zuvor als Kardiakarzinome AEG I–III bezeichneten Tumoren zu den Ösophaguskarzinomen gezählt. Plattenepithelkarzinome des gastroösophagealen Übergangs werden unabhängig von der Wachstumsrichtung zu den Ösophaguskarzinomen gezählt. Infolge der geänderten Klassifikation hat sich seit 2010 der Anteil der Adenokarzinome an allen Ösophaguskarzinomen nochmals erhöht und die Häufigkeit des Magenkarzinoms ist zulasten eines Anstiegs des Ösophagusadenokarzinoms gesunken.

Zur Diagnostik und Therapie der Adenokarzinome des Magens liegt seit April 2011 eine S3-Leitlinie vor (siehe „Weiterführende Literatur“). Für die Ösophaguskarzinome gibt es seit 2015 eine deutsche S3-Leitlinie (siehe „Weiterführende Literatur“).

MAGENTUMOREN

ADENOKARZINOM DES MAGENS

Inzidenz und Epidemiologie

Inzidenz und Letalität des Magenkarzinoms haben in den USA in den letzten 80 Jahren abgenommen. Trotzdem bleibt es die weltweit zweithäufigste krebsbedingte Todesursache. Die Letalität des Magenkarzinoms ist in den USA bei Männern von 28 auf 5,8 auf 100.000 und bei Frauen von 27 auf 2,8 auf 100.000 Einwohner gefallen. Trotzdem wurden in den USA 2014 insgesamt 22.220 neue Magenkarzinome diagnostiziert und es verstarben 10.990 Einwohner daran. Die Inzidenz des Magenkarzinoms hat zwar weltweit abgenommen, bleibt aber in Japan, China, Chile und in Irland weiterhin hoch. In Deutschland lag im Jahr 2011 die Rate an jährlichen Neuerkrankungen bei 16.026, davon 9573 Männer.

Das Risiko für Magenkarzinome ist in den unteren sozioökonomischen Schichten höher. Migranten aus Ländern mit hoher Inzidenz behalten auch nach der Zuwanderung in Länder mit niedriger Inzidenz ihre Empfänglichkeit für ein Magenkarzinom, während sich das Risiko für ihre Nachkommen dem des neuen Heimatlandes angleicht. Diese Beobachtungen legen nahe, dass Umwelteinflüsse, die wohl früh im Leben einsetzen, mit der Entwicklung des Magenkarzinoms in Verbindung stehen. Hier müssen an erster Stelle Karzinogene in der Nahrung und die Helicobacter pylori-Infektion bedacht werden.

Pathologie

Ungefähr 85 % der malignen Magentumoren sind Adenokarzinome, während die übrigen 15 % vor allem den Non-Hodgkin-Lymphomen, den gastrointestinalen Stromatumoren (GIST) und den Leiomyosarkomen zuzurechnen sind. Adenokarzinome des Magens können in zwei Kategorien eingeteilt werden: den *diffusen Typ*, bei dem Zellkohäsionen fehlen, sodass einzelne Zellen die Magenwand infiltrieren und verdicken, ohne dass sie eine umschriebene Tumormasse bilden, und den *intestinalen Typ* mit kohäsiven neoplastischen Zellen, die drüsenähnliche tubuläre Strukturen bilden. Die diffusen Karzinome treten häufiger bei jüngeren Patienten auf, entstehen im gesamten Magen einschließlich der Kardia, führen zu einem Verlust der Aufweitbarkeit des Magens (sog. Linitis plastica oder „Lederflaschen"-Aspekt) und gehen mit einer ungünstigeren Prognose einher. Diffuse Tumoren weisen eine Störung der interzellulären Adhäsion, vor allem infolge einer fehlenden Expression von E-Cadherin, auf. Manifestationen des intestinalen Typs sind häufig ulzerierend und treten oft im Antrum und der kleinen Magenkurvatur auf. Häufig geht eine Präkanzerose, oft ausgelöst durch Helicobacter pylori, voraus. Während die Inzidenz des diffusen Karzinoms bei den meisten Völkern gleich ist, herrscht der intestinale Typ tendenziell in den Hochrisikogebieten vor und wird mit geringerer Wahrscheinlichkeit in den Ländern gefunden, in denen die Häufigkeit des Magenkarzinoms im Abnehmen begriffen ist. Daher liegen den beiden Subtypen häufig unterschiedliche ätiologische Faktoren zugrunde. In den USA entstehen etwa 30 % der Karzinome im distalen Magen, etwa 20 % in den mittleren Magenanteilen und etwa 40 % im proximalen Magendrittel. Bei den übrigen 10 % der Karzinome ist der gesamte Magen befallen. Auch in Deutschland ist eine deutliche Zunahme der Karzinome im oberen Drittel des Magens zu beobachten, während die Karzinome im mittleren und distalen Magen in den letzten Jahrzehnten stark abgenommen haben.

Ätiologie

Die ständige Aufnahme hoher Konzentrationen von Nitraten in Form von getrockneten, geräucherten und gesalzenen Nahrungsmitteln scheint mit einem höheren Risiko für ein Magenkarzinom verbunden zu sein. Man nimmt an, dass die Nitrate durch Bakterien (Tab. 40-4) in kanzerogene Nitrite umgewandelt werden. Solche Bakterien werden möglicherweise exogen durch den Verzehr von teilweise verdorbenen Nahrungsmitteln zugeführt, die weltweit von den unteren sozioökonomischen Schichten im Übermaß konsumiert werden. Auch Bakterien, wie Helicobacter pylori, können eventuell zu diesem Effekt beitragen, indem sie eine chronische entzündlich-atrophische Gastritis, einen Verlust des sauren Milieus und eine bakterielle Überwucherung des Magens verursachen. Obwohl das Risiko für ein Magenkarzinom bei einer Infektion mit H. pylori um den Faktor 6 erhöht sein soll, bleibt unklar, ob die Eradikation der Bakterie nach durchgemachter Infektion das Risiko tatsächlich reduzieren kann. Ein Verlust der Azidität kann auftreten, wenn die säureproduzierenden Antrumzellen durch eine Magenteilresektion entfernt wurden oder wenn sich bei älteren Patienten eine Achlorhydrie, eine atrophische Gastritis oder eine perniziöse Anämie entwickelt. Endoskopische Verlaufsuntersuchungen des Magens haben bei Patienten mit atrophischer Gastritis den Ersatz der normalen Magenschleimhaut durch Zellen vom intestinalen Typ dokumentiert. Dieser Prozess der intestinalen Metaplasie kann zu zellulärer Atypie und möglicherweise zu einer Neoplasie führen. Da die abnehmende Inzidenz des Magenkarzinoms in den USA und Europa in erster Linie die Abnahme der distalen ulzerierenden Karzinome vom intestinalen Typ widerspiegelt, ist es denkbar, dass in diesen Ländern die bessere Nahrungsmittelkonservierung und die allgemeine Verfügbarkeit von Kühlsystemen zur

Tabelle 40-4

NITRAT UMWANDELNDE BAKTERIEN ALS KAUSALER FAKTOR VON MAGENKARZINOMEN[a]
Exogene Aufnahme von Bakterien, die Nitrat umwandeln:
Bakteriell kontaminierte Nahrungsmittel (häufig in niedrigen sozioökonomischen Bevölkerungsschichten, die eine höhere Inzidenz des Magenkarzinoms aufweisen; vermindert durch verbesserte Methoden der Nahrungsmittelkonservierung und durch Kühlen/Einfrieren von Lebensmitteln)
Helicobacter-pylori-Infektion
Endogene Faktoren, die das Wachstum von nitratumwandelnden Bakterien im Magen fördern:
Verminderte Azidität des Magens
Vorausgegangene distale Magenresektion (Latenzperiode von 15–20 Jahren)
Atrophische Gastritis und/oder perniziöse Anämie
? Langfristige Exposition gegenüber H_2-Antihistaminika

[a] Hypothese: In der Nahrung enthaltene Nitrate werden von Bakterien in kanzerogenes Nitrit umgewandelt.

Aufbewahrung der Nahrungsmittel bei allen sozioökonomischen Schichten zu einer verminderten Aufnahme von exogenen Bakterien mit der Nahrung geführt hat. Die H.-pylori-Infektion ist aber weder mit dem diffusen Typ eines Magenkarzinoms noch mit Krebserkrankungen des gastroösophagealen Übergangs oder des distalen Ösophagus assoziiert. Etwa 10–15 % der Adenokarzinome im proximalen Magen, dem gastroösophagealen Übergang und dem distalen Ösophagus überexprimieren das HER2/neu-Gen. Derartige Patienten profitieren von einer auf das HER2/neu-Gen abzielenden Therapie (z. B. mit Trastuzumab).

Verschiedene andere Faktoren werden ursächlich mit Magenkarzinomen in Verbindung gebracht. Auch Magenulzera und adenomatöse Polypen wurden gelegentlich angeschuldigt, doch sind die Daten hinsichtlich einer Ursache-Wirkungs-Beziehung, vermutlich wegen der unzureichenden klinischen Unterscheidung von benignen Magenulzera und kleinen ulzerierenden Magenkarzinomen, nicht überzeugend. Stark hypertrophierte gastrische Riesenfalten (sog. Ménétrier-Syndrom, „Riesenfaltenmagen"), die den Eindruck polypoider Veränderungen vermitteln, sind mit einer auffallend häufigen malignen Transformation vergesellschaftet. Eine derartige Hypertrophie entspricht jedoch keinem echten adenomatösen Polypen. Personen mit Blutgruppe A haben eine höhere Inzidenz von Magenkarzinomen als solche mit der Blutgruppe 0; diese Beobachtung steht möglicherweise mit einer unterschiedlichen Schleimsekretion in Zusammenhang, die zu einem unterschiedlichen Schutz der Mukosa vor Kanzerogenen führt. Eine Keimzellmutation des E-Cadherin-Gens (CDH1), die autosomal dominant vererbt wird und für ein Zelladhäsionsprotein codiert, korreliert bei jungen asymptomatischen Genträgern mit einer hohen Inzidenz okkulter Magenkarzinome. Zwischen Zwölffingerdarmgeschwüren und dem Auftreten von Magenkarzinomen konnte keine Assoziation nachgewiesen werden.

Klinisches Bild

Magenkarzinome verursachen im Allgemeinen keine Symptome, solange sie oberflächlich und damit operativ heilbar sind. Sobald sich der Tumor weiter ausdehnt, klagen die Patienten unter anderem über ein schleichendes Unbehagen im Epigastrium, dessen Intensität von einem vagen, postprandialen Völlegefühl bis zu starken, anhaltenden Schmerzen reichen kann. Oft besteht Appetitlosigkeit, die häufig mit leichter Übelkeit einhergeht; sie allein führt aber meist nicht zum Arztbesuch. Mit Fortschreiten der Erkrankung kann auch ein Gewichtsverlust beobachtet werden. Besonders bei Pylorustumoren kommt es zu Nausea und Erbrechen, bei Kardiatumoren hingegen meist zu dysphagischen Beschwerden. Es gibt keine charakteristischen Frühzeichen der Erkrankung. Der Befund eines tastbaren abdominalen Tumors weist im Allgemeinen auf ein seit Langem fortschreitendes Wachstum mit oftmals regionaler Ausbreitung hin.

Magenkarzinome breiten sich direkt durch die Magenwand in das perigastrische Gewebe aus, gelegentlich adhärieren oder penetrieren sie in benachbarte Organe wie Pankreas, Kolon oder Leber. Die Streuung erfolgt zudem über die Lymphgefäße oder durch Aussaat auf peritoneale Oberflächen. Die Metastasierung in intraabdominale und supraklavikuläre Lymphknoten ist ebenso häufig wie metastatische Absiedlungen in die Ovarien („Krukenberg-Tumor"), den periumbilikalen Bereich („Sister-Mary-Joseph-Knoten") oder peritoneal als Cul-de-Sac („Blumer's" Tumorplatte, die bei der rektalen oder vaginalen Untersuchung tastbar ist); auch kann sich ein maligner Aszites entwickeln. Die Leber ist der häufigste Ort hämatogener Metastasen.

Eine Eisenmangelanämie und okkultes Blut im Stuhl sollten zur Suche nach einer verborgenen Läsion im Gastrointestinaltrakt führen. Besondere Sorgfalt ist dabei bei Patienten mit atrophischer Gastritis oder perniziöser Anämie geboten. Zu den seltenen klinischen Bildern, die mit Adenokarzinomen des Magens einhergehen können, gehören die migratorische Thrombophlebitis, die mikroangiopathische hämolytische Anämie, diffuse seborrhoische Keratosen (sog. Leser-Trélat-Zeichen) und die Acanthosis nigricans.

Diagnostik

Der Einsatz von Doppelkontrast-Röntgenuntersuchungen zur Abklärung von epigastrischen Beschwerden wurde von der Ösophagogastroduodenoskopie, der Sonografie und der CT abgelöst.

Magenulzera, die bei der Endoskopie entdeckt werden, sind in der Mehrzahl der Fälle benigne, sollten aber biopsiert werden, um ein Malignom auszuschließen. Maligne Magenulzera müssen diagnostiziert werden, bevor sie umgebende Strukturen infiltrieren, da die Heilungsrate früher Läsionen, die auf Mukosa oder die oberen Submukosaschichten begrenzt sind, bei über 80 % liegt. Da Magenkarzinome sowohl klinisch als auch endoskopisch schwer von Magenlymphomen zu unterscheiden sind, sollten die endoskopischen Biopsien (Knopfloch-Biopsien, Schlingenbiopsie) aufgrund der submukosalen Lokalisation der Lymphome in diesen Fällen so tief wie möglich ausgeführt werden. Die Stadieneinteilung der Magenkarzinome gibt Tabelle 40-5 wieder.

Tabelle 40-5

STAGING DES MAGENKARZINOMS (TNM-KLASSIFIKATION, 7. AUFLAGE, 2010)

Stadium	TNM	Merkmale
0	Tis	Carcinoma in situ, intraepithelialer Tumor ohne Infiltration der Lamina propria
IA	T1N0M0	Kein Lymphknotenbefall; Infiltration der Lamina propria der Mukosa (T1a) oder der Submukosa (T1b)
IB	T2N0M0	Infiltration der Muscularis propria
	T1N1M0	Infiltration der Lamina propria oder Submukosa (T1) mit Lymphknotenbefall N1
IIA	T1N2M0	Infiltration der Lamina propria/Submukosa (T1) mit Lymphknotenbefall N2
	T2N1M0	Infiltration der Muscularis propria (T2) mit Lymphknotenbefall N1
	T3N0M0	Infiltration der Subserosa (T3) ohne Lymphknotenbefall
IIB	T1N3M0	Infiltration der Lamina propria/Submukosa (T1) mit Lymphknotenbefall N3
	T2N2M0	Infiltration der Muscularis propria (T2) mit Lymphknotenbefall N2
	T3N1M0	Infiltration der Subserosa (T3) mit Lymphknotenbefall N1
	T4aN0M0	Penetration der Serosa ohne Infiltration angrenzender Strukturen (T4a)
IIIA	T2N3M0	Infiltration der Muscularis propria (T2) mit Lymphknotenbefall N3
	T3N2M0	Infiltration der Subserosa (T3) mit Lymphknotenbefall N2
	T4aN1M0	Penetration der Serosa ohne Infiltration angrenzender Strukturen (T4a) mit Lymphknotenbefall N1
IIIB	T3N3M0	Infiltration der Subserosa (T3) mit Lymphknotenbefall N3
	T4aN2M0	Penetration der Serosa ohne Infiltration angrenzender Strukturen (T4a) mit Lymphknotenbefall N2
	T4bN0/1M0	Penetration der Serosa mit Infiltration angrenzender Strukturen (T4b) ohne (N0) oder mit Lymphknotenbefall N1
IIIC	T4aN3M0	Penetration der Serosa ohne Infiltration angrenzender Strukturen (T4a) mit Lymphknotenbefall N3
	T4bN2/3M0	Penetration der Serosa mit Infiltration angrenzender Strukturen (T4b) mit Lymphknotenbefall N2 oder N3
IV	T1–4, N1–3, M1	Bei Vorliegen von Fernmetastasen ist unabhängig von der T- oder N-Klassifikation das Stadium IV erreicht

N1: 1–2, N2: 3–6 und N3: ≥ 7 befallene regionäre Lymphknoten.

Behandlung MAGENKARZINOM

Die radikale Tumorentfernung mit Resektion der regionalen Lymphknoten ist die einzige Heilungsmöglichkeit; dies ist aber nur bei weniger als einem Drittel der Patienten möglich. Eine subtotale Gastrektomie ist bei distalen Karzinomen die Therapie der Wahl, während bei proximalen Tumoren eine totale Gastrektomie erforderlich ist. Eine besonders extensive Lymphknotendissektion im Rahmen der Gastrektomie scheint die Komplikationsrate zu steigern, ohne die Überlebensrate zu verbessern. Die Prognose nach operativer Therapie wird durch das Ausmaß der Tumorinfiltration in die Magenwand, durch den Befall von regionalen Lymphknoten, durch Gefäßeinbrüche nachteilig beeinflusst. Diese Charakteristika finden sich leider bei der großen Mehrzahl der US-amerikanischen Patienten. Infolgedessen liegt in den USA die 5-Jahres-Überlebensrate nach Operation – nur 25–30 % aller Patienten werden gastrektomiert – bei etwa 20 % im Falle von distalen Karzinomen und bei weniger als 10 % im Falle von proximalen Magenkarzinomen. Tumorrezidive können bis mindestens 8 Jahre nach der Operation auftreten. Solange keine Fern- oder peritoneale Metastasierung bzw. Aszites besteht, sollte den Patienten die Resektion des Magenkarzinoms angeboten werden. Bei lokal fortgeschrittenen (T3–T4) oder nodal-positiven (N+) Magenkarzinomen verlängert eine neoadjuvante bzw. perioperative Chemotherapie signifikant das Überleben der Patienten. In Regionen mit hoher Inzidenz, wie Japan und Korea, in denen endoskopische Screeningprogramme Patienten mit oberflächlichen Tumoren identifiziert haben, hat die Beliebtheit der laparoskopischen Gastrektomie zugenommen. In den USA und in Westeuropa bleibt der Einsatz dieses weniger invasiven chirurgischen Vorgehens Studien vorbehalten.

Adenokarzinome des Magens sind relativ strahlenresistent, sodass eine Eindämmung des Primärtumors Strahlendosen erfordern würde, die über die Strahlentoleranz der umgebenden Gewebe, wie Darmmukosa und Rückenmark, hinausgehen würden. Daher erfolgte die Bestrahlung bislang nur zur Schmerzpalliation. Die alleinige Strahlentherapie nach vollständiger Tumorresektion verlängert das Überleben nicht. Bei chirurgisch nicht resektablen Tumoren, die auf das Epigastrium beschränkt waren, lebten Patienten, die mit 35–40 Gy bestrahlt wurden, nicht länger als jene, die nicht strahlentherapiert wurden. Allerdings verlängerte sich das Überleben geringfügig, wenn gleichzeitig 5-Fluorouracil (5-FU) in Kombination mit Leucovorin verabreicht wurde (3-Jahres-Überlebensrate 50 % vs.

41 % bei ausschließlicher Strahlentherapie). In diesem Zusammenhang scheint 5-FU als Radiosensibilisator zu wirken.

Bei Patienten mit fortgeschrittenem Magenkarzinom führt die Polychemotherapie zu Remissionsraten von 30–50 %, sodass diese Therapie signifikante Vorteile für Patienten birgt, die darauf ansprechen. Die Therapieregime beinhalten im Allgemeinen Cisplatin in Kombination entweder mit Epirubicin, mit Docetaxel und 5-FU i.v. oder Capecitabin, oder mit Irinotecan. In den letzten Jahren wurden zudem Oxaliplatin (als Ersatz für Cisplatin), Capecitabin (als Ersatz für i.v. 5-FU) und Taxane in diese Regime integriert. Trotz dieser vielversprechenden Ansprechrate sind komplette Remissionen nur selten zu beobachten und partielle Remissionen halten oft nur vorübergehend an. Der Gesamteinfluss der Polychemotherapie auf das Überleben war deshalb beim Magenkarzinom begrenzt. Das mediane Überleben lag nach der Polychemotherapie bei unter 12 Monaten. Ebenso wie beim Adenokarzinom des Ösophagus scheint die Zugabe von Bevacizumab (Avastin) zur Chemotherapie des Magenkarzinoms von begrenztem Nutzen zu sein. Die Ergebnisse bei der Behandlung des Magenkarzinoms mit einer anderen antiangiogenen Substanz, Ramucirumab (Cyranza), sind vielversprechend. Vier randomisierte Studien belegen, dass im Vergleich zu Best Supportive Care durch eine frühzeitige palliative Chemotherapie eine signifikante Lebensverlängerung erzielt wird. Die Hinzunahme von Trastuzumab zu einer Platin- und 5-FU-basierten Chemotherapie führt bei HER2-neu-überexprimierenden Tumoren zu einer signifikanten Überlebensverbesserung. Die adjuvante alleinige Chemotherapie nach kompletter Resektion eines Magenkarzinoms kann das Überleben allenfalls geringfügig verlängern. Hingegen konnte nachgewiesen werden, dass eine postoperative Radiochemotherapie die Rezidivrate reduzieren und das Überleben verlängern kann. In Europa hat in den letzten Jahren die neoadjuvante bzw. perioperative Chemotherapie den Vorzug vor einer postoperativen Radiochemotherapie erhalten.

PRIMÄRE MAGENLYMPHOME

Primäre Magenlymphome sind relativ selten. Sie machen weniger als 15 % der Malignome des Magens aus und ungefähr 2 % aller Lymphome. Der Magen ist allerdings die häufigste extranodale Lokalisation von Lymphomen und Magenlymphome haben in den letzten 30 Jahren an Häufigkeit zugenommen. Die Erkrankung ist klinisch nur schwer vom Adenokarzinom des Magens zu unterscheiden. Beide Tumoren treten am häufigsten im sechsten Lebensjahrzehnt auf und manifestieren sich mit epigastrischen Schmerzen, frühem Sättigungsgefühl und allgemeiner Müdigkeit. Sie imponieren endoskopisch normalerweise als Ulzerationen, im Röntgenkontrastbild in Form eines unregelmäßigen verdickten Schleimhautmusters und endosonografisch als (oftmals konzentrische) je nach Infiltrationstiefe mehrere Schichten einbeziehende Magenwandverdickung. Die Diagnose eines Magenlymphoms wird in der Regel bioptisch im Rahmen einer Gastroskopie gestellt und nur noch sehr selten ist eine diagnostische Laparotomie erforderlich. Kann trotz der Entnahme multipler oberflächlicher Magenbiopsien kein Lymphom nachgewiesen werden, kann im Einzelfall ein Magenlymphom dennoch nicht sicher als ausgeschlossen gelten, da tiefer in der Magenwand gelegene lymphoide Infiltrate durch aus der Mukosa entnommene Biopsien nicht erreicht werden. Sogenannte Knopflochbiopsien oder eine Schlingenbiopsie ermöglichen in diesen Fällen in der Regel den Lymphomnachweis. Das makroskopische Erscheinungsbild eines Magenlymphoms kann ein Adenokarzinom vortäuschen, entweder in Form eines umschriebenen (großen) Ulkus im Korpus oder Antrum oder in Form eines diffusen Prozesses, der sich durch die Submukosa des gesamten Magens ausdehnen und bis ins Duodenum reichen kann. Histologisch handelt es sich bei den meisten Magenlymphomen um Non-Hodgkin-Lymphome mit B-Zell-Ursprung. Nur sehr selten wird der Magen von einem Hodgkin-Lymphom betroffen. Das histopathologische Spektrum dieser Tumoren reicht von gut differenzierten, niedrigmalignen, oberflächlichen Läsionen (schleimhautassoziiertes lymphoides Gewebe, „MALT“: Mucosa-associated Lymphoid Tissue) bis zu hochmalignen großzelligen Lymphomen. Eine Helicobacter-pylori-Infektion, die wie oben beschrieben mit der Entstehung von Adenokarzinomen des Magens assoziiert ist, scheint generell das Risiko von Magenlymphomen und von MALT-Lymphomen im Besonderen zu erhöhen. Magenlymphome breiten sich initial in die regionalen Lymphknoten aus (häufig in den Waldeyer-Ring) und können dann disseminieren.

Behandlung PRIMÄRES MAGENLYMPHOM

Das primäre Magenlymphom ist eine wesentlich besser behandelbare Krankheit als das Adenokarzinom des Magens, was die Bedeutung einer korrekten histopathologischen Diagnosestellung unterstreicht. Eine antibiotische Eradikationsbehandlung von H. pylori führt in mehr als 75 % der Marginalzonen-B-Zell-Lymphome vom MALT-Typ im Stadium I zur Regression, sodass diese Therapie durchgeführt werden sollte, bevor chirurgische Maßnahmen, eine Strahlen- oder Chemotherapie in Betracht gezogen werden. Ein fehlendes

Ansprechen des MALT-Lymphoms auf die antimikrobielle Therapie ist assoziiert mit einer spezifischen chromosomalen Translokation, nämlich t(11;18). Patienten, die auf die antibiotische Behandlung ansprechen, sollten regelmäßig endoskopisch/bioptisch überwacht werden, da unklar ist, ob der maligne Klon eliminiert oder lediglich unterdrückt wird; der Erfolg der antimikrobiellen Therapie ist in der Regel recht anhaltend. Eine subtotale Magenresektion mit nachfolgender Polychemotherapie hat bei Patienten mit einem lokalisierten, hochmalignen Lymphom 5-Jahres-Überlebensraten von 40–60 % erzielt. Ob eine Magenoperation aus onkologischer Indikation überhaupt erforderlich ist, wurde infrage gestellt, da mit einer alleinigen Chemotherapie (CHOP: Cyclophosphamid, Doxorubicin, Vincristin, Prednison) plus Rituximab ähnliche Überlebensraten erreicht werden. Die Rolle einer zusätzlichen Strahlentherapie wird im Rahmen von Studien untersucht, scheint aber aufgrund von häufig parallel vorhandenen niedrigmalignen Anteilen sinnvoll.

GASTROINTESTINALE STROMATUMOREN (GIST) DES MAGENS

Leiomyosarkome und gastrointestinale Stromatumoren (GIST) machen 1–3 % aller klinisch diagnostizierten Neoplasien des Magens aus, manifestieren sich meist an der Vorder- und Hinterwand des Magenfundus und oftmals ulzerieren und bluten sie. Selbst diejenigen Läsionen > 1–2 cm, die histologisch als benigne Tumoren imponieren, können maligne verlaufen. GIST infiltrieren nur selten die benachbarten Eingeweide, typischerweise metastasieren sie nicht lymphogen, aber sie können in Leber und Lunge streuen. Die Behandlung der Wahl besteht in der chirurgischen Tumorresektion. Eine konventionelle Chemotherapie ist bei gastrointestinalen Stromatumoren im Gegensatz zu den meisten anderen Weichteilsarkomen unwirksam. Auch die Strahlentherapie spielt für die Behandlung keine Rolle. Alle GIST des Magens sollten auf Mutationen des c-kit-Rezeptors untersucht werden. Im Falle einer Metastasierung sprechen mehr als 50 % der GIST-Patienten objektiv auf eine Therapie mit Imatinib (Glivec, 400–800 mg/d p.o.), einem selektiven Inhibitor der c-kit-Tyrosinkinase an und überleben signifikant länger. Viele GIST-Patienten, deren Tumoren im Laufe der Zeit imatinibresistent werden, profitieren von einer nachfolgenden Behandlung mit Sunitinib oder Regorafenib, weiteren Inhibitoren der c-kit-Tyrosinkinase.

Die GIST wurden als neue Entität in die TNM-Klassifikation 2010 integriert, danach werden Tumoren ≤ 2 cm als T1, > 2–5 cm als T2, 5–10 cm als T3 und > 10 cm als T4 klassifiziert. Prognostische Faktoren, die für die Ermittlung des Stadiums herangezogen werden, sind Lokalisation, Größe und das histopathologische Grading (G1 = niedrige Mitoserate von ≤ 5 Mitosen pro 50 hochauflösende Gesichtsfelder [HPF]; G2 > 5 Mitosen pro 50 HPF).

DÜNNDARMTUMOREN

Dünndarmtumoren machen weniger als 3 % der gastrointestinalen Tumoren aus. Aufgrund ihrer Seltenheit und schweren Zugängigkeit wird die korrekte Diagnose häufig erst spät gestellt. Abdominale Symptome äußern sich oft vage und unspezifisch. Konventionelle röntgenologische Untersuchungen des oberen und unteren Gastrointestinaltraktes ergeben häufig keinen pathologischen Befund. Dünndarmtumoren sollten in folgenden Situationen differenzialdiagnostisch in Erwägung gezogen werden: (1) wiederholte, unerklärte Episoden krampfartiger abdominaler Schmerzen; (2) intermittierende intestinale Obstruktion, insbesondere wenn keine entzündliche Darmerkrankung oder vorausgegangene Bauchoperationen vorliegen; (3) Intussuszeption im Erwachsenenalter und (4) unklare chronische intestinale Blutung bei negativer Ösophagogastroduodeno- sowie Koloskopie. In diesen Fällen kann eine moderne radiologische Darstellung des Dünndarms (MRT Enteroklysma) erwogen werden. Seit kurzem steht mit der Ballon-Enteroskopie ein neues Verfahren zur Verfügung, das die endoskopische Inspektion eines Großteils, in Einzelfällen sogar des gesamten Dünndarms ermöglicht. Alternativ kann die Kapselendoskopie zur endoskopischen Bildgebung des Dünndarms eingesetzt werden; bei Stenosen ist sie aber kontraindiziert.

BENIGNE TUMOREN

Klinische und radiologische Befunde allein erlauben keine sichere Voraussage der Histologie benigner Dünndarmtumoren. Schmerzen, Obstruktionen und Blutungen sind die häufigsten Symptome, allerdings können sie nicht als charakteristisch für einen bestimmten Tumortyp gelten. Klinisch manifeste Tumoren werden meist während des fünften und sechsten Lebensjahrzehnts entdeckt, und zwar häufiger im distalen als im proximalen Dünndarm. Zu den häufigsten benignen Dünndarmtumoren gehören Adenome, Leiomyome, Lipome und Angiome.

Adenome

Hierzu zählen benigne Adenome von Brunner-Drüsen sowie adenomatöse Polypen. Gut differenzierte neuroendokrine Tumoren und ihre begleitenden Syndrome sind in Kapitel 52 erläutert. Adenome der *Brunner-Drüsen* sind keine echten Neoplasien, sondern eine Hypertrophie oder Hyperplasie submukosaler Duodenaldrüsen. Sie imponieren als kleine Knötchen in der Duodenalschleimhaut, die einen hoch viskösen alkalischen Schleim absondern. Meistens handelt es sich um einen endoskopischen oder radiologischen Zufallsbefund, der mit keinerlei spezifischen klinischen Beschwerden einhergeht.

Adenomatöse Polypen

Etwa 25 % aller benignen Dünndarmtumoren sind adenomatöse Polypen (siehe Tab. 41-2). Sie können sich als einzelne polypoide Läsionen präsentieren oder seltener als villöse Adenome. Wie im Dickdarm ist auch im Dünndarm die sessile oder villöse Form des adenomatösen Polypen gelegentlich mit einem Karzinom vergesellschaftet. Patienten mit einer familiären adenomatösen Polyposis coli entwickeln oftmals multiple Dünndarmadenome, meist im Duodenum. Multiple Polypen können im Rahmen eines Peutz-Jeghers-Syndroms im Dünndarm (und zuweilen auch in Magen und Dickdarm) auftreten. Histologisch handelt es sich bei diesen Polypen üblicherweise um Hamartome (juvenile Polypen) mit niedrigem Entartungspotenzial. Mit dieser autosomal dominanten Erkrankung sind zudem mukokutane Melaninablagerungen sowie Tumoren der Eierstöcke, der Brust, des Pankreas und des Endometriums assoziiert.

Leiomyome

Diese Neubildungen entstehen aus Komponenten der glatten Darmmuskulatur. Sie liegen meist intramural und beeinträchtigen die darüber liegende Schleimhaut. Die Schleimhautulzeration ist die Ursache gastrointestinaler Blutungen unterschiedlichen Ausmaßes. Oftmals kommt es zu krampfartigen, intermittierenden Bauchschmerzen.

Lipome

Diese Tumoren treten meistens im distalen Ileum und im Bereich der Ileozökalklappe auf. Sie zeigen eine charakteristische partielle Strahlentransparenz, sind gewöhnlich asymptomatisch und intramural gelegen, können aber zuweilen Blutungen verursachen.

Angiome

Obwohl es sich um keine echten Neoplasien handelt, sind diese Läsionen doch von Bedeutung, da sie oft zu intestinalen Blutungen führen. Sie können sich in Form von Teleangiektasien oder Hämangiomen manifestieren. Multiple Teleangiektasien treten entweder als nicht erbliche Variante begrenzt auf den Gastrointestinaltrakt auf oder im Rahmen des erblichen Osler-Rendu-Weber-Syndroms. Gefäßtumoren können auch in Form isolierter Hämangiome vorkommen, am häufigsten im Jejunum. Eine Angiografie, vor allem während einer Blutung, ist das beste diagnostische Verfahren dieser Läsionen.

MALIGNE TUMOREN

Maligne Dünndarmerkrankungen sind sehr selten, kommen aber gehäuft bei Patienten mit langjähriger Crohn-Krankheit, Sprue oder mit AIDS vor. Maligne Dünndarmtumoren gehen häufig mit Fieber, Gewichtsverlust, Anorexie, Blutungen oder einem tastbaren abdominalen Tumor einher. Neben den Papillenkarzinomen, die oft vom Ductus choledochus oder Ductus pancreaticus ausgehen und somit keine Dünndarmtumoren im eigentlichen Sinne sind, sind die Adenokarzinome, Lymphome, Karzinoide und Leiomyosarkome als die häufigsten malignen Tumoren des Dünndarms zu nennen.

Adenokarzinome

Mit einem Anteil von etwa 50 % sind Adenokarzinome die häufigsten Karzinome des Dünndarms. Sie liegen meist im distalen Duodenum und proximalen Jejunum, wo sie ulzerieren, bluten oder das Lumen verlegen können. Röntgenologisch können sie mit einem chronischen Ulcus duodeni oder mit einer entzündlichen Stenose bei lange bestehendem Morbus Crohn verwechselt werden. Die Diagnose wird am besten endoskopisch mit gezielter Biopsieentnahme gestellt. Die chirurgische Resektion ist die Therapie der Wahl. Empfohlen wird eine postoperative adjuvante Chemotherapie nach demselben Schema wie beim Kolonkarzinom.

Lymphome

Ein Lymphom des Dünndarms kann primär oder sekundär auftreten. Die Diagnose eines primären intestinalen Lymphoms erfordert den histologischen Lymphomnachweis im Dünndarm. Gleichzeitig darf kein Anhalt für ein primär extraintestinales Lymphom bestehen (keine Lymphadenopathie, keine Hepatosplenomegalie, kein suspekter peripherer Blutausstrich bzw. Knochenmarkzytologie/-histologie, keine Raumforderungen in der Röntgenaufnahme des Thorax oder in einer Computertomografie). Im Allgemeinen sind dünndarmcharakteristische Symptome und ein anatomisch erkennbares Ulkus oder Tumor vorhanden. Sekundäre Dünndarmlymphome sind durch eine Dünndarminfiltration gekennzeichnet, die von befallenen retroperitonealen oder mesenterialen Lymphknoten ausgeht (Kap. 17).

Primäre intestinale Lymphome stellen ungefähr 20 % aller malignen Erkrankungen des Dünndarms dar. Im Wesentlichen handelt es sich dabei um Non-Hodgkin-

Lymphome, vorzugsweise diffus großzellige T-Zell-Lymphome. Intestinale Lymphome befallen das Ileum, das Jejunum und das Duodenum in absteigender Häufigkeit – ein Muster, das die relative Anzahl normaler Lymphozyten in diesen Darmabschnitten widerspiegelt. Ein erhöhtes Risiko, an einem Dünndarmlymphom zu erkranken, besteht bei Patienten mit einem Malabsorptionssyndrom, wie bei Sprue, Morbus Crohn oder Immunsuppression infolge eines kongenitalen oder erworbenen (AIDS) Immundefizienzsyndroms, einer vorausgegangenen Organtransplantation oder bei Autoimmunerkrankungen.

Die Entwicklung lokalisierter oder nodulärer Tumoren, die das Darmlumen einengen, verursacht (nahrungsabhängige) periumbilikale Schmerzen, Gewichtsverlust, Erbrechen und gelegentlich einen Darmverschluss. Der Verdacht auf ein Dünndarmlymphom kann anhand bestimmter Veränderungen auf der Röntgendoppelkontrastaufnahme, wie einer Infiltration und Verdickung von Schleimhautfalten, von Schleimhautknötchen, unregelmäßiger Ulzera oder Kontrastmittelstase, geäußert werden. Die Diagnose kann durch eine chirurgische Exploration und Resektion befallener Segmente gesichert werden. Intestinale Lymphome können gelegentlich durch eine endoskopische Biopsie der Darmschleimhaut diagnostiziert werden. Da die Erkrankung aber vor allem die Lamina propria befällt, ist oft eine chirurgische Biopsie der gesamten Darmwand (Vollwandbiopsie) erforderlich. Welchen Beitrag zu einer besseren und früheren Diagnosestellung intestinaler Lymphome die Ballon-Enteroskopie leisten kann, wird derzeit untersucht.

Die Tumorresektion ist die angemessene Primärtherapie. Obwohl einige Patienten nach der kompletten chirurgischen Entfernung des Lymphoms eine postoperative Strahlentherapie erhielten, gilt eine kurzfristige systemische Polychemotherapie (mit drei Zyklen) als allgemein akzeptierter Standard. Bei einem diffusen intraabdominalen Befall zum Zeitpunkt der Diagnose sowie bei multizentrischem Lymphombefall ist oft keine komplette Resektion möglich. Die Wahrscheinlichkeit, eine anhaltende Remission oder eine Heilung zu erzielen, liegt bei Patienten mit lokal begrenzter Erkrankung bei ungefähr 75 %, aber nur bei 25 % für Patienten, deren Lymphom nicht resezierbar ist. Bei Patienten, deren Lymphom nicht reseziert wurde, kann es unter der Chemotherapie zur Darmperforation kommen.

Eine außergewöhnliche Form des Dünndarmlymphoms, die den gesamten Dünndarm befällt, wurde zuerst bei orientalischen Juden und Arabern beschrieben und wird als *immunoproliferative Dünndarmerkrankung (Immunoproliferative Small Intestinal Disease, IPSID)*, *Mittelmeerlymphom* oder *α-Schwerketten-Erkrankung* bezeichnet. Es handelt sich um eine B-Zell-Neoplasie. Das typische klinische Bild besteht in einer chronischen Diarrhö, Steatorrhö, Erbrechen und abdominalen Krämpfen. Trommelschlägelfinger werden ebenfalls oft beobachtet. Bei vielen Patienten mit IPSID findet sich im Blut und in intestinalen Sekreten ein verändertes IgA mit einer verkürzten schweren α-Kette und fehlenden Leichtketten. Es wird vermutet, dass die anomalen α-Ketten von Plasmazellen produziert werden, die den Dünndarm infiltrieren. Der klinische Verlauf der IPSID wird im Allgemeinen von dem Wechsel von Exazerbationen und Remissionen bestimmt. Die Patienten versterben oft infolge fortschreitender Mangelernährung und Auszehrung oder wenn sich ein aggressives Lymphom entwickelt. In der Frühphase der Erkrankung scheint sich eine orale Antibiose, beispielsweise mit Tetrazyklinen, günstig auszuwirken, was für eine mögliche infektiöse Ätiologie spricht. Eine Polychemotherapie wird mit unterschiedlichem Erfolg in fortgeschrittenen Stadien der Erkrankung eingesetzt. Die Ergebnisse sind besser, wenn die antibiotische und zytostatische Therapie kombiniert werden.

Karzinoidtumoren

Dünndarmkarzinoide entstehen aus argentaffinen Zellen der Lieberkühn-Krypten und finden sich entlang des embryonalen „Mitteldarms“ vom distalen Duodenum bis zum Colon ascendens. Mehr als 50 % der Dünndarmkarzinoide finden sich im distalen Ileum und hier insbesondere im Bereich der Ileozökalklappe. Viele Dünndarmkarzinoide sind asymptomatisch und niedrig maligne. Andere wachsen infiltrativ, metastasieren und verursachen das sog. Karzinoidsyndrom (Kap. 52).

Die TNM-Klassifikation 2010 berücksichtigt erstmals Karzinoidtumoren und neuroendokrine Tumoren als eigene Entität. Die Karzinoidtumoren werden, abhängig von der Lokalisation, getrennt erfasst (Appendix, Dünndarm, Magen, Kolon) und abhängig von der Differenzierung unterschiedlich klassifiziert.

Gastrointestinale Stromatumoren

Gastrointestinale Stromatumoren weisen häufig einen Durchmesser von mehr als 5 cm auf und können dann bei der Untersuchung des Abdomens getastet werden. Blutungen, Obstruktionen und Perforationen treten häufig auf. Aufgrund von primären Resistenzen sollten gastrointestinale Stromatumoren primär auf Mutationen des c-kit-Rezeptors untersucht werden. Bei metastasierten GIST ist die Gabe des Tyrosinkinase-Inhibitors Imatinib bzw. (bei imatinibrefraktären GIST) von Sunitinib oder Regorafenib die Therapie der Wahl. Postoperativ ist in bestimmten Risikosituationen eine adjuvante Therapie mit Imatinib indiziert. Hier spielen die Mitosezahl, die Tumorgröße und die Primärlokalisation eine Rolle.

WEITERFÜHRENDE LITERATUR

Moehler M, Al-Batran SE, Andus T et al: German S3-guideline "Diagnosis and treatment of esophagogastric cancer" (AWMF-Register-Nummer 032-009OL). Z Gastroenterol 49:461–531, 2011

Porschen R, Buck A, Fischbach W et al: S3-Leitlinie Diagnostik und Therapie der Plattenepithelkarzinome und Adenokarzinome des Ösophagus (Langversion 1.0 – September 2015, AWMF-Registernummer: 021/023OL). Z Gastroenterol 53:1288–347, 2015

Scherübl H, Jensen RT, Cadiot G, Stölzel U, Klöppel G: Management of early gastrointestinal neuroendocrine neoplasms. World J Gastrointest Endosc 3:133–9, 2011

Scherübl H, Cataldegirmen G, Eick J, Ring W, Schwertner C, Steinberg S, Herbst H: Field cancerisation of the upper aerodigestive tract: Screening for second primary cancers of the oesophagus in cancer survivors. EMJ Oncol 3:21–8, 2015

Scherübl H, Faiss S, Knoefel WT, Wardelmann E: Management of early asymptomatic gastrointestinal stromal tumors of the stomach. World J Gastrointest Endosc 6:266–71, 2014

KAPITEL 41

MALIGNE TUMOREN DES UNTEREN GASTROINTESTINALTRAKTS

Robert J. Mayer

Für die deutsche Ausgabe Hans Scherübl

KOLOREKTALES KARZINOM

INZIDENZ

Dickdarmkrebs ist nach dem Lungenkrebs die zweithäufigste krebsbedingte Todesursache in den USA. Im Jahre 2014 wurden in den USA 136.830 neue Fälle diagnostiziert, im gleichen Zeitraum waren 51.370 Todesfälle infolge dieser Erkrankung zu verzeichnen. Seit der Einführung von Vorsorgeuntersuchungen hat die Inzidenz des Darmkrebses bei der weißen US-amerikanischen Bevölkerung in den letzten 25 Jahren stetig abgenommen. Auch hat die Letalität infolge einer früheren Erkennung und besseren Behandlung um ca. 25 % abgenommen. Das kolorektale Karzinom zählt mit ca. 63.000 Neuerkrankungen/Jahr zu den drei häufigsten Tumorleiden überhaupt; es befällt überwiegend Personen, die älter als 50 Jahre sind. In Deutschland erkrankten im Jahr 2011 34.276 Männer und 28.695 Frauen an Dickdarmkrebs; die relative 5-Jahres-Überlebensrate ist in den letzten 10 Jahren bei Männern auf 64 % und bei Frauen auf 65 % gestiegen.

Dank der Einführung der Vorsorgekoloskopie ist es erfreulicherweise auch in Deutschland zu einem deutlichen Rückgang der Darmkrebssterblichkeit gekommen. Die altersstandardisierten Sterberaten sind hierzulande in den letzten 10 Jahren bei beiden Geschlechtern um mehr als 20 % zurückgegangen.

POLYPEN UND MOLEKULARE PATHOGENESE

Die meisten kolorektalen Karzinome entwickeln sich aus adenomatösen Polypen. Ein Polyp präsentiert sich meist als eine plumpe, sichtbare Vorwölbung der Schleimhautoberfläche; nach pathologischen Gesichtspunkten werden Polypen als nicht neoplastisches Hamartom *(juveniler Polyp)*, als hyperplastische Mukosaproliferation *(hyperplastischer Polyp)* oder als *adenomatöser Polyp* klassifiziert. Dabei sind ausschließlich Adenome als prämaligne Veränderungen zu betrachten, und nur ein kleiner Teil der Adenome entartet in ein invasives Adenokarzinom. Screeninguntersuchungen und Autopsiestudien haben gezeigt, dass sich bei etwa 30 % der Menschen mittleren und 50 % der Menschen höheren Alters kolorektale Adenome finden. Allerdings wird weniger als 1 % der adenomatösen Polypen jemals maligne. Die meisten Polypen bleiben asymptomatisch und werden daher nicht diagnostiziert. Okkultes Blut im Stuhl kann nur bei weniger als 5 % von Menschen mit Polypen nachgewiesen werden.

In adenomatösen Polypen und kolorektalen Karzinomen wurden zahlreiche molekulare Veränderungen beschrieben, die einen mehrschrittigen Prozess (Adenom-Karzinom-Sequenz) wiederspiegeln, bei dem sich normale Kolonschleimhaut in ein lebensbedrohliches, invasives kolorektales Karzinom umwandelt. Zu diesen Entwicklungsschritten der Karzinomentstehung gehören: Punktmutationen im K-ras-Protoonkogen; eine Hypomethylierung der DNS, die zu einer Genaktivierung führen kann; der Verlust von DNS („Allel-Verlust") im Bereich eines Tumorsuppressorgens (dem „Adenomatöse-Polyposis-coli"[APC]-Gen), das auf dem langen Arm von Chromosom 5 (5q21) lokalisiert ist; der Allelverlust im Bereich eines Tumorsuppressorgens auf Chromosom 18q, dem sogenannten Deleted-in-Colorectal-Cancer-(DCC)-Gen; ein Allelverlust auf Chromosom 17p, der mit Mutationen des p53-Tumorsuppressorgens einhergeht (siehe Abb. 26-2). Das veränderte Proliferationsmuster der Kolonschleimhaut, das seinen Ausdruck in einer Progression zu einem adenomatösen Polypen und schließlich einem Karzinom findet, dürfte somit zum einen auf die mutagene Aktivierung eines oder mehrerer Onkogene und zum anderen auf den Verlust von Genen (Tumorsuppressorgenen), die normalerweise die Tumorgenese supprimieren, zurückzuführen sein. Es bleibt unklar, ob die genetischen Veränderungen immer in einer definierten Abfolge auftreten. Gestützt auf dieses Modell wird davon ausgegangen, dass sich ein Karzinom nur in den Polypen entwickelt, in denen sich alle diese mutagenen Veränderungen ereignet haben.

Klinisch hängt die Wahrscheinlichkeit, ob ein adenomatöser Polyp in ein kolorektales Karzinom übergeht, vom makroskopischen Erscheinungsbild ab, der Histologie und der Größe des Polypen. Adenomatöse Polypen können gestielt oder sessil sein, das heißt breitbasig der Schleimhaut aufsitzen. Karzinome entwickeln sich häufiger in sessilen Polypen. Histologisch werden adenomatöse Polypen unterschieden in tubuläre, villöse oder tubulovillöse Formen. Villöse Adenome, die meisten von ihnen sind sessile Polypen, entarten mehr als dreimal so häufig wie tubuläre Adenome. Die Wahrscheinlichkeit, dass ein Dickdarmpolyp ein invasives Karzinom beinhaltet, hängt von seiner Größe ab: Das Karzinomrisiko von Polypen/Läsionen kleiner als 1,5 cm (im Durchmesser) ist gering (< 2 %), bei Polypen mit 1,5–2,5 cm liegt es im mittleren Bereich (2–10 %) und bei Polypen über 2,5 cm ist es hoch (10 %).

Sobald ein adenomatöser Polyp diagnostiziert wurde, sollte der gesamte Dickdarm endoskopisch untersucht werden, da bei ungefähr einem Drittel der Fälle synchrone Läsionen nachgewiesen werden können. Patienten, bei denen ein Dickdarmadenom festgestellt und entfernt wurde, sollen in regelmäßigen Abständen erneut koloskopiert werden, da sie ein Risiko von 30–50 % aufweisen, erneut Adenome zu entwickeln. Zudem tragen sie ein überdurchschnittliches Risiko, an einem kolorektalen Karzinom zu erkranken. Man geht davon aus, dass adenomatöse Polypen mehr als 5 Jahre wachsen müssen, bevor sie klinische Bedeutung erlangen. Bei sporadischen Polypen müssen Koloskopien deshalb nicht häufiger als alle 3 Jahre durchgeführt werden.

ÄTIOLOGIE UND RISIKOFAKTOREN

Risikofaktoren für die Entstehung kolorektaler Karzinome sind in Tabelle 41-1 aufgeführt.

Ernährung

Die Ursachen der meisten Dickdarmkarzinome scheinen mit Umweltfaktoren in Zusammenhang zu stehen. Die Krankheit befällt häufiger die oberen sozioökonomischen Schichten der Stadtbevölkerung. Die Wahrscheinlichkeit, an einem kolorektalen Karzinom zu versterben, korreliert direkt mit dem Pro-Kopf-Konsum von Kalorien, dem Verzehr von rotem Muskelfleisch, von Nahrungsfetten und -ölen sowie einem erhöhten Serumcholesterinwert, aber auch mit der Letalität der koronaren Herzkrankheit. Geografische Unterschiede in der Inzidenz scheinen nicht Folge von genetischen Unterschieden zu sein; vielmehr passen sich Migranten im Allgemeinen der Erkrankungsrate des jeweiligen Einwanderungslandes an. Darüber hinaus sind sowohl die Inzidenz des kolorektalen Karzinoms als auch seine Letalität bei bestimmten Bevölkerungsgruppen, wie den Mormonen oder den „Adventisten des Siebten Tages", deren Lebens- und Ernährungsgewohnheiten sich von denen der Allgemeinbevölkerung unterscheiden, signifikant niedriger als in der Allgemeinbevölkerung. Seit die japanische Bevölkerung mehr „westliche" Ernährungsgewohnheiten angenommen hat, hat in Japan die Häufigkeit des kolorektalen Karzinoms zugenommen. Mindestens drei Hypothesen wurden vorgeschlagen, um diesen Zusammenhang mit der Nahrung zu erklären, allerdings ist keine völlig zufriedenstellend.

Tierische Fette Eine Theorie besagt, dass die Aufnahme von tierischen Fetten (in rotem Muskelfleisch) zu einem erhöhten Anteil von Anaerobiern in der Mikroflora des Darms führe. Dies könne die Konversion normaler Gallensäuren in Karzinogene begünstigen. Diese provokative Hypothese wird gestützt durch Berichte über erhöhte Mengen an Anaerobiern im Stuhl von Patienten

Tabelle 41-1

RISIKOFAKTOREN FÜR DIE ENTWICKLUNG EINES KOLOREKTALEN KARZINOMS
Ernährung: tierisches Fett, „rotes" Fleisch
Hereditäre Tumorsyndrome (autosomal dominanter Erbgang)
Familiäre adenomatöse Polyposis (FAP)
Nicht polypöse Tumorsyndrome (HNPCC, MAP)
Colitis ulcerosa
Streptococcus-bovis-Septikämie
Ureterosigmoidostomie
Z. n. Radiatio des kleinen Beckens
? Tabakkonsum

Tabelle 41-2

ERBLICHE (AUTOSOMAL DOMINANTE) GASTROINTESTINALE POLYPOSISSYNDROME				
Syndrom	**Verteilung der Polypen**	**Histologischer Typ**	**Entartung**	**Assoziierte Erkrankungen**
Familiäre adenomatöse Polyposis	Dickdarm	Adenom	Häufig	Keine
Gardner-Syndrom	Dick- und Dünndarm	Adenom	Häufig	Osteome, Fibrome, Lipome, Epidermoidzysten, Ampullenkarzinome, kongenitale Hypertrophie des retinalen Pigmentepithels
Turcot-Syndrom	Dickdarm	Adenom	Häufig	Hirntumoren
MYH-assoziierte Polyposis	Dickdarm	Adenom	Häufig	Keine
Non-Polyposis-Syndrome (Lynch-Syndrom)	Dickdarm (häufig proximal)	Adenom	Häufig	Endometrium- und Ovarialkarzinome (meistens), Magenkarzinom, urogenitale, pankreatische und biliäre Karzinome (seltener)
Peutz-Jeghers-Syndrom	Dick- und Dünndarm, Magen	Hamartom	Selten	Mukokutane Pigmentierung, Tumoren der Ovarien, der Brust, des Pankreas sowie des Endometriums
Juvenile Polyposis	Dick- und Dünndarm, Magen	Hamartom selten mit Progress zum Adenom	Selten	Verschiedene kongenitale Veränderungen

mit kolorektalem Karzinom. Eine Diät, die reich an tierischen, nicht aber an pflanzlichen Fetten ist, geht in der Regel mit erhöhten Serumcholesterinspiegeln und diese wiederum mit einem erhöhten Risiko kolorektaler Neoplasien einher.

Insulinresistenz Unsere westliche Ernährungsweise mit ihrem Übermaß an Kalorienzufuhr, gepaart mit mangelnder körperlicher Aktivität, geht mit einer erhöhten Prävalenz von Adipositas einher. Adipöse Menschen entwickeln eine Insulinresistenz mit erhöhten Insulinspiegeln im Serum, die ihrerseits zu erhöhten Serumspiegeln von Insulin-like Growth Factor Type I (IGF-I) führen. IGF-I scheint die Proliferation der intestinalen Schleimhaut zu stimulieren.

Ballaststoffe Im Gegensatz zu einer lange Zeit vertretenen Hypothese erbrachten mehrere randomisierte Studien und Fall-Kontroll-Studien keine Hinweise darauf, dass eine ballaststoffreiche Ernährung oder der reichliche Verzehr von Gemüse und Obst für sich allein das Wiederauftreten kolorektaler Adenome oder die Entwicklung von Dickdarmkrebs verhindern. Dennoch spricht eine erdrückende epidemiologische Evidenz dafür, dass die Ernährung, insbesondere der hohe Konsum von tierischen Fetten und Kalorien überhaupt, den wichtigsten ätiologischen Faktor des kolorektalen Karzinoms darstellt.

ERBLICHE FAKTOREN UND SYNDROME

Da rund 25 % aller Patienten mit kolorektalem Karzinom eine positive Familienanamnese für diese Erkrankung aufweisen, liegt eine erbliche Prädisposition nahe. Die erblichen Dickdarmkarzinome können in zwei Hauptgruppen unterteilt werden, in die gut untersuchten, aber seltenen Polyposissyndrome und die häufigeren nicht polypösen Tumorsyndrome (Tab. 41-2).

Familiäre adenomatöse Polyposis

Die familiäre adenomatöse Polyposis coli (FAP) ist eine seltene Krankheit, die durch das Auftreten tausender adenomatöser Polypen im gesamten Dickdarm gekennzeichnet ist. Die Vererbung erfolgt autosomal dominant. FAP-Patienten ohne entsprechende Familienanamnese (20–25 %) haben die Erkrankung vermutlich infolge einer Spontanmutation erworben. Die FAP ist sowohl in neoplastischen (somatische Mutation) als auch in normalen Zellen (Keimbahnmutation) mit einer Deletion des langen Armes von Chromosom 5 (einschließlich des APC-Gens) assoziiert. Der Verlust dieses genetischen Materials (im Sinne eines Allelverlusts) führt zu einem Fehlen von Tumorsuppressorgenen, deren Proteinprodukte normalerweise neoplastisches Wachstum hemmen. Das *Gardner-Syndrom* als Sonderform der FAP ist neben den kolorektalen Adenomen durch das Auftreten von Epidermoidzysten oder kutanen Fibromen, Osteomen, einer kongenitalen Hypertrophie des retinalen Pigmentepithels, von mesenterialen Desmoidtumoren, Duodenum- und Papillenkarzinomen gekennzeichnet. Das Auftreten von malignen Tumoren im Zentralnervensystem im Rahmen einer FAP kennzeichnet das *Turcot-Syndrom*. Die Kolonpolypen entwickeln sich dabei selten vor der Pubertät, sind aber im Allgemeinen bei den Genträgern bis zum 25. Lebensjahr ausgebildet. Sofern die FAP-Patienten nicht diagnostiziert und kolektomiert werden, entwickeln nahezu alle Patienten bis zu ihrem 40. Lebensjahr ein Dickdarmkarzinom. Die Polyposis coli wird durch einen Defekt der Kolonmukosa verursacht, bei dem es zu einer abnormen Proliferation und gestörten DNS-Reparaturmechanismen kommt. Sobald nach der Pubertät der FAP-Patienten multiple kolorektale Polypen diagnostiziert sind, sollte in der Regel vor dem 21. Lebensjahr eine totale Kolektomie durchgeführt werden. Eine medikamentöse Therapie mit nicht steroidalen Antiphlogistika, wie Sulindac, und selektiven Cyclooxygenase-2-Inhibitoren, wie Celecoxib, vermindert Anzahl und Größe der Polypen bei FAP-Patienten; allerdings ist dieser Effekt auf die Polypen nur von vorübergehender Natur. Die Kolektomie bleibt die primäre Therapie der Wahl für FAP-Patienten. Die Kinder von FAP-Patienten, die oft zum Diagnosezeitpunkt (eines Elternteils) noch nicht in der Pubertät sind, haben eine 50%ige Wahrscheinlichkeit, die FAP-Erkrankung geerbt zu haben. Genträger, die durch einen positiven genetischen Test identifiziert wurden und diejenigen, die aufgrund klinischer Kriterien (bis zum Beweis des Gegenteils) als solche zu gelten haben, sollen ab dem zehnten Lebensjahr jährlich sigmoidoskopiert werden. Die Sigmoidoproktoskopie ist eine geeignete Screeningmethode, da die Polypen oft gleichmäßig vom Zökum bis zum Anus über das gesamte Kolorektum verteilt sind. Dadurch kann auf invasivere und kostenintensive Verfahren, wie die Koloskopie, verzichtet werden. Die komplette Koloskopie ist aber erforderlich, sobald Polypen festgestellt wurden. Die Untersuchung des Stuhls auf okkultes Blut ist hingegen eine unzulängliche Screeningmethode. Sofern bei einem betroffenen Familienmitglied eine ursächliche APC-Keimlinienmutation nachgewiesen wurde, ist die Untersuchung der DNS mononukleärer Zellen des peripheren Blutes auf eine Mutation des APC-Gens eine alternative Methode zur Identifikation von Genträgern. Der Nachweis einer solchen Keimbahnmutation kann bereits vor Entwicklung der Polypen zur definitiven Diagnose einer FAP führen. In Familien mit einer bekannten APC-Mutation kann bei Familienmitgliedern, die diese Mutation nicht geerbt haben, durch einen genetischen Test die Genträgerschaft und damit die FAP ausgeschlossen werden.

MYH-assoziierte Polyposis

Die MYH-assoziierte Polyposis (MAP) ist ein seltenes, autosomal rezessives Syndrom, das durch eine biallelische Mutation des MUT4H-Gens entsteht. Das klinische Bild dieser hereditären Krankheit ist variabel und ähnelt der Polyposis coli oder dem kolorektalen Karzinom, das bei jüngeren Menschen ohne Polyposis auftritt. Die Leitlinien für das Screening und die Kolektomie sind bei diesem Syndrom weniger klar als bei der Polyposis coli. Allgemein wird ab einem Alter von 25–30 Jahren jährlich oder alle zwei Jahre die Durchführung einer Koloskopie empfohlen.

Hereditäres nicht polypöses Kolonkarzinom

Das hereditäre nicht polypöse Kolonkarzinom (HNPCC), das auch unter der früheren Bezeichnung *Lynch-Syndrom* bekannt ist, wird ebenfalls autosomal dominant vererbt. Es ist gekennzeichnet durch folgende charakteristische Eigenschaften: Drei oder mehr Verwandte sind an einem histologisch bestätigten, kolorektalen Karzinom erkrankt; einer von ihnen ist ein Verwandter ersten Grades der anderen beiden; mindestens eines der kolorektalen Karzinome wurde vor dem 50. Lebensjahr diagnostiziert; mindestens zwei Generationen waren von kolorektalen Karzinomen betroffen; eine FAP ist ausgeschlossen. Im Gegensatz zur Polyposis coli ist das HNPCC mit einer ungewöhnlich hohen Frequenz von Kolonkarzinomen im proximalen Dickdarm assoziiert. Das mittlere Erkrankungsalter kolorektaler Karzinome liegt beim HNPCC unterhalb von 50 Jahren, also 10–15 Jahre niedriger als das mittlere Erkrankungsalter (für Dickdarmkrebs) in der Allgemeinbevölkerung. Trotz eines wenig differenzierten histologischen Erscheinungsbildes gehen die proximalen Kolonkarzinome beim HNPCC mit einer besseren Prognose einher als sporadische Karzinome von Patienten in vergleichbarem Lebensalter. Familien mit HNPCC haben oft Mitglieder, die an multiplen Karzinomen leiden. Bei Frauen sind hierbei insbesondere Ovarial- und Endometriumkarzinome mit kolorektalen Karzinomen assoziiert. Außerdem finden sich vermehrt Magen- und Dünndarmkarzinome, urogenitale und pankreatikobiliäre Karzinome sowie Talgdrüsentumoren der Haut. Es wurde vorgeschlagen, in diesen Familien ab dem 25. Lebensjahr in 2-jährigen Abständen eine Koloskopie sowie bei Frauen intermittierende (bzw. jährliche) Ultraschalluntersuchungen der Beckenorgane und Endometriumbiopsien durchzuführen. Diese Screeningstrategie wurde bisher allerdings noch nicht validiert. Das HNPCC ist mit Keimbahnmutationen verschiedener Gene assoziiert, insbesondere von hMSH2 auf Chromosom 2 und von hMLH1 auf Chromosom 3. Diese Mutationen führen zu Fehlern bei der DNS-Replikation und vermutlich zur DNS-Instabilität, da die Reparatur nicht komplementärer DNS-Stränge fehlerhaft erfolgt. Daraus resultiert ein abnormales Zellwachstum und schließlich die Tumorentstehung. Die Untersuchung von Tumorzellen auf „Mikrosatelliten-Instabilität" (veränderte Basensequenzen, die defekte Reparaturmechanismen widerspiegeln) bei Dickdarmkarzinompatienten unter 50 Jahren und einer positiven Familienanamnese für Dickdarm- oder Endometriumkarzinom kann zur Identifikation von HNPCC-Patienten führen. Es kann dabei paraffinfixiertes Tumorgewebe entweder molekularbiologisch auf DNS-Mutationen oder immunhistochemisch untersucht werden.

CHRONISCH ENTZÜNDLICHE DARMERKRANKUNGEN

Dickdarmkarzinome treten bei Patienten mit einer lange bestehenden chronisch entzündlichen Dickdarmerkrankung gehäuft auf. Ein Karzinom scheint bei gleich langer Krankheitsdauer und gleichem Ausmaß des Kolonbefalls bei Patienten mit einer Crohn-Krankheit (Crohn-Colitis) gleich häufig zu entstehen wie bei einer Colitis ulcerosa. Das Risiko eines kolorektalen Karzinoms ist bei Patienten mit chronisch entzündlichen Darmerkrankungen während der ersten 10 Erkrankungsjahre relativ gering, scheint sich danach aber mit einer Rate von 0,5–1,0 % pro Jahr zu erhöhen. Nach 25 Erkrankungsjahren ist bei 8–30 % dieser Patienten mit einer Karzinomentstehung zu rechnen. Generell korreliert das Karzinomrisiko mit der Dauer der Erkrankung sowie mit dem Ausmaß des Kolonbefalls (höchstes Risiko bei Pankolitis).

Die Überwachung von Patienten mit chronisch entzündlichen Darmerkrankungen hinsichtlich eines Dickdarmkarzinoms ist unbefriedigend. Symptome, wie blutige Diarrhöen, Bauchkrämpfe und Obstruktion, können zwar auf einen Tumor hinweisen, ähneln aber den Beschwerden, die von einem Schub der Grunderkrankung ausgelöst werden können. Bei Patienten mit einer Colitis ulcerosa, die beispielsweise länger als 15 Jahre besteht und ständig erneut exazerbiert, kann die Entfernung des Dickdarms nicht nur das Karzinomrisiko beheben, sondern ebenso das Zielorgan der chronischen Entzündung entfernen. Der Wert von regelmäßigen Überwachungsuntersuchungen in Form einer Koloskopie mit Schleimhautbiopsien oder Bürstenabstrichen ist bislang nicht durch prospektive Studien untermauert und somit immer wieder Gegenstand der Diskussion. Seit kurzem stehen aber mit der hoch auflösenden Chromo- und Zoom-Endoskopie neue vielversprechende Verfahren zur Verfügung, die vermutlich künftige Standards bei der Überwachung von Colitis-ulcerosa-Patienten werden. In Deutschland werden Koloskopien alle 1–2 Jahre mit standardisierter Biopsieentnahme nach 8 Krankheitsjahren bei Pancolitis ulcerosa und nach 15 Krankheitsjahren bei linksseitiger (bis zur linken Flexur) Kolitis empfohlen. 2011 ist die aktuelle DGVS-Leitlinie zur Diagnostik und Therapie der Colitis ulcerosa erschienen *(www.dgvs.de)*.

WEITERE ERKRANKUNGEN MIT HOHEM RISIKO

Streptococcus-bovis-Bakteriämie

Patienten, die eine Endokarditis oder Septikämie mit diesen Darmbakterien entwickeln, weisen aus unbekannten Gründen eine hohe Inzidenz an okkulten kolorektalen Tumoren und möglicherweise auch an Karzinomen des oberen Gastrointestinaltrakts auf. In diesen Fällen ist eine endoskopische oder röntgenologische Abklärung ratsam.

Tabakkonsum

Zigarettenrauchen korreliert mit der Entstehung kolorektaler Adenome, insbesondere bei einem Tabakgenuss von mehr als 35 Jahren. Tabak enthält eine Vielzahl von Karzinogenen, die an die DNS binden und potenziell irreversible genetische Schäden der Dickdarmschleimhaut verursachen können.

PRIMÄRPRÄVENTION

Verschiedene oral zu verabreichende Substanzen wurden als mögliche Inhibitoren von Dickdarmkarzinomen untersucht. Die effektivste Gruppe dieser chemopräventiven Substanzen scheinen Acetylsalicylsäure und andere nicht steroidale Antiphlogistika zu sein. Man nimmt an, dass diese Pharmaka die Zellproliferation durch Hemmung der Prostaglandinsynthese inhibieren. Die regelmäßige Einnahme von Acetylsalicylsäure reduziert sowohl das Risiko von kolorektalen Adenomen und Karzinomen als auch die Anzahl an Todesfällen, die auf Dickdarmkrebs zurückzuführen sind. Außerdem scheint Acetylsalicylsäure das Risiko neuerlicher kolorektaler Adenome nach Polypektomie bzw. nach Resektion eines kolorektalen Karzinoms zu verringern. Der inhibitorische Effekt von Acetylsalicylsäure auf die kolorektale Karzinogenese scheint mit zunehmender Dauer der Einnahme anzusteigen. Die langfristige Einnahme von Acetylsalicylsäure geht bei der Allgemeinbevölkerung mit einer 20- bis 40%igen Verringerung des Risikos einer, an kolorektalen Adenomen oder Karzinomen zu erkranken. Dieser protektive Effekt scheint bei Patienten mit COX-2-positiven oder PIK3CA-mutierten Karzinomen besonders stark ausgeprägt zu sein.

COX-2-Inhibitoren, wie Rofecoxib, werden aufgrund der nebenbefundlich beobachteten Risikosteigerung von Schlaganfällen und Myokardinfarkten derzeit nicht für die Chemoprävention kolorektaler Neoplasien eingesetzt (APPROVe-Studie). Die orale Supplementierung von Folsäure und Kalzium verringerte in einigen der durchgeführten Fallkontrollstudien das Risiko für adenomatöse Polypen und Kolonkarzinome. Zurzeit wird die mögliche Rolle von Vitamin D zur Tumorprävention untersucht. Antioxidativ wirkende Vitamine, wie Ascorbinsäure, Tocopherole und Betakarotin, haben sich als ineffektiv erwiesen, die Inzidenz neuerlicher kolorektaler Adenome nach Polypektomie zu verringern. Eine Östrogenersatztherapie geht bei Frauen mit einer Reduktion des Risikos kolorektaler Karzinome einher. Es ist denkbar, dass dies auf einen Effekt auf die Synthese und Zusammensetzung der Gallensäuren oder einer verringerten IGF-I-Synthese zurückzuführen ist. Möglicherweise ist in den USA die anderweitig nicht erklärbare Reduktion der Mortalität an kolorektalen Karzinomen beim weiblichen Geschlecht ein Ergebnis der weit verbreiteten Östrogensubstitution postmenopausaler Frauen.

SCREENINGVERFAHREN

Die Rationale jedes Screeningprogramms für Dickdarmkrebs ist, dass die Entfernung adenomatöser Polypen die Entwicklung eines kolorektalen Karzinoms verhindert und die frühzeitige Entdeckung eines lokalisierten oberflächlichen Karzinoms bei dann noch asymptomatischen Patienten die Heilungschance durch die chirurgische Tumorresektion vergrößert. Derartige Früherkennungsprogramme sind besonders wertvoll für Personen mit Verwandten ersten Grades, die an einem kolorektalen Karzinom erkrankten. Das relative Risiko dieser Personen, an einem kolorektalen Karzinom zu erkranken, steigt auf 1,75 und kann sogar noch höher sein, wenn ihre Verwandten in einem Alter von unter 60 Jahren erkrankten. Die früher gegebene Empfehlung einer Rektosigmoidoskopie als Screeningverfahren basierte auf der Beobachtung, dass sich rund 60 % der frühen Läsionen im Rektosigmoid befanden. Aus unerklärlichen Gründen hat der Anteil der Rektumkarzinome in den letzten Jahrzehnten abgenommen, während gleichzeitig die Häufigkeit von Kolonkarzinomen im proximalen Colon descendens zugenommen hat. Infolgedessen wurde die Effektivität der starren Rektosigmoidoskopie, eine ausreichend große Anzahl von okkulten Neoplasmen kostengünstig zu entdecken, infrage gestellt. Die flexible fiberoptische Sigmoidoskopie erlaubt dem erfahrenen Endoskopiker eine Inspektion von bis zu 60 cm des Dickdarmes, was die Möglichkeit zur Karzinomfrüherkennung erhöht. Allerdings wird mit einer Sigmoidoskopie die proximale Dickdarmhälfte nicht erreicht und somit nicht beurteilt.

Die Screeningstrategien für das kolorektale Karzinom, die in den letzten Jahrzehnten untersucht wurden, sind in Tabelle 41-3 aufgeführt.

Die meisten Programme, die sich mit der Früherkennung von kolorektalen Karzinomen beschäftigten, hatten sich traditionell auf die digitale rektale Untersuchung und Stuhluntersuchungen auf okkultes Blut konzentriert.

Tabelle 41-3

SCREENINGSTRATEGIEN FÜR DAS KOLOREKTALE KARZINOM
Digitale rektale Untersuchung
Stuhluntersuchungen
Okkultes Blut
Fäkale DNS
Bildgebung
Bariumkontrasteinlauf
Virtuell (CT-Kolonografie)
Endoskopie
Flexible Sigmoidoskopie
Koloskopie

Die digitale rektale Untersuchung sollte bei Erwachsenen über 40 Jahre zur Routine gehören, sowohl zur Früherkennung eines Prostatakarzinoms bei Männern, als Teil der Untersuchung des Beckens bei Frauen und als kostengünstige Methode, etwaige Tumoren im Rektum aufzuspüren. Aufgrund der Migration kolorektaler Tumoren nach proximal ist ihr Wert als Screeningverfahren für das kolorektale Karzinom inzwischen begrenzt. Durch die Entwicklung des Hämoccult-Tests ist ein einfacher Nachweis von okkultem Blut im Stuhl möglich. Selbst bei optimaler Durchführung ist der Hämoccult-Test leider nur begrenzt zur Früherkennung geeignet. Etwa 50 % der Patienten mit nachgewiesenem kolorektalem Karzinom haben aufgrund der nur intermittierend auftretenden Blutungen aus dem Karzinom ein negatives Hämoccult-Testergebnis. Bei Screeninguntersuchungen von asymptomatischen Personen zeigten 2–4 % ein positives Hämoccult-Ergebnis. Allerdings wurde bei der weiteren Abklärung bei weniger als 10 % dieser „testpositiven Fälle“ ein kolorektales Karzinom gefunden, bei weiteren 20–30 % wurden benigne Polypen entdeckt. Somit wird bei der Mehrheit der asymptomatischen Personen, die okkultes Blut im Stuhl haben, kein kolorektales Karzinom gefunden. Trotzdem sollen sich Patienten mit okkultem Blut im Stuhl einer Sigmoidoskopie und/oder Koloskopie unterziehen, die ein nur geringes Komplikationsrisiko hat. Die zusätzlichen Kosten dieser Untersuchungen dürften gerechtfertigt sein, wenn sich nachweisen lässt, dass die kleine Zahl an Patienten, bei denen ein okkultes Karzinom aufgrund eines positiven Hämoccult-Tests gefunden wurde, eine verbesserte Prognose und ein längeres Überleben hat. Prospektive, kontrollierte Studien haben tatsächlich eine statistisch signifikante Reduktion der Mortalität infolge kolorektaler Karzinome bei Personen gezeigt, die einem jährlichen Hämoccult-Screening unterzogen wurden. Allerdings hat sich dieser Erfolg erst nach 13 Jahren der Nachbeobachtung eingestellt und hat hohe Kosten verursacht, da sämtlichen positiven Testergebnissen (von denen die meisten falsch positiv waren) Koloskopien folgten. Unstrittig haben aber diese Koloskopien zur Diagnose und Abtragung potenziell prämaligner adenomatöser Polypen geführt und dadurch die Krebsprävention ermöglicht. Diese Schlussfolgerung wird dadurch untermauert, dass in der so überwachten Kohorte tatsächlich eine 20%ige Reduktion der Dickdarmkarzinomrate beobachtet wurde.

Aufgrund der Erkenntnis, dass der karzinogene Prozess, durch den aus normaler Darmmukosa erst ein adenomatöser Polyp und dann ein Karzinom wird, das Ergebnis mehrerer molekularer Veränderungen ist, wurde die fäkale DNS auf Hinweise für Mutationen untersucht, die mit derartigen molekularen Veränderungen assoziiert und ein Beleg für okkulte Präkanzerosen oder aktuelle

Malignome sind. Diese Strategie wurde bei mehr als 4000 asymptomatischen Probanden getestet, in deren Stuhl nach okkultem Blut und 21 möglichen Mutationen der fäkalen DNS gesucht wurde. Außerdem wurde bei allen Probanden eine Koloskopie durchgeführt. Obwohl die Analyse der fäkalen DNS mehr Hinweise auf das Vorhandensein von fortgeschrittenen Adenomen und Karzinomen lieferte als die Untersuchung auf okkultes Blut, lag die Sensitivität, gemessen an den koloskopischen Befunden, bei unter 50 %, was dem Enthusiasmus für eine weitere Verfolgung des Screenings der fäkalen DNS einen Dämpfer erteilte.

Auch der Einsatz bildgebender Verfahren zum Screening auf kolorektale Karzinome wurde untersucht. Vor der Einführung der flexiblen Endoskopie wurden die Quellen für okkultes Blut im Stuhl mit Doppelkontrasteinläufen dargestellt. Da das Verfahren aber sehr mühsam und für die Patienten unangenehm war, wurde es nicht breitflächig durchgeführt. Die Einführung der Computertomografie (CT) ermöglichte die Entwicklung der virtuellen (mittels CT) Kolonografie als Alternative zu den immer weiter verbreiteten endoskopischen Screeningtechniken. Die virtuelle Kolonografie soll die gleiche Sensitivität besitzen wie die Koloskopie und kann breitflächiger eingesetzt werden, weil sie nicht die gleichen Anforderungen an den Untersucher stellt wie die Endoskopie. Allerdings ist für eine virtuelle Kolonografie dieselbe Darmvorbereitung erforderlich, die schon den breitflächigen Einsatz der Koloskopie begrenzt hat. Außerdem ist sie rein diagnostisch und nicht therapeutisch (d. h. bei verdächtigen Befunden muss anschließend zur Polypektomie oder Biopsie eine Endoskopie durchgeführt werden) und scheint weniger sensitiv zu sein als endoskopische Ansätze.

Nachdem erkannt wurde, dass die Untersuchung auf okkultes Blut im Stuhl allein nicht ausreicht und Bedenken über die Praktikabilität der Bildgebung laut wurden und sich endoskopische Untersuchungen im ambulanten Bereich immer weiter durchsetzten, haben sich die Screeningstrategien für asymptomatische Menschen geändert. Derzeit empfehlen sowohl die American Cancer Society als auch das National Comprehensive Cancer Network bei asymptomatischen Patienten ohne eine auf Polypen oder kolorektale Karzinome positive Familienanamnese ab dem Alter von 50 Jahren eine jährliche Untersuchung auf okkultes Blut im Stuhl in Kombination mit einer flexiblen Sigmoidoskopie alle 5 Jahre oder einer Koloskopie alle 10 Jahre. Die Empfehlung der flexiblen Sigmoidoskopie wird durch die vor kurzem veröffentlichten Ergebnisse von drei randomisierten Studien, die in den USA, Großbritannien und Italien an mehr als 350.000 Patienten durchgeführt wurden, gestützt. Sie kamen übereinstimmend zu dem Ergebnis, dass regelmäßige (und selbst einmalige) Sigmoidoskopien nach einer Beobachtungszeit von mehr als 10 Jahren die Entwicklung von kolorektalen Karzinomen um etwa 21 % und die Mortalität an dieser malignen Krankheit um mehr als 25 % reduzieren konnten. Bei weniger als 20 % der Studienteilnehmer wurde anschließend eine Koloskopie durchgeführt. Während bei der Koloskopie eine vorbereitende Darmreinigung erforderlich ist und sie nur von entsprechend ausgebildeten Spezialisten durchgeführt werden kann, muss vor der flexiblen Sigmoidoskopie nur ein Einlauf durchgeführt werden und kann die Untersuchung durch einen Nichtfacharzt durchgeführt werden. Die randomisierten Screeningstudien ermittelten für die flexible Sigmoidoskopie, dass etwa 650 Patienten gescreent werden müssen, um einen Todesfall am kolorektalen Karzinom zu verhindern. Dies steht im Gegensatz zu den Daten über die Mammografie, bei der 2500 Frauen gescreent werden müssen, um einen Todesfall am Mammakarzinom zu verhindern. Dies verdeutlicht umso mehr die Effizienz des endoskopischen Screenings auf das kolorektale Karzinom.

Es bleibt abzuwarten, ob sich die Überwachung mittels Koloskopie, die sich in den USA weitgehend zum Screening auf das kolorektale Karzinom durchgesetzt hat, als weitaus effektiver erweist als die flexible Sigmoidoskopie. Derzeit werden zu dieser Frage in Europa randomisierte Studien durchgeführt. Da die flexible Sigmoidoskopie nur die distale Dickdarmhälfte darstellt, steht zu vermuten, dass die Koloskopie mehr Informationen liefert. Allerdings war die Koloskopie beim Screening des proximalen Darmabschnitts weniger effektiv als beim Screening des distalen Abschnitts. Dafür könnten technische Eigenheiten verantwortlich sein oder das häufigere Auftreten von flachen Polypen im Colon ascendens, die schwerer zu identifizieren sind. Derzeit werden in den USA die Koloskopie in Abständen von 10 Jahren als Alternative zur jährlichen Testung auf okkultes Blut im Stuhl und regelmäßige (alle 5 Jahre) flexible Sigmoidoskopien angeboten. Die Koloskopie ist dabei dem Doppelkontrast-Bariumeinlauf überlegen, zudem hat sie eine höhere Sensitivität hinsichtlich des Nachweises von Adenomen und Karzinomen als die Kombination aus Hämoccult und Sigmoidoskopie. Ob sich die zehnjährliche Koloskopie ab dem 50. Lebensjahr als der flexiblen Sigmoidoskopie medizinisch überlegen und ökonomisch gleichwertig erweist, bleibt abzuwarten.

In Deutschland empfiehlt die S3-Leitlinienkonferenz „Kolorektales Karzinom (KRK)“ 2013 das Kolonkarzinom-Screening ab dem 50. Lebensjahr. Anders als in den USA sollte in Deutschland die komplette qualitätsgesicherte Koloskopie wegen der höchsten Sensitivität und Spezifität für das Auffinden von Karzinomen und Adenomen als das Standardverfahren für die KRK-Vorsorge/-Früherkennung eingesetzt werden. Bei unauffälligem Befund sollte die Koloskopie nach 10 Jahren wiederholt werden. Bei Personen, die an der Koloskopie-Vorsorge/-Früherkennung entsprechend dieser Richtlinie teilnehmen, erübrigt sich in Deutschland das Hämoccult/FOBT-Vorsorge-/Früherkennungsverfahren.

KLINISCHES BILD

Symptome

Die Symptome variieren abhängig von der anatomischen Lokalisation des Tumors. Da der Stuhl relativ flüssig ist, wenn er die Ileozökalklappe passiert und in das rechte Kolon eintritt, können Neoplasien, die im Zökum und im Colon ascendens entstehen, ziemlich groß werden, ohne dass sie Symptome einer Obstruktion oder Stuhlunregelmäßigkeiten verursachen. Läsionen des rechten Kolons ulzerieren häufig und führen zu chronischen, okkulten Blutverlusten, ohne dabei sichtbare Stuhlveränderungen hervorzurufen. Daher stellen sich Patienten mit einem Tumor im Colon ascendens oft bei ihrem Arzt mit Symptomen wie Müdigkeit, Herzklopfen und sogar Angina pectoris vor; bei der Abklärung findet sich dann eine hypochrome, mikrozytäre Anämie als Zeichen des Eisenmangels. Da das Karzinom meist nur intermittierend blutet, kann ein zufälliger Test auf okkultes Blut im Stuhl negativ sein. Deshalb erfordert jede ungeklärte Eisenmangelanämie bei Erwachsenen eine gründliche endoskopische Inspektion des gesamten Dickdarms (Abb. 41-1).

Da die Stuhlkonsistenz zunimmt, während der Stuhl das Colon transversum und Colon descendens passiert, behindern dort entstehende Tumoren oft die Stuhlpassage. Dadurch kommt es zu abdominalen Krämpfen, manchmal auch zu einer Obstruktion oder sogar Perforation. Röntgenkontrastaufnahmen des Kolons zeigen oft charakteristische ringförmige und einschnürende Läsionen („Apfelbiss“ oder „Serviettenring“; Abb. 41-2).

Karzinome des Rektosigmoids manifestieren sich oft mit blutigen Stühlen, Tenesmen und „Bleistiftstühlen“. Eine Anämie ist hier ein seltener Befund. Obgleich Patient und betreuender Arzt oftmals Hämorrhoiden für die Beschwerden verantwortlich machen, erfordert jede rektale Blutung sowie veränderte Stuhlgewohnheiten eine umgehende digital-rektale Untersuchung und eine Koloskopie.

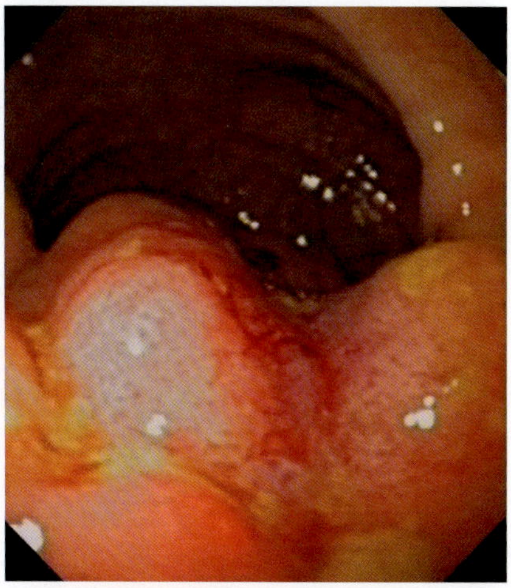

Abbildung 41-1 Die Koloskopie zeigt einen polypoiden Tumor im Zökum eines Patienten mit Eisenmangelanämie und positivem Hämoccult. Bei der Operation fand sich ein Adenokarzinom im Tumorstadium II.

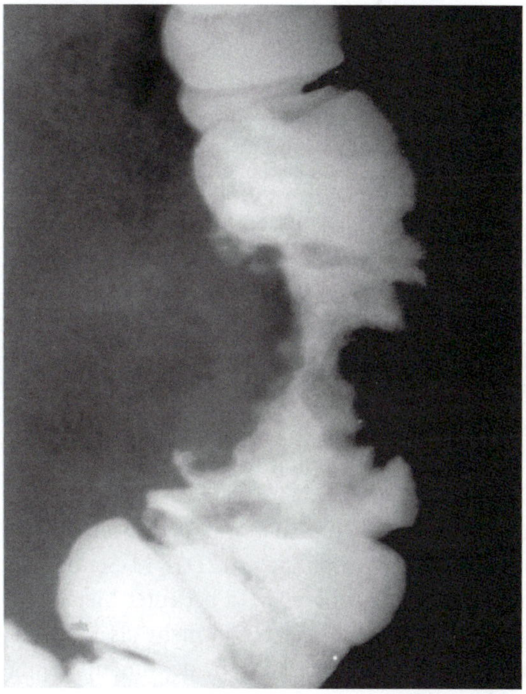

Abbildung 41-2 Ringförmig einschnürendes Adenokarzinom im Colon descendens. Dieses Zeichen im Röntgenbild wird als „Apfelbiss“ bezeichnet und ist immer hochgradig malignomverdächtig. Die Koloskopie ist aber das bevorzugte, da bessere Untersuchungsverfahren.

Staging, Prognosefaktoren und Ausbreitungsmuster

Die Prognose von Patienten mit einem kolorektalen Karzinom hängt von der Eindringtiefe des Tumors in die Darmwand, dem Befall regionaler Lymphknoten und dem Vorhandensein von Fernmetastasen ab. Diese Variablen sind Bestandteil des Staging-Systems, wie es von Dukes vorgeschlagen und durch die TNM-Klassifikation (der UICC) verfeinert wurde, wobei T die Tiefe der Tumorinfiltration, N die Lymphknotenmetastasierung und M das Vorliegen bzw. das Fehlen von Fernmetastasen repräsentieren (Abb. 41-3). Oberflächliche Tumoren, die nicht in die Subserosa infiltrieren und keine regionäre Lymphknotenbeteiligung zeigen, weisen ein UICC-Stadi-

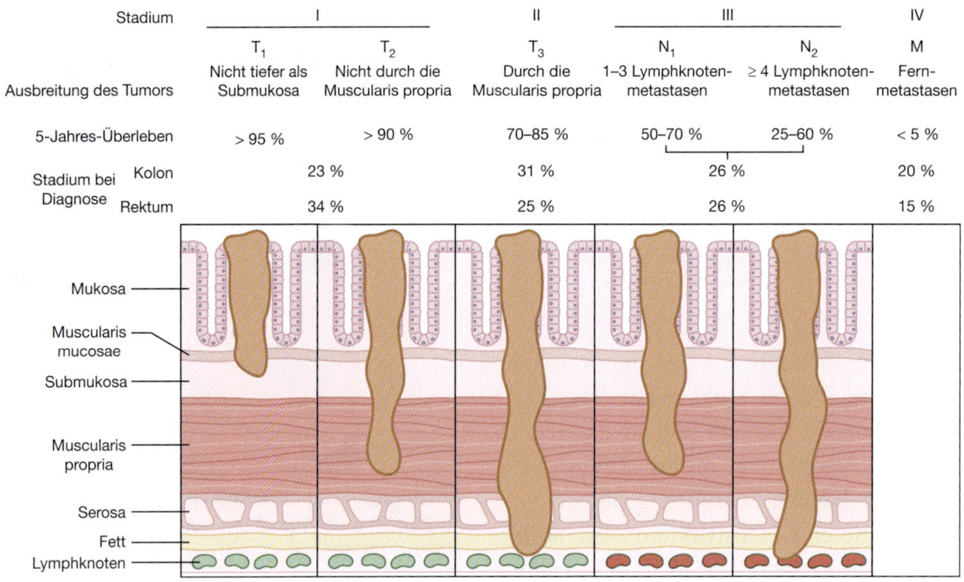

Abbildung 41-3 Staging und Prognose von Patienten mit Dickdarmkrebs.

um I (T1–2N0M0) auf. Tumoren, die in die Subserosa (T3) oder direkt in andere Organe/Strukturen (T4) infiltrieren oder das viszerale Peritoneum perforieren (T4), aber die regionären Lymphknoten nicht befallen haben, weisen ein UICC-Stadium II auf (T3–4N0M0). Eine Beteiligung regionärer Lymphknoten definiert das UICC-Stadium III (TxN1–2M0). Die Fernmetastasierung in Organe wie Leber, Lunge oder Knochen kennzeichnet das UICC-Stadium IV (TxNxM1). Neu in der TNM-Klassifikation 2010 der Kolonkarzinome ist eine Unterteilung des T4-Stadiums in T4a (Infiltration des viszeralen Peritoneums) und T4b (Infiltration anderer Organe und Strukturen). Das N-Stadium wird weiter unterteilt in N1a (Befall von 1 Lymphknoten) und N1b (Befall von 2–3 Lymphknoten), N2a (Befall von 4–6 Lymphknoten) und N2b (Befall ≥ 7 Lymphknoten). Das M-Stadium erhält ebenfalls zwei Subgruppen, M1a bedeutet Metastasierung in 1 Organ, bei Metastasierung in mehr als 1 Organ oder Peritonealbeteiligung wird M1b dokumentiert. Sofern keine klaren Hinweise auf eine Fernmetastasierung vorliegen, kann das Tumorstadium vor der chirurgischen Resektion und anschließender pathologischer Aufarbeitung des Resektates nicht exakt festgelegt werden. Ob ein Lymphknotenbefall, der nur anhand von speziellen immunhistochemischen oder molekulargenetischen Methoden nachgewiesen wurde, dieselben prognostischen Implikationen hat wie ein konventionell lichtmikroskopisch diagnostizierter Befall, ist noch nicht geklärt.

Die meisten Rezidive nach einer operativen Entfernung des Dickdarmkarzinoms treten innerhalb der ersten 4 Jahre auf, sodass das 5-Jahres-Überleben als ziemlich verlässlicher Heilungsindikator gilt. Die Wahrscheinlichkeit, ein kolorektales Karzinom 5 Jahre zu überleben, ist stadienabhängig (Tab. 41-3). Diese Wahrscheinlichkeit ist in den letzten Jahrzehnten angestiegen, wenn man identische chirurgische Stadien vergleicht. Die plausibelste Erklärung für diese Verbesserung liegt in einem gründlicheren intraoperativen und pathologischen Staging. So hat man insbesondere durch exaktere Beachtung pathologischer Details herausgefunden, dass die postoperative Prognose nicht nur vom Befall oder Nichtbefall regionaler Lymphknoten abhängt, sondern auch von der Anzahl der befallenen Lymphknoten (1–3 versus ≥ 4 Lymphknoten, d. h. N1- versus N2-Stadium) und der Anzahl der untersuchten Lymphknoten. Es müssen mindestens zwölf Lymphknoten histologisch untersucht werden, um das exakte Stadium definieren zu können. Je mehr Lymphknoten untersucht werden, desto besser. Weitere Faktoren für eine ungünstige Prognose nach einer kompletten Tumorresektion sind eine Tumorpenetration durch die Darmwand bis ins perikolische Fett, eine schlecht differenzierte Histologie, eine Perforation und/oder Tumoradhärenz an benachbarte Organe (was das lokale Rezidivrisiko erhöht) sowie eine Infiltration von Venen (Tab. 41-4). Unabhängig vom klinisch pathologischen Tumorstadium weist ein präoperativ erhöhter Serumspiegel des karzinoembryonalen Antigens (CEA) auf ein erhöhtes Rezidivrisiko hin. Der Nachweis einer Aneuploidie und spezifischer chromosomaler Deletionen, wie Mutationen im braf-Gen in Tumorzellen, scheint ein höheres Risiko für eine Metastasierung vorherzusagen. Andererseits ist der Nachweis einer Mikrosatelliteninstabilität im Tumorgewebe mit einer günstigeren Prognose vergesellschaftet. Im Gegensatz zu den meisten anderen Tumoren wird beim kolorektalen Karzinom die Prognose nicht von der Größe des Primärtumors beeinflusst, sofern beim Vergleich das T-, das N-

Tabelle 41-4

PRÄDIKTIVE FAKTOREN EINER UNGÜNSTIGEN PROGNOSE NACH KOMPLETTER CHIRURGISCHER RESEKTION EINES KOLOREKTALEN KARZINOMS
Tumorausbreitung in regionäre Lymphknoten
Anzahl der befallenen regionären Lymphknoten
Tumorpenetration der Darmwand
Histologisch schlecht differenzierter Tumor
Tumorperforation
Adhärenz des Tumors an benachbarte Organe
Tumorinfiltration venöser Gefäße
Präoperativ erhöhter CEA-Wert im Serum (> 5,0 ng/ml)
Aneuploidie der Tumorzellen
Spezifische chromosomale Deletionen (z. B. Allelverlust auf Chromosom 18q)

Abkürzung: CEA = karzinoembryonales Antigen.

und das M-Stadium sowie die histologische Differenzierung berücksichtigt werden.

Dickdarmkarzinome streuen im Allgemeinen in die regionalen Lymphknoten oder über den Pfortaderkreislauf in die Leber. Die Leber ist das am häufigsten von Fernmetastasen betroffene Organ; sie ist bei einem Drittel aller Rezidive kolorektaler Karzinome das primär befallene Organ der Fernmetastasierung und bei zwei Dritteln der Patienten zum Zeitpunkt ihres Todes befallen. Im Allgemeinen metastasiert ein kolorektales Karzinom selten in die Lunge, in supraklavikuläre Lymphknoten, Knochen oder in das Gehirn, ohne vorher die Leber befallen zu haben. Eine wichtige Ausnahme von dieser Regel bilden Patienten mit einem Primärtumor im distalen Rektum, von dem aus die Tumorzellen über den paravertebralen Venenplexus streuen und dabei den Pfortaderkreislauf umgehen können. Auf diese Weise können Tumorzellen die Lunge oder supraklavikuläre Lymphknoten erreichen, ohne dass die Leber betroffen ist. Das mediane Überleben nach dem Auftreten von Fernmetastasen reicht von 6–9 Monaten (bei einer Hepatomegalie und veränderten Leberwerten) bis zu 24–30 Monaten (kleines Leberknötchen, welches durch erhöhte CEA-Spiegel und ein nachfolgendes CT entdeckt wurde). Eine effektive systemische Therapie ermöglicht eine bessere Prognose.

Bemühungen, Patienten mit höherem Rezidivrisiko oder besserem Ansprechen auf adjuvante Therapien anhand bestimmter genetischer Profile zu identifizieren, erbrachten bisher keine praxistauglichen Ergebnisse. Trotz immer mehr Literatur zu verschiedensten prognostischen Faktoren ist das Krankheitsstadium zum Zeitpunkt der Diagnose weiterhin der verlässlichste Prädiktor bezüglich der Langzeitprognose. Patienten mit Invasion des Tumors in die Lymphgefäße und hohen präoperativen CEA-Spiegeln haben eine schlechtere Prognose.

Behandlung
KOLOREKTALES KARZINOM

Die komplette Tumorresektion ist die Therapie der Wahl eines Dickdarmkarzinoms, das endoskopisch oder radiologisch diagnostiziert wurde. Um eine mögliche (Fern-)Metastasierung festzustellen, sollten präoperativ neben einer gründlichen körperlichen Untersuchung die Leberwerte und der CEA-Spiegel im Blut bestimmt werden und eine CT von Thorax, Abdomen und Becken erfolgen. Grundsätzlich sollte präoperativ eine komplette Koloskopie durchgeführt werden, um synchrone Karzinome und/oder Polypen zu diagnostizieren. Das Vorhandensein von Metastasen schließt bei Patienten mit tumorbedingten Symptomen, wie gastrointestinaler Blutung oder Obstruktion, eine Operation nicht aus, führt aber häufig zur Wahl eines weniger radikalen Eingriffs. Ob bei asymptomatischen Patienten mit Metastasen der Primärtumor entfernt werden solle, wird kontrovers beurteilt. Bei der (offenen) Laparotomie sollte die gesamte Bauchhöhle mit besonderer Berücksichtigung der Leber, des Beckens und des Zwerchfells untersucht sowie die volle Länge des Dickdarms gründlich palpiert werden. Nach einer kompletten Karzinomresektion sollte der Patient 5 Jahre lang mittels halbjährlicher körperlicher Untersuchungen und jährlicher Bluttests überwacht werden. Wenn vor der Operation keine komplette Koloskopie durchgeführt werden konnte, sollte dies in den ersten drei postoperativen Monaten nachgeholt werden. Einige Fachleute befürworten vierteljährliche Plasma-CEA-Bestimmungen, weil dieser Test ein sehr sensibler Indikator für anders nicht feststellbare Tumorrezidive sein kann. Regelmäßige Koloskopien alle 2 Jahre sind indiziert, da Patienten mit Zustand nach einem kurativ behandelten kolorektalen Karzinom ein 3- bis 5%iges Risiko für weitere Dickdarmkarzinome und ein mehr als 15%iges Risiko für adenomatöse Polypen aufweisen. Anastomosenrezidive (in der Nahtlinie) treten bei Dickdarmkarzinompatienten selten auf, sofern die Resektionsränder adäquat und tumorfrei waren. Regelmäßige „Routine“-Röntgen- oder CT-Untersuchungen oder Koloskopien in kürzeren Abständen als oben genannt haben keinen Einfluss auf die Prognose.

Eine Bestrahlung des Beckens wird bei Patienten mit einem T3–4 oder nodal positiven Rektumkarzinom (UICC-Stadien II und III) empfohlen, da die Radiatio das 20–25%ige Risiko eines Lokalrezidivs nach totaler Resektion eines Tumors in den Tumorstadien UICC II und III verringert. Die alarmierend hohe Lokalrezidivrate ist vermutlich der Tatsache zuzuschreiben, dass der enge anatomische Beckenraum das Ausmaß der chirurgischen Resektion begrenzt. Außerdem können sich die Tumorzellen frühzeitig durch das reiche lymphatische Netz der Beckenseitenwände, die direkt dem Rektum anliegen, in operativ nicht zugängliches Gewebe ausbreiten. Durch eine totale mesorektale Exzision (TME) lässt sich das Lokalrezidivrisiko auf weniger als 10 % senken, sodass heutzutage diese Operationstechnik als Standard gilt. Eine (prä- oder postoperative) Strahlentherapie verringert die Rate an Lokalrezidiven, verlängert aber nicht das Gesamtüberleben. Die Kombination einer (postoperativen, vorzugsweise aber präoperativen) Strahlentherapie mit einer 5-FU-basierten Chemotherapie senkt die Rate an Lokalrezidiven und führt zu einer besseren Überlebensrate. Eine präoperative Radiochemotherapie ist bei großen, (potenziell) nicht resektablen Rektumkarzinomen indiziert. Bei der Primärbehandlung des Kolonkarzinoms ist eine Strahlentherapie dagegen nicht effektiv und somit nicht indiziert.

Eine Chemotherapie führt bei Patienten mit einem metastasierten kolorektalen Karzinom zu einer Verlängerung der Überlebenszeit. Viele Jahre war 5-FU die einzige und effektivste Substanz zur Therapie dieser Erkrankung mit einer Ansprechrate von gut 10 %. Die Kombination von 5-FU mit Folinsäure verdoppelt bis verdreifacht die Ansprechrate, führt aber allenfalls zu einem geringen Überlebensvorteil gegenüber einer 5-FU-Monotherapie. Folinsäure verstärkt dabei die Bindung von 5-FU an sein Zielprotein, die Thymidylatsynthase. 5-FU wird im Allgemeinen intravenös verabreicht, kann aber seit einiger Zeit und mit gleicher Wirksamkeit in oraler Form als Capecitabin gegeben werden.

Erst die Einführung neuer Substanzen in die Therapie des fortgeschrittenen kolorektalen Karzinoms hat zu einer wesentlichen Verbesserung der Behandlungsergebnisse geführt. So verlängert Irinotecan (CPT-11), ein Topoisomerase-1-Inhibitor, das Gesamtüberleben (im Vergleich zu alleiniger symptomatischer Therapie) bei Patienten, die nicht (mehr) auf 5-FU ansprachen. Darüber hinaus führt die Kombination von Irinotecan mit 5-FU und Folinsäure bei Patienten mit metastasiertem kolorektalem Karzinom zu einer Verdoppelung der Ansprechrate auf 40–50 % und zu einer Verlängerung der Überlebenszeit (im Vergleich zu einer 5-FU/Folinsäure-Therapie). Das *FOLFIRI*-Regime besteht aus: Irinotecan 180 mg/m^2 als eine 90-minütige Infusion an Tag 1, Folinsäure 400 mg/m^2 als eine 2-stündige Infusion während der Irinotecangabe, sogleich gefolgt von einem 5-FU-Bolus (400 mg/m^2) und einer sich anschließenden 5-FU-Dauerinfusion (2,4-3 g/m^2) über 46 Stunden, Wiederholung alle 14 Tage. Diarrhö ist die Hauptnebenwirkung von Irinotecan. Oxaliplatin, ein Platinanalogon, führt ebenfalls zu einer signifikanten Verbesserung der Ansprechrate und der Überlebenszeit, wenn es bei der Erstbehandlung des metastasierten Darmkrebses mit 5-FU und Folinsäure kombiniert wird. Das *FOLFOX*-Regime besteht aus einer zweistündigen Infusion von Folinsäure (400 mg/m^2), gefolgt von einem 5-FU-Bolus (400 mg/m^2), und einer sich anschließenden 5-FU-Dauerinfusion (1200 mg/m^2) über 22 Stunden, Wiederholung alle 14 Tage, kombiniert mit 85 mg/m^2 Oxaliplatin (als 2-stündige Infusion) am Tag 1. Oxaliplatin verursacht oftmals eine dosisabhängige sensorische Neuropathie, die sich aber nach Therapieende i. d. R. zurückbildet. FOLFIRI und FOLFOX sind gleich wirksam. Bei einer metastasierten Erkrankung beträgt seit Einführung dieser Schemata die mediane Überlebenszeit 2 Jahre. Alternativ zu intravenösem 5-FU kann mit gleicher Effektivität Irinotecan bzw. Oxaliplatin mit Capecitabin, einer oral verfügbaren 5-FU-Prodrug, kombiniert werden.

Auch monoklonale Antikörper sind bei Patienten mit fortgeschrittenem Dickdarmkrebs effektiv. Cetuximab (Erbitux) und Panitumumab (Vectibix) richten sich gegen den epidermalen Wachstumsfaktorrezeptor (EGFR), ein transmembranöses Glykoprotein, das Signalwege der regulierten Tumorzellproliferation beeinflusst. Sowohl von der Monotherapie mit Cetuximab als auch mit Panitumumab profitiert ein kleiner Teil der vorbehandelten Patienten. Besonders interessant ist der therapeutische Synergismus von Cetuximab mit Irinotecan selbst bei zuvor irinotecanresistenten Dickdarmkarzinomen. Dies legt nahe, dass Cetuximab die zelluläre Resistenz gegenüber Zytostatika umkehren kann. Bei den etwa 40 % Kolonkarzinomen mit K-ras-Mutation sind diese Antikörper nicht wirksam. Sowohl die Cetuximab- als auch die Panitumumab-Therapie kann zu einem akneähnlichen Hautausschlag führen; das Ausmaß dieser Hautnebenwirkung korreliert dabei mit der Wahrscheinlichkeit der antitumoralen Wirksamkeit. Inhibitoren der EGFR-Tyrosinkinase, wie Erlotinib und Sunitinib, scheinen hingegen beim Dickdarmkrebs nicht wirksam zu sein.

Bevacizumab (Avastin) ist ein monoklonaler Antikörper gegen den Vascular Endothelial Growth Factor (VEGF) und wirkt antiangiogenetisch. Die zusätzliche Gabe von Bevacizumab zu irinotecanhaltigen Chemotherapien oder zu FOLFOX schien anfänglich die Prognose im Vergleich zur alleinigen Chemotherapie zu verbessern. Folgestudien erbrachten allerdings weniger überzeugende Ergebnisse. Mögliche Nebenwirkungen von Bevacizumab sind eine arterielle Hypertonie, eine Proteinurie und thromboembolische Komplikationen.

Patienten mit nicht diffusen Lebermetastasen und ohne klinischen oder radiologischen Nachweis weiterer Tumormanifestationen kommen ggf. für eine Lebermetastasenresektion in Betracht. Wird diese von erfahrenen Chirurgen und bei ausgewählten Patienten durchgeführt, werden 5-Jahres-Überlebensraten von 25–30 % erzielt. Bei einem Teil der Patienten mit zunächst inoperablen Lebermetastasen kann durch eine primäre Chemotherapie (ggf. plus monoklonale Antikörper) eine (sekundäre) Resektabilität der Lebermetastasen erreicht werden.

Die postoperative (adjuvante) Therapie mit 5-FU und Folinsäure (über 6 Monate) führt bei Patienten mit einem Kolonkarzinom im Stadium UICC III zu einer Reduktion der Rezidivrate um 40 % und zu einem Überlebensvorteil von 30 %. Die Rezidivrate wird noch stärker reduziert, wenn 5-FU/Folinsäure mit Oxaliplatin (FOLFOX) kombiniert wird. Überraschenderweise erbrachte aber die Zugabe von Irinotecan zu 5-FU/Folinsäure bzw. die Zugabe von Bevacizumab oder Cetuximab zu FOLFOX keine Vorteile. Patienten im Tumorstadium UICC II profitieren vermutlich nur marginal von einer adjuvanten Chemotherapie. Die Anwendung beschränkt sich daher auf Tumoren mit biologischen Merkmalen eines höheren Rezidivrisikos (z. B. perforierter Tumor, Ty-Läsion, lymphatische Invasion). Bei Patienten über 70 Jahre und solchen mit einer Stadium-II-Krankheit scheint die Zugabe von Oxaliplatin zur adjuvanten Behandlung keinen therapeutischen Nutzen zu haben. Wie bereits oben besprochen, verringert beim Rektumkarzinom in den Stadien UICC II und III die (postoperative oder präoperative) Radiochemotherapie (5-FU plus Radiatio) die Lokalrezidivrate und erhöht die Heilungschance. Die präoperative Therapie wird besser vertragen als die postoperative. 5-FU wirkt dabei als „Radiosensibilisator".

ANALKARZINOME

Analkarzinome machen 1–2 % aller malignen Dickdarmtumoren aus. Die meisten dieser Läsionen entstehen im Analkanal, der anatomisch vom anorektalen Ring bis zu einem Bereich auf halbem Weg zwischen der Linea dentata und dem Analrand reicht. Karzinome, die in der Übergangszone zwischen rektalem Zylinderepithel und dem Plattenepithel des distalen Anus entstehen, werden als basaloide, kuboidale oder kloakogene Tumoren bezeichnet. Etwa ein Drittel aller Analkarzinome weist diesen histologischen Typ auf. Malignome, die distal der Linea dentata entstehen, sind Plattenepithelkarzinome. Diese ulzerieren häufiger und machen etwa 55 % aller Analkarzinome aus. Die Prognose von Patienten mit basaloiden und Plattenepithelkarzinomen des Anus ist identisch, sofern gleiche Tumorgrößen und gleicher Lymphknotenbefall verglichen werden.

Die Entwicklung von Analkarzinomen wird mit der Infektion durch das humane Papillomavirus (HPV) in Zusammenhang gebracht. Dieses Virus wird zudem mit der Entstehung von Zervixkarzinomen verknüpft. Das Virus wird sexuell übertragen. Die HPV-Infektion kann zu analen Warzen führen (Condylomata accuminata), die zu analen intraepithelialen Neoplasien und schließlich zu Plattenepithelkarzinomen fortschreiten können. Das Risiko für Analkarzinome ist bei homosexuellen Männern vermutlich infolge des Analverkehrs erhöht. Die Wahrscheinlichkeit, an einem Analkarzinom zu erkranken, ist sowohl bei Männern als auch Frauen, die an AIDS leiden, erhöht. Möglicherweise bedingt die geschwächte Immunabwehr eine schwerere HPV-Infektion. Die Impfung gegen humane Papillomaviren reduziert vermutlich das Risiko für ein Analkarzinom. Analkarzinome treten am häufigsten bei Personen mittleren Alters auf; Frauen sind häufiger betroffen als Männer. Zum Diagnosezeitpunkt leiden die meisten Patienten an Blutungen, Schmerzen, dem Gefühl eines perianalen Tumors oder an Juckreiz.

Früher war die Radikaloperation (abdominal-perineale Rektumamputation mit Lymphknotendissektion und Anlage eines permanenten Kolostomas) die Therapie der Wahl. Die 5-Jahres-Überlebensrate lag postoperativ bei 55–70 %, wenn keine regionalen Lymphknoten befallen waren, aber bei weniger als 20 %, wenn die Lymphknoten befallen waren. Als alternative Therapie der Wahl gilt inzwischen die kombinierte Radiochemotherapie (5-FU und Mitomycin C). Mit dieser Therapie erreichen mehr als 80 % der Patienten, deren Primärtumor kleiner als 3 cm ist, eine (histologisch bestätigte) komplette Remission. Rezidive treten bei weniger als 10 % dieser Patienten auf. Etwa 70 % der Patienten mit Analkarzinom können durch eine konservative Therapie geheilt werden. Eine Operation sollte den Patienten vorbehalten bleiben, deren Tumoren sich als resistent gegenüber einer Strahlen- und Chemotherapie erwiesen haben.

WEITERFÜHRENDE LITERATUR

Höpfner M, Sutter AP, Huether A, Baradari V, Scherübl H: Tyrosine kinase of insulin-like growth factor receptor as target for novel treatment and prevention strategies of colorectal cancer. World J Gastroenterol 12:5635–43, 2006

Pox C, Aretz S, Bischoff SC et al: S3-Leitlinie Kolorektales Karzinom Version 1.0 – Juni 2013 (AWMF-Registernummer: 021/007OL). Z Gastroenterol 51:753–854, 2013

Robert Koch-Institut, Zentrum für Krebsregisterdaten: *http://www.krebsdaten.de/Krebs/DE/Content/Krebsarten/Darmkrebs/darmkrebs_node.html*

KAPITEL 42

TUMOREN VON LEBER UND GALLENWEGEN

Brian I. Carr

Für die deutsche Ausgabe Michael Geißler und Helmut Oettle

HEPATOZELLULÄRES KARZINOM

INZIDENZ

Das hepatozelluläre Karzinom (HCC) ist einer der häufigsten Tumoren weltweit. Das HCC ist weltweit der fünfthäufigste Tumor und die dritthäufigste tumorassoziierte Todesursache. Das HCC macht ca. 85–90 % der primären Leberkarzinome aus und ist epidemiologisch gesehen ein interessanter Tumor, da sich Inzidenzen temporär dynamisch verhalten und eine hohe Variabilität zwischen geografischen Regionen, zwischen ethnischen Gruppen und den Geschlechtern zeigen. Die globale Inzidenz liegt bei 1 Mio. Neuerkrankungen pro Jahr, die Erkrankung kommt bei Männern häufiger vor als bei Frauen. Das Verhältnis Männer zu Frauen kann von 1 : 1 (Patienten ohne Zirrhose) bis 9 : 1 (in vielen Ländern mit hoher Inzidenz) variieren. Hierbei entspricht die Neuerkrankungsrate den tumorbedingten Sterbefällen (Tab. 42-1). Mehr als 80 % der HCC-Fälle finden sich im subsaharischen Afrika und in Ostasien. Allein in China tritt mehr als die Hälfte der weltweiten Fälle auf. Die Inzidenzen liegen zwischen < 1/100.000/Jahr in Nordeuropa und 35/100.000/Jahr in Südostasien mit endemischer Hepatitis B und C. In einzelnen Regionen wie Südkorea beträgt die Inzidenz bis zu 48/100.000/Jahr. Das HCC galt bislang als eine relativ seltene Tumorerkrankung in Deutschland. Inzwischen sind aber jedes Jahr sieben bis acht von 100.000 Menschen hierzulande betroffen. In Deutschland liegt die Inzidenz bei Männern bei ca. 6/100.000/Jahr, bei Frauen bei ca. 2/100.000/Jahr und es erkranken derzeit jährlich ca. 6000 Menschen an dieser Krebsart. In den Niedrigrisikogebieten liegt das durchschnittliche Erkrankungsalter bei ca. 75 Jahren, während in einigen Regionen Afrikas (Gambia, Mali) der Erkrankungsgipfel zwischen 40 und 55 Jahren liegt. In den letzten Jahrzehnten stieg die HCC-Inzidenz in den meisten westlichen Ländern und in Japan signifikant an. Ursache sind die nach dem Zweiten Weltkrieg bis in die 1970er-Jahre stark gestiegenen chronischen HCV-Infektionen.

Eine Verbesserung der Prognose steht deswegen in engem Zusammenhang mit Impfstrategien für HBV und neuen direkt wirkenden antiviralen Medikamenten gegen HCV sowie mit einer frühzeitigen Diagnosestellung durch Screeninguntersuchungen bei Risikopatienten.

Aktuelle Trends

Durch das epidemische Vorkommen der Hepatitis C in den USA und Europa nimmt die Inzidenz des HCC weiterhin zu. Aktuelle Daten postulieren, dass der Gipfel der HCV-induzierten HCC in westlichen Ländern erreicht ist und eine gewisse Stabilisierung eintritt. In den USA trat der Gipfel der akuten HCV-Infektionen zwischen 1970 und 1990 auf, der Gipfel der Prävalenz einer chronischen HCV-Infektion war 2001 und die höchste Prävalenz der daraus entstehenden Leberzirrhosen als Hauptrisiko für eine HCC-Entstehung ist für 2010–2030 projiziert, also ca. 40 Jahre nach dem Gipfel der akuten HCV-Infektionen. Der Gipfel der jährlichen HCC-Neuerkrankungen wird für 2020 mit ca. 140.000 Fällen in den USA vorhergesagt. Ähnliche Trends wie in den USA sind auch in Deutschland zu erwarten. In Deutschland stieg die HCC-spezifische Mortalität von 2,5/100.000 in den 1980er-Jahren auf 3,65/100.000 im Jahr 2004.

In den Hochrisikogebieten wie Schanghai, Singapur und Hongkong zeichnet sich ein Rückgang der HCC-Inzidenz ab, seit dort effektive Vakzinierungsprogramme gegen HBV initiiert wurden.

Die Adipositas-assoziierte Lebererkrankung (nicht alkoholische Steatosis hepatis; NASH) hat eine zunehmende Bedeutung als Ursache für ein HCC.

EPIDEMIOLOGIE

Die Epidemiologie des HCC ist in zweierlei Hinsicht untersucht worden: Es gibt Studien zur Inzidenz in verschiedenen Ländern (Tab. 42-1) und zur Inzidenz bei Migranten. Endemische Ausbrüche in Teilen von China und in Subsahara-Afrika werden durch endemische Hepatitis-B-Infektionen und die Mykotoxinkontamination von Nahrungsmitteln (Aflatoxin B_1), Getreidelagern, Trinkwasser und Erdboden verursacht. Umweltfaktoren spielen eine wesentliche Rolle. So besteht beispielsweise bei in Japan lebenden Japanern eine höhere Inzidenz als bei in Hawaii lebenden. Diese wiederum erkranken häufiger als in Kalifornien lebende Japaner.

ÄTIOLOGISCHE FAKTOREN

Chemische Karzinogene

Das sicherlich am besten untersuchte und stärkste, ubiquitär vorkommende natürliche chemische Karzinogen, Aflatoxin B_1, ist ein Produkt von Aspergillus flavus. Als Schimmelpilzprodukt kommt es in Getreidelagern vor, wo Erdnüsse und Reis in heißer und feuchter Umgebung ungekühlt gelagert werden. Aflatoxin-Kontaminationen von Nahrungsmitteln korrelieren gut mit den Inzidenzraten in Afrika und teilweise mit denen in China. In chinesischen Endemiegebieten erkranken sogar Nutztiere, wie Enten, an einem HCC. Die stärksten Karzinogene scheinen in Naturstoffen, wie Pflanzen, Pilzen und Bakterien, vorzukommen, zum Beispiel in Sträuchern, die Pyrrolizidin-Alkaloide, Gerbsäuren oder Safrol enthalten (Tab. 42-2). Schadstoffe wie Pestizide und Insektizide sind bei Nagetieren als Karzinogene bekannt.

Tabelle 42-1

INZIDENZ (ALTERSADJUSTIERT) DES HEPATOZELLULÄREN KARZINOMS

Land	Erkrankte/100.000/Jahr	
	Männer	Frauen
Argentinien	6,0	2,5
Brasilien, Recife	9,2	8,3
Brasilien, Sao Paulo	3,8	2,6
Mosambik	112,9	30,8
Südafrika, Kapstadt: Schwarze	26,3	8,4
Südafrika, Kapstadt: Weiße	1,2	0,6
Senegal	25,6	9,0
Nigeria	15,4	3,2
Gambia	33,1	12,6
Burma	25,5	8,8
Japan	7,2	2,2
Korea	13,8	3,2
China, Schanghai	34,4	11,6
Indien, Mumbai	4,9	2,5
Indien, Madras	2,1	0,7
Großbritannien	1,6	0,8
Frankreich	6,9	1,2
Italien, Varese	7,1	2,7
Norwegen	1,8	1,1
Spanien, Navarra	7,9	4,7

Tabelle 42-2

RISIKOFAKTOREN BEIM HCC

Häufig	Selten
Leberzirrhose jeder Ursache	Primär biliäre Zirrhose
Chronische Hepatitis B oder C	Hämatochromatose
Chronischer Alkoholismus	α1-Antirypsinmangel
Nicht alkoholische Steatosis hepatis	Glykogenspeicherkrankheiten
Aflatoxin B_1 und andere Mykotoxine	Citrullinämie
	Porphyria cutanea tarda
	Hereditäre Tyrosinämie
	Wilson-Krankheit

Chronische Virushepatitis

Aus Case-Control- und Kohortenstudien ist ein enger Zusammenhang zwischen einer chronischen Hepatitis B und der Entstehung eines HCC bekannt. So entstehen z. B. in Südostasien ca. 40 % der HCC auf dem Boden einer chronischen HBV-Infektion ohne Ausbildung einer Leberzirrhose. Selbst Patienten mit einer nicht aktiven chronischen HBV-Infektion (früher HBV-Träger genannt) besitzen ein erhöhtes HCC-Risiko aufgrund der direkten mutagenen Wirkungen des

Virus. Man findet diese HBV-induzierten HCC überwiegend in den HBV-endemischen Gebieten in Südostasien, wo der Übertragungsweg meistens vertikal verläuft und somit in 90 % eine chronische Infektion resultiert. HCC bei Schwarzafrikanern sind in der Regel nicht mit einer schweren Leberzirrhose assoziiert, aber schlecht differenziert und besonders aggressiv. Trotz einer einheitlichen Rate von HBV-Trägern von Schwarzen im südlichen Afrika besteht eine neunfach erhöhte Inzidenz bei Mosambikanern, die an der Küste leben, gegenüber den im Binnenland wohnenden. Diese Unterschiede werden auf die zusätzliche Exposition gegenüber in Nahrungsmitteln enthaltenem Aflatoxin B_1 und anderen karzinogenen Mykotoxinen zurückgeführt. In Deutschland dagegen findet die Erstinfektion in der Regel in der Adoleszenz oder im Erwachsenenalter statt; hier heilen 85–90 % der akuten Infektionen spontan aus. Bei männlichen Hepatitis-B-Trägern in Taiwan, die HBs-Antigen(Hepatitis-B-surface-Antigen)-positiv waren, zeigte sich im Vergleich zu HBs-Antigen-negativen Personen ein 98-fach erhöhtes Risiko für ein HCC. Dazu passend konnte gezeigt werden, dass das HCC-Risiko bei chronischer HBV-Infektion mit der Höhe der HBV-DNS (exponentiell steigendes Risiko ab Viruslast > 10.000 Kopien/ml) steigt und zusätzlich vom HBeAg-Status, HBV-Genotyp (C und F), Geschlecht (Männer > Frauen), Alter und zusätzlichem Alkoholkonsum abhängt. Das HBV persistiert auch bei so genannter Ausheilung bei Ausbildung von Anti-HBs- und Anti-HBc-Titern und Verlust von HBsAg lebenslang. Auch diese so genannten okkulten HBV-Infektionen scheinen aufgrund der Integration der Virus-DNA in das menschliche Genom mit einem erhöhten HCC-Risiko einherzugehen.

Die zunehmende Inzidenz des HCC in den letzten drei Jahrzehnten in den USA und Europa scheint hingegen die Folge von Hepatitis-C-Infektionen zu sein. Etwa 30 % der weltweiten HCC-Fälle sind HCV assoziiert. Die Zeitspanne zwischen einer HCV-Erstinfektion und der Entstehung eines HCC beträgt in der Regel ungefähr 30 Jahre. Bei HCV assoziierten HCC liegt eine Leberzirrhose häufiger und in fortgeschritteneren Stadien zugrunde, in seltenen Fällen kann ein HCV-assoziiertes HCC aber auch ohne den Umweg der Zirrhose entstehen.

Weitere ätiologische Faktoren

Das HCC entwickelt sich bei 60–90 % aller Patienten auf dem Boden einer chronischen Hepatopathie mit Ausbildung einer Leberzirrhose, weshalb diese unabhängig von der Ätiologie grundsätzlich als Präkanzerose anzusehen ist. Die HCC entstehen eher aus den in Südostasien vorkommenden makronodulären Zirrhosen als aus den für Europa und die USA typischen mikronodulären, alkoholtoxischen Zirrhosen. Die HCC-Entwicklung läuft in mehreren Schritten ab (multistep carcinogenesis), in dem multiple genetische Aberrationen zur malignen Transformation führen. HCC sind oft genetisch heterogen und weisen ausgeprägte chromosomale Veränderungen, wie Polyploidie, Allelverluste, Amplifikationen, Deletionen und Translokationen, auf. Die maligne Transformation kann unabhängig von der auslösenden Ursache als Folge einer chronischen Leberschädigung ablaufen. Die Höhe des HCC-Risikos korreliert mit Ätiologie, Dauer und Aktivität der Hepatopathie. Beim Vorliegen einer Leberzirrhose beträgt das jährliche Risiko für ein HCC 1–6 %. Das Risiko wird zusätzlich zur Leberzirrhose durch die verschiedenen ätiologisch zugrunde liegenden Erkrankungen **(Tab. 42-2)** modifiziert: (1) hohes zusätzliches HCC-Risiko: Tyrosinämie, chronische Hepatitis B und C, Hämochromatose; (2) mittleres zusätzliches Risiko: Alkohol; (3) geringes zusätzliches Risiko: Autoimmunhepatitis, PBC, PSC, Wilson-Krankheit; (4) HCC-Risiko deutlich erhöht (> 30-fach) bei Kombination von Risikofaktoren (z. B. HBV + HCV oder Virushepatitis + Alkohol).

Das Vorliegen einer Leberzirrhose ist aber keine Conditio sine qua non für die Ausbildung eines HCC. Bei ungefähr 20 % der HCC-Patienten in den USA findet sich keine zugrunde liegende Zirrhose (häufigste Ursachen hochreplikative chronische Hepatitis B, NASH). Die NASH ist eine entzündliche Form der nicht alkoholischen Fettleber (NAFLD) mit oder ohne Fibrose und kann nur histologisch diagnostiziert werden. Die NASH nimmt in Europa und den USA deutlich zu, insbesondere bei den meistens vorliegenden Komorbiditäten Übergewicht, Diabetes mellitus und metabolisches Syndrom. In Deutschland geht man aktuell von ca. 20 Mio. Menschen mit einer NAFLD und ca. 2 Mio. Patienten mit einer NASH aus (hohe Dunkelziffer wahrscheinlich). Bei einer NASH kann es im Verlauf durch eine Insulinresistenz und entzündliche Veränderungen zur Fibroseprogression und zur Zirrhose kommen. Bei Vorliegen einer NASH-Zirrhose liegt die jährliche HCC-Inzidenz bei 2,6 %. Ein HCC auf dem Boden einer NAFLD/NASH kann sich jedoch in bis zu 50 % der Fälle auch ohne Vorliegen einer Zirrhose entwickeln.

Aktuelle Trends

Bei vielen Patienten findet sich eine multifaktorielle Genese. Es gibt erste Studien, die zeigen, dass bei einer HBV/HCV oder HBV/HDV-Koinfektion oder zusätzlichem Alkoholkonsum das HCC-Risiko weiter deutlich steigt. Die Interaktionen mit der zunehmenden NASH werden zukünftig wahrscheinlich ebenfalls von Relevanz sein.

KLASSIFIKATION/TUMORSTADIEN

Histologie

HCC-Biopsien sind nur bei Patienten indiziert, wenn sich aus den Befunden eine therapeutische Konsequenz ergeben kann bzw. wenn die Bildgebung keinen eindeutigen HCC-Nachweis erbringt (siehe dort). Die Typisierung des HCC richtet sich nach der aktuellen WHO-Klassifikation: fibrolamelläres HCC (FLC), mischdifferenzierte Tumoren (kombiniertes HCC/ICC), frühes HCC, multiazinärer Regeneratknoten, dysplastischer Knoten, hepatozelluläres Adenom.

Ein multifokales Wachstumsmuster wird in nahezu 50 % der Fälle gefunden, besonders in zirrhotischen Lebern. Die einzelnen Knoten können von einer bindegewebigen Kapsel umgeben sein. Multifokale oder multiple Tumoren können mehrere, unabhängig voneinander entstandene oder auch intrahepatische Metastasen des Primärtumors sein, was weder vom makroskopischen noch mikroskopischen Aspekt her unterschieden werden kann. Als Satellitenknoten gelten Tumorherde, die kleiner sind als der Haupttumor und sich in weniger als 2 cm Entfernung von ihm befinden. Gefäßinvasion in kleinere und größere Portalvenenäste ist ein häufiges Phänomen. Immunhistochemisch zeigen hepatozelluläre Karzinome eine Positivität gegenüber α-Fetoprotein in etwa 30–40 % der Fälle. Darüber hinaus exprimieren sie Marker der epithelialen Differenzierung (Zytokeratin) und selten karzinoembryonales Antigen (CEA).

Das FLC ist eine seltene Sonderform des HCC mit besonderen pathologischen Merkmalen und aggressiver Tumorbiologie, welches typischerweise bei jungen Patienten auftritt. Zumeist liegt keine Hepatitis oder Zirrhose zugrunde. Die wenigen publizierten Daten zeigen ein 5-Jahres-Überleben von 37–76 %. Allerdings liegt das rezidivfreie 5-Jahres-Überleben nur bei 18 %. Lymphknotenmetastasen sind ein negativer prognostischer Faktor. Das mediane Überleben ohne Resektion liegt bei 12 Monaten. Da späte Rezidive häufig sind, sollten auch Re-Resektionen durchgefüfhrt und ggf. - bei fehlendem Lymphknotenbefall - auch eine Transplantation erwogen werden, da keine anderen effektiven Therapiestrategien für das FLC bestehen.

Histopathologie von OP-Präparaten

Die deutsche S3-Leitlinie fordert, im histopathologischen Bericht die Ausdehnung des Tumors (Staging) gemäß der aktuellen TNM-Klassifikation, den Typ (Typing), das Grading und den Resektatrand (R-Klassifikation) und letztlich den Status der nicht tumorösen Leber mit der Frage des Vorliegens einer Fibrose/Zirrhose zu beurteilen.

Immunhistochemie

Die Diagnose eines HCC kann meistens mithilfe der konventionellen Histologie gestellt werden. Zur Abgrenzung anderer primärer Lebertumoren (solide Variante des intrahepatischen Cholangiokarzinoms, HCC/CC) ist eine Immunhistochemie mit Markern von Cholangiozyten (v. a. K7, K19, Ca19-9) und von K19 als unabhängigem negativem Prognosemarker eines HCC notwendig. Die Diagnose eines hochdifferenzierten HCC kann insbesondere in der Abgrenzung zu nicht malignen Läsionen (dysplastische und makroregenerative Knoten, hepatozelluläres Adenom, fokale noduläre Hyperplasie) sinnvoll durch Transformations-assoziierte Markerkonstellationen (GS, Glypican 3, HSP70; Positivität fürr 2/3 der Marker mit 70%iger Sensitivität und fast 100%iger Spezifität) unterstützt werden.

Stadieneinteilung

Es gibt viele Klassifikationen des HCC. Die TNM-Klassifikation (Primärtumor, regionale Lymphknoten, Fernmetastasen) der American Joint Commission for Cancers (AJCC) wird in Deutschland nur noch selten verwendet. Neben dem italienischen CLIP-Score (Cancer of the Liver Italian Program) wurden die Stadieneinteilung nach Okuda, die die Zirrhose in die Klassifikation mit einbezieht (Tab. 42-3), der Chinese University Prognostic Index (CUPI), der Japan Integrated Staging (JIS) Score, der SLiDe (*s*tage, *li*ver damage and *de*s-γ-carboxyprothrombin) und der Barcelona Clinic Liver Cancer (BCLC) Score etabliert. Alle diese Systeme basieren auf einer Kombination von prognostischen Faktoren hinsichtlich des Leberschadens und der Aggressivität des Tumors. In Deutschland wird der BCLC-Score (Abb. 42-1) verwendet, weil er stadienabhängig auch die entsprechenden Therapiemodalitäten berücksichtigt. Das Klassifikationssystem basiert auf dem Allgemeinzustand des Patienten, der Anzahl der Tumoren und der Tumorgröße, dem Nachweis einer extrahepatischen Tumormanifestation und Gefäßinvasion, den Leberfunktionsparametern (Child-Pugh-Klassifikation) und dem Vorliegen einer portalen Hypertension.

Tabelle 42-3

STAGING BEIM HCC MIT OKUDA-KLASSIFIKATION

Okuda-Klassifikation

Tumorgröße		Aszites		Albumin (g/l)		Bilirubin (mg/dl)	
≥ 50 %	< 50	+	–	≤ 3	> 3	≥ 3	< 3
(+)	(–)	(+)	(–)	(+)	(–)	(+)	(–)

Okuda-Stadium: Stadium 1: alles (–); Stadium 2: 1–2 (+); Stadium 3: 3–4 (+).

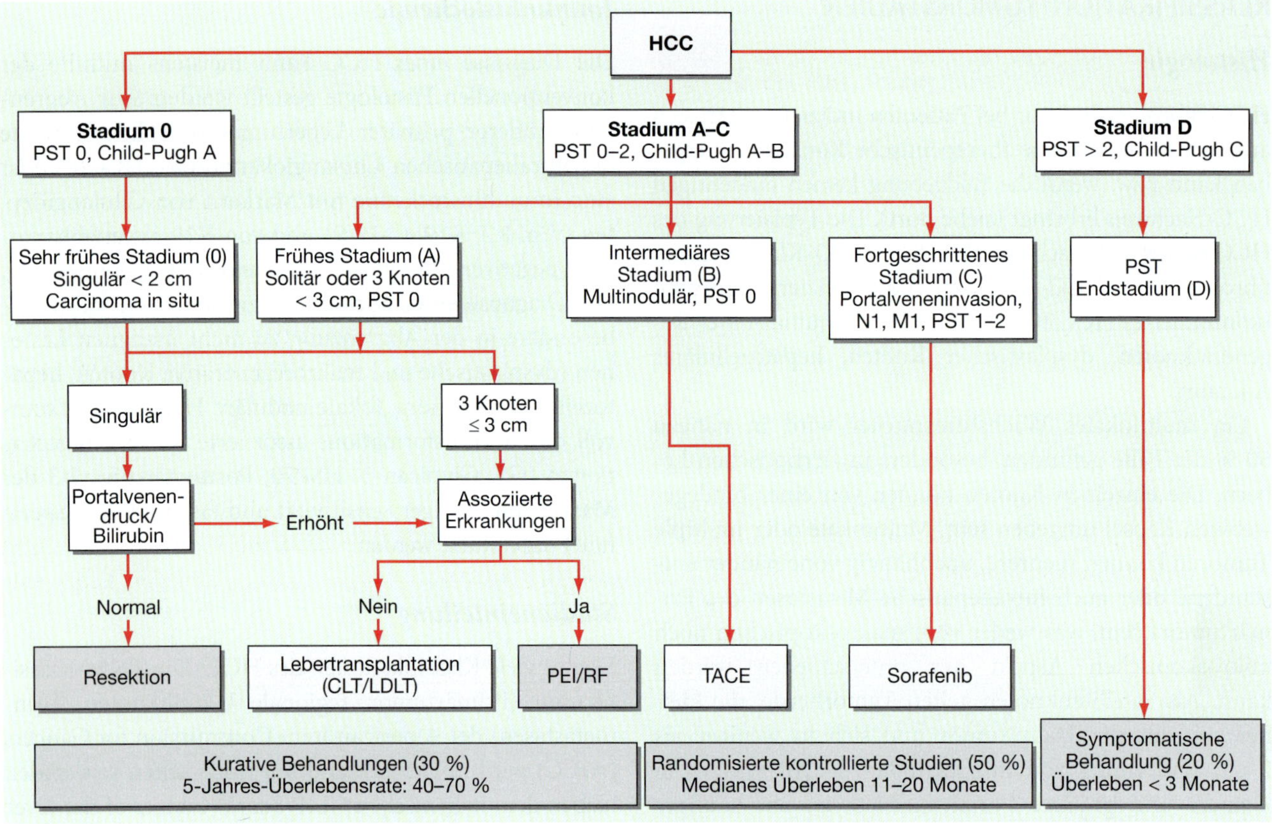

Abbildung 42-1 Barcelona-Clinic-Liver-Cancer(BCLC)-Staging-Klassifikation und Behandlungsschema. Eine Resektion ist am besten für Patienten mit einem hepatozellulären Karzinom (HCC) in einem sehr frühen Stadium (Stadium 0) geeignet. Im frühen Stadium (Stadium A) ist eine radikale Therapie indiziert (Resektion, Lebertransplantation [LT] oder lokale Ablation, idealerweise mittels Radiofrequenzablation [RFA]) und nur ausnahmsweise durch perkutane Ethanolinjektionen [PEI]. Patienten mit einem intermediären HCC (Stadium B) profitieren von einer transarteriellen Chemoembolisation (TACE) und Patienten mit fortgeschrittenem HCC, definiert durch eine makroskopische Gefäßinvasion, extrahepatische Ausbreitung oder krebsbedingte Symptome (Eastern Cooperative Oncology Group Performance Status 1 oder 2) (Stadium C) profitieren von Sorafenib, falls die Leberfunktion kompensiert ist. Patienten mit einem HCC im Endstadium (Stadium D) werden symptomatisch behandelt. Die Behandlungsstrategie ändert sich von einem Stadium zum nächsten durch Behandlungsversagen oder Kontraindikationen gegen die Verfahren. CLT = Lebertransplantation Leichenspender; LDLT – Lebertransplantation Lebendspender; PST = Test des Allgemeinzustands. *(Nach JM Llovet et al: JNCI 100:698, 2008.)*

Die beste Prognose besteht für das BCLC-Stadium 0 und A. Kriterien für eine besonders ungünstige Prognose sind Aszites, Ikterus, eine Gefäßinvasion und ein erhöhtes α-Fetoprotein (AFP) > 400 ng/ml. Auch eine mikroskopisch oder im CT sichtbare makroskopische Gefäßinfiltration beeinflusst die weitere Prognose erheblich. Bei fortgeschrittenen Tumoren liegt meistens eine mikroskopische Gefäßinfiltration vor, ein endgültiges Staging ist oft erst nach chirurgischer Resektion möglich. Patienten mit positivem Lymphknotenstatus haben eine schlechte Prognose, wenige dieser Patienten leben länger als 1 Jahr.

Aktuelle Trends

Die Erforschung des Proteoms des HCC wird weitere prognostische Informationen liefern, die auch in neue molekulare Therapieoptionen münden können.

KLINISCHES BILD

Typische Beschwerden bei Patienten mit einem HCC sind abdominelle Schmerzen, Gewichtsverlust, Schwächegefühl, Völlegefühl sowie abdominelle Schwellungen, Ikterus und Übelkeit (Tab. 42-4). Diese unterscheiden sich etwas in Abhängigkeit von den regionalen Inzidenzen. So sind das häufigste Symptom in Hochrisikogebieten abdominelle Schmerzen, insbesondere bei Schwarzen Südafrikas. Im Gegensatz dazu klagen nur 40–50 % der chinesischen oder japanischen Patienten über eine abdominelle Schmerzsymptomatik. Eine Bauchumfangszunahme kann durch Aszites im Rahmen der zugrunde liegenden Zirrhose oder auch durch einen schnell wachsenden Tumor verursacht werden. Selten führt eine zentrale Nekrose oder eine akute intraperitoneale Blutung zum Tod. In Ländern mit einem aktiven Vorsorgeprogramm werden HCC in der Regel in einem früheren Stadium diagnostiziert, sodass hier Beschwer-

Tabelle 42-4

HEPATOZELLULÄRES KARZINOM: KLINISCHE BESCHWERDEN (N = 547)

Symptom	Patientenzahl (%)
Keine Beschwerden	129 (24)
Abdominelle Schmerzen	219 (40)
Sonstiges (Abklärung einer Anämie und verschiedener Krankheiten)	64 (12)
Befunde bei der körperlichen Routineuntersuchung, erhöhte Leberenzyme	129 (24)
Gewichtsverlust	112 (20)
Appetitlosigkeit	59 (11)
Schwäche/Unwohlsein	83 (15)
Ikterus	30 (5)
Routine-CT bei einer bekannten Zirrhose	92 (17)
Zirrhose-assoziierte Beschwerden (Knöchelödeme, aufgetriebenes Abdomen, Zunahme des Bauchumfangs, Juckreiz, gastrointestinale Blutungen)	98 (18)
Diarrhö	7 (1)
Tumorruptur	1
Patientenmerkmale	
Mittleres Alter (Jahre)	56
Männer : Frauen	3 : 1
Ethnische Zugehörigkeit	
Weiße	72 %
Mittlerer Osten	10 %
Asien	13 %
Afroamerikaner	5 %
Leberzirrhose	81 %
Keine Zirrhose	19 %
Tumormerkmale	
Anzahl Tumorknoten	
1	20 %
2	25 %
≥ 3	65 %
Infiltration der Pfortader	75 %
Unilobär	25 %
Bilobär	75 %

den eher Folge der auslösenden Erkrankung sind. Ein Ikterus ist in der Regel Ausdruck einer Obstruktion der intrahepatischen Gallenwege im Rahmen der Grunderkrankung. Durch Ösophagusvarizen kann es im Rahmen einer portalen Hypertension zu einer Hämatemesis kommen. Knochenschmerzen treten bei 3–12 % der Patienten auf, bei Obduktionen zeigt sich sogar bei ungefähr 20 % der Patienten ein Knochenbefall. 25 % der Patienten sind asymptomatisch.

Körperliche Befunde

Der häufigste Befund ist eine Hepatomegalie als Folge der zugrunde liegenden Zirrhose, diese findet sich bei 50–90 % der Patienten. Pathologische Darmgeräusche finden sich bei 6–25 % und ein Aszites bei 30–60 % der Patienten, dieser sollte zytologisch untersucht werden. Eine Splenomegalie findet sich bei einer begleitenden portalen Hypertension. Gewichtsverlust und Muskelabbau sind häufige Symptome, insbesondere bei rasch progredienten oder großen Tumoren. Fieber unklarer Ursache findet sich bei 10–50 % der Patienten. Weiterhin können die typischen Zeichen des chronischen Leberschadens, nämlich Ikterus, erweiterte Bauchhautvenen, Palmarerythem, Gynäkomastie, Hodenatrophie und periphere Ödeme, auftreten. Im Rahmen einer Infiltration der Lebervenen kann sich ein Budd-Chiari-Syndrom mit Spannungsaszites und einer großen weichen Leber entwickeln.

Paraneoplastische Syndrome

Die meisten paraneoplastischen Syndrome beim HCC sind laborchemische Veränderungen ohne wesentliche klinische Folgen. Hierzu gehören Hypoglykämien (die auch im Endstadium des Leberversagens auftreten), eine Erythrozytose, Hyperkalzämie, Hypercholesterinämie oder Dysfibrinogenämie, das Karzinoidsyndrom, eine Erhöhung des thyroxinbindenden Proteins sowie Veränderungen der sekundären Geschlechtsmerkmale (Gynäkomastie, Hodenatrophie und Pubertas praecox) und eine Porphyria cutanea tarda. Bei einem rasch wachsenden HCC kann es in der Endphase der Erkrankung zu leichten Hypoglykämien kommen, auch schwere Hypoglykämien sind möglich, deren genaue Ursache unklar ist. Eine Erythrozytose tritt bei 3–12 % der Patienten auf, eine Hypercholesterinämie bei 10–40 %. Bei einem großen Teil der Patienten kommt es zu Thrombo- und Leukopenien, die im Gegensatz zu anderen Tumoren nicht durch eine Infiltration des Knochenmarks, sondern durch die portale Hypertension, verursacht werden. Außerdem sind die Thrombozytenzahlen bei großen HCC ebenso wie bei Ovarialkarzinomen und anderen gastrointestinalen Karzinomen vermutlich durch die erhöhten Spiegel von Interleukin 6 (IL-6) normal oder erhöht (Thrombozytose).

Zugang zum Patienten HEPATOZELLULÄRES KARZINOM

ANAMNESE UND UNTERSUCHUNG Die Anamnese sollte mögliche prädisponierende Faktoren erheben, mit besonderem Augenmerk auf eine durchgemachte Hepatitis oder einen Ikterus, Bluttransfusionen oder einen Drogenmissbrauch. In der Familienanamnese sollte das Auftreten von einem HCC oder einer Hepatitis abgefragt werden. In der Sozialanamnese sollte neben einer ausführlichen Berufsanamnese, um eine Exposition gegenüber möglichen Karzinogenen zu eruieren, die Einnahme von hormonellen Kontrazeptiva abgefragt werden. Bei der körperlichen Untersuchung ist auf die typischen „Leberzeichen" wie Ikterus, Aszites, periphere Ödeme, Spider naevi, Palmarerythem und Gewichtsverlust zu achten. Die gründliche abdominelle Untersuchung beinhaltet Angaben zu Lebergröße, Leberraumforderungen oder Aszites, knotige Struktur und Verhärtung der Leber und zu einer Splenomegalie. Zur allgemeinen Untersuchung sollten Angaben zum Allgemeinzustand und zu psychosozialen Faktoren erfolgen.

SEROLOGISCHE UNTERSUCHUNGEN Das α-Fetoprotein (AFP) ist ein mäßig spezifischer serologischer Tumormarker beim HCC, es ist jedoch nur bei ungefähr der Hälfte der Patienten erhöht. AFP im Serum sollte aufgrund der geringen Spezifität nicht zur Primärdiagnostik eingesetzt werden. Es kann aber im Rahmen der Verlaufsbeobachtung hilfreich sein, da der AFP-Verlauf vor und nach Therapie mit dem Behandlungserfolg bzw. der Rezidivrate korreliert. Bei Patienten mit einer starken entzündlichen Aktivität der zugrunde liegenden Lebererkrankung (z. B. Virushepatitis, Alkoholhepatitis) kann die Leberregeneration aktiviert sein. Dabei kommt es ähnlich wie in der Embryonalphase zu einer Herunterregulierung des bei Erwachsenen üblicherweise aktivierten transkriptionellen AFP-Repressorelementes mit konsekutiver AFP-Überexpression. Bei Patienten mit hohen Transaminasen sind daher durchaus AFP-Werte weit über 200 ng/ml im Serum messbar, ohne dass ein HCC besteht.

Die Lens-culinaris-Agglutinin-reaktive Fraktion des AFP (AFP-L3) scheint spezifischer zu sein. Weitere Tumormarker wie das Des-Gamma-Carboxy-Prothrombin (DCP) werden in der Praxis in Deutschland nicht eingesetzt. Bei einem Patienten mit einer neu aufgetretenen Leberraumforderung oder einer vorausgegangenen Verschlechterung der Leberfunktion sollten folgende Blutparameter bestimmt werden: Bilirubin, partielle Prothrombinzeit (PTT) und Q-Prothrombinzeit (Quick/INR), Albumin, Transaminasen, γ-Glutamyltransferase (γ-GT) und alkalische Phosphatase, ein Differenzialblutbild, die Elektrolyte, insbesondere Natrium und Kalium, CRP und ggf. Blutfette bei Nachweis einer Fettleber oder eines Diabetes. An Tumormarkern kann das karzinoembryonales Antigen (CEA) als Hinweis für das Vorliegen einer Metastase aus dem gastrointestinalen System bestimmt werden. Zur Abklärung der Genese eines potenziellen HCC sind HBsAg (bei Positivität auch Anti-HDV), Anti-HCV, Ferritin/Transferrinsättigung, Coeruloplasmin, antimitochondriale Antikörper (AMA), antinukleäre Antikörper (ANA), soluble liver antigen (SLA) und liver kidney microsomal antibodies (LKM-1) sowie die Immunglobuline (IgG und IgM) zu bestimmen. Eine Verringerung der Blutplättchen und weißen Blutkörperchen kann durch eine portale Hypertension mit Splenomegalie bedingt sein. Ergänzend sollte die Durchführung einer Hepatitis-A-Serologie erfolgen, um evtl. impfen zu können. Bei positiven Werten für HBV und HCV müssen weiterführende quantitative Verfahren zur Bestimmung der HBV-DNS oder der HCV-RNS durchgeführt werden.

Aktuelle Trends Weiterhin werden neue Biomarker entwickelt, insbesondere werden genetische Nachweismethoden aus Gewebe und Serum (liquid biopsies) erforscht. Neuere Plasmabiomarker sind Glypikan-3, Osteopontin, Insulin-like Growth Factor I und Vascular Endothelial Growth Factor, die allerdings noch validiert werden müssen. Alle diese Verfahren spielen aber aktuell außerhalb von Studien im klinischen Alltag keine Rolle.

BILDGEBUNG Die Bildgebung des hepatozellulären Karzinoms beruht auf der Beurteilung der Morphologie (scharf, unscharf, rund, polyzyklisch), der Parenchymtextur (solide, liquide, fettig etc.) und der Vaskularisierung. Die arterielle Hypervaskularisation der meisten HCC wird diagnostisch genutzt. Regeneratknoten und dysplastische Knoten sind dagegen überwiegend portal-venös versorgt. Findet man im Screening mittels Sonografie eine HCC-verdächtige Raumforderung, sind weitere spezifische diagnostische Schritte indiziert. In der Tat stellt die Ultraschalluntersuchung der Leber bei den meisten Patienten eine ausgezeichnete Screeningmethode dar. Eine normale Abdomensonografie ohne Kontrastmittel (KM) besitzt aber bei kleinen HCC-Läsionen in einer zirrhotischen Leber nur eine eingeschränkte Sensitivität: Sie beträgt bei einer HCC-Größe von 1–2 cm 14 %, bei einer Größe < 1 cm 0 %.

Zur weiteren Diagnostik eines HCC werden somit in Abhängigkeit von der Größe der HCC-suspekten Leberraumforderung KM-dynamische (3-phasig) Schnittbildgebungsverfahren benötigt. Die arterielle Hypervaskularisation mit raschem Auswaschen des KM und relativer Kontrastumkehr zum umgebenden Leberparenchym in der portal-venösen Phase ist charakteristisch für ein HCC und lässt sich sowohl mittels KM-Sonografie, KM-Computertomografie oder KM-MRT nachweisen. Alle 3 Verfahren haben bei einer Tumorgröße > 2 cm eine vergleichbare Spezifität und Sensitivität von über 90 %, wobei das KM-MRT gegenüber dem KM-CT weitere Vorteile aufweist. Die diagnostische Methode der Wahl zur sofortigen Abklärung einer verdächtigen Raumforderung in der Screening-B-Mode-Sonografie ist sicher die KM-Sonografie. Für die intrahepatische Ausbreitungsdiagnostik sollte in Deutschland vorzugsweise die KM-MRT eingesetzt werden. Kleine, gut differenzierte HCC stellen mit den zur Verfügung stehenden bildgebenden Verfahren weiterhin ein diagnostisches Problem dar. Bei HCC-Herden unter 2 cm sinkt die Sensitivität der arteriellen Hypervaskularisation deutlich unter 80 %, die Spezifität beträgt ca. 85 % mit einem prädiktiven Wert von 92 %, sodass zusätzlich das portal-venöse Kontrastmittelverhalten bei allen drei bildgebenden Verfahren beurteilt werden muss, um den Spezifitätsgrad erhöhen zu können. Der portal-venöse Kontrastmittelabfluss im HCC korreliert mit dem Differenzierungsgrad des Tumors. Sind mäßig oder schlecht differenzierte HCC durch einen schnellen Kontrastmittelabfluss mit einem Defekt in der portal-venösen Phase charakterisiert, zeigen gut differenzierte HCC nur einen langsamen Kontrastmittelabfluss und imponieren isodens im Vergleich zum umgebenden Lebergewebe. Ein CT-Thorax ist nach einem HCC-Nachweis zum Ausschluss von Lungenmetastasen insbesondere in frühen und intermediären BCLC-Stadien (A + B) indiziert, ein Knochenszintigramm dagegen nur bei verdächtigen Symptomen (sehr selten). Der Einsatz der Fluorodesoxyglukose-Positronen-Emissionstomografie (FDG-PET) wird in Deutschland nicht empfohlen.

Trotz der hohen Genauigkeit der dynamischen bildgebenden Verfahren ist in den meisten Fällen zur Sicherung der Diagnose eines HCC eine Punktion mit anschließender histologischer Aufarbeitung notwendig. Das Blutungsrisiko ist im Vergleich zu anderen Tumoren erhöht, da der Tumor in der Regel hypervaskularisiert ist und zusätzlich bei den Patienten eine Thrombozytopenie und eine Verminderung der leberabhängigen Gerinnungsfaktoren vorliegen können. Dieses Blutungsrisiko ist beim Vorhandensein von Aszites weiter erhöht. Eine Verschleppung von Tumorzellen ist hierbei eine seltene Komplikation. Diagnostische Probleme bestehen bei der Punktion kleinerer Läsionen in einer zirrhotischen Leber mit der Gefahr eines Sampling-Errors und der Abgrenzung eines gut differenzierten HCC von einem dysplastischen Knoten. Darüber hinaus sind je nach Lokalisation nicht alle Rundherde immer einer Punktion zugänglich. Grundsätzlich schließt eine negative Biopsie ein HCC nicht aus, dies gilt insbesondere für HCC-verdächtige Herde mit einer Größe < 2 cm. Es müssen hier ggf. weitere Punktionsversuche unternommen werden, evtl. auch unterstützt durch minilaparoskopische Verfahren. Bei wiederholt negativer Histologie und in der Bildgebung weiterhin bestehendem Verdacht auf das Vorliegen eines HCC ist eine intensivierte Überwachungsstrategie mit 2-monatlichen bildgebenden Intervallen indiziert.

Lässt sich mittels Screeningsonografie eine Raumforderung in zirrhotischer Leber nachweisen, muss differenzialdiagnostisch an Regeneratknoten, Low-grade-Dysplasien, High-grade-Dysplasien, lokale fibrotische Areale, Hämangiome, Adenome und arteriovenöse bzw. portale Shunts gedacht werden.

Die HCC-Diagnostik richtet sich nach den aktuellen Leitlinien-Empfehlungen der EASL und der deutschen S3-Leitlinie primär nach der Größe der verdächtigen Raumforderung in einer zirrhotischen Leber **(Abb. 42-2)**.

Es werden drei Kategorien unterschieden: (1) eine verdächtige Raumforderung > 2 cm, (2) eine verdächtige Raumforderung 1–2 cm groß, (3) eine verdächtige Raumforderung < 1 cm.

Der Nachweis einer Läsion > 2 cm in einer zirrhotischen Leber ist hochverdächtig für das Vorliegen eines HCC. Lässt sich ein typisches Kontrastmittelverhalten im MRT oder in der Kontrastmittelsonografie nachweisen, ist auch ohne Histologie die Diagnose eines HCC gesichert. Liegt allerdings ein atypisches Kontrastmittelverhalten vor, besteht eine höhere Wahrscheinlichkeit, dass eine Nicht-HCC-Läsion vorliegt. In diesem Fall ist zuerst eine zweite KM-gestützte Bildgebung notwendig. Zeigt diese ebenfalls ein atypisches KM-Verhalten, ist unabhängig vom AFP-Wert eine Tumorbiopsie indiziert.

Bei malignitätsverdächtigen Leberrundherden < 2 cm *mit* charakteristischem KM-Verhalten kann auf eine histologische Sicherung verzichtet werden, wenn in einem dynamischen bildgebenden Verfahren ein typisches Kontrastmittelverhalten nachgewiesen werden kann. In der Praxis werden hier oft 2 Verfahren wie KM-Sono und KM-MRT kombiniert verwendet, um größtmögliche diagnostische Sicherheit zu erzielen. Liegt ein atypisches Kontrastmittelverhalten vor, muss geklärt werden, ob ein bioptischer Zugang besteht bzw. ob eine Biopsie risikolos (Aszites, Gerinnung) durchgeführt werden kann. Ist eine Biopsie möglich, wird diese durchgeführt. Ist eine Biopsie nicht möglich, hängt das Vorgehen von der Läsionsgröße ab: Ist die Läsion mit atypischem KM Verhalten > 1 cm, wird der Versuch einer zweiten alternativen KM-Bildgebung

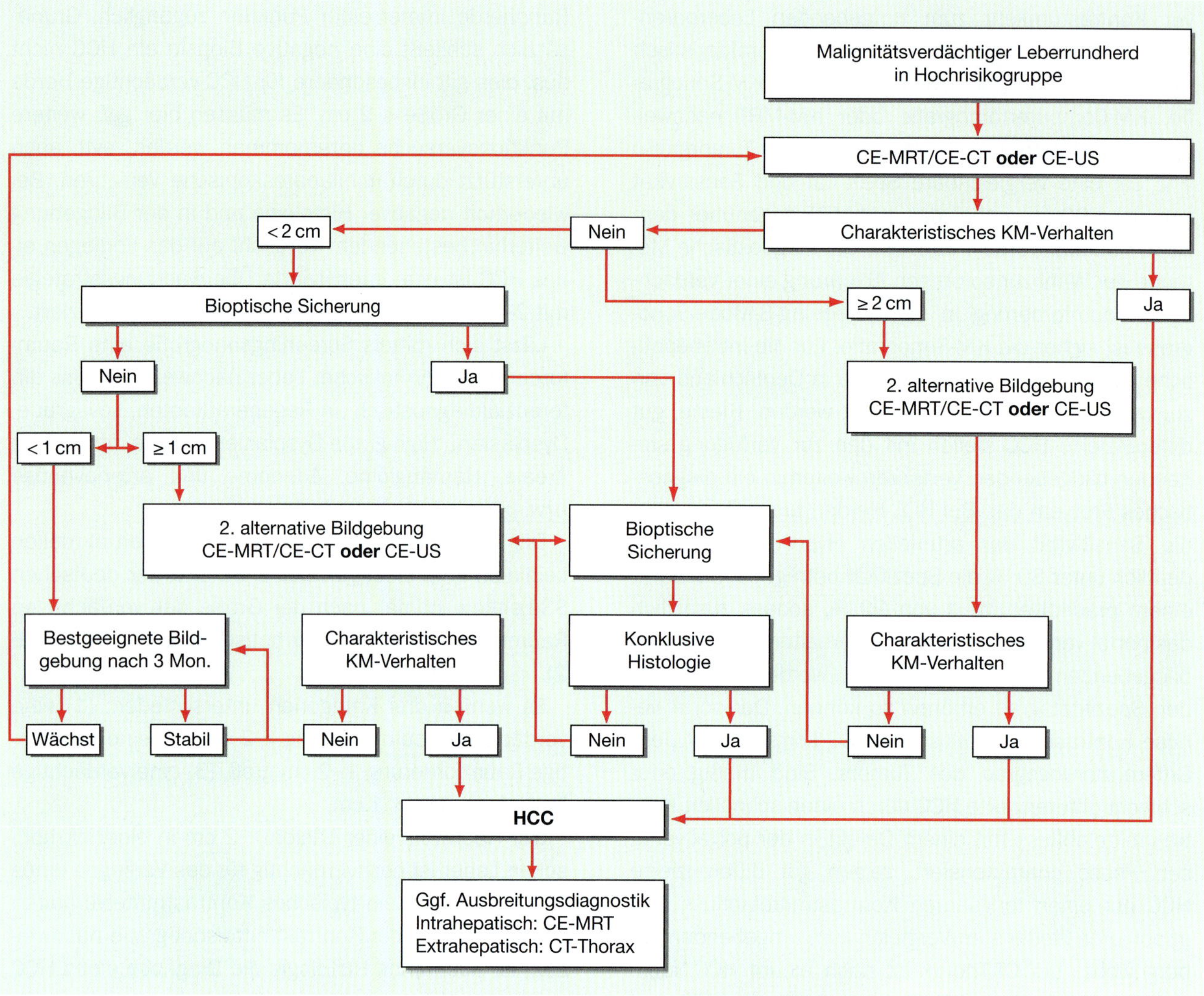

Abbildung 42-2 **Diagnostischer Algorithmus bei malignitätsverdächtigen Leberrundherden.**

durchgeführt. Zeigt sich hier ein typisches KM-Verhalten, steht die Diagnose HCC. Bei erneut atypischem Befund erfolgt eine Diskussion im Tumorboard bezüglich engmaschiger 3-monatiger Überwachung oder z. B. chirurgischer Resektion. Ist die nicht biopsierbare Läsion < 1 cm, erfolgt eine Kontrolle der Herde alle 3 Monate und bei Größenzunahme werden KM-Verhalten, Biopsierbarkeit oder primäre Resektion erneut evaluiert.

Aktuelle Trends Die veränderte Vaskularisierung des Tumors infolge TACE oder molekularer Therapien liefert die Grundlage für neue bildgebende Verfahren, wie kontrastmittelverstärkte Sonografie und dynamische MRT. Die Beurteilung des Therapieansprechens erfolgt daher nicht anhand der RECIST, sondern der modifizierten RECIST oder der EASL-Kriterien. Bei den EASL-Kriterien wird der vitale, KM-aufnehmende Tumoranteil durch bidimensionale Messung quantifiziert. Aufgrund der Angiogenesehemmung kann es zur zystisch-nekrotischen Umwandlung mit Größenzunahme der Läsion kommen: Dichtemessungen der Läsionen durch erfahrene Radiologen sind daher wichtig für eine Beurteilung des Therapieansprechens.

PATHOLOGISCHE UNTERSUCHUNGEN

Aktuelle Trends Immunhistochemische Methoden kommen mittlerweile verbreitet zum Einsatz. Eine Einteilung in prognostische Subgruppen kann anhand von Wachstum vermittelnden Proteinen und einer Genotypisierung vorgenommen werden, einschließlich eines prognostisch signifikanten Genprofils (5 Gene). Molekulare Untersuchungen der Leber haben einen „Feldeffekt" der Zirrhose gezeigt, aufgrund dessen ein neues HCC oder ein Rezidiv auch nach einer primären Resektion entstehen kann. Außerdem wurden Eigenschaften der HCC-Stammzellen identifiziert, darunter die Expression von EpCAM, CD44 und CD90, die mögliche Angriffspunkte zur gezielten Therapie gegen die Stammzellen bilden.

SCREENING BEI HOCHRISIKOPATIENTEN

Ohne Screeningprogramme werden die meisten HCC erst im Spätstadium mit Leberzirrhose und fortgeschrittenem Tumorstadium klinisch auffällig. Ein kuratives Therapiekonzept kann dann in der Regel nicht mehr verfolgt werden und die Lebenserwartung beträgt nur wenige Wochen bis Monate. Das Screening hat bei Patienten mit einem erhöhten HCC-Risiko, z. B. bei Zirrhose, daher zwei Ziele. Das erste ist der Nachweis kleiner, potenziell durch Ablation heilbarer Tumoren und das zweite ist eine Verlängerung des Überlebens gegenüber Patienten, die nicht im Rahmen der Überwachung diagnostiziert wurden. Inzwischen unterstreichen auch erste wissenschaftliche Untersuchungen die Effektivität und einen Kosten-Nutzen-Benefit dieser Strategie. Bei Patienten mit chronischer HBV-Infektion reduziert ein solches Screening die Mortalität von 80 % auf 37 %. Es ist klar, dass Screeningverfahren im Endstadium einer Leberzirrhose und bei fehlenden therapeutischen Optionen, wie z. B. einer Lebertransplantation, nicht sinnvoll sind.

In prospektiven Studien war der Ultraschall sensitiver als AFP-Erhöhungen allein. Das Screening wird in Deutschland daher mittels halbjährlicher hochqualitativer B-Mode-Sonografie des Abdomens/der Leber durchgeführt. Die Überwachung von stark übergewichtigen Risikopatienten bleibt wegen der schlechten Schallbarkeit ein Problem. Für andere sinnvolle alternative Screeningverfahren wie CT und AFP fehlt die Evidenz, im Einzelfall sind diese Verfahren aber einzusetzen. Die Bestimmung des AFP wird wegen der geringen Spezifität und Sensitivität nicht als Screeningmaßnahme empfohlen, sollte aber bei sonografisch verdächtiger Raumforderung in der Leber im Rahmen des Screenings immer bestimmt werden. Folgende Risikogruppen gehören anhand der deutschen S3-Leitlinie in ein Screeningprogramm: (1) alle Patienten mit einer Leberzirrhose und einer Option auf eine HCC-spezifische Therapie, (2) alle Patienten mit chronischer HBV-Infektion, (3) NASH-Patienten.

Die Früherkennung mittels Sonografie der Leber sollte als qualitätsgesicherte Untersuchung durchgeführt werden (Geräteklasse DEGUM-Stufe II, Ärzte DEGUM-Stufe II).

Aktuelle Trends

Das Kosten-Nutzen-Verhältnis ist derzeit nicht befriedigend, problematisch ist aufgrund mangelnder Ressourcen sicher auch das lückenlose Screening der über 2 Mio. NASH-Patienten in Deutschland mittels B-Mode-Sonografie. Dennoch lassen sich mit dem Screening frühere Tumorstadien mit potenziell kurativen Therapiestrategien identifizieren, weshalb dies die aktuelle deutsche S3-Leitlinie auch so empfiehlt.

PRÄVENTION

Präventionsstrategien lassen sich nur planen, wenn die Ursachen einer Krebserkrankung bekannt sind oder ein starker Verdacht auf die Beteiligung bestimmter Faktoren besteht. Die auslösenden Risikofaktoren für ein HCC bestimmen auch die Möglichkeit einer potenziellen Prävention. Die Vermeidung der Aufnahme von Aflatoxin B_1 mit der Nahrung (Kühlschrank) und die HBV-Impfung sind effektive Primärpräventionsstrategien. Aflatoxin B_1 ist eines der stärksten bekannten chemischen Kanzerogene und wird von dem Schimmelpilz Aspergillus gebildet, der auf warm und feucht gelagerten Erdnüssen und Reis wächst. Im Vordergrund stehen daher die kühle Lagerung dieser Nahrungsmittel und die Durchführung von Überwachungsprogrammen auf erhöhte Spiegel von Aflatoxin B_1, wie es in den USA, meist aber nicht in Asien der Fall ist. Da HBV in Asien (außer in Japan) oft intrauterin von der Mutter auf das Kind übertragen wird, haben HBV-Impfprogramme von Neugeborenen den Nachweis von HBV bei Jugendlichen und damit die erwartete HCC-Rate stark reduzieren können. Es gibt viele Millionen Carrier von HBV und HCV (4 Mio. HCV-Carrier in den USA), die bereits infiziert sind. In Japan reduzierte die Chemoprävention des HBV-vermittelten HCC mit Nukleosidanaloga (Entecavir) über 5 Jahre die HCC-Inzidenz bei HBV-Patienten mit Zirrhose, nicht aber bei denen ohne Zirrhose, um den Faktor 5. Sekundärprävention wird durch folgende Maßnahmen erreicht: neue effektive Anti-HCV-Therapien, Aderlass bei Hämochromatose, immunsuppressive bzw. UDCA-Therapie bei AIH bzw. PBC, Alkoholabstinenz, Vermeidung von Übergewicht, Betreiben von Sport und Durchführung einer Metformintherapie bei Diabetes mellitus. Letztlich stellt die Lebertransplantation einer fortgeschrittenen Zirrhose ab Child-Pugh-Stadium B unabhängig von der Genese eine effektive Sekundär- bzw. (bei HCC) Tertiärpräventivmaßnahme dar.

Behandlung
HEPATOZELLULÄRES KARZINOM

Bei den meisten Patienten mit einem HCC besteht gleichzeitig eine Leberzirrhose, beide Erkrankungen verlaufen unabhängig voneinander tödlich. Das Vorliegen einer Zirrhose bedeutet in der Regel eine Einschränkung in Bezug auf die Durchführung einer operativen Resektion, eines ablativen Verfahrens oder einer Chemotherapie. In der Therapieplanung muss bei diesen Patienten der Schweregrad der nicht malignen Lebergrunderkrankung berücksichtigt werden. Die klinische Vorgehensweise beim HCC ist häufig komplex **(Abb. 42-1, Tab. 42-5 und Tab. 42-7)**, der natürliche

Tabelle 42-5

GESICHERTE BEHANDLUNGSOPTIONEN BEIM HEPATOZELLULÄREN KARZINOM
Resektion
Lebertransplantation
Radiofrequenzablation (RFA)
Mikrowellenablation (MWA)
Perkutane Ethanolinjektion (PEI); sollte zugunsten der RFA nicht mehr verwendet werden
Transarterielle Embolisation
Transarterielle Chemoembolisation
Transarterielle Platzierung von medikamentenfreisetzenden Beads
Transarterielle Strahlentherapie (noch kein Überlebensvorteil nachgewiesen) ^{90}Yttrium-Mikrosphären ^{131}Iodinethiodol
Stereotaktische externe Bestrahlung (noch kein Überlebensvorteil nachgewiesen)
Systemische Chemotherapie bei fehlender Zirrhose
Molekulare Therapien mit Sorafenib
Supportive Therapie

Krankheitsverlauf beim HCC kann sehr unterschiedlich sein. Patienten mit fortgeschrittenen Tumoren (bei vaskulärer Infiltration, klinischen Beschwerden oder extrahepatischen Manifestationen) haben ein medianes Überleben von ungefähr 4 Monaten, unabhängig von der Behandlung. Behandlungsergebnisse aus der Literatur sind schwierig zu interpretieren. Das Überleben ist hier nicht immer ein geeignetes Maß für die Effektivität einer Behandlung, da dieses ebenso durch die zugrunde liegende Lebererkrankung verkürzt werden kann. Ein interdisziplinäres Vorgehen, bei dem Hepatologen, interventionelle Radiologen, onkologische Chirurgen, Transplantationschirurgen und internistische Onkologen zusammenarbeiten, ist für ein sinnvolles Therapiemanagement bei HCC-Patienten erforderlich.

Das BCLC-Klassifikationssystem (Abb. 42-1) erlaubt es, Patienten in fünf verschiedene Stadien bzw. prognostische Gruppen einzuteilen und so eine Therapieempfehlung zu geben. Außerdem gilt es, zirrhotische und nicht zirrhotische HCC zu unterscheiden.

PATIENTEN OHNE LEBERZIRRHOSE Patienten mit einem potenziell resektablen HCC ohne Zirrhose werden in Deutschland primär reseziert. Die Grenzen der Resektabilität richten sich hier wie bei kolorektalen Lebermetastasen nach den anatomischen Gefäßstrukturen und dem verbleibenden Lebervolumen sowie der Komorbidität des Patienten. Insbesondere die Größe des Tumors allein ist nur in Ausnahmefällen ein Ausschlusskriterium, entscheidend ist die Lage des Tumors in Bezug zu den Gefäßen. Besonders bei großen Tumoren können gut atypische Resektionen durchgeführt werden, hierbei wird möglichst viel Lebergewebe belassen und der Patient verliert nur wenig funktionelles Lebergewebe. In nicht zirrhotischen Lebern beträgt die 5-Jahres-Überlebensrate jedoch nur 40–60 %, da hier meist eine aggressivere Tumorbiologie vorliegt. Prognostische Faktoren für ein Rezidiv in nicht zirrhotischen Lebern sind der Residualtumorstatus, die Gefäßinvasion und das Tumorgrading. In Einzelfällen kann ein irresektables HCC < 5 cm auch nach Tumorboardbeschluss mit einer Lokalablation kurativ behandelt werden. Bei Läsionen zwischen 3 und 5 cm sollte vor der Ablation zur Erhöhung der Lokalkontrolle eine neoadjuvante TACE durchgeführt werden. Auch Re-Resektionen bei Rezidiven sind sinnvoll, da auch hier, insbesondere bei nicht extrahepatischem Wachstum 5-Jahres-Überlebensraten von bis zu 80 % erreicht werden können.

PATIENTEN MIT LEBERZIRRHOSE

BCLC Stadium 0 und I In BCLC-0/A-Stadien kommen prinzipiell kurative Therapieverfahren zum Tragen. Diese können aber nur bei ca. 30–40 % der Patienten mit HCC angewendet werden. Hierzu zählen chirurgische und lokal destruierende Therapieverfahren. Die 5-Jahres-Überlebensraten mit diesen Verfahren liegen zwischen 45 und 78 %.

Lebertransplantation (OLTX) Die Therapie der Wahl von Tumoren im Stadium 0 oder I bei Leberzirrhose, die die Milan-Kriterien erfüllen, ist die OLTX, da diese nicht nur das HCC behandelt, sondern zusätzlich auch die zugrunde liegende Leberzirrhose. Die Überlebensraten nähern sich denen bei nicht malignen Erkrankungen. Bei Patienten mit einer singulären Läsion von weniger als 5 cm Größe oder höchstens drei Läsionen mit jeweils weniger als 3 cm Größe (Milan-Kriterien) kann durch eine OLTX ein exzellentes tumorfreies Überleben (> 70 % nach 5 Jahren) erzielt werden. Beim fortgeschrittenen HCC über Milan hinaus spielt die OLTX in Deutschland aufgrund der Vorgaben der Bundesärztekammer keine Rolle mehr. Die bisher übliche Dringlichkeitseinstufung vor OLTX führte dazu, dass HCC-Patienten häufig zu lange auf die Transplantation warten mussten, sodass die Tumoren für eine OLTX zu weit fortgeschritten waren. Verschiedene Therapien, wie Radiofrequenzablation (RFA), transarterielle Chemoembolisation (TACE) und Resektion wurden als Überbrückung vor einer geplanten OLTX eingesetzt (Wartezeit in Deutschland > 1,5 Jahre). Durch diese Therapien können Patienten länger auf der Warteliste bleiben und haben eine höhere Chance für eine Transplantation, weil der Tumor stabilisiert werden kann und während der Wartezeit auf einen geeigneten Spender nicht weiter wächst. Inwieweit diese Vorbehandlung auch zu einer Verlängerung des Überlebens nach einer erfolgten Transplantation führt, bleibt unklar. Außerdem ist nicht bekannt, ob Patienten, die präoperativ behandelt wurden, ein Rezidiv entsprechend dem Krankheitsstatus bei Transplantation erleiden (z. B. nach einer ablativen Behandlung) oder ob der Krankheitsverlauf dem vor der erfolgten Therapie entspricht. Das Punkte-System für die Dringlichkeitseinstufung von Eurotransplant vor OLTX berücksichtigt mittlerweile bei HCC-Patienten zusätzliche Punkte. Hierbei muss der Tumor durch mindestens eine der drei folgenden Methoden nachgewiesen werden: 1. Biopsie, 2. AFP > 400 ng/ml (den Auflagen von Eurotransplant entsprechend) und Hypervaskularisation in einer Bildgebung, 3. Hypervaskularisation in zwei Bildgebungsverfahren. Erfolge von Transplantationsprogrammen durch Leber-Lebendspenden haben mit dazu geführt, dass Patienten mit einem HCC früher und auch bei größeren Tumoren transplantiert werden. Lebendspende-Transplantationen sind eine Option für Patienten, bei denen ein Tumorprogress innerhalb der nach Allokationsrichtlinien zu erwartenden Wartezeit auf der Warteliste mit dem Risiko der Entlistung befürchtet werden muss. Durch eine Leber-Lebendspende lässt sich die Wartezeit vermeiden und damit der mögliche Tumorprogress verhindern.

Patienten ohne Option auf eine OLTX Nicht transplantable Patienten mit Tumoren, die mit potenziell kurativen Verfahren wie der Resektion und/oder der Tumorablation behandelt werden können, werden in drei Gruppen eingeteilt:

- Patienten mit 1–3 Tumoren < 3 cm,
- Patienten mit 1–3 Tumoren zwischen 3 und 5 cm Größe,
- Patienten mit 1 Tumor > 5 cm.

Diese Frühstadien beim HCC können auf verschiedene Weise erfolgreich behandelt werden, hierzu gehören die chirurgische Resektion, lokale ablative Verfahren (Hitze, Radiofrequenzablation [RFA] oder Mikrowellenablation [MWA]) und lokale Injektionstherapien (Tab. 42-7). Da bei den meisten HCC-Patienten ein genereller Schaden einer zirrhotischen Leber vorliegt, besteht ein Risiko für das Auftreten von multiplen weiteren Tumormanifestationen. Bei vielen Patienten ist durch die vorbestehende Lebererkrankung eine Resektion mit einem signifikanten Verlust von Leberparenchym nicht möglich. Wichtiges Prinzip in der Behandlung von frühen Stadien des HCC ohne Transplantation ist der Einsatz von leberschonenden Maßnahmen und die Berücksichtigung sowohl des Tumors als auch der Leberzirrhose in der Auswahl des Therapieverfahrens.

Chirurgische Resektion Das Risiko einer ausgedehnten Hepatektomie ist aufgrund der vorbestehenden Lebererkrankung und eines möglichen Leberversagens groß (Letalität 5–10 %), aber für ausgewählte Patienten akzeptabel und hängt stark von der Erfahrung des Operateurs ab. Am niedrigsten ist es in Zentren mit hohem Patientendurchsatz pro Operateur und entsprechender Intensivmedizin. Die Durchführung eines intraoperativen Ultraschalls kann in der genauen Planung der operativen Vorgehensweise hilfreich sein. Mittels Sonografie kann die Beziehung des Tumors zu größeren Gefäßen, die für die Resektion eine Rolle spielen, dargestellt werden.

Die Patientenselektion ist von großer Bedeutung für die Senkung der perioperativen Morbidität und Mortalität. Bei Zirrhosepatienten kann prinzipiell jeder größere leberchirurgische Eingriff zu einem Leberversagen führen. Die Child-Pugh- und MELD-Kriterien zur Einteilung des Schweregrades einer Leberzirrhose sind weiterhin ein verlässlicher prognostischer Faktor in Hinblick auf den Verlauf einer Leberresektion. Eine Resektion kann in Betracht gezogen werden bei (1) unilateraler Läsion, (2) normalem Bilirubin, (3) Fehlen einer portalen Hypertension (Aszites, Thrombozyten < 100.000, Splenomegalie), (4) Child-Pugh-Stadium A oder MELD-Score < 8 Punkte mit verbleibendem Restlebervolumen > 40 %.

Bei einem Meld-Score > 12–14 oder Child-Pugh-C-Stadium besteht in der Regel eine Inoperabilität, bei Meld-Score > 8–12 oder Child-Pugh-B-Stadium ein erhöhtes OP-Risiko. Hier gilt es, lokalablative Verfahren zu prüfen. Die intrahepatische Rezidivrate (Metastasen oder De-novo-HCC) liegt bei 70 % innerhalb von 5 Jahren, das 5-Jahres-Überleben bei 30–50 %. Hierbei zeigen sich die Tumorgröße (> 5 cm) und die Differenzierung prognosebestimmend. In anderen Studien sind neben der Tumorgröße ein AFP > 1000 µg/l, das Vorliegen einer R1-Situation nach Resektion sowie eine mikrovaskuläre Infiltration Risikofaktoren für ein Tumorrezidiv.

Lokale Ablationsverfahren Zahlreiche Ablationstechniken wie die perkutane Mikrowellenablation (MWA), Laserablation (LA) oder „high intensity focused ultrasound" (HIFUS) werden klinisch zur Therapie des HCC eingesetzt. Die Anwendung dieser Techniken wurde in der Literatur beschrieben, jedoch existieren bisher keine vergleichenden Daten mit der Resektion als aktuellem Goldstandard der Lokaltherapie. Die Radiofrequenzablation (RFA) sollte als Standardmethode der perkutanen Lokalablation des HCC betrachtet werden. Die Radiofrequenzablation verwendet Hitze zur Ablation von Tumoren. Durch das Behandlungsfeld kann eine Nekrosezone von maximal 7 cm verursacht werden, damit können Tumoren mit einer Größe von 3–4 cm behandelt werden. Durch die Hitze können innerhalb der Nekrosezone zuverlässig Tumorzellen abgetötet werden. Allerdings verliert die Methode Effektivität in der Nähe von größeren Gefäßen. Die Radiofrequenzablation kann perkutan CT- oder ultraschallgesteuert oder laparoskopisch ultraschallgestützt durchgeführt werden. Die Methoden sind sehr gut verträglich: Mortalität 0,5 %, Blutungen 0,8 %, Gallengangsverletzungen 0,6 %, Leberversagen 0,4 %. Erhöhte Komplikationsraten entstehen bei Läsionen an der Leberoberfläche, in der Nähe der Gallenblase, des Leberhilus oder bei Kontakt zu Darm oder Magen. Bei bestimmter Lage des HCC (Leberkuppe, Leberhilus, Gallenblasennähe, Nähe zu großen Gefäßen = Kühleffekt) ist eine RFA nicht möglich, dann sollte über stereotaktische Bestrahlung oder laparoskopische Mikrowellenkoagulation diskutiert werden.

Lokale Injektionsverfahren Verschiedene Substanzen werden bei Tumoren für lokale Injektionen eingesetzt, am häufigsten Ethanol (perkutane Ethanolinjektion). In das relativ weiche HCC-Tumorgewebe, das von hartem zirrhotischem Lebergewebe umgeben ist, kann eine große Menge flüssigen Ethanols eingespritzt werden, ohne dass es in das umgebene Lebergewebe oder extrahepatisch diffundiert. Die perkutane Ethanolinjektion verursacht eine direkte Zerstörung von Tumorzellen, ist aber kein tumorselektives Verfahren, sodass auch angrenzendes gesundes Gewebe zerstört wird. Meistens sind mehrere Injektionen (im Schnitt drei) erforderlich, hingegen ist bei der Radiofrequenzablation in der Regel eine Anwendung ausreichend. Die maximale Größe, bis zu der Tumoren verlässlich behandelt werden können, liegt auch bei mehreren Injektionen bei 3 cm. Die perkutane Ethanolinjektion (PEI/PAI) soll in Deutschland nicht zur Therapie von HCC genutzt werden, die für eine Resektion oder Radiofrequenzablation (RFA) geeignet sind.

Bei Child-A- und Child-B-Zirrhose mit adäquater Leberfunktion und nur gering- oder mäßiggradiger portaler Hypertension (Bilirubin < 2 mg/dl; keine Splenomegalie, Thrombozyten > 100.000) sollte bei bis zu 3 HCC-Herden < 3 cm eine Radiofrequenzablation (RFA) oder eine Resektion durchgeführt werden. Bei Tumoren mit einem Durchmesser < 3 cm ist die RFA der PEI bei der Induktion von Nekrosen überlegen und gilt bei niedrigerer Komplikationsrate als ebenso wirksam wie die offene Resektion. Daher ist die RFA bei diesen kleinen Tumoren das Verfahren der Wahl.

Bei Child-A- und Child-B-Zirrhose mit adäquater Leberfunktion und nur gering- oder mäßiggradiger portaler Hypertension (Bilirubin < 2 mg/dl, keine Splenomegalie, Thrombozyten > 100.000) sollte bei bis zu 3 HCC-Herden > 3 cm und < 5 cm eine individuelle Abwägung zwischen Radiofrequenzablation (RFA) und Resektion interdisziplinär erfolgen. Wenn eine Radiofrequenzablation durchgeführt wird, sollte vorher embolisiert werden. Je größer die Tumoren werden, desto höher ist das Lokalrezidivrisiko nach RFA. In einer prospektiven randomisierten Studie hat die transarterielle Chemoembolisation (TACE) in Kombination mit der RFA bessere Ergebnisse erzielt als die alleinige TACE. Die Entscheidung, ob eine Resektion oder RFA durchgeführt werden soll, ist wesentlich vom Ausmaß der portalen Hypertension abhängig. Das heißt, je höher der Grad der portalen Hypertension, umso mehr muss mit Komplikationen bzw. Dekompensation der Zirrhose nach Resektion gerechnet werden. Darüber hinaus müssen die Komorbiditäten und das Alter des Patienten, also insgesamt das perioperative Risiko, in die Entscheidung miteinbezogen werden. Es sollte also individuell das perioperative Risiko mit der in einigen Studien gezeigten langfristig geringeren Rezidivrate nach Resektion im Vergleich zur weniger invasiven RFA abgewogen werden. Darüber hinaus kann es sinnvoll sein, bei Vorhandensein mehrerer Herde mit ungünstiger zentraler Lage in verschiedenen Segmenten eine RFA statt einer Resektion durchzuführen, auch bei geringem operativem Risiko. Sinnvoll sind in diesem Zusammenhang auch Kombinationsverfahren aus Resektion und intraoperativer Ablation zusätzlicher kleiner zentraler Herde.

Bei Child-A- und Child-B-Zirrhose mit adäquater Leberfunktion und ohne portale Hypertension, geeigneter Lokalisation und ausreichender Leberreserve kann bei einer Tumorgröße > 5 cm eine Resektion durchgeführt werden. Die Resektabilität wird bestimmt durch anatomische und funktionelle Kriterien. Die Indikation zur Resektion orientiert sich an der lokalen Resektabilität, den Behandlungsmöglichkeiten eines evtl. extrahepatischen Tumorwachstums und an der allgemeinen Operabilität. Die Resektabilität sollte durch einen erfahrenen hepatobiliären Chirurgen festgestellt werden.

Das postinterventionelle Monitoring zur Beurteilung der Therapieeffektivität und somit des Therapieerfolges ist ein entscheidendes prognostisches Qualitätsmerkmal einer lokalen Therapie. Allein aus diesem Grund ist eine Nachsorge nach Ablation/Resektion eines hepatozellulären Karzinoms erforderlich. Neben der morphologischen Beurteilung der behandelten intrahepatischen Läsion dient die Bildgebung der Detektion postinterventioneller Komplikationen und im weiteren Verlauf auch des erneuten lokalen intra- und extrahepatischen Stagings. Das KM-MRT gilt hier als Methode der Wahl und wird postinterventionell im ersten Jahr alle 3 Monate durchgeführt. Nach einem Jahr lokaler Tumorfreiheit erfolgt die lokale Bildkontrolle alle 6 Monate über insgesamt 2 Jahre. Posttherapeutisch sind bei positivem AFP-Befund ebenfalls regelmäßige Messungen sinnvoll.

Eine ähnliche Nachsorge gilt auch für lebertransplantierte Patienten. Hier kommt einmal im Jahr auch ein CT-Thorax zum Ausschluss von Lungenmetastasen hinzu.

Aktuelle Trends Die Ergebnisse mit Resektion und mit Radiofrequenzablation sind bei kleinen HCC ähnlich. Allerdings wird zwischen den Ursachen und den Präventionsstrategien von frühen und späten Tumorrezidiven nach Resektion unterschieden. Frührezidive hängen mit der Tumorinvasion, insbesondere mit der mikrovaskulären Invasion mit erhöhten Transaminasen zusammen, während Spätrezidive mit Zirrhose und Hepatitis und somit mit der Entwicklung neuer Tumoren assoziiert sind. Siehe dazu den Abschnitt über die antivirale adjuvante Therapie weiter unten.

Adjuvante Therapie Die Rolle einer adjuvanten Chemotherapie für Patienten nach Resektion oder einer OLTX bleibt unklar. Weder für adjuvante noch für neoadjuvante Therapieansätze konnte bisher ein eindeutiger Vorteil im krankheitsfreien oder Gesamtüberleben gezeigt werden. Auch die adjuvante Therapie mit Sorafenib ergab keinen Vorteil. In Deutschland wird daher aktuell keinerlei adjuvante Therapie empfohlen.

Dagegen sind Tertiärpräventionsmaßnahmen bei HBV- oder HCV-assoziierten kurativ behandelten HCC effektiv. Sowohl der Einsatz von Nukleosidanaloga gegen HBV als auch PEG-IFN/Ribavirin senkten effektiv die Tumorrezidivraten nach Resektion/OLTX. Ähnliches wird auch für die neuen direkt antiviral wirksamen Medikamente gegen HCV zu erwarten sein. Der Erfolg der antiviralen Therapien bei der Reduktion der HCC-Rezidivrate nach Resektion beruht auf der breiteren Betrachtung der Mikroumgebung (Stroma, Blutgefäße, Entzündungszellen und Zytokine) des Tumors als Mediatoren der HCC-Progression und als Angriffspunkte für neue Therapien.

BCLC-Stadium B Bei Tumoren des Stadiums B sind chirurgische Optionen in der Regel nicht mehr vorhanden. Patienten mit Child-Pugh-A/B-Zirrhose, ECOG 0–2 ohne Möglichkeit der Anwendung eines kurativen Verfahrens (Tumorausdehnungen über den Milan-Kriterien, aber ohne Gefäßinvasion, Fernmetastasen [cM0, cN0]) und tumorassoziierten Symptomen werden mit transarterieller Chemoembolisation (TACE) behandelt, da in Metaanalysen ein Überlebensvorteil gezeigt wurde (Tab. 42-7). Die Indikation für eine TACE sollte hierbei in einem interdisziplinären Tumorboard gestellt werden.

Das Prinzip der TACE basiert auf der selektiv regionalen Injektion eines Zytostatikums mit anschließender Okklusion der tumorversorgenden Arterien. Interventionell-radiologisch wird über die Leberarterie ein Chemotherapeutikum in Kombination mit oder ohne das ölige Kontrastmittel Lipiodol als Trägersubstanz injiziert sowie anschließend ein zusätzliches Embolisat verabreicht. Im Rahmen der TACE werden häufig die Substanzen Doxorubicin, aber auch Cisplatin, Epirubicin, Mitoxantron oder Mitomycin C eingesetzt. Auch wenn die TACE weltweit ein etabliertes Therapieverfahren darstellt, gibt es derzeit kein allgemein anerkanntes standardisiertes Protokoll für die Durchführung der TACE. Neben den verschiedenen Chemotherapeutika ist es bislang auch unklar, welche Embolisate zu den besten Ergebnissen führen. Ein neues Verfahren stellen so genannte Drug Eluting Beats (DEB), auch Mikrosphären genannt, dar, welche vor der Applikation mit einem Chemotherapeutikum beladen werden, welches dann nach Applikation über die Leberarterie verzögert freigesetzt wird. Dieses Verfahren zeigt etwas höhere Ansprechraten als die konventionelle TACE bei verbessertem Sicherheitsprofil.

Die TACE zeigt in Metaanalysen randomisierter Studien eindeutig einen Überlebensvorteil im Vergleich zu Best Supportive Care. Die objektiven Ansprechraten auf eine TACE liegen zwischen 30 und 60 %, das Gesamtüberleben nach 5 Jahren wird im Mittel mit 20 % angegeben. Der Überlebensvorteil eines Patienten durch die TACE wird ganz entscheidend beeinflusst von der Tumorlast, der Leberfunktion und dem Allgemeinzustand. Die besten Kandidaten für eine TACE sind Patienten im Child-Pugh-Stadium A mit Tumoren, die weniger als 50 % der gesamten Leber befallen. Die Nebenwirkungen und Hauptkontraindikationen der TACE sind in Tabelle 42-6 aufgelistet. Vor einer TACE sollte immer mittels CT-Thorax eine extrahepatische Tumormanifestation ausgeschlossen werden. Aufgrund des Risikos eines Exazerbation/Reaktivierung einer chronischen HBV-Infektion muss vor der TACE mittels Bestimmung des HBsAg eine chronische HBV-Infektion ausgeschlossen werden. Liegt eine solche vor, sollte präventiv periinterventionell Entecavir oder Tenofovir verabreicht werden.

Ein relativ neues Verfahren stellt die Radioembolisation dar. Hier werden radioaktive Mikrosphären in die Aa. hepatica dextra und/oder sinistra selektiv injiziert. Bei dieser selektiven internen Radiotherapie (SIRT) wird meist ^{90}Yttrium verwandt, ein Betastrahlen emittierendes Isotop mit einer physikalischen Halbwertzeit von 64,2 Stunden. Die Penetration im Gewebe beträgt durchschnittlich 2,5 mm. Der Vorteil dieser Therapie ist die Kombination einer hohen lokalen Strahlendosis im Tumorgewebe mit dem arteriellen Embolisationseffekt der Mikrosphären. In Einzelfällen kann nach Tumorboardentscheid eine SIRT versucht werden, wenn keine weiteren Therapieoptionen zur Verfügung stehen und die Leberfunktion es zulässt.

Die perkutane Strahlentherapie des inoperablen HCC spielt in Europa aufgrund der meist vorliegenden Leberzirrhose und der damit verbundenen verminderten Strahlentoleranz eine untergeordnete Rolle. Durch die modernen intensitätsmodulierten und stereotaktischen Bestrahlungsverfahren lassen sich aber im Einzelfall langfristige Kontrollen von HCC bis 5 cm Größe erreichen.

Tabelle 42-6

TACE – NEBENWIRKUNGEN UND KONTRAINDIKATIONEN

Häufige Nebenwirkungen (60–80 %)	Postembolisationssyndrom (Ischämie und Inflammation) mit Oberbauchschmerzen, Übelkeit, Erbrechen, Schüttelfrost, Abgeschlagenheit, Fieber
Seltene Nebenwirkungen (2–7 %)	Progredienter Aszites
	Leberversagen
	Cholezystitis (Fehlembolisation A. cystica)
	Ulcus ventriculi (Fehlembolisation A. gastrica)
	Leberabszess
	Niereninsuffizienz
	Tod (1–4 %)
Kontraindikationen	Tumorbefall > 50 % des Lebervolumens
	Diffus infiltrierendes HCC
	Komplette Pfortaderthrombose
	Portosystemische Anastomosen
	Hepatofugaler Blutfluss
	Eingeschränkte Leberfunktion im Stadium Child-Pugh C
	Bilirubin > 3 mg/dl, Kreatinin > 2 mg/dl
	Schwere Gerinnungsstörung
	Hepatische Enzephalopathie
	Floride Infektion
	Reduzierter Allgemeinzustand
	Akute schwere kardiopulmonale Erkrankungen
	Extrahepatische Tumormanifestation

BCLC-Stadium C

Systemische Chemotherapie In diesem Stadium liegen fortgeschrittene intrahepatische Tumoren in zirrhotischen Lebern oder extrahepatische Metastasen vor, sodass statt Lokalverfahren effektive systemische Therapien eingesetzt werden. Obwohl verschiedene klassische zytostatische Substanzen wie Platinderivate, Antrazykline und Fluoropyrimidine in klinischen Studien evaluiert wurden, konnte jedoch für keine der getesteten Substanzen ein signifikanter Vorteil gegenüber *Best Supportive Care* nachgewiesen werden. Gründe hierfür sind einerseits die Chemotherapieresistenz der HCC, andererseits die schlechte Verträglichkeit und hohe Toxizität der systemischen Chemotherapien aufgrund der bestehenden Leberzirrhose. Bei den seltenen HCC ohne Leberzirrhose kann aber

Tabelle 42-7

EINIGE RANDOMISIERTE KLINISCHE STUDIEN ZUR TRANSHEPATISCHEN ARTERIELLEN CHEMOEMBOLISATION (TACE) BEIM HCC

Autor	Jahr	Substanzen Gruppe 1	Substanzen Gruppe 2	Verlängerung des Überlebens
Kawaii	1992	Doxorubicin + Embolisation	Embolisation	Nein
Chang	1994	Cisplatin + Embolisation	Embolisation	Nein
Hatanaka	1995	Cisplatin + Doxorubicin + Embolisation	Dieselben + Ethiodol	Nein
Uchino	1993	Cisplatin, Doxorubicin, orales 5FU	Dieselben + Tamoxifen	Nein
Lin	1988	Embolisation	Embolisation + 5FU i.v.	Nein
Yoshikawa	1994	Epirubicin + Ethiodol	Epirubicin	Nein
Pelletier	1990	Doxorubicin + Gelfoam	Keine	Nein
Trinchet	1995	Cisplatin + Gelfoam	Keine	Nein
Bruix	1998	Coiling und Gelfoam	Keine	Nein
Pelletier	1998	Cisplatin + Ethiodol	Keine	Nein
Trinchet	1995	Cisplatin + Gelfoam	Keine	Nein
Lo	2002	Cisplatin + Ethiodol	Keine	Ja
Llovet	2002	Doxorubicin + Ethiodol	Keine	Ja

eine systemische Chemotherapie indiziert sein. Regionale Chemotherapien über die A. hepatica spielen in Deutschland aufgrund der Leitlinienempfehlungen keine Rolle. Aufgrund der schlechten Therapieerfolge mit konventionellen Chemotherapeutika wurde in der Vergangenheit eine Vielzahl verschiedener anderer Therapieoptionen evaluiert: Tamoxifen, das in initialen Studien gute Therapierfolge beim HCC zeigte, führt zu keiner Verlängerung des Überlebens. Gleiches gilt für die Gabe von Octreotid. Auch mit der Gabe von Vitamin D, Thalidomid und Interferon konnte bisher kein signifikanter Erfolg verzeichnet werden.

In zwei randomisierten Studien wurde für den oralen Multikinase-Inhibitor Sorafenib (Nexavar) ein Überlebensvorteil gegenüber Placebo bei Child-Pugh-A-Patienten belegt. Sorafenib greift in den mitogenen Raf-Signalweg und den Signalweg des Vascular Endothelial Growth Factor Receptor (VEGFR) zur endothelialen Angiogenese ein. Die Therapie mit Sorafenib in der sHARP-Studie verbesserte das mittlere Überleben von 7,9 Monate auf 10,7 Monate und die Zeit bis zur Tumorprogression von 2,8 Monate auf 5,5 Monate. In der zweiten Phase-III-Studie in einem asiatisch-pazifischen Kollektiv mit überwiegend HBV-induzierten HCC wurden die Daten reproduziert. Obwohl die Überlebenszeiten in diesem Kollektiv deutlich schlechter waren als in der SHARP-Studie, zeigte die Therapie mit Sorafenib hinsichtlich der Hazard Ratios nahezu die gleichen relativen Verbesserungen (Tab. 42-8). Da Sorafenib häufig zu unerwünschten Ereignissen führt, sind bei 30–40 % der Patienten Drug Holidays, eine Dosisreduktion oder eine Beendigung der Behandlung erforderlich. Am häufigsten kommt es bei jeweils 20–40 % der Patienten zu Müdigkeit, Hypertonie, Diarrhö, Mukositis und Hautveränderungen, wie dem schmerzhaften Hand-Fuß-Syndrom, Haarausfall und Juckreiz. Wichtig für die klinische Praxis ist die Feststellung, dass Tumoren, welche auf eine Sorafenibtherapie ansprechen, nicht unbedingt kleiner werden müssen, sondern aufgrund einer Nekrose und Liquifizierung, welche als Folge der Angiogenesehemmung im Tumor entsteht, in der Größe identisch bleiben oder sogar größer werden können. Daher wurden die Response Evaluation Criteria in Solid Tumors (RECIST) zu den mRECIST modifiziert, die eine Messung der Gefäße/des lebensfähigen Tumors auf MRT- oder CT-Aufnahmen verlangen. Ein partielles Ansprechen ist definiert als eine Abnahme der Summe der Durchmesser des lebensfähigen (in der arteriellen Phase anreichernden) Tumorvolumens um 30 %. Wegen der erforderlichen Semiquantifizierung der Tumorgefäße auf den Aufnahmen wurde die diffusionsgewichtete MRT eingeführt. Gewebespezifische Kontrastmittel, wie Gadoxetsäure (Primovist oder Eovist) und der Übergang zur funktionellen und genetischen Bildgebung markieren einen Wechsel der Ansätze. Außerdem ist die Veränderung des AFP-Plasmaspiegels ein möglicher biologischer Marker des radiologischen Ansprechens.

Deshalb muss hier eine Beurteilung durch die modifizierten RECIST-Kriterien durch erfahrene Radiologen erfolgen.

Es gibt mehrere ähnliche wirkende neuere Substanzen, die ebenfalls in die Angiogenese eingreifen, aber keine Wirksamkeit zeigten. Dazu gehören Sunitinib, Brivanib, Linifanib, Everolimus, Bevacizumab und Ramucirumab (Tab. 42-9). Die Vorstellung, dass die Angiogenese der einzige wichtige therapeutische Angriffspunkt beim HCC ist, muss wohl revidiert werden.

Neue Therapien Neben der Angiogenesehemmung durch Antagonisierung von VEGF und HIF-1, einem Transkriptionsfaktor von VEGF, c-met, FGF und IGF-II, wird aktuell eine Vielzahl weiterer Substanzen entwickelt und evaluiert, die in die Hepatokarzinogenese involviert sind (p16/Rb, p53, IGF2R, Telomerase, c-myc, Wnt/β-catenin, PI3K/Akt, Hedgehog und c-met/HGF) (Tab. 42-10).

Tabelle 42-8

TARGET-THERAPIEN BEI HCC: STUDIEN

	Ziel (target)	Überleben (Monate)
Phase III		
Sorafenib vs. Placebo	Raf, VEGFR, PDGFR	10,7 vs. 7,9
Sorafenib vs. Placebo (Asiaten)	Raf, WGFR, PDGFR	6,5 vs. 4,2

Abkürzungen: PDGFR = Platelet-Derived Growth Factor Receptor; Raf = Rapidly Accelerated Fibrosarcoma; VEGFR = Vascular Endothelial Growth Factor Receptor.

Tabelle 42-9

NEGATIVE STUDIEN MIT ZIELGERICHTETEN SUBSTANZEN
Sunitinib
Brivanib
Linifanib
Everolimus
Erlotinib
Ramucirumab
Bevacizumab
Bevacizumab plus Erlotinib vs. Sorafenib
Sorafenib plus Erlotinib vs. Sorafenib

Tabelle 42-10

POTENZIELLE ZIELSTRUKTUREN BEIM HCC UND ZUGEHÖRIGE ZIELGERICHTETE MEDIKAMENTE IN LAUFENDEN STUDIEN

Ziele	Inhibitoren
EGF-Rezeptor	*Erlotinib*
	Gefitinib
	Cetuximab
	Panitumumab
cMET	Tivantinib (ARQ197)
	EMD1204831
	LY2875358
	MSC2156119J
	Cabozantinib
	Refametinib
VEGF-Rezeptor	*Bevacizumab*
	Regorafenib
	Brivanib
	Ramucirumab
	Cabozantinib
	Vandetanib
	Axitinib
	Orantinib
	Linifanib
	Apatinib
	Cediranib
	Sunitinib
FGF1- und 3-Rezeptor	AEW54
	R1507 (MAb)
	Linsitinib (OSI-906)
	Brivanib
	Dovitinib
TRAIL-R1 (Proapoptose)	Mapatumumab
PDGF-Rezeptor	Sorafenib
	Dovitinib
	Linifanib
IGF-I-Rezeptor	IMC-A12
	B11B022
	Cixutumumab
Ubiquitin-Proteasom	Bortezomib
mTOR	*Everolimus*
	MLN0128
COX-2	Celexocib
TGFb-Rezeptor	Galunisertib
CTLA-4	Tremelimumab
PD-L1	Nivolumab
Virus-vermittelte Immuntherapie	JX-594 (Thymidine Kinase-deleted Vaccinia Virus plus GM-CSF)
Stammzellen	BBI608

Abkürzungen: EGF = Epidermal Growth Factor; FGF1 = Fibroblast Growth Factor 1; IGF-I = Insulin-like Growth Factor I; PDGF = Platelet-derived Growth Factor; VEGF = Vascular Endothelial Growth Factor.
Kursiv = negative Studien.

Die Injektion des reinen Betastrahlers ^{90}Yttrium auf Glas- (TheraSphere) oder Harz-Mikrosphären (SIR-Spheres) in einen Hauptast der Leberarterie wurde in Phase-II-Studien zum HCC untersucht und zeigt ermutigende Ergebnisse in Bezug auf eine Verlängerung des Überlebens bei minimalen Toxizitäten. Randomisierte Phase-III-Studien, die ihn mit TACE vergleichen, laufen noch. Die Therapie mit ^{90}Yttrium ist vor allem deswegen attraktiv, weil es auch bei der Thrombose eines großes Portalvenenastes sicher ist, während die TACE in diesem Fall gefährlich oder kontraindiziert ist.

Das Hauptaugenmerk liegt derzeit auf der Evaluation von Kombinationen der in den **Tabellen 42-8 bis 42-10** aufgelisteten Substanzen, die jeweils verschiedene Signalwege angreifen, sowie von Kombinationen dieser gezielten Therapien. Die Kombination von TACE oder SIRT mit Sorafenib hat in Phase-II-Studien bislang zu widersprüchlichen Ergebnissen geführt. Deshalb wird in Deutschland eine Kombination dieser Therapien aktuell nicht empfohlen.

BCLC-Stadium D/Best Supportive Care Bei Patienten mit ausgedehnt metastasierten Tumoren, deutlich eingeschränkter Leberfunktion und schlechtem Allgemeinzustand sind spezifische Therapieansätze nicht mehr sinnvoll. Hier steht die palliative symptomatische Therapie im Vordergrund. Neben der Schmerztherapie müssen hier häufig die Folgen der fortgeschrittenen Leberzirrhose (Aszites, Ödeme, Kachexie, Blutungen) therapiert werden.

ZUSAMMENFASSUNG BEHANDLUNG

Das Langzeitüberleben nach der Resektion/Ablation oder Transplantation liegt nach 5 Jahren bei 30–50 % bzw. > 70 %. Die Lebertransplantation ist das einzige Verfahren, das den Tumor und die Grunderkrankung gleichzeitig behandelt und ist der vermutlich größte Fortschritt bei der Behandlung des HCC in den letzten 50 Jahren. Leider profitieren davon nur Patienten mit begrenzter Tumorgröße ohne makrovaskuläre Invasion der Portalvene (Milan-Kriterien). Das mediane Überleben von unbehandelten Patienten mit multinodulären asymptomatischen Tumoren ohne Gefäßinvasion oder extrahepatischer Ausbreitung beträgt etwa 16 Monate. Die Chemoembolisation (TACE) verbessert ihr medianes Überleben auf 19–20 Monate und gilt bei diesen Patienten, welche die Mehrheit der HCC-Patienten bilden, als Standardtherapie. Das mediane Überleben von Patienten mit fortgeschrittenem HCC, Gefäßinvasion oder Metastasen beträgt etwa 6 Monate und kann durch die Therapie mit Sorafenib auf 10–11 Monate verlängert werden.

ZUSAMMENFASSUNG

(Tab. 42-5)

Häufige Erstmanifestationen

1. Patient mit einer Hepatitis, Gelbsucht oder Zirrhose in der Vorgeschichte, mit pathologischem Ultraschall- oder CT-Befund, steigendem α-Fetoprotein
2. Patient mit pathologischen Leberwerten bei einer Routineuntersuchung
3. Radiologische Verdachtsdiagnose vor einer geplanten Lebertransplantation beim Zirrhosepatienten
4. Für das HCC typische Beschwerdesymptomatik mit Gewichtsverlust, abdominellen Schmerzen, Fieber

Anamnese und körperliche Untersuchung

1. Ikterus, Schwäche, Juckreiz (Kratzspuren), Zittern oder Verwirrtheit
2. Hepatomegalie, Splenomegalie, Aszites, periphere Ödeme, Hautzeichen der Zirrhose

Klinische Untersuchungen

1. Labor: Differenzialblutbild (Splenomegalie), Leberfunktion, Elektrolyte, CRP, AFP , Hepatitis-B- und -C-Serologie (inklusive quantitative Bestimmung von HBV-DNS oder HCV-RNS, wenn positiv), Neurotensin (spezifisch beim fibrolamellären HCC)
2. KM-MRT; CT-Thorax, Endoskopie des oberen und unteren Gastrointestinaltrakts (Varizen, Blutungen und Ulzera) und evtl. zerebrales CT oder Knochenszintigramm (in Abhängigkeit von klinischen Beschwerden)
3. Evtl. Stanzbiospie aus Tumor und Lebergewebe, falls Bildgebung kein typisches KM-Verhalten zeigt.

Therapie

(Tab. 42-5)

1. HCC < 2 cm: Radiofrequenzablation, oder Resektion oder orthotope Lebertransplantation (Milan-Kriterien)
2. HCC > 2 cm, keine vaskuläre Infiltration: Leberresektion, Radiofrequenzablation oder orthotope Lebertransplantation (Milan-Kriterien)
3. Multiple Tumorknoten uni- oder bilobär oder Tumor mit Gefäßinfiltration: transarterielle Chemoembolisation, falls nicht möglich, Sorafenib oder im Einzelfall SIRT, stereotaktische Bestrahlung
4. Extrahepatische Manifestationen: Sorafenib

WEITERE PRIMÄRE LEBERTUMOREN

FIBROLAMELLÄRES HCC (FL-HCC)

Diese seltenere Form des HCC unterscheidet sich in seiner Biologie vom typischen primären Leberzellkarzinom. Die für das HCC bekannten Risikofaktoren scheinen hier keine Rolle zu spielen. Es tritt typischerweise beim jungen Erwachsenen auf, häufig bei Jugendlichen, Frauen sind hierbei etwas häufiger betroffen. Es zeigen sich in der Regel negative AFP-Werte bei erhöhten Werten von Neurotensin sowie normale Leberwerte bei fehlender Zirrhose. Die Bildgebung ähnelt der beim HCC, allerdings ist die für das HCC typische Gefäßinfiltration seltener. Obwohl der Tumor häufig multifokal vorliegt und deswegen inoperabel ist und Metastasen, besonders in Lunge und lokoregionären Lymphknoten, häufig sind, ist die Prognose in der Regel deutlich besser als beim typischen HCC: Bei resektablen Tumoren zeigt sich eine 5-Jahres-Überlebensrate von mehr als 50 %. Die Patienten stellen sich häufig mit einer massiven Lebervergrößerung oder ungewolltem Gewichtsverlust, Fieber oder erhöhten Leberwerten im Rahmen einer Routineuntersuchung vor. Aufgrund der sehr großen Tumoren ist von einem eher langsamen Wachstum auszugehen. Auch bei Metastasen ist eine chirurgische Resektion Mittel der ersten Wahl, da die Tumoren sehr viel schlechter auf Chemotherapie ansprechen als das primäre HCC. Obwohl einige Fallserien für eine Lebertransplantation (OLTX) beim FL-HCC existieren, versterben die Patienten in der Regel 2–5 Jahre später an einem Rezidiv als bei der OLTX beim adulten HCC. In Einzelfällen wurde ein Ansprechen auf Gemcitabin in Kombination mit einer cisplatinhaltigen transarteriellen Chemoembolisation berichtet.

EPITHELOIDES HÄMANGIOENDOTHELIOM

Dieser seltene Gefäßtumor des Erwachsenen manifestiert sich in der Regel multifokal und ist auch bei Metastasen, die häufig in der Lunge auftreten, mit einer guten Prognose vergesellschaftet. Histologisch zeigen sich bei diesen Tumoren häufig ein Borderline-Typ und eine Expression von Faktor-VIII-Antigen, was ihren endothelialen Ursprung bestätigt. Durch eine OLTX ist eventuell eine Verlängerung des Überlebens möglich.

CHOLANGIOZELLULÄRES KARZINOM (CCC)

Cholangiozelluläre Karzinome sind in der Regel muzinöse, von den Gallenwegen ausgehende Adenokarzinome (im Unterschied zum HCC) mit einer cholangiozytären Differenzierung. Nach ihrer anatomischen Lage werden sie in intrahepatisch, hilär (zentral, ~65 % der CCC) und perihilär (distal, ~30 % der CCC) wachsende unterschieden. Die CCC sind die zweithäufigsten primären Lebertumoren. Ihre Eigenschaften und die erforderliche Therapie unterscheiden sich abhängig vom Ursprungsort. Sie entstehen seltener auf der Basis einer Zirrhose als das HCC, außer bei Vorliegen einer primären biliären Zirrhose. Allerdings prädisponieren die Zirrhose, die primär biliäre Zirrhose und HCV für ein CCC. Noduläre Tumoren, die im Bereich der Hepatikusgabel auftreten, werden als *Klatskin-Tumoren* bezeichnet und führen häufig zu einem Hydrops der Gallenblase, sodass in der Regel eine Darstellung des gesamten Gallensystems erforderlich ist. Die Vorgehensweise bei zentralen und peripheren CCC ist unterschiedlich. CCC sowie Gallenblasenkarzinome (GBC) treten mit einer Inzidenz von 1–3/100.000 in westlichen Ländern auf und stellen somit ca. 3 % aller gastrointestinalen Tumoren. Die intrahepatischen CCC nehmen in den letzten Jahren aus noch ungeklärten Gründen leicht zu. Neben verbesserten diagnostischen Verfahren könnten auch die Zunahme von Risikofaktoren wie eine Leberzirrhose, alkoholische Hepatopathien und die chronische HCV-Infektion hierfür verantwortlich sein. Dagegen nimmt die Häufigkeit der extrahepatischen Karzinome leicht ab.

Das CCC ist eine Tumorerkrankung des Alters. Typischerweise treten die Karzinome zwischen 50 und 70 Jahren auf. Nur bei Patienten mit einer PSC oder mit Gallengangszysten (u. a. Caroli-Syndrom) liegt das Erkrankungsalter ca. 2 Jahrzehnte früher.

Obwohl bei den meisten CCC keine eindeutige Ursache objektivierbar ist, scheinen einige prädisponierende Faktoren zu existieren, wie die primäre sklerosierende Cholangitis (PSC) als Autoimmunerkrankung (bei 10–20 % der PSC-Patienten) und in Asien Leberegel, vor allem Opisthorchis viverrini und Clonorchis sinensis. Das kumulative Lebenszeitrisiko für ein CCC bei einem Patienten mit einer PSC beträgt 10–15 %. Die Inzidenz ist in Autopsieserien tatsächlich mit > 30 % aber höher. CCC scheinen außerdem vermehrt bei chronisch biliären Entzündungen und Verletzungen, bei alkoholischem Leberschaden, Choledocholithiasis, Choledochuszysten (10 %) und dem Caroli-Syndrom (einer seltenen Erbkrankheit mit Gallengangsektasie) aufzutreten. Strukturierte Screeningstrategien existieren nicht. Bei Vorliegen einer PSC sollte ein Screening idealerweise ermöglichen, die Tumoren in einem frühen, kurativ behandelbaren Stadium zu entdecken. Problematisch für ein Screening ist aber einerseits, dass CCC auf dem Boden einer PSC auch ohne Vorliegen einer Zirrhose entstehen können und dass die aktuell zur Verfügung stehenden diagnostischen Verfahren eine unzureichende Spezifität und Sensitivität für die Entdeckung früher CCC aufweisen. In der klinischen Praxis werden bei PSC-Patienten in der Regel alle 6 Monate eine klinische Untersuchung, eine Abdomensonografie und die Bestimmung des Tumormarkers CA19-9 durchgeführt. Die regelmäßige ERCP stellt keinen Screeningstandard dar. Der Tumormarker CA19-9 besitzt leider eine für das Screening unzureichende Sensitivität und Spezifität von unter 50 %. Sensitivität und Spezifität lassen sich erhöhen, wenn man einen Grenzwert von 129 U/ml verwendet: Der negative bzw. positive prädiktive Wert für das Vorliegen eines PSC-assoziierten CCC liegt hier bei 99 % bzw. 56 %. Die klinische Trias Cholestase, Abdominalschmerz und Gewichtsverlust ist suggestiv für das Vorliegen eines fortgeschrittenen CCC. Die Mehrzahl der nachgewiesenen biliären Stenosen sind maligne, benigne Ursachen liegen nur in 15–30 % der Fälle vor. Diagnostische Verfahren müssen bei Vorliegen einer Gallenwegsobstruktion folgende Fragen beantworten: (1) Benigne versus maligne Läsion. (2) Ist eine rasche Intervention nötig? (3) Im Falle eines CCC, welches Stadium liegt vor? (4) Operabilität? (5) Begleiterkrankungen?

Die Diagnose wird bei peripheren Leberläsionen perkutan oder bei zentralen Läsionen häufiger mittels endoskopischer retrograder Cholangiopankreatikografie (ERCP) unter direkter Sichtkontrolle (im Rahmen einer Cholangioskopie) oder aber durch Bürstenzytologie bzw. durch eine Biopsie im Rahmen einer Endosonografie gesichert. Die Tumoren exprimieren häufig Zytokeratin 7, 8 und 19 bei Negativität für Zytokeratin 20. Häufig ist eine Unterscheidung zwischen einem primären CCC und Metastasen eines Kolon- oder Pankreaskarzinoms schwierig. Serologische Tumormarker sind nicht spezifisch, CEA, CA 19-9 und CA 25 oft erhöht und als Verlaufsparameter unter Therapie hilfreich.

Besonders wichtig ist bei der Erstmanifestation eines schmerzlosen Ikterus ohne Cholangitis, dass nicht sofort eine endoskopische retrograde Cholangiopankreatikografie (ERCP) mit Stentanlage erfolgt. Diese muss nur bei Vorliegen von Fieber und einer Cholangitis zur Galleableitung erfolgen. Ansonsten muss zuerst in Absprache mit den Chirurgen ein exaktes Staging mittels Magnetresonanz-Cholangiopankreatikografie (MRCP), CT, Endosonografie, ggf. Cholangioskopie erfolgen, um eine potenzielle Operabilität evaluieren zu können. Die Stenteinlage erschwert hier die Staginggenauigkeit. In der ERCP können die genaue Lokalisation im Gallensystem diagnostiziert, Proben entnommen oder bei Gallengangsstenosen therapeutisch ein Stent implantiert werden. Wenn dies technisch nicht möglich ist, ist die Anlage einer perkutanen biliären Ableitung erforderlich, hierbei wird die Gallenflüssigkeit mittels einer externen Drainage abgeleitet (PTCD). Bei zentralen Tumoren kommt es häufig zur Infiltration der Leberpforte sowie zum Befall lokoregionärer Lymphknoten.

Bei den extrahepatischen distalen Gallengangskarzinomen ist die einzige Neuerung in der aktuellen TNM-

Klassifikation von 2010 gegenüber der bisherigen Einteilung die Definition des T4-Stadiums als Tumor mit Infiltration des Truncus coeliacus oder der A. mesenterica superior (Tab. 42-11 und Tab. 42-12).

Tabelle 42-11

STAGING DES INTRAHEPATISCHEN CHOLANGIOZELLULÄREN KARZINOMS (TNM-KLASSIFIKATION, 7. AUFLAGE, 2010)

Stadium	TNM	Merkmale
0	Tis	Carcinoma in situ, intraduktaler Tumor
I	T1N0M0	Solider Tumor ohne Gefäßinvasion
II	T2N0M0	Solider Tumor mit Gefäßinvasion (T2a) oder multiple Tumoren mit/ohne Gefäßinvasion (T2b)
III	T3N0M0	Tumor(en) mit Infiltration des viszeralen Peritoneums oder mit direkter Invasion extrahepatischer Strukturen
IVA	T4N0M0	Tumor mit periduktaler Invasion
	T1–4N1M0	Jedes T-Stadium und regionärer Lymphknotenbefall
IVB	T1–4, N0–1, M1	Jedes T-Stadium, jedes N-Stadium und Vorliegen von Fernmetastasen

N0 = keine regionären Lymphknotenmetastasen; N1 = regionäre Lymphknotenmetastasen.

Tabelle 42-12

STAGING DES EXTRAHEPATISCHEN PROXIMALEN (PERIHILÄREN) CHOLANGIOZELLULÄREN KARZINOMS (SOG. KLATSKIN-TUMOREN) (TNM-KLASSIFIKATION, 7. AUFLAGE, 2010)

Stadium	TNM	Merkmale
0	Tis	Carcinoma in situ
I	T1N0M0	Tumor auf den Gallengang beschränkt mit Ausdehnung bis in die Muscularis propria oder die fibromuskuläre Schicht
II	T2a/bN0M0	Tumor infiltriert jenseits des Gallengangs in das benachbarte Weichgewebe (T2a) oder Tumor infiltriert das benachbarte Leberparenchym (T2b)
IIIA	T3N0M0	Tumor infiltriert unilaterale Äste der V. portae oder der A. hepatica communis
IIIB	T1–3N1M0	T1–3 mit regionären Lymphknotenmetastasen in Lymphknoten des Ductus cysticus, des D. choledochus, entlang der A. hepatica communis und der V. portae
IVA	T4N0–1M0	T4: Tumor infiltriert den Hauptast der V. portae oder bilaterale Äste; oder die A. hepatica communis oder Äste 2. Ordnung bilateral; oder unilaterale Äste 2. Ordnung des Gallenganges mit Infiltration von kontralateralen Ästen der V. portae oder A. hepatica communis Mit oder ohne regionären Lymphknotenbefall
IVB	T1–4, N0–1, M1	Jedes T-Stadium, jedes N-Stadium und Vorliegen von Fernmetastasen

Abkürzungen: N0 = keine regionären Lymphknotenmetastasen; N1 = regionäre Lymphknotenmetastasen.

Behandlung
CHOLANGIOZELLULÄRES KARZINOM

Hiläre CCC sind in 30 % der Fälle operabel und erfordern in der Regel eine Resektion des Gallengangs mit Lymphadenektomie. Das Gesamtüberleben liegt bei ungefähr 24 Monaten, Rezidive treten vor allem im Bereich des Operationsgebietes auf, in etwa 30 % der Fälle auch in Lunge und Leber. Bei peripheren CCC, bei denen der distale Teil des Gallengangs betroffen ist, erfolgt in der Regel eine Resektion der extrahepatischen Gallenwege und eine Pankreatikoduodenektomie bei ähnlichen Überlebensdaten. Bei positiven Resektionsrändern bzw. nodaler Positivität mit einem hohen Rezidivrisiko werden aufgrund einer Metaanalyse viele Patienten mit einer adjuvanten Radiochemotherapie bzw. Chemotherapie behandelt. In Deutschland werden für CCC keine OLTX durchgeführt, da das 5-Jahres-Überleben im Vergleich zum HCC sehr gering ist. Eine programmierte Nachsorge macht nur bei Patienten Sinn, bei denen im Falle eines lokalisierten Rezidivs nochmals eine chirurgische kurative Therapie möglich erscheint.

Im inoperablen lokal fortgeschrittenen oder metastasierten Stadium ist die Chemotherapie mit Cisplatin und Gemcitabin Standard. Die Kombination von Cisplatin und Gemcitabin ergab in einer randomisierten kontrollierten Phase-III-Studie an 410 Patienten mit lokal fortgeschrittenem oder metastasiertem CCC eine bessere Überlebensrate als Gemcitabin allein. Im Kombinationsarm betrug das mediane Überleben 11,7 Monate im Vergleich zu 8,1 Monaten bei alleiniger Gabe von Gemcitabin. Ein signifikantes Ansprechen fand sich vor allem bei Patienten mit CCC und einem Gallenblasenkarzinom. Noch wichtiger ist aber die konsequente biliäre Drainage. Eine palliative Behandlung der Gallenwegskarzinome ist von großer Bedeutung zur Symptomkontrolle, Sepsisbehandlung und Behebung einer obstruktiven Cholestase vor geplanter Chemotherapie/Bestrahlung. Das mediane Überleben bei nicht resektablen Gallenwegskarzinomen beträgt 3–4 Monate ohne und 6 Monate mit biliärer Drainage (Haupttodesursachen: Cholangitis, Sepsis, Leberversagen). Magenausgangsstenosen werden mittels Gastroenterostomie oder endoskopischer Stenteinlage behandelt.

Prinzipiell wirksame Alternativen sind Kombinationen aus Oxaliplatin mit Gemcitabin oder 5-FU/Folinsäure. Im Einzelfall kann eine transarterielle Chemoembolisation versucht werden. Aktuell stehen immuntherapeutische Ansätze mit Checkpoint-Inhibitoren bei hypermutierten, mikrosatelliteninstabilen CCC im Fokus der Wissenschaft.

GALLENBLASENKARZINOM

Beim Gallenblasenkarzinom zeigt sich mit einem Überleben von etwa 6 Monaten oder weniger eine insgesamt noch schlechtere Prognose als beim CCC. Frauen sind anders als beim HCC oder CCC häufiger betroffen als Männer (4 : 1), Gallenblasenkarzinome sind häufiger als CCC. Bei den meisten Patienten zeigen sich Gallensteine, umgekehrt entwickeln allerdings nur sehr wenige Patienten mit Gallensteinen ein Gallenblasenkarzinom (~0,2 %). Eine Cholezystektomie wird empfohlen bei symptomatischen Gallensteinen, großen Gallensteinen > 1 cm, bei einer Porzellangallenblase, bei Gallenblasenpolypen > 10 mm und bei Salmonellen-Dauerausscheidung. Die Beschwerden ähneln denen beim CCC, die Diagnose wird oft als Zufallsbefund bei einem Eingriff bei Gallensteinen oder einer Cholezystitis gestellt. Die Symptomatik besteht oft in einer chronischen Cholezystitis, chronischen Schmerzen im rechten Oberbauch und Gewichtsverlust. Hilfreiche, wenn auch nicht spezifische Tumormarker sind CEA und CA 19-9. Im CT oder in der MRCP zeigt sich typischerweise eine Raumforderung im Bereich der Gallenblase. Hauptpfeiler der Therapie ist die Operation, im Stadium I oder II als einfache oder radikale Cholezystektomie. Bei allen fortgeschrittenen Tumoren (> T1, Gallenblasenbettinfiltration), insbesondere im Rahmen einer Cholezystektomie zufällig entdeckten Tumors, muss eine Leberteilresektion (Bisegmentektomie IVb/V) + Lymphadenektomie wegen eines hohen lymphatischen Metastasierungsrisikos angeschlossen werden. Dadurch kann eine Verbesserung des 3-Jahres-Überlebens bei T2-Tumoren von 28 % auf 91 % erzielt werden. Nach laparoskopischer Cholezystektomie und Karzinomnachweis erfolgt eine Exzision des Trokar-Einstichkanals (Impfmetastasen!).

Das 5-Jahres-Überleben liegt im Stadium I bei fast 100 % und im Stadium II zwischen 60 und 90 %. Fortgeschrittene Stadien sind oft inoperabel und haben eine deutlich schlechtere Prognose. Durch eine adjuvante Chemotherapie bei positivem Lymphknotenbefall konnte bisher keine Verlängerung des Überlebens gezeigt werden. Eine Chemotherapie beim fortgeschrittenen oder metastasierten Gallenblasenkarzinom wird analog zum CCC durchgeführt.

KARZINOME DER PAPILLA VATERI

Dieser Tumor tritt innerhalb der distalen 2 cm des Ductus choledochus auf und ist zu 90 % ein Adenokarzinom. Häufig (50 %) sind lokoregionäre Lymphknoten betroffen, die Leber ist der häufigste Sitz von Metastasen. Leitsymptome sind ein Ikterus mit Juckreiz, Gewichtsverlust und epigastrische Beschwerden. Primäre Untersuchung ist ein Ultraschall des Abdomens, hierbei können eine Gefäßinfiltration, Erweiterung der Gallenwege und mögliche Leberläsionen dargestellt werden. Weitere Untersuchungen sind Spiral-CT, MRT oder MRCP. Die effektivste Therapie besteht in einer pyloruserhaltenden Pankreatikoduodenektomie. Das 5-Jahres-Überleben liegt bei operablen Tumoren mit Lymphknotenbefall bei etwa 25 % und ohne Lymphknotenbefall bei etwa 50 %. Im Gegensatz zum CCC sind etwa 80 % der Patienten bei Erstdiagnose operabel. Karzinome vom pankreatischen Typ sollten in Analogie zum Pankreaskarzinom 6 Monate mit Gemcitabin adjuvant chemotherapiert werden. Eine Behandlung sollte in Abhängigkeit vom histologischen Ursprung (Dünndarmschleimhaut oder Pankreasneoplasie) idealerweise in Studien erfolgen.

LEBERMETASTASEN BEI TUMOREN

Primärtumoren sind meistens Kolon-, Pankreas- und Mammakarzinome, prinzipiell können sie aber von jedem Organ ausgehen. Okuläre Melanome neigen zu einer hepatischen Metastasierung. Eine Lebermetastasierung bedeutet in der Regel eine schlechte Prognose für die zugrunde liegende Tumorerkrankung. Einzig Metastasen von kolorektalen Tumoren können bei entsprechender Lokalisation kurativ angegangen werden. Die Kombination von systemischer Chemotherapie, Anti-EGFR- (RAS-Wildtyp) und Anti-VEGF-Antikörpern mit lokalen Verfahren wie Resektion, RFA, Bestrahlung kann auch bei initial fortgeschrittenen, nicht resektablen Metastasen eine chronische Erkrankung mit langjährigen Verläufen machen (CLOGG Trial). In Deutschland werden ^{90}Yttrium-Harz-Mikrosphären zur Behandlung des metastasierten kolorektalen Karzinoms aufgrund des fehlenden Überlebensvorteils sehr zurückhaltend eingesetzt.

GUTARTIGE LEBERTUMOREN

Die häufigsten drei benignen Formen von Lebertumoren sind vor allem bei Frauen Hämangiome, Adenome sowie die fokal noduläre Hyperplasie (FNH). Die fokal noduläre Hyperplasie ist typischerweise gutartig und erfordert zumeist keine Behandlung. Hämangiome sind am häufigsten und immer benigne. Eine Behandlung ist in der Regel nicht erforderlich, außer bei Beschwerden durch ein expansives Wachstum. Adenome treten gehäuft bei Einnahme hormoneller Kontrazeptiva auf. Akute Probleme können durch Schmerzen, Blutungen oder eine Ruptur auftreten. Wesentlicher Faktor für den behandelnden Arzt ist ein geringes Risiko zur malignen Entartung sowie ein Blutungsrisiko von etwa 30 %. Große Anstrengungen wurden unternommen, um diese Entitäten bildgebend zu unterscheiden. Nach Diagnose einer Leberraumforderung wird den Patienten in der Regel zunächst geraten, eine Hormoneinnahme bis zu einer möglichen

Regression des Adenoms zu beenden. Adenome können mit einem Durchmesser von 8–15 cm sehr groß werden. Aufgrund ihrer Größe, eines möglichen, wenn auch niedrigen Risikos zur malignen Entartung und möglichen Blutungskomplikationen werden Adenome in der Regel operativ entfernt. Zur Differenzialdiagnose ist ein KM-MRT mit leberspezifischem KM und Diffusionsgewichtung am besten geeignet. Adenome entstehen in der Regel nicht auf dem Boden einer Zirrhose, allerdings sind sowohl Adenome als auch HCC in der arteriellen Phase des CT hypervaskularisiert und beide können zu Blutungen führen (Adenome in 40 % der Fälle). Adenome haben eine glatte, gut abgrenzbare Oberfläche und nehmen vor allem in der portal-venösen Phase bei Spätaufnahmen homogen Kontrastmittel auf, während HCC hier nicht mehr kontrastieren. Bei einer fokal nodulären Hyperplasie existiert charakteristischerweise eine zentrale Narbe, die in der arteriellen Phase hypovaskularisiert und in den Spätaufnahmen hypervaskularisiert erscheint. Die MRT ist zur Darstellung der zentralen Narbe bei einer fokal nodulären Hyperplasie noch sensitiver. Seltenere gutartige Lebertumoren sind Gallengangsadenome, Angiomyolipome, Fibrome und Lipome, Hamartome, biliäre Zystadenome und die Peliosis hepatis. Parasitische Infektionen und Echinokokken-/Amöbenabszesse gilt es abzugrenzen.

WEITERFÜHRENDE LITERATUR

Agrawal S, Belghiti J: Oncologic Resection for Malignant Tumors of the Liver. Ann Surg 253:656–65, 2011

Greten TF, Malek NP, Schmidt S et al: Diagnosis of and therapy for hepatocellular carcinoma. Z Gastroenterol 51:1269–326, 2013

Liu F, Li Y, Wei Y, Li B: Preoperative Biliary Drainage Before Resection for Hilar Cholangiocarcinoma: Whether or Not? A Systematic Review. Dig Dis Sci 56(3):663–72, 2011

Llovet JM, Fuster J, Bruix J: The Barcelona approach: diagnosis, staging, and treatment of hepatocellular carcinoma. Liver Transpl 10:S115–20, 2004

Mazzaferro V, Regalia E, Doci R et al: Liver transplantation for the treatment of small hepatocellular carcinomas in patients with cirrhosis. N Engl J Med 334:693–9, 1996

Valle J, Wasan H, Palmer DH et al; ABC-02 Trial Investigators: Cisplatin plus gemcitabine versus gemcitabine for biliary tract cancer. N Engl J Med 362(14):1273–81, 2010

KAPITEL 43

PANKREASKARZINOM

Elizabeth Smyth ■ David Cunningham

Für die deutsche Ausgabe Helmut Oettle und Michael Geißler

Das Pankreaskarzinom ist in den USA die vierthäufigste Todesursache bei den Krebserkrankungen und besitzt eine schlechte Prognose. Endokrine Pankreastumoren werden in Kapitel 52 besprochen. Das in diesem Kapitel erörterte duktale Adenokarzinom des Pankreas macht den Großteil aller Fälle aus und ist am häufigsten im Pankreaskopf lokalisiert. Zum Zeitpunkt der Diagnose haben 85–90 % der Patienten ein inoperables Karzinom bzw. Metastasen. Die durchschnittliche 5-Jahres-Überlebensrate aller Stadien beträgt ca. 6 %. Wird der Tumor früh entdeckt und ist eine vollständige Resektion möglich, so kann eine bessere 5-Jahres-Überlebensrate von bis zu 25 % durch eine adjuvante Behandlung erreicht werden.

EPIDEMIOLOGIE

Das Pankreaskarzinom macht 3 % aller neu diagnostizierten Malignome in den USA aus. Am häufigsten erkranken Männer und Frauen in einem Alter von 65–84 Jahren. Im Jahr 2013 wurde bei 45.220 Patienten ein Pankreaskarzinom diagnostiziert und es verstarben etwa 38.460 Patienten daran. Obwohl sich die Überlebensraten in den letzten 35 Jahren nahezu verdoppelt haben, ist das Überleben weiterhin niedrig.

GLOBALE ÜBERLEGUNGEN

Jährlich erkranken weltweit etwa 278.684 Patienten an einem Pankreaskarzinom (das weltweit auf Platz 13 der häufigsten Krebserkrankungen steht). Davon werden bis zu 60 % der Fälle in den Industrienationen diagnostiziert. Es ist auch weiterhin die achthäufigste Todesursache von Männern und die neunthäufigste Todesursache von Frauen. Am höchsten ist die Inzidenz in den USA und Westeuropa und am niedrigsten in Teilen Afrikas sowie Mittel- und Südasiens. Allerdings werden die Inzidenzraten auch in diesen sich entwickelnden Ländern durch die Zunahme von Adipositas, Diabetes und Rauchen sowie durch eine bessere radiologische Diagnostik vermutlich ansteigen. In diesem Zusammenhang sollten die durch die Übernahme der derzeitigen Behandlungsparadigmen entstehenden Kosten bei begrenzten finanziellen Ressourcen berücksichtigt werden. Die Primärprävention durch das Einschränken des Rauchens und das Vermeiden von Adipositas ist vermutlich kosteneffektiver als die Behandlung der bereits vorhandenen Krankheit.

RISIKOFAKTOREN

Nikotinabusus stellt bei 20–25 % aller Pankreaskarzinome eine Ursache dar und ist der häufigste exogene Risikofaktor. Ein lange bestehender Diabetes mellitus Typ 1 oder Typ 2 scheint ebenfalls ein Risikofaktor zu sein, da der Diabetes aber auch durch das Pankreaskarzinom entstehen kann, ist eine Interpretation schwierig. Weitere Risikofaktoren sind Adipositas, eine chronische Pankreatitis und der AB0-Blutgruppenstatus. Alkohol scheint kein Risikofaktor zu sein, solange es nicht durch übermäßigen Konsum zu einer chronischen Pankreatitis kommt.

GENETISCHE ASPEKTE

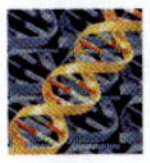

Das Pankreaskarzinom geht mit einigen klar definierten molekularen Veränderungen einher. Die vier am häufigsten beim Pankreaskarzinom mutierten oder inaktivierten Gene sind das KRAS-Gen (überwiegend Codon 12, bei 60–75 % der Pankreaskarzinome), die Tumorsuppressorgene p16 (bei 95 % der Tumoren deletiert), p53 (bei 50–70 % der Tumoren inaktiviert oder mutiert) und das SMAD4-Gen (bei 55 % der Tumoren deletiert). Die Präkanzerose des Pankreaskarzinoms, die pankreatische intraepitheliale Neoplasie (PanIN), erwirbt diese genetischen Veränderungen progressiv mit zunehmender Dysplasie: Auf die initialen KRAS-Mutationen folgen der p16-Verlust und schließlich die Veränderungen von p53 und SMAD4. Die Inaktivierung des SMAD4-Gens geht im fortgeschrittenen Stadium mit weit verstreuten Metastasen und nach der Resektion des pankreatischen Adenokarzinoms mit einem schlechteren Überleben einher.

Bis zu 16 % der Pankreaskarzinome treten hereditär auf. In folgenden Genen führen Keimbahnmutationen zu einem signifikant erhöhten Risiko für das Pankreaskarzinom und andere Krebserkrankungen: (1) STK1-Gen (Peutz-Jeghers-Syndrom) mit einer Zunahme des Lebenszeitrisikos für ein Pankreaskarzinom gegenüber der Allgemeinbevölkerung um den Faktor 132, (2) BRCA2-Gen (erhöhtes Risiko für Mamma-, Ovarial- und Pankreaskarzinome); (3) p16/CDKN2A (familiäres atypisches multiples Muttermal- und Melanom-Syndrom) mit einem erhöhten Risiko für Melanome und Pankreaskarzinome, (4) PALB2 mit einem erhöhten Risiko für Mamma- und Pankreaskarzinome, (5) hMLH1 und MSH2 (Lynch-Syndrom) mit erhöhtem Risiko für Kolon- und Pankreaskarzinome und (6) ATM (Ataxia teleangiectatica) mit erhöhtem Risiko für Mamma- und Pankreaskarzinome sowie Lymphome. Die familiäre Pankreatitis und ein erhöhtes Risiko für das Pankreaskarzinom sind mit Mutationen des PRSS1-Gens (Serinprotease 1) assoziiert. Bei den meisten familiären Pankreassyndromen bleibt die genetische Ursache jedoch unbekannt. Das Risiko korreliert außerdem mit der Anzahl der Verwandten ersten Grades mit Pankreaskarzinom. Bei Patienten mit mindestens zwei erstgradigen Verwandten mit Pankreaskarzinom sollte man von einem familiären Pankreaskarzinom ausgehen, solange das Gegenteil nicht bewiesen ist.

Das desmoplastische Stroma, welches das pankreatische Adenokarzinom umgibt, fungiert als mechanische Barriere gegen die Chemotherapie und produziert essenzielle Substanzen für die Tumorprogression und die Metastasierung. Eine Schlüsselfunktion nehmen dabei die aktivierten pankreatischen Sternzellen und das Glykoprotein SPARC (Secreted Protein Acidic and Rich in Cysteine) ein, das bei 80 % der duktalen Adenokarzinome des Pankreas exprimiert wird. Die gezielte Therapie dieser extrazellulären Umgebung wird bei der Behandlung der fortgeschrittenen Erkrankung immer wichtiger.

SCREENING UND FRÜHERKENNUNG

Ein routinemäßiges Screening wird nicht empfohlen, weil die Inzidenz des Pankreaskarzinoms in der Bevölkerung niedrig ist (Lebenszeitrisiko 1,3 %) und die mutmaßlichen Tumormarker, wie Carbohydrate Antigen 19-9 (CA19-9) und Carcinoembryonic Antigen (CEA), zu insensitiv sind und die Computertomografie keine ausreichende Auflösung besitzt, um eine dysplastische Veränderung des Pankreas darzustellen. Die Endosonografie (endoscopic ultrasound; EUS) scheint eine vielversprechende Screeninguntersuchung zu sein, außerdem gibt es Bemühungen, zur Frühdetektion geeignete Biomarker zu entwickeln. Praxisleitlinien, die größtenteils auf Expertenmeinungen basieren, empfehlen ein Screening bei Personen mit mehr als fünffach erhöhtem Risiko für ein Pankreaskarzinom. Hierzu zählen Personen mit zwei oder mehr Verwandten ersten Grades mit einem Pankreaskarzinom, Patienten mit Peutz-Jeghers-Syndrom sowie Patienten mit Mutationen von BRCA2, p16 und HNPCC (hereditäres nicht polypöses kolorektales Karzinom) und mindestens einem betroffenen Verwandten ersten Grades. Durch Studiendaten wird dieses Vorgehen jedoch noch nicht belegt.

Als pankreatische intraepitheliale Neoplasie (PanIN) werden kleine (< 5 mm) neoplastische, aber nicht invasive Vorläuferläsionen des duktalen Pankreasepithels bezeichnet. Diese weisen eine leichte, mittelschwere oder schwere Dysplasie auf (PanIN 1–3). Allerdings geht nicht aus allen PanIN ein invasives Malignom hervor. Radiologisch werden immer häufiger zystische Pankreastumoren, wie intraduktale muzinöse papilläre Neoplasien (IPMN) und muzinöse zystische Neoplasien (MZN) nachgewiesen, die häufig asymptomatisch sind. IPMN des Hauptgangs sind bei älteren Menschen wahrscheinlicher und haben ein höheres Entartungspotenzial als IPMN der Nebenäste (invasives Karzinom bei 45 % vs. 18 % der resezierten Läsionen). Im Gegensatz dazu treten MZN solitär im distalen Pankreas auf und kommunizieren nicht mit dem Gangsystem. MZN kommen fast nur bei Frauen vor (95 %) und führen seltener zu einem invasiven Karzinom (< 18 % der Resektate). Häufiger ist das invasive Karzinom bei großen oder in die Lymphknoten metastasierten MZN.

KLINISCHES BILD

SYMPTOMATIK

Ein obstruktiver Ikterus tritt häufig dann auf, wenn das Karzinom im Pankreaskopf lokalisiert ist. Daneben kann es zu abdominalen Beschwerden, Pruritus, Lethargie und Gewichtsverlust kommen. Seltener kommen epigastrische Schmerzen, Rückenschmerzen, ein neu aufgetretener Diabetes mellitus oder eine akute Pankreatitis durch Obstruktion des Ductus pancreaticus vor. Weitere mögliche Symptome sind Übelkeit und Erbrechen infolge einer gastroduodenalen Obstruktion. Auch sollte bei einer spontanen Thrombose und suspekter Klinik an ein Karzinom gedacht werden.

KÖRPERLICHE BEFUNDE

Die Patienten können sich mit Ikterus und Kachexie vorstellen und möglicherweise sind Kratzspuren auf der Haut sichtbar. Bei Patienten mit operablem Karzinom kann man in 25 % der Fälle die Gallenblase tasten (Courvoisier-Zeichen). Befunde, die für eine Metastasierung sprechen, sind eine Hepatomegalie, Aszites, vergrößerte Lymphknoten links supraklavikular (Virchow-Drüse) und eine periumbilikale Lymphadenopathie (Sister-Mary-Joseph-Knoten).

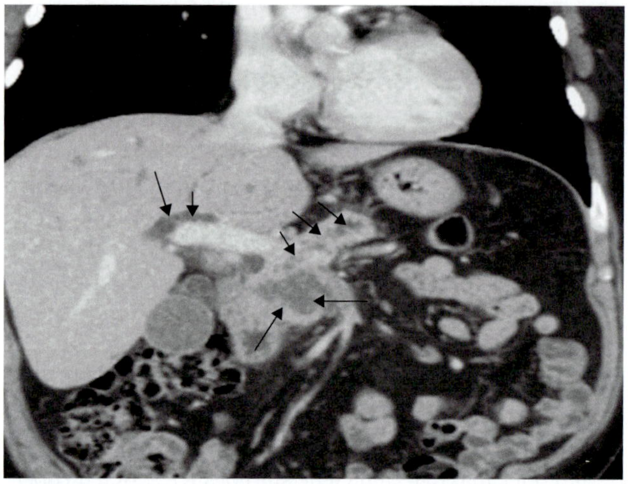

Abbildung 43-1 Koronale CT-Aufnahme eines Pankreaskarzinoms mit dilatierten intrahepatischen Gallengängen und dilatierten Pankreasgängen *(Pfeile)*.

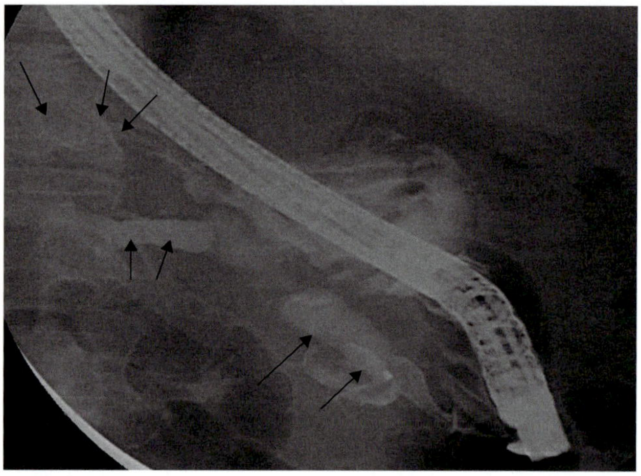

Abbildung 43-2 ERCP mit Kontrastmittel im dilatierten Pankreasgang *(Pfeile)*.

DIAGNOSTIK

BILDGEBUNG

Bei Patienten mit klinischem Verdacht auf ein Pankreaskarzinom sollte eine Bildgebung erfolgen, um einen Tumor nachweisen und zwischen entzündlichen und malignen Veränderungen unterscheiden zu können. Ein weiteres Ziel der bildgebenden Diagnostik ist die Stadieneinteilung (Staging) des Tumors, um Aussagen hinsichtlich Resektabilität und Prognose treffen zu können. Das Verfahren der Wahl ist ein Spiral-CT mit Zweiphasenkontrast (Abb. 43-1), mit dessen Hilfe aufgrund der Darstellung der umgebenden Organe, Gefäße und Lymphknoten die Resektabilität des Tumors ermittelt werden kann. Ein Tumoreinbruch in den Darm sowie Leber- und Lungenmetastasen sind ebenfalls gut zu erkennen. Hinsichtlich der Voraussage der Resektabilität zeigt die Magnetresonanztomografie (MRT) keine Vorteile gegenüber der CT. Ausgewählte Patienten können jedoch von einer MRT profitieren, da eine bessere Darstellung kleiner undefinierter Leberläsionen und der Ursachen einer Gallengangsdilatation bei nicht sichtbarer Raumforderung im CT möglich ist. Eine endoskopische retrograde Cholangiopankreatikografie (ERCP) eignet sich, um kleine Pankreasläsionen sowie Strikturen oder Obstruktionen des Pankreasgangs und des Ductus choledochus darzustellen und einen Stent zu platzieren, allerdings ist sie mit einem erhöhten Risiko für eine Pankreatitis assoziiert (Abb. 43-2). Die Magnetresonanz-Cholangiopankreatikografie (MRCP) ist eine nicht invasive Möglichkeit, um das Ausmaß einer Dilatation des Pankreasgangs oder der Gallengänge darzustellen. Die Endosonografie ist eine hochsensitive Methode zur Darstellung von Läsionen < 3 cm (bei Läsionen < 2 cm sensitiver als die CT) und eignet sich zum lokalen Staging bezüglich Gefäßinvasion und Lymphknotenbefall; die Methode ist in ihrer Aussagekraft wesentlich von der Erfahrung des Untersuchers geprägt. Vor einer Operation oder einer radikalen Chemotherapie kann eine Positronen-Emissionstomografie mit Fluordesoxyglukose (FDG-PET) in Betracht gezogen werde, da sie der konventionellen Bildgebung bei der Detektion von Fernmetastasen überlegen ist. Die Kosten für diese Untersuchung müssen in Deutschland mit dem Kostenträger abgestimmt werden.

GEWEBEDIAGNOSTIK UND ZYTOLOGIE

Eine präoperative Bestätigung der Malignität ist beim radiologischen Befund eines operablen Karzinoms nicht zwingend notwendig. Bestehen jedoch Zweifel, ist die endosonografisch gezielte Feinnadelbiopsie das Verfahren der Wahl. Sie muss auch bei Patienten, die eine neoadjuvante Therapie benötigen, zum Einsatz kommen. Die Spezifität beträgt etwa 90 % und das Risiko einer peritonealen Streuung ist im Vergleich zu einer perkutanen Biopsie geringer. Eine perkutane Biopsie des Primärtumors im Pankreas oder von Lebermetastasen darf nur bei Patienten mit inoperablem Tumor oder Metastasierung durchgeführt werden, ist jedoch bei diesen Patienten zur histologischen Einteilung des Tumor zwingend erforderlich. Die ERCP ist ein geeignetes Verfahren, um Bürstenabstriche des Gangsystems zu gewinnen, ihre diagnostische Sensitivität beträgt 35–70 %.

SERUMMARKER

Das tumorassoziierte Kohlenhydratantigen 19-9 (CA 19-9) ist bei 70–80 % der Patienten mit Pankreaskarzinom erhöht, wird aber nicht zur Routinediagnostik oder zum Screening empfohlen, da die Sensitivität und Spezifität für eine exakte Diagnose nicht ausreichen. Der präoperative CA-19-9-Spiegel korreliert mit dem Tumorstadium und der Wert nach der Resektion ermöglicht eine Einschätzung der Prognose. Bei Patienten mit vollständiger Resektion ist es ein Indikator eines asymptomatischen Rezidivs und bei Patienten mit fortgeschrittener Erkrankung, die sich einer Chemotherapie unterziehen, lässt sich das Ansprechen des Tumors beurteilen. Zahlreiche Studien haben gezeigt, dass ein hoher Spiegel von CA 19-9 vor Behandlungsbeginn ein unabhängiger Faktor für eine ungünstige Prognose ist.

STAGING

Die TNM-Stadieneinteilung des American Joint Committee on Cancer (AJCC) für das Pankreaskarzinom berücksichtigt die Tumorgröße, den Lymphknotenbefall und Fernmetastasen. Aus diesen Informationen wird das Tumorstadium ermittelt (Abb. 43-3). Vom klinischen Standpunkt aus werden die Patienten danach eingeteilt, ob das Karzinom resektabel, lokal fortgeschritten (unresektabel, aber keine Metastasen) oder metastasiert ist.

Behandlung PANKREASKARZINOM

RESEKTABLER TUMOR Ungefähr 10 % der Patienten weisen eine lokalisierte Erkrankung ohne Metastasen auf, bei der eine chirurgische Resektion sicher möglich ist. Ungefähr 30 % der Patienten haben nach der Resektion das Stadium R1 (mikroskopische Tumorresiduen). Bei einer R0-Resektion (kein mikroskopisch oder makroskopisch erkennbares Residuum) und einer adjuvanten Therapie stehen die Heilungschancen am besten. Die mittlere Überlebenszeit beträgt in diesem Fall 20–23 Monate und die 5-Jahres-Überlebensrate liegt bei ungefähr 25 %. Bei kleinen (< 3 cm), gut differenzierten Tumoren ohne Lymphknotenbefall ist die Prognose am besten.

Die Patienten sollten in spezialisierten Zentren operiert werden, da hier postoperative Morbidität und Mortalität niedriger sind. Die Standardoperation bei Tumoren des Pankreaskopfs oder des Processus uncinatus ist die pyloruserhaltende Pankreatikoduodenektomie (modifizierte Whipple-Operation oder PPPD). Bei Tumoren des Pankreaskörpers und -schwanzes wird eine distale Pankreatektomie inklusive Splenektomie durchgeführt.

Die postoperative Behandlung verbessert das Langzeitergebnis bei diesen Patienten. Weltweit wird aufgrund von drei randomisierten kontrollierten Studien standardmäßig eine adjuvante Chemotherapie mit sechs Zyklen Gemcitabin durchgeführt (Tab. 43-1). Die CONKO-001-Studie (Charité Onkologie) fand heraus, dass Gemcitabin nach kompletter Resektion die Entwicklung eines Rezidivs länger hinauszögern konnte, als es nur mit Operation möglich war. Die ESPAC-3-Studie, welche die Vorteile einer adjuvanten Chemotherapie mit 5-FU/LV und mit Gemcitabin verglich, konnte keine unterschiedliche Überlebensrate bei diesen beiden Regimes zeigen. Allerdings ist das Sicherheitsprofil von Gemcitabin bezüglich Stomatitis und Diarrhö günstiger als jenes von 5-FU/LV. Aufgrund der negativen Ergebnisse der ESPAC-1-Studie wird die adjuvante Radiotherapie in Europa allgemein nicht eingesetzt. In den USA wird ein anderer Ansatz bevorzugt: Hier kommt, basierend auf der RTOG-97-04-Studie (Radiation Therapy Oncology Group), eine 5-FU-basierte Radiochemotherapie zum Einsatz. Dieses Vorgehen eignet sich möglicherweise vor allem für Patienten mit den Pankreaskopf infiltrierenden Tumormassen (bulky disease) und bei Patienten mit R1-Resektion.

INOPERABLES, LOKAL FORTGESCHRITTENES KARZINOM Bei ungefähr 30 % der Patienten ist das Pankreaskarzinom lokal zu weit fortgeschritten, um eine

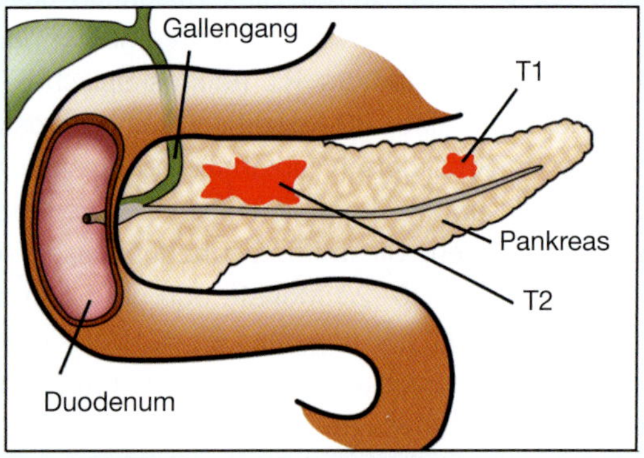

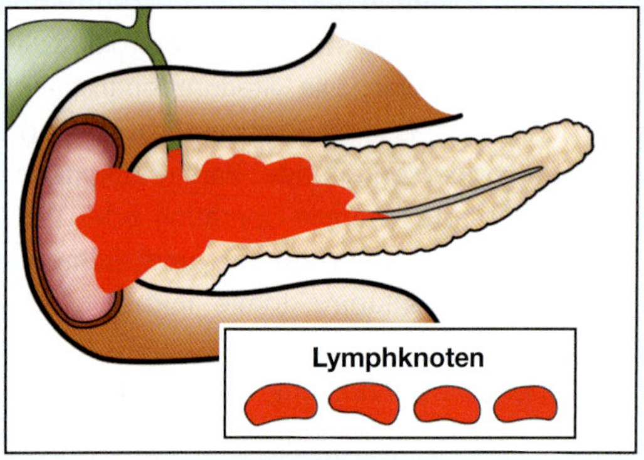

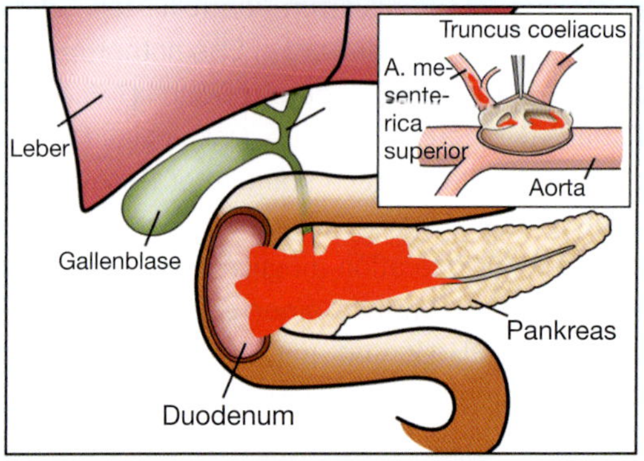

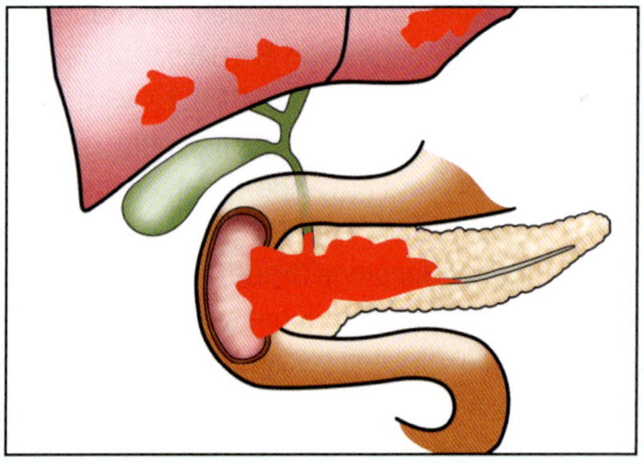

AJCC-Stadium	ATNM-Stadium	Tumorausdehnung	5-Jahres-Überlebensrate	Stadium zum Zeitpunkt der Diagnose (bei 14% unbekannt)
I	T1/N0	Auf das Pankreas begrenzt, ≤ 2 cm	20%	7%
	T2/N0	Auf das Pankreas begrenzt, > 2 cm		
II	T3 oder N1	Ausdehnung über das Pankreas hinaus oder regionale Lymphknotenmetastasen	8%	26%
III	T4 und jedes N	Invasion des Truncus coeliacus oder der A. mesenterica superior		
IV	M1	Fernmetastasen	2%	53%

Abbildung 43-3 Stadieneinteilung des Pankreaskarzinoms und jeweilige Überlebensraten. *(Mit frdl. Genehmigung von Stephen Millward.)*

Tabelle 43-1

PHASE-III-STUDIEN ZUR ADJUVANTEN CHEMOTHERAPIE NACH RESEKTION EINES PANKRESKARZINOMS

Studie	Vergleich	Patientenzahl	Überleben	
			PFÜ/TFÜ (Monate)	Mittlere Überlebenszeit (Monate)
ESPAC-1, Neoptolemos et al., N Engl J Med 350:1200, 2004	Chemotherapie (Folsäure + Bolus 5-FU) vs. keine Chemotherapie	289	PFÜ 15,3 vs. 9,4 (p = 0,02)	20,1 vs. 15,5 (HR 0,71, 95%-KI 0,55–0,92, p = 0,009)
CONKO 001, Oettle et al., JAMA 297:267, 2007	Gemcitabin vs. Observation	368	Medianes TFÜ 13,4 vs. 6,9 (p < 0,001)	22,1 vs. 20,2 (p = 0,06)
ESPAC-3, Neoptolemos et al., JAMA 304:1073, 2010	5-FU/LV vs. Gemcitabin	1088		23 vs. 23,6 (HR 0,94, 95%-KI 0,81–1,08, p =0,39)

Abkürzungen: CONKO = Charité Onkologie; EPSAC = European Study Group for Pancreatic Cancer; 5-FU = 5-Fluorouracil; HR = hazard ratio; KI = Konfidenzintervall; LV = Leucovorin; PFÜ = progressionsfreies Überleben; TFÜ = tumorfreies Überleben.

Resektion zu ermöglichen, aber es sind noch keine Metastasen vorhanden. Die mittlere Überlebenszeit mit Gemcitabin beträgt 9 Monate und Patienten, die nach 3–6 Monaten auf die Behandlung mit Gemcitabin angesprochen haben bzw. deren Erkrankung stabil bleibt, wurde häufig eine Konsolidierungsstrahlentherapie angeboten. Eine große randomisierte, kontrollierte Phase-III-Studie (LAP-07) konnte nach viermonatiger Krankheitskontrolle unter Gemcitabin oder einer Kombination aus Gemcitabin und Erlotinib keine Verbesserung des Überlebens durch eine Chemoradiotherapie ermitteln. Die Strahlentherapie ist deshalb außerhalb von Studien nicht empfehlenswert.

METASTASIERENDE ERKRANKUNG Bei ungefähr 60 % der Patienten liegt zum Zeitpunkt der Diagnose ein metastasiertes Pankreaskarzinom vor. Patienten in schlechtem Allgemeinzustand profitieren nicht von einer Chemotherapie. Die Standardbehandlung besteht in der Gabe von Gemcitabin; die Überlebenszeit beträgt unter dieser Therapie durchschnittlich 6 Monate und die 1-Jahres-Überlebensrate liegt bei nur 20 %. Die Zugabe von Nab-Paclitaxel (einer an Albumin gebundenen Nanopartikel-Zubereitung von Paclitaxel) zu Gemcitabin verbessert das 1-Jahres-Überleben signifikant gegenüber einer Monotherapie mit Gemcitabin (35 % vs. 22 %, p < 0,001). Capecitabin, ein orales Fluoropyrimidin, erzielte in einer Phase-III-Studie in Kombination mit Gemcitabin (GEM-CAP) im Vergleich zur alleinigen Gabe von Gemcitabin ein besseres Tumoransprechen und ein längeres progressionsfreies Überleben, aber keine längere Überlebenszeit. Die Zugabe von Erlotinib, einem kleinmolekularen Inhibitor des Epidermal Growth Factor Receptor, zu Gemcitabin war bei fortgeschrittener Krankheit von statistisch signifikantem, aber klinisch nur marginalem Nutzen. Berücksichtigt man die Patienten, die eine Hautreaktion unter dieser Kombinationsbehandlung entwickelt haben (Exanthem ≥ 1°), so konnte in vier Studien gezeigt werden (PA-3, AVITA, AIO PK, PANTAR), dass sich das mediane Überleben von ca. 5 auf 10 Monate verbessern ließ. Bei fehlender Hautreaktion nach 4 Wochen sollte die Therapie mit Erlotinib abgesetzt werden. Bei Patienten ohne Exanthem ist vermutlich eine schlechtere Prognose zu erwarten. Aus diesem Grund sollte bei gutem Allgemeinzustand eine kombinierte Chemotherapie in Erwägung gezogen werden. Diese Therapieoption hat sich letztlich nicht durchgesetzt und wurde in der Zwischenzeit durch die Kombination nab-Paclitaxel und Gemcitabin wegen der besseren Datenlage ersetzt. Eine Studie an Patienten mit metastasiertem Pankreaskarzinom und gutem Allgemeinzustand konnte einen Überlebensvorteil mit einer Kombination aus 5-FU/LV, Irinotecan und Oxaliplatin (FOLFIRINOX) im Vergleich mit Gemcitabin zeigen, es kam jedoch auch zu häufigeren toxischen Nebenwirkungen (Tab. 43-2).

Bei Progress unter einer Gemcitabin-Erstlinientherapie sollte eine Zweitlinientherapie mit Oxaliplatin, 5-FU, Folinsäure (OFF-Schema) durchgeführt werden, wenn ein ECOG ≤ 2 vorliegt. Bei Patienten, die mit FOLFIRINOX primär behandelt wurden, steht die Kombinationstherapie mit nab-Paclitaxel und Gemcitabin als Option zur Verfügung. Vor der Zulassung in Deutschland steht die Kombination nal-Irinotecan mit 5FU und Folinsäure nach dem Napoli-Schema. Diese Option ist besonders nach Vorbehandlung mit nab-Paclitacel und Gemcitabin geeignet, da Patienten häufig eine periphere Neuropathie in die 2nd Line mitbringen, die sich wieder unter laufendem Napoli-Schema zurückbildet und sich dann die Option einer Drittlinientherapie nach dem OFF-Schema ergibt. In Anbetracht der weiterhin schlechten Behandlungsmöglichkeiten sollten auch Patienten mit Pankreaskarzinom bevorzugt im Rahmen klinischer Studien behandelt werden.

Tabelle 43-2

PHASE-III-STUDIEN ZUR CHEMOTHERAPIE BEI FORTGESCHRITTENEM PANKRESKARZINOM

Studie	Vergleich	Patientenzahl	Überleben	
			PFÜ (Monate)	Mittlere Überlebenszeit (Monate)
Moore et al., J Clin Oncol 26:1960, 2007	Gemcitabin vs. Gemcitabin + Erlotinib	569	3,55 vs. 3,75 (HR 0,77, 95%-KI 0,64–0,92, p = 0,004)	5,91 vs. 6,24 (HR 0,82, 95%-KI 0,69–0,99, p = 0,038)
Cunningham et al., J Clin Oncol 27:5513, 2009	Gemcitabin vs. Gemcitabin + Capecitabin (GEM-CAP)	533	3,8 vs. 5,3 (HR 0,78, 95%-KI 0,66–0,93, p = 0,004)	6,2 vs. 7,1 (HR 0,86, 95%-KI 0,72–1,02, p = 0,08)
Von Hoff et al., N Engl J Med 369:1691, 2013	Gemcitabin vs Gemcitabin + nab-Paclitaxel	861	3,7 vs. 5,5 (HR 0,69; 95%-KI 0,58–0,82; p < 0,001)	6,7 vs. 8,5 (HR 0,72, 95%-KI 0,62–0,83, p < 0,001)
Conroy et al., N Engl J Med 364:1817, 2011	Gemcitabin vs FOLFIRINOX	342	3,3 vs. 6,4 (HR 0,47; 95%-KI 0,37–0,59; p < 0,001)	6,8 vs. 11,1 (HR 0,57, 95%-KI 0,45–0,73, p < 0,001)

Abkürzungen: HR = hazard ratio; KI = Konfidenzintervall; PFÜ = progressionfreies Überleben.

AUSBLICK

Die Früherkennung und die künftige Behandlung des Pankreaskarzinoms hängen von einem besseren Verständnis der molekularen Mechanismen, die zur Krankheitsentstehung führen, ab. Dadurch sind die Entwicklung neuer Medikamente und die Identifizierung von Patientengruppen, die am ehesten von einer gezielten Therapie profitieren, möglich.

DANKSAGUNG

Wir danken Dr. Irene Chong für ihre Beiträge zu diesem Kapitel in der 18. Auflage.

WEITERFÜHRENDE LITERATUR

Oettle H, Riess H, Stieler JM et al: Second-line oxaliplatin, folinic acid, and fluorouracil versus folinic acid and fluorouracil alone for gemcitabine-refractory pancreatic cancer: outcomes from the CONKO-003 trial. Journal of clinical oncology: official journal of the American Society of Clinical Oncology 32:2423–29, 2014

Wang-Gillian A et al: Nanoliposomal irinotecan with fluorouracil and folinic acid in metastatic pancreatic cancer after previous gemcitabine-based therapy (NAPOLI-1): a global, randomised, open-label, phase 3 trial. The Lancet, published online: 22 November 2015, DOI: *http://dx.doi.org/10.1016/S0140-6736(15)00986-1*

KAPITEL 44

HARNBLASEN- UND NIERENZELLKARZINOM

Howard I. Scher ■ Jonathan E. Rosenberg ■ Robert J. Motzer

Für die deutsche Ausgabe Hanjo Belz und Dirk Fahlenkamp

HARNBLASENKARZINOM

Der Harntrakt wird vom Nierenbecken über den Harnleiter, die Harnblase und die proximalen zwei Drittel der Harnröhre von Transitionalzellepithel ausgekleidet. Karzinome können in allen Abschnitten auftreten, betreffen aber in 90 % der Fälle die Harnblase, in 8 % das Nierenbecken und in 2 % Harnleiter oder Harnröhre. Das Harnblasenkarzinom ist das vierthäufigste Karzinom bei Männern und das 13.-häufigste bei Frauen, mit 72.570 Erstdiagnosen und 15.210 tumorbedingten Todesfällen für das Jahr 2013 in den USA. In Deutschland betrug die geschätzte Inzidenz 25.000 Fälle für das Jahr 2002. Das Verhältnis von fast 5 : 1 zwischen Inzidenz und Mortalität reflektiert den deutlich höheren Anteil an oberflächlichen, weniger letalen Tumoren, verglichen mit den prognostisch ungünstigen invasiven oder metastasierten Varianten. Die Inzidenz ist bei Männern etwa viermal höher als bei Frauen und in den USA bei der weißen doppelt so hoch wie bei der schwarzen Bevölkerung. Das mittlere Alter bei Diagnosestellung liegt bei 65 Jahren.

Einmal diagnostiziert, rezidivieren Harnblasenkarzinome auch in anderen Teilen des Harntrakts (Polychronotropismus). Solange urotheliale Schleimhaut existiert, ist eine kontinuierliche Nachsorge indiziert.

EPIDEMIOLOGIE

Das Zigarettenrauchen wird bei bis zu 50 % der Urothelkarzinome bei Männern und fast 40 % bei Frauen als ätiologischer Faktor angenommen. Das Risiko, an einem Urothelkarzinom zu erkranken, ist bei Rauchern im Vergleich zu Nichtrauchern zwei- bis vierfach höher und persistiert noch für mehr als 10 Jahre nach Beendigung des Rauchens. Andere Agenzien, die als Auslöser der Erkrankung diskutiert werden, sind Anilinfarbstoffe, die pharmakologischen Wirkstoffe Phenacetin und Chlornaphazin sowie eine externe Hochvoltbestrahlung. Eine chronische Cyclophosphamidexposition kann das Risiko ebenso erhöhen, während die Aufnahme von Vitamin A protektiv zu sein scheint. Die Exposition gegenüber Schistosoma haematobium, einem Parasiten, der in vielen Entwicklungsländern gefunden wird, ist mit einer erhöhten Inzidenz von Plattenepithel- und Transitionalzellkarzinomen der Harnblase assoziiert.

PATHOLOGIE

Klinisch werden drei Subgruppen unterschieden: die oberflächlichen Tumoren mit 75 %, die muskelinvasiven Tumoren mit 20 % und die primär metastatischen Tumoren mit 5 %. Die Blasentumoren werden anhand des histologischen Typs und der Invasionstiefe klassifiziert. Das revidierte TNM-Stagingsystem ist in Abbildung 44-1 dargestellt. Etwa die Hälfte der invasiven Karzinome entstand auf der Basis von oberflächlichen Läsionen, die im weiteren Verlauf eine Progression zeigten. Die Blasenkarzinome werden auch nach ihrem Grading unterschieden. Hochdifferenzierte Tumoren (Grad 1) zeigen im Gegensatz zu niedrig differenzierten Tumoren (Grad 3) nur selten eine Progredienz in ein höheres Stadium der Erkrankung. Die WHO-Grading-Klassifikation von 2004 hat im Wesentlichen zwischen flachen und papillären Läsionen unterschieden. Bei den häufig diagnostizierten papillären Läsionen unterscheidet man zwischen dem urothelialen Papillom – einer rein benignen Läsion –, dem papillären urothelialen Neoplasma mit geringem malignem Potenzial (PUNLMP), dem low-grade urothelialen papillären Karzinom und dem high-grade urothelialen papillären Karzinom. Diese Einteilung findet heute in Deutschland allgemeine Anwendung.

In den USA werden mehr als 95 % der Harnblasenkarzinome als Urothelkarzinome diagnostiziert. Reine Plattenepithelkarzinome mit Keratinisierung machen 3 %, Adenokarzinome 2 % und kleinzellige Karzinome (oft mit paraneoplastischen Syndromen) weniger als 1 % aller Karzinome aus. Adenokarzinome entwickeln sich primär im Urachusrest am Blasendach oder im periurethralen Gewebe. Paragangliome, Lymphome und Melanome sind selten. Das typische Transitionalzellkarzinom ist eine meist hoch bis mäßig differenzierte papilläre Läsion, die gestielt wächst, leicht verletzlich ist und zu Blutungen neigt. Die Rezidivneigung ist hoch und eine Progression zum invasiven, muskelinfiltrierenden Karzinomtyp ist selten. Im Gegensatz hierzu ist das Carcinoma in situ (CIS) ein gering differenzierter Tumor, der als Vorläufer für muskelinfiltrierende Tumoren mit schlechter Prognose gilt.

PATHOGENESE

Die multilokuläre Natur der Erkrankung und die hohe Rezidivrate haben zu der Hypothese eines „Feldeffektes" des Urothels geführt. Molekulargenetische Analysen lassen vermuten, dass sich oberflächliche und invasive Läsionen auf der Basis bestimmter Signalwege entwickeln. In niedrigmalignen, nicht invasiven papillären Tumoren kommt es zur Aktivierung der Rezeptor-Tyrosinkinase-Ras-Signaltransduktion, außerdem enthalten sie sehr häufig Mutationen des Fibroblast Growth Factor Receptor 3 und der α-Untereinheit der Phosphoinositid-3-Kinase. Im Gegensatz dazu weisen das Carcinoma in situ und invasive Tumoren eine höhere Frequenz von Veränderungen der TP53- und RB-Gene auf. Innerhalb aller T-Kategorien, inklusive Tis, T1, T2 und höherer Läsionen, weisen Tumoren mit p53, p21 und/oder RB ein höheres Metastasierungs- und Mortalitätsrisiko auf.

KLINISCHES BILD, DIAGNOSTIK UND STAGING

Bei 80–90 % der Patienten tritt als Leitsymptom eine schmerzlose Hämaturie auf, die häufig einen exophytischen Tumor repräsentiert. Die Harnblase ist die häufigste Quelle für eine Makrohämaturie (40 %), deren Ursache in 22 % der Fälle eine hämorrhagische Zystitis und in 15 % Harnblasenkrebs ist. Eine Mikrohämaturie ist gewöhnlich prostatischer Natur (25 %), nur 2 % der Harnblasenkarzinome gehen mit einer Mikrohämaturie einher. Beim Nachweis einer Hämaturie werden die Durchführung von Urinzytologien, die Urethrozystoskopie und die Darstellung des harnableitenden Systems durch eine Dünnschicht-Computertomografie mit Spätphase oder Magnetresonanztomografie (MRT) empfohlen. Die Durchführung eines intravenösen Pyelogramms (IVP) ist faktisch obsolet, wird aber in Deutschland durchaus noch angewandt. Das Screening von asymptomatischen Personen auf eine Hämaturie kann zwar die Rate diagnostizierter Frühstadien von Harnblasentumoren erhöhen, führt jedoch nicht zu einer Überlebensverlängerung. Irritative Symptome sind nach der Hämaturie die zweithäufigsten Beschwerden. Bei einer Ureterobstruktion mit konsekutiver Harnstauung können Flankenschmerzen auftreten. Symptome einer metastasierten Erkrankung treten nur selten als Erstsymptome auf.

Die Urethrozystoskopie umfasst die Untersuchung von Harnröhre und Harnblase unter Allgemein- oder Lokalanästhesie sowie die bimanuelle Untersuchung zum Ausschluss eines palpablen Tumors. Dazu wird ein starres oder flexibles Zystoskop in die Harnblase eingeführt. Es kann eine Harnblasenspülung zur Zytologiegewinnung vorgenommen werden. Die visuelle Inspektion beinhaltet die Beschreibung von Lokalisation, Größe, Anzahl und Wachstumsverhalten (papillär oder solide) von Tumoren. Bei der transurethralen Resektion in der Harnblase (TURB) sollten alle sichtbaren Tumoren reseziert und eine Gewebeprobe der Muskelschicht unterhalb des Tumors zur Beurteilung der Invasionstiefe entnommen werden. Ebenso sollten Biopsien vom Tumorrand und von anderen Arealen der Harnblase (Mapping) gewonnen werden, um das Vorliegen weiterer, schwer sichtbarer Tumorareale, insbesondere eines Carcinoma in situ auszuschließen. Inkomplette Tumorresektionen sollten dokumentiert werden. Die präoperative Instillation des Porphyrins Hexaminolävulinsäure (Hexvix®) in die Harnblase ermöglicht es zudem, die unter Weißlicht nicht sichtbaren Tumorareale nach Induktion einer Rot-Fluoreszenz zu visualisieren (photodynamische Diagnostik). Dabei macht man sich die höhere metabolische Aktivität von Tumorzellen zu Nutze, die in deren Rotfärbung im Gegensatz zur blau gefärbten normalen Schleimhaut zum Ausdruck kommen. Mit der Gabe des Porphyrins konnte die Frührezidivrate oberflächlicher Harnblasenkarzinome gesenkt werden. Wenn in der Harnblase kein Tumor nachweisbar ist und/oder positive Urinzytologien vorliegen, sollten beide Harnleiter und Nierenbecken mit einer retrograden Pyelografie dargestellt und selektive Zytologien entnommen werden. Ultraschall, Computertomografie (CT) oder Magnetresonanztomogra-

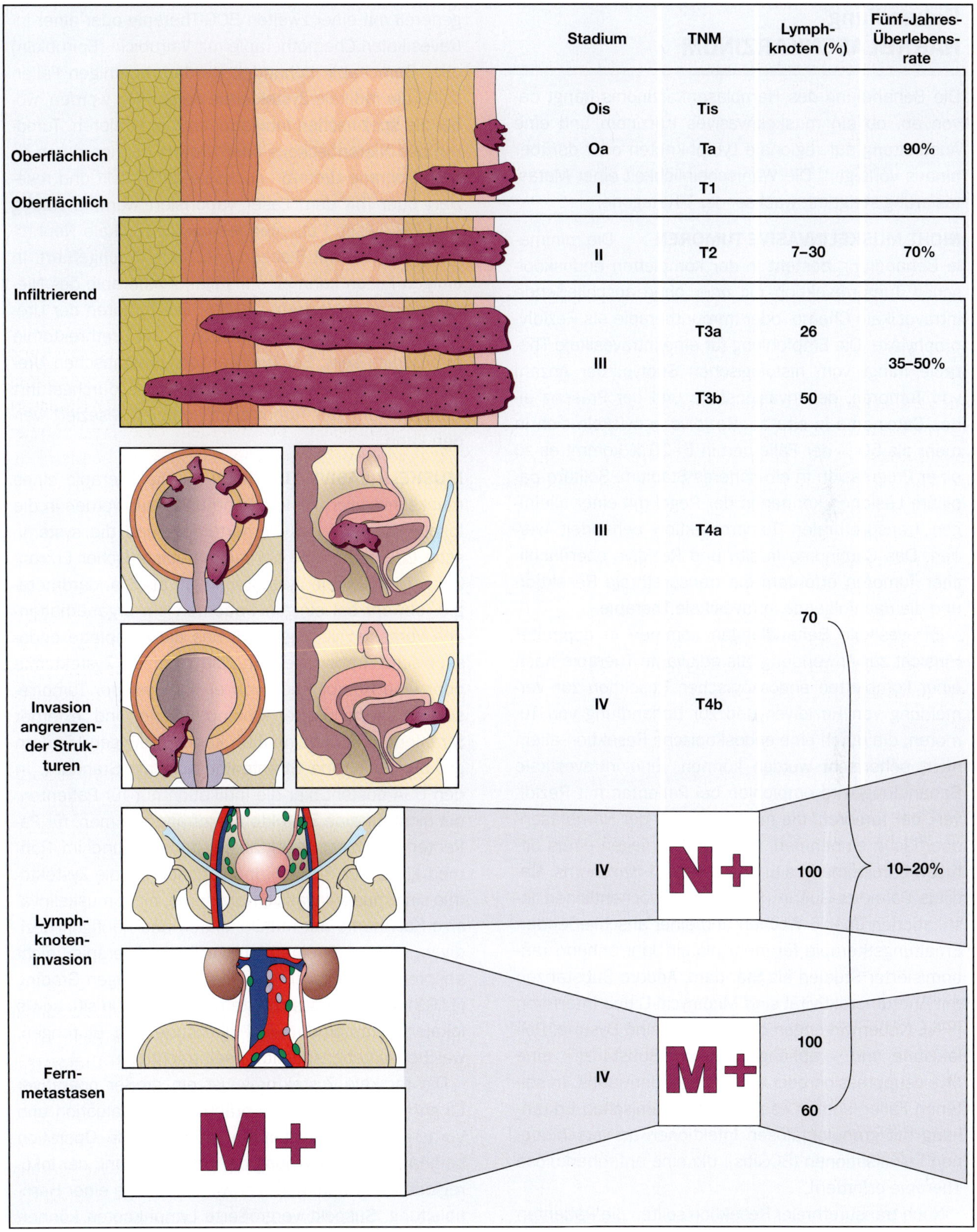

Abbildung 44-1 **Staging des Harnblasenkarzinoms.** TNM = T-Kategorie, Lymphknotenstatus, Metastasierung.

fie (MRT) können hilfreich sein, um eine Tumorextension in das perivesikale Fett (T3) und das Vorliegen von Lymphknotenmetastasen zu detektieren. Fernmetastasen können per CT von Thorax und Abdomen, MRT oder einer Ganzkörperskelettszintigrafie diagnostiziert werden.

Behandlung HARNBLASENKARZINOM

Die Behandlung des Harnblasenkarzinoms hängt davon ab, ob ein muskelinvasives Karzinom und eine Ausbreitung auf regionale Lymphknoten oder darüber hinaus vorliegen. Die Wahrscheinlichkeit einer Metastasierung steigt mit wachsender T-Kategorie.

NICHT MUSKELINVASIVE TUMOREN Die minimale Behandlung besteht in der kompletten endoskopischen Tumorresektion mit oder ohne anschließende intravesikale Chemo- oder Immuntherapie als Rezidivprophylaxe. Die Empfehlung für eine intravesikale Therapie hängt vom histologischen Subtyp, der Anzahl von Tumoren, der Invasionstiefe und der Präsenz eines Carcinoma in situ ab. Rezidive entwickeln sich in mehr als 50 % der Fälle und in 5–20 % kommt es zu einer Progression in ein höheres Stadium. Solitäre papilläre Läsionen können in der Regel mit einer alleinigen transurethralen Tumorresektion behandelt werden. Das Carcinoma in situ und Rezidive oberflächlicher Tumoren erfordern die transurethrale Resektion und die nachfolgende intravesikale Therapie.

Intravesikale Behandlungen kommen in doppelter Hinsicht zur Anwendung: als adjuvante Therapie nach einer kompletten endoskopischen Resektion zur Vermeidung von Rezidiven und zur Behandlung von Tumoren, die durch eine endoskopische Resektion allein nicht beherrscht werden können. Eine intravesikale Behandlung wird empfohlen bei Patienten mit Rezidiven, bei Tumoren, die mehr als 40 % der Harnblasenoberfläche einnehmen, und beim Vorliegen eines diffusen Carcinoma in situ oder eines T1-Karzinoms. Bacillus Calmette-Guérin (BCG) gilt in wöchentlichen Instillationen über 6 Wochen und einer anschließenden Erhaltungstherapie für mehr als ein Jahr anhand randomisierter Studien als Standard. Andere Substanzen mit Antitumoraktivität sind Mitomycin-C und Interferon (IFN). Nebenwirkungen der Therapie sind Dysurie, Pollakisurie und – abhängig von der Substanz – eine Myelosuppression oder eine Kontaktdermatitis. In seltenen Fällen kommt es zu einer systemischen Erkrankung mit granulomatösen Infektionen an verschiedenen Lokalisationen (BCGitis), die eine antituberkulöse Therapie erfordern.

Nach transurethraler Resektion sollten die Patienten alle 3 Monate per Urethrozystoskopie über ein Jahr bezüglich der Rezidiventwicklung überwacht werden. Rezidivkarzinome können in allen Bereichen der ableitenden Harnwege wie Nierenbecken, Harnleiter oder Harnröhre auftreten. Patienten mit persistierenden Erkrankungen der Blase oder neuen Tumoren können generell mit einer zweiten BCG-Therapie oder einer intravesikalen Chemotherapie mit Valrubicin (Epirubicin) oder Gemcitabin behandelt werden. In einigen Fällen sollte die radikale Zystektomie empfohlen werden, wobei die spezifischen Indikationen hier variieren. Tumoren des Nierenbeckens oder Ureters können durch eine retrograde Ureterorenoskopie dargestellt und reseziert oder mit dem Laser vaporisiert werden. Häufig wird bei diesen Patienten jedoch die radikale Nephroureterektomie mit Blasenmanschette durchgeführt. In einigen Fällen kann eine Instillationstherapie des Nierenbeckens angestrebt werden. Bei Tumoren der Urethra kann die radikale Zystektomie mit Urethrektomie erforderlich sein. Bei Tumoren der prostatischen Urethra muss oft eine Zystoprostatektomie durchgeführt werden, wenn der Tumor nicht komplett reseziert werden kann.

MUSKELINVASIVE TUMOREN Die Therapie eines muskelinvasiven Tumors kann unterteilt werden in die lokale Kontrolle des Primärtumors und die systemische Chemotherapie bei mikrometastatischer Erkrankung. Die radikale Zystektomie gilt als Standardtherapie, obwohl bei einigen Patienten ein organerhaltendes Vorgehen verfolgt wird, das die komplette endoskopische Tumorresektion, die partielle Zystektomie oder eine Kombination von endoskopischer Tumorresektion, systemischer Chemotherapie und externer Strahlentherapie beinhalten kann. In einigen Ländern gilt die perkutane Strahlentherapie als Standard. In den USA besteht hier die Indikation nur für Patienten, die nicht für eine Zystektomie infrage kommen, für Patienten mit nicht resektablen Tumoren und im Rahmen klinischer Studien. Indikationen für die Zystektomie sind muskelinvasive Karzinome, nicht muskelinvasive Karzinome mit multilokulären und häufigen Rezidiven, die auf eine intravesikale Therapie nicht ansprechen, Tumoren mit einem ungünstigen Grading (T1G3) und/oder assoziiertem Carcinoma in situ sowie lokalen Symptomen wie Pollakisurie und Blutungen, welche die Lebensqualität beeinträchtigen.

Die radikale Zystektomie ist ein großer operativer Eingriff, der eine präzise präoperative Evaluation und Vorbereitung des Patienten erfordert. Die Operation beinhaltet die Entfernung der Harnblase und der lokoregionären Lymphknoten sowie die Anlage einer Harnableitung. Suspekt vergrößerte Lymphknoten können per Schnellschnitt intraoperativ beurteilt werden und beeinflussen die Radikalität und Operabilität. Bei lokaler Inoperabilität (lokal fortgeschrittener, organüberschreitender Tumor oder multiple Lymphknotenmetastasen) kann ein Abbruch der Zystektomie sinnvoll sein. Es erfolgt dann die Anlage einer palliativen Harnableitung über ein kutanes Stoma (Ileum-Conduit oder Ureter-Haut-Fistel). Bei Männern beinhaltet die radikale Zystektomie die Entfernung der Harnblase, der Prostata, der Samenblasen, des proximalen Vas deferens, der proximalen Harnröhre und eines Teils des perivesikalen Fettgewebes und des Peritoneums. Eine erektile Dysfunktion ist obligat, falls kein erektionsprotektives intraoperatives Vorgehen durchgeführt wird. Bei Frauen wird die Harnblase zusammen mit der Harnröhre, der Gebärmutter, den Eierstöcken, der anterioren Vaginalwand und den umgebenden Faszien entfernt.

Derzeit gibt es mehrere Möglichkeiten zur Harnableitung. Ureter-Haut-Fisteln leiten den Urin direkt vom Harnleiter zur Bauchwand. Manche Patienten erhalten ein kontinentes kutanes Reservoir, bei dem die Harnleiter an ein ausgeschaltetes Ileumsegment angeschlossen werden (Ileum-Conduit), oder eine orthotope Neoblase. Etwa 25 % der Männer erhalten eine Neoblase, die bei 85–90 % die Kontinenz am Tage gewährleistet. Reservoire mit Ableitung über die Bauchdecke werden per intermittierendem Katheterismus entleert. Kontraindikationen für eine Neoblase sind eine Niereninsuffizienz, die Unfähigkeit zum Selbstkatheterismus, und der Nachweis eines Karzinoms (oberflächlicher oder invasiver Tumor und Carcinoma in situ) in der Urethra. Das diffus in der Harnblase wachsende Carcinoma in situ stellt wegen des Risikos eines Urethrabefalls eine relative Kontraindikation zur Anlage einer orthotopen Neoblase dar. Darmerkrankungen wie Colitis ulcerosa oder Crohn-Colitis können die Verwendung des für die Reservoirbildung ausgeschalteten Darmanteiles unmöglich machen.

Eine partielle Zystektomie kann in Betracht gezogen werden, wenn der Tumor auf das Blasendach begrenzt ist, ein 2 cm Sicherheitsabstand bei der Resektion erreicht werden kann, kein Carcinoma in situ vorliegt und die Blasenkapazität nach Resektion des Tumorareals noch adäquat ist. Dies ist bei 5–10 % der Patienten der Fall.

Die Wahrscheinlichkeit eines lokalen Rezidivs nach Operation kann in Abhängigkeit vom pathologischen Stadium, vom Nachweis einer Lymph- oder Blutgefäßinvasion und vom Vorliegen von Lymphknotenmetastasen eingeschätzt werden. Rezidive entwickeln sich nach einem medianen Zeitraum von einem Jahr. Das Langzeitüberleben variiert je nach pathologischem Stadium und Histologie (Tab. 44-1). Die Anzahl der entfernten Lymphknoten stellt ebenfalls einen prognostischen Faktor dar, unabhängig davon, ob die Lymphknoten tumorbefallen waren oder nicht.

Die Chemotherapie (siehe unten) verlängert das Überleben von Patienten mit einer invasiven Erkrankung nur in Kombination mit einer definitiven Therapie wie der radikalen Zystektomie oder einer Bestrahlung. Die präoperative (oder neoadjuvante) Chemotherapie wurde am besten untersucht und erhöht die Heilungsrate um 5–15 %, während für die postoperative (adjuvante) Chemotherapie bislang kein definitiver Nutzen belegt wurde. Daher reicht eine alleinige Chemotherapie für die meisten Patienten nicht aus, um eine Heilung von der Tumorerkrankung zu erzielen Die neoadjuvante Chemotherapie wird zwar immer häufiger, aber noch immer zu selten eingesetzt. Experimentelle Studien befassen sich mit Konzepten des Harnblasenerhalts unter Kombination von Chemotherapie und Bestrahlung nach vollständiger endoskopischer Tumorresektion.

Tabelle 44-1

ÜBERLEBEN NACH RADIKALER ZYSTEKTOMIE

Pathologisches Stadium	5-Jahres-Überleben	10-Jahres-Überleben
T2,N0	89	87
T3a,N0	78	76
T3b,N0	62	61
T4,N0	50	45
Jedes T,N1	35	34

METASTASIERTE ERKRANKUNG Das primäre Ziel der Behandlung der metastasierten Erkrankung ist das Erreichen einer kompletten Remission entweder durch eine alleinige Chemotherapie oder mit einem kombinierten Therapieanspruch von Chemotherapie, gefolgt von einer Operation. Die Wahrscheinlichkeit einer Heilung auf der Basis eines kompletten Ansprechens auf eine Chemotherapie kann mit prognostischen Faktoren, wie dem Karnofsky-Performance-Index (< 80 %), und der Ausbreitung der Erkrankung (Lymphknoten- oder Fernmetastasen in Leber, Lunge oder Skelettsystem) beurteilt werden. Bei keinem, einem oder zwei Risikofaktoren betragen die Wahrscheinlichkeiten einer kompletten Remission 38 %, 25 % und 5 % sowie die mediane Überlebenszeit 33, 13,4 und 9,3 Monate. Die Toxizität der Chemotherapie variiert ebenfalls in Abhängigkeit von den Risikofaktoren. Patienten mit niedrigem KPI, Organfunktionsstörungen, viszeralen oder Skelettmetastasen weisen nur selten ein Langzeitüberleben auf. Die therapieassoziierten Toxizitäten sind abhängig vom Risikoprofil des Patienten, die Mortalität bei dieser Patientengruppe beträgt 3–4 %. Bei den meisten Patienten erfolgt die Behandlung palliativ, um die tumorbedingten Symptome hinauszuzögern oder zu lindern, weil es nur bei wenigen Patienten zu einer dauerhaften kompletten Remission kommt.

CHEMOTHERAPIE Mehrere antineoplastische Substanzen haben als Einzelsubstanz eine Antitumoraktivität gezeigt; Cisplatin, Paclitaxel und Gemcitabin gelten als die am meisten potenten Chemotherapeutika. Die Standardtherapie besteht aus Zweifach-, Dreifach- oder Vierfachkombinationen. Objektive Remissionsraten von mehr als 50 % sind unter Anwendung der Kombinationen von Methotrexat, Vinblastin, Adriamycin und Cisplatin (MVAC); Gemcitabin und Cisplatin (GC) oder Gemcitabin, Paclitaxel und Cisplatin (GTC) beschrieben worden. MVAC galt zunächst als Standard, jedoch haben Nebenwirkungen wie Neutropenie und Fieber, Mukositis, verminderte Nierenfunktion, Hörverlust und periphere Neuropathien zur Entwicklung alternativer Therapieschemata geführt. Angesichts der Ergebnisse einer vergleichenden Studie zwischen MVAC und GC, die ein geringeres Ausmaß an Neutropenie, Fieber und Mukositis, mit ähnlicher Ansprechrate und medianem Gesamtüberleben ermittelte, wird die GC-Therapie derzeit häufiger als die MVAC-Therapie angewandt. Anämie und Thrombozytopenie waren unter der GC-Therapie häufiger. Die GPC-Therapie ist nicht effektiver als die GC-Therapie, wenngleich viele Hämatoonkologen eine Dreierkombination unter Hinzunahme von Paclitaxel favorisieren.

Die Chemotherapie des Harnblasenkarzinoms wurde auch in der neoadjuvanten und adjuvanten Situation evaluiert. In einer randomisierten Studie ergab sich für Patienten, die mit drei Zyklen einer neoadjuvanten MVAC-Therapie und nachfolgenden radikalen Zystektomie behandelt wurden, ein signifikant verlängertes medianes (6,2 Jahre) und 5-Jahres-Überleben (57 %), verglichen mit einer alleinigen radikalen Zystektomie (medianes Überleben 3,8 Jahre, 5-Jahres-Überleben 42 %). Ähnliche Ergebnisse wurden in einer internationalen Studie beobachtet, die drei Zyklen Cisplatin, Methotrexat und Vinblastin (CMV), gefolgt von entweder einer radikalen Zystektomie oder einer Bestrahlungstherapie, untersucht hat. Für Patienten mit muskelinvasiven Harnblasentumoren sollte daher immer auch die Durchführung einer Cisplatin-basierten neoadjuvanten Chemotherapie im Rahmen des therapeutischen Gesamtkonzeptes erwogen werden. Eine neoadjuvante Chemotherapie kommt jedoch nicht infrage bei Patienten mit einem reduzierten Performance-Status oder einer beeinträchtigten Nierenfunktion. Die Entscheidung für eine adjuvante Chemotherapie basiert auf dem Rezidivrisiko nach Zystektomie. Die Studien zur adjuvanten Chemotherapie wiesen eine zu geringe Power auf und wurden meistens wegen fehlender Präzision beendet. In einer derartigen Studie über die GC-Therapie wurde festgestellt, dass die adjuvante Therapie das Überleben verbesserte, obwohl viele der Patienten niemals eine Chemotherapie gegen ihre Metastasen erhalten hatten. Eine andere dieser Studien konnte keinen Nutzen der GC-Therapie belegen. Daher wird bei medizinischer Machbarkeit eine präoperative Chemotherapie durchgeführt. Zu den Indikationen bei Patienten, die keine neoadjuvante Behandlung erhalten haben, gehören ein Lymphknotenbefall, eine extravesikale Tumorausbreitung und eine Gefäßinvasion im Resektat. Generell gilt, dass die Durchführung einer adjuvanten Chemotherapie auf Basis der aktuellen Datenlage als kritisch zu betrachten ist und entsprechende Patienten möglichst innerhalb klinischer Studien behandelt werden sollten.

In Deutschland werden Patienten mit einem metastasierten, muskelinvasiven Harnblasenkarzinom in der Erstlinie mit der Kombination von Cisplatin und Gemcitabin als Standardtherapie behandelt. Das Therapieschema MVAC wurde weitestgehend abgelöst. Wenn bei Patienten nach Erstlinientherapie mit Cisplatin und Gemcitabin eine Progression nachgewiesen wird, steht heute für die Patienten eine Zweitlinientherapie zur Verfügung. Eine aktuelle Phase-III-Studie hat einen Überlebensvorteil der Substanz Vinflunin gegenüber einem Placebo-Kontrollarm gezeigt. Auf Basis dieser Studie erfolgte die Zulassung von Vinflunin als Standardtherapie in der Zweitliniensituation.

Die Behandlung des Harnblasenkarzinoms ist in Tabelle 44-2 zusammengefasst.

Tabelle 44-2

BEHANDLUNG DES HARNBLASENKARZINOMS

Art der Erkrankung	Behandlungskonzept
Nicht muskelinvasiv	Transurethrale Resektion, intravesikale Therapie
Muskelinvasiv	Zystektomie ± systemische Chemotherapie (vor oder nach Operation)
Metastasiert	Kurative oder palliative Chemotherapie (basierend auf prognostischen Faktoren) ± Zystektomie

KARZINOM VON NIERENBECKEN UND URETER

Etwa 5000 Fälle von Nierenbecken- und Harnleiterkarzinomen werden jedes Jahr diagnostiziert. Fast alle sind Urothelzellkarzinome und bezüglich ihrer Biologie und ihres Auftretens mit dem Harnblasenkarzinom vergleichbar. Dieser Tumor tritt häufiger in Verbindung mit chronischem Phenacetinabusus und Aufnahme von Aristolochiasäuren in chinesischen Kräutermischungen auf. Aristolochiasäuren scheinen auch mit der Balkannephropathie, einer chronisch interstitiellen Nephritis, die in

Bulgarien, Griechenland, Bosnien-Herzegowina und Rumänien endemisch ist, assoziiert zu sein. Außerdem besteht ein Zusammenhang zwischen dem Urothelkarzinom der oberen Harnwege und dem hereditären nicht polypösen kolorektalen Karzinom.

Das häufigste Symptom ist eine schmerzlose Makrohämaturie. Die Erkrankung wird meist durch eine Dünnschicht-Computertomografie mit Spätphase im Rahmen der diagnostischen Abklärung der Makrohämaturie entdeckt. Die Metastasierungswege sind mit denen des Harnblasenkarzinoms vergleichbar. Bei organbegrenzten Erkrankungen ist die Nephroureterektomie (einschließlich der Exzision des distalen Ureters mit einer Harnblasenmanschette) mit einer 5-Jahres-Überlebensrate von 80–90 % bei hochdifferenzierten Läsionen verbunden. Invasiv wachsende und histologisch niedrig differenzierte Tumoren rezidivieren und metastasieren mit einer höheren Wahrscheinlichkeit. Die metastasierte Erkrankung wird mit einer Chemotherapie behandelt, wie sie für das Harnblasenkarzinom eingesetzt wird, und der klinische Verlauf ähnelt dem des metastasierten Urothelzellkarzinoms der Harnblase.

NIERENZELLKARZINOM

Das Nierenzellkarzinom macht 90–95 % aller malignen Neoplasien aus, die von der Niere ausgehen. Bemerkenswerte Eigenschaften sind die Resistenz gegenüber zytotoxischen Substanzen, ein seltenes, aber reproduzierbares Ansprechen auf Immunmodulatoren wie Interleukin-2 (IL-2), die hohe Wirksamkeit antiangiogenetischer Substanzen sowie der variable klinische Verlauf bei Patienten mit metastasierter Erkrankung, zu dem auch Einzelberichte über Spontanremissionen zählen.

EPIDEMIOLOGIE

Die jährliche Inzidenz des Nierenzellkarzinoms nimmt zu und beträgt nahezu 65.000 neue Fälle jährlich in den USA mit 13.700 Todesfällen. In Deutschland geht man von 15.000 Neuerkrankungen pro Jahr aus. Das Verhältnis von Männern zu Frauen beträgt 2 : 1. Die Inzidenz erreicht ihr Maximum zwischen dem 50. und 70. Lebensjahr, obwohl Nierenzellkarzinome in jedem Alter diagnostiziert werden können. Viele Umwelteinflüsse sind auf ihre Bedeutung als Risikofaktoren untersucht worden. Der stärkste Zusammenhang fand sich bei Rauchern. Das Risiko ist auch erhöht bei Patienten mit erworbenen Formen der zystischen Nierendegeneration, mit terminaler Niereninsuffizienz und bei Patienten mit tuberöser Sklerose. Nierenzellkarzinome treten meistens sporadisch auf, obwohl auch familiäre Formen beobachtet wurden. Als eine Form gilt das von-Hippel-Lindau-Syndrom (VHL), eine autosomal dominante Erkrankung. In genetischen Untersuchungen wurde das VHL-Gen auf dem kurzen Arm von Chromosom 3 identifiziert. Etwa 35 % der VHL-Patienten entwickeln ein Nierenzellkarzinom. Weitere häufige Neoplasmen sind Retinohämangiome, Hämangioblastome des Spinalkanals und des Kleinhirns, Phäochromozytome und neuroendokrine Tumoren.

PATHOLOGIE UND ÄTIOLOGIE

Das Nierenzellkarzinom repräsentiert eine heterogene Gruppe von Tumoren mit bestimmten histopathologischen, genetischen und klinischen Eigenschaften, die sowohl gutartige als auch hochgradig maligne Läsionen umfasst (Tab. 44-3). Nierenzellkarzinome werden anhand ihrer Morphologie und Histologie klassifiziert. Die Kategorien unterscheiden klarzellige Nierenzellkarzinome (60–70 % der Fälle), papilläre Karzinome (5–15 %), chromophobe Karzinome (5–10 %), Onkozytome (5–10 %) und Sammelrohr- bzw. Ductus-Bellini-Karzinome (< 1 %). Papilläre Karzinome tendieren zum bilateralen bzw. multifokalen Befall der Nieren. Chromophobe Karzinome sind durch einen unauffälligeren klinischen Verlauf gekennzeichnet. Onkozytome werden als eher gutartige Tumoren angesehen. Im Gegensatz dazu steht das Ductus-Bellini-Karzinom, das von Sammelrohr im Nierenmark ausgeht und sehr selten, aber auch sehr aggressiv ist. Klarzellige oder konventionelle Karzinome, der häufigste histologische Subtyp, werden bei 80 % der Patienten mit Metastasen gesehen. Klarzellige Nierenkarzinome gehen von den Epithelzellen des proximalen Tubulus aus und weisen gewöhnlich Chromosom-3p-Deletionen auf. Bei Patienten mit familiären und sporadischen Nierenkarzinomen wurden Deletionen von 3p21-26 (wo das VHL-Gen lokalisiert ist) nachgewiesen. VHL kodiert

Tabelle 44-3

KLASSIFIKATION DER EPITHELIALEN NEUBILDUNGEN DER NIERE

Karzinomtyp	Wachstumsmuster	Ursprungszelle	Zytogenetik
Klarzellig	Azinär oder sarkomatoid	Proximaler Tubulus	3p–, 5q+, 14q–
Papillär	Papillär oder sarkomatoid	Proximaler Tubulus	+7, +17, -Y
Chromophob	Solide, tubulär oder sarkomatoid	Kortikales Sammelrohr	Verluste ganzer Arme (1, 2, 6, 10, 13, 17 und 21)
Onkozytär	Tumornester	Kortikales Sammelrohr	Unbekannt
Ductus Bellini	Papillär oder sarkomatoid	Medulläres Sammelrohr	Unbekannt

für ein Tumorsuppressorgen, das die Regulation der Transkription von VEGF (Vascular Endothelial Growth Factor), PDGF (Platelet Derived Growth Factor) und weiteren Hypoxie-induzierbaren Proteinen steuert. Die Inaktivierung von VHL führt zu einer Überexpression dieser Agonisten der VEGF- und PDGF-Rezeptoren, was zu einer Verstärkung von Tumorangiogense und Tumorwachstum führt. Substanzen, die zielgerichtet, d. h. spezifisch proangiogene Faktoren inhibieren, haben eine hohe Antitumoraktivität gezeigt. Bei den Tumoren wurde eine große genetische Variabilität festgestellt. Obwohl die Tumoren eindeutig klonalen Ursprungs sind und oft VHL-Mutationen gemeinsam haben, können verschiedene Tumoranteile und Metastasen sehr unterschiedliche genetische Läsionen enthalten. Diese Heterogenität könnte das Auftreten der Therapieresistenzen erklären.

KLINISCHES BILD

Die klinischen Leitsymptome sind Hämaturie, abdomineller Schmerz und der palpable Flankentumor. Diese klassische Trias findet sich jedoch nur bei weniger als 10–20 % der Patienten. Andere Symptome sind Fieber, Gewichtsverlust, Anämie und eine Varikozele. Nierentumoren werden heute überwiegend (bei bis zu 60–70 %) als radiologischer Zufallsbefund diagnostiziert, was auf den breiteren Einsatz sensitiver radiologischer Schnittbildverfahren (Ultraschall, Computertomografie, Magnetresonanztomografie) in den letzten Jahren zurückgeführt wird. Die steigende Anzahl von zufällig entdeckten Nierenkarzinomen in frühen Tumorstadien hat zu einer besseren 5-Jahres-Überlebensrate für die Patienten geführt und den Einsatz der organerhaltenden Nierenchirurgie (sog. Nephron-sparing-surgery, partielle Nephrektomie) gefördert. Mit malignen Nierentumoren können zahlreiche paraneoplastische Syndrome assoziiert sein, wie eine Erythrozytose, eine Hyperkalzämie, eine Leberdysfunktion (Stauffer-Syndrom) und eine Dysfibrinogenämie. Eine symptomatische Erythrozytose findet sich zum Zeitpunkt der Erstdiagnose nur bei etwa 3 % der Patienten. Häufiger wird eine Anämie als Zeichen einer fortgeschrittenen Erkrankung beobachtet.

Die Standarddiagnostik bei Patienten mit Nierenzellkarzinomen beinhaltet eine Computertomografie des Abdomens und des Beckens, konventionelle Röntgenaufnahmen des Thorax in zwei Ebenen, ein Urinsediment und eine Urinzytologie. Eine Thorax-Computertomografie ist indiziert, wenn das konventionelle Röntgenbild des Thorax den Verdacht einer Metastasierung liefert. Eine Magnetresonanztomografie ist bei der Beurteilung der Vena cava inferior nützlich, wenn ein lokaler Tumoreinbruch oder ein vitaler Tumorthrombus vermutet wird oder eine intravenöse Kontrastmittelgabe wegen Allergie oder Niereninsuffizienz kontraindiziert ist. In der klinischen Praxis sollte jede Raumforderung der Niere bis zum Beweis des Gegenteils als primär maligne betrachtet werden und bedarf bis zur definitiven Diagnose einer eingehenden Diagnostik. Wenn keine Metastasen vorliegen, ist die chirurgische Intervention indiziert, auch wenn ein Tumoreinbruch in die Vena renalis bzw. in der Vena cava vorliegt. Zu den Differenzialdiagnosen renaler Raumforderungen gehören Zysten, gutartige Neubildungen (Adenome, Angiomyolipome, Onkozytome), entzündliche Läsionen (Pyelonephritiden, Abszesse) und andere primär maligne oder metastatische Raumforderungen. Andere Malignome, die mit einer Nierenbeteiligung einhergehen, sind das Transitionalzellkarzinom des Nierenbeckens, Sarkome, Lymphome und Wilms-Tumoren. Alle genannten benignen und malignen Raumforderungen sind jedoch seltener als das Nierenzellkarzinom.

TUMORSTAGING UND PROGNOSE

Das Staging basiert auf dem System des „American Joint Committee on Cancer (AJCC)" (Abb. 44-2). Demnach weisen Tumoren im Stadium I einen größten Durchmesser bis 7 cm auf und sind auf die Niere begrenzt, Tumoren im Stadium II sind größer als 7 cm und ebenfalls auf die Niere begrenzt, Tumoren im Stadium III sind über die Nierenkapsel lokal fortgeschritten, aber innerhalb der Gerota-Faszie (Stadium IIIa), oder es besteht ein Tumoreinbruch in die Nierenvene bzw. die Vena cava (Stadium III b und c) oder ein Lymphknoten ist befallen (N1). Das Stadium IV umfasst Tumoren mit lokaler Infiltration angrenzender Organe (die Nebennieren ausgenommen), mehrere Lymphknotenmetastasen oder Fernmetastasen. Die 5-Jahres-Überlebensraten variieren abhängig vom Stadium: mehr als 90 % im Stadium I, 85 % im Stadium II, 60 % im Stadium III und 10 % im Stadium IV.

Behandlung NIERENZELLKARZINOM

LOKALISIERTE TUMOREN Die Standardtherapie für Tumoren der Stadien I und II sowie für ausgesuchte Tumoren im Stadium III war bisher die radikale oder partielle Nephrektomie. Dieser Eingriff beinhaltete die En-bloc-Resektion der Gerota-Faszie mit der Niere, der ipsilateralen Nebenniere und den lokoregionären Lymphknoten. Die Bedeutung der regionären Lymphadenektomie ist umstritten. Die Ausdehnung des Primärtumors in die Nierenvene oder Vena cava inferior im Stadium III schließt eine operative Therapie nicht aus, selbst wenn die Tumorresektion mit kardiopulmonaler Bypasstechnik und in Hypothermie erfolgen

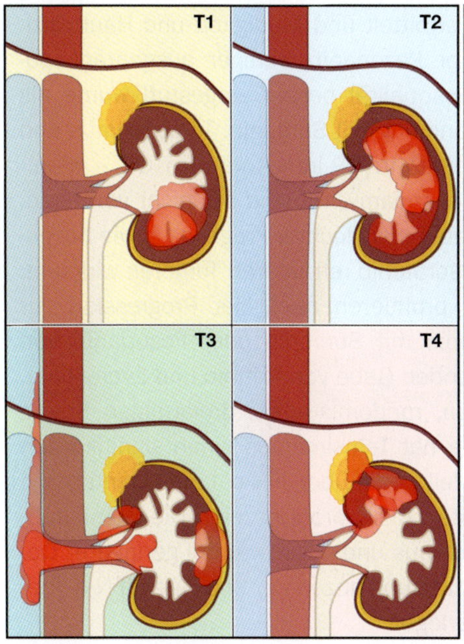

TNM	Beteiligung	Ausbreitung
Tx	Primär nicht beteiligt	
T1 T1a T1b	≤ 7 cm ≤ 4 cm ≥ 4 cm	auf Niere begrenzt
T2 T2a T2b	> 7 cm > 7 cm bis ≤ 10 cm > 10 cm	auf Niere begrenzt
T3 T3a T3b T3c	in die großen Venen oder perinephritischen Gewebe in die Nierenvenen oder das Sinusfett in die Vena cava in die Vena cava	nicht über die Gerotia-Faszie hinaus nicht über die Gerotia-Faszie hinaus unter dem Zwerchfell über dem Zwerchfell
T4	Invasion über die Gerotia-Faszie hinaus	Ausbreitung in Nachbargewebe und ipsilaterale Nebenniere

Regional

Nx	Regionale Lymphknoten nicht untersucht
N0	Keine Lymphknotenbeteiligung
N1	Regionale Lymphknotenbeteiligung

Fernmetastasen

M0	Keine Fernmetastasen
M1	Fernmetastasen

Anatomisches Stadium/prognostische Gruppe			
I	T1	N0	M0
II	T2	N0	M0
III	T1 oder T2	N1	M0
	T3	N0 oder N1	M0
IV	T4	Jedes N	M0
	Jedes T	Jedes N	M1

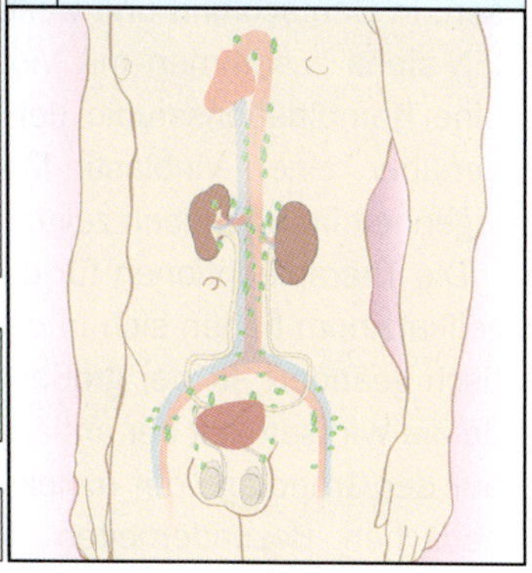

Abbildung 44-2 Staging des Nierenzellkarzinoms. TNM = Tumor, Lymphknoten (Node), Metastasen.

muss. Etwa die Hälfte dieser Patienten weist ein verlängertes Überleben auf, wenn eine Operation durchgeführt wurde. Insbesondere für Tumoren im Stadium I (≤ 7 cm) gilt derzeit die organerhaltende Nierenteilresektion prinzipiell als Standard, wenn sie technisch durchführbar ist. Die laparoskopische Tumornephrektomie ist ebenfalls als Standardverfahren anzusehen.

Bei Patienten mit Einzel- oder Restnieren sollte abhängig von Größe und Lokalisation der Primärläsion ebenfalls eine Nierenteilresektion mit offenem oder laparoskopischem Zugangsweg durchgeführt werden. Eine beidseitige Nierenteilresektion oder einseitige Nierenteilresektion mit kontralateraler Tumornephrektomie ist auch bei Patienten mit bilateralen Nierentumoren indiziert. Nierenteilresektionen sind grundsätzlich elektiv indiziert bei Patienten mit kleinen Primärtumoren und einer normalen kontralateralen Niere. Nach erfolgreicher chirurgischer Resektion des Primärtumors besteht auch bei Fällen mit schlechter Prognose kein nachgewiesener Nutzen für eine adjuvante Chemo-, Immun-, Strahlen- oder zielgerichtete Therapie.

Mehrere neue, lokal ablative Therapieverfahren gewinnen zunehmend an Bedeutung bei der Behandlung kleiner Nierentumoren: die Radiofrequenzablation (RFA), die Kryotherapie und der hochfokussierte Ultraschall (HIFU). Die Applikation dieser Verfahren erfolgt entweder über den offen retroperitonealen, den laparoskopischen oder – zunehmend häufiger – den perkutanen Zugangsweg. Alle lokal ablativen Methoden sind derzeit keine Standardverfahren, da keine hinreichenden Daten zur lokalen Effektivität und Tumorkontrolle und zum Langzeitüberleben vorliegen. Der Vergleich zum Standardverfahren, der offen retroperitonealen, organerhaltenden Nierenteilresektion, fehlt. Diese Verfahren kommen in erster Linie bei Patienten zur Anwendung, die aufgrund ihres Alters oder von Komorbiditäten nicht für eine Operation infrage kommen oder einem operativen Eingriff ablehnend gegenüberstehen.

FORTGESCHRITTENE ERKRANKUNG Die operative Therapie spielt bei der metastasierten Erkrankung eine untergeordnete Rolle, da hierdurch nur in sehr wenigen Fällen eine Heilung erzielt werden kann, z. B. bei Patienten, bei denen solitäre Metastasen nach Tumornephrektomie operativ entfernt werden. Die Indikation zur Tumornephrektomie bei synchroner Metastasierung besteht, um das Auftreten von lokalen Symptomen des Primärtumors wie Schmerzen oder Blutungen zu vermeiden. Für die Immuntherapie mit Interferon-alpha ist gezeigt worden, dass die zytoreduktive Nephrektomie vor der systemischen Therapie zu einer Verlängerung des Gesamtüberlebens von Patienten im Stadium IV führt. Inwieweit das Konzept von primärer zytoreduktiver Nephrektomie und nachfolgender systemischer Therapie mit zielgerichteten Substanzen ebenfalls seine Gültigkeit besitzt, wird derzeit in klinischen Studien geprüft. Dennoch kommt heute in Deutschland dieses Therapiekonzept bei Patienten mit synchroner Metastasierung häufig zur Anwendung, ausgenommen sind Patienten mit schlechter Prognose.

Das metastasierte Nierenzellkarzinom ist refraktär gegenüber einer Chemotherapie. Die Zytokintherapie mit IL-2 oder IFN-α führte bei 10–20 % der Patienten zur Regression. Unter IL-2 wurden in einem kleinen Teil der Fälle komplette und dauerhafte Remissionen beobachtet. Allgemein führt die Zytokintherapie bei den meisten Patienten zu unbefriedigenden Ergebnissen. In Deutschland und weiten Teilen Europas wurde IFN-alpha zusammen mit Vinblastin zugelassen, weil eine Kombinationsstudie der beiden Substanzen gegenüber einer Vinblastin-Monotherapie eine Überlegenheit im Überleben zeigte.

Die Therapieoptionen für das metastasierte Nierenzellkarzinom haben sich in den letzten Jahren dramatisch geändert. In vier großen klinischen Studien wurde die Wirksamkeit der antiangiogenetischen Therapie auf der Grundlage der molekularbiologischen und genetischen Besonderheiten des Nierenzellkarzinoms nachgewiesen. Die neue Therapieform wird als zielgerichtete oder molekulare Therapie bezeichnet (targeted therapy). Die ersten beiden Studien evaluierten separat die Rolle der oral zu applizierenden Angiogenese-Inhibitoren Sorafenib und Sunitinib. Beide Substanzen hemmen die Signaltransduktion für Angiogenese und Proliferation in erster Linie über die Tyrosinkinaserezeptoren für VEGF und PDGF und zeigten ihre Effektivität in der Zweitlinientherapie bei progredienten Patienten nach Immuntherapie. Dies führte zur Zulassung für die Therapie des metastasierten Nierenzellkarzinoms durch die Behörden. Eine randomisierte Phase-III-Studie, die Sunitinib mit IFN-α verglich, zeigte zudem eine klinische Überlegenheit für Sunitinib bei einer akzeptablen Verträglichkeit. Diese Studie führte zum Wechsel der First-Line-Therapie von IFN-α zu Sunitinib. Sunitinib wird oral in einer Dosierung von 50 mg/d für 4 Wochen, gefolgt von einer zweiwöchigen Pause, gegeben. Pazopanib und Axitinib sind neuere Substanzen derselben Klasse. Pazopanib wurde in einer randomisierten Erstlinien-Phase-III-Studie mit Sunitinib verglichen. Dabei wurde eine vergleichbare Effizienz ermittelt und Müdigkeit und Hauttoxizität waren unter Pazopanib weniger ausgeprägt, sodass die Lebensqualität besser eingestuft wurde als unter der Behandlung mit Sunitinib. Temsirolimus und Everolimus, beides mTOR-Inhibitoren (mTOR – mammalian target of rapamycin), sind bei nicht vorbehandelten Patienten mit schlechter Prognose sowie bei gegen Sunitinib/Sorafenib refraktären Tumoren wirksam. Die Patienten profitieren nach der Progression zur Erstlinientherapie mit Sunitinib oder Pazopanib von der anschließenden Gabe von Axitinib und Everolimus. In einer großen, randomisierten, dreiarmigen Studie für die Erstlinie hat Temsirolimus einen signifikanten Überlebensvorteil gegenüber IFN-α bei Patienten mit einem schlechten Risikoprofil gezeigt. Die Kombination von Temsirolimus und IFN-α war bei geringerer Dosierung der Einzelsubstanzen der alleinigen IFN-α-Therapie nicht überlegen.

Eine weitere Studie hat Bevacizumab, einen VEGF-Antikörper, in Kombination mit IFN-α gegenüber IFN-α in der First-Line-Situation bei Patienten mit gutem und intermediärem Risikoprofil untersucht. Auch hier zeigte sich ein Vorteil für den Bevacizumab-Arm, die Toxizität war für die Kombination jedoch höher als für die IFN-α-Monotherapie.

PROGNOSE

Die Prognose des metastasierten Nierenzellkarzinoms ist sehr variabel. In einer retrospektiven Analyse erwiesen sich ein Status ohne Nephrektomie, ein KPS von weniger als 80, ein niedriger Hb-Wert, ein hoher korrigierter Kalziumwert und ein abnorm hoher LDH-Wert als schlechte prognostische Faktoren. Patienten mit keinem, ein oder zwei, und drei oder mehr Faktoren hatten ein medianes Überleben von 24, 12 und 5 Monaten. Nierenzellkarzinome können einen nicht vorhersehbaren, manchmal auch sehr protrahierten klinischen Verlauf zeigen. Es wird daher empfohlen, vor einer systemischen Therapie die Progression der Erkrankung nachzuweisen.

KAPITEL 45

HYPERPLASTISCHE UND MALIGNE PROSTATAERKRANKUNGEN

Howard I. Scher ■ James A. Eastham

Für die deutsche Ausgabe Hanjo Belz und Dirk Fahlenkamp

Die Häufigkeit von gutartigen und bösartigen Veränderungen der Prostata steigt mit zunehmendem Alter. Autopsien bei Männern in der achten Lebensdekade zeigen in mehr als 90 % hyperplastische Veränderungen und in mehr als 70 % maligne Veränderungen. Die hohe Prävalenz dieser Erkrankungen in einer Population, in der gleichzeitig andere Ursachen einer Morbidität und Mortalität bestehen, verlangt nach einer risikoadaptierten Herangehensweise an Diagnostik und Therapie. Dies kann erreicht werden, indem diese Erkrankungen als Abfolge verschiedener Stadien betrachtet werden. Jedes Stadium ist ein klinischer Abschnitt, für den therapeutische Maßnahmen empfohlen werden können, abhängig von den gegenwärtigen Beschwerden oder dem Risiko des Auftretens von Symptomen bzw. dem Versterben innerhalb eines bestimmten Zeitraumes. Bei benignen proliferativen Erkrankungen werden die Symptome Pollakisurie, Infektion und die Entwicklung einer Obstruktion gegen die Nebenwirkungen und Komplikationen der medikamentösen und chirurgischen Therapie abgewogen. Beim Prostatakarzinom wird das Risiko einer Erkrankung, der Entwicklung von Symptomen oder des Versterbens gegen die Nebenwirkungen der empfohlenen Therapie und die Auswirkungen etwaiger Begleiterkrankungen ins Verhältnis gesetzt.

ANATOMIE

Die Prostata liegt im kleinen Becken und grenzt an das Rektum, die Harnblase, die dorsalen und periprostatischen Venenplexus und die neurovaskulären Bündel, welche für die erektile Funktion von Bedeutung sind, sowie an den inneren Sphinkter, der für die passive Harnkontinenz verantwortlich ist. Die Prostata besteht aus verzweigten tubuloalveolären Drüsen, die in Lappen angeordnet und von fibromuskulärem Stroma umgeben sind. Die azinäre Einheit besteht aus einem epithelialen Kompartiment, das von epithelialen, basalen und neuroendokrinen Zellen gebildet wird und durch eine Basalmembran abgetrennt ist, sowie aus einem stromalen Kompartiment, das aus Fibroblasten und glatten Muskelzellen besteht. Prostataspezifisches Antigen (PSA) und saure prostataspezifische Phosphatase werden in den epithelialen Zellen produziert. Beide, epitheliale und Stromazellen, exprimieren Androgenrezeptoren und wachsen androgenabhängig. Testosteron, das wichtigste zirkulierende Androgen, wird in der Drüse durch das Enzym 5α-Reduktase zu Dihydrotestosteron umgewandelt.

Die Prostatagröße verändert sich während der Pubertät und nach dem 55. Lebensjahr im periurethralen Drüsenanteil. Die benigne Gewebeproliferation betrifft hauptsächlich die Übergangszone rund um die Urethra. Die meisten Karzinome entstehen in der peripheren Zone, die der digitalen rektalen Untersuchung zugänglich ist.

PROSTATAKARZINOM

Im Jahr 2013 wurden in den USA bei etwa 238.590 Männern Prostatakarzinome diagnostiziert, und es verstarben 29.720 Männer daran. Die absolute Zahl der prostatakarzinombedingten Todesfälle ist in den letzten 5 Jahren zurückgegangen, was oft auf die weit verbreitete PSA-Bestimmung zurückgeführt wurde. (In Europa ist wider Erwarten die Mortalität trotz steigender Inzidenz nicht zurückgegangen.) Allerdings ist ein möglicher Überlebensvorteil durch das Screening nicht gesichert. Bei 1 von 30 Patienten verläuft die Krankheit tödlich. Somit sterben die meisten Patienten paradoxerweise nicht an ihrer Erkrankung, obwohl das Prostatakarzinom an zweiter Stelle der krebsbedingten Todesursachen bei Männern liegt und 1 von 6 Männern betrifft.

EPIDEMIOLOGIE

Epidemiologische Studien zeigen, dass das Risiko für ein Prostatakarzinom um das Zweifache steigt, wenn ein Verwandter ersten Grades erkrankt ist, und um das Vierfache, wenn zwei oder mehrere Verwandte betroffen sind. Gegenwärtige Schätzungen gehen davon aus, dass 40 % der früh auftretenden und 5–10 % aller Prostatakarzinome erblich sind. Das Prostatakarzinom tritt in ethnischen Gruppen unterschiedlich häufig auf. Bei afroamerikanischen Männern ist das Prostatakarzinom häufiger und es treten größere Tumoren mit ungünstigeren histologischen Eigenschaften auf als bei weißen Männern. Dies hängt wahrscheinlich mit dem höheren Testosteronspiegel afroamerikanischer Männer zusammen. Die polymorphen Varianten des Androgenrezeptorgens, des Cytochrom-P450-C17-Gens und des steroidalen 5α-Reduktase-Typ-II-(SRD 5A2-)Gens beeinflussen die Inzidenz ebenfalls.

Die Prävalenz der durch eine Obduktion festgestellten Karzinome ist weltweit ähnlich, obwohl die klinische Inzidenz variiert, was auf die Beteiligung von Umweltfaktoren und Ernährungsfaktoren an Wachstum und Progression des Prostatakarzinoms hinweist. So wird angenommen, dass die erhöhte Aufnahme von Nahrungsfetten, wie α-Linolensäure, und polyzyklischen Kohlenwasserstoffen, die beim Erhitzen roten Fleisches entstehen, das Risiko für eine Karzinomentstehung erhöht. Ähnlich wie für Brustkrebs bei asiatischen Frauen steigt das Risiko für Prostatakarzinome bei asiatischen Männern, wenn sie in westliche Industrienationen ziehen. Als protektive Faktoren werden das Isoflavinoid Genistein (inhibiert die 5α-Reduktase), isothiocyanatsulfuraphanhaltiges Gemüse, Retinoide wie Lycopene (in Pizza und Tomaten) und die Inhibitoren der Cholesterinbiosynthese angesehen. Die Entwicklung des Prostatakarzinoms ist ein mehrstufiger Prozess. Eine der frühen Veränderungen ist die Hypermethylierung des GSTP1-Gen-Promotors, was zum Funktionsverlust eines Genes führt, welches Karzinogene unschädlich macht. Eine Rolle von Entzündungsprozessen ist anzunehmen, basierend auf dem Nachweis von Prostatakarzinomen in der Nähe von als PIA (proliferative inflammatorische Atrophie) bezeichneten Läsionen.

PRÄVENTION

Derzeit gibt es weder von der U.S. Food and Drug Administration (FDA) zur Prävention des Prostatakarzinoms zugelassene noch von den großen Fachgesellschaften dafür empfohlene Präparate. Die Statine scheinen zwar eine gewisse protektive Wirkung zu haben, allerdings überwiegen die möglichen Risiken den Nutzen, weil nur sehr wenige Männer am Prostatakarzinom versterben. Die Ergebnisse mehrerer großer doppelblinder randomisierter Studien zu einer medikamentösen Prophylaxe ergaben, dass 5α-Reduktase-Inhibitoren die wesentliche Behandlung zur Senkung des Karzinomrisikos darstellen. Das Prostate Cancer Prevention Trial (PCPT), bei dem Männer über 55 Jahre Placebo oder den 5α-Reduktase-Inhibitor Finasterid erhielten, welcher die Typ-1-Isoform inhibiert, zeigte eine 25%ige Reduktion (95%-Konfidenzintervall 19–31 %) der Prävalenz des Prostatakarzinoms in allen Altersgruppen infolge einer Überlegenheit von Finasterid (18,4 %) gegenüber Placebo (24,4 %). In der REDUCE-Studie (Reduction by Dutasteride of Prostate Cancer Events) kam es in ähnlicher Weise zu einer 23%igen Reduktion der 4-Jahres-Prävalenz mit Dutasterid ($p = 0{,}001$). Dutasterid hemmt sowohl die Typ-1- als auch die Typ-2-Isoform der 5α-Reduktase. Obwohl beide Studien ihren Endpunkt erreichten, wurde befürchtet, dass die meisten verhinderten Krebserkrankungen ein niedriges Risiko aufwiesen und dass der Behandlungsarm etwas mehr klinisch signifikante Karzinome enthielt (solche mit höherem Gleason Score). Keine der Substanzen wurde von der FDA zur Prävention des Prostatakarzinoms zugelassen. Diese Ergebnisse stehen im Gegensatz zu jenen der SELECT-Studie (Selenium and Vitamin E Cancer Prevention Trial), an der afroamerikanische Männer über 50 Jahre und andere Männer über 55 Jahre teilnahmen und die keinen Unterschied der Karzinominzidenz bei Patienten zeigte, die Vitamin E (4,6 %) oder Selen (4,9 %) allein oder in Kombination (4,6 %) im Vergleich zu Placebo (4,4 %) erhielten. Genauso ergab die Physicians Health Study II keine Vorteile von Vitamin E, Vitamin C oder Selen.

DAS KLINISCHE STADIENMODELL

Der Krankheitsverlauf vom Auftreten einer präneoplastischen bzw. organbegrenzten Läsion der Prostata bis zur symptomatischen Metastasierung und ggf. Mortalität durch das Prostatakarzinom kann Jahrzehnte überspannen. Betrachtet man die Erkrankung als eine Abfolge von klinischen Stadien, so ist ein risikoadaptiertes Vorgehen auf jeder Stufe der Krankheit möglich (Abb. 45-1). Anhand der klinischen Stadien lässt sich das Risiko der malignen Entartung einer gutartigen Drüsenvergrößerung, des Vorliegens eines klinisch signifikanten Karzinoms mit oder ohne Blasenentleerungsstörung sowie das Risiko für das Auftreten von Symptomen oder Tod durch ein Prostatakarzinom abschätzen. Die Stadieneinteilung bei Nachweis eines Karzinoms leitet sich zudem vom Nachweis von in der Bildgebung detektierbaren Metastasen und der Testosteronkonzentration im Blut ab. Jede Entscheidung darüber, ob eine Therapie begonnen wird und welche Therapieform angewendet wird, hängt von den individuellen Risikofaktoren des Karzinoms ab, sollte jedoch im Verhältnis zu anderen Ursachen von Morbidität und Mortalität des einzelnen Patienten stehen. Daraus lässt sich ableiten, dass die Notwendigkeit einer Therapie umso größer ist, je weiter fortgeschritten die Erkrankung ist.

Für die Patienten ohne Karzinomdiagnose hängt der Entschluss zur Karzinomsuche von der individuellen Lebenserwartung und unabhängig davon von der Wahrscheinlichkeit des Aufspürens eines klinisch signifikanten Karzinoms ab. Für die Patienten mit einem gesicherten Karzinom hilft die klinische Stadieneinteilung, das Risiko einer symptomatischen Erkrankung und das Mortalitätsrisiko abzuschätzen. Ein Patient verbleibt so lange in einem Stadium, bis die Erkrankung in das nächste Stadium übergeht. Verwendet man dieses Paradigma, verbleibt ein Patient mit einem lokalisierten Karzinom, das chirurgisch komplett entfernt wurde, so lange im Stadium der lokalisierten Erkrankung, wie sein PSA-Wert unter der Nachweisgrenze liegt. Die Zeitdauer in einem stabilen klinischen Stadium gilt als Maßstab für die Effektivität einer therapeutischen Intervention, wenngleich dieser Effekt nicht über Jahre nachweisbar bleiben muss. Damit wird auch eine Unterscheidung zwischen *Heilung*, also der Elimination aller Tumorzellen als primäres therapeutisches Ziel der Karzinombehandlung, und *Tumorkontrolle* möglich, bei der das Fortschreiten der Krankheit beeinflusst und die Symptome kontrolliert werden, bis der Patient durch andere Ursachen verstirbt. Aus Patientensicht hat das Konzept der Tumorkontrolle gleichsam einen therapeutischen Aspekt, falls der Patient bisher keine Symptome der Erkrankung aufweist oder die Behandlung eine Überwachung erforderlich macht. Selbst bei Vorliegen eines dokumentierten Rezidivs ist nicht immer eine sofortige Therapie notwendig. Vielmehr ist die Notwendigkeit einer Therapie zum Zeitpunkt der Diagnose abhängig von der Geschwindigkeit des Fortschreitens der Erkrankung, sodass das Nutzen-Risiko-Verhältnis der jeweiligen Therapie im Einzelfall abgewogen werden muss.

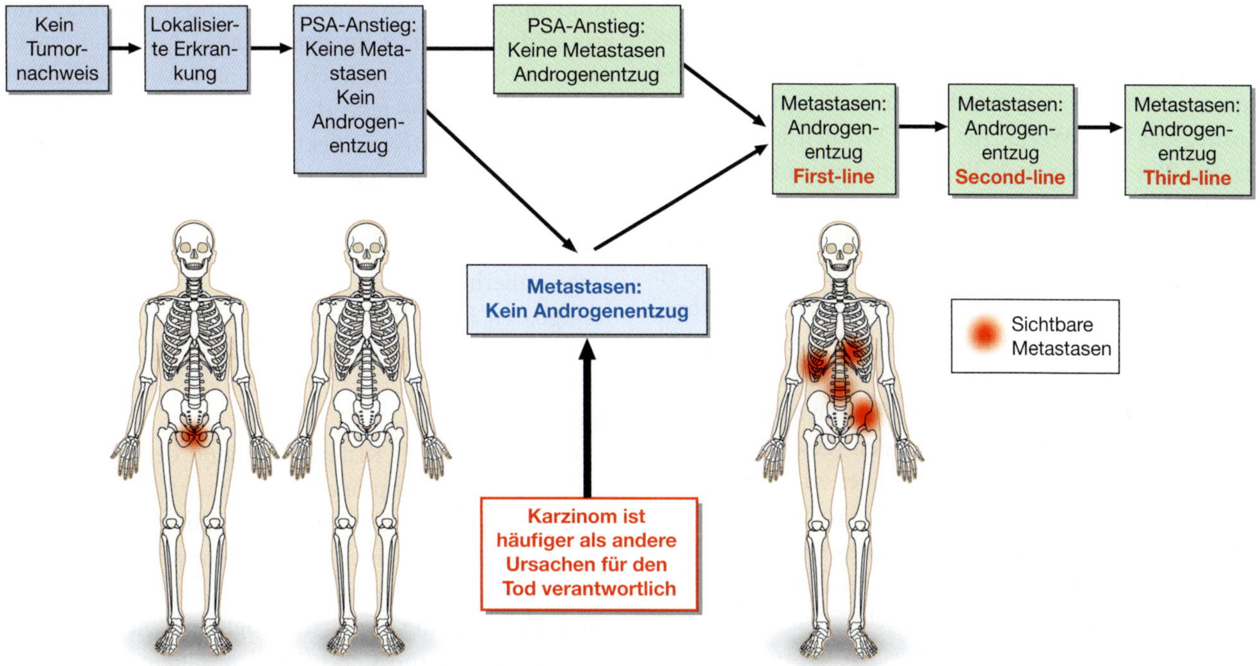

Abbildung 45-1 **Klinische Stadien des Prostatakarzinoms.** PSA = prostataspezifisches Antigen.

Körperliche Untersuchung

Die Notwendigkeit einer Prostatakarzinomdiagnostik ergibt sich aus pathologischen Symptomen, einem auffälligen rektalen Palpationsbefund der Prostata oder häufiger aus einem erhöhten Serum-PSA. Die urologische Anamneseerhebung zielt auf Symptome einer subvesikalen Obstruktion oder Veränderungen von Kontinenz, Potenz oder Ejakulation.

Mittels digitaler rektaler Untersuchung werden die Prostatagröße, Konsistenz sowie Veränderungen innerhalb oder außerhalb der Drüse geprüft. Die meisten Karzinome entstehen in der peripheren Zone und können somit durch die digitale rektale Untersuchung getastet werden. Karzinome imponieren typischerweise hart, knotig und unregelmäßig. Eine Verhärtung kann auch durch eine benigne Prostatahypertrophie (BPH) oder Prostatasteine verursacht werden. Bei 20–25 % der Männer mit einem auffälligen Untersuchungsbefund in der digitalen rektalen Untersuchung liegt ein Prostatakarzinom vor.

Prostataspezifisches Antigen

Prostataspezifisches Antigen (PSA; Kallikrein-ähnliche Peptidase 3 [KLK3]) ist eine Serinprotease, die für die Verflüssigung des Spermas verantwortlich ist. Es wird sowohl von gutartigen als auch von malignen epithelialen Zellen produziert. PSA ist prostataspezifisch, jedoch nicht prostatakarzinomspezifisch. Eine PSA-Erhöhung kann auch im Rahmen einer Prostatitis oder einer gutartigen Prostatavergrößerung (BPH) auftreten. Der PSA-Spiegel wird durch eine digitale rektale Untersuchung nicht signifikant beeinflusst. Die Durchführung einer Prostatastanzbiopsie kann aber einen bis zu 10-fachen Anstieg des PSA-Wertes für 8–10 Wochen hervorrufen. Das im Blut zirkulierende PSA ist inaktiv und findet sich hauptsächlich komplexgebunden an den Proteaseinhibitor α_1-Antichymotripsin sowie in ungebundener Form. Die Komplexbildung mit α_2-Makroglobulin und anderen Proteaseinhibitoren ist von untergeordneter Bedeutung. Freies PSA wird aus dem Blut durch glomeruläre Filtration mit einer Halbwertszeit von 12–18 Stunden eliminiert. Die Elimination des an α_1-Antichymotripsin gebundenen PSA geht langsam vor sich (geschätzte Halbwertszeit 1–2 Wochen), da der Komplex zu groß für eine renale Ausscheidung ist. PSA sollte 6 Wochen nach Entfernung der Prostata nicht mehr nachweisbar sein. Zur Prostatakarzinomdiagnostik wird eine immunhistochemische Markierung von PSA eingesetzt.

PSA-abhängiges Screening und Früherkennung Der PSA-Test wurde in den USA 1994 zur Früherkennung des Prostatakarzinoms zugelassen und die weit verbreitete Anwendung des Tests spielt eine wesentliche Rolle für die Diagnose früher Karzinomstadien: Mehr als 70–80 % der neu diagnostizierten Karzinome sind klinisch auf das Organ begrenzt. Der PSA-Spiegel korreliert klar mit dem Risiko und der Prognose des Prostatakarzinoms. Die meisten der karzinombezogenen Todesfälle (90 %) ereignen sich bei Männern mit PSA in der obersten Quartile (> 2 ng/ml), obwohl die Erkrankung nur bei wenigen Patienten mit einem PSA von über 2 ng/ml tödlich verläuft. Trotz dieser Erkenntnisse und einer Reduktion der Mortalität, die aus großen randomisierten Untersuchungen zum Prostatakarzinom-Screening hervorgeht, bestehen kontroverse Auffassungen über einen Routineeinsatz des Tests.

Die U.S. Preventive Services Task Force (USPSTF) sprach sich nach der Sichtung der Evidenz für ein Screening des Prostatakarzinoms klar dagegen aus. Durch die Vergabe eines „D" in der Empfehlung, die auf diesem Review beruhte, kam die USPSTF zu dem Schluss, dass „eine mittlere bis hohe Wahrscheinlichkeit dafür besteht, dass dieser Service nicht von Nutzen ist oder dass der Schaden den Nutzen überwiegt". Ob die negativen Effekte von Screening, Überdiagnostik und Überbehandlung durch die Reduktion der Mortalität des Prostatakarzinoms aufgewogen werden, dürfte ernsthaft zu bezweifeln sein. Als Reaktion auf die USPSTF aktualisierte die American Urological Association (AUA) ihre Konsensus-Empfehlung zum Screening auf das Prostatakarzinom. Sie schlussfolgerte, dass die für den Nutzen des Screenings sprechende Evidenz von mäßiger Qualität war, während die Evidenz für den Schaden bei Männern im Alter von 55–69 Jahren hoch war. Für Männer außerhalb dieser Altersgruppe fehlt die Evidenz für einen Nutzen, während die negativen Effekte von Screening, Überdiagnostik und Überbehandlung blieben. Die AUA empfiehlt bei Männern im Alter von 55–69 Jahren, bei denen der Nutzen das Risiko überwiegt, ein PSA-abhängiges Screening. Außerhalb dieser Altersgruppe wurde anhand der verfügbaren Evidenz kein routinemäßiges PSA-abhängiges Screening empfohlen. Die Leitlinien finden sich auf *www.AUAnet.org/education/guidelines/prostate-cancer-detection.cfm.*

Die PSA-basierten Kriterien, anhand deren eine diagnostische Prostatabiopsie empfohlen wird, haben sich im Laufe der Zeit verändert. Basierend auf dem häufig für die Durchführung einer Prostatabiopsie angewandten Schwellenwert von 4 mg/ml PSA, haben viele Männer mit PSA-Erhöhung keine histologischen Zeichen eines Karzinoms, während sich bei vielen Patienten mit niedrigerem PSA maligne Zellen finden. Informationen aus der PCPT zeigen, dass es keinen PSA-Wert gibt, unterhalb dessen das Risiko für ein Prostatakarzinom gleich Null ist. Daher zeigt der PSA-Spiegel die Wahrscheinlichkeit, mit der bei einem Mann in der Prostatabiopsie ein Karzinom entsteht. Die weiterentwickelten Kriterien haben die Zielsetzung, die Sensitivität des PSA-Tests bei jungen Männern, die an der Erkrankung versterben könnten, zu erhöhen, während die Häufigkeit der Karzinomdetektion mit niedrigem malignem Potenzial bei älteren Männern, die eher durch andere Ursachen versterben, reduziert werden soll. Bei Patienten mit symptomatischer Prostatitis sollte vor der Biopsie eine Antibiotikatherapie durchgeführt werden. Von einer routinemäßigen Antibiotikagabe bei asymptomatischen Männern mit erhöhtem PSA-Spiegel wird dringend abgeraten.

Prostatabiopsie

Die Diagnose eines Karzinoms erfolgt mittels einer TRUS-gesteuerten Nadelbiopsie. Die Visualisierung mittels Ultraschall oder MR ermöglicht die gezielte Gewebeentnahme aus allen Drüsenbereichen. Die aktuellen Schemata empfehlen eine ausgedehnte Biopsie mit 12 Stanzzylindern auch aus der peripheren Zone sowie die Probenahme aus einem durch Palpation oder Bildgebung verdächtigen Lymphknoten (in Deutschland gehören mindestens 10 Probeentnahmen unter Antibiotikaprophylaxe zum Standard). Bei Patienten mit erhöhtem PSA-Wert und negativer Biopsie wird eine Wiederholungsbiopsie angeraten.

Pathologie des Biopsats Jeder Biopsiezylinder wird auf das Vorliegen eines Karzinoms untersucht und der Karzinomanteil im Zylinder wird quantifiziert. Mehr als 95 % der Karzinome sind Adenokarzinome; im Übrigen kommen Plattenepithelkarzinome, Transitionalzellkarzinome und selten Karzinosarkome vor. Metastasen in der Prostata sind selten, aber eine Infiltration in die Prostata durch Übergangsepithelzellkarzinome der Harnblase oder Kolonkarzinome ist per continuitatem möglich. Die Aggressivität des Karzinoms wird mit dem *Gleason-Grading-System* ermittelt, bei dem das dominante und das zweithäufigste histologische Erscheinungsmuster unabhängig voneinander mit Zahlen zwischen 1 (gut differenziert) und 5 (undifferenziert) klassifiziert und zu einer Summe zwischen 2 und 10 für jeden Tumor addiert werden. Der am schlechtesten differenzierte Tumoranteil (z. B. der Bereich mit dem höchsten histologischen Grad) bestimmt häufig das biologische Verhalten des Karzinoms. Das Vorhandensein oder Fehlen einer perineuralen Invasion oder einer extrakapsulären Ausbreitung wird ebenfalls dokumentiert.

Stadieneinteilung des Prostatakarzinoms

Die TNM-Stadieneinteilung klassifiziert Karzinome, die bei der digitalen rektalen Untersuchung nicht tastbar sind und lediglich auf der Basis eines abnormalen PSA detektiert wurden (T1c), solche die tastbar, aber auf die Drüse beschränkt sind (T2) oder Karzinome, bei denen eine extrakapsuläre Ausbreitung vorliegt (T3 und T4) (Tab. 45-1, Abb. 45-2). Die nur auf der digitalen rektalen Untersuchung basierende Einschätzung der Erkrankung ist hinsichtlich der Ausdehnung des Karzinoms innerhalb der Drüse, des Vorhandenseins eines Kapseldurchbruches, der Beteiligung der Samenblasen und der Ausdehnung in die Lymphknoten ungenau. Dies führte zu einer Modifikation des Stagingsystems unter Berücksichtigung der Ergebnisse bildgebender Verfahren zur Feststellung des T-Stadiums. Leider konnte sich kein einzelnes Verfahren hinsichtlich der Voraussage des pathologischen Stadi-

Tabelle 45-1

TNM-KLASSIFIKATION

TNM-Staging beim Prostatakarzinom[a]	
Tx	Primärtumor nicht beurteilbar
T0	Keine Anzeichen für Primärtumor
Lokalisierte Erkrankung	
T1	Klinisch inapparenter Tumor, weder palpabel noch in der Bildgebung sichtbar
T1a	Tumorbefall ≤ 5 % in der Histologie; nicht palpabel
T1b	Tumorbefall > 5 % in der Histologie
T1c	Tumornachweis durch Nadelbiopsie (z. B. bei erhöhtem PSA)
T2	Tumor auf die Prostata begrenzt[b]
T2a	Tumorbefall von ≤ 50 % eines Seitenlappens
T2b	Tumorbefall von > 50 % eines Seitenlappens; nur ein Seitenlappen betroffen
T2c	Tumorbefall in beiden Seitenlappen
Lokales Wachstum	
T3	Tumor überschreitet Prostatakapsel[c]
T3a	Extrakapsuläre Ausbreitung (ein- oder beidseitig)
T3b	Tumorinvasion der Samenbläschen
T4	Fixierter Tumor oder Tumorinvasion von anderen benachbarten Strukturen als den Samenbläschen (z. B. externer Blasensphinkter, Rektum, Harnblase, Levatormuskeln, Beckenwand)
Metastasierende Erkrankung	
N1	Befall der regionalen Lymphknoten
M1	Fernmetastasen

[a] Modifiziert nach SB Edge et al (eds): AJCC Cancer Stagin Manual, 7th ed, New York, Springer, 2010.

[b] Ein Tumornachweis in einem oder beiden Seitenlappen durch Nadelbiopsie ohne palpatorischen oder zuverlässigen radiologischen Nachweis ist dem Stadium T1c zuzuordnen.

[c] Invasion in den Apex der Prostata oder in die Kapsel (aber nicht darüber hinaus) bedeutet Stadium T2 und nicht T3.

Abkürzung: PSA = prostataspezifisches Antigen.

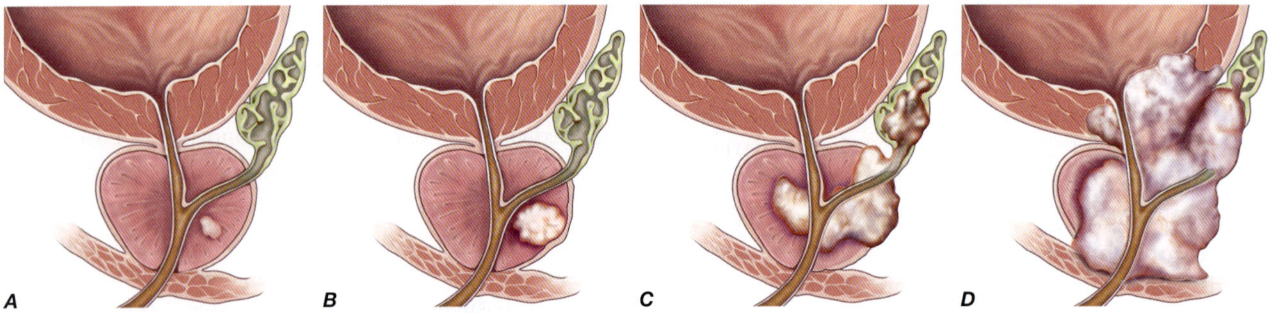

Abbildung 45-2 Tumorausbreitung (T-Stadien) des Prostatakarzinoms. ***(A)*** T1 – klinisch inapparenter Tumor, weder palpabel noch in der Bildgebung sichtbar. ***(B)*** T2 – Tumor auf die Prostata begrenzt. ***(C)*** T3 – Tumor überschreitet Prostatakapsel und kann die Samenbläschen infiltrieren. ***(D)*** T4 – fixierter Tumor oder Tumorinvasion von benachbarten Strukturen. 81 % der Patienten weisen initial eine lokalisierte Erkrankung auf (T1 oder T2), die mit einer 5-Jahres-Überlebensrate von 100 % einhergeht. Weitere 12 % werden mit einem sich regional ausbreitenden Tumor (T3 oder T4 ohne Metastasen) vorstellig, auch hier beträgt die 5-Jahres-Überlebensrate 100 %. 4 % haben eine metastasierende Erkrankung (T4 mit Metastasen), bei der die 5-Jahres-Überlebensrate 28 % beträgt. (3 % der Patienten wurden nicht klassifiziert; bei dieser Gruppe beträgt die 5-Jahres-Überlebensrate 73 %.) *(Daten aus: AJCC, http://seer.cancer.gov/statfacts/html/prost.html. Figure © 2014 Memorial Sloan-Kettering Cancer Center; mit frdl. Genehmigung.)*

ums, einer Kapselinfiltration, einer Samenblaseninfiltration oder Lymphknotenbeteiligung durchsetzen.

Die Visualisierung durch TRUS ist das am häufigsten angewandte bildgebende Verfahren. Durch den TRUS erfolgt meist die Einschätzung des Primärtumors, ein Karzinom kann jedoch nicht mit Sicherheit vorausgesagt werden. TRUS wird vorrangig zur gezielten Prostatabiopsie eingesetzt. Der Computertomografie (CT) fehlt die notwendige Sensitivität und Spezifität, um eine extraprostatische Tumorextension festzustellen und sie ist hinsichtlich der Lymphknotendarstellung der Magnetresonanztomografie (MRT) unterlegen. Die Spezifität der MRT wurde mittels Endorektalspule verbessert und ist der CT bei der Prostatakarzinomdetektion und Beurteilung der Tumorausbreitung überlegen. T1-gewichtete Bilder zeigen das periprostatische Fett, den periprostatischen Venenplexus, das perivesikale Gewebe, die Lymphknoten und das Knochenmark. T2-gewichtete Bilder geben die Drüsenarchitektur der Prostata und der Samenblasen wieder. Die meisten Karzinome zeigen ein abgeschwächtes Signalverhalten im MRT, während die normale periphere Zone ein verstärktes Signal liefert. Dennoch fehlt es auch dieser Methode an Sensitivität und Spezifität. Die MRT ist bei der Planung einer chirurgischen Intervention oder Strahlentherapie hilfreich.

Die Ganzkörperskelettszintigrafie (Knochenszintigrafie) wird für die Evaluation von Knochenmetastasen eingesetzt. Diese Untersuchung ist sensitiv, aber relativ unspezifisch, weil Bereiche mit einer Mehranreicherung nicht immer einer osteoplastischen Metastasierung entsprechen. In Heilung befindliche Frakturen, Arthritis, Paget-Krankheit und zahlreiche andere Erkrankungen weisen ebenfalls eine Mehranreicherung auf. Richtig positive Befunde der Knochenszintigrafie sind unterhalb eines PSA-Wertes von 10 ng/ml selten und unterhalb von 10 ng/ml ungewöhnlich, es sei denn, ein höheres Grading des Tumors liegt vor.

Behandlung PROSTATAKARZINOM

KLINISCH LOKALISIERTES PROSTATAKARZINOM

Lokalisierte Prostatakarzinome sind Karzinome, die nach erfolgter Staginguntersuchung keinerlei Metastasierung aufweisen. Patienten mit einer lokalisierten Erkrankung werden mittels radikaler Prostatektomie, Strahlentherapie oder „Active Surveillance“ behandelt. Bei der Therapiewahl sollten eine Reihe von Faktoren berücksichtigt werden, wie Symptome, Beeinträchtigung der Lebensqualität und Lebenserwartung, neu auftretende Therapiebedürftigkeit und Heilungsmöglichkeit mittels einer einzelnen Therapiemodalität oder einer Kombination aus lokaler und systemischer Behandlung.

Die Literatur bietet keinen Beweis für die Überlegenheit eines Verfahrens. Vergleiche der Ergebnisse verschiedener Therapien werden durch das Fehlen prospektiver Studien, den Einfluss der Fachrichtung des einweisenden Arztes, die Erfahrung der behandelnden Ärzte und unterschiedliche Definitionen der Endpunkte und der Kriterien einer Heilung erschwert. Heilung und therapiebedingte Morbidität gelten als primäre Endpunkte. Die Erfolgskriterien variieren in Abhängigkeit von der Therapiemodalität. Häufig wird das Überleben ohne PSA-Rezidiv als Kriterium des Erfolgs verwendet, da ein Einfluss der Therapie auf die metastatische Progression oder auf das Gesamtüberleben über Jahre nicht ermittelt werden kann. Basierend auf der Halbwertszeit von 3 Tagen, sollte das PSA 4–6 Wochen nach radikaler Chirurgie (bei der das gesamte Prostatagewebe entfernt wird) nicht mehr nachweisbar sein. Ist das PSA weiterhin nachweisbar, muss man beim Patienten von einer persistierenden Erkrankung ausgehen. Im Gegensatz dazu bleibt das PSA nach einer Strahlentherapie trotz Elimination aller Karzinomzellen nachweisbar, weil die gutartigen Drüsenanteile der Prostata weiterhin PSA produzieren. Ebenso gibt es keine adäquate Definition der Karzinomkontrolle für die Active Surveillance, da die PSA-Werte ohne Therapie weiterhin ansteigen. Weitere Endpunkte sind die Zeit bis zur objektiven Progression (lokal oder systemisch) und das Gesamt- und krebsspezifische Überleben, obwohl deren Beurteilung einen langen Zeitraum in Anspruch nehmen kann.

Je weiter die Erkrankung fortgeschritten ist, desto geringer ist die Wahrscheinlichkeit einer lokalen Tumorkontrolle und desto höher die Wahrscheinlichkeit einer systemischen Ausbreitung. Zu beachten ist auch die Tatsache, dass Karzinome innerhalb der Einteilung in T1-, T2- und T3-Tumoren eine unterschiedliche Prognose aufweisen können. Einige T3-Tumoren können mit einer einzelnen auf die Prostata gerichteten Therapie geheilt werden, wohingegen einige T1-Tumoren eine hohe Wahrscheinlichkeit eines systemischen Befalls haben und zur Erzielung einer Heilung eine kombinierte lokale und systemische Therapie benötigen. Insbesondere bei T1-Tumoren ist daher zur prognostischen Einschätzung und Wahl der geeigneten Therapie das Heranziehen anderer Faktoren erforderlich.

Mehrere Arbeitsgruppen haben zur besseren Risikoabschätzung und Therapieplanung prognostische Modelle, basierend auf der Kombination aus Ausgangs-T-Stadium, Gleason-Score und Ausgangs-PSA-Wert, entwickelt. Einige Modelle basieren auf definierten Grenzwerten (PSA < 10 oder ≥ 10 ng/ml; Gleason-Score ≤ 6,7 oder ≥ 8), andere sind Nomogramme, in denen PSA-Wert und Gleason-Score als kontinuierliche Variablen verwendet werden. Es gibt mehr als 100 Nomogramme zur Ermittlung der Wahrscheinlichkeit einer klinisch relevanten Krebserkrankung, der Erkrankungsausdehnung (Organbegrenzung, Lymphknotenstatus) sowie der Erfolgswahrscheinlichkeit einer bestimmten Therapie. Basierend auf prädiktiven Parametern hinsichtlich Erfolg oder Misserfolg einer Therapie besteht eine Kontroverse bei der Definition von Hochrisikopatienten. In diesen Fällen ist der Wert von Nomogrammen oder prädiktiven Modellen begrenzt. Die Wahrscheinlichkeit eines Erfolgs oder Versagens verschiedener Therapien als Grundlage für eine Therapieempfehlung bzw. für die Suche nach einer alternativen Methode wird kontrovers diskutiert. Beispielsweise kann es durchaus ratsam sein, einem jüngeren Patienten ein radikalchirurgisches Vorgehen zu empfehlen, auch wenn der Therapieerfolg unsicher ist. Nomogramme werden kontinuierlich unter Einbeziehung weiterer klinischer Parameter, biologischer Kenngrößen und der jeweiligen Behandlungsdauer verbessert. Da dies die Prognose beeinflusst, sind Therapieentscheidungen als dynamischer Prozess zu sehen.

Behandlungsbedingte unerwünschte Ereignisse

Die Wahrscheinlichkeit für das Auftreten von Nebenwirkungen ist für verschiedene Therapieformen unterschiedlich und ist von der Erfahrung des Behandlerteams abhängig. Beispielsweise liegt die Inkontinenzrate nach radikaler Prostatektomie bei 2–47 % und die Impotenzrate bei 25–89 %. Eine gewisse Variabilität entsteht sowohl durch unterschiedliche Definitionen spezifischer Komplikationen als auch durch die Tatsache, ob eine Nebenwirkung durch den Patienten oder den behandelnden Arzt angegeben wird. Der Untersuchungszeitpunkt spielt auch eine Rolle. So tritt die Impotenz nach Operation sofort auf, kann sich aber mit der Zeit bessern, wohingegen sich nach einer Strahlentherapie eine Impotenz nicht sofort, aber mit zunehmender Zeit entwickeln kann. Die größten Bedenken seitens der Patienten bestehen hinsichtlich der Kontinenz, Potenz und Darmfunktion.

Radikale Prostatektomie Das Ziel der radikalen Prostatektomie ist die Entfernung des gesamten Prostatagewebes mit einem freien Resektionsrand unter Erhalt des externen Sphinkters für das Erlangen der Harnkontinenz sowie unter Schonung der autonomen neurovaskulären Bündel für die erektile Funktion. Die radikale Prostatektomie wird Patienten mit einer Lebenserwartung von über 10 Jahren empfohlen. Die Operation kann über einen retropubischen oder einen perinealen Zugang durchgeführt werden oder aber minimalinvasiv laparoskopisch (auch mit Roboterunterstützung). Der langfristige Therapieerfolg kann mittels postoperativer Nomogramme abgeschätzt werden, in denen präoperative Einflussfaktoren und postoperative pathologische Befunde berücksichtigt werden. Ein PSA-Versagen wird durch einen nachweisbaren PSA-Wert von 0,1 oder 0,2 ng/ml definiert. Spezifische Kriterien, die für die Wahl eines bestimmten Zugangs sprechen, existieren nicht. Ein minimal invasiver Zugang hat den Vorteil einer kürzeren Verweildauer im Krankenhaus und eines reduzierten Blutverlusts. Die Häufigkeit von Krebskontrolle, Wiedererlangen der Kontinenz und die Erholung der erektilen Funktion sind bei offenen und minimal invasiven Ansätzen vergleichbar. Das Operationsergebnis hängt stärker vom durchführenden Chirurgen als vom gewählten Verfahren ab.

Die neoadjuvante Hormontherapie wurde hinsichtlich der Verbesserung der Langzeitergebnisse bei Hochrisikopatienten (unterschiedlicher Definition) untersucht. Die Ergebnisse mehrerer großer Studien zeigen, dass eine 3 oder 8 Monate dauernde präoperative Hormontherapie eine Senkung des Serum-PSA-Wertes um 96 %, des Prostatavolumens um 34 % und der positiven Schnittränder von 41 auf 17 % zur Folge hatte. Leider hatte die Hormontherapie keinen Einfluss auf das PSA-rezidivfreie Überleben, weshalb eine neoadjuvante Hormontherapie nicht empfohlen werden kann.

Faktoren, die die Inkontinenz nach radikaler Prostatektomie beeinflussen, sind hohes Alter und die Harnröhrenlänge, von der abhängt, ob ein Erhalt der Urethra über den Apex und distalen Sphinkter hinaus möglich ist. Auch die Operationstechnik (offen, laparoskopisch, robotergestützt) und die Erfahrung des Chirurgen sind Einflussfaktoren. Wichtige Faktoren für die Erholung der erektilen Funktion sind das Patientenalter, die Erektionsqualität vor der Operation und die Vermeidung einer Schädigung der Gefäßnervenbündel während der Operation. Die erektile Funktion kehrt im Median 6 Monate nach dem Eingriff zurück, sofern beide Gefäßnervenbündel erhalten wurden. Potenz reduziert sich um die Hälfte, wenn nur ein Gefäßnervenbündel geschont wurde. Im Allgemeinen ermöglichen Medikamente wie Sildenafil die intraurethrale Applikation von Alprostadil oder die intrakavernöse Injektion von Vasodilatatoren vielen Patienten wieder eine zufriedenstellende erektile Funktion.

Strahlentherapie Eine Strahlentherapie erfolgt extern, als interstitielle Implantation radioaktiver Quellen in die Prostata oder als Kombination dieser Methoden.

Externe perkutane Strahlentherapie Gegenwärtig erfolgt die äußere Strahlentherapie nach dreidimensionaler konformaler Planung, damit die Dosis innerhalb der Drüse maximiert und Nebenwirkungen auf umliegende Strukturen minimiert werden. Der zusätzliche Einsatz der Intensitätsmodulation (IMRT) ermöglicht eine weitere Optimierung in der Anpassung der Isodosenkurven und somit die Applikation höherer Dosen in den Tumor, verbunden mit einer Reduktion der Schädigung von normalem Gewebe im Vergleich zur dreidimensionalen konformalen Planung. Dieser Fortschritt erlaubt eine sichere Verabreichung von Dosen über 80 Gy, eine höhere lokale Tumorkontrollrate und geringere Nebenwirkungen.

Kriterien für die Karzinomkontrolle sind ein PSA-Tiefstwert unter 0,5 oder 1 ng/ml, nicht ansteigende PSA-Werte oder die Rate an negativen Biopsien 2 Jahre nach Beendigung der Strahlentherapie. Die Standarddefinition des biochemischen Therapieversagens (Phoenix-Definition) ist ein PSA-Anstieg von mehr als 2 ng/ml im Vergleich zum niedrigsten Wert. Als Datum des Versagens wird das aktuelle Datum des Befunds herangezogen und es wird nicht rückdatiert.

Die Strahlendosis ist von großer Bedeutung für die Eradikation des Prostatakarzinoms. 90 % der Patienten, die eine Dosis von 75,6 oder 81 Gy erhalten hatten, erreichten einen PSA-Tiefstwert unter 1 ng/ml. Dagegen war dies nach Verabreichung von 70,2 bzw. 64,8 Gy nur bei 76 bzw. 56 % der Patienten der Fall. 2,5 Jahre nach Therapie wurden positive Biopsien nach 81 Gy bei 4 % und nach 70,2 und 75,6 Gy bei 36 und 27 % der Patienten festgestellt. In Deutschland ist eine Dosiseskalation > 72 Gy in Abhängigkeit vom Risikoprofil des Karzinoms üblich.

Insgesamt führt die Strahlentherapie häufiger zu Darmkomplikationen (überwiegend Diarrhö und Proktitis) als die Prostatektomie. Die Häufigkeit korreliert mit dem Volumen der Rektumvorderwand, welches der vollen Dosis ausgesetzt war. Eine Grad-3-Rektum- oder Harnröhrentoxizität wurde bei einer medianen Dosis von 75,6 Gy in 2,1 % der Fälle beobachtet. Grad-3-Harnröhrenstrikturen, die eine Dilatation erforderten, kamen in einer Fallserie in 1 % der Fälle vor, wobei bei allen diesen Patienten ein vorherige transurethrale Prostataresektion (TURP) durchgeführt worden war. Literaturübersichten zeigen, dass die Häufigkeit einer Grad-3- und Grad-4-Toxizität nach einer Strahlendosis über 70 Gy bei 6,9 bzw. 3,5 % liegt. Die Häufigkeit der erektilen Dysfunktion ist von der Qualität der Erektion vor der Behandlung, der applizierten Dosis und dem Zeitpunkt des Auftretens der erektilen Dysfunktion abhängig. Die Ursache dieser erektilen Dysfunktion liegt in der Schädigung der vaskulären Versorgung und nicht der Nervenfasern selbst.

Eine neoadjuvante Hormontherapie vor einer Strahlentherapie soll die Prostata verkleinern und damit die Strahlenexposition von gesundem Gewebe verringern, die lokale Kontrollrate erhöhen und die Häufigkeit eines systemischen Versagens reduzieren. Während eine kurzzeitige hormonelle Therapie die Toxizität und die lokale Tumorkontrolle verbessern kann, führt nur eine Langzeittherapie von 2–3 Jahren Dauer zur Verlängerung der PSA-rezidivfreien Zeit und zu einer Verringerung des Auftretens von Metastasen. Der Einfluss der Hormontherapie auf das Gesamtüberleben ist bislang noch unklar und wird in aktuellen Studien auch in Deutschland überprüft.

Brachytherapie Bei der Brachytherapie werden radioaktive Strahler (Seeds) direkt in die Prostata implantiert. Die interstitielle Brachytherapie basiert auf dem Prinzip, dass die abgegebene Strahlenenergie exponentiell mit dem Quadrat des zunehmenden Abstands von der Strahlenquelle abnimmt (Kap. 30).

Das Ziel dieser Therapie ist die Intensivierung der Bestrahlung innerhalb der Prostata und die Minimierung der Dosis am umliegenden Gewebe. Die Techniken haben sich von der manuellen intraoperativen Seed-Implantation bis zum heutigen Standard weiterentwickelt, bei dem die Seeds nach einer Dosisberechnung, die auf einer anhand der bildgebenden Diagnostik gestützten Planung basiert, durch spezielle Templates platziert werden. Durch computeroptimierte Dosimetrie kann eine homogenere Dosisverteilung innerhalb der Prostata erreicht werden. Die Implantation erfolgt transperineal als ambulantes Verfahren, kontrolliert durch Bildgebung in Echtzeit.

Die Verbesserung der Brachytherapieverfahren hat zu einer deutlichen Reduktion der Rezidivrate und der Komplikationen geführt. In einer Serie von 197 Patienten, die eine mediane Beobachtungszeit von 3 Jahren aufwiesen, lag das 5-Jahres-PSA-rezidivfreie Überleben für die Patienten mit einem Ausgangs-PSA-Wert von 0–4 ng/ml bei 98 %, für diejenigen mit einem Ausgangs-PSA-Wert von 4–10 ng/ml bei 90 % bzw. bei einem initialen PSA Wert über 10 ng/ml bei 89 %. In einem weiteren Bericht wurden von 201 Patienten nach Brachytherapie Biopsien durchgeführt, von denen 80 % negativ, 17 % unklar und 3 % positiv waren. Diese Ergebnisse blieben auch bei längerer Nachbeobachtungszeit konstant. Dennoch sind viele Ärzte der Meinung, dass die Seed-Implantation nur für Patienten mit günstigem oder mittlerem prognostischem Risikoprofil geeignet ist.

Insgesamt wird die Brachytherapie sehr gut toleriert, die meisten Patienten geben eine Pollakisurie und Drangsymptomatik an, die über mehrere Monate anhalten kann. Eine Inkontinenz wird in 2–4 % der Fälle beobachtet. Eine höhere Komplikationsrate wird bei Patienten mit einer vorausgegangenen TUR-P beschrieben, während Patienten mit bereits existierenden obstruktiven Symptomen ein höheres Risiko einer Restharnbildung und einer Entleerungsstörung haben. Eine Proktitis tritt bei weniger als 2 % der Patienten auf.

Active Surveillance Obwohl das Prostatakarzinom die häufigste Krebserkrankung bei Männern in den USA ist, wird die Diagnose dennoch meist rasch und in einem frühen Krankheitsstadium gestellt. Active Surveillance, auch aktive Überwachung genannt, ist eine Therapieoption beim Low-risk-Karzinom, wobei die Überwachung der Erkrankung in fixen Intervallen mit digitaler Palpation der Prostata, PSA-Kontrollen und Kontrollbiopsien erfolgt, falls indiziert. Dies geschieht so lange, bis histologische oder labordiagnostische Veränderungen, die für eine Progression sprechen, auftreten und eine kurative Behandlung indiziert ist. Diese Strategie entstand infolge von Studienergebnissen bei überwiegend älteren Männern mit gut differenzierten Tumoren, bei denen für längere Zeit keine klinisch signifikante Progression nachgewiesen werden konnte, und zwar auf Basis der Erkenntnis, dass ein Unterschied zwischen Inzidenz und Letalität besteht, der hohen Prävalenz von Karzinomen bei Autopsien und der Tendenz zur Überbehandlung. Laut einer aktuellen Studie zum Screening wird geschätzt, dass 50–100 Patienten mit einer Erkrankung mit niedrigem Risikoprofil behandelt werden müssen, um einen Todesfall durch ein Prostatakarzinom zu verhindern.

In einer randomisierten schwedischen Studie, die gegen solch eine abwartende Haltung spricht, wurden radikale Prostatektomie und Active Surveillance verglichen. Bei einer Beobachtungszeit von 6,2 Jahren hatten die Männer, die sich einer radikalen Prostatektomie unterzogen hatten, ein geringeres Risiko, am Prostatakarzinom zu versterben, als die Active-Surveillance-Gruppe (4,6 % vs. 8,9 %). Die operierten Patienten hatten ebenfalls ein geringeres Risiko einer Metastasierung (Hazard Ratio 0,63). Die Patientenselektion ist von entscheidender Bedeutung, und es wird intensiv nach klinischen Parametern geforscht, welche eine verlässliche Einschätzung der Aggressivität des Karzinoms bei den meisten Patienten erlauben und so eine Identifizierung jener Patienten ermöglichen, die von Active Surveillance profitieren. In einer neueren Prostatektomie-Serie wurden die Karzinome bei 10–15 % der behandelten Patienten als nicht signifikant beurteilt. Eine Möglichkeit zur Selektion ist der Einschluss von Patienten mit Stadium T1c, Gleason-Grad 6 oder niedriger, mit 3 oder weniger positiven Proben und jeweils weniger als 50 % Tumorbefall der Proben sowie einer PSAD von 0,15. Dies entspricht in Deutschland in etwa der Risikoklassifikation als Low-risk-Karzinom.

Bedenken bestehen bezüglich der eingeschränkten Möglichkeit, das pathologische Tumorstadium anhand von Nadelbiopsien vorauszusagen (selbst wenn mehrere Proben entnommen werden), der Multifokalität der Erkrankung und der Möglichkeit, dass eine nötige kurative Behandlung vorenthalten wird. Nomogramme zur Selektion von Patienten, die von Active Surveillance profitieren, werden ständig weiterentwickelt. Mit steigender Vorhersagegenauigkeit ist davon auszugehen, dass zukünftig mehr Patienten für Active Surveillance in Frage kommen.

ANSTEIGENDER PSA-WERT Diese Gruppe beinhaltet Patienten, bei denen ein ansteigender PSA-Wert nach einer Operation und/oder einer Strahlentherapie die einzige Manifestation der Erkrankung darstellt. Definitionsgemäß schließt dies eine Detektion der Erkrankung durch bildgebende Verfahren aus. Für diese Patienten ist die zentrale Frage, ob der PSA-Anstieg eine Persistenz der primären Tumorlokalisation, eine Fernmetastasierung oder die Kombination aus beidem widerspiegelt. Theoretisch ist die Persistenz oder ein Rezidiv des Primärtumors durch eine erneute lokale Therapie heilbar.

Die Entscheidung zur Strahlentherapie erfolgt in dieser Situation meist aus klinischen Gesichtspunkten heraus, da bildgebende Verfahren wie das CT oder die Knochenszintigrafie nicht aufschlussreich sind. Einige empfehlen eine Positronen-Emissionstomografie (PET) mit Cholin-11, deren Verfügbarkeit in den USA jedoch begrenzt ist. In Deutschland wird derzeit ein PSMA-PET in vielen Einrichtungen bevorzugt. Andere empfehlen eine Biopsie aus der Region der Harnröhrenanastomose, bevor eine Strahlentherapie erwogen wird, und wieder andere behandeln empirisch abhängig vom Risiko. Als prädiktive prognostische Faktoren für den Erfolg einer Salvage-Strahlentherapie gelten ein positiver Schnittrand, ein niedriger Gleason-Grad im radikalen Prostataresektat, ein langes Zeitintervall zwischen Operation und PSA-Rezidiv, eine langsame Verdopplungszeit des PSA-Werts, kein Lymphknotenbefall und ein niedriger PSA-Wert (< 0,5–1 ng/ml) zum Zeitpunkt der Behandlung. Im Falle einer Persistenz des PSA-Wertes nach der Operation geht man hingegen davon aus, dass der krankheitsfreie Zustand damit nicht erreicht wurde, weshalb in diesem Fall generell keine Strahlentherapie der Beckenregion empfohlen wird. Auch hier stehen Nomogramme zur Vorhersage der Erfolgswahrscheinlichkeit zur Verfügung.

Für Patienten mit einem ansteigenden PSA-Wert nach Strahlentherapie wird eine lokale Salvage-Therapie nur dann empfohlen, wenn Aussicht auf Heilung besteht, die persistierende Erkrankung durch eine Prostatabiopsie bestätigt wurde und mittels bildgebender Verfahren keine Metastasen nachgewiesen werden. Leider ist die Patientenselektion in vielen Serien schlecht definiert und die Morbidität ist erheblich. Zu den Optionen gehören eine radikale Salvage-Prostatektomie, eine Salvage-Kryotherapie, eine Salvage-Radiotherapie und eine irreversible Salvage-Elektroporation.

Häufiger ist ein PSA-Anstieg nach einer Operation oder einer Strahlentherapie ein Zeichen für eine subklinische Erkrankung bzw. für Mikrometastasen. In dieser Situation sollten zur Therapieentscheidung die Wahrscheinlichkeit und der Zeitrahmen des Auftretens einer metastasierenden Erkrankung abgeschätzt werden können. In Studien, in denen die Patienten erst bei Nachweis von Metastasen eine Therapie erhielten, konnte gezeigt werden, dass eine sofortige Therapieeinleitung beim PSA-Anstieg nicht immer notwendig ist. Die mediane Zeit bis zum Auftreten von Metastasen betrug im Mittel 8 Jahre und 63 % der Patienten mit einem ansteigenden PSA-Wert waren nach 5 Jahren noch ohne Metastasen. Faktoren, die mit einer Progression assoziiert sind, sind der Gleason-Grad, die Zeit bis zum Auftreten des Rezidivs und die PSA-Verdopplungszeit. Bei Patienten mit einem Gleason-Grad über 8 betrug die Wahrscheinlichkeit der Entwicklung von Metastasen nach 3 Jahren 37 %, nach 5 Jahren 51 % und nach 7 Jahren 71 %. Bei einer Zeit bis zur Progression von unter 2 Jahren und einer PSA-Verdopplungszeit von mehr als 10 Monaten kam es nach 3, 5 bzw. 7 Jahren bei 23, 32, bzw. 53 % der Patienten zu einer manifesten Metastasierung. Im Vergleich dazu entwickelten Patienten mit einer PSA-Verdopplungszeit von weniger als 10 Monaten während der Beobachtungszeit von 3, 5 bzw. 7 Jahren in 47, 69 bzw. 79 % der Fälle Metastasen. In einer Serie hatten alle Patienten, die an der Erkrankung verstarben, eine PSA-Verdopplungszeit von 3 Monaten oder weniger.

Die meisten Ärzte empfehlen einen Therapiebeginn bei einer PSA-Verdopplungszeit von 12 Monaten oder weniger. Ein Problem dieser Voraussagen ist, dass die meisten Patienten mit einem ansteigenden PSA-Wert vor Auftreten von Metastasen irgendeine Form von Therapie erhalten. Gleichwohl werden die prädiktiven Modelle kontinuierlich verbessert.

METASTASIERTE ERKRANKUNG: OHNE KASTRATION

Die *metastasierte Erkrankung ohne Kastration* bezeichnet Patienten mit mittels bildgebenden Verfahren sichtbarer Tumorerkrankung und einem Testosteronspiegel oberhalb des Kastrationsniveaus (> 50 ng/dl). Patienten können primär in diesem Stadium diagnostiziert werden oder einen Rückfall ihrer Erkrankung nach einer Primärtherapie erleiden. Symptome der metastatischen Erkrankung schließen Schmerzen wegen ossärer Metastasen ein, wenngleich eine Vielzahl von Patienten mit hoher Tumorlast asymptomatisch ist. Weniger häufig treten eine Knochenmarksdepression (Myelophtisis), Koagulopathien, Kompressionen des Spinalkanals oder Koagulopathie auf.

Die Standardtherapie besteht in der medikamentösen oder chirurgischen Hemmung der Androgenproduktion und/oder einer Androgenblockade mit Antiandrogenen, die an den Androgenrezeptor binden. Mehr als 90 % der männlichen Hormone werden in den Hoden produziert, weniger als 10 % in den Nebennieren. Obwohl die chirurgische Orchiektomie als „Goldstandard" gilt, wird sie wegen der verfügbaren effektiven medikamentösen Therapien und des breiten Einsatzes der intermittierenden Hormontherapie, bei der die Patienten über einen vorab definierten Zeitraum behandelt werden und die Behandlung dann unterbrochen wird (siehe weiter unten), nur selten durchgeführt (Abb. 45-3).

Medikamente zur Verringerung der Serumtestosteronkonzentration Medikamente zur Verringerung der Serumtestosteronkonzentration umfassen GnRH (gonadotropin-releasing hormone)-Agonisten/Antagonisten, 17,20-Lyase-Inhibitoren, cyp-17-Inhibitoren, Östrogene und Progesteronderivate. GnRH-Analoga (Leuprolidacetat und Goserelinacetat) führen zunächst zu einem Anstieg des luteinisierenden Hormons und des Follikel stimulierenden Hormons (FSH), gefolgt von einer Downregulation hypophysärer Rezeptoren, mit dem Ergebnis einer medikamentösen Kastration. Die Zulassung dieser Substanzen erfolgte anhand randomisierter Studien, in denen eine bessere Anwendungssicherheit (besonders eine reduzierte kardiovaskuläre Toxizität) bei gleicher Effektivität im Vergleich zu Diethylstilbestrol (DES) nachgewiesen worden war. Der initiale Testosteronanstieg kann zu einer vorübergehenden klinischen Verschlechterung („flare-up“) führen. Deshalb sind diese Substanzen bei Männern mit signifikanter obstruktiver Symptomatik, tumorbedingten Schmerzen oder Spinalkanalkompressionen kontraindiziert. GnRH-Antagonisten wie Degarelix ermöglichen Testosteronspiegel, die einer Kastration entsprechen, innerhalb von 48 Stunden, ohne dass es zu einem „flare-up“ durch den initialen Anstieg der Testosteronkonzentration kommt. Östrogene, wie DES, werden wegen des Risikos für vaskuläre Komplikationen, wie Flüssigkeitsretention, Phlebitis, Embolien und Schlaganfall, nur selten verwendet. Gestagene sind als Monotherapie unwirksam.

Medikamente, die den Testosteronspiegel senken, verursachen ein Androgenentzugssyndrom, welches Symptome wie Hitzewallungen, Schwäche, Müdigkeit, Libidoverlust, Impotenz, Verlust der Muskelmasse, Persönlichkeitsstörungen, Anämie und Depression beinhaltet. Lipidveränderungen, Adipositas, Insulinresistenz, erhöhtes Risiko eines Diabetes und kardiovaskuläre Erkrankungen sind ebenfalls möglich und täuschen ein metabolisches Syndrom vor. Außerdem kann es zu einer kontinuierlichen Abnahme der Knochendichte mit erhöhtem Frakturrisiko kommen. Dieses oft unterschätzte Problem besteht vor allem bei Männern mit vorbestehender Osteopenie infolge von Hypogonadismus, Glukokortikoideinnahme oder Alkoholkonsum. Das Frakturrisiko kann mittels der FRAX-Skala (Fracture Risk Assessment Scale), eingeschätzt werden. Zusätzlich kann das Risiko mit einer Kalzium-

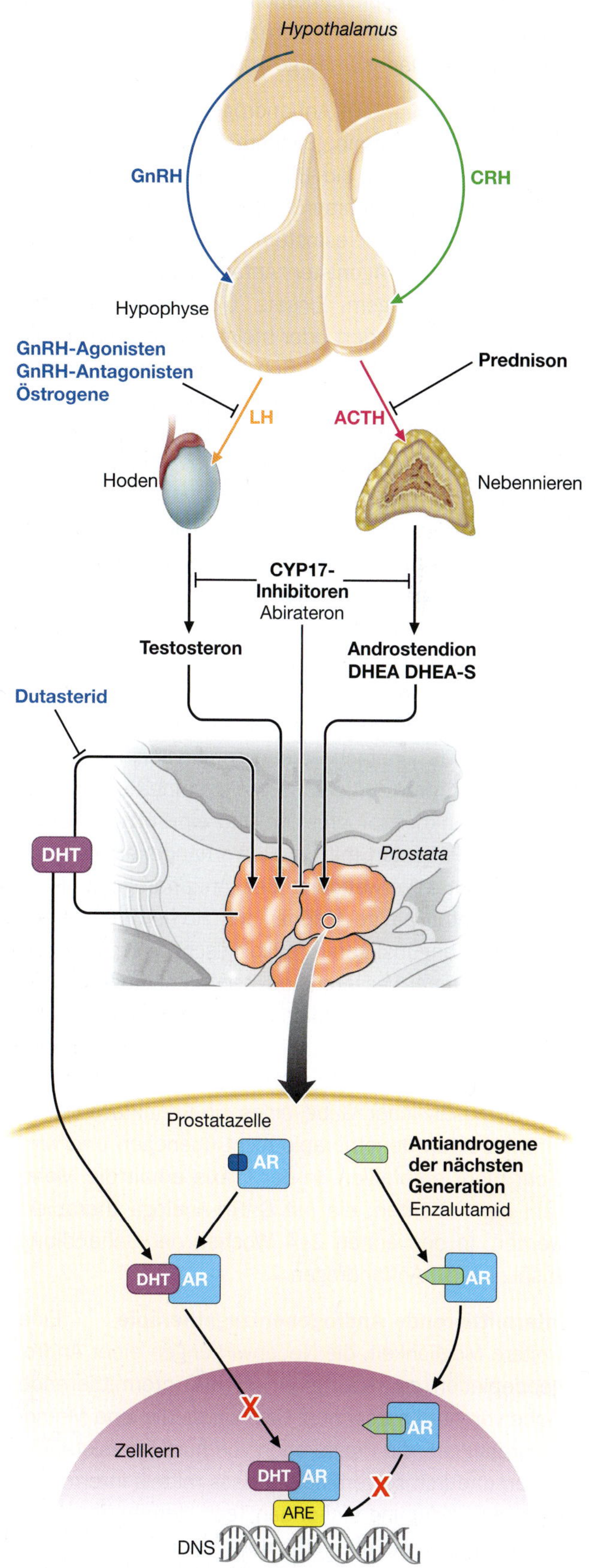

Abbildung 45-3 Wirkungsorte verschiedener Hormontherapien. ACTH = adrenokortikotropes Hormon; AR = Androgenrezeptor; ARE = Androgen-response-Element; CRH = Corticotropin-Releasing-Hormon; DHEA = Dehydroepiandrosteron; DHEA-S = Dehydroepiandrosteronsulphat; DHT = Dihydrotestosteron; GnRH = Gonadotropin-Releasing-Hormon; LH = luteinisierendes Hormon.

und Vitamin-D-Supplementation und mit Bisphosphonaten sowie mit dem kürzlich zugelassenen RANK-Ligand-Inhibitor Denosumab gesenkt werden.

Antiandrogene Die Antiandrogene der ersten Generation, wie Flutamid, Bicalutamid oder Nilutamid, blockieren dagegen die Bindung an den Androgenrezeptor und wurden ursprünglich zugelassen, um den initialen Anstieg der Testosteronkonzentration bei der Gabe von GnRH-Agonisten/Antagonisten zu verhindern. Bei alleinigem Einsatz bleibt der Testosteronspiegel unverändert oder steigt an. Verglichen mit den testosteronsenkenden Substanzen, führen Antiandrogene seltener zu Hitzewallungen, Libidoverlust, Muskelschwund, Persönlichkeitsstörungen und zu einer geringen Verminderung der Knochendichte. Ein vordergründiges Problem bleibt die Gynäkomastie, die jedoch partiell durch Tamoxifen gelindert werden kann. In Deutschland wird eine prophylaktische Radiatio der Mammae vor Therapiebeginn empfohlen.

Die meisten randomisierten Studien legen einen schlechteren onkologischen Langzeiteffekt nahe, wenn Antiandrogene als Monotherapie eingesetzt werden. Der Vergleich zwischen Bicalutamid in einer Dosis von 150 mg (das Dreifache der empfohlenen Dosis von 50 mg) und der Orchiektomie zeigte eine kürzere Zeit bis zur Krankheitsprogression und ein kürzeres Überleben bei Patienten mit bereits vorhandener Metastasierung unter Verwendung des Antiandrogens. Dennoch könnten einige Männer den Kompromiss eines potenziell ungünstigeren onkologischen Ergebnisses zugunsten einer besseren Lebensqualität eingehen.

Die kombinierte maximale Androgenblockade (Gabe eines Antiandrogens und eines GnRH-Analogons oder chirurgische Orchiektomie oder Tripel-Androgenblockade mit zusätzlicher Gabe eines 5α-Reduktase-Inhibitors) ist einer Monotherapie nicht überlegen und wird nicht mehr empfohlen. In der Praxis erhält die Mehrzahl der Patienten, die mit GnRH-Analoga therapiert werden, in den ersten 2–4 Wochen der Behandlung zusätzlich ein Antiandrogen.

Intermittierende Androgenentzugstherapie Eine weitere Möglichkeit, die Nebenwirkungen einer Androgendepletion zu reduzieren, ist die intermittierende Gabe von Antiandrogenen. Dies wurde als eine Methode propagiert, die Proliferation von hormonresistenten Zellen dadurch zu verhindern, dass mittels intermittierend zur Verfügung stehenden Testosterons den nach Androgenablation überlebenden Zellen eine gewisse Differenzierung „aufgezwungen" wird. Dadurch, dass die überlebenden Zellen in Anwesenheit von Androgen proliferieren dürfen, soll die Sensitivität gegenüber der anschließenden Androgendepletion erhalten bleiben und das Risiko für eine Kastrationsresistenz reduziert werden. Die Therapiedauer variiert zwischen 2 und 6 Monaten über den Punkt des maximalen Ansprechens hinaus. Nachdem die Therapie abgesetzt wird, steigt der endogene Testosteronspiegel wieder an, und die durch die Hormonablation entstandenen Beschwerden lassen nach. PSA-Werte beginnen dann erneut zu steigen und ab einem bestimmten Wert wird die Therapie wieder eingesetzt. Mit dieser Methode konnten bei individuellen Patienten mehrere Zyklen der Regression und Progression dokumentiert werden. Es ist unklar, ob die intermittierende Verfahrensweise die Gesamtdauer der Sensitivität gegenüber einer Hormonablation steigert, reduziert oder gar nicht beeinflusst. Die vorliegenden Studien zeigen auf, dass der intermittierende Hormonentzug eine sichere Therapieform ist, wenngleich Langzeitdaten nötig sind, um den Verlauf bei Männern mit niedrigem PSA zu beurteilen. Eine randomisierte Studie ergab bei Patienten, die intermittierend und kontinuierlich behandelt wurden, eine ähnliche Überlebenszeit mit einer leicht erhöhten Mortalität durch das Prostatakarzinom in der intermittierend behandelten Gruppe und einer höheren kardiovaskulären Mortalität bei der kontinuierlich behandelten Gruppe. Die intermittierende Therapie wurde besser vertragen.

Ergebnisse der Androgendeprivation Die einem Prostatakarzinom entgegenwirkenden Effekte von Medikamenten, die den Serumtestosteronspiegel senken, ähneln einander und weisen einen voraussehbaren klinischen Verlauf auf: ein initiales Ansprechen, eine stabile Phase ohne Progression und schließlich eine Phase erneuten Wachstums als kastrationsresistente Läsion, die meistens zum Tod führt. Die Androgenablation ist nicht kurativ. Zellen, die einen Hormonentzug überleben, sind bereits zum Zeitpunkt der Diagnose vorhanden. Betrachtet man die Manifestationen der Erkrankung, normalisiert sich der PSA-Wert in 60–70 % der Fälle und bei 50 % der Patienten tritt eine messbare Tumorregression auf. Während eine Regression knochenszintigrafisch messbarer Befunde in 25 % der Fälle gesehen wird, bleiben diese bei der überwiegenden Zahl der Patienten stabil. Die Dauer des Ansprechens und des Überlebens ist umgekehrt proportional zum Ausmaß der Krankheit bei Beginn der Androgenblockade und anhand des PSA-Abfalls nach 6 Monaten kann eine Prognose gestellt werden. In einer großen randomisierten Studie konnte der prognostische Wert der minimalen PSA-Konzentration nachgewiesen werden.

Eine weitere Frage ist, ob Hormone im adjuvanten Rahmen nach erfolgter Operation oder Bestrahlung des Primärtumors oder erst bei PSA-Rezidiv, im Stadium der Metastasierung bzw. symptomatischen Erkrankung gegeben werden sollten. Studien, in denen eine frühe Therapie propagiert wird, weisen häufig keine ausreichende statistische Aussagekraft auf oder wurden aus methodischen Gründen kritisiert. Eine Studie, in der die Kombination von Strahlentherapie und einer dreijährigen Hormonablation mit einer alleinigen Strahlentherapie verglichen wurde, konnte zwar einen Überlebensvorteil zeigen, wurde aber wegen des schlechten Ausgangs der in der Kontrollgruppe befindlichen Patienten kritisiert. Eine weitere Studie, in der ein Überlebensvorteil für Patienten mit nachgewiesener Lymphknotenmetastasierung durch medikamentöse oder chirurgische Kastration gegenüber abwartender Beobachtung nachgewiesen wurde ($p = 0{,}02$), wurde wegen einer Überlappung der Konfidenzintervalle der Fünf- und Acht-Jahres-Überlebenskurven beider Gruppen kritisiert. Eine große randomisierte Studie, in der die frühe bzw. verzögerte Hormontherapie (Orchiektomie oder GnRH-Analogon) bei Patienten mit lokal fortgeschrittenem Tumor sowie Patienten mit asymptomatischen Metastasen untersucht wurde, zeigte weniger Schmerzen, eine niedrigere Metastasierungs- und Todesrate bei Patienten in der Gruppe mit früher Therapie. Diese Studie wurde jedoch kritisiert, weil bei einigen Patienten in der Kontrollgruppe die Therapie zu sehr hinausgezögert wurde. Wichtig ist, dass die Leitlinien der American Society of Clinical Oncology eine Hinauszögerung der Behandlung empfehlen, bis die Krankheit rezidiviert ist und die Prognose erneut beurteilt wurde. Diese Leitlinien unterstützen keine sofortige Therapie. Diesem Konzept können wir Urologen uns in Deutschland unkritisch anschließen.

METASTATISCHE ERKRANKUNG: KASTRATION

Bei der Androgenentzug-unabhängigen Erkrankung kommt es zur Progression trotz medikamentöser oder chirurgischer Androgensuppression mit einem Testosteronspiegel von 50 ng/ml oder weniger. Der PSA-Anstieg belegt eine Fortführung der AR-Signal-Achse durch mehrere onkogene Veränderungen. Eine davon ist die Überexpression von Androgen-synthetisierenden Enzymen, wodurch die intratumoralen Androgene zunehmen, eine andere ist die Überexpression des Rezeptors selbst, sodass die Signalgebung auch bei niedrigen Androgenspiegeln möglich ist. Die meisten kastrationsresistenten Prostatakarzinome sind nicht hormonrefraktär. Werden sie trotzdem so behandelt, wird dem Patienten eine sichere und effektive Behandlung vorenthalten. Kastrationsrefraktäre Prostatakarzinome können sich auf verschiedene Weise manifestieren. Bei einigen Patienten ist ein PSA-Anstieg ohne eine radiologisch oder klinisch apparente Progression nachzuweisen. Bei anderen besteht ein PSA-Anstieg mit oder ohne symptomatische Progression im Skelettsystem. Weiterhin können sich Weichteilmetastasen mit oder ohne Beteiligung der Knochen oder viszerale Metastasen ausbilden.

Ebenfalls wichtig ist die Erhebung des auf Kastrationsniveau befindlichen Testosteronspiegels. Patienten, die ein Antiandrogen als Monotherapie erhalten haben und erhöhte Testosteronwerte aufweisen, sollten zunächst mit einem GnRH-Analogon oder durch Orchiektomie behandelt werden und das Ansprechen abgewartet werden. Bei Patienten unter einem Antiandrogen in Kombination mit einem GnRH-Analogon sollte das Antiandrogen abgesetzt werden, da bei etwa 20 % dieser Patienten ein Ansprechen auf den Antiandrogen-Entzug beobachtet wird.

Chemotherapie und neue Substanzen Bis 2009 war Docetaxel die einzige systemisch gegebene Substanz, die das Überleben nachweislich verlängern konnte. Allein gegeben, reduzierte es bei 50 % der Patienten den PSA-Spiegel, führte bei 25 % zu einer messbaren Tumorregression, verbesserte vorbestehende Schmerzen und verhinderte das Neuauftreten von krebsbedingten Schmerzen. Seitdem wurde für sechs weitere Substanzen mit verschiedenen Wirkungsmechanismen, die den Tumor direkt oder andere Aspekte der Metastasierung angreifen, eine Lebensverlängerung belegt, sodass sie von der FDA zugelassen wurden. Die erste war Sipuleucel-T, der erste biologische Ansatz, der das Leben nachweislich verlängern konnte und bei dem antigenpräsentierende Zellen ex vivo aktiviert und dem Antigen ausgesetzt und dann reinfundiert werden. Die zweite Substanz, Cabazitaxel, ist ein nicht kreuzresistentes Taxan, das Mitoxantron bei der Gabe nach Docetaxel überlegen war. Anschließend wurde der CYP17-Inhibitor Abirateronacetat entwickelt, der die Androgenspiegel im Tumor, in den Nebennieren und im Hoden senkt, und dann das Antiandrogen der nächsten Generation, Enzalutamid, das nicht nur eine höhere Bindungsaffinität an den Androgenrezeptor hat als die Substanzen der ersten Generation, sondern auch die nukleäre Lokalisation und DNS-Bindung des Rezeptorkomplexes hemmt. Abirateronacetat und Enzalutamid wurden als erste anhand von Phase-III-Studien zur Postchemotherapie zugelassen – ein weiterer Beleg dafür, dass nicht alle diese Tumoren hormonrefraktär sind. Die Indikation für Abirateronacetat wurde später aufgrund einer zweiten Studie, die als weiteren primären Endpunkt das radiologische progressionsfreie Überleben und Gesamtüberleben einsetzte, auf die Prächemotherapie ausgedehnt. Ähnliche Ergebnisse wurden mit Enzalutamid erzielt, für das eine Erweiterung der Indikation erwartet wird. In Deutschland ist Enzalutamid auch im prächemotherapeutischen Setting seit 02.12.2014 zugelassen. Alpharadin (^{223}Radium-Chlorid), ein knochenaffiner Alphastrahler, verlängert das Überleben von Patienten mit Symptomen durch Knochenmetastasen. Die Ergebnisse mit Alpharadin zeigen, dass die knöcherne Mikroumgebung unabhängig von den direkten Effekten auf den Tumor therapeutisch angegriffen werden kann, da in der Studie keine PSA-Abnahme beobachtet wurde. Wichtig ist, dass es nicht nur das Überleben verbesserte, sondern auch signifikante skelettale Komplikationen verhinderte. In Deutschland setzt sich vermehrt auch eine nuklearmedizinische Behandlung mit Lutetium oder Arcadium durch.

Weitere gezielt den Knochen angreifende Substanzen, wie die Bisphosphonate und der RANK-Liganden-Inhibitor Denosumab, schützen vor dem Knochenverlust durch die Androgendepletion und reduzieren durch ihre Wirkung auf die Osteoklasten skelettale Komplikationen. In einer Studie verhinderte Denosumab skelettale Ereignisse besser als Zoledronsäure, führte aber etwas häufiger zu Osteonekrosen des Kiefers.

Im klinischen Alltag versuchen die meisten Männer, eine Chemotherapie zu umgehen und möchten zunächst mit Biologika und/oder neuen hormonellen Substanzen behandelt werden, die für diese Indikation zugelassen sind. Wichtig ist, dass bei jedem Patienten vor dem Therapiebeginn die Therapieziele festgelegt werden, da es für die verschiedenen Manifestationen bestimmte Behandlungsstandards gibt. So ist Sipuleucel-T nicht bei Symptomen oder viszeraler Erkrankung indiziert, weil diese Manifestationen erst spät auftreten. Auch Alpharadin ist bei einer überwiegenden Erkrankung der Weichgewebe oder einer ossären Oligometastasierung nicht indiziert.

Schmerztherapie Die Behandlung von Schmerzen infolge der Knochenmetastasen stellt einen wichtigen Aspekt der Behandlung dar. Die optimale Palliation erfordert die Einordnung von Symptomen als fokal oder diffus, sowie die Abklärung, ob eine Beteiligung des Spinalkanals, der Cauda equina oder der Schädelbasis vorliegt, die ebenso wie einzelne schmerzhafte Stellen am besten mit einer externen Radiotherapie behandelt werden. Neurologische Ausfälle erfordern eine unverzügliche Abklärung, da sonst unter Umständen bleibende Defizite drohen. Da die Erkrankung meist diffus ist, folgt auf die lokale Palliation häufig das Neuauftreten von Symptomen an anderer Stelle, die nicht bestrahlt wurde. In diesen Fällen kann die Zugabe von knochenaffinen Radioisotopen, wie Alpharadin oder der Betastrahler ^{153}Sm-EDTMP (Quadramet), zu Abirateronacetat, Docetaxel und Mitoxantron erwogen werden, die jeweils formal bei Metastasen des Prostatakarzinoms zur Schmerzpalliation zugelassen sind.

BENIGNE ERKRANKUNGEN

PROSTATAHYPERPLASIE

Die benigne Prostatahyperlasie (BPH) ist eine pathologische Veränderung, die bei Männern zu Symptomen der unteren Harnwege führt. Diese Symptome werden weiter unterteilt in obstruktive (Harnverhalt, Schmerzen, schwacher Urinstrahl, Tröpfeln nach der Miktion, prolongierte Miktion, Restharn) und Reizsymptome (Harndrang, Pollakisurie, Nykturie, Dranginkontinenz, kleine Harnmengen). Die Symptome der unteren Harnwege und andere Folgeerscheinungen der BPH entstehen nicht nur durch die Raumforderung, sondern vermutlich auch durch die Kombination aus Prostatavergrößerung und altersbedingter Fehlfunktion des M. detrusor vesicae.

DIAGNOSTISCHES VORGEHEN

Die Symptome werden in der Regel mit einem validierten, reproduzierbaren Index erfasst, anhand dessen die Krankheitsschwere und das Ansprechen auf die Therapie abgeleitet werden können – dem AUA-Symptom-Index (AUASI), der auch in den International Prostate Symptom Score (IPSS) eingeflossen ist (Tab. 45-2) . Das wiederholte Bestimmen des AUASI ist besonders sinnvoll, um den Erfolg der verschiedenen Therapien bei den Patienten zu erfassen.

Behandlung PROSTATAHYPERPLASIE

Asymptomatische Patienten brauchen unabhängig von der Drüsengröße keine Therapie. Patienten mit einem Harnverhalt, einer Makrohämaturie, mit wiederkehrenden Infekten oder Steinbildung benötigen gegebenenfalls eine medikamentöse Therapie oder einen chirurgischen Eingriff. Eine Uroflowmetrie kann bei symptomatischen Patienten diejenigen mit normalen Flusskurven identifizieren, die von einer chirurgischen Intervention nicht profitieren würden. Demgegenüber ist eine Unterscheidung zu Patienten mit großen Restharnmengen möglich, die einer Intervention bedürfen. Mittels Druckflussmessungen können primäre Blasenentleerungsstörungen diagnostiziert werden. Eine zystoskopische Untersuchung wird bei Patienten mit einer Makrohämaturie oder vor einem chirurgischen Eingriff

Tabelle 45-2

AUA-SYMPTOM-INDEX

Fragen, die beantwortet werden sollen	AUA Symptom Score (Markieren Sie eine Zahl in jeder Reihe)					
	Nie	**Weniger als einmal bei 5 Versuchen**	**In weniger als der Hälfte der Fälle**	**Etwa in der Hälfte der Fälle**	**In mehr als der Hälfte der Fälle**	**Fast immer**
Wie oft haben Sie in den letzten Monaten das Gefühl gehabt, Ihre Harnblase am Ende der Miktion nicht komplett entleert zu haben?	0	1	2	3	4	5
Wie oft mussten Sie in den letzten Monaten innerhalb von zwei Stunden erneut nach vorhergehender Blasenentleerung miktionieren?	0	1	2	3	4	5
Wie oft haben Sie in den letzten Monaten einen unterbrochenen Harnstrahl gehabt?	0	1	2	3	4	5
Wie oft haben Sie in den letzten Monaten Schwierigkeiten gehabt, die Miktion aufzuhalten?	0	1	2	3	4	5
Wie oft hatten Sie in den letzten Monaten einen abgeschwächten Harnstrahl?	0	1	2	3	4	5
Wie oft mussten Sie in den letzten Monaten pressen, um die Miktion zu beginnen?	0	1	2	3	4	5
Wie oft mussten Sie in den letzten Monaten nachts zum Wasserlassen aufstehen?	(Nie)	(Einmal)	(Zweimal)	(Dreimal)	(Viermal)	(Fünfmal)
Summe der 7 angekreuzten Zahlen (AUA symptom score)						

Abkürzungen: AUA = American Urological Association.

Quelle: MJ Barry et al: J Urol 148:1549, 1992, mit frdl. Genehmigung.

empfohlen, um die Beschaffenheit der ableitenden Harnwege beurteilen zu können.

Da die meisten Männer, die zur Behandlung der BPH vorstellig werden, eine Linderung der Symptome wünschen, muss dies auch das vordergründige Therapieziel sein. Alphablocker sollen durch die Reduktion des Sympathikotonus des Blasenausgangs mit nachlassendem Widerstand und besserem Harnfluss den dynamischen Aspekt der BPH behandeln. 5α-Reduktasehemmer sollen den statischen Aspekt der BPH behandeln, indem sie das Prostatavolumen reduzieren und eine ähnliche, aber verzögerte Wirkung entfalten. Außerdem verhindern sie nachweislich eine weitere Vergrößerung der BPH, das Risiko für einen akuten Harnverhalt sowie das Risiko für eine Operation wegen der BPH. Der kombinierte Einsatz von Alphablockern und 5α-Reduktasehemmern soll die Symptome lindern und die Progression der BPH verhindern.

Eine weitere Medikamentenklasse, welche die Symptome seitens der unteren Harnwege durch eine BPH lindern kann, sind die PDE5-Inhibitoren, die derzeit zur Behandlung der erektilen Dysfunktion eingesetzt werden. Alle drei in den USA verfügbaren PDE5-Inhibitoren (Sildenafil, Vardenafil und Tadalafil) scheinen bei der Behandlung der sekundären Symptome der BPH erfolgreich zu sein. Ihr Einsatz wird jedoch durchaus kontrovers beurteilt, da die kurz wirksamen Phosphodiesterasehemmer, wie Sildenafil, getrennt von Alphablockern, wie Tamsulosin, eingenommen werden müssen, um eine hypotensive Wirkung zu verhindern. In Deutschland ist Cialis 5 zur Behandlung der Symptome der BPH bei Versagen von Alphablockern zugelassen. Auch neuere Medikamentenklassen wurden zur Behandlung der Sekundärsymptome bei BPH eingesetzt. Da oft gleichzeitig Symptome durch eine Reizblase vorliegen, die vorzugsweise mit Anticholinergika behandelt wird, wurden zahlreiche Studien zur Evaluation der Wirksamkeit von Anticholinergika bei Symptomen der unteren Harnwege durch eine BPH durchgeführt.

Die operative Therapie gilt inzwischen als Zweitlinientherapie und bleibt für gewöhnlich Patienten, die nicht auf die Medikation angesprochen haben, vorbehalten. Das Ziel der Operation ist eine Größenreduktion der Prostata und damit eine Reduktion des Widerstands bei der Miktion. Chirurgische Therapiemöglichkeiten sind die transurethrale Prostataresektion (TUR-P), die transurethrale Inzision oder die Entfernung der Drüse über einen retropubischen, suprapubischen oder perinealen Zugangsweg. TULIP (transurethrale ultraschallgesteuerte Laser-induzierte Prostatektomie), Spiralen, Stents und Hyperthermie kommen ebenfalls zum Einsatz.

KAPITEL 46

HODENTUMOREN

Robert J. Motzer ■ Darren R. Feldman ■ George J. Bosl

Für die deutsche Ausgabe Karen Simon und Dirk Fahlenkamp

Primäre Keimzelltumoren des Hodens, die durch eine maligne Transformation primordialer Keimzellen entstehen, machen 95 % aller Neoplasien des Hodens aus. Selten entstehen sie extragonadal, etwa im Mediastinum oder im Retroperitonealraum, sehr selten im Bereich der Hypophyse. Die Erkrankung ist gekennzeichnet durch das junge Alter der betroffenen Patienten, die vielgestaltige Differenzierung der Tumorzellen sowie die gute Möglichkeit einer Heilung: Seit der Einführung cisplatinhaltiger Behandlungsschemata können etwa 95 % aller neu diagnostizierten Patienten geheilt werden. Die zunehmenden Erfahrungen im Umgang mit der Erkrankung haben dabei die Langzeitergebnisse wesentlich verbessert.

INZIDENZ UND EPIDEMIOLOGIE

Die Inzidenz von Keimzelltumoren des Hodens liegt in den USA inzwischen bei jährlich 8000 Neuerkrankungen, außerdem kommt es durch diesen Tumor zu fast 400 Todesfällen jährlich. In Deutschland sind derzeit etwa 4960 Neuerkrankungen pro Jahr zu verzeichnen. Damit sind die Hodentumorerkrankungen mit einem Anteil von 2 % an der gesamten Krebsprävalenz vertreten. Im europäischen Vergleich nimmt Deutschland damit Platz 2 ein. Die Erkrankung tritt meist im Alter zwischen 20 und 40 Jahren auf. Ein Hodentumor bei einem Mann im Alter von 50 Jahren oder darüber sollte bis zum Beweis des Gegenteils als Lymphom angesehen werden. Keimzelltumoren sind bei weißen Männern mindestens vier- bis fünfmal häufiger als bei Afroamerikanern. Eine höhere Inzidenz im Vergleich zu den USA wird in Skandinavien und Neuseeland beobachtet.

ÄTIOLOGIE UND GENETIK

Ein Kryptorchismus ist mit einem mehrfach erhöhten Risiko assoziiert, an einem Keimzelltumor zu erkranken, wobei das Risiko bei Vorliegen eines Bauchhodens höher ist als bei inguinal gelegenen Hoden. Daher sollte möglichst vor dem Beginn der Pubertät, besser im frühen Kindesalter, eine Orchidopexie durchgeführt werden. Der protektive Effekt einer Orchidopexie ist zwar schwer zu quantifizieren, jedoch sprechen einige Daten für eine Reduktion des Tumorrisikos durch die Korrektur des Hodenhochstandes sowie eine verbesserte Chance, die Funktion des Hodens zu erhalten. Falls die Verlagerung eines intraabdominell gelegenen Hodens ins Skrotum nicht gelingt, sollte er entfernt werden. Ungefähr 1–2 % der Männer mit einem unilateralen Keimzelltumor des Hodens entwickeln einen weiteren Tumor im kontralateralen Hoden. Eine testikuläre Feminisierung und eine positive Familienanamnese gehen mit einem erhöhten Risiko für die Entwicklung eines Keimzelltumors des Hodens einher, auch das Klinefelter-Syndrom ist mit mediastinalen Keimzelltumoren assoziiert.

Ein Isochromosom auf dem kurzen Arm von Chromosom 12 [i(12p)] ist pathognomonisch für Keimzelltumoren aller histologischen Differenzierungsgrade. Zusätzliche Kopien von 12p entweder in der Form von i(12p) oder erhöhter 12p auf aberranten Chromosomen werden bei fast allen Keimzelltumoren gefunden. Die Gene auf 12p, die an der Pathogenese beteiligt sind, konnten jedoch bisher nicht identifiziert werden.

KLINISCHES BILD

Eine schmerzlose Hodenschwellung ist pathognomonisch für eine maligne testikuläre Neoplasie. Häufig berichten die Patienten über testikuläre Missempfindungen („Schweregefühl") oder eine Schwellung, die den Verdacht auf eine Epididymitis und/oder eine Orchitis lenken. Der Versuch einer Antibiotikatherapie erscheint aktuell nicht mehr gerechtfertigt. Persistieren die Beschwerden oder besteht trotz klinischer Besserung ein unklarer Tastbefund, ist die sonografische Untersuchung des Hodens indiziert.

Die Hodensonografie ist sowohl bei dem Verdacht auf eine testikuläre Raumforderung als auch bei persistierender oder schmerzhafter testikulärer Schwellung indiziert. Kann durch die Untersuchung eine intratestikuläre Raumforderung nachgewiesen werden, sollte eine inguinale Hodenfreilegung mit Schnellschnittdiagnostik und gegebenenfalls eine radikale Orchiektomie durchgeführt werden. Da der Hoden sich ursprünglich aus der Gonadenleiste der Bauchhöhle entwickelt, stammen Blutversorgung und Lymphabfluss ebenfalls aus dieser Region und deszendieren gemeinsam mit dem Hoden während der intrauterinen Entwicklung in das Skrotum. Der inguinale Zugangsweg bei der Hodenfreilegung ist erforderlich, da die Durchtrennung der Haut des Skrotums im Rahmen einer skrotalen Orchiektomie zur Zerstörung anatomischer Barrieren führen kann und damit die Möglichkeit der Tumorzellaussaat über zusätzliche Wege entsteht. Daher ist die transskrotale Orchiektomie oder gar die Biopsie suspekter Befunde obsolet (ärztlicher Kunstfehler).

Retroperitoneale Metastasen verursachen häufig Rückenschmerzen und müssen von muskuloskelettalen Erkrankungen abgegrenzt werden, eine Dyspnoe durch pulmonale Metastasen tritt hingegen nur selten auf. Bei Tumoren, die mit erhöhten Serumkonzentrationen von humanem Choriongonadotropin (HCG) einhergehen, können Patienten durch eine Gynäkomastie auffallen. Eine Verzögerung der Diagnosesicherung geht mit einem weiter fortgeschrittenen Tumorstadium und einer möglicherweise reduzierten Heilungschance einher.

Zu den Staginguntersuchungen bei einem Keimzelltumor gehören die Bestimmung der Serumkonzentrationen von α-Fetoprotein (AFP), von humanem Choriongonadotropin (HCG), Laktatdehydrogenase (LDH) sowie beim Seminom plazentare alkalische Phosphatase (PLAP), die bereits zur fakultativen Diagnostik gehört. Eine Computertomografie (CT) von Thorax und Abdomen ist bei jedem Patienten mit neu diagnostiziertem Hodentumor unerlässlich. Die Stadieneinteilung erfolgt gemäß der modifizierten Lugano-Klassifikation, wobei das Stadium I als eine auf den Hoden, Nebenhoden oder Samenstrang beschränkte Erkrankung definiert ist. Im Stadium II findet man eine Metastasierung retroperitonealer (regionärer) Lymphknoten. Eine Erkrankung im Stadium III liegt vor, sofern es zu einer das Retroperitoneum überschreitenden Metastasierung gekommen ist, etwa bei supradiaphragmaler Lymphknotenbeteiligung oder viszeralen Metastasen. Die Stadieneinteilung kann anhand klinischer Kriterien, durch die körperliche Untersuchung, die Bestimmung von Tumormarkern im Serum sowie durch Röntgenaufnahmen oder anhand pathologischer Kriterien nach einem operativen Eingriff erfolgen.

Die regionären Lymphknoten des Hodens liegen im Retroperitonealraum, die Vaskularisation entstammt den großen Gefäßen (für den rechten Hoden) und teilweise den Nierengefäßen (venöser Abfluss des linken Hodens in die V. renalis). Daraus ergibt sich, dass bei einem lymphogen metastasierenden Tumor des rechten Hodens zunächst die interaortokavalen Lymphknoten unterhalb der Nierengefäße betroffen sind, während bei einem linksseitigen Tumor die lateral der Aorta gelegenen (paraaortalen) Lymphknoten unterhalb der linken Nierengefäße primär beteiligt sind. In beiden Fällen sind bei weiterer retroperitonealer lymphogener Ausbreitung die unterhalb, kontralateral und seltener oberhalb der Nierenhili gelegenen Lymphknoten betroffen. Die lymphogene Metastasierung kann kranialwärts zu den retrokruralen, den im hinteren Mediastinum gelegenen und den supraklavikulären Lymphknoten fortschreiten. Die Therapie wird von der Tumorhistologie (Seminom oder nicht seminomatöser Tumor) und vom klinischen Stadium bestimmt (Abb. 46-1).

PATHOLOGIE

Keimzelltumoren werden in nicht seminomatöse und seminomatöse Tumoren unterteilt. Die nicht seminomatösen Tumoren treten am häufigsten in der dritten Lebensdekade auf und können histologisch das gesamte Spektrum der embryonalen und postnatalen zellulären Differenzierung aufweisen. Diese Entität umfasst vier histologische Gruppen: embryonale Karzinome, Teratome, Chorionkarzinome und endodermale Sinustumoren (Dottersacktumoren). Das Chorionkarzinom, das aus zytotrophoblastischen und synzytiotrophoblastischen Anteilen besteht, ist eine maligne Transformation trophoblastischen Gewebes und geht ausnahmslos mit der Sekretion von HCG einher. Endoder-

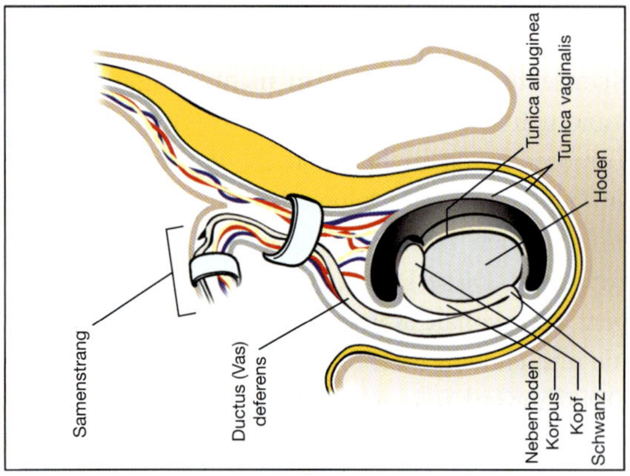

Stadium	Tumorausdehnung
pT1	Tumor auf Hoden und Nebenhoden begrenzt ohne vaskuläre oder lymphatische Invasion; Tumor kann die Tunica albuginea, aber nicht die Tunica vaginalis befallen
pT2	Tumor auf Hoden und Nebenhoden begrenzt mit vaskulärer oder lymphatischer Invasion; Tumorbefall der Tunica albuginea mit Beteiligung der Tunica vaginalis
pT3	Tumorinvasion des Samenstrangs mit oder ohne vaskuläre/lymphatische Invasion
pT4	Tumorinvasion des Skrotum mit oder ohne vaskuläre/lymphatische Invasion

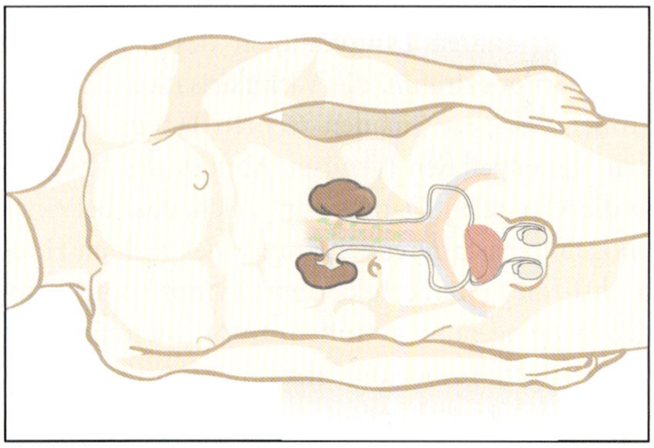

Stadium	Tumorausdehnung	Behandlungsoptionen: Seminom	Behandlungsoptionen: Nichtseminom
IA	Hoden allein, T1, keine vaskuläre oder lymphatische Invasion	Surveillance (Nachsorge), Strahlentherapie oder Chemotherapie	Surveillance; in Deutschland nur in Ausnahmefällen RLA
IB	T2–4 oder Invasion von Blut- oder Lymphgefäßen nachweisbar	Surveillance, Strahlentherapie oder Chemotherapie	Chemotherapie oder RLA
IIA	Retroperitoneale Lymphknoten < 2 cm	Strahlentherapie und Chemotherapie gleichwertig	RLA ± adjuvante Chemotherapie oder Chemotherapie gefolgt von RLA
IIB	Retroperitoneale Lymphknoten 2–5 cm	Strahlentherapie oder Chemotherapie	Chemotherapie, häufig gefolgt von RLA
IIC	Retroperitoneale Lymphknoten > 5 cm	Chemotherapie	Chemotherapie
Fernmetastasen			
III	Häufige Lokalisationen sind entfernte (extraabdominale) Lymphknoten, Lunge, Leber, Knochen und Gehirn	Chemotherapie	Chemotherapie, häufig gefolgt von Operation (Biopsie oder Resektion)

Abbildung 46-1 Staging und Behandlung von Keimzelltumoren. RLA = retroperitoneale Lymphadenektomie.

male Sinustumoren stellen das maligne Gegenstück zum fetalen Dottersack dar und sind charakterisiert durch die Sekretion von AFP. Reine embryonale Karzinome können AFP, HCG oder beide Proteine sezernieren. Das Sekretionsmuster ist ein biochemischer Hinweis auf die Tumordifferenzierung. Teratome bestehen aus somatischen Zellen, die von zwei oder mehreren Keimblättern (Ektoderm, Mesoderm oder Endoderm) abstammen. Jede dieser histologischen Differenzierungen kann allein oder in Kombination mit anderen vorkommen. Nicht seminomatöse Keimzelltumoren metastasieren frühzeitig in die retroperitonealen Lymphknoten und die Lungen. Bei 60 % der Patienten ist der Tumor initial auf den Hoden begrenzt (Stadium I), bei 20 % liegen bereits retroperitoneale Metastasen vor (Stadium II) und bei weiteren 20 % finden sich bereits supradiaphragmale Lymphknoten- oder viszerale Metastasen (Stadium III).

Seminome machen etwa 50 % aller Keimzelltumoren aus, mit einem mittleren Erkrankungsalter in der vierten Lebensdekade, und zeigen im Allgemeinen einen weniger aggressiven klinischen Verlauf. Die meisten Patienten (80 %) werden initial im Stadium I diagnostiziert, ungefähr 10 % der Patienten befinden sich zum Zeitpunkt der Erstdiagnose bereits im Stadium II, und nur etwa 10 % erfüllen die Kriterien zur Diagnose eines Stadiums III. Eine Metastasierung in die Lunge oder andere viszerale Organe ist selten. Zeigt ein Tumor sowohl seminomatöse als auch nicht seminomatöse Anteile, erfolgt die Therapie gemäß den Richtlinien für die Therapie der nicht seminomatösen, aggressiveren Tumoren.

Testikuläre intraepitheliale Neoplasie (TIN)

Etwa 5 % der Patienten mit einem Hodenmalignom weisen im kontralateralen, „gesunden" Hoden eine Tumorvorstufe auf, die mit 99%iger Sicherheit durch eine Biopsie nachweisbar ist. Diese so genannte testikuläre intraepitheliale Neoplasie (TIN, Synonym: Carcinoma in situ, CIS) gilt als Präkanzerose und erklärt das Auftreten bilateral metachroner Hodentumoren in vergleichbarer Häufigkeit. Für Patienten mit einer TIN des Resthodens beträgt das kumulative Risiko für die Entwicklung eines zweiten, kontralateralen Hodentumors innerhalb von 7 Jahren etwa 70 %. Daher wird empfohlen, im Rahmen der Orchiektomie des tumorbefallenen Organs auch eine skrotale Biopsie des kontralateralen Hodens durchzuführen, um eine TIN-Diagnostik zu ermöglichen. Bei Nachweis einer TIN kann durch eine lokale Strahlentherapie des Resthodens (derzeit 20 Gy) eine komplette Eradikation erfolgen, wobei jedoch die Spermiogenese irreversibel geschädigt wird. Sollte keine Strahlentherapie erfolgen, muss die Surveillance den positiven TIN-Befund berücksichtigen.

TUMORMARKER

Die sorgfältige Verlaufskontrolle der Tumormarker AFP und HCG ist von großer Bedeutung in der Therapie von Patienten mit Keimzelltumoren, da diese Marker für die Diagnosesicherung wichtig sind, darüber hinaus eine prognostische Bedeutung aufweisen und in der Beurteilung des Ansprechens auf die Therapie wie auch zur Früherkennung eines Rezidivs einen hohen Stellenwert haben. Ungefähr 70 % der Patienten mit disseminiertem, nicht seminomatösem Keimzelltumor zeigen erhöhte Serumkonzentrationen von AFP und/oder HCG. Während erhöhte HCG-Konzentrationen sowohl bei Patienten mit seminomatösen als auch mit nicht seminomatösen Tumoren gefunden werden, ist AFP ausschließlich bei Patienten mit Nichtseminomen erhöht. Der Nachweis erhöhter AFP-Konzentrationen bei einem Patienten, dessen Tumorhistologie nur seminomatöse Anteile zeigt, weist auf eine okkulte, nicht seminomatöse Komponente hin, sodass der Patient nach den Richtlinien nicht seminomatöser Keimzelltumoren behandelt werden muss. Die LDH-Spiegel im Serum sind deutlich weniger spezifisch als die von AFP oder HCG, die LDH-Aktivitäten im Serum sind aber bei 50–60 % der Fälle mit metastasiertem, nicht seminomatösem Tumor und bei bis zu 80 % der Fälle mit fortgeschrittenem Seminom erhöht. Erhöhte Serumkonzentrationen von PLAP (plazentare alkalische Phosphatase) finden sich häufig bei Seminomen oder Rauchern.

Die Bestimmung von AFP, HCG und der LDH sollte vor und nach der Orchiektomie vorgenommen werden. Erhöhte Serumkonzentrationen von AFP und HCG nehmen entsprechend einer linearen Kinetik ab; die Halbwertszeit liegt für HCG bei 24–36 Stunden, bei AFP bei 5–7 Tagen. AFP und HCG sollten wiederholt vor und nach der Therapie bestimmt werden. Sowohl ein erneuter Anstieg der Serumkonzentrationen von HCG und/oder AFP als auch das Ausbleiben einer Normalisierung der Tumormarker nach der Therapie sind Anzeichen für eine persistierende oder rezidivierende Erkrankung.

Behandlung HODENTUMOREN

NICHT SEMINOMATÖSE TUMOREN IM STADIUM I

Patienten, bei denen sich radiologisch und bei der körperlichen Untersuchung keine Hinweise auf einen Tumor finden und deren Serumspiegel von AFP und HCG normal sind oder gemäß der bekannten Halbwertszeit in den Normalbereich zurückkehren, haben ein klinisches Stadium I. Bei etwa 20–50 % dieser Patienten finden sich retroperitoneale Lymphknotenmetastasen (pathologisches Stadium II). Trotzdem ist jedoch in mehr als 95 % der Fälle eine Heilung möglich. Abhängig vom Rezidivrisiko, das von der Pathologie (siehe unten) bestimmt wird, sind abhängig von der Erfahrung der verfügbaren Operateure sowie von den Wünschen der Patienten und behandelnden Ärzte eine aktive Überwachung oder eine adjuvante Chemotherapie von 2 Zyklen Cisplatin, Etoposid und Bleomycin (PEB) indiziert. Die Durchführung einer nervenschonenden retroperitonealen Lymphadenektomie (RLA) ist im deutschsprachigem Raum kaum noch üblich. Wenn der Primärtumor keine Anzeichen auf eine Invasion von Lymph- oder Blutgefäßen zeigt und auf den Hoden begrenzt ist (T1, klinisches Stadium IA), beträgt das Rezidivrisiko nur 10–20 %. Da 80 % der nicht seminomatösen Tumoren im klinischen Stadium allein durch eine Orchiektomie geheilt werden können und es keinen Überlebensvorteil für die RLA (oder adjuvante Chemotherapie) gibt, werden die Patienten in der Regel beobachtet und regelmäßig kontrolliert. Dadurch wird eine Überbehandlung mit möglichen akuten und chronischen unerwünschten Effekten vermieden (siehe unten). Die Patienten werden engmaschig überwacht und es werden regelmäßig Röntgenaufnahmen des Thorax, eine körperliche Untersuchung, eine CT des Abdomens sowie eine Bestimmung der Tumormarker im Serum durchgeführt. Rezidive treten im Median nach etwa 7 Monaten auf, Spätrezidive (> 2 Jahre) sind selten. Bei unkooperativen Patienten kann eine RLA oder adjuvante Chemotherapie erwogen werden.

Bei lymphatischer oder vaskulärer Beteiligung oder einer Tumorausdehnung durch Tunica, Samenstrang oder Skrotum (T2–T4, klinisches Stadium IB) beträgt das Rezidivrisiko etwa 50 %. Standardtherapie ist die Applikation von 2 Zyklen einer adjuvanten Chemotherapie mit PEB. Dadurch sinkt das Rezidivrisiko auf 3–5 %. Alle drei Ansätze (aktive Überwachung, RLA und adjuvante Chemotherapie) sollten > 95 % der Patienten im klinischen Stadium IB heilen.

Die RLA ist die Standardoperation zur Entfernung der regionären Lymphknoten des Hodens (retroperitoneale Lymphknoten). Im Rahmen des chirurgischen Eingriffs werden die drainierenden Lymphknoten exstirpiert sowie Lymphknotengruppen, die an die primär metastastisch befallenen Lymphknoten angrenzen. Bei der Standard-RLA (bilateral) werden sämtliche Lymphknoten entlang der großen Gefäße bis zur Bifurkation unter Einschluss der ipsilateralen iliakalen Lymphknoten entfernt. Typische Spätfolge ist die durch die Resektion sympathischer Nervenfasern verursachte retrograde Ejakulation nach der Operation, die zu Infertilität führt. Die nervenschonende RLA kann bei etwa 90 % der Patienten eine normale Ejakulationsfähigkeit erhalten. In vielen deutschen bzw. europäischen Zentren wird dieser Eingriff routinemäßig laparoskopisch durchgeführt. Der minimalinvasive Zugangsweg hat bei gleicher Effizienz dabei eine deutlich reduzierte postoperative Morbidität, die beim offen chirurgischen Vorgehen aufgrund der großen Laparotomiewunde (Schnittführung von der Symphyse bis zum Xiphoid) nicht unbeträchtlich ist. Durch die Weiterentwicklung der verwendeten Zytostatika und durch eine bessere Beherrschung der auftretenden Nebenwirkungen nimmt die RLA in Deutschland nur noch einen untergeordneten Stellenwert ein. Patienten im pathologischen Stadium I werden postoperativ engmaschig im Verlauf kontrolliert; bei nur 10 % dieser Patienten kommt es zum Rezidiv, welches zusätzlich behandelt werden muss. Wird aufgrund der histopathologischen Untersuchung der Lymphknoten nach RLA eine Lymphknotenmetastasierung nachgewiesen, ist eine adjuvante Chemotherapie indiziert (siehe „Nicht seminomatöse Tumoren im Stadium II").

NICHT SEMINOMATÖSE TUMOREN IM STADIUM II Patienten mit begrenzter, ipsilateraler retroperitonealer Lymphknotenbeteiligung (größter Durchmesser ≤ 2 cm) und normalen Spiegeln von AFP und HCG werden als markernegativ bezeichnet und mit einem Re-Staging im zeitlichen Abstand von 6 Wochen bzw. einer nervenschonenden RLA behandelt. Retroperitoneale Rezidive nach RLA sind äußerst selten. Auch hier stellt die laparoskopische retroperitoneale Lymphadenektomie in entsprechend kompetenten Zentren eine gute Alternative mit geringerer Morbidität im Vergleich zum offen chirurgischen Vorgehen dar. Erhöhte Tumormarker im Serum weisen auf okkulte Fernmetastasen hin und erfordern eine Chemotherapie. Abhängig vom Ausmaß der Lymphknotenmetastasen besteht die postoperative Strategie in einer Verlaufsbeobachtung oder in der Durchführung zweier Zyklen einer adjuvanten Chemotherapie. Die Verlaufsbeobachtung wird bei geringer Tumormasse bevorzugt (alle befallenen Lymphknoten < 2 cm *und* < 6 betroffene Lymphknoten), da die Rezidivwahrscheinlichkeit bei 30 % oder darunter liegt. Im Falle eines Rezidivs ist eine Chemotherapie angezeigt (siehe unten, Abschnitt über fortgeschrittene Keimzelltumoren). Da es bei mehr als 50 % der Patienten mit großer Tumormasse (> 6 betroffene Lymphknoten oder jeder der befallenen Lymphknoten hat einen Durchmesser > 2 cm) zu einem Rezidiv kommt, sollten in diesen Fällen postoperativ drei Zyklen einer adjuvanten Chemotherapie durchgeführt werden, die bei mehr als 98 % der Patienten zur Heilung führt. Die Standardtherapie unter Einschluss von Etoposid plus Cisplatin (EP) mit/ohne Bleomycin alle 3 Wochen ist effektiv und wird gut vertragen.

Erhöhte Spiegel von AFP oder HCG weisen auf Metastasen außerhalb des Retroperitoneums hin. Diese Patienten werden als markerpositiv bezeichnet. In diesem Fall ist die Applikation von 3 Zyklen einer adjuvanten Chemotherapie (PEB) indiziert. Auch bei Patienten mit größeren (> 2 cm) oder bilateralen retroperitonealen Lymphknoten wird primär eine Chemotherapie durchgeführt (siehe unten, Abschnitt über fortgeschrittene Keimzelltumoren).

SEMINOME IM STADIUM I UND II Die inguinale Orchiektomie mit sofortiger Bestrahlung der retroperitonealen Lymphknoten oder nur mit weiterer Beobachtung führt bei annähernd 100 % der Patienten im Stadium I zu einer Heilung. Früher stellte die Strahlentherapie einen wesentlichen Bestandteil der Behandlung dar. Allerdings wurde über einen Zusammenhang mit Sekundärmalignomen berichtet und es zeigte sich kein Überlebensvorteil gegenüber einer Surveillance. Daher sind viele Zentren bei complianten Patienten zu einer Surveillance-Strategie mit langfristigen Nachkontrollen übergegangen. Untersuchungen zeigen, dass bei ungefähr 15 % der Patienten ein Rezidiv auftritt, das normalerweise mit einer Chemotherapie behandelt wird, die Heilungsraten von 97–100 % erreicht. Langfristige Nachkontrollen sind überaus wichtig, weil ungefähr 30 % der Rezidive nach 2 Jahren und 5 % nach 5 Jahren auftreten. Für dieses Management liegen solide Langzeitergebnisse von nicht randomisierten prospektiven Studien vor. Als Alternative zur Bestrahlung wurde auch eine Einzeldosis Carboplatin untersucht. Damit konnten ähnliche Ergebnisse erzielt werden, allerdings fehlen Daten zur langfristigen Sicherheit und die meisten Rezidive traten weiterhin retroperitoneal auf.

Seminome mit retroperitonealer Lymphknotenbeteiligung ohne Nachweis eines Tumorbulks (Stadien IIA und IIB) wurden ebenfalls mit einer retroperitonealen Radiotherapie behandelt. Rezidive im vorderen Mediastinum sind ungewöhnlich. Die Anzahl der Patienten mit einer Lymphknotenbeteiligung < 3 cm, die rezidivfrei überleben, liegt bei ungefähr 90 %. Durch die höhere Rezidivrate nach der Bestrahlung von Tumorbulks wird bei allen Patienten im Stadium IIC und manchen Patienten im Stadium IIB initial eine Chemotherapie bevorzugt. Außerdem wurde die Chemotherapie als Alternative zur Strahlentherapie bei Seminomen im Stadium IIA und kleinen Seminomen im Stadium IIB untersucht und führte zu niedrigeren Rezidivraten als in historischen Kontrollen. Aufgrund dieser Ergebnisse und der Ergebnisse von Studien, die bei Patienten nach Chemoradiotherapie (die nach alleiniger Bestrahlung ein Rezidiv entwickelt hatten) eine Verdreifachung der Inzidenz von Sekundärmalignomen und kardiovaskulären Krankheiten ermittelt hatten, setzen manche Experten bei allen Seminomen des Stadiums II primär eine Chemotherapie ein.

CHEMOTHERAPIE FORTGESCHRITTENER KEIMZELLTUMOREN Unabhängig von der Histologie werden Patienten mit Keimzelltumoren im Stadium IIC und III mit einer Chemotherapie behandelt. In Deutschland wird in der Kombinations-Chemotherapie das PEB-Protokoll (Cisplatin, Etoposid, Bleomycin) angewandt. Komplette Remissionen (durch radiologische und klinische Untersuchungen sowie eine Normalisierung der Tumormarker AFP und HCG im Serum für 1 Monat oder länger dokumentierte vollständige Rückbildung aller Tumormanifestationen) sind bei ungefähr 60 % aller Patienten nach alleiniger Chemotherapie zu erreichen, weitere 10–20 % können nach chirurgischer Exstirpation aller residuellen Tumormanifestationen als krankheitsfrei betrachtet werden. Randomisierte klinische Studien haben gezeigt, dass eine Reduktion der Cisplatindosis zu schlechteren Überlebensraten führt.

Die Toxizität von 3–4 Zyklen einer Therapie aus Cisplatin, Etoposid und Bleomycin (PEB) ist erheblich. Bei den meisten Patienten treten Übelkeit, Erbrechen und Alopezie auf, obwohl die Häufigkeit und Intensität von Übelkeit und Erbrechen durch die neueren antiemetischen Substanzen deutlich reduziert werden konnten. Eine Myelosuppression ist häufig, eine symptomatische pulmonale, bleomycininduzierte Toxizität ist bei etwa 5 % der Patienten zu beobachten. Die therapieinduzierte Letalität durch eine neutropenische Sepsis oder eine bleomycininduzierte Lungenschädigung beträgt etwa 1–3 %. Eine Dosisreduktion aufgrund der Myelosuppression ist selten indiziert. Chronische Toxizitäten sind die Nephrotoxizität (Einschränkung der glomerulären Filtrationsrate und persistierender Magnesiumverlust), die Ototoxizität, das Auftreten einer peripheren Neuropathie und Infertilität. Wird Bleomycin wöchentlich durch Bolusgaben verabreicht, tritt bei 5–10 % der Patienten ein Raynaud-Syndrom auf. Seltener wurde über andere Schädigungen kleinerer Gefäße berichtet, unter anderem über transitorische ischämische Attacken und Myokardinfarkte.

CHEMOTHERAPIE NACH RISIKOGRUPPE Da nicht bei allen Patienten eine Heilung erreicht werden kann und die therapieinduzierten Toxizitäten bedeutsam sind, werden die Patienten gemäß den Kriterien der Internationalen Keimzelltumor-Konsensus-Gruppe (IGCCCG) in „Good-risk"-, „Intermediate-risk"- und „Poor-risk"-Gruppen (gut, intermediär, schlecht) eingeteilt (Tab. 46-1). Das Ziel der Therapie von Patienten der „Good-risk"-Gruppe ist, eine maximale Antitumorwirkung mit minimaler Toxizität zu erreichen. Für die Patienten mit gutem und mäßigem Risiko gilt es, effektivere Therapien mit tolerabler Toxizität zu finden.

Tabelle 46-1

IGCCCG-RISIKOKLASSIFIKATION FÜR FORTGESCHRITTENE KEIMZELLTUMOREN

Risikogruppen	Nichtseminome	Seminome
Gut	Primärlokalisation gonadal oder retroperitoneal Keine nicht pulmonalen, viszeralen Metastasen AFP < 1000 ng/ml β-HCG < 5000 mIU/ml LDH < 1,5 × der oberen Norm (ULN)	Jede Primärlokalisation Keine nicht pulmonalen, viszeralen Metastasen Jeder LDH- und HCG-Spiegel
Intermediär	Primärlokalisation gonadal oder retroperitoneal Keine nicht pulmonalen, viszeralen Metastasen AFP 1000–10000 ng/ml β-HCG 5000–50000 mIU/ml LDH 1,5–10 × ULN	Jede Primärlokalisation Nicht pulmonale, viszerale Metastasen Jeder LDH- und HCG-Spiegel
Schlecht	Primärlokalisation mediastinal Nicht pulmonale, viszerale Metastasen AFP > 10000 ng/ml HCG > 50000 mIU/ml LDH > 10 × ULN	Patienten werden nicht als Hochrisiko klassifiziert

Abkürzungen: AFP = α-Fetoprotein; HCG = humanes Choriongonadotropin; LDH = Laktatdehydrogenase.

Quelle: International Germ Cell Cancer Consensus Group.

Die Höhe der Tumormarker bei Diagnosestellung wurde in die neue Version der TNM-Klassifikation integriert (TNM-S). Dadurch charakterisiert die moderne TNM-Klassifikation sowohl die anatomischen Aspekte der Tumorausbreitung (Lokalisation und Ausdehnung) als auch die biologische Grundlage des Tumors (Histologie und Marker). Seminome sind – abhängig vom Nachweis oder Fehlen extrapulmonaler, viszeraler Metastasen – entweder von guter oder mäßiger Risikoqualität. Für das Seminom existiert keine Hochrisikokategorie, Markerlevel spielen hier keine Rolle bei der Risikoeinschätzung. Nichtseminome haben gute, intermediäre und schlechte Risikokategorien, abhängig vom Sitz des Primärtumors, vom Nachweis oder Fehlen nicht pulmonaler, viszeraler Metastasen und vom Markerlevel. Generell sind „Good-risk"-Patienten durch eine geringere Tumormasse, eine ausschließlich retroperitoneale und pulmonale Metastasierung sowie niedrigere Tumormarkerkonzentrationen im Serum charakterisiert.

Bei ungefähr 90 % der Patienten der „Good-risk“-Gruppe führt die Therapie mit drei Zyklen Cisplatin, Etoposid und Bleomycin (PEB) oder vier Zyklen Cisplatin und Etoposid (PE) zu einer dauerhaften kompletten Remission mit akzeptabler akuter und chronischer Toxizität. Unter dieser Therapie treten ohne Bleomycin keine bzw. selten Lungenschäden auf, wenn die Therapiedauer auf 9 Wochen beschränkt ist. Eine Myelosuppression mit neutropenischem Fieber ist seltener und die therapieinduzierte Mortalität zu vernachlässigen. Ungefähr 75 % der Patienten mit einem intermediären Risiko und 50 % derer mit einem hohen Risiko erreichen dauerhafte komplette Remissionen mit vier Zyklen PEB, andere Regime haben sich nicht als überlegen gezeigt. Für die Gruppe der Hochrisikopatienten werden daher wirksamere Therapieoptionen benötigt.

CHIRURGISCHE RESEKTION RESIDUELLER LÄSIONEN NACH CHEMOTHERAPIE Die Resektion residueller Metastasen nach Beendigung der Chemotherapie ist ein integraler Bestandteil der Therapie. Wurde bei der initialen histologischen Untersuchung ein nicht seminomatöser Tumor nachgewiesen und haben sich die Tumormarker unter der Therapie normalisiert, sollten sämtliche residuellen Veränderungen reseziert werden. Im Allgemeinen erfordert der Nachweis residueller retroperitonealer Manifestationen eine modifizierte bilaterale RLA, die zu einer retrograden Ejakulation führen kann. Auch hier besteht in Abhangigkeit von Größe und Lokalisation des Befundes zumindest in spezialisierten Zentren die Möglichkeit eines minimalinvasiven laparoskopischen Vorgehens, zumal besonders diese durch multiple Chemotherapie vorbelasteten Patienten von einer Minimierung des Operationstraumas deutlich profitieren. Seltener sind eine Thorakotomie (unilateral oder bilateral) und eine Neck Dissection zur Resektion residueller mediastinaler, pulmonaler oder zervikaler Manifestationen erforderlich. Vitale Tumoren (Seminom, embryonales Karzinom, Dottersacktumoren oder Chorionkarzinome) werden in 15 %, reife Teratome in 40 % und nekrotisches bzw. fibrosiertes Material in ungefähr 45 % der Resektate gefunden. Die Häufigkeit von Teratomen oder einem vitalen Tumor ist bei residuellen mediastinalen Tumoren am größten. Wird nekrotisches Material oder ein Teratom gefunden, ist keine weitere Chemotherapie indiziert. Wird nach kompletter Resektion histologisch vitales Tumorgewebe nachgewiesen, sollten zwei zusätzliche Zyklen einer Chemotherapie verabreicht werden.

Lag initial ein reines Seminom vor, ist der Nachweis eines reifen Teratoms im Resektat sehr selten, meist findet sich nekrotisches Tumorgewebe. Bei residuellen retroperitonealen Manifestationen ist die Durchführung einer RLA aufgrund meist vorhandener fibrotischer Veränderungen nach der Chemotherapie technisch schwierig. Sofern keine radiologischen Veränderungen in der Computertomografie bestehen, sind engmaschige Kontrolluntersuchungen angezeigt. Positive Befunde in der Positronen-Emissionscomputertomografie korrelieren mit einem vitalen Residualseminom und müssen operativ entfernt oder biopsiert werden. Die Leitlinien der Deutschen Gesellschaft für Urologie und die europäische Konsensuskonferenz empfehlen in jedem Falle eine Resektion residueller Befunde, keine Biopsie; eine adjuvante Strahlentherapie stellt in Europa keine akzeptierte Therapieoption dar. Kommt es bei Mischtumoren unter der Chemotherapie zu einer Größenzunahme retroperitonealer Metastasen, so ist die Indikation zur Resektion zwingend, da es sich im Allgemeinen um wachsende Teratomanteile handelt, die weder auf eine Strahlen- noch eine Chemotherapie sensibel sind und nur chirurgisch behandelt werden können („growing teratoma“).

CHEMOTHERAPIE RESISTENTER ODER REZIDIVIERTER TUMOREN Von den Patienten mit fortgeschrittenem Keimzelltumor erreichen 20–30 % durch die Primärtherapie keine dauerhafte komplette Remission. Durch eine Kombinationstherapie aus Vinblastin, Ifosfamid und Cisplatin (VeIP) kann bei 25 % dieser Patienten eine dauerhafte komplette Remission erreicht werden. Die Wahrscheinlichkeit, durch die Therapie nach dem VIP-Protokoll eine dauerhafte komplette Remission zu erzielen, ist bei den Patienten größer, die nach einer cisplatinhaltigen Primärtherapie ihres Hodentumors eine komplette Remission erreicht und im weiteren Verlauf rezidiviert haben. Das Ersetzen von Vinblastin durch Paclitaxel (TIP) führt in dieser Situation bei fast zwei Drittel der Patienten zu einer dauerhaften Remission. Bei Patienten mit primär mediastinalem nicht seminomatösem Tumor sowie bei Patienten, deren Tumoren nicht komplett auf die Erstlinientherapie angesprochen hatten, ist die VeIP-Salvage-Therapie in Standarddosis hingegen selten von Nutzen. Bei diesen Patienten erfolgt meist eine Hochdosis-Chemotherapie und/oder eine operative Resektion.

Eine Hochdosis-Chemotherapie mit Carboplatin und Etoposid und Retransfusion autologer Stammzellen des Blutes oder des Knochenmarkes kann bei 25–40 % der Patienten zu einer kompletten Remission führen, die zuvor nicht auf ifosfamidhaltige Rezidivtherapien angesprochen haben. Etwa die Hälfte der kompletten Remissionen sind von Dauer. Für diese Patientengruppe ist die Hochdosistherapie die Standardbehandlung und stellt die Therapie der Wahl bei allen Patienten mit rezidiviertem oder resistentem Tumor dar. Paclitaxel ist bei Zugabe zur Hochdosistherapie ebenfalls aktiv. Für therapierefraktäre Tumoren stehen einige palliative Behandlungsschemata zur Verfügung, die unterschiedliche Wirksamkeit haben und teilweise in Studien geprüft werden (z. B. orale Etoposid-Monotherapie, Gemcitabin/Oxaliplatin etc.).

EXTRAGONADALE KEIMZELLTUMOREN UND MITTELLINIENKARZINOME UNKLARER HISTOGENESE

Prognose und Therapiemöglichkeiten von Patienten mit extragonadalen Keimzelltumoren hängen von der Tumorhistologie und der Primärlokalisation ab. Alle Patienten mit der Diagnose eines extragonadalen Keimzelltumors sollten einer Hodensonografie oder in Zweifelsfällen einer skrotalen MRT unterzogen werden, um einen gonadalen Primarius auszuschließen (sog. „burned-out tumor"). Fast alle Patienten mit retroperitonealem oder mediastinalem Seminom erreichen durch die Behandlung nach dem PEB- oder PE-Protokoll komplette Remissionen. Die klinischen Charakteristika von Patienten mit primär retroperitonealen, nicht seminomatösen Keimzelltumoren ähneln denen von Patienten mit einem Primärtumor des Hodens. Durch eine sorgfältige Untersuchung des Hodens kann bei bis zu zwei Dritteln der Patienten ein testikulärer Primärtumor identifiziert werden. Im Gegensatz dazu sind primäre mediastinale, nicht seminomatöse Keimzelltumoren mit einer schlechten Prognose assoziiert, wobei nicht mehr als ein Drittel dieser Patienten durch eine Standardtherapie (4 Zyklen nach dem PEB-Protokoll) geheilt werden kann. Patienten mit neu diagnostiziertem, mediastinalem nicht seminomatösem Tumor werden der „Poor-risk"-Gruppe zugeordnet und sollten in klinische Studien eingeschlossen werden, welche Chemotherapien mit potenziell höherer Antitumoraktivität untersuchen. Darüber hinaus sind mediastinale, nicht seminomatöse Keimzelltumoren mit hämatologischen Erkrankungen (wie akuten myeloischen Leukämien, myelodysplastischen Syndromen und essenziellen Thrombozythämien) assoziiert, die nicht durch vorausgegangene Chemotherapien induziert wurden und schwer zu behandeln sind. Nichtseminome jeder Lokalisation können sich in andere maligne Histologien wandeln, wie embryonale Rhabdomyosarkome oder Adenokarzinome (maligne Transformation). In den transformierten Zellen wurde ein i(12p)-Isochromosom nachgewiesen, was auf einen klonalen Ursprung aus dem Keimzelltumor hinweist.

In der Vergangenheit wurde von einigen Patienten mit niedrig differenzierten Tumoren unklarer Histogenese berichtet. Diese Tumoren treten meist in der Mittellinie auf und sezernieren weder AFP noch HCG. Einige wenige dieser Patienten (10–20 %) können durch eine cisplatinhaltige Standardtherapie kurativ behandelt werden. Kürzlich wurde in konventionellen zytogenetischen und molekulargenetischen Untersuchungen gezeigt, dass etwa 25 % dieser Tumoren (die Anteile, die auf eine Cisplatintherapie ansprechen) ein i(12p) aufweisen, sodass deren Abstammung von primitiven Keimzellen bestätigt werden konnte. Der Nachweis dieses Isochromosoms ist prädiktiv für ein Ansprechen des Tumors auf eine cisplatinhaltige Chemotherapie und das daraus resultierende Langzeitüberleben. Die genetische Analyse dieser Tumoren hat darüber hinaus den Nachweis anderer Histologien erbracht, die neuroepitheliale Tumoren und Lymphome einschließt, was die Heterogenität dieser Gruppe unterstreicht.

FERTILITÄT

Die Infertilität ist eine wichtige Folge der Therapie von Keimzelltumoren. Zudem ist bereits eine präexistierende Infertilität oder zumindest eine Beeinträchtigung der Fertilität häufig. Zum Zeitpunkt der Diagnose können bei wenigstens 50 % der Patienten mit testikulärem Keimzelltumor eine Azoospermie und/oder Oligospermie nachgewiesen werden. Im Gefolge einer RLA kann eine Ejakulationsstörung auftreten, nach einer Cisplatintherapie eine Keimzellschädigung. Eine nervenerhaltende Operationstechnik mit dem Ziel des Erhalts der sympathischen Nervenfasern hat die Häufigkeit postoperativer retrograder Ejakulationen in dieser Patientengruppe drastisch reduziert. Die Spermatogenese erholt sich zumindest bei einigen Patienten nach der Chemotherapie. Wegen der deutlichen Gefahr einer beeinträchtigten Fertilität sollten vor einer Strahlen- oder Chemotherapie und RLA eine Untersuchung des Ejakulates sowie eine Kryokonservierung von Sperma (in einer Samenbank) empfohlen werden.

WEITERFÜHRENDE LITERATUR

Albers P et al: Guidelines of Testicular Cancer. *www.uroweb.org*, 2012 (Update 2015)

Krege S et al: European consensus conference on diagnosis and treatment of germ cell cancer: a report of the second meeting of the European Germ Cell Cancer Consensus group (EGCCCG): part I. Eur Urol 53(3):478–96, 2008

Krege S et al: European consensus conference on diagnosis and treatment of germ cell cancer: a report of the second meeting of the European Germ Cell Cancer Consensus group (EGCCCG): part II. Eur Urol 53(3):497–513, 2008

KAPITEL 47

GYNÄKOLOGISCHE MALIGNOME

Michael V. Seiden

Für die deutsche Ausgabe Jalid Sehouli

OVARIALKARZINOM

INZIDENZ UND PATHOLOGIE

Das Ovarialkarzinom ist das am häufigsten zum Tode führende gynäkologische Malignom. Im Jahr 2014 kam es in den USA zu schätzungsweise 21.980 Neuerkrankungen und 14.270 Todesfällen am Ovarialkarzinom. In Deutschland erkranken etwa 8000 Frauen jährlich an einem Ovarialkarzinom, die Inzidenz liegt etwa bei 14 pro 100.000 Frauen pro Jahr. Das Ovar ist ein komplexes Organ und ist im Alter von etwa 11–50 Jahren für die Follikelreifung, die Eizellenreifung, die Ovulation und die zyklische Abgabe von Geschlechtshormonen zuständig. Diese komplexen, miteinander verknüpften biologischen Funktionen werden durch zahlreiche Zellen in jedem Ovar koordiniert, die jeweils entarten können. Epitheltumoren des Ovars können als benigne, maligne oder als sog. Borderline-Tumoren auftreten. Das Malignomrisiko hängt vom Alter ab: Bei jungen Frauen sind sie eher benigne oder Borderline-Tumoren. Die häufigsten epithelialen Ovarialtumoren sind seröse Tumoren (50 %), muzinöse Tumoren (25 %), endometriale Tumoren (15 %), Klarzelltumoren (5 %) und Tumoren der Übergangszellen, die Brenner-Tumoren (1 %). Stromatumoren hingegen gehen von den hormonaktiven Ovarialzellen aus und führen zu anderen Phänoytpen. Ihre Symptome hängen überwiegend von Art und Menge der Hormonproduktion ab. Keimzelltumoren haben biologisch und funktionell große Ähnlichkeit mit den Hodentumoren des Mannes (Kap. 46).

Umfangreiche wissenschaftliche Untersuchungen haben über die letzten Jahre zu einem grundsätzlich neuen Verständnis der Tumorbiologie des Ovarialkarzinoms geführt. Der Terminus „Ovarialkarzinom“ stellt somit eine sehr heterogene Gruppe maligner Tumoren dar, die sich sowohl bezüglich der Ätiologie, Pathogenese als auch in der Prognose unterscheiden.

Neu ist zudem die grundsätzliche Unterscheidung zwischen sog. „Low-grade“- und „High-grade“-Ovarialkarzinomen. Somit gilt kein kontinuierliches Grading mehr (G1, 2, 3). Seröse Low-grade-Karzinome sind gut differenziert und entwickeln sich im Allgemeinen aus benignen Zystadenomen über seröse Borderline-Tumoren. Seröse High-grade-Karzinome sind hingegen geringgradig differenziert. Für sie sind keine ovariellen Vorläuferläsionen bekannt. Es gibt aber Hinweise darauf, dass eine große Anzahl der High-grade-Karzinome primär in der Tube entstehen, zumal sich im Zusammenhang mit High-grade-Karzinomen in makroskopisch unauffälligen Tuben „serous tubal intraepithelial carcinomas – so genannte STICS“ nachweisen lassen.

Für die Mehrheit der hereditären Karzinome ist ebenfalls die tubare Entstehung beschrieben. Low-grade-Karzinome zeigen meist KRAS-, BRAF-, PIK3CA-, CTNNB1- und PPP2R1A-Mutationen, während High-grade-Karzinome typischerweise TP53-Mutationen und BRCA-Mutationen oder -Inaktivierung aufweisen.

In der neuen WHO-Klassifikation (2014) wurde zudem noch stärker zwischen Borderline-Tumoren und Low-grade-Ovarialkarzinomen unterschieden. Bei Nachweis von sog. invasiven Implantaten wird nun von einem serösen Low-grade-Karzinom gesprochen und nicht mehr wie früher von Borderline-Tumoren mit invasiven Implantaten. Dies ist allerdings eine ausschließlich auf pathologisch-morphologischen Kriterien beruhende Änderung der Klassifikation.

Außerdem können andere Tumoren in das Ovar metastasieren, allen voran solche aus Mamma, Kolon, Magen, Appendix und Pankreas. Bilaterale Ovarialtumoren durch die Metastasen muzinproduzierender Magenkarzinome werden als Krukenberg-Tumoren bezeichnet. Bei beidseitigem Adnexbefall und muzinöser Histologie ist stets an einen Primarius außerhalb der Ovarien zu denken. Von den Ovarialkarzinomen sind die Borderline-Tumoren des Ovars (BOT) abzugrenzen, die eine völlig andere Tumorbiologie besitzen.

EPITHELIALE OVARIALKARZINOME

Epidemiologie und Pathogenese

Das Lebenszeitrisiko einer Frau für ein Ovarialkarzinom beträgt 1 : 72 (1,6 %), wobei die meisten Frauen epitheliale Tumoren entwickeln. Jede der histologischen Varianten der epithelialen Tumoren besitzt typische molekulare Eigenschaften. Der Altersgipfel der epithelialen Malignome des Ovars liegt bei 60–70 Jahren, wobei auch ein weitaus höheres oder niedrigeres Erkrankungsalter möglich ist, es wurden Fälle selbst bei 20- oder 90-Jährigen berichtet. Außerdem hat jeder histologische Subtyp des Ovarialkarzinoms wohl auch eigene Risikofaktoren. Das seröse Karzinom, die häufigste Form des epithelialen Ovarialkarzinoms, tritt vermehrt bei Nulliparität, der Anwendung von Talkumpräparaten am Damm und anderen Risikofaktoren, wie Adipositas sowie vermutlich auch eine Hormonersatztherapie, auf. Protektive Faktoren sind die Einnahme oraler Kontrazeptiva, Multiparität und Stillen. Sie wirken vermutlich durch die Suppression der Ovulation sowie die Reduktion der ovariellen Entzündungsreaktion und Schädigung der Ovarialrinde durch die Ovulation oder alternativ des serösen Epithels in den Fimbrien des Eileiters. Weitere protektive Faktoren, wie die Tubenligatur, schützen das Ovarialepithel (oder evtl. die distalen Fimbrien des Eileiters) offenbar vor aufsteigenden Kanzerogenen aus der Vagina. Muzinöse Tumoren sind bei Raucherinnen häufiger, während das Endometriumkarzinom und Klarzelltumoren bei Frauen mit bekannter Endometriose häufiger sind (siehe unten). Neuere Studien zeigen, dass die Krebsvorläuferzellen beim Ovarialkarzinom aus den Tuben stammen und erst sekundär zum Ovarialkarzinom entarten.

Inzwischen gibt es reichlich Belege dafür, dass die Vorläuferzelle des serösen Ovarialkarzinoms tatsächlich aus den Fimbrien der Eileiter hervorgeht und sich von dort auf die Oberfläche des Ovars ausbreitet oder metastasiert oder präneoplastische oder neoplastische abschilfernde Tubenzellen zum Zeitpunkt der Ovulation in einem sich zurückbildenden Ovarialfollikel gefangen werden. Die sorgfältige histologische und molekulare Analyse des Tubenepithels ergibt molekulare und histologische Veränderungen, die als seröses tubares intraepitheliales Karzinom (STIC) bezeichnet werden. Es findet sich bei einem Großteil der Frauen, bei denen aufgrund von Hochrisiko-Keimlinienmutationen im BRCA1- und BRCA2-Gen zur Risikoreduktion eine Salpingo-Oophorektomie durchgeführt wird, sowie bei einem mäßigen Anteil der Frauen mit Ovarialkarzinom ohne derartige Mutationen.

Genetische Risikofaktoren

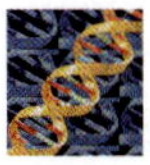

Mehrere genetische Syndrome erhöhen das Risiko für Ovarialkarzinome ganz erheblich. Etwa 10 % der Frauen mit Ovarialkarzinom weisen eine Keimlinienmutation in einem von zwei DNS-Reparaturgenen auf: BRCA1 (Chromosom 17q12-21) oder BRCA2 (Chromosom 13q12-13). Schon bei Trägerinnen von nur einer Kopie des mutierten Allels ist die Inzidenz von Mamma- und Ovarialkarzinomen sehr hoch. Die meisten dieser Frauen haben mehrere Verwandte mit Mamma- und/oder Ovarialkarzinomen, wobei eine Weitergabe des Gens durch männliche Familienmitglieder den Genotyp über mehrere Generationen hinweg maskieren kann. Das bei diesen Frauen häufigste Malignom ist das Mammakarzinom, wobei Frauen mit einer Keimbahnmutation von BRCA1 im Alter von 40–60 Jahren ein deutlich erhöhtes Risiko für das Auftreten von Ovarialmalignomen haben; ihr Lebenszeitrisiko für ein Ovarialkarzinom liegt bei 30–50 %. Bei Frauen mit Mutationen von BRCA2 ist die Penetranz des Ovarialkarzinoms mit etwa 20–40 % etwas niedriger, das in diesem Fall im Alter von 50–70 Jahren auftritt. Außerdem besteht ein geringfügig erhöhtes Risiko für Pankreaskarzinome.

Aktuell hat die BRCA-Diagnostik eine weitere und nun auch therapierelevante Bedeutung für Frauen mit serösem High-grade-Ovarialkarzinomrezidiv und Ansprechen auf eine platinhaltige Reinduktion.

Vor kurzem ist die oral zu applizierende Substanz Olaparib aus der Gruppe der PARP-Inhibitoren in verschiedenen Ländern zugelassen worden und hat das Therapiespektrum für Patientinnen mit Ovarialkarzinom erheblich erweitert. PARP steht für Poly(ADP-ribose)-Polymerase 1 (PARP-1) und ist ein körpereigenes Enzym.

Die Wirkungsweise der PARP-Inhibitoren fokussiert auf die sog. synthetische Letalität und basiert auf den unterschiedlichen Funktionalitäten der DNS-Reparaturmechanismen bei gesunden und Tumorzellen: Zellen, die eine verminderte Kompetenz aufweisen, z. B. chemotherapieinduzierte DNS-Schäden effizient zu reparieren. BRCA-mutierte Zellen sind besonders sensitiv gegenüber den PARP-Inhibitoren. Hierbei zählen auch die somatischen (erworbenen) BRCA-Mutationen im Tumorgewebe.

Der PARP-Inhibitor Olaparib wird beim sog. platinsensitiven Ovarialkarzinom als zielgerichtete Erhaltungstherapie eingesetzt.

Unter dem platinsensitiven Ovarialkarzinom wird jedes messbare oder klinisch evaluierbare Rezidiv verstanden, welches nach einem sog. progressionsfreien Intervall von mindestens 6 Monaten nach der letzten Gabe der platinhaltigen Chemotherapie diagnostiziert wird. Der Anstieg des serologischen Tumormarkers CA-125 sollte bei der Einstufung platinsensitiv bzw. platinresistent nicht als Grundlage verwendet werden. Bei BRCA-positiven Patientinnen mit Ovarial-, Tuben- oder Peritonealkarzinom gilt nun als neue Therapiestrategie die Gabe von meist 6 Zyklen der platinhaltigen Chemotherapie (z. B. Carboplatin/pegyliertes Doxorubicin, Carboplatin plus Paclitaxel, Carboplatin plus Gemcitabin), gefolgt von der Erhaltungstherapie mit Olaparib, welche innerhalb von 8 Wochen nach der letzten Gabe der Chemotherapie begonnen wird. Das Olaparib wird oral und täglich bis zur erneuten Progression eingenommen. Die Verträglichkeit sowohl bezüglich des hämatologischen als auch nicht hämatologischen Nebenwirkungsspektrum ist als sehr gut zu beschreiben.

Auch Frauen mit Mutationen in DNS-Mismatch-Reparaturgenen mit Lynch-Syndrom Typ 2 (MSH2, MLH1, MLH6, PMS1, PMS2) haben im Alter von 40–60 Jahren ein erhöhtes Risiko für ein Ovarialkarzinom von bis zu 1 % jährlich. Bei einem kleinen Teil der Frauen mit familiärem Ovarialkarzinom finden sich zudem Mutationen in anderen BRCA-assoziierten Genen, wie RAD51, CHK2 und anderen. Screeningstudien in dieser ausgewählten Population legen nahe, dass die derzeitigen Vorsorgeuntersuchungen, wie die Mehrfachbestimmung des Tumormarkers CA-125 und der Ultraschall, die Krankheit nicht in einem heilbaren Frühstadium erkennen können, sodass Frauen mit diesen Keimbahnmutationen ihre Ovarien und Eileiter nach Abschluss der Familienplanung und am besten vor einem Alter von 35–40 Jahren prophylaktisch entfernen lassen sollten. Zudem reduziert die frühzeitige prophylaktische Oophorektomie das Mammakarzinomrisiko dieser Frauen um etwa 50 %.

Klinisches Bild

Ovarialtumoren sind in der Regel schmerzlos, sofern keine akute Torsion besteht oder Peritonealkarzinose, Aszites und gastrointestinale Beschwerden vorliegen. Die Symptome entstehen daher durch Kompression der Nachbarorgane oder durch Metastasen. Frauen mit Ovarialtumoren leiden häufiger unter unspezifischen Beckenbeschwerden, Völlegefühl sowie Veränderungen der Harn- und Stuhlgewohnheiten. Leider werden diese Symptome häufig von der Frau oder ihrem Arzt bagatellisiert. Vermutlich metastasieren hoch maligne Tumoren bereits frühzeitig im Krankheitsverlauf. Im Gegensatz zu anderen epithelialen Malignomen siedeln sich diese Tumoren in der gesamten Bauchhöhle ab und zeigen dann die gleichen Symptome wie andere intraperitoneale Tumoren. Bei der Erstvorstellung werden meistens seit Monaten zunehmendes Sodbrennen, Übelkeit, frühes Sättigungsgefühl, Verdauungsstörungen, Obstipation und Bauchschmerzen angegeben. Begleitend hat der Bauchumfang durch einen Aszites rapide zugenommen, der für Arzt und Patientin den entscheidenden Hinweis darauf lieferte, dass die gastrointestinalen Symptome einen ernsteren Hintergrund haben. Im Röntgen findet sich in der Regel ein komplexer Adnextumor mit Aszites. Der Serumspiegel von CA-125 ist stark erhöht. Dieses abgeschilferte Muzin (Muc 16) ist beim Ovarialkarzinom meistens verändert, aber nicht pathognomonisch dafür. Auch Patientinnen mit Endometriose und Lebererkrankungen weisen häufig hohe Konzentrationen von CA-125 auf. Insbesondere bei prämenopausalen Frauen erlaubt die Hinzunahme des Tumormarkers H4 eine bessere Unterscheidung zwischen benignen und malignen Tumoren. Die Metastasierung erfolgt peritoneal und lymphatisch, ist aber untypisch. Ovarialkarzinome werden in vier Stadien unterteilt. Beim Stadium I sind die Tumoren auf das Ovar begrenzt, beim Stadium II sind sie auf das Becken begrenzt und beim Stadium III auf die Bauchhöhle (Tab. 47-1). Diese drei Stadien werden weiter unterteilt. Am häufigsten ist das Stadium IIIC, bei dem die Tumoren ihre größte Ausdehnung erreichen. Etwa 60 % der Frauen werden mit einem Stadium IIIC vorstellig. Beim Stadium IV bestehen Organmetastasen (Leber, Lunge, Milz) oder eine Invasion der Bauchwand oder Pleura. Die 40 %, bei denen kein Stadium IIIC vorliegt, sind relativ gleichmäßig auf die anderen Stadien verteilt, wobei die Tumoren im Stadium I vor allem muzinöse und Klarzelltumoren sind.

Tabelle 47-1

STADIENEINTEILUNG UND ÜBERLEBENSRATEN BEI GYNÄKOLOGISCHEN MALIGNOMEN

Stadium	Ovarialkarzinom	5-Jahres-Überlebensrate, %	Endometriumkarzinom	5-Jahres-Überlebensrate, %	Zervixkarzinom	5-Jahres-Überlebensrate, %
0	–		–		Carcinoma in situ	100
I	Auf Ovar begrenzt	90–95	Auf Korpus begrenzt	89	Auf Zervix begrenzt	85
II	Auf Becken begrenzt	70–80	Korpus und Zervix befallen	73	Die Zervix überschreitend, aber nicht die Beckenwand erreichend	65
III	Intraabdominale Tumorausbreitung	25–50	Uterus, aber nicht das Becken überschreitend	52	Beckenwand erreichend und/oder unteres Drittel der Scheide oder Hydronephrose	35–65
IV	Außerhalb des Abdomens	1–5	Ausbreitung außerhalb des Beckens oder Infiltration von Blase oder Rektum	17	Infiltration der Schleimhaut von Blase oder Rektum oder Ausbreitung außerhalb des Beckens	7–25

Früherkennung

Das Ovarialkarzinom rangiert in den USA bei den karzinomatösen Todesursachen der Frauen an 5. Stelle. Eine kurative Therapie ist nur im Frühstadium und selten in den fortgeschritteneren Stadien möglich, sodass ein erhebliches Interesse an einem Screening besteht. Zudem lässt sich das Ovar mit mehreren bildgebenden Verfahren gut darstellen, allen voran dem Ultraschall. Bereits im Frühstadium produzieren die Tumoren oft im Blut nachweisbare Proteine, wie CA-125 und HE-4. Allerdings ist die Inzidenz des Ovarialkarzinoms bei Frauen mittleren Alters niedrig, da nur 1 von etwa 2000 Frauen zwischen 50 und 60 Jahren einen asymptomatischen, unerkannten Tumor aufweist. Daher müssen effektive Früherkennungsverfahren zwar sensitiv, aber vor allem hoch spezifisch sein, um falsch positive Ergebnisse zu vermeiden. Selbst ein Screeningtest mit einer Spezifität von 98 % und einer Sensitivität von 50 % hätte nur einen positiven Vorhersagewert von etwa 1 %. Eine große randomisierte Studie, in der das aktive Screening mit der üblichen Standardbehandlung bei Frauen im Alter von 55–74 Jahren verglichen wurde, zeigte, dass ein Screeningprogramm, bei dem sechsmal jährlich das CA-125 bestimmt und viermal jährlich ein transvaginaler Ultraschall durchgeführt wurde, den Tod durch das Ovarialkarzinom nicht effektiv reduzieren konnte. Stattdessen kam es im Screeningarm durch Komplikationen der durchgeführten Untersuchungen zu einer signifikanten Morbidität. Derzeit laufen Studien, in denen der Nutzen alternativer Screeningverfahren untersucht wird. Außerhalb klinischer Studien wird das Screening von Frauen mit normalem Risiko aber nicht empfohlen.

Behandlung

OVARIALKARZINOM

Bei Frauen mit einem Ovarialtumor muss zunächst dessen Dignität geklärt werden und im Falle der Malignität, ob es sich um einen primären Ovarialtumor oder um eine Metastase handelt. Metastasen ins Ovar treten bei primären Tumoren von Kolon, Appendix, Magen (Krukenberg-Tumoren) und Mamma auf. In der Regel erfolgt eine unilaterale Salpingo-Oophorektomie und bei pathologischer Bestätigung eines primären Ovarialkarzinoms anschließend eine Hysterektomie mit Entfernung des verbliebenen Eileiters und Ovars, eine Omentektomie sowie bei makroskopischer Tumorfreiheit die Entfernung der Beckenlymphknoten und der paraaortalen Region sowie von Bereichen des Peritoneums. Dieser Eingriff ist so umfangreich, weil etwa 30 % der Tumoren, die bei der visuellen Inspektion auf das Ovar begrenzt zu sein scheinen, bereits in die Bauchhöhle und/oder die umgebenden Lymphknoten gestreut haben können.

Bei Hinweisen auf einen großen intraabdominalen Tumor wird dessen maximale Zytoreduktion angestrebt, selbst wenn dazu Teile des Darms und die Milz entfernt werden müssen und in bestimmten Fällen noch ausgedehntere Operationen erforderlich sind. Die Größenreduktion des metastasierten Ovarialkarzinoms bis auf eine makroskopische Tumorfreiheit verbessert signifikant die Prognose. Das mittlere Überleben von Patientinnen mit großen Residualtumoren nach der Resektion beträgt 39 Monate im Vergleich zu 17 Monaten bei Belassen des makroskopischen Tumors. Nach der operativen Tumorverkleinerung bzw. kompletten Entfernung erfolgt eine Chemotherapie mit Paclitaxel plus Carboplatin. Seit 2012 ist für die

FIGO-Stadien IIIb, IIIc und IV (FIGO-Klassifikation 1998) eine Erhaltungstherapie mit Bevacizumab über einen Zeitraum von 15 Monaten in Europa zugelassen. Kontrovers wird international weiter diskutiert, welche Patientinnen mit fortgeschrittenem Ovarialkarzinom von einer neoadjuvanten Therapiestrategie profitieren.

Auf eine optimale operative Tumorverkleinerung und platinhaltige Chemotherapie (meist Carboplatin in einer Dosis der Area Under the Curve [AUC] 5 plus Paclitaxel 175 mg/m^2 als dreistündige Infusion in 21-Tages-Zyklen) sprechen etwa 70 % der Frauen mit Tumoren im fortgeschrittenen Stadium an und es kommt bei 40–50 % zur kompletten Remission mit Normalisierung des CA-125, der Computertomografie (CT) und der körperlichen Untersuchungsbefunde. Leider bleibt nur ein kleiner Teil der Frauen mit fortgeschrittenem Tumorstadium in Remission, bei 75 % derjenigen mit komplettem Ansprechen treten 1–4 Jahre nach Abschluss der Erstbehandlung Rezidive auf. Als erstes Zeichen eines Rezidivs steigen meistens die CA-125-Spiegel an; allerdings gibt es keine eindeutigen Belege für einen Überlebensvorteil bei frühzeitiger Intervention. Rezidive werden mit zahlreichen Zytostatika effektiv behandelt, aber nicht geheilt. Rezidive werden effektiv palliativ mit mehreren Chemotherapeutika behandelt. Irgendwann entwickeln jedoch alle Frauen mit Rezidiven eine chemotherapierefraktäre Erkrankung, oft mit refraktärem Aszites, reduzierter Darmmotilität und durch einen aufgrund von Tumorinfiltraten aperistaltischen Darm eine Obstruktion oder Pseudoobstruktion. Hilfreich sind eine begrenzte Operation zum Beheben der intestinalen Obstruktion, eine lokale Strahlentherapie zur Linderung von tumorbedingtem Druck oder Schmerzen sowie eine palliative Chemotherapie. Zu den Substanzen mit Ansprechraten > 15 % gehören Gemcitabin, Topotecan, liposomales Doxorubicin, Pemetrexed und Bevacizumab.

Der Stellenwert der Rezidivoperation zur Verbesserung des progressionsfreien und Gesamtüberlebens bei sog. platinensensitiven Patientinnen ist noch unklar, eine randomisierte Studie ist abgeschlossen, die Ergebnisse werden für 2017 erwartet.

Das 5-Jahres-Überleben korreliert mit dem Krankheitsstadium. Es beträgt im Stadium I 85–90 %, im Stadium II 70–80 %, im Stadium III 20–50 % und im Stadium IV 1–5 % **(Tab. 47-2)**. Niedrigmaligne seröse Tumoren unterscheiden sich auf molekularer Ebene von den hochmalignen serösen Tumoren und scheinen schlechter auf eine Chemotherapie anzusprechen. Gezielte Therapien zur Hemmung von Kinasen abwärts des RAS- und BRAF-Gens werden derzeit getestet.

Die FIGO-Klassifikation hat sich aktuell verändert, sodass dies bei der Interpretation klinischer Befunde berücksichtigt werden muss. Die stärksten Veränderungen betreffen das FIGO-Stadium III. Das Stadium III umfasst Tumormanifestationen außerhalb des Beckens im gesamten Bereich des Peritoneums, des Omentums, der Gerota-Faszie, der Leberkapsel, der Milzkapsel (jeweils ohne parenchymatöse Metastasen) und/oder Lymphknotenmetastasen. Das Stadium IIIA1 umfasst Tumoren im Becken mit retroperitonealen Lymphknotenmetastasen bis 1 cm (IIIA1i) oder größer als 1 cm (IIIA1ii). Stadium IIIA2 umfasst mikroskopische Tumormanifestationen außerhalb des Beckens unabhängig von Lymphknotenmetastasen. Stadium IIIB umfasst Tumoren < 2 cm außerhalb des Beckens mit oder ohne retroperitoneale Lymphknotenmetastasen. In der alten Klassifikation wurden alle Tumoren mit retroperitonealen Lymphknotenmetastasen als FIGO-Stadium IIIC klassifiziert, sodass das bisherige Stadium IIIC nun auch Stadium IIIA („nur positive Lymphknoten") oder IIIB (Tumoren < 2 cm) entsprechen kann. Bei der Indikation zur Therapie mit Bevacizumab (zugelassen für Stadien IIIB–IV der alten FIGO-Klassifikation entsprechend Stadien IIIA–IV der neuen FIGO-Klassifikation) muss diese Änderung unbedingt beachtet werden.

KEIMSTRANG- UND STROMATUMOREN DES OVARS

Epidemiologie, klinisches Bild und prädisponierende Syndrome

Etwa 7 % der Ovarialtumoren sind Stroma- oder Keimstrangtumoren, die mit einer Inzidenz von etwa 1800 Fällen jährlich in den USA auftreten. Keimstrang- und Stromatumoren des Ovars sind bei Frauen im Alter von 50–70 Jahren am häufigsten, können aber in jedem Alter auftreten, selbst bei Kindern. Sie gehen von den mesenchymalen Komponenten des Ovars aus, wie den steroidproduzierenden Zellen und den Fibroblasten. Im Grunde sind alle diese Tumoren niedrigmaligne und imponieren als unilaterale solide Raumforderungen. Es gibt drei häufige Symptome: die abdominale Raumforderung, abdominale Schmerzen durch eine Ovartorsion, intratumorale Hämorrhagie oder Ruptur sowie Symptome durch vom Tumor produzierte Hormone.

Die häufigsten hormonaktiven Tumoren sind Thekome, Granulosazelltumoren und juvenile Granulosatumoren bei Kindern. Diese östrogenproduzierenden Tumoren können mit einem Spannungsgefühl der Brüste sowie bei Kindern mit einer isosexuellen Pubertas praecox, bei prämenopausalen Frauen mit Menometrorrhagie, Oligomenorrhö oder Amenorrhö sowie bei postmenopausalen

Tabelle 47-2

FIGO-STAGING VON OVARIAL-, TUBEN- UND PRIMÄREM PERITONEALKARZINOM (FIGO 2013 VS. FIGO 1988)*

	FIGO (1988)	FIGO (2013)
I	Tumor auf die Ovarien beschränkt	Tumor auf die Ovarien **oder Tube(n)**** beschränkt
IA	Tumor auf 1 Ovar beschränkt (Kapsel intakt), kein Tumor an Ovar-Oberfläche, keine malignen Zellen in Aszites oder Peritonealzytologie	Tumor auf 1 Ovar beschränkt **oder Tube** (Kapsel intakt), kein Tumor an Ovar-Oberfläche, keine malignen Zellen in Aszites oder Peritonealzytologie
IB	Tumor auf beide Ovarien beschränkt (Kapsel intakt), kein Tumor an Ovar-Oberfläche, keine malignen Zellen in Aszites oder Peritonealzytologie	Tumor auf beide Ovarien **oder Tuben** beschränkt (Kapsel intakt), kein Tumor an Ovar- **oder Tuben**-Oberfläche, keine malignen Zellen in Aszites oder Peritonealzytologie
IC	Tumor auf 1 oder beide Ovarien beschränkt mit einem der folgenden Kriterien: Kapselruptur, Tumor auf Ovar-Oberfläche, maligne Zellen in Aszites oder Peritonealzytologie	Tumor auf 1 oder beide Ovarien **oder Tube(n)** beschränkt mit einem der folgenden Kriterien:
IC1		**Intraoperative Kapselruptur**
IC2		**Präoperative Kapselruptur oder Tumor auf Ovar- oder Tuben-Oberfläche**
IC3		**Maligne Zellen in Aszites oder Peritonealzytologie**
II	Tumor in 1 oder beiden Ovarien mit Ausbreitung im Becken	Tumor in 1 oder beiden Ovarien **oder Tube(n)** mit Ausbreitung im Becken oder **primäres Peritonealkarzinom*****
IIA	Ausbreitung und/oder Implantationen auf Uterus und/oder Tube(n); keine malignen Zellen in Aszites oder Peritonealzytologie	Ausbreitung und/oder Implantationen auf Uterus und/oder Tube(n) **und/oder Ovar(ien)**
IIB	Ausbreitung innerhalb des Beckens; keine malignen Zellen in Aszites oder Peritonealzytologie	Intraperitoneale Ausbreitung innerhalb des Beckens
IIC	IIA oder IIB mit malignen Zellen in Aszites oder Peritonealzytologie	
III	Tumor in 1 oder beiden Ovarien mit mikroskopisch nachgewiesenen peritonealen Metastasen außerhalb des Beckens und/oder regionale Lymphknotenmetastasen	Tumor in 1 oder beiden Ovarien **oder Tube(n) oder primäres Peritonealkarzinom** mit zytologisch oder histologisch nachgewiesener peritonealer Metastasierung außerhalb des Beckens und/oder **retroperitoneale** Lymphknotenmetastasen
IIIA	Mikroskopisch nachgewiesene peritoneale Metastasen außerhalb des Beckens	
IIIA1		**Nur positive retroperitoneale Lymphknoten (zytologisch oder histologisch nachgewiesen)**
IIIA1(i)		**Metastasen bis 10 mm in größter Ausdehnung**
IIIA1(ii)		**Metastasen größer als 10 mm in größter Ausdehnung**
IIIA2		**Mikroskopisch nachgewiesene peritoneale Metastasen außerhalb des Beckens mit oder ohne positive retroperitoneale Lymphknoten**
IIIB	Makroskopische peritoneale Metastasen außerhalb des Beckens von bis zu 2 cm	Makroskopische peritoneale Metastasen außerhalb des Beckens von bis zu 2 cm, **mit oder ohne retroperitoneale Lymphknotenmetastasen (einschließlich Leberkapsel und Milzkapsel, aber ohne parenchymatöse Metastasen)**
IIIC	Makroskopische peritoneale Metastasen außerhalb des Beckens größer als 2 cm und/oder regionale Lymphknotenmetastasen	Makroskopische peritoneale Metastasen außerhalb des Beckens größer als 2 cm mit oder ohne retroperitoneale Lymphknotenmetasen (einschließlich Leberkapsel und Milzkapsel, aber ohne parenchymatöse Metastasen)
IV	Fernmetastasen außer peritonealen Metastasen	Fernmetastasen außer peritonealen Metastasen
IVA		**Pleuraerguss mit positiver Zytologie**
IVB		**Parenchymatöse Metastasen und Metastasen in extraabdominalen Organen (einschließlich inguinaler Lymphknoten und Lymphknoten außerhalb der Bauchhöhle)******

* Unterschiede fett gedruckt.

** Es gibt kein primäres Peritonealkarzinom im Stadium I.

*** Dichte Adhäsionen mit histologisch nachgewiesenen Tumorabsiedelungen führen zum Upstaging von Stadium I nach II.

**** Extraabdominale Metastasen schließen transmurale Darminfiltration und Nabelmetastasen ein.

Tabelle 47-3

FIGO-STADIUM UND TNM-STADIUM

FIGO-Stadium	T	N	M
IA	T1a	N0	M0
IB	T1b	N0	M0
IC	T1c	N0	M0
IIA	T2a	N0	M0
IIB	T2b	N0	M0
IIIA	T3a	N0	M0
	T3a	N1	M0
IIIB	T3b	N0	M0
	T3b	N1	M0
IIIC	T3c	N0	M0
	T3c	N1	M0
IVA	Jedes T	Jedes N	M1 (maligner Pleuraerguss)
IVB	Jedes T	Jedes N	M1 (parenchymatöse und extraabdominale Metastasen)*

* Extraabdominale Metastasen schließen transmurale Darminfiltration, Nabelmetastasen sowie inguinale Lymphknotenmetastasen und Lymphknotenmetastasen außerhalb der Abdominalhöhle ein.

Frauen mit Vaginalblutungen einhergehen. Gelegentlich treten östrogenbedingte sekundäre Malignome auf, wie Endometrium- oder Mammakarzinome. Möglich ist auch ein vordergründiges Endometriumkarzinom, bei dessen diagnostischer Abklärung ein unilateraler solider Ovarialtumor auffällt, der als okkulter Granulosazelltumor identifiziert wird. Sertoli-Leydig-Tumoren gehen oft mit Hirsutismus, Virilisierung sowie gelegentlich durch die vermehrte Produktion von Testosteron, Androstendion oder anderen 17-Ketosteroiden mit einem Cushing-Syndrom einher. Ein hormoninaktiver Tumor ist das Fibrom, das als solitäre Raumforderung imponiert und oft mit einem Aszites sowie gelegentlich mit einem Hydrothorax auftritt (Meigs-Syndrom). Ein Teil dieser Tumoren findet sich bei Patientinnen mit hereditären Erkrankungen, durch die sie für mesenchymale Tumoren prädisponiert sind. Dazu gehören juvenile Granulosazelltumoren und evtl. auch Sertoli-Leydig-Tumoren beim Ollier-Syndrom (multiple Enchondromatose) und das Maffucci-Syndrom, ovarielle Keimstrangtumoren mit anulären Tubuli beim Peutz-Jeghers-Syndrom und Fibrome beim Gorlin-Syndrom. Fast alle Granulosatumoren und ein kleiner Teil der juvenilen Granulosazelltumoren und Thekome besitzen eine definierte somatische Punktmutation im FOXL2-Gen auf C134W mit Ersatz von Cystein durch ein Guanin in Position 402. Etwa 30 % der Sertoli-Leydig-Tumoren weisen eine Mutation im RNS-verarbeitenden DICER-Gen in der RNAIIIb-Domäne auf.

Behandlung
KEIMSTRANGTUMOREN

Wichtigste therapeutische Maßnahme bei Keimstrangtumoren ist die operative Resektion. Bei den meisten Frauen sind die Tumoren auf das Ovar begrenzt. Auch bei den wenigen Frauen mit Metastasen oder einem Tumorrezidiv nach der primären Resektion ist das Überleben in der Regel mit mehr als 10 Jahren gut. Auch hier ist die Operation der Grundpfeiler der Behandlung. Bei Granulosazelltumoren ist zu beachten, dass häufig komplexe Hyperplasien des Endometriums oder sogar neben dem Ovarialtumor frühe Endometriumkarzinome vorliegen können.

Eine systematische pelvine und paraaortale Lymphonodektomie wie beim Ovarialkarzinom ist nicht angezeigt. Bei Tumorresiduen und Rezidiven werden trotz fehlender randomisierter Studien eine Chemotherapie mit Paclitaxel plus Carboplatin oder andere platinhaltige Kombinationstherapien (BEP-Schema) durchgeführt. Bevacizumab zeigte in klinischen Studien eine gewisse Aktivität, ist jedoch für diese Indikation nicht zugelassen. Diese Tumoren produzieren oft in großen Mengen Anti-Müller-Hormon (AMH), Inhibin B sowie im Falle von Sertoli-Leydig-Tumoren α-Fetoprotein (AFP). Diese Proteine lassen sich im Serum bestimmen und können als Tumormarker zur Rezidivüberwachung verwendet werden, da ihre Serumspiegel mit der Tumorgröße korrelieren.

Keimzelltumoren des Ovars

Keimzelltumoren sind ebenso wie ihre männlichen Gegenstücke im Hoden Tumoren der Keimzellen. Diese totipotenten Zellen enthalten die Programmierung für die Differenzierung in alle Gewebetypen, sodass Keimzelltumoren ein Spektrum histologisch bizarrer Tumoren sind, wie benigne Teratome und zahlreiche Malignome, wie unreife Teratome, Dysgerminome, Dottersackmalignome und Chorionkarzinome. Das benigne Teratom (Dermoidzyste) ist der häufigste Keimzelltumor des Ovars und tritt oft bei jungen Frauen auf. Diese Tumoren enthalten eine Mischung verschiedener Gewebe aus allen drei Keimblättern. Bei älteren Frauen können diese differenzierten Tumoren entarten, wobei meistens Plattenepithelkarzinome entstehen. Maligne Keimzelltumoren sind Dysgerminome, Dottersacktumoren, unreife Teratome sowie embryonale und Chorionkarzinome. Es gibt keine für diese Tumoren spezifischen genetischen Veränderungen. Ein Teil der Dysgerminome enthält Mutationen von c-Kit-Onkogenen (wie die gastrointestinalen Stromatumoren, GIST), während ein Teil der Keimzelltumoren Anomalien im Isochromosom 12 aufweist, wie sie bei

Hodenmalignomen auftreten. Außerdem geht ein Teil der Dysgerminome mit dysgenetischen Ovarien einher. Wichtig ist die Identifikation von Dysgerminomen bei genotypischen XY-Gonaden, da in diesen Fällen wegen der Gefahr eines Gonadoblastoms die kontralaterale Gonade aufgesucht und entfernt werden muss.

Klinisches Bild Keimzelltumoren treten in allen Altersstufen auf, der Altersgipfel liegt bei Frauen am Ende des Teenageralters sowie bei Anfang-20-Jährigen. Diese Tumoren imponieren in der Regel als große ovarielle Raumforderungen, die schließlich auch durch die Bauchdecke in Unterbauch oder Becken tastbar sind. Ebenso wie Keimstrangtumoren ist eine akute Torsion oder Blutung möglich, die zu starken abdominalen Schmerzen führt und als Notfall imponieren kann. Einige dieser Tumoren produzieren große Mengen von humanem Choriongonadotropin (hCG), die bei jungen Mädchen zur isosexuellen Pubertas praecox führen können. Im Gegensatz zu epithelialen Ovarialkarzinomen metastasieren diese häufiger lymphogen oder hämatogen. Ebenso wie Hodentumoren produzieren einige von ihnen AFP (Dottersacktumoren) oder hCG (embryonale und Chorionkarzinome sowie einige Dysgerminome), die als Tumormarker geeignet sind.

Behandlung
KEIMZELLTUMOREN

Keimzelltumoren treten in der Regel bei Frauen im gebärfähigen Alter auf. Da bilaterale Tumoren (außer beim Dysgerminom, 10–15 %) selten sind, erfolgt normalerweise eine unilaterale Oophorektomie oder Salpingo-Oophorektomie. Da Metastasen in die paraaortalen und Beckenlymphknoten häufig und behandlungsrelevant sind, sollten sie sorgfältig inspiziert und bei Vergrößerung möglichst entnommen werden. Frauen mit malignen Keimzelltumoren erhalten meistens eine selbst bei fortgeschrittenen Stadien kurative Chemotherapie aus Bleomycin, Etoposid und Cisplatin (BEP). Im Stadium I ist auch eine engmaschige Kontrolle ohne adjuvante Therapie vertretbar, wenn sichergestellt ist, dass Arzt und Patientin die Termine einhalten, da bei Rezidiven eine kurative Chemotherapie möglich ist.

Das Dysgerminom des Ovars entspricht dem Seminom des Hodens. Das rezidivfreie 5-Jahres-Überleben beträgt in frühen Stadien 100 % und im Stadium III 61 %. Zwar ist der Tumor hoch strahlensensitiv, die Bestrahlung führt aber in den meisten Fällen zur Infertilität. Die fertilitätserhaltende BEP-Chemotherapie ist genauso wirksam. Nach inkompletter Resektion führt eine BEP zu einer rezidivfreien 2-Jahres-Überlebensrate von 95 %. Inzwischen ist diese Form der Chemotherapie die Behandlung der Wahl beim Dysgerminom.

TUBENKARZINOM

Der Transport des Ovums zum Uterus erfolgt durch den Eileiter, dessen distale Enden aus Fimbrien bestehen, die sich auf die Oberfläche des Ovars legen und das Ovum auffangen, wenn es aus dem Ovarialkortex ausgestoßen wird. Tubenmalignome sind in der Regel seröse Tumoren. Früher wurden diese Tumoren als selten erachtet, bei sorgfältiger histologischer Untersuchung entpuppen sich jedoch zahlreiche „Ovarialmalignome" als Tumoren der distalen Fimbrien oder des Eileiters (siehe oben). Diese Frauen entwickeln oft Adnextumoren, die ebenso wie das Ovarialkarzinom bereits frühzeitig in die Peritonealhöhle streuen, auf Platin und Taxan ansprechen und deren natürlicher Verlauf mit dem des Ovarialkarzinoms nahezu identisch ist (Tab. 47-1). Eine strenge Unterscheidung macht zusätzlich keinen eigentlichen Sinn, da die meisten Ovarialkarzinome aus den Tuben entstehen.

ZERVIXKARZINOM

INTERNATIONALE ASPEKTE

Durch die weit verbreitete Infektion mit Hochrisikostämmen des humanen Papillomavirus (HPV) und den in vielen Ländern begrenzten Zugang zu Vorsorgeuntersuchungen mit Abstrichen nach Papanicolaou ist das Zervixkarzinom das weltweit zweithäufigste Malignom der Frau mit der höchsten Letalität. Jährlich ist mit etwa 500.000 Neuerkrankungen und etwa 240.000 Todesfällen zu rechnen. Besonders hoch ist die Inzidenz bei Frauen in Mittel- und Südamerika, der Karibik sowie in Süd- und Ostafrika. Die Mortalität ist in Afrika unverhältnismäßig hoch. In den USA wurde 2014 bei 12.360 Frauen die Diagnose eines Zervixkarzinoms gestellt und es verstarben 4020 Frauen daran. In den Industrieländern wurden hochmoderne Screeningverfahren für HPV, wie die automatisierte Polymerase-Kettenreaktion in dünnen Ausstrichen, welche die dysplastische Zytologie und das genetische Hochrisiko-HPF-Material identifizieren, untersucht. Die visuelle Inspektion der mit Essigsäure bestrichenen Zervix ist auch bei geringen finanziellen Ressourcen breitflächig einsetzbar und kann die Mortalität des Zervixkarzinoms nachweislich reduzieren. Die Entwicklung effektiver Impfstoffe gegen die Hochrisikostämme von HPV erfordert die Festlegung ökonomischer, sozial vertretbarer und logistisch machbarer Strategien zur Impfung von Mädchen und evtl. auch Jungen, bevor sie sexuell aktiv werden.

HPV-INFEKTION UND -SCHUTZIMPFUNG

Bei den meisten Frauen mit invasivem Zervixkarzinom ist HPV das primäre, die Neoplasie auslösende Ereignis. Dieses doppelsträngige DNS-Virus infiziert das Epithel in der Nähe der Transformationszone der Zervix. Es sind mehr als 60 HPV-Typen bekannt, von denen etwa 20 eine hochgradige Dysplasie und ein Malignom erzeugen können. Bei hochgradiger Dysplasie finden sich meistens HPV16 und -18, gegen die sich auch die zugelassenen Impfstoffe richten. Die meisten sexuell aktiven Erwachsenen sind mit HPV exponiert, und bei den meisten Frauen klingt die Infektion ohne spezifische Intervention ab. Das 8-Kilobasen-Genom von HPV enthält sieben Frühgene, vor allem E6 und E7, die an RB und p53 binden können und die normalen Funktionen dieser regulatorischen Proteine im Zellzyklus besonders wirksam hemmen, was zur Immortalisierung, nicht aber zur vollständigen Umwandlung des Zervixepithels führt. Bei einem kleinen Teil der Frauen kommt es nach dem Ende der HPV-Infektion zu dessen Integration in das Wirtsgenom. Im Laufe der Zeit – selten Monaten und meistens vielen Jahren – entwickeln einige dieser Frauen hochgradige Dysplasien. Der Übergang von Dysplasie zu Karzinom dauert wahrscheinlich Jahre bis Jahrzehnte und setzt mit großer Wahrscheinlichkeit weitere, nicht unbekannte Mutationen im infizierten und immortalisierten Epithel voraus.

Risikofaktoren für eine HPV-Infektion und insbesondere für eine Dysplasie sind wechselnde Sexualpartner, ein junges Alter beim ersten Geschlechtsverkehr und vorausgegangene venerische Krankheiten. Rauchen ist ein Kofaktor, da starke Raucherinnen bei HPV-Infektion ein höheres Dysplasierisiko haben. Die HIV-Infektion führt, insbesondere bei einer niedrigen Zahl $CD4^+$-T-Lymphozyten, häufiger zur hochgradigen Dysplasie und verkürzt vermutlich auch die Latenzzeit zwischen Infektion und invasiver Krankheit. Die hochaktive antiretrovirale Therapie reduziert das durch eine HPV-Infektion erhöhte Risiko für eine hochgradige Dysplasie.

Die aktuell zugelassenen Impfstoffe enthalten die rekombinanten Spätproteine L1 und L2 von HPV16 und -18. Die Impfung von Frauen vor Beginn der sexuellen Aktivität reduziert die Rate von HPV16- und -18-Infektionen und der nachfolgenden Dysplasie erheblich. Außerdem besteht ein partieller Schutz vor anderen HPV-Typen, obwohl sich geimpfte Frauen weiterhin mit HPV infizieren können und weiterhin routinemäßige Abstriche nach Papanicolaou erfolgen müssen. Obwohl der Nutzen dieser Abstriche nicht in randomisierten Studien belegt wurde, ist der deutliche Abfall der Zervixkarzinome und der dadurch bedingten Todesfälle in den Industrieländern mit flächendeckenden Vorsorgeuntersuchungen Beweis genug für seine Effektivität. Außerdem konnte auch die visuelle Inspektion der mit Essigsäure vorbehandelten Zervix (See and Treat) die Todesfälle durch das Zervixkarzinom um 30 % reduzieren. Die Ergänzung der HPV-Testung durch Polymerase-Kettenreaktionen (PCR) oder andere Molekularverfahren erhöht die Sensitivität für die Aufdeckung zervikaler Pathologien auf Kosten der Spezifität, da viele Frauen mit transienten Infektionen erfasst werden, bei denen keine Behandlung indiziert ist.

KLINISCHES BILD

Meistens sind Zervixmalignome mit HPV-assoziierte Plattenepithelkarzinome. Auch Adenokarzinome sind mit HPV assoziiert und entstehen tief im Endozervikalkanal; sie sind bei der visuellen Inspektion der Zervix nicht zu erkennen und entgehen daher oft der Abstrichnahme. Sehr seltene Malignome sind atypische epitheliale Tumoren, Karzinoide, kleinzellige Karzinome, Sarkome und Lymphome.

Die Hauptrolle der Pap-Untersuchung liegt im Nachweis asymptomatischer präinvasiver Zervixdysplasien mit Plattenepithel. Invasive Karzinome gehen oft mit postkoitalem Spotting, Zwischenblutungen oder Menometrorrhagien einher. Auch übel riechender gelblicher Ausfluss ist möglich. Becken- oder Kreuzbeinschmerzen weisen auf eine Lateralausdehnung des Tumors selbst oder die Absiedlung von Metastasen in den Plexus pelvicus hin und sind Kennzeichen des fortgeschrittenen Stadiums. Auch Flankenschmerzen durch eine Hydronephrose durch eine Ureterkompression oder eine tiefe Venenthrombose durch Kompression der Iliakalgefäße weisen auf eine extensive Lymphknotenbeteiligung oder die direkte Tumorausbreitung in die seitliche Beckenwand hin. Häufigster Befund ist ein sichtbarer Zervixtumor.

DIAGNOSTIK

Die klinische Untersuchung und die bildgebenden Verfahren helfen bei der Therapieplanung. Die CT ist nicht zu empfehlen (Ausnahme ist die Planung der Radiochemotherapie), da sie Beckenstrukturen nur unzuverlässig darstellen kann. Das MRT erlaubt eine präzisere Abschätzung der uterinen und parazervikalen Ausdehnung der Krankheit in die Weichgewebe, meistens bis auf Höhe der Ligamenta latum und cardinale, die den Uterus in der Beckenmitte halten. Die Positronen-Emissionstomografie (PET) erlaubt die präziseste Beurteilung des Beckens und vor allem der Lymphknoten (Becken, paraaortal und im Bereich des Skalenus). Dieses Verfahren ist prognostisch aufschlussreicher als CT, MRT und Lymphangiografie, vor allem im paraaortalen Bereich. Andere Autoren empfehlen stets ein operatives Staging (z. B. per

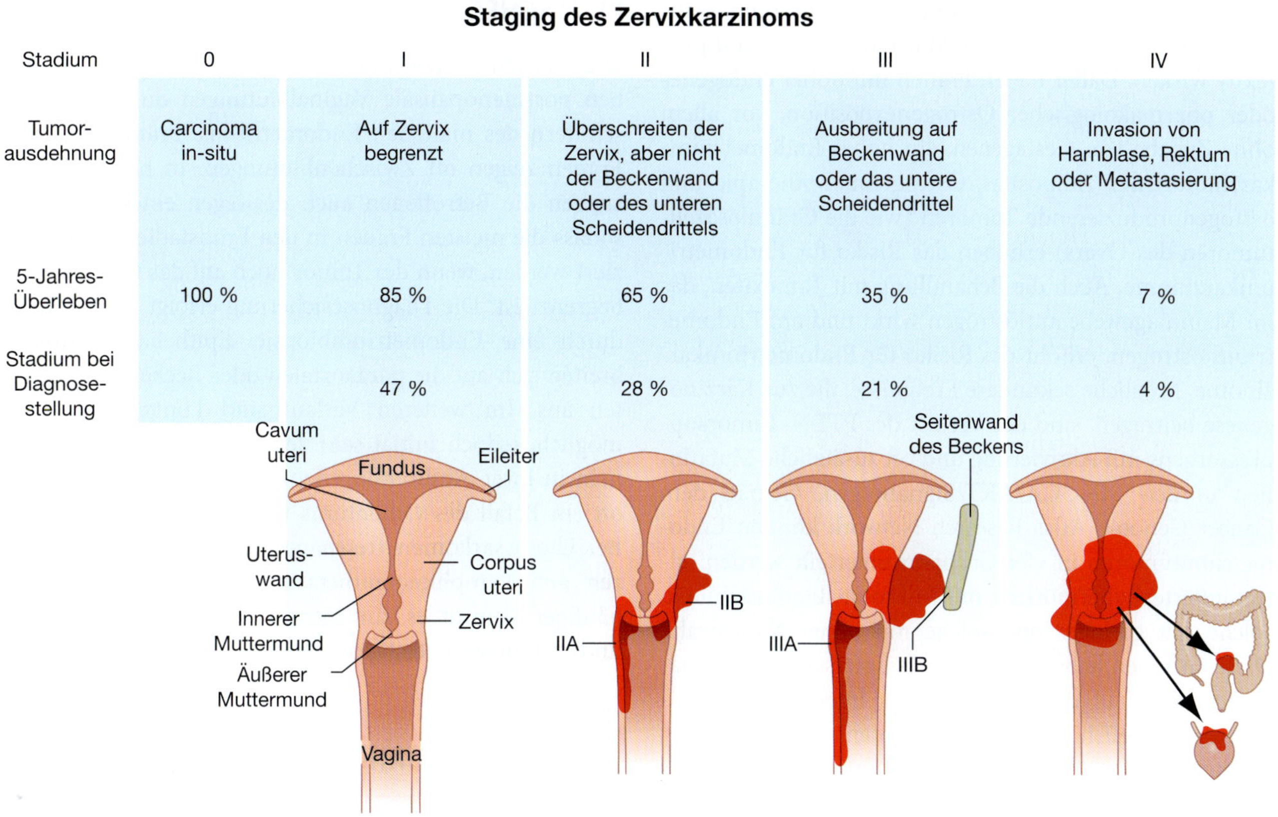

Abbildung 47-1 Anatomische Entsprechung der Stadien des Zervixkarzinoms nach Lokalisation, Tumorausdehnung, Häufigkeit und 5-Jahres-Überleben.

Laparoskopie). Zervixkarzinome des Stadiums I sind auf die Zervix begrenzt, solche des Stadiums II reichen bis in die obere Vagina oder die parazervikalen Weichgewebe (Abb. 47-1). Im Stadium III reichen die Tumoren bis zur unteren Vagina oder zu den Seitenwänden des Beckens, während im Stadium IV eine Invasion von Harnblase oder Rektum oder Fernmetastasen vorliegen.

Behandlung ZERVIXKARZINOM

Sehr kleine Zervixkarzinome des Stadiums I können auf verschiedene Weise operativ behandelt werden. Bei jungen Frauen mit Kinderwunsch wird die Zervix durch eine radikale Trachealektomie entfernt. Anschließend erfolgt eine Anastomosierung von oberer Vagina und des Corpus uteri. Bei größeren, auf die Zervix begrenzten Tumoren bringen die operative Resektion (Wertheim-Meigs-Operation) und/oder die Bestrahlung in Kombination mit einer cisplatinbasierten Chemotherapie oft die Heilung. Größere Tumoren, die regional bis in die Vagina hinabreichen oder in die parazervikalen Weichgewebe oder seitlichen Beckenwände eingebrochen sind, werden mit einer Kombination aus Chemotherapie und Strahlentherapie behandelt. Die Behandlung von Rezidiven und Metastasen ist unbefriedigend, wobei der monoklonale Antikörper Bevacizumab, der die tumorassoziierte Angiogenese hemmen soll, beim Management des metastasierten Karzinoms bzw. primär metastasierten Stadiums in Kombination mit Topotecan plus Paclitaxel oder Cisplatin plus Paclitaxel eine signifikante klinisch relevante Aktivität bewies.

ENDOMETRIUMKARZINOM

EPIDEMIOLOGIE

Im Uterus können verschiedene Tumoren entstehen. Meistens handelt es sich um endometriale Adenokarzinome des glandulären Epithels. Außerdem können Tumoren in der glatten Muskulatur auftreten. Sie sind meistens benigne (Myome) und nur ganz selten Sarkome. In den USA ist der endometriale Subtyp des Endometriumkarzinoms der häufigste gynäkologische Tumor. Im Jahre 2014 wurde er bei 57.630 Frauen diagnostiziert und es verstarben 8590 Frauen daran. Die Entwicklung dieser Tumoren erfolgt in mehreren Schritten, bei denen Östrogen bereits früh eine wichtige Rolle zukommt, das die Endometriumproliferation anregt. Die relativ zu starke Exposition mit dieser Hormonklasse ist ein Risikofaktor für die Entwicklung von Endometrialtumoren, während Gestagene das Endometrium reifen lassen und protektiv wirken. Daher haben Frauen mit hoher endogener oder pharmakologischer Östrogenexposition, vor allem ohne Zugabe von Gestagenen, ein hohes Endometriumkarzinomrisiko. Adipositas, Östrogenmonotherapie und östrogenproduzierende Tumoren (wie die Granulosazelltumoren des Ovars) erhöhen das Risiko für Endometriumkarzinome. Auch die Behandlung mit Tamoxifen, das im Mammagewebe antiöstrogen wirkt und am Endometrium östrogen, erhöht das Risiko für Endometriumkarzinome. Mögliche sekundäre Ereignisse, die zur Karzinogenese beitragen, sind der Verlust des PTEN-Tumorsuppressorgens mit Aktivierung und oft zusätzliche Mutationen in den PIK-3CA/AKT-Signalwegen. Gemäß dem Cancer Genome Atlas Research Network können Endometriumtumoren in vier Gruppen unterteilt werden: ultramutierte, hypermutierte mit Mikrosatelliteninstabilität, solche mit geringer und solche mit hoher Kopienzahl. Diese Gruppen haben einen jeweils unterschiedlichen natürlichen Verlauf; die Therapie dürfte irgendwann individualisiert möglich sein. Seröse Tumoren des Corpus uteri machen 5–10 % der epithelialen Tumoren des Corpus uteri aus und weisen typische molekulare Eigenschaften auf. Diese haben die größte Ähnlichkeit mit den molekularen Eigenschaften von serösen Tumoren des Ovars oder des Eileiters.

Mutationen in einem von mehreren DNS-Mismatch-Reparaturgenen führen zum Lynch-Syndrom (hereditäres nonpolypöses Kolonkarzinom, HNPCC) und erhöhen das Risiko für das endometriale Endometriumkarzinom. Die Betroffenen haben meistens Keimbahnmutationen in MSH2, MLH1 und selten PMS1 und PMS2, mit Mikrosatelliteninstabilität und Hypermutation, eine für Karzinome positive Familienanamnese und ein deutlich erhöhtes Risiko für Kolonkarzinome sowie ein leicht erhöhtes Risiko für Ovarialkarzinome und mehrere andere Tumoren. Das mittlere jährliche Risiko für die Entwicklung eines Endometriumkarzinoms liegt bei Frauen mittleren Alters bei 4 % und das relative Gesamtrisiko ist etwa 200-mal höher als bei gleichaltrigen Frauen ohne HNPCC.

Beim Endometriumkarzinom wird grundsätzlich zwischen Typ I und Typ II unterschieden, wobei hier insbesondere zwischen den endometroiden und serösen, klarzelligen und undifferenzierten Typen unterschieden wird. Letztere haben eine deutlich schlechtere Gesamtprognose.

KLINISCHES BILD

Die meisten Frauen mit Tumoren des Corpus uteri haben postmenopausale Vaginalblutungen durch das Abschilfern des malignen Endometriums. Prämenopausale Frauen zeigen oft Zwischenblutungen. In beiden Fällen suchen die Betroffenen auch deswegen einen Arzt auf, sodass die meisten Frauen in den Frühstadien diagnostiziert werden, wenn der Tumor noch auf das Corpus uteri begrenzt ist. Die Diagnosesicherung erfolgt in der Regel durch eine Endometriumbiopsie. Epitheliale Tumoren breiten sich auf die paraaortalen oder Beckenlymphknoten aus. Im weiteren Verlauf sind Lungenmetastasen möglich, jedoch initial sehr selten. Seröse Tumoren ähneln in ihrer Ausbreitung dem Ovarialkarzinom, indem oft ein Befall des Omentums und ein Aszites vorliegen. Bei Uterussarkomen treten gelegentlich Beckenschmerzen auf; Lymphknotenmetastasen sind ungewöhnlich, häufiger kommt es zur intraabdominalen Ausbreitung und zu Lungenmetastasen.

Behandlung ENDOMETRIUMKARZINOM

Meistens ist das Endometriumkarzinom auf den Uterus begrenzt (75 % Stadium I, **Tab. 47-1**). Die klassische Behandlung konzentriert sich auf die primäre Operation mittels Hysterektomie und Adnektomie.

Bei den niedrigen Tumorstadien und höher differenzierten Tumoren (Grading I) ist eine pelvine und paraaortale Lymphonodektomie in der Regel nicht angezeigt, ebenso wenig eine alleinige adjuvante Strahlentherapie.

Bei Vorliegen von Risikofaktoren, wie histologischer Typ (seröses Karzinom), höhergradiges Grading, Lymphangiosis und tiefe myometrale Infiltration, wird zusätzlich eine systematische pelvine und paraaotale Lymophondektomie durchgeführt. Bei den serösen Karzinomen wird zusätzlich eine Omentektomie empfohlen.

Die Bestrahlung der Scheide ist einer Beckenbestrahlung nicht unterlegen. Bei höheren Risiken wird zunehmend eine Kombination aus Strahlentherapie und Chemotherapie auch beim Endometriumkarzinom eingesetzt. Aktuelle Studien versuchen, die beste Anschlusstherapie zu definieren. Eingesetzt werden Cisplatin + Paclitaxel, Carboplatin + Paclitaxel und Doxorubicin + Cisplatin. Das 5-Jahres-Überleben beträgt im Stadium I 89 %, im Stadium II 73 %, im Stadium III 52 % und im Stadium IV 17 % **(Tab. 47-1)**.

TROPHOBLASTTUMOREN

INTERNATIONALE ASPEKTE

Zu den Trophoblasttumoren gehören Tumoren von der benignen Blasenmole bis zum Chorionkarzinom. Ursache ist eine persistierende Trophoblasterkrankung, meistens im Rahmen einer Molenschwangerschaft, gelegentlich aber auch nach einer normalen Schwangerschaft. Häufigstes Symptom von Trophoblasttumoren sind partielle oder komplette Molenschwangerschaften, die in den Industrienationen bei etwa 1 von 1500 Konzeptionen auftreten. Die Inzidenz ist weltweit sehr unterschiedlich und in den Gebieten Südostasiens weitaus höher. In Regionen mit häufigen Molenschwangerschaften ist die Ernährung oft arm an Karotin und tierischen Fetten.

RISIKOFAKTOREN

Trophoblasttumoren entstehen durch übermäßiges Wachstum oder Persistenz von Plazentagewebe. Meistens bilden sie sich im Uterus, seltener auch in Eileitern durch eine ektope Schwangerschaft. Risikofaktoren sind schlecht definierte ernährungsbedingte und Umweltfaktoren sowie Konzeptionen bei sehr jungen oder alten Frauen. Besonders hoch ist die Inzidenz bei einer Konzeption von Frauen unter 16 oder über 50 Jahren. Bei älteren Frauen kann die Inzidenz der Molenschwangerschaft vermutlich durch das erhöhte Risiko für eine anormale Befruchtung der gealterten Eizellen bis zu 1 : 3 betragen. Die meisten Trophoblasttumoren finden sich bei kompletten Molen, diploiden Tumoren mit dem gesamten genetischen Material des Vaters (parentale Disomie). Dazu kommt es vermutlich, wenn ein Spermium eine enukleierte Eizelle befruchtet, die anschließend die paternale DNS dupliziert. Die Trophoblastproliferation geht mit einer Wucherung des villösen Stromas einher. Wenn eine Pseudoschwangerschaft länger als 12 Wochen dauert, reichert sich immer mehr Flüssigkeit im Stroma an und führt zu „hydropischen Veränderungen“. In kompletten Molen entwickelt sich kein Fötus.

Inkomplette Molen entstehen durch die Befruchtung einer Eizelle durch zwei Spermien, sodass zwei Drittel des genetischen Materials dieser triploiden Tumoren paternal sind. Hier sind die hydropischen Veränderungen weniger dramatisch und oft entwickelt sich ein Fötus bis ins spätere 1. Trimenon oder frühe 2. Trimenon, wenn es zum Spontanabort kommt. Im Labor finden sich sehr stark erhöhte Serumspiegel von hCG und weniger stark erhöhte Spiegel von AFP. Nach einer inkompletten Mole beträgt das Risiko einer persistierenden Trophoblasterkrankung etwa 5 %. Komplette und inkomplette Molen können noninvasiv und invasiv sein. Zur Myometriuminvasion kommt es höchstens bei 1 von 6 kompletten Molen und bei inkompletten Molen noch seltener.

KLINISCHES BILD DER INVASIVEN TROPHOBLASTERKRANKUNG

Das klinische Bild der Molenschwangerschaft ändert sich in den Industrienationen durch die Früherkennung von Schwangerschaften durch Selbsttests und den sehr frühen Einsatz von Doppler und Ultraschall zur Beurteilung des jungen Fötus und der Uterushöhle. Daher werden Molen bei den meisten Frauen mit Trophoblasterkrankung und den typischen Symptomen einer Frühschwangerschaft, wie Übelkeit, Amenorrhö und Brustspannen, früh erkannt. Nach frühzeitiger Ausräumung der kompletten und inkompletten Molen bildet sich die Krankheit bei den meisten Frauen, gemessen an den hCG-Spiegeln, spontan zurück. In diesen Fällen ist keine Chemotherapie erforderlich. Patientinnen mit persistierender Erhöhung von hCG oder steigenden hCG-Spiegeln nach der Ausräumung leiden weiterhin unter einer persistierenden oder wachsenden Trophoblasterkrankung und müssen behandelt werden. Die meisten Serien geben an, dass bei 15–25 % der Frauen nach der Ausräumung einer Mole Zeichen einer Trophoblasterkrankung persistieren.

Bei Frauen ohne Pränatalversorgung können lebensgefährliche Symptome auftreten, wie eine Präeklampsie oder sogar eine Eklampsie. Auch eine Hyperthyreose ist möglich. Die Ausräumung großer Molen kann mit lebensbedrohlichen Komplikationen einhergehen, wie Uterusperforation, Volumenverlust, High-Output-Herzinsuffizienz und Adult Respiratory Distress Syndrome (ARDS).

Bei Frauen mit Hinweisen auf einen Anstieg von hCG oder mit röntgenologischem Nachweis von Metastasen oder einer persistierenden regionalen Erkrankung wird die Prognose mithilfe mehrerer Algorithmen eingestuft, die Frauen mit geringem, intermediärem und hohem Risiko identifizieren, bei denen eine Kombinations-Chemotherapie erforderlich ist. Allgemein sprechen zahlreiche extrapulmonale Metastasen, ein stark erhöhtes hCG und eine vorausgegangene normale, bis zum Termin ausgetragene Schwangerschaft für ein hohes Risiko und erfordern eine kurative Kombinations-Chemotherapie.

Behandlung
INVASIVE TROPHOBLASTERKRANKUNG

Das Management eines persistierenden oder ansteigenden hCG-Spiegels nach der Ausräumung einer Molarschwangerschaft erfolgt in der Regel mit einer Chemotherapie, obwohl bei persistierenden, auf den Uterus begrenzten Erkrankungen (vor allem bei abgeschlossener Familienplanung) oder zur Blutungskontrolle auch Operationen eine wichtige Rolle spielen. Bei Frauen mit Kinderwunsch oder mit Metastasen erfolgt eine Chemotherapie, die sich an dem hCG-Spiegel orientiert, der in der Regel bei effektiver Therapie unter die Nachweisgrenze absinkt. Die Monotherapie mit Methotrexat oder Dactinomycin heilt 90 % der Erkrankungen mit niedrigem Risiko. Bei hohem Risiko (hohe hCG-Spiegel, Vorstellung ≥ 4 Monate nach einer Schwangerschaft, Gehirn- oder Lebermetastasen, Versagen der Methotrexattherapie) erfolgt in der Regel eine Kombinations-Chemotherapie, z. B. mit Etoposid, Methotrexat und Dactinomycin im Wechsel mit Cyclophosphamid und Vincristin (EMA-CO), die selbst bei ausgedehnter Metastasierung üblicherweise kurativ ist. Cisplatin, Bleomycin und Etoposid oder Vinblastin sind ebenfalls aktive Kombinationen. Das Überleben bei Hochrisikoerkrankung beträgt mehr als 80 %. Geheilte Frauen können wieder schwanger werden, ohne dass es dabei vermehrt zu fötalen oder maternalen Komplikationen kommt. Auch die Fertilität kann in vielen Fällen erhalten werden.

WEITERFÜHRENDE LITERATUR

Kurman RJ, Carcangiu ML, Herrington CS et al: WHO Classification of Tumours of Female Reproductive Organs. In WHO Classification of Tumours. 4. Aufl. Lyon: WHO Press, 2014

Paik ES, Lee YY, Lee EJ et al: Survival analysis of revised 2013 FIGO staging classification of epithelial ovarian cancer and comparison with previous FIGO staging classification. Obstetrics & gynecology science 58:124–34, 2015

Pecorelli S, Benedet JL, Creasman WT et al: FIGO staging of gynecologic cancer. 1994–1997 FIGO Committee on Gynecologic Oncology. International Federation of Gynecology and Obstetrics. International journal of gynaecology and obstetrics: the official organ of the International Federation of Gynaecology and Obstetrics 65:243–9, 1999

Prat J (for Oncology FCoG): Staging classification for cancer of the ovary, fallopian tube, and peritoneum. International journal of gynaecology and obstetrics: the official organ of the International Federation of Gynaecology and Obstetrics 124:1–5, 2014

Zeppernick F, Meinhold-Heerlein I, Shih Ie M: Precursors of ovarian cancer in the fallopian tube: serous tubal intraepithelial carcinoma – an update. The journal of obstetrics and gynaecology research 41:6–11, 2015

KAPITEL 48

WEICHGEWEBE- UND KNOCHENSARKOME UND KNOCHENMETASTASEN

Shreyaskumar R. Patel ■ Robert S. Benjamin

Für die deutsche Ausgabe Peter Hohenberger

Sarkome sind seltene mesenchymale Neoplasien, die im Knochen oder in Weichgeweben entstehen können. Sie machen weniger als 1 % aller malignen Erkrankungen im Erwachsenenalter und 10 % im Kindesalter aus. Obwohl die meisten dieser Tumoren von mesodermalen Geweben abstammen, finden sich auch Sarkome neuroektodermalen Ursprungs, und alle diese malignen Tumoren unterscheiden sich biologisch von den deutlich häufigeren epithelialen Tumoren. Sarkome betreffen alle Altersgruppen. 15 % dieser Tumoren werden bei Kindern in einem Alter von weniger als 15 Jahren diagnostiziert, 40 % treten nach dem 55. Lebensjahr auf. Sarkome gehören zu den häufigsten soliden Tumoren des Kindesalters und stehen an fünfter Stelle der krebsbedingten Todesursachen bei Kindern. Sarkome können in zwei große Gruppen eingeteilt werden: in die Knochen- und die Weichgewebesarkome.

WEICHGEWEBESARKOME

Zu den Weichgeweben gehören die Muskeln, die Sehnen, das Fett- und das Bindegewebe, das synoviale Gewebe, die Blut- und Lymphgefäße sowie die Nerven. Zur Gruppe der Sarkome gehören auch gastrointestinale Stromatumoren (GIST), die im Verlauf des Magen-Darm-Traktes entstehen und den häufigsten histologischen Subtyp der Weichgewebesarkome darstellen. Ungefähr 60 % der Weichgewebesarkome entstehen im Bereich der Extremitäten, wobei die Beine dreimal häufiger betroffen sind als die Arme. 30 % befinden sich im Bereich des Rumpfes, 40 % davon im Retroperitonealraum. Die verbleibenden 10 % betreffen die Kopf- und Halsregion.

INZIDENZ

In den USA traten im Jahre 2013 ungefähr 11.410 neu diagnostizierte Fälle von Weichgewebesarkomen auf. Die jährliche altersbereinigte Inzidenz liegt in Deutschland bei 6 auf 100.000 und hängt stark von der betrachteten Altersgruppe und der zugrunde gelegten Tumordefinition (Einschluss von GIST) ab. Weichgewebesarkome machen etwa 0,7 % aller malignen Tumoren in der Allgemeinbevölkerung aus und etwa 6,5 % der malignen Tumoren von Kindern.

ÄTIOLOGIE

Die maligne Transformation von Zellen des Weichgewebes ist ein sehr seltenes Ereignis, mit Ausnahme der Entstehung maligner Nervenscheidentumoren (Neurofibrosarkome, maligne Schwannome) aus Neurofibromen bei Patienten mit einer Neurofibromatose Recklinghausen. Mehrere ätiologische Faktoren wurden mit der Pathogenese von Weichgewebesarkomen in Verbindung gebracht.

Umweltfaktoren

Traumen oder vorausgegangene Verletzungen sind selten beteiligt. Sarkome können jedoch im Narbengewebe von früheren Operationen, Verbrennungen, Frakturen oder Fremdkörperimplantationen entstehen. Chemische Karzinogene, wie polyzyklische Kohlenwasserstoffe, Asbest und Dioxine, könnten in der Pathogenese der Erkrankungen eine Rolle spielen.

Iatrogene Faktoren

Sarkome können bei Patienten auftreten, die wegen einer Krebserkrankung mit einer Strahlentherapie behandelt wurden. Das Sarkom entsteht fast stets im Strahlenfeld, das Risiko nimmt mit der Zeit und der applizierten Strahlendosis zu. Histologisch können dabei unterschiedlich typisierte Sarkome (z. B. Angiosarkome) entstehen oder Osteosarkome – letztere auch außerhalb knöcherner Strukturen.

Viren

Das Kaposi-Sarkom bei Patienten mit Infektion durch das humane Immundefizienzvirus (HIV) Typ 1, das klassische Kaposi-Sarkom und das Kaposi-Sarkom bei HIV-negativen, homosexuellen Männern wird durch ein humanes Herpesvirus (HHV8) verursacht. Für keine anderen Sarkome ist eine Induktion durch Viren bekannt.

Immunologische Faktoren

Kongenitale oder erworbene Immundefekte, einschließlich einer therapeutischen Immunsuppression, sind assoziiert mit der Entstehung von Sarkomen oder beeinflussen sie.

GENETISCHE ÜBERLEGUNGEN

Beim Li-Fraumeni-Syndrom, einem Syndrom, das mit einer familiären Disposition für Krebserkrankungen einhergeht, weisen die Betroffenen eine Keimbahnmutation des Tumorsuppressorgens p53 auf und zeigen eine erhöhte Inzidenz für Weichgewebesarkome und andere maligne Erkrankungen, darunter Mammakarzinome, Osteosarkome, Hirntumoren, Leukämien und Nebennierentumoren (Kap. 26). Die Neurofibromatose Typ 1 (NF-1, periphere Form, Recklinghausen-Krankheit) ist durch das Auftreten multipler Neurofibrome und durch Café-au-lait-Flecken des Integuments charakterisiert. Neurofibrome zeigen gelegentlich eine maligne Transformation und gehen in maligne Nervenscheidentumoren über. Das Gen der NF-1 liegt in der perizentromeren Region von Chromosom 17 und kodiert für Neurofibromin, ein Tumorsuppressorprotein mit GTPase-Aktivität, das die Ras-Funktion inhibiert (Kap. 49). Keimbahnmutationen des Rb-1-Locus (Chromosom 13q14) sind bei Patienten mit der vererbten Form des Retinoblastoms mit der Entwicklung von Osteosarkomen assoziiert, sofern das Retinoblastom überlebt wird, sowie mit nicht bestrahlungsassoziierten Weichgewebesarkomen. Andere Weichgewebetumoren, darunter Lipome, Leiomyome, Neuroblastome und Paragangliome, zeigen gelegentlich eine familiäre Prädisposition.

Etwa 90 % der synovialen Sarkome enthalten eine charakteristische Chromosomentranslokation t(X;18) (p11; q11), die einen nukleären Transkriptionsfaktor auf Chromosom 18 betrifft, den SYT sowie zwei Bruchstellen auf dem X-Chromosom. Patienten mit Translokationen an der zweiten X-Bruchstelle (SSX2) zeigen eine längere Überlebenszeit im Vergleich zu Patienten mit einer Translokation von SSX1. Andere Weichgewebesarkome, die sich durch eine Translokation sicher nachweisen lassen, sind das Dermatofibrosarcoma protuberans (DFSP) sowie myxoide und rundzellige Liposarkome, für die eine spezifische Therapie verfügbar ist. Für viele weitere Sarkomsubtypen (z. B. Klarzellsarkom, endometriales Stromasarkom) konnten charakteristische Translokationen nachgewiesen werden.

Einige Sarkome produzieren Insulin-like Growth Factor (IGF) Typ 2, von dem angenommen wird, dass er sowohl eine Funktion als autokriner Wachstumsfaktor besitzt als auch als Motilitätsfaktor die metastatische Ausbreitung des Tumors fördert. Antikörper gegen IGF-1-Rezeptoren blockieren die Stimulation des durch IGF-2 induzierten Tumorwachstums in vitro, sie beeinflussen allerdings die durch IGF-2 induzierte Tumorzellmotilität nicht. Wird IGF-2 in großen Mengen durch einen Tumor sezerniert, so kann daraus eine Hypoglykämie resultieren (Kap. 55).

KLASSIFIKATION

Anhand ihres Differenzierungsmusters (das einem Weichgewebe ähnelt, ohne dass dies bedeutet, dass das Sarkom von diesem Grundgewebe ausgeht) werden ungefähr 20 verschiedene Arten von Sarkomen unterschieden. So weisen Rhabdomyosarkome quer gestreifte Skelettmuskelfasern auf, Leiomyosarkome zeigen faszikuläre Geflechte von Spindelzellen, die Charakteristika glatter Muskulatur exprimieren, Liposarkome enthalten Adipozyten und Angiosarkome weisen ein dichtes Netzwerk von Blutgefäßen auf. Wenn eine präzise Zuordnung eines Tumors zu einer definierten Entität nicht möglich ist, wird der Tumor als *nicht klassifizierbares Sarkom* (NOS, not otherwise specified) bezeichnet. Alle primär ossären Sarkome können auch in Weichgeweben entstehen (z. B. extraskelettale Osteosarkome, extraskelettale Ewing-Sarkome und extraskelettale Chondrosarkome). Die heute nicht mehr diagnostizierte Entität des *malignen fibrösen Histiozytoms entspricht der heutigen Gruppe NOS und* wurde früher oft als Fibrosarkom oder pleomorphe Variante anderer Sarkome klassifiziert. Histologisch charakterisieren sich die Tumoren durch ein Gemisch aus spindelförmigen (fibrösen) und rundzelligen (histiozytären) Anteilen, die eine storiforme Anordnung mit einem häufigen Nachweis von Riesenzellen und pleomorphen Arealen zeigen. Da sich bei einem signifikanten Anteil dieser Patienten ein immunhistochemischer Hinweis auf eine Differenzierung findet, insbesondere eine myogene Differenzierung, werden viele inzwischen auch als schlecht differenzierte Leiomyosarkome eingestuft, und so ersetzen die Begriffe *undifferenziertes pleomorphes Sarkom* (UPS) und *Myxofibrosarkom* die früheren Begriffe MFH und myxoides MFH.

Bezüglich therapeutischer Entscheidungen können die Weichgewebesarkome gemeinsam betrachtet werden, wobei die Auswahl der Therapie im Wesentlichen durch das Krankheitsstadium bestimmt wird. Allerdings spielen zunehmend die spezifischen histologischen Diagnosen bei der Planung der Therapie und in der Nachsorge eine Rolle. So weist die Bezeichnung Liposarkom auf die Entstehung aus Fettgewebe hin, liefert aber noch keine Informationen über das biologische Verhalten des Tumors. Pleomorphe, rundzellige und dedifferenzierte Liposarkome verhalten sich biologisch wie andere „hoch maligne" Sarkome. Im Gegensatz dazu weisen gut differenzierte Liposarkome (früher bezeichnet als *atypische lipomatöse Tumoren*) kaum eine Metastasierungstendenz auf. Myxoide Liposarkome metastasieren selten, dann aber meist in ungewöhnliche, Fettgewebe enthaltende Lokalisationen (Retroperitoneum, Mediastinum, Knochen und subkutanes Gewebe). Das DFSP ist im metastasierten und inoperablen Stadium durch den Tyrosinkinaseinhibitor Imatinib gut kontrollierbar. Rhabdomyosarkome, Ewing-Sarkome und andere kleinzellige Sarkome tendieren, selbst bei kleinem Primärtumor, zu einem aggressiven klinischen Verlauf, sind aber in der Regel und insbesondere im Kindesalter empfindlich gegenüber einer systemischen Chemotherapie.

Gastrointestinale Stromatumoren (GIST), die früher oft als gastrointestinale Leiomyosarkome oder aggressive Leiomyome bezeichnet wurden, sind eine eigenständige Entität der Weichgewebesarkome. Die Zellen ähneln den Cajal-Zellen, den Schrittmacherzellen der gastrointestinalen Motorik. Die meisten malignen GIST weisen aktivierende Mutationen im c-kit-Protoonkogen auf, was zu einer Liganden-unabhängigen Phosphorylierung und Aktivierung der transmembranösen KIT-Rezeptor-Tyrosinkinase führt und damit zur Tumorigenese. Etwa 5–10 % der Tumoren weisen eine Mutation im Platelet-derived Growth Factor Receptor α (PDGFRA) auf. GIST, die den Wildtyp der KIT- und der PDGFRA-Mutation besitzen, können Mutationen von SDH-B, -C oder -D aufweisen und vom IGF-I-Signalweg angetrieben werden (auch als sog. Carney triad mit pulmonalem Chondrom und Paragangliom).

DIAGNOSTIK

Das häufigste Erstsymptom der Erkrankung ist ein asymptomatischer Tumor. Mechanisch bedingte Beschwerden durch Kompression, Traktion oder Einklemmung von Nerven oder Muskeln können auftreten, insbesondere bei großen Tumoren. Alle neu aufgetretenen, persistierenden oder an Größe zunehmenden Schwellungen müssen nach vorausgegangener Bildgebung biopsiert werden. Dies erfolgt entweder durch eine Stanzbiopsie oder durch eine Inzisionsbiopsie, deren Schnittführung so gewählt wird, dass sie bei der folgenden therapeutischen Exzision komplett exzidiert werden kann und die definitive Resektion des Primärtumors nicht beeinträchtigt. Sarkome metastasieren meist hämatogen, der lymphatische Metastasierungsweg ist ungewöhnlich. Daher finden sich nur selten Lymphknotenmetastasen (5 %), obwohl die Häufigkeit bei bestimmten Tumorentitäten wie Synovial- und epitheloiden Sarkomen, Klarzellsarkomen (sogenanntes Melanom der Weichgewebe) und vor allem kindlichen Rhabdomyosarkomen höher ist (17 %). Bei den meisten Sarkomen ist die Lunge der häufigste Ort hämatogener Metastasen. Ausnahmen davon sind GIST, die fast ausschließlich in Leber und Bauchhöhle metastasieren, sowie Klarzellsarkome, die in das Skelett metastasieren können. Metastasen des ZNS sind selten, ausgenommen bei alveolären Weichgewebesarkomen.

Radiologische Befunde

Die bildgebende Diagnostik eines Primärtumors erfolgt am besten durch Magnetresonanztomografie (MRT) bei Läsionen der Extremitäten, des Kopf-Hals-Bereichs und des Retroperitoneums sowie durch CT bei Tumoren des Brustkorbs und des Abdomens. Eine CT der Thoraxorgane ist wichtig für den Nachweis einer pulmonalen Metastasierung. Abhängig von den Beschwerden, klinischen Befunden und der Histologie des Primärtumors kann eine weitere bildgebende Diagnostik indiziert sein. Für die Behandlung mit Tyrosinkinaseinhibitoren hat sich das 18F-FDG-PET als eine Methode herausgestellt, die das Ansprechen auf die Behandlung lange vor Größenveränderungen nachweist. Ebenso sind die Kontrastmittelaufnahme intratumoral (MRT) und die Veränderung der Houndsfield-Einheiten im CT validere Parameter des Ansprechens als die Größenregression.

STAGING UND PROGNOSE

Das histologische Grading, die Beziehung zu den Faszien und die Größe des Primärtumors sind die wichtigsten prognostischen Faktoren. Tabelle 48-1 zeigt das Staging-System der American Joint Commission on Cancer (AJCC). Die Prognose ist abhängig vom Tumorstadium, wobei Tumoren im Stadium I (nach AJCC) 5-Jahres-Überlebensraten von 75 %, im Stadium II von 55 % und im Stadium III von 29 % zeigen. Die 5-Jahres-Überlebensrate von Patienten im Stadium IV liegt bei unter 20 %. Die mittlere Überlebenszeit von Patienten mit Metastasen unter systemischer Chemotherapie liegt bei etwa 12 Monaten. Langzeitverläufe sind bei entsprechender Histologie und Therapie aber nicht mehr ungewöhnlich.

Behandlung WEICHGEWEBESARKOME

Bei Patienten, die sich im Stadium I nach AJCC befinden, reicht die alleinige operative Behandlung aus. Bei Patienten im Stadium II und III muss abhängig von der erreichten Radikalität eine adjuvante Strahlentherapie durchgeführt werden. Bei Tumoren im Stadium III ist eine neoadjuvante Therapie unbedingt zu überlegen. Patienten im Stadium IV werden mit einer Chemotherapie in Kombination mit anderen Verfahren behandelt.

CHIRURGIE Weichgewebesarkome neigen zu einem Wachstum entlang der Faszien entsprechend dem Weg des geringsten anatomischen Widerstandes. Hierdurch wird das den Tumor umgebende Gewebe komprimiert, was zur Bildung einer Pseudokapsel führt, die dem Tumor makroskopisch das Aussehen einer gut abgekapselten Raumforderung verleiht. Dies täuscht allerdings in den meisten Fällen, da ein Ausschälen des Tumors oder seine Exzision mit geringem Sicherheitsabstand in 50–90 % der Fälle zu einem Lokalrezidiv führt. Die radikale Exzision mit tumorfreiem Resektionsrand und unter Einschluss der Stelle, an der der Tumor initial biopsiert wurde, stellt das chirurgische Standardvorgehen dar. Eine adjuvante Strahlen- und/oder Chemotherapie führt zu einer verbesserten lokalen Kontrolle des Tumors und erlaubt das extremitätenerhaltende Operieren mit einer der radikalen Exzision bzw. Amputation vergleichbaren lokalen Kontrolle (85–90 %). Die extremitätenerhaltende Operation gilt als Standard, mit Ausnahme der Fälle, in denen ein tumorfreier Resektionsrand bei der Operation nicht erreicht werden konnte oder beim Vorliegen einer Infiltration neurovaskulärer Strukturen, deren Resektion zu funktionellen Beeinträchtigungen der Extremität führen würde. Bei diesen Patienten sollte die Möglichkeit einer präoperativen Therapie überprüft werden. So steht in Deutschland und mehreren europäischen Staaten die Extremitätenperfusion mit rhTNF-α und Melphalan zur Verfügung oder die Kombination aus systemischer Chemotherapie mit regionaler Tiefenhyperthermie.

STRAHLENTHERAPIE Die perkutane Strahlentherapie wird adjuvant bei einer extremitätenerhaltenden

Tabelle 48-1

AJCC-STAGING-SYSTEM FÜR WEICHGEWEBESARKOME

Histologisches Grading (G)	Tumorgröße (T)	Lymphknotenstatus (N)	Metastasen (M)
Gut differenziert (G1)	≤ 5 cm (T1)	Nicht betroffen (N0)	Fehlen (M0)
Mäßig differenziert (G2)	> 5 cm (T2)	Betroffen (N1)	Vorhanden (M1)
Schlecht differenziert (G3)	Faszien oberflächlich betroffen (Ta)		
Entdifferenziert (G4)	Tiefe Faszienschicht betroffen (Tb)		
Krankheitsstadium		**5-Jahres-Überlebensrate (%)**	
Stadium I		98,8	
A: G1, 2; T1a, b; N0; M0 B: G1 2; T2a; N0; M0			
Stadium II		81,8	
A: G1, 2; T2b; N0; M0 B: G3, 4; T1; N0; M0 C: G3, 4; T2a; N0; M0			
Stadium III G3, 4; T2b; N0; M0		51,7	
Stadium IV		< 20	
A: jedes G; jedes T; N1; M0 B: jedes G; jedes T; jedes N; M1			

Operation angewandt, um die lokale Tumorkontrolle zu verbessern. Die präoperative Bestrahlung erlaubt die Verwendung kleinerer Strahlenfelder und geringerer Dosen, führt aber zu einer höheren Rate postoperativer Wundheilungsstörungen. Wird die Strahlentherapie im Anschluss an die Operation durchgeführt, müssen Strahlenfeld und -dosis größer gewählt werden, da der gesamte, bei der Operation tangierte Bereich mit eingeschlossen werden muss und die postoperative Hypoxie im betroffenen Gewebe zu kompensieren ist. Dies führt zu mehr Spätkomplikationen. Die Brachy- oder interstitielle Therapie, bei der die Strahlenquelle in das Tumorbett eingebracht wird, scheint der perkutanen Bestrahlung an Effektivität vergleichbar zu sein – außer bei niedrig malignen Weichgewebesarkomen – und ist zudem weniger zeit- und kostenintensiv. Der Stellenwert der intraoperativen Bestrahlung wurde noch nicht ausreichend untersucht und validiert.

ADJUVANTE CHEMOTHERAPIE Die Rolle der adjuvanten Chemotherapie wird, abgesehen von der Therapie des Ewing- und des Rhabdomyosarkoms, wo sie als Standardtherapie gilt, kontrovers diskutiert. Eine Metaanalyse von 14 randomisierten Studien wies eine Verlängerung des krankheitsfreien Intervalls durch Verbesserung der lokalen Kontrolle durch eine Doxorubicin enthaltende Chemotherapie nach. Die Verlängerung der Überlebenszeit betrug unabhängig von der Lokalisation der Erkrankung 4 % sowie bei Sarkomen der Extremitäten 7 %. Eine aktualisierte Metaanalyse mit vier weiteren Studien zur Kombination von Doxorubicin und Ifosfamid ermittelte einen statistisch signifikanten Überlebensvorteil von 6 % zugunsten der Chemotherapie. Eine Chemotherapie mit Doxorubicin und Ifosfamid sowie supportiven Wachstumsfaktoren verbesserte die Gesamtüberlebenszeit in einer einzelnen Studie bei Hochrisiko-Sarkomen der Extremitäten um 19 % (> 5 cm Tumorgröße, geringer Differenzierungsgrad oder Lokalrezidiv).

FORTGESCHRITTENE ERKRANKUNG Metastasierte Weichgewebesarkome gelten zum größten Teil als inkurabel, allerdings zeigen bis zu 20 % der Patienten, die nach einer Therapie eine komplette Remission erreichen, ein Langzeitüberleben. Frühzeitig muss überlegt werden, ob es eine Therapieoption gibt, die zu einem R0-Status führen kann. Die Intention der Therapie bei fortgeschrittener Erkrankung besteht dann in der Induktion einer kompletten Remission durch den Einsatz einer Chemotherapie und/oder einer chirurgischen Resektion. Die chirurgische Resektion von Metastasen ist, wann immer sinnvoll möglich, ein integraler Bestandteil der Therapie. Einige Patienten profitieren von der wiederholten Metastasenresektion. Die wirkungsvollsten zytostatischen Substanzen sind Doxorubicin bzw. das in Europa häufig eingesetzte Derivat Epirubicin und Ifosfamid. Für beide Substanzen besteht bei Sarkomen eine steile Dosis-Wirkung-Beziehung. Die Ansprechraten liegen für eine Monochemotherapie bei unter 20 % und bei Kombinationstherapien bei etwa 25–40 %, allerdings auf Kosten verstärkter Nebenwirkungen. Für die Zweitlinientherapie sind in Europa Trabectedin und Pazopanib (mit Ausnahme von Liposarkomen) zugelassen, in den USA seit Januar 2016 auch Eribulin (ein Mikrotubuli-Inhibitor) für Liposarkome. Trabectedin ist vor allem bei Liposarkomen und Leiomyosarkomen, aber auch beim Synovialsarkom wirksam. Pazopanib ist ein Inhibitor des Vascular Endothelial Growth Factor (VEGF), des Platelet-derived Growth Factor (PDGF) und von c-kit. Pazopanib induziert nur selten eine Tumorremission, allerdings sind viele Patienten über 4–5 Monate erkrankungsstabil mit oraler Medikation. Gemcitabin in Kombination mit Docetaxel wird häufig als Zweitlinientherapie vor allem bei Leiomyosarkomen angewandt, war in randomisierten Studien jedoch der Therapie mit Doxorubicin allein nicht überlegen. Gemcitabin mit oder ohne Docetaxel ist eine inzwischen etablierte Zweitlinientherapie und bei Patienten mit einem undifferenzierten pleomorphen Sarkom (UPS) und Leiomyosarkomen am effektivsten. Taxane können bei Angiosarkomen wirksam sein, und Vincristin, Etoposid und Actinomycin D sind effektive Substanzen bei der Therapie des Ewing- und des Rhabdomyosarkoms, besonders bei Kindern.

Imatinib greift KIT und die PDGF-Tyrosinkinase-Aktivität an und ist die Standardtherapie bei fortgeschrittenem/metastasiertem GIST und fortgeschrittenem Dermatofibrosarcoma protuberans. Vor jeglicher medikamentöser Therapie bei GIST ist eine Mutationsanalyse zwingend notwendig, um Patienten mit nicht sensitiver Mutation zu erkennen und auszuschließen. Imatinib ist inzwischen zur adjuvanten Therapie nach kompletter Resektion des primären GIST mit einer Therapiedauer von 3 Jahren zugelassen. Die dreijährige adjuvante Gabe von Imatinib führt zu einer signifikant günstigeren medianen Überlebenszeit als die einjährige Gabe bei Hochrisiko-GIST, wobei die optimale Behandlungsdauer weiterhin unbekannt ist. Als Zweitlinientherapie beim metastasierten GIST sind Sunitinib und Regorafenib in den meisten europäischen Ländern zugelassen.

INZIDENZ UND EPIDEMIOLOGIE

Sarkome des Skelettsystems sind seltener als die der Weichgewebe; in den USA machten sie im Jahr 2013 0,2 % aller neu diagnostizierten malignen Erkrankungen aus (ungefähr 2890 Fälle). Mehrere primär benigne Erkrankungen des Knochens besitzen das Potenzial einer malignen Transformation. Enchondrome und Osteochondrome können in Chondrosarkome übergehen. Fibröse Dysplasien, Knocheninfarkte und die Paget-Krankheit können entweder zur Entstehung eines undifferenzierten pleomorphen Sarkoms (UPS) oder eines Osteosarkoms führen.

KLASSIFIKATION

Benigne Tumoren

Die häufigsten gutartigen Knochentumoren sind Enchondrome, Osteochondrome, Chondroblastome und Chondromyxoidfibrome, die alle vom Knorpelgewebe abstammen; osteoide Osteome und Osteoblastome, die sich von Osteoblasten ableiten; Fibrome und desmoplastische Fibrome, die aus fibrösem Bindegewebe entstehen; Hämangiome, die vaskulären Ursprungs sind, und schließlich Riesenzelltumoren, deren Ausgangsgewebe unklar ist.

Maligne Tumoren

Der häufigste maligne Tumor des Knochens ist das Plasmozytom (Kap. 19). Die vier häufigsten, nicht hämatopoetischen Tumoren des Knochens sind das Osteosarkom, das Chondrosarkom, das Ewing-Sarkom sowie das undifferenzierte pleomorphe Sarkom (UPS). Seltene maligne Tumoren sind das Chordom (von Resten der Chorda dorsalis abstammend), das Adamantinom (unklarer Histogenese) sowie das Hämangioendotheliom (vaskulären Ursprungs). Maligne Riesenzelltumoren entstehen durch neoplastische Osteoblasten, die den RANK-Liganden sezernieren. RANK-L kann durch Denosumab geblockt werden, was Knochenzerstörung aufhebt und eine -wiederherstellung ermöglicht.

Stadieneinteilung nach der „Musculoskeletal Tumor Society (MSTS)“

Knochensarkome werden gemäß dem Staging-System der MSTS eingeteilt, das auf dem histologischen Grading und der Beziehung des Tumors zum entsprechenden anatomischen Kompartiment beruht. Eine römische Ziffer bezeichnet das Grading des Tumors: Stadium I für gut differenzierte Tumoren, Stadium II für wenig differenzierte Tumoren und Stadium III für Tumoren jeden Differenzierungsgrades, die lymphogen sind oder Fernmetastasen aufweisen. Darüber hinaus wird jedem Stadium ein Buchstabe zugewiesen, der die Beziehung des Tumors zum entsprechenden anatomischen Kompartiment repräsentiert. Tumoren, die mit A bezeichnet werden, sind innerhalb eines Kompartiments lokalisiert (beschränkt auf die anatomischen Grenzen des Kompartiments, in dem der Tumor entstanden ist), Tumoren, die mit B bezeichnet werden, überschreiten die Grenzen des Kompartiments (Infiltration in angrenzende Weichgewebestrukturen oder in angrenzende Knochen). Das TNM-System ist in Tabelle 48-2 wiedergegeben.

Tabelle 48-2

STAGING-SYSTEM FÜR KNOCHENSARKOME

Primärtumor (T)	TX	Primärtumor nicht beurteilbar
	T0	Primärtumor nicht nachweisbar
	T1	Größter Tumordurchmesser ≤ 8 cm
	T2	Größter Tumordurchmesser > 8 cm
	T3	Unregelmäßige Tumoren in der primären Knochenläsion
Regionale Lymphknoten (N)	NX	Regionale Lymphknoten nicht beurteilbar
	N0	Keine regionalen Lymphknotenmetastasen
	N1	Regionale Lymphknotenmetastasen
Fernmetastasen (M)	MX	Fernmetastasen nicht beurteilbar
	M0	Keine Fernmetastasen
	M1	Fernmetastasen
	M1a	Lunge
	M1b	Andere entfernte Lokalisationen
Histologischer Grad (G)	GX	Grading nicht beurteilbar
	G1	Gut differenziert – niedrig maligne
	G2	Mäßig differenziert – intermediär maligne
	G3	Schlecht differenziert – hoch maligne
	G4	Undifferenziert – hoch maligne (Ewing-Sarkome werden immer als G4 eingestuft)

Stadiengruppierung

Stadium IA	T1	N0	M0	G1,2 niedriggradig
Stadium IB	T2	N0	M0	G1,2 niedriggradig
Stadium IIA	T1	N0	M0	G3,4 hochgradig
Stadium IIB	T2	N0	M0	G3,4 hochgradig
Stadium III	T3	N0	M0	Jedes G
Stadium IVA	Jedes T	N0	M1a	Jedes G
Stadium IVB	Jedes T	N1	Jedes M	Jedes G
	Jedes T	Jedes N	M1b	Jedes G

OSTEOSARKOM

Osteosarkome, die mehr als 45 % aller Sarkome des Skeletts ausmachen, sind spindelzellige Tumoren, die histologisch durch die Bildung von Osteoid (nicht mineralisiertem Knochen) oder Knochengewebe gekennzeichnet sind. Ungefähr 60 % der Osteosarkome treten im Kindesalter und frühen Erwachsenenalter auf und weitere 10 % in der dritten Lebensdekade. Osteosarkome im fünften oder sechsten Lebensjahrzehnt entstehen häufig sekundär nach einer Strahlentherapie oder durch Transformation einer primär benignen Erkrankung wie der Paget-Krankheit. Das männliche Geschlecht ist 1,5- bis 2-mal häufiger betroffen als das weibliche. Prädilektionsstellen für Osteosarkome sind die Metaphysen der langen Röhrenknochen. Die häufigsten Lokalisationen sind der distale Femur, die proximale Tibia und der proximale Humerus. Die Klassifikation der Osteosarkome ist komplex, wobei ungefähr 75 % der Tumoren in die Gruppe der „konventionellen" oder „klassischen" Osteosarkome eingeteilt werden können, welche die osteoblastischen, chondroblastischen und fibroblastischen Formen einschließt, und 25 % als „Varianten" bezeichnet werden: (1) aufgrund ihrer klinischen Charakteristika, etwa beim Osteosarkom des Unterkiefers, dem postradiogenen Osteosarkom und dem auf eine Transformation einer vorausgegangenen Paget-Krankheit zurückgehenden Osteosarkom, (2) aufgrund morphologischer Eigenschaften, etwa beim teleangiektatischen oder beim kleinzelligen Osteosarkom oder dem epitheloiden Osteosarkom oder (3) aufgrund der Lokalisation, etwa beim paraossären und beim periostalen Osteosarkom. Die Diagnosestellung erfordert das Zusammenführen von klinischem, radiologischem und histopathologischem Befund. Die Patienten weisen initial meist eine schmerzhafte Schwellung des betroffenen Skelettabschnitts auf. Eine konventionelle Röntgenaufnahme zeigt meist eine ossäre Destruktion mit mottenfraßähnlicher Morphologie, eine periostale Reaktion mit dem Nachweis von Spiculae sowie eine manschettenartige Knochenneubildung im Bereich der angrenzenden Weichgewebe (Codman-Dreieck). Eine Computertomografie (CT) des Primärtumors ist am besten zur Einschätzung der ossären Destruktion und des Kalzifizierungsmusters geeignet, wogegen zur Beurteilung der intramedullären Tumorinfiltration bzw. der Infiltration umgebender Weichgewebe die Magnetresonanztomografie (MRT) sensitiver ist. Eine konventionelle Aufnahme der Thoraxorgane und eine Thorax-CT werden zum Nachweis/Ausschluss pulmonaler Metastasen durchgeführt. Ossäre Metastasen und können mittels Skelettszintigrafie oder Fluordeoxyglukose-Positronen-Emissionstomografie (FDG-PET) nachgewiesen werden. Osteosarkome sind fast stets hypervaskularisiert. Die Angiografie ist nicht zur Diagnosestellung erforderlich, stellt jedoch die sensitivste Methode zur Überprüfung des Effektes einer präoperativen Chemotherapie dar. Die histopathologische Diagnose erfolgt nach Durchführung einer Stanzbiopsie (wenn möglich) oder nach einer offenen Biopsie des Tumors, wobei die Schnittführung so gewählt werden muss, dass hierdurch eine extremitätenerhaltende Operation nicht gefährdet wird. Die meisten Osteosarkome zeigen einen geringen Differenzierungsgrad (high-grade, hoch maligne). Der wichtigste prognostische Faktor für das Langzeitüberleben ist das Ansprechen des Tumors auf eine zytostatische Therapie. Der gegenwärtige Goldstandard in der Therapie des Osteosarkoms besteht in der Durchführung einer präoperativen Chemotherapie, gefolgt von einer extremitätenerhaltenden Operation (bei > 80 % der Patienten möglich) und einer anschließenden postoperativen Chemotherapie. Die Therapie erfolgt in Deutschland vorzugsweise im Rahmen der Cooperativen Osteosarkomstudie (COSS), in der alle Betroffenen registriert werden sollen (EURAMOS-Studien). Die wirksamsten Substanzen sind Doxorubicin, Ifosfamid, Cisplatin und hoch dosiertes Methotrexat mit Leucovorin®-Rescue. Die Wirksamkeit einer adjuvanten Chemotherapie beim Osteosarkom ist durch prospektive, randomisierte Studien deutlich besser belegt als bei den Weichgewebesarkomen. Mit der gegenwärtigen Therapiestrategie wird bei Osteosarkomen der Extremitäten bei 60–80 % der Patienten ein Langzeitüberleben erreicht. Osteosarkome sind radioresistent; eine Strahlentherapie hat in der Routinebehandlung dieses Tumors keinen Stellenwert. Undifferenzierte pleomorphe Sarkome (UPS) des Knochens werden analog dem Vorgehen beim Osteosarkom behandelt. Bei älteren Patienten (> 30–40 Jahre) können die Chemotherapieschemata wegen der hohen Toxizität nur in stark adaptierter Form Anwendung finden (EUROBOSS-Studie).

CHONDROSARKOM

Chondrosarkome, die ungefähr 20–25 % aller Sarkome des Skeletts ausmachen, sind Tumoren des Erwachsenen und des alten Menschen (Altersgipfel in der 5.–6. Lebensdekade). Prädilektionsstellen sind die flachen Knochen des Schulter- und Beckengürtels sowie des proximalen Femurs, sie werden aber auch in den diaphysären Bereichen diagnostiziert. Chondrosarkome können sowohl de novo auftreten als auch durch eine maligne Transformation von Enchondromen entstehen, in seltenen Fällen auch von Knorpelkappen der Osteochondrome. Chondrosarkome zeigen einen eher langsamen Verlauf und äußern sich meist durch Schmerzen und eine Schwellung. Radiologisch zeigen die Tumoren häufig eine lobuläre Konfiguration mit einem gesprenkelten, punktierten oder anulären Kalzifizierungsmuster der kartilaginären Matrix. Die Unterscheidung gut differenzierter Chondrosarkome von benignen Läsionen durch radiologische und histologische Untersuchungen ist häufig schwierig. Daher gründet sich die Diagnose auf den klinischen Verlauf und die körperliche Untersuchung. Neu auftretende Schmerzen, klinische Entzündungszeichen sowie eine progrediente Größenzunahme des Tumors machen eine maligne Erkrankung wahrscheinlich. Die histologische Klassifikation ist komplex, allerdings gehören die meisten Chondrosarkome zu den klassischen Varianten der Erkrankung. Wie andere Sarkome des Skeletts metastasieren die wenig differenzierten Chondrosarkome bevorzugt in die Lunge. Die meisten Chondrosarkome sind chemotherapieresistent, sodass die chirurgische Resektion des Primär- oder Rezidivtumors und der pulmonalen Metastasen die wichtigste Therapie darstellt. Allerdings gibt es zwei histologische Varianten, für die diese Regel nicht gilt. Beim entdifferenzierten Chondrosarkom handelt es sich um einen schlecht differenzierten Tumor, der histologisch dem Osteosarkom und dem malignen fibrösen Histiozytom ähnelt und der besser auf eine zytostatische Therapie anspricht. Mesenchymale Chondrosarkome, eine seltene Variante dieses Tumors, sind ebenfalls chemotherapiesensibel und können analog zum Ewing-Sarkom behandelt werden.

EWING-SARKOM

Ewing-Sarkome, die 10–15 % aller Sarkome des Skeletts ausmachen, treten häufig bei Jugendlichen auf und besitzen einen Altersgipfel in der 2. Lebensdekade. Das Sarkom liegt typischerweise in der Diaphyse langer Röhrenknochen, zeigt aber auch eine Affinität für flache Knochen. Die konventionelle Röntgenaufnahme kann eine charakteristische zwiebelschalenartige Periostreaktion mit einer ausgeprägten Weichgewebekomponente zeigen, die in der CT bzw. MRT dargestellt werden kann. Der Tumor ist charakterisiert durch Schichten monotoner, kleiner, runder und blauer Tumorzellen und kann mit einem Lymphom, einem embryonalen Rhabdomyosarkom oder einem kleinzelligen Karzinom verwechselt werden. P30/32, das Genprodukt von mic-*2* (lokalisiert auf den pseudoautosomalen Abschnitten des X- und Y-Chromosoms), ist ein Oberflächenmarker des Ewing-Sarkoms (und weiterer Tumoren aus der Gruppe der peripheren neuroektodermalen Tumoren [PNET]). Die meisten PNET entstammen Weichgeweben. Zu ihnen werden die Neuroepitheliome, die Askin-Tumoren (der Brustwand) und die Ästhesioneuroblastome gezählt. Ein glykogenhaltiges Zytoplasma, das durch die PAS-Färbung histochemisch nachgewiesen werden kann, ist ebenfalls charakteristisch für ein Ewing-Sarkom. Der klassische zytogenetische Marker der Erkrankung (und anderer PNET) ist die reziproke Translokation des langen Arms von Chromosom 11 und 22 [t(11 ;22)], die zur Synthese eines chimären Genproduktes mit unbekannter Funktion führt, das aus Anteilen des fli-1-Gens auf Chromosom 11 und des ews-Gens auf Chromosom 22 entsteht. Daher spricht man heute eher von der Gruppe der Ewing-Tumoren. Der Tumor zeigt einen sehr aggressiven Verlauf und wird daher primär als systemische Erkrankung aufgefasst. Häufige Metastasierungslokalisationen sind die Lunge und das Skelett sowie gelegentlich das Knochenmark. Die Prognose von Patienten mit Knochen- oder Knochenmarkmetastasen ist wesentlich schlechter als die bei ausschließlicher pulmonaler Metastasierung. Die systemische Chemotherapie stellt den Hauptpfeiler der Therapie von Ewing-Tumoren dar und wird sowohl vor als auch nach der Lokaltherapie durchgeführt. Mehrere zytostatische Substanzen sind wirksam, unter anderem Doxorubicin, Cyclophosphamid und Ifosfamid, Etoposid, Vincristin und Actinomycin D. In Europa haben sich fast alle relevanten Arbeitsgruppen auf ein gemeinsames Behandlungsprotokoll verständigt (EURO-Ewing-Studien). Bei Rezidiven werden oft Topotecan oder Irinotecan in Kombination mit einem Alkylans gegeben. Die gezielte Therapie mit einem Anti-IGF1-Rezeptorantikörper in Kombination mit einem Inhibitor des mammalian Target of Rapamycin (mTOR) hat in refraktären Fällen eine vielversprechende Aktivität. Die lokale Therapie der Tumoren besteht gewöhnlich aus einer extremitätenerhaltenden Operation und/oder einer Bestrahlung. Bei schwierigen operativen Verhältnissen kann zusätzlich zur Operation eine vor- oder nachgeschaltete Bestrahlung erforderlich sein. Die 5-Jahres-Überlebensraten liegen bei lokalisierten Tumorstadien um 80 %. Auch beim Vorliegen einer metastatischen Erkrankung ist eine Heilung möglich, vor allem bei Kindern unter 12 Jahren. Die wichtigsten Prognosekriterien sind dabei die Primärtumorgröße und der Erfolg der präoperativen Chemotherapie, gemessen am histologischen Regressionsgrad.

IN DEN KNOCHEN METASTASIERENDE TUMOREN

Das Skelett ist ein häufiger Metastasierungsort von Karzinomen der Prostata, der Brust, der Lunge, der Nieren, der Blase und der Schilddrüse sowie seltener von Lymphomen und Sarkomen. Prostata-, Mamma- und Bronchialkarzinome sind die Ursache von etwa 80 % aller Knochenmetastasen. Skelettmetastasen sind häufiger als primäre Knochentumoren. Die ossäre Metastasierung erfolgt vorwiegend hämatogen, eine lokale Infiltration des Knochens, ausgehend von Weichgewebetumoren, kann gelegentlich beobachtet werden. Mit abnehmender Häufigkeit sind die am häufigsten beteiligten Skelettabschnitte die Wirbelkörper, der proximale Femur, das Becken, die Rippen, das Sternum, der proximale Humerus und der Schädel. Knochenmetastasen können sowohl asymptomatisch verlaufen als auch zu Schmerzen, Schwellungen, neurologischen Beschwerden, die auf eine Kompression von Nervenwurzeln oder des Rückenmarkes zurückgeführt werden können, pathologischen Frakturen oder einer Knochenmarkkarzinose sowie Symptomen einer Hyperkalzämie führen.

Schmerzen sind das häufigste Symptom von Knochenmetastasen. Sie entstehen in der Regel allmählich über Wochen und sind häufig nachts stärker als am Tage. Entwickeln Patienten mit Rückenschmerzen neurologische Zeichen oder Beschwerden, so ist eine notfallmäßige Abklärung einer spinalen Kompression indiziert (Kap. 57). Nach wie vor werden etwa 50 % der Patienten mit Knochenmetastasen erst mit einer pathologischen Fraktur einer operativen Therapie zugeführt. Knochenmetastasen führen zu einer starken Beeinträchtigung der Lebensqualität von Tumorpatienten.

Knochenmetastasen können mit osteolytischen oder osteoblastischen Läsionen (oder beiden) einhergehen. Osteolytische Läsionen entstehen, wenn der Tumor Substanzen produziert, die zu einer lokalen Knochenresorption führen (Vitamin-D-ähnliche Substanzen, Prostaglandine oder Parathormon-ähnliche Verbindungen), oder wenn Zytokine sezerniert werden, welche die Aktivität von Osteoklasten steigern können (Interleukin-1 und Tumor-Nekrose-Faktor). Osteoblastische Läsionen entstehen, wenn tumorinduzierte Zytokine zu einer Aktivierung von Osteoblasten führen. Im Allgemeinen werden osteolytische Läsionen am besten in konventionellen Röntgenaufnahmen diagnostiziert, bei einer Größe von weniger als 1 cm können sie allerdings der Diagnostik entgehen. Osteolytische Metastasen führen häufiger zu einer Hyperkalzämie und zur Ausscheidung Hydroxyprolin-enthaltender Peptide, die Ausdruck einer Destruktion der Knochenmatrix sind. Stehen osteoblastische Metastasen im Vordergrund, so können diese leicht durch eine Skelettszintigrafie nachgewiesen werden. In der konventionellen Röntgenaufnahme zeigt sich dann eine erhöhte Knochendichte bzw. eine Sklerosierung der betroffenen Abschnitte. Osteoblastische Metastasen sind mit erhöhten Serumaktivitäten der alkalischen Phosphatase assoziiert und können in ausgedehnten Fällen zu einer Hypokalzämie führen. Obwohl manche Tumoren überwiegend zu osteolytischen (z. B. Nierenkarzinome) und andere wiederum zu osteoblastischen Metastasen führen (z. B. Prostatakarzinome), können metastasierende Tumoren prinzipiell beide Arten von Knochenmetastasen hervorrufen und klinische Verläufe auftreten, in denen die eine oder die andere Art dominiert.

Bei älteren Patienten, insbesondere bei Frauen, muss eine metastatische Erkrankung der Wirbelsäule von einer Osteoporose abgegrenzt werden. Bei einer Osteoporose bleibt in der Regel die Kortikalis erhalten, während es im Rahmen einer Knochenmetastasierung gewöhnlich zu einer Destruktion derselben kommt.

Behandlung KNOCHENMETASTASEN

Die Behandlung der Knochenmetastasen hängt von der Art der Tumorerkrankung und den Beschwerden ab. Manche Tumoren mit ossären Manifestationen sind heilbar (Non-Hodgkin-Lymphome, Hodgkin-Lymphom), andere können nur palliativ behandelt werden. Die systemische Therapie entspricht derjenigen der Grunderkrankung. Hormonabhängige Tumoren sprechen meist gut auf eine Hormontherapie an (Antiandrogene beim Prostatakarzinom, Tamoxifen oder Aromatasehemmer beim Mammakarzinom). Bisphosphonate wie Pamidronat hemmen die tumorbedingte Knochenresorption und führen zu einer Reduktion von Knochenschmerzen sowie zu einer Reduktion und Verzögerung skelettbedingter Komplikationen. Ihr hoher Stellenwert ist insbesondere beim multiplen Myelom und beim Mammakarzinom gesichert. Strontium-89, Samarium-153 und Radium-223 sind knochenaffine Radionuklide, die Antitumoreffekte haben und Symptome lindern. Denosumab, ein monoklonaler Antikörper, der an den RANK-Ligand bindet, hemmt die Osteoklastenaktivität und erhöht die Knochendichte. Bisphosphonate erhalten die Knochendichte und reduzieren das Frakturrisiko bei Patienten mit osteolytischen Metastasen. Ein sorgfältiges Monitoring von Elektrolyten und Kreatinin im Serum ist allerdings notwendig. Wenn die Stabilität eines tragenden Skelettanteils durch eine Metastase gefährdet ist, ist eine Bestrahlung oder eine prophylaktische operative Stabilisierung indiziert. Die Strahlentherapie ist zudem eine sehr effektive Therapie zur Beeinflussung von Knochenmetastasen-bedingten Schmerzen. Das Überleben hängt von der Prognose der Grunderkrankung ab. Knochenschmerzen sind ein häufiges Symptom einer weit fortgeschrittenen Tumorerkrankung. Hier ist eine effektive Schmerztherapie unter Einsatz ausreichend hoher Dosen opiathaltiger Analgetika erforderlich.

WEITERFÜHRENDE LITERATUR

Demetri GD, Reichardt P, Kang YK et al: Efficacy and safety of regorafenib for advanced gastrointestinal stromal tumours after failure of imatinib and sunitinib (GRID): an international, multicentre, randomised, placebo-controlled, phase 3 trial. Lancet 381(9863):295–302, 2013

Ferrari S, Sundby Hall K, Luksch R et al: Nonmetastatic Ewing family tumors: highdose chemotherapy with stem cell rescue in poor responder patients. Results of the Italian Sarcoma Group/Scandinavian Sarcoma Group III protocol. Ann Oncol 22:1221–7, 2011

Joensuu H, Eriksson M, Sundby Hall K et al: Adjuvant Imatinib for High-Risk GI Stromal Tumor: Analysis of a Randomized Trial. J Clin Oncol 34(3):244–50, 2016

Judson I, Verweij J, Gelderblom H et al: Doxorubicin alone versus intensified doxorubicin plus ifosfamide for first-line treatment of advanced or metastatic soft-tissue sarcoma: a randomised controlled phase 3 trial. Lancet Oncol 15(4):415–23, 2014

Ray-Coquard I, Montesco MC, Coindre JM et al: Sarcoma: concordance between initial diagnosis and centralized expert review in a population-based study within three European regions. Ann Oncol 23:2442–9, 2012

Trans-Atlantic RPS Working Group: Management of primary retroperitoneal sarcoma (RPS) in the adult: a consensus approach from the Trans-Atlantic RPS Working Group. Ann Surg Oncol 22(1):256–63, 2015

van der Graaf WT, Blay JY, Chawla SP et al: Pazopanib for metastatic soft-tissue sarcoma (PALETTE): a randomised, double-blind, placebo-controlled phase 3 trial. Lancet 379:1879–86, 2012

Woll PJ, Reichardt P, Le Cesne A et al: EORTC Soft Tissue and Bone Sarcoma Group and the NCIC Clinical Trials Group Sarcoma Disease Site Committee. Adjuvant chemotherapy with doxorubicin, ifosfamide, and lenograstim for resected soft-tissue sarcoma (EORTC 62931): a multicentre randomised controlled trial. Lancet Oncol 13:1045–54, 2012

KAPITEL 49

PRIMÄRE TUMOREN UND METASTASEN IM ZENTRALEN NERVENSYSTEM

Lisa M. DeAngelis ■ Patrick Y. Wen

Für die deutsche Ausgabe Wolfgang Wick und Peter Vajkoczy

In den USA werden jährlich bei etwa 52.000 Menschen primäre Hirntumoren diagnostiziert *(www.cbtrus.org, 2015)*. Es ist davon auszugehen, dass diese Zahl bevölkerungszahlabhängig in Deutschland, Österreich und der Schweiz bei etwa einem Viertel liegt. Mindestens die Hälfte dieser Tumoren ist maligne und mit einer hohen Letalität verbunden. Glialtumoren machen etwa 30 % aller primären Hirntumoren aus, davon sind 80 % maligne. Meningeome machen 35 %, Akustikusneurinome 10 % und Lymphome des zentralen Nervensystems (PZNSL) etwa 3 % aus. Gehirnmetastasen sind dreimal häufiger als alle primären Hirntumoren zusammen und werden in den USA jährlich bei etwa 150.000 Menschen diagnostiziert. Diese Zahl steigt u. a. wegen der Altersstruktur, der besseren Diagnostik und systemischen Tumortherapie. Metastasen der Leptomeningen und des spinalen Epiduralraums treten jeweils bei 3–5 % der Patienten mit systemischen Krebserkrankungen auf und sind in dieser Population eine wichtige Ursache für neurologische Funktionsstörungen.

ZUGANG ZUM PATIENTEN MIT TUMOREN UND METASTASEN DES NERVENSYSTEMS

KLINISCHES BILD Das klinische Syndrom bei Hirntumoren wird vor allem durch die Lokalisation bestimmt. (Tab. 49-1). Unspezifische Symptome erhöhten intrakraniellen Drucks sind Kopfschmerzen mit oder ohne Übelkeit und Erbrechen, kognitive Störungen, Persönlichkeitsveränderungen und Gangstörungen. Diese Symptome treten auf, wenn ein wachsender Tumor und das ihn umgebende Ödem den intrakraniellen Druck erhöhen oder direkt die Liquorzirkulation beeinträchtigen, sodass ein Hydrozephalus entsteht. Der bei Hirntumoren klassische Kopfschmerz ist nach nächtlichem Liegen morgens am stärksten und bessert sich im Tagesverlauf, findet sich aber tatsächlich nur bei einer Minderheit der Patienten. Die Kopf-

Tabelle 49-1

SYMPTOME UND BEFUNDE VON HIRNTUMOREN

	WHO-III- und -IV-Gliom (%)	WHO-II-Gliom (%)	Meningeom (%)	Metastasen (%)
Generalisiert				
Kognitive Störung	50	10	30	60
Hemiparese	40	10	36	60
Kopfschmerzen	50	40	37	50
Seitensymptome				
Krampfanfälle	20	70+	17	18
Aphasie	20	< 5		18
Gesichtsfeldausfälle	–	–	–	7

schmerzen sind oft holozephal, können aber auch auf die Seite des Tumors beschränkt sein. Gelegentlich ähneln die Kopfschmerzen der typischen Migräne mit einseitigem pulsierendem Schmerz und Skotom. Zu den Persönlichkeitsstörungen gehören unter anderem Apathie und Rückzug vom sozialen Leben oder eine Depression. Fokale oder seitenbetonte Befunde lokaler Druckwirkung oder Gewebedestruktionszeichen sind Hemiparese, Aphasie und Gesichtsfeldausfälle. Seitenbetonte Symptome treten oft subakut auf und verlaufen progredient. Gesichtsfeldausfälle werden von den Patienten häufig nicht bemerkt und fallen oft erst auf, wenn sie zu Verletzungen geführt haben, z. B. bei einem Autounfall im blinden Gesichtsfeld. Sprachstörungen werden oft mit Verwirrtheit verwechselt. Krampfanfälle sind bei Hirntumoren häufig und finden sich bei etwa 25 % der Patienten mit Hirnmetastasen oder malignen Gliomen, können aber bei 90 % der niedrigmalignen Gliome im Vordergrund stehen. Unabhängig davon, ob sich dies auch klinisch widerspiegelt, beginnen alle generalisierten Krampfanfälle, die von einem Hirntumor ausgehen, fokal.

NEUROLOGISCHE BILDGEBUNG Bei Verdacht auf einen Hirntumor ist die kraniale Magnetresonanztomografie (MRT) mit Gadolinium das Untersuchungsverfahren der Wahl. Die Computertomografie (CT) sollte Patienten vorbehalten bleiben, bei denen eine MRT nicht oder nur mit enormem Aufwand möglich ist (z. B. Defibrillator- oder seltener Schrittmacherträger), und wird im Einzelfall ergänzend durchgeführt. Andere explantierbare elektronische Geräte, z. B. Kochleaimplantate müssen ggf. für die MRT entfernt werden. Maligne Hirntumoren reichern als Zeichen der pathologischen Angiogenese mit gestörter Blut-Hirn-Schranke unabhängig davon, ob es Primärtumoren oder Metastasen sind, in der Regel Gadolinium an und weisen oft zentrale nekrotische Bereiche auf. Typischerweise findet sich ein Ödem der benachbarten weißen Substanz. Niedrigmaligne Gliome reichern meist kein Gadolinium an und lassen sich am besten durch ein MRT mit Fluid-attenuated Inversion Recovery (FLAIR) darstellen. Die Korrelation zwischen Tumorgrad und Kontrastmittelaffinität ist allerdings nicht ausreichend, um auf eine histologische Verifizierung des Malignitätsgrads zu verzichten. So sind 45 % der Gliome ohne Kontrastmittelaufnahme dennoch höhergradig (III/IV), während fast 50 % der niedriggradigeren (I/II) Tumoren Kontrastmittel aufnehmen. Meningeome haben im MRT ein typisches Erscheinungsbild, da sie der Dura aufsitzen, einen Duraschwanz aufweisen und nicht in das Gehirn eindringen, sondern es nur komprimieren. Durametastasen und Duralymphome ähneln sich oft. Da die bildgebenden Befunde vieler primärer Tumoren und Metastasen typisch sind, scheint die Bildgebung oft zur Diagnosesicherung auszureichen, wenn die Lage der Läsion (z. B. Hirnstammgliom) eine unkomplizierte Biopsie ausschließt. Nach den aktuell gültigen Leitlinien der DGN/NOA sollte eine Biopsie jedoch immer erwogen und angestrebt werden. Bei der präoperativen Planung kann in Zweifelsfällen eine funktionelle MRT hilfreich sein, um den sensorischen oder den motorischen Kortex sowie die Sprachzentren zu identifizieren. Die Positronen-Emissionstomografie (PET) ermittelt die metabolische Aktivität der MRT-Läsionen. Die MR-Perfusion und -Spektroskopie liefern Informationen über den Blutfluss und die Gewebezusammensetzung. Diese Verfahren helfen bei der Abgrenzung von Tumorprogression und nekrotischem Gewebe nach Strahlen- und Chemotherapie und helfen bei der Identifikation von hochmalignen Tumoranteilen in einem ansonsten als niedrigmaligne erscheinenden Gliom.

Die neurologische Bildgebung ist jedoch nicht das einzige Verfahren zur Diagnose von Hirntumoren. Laboruntersuchungen sind selten nützlich, lediglich bei Hirnmetastasen finden sich manchmal typische Tumormarker im Serum erhöht (z. B. humanes Choriongonadotropin (β-hCG) bei Hodenkarzinom oder Neuronen-spezifische Enolase (NSE) bei kleinzelligen Bronchialkarzinomen). Bei Verdacht auf ein primäres ZNS-Lymphom (PZNSL, siehe unten) ist eine Liquordiagnostik indiziert. Mit dieser können je nach Methodik und Erfahrung des Labors zwischen 1 % und 10 % positiver Befunde erhoben werden. Liquoranalysen sollten zudem zum Ausschluss oder Beleg einer Aussaat von Tumorzellen in den Nervenwasserraum bei Hirnmetastasen durchgeführt werden.

Behandlung
HIRNTUMOREN

Die Therapie von intrakraniellen Malignomen erfolgt meist sowohl symptomatisch als auch definitiv. Die definitive Behandlung hängt von der jeweiligen Tumorart ab und umfasst Operation, Strahlentherapie und Chemotherapie. Die symptomatische Behandlung ist hingegen für alle Hirntumoren gleich. Die meisten hochmalignen Malignome sind von einem erheblichen Ödem umgeben, das zu den neurologischen Funktionsausfällen beiträgt und den Hirndruck erhöht. Glukokortikoide reduzieren das periläsionale Ödem sehr effektiv und verbessern die neurologische Funktion oft schon wenige Stunden nach der Gabe. Die am häufigsten verwendete Substanz ist Dexamethason, da es eine eher geringe mineralokortikoide Aktivität hat. Die Initialdosis beträgt für gewöhnlich 12–16 mg/d in 2 Einzeldosen oral oder intravenös (beide sind äquivalent). Während Glukokortikoide die Symptome oftmals rasch lindern, ist ihre Langzeitgabe mit erheblichen unerwünschten Wirkungen verbunden, die sich unter anderem durch Immunsuppression, gastrointestinale peptische Ulzera, Osteoporose, Schlaflosigkeit, Depression, Psychose, Hautveränderungen, Myopathien und erhöhtes Risiko thromboembolischer Ereignisse äußern. Daher sollten sie, wenn immer möglich, aber spätestens während der definitiven Behandlung bei zunehmender Symptombesserung ausgeschlichen werden. Grundsätzlich gilt, so viel wie nötig und so wenig wie möglich. Megadosen > 16 mg sind biologisch wegen der Rezeptorabsättigung meist nicht sinnvoll und sollten nur im Einzelfall gegeben werden.

Patienten mit Hirntumoren und Krampfanfällen sollen Antiepileptika erhalten. Eine antiepileptische Prophylaxe bei Patienten, die bisher keinen Krampfanfall hatten, ist nicht indiziert. Substanzen der Wahl sind die Antiepileptika ohne (induzierenden) Einfluss auf das mikrosomale hepatische Enzymsystem. Dazu gehören Levetiracetam, Topiramat, Lamotrigin, Valproinsäure und Lacosamid. Levetiracetam und Valproinsäure sind auch für die intravenöse Applikation verfügbar. Andere Antiepileptika, wie Phenytoin und Carbamazepin, werden nur noch in Ausnahmefällen, z. B. zur Behandlung ansonsten therapierefraktärer Anfälle, eingesetzt, da sie zu einer erheblichen hepatischen Enzyminduktion führen und den Metabolismus der Glukokortikoide und der Chemotherapeutika beeinflussen können, die zur Behandlung der zugrunde liegenden systemischen Krebserkrankung oder des primären Hirntumors erforderlich sind. Patienten, die trotz einer bis zum Auftreten relevanter unerwünschter Wirkungen ausdosierten antikonvulsiven Monotherapie weiterhin Anfälle erleiden, werden auf ein anderes Präparat umgestellt oder mit einer Kombination aus 2 oder 3 Substanzen behandelt (Weller et al. 2012). Antikonvulsiva haben offenbar keinen Effekt auf das Tumorwachstum oder die Effektivität von Chemo- oder Strahlentherapie. Venöse Thromboembolien kommen bei 20–30 % der Patienten mit hochmalignen Gliomen und Hirnmetastasen vor. Daher sollten während des stationären Aufenthalts bei bettlägerigen Patienten prophylaktisch Antikoagulanzien gegeben werden. Eine weitergehende prophylaktische Antikoagulation ist in der Risiko-Nutzen-Abwägung sehr wahrscheinlich nicht effektiv. Bei Zustand nach tiefer Beinvenenthrombose oder Lungenembolie wird die Gefahr von Blutungen in den Tumor durch die Antikoagulation nicht erhöht. Cava-Filter (V. cava inferior) sind Patienten mit absoluten Kontraindikationen gegen eine Antikoagulation vorbehalten, wie es kurz nach einer Kraniotomie der Fall ist.

PRIMÄRE HIRNTUMOREN

PATHOGENESE

Bei den meisten primären Hirntumoren konnte keine Ursache ermittelt werden. Die einzigen gesicherten Risikofaktoren sind die Exposition gegenüber ionisierender Strahlung (Meningeome, Gliome und Neurinome) und die Immunsuppression (primäres ZNS-Lymphom oder PZNSL). Ein Zusammenhang mit Kopfverletzungen, nitrosaminhaltigen Lebensmitteln, beruflichen Risikofaktoren oder elektromagnetischen Feldern, wie Mobiltelefonen, ist nicht bewiesen. Letzteres kann auch mit der gegenüber anderer Strahlung geringeren Effektivität und der erst in den letzten 15 Jahren stärkeren Verbreitung zu tun haben. Eine Minderheit der Patienten hat eine für Hirntumoren positive Familienanamnese. Einige dieser familiären Erkrankungen sind mit genetischen Syndromen assoziiert (Tab. 49-2).

Hirntumoren entstehen wie alle Neoplasien durch einen mehrstufigen Prozess, der durch das sequenzielle Auftreten genetischer Veränderungen vorangetrieben wird, aber nicht immer aus weniger malignen Vorstufen (primäre, *Isozitratdehydrogenase(IDH)*-wildtypische Glioblastome). Zu den wichtigen Veränderungen gehören der Verlust von Tumorsuppressorgenen (z. B. p53 und Phosphatase und Tensinhomolog auf Chromosom 10, PTEN) und die Amplifikation und Überexpression von Protoonkogenen, wie dem Epidermal Growth Factor Receptor (EGFR) und dem Platelet-derived Growth Factor Receptor (PDGFR).

Tabelle 49-2

GENETISCHE SYNDROME MIT PRIMÄREN HIRNTUMOREN

Syndrom	Erbgang	Gen/Protein	Assoziierte Tumoren
Cowden-Syndrom	AD	Mutationen von PTEN (ch10p23)	Dysplastisches zerebelläres Gangliozytom (Lhermitte-Duclos-Krankheit), Meningeom, Astrozytom Mamma-, Endometrium-, Schilddrüsenkarzinom, Trichilemmome
Familiäre Neurinome	Sporadisch Hereditär	Mutationen von INI1/SNF5 (ch22q11)	Neurinome, Gliome
Gardner-Syndrom	AD	Mutationen von APC (ch5q21)	Medulloblastom, Glioblastom, Kraniopharyngeom Familiäre Polypose, multiple Osteome, Haut- und Weichgewebetumoren
Gorlin-Goltz-Syndrom (Basalzell-nävussyndrom)	AD	Mutationen des Patched-1-Gens (ch9q22.3)	Medulloblastome Basalzellkarzinom
Li-Fraumeni-Syndrom	AD	Mutationen von p53 (ch17p13.1)	Gliome, Medulloblastome Sarkome, Mammakarzinome, Leukämien, andere
Multiple endokrine Neoplasie 1 (Werner-Syndrom)	AD	Mutationen von Menin (ch11q13)	Hypophysenadenom, maligne Neurinome Tumoren der Nebenschilddrüse und der pankreatischen Inselzellen
Neurofibromatose Typ 1 (NF1)	AD	Mutationen von NF1/Neurofibromin (ch17q12-22)	Neurinome, Astrozytome, Optikusgliome, Meningeome Neurofibrome, Neurofibrosarkome, andere
Neurofibromatose Typ 2 (NF2)	AD	Mutationen von NF2/Merlin (ch22q12)	Bilaterale Akustikusneurinome, Astrozytome, multiple Meningeome, Ependymome
Tuberöse Sklerose (TSC) (Bourneville-Pringle-Krankheit)	AD	Mutationen von TSC1/TSC2 (ch9q34/16)	Subependymales Riesenzellastrozytom, Ependymom, Gliom, Ganglioneurom, Hamartom
Turcot-Syndrom	AD AR	Mutationen von APC[a] (ch5) Mutationen von hMLH1 (ch3p21)	Gliome, Medulloblastome Adenomatöse Kolonpolypose, Adenokarzinom
Von-Hippel-Lindau-Syndrom (VHL)	AD	Mutationen des VHL-Gens (ch3p25)	Hämangioblastome Retinaangiome, Nierenzellkarzinom, Phäochromozytom, Pankreastumoren und -zysten, Tumoren des endolymphatischen Sacks des Mittelohres

[a] Mutationen in mehreren DNS-Mismatch-Reparaturgenen können zu ähnlichen klinischen Phänotypen führen, auch als Turcot-Syndrom bezeichnet, bei dem eine Prädisposition für das non-polypöse Kolonkarzinom und Hirntumoren besteht.

Abkürzungen: AD = autosomal dominant; APC = adenomatöse Polyposis coli; AR = autosomal rezessiv; ch = Chromosom; PTEN = Phosphatase und Tensinhomolog; TSC = Tuberöse-Sklerose-Komplex.

Beim Verständnis der Molekularpathogenese mehrerer Hirntumoren, v. a. der Medulloblastome, aber auch der Gliome, wurden wesentliche Fortschritte gemacht. Niedergradige (WHO-Grad II oder III) Gliome werden grundsätzlich in drei Gruppen unterteilt: (I) IDH-mutierte 1p/19q-kodeletierte Gliome, (II) IDH-mutierte 1p/19q-intakte, ATRX-exprimierende Gliome und (III) IDH-wildtypische Gliome mit häufigen Glioblastom-typischen Alterationen, z. B. Amplifikation von Chromosom 7 oder Verlust von Chromosom 10. Auch Glioblastome, die morphologisch nicht voneinander zu unterscheiden sind, lassen sich anhand des molekularen Profilings in vier Subtypen unterteilen: (1) klassische Gliome mit überaktivem EGFR-Signalweg, (2) proneurale Gliome mit Überexpression von PDGFRA, Mutationen der IDH1- und -2-Gene und Expression neuronaler Marker, (3) mesenchymale Gliome mit Expression mesenchymaler Marker und NF1-Verlust sowie (4) neurale Gliome mit Überaktivität von EGFR und Expression von neuralen Markern. Die klinische Bedeutung dieser verschiedenen Typen wird derzeit untersucht; die Klassifikation ist weiter im Fluss und wird in Abhängigkeit von neuen Hochdurchsatzdaten adaptiert.

Das Medulloblastom ist der andere sehr gut untersuchte primäre Hirntumor, für den vier molekulare Subtypen identifiziert wurden: (1) der Wnt-Subtyp mit einer Mutation in β-Catenin und ausgezeichneter Prognose, (2) der SHH-Subtyp mit Mutationen im PTCH1-, SMO-, GLI2- oder SUFU-Gen und intermediärer Prognose, (3) die Gruppe 3 mit erhöhter MYC-Expression und der schlechtesten Prognose und (4) die Gruppe 4 mit Isochromosom 17q. Derzeit werden gezielte Therapien für einige der Subtypen des Medulloblastoms, insbesondere die SHH-Gruppe, entwickelt.

INTRINSISCHE „MALIGNE" TUMOREN

ASTROZYTOME

Infiltrative Tumoren gehen vermutlich von Vorläufern der Gliazellen aus. Die Weltgesundheitsorganisation (WHO) unterteilt Astrozytome anhand der Histologie in 4 prognostische Grade: Grad I (pilozytisches Astrozytom, subependymales Riesenzellastrozytom), Grad II (diffuses Astrozytom), Grad III (anaplastisches Astrozytom) und Grad IV (Glioblastom).

Grad-I-Astrozytome

Diese Tumoren treten vor allem bei Kindern und jungen Erwachsenen auf. Pilozytische Astrozytome (WHO-Grad I) sind die bei Kindern häufigste Tumorform. Häufig treten sie im Kleinhirn, aber auch an anderen Stellen der Neuroachse, wie den Nn. optici und dem Hirnstamm, auf. Oft imponieren sie als zystische Läsionen mit kontrastanreicherndem Wandknoten. Diese gut abgegrenzten Läsionen sind bei kompletter Resektion potenziell heilbar. Eine onkogene Aberration von BRAF bzw. im entsprechenden Signalweg findet sich bei 60–80 % (oder mehr) der pilozytischen Astrozytome. Da diese selten bei diffusen astrozytären Tumoren zu finden sind, kann ihre An- oder Abwesenheit die Differenzialdiagnose zwischen pilozytischen und diffusen Astrozytomen des WHO-Grades II erleichtern. Subependymale Riesenzellastrozytome finden sich meistens bei tuberöser Sklerose in der Ventrikelwand. Sie müssen oft nicht behandelt werden, sollten bei Symptomen aber exzidiert oder bei Progress und fehlender Resezierbarkeit mit dem mTOR-Inhibitor (*mechanistic target of rapamycin* = mTOR) Everolimus behandelt werden.

Grad-II-Astrozytome

Diese infiltrativ wachsenden Tumoren meist junger Erwachsener werden häufig durch Krampfanfälle symptomatisch. Für die eindeutige Diagnose hat das Update der 4. Revision der WHO-Klassifikation der Hirntumoren eine IDH-Mutation vorgesehen. Rein histopathologische Diagnosen sind weniger aussagekräftig. Sie imponieren als meist nicht kontrastmittelaffine Tumoren mit erhöhtem T2/FLAIR-Signal (Abb. 49-1). Nach Möglichkeit sollte eine maximale Resektion erfolgen, wobei wegen des netzwerkartigen Wachstums mit Invasivität des Tumors eine komplette, kurative Resektion nicht möglich ist. Die Strahlentherapie ist zwar hilfreich, der Zeitpunkt ihres Einsatzes (postoperativ bzw. erst bei Tumorprogression) scheint aber ohne Bedeutung für das Gesamtüberleben zu sein. Die wahrscheinlich besten Daten für eine

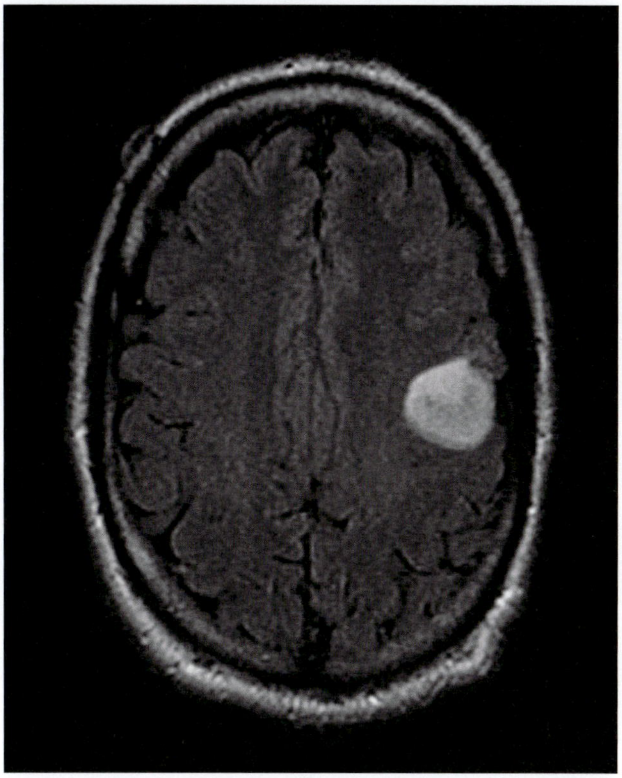

Abbildung 49-1 MRT mit Fluid-attenuated inversion recovery (FLAIR) eines niedrigmalignen Astrozytoms links frontal. Diese Läsion ist nicht kontrastmittelaffin.

effektive Therapie liegen für die Kombination aus einer Radiotherapie und Procarbazin, Lomustin und Vincristin (PCV) vor, die gegenüber einer Radiotherapie eine deutliche Verlängerung des progressionsfreien und Gesamtüberlebens gezeigt hat. Temzolomid, ein orales Alkylans, allein war einer Radiotherapie nicht überlegen. Der Tumor verwandelt sich abhängig von der molekularen Subgruppierung bei den meisten Patienten in ein malignes Astrozytom mit einem sehr unterschiedlichem Überleben von (therapieabhängig) im Median 5–10 Jahren.

(Anaplastisches) Grad-III-Astrozytom

Sie machen 15–20 % aller Astrozytome aus. Anaplastische Astrozytome treten allgemein in der 4.–5. Lebensdekade auf und sind unterschiedlich kontrastanreichernd. Die Behandlung erfolgt ebenso wie beim Glioblastom mit kompletter Resektion mit maximalem Sicherheitsabstand und anschließender Strahlentherapie mit gleichzeitiger sowie adjuvanter Gabe von Temozolomid (IDH-mutierte, nicht 1p/19q-kodeletierte Tumoren) oder nur mit Strahlentherapie oder Temozolomid (IDH-wildtypische, O6-Methylguanin-DNS-Methyltransferase-(MGMT)-inaktive bzw. aktive Tumoren). In der aktuellen WHO-Klassifikation würde eine Mutation in der IDH für die zweifelsfreie Diagnose wichtig sein und damit eine Abgrenzung zum Glioblastom darstellen.

Mit mehr als 10.000 bzw. etwa 4000 jährlich diagnostizierten Fällen sind sie die in den USA bzw. Deutschland häufigsten primären Hirntumoren. Die Patienten werden typischerweise in der 6.–7. Lebensdekade mit Kopfschmerzen, Krampfanfällen oder fokalen neurologischen Ausfällen vorstellig. Die Tumoren reichern ringförmig Kontrastmittel an und weisen eine zentrale Nekrose sowie ein umgebendes Ödem auf (Abb. 49-2). Glioblastome wachsen stark netzwerkartig und infiltrativ und die Bereiche mit erhöhtem T2/FLAIR-Signal, die den Haupttumor umgeben, enthalten infiltrierende Tumorzellen. Die Behandlung erfolgt mittels kompletter Resektion und anschließender Strahlentherapie (6000 cGy in 30 Fraktionen zu 200 cGy) des Teilhirns mit begleitender Gabe von Temozolomid, das anschließend für 6–12 Monate adjuvant weiter gegeben wird. Dadurch lässt sich das mediane Überleben im Vergleich zu nur 12 Monaten bei alleiniger Strahlentherapie auf 14,6 Monate erhöhen und die 2-Jahres-Überlebensrate auf 27 % im Vergleich zu 10 % bei alleiniger Strahlentherapie. Tumoren mit durch fehlende Inaktivierung des Promotors hochwahrscheinlicher Aktivität des DNS-Reparaturproteins MGMT sind relativ resistent gegenüber Temozolomid und haben eine schlechtere Prognose als Tumoren mit niedrigen Spiegeln von MGMT durch Abschalten des MGMT-Gens aufgrund einer Hypermethylierung des Promotors. Nach aktuellen Studiendaten könnte die Verwendung von 200-kHz-Wechselstromfeldern (Tumor Treating Fields) für einige Patienten mit einer Verlängerung des Überlebens assoziiert sein (Stupp et al. 2015).

In aller Regel rezidivieren Glioblastome auch bei optimaler Therapie. Zu den Behandlungsoptionen bei Rezidiven gehören eine Reoperation, Nitrosoharnstoffe und erneutes Temozolomid bei methyliertem MGMT-Promotor sowie formal auch Carmustin-Plättchenimplantate. Eine erneute, am ehesten hypofraktionierte Bestrahlung ist eine Option für Patienten mit umschriebenen, erst spät nach der Primärbehandlung wieder progredienten Tumoren. Weitere Rezidivtherapien sind experimentell und beinhalten z. B. Platinderivate oder Bevacizumab (Letzteres jedoch in der Schweiz für diese Indikation zugelassen).

Nach Möglichkeit sollten Patienten mit Rezidiv in klinische Studien aufgenommen werden. Neue Therapieansätze bei Glioblastom, die derzeit evaluiert werden, sind Substanzen, die das Immunprivileg überwinden (sog. Checkpoint-Inhibitoren) oder solche, die gezielt in die molekularen Mechanismen eingreifen, z. B. spezifische Hemmer von Rezeptortyrosinkinasen und Modulatoren von Signaltransduktionswegen, antiinvasive, antiangiogene Substanzen, Chemotherapeutika, welche die Blut-Hirn-Schranke effektiver überschreiten können als die bislang verfügbaren Substanzen, Gentherapie, aktive Immuntherapie sowie die konvektionsverstärkte Infusion radioaktiv markierter Medikamente und anderer Substanzen in den Tumor und das umgebende Hirngewebe. Besonders attraktiv sind Konzepte, bei denen an aktuellem Gewebe diagnostizierte molekulare Schwachstellen des Tumors adressiert werden oder molekulare Besonderheiten genutzt werden, um Chemo- oder Immuntherapie gezielt an der Tumorzelle wirksam werden zu lassen.

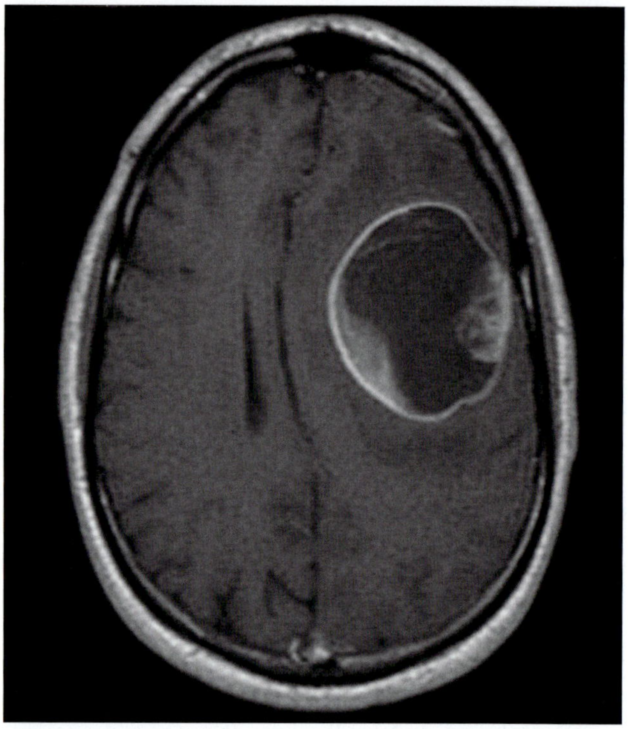

Abbildung 49-2 T1-gewichtetes MRT mit Kontrastmittel eines großen zystischen Glioblastoms links frontal.

Die wichtigsten prognostisch ungünstigen Faktoren von malignen Gliomen sind hohes Alter, ein schlechter Karnofsky-Index sowie ein nicht resezierbarer Tumor. Patienten mit unmethyliertem MGMT-Promotor haben eine noch schlechtere Prognose.

Gliomatosis cerebri

Selten treten stark infiltrierende, oft nicht kontrastanreichernde Tumoren von unterschiedlichem histologischem Stadium in mehr als zwei Gehirnlappen auf. Diese Tumoren können initial indolent sein, werden aber irgendwann aggressiv und haben dann eine schlechte Prognose. Die Behandlung erfolgt mit Strahlentherapie und einer Chemotherapie mit Temozolomid. Molekular lassen sich diese Tumoren nicht von den jeweiligen histologischen Varianten ohne Beteiligung von mindestens drei Hirnlappen nicht unterscheiden.

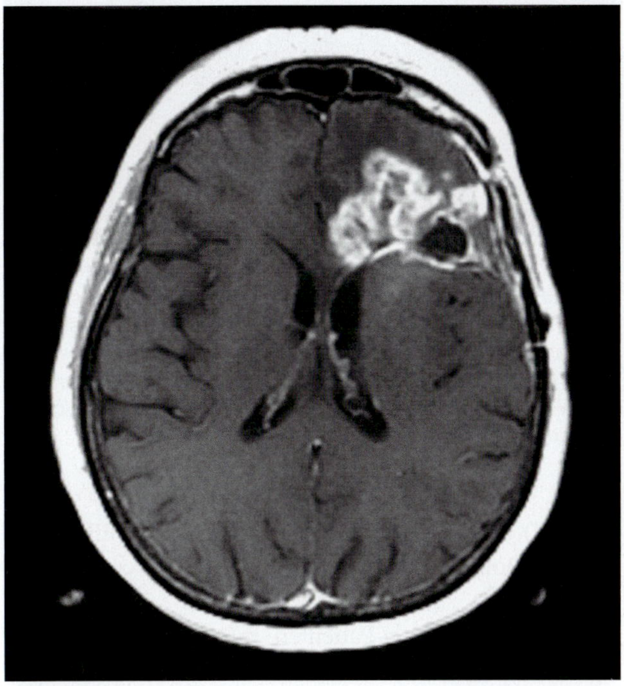

A

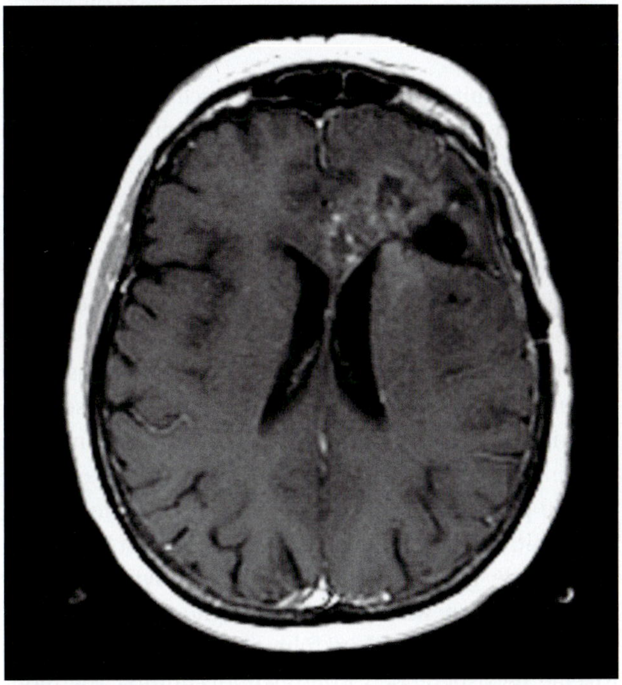

B

Abbildung 49-3 **T1-gewichtete kontrastverstärkte MRT eines Glioblastomrezidivs** vor *(A)* und nach *(B)* Gabe von Bevacizumab. Beachte die reduzierte Kontrastmittelanreicherung und die Verdrängung durch den Tumor. Die Gabe von Bevacizumab bei dieser Indikation erfolgt in Deutschland und Österreich ohne behördliche Zulassung.

Oligodendrogliom

Oligodendrogliome machen 15–20 % aller Gliome aus. Sie werden von der WHO in gut differenzierte Oligodendrogliome (Grad II) und anaplastische Oligodendrogliome (Grad III) eingeteilt. Tumoren mit oligodendroglialen Komponenten haben typische pathologische Merkmale, wie eine perinukleäre Aufhellung (ähnlich einem Spiegelei) und retikulär wachsende Blutgefäße. Manche Tumoren besitzen histologisch oligodendrogliale und astrozytäre Anteile. Diese Mischtumoren scheinen molekular aber nicht oder zumindest nur sehr selten zu existieren und spielen daher für die Klassifikation keine Rolle mehr.

Bei 60–75 % der Patienten mit anaplastischen oligodendroglialen Tumoren findet sich eine gleichzeitige Deletion der Chromosomen 1p und 19q mit unbalancierter Translokation von 19p auf 1q. Tumoren mit der 1p- und 19q-Kodeletion sprechen besonders gut auf eine Radiochemotherapie mit Procarbazin, Lomustin (Cyclohexylchloroethylnitrosoharnstoff, CCNU) und Vincristin (PCV) oder Temozolomid sowie auf eine Strahlentherapie an. Anaplastische oligodendrogliale Tumoren treten in der 4.–5. Lebensdekade als unterschiedlich stark kontrastanreichernde Tumoren auf. Sie sprechen besser auf die Therapie an als Grad-III-Astrozytome. Die Grad-II-oligodendroglialen Tumoren sprechen ebenfalls besser auf die Therapie an und haben eine bessere Prognose als reine Astrozytome. Bei jungen Erwachsenen ähneln sie den Grad-II-Astrozytomen. Die Tumoren sind nicht kontrastanreichernd und oft partiell kalzifiziert. Sie werden reseziert und bei großen Tumoren, Progression, Alter > 40 Jahre bei Diagnose oder relevanten Symptomen anschließend mit einer Radiochemotherapie mit PCV therapiert; alternativ kann eine Strahlentherapie oder Chemotherapie evaluiert werden. Patienten mit Oligodendrogliomen des WHO-Grades II überleben im Mittel mehr als 10 Jahre.

Das mittlere Überleben von Patienten mit anaplastischen oligodendroglialen Tumoren beträgt 3–6 Jahre, kann aber bei Tumoren mit Kodeletionen nach der Behandlung mit Strahlen- und Chemotherapie im Median 10–14 Jahre erreichen.

EPENDYMOME

Ependymome gehen mutmaßlich von den ependymalen Zellen der Ventrikeloberfläche aus. Sie machen etwa 5 % der kindlichen Tumoren aus und entstehen oft in der Wand des 4. Ventrikels in der Fossa posterior. Zwar können Ependymome auch bei Erwachsenen intrakraniell auftreten, häufiger aber betreffen sie bei ihnen das Rückenmark, vor allem das Filum terminale mit myxopapillärer Histologie. Durch komplette Resektion sind Ependymome potenziell heilbar. Supratentorielle oder nur teilweise exzidierte Ependymome rezidiveren und sollten daher bestrahlt werden. Die selteneren anaplastischen Ependymome sind aggressiver, werden aber genauso behandelt wie Ependymome. Für Patienten mit einer neuroradiologisch oder liquorzytologisch diagnostizierten leptomeningealen Aussaat eines Grad-II- oder -III-Ependymoms ist eine Neuroachsenbestrahlung mit 5 × 1,8 Gy/Woche bis zur Gesamtdosis von 36 Gy indiziert. Anschließend wird die erweiterte Tumorregion mit 5 × 1,8 Gy/Woche bis 59,4 Gy, bei infratentoriellem Tumorsitz bis 54 Gy aufgesättigt. Spinale anaplastische Ependymome werden bei inkompletter Resektion bis 54 Gy in der Tumorregion bestrahlt, sofern keine Liquoraussaat vorliegt. Bei komplett resezierten Grad-II- und möglicherweise auch Grad-III-Ependymomen kann auf die Strahlentherapie verzichtet und zunächst kontrolliert werden. Auch bei Ependymomen wird die histopathologische Klassifikation aktuell durch eine molekulare Einteilung abgelöst.

Subependymome sind langsam wachsende benigne Läsionen in der Ventrikelwand, die reseziert und bestrahlt werden; die Chemotherapie ist ebenfalls nur von begrenzter Wirksamkeit.

ANDERE SELTENERE GLIOME

Bei jungen Erwachsenen treten Gangliogliome und pleomorphe Xanthoastrozytome auf. Sie verhalten sich wie indolentere Formen von Grad-II-Gliomen und werden auch genauso behandelt. Hirnstammgliome treten meist bei Kindern und jungen Erwachsenen auf. Trotz Strahlentherapie und Chemotherapie ist die Prognose mit einem mittleren Überleben von nur 1 Jahr schlecht. Gliosarkome enthalten astrozytäre und sarkomatöse Anteile, scheinen molekular aber auch nicht distinkt zu sein und werden daher wie Glioblastome behandelt.

PRIMÄRES LYMPHOM DES ZENTRALNERVENSYSTEMS (PZNSL)

Das primäre Lymphom des Zentralnervensystems (PZNSL) ist ein seltenes Non-Hodgkin-Lymphom und macht weniger als 1–3 % aller intrakraniellen Neoplasien aus. Aus unbekannten Gründen nimmt seine Inzidenz vor allem bei immunkompetenten Patienten zu.

Das PZNSL ist bei immunkompetenten Patienten fast immer ein diffuses großzelliges B-Zell-Lymphom. Das PZNSL kann auch bei immungeschwächten Patienten auftreten, meistens bei HIV-Infizierten oder Organtransplantempfängern unter immunsuppressiver Therapie. Bei immungeschwächten Patienten handelt es sich meistens um großzellige immunoblastische Lymphome mit aggressiverem Verhalten. Die Patienten weisen häufig eine schwere Immunschwäche auf (Zahl der $CD4^{+}$-Zellen < 50/ml). Oft spielt das Epstein-Barr-Virus (EBV) eine wichtige Rolle bei der Pathogenese des HIV-assoziierten PZNSL.

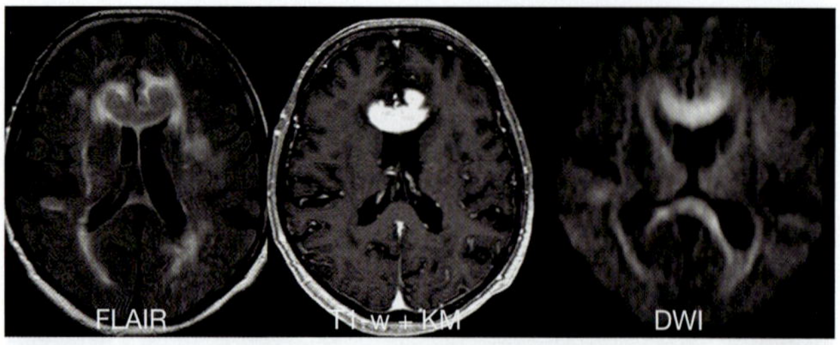

Abbildung 49-4 Primäres ZNS-Lymphom im vorderen Balken in FLAIR, T1-KM und diffusionsgewichteter MRT-Darstellung (DWI). Zu beachten sind die homogene, intensive Kontrastmittelaffinität, die fehlende Nekrose sowie die aufgrund der Hyperzellularität hyperintense Darstellung in der DWI. *(Zur Verfügung gestellt von Prof. Dr. Martin Bendszus, Abteilung Neuroradiologie, Neurologische Klinik, Heidelberg.)*

Immunkompetente Patienten mit PZNSL sind älter (Median 60 Jahre) als solche mit HIV-Infektion (Median 31 Jahre). Das PZNSL imponiert als intrakranielle Raumforderung mit neuropsychiatrischen Symptomen, Zeichen des erhöhten Hirndrucks, Seitenzeichen oder Krampfanfällen.

Im MRT mit Kontrastmittel zeigt sich das PZNSL für gewöhnlich als intensiv kontrastmittelaffiner nicht nekrotischer, diffusionserleichterter Tumor (Abb. 49-4). Bei immunkompetenten Patienten finden sich häufiger solitäre Läsionen als bei immungeschwächten. Oft sind die Basalganglien, das Corpus callosum oder der periventrikuläre Bereich beteiligt. Trotz der typischen bildgebenden Befunde lässt sich das PZNSL oft nur schwer von einem malignen Gliom, Infektionen und Demyelinisierungen unterscheiden. Für eine histologische Diagnosesicherung ist eine stereotaktische Biopsie erforderlich, manche Patienten scheinen von einer chirurgischen Dekompression zu profitieren, obwohl diese früher als niemals indiziert galt. Glukokortikoide sollten möglichst erst nach der Biopsie gegeben werden, da sie zytolytisch auf die Lymphomzellen wirken und zu diagnostisch nicht verwertbaren Gewebeproben führen können. Andererseits ist eine persistierenden Kontrastmittelaffinität vor Biopsie trotz Glukokorikoidgabe ein guter Surrogatparameter für eine wahrscheinlich verwertbare Probe. Außerdem sollten die Patienten auf HIV untersucht und das Erkrankungsausmaß durch eine Positronen-Emissionstomografie (PET) oder Computertomografie (CT) von Hals/Thorax und Abdomen, ggf. ein spinales MRT, eine Liquoruntersuchung und eine Spaltlampenuntersuchung des Auges ermittelt werden. Vor allem bei Patienten, die in Studien behandelt werden, erfolgen auch eine Knochenmarkbiopsie und ein Hodenultraschall.

Behandlung PZNSL

Im Gegensatz zu anderen primären Hirntumoren spricht das PZNSL recht gut auf Glukokortikoide, Strahlentherapie und Chemotherapie an. Mit diesen Maßnahmen allein ist jedoch kein längeres Ansprechen zu erreichen. Dies wird in einigen Protokollen durch eine Hochdosis-Methotrexat-basierte Kombinationschemotherapie, z. T. auch unter Auslassen der Radiotherapie, erreicht. Mit diesen Therapien sind bei 50–60 % von < 60 Jahre alten Patienten ein dauerhaftes Ansprechen und ein Langzeitüberleben möglich. Die hoch dosierte Gabe des Folsäureantagonisten Methotrexat, der die DNS-Synthese stört, allein erreicht Ansprechraten von 35–80 % und ist Basis für ein medianes Überleben von bis zu 50 Monaten. Die Kombination von Methotrexat mit anderen Chemotherapeutika, wie Cytosin-Arabinosid, Alkylanzien, Hochdosis-Chemotherapie mit autologer Stammzelltransplantation oder intrathekaler Chemotherapie erhöht die Ansprechrate ebenso wie eine Strahlentherapie des gesamten Gehirns auf 70–100 %. Die zusätzliche Ganzhirn-Bestrahlung zur Methotrexat-haltigen Chemotherapie verlängert das progressionsfreie Überleben, nicht aber das Gesamtüberleben. Allerdings geht die Strahlentherapie vor allem bei über 60-jährigen Patienten mit einer verzögert eintretenden, z. T. erheblichen Neurotoxizität (s. u.) einher und führt auch bei älteren Patienten nicht zu einer Verlängerung des Gesamtüberlebens. Dadurch wird sie im deutschsprachigen Raum außer in gut zu begründenden Ausnahmen nicht mehr als Primärtherapie eingesetzt. Der monoklonale Anti-CD20-Antikörper Rituximab ist bei B-Zell-Lymphomen und auch dem PZNSL aktiv und wird daher oft in das Chemotherapieregime aufgenommen. Bei manchen Patienten lässt sich ein Rezidiv am besten durch eine Hochdosis-Chemotherapie mit autologer Stammzelltransplantation verhindern. Mindestens 50 % der Patienten entwickeln irgendwann ein Rezidiv. Zu den Behandlungsoptionen gehören die erneute Behandlung mit Methotrexat sowie mit anderen Substanzen, wie Temozolomid, Rituximab, Procarbazin, Topotecan und Pemetrexed und bei bislang noch nicht bestrahlten Patienten die Strahlentherapie. Bei ausgewählten Patienten mit Rezidiven kommt auch eine (erneute) Hochdosis-Chemotherapie mit autologer Stammzelltransplantation infrage.

PZNSL bei immunsupprimierten Patienten

Patienten mit HIV-assoziiertem PZNSL können mit einer Bestrahlung des gesamten Gehirns, hoch dosiertem Methotrexat oder Einleitung einer hochaktiven antiretroviralen Therapie behandelt werden. Bei Empfängern von Organtransplantaten verbessert oft eine Reduktion der Immunsuppression das Ergebnis. Das PZNSL bei immungeschwächten Patienten imponiert oft mit mehreren ringförmig anreichernden Läsionen, die sich nur schwer von Metastasen und Infektionen, wie einer Toxoplasmose, unterscheiden lassen. Die Diagnose wird in der Regel durch eine Liquorzytologie und den Nachweis von EBV-DNS im Liquor, eine Toxoplasmose-Serologie, eine PET des Gehirns zum Nachweis des Hypermetabolismus der Läsionen, der einen Tumor von einer Infektion unterscheidet, sowie, falls erforderlich, durch eine Gehirnbiopsie gesichert. Seit der Einführung der hochaktiven antiretroviralen Therapie hat die Inzidenz der HIV-bedingten PZNSL abgenommen.

MEDULLOBLASTOME

Medulloblastome sind die bösartigsten Hirntumoren im Kindesalter und machen bei Kindern etwa 20 % aller primären ZNS-Tumoren aus. Sie gehen von den Granulosazellvorläufern und von multipotenten Progenitorzellen des Ventrikelbereichs aus. Etwa 5 % der Kinder (oder durch moderne genetische Untersuchungen sogar mehr) haben eine hereditäre Erkrankung mit Keimzellmutationen von Genen, die für die Entwicklung von Medulloblastomen prädisponieren. Das Gorlin-Goltz-Syndrom, die häufigste dieser Erbkrankheiten, entsteht durch Mutationen des Patched-1-Gens (PTCH-1), einer Schlüsselkomponente des Sonic-hedgehog-Signalwegs. Auch das durch Mutationen des Gens für die adenomatöse Polyposis coli (APC) und die familiäre adenomatöse Polyposis markierte Turcot-Syndrom geht mit einer erhöhten Inzidenz von Medulloblastomen einher. Histologisch sind Medulloblastome sehr zellreiche Tumoren mit reichlichen, dunkel anfärbenden, runden Kernen und Rosettenbildung (Homer-Wright-Rosetten). Sie gehen mit Kopfschmerzen, Ataxie und Zeichen der Hirnstammbeteiligung einher. Auf dem MRT imponieren sie als dicht kontrastanreichernde Tumoren in der Fossa posterior und gehen gelegentlich mit einem Hydrozephalus einher. Liquormetastasen sind häufig. Die Behandlung erfolgt bei Erwachsenen durch eine maximale operative Resektion, kraniospinale Bestrahlung und eine Chemotherapie mit Substanzen wie Cisplatin, Lomustin, Cyclophosphamid und Vincristin analog der inzwischen geschlossenen NOA-07-Studie. Etwa 70 % der Patienten erreichen ein Langzeitüberleben, jedoch häufig um den Preis einer deutlichen neurokognitiven Einschränkung.

Ein wichtiges aktuelles Forschungsziel ist die Verbesserung des Überlebens bei Reduktion der Langzeitkomplikationen. Kinder sollten innerhalb der aktuellen multizentrischen Studien behandelt werden.

PINEALISTUMOREN

Im Bereich der Pinealisdrüse können zahlreiche Tumoren entstehen. Sie gehen meistens mit Kopfschmerzen, Sehstörungen und einem Hydrozephalus einher. Oft weisen die Patienten ein Parinaud-Syndrom mit Einschränkung der Blickwendung nach oben und der Akkommodation auf. Manche Pinealistumoren, wie Pineozytome und benigne Teratome, können einfach mittels chirurgischer Resektion behandelt werden. Germinome sprechen auf Bestrahlung an und Pineoblastome sowie maligne Keimzelltumoren erfordern eine kraniospinale Bestrahlung mit Chemotherapie.

EXTRINSISCHE „BENIGNE" TUMOREN

MENINGEOME

Seitdem bei immer mehr Menschen aus unterschiedlichen Indikationen eine neurologische Bildgebung stattfindet, werden immer häufiger Meningeome entdeckt. Sie sind inzwischen mit einem Anteil von 35 % der häufigste der primären Hirntumoren; die Inzidenz steigt mit dem Alter. Sie sind bei Frauen häufiger als bei Männern und treten vermehrt bei Patienten mit Neurofibromatose Typ 2 auf. Außerdem treten sie häufiger bei Patienten mit langjährigem Verlauf nach kranialer oder Hypophysenbestrahlung auf.

Meningeome gehen von der Arachnoidea aus und bestehen aus neoplastischen meningothelialen Zellen (der Arachnoideakappe). Meistens finden sie sich über den zerebralen Konvexitäten, vor allem nahe dem Sinus sagittalis, können jedoch auch in der Schädelbasis und entlang dem Dorsum des Rückenmarks auftreten. Meningeome werden von der WHO in drei histologische Grade mit zunehmender Aggressivität eingeteilt: Grad I (benigne Meningeome), Grad II (atypische Meningeome) und Grad III (maligne Meningeome).

Viele Meningeome sind Zufallsbefunde bei einer aus anderen Gründen stattfindenden neuroradiologischen Untersuchung. Außerdem können Kopfschmerzen, Krampfanfälle oder fokale neurologische Ausfälle zur Diagnose führen. In der Bildgebung imponieren sie gewöhnlich als partiell kalzifizierte, fast immer stark kontrastanreichernde extraaxiale Duratumoren (Abb. 49-5). Gelegentlich besitzen sie eine im MRT sichtbare Durainfiltration aus verdickter, verstärkter Dura, die wie ein

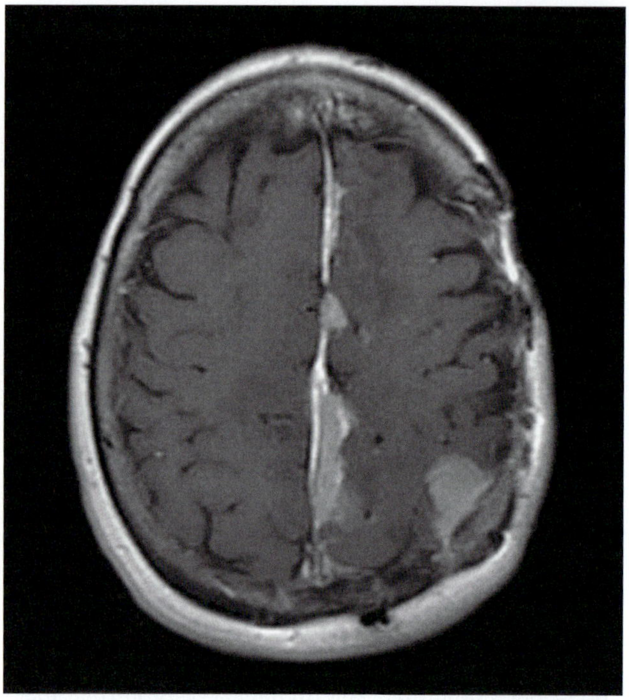

Abbildung 49-5 Kontrastverstärktes, T1-gewichtetes MRT mit zahlreichen Meningeomen entlang der Falx und des linken parietalen Kortex.

Schwanz aus dem Tumor ragt. Die wichtigste Differenzialdiagnose zu den Meningeomen sind Durametastasen.

Bei kleinen, asymptomatischen Meningeomen ist keine Intervention erforderlich, sodass der Tumor mit wiederholten MRT beobachtet werden kann. Größere, symptomatische oder relevant wachsende Läsionen sollten chirurgisch entfernt werden. Nach kompletter Resektion ist der Patient geheilt. Unvollständig exzidierte Tumoren rezidivieren meistens, wobei die Rezidivrate bei Grad-I-Tumoren sehr niedrig sein kann. Nicht oder nur partiell resezierbare Tumoren profitieren oft von mittels Linearbeschleuniger applizierter konventioneller Strahlentherapie oder stereotaktisch geführter Radiotherapie. Diese Behandlungen sind auch bei Patienten mit postoperativem Tumorrezidiv hilfreich. Die medikamentöse Behandlung spielt eine untergeordnete Rolle. Dies könnte sich durch genetische Untersuchungen, die Schwachstellen in Wachstumsfaktorsignalwegen zeigen, in der nahen Zukunft ändern.

Seltenere Tumoren mit Ähnlichkeit zu Meningeomen sind Hämangioperizytome und solitäre fibröse Tumoren. Sie werden operiert und bestrahlt, neigen aber häufiger zu lokalen Rezidiven oder systemischen Metastasen.

NEURINOME

Diese allgemein benignen Tumoren gehen von den Schwann-Zellen (daher auch Schwannome) der Hirn- und Spinalnervenwurzeln aus. Das häufigste Neurinom,

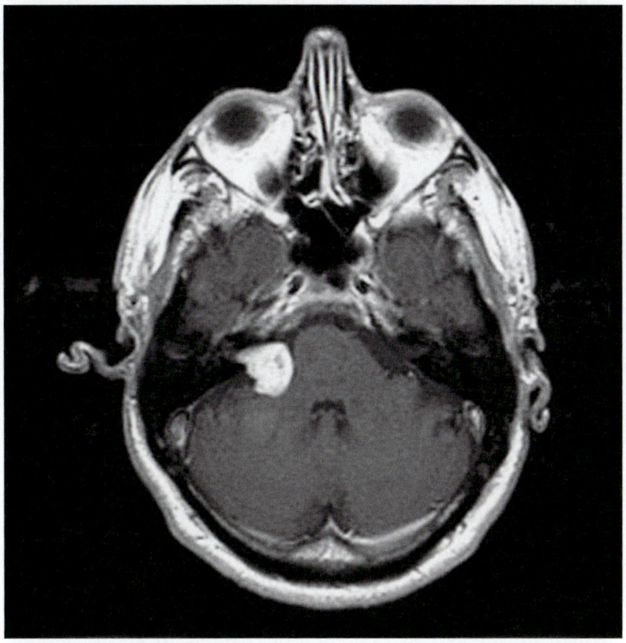

Abbildung 49-6 Kontrastverstärktes MRT eines rechtsseitigen Akustikusneurinoms. Der Tumor beteiligt den inneren Gehörgang.

das *Akustikusneurinom*, geht vom vestibulären Anteil des VIII. Hirnnervs aus und macht etwa 9 % aller primären Hirntumoren aus. Bilaterale Akustikusneurinome weisen auf eine Neurofibromatose Typ 2 hin. Weitaus seltener sind Neurinome anderer Hirnnerven, wie des N. trigeminus (V). Die Neurofibromatose Typ 1 geht mit einer erhöhten Inzidenz spinaler Neurinome einher.

Akustikusneurinome sind oft neuroradiologische Zufallsbefunde oder machen sich durch einen progressiven einseitigen Hörverlust, Schwindel, Tinnitus oder seltener Symptome einer Kompression von Hirnstamm und Kleinhirn bemerkbar. Auf dem MRT erscheinen sie als homogen kontrastanreichernde Läsionen mit Vergrößerung des inneren Gehörgangs und reichen oft bis in den Kleinhirnbrückenwinkel (Abb. 49-6). Zur Differenzialdiagnose gehört das Meningeom. Sehr kleine, asymptomatische Läsionen können durch serielle MRT überwacht werden. Größere Läsionen sollten operiert oder der stereotaktischen Radiotherapie unterzogen werden. Die optimale Behandlung hängt von Tumorgröße, Symptomen und den Wünschen des Patienten ab und sollte interdisziplinär abgestimmt werden. Bei Patienten mit kleinen Akustikusneurinomen und relativ intaktem Hörvermögen verbessert eine frühzeitige Operation oder Radiotherapie die Chance auf den Erhalt des Hörvermögens.

HYPOPHYSENTUMOREN

Sie machen etwa 9 % der primären Hirntumoren aus und werden in hormonaktive und -inaktive Tumoren unterteilt. Hormonaktive Tumoren sind fast immer Mikroadenome (Durchmesser < 1 cm), die Hormone sezernieren und bestimmte endokrine Syndrome verursachen (z. B. Akromegalie bei Wachstumshormon produzierenden Tumoren, Cushing-Syndrom bei ACTH produzierenden Tumoren und Galaktorrhö, Amenorrhö und Infertilität bei Prolaktin produzierenden Tumoren). Nicht hormonaktive Hypophysentumoren sind meistens Makroadenome (> 1 cm), die durch Verdrängung zu Symptomen wie Kopfschmerzen, Sehstörungen (z. B. bitemporale Hemianopie) und Hypopituitarismus führen. Prolaktin sezernierende Tumoren sprechen gut auf Dopaminagonisten wie Bromocriptin und Cabergolin an. Andere Hypophysentumoren müssen in der Regel operiert und gelegentlich bestrahlt oder einer Radiochirurgie und Hormontherapie unterzogen werden.

KRANIOPHARYNGEOME

Kraniopharyngeome sind seltene, supraséllär auftretende, partiell kalzifizierte, solide oder gemischt solid-zystische benigne Tumoren, die von Überresten der Rathke-Tasche ausgehen. Sie haben zwei Altersgipfel und treten vor allem bei Kindern sowie im Alter zwischen 55 und 65 Jahren auf. Sie gehen mit Kopfschmerzen und Sehstörungen sowie bei Kindern mit Wachstumsstörungen und bei Erwachsenen mit Hypopituitarismus einher. Behandelt wird operativ und/oder strahlentherapeutisch. Das progressionsfreie Überleben nach 10 Jahren liegt nach Resektion mit und ohne Strahlentherapie bei 60–95 %. Bei Resttumor nach Operation scheint die Strahlentherapie das Rezidivrisiko zu mindern. Dennoch ist Abwarten und Kontrollieren eine Alternative, da Hormonstörungen (18 %) und Optikusschädigungen (0,8 %) auftreten können und auch das Risiko für Ischämien und Zweittumoren gegenüber der Normalbevölkerung leicht erhöht ist.

ANDERE BENIGNE TUMOREN

Dysembryoplastische neuroepitheliale Tumoren (DNTs)

Diese benignen, supratentoriellen Tumoren betreffen meist die Temporallappen. Sie treten typischerweise bei Kindern und jungen Erwachsenen mit lange bestehender Epilepsie auf. Eine chirurgische Resektion bringt die Heilung.

Epidermoidzysten

Sie bestehen aus Plattenepithel, das eine keratinhaltige Zyste umgibt und kommen im Kleinhirnbrückenwinkel sowie intrasellär und suprasellär vor. Sie können mit Kopfschmerzen, Hirnnervensymptomen, Krampfanfällen oder einem Hydrozephalus einhergehen. In der Bildgebung zeigen sich extraaxiale Läsionen mit liquorähnlichen Eigenschaften, aber eingeschränkter Diffusion. Die Behandlung erfolgt durch operative Resektion.

Dermoidzysten

Ebenso wie Epidermoidzysten entstehen auch Dermoidzysten aus Epithelzellen, die bei Schluss der Neuralleiste versprengt werden. Sie enthalten epidermale und dermale Strukturen wie Haarfollikel, Schweißdrüsen und Talgdrüsen. Im Gegensatz zu Epidermoidzysten befinden sich diese Tumoren fast immer in der Mittellinie. Sie treten meistens in der hinteren Schädelgrube auf, vor allem im Vermis, 4. Ventrikel und der supraselläre Zisterne. Neuroradiologisch ähneln Dermoidzysten den Lipomen mit T1-Hyperintensität und variablem Signal in der T2-Wichtung. Symptomatische Dermoidzysten werden operativ entfernt.

Kolloidzysten

Sie entstehen gewöhnlich im vorderen 3. Ventrikel und gehen mit Kopfschmerzen, Hydrozephalus sowie sehr selten einem plötzlichen Tod einher. Die operative Resektion ist kurativ; eine Zisternenventrikulostomie des 3. Ventrikels lindert den Hydrozephalus und kann ausreichen.

NEUROKUTANE SYNDROME (PHAKOMATOSEN)

Mehrere genetische Erkrankungen gehen mit Hautveränderungen und einem erhöhten Risiko für Hirntumoren einher. Sie werden meistens autosomal dominant mit variabler Penetranz vererbt.

NEUROFIBROMATOSE TYP 1 (NF1; RECKLINGHAUSEN-KRANKHEIT)

Die Neurofibromatose Typ 1 ist eine autosomal dominante Erkrankung mit einer Inzidenz von 1 : 2600–3000. Etwa die Hälfte der Fälle tritt familiär auf, die übrigen sind Neumutationen von Patienten gesunder Eltern. Das NF1-Gen auf Chromosom 17q11.2 kodiert für ein Protein, Neurofibromin, das die Guanosintriphosphatase (GTPase) aktiviert (GAP) und die Signalgebung über den ras-Weg moduliert. Mutationen des NF1-Gens führen zu zahlreichen neurogenen Tumoren, wie Neurofibromen, plexiformen Neurofibromen, Optikusgliomen, Astrozytomen und Meningeomen. Neben den Neurofibromen, die als multiple, weiche, gummiartige kutane Tumoren imponieren, verursacht die Neurofibromatose Typ 1 auch Café-au-Lait-Flecken und Sommersprossen in den Achselhöhlen. Außerdem geht sie mit Irishamartomen einher, den Lisch-Knötchen, mit Phäochromozytomen, mit Pseudoarthrose der Tibia, Skoliose, Epilepsie und mentaler Retardierung.

NEUROFIBROMATOSE TYP 2 (NF2)

Die Neurofibromatose Typ 2 ist mit einer Inzidenz von 1 auf 25.000–40.000 seltener als der Typ 1. Sie wird autosomal dominant mit voller Penetranz vererbt. Ebenso wie bei der Neurofibromatose Typ 1 entsteht allerdings etwa die Hälfte der Fälle durch Neumutationen. Das NF2-Gen auf 22q kodiert für ein Zytoskelettprotein „Merlin“ (Moesin-, Ezrin-, Radixin-ähnliches Protein), das als Tumorsuppressor fungiert. Die Neurofibromatose Typ 2 geht bei mehr als 90 % der Patienten mit bilateralen Akustikusneurinomen, multiplen Meningeomen sowie spinalen Ependymomen und Astrozytomen einher. Die Behandlung der bilateralen Akustikusneurinome ist oft schwierig, da das Hörvermögen möglichst lange erhalten bleiben sollte. Diese Patienten weisen oft auch eine diffuse Schwannomatose der Hirnnerven, Spinalnerven oder peripheren Nerven, posteriore subkapsuläre Linsentrübungen und retinale Hamartome auf.

TUBERÖSE SKLEROSE (BOURNEVILLE-PRINGLE-SYNDROM)

Diese autosomal dominante Erkrankung hat eine Inzidenz von etwa 1 : 5000–10.000 Lebendgeburten. Sie entsteht durch Mutationen im TSC1-Gen auf Chromosom 9q34, das für das Protein Hamartin kodiert, oder durch Mutationen des TSC2-Gens auf Chromosom 16p13.3, das für das Tuberinprotein kodiert. Hamartin bildet einen Komplex mit Tuberin, der den zellulären Signalweg über das Mammalian Target of Rapamycin (mTOR) hemmt und als negativer Regulator des Zellzyklus wirkt. Patienten mit tuberöser Sklerose können an Krampfanfällen, mentaler Retardierung, Adenoma sebaceum (fazialen Angiofibromen), Chagrinleder-Plaques, hypomelanotischen Makulae, periungualen Fibromen, renalen Angiomyolipomen und kardialen Rhabdomyomen leiden. Außerdem ist bei diesen Patienten die Inzidenz von subependymalen Knötchen, kortikalen Tubera und subependymalen Riesenzellastrozytomen erhöht (SEGA). Oft müssen die Patienten Antiepileptika einnehmen. Subependymale Riesenzellastrozytome müssen meistens nicht behandelt werden, am effektivsten ist aber die Behandlung mit den mTOR-Inhibitoren Sirolimus oder Everolimus, die oft die Anfallsfrequenz und die Tumorgröße reduzieren.

HIRNMETASTASEN

Hirnmetastasen entstehen durch hämatogene Aussaat vor allem von Bronchial- und Mammakarzinomen sowie Melanomen. Die meisten Metastasen entstehen am Übergang zwischen grauer und weißer Substanz in der Wasserscheide des Gehirns, wo sich die intravaskulären Tumorzellen in den terminalen Arteriolen absiedeln. Die Verteilung von Metastasen im Gehirn entspricht der anteiligen Blutversorgung, sodass etwa 85 % aller Metastasen supratentoriell liegen und 15 % in der hinteren Schädelgrube. Aufgrund der Häufigkeit des Primärtumors sind die häufigsten Hirnmetastasen Metastasen von Bronchial- und Mammakarzinomen. Das Melanom jedoch zeigt bei der Metastasierung den stärksten Tropismus für das Gehirn (Tab. 49-3). Andere Tumoren, wie Ovarial- und Ösophaguskarzinome, metastasieren nur selten oder wie das Prostatakarzinom quasi gar nicht in das Gehirn. Prostata- und Mammakarzinome bilden häufig Durametastasen, die Meningeomen ähneln. Leptomeningeale Metastasen finden sich v. a. bei hämatologischen Malignomen sowie bei Mamma- und Bronchialkarzinomen. Bei Prostata- und Mammakarzinomen kommt es häufiger zur Rückenmarkkompression, da diese Tumoren zu einer Knochenmetastasierung neigen.

DIAGNOSTIK VON METASTASEN

Hirnmetastasen lassen sich am besten mittels MRT diagnostizieren, wo sie gewöhnlich als gut abgegrenzte Läsionen imponieren (Abb. 49-7). Das Ausmaß des periläsionalen Ödems ist hochvariabel, sodass große Läsionen ein minimales Ödem und manchmal sehr kleine Läsionen ein ausgedehntes Ödem verursachen können. Die Kontrastmittelanreicherung kann ringförmig oder diffus er-

Tabelle 49-3

HÄUFIGKEIT VON ZENTRALNERVÖSEN METASTASEN BEI HÄUFIGEN PRIMÄRTUMOREN

	Gehirn (%)	Leptomeningeal (%)	Epidurale Rückenmarkkompression (%)
Lunge	41	17	15
Mamma	19	57	22
Melanom	10	12	4
Prostata	1	1	10
Magen-Darm-Trakt	7	-	5
Niere	3	2	7
Lymphom	< 1	10	10
Sarkom	7	1	9
Andere	11	-	18

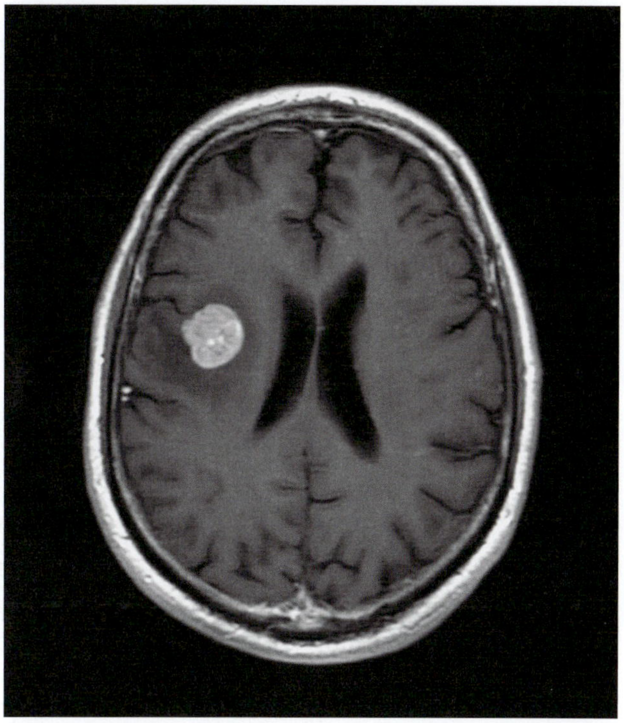

A

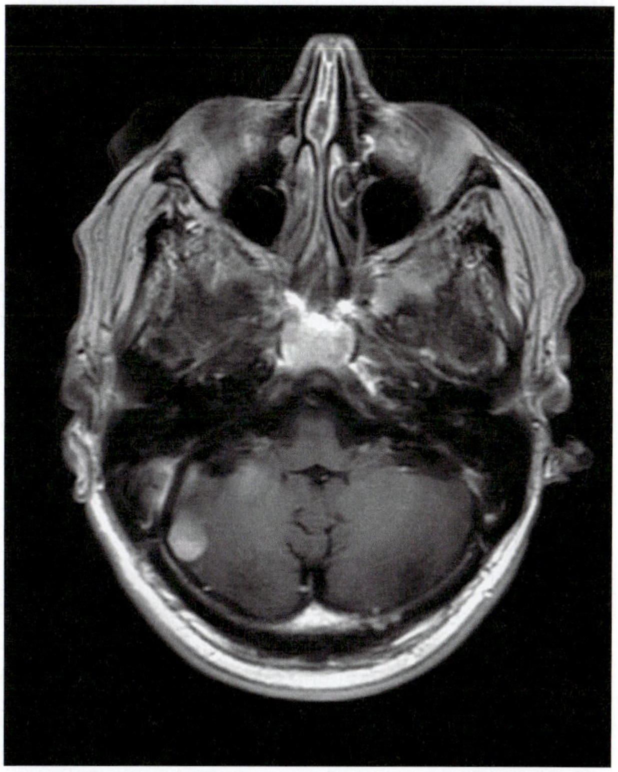

B

Abbildung 49-7 Kontrastverstärktes T1-gewichtetes MRT multipler Hirnmetastasen eines kleinzelligen Bronchialkarzinoms des rechten Frontallappens ***(A)*** und der rechten Kleinhirnhemisphäre ***(B)***. Beachte die diffuse Anreicherung und das Fehlen einer zentralen Nekrose.

folgen. Vor allem Hirnmetastasen von Melanomen, Schilddrüsen- und Nierenzellkarzinomen neigen zu Hämorrhagien, die z. T. nur durch diskrete SWI-Signalauslöschungen imponieren. Zahlenmäßig am häufigsten sind jedoch hämorrhagische Metastasen des Bronchialkarzinoms, da es auch für die meisten Hirnmetastasen verantwortlich ist. Der MRT-Befund ist bei Hirnmetastasen unspezifisch und ähnelt dem von Infektionen, wie Gehirnabszessen, demyelinisierenden Läsionen, Sarkoidose, Strahlennekrose bei vorbehandelten Patienten oder von Hirntumoren, die als Sekundärmalignome bei Patienten mit systemischer Krebserkrankung auftreten. Eine Biopsie ist bei multiplen Metastasen und bekannter Tumorerkrankung jedoch meistens nicht zur Diagnosesicherung erforderlich, da die Bildgebung bei entsprechender Klinik meist ausreicht. Bei Unsicherheit sowie bei vermuteter singulärer Hirnmetastase in Abhängigkeit von Gesamtzustand und Zeitabstand zur Diagnose des Primarius (metachrone Metastasierung) ist eine histologische Sicherung zu empfehlen. Bei etwa 10 % der Patienten kann sich eine systemische Krebserkrankung auch zuerst durch eine Hirnmetastase manifestieren. Wenn es keine leicht erreichbare systemische Lokalisation gibt, aus der eine Biopsie erfolgen kann, muss die Gehirnläsion zur diagnostischen Abklärung biopsiert oder entfernt werden.

Behandlung HIRNMETASTASEN

DEFINITIVE BEHANDLUNG Die therapeutischen Optionen werden durch Anzahl und Lage der Hirnmetastasen bestimmt. Auch der Allgemeinzustand des Patienten und die aktuelle oder mögliche Kontrolle der systemischen Krankheit spielen eine wichtige Rolle. Bei etwa der Hälfte der Patienten treten Hirnmetastasen als Einzelläsionen auf, bei der anderen Hälfte finden sich multiple Metastasen.

STRAHLENTHERAPIE Die Standardbehandlung von multiplen (> 3) Hirnmetastasen ist die Ganzhirnbestrahlung mit insgesamt 3000 cGy in 10 Fraktionen. Dies führt rasch zur Palliation und etwa 80 % der Patienten bessern sich unter Glukokortikoiden und Strahlentherapie. Allerdings ist diese Behandlung nicht kurativ. Das mediane Überleben beträgt nur 4–6 Monate. Die stereotaktische Radiotherapie als „Radiochirurgie" oder andere Hochpräzisionsverfahren können die sichtbaren Läsionen effektiv eliminieren und bei 80–90 % der Patienten zur lokalen Krankheitskontrolle beitragen. Dies beschränkt sich jedoch auf Patienten, deren Hirnmetastasen nicht größer als 3 cm im Durchmesser sind und die nur wenige Läsionen (max. 1–3 Metastasen) aufweisen. Die Kombination von stereotaktischer Radiochirurgie und Ganzhirnbestrahlung verbessert zwar die Krankheitskontrolle, nicht aber das Überleben.

OPERATION Randomisierte kontrollierte Studien haben gezeigt, dass die operative Exstirpation einer einzigen Gehirnmetastase mit anschließender Ganzhirnbestrahlung der alleinigen Ganzhirnbestrahlung überlegen ist. Auch die Exzision von zwei Metastasen oder eines einzelnen symptomatischen Tumors kann vor allem bei Kompression des Ventrikelsystems hilfreich sein. Dies gilt vor allem für Patienten mit strahlenresistenten Läsionen, wie einem Nierenkarzinom. Die operative Resektion führt zur raschen symptomatischen Besserung und verlängert das Überleben. Durch eine Strahlentherapie nach kompletter Resektion einer Gehirnmetastase wird zwar die Krankheitskontrolle verbessert, nicht aber das Überleben.

CHEMOTHERAPIE Die Chemotherapie ist bei Hirnmetastasen nur selten hilfreich. Am ehesten sprechen Metastasen von stark chemosensitiven Tumoren, wie Keimzelltumoren oder kleinzelligen Bronchialkarzinomen, auf eine Chemotherapie an. Es mehren sich Hinweise eines Ansprechens mancher Hirnmetastasen auf molekular zielgerichtete Therapien, wie z. B. die EGFR-Hemmung bei Patienten mit EGFR-mutierten Bronchialkarzinomen. Es ist sinnvoll, bei systemischer EGFR-Positivität (oder auch Negativität) auch die Hirnmetastasen erneut zu testen und ggf. angemessen zu therapieren. Für zielgerichtete Interventionen ist sehr wahrscheinlich eine erneute Gewebeentnahme sinnvoll, da organspezifische Mutationsmuster vorzuliegen scheinen. Auch antiangiogenetisch wirkende Therapeutika, wie Bevacizumab, haben einen gewissen, weiter zu substanziierenden Stellenwert in der Behandlung von ZNS-Metastasen.

Vor allem für die Therapie von Melanommetastasen haben sich BRAF-Inhibitoren etabliert. Aber auch Immuncheckpoint-Blocker spielen eine immer größere Rolle.

LEPTOMENINGEALE METASTASEN

Leptomeningeale Metastasen werden auch als karzinomatöse Meningitis, Meningeosis carcinomatosa oder entsprechend der Gewebeherkunft als leukämische, sarkomatöse oder lymphomatöse Meningitis bezeichnet. Unter den hämatologischen Malignomen metastasiert die akute Leukämie am häufigsten in den Subarachnoidalraum, ebenso aggressive diffuse Lymphome. Unter den Organtumoren breiten sich Mamma- und Bronchialkarzinom sowie Melanom am häufigsten auf diese Weise aus. Die Tumorzellen erreichen den Subarachnoidalraum über den arteriellen Blutkreislauf oder gelegentlich durch einen retrograden Fluss des venösen Systems, das die Metastasen entlang von Wirbelsäule oder Schädel drainiert. Außerdem können leptomeningeale Metastasen als direkte Folge von Hirnmetastasen entstehen und finden sich bei fast 40 % der Patienten mit Zustand nach Resektion einer Kleinhirnmetastase.

KLINISCHES BILD

Leptomeningeale Metastasen manifestieren sich klinisch mit Symptomen unterschiedlicher Höhe entlang der Neuroachse. Möglich sind Kombinationen von lumbalen und zervikalen Radikulopathien, Hirnnervenstörungen, Krampfanfälle sowie Verwirrtheit und Enzephalopathie durch einen Hydrozephalus oder einen erhöhten intrakraniellen Druck. Fokale Ausfälle, wie Hemiparese und Aphasie, sind für leptomeningeale Metastasen möglich, aber eher untypisch, und finden sich meist erst bei direkter Infiltration des Gehirns und sind häufiger ein Zeichen gleichzeitig bestehender Gehirnläsionen. Neu auftretende Extremitätenschmerzen bei Patienten mit Mammakarzinom, Bronchialkarzinom oder Melanom sollten sofort an eine leptomeningeale Ausbreitung denken lassen.

APPARATIVE DIAGNOSTIK UND BILDGEBUNG

Leptomeningeale Metastasen sind besonders schwierig zu diagnostizieren, da die Identifikation der Tumorzellen im Subarachnoidalraum oft nicht gelingt. Das MRT ist bei Patienten mit deutlich abgegrenzten Tumorknötchen auf der Cauda equina oder im Rückenmark, kontrastanreichernden Hirnnerven oder subarachnoidaler Anreicherung in der Gehirnbildgebung diagnosesichernd (Abb. 49-8). Bildgebende Verfahren führen bei etwa 75 % der Patienten zur Diagnose und sind vor allem bei Organtumoren oft positiv. Der Nachweis von Tumorzellen im Liquor ist beweisend und wird oft als Goldstandard betrachtet. Allerdings ist die Liquorzytologie nur bei 50 % der Patienten bei der ersten Lumbalpunktion positiv und selbst nach drei Liquorentnahmen werden noch 10 % der Fälle nicht erkannt. Am hilfreichsten ist die Liquorzytologie bei hämatologischen Malignomen. Begleitende Liquorveränderungen sind erhöhte Protein- und Laktatkonzentration sowie vermehrte Leukozyten. Zwar ist der Glukosegehalt des Liquors bei weniger als 25 % der Patienten reduziert, trotzdem ist dieser Befund – wenn vorhanden – sehr hilfreich. Auch die Identifikation von Tumormarkern oder eine molekulare Bestätigung der klonalen Proliferation im Liquor mit Verfahren wie der Durchflusszytometrie ist diagnosesichernd. Tumormarker sind gewöhnlich für Organtumoren spezifisch, aber möglicherweise differenziell gegenüber dem Ursprungs-

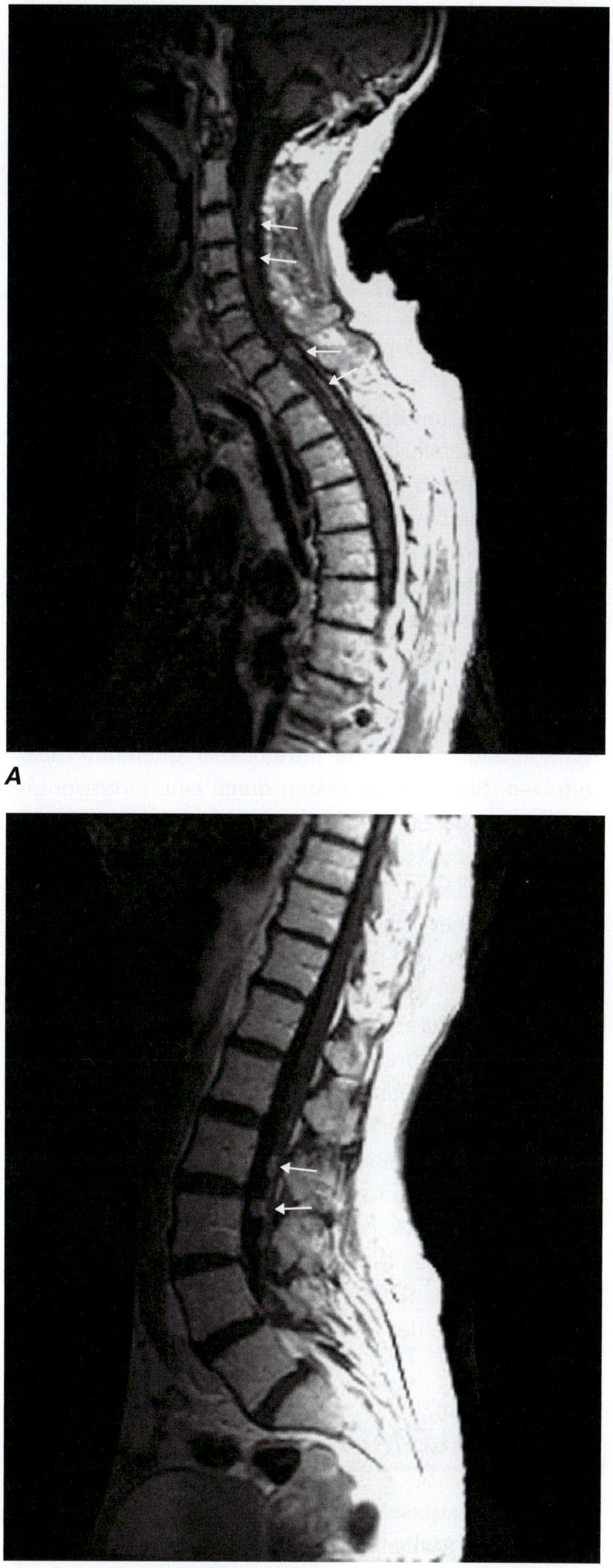

A

B

Abbildung 49-8 Kontrastverstärktes MRT extensiver leptomeningealer Metastasen bei einem Mammakarzinom. Die Knötchen liegen entlang dem dorsalen Aspekt des Rückenmarks ***(A)*** und der Cauda equina ***(B)***.

tumor oder Metastasen anderer Organe; während chromosomale oder molekulare Marker bei hämatologischen Malignomen am nützlichsten sind. Neue Technologien, wie Cell-capture-Technik, können die Identifikation von Tumorzellen im Serum oder Liquor möglicherweise verbessern.

Behandlung
LEPTOMENINGEALE METASTASEN

Die Behandlung leptomeningealer Metastasen erfolgt palliativ. Durch eine Strahlentherapie der symptomatisch involvierten Bereiche, auch der Schädelbasis bei Hirnnervenbefall, lassen sich die Schmerzen lindern und gelegentlich auch die Funktion verbessern. Eine Strahlentherapie des gesamten ZNS besitzt eine extensive Toxizität mit Myelosuppression und gastrointestinaler Reizung und ist nur begrenzt wirksam. Oft hilft eine systemische Chemotherapie mit Substanzen, die die Blut-Liquor-Schranke überwinden können. Alternativ kann bei reiner Liquorbeteiligung, vor allem bei hämatologischen Malignomen, aber auch soliden Herkunftstumoren, eine intrathekale Chemotherapie erfolgen. Sie wird am besten durch einen intraventrikulären Katheter verabreicht (Ommaya-Reservoir) und nicht über eine Lumbalpunktion. Einige Medikamente, wie Methotrexat, Thiotepa und Cytosin-Arabinosid, können sicher in den Subarachnoidalraum eingebracht werden und besitzen eine begrenzte Antitumorwirkung, was vermutlich das schlechte Ansprechen auf diesen Therapieansatz erklärt. Außerdem ist die intrathekale Verbreitung der Substanz oft durch den gestörten Liquorfluss beeinträchtigt. Neben der Platzierung eines Reservoirs spielt die Chirurgie vor allem durch das Legen eines ventrikuloperitonealen Shunts eine Rolle. So kann erhöhter intrakranialer Druck gelindert und erhebliche Palliation erreicht werden. Bei gleichzeitig geplanter intrathekaler Therapie sollte der Shunt mit einem ON/OFF-Ventil kombiniert werden, um die Abgabe der Chemotherapie in den Liquor nicht zu behindern.

EPIDURALE METASTASEN

Epidurale Metastasen treten bei 3–5 % der Patienten mit systemischen Malignomen auf und führen durch Kompression von Rückenmark oder Cauda equina zu neurologischen Ausfällen. Am häufigsten metastasieren die Primärtumoren in den Epiduralraum, die auch bevorzugt in den Knochen metastasieren, wie Mamma- und Prostatakarzinom. Auch Lymphome können den Knochen befallen und zur Kompression führen oder in die Foramina intervertebralia eindringen und ohne knöcherne Zerstörung eine Rückenmarkkompression verursachen. Am häufigsten ist die Brustwirbelsäule betroffen, gefolgt von der Lenden- und der Halswirbelsäule.

KLINISCHES BILD

Bei fast allen Patienten manifestieren sich epidurale Metastasen durch Rückenschmerzen, die den neurologischen Befunden um Wochen bis Monate vorausgehen können. Der Schmerz verstärkt sich gewöhnlich im Liegen, während arthritische Schmerzen im Liegen meistens abnehmen. Eine Beinschwäche und Sensibilitätsstörungen finden sich bei etwa 50 % der Patienten. Etwa 25 % der Patienten weisen bei Diagnosestellung Sphinkterstörungen auf.

DIAGNOSTIK

Die Diagnose wird mittels Bildgebung gestellt, am besten mit einer MRT der gesamten Wirbelsäule (Abb. 49-9). Kontrastmittel ist zum Nachweis spinaler und epiduraler Läsionen nicht erforderlich. Eine derartige MRT sollte bei allen Krebspatienten mit starken Rückenschmerzen erfolgen. Knochenmetastasen lassen sich zwar auch mittels konventionellem Röntgen, Knochenszintigrafie oder CT nachweisen, aber nur die MRT kann den epiduralen Tumor zuverlässig abgrenzen. Bei Patienten, bei denen eine MRT nicht möglich ist, sollte eine CT-Myelografie erfolgen, um den Epiduralraum zu beurteilen. Die Differenzialdiagnose epiduraler Tumoren umfasst epidurale Abszesse, akute und chronische Hämatome sowie seltener eine extramedulläre Hämatopoese.

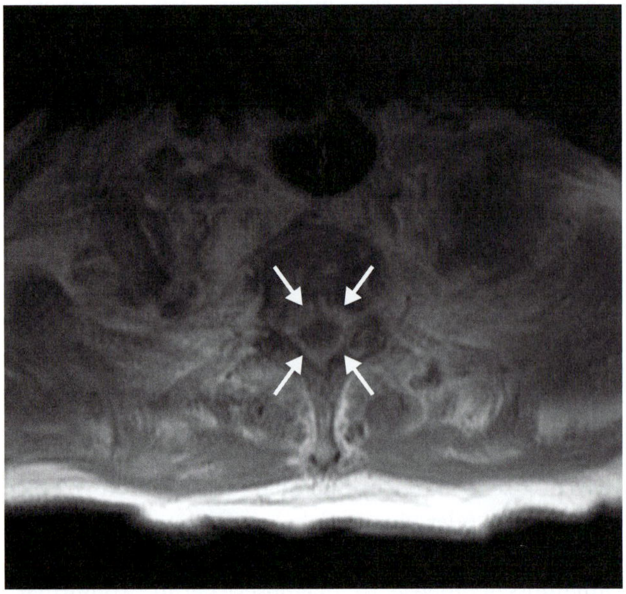

Abbildung 49-9 Kontrastverstärktes, T1-gewichtetes MRT eines zirkumferenziellen epiduralen Tumors um die Brustwirbelsäule bei einem Ösophaguskarzinom.

Behandlung
EPIDURALE METASTASEN

Epidurale Metastasen müssen insbesondere bei neurologischen Symptomen sofort behandelt werden. Vor allem bei drohender Querschnittlähmung besteht Handlungsbedarf innerhalb von 12–24 Stunden. In einer randomisierten kontrollierten Studie war die operative Resektion mit nachfolgender Strahlentherapie einer alleinigen Strahlentherapie überlegen. Allerdings muss der Zustand der Patienten eine Operation erlauben, zudem ist das Verfahren der Wahl die vollständige Entnahme des Tumors, der meistens anterior des Spinalkanals liegt, sodass ein großer Zugang und eine umfassende Resektion erforderlich sind. Ansonsten bzw. additiv ist die Strahlentherapie der Eckpfeiler der Behandlung und kann bei Patienten mit strahlensensitiven Tumoren, wie Lymphomen, oder bei nicht für eine Operation geeigneten Patienten auch allein erfolgen. Eine Chemotherapie ist bei Epiduralmetastasen unüblich und bleibt Patienten mit minimalen oder keinen neurologischen Ausfällen und einem sehr chemosensitiven Tumor, wie einem Lymphom oder Germinom, vorbehalten. Die Patienten sprechen meist gut darauf an, sofern noch keine schweren neurologischen Ausfälle vorliegen. Eine Paraparese bessert sich nach einer Operation stärker als nach alleiniger Strahlentherapie. Durch die ausgedehnte Metastasierung ist dennoch das Überleben oft nur kurz.

NEUROTOXIZITÄT DER THERAPIE

STRAHLENTHERAPIE

Die Strahlentherapie hat zahlreiche toxische Wirkungen auf das zentrale Nervensystem. Sie werden anhand ihres zeitlichen Zusammenhangs mit der durchgeführten Strahlentherapie beschrieben, d. h., sie können akut auftreten (binnen Tagen nach der Bestrahlung), verzögert früh (binnen Monaten) oder spät (binnen Jahren). Allgemein klingen die akuten und früh auftretenden Symptome ohne persistierende Schäden wieder ab, während die spät auftretenden toxischen Effekte oft nicht reversibel sind und gelegentlich sogar progredient verlaufen.

Akute Toxizität

Die akute zerebrale Toxizität tritt in der Regel während einer Bestrahlung des Gehirns auf. Diese kann zu einer vorübergehenden Störung der Blut-Hirn-Schranke mit vermehrtem Ödem und erhöhtem intrakraniellen Druck führen. Dies manifestiert sich häufig in Form von Kopfschmerzen, Lethargie, Übelkeit und Erbrechen und lässt sich durch die Gabe von Glukokortikoiden vermeiden und behandeln. Am Rückenmark treten keine akuten toxischen Effekte der Strahlentherapie auf.

Verzögerte Frühtoxizität

Früh auftretende Toxizitäten zeigen sich gewöhnlich Wochen bis Monate nach dem Ende der kranialen Bestrahlung und entstehen vermutlich durch eine fokale Demyelinisierung. Sie kann klinisch asymptomatisch sein oder sich in Form eines sich verschlechternden oder erneut auftretenden neurologischen Defizits manifestieren. Gelegentlich findet sich im MRT/CT eine kontrastanreichernde Läsion ähnlich des Tumors, dessentwegen der Patient bestrahlt worden war. Bei Patienten mit malignem Gliom spricht man von einer „Pseudoprogression", da auf dem MRT ein Tumorrezidiv vorgetäuscht wird, tatsächlich aber infolge der erfolgreichen Behandlung eine Entzündung mit nekrotischem Debris vorliegt. Dies findet sich möglicherweise häufiger, wenn gemeinsam mit der Strahlentherapie eine Chemotherapie erfolgt. Die Pseudoprogression kann von allein abklingen oder bei starken Symptomen reseziert werden. Eine seltene Form einer frühen Toxizität ist das Somnolenzsyndrom, das vor allem bei Kindern auftritt und sich in einer starken Schläfrigkeit äußert.

Im Rückenmark manifestiert sich die frühe verzögerte Strahlentoxizität als Lhermitte-Symptom mit Parästhesien der Extremitäten und entlang der Wirbelsäule bei Nackenbeugung. Diese Symptome sind zwar beängstigend, klingen aber von allein wieder ab und sind keine Vorboten schwerwiegenderer Probleme.

Verzögerte Spättoxizität

Die spät auftretenden toxischen Effekte sind am schwerwiegendsten, da sie oft irreversibel sind und zu schweren neurologischen Ausfällen führen. Im Gehirn können sie verschiedene Form annehmen. Meistens finden sich eine Strahlennekrose und eine Leukoenzephalopathie. Die Strahlennekrose ist eine umschriebene Masse aus nekrotischem Gewebe, die in der MRT kontrastanreichernd ist und mit einem starken Ödem einhergehen kann. Sie ähnelt in gewisser Weise einer Pseudoprogression, tritt aber viele Monate bis Jahre nach der Bestrahlung auf und ist immer symptomatisch. Klinische Manifestationen sind Krampfanfälle und Seitensymptome der nekrotischen Masse. Die Nekrose entsteht durch Wirkung der Strahlen auf die Gehirngefäße mit nachfolgender fibrinoider Nekrose und Okklusion der Blutgefäße. Sie hat in der Bildgebung Ähnlichkeit mit einem Tumor, ist aber im Gegensatz zu diesem in der PET für gewöhnlich hypometabolisch und besitzt in MRT-Sequenzen eine reduzierte Perfusion. Eventuell ist zur Diagnose und Behandlung eine Resektion erforderlich, wenn Glukokortikoide nicht ausreichen. Es gibt vereinzelte Berichte über eine Besserung unter hyperbarem Sauerstoff oder Antikoagulation, wobei der Nutzen dieser Ansätze nicht erwiesen ist.

Eine Leukoenzephalopathie findet sich meistens nach Ganzhirnbestrahlung und nicht nach fokaler Strahlentherapie. In der T2-Wichtung und der FLAIR-MR-Sequenz findet sich in der weißen Substanz der Hemisphäre eine diffuse, oft bilaterale und symmetrische Signalanhebung. Oft ist vor allem der periventrikuläre Bereich betroffen mit Atrophie und Ventrikelvergrößerung. Klinisch entwickeln die Patienten kognitive Einschränkungen, Gangstörungen sowie später eine Harninkontinenz, die progredient verlaufen können. Diese Symptome ähneln denen des Normaldruckhydrozephalus und bei manchen Patienten lässt sich die Funktion durch das Legen eines ventrikuloperitonealen Shunts verbessern, nicht aber völlig wiederherstellen. Ein höheres Alter ist ein Risikofaktor für eine Leukoenzephalopathie, nicht aber für eine Strahlennekrose. Die Nekrose scheint abhängig von einem noch unbekannten prädisponierenden Faktor aufzutreten.

Eine weitere neurologische Spätfolge ist eine endokrine Dysfunktion, wenn Hypophyse oder Hypothalamus im Bestrahlungsfeld lagen. Viele Jahre nach der Bestrahlung eines zentralnervösen, Hals- oder Kopftumors sind strahleninduzierte Neoplasien möglich; die präzise Diagnose setzt eine operative Entfernung oder Biopsie voraus. Außerdem beschleunigt die Strahlentherapie die Atherosklerose, sodass es durch eine intrakranielle Gefäßerkrankung oder durch eine Karotisplaque bei Halsbestrahlung zum Schlaganfall kommen kann.

Das periphere Nervensystem ist relativ resistent gegenüber der toxischen Strahlenwirkung. Die peripheren Nerven werden nur selten geschädigt, häufiger hingegen die Plexus. Eine Plexopathie findet sich vor allem im Armbereich und seltener lumbosakral. Sie muss von einer Tumorprogression im Plexus abgegrenzt werden, was durch ein CT/MRT des betroffenen Bereichs oder den Nachweis der Tumorinfiltration mittels PET erfolgt. Klinisch geht die Tumorprogression gewöhnlich mit Schmerzen einher, während eine strahleninduzierte Plexopathie schmerzlos ist. Außerdem geht eine strahleninduzierte Plexopathie häufiger mit einem Lymphödem der betroffenen Extremität einher. Sensibilitätsausfälle und Schwäche finden sich bei beiden.

CHEMOTHERAPIE

Die Neurotoxizität ist nach der Myelosuppression der zweite dosislimitierende toxische Effekt von Chemotherapeutika (Tab. 49-4). Viele der häufig bei der Chemotherapie eingesetzten Substanzen verursachen unterschiedliche Formen einer peripheren Neuropathie. Vincristin führt zu Parästhesien mit geringen Sensibilitätsstörungen und geht mit motorischen Ausfällen, autonomen Störungen (oft Ileus) sowie selten Hirnnervenausfällen einher.

Tabelle 49-4

NEUROLOGISCHE SYMPTOME BEI HÄUFIG IN DER KREBSTHERAPIE VERWENDETEN MEDIKAMENTEN

Akute Enzephalopathie (Delirium)
Methotrexat (hohe Dosis, i.v., i.t.)
Cisplatin
Vincristin
Asparaginase
Procarbazin
5-Fluorouracil (± Levamisol)
Cytarabin (hohe Dosis)
Nitrosoharnstoffe (hohe Dosis oder arteriell)
Ifosfamid
Etoposid (hohe Dosis)
Bevacizumab (PRES)
Chronische Enzephalopathie (Demenz)
Methotrexat
Carmustin
Cytarabin
Fludarabin
Sehverlust
Tamoxifen
Galliumnitrat
Cisplatin
Fludarabin
Zerebelläre Dysfunktion/Ataxie
5-Fluorouracil (± Levamisol)
Cytarabin
Procarbazin
Krampfanfälle
Methotrexat
Etoposid (hohe Dosis)
Cisplatin
Vincristin
Asparaginase
Stickstoff-Lost
Carmustin
Dacarbazin (intraarteriell oder hohe Dosis)
Busulfan (hohe Dosis)
Myelopathie (intrathekale Gabe)
Methotrexat
Cytarabin
Thiotepa
Periphere Neuropathie
Vinca-Alkaloide
Cisplatin
Procarbazin
Etoposide
Teniposid
Cytarabin
Taxane
Suramin
Bortezomib

Abkürzungen: i.t. = intrathekal; PRES = posteriores reversibles Enzephalopathiesyndrom.

Cisplatin führt zum Sensibilitätsverlust großer Fasern mit sensibler Ataxie mit geringem Sensibilitätsverlust der Haut und ohne Schwäche. Auch die Taxane führen vor allem zu einer sensiblen Neuropathie. Substanzen, wie Bortezomib und Thalidomid, verursachen ebenfalls eine Neuropathie.

Häufige toxische Effekte von Chemotherapeutika sind zudem Enzephalopathien und Krampfanfälle. Ifosfamid kann zu einer schweren Enzephalopathie führen, die bei Absetzen der Substanz und Gabe von Methylenblau bei schwer betroffenen Patienten reversibel ist. Auch Fludarabin verursacht eine schwere globale Enzephalopathie, die permanent sein kann. Bevacizumab und andere Anti-VEGF-Substanzen können ein posteriores reversibles Enzephalopathiesyndrom auslösen. Cisplatin kann zum Hörverlust sowie seltener zur vestibulären Dysfunktion führen. Die Immuntherapie mit monoklonalen Anti-CTLA-4-Antikörpern, wie Ipilimumab oder Programmed-death-ligand/receptor-1-Inhibitoren, kann eine autoimmune Hypophysitis auslösen. Das Besondere einiger dieser modernen (immunologischen) Verfahren ist, dass für die Toxizität keine ZNS-Penetration erforderlich ist, sondern immunologische Effekte (in der Peripherie) oder (Re-)Aktivierungen von Infektionen (z. B. PML) ausreichen.

WEITERFÜHRENDE LITERATUR

Stupp R et al: Maintenance Therapy With Tumor-Treating Fields Plus Temozolomide vs Temozolomide Alone for Glioblastoma: A Randomized Clinical Trial. JAMA 314(23):2535–43, 2015

Weller M, Stupp R, Wick W: Epilepsy meets Cancer: when, why, and what to do about it? Lancet Oncol 13:e375–82, 2012

KAPITEL 50

KARZINOM MIT UNBEKANNTEM PRIMÄRTUMOR

Gauri R. Varadhachary ■ James L. Abbruzzese

Für die deutsche Auflage Ulrich Keilholz

Karzinome mit unbekanntem Primärtumor (CUP) sind histologisch gesicherte (überwiegend epitheliale) Tumorerkrankungen, deren primärer anatomischer Ursprung trotz intensiver Suche nicht identifiziert werden konnte. Mit 3–5 % aller Tumorerkrankungen ist das Karzinom mit unbekanntem Primärtumor eine der zehn häufigsten Krebserkrankungen weltweit. Die meisten Untersucher zählen Lymphome, metastasierte Melanome und metastasierte Sarkome ohne bekannten Primärtumor nicht zu den Karzinomen mit unbekanntem Primärtumor, da es für diese Tumorerkrankungen spezifische stadien- und histologiebasierte Behandlungsrichtlinien gibt.

Durch die Entwicklung ausgefeilter bildgebender, zuverlässiger immunhistochemischer (IHC) und genomischer sowie proteomischer Untersuchungsmethoden wird der Begriff „unbekannt“ immer häufiger aufgelöst. Außerdem haben die effektiven gezielten Therapien bei mehreren Krebsformen das Paradigma von einer empirischen zur individualisierten Behandlung von Karzinomen mit unbekanntem Primärtumor verschoben. Es ist nach wie vor unklar, warum Tumoren als Karzinome mit unbekanntem Primärtumor vorkommen. Eine Hypothese ist, dass sich der Primärtumor entweder nach Abschluss der Metastasierung spontan zurückbildet oder so klein bleibt, dass er nicht erkannt wird. Möglicherweise gehört das Karzinom mit unbekanntem Primärtumor zu den Tumoren, deren Primärtumor durch Abwehrmechanismen des Körpers begrenzt oder eliminiert wird. Alternativ könnten diese Karzinome durch eine spezifische maligne Transformation entstehen, die weniger die Entwicklung eines Primärtumors als die Metastasierung und das Überleben der Tumorzellen begünstigt. Es bleibt derzeit unklar, ob die Metastasen eines Karzinoms mit unbekanntem Primärtumor wirklich einen genetisch und phänotypisch distinkten Tumorklon repräsentieren.

BIOLOGIE DES KARZINOMS MIT UNBEKANNTEM PRIMÄRTUMOR

Typische Signaturen für Karzinome mit unbekanntem Primärtumor wurden nicht identifiziert. Es wurden bislang keine Charakteristika identifiziert, die Metastasen von Karzinomen mit unbekanntem Primärtumor von Metastasen bekannter Primärtumoren unterscheiden. Es wurden Veränderungen in den Chromosomen 1 und 12 und andere komplexe zytogene Veränderungen gefunden. Aneuploidie wurde bei 70 % der Patienten mit einem Karzinom mit unbekanntem Primärtumor und metastasierten Adenokarzinomen oder undifferenzierten Karzinomen beschrieben. In Karzinomen mit unbekanntem Primärtumor wurde die Überexpression unterschiedlicher Gene, wie ras, bcl-2 (40 %), her-2 (11 %) und p53 (26–53 %), untersucht, die allerdings keinen Einfluss auf Ansprechen auf Behandlung oder Überlebenszeit hat. Außerdem wurde untersucht, ob das Ausmaß der Angiogenese in Karzinomen mit unbekanntem Primärtumor im Vergleich zu Metastasen bekannter Primärtumoren unterschiedlich ist, hierbei zeigten sich jedoch keine konsistenten Unterschiede. Eine Studie mit der Sequenom(SQM)-Massenarray-Plattform an konsekutiven Patienten mit einem CUP ergab eine überraschend niedrige Gesamtmutationsrate (18 %). Mit einem Mutationspanel unter Einschluss des P13K-Signalwegs, des MEK-Signalwegs, von Rezeptoren und Downstream-Effektoren wurden keine „neuen" seltenen Mutationen gefunden. Trotzdem ist es denkbar, dass neuere Techniken zur Tiefensequenzierung bei ausgewählten Patienten konsistente Anomalien ergeben.

KLINISCHE UNTERSUCHUNG

Die initiale Evaluation hat zwei Ziele: die Suche nach dem Primärtumor anhand der pathologischen Evaluation der Metastasen und die Ermittlung des Ausmaßes der Erkrankung. Bei Patienten mit Karzinomen mit unbekanntem Primärtumor muss in jedem Fall eine sehr ausführliche Anamnese erhoben werden, wobei insbesondere auf vorherige Operationen, entfernte angeblich benigne Läsionen und die Familienanamnese zur Aufdeckung möglicher hereditärer Tumorerkrankungen geachtet werden muss. Die körperliche Untersuchung muss die digital-rektale Untersuchung bei Männern und die Untersuchung der Brustdrüse und des Beckens bei Frauen beinhalten.

Die Rolle von Tumormarkern und Zytogenetik

Die meisten Tumormarker, inkl. CEA, CA-125, CA 19-9 und CA 15-3, sind, wenn erhöht, nicht spezifisch und nicht hilfreich, um die Primärtumorlokalisation zu identifizieren. Bei Männern mit Adenokarzinomen und osteoblastischen Metastasen sollte das PSA bestimmt werden. Bei Patienten mit undifferenziertem oder schlecht differenziertem Karzinom (insbesondere mit Midline-Tumor), erhöhtem β-hCG und α-Fetoprotein besteht eine hohe Wahrscheinlichkeit für einen extragonadalen Keimzelltumor. Seitdem die Immunhistochemie zur Verfügung steht, sind zytogenetische Studien nur noch selten erforderlich.

Bildgebende Verfahren

Bei fehlenden Kontraindikationen ist eine Ausgangs-CT mit Kontrastmittel von Thorax, Abdomen und Becken der Standard. Sie erlauben gleichzeitig die Beurteilung des Ausmaßes der Erkrankung sowie die Identifikation von Läsionen, bei denen eine Biopsie möglich ist. Ältere Studien zeigten, dass bei ungefähr 20–35 % der Patienten durch ein CT des Abdomens und Beckens ein Primärtumor gefunden wird, allerdings gehört heute zur Definition eines Patienten mit einem Karzinom mit unbekanntem Primärtumor dazu, dass der Primärtumor nicht durch CT-Untersuchungen identifiziert wurde. Aus diesen Studien ergab sich eine Prävalenz von 20 % für latente Primärtumoren, die durch weitere detaillierte Bildgebung inzwischen auf ≤ 5 % reduziert wurde.

Bei allen Frauen, die mit einem metastasierten Adenokarzinom auffällig werden, sollte eine Mammografie und bei unklarem oder negativem Befund evtl. ergänzend eine Sonografie oder MRT der Brust durchgeführt werden, insbesondere bei einem Adenokarzinom in axillären Lymphknoten. Die Ergebnisse dieser Bildgebung beeinflussen die Entscheidung zum chirurgischen Vorgehen, da bei negativem MRT der Brust die Wahrscheinlichkeit der Erkennung eines Tumors in einem Mastektomiepräparat sehr gering ist.

Bei Plattenepithelkarzinom und zervikalem CUP (Lymphknotenbefall ohne bekannten Primärtumor) beinhaltet die Diagnostik neben der CT- oder MRT-Untersuchung der Kopf-Hals-Region eine umfassende invasive Diagnostik, die eine indirekte und direkte Laryngoskopie, Bronchoskopie und Ösophagogastroskopie beinhaltet. Einseitige oder beidseitige Tonsillektomie mit ausführlicher histologischer Untersuchung wird für Patienten mit zervikalem Karzinom mit unbekanntem Primärtumor empfohlen, vor allem wenn das Karzinom oberhalb der für Magen und Ösophaguskarzinome typischen supraklavikulären Lokalisation liegt. Die Fluorodesoxyglukose-Positronen-Emissionstomografie (FDG-PET) ist bei Patienten mit zervikalem CUP ergänzend sinnvoll, um die günstigsten Lokalisationen für eine Biopsie, das präoperative Ausmaß der Erkrankung und die Planung einer möglichen Bestrahlung zu determinieren. Ein kleineres Bestrahlungsfeld, das den Primärtumor (sofern ermittelt) und die Lymphknotenmetastasen erfasst, senkt die Gefahr späterer Toxizität, insbesondere schwerer chronischer Xerostomie. Mehrere Studien haben die Bedeutung des PET bei Patienten mit zervikalem Karzinom mit unbekanntem Primärtumor untersucht. In diesen allerdings relativ kleinen Patientenserien wurden die Primärtumoren bei 21–30 % der Patienten identifiziert.

Die Bedeutung der PET für die Untersuchung nicht zervikaler Karzinome mit unbekanntem Primärtumor wird sehr kontrovers beurteilt und PET daher nicht routinemäßig empfohlen. PET oder PET-CT können für die Planung regionaler Therapieverfahren, insbesondere einer chirurgischen Resektion von Metastasen oder einer Bestrahlung, hilfreich sein, da die Präsenz weiterer Krankheitsmanifestationen sowohl die chirurgische Strategie als auch die Strahlentherapie beeinflusst.

Invasive Untersuchungen wie Gastroösophagoskopie, Koloskopie und Bronchoskopie sollten bei Patienten durchgeführt werden, bei denen Laboruntersuchungen oder histologische Besonderheiten (insbesondere Zytokeratinmuster) nahelegen, dass diese Untersuchungen wahrscheinlich zur Diagnose führen.

HISTOPATHOLOGISCHE DIAGNOSE DES KARZINOMS MIT UNBEKANNTEM PRIMÄRTUMOR

Die Basis der Diagnostik des Karzinoms mit unbekanntem Primärtumor ist eine detaillierte pathologische Untersuchung des durch Biopsie gewonnen Gewebes. Typischerweise beinhaltet sie Hämatoxylin- und Eosinfärbungen und immunhistologische Analysen. Elektronenmikroskopie und Zytogenetik sind nur selten von Nutzen.

Lichtmikroskopische Untersuchung

Eine ausreichende Gewebeprobe, die vorzugsweise mittels Exzisions- oder Stanzbiopsie (statt Feinnadelaspiration) gewonnen wurde, wird mit Hämatoxylin und Eosin gefärbt und lichtmikroskopisch untersucht. Dabei werden 60–65 % der Karzinome mit unbekanntem Primärtumor als Adenokarzinom und 5 % als Plattenepithelkarzinom identifiziert. Die übrigen 30–35 % sind schlecht differenzierte Adenokarzinome, schlecht differenzierte Karzinome oder undifferenzierte Neoplasien. In einem kleinen Prozentsatz der Biopsien ergeben sich neuroendokrine Karzinome (2 %), gemischte Tumoren (adenosquamöse oder sarkomatoide Karzinome) oder undifferenzierte Neoplasien (Tab. 50-1).

Tabelle 50-1

HÄUFIGE HISTOLOGIEN BEIM KARZINOM MIT UNBEKANNTEM PRIMÄRTUMOR

Histologie	Anteil, %
Gut bis mäßig differenziertes Adenokarzinom	60
Plattenepithelkarzinom	5
Schlecht differenziertes Adenokarzinom oder undifferenziertes Karzinom	30
Neuroendokrines Karzinom	2
Undifferenzierte Neoplasie	3

Immunhistologie

Die Zahl der verfügbaren immunhistologischen Analysen nimmt stetig zu. Es werden Peroxidase-gekoppelte Antikörper verwendet, die gegen spezifische Tumorantigene gerichtet sind. Allerdings ist beim Karzinom mit unbekanntem Primärtumor eine unselektive Auswahl der immunhistologischen Färbungen nicht sinnvoll, diese müssen im Zusammenhang mit der klinischen Präsentation und dem Ergebnis der bildgebenden Verfahren stehen, um die beste Behandlung zu planen. Daher ist eine enge Kommunikation zwischen Kliniker und Pathologen essenziell. Es gibt keine zu 100 % spezifische Färbung und eine Überinterpretation muss vermieden werden. PSA und Thyreoglobulin gehören zu den spezifischen Markern und zeigen, wenn sie positiv sind, ein Prostatakarzinom oder Schilddrüsenkarzinom an. Dennoch ist der Beitrag dieser Färbungen gering, da das Prostatakarzinom und das Schilddrüsenkarzinom sehr selten als Karzinom mit unbekanntem Primärtumor auftauchen. Abbildung 50-1 zeigt einen einfachen Algorithmus für die immunhistologischen Untersuchungen bei Patienten mit Karzinom mit unbekanntem Primärtumor. Tabelle 50-2 listet zusätzliche Untersuchungen, die nützlich sein können, um die Organzugehörigkeit besser zu definieren. Eine umfassendere Diagnostik kann zwar die diagnostische Sicherheit erhöhen, allerdings die Untersuchung auch sehr komplex gestalten. Durch die Verfügbarkeit immunhistologischer Untersuchungen ist die aufwändige Elektronenmikroskopie heute praktisch nicht mehr notwendig.

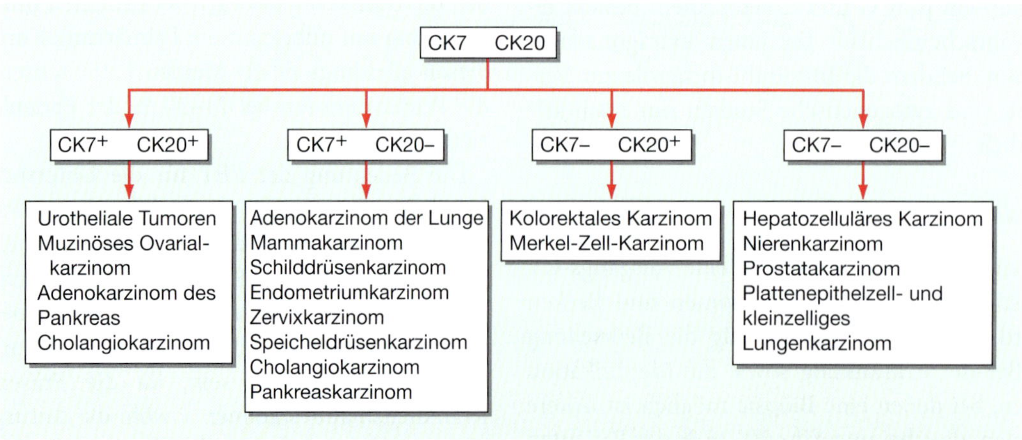

Abbildung 50-1 **Zytokeratinmarker, insbesondere CK7 und CK20 beim Karzinom mit unbekanntem Primärtumor.**

Tabelle 50-2

AUSGEWÄHLTE IMMUNHISTOCHEMISCHE FÄRBUNGEN, DIE BEI DER DIAGNOSE DES KARZINOMS MIT UNBEKANNTEM PRIMÄRTUMOR VON NUTZEN SIND

Vermutetes Primärprofil	Häufige bei der Diagnose des Karzinoms mit unbekanntem Primärtumor eingesetzte immunhistochemische Verfahren[a]
Mamma	Östrogenrezeptor (ER), Gross Cystic Disease Fibrous Protein-15 (GCDFP-15), Mammaglobin, HER2/neu
Ovar/Müllerscher Mischtumor	Östrogenrezeptor (ER), Wilms-Tumorgen (WT-1), CK7, PAX8, PAX2
Bronchiales Adenokarzinom	Thyroid Transcription Factor (TTF-1; Kernfärbung), Napsin A, Surfactant Protein A precursor (SP-A1)
Keimzelltumor	β-hCG, AFP, OCT3/4, CKIT, CD30 (embryonal), SALL4
Prostata	PSA, α-Methylacyl-CoA-Racemase/P504S (AMACR/P504S), P501S (Prostein) und prostataspezifisches Membranantigen (PSMA)
Gastrointestinal	CK7, CK20, CDX-2, karzinoembryonales Antigen (CEA)
Neuroendokrin	Chromogranin, Synaptophysin, CD56
Sarkom	Desmin (Desmoidtumoren), Factor VIII (Angiosarkome), CD31, Smooth Muscle Actin (Leiomyosarkom), MyoD1 (Rhabdomyosarkom)
Renal	RCC, CD10, PAX8
Hepatozelluläres Karzinom	Heppar-1, Arginase-1 (Arg-1), TTF-1 (granuläre Zytoplasmafärbung)
Melanom	S100, Vimentin, HMB-45, Tyrosinase und Melan-A
Urothel	CK7, CK20, Thrombomodulin
Mesotheliom	Calretinin, WT-1
Lymphom	Leukocyte Common Antigen (LCA), CD3, CD4, CD5, CD20, CD45
Plattenepithelkarzinom	p63, p40 (Plattenepithelkarzinom der Lunge), CK5/6 (SCC)

[a] Muster der Koexpression identifizieren den möglichen Primärtumor besser als Einzelanfärbungen. Selbst bei Optimierung ist kein immunhistochemisches Panel 100 % sensitiv oder spezifisch (z. B. kann das muzinöse Ovarialkarzinom positiv mit gastrointestinalen Markern anfärben).

Abkürzungen: AFP = α-Fetoprotein; β-hCG = β humanes Choriongonadotropin; CUP = Carcinoma of Unknown Primary; PSA = prostataspezifisches Antigen.

Es gibt mehr als 20 Subtypen des Cytokeratin(CK)-intermediären Filaments mit unterschiedlichem Molekulargewicht und Expression in unterschiedlichen Zelltypen und Tumoren. Daher sind molekulare Antikörper für spezifische CK-Sybtypen zur Einteilung von Tumoren entsprechend ihrer wahrscheinlichen Ursprungslokalisation hilfreich. Am häufigsten werden beim Adenokarzinom CK7- und CK20-Färbungen benutzt. CK7 wird bei Tumoren der Lunge, Ovarien, Endometrium und der Brust gefunden und nicht bei Tumoren des unteren GI-Traktes, während CK20 üblicherweise im gastrointestinalen Epithel exprimiert ist, im Epithel der ableitenden Harnwege und in Merkel-Zellen. Zusätzlich wird für die Klärung gastrointestinaler Adenokarzinome eine Färbung für den nukleären CDX-2-Transkriptionsfaktor durchgeführt, der das Produkt eines Homöoboxgens ist, das für die intestinale Organogenese essenziell ist.

Die nukleäre Färbung auf den thyreoidalen Transkriptionsfaktor 1 (TTF-1) ist typischerweise beim Lungenkarzinom und beim Schilddrüsenkarzinom positiv. Ungefähr 68 % der Adenokarzinome und 25 % der Plattenepithelkarzinome der Lunge sind TTF-1-positiv. Daher kann TTF-1 zur Differenzierung metastasierter Adenokarzinome in Pleuraergüssen, im Mediastinum sowie bei primären Lungentumoren oder metastasierten Adenokarzinomen im Lungenparenchym hilfreich sein.

Das Gross Cystic Disease Fibrous Protein-15, ein 15-kDa monomeres Protein, dient als Marker für die apokrine Differenzierung und wird in 62–72 % der Mammakarzinome exprimiert. UROIII, ein hoch molekulares Cytokeratin, Thrombomodulin und CK20 sind Marker zur Diagnostik urothelialer Neoplasien.

Die besten Ergebnisse erbringt die Immunhistochemie, wenn für bestimmte Profile typische Gruppen eingesetzt werden, wie die Phänotypen TTF-1/CK7+ und CK20+/CDX-2+/CK7–, die einen hohen Verdacht auf Krebserkrankungen der Lunge bzw. des Gastrointestinaltrakts bedeuten, obwohl die Validität dieser Muster nicht prospektiv in Abwesenheit eines Primärtumors überprüft wurde. Auch die Immunhistochemie unterliegt gewissen Einschränkungen; mehrere Faktoren beeinflussen die Antigenität des Gewebes (Antigenerkennung, Probenverarbeitung und -fixierung), die Interpretation der Tumorfärbungen (nukleär, zytoplasmatisch, membranös) im Vergleich zur Anfärbung von normalem Gewebe, die Inter- und Intrauntersucher-Variabilität und die Heterogenität der Gewebe (zu kleine Proben). Die Kommunikation mit dem Pathologen ist wichtig, um zu klären, ob zusätzliches Gewebe die pathologische Evaluation erleichtert.

DNS-MICROARRAY UND REVERSE TRANSKRIPTASE-POLYMERASE-KETTEN-REAKTION (RT-PCR) BEIM KARZINOM MIT UNBEKANNTEM PRIMÄRTUMOR

Ohne bekannten Primärtumor ist es häufig schwierig, therapeutische Strategien für ein CUP zu entwickeln. Derzeit beträgt die diagnostische Trefferrate mittels bildgebender Verfahren und Immunhistochemie etwa 20–30 %. Genexpressionsuntersuchungen versprechen eine erhebliche Erhöhung der diagnostischen Effizienz. Am häufigsten werden Genexpressionsprofile mittels quantitativer RT-PCR oder DNS-Microarray generiert.

Zur Entwicklung prädiktiver Algorithmen und zur Auswertung der Genexpressionsprofile dienen neuronale Netzwerkprogramme. Typischerweise werden genetische

Profile bekannter Karzinome (bevorzugt aus Metastasen) benutzt, um die Programme zu trainieren. Die Programme können dann angewandt werden, um die Herkunft eines Tumors vorherzusagen und möglicherweise ein echtes Karzinom mit unbekanntem Primärtumor zu definieren. Genexpressionsdatenbanken sind für häufige Tumorerkrankungen verfügbar und können für das Karzinom mit unbekanntem Primärtumor nützlich sein. Diese Ansätze wurden durch Testung bekannter Primärtumoren und deren Metastasen entwickelt.

Mehrere mRNS- oder mikroRNS-basierte Profiling-Assays zur Erkennung des Ursprungsgewebes wurden in prospektiven und retrospektiven Studien beim Karzinom mit unbekanntem Primärtumor untersucht. Dabei wurde meistens die Qualität der Tests ermittelt, obwohl das Problem beim Validieren der Präzision eines Assays für Karzinome mit unbekanntem Primärtumor per definitionem darin besteht, dass die primäre Krebsdiagnose nicht gestellt werden kann. Daher stützen sich die derzeitigen Schätzungen der Präzision der Gewebezuordnung auf indirekte Werte, wie den Vergleich mit der Immunhistochemie, das klinische Bild und die Situation latenter Primärtumoren. Bezogen darauf, schlagen die Assays bei etwa 70 % der untersuchten Patienten plausibel einen Primärtumor vor. Es gibt nur eine einzige Behandlungsstudie, die einarmig angelegt war und bei Patienten, die eine auf die Gewebezuordnung ausgerichtete Therapie erhalten hatten, ein medianes Überleben von 12,5 Monaten ermittelte. Diese Studie erlaubt keine verbindlichen Rückschlüsse auf die Effekte der Therapie, da sie nicht randomisiert ist, statistische Fehlerquellen aufweist und zusätzliche Variablen, wie eine nachfolgende empirische Therapie, enthält. Weiter erschwerend kommt die Heterogenität der Karzinome mit unbekanntem Primärtumor hinzu. Es sind weitere Studien erforderlich, um die Effizienz und Präzision der Profiling-Instrumente für die Organzuordnung, ihren Beitrag zusätzlich zur Immunhistochemie und die Bedeutung für eine Behandlung besser zu verstehen.

Behandlung
KARZINOM MIT UNBEKANNTEM PRIMÄRTUMOR

ALLGEMEINE ÜBERLEGUNGEN Behandlungsrichtlinien für das Karzinom mit unbekanntem Primärtumor entwickeln sich langsam. Die mediane Überlebenszeit der Patienten mit dissiminiertem Karzinom mit unbekanntem Primärtumor beträgt 6–10 Monate. Bei den meisten Patienten mit disseminierter Erkrankung ist die systemische Chemotherapie die primäre Behandlungsmodalität, aber die überlegte Integration von Operationen, Strahlentherapie und auch Zeiten abwartenden Verhaltens sind für die Behandlung dieser Erkrankung wichtig **(Abb. 50-2 und Abb. 50-3)**. Prognostische Faktoren sind der Allgemeinzustand, die Lokalisation und Zahl der Metastasen, das Ansprechen auf die Chemotherapie und der Serum-LDH-Spiegel. Culine und Kollegen haben ein prognostisches Modell entwickelt, welches mittels Allgemeinzustand und Serum-LDH die Einteilung der Patienten in zwei Subgruppen mit unterschiedlicher Prognose ermöglicht. Dieses Modell muss allerdings noch durch prospektive Studien bestätigt werden. Klinisch gehören Karzinome mit unbekanntem Primärtumor häufig zu prognostisch günstigen Subgruppen, allerdings haben Karzinome mit unbekanntem Primärtumor und disseminierter Erkrankung, die zu keiner Untergruppe passen, häufig eine ungünstige Prognose.

BEHANDLUNG GÜNSTIGER SUBGRUPPEN DES KARZINOMS MIT UNBEKANNTEM PRIMÄRTUMOR

Frauen mit isolierter axillärer Adenopathie Frauen mit isolierter axillärer Adenopathie durch ein Adenokarzinom oder undifferenziertes Karzinom werden analog zu den Patientinnen mit Mammakarzinom im Stadium II oder III behandelt. Bei diesen Patientinnen sollte eine MRT der Brust durchgeführt werden, sofern Mammografie und Ultraschalluntersuchungen negativ sind. Bei positivem MRT ist eine Strahlentherapie der ipsilateralen Brust indiziert. Zusätzliche Chemotherapie oder hormonelle Therapie werden durch das Alter der Patientin sowie den Menopausenstatus, die Größe der Lymphknotenmetastasen und den Hormonrezeptorstatus indiziert **(Kap. 39)**. Vor der Therapieentscheidung muss eine pathologische Typisierung wie beim Mammakarzinom vorliegen (Morphologie, immunhistochemische Mammamarker, wie Östrogenrezeptor, Mammoglobin, GCDFP-15, HER2-Status).

Frauen mit Peritonealkarzinose Zur Beschreibung des Karzinoms mit unbekanntem Primärtumor und peritonealer Karzinose wurde der Terminus *primäre peritoneale papilläre seröse Karzinose* (PPSC) definiert. Bei diesen Fällen sind die pathologischen und Laborcharakteristika (erhöhtes CA-125-Antigen) wegweisend für ein Ovarialkarzinom, aber es wurde kein Ovarialkarzinom durch Sonografie und Histologie der Ovarien identifiziert. Die Genexpressionsprofile von Ovarialkarzinomen und PPSC, die beide von den Müller-Gängen ausgehen, sind sehr ähnlich. Analog zu dem Vorgehen beim Ovarialkarzinom werden beim PPSC möglichst optimale Debulking-Operationen durchgeführt, gefolgt von ergänzender oder adjuvanter Behandlung mit Taxanen und Platinsalzen. In einer retrospektiven Untersuchung von 258 Frauen mit Peritonealkarzinose, bei denen Debulking-Operationen und Chemotherapie

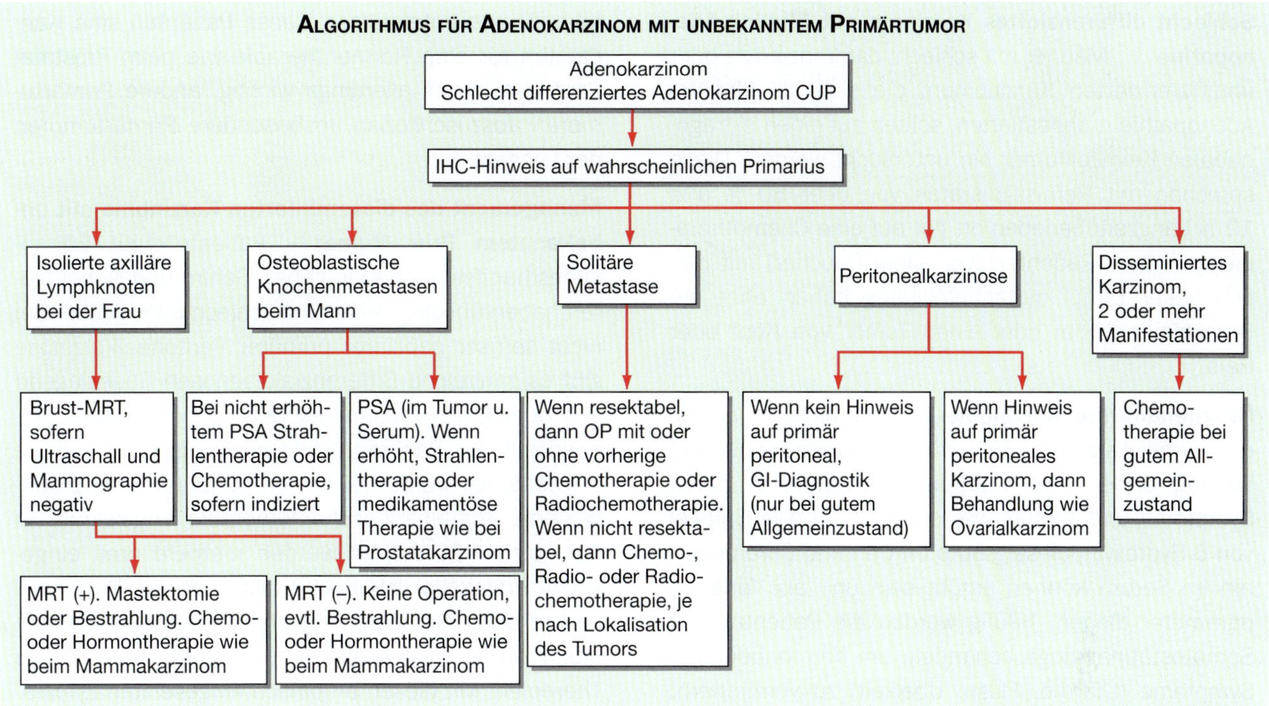

Abbildung 50-2 **Behandlungsalgorithmus für das Adenokarzinom und das schlecht differenzierte Adenokarzinom mit unbekanntem Primärtumor.** IHC = Immunohistochemie; GI = gastrointestinal; MRT = Magnetresonanztomografie; PSA = prostataspezifisches Antigen.

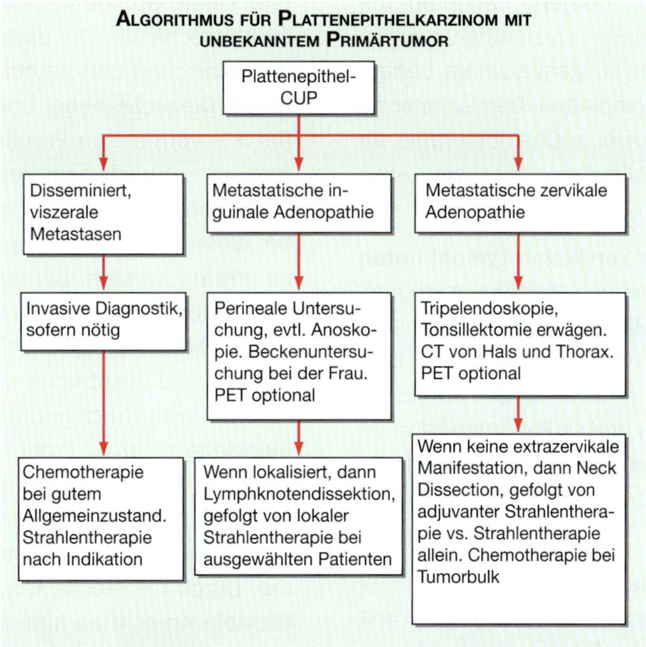

Abbildung 50-3 **Behandlungsalgorithmus für Plattenepithelkarzinome mit unbekanntem Primärtumor.** CT = Computertomografie; PET = Positronen-Emissionstomografie; RT = Radiotherapie.

durchgeführt wurden, hatten 22 % eine komplette Remission nach Chemotherapie und das mediane Überleben betrug 18 Monate (Konfidenzintervall 11–24 Monate). Nicht alle Peritonealkarzinosen bei Frauen beruhen jedoch auf einer PPSC. Bei sorgfältiger pathologischer Untersuchung finden sich häufiger auch Hinweise auf ein Kolonkarzinom (CDX-2$^+$, CK-20$^+$, CK7$^-$), ein pankreatikobiliäres Karzinom oder sogar ein falsch markiertes peritoneales Mesotheliom (Calretinin-positiv).

Schlecht differenziertes Karzinom mit Midline-Adenopathie Männer mit schlecht differenzierten oder undifferenzierten Karzinomen, die sich als Midline-Adenopathie manifestierten, sollten auf einen extragonadalen Keimzelltumor hin untersucht werden. Diese sprechen mit Remissionsraten von über 50 % und 10 % Langzeitüberleben oft gut auf eine Chemotherapie an. Ältere Patienten (vor allem Raucher) mit mediastinaler Lymphknotenbeteiligung haben eher ein Bronchialkarzinom oder einen Tumor von Kopf oder Hals.

Neuroendokrine Karzinome Differenzierte neuroendokrine Karzinome haben häufig einen indolenten Verlauf, daher sind Therapieentscheidungen durch Symptome und Tumorgröße determiniert. Die Spiegel von 5-Hydroxyindolessigsäure im Urin und Chromogranin im Serum können erhöht sein und als Verlaufsparameter dienen. Häufig werden die Patienten mit Somatostatinanaloga behandelt, um hormonbedingte Symptome (Diarrhö, Flush, Übelkeit) zu vermindern. Spezifische regionale oder systemische Behandlungsmodalitäten sind nur bei Patienten mit Schmerzen aufgrund signifikanter Progression oder hormonbedingter Symptome, die durch endokrine Behandlung nicht kontrolliert werden können, indiziert. Patienten mit hochmalignen neuroendokrinen Karzinomen werden wie solche mit kleinzelligem Lungenkarzinom behandelt, sprechen mit einer kompletten Remissionsrate von 20–25 % relativ gut auf eine Chemotherapie an und haben eine 5-Jahres-Überlebensrate von etwa 10 %.

Plattenepithelkarzinom der zervikalen Lymphknoten Patienten mit frühen Stadien von Plattenepithelkarzinomen mit Befall der zervikalen Lymphknoten sind Kandidaten für Neck Dissection und Strahlentherapie, wodurch Langzeitüberleben erreicht werden kann. Die Rolle der Chemotherapie bei diesen Patienten ist nicht definiert, aber durch Chemoradiotherapie oder Induktionstherapie können im N2/N3-Stadium gute Ergebnisse erzielt werden.

Solitäre Metastase Patienten mit solitärer Metastase haben eine gute Prognose. Einige Patienten mit lokoregional fortgeschrittenen Erkrankungen können durch aggressive multimodale Behandlung ebenfalls lange erkrankungsfreie Intervalle und gelegentlich Heilungen erreichen.

Männer mit osteoblastischen Knochenmetastasen und erhöhtem PSA Isolierte osteoblastische Knochenmetastasen sind selten. In diesen Fällen kann ein erhöhtes Serum-PSA oder der Nachweis von PSA im Tumorgewebe die Verdachtsdiagnose eines Prostatakarzinoms unterstützen. Diese Patienten sind Kandidaten für eine Hormontherapie wie beim Prostatakarzinom, es ist allerdings wichtig, andere Primärtumoren auszuschließen, insbesondere Primärtumoren der Lungen.

Management des disseminierten Karzinoms mit unbekanntem Primärtumor Patienten mit Erkrankungsmanifestationen in Leber, Gehirn und Nebennieren haben üblicherweise eine schlechte Prognose. Bei nicht seröser papillärer primärer Peritonealkarzinose gibt es zahlreiche Differenzialdiagnosen überwiegend aus dem gastrointestinalen Bereich, wie Magen, Appendix, Kolon, Pankreas und Gallenwegen.

Traditionell wurde bei diesen Patienten eine platinbasierte Kombinationschemotherapie angewandt. In den letzten 20 Jahren wurden mehrere breit eingesetzte Protokolle untersucht; dazu gehören Paclitaxel-Carboplatin, Gemcitabin-Cisplatin, Gemcitabin-Oxaliplatin sowie Irinotecan- und Fluoropyrimidin-haltige Therapien. Mit diesen empirisch eingesetzten Zytostatika-Kombinationen wurden Ansprechraten von 25–40 % und mediane Überlebenszeiten von 6–13 Monaten erreicht.

Abgesehen von den günstigen Untergruppen gibt es eine kleine Gruppe von Patienten mit „definitiver" Immunhistochemie. Bei diesen Patienten liegt aufgrund des klinischen und pathologischen Bildes eine spezifische Diagnose nahe, und sie werden oft spezifisch für den vermuteten Primärtumor behandelt. Dies garantiert natürlich kein Ansprechen, erhöht aber die Wahrscheinlichkeit dafür, sofern Substanzen aus einer bei diesem Tumor bekanntermaßen wirksamen Gruppe gewählt werden. Bei Patienten, die in keine dieser Kategorien fallen, werden breit wirksame platinhaltige Chemotherapieprotokolle eingesetzt oder klinische Studien und zusätzliche studienbasierte Genom- und Proteomtests durchgeführt. Auch heute noch gibt es einerseits mehrere Profile von Karzinomen mit unbekanntem Primärtumor, für die keine effektiven Substanzen zur Verfügung stehen, und andererseits überschneiden sich die Behandlungen mancher Karzinome. Durch die rasche Entwicklung neuer Substanzen für viele Krebsarten nimmt die Bedeutung der korrekten Zuordnung des Ursprungsgewebes und der molekularen Eigenschaften eines Tumors immer weiter zu und eine selektivere Behandlung wird häufiger möglich.

ZUSAMMENFASSUNG

Bei Karzinomen mit unbekanntem Primärtumor sollte die Diagnostik zielgerichtet anhand der klinischen und pathologischen Daten erfolgen. Ein Teil der Patienten, die durch klinische oder histologische Kriterien definiert sind, haben eine günstigere Prognose und können nach intensiver Behandlung lange Überlebenszeiten erreichen. Bei den meisten Patienten mit fortgeschrittenem Karzinom mit unbekanntem Primärtumor ist die Prognose jedoch weiterhin schlecht und das Ansprechen auf zytostatische Behandlung gering. Inzwischen sind Studien zur empirischen Chemotherapie in den Hintergrund getreten und die Aufmerksamkeit richtet sich auf das Verständnis des Metastasenphänotyps, das Profiling des Karzinoms mit unbekanntem Primärtumor und die Evaluation der molekularen Angriffspunkte bei den betroffenen Patienten.

KAPITEL 51

SCHILDDRÜSENKREBS

J. Larry Jameson ■ Susan J. Mandel ■ Anthony P. Weetman

Für die deutsche Ausgabe Georg Brabant

Zugang zum Patienten SCHILDDRÜSENKNOTEN

Tastbare Knoten werden bei ungefähr 5 % der Erwachsenen gefunden. Weltweit finden sich allerdings große Unterschiede in der Häufigkeit. In Deutschland ist jeder 3.–5. Erwachsene betroffen. Bei dieser hohen Prävalenz ist ein Schilddrüsenknoten für den Allgemeinarzt ein bei der körperlichen Untersuchung häufiger Befund und ein häufiger Zufallsbefund in der Bildgebung aus anderer Indikation (z. B. Ultraschall der A. carotis, MRT der Halswirbelsäule). Das Hauptziel einer Abklärung besteht darin, kostensparend die kleine Gruppe der Patienten mit Malignomen zu erkennen.

Wie oben beschrieben, kommen Knoten häufiger in Iodmangelgebieten, bei Frauen und mit zunehmendem Alter vor. Die meisten tastbaren Knoten haben einen Durchmesser > 1 cm, wobei die Tastbarkeit eines Knotens von seiner Lage innerhalb der Drüse (oberflächlich oder tief eingebettet), der Anatomie des Halses des Patienten und der Erfahrung des Untersuchers bestimmt wird. Empfindlichere Nachweisverfahren wie die Ultraschalluntersuchung der Schilddrüse und Autopsiestudien weisen in mehr als 50 % der Schilddrüsen von Patienten über 50 Jahre Knoten nach. Die hohe Frequenz dieser Befunde, so genannte Inzidentalome hat zu breiten Diskussionen über deren Nachweis und weitere Abklärung geführt. Die meisten Experten in den USA verlassen sich noch auf die körperliche Untersuchung und behalten sich die Ultraschalluntersuchung zur Verlaufskontrolle und als Hilfsmittel zur Feinnadelpunktion vor, während in Deutschland die Schilddrüsensonografie in der Hand des Arztes zur Routine gehört.

Ein Vorschlag zur Abklärung eines solitären Knotens ist in **Abbildung 51-1** dargestellt. Die meisten Patienten mit Schilddrüsenknoten haben normale Schilddrüsenfunktionswerte. Trotzdem sollte die Schilddrüsenfunktion anhand der TSH-Messung beurteilt werden, die bei einem oder mehreren funktionell autonomen Knoten supprimiert sein kann. Sofern TSH supprimiert ist, ist eine Schilddrüsenszintigrafie angezeigt, um zu klären, ob der Knoten „heiß" ist, da Läsionen mit einem erhöhten Uptake fast niemals bösartig sind und in diesem Falle eine Feinnadelbiopsie unnötig und wegen der häufigen diagnostischen Problematik in der zytologischen Diagnose eines follikulären Adenoms auch nicht eindeutig ist. Andernfalls erfolgt als nächster Schritt der Abklärung eine Schilddrüsensonografie, welche in Deutschland zumeist schon initial durchgeführt wird. Die wichtigsten diagnostischen Vorteile der Sonografie sind: (1) Der Ultraschall zeigt, ob der tastbare Knoten tatsächlich ein Knoten ist. Etwa 15 % der „tastbaren" Knoten werden sonografisch nicht bestätigt und müssen dann auch nicht weiter abgeklärt werden. (2) Der Ultraschall deckt weitere nicht tastbare Knoten auf, bei denen aufgrund der Eigenschaften in der Bildgebung und der Größe eine FNA (Feinnadelaspiration) ratsam sein kann. (3) Der Ultraschall zeigt bestimmte Eigenschaften des Knotens, die in

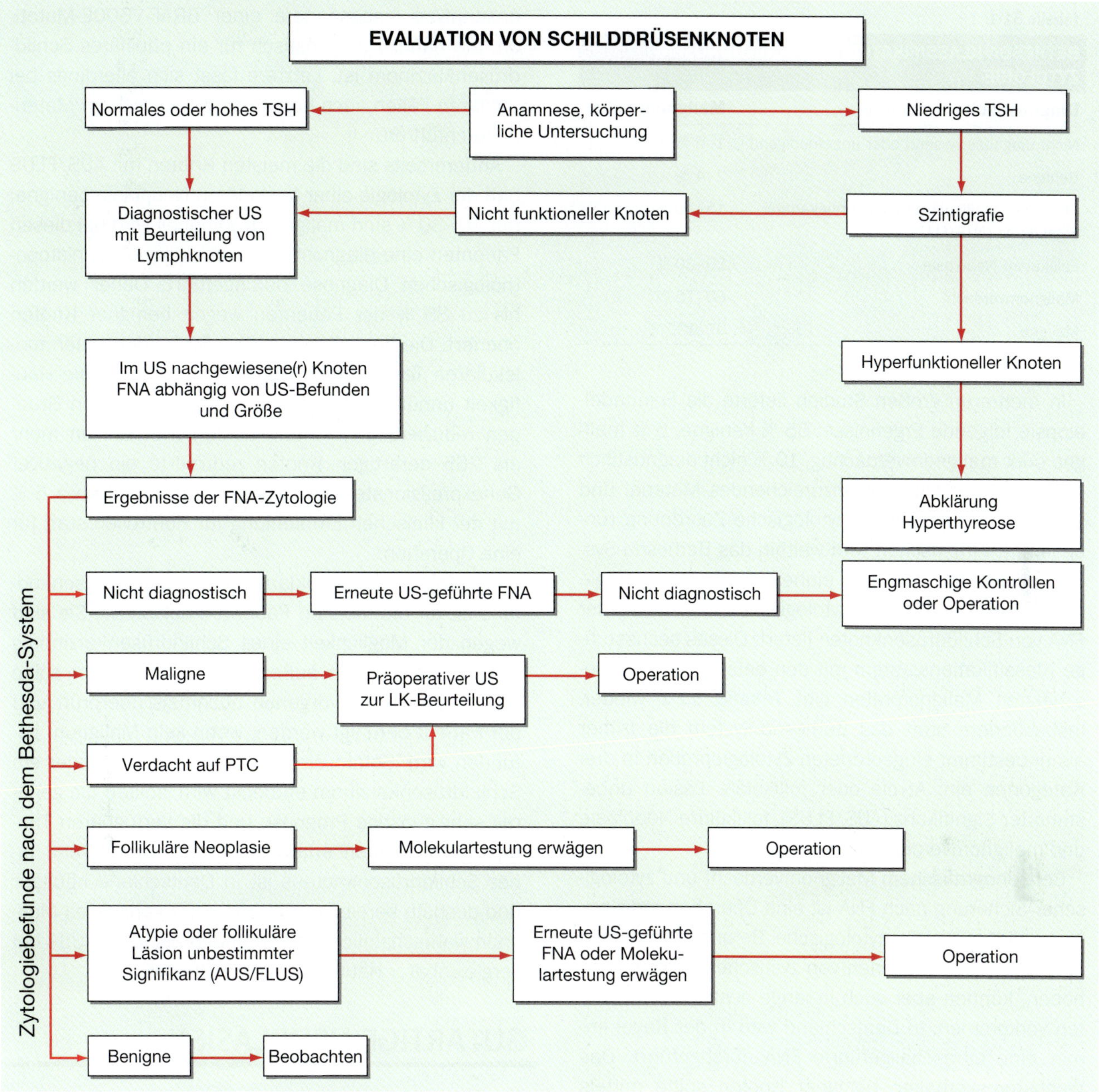

Abbildung 51-1 Vorgehen bei Patienten mit einem Schilddrüsenknoten. Zu Einzelheiten und Verweisen siehe Text. * Ungefähr ein Drittel der Knoten sind zystisch oder gemischt solide-zystisch. FNA = Feinnadelaspiration; LK = Lymphknoten; PTC = papilläres Schilddrüsenkarzinom; TSH = Thyreoidea stimulierendes Hormon; US = Ultraschall.

Kombination mit der Knotengröße die Entscheidung über eine FNA erleichtern. In Deutschland kommt wegen der hohen Knotenprävalenz und des größeren Anteils benigner Knotenbildungen der Schilddrüsenszintigrafie in der differenzierten Abklärung ein höherer Stellenwert zu als in den USA.

Die evidenzbasierten Leitlinien der American Thyroid Association und der American Association of Clinical Endocrinologists geben anhand sonografischer Befunde und Grenzwerte der Knotengröße Empfehlungen für die FNA von Schilddrüsenknoten, wobei die Grenzwerte in der Knotengröße bei im Ultraschall verdächtigen Läsionen geringer ausfallen. Die FNA, die am besten ultraschallgesteuert erfolgt, besitzt eine gute Sensitivität und Spezifität, sofern sie von erfahrenen Ärzten durchgeführt wird und die Ergebnisse von ebenso erfahrenen Zytopathologen ausgewertet werden. Besonders gut eignet sich diese Technik zum Nachweis des papillären Schilddrüsenkarzinoms. Die Unterscheidung zwischen benignen und malignen follikulären Läsionen ist jedoch oft allein anhand der Zytologie nicht möglich.

Tabelle 51-1

BETHESDA-KLASSIFIKATION DER SCHILDDRÜSEN-ZYTOLOGIE

Diagnostische Kategorie	Malignomrisiko
Nicht diagnoseweisend oder unbefriedigend	1–5 %
Benigne	2–4 %
Atypie oder follikuläre Läsion unbekannter Signifikanz (AUS/FLUS)	15–20 %
Follikuläre Neoplasie	20–30 %
Malignomverdacht	60–75 %
Maligne	97–100 %

In mehreren großen Studien lieferte die Feinnadelbiopsie folgende Ergebnisse: 65 % benigne, 5 % maligne oder malignomverdächtig, 10 % nicht diagnostisch oder für eine Diagnose unzureichendes Material und 20 % ohne ausreichend zytologische Zuordnung (unbestimmt). Inzwischen wird weithin das Bethesda-System eingesetzt, das eine einheitlichere Terminologie für die Beschreibung der zytologischen Ergebnisse der FNA von Schilddrüsenknoten liefert. Dieses sechsstufige Klassifikationssystem mit den entsprechenden geschätzten Malignomraten gibt **Tabelle 51-1** wieder. Insbesondere stuft das Bethesda-System die früher als unbestimmt eingeordneten Zytologieproben in drei Kategorien ein: Atypie oder follikuläre Läsion unbestimmter Signifikanz (AUS/FLUS), follikuläre Neoplasie und malignomverdächtig.

Bei sonografischem Malignomverdacht und zytologischer Sicherung nach FNA ist eine Operation indiziert. Nicht diagnostische zytologische Befunde werden in der Regel bei Punktionen von zystischen Läsionen erhoben, können aber auch in lange bestehenden Knoten vorkommen. In Deutschland wird in der Regel immer eine ultraschallgeführte FNA durchgeführt. Das Wachstumsverhalten benigner Knoten sollte mittels Ultraschall überwacht werden und bei einer Vergrößerung sollte eine erneute FNA erwogen werden. Da die Gabe von Levothyroxin zur Suppression der Serumspiegel von TSH die Knoten in Populationen ohne Iodmangel nicht verkleinert, sollte sie unterbleiben.

Die drei neuen zytologischen Klassifikationen, die mit dem Bethesda-System eingeführt wurden, gehen mit einem unterschiedlichen Malignomrisiko einher **(Tab. 51-1)**. Bei Malignom-verdächtigen Knoten dieser Intermediärgruppe wird in Kenntnis des sonomorphologischen Befundes, der immer auch die Beurteilung der Halslymphknoten einschließt, eine operative Sanierung empfohlen. Mit dem Patienten besprochen werden müssen (1) eine Lobektomie mit intraoperativer Schnellschnittuntersuchung, (2) eine totale (oder nahezu totale) Thyreoidektomie und (3) eine Mutationsanalyse insbesondere einer BRAF-V600E-Mutation, die nahezu diagnostisch für ein papilläres Schilddrüsenkarzinom ist. Letztere lässt sich allerdings bei unklaren Fällen auch bereits an zytologischem Material durchführen.

Andererseits sind die meisten Knoten mit AUS/FLUS und der Zytologie einer follikulären Neoplasie benigne; nur 10–30 % sind maligne. Traditionell wird bei diesen Patienten eine diagnostische Lobektomie zur histopathologischen Diagnose durchgeführt. Daher werden bis zu 85 % der Patienten wegen benigner Knoten operiert. Die hohe Sensitivität (~90 %) der neuen molekularen Tests mittels Gen-Profiling könnte die Häufigkeit unnötiger Operationen in diesen beiden Gruppen reduzieren. In einer Multicenter-Studie an mehr als 265 derartigen Knoten reduzierte ein negativer Genexpressionstest das Malignomrisiko auf etwa 6 % mit der klinischen Empfehlung für Kontrollen statt für eine Operation.

Die diagnostische Abklärung eines Schilddrüsenknotens ist für die meisten Patienten belastend. Sie sind wegen der Möglichkeit eines Schilddrüsenkarzinoms besorgt, ob sie dies äußern oder nicht. Daher sollte das diagnostische Vorgehen nochmals überprüft und der Patient beruhigt werden, wenn kein Malignom gefunden wird. Sofern eine verdächtige Läsion oder ein Schilddrüsenkarzinom entdeckt wird, sollten die generell sehr günstige Prognose und die verfügbaren Therapiemöglichkeiten erläutert werden. Der Befund eines Schilddrüsenknotens ist in Deutschland häufiger und deshalb bereits a priori mit einer geringeren Malignomwahrscheinlichkeit verbunden als in den USA bei vergleichbarer Häufigkeit für Malignome.

GUTARTIGE NEOPLASIEN

Die verschiedenen Arten von gutartigen Schilddrüsenknoten sind in Tabelle 51-2 aufgeführt. Diese Läsionen sind häufig (5–10 % der Erwachsenen), insbesondere wenn man empfindliche Nachweismethoden wie die Ultraschalluntersuchung einsetzt. Das Risiko einer malignen Entwicklung ist für die *makrofollikulären Adenome* und *normofollikulären Adenome* sehr niedrig. *Mikrofollikuläre, trabekuläre* und *Hürthle-Zellvarianten* sind bedenklicher und die Histologie ist schwieriger zu beurteilen. Viele sind gemischt zystisch-solide Läsionen und erscheinen im Ultraschall aufgrund ihrer makrofollikulären Struktur als spongiform. Die meisten soliden Knoten (ob nun echoarm, echoreich oder isoechogen) sind ebenfalls benigne. Verfahren der Wahl zur Abklärung von Schilddrüsenknoten ist die FNA (Feinnadelaspiration), die in der Regel ultraschallgesteuert durchgeführt wird

Tabelle 51-2

EINTEILUNG DER SCHILDDRÜSENTUMOREN

Benigne	
Follikuläre Epithelzelladenome	
Makrofollikulär (kolloidal)	
Normofollikulär (einfach)	
Mikrofollikulär (fetal)	
Trabekulär (embryonal)	
Hürthle-Zellvariante (onkozytär)	
Maligne	**Ungefähre Häufigkeit**
Follikuläre Epithelzellen	
Differenzierte Karzinome	
Papilläre Karzinome	80–90 %
Rein papillär	
Follikuläre Variante	
Diffus sklerosierende Variante	
Riesenzell-, Spindelzellvariante	
Follikuläre Karzinome	5–10 %
Minimalinvasiv	
Ausgedehnt invasiv	
Hürthle-Zellkarzinom (onkozytär)	
Insuläres Karzinom	
Undifferenzierte (anaplastische) Karzinome	
C-Zell (Calcitonin produzierend)	
Medulläres Schilddrüsenkarzinom	< 10 %
Sporadisch	
Familiär	
MEN-2	
Andere Malignome	
Lymphome	1–2 %
Sarkome	
Metastasen	
Andere	

Abkürzung: MEN = multiple endokrine Neoplasie.

(siehe „Zugang zum Patienten", Abschnitt Schilddrüsenknoten). Echte Schilddrüsenzysten, die < 2 % aller Raumforderungen der Schilddrüse ausmachen, bestehen aus Kolloid und sind ebenfalls benigne. Zysten kehren häufig wieder, sogar nach wiederholter Entleerung, und können eine chirurgische Entfernung erforderlich machen, wenn sie groß sind oder die Zytologie verdächtig ist. Bei symptomatischen Patienten kann erfolgreich eine Ethanolsklerosierung der Zyste durchgeführt werden.

Eine TSH-suppressive Behandlung mit Levothyroxin reduziert die Knotengröße bei normalem Iodspiegel nicht. Bei einem relativen Iodmangel hingegen können sowohl Iod als auch Levothyroxin den Knoten verkleinern. Wenn sich ein Knoten unter suppressiver Therapie innerhalb von 6–12 Monaten nicht in seiner Größe geändert hat, sollte die Behandlung abgebrochen werden, da nur noch wenig Nutzen von einer Langzeitbehandlung zu erwarten ist. Außerdem muss die Gefahr einer iatrogenen subklinischen Hyperthyreose bedacht werden. Die kombinierte Levothyroxin-Iodid-Therapie hat sich zumindest in Deutschland der Levothyroxingabe überlegen gezeigt.

SCHILDDRÜSENKARZINOM

Das Schilddrüsenkarzinom ist das häufigste Malignom des endokrinen Systems. Maligne Tumoren, die sich vom follikulären Epithel ableiten, werden nach histologischen Merkmalen klassifiziert. Differenzierte Tumoren wie das papilläre Schilddrüsenkarzinom (PTC) oder das follikuläre Karzinom (FTC) sind oft heilbar, und die Prognose ist bei Diagnosestellung im frühen Krankheitsstadium gut. Im Gegensatz dazu ist das anaplastische Schilddrüsenkarzinom (ATC) aggressiv, spricht nur schlecht auf die Behandlung an und hat eine ungünstige Prognose.

Die Inzidenz des Schilddrüsenkarzinoms beträgt in den USA etwa 12/100.000 pro Jahr und nimmt mit dem Alter zu. Bei älteren Patienten (> 65 Jahren) ist die Prognose schlechter. In Deutschland kann nach der aktuellen Gesundheitsberichterstattung des Bundes von ca. 5000 Neuerkrankungen/Jahr bei Frauen und ca. 2000 bei Männern ausgegangen werden. Das Schilddrüsenkarzinom kommt bei Frauen doppelt so häufig vor wie bei Männern, aber das männliche Geschlecht ist mit einer schlechteren Prognose assoziiert. Weitere wichtige Risikofaktoren sind eine Bestrahlung des Kopfes oder des Halses während der Kindheit, eine große Knotenausdehnung (> 4 cm), der Nachweis eines lokal fixierten Tumors oder das Einbrechen in die Lymphbahnen/-knoten sowie das Vorliegen von Metastasen (Tab. 51-3). In Iodmangelgebieten verschiebt sich der histologische Typ des Schilddrüsenkarzinoms zugunsten eines follikulären Schilddrüsenkarzinoms ohne Änderung der Karzinomprävalenz. Mehrere einzigartige Merkmale des Schilddrüsenkarzinoms erleichtern die Behandlung: (1) Schilddrüsenknoten sind leicht zu ertasten, was eine frühe Entdeckung und die Durchführung einer Feinnadelbiopsie erlaubt (dies gilt nicht für größere Strumen in Iodmangelgebieten; unter diesen Bedingungen ist die Einschätzung nach sonomorphologischen Merkmalen entscheidend). (2) Radioaktive Iodisotopen können zur Diagnose (^{123}I) und zur Behandlung (^{131}I) des differenzierten Schilddrüsenkarzinoms eingesetzt werden, entsprechend der spezifischen und nahezu ausschließlichen Aufnahme dieses Anions durch die Schilddrüse und (3) Serummarker erlauben den Nachweis einer residualen oder rezidivierenden Erkrankung, wobei die Bestimmung von Tg beim PTC und FTC und die des Calcitonins beim medullären Schilddrüsenkarzinom (MTC) eingesetzt wird.

Tabelle 51-3

RISIKOFAKTOREN FÜR DIE ENTSTEHUNG EINES SCHILDDRÜSENKARZINOMS BEI PATIENTEN MIT EINEM SCHILDDRÜSENKNOTEN

Zustand nach Bestrahlung von Kopf und Hals, einschließlich Ganzkörperbestrahlung vor einer Knochenmarktransplantation und Gehirnbestrahlung bei kindlicher Leukämie	Familienanamnese eines Schilddrüsenkarzinoms, MEN-2 oder andere genetische Syndrome, die mit Schilddrüsenmalignomen assoziiert sind (z. B. Cowden-Syndrom, familiäre Polypose, Carney-Komplex)
Exposition gegenüber ionisierender Strahlung durch Atomstaub in der Kindheit oder Jugend	Stimmbandlähmung, heisere Stimme
Alter < 20 Jahre oder > 65 Jahre	Fixierung des Knotens an benachbarte Strukturen
Zunahme der Knotengröße (> 4 cm)	Ausdehnung auf benachbarte Strukturen
Neu aufgetretene oder zunehmende Raumforderung im Halsbereich	Laterale zervikale Lymphadenopathie
Männliches Geschlecht	

Abkürzung: MEN = muliple endokrine Neoplasie.

Tabelle 51-4

KLASSIFIKATION DER SCHILDDRÜSENKARZINOME[a]

Papilläre oder follikuläre Schilddrüsenkarzinome		
	< 45 Jahre	> 45 Jahre
Stadium I	Jedes T, jedes N, M0	T1, N0, M0
Stadium II	Jedes T, jedes N, M1	T2, N0, M0
Stadium III	–	T3, N0, M0
	–	T1–T3, N1a, M0
Stadium IVA	–	T4, jedes N, M0
		T1–T3, N1b, M0
Stadium IVB		T4b, jedes N, M0
Stadium IVC		Jedes T, jedes N, M1
Anaplastisches Schilddrüsenkarzinom		
Stadium IV	Alle Fälle sind Stadium IV	
Medulläres Schilddrüsenkarzinom		
Stadium I	T1, N0, M0	
Stadium II	T2 oder T3, N0, M0	
Stadium III	T1–T3, N1a, M0	
Stadium IVA	T4a, jedes N, M0	
	T1–T3, N1b, M0	
Stadium IVB	T4b, jedes N, M0	
Stadium IVC	Jedes T, jedes N, M1	

[a] Die Kriterien schließen ein: T = die Größe und Ausdehnung des Primärtumors (T1a ≤ 1 cm, T1b > 1 cm, aber ≤ 2 cm, T2 > 2 cm, aber ≤ 4 cm, T3 > 4 cm oder jeder Tumor mit Ausbreitung in die perithyreoidalen Weichgewebe oder den M. sternothyroideus; T4a = Invasion des subkutanen Weichgewebes, des Larynx, der Trachea, des Ösophagus oder des N. laryngeus recurrens; T4b Invasion der Fascia prevertebralis oder Ummauerung der A. carotis oder der Mediastinalgefäße); N = Abwesenheit (N0) oder Vorliegen (N1a Level IV zentrales Kompartiment, N1b Levels II–V laterales Kompartiment, oberes Mediastinum oder retro/parapharyngeal) der Lymphknotenbeteiligung; M = Abwesenheit (M0) oder Vorliegen (M1) von Metastasen.

Quelle: American Joint Committee on Cancer staging system for thyroid cancers using the TNM classification, 7th edition.

KLASSIFIKATION

Schilddrüsentumoren können aus allen Zelltypen der Drüse entstehen, einschließlich thyreoidaler Follikelzellen, Calcitonin produzierender C-Zellen, Lymphozyten sowie Bestandteilen des Stromas und des Gefäßsystems und Metastasen von anderen Tumoren (Tab. 51-2). Das American Joint Committee on Cancer (AJCC) hat auf der Grundlage der TNM-Klassifikation ein System für die Stadieneinteilung entwickelt (Tab. 51-4). Mehrere andere Systeme für die Klassifikation und Stadieneinteilung finden ebenfalls breite Anwendung, von denen einige ein größeres Gewicht auf histologische Merkmale oder Risikofaktoren wie Alter und Geschlecht legen.

PATHOGENESE UND GENETISCHE GRUNDLAGEN

Bestrahlung

Frühere Studien zur Pathogenese des Schilddrüsenkarzinoms haben sich auf die Rolle einer externen Bestrahlung konzentriert, die zu Chromosomenbrüchen prädisponiert und dadurch wahrscheinlich zur Neuanordnung von Genen sowie zum Verlust von Tumorsuppressorgenen führt. Die externe Bestrahlung des Mediastinums, Gesichts-, Kopf- und Halsbereichs wurde in der Vergangenheit zur Behandlung verschiedener Erkrankungen wie Akne, Vergrößerung des Thymus, der Tonsillen und Rachenmandeln eingesetzt. Eine Strahlenexposition erhöht das Risiko von gut- wie bösartigen Schilddrüsenknoten, ist mit multizentrischen Karzinomen verbunden und verschiebt die Inzidenz des Schilddrüsenkarzinoms auf jüngere Altersgruppen. Strahlung aus radioaktivem Fallout erhöht ebenfalls das Risiko für ein Schilddrüsenkarzinom. Kinder scheinen für die Strahlenwirkung anfälliger zu sein als Erwachsene. Angemerkt sei, dass die Strahlung, die aus einer ^{131}I-Therapie stammt, das Risiko für ein Schilddrüsenkarzinom minimal erhöht.

TSH und Wachstumsfaktoren

Viele differenzierte Schilddrüsenkarzinome exprimieren den TSH-Rezeptor und bleiben dadurch TSH-responsiv. Höhere TSH-Serumspiegel sind bei Patienten mit Schilddrüsenknoten mit einem erhöhten Risiko für ein Schilddrüsenkarzinom assoziiert, auch wenn sie sich noch im Normalbereich befinden. Aus diesen Befunden leitet sich eine Begründung für eine suppressive Levothyroxintherapie bei Patienten mit Schilddrüsenkarzinom ab. Die verbliebene TSH-Rezeptorexpression ermöglicht auch einen TSH-stimulierten Uptake bei der Radioiodtherapie (siehe unten).

Onkogenese und Tumorsuppressorgene

Schilddrüsenkarzinome sind monoklonalen Ursprungs, in Einklang mit der Vorstellung, dass sie als Folge einer Mutation entstehen, die einer Einzelzelle einen Wachstumsvorteil verleiht. Zusätzlich zu der erhöhten Proliferationsrate weisen einige Schilddrüsenkarzinome eine gestörte Apoptose auf und weitere Eigenschaften, die ein invasives Wachstum, eine Angiogenese und eine Metastasierung verstärken. Schilddrüsentumoren wurden auf zahlreiche genetische Veränderungen hin untersucht, allerdings ohne klaren Nachweis von somatischen Mutationen, die den Übergang vom benignen zum malignen Zustand begleiten. Andererseits sind bestimmte Mutationen relativ spezifisch für Schilddrüsenneoplasien und korrelieren zum Teil mit der histologischen Klassifizierung (Tab. 51-5).

Wie bereits beschrieben, sind aktivierende Mutationen im TSH-R und der $G_{s\alpha}$-Untereinheit mit funktionell autonomen Knoten assoziiert. Obwohl diese Mutationen ein Schilddrüsenzellwachstum auslösen, ist diese Art von Knoten fast immer gutartig.

Eine Aktivierung des RET-RAS-BRAF-Signalweges findet sich bei 70 % der papillären Schilddrüsenkarzinome, wobei die Mutationen heterogener Natur sind. Verschiedene Neuanordnungen unter Beteiligung des RET-Gens auf Chromosom 10 bringen, verbunden mit einer Überexpression des Rezeptors, die Rezeptortyrosinkinase unter die Kontrolle anderer Promotoren. RET-Neuanordnungen kommen bei 20–40 % der papillären Schilddrüsenkarzinome vor und wurden vermehrt bei Tumoren nach dem Tschernobyl-Reaktorunfall beobachtet. Neuanordnungen beim papillären Schilddrüsenkarzinom wurden auch für ein anderes Tyrosinkinase-Gen, TRK1, beobachtet, das auf Chromosom 1 liegt. Bis heute hat sich der Nachweis von papillären Schilddrüsenkarzinomen mit RET- oder TRK1-Neuanordnungen noch nicht zur Vorhersage der Prognose und des Ansprechens einer Therapie als einsetzbar erwiesen. BRAF-V600E-Mutationen sind die häufigste genetische Veränderung beim papillären Schilddrüsenkarzinom. Die Mutationen aktivieren eine Kinase, die die mitogen-aktivierte Protein-MAP-Kinase(MAPK)-Kaskade anregt. RAS-Mutationen, die ebenfalls die MAPK aktivieren, finden sich bei 20–30 % der Schilddrüsentumoren (NRAS > HRAS > KRAS), papillären und follikulären Schilddrüsenkarzinomen. Bemerkenswerterweise treten die BRAF-, RAS- und RET-Mutationen selten im selben Tumor auf. Demnach ist die Aktivierung der MAP-Kaskade für die Tumorentstehung kritisch, unabhängig von dem Schritt, der die Aktivierung auslöst.

RAS-Mutationen kommen auch beim follikulären Schilddrüsenkarzinom vor. Eine Neuanordnung, die den Transkriptionsfaktor zur Schilddrüsenentwicklung PAX8 mit dem Zellkernrezeptor PPARγ verbindet, wurde zudem bei einem hohen Prozentsatz der follikulären Adenome und follikulären Schilddrüsenkarzinome gefunden. Insgesamt weisen etwa 70 % der follikulären Schilddrüsenkarzinome Mutationen oder genetische Rearrangements auf. Ein Verlust des Heterozygotenstatus auf 3p und 11q entsprechend einer Deletion von Tumorsuppressorgenen ist ein weiterer häufiger Befund beim follikulären Schilddrüsenkarzinom.

Die meisten der bei differenzierten Schilddrüsenkarzinomen auftretenden Mutationen wurden auch beim anaplastischen Schilddrüsenkarzinom nachgewiesen. In 50 % der Fälle finden sich BRAF-Mutationen. Mutationen im CTNNB1, die für β-Catenin kodieren, kommen bei ungefähr zwei Drittel der anaplastischen Schilddrüsenkarzinome vor, nicht aber beim papillären oder follikulären Schilddrüsenkarzinom. Mutationen des Tumorsuppressorgens p53 spielen ebenfalls eine wichtige Rolle bei der Entwicklung eines anaplastischen Schilddrüsenkarzinoms. Da p53 wichtig für die Überwachung des Zellzyklus, die DNS-Reparatur und die Apoptose ist, trägt sein Verlust möglicherweise zum schnellen Auftreten einer genetischen Instabilität und geringen therapeutischen Ansprechen bei (Kap. 27, Tab. 51-5).

Derzeit wird die Bedeutung der Molekulardiagnostik für die Diagnostik und das klinische Management von Schilddrüsenkarzinomen untersucht. Grundsätzlich sollte der Nachweis bestimmter Mutationen bei der Klassifikation, Prognose oder Therapiewahl hilfreich sein. Obwohl BRAF-V600E-Mutationen dazu führen, dass die Tumorzellen kein Iod mehr aufnehmen können, gibt es bislang keine klaren Belege dafür, dass dieser Umstand für die klinische Entscheidungsfindung relevant ist. Bei Patienten mit BRAF-positivem papillärem Schilddrüsenkarzinom wurden verschiedentlich höhere Rezidivraten beschrieben, wobei der Einfluss auf die Überlebensraten unklar bleibt. Die Sequenzierung der Schilddrüsenkarzinome im Rahmen des Cancer Genome Atlas (TCGA) wird vermutlich zu neuen Klassifikationen führen, die auf molekularen Veränderungen in diesen Tumoren basieren.

Das medulläre Schilddrüsenkarzinom ist, wenn es mit einer multiplen endokrinen Neoplasie (MEN) Typ 2 verbunden ist, mit einer vererbbaren Mutation des RET-Gens assoziiert. Anders als die RET-Neuanordnungen beim papillären Schilddrüsenkarzinom sind die Mutationen bei MEN-2 Punktmutationen, die die Tyrosinkinase konstitutiv aktivieren (Kap. 53). Dem medullären Schilddrüsenkarzinom geht eine Hyperplasie der C-Zellen voraus, sodass wahrscheinlich weitere, noch nicht identifizierte Mutationen („second hits“) zur zellulären Transformation führen. Eine Untergruppe des sporadischen medullären Schilddrüsenkarzinoms enthält somatische Mutationen, die RET aktivieren.

Tabelle 51-5

GENETISCHE VERÄNDERUNGEN BEI SCHILDDRÜSENTUMOREN

Gen/Protein	Gentyp	Chromosomale Lokalisation	Genanomalie	Tumor
TSH-Rezeptor	GPCR-Rezeptor	14q31	Punktmutationen	Toxisches Adenom, differenzierte Karzinome
$G_{s\alpha}$	G-Protein	20q13.2	Punktmutationen	Toxisches Adenom, differenzierte Karzinome
RET/PTC	Rezeptor-Tyrosinkinase	10q11.2	Neuanordnungen PTC1: (inv(10)q11.2q21) TC2: (t(10;17)(q11.2;q23)) PTC3: ELE1/TK	PTC (häufiger bei strahlenbedingten Tumoren)
RET	Rezeptor-Tyrosinkinase	10q11.2	Punktmutationen	MEN-2, medulläres Schilddrüsenkarzinom
BRAF	MEK-Kinase	7q24	Punktmutationen Neuanordnungen	PTC, ATC
TRK	Rezeptor-Tyrosinkinase	1q23–24	Neuanordnungen	Multinodöse Struma, papilläres Schilddrüsenkarzinom
RAS	Signalumwandlung p21	Nras 1p13.2 (am häufigsten); Hras 11p15.5 ; Kras 12p12.1	Punktmutationen	Follikuläres Schilddrüsenkarzinom, papilläres Schilddrüsenkarzinom: follikuläre Variante, Adenome
p53	Tumorsuppressor, Kontrolle des Zellzyklus, Apoptose	17p13	Punktmutationen Deletion, Insertion	Anaplastisches Schilddrüsenkarzinom
APC	Tumorsuppressor, Gen für Polyposis adenomatosa coli	5q21–q22	Punktmutationen	Anaplastisches Schilddrüsenkarzinom, auch assoziiert mit familiärer Polyposis coli
p16 (MTS1, CDKN2A)	Tumorsuppressor, Kontrolle des Zellzyklus	9p21	Deletionen	Differenziertes Schilddrüsenkarzinom
p21/WAF	Tumorsuppressor, Kontrolle des Zellzyklus	6p21.2	Überexpression	Anaplastisches Karzinom
MET	Rezeptor-Tyrosinkinase	7q31	Überexpression	Follikuläres Schilddrüsenkarzinom
c-MYC	Rezeptor-Tyrosinkinase	8q24.12.–13	Überexpression	Differenziertes Schilddrüsenkarzinom
PTEN	Phosphatase	10q23	Punktmutationen	PTC beim Cowden-Syndrom (multiple Hamartome, Brusttumoren, gastrointestinale Polypen, Schilddrüsentumoren)
CTNNB1	β-Catenin	3p22	Punktmutationen	Anaplastisches Schilddrüsenkarzinom
Verlust der Heterozygotie (LOH)	Tumorsuppressoren?	3p; 11q13 andere Loci	Deletionen	Differenziertes Schilddrüsenkarzinom, anaplastisches Karzinom
PAX8-PPARγ1	Transkriptionsfaktor Kernrezeptorfusion	t(2;3)(q13;p25)	Translokation	Follikuläres Adenom oder Karzinom, selten papilläres Schilddrüsenkarzinom: follikuläre Variante

Abkürzungen: APC = Polyposis adenomatosa coli; CDKN2A = zyklinabhängiger Kinaseinhibitor 2A; c-MYC = zelluläres Homologon des Myelocytomatosis-Virus-Protoonkogen; ELE1/TK = ret-aktivierendes Gen ele1/Tyrosinkinase; GPCR = G-Protein-gekoppelter Rezeptor; $G_{s\alpha}$= G-Protein stimulierende α-Untereinheit; MEN-2 = multiple endokrine Neoplasie 2; MET = met-Protoonkogen (hepatozytärer Wachstumsfaktorrezeptor); MTS = multipler Tumorsuppressor; P21 = p21-Tumorsuppressor; p53 = p53-Tumorsuppressorgen; PAX8 = paarweiser Domänentranskriptionsfaktor; PPARγ1 = Peroxisomen-Proliferator-aktivierter Rezeptor γ1; PTC = papilläres Schilddrüsenkarzinom; PTEN = Phosphatase und Tensinhomologon; RAS = Rattensarkom-Protoonkogen; RET = während der Transfektion neu angeordnetes Protoonkogen; TRK = Tyrosinkinaserezeptor; TSH = Thyreoidea stimulierendes Hormon; WAF = Wildtyp-p53-aktiviertes Fragment.

Quelle: Mit frdl. Genehmigung nach P Kopp, JL Jameson, in JL Jameson (ed.): *Principles of Molecular Medicine*. Totowa, NJ, Humana Press, 1998.

DIFFERENZIERTES SCHILDDRÜSENKARZINOM

Papillär

Das papilläre Schilddrüsenkarzinom ist der häufigste Tumortyp des Schilddrüsenkarzinoms und für 70–90 % der differenzierten Schilddrüsentumoren verantwortlich. Ein mikroskopisch nachweisbares papilläres Schilddrüsenkarzinom kommt nach Autopsiebefunden in bis zu 25 % der Schilddrüsen vor, wobei die meisten Läsionen sehr klein (mehrere Millimeter) und klinisch unbedeutsam sind. Charakteristische zytologische Merkmale des papillären Schilddüsenkarzinoms erleichtern die Diagnosestellung bei der Feinnadelbiopsie oder chirurgischer Resektion. Dazu zählen Psammomkörperchen, Milchglaskerne und papilläre Strukturen.

Das papilläre Schilddrüsenkarzinom tritt gern multifokal auf, wächst lokal invasiv innerhalb der Schilddrüse und nach Durchbrechen der Schilddrüsenkapsel invasiv in die umliegenden Halsstrukturen. Es metastasiert vorzugsweise über das lymphatische System, kann aber auch hämatogen, vor allem in Knochen und Lunge, metastasieren. Wegen des vergleichsweise langsamen Tumorwachstums können Lungenmetastasen ein bedeutsames Ausmaß annehmen, manchmal mit bemerkenswert geringen Symptomen. Die prognostische Bedeutung von Lymphknotenmetastasen wird diskutiert. Die Lymphknotenbeteiligung eines Schilddrüsenkarzinoms wird erstaunlich gut toleriert, erhöht aber wahrscheinlich besonders bei älteren Patienten das Rezidiv- und Mortalitätsrisiko. Die Stadieneinteilung des papillären Schilddrüsenkarzinoms nach dem TNM-System ist in Tabelle 51-4 wiedergegeben. Die meisten papillären Karzinome werden in den frühen Stadien entdeckt (> 80 % im Stadium I oder II) und haben eine ausgezeichnete Prognose, mit einer Überlebenskurve, die der normalen Lebenserwartung entspricht (Abb. 51-2). Die Mortalität ist im Stadium IV deutlich und insbesondere bei Fernmetastasen (Stadium IVC) erhöht, wobei diese Gruppe nur ungefähr 1 % der Patienten umfasst. Die Behandlung des papillären Schilddrüsenkarzinoms wird weiter unten beschrieben.

Follikulär

Die Inzidenz des follikulären Schilddrüsenkarzinoms unterscheidet sich in verschiedenen Teilen der Welt erheblich. In Iodmangelgebieten ist sie höher. Derzeit macht es in den USA nur etwa 5 % aller Schilddrüsenkarzinome aus. Das follikuläre Schilddrüsenkarzinom ist mittels Feinnadelbiopsie schwierig zu diagnostizieren, da die Unterscheidung zwischen benignen und malignen follikulären Neoplasien in hohem Maße auf dem Nachweis eines Einbrechens in Gefäße, Nerven oder benachbarte Strukturen beruht. Das follikuläre Schilddrüsenkarzinom neigt zu einer hämatogenen Ausbreitung mit Knochen-, Lungen- und Gehirnmetastasen. Die Mortalität ist beim follikulären Schilddrüsenkarzinom höher als beim papillären, unter anderem wegen des größeren Anteils von Patienten, die erst im Stadium IV auffallen. Prognostisch schlechte Zeichen sind Fernmetastasen, ein Alter über 50 Jahre, eine Primärtumorgröße über 4 cm, eine Hürthle-Zellhistologie und ein deutliches Einbrechen in das Gefäßsystem.

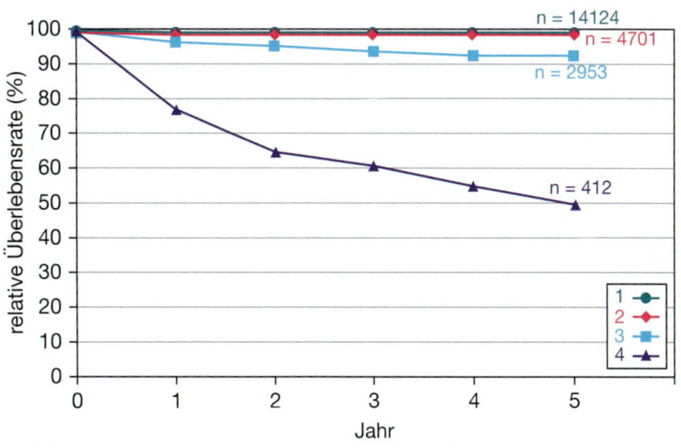

Abbildung 51-2 Überlebensraten bei verschiedenen Stadien des papillären Schilddrüsenkarzinoms. *(Mit frdl. Genehmigung nach: Edge SB, Byrd DR: Thyroid, in Compton CC, Fritz AB, Greene FL, Trotti A [eds]: AJCC Cancer Staging Manual, 7th ed. New York, Springer, 2010, pp 87–92.)*

Behandlung DIFFERENZIERTES SCHILDDRÜSENKARZINOM

Operation Alle differenzierten Schilddrüsenkarzinome sollten chirurgisch entfernt werden. Neben der Entfernung des Primärtumors erlaubt die Operation eine genaue histologische Diagnose und Stadieneinteilung. Häufig liegt ein multizentrischer Befall, auch des kontralateralen Lappens vor. Bei allen Patienten sollten präoperativ die zentralen und lateralen Halslymphknotenkompartimente geschallt werden. Nach den gemeinsamen multidisziplinären deutschen Leitlinien zur operativen Therapie maligner Schilddrüsenerkrankungen und Behandlung des Schilddrüsenkarzinoms unter Federführung der Deutschen Gesellschaft für Allgemein- und Viszeralchirurgie sollte nur bei präoperativem sonografischen Nachweis verdächtiger Lymphknoten (ggf. präoperative FNA [Feinnadelaspiration]) oder einem intraoperativ nachweisbarem organüberschreitendem Wachstum eine zentrale Lymphadenektomie zur Behandlung oder Prophylaxe durchgeführt werden. Ist ein Schilddrüsenkarzinom zytologisch bestätigt, wird, außer bei Mikrokarzinomem unterhalb

1 cm, in Deutschland immer eine bilaterale totale Thyreoidektomie durchgeführt, um die Rezidivraten bei allen Patienten, außer denen mit T1a-Tumoren (≤ 1 cm), zu reduzieren. Wird bei einer pathologischen Untersuchung nach Lobektomie bei primär benigne erwarteter Pathologie ein Malignom nachgewiesen, wird eine komplette Resektion empfohlen, sofern es sich nicht um einen T1a-Tumor oder ein minimalinvasives follikuläres Karzinom handelt. Bei Hochrisikopatienten ermöglicht die bilaterale Resektion eine Überwachung der Thyreoglobulin-Serumspiegel insbesondere nach Gabe von Radioiod zur Ablation des noch verbliebenen Gewebes. Damit lässt sich zudem eine Ausbreitungsdiagnostik mit Radioiod und eine Behandlung von iodanreichernden Metastasen durchführen. Die Komplikationsraten des operativen Eingriffs sind bei erfahrenen Chirurgen relativ niedrig.

TSH-Suppressionstherapie Da die meisten Tumoren noch TSH-empfindlich sind, ist die TSH-suppressive Therapie mit Levothyroxin eine der Hauptsäulen in der Behandlung des Schilddrüsenkarzinoms. Obwohl eine TSH-Suppression einen eindeutigen therapeutischen Nutzen bringt, gibt es keine prospektiven Studien zur Festlegung des optimalen Bereichs der TSH-Suppression. Das Ausmaß sollte anhand des individuellen Rezidivrisikos festgelegt und im Laufe der Zeit angepasst werden, wenn Bluttuntersuchungen und bildgebende Untersuchungen die Abwesenheit der Krankheit bestätigen oder auf mögliche Überreste/Rezidive hinweisen. Bei Patienten mit geringem Rezidivrisiko sollte TSH in den niedrigen, aber noch nachweisbaren Bereich (0,1–0,5 mU/l) supprimiert werden. Sofern das Monitoring keine Hinweise auf die Krankheit erbringt, wird der Zielbereich von TSH auf die untere Hälfte des Normalbereichs gesenkt. Bei Patienten mit einem hohen Rezidivrisiko oder bekannten Metastasen sollte der TSH-Spiegel < 0,1 mIU/l liegen, wenn keine schwerwiegenden Kontraindikationen für eine leichte Hyperthyreose vorliegen. In diesem Fall müssen auch die fT_4-Spiegel überwacht werden, um eine Übertherapie zu vermeiden.

Radioiodtherapie Nach einer nahezu totalen Thyreoidektomie verbleibt häufig noch ein substanzieller Rest an Schilddrüsengewebe, insbesondere im Schilddrüsenbett und in der Umgebung der Nebenschilddrüsen. Folgerichtig ist eine Ablation mit ^{131}I erforderlich, um erhaltenes gesundes Schilddrüsenrestgewebe zu entfernen und auch noch verbliebene Tumorzellen zu behandeln. Durch die postoperative Bestrahlung des verbliebenen Schilddrüsengewebes wird residuelles normales Gewebe entfernt und der Einsatz von Thyreoglobulinbestimmungen und Radioiodszintigrafien zur Langzeitbeobachtung erleichtert. Außerdem speichern differenzierte Schilddrüsenkarzinome immer noch Radioiod, wenn auch weniger effizient als normale Schilddrüsenfollikelzellen. Der Radioioduptake wird hauptsächlich durch die Expression des Natrium-Iodid-Symporters bestimmt und unterliegt der TSH-Stimulation, die eine Expression des TSH-Rezeptors erfordert. Die Retentionszeit der Radioaktivität wird dadurch bestimmt, in welchem Ausmaß der Tumor noch differenzierte Funktionen, wie Iodaufnahme und -organifizierung, aufweist. Daher eliminiert die ^{131}Iod-Ablation bei Patienten mit Rezidivrisiko und Patienten mit bekannten Fernmetastasen potenziell auch residuelle Tumorzellen.

Indikationen Nicht alle Patienten profitieren von einer Radioiodtherapie. Bei Patienten im Stadium I mit auf die Schilddrüse begrenzten T1-Tumoren (≤ 2 cm) bessern sich dadurch weder die Rezidivraten noch die Überlebensraten. Bei Patienten mit höherem Risiko (größere Tumoren, aggressivere Varianten des papillären Schilddrüsenkarzinoms, Gefäßeinbruch, große Lymphknotenmetastasen) reduziert Radioiod jedoch die Rezidivrate und verlängert vermutlich das Überleben.

Der Einsatz therapeutischer Radioioddosen in der Behandlung des Schilddrüsenkarzinoms wird weiterhin kontrovers beurteilt. Die postoperative Schilddrüsenablation und die Radioiodtherapie eines bekannten Restes eines papillären oder follikulären Schilddrüsenkarzinoms senken eindeutig die Rezidivraten, haben aber nur geringeren Einfluss auf die Sterblichkeit, insbesondere bei Patienten in einer niedrigen Risikogruppe. Zur Niedrigrisikogruppe gehören die meisten Patienten im Stadium I eines PTC mit einer Größe des Primärtumors unter 1,5 cm. Für Patienten mit größeren papillären Tumoren, Lymphknotenbefall, FTC oder Fernmetastasen besteht grundsätzlich eine Indikation zur Ablation und Radioiodtherapie.

^{131}I-Schilddrüsenablation und -behandlung Wie bereits erwähnt, sollte die Entscheidung zum Einsatz von ^{131}I zur Schilddrüsenablation in Abstimmung auf das chirurgische Vorgehen erfolgen, da die Radioiodablation wesentlich wirksamer ist, wenn nur noch ein minimaler Rest an normalem Schilddrüsengewebe vorhanden ist. Das Radioiod wird nach Ioddepletion (dazu ernährt sich der Patient 1–2 Wochen iodarm) bei erhöhtem Serum-TSH gegeben, um die Aufnahme des Isotops in das verbliebene Schilddrüsengewebe und etwaiges residuelles Tumorgewebe zu fördern. Es gibt zwei Ansätze, um hohe Serumspiegel von TSH zu erzeugen. Die supplementierten Schilddrüsenhormone können abgesetzt werden, sodass unter der sich entwickelnden Hypothyreose endogenes TSH sezerniert wird und der Serumspiegel von TSH idealerweise zum Zeitpunkt der ^{131}I-Therapie auf > 25 mIU/l ansteigt. Eine alternative Strategie ist die Behandlung des Patienten mit Liothyronin (2–3 × 25 µg/d) über mehrere Wochen. Anschließend werden die Schilddrüsenhormone für 2 Wochen abgesetzt. In Deutschland hat sich als weitere Alternative die Gabe von rekombinantem humanem TSH (rhTSH) durchgesetzt. Es werden an zwei aufeinander folgenden Tagen jeweils Injektionen zu 0,9 mg rhTSH gegeben und 24 Stunden nach der zweiten Injektion ^{131}I. Dabei kann der Patient weiterhin Levothyroxin einnehmen und bleibt euthyreot. Die verschiedenen Ansätze erzielen vergleichbare Erfolge in der Ablation des verbliebenen Gewebes.

Eine prätherapeutische Dosis von ^{131}I zur Szintigrafie (meist 111–185 MBq bzw. 3–5 mCi) könnte die Geweberestmenge anzeigen und einen Anhalt für die zur Ablation benötigte Dosis geben. Wegen der möglichen Induktion eines so genannten Stunning-Effekts, der die nachfolgende Therapie beeinträchtigt, werden diagnostische Voruntersuchungen mit ^{131}I vermieden und es wird entweder ^{123}I eingesetzt oder die Ablation gleich direkt vorgenommen, sofern nicht die begründete Annahme besteht, dass das Ausmaß des Restgewebes die Therapie ändern würde oder dass Fernmetastasen vorhanden sind. In den USA werden an den meisten ambulanten Zentren Dosen bis zu 6475 MBq (175 mCi) verabreicht. Die Dosis hängt von der Indikation ab: Bei Geweberesten werden niedrigere Dosen von 1850–2775 MBq (50–75 mCi) gegeben und bei residueller Erkrankung höhere Dosen von 3700–5500 MBq (100–150 mCi) als adjuvante Therapie. Eine Ganzkörperszintigrafie nach der Hochdosis-Radioiodtherape dient dazu, den ^{131}I-Uptake Im Restgewebe und mögliche Metastasen nachzuweisen. In Deutschland ist die Radioiodtherapie wegen strengerer Auflagen nur unter stationären Bedingungen durchführbar.

Nachsorgeuntersuchung, Ganzkörperszintigrafie und Thyreoglobulinbestimmung Serumthyreoglobulin ist ein sensitiver Marker für Restgewebe von Schilddrüsenkarzinomen und Rezidiven nach Ablation des postoperativ verbliebenen Schilddrüsengewebes. Die funktionale Sensitivität eines Thyreoglobulin-Assays liegt heute bei 0,1 ng/ml im Gegensatz zu 1 ng/ml bei älteren Ansätzen. Durch die höhere Sensitivität steigt die Anzahl der Patienten mit nachweisbaren Thyreoglobulinspiegeln. Da die allermeisten Rezidive von papillären Schilddrüsenkarzinomen in den Halslymphknoten auftreten, sollte etwa 6 Monate nach der Schilddrüsenablation eine Sonografie des Halses durchgeführt werden. Die Sonografie ist in diesem Zusammenhang sensitiver als eine Ganzkörperszintigrafie.

Bei Patienten mit niedrigem Risiko, die nach der Ablation kein Resttumorgewebe aufweisen und bei denen das basale Thyreoglobulin unter der Therapie mit Levothyroxin < 1 ng/ml liegt, sollte 6–12 Monate nach der Ablation ohne Ganzkörperszintigrafie der rhTSH-stimulierte Thyreoglobulinspiegel bestimmt werden. Wenn der stimulierte Thyreoglobulinspiegel niedrig (< 1 ng/ml) und idealerweise nicht nachweisbar ist, beträgt das Rezidivrisiko nach 5 Jahren weniger als 5 %. Neuere Daten legen nahe, dass bei Patienten, bei denen in sensitiven Assays kein basaler Thyreoglobulinspiegel messbar ist, keine rhTSH-Stimulation erforderlich ist, sofern belegt ist, dass keine Antikörper gegen Thyreoglobulin vorliegen. Bei diesen Patienten wird alle 6–12 Monate der nicht stimulierte Thyreoglobulinspiegel bestimmt und bei entsprechender Indikation eine Sonografie des Halses durchgeführt. Die Dosis von Levothyroxin kann so titriert werden, dass ein höherer TSH-Spiegel von 0,5–1,5 mIU/l erreicht wird.

Der Einsatz der Ganzkörperszintigrafie ist Patienten mit bekannten iodanreichernden Metastasen oder mit erhöhtem Serumspiegel von Thyreoglobulin und negativen Befunden in Sonografie, Thorax-CT und der Schnittbildgebung des Halses vorbehalten, bei denen eine zusätzliche ^{131}Iod-Therapie erforderlich ist.

Außerdem befürworten die meisten Experten die Radioiodbehandlung bei Patienten mit negativem Szintigrafiebefund und positivem Thyreoglobulin (> 5–10 ng/ml), da viele von einer hohen ^{131}Iod-Dosis profitieren. Nach der Gabe von ^{131}Iod ist eine Ganzkörperszintigrafie der Goldstandard zum Nachweis iodanreichernder Metastasen.

Neben Radioiod wird eine externe Strahlentherapie zur Behandlung spezifischer metastatischer Läsionen eingesetzt, insbesondere wenn sie Knochenschmerzen verursachen oder neurologische Ausfälle (vertebrale Metastasen) drohen.

Zukünftige Therapien Kinaseinhibitoren werden derzeit auf ihre Potenz in der Behandlung von Schilddrüsenkarzinomen untersucht. Sie greifen in pathologisch veränderte Signalwege dieser Tumoren wie RAS, BRAF, EGFR und VEGFR sowie der Angiogenese ein. Eine randomisierte kontrollierte Multicenter-Studie mit dem Multikinase-Inhibitor Sorafenib an 417 Patienten mit progressivem metastasiertem Schilddrüsenkarzinom ermittelte in der Behandlungsgruppe eine Verdopplung des progressionsfreien Überlebens auf 10,8 Monate in der Behandlungs- im Vergleich zur Placebogruppe. Derzeit wird in Studien geprüft, ob Differenzierungsprotokolle mit Kinaseinhibitoren oder andere Ansätze die Radioiodaufnahme und Therapieeffizienz verstärken können.

ANAPLASTISCHES UND ANDERE SCHILDDRÜSENKARZINOME

Anaplastisches Schilddrüsenkarzinom

Wie bereits oben erwähnt, ist das anaplastische Schilddrüsenkarzinom ein schlecht differenziertes, aggressives Karzinom. Die Prognose ist schlecht, und die meisten Patienten sterben innerhalb von 6 Monaten nach Diagnosestellung. Wegen der fehlenden Differenzierung der Tumoren ist ihr Radioioduptake gewöhnlich nur äußerst gering, kann aber therapeutisch genutzt werden, wenn noch ein Restuptake vorhanden ist. Eine Chemotherapie ist mit unterschiedlichen Wirksubstanzen erprobt worden, einschließlich Anthrazyklinen und Paclitaxel, ist jedoch meist wirkungslos. Eine externe Bestrahlung kann versucht und fortgeführt werden, falls der Tumor anspricht.

Schilddrüsenlymphome

Lymphome entstehen in der Schilddrüse oft auf dem Boden einer Hashimoto-Thyreoiditis. Insbesondere das schnelle Wachsen großer Schilddrüsenknoten sollte an diese Diagnose denken lassen. Das diffuse großzellige Lymphom ist die häufigste primär in der Schilddrüse nachgewiesene Form. Die Biopsie zeigt eine ausgeprägte lymphozytäre Infiltration, die schwer von einem kleinzelligen Lungenkarzinom oder anaplastischen Schilddrüsenkarzinom zu unterscheiden ist. Diese Tumoren sind meist hochempfindlich gegenüber einer externen Bestrahlung. Eine chirurgische Entfernung als Erstbehandlung sollte vermieden werden, da sie zu einer Ausbreitung der vorher lokal begrenzten Erkrankung führen kann. Extrathyreoidale Stadien der Erkrankung sollten nach den Richtlinien, die auch für andere Lymphome gelten (Kap. 17), behandelt werden.

MEDULLÄRES SCHILDDRÜSENKARZINOM

Das medulläre Schilddrüsenkarzinom kann sporadisch oder familiär vorkommen und ist für ungefähr 5 % der Schilddrüsenkarzinome verantwortlich. Es gibt drei familiäre Formen des medullären Schilddrüsenkarzinoms: MEN-2A, MEN-2B und das familiäre medulläre Schilddrüsenkarzinom ohne andere Merkmale einer multiplen endokrinen Neoplasie (Kap. 53). Im Allgemeinen ist das medulläre Schilddrüsenkarzinom bei der MEN-2B aggressiver als bei der MEN-2A und das familiäre medulläre Schilddrüsenkarzinom aggressiver als das sporadische medulläre Schilddrüsenkarzinom. Ein erhöhter Serumcalcitoninspiegel ist ein Marker für eine Resterkrankung oder ein Rezidiv. Alle Patienten mit medullärem Schilddrüsenkarzinom sollten auf RET-Mutationen getestet werden, da den Familienmitgliedern bei Vorhandensein einer Mutation eine genetische Beratung und Testung geboten werden kann.

Die Behandlung des medullären Schilddrüsenkarzinoms erfolgt primär chirurgisch. Im Gegensatz zu Tumoren der Schilddrüsenfollikelzellen nehmen diese Tumoren kein Radioiod auf. Eine externe Bestrahlung und Chemotherapie können bei Patienten mit fortgeschrittener Erkrankung palliativ eingesetzt werden (Kap. 53).

WEITERFÜHRENDE LITERATUR

AWMF (Arbeitsgemeinschaft der Wissenschaftlichen Medizinischen Fachgesellschaften): Leitlinie 088 - 002 Maligne Schilddrüsenerkrankungen, operative Therapie, *http://www.awmf.org/leitlinien/detail/ll/088-002.html*

Brabant G, Führer D: Schilddrüsenerkrankungen. In Lehnert H (Hrsg.): Rationelle Diagnostik und Therapie in Endokrinologie, Diabetologie und Stoffwechsel, 4. Auflage. S. 98–170, Thieme, Stuttgart, 2014

KAPITEL 52

NEUROENDOKRINE NEOPLASIEN DES GASTROENTEROPANKREATISCHEN SYSTEMS

Robert T. Jensen

Für die deutsche Ausgabe Marianne Pavel und Lisa Dilz

ALLGEMEINE EIGENSCHAFTEN VON NEUROENDOKRINEN NEOPLASIEN DES GASTROENTERO-PANKREATISCHEN SYSTEMS

Neuroendokrine Neoplasien des gastroenteropankreatischen Systems (GEP-NEN) haben ihren Ursprung im diffusen neuroendokrinen Zellsystem. Diese Zellen besitzen Eigenschaften von neuronalen und endokrinen Zellen. In Abhängigkeit von der Primärtumorlokalisation sind sie in der Lage, in unterschiedlichem Ausmaß biogene Amine oder Peptidhormone zu synthetisieren und in die Blutbahn zu sezernieren und können dementsprechend mit spezifischen hormonellen Syndromen assoziiert sein. Aufgrund dieser Eigenschaft wurden diese Tumoren früher gemeinsam mit Phäochromozytomen, Melanomen und dem medullären Schilddrüsenkarzinom auch als APUDome (Amine Precursor Uptake and Decarboxylation Cells) bezeichnet, weil sie zytochemische, pathologische, biochemische und molekulare Gemeinsamkeiten haben (Tab. 52-1). Ursprünglich wurde davon ausgegangen, dass APUDome von den Embryonalzellen der Neuralleiste ausgehen, inzwischen ist aber bekannt, dass die peptidsezernierenden Zellen nicht neuroektordermalen Ursprungs sind. Trotzdem ist das Konzept der APUDome nützlich, weil diese Tumoren wichtige Gemeinsamkeiten, aber auch einige Unterschiede aufweisen (Tab. 52-1). Unter klinischen Gesichtspunkten wurden die neuroendokrinen Tumoren (NET) des Pankreas von den nicht pankreatischen NET getrennt; zum Teil wird dafür noch der Begriff Karzinoidtumore verwendet. Dieser Begriff wurde von dem Pathologen Oberndorfer 1907 ursprünglich für Tumoren des Dünndarms geprägt, die sich in ihrem biologischen Verhalten wesentlich von anderen Malignomen unterscheiden. Heute werden NET organbezogen definiert und es wird übergreifend der Begriff NEN verwendet. Die Mehrheit der NEN wachsen langsam, die Diagnosestellung erfolgt bei larviertem Verlauf spät. Bereits 50 % der Patienten weisen zum Zeitpunkt der Erstdiagnose lokoregionale oder hepatische Metastasen auf. Die Inzidenz der NEN ist steigend, was u. a. auf eine verbesserte pathologische und bildgebende Diagnostik zurückzuführen ist. Die Expression von Somatostatin- und Interferonrezeptoren hat zur therapeutischen Etablierung von Somatostatinabkömmlingen und Interferon-alpha geführt. Neue molekular zielgerichtete

Tabelle 52-1

MERKMALE VON GASTROENTEROPANKREATISCHEN NEUROENDOKRINEN NEOPLASIEN (GEP-NEN
A) Gemeinsame allgemeine neuroendokrine Zellmarker (diagnostisch relevant)
1. Chromogranine (A, B, C) sind akridinmonomerlösliche Proteine, die in großen sekretorischen Granula gefunden werden; Chromogranin A (CgA) besitzt die größte Bedeutung und wird für die pathologische Diagnose und als zirkulierender Biomarker genutzt
2. Neuronenspezifische Enolase (NSE) ist ein γγ-Dimer des Enzyms Enolase und ein zytosolischer Marker neuroendokriner Differenzierung. NSE ist häufiger bei G2-NET und weniger differenzierten NEN nachzuweisen
3. Synaptophysin ist ein integrales Membranglykoprotein mit einem Molekulargewicht von 38.000, das in kleinen Vesikeln von Neuronen und neuroendokrinen Tumorzellen gefunden wird. Neben CgA wird es für die pathologische Diagnose genutzt
B) Pathologische Ähnlichkeiten
1. Alle NET weisen die Fähigkeit auf, Vorläufer von Aminen aufzunehmen und zu dekarboxylieren
2. Ultrastrukturell weisen sie dichte sekretorische Granula (> 80 nm) auf
3. Histologisch erscheinen sie ähnlich mit wenigen Mitosen und uniformen Nuklei
4. Häufig synthetisieren sie multiple Peptide/Amine, die immunhistochemisch nachgewiesen werden können, aber nicht immer sezerniert werden
5. Vorhandensein oder Nichtvorhandensein klinischer Symptome oder deren Art können durch immunhistochemische Verfahren nicht vorhergesagt werden
6. Histologische Klassifizierungen (WHO-Klassifikation inklusive Grading, TNM-Klassifikation) erlauben Rückschlüsse auf das biologische Verhalten des Tumors; Malignität setzt Invasion oder Metastasierung voraus
C) Ähnlichkeiten des biologischen Verhaltens
1. Meistens langsam wachsend, einige sind jedoch aggressiv verlaufend
2. Meistens gut differenzierte Tumoren mit niedrigem Proliferationsindex
3. Sezernieren biologisch aktive Peptide/Amine, die klinische Symptome hervorrufen können
4. Haben im Allgemeinen eine hohe Dichte von Somatostatinrezeptoren, die sowohl zur Lokalisierung als auch zur Behandlung genutzt werden
5. Sezernieren häufig(> 70 %) Chromogranin A (oft als zirkulierender Tumormarker verwendet)
D) Gemeinsamkeiten und Unterschiede bei molekularen Auffälligkeiten
1. Gemeinsamkeiten
a) Selten - Mutationen in häufigen Onkogenen (ras, jun, fos etc.)
b) Selten - Mutationen in häufigen Tumorsuppressorgenen (p53, Retinoblastom)
c) Veränderungen im MEN-1-Genlocus (11q13) (oft NET des Vorderdarms, seltener des Mittel-/Hinterdarms) und im Tumorsuppressorgen $p^{16INK4a}$ (9p21) bei 10–45 %
d) Methylierung verschiedener Gene bei 40–87 % (ras-assoziierte Domänenfamilie I, p14, p16, O^6-Methylguanosin-Methyltransferase, Retinolsäurerezeptor β)
2. Unterschiede
a) NET des Pankreas - Verlust von 1p (21 %), 3p (8–47 %), 3q (8–41 %), 11q (21–62 %), 6q (18–68 %), Y (45 %), Zunahme bei 17q (10–55 %), 7q (16–68 %), 4q (33 %), 18 (bis zu 45 %)
b) NET des GI-Trakts - Verlust von 18q (38–88 %) > 18p (33–43 %) > 9p, 16q21 (21–23 %); Zunahme von 17q, 19p (57 %), 4q (33 %), 14q (20 %), 5 (bis zu 36 %)
c) NET des Pankreas: 43 % ATRX/DAXX-Mutationen, 44 % MEN-1-Mutationen, 14 % mTor-Mutationen. Bei gastrointestinalen NET des Mitteldarms treten diese Mutationen nur selten auf (0–2%).

Abkürzungen: ATRX = Alpha-thalassemia X-lined Mental Retardation Protein; DAXX = Death Domain Associated Protein; MEN 1= multiple endokrine Neoplasie Typ 1; TNM = Tumor, Lymphknoten, Metastase.

Therapien wurden in die Behandlung von NET eingeführt. Die molekulare Biologie sporadischer NEN ist jedoch im Gegensatz zu der äußerst selten im Rahmen von hereditären Syndromen auftretenden NEN wenig verstanden. In diesem Abschnitt werden die Ähnlichkeiten zwischen pankreatischen und gastrointestinalen neuroendokrinen Tumoren gemeinsam besprochen. Auf die wichtigen Unterschiede wird separat eingegangen.

KLASSIFIKATION, PATHOLOGIE UND TUMORBIOLOGIE

Neuroendokrine Neoplasien (NEN) sind im Allgemeinen aus einfachen Schichten kleiner Rundzellen mit eiförmigen Kernen zusammengesetzt. Mitosen sind selten. Gelegentlich können diese Tumoren in histologischen Routinefärbungen (HE-Färbung) erkannt werden. Meist werden sie jedoch aufgrund ihrer Färbemuster diagnostiziert, die auf gemeinsamen zellulären Proteinen basieren. In der Vergangenheit wurde eine Silberfärbung benutzt, die heute obsolet ist. Die Tumoren wurden aufgrund ihrer Eigenschaft, Silber aufzunehmen und zu reduzieren, als argentaffin, bzw. es nicht zu reduzieren als argyrophil charakterisiert. Heutzutage werden immunhistochemische Verfahren, wie die Lokalisierung der Chromogranine (A, B, C), Synaptophysin und die neuronenspezifische Enolase (NSE), eingesetzt, bei denen es sich jeweils um neuroendokrine Zellmarker handelt (Tab. 52-1). Der Nachweis von Chromogranin A und Synaptophysin ist essenzieller Bestandteil der pathologischen Diagnose von NET.

Ultrastrukturell zeigen neuroendokrine Tumoren elektronendichte neurosekretorische Granula und enthalten in der Regel kleine helle Vesikel, die den synaptischen Vesikeln von Neuronen entsprechen. Neuroendokrine Tumoren synthetisieren zahllose Peptide, Wachstumsfaktoren und bioaktive Amine, die manchmal ektop sezerniert werden und verschiedene klinische Syndrome hervorrufen können (Tab. 52-2). Die meisten NEN sind jedoch funktionell inaktiv. Die Diagnose der spezifischen Syndrome erfordert das Vorhandensein einer klinischen Symptomatik in Anwesenheit eines spezifischen zirkulierenden Biomarkers und kann nicht allein immunhistochemisch gestellt werden (Tab. 52-1). Der Pathologe kann anhand des lichtmikroskopischen Bildes auch nicht sicher zwischen benignen und malignen NEN unterscheiden, es sei denn, es liegen Metastasen oder ein invasives Wachstum bzw. ein hohes Grading (G3) vor.

Tabelle 52-2

NEUROENDOKRINE TUMORSYNDROME

Bezeichnung	Sezernierte biologisch aktive Peptide	Inzidenz (Neuerkrankungen/ 10^6 Einwohner jährlich)	Tumorlokalisation	Malignität (%)	Assoziation mit MEN-1 (%)	Hauptsymptome
I. Gesicherte spezifische funktionelle Syndrome						
A. Karzinoidsyndrom bei gastrointestinalen NET						
Karzinoidsyndrom	Serotonin, möglicherweise Tachykinine, Motilin, Histamin, Prostaglandine	0,52	Mitteldarm (75–87 %) Vorderdarm (2–33 %) Hinterdarm (1–8 %) Unbekannt (2–15 %)	95–100	Selten	Diarrhö (32–84 %) Hitzewallungen (63–75 %) Schmerzen (10–34 %) Asthma (4–18 %) Herzerkrankung (11–41 %)
B. Etablierte funktionelle Syndrome bei pankreatischen NET						
Zollinger-Ellison-Syndrom	Gastrin	0,5–1,5	Duodenum (70 %) Pankreas (25 %) Andere Orte (5 %)	60–90	20–25	Schmerzen (79–100 %) Diarrhö (30–75 %) Ösophageale Symptome (31–56 %)
Insulinom	Insulin	1–2	Pankreas (> 99 %)	< 10	4–5	Neuroglukopenische und adrenerge Symptome i. R. der Hypoglykämie (100 %)
VIPom (Verner-Morrison-Syndrom, pankreatische Cholera, WDHA)	Vasoaktives intestinales Peptid	0,05–2	Pankreas (90 %, Erwachsene) Andere (10 %, neural, adrenal, periganglionär)	40–70	6	Wässrige Diarrhö (90–100 %) Hypokaliämie (80–100 %) Dehydrierung (83 %)
Glukagonom	Glukagon	0,01–0,1	Pankreas (100 %)	50–80	1–20	Nekrolytisches migratorisches Exanthem (67–90 %) Glukoseintoleranz (38–87 %) Gewichtsverlust (66–96 %)
Somatostatinom	Somatostatin	Selten	Pankreas (55 %) Duodenum/Jejunum (44 %)	> 70	45	Diabetes mellitus (63–90 %) Cholelithiasis (65–90 %) Diarrhö (35–90 %)
GRFom	Growth Hormone-releasing Hormone	Unbekannt	Pankreas (30 %) Lunge (54 %) Jejunum (7 %) Andere (13 %)	> 60	16	Akromegalie (100 %)
ACTHom	ACTH	Selten	Pankreas (4–16 %, ektope Cushing-Fälle)	> 95	Selten	Cushing-Syndrom (100 %)
pNET mit Karzinoidsyndrom	Serotonin, (Kalzitonin) ?Tachykinine	Selten	Pankreas (≤ 1–5 % aller „Karzinoide“)	60–88	Selten	Wie bei Karzinoidsyndrom (siehe oben)
pNET mit Hyperkalzämie	PTHrP, andere unbekannte Mediatoren	Selten	Pankreas (selten Ursache einer Hyperkalzämie)	84	Selten	Abdomineller Schmerz bei hepatischer Metastasierung

Fortsetzung

Tabelle 52-2 ***(Fortsetzung)***

Bezeichnung	Sezernierte biologisch aktive Peptide	Inzidenz (Neuerkrankungen/ 10^6 Einwohner jährlich)	Tumorlokalisation	Malignität (%)	Assoziation mit MEN-1 (%)	Hauptsymptome
II. Seltene spezifische funktionelle Syndrome						
pNET, der Renin sezerniert	Renin	Selten	Pankreas	Unbekannt	Nein	Hypertonie
pNET, der luteinisierendes Hormon sezerniert	Luteinisierendes Hormon	Selten	Pankreas	Unbekannt	Nein	Anovulation, Virilisierung (Frauen); reduzierte Libido (Männer)
pNET, der Erythropoetin sezerniert	Erythropoetin	Selten	Pankreas	100	Nein	Polyzythämie
pNET, der IGF-II sezerniert	Insulin-like Growth Factor II	Selten	Pankreas	Unbekannt	Nein	Hypoglykämie
pNET, der GLP-1 sezerniert	Glucagon-like peptide-1	Selten	Pankreas	Unbekannt	Nein	Hypoglykämie, Diabetes
pNET, der Enteroglukagon sezerniert	Enteroglukagon	Selten	Pankreas, Dünndarm	Unbekannt	Selten	Dünndarmhypertrophie, intestinale Stase, Malabsorption
III. Mögliche spezifische funktionelle Syndrome bei pankreatischen NET						
pNET, der Kalzitonin sezerniert	Kalzitonin	Selten	Pankreas (seltene Ursache der Hyperkalzitoninämie)	> 80	16	Diarrhö (50 %)
pNET, der Neurotensin sezerniert	Neurotensin	Selten	Pankreas (100 %)	Unbekannt	Nein	Motilitätsstörungen, vaskuläre Symptome
pNET, der pankreatisches Polypeptid sezerniert (PPom)	Pankreatisches Polypeptid	1–2	Pankreas	> 60	18–44	Wässrige Diarrhö
pNET, der Ghrelin sezerniert	Ghrelin	Selten	Pankreas	Unbekannt	Nein	Auswirkungen auf Appetit, Körpergewicht
IV. Nicht funktionelle Syndrome bei pankreatischen NET						
PPom/nicht funktionell	Keine	1–2	Pankreas (100 %)	> 60	18–44	Gewichtsverlust (30–90 %) Abdomineller Tumor (10–30 %) Schmerzen (30–95 %)

[a] Tumoren, die pankreatisches Polypeptid sezernieren (PPome), werden an zwei Stellen aufgeführt, weil sie meist nicht mit einem spezifischen endokrinen Syndrom in Verbindung gebracht werden (nicht funktionell), es gibt aber seltene Fälle mit wässriger Diarrhö durch PPome.

Abkürzungen: ACTH = adrenokortikotropes Hormon; GRFom = Tumor, der Growth Hormone-releasing Factor sezerniert; IGF-II = Insulin-like Growth Factor II; MEN = multiple endokrine Neoplasie; pNET = pankreatischer neuroendokriner Tumor; PPom = Tumor, der pankreatisches Polypeptid sezerniert; PTHrP = Parathormone-related Peptide; VIPom = Tumor, der vasoaktives intestinales Peptid sezerniert; WDHA = Watery-Diarrhea-Hypokalemia-Achlorhydria-Syndrom.

Die GEP-NEN wurden früher (Williams und Sandler 1963) nach ihrem anatomischen Ursprung in Vorderdarm-, Mitteldarm- und Hinterdarmkarzinoide klassifiziert, da Tumoren gleichen Ursprungs funktionelle Eigenschaften, histopathologische Merkmale und Sekretionsprodukte teilen (Tab. 52-3). Vorderdarmtumoren (v. a. Magen, Pankreas, Duodenum) synthetisieren im Allgemeinen wenig bis gar kein Serotonin (5-Hydroxytryptamin, 5-HT), sind nicht argentaffin, sondern argyrophil und sezernieren gelegentlich adrenokortikotropes Hormon (ACTH), 5-Hydroxytryptophan (5-HTP) oder Histamin, was bei Vorderdarmtumoren ein atypisches Karzinoidsyndrom hervorrufen kann. Der Flush ist dabei oft fleckig und hellrot sowie besonders lang anhaltend. Neben Lebermetastasen können auch ossäre Metastasen auftreten. Mitteldarmtumoren (v. a. Jejunum, Ileum, Coecum, Appendix, Colon ascendens) dagegen sind argentaffin, haben einen hohen Serotoningehalt und rufen am häufigsten das klassische Karzinoidsyndrom hervor (Abb. 52-1). Sie produzieren verschiedene weitere Mediatoren. Sie setzen Serotonin und Tachykinine (Substanz P, Neuropeptid K, Substanz K) frei. In der Regel liegt eine Lebermetastasierung vor, sie können jedoch auch rein lymphonodulär bzw. zusätzlich ossär metastasieren (Tab. 52-3, Abb. 52-1). Selten liegt jedoch bei NET des Mitteldarms ein klinisches Syndrom vor, das auf den Sekretionsprodukten basiert. Die Mehrheit der Mitteldarmkarzinoide präsentiert sich nonfunktionell,

Tabelle 52-3

NEUROENDOKRINE TUMOREN – LOKALISATION, HÄUFIGKEIT VON METASTASEN UND ASSOZIATION MIT DEM KARZINOID-SYNDROM

	Lokalisation (% von allen)	Inzidenz von Metastasen	Inzidenz des Karzinoid-syndroms
Vorderdarm			
Ösophagus	< 0,1	–	–
Magen	4,6	10	9,5
Duodenum	2,0	–	3,4
Pankreas	0,7	71,9	20
Gallenblase	0,3	17,8	5
Bronchus, Lunge, Trachea	27,9	5,7	13
Mitteldarm			
Jejunum	1,8	58,4	9
Ileum	14,9		9
Meckel-Divertikel	0,5	–	13
Appendix	4,8	38,8	< 1
Colon ascendens, proximales Colon transversum	8,6	51	5
Leber	0,4	32	–
Ovar	1,0	2,32	50
Testis	<0,1	–	50
Hinterdarm			
Rektum	13,6	3,9	–

Quelle: Die Lokalisation entstammt der PAN-SEER-Datenbank (1973–1999) und die Inzidenz der Metastasen der SEER-Datenbank (1992–1999), berichtet von IM Modlin et al: Cancer 97: 934, 2003. Die Inzidenz des Karzinoidsyndroms stammt von 4349 Fällen, die zwischen 1950 und 1971 analysiert wurden, berichtet von JD Godwin: Cancer 36:560, 1975.

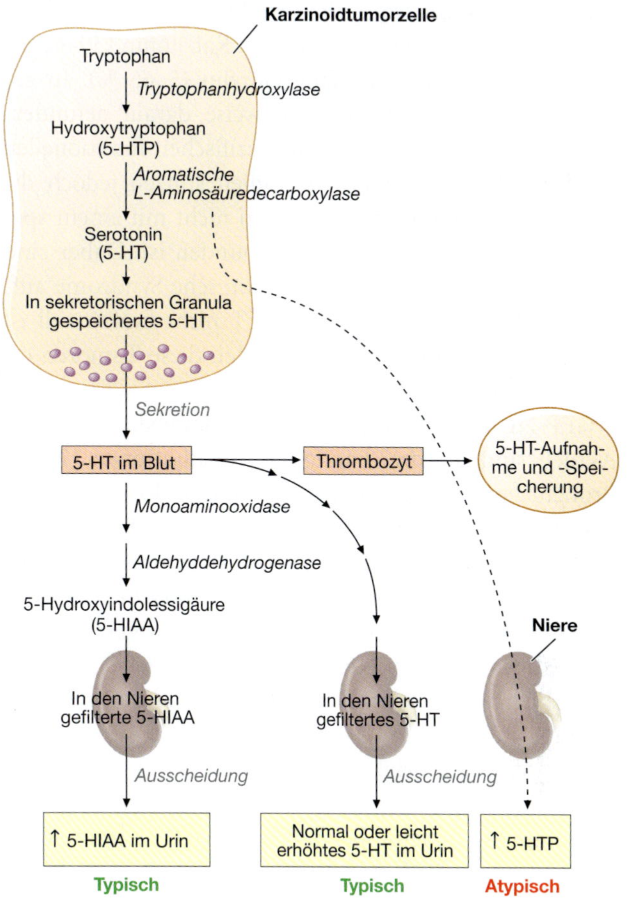

Abbildung 52-1 Synthese, Sekretion und Metabolismus von Serotonin (5-HT) bei Patienten mit typischem und atypischem Karzinoidsyndrom.

d. h. ohne ein spezifisches Syndrom. Hinterdarmkarzinoide (Rektum, linksseitiges Colon transversum, Colon descendens) sind nicht argentaffin, häufig argyrophil, enthalten selten Serotonin und verursachen in der Regel kein Karzinoidsyndrom (Tab. 52-3, Abb. 52-1) oder ein anderes spezifisches Syndrom, obwohl sie zahlreiche Amine und Peptide synthetisieren.

Pankreatische NET können in nicht funktionelle pankreatische NET und in neun gut charakterisierte, spezifische, funktionelle Syndrome unterteilt werden (Tab. 52-2). Darüber hinaus sind weitere sechs sehr seltene spezifische funktionelle Syndrome (weniger als fünf beschriebene Fälle) sowie weitere fünf mögliche funktionelle Syndrome (pNET mit Sekretion von Kalzitonin, Neurotensin, pankreatischem Polypeptid, Ghrelin) (Tab. 52-2) bekannt. Weitere funktionelle Hormonsyndrome durch nicht pankreatische (meistens intraabdominelle) Tumoren treten nur selten auf und wurden in Tabelle 52-2 nicht berücksichtigt. Dazu gehören die Sekretion von Peptidtyrosintyrosin (PYY) durch intestinale und Ovarialtumoren, die zu veränderter Motilität und Obstipation führen können, sowie die Sekretion von Renin oder Aldosteron durch Ovarialtumoren mit Veränderungen des Blutdrucks oder von Somatostatin mit Entwicklung eines Diabetes mellitus oder reaktiver Hypoglykämie. Jedes der in Tabelle 52-2 aufgelisteten funktionellen Syndrome ist mit bestimmten Symptomen assoziiert, die der spezifischen Hormonsekretion zugrunde liegen. Im Gegensatz dazu setzen nonfunktionelle pankreatische NET (pNET) keine Mediatoren frei, die spezifische Syndrome hervorrufen. Streng genommen ist „nonfunktionell" eine nicht korrekte Bezeichnung, da hormoninaktive Tumoren häufig eine Reihe von ektopen Peptiden wie pankreatisches Polypeptid (PP), Chromogranin A, α-Subunits von hCG, NSE, Ghrelin und Neurotensin sezernieren. Sie verursachen jedoch kein spezifisches klinisches Syndrom per se. Die Symptome nonfunktioneller endokriner Pankreastumoren werden vielmehr durch den Tumor selbst hervorgerufen. Pankreatische NET produzieren oft ektop PP (60–85 %), Neurotensin (30–67 %), Kalzitonin (30–42 %) sowie in geringerem Umfang Ghrelin (5–65 %). In ein paar Studien wurden zwar Hinweise darauf gefunden, dass diese Sekretion zu einem spezifischen funktionellen Syndrom führt, die meisten Studien stützen jedoch die These, dass deren ektope Sekretion nicht mit einem spezifischen klinischen Syndrom verbunden ist. Daher sind sie in Tabelle 52-2 als mögliche klinische Syndrome aufgeführt. Da ein Großteil der pNET nicht funktionell ist (60–90 %) und PP sezerniert, werden diese Tumoren oft als PPome bezeichnet (Tab. 52-2).

GEP-NEN können in fast allen Geweben entstehen. Aktuell sind die drei häufigsten Lokalisationen (70 %) Bronchialsystem, Jejunum/Ileum und Kolo-Rektum. In der Vergangenheit war die häufigste Lokalisation von GEP-NEN die Appendix (40 %). Heutzutage sind die Lunge (Bronchialsystem) und der Dünndarm sowie das Rektum die häufigsten Lokalisationen. Insgesamt sind die gastrointestinalen NET am häufigsten (64 %), gefolgt von solchen im bronchopulmonalen System mit nur 28 %. Häufigkeit und Verteilung der NEN hängen von ethnischer Zugehörigkeit und Geschlecht ab. Insgesamt sind NEN bei Afroamerikanern häufiger. Die ethnische Abstammung scheint bei rektalen NET (Karzinoiden) von besonderer Bedeutung zu sein. Sie machen 41 % der NEN bei Asiaten/Bewohnern der pazifischen Inseln, 32 % der NEN bei den Ureinwohnern von Amerika/Alaska, 26 % der NEN von Afroamerikanern und nur 12 % der NEN von weißen Amerikanern aus. Frauen entwickeln seltener NEN von Dünndarm und Pankreas.

Der Begriff *endokriner Pankreastumor* (syn. pankreatischer NET, pNET) umfasst unter dem Gesichtspunkt der Funktionalität Tumoren, die ausschließlich im Pankreas lokalisiert sind (Insulinom, Glukagonom, nonfunktioneller endokriner Pankreastumor, Hyperkalzämie-verursachender endokriner Pankreastumor), jedoch auch Tumoren, die sowohl im Pankreas als auch extrapankreatisch (Gastrinom, VIPom, Somatostatinom, GRFom) auftreten können. Pankreatische NET werden auch als Inselzelltumoren bezeichnet. Dieser Begriff sollte jedoch nicht mehr verwendet werden, weil der Ursprung von den Inselzellen keineswegs gesichert ist und solche auch außerhalb des Pankreas auftreten können.

Die Einteilung gastrointestinaler NET in solche von Vorder-, Mittel- und Hinterdarm ist allgemein üblich und sinnvoll, weil die NET dieser Lokalisationen viele Gemeinsamkeiten aufweisen. Allerdings besitzen sie auch deutliche Unterschiede, insbesondere hinsichtlich ihres biologischen Verhaltens. Diese Einteilung hat sich hinsichtlich der prognostischen Relevanz als nicht nützlich erwiesen. Daher wurden allgemeinere Klassifikationen entwickelt, um NET mit ähnlichen Merkmalen trotz verschiedener Lokalisationen vergleichen zu können. Diese Klassifikationen sind prognostisch relevant und weit verbreitet. Für gastrointestinale NET (Karzinoide) und pankreatische NET wurden von der Weltgesundheitsorganisation (WHO), der European Neuroendocrine Tumor Society (ENETS) und dem American Joint Committee on Cancer/International Union Against Cancer (AJCC/UICC) neue Klassifikationssysteme entwickelt, die sich zwar in einigen Punkten voneinander unterscheiden, aber grundsätzlich ähnliche Informationen verwenden. Inzwischen wird empfohlen, dass die der Klassifizierung zugrunde liegenden Daten in allen pathologischen Berichten beschrieben werden sollten. Die besagten neuen Klassifikationssysteme unterteilen die NET unabhängig von der Lokalisation in gut differenzierte (niedriger [G1] oder intermediärer Grad [G2]) und schlecht differenzierte (hochgradige [G3], unterteilt in das kleinzellige und großzellige neuroendokrine Karzinom).In diesen Klassifikationssystemen werden pankreatische und gastrointestinale NET (Karzinoide) als neuroendokrine Tumoren definiert und der alte Begriff „Karzinoid" wird mit den gut differenzierten gastrointestinalen NET gleichgesetzt. Die Klassifikationssysteme basieren nicht nur auf der Differenzierung der NET, sondern auch auf den Proliferationsindizes (Ki-67 und Mitoserate). NET gelten als niedriggradig (ENETS G1), wenn der Ki-67 ≤ 2 % liegt und < 2 Mitosen/10 High-power Field (HPF) vorhanden sind. Beim intermediären Grad (ENETS G2) beträgt der Ki-67 > 2–20 % und es finden sich 2–20 Mitosen/10 HPF, beim hochgradigen NET (ENETS G3) beträgt der Ki-67 > 20 % und es finden sich > 20 Mitosen/10 HPF. Darüber hinaus wurde eine TNM-Klassifikation für gastrointestinale neuroendokrine Tumoren vorgeschlagen, die auf dem Grad der Tumorinvasion, der Tumorgröße und der Tumorausdehnung basiert (siehe Tab. 52-4 als Beispiele für pankreatische NET und gastrointestinale NET der Appendix). Wegen des belegten prognostischen Wertes dieser Klassifikations- und Grading-Systeme und weil NET mit verschiedener Klassifikation/verschiedenem Grading ein unterschiedliches Therapieansprechen zeigen, sind diese Systeme inzwischen aus dem Management aller NET nicht mehr wegzudenken.

Neben diesen Klassifikations-/Grading-Systemen wurden noch weitere Faktoren identifiziert, die wichtige prognostische Informationen für die Therapiestratifikation liefern (Tab. 52-5).

Die genaue Inzidenz der nicht pankreatischen NET/Karzinoidtumoren und pankreatischen NET variiert abhängig davon, ob man nur die symptomatischen oder alle Tumoren betrachtet. Die Inzidenz klinisch signifikanter Karzinoidtumoren beträgt 7–13 Fälle auf 1 Mio. Einwohner pro Jahr. Dabei treten laut Autopsieberichten 21–84 maligne Karzinoide auf 1 Mio. Einwohner pro

Tabelle 52-4

VERGLEICH DER KRITERIEN FÜR DIE TUMOREINTEILUNG NACH DER ENETS-KLASSIFIKATION UND DER 7. AUFLAGE DER AJCC-TNM-KLASSIFIKATION VON PANKREATISCHEN NET UND GASTROINTESTINALEN NET DER APPENDIX

	ENETS TNM	AJCC/UICC TNM
Pankreatische NET		
T1	Auf das Pankreas beschränkt, Größe < 2 cm	Auf das Pankreas beschränkt, Größe < 2 cm
T2	Auf das Pankreas beschränkt, Größe 2–4 cm	Auf das Pankreas beschränkt, Größe > 2 cm
T3	Auf das Pankreas beschränkt, Größe > 4 cm oder Invasion von Duodenum oder Gallengang	Peripankreatische Ausbreitung ohne Invasion der großen Gefäße (Truncus coeliacus, A. mesenterica superior)
T4	Invasion angrenzender Organe oder großer Gefäße	Invasion großer Gefäße
Gastrointestinale NET der Appendix		
T1	Größe ≤ 1 cm, Invasion der Muscularis propria	T1a Größe ≤ 1 cm; T1b Größe > 1–2 cm
T2	Größe ≤ 2 cm und Invasionstiefe < 3 mm in Subserosa/Mesoappendix	Größe > 2–4 cm oder Invasion des Zökum
T3	Größe > 2 cm oder Invasionstiefe > 3 mm in Subserosa/Mesoappendix	Größe > 4 cm oder Invasion des Ileum
T4	Invasion von Peritoneum/anderen Organen	Invasion von Peritoneum/anderen Organen

Abkürzungen: AJCC = American Joint Committee on Cancer; ENETS = European Neuroendocrine Tumor Society; NET = neuroendokriner Tumor; pNET = pankreatischer neuroendokriner Tumor; TNM = Tumor, Lymphknoten, Metastase; UICC = International Union Against Cancer.
Quelle: Modifiziert nach DS Klimstra: Semin Oncol 40:23, 2013 und G Kloppel et al: Virchow Arch 456:595, 2010.

Jahr auf. Die Inzidenz der gastrointestinalen neuroendokrinen Tumoren beträgt 25–50 Fälle auf 1 Mio. Einwohner in den USA und 5–26 Fälle auf 1 Mio. Einwohner in Europa, sodass sie seltener sind als gastrointestinale Adenokarzinome. Allerdings hat sich ihre Inzidenz in den letzten 30 Jahren versechsfacht. In einer Analyse von 35.825 gastrointestinalen NET (Karzinoiden) im Jahr 2004 aus der Datenbank der U.S. Surveillance, Epidemiology, and End Results (SEER) betrug die Inzidenz 5,25/100.000 Einwohner jährlich mit einer 29-Jahres-Prävalenz von 35/100.000. Klinisch signifikante pankreatische NET haben eine Prävalenz von 10 Fällen auf 1 Mio. Einwohner. Insulinome, Gastrinome und nonfunktionelle pankreatische neuroendokrine Tumoren haben eine Inzidenz von 0,5–2 Fällen auf 1 Mio. Einwohner pro Jahr (Tab. 52-2). Pankreatische NET machen 1–10 % aller Pankreastumoren und 1,3 % der Tumoren der SEER-Datenbank aus; dabei handelt es sich überwiegend um maligne Tumoren. VIPome sind 2- bis 8-mal seltener, Glukagonome 17- bis 30-mal seltener. Die seltensten Tumoren sind die Somatostatinome. In Autopsiestudien findet sich in 0,5–1,5 % der Fälle ein pankreatischer NET, wobei in weniger als 1 von 1000 Fällen von einem funktionellen Tumor ausgegangen worden war.

Sowohl gastrointestinale NET (Karzinoide) als auch pankreatische NET zeigen ein überwiegend malignes Verhalten (Tab. 52-2, 52-3). Bei pankreatischen NET, außer den Insulinomen, von denen weniger als 10 % bösartig sind, sind 50–100 % maligne. Bei den nicht pankreatischen NET (Karzinoidtumoren) ist der Anteil maligner Tumoren von der Lokalisation abhängig (Tab. 52-3). Bei den drei häufigsten Lokalisationen variiert die Inzidenz von Metastasen stark: Jejunum/Ileum (58 %) > Lunge/Bronchialsystem (6 %) > Rektum (4 %; Tab. 52-3). Zahlreiche Faktoren sind zur Einschätzung der Aggressivität des Tumors und der Überlebensrate wichtig (Tab. 52-5). Patienten mit pankreatischen NET (ausgenommen Insulinome) haben allgemein eine schlechtere Prognose als Patienten mit gastrointestinalen neuroendokrinen Tumoren (Karzinoiden). Die wichtigsten prognostischen Faktoren – wie aus Einzel- und Multivariantanalysen bekannt – sind neben dem Differenzierungsgrad (hoch vs. schlecht differenziert) und dem Grading (G1/G2 vs. G3) das Vorhandensein von Lebermetastasen. Die Größe des Primärtumors ist besonders wichtig für die Ausbildung von Lebermetastasen. Beim Dünndarmkarzinoid z. B., der häufigsten Ursache des Karzinoidsyndroms durch Lebermetastasen (Tab. 52-2), treten Metastasen in 15–25 % der Fälle auf, wenn der Tumordurchmesser weniger als 1 cm beträgt, in 58–80 % der Fälle, wenn er zwischen 1 und 2 cm liegt und in mehr als 75 % der Fälle, wenn er über 2 cm liegt. Auch für Gastrinome und andere pankreatische NET wurde gezeigt, dass die Größe des Primärtumors ein unabhängiger Risikofaktor für die Entwicklung von Lebermetastasen ist. Das Vorhandensein von Lymphknotenmetastasen oder extrahepatischen Metastasen, die Tiefe der Tumorinvasion, die Wachstumsgeschwindigkeit, verschiedene histologische Merkmale (Differenzierung, Mitoserate, Proliferationsrate, Gefäßdichte sowie die Expression von Vascular Endothelial Growth Factor [VEGF] und CD10-Metalloproteinase), Nekrosen, das Vorhandensein von Zytokeratin, erhöhte Serumspiegel der alkalischen Phosphatase, höheres Alter, das Vorhandensein zirkulierender Tumorzellen sowie die Ergebnisse der Durchflusszytometrie, wie das Vorhandensein einer Aneuploidie, sind wichtige prognostische

Faktoren für die Entwicklung von Metastasen (Tab. 52-5). Die Entwicklung eines Karzinoidsyndroms (v. a. die Entwicklung einer karzinoidbedingten Herzerkrankung), männliches Geschlecht, das Vorhandensein eines symptomatischen Tumors und deutliche Anstiege von Tumormarkern, wie 5-Hydroxyindolessigsäure (5-HIES), Neuropeptid K oder Chromogranin A verschlechtern auch die Prognose von Patienten mit Karzinoidtumoren. Bei pankreatischen NET und Gastrinomen ist eine schlechte Prognose mit weiblichem Geschlecht, einer Überexpression der Onkogene H-Ras oder p53, dem Nichtvorhandensein einer multiplen endokrinen Neoplasie (MEN) Typ 1, erhöhten Tumormarkern (z. B. Chromogranin A oder Gastrin), dem Vorhandensein verschiedener histologischer Merkmale (immunhistochemische Positivität für c-KIT, niedriges Zyklin B1, Verlust von PTEN/TSC-2, Expression von Fibroblast Growth Factor-13) und verschiedenen molekularen Eigenschaften assoziiert (Tab. 52-5). Die TNM-Klassifikationssysteme und die Grading-Systeme (G1–G3) sind von hohem prognostischen Wert.

Eine erhöhte Inzidenz neuroendokriner Tumoren findet sich bei mehreren genetischen Störungen (Tab. 52-6), die jeweils durch den Verlust eines möglichen Tumorsuppressorgens gekennzeichnet sind. Die bekannteste ist die multiple endokrine Neoplasie Typ 1 (MEN-1), eine autosomal dominante Erkrankung aufgrund eines Defektes im Exon-10-Gen auf Chromosom 11q13, das für ein 610-Aminosäure-Kernprotein, Menin, kodiert (Kap. 53). Patienten mit MEN-1 entwickeln in 95–100 % der Fälle einen Hyperparathyreoidismus aufgrund einer Nebenschilddrüsenhyperplasie, in 80–100 % der Fälle einen nonfunktionellen endokrinen Pankreastumor, in 54–80 % der Fälle ein Hypophysenadenom, in 27–36 % der Fälle ein Bronchialkarzinoid, in 8 % der Fälle ein Thymuskarzinoid. In 13–30 % der Fälle treten Margenkarzinoide auf dem Boden eines Zollinger-Ellison-Syndroms auf, Hauttumoren (88 % Angiofibrome, 72 % Kollagenome), Tumoren des zentralen Nervensystems (< 8 % Meningeome), Weichgewebetumoren (1–7 % Leiomyome oder Leiomyosarkome). Patienten mit MEN-1 entwickeln in 80–100 % der Fälle nicht funktionelle pankreatische NET (meistens mikroskopisch kleine Tumoren; nur 0–13 % sind größer bzw. symptomatisch). In verschiedenen Serien weisen 20–80 % funktionelle pNET auf, darunter 54 % ein Zollinger-Ellison-Syndrom, 18 % Insulinome, 3 % Glukagonome, 3 % VIPome und < 1 % GRFome oder Somatostatinome. Eine MEN-1 liegt bei 20–25 % aller Patienten mit einem Zollinger-Ellison-Syndrom, bei 4 % aller Patienten mit einem Insulinom und bei < 5 % aller Patienten mit anderen pankreatischen NET vor.

Tabelle 52-5

NEGATIVE PROGNOSTISCHE FAKTOREN BEI NEUROENDOKRINEN TUMOREN

I. Pankreatische und nicht pankreatische NET (Karzinoidtumoren)
Klinische Symptome ($p < 0{,}05$)
Vorhandensein von Lebermetastasen ($p < 0{,}001$)
Ausmaß der Lebermetastasen ($p < 0{,}001$)
Vorhandensein von Lymphknotenmetastasen ($p < 0{,}001$)
Knochenmetastasen oder extrahepatische Metastasen ($p < 0{,}01$)
Invasionstiefe ($p < 0{,}001$)
Rapides Tumorwachstum
Erhöhte Serumspiegel der alkalischen Phosphatase ($p = 0{,}003$)
Primärtumorlokalisation ($p < 0{,}001$)
Primärtumorgröße ($p < 0{,}001$)
Hoher Serumspiegel von Chromogranin A ($p < 0{,}01$)
Vorhandensein zirkulierender Tumorzellen ($p < 0{,}001$)
Verschiedene histologische Eigenschaften Tumordifferenzierung ($p < 0{,}001$) Hoher Proliferationsindex (hoher Ki-67-Index, PCNA-Expression) Hohe Mitoserate ($p < 0{,}001$) Nekrosen Nachweis von Zytokeratin 19 ($p < 0{,}02$) Gefäß- oder Nerveneinbruch Gefäßdichte (niedrige Mikrogefäßdichte, vermehrte Lymphgefäßdichte) Hohe Expression von CD10-Metalloproteinase (in Serien mit neuroendokrinen Tumoren aller Stadien) Flusszytometrische Eigenschaften (z. B. Aneuploidie) Hohe Expression von VEGF (nur bei niedrig malignen oder gut differenzierten Tumoren)
WHO-Klassifikation, TNM-Stadienteinteilung und Grading-System
Bei Vorhandensein eines endokrinen Pankreastumors ist die Prognose schlechter als bei einem neuroendokrinen gastrointestinalen Tumor ($p = 0{,}0001$)
Höheres Alter ($p < 0{,}01$)
WHO I–III vs: IV
TNM Stadium I–III vs. IV
G1 vs. G2 vs. G3
II. Gastrointestinale NET (Karzinoidtumoren)
Lokalisation des Primärtumors: Appendix < Lunge, Rektum < Dünndarm < Pankreas
Vorhandensein eines Karzinoidsyndroms
Laborwerte: Urin 5-HIES-Werte ($p < 0{,}01$), Plasmaneuropeptid K ($p < 0{,}05$), Serum-Chromogranin A ($p < 0{,}01$)
Zweitmalignom
Männliches Geschlecht ($p < 0{,}001$)
Molekulare Befunde: TGF-α-Expression ($p < 0{,}05$), Chr 16q LOH oder Gewinn am Chr 4p ($p < 0{,}05$)
WHO, TNM-Klassifikation und Grading-System
Molekulare Aberrationen: Zuwachs in Chr 14, Verlust von 3p13 (Ileumkarzinoid), Heraufregulation von Hoxc6

Fortsetzung

Tabelle 52-5 *(Fortsetzung)*

III. Pankreatische NET
Lage des Primärtumors: Duodenum (Gastrinom) besser als Pankreas
H-Ras- oder p53-Onkogen-Überexpression
Weibliches Geschlecht
Sporadisches Auftreten außerhalb eines MEN-1-Syndroms
Nicht funktioneller Tumor (nicht in allen Studien)
WHO-, TNM- und Grading-Klassifikation
Verschiedene histologische Merkmale: IHC-Positivität für c-KIT, niedrige Zyklin-B1-Expression ($p < 0,01$), Verlust von PTEN oder von Tuberous-sclerosis-2, Expression von Fibroblast Growth Factor-13
Laborbefunde: erhöhtes Chromogranin A in einigen Studien; erhöhter Gastrinspiegel bei Gastrinomen
Molekulare Befunde: vermehrte HER2/neu-Expression ($p = 0,032$), Chr 1q, 3p, 3q oder 6q LOH ($p = 0,0004$), EGF-Rezeptor-Überexpression ($p = 0,034$), Gewinn in Chr 7q, 17q, 17p, 20q; Änderungen des VHL-Gens (Deletion, Methylierung), Vorhandensein von FGFR4-G388R-Single-Nukleotid-Polymorphismus

Abkürzungen: Chr = Chromosom; EGF = Epidermal Growth Factor; 5-HIAA = 5-Hydroxyindolessigsäure; Ki-67 = proliferationsassoziiertes nukleäres Antigen, bestimmt durch Anwendung des Ki-67-monoklonalen Antikörpers; LOH = Loss of Heterozygosity; MEN = multiple endokrine Neoplasie; NET = neuroendokrine Tumoren; PCNA = Proliferating Cell Nuclear Antigen; PTEN = Phosphatase and Tensin Homologue deleted from Chromosome 10; TGF-α = Transforming Growth Factor α; TNM = Tumor, Lymphknoten, Metastase; WHO = World Health Organization.

Drei Phakomatosen, die von-Hippel-Lindau-Krankheit, die Von-Recklinghausen-Krankheit oder Neurofibromatose Typ 1 (NF-1) und die tuberöse Sklerose (Bourneville-Krankheit), sind mit neuroendokrinen Tumoren assoziiert (Tab. 52-3). Die von-Hippel-Lindau-Krankheit (syn. retinozerebelläre Angiomatose) ist eine autosomal dominante Erkrankung aufgrund eines Gendefektes auf Chromosom 3p25, das für ein 213-Aminosäure-Protein kodiert, welches mit der Elongin-Protein-Familie als Transkriptionsregulator interagiert und dem Abbau abnormer Proteine dient (Kap. 49, 53, 54). Neben zerebellären Hämangioblastomen, Nierenkarzinomen und Phäochromozytomen entwickeln 10–17 % dieser Patienten einen pankreatischen NET. Die meisten sind nonfunktionell, obwohl das Auftreten von Insulinomen und VIPomen beschrieben wurde. Patienten mit NF-1 weisen einen Gendefekt auf Chromosom 17q11.2 auf, das für ein 2845-Aminosäure-Protein, Neurofibromin, kodiert, das in gesunden Zellen als Suppressor der ras-Signalkaskade fungiert (Kap. 49). Bis zu 10 % dieser Patienten entwickeln einen Karzinoidtumor im oberen Gastrointestinaltrakt, typischerweise in der peripapillären Region (54 %). Viele dieser Tumoren werden als Somatostatinome charakterisiert, da sie immunzytochemisch Somatostatin enthalten, allerdings rufen sie in der Regel kein klinisches Somatostatinomsyndrom hervor. Die NF-1 ist selten mit Insulinomen oder Zollinger-Ellison-Syndrom assoziiert; sie ist für 48 % aller duodenalen Somatostastinome und 23 % aller ampullären NET verantwortlich. Die tuberöse Sklerose ist Folge einer Mutation, die entweder das 1164-Aminosäure-Protein, Hamartin (TSC1), oder das 1807-Aminosäure-Protein, Tuberin (TSC2), betrifft (Kap. 49). Sowohl Hamartin als auch Tuberin interagieren in Signalkaskaden der Phosphatidylinositol-3-Kinasen und von mTor. Einzelne Fälle von sowohl nonfunktionellen als auch funktionellen pankreatischen NET (Insulinomen und Gastrinomen) wurden beschrieben (Tab. 52-6). Die Mahvash-Krankheit geht mit einer α-Zellhyperplasie, einer Hyperglukagonämie und der Entwicklung von nicht funktionellen pankreatischen NET einher. Sie entsteht durch die homozygote P86S-Mutation des humanen Glukagonrezeptors.

Mutationen von häufigen Onkogenen (ras, my, fos, src, jun) oder bekannten Tumorsuppressorgenen (p53, Retinoblastomsuszeptibiltätsgen) finden sich bei pankreatischen und gastrointestinalen NET (Karzinoiden) nur selten (Tab. 52-1). In gut differenzierten pankreatischen

Tabelle 52-6

GENETISCHE SYNDROME, DIE MIT EINER ERHÖHTEN INZIDENZ NEUROENDOKRINER TUMOREN ASSOZIIERT SIND

Syndrom	Lokalisation der Genmutation und des Genproduktes	NET beobachtet/Häufigkeit
Multiple endokrine Neoplasie Typ 1 (MEN-1)	11q13 (kodiert für 610-Aminosäure-Protein, Menin)	80–100 % entwickeln pNET (mikroskopisch), 20–80 % (klinisch) (nonfunktionell > Gastrinom > Insulinom) Karzinoide: Magen (13–30 %), Lunge/Thymus (8 %)
Von-Hippel-Lindau-Syndrom	3q25 (kodiert für 213-Aminosäure-Protein)	12–17 % entwickeln pNET (fast immer nonfunktionell)
Von-Recklinghausen-Krankheit (Neurofibromatose 1, NF1)	17q11.2 (kodiert für 2485-Aminosäure-Protein, Neurofibromin)	0–10 % entwickeln pNET, v. a. duodenale Somatostatinome (meist nonfunktionell) Selten Insulinome, Gastrinome
Tuberöse Sklerose	9q34 (TSCI; kodiert für 1164-Aminosäure-Protein, Hamartin) 16p13 (TSC2; kodiert für 1807-Aminosäure-Protein, Tuberin)	Entwickeln selten pNET (nonfunktionelle und funktionelle, wie Insulinom, Gastrinom)

Abkürzungen: NET = neuroendokrine Tumoren; pNET = pankreatische neuroendokrine Tumoren.

NET wurden jedoch häufig (70 %) Amplifikationen des MDM2-, MDM4- und WIPI-Gens nachgewiesen, die den p53-Signalweg inaktivieren. Außerdem ist der Retinoblastom-Signalweg bei den meisten pankreatischen NET verändert. Daneben sind noch andere Veränderungen an der Pathogenese beteiligt, wie Veränderungen des MEN-1-Gens, des p16/MTS1-Tumorsuppressorgens und des DPC4/Smad-4-Gens. Für die Pathogenese von pankreatischen NET sind vermutlich eine Verstärkung des HER2/neu-Protoonkogens, Veränderungen von Transkriptionsfaktoren (Hoxc6, gastrointestinale NET) und Wachstumsfaktoren bzw. deren Rezeptoren, eine vermutlich inaktivierende Methylierung mehrerer Gene sowie Deletionen unbekannter Tumorsuppressorgene und die Zunahme anderer unbekannter Gene verantwortlich (Tab. 52-1). Die antiproliferative Wirkung von Everolimus, einem mTOR-Inhibitor, und Sunitinib, einem Tyrosinkinase-Inhibitor (PDGFR, VEGFR1, VEGFR2, c-KIT, FLT-3) belegt die Bedeutung des mTOR-AKT-Signalwegs und der Tyrosinkinase-Rezeptoren bei der Vermittlung des Wachstums maligner NET (insbesondere pankreatischer NET). Die Bedeutung des mTOR-Signalwegs für das Wachstum pankreatischer NET wird weiter durch die Tatsache gestützt, dass ein Single-Nukleotidpolymorphismus (FGFR4-G388R, im Fibroblast Growth Factor Receptor 4) die Selektivität von mTOR-Inhibitoren beeinträchtigt und mit einem deutlich erhöhten Risiko für ein fortgeschrittenes Tumorstadium mit Lebermetastasen einhergeht (Tab. 52-5). Vergleichende genomische Hybridisierungen, genomweite Allotypisierungen und die genomweite Analyse von Einzelnukleotidpolymorphismen haben gezeigt, dass Chromosomenverluste und -zuwächse bei pNET und GI-NET häufig sind, sich aber zwischen diesen beiden Entitäten unterscheiden und zum Teil prognostisch relevant sind (Tab. 52-4). Von besonderer Bedeutung sind vermutlich Mutationen des MEN-1-Gens. Ein Verlust der Heterozygosität des MEN-1-Locus auf Chromosom 11q13 wurde bei 93 % der Patienten mit sporadischen pankreatischen NET (Patienten ohne MEN-1) und bei 26–75 % der Patienten mit sporadischen nicht pankreatischen NET (sog. Karzinoidtumoren) gefunden. Mutationen des MEN-1-Gens wurden bei 31–34 % der sporadischen Gastrinome gefunden. Bei der Exomsequenzierung sporadischer pankreatischer NET wurde festgestellt, dass am häufigsten (44 % der Patienten) das MEN1-Gen verändert ist. Am zweithäufigsten (43 % der Patienten) sind Mutationen der für zwei Untereinheiten des Transkription-Chromatin-Remodelling-Komplexes aus DAXX (Death-domain Associated Protein) und ATRX (α-Thalassemia/mental Retardation Syndrome X-linked) kodierenden Gene. 15 % zeigten Veränderungen im mTOR-Signalweg. Das Vorhandensein einer Reihe dieser molekularen Veränderungen korreliert mit der Tumorgröße, dem Erkrankungsausmaß oder der -invasivität und hat prognostische Bedeutung (Tab. 52-5).

NICHT PANKREATISCHE NET (SOG. KARZINOIDTUMOREN) UND KARZINOIDSYNDROM

ALLGEMEINE EIGENSCHAFTEN HÄUFIGER NICHT PANKREATISCHER NET

Neuroendokrine Tumoren der Appendix (Appendixkarzinoide)

NET der Appendix treten bei einem von 200–300 appendektomierten Patienten auf und liegen meist in der Appendixspitze. Ihre Inzidenz beträgt 0,15/100.000 pro Jahr und sie machen 2–5 % aller gastrointestinalen NET (Karzinoide) sowie 32–80 % aller Tumoren der Appendix aus. Die meisten (> 90 %) haben einen Durchmesser < 1 cm ohne Metastasen in älteren Studien, vor kurzem wurde jedoch in 2–35 % der Fälle eine Metastasierung beschrieben (Tab. 52-3). In den SEER-Daten von 1570 Appendixkarzinoiden waren 62 % lokal begrenzt, 27 % wiesen regionale und 8 % Fernmetastasen auf. Das Risiko für eine Metastasierung nimmt mit der Tumorgröße zu und beträgt bei Tumoren < 1 cm weniger als 10 % und bei Tumoren > 2 cm 25–44 %. Neben der Tumorgröße gibt es noch weitere für die Metastasierung wichtige negative prognostische Faktoren, wie die Lokalisation an der Appendixbasis, die Invasion der Mesoappendix, eine schlechte Differenzierung, ein fortgeschrittenes WHO/ENETS-Stadium, ein höheres Alter sowie positive Resektionsränder. Die 5-Jahres-Überlebensrate beträgt bei lokal begrenzter Krankheit 88–100 %, bei regionaler Ausdehnung 78–100 % und bei Fernmetastasen 12–28 %. Patienten, deren Tumordurchmesser < 1 cm beträgt, haben eine 5-Jahres-Überlebensrate von 95–100 %, die bei einem Tumordurchmesser > 2 cm nur noch 29 % beträgt. Die meisten Tumoren (87 %) sind gut differenzierte G1-Tumoren (Tab. 52-4) und der Rest überwiegend gut differenzierte G2-Tumoren (13 %). Schlecht differenzierte G3-Tumoren sind selten (< 1 %). Der Anteil größerer Karzinoide sank von 4,3 % (1950–1969) auf 2,4 % (1992–1999). Ein seltener Subtyp (< 5 %) der NET sind Becherzellkarzinoide/-karzinome der Appendix, die gemischten adenoneuroendokrinen Karzinomen entsprechen. Sie sind maligne und bilden vermutlich eine eigene Krankheitsentität. Sie manifestieren sich oft erst im fortgeschrittenen Stadium und es wird empfohlen, sie nicht wie Karzinoide, sondern wie Adenokarzinome zu behandeln.

Neuroendokrine Tumoren des Dünndarms (Dünndarmkarzinoide)

Die Inzidenz von NET des Dünndarms (Karzinoiden) beträgt in den USA 0,67/100.000, in England 0,32/100.000 und in Schweden 1,12/100.000; sie machen > 50 % aller Dünndarmtumoren aus. Männer sind häufiger betroffen als Frauen (1,5 : 1). Außerdem besteht eine ethnische Abhängigkeit, wobei Asiaten seltener betroffen sind und Afroamerikaner am häufigsten. Das mittlere Erkrankungsalter liegt bei 52–63 Jahren mit einer breiten Spanne von 1–93 Jahren. Es gibt seltene familiäre Formen des Dünndarmkarzinoids. In diesen Fällen treten häufig multiple Tumoren mit Lokalisation im Jejunum in 9–18 % der Fälle auf und in 70–80 % im Ileum; diese sind in 70 % bis zu 6 cm von der Ileozökalklappe entfernt. Etwa 40 % haben einen Durchmesser < 1 cm, 32 % messen 1–2 cm, 29 % sind > 2 cm. Typisch ist eine gute Differenzierung. Die Dünndarm-NET wachsen in der Regel invasiv: 1,2 % liegen intramukosal, 27 % penetrieren die Submukosa und 20 % sind in die Muscularis propria eingebrochen. Metastasen finden sich im Durchschnitt bei 47–58 % (Bereich: 20–100 %) der Patienten. Am häufigsten sind Lebermetastasen (38 %), gefolgt von Lymphknoten- (37 %) und Fernmetastasen (20–25 %). Sie lösen in der Regel eine fibrotische Reaktion aus, die einen Dünndarmverschluss hervorrufen kann. Auch kleine NET (< 1 cm) des Dünndarms sind in 15–25 % der Fälle bereits metastasiert. Die Inzidenz wächst bei den größeren Tumoren mit 1–2 cm Durchmesser auf 58–100 %. NET mit Lokalisation im Duodenum sind in 31 % metastasiert. Duodenaltumoren mit einem Durchmesser < 1 cm metastasieren nicht, während 33 % aller Tumoren über 2 cm zu einer Metastasierung führen. Die sog. Dünndarmkarzinoide sind die häufigste Ursache des Karzinoidsyndroms (60–87 %) und werden weiter unten besprochen (Tab. 52-7). Wichtige prognostische Faktoren sind in Tabelle 52-5 aufgeführt. Von besonderer Bedeutung sind die Tumorausdehnung, das Grading nach dem Proliferationsindex und das Tumorstadium (Tab. 52-4). Die Gesamtüberlebensrate beträgt nach 5 Jahren 55–75 %, unterscheidet sich aber abhängig vom Krankheitsstadium deutlich und beträgt bei lokal begrenzter Krankheit 65–90 %, bei regionaler Beteiligung 66–72 % und bei Fernmetastasen 36–43 %.

Neuroendokrine Tumoren des Rektums (Rektumkarzinoide)

Rektale NET (Karzinoide) machen 27 % aller gastrointestinalen NET (Karzinoide) und 16 % aller NET aus und werden immer häufiger diagnostiziert. In den USA beträgt die Inzidenz gemäß der SEER-Daten derzeit 0,86/100.000 pro Jahr (im Vergleich zu 0,2/100.000 jährlich im Jahr 1973) und sie stellen 1–2 % aller Rektumtumoren. Sie werden bei einer von 1500/2500 Proktoskopien/Koloskopien oder bei 0,05–0,07 % aller Patienten, bei denen eine derartige Untersuchung durchgeführt wird, gefunden. Fast alle treten 4–13 cm über der Linea dentata auf. Die meisten sind klein und haben in 66–80 % der Fälle einen Durchmesser von weniger als 1 cm, 5 % sind metastasiert. Tumoren mit einem Durchmesser von 1–2 cm metastasieren bei 5–30 % der Patienten und die seltenen Tumoren > 2 cm bei mehr als 70 % der Patienten. Die meisten Rektum-NET dringen bis in die Submukosa vor (75 %), wobei 2,1 % auf die Mukosa beschränkt bleiben, 10 % auf die Muscularis und 5 % in angrenzende Strukturen einbrechen. Histologisch sind sie meist gut differenziert (98 %) und weisen zu 72 % einen ENETS/WHO-Grad G1 und zu 28 % einen Grad G2 auf (Tab. 52-4). Das Gesamtüberleben beträgt 88 %, hängt aber stark vom Stadium ab. So liegt das 5-Jahres-Überleben bei einem lokal begrenzten Rektum-NET bei 91 %, bei regionaler Ausbreitung bei 36–49 % und bei Fernmetastasen bei 20–32 %. Die Risikofaktoren sind in Tabelle 52-5 aufgeführt und umfassen insbesondere die Tumorgröße, die Invasionstiefe, das Vorhandensein von Metastasen, die Differenzierung sowie die aktuelle TNM-Klassifikation und das Grading.

Neuroendokrine Tumoren des Bronchialsystems (Bronchialkarzinoide)

Bronchiale NET (Bronchialkarzinoide) machen 25–33 % aller gut differenzierten NET und 90 % aller schlecht differenzierten NET aus, wahrscheinlich aufgrund eines starken Zusammenhangs mit dem Rauchen. Die Inzidenz von bronchialen NET beträgt in den USA und Europa 0,2–2/100.000 pro Jahr und nimmt jährlich um etwa 6 % zu. Frauen sind etwas häufiger betroffen als Männer und Weiße etwas häufiger als Menschen mit lateinamerikanischer, asiatischer oder afrikanischer Abstammung. Der Erkrankungsgipfel liegt bei 50–60 Jahren, wobei typische Karzinoide in jüngerem Alter (45 Jahre) häufiger sind und atypische Karzinoide in etwas höheren Alter (55 Jahre) auftreten.

Es wurden mehrere Klassifizierungssysteme für Bronchialkarzinoide vorgeschlagen. Diese unterscheiden sich von der des GEP-Systems. Der Begriff „Karzinoid“ ist hier noch bewahrt, während er in der WHO-Klassifikation für GEP-NET (2010) durch den Begriff „neuroendokriner Tumor“ ersetzt wurde. In einigen Studien wurden neuroendokrine Tumoren der Lunge in vier Kategorien eingeteilt: typische Karzinoide (auch Bronchialkarzinoide, Kulchitsky-Karzinom I, KCC-I genannt), atypische Karzinoide (auch gut differenzierte neuroendokrine Karzinome genannt, KCC-II), intermediäre kleinzellige-neuroendokrine Karzinome und kleinzellige neuroendokrine Karzinome (KCC-III). Ein anderes Klassifizierungssystem unterscheidet drei Kategorien von Lungen-NET: Benigne oder wenig maligne (typische Karzinoide), niedrig maligne (atypische Karzinoide) und hoch maligne (schlecht differenzierte Karzinome vom Großzell- und Kleinzelltyp). Das Verhältnis von typischen zu atypischen Karzinoiden beträgt 8–10 : 1, wobei typische Karzinoide 1–2 % aller Lungentumoren ausmachen, atypische Karzinoide 0,1–0,2 %, großzellige neuroendokrine Karzinome (NEC) 0,3 % und das kleinzellige Bronchialkarzinom 9,8 %. Die jeweiligen Kategorien der Lungen-NET haben eine unterschiedliche Prognose, die von exzellent für ein typisches Karzinoid bis sehr schlecht für ein kleinzelliges neuroendokrines Karzinom reicht. Für groß- und kleinzellige Bronchialkarzinoide ist ein Zusammenhang mit Tabakrauchen belegt, nicht jedoch für typische und atypische Bronchialkarzinoide. Die 5-Jahres-Überlebensrate wird vor allem von der Tumorklassifikation beeinflusst. Sie beträgt für das typische Karzinoid 92–100 %, für das atypische Karzinoid 61–88 %, für großzellige NEC 13–57 % und für das kleinzellige Bronchialkarzinom 5 %.

Neuroendokrine Tumoren des Magens

Magen-NET (Karzinoide) machen 3 ‰ der Neoplasien des Magens aus und 1,3–2 % aller Karzinoide. Ihre relative Häufigkeit hat in den letzten 50 Jahren um den Faktor 3–4 zugenommen (2,2 % im Jahr 1950 bis 9,6 % in den Jahren 2000–2007, SEER-Daten). Derzeit ist unbekannt, ob diese Zunahme durch einen besseren Nachweis aufgrund des häufigeren Einsatzes von Ösophagogastroskopien erklärt werden kann oder ob es sich um einen echten Anstieg der Inzidenz handelt. Magen-NET (Karzinoide) werden in drei Gruppen eingeteilt; diese Zuordnung hat wichtige pathogenetische, prognostische und therapeutische Auswirkungen. Alle entstehen aus gastrischen enterochromaffinähnlichen (Gastric Enterochromaffin-like ECL) Zellen der Magenmukosa. Zwei Subtypen sind mit einer Hypergastrinämie assoziiert: (1) die chronisch-atrophische Gastritis (Typ I; 80 % aller gastrischen Karzinoide), und (2) das Zollinger-Ellison-Syndrom, welches sich fast immer als Teil eines MEN-1-Syndroms manifestiert (Typ II; 6 % aller Fälle). Diese sind in der Regel sehr langsam proliferativ. Beim Typ I treten nur selten (< 10 %) Metastasen auf, während Typ-II-Tumoren etwas aggressiver sind und in 10–30 % der Fälle metastasieren. Die Tumoren sind in der Regel klein, multilokulär und infiltrieren nur die Submukosa. Der dritte Subtyp gastrischer Karzinoide (Typ III; sporadisch) ist nicht mit einer Hypergastrinämie (14–25 % aller Karzinoide) assoziiert und verläuft aggressiv und metastasiert in 54–66 % der Fälle. Sporadische NET des Magens sind meistens unilokuläre, große Tumoren, die in 50 % der Fälle histologische Atypien aufweisen. Sie führen selten zu einem atypischen Karzinoidsyndrom mit exzessiver Freisetzung vor allem von Histamin. Ihre 5-Jahres-Überlebensrate beträgt für den Typ I 99–100 %, für den Typ II 60–90 % und für den Typ III 50 %.

KLINISCHES BILD DER NET (KARZINOIDE)

Neuroendokrine Tumoren (Karzinoidtumoren) ohne Karzinoidsyndrom

Das Alter der Patienten bei Diagnosestellung reicht von 10–93 Jahren mit einem mittleren Manifestationsalter von 63 Jahren für NET des Dünndarms und 66 Jahren für NET des Rektums. Die klinische Symptomatik ist vielfältig und hängt vom Ursprungsort und der malignen Aussaat des Tumors ab. NET der Appendix werden meist zufällig bei Appendektomien gefunden. NET des Jejunums und Ileums führen meist zu intermittierenden abdominellen Schmerzen (51 %), Dünndarmobstruktionen mit Ileus/Invagination (31 %), zu einer abdominellen Raumforderung (17 %) oder einer gastrointestinalen Blutung (11 %). Da die Symptomatik häufig vage ist, verzögert sich die Diagnosestellung im Allgemeinen um 2–5 Jahre vom ersten Auftreten der Beschwerden an und kann bis zu 20 Jahre reichen. Neuroendokrine Tumoren des Duodenums, Magens und Rektums werden am häufigsten als Zufallsbefund bei einer Endoskopie gefunden. Die häufigsten Symptome von NET des Rektums sind Melaena und Hämatochezie (39 %), Obstipation (17 %) und Diarrhö (12 %). Bronchialkarzinoide fallen häufig als Läsion auf einem Thorax-Röntgenbild auf, wobei 31 % der Patienten asymptomatisch sind. Karzinoide des Thymus fallen als anteriore mediastinale Raumforderung im Allgemeinen auf einem Thorax-Röntgenbild oder einem Computertomogramm auf. Karzinoide der Ovarien oder Hoden fallen häufig als Raumforderung bei der körperlichen Untersuchung oder einer Ultraschalluntersuchung auf. Hepatisch metastasierte NET fallen häufig als Hepatomegalie bei Patienten mit minimalen Symptomen und annähernd normalen Leberparametern auf.

Neuroendokrine Tumoren (Karzinoidtumoren) mit systemischen Symptomen aufgrund von Sekretionsprodukten

Neuroendokrine Tumoren (Karzinoidtumoren) können eine Reihe von gastrointestinalen Peptiden, wie Gastrin, Insulin, Somatostatin, Motilin, Neurotensin, Tachykininen (Substanz K, Substanz P, Neuropeptid K), Glukagon, gastrinfreisetzende Peptide, VIP, PP, Ghrelin, andere biologisch aktive Peptide (ACTH, Kalzitonin, Growth Hormone-releasing Hormone), Prostaglandine und biogene Amine (Serotonin) synthetisieren. Diese Substanzen können bei Sekretionen ausreichender Mengen ins Blut Symptome hervorrufen. Bei Patienten mit neuroendokrinen Tumoren werden erhöhte PP-Spiegel in 43 %, erhöhte Motilinspiegel in 14 %, erhöhte Gastrinspiegel in 15 % und erhöhte VIP-Spiegel in 6 % der Fälle gefunden. Vorderdarmkarzinoide synthetisieren häufiger gastrointestinale Peptide als Mitteldarmkarzinoide. Eine ektope ACTH-Produktion, die ein Cushing-Syndrom hervorruft, wird mit zunehmender Häufigkeit bei Vorderdarmkarzinoiden beobachtet. In einigen Studien waren Vorderdarmkarzinoide die häufigste Ursache eines ektopen ACTH-Syndroms und machten etwa 64 % aller Fälle aus. Eine Akromegalie aufgrund einer Freisetzung von GRF (Growth Hormone-releasing Factor) tritt bei Vorderdarmkarzinoiden und das Somatostatinomsyndrom bei NET des Duodenums auf. Das häufigste systemische Syndrom bei Karzinoiden ist das Karzinoidsyndrom (siehe unten).

KARZINOIDSYNDROM

Klinisches Bild

Die wichtigsten Symptome bei der Erstmanifestation und im weiteren Verlauf sind in Tabelle 52-7 zusammengefasst. Die zwei häufigsten Symptome sind anfallsartige Gesichtsrötungen (Flush) und Diarrhöen, die initial bei 69–70% der Patienten und im weiteren Verlauf der Erkrankung bei bis zu 78 % der Patienten auftreten. Ein Charakteristikum der Flush-Anfälle ist das plötzliche Auftreten: Es kommt zu einer tiefroten oder violetten Rötung, insbesondere von Gesicht und Hals, z. T. mit Ausdehnung auf den Oberkörper. Häufig geht der Flush mit einem Wärmegefühl (Hitzewallung) einher und manchmal ist dieser mit Juckreiz und Tränenfluss, Diarrhö, konjunktivaler Injektion und Gesichtsödemen assoziiert. Die Flush-Anfälle können durch Stress, Alkohol, körperliche Belastung und bestimmte Nahrungsmittel, wie Käse, sowie bestimmte Pharmaka, wie Katecholamine, Pentagastrin und Serotonin-Wiederaufnahmehemmer (SSRI), provoziert werden. Die Flush-Anfälle können kurz anhaltend sein (1–5 Minuten), besonders initial, oder können für Stunden anhalten, was häufiger im weiteren Verlauf der Erkrankung beobachtet wird. Flush-Anfälle werden im Allgemeinen bei metastatischen Mitteldarmkarzinoiden gesehen, können aber auch bei Vorderdarmkarzinoiden auftreten. Bei Bronchialkarzinoiden sind die Hitzewallungen häufiger prolongiert und können für Stunden und Tage anhalten. Es kommt zu einer rötlichen Hautverfärbung, die mit Speichelfluss, Tränenfluss, profusem Schwitzen, Diarrhö und Hypotonie assoziiert ist. Die Hautrötungen bei Magenkarzinoiden sind

Tabelle 52-7

KLINISCHE CHARAKTERISTIKA BEI PATIENTEN MIT KARZINOIDSYNDROM

	Bei Erstvorstellung	Im Krankheitsverlauf
Symptome		
Diarrhö	32–93 %	68–84 %
Flush-Anfälle	23–100 %	63–74 %
Schmerzen	10 %	34 %
Asthma/Giemen	4–14 %	3–18 %
Pellagra	0–7 %	0–5 %
Keine	12 %	22 %
Karzinoide Herzbeteiligung vorhanden	11–40 %	14–41 %
Demografie		
Männlich	46–59 %	46–61 %
Alter		
Mittleres Alter	57 Jahre	59,2 Jahre
Altersbereich	25–79 Jahre	18–91 Jahre
Tumorlokalisation		
Vorderdarm	5–14 %	0–33 %
Mitteldarm	57–87 %	60–100 %
Hinterdarm	1–7 %	0–8 %
Unbekannt	2–21 %	0–26 %

fleckig über Gesicht und Nacken verteilt. Der klassische Flush von Mitteldarmkarzinoiden kann auch bei Magenkarzinoiden auftreten. Sie können durch Nahrungsmittel ausgelöst werden und sind häufig von Juckreiz begleitet.

Eine Diarrhö wird oft von Flush-Anfällen mit Hitzewallungen begleitet (85 % der Fälle). Die Durchfälle sind meist wässrig, wobei 60 % der Patienten < 1 l/d verlieren. Eine Steatorrhö tritt in 67 % der Fälle auf und der Fettverlust beträgt bei 46 % der Patienten > 15 g/d (normal < 7 g/d). Abdominelle Schmerzen können zusammen mit der Diarrhö oder unabhängig davon in 10–34 % der Fälle auftreten.

Kardiale Manifestationen treten initial bei 11–40 % (im Mittel bei 26 %) und im weiteren Krankheitsverlauf bei 14–41 % der Patienten (Mittelwert 30 %) auf. Die Herzbeteiligung entsteht durch die Bildung von fibrotischen Plaques (aus glattmuskulären Zellen, Myofibroblasten und elastischem Gewebe). Betroffen ist das Endokard insbesondere im rechten Herzen. Bei einem offenen Foramen ovale können gelegentlich auch im linken Herzen Veränderungen auftreten. Die dichten fibrotischen Ablagerungen betreffen am häufigsten den ventrikulären Teil der Trikuspidalklappe sowie seltener die Pulmonalklappen. Sie können zur Konstriktion der Klappen führen, wobei meist die Symptome einer Pulmonalstenose überwiegen und die Trikuspidalklappe häufig in einer Öffnungsstellung fixiert ist, die zu einer Insuffizienz führt. Als kardiale Manifestationen eines Karzinoidtumors treten bei 90–100 % der Patienten eine Trikuspidalklappeninsuffizienz, bei 43–59 % eine Trikuspidalklappenstenose, bei 50–81 % eine Pulmonalklappeninsuffizienz, bei 25–59 % eine Pulmonalklappenstenose und bei 11 % (0–25%) Linksherzläsionen auf. Bis zu 80 % der Patienten mit kardialer Beteiligung entwickeln eine Herzinsuffizienz. Der Befall des linken Herzens ist seltener und deutlich weniger ausgeprägt; dieser wird bei 30 % der autopsierten Fälle gefunden und betrifft am häufigsten die Mitralklappe. Bei bis zu 80 % der Patienten mit kardialen Läsionen besteht eine Herzinsuffizienz. In verschiedenen Serien wurde die Herzinsuffizienz bei der Diagnose in 27–43 % der Fälle als NYHA-Klasse I eingestuft, in 30–40 % der Fälle als NYHA II, in 13–31 % der Fälle als NYHA III und in 3–12 % der Fälle als NYHA IV. Derzeit nehmen Häufigkeit und Schwere der Karzinoid-Herzerkrankung ab und es betrifft im Mittel 20 % der Patienten, in manchen Berichten sogar nur 3–4 %. Derzeit ist unbekannt, ob dieser Rückgang auf den weit verbreiteten Einsatz von Somatostatinanaloga zurückzuführen ist, welche die Freisetzung bioaktiver Substanzen, die an der Entwicklung der Herzerkrankung beteiligt sind, kontrollieren.

Andere klinische Manifestationen umfassen Giemen oder asthmaähnliche Symptome (8–18 %), pellagraähnliche Hautveränderungen (2–25 %) und kognitive Störungen. Mehrere nicht kardiale Probleme durch Zunahme des Bindegewebes sind beschrieben, wie eine Retroperitonealfibrose, die selten zu einer urethralen Obstruktion führt, eine Induratio penis plastica, eine intraabdominale Fibrose sowie Verschlüsse der Mesenterialarterien und Venen.

Pathobiologie

In verschiedenen Untersuchungsserien von insgesamt 8876 Patienten trat in 8 % (1,7–18,4 %) der Fälle ein Karzinoidsyndrom auf. Es entsteht erst, wenn ausreichende Konzentrationen der Tumorsekretionsprodukte die systemische Zirkulation erreichen. In 91–100 % der Fälle geschieht dies nach hepatischer Metastasierung. Selten kann ein Karzinoidsyndrom auch ohne hepatische Metastasierung auftreten. Dies geschieht bei intestinalen neuroendokrinen Tumoren mit Lymphknotenmetastasen und extensiver retroperitonealer Invasion, endokrinen Pankreastumoren mit Lymphknotenmetastasen oder neuroendokrinen Tumoren der Lunge oder Ovarien mit direktem Anschluss an die systemische Zirkulation. Nicht alle neuroendokrinen Tumoren metastasieren gleich häufig und verursachen das Karzinoidsyndrom (Tab. 52-3). Neuroendokrine Tumoren des Mitteldarms verursachen in 57–67 % der Fälle ein Karzinoidsyndrom, neuroendokrine Tumoren des Vorderdarms in 0–33 %, neuroendokrine Tumoren des Hinterdarms in 0–8 % und neuroendokrine Tumoren mit unbekanntem Primarius in 2–26 % der Fälle (Tab. 52-3, Tab. 52-7).

Eines der wichtigsten Sekretionsprodukte von Karzinoidtumoren, das in die Entstehung des Karzinoidsyndroms involviert ist, ist Serotonin (5-Hydroxytryptamin, 5-HT; Abb. 52-1), das aus Tryptophan synthetisiert wird. Bis zu 50 % des mit der Nahrung aufgenommenen Tryptophans kann von den Tumorzellen zur Synthese herangezogen werden, was zu Mangelerscheinungen bei der Niacinsynthese führt, die dadurch bei 2,5 % der Patienten zu pellagraähnlichen Hautläsionen führt. Serotonin hat zahlreiche biologische Eigenschaften. Unter anderem stimuliert es die intestinale Sekretion, hemmt die Absorption und stimuliert die intestinale Motilität und Synthese von Bindegewebe. Bei 56–88 % der sog. Karzinoidtumoren kommt es zu einer Serotoninüberproduktion, jedoch entwickeln 12–26 % der Patienten kein Karzinoidsyndrom. Eine Serotoninüberproduktion liegt bei 90–100 % der Patienten mit einem Karzinoidsyndrom vor. Serotonin wird durch seine Effekte auf die Darmmotilität und intestinale Sekretion auch für die Diarrhö verantwortlich gemacht. Bei Patienten mit einem Karzinoidsyndrom ist durch die erhöhte Kolonmotilität die Transitzeit verkürzt, sodass Veränderungen der Sekretion und Absorption möglich sind, die zu den bekannten Wirkungen von Serotonin auf den Darm passen. Diese Wirkungen werden überwiegend über 5-HT_3-Rezeptoren und in geringerem Umfang über 5-HT_4-Rezeptoren vermittelt. Serotonin-Rezeptorantagonisten (insbesondere 5-HT_3-Antagonisten) lindern die Diarrhö bei den meisten Patienten. Der Tryptophan-5-Hydroxylase-Inhibitor LX-1606, der in peripheren Geweben die Serotoninsynthese hemmt, soll die Darmbewegungen bei Patienten mit Karzinoidsyndrom um 44 % reduzieren und die Stuhlkonsistenz um 20 % verbessern. Weitere Studien legen nahe, dass bei manchen Patienten vermutlich Tachykinine weitere wichtige Mediatoren der Diarrhö sind. In einer Studie korrelierten die Serumspiegel von Tachykinin mit den Symptomen Flush und Diarrhö. Die Flush-Anfälle sind nicht durch Serotonin-Rezeptorantagonisten zu lindern. Bei Patienten mit Magenkarzinoiden kommt es vermutlich durch Histaminfreisetzung zu rotfleckigen, juckenden Hautveränderungen, da diese durch H_1- und H_2-Rezeptorantagonisten gelindert werden können. Zahlreiche Studien haben gezeigt, dass Tachykinine (Substanz P, Neuropeptid K) in gastrointestinalen NET (Karzinoiden) gespeichert und bei Flush-Anfällen freigesetzt werden. Octreotid lindert die Flush-Anfälle, die durch Pentagastrin bei diesen Patienten hervorgerufen werden, ohne den stimulierten Anstieg von Substanz P im Plasma zu beeinflussen, was darauf hinweist, dass andere Mediatoren an der Entstehung der Flush-Anfälle beteiligt sein müssen. Es wurde ein Zusammenhang zwischen den Serumspiegeln von Tachykinin, nicht aber von Substanz P mit dem Flushing beschrieben. Die Prostaglandinfreisetzung könnte ebenfalls einen Einfluss auf die Diarrhö oder den Flush haben, wobei hierzu widersprüchliche Daten existieren. Sowohl Histamin als auch Serotonin sind für das Giemen und die fibrotischen Veränderungen des Herzens und am Penis (Induratio penis plastica) sowie die intraabdominelle Fibrose verantwortlich.

Der genaue Mechanismus der Herzbeteiligung ist unklar, obwohl es immer mehr Belege für eine zentrale Bedeutung von Serotonin gibt. Bei Patienten mit Herzbeteiligung sind die Serumspiegel von Neurokinin A, Substanz P, Atrial Natriuretic Peptide (ANP), Pro-brain Natriuretic Peptide, Chromogranin A und Aktivin A erhöht, außerdem scheiden sie vermehrt 5-HIAA mit dem Urin aus.

Die Herzklappenveränderungen, die durch den Appetitzügler Dexfenfluramin hervorgerufen werden, sind histologisch nicht von jenen durch Karzinoidtumoren unterscheidbar. Auch die langjährige Behandlung mit dopaminagonistischen Ergotaminen (Cabergolin, Pergolid), die beim Parkinson-Syndrom eingesetzt werden, erzeugt Herzklappenschäden, die nicht von denen beim Karzinoidsyndrom zu unterscheiden sind. Außerdem kam es in Tierstudien nach der Langzeitgabe von Serotonin ebenso wie bei Tieren mit einer Defizienz des 5-HIAA-Transportergens mit konsekutiver Unfähigkeit zur Inaktivierung von Serotonin zur Bildung von Plaques auf den Herzklappen und zur Herzklappenfibrose. Metaboliten von Fenfluramin haben eine hohe Affinität für den $5\text{-}HT_{2B}$-Rezeptor, dessen Aktivierung zu einer Mitogenese von Fibroblasten führt. Normalerweise exprimieren die interstitiellen Zellen der menschlichen Herzklappen die Serotonin-Rezeptorsubtypen 5-HT1B, -1D, -2A und -2B. Schließlich ist bekannt, dass hohe Spiegel von $5\text{-}HT_{2B}$-Rezeptortranskripten in Herzklappen, Herzfibroblasten und Kardiomyozyten gefunden werden. Untersuchungen an den interstitiellen Zellen der Herzklappen von Schafen zeigen, dass Serotonin überwiegend mit den $5\text{-}HT_{2B}$-Rezeptoren interagiert, den Transforming Growth Factor β stimuliert und die Kollagenbiosynthese ankurbelt. Daher sind sowohl das Ausmaß der Serotoninüberproduktion als auch eine vorausgegangene Chemotherapie wichtige Vorhersagefaktoren der Progression der Herzerkrankung. Bei Patienten mit Herzbeteiligung wurde auch eine Überproduktion von atrialem natriuretischem Peptid beobachtet, wobei dessen pathogenetische Bedeutung noch unklar ist. Hohe Spiegel von atrialem natriuretischem Peptid verschlechtern die Prognose. Die Serumspiegel des Connective Tissue Growth Factor sind bei vielen fibrosierenden Krankheiten erhöht und finden sich auch bei kardialer Manifestation eines Karzinoids. In diesem Fall korrelieren sie mit der rechtsventrikulären Dysfunktion und dem Ausmaß der Klappeninsuffizienz.

Die Patienten können ein typisches oder ein atypisches Karzinoidsyndrom entwickeln (Abb. 52-1). Bei Patienten mit der typischen Form, die klassischerweise durch einen Mitteldarm-Karzinoidtumor hervorgerufen wird, ist die Umwandlung von Tryptophan in 5-HTP der geschwindigkeitsbestimmende Schritt. 5-HTP wird schnell zu 5-HT umgewandelt und in sekretorischen Granula des Tumors oder Thrombozyten gespeichert. Ein kleiner Anteil verbleibt im Plasma und wird zu 5-Hydroxyindolessigsäure (5-HIES, 5-HIAA) umgewandelt, die in großen Mengen im Urin ausgeschieden wird. Jene Patienten haben einen vergrößerten Serotonin-Pool, erhöhte Blut- und Thrombozyten-Serotoninspiegel sowie eine gesteigerte Ausscheidung von 5-HIES im Urin. Einige Karzinoidtumoren können, vermutlich durch einen Mangel des Enzyms Dopa-Decarboxylase, ein atypisches Karzinoidsyndrom hervorrufen. Dabei kann 5-HTP nicht in 5-HT (Serotonin) umgewandelt werden und wird in die Blutbahn sezerniert (Abb. 52-1). Bei diesen Patienten sind die Plasma-Serotoninspiegel normal, jedoch treten erhöhte Urinspiegel auf, da ein Teil des 5-HTP in den Nieren in 5-HT umgewandelt wird. Typischerweise ist dabei die Ausscheidung von 5-HTP und 5-HT im Urin erhöht, die 5-HIES-Urinspiegel sind jedoch nur gering erhöht. Vorderdarm-NET/-karzinoide führen am häufigsten zu einem atypischen Karzinoidsyndrom, können aber auch ein typisches Karzinoidsyndrom auslösen.

Eine unmittelbar lebensbedrohliche Komplikation des Karzinoidsyndroms ist die Ausbildung einer Karzinoidkrise. Diese tritt am häufigsten bei Patienten mit starken Symptomen und/oder einer deutlich gesteigerten 5-HIES-Ausscheidung im Urin auf (> 200 mg/d). Die Krise kann spontan auftreten oder durch Prozeduren, wie eine Anästhesie, Chemotherapie, Operation, Biopsie oder Endoskopie, sowie durch radiologische Untersuchungen während einer Biopsieentnahme, Endoskopie oder radiologische Interventionen, wie einer Leberarterienembolisierung oder einer Gefäßkatheterisierung ausgelöst werden. Außerdem kann sie durch Stress oder eine auch nur leichte Palpation des Tumors bei der körperlichen Untersuchung provoziert werden. Die Patienten entwickeln dabei intensive Flush-Anfälle, profuse Diarrhö mit Exsikkose, abdominelle Schmerzen und kardiovaskuläre Veränderungen, wie Tachykardie, Hypertonie oder Hypotonie, Verwirrtheit oder Stupor, generalisierte Ödeme sowie gelegentlich einen Status asthmaticus. Wenn die Krise nicht adäquat behandelt wird, kann sie tödlich sein.

Die Diagnose eines Karzinoidsyndroms wird durch die Messung von 5-HIES im 24-Stunden-Urin gestellt. Falsch positive Erhöhungen können bei Patienten auftreten, die serotoninreiche Nahrung zu sich nehmen (z. B. Bananen, Pfirsiche, Walnüsse, Avocados, Auberginen, Pecannüsse oder andere Nüsse) oder bestimmte Medikamente einnehmen (Hustensirup mit Guaifenesin, Paracetamol, Salizylate, Serotonin-Wiederaufnahmehemmer oder L-Dopa). Der Normalbereich der täglichen 5-HIES-Ausscheidung beträgt 2–8 mg. Der 5-HIES-Spiegel hat eine 73%ige Sensitivität und eine 100%ige Spezifität für das Karzinoidsyndrom. Wichtig ist eine Sammlung des Urins auf Säure (Essigsäure). Die Überproduktion von Serotonin darf *nicht* mit dem Vorhandensein eines klinischen Karzinoidsyndroms gleichgesetzt werden, da bei 12–26 % der Patienten mit einer Überproduktion von Serotonin keine klinischen Belege für ein Karzinoidsyndrom vorhanden sind.

Die meisten Ärzte nutzen diagnostisch nur die 5-HIES-Urinausscheidungsrate, jedoch können Plasma- und Thrombozyten-Serotoninspiegel, sofern verfügbar, in seltenen Fällen zusätzliche Informationen liefern. Da die einmalige Bestimmung von 5-HIAA im Serum mit den Werten im 24-Stunden-Sammelurin korrelierte, könnte diese Methode die bislang übliche Urinsammlung ersetzen, da sie einfacher durchführbar ist und Verfälschungen durch eine unvollständige oder ungeeignete Urinsammlung ausschließt. Die Thrombozyten-Serotoninspiegel können jedoch stark schwanken und sind von Lagerungsbedingungen des Blutes abhängig. Wenn ein atypisches Karzinoidsyndrom bei Vorderdarmtumoren vermutet wird und die Urin-5-HIES-Ausscheidung nur minimal erhöht oder normal ist, sollten andere Urinmetaboliten des Tryptophans wie 5-HTP oder 5-HT gemessen werden (Abb. 52-1).

Flush-Anfälle treten bei mehreren Erkrankungen auf, wie systemischer Mastozytose, chronisch myeloischer Leukämie mit vermehrter Histaminfreisetzung, Menopause, Reaktionen auf Alkohol oder Glutamat oder Nebenwirkungen von Chlorpropamid, Kalziumantagonisten und Nikotinsäure. Keine der genannten Erkrankungen ruft eine vermehrte 5-HIES-Ausscheidung im Urin hervor.

An einen Karzinoidtumor sollte bei Auftreten führender Symptome eines Karzinoidsyndroms, bei wiederkehrenden abdominellen Schmerzen bei sonst gesund erscheinenden Individuen, einer Hepatomegalie oder hepatischen Metastasen mit minimalen klinischen Symptomen gedacht werden. Neuroendokrine Tumoren des Ileums (Ileumkarzinoide), die etwa 25 % aller klinisch gefundenen Karzinoidtumoren ausmachen, sollten bei Patienten mit Dünndarmobstruktionen, Bauchschmerzen, Flush-Anfällen, Hitzewallungen oder Diarrhö vermutet werden.

Der Chromogranin-A-Serumspiegel ist bei 56–100 % der Patienten mit neuroendokrinen Tumoren erhöht und korreliert mit der Tumormasse. Die Serumspiegel von Chromogranin A sind nicht spezifisch für sog. Karzinoidtumoren, da sie auch bei Patienten mit endokrinem Pankreastumor oder anderen NET, Niereninsuffizienz, Herzinsuffizienz, chronisch atrophische Gastritis usw. erhöht sind. Ein wichtiges Problem entsteht durch hochwirksame Säuresekretionshemmer, wie die Protonenpumpeninhibitoren (Omeprazol und Derivate), da sie den Serumspiegel von Chromogranin A fast immer erhöhen. Dieser Anstieg tritt relativ rasch (3–5 Tage) nach kontinuierlicher PPI-Einnahme auf und überschneidet sich bei vielen Patienten mit den erhöhten Serumwerten für Chromogranin A bei NET. Die neuronenspezifische Enolase im Plasma wird ebenfalls als Marker für Karzinoidtumoren verwendet, ist jedoch weniger hilfreich als Chromogranin A und nur bei 17–47 % der Patienten, vor allem bei höherer Proliferationsrate, erhöht. Als neuere Marker wurden Pankreastatin (ein Abbauprodukt von Chromogranin A) und Aktivin A vorgeschlagen. Ersteres wird nicht von Protonenpumpeninhibitoren beeinflusst; allerdings sind seine Sensitivität und Spezifität noch unbekannt. Erhöhte Serumspiegel von Aktivin sollen mit einer Sensitivität von 87 % und einer Spezifität von 57 % mit der Präsenz einer Herzbeteiligung korrelieren.

Behandlung
KARZINOIDSYNDROM UND NICHT METASTATISCHE GASTROINTESTINALE NET

KARZINOIDSYNDROM Die Behandlung umfasst supportive Maßnahmen, wie die Vermeidung von Situationen, die Hitzewallungen provozieren können, die Ergänzung der Ernährung mit Nicotinamid, die Behandlung der Herzinsuffizienz mit Diuretika, die Behandlung des Asthmas mit oralen Bronchodilatatoren und die Behandlung der Diarrhö mit Loperamid oder Diphenoxylat. Wenn die Patienten weiterhin Symptome haben, sind Somatostatinanaloga **(Abb. 52-2)** die Medikamente der Wahl.

Es gibt 14 Subklassen von Serotonin(-5-HT-)-Rezeptoren, von denen für die meisten kein Antagonist zur Verfügung steht. Die 5-HT_1- und 5-HT_2-Rezeptorantagonisten Methysergid, Cyproheptadin und Ketanserin sind jeweils zur Behandlung der Diarrhö, jedoch im Allgemeinen nicht der Flush-Anfälle geeignet. Die Einsatzmöglichkeiten von Methysergid sind begrenzt, da es eine Retroperitonealfibrose verursachen oder begünstigen kann. Ketanserin lindert die Diarrhö bei 30–100 % der Patienten. 5-HT_3-Rezeptorantagonisten

(Ondansetron, Tropisetron, Alosetron) lindern die Diarrhö und Übelkeit bei bis zu 100 % der Patienten und gelegentlich auch die Flush-Anfälle. Eine Kombination von H_1- und H_2-Antagonisten (z. B. Diphenhydramin und Cimetidin oder Ranitidin) kann die Hitzewallungen bei Patienten mit Vorderdarm-NET/-karzinoid lindern. Der orale Tryptophan-5-Hydoxylase-Inhibitor Telotristat Etiprat reduzierte bei 44 % der Patienten die Stuhlfrequenz und verbesserte die Stuhlkonsistenz bei 20 % der Patienten.

Inzwischen werden meistens synthetische Somatostatinanaloga (Octreotid, Lanreotid) zur symptomatischen Behandlung von Patienten mit Karzinoidsyndrom eingesetzt **(Abb. 52-2)**. Diese Medikamente lindern Diarrhöen und Flush-Anfälle und führen zu einer verminderten 5-HIES-Ausscheidung im Urin. In der Regel wird die Therapie mit subkutaner Dosierung von Octreotid 100 µg s.c. alle 8 Stunden eingeleitet und mit einem Depotpräparat (Octreotid LAR im bzw. Lanreotid Autogel tief subkutan) alle 4 Wochen fortgeführt. Octreotide-LAR (Sandostatin) und Lanreotid-SR/AG (Somatuline) führen bei 74 bzw. 68 % der Patienten mit Karzinoidsyndrom zur Symptomkontrolle und zu einer Absenkung der biochemischen Mediatoren bei 51 bzw. 39 %. Bei etwa 40 % der Patienten kommt es innerhalb eines Jahres zu einem Wirkungsverlust, sodass die Depotdosis angepasst werden muss oder kürzer wirksame Formulierungen (Octreotid s.c.) zugegeben werden müssen. Pasireotid (SOM230) ist ein Somatostatinanalogon mit breiterer Selektivität (hochaffine Somatostatinrezeptoren [sst_1, sst_2, sst_3, sst_5]) als Octreotid/Lanreotid (sst_2, sst_5). In einer Phase-II-Studie führte Pasireotid bei 27 % der Patienten mit refraktärem Karzinoidsyndrom zur Symptomkontrolle, in der Phase einer komparativen Studie mit Pasireotid 60 mg/Monat war es jedoch 40 mg Octreotid LAR/Monat nicht überlegen.

Bei kardialen Manifestationen im Rahmen eines Karzinoidsyndroms sinkt die mittlere Überlebenszeit (3,8 Jahre), sodass alle Patienten mit Karzinoidsyndrom auf das Vorliegen einer Endokardfibrose bei Erstdiagnose und in regelmäßigen Abständen (i. d. R. jährlich, bei pathologischem Befund häufiger) untersucht werden sollten. Besonders wichtig ist dabei die transthorakale Echokardiografie, mit der die Art der Herzerkrankung und deren Ausmaß erfasst werden können. Die Behandlung mit Diuretika und Somatostatinanaloga reduziert die negativen hämodynamischen Effekte und die sekundäre Herzinsuffizienz. Es bleibt unklar, ob eine Langzeitbehandlung mit diesen Substanzen das Fortschreiten der Herzbeteiligung aufhalten kann. Bei höhergradigen Klappenstenosen bzw.

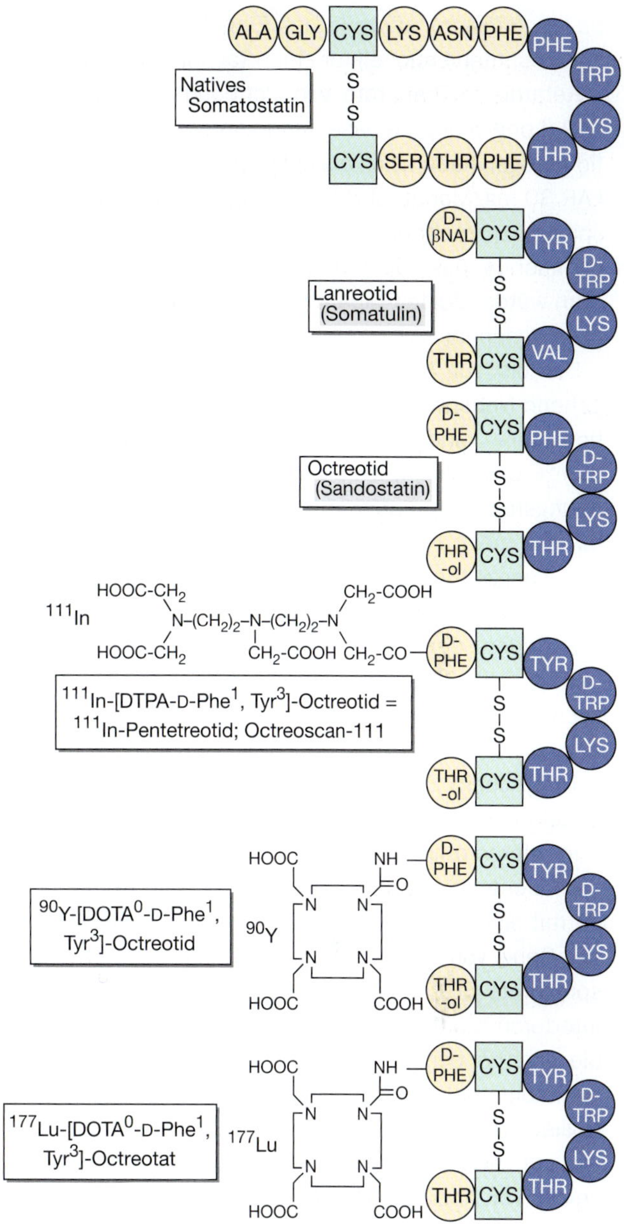

Abbildung 52-2 Struktur von Somatostatin und synthetischen Analoga, die diagnostisch oder therapeutisch eingesetzt werden. DOTA = 1,4,7,10-Tetraazacyclododecan-1,4,7,10-tetraessigsäure.

Mitralinsuffizienz kann eine Ballon-Valvuloplastik bzw. Herzklappenoperation erforderlich sein.

Bei Patienten mit einem Karzinoidsyndrom sind Somatostatinanaloga sowohl zur Behandlung der Erkrankung als auch zur Verhinderung der Ausbildung von Symptomen einer Karzinoidkrise durch Operation, Narkose, Chemotherapie oder andere Stressfaktoren die Therapie der Wahl. Es wird empfohlen, vor einem geplanten Eingriff/Narkose Octreotid für 24–48 Stunden in einer Dosierung von 250–500 µg s.c. alle 6–8 Stunden und danach kontinuierlich (100 µg/h Octreotid als Infusion) während des Eingriffs zu geben und ggf. postinterventionell für einen Tag fortzuführen.

Retardierte Präparate von Octreotid, wie Octreotid LAR (Long-acting Release), und Lanreotid, wie Lanreotid Autogel, haben sich als nützlich erwiesen. Octreotid LAR 30 mg/Monat führt für 25 Tage zu einem Plasmaspiegel von mehr als 1 ng/ml, der normalerweise 3–6 Injektionen des nicht retardierten Präparates erfordern würde. Beide Präparate werden jeweils alle 4 Wochen gegeben.

Bei bis zur Hälfte der Patienten treten vorübergehend Nebenwirkungen auf. Schmerzen an der Injektionsstelle und gastrointestinale Nebenwirkungen (59 % Unwohlsein, 15 % Übelkeit, Diarrhö) sind am häufigsten, halten aber gewöhnlich nur kurz an und erfordern meist keine Unterbrechung der Therapie. Zu den Langzeitnebenwirkungen gehören Gallensteinbildung, Steatorrhö und eine gestörte Glukosetoleranz. Die Inzidenz der Ausbildung von Gallensteinen/Sludge beträgt 30–52 %, wobei 7 % der Patienten symptomatisch werden und chirurgisch behandelt werden müssen. Aus diesem Grund wird bei ohnehin geplantem chirurgischem Eingriff oft eine prophylaktische Cholezystektomie empfohlen.

Interferon α lindert die Symptome des Karzinoidsyndroms entweder als Monotherapie oder in Kombination mit einer Embolisation der A. hepatica. Bei alleiniger Gabe von Interferon α beträgt die klinische Ansprechrate 30–70 % und unter der Kombination von Interferon α und der Leberarterienembolisation waren die Diarrhö bei 43 % der Patienten und die Flush-Symptomatik bei 86 % der Patienten für ein Jahr kontrolliert. Bei fast allen Patienten traten Nebenwirkungen auf, meistens grippeartige Symptome (80–100 %), gefolgt von Anorexie und Müdigkeit, die sich jedoch oft im Laufe der Behandlung besserten. Weitere schwerere unerwünschte Wirkungen sind eine Knochenmarktoxizität, Hepatotoxizität, autoimmune Störungen sowie selten zentralnervöse Nebenwirkungen (Depression, psychische Störungen, Sehstörungen). Oft wird Interferon α auch als Zusatztherapie zur fortlaufenden Somatostatinanalogatherapie gewählt.

Die Embolisation der Arteria hepatica allein oder in Kombination mit Chemotherapie (Chemoembolisation) wird zur Linderung der Symptome des Karzinoidsyndroms eingesetzt. Eine Embolisation allein lindert die Symptome bei 76 % der Patienten, die Chemoembolisation (mit 5-Fluorouracil, Doxorubicin, Cisplatin, Mitomycin, Streptozotocin) bei 60–75 % der Patienten. Die Embolisation der A. hepatica kann zu deutlichen Nebenwirkungen, wie Übelkeit, Erbrechen, Schmerzen und Fieber, führen. In zwei Studien verstarben 5–7 % der Patienten an den Komplikationen der Embolisation der Arteria hepatica. Die Komplikationsrate ist in den Händen erfahrener Radiologen heute gering.

Die Peptid-Radiorezeptor-Therapie (Strahlentherapie mit radioaktiv markierten Somatostatinanaloga), die Verwendung von radioaktiv markierten Mikrosphären sowie weitere Behandlungsverfahren bei fortgeschrittener metastasierter Erkrankung können zur Tumorkontrolle und vermutlich zur Linderung der Beschwerden des Karzinoidsyndroms beitragen; sie werden weiter unten bei der Behandlung der fortgeschrittenen Krankheit besprochen.

KARZINOIDTUMOREN (NICHT METASTATISCH) Die Operation ist die einzige potenziell kurative Therapie. Da die Wahrscheinlichkeit einer Metastasierung mit zunehmender Tumorgröße ansteigt, bestimmt sie den Umfang der chirurgischen Resektion. Bei neuroendokrinen Tumoren der Appendix < 1 cm war eine einfache Appendektomie bei 103 Patienten, die über 35 Jahre beobachtet wurden, kurativ. Bei neuroendokrinen Tumoren des Rektums von weniger als 1 cm Durchmesser ist eine Lokalresektion kurativ. Bei neuroendokrinen Tumoren des Dünndarms von weniger als 1 cm Durchmesser gibt es keinen Konsens: Da 15–69 % der neuroendokrinen Tumoren des Dünndarms dieser Größe Metastasen haben, empfehlen einige Experten eine großzügige En-Bloc-Resektion des umgebenden lymphknotenenthaltenden Mesenteriums. Wenn die Tumorgröße eines neuroendokrinen Tumors des Rektums, der Appendix oder des Dünndarms 2 cm übersteigt, sollte eine vollständige Tumoroperation mit Hemikolektomie rechts für neuroendokrine Tumoren der Appendix, eine abdominoperitoneale oder tiefe anteriore Resektion für neuroendokrine Tumoren des Rektums und eine En-Bloc-Resektion des angrenzenden lymphatischen Gewebes für neuroendokrine Tumoren des Dünndarms durchgeführt werden. Für neuroendokrine Tumoren zwischen 1 und 2 cm Durchmesser, die in der Appendix lokalisiert sind, wird von einigen eine Appendektomie vorgeschlagen, wogegen andere eine rechtsseitige Hemikolektomie empfehlen. Für 1–2 cm große neuroendokrine Tumoren des Rektums wird eine vollständige lokale Exzision empfohlen.

Bei Typ-I- oder -II-Karzinoiden des Magens, die im Allgemeinen weniger als 1 cm groß sind, wird eine endoskopische Abtragung empfohlen. Bei Typ-I- oder -II-Magenkarzinoiden von mehr als 2 cm oder mit lokaler Invasion empfehlen einige eine Magenteilresektion, wogegen andere eine Resektion des Antrums bei Typ-I-Tumoren empfehlen und die Resektion größerer Tumoren. Bei Typ-I- und Typ-II-Karzinoiden des Magens, die zwischen 1 und 2 cm groß sind, empfehlen einige eine endoskopische Behandlung, während andere eine chirurgische Behandlung empfehlen. Obwohl eine Langzeittherapie mit Somatostatinanaloga zum Rückgang von Magenkarzinoiden führt, kann diese bei fehlender Zulassung für diese Indikation, Unsicherheiten über Dauer der Therapie und fraglichem Benefit für die Langzeitprognose nicht empfohlen werden. Bei Typ-III-Karzinoiden des Magens, die größer als 2 cm sind, wird eine Exzision und regionale Lymphknotenausräumung empfohlen. Die meisten Tumoren, die kleiner als 1 cm sind, werden endoskopisch behandelt. Bei sehr großen Tumoren und höherer Proliferationsrate kann auch eine Gastrektomie erforderlich sein.

Die Resektion isolierter oder begrenzter hepatischer Metastasen kann sinnvoll sein (siehe unten).

PANKREATISCHE NEUROENDOKRINE TUMOREN

Funktionelle pankreatische NET (pNET) manifestieren sich häufig durch Symptome aufgrund einer Hormonüberproduktion (Tab. 52-2). Nur im späten Verlauf der Erkrankung kommt es zu Symptomen durch den Tumor selbst, von denen das häufigste Symptom der abdominelle Schmerz ist. Im Gegensatz dazu werden alle Symptome nonfunktioneller pankreatischer NET durch den Tumor selbst hervorgerufen. Daher können sich einige endokrine Pankreastumoren durch gravierende Symptome bei kleinem oder nicht auffindbarem Primärtumor manifestieren, wogegen nonfunktionelle Tumoren fast immer in einem Spätstadium gefunden werden, in dem sie bereits groß und häufig metastasiert sind. Die mittlere Verzögerung zwischen dem Auftreten kontinuierlicher Symptome und der Diagnosestellung eines funktionellen Syndroms beträgt 4–7 Jahre; die Diagnose wird häufig für lange Zeit verkannt.

Behandlung PANKREATISCHE NEUROENDOKRINE TUMOREN

Die Behandlung von pNET erfordert zwei unterschiedliche Strategien. Die Therapie muss sich auf die Hormonüberproduktion, wie die Magensäurehypersekretion bei Gastrinomen oder die Hypoglykämie bei Insulinomen, ausrichten. Eine ektope Hormonsekretion (z. B. ACTH) führt meist zu klinischen Symptomen und kann lebensbedrohliche Komplikationen hervorrufen. Außer den Insulinomen sind 60–90 % der Tumoren maligne (Tab. 52-2), daher muss sich die Behandlung auch auf den Tumor selbst richten. Die Tumoren sind häufig aufgrund ihrer Streuung durch eine Operation nicht heilbar. Nachfolgend werden die einzelnen pankreatischen NET besprochen.

GASTRINOM (ZOLLINGER-ELLISON-SYNDROM)

Ein Gastrinom ist ein neuroendokriner Tumor, der Gastrin sezerniert. Gastrin ist ein Hormon, das zu einer Magensäurehypersekretion (Zollinger-Ellison-Syndrom) führt. Die chronische Hypergastrinämie führt zu einer deutlichen Magensäurehypersekretion und dem Wachstum der Magenmukosa mit gesteigerter Anzahl von Parietalzellen und Proliferation der gastrischen ECL-Zellen. Die Magensäurehypersekretion führt häufig zu peptischen Ulzera, die oft refraktär und schweren Ausmaßes sind, und zu einer Diarrhö. Die häufigsten Symptome bei der Erstmanifestation sind abdominelle Schmerzen (70–100 %), Diarrhö (37–73 %), eine gastroösophageale Refluxkrankheit (GERD; 30–35 %); 10–20 % der Patienten weisen nur eine Diarrhö auf. Obwohl peptische Ulzera auch in ungewöhnlichen Lokalisationen auftreten können, haben die meisten Patienten ein typisches Duodenalulkus. An ein Gastrinom sollte bei allen Patienten, die sich mit einem peptischen Ulkus und Diarrhö vorstellen, bei peptischen Ulzera in ungewöhnlichen oder mehreren Lokalisationen, bei peptischen Ulzera, die therapierefraktär sind oder persistieren oder mit prominenten Magenfalten oder Symptomen einer MEN-1 einhergehen (Hyperparathyreoidismus, Familienanamnese von Ulzera, Symptome und Endokrinopathien eines Hypophysentumors oder Nephrolithiasis) sowie bei Ulzera ohne Helicobacter-pylori-Befall gedacht werden. Helicobacter pylori wird bei mehr als 90 % der Patienten mit idiopathischen peptischen Ulzera, jedoch nur bei weniger als 50 % der Patienten mit Gastrinomen gefunden. Eine chronische, nicht erklärte Diarrhö sollte ebenfalls an ein Gastrinom denken lassen. Oft führt der Einsatz von Protonenpumpeninhibitoren zur Maskierung der Symptome, sodass sich das klassische Bild des Zollinger-Ellison Syndroms heute selten findet.

Bei etwa 20–25 % der Patienten mit Gastrinom liegt eine MEN-1 vor, wobei sich der Hyperparathyreoidismus häufig vor dem Gastrinom manifestiert. Diese Patienten werden anders als solche ohne MEN-1 behandelt. Daher sollte eine MEN-1 bei allen Patienten mit auffälliger Familienanamnese durch Messung von Plasmakalzium und Plasmahormonen (Parathormon und IGF-1, Prolaktin) ausgeschlossen werden.

Die meisten Gastrinome (50–90 %) treten im Duodenum auf, gefolgt vom Pankreas (10–40 %) und sehr selten anderen intraabdominalen Lokalisationen (Mesenterium, Lymphknoten, Gallenwege, Leber, Magen, Ovarien). Bei der MEN-1 sind die Gastrinome im Allgemeinen im Duodenum (70–90 %) lokalisiert, gefolgt vom Pankreas (10–30 %) und sie sind fast immer multilokulär. Zwischen 60 und 90 % der Gastrinome sind maligne (Tab. 52-2) mit metastatischer Aussaat zu den Lymphknoten und in die Leber. Fernmetastasen in die Knochen treten bei 12–30 % der Patienten mit Lebermetastasen auf.

Diagnostik

Die Diagnose von Gastrinomen erfordert den Nachweis einer Nüchternhypergastrinämie und einer erhöhten basalen Magensäureausscheidung (BAO, Hyperchlorhydrie). Mehr als 98 % der Patienten mit Gastrinomen haben eine Nüchternhypergastrinämie, obwohl in 40–60 % der Spiegel weniger als das Zehnfache des Normalwertes beträgt. Daher sollte, wenn die Diagnose vermutet wird, zuerst ein Nüchterngastrinspiegel bestimmt werden. Magensäurehemmer, wie Protonenpumpenhemmer (Omeprazol, Esomeprazol, Pantoprazol, Lansoprazol, Rabeprazol) können die Säureproduktion so effizient hemmen, dass es zu einer Hypergastrinämie kommt und müssen daher 1 Woche vor der Gastrinbestimmung abgesetzt werden, sofern dies klinisch vertretbar erscheint. Die Protonenpumpenhemmer sollten vorsichtig und am besten unter Hinzuziehung einer gastrointestinalen Einheit mit entsprechender Erfahrung abgesetzt werden. Der weit verbreitete Gebrauch von Protonenpumpenhemmern kann die Diagnose eines Zollinger-Ellison-Syndroms erschweren, da sie bei Patienten, die wegen einer idiopathischen peptischen Ulkuskrankheit (ohne ZES) behandelt werden, durch die Hypergastrinämie zu einer falsch positiven Diagnose führen oder zu einer falsch negativen Diagnose, weil die Standarddosis zur Behandlung von idiopathischem peptischem Ulkus auch die meisten der Symptome des Zollinger-Ellison-Syndroms behebt und so die Diagnose maskiert. Bei Verdacht auf ein Zollinger-Ellison-Syndrom und erhöhtem Gastrinspiegel muss ein Magen-pH < 2,0 dokumentiert werden. Eine Hypergastrinämie infolge einer Achlorhydrie (atrophische Gastritis, perniziöse Anämie) ist eine der häufigsten Ursachen der Hypergastrinämie. Wenn das Nüchterngastrin über 1000 µg/l liegt (Zehnfache des Normalwertes) und der pH-Wert < 2,0, was für 40–60 % der Patienten mit Gastrinom zutrifft, genügt dies zur Diagnosestellung, sofern die Möglichkeit eines verbliebenen Antrumrests anamnestisch ausgeschlossen wird. Bei Patienten mit einer Hypergastrinämie und Nüchterngastrinwerten von weniger als 1000 µg/l und Magen-pH-Werten < 2,0 können andere Erkrankungen, wie eine Helicobacter-pylori-Infektion, eine G-Zell-Hyperplasie/-Hyperfunktion des Antrums, eine Magenausgangsstenose oder selten eine Niereninsuffizienz ein Gastrinom maskieren. Um die Diagnose bei diesen Patienten zu stellen, sind eine Bestimmung des Basic Acid Output (BAO) und ein Sekretin-Provokationstest erforderlich. Bei Patienten mit Gastrinomen ohne stattgehabte Operationen zur Säurereduktion ist die BAO im Allgemeinen (> 90 %) erhöht (> 15 meq/h). Der Sekretintest ist positiv, wenn ein Anstieg um mehr als 200 ng/l über den Ausgangswert vorliegt. Er hat die höchste Sensitivität (94 %) und Spezifität (100 %).

Leider wird die Diagnose des ZES immer schwieriger. Der Grund dafür ist nicht nur die weit verbreitete Gabe von PPI (die zu falsch positiven Werten führt und das ZES maskiert). Aktuelle Studien haben außerdem gezeigt, dass viele der handelsüblichen Gastrin-Sets, die von den meisten Laboren zur Messung des Nüchterngastrinspiegels verwendet werden, nicht zuverlässig sind. In einer Studie ermittelten 7 von 12 der untersuchten handelsüblichen Gastrin-Sets eine falsche Serumkonzentration von Gastrin, weil die verwendeten Antikörper eine inakkurate Spezifität für die verschiedenen zirkulierenden Gastrinformen zeigten und sie nicht ausreichend validiert waren. Die untersuchten Gastrin-Sets ermittelten sowohl zu hohe als auch zu niedrige Gastrinspiegel. Um dieses Problem zu umgehen, muss entweder eines der fünf zuverlässigen Gastrin-Sets verwendet werden, oder der Patient muss an ein nahegelegenes Zentrum mit Erfahrung in der Diagnostik überwiesen werden. Ist dies nicht möglich, sollte mit einem derartigen Zentrum Rücksprache gehalten und der von diesem Zentrum empfohlene Gastrin-Assay durchgeführt werden. Ein präziser Gastrin-Assay ist für die Messung der Nüchternserumspiegel von Gastrin sowie zur Bestimmung der Gastrinspiegel beim Sekretin-Provokationstest essenziell; daher ist eine ZES-Diagnose ohne einen derartigen Assay nicht zuverlässig möglich.

Behandlung
GASTRINOME

Die Hypersekretion von Magensäure bei Patienten mit Gastrinomen kann in fast allen Fällen durch orale Säureblocker beherrscht werden. Wegen ihrer langen Wirkungsdauer und Potenz sind Protonenpumpenhemmer (H^+-, K^+-ATPase-Inhibitoren) die Medikamente der Wahl. Auch H_2-Rezeptorantagonisten sind wirksam, jedoch sind dann eine häufigere Gabe (alle 4–8 h) und hohe Dosen erforderlich. Bei Patienten mit MEN-1/ZES und Hyperparathyreoidismus erhöht die Behandlung des Hyperparathyreoidismus die Empfindlichkeit für Magensäureblocker und vermindert die basale Säureausscheidung. Die Langzeitbehandlung mit Protonenpumpenhemmern (> 15 Jahre) hat sich als sicher und effektiv erwiesen und führt nicht zur Tachyphylaxie. Obwohl Patienten mit Zollinger-Ellison-Syndrom und vor allem jene mit MEN-1/ZES häufig Magenkarzinoide entwickeln, gibt es keine Belege dafür, dass dieses Risiko durch die Langzeitbehandlung mit Protonenpumpenhemmern erhöht wird. Allerdings ist ein Vitamin-B_{12}-Mangel möglich, sodass dessen Spiegel regelmäßig kontrolliert und bei Bedarf substituiert werden sollte. Epidemiologische Studien zeigen, dass die Langzeitbehandlung mit Protonenpumpenhemmern die Inzidenz von Knochenfrakturen erhöht; derzeit gibt es bei ZES-Patienten jedoch noch keine derartigen Beobachtungen.

Durch die zunehmend besseren Möglichkeiten der Säureblockade sterben mehr als 60 % der nicht geheilten Patienten an tumorassoziierten Komplikationen. Zum Zeitpunkt der Diagnosestellung sind sorgfältige bildgebende Untersuchungen essenziell, um das Ausmaß der Erkrankung (siehe unten) zu erfassen. Etwa ein Drittel der Patienten stellt sich bereits mit Lebermetastasen vor. Bei weniger als 15 % dieser Patienten ist die Erkrankung begrenzt, sodass eine chirurgische Resektion möglich ist. Eine kurzzeitige chirurgische Heilung ist bei 60 % der Patienten ohne MEN-1/ZES oder Lebermetastasen (40 % aller Patienten) möglich, eine längerfristige Heilung bei 30 %. Bei Patienten mit MEN-1/ZES ist eine längerfristige chirurgische Heilung nicht möglich, da die Tumoren häufig multilokulär auftreten und frühzeitig lymphatisch metastasieren. Chirurgische Studien zeigen, dass die erfolgreiche Resektion eines Gastrinoms nicht nur das Risiko für Lebermetastasen verringert, sondern auch die krankheitsassoziierte Überlebensrate verbessert. Alle Patienten mit einem Gastrinom ohne MEN 1/ZES oder eine lebensbegrenzende internistische Erkrankung sollten einem erfahrenen Chirurgen vorgestellt werden.

INSULINOME

Insulinome sind pankreatische NET, die von den Betazellen abstammen und eine autonome Insulinsekretion hervorrufen, die zu einer Hypoglykämie führt. Das Durchschnittsalter bei Erstmanifestation beträgt 40–50 Jahre. Die häufigsten klinischen Symptome basieren auf den Effekten der Hypoglykämie auf das zentrale Nervensystem (neuroglukopenische Symptome) und beinhalten Verwirrung, Kopfschmerzen, Orientierungsstörungen, Sehstörungen, Verhaltensstörungen oder sogar Koma. Patienten weisen in der Regel auch Symptome einer adrenergen Gegenregulation auf, bei der es aufgrund einer exzessiven Katecholaminausschüttung infolge der Hypoglykämie zum Auftreten von Schwitzen, Tremor und Palpitationen kommt. Typischerweise treten diese Symptome im Nüchternzustand auf.

Insulinome sind im Allgemeinen klein (> 90 % haben einen Durchmesser von < 2 cm), gewöhnlich treten sie solitär (90 %) auf und nur in 5–15 % der Fälle sind sie maligne. Sie treten praktisch ausschließlich im Pankreas auf und sind gleichmäßig über Pankreaskopf, -korpus und -schwanz verteilt.

Insulinome sollten bei allen Patienten mit Hypoglykämie differenzialdiagnostisch erwogen werden, wenn sie beim Fasten symptomatisch werden oder eine Familienanamnese einer MEN-1 haben. Insulin wird aus Proinsulin synthetisiert, das aus einer 21-Aminosäuren-α-Kette und einer 30-Aminosäuren-β-Kette besteht, die durch ein 33-Aminosäuren-Bindungspeptid (C-Peptid) verbunden werden. Bei Insulinomen kommt es neben den erhöhten Plasmainsulinspiegeln auch zu erhöhten Plasmaspiegeln von Proinsulin und C-Peptid.

Diagnostik

Die Diagnose eines Insulinoms erfordert den Nachweis erhöhter Plasmainsulinspiegel während einer Hypoglykämie. Zu den anderen Ursachen einer Nüchternhypoglykämie gehören der unsachgemäße Gebrauch von Insulin oder die absichtliche Überdosierung, die Einnahme von oralen Antidiabetika, eine fortgeschrittene Lebererkrankung, Alkoholismus, Unterernährung und verschiedene extrapankreatische Tumoren. Außerdem kann die postprandiale Hypoglykämie durch zahlreiche Krankheiten entstehen, die mit dem Insulinom verwechselt werden können. Besonders wichtig sind hier die häufigen Hypoglykämien nach der inzwischen oftmals durchgeführten Magenbypassoperation wegen Adipositas. Eine neue Entität, die Insulinomatose, erzeugt eine Hypoglykämie und täuscht ein Insulinom vor. Sie findet sich bei 10 % der Patienten mit persistierender hyperinsulinämischer Hypoglykämie und geht mit der Entwicklung zahlreicher Makro- und Mikroadenome, die Insulin produzieren, einher. Bislang ist unklar, wie die Insulinomatose präoperativ von einem Insulinom abgegrenzt werden kann. Das zuverlässigste Verfahren zur Diagnose eines Insulinoms ist ein bis zu 72 Stunden dauernder Hungertest mit 4- bis 8-stündlicher Messung von Glukose, C-Peptid und Insulin. Sollte der Patient zu irgendeinem Zeitpunkt symptomatisch werden oder sollten die Glukosespiegel unter 2,2 mmol/l (40 mg/dl) liegen, sollte der Test abgebrochen werden und eine Blutprobe für die oben genannten Parameter vor der Verabreichung von Glukose abgenommen werden. Bei 70–80 % der Patienten tritt in den ersten 24 Stunden eine Hypoglykämie auf, bei 98 % der Patienten innerhalb der ersten 48 Stunden. Bei nicht adipösen normalen Individuen sollte der Seruminsulinspiegel um 43 pmol/l (6 µU/ml) abfallen, wenn die Blutglukose sich auf weniger als 2,2 mmol/l (40 mg/dl) verringert und der Quotient von Insulin zu Glukose unter 0,3 (in mg/dl) liegt. Außer einem Insulinspiegel von mehr als 6 µU/ml, wenn die Glukose unter 40 mg/dl liegt, fordern einige Untersucher auch den Nachweis eines erhöhten C-Peptids und Serumproinsulinspiegels und/oder eines Insulin-Glukose-Quotienten von mehr als 0,3, um ein Insulinom zu sichern. Die Effekte von selbst verabreichtem Insulin oder oralen Antidiabetika sind schwierig von den Symptomen eines Insulinoms zu unterscheiden. Die Kombination aus Proinsulinspiegel (normal bei exogener/oraler Antidiabetikagabe), C-Peptidspiegel (niedrig bei exogener Insulinverabreichung), Antikörpern gegen Insulin (positiv bei exogener Insulinverabreichung) und Sulfonylharnstoffspiegel in Serum oder Plasma helfen bei der korrekten Diagnosestellung. Die Diagnose des Insulinoms wird durch die Einführung neuer spezifischer Insulin-Assays, die nicht mehr mit Proinsulin, wie die altem RIAs kreuzreagieren, erschwert, da sie niedrigere Plasmaspiegel messen. Der vermehrte Gebrauch dieser Assays hat zu einer erhöhten Anzahl von Insulinompatienten geführt, bei denen niedrigere Spiegel als 43 pmol/l (6 µg/l) gemessen wurden, auf denen die alten RIAs basierten. Bei diesen Patienten ist die parallele Messung von Proinsulin und C-Peptid besonders nützlich zur korrekten Diagnosestellung. Ein erhöhter Proinsulinspiegel bei einer Nüchternblutglukose < 45 mg/dl ist sensitiv und spezifisch.

Behandlung

INSULINOME

Nur 5–15 % der Insulinome sind maligne. Daher sollten die Patienten nach ausreichender bildgebender Diagnostik einer chirurgischen Therapie zugeführt werden und 75–100 % der Patienten können durch eine Operation geheilt werden. Vor der Operation lässt sich die Hypoglykämie durch häufige kleine Mahlzeiten und die Verabreichung von Diazoxid (150–800 mg/d) beherrschen. Diazoxid ist ein Benzothiadiazid, dessen hyperglykämischer Effekt auf die Inhibition der Insulinfreisetzung zurückgeführt wird. Etwa 50–60 % der Patienten sprechen auf Diazoxid an. Die Nebenwirkungen sind Natriumretention und gastrointestinale Symptome wie Übelkeit und Nierenfunktionsstörung. Retardierte Somatostatinanaloga, wie Octreotid und Lanreotid, helfen in der Akutphase bei etwa 40 % der Patienten. Allerdings sollte Octreotid vorsichtig angewandt werden, da es die Wachstumshormonsekretion hemmt und die Plasmaglukagonspiegel senkt und damit zu einer Verschlechterung der Hypoglykämie führen kann.

Für die 5–15 % Patienten mit malignen Insulinomen werden die oben genannten Pharmaka inkl. Somatostatinanaloga initial angewandt. Bei wenigen Patienten mit malignen Insulinomen konnten Hemmstoffe des mammalian Target of Rapamycin (mTOR), wie Everolimus, die Hypoglykämie kontrollieren. Bei unzureichender Wirksamkeit können in Abhängigkeit vom Progressionsverhalten verschiedene Antitumortherapien, wie die selektive Embolisation über die Arteria hepatica, die Chemoembolisation, eine Chemotherapie und die Peptidrezeptor-Radiotherapie, zur Anwendung kommen (siehe unten).

Die in der Regel gutartigen (> 90 %) intrapankreatischen Insulinome werden immer öfter laparoskopisch mit geringer Morbidität reseziert. Voraussetzung ist die präoperative Lokalisierung des Insulinoms mittels Bildgebung.

GLUKAGONOME

Glukagonome sind endokrine Pankreastumoren, die große Mengen Glukagon sezernieren und zu einem charakteristischen Syndrom führen, das durch eine Dermatitis, Glukoseintoleranz oder Diabetes und einen Gewichtsverlust gekennzeichnet ist. Glukagonome treten vorwiegend bei Patienten zwischen 45 und 70 Jahren auf. Sie fallen klinisch durch eine charakteristische Dermatitis (migrierendes nekrolytisches Erythem, bei 67–90 %) auf und sind von einer Glukoseintoleranz (40–90 %), Gewichtsverlust (66–96 %), Anämie (33–85 %), Diarrhö (15–29 %) und Thromboseneigung (11–24 %) begleitet. Das charakteristische Exanthem beginnt gewöhnlich als Erythema annulare in den Beugefalten und um die Orificien, insbesondere in der Leiste oder dem Gesäß. Im weiteren Verlauf kommt es zu einer Elevation der Läsionen und Bildung von Blasen; wenn die Blasen rupturieren, entstehen erodierte Areale. Die Läsionen können kommen und gehen. Da bei Patienten unter Glukagontherapie ein ähnliches Exanthem auftritt, dürfte es sich um einen direkten Effekt der Hyperglukagonämie handeln. Ein typischer Laborbefund ist eine Hypoaminoazidämie, die bei 26–100 % der Patienten auftritt.

Glukagonome sind im Allgemeinen bei der Diagnosestellung große Tumoren mit einem Durchmesser von 5–10 cm. Bei 50–80 % der Patienten treten sie im Pankreasschwanz auf. Bei 50–82 % der Patienten liegt zum Zeitpunkt der Manifestation bereits eine metastatische Aussaat, im Allgemeinen in die Leber, vor. Glukagonome treten selten extrapankreatisch auf und sind meistens unilokulär.

Es wurden zwei neue Krankheitsbilder beschrieben, die ebenfalls zu einer Hyperglukagonämie führen und ein Glukagonom vortäuschen können. Die Mahvash-Krankheit beruht auf einer homozygoten P86S-Mutation des humanen Glukagonrezeptors und geht mit einer α-Zell-hyperplasie, einer Hyperglukagonämie und der Entwicklung nicht funktioneller pankreatischer NET einher. Die zweite Krankheit ist die Glukagon-Zell-Adenomatose, die sich klinisch wie ein Glukagonomsyndrom präsentieren kann und mit hyperplastischen Inselzellen, die eine Positivität für Glukagon zeigen, einhergeht und nicht mit einem singulären Glukagonom.

Diagnostik

Die Diagnose lässt sich durch erhöhte Plasmaglukagonspiegel bestätigen. Typisch sind bei 90 % der Patienten Plasmaglukagonspiegel > 1000 ng/l (normal < 150 ng/l, bei 7 % von 500–1000 ng/l und bei 3 % von < 500 ng/l). In den letzten 10 Jahren wurde die Diagnose tendenziell bei immer niedrigeren Spiegeln gestellt. Ein Plasmaglukagonspiegel von mehr als 1000 ng/l wird als diagnostisch angesehen. Andere Erkrankungen, die zu einem erhöhten Plasmaglukagonspiegel führen können, sind Leberzirrhose, diabetische Ketoazidose, Zöliakie, Niereninsuffizienz, akute Pankreatitis, Hyperkortisolismus, Leberversagen, starker Stress, anhaltendes Fasten oder eine familiäre Hyperglukagonämie sowie die Behandlung mit Danazol. Außer bei der Leberzirrhose werden bei diesen Erkrankungen selten Plasmaglukagonspiegel > 500 ng/l gemessen.

Das nekrolytische Erythema migrans ist nicht pathognomonisch für das Glukagonom, sondern tritt auch bei myeloproliferativen Erkrankungen, Hepatitis B, Mangelernährung, Kurzdarmsyndrom, entzündlicher Darmerkrankung und Malabsorption auf.

Behandlung GLUKAGONOME

Da bei 50–80 % der Patienten zum Zeitpunkt der Diagnosestellung bereits Metastasen vorliegen, ist in diesen Fällen keine kurative chirurgische Resektion möglich. Eine chirurgische Reduktion der Tumormasse bei Patienten mit einer fortgeschrittenen Erkrankung oder andere Antitumortherapien haben sich als nützlich erwiesen (siehe unten). Retardierte Somatostatinanaloga (Octreotid, Lanreotid) führen bei 75 % der Patienten zu einer Linderung des Exanthems und können auch zur Verminderung des Gewichtsverlustes, der Schmerzen und der Diarrhöen, nicht jedoch der Glukoseintoleranz beitragen.

SOMATOSTATINOMSYNDROM

Somatostatinome sind endokrine Tumoren, die große Mengen von Somatostatin produzieren und zu einem Syndrom führen, das durch einen Diabetes mellitus, Gallenblasen-Sludge bzw. Cholelithiasis, Diarrhö und Steatorrhö gekennzeichnet ist. Im Allgemeinen wird nicht zwischen Tumoren, die Somatostatin enthalten (Somatostatinom) und solchen, die es sezernieren (Somatostatinomsyndrom) unterschieden (11–45 % bzw. 55–90 %). In einer Übersicht von 173 Patienten waren nur 11 % der Somatostatinome mit einem Somatostatinomsyndrom assoziiert. Das Durchschnittsalter bei Manifestation liegt bei 51 Jahren. Somatostatinome treten vorzugsweise in Pankreas und Dünndarm auf, wobei die Häufigkeit in beiden differiert. Die typischen Symptome sind jeweils bei pankreatischem Primärtumor häufiger als bei Lage im Dünndarm: Diabetes mellitus (95 vs. 21 %), Gallenblasenerkrankungen (94 vs. 43 %), Diarrhö (92 vs. 38 %), Steatorrhö (83 vs. 12 %), Hypochlorhydrie (86 vs. 12 %) und Gewichtsverlust (90 vs. 69 %). Das Somatostatinomsyndrom tritt bei 30–90 % der pankreatischen und 0–5 % der Somatostatinome im Dünndarm auf. In verschiedenen Serien enthielten jedoch 43 % aller duodenalen neuroendokrinen Tumoren Somatostatin, während das Somatostatinomsyndrom recht selten ist (< 2 %). Somatostatinome treten in 56–74 % der Fälle im Pankreas auf, wobei die häufigste Lokalisation der Pankreaskopf ist. Die Tumoren sind gewöhnlich unilokulär (90 %) und groß (mittlerer Durchmesser 4,5 cm). Lebermetastasen werden bei 69–84 % der Patienten gefunden. Bei MEN-1-Patienten sind Somatostatinome selten (0,65 %).

Somatostatin ist ein Tetradecapeptid, das im zentralen Nervensystem und im Gastrointestinaltrakt gefunden wird, wo es als Neurotransmitter agiert und parakrine oder autokrine Funktionen ausübt. Es ist ein potenter Inhibitor verschiedenster Prozesse, einschließlich der Freisetzung von fast allen Hormonen, der Säuresekretion, der intestinalen und pankreatischen Sekretion und der intestinalen Absorption. Die meisten klinischen Wirkungen leiten sich von den inhibitorischen Effekten ab.

Diagnostik

Die meisten Fälle von Somatostatinomen werden zufällig im Rahmen einer Cholezystektomie oder während einer Endoskopie entdeckt. Psammome in einem Dünndarmtumor sollten den Verdacht auf ein Somatostatinom lenken. Duodenale somatostatinenthaltende Tumoren werden mit zunehmender Häufigkeit bei der Von-Recklinghausen-Krankheit gefunden. Die meisten dieser Tumoren (> 98 %) verursachen kein Somatostatinsyndrom und die Patienten sind im Allgemeinen asymptomatisch. Die Diagnose eines Somatostatinsyndroms erfordert den Nachweis erhöhter Plasmasomatostatinspiegel in Anwesenheit von charakteristischen Symptomen.

Behandlung SOMATOSTATINOME

Pankreastumoren sind bei der Diagnosestellung häufig schon metastasiert (70–92 %), wogegen 30–69 % der Dünndarm-Somatostatinome Metastasen aufweisen. Die Operation ist die Therapie der Wahl für Patienten ohne ausgedehnte Metastasierung. Antiproliferativ gelten die gleichen Behandlungskriterien wie bei nonfunktionllen pankreatischen NET. Die Symptome des Somatostatinsyndroms werden außerdem durch Somatostatinanaloga gelindert.

VIPome sind endokrine Tumoren, die große Mengen vasoaktives intestinales Peptid (VIP) sezernieren, was zu einem charakteristischen Syndrom aus großvolumiger Diarrhö, Hypokaliämie und Dehydrierung führt. Dieses Syndrom wird auch als Verner-Morrison-Syndrom, pankreatische Cholera oder WDHA-Syndrom (Watery Diarrhea, Hypokalemia, and Achlorhydria) bezeichnet. Das mittlere Alter der Patienten beträgt 49 Jahre, jedoch kann das Syndrom auch bei Kindern auftreten. In diesen Fällen wird es häufig von einem Ganglioneurom bzw. Ganglioneuroblastom verursacht.

Das Hauptsymptom ist eine großvolumige Diarrhö (bei 100 % der Patienten), die zu einer Hypokaliämie (80–100 %), Dehydrierung (83 %) und Hypochlorhydrie (54–76 %) führt. Die Diarrhö ist sekretorischer Natur, persistiert beim Hungern und macht fast immer mehr als einen Liter täglich, in 70 % der Fälle sogar > 3 l/d aus. In mehreren Studien trat die Diarrhö bei der Hälfte der Patienten intermittierend auf. Die meisten Patienten haben keine begleitende Steatorrhö (nur bei 16 %) und das vermehrte Stuhlvolumen resultiert aus einer gesteigerten Natrium- und Kaliumausscheidung, die zusammen mit den Anionen für die Osmolalität des Stuhls verantwortlich sind. Die Patienten haben häufig eine Hyperglykämie (25–50 %) und Hyperkalzämie (25–50 %).

Vasoaktives intestinales Peptid ist ein Peptid-Neurotransmitter aus 28 Aminosäuren, der ubiquitär in Zentralnervensystem und Gastrointestinaltrakt vorkommt. Zu seinen bekannten Wirkungen gehören die Stimulati on der Dünndarmchloridsekretion, Wirkungen auf die Kontraktilität der glatten Muskulatur, die Inhibition der Säuresekretion und vasodilatatorische Effekte, welche die meisten Symptome des klinischen Syndroms erklären.

Bei 80–90 % der erwachsenen Patienten liegen die VIPome im Pankreas. VIP-sezernierende Phäochromozytome, intestinale Karzinoide und gelegentlich Ganglioneurome machen den Rest aus. Diese Tumoren treten gewöhnlich unilokulär auf; 50–75 % sind im Pankreasschwanz lokalisiert und 37–68 % haben zum Zeitpunkt der Diagnosestellung bereits metastasiert. Bei Kindern tritt das Syndrom meist im Zusammenhang mit Ganglioneuromen oder Ganglioblastomen auf, die weniger maligne sind, sie machen 10 % aller VIPome bei Erwachsenen aus.

Diagnostik

Die Diagnose erfordert den Nachweis eines erhöhten Plasma-VIP-Spiegels und das Vorhandensein großvolumiger Diarrhö. Ein Stuhlvolumen von weniger als 700 ml täglich schließt die Diagnose eines VIPoms aus. Mehrere mögliche Ursachen der Diarrhö können durch einen Hungertest ausgeschlossen werden, weil die großvolumige Diarrhö beim Fasten nicht abklingt. Andere Erkrankungen, die eine sekretorische großvolumige Diarrhö verursachen, sind das Gastrinom, chronischer Laxanzienabusus, das Karzinoidsyndrom, die systemische Mastozytose, selten das medulläre Schilddrüsenkarzinom, die diabetische Diarrhö, Sprue und AIDS. Von den eben genannten Erkrankungen führt nur das VIPom zu einem erhöhten Plasma-VIP-Spiegel. Besonders schwierig ist die klinische Erfassung eines chronischen heimlichen Gebrauchs von Laxanzien und Diuretika. Daher sollte bei ätiologisch unklarer chronischer Diarrhö das Blut auf Laxanzien untersucht werden. Die Diagnose von VIPomen sollte nicht allein auf dem Nachweis erhöhter VIP-Serumspiegel beruhen, da diese auch in Zusammenhang mit Diarrhö bei entzündlichen Darmerkrankungen, nach Dünndarmresektion und bei Strahlenenteritis, vorhanden sein können. Außerdem kann eine Nesidioblastose durch erhöhte VIP-Serumspiegel, Diarrhö und sogar durch eine positive Darstellung im Pankreasbereich in der Somatostatinrezeptor-Szintigrafie ein VIPom vortäuschen.

Behandlung VIPOME

Der wichtigste initiale Schritt der Behandlung dieser Patienten ist die Wiederherstellung der Flüssigkeits- und Elektrolytbalance. Bei einigen Patienten sind eine Volumensubstitution von bis zu 5 l/d und eine Kaliumsubstitution von mehr als 350 meq/d erforderlich. Da 37–68 % der erwachsenen VIPom-Patienten bei Diagnosestellung bereits Lebermetastasen aufweisen, kann eine große Zahl der Patienten nicht chirurgisch geheilt werden. Bei diesen Patienten sind retardierte Somatostatinanaloga, wie Octreotid oder Lanreotid, die Medikamente der Wahl.

Mit Octreotid/Lanreotid lässt sich die Diarrhö in 75–100 % der Fälle kurz- und langfristig beherrschen. Bei Patienten, die auf diese Behandlung nicht ansprechen, kann in Einzelfällen eine Kombination aus Glukokortikoiden und Octreotid/Lanreotid hilfreich sein. Andere bedingt nützliche Medikamente sind Clonidin, Indometazin, Phenothiazine, Loperamid, Lithium, Propranolol und Metoclopramid. In fortgeschrittenen Krankheitsstadien können auch eine zytoreduktive Operation, eine Embolisation, Chemoembolisation, Chemotherapie, Radiofrequenzablation und Peptidrezeptor-Radiotherapie hilfreich sein (siehe unten).

NONFUNKTIONELLE PANKREATISCHE NET

Nonfunktionelle pankreatische NET sind Tumoren, die im Pankreas ihren Ursprung haben und entweder nichts sezernieren oder deren Sekretionsprodukte kein spezifisches klinisches Syndrom hervorrufen. Die Symptome sind Folge des Tumors selbst. Nonfunktionelle pankreatische NET sezernieren fast immer Chromogranin A (90–100 %), Chromogranin B (90–100 %), pankreatisches Polypeptid (PP; 58 %), α-humanes Choriongonadotropin (hCG; 40 %) neuronenspezifische Enolase (31 %) und β-hCG (20 %). Da 40–90 % PP produzieren, werden sie zudem oft als PPome bezeichnet. Patienten mit nonfunktionellen endokrinen Pankreastumoren stellen sich meist in einer späten Erkrankungsphase vor, in der bereits ein invasives Tumorwachstum mit Lebermetastasen (64–92 %) vorliegt und die Tumoren gewöhnlich groß (72 % > 5 cm) sind. Die Primärtumoren sind meist unilokulär, außer bei Patienten mit MEN-1, wo sie multilokulär auftreten. Sie treten vorwiegend im Pankreaskopf auf, und obwohl sie kein funktionelles Syndrom hervorrufen, synthetisieren sie eine Reihe von Peptiden und können nicht von funktionellen Tumoren durch die Immunhistochemie allein unterschieden werden. Bei MEN-1 weisen 80–100 % der Patienten mikroskopische nonfunktionelle endokrine Pankreastumoren auf, die aber nur bei sehr wenigen (0–13 %) größer oder symptomatisch werden. Bei von-Hippel-Lindau-Syndrom entwickeln 12–17 % der Patienten nonfunktionelle endokrine Pankreastumoren, die bei 4 % einen Durchmesser ≥ 3 cm erreichen.

Zu den häufigsten Symptomen gehören abdominelle Schmerzen (30–80 %), Gelbsucht (20–35 %), Gewichtsverlust, Müdigkeit und Blutungen; 10–35 % werden zufällig entdeckt. Die durchschnittliche Zeit zwischen dem Auftreten von Symptomen bis zur Diagnosestellung beträgt 5 Jahre.

Diagnostik

Die Diagnose kann bei einem Patienten mit pankreatischem NET ohne klinische Symptome oder erhöhte Plasmahormonspiegel histologisch gesichert werden. Die Schwierigkeit besteht darin, nonfunktionelle pankreatische NET von den häufigeren nicht endokrinen Pankreastumoren zu unterscheiden. Obwohl die Chromogranin-A-Spiegel bei fast allen Patienten erhöht sind, kann dies auch bei funktionellen pankreatischen NET, NET anderer Lokalisation (Karzinoide) und zahlreichen anderen Erkrankungen (Niereninsuffizienz, Herzinsuffizienz, chronisch atrophe Gastritis, Hyperthyreose, endokrine und nicht endokrine Tumoren u. a.) gefunden werden. Das pankreatische Polypeptid ist bei 22–71 % der Patienten im Plasma erhöht und sollte bei einer pankreatischen Raumforderung an diese Diagnose denken lassen, da der Spiegel bei Patienten mit pankreatischen Adenokarzinomen im Allgemeinen normal ist. Ein erhöhter Plasmaspiegel ist jedoch nicht diagnostisch bei diesem Tumor, da er auch bei mehreren anderen Erkrankungen, wie chronischer Niereninsuffizienz, fortgeschrittenem Alter, entzündlichen Erkrankungen und Diabetes mellitus, erhöht sein kann. Auch der Nachweis des Somatostatinrezeptors bei einem Pankreastumor weist auf einen (nonfunktionellen) pankreatischen NET hin.

Behandlung
NONFUNKTIONELLE ENDOKRINE PANKREASTUMOREN

Die Überlebensrate von Patienten mit sporadischen nonfunktionellen pankreatischen NET beträgt 30–63 % mit einem medianen Überleben von 6 Jahren. Leider kommt eine kurative chirurgische Resektion nur bei einer Minderheit der Patienten infrage, da sich 64–92 % der Patienten bereits mit Metastasen vorstellen. Die Behandlung richtet sich gegen das Tumorwachstum und bedient sich zahlreicher der unter „fortgeschrittener Krankheit" besprochenen Therapieoptionen. Die Behandlung bei MEN-1 und von-Hippel-Lindau-Syndrom wird unterschiedlich beurteilt. Meistens wird bei einem Tumordurchmesser > 2–3 cm die operative Resektion empfohlen, während bei den kleineren Tumoren bei dieser hereditären Form kein Konsens besteht. Meistens wird bei diesen Patienten eine engmaschige Kontrolle empfohlen. Die Behandlung von kleinen sporadischen asymptomatischen nicht funktionellen pankreatischen NET (≤ 2 cm) wird ebenfalls kontrovers dikutiert. Die meisten Läsionen sind niedrigeren oder mittleren Grades und < 7 % sind maligne. Einige befürworten einen nicht operativen Ansatz mit sorgfältigen regelmäßigen Kontrollen, andere einen operativen Ansatz, insbesondere mittels laparoskopischer Chirurgie.

GRFome

GRFome sind endokrine Tumoren, die große Mengen von GRF (Growth Hormone-releasing Factor) produzieren und zu einer Akromegalie führen. GRF (auch Growth Hormone-releasing Hormone, GHRH genannt) ist ein 44-Aminosäure-Peptid. 25–44 % der pankreatischen NET zeigen eine Immunoreaktivität für GRF, obwohl eine übermäßige Sekretion selten ist. GRFome sind in 47–54 % der Fälle in der Lunge lokalisiert, in 29–30 % im Pankreas und in 8–10 % im Dünndarm und können in bis zu 12 % der Fälle an weiteren Lokalisationen auftreten. Die Patienten sind im Durchschnitt 38 Jahre alt und klagen über Symptome durch die Akromegalie oder den Tumor selbst. Die Akromegalie, die durch GRFome verursacht wird, ist von der klassischen Akromegalie nicht unterscheidbar. In der Hypophyse findet sich eher eine zelluläre Hyperplasie der wachstumshormonsezernierenden Zellen als ein Hypophysenadenom. Pankreatische Tumoren sind im Allgemeinen groß (> 6 cm) und haben in 39 % der Fälle hepatisch metastasiert. Sie sollten bei allen Patienten mit Akromegalie vermutet werden, die eine abdominelle Raumforderung aufweisen, bei Patienten mit einer MEN-1 mit Akromegalie oder bei Patienten ohne Hypophysenadenom mit Akromegalie oder assoziierter Hyperprolaktinämie, die in 70 % der GRFom-Fälle auftritt. GRFome sind eine seltene Ursache der Akromegalie. GRFome treten bei < 1 % der MEN-1-Patienten auf. Die Diagnose wird über einen Plasma-Assay für GRF und Wachstumshormon gesichert. Die meisten GRFome zeigen Plasma-GRF-Spiegel von > 300 µg/l (normal bei Männern < 5 µg/l und bei Frauen < 10 µg/l). Patienten mit GRFomen haben auch erhöhte Plasma-IGF1-Spiegel ähnlich wie bei jenen mit einer klassischen Akromegalie. Die Operation ist die Behandlung der Wahl, wenn keine diffuse Metastasierung vorliegt. Retardierte Somatostatinanaloga, wie Octreotid oder Lanreotid, sind bei 75–100 % der Patienten wirksam.

ANDERE SELTENE ENDOKRINE SYNDROME BEI PANKREATISCHEN NET

Das Cushing-Syndrom (ACTHom) aufgrund eines pankreatischen NET tritt bei 4–16 % aller Patienten mit einem ektopen Cushing-Syndrom auf. Es tritt in 5 % der Fälle sporadischer pankreatischer NET praktisch immer mit hepatischer Metastasierung auf und ist ein unabhängiger Indikator für eine schlechte Prognose. Eine paraneoplastische Hyperkalzämie infolge von pankreatischen NET, die Parathormon-related Peptide (PTHrP) sezernieren, ist selten. Die Tumoren sind im Allgemeinen groß und hepatisch metastasiert. Die meisten (88 %) fallen durch Sekretion von PTHrP auf. Gelegentlich können pankreatische NET zu einem Karzinoidsyndrom führen. Es sind mehrere sehr seltene funktionelle Syndrome bei pankreatischen NET beschrieben, die jeweils nur wenige (< 5) Patienten betrafen. Dazu gehören pankreatische NET mit Reninproduktion bei einem Patienten mit Hypertonie; pankreatische NET, die das luteinisierende Hormon sezernieren und zur Maskulinisierung oder zum Libidoverlust führen; ein pankreatischer NET mit Erythropoetinsekretion und Polyzythämie; pankreatische NET, die IGF-II sezernieren und zu Hypoglykämie führen; sowie pankreatische NET, die Enteroglukagon produzieren und eine Dünndarmhypertrophie, eine Stase von Dünn- und Dickdarm und eine Malabsorption verursachen können (Tab. 52-2). Außerdem wurden noch mehrere andere funktionelle pankreatische NET vorgeschlagen, die aber von den meisten Fachleuten als unklar oder als nicht funktionelle pankreatische NET eingestuft werden, weil in jedem dieser Fälle zahlreiche Patienten ähnlich hohe Hormonspiegel im Serum, aber keine Symptome aufwiesen. Zu dieser Gruppe gehören pankreatische NET, die Kalzitonin, Neurotensin (Neurotensinom), PP (PPom) und Ghrelin sezernieren (Tab. 52-2).

TUMORLOKALISIERUNG

Die Lokalisierung des Primärtumors und die Bestimmung des Ausmaßes der Erkrankung sind für die sachgerechte Behandlung aller NEN essenziell. Ohne eine akkurate Tumorlokalisierung ist es unmöglich zu entscheiden, ob der Patient für eine operative Resektion (kurativ oder zytoreduktiv) infrage kommt oder ob eine Antitumorbehandlung erforderlich ist oder um festzustellen, ob er auf diese Therapie anspricht oder wie seine Prognose anhand der korrekten Klassifikation einzuschätzen ist.

Bei beiden Formen der neuroendokrinen Tumoren, pankreatischen und nicht pankreatischen, kommen mehrere Tumorlokalisierungsverfahren zum Einsatz. Dazu gehören konventionelle bildgebende Verfahren (Computertomografie, Magnetresonanztomografie, Sonografie und selten die selektive Angiografie) und die Somatostatin-Rezeptor-Szintigrafie (SRS) sowie SRS-PET/CT. Bei kleinen pankreatischen NET hat der endoskopische Ultraschall (EUS) große Bedeutung, und funktionelle Lokalisierungsverfahren mit der Messung von venösen Hormongradienten werden als nützlich angesehen. Bronchialkarzinoide werden im Allgemeinen infolge richtungsweisender Symptome durch ein konventionelles Thorax-Röntgenbild entdeckt und durch eine Computertomografie weiter charakterisiert. Kolorektale, duodenale und gastrisch gelegene NEN werden im Allgemeinen bei einer Endoskopie gefunden. Wegen der breiten Verfügbarkeit wird initial in der Regel eine CT oder MRT zur Lokalisation des Primarius und zur Darstellung von deren Tumorausdehnung durchgeführt. Da NET hypervaskularisierte Tumoren sind, müssen CT und MRT möglichst kontrastverstärkt erfolgen, um eine hohe Sensitivität zu erreichen. Außerdem wird eine triphasische Aufnahme empfohlen. Der Nachweis von NET mittels Schnittbildgebung und in geringerem Umfang auch mittels Somatostatin-Rezeptor-Szintigrafie hängt von der NET-Größe ab. Bei CT und MRT werden < 10 % der Tumoren < 1 cm, 30–40 % der Tumoren mit einer Größe von 1–3 cm und > 50 % der Tumoren > 3 cm nachgewiesen. Viele der primären gastrointestinalen NET (Karzinoide) sind klein, ebenso Insulinome und duodenale Gastrinome, sodass sie der Schnittbildgebung oft entgehen. Die meisten pankreatischen NET manifestieren sich erst spät im klinischen Verlauf und können bereits relativ groß sein (> 4 cm). Die selektive Angiografie ist sensibler und weist 60–90 % aller NET nach; allerdings wird sie inzwischen nur noch selten eingesetzt. Beim Nachweis von Lebermetastasen sind CT und insbesondere MRT sensitiver als der Ultraschall. Seit den jüngsten Verbesserungen werden bei der CT/MRT nur noch 5–25 % der Lebermetastasen übersehen.

Pankreatische und gastrointestinale NET (Karzinoide) überexprimieren sowohl in den Primärtumoren als auch in den Metastasen oft (> 80 %) hochaffine Somatostatinrezeptoren. Unter den fünf Typen der Somatostatinrezeptoren (sst_{1-5}) bindet radioaktives Octreotid mit hoher Affinität an sst_2, mit geringer Affinität an sst_3 und sst_5 und mit sehr geringer Affinität an sst_1 und sst_4. Zwischen 80 und 100 % der pankreatischen und nicht pankreatischen NET exprimieren sst_2. Viele weisen auch eine Expression der anderen vier Subtypen von sst-Rezeptoren auf. Die Expression dieser Rezeptoren ermöglicht die Behandlung dieser Tumoren sowie ihre Lokalisation mit der ^{111}In-DTPA-D-Phe^1-Octreotid-Szintigrafie (SRS) (Abb. 52-2). Zahlreiche Studien, die überwiegend in Europa durchgeführt wurden, erzielten mit der Gallium-68-markierten-Somatostatinanaloga-Positronen-Emissionstomografie (PET/CT) eine höhere Sensitivität (> 90–95 %) als die SRS mit ^{111}In-Somatostatinanaloga. Die Methode eignet sich insbesondere zum Auffinden unbekannter Primärtumoren und von Metastasen außerhalb der Leber, z. B. in den Knochen oder der Lunge. Dieses Verfahren ist zwar in den USA noch nicht zugelassen, wird aber inzwischen in mehreren Zentren verwendet. Aufgrund der Möglichkeit der Ganzkörperbestandsaufnahme und der größeren Sensitivität im Vergleich zu konventionellen bildgebenden Verfahren für eine Detektion von Fernmetastasen, ist die SRS die bildgebende Methode der Wahl sowohl zur Lokalisierung der primären als auch der metastatischen neuroendokrinen Tumoren. Der Nachweis erfordert jedoch eine Tumorgröße von mindestens 1 cm. Die SRS lokalisiert die Tumoren bei 73–95 % der Patienten mit gastrointestinalen NET/Karzinoiden und bei 56–100 % der Patienten mit endokrinen Pankreastumoren, außer bei Insulinomen. Insulinome sind gewöhnlich klein und haben eine geringe sst-Rezeptordichte, die nur bei 12–50 % der Patienten mit Insulinomen zu einer positiven SRS führt. Die SRS identifiziert > 90–95 % der Patienten mit Lebermetastasen, sofern die Läsionen größer als 1 cm sind. Abbildung 52-3 zeigt ein Beispiel eines positiven SRS bei einem Patienten mit einem Gastrinom. Bei persistierender Hypergastrinämie zeigt die Computertomografie keinerlei Läsionen, während die SRS drei Lebermetastasen erkennen lässt. Bei der SRS sind falsch positive Ergebnisse möglich (in einer Studie in 12 % der Fälle), da eine Reihe gesunder und kranker Zellen hohe sst-Rezeptordichten aufweisen können, wie Granulome (Sarkoidose, Tuberkulose usw.), Schilddrüsenerkrankungen (Struma, Thyreoiditis) und aktivierte Lymphozyten (Lymphome und Wundinfektionen). Wenn bei der SRS Lebermetastasen gefunden werden, ist zur Therapieplanung eine CT oder eine MRT (jeweils mit Kontrastmittel) erforderlich, um die Größe und die genaue Lage der Metastasen darzustellen, weil die SRS keine Informationen über die genaue Tumorgröße liefert und auch nicht für kurz- und mittelfristige Verlaufskontrollen geeignet ist. Für im Pankreas lokalisierte NET ist der endoskopische Ultraschall (EUS) ein hoch sensitives Verfahren, mit dem 77–100 % der Insulinome, die fast immer auf das Pankreas beschränkt sind, lokalisiert werden können. Der endoskopische Ultraschall ist weniger sensitiv für extra-

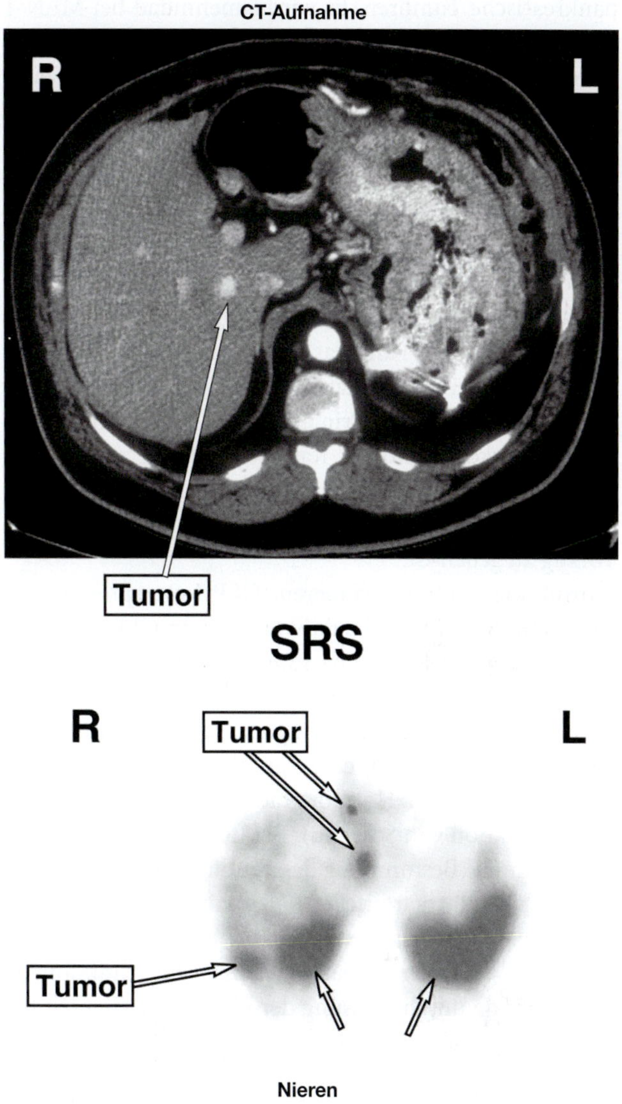

Abbildung 52-3 **Treffsicherheit der Computertomografie (CT) *(oben)* und der Somatostatin-Rezeptor-Szintigrafie (SRS) *(unten)* bei der Lokalisation der Lebermetastasen eines Karzinoids.**

pankreatische Tumoren. Er wird zunehmend bei MEN-1 und in geringerem Umfang auch bei von-Hippel-Lindau-Syndrom zum Nachweis kleiner endokriner Pankreastumoren eingesetzt, die anderen Verfahren entgehen, sowie für Verlaufsbeurteilungen zur Erfassung von Größenänderungen unter der Therapie oder bei hinausgeschobener Operation. Gemeinsam mit der zytologischen Untersuchung wird sie außerdem oft zur Unterscheidung zwischen einem nonfunktionellen pankreatischen NET und einem Adenokarzinom oder anderen nicht endokrinen Tumoren des Pankreas herangezogen. Nicht selten finden sich bei einem Patienten Lebermetastasen eines NET bei unbekanntem Primärtumor. Mit der Doppelballon-Enteroskopie und der Kapselendoskopie werden zunehmend okkulte kleine gastrointestinale NET (Karzinoide) entdeckt, wobei der Doppelballon-Enteroskopie Vorzug zu geben ist.

Insulinome überexprimieren GLP-1-Rezeptoren, sodass sich mit einem radioaktiv markierten GLP-1-Analogon okkulte Insulinome nachweisen lassen, die anderen bildgebenden Verfahren entgehen. Das Verfahren ist jedoch nicht routinemäßig verfügbar. Bei Gastrinomen erfolgt nur noch selten eine funktionelle Lokalisierung durch Messung der Hormongradienten (nach intraarterieller Injektion von Sekretin). Bei Insulinomen wird dieses Verfahren (Bestimmung des Insulinspiegels in der Lebervene nach intraarterieller Kalziuminjektion) überwiegend bei Patienten angewendet, bei denen andere bildgebende Verfahren negativ waren Die funktionelle Lokalisierung durch Messung der Hormongradienten bei Insulinomen oder der Gastringradienten beim Gastrinom ist ein sensitives Verfahren, das bei 80–100 % der Patienten positiv ist. Der intraarterielle Kalziumtest erlaubt zudem oft die ätiologische Klärung der Hypoglykämie und zeigt, ob es sich um ein Insulinom oder eine Nesidioblastose handelt. Letztere gewinnt differenzialdiagnostisch auch an Bedeutung, da es immer öfter zu Hypoglykämien nach Magenbypassoperationen im Rahmen der Adipositaschirurgie kommt.

Die Sensitivität der bildgebenden Diagnostik lässt sich weiter steigern durch die Anwendung von PET/CT bzw. SPECT/CT (Positronen-Emissionstomografie bzw. Hybridscannern mit CT und SRS). Während die 68Ga-DOTATOC-PET/CT die am weitesten verbreitete Methode darstellt, kann in Fällen einer fehlenden Somatostatinrezeptorexpression, insbesondere bei fehlendem Primärtumornachweis oder chirurgischer Fragestellung mit kurativem Ziel, eine Positronen-Emissionstomografie mit 18F-Fluoro-DOPA oder 11C-5-HTP bei Patienten mit pankreatischen NET oder gastrointestinalen NET, sofern verfügbar, eingesetzt werden. Diese Verfahren werden voraussichtlich in Zukunft vermehrt zum Einsatz kommen.

Behandlung
FORTGESCHRITTENE ERKRANKUNG (DIFFUSE METASTASIERUNG)

Der wichtigste prognostische Faktor ist das Vorhandensein von Lebermetastasen **(Abb. 52-4)**. Bei Patienten mit Vorderdarmkarzinoiden betrug die 5-Jahres-Überlebensrate in einer Studie ohne Lebermetastasierung 95 % und mit Fermetastasierung 20 % **(Abb. 52-4)**. Bei Gastrinomen beträgt die 5-Jahres-Überlebensrate ohne Lebermetastasen 98 %, bei begrenzter hepatischer Metastasierung in nur einen Leberlappen 78 % und bei diffuser Metastasierung 16 % **(Abb. 52-4)**. In einer großen Studie an 156 Patienten (davon 67 pankreatische NET) lag die 5-Jahres-Überlebensrate insgesamt bei 77 %, ohne Lebermetastasen bei 96 %, mit Lebermetastasen bei 73 % und mit Fernmetastasen bei 50 %. Ein weiterer sehr wichtiger prognostischer Faktor ist, ob der NET gut (G1/G2) oder schlecht (G3; < 10 % aller NET) differenziert ist. Das 5-Jahres-Überleben beträgt bei gut differenzierten NET 50–80 %, während es bei schlecht differenzierten NEC bei nur 0–15 % liegt.

Daher ist die Behandlung der fortgeschrittenen Krankheit besonders wichtig. Dazu stehen verschiedene Therapieverfahren, wie die Reduktion der Tumormasse (operativ oder durch Radiofrequenzablation, RFA), transarterielle Leberembolisation allein (TAE) oder in Kombination mit Chemotherapie (Chemoembolisation, TACE) bzw. die selektive interne Radiotherapie (SIRT oder systemische Verfahren, wie die Behandlung mit Zytostatika, Somatostatinanaloga, Interferon α, molekular-zielgrichtete Therapien, nuklearmedizinische Therapie mit radioaktiv markierten Pharmaka, die so genannte Peptid-Radiorezeptor-Therapie (PRRT), zur Verfügung. Eine Lebertransplantation wird extrem selten bei hoch selektionierten Patienten durchgeführt.

SPEZIFISCHE ANTITUMORTHERAPIE Die operative Reduktion der Tumormasse wird erwogen, wenn entweder alle sichtbaren Metastasen oder bei funktionell aktiven NET mindestens 90 % als resezierbar gelten; leider ist dies aber nur bei 9–22 % der Patienten mit begrenzter hepatischer Metastasierung möglich. Es existieren keine randomisierten Studien, die eine Lebensverlängerung demonstriert hätten. Nach retrospektiven Untersuchungen scheint der Einsatz der chirurgischen Verfahren die Überlebensrate zu erhöhen und wird daher, wenn technisch möglich, empfohlen. Die Lebermetastasen von gastrointestinalen neuroendokrinen Tumoren können bei begrenzter Anzahl (meist < 5) und Größe (meist < 3,5 cm) mit thermaler Radiofrequenzablation behandelt werden. Sie kann

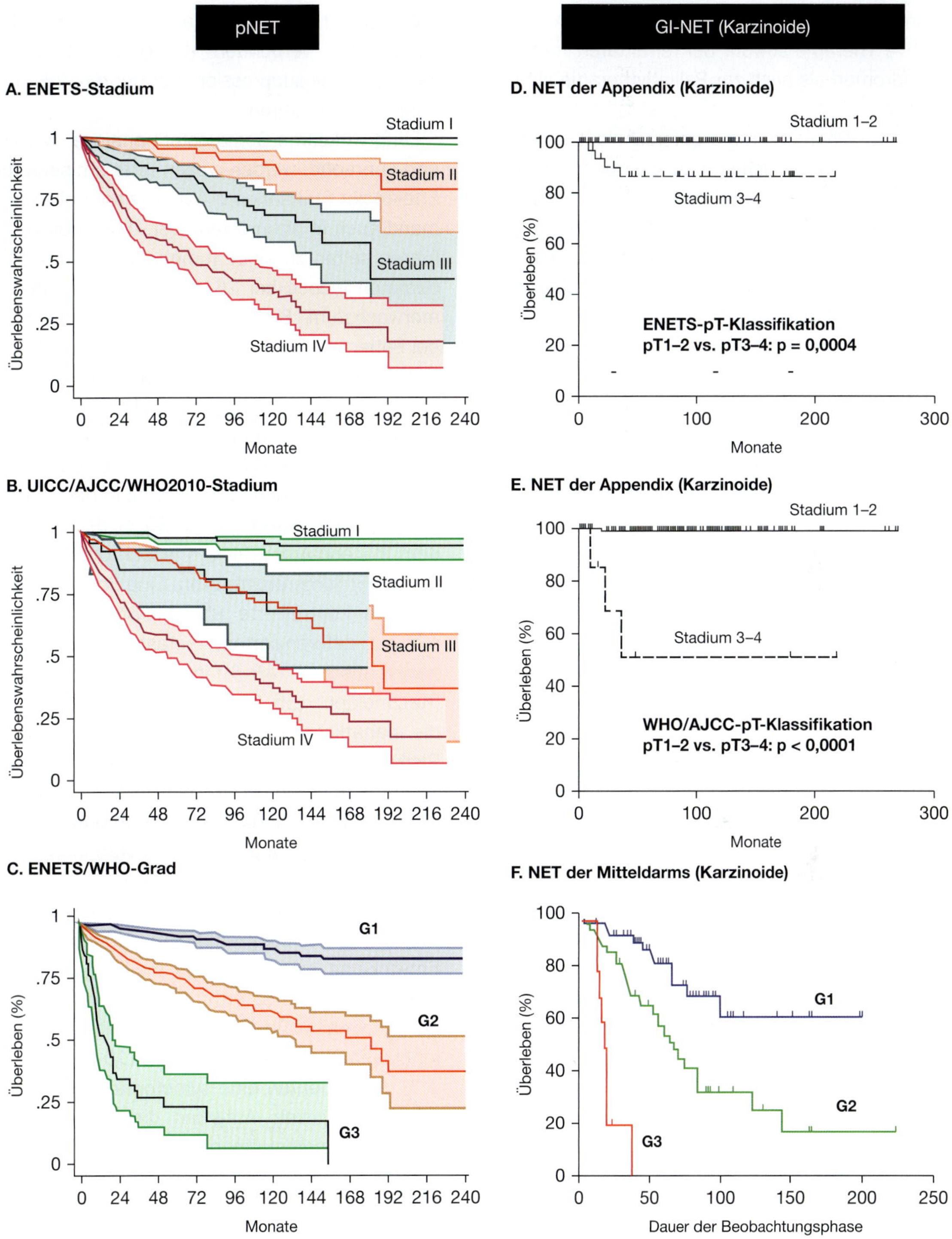

Abbildung 52-4 Überleben (Kaplan-Meier-Plots) von Patienten mit pankreatischen NET (pNETs; n = 1072) ***(A–C)*** und gastrointestinalen NET (GI-NETs; Karzinoide) (Appendix, n = 138; Mitteldarm, n = 238), ***(D–F)*** stratifiziert nach den aktuell vorgeschlagenen Klassifikations- und Grading-Systemen. *(A–C gezeichnet nach Daten aus G Rindi et al: J Natl Cancer Inst 104:764, 2012; D und E gezeichnet nach Daten aus M Volante et al: Am J Surg Pathol 37:606, 2013; F gezeichnet nach Daten aus MS Khan: Br J Cancer 108:1838, 2013.)*

zum Zeitpunkt der Operation (offen oder laparoskopisch) oder unter radiologischer Führung erfolgen.

Die Ansprechraten liegen bei geringer Morbidität über 80 %, das Ansprechen kann bis zu drei Jahre anhalten und die Morbiditätsrate ist niedrig. Von diesem Verfahren profitieren vermutlich vor allem Patienten mit medikamentös schwer kontrollierbaren funktionellen endokrinen Pankreastumoren. Obwohl die RFA bisher nicht in einer kontrollierten Studie etabliert wurde, kann sie laut Leitlinien der European und North American Neuroendocrine Tumor Society (ENETS, NANETS) als effektive Therapie sowohl bei refraktären funktionellen Syndromen als auch zur Palliativtherapie eingesetzt werden.

Die Rolle der Chemotherapie unterscheidet sich bei Patienten mit pankreatischen und gastrointestinalen NET (Karzinoide). Sie wird bei fortgeschrittenen pankreatischen NET auch weiterhin breitflächig mit gutem Erfolg eingesetzt (objektive Ansprechraten 20–70 %). Allgemein waren die Ergebnisse der Chemotherapie (verschiedene Zweifach- und Dreifach-Kombinationen) bei metastasierten gastrointestinalen NET (Karzinoiden) mit Ansprechraten von 0–30 % enttäuschend, und sie wird daher bei diesen Patienten nur selten eingesetzt. Bei pankreatischen NET erfolgt die Chemotherapie abhängig davon, ob der Tumor gut (G1/G2) oder schlecht (G3) differenziert ist. Derzeit erhalten Patienten mit gut differenzierten pankreatischen NET eine Kombination aus Streptozotocin mit 5-Fluorouracil, wobei einige Zentren anstelle von 5-FU auch Doxorubicin einsetzen (der Einsatz ist jedoch limitiert durch kumulative Kardiotoxizität). Streptozotocin ist eine Glucosamin-/Nitroharnstoff-Verbindung, bei der ursprünglich ein zytotoxischer Effekt auf die Inselzellen des Pankreas festgestellt wurde. Später erzielte es in Studien mit 5-Fluorouracil mit/ohne Doxorubicin Ansprechraten von 20–45 % bei fortgeschrittenen pankreatischen NET. Neuere retrospektive Untersuchungen aus europäischen Zentren bestätigen objektive Ansprechraten von 35–45 %. Streptozotocin verursacht Nebenwirkungen, v. a. Übelkeit und Erbrechen bei 60–100 %, oder Leukopenie/Thrombozytopenie, und bei 15–40 % der Patienten entwickelt sich eine Einschränkung der Nierenfunktion (Proteinurie bei 40–50 %, reduzierte Kreatinin-Clearance). Die Kombination aus Temozolomid (TMZ) und Capecitabin führt bei Patienten mit fortgeschrittenen pankreatischen NET zu Ansprechraten von 20 bis zu 70 % und erreicht eine 2-Jahres-Überlebensrate von 92 %. Der Einsatz von TMZ oder anderen Alkylanzien bei fortgeschrittenen pankreatischen NET wird durch vor allem retrospektive oder kleine prospektive Studien gestützt, die bei pankreatischen NET, nicht aber bei gastrointestinalen NET (Karzinoiden) mit erniedrigter Expression des DNS-Reparaturenzyms O6-Methylguanin-DNS-Methyltransferase im Tumor einhergehen, wodurch die Sensitivität der pankreatischen NET gegenüber TMZ erhöht ist. Bei schlecht differenzierten NEC (G3) wird eine platinbasierte Chemotherapie mit Cisplatin oder Carboplatin mit Etoposid empfohlen. Einige Zentren setzten auch Platin in Kombination mit Paclitaxel/Irinotecan ein. Die Ansprechraten betragen 40–70 %, wobei das Ansprechen in der Regel nur kurzzeitig anhält (< 12 Monate). Diese Chemotherapie ist mit einer signifikanten Toxizität im Gastrointestinaltrakt verbunden (Übelkeit, Erbrechen), und kann zu Myelosuppression, Polyneuropathie und zu renaler Toxizität führen.

Lang wirksame Somatostatinanaloga, wie Octreotid und Lanreotid, werden wegen ihrer antisekretorischen Effekte zur funktionellen Syndromkontrolle und zunehmend auch in antiproliferativer Absicht eingesetzt. Sie führen selten zu einer Tumorverkleinerung (0–17 %), hemmen jedoch bei 26–95 % der Patienten das Tumorwachstum. Eine randomisierte Doppelblindstudie bei Patienten mit metastasierten NET des Mitteldarms (PROMID-Studie) zeigte bei Gabe von Octreotid-LAR 30 mg/Monat und begrenzter Leberbeteiligung eine deutliche Verlängerung der Zeit bis zur Krankheitsprogression (14,3 vs. 6 Monate, p = 0,000072). Eine Verlängerung des Überlebens konnte in der Studie jedoch nicht gezeigt werden, über 80 % der Patienten aus dem Placebo-Arm erhielten jedoch Octreotid zum Zeitpunkt der Tumorprogression. Eine doppelblinde randomisierte kontrollierte Phase-III-Studie bei Patienten mit gut differenzierten, metastasierten, inoperablen pankreatischen (45 %) oder gastrointestinalen NET (Karzinoiden) (55 %) (CLARINET-Studie) ergab, dass die monatliche Behandlung mit Lanreotid Autogel das Risiko einer Tumorprogression um 53 % reduzierte. Somatostatinanaloga wirken vielfältig antiproliferativ, unter anderem induzieren sie Apoptose. Allgemein wird die Behandlung mit Somatostatinanaloga gut vertragen. Die meisten Nebenwirkungen sind mild und führen nur sehr selten (< 1 %) zum Absetzen der Therapie. Mögliche Langzeiteffekte sind die Förderung der Entwicklung eines Diabetes mellitus bzw. einer Glukoseintoleranz, Steatorrhö aufgrund induzierter exokriner Pankreasinsuffizienz und die Entwicklung von Gallenblasen-Sludge/Gallensteinen (10–50%), wobei nur 1 % der Patienten eine symptomatische Cholecystolithiasis entwickelt. Aufgrund dieser Phase-III-Studien werden Somatostatinanaloga zur Erstlinientherapie von gut differenzierten metastasierten NET empfohlen und sind offiziell als antiproliferative Therapie zugelassen.

Interferon α kontrolliert die funktionelle Symptomatik der Hormonüberproduktion bei NET ähnlich gut wie die Somatostatinanaloga und wirkt ebenfalls antiproliferativ. Dadurch kommt es vor allem zur Stabilisierung des Tumorwachstums (30–80 %) mit Reduktion der Tumorgröße bei < 15 % der Patienten. Interferon hemmt die DNS-Synthese und Proteinsynthese, unterbricht den Zellzyklus in der G_1-Phase, hemmt die Angiogenese und induziert Apoptose. Die Behandlung mit Interferon α führt bei den meisten Patienten zu Nebenwirkungen, am häufigsten zu einer grippeartigen Symptomatik (80–100 %), zu Anorexie mit Gewichtsverlust und zu Müdigkeit. Die Ausprägung der Nebenwirkungen nimmt im Behandlungsverlauf meist ab. Außerdem gewöhnen sich die Patienten an die Symptome. Schwere Nebenwirkungen können Hepatotoxizität (31 %), Hyperlipidämie (31 %), Knochenmarktoxizität, Schilddrüsenerkrankungen (19 %) sowie selten zentralnervöse Nebenwirkungen (Depression, psychische Störungen, Sehstörungen) sein. Die ENETS-Leitlinien von 2016 kommen zu dem Ergebnis, dass die Behandlung mit Interferon α bei Patienten mit gut differenzierten und langsam progredient verlaufenden NET erwogen werden sollte, wenn der Tumor keine Somatostatinrezeptoren enthält oder falls die Somatostatinbehandlung versagt.

Die selektive interne Radiotherapie (SIRT) mit Yttrium-90-Glas (^{90}Y-Glas) oder Harzmikrosphären ist ein relativ neuer Ansatz, der bei Patienten mit nicht resektablen Lebermetastasen untersucht wird und mit dem bisher etwa 500 NET-Patienten behandelt wurden. Die Behandlung kann erst nach einem sorgfältigen Ausschluss größerer Gefäßshunts und einer Angiografie als Vorbereitung auf die Katheterisierung erfolgen und bleibt allgemein Patienten ohne extrahepatische Metastasen und mit ausreichender Leberfunktion vorbehalten. Verwendet werden zwei Arten von ^{90}Y-Mikrosphären: Mikrosphären mit einem Durchmesser von 20–60 µm und 50 Bq/Sphäre (SIR-Sphären) oder Glasmikrosphären (TheraSpheres) mit einem Durchmesser von 20–30 µm und 2500 Bq/Sphäre. Die ^{90}Y-Mikrosphären werden über perkutane Katheter mittels intraarterieller Injektion in der Leber platziert. In vier Studien bei metastasierten NET lag die Ansprechrate bei 50–61 % (partielles oder komplettes Ansprechen), in 22–41 % der Fälle kam es zur Tumorstabilisierung und in 60–100 % zur symptomatischen Besserung. Das Gesamtüberleben lag bei 25–70 Monaten. Nebenwirkungen sind das Postembolisationssyndrom (Schmerzen, Fieber, Übelkeit/Erbrechen [häufig]), das meist mild verläuft, wobei Nebenwirkungen 2. Grades (43 %) oder 3. Grades (1 %) auftreten können, sowie eine strahleninduzierte Lebererkrankung (< 1 %) und eine Strahlenpneumonitis (< 1 %). Kontraindikationen sind exzessive Shunts im Gastrointestinaltrakt oder in der Lunge, eine nicht isolierbare Leberarterienversorgung und eine unzureichende Leberfunktion. Aufgrund der nur begrenzten Daten zur Langzeitsicherheit wird auch in den ENETS-Leitlinien von 2016, die Behandlung mit SIRT unverändert als experimentell eingestuft.

Inzwischen ist die molekular-zielgerichtete Therapie bei Patienten mit einem metastasierten, nicht resektablen pankreatischen NET mit einem mTOR-Inhibitor (Everolimus) oder einem Tyrosinkinase-Inhibitor (Sunitinib) in den USA und Europa zugelassen, jeweils basierend auf einer doppelblinden, prospektiven, placebokontrollierten Phase-III-Studie. mTOR ist eine Serinthreoninkinase, die in normalen und neoplastischen Zellen eine wichtige Rolle bei Proliferation, Zellwachstum und Apoptose spielt. Die Aktivierung des mTOR-Pathways ist für das Wachstum von NET und insbesondere von pankreatischen NET wichtig. Mehrere mTOR-Inhibitoren, vor allem Everolimus aber auch Temsirolimus, haben bei NET eine vielversprechende Antitumorwirkung gezeigt. In der Phase-III-Studie mit pankreatischen NET (RADIANT-3) wurden 410 Patienten mit fortgeschrittenen, progredient verlaufenden NET mit Everolimus behandelt. Everolimus verbesserte das progressionsfreie Überleben signifikant (11 vs. 4,6 Monate, p < 0,001) und erhöht den Anteil der nach 18 Monaten progressionsfreien Patienten um den Faktor 3,7 (37 % vs. 9 %). Die Behandlung mit Everolimus führte oft zu Nebenwirkungen und verdoppelte die Anzahl der unerwünschten Ereignisse, von denen die meisten Grad 1 oder 2 aufwiesen. Grad-3- oder Grad-4-Nebenwirkungen waren hämatologische und gastrointestinale Effekte (Diarrhö), Stomatitis und eine Hyperglykämie bei 3–7 % der Patienten, welche sich meistens durch eine Dosisreduktion oder eine Therapieunterbrechung kontrollieren ließen. Die ENETS-Leitlinien von 2016 empfehlen Everolimus ähnlich wie Sunitinib (s. u.) in ausgewählten Fällen bei gut differenzierten, nicht resektablen pankreatischen NET zur Erstlinientherapie. Ansonsten wird diese Therapie nach Versagen einer Erstlinienchemotherapie empfohlen.

Neuroendokrine Tumorzellen weisen wie andere normale und neoplastische Zellen oft mehrere Typen der 20 verschiedenen Tyrosinkinaserezeptoren auf, welche die Wirkung verschiedener Wachstumsfaktoren vermitteln. In zahlreichen Studien wurde gezeigt, dass Tyrosinkinaserezeptoren in normalen und neoplastischen Geweben sowie bei NET für das Zellwachstum, die Angiogenese, die Differenzierung und die Apoptose von besonderer Bedeutung sind. Obwohl mehrere Tyrosinkinaseinhibitoren bei NET antiproliferativ wirken, wurde nur für Sunitinib eine kontrollierte Phase-III-Studie durchgeführt. Sunitinib ist ein kleinmolekularer Inhibitor von Tyrosinkinaserezeptoren (PDGFRs, VEGFR-1, VEGFR-2, c-KIT, FLT-3) zur oralen Gabe. In einer Phase-III-Studie, in der 171 Patienten mit progressiven, metastasierten, nicht resektablen NET mit Sunitinib (37,5 mg/d) oder Placebo behandelt wurden, verdoppelte Sunitinib das progressionsfreie Überleben (11,4 vs. 4,5 Monate, $p < 0{,}001$), zeigte eine niedrige objektive Ansprechrate des Tumors (9 % vs. 0 %, $p =$

0,007). Eine Verbesserung des Gesamtüberlebens wurde nicht erzielt, ein signifikanter Anteil der Patienten erhielt jedoch Sunitinib nach Progression unter Placebo. Unter der Behandlung mit Sunitinib verdreifachten sich die Nebenwirkungen, die allerdings meist Grad 1 oder 2 waren. Die häufigsten Grad-3- oder Grad-4-Nebenwirkungen waren eine Neutropenie (12 %) und eine Hypertonie (9,6 %), die meist durch eine Dosisreduktion oder eine Unterbrechung der Therapie kontrolliert werden konnten. Es besteht kein Konsensus über die Therapiesequenz von Sunitinib und Everolimus bei Patienten mit fortgeschrittenen, gut differenzierten, progressiven pankreatischen NET.

Die Peptid-Radio-Rezeptor-Therapie (PRRT) bei NET sieht eine Behandlung mit radioaktiv markierten Somatostatinanaloga vor. Der Erfolg dieses therapeutischen Ansatzes beruht auf der Feststellung, dass Somatostatinrezeptoren (sst) von 60–100 % der NET überexprimiert werden. Dies ermöglicht die gezielte Therapie mit zytotoxischen, radioaktiv markierten Somatostatinrezeptorliganden. Es werden 2 Radionuklide verwendet. Hoch dosiertes ^{90}Yttrium, das hochenergetische β-Partikel abgibt und über eine DOTA-Chelatgruppe mit Octreotid oder Octreotat verbunden ist, und ^{177}Lutetium-gekoppelte Analoga, die beide Strahlenarten abgeben. Sie werden in klinischen Studien geprüft. Aktuell werden vor allem mit ^{177}Lutetium gekoppelte Analoga aufgrund geringerer Nephrotoxizität eingesetzt. Mit ^{90}Yttrium und ^{177}Lutetium markierte Substanzen führten bei 44–88 % bzw. 23–40 % zur Stabilisierung des Tumors und reduzierten die Tumorgröße bei 6–37 % bzw. 20–38 % der Patienten mit fortgeschrittenen metastasierten NET. In einer großen Studie mit 504 Patienten mit malignen NET reduzierten mit ^{177}Lutetium markierte Somatostatin-Analoga die Tumorgröße bei 30 % der Patienten um > 50 % (2 % komplett) und stabilisierten das Tumorwachstum bei 51 % der Patienten. Ein Einfluss auf das Überleben wurde nicht festgestellt. Eine kürzlich beendete prospektive Studie mit 177-Lu DOTATATE bei fortgeschrittenen progredienten Midgut-NET (NETTER-1) zeigte eine signifikante Verlängerung der Zeit bis zur Tumorprogression im Vergleich zu Octreotid-Hochdosis (60 mg/Monat). Die objektive Remissionsrate lag bei 19 %. Eine Zulassung des Radionuklids wird erwartet. Bisher ist die Peptid-Radio-Rezeptor-Therapie weder in den USA noch in Europa zugelassen. Die Leitlinien ENETS 2016, NANETS 2010, Nordic 2014 sowie die Leitlinien der European Society for Medical Oncology (ESMO) empfehlen die Peptid-Radio-Rezeptor-Therapie als Therapieoption nach Versagen medikamentöser Verfahren.

Die Lebertransplantation wurde als Behandlungsoption für die meisten metastatischen Tumoren verlassen, wird aber bei metastasierten NET weiterhin in Einzelfällen erwogen. Bei 213 europäischen NET-Patienten (50 % funktionelle NET), bei denen zwischen 1982 und 2009 eine Lebertransplantation durchgeführt wurde, lag die 5-Jahres-Überlebensrate bei 52 % und die krankheitsfreie Überlebensrate bei 30 %. In verschiedenen Studien betrug die postoperative Mortalitätsrate 10–14 %. Diese Ergebnisse passen zu den Daten des United Network for Organ Sharing der USA. Hier wurde bei 150 NET-Patienten eine Lebertransplantation mit einer 5-Jahres-Überlebensrate von 49 % durchgeführt. Die wichtigsten prognostischen Faktoren für ein schlechtes Outcome waren in mehreren Studien eine zusätzlich umfassende Resektion zum Zeitpunkt der Lebertransplantation, eine schlechte Differenzierung des Tumors, eine Hepatomegalie, ein Alter > 45 Jahre, ein primärer NET im Duodenum oder Pankreas, das Vorhandensein extrahepatischer Metastasen oder einer ausgedehnten Leberbeteiligung (> 50 %), ein Ki-67-Proliferationsindex > 10 % und eine anormale E-Cadherin-Färbung. Die ENETS-Leitlinien von 2016 bezeichnen die Lebertransplantation als Palliativmaßnahme, bei der die Heilung die Ausnahme ist, und empfehlen, sie nur bei hoch selektionierten Patienten mit lebensbedrohlichen Hormonstörungen, die nicht auf andere Therapien ansprechen, durchzuführen. Zudem kann eine Lebertransplantation bei ausgewählten Patienten mit einem nicht funktionellen Tumor, niedrig-proliferativen Tumor und diffusen Lebermetastasen, die allen anderen Behandlungen gegenüber refraktär waren, erwogen werden.

WEITERFÜHRENDE LITERATUR

Pavel M, O'Toole D, Costa F, Capdevila J, Gross D, Kianmanesh R, Krenning E, Knigge U, Salazar R, Pape UF, Öberg K; all other Vienna Consensus Conference participants: Consensus Guidelines Update for the Management of Distant Metastatic Disease of Intestinal, Pancreatic, Bronchial Neuroendocrine Neoplasms (NEN) and NEN of Unknown Primary Site. Neuroendocrinology 103(2):172-85, 2016. doi: 10.1159/000443167. PMID: 26731013

KAPITEL 53

MULTIPLE ENDOKRINE NEOPLASIEN

Rajesh V. Thakker

Für die deutsche Ausgabe Ludwig Schaaf

Eine multiple endokrine Neoplasie (MEN) prädisponiert für Tumoren von mindestens zwei endokrinen Drüsen. Es gibt vier Hauptformen, die als MEN-1 bis -4 bezeichnet werden (Tab. 53-1). Alle MEN-Typen werden autosomal dominant vererbt, können aber auch sporadisch, also ohne positive Familienanamnese, auftreten. Allerdings ist die Unterscheidung zwischen familiären und sporadischen Formen oft schwierig, weil betroffene Familienmitglieder vor dem Auftreten der Symptome verstorben sein können. Neben der MEN-1 bis -4 sind mindestens sechs weitere Syndrome mit multiplen endokrinen und oder anderen Organneoplasien (MEON) verbunden (Tab. 53-2). Zu diesen MEON gehören das Hyperparathyreoidismus-Kiefertumor-Syndrom (Hyperparathyroidism-jaw tumor syndrome – HPT-JT), das von-Hippel-Lindau-Syndrom (Kap. 54), die Neurofibromatose Typ 1 (Kap. 49), der Carney-Komplex, das Cowden-Syndrom und das McCune-Albright-Syndrom. Sie werden bis auf das McCune-Albright-Syndrom, das durch die Mosaikexpression einer postzygotischen somatischen Zellmutation entsteht, jeweils autosomal dominant vererbt (Tab. 53-2).

Die Diagnose einer MEN oder eines MEON-Syndroms wird durch eines von drei Kriterien gestellt: (1) den klinischen Befund (mindestens zwei der assoziierten Tumoren oder Läsionen beim selben Patienten), (2) die Familienanamnese (Auftreten einer der assoziierten Tumoren oder Läsionen bei einem Verwandten ersten Grades eines Patienten mit klinischer Diagnose des Syndroms) und (3) die Genanalyse (eine Keimbahnmutation in dem assoziierten Gen bei einem Patienten mit oder ohne klinische Symptome). Die Mutationsanalyse ist im klinischen Alltag von Nutzen, weil sie (1) die klinische Diagnose bestätigt, (2) Familienmitglieder identifiziert, welche die Mutation tragen und bei denen ein Screening auf die entsprechenden Tumoren und eine frühzeitige angemessene

Tabelle 53-1

FORMEN DER MULTIPLEN ENDOKRINEN NEOPLASIEN (MEN)		
Typ (betroffener Chromosomenabschnitt)	**Tumoren (geschätzte Penetranz)**	**Gen und am häufigsten mutierte Codons**
MEN-1 (11q13)	Nebenschilddrüsenadenom (90 %)	*MEN-1*
	Enteropankreatische Tumoren (30–70 %) • Gastrinom (> 50 %) • Insulinom (10–30 %) • Nicht funktioneller Tumor und PPom (20–55 %) • Glukagonom (< 3 %) • VIPom (< 1 %)	83/84, 4-bp del (≈4 %) 119, 3-bp del (≈3 %) 209-211, 4-bp del (≈8 %) 418, 3-bp del (≈4 %) 514-516, del oder ins (≈7 %) Intron 4 ss (≈10 %)
	Hypophysenadenome (15–50 %) • Prolaktinom (60 %) • Somatotropinom (25 %) • Corticotropinom (< 5 %) • Nicht funktionelles Hypophysenadenom (< 5 %)	
	Assoziierte Tumoren • Nebennierenrindentumor (20–70 %) • Phäochromozytom (<1 %) • Bronchopulmonaler NET (2 %) • Thymus-NET (2 %) • Magen-NET (10 %) • Lipome (> 33 %) • Angiofibrome (85 %) • Kollagenome (70 %) • Meningeome (8 %)	
MEN-2 (10 cen-10q11.2)		
MEN-2A	Medulläres Schilddrüsenkarzinom (90 %)	RET 634, z. B. Cys → Arg (~85 %)
	Phäochromozytom (> 50 %)	
	Nebenschilddrüsenadenom (10–25 %)	
MTC-only-Syndrom	Medulläres Schilddrüsenkarzinom (100 %)	RET 618, Missense (> 50 %)
MEN-2B (auch als MEN-3 bezeichnet)	Medulläres Schilddrüsenkarzinom (> 90 %)	RET 918, Met → Thr (> 95 %)
	Phäochromozytom (> 50 %)	
	Assoziierte Veränderungen (40–50 %) • Mukokutane Neurome • Marfanoider Habitus • Myelinisierte Nervenfasern der Kornea • Megakolon (intestinale Ganglioneuromatose)	
MEN-4 (12p13)	Nebenschilddrüsenadenom[a] Hypophysenadenom[a] Tumoren der Gonaden[a] (z. B. Hodenkarzinom, neuroendokrines Zervixkarzinom) ?Nebennieren- und Nierentumoren[a]	CDKN1B; bislang keine häufigen Mutationen identifiziert

[a] Bislang wurde nur über eine für Angaben zur Prävalenz unzureichende Anzahl berichtet.

Merke: Der Erbgang der MEN-Syndrome ist autosomal dominant.

Abkürzungen: del = Deletion; ins = Insertion; MTC = medulläres Schilddrüsenkarzinom; NET = neuroendokriner Tumor; PPom = pankreatischer Polypeptid-sezernierender Tumor; VIPom = vasoaktives intestinales Polypeptid sezernierender Tumor.

Quelle: Nach RV Thakker et al: J Clin Endocrinol Metab 97:2990, 2012.

Therapie erforderlich ist, und (3) etwa 50 % Familienmitglieder identifiziert, die keine Keimbahnmutation aufweisen und daher von der Sorge befreit werden können, dass sie derartige Tumoren entwickeln können. Durch diesen letztgenannten Aspekt lassen sich die Gesundheitsausgaben reduzieren, weil unnötige laborchemische und radiologische Untersuchungen vermieden werden.

Tabelle 53-2

FORMEN DER MULTIPLEN ENDOKRINEN UND ANDERER ORGANNEOPLASIEN (MEON)

Krankheit[a]	Genprodukt	Betroffener Chromosomen-abschnitt
Hyperparathyreoidismus-Kiefertumor (Hyperthyroidism-jaw tumor; HPT-JT)	Parafibromin	1q31.2
Carney-Komplex		
CNC1	PPKAR1A	17q24.2
CNC2	Unbekannt	2p16
Von-Hippel-Lindau-Syndrom (VHL)	pVHL (Elongin)	3p25
Neurofibromatose Typ 1 (NF1)	Neurofibromin	17q11.2
Cowden-Syndrom (CWD)		
CWD1	PTEN	10q23.31
CWD2	SDHB	1p36.13
CWD3	SDHD	11q23.1
CWD4	KLLN	10q23.31
CWD5	PIK3CA	3q26.32
CWD6	AKT1	14q32.33
McCune-Albright-Syndrom (MAS)	Gsα	20q13.32

[a] Diese Erkrankungen werden bis auf das MAS, das durch ein Mosaik aufgrund einer postzygotischen somatischen Zellmutation des für Gsα kodierenden GNAS1-Gens entsteht, autosomal dominant vererbt.

MULTIPLE ENDOKRINE NEOPLASIE TYP 1

KLINISCHES BILD

Die MEN Typ 1 (MEN-1), die auch als Wermer-Syndrom bezeichnet wird, geht mit der Trias aus Tumoren oder Hyperplasien der Nebenschilddrüsen, der Inselzellen des Pankreas und des Hypophysenvorderlappens einher. Außerdem können bei manchen Patienten Nebennierenrindentumoren, neuroendokrine Tumoren (NET) unterschiedlichen Proliferationsgrads meist des Vorderdarms, Meningeome, Angiofibrome des Gesichts, Kollagenome und Lipome auftreten. Die Kombinationen der betroffenen Drüsen und ihre pathologischen Veränderungen (z. B. hyperplastische Adenome der Nebenschilddrüsen) unterscheiden sich oft innerhalb einer Familie und selbst bei eineiigen Zwillingen. Außerdem erkranken 8–14 % der Patienten an einer nicht familiären (also sporadischen) Form der MEN-1. Molekulargenetische Studien haben bei etwa 10 % der Patienten mit MEN-1 das Auftreten von De-novo-Mutationen des MEN-1-Gens bestätigt. Die Prävalenz der MEN-1 beträgt in zufällig ausgewählten postmortalen Studien etwa 0,25 %, bei Patienten mit primärem Hyperparathyreoidismus 1–18 %, bei Patienten mit pankreatischen Inselzelltumoren 16–38 % und bei Patienten mit Hypophysentumoren < 3 %. Die Erkrankung betrifft alle Altersgruppen (Bereich 5–81 Jahre). Bei den meisten Patienten treten die Symptome im Alter von 40–50 Jahren auf. Die klinischen Manifestationen der MEN-1 hängen von der Lage der Tumoren und von den von ihnen produzierten Hormonen ab. Unbehandelt führen die endokrinen Tumoren zur Frühmortalität: Die Wahrscheinlichkeit für einen Tod im Alter unter 50 Jahren beträgt 50 %. Todesursache ist in der Regel ein neuroendokrines Karzinom des Pankreas oder des Vorderdarms. Außerdem lassen sich die Tumoren bei Patienten mit MEN-1 nicht so erfolgreich behandeln wie bei sporadischem Auftreten, weil die Tumoren bei der MEN-1 mit Ausnahme der Hypophysenadenome meist multipel vorkommen, sodass eine operative Heilung schwierig ist. Außerdem sind okkulte Metastasen bei der MEN-1 häufiger und die Tumoren größer, aggressiver und therapieresistenter.

NEBENSCHILDDRÜSENADENOM

Der primäre Hyperparathyreoidismus tritt als häufigste Manifestation der MEN-1 bei etwa 90 % der Patienten auf. Er manifestiert sich als asymptomatische Hyperkalzämie oder mit unspezifischen Symptomen der Hyperkalzämie (z. B. Polyurie, Polydipsie, Obstipation, Krankheitsgefühl oder Dyspepsie). Auch eine Nephrolithiasis und eine Osteitis fibrosa cystica (seltener) sind möglich. Die laborchemische Untersuchung ergibt eine Hyperkalzämie, die in der Regel mit einer erhöhten Parathormon-Serumkonzentration einhergeht (Tab. 53-3). Meist besteht nur eine leichte Hyperkalzämie, während eine schwere Hyperkalzämie oder ein Nebenschilddrüsenkarzinom selten sind. Weitere Besonderheiten des primären Hyperparathyreoidismus bei Patienten mit MEN-1 im Vergleich zum sporadischen Auftreten eines primären Hyperparathyreoidismus sind ein früheres Erkrankungsalter (20–25 Jahre im Vergleich zu 55 Jahren) und eine gleichmäßige Verteilung auf die Geschlechter (M : F = 1 : 1 im Vergleich zu 1 : 3). Die präoperative Bildgebung (z. B. Sonografie des Halses und ^{99m}Tc-Sestamibi-Szintigrafie der Nebenschilddrüsen) ist oft nur von begrenztem Nutzen. Da alle Nebenschilddrüsen betroffen sein können, muss unabhängig von der präoperativen Lokalisationsdiagnostik intraoperativ der gesamte Hals exploriert werden. Insbesondere ist auch an das mögliche Vorliegen ektoper Nebenschilddrüsenadenome, vor allem im Thymus und intrathorakal (z. B. am Aortenbogen), zu denken.

Tabelle 53-3

LABORCHEMISCHES UND RADIOLOGISCHES SCREENING BEI MEN-1

Tumor	Erkrankungsalter (Jahre)	Jährlicher laborchemischer Test (Plasma oder Serum)	Bildgebendes Verfahren (Zeitintervall)
Nebenschilddrüse	8	Kalzium, PTH	Keine
Pankreatische NET			
Gastrinom	20	Gastrin (± Magen-pH)	Keine
Insulinom	5	Nüchternglukose, Insulin	Keine
Andere pankreatische neuro-endokrine Tumoren (NET)	< 10	Chromogranin A, pankreatisches Polypeptid, Glukagon, vasoaktives intestinales Polypeptid (VIP)	MRT, CT oder EUS (jährlich)
Hypophysenvorderlappen	5	Prolaktin, IGF-I	MRT (alle 3 Jahre)
Nebennierenrinde	< 10	Nur bei Symptomen oder Befunden eines funktionellen Tumors und/oder Tumor > 1 cm in der Bildgebung	MRT oder CT (jährlich, mit Darstellung des Pankreas)
Thymus- und Bronchialkarzinoid	15	Keine	CT oder MRT (alle 1–2 Jahre)

Abkürzungen: CT = Computertomografie; EUS = endoskopischer Ultraschall; IGF-I = Insulin-like Growth Factor I; MRT = Magnetresonanztomografie; PTH = Parathormon.
Quelle: Nach RV Thakker et al: J Clin Endocrinol Metab 97:2990, 2012.

Behandlung NEBENSCHILDDRÜSENADENOM

Die definitive Behandlung erfolgt durch die operative Entfernung der hyperplastisch oder adenomatös veränderten Nebenschilddrüsen. Im Detail ist sowohl eine subtotale (3 + x) als auch eine totale Parathyreoidektomie (mit simultaner Replantation in den Unterarm) mit jeweils transzervikaler Thymektomie möglich. Da viele Einrichtungen mittlerweile nicht mehr kryokonservieren können (Transplantationsgesetz), geht der Trend (nicht evidenzbasiert) hier zur subtotalen Operation mit Thymektomie. In jedem Fall sollte eine Parathyreoidektomie jedoch an einem auf diesen Eingriff spezialisierten und erfahrenen Zentrum durchgeführt werden. Ob die Operation im Frühstadium oder im späteren Krankheitsverlauf durchgeführt werden sollte, hängt unter anderem von der bestehenden Symptomatik (z. B. Steinleiden, Knochendichte etc.) ab. Eine minimalinvasive Parathyreoidektomie wird nicht empfohlen, weil in der Regel alle vier Nebenschilddrüsen multiple Adenome enthalten oder hyperplastisch sind. Bisweilen werden zur Behandlung des primären Hyperparathyreoidismus auch Kalzimimetika (Cinacalcet®) eingesetzt, die auf den Calcium-sensing-Rezeptor wirken (Persistenz, Rezidiv, operative Kontraindikationen).

PANKREASTUMOREN

(Siehe auch Kap. 52) Die Inzidenz von Inselzelltumoren (NET) des Pankreas beträgt bei Patienten mit MEN-1 in unterschiedlichen Serien 30–80 %. Da die meisten dieser Tumoren (Tab. 53-1) exzessiv Hormone (z. B. Gastrin, Insulin, Glukagon, vasoaktives intestinales Polypeptid [VIP]) produzieren, gehen sie mit bestimmten klinischen Syndromen einher, wobei manche Tumoren auch nicht funktionell, d. h. nicht hormonsezernierend (= hormoninaktiv) sind. Bei Patienten mit MEN-1 treten diese Tumoren früher auf als die sporadischen Formen.

Gastrinom Gastrin sezernierende Tumoren (Gastrinome) gehen mit einer deutlich erhöhten Magensäuresekretion und rezidivierenden peptischen Ulzera einher. Diese Kombination wird als Zollinger-Ellison-Syndrom bezeichnet. Gastrinome sind bei über 30-jährigen MEN-1-Patienten häufiger. Zu der hohen Mortalität tragen die rezidivierenden, multiplen schweren peptischen Ulzera (bisweilen besteht zusätzlich auch eine Kachexie) bei, die perforieren können. Außerdem leiden Patienten mit Zollinger-Ellison-Syndrom oft unter Durchfall und Steatorrhö. Die Diagnose wird durch den Nachweis einer hohen Nüchtern-Serumkonzentration von Gastrin in Kombination mit einer erhöhten basalen Magensäuresekretion gestellt (Tab. 53-3). Bei MEN-1-Pateinten mit Hyperkalzämie ist die Diagnose eines Zollinger-Ellison-Syndroms erschwert, weil auch eine Hyperkalzämie zu einer Hypergastrinämie führen kann. Transabdomineller und endoskopischer Ultraschall, Computertomografie (CT), Magnetresonanztomografie (MRT), selektive abdominelle Angiografie, venöse Etagenblutabnahmen und die Somatostatin-Rezeptor-Szintigrafie ermöglichen die präoperative Lokalisation des Tumors. Gastrinome machen bei MEN-1-Patienten mehr als 50 % aller pankreatischen NET aus und etwa 20 % der Patienten mit Gastrinomen haben letztendlich eine MEN-1. Gastrinome, die auch in der Mukosa des Duodenums auftreten können, sind bei MEN-1-Patienten die Hauptursache von Morbidität und Mortalität. Die meisten MEN-1-Gastrinome sind maligne und metastasieren noch vor der Diagnosestellung.

Behandlung GASTRINOM

Die konservative Behandlung von Patienten mit MEN-1 und Zollinger-Ellison-Syndrom zielt auf die Absenkung der basalen Magensäureproduktion auf < 10 mmol/l ab. Die Inhibitoren der H^+-K^+-Adenosintriphosphatase (ATPase) der Parietalzellen (wie Omeprazol oder Lansoprazol) reduzieren die Säureproduktion und sind beim Gastrinom die Substanzen der Wahl. Manche Patienten müssen zusätzlich einen H_2-Rezeptorantagonisten (Cimetidin oder Ranitidin) erhalten. Die chirurgische Behandlung von Gastrinomen wird bei MEN-1-Patienten kontrovers beurteilt. Operationsziele sind die Reduktion des Risikos von Fernmetastasen und die Verbesserung der Lebensqualität. Nicht metastasierte Gastrinome im Pankreas können oft erfolgreich reseziert werden. Das Risiko für Lebermetastasen nimmt mit der Tumorgröße zu. Sie treten bei 25–40 % der Patienten mit einem pankreatischen NET > 4 cm auf. Außerdem weisen 50–70 % der Patienten mit einem Tumordurchmesser von 2–3 cm Lymphknotenmetastasen auf. Die Überlebensrate von MEN-1-Patienten mit Gastrinomen beträgt bei einer Tumorgröße < 2,5 cm nach 15 Jahren 100 % und bei Metastasen 52 %. Lymphknotenmetastasen scheinen sich nicht negativ auf das Überleben auszuwirken. Bei Gastrinomen mit einer Größe von > 2–2,5 cm wurde eine operative Therapie empfohlen, weil sich das krankheitsassoziierte Überleben der Patienten postoperativ verbessert. Auch duodenale Gastrinome, die bei MEN-1-Patienten gehäuft auftreten, wurden erfolgreich operiert. Allerdings weisen die meisten MEN-1-Patienten multiple oder extrapankreatische Gastrinome auf, weswegen Operationen außer bei duodenalen Gastrinomen nur selten erfolgreich sind. So wurde in einer Studie festgestellt, dass nur etwa 15 % der MEN-1-Patienten unmittelbar postoperativ krankheitsfrei waren. Nach 5 Jahren war ihr Anteil auf etwa 5 % gesunken. Bei Patienten mit sporadischen Gastrinomen waren die entsprechenden Ergebnisse mit 45 % und 40 % besser. Aufgrund dieser Ergebnisse empfehlen die meisten Experten bei MEN-1 eine konservative Behandlung der Gastrinome, sofern es sich nicht um kleine Einzelläsionen im Frühstadium handelt. Die Behandlung disseminierter Gastrinome ist schwierig. Bei manchen Patienten waren eine Chemotherapie mit Streptozotocin und 5-Fluorouracil, eine Hormontherapie mit Octreotid oder Lanreotid (humane Somatostatinanaloga), Leberarterienembolisation, humanes Leukozyten-Interferon und das Entfernen aller resektablen Tumoren erfolgreich.

Insulinom Diese Tumoren der β-Zellen des Pankreas produzieren Insulin und machen bei MEN-1-Patienten 10–30 % aller pankreatischen Tumoren aus. Sie manifestieren sich meistens nach einer Fastenphase oder körperlicher Anstrengung mit den Symptomen einer Hypoglykämie (z. B. Schwäche, Kopfschmerzen, Schwitzen, Ohnmacht, Krampfanfälle, verändertes Verhalten, Gewichtszunahme). Nach Glukosezufuhr bessern sich die Symptome. Der zuverlässigste diagnostische Test ist eine überwachte 72-Stunden-Fastenphase (sog. Hungertest). In der Labordiagnostik zeigen sich im Verhältnis zur Blutglukosekonzentration erhöhte Serumkonzentrationen von Insulin (Tab. 53-3). Auch die Serumkonzentrationen von C-Peptid und Proinsulin sind erhöht und tragen zur Diagnose bei. Wichtig ist, dass während der Abklärung der Hypoglykämie weder im Serum noch im Urin Sulfonylharnstoffe nachweisbar sind (cave: Hypoglycaemia factitia) (Tab. 53-3). Die operative Behandlung ist erfolgreicher, wenn eine präoperative Lokalisationsdiagnostik mittels endoskopischem Ultraschall, CT oder einer Angiografie des Truncus coeliacus erfolgt ist. Weitere Verfahren zur Tumorlokalisation sind die prä- und intraoperative perkutane transhepatische Blutentnahme aus der V. portae, die selektive intraarterielle Stimulation mit Blutentnahmen aus der V. hepatica und die intraoperative direkte Sonografie des Pankreas. Insulinome sind bei 10 % der MEN-1-Patienten mit Gastrinomen assoziiert, wobei die beiden Tumoren zu unterschiedlichen Zeitpunkten auftreten können. Insulinome treten gehäuft bei MEN-1-Patienten unter 40 Jahren auf, gelegentlich sogar bei Patienten unter 20 Jahren. Bei Patienten ohne MEN-1 hingegen treten Insulinome im Allgemeinen erst im Alter von über 40 Jahren auf. Bei 10 % der Patienten sind Insulinome die Erstmanifestation der MEN-1 und etwa 4 % der Patienten mit Insulinomen haben eine MEN-1.

Behandlung INSULINOM

Die konservative Behandlung umfasst häufige kohlenhydratreiche Mahlzeiten sowie die Gabe von Diazoxid oder Octreotid, die aber nicht immer erfolgreich ist. Die chirurgische Therapie als optimale Behandlung reicht von der Enukleation eines Einzeltumors bis zur distalen oder partiellen Pankreatektomie und bedeutet für viele Patienten die Heilung. Eine Chemotherapie kann mit Streptozotocin, 5-Fluorouracil oder Doxorubicin erfolgen. Bei metastasiertem Insulinom war die Leberarterienembolisation erfolgreich.

Glukagonom Diese Glukagon-produzierenden pankreatischen NET treten bei < 3 % der MEN-1-Patienten auf. Die typischen klinischen Manifestationen – Exanthem (Erythema necroticans migrans), Gewichtsverlust, Anämie und Stomatitis – können fehlen. Oft wird der Tumor bei asymptomatischen MEN-1-Patienten im Rahmen einer Bildgebung des Pankreas oder aufgrund einer Glukoseintoleranz und Hyperglukagonämie diagnostiziert.

Behandlung GLUKAGONOM

Die Behandlung der Wahl ist die operative Entfernung des Glukagonoms. Sie wird allerdings dadurch erschwert, dass 50–80 % der Patienten zum Zeitpunkt der Diagnose bereits Metastasen aufweisen. Bei manchen Patienten war die konservative Behandlung mit Somatostatinanaloga (z. B. Octreotid oder Lanreotid) oder eine Chemotherapie mit Streptozotocin und 5-Fluorouracil erfolgreich. Bei Metastasen wurde eine Leberarterienembolisation eingesetzt.

Vasoaktives intestinales Polypeptid (VIP) produzierende Tumoren (VIPome) VIPome finden sich nur bei wenigen MEN-1-Patienten. Das klinische Syndrom geht mit wässriger Diarrhö, Hypokaliämie und Achlorhydrie einher und wird als Verner-Morrison Syndrom, WDHA-Syndrom (watery diarrhea, hypokalemia, and achlorhydria) oder VIPom-Syndrom bezeichnet. Die Diagnose wird nach Ausschluss von Laxanzien- oder Diuretikamissbrauch anhand eines Stuhlvolumens von mehr als 0,5–1,0 l/d während des Fastens und einer deutlich erhöhten Serumkonzentration von vasoaktivem intestinalem Polypeptid bestätigt.

Behandlung VIPOM

Die operative Behandlung der VIPome, die sich meistens im Pankreasschwanz befinden, ist oft kurativ. Bei nicht resektablen Tumoren sind oft Somatostatinanaloga, wie Octreotid oder Lanreotid, effektiv. Auch die Gabe von Streptozotocin in Kombination mit 5-Fluorouracil kann von Nutzen sein, ebenso eine Leberarterienembolisation bei Metastasen.

Pankreatisches Polypeptid produzierende Tumoren (PPome) und nicht funktionelle pankreatische NET PPome sind bei MEN-1 sehr häufig. Da die exzessive Produktion von pankreatischem Polypeptid keine klinischen Konsequenzen hat, ist die klinische Relevanz von pankreatischem Polypeptid unbekannt. Viele PPome

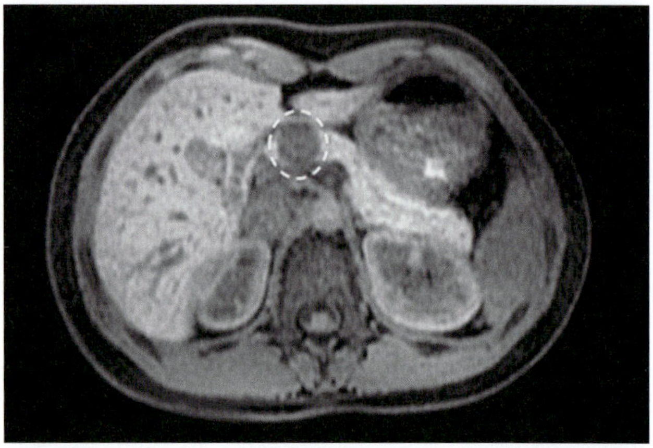

A

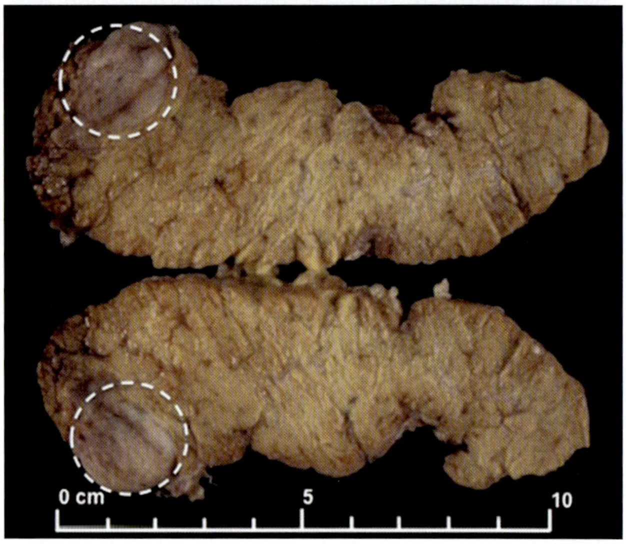

B

Abbildung 53-1 Nicht funktioneller pankreatischer neuroendokriner Tumor (NET) bei einem 14-jährigen Patienten mit multipler endokriner Neoplasie Typ 1 (MEN-1). ***A.*** Die MRT des Abdomens zeigt einen hypodensen Tumor mit einer Größe von > 2,0 cm (größter anterior-posteriorer Durchmesser) im Pankreaskopf. Es fand sich kein Hinweis auf eine Invasion in angrenzende Strukturen oder Metastasen. Der Tumor ist durch den weißen Kreis markiert. ***B.*** Der pankreatische NET wurde operativ entfernt. Die makroskopische Untersuchung bestätigte die Tumorlage (weiße gestrichelte Kreise) im Pankreaskopf. Immunhistochemisch war der Tumor Chromogranin-A-positiv, jedoch für gastrointestinales Polypeptid und Menin negativ. Durch den Verlust der Meninexpression wurde bestätigt, dass es sich um einen nicht funktionellen NET handelt. *(Bild A mit frdl. Genehmigung nach PJ Newey et al: J Clin Endocrinol Metab 10:3640, 2009.)*

werden nie entdeckt oder als nicht funktionelle pankreatische NET, die vermutlich häufigsten enteropankreatischen NET bei MEN-1, eingestuft (Abb. 53-1). Da weder ein klinisches Syndrom noch bestimmte laborchemische Auffälligkeiten vorliegen, werden die nicht funktionellen pankreatischen NET oft verzögert diagnostiziert, obwohl diese Tumoren eine schlechtere Prognose haben als andere funktionelle Tumoren, wie Insulinome und Gastrinome. Weder das optimale Screeningverfahren auf nicht funktionelle pankreatische NET noch der beste Zeitpunkt für seine Durchführung stehen fest. Derzeit ist vermutlich die Endosonografie das sensitivste Verfahren zum Nachweis kleiner Pankreastumoren, während die Somatostatinrezeptor-Szintigrafie Metastasen (> 1 cm) am zuverlässigsten nachweist (Tab. 53-3).

Behandlung

PPOME UND NICHT FUNKTIONELLE PANKREATISCHE NET

Das Vorgehen bei asymptomatischen Patienten mit nicht funktionellen pankreatischen NET wird kontrovers beurteilt. Eine Empfehlung lautet, nach Abschluss der laborchemischen Evaluation unabhängig von der Tumorgröße zu operieren. Alternativ empfehlen andere Experten eine Operation abhängig von der Tumorgröße mit einem Schwellenwert von > 1 cm oder > 3 cm je nach Zentrum. Mit einer pankreatoduodenalen Operation lassen sich die Tumoren bei 80 % der Patienten entfernen. Allerdings treten bei mehr als 40 % der Patienten Komplikationen, wie Diabetes mellitus, häufige Steatorrhöen, Früh- oder Spät-dumping-Syndrom und andere gastrointestinale Symptome auf. 50–60 % der operierten Patienten überleben mehr als 5 Jahre. Bei der Betrachtung dieser Empfehlungen muss berücksichtigt werden, dass bei einem erheblichen Teil dieser Patienten bei der Erstvorstellung bereits okkulte Metastasen (z. B. Tumoren, die der Bildgebung entgangen sind) vorliegen. Inhibitoren der Tyrosinkinaserezeptoren (TKRs) und des Signalwegs des „Mammalian Target of Rapamycin (mTOR)“ sind bei der Behandlung pankreatischer NET erfolgreicher und verdoppeln das progressionsfreie Überleben.

Andere pankreatische NET Selten finden sich bei MEN-1-Patienten NET, die Growth hormon-releasing Hormone (GHRH) sezernieren (GHRHome). Etwa 33 % der Patienten mit GHRHomen haben andere MEN-1-assoziierte Tumoren. Andere GHRHome können durch den Nachweis erhöhter Wachstumshormon- und GHRH-Serumkonzentrationen diagnostiziert werden. Mehr als 50 % der GHRHome treten in der Lunge, 30 % im Pankreas und 10 % im Dünndarm auf. Somatostatinome produzieren Somatostatin, ein Peptid, das die Produktion verschiedener Hormone hemmt, sodass es zu Hyperglykämien, Cholelithiasis, geringerer Magensäureproduktion, Steatorrhö, Diarrhö, abdominellen Schmerzen, Anämie und Gewichtsverlust kommt. Obwohl 7 % der pankreatischen NET Somatostatin produzieren, sind klinische Symptome eines Somatostatinom-Syndroms bei MEN-1-Patienten ungewöhnlich.

HYPOPHYSENADENOME

Hypophysenadenome treten bei 15–50 % der MEN-1-Patienten im Alter von 5–90 Jahren auf (Tab. 53-1). Bei der MEN-1 sind Hypophysenadenome bei Frauen häufiger als bei Männern und meistens Makroadenome (Durchmesser > 1 cm). Außerdem weist ein Drittel dieser Hypophysenadenome invasive Eigenschaften (z. B. Infiltration von Tumorzellen in das juxtatumorale Hypophysengewebe) auf. Allerdings gibt es keine spezifischen histologischen Parameter, die eine Unterscheidung zwischen MEN-1- und sporadischen Hypophysenadenomen ermöglichen. Etwa 60 % der MEN-1-assoziierten Hypophysenadenome produzieren Prolaktin, < 25 % Wachstumshormon und 5 % adrenokortikotropes Hormon (ACTH). Die übrigen scheinen nicht funktionell aktiv zu sein oder Untereinheiten von Glykoproteinen zu produzieren (Tab. 53-1). Allerdings sind die Hypophysenadenome von MEN-1-Patienten oft auf mehrere Hormone immunreaktiv (sog. Mischadenome). Insbesondere sind sie häufiger somatolaktotrop. Bei etwa 15 % der Patienten sind Prolaktinome die Erstmanifestation der MEN-1, während somatotrope Tumoren bei Patienten über 40 Jahren häufiger sind. Weniger als 3 % der Patienten mit einem Adenom des Hypophysenvorderlappens haben eine MEN-1. Die klinischen Manifestationen ähneln denen von Patienten mit sporadischen Hypophysenadenomen und hängen vom produzierten Hormon und der Größe des Hypophysentumors ab. Daher zeigen die Patienten die Symptome einer Hyperprolaktinämie (z. B. Amenorrhö, Infertilität und Galaktorrhö bei Frauen oder Impotenz und Infertilität bei Männern) oder einer Akromegalie oder eines Morbus Cushing. Außerdem kann das sich vergrößernde Hypophysenadenom angrenzende Strukturen wie das Chiasma opticum oder normales Hypophysengewebe komprimieren und zu Sehstörungen und/oder einer Hypophyseninsuffizienz führen. Bei asymptomatischen MEN-1-Patienten ermöglichen die regelmäßige Bestimmung der Serumkonzentration von Prolaktin und Insulin-like Growth Factor I (IGF-I) sowie die Durchführung einer MRT der Hypophyse die frühzeitige Identifikation eines Hypophysenadenoms (Tab. 53-3). Bei auffälligen Ergebnissen sollte eine Testung der Hypothalamus-Hypophysen-Achsen durchgeführt werden, um die Art des Hypophysenadenoms und seine Auswirkungen auf die Produktion anderer Hypophysenhormone zu ermitteln.

Behandlung HYPOPHYSENADENOME

Die Behandlung von Hypophysenadenomen bei MEN-1-Patienten erfolgt ähnlich wie bei Patienten mit sporadischen Hypophysentumoren mit einer medikamentösen Therapie (z. B. Dopaminagonisten, meist Cabergolin, bei Prolaktinomen oder Somastotatinanaloga, wie Octreotid oder Lanreotid, bei somatotropen Tumoren) oder einer selektiven transsphenoidalen Adenomektomie (falls möglich). Die Strahlentherapie bleibt nicht resektablem Restgewebe oder auch Rezidivtumoren vorbehalten. Bei MEN-1-Patienten sind Hypophysenadenome oft aggressiver und sprechen schlechter auf die medikamentöse oder operative Therapie an.

ASSOZIIERTE TUMOREN

Außerdem können Patienten mit MEN-1-Karzinoidtumoren Nebennierenrindentumoren, faziale Angiofibrome, Kollagenome, Schilddrüsentumoren und Lipome entwickeln.

Karzinoidtumoren (neuroendokrine Karzinome) (Siehe auch Kap. 52) Karzinoidtumoren treten bei mehr als 3 % der MEN-1-Patienten auf (Tab. 53-1). Sie können in den Bronchien, im Gastrointestinaltrakt, im Pankreas oder im Thymus liegen. Zum Diagnosezeitpunkt sind die meisten Patienten asymptomatisch und haben keine klinischen Zeichen eines Karzinoidsyndroms. Wichtig ist, dass bei Patienten mit neuroendokrinen Karzinomen von Thymus und Bronchien keine einheitlichen hormonellen oder laborchemischen Auffälligkeiten (z. B. Chromogranin-A-Serumkonzentration) vorhanden sind. Daher hängt das Screening auf diese Tumoren von der Bildgebung ab. Das optimale Screeningverfahren wurde bislang noch nicht ermittelt. CT und MRT weisen Tumoren des Thymus und der Bronchien sensitiv nach (Tab. 53-3). Allerdings gehen wiederholte CT-Untersuchungen mit einer erhöhten Strahlenexposition gegenüber ionisierender Strahlung einher. Auch mittels Octreotid-Szintigrafie lassen sich manche Thymus- und Bronchialkarzinoide nachweisen – allerdings reicht die Evidenz für die Empfehlung eines routinemäßigen Einsatzes nicht aus. Magenkarzinoide, von denen die Karzinoide der Typ-II-ECL(enterochromaffin-like)-Zellen (ECLome) mit der MEN-1 und dem Zollinger-Ellison-Syndrom assoziiert sind, werden bei MEN-1-Patienten oft zufällig im Rahmen einer Gastroskopie entdeckt. Diese Tumoren, die bei > 10 % der MEN-1-Patienten vorkommen, sind meist multipel vorhanden und haben eine Größe von < 1,5 cm. Bronchialkarzinoide treten bei MEN-1-Patienten bevorzugt bei Frauen auf (Männer : Frauen = 1 : 4), während Karzinoide des Thymus bei europäischen MEN-1-Patienten vorwiegend Männer (Männer : Frauen = 20 : 1) betreffen. Das Risiko, an diesen Tumoren zu erkranken, ist bei Zigarettenrauchern höher. Bei japanischen MEN-1-Patienten mit Thymuskarzinoiden ist der Geschlechtsunterschied weniger stark ausgeprägt (Männer : Frauen = 2 : 1). Bei der MEN-1 verlaufen Thymuskarzinoide besonders aggressiv. Das Vorhandensein von Thymustumoren bei Patienten mit MEN-1 geht mit einem medianen Überleben nach der Diagnosestellung von etwa 9,5 Jahren einher. 70 % der Patienten versterben an direkten Tumorfolgen.

Behandlung KARZINOIDTUMOREN

Resektable Karzinoidtumoren werden operativ entfernt. Bei nicht resektablen und metastasierten Tumoren kommen Strahlen- und Chemotherapie (z. B. Cisplatin, Etoposid) zum Einsatz. Außerdem haben bei manchen Tumoren Somatostatinanaloga (Octreotid, Lanreotid) die Symptome gebessert und zur Tumorregression geführt. Über das maligne Potenzial von Typ-II-ECLomen des Magens ist nur wenig bekannt. Die Behandlung mit Somatostatinanaloga, wie Octreotid oder Lanreotid, hat zur Regression dieser ECLome geführt.

Nebennierenrindentumoren (Siehe auch Kap. 54) Asymptomatische Nebennierenrindentumoren werden abhängig von den radiologischen Screeningverfahren bei 20–70 % der MEN-1-Patienten diagnostiziert (Tab. 53-1). Die meisten dieser Tumoren, zu denen kortikale Adenome, (noduläre) Hyperplasien, multiple Adenome, Zysten und Karzinome gehören, sind meist nicht funktionell. Bei < 10 % der Patienten mit vergrößerten Nebennieren besteht eine hormonelle Hypersekretion, die am häufigsten mit einem primären Hyperaldosteronismus oder einem nicht ACTH-abhängigen Hyperkortisolismus einhergehen. Gelegentlich tritt im Zusammenhang mit einem Nebennierenrindenkarzinom eine Hyperandrogenämie auf. Phäochromozytome sind bei der MEN-1 selten. Bei Patienten mit Symptomen oder Befunden im Sinne eines funktionellen Nebennierentumors sowie bei Tumoren > 1 cm sollten laborchemische Untersuchungen (z. B. Plasmarenin und Aldosteronserumkonzentration, niedrig dosierter Dexamethason-Suppressionstest, Katecholamine und/oder Metanephrine im 24-h-Urin) durchgeführt werden. Das Nebennierenrindenkarzinom findet sich bei etwa 1 % der MEN-1-Patienten. Bei einer Tumorgröße > 1 cm steigt die Häufigkeit aber auf > 10 %.

Behandlung NEBENNIERENRINDENTUMOREN

Über das Vorgehen bei MEN-1-assoziierten, nicht funktionellen Nebennierentumoren besteht kein Konsens, weil sie meistens benigne sind. Allerdings nimmt das Malignitätsrisiko mit der Größe zu, insbesondere bei Tumoren mit einem Durchmesser > 4 cm. Zu den Operationsindikationen gehören: ein Durchmesser > 4 cm, atypische oder verdächtige Röntgenbefunde (z. B. erhöhte Hounsfield-Einheiten in der nicht kontrastverstärkten CT) und ein Durchmesser von 1–4 cm oder ein über einen Zeitraum von 6 Monaten signifikant messbares Wachstum. Die Behandlung der funktionellen (Hormon-produzierenden) Nebennierentumoren erfolgt bei MEN-1-Patienten ähnlich wie bei Patienten ohne MEN-1.

Meningeome Tumoren des zentralen Nervensystems (ZNS), wie Ependymome, Schwannome und Meningeome, sind bei MEN-1-Patienten beschrieben (Tab. 53-1). Meningeome finden sich bei < 10 % der Patienten, bei denen seit > 15 Jahren andere klinische Manifestationen einer MEN-1 (z. B. primärer Hyperparathyreoidismus) bestehen. Die meisten Meningeome sind symptomlos und 60 % bleiben größenkonstant. Die Behandlung der MEN-1-assoziierten Meningeome erfolgt ähnlich wie bei Meningeomen, die außerhalb einer MEN-1 auftreten.

Lipome Subkutane Lipome treten bei > 33 % der MEN-1-Patienten und oft multipel auf (Tab. 53-1). Außerdem sind bei MEN-1 viszerale, pleurale und retroperitoneale Lipome möglich. Das Management erfolgt konservativ. Wenn sie aus kosmetischen Gründen operativ entfernt werden, rezidivieren sie nicht typischerweise.

Faziale Angiofibrome und Kollagenome Bei 20 % bis > 90 % der MEN-1-Patienten treten multiple faziale Angiofibrome auf. Kollagenome finden sich bei 0 % bis > 70 % dieser Patienten (Tab. 53-1). Diese Hautbefunde ermöglichen die frühzeitige Diagnose einer MEN-1 bei Verwandten von MEN-1-Patienten. Eine Behandlung dieser Hautläsionen ist meist nicht erforderlich.

Schilddrüsenadenome Schilddrüsentumoren wie Adenome, Kolloidstrumen und Karzinome, treten bei > 25 % der MEN-1-Patienten auf. Allerdings ist die Prävalenz dieser Erkrankungen auch in der Allgemeinbevölkerung hoch, sodass der Zusammenhang mit der MEN-1 auch rein zufällig bestehen kann. Schilddrüsentumoren werden bei MEN-1-Patienten ähnlich behandelt wie bei Patienten ohne MEN-1.

GENETIK UND SCREENING

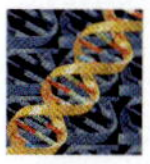

Das MEN-1-Gen liegt auf Chromosom 11q13 und besteht aus 10 Exons, die für Menin, ein Protein aus 610 Aminosäuren, kodieren. Menin reguliert Transkription, Genomstabilität, Zellteilung und -proliferation. Die Pathophysiologie verläuft gemäß der Two-hit-Hypothese von Knudson, bei der Menin die Rolle eines Tumorsuppressors innehat. Der Erbgang der MEN-1-Keimbahnmutation prädisponiert für die Entwicklung eines Tumors, der aus einer somatischen Mutation hervorgeht. Dabei kann es sich um eine Punktmutation oder häufiger um eine Deletion handeln, die in der Tumor-DNS zum Verlust der Heterozygotie (LOH) führt. Die Keimbahnmutationen des MEN-1-Gens sind über die gesamte kodierende 1830-bp-Region und die Spleißstellen verteilt. Im Gegensatz zur MEN-2 besteht keine Korrelation zwischen der Lage der MEN-1-Mutationen und den klinischen Manifestationen der Erkrankung (keine Genotyp-/Phänotypkorrelation) (Tab. 53-1). Mehr als 10 % der MEN-1-Keimbahnmutationen entstehen de novo und können an die nachfolgenden Generationen weitergegeben werden. In manchen Familien mit MEN-1-Mutationen kommen Nebenschilddrüsentumoren als einzige Endokrinopathie vor. Diese Erkrankung wird als familiärer isolierter Hyperparathyreoidismus (FIHP) bezeichnet. Bei 5–25 % der MEN-1-Patienten finden sich jedoch weder Keimbahnmutationen noch Deletionen des MEN-1-Gens. Diese Patienten mit MEN-1-assoziierten Tumoren ohne MEN-1-Mutationen entsprechen vermutlich Phänokopien oder haben Mutationen anderer Gene. Weitere Gene, die mit MEN-1-ähnlichen Merkmalen assoziiert sind: Das CDC73-Gen, das für Parafibromin kodiert, dessen Mutationen zum Hyperparathyreoidismus-Kiefertumor-Syndrom führen, das für den Calcium-sensing-Rezeptor kodierende CaSR-Gen, dessen Mutationen zur familiären benignen hypokalziurischen Hyperkalzämie (FBHH) führen und das AIP-Gen, das für ein mit dem Aryl-Hydrocarbon-Rezeptor interagierendes Protein kodiert. Das ist ein Tumorsuppressor, der auf Chromosom 11q13 liegt und dessen Mutationen zu familiären isolierten Hypophysenadenomen (FIPA) führen.

Bei symptomatischen Familienmitgliedern einer MEN-1-Familie sowie bei allen vermuteten Indexfällen (d. h. Patienten mit mindestens zwei endokrinen Tumoren) sollte eine genetische Testung zur Ermittlung des MEN-1-Mutationsstatus durchgeführt werden. Wenn beim Indexpatienten mit mindestens zwei endokrinen Tumoren keine MEN-1-Mutation nachgewiesen werden kann, sollten klinische und genetische Untersuchungen auf andere Erkrankungen, wie das Hyperparathyreoidismus-Kiefertumor-Syndrom, FBHH, FIPA, MEN-2 oder MEN-4 durchgeführt werden, weil diese Patienten Phänokopien einer MEN-1 sein können.

Die aktuellen Leitlinien empfehlen bei der MEN-1 eine Mutationsanalyse bei: (1) einem Indexfall mit mindestens zwei MEN-1-assoziierten endokrinen Tumoren (z. B. Nebenschilddrüsen-, Pankreas- und Hypophysenadenom), (2) asymptomatischen Verwandten ersten Grades eines bekannten Trägers der MEN-1-Mutation und (3) Verwandten ersten Grades eines bekannten Trägers der MEN-1-Mutation mit den Symptomen, Befunden, laborchemischen oder radiologischen Belegen für mindestens einen MEN-1-assoziierten Tumor. Außerdem sollte sie bei Patienten mit verdächtiger oder atypischer MEN-1 erwogen werden. Dazu gehören Patienten mit Nebenschilddrüsenadenomen im Alter von unter 30 Jahren oder mit einem Befall mehrerer Nebenschilddrüsen, Patienten mit einem Gastrinom oder multiplen pankreatischen NET, unabhängig vom Alter, sowie Patienten mit mindestens zwei MEN-1-assoziierten Tumoren, die nicht zu der klassischen Trias aus Adenomen der Nebenschilddrüsen, der pankreatischen Inselzellen und der Hypophyse passen (z. B. Nebenschilddrüsentumor plus Nebennierentumor). Bei allen Familienmitgliedern, einschließlich asymptomatischer Personen, die eine MEN-1-Mutation tragen, ist ein laborchemisches und radiologisches Screening indiziert (Tab. 53-3). Angehörige ohne MEN-1-Mutation haben hingegen ein identisches Risiko für MEN-1-assoziierte Tumoren wie die Allgemeinbevölkerung und müssen daher nicht wiederholt gescreent werden.

Die Mutationsanalyse asymptomatischer Familienmitglieder sollte möglichst frühzeitig, d. h. im Alter von unter 10 Jahren erfolgen, weil manche Kinder bereits im Alter von 5 Jahren die ersten Tumoren entwickeln können. Bei Mutationsträgern werden dann die geeigneten laborchemischen und radiologischen Untersuchungen durchgeführt (Tab. 53-3), um die Entwicklung von Tumoren aufzudecken. Bei Mutationsträgern sollte mindestens einmal jährlich ein laborchemisches Screening erfolgen. Außerdem ist bei ihnen initial eine Bildgebung von Hypophyse und Abdomen (z. B. MRT oder CT) erforderlich, das alle 1–3 Jahre wiederholt werden sollte (Tab. 53-3). Das Screening sollte ab einem Alter von 5 Jahren lebenslang erfolgen, weil die Krankheit auch erst im Alter von 70–80 Jahren auftreten kann. Das Screening und die körperliche Untersuchung zeigen als Symptome und Befunde Hyperkalzämie, Nephrolithiasis, peptische Ulzera, Neuroglykopenie, eine Hypophyseninsuffizienz, Galaktorrhö und Amenorrhö (bei Frauen), akromegale Stigmata, Symptome des Hypercortisolismus und Gesichtsfeldausfälle sowie subkutane Lipome, Angiofibrome oder Kollagenome. Beim Laborscreening sollten grundsätzlich die Serumkonzentrationen von Kalzium, Parathormon, gastrointestinalen Hormonen (z. B. Gastrin, Insulin mit Nüchternglukose, Glukagon, VIP, PP), Chromogranin A, Prolaktin und IGF-I bestimmt werden. Bei Symptomen oder Befunden im Sinne eines bestimmten klinischen Syndroms sollten spezifischere endokrine Funktionstests durchgeführt werden. Besonders wichtig ist das Laborscreening auf die Entwicklung von MEN-1-Tumoren bei asymptomatischen Familienmitgliedern bzw. Mutationsträgern, um die Morbidität und Mortalität durch assoziierte Tumoren zu reduzieren.

MULTIPLE ENDOKRINE NEOPLASIE TYP 2 (MEN-2A) UND TYP 3 (MEN-2B)

KLINISCHES BILD

Die MEN Typ 2 (MEN-2), die auch als Sipple-Syndrom bezeichnet wird, ist durch ein medulläres Schilddrüsenkarzinom (MTC), ein Phäochromozytom und Nebenschilddrüsentumoren gekennzeichnet (Tab. 53-1). Es gibt drei klinische Varianten der MEN-2: MEN-2A, MEN-2B (MEN-3) und MTC-only (isoliertes Auftreten eines medullären Schilddrüsenkarzinoms). Die häufigste Variante ist die MEN-2A, die oft auch als MEN-2 bezeichnet wird. Bei der MEN-2A ist das medulläre Schilddrüsenkarzinom bei 50 % der Patienten mit Phäochromozytomen (die bilateral auftreten können) und bei 20 % der Patienten mit Nebenschilddrüsentumoren vergesellschaftet. Selten tritt sie im Zusammenhang mit einem Morbus Hirschsprung auf, der durch das Fehlen von autonomen Ganglienzellen im terminalen Hinterdarm entsteht und mit einer Kolondilatation, schwerer Obstipation und möglicher Obstruktion einhergeht. Außerdem kann bei der MEN-2A ein Lichen amyloidosus auftreten, eine juckende, lichenoide Hautläsion, die meist im oberen Schulter- und Nackenbereich lokalisiert ist. Die MEN-2B (auch Williams-Pollok- oder Gorlin-Vickers-Syndrom genannt), die auch als MEN-3 bezeichnet wird, macht 5 % aller MEN-2-Fälle aus. Sie geht mit einem medullären Schilddrüsenkarzinom und einem Phäochromozytom in Verbindung mit einem marfanoiden Habitus, mukokutanen Neuromen an Lippen, Zunge und Augenlidern, myelinisierten Kornealfasern und Fehlfunktion der autonomen Darmganglien mit multiplen Divertikeln und einem Megakolon einher. Nebenschilddrüsentumoren kommen bei der MEN-2B in der Regel nicht vor.

Das MTC-only-Syndrom ist eine Variante, bei der als einzige Manifestation ein medulläres Schilddrüsenkarzinom auftritt. Allerdings ist die Abgrenzung gegenüber der MEN-2A schwierig. Das MTC-only-Syndrom sollte nur in Betracht gezogen werden, wenn mindestens vier Familienmitglieder (älter als 50 Jahre) ein medulläres Schilddrüsenkarzinom, aber kein Phäochromozytom und keinen primären Hyperparathyreoidismus aufweisen. Alle MEN-2-Varianten entstehen durch Mutationen des RET-Protoonkogens (Rearranged during Transfec-

Tabelle 53-4

EMPFOHLENE UNTERSUCHUNGEN UND OPERATIONEN BEI MEN-2 (MEN-2A) UND MEN-3 (MEN-2B)[a]

RET-Mutation, Exon (Ex) Location und betroffenes Codon	Risiko[b]	Empfohlenes Alter (Jahre) für die Durchführung der Untersuchung/Intervention				
		RET-Mutationsanalyse	Erstmalig Serumcalcitonin und Ultraschall des Halses	Prophylaktische Thyreoidektomie	Phäochromozytom-Screening	pHPT-Screening
Ex13 (768, 790)[c]; Ex14 (804)[c]; Ex15 (891)[c]	+	< 3–5	< 3–5	5[d]	20	20
Ex10 (609, 611, 618, 620)[c]; Ex11 (630)[c]	++	< 3–5	< 3–5	< 5[e]	20	20
Ex11 (634)[c]	+++	< 3–5	< 3–5	< 5	8	20
Ex15 (883)[f]; Ex16 (918)[f]	++++	Möglichst frühzeitig und < 1 Jahr	Möglichst frühzeitig und < 0,5–1 Jahr	Möglichst frühzeitig und < 1 Jahr	8	–[g]

[a] Nach: American Thyroid Association Guidelines, RT Kloos et al: Thyroid 6:565, 2009.
[b] Risiko für eine frühzeitige Metastasierung und ein aggressives Wachstum des medullären Schilddrüsenkarzinoms: am höchsten (++++), hoch (+++), intermediär (++) und am niedrigsten (+).
[c] Mutationen, die mit der MEN-2A (oder dem MTC-only-Syndrom) assoziiert sind.
[d] Operation im Alter **von** 5 Jahren oder später erwägen, wenn das Serumcalcitonin und der Ultraschall des Halses normal sind und eine weniger aggressive Familienanamnese und Neigung in der Familie bekannt ist.
[e] Operation **vor** dem Alter von 5 Jahren oder später erwägen, wenn das Serumcalcitonin und der Ultraschall des Halses normal sind und eine weniger aggressive Familienanamnese und Neigung in der Familie bekannt ist.
[f] Mutationen, die mit der MEN-2B (MEN-3) assoziiert sind.
[g] Nicht erforderlich, weil der pHPT bei der MEN-2B (MEN-3) nicht vorkommt.
Abkürzungen: MEN = multiple endokrine Neoplasie; pHPT = primärer Hyperparathyreoidismus.

tion), das für einen Tyrosinkinaserezeptor kodiert. Außerdem besteht ein Zusammenhang zwischen der Lage der RET-Mutationen und den MEN-2-Varianten (sog. Genotyp-/Phänotyp-Korrelation). Bei etwa 95 % der MEN-2A-Patienten finden sich Mutationen der cysteinreichen extrazellulären Domäne, wobei es sich in etwa 85 % der Fälle um Mutationen von Codon 634 handelt. Auch beim MTC-only-Syndrom ist die cysteinreiche extrazelluläre Domäne mutiert; meistens ist Codon 618 betroffen. Im Gegensatz dazu weisen fast 95 % der MEN-2B(MEN-3)-Patienten Mutationen von Codon 918 in der intrazellulären Tyrosinkinasedomäne auf (Tab. 53-1, Tab. 53-4).

MEDULLÄRES SCHILDDRÜSENKARZINOM

Das medulläre Schilddrüsenkarzinom ist das häufigste gemeinsame Merkmal von MEN-2A und MEN-2B und tritt bei fast allen Mutationsträgern auf. Es macht 5–10 % aller Schilddrüsenkarzinome aus. Bei 20 % der Patienten mit einem medullären Schilddrüsenkarzinom ist die Familienanamnese für diese Erkrankung positiv. Durch den Einsatz der RET-Mutationsanalyse zur Identifikation von Familienmitgliedern mit einem Risiko für die hereditären Formen des medullären Schilddrüsenkarzinoms manifestiert es sich nicht mehr als symptomatischer Tumor, sondern als eine präklinische Krankheit, deren Prognose sich durch eine prophylaktische Thyreoidektomie (Tab. 53-4) verbessern lässt und die dadurch im Idealfall geheilt wird. Bei Patienten ohne eine positive Familienanamnese für MEN-2A, MTC-only-Syndrom oder MEN-2B wird jedoch keine RET-Mutationsanalyse durchgeführt, so dass sich das medulläre Schilddrüsenkarzinom als sporadische Form dann in der Regel erst relativ spät als tastbare Raumforderung im Halsbereich manifestiert, die asymptomatisch sein kann oder bei > 15 % der Patienten mit einem Druckgefühl oder einer Dysphagie einhergeht. Eine Diarrhö findet sich bei 30 % der Patienten. Sie entsteht entweder durch die erhöhte Serumkonzentration von Calcitonin oder durch das vom Tumor produzierte Serotonin und Prostaglandin. Bei manchen Patienten treten auch Hitzewallungen auf. Außerdem kann eine ektope ACTH-Produktion durch das medulläre Schilddrüsenkarzinom zu einem Hypercortisolismus führen. Die Diagnose eines medullären Schilddrüsenkarzinoms beruht auf dem Nachweis einer Hypercalcitoninämie (Basalwert > 90 pg/ml). Die Stimulationstests mit intravenösem Pentagastrin (0,5 µg/kg) oder die Kalziuminfusion (2,5 mg/kg) werden inzwischen kaum noch durchgeführt, da die Bestimmung von Calcitonin inzwischen mit höherer Präzision möglich ist. Allerdings sind hier wichtige Einflussfaktoren wie eine chronische Entzündung, eine Autoimmunthyreoiditis, prostprandialer Zustand usw. zu bedenken. Bestätigt wird die Diagnose durch eine Sonografie des Halses mit Feinnadelaspirationszytologie der Knoten. In der Szintigrafie imponiert das medulläre Schilddrüsenkarzinom als „kalter Knoten". Das Röntgenbild zeigt in den betroffenen Abschnitten der Schilddrüse und den von Metastasen betroffenen

Lymphknoten oft dichte, ungleichmäßige Verkalkungen. Auch die Positronen-Emissionstomografie (PET) trägt zur Identifikation des medullären Schilddrüsenkarzinoms und seiner Metastasen bei (Abb. 53-2). In der Regel metastasiert das medulläre Schilddrüsenkarzinom bereits frühzeitig in die Halslymphknoten, später in die mediastinalen Lymphknoten, Lunge, Leber, Trachea, Nebennieren, Ösophagus und Knochen. Oft ist die erhöhte Calcitonin-Serumkonzentration der erste Hinweis auf ein Rezidiv oder eine Persistenz der Erkrankung; die Calcitonin-Verdopplungszeit (siehe Calculator der American Thyroid Association im Internet) ist von prognostischer Bedeutung. Bei etwa 10 % der Patienten verläuft das medulläre Schilddrüsenkarzinom aggressiv und metastasiert frühzeitig. Daher muss bei der Familienanamnese nach aggressiven medullären Schilddrüsenkarzinomen oder einer MEN-2B gefragt werden.

Behandlung MEDULLÄRES SCHILDDRÜSENKARZINOM

Patienten mit RET-Mutationen, bei denen keine klinischen Manifestationen des medullären Schilddrüsenkarzinoms vorliegen, sollte im Alter von unter 1 Jahr oder unter 5 Jahren eine prophylaktische Operation angeboten werden. Der Operationszeitpunkt hängt von der Art der RET-Mutation und dem mit ihr assoziierten Risiko für eine frühzeitige Tumorentstehung, Entwicklung von Metastasen und einem aggressiven Wachstum des medullären Schilddrüsenkarzinoms ab (Tab. 53-4). Bei diesen Patienten erfolgt eine totale Thyreoidektomie mit systematischer zentraler Neck Dissection, um okkulte Metastasen zu entfernen, wobei der Wert dieser Neck Dissection durchaus angezweifelt wird. Durch die prophylaktische Thyreoidektomie mit lebenslanger Thyroxinsubstitution hat sich die Prognose bei Patienten mit MEN-2 und MEN-3 stark verbessert. Etwa 90 % der jungen Patienten mit RET-Mutationen, bei denen eine prophylaktische Thyreoidektomie durchgeführt wurde, wiesen 7 Jahre postoperativ keine Hinweise auf eine Persistenz oder ein Rezidiv des medullären Schilddrüsenkarzinoms auf. Bei Patienten mit klinisch manifestem medullärem Schilddrüsenkarzinom wird eine totale Thyreoidektomie mit bilateraler zentraler Lymphknoten-Resektion empfohlen. Bei einem Primärtumor > 1 cm oder Anzeichen für Metastasen in der Halsmitte sollte zudem eine ipsilaterale laterale Neck Dissection durchgeführt werden. Weitere Details zur Operationsstrategie siehe aktuelle Leitlinien der Deutschen Gesellschaft für endokrine Chirurgie und der American Thyroid Association (siehe „Weiterführende Literatur").

Die Operation ist die einzige kurative Therapie des medullären Schilddrüsenkarzinoms. Die 10-Jahres-Überlebensrate von Patienten mit metastasiertem medullärem Schilddrüsenkarzinom beträgt etwa 20 %. Bei inoperablem medullärem Schilddrüsenkarzinom oder Metastasen können die Tyrosinkinasehemmer Vandetanib und Cabozantinib das progressionsfreie Überleben verlängern. Andere Formen der Chemotherapie sind von begrenzter Wirkung. In der palliativen Situation kann eine externe Strahlentherapie diskutiert werden.

PHÄOCHROMOZYTOM

(Siehe auch Kap. 54) Diese Tumoren, die Noradrenalin und Adrenalin produzieren, finden sich bei > 50 % der Patienten mit MEN-2A und MEN-2B und sind eine wichtige Ursache von Morbidität und Mortalität. Die Patienten können Symptome der Katecholaminüberproduktion zeigen (z. B. Kopfschmerzen, Palpitationen, Schwitzen, schlecht kontrollierte arterielle Hypertonie) oder asymptomatisch sein. Im letztgenannten Fall wird das Phäochromozytom durch ein laborchemisches Screening aufgrund einer familiären Belastung mit MEN-2A, MEN-2B oder MTC-only-Syndrom entdeckt. Bei Patienten mit MEN-2A und MEN-2B unterscheidet sich die Lokalisation der Phäochromozytome deutlich von derjenigen bei Patienten ohne MEN-2A und MEN-2B. Während extraadrenale Phäochromozytome bei 10 % der Patienten ohne MEN-2A und MEN-2B auftreten, sind sie bei Patienten mit MEN-2A und MEN-2B seltener. Maligne Phäochromozytome sind bei Patienten mit MEN-2A und MEN-2B ebenfalls seltener. Die laborchemische und radiologische Diagnostik des Phäochromozytoms erfolgt bei Patienten mit MEN-2A und MEN-2B ähnlich wie bei Patienten ohne eine MEN-2. Sie umfasst die Messung der fraktionierten freien Metanephrine im Plasma (beim Patienten in Rückenlage) und im Urin (z. B. separate Messung von Normetanephrinen und Metanephrinen), die Bildgebung mittels CT oder MRT, Szintigrafie mit Meta-Iodo(^{123}I oder ^{131}I)-Benzylguanidin (MIBG) und PET mit (^{18}F-)Fluordopamin oder (^{18}F-)Fluor-2-Desoxy-D-Glukose (Abb. 53-2).

Behandlung PHÄOCHROMOZYTOM

Die empfohlene Behandlung ist die operative Entfernung des Phäochromozytoms mit prä- und perioperativer α- und eventuell ergänzender β-Blockade. Inzwischen ist die mit geringerer postoperativer Morbidität, kürzerer Krankenhausverweildauer und geringeren Kosten verbundene endoskopische Operation mit Erhalt der Nebenniere das Verfahren der Wahl.

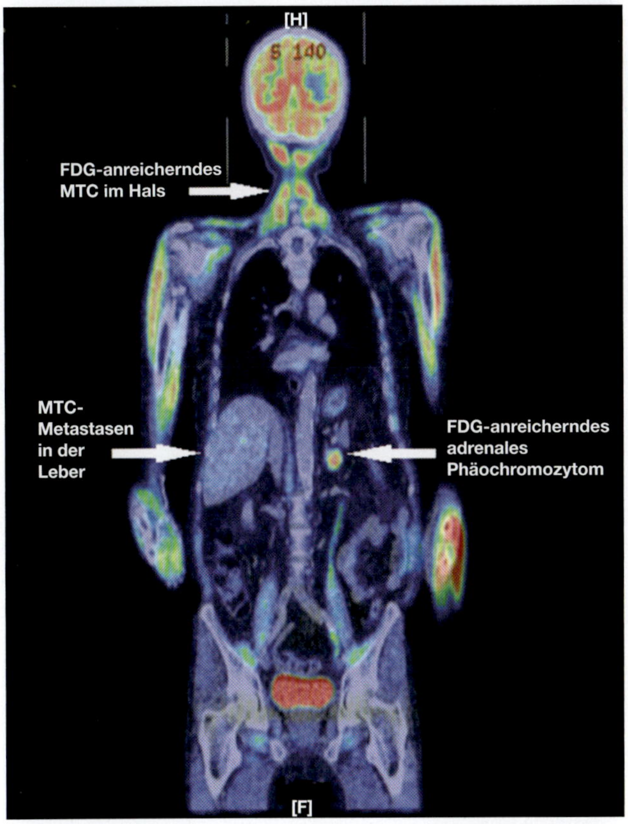

Abbildung 53-2 Fluordesoxyglukose-Positronen-Emissionstomografie (FDG-PET) bei einem Patienten mit multipler endokriner Neoplasie Typ 2A. Sie zeigt ein medulläres Schilddrüsenkarzinom (MTC) mit Metastasen in der Leber und im Skelett (linker Arm) sowie ein Phäochromozytom der linken Nebenniere. Zu beachten ist das bereits ausgeschiedene FDG in der Blase. *(Mit frdl. Genehmigung aus: A Naziat et al: Clin Endocrinol [Oxf] 78:966, 2013.)*

NEBENSCHILDDRÜSENTUMOREN

Nebenschilddrüsentumoren finden sich bei 10–25 % der MEN-2A-Patienten. Allerdings weisen > 50 % dieser Patienten keine Hyperkalzämie auf. Bei normokalzämischen Patienten, bei denen aufgrund eines medullären Schilddrüsenkarzinoms eine Thyreoidektomie durchgeführt wird, sind die Nebenschilddrüsen oft stark vergrößert und ungewöhnlich hyperplastisch. Die laborchemische Untersuchung und die Behandlung der Hyperkalzämie erfolgt bei Patienten mit MEN-2A ähnlich wie bei Patienten mit MEN-1.

GENETIK UND SCREENING

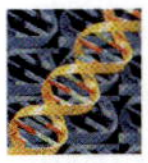

Bislang sind etwa 50 RET-Mutationen der Exons 5, 8, 10, 11, 13, 14, 15 und 16 bekannt. Bei > 95 % der Familien mit MEN-2A, MTC-only-Syndrom und MEN-2B finden sich RET-Keimbahnmutationen. Bei der MEN-2A ist die Mutation Cys634Arg am häufigsten, beim MTC-only-Syndrom die Mutation Cys618Arg und bei der MEN-2B die Mutation Met918Thr (Tab. 53-1, Tab. 53-4). Etwa 5–10 % der Patienten mit medullärem Schilddrüsenkarzinom oder MEN-2A-assoziierten Tumoren und etwa 50 % der MEN-2B-Patienten weisen De-novo-Keimbahnmutationen des RET-Gens auf. Diese De-novo-Mutationen betreffen grundsätzlich das väterliche Allel. Etwa 5 % der Patienten mit sporadischem Phäochromozytom weisen ebenfalls eine RET-Keimbahnmutation auf, nicht aber diejenigen mit einem sporadischen primären Hyperparathyreoidismus. Daher sollte eine RET-Mutationsanalyse in folgenden Fällen erfolgen: (1) bei allen Patienten mit medullärem Schilddrüsenkarzinom und einer positiven Familienanamnese für Tumoren, die mit MEN-2, MTC-only-Syndrom oder MEN-3 assoziiert sind, damit die Diagnose bestätigt werden kann und den asymptomatischen Angehörigen eine genetische Testung angeboten werden kann, (2) bei allen Patienten mit medullärem Schilddrüsenkarzinom und Phäochromozytom ohne positive Familienanamnese für MEN-2 oder MEN-3, (3) bei allen Patienten mit medullärem Schilddrüsenkarzinom ohne positive Familienanamnese für MEN-2, MTC-only-Syndrom oder MEN-3, da bei ihnen De-novo-Keimbahnmutationen des RET-Gens vorliegen können, (4) bei allen Patienten mit bilateralem Phäochromozytom und (5) bei Patienten mit unilateralem Phäochromozytom, insbesondere wenn es mit einer erhöhten Calcitonin-Serumkonzentration einhergeht.

Bei Patienten mit RET-Keimbahnmutationen sollte jährlich ein Screening auf MEN-2/MEN-3-assoziierte Tumoren durchgeführt werden. Dazu wird das Serumcalcitonin (nüchtern, cave: weitere Artefakte s. o.) bestimmt und eine Sonografie des Halses/der Schilddrüse durchgeführt. Außerdem werden zum Ausschluss eines Phäochromozytoms die fraktionierten Metanephrine im Plasma und im 24-Stunden-Sammelurin bestimmt. Ein primärer Hyperparathyreoidismus wird durch die Messung des Albumin-korrigierten Serumkalziums bzw. des ionisierten Kalziums und des Parathormons im Serum ausgeschlossen. Bei Patienten mit MEN-2-assoziierten RET-Mutationen sollte das Screening auf das medulläre Schilddrüsenkarzinom bereits im Alter von 3–5 Jahren beginnen und das Screening auf Phäochromozytome sowie auf einen primären Hyperparathyreoidismus im Alter von 20 Jahren (Tab. 53-4).

MULTIPLE ENDOKRINE NEOPLASIE TYP 4

KLINISCHES BILD

Patienten mit MEN-1-assoziierten Tumoren, wie Nebenschilddrüsenadenomen, Hypophysenadenomen und pankreatischen NET, in Verbindung mit gonadalen, adrenalen, renalen und Schilddrüsentumoren weisen Mutationen des für den 196 Aminosäuren langen cyclinabhängigen Kinase-Inhibitor (CK1) p27 kip1 (CDNKIB) kodierenden Gens auf. Familien mit MEN-1-assoziierten Tumoren und CDNKIB-Mutationen weisen eine MEN-4 auf (Tab. 53-1). Die Diagnostik und die Behandlung der MEN-4-assoziierten Tumoren erfolgt wie bei MEN-1-Tumoren bzw. bei den Nicht-MEN-1-assoziierten, sporadischen Tumoren.

GENETIK UND SCREENING

Bislang sind acht MEN-4-assoziierte Mutationen von CDNKIB, das auf Chromosom 12p13 liegt, bekannt, die jeweils mit einem Funktionsverlust einhergehen. Diese MEN-4-Patienten stellen etwa 3 % der 5–10 % MEN-1-Patienten ohne Mutationsnachweis des MEN-1-Gens dar. Selten kommen CDNKIB-Keimbahnmutationen bei Patienten mit sporadischen (d. h. nicht familiären) Formen des primären Hyperparathyreoidismus vor.

HYPERPARATHYREOIDISMUS-KIEFERTUMOR-SYNDROM (HYPERPARATHYREOIDISM-JAW TUMOR SYNDROME)

KLINISCHES BILD

Das Hyperparathyreoidismus-Kiefertumor-Syndrom (HPT-JT) ist eine autosomal dominante Erkrankung mit der Entwicklung von Nebenschilddrüsentumoren (15 % Karzinome) und fibroossären Kiefertumoren. Außerdem treten bei manchen Patienten Nierenläsionen (z. B. Zysten, Hamartome, papilläre Nierenzellkarzinome), Wilms-Tumoren, pankreatische Adenokarzinome, Uterustumoren, gemischte Keimzelltumoren des Hodens mit ausgeprägter seminomatöser Komponente und Hürthle-Zell-Adenome der Schilddrüse auf. Die Nebenschilddrüsentumoren können auch isoliert und ohne Hinweise auf Kiefertumoren vorkommen und werden dann leicht mit anderen hereditären hyperkalzämischen Erkrankungen wie der MEN-1 verwechselt. Die genetische Testung sichert die Diagnose durch Nachweis der auslösenden Mutation. Die Diagnostik und Behandlung HPT-JT-assoziierter Tumoren entsprechen denen bei Patienten ohne HPT-JT. Die einzige Ausnahme ist die bei dem HPT-JT-Syndrom aufgrund der häufigen Nebenschilddrüsenkarzinome empfohlene frühe Parathyreoidektomie.

GENETIK UND SCREENING

Das auslösende Gen liegt auf Chromosom 1q31.2 und kodiert für das 531 Aminosäuren lange Protein Parafibromin (Tab. 53-2). Parafibromin wird auch als Cell Division Cycle Protein 73 (CDC73) bezeichnet und ist an der Transkription beteiligt. Durch die genetische Testung der Familien werden Träger der Mutation identifiziert, bei denen ein regelmäßiges Tumor-Screening erfolgen sollte (Tab. 53-5).

Tabelle 53-5

LEITLINIEN ZUM SCREENING BEIM HYPERPARATHYREOIDISMUS-KIEFERTUMOR-SYNDROM

Tumor[a]	Diagnostik	Häufigkeit[b]
Nebenschilddrüse	Kalzium und PTH im Serum	6–12 Monate
Verknöchern-des Kieferfibrom	Panoramaaufnahme des Kiefers mit Halsschutz	5 Jahre
Niere	MRT des Abdomens[c,d]	5 Jahre
Uterus	Sonografie (transvaginal oder transabdominell) und bei Indikation weitere Bildgebung ± D&C[e]	Jährlich

[a] Screening auf die häufigsten HPT-JT-assoziierten Tumoren. Evtl. Suche auch nach anderen beschrieben Tumortypen (z. B. von Pankreas, Schilddrüse und Hoden).
[b] Wiederholungsfrequenz nach initialer Untersuchung.
[c] Konventionelle Röntgenaufnahmen und eine Bildgebung mit ionisierender Strahlung sollten vermieden werden, um keine weiteren Mutationen zu erzeugen.
[d] Sonografie, falls keine MRT verfügbar.
[e] Diese selektive Bildgebung des Beckens kann nach Erheben einer ausführlichen Menstruationsanamnese durchgeführt werden.
Abkürzungen: D&C = Dilatation und Kürettage; HPT-JT = Hyperparathyreoidismus-Kiefertumor-Syndrom; MRT = Magnetresonaztomografie; PTH = Parathormon.
Quelle: nach PJ Newey et al: Hum Mutat 31:295, 2010.

VON-HIPPEL-LINDAU-SYNDROM

(Siehe auch Kap. 54)

KLINISCHES BILD

Das Von-Hippel-Lindau-Syndrom (VHL) ist eine autosomal dominante Erkrankung mit Hämangioblastomen der Retina und des ZNS, Zysten in Nieren, Pankreas und Nebenhoden, Nierenzellkarzinomen, Phäochromozytomen und pankreatischen Inselzelltumoren. Die retinalen und zentralnervösen Hämangioblastome sind benigne Gefäßtumoren, die auch multipel auftreten können. Die zentralnervösen Hämangioblastome können durch Verdrängungseffekte symptomatisch werden. Im ZNS sind vor allem Kleinhirn und Rückenmark betroffen. An den Nieren treten Zysten und Karzinome auf. Das Lebenszeitrisiko für ein Nierenzellkarzinom beträgt 70 %. Als endokrine Tumoren treten Phäochromozytome und pankreatische Inselzelltumoren auf. Das Phäochromozytom beim von-Hippel-Lindau-Syndrom manifestiert sich ebenso wie die sporadische Form, tritt aber häufiger bilateral, multipel oder extraadrenal auf. Die häufigste Pankreasläsion sind multiple Zystadenome, die selten klinisch manifest werden. Außerdem treten bei < 10 % der Patienten nicht hormonsezernierende pankreatische Inselzelltumoren auf, die in der Regel keine Symptome verursachen. Diese Pankreastumoren werden oft bei abdominellen Screeninguntersuchungen entdeckt. Die Phäochromozytome sollten, wie bei der MEN-2 beschrieben, abgeklärt und behandelt werden. Die pankreatischen Inselzelltumoren entarten oft und sollten daher frühzeitig operativ entfernt werden.

GENETIK UND SCREENING

Das VHL-Gen auf Chromosom 3p26-p25 wird in zahlreichen menschlichen Geweben exprimiert und kodiert für ein 213 Aminosäuren langes Protein (pVHL) (Tab. 53-2). Es sind zahlreiche VHL-Keimbahnmutationen bekannt. VHL fungiert als Tumorsuppressorgen. Zwischen der Art der Mutation und dem klinischen Phänotyp besteht ein Zusammenhang: Große Deletionen und proteinverkürzende (truncating) Mutationen sind nur selten mit Phäochromozytomen assoziiert, während einige Missense-Mutationen mit Phäochromozytomen einhergehen (VHL Typ 2C). Andere Missense-Mutationen können mit Hämangioblastomen und Nierenzellkarzinomen assoziiert sein (VHL Typ 1), während bestimmte Dissense-Mutationen mit Hämangioblastomen, Nierenzellkarzinomen und Phäochromozytomen einhergehen (VHL Typ 2B). Das VHL Typ 2A, bei dem Hämangioblastome und Phäochromozytome, aber kein Nierenzellkarzinom auftreten, entsteht durch seltene Missense-Mutationen. Der Hintergrund dieses komplexen Zusammenhangs zwischen Genotyp und Phänotyp ist noch unbekannt. Eine wichtige Funktion von pVHL, das auch als Elongin bezeichnet wird, ist die Herunterregulation (Downregulation) der Expression von Vascular Endothelial Growth Factor (VEGF) und anderen durch Hypoxie induzierbaren mRNS. Somit reguliert pVHL gemeinsam mit anderen Proteinen im Komplex die Expression der Hypoxia-inducible Factors (HIF-1 und HIF-2). Der Verlust von funktionsfähigem pVHL führt über die Stabilisierung des HIF-Proteinkomplexes zur Überexpression und zur Tumorangiogenese. Das Screening auf Phäochromozytome und pankreatische Inselzelltumoren erfolgt wie bereits weiter oben für MEN-2 bzw. MEN-1 beschrieben (Tab. 53-3, Tab. 53-4).

NEUROFIBROMATOSE

KLINISCHES BILD

Die Neurofibromatose Typ 1 (NF1), die auch als Morbus Recklinghausen bezeichnet wird, folgt einem autosomal dominanten Erbgang. Sie zeigt neurologische (z. B. periphere und spinale Neurofibrome), ophthalmologische (z. B. Optikusgliome und Irishamartome, wie Lisch-Knötchen), dermatologische (z. B. Café-au-lait-Flecken), skelettale (z. B. Skoliose, Makrozephalie, Minderwuchs und Pseudoarthrose), vaskuläre (z. B. Stenosen der renalen und intrakraniellen Arterien) sowie endokrine Symptome (z. B. Phäochromozytom, Karzinoidtumoren und Pubertas praecox). Die Neurofibromatose Typ 2 (NF2) wird ebenfalls autosomal dominant vererbt, geht aber mit bilateralen vestibulären Schwannomen (Akustikusneurinomen) einher, die zu Taubheit, Tinnitus oder Schwindel führen. Manche NF2-Patienten entwickeln auch Meningeome, spinale Schwannome, periphere Neurofibrome der Nerven und Café-au-lait-Flecken. Endokrine Veränderungen finden sich bei der Neurofibromatose Typ 2 nicht, sondern nur bei der Neurofibromatose Typ 1. Bei letzterer treten Phäochromozytome, Karzinoidtumoren und eine Pubertas praecox bei etwa 1 % der Patienten auf; auch ein Wachstumshormonmangel ist beschrieben. Die Phäochromozytome präsentieren sich bei der Neurofibromatose Typ 1 ähnlich wie bei Patienten ohne Neurofibromatose und treten in 90 % der Fälle im Nebennierenmark auf und in 10 % der Fälle extraadrenal, oft paraaortal. Die primären Karzinoidtumoren liegen oft periampullär und können auch im Ileum, aber nur selten in Pankreas, Schilddrüse oder Lunge auftreten. Lebermetastasen gehen mit Symptomen eines Karzinoidsyndroms einher, wie Hitzewallungen, Durchfall, Bronchokonstriktion und Vitien der Trikuspidalklappe. Die Pubertas praecox entsteht oft durch die Ausdehnung eines Optikusglioms bis in den Hypothalamus mit nachfolgender früher Aktivierung der Freisetzung von Gonadotropin-releasing-Hormon. Bei manchen NF1-Patienten mit und ohne Optikusgliome wurde ein Wachstumshormonmangel beobachtet. Wichtig ist in diesem Zusammenhang, dass der Minderwuchs bei NF1-Patienten oft auch ohne Wachstumshormonmangel auftritt. Die Diagnostik und Behandlung der Tumoren erfolgen ähnlich wie bei Tumoren von Patienten ohne Neurofibromatose.

GENETIK UND SCREENING

Das NF1-Gen auf Chromosom 17q11.2 ist ein Tumorsuppressor aus 60 Exons, das mehr als 350 kb der genomischen DNS einnimmt (Tab. 53-2). Es gibt verschiedene NF1-Mutationen, die über die gesamten Exons verteilt auftreten. Das NF1-Genprodukt ist das Protein Neurofibromin, das Homologien mit p120GAP (GTPase-aktivierendes Protein) aufweist und auf p21ras wirkt, indem es die aktive gebundene Form von GTP in die inaktive Form konvertiert. NF1-Mutationen beeinträchtigen die Downregulation der p21ras-Signalwege, was wiederum zu einer anormalen Zellproliferation führt. Das Screening auf Phäochromozytome und Karzinoidtumoren erfolgt wie weiter oben für MEN-2 und MEN-1 beschrieben (Tab. 53-3, Tab. 53-4).

CARNEY-KOMPLEX

KLINISCHES BILD

Der Carney-Komplex (CNC) ist eine autosomal dominante Erkrankung mit fleckiger Hautpigmentierung (meistens von Gesicht, Labien und Konjunktiven), Myxomen (meist der Augenlider und des Herzens, aber auch von Zunge, Gaumen, Mamma und Haut), psammomatösen melanotischen Schwannomen (meist des Truncus sympathicus und des oberen Gastrointestinaltrakts) und endokrinen Tumoren der Nebennieren, Sertoli-Zellen, der somatotropen Zellen, der Schilddrüse und der Ovarien. Der Hypercortisolismus tritt als Folge der primären pigmentierten nodulären adrenokortikalen Krankheit (PPNAD), der häufigsten Manifestation des Carney-Komplexes, bei einem Drittel der Patienten auf. Patienten mit Carney-Komplex und Cushing-Syndrom haben im Gegensatz zur üblichen Stammfettsucht oft einen typischen schlanken Habitus. Außerdem sind sie oft minderwüchsig, weisen eine Muskel- und Hautatrophie und eine Osteoporose auf. Die Konzentration des freien Cortisols im 24-h-Urin ist oft normal oder nur geringfügig erhöht. Die erhöhte Cortisolproduktion kann tage- oder wochenweise fluktuieren (periodisches Cushing-Syndrom). Bei Patienten mit Cushing-Syndrom ist der zirkadiane Rhythmus der Cortisolproduktion meist aufgehoben. Die Akromegalie, das Ergebnis somatotroper Tumoren, betrifft etwa 10 % der Patienten mit Carney-Komplex. Bei einem Drittel der Patienten mit Carney-Komplex treten Hodentumoren auf. Dabei kann es sich um großzellige kalzifizierende Sertoli-Zell-Tumoren, adrenokortikale Residuen bzw. Einschlüsse oder Leydig-Zell-Tumoren handeln. Gelegentlich produzieren die Sertoli-Zell-Tumoren Östrogene und führen zur Pubertas praecox oder Gynäkomastie. Manche Patienten mit Carney-Komplex entwickeln follikuläre Schilddrüsentumoren, Ovarialzysten oder duktale Mammaadenome.

GENETIK UND SCREENING

Der CNC Typ 1 (CNC1) entsteht durch Mutationen der regulatorischen Untereinheit 1 α (R1α) der Proteinkinase A (PKA) (PPKAR1A), einem Tumorsuppressor, dessen Gen auf Chromosom 17q.24.2 liegt (Tab. 53-2). Das für die CNC Typ 2 (CNC2) verantwortliche Gen liegt auf Chromosom 2p16 und wurde noch nicht identifiziert. Interessant ist jedoch, dass manche Tumoren keinen Verlust der Homozygotie von 2p16, sondern eine genomische Instabilität aufweisen, was nahelegt, dass dieses CNC-Gen kein Tumorsuppressor ist. Screening und Behandlung dieser endokrinen Tumoren erfolgen ähnlich, wie es weiter oben für Patienten mit MEN-1 und MEN-2 beschrieben ist (Tab. 53-3, Tab. 53-4).

COWDEN-SYNDROM

KLINISCHES BILD

Typisch für das autosomal dominant vererbte Cowden-Syndrom sind multiple Hamartome, insbesondere von Haut, Schleimhäuten (z. B. bukkal, intestinal und im Kolon), Mamma und Schilddrüse. Bei zwei Drittel der Patienten mit Cowden-Syndrom treten Schilddrüsenveränderungen auf. Meistens handelt es sich dabei um eine multinodöse Struma (benigne Adenome), wobei < 10 % der Patienten ein follikuläres Schilddrüsenkarzinom entwickeln. Fibrozystische Brustveränderungen und Adenokarzinome treten bei > 75 % der Patientinnen auf. Die Untersuchung und Behandlung der Tumoren erfolgen bei Patienten mit Cowden-Syndrom ähnlich wie bei Patienten ohne Cowden-Syndrom.

GENETIK UND SCREENING

Das Cowden-Syndrom ist genetisch heterogen. Es werden sechs Typen (CWD1–6) unterschieden (Tab. 53-2). Ursächlich sind Deletionen des PTEN-Gens (Phosphatase- und Tensin-Homolog) auf Chromosom 10q23.31. Das CWD2 entsteht durch Mutationen des SDHB-Gens (Succinate Dehydrogenase Subunit B) auf Chromosom 1p36.13 und das CWD3 durch Mutationen des SDHD-Gens auf Chromosom 11q13.1. SDHB- und SDHD-Mutationen sind außerdem mit einem Phäochromozytom assoziiert. Das CWD4 entsteht durch die Hypermethylierung des Killin-Gens (KLLN), dessen Promoter dieselbe Transkriptionsstelle hat wie das PTEN-Gen auf Chromosom 10q23.31. Das CWD5 entsteht durch Mutationen des PIK3CA(Phosphatidylinositol-3-Kinase-katalytisch-alpha)-Gens auf Chromosom 3q26.32 und das CWD6 durch Mutationen des AKT1-Gens (V-Akt murine Thymoma viral Oncogene Homolog 1) auf Chromosom 14q32.33. Das Screening auf Veränderungen der Schilddrüse erfolgt mit einer Sonografie des Halses und Gewinnung einer Feinnadelaspirationszytologie.

MCCUNE-ALBRIGHT-SYNDROM

KLINISCHES BILD

Das McCune-Albright Syndrom (MAS) ist durch die Trias aus polyostotischer fibröser Dysplasie, die mit hypophosphatämischer Rachitis einhergehen kann, Café-au-lait-Hautpigmentierungen und einer peripheren Pubertas praecox gekennzeichnet. Weitere endokrinologische Auffälligkeiten beruhen auf einer autonomen Hormonproduktion, ggf. mit einer Struma multinodosa, somatotropen Tumoren und einem Hypercortisolismus durch

Nebennierenrindentumoren. Untersuchung und Behandlung der Endokrinopathien ähneln denen von Patienten ohne McCune-Albright Syndrom.

GENETIK UND SCREENING

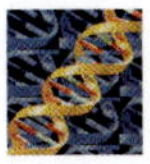

Das McCune-Albright Syndrom ist eine Erkrankung durch Mosaike infolge postzygotischer somatischer Zellmutationen der G-Protein-α-stimulierenden Untereinheit (Gsα), die durch das GNAS1-Gen auf Chromosom 20q13.32 kodiert wird (Tab. 53-2). Die Gsα-Mutationen, zu denen Arg201Cys, Arg201His, Glu227Arg und Glu227His gehören, sind aktivierend und finden sich nur in den Zellen der veränderten Gewebe. Bei den Patienten erfolgt ein Screening auf eine Hyperfunktion der relevanten endokrinen Drüsen und die Entwicklung einer Hypophosphatämie, die mit einer Erhöhung des Fibroblast Growth Factor 23 (FGF23) im Serum einhergeht.

DANKSAGUNGEN

Der Autor dankt dem Medical Research Council (UK) für seine Unterstützung und Tracey Walker für das Abtippen des Manuskripts.

WEITERFÜHRENDE LITERATUR

Dralle H, Musholt TJ, Schabram J et al, for the German Societies of General and Visceral Surgery; Endocrinology; Nuclear Medicine; Pathology; Radiooncology; Oncological Hematology; and the German Thyroid Cancer Patient Support Organisation Ohne Schilddrüse leben e. V.: German Association of Endocrine Surgeons practice guideline for the surgical management of malignant thyroid tumors. Langenbecks Arch Surg Mar 3, 2013

Klimstra DS, Modlin IR, Coppola D et al: The pathologic classification of neuroendocrine tumors: a review of nomenclature, grading, and staging systems. Pancreas 39:707, 2010

Thakker RV et al: Clinical Practice Guidelines for Multiple Endocrine Neoplasia Type 1 (MEN1). J Clin Endocrinol Metab 97:2990–3011, 2012

Thakker RV: Multiple endocrine neoplasia type 1 (MEN1) and type 4 (MEN4). Molecular and Cellular Endocrinology 386:2–15, 2014

The American Thyroid Association Guidelines Task Force on Medullary Thyroid Carcinoma; Wells SA, Asa LA, Dralle H et al: Revised American Thyroid Association Guidelines for the Management of Medullary thyroid carcinoma: management guidelines of the American Thyroid Association. Thyroid 25 (6):567–610, 2015

Projekt- und Patientenselbsthilfegruppe: *http://men1.de*

KAPITEL 54

PHÄOCHROMOZYTOM UND NEBENNIERENRINDEN-KARZINOM

Hartmut P. H. Neumann ■ Wiebke Arlt ■ Dan L. Longo

Für die deutsche Ausgabe Knut Mai

PHÄOCHROMOZYTOM

Phäochromozytome und Paragangliome sind Katecholamin-produzierende Tumoren, die dem sympathischen oder parasympathischen Nervensystem entspringen. Diese Tumoren können sporadisch oder im Rahmen von vererbten Syndromen wie der multiplen endokrinen Neoplasie Typ 2 (MEN-2), von-Hippel–Lindau-Krankheit oder anderen Phäochromozytom-assoziierten Syndromen auftreten. Die Diagnose eines Phäochromozytoms identifiziert damit eine Form der Hypertonie, die meist durch eine Operation korrigiert werden kann, und kann somit auch letal endende hypertensive Krisen verhindern. Das klinische Bild ist sehr variabel und reicht vom adrenalen Inzidentalom bis zum Patienten mit hypertensiver Krise und assoziierten zerebrovaskulären oder kardialen Komplikationen.

EPIDEMIOLOGIE

Phäochromozytome treten mit einer Häufigkeit von 2–8 Fällen auf 1 Mio. Einwohner pro Jahr auf. Bei ungefähr 0,1 % der Patienten mit Hypertonie ist ein Phäochromozytom die Ursache. Das Durchschnittsalter bei Diagnose liegt bei 40 Jahren, jedoch kann ein Phäochromozytom zwischen frühester Kindheit und hohem Alter auftreten. Die „Zehnerregel" beim Phäochromozytom besagt, dass 10 % der Tumoren bilateral und 10 % extraadrenal vorliegen sowie 10 % maligne sind. Diese Prozentzahlen sind jedoch bei den vererbten Fällen deutlich höher.

ÄTIOLOGIE UND PATHOGENESE

Phäochromozytome und Paragangliome sind gut vaskularisierte Tumoren, die aus Zellen der sympathischen (z. B. Nebennierenmark) oder parasympathischen (z. B. Glomus caroticum, Glomus aorticum) Paraganglien entstehen (Abb. 54-1). Der Name Phäochromozytom stammt von der schwärzlichen Färbung der chromaffinen Oxidation der Katecholamine. Es existiert eine Vielzahl von verschiedenen Nomenklaturen für diese Tumoren. So wird die Bezeichnung Phäochromozytom neben Tumoren adrenalen Ursprungs teilweise auch für symptomatische Katecholamin-produzierende Tumoren benutzt, die extraadrenal retroperitoneal, pelvin oder thorakal liegen, während die Bezeichnung Paragangliom nur für Katecholamin-produzierende Tumoren von Schädelbasis und Hals verwendet wird. Diese produzieren oft wenig oder keine Katecholamine. Im Gegensatz dazu bezeichnet die WHO nur Tumoren der Nebennierenrinde als Phäochromozytome und alle extraadrenalen Tumoren als Paragangliome.

Die Ätiologie der meisten sporadischen Phäochromozytome und Paragangliome ist unbekannt. Jedoch haben 25–33 % der Patienten eine vererbte Erkrankung durch eine Keimbahnmutation in den schon länger bekannten RET-, VHL-, NF1-, SDHB-, SDHC- und SDHD-Genen oder in den erst vor kurzem erkannten SDHA-, SDHAF2-, TMEM127- und MAX-Genen. Eine Inaktivierung beider Allele konnte bei VHL-, NF1- und SDH-

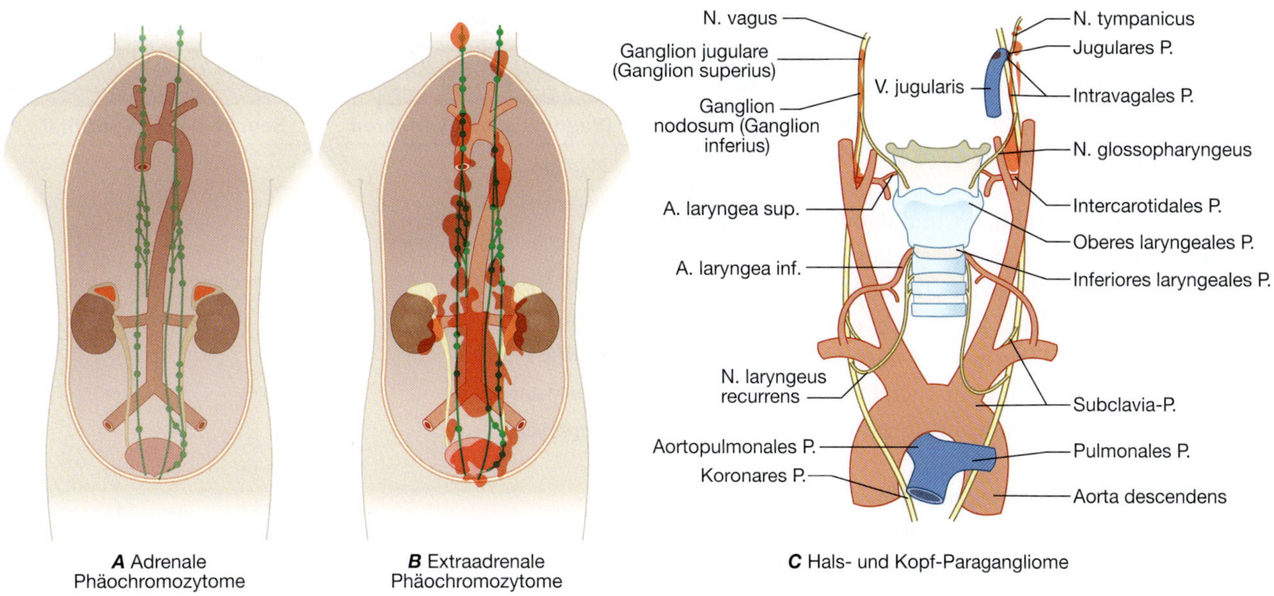

Abbildung 54-1 Das paraganglische System und die topografischen Stellen (in Rot) der Phäochromozytome und Paragangliome. *(**A, B,** aus WM Manger, RW Gifford: Clinical and experimental pheochromocytoma. Cambridge, Blackwell Science, 1996; **C** aus GG Glenner, PM Grimley: Tumors of the Extra-adrenal Paraganglion System [Including Chemoreceptors], Atlas of Tumor Pathology, 2nd Series, Fascicle 9. Washington, DC, AFIP, 1974.)*

Genmutationen nachgewiesen werden, wohingegen Mutationen des RET-Gens die Rezeptor-Thyrosinkinase-Aktivität steigern. SDH ist ein Enzym des Krebszyklus und der mitochondrialen Atmungskette. Das VHL-Protein ist Bestandteil einer Ubiquitin-E3-Ligase. Die VHL-Mutation vermindert die Degradation von Proteinen, wodurch es zur Aktivierung von Komponenten kommt, die an Zellzyklus, Glukosestoffwechsel und Sauerstoff-Wahrnehmung beteiligt sind.

KLINISCHES BILD

Das klinische Bild ist so variabel, dass das Phäochromozytom als „Verkleidungskünstler" („the great masquerader") bezeichnet wurde (Tab. 54-1). Typische Symptome sind Episoden mit Palpitationen, Kopfschmerzen und starkem Schwitzen (klassische Trias). Bei Vorliegen dieser drei Symptome und Hypertonus ist ein Phäochromozytom recht wahrscheinlich. Auf der anderen Seite kann ein Phäochromozytom über Jahre asymptomatisch sein und der Tumor stattliche Größe erreichen, bevor er dem Patienten Beschwerden macht. Das vorherrschende Zeichen ist die Hypertonie. Im klassischen Fall haben Patienten hypertensive Episoden, jedoch ist auch eine konstante Dauerhypertonie häufig. Krisen durch eine Katecholaminausschüttung können zu Herzversagen, Lungenödem, Arrhythmien und zerebralen Blutungen führen. Während einer Hormonausschüttung, die sehr unregelmäßig auftreten kann, sind die Patienten blass und ängstlich und verspüren Herzrasen und Palpitationen. Diese Anfälle dauern normalerweise weniger als eine Stunde und können durch einen chirurgischen Eingriff, eine Änderung der Körperlage, körperliche Anstrengung, Schwangerschaft, Wasserlassen (v. a. bei Phäochromozytomen im Bereich der Blase) und durch verschiedene Medikamente (z. B. trizyklische Antidepressiva, Opiate, Metoclopramid) ausgelöst werden.

Tabelle 54-1

KLINISCHE SYMPTOME, DIE MIT EINEM PHÄOCHROMOZYTOM ASSOZIIERT SIND	
1. Kopfschmerzen	10. Gewichtsverlust
2. Schwitzattacken	11. Paradoxe Reaktion auf Antihypertensiva
3. Palpitationen und Herzrasen	
4. Hypertonie, konstant oder anfallsweise	12. Polyurie und Polydipsie
	13. Obstipation
5. Angst und Panikattacken	14. Orthostatische Hypotonie
6. Blässe	15. Dilatative Kardiomyopathie
7. Übelkeit	16. Erythrozytose
8. Bauchschmerzen	17. Erhöhter Blutzucker
9. Schwäche	18. Hyperkalzämie

DIAGNOSTIK

Die Diagnose basiert auf der Dokumentation des Katecholamin-Exzesses in der biochemischen Untersuchung und der Lokalisation des Tumors durch die Bildgebung. Beides ist von gleicher Wichtigkeit, wobei die Messung der Katecholamine oder Metanephrine (ihre methylierten Metaboliten) traditionell der erste Schritt ist.

Phäochromozytome und Paragangliome synthetisieren und speichern Katecholamine (Noradrenalin, Adrenalin und Dopamin). Erhöhte Plasma- und Urinkonzentrationen der Katecholamine und ihrer der Metanephrine sind eine wichtige Säule in der Diagnose. Die hormonelle Aktivität der Tumoren fluktuiert und dadurch kommt es zu großen Schwankungen in der seriellen Messung der Katecholamine. Daher kann die Testung von Vorteil sein, wenn sie während oder kurz nach einer symptomatischen Krise durchgeführt wird. Andererseits sezernieren die meisten Tumoren kontinuierlich O-methylierte Metaboliten, die mit der Metanephrinmessung erfasst werden können.

Katecholamine und Metanephrine können mit verschiedenen Methoden gemessen werden (z. B. High-performance Liquid Chromatography (HPLC), Enzyme-linked Immunosorbent Assay (ELISA), Flüssigchromatografie/Massenspektroskopie). Bei typischen klinischen Symptomen sind dreifach über der Norm liegende Werte, unabhängig vom eingesetzten Assay, sehr verdächtig auf ein Phäochromozytom. Allerdings schwanken die Sensitivität und Spezifität der biochemischen Nachweismethoden sehr, wie in Tabelle 54-2 dargestellt. Diese Unterschiede werden wichtig, wenn es sich um grenzwertige Katecholaminerhöhungen handelt. Die Untersuchungen im 24-Stunden-Sammelurin auf Metanephrine (fraktionierte oder totale) stehen meist überall zur Verfügung und werden für die initiale Diagnostik häufig verwendet. Unter diesen Tests haben die Untersuchungen auf fraktionierte Metanephrine und Katecholamine die höchste Sensitivität. Untersuchungen im Plasma sind praktisch und umfassen die Messung von Katecholaminen und Metanephrinen. Die Messung der Plasma-Metanephrine ist sensitiver und weniger anfällig für falsch positive stressbedingte Erhöhungen, z. B. durch die Blutabnahme, und ist in Deutschland häufig bereits die Standarddiagnostik. Obwohl die Inzidenz für falsch positive Untersuchungen durch die Einführung von neuen Assays verringert werden konnte, spielen Stresssituationen, körperliche Anstrengung und Medikamente, die die Katecholamine erhöhen, weiterhin als Störfaktoren eine Rolle. Da die Tumoren relativ selten auftreten, sind grenzwertige Erhöhungen meist falsch positive Befunde. In diesen Fällen sollten Ernährungsfaktoren, vorausgehende körperliche Belastung und Medikamente (Absetzen von Levodopa, Sympathomimetika, trizyklischen Antidepressiva, Alpha- und Betablockern) ausgeschlossen werden, die falsch positive Befunde verursachen können und eine Wiederholung der Analyse oder eine Untersuchung mit einem Clonidin-Suppressionstest erfolgen (Messung von Katecholaminen oder Metanephrinen im Plasma vor und 3 Stunden nach oraler Gabe von 300 µg Clonidin). Andere pharmakologische Tests, wie der Phentolamintest und der Glukagon-Provokationstest, haben eine relativ geringe Sensitivität und werden nicht empfohlen.

Tabelle 54-2

BIOCHEMISCHE NACHWEISE UND BILDGEBENDE VERFAHREN IN DER DIAGNOSTIK VON PHÄOCHROMOZYTOM UND PARAGANGLIOM

Diagnostisches Verfahren	Sensitivität	Spezifität
24-h-Urin		
Katecholamine	+++	+++
Fraktionierte Metanephrine	++++	++
Totale Metanephrine	+++	++++
Plasma		
Katecholamine	+++	++
Freie Metanephrine	++++	+++
Bildgebung		
CT	++++	+++
MRT	++++	+++
MIBG-Szintigrafie	+++	++++
Somatostatinrezeptor-Szintigrafie[a]	++	++
^{18}F-DOPA-PET	++++	++++

[a] Besonders hoch bei Kopf- und Hals-Paragangliomen.

Abkürzungen: ^{18}F-DOPA = ^{18}Fluoro-Dihydroxyphenylalanin; MIBG = Metaiodobenzylguanidin; PET = Positronen-Emissionstomografie. Bei den biochemischen Tests entsprechen die Einstufungen den Sensitivitäts- und Spezifitätsraten grob wie folgt: ++ = < 85 %; +++ = 85–95 %; ++++ = > 95 %.

Diagnostische Bildgebung

Zahlreiche Methoden wurden verwendet, um Phäochromozytome und Paragangliome zu lokalisieren (Tab. 54-2). Computertomografie (CT) und Magnetresonanztomografie (MRT) besitzen eine ähnliche Sensitivität. Die Computertomografie sollte mit Kontrastmittelgabe erfolgen. T2-gewichtete MRT-Aufnahmen mit Gadolinium als Kontrastmittel sind optimal für das Auffinden von Phäochromozytomen und besser als die Computertomografie für die Darstellung von extraadrenalen Phäochromozytomen und Paragangliomen. Etwa 5 % der adrenalen Inzidentalome, die normalerweise mittels Computertomografie oder Magnetresonanztomografie entdeckt werden, stellen sich nach endokrinologischer Abklärung als Phäochromozytome heraus.

Die Tumoren können auch mit radioaktiven Substanzen lokalisiert werden, wie ^{131}I- oder ^{123}I-Metaiodobenzylguanidin (MIBG), ^{111}In-Somatostatinanaloga, oder mit ^{18}F-FDA(Fluorodopamin)- oder ^{18}F-DOPA(Dihydroxyphenylalanin)-Positronen-Emissionstomografie (PET) oder ^{18}F-Fluordesoxyglukose(FDG)-PET. Da diese Substanzen eine selektive Aufnahme in Paragangliomen zeigen, sind diese nuklearmedizinischen Methoden besonders hilfreich bei Patienten mit familiären Syndromen bzw. bei der Metastasensuche bei malignen Phäochromozytomen und Paragangliomen.

Differenzialdiagnosen

Wenn ein Phäochromozytom vermutet wird, müssen auch andere Erkrankungen in Erwägung gezogen werden, wie essenzielle Hypertonie, Angstattacken, Kokain- oder Amphetamineinnahme, Mastozytose oder Karzinoidsyndrom (normalerweise ohne einen Hypertonus), intrakranielle Läsionen, Absetzen von Clonidin, autonome Epilepsie und artifiziell induzierte Krisen (normalerweise durch sympathomimetische Amine). Wenn ein asymptomatischer Nebennierentumor entdeckt wurde, kommt differenzialdiagnostisch ein hormoninaktives Adenom, ein Aldosteronom (Conn-Syndrom), ein Cortisol-produzierendes Adenom (Cushing-Syndrom) oder ein Nebennierenrindenkarzinom infrage.

Behandlung
PHÄOCHROMOZYTOM

Das ultimative therapeutische Ziel, die komplette Tumorentfernung, kann durch eine partielle oder totale Adrenalektomie erreicht werden. Insbesondere bei hereditären Erkrankungen, bei denen bilaterale Phäochromozytome am wahrscheinlichsten sind, ist der Erhalt der normalen Nebennierenrinde wichtig. Essenziell ist die präoperative Vorbereitung des Patienten. Präoperativ sollte der Blutdruck konstant unter 160/90 mmHg, besser niedriger, liegen. Der Blutdruck wird dabei typischerweise durch einen Alphablocker (orales Phenoxybenzamin, 0,5–1 (ggf. bis 4) mg/kg Körpergewicht) in steigender Dosierung eingestellt. Um schwere Orthostasereaktionen aufgrund der bestehenden Volumenkonstriktion zu vermeiden, sind während der langsamen Vasodilatation unter Alphablockertherapie eine großzügige Salzzufuhr und Hydrierung erforderlich. Bis zur ausreichenden Alphablockade werden hypertensive Krisen durch die orale Gabe von Prazosin oder die intravenöse Gabe von Phentolamin behandelt. Bei Tachykardien unter ausreichender Alphablockade können Betablocker (z. B. Metoprolol) zugegeben werden (Cave: Induktion von hypertensiven Krisen ohne gleichzeitige Alphablockertherapie). Auch andere Antihypertensiva wie Kalziumantagonisten und ACE-Hemmer wurden erfolgreich eingesetzt.

Die Operation sollte durch ein Team aus Anästhesisten und Chirurgen durchgeführt werden, die über Erfahrung bei Phäochromozytom-Operationen verfügen. Während der Operation kann der Blutdruck sehr instabil sein, vor allem am Beginn bei Intubation oder bei Manipulation am Tumor. Bei intraoperativen Krisen ist eine Nitroprussidinfusion hilfreich, und eine Hypotonie spricht gut auf eine Volumengabe an.

Inzwischen sind minimalinvasive Techniken (Laparoskopie und Retroperitoneoskopie) die Standardverfahren bei der chirurgischen Therapie des Phäochromozytoms. Sie führen zu weniger Komplikationen und einer schnelleren postoperativen Erholung. Auch extraadrenale Phäochromozytome können endoskopisch entfernt werden. Nach der Operation sollte die normalisierte Katecholaminproduktion dokumentiert werden. Wenn eine beidseitige Adrenalektomie mit Belassung der Nebennierenrinde durchgeführt wurde, sollte postoperativ ein ACTH-Test durchgeführt werden, um eine primäre Nebenniereninsuffizienz auszuschließen.

MALIGNES PHÄOCHROMOZYTOM

Ungefähr 5–10 % der Phäochromozytome und Paragangliome sind maligne. Die Diagnose eines malignen Phäochromozytoms ist problematisch. Typische histologische Kriterien, wie Zellatypien, Mitosen, Gefäßinvasion oder Infiltration in benachbartes Gewebe, identifizieren maligne Tumoren nicht eindeutig. Auch gibt es keine typischen klinischen oder biochemischen Zeichen, die für eine Malignität sprechen. Daher wird die Bezeichnung eines malignen Phäochromozytoms nur für Tumoren verwendet, die Fernmetastasen haben, welche mittels Szintigrafie meist in Lunge, Knochen oder Leber nachgewiesen werden, was auf eine hämatogene Streuung hinweist. Dieses Verhalten sollte vor allem bei Patienten mit familiären Syndromen und Keimbahnmutationen, wie RET, VHL, SDHD oder SDHB, bedacht werden, die multifokale Tumormanifestationen haben. Fernmetastasen kommen auch bei diesen Syndromen vor, vor allem bei Trägern von SDHB-Mutationen.

Die Behandlung des malignen Phäochromozytoms oder Paraganglioms stellt eine Herausforderung dar. Behandlungsoptionen sind eine Tumormassenreduktion, die Gabe von Alphablockern zur Behandlung der Symptome, Chemotherapie und eine nuklearmedizinische Therapie. Die Erstlinientherapie von szintigrafisch nachgewiesenen Metastasen ist die nuklearmedizinische Behandlung vorzugsweise mit ^{131}I-MIBG in 200-mCi-Dosen, die in 3–6 Zyklen im Abstand von jeweils einem Monat verabreicht werden. Das Chemotherapie-Protokoll nach Averbuch beinhaltet die Gabe von Dacarbazin (600 mg/m^2 Tag 1 und 2), Cyclophosphamid (750 mg/m^2 Tag 1) und Vincristin (1,4 mg/m^2 Tag 1) alle 21 Tage mit insgesamt 3–6 Zyklen. In dieser kleinen Studie mit 14 Patienten wurden 2 komplette und 6 partielle Remissionen beobachtet. Weitere Chemotherapie-Regime sind nur experimentell. Bei Tumoren, die in der ^{131}I- oder ^{123}I-MIBG-Szintigrafie speichern, ist die Behandlung mit 200-mCi-131I-MIBG in monatlichen Abständen eine Behandlungsalternative. Dabei werden 3–6 Zyklen verabreicht, und bei ca. 50 % der Patienten gelingt die Kontrolle der Erkrankung (stabile Erkrankung oder Schrumpfung). Andere Optionen zur Chemotherapie sind Sunitinib und Temozolomid/Thalidomid, wobei hier die Studienlage noch ausgeweitet werden muss. Die Prognose des metastasierten malignen Phäochromozytoms oder Paraganglioms variiert bisher stark mit einer 5-Jahres-Überlebensrate von 30–60 %.

PHÄOCHROMOZYTOME IN DER SCHWANGERSCHAFT

Phäochromozytome werden gelegentlich in der Schwangerschaft diagnostiziert. Eine endoskopische Entfernung, bevorzugt im 4.–6. Schwangerschaftsmonat, ist möglich und kann zu einer unkomplizierten Geburt führen. Regelmäßige Untersuchungen bei Familienmitgliedern mit familiären Syndromen ermöglichen das frühzeitige Erkennen und Entfernen von asymptomatischen Tumoren bei Frauen im reproduktiven Alter.

PHÄOCHROMOZYTOM-ASSOZIIERTE SYNDROME

Etwa 25–33 % der Patienten mit Phäochromozytomen oder Paragangliomen haben hereditäre Syndrome und sind bei der Diagnosestellung im Mittel 15 Jahre jünger als Patienten mit sporadischen Tumoren.

Die *Neurofibromatose Typ 1* (NF1) war das erste beschriebene Phäochromozytom-assoziierte Syndrom (Kap. 49). Das NF1-Gen hat die Funktion eines Tumorsuppressors durch Regulation des Ras-Signalweges. Klassische Symptome der Neurofibromatose sind multiple Neurofibrome, Café-au-lait-Flecken, axillär betonte Sommersprossen (Hyperpigmentierung) und Lisch-Knötchen der Iris (Abb. 54-2). Nur bei 1 % der Patienten treten Phäochromozytome auf, meist in den Nebennieren, wobei maligne Phäochromozytome nicht selten sind.

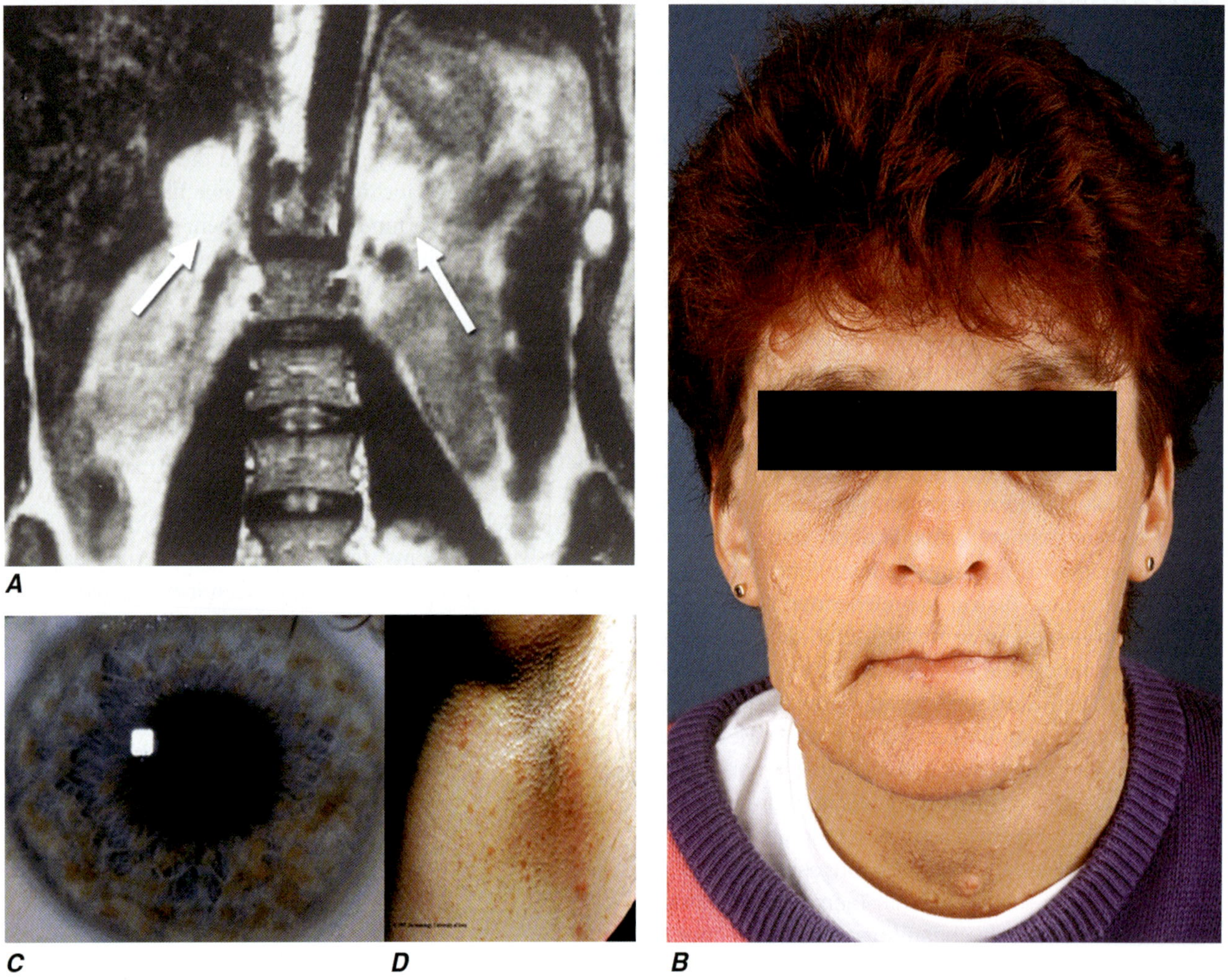

Abbildung 54-2 Neurofibromatose. ***A.*** MRT eines bilateralen adrenalen Phäochromozytoms. ***B.*** Kutane Manifestation der Neurofibromatose. ***C.*** Lisch-Knötchen der Iris. ***D.*** Axilläre Hyperpigmentierung. *(**A** aus HPH Neumann et al: The Keio J Med 54[1]:15, 2005; mit frdl. Genehmigung.)*

Das bekannteste Syndrom mit assoziierten Phäochromozytomen ist die autosomal dominant vererbte *multiple endokrine Neoplasie Typ 2A und Typ 2B* (MEN-2A, MEN-2B) (Kap. 53). Beide Formen der MEN-2 (2A und 2B) werden durch Mutationen im RET(*RE*arranged during *T*ransfection)-Gen verursacht, das für eine Tyrosinkinase kodiert. Die Lokalisation der Mutation im Gen korreliert mit der Schwere der Erkrankung und mit der Form der MEN-2 (Kap. 53). Die MEN-2A ist durch ein medulläres Schilddrüsenkarzinom, ein Phäochromozytom und einen primären Hyperparathyreoidismus gekennzeichnet; MEN-2B beinhaltet ein medulläres Schilddrüsenkarzinom und ein Phäochromozytom, jedoch auch zusätzlich multiple mukosale Neurome, jedoch keinen primären Hyperparathyreoidismus. Obwohl das medulläre Schilddrüsenkarzinom bei allen Patienten auftritt, findet man nur bei etwa 50 % der Patienten auch ein Phäochromozytom. Die meisten Phäochromozytome bei der MEN-2 sind benigne, überwiegend adrenal und bilateral (Abb. 54-3). Die Phäochromozytome können klinisch eher auffallen als das medulläre Schilddrüsenkarzinom. Eine prophylaktische Thyreoidektomie wird bei

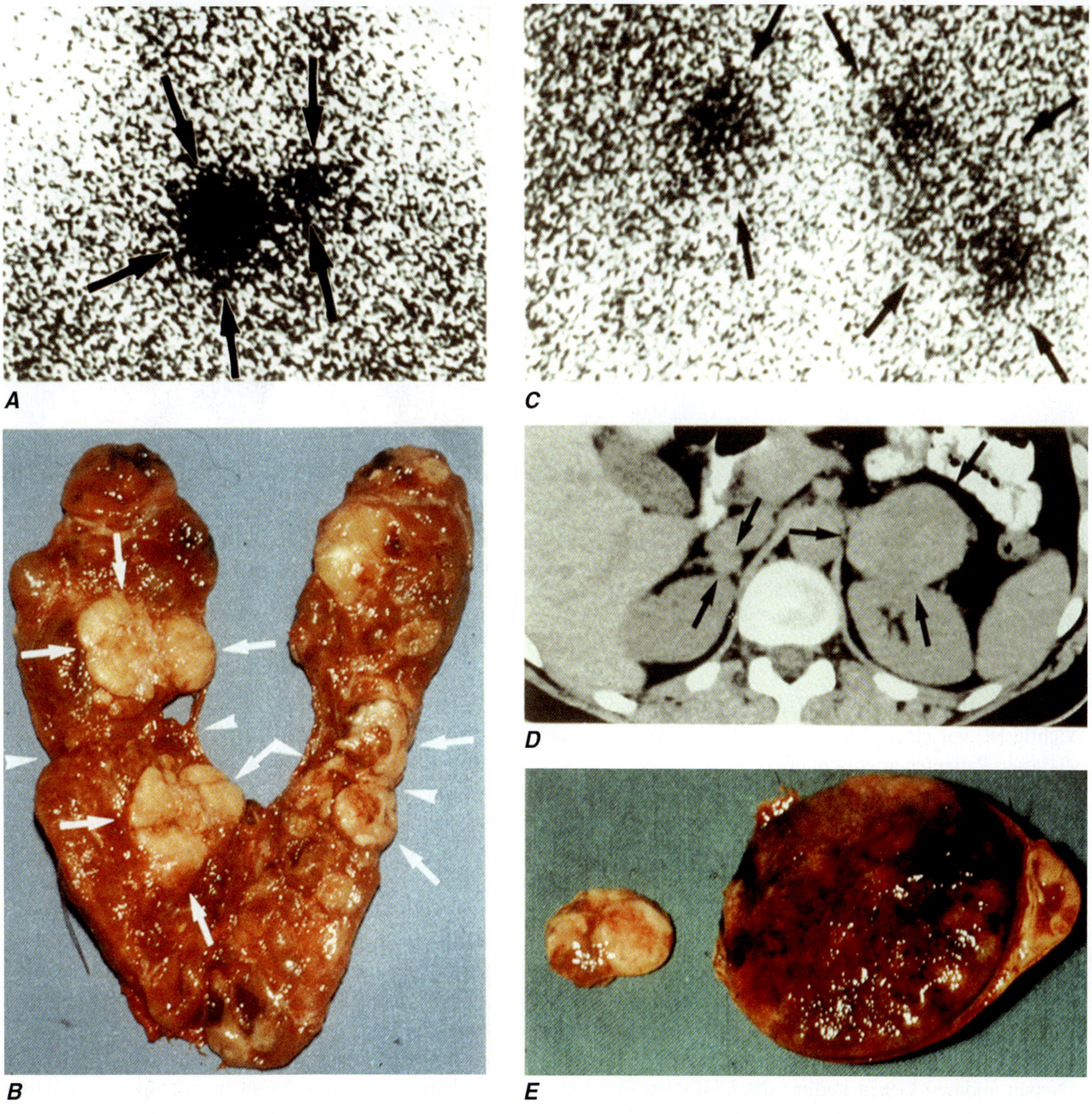

Abbildung 54-3 Multiple endokrine Neoplasie Typ 2. *A, B.* Multifokales medulläres Schilddrüsenkarzinom in der MIBG-Szintigrafie ***(A)*** und als operatives Präparat ***(B)***. Pfeile markieren den Tumor. Pfeilspitzen zeigen die Gewebebrücke des aufgeschnittenen Präparates. ***C–E.*** Bilaterale Phäochromozytome in der MIBG-Szintigrafie ***(C)***, im CT ***(D)*** und als operatives Präparat ***(E)***. *(Aus HPH Neumann et al: The Keio J Med 54[1]:15, 2005; mit frdl. Genehmigung.)*

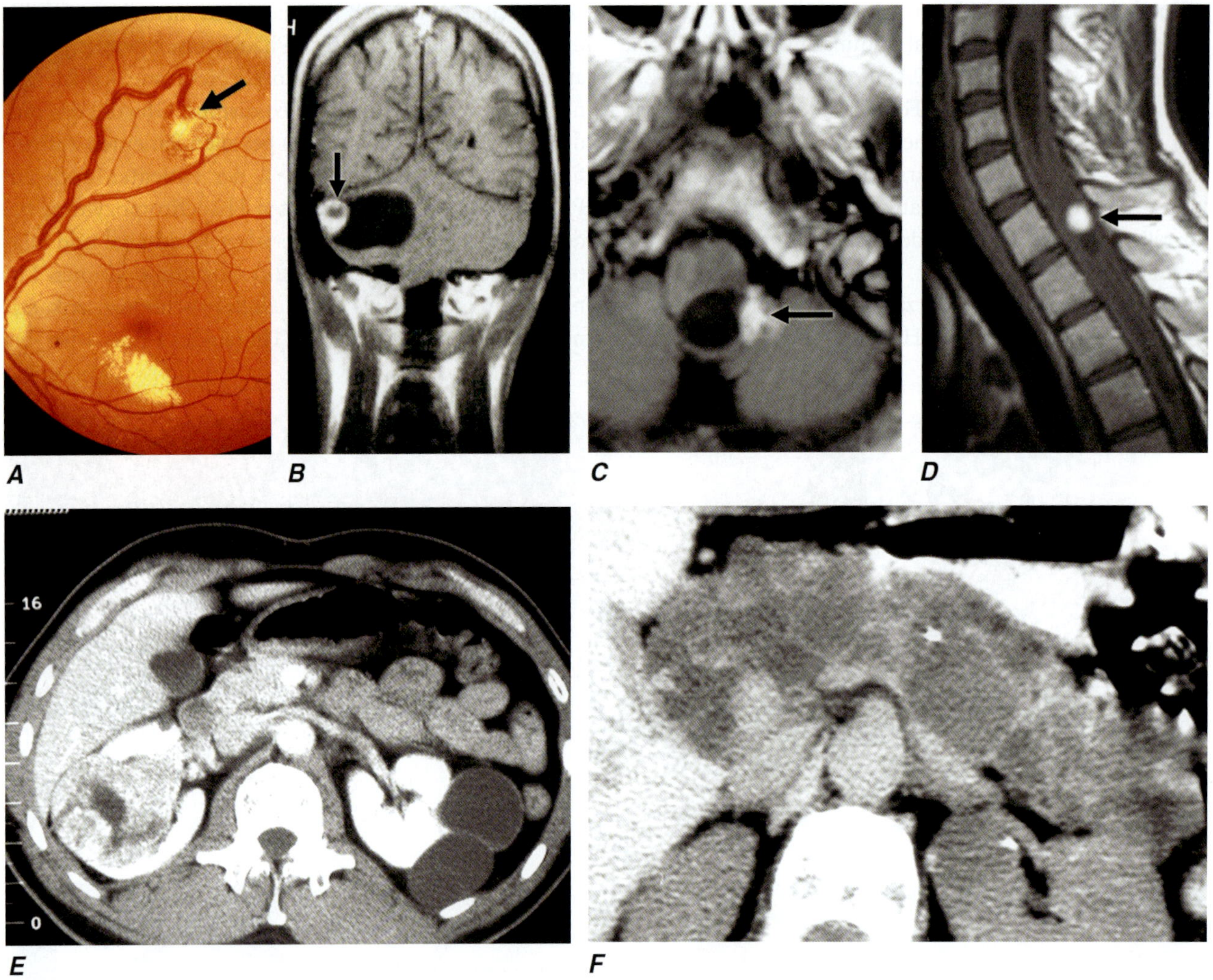

Abbildung 54-4 Von-Hippel-Lindau-Syndrom mit extraparaganglialen Merkmalen. Retinales Angiom ***(A)***; Hämangioblastom des Kleinhirns ***(B)***, im Hirnstammbereich ***(C)*** und im Spinalkanal ***(D)*** im MRT; beidseitige Phäochromozytome und bilaterale klarzellige Nierenzellkarzinome ***(E)*** und multiple Pankreaszysten ***(F)***. *(**A, D** aus HPH Neumann et al: Adv Nephrol Necker Hosp 27:361, 1997. Copyright Elsevier. **B** aus Inherited Disorders of the Kidney, SH Morgan, J-P Grunfeld [eds]. Oxford, Oxford Univ Press, 1998. **F** aus HPH Neumann et al: Contrib Nephrol 136:193, 2001. Copyright S Karger AG, Basel.)*

vielen Patienten mit der RET-Mutation durchgeführt. Wichtig ist, vor einer Operation ein Phäochromozytom bei diesen Patienten auszuschließen.

Das von-Hippel-Lindau-Syndrom (VHL) ist eine autosomal dominante Erkrankung, die zu retinalen und zerebellären Hämangioblastomen führt, die auch im Hirnstammbereich und im Rückenmark auftreten können (Abb. 54-4). Andere wichtige Charakteristika sind ein klarzelliges Nierenzellkarzinom, pankreatische neuroendokrine Tumoren, Tumoren des endolymphatischen Sackes des Innenohrs, Kystadenome der Epididymis und des breiten Bandes und multiple Zysten des Pankreas oder der Niere.

Neben anderen Genen kodiert das VHL-Gen für eine E3-Ubiquitin-Ligase, die neben anderen Faktoren auch HIF-1 (Hypoxia-inducible Factor-1) reguliert. Der Verlust des VHL-Gens führt zur verstärkten Expression von VEGF (Vascular Endothelial Growth Factor), der die Angiogenese fördert. Obwohl das VHL-Gen durch zahlreiche Mutationen inaktiviert werden kann, liegen bei Patienten mit Phäochromozytomen meist Missense-Mutationen vor. Etwa 20–30 % der VHL-Patienten haben Phäochromozytome, jedoch zeigen manche Familien auch höhere Inzidenzen von bis zu 90 %. Wird im Rahmen der Phäochromozytom-Diagnose ein von-Hippel-Lindau-Syndrom festgestellt, können assoziierte Erkrankungen wie retinale, zentralnervöse, renale und pankreatische Tumoren oft auch in einem Stadium diagnostiziert werden, in dem eine effektive Therapie noch möglich ist.

Die Paragangliomsyndrome (PGL) wurden anhand der genetischen Analyse bei Familien mit Kopf- und Hals-Paragangliomen klassifiziert. Die verantwortlichen Gene kodieren für die Untereinheiten der Succinat-Dehydrogenase (SDH). Die SDH wird durch vier Untereinheiten ge-

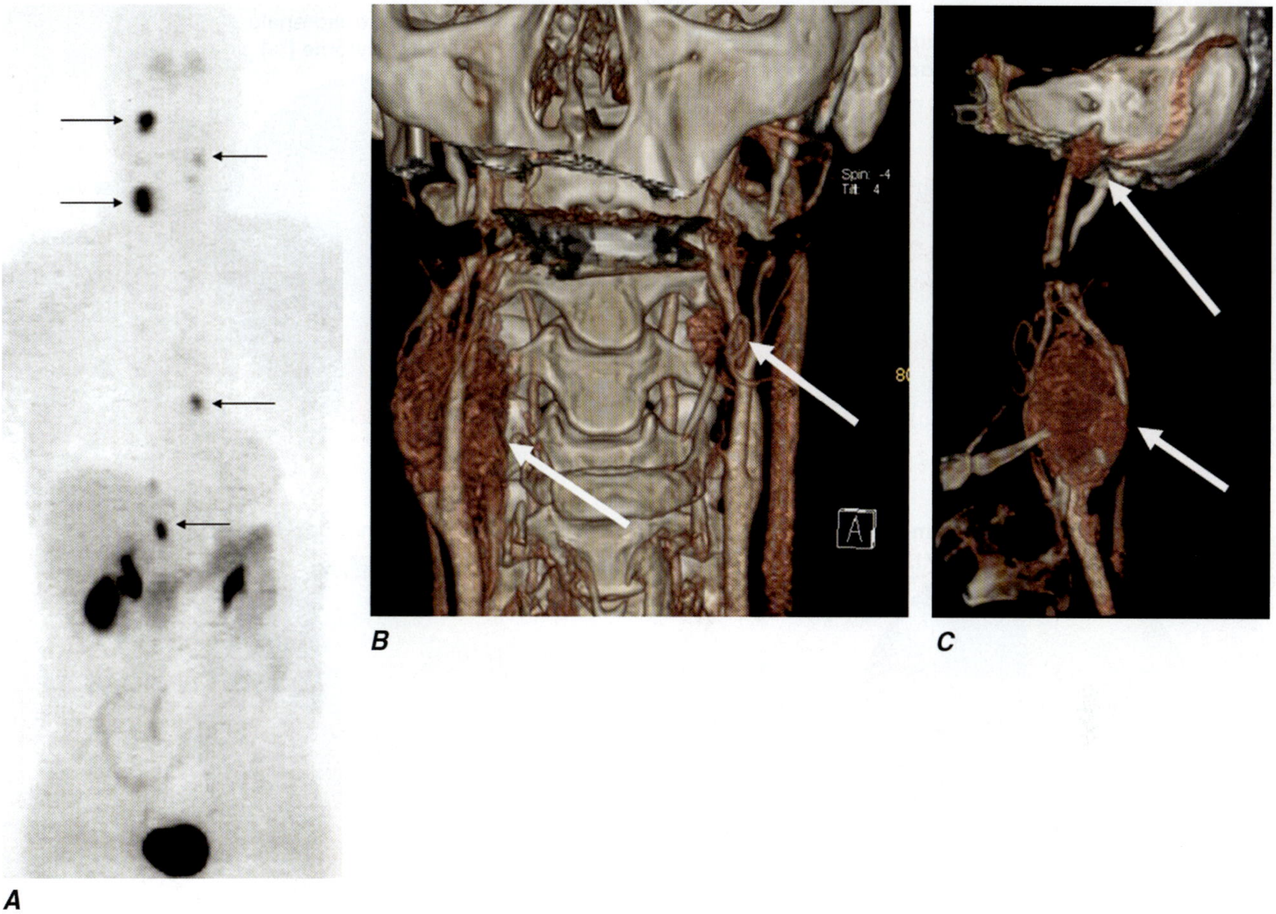

Abbildung 54-5 Paragangliomsyndrom. PGL1, ein Patient mit inkompletter Resektion eines linksseitigen Glomus-caroticum-Tumors und einer SDHD-W5X-Mutation. ***A.*** Eine ^{18}F-DOPA-Positronen-Emissionstomografie zeigt eine Mehranreicherung im rechten Glomus jugulare, dem rechten und linken Glomus caroticum, dem linken koronaren Glomus und der rechten Nebenniere. Beachte: physiologische Anreicherung des Nuklids in den Nieren, der Leber, der Gallenblase, im Nierenkelchsystem und der Blase. ***B*** und ***C.*** CT-Angiografie mit 3D-Rekonstruktion. Die Pfeile zeigen auf die paraganglionalen Tumoren. *(Aus S Hoegerle et al: Eur J Nucl Med Mol Imaging 30[5]:689, 2003; mit frdl. Genehmigung.)*

formt (A–D). Mutationen in den Genen der SDHB (PGL4), der SDHC (PGL3), der SDHD (PGL1) und von SDAHF2 (PGL2) sind verantwortlich für die Paragangliomsyndrome. Der Erbgang der Krankheit ist bei Trägern von Keimbahnmutationen der Gene SDHB und SDHC autosomal dominant. Im Gegensatz dazu haben Familien mit SDHD und SDHAF2 einen Gen-Prägungseffekt, sodass nur die Nachkommen von betroffenen Vätern Tumoren entwickeln, wenn sie die Mutation erben. PGL1 ist am häufigsten, gefolgt von PGL4 und sehr selten PGL2 und PGL3. Adrenale, extraadrenale abdominale und thorakale Phäochromozytome sind Bestandteil von PGL1 und PGL4, bei PGL3 selten und fehlen bei PGL2 (Abb. 54-5). Bei einem Drittel der Patienten mit PGL4 entwickeln sich Fernmetastasen.

Das *familiäre Phäochromozytom* (FP) wurde bei Patienten mit Keimbahnmutationen der TMEM127-, MAX- und SDHA-Gene auf hereditäre, vor allem in den Nebennieren auftretende Tumoren zurückgeführt. Der Erbgang ist autosomal dominant. Mutationen des MAX-Gens verursachen ebenso wie Mutationen des SDHD-Gens nur dann Tumoren, wenn sie vom Vater weitergegeben wurden.

RICHTLINIEN FÜR DAS GENETISCHE SCREENING BEI PATIENTEN MIT PHÄOCHROMOZYTOM ODER PARAGANGLIOM

Neben der Familienanamnese gibt es allgemeine Hinweise, die ein familiäres Syndrom vermuten lassen, wie junges Alter, multifokale, extraadrenale oder maligne Tumoren (Abb. 54-6). Da der Anteil an familiären Syndromen bei Patienten mit Phäochromozytom oder Paragangliomen relativ hoch ist, empfiehlt sich häufig auch eine Suche nach Keimbahnmutationen bei Patienten ohne eine bekannte Familienanamnese. Ein erster Schritt ist die ausführliche Suche nach klinischen Symptomen eines vererbten Syndroms über mehrere Generationen in der Familie. Jedes dieser Syndrome wird autosomal dominant vererbt mit einer variablen Penetranz, wobei ein

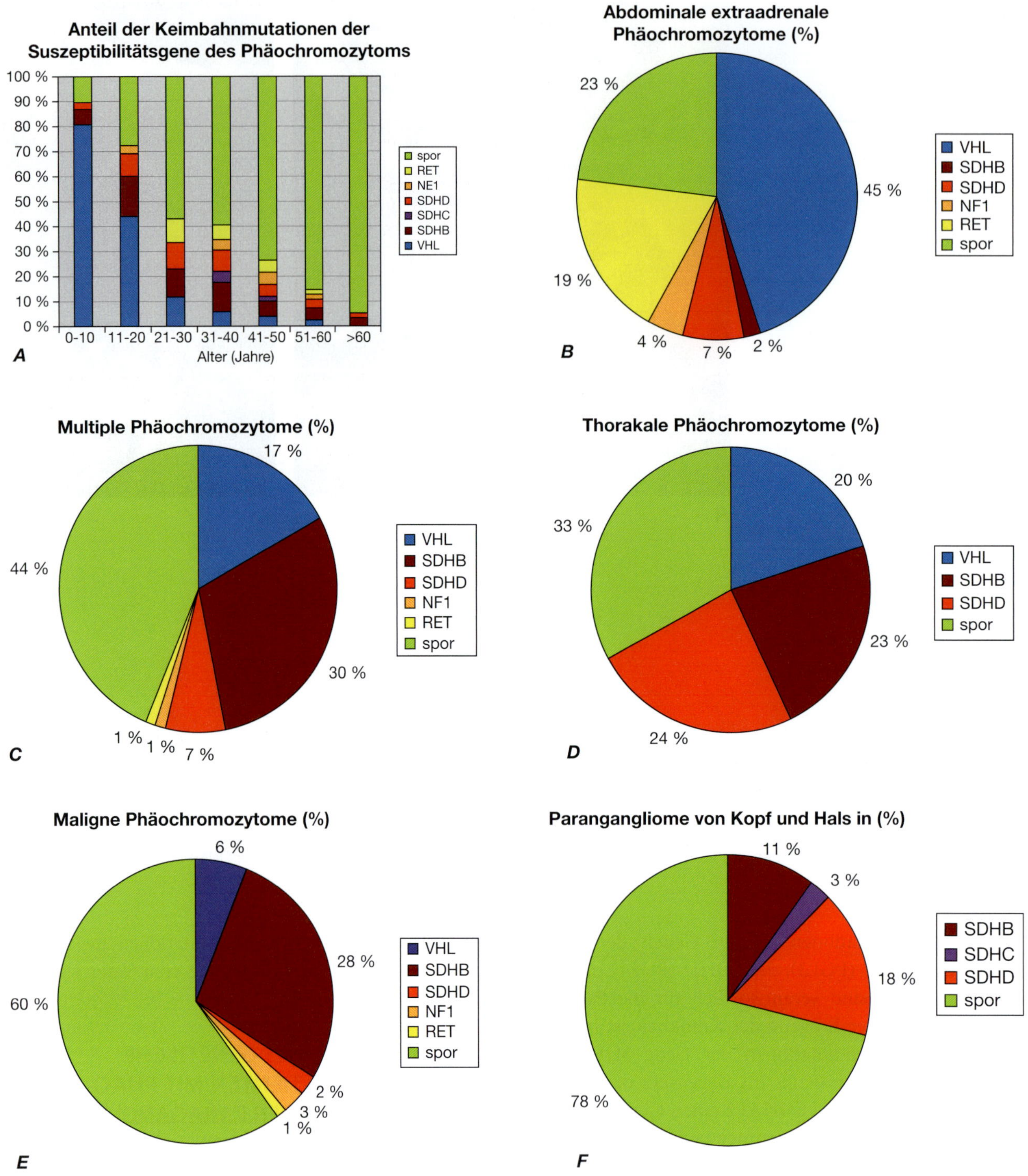

Abbildung 54-6 **Mutationsverteilung** in den VHL-, RET-, SDHB-, SDHC, SDHD- und NF1-Genen bei 2021 Patienten mit Phäochromozytomen und Paragangliomen aus dem European-American Pheochromocytoma-Paraganglioma Registry in Freiburg, Deutschland (zuletzt aktualisiert am 1. März 2014). ***A.*** Die Balken stellen die Häufigkeit der sporadischen und der verschiedenen familiären Formen des Phäochromozytoms in den verschiedenen Altersklassen dar. Die familiären Syndrome sind bei jungen Patienten mit Phäochromozytom deutlich häufiger. Patienten mit TMEM127-, MAX- und SDHA-Mutationen wurden nicht berücksichtigt, da sie in den Jahrzehnten 4–7 nur < 1 % der Fälle ausmachen. ***B–F.*** Keimbahnmutationen bei ***(B)*** multiplen, ***(C)*** extraadrenal retroperitonealen, ***(D)*** thorakalen und ***(E)*** malignen Phäochromozytomen und ***(F)*** Paragangliomen von Kopf und Hals. *(Daten aus dem Freiburg International Pheochromocytoma and Paraganglioma Registry 2014.)*

Proband, dessen Mutter unter Paragangliomen litt, nicht für PLG1 prädisponiert ist (Träger der SDHD-Mutation). Kutane Neurofibrome, Café-au-lait-Flecken und eine axilläre Hyperpigmentierung lassen eine Neurofibromatose vermuten. Keimzellmutationen im NF1-Gen wurden bei Patienten mit einem sporadischen Phäochromozytom nicht beschrieben. Daher muss eine Testung auf NF1 ohne Hinweise auf die anderen beschriebenen Symptome nicht durchgeführt werden. Ein medulläres Schilddrüsenkarzinom oder eine Erhöhung des Serumkalzitonins in der eigenen Anamnese oder der Familienanamnese lässt ein MEN-2 vermuten. Dies sollte durch eine genetische Untersuchung des RET-Gens nachgewiesen werden. Vorerkrankungen mit Visusverschlechterung, Tumoren des Kleinhirns, der Nieren, des Hirnstammes oder des Rückenmarks lassen den Verdacht auf ein VHL-Syndrom aufkommen. Ein Kopf-und-Hals-Paragangliom in der persönlichen und/oder Familienanamnese weist auf PGL1 oder PGL4 hin.

Ein einzelnes Phäochromozytom bei einem Patienten mit ansonsten unauffälliger Anamnese kann auch mit einer Mutation im VHL-, RET-, SDHB- oder SDHD-Gen (absteigende Häufigkeit) in Verbindung stehen. Zwei Drittel der extraadrenalen Tumoren sind mit einem dieser Syndrome assoziiert, und multifokale Tumoren treten bei Patienten mit Mutationen im RET-, SDHD-, VHL- und SDHB-Gen (absteigende Häufigkeit) auf. Etwa 30 % der Kopf- und Hals-Paragangliome sind mit Keimzellmutationen von einer der Untereinheiten des SDH-Gens (v. a. SDHD) vergesellschaftet und bei Trägern von VHL-, RET- oder TMEM127-Mutationen selten (Abb. 54-6F). Daher kann eine spezifische genetische Testung auch ohne Hinweise auf ein familiäres Syndrom sinnvoll sein.

Neben dem sezernierten Katecholaminprofil kann auch die Immunhistochemie aus Tumorgewebe bei der Vorauswahl des hereditären Phäochromozytoms von Nutzen sein. Die negative Immunfärbung mit Antikörpern gegen SDHB, TMEM127 und MAX könnte ein Hinweis auf Mutationen des SDH-, TMEM127- bzw. MAX-Gens sein.

Sobald das zugrunde liegende Syndrom diagnostiziert wurde, können auch die Angehörigen einem genetischen Test unterzogen werden. Dafür ist es wichtig, die Keimzellmutation beim Probanden zu identifizieren und ihn genetisch zu beraten. Dann sollte eine DNS-Sequenzanalyse bei den Verwandten durchgeführt werden. Auch andere Familienmitglieder können von der genetischen Testung profitieren, wenn bei den Trägern einer Keimbahnmutation biochemisch nach Phäochromozytomen/Paragangliomen gesucht wird.

Die Behandlung asymptomatischer Paragangliome, die inzwischen öfter bei Patienten mit hereditären Tumoren und ihren Familien nachgewiesen werden, ist schwierig. Oft erfolgt ein Watchful Waiting. Paragangliome von Kopf und Hals, insbesondere des Glomus caroticum, der V. jugularis und des N. vagus, werden zunehmend mit einer Strahlentherapie behandelt, da bei Operationen oft permanente Lähmungen der Hirnnerven II, VII, IX, X, XI und XII auftreten. Paragangliome der Paukenhöhle werden jedoch früh symptomatisch und können meistens frühzeitig reseziert werden, wodurch sich das Hörvermögen und der Tinnitus verbessern.

NEBENNIERENRINDENKARZINOM

Das Nebennierenrindenkarzinom ist ein seltenes Malignom mit einer jährlichen Inzidenz von 1–2 auf 1 Million Einwohner. Es gilt allgemein als hochmaligner Tumor, weist aber eine erhebliche interindividuelle Variabilität bezüglich seiner biologischen Merkmale und seines klinischen Verhaltens auf. Bei 25 % der sporadischen Nebennierenrindenkarzinome finden sich somatische Mutationen im Tumorsuppressorgen TP53. Keimbahnmutationen von TP53 sind auch die Ursache des Li-Fraumeni-Syndroms mit Karzinomen von multiplen soliden Organen, wie dem Nebennierenrindenkarzinom, und finden sich bei 25 % der pädiatrischen Nebennierenrindenkarzinome. In Brasilien wird bei fast allen pädiatrischen Nebennierenrindenkarzinomen die TP53-Mutation R337H nachgewiesen. Weitere genetische Veränderungen beim Nebennierenrindenkarzinom betreffen den Wnt/β-Catenin-Signalweg und den Insulin-like-Growth-Factor-2(IGF2)-Cluster; eine Überexpression von IGF2 findet sich bei 90 % der Nebennierenrindenkarzinome.

Patienten mit großen, malignomverdächtigen adrenalen Tumoren sollten von einem multidiziplinären Spezialisten-Team betreut werden, zu dem ein Endokrinologe, ein Onkologe, ein Chirurg, ein Radiologe und ein Histopathologe gehören. Ferner sollten diese Patienten in einem Zentrum für Nebennierenkarzinome betreut werden *(http://www.nebennierenkarzinom.de/)*. Eine Feinnadelaspiration ist bei Verdacht auf ein Nebennierenrindenkarzinom nicht indiziert: Zum einen können Zytologie und Histopathologie des Biopsiekerns nicht zwischen benignen und malignen primären Nebennierentumoren (Abb. 54-7) unterscheiden, und zum anderen verletzt die Feinnadelaspiration die Tumorkapsel und kann sogar zu Stichkanalmetastasen führen. Selbst wenn der gesamte Tumor histopathologisch untersucht werden kann, ist eine sichere Unterscheidung zwischen benignen und malignen Läsionen schwierig. Am weitesten verbreitet ist die histopathologische Klassifikation nach dem Weiss-Score, der folgende Faktoren berücksichtigt: Kernatypien, Mitoserate (> 5/HPF), atypische Mitosen, < 25 % Klarzellen, diffuses Wachstum und das Vorhandensein von Nekrosen, Veneninfiltration und sinusoidaler sowie Kapselinfiltration durch den Tumor. Liegen drei oder mehr Faktoren vor, wird die Diagnose Nebennierenrindenkarzinom gestellt.

Obwohl 60–70 % der Nebennierenrindenkarzinome übermäßig Hormone produzieren, zeigen die meisten der Patienten keine entsprechenden Symptome, weil die

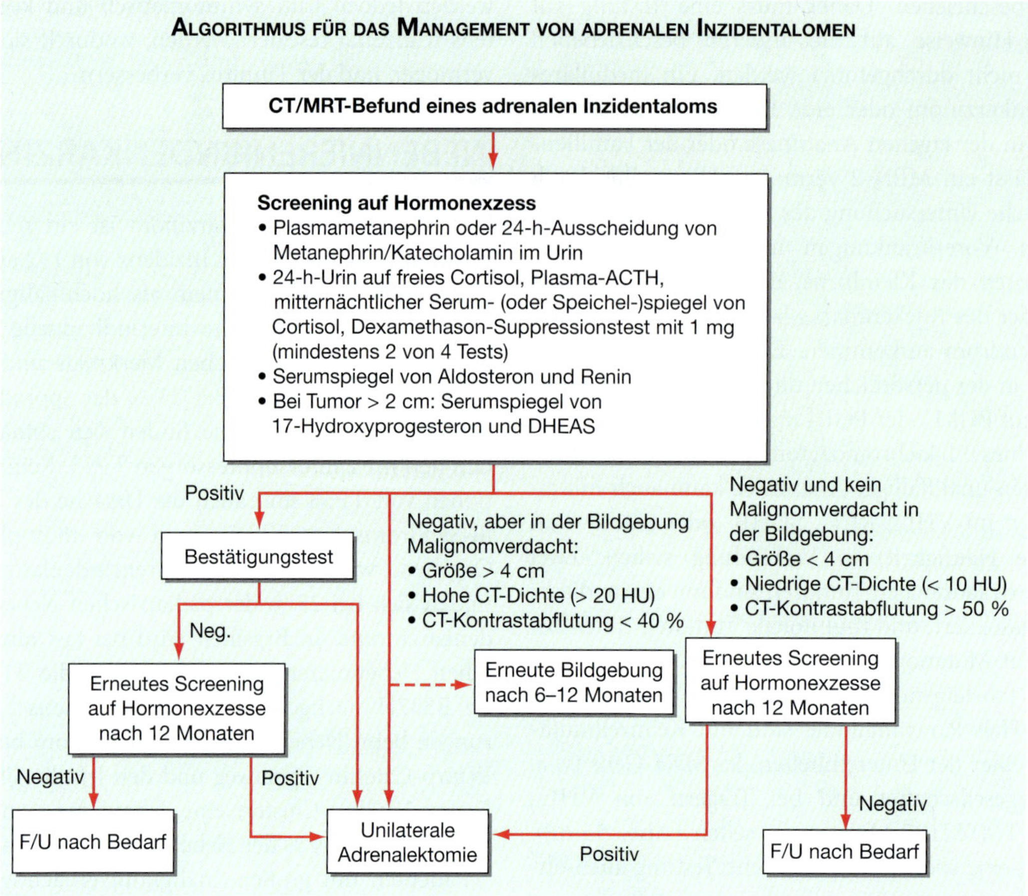

Abbildung 54-7 **Management von adrenalen Inzidentalomen.** F/U = Follow-up.

Steroidproduktion durch die entarteten Zellen sehr ineffektiv ist. Meistens besteht eine exzessive Produktion von Glukokortikoiden und adrenalen Androgenvorläufern. Typisch für ein Malignom ist in der Regel die exzessive Produktion mehrerer Kortikosteroidklassen durch einen adrenalen Tumor.

Das Staging bei der Diagnosestellung (Tab. 54-3) ist prognostisch wichtig und erfolgt durch eine bildgebende Untersuchung von Thorax und Abdomen, um eine lokale Organinvasion, eine Lymphadenopathie und Metastasen zu diagnostizieren. Am höchsten ist die Sensitivität für Lebermetastasen bei der Verwendung von intravenösem Kontrastmittel. Für einen optimalen Nachweis von Lebermetastasen sollte die i.v. Kontrastmittelaufnahme der CT in der früharteriellen Phase erfolgen. Alternativ bietet auch die kontrastmittelgestützte Ultraschalluntersuchung eine hohe Sensitivität beim Nachweis von Lebermetastasen und kann bei einzelnen Patienten genutzt werden. Der Ursprung aus der Nebenniere lässt sich bei großen, invasiven Tumoren im axialen Standard-CT oft nur schwer nachweisen, hier sind CT-Rekonstruktionen und MRT (Abb. 54-8) mit multiplen Schichten und verschiedenen Sequenzen informativer. Die Invasion von

Tabelle 54-3

STAGING-KLASSIFIKATION DES NEBENNIERENRINDENKARZINOMS

Stadium	ENSAT-Stadium	TNM-Definitionen
I	T1, N0, M0	T1, Tumor ≤ 5 cm N0, keine positiven Lymphknoten M0, keine Fernmetastasen
II	T2, N0, M0	T2, Tumor > 5 cm N0, keine positiven Lymphknoten M0, keine Fernmetastasen
III	T1–T2, N1, M0 T3–T4, N0–N1, M0	N1, positive(r) Lymphknoten M0, keine Fernmetastasen T3, Tumorinfiltration der umgebenden Gewebe T4, Tumorinvasion benachbarter Organe *oder* Tumorthrombus in V. cava oder V. renalis
IV	T1–T4, N0–N1, M1	M1, Fernmetastasen

Abkürzung: ENSAT = European Network for the Study of Adrenal Tumors *(http://www.ensat.org/)*.

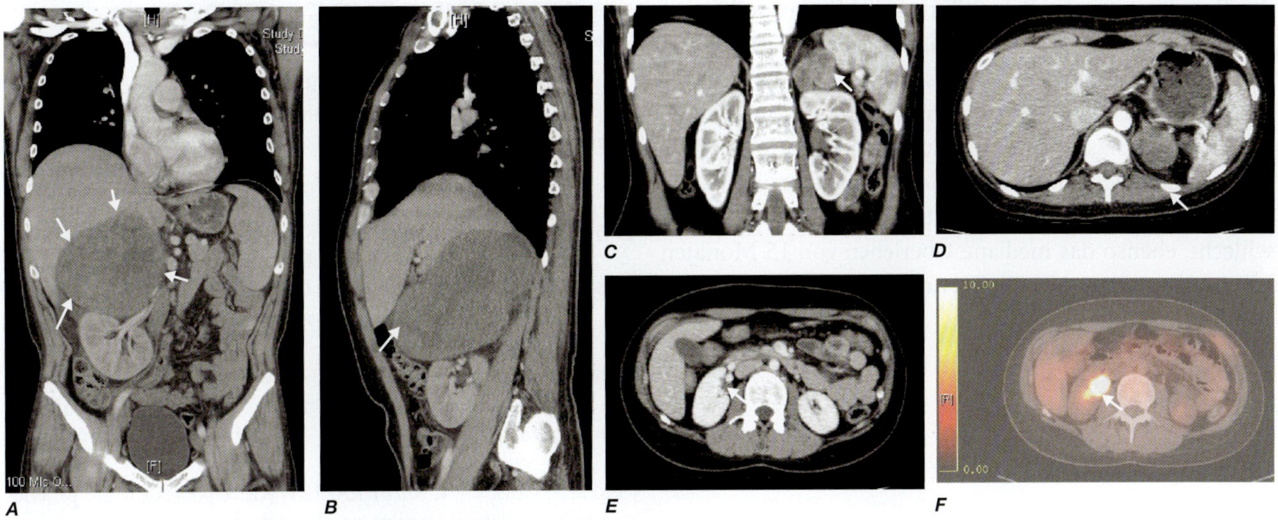

Abbildung 54-8 Bildgebende Diagnostik des Nebennierenrindenkarzinoms. MRT mit *(A)* frontaler und *(B)* lateraler Ansicht eines rechtsseitigen Nebennierenrindenkarzinoms, das zufällig entdeckt wurde. CT mit *(C)* koronarer und *(D)* transversaler Ansicht eines linksseitigen Nebennierenrindenkarzinoms. Beachte die unregelmäßige Begrenzung und die inhomogene Struktur. CT *(E)* und PET-CT *(F)* der Peritonealmetastase eines Nebennierenrindenkarzinoms nahe der rechten Niere *(Pfeil)*.

Gefäßen und benachbarten Organen sichert die Diagnose eines Malignoms. Die ^{18}Fluoro-2-Desoxy-D-Glukose-Positronen-Emissiontomografie (^{18}FDG-PET) ist hochsensitiv für den Malignomnachweis und wird zur Darstellung kleinerer Metastasen oder lokaler Rezidive verwendet, die dem CT entgehen können (Abb. 54-8). Die FDG-PET ist jedoch nicht spezifisch und kann daher nicht zur Unterscheidung von benignen und malignen adrenalen Läsionen genutzt werden. Das Nebennierenrindenkarzinom metastasiert bevorzugt in Leber und Lunge.

Es gibt kein etabliertes Grading-System für das Nebennierenrindenkarzinom. Der Weiss-Score ist nicht prognostisch verwertbar. Der wichtigste prognostische histopathologische Parameter ist der Ki67-Proliferationsindex, wobei ein Ki67 < 10 % eine mäßige Wachstumsgeschwindigkeit anzeigt, während ein Ki67 ≥ 10 % mit einer schlechten Prognose und einem hohen Rezidivrisiko und einer raschen Progression assoziiert ist.

Das Nebennierenrindenkarzinom hat eine schlechte Prognose und kann nur durch frühzeitige Diagnose und eine komplette Resektion geheilt werden. Eine Kapselverletzung bei der Primäroperation, Metastasen bei Diagnosestellung und eine Primärbehandlung in einem nicht spezialisierten Zentrum sind schlechte prognostische Faktoren. Wenn der Primärtumor in die Nachbarorgane eingedrungen ist, sollte die En-bloc-Entfernung von Niere und Milz (bzw. auf der rechten Seite eine Leberteilresektion) erwogen werden, um das Rezidivrisiko zu reduzieren. Außerdem kann bei Patienten mit Metastasen und einem schweren tumorbedingten Hormonexzess eine Operation erwogen werden. Diese Indikation muss aber sorgfältig gegen das Operationsrisiko, auch die möglichen thromboembolischen Komplikationen und die dadurch verzögerte Durchführung anderer therapeutischer Optionen abgewogen werden. Patienten mit bestätigtem Nebennierenrindenkarzinom und erfolgreicher Entfernung des Primärtumors sollten adjuvant mit Mitotan (o,p'DDD) behandelt werden, vor allem wenn aufgrund einer Tumorgröße > 8 cm, histopathologischer Zeichen einer Gefäßinvasion, Kapselinvasion oder -verletzung und eines Ki67-Proliferationsindex ≥ 10 % ein erhöhtes Rezidivrisiko besteht. Mitotan wird in der Regel initial in einer Dosis von 3 × 500 mg/d gegeben und die Dosis, abhängig davon, wie der Patient die Substanz verträgt, innerhalb von Tagen (Hochdosis-Sättigung) oder Wochen (Niedrigdosis-Sättigung) auf maximal 3 × 2000 mg erhöht. Sobald der therapeutische Plasmaspiegel erreicht wurde, kann die Dosis bis auf eine Erhaltungsdosis von meistens 1000–1500 mg/d schrittweise reduziert werden. Da Mitotan die Cortisolsynthese stört, müssen Glukokortikoide gegeben werden. Die Glukokortikoiddosis sollte mindestens doppelt so hoch sein wie sonst bei Nebennierenrindeninsuffizienz (d. h. 3 × 20 mg/d), weil Mitotan die hepatische CYP3A4-Aktivität induziert, sodass Glukokortikoide rasch inaktiviert werden. Außerdem erhöht Mitotan den Serumspiegel von Cortisol-bindendem Globulin und reduziert dadurch die verfügbare freie Cortisolfraktion. Einzelmetastasen werden je nach Indikation operativ oder mittels Radiofrequenzablation behandelt. Bei der Radiofrequenzablation ist jedoch auf eine ausreichende Erhitzung zu achten, da der Gefäßreichtum des Tumors starke Abkühlungseffekte und damit eine ineffektive Ablation bewirken kann. Bei Rezidiv oder Progression des Tumors unter der Behandlung mit Mitotan sollte eine Chemotherapie erwogen werden. Das zur Erstlinientherapie etablierte Regime besteht aus Cisplatin, Etoposid, Doxorubicin plus Weitergabe von Mitotan. Schmerzhafte Knochenmetastasen sprechen auf eine Radiatio an. Das Gesamtüberleben des Nebennierenrindenkarzinoms ist mit einer 5-Jahres-Überlebensrate von 30–40 % weiterhin schlecht, ebenso das mediane Überleben von 15 Monaten bei metastasiertem Nebennierenrindenkarzinom.

WEITERFÜHRENDE LITERATUR

Fassnacht M, Kroiss M, Allolio B: Update in adrenocortical carcinoma. J Clin Endocrinol Metab 98(12):4551–64, 2013

Gruber M, Därr R, Eisenhofer G: Pheochromocytoma: update on diagnosis and therapy. Dtsch Med Wochenschr 139(10):486–90, 2014

Lehnert H: Rationelle Diagnostik und Therapie in Endokrinologie, Diabetologie und Stoffwechsel. Georg Thieme Verlag, 2014

Lenders JW, Duh QY, Eisenhifer G et al: Pheochromocytoma and paraganglioma: an endocrine society clinical practice guideline. JCEM 99:1915–42, 2014

Pappachan JM, Raskauskiene D, Sriraman R, Edavalath M, Hanna FW: Diagnosis and management of pheochromocytoma: a practical guide to clinicians. Curr Hypertens Rep 16(7):442, 2014

Pillai S, Gopalan V, Smith RA, Lam AK: Updates on the genetics and the clinical impacts on phaeochromocytoma and paraganglioma in the new era. Crit Rev Oncol Hematol, 2016

KAPITEL 55

PARANEOPLASTISCHE SYNDROME: ENDOKRINOLOGISCHE/HÄMATOLOGISCHE

J. Larry Jameson ■ Dan L. Longo

Für die deutsche Ausgabe Manfred Dietel

Neoplastische Zellen können die verschiedensten Produkte herstellen, die hormonelle, hämatologische, dermatologische und neurologische Symptome hervorrufen. Der Begriff *paraneoplastische Syndrome* steht für pathologische Störungen, die benigne oder maligne Tumoren begleiten, aber nicht in direktem Zusammenhang zur Histogenese, Größe oder Invasion des Primärtumors oder dessen Metastasen stehen. Tumoren neuroendokriner Herkunft, wie das kleinzellige Bronchialkarzinom (Small Cell Lung Cancer, SCLC) und Karzinoide, produzieren zahlreiche Peptidhormone und verursachen somit häufig paraneoplastische Syndrome. Grundsätzlich aber haben fast alle Tumoren das Potenzial, Hormone, endokrin aktive Substanzen oder Zytokine zu synthetisieren und z. B. immunologische oder funktionelle Fehlreaktionen zu induzieren. Sorgfältige Untersuchungen zur Prävalenz paraneoplastischer Syndrome zeigen, dass sie häufiger nachzuweisen sind, als allgemein angenommen wird. Die Symptome und metabolischen Veränderungen, die mit paraneoplastischen Fehlsteuerungen verbunden sind, werden im Zusammenhang mit malignen Erkrankungen und ihrer Therapie häufig übersehen. Daraus folgt, dass atypische klinische Erscheinungen bei Krebspatienten dazu führen sollten, ein paraneoplastisches Syndrom in Betracht zu ziehen. In diesem Kapitel wird eine Übersicht über die häufigsten endokrinologischen, hämatologischen und dermatologischen Syndrome gegeben, die mit Neoplasien assoziiert sind.

ENDOKRINE PARANEOPLASTISCHE SYNDROME

Ätiologie

Hormone können eutop und/oder ektop produziert werden. *Eutop* bedeutet die Expression eines Hormons durch das Gewebe, welches der physiologische Ursprungsort ist, während der Begriff *ektop* die Hormonproduktion durch ein Gewebe bezeichnet, welches das Hormon physiologisch nicht produziert. So wird adrenokortikotropes Hormon (ACTH) durch die kortikotropen Zellen des Hypophysenvorderlappens eutop, in kleinzelligen Bronchialkarzinomen (SCLC) hingegen ektop produziert. Seitdem die Nachweismethoden sensibler geworden sind, konnte gezeigt werden, dass neben den klassischen endokrinen Ursprungsorten viele Hormone in niedrigen Konzentrationen von zahlreichen Geweben sezerniert werden. Dies bedeutet, ektope Expression ist häufig eine quantitative und nicht eine qualitative Veränderung der Tumorgewebe. Generell ist der Begriff *ektope Expression* eindeutig definiert als eine mit neoplastischer Hormonproduktion assoziierte Pathophysiologie. Neben hohen Hormonkonzentrationen ist die ektope Expression typischerweise durch eine abnormale Regulation der Hormonproduktion gekennzeichnet, z. B. einen fehlerhaften

Feedback-Mechanismus und/oder atypische Peptidverarbeitung mit verlängerten, nicht prozessierten Hormonvorläufermolekülen.

Verschiedenste molekulare Mechanismen wurden als Ursachen der ektopen Hormonproduktion diskutiert. In seltenen Fällen konnten genetische Rearrangements die aberrante Hormonexpression erklären. So verursacht die Translokation des für Parathormon (PTH) kodierenden Gens hohe Konzentrationen von PTH in anderen Organen als der Nebenschilddrüse. Dies ist vermutlich dadurch bedingt, dass das genetische Rearrangement das PTH-Gen unter die Kontrolle des atypischen Regulationselementes bringt. Ein ähnliches Phänomen ist für verschiedene Formen der Leukämien und Lymphome dokumentiert. Dort führen genetische Rearrangements zu einem Wachstumsvorteil und verändern so die zelluläre Differenzierung und Funktion (Kap. 17). Auch wenn genetische Rearrangements in bestimmten Fällen zu einer ektopen Hormonproduktion führen können, ist dieser Mechanismus selten und eher ungewöhnlich, da viele Tumoren durch eine exzessive Produktion verschiedenster Peptide charakterisiert sind, ohne dass definierte genetische Alterationen derzeit bekannt sind. Daher wird vermutet, dass die zelluläre Entdifferenzierung in den meisten Fällen für die ektope Hormonproduktion verantwortlich ist. Zur Unterstützung dieser These sei darauf hingewiesen, dass viele dieser Karzinome niedrigdifferenziert sind und bestimmte Tumorprodukte, wie das humane Choriongonadotropin (hCG), das parathormonähnliche Protein (PTHrP) und α-Fetoprotein, charakteristisch für eine Genexpression in frühen Stadien der embryonalen Entwicklung sind. Andererseits deutet die Eigenschaft verschiedener Malignome, bestimmte Hormone gehäuft zu produzieren (z. B. Plattenepithelkarzinome produzieren oft PTHrP), darauf hin, dass dort nur eine partielle Dedifferenzierung eingetreten ist oder dass nur selektive Signaltransduktionswege verändert sind. Diese Expressionsprofile spiegeln möglicherweise epigenetische Modifikationen wider, die die transkriptionale Repression, die Expression von mikroRNS und andere Signalwege, welche die Zelldifferenzierung festlegen, bestimmen.

Beim kleinzelligen Bronchialkarzinom (SCLC) wurde der Weg der Differenzierung relativ gut untersucht. Der neuroendokrine Phänotyp wird teilweise durch den Basis-Helix-Schleife-Helix(bHLH)-Transkriptionsfaktor humanes Achaetescute Homologue-1 (hASH-1) festgelegt, der in SCLC mit ungewöhnlich hohen ektopen ACTH-Konzentrationen verbunden ist. Die Aktivität von hASH-1 wird durch den Hairy-Enhancer von split-1 (HES-1) und durch das Notch-Protein gehemmt. Diese sind außerdem in der Lage, das Wachstum zu hemmen. Dies bedeutet, die abnormale Expression dieser Entwicklungstranskriptionsfaktoren scheint die kausale Verbindung zwischen Zellproliferation und -differenzierung und deren Fehlregulation in malignen Tumoren herzustellen.

Die ektope Hormonproduktion wäre ein mit der Krebserkrankung assoziiertes Epiphänomen, wenn sich nicht häufig klinische Manifestationen zeigen würden. Die exzessive und ungeregelte Produktion von Hormonen, wie ACTH, PTHrP oder Vasopressin, kann zu erheblicher Morbidität führen und den Behandlungsplan nachhaltig beeinflussen. Ferner sind die paraneoplastischen Endokrinopathien manchmal die ersten Anzeichen eines bereits vorhandenen Karzinoms und können somit die Suche nach einem nicht erkannten Tumor initiieren.

Inzwischen wurden zahlreiche paraneoplastische endokrine Syndrome beschrieben, welche die Überproduktion eines bestimmten Hormons einem speziellen Tumortyp zuordnen. Daher kristallisieren sich immer wiederkehrende Syndrome aus der großen Gruppe maligner Tumoren heraus (Tab. 55-1). Die am häufigsten beschriebenen paraneoplastischen Syndrome umfassen die Hyperkalzämie durch Überproduktion von PTHrP und anderen Faktoren, die Hyponatriämie durch die exzessive Vasopressinsekretion und das Cushing-Syndrom durch ektopes ACTH.

HYPERKALZÄMIE DURCH EKTOP PRODUZIERTES PTHRP

Ätiologie

Die humorale tumorbedingte Hyperkalzämie (Humoral Hypercalcemia of Malignancy, HHM) wird bei bis zu 20 % der Krebspatienten beobachtet. Die HHM ist am häufigsten bei Karzinomen von Lunge, Brust, Kopf und Hals, Haut, Urogenitaltrakt, Ösophagus und Haut sowie bei multiplen Myelomen und Lymphomen. Es gibt verschiedene humorale Ursachen für eine HHM, am häufigsten aber ist sie mit der Überproduktion von parathormonähnlichem Protein (PTHrP) verbunden. Neben den Wirkungen des zirkulierenden PTHrP können viele Knochenmetastasen (z. B. Brust, multiple Myelome) lokal PTHrP produzieren und führen so zur regionalen Osteolyse mit Hyperkalzämie. Außerdem beeinflusst PTHrP durch eine Wirkung auf überlebensfördernde Signalwege und Chemokine auch die Initiation und Progression von Tumoren.

PTHrP ist strukturell dem PTH ähnlich und bindet an den PTH-Rezeptor. Dies erklärt die ähnlichen biologisch-klinischen Erscheinungsbilder der HHM und des Hyperparathyreoidismus. PTHrP spielt eine Schlüsselrolle bei der Skelettentwicklung und reguliert die zelluläre Proliferation und Differenzierung in verschiedenen Geweben wie Haut, Knochenmark, Brust und Haarfollikeln. Wie der Mechanismus der PTHrP-Induktion in mali-

Tabelle 55-1

DURCH EKTOPE HORMONPRODUKTION BEDINGTE PARANEOPLASTISCHE SYNDROME

Paraneoplastisches Syndrom	Ektope Hormone	Typische Tumoren[a]
Häufig		
Tumorbedingte Hyperkalzämie (Humoral Hypercalcemia of Malignancy, HHM)	Parathormonähnliches Peptid (PTHrP)	Plattenepithelkarzinom (Kopf-Hals, Lunge, Haut), Mammakarzinom, urogenitale und gastrointestinale Karzinome
	1,25 Dihydroxyvitamin D	Lymphome
	Parathormon (PTH) (selten)	Bronchial-, Ovarialkarzinom
	Prostaglandin E2 (PGE2) (selten)	Nieren-, Bronchialkarzinom
Syndrom der inadäquaten antidiuretischen Hormonsekretion (SIADH)	Vasopressin	Bronchialkarzinom (kleinzellig, squamös), urogenitale, gastrointestinale und Ovarialtumoren
Cushing-Syndrom	Adrenokortikotropes Hormon (ACTH)	Lunge (kleinzellig, adenosquamös), Bronchialkarzinoid, Thymus, endokriner Pankreastumor, medulläres Schilddrüsenkarzinom
	Kortikotropin-Releasing-Hormon (CRH) (selten)	Endokrine Pankreastumoren, Karzinoide, Lunge, Prostata
	Ektope Expression des gastroinhibitorischen Peptids (GIP), luteinisierendes Hormon (LH)/humanes Choriogonadotropin (hCG), andere G-Protein-gekoppelte Rezeptoren (selten)	Makronoduläre adrenale Hyperplasie
Weniger häufig		
Inselzell-unabhängige Hypoglykämie	Insulin-like Growth Factor	Sarkome, mesenchymale, adrenale, hepatische, gastrointestinale, renale Tumoren, Prostatakarzinom. Bronchialkarzinom
	Insulin	Kleinzellige Zervixkarzinome
Männliche Feminisierung	hCG[b]	Hoden (embryonales Karzinom, Seminom), Keimzelltumoren, Chorionkarzinome, Bronchialkarzinom, Leberzellkarzinom, endokriner Pankreastumor
Diarrhö oder intestinale Hypermobilität	Calcitonin[c]	Bronchial-, Kolon-, Mammakarzinom, medulläres Schilddrüsenkarzinom
	Vasoaktives intestinales Peptid (VIP)	Pankreas, Phäochromozytom, Ösophagus
Selten		
Onkogene Osteomalazie	Phosphatonin (Fibroblastenwachstumsfaktor 23 [FGF23])	Hämangioperizytom, Osteoblastome, Fibrome, Sarkome, Riesenzelltumoren, Prostata-, Bronchialkarzinom
Akromegalie	Growth Hormone Releasing Hormone (GHRH)	Pankreatische Inseln, bronchiale und andere Karzinoide
	Growth Hormone (GH)	Bronchialkarzinom, endokriner Pankreastumor
Hyperthyreose	Thyreoidea-stimulierendes Hormon (TSH)	Blasenmole, embryonale Tumoren, Struma ovarii
Hypertension	Renin	Juxtaglomeruläre Tumoren, Niere, Lunge, Pankreas, Ovar

[a] Es werden nur die häufigsten Tumoren genannt. Für zahlreiche ektope Hormonsyndrome wurden Tumoren beschrieben, die mehr als ein Hormon sezernieren.
[b] hCG wird eutop von throphoblastischen Tumoren produziert. Dabei produzieren bestimmte Tumoren disproportionale Mengen der hCG-α- oder hCG-β-Untereinheiten. Nur selten induzieren hohe Konzentrationen hCG eine Hyperthyreose, da lediglich eine schwache Bindung an den TSH-Rezeptor besteht.
[c] Calcitonin wird von medullären Schilddrüsenkarzinomen eutop produziert und kann als Tumormarker fungieren.

gnen Tumoren abläuft, ist kaum verstanden. Bisher wurde lediglich gezeigt, dass mit HHM assoziierte Tumorgewebe häufig während ihrer normalen Entwicklung oder einer zellulären Regeneration PTHrP produzieren. Die PTHrP-Expression wird durch Hedgehog-Signalwege und Gli-Transkriptionsfaktoren stimuliert, die in vielen Malignomen aktiv sind. Auch der von vielen Tumoren produzierte Transforming Growth Factor β (TGF-β) stimuliert PTHrP unter anderem durch eine Aktivierung des Gli-Signalwegs. Mutationen in bestimmten Onkogenen, wie Ras, können die PTHrP-Expression aktivieren. So stimuliert das transaktivierende TAX-Protein, das vom humanen T-Zell-lymphotropen Virus-1 (HTLV-1) produziert wird, in erwachsenen T-Zell-Lymphomen die PTHrP-Promotoraktivität. Knochenmetastasen zeigen häufiger eine PTHrP-Expression als Metastasen in anderen Geweben. Das deutet darauf hin, dass der Knochen Faktoren produziert (z. B. TGF-β), die die PTHrP-Produktion stimulieren, oder dass PTHrP-produzierende Metastasen einen selektiven Wachstumsvorteil im Knochen haben. PTHrP aktiviert den überlebensfördernden AKT-Signalweg und den Chemokinrezeptor CXCR4. Ferner kann die PTHrP-Produktion durch Mutationen in bestimmten Onkogenen stimuliert werden, indem eine veränderte Expression von viralen oder zellulären Transkriptionsfaktoren und/oder lokalen Wachstumsfaktoren eintritt. Neben seiner Bedeutung bei der humoralen tumorbedingten Hyperkalzämie ist der PTHrP-Signalweg vermutlich auch ein therapeutischer Angriffspunkt, um das Tumorwachstum aufzuhalten.

Eine weitere relativ häufige Ursache für eine HHM ist die exzessive Produktion von 1,25-Dihydroxyvitamin D. Granulomatöse Erkrankungen und Lymphome können ein Enzym synthetisieren, das 25-Dihydroxyvitamin D in das deutlich aktivere 1,25-Dihydroxyvitamin D konvertiert. Dies führt zu einer erhöhten gastrointestinalen Kalziumresorption. Eine weitere Ursache für die HHM ist die tumorbedingte Produktion von osteolytischen Zytokinen und Entzündungsmediatoren.

Klinisches Bild

Typischerweise wird eine HHM bei Patienten mit bekanntem Malignom im Rahmen von Routinelaboruntersuchungen festgestellt. Selten ist die Hyperkalzämie das Initialsymptom eines malignen Prozesses. Insbesondere wenn die Kalziumspiegel deutlich erhöht sind (> 14 mg/dl bzw. 3,5 mmol/), können Patienten mit Müdigkeit, psychischen Veränderungen, Dehydratation oder Symptomen wie Nephrolithiasis auffällig werden.

Diagnostik

Bei der Abgrenzung einer HHM vom primären Hyperparathyreoidismus ist die Trias aus bekanntem Malignom, raschem Einsetzen der Hyperkalzämie und sehr hohem Serumkalziumspiegel zu beachten. Wie beim Hyperparathyreoidismus ist die durch PTHrP verursachte Hyperkalzämie von einer Hyperkalzurie und einer Hyperphosphatämie begleitet. Patienten mit HHM haben für gewöhnlich eher eine metabolische Alkalose als eine hyperchlorämische Azidose, wie sie für den Hyperparathyreoidismus typisch ist. In solchen Fällen hilft die PTH-Bestimmung, da ein Hyperparathyreoidismus bei niedrigem PTH-Spiegel ausgeschlossen werden kann. Ein erhöhter PTHrP-Spiegel, der bei etwa 80 % der Krebspatienten nachweisbar ist, bestätigt die Diagnose einer HHM. Bei Patienten mit Lymphomen kann der 1,25-Dihydroxyvitamin-D-Spiegel ebenfalls erhöht sein.

Behandlung
HYPERKALZÄMIE DURCH EKTOP PRODUZIERTES PTHRP

Der erste Schritt in der Behandlung der HHM ist die Salzrehydratation (in der Regel 200–500 ml/h), um das Serumkalzium zu senken und die Kalziurese zu stimulieren, was bei Patienten mit Herz-, Leber- oder Niereninsuffizienz nur vorsichtig erfolgen sollte. Auch sind hohe Kalziumkonzentrationen in der Ernährung, in Medikamenten und in Infusionen zu vermeiden. Eine forcierte Diurese mit Furosemid (20–80 mg i.v. in ansteigender Dosis) oder anderen Schleifendiuretika (wie Torasemid, Piretanid) kann die Kalziumausscheidung erhöhen, hat aber in der Regel nur eine relativ geringe Wirkung und sollte lediglich bei einer lebensbedrohenden Hyperkalzämie eingesetzt werden. Schleifendiuretika sollten erst nach vollständiger Rehydratation unter sorgfältiger Beobachtung der Flüssigkeitsbilanz eingesetzt werden. Phosphor sollte oral verabreicht werden (z. B. 3–4 × 250 mg/d Neutra-Phos), bis das Serum-Phosphor über 10 mmol/l bzw. 3 mg/dl liegt. Bisphosphonate wie Pamidronsäure (60–90 mg/d i.v.) oder Zoledronsäure (4–8 mg/d i.v.) können den Serumkalziumspiegel innerhalb von ein bis zwei Tagen deutlich senken und unterdrücken die Kalziumfreisetzung für mehrere Wochen. Orale Bisphosphonate können auch als chronische Behandlung angewendet werden. Seit die Bisphosphonate zur Verfügung stehen, haben die früher verwendeten Substanzen Calcitonin und Mithramycin nur noch eine geringe Bedeutung. Allenfalls kann Calcitonin (in der Regel vom Lachs, 2–8 IE/kg s.c. alle 6–12 h) in die Überlegungen einbezogen werden, wenn eine sehr schnelle Korrektur der schweren Hyperkalzämie notwendig ist. Die mit Lymphomen assoziierte Hyperkalzämie, z. B. bei multiplem Myelom oder bei Leukämie, reagiert teilweise auf eine Glukokortikoidbehandlung (z. B. Prednison 40–100 mg/d p.o. in 4 Einzeldosen).

EKTOPES VASOPRESSIN: TUMORASSOZIIERTES SIADH

Ätiologie

Vasopressin ist ein antidiuretisches Hormon, das normalerweise im Hypophysenhinterlappen gebildet wird. Eine tumorbedingte ektope Vasopressinproduktion ist häufig die Ursache des so genannten Syndroms der inadäquaten antidiuretischen Hormonausschüttung (Syndrome of Inappropriate Antidiuretic Hormone, SIADH). Außerdem kann ein SIADH zahlreiche nicht neoplastische Ursachen haben, wie Traumen des zentralen Nervensystems, Infektionen und Medikamente. Die kompensatorischen Mechanismen des SIADH, wie der verringerte Durst, können die Entwicklung einer Hyponatriämie fördern. Durch die dauerhafte exzessive Vasopressinproduktion wird jedoch der Osmostat, der den Durst und die hypothalamische Vasopressinsekretion steuert, oft zurückgesetzt. Außerdem kann die orale oder parenterale Zufuhr von freiem Wasser eine Hyponatriämie aufgrund der reduzierten renalen Diurese rasch verschlechtern.

Die ektope Vasopressinproduktion wird am häufigsten bei Tumoren mit neuroendokriner Differenzierung beobachtet, wie kleinzelligen Bronchialkarzinomen und Karzinoiden. Seltener tritt sie bei anderen Formen des Lungenkarzinoms und bei ZNS-Läsionen sowie bei Kopf-Hals-Tumoren und Karzinomen des Urogenital- und Gastrointestinaltraktes sowie bei Ovarialkarzinomen auf. Der Mechanismus, über den die Aktivierung des Vasopressingens in diesen Tumoren erfolgt, ist unbekannt. Allerdings ist sie häufig verbunden mit der zusätzlichen Aktivierung des nahe gelegenen Oxytocingens, was einen Hinweis auf eine Derepression dieses Locus gibt.

Klinisches Bild

Die meisten Patienten mit ektoper Vasopressinsekretion sind asymptomatisch und werden nur durch die bei einer Routineuntersuchung erfasste Hyponatriämie erkannt. Die Symptome umfassen Müdigkeit, Lethargie, Übelkeit, Verwirrtheit, Depression und Krampfanfälle unterschiedlicher Ausprägung. Die Intensität der Symptome hängt von der Steilheit des Anstiegs sowie dem Ausmaß der Hyponatriämie ab. In den meisten Fällen entwickelt sich die Hyponatriämie langsam und wird erst bei der intravenösen Gabe von Flüssigkeit oder der Applikation neuer Medikamente auffällig.

Diagnostik

Die diagnostischen Merkmale für eine ektope Vasopressinproduktion sind die gleichen wie bei anderen Ursachen eines SIADH. Eine Hyponatriämie und eine reduzierte Serumosmolalität sind im Zusammenhang mit normaler oder erhöhter Urinosmolalität zu beobachten. Außer bei begleitender Volumenerniedrigung ist die Natriumausscheidung im Urin normal oder leicht erhöht. Andere renale, adrenale oder thyreoidale Störungen sollten als Ursachen einer Hyponatriämie ausgeschlossen werden. Andere pathophysiologische Ursachen einer Vasopressinstimulation (ZNS-Läsion, Lungenerkrankungen, Übelkeit) und adaptive zirkulatorische Mechanismen (Hypotonie, Herzinsuffizienz, Leberzirrhose) sowie spezielle Medikationen, einschließlich zahlreicher Chemotherapeutika, sollten als weitere Ursachen einer Hyponatriämie bedacht werden. Die Messung des Vasopressins ist normalerweise nicht notwendig, um die Erstdiagnose zu stellen, sollte aber zur Absicherung des Verdachtes stets erfolgen.

Behandlung
EKTOPES VASOPRESSIN: TUMORASSOZIIERTES SIADH

Die meisten Patienten entwickeln über mehrere Wochen oder Monate eine ektope Vasopressinproduktion. Daher sollte diese Fehlsteuerung adaptiv korrigiert werden. Dies gilt allerdings nicht, wenn sich die psychische Situation deutlich verändert oder ein Risiko für Krampfanfälle vorliegt. Die Behandlung des Malignoms kann ebenfalls zur Reduktion der ektopen Vasopressinproduktion beitragen. Normalerweise ist die Korrektur des Vasopressinspiegels allenfalls langfristig zu erreichen. Häufig ist die Flüssigkeitsrestriktion auf weniger als das Urinvolumen plus der weiteren Flüssigkeitsverluste ausreichend, um die Hyponatriämie partiell zu korrigieren. Wichtig ist die strikte Überwachung der Flüssigkeitsmenge und -art, die konsumiert oder intravenös verabreicht wird, damit die Flüssigkeitsrestriktion effektiv ist. Salztabletten oder Salzinfusionen sind nicht hilfreich, sofern kein zusätzlicher Flüssigkeitsmangel vorliegt. Demeclocyclin (3–4 × 150–300 mg/d p.o., in Deutschland nicht zugelassen) kann verabreicht werden, um die Vasopressinwirkung auf den distalen renalen Tubulus zu hemmen. Allerdings beginnt die Wirkung stark verzögert nach ein bis zwei Wochen. Conivaptan (Vaprisol®, von der FDA zugelassen, nicht aber in Deutschland), ein nicht peptidärer V_2-Rezeptor-Antagonist, kann entweder p.o. (2 × 20–120 mg/d) oder i.v. (10–40 mg) gegeben werden und ist insbesondere wirksam, wenn er in Kombination mit Flüssigkeitsrestriktion und euvolämischer Hyponatriämie eingesetzt wird. Tolvaptan (15 mg/d p.o.) ist ebenfalls ein Vasopressinantagonist. Seine Dosis kann abhängig vom Ansprechen auf 30–60 mg/d erhöht werden. Eine schwere Hyponatriämie (Na < 115 mmol/l) oder eine Veränderung der psychischen Situation können eine Behandlung mit hypertoner (3 %) oder normaler Salzinfusion zusammen mit Furosemid erfordern, um die Wasserausscheidung zu erhöhen. Die Korrektur des Natriumspiegels sollte protrahiert erfolgen (0,5–1 mmol/l/h), um schnelle Flüssigkeitsverschiebungen und die mögliche Entwicklung von Myelinolysen der zentralen Brücke zu verhindern.

CUSHING-SYNDROM BEI EKTOPER ACTH-PRODUKTION

(Siehe auch Kap. 54)

Ätiologie

Bei 10–20 % der klinischen Cushing-Syndrome liegt als Ursache eine ektope ACTH-Produktion vor. Das Syndrom ist besonders häufig mit neuroendokrinen Tumoren assoziiert. Die bei weitem häufigste Ursache für eine ektope ACTH-Produktion ist das kleinzellige Bronchialkarzinom (SCLC; > 50 %), gefolgt von bronchialen und thymischen Karzinoiden, Inselzelltumoren, anderen Karzinoiden und Phäochromozytomen. Wie oben erwähnt, wird der Mechanismus der ektopen ACTH-Produktion in neuroendokrinen Tumoren offenbar durch die Expression von Transkriptionsfaktoren verursacht, die den Ablauf der Zelldifferenzierung bestimmen. Die ektope ACTH-Produktion wird durch eine erhöhte Expression des Proopiomelanocortin(POMC)-Gens verursacht, das ACTH zusammen mit dem Melanozyten-stimulierenden Hormon (MSH), β-Lipoprotein und mehreren anderen Peptiden kodiert. In vielen Tumoren wird eine übermäßige, aber aberrante Expression des POMC-Gens beobachtet, die durch einen internen atypisch aktivierten Promoter (proximal zum dritten Exon) bedingt ist. Da jedoch viele Tumoren nicht über die meisten zum Verarbeiten (Processing) des POMC-Polypeptids notwendigen Enzyme verfügen, werden typischerweise große, biologisch inaktive Fragmente zusammen mit relativ kleinen Mengen reifen aktiven ACTH sezerniert.

In seltenen Fällen wird das Kortikotropin-Releasing-Hormon (CRH) durch pankreatische Inseltumoren produziert. Seltener geschieht dieses auch in kleinzelligen Bronchialkarzinomen, medullären Schilddrüsenkarzinomen, Karzinoiden und Prostatakarzinomen. Bei ausreichend hoher CRH-Konzentration können eine hypophysäre kortikotrope Hyperplasie und ein Cushing-Syndrom entstehen. CRH-sezernierende Tumoren produzieren manchmal auch ACTH. Dies eröffnet die Möglichkeit eines parakrinen Mechanismus für die ACTH-Produktion.

Ein anderer Mechanismus für ein ACTH-unabhängiges Cushing-Syndrom ist die ektope Expression verschiedener G-Protein-gekoppelter Rezeptoren in adrenalen Knoten. Die ektope Expression des gastralen Inhibitorpeptid(GIP)-Rezeptors ist das am besten charakterisierte Beispiel. In diesem Falle induziert eine Mahlzeit eine GIP-Sekretion, die pathologisch verstärkt das adrenale Wachstum und die Glukokortikoidproduktion stimuliert.

Klinisches Bild

Nur bei wenigen Patienten mit nachgewiesener ektoper ACTH-Produktion sind die klinischen Symptome einer Hyperkortisolämie nachweisbar. Dennoch ist das ektope ACTH-Syndrom mit mehreren klinischen Charakteristika assoziiert, sodass es von einem Cushing-Syndrom anderer Genese, z. B. im Rahmen von Hypophysenadenomen, Nebennierenadenomen oder iatrogenem Glukokortikoidexzess, unterschieden werden kann. Die metabolische Manifestation des ektopen ACTH-Syndroms wird bestimmt durch Flüssigkeitsretention und Hypertonus, Hyperkaliämie, metabolische Alkalose, Glukoseintoleranz und die relativ oft auftretende steroidbedingte Psychose. Patienten mit ektopem ACTH-Syndrom entwickeln häufig eine nur mäßig betonte Gewichtszunahme und eine zentripetale Fettumverteilung, möglicherweise weil die Einwirkung der exzessiven Steroidkonzentrationen relativ kurz ist und weil eine tumorbedingte Kachexie die Auffälligkeit der Gewichtszunahme und der Fettverteilung kupiert. Die häufig sehr hohen ACTH-Spiegel und das ebenfalls erhöhte melanozytenstimulierende Hormon (MSH), abgeleitet vom POMC-Vorläuferpeptid, verursachen häufig eine vermehrte Pigmentierung. Die ungewöhnlich hohen Spiegel von Glukokortikoiden bei Patienten mit ektopem ACTH können zu einer ausgeprägten Hautbrüchigkeit mit vermehrten Hämatomen führen. Ferner überfordern die hohen Kortisolspiegel häufig die renale 11β-Hydroxysteroid-Dehydrogenase Typ II, die normalerweise Kortisol inaktiviert und dessen Bindung an renale Mineralokortikoidrezeptoren verhindert. Daraus folgt, dass zusätzlich zur exzessiven Mineralokortikoidproduktion, die durch die ACTH-Stimulation der Nebennieren bedingt ist, hohe Spiegel von Kortison über den Mineralokortikoidrezeptor wirken und somit zur ernsthaften Hypokaliämie führen können.

Diagnostik

Die Diagnose des ektopen ACTH-Syndroms ist bei bekanntem Malignom nicht schwierig. Freie Kortisonspiegel im Urin fluktuieren erheblich und sind typischerweise größer als das Zwei- bis Vierfache des Normalwertes. Ferner ist der Plasma-ACTH-Spiegel in der Regel größer als 100 pg/ml (> 22 pmol/l). Ein erniedrigter ACTH-Spiegel schließt diese Diagnose aus und deutet auf eine ACTH-unabhängige Ursache des Cushing-Syndroms hin (z. B. adrenales oder exogenes Glukokortikoid). Im Gegensatz zu hypophysärem ACTH reagieren ektope Ursachen der ACTH-Überproduktion nicht auf eine Glukokortikoidsuppression. Dies bedeutet, hohe Dosen von Dexamethason (8 mg p. o.) supprimieren den Serumkortisolspiegel um 8:00 Uhr (50%iger Abfall des Durchschnittswertes) bei etwa 80 % der hypophysären ACTHproduzierenden Adenome, in etwa 90 % der Fälle jedoch nicht das ektope ACTH. Bronchiale und andere Karzinoide sind gut dokumentierte Ausnahmen von dieser Regel, da diese ektopen ACTH-Quellen Feedback-Regulationen unterworfen sind und somit nicht von hypophysären Adenomen unterschieden werden können. Dies gilt auch für die Suppression durch hohe Dosen von Dexamethason und die ACTH-Reagibilität auf die adrenale Blockade mit Metopiron (2–4 g/d, allerdings in Deutschland nur über die internationale Apotheke verfügbar). Falls notwendig, kann die Katheterisierung des petrosalen Sinus angewendet werden, um einen Patienten mit ACTH-abhängigem Cushing-Syndrom und unklarer Ursache der ACTH-Überproduktion zu diagnostizieren. Nach CRH-Stimulation deutet ein 3 : 1-Verhältnis von petrosinusalem, peripherem ACTH stark auf eine hypophysäre Herkunft des ACTH hin. Bildgebende Verfahren (Computertomografie oder Magnetresonanztomografie) sind ebenfalls hilfreich beim Nachweis von verdächtigen karzinoiden Läsionen, da durch eine Biopsie und Charakterisierung des hormonproduzierenden Gewebes mittels immunhistologischer Verfahren ein Aufschluss über die Herkunft des Hormons erhalten werden kann. Manche Quellen der ACTH-Produktion lassen sich, sofern verfügbar, mittels Positronen-Emissionstomografie oder Somatostatin-Rezeptor-Szintigrafie nachweisen.

Behandlung
CUSHING-SYNDROM BEI EKTOPER ACTH-PRODUKTION

Die mit einem ektopen ACTH-Syndrom verbundene Morbidität ist ausgeprägt. Die Patienten entwickeln aufgrund des extremen Kortisolexzesses eine Depression oder andere Persönlichkeitsveränderungen. Metabolische Entgleisungen, wie Diabetes mellitus und Hypokaliämie, können zu pathologischer Müdigkeit führen. Schlechte Wundheilung und eine Prädisposition für Infektionen tragen zur erhöhten Komplikationsrate bei chirurgischen Interventionen bei. Opportunistische Infektionen durch Erreger wie Pneumocystis jiroveci oder Mykosen können dem Tod der Patienten mit ektopem ACTH-Syndrom Vorschub leisten. Außerdem besteht bei diesen Patienten durch die Kombination aus dem Malignom und den veränderten Gerinnungsfaktorprofilen ein erhöhtes Risiko für venöse Thromboembolien. Abhängig von der Prognose und dem Behandlungsplan des verursachenden Malignoms sind Maßnahmen zur Verminderung der Kortisolspiegel indiziert. Eine Behandlung des Tumors kann die ACTH-Spiegel mindern, führt aber nur selten zu einer suffizienten Reduktion des Kortisols auf normale Spiegel. Eine Adrenalektomie ist für die meisten Patienten nicht angemessen und sollte nur während der Operation des Malignoms oder bei einem nicht resektablen Tumor mit insgesamt guter Prognose, wie beim Karzinoid, in Erwägung gezogen werden. Die medikamentöse Therapie mit Ketoconazol (2 × 300–600 mg/d p.o.), Metopiron (4 × 250–500 mg/d p.o.) oder Mitotan (o.p-DDD, 3–6 g/d p.o. in 4 Einzeldosen) können dazu beitragen, eine niedrige Kortisolproduktion zu sichern. Auch andere Substanzen, welche die Steroidsynthese hemmen oder blockieren, sollten in die praktische Strategie zur Behandlung des Hyperkortisolismus bei ektoper ACTH-Produktion einbezogen werden. Glukokortikoidersatz sollte erfolgen, um eine adrenale Insuffizienz zu verhindern (Kap. 54). Unglücklicherweise schreitet die Krankheit bei vielen Patienten trotz der medikamentösen Blockade fort.

TUMORINDUZIERTE HYPOGLYKÄMIE DURCH EXZESSIVE IGF-II-PRODUKTION

Mesenchymale Tumoren, Hämangioperizytome, hepatozelluläre Karzinome, adrenale Karzinome und eine Vielzahl anderer großer Tumoren können exzessive Mengen des Vorläuferpeptids des insulinähnlichen Wachstumsfaktors Type II (Insulin-like Growth Factor Type II, IGF-II) produzieren. Dieser bindet schwach an den Insulinrezeptor und entwickelt damit eine insulinähnliche Wirkung. Das IGF-II-Gen liegt an einem Locus auf Chromosom 11p15, das normalerweise deaktiviert oder „imprimiert“ ist (d. h., die Expression ist durch Methylierung der Cytosinreste der CpG-Inseln stromaufwärts abgeschaltet und kann unter pathologischen Bedingungen nur von einem Allel reaktiviert werden). Es gibt zunehmende Hinweise darauf, dass eine biallelische Expression des IGF-II-Gens in einer Gruppe von Tumoren möglich ist. Dies deutet auf einen Verlust der Methylierung und einen Verlust des „imprinting“ als Mechanismus der Genaktivitätssteuerung hin. Neben der erhöhten IGF-II-Produktion ist die IGF-II-Bioverfügbarkeit aufgrund komplexer Veränderungen der zirkulierenden Bindungshormone erhöht. Das erhöhte IGF-II erniedrigt das Wachstumshormon (GH) und Insulin, was wiederum zu reduziertem IGF-Bindungsprotein 3 (IGFBP-3), IGF-I und der azidlabilen Untergruppe ALS führt. Die Reduktion von ALS und IGFBP-3, die normalerweise das IGF-II sequestriert, verursacht einen kleinen zirkulierenden Komplex, der einen verstärkten Zugang zu Insulinzielgeweben hat. Aus diesem Grunde können die zirkulierenden IGF-II-Spiegel nur unwesentlich erhöht sein und trotzdem eine Hypoglykämie verursachen. Zusätzlich zur IGF-II-vermittelten Hypoglykämie können maligne Tumoren einen so großen Anteil der Leber einnehmen, sprich zerstören, dass die Glukoneogenese gehemmt wird.

In den meisten Fällen ist der die Hypoglykämie auslösende Tumor klinisch zu erkennen (meistens > 10 cm) und entsteht die Hypoglykämie bei Fasten. Die Diagnose wird aufgrund der niedrigen Serumglukose und der supprimierten Insulinspiegel in Verbindung mit dem Symptom Hypoglykämie gestellt. Serum-IGF-II-Spiegel müssen nicht erhöht sein, da die Assays für IGF-II häufig nicht die IGF-II-Vorläufermoleküle erkennen können. In den meisten Tumoren wird eine erhöhte IGF-II-mRNS-Expression gefunden. Daher sollten jegliche eine Hypoglykämie induzierenden Medikamente vermieden werden. Eine Behandlung des verursachenden Malignoms kann, wenn dies möglich ist, eine Reduktion der Prädisposition zu Hypoglykämie bewirken. Häufiges Essen und eine intravenöse Glukoseapplikation sind, insbesondere während der Schlaf- oder Fastenzeit, notwendig, um eine Hypoglykämie zu verhindern. Glukagon und Glukokortikoide sind ebenfalls angewendet worden, um die Glukoseproduktion zu erhöhen.

HUMANES CHORIOGONADOTROPIN (HCG)

hCG besteht aus einer α- und einer β-Untereinheit und kann als intaktes biologisch aktives Hormon oder als nicht verbundene biologisch inerte Untereinheiten produziert werden. Ektope Produktion von intaktem hCG wird am häufigsten in Verbindung mit testikulären embryonalen Tumoren, Keimzelltumoren und extragonadalen Germinomen, Bronchialkarzinomen, Hepatomen und pankreatischen Inseltumoren beobachtet. Eutope Produktion von hCG geschieht in trophoblastischen Malignomen. Besonders häufig ist die Produktion der hCG-α-Untereinheit in Bronchialkarzinomen und endokrinen Pankreastumoren. Bei Männern stimulieren hohe hCG-Spiegel die Steroidgenese und Aromataseaktivität in den testikulären Leydigzellen, was zu einer erhöhten Östrogenproduktion und der Entwicklung einer Gynäkomastie führt. Eine vorzeitige Pubertät bei Jungen oder eine Gynäkomastie bei älteren Männern sollte zu einer Messung des hCG veranlassen und den Verdacht auf Hodentumoren oder andere Ursachen einer ektopen hCG-Produktion lenken. Frauen sind meist asymptomatisch. HCG kann leicht mit sensitiven Immunradioassays gemessen werden. Die Behandlung sollte sich direkt gegen den malignen Tumor richten.

ONKOGENETISCHE OSTEOMALAZIE

Die hypophosphatämische onkogenetische Osteomalazie ist gekennzeichnet durch reduziertes Serumphosphor und renalen Phosphorverlust, der zu Muskelschwäche und Osteomalazie führt. Serumkalzium und PTH-Spiegel sind normal und 1,25-Dihydroxyvitamin D ist niedrig. Die onkogenetische Osteomalazie wird häufig durch benigne mesenchymale Tumoren verursacht, wie Hämangioperizytome, Fibrom oder Riesenzelltumoren, zumeist der skelettalen Extremitäten oder des Kopfes. Sie wurde ebenso in Sarkomen und bei Patienten mit Prostata- und Lungenkarzinomen beschrieben. Die Resektion der Tumoren beendet die Fehlsteuerung, womit die humorale Ursache bestätig wird. Der zirkulierende phosphaturische Faktor wird als Phosphatonin bezeichnet, ein Peptid, das die renale tubuläre Reabsorption von Phosphat und die renale Konversion von 25-Hydroxyvitamin D zu 1,25-Dihydroxyvitamin D hemmt. Phosphatonin ist identisch mit dem Fibroblastenwachstumsfaktor 23 (FGF23), der oft bei osteogenetischer Osteomalazie erhöht ist. FGF23 reduziert die renale Phosphatreabsorption, indem es mit dem Klotho-Protein und den renalen FGF-Rezeptoren einen Ternärkomplex bildet. Die Behandlung sollte zur Entfernung des Tumors führen, gefolgt von einer Supplementierung mit Phosphat und Vitamin D. Eine Octreotidbehandlung reduziert den Phosphatverlust bei einigen Patienten mit Tumoren, die den Somatostationrezeptor Subtyp 2 exprimieren. Ein Octreotid-Scan kann daher zum Nachweis dieser Tumoren hilfreich sein.

HÄMATOLOGISCHE SYNDROME

Erhöhte Zahlen von Granulozyten, Thrombozyten und Eosinophilen bei Patienten mit myeloproliferativem Syndrom werden durch die Proliferation von myeloiden Elementen bewirkt und weniger durch ein paraneoplastisches Syndrom. Die paraneoplastischen hämatologischen Syndrome bei Patienten mit soliden Tumoren sind weniger gut charakterisiert als die endokrinen Syndrome, weil die ektope Hormon- oder Zytokinproduktion in den meisten dieser Tumoren nicht identifiziert wurde (Tab. 55-2). Die Intensität des paraneoplastischen Syndroms verläuft parallel zum Krebsgeschehen.

Tabelle 55-2

PARANEOPLASTISCHE HÄMATOLOGISCHE SYNDROME

Syndrom	Protein	Typische assoziierte Malignome
Erythrozytose	Erythropoetin	Nierenzellkarzinom, Leberzellkarzinom, zerebelläres Hämangioblastom
Granulozytose	G-CSF, GM-CSF, IL-6	Bronchialkarzinom, gastrointestinale Tumoren, Ovarialkarzinom, Tumoren des Urogenitaltraktes, Hodgkin-Lymphom
Thrombozytose	IL-6	Bronchialkarzinom, gastrointestinale Tumoren, Mammakarzinom, Ovarialkarzinom, Lymphom
Eosinophilie	IL-5	Lymphom, Leukämie, Bronchialkarzinom
Thrombophlebitis	Unbekannt	Bronchialkarzinom, Pankreaskarzinom, Gastrointestinale Tumoren, Mammakarzinom, Tumoren des Urogenitaltraktes, Ovarialkarzinom, Prostatakarzinom, Lymphom

ERYTHROZYTOSE (POLYGLOBULIE)

Die ektope Produktion von Erythropoetin durch Krebszellen ist die häufigste Ursache für eine paraneoplastische Erythrozytose. Das ektope Erythropoetin stimuliert die Produktion von roten Blutzellen im Knochenmark und erhöht den Hämatokrit. Eine durch Tumorzellen stimulierte Produktion von Lymphokinen und Hormonen kann die Erythropoetinfreisetzung ebenfalls stimulieren. Allerdings wurde bisher nicht gezeigt, dass dieser Mechanismus in der Tat eine Erythrozytose hervorruft.

Die meisten Patienten mit Erythrozytose haben einen erhöhten Hämatokrit (> 52 % bei Männern und > 48 % bei Frauen), der durch Routineblutuntersuchungen entdeckt wird. Etwa 3 % der Patienten mit Nierenzellkarzinomen, 10 % der Patienten mit Hepatomen und 15 % der Patienten mit zerebellären Hämangioblastomen weisen eine Erythrozytose auf. In den meisten Fällen ist die Erythrozytose asymptomatisch.

Bei Patienten mit Erythrozytose aufgrund von Nierenzellkarzinomen, Hepatomen oder ZNS-Tumoren sollte eine Messung der roten Blutzellmasse erfolgen. Wenn die Masse der roten Blutzellen erhöht ist, sollte das Serumerythropoetin gemessen werden. Patienten mit einem entsprechenden Tumor, erhöhten Erythropoetinwerten und keinen anderen Erklärungsmöglichkeiten für eine Erythrozytose (wie einer Hämoglobinopathie mit erhöhter O_2-Affinität, Kap. 3) leiden an einem paraneoplastischen Syndrom.

Behandlung ERYTHROZYTOSE

Üblicherweise verschwindet die Erythrozytose, wenn der Tumor erfolgreich reseziert wurde. Falls der Tumor nicht chirurgisch entfernt oder effektiv mit einer Radiatio behandelt werden kann oder eine Chemotherapie erfolglos ist, kann eine Phlebotomie die Symptome der Erythrozytose kontrollieren bzw. verhindern.

GRANULOZYTOSE

Etwa 30 % der Patienten mit soliden Tumoren zeigen die Symptome einer Granulozytose (Granulozyten > 8000/µl). Bei etwa der Hälfte der Krebspatienten mit Granulozytose kann diese durch eine nicht paraneoplastische Ätiologie (Infektion, Tumornekrose, Glukokortikoidgabe etc.) erklärt werden. Die anderen Patienten zeigen Proteine im Urin und im Serum, die das Wachstum von Knochenmarkzellen stimulieren. Tumoren und Tumorzelllinien von Patienten mit Lungen-, Ovarien- und Harnblasenkarzinomen können den Granulocyte Colony-stimulating Factor (G-CSF), den Granulocyte-Macrophage Colony-stimulating Factor (GM-CSF) und/oder Interleukin 6 (IL-6) produzieren. Allerdings ist die Ätiologie der Granulozytose bei diesen Patienten zumeist nicht eindeutig zu klären.

Patienten mit Granulozytose sind meistens asymptomatisch und das Differenzialblutbild zeigt keine Veränderung in Richtung unreifer Formen von Neutrophilen. Eine Granulozytose wird bei 40 % der Patienten mit Lungen- und gastrointestinalen Malignomen, bei 20 % derjenigen mit Mammakarzinomen, 30 % der Patienten mit ZNS-Tumoren und Ovarialkarzinomen sowie bei 10 % der Patienten mit Nierenzellkarzinomen beobachtet. Patienten in einem fortgeschrittenen Stadium haben sehr viel häufiger eine Granulozytose als solche im frühen Stadium.

Die paraneoplastische Granulozytose erfordert keine Behandlung. Die Granulozytose wird normalisiert, wenn der verursachende Tumor erfolgreich behandelt wird.

THROMBOZYTOSE

Etwa 35 % der Patienten mit Thrombozytose (> 400.000/µl) leiden an einer malignen Erkrankung. IL-6, eine mögliche Ursache für die paraneoplastische Thrombozytose, stimuliert die Produktion von Blutplättchen in vitro und in vivo. Einige Patienten mit Krebs und Thrombozytose zeigten erhöhte IL-6-Spiegel im Plasma. Ein anderes Kandidatenmolekül ist Thrombopoetin, ein Peptidhormon, welches die Megakaryozytenproliferation und Plättchenproduktion stimuliert. Die genaue Ätiologie der Thrombozytose ist in den meisten Fällen allerdings nicht festzustellen.

Patienten mit Thrombozytose sind fast immer asymptomatisch. Thrombozytose ist nicht eindeutig verbunden mit einer erhöhten Thromboseneigung der Krebspatienten. Die Thrombozytose wird bei 40 % der Patienten mit Lungen- und gastrointestinalen Tumoren, 20 % der Patienten mit Mamma-, Endometrium- und Ovarialkarzinomen und 10 % der Patienten mit malignen Lymphomen beobachtet. Patienten mit Thrombozytose zeigen in der Regel ein fortgeschrittenes Stadium und haben eine schlechtere Prognose ohne Thrombozytose. Beim Ovarialkarzinom fördert IL-6 nachweislich direkt das Tumorwachstum. Die paraneoplastische Thrombozytose muss nicht behandelt werden, lediglich der auslösende Tumor.

EOSINOPHILIE

Eine Eosinophilie liegt bei etwa 1 % der Krebspatienten vor. Tumoren und Tumorzelllinien von Patienten mit Lymphomen oder Leukämien können IL-5 produzieren, welches das Wachstum der Eosinophilen stimuliert. Die Aktivierung der IL-5-Transkription in Lymphomen und Leukämien ist möglicherweise mit einer Translokation des langen Arms von Chromosom 5 verbunden, auf dem die Gene für IL-5 und andere Zytokine lokalisiert sind.

Patienten mit Eosinophilie sind typischerweise asymptomatisch. Eine Eosinophilie tritt bei 10 % der Patienten mit Lymphomen, 3 % der Patienten mit Bronchialkarzinomen sowie vereinzelt bei Patienten mit Zervix-, gastrointestinalen-, renalen oder Mammakarzinomen auf. Patienten mit einer massiven Eosinophilie (eosinophile Granulozyten > 3000–5000/µl) können Atemnot entwickeln. Eine Thorax-Röntgenaufnahme kann eine diffuse pulmonale Infiltration durch Eosinophile in der Lunge ergeben.

Behandlung
EOSINOPHILIE

Die Therapie sollte sich stets gegen den auslösenden Tumor richten. Die Tumoren sollten reseziert oder mittels Radiatio oder Chemotherapie behandelt werden. Die meisten Patienten, bei denen sich eine Kurzatmigkeit in Verbindung mit der Eosinophilie entwickelt, verbessern sich nach oraler Gabe oder Inhalation von Glukokortikoiden. Es gibt zwar IL-5-Antagonisten, sie wurden aber noch nicht für diese Indikation untersucht.

THROMBOPHLEBITIS

Tiefe Venenthrombosen und pulmonale Embolien sind die häufigsten thrombotischen Erscheinungen bei Krebspatienten. Eine migratorische oder rezidivierende Thrombophlebitis kann die Erstmanifestation einer malignen Erkrankung sein. Etwa 15 % der Patienten, die tiefe Venenthrombosen oder pulmonale Embolien entwickeln, leiden an einer Krebserkrankung (Kap. 23). Die Koexistenz peripherer venöser Thrombosen mit viszeralen Karzinomen, insbesondere Pankreaskarzinomen, wird als *Trousseau-Syndrom* bezeichnet.

Pathogenese

Krebspatienten sind für Thromboembolien prädisponiert, da sie häufig bettlägerig oder immobilisiert sind und die Tumoren zusätzlich den venösen Blutfluss durch Druck obstruieren können. Bei operierten Krebspatienten ist die postoperative tiefe Beinvenenthrombose doppelt so häufig. Chronische intravenöse Katheter können ebenfalls die Ursache für eine örtliche Blutgerinnung sein. Zusätzlich kann die Gerinnung durch die Freisetzung von Prokoagulatoren oder Zytokinen aus den Tumorzellen oder aus den assoziierten Entzündungszellen oder durch Plättchenadhäsion oder Plättchenaggregation hervorgerufen werden. Die Moleküle, welche das Risiko für eine Thromboembolie erhöhen, wurden bisher nicht identifiziert.

Zytostatika und insbesondere jene, die zu einem Endothelschaden führen, können ebenfalls eine venöse Thrombose auslösen. Das jährliche Risiko beträgt für Patienten mit einer Krebserkrankung, die eine Chemotherapie erhalten, etwa 11 % und ist damit sechsmal höher als in der Allgemeinbevölkerung. Erhöht ist das Risiko bei der Gabe von Bleomycin, L-Asparaginase, Thalidomidanaloga, cisplatinhaltigen Regimen sowie bei Gabe hoher Dosen von Busulfan und Carmustin.

Neben den sekundären Thrombosen, die durch die Krebserkrankung und ihre Behandlung entstehen, gibt es primäre thrombotische Erkrankungen, die mit malignen Läsionen assoziiert sind. So ist das Antiphospholipidantikörper-Syndrom mit zahlreichen pathologischen Erscheinungen verbunden. So haben etwa 20 % der Patienten mit dieser Erkrankung einen malignen Tumor und 35–40 % der Krebspatienten mit Antiphospholipidantikörper-Syndrom entwickeln eine Thrombose.

Klinisches Bild

Tumorpatienten mit tiefen Venenthrombosen entwickeln normalerweise Schwellungen oder Schmerzen im Bein. Die physikalische Untersuchung zeigt Schwellung, Überwärmung und Rötung. Patienten mit Lungenembolien entwickeln zumeist eine Dyspnoe, Brustschmerzen und Synkopen. Die körperliche Untersuchung zeigt eine Tachykardie, Zyanose und Hypotonie. Bei etwa 5 % der Patienten, die in ihrer Anamnese keine Krebserkrankung aufweisen, aber an einer tiefen Venenthrombose oder einer Lungenembolie leiden, wird innerhalb eines Jahres eine Krebsdiagnose gestellt. Die am häufigsten mit einer Thromboembolie verbundenen Krebsformen sind Lungen-, Pankreas-, Mamma- und Ovarialkarzinome sowie gastrointestinale und urogenitale Malignome, Lymphome und Hirntumoren. Krebspatienten, die sich einer chirurgischen Behandlung in Vollnarkose unterziehen müssen, entwickeln in 20–30 % eine venöse Thrombose.

Diagnostik

Die Diagnose einer tiefen Venenthrombose wird bei Krebspatienten mittels Impedanzphlebografie oder bilateraler Kompressionsultrasonografie der Wadenvenen gestellt. Patienten mit einem nicht komprimierbaren Venensegment leiden an einer tiefen Venenthrombose. Falls die Kompressionsultrasonografie keinen Befund zeigt und dennoch klinisch der Verdacht auf eine tiefe Venenthrombose vorliegt, sollte eine Venografie erfolgen, um luminale Füllungsdefekte auszuschließen. Bei Krebspatienten ist die Erhöhung des D-Dimers kein Zeichen für eine tiefe Venenthrombose, wie dies bei Patienten ohne Karzinome der Fall ist. Erhöhte Werte finden sich bei Patienten über 65 Jahre ohne Hinweise auf eine Thrombose und entstehen vermutlich durch vermehrte Thrombinablagerung und einen erhöhten Umsatz mit dem Alter.

Patienten mit den Symptomen und Zeichen einer Lungenembolie sollten mittels Thoraxradiografie, Elektrokardiogramm und arterieller Blutgasanalyse sowie einem Ventilations-Perfusions-Scan untersucht werden. Patienten mit segmentalen Perfusionsdefekten haben einen pulmonalen Embolus. Wird eine Verminderung der Ventilation und Perfusion gefunden, so sollten diese Patienten, wie oben beschrieben, auf tiefe Wadenvenenthrombosen untersucht werden. Falls eine tiefe Venenthrombose nachgewiesen wird, sollte eine antikoagulative Therapie eingeleitet werden. Falls eine tiefe Venenthrombose nicht nachweisbar ist, sollte eine Pulmonalisangiografie erwogen werden.

Wird bei Patienten ohne Krebsdiagnose initial eine Thrombophlebitis oder Lungenembolie gefunden, so ist außer einer sorgfältigen Anamnese und physikalischer Untersuchungen keine weitere Diagnostik notwendig. Vor dem Hintergrund der vielen verschiedenen Möglichkeiten ist eine Tumordiagnostik beim asymptomatischen Patienten nicht indiziert. Nur wenn das Gerinnsel auf die übliche Therapie nicht anspricht oder es an einer ungewöhnlichen Stelle gefunden wurde oder die Thrombophlebitis migriert oder rezidiviert, erscheint eine Diagnostik zum Nachweis eines möglicherweise vorhandenen Karzinoms indiziert.

Behandlung
THROMBOPHLEBITIS

Krebspatienten mit der Diagnose einer tiefen Venenthrombose oder einer Lungenembolie sollten zunächst zumindest für fünf Tage mit intravenösem, nicht fraktioniertem oder niedermolekularem Heparin behandelt werden. Nach ein bis zwei Tagen sollte zusätzlich Phenprocoumon gegeben werden. Die Phenprocoumondosis sollte so angepasst werden, dass die INR bei 2–3 liegt. Patienten mit proximalen tiefen Venenthrombosen und einer relativen Kontraindikation für eine Heparinantikoagulation (hämorrhagische Hirnmetastasen oder Perikarderguss) sollten für die Platzierung eines Filters in der Vena cava inferior (Greenfield-Filter) vorgesehen werden, um eine Lungenembolie zu verhindern. Phenprocoumon sollte drei bis sechs Monate lang gegeben werden. Eine Alternative ist die Gabe von niedermolekularem Heparin für sechs Monate. Bei Krebspatienten, die sich einem größeren chirurgischen Eingriff unterziehen müssen, sollte eine Heparinprophylaxe oder eine steuerbare pneumatische Kompression (aufblasbare Fuß-Unterschenkel-Oberschenkel-Manschette zur Simulierung der Muskelpumpe) in Erwägung gezogen werden. Mammakarzinompatientinnen mit Chemotherapie und Patienten mit implantierten Kathetern sollten ebenfalls eine Prophylaxe erhalten. Die Leitlinien empfehlen bei stationären Patienten mit Krebserkrankungen sowie bei Patienten, die ein Thalidomidanalogon erhalten, eine Prophylaxe mit einem niedermolekularen Heparin oder niedrig dosierter Acetylsalicylsäure. Eine routinemäßige Prophylaxe bei Chemotherapie wird kontrovers beurteilt und wird von der American Society of Clinical Oncology nicht empfohlen.

Neurologische paraneoplastische Syndrome werden in Kapitel 56 besprochen.

DANKSAGUNG

Die Autoren danken Bruce E. Johnson für seine Beiträge zu diesem Kapitel in früheren Auflagen.

WEITERFÜHRENDE LITERATUR

Bergman PJ: Paraneoplastic hypercalcemia. Top Companion Anim Med 27:156–8, 2012

Höftberger R et al: Update on neurological paraneoplastic syndromes. J Curr Opin Oncol 27:489–95, 2015

Kanaji N et al: Paraneoplastic syndromes associated with lung cancer. World J Clin Oncol 5:197–223, 2014

Pelosof LC, Gerber DE: Paraneoplastic syndromes: an approach to diagnosis and treatment. Mayo Clin Proc 85:838–54, 2010

Witek P et al: Ectopic Cushing's syndrome in light of modern diagnostic techniques and treatment options. Neuro Endocrinol Lett 36:201–8, 2015

KAPITEL 56

PARANEOPLASTISCHE NEUROLOGISCHE SYNDROME

Josep Dalmau ■ Myrna R. Rosenfeld

Für die deutsche Ausgabe Manfred Kaps und Franz Blaes

Paraneoplastische neurologische Syndrome (PNS) sind tumorassoziierte Syndrome, die jeden Bereich des Nervensystems betreffen können (Tab. 56-1). Sie werden durch andere Mechanismen als Metastasierung oder Komplikationen der Tumorerkrankung, wie Gerinnungsstörungen, Schlaganfall, metabolische oder Ernährungsstörungen, Infektionen oder Nebenwirkungen, verursacht. In etwa 60 % der Fälle geht das neurologische Syndrom dem Tumor voraus. Insgesamt lassen sich klinisch manifeste PNS bei 0,5–1 % aller Tumorpatienten nachweisen, sie treten jedoch bei 2–3 % der Neuroblastome und kleinzelligen Bronchialkarzinome (SCLC) sowie bei 30–50 % der Patienten mit Thymom oder sklerotischem Myelom auf.

Tabelle 56-1

PARANEOPLASTISCHE SYNDROME DES NERVENSYSTEMS

Klassische Syndrome, die häufig mit einem Tumor assoziiert sind	Atypische Syndrome, die mit und ohne Assoziation zu einem Tumor auftreten können
Enzephalomyelitis	Hirnstammenzephalitis
Limbische Enzephalitis	Stiff-person-Syndrom
Kleinhirndegeneration (Erwachsene)	Nekrotisierende Myelopathie
Opsoklonus-Myoklonus-Syndrom	Motoneuronerkrankungen
Subakute sensorische Neuronopathie	Guillain-Barré-Syndrom
Gastrointestinale Pseudoobstruktion	Subakute und chronische gemischte sensomotorische Neuropathien
Dermatomyositis (Erwachsene)	Neuropathie in Assoziation mit einer monoklonalen Gammopathie oder einem Lymphom
Lambert-Eaton-Syndrom	Vaskulitische Neuropathien
Karzinom- oder melanomassoziierte Retinopathie	Reine autonome Neuropathie
	Akute nekrotisierende Myopathie
	Polymyositis
	Vaskulitis des Muskels
	Neuropathie des N. opticus
	(BDUMP) Bilaterale diffuse uveale melanozytäre Proliferation

PATHOGENESE

Die meisten paraneoplastischen neurologischen Syndrome (PNS) entstehen durch eine kreuzreagierende Immunantwort, die durch die Expression von neuronalen Proteinen (onkoneuronale Proteine) durch den Tumor ausgelöst wird. Bei PNS des Zentralnervensystems wurden verschiedene autoantikörperassoziierte Immunreaktionen identifiziert (Tab. 56-2). Diese Antikörper reagieren üblicherweise mit dem Tumor des Patienten und ihr Nachweis in Serum und/oder Liquor weist üblicherweise auf das Vorliegen eines Tumors hin. Handelt es sich um intrazelluläre Antigene, finden sich bei den meisten PNS des Zentralnervensystems Infiltrate mit CD4-positiven oder CD8-positiven T-Zellen, eine Mikrogliaaktivierung, eine Gliose und neuronale Zelluntergänge verschiedener

Tabelle 56-2

ANTIKÖRPER GEGEN INTRAZELLULÄRE ANTIGENE, ASSOZIIERTE SYNDROME UND TUMOREN

Antikörper	Assoziiertes neurologisches Syndrom	Assoziierte Tumoren
Anti-Hu (ANNA1)	Enzephalomyelitis, subakute sensorische Neuronopathie	Kleinzelliges Bronchialkarzinom
Anti-Yo (PCA1)	Kleinhirndegeneration	Ovarial- und Mammakarzinom
Anti-Ri (ANNA2)	Kleinhirndegeneration, Opsoklonus-Myoklonus-Syndrom, Hirnstammenzephalitis	Mammakarzinom, gynäkologische Tumoren, kleinzelliges Bronchialkarzinom
Anti-Tr	Kleinhirndegeneration	Hodgkin-Lymphom
Anti-CRMP5 (CV2)	Enzephalomyelitis, Chorea, Neuritis n. optici, Uveitis, Polyneuropathie	Kleinzelliges Bronchialkarzinom, Thymome, andere Tumoren
Anti-Ma-Proteine	Limbische, hypothalamische oder Hirnstammenzephalitis	Hodentumoren (Ma2), andere Tumoren (Ma)
Anti-Amphiphysin	Stiff-person-Syndrom, Enzephalomyelitis	Mammakarzinom, kleinzelliges Bronchialkarzinom
Recoverin, bipolare Zellantikörper, andere Antikörper[a]	Karzinomassoziierte Retinopathie (CAR) Melanomassoziierte Retinopathie (MAR)	Kleinzelliges Bronchialkarzinom (CAR), Melanom (MAR)
Anti-GAD	Stiff-person-Syndrom, zerebelläre Syndrome, limbische Enzephalitis	Selten tumorassoziiert (Thymom)

[a] Es wurden viele weitere Zielantigene identifiziert.

Abkürzung: CRMP = Collapsing Response-Mediator Protein.

Ausprägung. Die infiltrierenden T-Zellen befinden sich oft in unmittelbarer Nähe zu degenerierten Neuronen, was einen direkten pathogenen Effekt der T-Zellen im Sinne einer T-Zell-vermittelten Zytotoxizität nahe legt. Demnach scheinen humorale und zelluläre Immunmechanismen an der Pathogenese der PNS beteiligt zu sein. In dieser komplexen Immunpathogenese könnte auch ein Grund für die Therapieresistenz der meisten dieser Syndrome liegen.

Im Gegensatz zu Erkrankungen, die auf einer Immunreaktion gegen intrazelluläre Antigene beruhen, sprechen Erkrankungen mit Antikörpern gegen Oberflächenantigene von Neuronen des ZNS oder Synapsen besser auf eine Immuntherapie an (Tab. 56-3, Abb. 56-1). Diese Erkrankungen treten mit und ohne Assoziation zu einer Krebserkrankung auf und betreffen auch Kinder und junge Erwachsene. Außerdem gibt es zunehmende Hinweise darauf, dass Antikörper der Auslöser sind.

Vermutlich sind noch weitere paraneoplastische neurologische Syndrome immunvermittelt, obwohl ihre Autoantigene bisher unbekannt sind. Dabei handelt es sich

Tabelle 56-3

ANTIKÖRPER GEGEN ANTIGENE DER ZELLOBERFLÄCHE UND DER SYNAPSE, ASSOZIIERTE SYNDROME UND TUMOREN

Antikörper	Assoziiertes neurologisches Syndrom	Tumoren, falls Assoziation vorhanden
Anti-AChR (Muskel)[a]	Myasthenia gravis	Thymom
Anti-AChR (neuronal)[a]	Autonome Neuropathie	Kleinzelliges Bronchialkarzinom
Anti-VGKC-Proteine (LGI1, Caspr2)	Neuromyotonie, limbische Enzephalitis	Thymom, kleinzelliges Bronchialkarzinom
Anti-VGCC[c]	Lambert-Eaton-Syndrom, Kleinhirndegeneration	Kleinzelliges Bronchialkarzinom
Anti-NMDAR[d]	Anti-NMDAR-Enzephalitis	Teratom bei jungen Frauen (bei Kindern und Männern Tumoren selten)
Anti-LGI1[c]	Limbische Enzephalitis, Hyponatriämie, faziobrachiale dystone Anfälle (FBDS)	Selten Thymom
Anti-Caspr2[c]	Morvan-Syndrom, Neuromyotonie	Thymom, Prostatakarzinom
Anti-$GABA_BR$[d]	Limbische Enzephalitis, Krampfanfälle	Kleinzelliges Bronchialkarzinom, neuroendokrine Tumoren
Anti-$GABA_AR$[d]	Enzephalitis mit ausgeprägten Krampfanfällen und Status epilepticus, seltener Osoklonus-Myoklonus-Syndrom und Stiff-person-Syndrom	Selten Thymom
Anti-AMPAR[d]	Rezidivierende limbische Enzephalitis	Kleinzelliges Bronchialkarzinom, Thymom, Mammakarzinom
Glycinrezeptor[d]	Enzephalomyelitis mit Rigidität, Stiff-person-Syndrom	Selten Thymom, Bronchialkarzinom
Anti-DPPX[d]	Agitiertheit, Myoklonus, Tremor, Krampfanfälle, Hyperekplexie, Enzephalomyelitis mit Rigor	Kein Karzinom, sondern oft Diarrhö oder Kachexie im Sinne einer Paraneoplasie

[a] Eine direkte Beteiligung der Antikörper an der Pathogenese ist gesichert.

[b] Anti-VGCC-Antikörper sind pathognomonisch für das LEMS.

[c] Früher als Voltage-gated-Potassium-Channel-Antikörper (VGKC-Antikörper) bezeichnet, derzeit zusammengefasst unter VGKC-Komplex-Proteinen. Wichtig ist, dass die Signifikanz der Antikörper gegen VGKC-Komplexproteine, abgesehen von LGI1 und Caspr2, unklar ist. (Die Antigene sind bekannt und das Ansprechen auf eine Immuntherapie variabel.)

[d] Bei diesen Antikörpern vermutet man, dass sie für die Entstehung von Erkrankungen verantwortlich sind.

Abkürzungen: AChr = Acetylcholinrezeptor; AMPAR = α-Amino-3-hydroxy-5-methylisoxazol-4-propionat-Rezeptor; Caspr2 = Contactin-associated Protein-like 2; DPPX = Dipeptidyl-peptidase-like-Protein-6; FBDS = faciobrachial dystonic seizures; $GABA_BR$ = γ-Aminobuttersäure-B-Rezeptor; GAD = Glutamatdecarboxylase; LEMS = myasthenes Lambert-Eaton-Syndrom; LGI1 = Leucine-rich Glioma-inactivated 1; NMDAR = N-Methyl-D-Aspartat-Rezeptor; VGCC = spannungsabhängiger Kalziumkanal; VGKC = spannungsabhängiger Kaliumkanal.

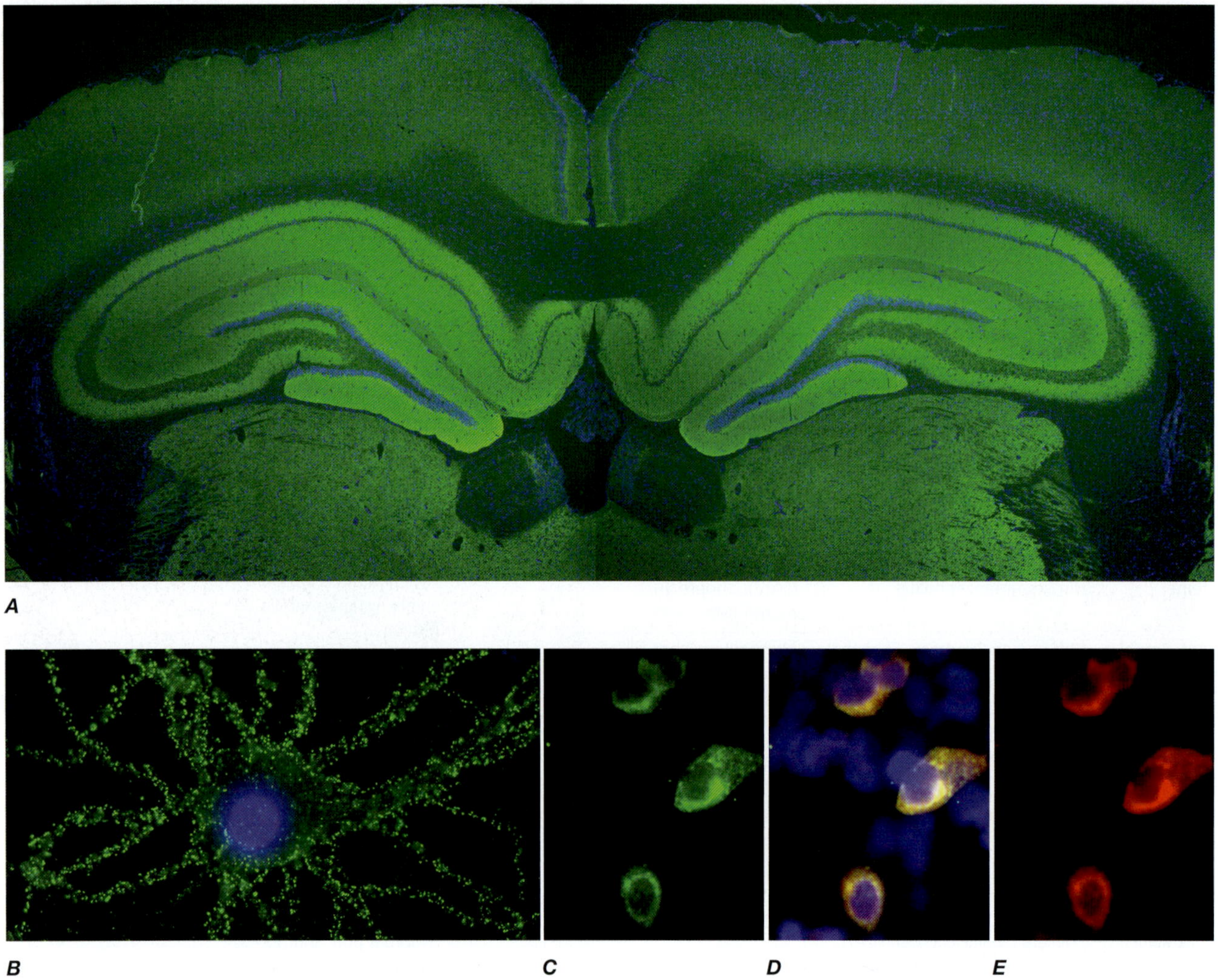

Abbildung 56-1 **Antikörper gegen die GluN1-Untereinheit des N-Methyl-D-Aspartat(NMDA)-Rezeptors bei einer Patientin mit Anti-NMDA-Rezeptor-Enzephalitis und Ovarialteratom.** ***(A)*** Koronarer Schnitt eines Rattengehirns, der mit den Antikörpern der Patientin immungefärbt wurde (grüne Fluoreszenz). Sehr starke Reaktivität im Hippocampus, der eine hohe Expression an NMDA-Rezeptoren hat. ***(B)*** Autoantikörperreaktivität mit primärkultivierten Hippokampusneuronen; die Autoantikörper gegen die GluN1-Untereinheit des NMDA-Rezeptors erzeugen eine intensive grüne Fluoreszenz. ***(C–E)*** Bilder von HEK-Zellen (einer menschlichen Nierenzelllinie), die für die Expression des NMDA-Rezeptors transfiziert wurden und mit den Antikörpern der Patientin ***(C)*** sowie mit einem monoklonalen Antikörper gegen NMDA-Rezeptoren ***(E)*** reagieren. Die Reaktivität der Antikörper der Patientin markiert nur die Zellen, die NMDA-Rezeptoren exprimieren ***(D)***. (*Aus: J Dalmau et al: Lancet Neurol 7:1091, 2008; mit frdl. Genehmigung.*)

um verschiedene entzündliche Muskelerkrankungen und Polyneuropathien. Außerdem lassen sich bei einem Teil der paraneoplastischen neurologischen Syndrome keine Autoantikörper nachweisen.

Für eine weitere Gruppe von paraneoplastischen neurologischen Syndromen ist die Ätiologie völlig unklar. Dazu gehören unter anderem verschiedene Polyneuropathien, die im Finalstadium einer Tumorerkrankung auftreten, und eine Reihe von Neuropathien, die mit Plasmazelldyskrasien oder Lymphomen einhergehen. Bei diesen finden sich keine inflammatorischen Infiltrate oder Ablagerungen von Immunglobulinen, Kryoglobulinen oder Amyloid.

Zugang zum Patienten PARANEOPLASTISCHE NEUROLOGISCHE SYNDROME

Für die Diagnose und die Behandlung von paraneoplastischen neurologischen Syndromen (PNS) sind drei Konzepte wesentlich. Erstens ist der Tumor zum Zeitpunkt des Auftretens des neurologischen Syndroms häufig noch nicht bekannt. Zweitens entwickelt sich das paraneoplastische Syndrom sehr schnell und führt oftmals in kurzer Zeit zu einem schweren neurologischen Defizit. Drittens gibt es Hinweise, dass eine schnelle Tumortherapie zu einer Stabilisierung oder Verbesserung des paraneoplastischen Syndroms führen kann. Daher ist die schnelle Diagnose eines paraneoplastischen Syndroms und damit die Identifizierung des Tumors die Hauptaufgabe des behandelnden Arztes.

PARANEOPLASTISCHE NEUROLOGISCHE SYNDROME DES ZENTRALNERVENSYSTEMS UND DER SPINALGANGLIEN Wenn die neurologischen Symptome Gehirn, Rückenmark und Spinalganglien betreffen, so ist der Verdacht auf das Vorliegen eines PNS meist auf einer Kombination aus klinischen, radiologischen und Liquorbefunden begründet. Der Nachweis antineuronaler Antikörper (Tab. 56-2) kann in der Diagnostik von paraneoplastischen neurologischen Syndromen hilfreich sein, allerdings gehen nur 60–70 % der paraneoplastischen Syndrome des ZNS und weniger als 20 % jener mit Beteiligung der peripheren Nerven mit nachweisbaren neuronalen oder neuromuskulären Antikörpern einher.

Die Magnetresonanztomografie (MRT) und eine Liquoruntersuchung sind notwendig, um nicht paraneoplastische, neurologische Komplikationen, insbesondere Metastasen oder eine Meningeosis carcinomatosa, auszuschließen. Bei den meisten PNS zeigt das MRT nur unspezifische Befunde. Die paraneoplastische limbische Enzephalitis, die zu Beginn einen durchaus unauffälligen MRT-Befund zeigen kann, führt oft zu typischen Veränderungen im mesialen Temporallappen, jedoch können ähnliche Befunde auch im Rahmen einer nicht paraneoplastischen autoimmunen limbischen Enzephalitis oder einer Herpesenzephalitis mit HHV-6 auftreten (Abb. 56-2). Das Liquorprofil von Patienten mit PNS des Zentralnervensystems und/oder der Spinalganglien zeigt typischerweise eine leichte bis mäßige Pleozytose (< 200 Lymphozyten/µl) und ein erhöhtes Gesamteiweiß. Weiterhin findet sich häufig eine intrathekale IgG-Synthese und oft sind oligoklonale Banden nachweisbar. Eine Biopsie des betroffenen Gewebes ist nicht nur technisch schwierig und obwohl damit einige andere Diagnosen ausgeschlossen werden können (z. B. Metastasen, Infektionen), gibt es keine spezifischen Befunde für ein paraneoplastisches neurologisches Syndrom. Außerdem existieren keine spezifischen radiologischen oder elektrophysiologischen Befunde zur Diagnose eines PNS.

PARANEOPLASTISCHE NEUROLOGISCHE SYNDROME VON NERV UND MUSKEL Wenn das paraneoplastische neurologische Syndrom den peripheren Nerv, die neuromuskuläre Synapse oder den Muskel betrifft, wird die Diagnose oft anhand einer Kombination aus klinischen, elektrophysiologischen und pathologischen Befunden gestellt. Die Anamnese, mögliche Begleitsymptome (z. B. Kachexie, Gewichtsverlust)

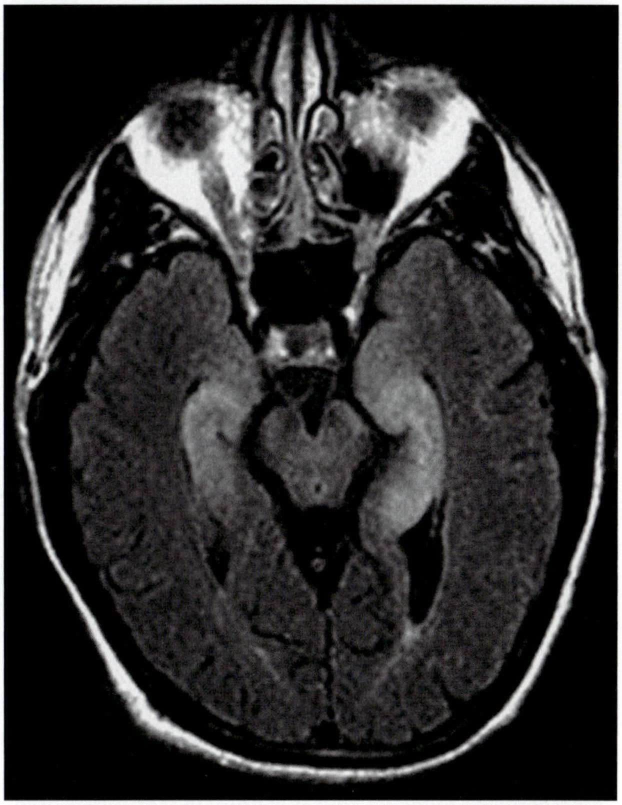

Abbildung 56-2 **MRT mit FLAIR-Sequenz eines Patienten mit limbischer Enzephalitis und Autoantikörpern gegen LGI1.** Abnorme Hyperintensität der mesialen Temporallappen beidseits.

und die Art des Syndroms bestimmen das Ausmaß der notwendigen Untersuchungen zum Auffinden des Tumors. So sollte die häufige Assoziation des Lambert-Eaton-Syndroms mit einem kleinzelligen Bronchialkarzinom zu einer Computertomografie von Thorax und Abdomen führen und bei negativem Befund gegebenenfalls durch eine Positronen-Emissionstomografie (PET) des gesamten Körpers ergänzt werden. Sind diese Untersuchungen negativ, sollte eine regelmäßige Tumorsuche über einen Zeitraum von 3 Jahren erfolgen. Im Gegensatz dazu ist bei der schwachen Assoziation zwischen Polymyositis und Tumorerkrankung der Sinn eines regelmäßigen Tumor-Screenings eher fraglich. Serum- und Urinimmunfixation sollten bei Polyneuropathien unklarer Ursache immer durchgeführt werden; der Nachweis einer monoklonalen Gammopathie weist auf die Notwendigkeit hin, ein B-Zell- oder Plasmazellmalignom auszuschließen. Bei paraneoplastischen Neuropathien sollten neben der Bestimmung von Anti-Hu, Anti-CRMP5 und Anti-ANNA3 auch ein immunhistochemisches Screening auf bisher nicht charakterisierte antineuronale Autoantikörper durchgeführt werden.

Für jede Art von paraneoplastischen neurologischen Syndromen hängt bei fehlendem Nachweis eines antineuronalen Antikörpers die Diagnose von der Detektion eines Tumors und dem Ausschluss anderer tumorassoziierter oder davon unabhängiger neurologischer Syndrome ab. Dabei deckt die PET-CT bei klassischen paraneoplastischen neurologischen Symptomen oft einen anders nicht nachweisbaren Tumor auf. Bei Keimzelltumoren der Hoden und Teratomen des Ovars können Tumoren, die mittels PET nicht erfasst werden, durch eine Sonografie oder eine Computertomografie (CT) oder Magnetresonanztomografie (MRT) von Abdomen und Becken entdeckt werden.

SPEZIFISCHE PARANEOPLASTISCHE SYNDROME

PARANEOPLASTISCHE ENZEPHALOMYELITIS UND FOKALE ENZEPHALITIS

Der Ausdruck Enzephalomyelitis beschreibt einen entzündlichen, multifokalen Prozess, der Kortex, Hirnstamm, Zerebellum und Rückenmark betreffen kann. Diese Enzephalomyelitis zeigt häufig eine Beteiligung der Spinalganglien oder ist mit autonomen Störungen assoziiert. Für jeden einzelnen Patienten ist die klinische Manifestation davon abhängig, welche Region (oder Regionen) des ZNS vorwiegend betroffen ist, die pathologische Untersuchung zeigt jedoch fast immer abnorme Befunde über die klinisch symptomatische Region hinausgehend. Folgende klinisch-pathologische Syndrome können alleine oder in Kombination auftreten: (1) eine *kortikale Enzephalitis,* die sich unter anderem als Epilepsia partialis continua äußern kann; (2) eine *limbische Enzephalitis,* die charakterisiert ist durch Verwirrtheit, Depression, Agitiertheit, Angststörungen, schwere Kurzzeitgedächtnisstörungen, komplex-fokale Anfälle und manchmal Demenz; die MRT zeigt im Anfangsstadium oft keinen pathologischen Befund, später finden sich ein- oder beidseitige Auffälligkeiten im mesialen Temporallappen, die am besten in der T2-Wichtung oder in FLAIR-Sequenzen erkannt werden können; (3) eine *Hirnstammenzephalitis,* die sich in Augenbewegungsstörungen (Nystagmus, Opsoklonus, supranukleäre oder nukleäre Blickparesen), Hirnnervenausfällen, Dysarthrie, Dysphagie oder zentralen autonomen Störungen äußern kann; (4) *zerebelläre Rumpf- und Extremitätenataxie;* (5) *Myelitis,* die sich als Querschnittsyndrom oder ähnlich einer Motoneuronerkrankung äußern und mit Myoklonien, Muskelrigidität und Spastik einhergehen kann und (6) *autonome Störungen,* die auf jeder Höhe des autonomen Nervensystems (siehe unten, Paraneoplastische periphere Neuropathien). Arrhythmien, orthostatische Hypotonie und zentrale Hypoventilation sind häufige Todesursachen von Patienten mit Enzephalomyelitis.

Paraneoplastische Enzephalomyelitiden und fokale Enzephalitiden sind meist mit kleinzelligen Bronchialkarzinomen (SCLC) assoziiert, jedoch wurde auch eine Reihe anderer Tumoren beschrieben. Bei Patienten mit SCLC und diesen Syndromen findet sich am häufigsten ein Anti-Hu-Antikörper in Serum und Liquor. Etwas seltener findet sich Anti-CRMP5, diese Patienten entwickeln häufig choreaähnliche Syndrome, eine Uveitis oder eine Neuritis n. optici. Antikörper gegen Ma-Proteine sind mit limbischen oder Hirnstammenzephalitiden oder mit hypothalamischen Dysfunktionen assoziiert, selten mit zerebellären Symptomen (Abb. 56-3); daneben wurden Hypersomnien, Kataplexie und schwere Hypokinesien beobachtet. Im Rahmen der Ma-assoziierten PNS findet man häufig auffällige MRT-Befunde, insbesondere bei limbischer Enzephalitis oder Beteiligung des Hypothalamus, der Basalganglien und des Hirnstammes. Die Tumorassoziationen dieser Antikörper sind in Tabelle 56-2 gezeigt.

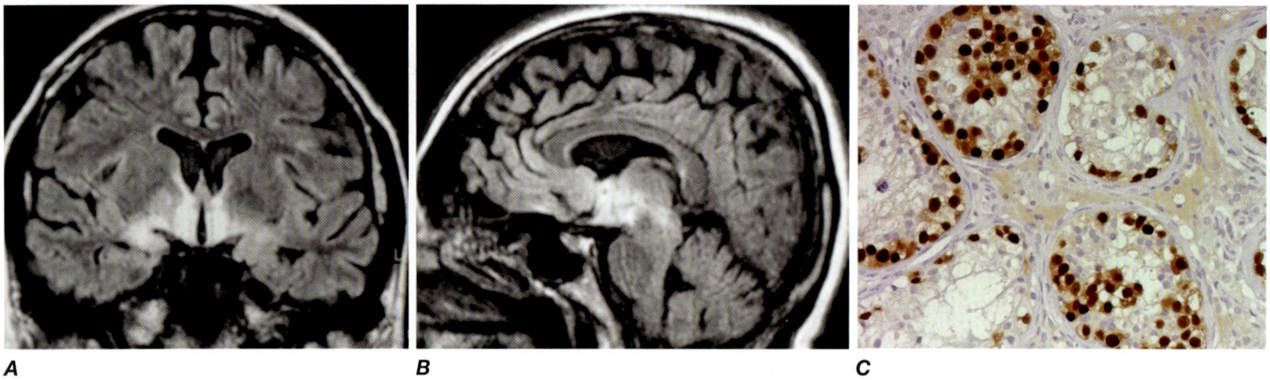

A *B* *C*

Abbildung 56-3 MRT und Tumor eines Patienten mit Anti-Ma2-assoziierter Enzephalitis. Bilder *A* und ***B*** zeigen FLAIR-Sequenzen mit Hyperintensitäten in den medialen Temporallappen, dem Hypothalamus und dem oberen Hirnstamm. **Bild *C*** zeigt einen Schnitt durch den Hoden des Patienten, spezifisch gefärbt mit dem Keimzell-Tumormarker Oct4. Die positiven (braunen) Zellen korrespondieren mit einem intratubulären Keimzelltumor.

Behandlung
ENZEPHALOMYELITIS UND FOKALE ENZEPHALITIS

Die meisten Enzephalitiden und Enzephalomyelitiden sind relativ therapieresistent. Vereinzelt bessern oder stabilisieren sich die neurologischen Symptome, insbesondere bei gutem Ansprechen auf die Tumortherapie. Kontrollierte Therapiestudien fehlen, aber viele Experten empfehlen die initiale Gabe von Glukokortikoiden. Bei ausbleibendem Ansprechen nach mehreren Tagen kann auch eine Therapie mit intravenösen Immunglobulinen oder ein Plasmaaustausch durchgeführt werden und dann eine Immunsuppression mit Rituximab oder Cyclophosphamid. Etwa 30 % der Patienten mit Anti-Ma2-assoziierter Enzephalitis sprechen auf eine Therapie des Tumors (meist ein Keimzelltumor des Hodens) und eine Immuntherapie an.

ENZEPHALITIS MIT ANTIKÖRPERN GEGEN PROTEINE DER ZELLOBERFLÄCHE ODER DER SYNAPSE

(Tab. 56-3)

Diese Erkrankungen spielen aus drei Gründen eine wichtige Rolle: (1) Sie können mit oder ohne Assoziation zu einem Tumor auftreten; (2) manche Syndrome treten vor allem bei jungen Patienten und bei Kindern auf; und (3) trotz der schweren Symptome sprechen die Patienten normalerweise gut auf eine Tumortherapie und ein Immuntherapie (Glukokortikoide, Plasmaaustausch, intravenöses Immunglobulin, Rituximab oder Cyclophosphamid) an.

Eine *Enzephalitis mit Antikörpern gegen N-Methyl-D-Aspartat(NMDA)-Rezeptor-Antikörper* (Abb. 56-1) tritt normalerweise bei jungen weiblichen Patienten und Kindern auf, kann aber auch Männer und ältere Patienten betreffen. Die Erkrankung manifestiert sich mit einem charakteristischen progredienten Verlauf. Sie beginnt mit einem Prodromalsyndrom, das den Symptomen einer Virusinfektion ähnelt, und nach einigen Tagen kommt es schließlich zu schweren psychiatrischen Symptomen, einer Gedächtnisschwäche, Krampfanfällen, später zu einer Bewusstseinstrübung, einer Bewegungsstörung (orofazial, Extremitäten und Rumpf, Dyskinesien, Dystonie), einer autonomen Instabilität und häufig einer Hypoventilation. Bei 4 % der Patienten treten monosymptomatische Episoden, wie eine reine Psychose, auf. Klinische Rezidive finden sich bei 12–24 % der Patienten (12 % in den ersten 2 Jahren nach den ersten Symptomen). Die meisten Patienten bilden intrathekal Antikörper, vermutlich durch in das Gehirn und die Hirnhäute eindringende Plasmazellen (Abb. 56-4A). Das Syndrom wird oft als virale oder idiopathische Enzephalitis, malignes neuroleptisches Syndrom oder Enzephalitis lethargica fehldiagnostiziert und viele Patienten werden mit Verdacht auf eine akute Psychose dem Psychiater vorgestellt. Das Vorhandensein eines assoziierten Ovarialteratoms hängt vom Alter der Patientin ab: Bei 46 % der Frauen, die mindestens 12 Jahre alt sind, finden sich uni- oder bilaterale Ovarialteratome im Gegensatz zu weniger als 7 % der Mädchen unter 12 Jahren (Abb. 56-4B). Bei männ-

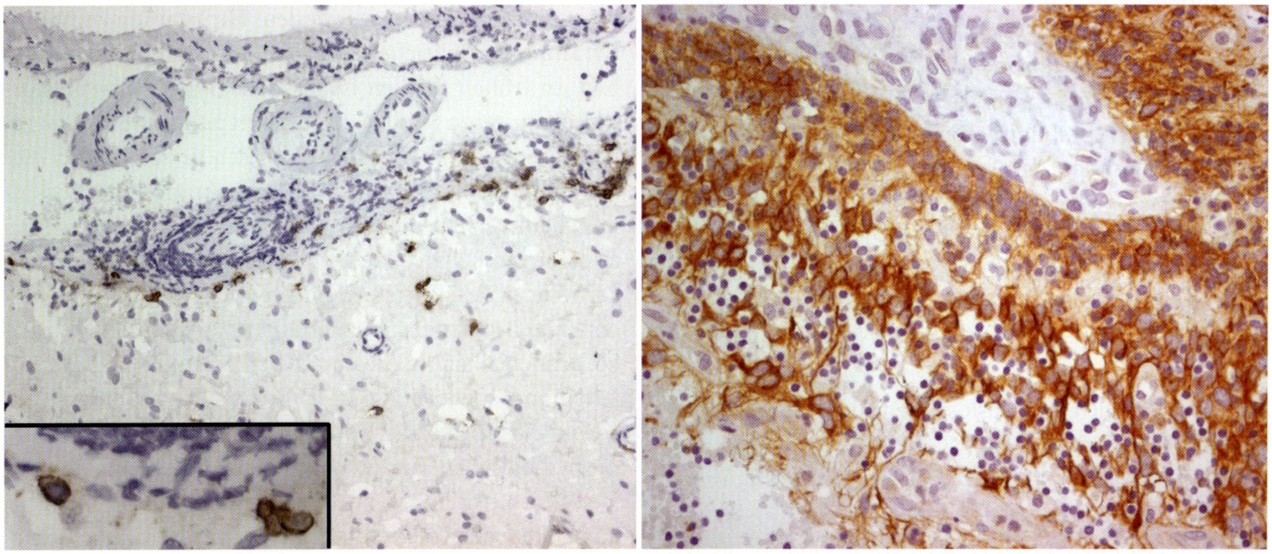

A *B*

Abbildung 56-4 Pathologische Befunde bei der Anti-N-Methyl-d-Aspartat(NMDA)-Rezeptor-Enzephalitis. Plasmazellinfiltrate (braune Zellen; Anfärbung von CD138) in den Meningen und dem Gehirn eines Patienten ***(A)***; das kleine Bild ist eine Vergrößerung einiger Plasmazellen. ***(B)*** Neurone und neuronale Fortsätze im Teratom eines Patienten (braune Zellen, Anfärbung auf MAP2). Diese Neurone exprimieren NMDA-Rezeptoren (nicht gezeigt). *(Aus: E Martinez-Hernandez et al: Neurology 77:589, 2011, mit frdl. Genehmigung.)*

lichen Patienten sind Tumoren selten. Patienten über 45 Jahre sind häufiger männlich; etwa 20 % dieser Patienten weisen Tumoren auf (z. B. Mammakarzinom, Ovarialkarzinom oder Bronchialkarzinom).

Die *Enzephalitis mit Leucine-rich Glioma-inactivated-1 (LGI1)-Antikörpern* betrifft überwiegend Patienten über 50 Jahre (65 % Männer) und geht oft mit Gedächtnisstörungen und Krampfanfällen (limbische Enzephalopathie) sowie mit einer Hyponatriämie und Schlafstörungen einher. Bei einem Teil der Patienten gehen der Enzephalitis Myoklonus-ähnliche Bewegungen, so genannte faziobrachiale dystone oder tonische Anfälle, voraus oder sie wird von ihnen begleitet. Bei weniger als 10 % der Patienten findet sich ein Thymom.

Die *Enzephalitis mit Contactin-associated-Protein-like-2(Caspr2)-Antikörpern* überwiegt bei Patienten über 50 Jahre und geht mit dem Morvan-Syndrom einher (Enzephalitis, Schlaflosigkeit, Verwirrtheit, Halluzinationen, autonome Dysfunktion und Neuromyotonie) sowie seltener mit einer limbischen Enzephalitis, einer Neuromyotonie und neuropathischen Schmerzen. Bei 30–40 % der Patienten findet sich ein Thymom.

Eine *Enzephalitis mit Antikörpern gegen γ-Aminobuttersäure-Typ-B($GABA_B$)-Rezeptoren* manifestiert sich meist als limbische Enzephalitis und mit Krampfanfällen. Selten entwickeln die Patienten Kleinhirnsymptome und einen Opsoklonus. 50 % der Patienten haben ein kleinzelliges Bronchialkarzinom oder einen neuroendokrinen Lungentumor. Die Patienten können zusätzlich Antikörper gegen die Glutaminsäure-Decarboxylase (GAD) aufweisen, deren Bedeutung unklar ist. Bei vielen Patienten findet man, ebenso wie bei Patienten mit AMPA-Rezeptor-Antikörpern, weitere Antikörper gegen nicht neuronale Proteine, was für eine generelle Neigung zu Autoimmunerkrankungen spricht.

Die Enzephalitis mit $GABA_A$-Rezeptor-Antikörpern betrifft Kinder und junge Erwachsene. Es finden sich meist hohe Antikörpertiter in Liquor und Serum, klinisch treten Krampfanfälle und ein Status epilepticus auf, sodass oft ein medikamentös induziertes Koma erforderlich ist. Niedrigere Serumtiter finden sich oft bei anderen Autoimmunsyndromen. Hier ist das Spektrum der Symptome breiter mit Enzephalitis, Krampfanfällen, Opsoklonus oder Stiff-person-Syndrom. Bei den meisten Patienten findet sich kein auslösender Tumor, obwohl einige ein Thymom aufweisen.

Eine *Enzephalitis mit Antikörpern gegen den α-Amino-3-hydroxy-5-methylisoxazol-4-propionat(AMPA)-Rezeptor* betrifft meist Frauen mittleren Alters, die eine akute limbische Dysfunktion oder seltener psychiatrische Symptome entwickeln. Bei 70 % der Patienten findet sich als Ursache ein Tumor der Lunge, der Mammae oder des Thymus. Die neurologische Symptomatik spricht gut auf eine Tumorbehandlung und eine Immuntherapie an. Eine erneute Verschlechterung der neurologischen Symptomatik kommt mitunter vor und ist nicht zwingend Zeichen eines Tumorrezidivs.

Eine *Enzephalitis mit Antikörpern gegen den Glycinrezeptor (GlyR)* wurde bei Erwachsenen mit progredienter Enzephalomyelitis mit Rigor und Myoklonus (PERM) und Symptomen des Stiff-person-Spektrums (mit oder ohne GAD-Antikörper) beschrieben. Die Krankheit ist meist nicht tumorassoziiert, obwohl manche Patienten Lungenkrebs, ein Thymom oder ein Hodgkin-Lymphom haben.

Die *Enzephalitis mit Antikörpern gegen Dipeptidyl-peptidase-like Protein-6 (oder DPPX)* führt zu zerebralen Symptomen, wie Übererregbarkeit mit Agitiertheit, Halluzinationen, Wahnvorstellungen, Tremor, Myoklonus, Nystagmus, Krampfanfällen sowie gelegentlich Hyperekplexie. Manche der Patienten entwickeln eine progrediente Enzephalomyelitis mit Rigor und Myoklonus. Diarrhöen, andere gastrointestinale Symptome und ein erheblicher Gewichtsverlust lenken den Verdacht oft auf einen zugrunde liegenden Tumor, bislang wurde jedoch noch keiner identifiziert. Diese Enzephalitisform spricht auf eine Immuntherapie an.

PARANEOPLASTISCHE KLEINHIRN-DEGENERATION

Diesem Syndrom geht häufig ein Prodromalstadium mit Schwindel, Oszillopsien, Doppelbildern, Übelkeit und Erbrechen voraus. Einige Tage oder Wochen später entwickeln sich dann Dysarthrie, eine schwere Rumpf- und Extremitätenataxie und manchmal eine Dysphagie. Die neurologische Untersuchung zeigt üblicherweise einen Nystagmus oder sehr selten opsoklonusähnliche Augenbewegungen. Vereinzelt werden Hirnstammsymptome, Pyramidenbahnzeichen oder milde Neuropathien gesehen. In frühen Stadien ist die MRT typischerweise normal, in späteren Stadien zeigt sich typischerweise eine zerebelläre Atrophie. Histopathologisch findet sich bei dieser Erkrankung eine extensive Degeneration der Purkinje-Zellen, verschiedentlich konnte auch eine Beteiligung anderer zerebellärer Neurone oder der tiefen Kleinhirnkerne oder des Tractus spinocerebellaris beobachtet werden. Die häufigsten assoziierten Tumoren sind kleinzellige Bronchialkarzinome (SCLC), Mamma- und Ovarialkarzinome sowie Hodgkin-Lymphome.

Anti-Yo-Antikörper bei Patienten mit Mamma- oder gynäkologischen Tumoren und Anti-Tr bei Patienten mit Hodgkin-Lymphom sind typische Immunreaktionen bei ausschließlicher oder vorwiegender zerebellärer Degeneration. Bei einigen Patienten mit SCLC und Kleinhirnstörungen finden sich Autoantikörper gegen den präsynaptischen P/Q-Typ-Kalziumkanal (Anti-VGCC), obwohl nur ein Teil dieser Patienten ein Lambert-Eaton-Syndrom (LEMS) entwickelt. Eine in ihrer Ausprägung variable zerebelläre Dysfunktion kann bei fast allen autoantikörperassoziierten PNS des Zentralnervensystems auftreten (Tab. 56-2).

Eine Reihe von Einzelfallberichten beschreibt eine Verbesserung der neurologischen Symptome nach Tumortherapie, Plasmaphesere, intravenösen Immunglobulinen, Cyclophosphamid, Rituximab oder Glukokortikoiden. Die meisten Patienten mit paraneoplastischer Kleinhirndegeneration bessern sich jedoch nicht unter der Therapie.

PARANEOPLASTISCHES OPSOKLONUS-MYOKLONUS-SYNDROM (OMS)

Opsoklonus ist eine Störung der Augenbewegungen, charakterisiert durch unbeeinflussbare, oszillierende Sakkaden in alle Blickrichtungen; diese Störung ist häufig kombiniert mit Ataxie und Myoklonien. Die Erkrankung ist nur in einem Teil der Fälle tumorassoziiert. Wenn eine paraneoplastische Form vorliegt, ist der zugrunde liegende Tumor bei Erwachsenen meist ein Lungentumor oder Mammakarzinom, bei Kindern fast ausschließlich ein Neuroblastom und bei jugendlichen und jungen Frauen ein Ovarialteratom. Die pathologische Grundlage der Entstehung eines Opsoklonus ist unklar, wobei Untersuchungen auf eine Enthemmung im Nucleus fastigii des Kleinhirns schließen lassen. Die Mehrheit der adulten Patienten mit diesem Syndrom hat keine antineuronalen Autoantikörper, bei einer kleinen Gruppe von Patienten, meist mit Mamma- oder Ovarialkarzinom, findet sich ein Anti-Ri-Antikörper. Diese Patienten zeigen meist Opsoklonus, Ataxie und andere Augenbewegungsstörungen, selten Muskelrigidität, Larynxspasmen, autonome Störungen und Demenz. Am häufigsten führen Mamma- und Ovarialkarzinome zu Anti-Ri-assoziierten Syndromen. Wenn beim paraneoplastischen Opsoklonus-Myoklonus-Syndrom des Erwachsenen keine erfolgreiche Tumortherapie durchgeführt wird, schreiten die neurologischen Symptome oft bis zur tödlich verlaufenden Enzephalomyelitis mit Koma fort. Zusätzlich zur Tumortherapie können die Symptome auf Glukokortikoide, Plasmapherese oder intravenöse Immunglobuline ansprechen.

Mindestens 50 % der Kinder mit Opsoklonus-Myoklonus-Syndrom haben ein zugrunde liegendes Neuroblastom. Muskelhypotonie, Ataxie, Verhaltensauffälligkeiten und eine starke Reizbarkeit sind häufige Begleitsymptome. Viele dieser Patienten haben Autoantikörper gegen bisher nicht identifizierte neuronale Oberflächenantigene. Die neurologischen Symptome bessern sich oft mit der Therapie des Tumors sowie durch Glukokortikoide, Plasmapherese, Cyclophosphamid, intravenöse Immunglobuline und vor allem Rituximab. Viele Kinder behalten dauerhaft eine psychomotorische Retardierung, Verhaltens- und Schlafstörungen.

PARANEOPLASTISCHE ERKRANKUNGEN DES RÜCKENMARKS

Die Anzahl der Berichte über paraneoplastische Rückenmarksyndrome, wie eine *subakute motorische Neuronopathie* oder eine *akute nekrotisierende Myelopathie,* hat in den letzten Jahren offensichtlich abgenommen. Dies mag auf eine wirkliche Abnahme der Inzidenz durch verbesserte und frühe onkologische Intervention zurückzuführen sein, könnte jedoch auch die Identifizierung nicht paraneoplastischer Ursachen dieser Syndrome widerspiegeln. Einige Tumorpatienten entwickeln eine *Dysfunktion des ersten oder zweiten motorischen Neurons oder von beiden,* ähnlich einer amyotrophen Lateralsklerose (ALS). Dabei ist nicht klar, ob es sich um ein wirkliches paraneoplastisches Syndrom oder um eine Koinzidenz von amyotropher Lateralsklerose und Tumorerkrankung handelt. Es existieren auch vereinzelte Berichte über Tumorpatienten, deren Motoneuronsyndrom sich unter Tumortherapie gebessert hat. Eine Suche nach einem Lymphom sollte daher erfolgen, wenn sich bei einem Patienten mit rasch progredienter Motoneuronerkrankung ein monoklonales Immunglobulin in Serum oder Liqour nachweisen lässt.

Paraneoplastische Myelitiden können sich durch Motoneuronsyndrome, segmentale Myoklonien oder eine Para- bzw. Tetraspastik äußern, meist wird jedoch ein Querschnittsyndrom beobachtet. Diese Syndrome können auch erstes Symptom einer paraneoplastischen Enzephalomyelitis sein. Selten kann eine paraneoplastische Neuromyelitis optica (NMO) mit Aquaporin-4-Antikörpern auftreten.

PARANEOPLASTISCHES STIFF-PERSON-SYNDROM

Diese Erkrankung ist charakterisiert durch progressive Muskelrigidität, Steifigkeit und schmerzhafte Spasmen, die durch auditorische, sensorische oder emotionale Stimuli getriggert werden. Die Rigidität betrifft meist die untere Rumpfmuskulatur und die Beine, kann aber bis zu den Armen und der Halsmuskulatur aufsteigen. Gelegentlich ist nur eine Extremität betroffen *(Stiff-limb-Syndrom).* Die Symptome bessern sich im Schlaf und unter Allgemeinanästhesie. Elektromyografische Untersuchungen zeigen eine kontinuierliche Aktivität motorischer Einheiten. Autoantikörper, die mit dem Stiff-person-Syndrom assoziiert sind (Anti-Glutamatdecarboxylase [Anti-GAD] und Anti-Amphiphysin), richten sich gegen Proteine, die in die Funktion inhibitorischer, GABAerger oder glycinerger Synapsen involviert sind. Anti-Amphiphysin-assoziierte paraneoplastische Stiff-person-Syndrome sind häufig mit kleinzelligen Bronchialkarzinomen und Mammakarzinomen assoziiert. Im Gegensatz dazu sind zwar vereinzelt Anti-GAD-Antikörper bei Tumorpatienten beschrieben, finden sich aber wesentlich häufiger beim nicht paraneoplastischen Stiff-person-Syndrom. Bei manchen Patienten mit dem Stiff-person-Syndrom treten GlyR-Antikörper auf, die sich auch bei Patienten mit PERM finden.

Die Behandlung der paraneoplastischen Form beinhaltet die Therapie des zugrunde liegenden Tumors, Glukokortikoide und eine symptomatische Behandlung, welche die GABAerge Übertragung verbessert (z. B. Benzodiazepine, Baclofen, Valproinsäure, Tiagabin oder Vigabatrin). Bei manchen Patienten sind vorübergehend intravenöse Immunglobuline und Plasmaaustausch effektiv.

PARANEOPLASTISCHE SENSORISCHE NEURONOPATHIE

Dieses Syndrom ist gekennzeichnet durch symmetrische oder asymmetrische sensorische Defizite, schmerzhafte Dysästhesien, radikulär anmutende Schmerzen und abgeschwächte oder erloschene Muskeleigenreflexe. Alle sensiblen Modalitäten und jeder Teil des Körpers einschließlich Kopf und Rumpf können betroffen sein. Auch Geschmacks- und Geruchssinn können in den Krankheitsprozess einbezogen sein. Die elektrophysiologische Untersuchung zeigt amplitudengeminderte oder fehlende sensorische Nervenaktionspotenziale mit normalen oder nur leicht verminderten motorischen Nervenleitungsgeschwindigkeiten. Pathologisch liegt dieser Erkrankung ein entzündlicher, am ehesten immunvermittelter Prozess zugrunde, der mit einem Neuronenverlust in den Spinalganglien und sekundärer Degeneration der Hinterstränge im Rückenmark einhergeht. Die Hinterwurzeln und seltener auch Vorderwurzeln und periphere Nerven können ebenfalls einbezogen sein. Die Erkrankung geht häufig einer paraneoplastischen Enzephalomyelitis voraus, kann mit autonomen Dysfunktionen assoziiert sein und hat die gleichen immunologischen und onkologischen Assoziationen (z. B. Anti-Hu-Antikörper beim SCLC).

Ebenso wie die paraneoplastische Enzephalomyelitis besteht die Therapie vor allem in der Therapie des Tumors. Glukokortikoide führten lediglich in Einzelfällen zu einer Stabilisierung oder einer Verbesserung, der Nutzen von intravenösen Immunglobulinen oder Plasmapherese ist nicht belegt.

PARANEOPLASTISCHE NEUROPATHIEN

Diese Erkrankungen können sich zu jeder Zeit im Verlauf der Tumorerkrankung entwickeln. Neuropathien, die sich im Endstadium einer Tumor- oder Lymphomerkrankung entwickeln, erzeugen meist leichte bis mäßige sensomotorische Defizite, es liegt meist eine axonale Schädigung unklarer Ätiologie vor. Diese Neuropathien werden oft durch die zusätzlichen zytotoxischen Nebenwirkungen der Chemotherapie oder anderer Tumortherapien überdeckt. Im Gegensatz dazu zeigen Neuropathien, die sich im Frühstadium einer Tumorerkrankung manifestieren, häufiger einen schnelleren, vereinzelt auch einen schubfömigen Verlauf. In histopathologischen Studien finden sich entzündliche Infiltrate und axonale oder demyelinisierende Schädigungen. Wenn eine vorwiegend demyelinisierende Form vorliegt, können Verbesserungen durch eine Therapie mit Glukokortikoiden oder intravenösen Immunglobulinen erreicht werden. Diese Neuropathien sind üblicherweise nicht assoziiert mit antineuronalen Autoantikörpern. Vereinzelt können Anti-CV2/CRMP5-Antikörper gefunden werden; der Nachweis eines Anti-Hu-Antikörpers weist auf eine begleitende sensorische Neuronopathie hin.

Das *Guillain-Barré-Syndrom* und die *Armplexusneuritis* sind bei Lymphomen beschrieben, die paraneoplastische Genese ist jedoch unklar.

Maligne monoklonale Gammopathien beinhalten (1) das multiple Myelom (Plasmozytom) und das sklerotische Myelom mit IgA- oder IgG-monoklonalen Immunglobulinen und (2) Waldenström-Krankheit, B-Zell-Lymphome sowie die chronische lymphatische Leukämie jeweils mit einem IgM-Paraprotein. Diese Erkrankungen können auf verschiedene Weise Polyneuropathien auslösen: durch Kompression von Wurzeln oder Plexus durch spinale oder pelvine Metastasierung, durch Ablagerung von Amyloid in periphere Nerven und andere paraneoplastische Mechanismen. Die eigentlichen paraneoplastischen Formen sind durch bestimmte klinische Merkmale gekennzeichnet. Etwa die Hälfte aller Patienten mit einem sklerotischen Myelom entwickelt eine sensomotorische Neuropathie mit vorwiegend motorischen Ausfällen, ähnlich einer chronisch inflammatorischen demyelinisierenden Neuropathie. Einige Patienten entwickeln klinische Symptome eines POEMS-Syndroms (Polyneuropathie, Organomegalie, Endokrinopathie, M-Protein und Hautveränderungen). Die Behandlung des Plasmozytoms oder der sklerotischen Läsionen führt oft zu einer Verbesserung der Polyneuropathie. Im Gegensatz dazu sprechen sensible betonte Polyneuropathien beim Plasmozytom nur selten auf die Therapie des Tumors an. Etwa 5–10 % der Patienten mit Waldenström-Krankheit entwickeln eine distal symmetrische sensomotorische Neuropathie, die vorwiegend die dicken sensiblen Fasern betrifft. Diese Patienten haben teilweise IgM-Autoantikörper gegen myelinassoziiertes Glykoprotein. Neben der Behandlung der Waldenström-Krankheit können andere Therapien (Plasmapherese, intravenöse Immunglobuline, Chlorambucil, Cyclophosphamid, Fludarabin oder Rituximab) zu einer Besserung der Polyneuropathie führen.

Vaskulitiden von Nerven und Muskeln verursachen eine schmerzhafte symmetrische oder assymmetrische distale axonale Polyneuropathie mit proximaler Muskelschwäche variabler Ausprägung. Dies betrifft vorwiegend ältere Männer und geht einher mit erhöhter Blutsenkungsgeschwindigkeit und einem erhöhten Gesamteiweiß im Liquor. Die häufigsten assoziierten Tumoren sind kleinzellige Bronchialkarzinome und Lymphome. Glukokortikoide oder Cyclophosphamid führen oft zu einer Verbesserung der neurologischen Symptome.

Das *Übererregbarkeitssyndrom des peripheren Nervs* (*Neuromyotonie* oder *Isaac-Syndrom*) ist durch spontane und kontinuierliche Muskelfaseraktivität charakterisiert, die durch eine Störung im peripheren Nerv ausgelöst wird. Die klinischen Symptome sind Muskelkrämpfe, Muskelzuckungen (Faszikulationen oder Myokymien), Steifigkeit, verzögerte Muskelentspannung (Pseudomyotonie) und spontane oder evozierte Carpopedalspasmen. Die betroffenen Muskeln können hypertrophiert sein und einige Patienten klagen über Dysästhesien und Hyperhidrosis. Funktionsstörungen des Zentralnervensystems können vereinzelt als Stimmungsschwankungen, Schlafstörungen, Halluzinationen und autonome Symptome auftreten. Die Elektromyografie (EMG) zeigt Fibrillationen und Faszikulationen, Doublets oder Triplets oder hoch frequente Entladungen einzelner motorischer Einheiten. Bei manchen Patienten mit Morvan-Syndrom finden sich Caspr2-Antikörper, aber meistens ist die isolierte Neuromyotonie Antikörper-negativ. Die Erkrankung ist häufig paraneoplastisch, maligne und benigne Thymome und SCLC sind die häufigsten assoziierten Tumoren. Phenytoin, Carbamazepin und Plasmapherese können zu einer Besserung führen.

Die *paraneoplastische autonome Neuropathie* entwickelt sich meist als Begleitsyndrom anderer PNS, wie Lambert-Eaton-Syndrom oder Enzephalomyelitis. Vereinzelt wird eine paraneoplastische autonome Störung aber auch als alleiniges oder führendes Syndrom mit einer Beteiligung des sympathischen oder parasympathischen Anteils und prä- oder postganglionärer Störung beobachtet. Die Patienten können lebensbedrohliche Komplikationen, wie gastrointestinale Pseudoobstruktion, kardiale Arrhythmien oder eine orthostatische Hypotonie, entwickeln. Andere Symptome sind ein abnormer Pupillenreflex, Mundtrockenheit, Anhidrose, eine erektile Dysfunktion und eine Sphinkterdysfunktion. Das Syndrom kann mit verschiedensten Tumoren vergesellschaftet sein. So wurden neben kleinzelligen Bronchialkarzinomen auch Pankreas- und Hodenkarzinome, Karzinoide und Lymphome beschrieben. Da autonome Störungen ein Erst- oder Hauptsymptom der paraneoplastischen Enzephalomyelitis sind, sollte nach Anti-Hu- und Anti-CRMP5-Antikörpern gesucht werden. Autoantikörper gegen ganglionäre (α_3-) Acetylcholinrezeptoren sind die Ursache einer Autoimmunganglionopathie, die häufig auch ohne Krebserkrankung auftritt.

AKUTE NEKROTISIERENDE MYOPATHIE

Patienten mit dieser Erkrankung entwickeln Myalgien und eine rasch progrediente Schwäche der Extremitäten, der Schluck- und Atemmuskulatur, die oft zum Tode führt. Die Muskelenzyme im Serum sind erhöht und die Muskelbiopsie zeigt ausgedehnte Nekrosen mit minimalen oder fehlenden entzündlichen Infiltraten und manchmal Komplementablagerungen. Eine Reihe von Tumoren sind mit diesem Syndrom assoziiert: kleinzelliges Bronchialkarzinom, Tumoren des Gastrointestinaltrakts, Mammakarzinome, Nieren- und Prostatakarzinom. Die Erkrankung spricht kaum auf Glukokortikoide oder eine Behandlung des auslösenden Tumors an.

PARANEOPLASTISCHER VISUSVERLUST

Diese Gruppe von Erkrankungen involvieren die Retina, seltener auch die Uvea und den N. opticus. Der Ausdruck *karzinomassoziierte Retinopathie (CAR)* wird benutzt, um eine Störung des Zapfen- und Stäbchensystems zu beschreiben, die durch Photosensitivität, zunehmenden Visusverlust und Farbentsättigung, Ring- oder Zentralskotome, Nachtblindheit und eine Attenuierung der photopischen und skotopischen Antworten im Elektroretinogramm (ERG) charakterisiert ist. Der häufigste assoziierte Tumor ist ein kleinzelliges Bronchialkarzinom. Die melanomassoziierte Retinopathie betrifft vor allem Patienten mit metastasiertem Melanom. Die Patienten entwickeln eine akute Nachtblindheit, oftmals schreiten die Symptome bis zur Blindheit voran. Das ERG zeigt eine Reduktion der b-Wellen-Amplitude und normale dunkeladaptierte a-Wellen. Paraneoplastische Optikusneuritiden und Uveitiden sind sehr selten und meist Teil einer Enzephalomyelitis. Bei einigen dieser Patienten kann man Anti-CRMP5-Antikörper nachweisen.

Einige paraneoplastische Retinopathien sind mit Autoantikörpern assoziiert, die spezifisch mit einer Untergruppe zugrunde gehender retinaler Neurone reagieren, was eine Autoimmunpathogenese der Erkrankung nahelegt (Tab. 56-2). Paraneoplastische Retinopathien sprechen üblicherweise nicht auf eine immunsuppressive Behandlung an, obwohl in Einzelfällen ein Ansprechen auf Glukokortikoide, intravenöse Immunglobuline und Plasmapherese beschrieben wurde.

WEITERFÜHRENDE LITERATUR

Darnell RB, Posner JB: Paraneoplastic syndromes. Oxford University Press, 2011

Leypoldt F, Armangue T, Dalmau J: Autoimmune encephalopathies. Ann N Y Acad Sci 1338:94–114, 2015

KAPITEL 57

ONKOLOGISCHE NOTFÄLLE

Rasim Gucalp ■ Janice P. Dutcher

Für die deutsche Ausgabe Georg Maschmeyer

Notfallsituationen bei Tumorpatienten können in drei Kategorien eingeteilt werden: Verdrängung oder Obstruktion durch einen raumfordernden Prozess, metabolische oder hormonelle Probleme (paraneoplastische Syndrome; Kap. 55) und Komplikationen der Tumortherapie.

STRUKTURELLE OBSTRUKTIVE NOTFALLSITUATIONEN

VENA-CAVA-SUPERIOR-SYNDROM (VCSS)

Die Obstruktion der Vena cava superior (VCS) führt zu einer bedrohlichen Reduktion des venösen Abflusses aus Kopf, Hals und oberen Extremitäten („obere Einflussstauung"). Meistens sind maligne Tumoren, wie Bronchialkarzinome, Lymphome und Metastasen, verantwortlich. Mit dem zunehmenden Einsatz intravaskulärer Systeme (z. B. zentralvenöse Verweilkatheter, Schrittmacher bzw. Defibrillatoren) nehmen auch Fälle von VCSS durch ausgeprägte Thrombosierung zu und machen inzwischen mindestens 40 % der Fälle aus. Kleinzellige Lungenkarzinome und Plattenepithelkarzinome der Lunge verursachen etwa 85 % aller VCSS maligner Genese. Bei jüngeren Erwachsenen sind maligne Lymphome die häufigste Ursache des VCSS. Beim Hodgkin-Lymphom ist im Allgemeinen häufiger als bei anderen Lymphomen das Mediastinum betroffen, es führt aber nur selten zu einem VCSS. Tritt bei einem jungen Mann ein VCSS bei mediastinaler Raumforderung auf, sind Lymphome und ein primär mediastinaler Keimzelltumor mögliche Differenzialdiagnosen. Eine mediastinale Lymphknotenmetastasierung, z. B. bei Keimzelltumoren oder Mammakarzinomen, ist nur für einen kleinen Prozentsatz der VCSS verantwortlich. Gelegentlich finden sich benigne Raumforderungen, Aortenaneurysmen, Schilddrüsenvergrößerungen, Thrombosen oder eine fibrosierende Mediastinitis nach Bestrahlung, Histoplasmose (in Westeuropa eine Rarität) oder Behçet-Syndrom. Ein VCSS als Erstmanifestation des Behçet-Syndroms entsteht meistens durch eine Entzündung der V. cava superior mit Thrombose.

Patienten mit einem VCSS präsentieren sich typischerweise mit einer Schwellung der Hals- und Gesichtsweichteile (vor allem periorbital), Dyspnoe und Husten. Andere Symptome können Heiserkeit, Zungenschwellung, Kopfschmerzen, Verstopfung der Nase, Epistaxis, Hämoptoe, Dysphagie, Schmerzen, Benommenheit, Kollapsneigung und Lethargie sein. Die Symptomatik verschlimmert sich bei Vorbeugen des Körpers und beim Hinlegen. Die körperliche Untersuchung ergibt eine Halsvenenstauung und die Ausbildung von Kollateralgefäßen an der ventralen Brustwand, eine Zyanose und Ödeme im Bereich des Gesichts, der Arme und der Brustwand. Ödeme und Plethora im Gesichtsbereich nehmen in Rückenlage typischerweise zu. In schweren Fällen sind daneben ein Exophthalmus, ein Glottis- und Larynxödem sowie eine Bewusstseinstrübung vorhanden. Die Symptomatik ist weniger ausgeprägt, wenn die Obstruktion oberhalb der Vena azygos liegt. Die Symptomatik ist meist progredient, kann sich jedoch durch die Ausbildung von Kollateralkreisläufen bessern.

Symptome zerebraler und/oder laryngealer Ödeme sind zwar selten, bedeuten aber eine schlechte Prognose und müssen dringend abgeklärt werden. Krampfanfälle hängen eher mit Hirnmetastasen als mit zerebralen Ödemen durch venösen Verschluss zusammen. Patienten mit kleinzelligem Bronchialkarzinom und VCSS haben eine höhere Inzidenz von Hirnmetastasen als solche ohne VCSS.

Kardiorespiratorische Symptome in Ruhe, insbesondere bei Lageveränderung, weisen auf eine signifikante Luftwegs- und Gefäßobstruktion sowie eine limitierte physiologische Reserve hin. Es kann zu Herzstillstand und Ateminsuffizienz kommen, insbesondere bei Patienten, die Sedativa oder eine Vollnarkose erhalten haben.

Selten entstehen Ösophagusvarizen. Dabei handelt es sich um „Bergab"-Varizen aufgrund des Blutflusses aus den kranialen zu den kaudalen Venen (im Gegensatz zu den „Bergauf"-Varizen bei kaudal-kranialem Fluss aus der Pfortader). Liegt die VCS-Obstruktion oberhalb der V. azygos, entwickeln sich die Varizen im oberen Ösophagusdrittel. Liegt die Obstruktion distal der V. azygos oder betrifft sie ebenfalls, treten die Varizen an der gesamten Ösophaguslänge auf. Varizenblutungen können als Spätkomplikation des chronischen VCSS vorkommen.

Eine Obstruktion der V. cava superior kann zu einem Ödem der Brüste mit beidseitiger Vergrößerung führen. Eine einseitige Vergrößerung kann Folge einer Obstruktion der V. axillaris oder V. subclavia sein.

Die Diagnose des VCSS wird klinisch gestellt. Der typische Befund in der Thorax-Röntgenaufnahme ist eine meist rechtsbetonte Verbreiterung des oberen Mediastinums. Pleuraergüsse (ebenfalls bevorzugt rechtsseitig) werden nur bei jedem 4. Patienten beobachtet. Die meisten sind exsudativ und gelegentlich chylös. Bei typischen weiteren Befunden ist auch ein normales Thorax-Röntgenbild mit der Diagnose eines VCSS vereinbar. Deshalb ist das geeignetste Verfahren zur Darstellung der Mediastinalstrukturen die Computertomografie (CT). Dabei basiert die Diagnose eines VCSS auf einer verminderten oder fehlenden Abgrenzbarkeit der Vena cava superior bei deutlicher Ausprägung venöser Kollateralgefäße. Die Magnetresonanztomografie (MRT) erbringt keinen diagnostischen Vorteil gegenüber der CT. In geübter Hand sind auch invasive diagnostische Verfahren wie Bronchoskopie, perkutane Nadelbiopsie, Mediastinoskopie oder Thorakotomie ohne gravierende Blutungskomplikationen durchführbar. Mittels endobronchialer oder ösophagealer ultraschallgeführter Nadelbiopsie kann die Ursache in der Regel geklärt werden. Bei Patienten mit bekannter Tumorerkrankung kann auf eine detaillierte Abklärung verzichtet und anhand des CT-Befundes eine entsprechende Therapie eingeleitet werden. In allen anderen Fällen ist eine präzise Diagnosestellung unabdingbar, um z. B. benigne Veränderungen zu erfassen oder anhand der Tumorhistologie eine gezielte antineoplastische Therapie veranlassen zu können.

Behandlung
VENA-CAVA-SUPERIOR-SYNDROM

Eine lebensbedrohliche Komplikation von Raumforderungen im vorderen oberen Mediastinum ist die Obstruktion der Trachea. Diese erfordert eine sofortige therapeutische Intervention. Schleifendiuretika in Verbindung mit Kochsalzrestriktion, Hochlagerung des Kopfes und Sauerstoffzufuhr können vorübergehend eine symptomatische Erleichterung bringen. Glukokortikoide werden zur Verkleinerung massiver Lymphome eingesetzt, allerdings bringen sie bei Patienten mit Bronchialkarzinom keine Vorteile.

Die notfallmäßige Einleitung einer Radiatio ist bei VCSS infolge eines nicht kleinzelligen Bronchialkarzinoms oder von Metastasen eines anderen soliden Tumors Therapie der Wahl. Eine Chemotherapie ist wirksam, sofern es sich bei dem zugrunde liegenden Karzinom um ein kleinzelliges Lungenkarzinom, ein Lymphom oder einen Keimzelltumor handelt. Bei 10–30 % dieser Patienten tritt ein Rezidiv des VCSS auf, das durch Einlage eines selbstexpandierenden Cava-Stents wirksam palliativ behandelt werden kann **(Abb. 57-1)**. Bei Patienten mit schweren Symptomen ist eine rasche Stenteinlage erforderlich, allerdings kann die abrupte Zunahme des venösen Rückflusses das Auftreten einer Herzinsuffizienz und eines Lungenödems beschleunigen. Zu den weiteren Komplikationen der Stentimplantation zählen ein Hämatom an der Einstichstelle, eine Perforation der V. cava superior, eine Stentmigration in den rechten Ventrikel, ein Materialbruch des Stents

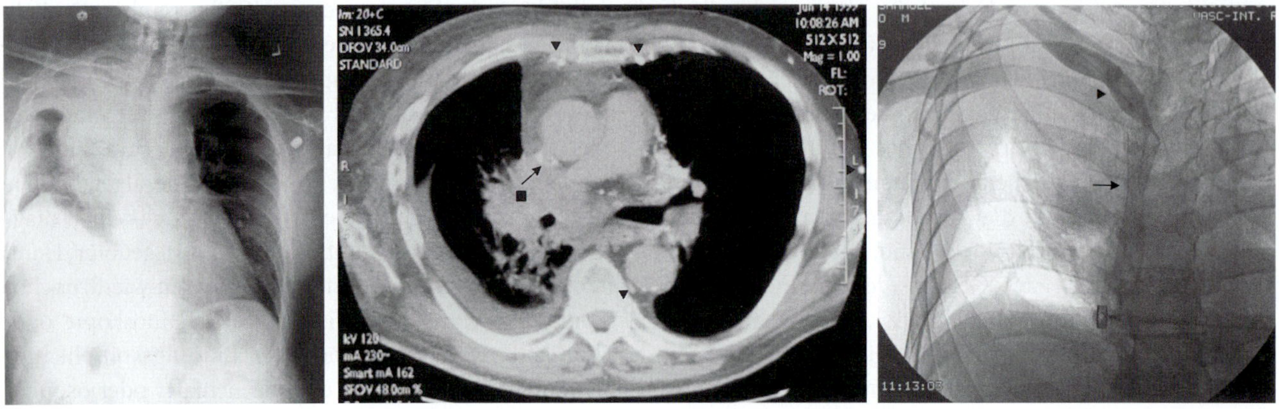

A B C

Abbildung 57-1 **Vena-cava-superior-Syndrom.** ***A.*** Thorax-Röntgenbild eines 59-jährigen Mannes mit rezidivierendem Vena-cava-superior-Syndrom bei nicht kleinzelligem Lungenkarzinom. Das Bild zeigt rechts paratracheal eine Raumforderung und einen rechtsseitigen Pleuraerguss. ***B.*** Thorakale Computertomografie des gleichen Patienten mit einer thrombotischen Obstruktion der V. cava superior *(Pfeil)* durch den Lungentumor *(Quadrat)* und Kollateralkreisläufe *(Pfeilspitzen)*. ***C.*** Ballonangioplastie *(Pfeilspitze)* mit Stenteinlage *(Pfeil)* bei dem gleichen Patienten.

und eine Lungenembolie. Bei benignen Raumforderungen kann eine chirurgische Tumorresektion rasche Erleichterung verschaffen.

Bei den meisten Patienten können die klinischen Symptome gebessert werden, gelegentlich auch durch die Ausbildung venöser Kollateralgefäße. Die Prognose der Patienten mit VCSS bei malignen Grunderkrankungen wird überwiegend durch die Erkrankung selbst, weniger durch die Vena-cava-Kompression bestimmt.

VCSS UND ZENTRALVENÖSE KATHETER BEI ERWACHSENEN Die Verwendung zentralvenöser Langzeitkatheter ist bei erwachsenen Tumorpatienten sehr weit verbreitet. Sie kann zu thrombotischen Verschlüssen auch großer Gefäße führen. In einem derartigen Fall ist die Entfernung des Katheters unter antikoagulatorischer Therapie zu empfehlen, um (selten auftretende) embolische Komplikationen zu vermeiden. In diesem Zusammenhang auftretende VCSS können durch alleinige fibrinolytische Therapie beherrscht werden, auch ohne den Katheter dabei entfernen zu müssen. Die routinemäßige Gabe niedrig dosierter Cumarine oder niedermolekularer Heparine in prophylaktischer Dosierung allein zur Vorbeugung einer katheterassoziierten Thrombose wird bei Krebspatienten nicht empfohlen (ist bei ihnen jedoch nicht selten aus anderen Gründen indiziert).

PERIKARDERGUSS UND PERIKARD-TAMPONADE

Bei 5–10 % aller Tumorpatienten ist autoptisch eine Perikardbeteiligung im Rahmen der malignen Grunderkrankung nachweisbar, wobei Mammakarzinome, Lungenkarzinome, Leukämien und Lymphome besonders häufig verantwortlich sind. Eine Herzbeuteltamponade ist als Erstmanifestation einer extrathorakalen Tumorerkrankung selten. Bei Tumorpatienten sind 50 % symptomatischer Perikarderkrankungen nicht durch die Tumorerkrankung, sondern durch Radiatio, medikamentös-toxisch oder durch eine Hypothyreose, eine idiopathische Perikarditis, Infektionen oder Autoimmunerkrankungen verursacht. Eine strahleninduzierte Perikarditis kommt in 2 Formen vor: als akute inflammatorische Perikarditis, die innerhalb weniger Monate nach Radiatio auftritt und in der Regel spontan wieder abklingt, und als chronische exsudative Entzündung, die bis zu 20 Jahre nach Radiatio auftreten kann und zu einer Perikardverdickung führt.

Die meisten Patienten mit Perikardmetastasen sind asymptomatisch. Bei symptomatischer Perikardmetastasierung treten Beschwerden wie Dyspnoe, Husten, Brustschmerzen oder Schwäche auf. Bei der körperlichen Untersuchung imponieren Pleuraergüsse, Tachykardie, Halsvenenstauung, Hepatomegalie, periphere Ödeme und Zyanose. Relativ spezifische Befunde wie ein paradoxer Puls, abgeschwächte Herztöne, ein Pulsus alternans und Perikardreiben sind seltener als bei Patienten mit nicht malignen Perikarderkrankungen. Die Thorax-Röntgenaufnahme und das Ruhe-EKG zeigen bei 90 % aller Patienten abnorme Befunde, von denen jedoch über die Hälfte unspezifisch sind. Die Echokardiografie ist diagnostisch oft wegweisend. Das Ergusspunktat kann serös, blutig tingiert oder hämorrhagisch sein und zeigt bei der zytologischen Untersuchung in der Regel spezifische Befunde. Die Zytologie kann jedoch insbesondere bei Mesotheliomen und malignen Lymphomen falsch negative Ergebnisse liefern. Die Bestimmung von Tumormarkern im Perikarderguss ist für die Diagnose eines malignen Perikardergusses nicht zielführend. Mithilfe der Perikardioskopie (nicht überall verfügbar) und gezielten Perikard- und Epikardbiopsien kann zwischen einer neoplastischen und einer benignen Perikarderkrankung differenziert werden. Die größte diagnostische Sicherheit kann mittels einer Kombination aus Zytologie, Perikard- und Epikardbiopsie sowie gezielter Perikardioskopie erzielt werden. Eine unregelmäßige Verdickung des Perikards sowie eine mediastinale Lymphadenopathie sprechen für einen malignen Erguss. Krebspatienten, bei denen im Perikarderguss maligne Zellen nachweisbar sind, haben eine mittlere Lebenserwartung von 7 Wochen.

Behandlung PERIKARDERGUSS/PERIKARDTAMPONADE

Die Drainage (subxyphoidale Perikardiozentese) mit oder ohne Instillation sklerosierender Substanzen, die Perikardfensterung oder komplette Perikardabschälung, die Radiatio des Herzens sowie eine systemische Chemotherapie kommen als effektive Behandlungsmaßnahmen infrage. Eine akute Perikardtamponade mit bedrohlicher hämodynamischer Insuffizienz erfordert die unverzügliche Perikardiozentese. Die Rezidivrate nach der Anlage einer perkutanen Drainage liegt bei rund 20 %. Die Instillation von Mitoxantron, Bleomycin, Mitomycin C oder Tetracyclin kann die Wahrscheinlichkeit eines Rezidivs senken. Alternativ kann die subxyphoidale Perikardiotomie unter Lokalanästhesie erfolgen. Bei manchen Patienten tritt nach Entlastung des Perikardergusses eine paradoxe hämodynamische Verschlechterung auf. Zu diesem so genannten „postoperativen Low-cardiac-output-Syndrom" kommt es nach einer chirurgischen Drainage bei bis zu 10 % der Patienten. Es ist mit einer schlechten Kurzzeitprognose verbunden.

INTESTINALE OBSTRUKTION

Viele Patienten mit fortgeschrittenen Tumorerkrankungen, vor allem mit kolorektalen und Ovarialkarzinomen, können rezidivierende Darmverschlüsse entwickeln. Gelegentlich kommen diese auch bei anderen Tumorerkrankungen mit abdomineller Metastasierung vor, beispielsweise bei Lungenkarzinom, Mammakarzinom oder malignem Melanom. Bei kolorektalen Karzinomen sowie beim Ovarialkarzinom, Pankreaskarzinom, Magenkarzinom und (seltener) Mammakarzinom kann es im Rahmen der Metastasierung zu einer Peritonealkarzinose mit Befall des Omentum und des Peritoneums sowie einer daraus resultierenden eingeschränkten Motilität des Magen-Darm-Trakts kommen. Diese Obstruktionen können bei Peritonealkarzinose auch multilokulär auftreten. Das maligne Melanom betrifft häufig den Dünndarm. Bei isoliertem Befall kann eine chirurgische Resektion zu verlängerter Überlebenszeit führen. Davon abzugrenzen sind Pseudoobstruktionen als Folge einer Infiltration von Mesenterium oder Darmmuskulatur durch die Tumorerkrankung, einer Beteiligung des Plexus coeliacus oder einer paraneoplastischen Polyneuropathie bei Patienten mit kleinzelligen Lungenkarzinomen. Eine autonome Polyneuropathie entsteht durch IgG-Antikörper gegen Neurone des Auerbach-Plexus und des submukösen Nervenplexus von Magen und Jejunum. Bei Patientinnen mit Ovarialkarzinomen kann eine Verlegung des Darmlumens oder eine Pseudoobstruktion auftreten. Letztere resultiert aus einer zirkulären Infiltration eines Darmsegmentes mit entsprechender Hemmung der Darmperistaltik.

Die intestinale Obstruktion beginnt in der Regel schleichend. Die häufigsten Beschwerden sind kolikartige Schmerzen. Daneben können die Schmerzen auch durch die Blähung des Abdomens, ausgedehnte Tumormassen oder eine Leberkapselspannung verursacht sein. Die Schmerzen können von anhaltendem oder intermittierendem Erbrechen begleitet sein. Eine komplette Darmobstruktion führt zum Stuhlverhalt. Die körperliche Untersuchung zeigt ein geblähtes Abdomen mit tympanitischem Klopfschall, Hinweise auf eine Aszitesbildung, teilweise sichtbare Peristaltikbewegungen, hochgestellte Darmgeräusche oder palpable Tumormassen. Die Abdomenübersicht lässt oft multiple Flüssigkeitsspiegel und erweiterte Dünn- und Dickdarmschlingen erkennen. Eine akute Aufblähung des Zökums auf 12–14 cm gilt als Indikation für eine notfallmäßige chirurgische Intervention zur Vermeidung einer Perforation. Die Computertomografie zeigt das Ausmaß der Erkrankung sowie die Art der Obstruktion und wird zur Differenzierung benigner bzw. maligner Ursachen bei voroperierten Tumorpatienten eingesetzt. Eine maligne Obstruktion ist gekennzeichnet durch eine Raumforderung am Obstruktionsort oder der früheren Operation, eine Lymphadenopathie, eine plötzliche Übergangszone und irreguläre Schichtdicke der Darmwand. Eine benigne Ursache der Obstruktion ist wahrscheinlich, wenn die CT mesenteriale Gefäßveränderungen, ein großes Aszitesvolumen oder eine glatte Übergangszone und gleichmäßige Darmwände an der Obstruktionsstelle zeigt. Bei unklaren Fällen einer (Sub-)Ileussymptomatik kann ein CT-Enteroklysma durch die Distension von Dünndarmschlingen die Diagnostik erleichtern. Dabei wird vor der Aufnahme der CT-Bilder wasserlösliches Kontrastmittel über eine Duodenal- oder Jejunalsonde verabreicht. Tumorpatienten mit einer intestinalen Obstruktion haben eine mittlere Lebenserwartung von 3–4 Monaten. Bei 25–35 % der Patienten liegt der intestinalen Obstruktion jedoch eine andere Ursache als eine Beteiligung im Rahmen ihrer Tumorerkrankung zugrunde. Eine häufig reversible Ursache sind postoperative Verwachsungen oder eine Darmatonie nach medikamentöser Therapie (z. B. Vinkaalkaloide, Opiate oder andere Arzneimittel).

Behandlung INTESTINALE OBSTRUKTION

Entscheidend für die Behandlung einer intestinalen Obstruktion bei Patienten mit weit fortgeschrittener Tumorerkrankung sind der Status der malignen Grunderkrankung, die weiteren onkologischen Therapieoptionen, die prognostizierte Lebenserwartung, das Ausmaß einer bereits vorhandenen Funktionseinschränkung lebenswichtiger Organe und das Ausmaß der Obstruktion. Die Therapie sollte grundsätzlich interdisziplinär unter Einbeziehung operativer Disziplinen erfolgen. Allerdings muss betont werden, dass eine operative Intervention nicht unbedingt erfolgreich ist und ihrerseits zu weiteren Komplikationen führen kann, die in bis zu 20 % der Fälle letal enden. In einigen Fällen kann ein maligner Darmverschluss erfolgreich durch eine Laparoskopie diagnostiziert und therapiert werden. Selbstexpandierende Metallstents, die im Bereich des Magenausgangs, Duodenums, proximalen Jejunums, Kolons oder Rektums eingesetzt werden können, erfordern keine chirurgische Intervention und sind oft von palliativem Nutzen. Insbesondere Patienten mit einer fortgeschrittenen abdominellen Tumorerkrankung sollten möglichst lange konservativ behandelt werden, z. B. durch Freihalten des oberen Verdauungstraktes. Die perkutane endoskopische (PEG-)Sonde oder operative Gastrostomie sind palliative Optionen bei Übelkeit und Erbrechen. Das Ziel der ambulanten Führung dieser Patienten kann durch den gezielten Einsatz von Antiemetika, Spasmolytika und Analgetika erreicht werden. Symptomatische Abhilfe bei Darmobstruktion kann auch durch Octreotid erzielt werden, ein Somatostatinanalogon, welches eine Sekretionshemmung im Gastrointestinaltrakt bewirkt. Glukokortikoide haben einen antiinflammatorischen Effekt und können zur Behandlung einer intestinalen Obstruktion hilfreich sein. Zusätzlich haben sie eine antiemetische Wirkung.

HARNWEGSOBSTRUKTION

Eine Harnabflussstörung kann vor allem bei Patienten mit Tumorerkrankungen der Prostata oder des weiblichen Genitale auftreten, insbesondere bei Zervixkarzinomen oder Metastasierung anderer Tumorerkrankungen in das kleine Becken. Eine Verlegung des Harnblasenabflusses ist typischerweise auf ein Prostata- oder Zervixkarzinom zurückzuführen und kann eine beidseitige Hydronephrose bis zum Nierenversagen auslösen. Eine vorausgegangene Bestrahlung oder abdominelle Operation löst gelegentlich eine Ureterstriktur aus.

Die häufigsten Symptome sind Flankenschmerzen. Hartnäckige Harnwegsinfektionen sowie eine anhaltende Proteinurie oder Hämaturie bei Patienten mit bekannten Tumorerkrankungen sollten immer an eine Ureterverlegung denken lassen. Vereinzelt kann auch eine komplette Anurie auftreten. Ein ansonsten nicht kausal begründeter Anstieg des Serumkreatinins sollte bei Patienten mit bekannten malignen Erkrankungen Anlass zur gezielten Diagnostik geben. Eine Hydronephrose kann unaufwendig durch eine Ultraschalluntersuchung gesichert werden. Die Nierenfunktion kann bei einseitigem Abflusshindernis mittels nuklearmedizinischer Diagnostik überprüft werden. Eine CT der Abdominalorgane ist zum Nachweis retroperitonealer Raumforderungen geeignet.

Behandlung HARNWEGSOBSTRUKTION

Eine Harnwegsobstruktion mit Flankenschmerzen, Sepsis oder Fistelbildung ist eine Indikation zur sofortigen Wiederherstellung des Harnabflusses. Die Einbringung interner Ureterschienen („JJ-Stents") kann in lokaler Anästhesie über eine Zystoskopie erfolgen. Alternativ kommt ein perkutanes Nephrostoma infrage. Die Anlage einer solchen Nephrostomie geht mit einem signifikanten Risiko für eine Pyelonephritis und andere Infektionen einher. Eine Harnblasenobstruktion lässt sich durch Anlage eines transurethralen oder suprapubischen Blasenkatheters überwinden. Bevor man sich zu einem aggressiven interventionellen Vorgehen zur Behandlung einer Harnabflussstörung entschließt, sollte die Wahrscheinlichkeit eines Ansprechens der onkologischen Therapie und die Wahrscheinlichkeit der Besserung des Nierenversagens abgewogen und ein gründliches Gespräch mit den betroffenen Patienten und Angehörigen geführt werden.

MALIGNE GALLENWEGSOBSTRUKTION

Dieses häufige klinische Problem kann entweder durch einen Primärtumor im Bereich des Pankreas, der Ampulla vateri, der Gallengänge und der Leber oder durch eine Metastasierung in die Leberhiluslymphknoten oder das Leberparenchym verursacht werden. Die am häufigsten mit einer Cholestase einhergehenden metastasierenden Neoplasien sind Magenkarzinome, Kolon-, Mamma- und Lungenkarzinome. Typische klinische Symptome sind Ikterus, acholischer Stuhl, Dunkelfärbung des Urins,

Pruritus und Gewichtsverlust infolge einer Malabsorption. Häufig treten auch Schmerzen oder eine infektiöse Komplikation im Rahmen einer tumorbedingten Cholestase auf. Zur gezielten diagnostischen Abklärung kommen Sonografie, CT oder eine Cholangiografie mit perkutanem transhepatischem oder endoskopischem retrogradem Zugang (ERC) zum Einsatz.

Behandlung
MALIGNE GALLENWEGSOBSTRUKTION

Eine palliative Intervention kommt in erster Linie bei Patienten mit quälendem Pruritus, der medikamentös nicht beherrschbar ist, schwerer Malabsorption oder sekundärer Gallenwegsinfektion in Betracht. Eine Stentimplantation (endoskopisch retrograd oder transhepatisch), chirurgische Bypass-Verfahren sowie eine lokale Radiatio mit oder ohne begleitende systemische Chemotherapie können die Obstruktion verringern. Die Entscheidung über die am besten geeignete Maßnahme wird im Einzelfall getroffen unter Berücksichtigung der Lokalisation der Abflussstörung (distal oder proximal), der Sensitivität des Tumors gegenüber Chemo- und/oder Radiotherapie sowie des Allgemeinzustandes des Patienten. Für Patienten im Finalstadium ihrer Krebserkrankung sei angemerkt, dass eine zunehmende Cholestase, sofern sie nicht zu einem quälenden Pruritus führt, eine weitgehend asymptomatische Todesursache sein kann.

MYELONKOMPRESSION (RÜCKENMARKKOMPRESSION)

Eine maligne Myelonkompression ist definiert als Kompression des Markkanals und/oder der Cauda equina durch extradurale Tumormanifestationen. Als diagnostisches Kriterium gilt eine Einengung des Myelons in der für die neurologische Symptomatik typischen Höhe. Eine Myelonkompression tritt bei 5–10 % aller Patienten mit Krebserkrankungen auf. Bei etwa 10 % ist ein epidurales Tumorwachstum die Primärsymptomatik ihrer Erkrankung. Die maligne Grunderkrankung wird in der Regel bei der initialen Abklärung identifiziert.

Das Achsenskelett ist häufiger als andere Skelettabschnitte von einer Tumormetastasierung betroffen. Lungenkarzinome, Mamma- und Prostatakarzinome sind die am häufigsten verantwortlichen Malignome. Daneben finden sich multiple Myelome, Lymphome, maligne Melanome, Nierenzellkarzinome oder Tumoren des Urogenitaltraktes. Die Brustwirbelsäule ist mit 70 % die häufigste Lokalisation, gefolgt von der LWS mit 20 % und der HWS in 10 % der Fälle. Insbesondere bei Mamma- und Prostatakarzinomen wird auch eine multilokuläre Knochenmetastasierung gefunden. Eine Kompression des Myelons entsteht durch Ausbreitung der Metastase über den Wirbelkörper hinaus oder die Vergrößerung des Pedikels mit Druck auf die darunter liegende Dura. Auch eine per continuitatem durch das Foramen intervertebrale wachsende maligne Raumforderung kann eine spinale Kompression verursachen. Dies ist besonders häufig bei malignen Lymphomen, Myelomen und pädiatrischen Tumoren der Fall. Eine Myelonkompression durch eine hämatogene Metastasierung ist dagegen selten. Intramedulläre Metastasen finden sich bei Lungenkarzinom, Mammakarzinom, Nierenzellkarzinom, malignem Melanom sowie Lymphomen und gehen oft mit Hirnmetastasen und einem leptomeningealen Befall einher.

Expandierend wachsende extradurale Tumoren können über verschiedene Mechanismen eine Myelonschädigung verursachen. Eine Obstruktion des epiduralen Gefäßsystems führt zur Ödembildung. Eine lokale Produktion inflammatorischer Zytokine kann den Blutfluss und das Ödem verstärken, eine Kompression kann zur Ischämie führen. Die Produktion von Vascular Endothelial Growth Factor (VEGF) ist mit spinaler Hypoxie assoziiert und wird für einen Teil des Schadens nach einer Rückenmarkverletzung verantwortlich gemacht.

Die bei einer Rückenmarkkompression im Vordergrund stehenden Beschwerden sind lokale Rückenschmerzen und Druckschmerzen bei Wirbelkörperbeteiligung. Die Schmerzen gehen anderen neurologischen Symptomen oft um Wochen oder Monate voraus. Typischerweise werden sie durch Bewegung, Husten oder Niesen verstärkt. Radikuläre Schmerzen treten im Vergleich zu lokalisierten Rückenschmerzen seltener und später auf. Im HWS- oder im Lumbosakralbereich auftretende radikuläre Schmerzen können uni- oder bilateral sein. Von thorakalen Nervenwurzeln ausgehende radikuläre Schmerzen sind dagegen typischerweise bilateral und bereiten den Patienten ringförmige Schmerzen und Engegefühl. Von der HWS ausgehende radikuläre Schmerzen strahlen häufig in den Arm aus, während die im LWS-Bereich lokalisierten radikulären Schmerzen in die Beine ausstrahlen. Das *Lhermitte-Zeichen*, das Dysästhesien wie Kribbeln und elektrische Sensationen entlang des Rückens, der oberen und unteren Extremitäten bei Beugen oder Strecken des Halses beschreibt, kann ein frühes Zeichen der Myelonkompression sein. Der Verlust der Blasen- und Mastdarmkontrolle kann gelegentlich ein Frühsymptom sein, wird aber in der Regel erst im weiteren Verlauf beobachtet. Gelegentlich findet sich eine Gangataxie ohne motorische und sensible Komponente durch Beteiligung des Tractus spinocerebellaris.

Bei der körperlichen Untersuchung lässt sich durch einen bei Anhebung des gestreckten Beines, Nackenbeugung oder Perkussion des Rippenthorax provozierbaren Schmerz die Lokalisation der Raumforderung im Bereich des Achsenskeletts eingrenzen. Gelegentlich sind Taubheit und Parästhesien vorhanden. Ein Diskriminationsverlust bei Stichen mit spitzen Gegenständen ist ebenso häufig anzutreffen wie eine Einschränkung des Vibrationsempfindens und der Tiefensensibilität. Die Obergrenze des Areals eines Sensibilitätsverlustes ist häufig 1–2 Etagen unterhalb des Kompressionsgebietes im Spinalkanal lokalisiert. Ein Verlust motorischer Nervenfunktionen macht sich als Muskelschwäche, Spastik oder abnorme Muskeldehnung bemerkbar. Das Auftreten eines plantaren Streckreflexes signalisiert eine bereits fortgeschrittene Kompression. Die tiefen Sehnenreflexe können gesteigert sein. Motorische und sensible Ausfälle gehen einer Störung der Sphinkterkontrolle meist voraus. Patienten mit einer gestörten autonomen Innervation bieten manchmal einen herabgesetzten Analsphinktertonus, einen Sensibilitätsverlust im Bereich des Perineums und eine Harnblasendistension. Ein Ausfall des Analschließreflexes und des Bulbus-cavernosus-Reflexes sichert die Diagnose einer Spinalkanalkompression im Bereich der Cauda equina. Im Zweifelsfall hilft die Bestimmung des Residualvolumens nach Harnblasenentleerung weiter. Ein Restharn von mehr als 150 ml deutet auf eine Blasenfunktionsstörung hin. Eine Funktionseinschränkung des autonomen Nervensystems ist mit einer schlechten Prognose vergesellschaftet. Patienten mit fortschreitenden neurologischen Ausfällen bedürfen einer engmaschigen Kontrolle und einer gezielten therapeutischen Intervention. Andere Erkrankungen wie osteoporotische Sinterungsfrakturen, Bandscheibenerkrankungen, eitrige Abszesse oder vertebrale Tuberkulose, radiogene Myelopathie, neoplastische Leptomeningitis, benigne Tumoren, epidurale Hämatome und spinale Lipomatose können eine Myelonkompression vortäuschen.

Das *Cauda-equina-Syndrom* ist durch Schmerzen im unteren Rückenbereich charakterisiert, zudem durch eine verringerte Sensitivität im Gesäßbereich, im Bereich der proximalen posterioren Oberschenkelseite, des Perineums ähnlich einer Sattelform, durch eine Blasen- und Mastdarmfehlfunktion, sexuelle Impotenz, die Abwesenheit des bulbokavernösen, Patellarsehnen- und Achillessehnenreflexes und eine variable Ausprägung von Schwäche der unteren Extremität. Diese Symptome sind die Folge einer Kompression der Nervenwurzeln, die nach Verlassen des Rückenmarks die Cauda equina bilden. Die meisten Cauda-equina-Tumoren sind primäre Glia-zell- bzw. Nervenscheidentumoren. Äußerst selten handelt es sich um Metastasen.

Rückenschmerzen sollten bei Tumorpatienten zügig abgeklärt werden, um nicht eine Kompression des Spinalkanals zu übersehen (Abb. 57-2). Die Prognose ist bei Patienten mit intakter Sphinkterkontrolle sowie bei noch mobilen, ambulanten Patienten besser. Alle Patienten benötigen eine sorgfältige neurologische Untersuchung und eine nativradiologische Darstellung des Achsenskeletts. Sofern die Untersuchung Hinweise auf eine Kompression des Spinalkanals ergibt, ist die unverzügliche Einleitung einer Behandlung mit Dexamethason (6 mg alle 6 h) zu empfehlen.

Eine fehlende Abgrenzbarkeit der kleinen Wirbelgelenke, auch als „Winking Owl Sign“ bezeichnet, ist ein typisches radiologisches Zeichen bei einem vertebralen Tumorbefall. Andere radiologische Hinweise können eine Vergrößerung des Abstands zwischen den Wirbelgelenken, eine Wirbeldestruktion, osteolytische oder sklerosierende Läsionen, Grund- oder Deckplatteneinbrüche sowie Sinterungen der Wirbelkörper sein. Allerdings ist ein Wirbelkörpereinbruch kein zuverlässiges Zeichen einer Tumormanifestation. In etwa 20 % der Fälle, insbesondere bei älteren Patienten und postmenopausalen Frauen, ist kein malignes Geschehen, sondern eine fortgeschrittene Osteoporose verantwortlich. Umgekehrt schließt ein Normalbefund bei der nativradiologischen Darstellung des Wirbelkörpers eine maligne Neoplasie nicht aus. Der Stellenwert einer Knochenszintigrafie in der Diagnostik von Spinalkanalkompressionen ist unklar.

Eine Übersichts-MRT des Achsenskeletts ist das bildgebende Verfahren der Wahl. Bei 25 % der Patienten mit Myelonkompression findet man multiple epidurale Metastasen, deren Auftreten das Behandlungskonzept bestimmt. T1-gewichtete Aufnahmen bieten einen hohen Kontrast zwischen Rückenmark, Liquor und extraduralen Läsionen. Da sie sehr sensitiv einen Ersatz des Knochenmarks durch Tumorgewebe darstellt, kann die MRT aufzeigen, welche Wirbelanteile infiltriert sind. Zur Abgrenzung intraspinaler, extraduraler Raumforderungen mit Kompression des Myelons ist die MRT besonders geeignet. T2-gewichtete Aufnahmen dienen zur Darstellung intramedullärer Prozesse. Eine MRT unter Verwendung von Gadolinium als Kontrastmittel kann die genaue Abgrenzung und Differenzierung eines solchen Prozesses erleichtern. Zur Erkennung einer epiduralen Metastasierung mit Myelonkompression ist die MRT mindestens ebenso gut geeignet wie die (heute praktisch nicht mehr angewandte) Myelografie oder die Computertomografie (CT).

Bei Patienten mit einer Kompression des Spinalkanals ohne bereits bekannten Primärtumor deckt die wenig aufwendige diagnostische Abklärung mittels Thorax-Röntgenaufnahme, Mammografie, Bestimmung des prostataspezifischen Antigens (PSA) und abdomineller CT in der Regel rasch die zugrunde liegende maligne Erkrankung auf.

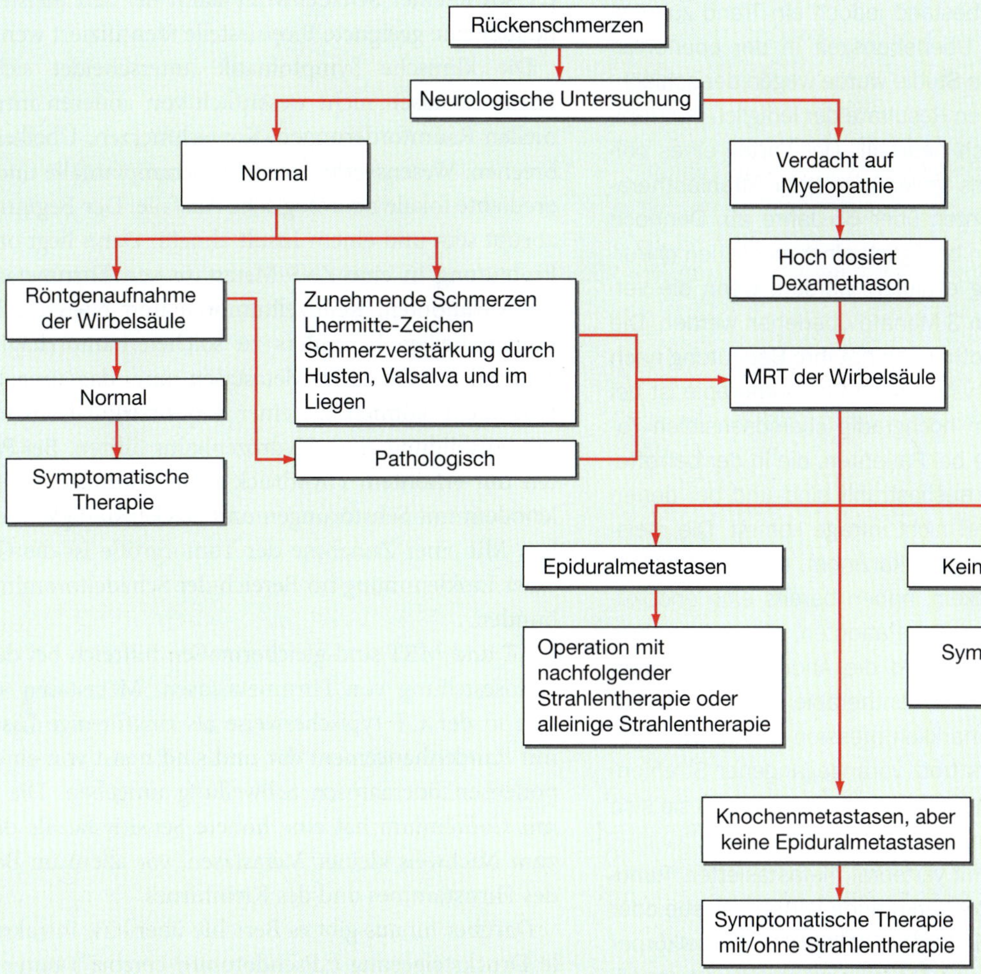

Abbildung 57-2 Vorgehen bei onkologischen Patienten mit Rückenschmerzen.

Behandlung RÜCKENMARKKOMPRESSION

Das Ziel der therapeutischen Intervention bei Patienten mit Rückenmarkkompression ist die Schmerzlinderung und eine Wiederherstellung der neurologischen Funktionen (Abb. 57-2). Zur Behandlung einer Rückenmarkkompression ist ein interdisziplinäres Vorgehen notwendig.

Die lokale Bestrahlung in Verbindung mit Glukokortikoiden ist meist die Therapie der Wahl. Patienten, die beim Auftreten der Spinalkanalkompression ambulant behandelt werden, sind in etwa drei Viertel aller Fälle auch weiterhin ambulant führbar, während nur ungefähr 10 % der Patienten, die bereits eine Paraplegie entwickelt haben, wieder gehfähig werden. Eine primäre operative Intervention ist bei Patienten mit Spinalkanalkompressionen unklarer Ätiologie, erfolgloser Radiatio, bekanntermaßen nicht strahlensensiblen Tumoren, wie Melanomen oder Nierenzellkarzinomen, dislozierten Wirbelkörperfrakturen oder rasch progredienten neurologischen Ausfällen indiziert. Die Laminektomie dient zur histologischen Abklärung und zur Beseitigung einer ausschließlich posterior gelegenen Raumforderung ohne Nachweis einer Wirbelinfiltration. Da die meisten epiduralen Kompressionsprozesse jedoch anterior oder anterolateral liegen, ist heute die Resektion des anterioren Wirbelkörpers einschließlich des malignen Prozesses in Verbindung mit stabilisierenden Maßnahmen das bevorzugte Verfahren mit guten Ergebnissen und einer geringen Rate letaler perioperativer Komplikationen. Eine randomisierte Studie zeigte, dass Patienten, die einer Operation mit nachfolgender Radiotherapie (innerhalb von 14 Tagen) unterzogen wurden, längerfristig gehfähig bleiben als diejenigen, die nur bestrahlt wurden. Ebenso war in der chirurgisch behandelten Patientengruppe ein höherer Anteil mit Kontinenzerhalt und fehlender neurologischer Symptomatik zu verzeichnen. Die Überlebenswahrscheinlichkeit war zwar nicht signifikant unterschiedlich, es bestand jedoch ein Trend zugunsten einer längeren Überlebenszeit in der operierten Patientengruppe. Die Studie wurde wegen der schlechter als zu erwartenden Resultate der lediglich bestrahlten Patienten kritisch beurteilt. Der Vorteil eines chirurgischen Vorgehens gegenüber einer Strahlentherapie nahm bei Patienten über 65 Jahre ab. Dennoch sollten alle Patienten bezüglich einer möglichen chirurgischen Behandlung evaluiert werden, wenn sie vermutlich die nächsten 3 Monate überleben werden. Die konventionelle Radiotherapie hat ihre Bedeutung nach der Chirurgie. Eine systemische Chemotherapie ist bei Patienten mit einem hochgradig chemosensiblen Tumor angezeigt sowie bei Patienten, die in der betroffenen Region bereits ausbestrahlt sind und bei denen ein operativer Eingriff nicht infrage kommt. Die meisten Patienten mit Prostatakarzinom, die eine Myelonkompression entwickeln, haben bereits eine endokrine Therapie erhalten. Bei Patienten, die bisher ohne diese Therapie waren, wird die Androgendeprivation mit Operation und Strahlentherapie kombiniert. Patienten mit Rückenmarkkompression und lokaler Progression des Tumors trotz vorangegangener Strahlentherapie können erneut bestrahlt werden, falls sie sich nicht für einen chirurgischen Eingriff eignen.

Einige Patienten mit vertebral metastasierten Tumoren profitieren von der perkutanen Vertebroplastie oder Kyphoplastie. Dabei werden kollabierte Wirbelkörper durch eine Injektion von Acrylzement stabilisiert. Im Allgemeinen kommt es dadurch zu einer Kontrolle der Schmerzen und der weiteren Tumorausdehnung. Bei weniger als 10 % der Patienten entstehen Probleme durch ein Auslaufen des Zements. Bisphosphonate können bei Knochenmetastasen eine Rückenmarkkompression vermeiden helfen.

Die Tumorhistologie ist entscheidend für den Therapieerfolg und das Überleben der Patienten. Rasches Auftreten und Fortschreiten der Kompressionssymptomatik sind ungünstige prognostische Faktoren.

HIRNDRUCKSTEIGERUNG

Ungefähr 25 % aller Patienten mit letalen malignen Erkrankungen entwickeln Hirnmetastasen, insbesondere bei Lungen- und Mammakarzinomen sowie bei malignen Melanomen. Hirnmetastasen treten oft in der Phase der generalisierten Tumorstreuung auf und sind häufig mit gravierenden Beschwerden und einer schweren Beeinträchtigung des Allgemeinzustandes verbunden. Oft führen sie früh zum Tode. Gelegentlich ist die Hirnmetastasierung Initialsymptom eines bis dahin unbekannten Malignoms. Das Lungenkarzinom ist der häufigste Primärtumor. Anhand einer Thorax-/Abdomen-CT sowie einer Schädel-MRT kann bei den meisten Patienten eine geeignete Biopsiestelle identifiziert werden.

Die klinische Symptomatik unterscheidet sich bei Hirnmetastasen nicht wesentlich von anderen intrakraniellen Raumforderungen: Kopfschmerzen, Übelkeit, Erbrechen, Wesensveränderungen, Krampfanfälle und progrediente fokale neurologische Ausfälle. Der Beginn kann abrupt sein und einem Insult ähneln. Dann liegt oft eine Einblutung in eine ZNS-Metastase vor. Hirnmetastasen bei Melanomen, Keimzelltumoren und Nierenzellkarzinomen neigen besonders zu solchen hämorrhagischen Komplikationen. Die Metastasen und das umgebende Hirnödem können zu einer Liquorzirkulationsstörung mit Ausbildung eines Hydrozephalus führen. Bei Patienten mit erhöhtem Hirndruck kann sekundär ein Papillenödem mit Sehstörungen und Nackensteifigkeit auftreten. Mit einer Zunahme der Tumorgröße ist die Gefahr einer Einklemmung im Bereich der Schädelforamina verbunden.

CT und MRT sind gleichermaßen hilfreich bei der Diagnosestellung von Hirnmetastasen. Metastasen stellen sich in der CT typischerweise als ringförmige Läsionen mit Randenhancement dar und sind meist von einer hypodensen ödematösen Schwellung umgeben. Die MRT mit Gadolinium hat eine höhere Sensitivität als die CT zum Nachweis kleiner Metastasen, vor allem im Bereich des Hirnstammes und des Kleinhirnes.

Darüber hinaus gibt es Berichte über eine intrakranielle Drucksteigerung („Pseudotumor cerebri“) unter einer systemischen Akne-Behandlung mit Tretinoin (13-cis-Retinsäure).

Behandlung HIRNDRUCKSTEIGERUNG

Dexamethason ist das wirksamste Medikament zur symptomatischen Therapie bei Patienten mit klinischer Manifestation von ZNS-Metastasen. Insbesondere jüngere Patienten (< 60 Jahre) mit singulären Metastasen, deren maligne Grunderkrankung ansonsten unter stabiler Kontrolle ist, sollten zunächst einer neurochirurgischen Resektion der Hirnmetastasen mit anschließender Nachbestrahlung unterzogen werden. Bei Tumorerkrankungen mit bekanntermaßen geringer Strahlensensitivität ist primär die Resektion der Hirnmetastasen anzustreben. Eine stereotaktische Bestrahlung wird einerseits empfohlen bei Patienten mit einer begrenzten Anzahl an Hirnmetastasen (1–4 Metastasen), deren Grunderkrankung unter Kontrolle bzw. gut behandelbar ist, und andererseits bei Patienten mit wenigen Metastasen, die von einer Ganzhirnbestrahlung nicht profitiert haben. Einige Patienten mit erhöhtem Hirndruck und Hydrozephalus können von der Anlage eines Liquorshunts profitieren. Sind die neurologischen Defizite durch die medikamentöse Therapie nicht reversibel, ist eine Ventrikulotomie zur Beseitigung eines Liquorabflusshindernisses oder eine Kraniotomie, um den Tumor oder ein Hämatom auszuräumen, möglich.

MENINGEOSIS CARCINOMATOSA

Eine Beteiligung der Meningen kann sowohl bei primären ZNS-Tumoren als auch bei ZNS-Metastasierung im Rahmen einer anderen malignen Grunderkrankung auftreten. Die Inzidenz liegt bei 3–8 % aller Patienten mit Krebserkrankungen. Am häufigsten wird ein meningealer Befall bei Melanomen, Lungen- und Mammakarzinomen sowie bei Leukämien und malignen Lymphomen gefunden. Das synchrone Auftreten intraparenchymaler Hirnmetastasen wird bei bis zu 30 % aller Patienten mit einer Meningeosis carcinomatosa beobachtet.

Die Patienten zeigen typischerweise neurologische Symptome wie Kopfschmerzen, Gangstörungen, Wesensveränderung, Übelkeit, Erbrechen, Krampfanfälle, Rückenschmerzen, radikuläre Schmerzen oder Muskelschwäche in den Extremitäten. Auch Parästhesien und eine Abschwächung der Muskeleigenreflexe werden beobachtet.

Die Diagnose wird in der Regel durch Nachweis maligner Zellen im Liquor gestellt. Allerdings können bis zu 40 % der Patienten einen falsch negativen Liquorbefund aufweisen. Das Liquoreiweiß ist fast immer erhöht, eine Ausnahme bildet die HTLV-I-assoziierte adulte T-Zell-Leukämie. Bei Patienten mit neurologischen Zeichen eines meningealen Befalls im Rahmen ihrer malignen Erkrankung sollte der Liquor mindestens zweimal zytologisch untersucht werden, bevor eine Meningeosis ausgeschlossen wird. Die MRT zeigt bei Verdacht auf neoplastische Meningeosis ein Enhancement der leptomenigealen, subependymalen, duralen Regionen oder der Hirnnerven bzw. oberflächliche zerebrale Läsionen, intradurale Knötchen oder einen Hydrocephalus communicans. Bei Patienten mit hämatoonkologischer Grunderkrankung ist die Aussagekraft der MRT zur Diagnose eines leptomeningealen Befalls eingeschränkt. Läsionen der Cauda equina sind häufig, aber diese Veränderungen können überall im Spinalkanal auftreten. Studien mit radioaktiv markiertem Liquor zeigen Abnormitäten bei bis zu 70 % der Patienten mit Meningeosis. Im Vordergrund stehen dabei Abflussstörungen der Ventrikel, ein atypischer Abfluss im Spinalkanal oder eine Beeinträchtigung des Liquorflusses über die Hirnhälften, was die Verteilung einer intrathekalen Chemotherapie stören und damit eine geringe Effektivität bzw. eine gesteigerte Toxizität bewirken kann.

Ein meningealer Befall tritt in der Regel bei systemisch generalisierten Tumorerkrankungen auf. Dementsprechend schlecht ist die Prognose mit einer medianen Überlebenszeit von 10–12 Wochen. Eine effektive Therapie kann jedoch zu einer deutlichen symptomatischen Entlastung und zur Vermeidung einer weiteren Aussaat in das ZNS beitragen.

Behandlung MENINGEOSIS CARCINOMATOSA

In der Regel erfolgt die Behandlung durch die intrathekale Injektion von Methotrexat, Cytosin-Arabinosid oder Thiotepa über eine Liquorpunktion oder einen Liquorkatheter (Ommaya-Reservoir oder Rickham-Reservoir). Die Depotzubereitung von Cytosinarabinosid hat eine längere Halbwertszeit und ist effektiver, aber in Deutschland für die intrathekale Therapie nur bei Meningeosis lymphomatosa zugelassen. Unter den soliden Tumoren spricht eine meningeale Beteiligung bei Mammakarzinomen erfahrungsgemäß am besten an. EGFR(Epidermal Growth Factor Receptor)-Tyrosinkinase-Inhibitoren können zur Behandlung eines nicht kleinzelligen Lungenkarzinoms bei Patienten mit EGFR-Mutation und leptomeningealem Befall eingesetzt werden. Die Schädelbestrahlung kann Veränderungen im Liquorabfluss vor Gabe einer intrathekalen Chemotherapie verbessern. Eine Meningeosis leucaemica oder lymphomatosa kann kurativ behandelt werden, wenn die systemische Therapie der jeweiligen hämatologischen Neoplasie erfolgreich ist.

KRAMPFANFÄLLE

Krampfanfälle bei Tumorpatienten können durch die maligne Erkrankung selbst, metabolische Störungen, Bestrahlungsfolgen, zerebrale Infarkte, ZNS-Schäden durch Chemotherapeutika oder durch ZNS-Infektionen verursacht werden. Die häufigste Ursache ist eine ZNS-Metastasierung der Grunderkrankung. Dabei sind Krampfanfälle häufiger bei Patienten mit primären Hirntumoren als mit Hirnmetastasen. Bei bis zu 29 % der Patienten mit ZNS-Befall treten Krampfanfälle als Primärsymptom auf, bei etwa 10 % der Patienten mit ZNS-Metastasen treten im Verlauf Krampfanfälle auf. Tumoren des Frontal-, Temporal- und Parietallappens führen häufiger zu Krampfanfällen als solche im Okzipitallappen. Bei einer Stirnhirnbeteiligung sind Krampfanfälle häufig ein Frühsymptom, und das Auftreten einer Halbseitensymptomatik geht oft Krampfanfällen voraus. Bei Befall der hinteren Schädelgrube und der Sella sind frühe und späte Krampfanfälle gleichermaßen selten. Besonders häufig treten sie jedoch bei ZNS-Metastasen maligner Melanome und bei niedrigmalignen primären Hirntumoren auf. Selten entstehen Krampfanfälle als Folge einer systemischen Chemotherapie mit Etoposid, hoch dosiertem Busulfan, Ifosfamid oder Chlorambucil. Eine weitere Ursache von arzneimittelbedingten Krampfanfällen ist das reversible posteriore Leukoenzephalopathie-Syndrom (RPLS), das selten nach der Gabe von Cisplatin, 5-Fluorouracil, Bleomycin, Vinblastin, Vincristin, Etoposid, Paclitaxel, Ifosfamid, Cyclophosphamid, Doxorubicin, Cytarabin, Methotrexat, Oxaliplatin, Ciclosporin, Tacrolimus und Inhibitoren des Vascular Endothelial Growth Factor (Bevacizumab, Aflibercept, Sunitinib, Sorafenib, Pazopanib und Axitinib) beschrieben wurde. Das RPLS kommt bei Patienten nach allogener Knochenmarktransplantation oder Organtransplantation vor. Es geht mit Kopfschmerzen, Bewusstseinsstörungen, generalisierten Krampfanfällen, Sehstörungen, Hypertonie und einem vasogenen posterioren Ödem der weißen Substanz in der CT/MRT einher. Krampfanfälle können fokal entstehen, sind aber meistens generalisiert.

Behandlung KRAMPFANFÄLLE

Das Mittel der Wahl bei Krampfanfällen infolge einer ZNS-Metastasierung ist die Gabe systemischer Antikonvulsiva, z. B. Phenytoin oder Levetiracetam. Ist diese Therapie nicht wirksam, kann zusätzlich Valproinsäure verabreicht werden. Eine prophylaktische antikonvulsive Therapie wird nicht empfohlen. Nach einer Kraniotomie sollten prophylaktisch verabreichte Antikonvulsiva innerhalb der ersten postoperativen Woche abgesetzt werden. Die meisten Antiepileptika (einschließlich Phenytoin) induzieren Cytochrom-P450-(CYP450)-Isoenzyme, welche den Metabolismus zahlreicher anderer Medikamente, auch zytostatischer Substanzen, z. B. Irinotecan, Taxane, Etoposid sowie auch gezielte molekulare Therapien wie Imatinib, Gefitinib, Erlotinib, Tipifarnib, Sorafenib, Sunitinib, Temsirolimus, Everolimus und Vemurafenib, beeinflussen. Levetiracetam und Topiramat werden nicht vom CYP450-System metabolisiert. Eine operative Resektion sowie die effektive Behandlung der Grunderkrankung können zu einer Besserung der Krampfanfälle führen.

PULMONALE UND INTRAZEREBRALE LEUKOSTASE

Hyperleukozytose und Leukostasesyndrome sind eine potenziell lebensbedrohliche Komplikation insbesondere bei akuten myeloischen Leukämien mit peripheren Leukozytenzahlen über 100.000/µl. Diese hohen Leukozytenzahlen treten bei 5–13 % der Fälle mit akuter myeloischer Leukämie und 10–30 % der Fälle mit akuter lymphatischer Leukämie auf, eine Leukostase ist bei akuten lymphatischen Leukämien jedoch selten. Die hohe Zahl leukämischer Blasten führt zu einer erheblichen Erhöhung der Blutviskosität mit entsprechender Beeinträchtigung des Blutflusses. Eine transendotheliale Migration der Blasten kann zu multilokulären oder diffusen Einblutungen führen. Am häufigsten sind Gehirn und Lunge betroffen. Stupor, Benommenheit, Sehstörungen bis hin zu Ataxie oder plötzlichem Hirntod sind die Folge der zerebralen Leukostase. Bei der klinischen Untersuchung können ein Papillenödem, gestaute Netzhautvenen, Netzhautblutungen und fokale Defizite auffallen. Eine Ganzhirnbestrahlung kann im Einzelfall indiziert sein und sollte unmittelbar anschließend mit dem Beginn der systemischen antileukämischen Therapie verbunden werden. Hydroxyurea kann während der diagnostischen Klärung rasch die hohe Blastenzahl reduzieren. Respiratorische Funktionseinschränkungen mit Hypoxie bis zur respiratorischen Insuffizienz können die Folgen einer pulmonalen Leukostase sein. Das Thorax-Röntgen kann normal sein, aber meistens zeigen sich interstitielle oder alveoläre Infiltrate der Lunge. Die arterielle Blutgasanalyse sollte mit Vorsicht interpretiert werden. Der rasche Verbrauch des Plasmasauerstoffs durch die hohe Zahl von weißen Blutzellen kann den Sauerstoffpartialdruck falsch niedrig erscheinen lassen. Die Pulsoximetrie ist die zuverlässigste Methode zur Messung der Oxygenierung bei Patienten mit Hyperleukozytose. Um die hohen Zellzahlen zu reduzieren, kann auch eine Leukapherese eingesetzt werden. Durch die Behandlung der Leukämie kann es zu einer Lungenblutung durch den Zellzerfall in der Lunge kommen (Pneumopathie durch Tumorlyse). Intravaskuläre Volumendepletion und unnötige Bluttransfusionen können zur Erhöhung der Blutviskosität und zu einer Verschlechterung der Leukostase führen. Bei chronischer myeloischer oder chronischer lymphatischer Leukämie tritt diese Komplikation trotz hoher Zellzahlen typischerweise nicht auf.

Eine zerebrale oder pulmonale Komplikation kann bei der Behandlung einer akuten Promyelozyten-Leukämie mit Substanzen, die eine Ausdifferenzierung induzieren, auftreten (vor allem All-trans-Retinolsäure). Zur Vermeidung dieser als Differenzierungssyndrom bezeichneten Komplikation wird bei Patienten mit erhöhter Leukozytenzahl eine zytoreduktive Chemotherapie zusammen mit Substanzen zur Differenzierungsinduktion empfohlen.

HÄMOPTYSEN

Obwohl auch nicht maligne Erkrankungen zu Hämoptysen führen können, sind Lungenkarzinome für den Großteil der Fälle verantwortlich. Im Verlauf ihrer Erkrankung entwickeln bis zu 20 % aller Patienten mit Lungenkarzinomen Hämoptysen. Auch endobronchiale Absiedlungen von Karzinoiden, Mamma-, Kolon- und Nierenzellkarzinomen sowie von malignen Melanomen führen gelegentlich zu Hämoptysen. Die Menge des Blutverlustes ist häufig nicht exakt abzuschätzen. Als massive Hämoptyse wird ein Verlust von > 200–600 ml innerhalb von 24 Stunden definiert. Insbesondere wenn eine Atemstörung auftritt, sollten Hämoptysen unverzüglich behandelt werden. Höchste Priorität haben das Freihalten der Atemwege, die Optimierung der Oxygenierung und die Kreislaufstabilisierung. Wenn die Blutungsquelle nicht bekannt ist, sollte der Patient mit der Seite der Blutung nach unten in Seitenlage gebracht werden, um eine Aspiration in den nicht betroffenen Lungenflügel zu verhindern. Dann sollten sie mit der betroffenen Seite nach unten gelagert und mit Sauerstoff versorgt werden. Bei fortgesetzter stärkerer Blutung ist der Patient zu intubieren und eine Bronchoskopie anzuschließen. Ist die Blutungsquelle identifiziert, sollte der Patient entweder einer definitiven chirurgischen Versorgung zugeführt oder die Läsion mittels Neodyn-YAG-Laser, Argon-Plasma-Koagulation oder Elektrokauter versorgt werden. Bei stabilen Patienten kann eine Multidetektor-CT durchgeführt werden, um die Bronchialarterien und nicht bronchialen systemischen Arterien darzustellen und mit hoher Sensitivität die Blutungsquelle und die zugrunde liegende Pathologie zu identifizieren. Massive Hämoptysen haben ihren Ursprung normalerweise in der bronchialen Zirkulation mit systemischem Blutdruck. Das Verfahren der Wahl zur definitiven Behandlung von Hämoptysen ist die gezielte Embolisierung einer Bronchialarterie. Sie kann eine akute Blutung bei 75–90 % der Patienten zum Stillstand bringen und somit einen chirurgischen Eingriff sicherer machen.

Folgt auf eine solche Embolisation keine chirurgische Intervention, muss in 20–50 % der Fälle mit einem Blutungsrezidiv gerechnet werden. Rezidivierende Hämoptysen sprechen in der Regel auf eine wiederholte Embolisation an. Das Post-Embolisationssyndrom ist durch pleuritische Schmerzen, Fieber, Dysphagie und Leukozytose gekennzeichnet. Durch symptomatische Behandlung klingen die Beschwerden nach 5–7 Tagen ab. Selten treten bronchiale oder ösophageale Wandnekrosen, Myokardinfarkte und Durchblutungsstörungen des Rückenmarks auf. Ein chirurgischer Eingriff ist insbesondere indiziert, wenn die Embolisierung keinen Erfolg hat. Die Überlebensrate ist höher, wenn es sich nicht um einen Notfalleingriff handelt.

Eine pulmonale Blutung mit oder ohne Hämoptoe bei hämatologischen Neoplasien ist häufig Folge einer Pilzinfektion der Lungen, vor allem durch Aspergillus spp. Nach Überwindung der Neutropenie können kavernöse Defekte entstehen, die zu massiven Hämoptysen führen können. Bei gefäßnahen Läsionen ist eine chirurgische Vorstellung zu erwägen, ansonsten ist in der Regel eine über Wochen oder Monate fortgeführte systemische antimykotische Therapie indiziert.

Nach Gabe von Bevacizumab, einem Antikörper gegen den Vascular Endothelial Growth Factor (VEGF), der die Angiogenese hemmt, sind bei Patienten mit nicht kleinzelligem Lungenkarzinom lebensbedrohliche Hämoptyen aufgetreten, vor allem bei Plattenepithelkarzinomen. Erhöht ist das Risiko für Lungenblutungen bei nicht kleinzelligem Lungenkarzinom mit kavitären Läsionen oder vorangegangenen Hämoptysen (> 2,5 ml) innerhalb der letzten 3 Monate.

ATEMWEGSVERLEGUNG

Als Atemwegsobstruktion wird eine Verlegung der Hauptbronchien oder der kranial davon gelegenen Atemwege bezeichnet. Ursache ist meist ein lokales Tumorwachstum oder eine Kompression von außen. Die häufigste Ursache einer malignen Obstruktion der oberen Atemwege ist die Invasion durch einen angrenzenden Primärtumor, meistens ein Lungenkarzinom, gefolgt von Tumoren des Ösophagus, der Schilddrüse und mediastinalen Raumforderungen (einschließlich Lymphomen). Nierenzellkarzinome, Kolonkarzinome und Mammakarzinome können gelegentlich durch endobronchiale oder mediastinale Lymphknotenmetastasen zu einer Atemwegsobstruktion führen. Die Patienten fallen mit Dyspnoe, Hämoptysen, Stridor, pfeifender Atmung, hartnäckigem Husten, poststenotischer Pneumonie oder Heiserkeit auf. In der Thorax-Röntgenaufnahme zeigen sich obstruierende Raumforderungen. Mittels einer CT sind genaue Informationen über die Ausdehnung des Tumors möglich. Durch befeuchteten Sauerstoff, Glukokortikoide und eine Belüftung mit einem Gemisch aus Helium und Sauerstoff kann vorübergehend Erleichterung verschafft werden. Bei einer Verlegung oberhalb des Kehlkopfes kann eine Tracheotomie lebensrettend sein. Bei tiefer gelegenen Prozessen, insbesondere bei intraluminalen Raumforderungen mit inkompletter Obstruktion, können eine Bronchoskopie mit mechanischem Debulking und Dilatation oder eine endobronchiale Lasertherapie, photodynamische Therapie, Argon-Plasma-Koagulation, Elektrokauterisierung oder Stentimplantation zur raschen symptomatischen Besserung führen (Abb. 57-3). Auch eine Bestrahlung (perkutan oder als Brachytherapie) in Kombination mit Glukokortikoiden kann zu einer Wiedereröffnung der Atemwege hilfreich sein. Bei Atem-

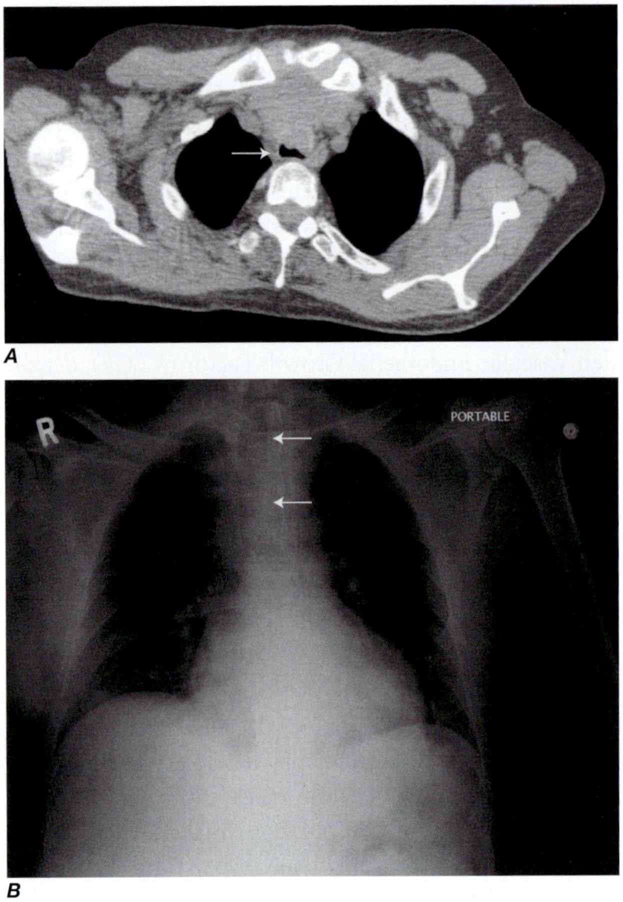

Abbildung 57-3 Atemwegsobstruktion. ***A.*** Computertomografie eines 62-jährigen Mannes mit einer trachealen Obstruktion durch paratracheale Tumormassen eines Nierenzellkarzinoms mit einer Luftröhreninfiltration und -obstruktion *(Pfeil)*. ***B.*** Thorax-Röntgenaufnahme desselben Patienten nach Stentimplantation *(Pfeile)*.

wegsobstruktionen durch Kompression von außen ist eine Stentimplantation das geeignete Vorgehen. Bei Patienten mit Primärtumoren der Atemwege sollte die chirurgische Intervention – wenn möglich – die Therapie der Wahl sein.

METABOLISCHE NOTFÄLLE

HYPERKALZÄMIE

Die Hyperkalzämie ist das häufigste paraneoplastische Syndrom. **Pathogenese und Therapiekonzept werden in Kapitel 55 besprochen.**

SYNDROM DER INADÄQUATEN ADH-SEKRETION (SIADH)

Bei Tumorpatienten ist das SIADH die häufigste Ursache für die Hyponatriämie als Elektrolytentgleisung. **Das SIADH wird in Kapitel 55 besprochen.**

LAKTATAZIDOSE

Eine Laktatazidose ist eine seltene, jedoch potenziell lebensbedrohliche metabolische Störung bei Tumorpatienten. Die Laktatazidose ist typischerweise mit einer Sepsis assoziiert. Ein Kreislaufversagen ist eine häufige präterminale Komplikation bei Krebserkrankungen. Eine Laktatazidose ohne Vorliegen einer Hypoxie kann bei Patienten mit Leukämien, malignen Lymphomen oder auch soliden Tumoren auftreten. Manchmal findet sich auch eine Hypoglykämie. In den meisten Fällen liegt dabei eine ausgeprägte Leberinfiltration durch die maligne Erkrankung vor. Ein reduzierter Metabolismus und eine vermehrte Produktion durch den Tumor tragen zur Laktatakkumulation bei. Auch die Überexpression bestimmter glykolytischer Enzyme in den Tumorzellen sowie eine Dysfunktion der Mitochondrien sind an der Pathogenese beteiligt. Patienten mit einer HIV-Infektion haben ein erhöhtes Risiko für aggressive Lymphome. Eine Laktatazidose tritt bei diesen Patienten aufgrund des raschen Tumorwachstums und wegen der Toxizität der nukleosidischen Reverse-Transkriptase-Inhibitoren (NRTI), Komponenten der HAART-Therapie, auf. Als Symptome der Laktatazidose werden Tachypnoe, Tachykardie, Bewusstseinstrübung und Hepatomegalie beobachtet. Der Serumlaktatspiegel kann bis auf 90–180 mg/dl ansteigen. Die Behandlung zielt auf die Grunderkrankung ab. Bedrohlich ist bei der Laktatazidose nicht das Laktat, sondern die Azidose. Bei schwerer Azidose beziehungsweise rascher unkontrollierter Produktion von Wasserstoffionen ist die Gabe von Natriumbikarbonat sinnvoll. Zu den weiteren Behandlungsoptionen zählen Nierenersatzverfahren wie die Hämodialyse und die Substitution von Thiamin. Die Prognose ist unabhängig von der Behandlung schlecht.

HYPOGLYKÄMIE

Auch bei anderen Malignomen als endokrinen Pankreastumoren kann gelegentlich eine anhaltende Hypoglykämie auftreten. Dies ist meist bei ausgedehnten Tumoren mesenchymalen Ursprungs, hepatozellulären oder Nebennierentumoren der Fall. Mesenchymale Tumoren sind zumeist retroperitoneal oder thorakal lokalisiert. Die Patienten zeigen oft eine Bewusstseinstrübung, Verwirrtheit und Verhaltensauffälligkeiten, die der Diagnose der Tumorerkrankung auch vorausgehen können. Diese Tumoren sezernieren einen unvollständigen Insulin-like Growth Factor II (IGF-II). Dieses Hormon kann über die Aktivierung von Insulinrezeptoren eine Hypoglykämie verursachen. Tumoren, die unvollständige, große IGF-II Moleküle sezernieren, sind von einer gesteigerten IGF-II : IGF-I-Ratio gekennzeichnet, einem verringerten Insulin- und C-Peptid-Spiegel und sowohl unverhältnismäßig niedrigem Wachstumshormon als auch beta-Hydroxybutyratspiegeln. In seltenen Fällen resultiert eine Hypoglykämie aus einer Insulinproduktion eines Nicht-Inselzell-Karzinoms. Daneben können auch eine Leberfunktionsstörung sowie ein hoher Glukoseverbrauch durch aktive Malignome zur Hypoglykämie beitragen. Wenn die zugrunde liegende Tumorerkrankung einer operativen Resektion oder anderweitigen effektiven Therapie nicht zugänglich ist, erfolgt eine symptomatische Behandlung der Hypoglykämie durch Glukosezufuhr, Glukokortikoide oder Glukagon.

Gelegentlich wird eine Hypoglykämie auch fälschlicherweise diagnostiziert. Dies kann sowohl bei leukämischen Erkrankungen, myeloproliferativen Syndromen als auch leukämoiden Reaktionen oder auch bei der Behandlung mit Granulozyten-Wachstumsfaktoren mit sehr hohen peripheren Zellzahlen eintreten, wenn nach der Blutentnahme noch im Teströhrchen ein hoher Glukoseverbrauch durch die darin befindlichen Leukämiezellen stattfindet.

NEBENNIERENINSUFFIZIENZ

Eine Nebenniereninsuffizienz wird bei Tumorpatienten leicht übersehen, weil die damit einhergehenden Symptome, wie Übelkeit, Erbrechen, Gewichtsverlust und Hypotonie, der Grunderkrankung oder der antineoplastischen Therapie zugeschrieben werden. Bei ausgedehnter Nebennierenmetastasierung, z. B. bei Lungenkarzinomen, Mammakarzinomen, kolorektalen Karzinomen, Nierenzellkarzinomen oder Lymphomen, bei operativer Entfernung oder bei hämorrhagischer Nekrose beider Nebennieren infolge von Sepsis oder Gerinnungsstörungen kann eine Nebenniereninsuffizienz eintreten. Eine reduzierte adrenale Steroidsynthese wird auch unter Medikamenten wie Mitotan, Ketoconazol, Aminogluthetimid oder bei rasch dosisreduzierter Glukokortikoidtherapie beobachtet. In seltenen Fällen kommt es zu einer Nebenniereninsuffizienz als Primärmanifestation einer bis dahin nicht bekannten Tumorerkrankung mit ausgedehnter Nebenniereninfiltration. Eine autoptisch bei bis zu 5 % aller onkologischen Patienten gefundene ZNS-Metastasierung im Bereich des Hypothalamus oder der Hypophyse führt nur in Ausnahmefällen zu einer sekundären Nebenniereninsuffizienz. Andererseits kann Ipilimumab, ein Anti-CTLA-4-Antikörper, der zur Behandlung des malignen Melanoms eingesetzt wird, eine Autoimmunreaktion mit Enterokolitis, Hypophysitis und Hepatitis hervorrufen. Die Autoimmunhypophysitis kann Kopfschmerzen, Gesichtsfeldausfälle und einen Mangel an Hypophysenhormonen verursachen. Letzterer kann zu Hypophysenunterfunktion, Nebenniereninsuffizienz (einschließlich Addison-Krise) und Hypothyreose führen. Die Anti-CTLA-4-assoziierte Hypophysitis tritt meist 6–12 Wochen nach Beginn der Therapie auf. Fast alle Patienten sprechen auf ein Absetzen von Ipilimumab und die Gabe von Glukokortikoiden an. Die Funktion der Hypophyse kann sich bessern oder auch dauerhaft beeinträchtigt sein. Auch eine periphere Nebennierenrindeninsuffizienz kann unter einer Behandlung mit Anti-CTLA-4-Antikörpern auftreten. Eine Therapie mit Megestrolacetat zur Behandlung der Tumorkachexie oder einer HIV-assoziierten Kachexie kann die Plasmalevel von Cortisol und ACTH supprimieren und damit zu einer Insuffizienz der Nebennierenrinde führen. Insbesondere Patienten mit asymptomatischer Nebenniereninsuffizienz, die über keine ausreichende funktionale Reserve verfügen, können schwere Krankheitserscheinungen entwickeln. Paradoxerweise entwickeln manche Patienten durch die glukokortikoidartige Wirkung von Megestrol ein Cushing-Syndrom und oder eine Hyperglykämie. Eine zerebrale Radiatio bei Hirntumoren im Kindesalter kann die hypothalamisch-hypophysär-adrenale Hormonregulation stören und zu einer sekundären Nebenniereninsuffizienz führen.

Eine akute Nebenniereninsuffizienz ist lebensbedrohlich. Die Behandlung sollte bei begründetem Verdacht unverzüglich nach Entnahme von Serumproben zur Bestimmung der Cortisol- und ACTH-Spiegel beginnen (Kap. 54).

THERAPIEBEDINGTE NOTFÄLLE

TUMORLYSESYNDROM

Ein Tumorlysesyndrom ist eine bekannte Komplikation und durch eine Kombination aus Hyperurikämie, Hyperkaliämie, Hyperphosphatämie, Laktatazidose und Hypokalzämie charakterisiert. Die Ursache ist der rasche Zerfall einer großen Zahl von Tumorzellen mit hoher Proliferationsrate. Die Folge ist oft ein akutes Nierenversagen.

Am häufigsten wird ein Tumorlysesyndrom bei der Therapie des Burkitt-Lymphoms, der akuten myeloischen oder lymphatischen Leukämie und anderer rasch proliferierender Lymphome beobachtet. Es kann jedoch auch im Rahmen der Behandlung chronischer Leukämien oder solider Tumoren auftreten, insbesondere bei chronischer lymphatischer Leukämie unter Behandlung mit Nukleosiden wie Fludarabin. Auch nach der Gabe von Glukokortikoiden, antihormonellen Präparaten wie Letrozol und Tamoxifen, aber auch nach monoklonalen Antikörpern wie Rituximab und Gemtuzumab-Ozogamicin ist es zu beobachten. Das Tumorlysesyndrom beginnt meist während oder 1–5 Tage nach Beginn der Chemotherapie. Nur in Ausnahmefällen wird ein Tumorlysesyndrom als Folge eines spontanen nekrotischen Zerfalls maligner Zellen beobachtet.

Oft tritt zu Beginn der Therapie eine Hyperurikämie auf. Sie entsteht durch den erhöhten Umsatz von Nukleinsäuren infolge der Destruktion maligner Zellen. Im sauren Milieu kann Harnsäure im Bereich der Tubuli, des Nierenmarkes und der renalen Sammelrohre der Nieren präzipitieren und zum Nierenversagen führen. Laktatazidose und Dehydratation begünstigen diesen Prozess im Bereich der Tubuli. Der Nachweis von Harnsäurekristallen im Urin belegt das Vorliegen einer Uratnephropathie. Ein Verhältnis von Harnsäure zu Kreatinin im Urin von mehr als 1 ist typisch für eine akute Harnsäurenephropathie, während ein Quotient von weniger als 1 für eine andere Genese des Nierenversagens spricht.

Eine Hyperphosphatämie, die durch Freisetzung aus dem intrazellulären Phosphatpool bei ausgeprägtem Tumorzellzerfall entsteht, wird typischerweise von einer reziproken Absenkung des Serumkalziumspiegels begleitet und erhöht dadurch die muskuläre Erregbarkeit bis hin zu Tetanien. Eine Ablagerung von Kalziumphosphat in der Niere und eine Hyperphosphatämie können ein akutes Nierenversagen verursachen. Kalium ist intrazellulär in hoher Konzentration vorhanden, sodass ein massiver Tumorzellzerfall auch zu einer Hyperkaliämie führen kann. Eine Hyperkaliämie bei Nierenversagen kann rasch lebensbedrohlich werden. Sie kann zu Kammertachykardien und plötzlichem Herztod führen.

Das Risiko eines Tumorlysesyndroms hängt bei Patienten mit Burkitt-Lymphomen von der Tumormasse und der Nierenfunktion ab. Eine Hyperurikämie und eine ausgeprägte LDH-Erhöhung sprechen für eine große Tumorlast und sind mit dem Risiko eines Tumorlysesyndroms verbunden. Bei Patienten mit diesen Risikofaktoren ist eine sorgfältige prätherapeutische Labordiagnostik unter Einschluss des Differenzialblutbildes, der klinisch chemischen Laborparameter und der Urinanalyse unverzichtbar. Eine extrem hohe Leuko- oder Thrombozytenzahl kann durch Kaliumfreisetzung in der Blutprobe zu einer Pseudohyperkaliämie führen. In einem solchen Fall sollte statt des Serumkaliumspiegels der Plasmaspiegel gemessen werden. Eine Pseudohyperkaliämie kann vermutet werden, wenn die bei Hyperkaliämie typischen EKG-Veränderungen fehlen. Bei Patienten mit bereits initial eingeschränkter Nierenfunktion sollten Nieren und Retroperitonealraum durch Sonografie und/oder CT untersucht werden, um eine Obstruktion der harnableitenden Wege auszuschließen. Hier ist eine engmaschige Überwachung der Urinausscheidung von besonderer Bedeutung.

Behandlung
TUMORLYSESYNDROM

Früherkennung und Prophylaxe sind die beiden wichtigsten Elemente der Behandlung des Tumorlysesyndroms (Abb. 57-4). Zu einer sachgerechten Prävention gehören die Gabe von Allopurinol, Harnalkalisierung und eine ausreichende Flüssigkeitssubstitution. Die Harnalkalisierung mit Natriumbikarbonat wird kontrovers beurteilt. Die Löslichkeit von Harnsäure wird zwar erhöht, die Löslichkeit von Kalziumphosphat nimmt jedoch ab. Die Gabe von Natriumbikarbonat sollte spätestens dann beendet werden, wenn sich eine Hyperphosphatämie entwickelt. Patienten, die eine orale Allopurinolgabe nicht tolerieren, kann die Medikation intravenös verabreicht werden (bisher keine Zulassung in Deutschland). In einigen Fällen lassen sich die hohen Harnsäurespiegel nicht mit den Standardverfahren senken. Die Gabe von Rasburicase (rekombinante Uratoxidase) kann sich dann insbesondere bei Niereninsuffizienz als sehr effektiv erweisen. Uratoxidase, welche bei Primaten nicht mehr vorkommt, katalysiert die Umwandlung von schlecht löslicher Harnsäure in das wasserlösliche Allantoin. Rasburicase kann innerhalb kürzester Zeit die Harnsäurespiegel senken, wobei man auf Hypersensitivitätsreaktionen wie Bronchospasmus, Hypoxie oder Hypotension achten muss. Rasburicase sollte auch bei Hochrisikopatienten zur Prophylaxe des Tumorlysesyndroms gegeben werden. Da als Endprodukt der Uratoxidasereaktion Hydrogenperoxid entsteht, darf Rasburicase nicht bei Patienten mit Glucose-6-Phosphat-Dehydrogenase-Mangel eingesetzt werden. Rasburicase führt in vitro bei Zimmertemperatur zu einem enzymatischen Abbau von Harnsäure. Dies kann zu falsch niedrigen Harnsäurespiegeln führen. Die Proben müssen unmittelbar nach der Entnahme gekühlt werden, um die Uratoxidase zu deaktivieren. Allerdings kann in manchen Fällen trotz intensiver Supportivtherapie die Entwicklung eines Tumorlysesyndroms und/oder einer Oligo-/Anurie nicht verhindert werden. Es muss darauf geachtet werden, dass es zu keiner Verschlechterung der symptomatischen Hypokalzämie durch Induktion einer Alkalose während einer Bikarbonatinfusion kommt. Die Gabe von Natriumbikarbonat kann zu einer Ausfällung von Kalziumphosphat im Urin führen, welches sich im alkalischen Milieu weniger gut lösen kann. Die Indikation zum Einsatz von Nierenersatzverfahren sollte frühzeitig gestellt werden, wobei die Hämodialyse zu bevorzugen ist. Mit der venovenösen Hämofiltration steht daneben ein Verfahren zur kontinuierlichen Entfernung von Zelltrümmern und Flüssigkeitsregulation zur

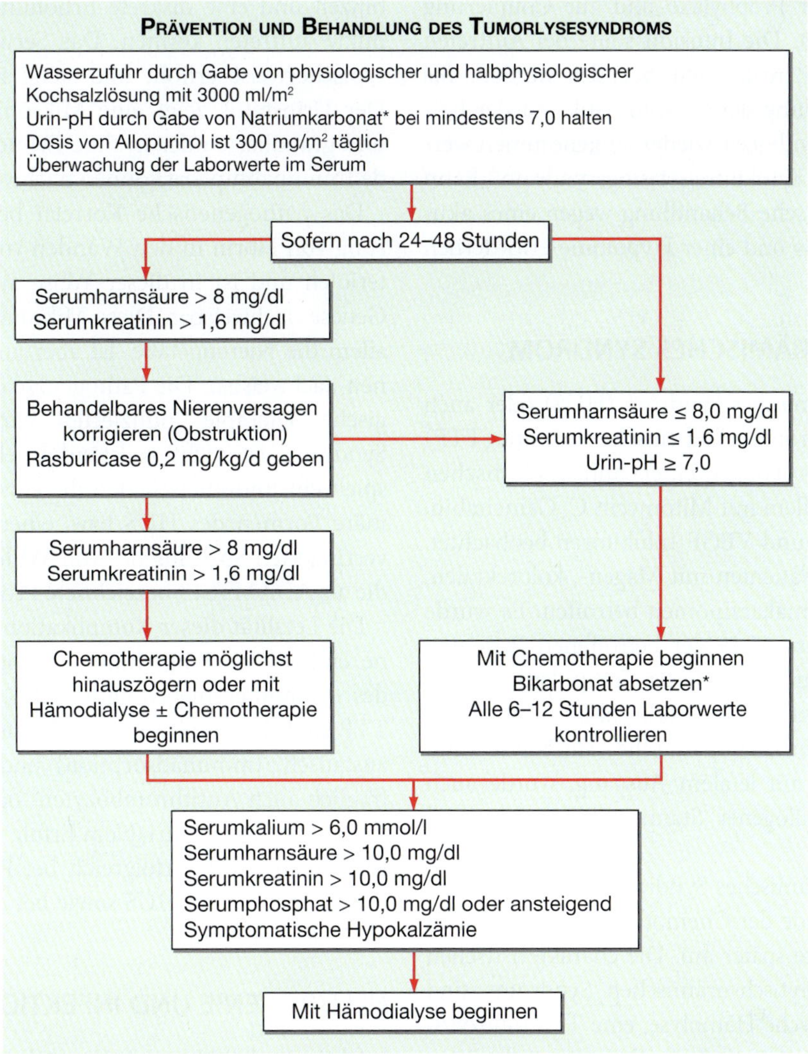

Abbildung 57-4 Vorgehen bei Patienten mit hohem Risiko für ein Tumorlysesyndrom. * Siehe Text.

Verfügung. Die Prognose ist im Allgemeinen sehr gut, zumal sich die Nierenfunktion nach einer Senkung des Harnsäurespiegels auf Werte von maximal 10 mg/dl wieder normalisiert.

UNVERTRÄGLICHKEITSREAKTIONEN NACH HUMANEN ANTIKÖRPERINFUSIONEN

Bei Einleitung einer Therapie mit humanen oder humanisierten Antikörpern (z. B. Rituximab, Obinutuzumab, Gemtuzumab-Ozogamicin, Trastuzumab, Alemtuzumab, Panitumumab oder Brentuximab Vedotin) treten bei bis zu 50 % der Patienten unerwünschte Reaktionen, wie Fieber, Schüttelfrost, Übelkeit, Schwäche oder Kopfschmerzen, auf. Bei ungefähr 1 % kommt es zu Bronchospasmen und Blutdruckabfall. Selten kommt es zu schweren Manifestationen wie Lungeninfiltraten, einem akuten Atemnotsyndrom und einem kardiogenen Schock. Im Labor sind die hepatischen Aminotransferasen erhöht, außerdem finden sich eine Thrombozytopenie und eine verlängerte Prothrombinzeit. Pathogenetisch werden die Aktivierung zellulärer Immunreaktionen und eine Komplementfreisetzung sowie die Freisetzung inflammatorischer Zytokine wie Tumor-Nekrose-Faktor α, Interferon γ, Interleukin-6 und Interleukin-10 angeschuldigt (Zytoninfreisetzungssyndrom). Obwohl der Mechanismus nicht vollständig geklärt ist, beruht das Zytokinfreisetzungssyndrom wahrscheinlich auf einer Aktivierung unterschiedlicher Zelltypen (z. B. Monozyten/Makrophagen, T-Lymphozyten, B-Lymphozyten). Schwere Reaktionen gegen Rituximab sind bei einer hohen Zahl (> 50 × 10^9 Lymphozyten) zirkulierender Zellen mit dem Zielantigen CD20 mit dem raschen Abfall der Tumorzellzahl und leichten Elektrolytveränderungen im Sinne eines Tumorlysesyndroms assoziiert und sehr selten letal. Außerdem werden ein Anstieg der Leberenzyme, D-Dimere, LDH und eine Verlängerung der PTT beobachtet. Diphenhydramin, Hydrocortison und

Paracetamol sind zur Prophylaxe und zur Coupierung der Reaktion geeignet. Die Infusion sollte bei Auftreten von Unverträglichkeitsreaktionen beendet werden. Sie kann nach Überwindung der Symptomatik mit der halben Infusionsgeschwindigkeit wieder aufgenommen werden. Bei schwerem „Zytokinfreisetzungssyndrom" kann eine intensivmedizinische Behandlung wegen eines akuten Atemnotsyndroms und einer Hypotonie erforderlich sein.

HÄMOLYTISCH-URÄMISCHES SYNDROM

Ein hämolytisch-urämisches Syndrom (HUS) oder auch eine thrombotisch-thrombozytopenische Purpura (TTP) wurden ebenfalls als Folgen einer antineoplastischen Chemotherapie vor allem mit Mitomycin C, Gemcitabin, Cisplatin, Bleomycin und VEGF-Inhibitoren beobachtet. Am häufigsten sind Patienten mit Magen-, kolorektalen, Pankreas- oder Mammakarzinomen betroffen. Es wurde auch beschrieben, dass 35 % der betroffenen Patienten zum Zeitpunkt des Auftretens dieser Komplikation keine Hinweise auf eine aktive Tumorerkrankung aufwiesen. Eine sekundäre mikroangiopathische Hämolyse und Thrombopenie, teils mit letalem Ausgang, wurde auch bei Patienten nach allogener Stammzelltransplantation beschrieben.

Ein hämolytisch-urämisches Syndrom tritt in der Regel 4–8 Wochen nach Ende der Chemotherapie, gelegentlich aber auch erst Monate später auf. Die charakteristischen Merkmale des hämolytisch-urämischen Syndroms sind eine mikroangiopathische Hämolyse, eine Thrombozytopenie und eine Niereninsuffizienz. Dyspnoe, Schwäche, Müdigkeit, Oligurie und Blutungsneigung sind häufige klinische Initialsymptome. Oft treten eine arterielle Hypertonie und eine teils ausgeprägte pulmonale Stauung auf. Bluttransfusionen können zu einer hypertensiven Entgleisung mit Lungenödem und dramatischer Zunahme der Hämolyse führen. Bei der kardialen Untersuchung imponieren supraventrikuläre Arrhythmien, Perikardreiben und Zeichen einer Perikardergussbildung. Raynaud-Phänomene gehören zum typischen Bild des hämolytisch-urämischen Syndroms nach Gabe von Bleomycin.

Typische Laborbefunde sind eine teils schwere Anämie mit Nachweis von Schisto-/Fragmentozyten im Blutausstrich. Die Hämolyse geht mit einer Retikulozytose, erhöhtem freiem Hämoglobin, erniedrigtem Haptoglobin und einer deutlichen LDH-Erhöhung einher. Der Bilirubinspiegel ist allenfalls leicht erhöht, der Coombs-Test fällt negativ aus. Die Leukozytenzahl ist beim hämolytisch-urämischen Syndrom nicht erniedrigt, hingegen gehört die Thrombozytopenie mit Werten von weniger als 100.000/µl zum typischen Krankheitsbild. Die meisten Patienten weisen eine normale plasmatische Gerinnung auf, obwohl auch eine leichte Verlängerung der Thrombinzeit und eine diskrete Erhöhung der Fibrinspaltprodukte auftreten können. Das Serumkreatinin ist initial typischerweise erhöht und steigt im Verlauf weiter an. Der Urinstatus zeigt eine Mikrohämaturie, Proteinurie und granulierte oder hyaline Zylinder. Auch zirkulierende Immunkomplexe können nachweisbar sein.

Das pathogenetische Korrelat besteht in der Ablagerung von Fibrin in den Wänden von Kapillaren und Arteriolen und ist in dieser Weise auch bei HUS anderer Genese nachweisbar. Diese Mikroangiopathie betrifft vor allem die Nierengefäße, ist aber auch in anderen Organen nachweisbar. Die Pathogenese des durch die onkologische Therapie induzierten hämolytisch-urämischen Syndroms ist nicht vollständig geklärt; möglicherweise spielt ein Endothelschaden die entscheidende Rolle. Primäre Formen des HUS bzw. einer TTP sind mit einer verringerten Spaltung des von-Willebrand-Faktors durch die als ADAMTS13 bezeichnete Protease verbunden.

Die Letalität dieser Komplikation ist hoch. Es gibt keine einheitliche Empfehlung zur optimalen Behandlung des chemotherapiebedingten HUS. Optionen bei HUS/TTP sind die Entfernung der Immunkomplexe (Plasmaaustausch, Immunadsorption) und Immunsuppression, fraglich auch Antithrombozyten- oder Antikoagulationstherapien, die mit variablem Erfolg durchgeführt werden. Rituximab wurde erfolgreich bei Patienten mit chemotherapiebedingtem HUS sowie bei ADAMTS13-defizienter TTP angewandt.

NEUTROPENIE UND INFEKTIONEN

Infektionen bei Neutropenie sind die häufigsten Komplikationen bei Tumorpatienten. **Die ausführliche Besprechung erfolgt in Kapitel 31.**

LUNGENINFILTRATE

Manche Patienten mit Tumorerkrankungen entwickeln Luftnot und diffuse pulmonale Infiltrate auf der Thorax-Röntgenaufnahme. Diese können durch eine Progredienz der Krebserkrankung, Nebenwirkungen der antineoplastischen Therapie, Infektionen oder andere Ursachen bedingt sein. Auch multifaktoriell bedingte Infiltrate kommen vor, wenngleich therapieassoziierte Komplikationen die Hauptursache darstellen. Lungeninfiltrate durch die maligne Grunderkrankung kommen bei Patienten mit Leukämien, Lymphomen, Mammakarzinomen und anderen soliden Tumoren vor. Eine Lymphangiosis carcinomatosa wird bei zahlreichen malignen Neoplasien beobachtet und stellt sich auf Thorax-Röntgenbildern als diffuse interstitielle Zeichnungsvermehrung dar. Anfangs klagen die Patienten nur über eine diskrete Dyspnoe, aber im Verlaufe von mehreren Wochen entwickelt sich eine ausgeprägte pulmonale Insuffizienz. In manchen

Fällen bestehen bereits Luftnot und ein trockener Reizhusten, bevor die Röntgenaufnahme verändert ist. Bei einer solchen Konstellation liegt in der Regel ein solider Tumor als Grunderkrankung vor. Bei Patienten mit akuten Leukämien ist oft mikroskopisch eine peribronchiale und peribronchioläre Infiltration der Lunge nachweisbar, ohne dass dies zu einer subjektiven Beschwerdesymptomatik führen muss. In manchen Fällen kommt es jedoch auch zu sichtbaren diffusen interstitiellen Infiltraten, einer Obstruktion alveolärer Kapillaren und zu schwerer Atemnot. Hier können Glukokortikoide hilfreich sein, allerdings sollte so rasch wie möglich eine tumorspezifische Chemotherapie eingeleitet werden.

Mehrere Zytostatika, wie Bleomycin, Methotrexat, Busulfan, Nitrosoharnstoffe, Gemcitabin, Mitomycin, Vinorelbin, Docetaxel, Paclitaxel, Fludarabin, Pentostatin und Ifosfamid können das Lungenparenchym schädigen. Meist handelt es sich dabei um eine interstitielle Pneumonie, Alveolitis und Lungenfibrose. Daneben kommen bei einigen Substanzen, z. B. Methotrexat und Procarbazin, akute Hypersensitivitätsreaktionen vor. Unter hoch dosiertem Cytosin-Arabinosid ist die Entwicklung eines nicht kardiogenen Lungenödems möglich. Die pulmonale Toxizität wird durch den gleichzeitigen Einsatz mehrerer Zytostatika, eine Radiatio der Lungen oder eine vorbestehende Lungenerkrankung verstärkt. Die Zufuhr von Sauerstoff kann die Lungentoxizität sogar verstärken, sodass empfohlen wird, die Sauerstoffzufuhr im Bedarfsfall auf das Maß zu beschränken, welches für die Aufrechterhaltung einer gerade ausreichenden Hämoglobinsättigung erforderlich ist.

Die Symptomatik kann schleichend mit leichter Dyspnoe, trockenem Reizhusten und Tachykardie beginnen. Auskultatorisch können ein feines Knisterrasseln beidseits basal sowie endinspiratorische Rasselgeräusche gefunden werden, daneben bestehen gelegentlich Fieber und Zyanose. Das Lungen-Röntgenbild zeigt in der Regel eine interstitielle Zeichnungsvermehrung, manchmal auch ein bronchoalveoläres Verschattungsmuster mit Betonung der Unterfelder und meist symmetrischer Darstellung. Vereinzelt lässt sich ein geringer Pleuraerguss nachweisen. Immer findet man eine Hypoxämie und eine Einschränkung der Kohlenmonoxid-Diffusionskapazität. Patienten mit chemotherapeutisch bedingter oder strahleninduzierter Lungentoxizität können von Glukokortikoiden profitieren, ansonsten stehen rein supportive Maßnahmen im Vordergrund.

Tyrosinkinaseinhibitoren wie Imatinib, Erlotinib und Gefitinib können eine interstitielle Lungenerkrankung auslösen. Bei Gefitinib haben sich eine vorbestehende Fibrose, ein schlechter Allgemeinzustand und eine zurückliegende Thoraxbestrahlung als unabhängige Risikofaktoren mit hoher Mortalitätsrate herausgestellt. In Japan liegt die Inzidenz einer Gefitinib-assoziierten interstitiellen Lungenerkrankung bei etwa 4,5 % im Vergleich zu 0,5 % in den USA. Temsirolimus und Everolimus können zu milchglasartigen Verschattungen der Lunge mit oder ohne diffuse interstitielle Lungenkrankheit sowie zu umschriebenen Lungeninfiltraten führen. Die Patienten können trotz sichtbarer Veränderungen in der Bildgebung asymptomatisch sein. Zu den möglichen Symptomen zählen Husten, Dyspnoe, Hypoxämie und seltener auch systemische Reaktionen wie Fieber und Erschöpfung. Die Inzidenz einer interstitiellen Lungenerkrankung durch Everolimus scheint bei Japanern höher zu sein. Zu den Behandlungsoptionen zählen Dosisreduktion bzw. Absetzen der Therapie und in manchen Fällen die Gabe von Glukokortikoiden.

Eine radiogene Pneumonitis und/oder Fibrose ist eine relativ häufige Nebenwirkung der Thoraxbestrahlung. Die radiogene Lungentoxizität ist abhängig vom bestrahlten Lungenvolumen, der Dosis pro Bestrahlungssitzung und der Gesamtdosis. Je größer das bestrahlte Lungenfeld, desto höher ist das Risiko einer Strahlenpneumonitis. Weiter erhöht wird das Risiko einer Lungentoxizität durch eine begleitende Chemotherapie, insbesondere wenn Paclitaxel ein Teil der Behandlung ist. Die Strahlenpneumonitis tritt meistens 2–6 Monate nach Abschluss der Radiatio auf, wobei die klinische Symptomatik sehr unterschiedlich ausgeprägt sein kann. Die Patienten klagen über Luftnot, Husten mit wenig Auswurf und subfebrile Temperaturen und zeigen zu Beginn eine unscharfe Infiltration beider Lungen im Thorax-Röntgenbild. Diese Infiltrate und die Veränderung des Lungenparenchyms sind meist auf das Bestrahlungsfeld begrenzt. Später kann sich ein fleckig-alveoläres Infiltrat mit positivem Bronchopneumogramm ausbilden, welches bis zum letalen Lungenversagen fortschreitet. Zur definitiven diagnostischen Klärung kann eine Lungenbiopsie erforderlich sein. Nicht alle nach Radiatio auftretenden pulmonalen Infiltrate müssen behandelt werden, wenn die Patienten asymptomatisch sind. Bei Patienten mit Fieber oder anderen Symptomen sollten Glukokortikoide eingesetzt werden. Nach Rückbildung der Lungeninfiltrate wird die Tagesdosierung langsam ausschleichend reduziert, da die Lungeninfiltrate bei abruptem Absetzen der Steroide wieder auftreten können. Radiogene Lungenschäden, die erst Jahre nach Beendigung der Bestrahlung auftreten, machen sich zuerst nur durch eine diskrete Belastungsdyspnoe bemerkbar, können aber bis zu einer schweren respiratorischen Insuffizienz fortschreiten. Therapeutisch stehen nur supportive Maßnahmen zur Verfügung.

Die Pathogenese der klassischen Strahlenpneumonitis basiert auf einer Freisetzung von Zytokinen, wie PDGF-β (Platelet Derived Growth Factor β), Tumor-Nekrose-Faktor, Interleukinen und TGF-β (Transforming Growth

Factor β) im bestrahlten Lungengewebe. In seltenen Fällen (ca. 10 %) handelt es sich um eine immunvermittelte Strahlenpneumonitis, eine durch aktivierte T-Zellen induzierte beidseitige Alveolitis, die auch außerhalb der Strahlenfelder auftritt. Diese Art der Strahlenpneumonie klingt gewöhnlich ohne Folgeschäden ab.

Die Pneumonie ist bei Tumorpatienten eine unter Therapie häufig auftretende Komplikation. Dabei ist die bakterielle Pneumonie durch umschriebene Infiltrate auf der Thorax-Röntgenaufnahme gekennzeichnet. Die antimikrobielle Behandlung erfolgt möglichst nach Erregernachweis und Resistenzbestimmung, muss bei vielen Patienten aber kalkuliert auf der Basis der typischen Erregerätiologie eingeleitet werden. Bei einer diffusen interstitiellen Pneumonie kommen differenzialdiagnostisch zahlreiche Erkrankungen infrage, z. B. eine Pneumocystis-jirovecii-Pneumonie, eine Zytomegalievirus(CMV)-Pneumonie sowie Pneumonien durch Pilze oder durch atypische Erreger wie Mykoplasmen und Legionellen (bei ambulant erworbenen Lungeninfiltraten). Auch Lungenparenchymschäden durch Zytostatika, eine Strahlenpneumonitis, eine Infiltration durch die maligne Grunderkrankung und unspezifische Lungenveränderungen können in Betracht kommen. Die Identifikation opportunistischer Erreger von pulmonalen Infektionen ist immer noch eine Herausforderung. Das Spektrum diagnostischer Möglichkeiten schließt eine Thorax-Röntgenuntersuchung, eine Computertomografie, eine Bronchoskopie mit bronchoalveolärer Lavage, eine Bürstenzytologie, transbronchiale Biopsie, Feinnadelaspiration und eine offene Lungenbiopsie ein. Zusätzlich zum kulturellen Keimnachweis wird die Diagnostik der bronchoalveolären Spülflüssigkeit durch eine Polymerase-Kettenreaktion (PCR) auf Pneumocystis jirovecii ergänzt. Bei febrilen neutropenischen Patienten mit Lungeninfiltraten sollte eine antibiotische Therapie mit einem Breitspektrum-Antibiotikum, evtl. ergänzt um hoch dosiertes Cotrimoxazol und/oder ein Makrolid, eingeleitet werden. Spätestens bei fehlendem Ansprechen ist eine antimykotische Therapie mit gesicherter Wirksamkeit gegen *Aspergillus* spp. erforderlich. In einigen Fällen, wie z. B. nach allogener hämatopoetischer Stammzelltransplantation, ist die zusätzliche Gabe eines gegen CMV wirksamen Virustatikums erforderlich. Bei Patienten, die innerhalb von 4 Tagen nicht auf die Antibiotika ansprechen, sollte ein invasives diagnostisches Vorgehen, wie Feinnadelbiopsie oder offene Lungenbiopsie, erwogen werden. Bei Patienten in schlechtem klinischem Zustand wird man sich oft auf Bronchoskopie und bronchoalveoläre Lavage beschränken müssen.

Bei afebrilen Patienten mit Lungeninfiltraten muss differenzialdiagnostisch auch an rezidivierende Lungenembolien oder eine Linksherzinsuffizienz gedacht werden.

TYPHLITIS (NEUTROPENISCHE ENTEROKOLITIS)

Als neutropenische Enterokolitis bezeichnet man eine nekrotisierende Entzündung im Bereich des Kolons, Dünndarms oder der Appendix, die im Zuge der Chemotherapie einer akuten Leukämie oder nach einer Hochdosistherapie und autologen Stammzelltransplantation auftritt. Diese Komplikation kann auch Folge einer Therapie mit Taxanen, 5-Fluorouracil, Irinotecan, Vinorelbin, Cisplatin oder Carboplatin sein (Abb. 57-5). Die in der Regel neutropenischen, febrilen Patienten klagen über Schmerzen vorwiegend im rechten Unterbauch, oft mit Berührungsempfindlichkeit und einem gespannten Abdomen. Häufig finden sich wässrige Diarrhöen, teils mit abgelösten Schleimhautfetzen und Blutungen, gelegentlich eine Bakteriämie. Die Abdomenübersichtsauf-

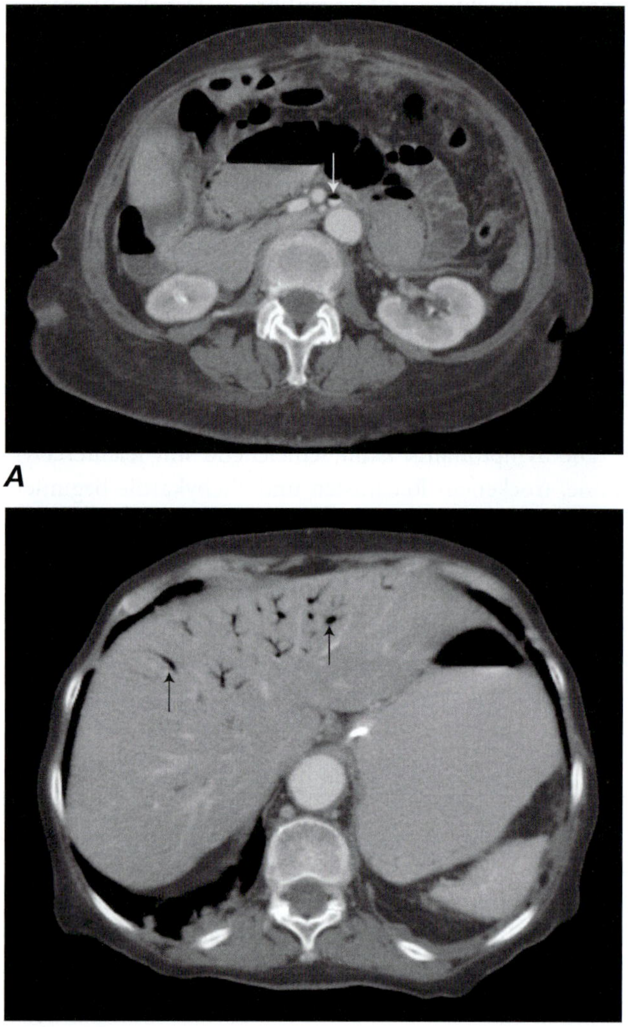

A

B

Abbildung 57-5 Abdominelle CT-Bilder einer 72-jährigen Frau mit neutropenischer Enterokolitis nach Chemotherapie. *A.* Luft in der unteren Mesenterialvene *(Pfeil)* und Darmwand mit Pneumatosis intestinalis. ***B.*** CT-Bild des Oberbauchs, welches Luft in der Pfortader zeigt *(Pfeile)*.

nahme hilft bei der Diagnostik im Allgemeinen nicht weiter. Die CT zeigt eine eindrucksvolle ödematöse Schwellung der Darmwände, besonders im Zökumbereich, mit mesenterialer Strangbildung und Aszites; dadurch ist gelegentlich eine Abgrenzung der Typhlitis von anderen abdominellen Erkrankungen (z. B. Appendizitis, Divertikulitis oder Clostridium-difficile-assoziierte Kolitis) möglich. Patienten mit einer sonografisch diagnostizierten Darmwandverbreiterung von mehr als 10 mm haben eine erhöhte Mortalität. Eine besonders ausgeprägte Wandverdickung findet sich bei Patienten mit einer pseudomembranösen Enterokolitis durch Clostridium-difficile-Toxin. Die Pneumatosis intestinalis ist als Zeichen einer gleichzeitigen neutropenischen Enterokolitis und einer Darmwandischämie zu deuten. Die sofortige Einleitung einer Behandlung mit Breitspektrum-Antibiotika sowie Nahrungskarenz und Einbringen einer nasogastralen Sonde können zur Besserung führen. Das operative Vorgehen bleibt schweren Fällen der neutropenischen Enterokolitis mit Hinweisen auf eine Perforation, eine Peritonitis, eine Darmgangrän oder auf gastrointestinale Blutungen trotz Korrektur der Gerinnungsstörung vorbehalten.

Die Inzidenz der Clostridium-difficile-assoziierten Kolitis ist ansteigend. Neuere Stämme dieses Mikroorganismus produzieren 20-mal mehr Toxin A und B als die üblicherweise verbreiteten Stämme. Das Risiko für eine pseudomembranöse Kolitis durch Clostridium-difficile-Toxin ist auch nach Chemotherapie angestiegen. Im Verdachtsfall sollte eine antibiotische Behandlung mit Metronidazol oder (in schweren Fällen) mit oralem Vancomycin (4 × 125 mg) erfolgen.

HÄMORRHAGISCHE ZYSTITIS

Eine hämorrhagische Zystitis kann nach Gabe von Oxazaphosphorinen (Cyclophosphamid, Ifosfamid) auftreten. Beide Zytostatika werden in Acrolein umgewandelt, welches als starker chemischer Reizstoff über den Urin ausgeschieden wird. Bei längerem Kontakt mit der Blasenschleimhaut kommt es zur Hämorrhagie. Das klinische Bild umfasst eine Makrohämaturie, Pollakisurie, Dysurie, brennende Schmerzen, imperativen Harndrang, Harninkontinenz und Nykturie. Die wichtigste Maßnahme ist die Prävention durch hohe Harnvolumina und Gabe von 2-Mercaptoethansulfonat (Mesna), das zur Entgiftung der toxischen Metaboliten führt und begleitend zur Chemotherapie gegeben werden kann. Mesna wird normalerweise dreimal am Tag der Zytostatikatherapie verabreicht, wobei die Dosierung jeweils 20 % der Dosis des Zytostatikums beträgt. Ist eine hämorrhagische Zystitis eingetreten, ist oft schon eine hohe Harndurchflussrate allein wirksam. Anderenfalls kann eine Spülung der Harnblase mit Formalinlösung (0,37–0,74 %) über 10 Minuten zum Sistieren der Blutung führen. Auch N-Acetylcystein (ACC) kann effektiv zur Blasenspülung eingesetzt werden. Das Fortschreiten der hämorrhagischen Entzündung kann durch Prostaglandine (Carboprost-Tromethamin; in Deutschland nicht im Handel) aufgehalten werden. Als Ultima Ratio kommen die Ausschaltung der A. hypogastrica, eine Urinableitung oder die radikale Zystektomie in Betracht.

Die hämorrhagische Zystitis kann auch bei Patienten nach allogener Knochenmark- oder Stammzelltransplantation auftreten. Hier wird auch eine früh nach Konditionierungstherapie mit Cyclophosphamid einsetzende hämorrhagische Zystitis beobachtet. Ein späteres Auftreten weist eher auf eine Infektion mit dem Polyomavirus (BK-Virus) oder Adenovirus Typ 11 hin. Die Diagnostik viraler Infektionen kann mit PCR-basierten Methoden erfolgen. Die Behandlung viraler hämorrhagischer Zystitiden erfolgt supportiv und möglichst durch Reduktion immunsuppressiver Substanzen. Cidofovir war in kleinen Fallserien wirksam.

HYPERSENSITIVITÄTSREAKTIONEN AUF ANTINEOPLASTISCHE SUBSTANZEN

Einige antineoplastische Substanzen können Hypersensitivitätsreaktionen verursachen. Solche Reaktionen sind nicht vorherzusehen und potenziell lebensbedrohlich. In den meisten Fällen treten sie noch während der parenteralen Applikation oder innerhalb von Stunden danach auf. Bei Taxanen, Platinderivaten, Asparaginase, Etoposid und biologischen Agenzien wie Rituximab, Bevacizumab, Trastuzumab, Gemtuzumab-Ozogamicin, Cetuximab und Alemtuzumab ist die Wahrscheinlichkeit einer solchen Reaktion höher als bei anderen Präparaten. Bei einigen Therapeutika wie Taxanen tritt die Reaktion bereits bei der ersten oder zweiten Verabreichung auf, demgegenüber bei Platinderivaten erst nach einer längeren Expositionsdauer. Eine Hauttestung kann helfen, Risikopatienten nach Carboplatinapplikation zu identifizieren. Die Prämedikation mit H_1- und H_2-Rezeptorantagonisten und Glukokortikoiden reduziert die Inzidenz von Hypersensitivitätsreaktionen auf Taxane, insbesondere Paclitaxel; sie können aber dennoch auftreten. In diesen Fällen kann eine schnelle Hyposensibilisierung auf der Intensivstation oder eine Weiterbehandlung unter besonderer Aufmerksamkeit und unter Verwendung alternativer Präparate erfolgen. Für eine Hyposensibilisierung eignen sich Patienten, bei denen während oder unmittelbar nach der Gabe von Chemotherapeutika eine leichte oder schwere Mastzell-vermittelte, IgE-abhängige Typ-I-Reaktion auftrat.

KAPITEL 58

SPÄTFOLGEN VON KREBSERKRANKUNGEN UND IHRER BEHANDLUNG

Carl E. Freter ■ Dan L. Longo

Für die deutsche Ausgabe Georg Maschmeyer

Mehr als 10 Millionen Amerikaner haben eine Krebserkrankung überlebt. Bei den meisten von ihnen hinterlassen die Krebserkrankung und/oder ihre Behandlung Spuren und viele Patienten sind von Langzeitfolgen betroffen; dazu zählen medizinische Probleme, psychosoziale und ökonomische Probleme, sexuelle Dysfunktion sowie Diskrimination am Arbeitsmarkt und bei Versicherungen. Viele dieser Probleme stehen in direktem Zusammenhang mit der Krebstherapie. Da immer mehr Patienten verschiedene Malignome zunehmend länger überleben, wird der biologische Preis für die Therapie im Sinne einer hohen Morbidität und Mortalität immer deutlicher. Mit den menschlichen Folgen wird der Onkologe, der die Patienten täglich behandelt, konfrontiert. Obwohl durch Langzeitüberlebende von Leukämien im Kindesalter, von Hodgkin-Lymphomen und von Hodenkrebs viel über die Folgen der onkologischen Therapie bekannt ist, kommen ständig neue Erkenntnisse hinzu, weil die Patienten mit neueren Therapien länger überleben. Molekular zielgerichtete Therapeutika besitzen ebenfalls typische Langzeittoxizitäten, die wir gerade erst kennenlernen. Es gibt eine zunehmende Zahl von Krebsrehabilitationskliniken, in denen Patienten wegen der Langzeitfolgen der Krebstherapie behandelt werden.

Die Entwicklung von Therapien, die auf eine Abschwächung der Spättoxizität der Krebsbehandlung abzielen, geht nur langsam vor sich; zum Teil aufgrund einer verständlichen Zurückhaltung beim Ändern von funktionierenden Strategien und zum Teil infolge eines Mangels an neuen, weniger toxischen Therapieregimes, die effektiv sind und Medikamente mit höherer Toxizität ersetzen können. Der Mechanismus der Schädigung durch Krebstherapeutika ist unterschiedlich. Oft stellt ein irreversibler DNS-Schaden die gemeinsame Endstrecke dar. Operative Eingriffe können zu funktionellen Störungen führen, z. B. blind endende Darmschlingen, die eine Malabsorption verursachen, oder die Amputation von Körperteilen. Auch Strahlung kann Organe funktionell schädigen, z. B. Impotenz bei Patienten mit Prostatakarzinom, Lungenfibrose und kognitive Defizite, und karzinogen wirken. Eine Chemotherapie wirkt selbst karzinogen und birgt viele weitere toxische Nebenwirkungen, die

Tabelle 58-1

LANGZEITAUSWIRKUNGEN DER TUMORBEHANDLUNG

Operation		**Folge**
Amputation		Funktionsverlust
Lymphknotendissektion		Lymphödem
Stomaanlage		Psychosoziale Probleme
Splenektomie		Infektionsneigung mit Sepsisrisiko
Adhäsionen		Obstruktion
Darmanastomosen		Malabsorption
Bestrahlung		**Folge**
Organ		
Knochen		Wachstumsstörung, Osteonekrosen
Weichteilgewebe		Atrophie, Fibrose
Gehirn		Neuropsychiatrische Störungen, kognitive Defizite
Schilddrüse		Hypothyreose, Basedow-Krankheit, Karzinom
Speicheldrüsen		Mundtrockenheit, Karies, Geschmacksveränderungen
Auge		Katarakte
Herz		Perikarditis, Myokarditis, Koronarsklerose, Insuffizienz
Lunge		Lungenfibrose
Niere		Niereninsuffizienz, renale Hypertonie
Leber		Funktionsstörung
Gastrointestinaltrakt		Malabsorption, Strikturen
Gonaden		Infertilität, vorzeitige Menopause
Andere		Sekundärmalignom
Chemotherapie		**Folge**
Organ	**Substanz(en)**	
Knochen	Glukokortikoide	Osteoporose, Nekrose
Gehirn	MTX, Cytarabin, andere	Neuropsychiatrische Störungen, kognitive Defizite
Periphere Nerven	Vincristin, Platinderivate	Neuropathie, Hörverlust
	Bortezomib	
Augen	Glukokortikoide	Katarakt
Herz	Anthrazykline, Trastuzumab	Kardiomyopathie
Lunge	Bleomycin	Fibrose
	MTX	Hypersensibilität
Niere	Cisplatin und andere	Niereninsuffizienz, Hypomagnesiämie
Leber	Zahlreiche Substanzen	Funktionseinschränkung
Gonaden	Alkylierende Agenzien und andere	Infertilität, vorzeitige Menopause
Knochenmark	Zahlreiche Substanzen	Aplasie, Myelodysplasie, sekundäre Leukämie

in diesem Kapitel erläutert werden. Tabelle 58-1 zeigt eine Übersicht über die Langzeitfolgen der Behandlung.

Das primäre Behandlungsziel ist die Heilung oder Kontrolle der Krebserkrankung. Langzeitfolgen der Behandlung sind auch ein Beleg für den zunehmenden Therapieerfolg. Ihr Vorhandensein gibt aber auch Anlass zur Entwicklung effektiverer Behandlungsformen mit geringerer Morbidität und Mortalität. Die Angst vor möglichen Langzeitkomplikationen sollte jedoch nicht dazu führen, dass Patienten eine wirksame (insbesondere kurative) Therapie vorenthalten wird.

KARDIOVASKULÄRE STÖRUNGEN

CHEMOTHERAPIE

Zu den toxischen kardiovaskulären Nebenwirkungen einer Chemotherapie zählen Rhythmusstörungen, Kardiomyopathie mit Herzinsuffizienz, Perikarderkrankungen und periphere Gefäßerkrankungen. Da diese Krankheitsbilder schwer von nicht durch die Chemotherapie verursachten Erkrankungen zu unterscheiden sind, ist es nicht leicht, einen klaren ätiologischen Zusammenhang nachzuweisen. Der Verdacht entsteht häufig bei Patienten mit ansonsten geringer klinischer Erkrankungswahrscheinlichkeit, die eine Tumorbehandlung hinter sich haben. Eine dosisabhängige Myokardtoxizität von Anthrazyklinen mit Verlust von Myofibrillen in der Endomyokardbiopsie ist pathognomonisch. Die Kardiotoxizität von Anthrazyklinen (Doxorubicin, Daunorubicin, Idarubicin, Epirubicin) beruht auf einer chemischen Schädigung durch freie Radikale. Eisen(III)-Doxorubicin-Komplexe schädigen die DNS, nukleäre und zytoplasmatische Membranen und die Mitochondrien. Ca. 5 % der Patienten, die mehr als 450–550 mg/m^2 Doxorubicin erhalten, entwickeln eine Herzinsuffizienz. Die Kardiotoxizität tritt aber nicht schrittweise bei bestimmten Schwellenwerten auf, sondern ist ein kontinuierlicher Prozess; daher beobachtet man manchmal eine Herzinsuffizienz bei deutlich geringeren Dosen. Wichtige zusätzliche Faktoren für die Entwicklung einer Herzinsuffizienz nach Gabe von Anthrazyklinen sind hohes Alter, kardiale Vor- und Begleiterkrankungen, arterielle Hypertonie, Diabetes mellitus und eine Bestrahlung des Thorax. Das Risiko für eine Herzinsuffizienz ist geringer, wenn Doxorubicin als Dauerinfusion verabreicht werden kann oder in liposomaler Zubereitung verabreicht wird. Die anthrazyklinbedingte Herzinsuffizienz ist meist irreversibel und die Letalität ist mit 50 % hoch, sodass die Prävention von entscheidender Bedeutung ist. Das Anthracenedion Mitoxantron hat ein geringeres kardiotoxisches Potenzial als die Anthrazykline. Dexrazoxan, ein intrazellulärer Eisenchelatbildner, kann die toxischen Nebenwirkungen der Anthrazykline abschwächen; gleichzeitig ist aber möglicherweise auch die Wirksamkeit der Chemotherapie eingeschränkt, weswegen die Substanz nur selten verabreicht wird. In einem Rote-Hand-Brief wurde 2010 wegen der möglichen Verursachung sekundärer Neoplasien vor dem Einsatz von Dexrazoxan in der pädiatrischen Hämatologie und Onkologie gewarnt. Die Überwachung hinsichtlich der Kardiotoxizität umfasst meist eine regelmäßige Kontrolle der linksventrikulären Ejektionsfraktion mittels Echokardiografie, ggf. auch gegateter kardialer Blutpoolszintigrafie (multi-gated acquisition scan; MUGA). Auch eine kardiale MRT kommt infrage, ist aber nicht Standard und nicht überall verfügbar. Bei hohen kumulativen Dosen, weiteren Risikofaktoren und natürlich bei Anzeichen einer neu aufgetretenen Herzinsuffizienz oder anderer kardialer Erkrankungen sollten häufigere Kontrolluntersuchungen erfolgen.

Die zweithäufigste kardiotoxische Substanz nach den Anthrazyklinen ist Trastuzumab. Trastuzumab wird häufig bei fortgeschrittenen Mammakarzinomen und gelegentlich bei Magenkarzinomen eingesetzt, manchmal auch in Kombination mit Anthrazyklinen, was zu einer additiven oder sogar synergistischen Kardiotoxizität führt. Im Gegensatz zu den Anthrazyklinen ist die kardiale Schädigung durch Trastuzumab nicht dosisabhängig und meist reversibel; sie geht nicht mit den Anthrazyklin-typischen pathologischen Veränderungen der kardialen Myofibrillen einher und ihr liegt ein anderer biochemischer Mechanismus in Form einer Hemmung myokardialer Reparaturmechanismen zugrunde. Kontrolluntersuchungen auf toxische Schäden sollten jeweils nach 3–4 Gaben erfolgen und eine funktionelle Diagnostik wie bei Anthrazyklinen beinhalten.

Weitere potenziell kardiotoxische Substanzen sind Lapatinib, Cyclophosphamid, Ifosfamid, Interleukin 2, Ponatinib, Imatinib und Sunitinib.

STRAHLENTHERAPIE

Eine Bestrahlung, die das Herz einschließt, kann eine interstitielle Myokardfibrose, eine akute oder chronische Perikarditis, Gefäßerkrankungen und eine vorzeitige koronare Atherosklerose mit Entstehung einer zunehmenden myokardialen Insuffizienz verursachen. Repetitive oder hohe (> 6000 cGy) Strahlendosen gehen ebenso wie eine zusätzliche kardiotoxische Chemotherapie mit einem höheren Risiko einher. Zu den Symptomen der akuten Perikarditis, die meist ungefähr 9 Monate nach der Behandlung am ausgeprägtesten ist, zählen Dyspnoe, Thoraxschmerzen und Fieber. Eine chronische konstriktive Perikarditis kann sich 5–10 Jahre nach der Strahlentherapie entwickeln. Die Herzklappen können im Sinne einer Aorteninsuffizienz infolge der Fibrose oder einer Mitralinsuffizienz aufgrund einer Papillarmuskeldysfunktion betroffen sein. Bei einer Mantelfeldbestrahlung und beschleunigten Entwicklung einer koronaren Herzkrankheit ist das Risiko eines tödlichen Myokardinfarkts dreifach erhöht. Genauso ist das Risiko eines embolischen Schlaganfalls bei einer Bestrahlung der Karotiden erhöht.

Behandlung
KARDIOVASKULÄRE ERKRANKUNGEN DURCH CHEMO- ODER STRAHLENTHERAPIE

Die Behandlung kardiovaskulärer Erkrankungen, die durch eine Chemo- oder Strahlentherapie verursacht sind, gleicht prinzipiell der Therapie bei anderen Ätiologien. Als Erstes sollte das auslösende Medikament abgesetzt werden. Akute Symptome können mit Diuretika und einer sorgfältigen Volumen- und Elektrolytregulation behandelt werden. Eine Reduktion der Nachlast durch Angiotensin-converting-Enzym(ACE)-Hemmer oder auch Betablocker ist häufig von Nutzen; auch Digitalispräparate können hilfreich sein.

Inzwischen gibt es ein Hybridfachgebiet, die Kardioonkologie, welche die mit Chemotherapie behandelten

Patienten auf kardiotoxische Folgen überwacht. Ziele sind die Frühintervention mit sensitiveren Verfahren, das Management der Kardiotoxizität, bevor sie symptomatisch wird, und der Einsatz klinischer Studien zur Ermittlung kardioprotektiver Strategien.

LUNGENSCHÄDEN

CHEMOTHERAPIE

Bleomycin führt zur Bildung freier Sauerstoffradikale und verursacht eine Pneumonitis mit diffuser milchglasartiger (interstitieller) Zeichnung in beiden Lungen, wobei häufig die Unterlappen stärker betroffen sind. Ein mögliches Frühzeichen ist ein trockener Husten mit oder ohne Fieber. Die Schädigung ist dosisabhängig und -limitierend. Die Kohlenmonoxid-Diffusionskapazität (DL_{CO}) der Lunge ist ein sensitiver Parameter zur Erfassung der Toxizität und der Ausheilung. Sinnvollerweise wird vor einer Behandlung mit Bleomycin ein Ausgangswert erhoben. Additiv bzw. synergistisch wirkende Risikofaktoren sind höheres Alter, vorbestehende Lungenerkrankungen und hohe inspiratorische Sauerstoffkonzentrationen. Zu den weiteren Chemotherapeutika mit pulmonaler Toxizität zählen Mitomycin, Nitrosoharnstoffe, Doxorubicin plus Bestrahlung, Gemcitabin (in Kombination mit wöchentlicher Gabe von Docetaxel), Methotrexat und Fludarabin. Hoch dosierte alkylierende Substanzen (Cyclophosphamid, Ifosfamid und Melphalan), häufig bei einer hämatopoetischen Stammzelltransplantation eingesetzt, teils in Kombination mit einer Ganzkörperbestrahlung, können zu einer schweren Lungenfibrose und/oder einer pulmonalen Venenverschlusserkrankung führen.

STRAHLENTHERAPIE

Risikofaktoren für eine Strahlenpneumonitis sind höheres Alter, schlechte körperliche Leistungsfähigkeit, vorbestehende Einschränkung der Lungenfunktion sowie Strahlenvolumen und -dosis. Die vermutete Schwellendosis für eine pulmonale Schädigung liegt zwischen 5 und 20 Gy. Typische Zeichen sind eine Hypoxämie und eine Belastungsdyspnoe. Bei der Auskultation können feinblasige, hochfrequente Rasselgeräusche (ähnlich dem Geräusch eines Klettverschlusses) hörbar sein. Weitere häufige Symptome sind Fieber, Husten und pleuritische Thoraxschmerzen. Die DL_{CO} ist der sensitivste Parameter einer eingeschränkten Lungenfunktion. In der Bildgebung können scharf begrenzte milchglasartige Infiltrate sichtbar sein, die ziemlich genau dem bestrahlten Volumen entsprechen. Manchmal kann sich die Pneumonitis aber auch über das Strahlenfeld hinweg bis zur unbestrahlten Seite ausdehnen.

Behandlung
LUNGENSCHÄDEN

Eine Pneumonitis nach einer Chemotherapie oder Bestrahlung spricht meist auf Glukokortikoide an, mit Ausnahme von Schädigungen durch Nitrosoharnstoffe. Prednison in einer Dosierung von 1 mg/kg wird häufig zur Kontrolle akuter Symptome einer Lungenschädigung verabreicht und langsam wieder ausgeschlichen. Bei einer längeren Behandlung mit Glukokortikoiden ist ein Magenschutz mit Protonenpumpenhemmern, die Behandlung einer Hyperglykämie, eine gezielte Prophylaxe und Therapie von Infektionen und eine Prophylaxe bzw. Behandlung der Steroidosteoporose nötig. Bei der Behandlung der Pneumonitis können Antibiotika, Bronchodilatatoren, Sauerstoff (in möglichst geringen Konzentrationen) und Diuretika eine wichtige Rolle spielen. Das Vorgehen sollte immer mit Pneumologen abgesprochen werden. Studien mit Amifostin, das vor Strahlenschäden schützen soll, zeigten keine eindeutigen Vorteile. Zu den Nebenwirkungen zählen Hautausschläge, Fatigue und Übelkeit. Derzeit stellt das Medikament keine Standardtherapie dar. Transformierender Wachstumsfaktor β (TGF-β) scheint zur Entstehung einer Strahlenfibrose wesentlich beizutragen und ist das Ziel bei der Entwicklung von Therapieansätzen, die gegen TGF-β gerichtet sind. Als Faustregel sollten Patienten, die eine thorakale Bestrahlung oder eine Chemotherapie mit Bleomycin hinter sich haben, Sauerstoff nur wenn unbedingt nötig und in der niedrigstmöglichen Konzentration erhalten.

NEUROLOGISCHE DEFIZITE

CHEMOTHERAPIE

Die Inzidenz und der Schweregrad neurologischer Defizite nach einer Chemo- oder Strahlentherapie nimmt weiterhin zu. Dies liegt an dem durch verbesserte Supportivmaßnahmen und aggressivere Therapieregimes erreichten längeren Überleben von Krebspatienten, die nun solche Spätschäden entwickeln. Eine direkte Schädigung von Myelin, Gliazellen, Neuronen sowie Veränderungen des Zytoskeletts, des Axontransports und des Zellstoffwechsels werden für diese neurologischen Defizite verantwortlich gemacht.

Vinca-Alkaloide verursachen eine charakteristische Neuropathie mit handschuh- bzw. sockenartiger Verteilung; es kommt dosisabhängig zu Taubheit, Parästhesien und motorischen Defiziten. Eine distale sensomotorische Polyneuropathie umfasst meistens eine Abschwächung der Muskeleigenreflexe und eine Verschlechterung der

Schmerz- und Temperaturempfindung. Später gehen auch die Propriozeption und das Vibrationsempfinden verloren. Die Entscheidung, ob die Therapie aufgrund der Toxizität abgesetzt werden muss, sollte von einem erfahrenen Onkologen nach eingehender Anamnese und körperlicher Untersuchung getroffen werden. Leichtgradige toxische Schäden bessern sich mit der Zeit oft vollständig. Bei einer Behandlung mit Vinca-Alkaloiden können auch Schmerzen beim Kauen, eine Störung des autonomen Nervensystems (paralytischer Ileus) oder Hirnnervenausfälle vorkommen; in Extremfällen können Enzephalopathie, Krampfanfälle und Koma resultieren.

Unter Cisplatin können eine sensomotorische Neuropathie sowie ein Hörverlust vorkommen, insbesondere bei Dosen über 400 mg/m^2. Daher ist bei Patienten mit vorbestehender Hörstörung prätherapeutisch eine Audiometrie nötig. Bei diesen Patienten kommt manchmal Carboplatin zum Einsatz, weil die Auswirkungen auf das Hörvermögen darunter geringer sind. Auch Oxaliplatin führt bei längerfristiger Anwendung bei den meisten Patienten zur peripheren Neuropathie, teils mit Verfälschung des Temperaturempfindens, welche dosislimitierend ist.

Unter der Therapie mit Bortezomib als intravenöse Bolusgabe kommt es regelmäßig zu Polyneuropathien mit teils ausgeprägten und opiatpflichtigen Dysästhesien, meist nach 4–5 Zyklen à 4 Bolusgaben.

5-Fluorouracil-Derivate führen zu Dysästhesien und schmerzhaften Händen und Füßen (Hand-Fuß-Syndrom oder palmoplantare Erythrodysästhesie). Die Symptome klingen in der Regel nach dem Absetzen der Substanz wieder ab.

Neurokognitive Defizite sind bei Überlebenden einer akuten lymphatischen Leukämie (ALL) im Kindesalter mit Gabe von intrathekalem Methotrexat oder Cytosinarabinosid in Kombination mit einer prophylaktischen kranialen Bestrahlung gut dokumentiert. Hoch dosiertes systemisches Methotrexat allein kann eine akute Leukenzephalopathie verursachen, die durch Somnolenz und Verwirrung (oft reversibel) gekennzeichnet ist. Die akute Toxizität ist dosisabhängig und tritt vor allem bei Dosen über 3 g/m^2 auf, wobei jüngere Patienten ein höheres Risiko aufweisen. Die subakuten toxischen Effekte von Methotrexat treten Wochen nach der Behandlung auf und lassen sich oft durch die Gabe von Glukokortikoiden abschwächen. Eine chronische toxische Schädigung (Leukenzephalopathie) manifestiert sich Monate oder Jahre nach der Therapie mit einer progredienten Störung der Kognition und fokalen neurologischen Defiziten. Diese Manifestationen sind irreversibel, werden durch eine synchrone oder metachrone Strahlentherapie verstärkt und sind bei jüngeren Patienten ausgeprägter.

Neurokognitive Defizite nach einer alleinigen Chemotherapie kommen bei Frauen nach adjuvanter Chemotherapie eines Mammakarzinoms vor; man spricht in diesem Zusammenhang auch vom „Chemobrain". Diese Schädigung geht mit einer Gedächtnis-, Lern- und Aufmerksamkeitsstörung sowie einer Verlangsamung der Informationsverarbeitung einher. Die Ursache lässt sich mechanistisch nicht erklären und es gibt keine effektive Therapie. Dieses Krankheitsbild erweckt inzwischen immer mehr Interesse und muss weiter untersucht werden, damit eine effektive Therapie und prophylaktische Maßnahmen entwickelt werden können.

Viele Krebspatienten haben nach einer erfolgreichen Behandlung schwerwiegende und belastende Sorgen, ein Rezidiv zu bekommen. Zusätzlich kommt es bei vielen Patienten zu Problemen, die Beruf, Krankenversicherung, belastende Situationen, Beziehungen, Finanzen und Sexualität betreffen. Diese Probleme sollten bei Überlebenden von Krebserkrankungen explizit angesprochen werden und im Bedarfsfall sollten eine entsprechende Beratung und Unterstützung organisiert werden. Selbstmordgedanken und Suizide kamen laut einer US-amerikanischen Studie bei Krebspatienten und -überlebenden häufiger vor als in der Allgemeinbevölkerung.

STRAHLENTHERAPIE

Akute toxische ZNS-Nebenwirkungen einer Strahlentherapie treten innerhalb von einigen Wochen auf und äußern sich in Form von Nausea, Benommenheit, Hypersomnie und Ataxie. Die Symptome bessern sich meist im Laufe der Zeit. Eine subakute Toxizität manifestiert sich einige Wochen bis 3 Monate nach der Bestrahlung mit ähnlichen Symptomen wie die akute Toxizität, geht allerdings mit einer reversiblen Demyelinisierung einher. Chronische Strahlenschäden finden sich 9 Monate bis 10 Jahre nach der Behandlung. Ein häufiger pathologischer Befund sind fokale Nekrosen. In diesem Fall kann eine Glukokortikoidtherapie hilfreich sein. Ein diffuser Strahlenschaden geht mit einer globalen ZNS-Dysfunktion und Veränderungen der weißen Substanz im CT oder MRT einher. Histopathologisch imponieren Veränderungen der kleinen Gefäße. Glukokortikoide können die Symptomatik bessern, aber nicht den Krankheitsverlauf beeinflussen. Die schwerste Form des Strahlenschadens ist die nekrotisierende Enzephalopathie. Sie findet sich fast immer bei einer gleichzeitigen Chemotherapie, insbesondere mit Methotrexat.

Bei einer Schädelbestrahlung kann es auch zu verschiedenen endokrinen Störungen mit Beeinträchtigung der hypothalamisch-hypophysären Achse kommen. Die Diagnose und Behandlung dieser Störungen erfordert ärztlicherseits hohe Aufmerksamkeit.

Eine Strahlenmyelopathie ist stark dosisabhängig und kommt bei einer modernen Bestrahlungstechnik nur selten vor. Eine früh auftretende, selbstlimitierende Form mit einschießenden („elektrischen") Sensationen entlang der Wirbelsäule nach Kopfbeugen (Lhermitte-Zeichen) kann 6–12 Wochen nach der Bestrahlung auftreten und bessert sich meist innerhalb einiger Wochen. Toxische Schäden der peripheren Nerven kommen infolge einer relativen Resistenz gegen Strahlenschäden nur selten vor.

LEBERSCHÄDEN

CHEMOTHERAPIE

Langzeitschäden der Leber nach standardmäßigen Chemotherapieregimes sind selten. Eine länger dauernde Gabe von Methotrexat oder eine hoch dosierte Chemotherapie, auch in Kombination mit einer Strahlentherapie (z. B. als Vorbereitung für eine allogene Stammzelltransplantation), kann eine Venenverschlusserkrankung der Leber verursachen. Bei dieser potenziell tödlichen Komplikation kommt es zu einem anikterischen Aszites, einer Erhöhung der alkalischen Phosphatase und einer Hepatosplenomegalie. Pathologische Merkmale sind eine venöse Stauung, eine Proliferation der Epithelzellen und eine Atrophie von Hepatozyten mit Progression zur Fibrose. Eine regelmäßige Kontrolle der Leberfunktion ist während einer Chemotherapie immer nötig, um eine idiosynkratische oder zu erwartende Toxizität zu vermeiden.

Bestimmte Nukleoside führen ebenfalls zu Funktionsstörungen der Leber; allerdings ist diese Komplikation in der Onkologie selten.

STRAHLENTHERAPIE

Strahlenschäden der Leber sind von Dosis, Volumen, Fraktionierung, vorbestehenden Lebererkrankungen und einer synchronen oder metachronen Chemotherapie abhängig. Im Allgemeinen können Dosen von mehr als 1500 cGy zu einer hepatischen Dysfunktion führen, wobei der Schaden mit steigender Dosis deutlich zunimmt. Eine strahleninduzierte Lebererkrankung ähnelt sehr der hepatischen Venenverschlusserkrankung.

NIEREN-/BLASENSCHÄDEN

Cisplatin führt zu einer reversiblen Verschlechterung der Nierenfunktion, kann aber bei einer vorbestehenden Einschränkung der Nierenfunktion auch irreversible Schäden auslösen und für eine weitere deutliche Verschlechterung bei einer erneuten Schädigung der Niere prädisponieren. Bei Cyclophosphamid und Ifosfamid, die als Prodrugs vor allem in der Leber aktiviert werden, entstehen Spaltprodukte (Acrolein), die eine hämorrhagische Zystitis verursachen können. Dies kann durch ein Abfangen freier Radikale mittels 2-Mercaptoethan-Sulfonat (MESNA), das parallel zur Chemotherapie bzw. vor sowie 4 und 8 Stunden nach Therapie verabreicht wird, verhindert werden. Eine hämorrhagische Zystitis, die ansonsten durch diese Substanzen ausgelöst wird, prädisponiert für ein Blasenkarzinom.

REPRODUKTIVE UND ENDOKRINE DYSFUNKTION

CHEMOTHERAPIE

Alkylierende Substanzen führen am häufigsten zu einer Infertilität sowohl bei männlichen als auch bei weiblichen Patienten. Das Risiko ist direkt von Alter, Dosis und Behandlungsdauer abhängig. Das Alter zum Zeitpunkt der Behandlung ist eine wichtige Determinante hinsichtlich der Prognose für die Fertilität, wobei Patienten vor der Pubertät die größte Toleranz zeigen. Das Risiko einer Ovarialinsuffizienz ist altersabhängig. Frauen, bei denen die Menstruation nach der Behandlung wieder einsetzt, haben ein erhöhtes Risiko für eine vorzeitige Menopause. Männer entwickeln während einer Therapie mit alkylierenden Substanzen normalerweise eine reversible Azoospermie. Zu einer länger anhaltenden Infertilität kommt es bei einer Cyclophosphamiddosis von mehr als 9 g/m^2 und bei Hochdosistherapie, etwa vor einer hämatopoetischen Stammzelltransplantation. Männern, die sich einer Chemotherapie mit sterilisierender Wirkung unterziehen, sollte die Möglichkeit einer vorherigen Sperma-Kryokonservierung angeboten werden. Die Gabe von Gonadotropin-releasing-Hormon(GnRH)-Analoga zur Ovarprotektion ist umstritten und stellt derzeit einen experimentellen Ansatz dar. Methoden zur künstlichen Befruchtung können bei Paaren mit Infertilität infolge einer Chemotherapie hilfreich sein.

STRAHLENTHERAPIE

Hoden und Ovar präpubertärer Patienten sind weniger empfindlich für Strahlenschäden. Die Spermatogenese wird bereits bei geringen Strahlendosen beeinträchtigt und eine vollständige Azoospermie tritt bei 600–700 cGy auf. Zu einer Dysfunktion der Leydig-Zellen kommt es hingegen bei bis zu 2000 cGy. Daher ist die endokrine Funktion erst bei viel höheren Dosen gestört als die Spermatogenese. Eine erektile Dysfunktion tritt bei bis zu 80 % der Männer mit Prostatakarzinom und externer Strahlentherapie auf. Bedarfsweise kann in diesen Fällen ein Phosphodiesterasehemmer wie Sildenafil, Tadalafil oder Vardenafil eingesetzt werden. Eine Ovarialinsuffizienz tritt altersabhängig nach Bestrahlung mit Dosen von 150–500 cGy auf. Eine vorzeitige Menopause kann schwerwiegende physische und psychische Folgen haben. Oft ist eine Hormonersatztherapie kontraindiziert, beispielsweise bei Östrogenrezeptor-positiven Mammakarzinomen. Außerdem sollte ein möglicher Verlust von Knochenmasse mit der Gabe von Kalzium/Vitamin D_3 und Bisphosphonaten verhindert werden. Eine Überwachung ist durch eine Bestimmung der Knochendichte möglich. Paroxetin, Clonidin, Pregabalin und weitere Medikamente können zur symptomatischen Behandlung von Hitzewallungen gegeben werden.

Langzeitüberlebende von Malignomen in der Kindheit (z. B. ALL), die kraniell bestrahlt wurden, können Veränderungen der Leptinausschüttung und einen Wachstumshormonmangel aufweisen, wodurch es zu Fettleibigkeit, einer Reduktion von Kraft und Belastbarkeit sowie einer Abnahme der Knochendichte kommt.

Eine Bestrahlung im Halsbereich, beispielsweise bei einem Hodgkin-Lymphom, kann zu einer Hypothyreose, einer Basedow-Krankheit, einer Thyreoiditis oder einem Schilddrüsenkarzinom führen. Bei diesen Patienten wird das Thyroidea-stimulierende Hormon (TSH) regelmäßig kontrolliert und bei einer Erhöhung erfolgt eine Suppressionstherapie mit L-Thyroxin, um eine Hypothyreose und ein durch die TSH-Erhöhung verursachtes Schilddrüsenkarzinom zu verhindern.

OKULÄRE KOMPLIKATIONEN

Eine Katarakt kann durch Glukokortikoide (je nach Dosis und Behandlungsdauer), eine Strahlentherapie und seltener Tamoxifen verursacht werden. Bei einer orbitalen Bestrahlung kann eine Erblindung die Folge sein.

ORALE KOMPLIKATIONEN

Durch eine Bestrahlung kann es zu einer Xerostomie (Mundtrockenheit) und in der Folge zu Karies und Zahnausfall kommen. Das Geschmacksempfinden und der Appetit können reduziert sein. Bisphosphonate können Osteonekrosen des Kiefers verursachen.

RAYNAUD-PHÄNOMEN

Bis zu 40 % der Patienten, die mit Bleomycin behandelt werden, entwickeln ein Raynaud-Phänomen. Der Mechanismus ist unbekannt.

SEKUNDÄRMALIGNOME

Sekundärmalignome stellen bei Patienten mit geheilter Krebserkrankung eine wichtige Todesursache dar, weswegen die Patienten in dieser Hinsicht regelmäßig untersucht werden müssen. Die Entstehung von Sekundärmalignomen kommt durch ein komplexes Zusammenspiel vieler Faktoren zustande, wie Alter, Geschlecht, Umweltfaktoren, genetische Prädisposition und die Malignombehandlung selbst. In bestimmten Fällen erhöhen jene Faktoren, die zur primären Krebserkrankung geführt haben, auch das Risiko für ein Sekundärmalignom. Bei einem Lungenkarzinom ist das Risiko für ein Ösophaguskarzinom und für Tumoren im Kopf- und Halsbereich erhöht und umgekehrt, was an den gemeinsamen Risikofaktoren liegt (etwa Alkohol- und Nikotinmissbrauch). Daher ist das Risiko für ein weiteres primäres Malignom (Kopf-/Halsbereich, Ösophaguskarzinom, Bronchialkarzinom) bei diesen Patienten ebenfalls erhöht. Patientinnen mit Mammakarzinom haben ein erhöhtes Risiko, ein Karzinom der kontralateralen Brust zu entwickeln. Bei Patienten mit Hodgkin-Lymphom ist das Risiko für ein Non-Hodgkin-Lymphom erhöht. Familiäre Krebssyndrome (z. B. multiple endokrine Neoplasie, Li-Fraumeni-Syndrom, Lynch-Syndrom, Cowden-Syndrom, Gardner-Syndrom) stellen ein Beispiel für genetisch determinierte spezifische Sekundärmalignome dar. Die Krebsbehandlung an sich scheint nicht für die Entwicklung dieser Art von Sekundärmalignomen verantwortlich zu sein. Eine Störung von DNS-Reparaturmechanismen kann allerdings das Malignomrisiko bei der Gabe DNS-schädigender Substanzen deutlich steigern, beispielsweise beim Ataxie-Teleangiektasie-Syndrom. Wichtig ist, dass das Risiko behandlungsassoziierter Sekundärmalignome bei einer gleichzeitigen Chemotherapie und Strahlentherapie additiv oder sogar synergistisch zunimmt. Daher muss bei einer geplanten kombinierten Behandlung die Notwendigkeit jedes Bestandteils der Behandlung hinterfragt werden. Die betroffenen Patienten benötigen alle eine spezielle Überwachung und manchmal sind auch prophylaktische chirurgische Maßnahmen als Teil der Behandlung und Nachsorge angezeigt.

CHEMOTHERAPIE

Nach einer Chemotherapie kommen vor allem zwei potenziell tödliche Sekundärmalignome vor: eine akute Leukämie und ein myelodysplastisches Syndrom. Es sind zwei verschiedene Typen der Leukämie beschrieben. Bei Patienten, die mit alkylierenden Substanzen behandelt wurden, kann es zu einer akuten myeloischen Leukämie mit Deletionen an den Chromosomen 5 oder 7 kommen. Das Lebenszeitrisiko beträgt 1–5 % und nimmt bei einer gleichzeitigen Strahlentherapie und mit dem Alter zu. Die höchste Inzidenz dieser Leukämien findet sich nach 4–6 Jahren; nach 10 Jahren entspricht das Risiko wieder dem Ausgangswert. Der andere Typus der akuten myeloischen Leukämie kommt nach einer Therapie mit Topoisomerase-Inhibitoren vor und geht mit einer 11q23-Läsion mit Rearrangement des MLL-Gens einher. Die Inzidenz liegt bei unter 1 % und die Erkrankung tritt meist 1,5–3 Jahre nach der Behandlung auf. Beide Leukämie-Arten sprechen schlecht auf eine Therapie an und sind mit einer hohen Letalität verbunden. Oft entwickeln sich nach einer Chemotherapie myelodysplastische Syndrome, die häufig in eine akute myeloische Leukämie mit schlechter Prognose übergehen. Die langfristige Gabe von Lenalidomid bei Patienten mit multiplem Myelom, die mit Melphalan vorbehandelt wurden, erhöht ebenfalls das Risiko solider sowie hämatologischer Neoplasien.

STRAHLENTHERAPIE

Patienten, die sich einer Strahlentherapie unterzogen haben, haben lebenslang ein erhöhtes Risiko für Sekundärmalignome, das 10–20 Jahre nach der Behandlung bei 1–2 % jährlich und nach 25 Jahren bei über 25 % liegt. Es kann zu Schilddrüsenkarzinomen, Mammakarzinomen, Sarkomen und ZNS-Tumoren kommen, die oft aggressiv sind und eine schlechte Prognose haben. Das Mammakarzinom kann als ein organ-, alters- und geschlechtsabhängiges Sekundärmalignom nach einer Strahlentherapie auftreten, wobei das Risiko bei einer Bestrahlung in einem Alter unter 30 Jahren gering ist, bei Frauen über 30 Jahre aber um ungefähr das 20-Fache zunimmt. Eine 25-jährige Patientin, die wegen eines Hodgkin-Lymphoms eine Mantelfeldbestrahlung erhält, hat ein Risiko von 29 %, bis zu ihrem 55. Lebensjahr ein Mammakarzinom zu entwickeln.

HORMONTHERAPIE

Die Behandlung eines Mammakarzinoms mit Tamoxifen für 5 Jahre oder länger geht mit einem 1- bis 2%igen Risiko für ein Endometriumkarzinom einher. Durch Kontrolluntersuchungen können diese Tumoren meist im Frühstadium entdeckt werden. Das Risiko, an einem Endometriumkarzinom nach Tamoxifengabe zu versterben, ist im Vergleich zu den Vorteilen einer adjuvanten Behandlung des Mammakarzinoms gering.

IMMUNSUPPRESSIVA

Durch Immunsuppressiva, die beispielsweise bei einer allogenen Stammzelltransplantation verabreicht werden, ist das Risiko für eine Epstein-Barr-Virus-assoziierte B-Zell-lymphoproliferative Erkrankung erhöht, insbesondere bei einer T-Zelldepletion durch den Einsatz von Antithymozytenglobulin oder anderen Substanzen. Die Inzidenz liegt 10 Jahre nach der T-Zelldepletion bei 9–12 %. Ein Absetzen der immunsuppressiven Therapie (wenn möglich) führt oft zu einer kompletten Remission der Erkrankung.

EMPFEHLUNGEN FÜR DIE NACHSORGE

Bei allen ehemaligen Malignompatienten sollten lebenslang Kontrolluntersuchungen erfolgen. Meist ist hierfür der Onkologe verantwortlich, aber infolge demografischer Veränderungen könnte es in Zukunft nötig sein, dass Allgemeinmediziner immer häufiger die Nachsorge von geheilten Krebspatienten übernehmen. Die Patienten sollten über mögliche Anzeichen und Symptome eines Rezidivs sowie über mögliche negative Auswirkungen der Therapie aufgeklärt werden. Lokalisierte Schmerzen oder tastbare Veränderungen in einem zuvor bestrahlten Gebiet sollte Anlass zu einer bildgebenden Diagnostik geben. Validierte Screeningtests sollten routinemäßig und in regelmäßigen Abständen zum Einsatz kommen, z. B. eine Mammografie oder PAP-Abstriche, insbesondere wenn bestimmte Organe bestrahlt wurden. Mit einer jährlichen Mammografieuntersuchung sollte nicht später als 10 Jahre nach einer Bestrahlung der Mamma begonnen werden. Nach Bestrahlung der Schilddrüse sollten regelmäßige Untersuchungen der Schilddrüse mit TSH-Bestimmung durchgeführt werden. Bei Patienten, die mit alkylierenden Substanzen oder Topoisomerase-Inhibitoren behandelt wurden, sollte alle 6–12 Monate ein komplettes Blutbild bestimmt werden und bei einer Zytopenie, abnormen Zellen im Differenzialblutbild oder einer Makrozytose sollten je nach Situation eine Knochenmarkpunktion mit zytogenetischer Analyse und einer Durchflusszytometrie erfolgen.

Das Überleben von Krebserkrankungen ist aufgrund der bevölkerungsweiten Zunahme der Lebenserwartung zu einem wichtigen Thema geworden. Das Institute of Medicine und der National Research Council der National Academy of Sciences haben eine Monografie mit dem Titel „Vom Krebspatienten zum Krebsüberlebenden: Ein schwieriger Übergang“ veröffentlicht. Darin wird gefordert, dass Ärzte, die ehemalige Krebspatienten betreuen, im Detail über zurückliegende Behandlungen und deren Komplikationen, über Anzeichen und Symptome von Langzeitfolgen und über empfohlene Screening- und Kontrolluntersuchungen informiert sind. Tabelle 58-2 listet die Langzeitbehandlungsfolgen nach Erkrankung.

Tabelle 58-2

LANGZEITFOLGEN DER BEHANDLUNG NACH MALIGNOM

Malignom	Spätfolgen
Onkologische Erkrankungen im Kindesalter	Bei den meisten Patienten zumindest 1 Spätfolge; 30 % haben moderate bis schwere Probleme Kardiovaskulär: Bestrahlung, Anthrazykline Lunge: Bestrahlung Skelett: Bestrahlung Psychische, kognitive und sexuelle Störungen Sekundärmalignome sind eine wichtige Todesursache
Hodgkin-Lymphom	Schilddrüsenfunktionsstörungen: Bestrahlung Vorzeitige koronare Herzkrankheit: Bestrahlung Gonadale Dysfunktion: Chemotherapie Sepsis und andere Infektionen nach Splenektomie Myelodysplastisches Syndrom Akute myeloische Leukämie Non-Hodgkin-Lymphome Mammakarzinom, Lungenkarzinom und Melanom Fatigue, psychische und sexuelle Störungen Periphere Neuropathie
Non-Hodgkin-Lymphom	Myelodysplastisches Syndrom Akute Leukämie Blasenkarzinom Periphere Neuropathie
Akute Leukämie	Sekundärmalignome: hämatologische und solide Tumoren Neuropsychiatrische Störungen Wachstumsstörungen Schilddrüsenfunktionsstörungen Infertilität
Hämatopoetische Stammzelltransplantation	Infertilität Graft-versus-host-Reaktion (allogene Transplantation) Psychosexuelle Störungen
Malignome im Kopf- und Halsbereich	Zahnausfall, Mundtrockenheit, Mangelernährung: Bestrahlung
Mammakarzinom	Tamoxifen: Endometriumkarzinom, Thromboembolien Aromatasehemmer: Osteoporose, Arthralgien Kardiomyopathie: Anthrazyklin ± Bestrahlung, Trastuzumab Sekundärleukämie Hormonmangelsyndrome: Hitzewallungen, vaginale Trockenheit, Dyspareunie Psychosoziale Probleme „Chemobrain"
Hodenkrebs	Raynaud-Phänomen Niereninsuffizienz Lungenschädigung Retrograde Ejakulation nach Operation 15 % sexuelle Dysfunktion
Kolonkarzinom	Hauptrisiko ist ein sekundäres Kolonkarzinom Lebensqualität bei Überlebenden
Prostatakarzinom	Impotenz Inkontinenz (0–15 %) Chronische Prostatitis/Zystitis nach Bestrahlung

AUSBLICK

Die zukünftige Herausforderung besteht mit Sicherheit darin, Chemotherapie, molekular zielgerichtete Therapien, Biologika, Strahlentherapie und Chirurgie so zu kombinieren, dass bei geringeren Nebenwirkungen und Spätfolgen der Therapie eine bessere Prognose für die Patienten möglich ist. Dies ist allerdings leichter gesagt als getan. Mit zunehmender Effektivität der Behandlung bei bestimmten Erkrankungen (z. B. Ovarialkarzinom, Blasenkarzinom, Analkarzinom, Larynxkarzinom) ist zu erwarten, dass auch ein größeres Risiko für Langzeitkomplikationen entsteht. Daher müssen solche Patienten sorgsam überwacht werden, um Folgeerscheinungen rechtzeitig zu erkennen und zu behandeln. Patienten, die eine maligne Erkrankung überlebt haben, stellen eine zu wenig genutzte Population für Präventionsstudien dar. Insbesondere Patienten mit Krebserkrankung im Kindesalter entwickeln oft viele chronische gesundheitliche Probleme. Die Inzidenz dieser Spätfolgen der Behandlung scheint im Alter weiter zuzunehmen, weshalb engmaschige Kontrollen und die Entwicklung von Therapieformen mit weniger Langzeitkomplikationen nötig sind.

WEITERFÜHRENDE LITERATUR

Palumbo A et al: Second primary malignancies with lenalidomide therapy for newly diagnosed myeloma: a meta-analysis of individual patient data. Lancet Oncol 15(3):333–42, 2014

Richardson PG et al: Single-agent bortezomib in previously untreated multiple myeloma: efficacy, characterization of peripheral neuropathy, and molecular correlations with response and neuropathy. J Clin Oncol 27(21):3518–25, 2009

REGISTER

Fett gesetzte Seitenzahlen weisen auf den Beginn der Hauptbesprechung des jeweiligen Eintrags hin. Seitenzahlen mit anhängendem „(Abb.)" beziehen sich auf Seiten mit einer Abbildung zu dem Eintrag.

A

B

C

D

F

G

H

I

J

K

M

O

P

T

U

V

W